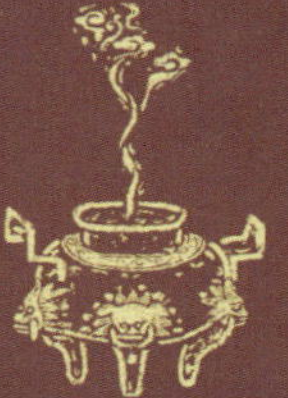

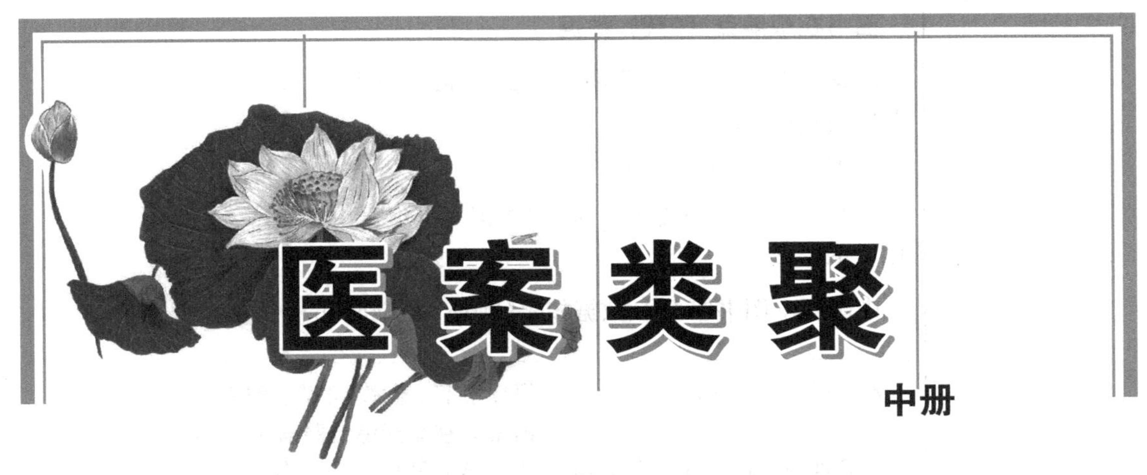

医案类聚

中册

浙江省中医药研究院文献信息研究所　编纂

主　编　盛增秀　陈勇毅　竹剑平　王　英

副主编　江凌圳　陈永灿

编　委（以姓氏笔画为序）

王　英　王　翰　白　钰　朱杭溢（特邀）　竹剑平

江凌圳　庄爱文　寿　旦　李军伟　李青卿　李晓寅

张旻轶　陈永灿　陈勇毅　胡　森　高晶晶　盛增秀

学术秘书　高晶晶

人民卫生出版社

图书在版编目（CIP）数据

医案类聚．中册/盛增秀等主编．—北京：人民卫生出版社，2015

ISBN 978-7-117-20361-6

Ⅰ.①医…　Ⅱ.①盛…　Ⅲ.①医案—汇编—中国　Ⅳ.①R2-52

中国版本图书馆 CIP 数据核字(2015)第 045626 号

ISBN 978-7-117-20361-6

9 787117 203616 >

医案类聚（中册）

主　　编：盛增秀　陈勇毅　竹剑平　王　英
出版发行：人民卫生出版社（中继线 010-59780011）
地　　址：北京市朝阳区潘家园南里 19 号
邮　　编：100021
E - mail：pmph@pmph.com
购书热线：010-59787592　010-59787584　010-65264830
印　　刷：北京盛通数码印刷有限公司
经　　销：新华书店
开　　本：787×1092　1/16　　印张：91
字　　数：2158 千字
版　　次：2015 年 5 月第 1 版　2025 年 7 月第 1 版第 2 次印刷
标准书号：ISBN 978-7-117-20361-6
定　　价：260.00 元
打击盗版举报电话：010-59787491　E-mail：WQ@pmph.com
质量问题联系电话：010-59787234　E-mail：zhiliang@pmph.com
数字融合服务电话：4001118166　E-mail：zengzhi@pmph.com

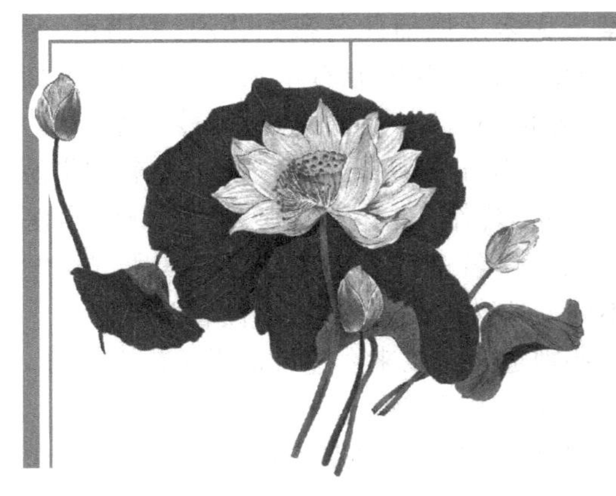

编写说明

中医药学是我国传统文化中的璀璨明珠，医案又是中医百花园中的奇葩，国学大师章太炎对此有极高的评价，尝谓："中医之成绩，医案最著。欲求前人之经验心得，医案最有线索可寻，循此钻研，事半功倍。"清代医家周学海也曾说过："宋以后医书，唯医案最好看，不似注释古书之多穿凿也。每部医案中，必有一生最得力处，潜心研究，最能汲取众家之长。"的确，医案是历代医家活生生的临证记录，最能反映各医家的临床经验，对临证有着重要指导意义和实用价值。因此，对历代医案进行较全面系统的发掘和整理，为现代医疗、教学和科研提供文献精品，是一项很有意义的课题。有鉴于此，我们特从卷帙浩瀚的古代文献中，选择流传较广和学术价值较高的医案著述百余种，采取"以类相聚"的编写方法，编纂成大型医学类书《医案类聚》。兹将编写中的一些情况，说明如下：

一、本书所辑的书目，其成书年限为清末（1911年）以前，但对个别刻印稍晚（民初）的清末医家重要著述如《丛桂草堂医案》、《孟河费绳甫先生医案》等，亦一并予以收录。各书所用版本，以出版较早、内容完整、错误较少、校刻精良为原则，择善而从（见书末附录"引用主要书目"）。

二、本书采取"以类相聚"的编写方法，将各古籍中的医案，据其临床症状或原作者的诊断，分别归入相关病种。但由于中医的病症名称繁多，自古以来并不统一，有一病多名者，有只列症状而无病名者，还有原书虽标明病名，但不够恰当者。针对这些情况，这次对病种的分类，一般以现行教材为准则，但又考虑到本书所辑录的书籍时间跨度较大，以及上述所存在的复杂情况，故病种的确立既有原则性，又有灵活性，如对一病多名或症候雷同者，采取"暑温案（暑湿案同见）"、"惊悸案（怔忡案同见）"、"遗尿案（小便不禁案同见）"等（详"目录"）。有些原书病名或病种归类不够贴切，或病种混淆不清，如吐血、咯血常归属同一病症，这次重新予以甄别和分类，力求符合实际，因此，原案所出篇名（指病症名）与这次重新归类后有所不同。

三、全书分上、中、下三册，上册、中册为内科医案；下册含外科、妇科、儿科、五官科、皮肤科、眼科、肛肠科医案。

四、全书编纂体例，首列科属、次病种、次引录书籍及具体医案。其中"引录书籍"按各书成书年代先后排序。这样的编排纲目清晰，使人一目了然。

五、古医案所载罕见病种如阴阳易、刖足伤寒等；或现代已基本绝迹的病种如天花等，限于篇幅，恕不辑入。

六、古籍所载医案，重复者有之，即同一医案可散见于不同书籍，同一种书可见相同的医案，特别是古代医案类书如《名医类案》、《续名医类案》，大多采摭前此名家如钱乙、罗谦甫、薛己、叶天士等医案；又如《柳选四家医案》、《三家医案合刻》，其中几家原有单独版本传世；再如薛己的《校注妇人良方》与《女科撮要》，《外科发挥》与《外科心法》、《疠疡机要》所载医案，其中重出者屡屡可见。为避免重复，特作了一些删节，但此项工作十分复杂、细致，操作起来殊非易事，故本书中个别医案难免重出。此外，往昔医案汇编一类著作，除上述《名医类案》、《续名医类案》等外，余如《古今医案按》、《宋元明清名医类案》、《清代名医医案精华》等，因其所选医案大多已录入本书相关医家的医案中，故这些书籍恕不列入这次编纂范围，敬祈读者鉴谅。

七、中医古籍包括医案著述，对其整理代有其人，特别是建国以来在这方面做了较多工作，因此本书在编纂中适当参考前此整理经验，谨向有关整理者表示感谢。

八、古籍文字古奥，义理精深，书中对难读的字，注明拼音和同音汉字；对费解的字和词，包括成语、典故等，予以训释，用浅显的文句，解释其含义，力求表达简明扼要，避免烦琐考证。注释以每一册为单元，一般注首见者，重出者省略。

九、全书采用现行的简化字。凡古书中的异体字、俗字等一般予以迳改。但个别有特定含义的繁体字，如"癥"，不宜改作简化字"症"，以免产生歧义。

十、全书添加现行的标点符号。鉴于古籍引用他人文献每有变化剪裁，与所引用书籍的原文有所不同，故对引文是否加引号，酌情掌握，不作硬性规定。又书名一般加书名号，书名与篇名中间以"·"隔开，如《素问·上古天真论》，单独篇名亦用书名号。若见"经云"、"经曰"，其"经"字特指《内经》者，也用书名号标示之。

十一、原书文字空缺无法查证者，按字数以"□"号标示之。

十二、入编医案文末注明引书中的篇名（无篇名者例外）；数则医案同出一篇且文句连续者，则于末案注明篇名。

十三、书末附"引用主要书目"，并注明作者及其生活时代和所用版本。

十四、古医籍中有些药物如犀角、象牙、虎骨等现早已禁用，临床应用时可随证变通。

十五、由于所辑医案时代跨度较大，其作者生活的地点亦不相同，因此对于同一药物，称谓不甚统一，为保存古书原貌，不便用现代规范的药名律齐。

诚然，我们在这次编纂中尽了很大努力，但限于条件和水平，错误和不足之处在所难免，敬请同道予以指正。

编者

2014年10月

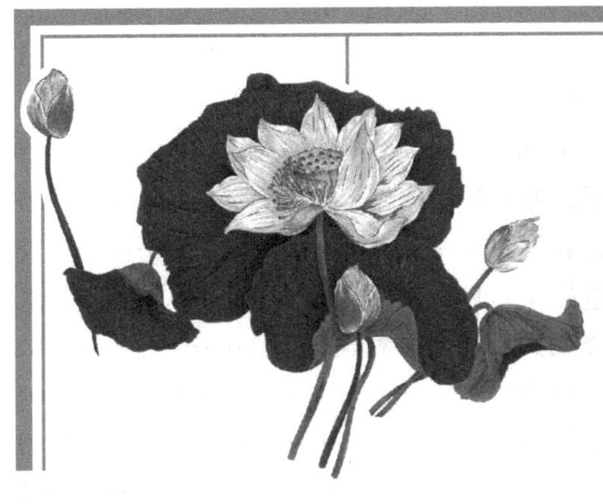

目　录

上册

内科医案(一)

中册

内科医案(二)

下册

外科医案(含骨伤科医案)

妇科医案

儿科医案

五官科医案

皮肤科医案

眼科医案

肛肠科医案

中册

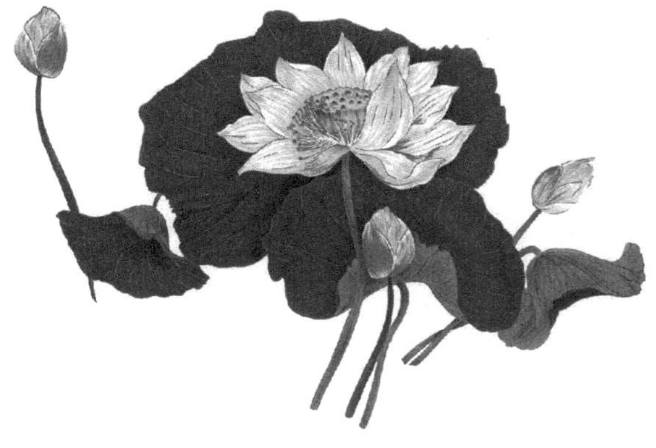

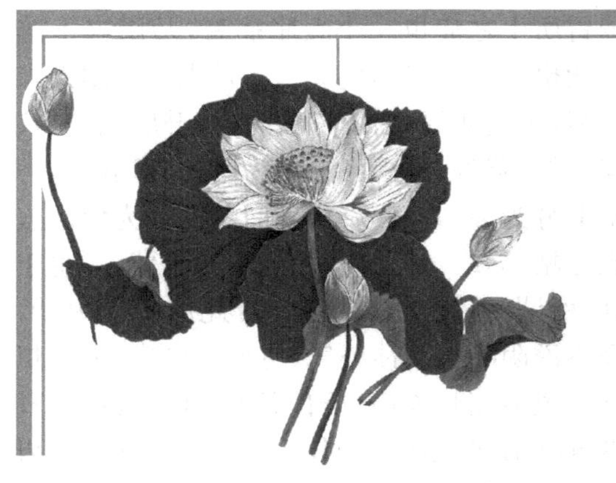

内科医案(二)

胃脘痛案(胃痛案同见)

卫生宝鉴

两浙江淮都漕运使崔君长男云卿,年二十有五,体本丰肥,奉养膏粱,时有热证。友人劝食寒凉物,及服寒凉药,于至元庚辰秋,病疟久不除。医以砒霜等药治之,新汲水送下,禁食热物。疟病不除,反添吐泻,脾胃复伤,中气愈虚,腹痛肠鸣。时复胃脘当心而痛,不任其苦,屡易医药,未尝有效。至冬还家,百般治疗而不瘥。延至四月间,因劳役烦恼过度,前证大作,请予治之,具说其由。诊得脉弦细而微,手足稍冷,面色青黄而不泽,情思不乐,恶人烦冗,饮食减少,微饱则心下痞闷,呕吐酸水,发作疼痛,冷汗时出,气促闷乱不安,须人额相抵而坐,少时易之。予思《内经》云:中气不足,溲便为之变,肠为之苦鸣;下气不足,则为痿厥心冤。又曰寒气客于肠胃之间,则卒然而痛,得炅则已。炅者,热也。非甘辛大热之剂,则不能愈,遂制此方。

扶阳助胃汤:干姜炮,一钱半　拣参　草豆蔻仁　甘草炙　官桂　白芍药各一钱　陈皮　白术　吴茱萸各五分　黑附子炮去皮,二钱　益智仁五分,一方一钱

上吹咀,都作一服,水三盏,生姜三片,枣子两个,煎至一盏,去渣,温服,食前。三服大势皆去,痛减过半。至秋先灸中脘三七壮,以助胃气。次灸气海百余壮,生发元气,滋荣百脉,以还少丹服之,则喜饮食,添肌肉,润皮肤。明年春,灸三里二七壮,乃胃之合穴也,亦助胃气,又引气下行。春以芳香助脾,复以育气汤加白檀香平治之。戒以惩忿窒欲,慎言语,节饮食,一年而平复。

《内经》曰:寒淫于内,治以辛热,佐以苦温。附子、干姜大辛热,温中散寒,故以为君。草豆蔻仁、益智仁,辛甘大热,治客寒犯胃,为佐。脾不足者以甘补之,炙甘草甘温,白术、橘皮苦温,补脾养气。水挟木势,亦来侮土,故作急痛。桂辛热以退寒水,芍药味酸以泻木克土,吴茱萸苦热,泄厥气上逆于胸中。以为使也。(卷十二)

石山医案

一人形长苍紫,素善食,喜啖肉。年近六十时,六月伤饥,又被雨湿。既而过食冷物,腹中疼胀呕吐。次年至期,前病复作。医作伤食,或作冷气,率用香燥消导之药,时作时止。第三年十月,病又作,食则胃脘励痛。近来忽吐瘀血如指者三四条,大便溏泻,亦皆秽

泻,又常屡被盗惊,今犹卧则惊寤。予诊左脉沉弱,右脉浮虚,但觉颇弦。次早复诊,左脉濡小无力,右脉虚豁。令用人参二钱,白术钱半,茯神、当归、生地、黄芪、酸枣仁各一钱,石菖蒲五分,山栀七分。五帖,觉力健而食进。尚嗳气,失气未除,饮食少味。令人参加作三钱,白术加作二钱。服愈。(汇萃)

一妇年三十余,性躁多能,素不孕育,每啜粥畏饭,时或心痛,春正忽大作,或作气而用香燥,或作痰而用二陈,或作火而用寒凉,因粪结进润肠丸,遂泄不禁,小便不得独利。又发寒热,热则咳痰不止,寒则战栗鼓颔,肌肉瘦削,皮肤枯燥,月水不通,食少恶心,或烦躁而渴,或昏昏嗜卧,或小腹胀痛,诸治罔效。医皆视为死症,诣请予往治之,右脉浮大弦数,左脉稍敛而数,热来左右脉皆大而数,寒来脉皆沉微似有似无。《经》言脉浮为虚,脉大必病进。丹溪谓脉大如葱管者,大虚也。《经》又谓弦脉属木,见于右手,肝木克脾土也。又以数脉所主为热,甚症为虚。左脉稍敛者,血分病轻也。今患素畏饭者,是胃气本弱矣。心痛即胃脘痛,由脾虚不运,故胃脘之阳不降,郁滞而作痛也。泻泄不禁,小便不得独行者,盖阳主固,且《经》言膀胱者,津液之府,气化则能出矣,今阳虚不固于内,故频泄也,膀胱气虚不化,故小便不能独行也。又寒热互发者,盖气少不能运行而滞于血分,故发热;血少不得流利而滞于气分,故发寒。仲景曰阳入于阴则热,阴入于阳则寒是也。寒则战栗鼓颔者,阴邪入于阳明也。热则咳痰不已,阳邪入于阳明也。此则阴阳两虚,故相交并而然也。肌肉瘦削者,盖脾主身之肌肉,脾虚食少,故瘦削也。皮肤枯燥者,《经》曰脾主于胃,行其津液,脾虚不能运行津液,灌溉于肌表,故枯燥也。月水不通者,《经》曰二阳之病发心脾,男子少精,女子不月。二阳,手足阳明肠与胃也。阳明虚,则心脾皆失所养,而血不生,故不月也。食少恶心,躁渴,嗜卧,皆脾胃所生之症也。小腹胀痛者,乃阳虚下陷使然也。《经》曰阳病极而下是也。乃用人参五钱,黄芪四钱,白术三钱为君,升麻八分,茯苓一钱,猪苓、泽泻各七分为臣,苍术五分,香附七分为佐,归身七分,麦门冬一钱为使。煎服三帖不效。一医曰:此病不先驱邪,一主于补,所谓闭门留贼。一医曰:此属阴虚火动,今不滋阴降火而徒补气,将见气愈盛、火愈炽矣。风鉴相其夫曰:奸门清白,必主丧妻;日者推其命曰:运限俱倒,其死必矣。其夫皱眉告予曰:每日扶之,似身渐重,皮枯黑燥,恐不济矣。予思仲景有曰泄利不止,五藏之阳虚于内;寒热互发,六府之阳虚于外。是则内外两虚,在法不治。所恃者,年尚壮,能受补而已。但病家宁可于死中求活,岂可坐以待毙!且补药无速效,今服药不满四五剂,即责以效,岂王道之医乎?因令勉服前药六七帖,寒已除,但热不减,汗出不至足。令壶盛热水蒸其足,汗亦过于委中矣。续后前症渐减,始有生意。

追思医谓不先去邪者,因其寒热往来也。然去邪不过汗、吐、下三法。今病自汗、吐痰、泄利三者俱矣,再有何法而施乎?且病有实邪、有虚邪,虚可补而实可泻。今病属虚,而以实邪治之,虚虚之祸,咎将谁归?谓当滋阴降火,因其月事不通,病发于夜也。且服降火药,遂小腹胀而大便泄,是不宜于此矣。殊不知滋阴降火,皆甘寒苦泻之剂。今病食少、泄利,明是脾虚,且脾胃喜温而恶寒,今泥于是,宁不愈伤其胃而益其泄乎?吁,危哉!故不敢不辩。(心痛)

校注妇人良方

上舍①孙履学长子室,素怯弱,产后患疥疮,年余不愈。因执丧旬月,每欲眩仆。一日感气,忽患心脾高肿作疼,手不可按,而呕吐

① 上舍:古代对一般读书人的尊称。

不止，六脉微细。或见其形实，误认诸痛不可补气，乃用青皮、木香、五味、吴茱萸等药而愈。继复患疟且堕胎，又投理气行血之药，病虽去，元气转脱，再投参芪补剂，不应矣，六脉如丝欲绝。迎予至，诊之曰：形虽实而脉虚极，反用理气之剂，损其真气故也。连投参、芪、归、术、附子、姜、桂二剂，间用八味丸，五日寝食渐安，六脉全复。此症若心脾疼痛时，即服此等药，痛亦不作矣。（妇人血气心痛方论第十四）

一妇人每怒，心腹作痛，久而不愈。此肝火伤脾气也。用炒山栀一两，生姜五片，煎服而痛止；更以二陈加山栀、桔梗，乃不发。

一妇人怀抱郁结，不时心腹作痛，诸药不应，用归脾汤倍加炒山栀而愈。

陈湖陆小村母，久患心腹疼痛，每作必胸满呕吐，手足俱冷，面赤唇麻，咽干舌燥，寒热不时，月余竟夕不安，其脉洪大，众以痰火治之，屡止屡作。迨乙巳春，发频而甚，仍用前药反剧。此寒凉损真之故，内真寒而外假热也。且脉息洪弦而有怪状，乃脾气亏损，肝木乘之而然，当温补胃气。遂用补中益气汤加半夏、茯苓、吴茱萸、木香，一服熟寐彻晓，洪脉顿敛，怪脉顿除，诸症释然。（妇人血气心腹疼痛方论第十五）

名医类案

东垣治一妇人，重娠六个月，冬至因恸哭，口吸风寒，忽病心痛不可忍，浑身冷气欲绝。曰：此乃客寒犯胃，故胃脘当心而痛。急与草豆蔻、半夏、干生姜、炙甘草、益智仁之类。或曰：半夏有小毒，重娠服之，可乎？曰：乃有故而用也。岐伯曰：有故无殒，故无殒也。服之，愈。

滑伯仁治一妇人，盛暑洞泄里，厥逆恶寒表，胃脘当心而痛，自腹引胁，转为滞下，呕哕不食。医以中暑霍乱疗之，益剧。脉三部俱微短沉弱，不应呼吸。曰：此阴寒极矣。不亟温之，则无生理。舍时从症。《内经》虽曰用热远热。又曰有假其气，则无禁也。于是以姜、附温剂三四进，间以丹药，脉稍有力，厥逆渐退。更服姜、附七日，众症悉去。遂以丸药除其滞下而安。先固其原，乃攻其邪。

丹溪治一人，以酒饮牛乳，患心疼年久，饮食无碍非大虚寒，虽盛暑饮食身无汗。身无汗而大便或秘结，非寒可知。医多以丁、附治之，羸弱食减，每痛，以物拄之，脉迟弱弦而涩迟弱似虚寒，弦主痛，涩属血虚，若但主脉而不合症，则用丁、附矣，大便或秘结或泄有饮，又苦吞酸。时七月，以二陈汤加芩、连、白术、桃仁、郁李仁、泽泻，每旦服之，屡涌出黑水若烂木耳者，服至二百余帖，脉涩渐退，至数渐添，纯弦而渐充满。时冬暖，意其欲汗而血气未充，以参、芪、归、芍、陈皮、半夏、甘草服之，痛缓，每旦夕一二作。乃与麻黄、苍术、芎、归、甘草等药，才下咽，忽晕厥，须臾而苏，大汗痛止。从盛暑身无汗用药，仍以汗解，奇。用药次第之妙，不可不知。

许文懿公因饮食作痰，成心脾疼，后触冒风雪，腿骨痛。医以黄牙岁丹、乌、附等药治，十余年艾灸万计，又胃寒而病加，胯难开合，脾疼时胯痛稍止，胯痛则脾疼止。初因中脘有食积痰饮，续冒寒湿，抑遏经络，气血不行，津液不通，痰饮注入骨节，往来如潮，涌上则为脾疼，降下则为胯痛。辨证精确在此。须涌泄之。时秋深，而以甘遂末一钱入猪腰子内，煨食之，煨肾散方。连泄七行，次早足便能步。下之见效。后呕吐大作，不食烦躁，气弱不语。似乎虚。《金匮》云：病人无寒热而短气不足以息者，实也。此一转难极，非细心审症不能。其病多年郁结，一旦泄之，徒引动其猖狂之势，无他制御之药故也。仍以吐剂达其上焦，次第治及中下二焦，连日用瓜蒂、藜芦、苦参，俱吐不透而哕躁愈甚。乃用附子尖三枚，和浆水与蜜饮之，方大吐胥痰一大桶。以朴硝、滑石、黄芩、石膏、连翘等一斤，浓煎，置井中，极冷饮之，四日服四斤。此等用药，非神明不能。后腹微满，二溲秘，用凉药而二溲秘，为实。脉歇至于卯酉时。夫卯酉为手足阳明之应手阳明大肠在卯，足少阴肾在酉，此乃胃胃乃肾之关与大肠有积滞未尽，当速泻之。俗医看歇至脉，则云元气脱矣。歇至属积滞者有之，但有时候。群医惑阻，乃作紫雪，二日服至五两，神思稍安，腹亦减安。后又小溲闭痛，饮以萝卜子汁半盂，得吐，立通。又小腹满痛，不可扪摸实证，神思不佳，以大黄、牵牛等分，水丸，服至三百丸，下如烂鱼肠二升许，神思稍安。诊其脉不歇，又大溲迸痛，小腹满闷，又与前丸百粒，腹大绞痛，腰胯重，眼火出，不言语，泻下秽物如柏油条一尺许，肛门如火，以水沃之。自病半月，不食不语，至此方啜稀粥，始有生意，数日平安。自呕吐至安日，脉皆平常弦大。次年，行倒仓法，痊愈。合痰症虞恒德案看方妙。

一童子久疟方愈十日而心脾疼，六脉伏，痛稍减时气口紧盛气口紧盛，伤于食，余皆弦实而细。意其宿食，询之，果伤冷油面食。以小胃丹久疟之后，元气已虚，小胃丹太峻津咽十余粒，禁饮食三日，凡与小胃丹十二次，痛止。后与谷太早，忽大痛连胁，乃禁食，亦不与药。盖宿食已消，新谷与余积相并而痛，若再药攻，必伤胃气，所以不与药。又断食三日，至夜心嘈索食，先以白术、黄连、陈皮为丸，热汤下八九十丸，以止其嘈。此非饥也，乃余饮未了，因气而动，遂成嘈杂耳。若与食，必复痛。询其才饥，必继以膈间满闷，今虽未甚快，然常思食，又与前丸子，一日夕不饥而昏睡，后少与稀粥，减平日之半两日。嗣后禁其杂食，半月而安。

一妇因久积忧患后心痛，食减羸瘦，渴不能饮气分，心与头更换而痛，不寐，大溲燥结。与四物汤加陈皮、甘草百余帖亦稳，未效。朱曰：此肺久为火所郁病久属郁火，气不得行，血亦蓄塞，遂成污浊，气壅则头痛，血不流则心痛，通一病也。治肺当自愈。遂效东垣清空膏例，以黄芩细切，酒浸透，炒赤色，为细末，以热白汤调下，头稍汗，十余帖汗渐通身而愈以汗解，奇。因其膝下无汗，瘦弱脉涩，小溲数，大溲涩，当补血以防后患，以四物汤加陈皮、甘草、桃仁、酒芩服之。

一妇春末心脾疼，自言腹胀满，手足寒过肘膝，须绵裹火烘，胸畏热，喜掀露风凉亦属郁火，脉沉细涩，稍重则绝，轻似弦而短，渴喜热饮血分，不食。以草豆蔻辛温丸三倍加黄连苦寒、滑石、神曲为丸，白术为君，茯苓为佐，陈皮为使，作汤下百丸，服至二斤而愈。

一老人心腹大痛，昏厥，脉洪大，不食，不胜一味攻击之药。用四君加川归、沉香、麻黄服，愈。

虞恒德治一男子，年三十五，胃脘作痛久矣，人形黄瘦，食少，胸中常若食饱。求治，与加味枳术丸，不效，而日渐大痛，叫号声彻四邻，自分死矣。与桃仁承气汤，若非大痛叫号，承气断不可用。此症亦急则治标之故。作大剂与之，连二服，大下瘀血四五碗许，困倦不能言者三日，教以少食稀粥，渐次将理而安。琇按：瘀血不下，定成血膈，幸其人尚少壮，可用承气，否则以四物人桃仁、红花、五灵脂、归尾、酒大黄、韭汁为妥。

福唐梁绲心脾疼痛，数年不愈，服药无效。或教事佛，久之梦神告曰：与汝良剂，名一服饮，可取高良姜逐寒、香附子散气等分，如本条修制，细末二钱，温陈米饮送下，空心服为佳，不烦再服。已而果验，后常以济人，皆效。《类编百一选方》云：二味须各炒，然后合和，同炒即不验。

张思顺盛夏调官都城，苦热，食冰雪过多，又饮木瓜浆，积冷于中，遂感脾疼之疾，药不释口，殊无退证。累岁日斋一道人。适一道人曰：但取汉椒二十一粒，浸于浆水碗中一宿，漉出，还以水浆吞之，引经佐使妙用，可以触类。若是而已。张如所戒，明日，椒才下腹即脱然,更不复作。

崔元亮《海上方》治一切心疼,无问久新,以生地黄一味,随人所食多少捣取汁,搜面作馎饦,或合冷淘冷淘即角子类食之,良久当利下,虫长一尺许,头似壁宫壁宫即守宫。后不复患。

刘禹锡《传信方》:贞元十年,通事舍人崔抗女患心疼,垂气绝,遂作地黄冷淘食之,便吐一物,可方一寸以来,如虾蟆状,无目足等,微似有口。盖为此物所食,自此顿愈。面中忌用盐。《本事方》

江汝洁治会中夫人,病心气痛甚剧,医治不效。江视其症,乃心脾疼也。夫心主血,脾裹血,二经阴血虚生内热耳。以阿胶一钱五分,滋二经之虚;白螺蛳壳火煅一钱五分,以泻二经之火。二味为末,好酒调服一二盏,即愈。

匡掌科夫人年三十余,病胃脘连胸胁痛,日轻夜甚,两寸关弦滑有力。医皆以积滞凝寒,用发散及攻下之剂,不效。继用铁刷散、四磨饮等方,并莫应。及用汤水,皆吐而不纳,经日不食,痛益甚。非痰而何?一医谓五灵脂、没药素用有效,试用酒调,病者到口便吐,随吐出绿痰两碗许,痛即止,纳饮食。此盖痰在膈上,攻下之不去,必得吐法而后愈。《医统》

江篁南治一妇,患心脾疼,弱甚。医以沉香、木香磨服之,其痛益增,且心前横痛,又兼小腹痛甚。其夫灼艾灸之,痛亦不减。江以桃仁承气汤去芒硝投之,一服而愈。

江应宿治中年男子,患心脾痛,积十年所,时发则连日呻吟,减食。遍试诸方,罔效。诊之,六脉弦数弦数为火郁。予曰:此火郁耳。投姜汁炒黄连、山栀泻火,为君;川芎、香附开郁,陈皮、枳壳顺气,为臣;反佐以炮姜从治反佐妙,一服而愈。再与平胃散加姜炒黄连、山栀、神曲,糊丸,一料刈①其根,不复举矣。(心脾痛)

李子豫治豫州刺史许永之弟,患心腹痛十余年,殆死。忽一日,夜间闻屏风后有鬼谓腹中鬼曰:明日李子豫从此过,以赤丸杀汝,汝其死矣。腹中鬼曰:吾不畏之。于是使人候子豫,豫果至,未入门,患者闻腹中有呻吟声,及子豫入视,鬼病也。遂以八毒赤丸与服(方见鬼庄门),须臾腹中雷鸣彭转,大下数行,遂愈。今八毒丸方是也。《续搜神记》(腹痛)

孙文垣医案

周芦汀乃眷,患胃脘痛,手心热,呕吐不食者四日,昼夜叫痛不辍声,脉则两手皆滑数。予谓当以清热止痛为先,故先与清热止痛末药二钱令服之,不一饭顷,痛遂止而睡。家人皆色喜。予曰:未也,此火暂息耳,其中痰积甚固,不乘时而下之,势必再作。因与总管丸三钱,服下腹中微痛,再服二钱,又睡至天明乃寤,而腹痛亦止。大便下痰积甚多。次日以二陈汤,加枳实、姜黄、香附、山栀、黄连与之,服后胃脘之痛全止,惟小腹略觉膨脝②。予谓其痰积未尽也。再与总管丸三钱,夜服之,天明又行一次,痰积之下如前,而胃脘之痛亦绝不发矣。(卷一)

张一尹近川翁。始以内伤外感,过服发散消导之剂,致胃脘当心而痛,六脉皆弦而弱,此法当补而敛之也。白芍药酒炒五钱,炙甘草三钱,桂枝一钱半,香附一钱,大枣三枚,饴糖一合,煎服一帖而瘳③。(卷二)

陈五山,胃脘疼,医作劳倦治,不效。又医作寒气治,而用刚燥,痛转极。又医以巴豆丸下之,大泻皆水,亦无积滞之物,痛虽稍减,

---

① 刈(yì 亦):割。
② 膨脝(hēng 亨):亦作“膨亨”。腹部膨大貌。
③ 瘳(chōu 抽):病愈。

然面有虚浮,胸痞足肿。又张医以人参、白术各二钱,大补脾胃,则痰嗽气逆,上膈热甚,喉咙干燥,右胁不能帖席,大便一日二三行。因向被巴豆丸泻起,迨今七日,犹泻不止,饮食大减。延余为治,诊两寸濡弱,两关滑,两尺洪大。予曰:据症,原起于郁火,乱投汤剂,大推大搬,以致加重。若平平治之,自当寻[①]愈。二陈汤加姜连、枳实、姜黄、桔梗、萝卜子、前胡,一帖而热嗽除,右胁亦可帖席。再剂而饮食进,大便实。其晚又为怒气所加,痰嗽胁痛如旧,且多烦躁。改用橘红、贝母、瓜蒌、茯苓、山栀子、前胡、青皮、甘草、桑白皮、萝卜子,水煎,饮之而平。(卷二)

灵岳乃眷,胃脘疼痛,手心热,头晕,舌麻,两太阳痛,背心亦胀,内热而外恶寒,必厚被盖覆,得微汗乃解。二陈汤加桔梗、杏仁、桑白皮、枳壳、青皮、白芥子、萝卜子、酒芩煎服两帖,舌竟不麻。晚因食鸡过多,膈上气滞。二陈汤加萝卜子、枳实、山楂、川芎、香附、酒连,调理痊愈。(卷三)

族弟应章,胃脘当心而痛,手不可近。疑有瘀血使然。玄胡、五灵脂、牡丹皮、滑石、川芎、当归、甘草、桃仁、桔梗、香附,水煎,临服加韭菜汁一小酒杯。其夜痛止,得睡,饮食亦进,惟大便下坠,逼迫不安。此瘀血已动欲下行也。前剂减去韭菜汁,一帖全安。(卷四)

孙文约孺人,年八十有三,胃脘疼痛,手不可近。腹中饥而饮食不能下。两寸关脉滑大,两尺沉弱,此血虚气滞也。先予积气丸,一服而痛减半,再用生白芍药、山栀子、五灵脂各一钱,酒炒白芍药二钱,粉草、山楂、香附各八分,一帖全安。(卷四)

朱桃源内人,胃脘痛,年五十有二,经水尚行不止,一月且二至,每至十余日不净。白带淫淫下,常苦梦遗,近又眩晕。先与积气丸一帖,以止胃脘之痛。再以逍遥散,加石莲子、莲花心、五倍子,炼蜜为丸,每早晚白汤送下二钱,梦遗竟绝。(卷四)

吴见南令郎心脾痛。因劳倦而致,每痛必得可口之物压之立止。两腿生疮。右脉滑,左脉弱。以白芍药三钱,甘草一钱五分,白蒺藜、碧胡麻各一钱,当归、黄柏各八分,石菖蒲、白茯苓各六分,四剂而痛止。仍用小建中汤,减去桂枝,加黄柏、苍耳子、白蒺藜、何首乌,炼蜜为丸,服之疮亦寻愈。(卷四)

吴鹤洲如夫人,病胃脘痛,医有认为虫者,有认为火者,又有认为痰、为气、为食、为虚、为血、为寒者。诸说纷纷,百治不效,群然指为怪疾。请予诊,两手大而无力,皆六至,予曰:岂怪耶?肝脾相胜之症耳。东垣治例,腹痛以芍药为君,恶热而痛,加黄柏效,效此法则治当万全矣。白芍四钱,一半生一半酒炒,伐肝补脾为君,大甘草二钱一半炙一半生,缓肝补脾为臣,山楂为佐,炒黑山栀仁、五灵脂各一钱,止痛为使,三帖而病愈。鹤洲公喜曰:君真能用药神而降病怪者也,嘻!(卷五)

吴仰玄先生,患胃脘痛,痛则彻于背,以手重按之少止,痛时冷汗如雨,脉涩,此气虚而痛也。以小建中汤加御米壳服之而愈。(卷五)

慎柔五书

万历壬寅六月间,家君年五十三矣,患心口痛,呕食面黄。诊之脉细弦数六至余。即灸气海、乳根各数壮,服补中益气汤加吴萸、姜炒黄连、山栀二三十帖。又以四君加减丸补脾,遂愈。明年天旱,家贫车戽力罢,复吐酸如前,再服前剂及八味丸而安。

一妇人,年五十余。素有心疼,久已疏矣。七月间,旧病忽作,医以宽中导气,削坚攻血等剂,致中气愈虚,不思饮食,神惫,迎予视之,已五六十日不食。诊之,六脉俱沉,惟

① 寻:旋即,不久。

脾胃弦细，似有神，寻亦难得；外证则心口痛，左胁胀硬，呕苦酸水，但能饮清汤，如吃米汤一口，即饱胀不胜，正木来克土之证也。然其人脉病虽笃，面色、肌肉犹不甚脱，忆古人凭证不凭脉之语，投以异功散加吴茱萸、干姜，佐以姜炒山栀三分。二帖，病去十五，再二帖而愈。（卷五·胃脘痛例）

冰壑老人医案

绍兴吕氏妇，胃脘痛四日矣，先生诊之，身凉，脉脱，足冷，亦须冷水。先生曰：曾饮否？傍曰：昨问医某，云可，略饮半碗许。先生曰：呕黑水，胃先败，脾之数五，足冷无脉，五日死。诘旦毙矣。

寓意草

陆子坚调摄方论

子坚玉体清和，从来无病。迩[①]因外感之余，益以饥饱内伤，遂至胸膈不快，胃中隐隐作痛，有时得食则已，有时得食反加。大便甚难，小水不畅。右关之脉，乍弦乍迟，不得调适，有似锢疾之象。用药得当，驱之无难。若岁久日增，后来必为大患。大意人身胃中之脉，从头而走于足者也，胃中之气，一从小肠而达于膀胱，一从小肠而达于大肠者也。夫下行之气。浊气也，以失调之故，而令浊气乱于胸中，干其清道，因是窒塞不舒。其始本于病时，胃中津液，为邪火所烁，至今津液未充，火势内蕴，易于上燎，所以得食以压其火则安。然邪火炽，则正气消。若食饮稍过，则气不能运转其食，而痛亦增，是火不除则气不复，气不复则胃中清浊混乱，不肯下行，而痛终不免也。病属胃之下脘，而所以然之故，全在胃之中脘。盖中者，上下四傍之枢机。中脘之气旺盛有余，必驱下脘之气，入于大小肠，从前后二阴而出，惟其不足，所以反受下脘之浊气而挠指也。夫至人之息以踵[②]呼之于根，吸之于蒂者也。以浊气上干之故，究竟吸入之气，艰于归根。且以痛之故，而令周身之气，凝滞不行，亦非细故也。为订降火生津下气止痛一方，以为常用之药。尚有进者，在先收摄肾气，不使外出，然后浊气之源清，而膀胱得吸引上中二焦之气以下行，想明哲知所务矣！

胡卣臣先生曰：言一病即知其处，既知其处矣，又知其上下正反之因，犹珠玉之光，积而成炤，非有意映重渊连赤极也。（卷四）

旧德堂医案

大学士徐元扈夫人，胃脘痛，初以气治，次以食治，继以火治，总不见效，痛至昏昏聩，良久复苏。延家君治之曰：夫人尊恙，非气、非食，亦非火也。由劳碌太甚，中气受伤，脾阴弱而不化，胃阳衰而不布。阴阳并虚，仓禀壅滞，转输既弱，隧道失运，所以浊清相干，气血相搏而作痛者。若用消导则至高之气愈耗，误投寒剂则胃脘之阳益伤，为今之计，非补不可。虽云痛无补法，此指邪气方锐者言也。今病势虽甚而手按略止，脉气虽大而重按稍松，则脉症俱虚不补而何。用六君子汤加香附、砂仁，一剂而眩定痛止。

东庄医案

吴维师内患胃脘痛，叫号几绝，体中忽热忽止，觉有气逆左胁上，呕吐酸水，饮食俱出。或疑停滞，或疑感邪，或疑寒凝，或疑痰积。予脉之弦数，重按则濡，盖火郁肝血燥耳。与以当归、芍药、地黄、柴胡、枣仁、山药、山萸肉、丹皮、山栀、茯苓、泽泻，顿安。唯胃口犹觉劣劣，用加味归脾汤及滋肝补肾丸而愈。

列症中既云觉有气逆左胁上，呕吐酸水，则即不知脉而第以症验之，已明明是肝血燥痛矣，何诸医议论纷纭，茫无

---

① 迩（ěr 尔）：近。

② 踵：追随，引申为继承、因袭。

确见乎?想缘此症,在四明东庄以前,无人阐明其义耳。然试问四明、东庄两家,从谁氏医案中参究得来耶?

素圃医案

李三升文学尊堂,年七旬外,春末胃中大痛,呕吐紫血碗许,而痛吐犹不止,脉细数而弦,两胁肋胀痛,胃中硬满,因怒未伸而致病。《经》云:怒则气逆,血郁于上。此证是也。用归、芍、郁金、黄连、制吴萸、丹皮、黑山栀,以滋抑肝气之逆,少加沉香,以为向导。连服五七日,痛虽止,而胸阻塞不开。易医谓高年胃冷,用辛温宣气之品,即大便秘结不通,食饮难下,脉变细涩不堪。予议高年血液枯衰,火结于上,恐成膈噎,辛燥不宜。而病人亦恶药,遂以芦根、甘蔗、梨、藕、莱菔各取汁煎膏,用人乳、竹沥调化,频频咽之。半月胸结始开。能吞稀粥。竟不服药,惟食汁膏,尚延数载。(女病治效)

东皋草堂医案

一妇人胃脘痛,按之转剧,疑是实症,而右关未见沉实有力之脉,且左脉皆伏而弱,知痰饮冷血滞也。内服煎方,外帖上池膏而愈。枳壳、木香、延胡、蓬术、厚朴、陈皮、木通、乌药、桂枝、玫瑰花。玫瑰花,即徘徊花,本草所不载,用之自西洋始,西洋取花蒸露,主治最多。予因谛其色之鲜红,臭之香甜,信其走血而入脾,用以治血郁,如胸膈疼痛,经期作楚等症,试而辄效,吾愿世人放胆用之,普救一切,勿谓自我作古也。

余妹胃脘痛,右关洪数,此火痛也。以黄芩、白术、半夏、橘红、白蔻、黄连、山楂、茯苓、厚朴、甘草,煎吞一剂而愈。(心疼)

四明医案

一妇人胃脘痛,勺水不入,寒热往来,或从火治,用芩、连、栀、柏;或从寒治,用姜、桂、茱萸。展转月余,形体羸瘦,六脉弦数,几于毙矣。予曰:此肝痛也,非胃脘也。其病起于郁结生火,阴血受伤,肝肾枯干,燥迫成痛,医复投以苦寒辛热之剂,胃脘重伤,其能瘳乎?急以滋肾生肝饮与之,一昼夜尽三大剂。五鼓熟寐,次日痛定觉饿矣。再用加味归脾汤加麦冬、五味。十余剂而愈。

肝痛一症,四明实补胃脘,诸痛治法之所未及。予每祖其意,以治肝经血少者,加味逍遥散加生地,血少而燥者,疏肝益肾汤加当归,或左归饮加柴芍,或滋肾生肝,或滋肾清肝,随症选方,无不立应。若从痰火寒食等因求之,失之远矣。且痰火寒食等因,如有诸内,必形诸外,而就其标可求其本。即如此案中列症云寒热往来,又云六脉弦数,则已明明绘出肝虚燥痛一症供状矣,临症者自不察耳。然脉症具在,识者固自胸中了了也。

(评选)静香楼医案

脉弦小腹痛,食后胃脘痛,上至咽嗌。肝火乘胃。宜泄厥阴、和阳明。

川楝子　木通　茯苓　甘草　石斛　木瓜

诒按:拟加延胡,山栀仁。

心腹痛,脉弦,色青,是肝病也。

川楝子　归身　茯苓　石斛　延胡　木瓜

诒按:立方稳合。(脘腹痛门)

薛案辨疏

府庠徐道夫母,胃脘当心痛剧,右寸关俱无,左虽有,微而似绝。手足厥冷,病势危笃。察其色,眼胞上下青黯。此脾虚肝木所胜,用参、术、茯苓、陈皮、甘草补其中气,用木香和胃气以行肝气,用吴茱萸散脾胃之寒,止心腹之痛。急与一剂,俟滚先服,煎热再进,诸病悉愈。向使泥其痛无补法,而用攻伐之药,祸不旋踵①。

① 旋踵:掉转脚跟。形容时间短促。

疏曰:病势剧时,其虚寒实热实难卒辨,即脉亦不足为凭,厥亦不足为据,独是面色无逃其情。今眼胞上下青黯者,眼胞属脾,青黯属寒,而青又是肝经之色,故知其脾气虚寒而肝木所胜也甚矣,色之不可不辨也。其加吴茱萸者,虽属散寒止痛之品,亦因吴茱萸能入厥阴肝经故也。痛虽在于胃脘当心,而青黯则厥阴虚寒之色,故不用姜、桂、附,而独用茱萸也。痛症之虚实寒热,辨之之法,先以手按,有形者是实,无形者是虚。以汤探之,喜热者是寒,喜冷者是热,便溏者是虚,燥结者是实,倦卧者是寒,扬手者是热,胀闷恶食者是实,得食稍安者是虚。以此细察,庶可悉知也。(脾胃亏损心腹作痛等症)

仙云:家母久患心腹疼痛,每作必胸满呕吐,厥逆面赤,唇麻咽干舌燥,寒热不时,而脉洪大。众以痰火治之,屡止屡作。迨乙巳春,发热频甚,用药反剧,有朱存默氏谓服寒凉药所致,欲用参、术等剂。余疑痛无补法,乃请立斋先生以折衷焉。先生诊而叹曰:此寒凉损真之故,内真寒而外假热也。且脉息弦洪而有怪状,乃脾气亏损,肝脉乘之而然。惟当温补其胃,遂与补中益气加半夏、茯苓、吴茱、木香,一服而效。家母病发月余,旦夕不安,今熟寐彻晓,洪脉顿敛,怪脉顿除,诸症释然。先生之见,盖有本欤!家母余龄,皆先生所赐,杏林报德,没齿不忘,谨述此乞附医案。谅太史者,采入和,仓公诸篇,以垂不朽,将使后者观省焉。嘉靖乙巳春月吉日平湖晚生陆仙顿首[①]谨书。

疏曰:此案脉症以大概而视未始,非痰火所为,但治之而数止屡作,其中必有本源虚症存焉。若非痰火所为,则治之即当更剧,何至屡止?若无本源虚症,则痰火亦易清消,何至屡止屡作?独患之已久,治之亦屡,而惟痰火是治,是本源之虚,全然不顾,则本源益虚,而标症反剧,自然之热也。夫清消痰火之药,皆寒凉者也。寒凉之而发热频甚,岂非内寒外热乎?寒凉之而洪脉加弦,岂非土虚木贼乎?此补中益气所必用也。加以茯苓、半夏者,昔时之痰固消之而益甚,加以吴茱、木香者,昔日之火因清之而变寒。然热药颇多,必用吴茱者,以能入肝经治小腹寒痛故也。今痛虽非小腹,而脉见弦洪,非肝木乘脾之患乎?况诸痛皆属于木乎。(脾胃亏损吞酸嗳腐等症)

临证指南医案

沈氏　血后久咳,脘痛食减,经闭便溏,拟进疏泄肝气。肝气

苏子　炒丹皮　桃仁　郁金　钩藤　白芍(吐血)

周四二　脉缓弱,脘中痛胀,呕涌清涎,是脾胃阳微,得之积劳,午后病甚,阳不用事也,大凡脾阳宜动则运,温补极是,而守中及腻滞皆非,其通腑阳间佐用之。

人参　半夏　茯苓　生益智　生姜汁　淡干姜

大便不爽,间用半硫丸。(脾胃)

宣三五　痛而纳食稍安,病在脾络,因饥饿而得,当养中焦之营,甘以缓之,是其治法。饥伤

归建中汤。(脾胃)

顾五一　脉弦,胃脘痹痛,子后清水泛溢,由少腹涌起,显是肝厥胃痛之症。

吴萸五分　川楝子一钱　延胡一钱　茯苓三钱　桂枝木五分　高良姜一钱

某二九　脉左弦,右涩,中脘痛及少腹,病在肝胃。

川楝子　青皮　生香附　小茴　茯苓　南枣(木乘土)

王四三　胃脘痛,高突而坚,呕清涎血沫,

① 顿首:叩头,常用于书信的起头或末尾,表示崇敬。

滴水不能下咽，四肢冷，肌肤麻木，捶背脊病势略缓，此属肝厥犯胃。

开口吴萸　金铃子　炒延胡　生香附　高良姜　南山楂(木乘土)

某四一　肝逆犯胃，脘痛腹鸣，气撑至咽。

川楝子　桂枝木　淡干姜　川椒　生白芍　吴萸　乌梅　茯苓(木乘土)

毛　目微黄，舌黄，烦渴胁肋板实，呼吸周身牵掣，起于频吐食物痰饮，即胸脘痛胀，此肝木犯胃，诸气痹阻，虽平昔宜于温补，今治病宜通气分。

半夏一钱半　广皮白一钱　大杏仁十粒　白蔻仁八分　川楝子一钱　炒延胡一钱　生姜五分　土瓜蒌皮一钱

又　心中懊憹噎痛，气分热痰未平，用温胆法。

竹茹一钱，炒黄　炒半夏一钱　茯苓一钱半　枳实一钱　桔梗八分　橘红一钱　生姜三分(木乘土)

秦二七　面长身瘦，禀乎木火之形，气阻脘中，食少碍痛，胃口为逆，乃气火独炽之象，忌用燥热劫津，治以平肝和胃。

降香　郁金　山栀　橘红　枇杷叶　苏子　川贝母　姜皮(木乘土)

芮　前议肝病入胃，上下格拒，考《内经》诸痛，皆主寒客，但经年累月久痛，寒必化热，故六气都从火化，河间特补病机一十九条亦然。思初病在气，久必入血，以经脉主气，络脉主血也。此脏腑经络气血，须分晰辨明，投剂自可入彀①，更询初病因惊，夫惊则气逆，初病肝气之逆，久则诸气均逆，而三焦皆受，不特胃当其冲矣。谨陈缓急先后进药方法，《厥阴篇》云：气上撞心，饥不能食，欲呕，口吐涎沫。夫木既犯胃，胃受克为虚，仲景谓制木必先安土，恐防久克难复，议用安胃一法。

川连　川楝子　川椒　生白芍　乌梅　淡姜渣　归须　橘红

《内经》以攻病克制曰胜方，补虚益体，须气味相生曰生方，今胃被肝乘，法当补胃。但胃属腑阳，凡六腑以通为补，黄连味苦能降。戴元礼云：诸寒药皆凝涩，惟有黄连不凝涩，有姜、椒、归须气味之辛，得黄连、川楝之苦，仿《内经》苦与辛合，能降能通。芍药酸寒，能泄土中木乘，又能和阴止痛，当归血中气药，辛温上升，用须力薄，其气不升。梅占先春，花发最早，得少阳生气，非酸敛之收药，得连楝苦寒，《内经》所谓酸苦泄热也，以气与热俱无形无质，其通逐之法迥异，故辨及之。

又　春分前七日，诊右脉虚弦带涩，左脉小弦劲而数，胃痛已缓，但常有畏寒鼓栗，俄顷发热而解，此肝病先厥后热也。今岁厥阴司天，春季风木主气，肝病既久，脾胃必虚，风木郁于土宫，营卫二气，未能流畅于经脉，为营养护卫，此偏热偏寒所由来矣。夫木郁土位，古人制肝补脾，升阳散郁，皆理偏就和为治，勿徒攻补寒热为调。今春半天令渐温，拟两和气血，佐以宣畅少阳太阴，至小满气暖泄越，必大培脾胃后天，方合岁气体质调理，定春季煎丸二方。

人参　茯苓　广皮　炙草　当归　白芍　丹皮　桑叶

姜枣汤法丸。

间用煎方　人参　广皮　谷芽　炙草　白芍　黄芩　丹皮　柴胡(木乘土)

唐　痞逆恶心，是肝气犯胃，食入卧着，痛而且胀，夜寐不安，亦是胃中不和，贵乎平肝养胃致其复，若见有形冲逆之状，攻伐兢进，有痞满成胀之患。

川连　神曲　吴萸　川楝子　楂肉　郁金(木乘土)

张氏　肝病犯胃，心痛，干呕不能纳食，肢冷泄泻，腑经阳失流展，非虚寒也。

① 入彀(gōu 够)：语出《庄子·德充符》，谓非常投合。

金铃子散加川连、乌梅、桂枝、生姜。(木乘土)

江　拒按为实,患目病来属肝,痛必多呕,大便秘涩,肝病及胃,当苦辛泄降,少佐酸味。

小川连　生淡干姜　半夏　枳实　黄芩　生白芍(木乘土)

江　镇冲任,温养下焦颇效,所议治嗽肺药,寒凉清火,背谬显然。

炒黑杞子　淡苁蓉　小茴香拌炒当归　沙苑　石壳建莲　茯神

紫石英煎汤,煎药。

又　动怒,脘下痛,不饮食,是肝厥犯脾胃,病外生枝,最非善调之理,理气皆破泄难用,议进制肝木益胃土一法。

人参一钱　炒焦白芍一钱半　真枷南香汁冲,五小匙　炒焦乌梅三分,酸泄肝阳　茯苓五钱,切小块,甘淡益胃　化橘红五分,宣通缓痛

又　人参　嫩钩藤　明天麻　化橘红　炒乌梅肉　茯苓　伽南香(木乘土)

朱　阳明胃逆,厥阴来犯,丹溪谓上升之气,自肝而出,清金开气,亦有制木之功能,而痛胀稍缓,议以温胆加黄连方。肝胃不和

半夏　茯苓　橘红　枳实　竹茹　川连　生白芍(肿胀)

某三六　舌白脘痛,呕恶腹鸣,此湿阻气分,胃痹成痛,是不通之象。

炒半夏三钱　高良姜一钱　广藿香一钱　橘红一钱　乌药一钱　香附一钱半(痞)

平　酒客脾胃阳微,下午阴气渐漫,脘中微痛,不饥,服苦降重坠辛燥,愈加不适者,清阳再受伤触也。宗仲景圣训,以转旋胸次之阳为法。胸次清阳不运

苓桂术甘汤。(痞)

吴　两番探吐,脘痛立止,气固宣畅,胃津未能无损,风木来乘,外冷里热,诊脉右大,并不搏指。当少少进谷以养胃,多噫多下泄气,调和中焦为宜。

炒竹茹　半夏　川斛　橘红　黑山栀　香豉(呕吐)

俞五五　酒湿郁伤,脘中食阻而痛,治以辛苦寒。

小川连　半夏　姜汁　枳实　茯苓　香豉(湿)

浦氏　胸膈迷漫,胃痛呕食,肢节屈曲处冷痛,经落后,来时周身腰脊不舒,脉弦沉,痛即便溏。此湿郁阳闭,气血不行,用药先须断酒。湿郁肢节冷痛

生茅术　炮黑川乌　姜汁　白芥子　厚朴　广皮　荜茇　茯苓(湿)

唐女　脉左涩右弦,气火不降,胸胁隐痛,脘不爽,最虑失血。气火郁脘痛

川贝　山栀　丹皮　郁金汁　钩藤　瓜蒌皮　茯苓　橘红

又　气火上郁,脘中窒痛,呕涎,先以开通壅遏。

香豉　瓜蒌皮　山栀　郁金　竹茹　半夏曲　杏仁(肝火)

严二十　胃痛半年,干呕。肝犯胃

金铃子　延胡　半夏　茯苓　山栀　生香附

张　冲气上攻成形,痛呕,痛后则散。此厥阴顺乘阳明,阳明虚,筋骨亦掣痛。

安蛔丸,三钱,四服椒梅汤送。

某三五　劳力,气阻胃痛。

川楝子　延胡　炒半夏　乌药　橘红　生香附汁

陈　宿病冲气胃痛,今饱食动怒痛发,呕吐。是肝木侵犯胃土,浊气上踞,胀痛不休,逆乱不已,变为先寒后热,烦躁面赤汗泄,此为厥象,厥阴肝脏之现症,显然在目。夫痛则不通,通字须究气血阴阳,便是看诊要旨矣,议用泻心法。

干姜　川连　人参　枳实　半夏　姜汁

吴三七　食仓痛发，呕水涎沫，六年久病入络，述大便忽闭忽溏，患处漉漉有声，议通胃阳，兼制木侮。

淡吴萸　良姜　半夏　延胡　炮川乌　茯苓　蒲黄

李氏　舌白胸痞，脘痛如束，干呕便难，气阻凝痰聚膈，当以泄降宣剂，若竟攻荡，当夏热土旺，伤及太阴，恐滋胀满之忧。

醋炒半夏　川楝子　延胡　橘红　杏仁　厚朴

王氏　气逆填胸阻咽，脘痹而痛，病由肝脏厥气，乘胃入膈，致阳明经脉失和，周身掣痛，夜甚昼缓者。戌亥至阴，为肝旺时候也。此症多从惊恐嗔①郁所致，失治变为昏厥。

半夏　姜汁　金铃子　延胡　杏仁　瓜蒌皮　香豉　白蔻

又　痛缓，夜深复炽，前后心胸板掣，脉左数，病在血络中。

金铃子　延胡　桃仁　归须　郁金　白蔻仁

董氏　产后三年，经水不转，胃痛，得食必呕，汗出形寒，腰左动气闪烁，大便七八日始通，脉细弦，右涩，舌白稍渴，脘中响动，下行痛缓。病属厥阴顺乘阳明，胃土久伤，肝木愈横。法当辛酸两和厥阴体用，仍参通补阳明之阳，俾浊少上僭②，痛有缓期。

人参同煎，一钱　开口吴萸滚水泡洗十次，一钱　生白芍三钱　良姜七分　熟半夏醋炒焦，二钱　云茯苓切块，三钱

顾氏　天癸当绝仍来，昔壮年已有头晕，七年前秋起胃痛若嘈，今春悲哀，先麻木头眩，痛发下部，膝胫冷三日。病属肝厥胃痛，述痛引背胁，是久病络脉空隙，厥阳热气，因情志郁勃③拂逆，气攻乘络，内风旋动，袭阳明，致呕逆不能进食。肝风犯胃液虚

九孔石决明　清阿胶　生地　枸杞子　茯苓　桑寄生　川石斛

某　胁痛入脘，呕吐黄浊水液，因惊动肝，肝风震起犯胃，平昔液衰，难用刚燥，议养胃汁以熄风方。

人参　茯苓　半夏　广皮白　麦冬　白粳米

姚　胃痛久而屡发，必有凝痰聚瘀，老年气衰，病发日重，乃邪正势不两立也。今纳物呕吐甚多，味带酸苦，脉得左大右小，盖肝木必侮胃土，胃阳虚，完谷而出，且呃逆沃以热汤不减，其胃气掀腾如沸，不嗜汤饮，饮浊弥留脘底。用药之理，远柔用刚，嘉言谓能变胃而不受胃变，开得上关，再商治法。肝犯胃兼痰饮胸痹

紫金丹含化一丸，日三次。

又　议以辛润苦滑，通胸中之阳，开涤浊涎结聚，古人谓通则不痛，胸中部位最高，治在气分。

鲜薤白去白衣，三钱　瓜蒌实三钱，炒焦　熟半夏三钱　茯苓三钱　川桂枝一钱　生姜汁四分，调入

古有薤露之歌，谓薤最滑，露不能留，其气辛则通，其体滑则降，仲景用以主胸痹不舒之痛；瓜蒌苦润豁痰，陷胸汤以之开结；半夏自阳以和阴，茯苓淡渗，桂枝辛甘轻扬，载之不急下走，以攻病所；姜汁生用，能通胸中痰沫，兼以通神明，去秽恶也。

某氏　胃痛引胁。肝郁化火犯胃

川楝子　柴胡　黑山栀　钩藤　半夏　橘红

朱氏　苦寒辛通。

川连　土瓜蒌皮　白芥子　茯苓　炒半夏　姜汁　橘红　竹茹

又　肝厥胃痛，兼有痰饮，只因误用芪、

---

① 嗔(chēn 琛)：怒。
② 僭(jiàn 剑)：超越本分，过分。
③ 郁勃：郁结壅塞。

术、人参,固守中焦,痰气阻闭,致痛结痞胀。更医但知理气使降,不知气闭热自内生,是不中窾①。前方专以苦寒辛通为法,已得效验,况酸味亦属火化,议河间法。

金铃子　延胡　川连　黑山栀　橘红　半夏

张　老年郁勃,肝阳直犯胃络,为心下痛,久则液枯气结成格。

金铃子　延胡　黑山栀　淡豆豉炒香

张十九　壮年面色痿黄,脉濡小无力,胃脘常痛,情志不适即发,或饮暖酒暂解,食物不易消化,脾胃之土受克,却因肝木来乘,怡情放怀,可愈此病。郁伤脾胃阳虚

人参　广皮　半夏　茯苓　苡仁　桑叶　丹皮　桔梗　山栀姜汁炒

水泛丸。

某　味淡短气,脘中微痛。阳虚

人参　淡附子　桂枝　炒远志　煨姜

某　积滞久着,胃腑不宣,不时脘痛,已经数载,阳伤奚疑。

炒半夏　淡干姜　荜茇　草果　广皮　茯苓

汪五七　诊脉弦涩,胃痛绕背,谷食渐减,病经数载,已入胃络,姑与辛通法。

甜桂枝八分　延胡索一钱　半夏一钱　茯苓三钱　良姜一钱　蜜水煮生姜一钱半

张　阳微不司外卫,脉络牵掣不和,胃痛,夏秋不发,阴内阳外也,当冬寒骤加,宜急护其阳,用桂枝附子汤。

桂枝　附子　炙草　煨姜　南枣

戴三九　始于伤阴,继则阳损,脘痛似乎拘束,食物逾时不运,当理中焦健运二阳,通补为宜,守补则谬。

桂枝木　茯苓　生姜渣　炒焦远志　炒黄半夏　生益智仁

余三四　胃疼发,前后心冷,呕吐。

淡吴萸　炒半夏　荜茇　淡干姜　草果仁　厚朴　广皮　桂枝木

某　中州阳失健运,脘中痛,食不化。

益智仁　谷芽　广皮　炙草　茯苓　檀香汁　半夏曲　炒荷叶

顾五十　清阳失职,脘中痹痛,得暖旷达。当辛以通之。

薤白　半夏　桂枝　茯苓　干姜

顾五一　营虚胃痛,进以辛甘。营络胃阳兼虚

当归一钱半　甜桂枝一钱　茯苓三钱　炙草五分　煨姜一钱半　南枣肉二钱

费二九　劳力气泄阳伤,胸脘痛发,得食自缓,已非质滞停蓄,然初病气伤,久泄不止,营络亦伤,古谓络虚则痛也,攻痰破气不去病,即伤胃,致纳食不甘,嗳噫欲呕,显见胃伤阳败,当以辛甘温方。

人参　桂枝　茯苓　炙草　煨姜　南枣

某　胃痛已久,间发风疹,此非客气外感,由乎情怀郁勃,气血少于流畅。夫思虑郁结,心脾营血暗伤,年前主归脾一法,原有成效。今食减形瘦,当培中土,而理营辅之,异功加归、芍,用南枣肉汤泛丸。

程氏　脉软背寒,食入脘痛。

人参　茯苓　当归　白芍　炙草　煨姜　南枣

某女　形寒脘痛,得食甚,手按少缓,非有余客邪病,拟进和营卫法。

归桂枝去芍,加茯苓。

蒋　阳微气阻,右脘痛痹,据云努力痛起,当两调气血。胃阳虚气滞血痹

延胡　半夏　厚朴　橘红　桂枝木　良姜　瓜蒌皮　茯苓

某二八　努力,饥饱失时,好饮冷酒,脉弦

① 中窾(kuǎn 款):即中的。窾,法则。

硬,中脘痛。

熟半夏三钱　云茯苓三钱　桃仁去皮尖炒研,二钱　良姜一钱　延胡一钱　红豆蔻一钱,去壳

丸方　熟半夏三两炒　云茯苓二两　生厚朴二两　小附子一两,炙　草果仁去衣,一两　高良姜一两,生

老姜汁法丸,每服三钱。

朱　痛固虚寒,吐痰泄气稍缓,当通阳明,勿杂多歧。阳虚痰滞

人参　半夏　姜汁　淡附子　茯苓　淡干姜

某妪①　阳微痰滞,胃酸痛胀,用阿魏丸六分。

施六二　胃痛,浊痰上逆。阳虚阴浊凝阻

代赭石　炒半夏　淡吴萸　淡干姜　茯苓　广皮　荜茇　生益智仁

张四八　阳微浊凝,胃下疼。

炒黑川椒去目,一钱　炮黑川乌三钱　炮黑川附子三钱　炮淡干姜一钱半

高五十　素多郁怒,阳气窒痹,浊饮凝冱②,汤饮下咽,吐出酸水,胃脘痛痹,已经三载,渐延噎膈,先与通阳彻饮,俾阳气得宣,庶可向安。

半夏　枳实皮　桂枝木　茯苓　淡干姜

又　脉右弦,不饥,纳谷不运,吞酸,浊饮尚阻,阳仍不宣。

半夏　良姜　桂枝木　茯苓　延胡　淡干姜

高　脉虚涩,胃痛久,治在血分。血络瘀痹

桃仁　当归　桂枝　茯神　远志　炙草

钱三六　酒肉滞气胃痛,乡人称为穿心箭风,方书所无,不可稽考,苦辛泄降可效。

延胡　川楝子　桃仁　蒲黄　五灵脂

盛三六　胃痛喜得暖食,肠中泄气则安,数年痛必入络,治在血中之气。

桂枝木　桃仁　韭白汁　归须　茯苓块

又　阳微胃痛。

当归　桂枝木　桃仁　炙甘草　煨姜　南枣

席　经几年宿病,病必在络,痛非虚症,因久延,体质气馁③,遇食物不适,或情怀郁勃,痰因气滞,气阻血瘀,诸脉逆乱,频吐污浊而大便反秘,医见呕吐肢冷,认为虚脱,以理中加附子温里护阳。夫阳气皆属无形,况乎病发有因,决非阳微欲脱,忆当年病来,宛是肝病。凡疏通气血皆效,其病之未得全好,由乎性情食物居多,夏季专以太阴阳明通剂。今痛处在脘,久则瘀浊复聚,宜淡味薄味清养。初三竹沥泛丸仍用,早上另立通瘀方法。

苏木　人参　郁金　桃仁　归尾　柏子仁　琥珀　茺蔚

红枣肉丸,早服二钱。

秦　久有胃痛,更加劳力,致络中血瘀,经气逆,其患总在络脉中痹窒耳。医药或攻里,或攻表,置病不理,宜乎无效。形瘦清减,用缓逐其瘀一法。

蜣螂虫炙,一两　䗪虫炙一两　五灵脂炒,一两　桃仁二两　川桂枝尖生,五钱　蜀漆炒黑,三钱

用老韭根白捣汁泛丸,每服二钱,滚水下。

潘氏　脉弦涩,经事不至,寒热,胃痛拒格,呕恶不纳,此因久病胃痛,瘀血积于胃络,议辛通瘀滞法。

川楝子　延胡　桂枝木　五灵脂　蒲黄　香附

吴氏　气火郁,胃痛。气火郁

川楝子　橘红　炒楂肉　郁金　黑山栀　香附

---

① 妪(yù 玉):年老的妇女。
② 冱(hù 互):冻结。
③ 馁(něi):饥饿,此处引申为虚弱。

江二十　胃疼缓，气逆不降。气逆不降

鲜枇杷叶　杏仁　生香附　降香汁　厚朴　橘红　桔梗　白蔻

范氏　诸豆皆能闭气，浆凝为腐，宛是呆滞食物，食已脘痞痛胀，乃清气之阻，诊脉小涩，舌白粘腻，当理气以开旷胸中。

杏仁　厚朴　老苏梗　广皮白　白蔻仁　枳壳汁　桔梗汁(胃脘痛)

黄　痛则气乱发热，头不痛，不渴饮，脉不浮，非外感也，暂用金铃散一剂。

金铃子　炒延胡　炒桃仁　桂圆

又　痛而重按少缓，是为络虚一则，气逆紊乱，但辛香破气忌进，宗仲景肝着之病，用金匮旋覆花汤法。

旋覆花　新绛　青葱管　桃仁　柏子霜　归尾

汪妪　脉小涩，久因悒郁，脘痛引及背胁，病入血络，经年延绵，更兼茹素数载，阳明虚馁，肩臂不举，仓卒难于奏效，是缓调为宜，议通血络润补，勿投燥热劫液。

归须　柏子仁　桂枝木　桃仁　生鹿角　片姜黄(诸痛)

徐　少腹冲及心下，脘中痛而胀满，若云肝气犯胃，必有呕逆，前法益阴和阳不应，显是产后下虚，厥气上攻，议用柔阳之药。冲任虚气上逆脘痛胀

炒归身　苁蓉　炒枸杞　柏子仁　小茴　茯神

又　冲逆震动而痛，是产后冲任空乏，按定痛减，尤为虚象，缘胃弱减谷，未便汤剂之多，防胃倒耳。

当归　苁蓉　紫石英　茯苓　河车　鹿角霜

又　冲脉逆，则诸脉皆动，天朗晴和少安，由阴分虚及阳分可征。前法包举大气，温养佐通，是为络方。日来春升，略有衄血，然无清寒可投，加咸味佐其入阴，从产后下焦先伤耳。原方减鹿霜归身，亦恐升阳也，加枸杞、桂圆，以痛在左，故养肝是议。(产后)

某　胃痛欲呕肢冷，痛引腰背，产后病发更甚。

当归　炒沙苑　炒黑杞子　炒黑小茴　鹿角霜

生精羊肉煎服。

丸方　人参　鹿茸　生杜仲　炒杞子　当归　鹿角霜　茯苓　沙苑　小茴

羊腰子蒸熟捣丸。(产后)

叶氏医案存真

味过于酸，肝木乘胃，呕逆心痛，用大建中法。

人参　淡干姜　茯苓　桂木　炒黑川椒　生白蜜

上燥治气，下燥治血，此为定论。今阳明胃汁之虚，因久痛呕逆，投以香燥破气，津液劫伤，胃气不主下行，肠中传送开合，皆失其职司。《经》云：六腑以通为补。岂徒理燥而已，仍议清补胃阴为法。

鲜生地　甜梨肉　天冬肉　人参　生白蜜

怀抱抑郁，营血受伤，入暮脘痛喜按，乃伤阴络，非实痛也。

柏仁　桂圆　茯神　远志　广皮

劳伤胃痛。

熟桃仁　延胡索　柏子仁　当归尾　炒丹皮　漏芦

泰兴三十七卷　十年前因夜食，凝滞闭气，食物遂胃脘痛，呕吐。病发腹大如怀妊，得气后泄而胀消。经准不孕，来必腹痛，病根全在气分。用药必兼祛血分寒凝，乃合病机。

吴茱萸　秦椒　川楝子　高良姜　延胡索　蓬莪术　生香附　南山楂

生姜捣汁泛丸。

阊门[①] 中焦痛起，四末逆冷，汗出呕涎及食物，此属脾厥。

炒黑附子 粗桂枝 草果仁 延胡索 片姜黄

双林巷廿六 早食呕吐酸水浊涎，心口痛引腰胯。此阳微浊阴犯络，例以辛热。

川乌头 高良姜 延胡索 川楝子 白豆蔻 茯苓

叶天士晚年方案真本

王北濠，廿五岁 中焦痛起，四肢逆冷，汗出，呕涎及食物，此属脾厥。

极黑附子 草果仁 粗桂皮 片姜黄 延胡索(杂症)

龚茜泾，六十八岁 心下胃口之上，痛有两月，问酒客往昔肠血。每痛发，食进少其痛始缓，食进多痛即立至，据说饮热酒脘中爽然，则知浊凝厚味，皆助阴伤阳，宜戒。

荜拨 红豆蔻 乌药 苏梗 良姜 延胡 生香附(杂症)

钮湖州，廿八岁 五六年胃痛，发必呕吐不便。

桃仁炒 麻仁 墨汁 延胡 归须 南楂炒

加韭汁十五匙(杂症)

苗三十六岁 痛起寒月，胃脘贯及右胁。腹鸣攻至少腹，少腹气还攻胃口，呕吐酸浊，或食或不食，三年之久。病由胃络逆走入肝，肝木复来乘胃土。主以辛热，佐以苦降。

吴萸 良姜 茯苓 川楝 延胡 蓬术(杂症)

王三十一岁 劳力气血逆乱，内聚瘀血，壅阻气分，痛而呕，紫滞形色。久病只宜缓逐，不可急攻。

桃仁 茺蔚子 延胡 归尾 南楂 漏芦 青葱(杂症)

胡十四岁 性情执拗，郁悖气逆，粒米入脘即痛，父训即若痴呆。由肝胆木横来劫胃土。上年入冬自愈，秋金肃降，木火不主威，非狗肉温浊之功能，乃适逢其时耳。

夏枯草 生香附 川贝 土瓜蒌 黑栀皮 化州橘红(杂症)

吴通关坊，四十四岁 劳伤治不以法，反受药伤，络血涸而为痛。食入痛来，病在胃络，以甘缓肝急以救胃。

桂圆肉 炒桃仁(杂症)

尹织造府前，五十八岁 望六，运行之阳已微弱，饮酒及食物，气滞而湿聚，脉络不行，不饥，气攻触痛，舌上白腻，以辛温开气痹，分湿理痰。

半夏 茯苓 荜拨 生姜 生益智 新会皮(杂症)

黄六十九岁 凡食腥油浊物，胃脘必痛。老人运行之阳已衰，浊味皆阴凝内痛，必以取气阳药。沉香、白蔻破泄真气，误用则刺其凶。

人参 小熟附子 生姜 白蜜 桂枝 茯苓(杂症)

金三十六岁 脐间冲气上逆，自觉垒攻及脘中，痛胀兼作。若响动下行，痛胀始缓，嗳多呕沫，大便艰涩。十年宿病，图效颇难。

桃仁 延胡 郁李仁 川楝 火麻仁 冬葵子(杂症)

朱带城桥，廿三岁 阳虚胃痛，用辛温见效。街衢往来，秽气内入伤阳，痛再作，先驱秽浊。

苏合香丸。(杂症)

王六十三岁 色苍瘦，目黄，脉弦。向来气冲脘痛，今痛缓气冲至咽，是左升肝气太甚，右降肺气不及，大旨操持运机致病。

枇杷叶 黑山栀 川贝 苏子 降香末 新会红 炒桃仁(杂症)

① 阊门：古代苏州城门之一。

徐白马头，十八岁　非但经水不来，食下脘中即痛，是肝胆气热逆乘，致胃气亦逆。问大便渐溏，木侮土位，且形瘦内热，凡理气多属辛燥，明理，欲治病先理体质之宜忌。

白芍　炙甘草　新会皮　生谷芽　炒焦丹皮　炒桃仁　茯苓　楂肉　生香附　蓬术(杂症)

陈　脘中宿病，痛发呕吐黑水，五六日方止，诊脉左大而弦。肝木犯胃，浊气厥逆。大便数日不通。久病必在血络，久郁必从热化。用苦辛泄降，少佐通瘀。

川连　金铃子　山栀　元胡　半夏　橘红　桃仁(杂症)

陈四十八岁　遇烦劳，必脘中气窒噎痛。望五年岁，不宜有此。

桂枝栝蒌薤白汤。(杂症)

续名医类案

张子和治一将军，病心痛不可忍。张曰：此非心痛也，乃胃脘当心痛也。(二语为此症点睛，然予更有一转语曰：非胃脘痛也，乃肝木上乘于胃也。)《内经》曰：岁木太过，风气流行，民病胃脘当心而痛。(风木为病，非肝而何?)乃与神祐丸一百余粒，病不减。或问曰：此胃脘有寒也，宜温补？将军数知张明了，复求药，乃复与神祐丸二百余粒，作一服，大下六七行，立愈矣。(治法则非今人所宜。)(卷十八·心胃痛)

王执中久患心脾疼，服醒脾药反胀。用蓬莪，面裹煨熟，研末，以水与酒煎服立愈。盖此药能破气中之血也。(《本草纲目》、王执中《资生经》)

一妇人年三十，病心气痛，用小红花为末，热酒服二钱立效。又法，男用酒水各半煎，女用醋水各半煎。(摘元方本《本草纲目》)

李时珍治荆穆王妃胡氏，因食荞麦面着怒，病胃脘当心痛，不可忍。医用吐下行气化滞诸药，皆入口即吐，不能奏功，大便三日不通。因思《雷公炮炙论》云：心痛欲死，速觅延胡。乃以延胡索末三钱，温酒调下，即纳饮食，少顷大便行三五次，积滞俱下，胃脘心痛豁然遂止。

友人言，于武昌见一老僧患胃脘痛，痛发濒死，其徒亦患之。师死遗命必剖视吾心，务去其疾。果于心间得细骨一条，长七八寸，形如簪，其徒以插瓶中，供师前，已数年矣。有贵客来寓庵中，偶杀鹅喉未断，其童取瓶中骨挑鹅喉，凡染鹅血处即化矣。徒因悟此理，饮鹅血数日，胃疾竟除。(卷十八·心胃痛)

龚子才治一人，心胃刺痛，手足稍冷，出汗，指甲青，百药不效。以当归二钱，煎汤，用水磨沉香、木香、乌药、枳壳，调服乃止。

一教谕[①]年五十一，因酒食过饱，胃脘作痛，每食后，其气自两肩下及胸次至胃口，痛不可忍，令人将手重按痛处，移时忽响动一声，痛遂止。如是八年，肌瘦如柴。诊之，六脉微数，气口稍大有力。以神祐丸一服下之，其痛如失，后以参苓白术散调理复元。

程沙随在泰兴时，有一乳娘，因食冷肉，心脾胀痛不忍。钱受之以陈茱萸五六十丸，水一盏，煎取汁去渣，入官局平胃散三钱，再煎热服，一服痛止，再服无他。云高宗尝以此赐近臣，愈疾甚多，真奇方也。(《槎庵小乘》)(卷十八·心胃痛)

张三锡治一妇，苦胃脘痛，每发辄大吐，多方不应，以盐汤探吐，出积痰碗许，痛良已。后常作恶心，知胃中有痰也。以橘、半、枳实加木香、川芎、白螺壳、南星、海粉、神曲，糊为丸，白汤下钱半，未及一半，病去如脱。

一妪性急胃痛，已六日，诸辛燥药历试无验。诊得左关弦急，而右寸更甚。其痛一来

---

① 教谕：学官名。宋京师小学和武学中设。元、明、清县学均置，掌文庙祭祀、教育所属生员。

即不可当,少选方定,口干面时赤,知肝气有余而成火也。乃以越鞠加吴茱萸、炒黄连、姜汁、炒栀子,二剂顿愈。

一妇胃脘痛,凡一月,右关寸俱弦而滑,乃饮食不节所致。投滚痰丸一服,下痰及宿食三碗许。节食数日,调理而愈。

一妪胃痛久,诸药不应。六脉微小,按之痛稍定,知中气虚而火郁为患也。投理中汤,一服随愈。

一中年人因郁悒,心下作痛,一块不移,日渐羸瘦,与桃仁承气汤一服,下黑物并痰碗许,永不再发。

一人中脘大痛,脉弦而滑,右为甚,乃食郁也。二陈、平胃加山楂、草豆蔻、木香、砂仁,一服顿愈。

一人中脘至小腹痛不可忍,已十三日,香燥历试,且不得卧,卧则痛顶胸上,每痛急则脉不见。询之,因入房后过食肉食而致,遂以为阴症,而投姜、附。因思其饮食自倍,中气损矣。况在房室之后,宜宿物之不能运化,又加燥剂太多,消耗津液,致成燥矢郁滞不通,所以不得卧而痛也。古云:胃不和则卧不安。遂以枳实导滞丸三钱,去黑矢碗许,小腹痛减矣。又与黄连、枳实、栝蒌、麦芽、厚朴、山楂、莱菔子,二服痛复移于小腹。乃更与润肠丸二服,更衣痛除。第软倦不支,投补中益气汤,调理半月而愈。

王叔权曰:荆妇旧侍疾,累日不食,因得心脾痛。发则攻心腹,后心痛亦应之,至不可忍,则与儿女别。以药饮之,疼反甚。若灸,则遍身不胜灸矣。不免令儿女各以火针微刺之,不拘心腹,须臾痛定,即欲起矣。神哉!

王叔权旧患心脾痛,发则痛不可忍,急用瓦片置炭火中,烧令通红,取出投米醋中洒出,以纸二三重裹之,置于痛处,稍止,冷即再易。耆旧所传也。后阅《千金》一有云:凡心腹冷痛,熬盐一升熨,或熬蚕砂烧砖石蒸熨,取其温里暖中,或蒸土亦大佳,始知予家所用,盖出《千金方》也。他日心疼甚,急灸中脘数壮,觉小腹两边有冷气自下而上,至灸处即散,此灸之功也。《本事方》载王思和论心忪,非心忪也。胃之大络,名曰虚里,络胸膈及两乳间。虚而有痰,则动更甚,须臾发一阵,是其症也。审若是,又灸虚里矣,但不若中脘为要穴云。(卷十八·心胃痛)

昔年予过曲河,适王宇泰夫人,病心口痛甚,日夜不眠,手摸之如火。予问用何药?曰:以大剂参、归补之稍定,今尚未除也。(琇按:心胃痛惟阴维虚损一症,可用参、归,其余多是停痰积饮,与肝火犯胃之症。此案叙症既未详悉,又不云脉象如何,殊属含混。)曰:得无有火或气乎?宇泰曰:下陈皮及凉药少许,即胀闷欲死。非主人精医,未有不误者。予又存此公案,以告世之不识虚实,而轻执方者。(卷十八·心胃痛)

扫叶庄一瓢老人医案

因遭颠沛,胃痛食减吐痰,遂致肌瘦形寒。此中宫阳气,为思虑郁结,日就拘束之象。东垣升阳,扩充脾胃,郁舒则阳可复振。

炒焦白术　茯苓　高良姜　煨葛根　广皮　炙黑甘草　红豆蔻　煨升麻(劳倦阳虚寒热)

茹素多年,中焦阳气易亏,纳食必胸脘痛及两胁。由乎脾脏阳弱,不主运行矣。治以辛香温暖,健脾佐运。

於术　荜拨　淡干姜　新会皮　益智仁　淡吴萸(脾胃)

食入脘胀且痛,是胃阳受伤,凡冷浊肥腻须戒。

藿香　草果　茵陈　广皮　厚朴　茯苓皮(脾胃)

脉左涩伏,右弦,呕吐脘痛,引及胁肋,痛甚则四肢冷麻。是肝厥心痛,惊起怫郁致痛。

高良姜　炒延胡　吴萸　青皮子　生香附　川楝子　茯苓

接服　苏合香丸，真川椒、乌梅肉，泡汤化服。

接案　脉伏者起，似宜病减，而痛胀脘痞，口涌涎沫，舌仍白，鼻窍煤，面欲赤头汗，显然肝厥犯胃，左升之气，逆乱攻络，胁肱乳穴皆胀，辛香开气不应，便秘溺少。用河间金铃子散，佐以润液，两通气血。

川楝子　青橘叶　左牡蛎　延胡索　炒桃仁　漏芦(脘胁腹中诸痛)

连朝阴晦，阳气郁勃，食入运行失司，气滞为痛，性更躁动，木来乘土，况有血症，辛燥动络非宜，主两和肝胃。

生白芍　延胡索　神曲　炒枳实　广皮　炒山楂(脘胁腹中诸痛)

老人胃弱，多食甜物缓中，况入暴冷，亦走胃之募原，汤水尽呕，胃脘痛气逆格拒，以辛香开之。

吴萸　高良姜　红豆蔻　块茯苓　熟半夏　研入苏合丸(脘胁腹中诸痛)

食入涎涌，脘胁痛胀在右边，近日天冷更加。前议胃阳已伤，浊沫凝涎，壅于胃脘，致浊气不降，肠中为痹，古称九窍不和，显然腑病。想暴寒口鼻吸入，近日反痛，为新寒凝冱之象。

苏合香丸。(脘胁腹中诸痛)

五年来饥饱失和，脐中胃脘啾唧痛，痛甚呕吐清水，显然中焦阳伤，但久痛不已，必致凝瘀沉锢。自述泄气则缓，病痛之根，在乎腑络。

半夏　厚朴　草果　姜汁　广皮　胡芦巴

劳怒脘痛，是肝木乘土。屡经发作，脘聚瘀痰，上涌下泄，瘀去始缓，但痛发徒补则壅。议冬月用通补方，胃属腑，腑通为补。

制半夏　广皮　桂木　茯苓　生於术　石菖蒲　牛肉胶为丸(脘胁腹中诸痛)

胃气痛发。

五灵脂　川楝子　桂木　生蒲黄　元胡索　生香附

痛缓用后方：

炒桃仁　茯神　炒杞子　柏子仁　桂圆肉　新绛(脘胁腹中诸痛)

阴中之阳失护，痛由前至肋引经，必用厥阴阳明，是谓知医。

淡苁蓉　枸杞子　茯苓　沙苑蒺藜　当归　生精羊肉(脘胁腹中诸痛)

脉沉小，痛起胸脘，串及腰背，五年宿恙，寝食不改。此病在脉腠之间，痹阻不伤藏腑。议以流通周行气血，勿得峻剂。

川桂枝　抚芎　乳香　姜黄　香附　茯苓　酒水各半泛丸(脘胁腹中诸痛)

缪氏医案

脉左弦，右关上半主胃，亦见弦象，合之于左部，则血之下也。因乎肝火，而胃脘之病，亦因之而起。治在肝胃。

生白芍　炙草　沉香汁　藕节灰　苏梗汁　金柑皮　荆芥炭　楂炭　炒黑石耳子　炒黑荷蒂

脘中常痛，病起于劳倦伤中，用建中法极合，当即以此加减。

桂枝　当归　肉桂　橘饼　炙草　煨姜　南枣

胃脘作痛，肠风下血，悉属痰饮为患，故呕出始快。其下血亦湿伤脾络所致。

熟地　金铃子　炒黑防风　法半夏　茅术　沉香汁　炒黑木耳　茯苓

胃脘痛，右关弱而不鼓，中阳式微，故肝邪乘之，用建中法。

当归　炙草　香附　煨姜　官桂　炒大茴　橘饼　南枣

胃脘痛发，必寒热得汗则解，厥阴病从少阴而泄也。平素阴虚内热，却不可用滋补，从交感朱雀两方出入以消息之。

朱砂　香附　人乳拌茯苓　莲蕊

人乳藕汁泛丸。

种福堂公选医案

陈六二　酒湿热气，气先入胆，湿著胃系，痰聚气窒，络血瘀痹，痛在脘，忽映少腹，气血交病。先和少阳阳明之阳，酒客恶甜，治以苦辛寒。

土蒌皮　半夏　枳实　川连　生姜(胃痛气滞血瘀)

丁　脉右弦，脘痛映背，得呕痛发，气鸣痛缓，乃胃气少降。寒暄[①]七情，皆令痛发，病属肝胃，议河间金铃子散。

金铃子　延胡　炒半夏　姜汁　茯苓　橘红(脘痛映背胃气少降)

杜　酒客胃中酿热，嗔怒，亦令肝阳犯胃，今纳谷脘中微痛，乃阳逆失降。酒家忌用甘腻，辛苦清降，平肝和胃治之。

川连　吴萸　半夏　姜汁　茯苓　橘红　竹沥(肝犯胃，平肝和胃)

赤厓医案

胡会泾学兄，性素嗜饮，病手足痛痹，已近匝月[②]。一日初更，忽中脘大痛，头晕汗出，神志恐怖，且出不祥语，时寓静虚庵中，衡书兄告急于予。按脉数而不清，右关时歇一止，予以数而促为热征，今四肢痛轻而中脘大痛者，由湿热内蕴，而气不得通也。眩汗诸症，因痛甚而然，其无足怪。以药疏利其气，则痛自已，乃实邪，非虚脱也，君何虑焉。与陈皮、苍术、香附、枳壳、茯苓、金铃子、栀子。一剂而痛除。次日手足仍痛，饮食少进，小便黄浊，予谓脾主四肢，喜燥而恶湿，善饮之人，湿热积于中宫，故痛在四肢，而不饥少食.为之祛湿泄热，即以疗痛而强脾。又治湿热，必利小便，今小便黄浊，在下者引而竭之可也。用苍术、葛根、栀子、黄柏、黄芩、川萆薢、猪苓、泽泻等。服至旬余，每食加餐，病俱霍然。后七年，项间起瘰疬甚多，坚硬作楚，或传以斑毛、萆麻子、麝香等敷药。予曰：此属肝肾不足，毋用悍峻，外溃则难为力矣。初与神效瓜蒌，继与平肝消瘰，又以六味地黄增损为丸，两月而愈。

锦芳太史医案求真初编

治族弟太学字上谕胃痛案一百二十一

凡病偏之至极而不可以小剂投者，则药不得不大，病已发之多时，根深蒂固，而不可以一时医者，则药不得不久。自非医理素明，认症既真，则临症施治，未有不馁而中阻，而叹其病莫医，不如姑以轻平浅常之味小试，二弊诸医皆是。病家道为平稳无碍，反叹任大投艰之多孟浪，视人性命为儿戏也。即以余族上谕胃痛一症论之。上谕素禀火衰，其饮食本不欲思，故淡泊可以自甘；其劳役有所不计，故精日见伤损。在初病根已萌，病机未发，尚叹膏粱病多由于好服药品所致，以故已有微恙，毫不服药。及至病症已形，又窃听乎时师之语，每以香砂为害人之具，于是所服皆属白术呆滞之品。讵[③]知病因下不火衰，其症必不见乎冷气上冲，痛必不喜热手揉按，食必不见恶心呕闷，斯即进用白术呆滞以补后天，未常不可。乃细审乎症候，其痛必欲得乎热手重按始快；其口或干，必欲得乎热汤始安；未食痛楚不形，食后痛楚随起，每发多在早食后。岂比中虚喜按而不计乎热手，中虚得食之能止乎痛楚，与中虚得食之能助乎气

---

① 暄(xuān 宣)：温暖。

② 匝(zā 扎)月：整个月。匝，环绕一周。

③ 讵(jù 巨)：岂，怎。

力之为异哉？且细审其脉候，或大而迟，或浮而滑，六部惟关独见。脉以独见为真。审其所服之药，初则芪、术可投，因虚故。继则呕吐随起，虚中见实，故治宜先攻后补。岂非中不宜补之验乎？后服姜、半、香、砂则痛稍减，少服则痛仍在，必多服久服而痛始除，岂非有如本草所载荆府都昌王日煎附子以服，不可概以常理论乎？是病治近一周，服药九百余剂方愈。计共用附子三十余斤，炮姜三十余斤，茯苓、半夏各二十余斤，木香半斤，砂仁三斤，吴萸半斤，小茴、补骨脂各四两，肉桂二两。附近医士，无不闻此窃笑，而族弟某某尤甚，且谓余医此病，当用参投。是时余恐学浅，姑从参进，以息众议。讵参用至钱许，其药姜、附减半，香、砂竟除不用，始服一剂，其病如故，再服一剂二剂，其身上半大热，下半微寒，大渴饮冷，扬手掷足，等于余族叔次周火衰用参变出之症。脉则转迟为数。必仍进用附子、干姜、肉桂，参用五味、补骨脂引火归肾，而火始不上行而燔灼矣。但余此治不专，或致有失，其罪百啄莫辞。今于书将成之时，病愈一载，且无他变，似与药病相当，敢陈其概以见药有宜偏宜久，而不可以常理论也。

治病用偏用平，要在审症与脉明确。若脉症果应偏投，则药虽偏而不偏矣；脉症果应平治，则药虽平而不平矣。若脉症不审，而徒妄言偏平，则是望门猜佑，岂真应偏应平之谓乎？此案因病亲属恶偏好平，唤用参进，此属平剂，乃服未久而即脱衣露卧，仍服偏剂而安，自非识症与脉明确，安敢如此偏治？晁雯。

治族叔太学字翼清次媳吴氏胃痛案一百二十二

药有当于偏投，亦有当于平施，当偏不偏，古人指为庸工，不无游移无执之失；当平不平，古人指为粗工，不无卤莽灭裂[①]之害。试以余族太学字翼清令次媳吴氏胃痛一症论之。胃痛症类甚多，考书治法不一。如太学次媳，其体本属水亏，而兼火微，水亏已有六七，火亏止有二三。水亏而血恒见燥涸，火衰而脾多见湿滞，补水多宜地、茱以滋，然于脾湿不宜；血亏多宜芎、归以进，然于水衰而致血亏者又多不合；脾湿虽应半夏、砂仁，然于血枯血燥而见有滞者又不相侔[②]。用药本费踌躇[③]，稍属燥率，即为偾事。况渠[④]外挟风寒，内兼食郁气郁，加之身怀有孕，正宜轻清小剂以为解散，则病自可即愈。奈延附近一医，执古所论妇人不离四物之说，遂用四物内加香附、乌药、艾叶等药以为播导。讵知水亏于下，则火腾起而上，四物内有芎、归，性极辛窜，非其所宜；脾受湿滞不疏，食则时见痛楚，四物内有地黄，性极滞濡，更非所宜；身挟有喜，则孕藉血藉气受载，而乌药性极动气，香附、艾叶性极行血，皆非所宜。及至日服一日，痛既不除，而胎随药而下，变为四肢厥逆，又不揣其妇体水亏实甚，乃用大剂附、桂日煎数剂劫其真阴，以致通身发热，并至大便热极不解，又用大剂庄黄[⑤]、朴、硝灭其真火，伤其胃气，数昼夜病即变转无定，而药亦即颠倒无定矣。后见形色憔悴，神气枯槁，人事昏仆，改用大剂附桂八味以投，卒之八味内有地黄，亦于脾湿有碍，更至神志颠乱，手足风起。又言肺气虚损，意欲进用人参以平八味。嗟嗟！病人真气已微，经经受累，安敢辄用偏剂卤莽灭裂，东冲西突耶？是医来于十月十七，治至十月念五，止一胃痛小病，医至胎损神丧，命存一线。及余诊视六脉皆浮，而两寸浮更独见，关浮则次，而尺浮则又次矣，知其阴火不收，更视其面黄而兼浮，胸中不时掣痛，知其中挟有滞，乃用自制和阴理脾液，内用麦冬一钱，炒芍钱半，伏毛五分，首乌一钱，牛膝四分，广皮五分，茯苓二钱，浓煎热服。药虽平淡，视若无奇，然辛不致燥，凉不致寒，滋不致滞，最为是病对症要药。而医见余置参不用，觉有所拂，亦不究余用药意义何居，且并不知

---

① 卤莽灭裂：形容做事草率粗疏。
② 相侔(móu 牟)：亦作“相牟”。相等，同样。
③ 踌躇：犹豫不定，反复琢磨思量。
④ 渠：他。
⑤ 庄黄：酒制大黄。

彼之药与病左实在何处,默默与余相揖而退。是时晚服一剂,病愈一半,再服一剂,而病全愈。次早向余报知,余始述其致病之出,详其用药之故,以见平脏当用平治,不可卤莽灭裂以致害人性命于莫测也。

时医总因四物、香附等药,不能临症变化,以致一错百错。独不思病治用四物,要在脾无寒湿者则宜;治用香附、乌药,要在肝无燥热者则宜。此案脾有寒湿,肝有燥热,用皆有犯,故病自与药左,岂若吾师所述治此,其药辛不致燥,凉不致寒,滋不致滞,服一剂而病立见其悉愈者乎?张廷献。

治余长媳字加年内室欧阳氏胃痛药坏案一百二十三

胃痛一症,在初阴寒内结,自不得不用极辛极热之药以为调治,若使治之过当,则药自应停蓄缓治,及用平淡之药以投,不得一往直前,用药锐进,东冲西突,以致变生多端而莫测也。岁乾隆壬子仲秋,余自抚城回归,闻余长媳胃寒作痛,所服俱是平昔信心效著丁、蔻、姜、附之药。余看其病一息奄奄,六脉沉迟而细,余知是服丁、蔻、姜、附之药过当,当用洋参一钱,附子一钱,日服一剂,以为调治。其胃不时作痛,精神益觉不振,只得小心用药缓投,及或将药暂停。并诊其脉而见元气未离,胃气尚存,所食参、附之药,或日服一剂,或间服一剂,至于生冷粘滑,概禁勿服,以阻生气。正如大兵之后,墙屋已毁,倘不善为抚恤,其曷①安居?于是徐徐缓治,越一月而病渐愈。

服药过当,见有奄奄症具,自当小心缓理,不得啚②急偾事③。血侄绍音。

治余次媳会图周氏产后胃痛案一百二十五

凡人治病用药,既须明其性之寒热,尤须辨其力之横直以为活变,历观诸书无有论及,余亦不晓,惟因历久治多而始有悟,试以余之次媳会图周氏产后胃痛一症论之。次媳素禀火衰,水亦兼涸,但火衰七八,而水亏一二。乾隆庚寅冬腊,产下一女,至乾隆辛卯正月初三,产仅五日,忽云胸口胃脘作痛,初治犹用当归、川芎,内加木香、延胡索等药以进,服则痛渐益勤;次即除去芎、归,竟用砂仁、苓、半而痛愈勤。越日又照原单内加姜、附,其痛仍在,但未较前更甚耳。是时余恐药性过烈,更细将脉诊视,而脉浮而且迟,知前用药未迅,又照原单重加姜、附,而痛仍在。复恐内热微挟,致药不效,乃从口中照看,舌则莹然无疵,渴亦不见,且有冷气内出,唇亦微淡不红,遂用火酒酌投,其痛仍在。当即大用姜、附以进,而痛仍旧不止。并审其痛常欲喜手重按,越外更无兼症可考,随加川椒内服,而痛仍旧,亦无停歇止候。是时已下三鼓,会计一日之内,自寅至戌,药已服过八九余剂,姜、附各用过数两,其痛全然不减。细审明属是寒,何以药全不效?转辗思维,无有活计。因悟药中姜、附、砂仁,气味俱横,性不下往,木香力虽稍直,而不甚迅,惟查景岳所用神香散内有丁香三钱,白蔻三钱,性力直下,毫无阻滞,用水冲煎调服,彼时药方下咽,气即直达广肠,而胸顿开而不痛矣。次日再服一剂,而痛悉除。倘再进用姜、附、砂仁,则病虽不见增,而痛终无已时。但人每遇是症,见用姜、附数两不效,势必兼用和药,及或温燥药中杂用黄连,又乌能于其燥热药中,选其气力直下之品,而令胃之左右全无牵滞之候乎?第服此药效见,日后常用小剂和药缓缓理中,不可用此多服以致气益下坠,而不可救此又不可不知。

此案胃痛一症,凡属温中散寒辛热之味,无不极力备用,而痛坚不能除,几至无药可进。据案所述,进用丁香、白蔻方愈,其效神述若是,岂非寒气在下逆而上冲之急乎?审此知是内寒厥气逆胃作痛之意。晁雯。

阴阳二脏既明,则阳脏之当用清用滋,阴脏之当用辛用热,其药一定不移,即服效未克见,亦不以阳中夹阴,阴中夹阳,别其现在脉症不究,而作门外痴想,攻围广设,以求猎者之一遇耳。此是胸无实学,不可云其平稳无事。玩案所云,

---

① 曷(hé 和):反问语气词,何不。
② 啚(bǐ 笔):谋划,计划。
③ 偾(fèn 份)事:犹言败事。《礼记·大学》:"此谓一言偾事"。

自寅至戌，服过姜、附数两，而痛全然不减，其在他人，势必云挟有热而兼黄连，又云阴或有损而夹归、芍。惟吾父看其脉症，更用大苦大热，岂非胜于时医见理之明，故能如斯其克效者乎？男省吾识。

南雅堂医案

心胸素有寒积，时作痛呕，不能食，腹中亦常有一段寒气上冲，皮间突起，似有头足状，发则上下俱痛，不能触近，议以辛甘化阳法，用大建中汤加减治之。

人参二钱　桂心八分　归身二钱　白茯苓二钱　炒白芍一钱　炙甘草一钱　川椒五分(炒去汗)　饴糖一钱　干姜五分　大枣三枚(虚痨门)

脘间作痛，少腹气升，常呕酸水，脉象弦数，显系寒热错杂之邪，郁而上逆。肝属木，其味酸，木气不舒，则冲逆作痛，病已半载，当用和解之法。

人参三钱　白术三钱　干姜三钱　炙甘草三钱　炮附子二钱　炒川连一钱五分　黄柏一钱　当归身二钱　细辛一钱　制半夏一钱　桂枝木一钱　乌梅肉三个

水同煎服。(心痛门)

脉弦，主胃有寒饮，胸脘作痛，呕吐酸水，乃木强侮土，得食则痛稍缓，系中虚之故，治宜泄木扶土，和中祛寒，用建中加味法。

桂枝木八分　炒白芍一钱五分　干姜八分　炙甘草八分　制半夏一钱五分　川椒八分　人参一钱　白术二钱(微炒)　制香附五分

水同煎服。

脉沉弦而紧，舌苔白腻，渴不欲饮，大便似通非通，素有肝胃气痛，中焦兼有寒积，是以胸脘胀满作痛，势不可忍，恐系藏结之症，岂寻常小恙视之，非温不能通其阳，非下不能破其结，宗许学士法，方拟于后。

炮附子八分　肉桂一钱　干姜八分　姜炒川朴二钱　枳实二钱　大黄三钱

水同煎服。(心痛门)

胸脘痛甚则呕酸，脉细，胃阳不布，先用通阳法。

吴茱萸二钱　干姜一钱　白蔻仁一钱　炙甘草八分　桂枝木八分　瓜蒌皮二钱　薤白一钱五分　枳实八分　制半夏二钱　白茯苓二钱　陈皮一钱

水同煎服。(心痛门)

胸脘作痛，呕吐酸水，肝气与饮邪合而为病，拟以辛温蠲饮，苦辛泄木，方列于后。

川连二钱(吴茱萸炒)　陈皮一钱　广木香一钱　丁香一钱　白蔻仁一钱五分　干姜八分　川楝子一钱　延胡索一钱五分　制香附一钱　川椒八分

水同煎服。

肝胃气逆上冲，胸脘作痛甚剧，久则气血瘀滞，曾经吐血，是阳明之血，因郁热蒸迫而上也，血止后痛势仍未减，每发必在午后，脉小而紧数，舌红无苔，乃血去阴亦受伤，气分之郁热，仍阻于肝胃之络，不能透达，宜理气解郁，取辛通而不耗津液者为合，议方列下。

旋覆花二钱　广郁金一钱　川楝子一钱　延胡索一钱　制香附一钱五分　白茯苓二钱　炒栀子二钱　陈皮八分　石决明二钱　水同煎服，再吞左金丸二钱。(心痛门)

中脘为胃之部，两胁为肝之位，痛在于此，来去靡定，是肝胃气滞，显然可见。据病已十余年之久，久则愈虚，虚则愈痛，气分固滞，血分亦因此而耗，兹将拟方列后。

当归身二钱　土炒白术二钱　酒炒白芍二钱　肉桂五分　柴胡一钱　白茯苓二钱　炙甘草八分　延胡索一钱　枳壳八分　片姜黄八分(腹痛门)

脾土虚弱，湿郁难化，而木气更郁于内，不得舒伸之机，是以呕恶吞酸，虽有时稍减，而舌苔灰白，终不见化，脉小左弦，脘胁胀痛，见证更觉显然，若不急治，恐酿成臌胀之患。

附子八分　炒白术三钱　人参一钱　炮姜

八分　炙甘草一钱　白茯苓三钱　制半夏二钱　陈皮一钱　制川朴一钱　炒香附一钱　川芎八分　神曲一钱　炒白芍一钱　柴胡八分

水同煎服。

少腹气升,胃脘痛,呕吐酸苦痰涎,脉象弦数,系寒热错杂之邪,郁于中焦。肝属木,木乘土位,挟积饮冲逆而上,致有此见症,然病已年余,宜用温通和解之法。

附子八分　川连一钱五分(姜汁炒)　川椒八分　炒黄柏一钱　炒白术二钱　人参一钱　炮姜八分　细辛八分　炙甘草八分　当归身二钱　制半夏二钱　乌梅肉一钱　炙桂枝五分

水同煎服。

腹居中央属土,土气既虚,不能涵养其木,则木即郁于土中而作痛,拟以治中汤主之,并佐以逍遥散,方列后。

炒白术二钱　人参一钱　炮姜八分　炙甘草八分　青皮八分　陈皮八分　当归身一钱　酒炒白芍一钱　柴胡一钱　白茯苓二钱　薄荷五分

水同煎服。(腹痛门)

簳山草堂医案

肝郁气滞,先从小腹作痛,上升及于胃脘,痛无间断;脉左弦右细。此木乘土位也。久恐呕吐反胃。

川连　川楝子　归须　枳实　瓦楞子　吴萸　川郁金　白芍　瓜蒌　橘叶(胃脘痛)

胃痛呕吐,木乘土位也。

桂木　川楝子　白芍　茯苓　藿香　干姜　半夏　郁金　陈皮　竹茹

脘痛反复无定,两关脉弦迟勿劲。此由天气严寒,中州遏滞,所以时止时作,一时难以奏效。交春伊迩,且恐加剧。以益气疏肝主治。

潞党参　吴萸　半夏　白芍　益智　川连姜汁拌炒　干姜　陈皮　炙草　佛手(胃脘痛)

肝胃不和,脘痛及背。此格疾之根也。

旋覆花包　瓜蒌皮　川郁金　广藿香　瓦楞子　炒苏子　炒归须　川石斛　鲜橘叶　陈皮

中虚木郁,脘痛不止。右脉微歇。不可忽视。

西潞党　炒川连　炒白芍　炙草　陈皮　炒乌梅　淡干姜　法半夏　煨益智　茯苓　淡吴萸

肝木侮土,脘痛累月不止,神困脉软。恐汗溢发厥,不可忽视。拟益气以制木。

西党参　淡吴萸　川楝子　法半夏　代赭石　炒川连　炒白芍　乌梅肉　陈皮　瓦楞子

木郁伤中,脘痛大作。现在痛虽止而胃不开,六脉沉弱无力,大虚之证也。舍温补无他策。

西党参　淡干姜　煨益智　法半夏　白茯苓　上肉桂　炒白芍　炙甘草　广陈皮　焦谷芽

中虚挟寒,脘痛频作,甚至呕吐;脉无力而左右皆四至。可见阳气素亏,中州虚馁不振。勿忍饥受凉。

党参　白芍　炙草　陈皮　谷芽　干姜　益智　半夏　云苓

肝木乘土,久痛不止,气分大伤,急切不能奏效。与温中定痛法,以冀①势松为幸。

党参　干姜　益智　半夏　云茯苓　九香虫　肉桂　白芍　炙草　陈皮　川楝子

年高,中气愈亏,则肝木愈旺,脘痛所以不止也。

西党参　淡干姜　炒白芍　煨益智　陈皮　上肉桂　川楝子　炙甘草　法半夏

① 冀:希望。

茯苓

中虚，木郁作痛，甚则呕吐，当从肝胃治。

西党参　淡吴萸　炙草　白茯苓　广藿　炒川连　法半夏　陈皮　煨益智　饴糖(胃脘痛)

杏轩医案

闵某心脾虚脘痛

闵某处境艰难，向多忧虑，脘痛经岁，诸治不瘳，望色萎黄，切脉细弱，问：痛喜按乎？曰：然。得食痛缓乎？曰：然。予曰：此虚痛也。古云痛无补法，此特为强实者言，非概论也。为订归脾汤，嘱多服乃效。如言，服廿剂有应，百剂获痊。后一丐者患同，某检方与之，服数十剂亦愈。

黄就唐表兄脘痛呕吐，危证治验

就兄体素虚寒，向患腹痛，服温药相安。年来痛移上脘，气逆呕吐，饮食渐减。丁亥之秋，病发益剧，食全不纳，自服理中六君之属，温理脾阳未应，形羸气怯，卧床不起，遣价逆予。诊脉胃少弦多，望色青白不泽，自以为殆，予曰：无妨，治未中肯耳。尊体平素虚寒，原宜温理。据兹脉证，由于心境欠舒，木郁不达，厥阴干犯阳明，肝气逆横，胃降失职。仲圣云：厥阴为病，气上冲心，心中热疼，饥不欲食。夫肝为将军之官，脏刚性急，脾胃虽俱属土，然须分别治之，不容笼统而论。叶香岩谓胃司受纳，脾主运化，脾宜升则健，胃宜降则和，太阴湿土，得阳始运，阳明燥土，得阴自安。数语实发前人之所未发。观其食入即呕，足见其病在胃而不在脾。理中六君皆是脾药，不能治胃，今胃空若谷，必须参力扶持，始克有济。寒士购参不易，姑思其次，以高丽参代之，乃于六君子汤中除术、甘之柔，加入川椒、乌梅、干姜、木瓜、白芍。另用陈老米水煎服。药则辛酸并投，法合制肝安胃。予辞归。越日就兄专札来云：妙方连服两剂，痛缓呕止，稍能安谷，颇见效灵，深为感佩，尚祈加减。照原法略为出入，守服而痊。次春相晤郡城饶君扬翁宅中，丰采倍胜于前。

吴门治验录

葛妇西山

脉见虚弦，两关尤甚，月事落后，脘痛上冲而串散，食入作胀，舌黄便结，头眩耳鸣，皆由血虚内热，肝无血养，厥阳易升，法宜养阴柔肝，先和肝胃为治。

大生地三钱　四制香附一钱　归身一钱五分，醋炒　大白芍一钱　生甘草五分　老苏梗一钱　嫩条芩一钱　清阿胶一钱，蛤粉炒　炒黑牛膝七分　橘叶十片

又　水虚木燥，中土益受其伤，脘痛虽缓，而肝阳仍未潜降，脉弦微解，仍不安静，再用丹溪育阴潜阳法。

大生地四钱　归身一钱五分　龟腹版三钱　生牡蛎三钱　炒白芍一钱　炒山栀一钱五分　炒丹皮一钱　阿胶一钱，蛤粉炒　酒炒牛膝一钱　橘叶十片

又　脘痛已止，育阴潜阳得效，脉虽和而微有弦急，恐其月事将来，不免脘腹疠痛，须预防之，照昨方加减。

大生地三钱，酒洗　熟地炭三钱　白归身一钱五分　大白芍二钱，半生半炒　甘草一钱，半生半炒　制香附一钱，再用醋炒　炒山栀一钱五分　粉丹皮一钱五分　橘叶十片

丸方：

大生地三两　大熟地三两，砂仁炒　大白芍一两，炒　白归身二两，小茴香一钱，研末拌炒　炙龟版三两　煅牡蛎三两　阿胶二两，蛤粉炒　茯神二两，人乳拌晒　线膘胶二两，蛤粉炒　沙苑蒺黎二两　炒丹皮一两五钱　酒炒川芎五钱　苍术五钱　炒栀皮一两　炒神曲二两　白蔻仁五钱　炙甘草五钱　四制香附一两五钱

上药治末，先用上西党参六两，肥玉竹六两，川石斛八两，合欢皮八两，金针菜一斤，熬浓

膏,代蜜为丸,桐子大,每空心,淡盐开水送四钱。

葛西山

左关沉迟,肝为寒郁,右关沉弦,脾为木乘,故有脘痛之疾举发,必月余方止。现晨起气升,得嗳方快,否则气降复升,必干呕始宽。此血分之寒化热,上阻肺气,升降无权。宜肝胃两和,以疏气为主。

瓜蒌皮三钱　薤白一钱,酒洗三次　白蔻仁五分,炒研　大白芍一钱　甜杏仁三钱,去皮尖　枇杷叶二钱,刷　橘叶十片

又　肝胃两和,服药颇适,右关尚有虚弦之象,故干呕虽减,而气仍不舒,再照前方加减。

瓜蒌皮三钱　薤白一钱,酒洗　制半夏一钱五分　陈皮一钱　茯苓三钱　炙甘草三分　大白芍一钱,酒炒　白蔻仁五分,炒　枇杷叶二钱,刷　橘络二钱

又　右关渐和,按之尚嫌细数,早晨不适,气机升降不利者,土虚木克故也。拟东垣土中抑木法,可以多服。

炒冬术一钱五分　生薏米三钱　宣木瓜一钱五分,酒炒　大白芍一钱　炙甘草三分　怀山药二钱,炒　瓜蒌皮三钱　薤白一钱,酒洗　白蔻仁五分　橘叶十片

丸方:

上西党参四两　蒸冬术二两　云茯苓二两,人乳拌蒸　制半夏二两　陈皮一两,盐水炒　炙甘草五钱　归身二两,酒炒　大白芍一两,酒炒　瓜蒌皮三两,米炒　白蔻仁七钱　宣木瓜一两,酒炒　炒薏米四两　焦神曲一两五钱　炒谷芽二两

上药治末,炼蜜为丸,桐子大,每空心,开水送四钱。

问:前二症俱属肝脾不和,一则用育阴潜阳,一则用培土抑木,岂妇人与男子各有主治与?曰:妇病在血,血不养肝,肝阳升而诸病起,故用育阴潜阳法;男病在气,脾气虚则土不生金,金不制木而肝益肆,故用培土抑木法。一补肝之母以养肝,一补金之母以制木,其实皆肝脾两和也。若男见肝虚,尤宜育阴;妇见脾虚,尤宜抑木,对症发药,难于执一也。(卷三)

屠妇幽兰巷

两关重按虚软,肝胃两伤已久,脘痛阻食,食粥亦胀,此由呕吐伤胃。经闭九月,面黄肌削。其病已深,计惟培土抑木,煎丸并进一法。

於术一钱五分,土炒　炙鸡内金三钱　炒白芍一钱五分　半夏一钱五分,姜汁制　陈皮一钱　茯苓三钱　车前子三钱　荷叶灰一钱五分　饭灰一钱　橘叶一钱五分

万愈中和丸四钱,同煎。

又　照前方加:杜仲粉三钱。

丸药仍同煎服。

又　脉象稍起,脘中痛胀亦解,饮食稍进,眼黄面色渐转,惟四更睡醒口干,再照前方加减。

北沙参四钱　土炒冬术一钱　炙鸡内金三钱　制半夏一钱五分　陈皮一钱　茯苓三钱　车前子三钱　荷叶灰一钱五分　饭灰一钱　生杜仲三钱

万愈中和丸三钱,同煎。

又　脉象面色俱大有转机,但经期未转,病根究竟未除,再照前方,少加和阴之品。

北沙参八钱　土炒冬术一钱　炙鸡内金三钱　水炒生地六钱　全当归二钱　台乌药一钱　天冬一钱五分　生杜仲三钱　炙龟版三钱　牛膝一钱,盐水炒　车前子二钱　延胡索二钱,酒炒　荷叶灰二钱　饭灰一钱

万愈中和丸三钱,空心,开水送下五服,经通。

又　停煎剂,但服丸药调补。

丸方:

大熟地八两,砂仁炒　全当归四两　酒炒白芍三两　酒炒川芎二两　炙黄芪三两　上党参六两　蒸於术一两五钱　上瑶桂心五钱　台乌药三两　茯苓三两　四制香附三两　炒黑山栀二

两　炒粉丹皮一两　泽泻一两，盐水炒　延胡索二两，酒炒　阿胶三两，蛤粉炒　鸡血藤膏一两，蛤粉炒　白扁豆三两　新会皮一两五钱　炙鸡内金五两　甜沉香三钱，剉　牛膝一两五钱，盐水炒

上药治末，用金针菜一斤，合欢皮八两，川通草一两，煎汤泛丸，麻子大，每空心，开水送四钱。

问：肝胃之疾，亦妇女常有，然至痛胀反胃，两载不痊，面黄肌削，经闭九月，服药无效，自分已无生理。今诊无数次，遂得就痊，何也？曰：女子多郁，病每在肝，肝郁乘土，脾胃受伤，而肺金无所生扶，不能制木，以致肝夹心相二火上逆，为痛、为呕，阻食作胀，久久不调，遂成经闭重症，几至不起。治者或指为厥逆翻胃，或指为痞胀噎格，甚或指为痰饮中阻者，俱属隔靴搔痒，无怪病症不减而增。余见其脉，虽沉不涩，面虽黄不焦，腹虽胀气尚未喘，虽呕吐阻食，究竟痛缓则止，与朝食暮吐，暮食朝吐者有间。且肌虽瘦，神情不衰。全是一派肝郁乘土，久而两伤。急用温调，似可渐转，故起手即用培土抑木，煎丸并进之法，数剂后脉幸稍起，痛胀未来，饮食稍进，面黄色转，仍未敢即为更张。迨至色脉俱平，诸症不至，然后用和阴通经等剂，以除其根株，果得经通病除。另用丸药常服，竟能幸而成功，亦此妇命不应绝，故得假手于余也。但此等症，妇女极多，诸子务宜认定肝郁乘土之原，勿以凉药再伤其胃，早仿万愈中和饮意，用桂以平木，参术培土，芳香疏气开胃，痛呕既平，又何至有经闭之重症耶？留心司命者，须切记之！（卷四）

王旭高临证医案

沈　肝胃气痛，发则呕吐酸水。治以温通。

二陈汤去草，加瓜蒌皮、吴茱萸、白胡椒、当归、香附、川楝子。

时　脘痛不时发作，曾经吐蛔，兼见鼻血。女年二七，天癸未通，想由胃中有寒，肝家有火。

金铃子散加五灵脂、香附、干姜、川连、使君子肉、乌药、乌梅、茯苓。

复诊　肝胃不和，脘胁痛，得食乃安。中气虚，拟泄肝和胃。

二陈汤去草，加川连、六神曲、乌药、高良姜、香附、砂仁。

殷　呕而不食，病在胃也。食而腹痛，病在脾也。痛连胸胁肝亦病矣。气弱血枯，病已深矣。和胃养血、生津益气为治。

淡苁蓉　枸杞子　归身　火麻仁　大麦仁　茯苓　半夏　陈皮　沉香　砂仁

谭　脘痛欲呕，甚则防厥。

党参　陈皮　茯苓　川椒　吴茱萸　蔻仁　生姜

冯　脾胃阳衰，浊阴僭逆。每至下午腹左有块，上攻则心嘈，嘈则脘痛，黄昏乃止。大便常艰。拟通胃阳而化浊阴，和养血液以悦脾气。

淡苁蓉　陈皮　吴茱萸　茯苓　柏子仁　郁李仁　沙苑子　乌梅　川椒　制半夏

复诊　脘痛呕酸，腹中亦痛。非用辛温，何能散寒蠲饮。

二陈汤去草，加肉桂、制附子、干姜、吴茱萸、川椒、白术、蔻仁。（脘腹痛）

某　自咸丰四年秋季，饱食睡卧起病，今已五载，过投消积破气之药，中气伤戕。脘间窒痛，得食则安，不能嗳气，亦不易转矢气，脉迟弦。肝胃不和，阳虚寒聚于中。拟通阳泄木法。

苓桂术甘汤加陈皮、白芍、吴茱萸、干姜、大枣。

复诊　胸背相引而痛，症属胸痹。

二陈汤去草，加瓜蒌仁、制附子、桂枝、干姜、吴茱萸、蔻仁、竹茹。

孙 中虚土不制水,下焦阴气上逆于胃。胃脘作痛,呕吐清水,得食则痛缓。拟温中固下,佐以镇逆。四君子汤去草,加干姜、乌药、白芍、熟地、紫石英、代赭石、橘饼。

渊按:土虚水盛,用熟地未合。若欲扶土,不去草可也。(脘腹痛)

张 脘痛两载,近发更勤。得温稍松,过劳则甚,块居中脘,患处皮冷。法以温通。

二陈汤去草,加炮姜、吴茱萸、木香、川朴、归身、神曲、泽泻、生熟谷芽。

复诊 腹痛有块,肝脾不和,食少面黄。治以疏和。

丹参 白芍 怀山药 茯苓 茯神 冬术 神曲 香附 砂仁(脘腹痛)

王 痰隔中焦,食入脘痛,口沃清水,呕吐黏痰。大便坚结,肠液枯也。时多空嗳,胃失降也。拟化痰和胃、降气润肠法。

旋覆花盐水炒 代赭石 杏仁 半夏 橘红 瓜蒌皮 瓦楞子 苏子 白芥子 莱菔子 姜汁 地栗汁(噎膈反胃)

吴鞠通医案

李 三十四岁 乙酉五月初三日 每日五更,胃痛欲饮,得食少安,胃痛则背冷如冰,六脉弦细,阳微,是太阳之阳虚,累及阳明之阳虚,阳明之阳虚现症,则太阳之阳更觉其虚。此等阳虚,只宜通补,不宜守补。

半夏六钱 广皮四钱 川椒炭五钱 干姜四钱 桂枝八钱

十四日 背寒减,腹痛下移,减桂枝,加萸、良姜。(虚劳)

钱 二十七岁 乙酉五月二十八日 六脉弦紧,胃痛,久痛在络,当与和络。

公丁香八分 小茴香炭二钱 生姜二钱 归须二钱 桂枝尖三钱 降香末三钱 乌药二钱 良姜一钱 半夏三钱

此方服七帖后痛止,以二十帖神曲为丸,服过一料。

八月十九日 六脉弦细而紧,脏气之沉寒可知,食难用饱,稍饱则䐜胀,食何物则嗳何气,间有胃痛时,皆腑阳之衰也。阳虚损症,与通补脏腑之阳法,大抵劳阳者十之八九,劳阴者十之二三,不然经何云劳者温之。世人佥①以六味八味治虚损,人命其何堪哉,暂戒猪肉介属。

半夏六钱 川椒炭三钱 白蔻仁二钱 益智仁四钱 小枳实二钱 良姜三钱 茯苓块三钱 生姜五钱 丁香二钱 广陈皮五钱

《经》谓必先岁气,毋伐天和,今年阳明燥金,太乙天符,故用药如上,他年温热宜减。

二十四日 前方已服五帖,脉之紧无胃气者和,痛楚已止,颇能加餐,神气亦旺,照前方减川椒一钱,丁香一钱,再服七帖,可定丸方。

三十日 前因脉中之阳气已回,颇有活泼之神,恐刚燥太过,减去川椒、丁香各一钱,今日诊脉,虽不似初诊之脉紧,亦不是念四日之脉和肢凉,阳微不及四末之故。与前方内加桂枝五钱,再服七帖。

丸方

诸症向安,惟六脉尚弦,与通补脾胃两阳。

茯苓块八两 小枳实二两 生苡仁八两 白蔻仁一两 半夏八两 於术四两 广陈皮四两 人参二两 益智仁四两

共为细末,神曲八两,煎汤法丸,梧子大,每服三二钱,再服三服,自行斟酌。

备用方:

阳虚之体质,如冬日畏寒,四肢冷,有阳微不及四末之象,服此方五七帖,以充阳气。

白芍六钱 生姜五钱 炙甘草三钱 桂枝四钱 大枣三枚,去核 胶糖一两,化冲

煮两杯,分二次服。

此方亦可加绵黄芪、人参、茯苓、白术、广

---

① 佥(qiān 千):众人;大家;皆。

橘皮。(虚劳)

李　四十六岁　乙酉四月十六日　胃痛胁痛,或呕酸水,多年不愈。现在六脉弦紧,皆起初感燥金之气,金来克木,木受病,未有不克土者。土受病之由来,则自金克木始也,此等由外感而延及内伤者,自唐以后无闻焉。议变胃而受胃变法,即用火以克金也。又久病在络法:

公丁香一钱　茯苓五钱　枳实四钱　川椒炭三钱　苡仁五钱　生姜五钱　半夏五钱　陈皮三钱

四帖。

二十三日　复诊仍用原方四帖。

五月初二日　现在胃痛胁痛吐酸之证不发,其六脉弦紧不变,是胸中绝少太和之气,议转方用温平,刚燥不可以久任也。

桂枝四钱　茯苓五钱　生姜三钱　陈皮三钱　大枣二枚　炙甘草二钱　半夏五钱　干姜二钱　苡仁五钱　白芍四钱

服之如无弊,可多服。

十一日　诊脉已回阳,去干姜,减桂枝之半。

二十四日　复诊脉仍紧,原方加:

益智仁二钱

服三帖愈。

余　五十二岁　五月初二日　胃痛胁痛,脉双弦,午后更甚者,阳邪自旺于阴分也。

川椒炭三钱　陈皮三钱　公丁香钱半　降香末三钱　香附三钱　楂炭二钱　吴萸二钱　青皮二钱　青橘叶三钱　半夏五钱　苡仁五钱

接服霹雳散。

十七日　复诊病稍减,脉仍紧,去:

楂炭　橘叶　及川椒炭一钱　加

枳实三钱

二十四日　脉之紧者稍和,腹痛已止,唯头晕不寐,且与和胃令寐,再商后法。

半夏一两　苡仁一两　茯苓五钱　枳实三钱

煮三杯,分三次服,以得寐为度。如服二帖后仍不寐,可加半夏至二两,再服一帖。(中燥)

伊氏　二十一岁　十一月二十九日　脉双弦而细,肝厥犯胃,以开朗心地要紧,无使久而成患也。

半夏六钱　青皮钱半　生姜三大片　广皮钱半　淡吴萸二钱　乌药二钱　川椒二钱,炒黑　郁金二钱　川楝子皮二钱　降香末三钱

水五杯,煮取两杯,二次服,三帖。

王氏　二十六岁　肝厥犯胃,浊阴上攻,万不能出通阳泄浊法外,但分轻重耳。前三方之所以不大效者,病重药轻故也,兹重用之。

十一月初四日　川椒炭五钱　良姜五钱　小枳实三钱　川朴三钱　半夏五钱　乌药三钱　淡吴萸五钱　云连一钱　两头尖[①]三钱,圆者不用　降香末三钱

甘澜水八碗,煮取三碗,分六次,二帖。

初六日　重刚劫浊阴,业已见效,当小其制。

川椒炭三钱　良姜三钱　乌药二钱　半夏三钱　小枳实三钱　青皮二钱　广皮钱半　厚朴二钱

甘澜水八碗,煮取二碗,分二次服,二帖。(胃痛)

类证治裁

张氏　气攻胸脘胀痛,身热口干便秘,寸脉浮长,关小数,此肺脾郁久化热,致津液不行,故便燥而艰也。用苦降法,枇杷叶、郁金汁、枳壳、杏仁、百合、麦门冬、蒌霜、郁李仁、生蜜冲入。数服而平。

沈氏　寒热食减,厥气攻注,痛连胸背,

① 两头尖:别名草乌喙、竹节香附,功能祛风湿,消痈肿。

脉弦,左浮大。服平肝镇逆之剂,攻注稍缓,宿有胀症,曾用通腑法获痊。今惧其壅而成胀,兼用通镇,庶几善后之防。白云苓二钱,郁金、厚朴各六分,砂仁、乌药各八分,苏梗、枳壳(汁)各钱半,代赭石、石决明各二钱。金器同煎,三五服愈。

房叔　胃脘痛,脉细涩,服香砂六君子汤去白术,加煨姜、益智。痛定后,遇劳复发,食盐炒蚕豆,时止时痛。予谓昔人以诸豆皆闭气,而蚕豆之香能开脾,盐之咸能走血,痛或时止,知必血分气滞,乃用失笑散,一服痛除。

巢氏　素有胃气,或用温胃之剂,不效,延至痛引背胁,脉短涩。予谓短为宿食,涩为气中血滞,宜疠痛无已也。用延胡索、五灵脂(酒炒)、当归、红曲、降真香末,痛止。

史　脘痛日久,血络亦痹,理用辛通。当归须、延胡索、橘络、香附、枳壳、降香、郁金汁,服效。

张　操劳伤阳,脉迟小,胃口隐痛,绵绵不已,治用辛温理气。制半夏、良姜、金橘皮、茯苓、檀香、归须、韭子炒研,一啜痛止。

薛　痛久热郁,口干内烦,不宜香燥劫液,询得食痛缓,知病在脾之大络受伤,由忍饥得之。甘可缓痛,仿当归建中汤法:炒白芍二钱半,当归钱半,炙草一钱,豆豉(炒)钱半,橘白八分,糯稻根须五钱,饴糖熬,三钱冲,数剂痛定。常时食炒粳米粥,嗣后更与调养胃阴。杏仁、麦门冬、白芍药、当归、蒌仁、半夏(青盐炒)、南枣。数服痛除。

龙砂八家医案

黄载阳　胃痛气逆,上引胸胁,纳食则胀痛猛甚,脉迟弦滑。此多思郁结,气陷于土,脾不升,胃不降,致水谷之海壅闭,所谓不通则痛耳。宜疏木以达之。取乎《内经》胜克治病之旨。逍遥散合四磨饮。

峭岐赵湘远　人身气血,流布经俞脉络,全赖中州施化,得以纳谷生津,考之《内外伤辨》,所以独取脾胃立论也。今诊脉弦细而迟,胁痛嗽血,得自力伤,不独金水交亏,缘土衰少生化之权,致吞酸脘痛,妨于饮食。此即东垣所谓戊无火不运,而痛斯作。宜温中辛散,佐苦甘淡以泄之。若徒补下元,则太阴之脾藏愈窒矣。

川朴　橘红　炙草　北沙参　茯苓　干姜　木香　草蔻仁

又痛缓嗽减血止,饮食渐加,坤土健运已行,木火亦能和敛,然水弱难以骤补,宗缪仲淳脾肾双补法。

茯神　扁豆　沙参　蒺藜　芡实　生地炭　麦冬　白芍　枇杷叶(戚云门先生方案)

尊翁六脉弦数,身热如烙,舌起黑苔,中脘按之而痛,大便自利,小便赤色,邪热郁伏,值此高年,属在大险。拟方服之一剂,若能稍减,即是生机。

石膏八钱　川连一钱　连翘三钱　柴胡三钱　葛根二钱　黄芩二钱　枳实二钱　甘草五分　知母二钱　山栀三钱　竹叶十片　灯心三尺

服之大效。

又六脉洪滑有力,舌燥唇焦,胸满胀痛,手不可按,口渴无汗。此阳明夹食之候,法宜先用解肌,后议清里可也。

粉葛三钱　石膏二钱　豆豉二钱　山栀钱半　枳实二钱　甘草三分　薄荷一钱　姜二片

又初八日,晚诊得右寸关滑大,肝部浮数,腹痛虽平,而肌表之热未退,主解肌清表。

干葛三钱　石膏三钱　桔梗一钱　甘草三分　黄芩一钱　蒌仁二钱　泽泻一钱　丹皮一钱　芦根五分　姜二片(叶德培先生方案)

回春录

石诵羲室,初秋患脘痛,上及肩尖,向以

为肝气，辄服破削之品。孟英曰：亦非也。以砂仁、炒熟地、炙橘红、楝实、延胡、枸杞、当归、茯苓、桑椹、蒺藜为方。服之良效，继即受孕矣。眉批：合观二案，其人必阴虚肺燥之质，故用药如此。

尚友堂医案

次媳朱氏，体素薄弱。戊戌仲春，患胃气疼痛，牵引少腹，医者不知暖中驱寒，徒执便闭为阳结，口渴为热盛，投以生血寒凉，腹痛日甚。连更数医，若出一辙。病延两月，日增沉重，食少肌瘦，卧床不起，奄奄待毙。余偕次儿后静侨寓江城，未之知也。四月望后，遣人至省告余，即命次儿携药以归，用附桂理中汤加吴茱萸、川椒、砂仁、小茴，大剂煎服，腹痛稍减。服至三十余剂，计用熟附三斤有余，方能阳气遍达，阴寒痰饮不敢肆虐，结聚脐中，发为阴毒，坚大如盘，溃流清水。又服芪、术、附、桂、干姜、党参、茯苓、山药、故纸、小茴，年余乃得脓干口收，肌肉复生。《伤寒》书云：脏结者不治。其此症欤。(治阴寒腹痛)

花韵楼医案

俞

阴虚之体，肝火劫伤胃液，痰气凝结于胃，下午腹痛，痛甚无寐，头眩便燥患经五月，防痛甚致厥。

瓦楞子三钱　姜半夏一钱五分　青皮一钱　白芍一钱五分　金铃子一钱五分　枳实一钱　乌梅一钱　使君子三钱　老苏梗五分　鲜佛手一钱五分

俞(又诊)

前进两和肝胃，脘痛得减，痰血未呕，大便续通未畅，唇色泛紫，瘀痰犹滞络中也。

苏梗五分　炙鳖甲五钱　枳壳一钱　木瓜五分　瓦楞子三钱　使君子三钱　青皮七分　单桃仁三钱　川楝子一钱五分　乌梅七分　鲜佛手一钱

俞(又诊)

叠进平肝和胃，蛔厥之痛势虽止，阴血已伤，起居宜慎。

制首乌四钱　炙鳖甲五钱　川楝子一钱五分　香苏梗五分　炒山药三钱　乌梅肉一钱　瓦楞子三钱　宣木瓜五分　川石斛三钱

王氏医案续编

赵听樵室，高若舟之妹也。去冬偶患脘痛，黄某治之，渐增头疼眩晕，气逆呕吐，痰多不寐，便溏不食，经事不行，脘痛而过投香燥，亦能致此证，况误投温补乎？始谓其虚。三月后又疑为娠，诸药遍试，病日以进。若舟延孟英脉之，左弦而数，右滑以驶。曰：病药耳，旬余可瘳。赵疑大病小视，不服其方。越半月，病者颈软头难举。医谓天柱已倒，势无望矣。若舟闻之，复恳援于孟英。疏方仍是前诊之法。赵问：此病诸医束手，大剂补药，尚无寸效，而君两次用药，皆极清淡，虽分两颇重，亦焉能有济乎？孟英曰：子何愚耶？药惟对证，乃克愈病，病未去而补之，是助桀也。病日加而补益峻，是速死也。原彼初意，非欲以药杀人，总缘医理未明，世故先熟，不须辨证，补可媚人，病家虽死不怨，医者至老无闻，一唱百和，孰能挽此颓风！令壶[①]体质虽丰，而阴虚有素，是以木少水涵，肝阳偏盛，上侮于胃，则为脘痛，斯时投以酸苦泄肝，甘凉养胃，叶氏独得之秘。数日而愈矣。乃温补妄施，油添火上，肺津胃液灼烁无余，怒木直升，枢机窒塞，水饮入胃，凝结为痰，虽见证多端，皆气失下降，岂可指眠食废以为劳，月汛爽而为妊耶？予以大剂轻淡之品，肃清气道，俾一身治节之令，肝胆逆升之火，胃府逗留之浊，枢机郁遏之热，水饮凝滞之痰，咸得下趋，自可向愈。

① 令壶：犹言令阃，古代称人妻之敬词。壶，古通“阃”。

不必矫枉过正，而妄以硝、黄伤正气。所谓药贵对证，而重病有轻取之法，非敢藐视人命，故将疲药塞责也。赵极感悟。投匕即效，逾旬果安。又一月经至，嗣与滋养，康复如常。越二载又病，复惑于黄某，而孟英之功尽堕，惜哉！

沈某患脘痛呕吐，二便秘涩，诸治不效，请孟英视之。脉弦软，苔黄腻。曰：此饮证也，岂沉湎于酒乎？沈云：素不饮酒，性嗜茶耳。然恐茶寒致病，向以武彝红叶，熬浓而饮，谅无害焉？孟英曰：茶虽凉而味清气降，性不停留，惟蒸遏为红，味变甘浊，全失肃清之气，遂为酿疾之媒，较彼曲蘖，殆一间耳。医者不察，仅知呕吐为寒，姜、萸、沉、附，不特与病相反，抑且更煽风阳，饮藉风腾，但升不降，是以上不能纳，下不得通，宛似关格，然非阴枯阳结之候。以连、楝、栀、芩、旋覆、竹茹、枇杷叶、橘、半、苓、泽、蛤壳、荷茎、生姜衣为方，送服震灵丹。数剂而平，匝月而起。眉批：此上有停饮，下元虚寒，故用药如此。

陆厚甫室，陈芷浔主事之女也。产后经旬，偶发脘痛，专用与温补药。脘痛何以投温补，不问可知其误矣。因寒热气逆，自汗不寐，登圊①不能解，而卧则稀水自流，口渴善呕，杳②不纳谷，佥云不起矣。乃父速孟英诊之，脉弦数而滑，曰：本属阴亏，肝阳侮胃，误投温补涩滞之剂，产后肝血大亏，所以阴虚，肝失血养，故阳独盛。气机全不下降，以致诸证蜂起，医者见而却走，是未明其故也。与沙参、竹茹、楝实、延胡、栀、连、橘、贝、杏、斛、枇杷叶。为肃肺以和肝胃法，覆杯即安。但少腹隐隐作痛，于前方去杏、贝、竹茹，加知母、花粉、苁蓉、白芍、橘核、海蜇。乃解宿垢而瘳。此脘痛之根。

金某久患脘痛，按之漉漉有声，便秘溲赤，口渴苔黄，杳不知饥，绝粒五日，诸药下咽，倾吐无余。孟英察脉沉弱而弦。用海蜇、荸荠各四两煮汤饮之，径不吐，痛亦大减。继以此汤煎高丽参、黄连、楝实、延胡、栀子、枳椇、石斛、竹茹、柿蒂等药，送服当归龙荟丸。旬日而安。续与春泽汤调补收绩。盖其人善饮而嗜瓜果以成疾也。眉批：此肝气挟痰饮上逆也。缘素嗜瓜果，胃阳久伤，故于平肝涤饮之中，加参以扶胃气。

吴酝香大令③仲媳，汛愆而崩之后，脘痛发厥，自汗肢冷。孟英脉之，细而弦滑，口苦便涩。乃素体多痰，风阳内鼓，虽当崩后，病不在血。与旋、赭、羚、茹、枳、贝、薤、蒌、蛤壳为方，痛乃渐下，厥亦止。再加金铃、延胡、苁蓉、鼠矢，服之而愈。迨季冬因卒惊发狂，笑骂不避亲疏。孟英察脉弦滑而数，与犀、羚、元参、丹皮、丹参、栀子、菖蒲、竹叶、鳖甲、竹沥，吞当归龙荟丸，息风阳以涤痰热，果数剂而安。然平时喜服补药，或有眩晕，不知为风痰内动，益疑为元气大虚。孟英尝谏阻之，而彼不能从。至次年季春，因伤感而狂证陡发，毁器登高更甚于昔。孟英视之，苔黑大渴，与前方加真珠、牛黄服之，苔色转黄，弦滑之脉略减，而狂莫可制，改以石膏、朱砂、眉批：凡药中用朱砂者，宜另研冲服，不可同入煎剂。铁落、菖蒲、青黛、知母、胆星、鳖甲、金铃、旋覆、元参、竹沥为大剂，送礞石滚痰丸，四服而平。继而脚气大发，腹痛便秘，上冲于心，肢冷汗出，昏晕欲厥。与连、楝、栀、茹、小麦、百合、旋、贝、元胡、乌药、雪羹、石英、鼠矢、黄柏、藕等药而安。

黄履吉患痛吐，孟英已为治愈。冬仲复发，他医药之，已七日不进谷矣。二便秘涩，形肉遽消，再托孟英诊之。与旋、赭、茹、苓、萸、连、柿蒂、楝实、延胡等药，一剂知，三剂愈。

曹稼梅令爱④，患眩晕脘痛，筋掣吐酸，渴饮不饥，咽中如有炙脔。朱某与温胃药，病日剧。孟英诊脉弦滑，投茹、贝、萸、连、旋、

① 圊：厕所。
② 杳（yǎo 咬）：渺茫，深远。
③ 大令：古代对县官的尊称。
④ 令爱：古代对他人女儿的称呼。

赭、栀、楝、枳、郁、雪羹之药，和肝开郁清痰。十余剂始愈。

庄芝阶舍人令爱，孀居在室，陡患气冲欲厥，脘痛莫当，自服沉香、吴萸等药，病益剧，而呕吐发热，略有微寒。孟英按脉弦滑且数，苔色滑腻微黄，而渴喜冷饮，便秘溲热，眠食皆废。是伏痰内盛，肝逆上升，而兼吸受暑热也。予吴萸水炒黄连、枳实、竹茹、栝蒌、石膏、旋覆、赭石、知母、半夏、雪羹。服二剂吐止痛减，五剂热退而解犹不畅，旬日始得豁然，乃去石膏、知母、旋、赭，调之而愈。

顾氏妇半产后，因吃饭脘痛，人以为停食也，进以消导，痛甚发热，卧则右胁筋掣难忍。孟英曰：此非发散攻消可疗。予旋覆、丝瓜络、冬瓜子、莲杆、苇茎、竹茹、贝母、枇杷叶、兰叶、通草为方。一剂知，二剂已。

吴沄门年逾花甲，素患脘痛，以为虚寒，辄服温补，久而益剧。孟英诊曰：肝火宜清。彼不之信，延至仲夏，形已消瘦，倏然[①]浮肿，胁背刺痛，气逆不眠，心辣如焚，善嗔畏热，大便时泻，饮食下咽即吐，诸医束手，乃恳治于孟英。脉弦软而数。与竹茹、黄连、枇杷叶、知母、栀、楝、旋、赭等药，而吐止，饮食虽进，各恙未已，投大剂沙参、生地、龟版、鳖甲、女贞、旱莲、桑叶、丹皮、银花、茅根、茹、贝、知、柏、枇杷叶、菊花等药，出入为方。二三十剂后，周身发疥疮而肿渐消，右耳出粘稠脓水而泻止。此诸经之伏热，得以宣泄也。仍以此药令其久服，迨秋始愈，冬间能出门矣。眉批：所见诸证俱属痰热，与弦数之脉相合，但软则根柢不坚。初方乃急则治标之法，次方乃顾及根本，亦不易之次第也。

问斋医案

积食停寒，胃脘当心而痛。

广藿香　广木香　枳实　川厚朴　制香附　乌药　炒山楂肉　炒麦芽　大砂仁　陈橘皮　炮姜炭　小青皮(诸痛)

暴痛多实。久痛多虚。拒按为实，可按为虚。久痛可按，虚症奚疑。宜归脾汤略为增损。(编者按：本案未点明痛的部位，以方测证，似属胃脘痛。)

人参　云茯苓　冬白术　炙甘草　当归身　酸枣仁　远志肉　广木香　陈橘皮　制香附　生姜　大枣(诸痛)

血随气行，气赖血附，气血犹源流也。畅盛则宣通，通则不痛。壅滞则不通，故痛。调血中之气，和气中之血丰之。

四制香附　广木香　当归身　川芎䓖　大白芍　延胡索　黄郁金　五灵脂　蒲黄

调血中之气，和气中之血，共服十有六剂，大获效机。第脘痛八年之久，痛时心下横亘有形，乃气聚胸腹。汩汩有声，为痰饮。痰阻气机，源流壅塞，故痛。现在气聚已散，脘痛已平，肌肉亦生，形神亦振，血色亦华，六脉皆起，都是佳征。然沉痼之疴，获效殊难，善后一切，万万小心自重。

人参　云茯苓　冬白术　当归身　川芎䓖　四制香附　广木香　延胡索　黄郁金　炙甘草　大生地　大白芍

水叠丸。早晚各服三钱。(诸痛)

怒动肝阳，食停中脘，痛如锥刺。

广木香　鸡心槟榔　川厚朴　延胡索　五灵脂　蒲黄　当归身　川芎　白芍(诸痛)

肾主二阴，胃司九窍。肾水承制诸火，肺金运行诸气，气液不足濡润肝肠，木横中伤，转输失职，血燥肠干，大便不解，痛呕不舒，通夕不寐。生脉散上行肺金治节，下滋肾水之源，清肃令行，肝胃自治。病不拘方，因人而使，运用之妙，存乎一心。公议如是，敬呈钧鉴。

人参　大麦冬　北五味子

昨进生脉散，夜得少寐，今仍痛呕。禀赋

① 倏然：忽然。

虽充，然病将三月之久，脾胃必受其困。肝木犹旺，必犯中土，胃气愈逆，饮食不进。转输愈钝，大便愈结。肝为将军之官。怒则克土，郁则化火。火旺痰生，痰凝气阻，幻生实象，非食积壅滞可下也。公议仍以生脉散加以大半夏汤。

人参　大麦冬　北五味子　制半夏　白蜂蜜

昨进生脉散合大半夏汤，痛呕仍未止，饮食仍不进，大便仍不解。总由水不涵木，火烁阴消，两阳合明之气，未能和洽，故上不入，下不出，中脘痛、呕不舒也。此时惟宜壮水清金，两和肝胃。木欲实，金当平之。肝苦急，甘以缓之。水能生木，土能安木。肝和则痛定胃开，胃开则安寐便解。此不治痛而痛止，不通便而便通。仍以生脉散合大半夏法加以三才汤。

人参　大麦冬　北五味子　制半夏　天门冬　大生地　川白蜜

昨进生脉、三才、参、蜜、半夏，大便虽通未畅，痛尚未止。总因肝气横逆。夫肝木赖肾水以滋荣，究其原委，皆缘平昔肝阳内炽，耗损肾阴，驯[①]致水亏于下，莫能制火，火性炎上，上与诸阳相率为患。王道之法，惟有壮水之主，以镇阳光。水能济火又能涵木，木火平宁，则胃开食进，痛自止矣。再以六味、生脉主之。

大生地　粉丹皮　建泽泻　怀山药　云茯苓　山萸肉　人参　大麦冬　五味子

昨进六味、生脉，大获效机。大便通，大肠之气已顺。痛呕止，阳明之气已和。中阳贵建明，金令宜清肃，仍以六味、生脉专滋金水二脏之源。水能生木，金能平木，俾春生之气，萃于一身，自能勿药有喜。

大熟地　牡丹皮　建泽泻　怀山药　云茯苓　山萸肉　人参　大麦冬　五味子　当归身　怀牛膝　枸杞子

水叠丸。早晚各服三钱，淡盐汤下。(诸痛)

王氏医案三编

儒医何新之素患脘痛，每日必吐水数缶[②]始舒畅，吐后啖面食肉，如汤沃雪[③]，第不能吃饭者十余年矣。季秋痛吐益甚，饮食不进，平肝通络，诸治不瘳，人极委顿[④]。屈孟英视之。脉弦滑而软，曰：中虚停饮也。以六君去甘草，加桂枝、厚朴、牵牛。服之积饮果下，痛亦渐休，吐止餐加，精神稍振，乃去牵、朴，加附子、白芍、薏仁与之遂愈，且能吃饭。病者谓既能吃饭，善后药不肯多服。迨仲冬中旬出门诊疾，骤与严寒，归即痛作，连服荔香散数日而逝。盖中气素虚者，不可专用香散之药也。

许兰屿令正[⑤]素属阴亏，舌常脱液，季秋患脘下疼胀，得食愈甚，映及胁背，宛如针刺，稍合眼则心掣动而惊寤，自按痛处，则涌水苦辣，渴不欲饮，溲少神疲，自疑停食，服楂、曲而益剧。孟英视脉弦软，曰：此停饮也，饮停则液不能上布，故口渴；而饮即水也，内有停水，故不喜饮；其舌上脱液虽属阴虚，亦由饮隔；寐即心掣者，水凌火也；得食痛加者，遏其流也。以苓、泽、橘、半、旋、蛤、连、蜇加生姜衣投之，溲行得睡，惟晚食则脘下犹疼，疼即心热如火，且面赤头痛，腿冷腰酸，必俟脘间食下，则诸恙皆平。孟英曰：此停饮虽蠲而肝火升也，宜参潜养为治矣。改授沙参、苁、归、竹茹、楝、柏、石决明、丝瓜络、姜汁炒栀子，少佐生黄连，服之遂愈。

乘桴医影

周采山令弟启东，体丰善啖，喜于作劳，

---

① 驯：渐进之意。

② 缶(fǒu 否)：盛酒浆的瓦罐。

③ 如汤沃雪：像用热水浇雪一样。比喻事情非常容易解决。汤，热水；沃，浇。

④ 委顿：极度疲困。

⑤ 令正：旧时以嫡妻为正室，因用为称对方嫡妻的敬词。

陡患脘痛当心,随左右卧而较甚,身热自汗,肢冷便溏,苔色黄腻,溺短而渴,脉至右寸关模糊不应,是痰湿热夹食为患也,以枳、橘、半、滑、朴、茹、连、菔子、芦根为剂,三帖即止。

凌临灵方

沈太太(五十九岁,六月二十九日) 肝升太过,胃降不及,平素操劳,肝胃两虚,肝胆气火偏旺,气滞不和,又加感受暑风,自肺胃扰动肝阳,肝胃气失通调,脘痛胁胀,身热烦渴,口干呕吐,骨络烦疼,眠食欠安,《内经》谓:阴气先伤,阳气独发,疟自阴来者,谓之瘅[①]疟。又云:厥阴之为病苦寒热是也。脉弦滑数兼见尺部濡数,舌苔黄糙少润,脉证互参切忌怒,怒则气逆阳升,防有肝厥之虞,治宜清解暑热,两和肝胃法,冀其退机。另纸录方请正。

连翘　青蒿　东白芍　川郁金　车前草　银花露　地骨皮　朱茯神　玫瑰花　鲜金斛　淡鳖甲　纯嫩钩　薄橘红(肝胃)

牛(左,年廿六,上兴桥) 寒湿气滞,肝胃不和,胃脘当心而痛,痛甚欲呕,脉右弦缓,治拟泄木和中。

生米仁　宣木瓜　东白芍桂枝三分,拌炒　赤苓　缩砂仁或用阳春砂仁　广藿香左金丸三分,拌　新会皮　延胡索　小青皮　制香附　法半夏　瓦楞子　焦麦芽

如干姜、吴萸、刺猬皮,九香虫、肉桂、沉香之类,随意用之,常服香砂养胃丸大佳。

南皋桥七家田沈商尧,年五十余,胃寒痛不止,脉弦迟舌白胖,请乌镇沈馨斋治之,用归芪建中汤一剂即止,方附后。

桂枝一钱　煨姜三片　全当归二钱　东白芍三钱　红枣三枚　大绵一钱五分　炙甘草七分　饴糖三钱　胡芦巴一钱

朱(北街,年三十,六月专请) 饥饱失常,劳倦内伤,厥阴肝气横逆,扰动胃中留伏痰饮,痰气交阻,肝胃气失通调,胃脘当心而痛,痛甚欲呕,两胁支满,甚且厥逆,拘挛不仁,屡经更医,拟进辛温香燥之品,肝胃血液益受其耗,而脘痛胁胀不除,病经旬余,食不沾唇,形肉羸瘦,尝读《内经》有云:肝苦急,急食甘以缓之。治肝之体宜酸宜甘,治肝之用宜酸宜苦,酸甘能敛肝阴。肝与胃脏腑相对,一胜则一负,肝善升而胃少降,所以见证如是也。今诊脉象虚数近弦,右关弦滑而浮,舌苔黄糙边红。拟宗经旨主治,附方请明眼酌夺。

台参须、玫瑰花三朵同炖冲　东白芍　新会皮　吉梅炭　笕麦冬　左金丸　宋制夏　绿梅蕊　清炙甘草　宣木瓜　朱茯神　陈冬米(胃寒痛)

费伯雄医案

肝胃气疼,宜和营畅中。

全当归　云茯苓　焦白术　玄胡索　台乌药　白蒺藜　细青皮　陈广皮　春砂仁　怀牛膝　金橘饼　生姜　广木香　佩兰叶

营血久亏,肝气上升,犯胃克脾,胸腹作痛。治宜温运。

当归身　杭白芍　上瑶桂　玄胡索　焦白术　云茯苓　佩兰叶　广郁金　细青皮　白蒺藜　广木杏　春砂仁　降香片　佛手片

胸腹作痛,为时已久,常药罔效,权用古方椒梅丸加味主之。

当归身二钱　杭白芍一钱　真安桂四分　毕澄茄一钱　瓦楞子三钱　小青皮一钱　玄胡索二钱　广木香五分　春砂仁一钱(打)　乌药片一钱　新会皮一钱　刺蒺藜三钱　焦乌梅一粒　花椒目二十四粒(诸痛)

营血久亏,肝气上升,犯胃克脾,胸腹作疼。治宜温通。

当归身　白蒺藜　春砂仁　玄胡索　杭

---

① 瘅(dān 丹):古同"疸"。

白芍　广郁金　广木香　云茯苓　上官桂　焦白术　细青皮　佩兰叶　佛手片　降香片(肝气肝风)

何澹安医案

胃痛干呛,肝络不和,恐有蓄血。以通络润燥,为暂用之剂。

当归须　淮牛膝　桃仁　瓦楞子　白茯苓　煨木香　炒苏子　蒌皮　川郁金　新绛屑(咳嗽)

寿石轩医案

肝气反胃,水饮停中,脘痛哕吐。脉象沉细而滑。拟方缓图之。

梭萝子一枚　开口吴萸五分　云茯苓三钱　黄玉金一钱五分　新会皮一钱　制半夏一钱五分　川朴花四分　汉防已八分　涤饮散二分五厘　苏茎七分　煨姜一片

复方:

川鹿角尖七分(磨汁冲)　制半夏一钱五分　云茯苓三钱　苏茎七分　五灵脂一钱五分　旋覆花二分五厘　汉防已一钱　黄玉金一钱五分　橘皮络各八分　通络散三分　降香屑三分

又照原方

加:白蔻衣一钱五分　砂仁壳一钱五分　佛手柑四分

肝升在左,肺降在右。脉来弦滑。肝为起病之原,胃为传病之所。两肋胸胃气痛,痛则呕吐酸水、粘痰。肝病犯胃,积饮为患,防成痞隔中满。先拟生姜泻心汤。

川雅连五分(姜汁炒)　黄芩一钱(酒炒)　党参三钱　制半夏二钱　干姜一钱　茯苓四钱　延胡索一钱五分　甘草五分　金铃子二钱　生姜一片　黑枣三枚

复方:

去:延胡索　金铃子　加:桂枝五分

阳络受戕,曾经失血。胃热熏灼,脘中时痛,前后心痛。客冬多渴善饮,多食善饥。脉象弦急。拟方力图之。

抱木茯神三钱　福橘红络各五分(盐水炒)　粉甘草三分　粉丹皮一钱五分(酒炒)　霜桑叶一钱五分　川石斛三钱　瓜蒌霜一钱五分(去油)　黄郁金一钱五分　香苏梗七分　苦竹根五分(姜汁炒)　降香屑三分

复诊:

加:乌扇八分　溏灵脂八分(醋炒)　旋覆花五分(布包)

劳伤胃痛,痛久入络,两肋胀痛,呕吐酸水。脉象弦细。拟用引气归原法治之,获效乃吉。

十大功劳二钱　紫丹参三钱　络石藤八分　炙甘草五分　西当归二钱　头红花八分　福橘皮络各八分　白桔梗一钱五分　东白芍二钱　甜瓜瓣三钱　五灵脂一钱五分　云茯苓三钱　水炒柴胡七分　葱管七寸　降香屑二分

有瘀合旋覆花,吐血加三七(磨汁)冲;去五灵脂,加藕节;童便一酒杯(冲服)。(胃痛)

慎五堂治验录

顾月成室,东黄姑塘。疟后胃脘作痛,医投平胃,痛极难支,神疲似脱。诊之脉代,舌干光若镜。曰:此乃胃津欲涸之征,养葵所谓胃不敦阜[①]。而用平胃,则平地反为坎陷矣。急急甘凉濡润,以养胃津,尚恐无及,盖阳明阳土,宜济以柔也。爰以西洋参、麦冬、玉竹、鲜石斛、梅、芍、甘草、大麦仁、白米、蔗汁、梨浆等味,服之即愈。

王纳卿令正,辛巳七月初三日,蓬莱镇。始由泛泛作恶,继乃脘痛拒按,医作食滞,或云内痈,消导急下治之,病增,二便皆秘,面赤

① 敦阜:土的别称。《素问·五常政大论》:"土曰敦阜。"王冰注:"敦,厚也;阜,高也。土余,故高而厚。"

目红直视，肢冷狂言不止，脉右关弦劲，舌红苔黄。此时邪遏伏，肝横犯胃，先拟两和甘缓，暂救目前之急。

金铃子三钱　桂枝二分　茯神三钱　旋覆花三钱　左金丸三分　赤芍一钱半　蒌皮五钱　广藿香一钱半　宋半夏一钱半　甘草水炙，一钱　竹茹一钱半　螺蛳壳一两

接读来札，知腹痛已释，二便咸通，神清语正，固肝胃不和也。其疹块头痛是肝逆未清，而时邪有外达之机，当兼顾治之，然难速已者也。

霜桑叶三钱　金石斛鲜煮，五钱　楝实一钱半　芦根一两　甘菊花三钱　旋覆花二钱　茯神一钱半　稻叶一两　宋半夏一钱半　左金丸二分　鸡苏散一钱半

又，化疟加黄芩一钱半、青蒿三钱、西瓜翠衣五钱，去旋、左、茯、楝。

李曜室，王姑塘。客岁因病而经水忽下，久久不止，延至今春。渐加纳食作胀，胁脘痞痛，背寒内热，腰酸头痛，脉形关弦，面色时红。斯乃血虚既久，邪伏不出，木来侮土，土虚不运之故也。治以扶正化邪。

潞党参一钱半　冬虫夏草一钱　蝉衣五分　橘络四分　归身炭一钱半　绿萼梅花一钱　杜仲三钱　制香附三钱　川楝子肉一钱半　谷芽一两

甫投一剂，经水又下，接服二帖，经水即定，纳食能运，胁胀稍松，内热略淡，肌肉瞤惕，正元不支，且从补托。

潞党参三钱　远志五分　金铃子二钱　谷芽一两　於潜术二钱　甘草五分　白梅花一钱　茯神三钱　九香虫十枚　杜仲二钱　左金丸一分

各恙皆安，颧红亦退，半身汗多，腰膂冷痛，气血不调，仍当培补。

於术三钱　潞党参三钱　生甘草一钱　远志肉五分　杜仲三钱　狗脊片二钱　枸杞子一钱半　橘皮一钱　川楝子一钱　茯苓三钱　九香虫一钱

姚在明媳，十月。脘痛呕涎，进剂呕止，痛缓复甚，脉细弦，自汗出。见交冬令，木得母势而尤横，肝郁将军，恐有卒厥之险，拟辛酸甘苦复方治之。

川桂枝五分　乌梅二分　左金丸五分　新绛四分　白芍药二钱　甘草五分　金铃子二钱　旋覆花三钱　橘络八分　香附三钱　苏罗子三钱　葱管一尺　白螺蛳壳　绿萼白梅花

痛缓，气升，胸闷。去绛、螺、葱管，加四磨饮。

王寿夫室，辛巳十二月。脘痛三候，痛引腰背，带下绵绵，脉小紧数。先拟宣痹，后当培补奇经。

生香附二钱　制半夏一钱半　茯神三钱　楝实一钱半　瓜蒌皮三钱　旋覆花一钱半　薤白一钱半　紫菀一钱半　苏罗子三钱　老苏梗七分　杜仲一钱半

《经》以任脉为病带下瘕聚；阴维为病苦心痛。八脉隶于肝肾，胃为水谷之海，生化之源。故兹拟膏方，从当归内补、建中汤增味。

当归身三两　生地三两　制半夏二两　杜仲三两　大黄芪一两半　香附三两　麦冬二两　旋覆花二两　楝实二两　苏罗子一两半　紫菀一两半　甘草一两　茯神三两　乌贼骨一两半　螺蛳壳二两　红枣三两

上用河水煎浓去渣，收厚，入炖烊阿胶一两半、饴糖一两半成膏，出火气。每日早晨米饮冲服四五匙。

王大欣，庚辰。脉濡弦，苔白腻，旧有喘咳胸痹，目下脘腹攻痛，通则咳甚，金虚木实，法当培土。

上党参一钱半　炙甘草五分　楝实一钱半　橘皮一钱　生谷芽一两　制半夏二钱　茯苓二钱　香附三钱　砂仁末四分

中气不足则地气不升，天气不降，天地交否，上下不通，前方添交泰法。照方加桂枝、左金丸、旋覆花。

陆馨吾夫人。素有脘痛，每得香燥而效

数年之久。舌液脱尽,中剥无苔,纳食渐少,尚喜温热,脉形弦细,下利作恶,是木土不和也。授谷芽、金斛、茯、楝、芍、甘、沙、半、丝瓜络、橘饼,脘痛渐轻,恶亦不作,转为纳食作胀,少顷即泄,夜分口干,饮水不解,是木侮土而土衰,土衰则不运,而津液不上潮矣。即以前方去半、茯、橘,加白米、荷蒂、霍斛三味,各恙皆减,中苔渐布,增入生地、益智,以扶两肾,十余帖而泄亦不作矣。

周,右。胃脘痛,绵绵不止,已一载矣。脉细紧数,舌中光亮。木邪侮土,胃液受劫,宜疏肝养胃法治之。

瓜蒌皮四钱　香附一钱半　生谷芽七钱　山栀一钱　干藿香四钱　沉香三分　鲜橘叶五片　金铃子一钱半　郁金一钱半　合欢皮三钱

脘痛止。

鲜薤白头　鲜橘叶　苏罗子　谷芽　鲜玫瑰花　干霍斛　旋覆花　蒌皮

沈,右,四月,南码头。胃脘痛,痛甚则头摇牙咬目直视,时太息,胸中痞块上撑至咽,下降至腹,四肢皆冷,脉形沉弦。肝木侮土,木旺生风,最多痉厥。

旋覆花三钱　左金丸五分　新绛七分　谷芽五钱　宋半夏一钱半　金铃子二钱　香附三钱　薤白五钱　石决明一两　玫瑰花十朵　檀香汁四分

厥痛皆缓。前方加瓜蒌皮、雪羹,去石决明。

纳食作痛,逾时痛止,脾虚运迟,治以健中。

茯苓三钱　宋半夏一钱半　玫瑰花五分　木瓜七分　於术一钱半　砂仁壳三分　旋覆花三钱　谷芽一两　香附三钱　瓜蒌皮五钱

土虚木克,服抑扶法已获大效。兹拟丸方以图全效。

白蒺藜三两　云茯苓二两　白芍一两　於术一两半　甘枸杞五钱　白归身一两半　生熟地各三两　甘草五钱　生香附三两　西砂仁三钱为末,以阿胶一两、鸡子黄五枚和丸桐子大,空心服五十丸,以紫檀香汤送。

王炳内。脘痛,痛极则神迷作呕,呕出痰涎酸水方缓,忽寒忽热,四肢时战,脉沉弦,苔薄白。询知动怒而发,肝气素郁,怒则陡升莫制,有晕厥之虑,拟平肝调气治之。

川楝子二钱半　生香附三钱　苏梗五分,磨冲　茯苓三钱　石决明七钱　宋半夏一钱半　橘络四分　玫瑰花五朵　左金丸一钱　姜汁炒竹茹一钱半

痛减,寒热不减,两和为治,前方去石决明,加青蒿、娑罗子。

周,左。脘痛喜按,脉微,治以桂枝汤加味。

白芍　甘草　当归身　香附　肉桂　大枣　金铃子　茯苓

痛止,加西黄芪、潞党参。

曹金观内,七月,陈门泾。脘中频痛,呕吐痰沫蛔虫,唇色时红时白,脉来乍缓乍数,素喜香甜之物,乃虫积症也。治以安蛔法。

蜀椒三分　制半夏一钱半　使君子五枚　谷芽四钱　乌梅四分　金铃子二钱　左金丸四分　香附三钱　竹茹一钱半　楝根皮五钱　炙甘草四分

痛缓,前方加峻其制,以捣其穴。加雷丸、鹤虱、榧子,去金铃子、竹茹、香附。

《易》云:节饮食。节者,调和而约束之辞。今人咸以为节者节减,以之注书尤无大误,以之喻医则大误矣。畴昔①童饬夫患脘痛时作,纳食尚好,正望其肝病实脾,而马展卿禁其不食,仅以茶汤进以温燥附、姜、茱、桂等药。初若相安,殆至七日后速诊,已舌短言蹇,脉形如丝。曰:绝食七日则死,今苔黑音微,元阴告竭,一误再误,药难应验矣。明日而逝。逾年复见蓬莱镇顾庭暨濮姓子,咸以禁绝饮食,再服附子而殒命矣。丁亥复见童

① 畴昔:往昔,日前,以前。

采庭室，脘痛如嘈，马医即令禁食，病家恐蹈饬甫之覆辙，速拙[①]诊之，投芍甘大枣而平，并令其量腹而食，旬日而安。

陈松茂。秋患心胃脘痛，缠绵月余，渐显形寒发热，头痛作恶，脉弦滑，舌厚腻。雅作暑邪党木治，用蒿、豉等药，身热得汗渐轻。惟苔色灰酱，饮食不下，脘痛口甜，便闭溲浑，作欲酿胃痈治，用千斤三仁汤，数服，苔退知饥，痛犹不止，其痛必纳食而作，汤饮不痛，良是瘀血。原方再加鲜韭根，得下红积，痛乃渐止，灰苔退净。但食饭必痛，良是瘀腐未净也，仍用原方，十服始愈。计服蒌仁已斤许矣。他物称是。

陈松室，己丑三月二十九日。始由左胁结痞胀痛，李泊扬投疏和而痛止。半月复病，脘间胀痛如鼓，按之更痛，夜分寒热，气喘不食，二便皆闭。胡吉欣大投分渗无功。雅诊脉实左细，舌苔微黄，形肉大脱，转侧皆难。良由肝木乘土，瘀血阻结，症有内痈之象，而正气惫残。勉拟桃核承气加味，以作背城一战，或出再生之路。

光桃仁三钱　川桂枝四分　生延胡索一钱半　生大黄三钱　元明粉五分　川金铃子二钱　西赤芍一钱半　旋覆花一钱半　冬瓜子四钱　射干一钱半

昨投桃核承气加味得解便溏薄，小便亦行，脘腹膨痛咸松，按之仍然坚结，纳谷一杯，气喘渐缓，脉结苔剥，正亦亏矣。瘀血胶固夹肝气横逆，殊为棘手，再拟前法，退一步望其渐进佳境。

光桃仁三钱　冬瓜仁四钱　丹皮一钱半　猩绛[②]五分　瓜蒌仁二钱半　旋覆花三钱　楝实二钱半　韭根三钱　生苡仁三钱　川桂枝四分　郁金一钱半

即愈。

马培之医案

胃脘痛硬于右，呼吸转侧不能已，半月余，势将外溃，宜理气化痰。

炙甲片　制半夏　延胡　赤芍　生首乌　白茯苓　陈皮　青皮(胃脘痈)

许氏医案

侍郎许筠庵胸脘绞痛，他医均为热症。延余诊视，脉沉，知为新受寒邪滞气，胃脘作痛，非心疼也，拟排气饮加减。公子樨筠内阁言素服肉桂，恐系受热，余以脉论，的寒非热，出诣李山农方伯[③]，具以告，渠与许公郎舅至亲兼知医，急往请服余方，遂愈。

张聿青医案

王右　先是肝胃不和，木郁土中，中脘作痛，痛势甚剧。至仲春忽尔面目肢体发黄，小溲红赤，漩脚澄下，则黄如柏汁。至今时痛时止，口吐涎沫。脉沉弦带涩。考中脘为胃土所居之地，阳明又为多气多血之乡，今久病而气滞于络，气多血多之处，气亦留阻，血亦瘀凝，相因之理，有必然者。夫至血凝气滞，则流行之道，壅而不宣，木气横行，土气郁阻，所以为痛为黄。实与黄疸有间。拟宣络化瘀法。

当归须　延胡索　乌药　单桃仁　瓦楞子　广郁金　制香附　甜广皮　川桂木　旋覆花　猩绛　青葱管

二诊　中脘较舒，痛亦未甚，未始不为起色。然面目色黄不减，脉仍弦涩。无非络阻气滞，气血不行。药既应手，宜守前意出入。

旋覆花　瓦楞子　南楂炭　当归尾　建泽泻　单桃仁　广郁金　真猩绛　沉香曲　香附　青葱管

---

① 拙：旧时对自己的谦称。

② 猩绛：亦作“新绛”、“红绛”，旧时官员帽子上的红缨子，现用红花、茜草代替。

③ 方伯：殷周时代一方诸侯之长，后泛称地方长官。

三诊　病势稍疏，遍体黄色略退。然中脘气滞，痛势虽轻，仍不能脱然无累。络气被阻，营气不行。再化气瘀而通络隧。

延胡索　瓦楞子　单桃仁　青皮　炒杭白芍　旋覆花　制香附　当归尾　猩绛　木猪苓　建泽泻　青葱管（内伤劳倦）

左　脘痛之后，面目带黄，此营滞也。

当归炭　桃仁　旋覆花　黑山栀　泽泻　猩绛　泽兰叶　白蒺藜　炒牛膝　川郁金　延胡（蓄血）

陈子岩　向有肝阳，时发时止。兹则少腹胀硬，大腹胀满，中脘胀痛，势不可忍，恶心泛呕，其味甚酸，心胸嘈杂，大便不行。脉象细弦而数，苔黄质腻。骨热皮寒，气逆短促。少腹居中为冲脉，两旁属肝。考冲脉部位，起于气街，夹脐上行，至胸中而散，足见下则少腹，上则胸脘，皆冲脉所辖之区。今冲气逆行，冲阳逆上，胃为中枢，适受其侮，所以为痛、为嘈杂、为恶心，诸恙俱作矣。胆为肝之外府，为阴阳开合之枢纽，肝病则少阳甲木开合失常，为寒为热，似与外感不同。所虑者气冲不已，致肾气亦动，转成奔豚之候。兹议两和肝胃，参以镇逆。方备商裁。

川雅连五分　淡干姜四分　川桂枝四分　制半夏二钱　代赭石四钱　旋覆花二钱　金铃子二钱　延胡索一钱五分　陈皮一钱　土炒白芍一钱五分　姜汁炒竹茹一钱

二诊　两和肝胃，参以镇逆，中脘胀痛已止，恶心嘈杂吞酸亦定。然大便未行，痰气欲降无由，遂致气窜入络，两季胁异常作痛，牵引腰膂背肋，不能转侧。更加烟体失瘾，气不运行，其势益甚，竟至发厥。幸吐出稠痰数口，方得稍定。脉象细弦，重按带滑。络气痹阻，恐其复厥。勉与荫棠先生同议逐痰通府宣络。非敢率尔，实逼处此也。方备商裁。

薤白头三钱　瓜蒌仁三钱　竹沥半夏一钱五分　旋覆花二钱　猩绛六分　橘皮络各一钱　冬瓜子三钱　茯苓三钱　青葱管三茎　控涎丹五分，橘络汤先送下

三诊　投剂后季胁腰膂痛止，大便一次甚畅，日前之所谓痛胀阻隔，快然若失，不可不为转机。惟气时上逆，甚至如喘，胸闷酸涎上泛，头昏眩晕，虽频频吐痰。自觉欲出未出者尚多。脉象弦滑而数，重按少力。络气之滞，虽得宣通，而木火不平，与浊痰相合，蒸腾于上，消烁阴津，所以舌苔黄揹干毛，恐起糜腐。拟清泄木火，化痰救津。留候荫棠兄裁夺。

黑山栀三钱　炒黄川贝二钱　光杏仁去尖，三钱　大麦冬三钱　瓜蒌皮三钱　海蛤粉三钱　霍石斛四钱　鲜竹茹二钱　鲜枇杷叶一两　左金丸八分，包煎　白金丸五分，先吞服

四诊　清泄木火，化痰救津，颇能安寐。舌苔边尖较化，干毛转润，脉数较缓，神情略为振卓，但时带呛咳，咳则气从上升。两季胁吊痛，略闻食臭，辄增嘈杂头晕。丹溪云：上升之气，自肝而出。《经》云：诸逆冲上，皆属于火。良由厥气纵横之余，余威尚盛，遂至气化为火，逆犯肺金，消烁津液，其水源之不能涵养肝木，略见一斑。若肝胆之火，挟龙雷上逆，便是喘汗之局。兹与荫棠先生同议滋水养肝，兼泄气火。前人谓痰即有形之火，火即无形之痰，冀其火降，痰亦自化，然非易事也。

陈阿胶珠二钱　大麦冬三钱　霍石斛四钱　粉丹皮二钱　生白芍一钱五分　黑山栀一钱五分　炒瓜蒌皮三钱　炒黄川贝三钱　海蛤粉三钱　秋石一钱　煅磁石三钱

五诊　舌黄大化，润泽有津，口渴自减，渐能安谷。但气火不平，挟痰上逆，肺为华盖，适当其冲，频频呛咳，痰虽欲出，碍于两胁之痛，不能用力推送，致喘呼不宁，欲寐不得，神情烦懊。脉象细弦。咽中燥痛，一派气火升浮之象，非济之以水，不足以制其火。然壮水之品，无不腻滞，痰热阻隔，不能飞渡而下，《经》谓虚则补其母，肺金者，肾之母气也。拟益水之上源，仍参清泄气火，而化痰热。

北沙参四钱　西洋参一钱五分　霍石斛四

钱 川贝母一钱五分 冬瓜子四钱 瓜蒌皮三钱 海蛤粉四钱,包 旋覆花一钱五分,包 猩绛六分 青葱管三茎 鲜枇杷叶一两,去毛 陈关蛰一两 大地栗四枚。三味煎汤代水 濂珠三分 川贝母五分。二味另研末,先调服

六诊 益水之上源,参以化痰,胃纳渐起,诸恙和平。然时仍呛咳,咳嗽引动,气即上冲,咽中微痛。脉象细弦。肝经之气火升浮,遂致在上之肺气不降,在下之肾阴不摄。拟益肾水以涵肝木,使阴气收纳于下,略参化痰,使不涉呆滞。

炒松生地四钱 霍石斛三钱 青蛤散五钱,包 车前子盐水炒,三钱 煅磁石三钱 大麦冬二钱 生白芍二钱 怀牛膝一钱五分,盐水炒 川贝母二钱 秋石一钱五分 琼玉膏四钱(肝火肝阳)

虞左 自幼风痰入络,每至发痉,辄呕出痰涎而愈。兹当一阳来复,肝阳暴升,肝气横逆,发痉之后,气撑脘痛呕恶。风木干犯胃土,胃土不能下降,肝经之气,渐化为火,以致发热头胀,连宵不能交睫,口渴欲饮,大便不行。脉细弦数,舌红苔白浮糙,中心带灰。木犯胃而胃阴暗伤之象。恐复致厥。拟甘凉益胃,参以平木。

金石斛四钱 白蒺藜三钱 川楝子三钱 左金丸八分,先服 半夏曲一钱五分 佛手花八分 延胡索一钱五分 枇杷叶去毛,三片 橘叶一钱 活水芦根五钱(肝火肝阳)

俞左 寒饮停聚胃中,胃阳闭塞。中脘作痛,甚至有形,按之漉漉。不入虎穴,焉得虎子。

薤白头 大腹皮 公丁香 白茯苓 川朴 制半夏 老生姜 白蔻仁研,后入 黑丑三分 交趾桂一分 上沉香一分。后三味研细末,先调服。

二诊 温通胃阳,兼逐停饮,中脘作痛大退。的是寒饮停于胃府。从此切忌寒冷水果,勿再自贻伊戚①。

制半夏一钱五分 木猪苓一钱五分 大腹皮一钱五分 泽泻一钱五分 公丁香三分 制香附二钱 白茯苓三钱 川朴一钱 高良姜四分 橘皮一钱 生姜二片

某 中脘有形漉漉,攻撑作痛。厥气郁于胃中也。

杭白芍一钱五分,淡吴萸四分同炒 酒炒延胡索一钱五分 炒枳壳一钱 广郁金一钱五分 台乌药一钱五分 香橼皮一钱五分 沉香片四分,后入 金铃子切,一钱五分 砂仁七分,后入 制香附研,一钱五分

某 脉象沉弦。中脘有形作痛,此中阳不足,寒浊阻于胃府也。

薤白头三钱 广皮一钱 茯苓三钱 高良姜四分 沉香曲二钱 干佛手一钱 半夏一钱五分 制香附二钱 瓦楞子五钱,打 丁香一钱五分 蔻仁一钱二分。二味研细末,每服五分,盐汤下(脘痛)

左 胃痛虽减,然左关颇觉弦硬,得食则痛稍定。良以因寒致郁,因郁生火。以连理汤出入。

雅连五分,吴萸三分同炒 奎党参二钱 淡干姜五分 延胡索一钱五分 金铃子一钱五分 炒冬术二钱 制香附二钱 香橼皮一钱五分 缩砂仁五分

许右 温通而痛仍不定。谅以节令之交,阴阳转换之时,气机难于畅达,勿以为药之罔效,而变计焉。

薤白头 半夏 香附 乌药 砂仁 青皮 瓦楞子 陈皮 上安桂三分,去粗皮,研后入

二诊 吃面食果,气寒肝横。防厥。

吴萸 青皮 金铃子 白芍 砂仁 香附 枳壳 沉香片 陈皮

三诊 中脘作痛,得温即定,此中阳为湿寒所阻。《经》云:温则消而去之。

高良姜 广皮 郁金 陈香橼皮 乌药

① 伊戚:语出《诗·小雅·小明》:"心之忧矣,自诒伊戚。"后遂以其指烦恼。

半夏　香附　公丁香　白蔻仁二味研细末，先送下

杨左　中脘作痛，每至呕吐，寒热交作。脉象关滑，而沉候濡缓。此饮停于内，遂致土滞木郁，难杜①根株。

川桂枝　炙甘草　茯苓　广皮　香附　淡干姜　制半夏　枳壳　姜汁炒竹茹

某　脉形细弱，背膂作胀，中脘作痛，不纳不饥。此由先天不足，气弱失运，运迟则生湿，气弱则生寒，寒湿交阻，宜乎其脘痛不纳矣。急则治标，宗此立方。

制香附　九虫香　瓦楞子　广皮　白蔻仁　香橼皮　公丁香

洪左　中脘作胀，而且剧痛，呕吐涎水。脉象沉弦。此寒饮停阻胃中。恐致痛厥。

上安桂七分，后入　荜拨六分　赤白苓各一钱　香附三钱　公丁香三分　制半夏三钱　广皮一钱五分　香附三钱　薤白头三钱　上沉香三分　黑丑一分。后二味研细末，先调服

二诊　剧痛欲厥，业已大定，出险履夷，幸矣幸矣！前法再进一步。

上安桂　半夏　广皮　薤白头　老生姜　瓦楞子　香附　乌药　香橼皮　茯苓

徐左　中脘作痛，腹满气撑，便阻不爽。脉两关俱弦。厥气挟痰，阻于胃府，久则成膈。

薤白头三钱　瓜蒌仁四钱　酒炒延胡索一钱五分　青皮一钱　瓦楞子五钱　制香附二钱　淡吴萸五分　枳壳一钱　沉香二分　公丁香三分　黑丑三分　湘军四分。后四味研细，先服

二诊　脘痛微减。然稍有拂逆，痛即渐至。还是肝胃不和。再为疏泄。

赤芍吴萸四分同炒　制半夏　香附　乌药　薤白头　陈香橼皮　砂仁　青皮　延胡　瓦楞子

席右　中脘作痛。脉形弦滑，独尺部濡细而沉。此由命火衰微，在下之蒸变无力，在上之痰气停留。遍体作酸，以胃病则不能束筋骨而利机关也。宜辛以通之。

枳实　赤白苓　半夏　广皮　香橼皮　香附　瓦楞　薤白头　姜汁炒蒌仁

虞右　木郁土中，中脘作痛，胃脘之间，时有烘热之象。脉细关弦。肝经之气火，冲侮胃土。急宜开展襟怀，使木气条达。

醋炒柴胡　杭白芍　金铃子　广郁金　当归身　制香附　青陈皮　麸炒枳壳　粉丹皮　姜汁炒山栀

二诊　中脘烙热较退，痛亦略松。然每晨面肿，头晕耳鸣。无非火气生风蔓延所致。

金铃子　制香附　川雅连淡吴萸同炒　麸炒枳壳　白蒺藜　东白芍　蜜水炒小青皮　十大功劳叶　桑叶

三诊　气注作痛渐轻，而咽中仍然如阻，时仍潮热。还是气火之郁。

磨苏梗　朱茯神　生香附　炒枳壳　磨郁金　炒枣仁　煅龙齿　白蒺藜　粉丹皮　钩钩　逍遥丸

沈左　辛通气分，中脘痞阻较定，痛呕泄泻。的是木乘土位。《经》云：寒则湿不能流，温则消而去之。

白芍一钱五分，吴萸四分同炒　沉香曲二钱　茯苓三钱　枳壳一钱　砂仁七分　香橼皮一钱五分　上瑶桂三分，饭丸先服

左　胸阳旋转而痛止，浊痰留恋而未清。欲使其气分宣通，当问其谁为阻我气分者。

炒潜於术一钱五分　公丁香三钱　炮姜炭四分　橘红一钱　制半夏一钱五分　白蔻仁七分　炒枳实一钱　香橼皮一钱五分　川桂枝五分　云茯苓三钱

照方十帖，研末为丸，每服三钱。

某　痛势大减。然气冲至脘，则痛仍剧，大便不行。肝胃不和，气浊内阻。再为疏通。

① 杜：阻塞。

青皮　金铃子　郁金　整砂仁　木香　槟榔　白蒺藜　制香附　川雅连淡吴萸同打

二诊　大便已行,并呕涎水,痛势递减,而仍未止。再辛通胃阳。

薤白头　制香附　沉香片　砂仁　上瑶桂　制半夏　青陈皮　瓜蒌仁　茯苓

某　胃脘作痛,痛久气血凝滞,中脘坚硬。恐结聚不散,而变外疡。

延胡索　瓦楞子　蓬莪术　当归尾　南楂炭　制香附　川郁金　台乌药　青陈皮　磨沉香　旋覆花　青葱管

尤右　脘痛气撑腹满,肢体震动,大便不解。厥气纵横,恐致发厥。

川楝子切,一钱五分　制香附三钱　白蒺藜三钱　炒白芍一钱五分　淡吴萸五分　郁金一钱五分　醋炒青皮一钱　陈香橼皮一钱五分　磨沉香四分　煨天麻一钱五分　川雅连四分,吴萸同炒,入煎　砂仁七分

左　中脘有形作痛,痛引背脊。痰气交阻阳明,势难杜截根株。

薤白头三钱　瓜蒌仁三钱　制半夏一钱五分　乌药一钱　瓦楞子四钱　制香附二钱　延胡索酒炒,一钱五分　砂仁七分　淡吴萸四分,赤芍一钱五分同炒　香橼皮一钱五分

范右　中脘不时作痛,痛则牵引背肋,甚至呕吐痰涎,肤肿面浮,往来寒热。肝胃不和,夹饮内阻。拟辛润通降法。

薤白头三钱　制半夏一钱五分　白蒺藜三钱　白僵蚕三钱　橘红一钱　瓜蒌霜四钱　白茯苓三钱　煨天麻一钱　紫丹参二钱

二诊　脘痛已止,胸闷呕吐亦减。两关脉弦。还是肝阳犯胃未平也。

制半夏一钱五分　代赭石三钱　旋覆花包,一钱五分　白蒺藜三钱　炒竹茹一钱　白茯苓三钱　橘皮一钱　川雅连二分,淡干姜二分同炒(脘痛)

朱左　少腹有气上冲,支脘作痛。脉沉而弦。肝肾湿寒。治宜温化。

淡吴萸盐水炒,四分　台乌药一钱五分　赤白苓各二钱　泽泻一钱五分　盐水炒青皮一钱　金铃子一钱五分　苏子梗各二钱　前胡一钱五分　制香附三钱　光杏仁三钱　楂炭三钱(疝气)

谢右　中脘作痛,腹中不舒,经事一月再至,腰酸带下。气血不固,肝胃失和。先调气和胃,再商培补。

金铃子一钱五分　香附一钱五分　砂仁五分　炒白芍一钱五分　佛手一钱　乌贼骨三钱,炙　茯苓三钱　当归炭二钱　八珍丸绢包入煎,四钱　广皮一钱

陈右　久痛久呕,中脘板硬,月事两月不来。此必有形之滞,郁阻胃中。拟宣通气血。

延胡索酒炒,一钱五分　瓦楞子四钱　炒赤芍一钱　台乌药一钱五分　楂肉二钱　土鳖虫去头足炙,三枚　单桃仁去皮尖打,三钱　归须酒炒,二钱　降香片五分

二诊　宣通营卫,大便解出凝而色红,脘痛势减,板硬较软,呕吐未发。再为宣通。

五灵脂酒炒,三钱　制香附二钱　炒枳壳一钱　焦麦芽三钱　陈皮一钱　薤白头二钱　延胡索酒炒,一钱五分　砂仁末五分　土鳖虫去头足,二枚　广郁金一钱五分

三诊　宣通营滞,大解带黑,脘痛呕吐俱减。然咽中常觉哽阻,中脘仍然坚硬。脉象弦紧。效方扩充,再望应手。

上桂心五分　炒桃仁三钱　薤白头二钱　干漆炒烟尽,三分　橘红一钱　土鳖虫三枚　延胡索酒炒,一钱五分　制半夏一钱五分　湘军酒炒,八分(调经)

奚右　由脘痛而致腹中胀满,得泄则松。肝脾不和,气湿不运。气为血帅,月事因而不行。以调气为先。

制香附二钱　砂仁五分　丹参二钱　苏木一钱五分　枳壳一钱　茯苓三钱　鲜佛手一钱　上广皮一钱　木香三分　降香五分

二诊　腹满较舒,中脘窒痛。再从肝脾

胃主治。月事不来,且勿过问。

制香附二钱　陈皮一钱　金铃子切,一钱五分　前胡一钱　鲜佛手一钱　缩砂仁五钱　延胡索酒炒,一钱五分　光杏仁三钱,打　紫丹参二钱　苏梗二钱(调经)

薛左　脘胁肋攻撑,甚则作痛,脉象沉弦,为饮气内伏,曾用控逐之法,泻水甚多,然气分仍难舒展。夫中脘属胃,两胁属肝,胃喜通降,肝喜条达,脾胃失于健运,则胃中之水湿停留,中土气滞,木难疏泄,以致厥气郁滞,与土相雠①,攻撑痛满之类纷至矣。从肝胃疏和。

淡吴萸四钱　郁金五钱　范志曲一两五钱,炒　制香附二两　茯苓二两　公丁香五钱　白蒺藜一两五钱　麸炒枳壳一两　东白芍一两五钱,炒　小青皮八钱　制半夏二两　抚川芎七钱　炙甘草五钱　广陈皮八钱　茅山苍术一两三钱,米泔浸,同芝麻炒,去芝麻　白蔻仁六钱

上研细末,水泛为丸如绿豆大,每晨服二钱,下午服一钱五分,砂仁汤送下。(丸方)

张左　胃痛日久,曾呕涎水凝瘀,盖胃为阳明,阳明为多气多血之乡,停饮留阻,痛则不通,无形气滞之极,有形之血,亦因而痹阻,凝积为瘀,壅极而决,决则通,通则不痛也。所虑者,胃府虽通,而畴昔之凝滞于络中者,必然未尽,是即涓涓之流,星星之火也。兹以丸药温通胃阳,而培脾土,冀其二土旋运,庶停留于络中者,潜消而默化耳。

人参须一两,另研和入　高良姜四钱　上瑶桂二钱,去粗皮,另研和入　白蔻仁三钱,另研和入　野於术二两,炒　玄胡索酒炒,一两　云茯苓三两　土炒白芍一两　制香附二两　瓦楞子四两,醋煅,水飞　甜杏仁霜二两　炙甘草四钱　新会皮一两　公丁香三钱　制半夏二两　猪苓一两五钱

上为细末,水泛为丸,每服二钱,米汤送下。(丸方)

孙右　胃痛呕吐者久,叠从肝胃主治,旋止旋发,数年以来,未得大效。脉象沉弦。夫肝虽横暴,无刚锐无穷之理,胃虽被犯,无终始不和之理。盖由胃有痰滞隐伏,虽曾攻逐,一鼓而下,其胶稠凝聚者,依然内踞。特猛剂断非久病所宜。拟以胃苓法,寓猛于宽,以觇其后。

茅山苍术七钱,米泔浸一宿,取出同芝麻炒,去芝麻　茯苓一两五钱　上川朴五钱　生熟於术各四钱　广陈皮七钱　猪苓一两　生熟甘草各二钱　官桂四钱　泽泻七钱　白蛳螺壳五钱,煅

研末为丸,每空心服五钱。(丸方)

葛右　通则不痛,痛则不通,理之常也。中脘作痛,显属肝木冲侮胃土,而头目昏晕,心下怔悸。仲圣云:心下悸者为有水气。则知胃少通降,浊邪攒聚,疏和肝胃,尤必以祛逐浊邪为主。

制半夏一两五钱　高良姜五钱　淡姜渣三钱　茯苓三两　炙黑草四钱　甜广皮一两五钱　公丁香四钱　藿香梗三两　吴萸三钱　广木香六钱　炒枳壳一两二钱　台乌药一两五钱　缩砂仁七钱,另研和入　白蒺藜二两　炒枣仁二两　杭白芍一两　炒杞子三两　野於术八钱　东洋参二两　制香附三两

上药如法炮制,研为细末,用薤白头一两打烂,水煎取汁,打糊为丸如绿豆大,每半饥时服三钱。(丸方)

柳宝诒医案

方　脘右块撑作痛,痛势颇重。气机板窒,肝木犯胃,胃络之气,因之窒胀不通。块痛有形,此必有痰瘀交阻,较之气痛入络者为重。脉象左关独弦,余部带数,口苦舌干,兼有木郁化火之象。拟方平肝疏滞。

金铃子(酒炒)　延胡索(醋炒)　枳壳(醋炒)　前胡　瓦楞子(醋炒)　归尾　丹参　法半夏　川连(吴萸煎汁炒)　白芍(土炒)　九香虫　沉香

① 雠(chóu 仇):同“仇”,仇敌。

曲　檀降香片(脘腹痛)

陈　脘腹痛呕而胀，本属木邪为患。甚则胆火上逆，目为之黄，耳为之聋。每值胀痛，即形寒发热，状如疟疾。少阳之气，郁而不宣，营卫因之乖隔。病由内因，而形同外感。当清木以泄郁热，和胃以畅气机，不得拘黄疸旧例，而用湿温套方也。

细柴胡　酒炒黄芩　刺蒺藜　黑山栀　炒丹皮　姜半夏　广陈皮　生熟神曲各　枳实　川连(酒炒)　青皮(酒炒)　竹茹　香橼皮

丁　时邪初起，适值经来，行而不畅。病经旬余，脘热盗汗，已属热陷血室之证。昨日脘腹大痛，甚则厥汗淋漓。与芳香疏通之药，痛势下及少腹，手不可按，此为血络瘀阻无疑。拟方于疏瘀通络之中，仍兼调气，冀其瘀通气畅，腹痛得止为幸。

归尾(酒炒)　白芍(桂枝煎汁炒)　桃仁泥　泽兰叶　延胡索(醋炒)　青广木香各　长牛膝(吴萸煎汁炒)　楂肉炭　青皮(醋炒)　瓦楞子壳(醋煅)　丹皮炭　九香虫　檀降香片

李　痛在胃口，久痛不移，得热酒暂平。此气病及血，痛久积瘀之象。拟方调气为主，佐以化瘀止痛。

归尾(酒炒)　白芍(酒炒)　长牛膝(红花煎汁，拌炒)　广木香　沉香片　金铃子(酒炒)　延胡索(醋炒)　广郁金　丹皮　青皮(醋炒)　瓦楞子壳(醋煅)　降香片(脘腹痛)

昼星楼医案

治梁氏胃脘刺痛，饮食不下，气口紧盛，肝脉弦数。系因怒后进食，停滞胸中者。自制：

木香六分　白芍一钱　沉香末八分冲　青皮四分　甘草四分　首乌二钱　郁金一钱五分　麦冬一钱　桔梗四分　槟尖四分

治蓝氏年近五十，气体素旺。因伤食胃脘刺痛，面红口干发热。右寸口脉紧盛，脾脉气不流通。此证为类伤寒，庸医昧此，进以消风散寒之药而病加剧。此是内因而非外因者，服此方遂愈。自制：

面枳实一钱　酒军一钱五分　木香七分　槟榔六分　青皮五分　沉香末八分　枳壳八分　酒芩一钱　花粉一钱五分　炒麦芽一钱五分　甘草五分　酒川连一钱

雪雅堂医案

郑海秋之千金，年十一岁，患胃寒作痛十余日，约余诊，胃脘及腹痛疼不堪，食入则吐，喜饮冷水，顷复吐出，呕吐红绿水，身热面赤，头昏痛，口干而舌苔白润，小便清，两手脉大，重按则无。应以真寒假热论治，大建中合吴萸四逆等法治之。

真川椒二钱　川干姜四钱　大防风五钱　制半夏五钱　泡吴萸二钱　公丁香钱半　炙甘草二钱　猪胆汁半匙

再诊诸症均退，不热不呕，略可饮食，惟余头昏腹微痛，脉之浮大已退，变为沉迟无力，仍以前法消息之。

制半夏三钱　泡吴萸一钱　炒白术三钱　米党参四钱　全归身二钱　川干姜钱半　真川椒钱半　公丁香一钱　炙甘草一钱

周某(北人)因寒停食，胃脘疼痛欲死，右关紧实，消导之中参以温窜攻坚之品，是为复方。

炒山楂二钱　炒六曲二钱　广槟榔三钱　炒麦芽二钱　金头蜈蚣一条

余　肝气冲痛，辛开苦降是议。

白芍四钱　川连三钱　沉香四分　甘草二钱　吴萸五分　枳壳二钱　瓜蒌五钱　荷梗三钱

琪山叔　脘痛甚剧，每发呕吐。水米不入，用苦辛泄降法。

法半夏三钱　香附米二钱　川楝肉二钱　延胡索二钱　川黄连二钱　泡吴萸一钱　郁金

子钱半

火郁脘痛。

川楝肉　小川连　生香附　陈佛手　延胡索　杭白芍　黑山栀　生甘草

孙筱香之夫人，左关弦涩，右手沉弱不起，每饥呛咳数声，乳内坚核，时消时剧，脘痛常发，得食则缓，过食则张，病缘昔年坐蓐饥饿得之，中气素虚，健运失常，营卫日见损怯，而诸症缠绵也。《经》曰：损其脾胃者，调其饮食，适其寒温。遵其意消息之，仿归芪建中之制温养元真，建立中宫，为通补方法。

焦白芍　清桂枝　真饴糖　大炙芪　大防党　炙甘草　全当归　黑枣肉

又

炙黄芪　桂枝尖　龙眼肉　当归身　白蒺藜　米党参　炙甘草　焦白芍　制香附　青橘叶

女子善忧，思虑郁结，入夜脘痛喜按，心脾阴络受伤，宜进归脾养营之属。

高丽参钱半　炙甘草一钱　龙眼肉三钱　远志肉一钱　全当归三钱　炒白芍二钱　云茯神三钱　大黑枣三枚

医验随笔

凌学颁之夫人病肝胃气痛，先生治之而愈。案云：厥阴脉起大敦，络抵少腹下脘，为肝之部。十月为阳之尽，阴盛阳衰，厥气横逆，上侮胃土则呕恶，不喜饮食，脉象弦细，虚寒无疑，须交一阳来复方能霍然。兹本经旨，肝欲散急食辛以散之，木静则土亦安。高良姜、制香附、制附子、青皮、陈皮、煨木香、谷芽、白芍、吴萸四分、同炒台乌药，另荜茇一分半、蔻仁二分、瑶桂三分、沉香二分，研末，饭丸。复诊：天寒阳伏，阴气当权，厥阴为阴中之至阴，缘以质本虚寒，遇冷即痛，况脾胃素多痰浊，肝木上侮土也。再用制香附、干姜、橘络、细青皮、煨木香、公丁、香砂仁、半夏、乌药、炒莱菔子、小茴香，另公丁香、沉香、蔻仁、瑶桂，研末饭丸。

医案摘奇

钱佐，年古稀外，脘腹痛呕恶不能食，来请余父诊，余父出诊未归，而钱家刻不可缓，余曰：如欲速，余代可乎？来人云：可。余至，佐老云：我病已十数发，每发必请令尊①，每一剂即止，君能如是乎？余切其脉沉细，右关更无力，舌白不食饮，止胃寒痛，宜温胃主之。乃书炒西潞、炮姜炭、高良姜、煨木香、厚朴、玄胡、半夏、陈皮、沉水香，一帖。明日钱佐至镇，谓余父曰：世兄家学渊源，不愧先生之令子也。（脘腹痛）

邵兰荪医案

安昌徐(妇)　血虚气冲，腰腹痛，带下，背板，脉沉弦，脘中偶痛。宜养血、和胃、平肝。

归身二钱　生牡蛎四钱　炒杜仲三钱　川楝子二钱　茯神四钱　草蔻一钱　小胡麻三钱　玫瑰花五朵　仙半夏钱半　木蝴蝶四分　丹参三钱

清煎，四帖。

又　带下未除，脉细，舌厚黄，腹痛恶心，仍遵前法加减为妥。

归身二钱　仙半夏钱半　覆盆子三钱　小胡麻三钱　炒白芍钱半　广皮钱半　炒杜仲三钱　佩兰叶钱半　生牡蛎四钱　延胡钱半　青木香五分

清煎，四帖。

介按：肾虚而带脉失于固束，则背板腰痛而带下。肝阳逆行而阻气，则脘腹作痛。总因血虚肝滞所致。故以和胃平肝，补肾养血为主，次以腹痛恶心，又参用理气之品。

安昌李(文彬)　脘痛窒极，口涌清水欲呕，脉弦，舌白、中心微黄，肢稍乍冷，宜厥阴

---

① 令尊：对他人父亲的尊称。

阳明同治。(七月二十四日)

干姜二分　草蔻一钱　降香八分　瓦楞子三钱,打吴萸三分拌炒　川连八分　桂丁四分　厚朴一钱　仙半夏钱半　谷芽四钱　通草钱半　玫瑰花五朵

清煎,三帖。

又　脘痛未除,呕恶已差,脉弦,肝横,舌厚嫩黄。宜疏泄厥阴为治。七月二十七日

川楝子三钱　枳实钱半　瓜蒌皮三钱　郁李仁三钱　延胡二钱　炒谷芽四钱　薤白一钱　玫瑰花五朵　草蔻一钱　刺猬皮钱半　厚朴钱半

清煎,三帖。

又　脘痛较减,脉弦,嗳气上逆,肝木未和。姑宜镇逆和胃为妥。(八月初四日)

金沸花三钱,包煎　川楝子三钱　瓦楞子四钱　炒谷芽四钱　代赭石三钱　延胡二钱　薤白一钱　鸡内金三钱　仙半夏钱半　刺猬皮钱半　厚朴钱半

清煎,四帖。

介按:肝气逆行犯胃,而清水泛溢作呕,胃脘痹痛。初方通阳泄浊,次则和胃平肝,终则参以镇逆之品,秩序不乱,故多奏效。(脘痛)

安昌黄　嗜酒湿胜,脉弦,肝横,脘腹痛,宜解酒,分消利气为主。(三月初三日)

川楝子三钱　瓦楞子四钱　鸡内金三钱　鸡椇子三钱　延胡三钱　白蔻仁八分,冲　厚朴一钱　玫瑰花五朵　小青皮八分　乌药三钱　降香八分

清煎,三帖。

介按:水谷之湿内着,脾阳不主默运,胃腑不能宣达,因而肝气乘侮,以致脘腹联痛,治以疏脾降胃以平肝,令其气机运布而渐瘥。

安昌俞　脘腹联痛较减,脉弦细,腰胯坠,湿热犹存,还宜前法加减再进。(元月初七日)

川楝子三钱　草蔻一钱　鸡内金三钱　九香虫钱半　延胡三钱　茯苓四钱　木蝴蝶四分　玫瑰花五朵　生牡蛎四钱　稀莶草三钱　通草钱半　引路路通七颗

四帖。

又　腹痛已缓,腰胯犹坠,背掣,脉濡细,口甜。宜和肝胃为主。(元月二十九日)

仙半夏钱半　稀莶草三钱　木蝴蝶四分　独活钱半　左金丸八分　丝瓜络三钱　广郁金三钱　玫瑰花五朵　茯苓四钱　沉香曲钱半　通草钱半　引路路通七颗

四帖。

介按:肝阳侮胃,胃虚不能司束筋骨,兼以湿热凝滞于脾肾之经,阻其气血流行之隧道,以致腰跨坠痛。且背为阳明之腑,兹被风阳之扰,不能束筋骨而利机关,遂致背掣,故治以平肝和胃,渗湿通络之剂。

渔庄沈　脘痛较减,脉弦,舌黄根厚,寒热交作,仍遵前法加减为妥。(四月二十九日)

川楝子三钱　枣儿槟榔三钱　生香附三钱　左金丸八分　延胡二钱　广郁金三钱　川朴一钱　炒谷芽四钱　降香八分　通草钱半　蔻壳钱半　引路路通七枚

四帖。

介按:脾胃湿热未清,肝阳乘势侵侮,而致脘痛寒热,故以平肝渗湿为治。

大义汪　脘痛已差,大便不快,脉弦,舌根黄厚,溲溺赤。宜启膈、和中、疏肝。(十一月三号九月二十日)

瓜蒌皮三钱　川楝子三钱　炒谷芽四钱　瓦楞子四钱　薤白一钱　延胡二钱　郁李仁三钱　玫瑰花五朵　厚朴一钱　通草钱半　鸡内金三钱　路路通七个

介按:湿热阻遏清阳,而肝阳上逆,胃不下行,致大肠失于传导,小肠失于变化,而二便不爽。然脉象仍弦,故治以泄肝和胃而启膈通阳。(脘痛)

蜀阜孙　腹痛联脘,脉弦,肝横,嗳气上逆。姑宜疏肝和中。

川楝子三钱　鸡内金三钱　生香附三钱　左金丸八分　延胡二钱　贡沉香五分　广郁金三钱　佛手花八分　炒青皮八分　炒谷芽四钱　枳壳钱半　路路通七枚

四帖。

介按:肝横气滞,胃弱不和,以致腹痛联脘,嗳气上逆,是属旋覆代赭石汤之症。今以疏肝和中为治,可谓别出心裁。

遗风庞　营虚胃痛,脉虚,心悸,宜辛甘治之。(又月初三日)

丹参三钱　沉香曲钱半　九香虫钱半　生牡蛎四钱清煎,四帖。

又　胃痛未除,脉虚左弦,心悸如悬,仍宜养血平肝。(六月初八日)

全当归钱半　川楝子三钱　茯神四钱　乌药钱半　九香虫钱半　炒延胡钱半　炒谷芽四钱　玫瑰花五朵　生牡蛎四钱　草蔻一钱　丹参三钱

清煎,四帖。

介按:五液未能上承,心阳过动,愈耗营阴,是以心悸胃痛。养血平肝,洵①治此症之要图。(脘痛)

萧评郭敬三医案

心胃气痛治验

屈张氏,上年因殇一女孩,常时哀痛伤悼,遂致肝阳上逆,头痛目眩,胸痞食少,月信参差不齐,或时口作干苦,或作寒热,或腹胁胀痛,岁无宁日。余随证施治,渐就痊可至冬月杪②,忽患心气疼痛,胸脘痞胀不食,其痛如刺。延至王某医治,不辨寒热虚实,恣用桂、附、干姜、吴萸、丁香、胡椒、花椒、荜拨、硫磺、木香、厚朴、香附之药,而佐以参芪归术,连进二剂,其痛愈增。寅夜专车迎余,诊其脉沉细,按之弹指而数,验其舌苔,微黄而粗,询其大便,九日未解,小便短涩而赤。乃君相二火郁于上脘,烧灼火包之血,而作痛,其脉为热药所伏。古人云:通则不痛,痛则不通。滋则上下前后皆痹,非用硝黄不可。于是定方大承气汤,连进二次,其痛即缓。次早诊脉,六脉反洪大无伦,又服一剂,大便始通,下干黑燥屎八九枚,又服二剂,下干黑血块。乃于原方,加桃仁三钱,桂枝、炙草各一钱五分,又服二剂而愈。当余拟此方医治之时,王某谓余曰:脉沉细乃阴证也,此方恐不可服。余曰:脉诚沉细,然按之弹指有力,为热邪深伏之象。病家闻渠言,几为所惑,余立主不错,始行煎服,否则又枉送一命矣。

尚按:此妇之病,既因肝风失疏,郁而化火,复中温补燥烈之药毒,大便至八九日不通,用大承气汤,正合《内经》肝病宜疏通大肠之法。而全瓜蒌之清肝热,润肝燥,舒肝郁,缓肝急,荡胸开结豁痰,以润涤其燥烈之药毒,似不可少。其他除火痛之特效药,如栀子、黄连、苦楝亦可复入,效始愈捷。迨下干黑血块,则知其肝血几坏,脏阴大枯,更宜去承气汤之芒硝枳朴,易以地芍、苁蓉、橘核,用黑木耳一两煎汤代水,以急濡其枯燥,化其络瘀,始合燥者润之之法。乃复入桃仁承气汤,以峻攻其血,岂知桂枝辛温灼血,不畏烧灼心包之血,而增其痛乎?倘云藉其辛温之性,以通血络,是昧寒瘀温通,热瘀凉通之旨,虽幸治愈,法则可商。惟诊其真寒真热,皆决断于沉部,自属定理定法。盖因平日有此定见于中,故临证不为人所动摇,可谓加人一等矣。

邵氏医案

营虚胃痛,脉虚肢稍冷,癸水③不调,宜当归桂枝汤加减。

当归三钱,小茴五分拌炒　生牡蛎四钱　川楝子三钱　乌药二钱　桂枝五分　茯苓四钱　草蔻一钱　玫瑰花五朵　炙甘草五分　延胡二钱　省头草三钱

三帖。

肝阳犯胃,脘痛彻背,呕酸作吐,右脉细左弦,苔白痰气交阻,肢尖不煦,恐厥,宜厥阴阳明同治,佐袪瘀化痰。

---

① 洵:诚然,实在。

② 杪(miǎo 秒):本义为树枝的细梢,后指年月或四季的末尾。《礼记·王制》:“必于岁之杪”。

③ 癸水:即月经。

姜半夏一钱五分　金沸花三钱，包　猬皮一钱　枣槟三钱　川连六分，吴萸五分拌炒　炒五灵脂三钱　广郁金三钱，生打　草蔻一钱　桂心四分　瓦楞子四钱　茯苓四钱　引路路通十颗

三帖。

肝逆上冲，脘痛背掣，脉沉弦，癸涩，宜疏泄厥阴为主。

川楝子三钱　真新绛一钱　左金丸八分　沉香曲一钱五分　延胡二钱　广郁金三钱　丹参三钱　玫瑰花五朵　草蔻一钱　木蝴蝶五分　佩兰叶一钱五分

四帖。

肝逆犯胃，腹痛作吐，脉弦微热，癸水趱[①]迟，宜厥阴阳明同治。

干姜二分　炒枳壳八分　广藿香二钱　乌药二钱　川连七分　苏梗一钱五分　新会皮一钱五分　佛手花八分　仙半夏一钱五分　绿萼梅一钱五分　蔻壳

二帖。

苔黄脉涩左弦，脘腹联痛呕恶，此厥阴顺乘阳明，癸水趱迟，宜泻心汤加减治之。

干姜二分　生牡蛎四钱　木蝴蝶五分　新会皮一钱五分　川连八分，吴萸四分拌炒　苏梗一钱五分　茯苓四钱　绿萼梅一钱五分　仙半夏一钱五分　乌药一钱五分　川楝子三钱

三帖。

醉花窗医案

误用失笑散致死

心胃痛一证，《内经》条目甚多，先辈名公，分为九等，极为详尽，《金鉴》遵之，编为歌诀而莫不有虚实之分，可谓无遗蕴矣。曾忆邻村有医士姓王名维藩者，余同谱弟丹文茂才[②]之族叔也，故业医，货药饵。邻有妇人病胃痛者请王治之，王用《海上方》中失笑散，服之立效。后凡有患心胃痛者，王辄以失笑散治之，效否各参半。王素食洋烟，一日自觉胃痛，亦自取失笑散服之，痛转甚，至夜半痛欲裂，捣枕捶床，天未明寂然逝矣。因思失笑散为逐瘀之药，王之邻妇必因瘀血凝滞，故用之立效。其余风寒暑热、饮食气郁，皆能致之，若概以失笑散施治，又不求其虚实，几何不误人性命乎？王用失笑散不知曾杀几人，故已亦以失笑死，殆冥冥中之报也。业医者，可不多读群书，以求其是乎？

曹沧洲医案

右　胃脘作痛，恶寒热不透，脉数不畅。宜解表疏里。

大豆卷三钱　川石斛三钱　六曲三钱　鲜佛手三钱五分　枳壳三钱五分　赤芍三钱　大腹皮三钱五分　干佩兰三钱五分　广郁金一钱　泽泻三钱五分　陈皮一钱（风温湿热附伏邪伏暑）

右　脘腹痛，得饮食即吐，胸闷，作寒发热，脉数而不畅。势在转重，勿忽。

淡豆豉三钱　上川连四分，姜水炒　猪苓三钱五分　陈佛手一钱　黑山栀三钱五分　泽泻三钱　淡吴萸廿一粒，盐水炒　沉香片三分　枳壳三钱五分　赤芍二钱　朱茯苓四钱　青蒿三钱五分　玉枢丹末三分，枇杷露一两，调化温服（风温湿热附伏邪伏暑）

左　头痛眩晕，食少易饱，肢节酸，胃气作痛，脉细。病繁当治所急。

白蒺藜四钱　炙鸡金三钱　陈佛手三钱五分　石决明一两，先煎　沉香曲三钱　桑寄生四钱　煨天麻七分　川断三钱　蔓荆子三钱五分（风温湿热附伏邪伏暑）

左　肝胃气，攻逆作痛，脉濡滑。

旋覆花三钱五分，绢包　沉香屑七分　金铃子三钱五分、延胡索三钱五分，二味同炒　代赭石四钱，煅，先煎　左金丸三钱五分，吞服　煅瓦楞粉六

---

① 趱(zǎn 攒)：来。
② 茂才：即秀才，为避讳汉光武帝刘秀而改。

钱,包　广郁金三钱五分,切　台乌药三钱五分(肝脾门)

右　脘腹痛渐减,泛恶头晕,寒热甫止,脉软微弦,胸闷便溏,溲热。病道深远,不易旦夕奏功也。

旋覆花三钱五分,绢包　生牡蛎五钱,先煎　五灵脂三钱五分　广郁金三钱五分　煅瓦楞粉一两,包　沉香曲绢包,四钱　炙鸡金三钱,去垢　白蒺藜四钱,去刺　赤芍三钱　延胡索三钱五分　大腹皮三钱　香橼皮一钱　绿萼梅一钱,去蒂(肝脾门)

右　水亏血少,肝木失养,肝气上亢,心脘作痛,甚则肢冷自汗,脉软弦,欲吐不吐,大便溏。土被木乘,理之非易。

旋覆花三钱五分,包　橘白一钱　带皮苓四钱　淡吴萸二分,盐水炒　瓦楞壳一两,醋煅,先煎　青盐半夏三钱五分　台乌药三钱五分,切　炒谷芽五钱,绢包　沉香曲三钱　白芍三钱五分　资生丸三钱,绢包　绿萼梅瓣一钱

右　肝气上逆,逆则心脘大痛,甚至肢冷汗淋,脉来弦。防痛剧致厥。

旋覆花三钱五分,绢包　金铃子三钱五分,酒炒　春砂末四分,冲　良附丸一钱,吞服　代赭石四钱,煅,先煎　醋炒五灵脂三钱五分　瓜蒌皮四钱,切　绿萼梅一钱,去蒂(肝脾门)

右　肝气乘胃,胃脘大痛不已,大便秘,脉细。防痛甚生波,勿忽。

旋覆花三钱五分,包　沉香末三分,冲　枳壳三钱五分　广郁金三钱五分　代赭石五钱,煅,先煎　上肉桂三分,去皮为末冲　莱菔子四钱,炒研　五灵脂三钱五分,醋炒　淡吴萸三分,盐水炒　制半夏三钱五分　杏仁泥五钱,去尖　玫瑰花瓣一钱

葱头一两　食盐一两　生香附一两　生姜一两　莱菔子一两,炒　打烂炒极热,布包熨之。(肝脾门)

右　心腹痛时易呕恶,左乳头抽痛,皆肝经病也。

旋覆花一钱五分,绢包　川楝子一钱五分,酒炒　朱茯神五钱　路路通三钱五分　煅瓦楞粉一两,包　台乌药三钱五分,切　苏梗三钱五分　蒲公英三钱五分,酒炒　沉香片三分　橘叶一钱　制香附三钱五分　炒香枣仁三钱五分　陈佛手三钱五分(肝脾门)

右　脘腹痛,腰脊酸,少寐,呕恶,恶寒,脉细。宜标本两治。

桂枝一钱　淡吴萸三分,盐水炒　朱茯神三钱　杜仲三钱五分,盐水炒　橘红三钱五分　旋覆花三钱五分,包　炒香枣仁三钱五分　陈佛手三钱五分　法半夏三钱五分　代赭石四钱,煅,先煎　金毛脊三钱,炙去毛　炒谷芽五钱,包(肝脾门)

右　肝木乘胃土,气痛顶心脘,痛及背脊,大便溏,脉细。拟先通阳泄浊,并宜顾及脾肾。

旋覆花三钱五分,绢包　高良姜五分　漂白术三钱五分　戊腹米三钱,包　煅瓦楞粉一两,包　橘红一钱　茯苓四钱　代赭石五钱,煅先煎　淡吴萸三分,盐水炒　制半夏二钱　霞天曲三钱　金毛脊三钱,炙去毛　炙鸡金三钱,去垢　炒谷芽五钱,绢包(肝脾门)

右　肝胃气痛之后,面浮色皖,食下不适,大便易溏,积虚不复,未可轻忽。

漂白术三钱五分,枳壳一钱同炒　橘红一钱　川断三钱,盐水炒　炙鸡金三钱,去垢　茯苓五钱　法半夏三钱五分　白蒺藜四钱,炒去刺　粉萆薢四钱　生米仁四钱　陈佛手三钱五分　金毛脊三钱,炙去毛　炒谷芽五钱,包　桑枝五钱,酒炒(肝脾门)

右　肝木犯胃,胃为气逆,脘次作痛,泛吐涎沫,二便如常,脉弦数,舌白,胃纳不香。此肝胃病也,一时不易奏效。

旋覆花三钱五分,绢包　淡吴萸三分,盐水炒　橘红一钱　炙鸡金三钱,去垢　代赭石四钱,煅,先煎　淡干姜三钱　宋半夏三钱五分　范志曲四钱,包　沉香片三分　白芥子一钱　瓜蒌皮四钱,

姜炒，切　白豆蔻七分，研冲　乌梅安蛔丸三钱，开水吞服(肝脾门)

右　胃阳式微，肝木乘之，脘次作痛，泛吐酸水，得食辄吐，舌白，脉细软，大便旬日一行，少腹胀硬。痰湿气机互郁，中运无权，体乏病深，防成膈气，理之不易。

旋覆花三钱五分，包　淡吴萸三分，盐水炒　白芍三钱五分，桂枝三分同炒　炙鸡金三钱，去垢　代赭石四钱，煅，先煎　白芥子一钱　淡干姜三分　火麻仁泥一两　沉香片三分　制半夏三钱五分　瓜蒌皮四钱，姜水炒切　绿萼梅一钱，去蒂　霞天曲三钱五分，包　生谷芽五钱，包(肝脾门)

右　肝胃不和，脘痛久不止，脉细。宜通阳泄浊，疏运和中。

旋覆花三钱五分，包　淡吴萸三分，盐水炒　橘叶一钱　炙鸡金三钱，去垢　瓦楞粉一两，醋煅，包　延胡索三钱五分，醋炒　法半夏二钱　公丁香五粒，后下　良附丸三钱五分，吞服　五灵脂醋炒　白蔻仁五分，研末冲　沉香曲三钱　陈佛手一钱(肝脾门)

左　心脘痛，连及胁肋，少腹胀，缠绵匝月。

旋覆花三钱，包　淡吴萸二分，盐水炒　川楝子三钱五分，炒　沉香曲三钱，包　煅瓦楞粉一两，包　枳壳三钱五分　延胡索三钱五分，醋炒　炙鸡金三钱，去垢　良附丸三钱五分，吞服　法半夏三钱五分　五灵脂三钱五分，醋炒　车前子三钱，炒，绢包　台乌药三钱五分(肝脾门)

右　肝气从心脘痛入少腹，骨节亦痛，脉左大、右软。本体不充，须慎之。

旋覆花三钱五分，包　陈佛手三钱五分　川楝子三钱五分，小茴香三分同炒　白蒺藜四钱，炒去刺　煅瓦楞粉一两，包　橘红一钱　延胡索三钱五分，醋炒　川断二钱，盐水炒　淡吴萸三分　法半夏三钱五分　五灵脂三钱五分，醋炒　广郁金一钱　绿萼梅瓣一钱(肝脾门)

右(正号)　肝气乘胃侮脾，胸脘腹作痛不已，大便坚塞，轰热寐中惊惕，脉左弦不静，右寸部为大。体虚病深，理之不易。

上川连三分，重姜水炒　旋覆花三钱五分，绢包　淡吴萸三分，盐水炒　大腹皮三钱，洗　全瓜蒌五钱，淡姜水拌切　代赭石四钱，先煎　朱茯苓三钱　陈佛手三钱五分　盐半夏二钱　海蛤粉七钱，包　车前子三钱，包　通草一钱　绿萼梅瓣一钱(肝脾门)

左　胃脘痛久不止，不易速解。

旋覆花三钱五分，绢包　沉香曲三钱，绢包　台乌药三钱五分　泽泻三钱　代赭石四钱，煅，先煎　橘红一钱　广郁金三钱五分　陈佛手三钱五分　淡吴萸二分，盐水炒　法半夏三钱五分　赤苓三钱　五灵脂三钱五分，醋炒　炒谷芽五钱，包　延胡索三钱五分，醋炒(肝脾门)

右　心脘痛，头晕头痛，脉右濡细、左弦。宜流利气机。治在肝脾。

桑叶三钱五分　煨天麻七分　旋覆花三钱五分，包　乌药三钱五分　白蒺藜四钱　陈皮一钱　代赭石四钱，先煎　左金丸七分，吞服　石决明一两，先煎　宋半夏三钱五分　煅瓦楞粉一两，包(肝脾门)

幼　脘痛阵作，便通，纳如常，延防疳积。宜肝脾两治。

苏梗三钱五分　六曲四钱　使君子三钱五分，炒　广木香一钱　金铃子三钱五分，炒　炙鸡金三钱，去垢　五谷虫一钱，焙　青皮一钱　延胡索三钱五分，炒　大腹皮三钱，洗　楂炭三钱五分　炒谷芽五钱，包(肝脾门)

右　腹胀脘左痛，瘕疝亦较松，头晕，晨烦，舌微黄、中剥。上实下虚，病绪杂出，延肿甚作喘。

旋覆花包　橘白　川椒目　炙鸡金　瓦楞壳　宋半夏　大白芍　胡芦巴　沉香曲　象贝　九香虫　陈麦柴　焦麦芽(肿胀门附黄疸)

朱　脘痛大势得减，脉细弦，舌中剥。宜

守前意增减。

归身三钱五分，酒炒　良附丸三钱五分，吞服　沉香曲三钱，绢包　延胡索三钱五分，醋炒　白芍三钱五分　淡吴萸二分　炙鸡金三钱，去垢　五灵脂三钱五分　煅瓦楞粉一两，包　公丁香五粒　台乌药三钱五分　春砂末五分，包，后下　陈佛手三钱五分(拾遗门内外并立)

上池医案

此肝病也，肝为血之藏，亦主生疏泄之用。经信时阻时通，脘痛腹痛频频，肝郁则脾亦不和，每腹痛气逆，大便必泄，此即木乘土位之象。土衰矣，金亦枯，咳嗽面浮，喉间如焚，阴分亦虚，肝病而传及脾肺肾三阴并亏，拟煎法。

九孔石决明　元参　桑叶　橘核　茯神　料豆皮　北沙参　陈皮　丹皮　干荷蒂

肝阴素亏，脾阳少运，食不易化，时胀时嘈，素有脘痛，培土为主，所谓见肝之病，当先实脾。

洋参刮去皮，饭上蒸，切片，炒　土炒於术　茯神　炒归身　白蒺藜　生打桂圆肉　盐水炒川断肉　盐水炒杜仲　炒白芍　煨木香　炒木瓜　炙草　枣仁

诸药为末将桂圆肉打烂和入药末量加炼蜜为丸。

脘痛自少腹上者，肝气犯胃也，必作呕。

石决明　延胡　茯苓　归身　川楝子　焦半夏　陈皮　丹参　藕皮

肝气作痛，侮脾则食少，平肝扶土，二者并治，宜逍遥法。

柴胡　焦白术　川楝皮　延胡　黑栀　白芍　陈皮　归身　丹皮　砂仁

脘痛发，不能纳谷，肝气犯胃也，平肝为主，养血理气。

归身　白芍　金铃子　延胡　香附　紫石英　砂仁

见肝之病，当先实脾，脾虚肝气不舒，气横侮脾，中气衰而脘痛发，泄肝疏肝，皆为正气，拟丸法以培土为主，心营肺卫，宜兼治之，而止痛理气，总是治标之法。轻则大衍丸，随时酌用可也。

人参　土炒制於术　归身炒　白芍炒　远志肉炒　炙芪　茯苓　麦冬　枣仁炒黑　白蒺藜鸡子黄拌蒸三四次晒干炒　煨木香　炙草

为末捣入桂圆肉杵和匀量，加白蜜为丸，飞辰砂为衣。

动怒伤肝，肝阳上逆，心胸作痛，痛剧即呕，呕即伤胃，痰涎血溢俱出。平素多郁，郁则气火上升，脉细涩，胃不纳，背微寒，面黄瘦，色脉见症，肝胃两伤也。调养之法，戒气节劳，其病渐安。

川连　郁金　金石斛　乌梅肉炒炭　橘红盐水炒　白芍　延胡　茯苓　丹皮

类疟初愈，胃气未和，脘痛胁痛，理气补血。

归身　丹参　新会皮　香附　姜　枣　白芍　半夏　茯苓　谷芽

脘痛食少，痛时腹下不软，有时仍下黑色瘀滞为患，宗通则不痛例。

炒黑当归　丹参　茯苓　淮牛膝　炒黑楂炭　丹皮　陈皮　嫩乌药

左侧是肝位，主升有阴以济之，则升中原有降之理。左乳房乃阴络所聚，隐隐作痛，原系先天禀质，阴亏水不涵木，木火失养，而肝气抑郁。须知木是土之仇，肝痛必犯胃，胃脘作痛，腹中作胀，木来克土，痛必日甚，痛亘彻背，遂乃作呕吐，呕吐痰饮，色如药汁，或酸或苦，肝阳心火交炽矣。因思初痛伤气，久痛伤血，初痛在经，久痛在络，痛已十五六载，而其痛一日三发，发则渐厥，脉左数右软，面色青黄，毫无华色，肝营竭矣，中气亦亏，将来上不

得食，下不得泄，真津真液愈吐愈耗，何以图治？拟方：

朝服左金丸，另煎旋覆花、青葱管、新绛屑送下。

晚服当归羊肉汤：精羊肉去油膜、全归、大白芍、淮小麦、大南枣。

沈氏医案

张寿南，肝火郁于胃中，不得疏泄，而寒热如疟，胃脘或时作痛，脉息洪大而弦滑，此胃中有痰，肝家有郁火也。宜豁痰理气疏肝之药为治，并宜清虚淡泊，则胃中清爽，而痰自无矣。

柴胡　青皮　半夏　广皮　山栀　香附　黄芩　甘草　枳壳　加姜煎

崇明袭永和，痰火郁于胃中，不得通泰而作痛，用通利之药，肛门觉热，小便黄赤，此火气下降也。因痛而饮烧酒，得以暂止者。盖热得热，则同气相求，似乎相安，而实助其为患也。理宜清火，和胃理气之药为治。

半夏　广皮　黄芩　石膏　香附　山栀　青皮　枳壳　黄柏　瓜蒌实

濮院吴廷来，胃脘作痛而呕吐，乃肝火郁胃而成，误服热药，几至危殆。用清火和胃之药，呕吐已平。但郁久未清，有时上逆，脉息弦数，此胃不和而余火未清也。当以和胃清火之药治之。

半夏　广皮　山栀　香附　石膏　川连　瓜蒌　青皮　枳壳　加姜

平湖陈晋公，平素多思多郁，肝火郁于胃中，不得疏泄，煅炼津液成痰，阻滞气道，饮食入胃，则作胀而痛，近因春令，肝木用事，恼怒伤肝，以致左胁作痛，以手按之亦痛。肝为藏血之脏，怒则伤肝，而血为之郁。《经》云：大怒则菀于上，令人薄厥。将来虑其随火上升而吐。脉息沉弦而涩，此瘀血阻滞，胃中作痛也。理宜行滞消瘀，理气之药治之。今先用一味大黄丸，以逐胃中之血，从大便而出，并虑其成噎膈之症也。

桃仁　归尾　郁金　牛膝　香附　山栀　青皮　半夏　广皮

大便黑色，故知其有瘀血也。服酒蒸大黄丸二钱，大便去结粪黑色黍腻之物不计，肛门觉热，则知郁与瘀血无疑矣。但胃中尚未清爽，所以胸膈不能宽畅，背心作痛，在此肺腧也。《经》云：诸气膹郁，皆属于肺。因郁之久，火气不能通达，以致作痛。今诊得脉息弦大带数，因服通利之药，火气得以发泄故也。调治之法，先讲开郁消瘀润大便为要，结则肺脘不通而痛。《内经》云：三阳结为之膈。三阳者，大小肠膀胱也。结于下则反之于上，而噎膈之症来矣。常将汤液滑润之物，滋其大便，并服蔗浆梨汁芦根汁，而使大便不燥结为妙。

白芍　甘草　桃仁　当归　郁金　香附　山栀　枳壳　半夏　广皮　夏枯草煎汤服

南翔杨简修，病起于思虑抑郁，肝木不能条达，郁于胃中，至去冬一阳萌动之时，木火发越，而胃脘作痛，流走不定，时发寒热，肝胆之火上升，左边头面肿胀，肿处出水，其火得泄而渐平，至今春正月，春令发生之时，木火升腾而冲胃，呕逆不止，而出大汗，木火得以疏泄而渐安。此汗系内火销烁而出，非气虚自汗也。痛则大便不通，所谓通则不痛也。痛则胸膈胀满者，肝木之性，善胀郁，而不得疏泄，故胀而满也。痛时作酸者。肝火郁于胃，亦以不得疏泄也。两胁与小腹，皆肝部之分，故痛则必连小腹，两胁痛时，作胀作呕作酸，皆肝气郁而不舒之故，治法惟以疏肝和胃为主。诊得脉息左手沉弦而小，所以知其肝气之郁而不舒，右手沉滑有力，所以知其肝木郁于脾土之中也。

半夏　广皮　白芍　甘草　香附　山栀　青皮　柴胡　木通　瓜蒌

又丸方，服疏肝和胃之药，气道宣通，左

手寸关,已觉浮大,此药之对病也。治法惟以疏肝和胃为主,《内经》所谓木郁则达之,则胃脘之病自止矣。煎剂多服,恐伤胃气,当以丸药进之。

前方加黄柏、夏枯草,木通煎汤法丸。

一人言心头痛,乃胃脘为肝火所郁也。诸医用黄连治之不愈,其人又善酒,为定一方而愈。

白芍　甘草　山栀　黄芩　瓜蒌实　石膏　葛根　香附　枳壳　连翘

海盐朱龙为,于五十六年十月,疟疾四五发即止。此时精神未复,仍劳碌倍常,并忍气不发。五十七年春,夜膳后,胃中觉饱胀,一更时候,饮食吐尽方卧。自此以后,或五日或十日一吐,夜膳少进,甚至绝闷,不敢夜膳,是时服资生丸。五十八年春,清晨服大八味,下午服香燥药。医家云:肝气欠和,胃中甚寒,将来恐有疝气,故服之。至初夏胃中痛渐甚,每日申酉之分,饱胀疝气,兼有盘肠气痛,至戌时分,必将夜膳吐尽,至五更时倦睡方宁,秋间二日一发,三日一发,夜膳不用,至冬亦然。五十九年,疝气盘肠气痛稍痊,至夏全愈,至于胃脘痛呕吐,或半月一发,或一月一发。六十年,呕吐胃痛,一岁必遇四五次。六十一年,元气亦然,二年分全愈。是岁十一月,感冒风寒,饮食不进,腰背俱痛,此时便不服大八味。十二月二十日,忽起黄疸,遍身发痒,小便短赤,屡服药,至三年分八月全愈。但黄疸时呕吐不发,黄疸愈,此症又发。目下减餐茹素,日中啜粥方好,若遇膏粱厚味,则胃痛呕吐,背痛腰酸,盗汗发痒,种种不适。并易动气,口苦必吐尽方安。又若稍受风,或用心身,便寒热,精神更疲倦矣。

案龙为兄受病,得之外伤暑邪,内伤食物,停滞胃中,煅炼津液成痰。至冬令为外邪所触而发疟,四五发即止者,冬令潜藏故也。至来春,其余邪留滞,加之郁怒伤肝,交春令发陈之月,肝木用事,木性善胀,食后胃中胀满,不得下达,肝火上冲而呕吐,其时即应疏达肝火,兼扶脾胃,则吐可愈。乃服资生丸,内中参术山药莲肉扁豆芡实等药,皆闭气凝滞之品,其肝气不得下达,而至病之不愈也。又服八味丸香燥等药,肝火愈炽。大凡疝症,系内有肝火,外受寒凉,抑遏而成,反用八味助火,甚悖谬。内有地黄,乃凝滞之药,故胃中壅塞不通而痛,阳明旺于申金,故胀满而痛更甚。肝气上逆冲胃,胃中之食物吐尽,交五更阳气,肺金主事,金旺则木平,故能安睡。此皆肝气郁于胃中,不得通泰而致病也。交春令木旺生发之时,肝气得以疏泄,至夏令木性垂枝布叶,尽发于外,所以疝气全愈。然其余波尚未尽除,故有时胃痛呕吐。是岁十一月,正一阳初动之时,胃中所伏之火,外为风寒所触,饮食不进,其火流注腰背,不能外达而作痛。冬至遏郁不舒,郁蒸而为黄疸,胃主肌肉,湿热熏蒸则发痒,小便短赤。黄疸时其湿热得发于外,故胃痛呕吐不发,黄疸愈,则湿热之邪,复留于内,所以胃痛呕吐复作。若遇膏粱厚味,壅滞胃中,则蒸而为汗,发于肌表,而作瘙痒。种种诸端,皆属胃湿热痰饮纠结不清,肝火郁而为病,所以脉息左手沉弦,右手滑大有力。治法先讲薄滋味,戒恼怒,避风寒,并服豁痰清肝理气之药,自然却去病蒂矣。

煎方:半夏　广皮　山栀　香附　川连　厚朴　青皮　葛根　木通　柴胡

丸方:半夏　广皮　山栀　香附　川连　莱菔子　连翘　厚朴　青皮　枳壳　夏枯草

煎汤法丸。

鲁峰医案

越鞠调气汤,此予治一邻妇胃脘刺痛直声喊叫症势危急之方也。此汤服头煎而痛减,尽剂而全愈。

越鞠调气汤方:

柴胡二钱,醋炒　白芍二钱,酒炒　抚芎一钱

五分　枳壳二钱,麸炒　厚朴二钱,姜炒　乌药二钱　青皮二钱　香附二钱,醋制　紫苏一钱五分　木香一钱五分　甘草一钱

引加生姜一大片,煎服。

补中舒气汤,此予治一贵府夫人中脘刺痛眩晕瘾疚之方也。初用疏肝理气之剂数帖而症益剧,急切无法,又难推却,因思其人体弱脉微,不拘于痛无补法之说,仅凭其脉候,加用人参一钱五分,遂痛止而愈。

补中舒气汤方:

人参一钱五分　当归二钱,酒洗　白芍二钱,酒炒　乌药一钱五分　陈皮一钱　木香一钱　香附一钱五分,醋制　柴胡二钱,醋炒　紫苏一钱　枳壳一钱五分,麸炒　木瓜二钱　桔梗二钱　茯苓二钱　甘草一钱五分,炙

引加生姜一大片,煎服。

导滞解痛汤,此予在沈阳治驿站监督和公胃痛之方也。和公年逾六旬,素日口馋贪食,而食过多则胃间结痛,以致面色青黑痛至欲死,饮食不下,脉闭肢凉。予与江医士商酌,立此汤,服一剂而痛减,至三剂而愈。

导滞解痛汤方:

丁香五分　干姜一钱五分　木香一钱二分　青皮一钱五分　肉豆蔻一钱五分,煨熟　枳实二钱,麸炒　厚朴二钱,姜炒　神曲三钱,炒　香附二钱,醋制　苍术一钱五分,泔浸　当归二钱,酒洗

引加生姜一大片,煎服。

也是山人医案

张(三六)　肝阳犯胃,厥心痛,呕吐妨食,肢冷脉弦。

川楝子　制半夏　制香附　炒延胡　郁金　茯苓　生白芍　炒橘红

又　昨进苦辛方,呕吐已止,诸痛皆减,肝阳虽平,而耳鸣,咽干频渴,恶心脘痹。想六气都从火化,所以头面清空诸窍,皆为肝火蒙闭。再拟清散,亦为《内经》之其上可引,勿越之之义也。

青菊叶三钱　鲜生地一两　郁金一钱　栝蒌皮一钱五分　霜桑叶一钱　黑山栀一钱五分　羚羊角一钱　连翘一钱五分(肝火)

苏(廿八)　胃痛呕逆,此属肝木侮土,进河间方。

金铃子二钱　郁金一钱　小茴香一钱五分　炒延胡一钱　制香附一钱五分　南楂炭一钱五分　青皮一钱

诸(四八)　嗔怒动肝木,犯胃,为痛,为呕,为消渴,肢冷,脉沉微。是木不条达,制肝木,理能取胜。

延胡一钱　制香附一钱五分　归须一钱　川楝子二钱　郁金一钱　青木香八分　桂枝八分　炒橘红七分

陈(廿三)　营虚胃痛,议辛甘理阳。

甜桂枝八分　炙草五分　煨姜五分　归须一钱五分　南枣三钱　茯苓三钱　生白芍一钱五分(胃脘痛)

孟河费绳甫先生医案

安徽陈竹亭,患胸腹作痛,心烦遗精。余诊其脉细弦。此胃气虚寒而肝阳疏泄太过也。治必温胃清肝,方用别直参一钱,荜澄茄一钱,淡吴萸三分,广陈皮一钱,制半夏钱半,全瓜蒌三钱,橘红一钱,杏仁三钱,炙紫菀一钱,冬瓜子四钱,一剂痛止。再剂咳平遂愈。(诸痛)

如皋刘清溪,入夜脘痛,诸药不效。余诊脉弦大而牢。此瘀血阻气,徒调肝胃无益。方用玄胡索一钱,金铃子钱半,红花五分,桃仁一钱,广木香五分,广陈皮一钱,当归二钱,丹参二钱。连服二剂,粪如胶漆而愈。

上海姚妪,胸腹作痛,饮食减少,数年图治无功。余诊其脉沉弦。此肝阳刑胃,胃气失降。酸苦泄肝,甘凉养胃,必能获效。遂用

白芍钱半,牡蛎四钱,川楝肉钱半,木瓜钱半,酒炒黄连二分,吴茱萸一分,北沙参四钱,瓜蒌皮三钱,川石斛三钱,陈皮一钱。连进三十剂而全愈。(诸痛)

镇江王登瀛,患胸脘偏左作痛,脘右弹之有声,胁肋气觉流窜,从二便不利而起。余诊其脉,左沉弦,右滑。肝气挟湿痰阻胃,气失下降。方用肉桂二分,吴茱萸二分,橘红一钱,半夏钱半,厚朴一钱,茯苓二钱,杏仁三钱,冬瓜子四钱,川楝钱半,山栀钱半,当归二钱,薤白钱半,瓜蒌三钱,椒目二十粒。进两剂,溲利便通,脘痛大减。接服八剂,其病若失。(二便不利)

阮氏医案

赵　禀性阴寒,每患心痛。现因湿困中阳,纳化失职,故不欲食,食则胃脘痞胀,腹亦微痛。拟以辛热通阳法。

紫安桂一钱　制香附钱半　益智仁钱半　广郁金钱半　酒白芍二钱　高良姜一钱　藿香梗钱半　炙甘草八分　炒枳实一钱　制川朴一钱

噫呃案(嗳气案同见)

名医类案

吕元膺治一人,病哕十余日。诸医以附子、丁香等剂疗之,益甚。切其脉,阳明大而长,右口之阳数而躁。因告之曰:君之哕,即古之咳逆,由胃热而致。或者失察,反助其热,误矣。饮以竹茹汤,未终剂哕止。胃火。(咳逆)

壶仙翁治乡进士许崇志,病呃逆,医以雄黄烟熏其鼻,倏然目暗火症。热剧甚。召翁诊之,曰:此得怒气伤肝,肝气上逆而呃。木挟相火,直冲清道。《经》云:木郁达之。即投以涌剂,更为之疏肝平气,数服而愈。所以知崇志病者,切其脉,左关沉而弦,右寸微而数,沉弦为郁,微数为热郁不行,故病呃逆,此怒气所生也。丹溪曰:诸逆冲上,皆属于火。然亦有数者不同,或痰,或食,或汗吐下后,或中气大虚,或阳明失下,或痢后胃虚,阴火上冲清道宜细阅《准绳》治法。

有病霍乱吐痢垂困,忽发咳逆(编者按:《名医类案》谓"咳逆连属不绝,俗谓之呃忒是也"),半月间遂至危殆。一医云:凡伤寒及久病得咳逆,皆恶候,投药不效者,灸之愈。遂令灸之。火至肌,咳逆随定。元丰中,壶大鄜延经略使,有幕官张平序病伤寒已困,咳逆甚,气已不属。忽记灸法,试令灸之,未食顷遂瘥。其法:乳下一指许足阳明乳根穴,正与乳相直,骨间陷中。妇人即屈乳头度之,乳头齐处是穴。艾炷如小豆大,灸三壮,男左女右,只一处,火到肌即瘥。若不瘥,则多不救矣。灸法。

丹溪治一老人,素厚味,有久喘病,作止不常,新秋患痢,食大减,数日咳逆作。脉豁大。痢见呃逆从补,况脉大耶?仲景云:大则为虚,以其形瘦,可治。用参术汤下大补丸以补血,至七日而安。

一女子年逾笄,性躁味厚,暑月因大怒而咳逆,怒见呃逆,治痰从吐。每作一声则举身跳动,神昏,凡三五息一作。脉不可诊,视其形气实,以人参芦二两煎饮,大吐顽痰数碗,大汗,昏睡一日而安。

虞恒德治一人,病伤寒阳明内实,医以补药治之而成,发咳逆。十日后召虞诊,其脉长而实大。与大承气汤大下之,热退而咳亦止。伤寒阳明内实,失下。

一人得伤寒症，七日热退而咳，连声不绝，举家彷徨。召虞诊，其脉皆沉细无力，人倦甚。以补中益气汤作大剂，加炮姜、附子一钱，一日三帖，兼与灸气海任穴、乳根胃穴三处，当日咳止，脉亦充而平安。胃虚。（咳逆）

保婴撮要

一小儿十五岁，喜噫，面黄腹胀，饮食难化，用六君、益智、木香渐愈。后因怒兼胁痛，少食下气噫气，用补中益气汤加附子、益智渐愈。后饮食过多，腹胀吞酸，服保和丸，热渴痰甚，用二陈、黄连、石膏之剂，大便不止，吃逆不食，手足并冷，余用六君、附子，四剂稍愈，又以补中益气汤加附子及八味丸而遂安。

一女子十九岁患前症，用六君子汤送四味茱萸丸而愈。但怒即发，服此药亦即愈。后因怒气劳役，前症复作，血崩不止，先用柴胡栀子散一剂，随用补中益气汤加山栀而痊。仍参虚羸治验。（噫气）

一小儿脾气素弱，饮食少思，常患虚弱，毕姻后噫气，右关脉弱，不及本部，左关脉弦数而长。此脾气虚肝木胜之也，用六君、柴胡、炒黑山栀，治之寻愈。后因劳复作，用补中益气汤加益智，二剂而痊。后又劳，复头晕，仍用前汤，更加蔓荆子而愈。

一女子十四岁，性急多怒，噫气，常服木香槟榔丸，胸中爽快。次年出嫁孀居，前症复发，服清气化痰丸，发热痰甚；服芩、连等药，经行如崩，发热作渴，四肢抽搐，唇口自动。此因肝盛脾虚，不能统血归经，虚火动而类风也，用加味逍遥散，内归、术各用五钱，加钩藤钩二钱治之，诸症顿愈。又用加味归脾汤，久服而愈。

一女子早丧母，噫气下气，出嫁后患吞酸胸痞，用六君子送越鞠丸渐愈，又用加味归脾汤而安。后因怒兼胁痛腹胀，小便淋涩，用加味逍遥散加车前子、龙胆草而愈。

一小儿十一岁，禀胃气充实，饮食过多，胸满噫气，用枳壳散渐愈，又用六君子汤痊愈。至十七岁，饮食停滞，腹胀兼痛，自用枳壳散，肢体倦怠，噫气下气。余用六君、干姜、肉桂而愈。

一女子年十六患此，先用参、术之药，不应，用六君子汤送四味茱连丸而愈。后又因怒气劳役，前症益甚，更兼发热，用柴胡栀子散二剂，随以补中益气汤而痊。（下气）

孙文垣医案

张裕斋，恶寒，痰多，作呃，胸膈不宽。两寸俱短弱，关洪大，尺涩。此上焦气虚，中焦有痰，下元不实也。法当清中补下，不然，后将有中风之患。二陈汤加白蔻仁、香附、藿香以开胃气，白芥子、萝卜子、杏仁以降痰而润大便。两帖诸症悉去。乃录八味肾气丸方与之，令自调理。（卷二）

族侄合溪，年当八旬，春初偶为寒袭，发热咳嗽，医与芎苏散，即汗出不止，呃[①]呃连声，勺粒不入，昏愦经旬，汗日加，呃日甚。延予诊之，六部浮大无力，重按三五不调，六七至一止，右关近滑。诊毕，语嗣君敬所曰：尊翁由劳倦表虚感邪，脉故浮大无力，法当从东垣补中益气汤，一二剂可瘳也。医乃妄为表散，致汗漏神疲、昏愦发呃，高年值此，宁不殆乎？即可侥幸图安，亦不过千日养耳。敬所勃然俛而对曰：上已后为家君寿期，不虞构疾，羸惫若此，苟保百日，俾菽水[②]之心，庶几少尽，叔祖之赐多矣。若千日又出于望外也。予即以六君子汤，加竹茹、柿蒂以止呃，再加酸枣仁、石斛以敛汗，一进热退呃定，再进汗

---

① 呃(è厄)：饱声。

② 菽水：指所食唯豆和水，形容生活清苦。语出《礼记·檀弓下》："子路曰：伤哉！贫也！生无以为养，死无以为礼也。孔子曰：啜菽饮水尽其欢，斯之谓孝。"后常以"菽水"指晚辈对长辈的供养。

止食人,三进,霈霈然精神长矣。乃减去竹茹、柿蒂,加当归,半月全安。先是祝令君谓渠有耆德,请为介宾,以疾辞不及赴,迨季春,令君闻渠寿,即援例赐一级宠以冠带扁,额用彰恩典,光于乡间①,后果三年而卒。(卷三)

先醒斋医学广笔记

高存之婿浦生,气上逆,每饭下一二口,辄嗳气数十口,再饭再嗳,食顷,三四作。仲淳曰:此气不归元,中焦不运也。每剂须人参二钱。不信,服他医快气药愈甚。逾二三月,仲淳云:今须参四钱矣。不信。又逾二三月,仲淳云:今须参六钱矣。不信。又逾月,饮食不下,每呕,冷气如团而出,上下气不属,分必死。存之坐其家,迫令服仲淳药。服首剂不动,服再煎不动,然亦不如他汤药辄呕也。服三煎,忽心口下如爆一声,上则嗳气,下则小遗无算,上下洞然,即索粥,顿食三、四碗,不上逆也。服五、六剂,减参二钱,嗳逆复作,复用六钱而安。一月后,方减参二钱,服半年全愈。

人参六钱　麦门冬三钱　五味子二钱　橘红一钱　砂仁一钱　白芍药二钱　角沉香五分　益智仁一钱五分　山茱萸肉三钱　真苏子二钱　枇杷叶三大片

水煎,临服加沉香汁十五匙,逆水芦根汁一大盏。又十倍为末,山药糊丸,空心白汤吞。(虚弱)

芷园臆草存案

秋间,孟杼正君,因怒发呃三日夜。侵晨②,急束召予,以事夺,至未末往诊。孟杼愁容怨语,泣涕嗟苦,予诊之曰:来极迟,效极速。药进而寝,次日,喜见曰:昨心欲裂,方治后事,以兄诙谐宽我耳。宁期一药而果效,真不解其故!予曰:予开肝郁也。内君特怒之未畅,气将入胃而不能,故发呃。予不治呃,用柴胡等条达木郁,郁解则止,暴病气全,故易愈耳。

陆氏三世医验

误补误清用散治验三五

韦汝经,春初肄业于萧寺,其房屋新创,不甚谨密,天寒夜坐,至一二更倦怠,凭几而卧,醒来身觉寒甚,头微痛,天明,自服参苏饮二剂,未经出汗,他无所苦,但头痛数日不止。同事一友云:兄体甚弱,拥炉而坐,有何感冒?此看书劳神,上气不足而痛也。试检李东垣书看之,宜服补中益气汤。汝经以为知医,即倍人参服之,清晨未早膳服后,便觉神气昏闷,胸膈不舒,从早至暮,粒米不进,晚发呃逆,睡卧不安,始延医诊治。医以脉气带数,是火也,用知、贝、芩、连、竹茹辈服之,反遍体壮热,呃逆不止,其势甚恶,僧人危之,欲送回家,又恐有失,连夜令人报知乃尊韦南川,邀予诊治。面赤戴阳,郁冒之极,呃逆殆无已时。南川曰:公看有救,权在此服药,否则扶归,死于家中。泪如雨下。予诊之,左脉沉数而弦,右脉原和。予曰:病轻药误耳,不汗而剧,得汗即解矣。乃以火郁汤倍麻黄被覆大汗之,至晚诸症如失。明日南川来索药,予曰:乍见几上尚有补中益气汤一帖,服此足矣。数日后,桥梓登门叩谢。予曰:外势虽剧,内实无恙,力却之。

卢绍庵曰:风从汗解,虽服药而无汗,则邪仍在表,反投补剂,邪既内壅,又易凉剂,邪火外郁,宜其病外增病也。先生乃以柴、葛、羌、独、麻黄辈热服表汗,诸症如失。恃聪明而误药,可畏哉!(卷之二)

寓意草

直叙王岵翁公祖病中垂危复安始末

岵翁公祖,自春月论耳鸣后,见昌执理不

① 乡间:泛指民众聚居之地。
② 侵晨:破晓,天刚亮。

阿，知为可用。至冬初以脾约便艰，再召诊视。进苁蓉、胡麻、首乌、山药等，四剂即润，盖缘肠中少血多风，与药适宜，故效敏耳。自是益加信悦，时沐枉驾就问，披衷相示。冬尽偶因饱食当风，忽然一吐，倾囊而出，胃气大伤。随召诊问，体中微似发热，左关之脉甚大，自云：始先中脘不舒，今觉气反攻左。始用梨汁不投，今用蔗浆稍定，不知此何症也？昌因断曰：此虚风之候也。以胃中所受之水谷，出尽无留，空虚若谷，而风自内生，兼肠中久蓄之风，乘机上入，是以胃中不安。然风入于胃，必左投肝木而从其类，是以气反攻左。而左脉即为之大且劲。《内经》云：风淫于内，治以甘寒。梨汁蔗浆，俱甘寒对症之物，而一效一不效者，又可知胃中气虚已极，不耐梨性之达下，而喜蔗性之和中也。于是以甘寒一派之药定方，人参、竹沥、麦门冬、生地黄之属，众议除参不用。服后腹中呱呱有声，呕出黄痰少许，胸中遂快。次早大便亦通，症似向安。然有可怪者，本是胃经受病，而胃脉反不见其病，只是上下两旁，心肾肝肺之脉，时时另起一头，不安其常。因为剖心争论，谓此非上下两旁之见病端也。乃中央气弱，不能四迄，如母病而四子失乳，故现饥馁之象耳。观公祖自云：口中之味极淡。又云：水到喉管，即注住不肯下行。明明是胃中之气不转，宿水留住喉间，不能更吞新水耳。宜急用四君子汤以理胃气，则中央之枢轴转，而四畔之机关尽利，喉管之水气不逆，而口中之淡味亦除矣。如不见信，速请明者商之，不便在此羁时误事也。然而言过激烈，反怪为故意惊骇。改召二医，有谓中风者，有谓伤寒者，见各不同。至于人参之不可用，则同声和之。谓症之轻而易疗，则同力担之。微用发表之药，即汗出沾濡，又同口赞之。曾不顾已竭之胃气，追之实难，反开关而纵之去，于是气高神荡，呃逆不休矣。再侥幸而投黄连一剂，将绝之系，加极苦以速其绝。二医措手不及，复召昌至，则脉已大乱，如沸如羹，频转频歇，神昏不醒，身强莫移，年寿①间一团黑滞，其气出则顺，而入必哕，通计昼夜一万三千五百息，即得一万三千五百哕矣。二医卸祸，谓昌前所议四君子汤，今始可用。吁嗟！呼吸存亡，尚图雍容樽俎乎？据理答之曰：气已出而不入，再加参、术之腻阻，立断矣！惟有仲景旋覆代赭石一方，可收神功于百一。进一剂而哕势稍减，二剂加代赭石至五钱，哕遂大减。连连进粥，神清色亮，脉复体轻。再用参、苓、麦冬、木瓜、甘草，平调二日，遂康复如初。此盖祖翁少时纯朴不凋，故松柏之姿，老而弥劲，非尽药之功能也。即论药，亦非参之力，乃代赭坠参下行之力也。祖翁病剧，问昌何为不至，及病间，见昌进药，即鼓勇欣尝，抑何见知之深耶！而昌亦得借汤药以行菽水之事，快矣快矣！

胡卣臣先生曰：左氏《春秋》，无与于兵，而名将以为兵法之精，见理不到，则一心之运用不出也。噫！难与俗人言矣。（卷三）

旧德堂医案

素君，素多劳动，因乘暑远行，遂胸臆不宽，呃忒连发，八日以来声彻邻里，自汗津津，语言断落，汤药遍尝毫无效果，举家惶恐，特干余治。现症虽脉尚有根，况准头年寿温润，不晦法令，人中光泽不枯，若论色脉，生机犹存，但徒藉汤丸，恐泄越之阳不返，潜伏之阴难消。当先用艾火灸期门三壮，并关元气海诸穴，再煎大剂四君子汤，加炮姜、肉桂为佐，丁香、柿蒂为使，内外夹攻。譬之釜底加薪，则蒸气上腾，而中焦自暖，四大皆春，何虑阴翳之不散，真阳之不复耶？果一艾而呃止，再进而全愈，共骇为神奇。

临证指南医案

王五五　哕逆举发，汤食皆吐，病在胃之

---

① 年寿：指眉心至鼻尖之间的部位。

上脘，但不知起病之因，据云左胁内结瘕聚，肝木侮胃，明系情怀忧劳，以致气郁结聚，久病至颇能安谷，非纯补可知，泄厥阴以舒其用，和阳明以利其腑，药取苦味之降，辛气宣通矣。

川楝子皮　半夏　川连　姜汁　左牡蛎　淡吴萸(木乘土)

丁三十　嗔怒，气血逆乱，右胁不和，夜食嗳噫膜胀，乃肝胃病，治以解郁，宣通气血。木郁气滞血涩

钩藤　丹皮　桑叶　生香附　茯苓　神曲　降香木　炒黑楂肉(肿胀)

王二二　初用辛通见效，多服不应，想雨湿泛潮，都是浊阴上加，致胃阳更困，仿仲景胃中虚，客气上逆，噫气不除例。胃虚客气上逆

人参　旋覆花　代赭石　半夏　茯苓　干姜

某　味淡，呕恶嗳气，胃虚浊逆。

白旋覆花　钉头代赭　炒黄半夏　姜汁　人参　茯苓

汪三十　壮年饮酒聚湿，脾阳受伤已久，积劳饥饱，亦令伤阳，遂食入反出，噫气不爽，格拒在乎中焦，总以温通镇逆为例。

白旋覆花　钉头代赭　茯苓　半夏　淡附子　淡干姜

徐　噫气不爽，食后甚。脾肺郁

杏仁　半夏曲　橘红　厚朴　郁金　桔梗

陈二十　多噎，胸膈不爽，胃阳弱，宜薄味。胃阳虚

生白术　茯苓　新会皮　半夏曲　益智仁　厚朴　生姜

某　嗳气，腹微痛，脾胃未和。脾胃不和

人参　焦白芍　茯苓　炙甘草(噫嗳)

王　脉搏劲，舌干赤，嗳气不展，状如呃忒，缘频吐胃伤，诸经之气上逆，填胸聚脘，出入几逆，周行脉痹，肌肉着席而痛转加，平昔辛香燥药不受，先议治肺经，以肺主一身之气化耳。

枇杷叶汁　杏仁

共煎汤，冲桔梗枳实汁。(肺痹)

某　面冷频呃，总在咽中不爽，此属肺气膹郁，当开上焦之痹。盖心胸背部，须藉在上清阳舒展，乃能旷达耳。肺气郁痹

枇杷叶　炒川贝　郁金　射干　白通草　香豉

王　脉微弱，面亮戴阳，呃逆胁痛，自利，先曾寒热下利，加以劳烦伤阳，高年岂宜反复？乃欲脱之象，三焦俱有见症，议从中治。阳虚浊阴上逆

人参　附子　丁香皮　柿蒂　茯苓　生干姜

陈　食伤脾胃复病，呕吐发呃下利，诊两脉微涩，是阳气欲尽，浊阴冲逆，阅方虽有姜、附之理阳，反杂入芪、归呆钝牵掣，后方代赭重坠，又混表药，总属不解。今事危至急，舍理阳驱阴无别法。

人参　茯苓　丁香　柿蒂　炮附子　干姜　吴萸

某　脉歇止，汗出呃逆，大便溏，此劳倦积伤，胃中虚冷，阴浊上干。

人参　茯苓　生淡干姜　炒川椒　炒乌梅肉　钉头代赭石

黄　脉小舌白，气逆呃忒，畏寒微战，胃阳虚，肝木上犯，议用镇肝安胃理阳。

人参　代赭石　丁香皮　茯苓　炒半夏　淡干姜

又　舌白苔厚，胃阳未醒，厥逆，浊阴上干为呃，仍用通法。

人参　淡附子　丁香皮　淡干姜　茯苓

又　照方加姜汁柿蒂。

又　人参　炒川椒　附子　茯苓　淡干姜　炒粳米(呃)

胡二十　受湿患疮，久疮阳乏气泄，半年淹淹无力，食少，嗳噫难化，此脾胃病，法以运中阳为要。

茯苓　桂枝　生於术　炙草　苡仁　生姜(湿)

某　自利不渴者属太阴，呃忒之来，由乎胃少纳谷，冲气上逆，有土败之象，势已险笃，议金匮附子粳米汤。

人参　附子　干姜　炙草　粳米(痢)

叶氏医案存真

服威喜丸稍安，用凉润剂不适。想过进辛寒，辛则伤肺，寒则伤胃，食入不化，嗳气甚多，咯痰气闪欲痛，大便涩少不畅，流行既钝，必清阳转旋，得向愈之理。

蜜炙生姜　茯苓　炙甘草　南枣　桂枝　米仁

脉转劲，舌干赤，嗳气不展，状如呃忒。缘频吐胃伤，诸经之气上逆，填胸聚脘，出入机逆。周行脉痹，肌肉着席而痛，转加平昔辛香燥药不受，先议治肺经，以肺主一身之气化耳。

炒香枇杷叶　苦杏仁去皮，炒

二味水煎一杯许，冲入桔梗、枳壳汁。

高年正气已衰，热邪陷伏，故间疟延为三日，此属厥象。舌涸脘痹，噫气欲呕，胃虚客逆，恐有呕吐呃忒之变。议用旋覆代赭，镇其逆乱之气，合泻心法以开热邪壅结为主。

人参　川连　干姜　白芍　旋覆花　代赭石　乌梅　牡蛎　半夏

服一剂，减去半夏、干姜服。

正气已虚，热邪陷伏，故间疟延为三日，其象为厥，舌涸，胸痹，哕呕，恐成翻胃呃逆之症，先以旋覆代赭，镇其上逆之气，以泻心散其胸中之热。

人参　川连　白芍　旋覆　代赭　牡蛎

枫桥十八　春正月，寒威未去，吸受寒气，先伤胸膈胃脘之阳。食已，嗳噫陈腐酸浊之气，是清阳不为转旋。忌进粘腥厚味，暂用蔬食数日。

荜拨　益智仁　砂仁壳　土蒌皮　生姜

叶天士晚年方案真本

陆宝山，十八岁　春正气候，寒威未去，吸受寒气，先伤胸膈胃脘之阳，食已嗳噫酸浊陈腐之气。乃清阳不至旋转运用，忌进腥粘，始用蔬食，病去胃口不得乱药。

荜拨　生益智仁　生姜　砂仁壳　土瓜蒌皮(杂症)

杨关上，四十五岁　疟痢乃长夏湿热二气之邪，医不分气血，反伤胃中之阳。呃逆六七昼夜不已，味变焦苦，议和肝胃。

人参　炒黑川椒　茯苓　乌梅肉　生淡干姜　生白芍(杂症)

程四十七岁　肌色淡白，脉右弦左缓弱，大便久溏，嗳噫哕声不已。日前谓吐蛔起见，以酸苦和胃理肝，病人述用药不饥脘闷。乃中宫阳微，味多酸浊。酸苦属阴，不中病矣。议运行中焦之阳气，辛可以胜酸。

人参　茯苓　益智仁　生姜　胡芦巴　厚朴(杂症)

洄溪医案

东山席士后者，暑月感冒，邪留上焦，神昏呃逆，医者以为坏证不治，进以参、附等药，呃益甚。余曰：此热呃也。呃在上焦，令食西瓜，群医大哗。病者闻余言即欲食，食之呃渐止，进以清降之药，二剂而诸病渐愈。

又有戚沈君伦者，年七十，时邪内陷而呃逆，是时余有扬州之行，乃嘱相好尤君在泾曰：此热呃也，君以枇杷叶、鲜芦根等清降之品饮之必愈。尤君依余治之亦痊。盖呃逆本有二因:由于虚寒,逆从脐下而起,其根在肾,为难治。由于热者,逆止在胸臆间,其根在胃,为易治,轻重悬绝。世人谓之冷呃,而概从寒治,无不死者,死之后,则云凡呃逆者,俱为绝证。不知无病之人,先冷物,后热物,冷热相争,亦可呃逆,不治自愈,人所共见,何不思也。(暑邪热呃)

郡中陆某,患呃逆,不过偶尔胃中不和,挟痰挟气,世俗所谓冷呃也,不治自愈。非若病后呃逆,有虚实寒热之殊,关于生死也。陆乃膏粱之人,从未患此,遂大惧,延医调治。医者亦大骇云:此必大虚之体,所以无病见此。即用人参、白术等药,痰火凝结而胃络塞,呃遂不止,病者自问必死,举家惊惶。余诊视之,不觉狂笑,其昆仲①在旁,怪而问故。余曰:不意近日诸名医冒昧至此,此非病也,一剂即愈矣。以泻心汤加旋覆花、枇杷叶,果一剂而呃止。越一月,呃又发,仍用前日诸医治之,数日而死。其老仆素相熟,偶遇于他所,问其主人安否?因述其故。余曰:前几死,我以一剂救之,何从蹈覆辙。曰:众论纷纷,谓补药一定不错,直至临死时欲来敦请,已无及矣。呜呼!岂非命耶!

雄按:吴雨峰大令,年七十一岁,今秋患感发热,而兼左胁偏痛,舌色干紫无苔,稍呷汤饮,小溲即行,不食不便,脉洪且数。余知其平素津虚脾约,气滞痰凝,连予轻肃宣濡之剂,热渐缓,胁渐舒,而舌色不润,仍不喜饮,溲赤便闭,呃忒频来,举家皇皇。余曰:无恐也,便行即止矣。逾二日,连得畅解,脉静身凉,舌色有津,呃仍不减,人皆谓高年病后之虚呃,议用镇补。余曰:此气为痰阻,升降失调,得食不舒,平时无嚏,是其征也。授以枳桔汤加蒌、薤、菖、茹、橘、半、柴胡,果一剂知,二剂已。(呃)

续名医类案

朱丹溪治超越陈氏,二十余岁,因饱后奔走数里,遂患哕病。但食物连哕百余声,半日不止,饮酒与汤则不作,至晚发热,如此者三月。脉涩数,以血入气中治之,用桃仁承气汤加红花煎服,下污血数次即减。再用木香和中丸加丁香服之,十日而愈。

一人病后呃逆不止,声闻邻家,或令取刀豆子烧存性,白汤调服二钱,即瘥,盖取其下气归元而逆自止也。(《本草纲目》)

邃嵓治一人伤寒,阳明内实,地道不通发呃,其脉长而实,以大承气汤下之而愈。

一人伤寒,七日热退而呃声不绝,六脉沉细无力,倦甚,以补中益气汤加附子,日进三服而安。

一人酒色过伤,医作外感治,发汗过多,绝食日久,致血气两虚,相火冲上,呃逆五六日不止。治以半夏、黄连以泻逆气,归、芍、生地、知母以养阴,炒柏以泻冲火,二三剂而愈。

陈三农治一人,患温热病十余日,身热面红,舌燥黑,咳逆日夜不止者三日。众医以脉迟无力,欲用丁附回阳热剂。陈以手按其胸腹,痛不可近,曰:脉微迟非元气虚,由邪热内实,壅滞其脉而然也。用解毒承气汤,入甘遂末三分,下咽而燥热,片时去黑粪三四升,热退呃止而安。

一人患温热病,大便不通,用下药粪去而呃大作。众尤下药之过。曰:此燥粪在肠胃,遏气于下,粪去而郁气暴升,故奔迫而作呃耳。以枳壳饮之而安。

一人呃逆连声,脉来有力。正邪相争,肝木受邪。自思金能克木,用铁二斤,烧红水淬饮之即愈。

一妇患时疫,饮水过多,心下坚痞,咳逆倚息,短气不卧,诸药无效。作停饮治之,进

① 昆仲:称呼别人兄弟的敬词。长曰兄,次曰仲。

以五苓散一剂而安。(以上皆《大还》)(卷十四·呃逆)

吴孚先治袁氏女,陡发呃症。有用丁香、柿蒂者,有补之泻之,有灸之者,俱不效。乃与柴胡、桔梗等味开提之,不三剂而愈。良由郁怒,肝木不舒,上乘于胃,故作呃,《经》曰木郁则达之谓也。(卷十四·呃逆)

张三锡治一老人,偶伤饮食,消导未减。或误与润肠丸,二服下清水,胀痛转甚。或复投巴豆丸,二服致呃逆不止。用大剂六君子汤二帖,至五帖全止,补养而愈。

一老人深秋患痢,发呃逆呕吐。黄柏炒燥研末,陈米饭为丸小菀豆大,每服三十丸,人参、白术、茯苓三味浓煎汤下,连服三剂即愈。切不可下丁香等热药。(卷十四·呃逆)

王叔权治一男子,忽气出不绝声,病数日矣。以手按其膻中而应微,以冷针频频刺之而愈。初不之灸,何其神也。(《资生经》)

陈霞山治一人,咳逆上气,体重气短,胀满坐不得卧,常作水鸡声。用白前汤:白前二两,紫菀、半夏各三两,大戟一两,水一斗,煮三升,分三服。(水肿大实之治。)(卷十四·呃逆)

张意田治董友之母,年将七旬,病已八日。脉之,软缓而迟滞,发热日晡益甚,舌苔黄厚,大便不行(便知非丁香、柿蒂症),畏寒呃逆。阅诸方咸以老年正气虚,用丁香柿蒂与补阴之剂。夫脉来迟滞,畏寒,阳邪入里也;舌苔黄厚,日晡热盛,阳明实也。此乃表症未解,而陷里之热急,致气机逆窒而发呃,法当下之,毋以年高为虑也。与小承气,服后大便转矢气,兼有心烦不宁之状。与一剂,临晚下黑屎数枚,二更战栗壮热,四更大汗,天明又便黑矢,然后呃止神清而睡。此实呃之症也,宜审之。

朱丹溪治一中年妇人病哕,以四物汤加和白陈皮、留尖桃仁、生甘草、酒红花,厚煎入驴尿饮,以防其或生虫也。与数十帖而呃逆除矣。

楼全善治其兄,九月得滞下,每夜五十余行,呕逆食不下,五六日后加呃逆,与丁香一粒,噙之立止。但少时又至,遂用黄连泻心汤加竹沥引之。此实中挟虚之症,得黄连泻心,实症除而虚症未已,故得补敛而安。若施之纯实之症则危矣。呃虽少止,滞下未安,若此十余日,(痢久故可用涩。)遂空心用御米壳些少涩其滑,日间用参、术、陈皮之类补其虚。自服御米壳之后,呃声渐轻,滞下亦收而安。

沈明生治唐玉如,夏间患血淋,数日淋止发呃,举体振动,声大且长。或与开胃消痰益剧,勺粒不入,已两日夕。又欲进丁香、柿蒂且加姜、桂、参、芪。诊之,乃阴衰火炎症也。盖劳役而兼房帏①,时际炎敲,水不制火,血虚而气上冲,是以胀满不食,呃逆不已。今六部脉洪数,颜如煤炲,大便六七日不行,小水滴沥不快。《经》云:诸逆冲上,皆属于火。先哲云:呃满须看前后部。肾虚不能纳气归元,故呃声长大从丹田出,丁香、柿蒂可妄投耶?乃先用胆导得垢数枚,觉两足微暖,此逆气下达也。即以六味汤料稍减山药、萸肉,入黄连、栀子、车前、牛膝,薄暮煎服,不夜分呃全愈矣。明晨进粥,滞色渐清。夫呃症有寒热之分,呃声有上下之别。今以劳剧之体,血淋后见之,是不由胃而由于肾也。六脉洪数,大小便不利,是不由于寒而由于热也。真水耗于平日,火症萃于一时,虚则肝肾不能纳气,自下焦上逆为声,非中焦热邪之比。其腰疼颜黑俱属可虞,幸得两足温,得补而哕止,乃壮水制阳光之明验,亦坎离既济之佳征也。依方调理半月全瘳。

娄东吴大令梅顿先生弟也,丁未夏,归自

---

① 房帏(wéi 维):亦作"房闱",寝室,借指夫妻间的性生活。

烟台，炎风烈日不无感受，萑符[1]不靖[2]不无惊恐。舟中兼有当夕者，至中途疲薾殊甚，急棹[3]抵吴门。或谓憔悴之体，竟应投补。沈见脉数未平，气口独盛，以为虚中有实热，初用薷、芩等剂，溯其源也。继用劫利等剂，导其流也。宿垢既除，旋培元气，元气渐复，行且勿药矣。因设酬劳之宴，劳倦惫甚，其夕神昏肢倦，俄而发呃。沈曰：劳复发呃，当施温补无疑，第虚气上逆，其势方张，恐汤药未能即降，须艾炳佐之为妙。一友于期门穴一壮即缓，三壮全除，调补而瘥。

魏玉横曰：祖姓人年近七旬，素有胃痛病。于二月间忽发呃，昼夜不绝声者十余日，胃亦痛，食入即呕。或与二陈汤加丁香、藿香等，病转剧。脉之，两手皆洪数，两寸溢而鼓，时见歇止，乃厥阴之火上冲而然。与杞子、米仁各一两，沙参五钱，麦冬三钱，酒连四分，二剂而愈。后半年病复作，以贫乏无力再药而死。此贫亦为不治之一也，哀哉！（卷十四·呃逆）

扫叶庄一瓢老人医案

丁巳风木司天，春木气震，胃土受侮，嗳气呕食，上年多以辛通得效，阳气因病致伤。姑以小半夏汤和胃，佐吴茱萸驱浊。

半夏　茯苓　干姜　吴茱萸（脘胁腹中诸痛）

中年以后，阳气已微，午时嗳气，食纳上泛，皆胃弱气逆，视面明脉弦，必伏痰饮，仲景胃虚客气上逆例。

旋覆代赭汤。（气痹噎膈关格呃逆）

脉虚浮，沉取直上下行，胃纳素减。病发从背彻心，先胀闷几日，气遂从下焦直冲至咽，手足厥逆发呃。细测病源，属胃虚，相火直冲清道而上也。夫冲脉并少阴之经，行乎幽门通谷，夹巨阙而上。故丹溪谓呃逆属于肝肾之虚者，其气必从脐下直冲，上出于口，断续作声。右肾为相火所寓，相火炎上，挟其冲气，乃能逆上为呃，主以大补阴丸，折火滋水，伏藏冲任。治虚呃用参术汤，崇土以制龙雷之火也。至东垣之论，又云胃为冲脉所逆，而反上行，其症气上冲咽不得息，名曰厥逆，宜调中益气汤加吴茱萸。观厥气多少而用之，且随四时寒热温凉而治。若夏月有此症为大热，宜加连蘖知母，直至下元，以泻冲脉之邪也。两条治法井井，高出千古。今拟大补阴丸早服，调中益气午服，恪[4]守勿懈，自可除根，远胜后人庞杂之方矣。

大补阴丸　调中益气汤秋冬去连柏知母

黄柏　熟地　人参　柴胡　木香　吴茱萸　知母　元武　白术　炙草　陈皮　黄连

右少腹中冲气，上至胃口，痛而呕欲呃。此阳微阴浊上踞，老人有关格之累。

炮黑附子　淡吴茱萸　生淡干姜　雄猪胆汁

接案　阴浊得辛热，反佐苦寒而降，阳明之阳必伤。然腑药以通为补，须忌食物厚味。

人参　制附子　茯苓　淡干姜（气痹噎膈关格呃逆）

缪氏医案

食随痰出，噎时颇痛，用镇降方。

灵磁石　代赭石　海浮石　月石[5]

研细。

旋覆花　夜合花　枇杷叶　蜜

煎成调入前药末。

复诊。

鸡谷袋　戌腹粮漂炒　月石

加油和蜜调服。

---

① 萑符：指萑符泽，春秋时郑国泽名，以盗贼时常出没著名。

② 靖：平定。

③ 棹(zhào 赵)：划船。

④ 恪(kè 客)：恭敬，谨慎。

⑤ 月石：即硼砂。

气胀上嗳，下泄始宽，兼有痰饮呛逆，议达郁疏肝，佐以涤饮。

川贝　青盐半夏　橘红

研末，用梨汁浸晒干丸。

气冲则噫，气病自下焦来也。姑用镇逆法。

炒熟地　山药　茯苓　紫石英　萸肉　丹皮　泽泻　五味子　杞子炭

纹银一件。

种福堂公选医案

陈四二　烦劳，气火多升少降。喉中梗阻，痰出噫气。凡酒肉皆助热，痰凝气分，上焦痹塞。

枇杷叶　瓜蒌皮　降香末　杜苏子　黑栀皮　苡仁（痰气火不降）

黄澹翁医案

李六稼，患二便不通，四五日，胸痛，手不可近，汤水不入。又五六日，呃逆不止，气促抬肩。症由痰涎夹气，闭塞中焦，肃清之令不降，诸药或以参、术理虚，或以芒硝通下，或以桂、附引纳肾气，卒皆不效。至半月后，症已九死一生，所幸当门之药未投。因立案云：痰气壅塞中焦，致使肃清之令，不得下降。《经》云：病在下，取诸上。不治上中二焦，虽日事疏浚[①]，无益也。方用：

旋覆花　代赭石　沉香　陈皮　苦桔梗　葶苈子　广木香　引加：刀豆子

次日，呃逆大减，小便即通，但粘痰每夜三四碗，胸痛不除，因更以前汤送牛黄丸。三服后，痰呃喘皆止，饮食自进，又五六日，大便自通，调理月余而安。（卷二）

南雅堂医案

咽间不爽，面冷呃声连连，此系肺气膹郁，清阳不得舒展，宜开上焦之痹为是。

广郁金二钱　川贝母二钱　枇杷叶三钱（去毛）　射干八分　通草一钱　香豉一钱　水同煎服。

气逆作呃，畏寒微战，脉小苔白，胃阳虚，肝木上犯，拟用理阳之法，并安胃镇肝，方列后。

炮附子八分　人参二钱　代赭石三钱　白茯苓三钱　制半夏二钱　干姜五分　丁香五分

汗出呃逆，大便溏，脉见歇止，系劳倦伤阳，胃中虚冷，阴浊上干，恐为难治。

人参二钱　干姜一钱　白茯苓三钱　代赭石三钱　川椒八分　乌梅肉三个　水同煎服。（膈症门）

诊得脉右大不搏指，前两次探吐，脘痛已止，气虽宣畅，胃津难免无损，风木来乘，外寒里热，多噫多吐泄气，宜调和中焦，并少少纳谷，以养胃气斯佳。

姜半夏二钱　淡竹茹三钱　黑山栀二钱　橘红一钱　川石斛二钱　香豉一钱　水同煎服。（膈症门）

久病之后，忽然发呃连声，脉沉细，尺部尤弱，肾气虚惫已极，症属危笃之候，恐为难治，勉立一方备择。

人参三钱　附子一钱五分　干姜一钱五分　白茯苓三钱　制半夏二钱　陈皮一钱　巴戟天二钱　沉香五分（磨冲）　炙甘草八分　水煎八分服。

厥逆浊阴上干为呃，舌白苔厚腻，胃阳未醒，用安胃理阳法。

人参一钱　附子八分（泡）　干姜八分　白茯苓二钱　丁香柄一钱　柿蒂一钱　生姜汁半盏　水同煎服。

先曾寒热下利，兼以劳倦伤阳，呃逆胁痛，自利，脉微弱，面亮戴阳，老年此为最忌，

---

① 疏浚：清除淤塞或挖深河槽使水流通畅。

防有欲脱之象,三焦俱有见症,姑拟从中治之,勉立方于后。

人参三钱　附子三钱　干姜三钱　柿蒂二钱　丁香二钱　白茯苓三钱　水同煎服。

动则气冲,痰涌吐逆,四肢常冷,汗出时肢反热,系阳衰胃虚,阴浊上乘,致清气无由转舒,宗长沙法,客气上逆,为噫气呕吐者,可与旋覆代赭汤,并以通阳降逆之品佐之。

旋覆花三钱　代赭石一钱　人参二钱　制半夏四钱　生白芍三钱　附子一钱(泡)　甘草一钱　生姜三片(膈症门)

噫气不舒,食入胸背痞闷而胀,系阳气不布,内着为痹,拟用辛通之法。

桂枝木一钱五分　制半夏二钱　白茯苓三钱　干姜一钱　草蔻仁二钱　炙甘草一钱　水同煎服。(风痹门)

簳山草堂医案

杂食伤胃,而致噫嗳呕吐,治在肝胃。

川黄连米炒　旋覆花　法半夏　炒乌梅　广陈皮　淡干姜　代赭石　瓜蒌仁　广藿香　佛手柑(呕吐)

饮食失调,气虚,艰于运化,不时噫嗳,胸次不舒。此木乘土位也。

炒川连　炒白芍　法半夏　白茯苓　焦神曲　焦於术　炒中朴　新会皮　煨木香　砂仁

中气不足,易饥发嗳;兼之木郁成痞,积久恐其腹胀。须节劳旷达为妙。

丸方

炒归身　西党参　炙草　炒白芍　陈皮　砂仁　制於术　煨木香　茯苓　法半夏　郁金　右为末,以煨姜、大枣煎汤泛丸。(噫嗳)

中虚胃寒而发呃逆,戒酒为要,否则防格疾。

西党参　代赭石　淡干姜　广陈皮　广藿香　旋覆花　法半夏　白茯苓　炒白芍　公丁香

中虚气亏,浊阴上逆为呃也。治宜益气降呃,然须调养气分为要。

上肉桂　炒於术　半夏　茯苓　代赭石　煨姜　西党参　炒白芍　益智　炙草　公丁香　大枣

阴虚气逆发呃,脉形沉细而数促,危候也。姑与镇纳法。

西党参　山萸肉　五味　款冬花　丁香　胡桃肉　熟地沉香拌炒　炒白芍　麦冬　代赭石　橘白

复诊:

呃逆少平,而脉数如前。未许全吉也。

党参　熟地　麦冬肉　橘白　紫石英　胡桃肉　萸肉　五味　淮山药　沉香　煅牡蛎　坎炁①(呃逆)

吴门治验录

胡线香桥

左脉沉伏,右脉虚细微数,风寒感于阴分,少腹疠痛,上冲呃逆气促,三焦气不流行,舌白溲黄,营分寒凝,以致肝胃气结,逆而不降,病势危险,急宜温调降逆一法,务要气平痛缓,方无大虑。

旋覆花一钱五分　代赭石三钱　降香汁五分　淡干姜一钱　小青皮五分　台乌药一钱五分　沉香汁三分　茯苓三钱　竖劈党参五钱,陈皮白五分

煎汤代水。

又　脉象虽起,仍未能调,呃逆虽止,气仍未顺,当脐作痛,阴分未和,舌白而腻,中焦寒尚凝滞,仍拟温中调阴,少佐扶正一法。

竖劈党参八钱　陈皮白一钱　蒸於术一钱

① 坎炁:初生儿脐带,功能温肾纳气,补益精血。

沉香汁三分　炒白芍一钱五分　茯苓三钱　淡干姜一钱　生南楂一钱　轻铅五钱

又　气分渐平,脉亦渐和,但嫌软而微数,舌白带灰,精神疲倦,咳嗽有痰。此寒邪散而未尽,肺胃不清,正气已虚之故。法宜清补带润,余邪一清,可以豁然矣。

竖劈党参一两　陈皮白一钱　怀山药二钱　北沙参五钱　瓜蒌皮一钱五分　茯神三钱　冬桑叶一钱五分　稆豆皮一钱五分　枇杷叶露三钱

又　右脉渐和,左脉虚大,夜寐不熟,眼目微花,脚有虚气下注,此病后血不归脾,气分不和之故。拟归脾汤加减法。

黄芪一钱五分,水炙　上党参五钱　蒸於术一钱　茯神四钱　枣仁三钱　炒松熟地三钱　广皮一钱　阿胶一钱,蛤粉炒　广木香五分　生南楂一钱五分　桂圆肉五钱　大麦冬一钱五分

又　照前方加:党参三钱　熟地二钱

丸方:

照前方加十倍,为丸,每服三钱,开水下。(卷四)

王旭高临证医案

许　吐血后呃逆,迄今一月。舌白腻,右脉沉滑,左脉细弱,其呃之气自少腹上冲,乃瘀血挟痰浊阻于肺胃之络,下焦冲脉相火上逆,鼓动其痰,则呃作矣。酌方必有济,幸勿躁急为嘱。

半夏　茯苓　陈皮　当归　郁金　丁香　柿蒂　姜汁　藕汁　水红花子

东垣滋肾丸一钱,陈皮、生姜泡汤下。阴寒呃者用肉桂五分,坎炁二条,沉香六分,分两服。

渊按:所谓气呃、痰呃是也。与虚寒不同。

某　疟后痰气阻滞胃脘,清阳不升。作呃,纳食辄呕,防成膈症。且与仲景化痰镇逆再商。

旋覆花　代赭石　淡干姜　法半夏　赤苓　制香附　丁香　柿蒂(噎膈反胃)

曹仁伯医案论

昆山陈

胃脘当心而痛,继以形寒发热,如疟而作,甚至呃忒频频。此系温邪外感,秽邪内踞,加以湿痰食滞交结中宫也。今使中宫之阳气内旺,所受之邪容易化达。而此间元气本虚,诸邪又伤于后,无力消除,病延多日。所以脉象空弦,神情困倦,非补不可之时也。但舌苔白腻,干欲热饮,下体先痹。今更作麻,哕逆恶心,邪恋肺胃,而肾气亦衰,用药极难兼顾。然温养中宫,佐以上下之品,俾得一举而三善备焉,以冀即日见痊瘳为幸,否则气息易喘,恐增额汗。拟候诸高明先生政。

人参　於术　川附　干姜　炙草　覆花　半夏　厚朴　丁香　麦冬　藿香　木瓜　赭石　茅根　枇杷叶

又

进前剂,麻痹得和,四肢亦缓,且得吐出陈腐酸苦,其色若尘,此皆得温而通也。然呃忒频频,气自短促,呻吟不绝,哕逆呕恶之象仍不陡除。神情困倦,左脉细空,右脉弦急,大便溏黑,喜饮热汤,湿痰邪滞之外,更有瘀血在里。邪从上出,不自下行,已为逆症,而况呕吐之时,曾经额汗,能不虑其虚波暗起而脱乎?哕逆吐逆无不由乎气之所载,气若不平,诸症何从化解?前方加减,先使气平为要。

覆花　赭石　半夏　洋参　牛膝　槟榔　沉香　杏仁　刀豆子　乌药　柿蒂　大补阴丸

又

呃忒日轻,呕恶日重,此即陈腐之邪内阻气机,为呃者都从呕出。所以一则见轻,一则见重也。然病根欲拔,而其所出之路逆而不顺,上而不下。失胃气下行为顺之理,却为累事。昨夜额虽无汗,今朝脉尚弦急,呻吟未绝,所留陈腐之邪尚在中宫。犯肺为咳,犯胃

为呕，直从中道而出，又带呃逆。必须去尽宿邪，庶几有望。

指迷茯苓　苏子　白芥子　刀豆子　厚朴　茅根　枇杷叶　竹茹　洋参

又

荡涤宿邪之下，呕恶大减，呃忒更缓，脉象稍和，呻吟渐除，大便叠通。无乃胃有下行为顺之兆乎？去痰莫如尽，尚须磨荡下行，继之于后，可卜其旋元吉。

二蚕绵　当归　川芎各三两，水五大碗煮至烂，晒干，煅存性入后药　卷心荷叶四两四钱，取　阿胶一两五钱，酒浸拌蒸晒七次者佳　大熟地三两　砂仁末四钱，酒煮　香附四两，盐水浸三夜，童便浸五宿，日夜各拌晒，酒炒　杜仲三两，盐水炒　真於术二两，米泔浸一宿，土炒　川断一两六钱，酒炒　细子芩一两六钱，酒炒　归身二两，酒炒　奎白芍一两六钱，酒炒　甘草六钱，蜜炙

为末，蜜丸，每用二钱。朝晚两服，砂仁汤送下，至七个月不必服。

类证治裁

张　运息强通督任，致动冲气，从阴股内廉入阴囊，抵关元，直上挟脐，升至中脘，气即停泊，偏绕右膈，冲咽欲呃。此震伤冲任经气，由丹田交会，入脘作呃。《灵枢》亦谓冲任并起胞中，为经络之海，其浮而外者，循腹右上行，会于咽喉也。此气升逆，神不自持，恍惚无寐，自汗神烦，身左虚堕，良由精血失涵，任乏担承，冲惯升逆，不呕不胀，无关脏腑，一切补脏通腑，奚由入络，拟镇养奇经。诊脉左右动数，仍防喘热耳。牛膝、萸肉(俱酒炒炭)、当归须(酒拌)各一钱，熟地炭、龟甲心(炙)、杞子(焙)各二钱，茯神、降香末各三钱，桂心三分，隔水煨冲。

张　当春脉弦，肝木乘土，噫气，大便艰少，常欲入厕，皆肝气忽升忽降致之。青皮、旋覆花、降香、白芍药、牡蛎、炙甘草、当归、半夏(姜汁制)。二服噫气平，大便不结，惟睾丸注痛，加橘核(酒炒)。服全愈。

潘　呃逆连声，日夜不止。医用丁香柿蒂散加白蔻、木香、刀豆荚之属，随止随发，闷绝而苏，坐不能卧。诊其脉虚浮而疾，逆气自丹田上升，直犯清道，此肝邪犯胃也。丁、蒂、蔻、香，辛温助火，何济于事。用重以镇逆法，旋覆代赭汤去人参，加石决明(醋煅)、刺蒺藜(醋炒)以泻肝，半夏(青盐制)以降痰，沉香(磨汁)以下气，一啜逆气镇定，神安熟寐。梦一老妪，引小儿以手捋其左胁曰：愈矣。醒而呃逆大减，再剂若失。问所梦何人，予曰此镇肝而心脾之神得安也。盖脾之神黄婆，心之神婴儿云。

薛　痰火呃逆，身热咳嗽，脉浮数。此肺受火灼，膈上痰结，遂失肃清下降之权。治用苦辛降逆，橘皮竹茹汤去参、草，加山栀、杏仁、前胡、贝母、栝蒌、豆豉、郁金汁，再剂悉平。

潘　冬初寒热自利，烦渴不寐，呕吐浊痰，右脉小数模糊，左关弦而微劲。是协热下利，胃虚木欲乘土，必作哕逆。治先表里清解，仿景岳柴陈煎，柴胡、黄芩、半夏曲、茯苓、陈皮、栝蒌、枳壳、姜，寒热退，烦渴解，而呃果作。此系浊痰不降，木气上升，宜降痰兼镇逆。用苏子、杏仁(俱炒研)、橘红、竹茹、茯苓、赭石、石决明(醋煅研)、姜汁。一服左关脉平，再服呃逆亦定。惟右关虚，乃商镇补中宫法，所谓胃虚则呃也。用山药、扁豆、薏苡仁(俱炒)、炙草、半夏、陈皮、茯苓、沉香汁，呃平。但宵分少寐，上脘略闷，则痰沫随气上泛，呃仍间作。治用通摄，佐以运脾，所谓脾能为胃行其津液也。蒌仁、煨姜、薏苡仁、茯神、橘白、砂仁、半夏、莲子。气平呃止思食，前方去蒌仁，加潞参、山药、枣仁，健饭如初。

包　呃逆呕沫，食后为剧，是肝胃病。据述阴疟愈后，夏秋浴池，兼啖生冷，遂致呕呃，

不时寒凛。夫肺主皮毛，水寒外袭。感病在经，胃主通纳，生冷伤阳，气随浊逆，怯寒乃肺卫虚，非在经客邪。仲景以呕涎沫为肝病，肝病必犯阳明胃腑。先用温通泄浊，吴茱萸汤加半夏、椒目，呕逆止。再用旋覆代赭汤而呃平。

桂　病后脉虚疾，左关尺尤驮，胃虚呃逆，必肝肾之气上奔，而阳明当其冲，因作呃也。化痰利气，是开其道矣。有年体虚，法当镇摄。牡蛎(醋煅)三钱，石决明(煅研)二钱，赭石钱半，竹茹二钱，潞参、降香末各三钱。一服呃止。再剂去决明、赭石，加茯神、枣仁、远志、山药。服，脉亦和。

任　左胁痞闷，上撑胸臆，频嗳不舒。按丹溪云：凡上升之气。自肝而出。左胁肝部也，痞而上逆，必犯胃。仿仲景旋覆代赭汤，成氏所谓咸以软坚，重以镇逆也。代赭汤去甘草、姜、枣，加广皮、栝蒌皮、枳壳(俱麸炒)。三服而愈。

龙砂八家医案

陶介如　久嗽气损，未有不扰动乎肾者。入秋气而逆善嗳，肺胃之清阳已漓，胸脘刺痛，会厌抑塞。今则食下阻隔多噫，白沫自下泛上，脐右动气筑筑，乃气伤血槁，肺不降，肾不纳，已成痛膈重症。宗仲景噫气不除，用旋覆代赭汤法。

旋覆花　代赭石　人参　甘草　半夏　干姜　大枣　制川附　姜汁临服冲白蜜数匙

丸方　金匮肾气丸，用生脉散加白蜜汤送下。(戚云门先生方案)

回　春　录

予素患噫气，凡体稍不适，其病即至，既响且多，势不可遏。戊子冬发之最甚，苦不可言。孟英曰：此阳气式微，而浊阴上逆也。先服理中汤一剂，随以旋覆代赭汤投之，遂愈。嗣后，每发如法服之，辄效。后来发亦渐轻，今已不甚发矣。予闻孟英常云，此仲圣妙方，药极平淡，奈世人畏不敢用，殊可陋也。眉批：法本喻氏。

一老人霍乱后目闭呃忒，医谓脱陷在即，与桂、附回阳之药，业已煎矣。适孟英至，询知溺赤口干，诊得脉形软数，而药香扑鼻，即曰：此药中有肉桂，叟勿服也，服之必死。迫令将药倾泼，而与肃肺清胃之剂，果得渐安。

王氏医案续编

袁某患噫，声闻于邻。俞某与理中汤，暨旋覆代赭汤皆不效。孟英诊之，尺中虚大，乃诘之曰：尔觉气自少腹上冲乎？病者云：诚然。孟英曰：此病在下焦。用胡桃肉、故纸、韭子、菟丝、小茴、鹿角霜、枸杞、当归、茯苓、覆盆、龙齿、牡蛎。服一剂，其冲气即至喉而止，不作声为噫矣。再剂寂然。多服竟愈。

黄履吉截疟后患浮肿，赵某闻其体素虚，切其脉弦细，遂用温补，驯致呃忒不休，气冲碍卧，饮食不进，势濒于危，请孟英决其及返余杭否？孟英曰：脉虽弦细而有力，子必误服温补矣。肯服吾药，犹可无恐。因与栝蒌、薤白合小陷胸、橘皮竹茹汤，加柿蒂、旋覆、苏子、香附、赭石、紫菀、杷叶为方。四剂而瘳。

许太常滇生之夫人，患腿痛而素多噫气，若指头一搓，或眉间一抹，其噫即不已。向以为虚，在都时服补剂竟不能愈。冬间旋里，孟英诊脉弦滑，乃痰阻于络，气不得宣也。以丝瓜络、竹茹、旋覆、橘络、羚羊、茯苓、豆卷、金铃、柿蒂、海蜇、荸荠、藕为方，吞当归龙荟丸而安。其媳为阮芸台太傅之女孙，在都因丧子悲哀，患发厥。屡服补剂，以致汛愆，或疑为娠。孟英曰：脉虽弦数以滑，乃痰挟风阳而为厥也。与大剂蠲痰息风、舒郁清营之剂，渐以获愈。

沈俞医案合钞

身热不退而舌苔极薄，唇齿不燥，亦不作渴，则非阳明实热之症矣。常有噫嗳，兼带呃逆之象，里虚邪不能达也，略有谵语。合之脉右洪数，清补两难，养阴和胃为妥。此症不治。

二元生地　麦冬　沙苑蒺藜　茯神　川石斛　枸杞　刀豆子　谷芽　新会皮　磨冲白檀香汁五匙(时证)

叶，四一。诊脉右小弱，左空弦，视形色枯槁不华，舌白不渴饮，病及一月，寒热，干呕，神气欲昏，微呃，烦不欲寐，汗出。此伏邪久而伤正，阳气日漓，邪陷入阴，胃虚客犯，当邪乘攻触，见此昏烦呕呃，议温胃阳益虚镇肝逆，逆理呕烦，用旋覆花代赭石汤。

旋覆花　代赭石　人参　半夏　广皮　煨姜　南枣

复诊，交子时乃戌亥纯阴之余气，阳气不复，形寒鼓栗，巳午盛阳司时乃安，况阳从汗出，舌白为胃阳虚。用附子汤法。(疟)

某。经营不遂，情怀怫郁，少火化为壮火，风木挟阳上巅，眩晕不寐，是阳不入阴，非虚症也。如果纯虚，岂有自春及秋仍能纳谷驱驰？今倏然脘中阻噫，由药伤胃口，致胃阳上逆使然。议用温胆汤。

温胆汤去甘草加桑叶、丹皮。(脾胃)

某。凡寒热疟气起于四肢，蒸及中宫，必满闷烦冤。气痹治肺，热灼清胃，皆是古法。首方兼理上中，转方专理气。无非气结宜开治法，只因病延多日，质薄胃弱，于寒热未止之时，频加呃逆。《经》言胃气以下行为顺。中乏谷气坐镇少权，胃土属阳，譬如雨露上施，阳土得濡润而禾苗蕃盛。今也日加热蒸，斯震动之气上翔，胃气不安其位矣。尝读仲景书，吐蚘、狐惑、噫气、哕呃诸篇必系胃虚少谷，但须分在阴在阳之客为正，非案中稍申甘缓益胃，进以味轻气清以消息病情，盖志慎也。辰刻诊候，仪容清减，脉右虚数。法仲景“病邪未尽，正气欲衰，当与甘药”之旨。

胃气应乎卫，寤则行阳，寐则行阴。行阳主动，行阴主静。由寒热相争乘胃，药汤劣味再入胃，经旬未沾饮食甘美，胃已坐困，卫之行阳循阴机栝已偏，呃逆之乘甚于寤而不寐者，未得天地交泰之旨也。古人治病，必曰攻邪十之六七，谓邪衰其大半而止，正谓此。今须少少进谷，纳食为安，调寝食于医药之先，再无贻害。(脾胃)

问斋医案

脉细如丝，体素羸弱，命火中阳不振，阴盛上走阳明，气从脐下款款上行为呃。

大熟地　怀山药　山萸肉　制附子　油肉桂　公丁香　川椒红　柿蒂　生姜汁(呃逆)

呃逆即噫气，非哕哕啘，乃干呕之甚。嗳亦倒饱之属。噫呃吃吃有声，自下逆冲于上，延今七年之久，时作时止。作时头眩，食减，心慌，神倦，夜卧不安，筋脉动惕，脉来弦数。由便血过多，伤于冲脉，极难调治。

人参　冬白术　云茯苓　炙甘草　制半夏　陈橘皮　旋覆花　代赭石　公丁香　柿蒂　生姜　大枣(呃逆)

呃逆已历多年，甚则连珠不断，大便素来坚结，胸次窒息不舒，六脉且大且数。阴亏气火上腾，如雨中之雷，水中之汨。《经》言诸逆冲上，皆属于火是矣。丹溪谓宜大补阴丸，东垣主滋肾法，今宗二家之意合治之。

大生地　玄武板　川黄柏　白知母　油肉桂　柿蒂　淡竹茹(呃逆)

噫气上升，气味浑如败卵，胃中饮食壅塞馊腐所致。

广藿香　广木香　枳壳　川厚朴　炒麦芽　大砂仁　山楂肉　陈橘皮　生姜(呃逆)

阴亏木郁化火，噫气上腾，胸喉气哽。诸逆冲上属于火。厥阴肝脉绕于咽，少阴肾脉循于喉，阴液下亏，气火上僭，有转三阳内结之虑。

大生地　粉丹皮　福泽泻　赤茯苓　炙甘草　甜桔梗　柿蒂　淡竹茹(呃逆)

大块噫气，其名为风噫。气上升，逾时而止，乃风振痰升之象。良由肾虚水不涵木，肝燥化风，土为木克，脾湿生痰。昔年精泄于频，气伤于渐。近日忧劳思虑，心脾交困，驯致噫气转增，胁肋且胀。胆汁不满，则善惊；健运失常，则食减。时有酸水上泛，或如盐汤，曲直作酸，润下作咸，脉来软数兼弦。法当静补肾阴为主，辅以条达肝木，畅和中土之意。

大生地　牡丹皮　建泽泻　当归身　大白芍　黄郁金　制半夏　陈橘皮　佩兰叶　柿蒂　淡竹茹(呃逆)

肝胃不和，气逆为呃。

当归身　制香附　旋覆花　代赭石　公丁香　柿蒂　陈橘皮　淡竹茹(呃逆)

外逐名场，内多眷慕，心神、肾志俱伤。君子之近琴瑟以仪节，非以慆心也。不节不时，惑以丧志。伤于冲脉，冲脉动则身脉皆动，故气从少腹上冲，呃逆连珠不断，振动百骸，甚则发痉，神情恍惚，语言谬误。此所谓女阳物而晦时，晦淫惑疾是也。昔晋侯病此，医和不能保全，所幸年当盛壮，二气源头甚涌，生生之气勃然，是乃生机，戒之在色。但草木功能难与性情争胜，宜读嵇康《养生论》以解之。

大生地　人参　紫河车　玄武板　川黄柏　白知母　旋覆花　代赭石　沉香　陈橘皮　淡竹茹(呃逆)

呃逆五日不止，服橘皮、竹茹、旋花、代赭、丁香、柿蒂、刀豆子等均皆无效，当求其本。以呃因病而生，非病因呃而致。现在消渴引饮，身热脉大，苔灰，溲赤，夜烦谵语，乃阳明邪焰烁金。白虎承气症俱，即以二方合治之。

生石膏　白知母　生甘草　生大黄　元明粉　粳米(伏邪)

王氏医案三编

陈笠塘年近花甲，于初冬时偶从梯半一跌，遂发寒热，痰多咳逆。沈辛甫作虚痰类中挟风温治，热退便行，而痰逆不休，且兼呃忒，改从清肃镇摄，其呃日甚。因拉孟英商之。诊脉左弦涩不调，右兼软滑，察其呃，时有微甚而有欲呃不爽之象，询其喷嚏，久不作矣。曰：此气郁于肝，欲升而不能升，痰阻于肺，欲降而不能降之证也。补摄之品，咸在禁例，以柴胡、枳壳、石菖蒲、紫苏、薤白、蒌仁、竹茹、橘皮、白前为剂。覆杯而减，再剂而安。

得心集医案

傅定远　得痰膈病，发时呃逆连声，咽喉如物阻塞，欲吞之而气梗不下，欲吐之而气横不出，摩揉抚按，烦惋之极。医治两月，温胃如丁、蔻、姜、桂，清胃如芩、连、硝、黄，绝无寸效。延余诊，视其气逆上而呃声甚厉，咽中闭塞，两肩高耸，目瞪口张，俨然脱绝之象，势甚可骇。然脉来寸口洪滑，上下目胞红突。辨色聆音，察脉审症，知为痰火上攻肺胃，其痰也、火也，非气逆不能升也。遂处四磨汤，加海石、山栀、芥子、瓜蒌、竹沥、姜汁，连投数剂，俾得气顺火降痰消，再以知柏地黄汤，加沉香以导其火而安。(冲逆门)

黄达生　食犬肉，大热腹痛，服巴霜丸数次，潮热不退，口渴妄言。更医进柴、葛、石膏、大黄、芩、连之属，忽发呃逆，又用丁香柿蒂汤，呃逆愈甚。前医束手，延余视之。目赤、舌干、便闭，本属实火，正思议间忽闻大呃数声，睁目直视，满面红赤，昏不知人，举家大哭。适悟天气不降、地道不通之旨，惟有苦辛开降肺气一法，乃用杏仁八钱、枇杷叶三钱，忙煎与服。下咽未久，嗳气一声，腹内雷鸣，再与前药，二便通利，遂安。窃思此症暴厉惊人，若非胸有定见，殊难下手。《内经》云：欲伏其所主，必先其所因，可使气和，可使必已。一段经旨，不正可为此治之明证乎？（冲逆门）

黄大亨先生乃郎　忽患嗳气上冲，似呃逆之象。医进藿香、二陈之属，更加呕逆不已；又用柿蒂、香、砂、丁、蔻之药，遂至嗳逆不休。余诊之曰：吾一剂立愈。以左金加大黄、柴胡、丹皮，药下果平，次除大黄，重加石斛而安。此诸逆冲上，皆属于火，所谓欲求南风，须开北牖[①]也。

左金丸（冲逆门）

余启初　捕鱼为业，患呃逆病，医以丁香柿蒂汤迭服如故，复就原医诊曰：丁香柿蒂汤为止呃神方，连服数剂，毫不见效，且脉已离根，病在难治，因而辞去。始请余诊。诊得脉来迟细，重按乃得，满面浮气，状如通草糊成，呃声甚长，似空器中出，谓曰：此症之可望生者，正得脉之迟细耳，且细玩有神，毋容惧也。遂用代赭旋覆汤与服，药方下咽，呃声即止。继进二剂，呃声复起。越日又诊，脉症如前，呃则抬肩，声类牛吼。溯仲景设代赭旋覆汤，原为重以镇怯立意，今声如牛吼，中虚可知，故一服呃止者，乃得重镇之力，再服又呃者，足征中州之虚，而仓廪空乏，尤恍然悟矣。因详诘之。启曰：始因感冒风寒，来求先生数次未遇，向药铺问服一剂，寒已除清，后因胸前不舒，得食身重，复问一剂，不识何药，只见有花色如槟榔者，服下未久，五脏翻裂，有如刀割肠断之苦。始知已往之误，于是以理中加赭石、当归，镇中安脏，日进两剂，呃渐休，脉渐充。按方再服，诸症皆平。惟面部尚浮，以脾虚失统治之而安。按此症因胸不舒，得食身重，理当健运脾阳，或辛温助胃，亦可奏效。夫呃逆，一总名也，有因寒、因热、因虚、因实者，治以清火、温寒、降气、理虚之法，种种不同，敢曰柿蒂一方，遂足以毕斯症之能事乎？（冲逆门）

乘桴医影

南浔朱浦香，年五十六岁，忽患呃忒暮热，陈某进滋降药，势益甚。陆定圃嘱余诊，脉甚弦滑且数，胸次痞闷。乃痰阻枢机也，与橘、枳、芩、连、茹、射、兜、菀、枇杷叶等药。渠嫌芩、连苦寒，删去不用，加入柴胡四分，服后呃虽减，而肝风动，大汗遍身，指震气促，少腹跃跃而动，亟以蛤壳、旋覆、白前以降之，得畅解数次而愈。

随息居重订霍乱论

朱鸣岐患下利转筋，医见肢冷，即投温补，而服药即吐，既而呃忒不已，温补加峻，病日以危，延至九朝，已万无生理，备后事矣。子耘主其家，嘱请余援。脉至左弦滑，右弱不应指，苔黄厚而腻浊，小水不行，脐上拒按，因谓曰：病原不重，误药致剧，命不应死，幸而得吐，否则早为泉下人也。予枳、桔、芩、连、茹、夏、苏、翘、芦根、枇杷叶、滑石，开痰行食，舒结通阳。两剂呃果止，而遍身赤斑。又两剂燥矢下，而苔化溺行，右脉渐振，随与清肃调养法而瘳。（梦影）

余尝治一角妓，患呃累日，破身太早，固是虚证，然血去阴伤，岂可反以温燥助热，遂致下焦不摄？素性畏药，余用一味鸡子黄，连进数服而安。

吴竹溪时感将痊，患呃三日，声闻于邻，人皆危之，予通府行气法，便行痰吐而痊。

① 牖(yǒu 有)：窗户。

南浔朱君浦香，年五十六，自幼患童劳，继以吐血，三十外即绝欲，得延至此，而平素便如羊矢，其血分之亏如是。今秋陡患呃忒，连服滋镇温纳之药，势濒于危，陆定圃进士嘱延余诊。脉至弦滑搏数，苔黄厚而腻，口苦溺赤，遂力排众议，主大剂凉润，如雪羹、蒌仁、竹沥、枇杷叶、芦根、元参、紫菀、射干、兜铃、菖蒲等多剂，连下赤矢始瘳。如此衰年虚体，尚因痰热致呃，故虚寒之呃，殊不多见，而医者不知辨证察脉，率以丁香、姜、桂为不祧①之药，何哉？（梦影）

凌临灵方

陈左（七月） 风痰阻郁肺气，肺不主宣，呃逆频频，由来旬余，脉右弦滑按欠达，治宜疏风豁痰。

粉沙参 化陈皮 炒白蒺 赤苓 炒苏子 宋半夏 玫瑰花 八月札 白杏仁 旋覆花 川贝 紫石英

潘 中虚呃逆。

东洋参 柿蒂 旋覆花 建莲肉 公丁香 生姜 紫石英 大红枣

每日晨服胡桃同杏仁雪冰糖研冲服。（上呃）

沈（新市六塔里左，年五十岁） 真阴不足，肝肾阴火挟同冲脉上逆，呃逆频频，无休息时，觉气自少腹而上，谓之下呃，久延恐成呃忒之变，脉小弦数，治拟都气饮，佐以摄纳法。

东洋参 怀山药 朱茯神 紫石英 真紫沉水香 大熟地（缩砂末四分，拌） 丹皮 北五味 刀豆子 核桃肉 陈萸肉 泽泻 旋覆花 紫油安桂心（下呃）

费伯雄医案

时邪发呃，宜降逆和中。

酒炒黄连四分 淡吴萸三分 赤茯苓三钱 广藿梗一钱 新会皮一钱 制半夏一钱半 广木香五分 春砂仁一钱 佩兰叶一钱 白蒺藜三钱 粉葛根二钱 佛手片五分 姜竹茹五分（时病）

时邪发呃，宜降逆和中。

川雅连四分 淡吴萸三分 赤茯苓三钱 新会皮一钱 制半夏一钱半 广木香五分 佩兰叶一钱 白蒺藜三钱 粉葛根二钱 姜竹茹五分 广藿梗一钱 春砂仁一钱 佛手片五分（呕吐呃）

寿石轩医案

劳力伤络，胸次刺痛，胃脘不舒，噫嗳频仍，间有痰沫。拟用香附旋覆花汤治之。

当归须二钱 老苏梗一钱 天仙藤一钱 汉防己一钱 桃仁泥二钱 旋覆花五分（布包） 延胡索一钱五分 头红花一钱 香附米三钱 白蒺藜三钱（去刺） 福橘皮络各一钱 降香屑三分 陈佛手三钱（胃痛）

慎五堂治验录

潘寿芳，庚辰，张泾。寒热得汗似淡，静则郑声不休，呃忒连续而来，微微咳嗽，脉细微，苔微白。胃虚气逆，中无砥柱，颇为棘手，勉拟仲景镇逆理虚法应之。

旋覆花代赭汤加茯苓、陈皮、竹茹、粳米、石斛，甘草用二钱。四帖愈。

周致祥，北漳泾。七情违和，昨起嗳噫连声，甚则有出无入，呃呕交加，汗多，而两足欲行不能动，而且冷，是肾气不纳，暂拟降逆纳气。

鲜柿蒂十枚 刀豆子十粒 香附三钱 萱

① 不祧（tiāo 挑）：原指祖庙永不迁移。此处引申为“永远宗法”的意思。

花三钱　胡桃三枚　沉香屑一钱　赭石三钱　金铃子二钱　合欢花三钱　旋覆花三钱

呃呕虽止，仍当纳气归元。

磁石五钱　紫石英五钱　沉香五分　归身二钱　胡桃五枚　东洋参一钱半　龟甲五钱　牛膝一钱半　大熟地三钱　柿蒂五枚

邹永宁，戊子十月，西门外。始起形寒微热，咳痰音雌，旋见少腹脐旁大痛，叶兰州投以消导温散，反加呕吐黄沫黑汁，呃逆连连，不食不饥，大便不通，环口黧黑，目视无神，神倦懒言，间有厥逆，四肢逆冷，冷汗时出，诊脉右部微弱，左脉无脉，舌苔微白，小溲涩痛而红。症缘厥阴肝木太横，下夹肾寒上奔，阳明无坐镇之能，浊阴弥漫，清空阳光几乎寂灭，殊为棘手之至。勉拟仲圣法应之，希图万一。

旋覆花五钱　蒙自桂五分　吴茱萸三分　代赭石五钱　雅黄连五分　东白芍二钱　制半夏三钱　川楝子二钱　广橘皮一钱　鲜竹茹二钱　白茯神三钱　大蜣螂四只，炙，研冲

呕吐止，肢温神振，脉起，腹痛便闭。去芍、橘，加瓜蒌、苁蓉。

交小雪节，陡然变病。呕吐胆汁，呃噫又作，大便未通，腹痛时微时甚，脉形弦弱而数，舌色黄，面无华，唇吻又黑，神气张惶，阳明矢结不通，悍气无由下达，直冲清道。本宜大剂攻下，但以正虚之体，脉不搏指，下法何敢浪投？不下亦难救治。雅幼读经训，知正虚宜攻者，陶节庵特制黄龙汤，专攻中央燥土，急下亦所以存正，补泄不嫌同投，危急之际望其效灵耳。

高丽参八分　锦庄黄三钱　生川厚朴五分　油归身二钱　芒硝一钱　陈江枳实二钱　蜣螂末四分，冲　沉水香汁三分　得便止后服。

大便通，阳明之气已降，各恙去其大半，咳嗽痰多，肺金肃降之权不振也。

西洋参　谷芽　枇杷叶　代赭石　旋覆花　干霍斛　竹茹　宋半夏　陈枳壳　射干片　白茯神　冬瓜子

咳嗽止，纳食加，腰脊酸痛，正气虚也。前方去旋覆、代赭，加枸杞、杜仲。

张聿青医案

左　镇逆平肝，诸恙暂退。而日来气复上冲，甚则呃忒，间有呕吐。风木上干。再壮水以涵风木。

熟地四钱，炒松　煅牡蛎五钱　土炒白芍一钱五分　茯神三钱　橘白一钱　大麦冬三钱　煅磁石三钱　半夏曲一钱五分，盐水炒　白蒺藜三钱

（呕吐附吞酸吐蛔）

费右　寒热日作，热势甚重，苔腻质红，渴不多饮，咽痛颧红，鼻窍两目火出。此恼怒动肝，肝火挟湿热熏蒸少阳阳明，则寒热往来。肝胆之火，与吸气相触，呃忒声彻户外，其为气火无疑。

香豆豉三钱　炒杏仁三钱　白桔梗一钱　橘皮一钱　竹茹一钱　黑山栀三钱　广郁金二钱　金铃子一钱五分　柿蒂三枚

顾左　病后湿留阳明，郁蒸凛热，耳鸣目黄神倦，逆气上冲，呃忒旬日不止，凌晨盗汗。此皆湿热见证，医用镇摄温化，其呃愈甚，殊不知清化湿热，热平呃自止耳。

橘皮一钱　茯苓三钱　白蔻仁五分　枳实一钱　佛手一钱　竹茹一钱　杏仁三钱　制半夏一钱五分　通草一钱　柿蒂三枚

杨左　疟后肿胀，攻下之后，胀退成痢，两日来更兼呃忒。中阳欲败，有厥脱之虞。

台参须　熟附片　公丁香　云茯苓　泽泻　广木香　制半夏　重姜汁炒竹茹　粳米一撮

二诊　下痢呃忒，投温补中阳，呃仍不止，沃出涎水。脉象弦滑。胃中夹杂痰食。勉方图幸。

公丁香　制半夏　木香　楂炭　陈皮　泽泻　台乌药　云茯苓　砂仁　猪苓　炙柿蒂

三诊　满腹作痛，不时呕吐，气冲呃忒。肝木犯胃，恐至暴厥。

川连　乌梅　金铃子　代赭石　砂仁　吴萸　香附　延胡索　旋覆花　香橼皮　磨刀豆子

郭左　呃忒时发，胃虚而冲气逆行。七年之病，三年之艾①，不易得也。

旋覆花　橘皮　制半夏　淡干姜　炒枳壳　代赭石　竹茹　云茯苓　大枣　磨刀豆子三分

右　脘痛投温而止。恶心不纳，投以苦辛，致酸涎呃忒。胃阴不能转旋也。

代赭石　公丁香　橘皮　制半夏　云茯苓　香附　旋覆花　上川朴　炙柿蒂　炒竹茹　蜜炙干姜

某　呃忒每至咳痰，呃即稍止。脉浮带滑。此肺气闭郁，清阳不展。恐致变痉。

制半夏二钱　广郁金七分　射干七分　桔梗一钱　橘皮一钱五分　香豆豉三钱　杏仁泥三钱　通草一钱　竹茹一钱五分　鲜枇杷叶一两

又　呃忒稍减，然有时气从上冲，直至巅顶，则身体震动。痰气内阻，清阳不展。有厥脱之虞。

代赭石　磨沉香　方通草　香豆豉　茯苓　刀豆子　旋覆花　广郁金　白蒺藜　杏仁　射干　枇杷叶

王左　嗳气略减，浊痰稍得泄化。再降胆胃，胃府通降，则益肾补心之药，方能任受也。

煅龙骨　九节菖蒲　块辰砂　远志肉甘草汤拌炒　竹茹　炒枣仁　甜广皮　制半夏　炒枳实　龟甲心

二诊　寐稍得安，仍然多梦，气冲嗳噫。胆胃之气，不克下行。前法再参降胃。

块辰砂　石决明　制半夏　炒枣仁　甜广皮　茯苓　泽泻　枳实　生薏仁　姜汁炒竹茹

左　气坠已舒，大便亦调，而噫出卵臭。还是宿滞不化。

川朴　青陈皮　莱菔子　花槟榔　砂仁　枳实　范志曲　台乌药　焦楂肉　焦麦芽

曹左　久虚不复，肾气不能收摄，气觉短促，冲气上逆，嗳噫作呛。病由遗滑而来。脉象细弦。拟气血并调，以图徐复。

台参须八分　茯苓三钱　蛤壳五钱　生牡蛎五钱　生於术一钱五分　熟地四钱　白芍二钱　煅磁石二钱　炒萸肉一钱五分　丹皮一钱五分　怀山药三钱

二诊　久虚不复，气短自觉上下不续，虽能安谷，实非馨进。脉象细弱如丝，舌滑少苔。中气肾阴皆虚，所以俯仰失职，胃气不能鼓舞。拟气阴并调。

炙绵芪　生於术　砂仁炒熟地　白芍　坎气　党参　怀山药　炒萸肉　茯苓

某　嗳噫得食则满。木土失和。宜于土中泻木。

土炒白芍　代赭石　制香附　白蒺藜　砂仁　制半夏　旋覆花　煨天麻　茯苓神　左金丸　陈皮（呃忒附嗳噫）

某右　新产九朝，甫产之后，血从上冒，幸半时之久，即得安定。而肝阳由此上逆，冲胃则为呕吐，乘脾则为泄泻，扰神则为不寐。今胃逆之极，甚而作呃。脉左倍于右，按之鼓指。深恐阳升太过，而致发厥。急为镇逆，参以宁神。

半夏曲二钱　旋覆花一钱五分　炒枣仁二钱　丹参二钱　上广皮一钱　煅赭石三钱　朱茯神三钱　磨刀豆子四分　泽兰二钱　煅龙齿四钱　煨生姜二片　姜汁炒竹茹一钱　益母草煎汤代水

改方　呃止，加砂仁四分。（产后）

---

①　三年之艾：语出《孟子·离娄上》："犹七年之病，求三年之艾也"。意为病久了才去寻找治这种病的干艾叶。这里指病情深重，不易治疗。

柳宝诒医案

杨　气逆于胃肺之间，频作嗳噎。前人谓之神思间病，即膈症之萌。能怡情悦志即愈，非草木所能治也。

旋覆花　前胡　枳实　象贝　郁金　绿梅花　栝蒌皮(姜汁炒)　代赭石　橘红　细苏梗　姜竹茹(呕哕)

张　气机阻窒，邪郁不达，由胁刺痛转为呃逆，嗳声不爽。邪由少阳郁及肺胃，唇齿俱干，舌色干红，渐将化燥。方拟泻心通络，仍兼清降肺胃之法。

川连(姜汁炒)　姜半夏　旋覆花　磁石　南沙参　瓜蒌皮(姜汁炒)　淡豆豉(鲜生地同打)　茅根　竹茹　柿蒂

成　喘逆渐平，而中焦之气为痰所阻，不得升降自如，转为呃逆。其声发于中，呃忒连声，此不特上升之气为其所遏，即饮食之入于胃者，亦觉阻窒不爽。拟用旋赭泻心汤，以化痰和胃为主。

旋覆花　代赭石　法半夏　淡干姜(川连煎汁，炒)　广陈皮　茯苓皮　枳壳　桂丁子　太子参　刀豆子　姜竹茹　柿蒂

文　呃逆久而不止，动则更甚，咳嗽痰稀，咽喉碎痛，脉象浮弦数搏，左手尤甚。平素嗜酒伤中，未免湿停火郁；近挟木火，胃气上逆，肺胃阴液转涸。用药滋燥两难，拟方先从上焦清降。

洋参　元参　青盐半夏　麦冬　枳实　旋覆花　海浮石　橘红(盐水炒)　川连(盐水拌烘)　栝蒌皮　竹茹　柿蒂　枇杷叶

年　冲逆之气，减而未平。右关未静，舌苔尚灰。胃中湿热之气，未能清泄，其故亦由胃气阻而不降所致。兹拟前法参入镇逆之意。

旋覆花　代赭石(醋煅)　制半夏　干姜　牛膝　茯苓　泽泻　於术　黄柏(盐水炒)　黑山栀(姜汁炒)　枳实　沉香　苡米(姜汁炒)　枇杷叶

二诊　冲逆作嗳，用泄降中下法而得缓，用旋赭法而仍作。盖由湿浊在中，逆气在下，上中焦之药，不能平下焦之逆也。湿浊之气，宜乎泄，不宜乎摄。兹拟方从中下二焦用意。

金铃子(酒炒)　桂枝　川连(吴萸煎汁，拌炒)　广陈皮　牡蛎　黄柏(盐水炒)　砂仁(盐水炒)　党参(炒)　姜半夏　生甘草　茯苓　黑山栀(姜汁炒)　荷梗　竹茹(姜汁炒)(呕哕)

雪雅堂医案

辛　木火上逆，胸满闷，噫气，进苦辛通降法。

生白芍三钱　连翘钱半　郁金子二钱　川贝母二钱　钩藤钱半　陈枳壳钱半　枇杷叶三钱　桑叶三钱　龙胆草八分

马　胸满嗳气，时呃一声，略见舒畅，逾一息复满，无大便，苦辛以开上痹而通肠。丹溪所谓肠痹，宜开通肺气，即此意也。

钩藤三钱　胡连八分　川朴八分　川贝二钱　杏仁三钱　枇杷叶三钱

脉劲气从左边攻触，多嗳，此乙木犯胃，拟与清降。

羚羊角一钱　竹茹二钱　桃仁一钱　生白芍三钱　甘菊钱半　胡连八分　旧香橼一钱

脉象略柔，干噫亦减，而偏右头痛，肢体疲倦，拟开泄少阳，以清肝木。

冬桑叶三钱　淡黄芩一钱　川连翘钱半　生白芍三钱　杭甘菊钱半　鲜菊叶二钱　双钩藤钱半

余听鸿医案

常熟慧日寺伤科刘震扬　始因湿温发疹，其人体丰湿重，医进以牛蒡、山栀、连翘

等,已有十余日。邀余诊之,脉来涩滞不扬,舌薄白,神识如蒙,冷汗溱溱不断,身有红疹不多,溲少而赤,呃逆频频,症势甚危。余曰:肥人气滞,湿邪化热,弥漫胸中,如云如雾,充塞募原,神识昏蒙。况呃之一症,有虚实、痰气、湿血、寒热之分,不可专言是寒。鄙见看来,上焦气机阻逆,断不可拘于丁香、柿蒂之法,先立一清轻芳香,先开上焦,佐以降逆泄热。进以苏子梗、藿香梗、通草、郁金、沉香屑、杏仁、茯苓、薏仁、佩兰、半夏、橘皮、姜竹茹。另研苏合香丸汁频频呷之。服后神气日清,诊七八次,皆进以芳香苦泄淡渗法,而热退呃平,乃愈。此症若误疑呃逆为虚寒,投以温补,立毙。所以看病当看全局,遇兼症并病,宜先立一着实主见,自不致眩惑彷徨。然非临证多者,不克臻①此。(呃逆)

医验随笔

老宝华照相店张竹君劳力之后,有人摄影,正在布置,自觉气机不舒,陡起呃逆,日夜连声不止已数日矣。身体疲软,来乞诊,先生曰:此痰热阻滞,气机不宣。为制刀豆、柿蒂等古法,随取白痧散与嗅,取嚏数十声,药方书毕而呃止矣。

医案摘奇

一晨妇,素嗜藜藿②,年四十余,腹痛滑泄,乍去乍来,延已三载。其年夏末秋初,稍食瓜桃,致腹痛大泻,泻三日而邀余治。舌白,不食,脉沉微如伏、神疲不寐,乃与理中汤加桂、附、山药、茯苓、炙粟壳,二剂痛停泻减。第五日,去党参、附子,加东洋参、五味、肉果、诃子,而食进泻停。第八日,复邀余诊,原痛泻既止,略食生冷,致呃忒二日,又不欲食。乃与四君子加丁香、肉桂、砂仁,三服,而呃渐平。

一卖糖老人,年六十余,七月发痎疟二旬,因食物违和,致疟而加呃,疟至呃甚,疟退呃稀,病一月,始邀余治。问其呃几日?云:今第四日,因日甚一日,故求治。余用达原饮去苓、芍、草、枣,加柴胡、甜茶、乌梅、枳实、干姜、刀豆子,二剂,嘱其疟之前后,离一时许服药。第三日,疟呃俱停。

王大福百家奴也,年五十余,初冬患伤寒,兼吐下,第七日热退未解,而起呃逆。余以小建中合陈、夏,加丁香、柿蒂、刀豆子,二服呃止,食进身和,调理半月而愈。

卞三元,向吸鸦片烟者,年近五旬,秋间赤痢腹痛,里急后重,食少,延二月,始邀余治。诊其脉,细紧而数,形脱口糜,腹痛虽止,而日下必二十遍,呃逆已经二日,声不扬。余曰:烟漏之坏症,无法为役矣。后五日而果亡。

眯瞭眼陈三,理发匠也。也好樗蒲③,尝连夜斗牌,忽起呃忒,身不寒热,食饮如常,脉惟右关滑急。余用乌药、川芎、枳壳、木香、槟榔、沉香、半夏、陈皮、参须、肉桂,一服即减,二服而止。(呃忒)

邵兰荪医案

安昌叶　脘痹气冲,得嗳稍舒,脉弦细,腹中有瘕,咳逆。姑宜瓜蒌薤白汤主治。(三月二号五寅十四日)

瓜蒌皮三钱　川贝钱半　炒谷芽四钱　绿萼梅钱半　薤白钱半　生香附钱半　广郁金三钱　远志肉八分　仙半夏钱半　佩兰三钱　苦丁茶钱半

清煎,二帖。

介按:阴虚肝旺,腹中聚瘕,挟痰而上冲于肺。肺失清降之司,而阻痹气机,则嗳咳兼作。治法宗仲景辛滑微通其阳。(胸痹)

---

① 臻(zhēn 珍):到达。
② 藜藿:粗劣的饭菜。
③ 樗(chū 出)蒲:古代的一种棋类游戏。

曹沧洲医案

左　胁刺痛、温痛，病甫得解表，未净之邪壅气，作呃不止。脉弦细。病情尚在险途，仍防变迁。

旋覆花三钱五分，包　公丁香七粒，后下　刀豆子三钱，炙存性，杵　枳壳三钱五分　代赭石七钱，煅，先煎　柿蒂七只　新会皮一钱　朱茯苓五钱　沉香片三分　淡吴萸三分，盐水炒　盐半夏三钱　焦麦芽六钱　通草一钱(风温湿热附伏邪伏暑)

左　痰气不调，嗳呃久不止，兹百节酸痛，头晕如咳。肝、肺、肾悉亏，须由渐调理。

紫石英四钱，煅，先煎　川贝母三钱，去心　金毛脊三钱，炙去毛　丝瓜络三钱五分　制首乌五钱　生蛤壳一两，先煎　川断三钱，盐水炒　玉蝴蝶七分　北沙参三钱　生草四分　杜仲三钱，盐水炒　桑枝一两，切(噎膈门附反胃嗳呃)

右　肝胃不和，痰饮气机交郁，食下作嗳，嗳久闷胀稍松，易泛酸，吐清沫痰，脉软弦。延防膈气，未可因循旁贷。

上川连五分，盐水炒　枳壳三钱五分　旋覆花三钱五分，包　戌腹米三钱，包　淡吴萸二分，盐水炒　法半夏三钱五分　茯苓四钱　炒谷芽四钱，包　煅瓦楞粉一两，包　橘红一钱　沉香片三分　绿萼梅一钱，去蒂(噎膈门附反胃嗳呃)

右　肝胃不和，痰饮气机交郁，食下作嗳，嗳久闷胀稍松，易于泛酸，吐清痰，脉软弦。严防隔气，未可因循旁贷。

枳壳三钱五分　旋覆花包　戌腹米三钱　法半夏二钱　上川连五分，盐水同炒　淡吴萸三分，盐水同炒　茯苓　炒谷芽五钱，包　煅瓦楞粉一两，包　橘红一钱　沉香片、绿萼梅各一钱(肝脾门)

上池医案

膀胱为气血之司，精液藏焉，气化则能水道通利。英年脉细，左尺数，溲溺完时，茎中作痛，气若下迫，而仍欲溲。溺之象此，肾不纳气也，不纳则呃，呃则气上逆也，总以补肾为主，经旨水出高源之义，兼与滋肾水，肃肺气并治。

洋参去皮，切片米饮拌炒　女贞子　丹皮　麦冬　茯苓　枇杷叶刷净毛，去粗，泽泻盐水炒

沈氏医案

秦照临，夏月感受暑热之邪，至秋患痢，不数日下药行之，积物不忌，壅塞胃中，不得通泰。火邪不得发越，以致呃逆，面赤两目俱红，舌见黑苔，大便后重，小便黄赤，脉息沉细而数。此热邪为食物郁遏，不得条达通畅而为呃逆，暂用

厚朴　枳壳　青皮　莱菔子　香附　槟榔　木通　滑石

疏其胃中之壅滞，大便去结粪与积滞不计，胸次宽泰，伏火内发，舌愈黑燥，口渴喜冷。用六一散水调服，并西瓜汁、蔗汁陆续饮之，以石膏、黄连、枳壳、连翘、厚朴，朝服一剂。二日共计六一散二十余碗，西瓜数枚，舌退黑，而呃亦止，口亦不渴，面目之红皆退，小便清白，大便爽快，积滞已无，脉息反大而不伏。然后进以粥饮调胃。此因暑邪郁遏于内，寒凉太早，兼之食物壅滞而成此症。故必疏理肠胃之郁滞，使之宣通无阻，后用清火凉药，冷水西瓜，逐其火邪，使之下行，得以全愈。若不先疏理，而竟用寒凉，则热邪郁遏肠胃，必致败坏而毙。所以用药之法，先后不可紊也。

也是山人医案

蔡(三五)　胃衰，胸膈不爽，嗳气呕恶。此属清阳不升，浊气不降，舍理胃阳无别法。

人参一钱　制半夏一钱五分　淡干姜一钱　旋覆花一钱　新会皮一钱　茯苓三钱　钉头代赭三钱

洪(四八)　嗳气不舒,脉缓便溏。此属胃阳虚,浊阴上干。

钉头代赭三钱　制半夏一钱五分　淡干姜一钱　旋覆花一钱　新会皮一钱　茯苓三钱　制淡川附子一钱(嗳气)

唐(廿五)　嗳哕频频,胸次蔽塞。当此大暑节候,太阴用事,此属阴浊凝遏中阳。

薤白三钱　制半夏二钱　枳实一钱　淡干姜一钱　郁金一钱　栝蒌皮一钱五分　茯苓三钱　临服冲入白酒半小杯(胸痹)

褚(五二)　脉小舌白,呃逆气冲,两脉微涩,大便滑溏。此属胃阳虚,浊阴上干,拟方候高明正。

钉头代赭　炒半夏　丁香皮　淡干姜　淡吴萸　柿蒂　茯苓　炒川椒

蔡(四六)　邪去正衰,呃声异响,咽中总属不爽。据服理中无益,必得清阳舒展,乃能旷达耳。

枇杷叶三钱　炒川贝二钱　桔梗一钱　炒香豉一钱五分　栝蒌皮一钱　川通草一钱　郁金一钱　杏仁三钱　紫菀一钱

李(二五)　阅服凉解方,身热已止,口渴亦减,是邪解之象。但胃阳衰惫,致脉微汗泄,呃逆便溏,火为重候。勉拟理中汤去甘、术,加丁香、吴萸、川椒、茯苓。

人参一钱　制川附子一钱　淡吴萸八分　淡干姜一钱　丁香三厘　炒川椒五厘　茯苓三钱(呃逆)

孟河费绳甫先生医案

南京金元美,患泄泻。用西法,泄泻虽止,呃逆不休,饮食不进,彻夜不寐,心悸脘闷,内热口干,舌绛作痛,头眩汗多,有欲脱之象。余诊脉细弱。气液皆虚,中无砥柱。倘加气喘即脱。急用吉林参须一钱,西洋参二钱,大麦冬三钱,茯神三钱,鲜生地四钱,女贞子三钱,黑料豆三钱,川贝母三钱,大花粉二钱,川石斛三钱,冬瓜子四钱,薄橘红五分,生甘草五分,鲜竹茹一钱,旋覆花一钱。连服二剂,呃止食进,汗收能寐,气液有来复之机。惟阴虚阳亢,内热口干,舌绛破碎,作痛异常。治宜育阴制阳。照前去吉林参须、旋覆花,加玄参钱半,灯芯三尺。接服五剂而安。(呃逆)

丛桂草堂医案

城内磨刀巷李善门君,年四十余,呃逆不止,呃声震床帐。先是李君病,经某医屡用汗药,微有呃逆。嗣又改延某医诊治,断为湿温病,用大承气汤,云非下则呃不能止,病家信之。讵知承气汤服后,不惟呃逆加甚,且不能坐,不能言矣。予视其舌质焦燥无津,按其脉尚有胃气,扪其身则不发热,遂勉强担任,用北沙参、麦冬、玉竹、石斛、干地黄各三钱,贝母一钱五分,甘草一钱,莲肉十粒,作煎剂,非专为治呃也,不过以其津枯气弱,命在垂危,姑以此药救其津液耳。不料此药服后,安睡两小时,呃声顿止,特醒后则呃又作,予因戒其家人,今日之药,服后宜任其熟睡,不可频频呼唤,扰其元神,俟其自醒,则自然不呃矣。第三日复诊,果如予言,呃全止,且能进粥矣。惟神气呆滞,状若痴愚,其家甚以为忧,且恐予药之误。予曰:无恐也,再过半月,即不痴矣。因以六君子汤、养胃汤出入,培养胃气,接服数日而起。据近世生理学家,谓呃逆由于横膈膜之痉挛,麦冬、地黄,为补液制痉之圣药,故能止呃,特未见前人发明及此,而西医之治呃,又仅有吗啡麻醉之一法。然则李君之病,于医学界乃有绝大之关系也。此病治愈,次年六月,有王某者,亦病呃,先是王在南京与人涉讼,被拘多日,遂病回镇江,予见其呃逆连声，言语阻碍，询其病状，则胸闷不舒，不饥不食，舌苔白腻，脉息沉小，盖郁抑过甚，痰水停结于胸膈间而不能消化也。乃与厚朴半夏汤，加柴胡、黄芩、香橼皮、佛手、沉香，接服两剂，胸闷松，能饮食。惟呃逆如故，其苦异常，因思李善门之事，用麦冬三钱，干地黄四钱，少佐木香、香橼、半夏、生姜、红枣等，服后酣睡两小时，而呃不作矣。翌日来复诊，病人感谢，至于泣下。然则此二药者，殆真有止呃之特效乎？特痰滞壅阻，人实证实之呃，则当先豁其痰，未可骤用此药也。(卷二)

阮氏医案

潘　情志怫郁，经脉不和，是以冲气上逆，时常噫嗳，兼之皮毛栗栗，背胀腹痛，似乎内损情形。理宜开郁疏气，拟方于下。

生香附一钱半　代赭石二钱　春砂仁八分　全当归二钱　广郁金一钱半　玫瑰花八朵　旋覆花二钱　酒白芍二钱　川桂枝一钱　紫石英三钱　炙甘草八分

潘　忧思伤脾，木侵中土，冲气上逆，时常噫嗳怕寒，前服和中降逆，其症悉平。今见关脉沉迟，中焦气血虚寒可知，故有腹痛背胀，经来迟少等情，若非温补，更无别法。

西潞党三钱　全当归三钱　川桂枝一钱半　川椒肉一钱，半炒　炙叙芪三钱　酒白芍三钱　炙甘草一钱　淡吴萸一钱半　淡附片一钱半　春砂仁八分　玫瑰花八朵　姜三片　枣三枚

叶　胃乃阳土，受盛水谷，脾乃阴土，运化精微，现因饥饱劳倦，虽属伤脾，但胃气无碍，饮食如常，故能食而不能运。所虑者中土受戕，未免肝木侮之，每见厥气上逆，噫嗳不止，或呕吐原物酸水，将来恐成反胃噎膈之症，主以足太阴少阴治之。

怀山药四钱　大蒸地六钱　淡附片一钱　老生姜一钱半　白茯苓三钱　山萸肉三钱　油瑶桂一钱　大红枣五枚　西潞党三钱　水法夏一钱半　旋覆花三钱　代赭石三钱　炙甘草一钱

屠　痘后中气不和，厥阳上逆，每饭之后，胸膈痞胀，噫嗳不止。拟用平胃散合代赭汤加味治之。

南京术钱半　紫绍朴一钱　代赭石三钱　北沙参三钱　广陈皮一钱　炙甘草八分　旋覆花三钱　水法夏钱半　淡吴萸八分　生姜三片　大黑枣三枚

薛　怕寒发热，腹痛吐泻，此系外感风寒，内伤湿食。前经发表调中渗湿，已觉见效，但土金衰弱，肝木横强，水气随之上凌，每从小腹发动，致呃逆咳嗽，呕吐酸水。脉象右弦滑，左浮大，舌苔白滑中见微黄。拟以和中降逆兼化湿法。

佛手柑钱半　代赭石三钱　苦杏仁钱半　淡吴萸八分　水法夏钱半　旋覆花三钱　扁金钗钱半　紫沉香八分　炒小茴钱半　炒青皮钱半　炙甘草八分　生姜三片

薛　怕寒发热，腹痛吐泻，此系外感风寒，内伤湿食。前经发表调中渗湿，已觉见效，但土金衰弱，肝木横强，水气随其上凌，每从小腹发动，以致呃逆咳嗽，呕吐酸水。脉象右弦滑，左浮大，舌苔白滑，中见微黄。拟以和中降逆，兼化湿法。

佛手柑钱半　代赭石三钱　苦杏仁钱半　杭青皮八分，炒　旋覆花三钱，包煎　水法夏钱半　北沙参钱半　西小茴八分，炒　淡吴萸六分　紫沉香六分，研冲　扁金钗钱半　炙甘草六分　老生姜三片　大黑枣三枚

李　老妇素患白带，下元不足，每致冲阳上逆，噫嗳不止，拟以温补镇逆法。

白茯苓二钱　炒处术三钱　东洋参钱半　紫石英三钱　川桂枝钱半　炙甘草一钱　代赭石三钱　淡吴萸钱半　川椒肉钱半，炒　旋覆花三钱，包煎　酒白芍三钱　姜三片　枣三枚

痞满案

扁鹊心书

一人因暑月食冷物,以致胸腹胀闷欲死,服金液丹百丸,少顷加全真丹百丸,即有气下降而愈。(夏月伏阴在内,一切冷物在所禁食,若不慎,而致伤者,不重剂温化,恶得不变)

一小儿食生杏致伤脾,胀闷欲死,灸左命关二十壮即愈,又服全真丹五十丸。(生杏在大人尚不可食,况小儿乎! 温中药内入些少麝香为妙)

一人每饭后饮酒,伤其肺气,致胸膈作胀,气促欲死,服钟乳粉、五膈散而愈。若重者,灸中府穴亦好。服凉药则成中满难治矣。(酒后吃饭,中气不伤,若饭后饮酒,清气浊乱,所以致胀)(痞闷)

一人年十五,因大忧大恼,却转脾虚,庸医用五苓散及青皮、枳壳等药,遂致饮食不进,胸中作闷。余令灸命关二百壮,饮食渐进,灸关元五百壮,服姜附汤一二剂,金液丹二斤方愈,方书混作劳损,用温平小药误人不少,悲夫!(大忧恼而得脾泄,医用五苓、青皮、枳壳,变尚如此,近有六脉虚脱,脾肾败坏,犹云不妨而用此药者,又庸医中之厮隶①也)(着恼病)

石山医案

一人年逾三十,形瘦苍白,病食,则胸膈痞闷,汗多,手肘汗出尤多,四肢倦怠或麻,晚食若迟,来早必泄,初取其脉,浮软近驶,两关脉乃略大。予曰:此脾虚不足也。彼曰:已服参术膏,胸膈亦觉痞闷,恐病不宜于参、芪耶? 予曰:膏则稠粘,难以行散故也。改用汤剂,痞或愈乎。令用参、芪各二钱,白术钱半,归身八分,枳实、甘草各五分,麦门冬一钱,煎服一帖,上觉胸痞,下觉失气。彼疑参、芪使然。予曰:非也。若参、芪使然,只当胸痞,不当失气,恐由脾胃过虚,莫当枳实之耗耶! 宜除枳实,加陈皮六分。再服一帖,顿觉胸痞宽,失气作,精神爽恺,脉皆软缓,不大亦不驶矣。可见脾胃虚者,枳实须散用为佐使,况有参、芪、归、术为之君,尚不能制,然则医之用药,可不慎哉!(汇萃)

名医类案

陈球七月间行舟,遇风涛惊恐,又因事恼怒内伤,病胸膈痞满,食少,又澡浴冒风外感,发热,小溲红。八月初间,医用柴苓汤,痞满益甚,又加自汗。一医用清暑益气汤除人参、黄芪服之,稍宽,此方用得当。然汗益多汗多则热退,小便黄便红变黄亦佳。江诊视,左脉浮之不应,沉取豁然虚,右寸来促,关损小而驶,两小尺沉而无力。先以香附汤吞大安丸,继以参、术补脾为君,酸枣仁敛汗为臣,枳实以泄肝,芍药引金泄木,当归和血润燥,陈皮、厚朴以理气宽胀,川芎、山栀、香附以散郁,茯苓以利水,一剂汗减四之三,胸膈宽,食倍进,夜卧安次早略觉腹胀,呕吐清痰,遂宽。再与二服,前方加半夏、生姜出入加减,数日而愈。(内伤)

东垣治一贵妇,八月中,先因劳役饮食失节,加之忧思,病结痞,心腹胀满,旦食则不能暮食,两胁刺痛琇按:两胁刺痛,终是木气乘土。诊其脉,弦而细。至夜,浊阴之气当降而不降,䐜胀尤甚。大抵阳主运化,饮食劳倦琇按:先生

① 厮(sī 斯)隶:犹厮役。执劳役供使唤的人。

平生只主此四字。损伤脾胃，阳气不能运化精微，聚而不散，故为胀满。先灸中脘，乃胃之募穴，引胃中生发之气上行阳道，又以木香顺气汤助之，使浊阴之气自此而降矣。(痞满)

一人苦胸中痞满，愦愦[①]若怔忡状，头目昏痛，欲吐不吐，忽忽善忘，时一臂偏痹。脉之，关以上溜而滑，按之沉而有力。曰：积饮滞痰，横于胸膈，盖得之厚味醇酒，肥腻炙煿，蓄热而生湿，湿聚而痰涎宿饮皆上甚也。王冰云：上甚不已，吐而夺之。治法宜吐。候春日开明，如法治之，以物探吐喉中，须臾大吐异色顽痰如胶饴者三四升，一二日更吐之三四次，则胸中洞爽矣。

虞恒德治一人，年三十余，身材肥盛，夏秋间，因官差劳役，至冬，得痞满症，两胁气攻，胸中饱闷，不能卧，欲成胀满症。历数医，皆与疏通耗散之药，不效。十一月初旬，虞诊，两手关前皆浮洪而弦涩，两关后脉皆沉伏。此膈上有稠痰，脾土之气敦阜，肝木郁而不伸，当用吐法，木郁达之之理也。奈值冬月降沉之令，未可行此法。且与豁痰，疏肝气，泻脾胃敦阜之气。用平胃散加半夏、青皮、茯苓、川芎、草龙胆、香附、砂仁、柴胡、黄连、瓜蒌仁等药，病退十之三四。待次年二月初旬，为行倒仓法，安。

项彦章治一人，病胸膈壅满，甚笃，昏不知人。医者人人异见。项以杏仁、薏苡之剂灌之，立苏。继以升麻、黄芪、桔梗消其胀，服之逾月，瘳。所以知其病者，以阳脉浮滑，阴脉不足也。浮为风，滑为血聚，始由风伤肺，故结聚客于肺。阴脉之不足，则过于宣逐也。诸气本乎肺，肺气治则出入易，菀陈除，故行其肺气而病自已。(痞满)

孙文垣医案

沈大参[②]玉阳老先生，中焦有食积痰饮而作痞滞，以故大便了而不了，间或作胀。予脉之，两寸短弱，关滑，两尺沉滑有力。予曰：脾胃经有湿痰，蕴而为热，但清其中宫，使清阳升，浊阴降，而气血自旺，此不补之补也。以二陈汤加枳实、酒连、酒芩、滑石、姜黄、木香、干葛、山楂，两剂而愈。(卷二)

先醒斋医学广笔记

纪华山先生稚自负，数奇，更无子，时悒悒不快，渐至痞胀，四年肌肉尽削，自分死矣。姑苏张涟水诊而戏之曰：公哪需药，一第便当霍然。以当归六钱，韭菜子一两，香附童便炒八钱下之。纪有难色，不得已，减其半。张曰：作二剂耶！一服，夜梦遗，举家恸哭。张拍案曰：吾正欲其通尔！仍以前半剂进，胸鬲[③]间若勇士猛力一拥，解黑粪数升，寻啜粥二碗。再明日，巾栉[④]起见客矣。逾年，生一子，即表弟汝占也。(杂症)

陆氏三世医验

误下后攻补间用治验六一

朱晴川尊正[⑤]，先感风邪，后伤饮食，发热头痛，而中脘痞闷。医以牛黄散下之，泻两三行而热不减，痞亦不宽，医以病重也，又投一服，复泻两三行，热亦不减，而痞更甚。又医曰：泻而热不减者，虚热也，通而胀不宽者，虚痞也。乃用人参、白术、黄芪、甘草补之，初服不进不退，至四剂，约三日，神气沉昏，不知人事，手足厥逆，舌有黑苔。予诊其脉，浮数而空，脉症极是危险，令撤其帐，看面色，喜不黑黯，似犹可救。乃以枳实五钱，黄连三钱，人参七分，麦冬一钱，五味十粒，灯心煎，灌之二剂，人事稍清，六脉略觉有神，热亦减半。

① 愦愦：烦乱貌。
② 大参：参政的别称。
③ 鬲：通“隔”。
④ 栉(zhì 至)：梳头。
⑤ 尊正：对他人妻子的敬称。

又连进两帖，热仍剧，大便五日不行，姑以润字丸一钱下之，不动，又催一服，又不动，至一服三钱而后行，行后热渐退矣。饮食少思，稀粥与之，而气乏不足以息，仍以前方去枳实之半，人参加至一钱五分，三日后，大便又不行，而热即微微来，复以润字丸一钱五分下之，便通而热退。自此一日不服人参，则自汗而力不能支，三日不投润字丸，则便闭而热发，直至人参服过一斤，润字丸数两，而后愈。

卢绍庵曰：内伤外感相兼，必须先治其外，而后治其内。蛮医不明理义，见其痞满骤然下之，表邪乘虚入里，泻多气弱，又复骤然补之，表邪未去而误下，里邪未清而误补，杀人以梃与刃，有何异乎？幸遇先生攻补兼施，得留残喘。（卷之二）

胸痞腹痛便滑用补治验六四

沈立川尊正，胸膈不舒，咽嗌不利，中脘与小腹常痛，大便不实，经水来时，淋沥数日不已，腰膝无力，倦怠头眩，得食，少可支吾，及食过，则异常不快，莫可名状。病将半年，医已数易，大约顺气清热开郁化痰消食之药，出入加减，服将百剂，体已羸瘦。予诊其脉，左手沉数而细，右手沉弦而微，曰：此症乃肝脾燥热，忿郁积久所致。然病起于怒，始虽有余，今病已久，且妊孕既多，未免元气不充，疏肝消导之药，似不可再用，理宜单用补剂。立川曰：前用养血药不效，加人参五分，且有开气之药，尚极痞满，恐不能投补耳，予曰：因有开气之药，而用人参又少，所以痞满，若人参多，又不杂以开气之药，则自不痞满。乃用八物汤服之，人参一钱，大胀，第二剂加人参二钱，胀即减，加至三钱，竟不胀矣。又合六味地黄丸，空心服之，盖肾为脾土之源，扶元气而不壮水之主，非所以治本也。自此煎丸相间而服，调理二月而痊。

卢绍庵曰：按《内经》云：塞因塞用。王太仆注曰：下气虚乏，中焦气壅，须当疏启其中，峻补其下，少服则滋壅，多服则宣通，譬如稠人之中，一人欲争先疾驰，势必不能，若十余人成队而行，虽稠众亦为开通而过矣。此先生用药妙处，深合岐黄元机。（卷之二）

中满进退调补治验二七

陆南洋如夫人，患痞，医家以为食积痰饮，服消导二陈汤之类，约二十剂，而痞满日甚一日，又一医，以为气虚中满，投以补中益气汤亦如故，但不增剧，大约补不效用消，消不效用补，寒不效用温，温不效用凉。治疗一年，饮食减十之七八，大便时泻时结，肌肉半削，南洋延予治。予诊其脉，浮之弦大，沉之涩小。予曰：大事无害，然非百剂，不能全愈，不可以小不效见疑，亦不可以小见效中止。南洋曰：病势已如此，任君为之。予用调气养荣汤加参术，初用木香、豆蔻各三分，参术各钱半。服二剂，不甚效。陆公疑之。予曰：前已说过，不可疑惑，因减参术，增木香、豆蔻，病仍无进退。直至木香、豆蔻增至一钱，参术减至七分，而胀满稍愈。后参术不减，木香、豆蔻增至钱半，而饮食渐加，胀满始宽大半。自后渐加参术至二三钱，减香蔻至一二分，约六十剂而全愈。

陆闇生曰：古人治痢，有进退承气法，今先生治满，用进退参、术、木香、豆蔻，法是亦有暗合者。兵法有云：见可而进，知难而退。即用药亦何独不然。（卷之三）

中虚宜补二

本府添设曾公，向来中气不足，予进诊视，常言服参芪得力。壬戌六月，署归乌二县印务，午后未几，啖杨梅一大碗，胸中就觉不爽。听审毕，身热头眩，吐痰口渴，不思饮食，三日不更衣，召余诊视，适往四安，另延别友，用枳实、山楂、芩、连、厚朴、二陈等，服三四帖，大便一次，去燥屎数块，而前症如旧。又用归、芍、知母、麦冬、山楂、黄芩等味，反腹满作呕。予归即进见，诊得左三部浮微而弱，右三部浮大虚数。对曰：此脾胃虚弱，气不能运，故胸膈不舒，非关前日之杨梅为祟也。况素不能服苦寒之剂，岂可再用芩连之类。《经》云：但治其虚，安问其余。先用六君子汤加白豆蔻、煨姜、大枣二剂，前症顿减，乃投补中益气汤数剂，诸症霍然。

吾湖附郭二县，颇称繁剧，公乃励精图治，政务旁午，迎刃而解。案无留牍，然而劳烦过矣。况中气向来不足，略兼饮食，乃投消导清凉，胃家之阳气，愈陷而不能升，宜其痞呕之益甚也。用六君及补中益气，中宫得以转输，清阳得升，而浊阴自降，有何痞呕之为患哉！（卷之四）

凭脉议下三十

王敬溪，年五十六岁，先富后贫，心事多郁。七月间，恣食羊肉酒面，当风睡卧，内伤外感相兼。一医与之发表，头不疼，身微热，惟胸腹不快。一医与之疏利，便通溲利，而痞满如故。一医投以温胃，一医投以消导，一月之外，其症依然，延予诊之。左脉浮弦而弱，右脉浮滑有力，诸医皆曰：头痛体热既蠲，可以议下矣。予曰：此症内伤虽重于外感，然有痞满而无实坚，且舌无苔，口不渴，脉有力而浮，尚带表症，焉可下也。惟用小柴胡汤和之，俟实坚脉沉而下之，方为万全。自此半月，症犹未减，又俱谓此病必为陆祖愚所误。予日过看，力任无事。又半月，脉沉便结，乃以润字丸五钱，三次吞服，解出垢秽若干，内有羊肉数块，才知饥饿。改用健脾调理之药，又三十多日而痊。

六畜皆有脂膏，若经水火烹炼，至暑月必津津溶润，惟羊脂则否，由其性粘腻坚凝，较之他肉难化。况中年之后，素多忧郁，而兼外感者哉！第此症嫌于疏利之早，以致中气受伤，不能运化，故月余而犹有鲜肉，若非病家信任之专，安能久而取效，一求速效，大事去矣。（卷之五）

易氏医按

一人患膈满，其证胸膈胃脘饱闷，脐下空虚如饥，不可忍，腰腿酸疼，坐立战摇，日夜卧榻，大便燥结，每日虽进清粥一二钟，食下即呕酸吐水醋心。众作膈治，服药二年许，不效。戊辰岁，请予诊治。诊得左右寸关俱沉大有力，两尺自浮至沉，三候俱紧，按之无力摇摆之状。予曰：此气膈病也。须开导其上，滋补其下，兼而行之可也。遂以畅卫舒中汤投之，每日空心，服八味地黄丸百粒。服二日，嗳气连声，后亦出浊气。五日可以坐立，啖饭二碗。服药至二七动，动履如常。或问曰：公用畅卫舒中汤，甚为得旨，复用八味丸，内有桂附，似与痞塞不宜，乃兼用之，何也？予曰：人病有水有火，治法有通有塞。此乃火郁水亏之病，予用塞因塞用之法也。请以其脉言之，两寸居上，其脉当浮，虽无沉数，却俱沉大，左寸沉者，神之郁也；右寸沉者，气之郁也。按之大者，火郁在上也。火者，气也。气有余，即是火。《经》云：浊气在上，必生䐜胀。故胸膈胃脘，饱闷胀痛也。火之性炎上，今郁而不行，是以汤水入咽，迎而不下，停于胃口，火气熏蒸而呕酸吐水之病作矣。左关当弦不弦，右关当缓不缓，二部俱沉大顶指，此正气郁而不伸也。惟其气郁于上，故饮食至咽而还。饥不可忍者，仓廪空虚也；大便燥涩者，津液不生也。两尺三候俱紧，紧则为寒，此又寒邪从虚而入，主腰腿酸疼，坐立战摇，终年卧榻而不能起矣。以此病观之，痞满在上，乃邪气大实，火有余而不能降也。衰弱在下，乃正气大虚，水不足而不能升也。实者而不散之，则正气益亏；虚者而不补之，则邪气易炽。故治上焦，则用畅卫舒中汤。有香附、苏梗开窍行气；苍术健中，贝母开郁痰，连翘散六经之火，抚芎提发肝木之困，神曲行脾之郁，南木香逐气流行，桔梗升提肺气，沙参助正气而不助肺火。此方升上焦之火邪，乃火郁发之之义也。治下焦，则用八味地黄丸，此丸滋补下元，又塞因塞用之法也。火郁发之，则邪气不实；虚弱补之则正气自充。上下交治，补泻兼施，水自升，火自降，膈舒食进，而六脉俱复平矣。使偏用汤药，舒散上焦火邪，而不兼补下之药，虽能解散郁火于一时，其火无水制，必然复生，而痞满之疾，恐尤胜于前也。治病者，可不拔去病根哉！

里中医案

徐厚源神倦满闷不食

宪副徐厚源，神气困倦，满闷不食已经月矣。余曰：湿郁生痰，凝泣于经。以苍术、菖蒲、半夏、白蔻、橘红、茯苓连饮十剂，闷少舒而食亦进，每日吐出痰数口。更以二陈、二术、姜、芥汁为丸，日服之。痰泛、大便出甚多，月余而神旺。

倪念岚胸膈闷满，畏食如仇

文学倪念岚，累劳积郁，胸与膈俱闷满，畏食如仇，服理气，改服行痰，改服清火而益病。余曰：脉大而软，两尺为尤，火衰不能生金，反以寒剂伤之，是下井而投石也。乃用六君子加姜、桂，十剂稍效，兼服八味丸，半载而痊。

旧德堂医案

青溪何伊祥之内，患吞酸已二十余载矣。因病随年长，复加恚[①]怒，胸膈否塞，状若两截，食入即反肢体浮肿。治者非破气消导，即清痰降火，投剂累百，未获稍安。邀予治之。左三部弦大空虚，右寸关沉而带涩，乃苦寒伤胃清阳下陷之征也。盖胃司纳受，脾主运动，胃虚则三阳不行，脾弱则三阴不化，致仓廪闭塞，贲门阻滞，奚能化导糟粕转输出入乎？况气者升于脾而降于胃，运用不息流行上下者。今胸膈气噎乃气虚而滞，非气实而满。如误认有余之象，妄施攻伐之方，不特无补于脾而反损于胃，所以投剂愈多而病势愈剧也。立方用六君子加炮姜、官桂。先将代赭石一两捶末和入，清泉取水煎药。才服入口，觉胸宇不宁；忽然有声，隔绝隧道，食亦不吐。或云胃虚而用六君子，此千古正治，毋庸议论。如代赭石治法今人未闻，愿领其详。予曰：医者意也，代赭系代郡之土，禀南离之色，能生养中州，脾胃属土，土虚即以土补，乃同气相求之义也。

(评选)静香楼医案

脉弦中满，病在肝脾。

人参　吴萸　木瓜　厚朴　广皮　半夏

诒按：此肝脾两治之正法。立方精简可法。

右关独大而搏指，知病在中焦，饮食不化，痞闷时痛，积年不愈，喉间自觉热气上冲，口干作苦，舌苔白燥。此脾家积热郁湿。当以泻黄法治之。

茅术　葛根　茯苓　石膏　藿香　木香

诒按：此痞满门中不常见之证，存之以备一格。(肿胀门)

脾以健运为职，心下痞不能食，食则满闷，脾失其职矣。但健运之品，迂缓无功，宜以补泻升降法治之。

人参　干姜　半夏　茯苓　川连　枳实　陈皮　生姜

诒按：此方仿泻心法加味。(肿胀门)

薛案辨疏

廷评张汝翰，胸膈作痞，饮食难化，服枳术丸，久而形体消瘦，发热口干，脉浮大而微，用补中益气加姜、桂诸症悉退。惟见脾胃虚寒，遂用八味丸补命门火，不月而饮食进，三月而形体充。此症若不用前丸，多变腹胀喘促，腿足浮肿，小便淋沥等症，急用济生加减肾气丸，亦有得生者。

疏曰：枳术丸，饮食伤肠胃之药也。盖肠

---

① 恚(huì 会)：愤怒。

胃无恙,偶被饮食伤者设耳。若脾胃元气先虚,不能运化饮食,自当峻补元气,使饮食自然运化,何可更以枳实、白术之推墙倒壁者,复伤之耶?虽有二倍之术,诚不足以偿之也。久而形体消瘦,发热口干,我固知脾胃之气虚也,而况脉之浮大而微者乎?夫血虚者,多近于热;气虚者,多近于寒,故用补中加姜、桂以直入脾胃而补之也。温补脾胃而诸症悉退,宜乎不复见有脾胃虚寒之症矣。何以又云惟见脾胃虚寒耶?补中、姜、桂正温补脾胃虚寒之药,服之而脾胃之虚寒尚见,此非温补所得愈者矣。于是用隔二之法,温补脾胃之母,使母子相生,土从火化,则元元本本生化之机不息,故遂用八味丸以补命门火也。至于不用前丸之变症,是又火不能生土,土不能制水之症,济生加减肾气丸之所以有牛膝、车前以利水也。(命门火衰不能生土等症)

佐云:向因失足,划然有声,坐立久则左足麻木,虽夏月,足寒如冰。嘉靖己亥夏月因醉睡,觉而饮水复睡,遂觉右腹痞结,以手摩之,腹间漉漉有声,摩热则气泄而止。每每加剧,饮食稍多,则作痛泻,求治于医,令服枳术丸,固守勿效。甲辰岁,求治于立斋先生,诊之喟然[①]叹曰:此非脾胃病,乃命门火衰,不能生土,虚寒使之然也,若专主脾胃误矣!可服八味丸则愈。余敬服果验。盖八味丸有附子,医家罔敢轻用。夫附子斩关夺旗,回生起死,非良将莫能用,立斋先生今之武候也。家贫不能报德,姑序此以记治验。杉墩介庵朱佐顿首拜书。

疏曰:左足麻木,夏月如冰,虽似命门火衰,然得之失足而起。而麻木又只在一足,未始非因失足而至,气滞血凝,故为之寒如冰也。若必系命门火衰,则当两足皆然,何独止于左足乎?至于饮水而右腹为之痞结,以及饮食稍多则作痛泻等症,皆作脾胃气虚之故,即寒也,亦属脾胃虚寒也,何以见其必属命门火衰耶?要知麻木只在左足,而寒如冰,则两足所同,故曰左足麻木,又曰足寒如冰,不然当曰其寒如冰矣。若夫饮水而右腹痞结,余曾谓肝火从左,命门火从右。故左半身有火症者,责之肝火居多;右半身有火症者,责之命门火居多,则右半身有火。虚寒症者,以例而推,未始非命门火衰之故。今饮水而右腹痞结,是水伤其火,火衰而水不能运也。况饮食即睡,睡则气归于肾,肾并水亦引归于肾,肾中之命门火能不为水寒所伤,延及六年之久,而至于衰乎?合而观之,用八味丸无疑。若果系脾胃病,则当洞泻绝食,反不能历六年之久矣。(命门火衰不能生土等症)

一儒者胡济之,场屋[②]不利,胸膈膨闷,饮食无味,服枳术丸不时作呕,用二陈、黄连、枳实,痰涌气促,加紫苏、枳壳,喘嗽腹痛,悉属虚寒。用六君加姜、桂,二剂不应,更加附子一钱,二剂稍退,数剂十愈六七,乃以八味丸全愈。

疏曰:场屋不利而患之症,似属郁结伤脾之意,归脾汤是合症方也。舍而不用,徒用大伤脾气之品,是以叠用而叠受,所变皆脾胃虚症,虽无寒症可见,并无热症可凭,故从虚者,必温之法治之。至于温补脾胃之后,继以温补命门者,亦补母生子之常法耳。夫用姜、桂而曰不应,更加附子而已,不更方也。要知危症用药不应,即是应处,不可更方,加重其剂,增其力耳。若一更方,便惑矣,倘日反甚,则宜更之。然亦有病重药轻之假甚者,仍不可更,要认假甚之法,然症变而脉不变,脉变而重按不变也。如后大司马王浚川之案是也。(脾胃亏损吞酸嗳腐等症)

一妇人,性沉静多虑,胸膈不利,饮食少思,腹胀吞酸,面色青黄,用疏利之剂。余曰:此脾虚痞满,当益胃气。不信,仍用之,胸膈果满,饮食愈少。余以调中益气加香砂、炮姜

① 喟(kuì 溃)然:形容叹气的样子。
② 场屋:科举考试的场所。

渐愈。后以六君、芎、归、贝母、桔梗、炮姜而愈。

疏曰:性沉静多虑而生诸病,大概属肝脾郁火为多,当用加味逍遥散。先生独云:脾虚痞满,当益胃气者,盖因面色青黄,脾土已受肝木所克也,况无寒热等肝经现症故也。然必有脉可据,若左手脉弦数而涩,当用逍遥散从肝经血分升散之;若右手脉虚洪而弦,当用补中从脾经气分升散之。此症必左脉无恙,而右脉失和者也。然不用补中而用调中,何也?余观调中有苍术、木香而无白术、当归,为治湿热所伤云云,岂以此有湿热而用之乎?夫腹胀吞酸,因多湿热所致,然先生每治此症,未尝作为湿热,即如前之太宜人[①]案,亦必明言胃中湿热,所用之药不忌白术、当归,故余知此方不因湿热而用也。盖此妇性沉静而多虑,其气必滞,滞则生湿,故不利白术之闭气,当归之滋润,故以三品加之。及渐愈后,滞行湿散,则脾胃元气为重,故进六君加味,虽仍用白术、当归,而半夏、川芎、贝母、桔梗、炮姜之用,非复温散行滞燥湿之品乎?若曰湿热,炮姜何可用也?是一脾胃元虚气滞,而有寒湿之症者也。(脾胃亏损吞酸嗳腐等症)

潜邨医案

武康徐以立姊胸膈痞闷治验

武康徐以立,适上柏朱氏姊,病胸膈痞闷,兼寒热往来,口干作渴,饮食不进,服诸宽利清解药益甚,以立乃命伊甥朱思遣人邀予诊之。其脉右关弦数而沉,面色带红,舌干微黄,乃以益阴地黄汤与之。以立曰:胸满不食累月矣,陈皮、枳壳、桔梗、香附等日夜吞咽尚且不能通泰,地黄、山药、五味、萸肉之属俱系酸涩阴滞之物,其可投乎?予曰:此症本因肝胆燥火闭伏胃中。而肝胆燥火之所以闭伏胃中者,则又由于肾水之不足,何也?盖肾者胃之关也,肾水不足则火旺熏蒸而胃阴必亏,胃与肝胆相并且为其所胜,胃阴既亏则不能拒胜我者而使之不入。而肝胆者又赖肾水以滋养者也,肾水不足则肝胆又失所养而阴虚,阴虚则燥火独炽,炽则乘其所胜之虚而闭伏于胃中矣。闭伏胃中则胃阴益亏又不能推胜我者而使之即出,由是冲于上则口干咽燥,流于下则二便秘结而塞于中,则为胸膈痞闷矣。医惟不知此义,反用香燥消导以治痞,所以肾胃之阴益虚而胸膈之痞益甚耳。第服此则肾水旺而胃阴生,火自清,痞自除,胃自开也。以立深服予论,命煎与饮,次早即进粥碗许,胸次爽然矣。复用原方,连服四剂而寒热各症悉愈。(卷一)

临证指南医案

王五十　惊恐恼怒动肝,内风阳气沸腾,脘痹咽阻,筋惕肌麻,皆风木过动,致阳明日衰,先以镇阳熄风法。惊怒动肝

阿胶　细生地　生牡蛎　川斛　小麦　茯神(肝风)

王氏　寡居多郁,宿病在肝,迩日暑邪深入,肝病必来犯胃,吐蛔下利得止,不思谷食,心中疼热,仍是肝胃本症,况暑湿多伤气分,人参辅胃开痞,扶胃有益,幸无忽致疲可也。

人参　川连　半夏　姜汁　枳实　牡蛎

又　胃开思食,仍以制肝和胃。

人参　金石斛　半夏　枳实　茯苓　橘红(木乘土)

顾五十　阳明脉衰,形寒,痞,饥不食,心痛,洞泄兼呕。

人参　吴萸　茯苓　半夏　生姜　炒黄粳米

某　劳怒伤阳,气逆血郁致痛,痞胀便溏,风木侮土,前方既效,与通补阳明厥阴。

---

① 宜人:旧时妇女因丈夫或子孙而得的一种封号。

大半夏汤去蜜，加桃仁、柏子仁、当归，姜枣汤法丸。(木乘土)

宋　前议辛润下气以治肺痹，谓上焦不行，则下脘不通，古称痞闷都属气分之郁也，两番大便，胸次稍舒，而未为全爽，此岂有形之滞？乃气郁必热，陈腐粘凝胶聚，故脘腹热气下注，隐然微痛。法当用仲景栀子豉汤，解其陈腐郁热，暮卧另进白金丸一钱。盖热必生痰，气阻痰滞，一汤一丸，以有形无形之各异也。痰热内闭

黑山栀　香豉　郁金　杏仁　桃仁　瓜蒌皮　降香

另付：白金丸五钱

孙　寒热由四末以扰胃，非药从口入以扰胃，邪热，津液，互胶成痰，气不展舒，阻痹脘中，治法不但攻病，前议停药，欲谬药气尽，病自退避三舍耳。

人参　川连盐水炒　枳实　半夏　郁金　石菖蒲

某　脉不清，神烦倦，中痞恶心，乃热邪里结，进泻心法。热邪里结

炒半夏　黄芩　黄连　干姜　枳实　杏仁

刘　热气痞结，非因食滞，胃汁消烁，舌干便难，苦辛开气，酸苦泄热，是治法矣。

川连　生姜　人参　枳实　橘红　乌梅　生白芍

顾　气闭久则气结，不饥不食不大便。气闭化热

川贝母　白蔻仁　郁金　杏仁　金银花　绿豆壳

又　气结必化热，乃无形之病，故徒补无益。

鲜省头草　川斛　甜杏仁　川贝母　麻仁

何三七　烦劳之人，卫气少固，雾露雨湿，伤其流行清肃，疮痍外涸，脘胁反痹，乃经脉为病，无关腑脏。

钩藤　生白蒺　郁金　白蔻仁　桑叶　橘红

又　气室热郁，仍治上可以通痹。

杏仁　郁金　香附　瓜蒌皮　黑山栀　苏梗

周　寒热，呕吐蛔虫自利，是暑湿热外因，因嗔怒动肝，邪气入于厥阴，胸满腹胀消渴，议以开痞方法。热邪入厥阴

泻心汤去参、甘，加枳实白芍。

伊　因惊而得，邪遂入肝，故厥后热，神识昏狂，视得面青舌白，微呕渴饮，胸次按之而痛，此属痞结，乃在里之症，宗仲景以泻心汤为法。

川连　半夏　干姜　黄芩　人参　枳实(痞)

刘　湿热，非苦辛寒不解，体丰，阳气不足，论体攻病为是，胸中痞闷不食，议治在胃。湿热伤胃

川连　炒半夏　人参　枳实　姜汁　茯苓　橘红

邱　脉濡而缓，不饥不食，时令之湿，与水谷相并，气阻不行，欲作痞结，但体质阳微，开泄宜轻。湿阻气分

炒半夏　茯苓　杏仁　郁金　橘红　白蔻仁(痞)

沈二四　精气内损，是皆脏病，萸、地甘酸，未为背谬，缘清阳先伤于上，柔阴之药，反碍阳气之旋运，食减中痞，显然明白。病患食姜稍舒者，得辛以助阳之用也，至于黄芪、麦冬、枣仁，更蒙上焦，斯为背谬极，议辛甘理阳可效。中阳不运

桂枝汤去芍，加茯苓。(痞)

朱妪　目垂气短，脘痞不食，太阴脾阳不运，气滞痰阻，拟用大半夏汤。

人参　炒半夏　茯苓　伽楠香汁

又　脉微有歇，无神倦欲寐，服大半夏

汤,脘痛不安,不耐辛通,营液大虚,春节在迩,恐防衰脱。

人参　炒麦冬　北五味

某　舌白脘闷,中焦阳气不宣。

半夏　草果　厚朴　广皮　茯苓　藿香梗

张五二　胃寒涌涎,中痞。胃寒

泡淡吴萸　干姜　茯苓　半夏　橘红　川楝子(痞)

某　气阻脘痹,饮下作痛,当开上焦。肺气不降胸脘痹阻

枇杷叶　大杏仁　苏子　降香汁　白蔻仁　橘红

张　脉涩,脘痞不饥,口干有痰,当清理上焦。

枇杷叶　杏仁　山栀　香豆豉　郁金　瓜蒌皮

加姜汁炒竹茹。(痞)

杨　疟母用针,是泄肝胆结邪,瘦人疟热伤阴,梦遗,五心烦热,亦近理有诸,继患脘膈痞闷,不饥食减,大便不爽,乃气滞于上,与前病两歧,焉得用滋阴凝滞之药?思必病后饮食无忌,中焦清浊不和所致。

杏仁　土瓜蒌　桔梗　半夏　黑山栀　枳实　香附汁

俞女　脘痹身热当开气分。

杏仁　瓜蒌皮　枇杷叶　广皮　枳壳汁　桔梗

王四三　劳伤胃痛,明是阳伤,错认箭风,钓药敷帖,更服丸药,心下坚实按之痛,舌白烦渴,二便涩少,喘急不得进食,从痞结论治。寒热客邪互结

生姜汁　生淡干姜　泡淡黄芩　枳实　姜汁炒川连　半夏(痞)

张六一　此湿蕴气中,足太阴之气,不为鼓动运行,试以痞结胸满,仲景列于太阴篇中,概可推求其理矣。湿郁脾阳

半夏醋炒　茯苓　川连　厚朴

通草汤煎。(湿)

李四五　脉小涩,痰多上涌,食入脘阻,大便不爽,上秋至今夏不愈,自述饥饱失和,曾病黄疸,以湿伤气痹主治。

大杏仁　苡仁　半夏　姜汁　茯苓　橘红　郁金　香豉(湿)

某二二　不耐烦劳是本虚,脘闷便泄属湿邪,先治湿,后治本。

藿香梗　广皮　茯苓　大腹皮　厚朴　谷芽

陆　湿滞如痞。

山茵陈　草果仁　茯苓皮　大腹皮绒　厚朴　广皮　猪苓　泽泻(湿)

林五二　中年清阳日薄,忽然脘中痞闷,乃清阳不自转旋,酒肉湿浊之气,得以凝聚矣。过饮溏泻,湿伤脾胃,胃阳微,仲景法,以轻剂宣通其阳。若投破气开降,最伤阳气,有格拒之害。

苓桂术甘汤。(湿)

某　产后下虚,血病为多,今脘中痞胀,减食不适,全是气分之恙,但调气宽中,勿动下焦为稳。气滞脘痞胀

香附　神曲　苏梗　白蔻仁　茯苓　桔梗(产后)

叶氏医案存真

通下下通,脘中仍结,上下格拒者,乃上热下寒。古人用麻沸汤煮凉药以解上,浓煎温补以治下,使阳气不脱,郁热自罢,今仿之。

黄芩　小川连　枳实

上三味入滚水中煮五十沸即滤。

人参　淡附子　干姜

上三味煎浓汁一杯和入前药服。

阳明之脉,主束筋骨而利机关。今行走

皆艰,纳谷甚少,腹中气攻,头痛,自悲忧五年,日加衰惫。如《灵枢经》论痿云:意伤忧悲愁则肢废也。

枸杞　当归　防风根　黄芪　沙蒺藜　元参　牡蛎　羚羊角

寒热虽减,脘中犹然不爽,非是食滞,乃气结所致,尚宜开上中之痹。

川连　干姜　淡芩　炒半夏　杏仁　白蔻　枳壳　桔梗

产后下虚,血病为多,今脘中痞胀,减食不适,全是气分之病,但调气宽中,勿犯下焦为稳。

生香附汁　苏梗　神曲　豆蔻　桔梗　茯苓

瓜果水寒,暴凉迅风,内外两因,舌白,渴不能饮,脘中胀满,烦不肯寐,身无热,头不疼,微呕,此足太阴中寒。已经冷汗肢厥,脉弱濡伏,医犹以疲敝方药,正如隔靴搔痒矣。

生草果　生於术　藿梗　淡干姜　厚朴　丁香柄

脉右虚左弦,身麻肢冷,胎中胀闷,不饥吞酸,由中虚肝气内动之因,五六月当脾胃司胎,又体质不受苦寒,非清火酸泄气分之法所宜。

人参　炒半夏　枳壳　桔梗　姜汁

舌微黄,口微酸苦,脘中微闷,议用温胆法,合四逆散。

竹茹　生白芍　炒半夏　川连　淡芩　枳实汁　桔梗

阳明湿热,痞结心下,拟苦降辛泄,则邪自解耳。

泡干姜　半夏　桔梗　杏仁　川连　厚朴　枳实　豆豉　至宝丹

热邪入里,脘痞,按之痛,脉浮滑者,此邪结阳分,拟仲景小陷胸汤。

川黄连　栝蒌实　半夏　杏仁　枳实

常山四十三　食入脘闷,嗳气呕吐觉爽,少焉仍然痞闷。视形躯充伟,按脉形小濡。中年阳微不运,即为不足,泄降气分,攻痰是为有余治法,非脉症所宜。

治中法。

叶天士晚年方案真本

詹四十三岁　食入脘闷,嗳气,呕吐觉爽,少焉仍然痞闷,形躯充伟,脉形小濡,中年阳微不运,是为不足。泄降气分攻痰,有余治法,非此脉症所宜。

治中法。(杂症)

程廿二岁　偶食闭气物,胸中痞闷不饥,脉小涩,怕冷。清阳受伤,不宜专用消克。

杏仁　生姜　广皮　厚朴　荜拨　生益智　苏合香丸(杂症)

许常熟　奔驰劳动摇精,精腐溺浊,继出血筋,真阴大泄于下。胸痞不知饥,腹中鸣响攻动,乃清阳结闭于上,此皆不知阴阳虚实,但以淡渗凉降,反伤胃中之阳。

茯苓　炙甘草　煨熟广木香　人参　茯神　益智仁　生谷芽　新会皮(杂症)

于金坛,廿六岁　风热伤卫外之阳,再发散升药动阳,血自阳络而出。医用大黄逐瘀使下,下则阴伤,不饥痞闷,痰粘不渴,急急醒脾扶胃,再以清寒治嗽,决无愈期。

人参　白芍　生益智　茯苓　炙草　广皮

服十剂后,接服异功散。(杂症)

丁四十八岁　平日酒肉浊物助阴,脘中凝结有形,此皆阳气流行之所。仲景陷胸、泻心皆治痞结,谓外邪内陷治法。今是内伤与阳气邪结异例。

荜拨　良姜　乌药　川乌　红豆蔻　香附　茯苓(杂症)

李寿星桥,五十七岁　寒湿伤阳,痞满妨食,脉沉色黄，是脾胃病。议辛温通中焦之阳。

生益智　荜拨　檀香末　姜汁　茯苓　炒焦半夏(杂症)

李四十三岁　令寒暑疟初减，而脘腹痞闷，是宿病，宜清虚旬日。

厚朴　草果　半夏　生姜　广皮　茯苓皮

送保和丸二钱五分。(杂症)

徐廿四岁　初诊谓下焦跗肿浮肿，以收摄肝肾，病者用过颇安，但胸脘不舒展，改进开泄血中之气，服之又不安，且面少华色，痞闷又如饥。当以虚论，未有骤功。

人参　桂心　茯苓　炒当归　煨姜　炙甘草(杂症)

扫叶庄一瓢老人医案

六七年病，犹然纳食行走办事，凡肝胆之气，从左升直至巅顶，风木必克土位，胃脘似乎闷闷，外象若冷为深，当以龙荟丸苦降治之。

龙荟丸(中风)

脾胃不和，食后不化，晡暮阳不用事，纳食痞胀不寐。病起夏秋，必因时令之湿，久延半年未痊，又虑阳微浊凝为胀满，故厚味须忌。

生於术　煨益智　炒泽泻　茯苓　煨姜　新会皮(痞胀便秘)

痰滞下泄痛缓，腹胀喜按。此属虚痞，为劳伤无形之气。

川桂枝　川黄连　生白术　厚朴　广皮(痞胀便秘)

客游劳顿，阳气先伤，夏季湿邪，是阴郁遏身中之气。经旨谓阳邪外寒，胸中清阳不旋，不饥痞闷。先治其痞，仿仲景薤白汤。

桂枝　薤白　生姜　茯苓　半夏(痞胀便秘)

夏秋内伏暑湿，皆是阴邪，久疮渐致食入痞满，形寒脉小。当温中醒阳，莫以清凉治疮。

薏苡仁　茯苓　肉桂　生白术　猪苓　五加皮

阳微气不流畅，脘中痞满嗳气。

人参　半夏　白旋覆花　煨姜　丁代赭　茯苓　广皮　南枣肉(痞胀便秘)

脉左小涩右弦，六旬有六，阳微肢冷，脘痞不易运化，大便三四日一更衣，初结后溏。此太阴脾阳受困，当用温中醒阳。

理中加桂汤。(脾胃)

奔驰劳动摇精，精腐溺浊，继出血筋，真阴大泄于下，胸膈痞闷，不饥不食，腹内响动攻触，清阳结闭于上，由医者不察阴阳虚实，反以清降滋阴，伤及胃中之阳。

人参　谷芽　生益智　石菖蒲　茯苓　广木香　茯神　石斛　檀香末　广皮

服十剂后转斑龙丸(脾胃)

缪氏医案

腹满发黄，恶寒舌白，多食即胀。

陈香橼挖去盖，入砂仁二钱，仍用盖合上，用水和东壁土煅，存性取出，去泥研末，即将东壁土一撮，煎汤送下一钱，用糠火煨。

种福堂公选医案

曹四六　述去冬因恼怒时食厚味，遂致不饥，嗳气脘痹，食物不下，视舌上布苔如粉，不渴饮，大便通调。议从太阴脾阳为寒痰浊气凝遏，辛温定法。

厚朴　草果仁　姜汁　荜拨　生益智仁　广皮白

又：前因阳结浊聚，舌苔白厚，不渴饮，用芳香辛温得效。近日食物不慎，水谷气凝，清阳再窒为呕，舌苔犹未净，便下白腻如冻，腑阳亦衰。

公丁香柄　荜拨　茯苓　生益智仁　厚朴　生干姜(脾胃痹寒呕)

唐三五　病是劳伤阳气,阳衰不主流行,清浊升降不得自如,是为虚痞之结,《内经》谓劳者温之。此温字,乃温养之称。若吴萸大热开泄,仍是攻克,与劳伤原气相反。

苓桂术甘汤。(痞中阳虚)

锦芳太史医案求真初编

治服侄德夫长男乳名柿仔痞满便秘案四十四

痞满非是结于心下正中,实是结于心下偏旁阴处,玩书因热传于三阴,尚未入胃,医用下药,而致虚邪结于心下之偏,故尔按之不痛而满,恍若内有所塞而不得通,及满闷与硬。但此非独伤寒病见,即或因暑因湿因血因气因食,无不因其内郁而成。岁乾隆庚子仲夏,暑气方起,内食生冷,外寒复冒,陡尔病作。余在府城购买书籍,忽一日,服侄德夫备轿恳余归治,时在府城收拾未暇,因其信恳复归。余素知其有火,一遇冷郁,则气不宣,而下便闭,余诊六脉弦细而实,已知内有热郁,故尔至是。问其心微有痛否?答曰:无有。并见身热异常,问其大便是否坚硬?答曰:数日未解。始知内结实甚,此非温药可愈。爰用大黄、黄连、生姜、半夏、枳壳、川朴等药,内取连以清热,姜、半以除寒,庄黄解热以通滞,枳壳、川朴以宽上下热结之气。此药人多喜用,但姜、半二味,人则畏服,谓姜性燥,燥则助火,半则劫阴,阴虚则火亦动。讵知热由寒郁,不郁则热不成,分明。有热则即有饮,不用半夏以涤,则热挟饮而伏。且姜既除寒气以散热,又能温中以行苦寒之药,不得踞于脾胃而生变。兼有枳壳、川朴通达上下,使久秘之便顿开。独不观仲景所立生姜泻心、半夏泻心、甘草泻心、大黄黄连泻心、附子泻心等汤,共计有五,而用姜、半者有三,附子有一。但不竟用三阳表药,而用黄连、黄芩以清上中之热者,十有八九,用甘草以固胃中之虚而不令其下泄者,更已无方不备,惟十枣汤、大黄黄连泻心汤、赤石脂禹余粮汤未用。若胃虚噫气不除,则用旋覆花、代赭石;口渴溺闭烦闷,则用五苓散;便秘不解,则用庄黄;表邪已除,则易生姜而用干姜;上热下寒,则除黄芩而加附子;水饮逼迫上冲痛呕,则用芫花、大戟、十枣;下利不止,因中不固,则用桂枝、人参、白术、干姜;脏虚不固,则用赤石脂、禹余粮;此已得其伤寒传变治痞之义。其余或非寒成,如系挟湿,其在后人,则又立有苍术、苓、半可施,投气则有青、陈、川朴、木香、丁香、沉香可入,挟血则有乳、没、郁金、香附、红花、丹皮、韭汁、肉桂可进,挟食则有木香、白叩、砂仁、山楂、六曲可用,此皆得其治病之意,而要不忌姜、半之有动其阴火也。

外感之邪,传入于内而成多般内结之症,总无偏用热药寒药之理,但有边阴边阳寒热多寡之辨耳。若概专一用凉用热,则非是。晁雯。

南雅堂医案

心下痞不能食,食则满闷,脾失健运之职,兹用泻心加味,于补泻升降之法,庶各适其宜。

川连一钱　白茯苓三钱　人参一钱　干姜八分　制半夏二钱　枳实八分　陈皮八分　生姜二片(肿胀门)

脉象细小,舌白纳少,脘痞便溏,是中阳不足,寒湿有余之证,法宜温化。

茅术一钱五分　川附子一钱　干姜一钱　人参三钱　肉桂七分　防风二钱　白茯苓三钱　五加皮三钱　陈皮一钱　水同煎服。(肿胀门)

土虚湿聚,不主健运,痰食留滞中焦,致有痞满之患,拟用平胃散主之。

制苍术二钱　川朴一钱(姜汁炒)　橘红一钱　炙甘草一钱　生姜两片　大枣三枚　水同煎

服。(积聚门)

热邪里结成痞,胃阴被劫,舌干,大便艰,拟用酸苦泄热,苦辛开气,方列于后。

乌梅肉两个　小川连二钱　人参一钱五分　橘红一钱　枳实一钱　生姜三片

痞闷多属气分之郁,上焦不行,则下脘不通。今大便已见通润,而胸脘尚未甚舒爽,岂是有形之滞?乃热邪内闭,致气阻痰滞,久郁不解,故脘间隐隐作痛,觉有热气下注,兹以开郁化热为主,斯合治法。

杏仁二钱　郁金一钱五分　香豉一钱五分　桃仁八分　黑山栀二钱　瓜蒌皮二钱　降香五分

色青舌白,微呕渴饮,胸间按之作痛,此乃痞结,病由惊恐而得。热邪入于厥阴,故神色昏狂,厥后发热,是属在里之症,今仿长沙泻心汤法。

制半夏三钱　川连一钱五分　黄芩二钱　人参二钱　干姜一钱　枳实一钱

胸脘痹阻,肺气不降,宜清理上焦为是。

苏子二钱　杏仁二钱(去皮尖)　白蔻仁一钱　橘红一钱　枇杷叶三钱　降香末四分(冲)　水同煎服。

中痞恶心,脉不清,神烦倦,乃热邪里结也,方列后。

川连一钱五分　炒半夏二钱　干姜八分　杏仁二钱　枳实一钱　黄芩二钱　水同煎服。(积聚门)

背寒脘闷舌白,宜化痰浊以宣通阳气。

鹿角霜五分　桂枝木八分　杏仁二钱　陈皮一钱　麻黄五分　白茯苓三钱　石菖蒲八分　制半夏二钱　炙甘草八分(疟疾门)

簳山草堂医案

疟久肝脾两伤,痞满作胀,渐致肌削肢肿,大小便俱不利,甚则溏泄下痢;脉弦而空。知脏阴内损,及于下元矣。势已棘手难治。

炒於术　炒白芍　半夏　焦麦芽　带皮苓　猪苓　炮姜　炒苡仁　陈皮　煨木香　大腹皮　泽泻(肿胀)

疏肝化痞主治。

生鳖甲　炒归须　制香附　青皮炒　赤茯苓　炒白芍　川郁金　焦神曲　陈皮

气郁成痞,纳食窒塞不化,久防腹满。

焦茅术　炒枳实　广陈皮　黑山栀　砂仁末　炒川朴　法半夏　焦建曲　制香附

宿食结痞作胀,且曾下积瘀,终恐腹满。

制香附　川郁金　焦建曲　生苡仁　赤苓　炒白芍　炒青皮　炒黄芩　冬瓜皮　泽泻

肝郁营滞,脘痞腹胀,以疏和为主。

赤肉桂　制香附　川郁金　茺蔚子　赤苓　炒归须　川楝子　瓜蒌皮　炒怀膝　陈皮

肝郁成痞,中虚受侮,神色委顿;脉形弦紧而数。此由积劳忧郁所致。立春腹胀可虞也,治之不易。

炒川连　焦茅术　制香附　川郁金　陈皮　砂仁　黑山栀　炒川朴　焦神曲　法半夏　赤苓

肝木侮中,痞气塞逆,时欲作胀;脉弦细不柔。此六郁中之气郁也。久防反胃呃逆。

川连姜汁拌炒　炒白芍　代赭　怀牛膝　山药　新会皮　淡干姜　法半夏　郁金　瓜蒌皮　佛手

丸方

潞党参　旋覆　淡干姜　炒白芍　广藿　白茯苓　炒於术　代赭　法半夏　炒苏子　益智　新会皮　以橘叶煎汤泛丸。

偏产后,肝郁气滞,而致痞结脘胀,形如覆碗。难消也。

炒川连　炒白芍　黑山栀　川郁金　陈

皮　炒川朴　制香附　焦建曲　法半夏　砂仁

产后血虚，积郁成痞，久痛不止。纳食格滞不舒，脉细神倦，不易治之证也。姑与清疏一法。

川连姜汁拌炒　炒白芍　制香附　黑山栀　郁金　橘叶　上肉桂　炒中朴　焦神曲　炒谷芽　陈皮(痞积)

杏轩医案

温景侨制军饮伤脾胃，商善后之策

脉沉细缓，外腴内虚，饮多谷少。恙经三载，发时脘痞嗳噫，小便欠利。年来戒饮，其疾虽平，然精神起居，未能如昔，饮食稍有失调，脘中犹觉不快。虑其病根复萌，商图善后之策，此不治已病，而治未病也。夫脾胃清和，始能生化气血，酒者熟谷之液，其气慓悍①，入于胃中则胃胀，气上逆满于胸中，故致患若此。今病虽愈，而仓廪之官未得骤反清和之旧。计惟调养脾胃，以资运化。考古治病，有煎膏丸散之别，心肺病在上焦，宜用煎膏，肝肾病在下焦，宜用丸，脾胃病在中焦，宜用散，审其致疾之因，投药自中肯矣。

叶振标翁证患似隔非隔

肝主怒，怒则伤肝。脾主思，思则伤脾。病缘情志不适，初患上焦痞闷嗳噫，此肝气横逆，阻其胃降而然。医者不察，浪投槟榔枳朴，损伤胃气，转致胸脘胀痛，泛泛欲呕，食面尚安，稍饮米汤，脘中即觉不爽。纠缠三载，似隔非隔，百计图之，总不见效。《经》云：肝在地为木，其谷麦。不能食谷而能食麦者，肝强胃弱之故也。盖胃弱故谷不安，肝强故麦可受耳。安胃制肝，法当不谬，但证属情志内伤，未可全凭药力。张鸡峰以为神思间病，当内观静养，惟逃禅二字甚妙。夫禅而名之曰逃，其心境为何如哉？

吴门治验录

董渡僧桥

左脉沉而平，右关按之细数，此由中气本来不足，脾虚夹湿热阻气分，故胸中少腹俱有痞胀之症。十年以来有感即发，二便或清或浑，或溏或结，皆脾肾不足之故。拟两补法。

大熟地五钱，砂仁炒　苍术八分，黑芝麻炒　炒干姜五分　瓜蒌皮一钱五分　薤白一钱，白酒洗　制半夏一钱五分　小青皮五分　茯苓皮三钱　炙甘草五分

长根须谷芽一两，煎汤代水。

又　服药颇适，脾肾两补之法，与症大合。今诊右脉亦渐有和意，惟病久中虚，亦应少为照应。

大熟地七钱，砂仁炒　茅术七分，黑芝麻炒　炒干姜四分　制冬术一钱　陈皮一钱五分　茯苓皮三钱　炙甘草五分　瓜蒌皮一钱五分　薤白一钱，白酒洗

长根须谷芽一两，煎汤代水。

又　脾肾两调颇合病情，据述受暑发痧，稍服凉剂，便觉胸痞复至，兼之胁胀溺黄。仍宜温中兼利水为治。

瓜蒌皮三钱　薤白一钱，白酒洗　赤苓三钱　制半夏一钱五分　橘络一钱　炙甘草五分　制冬术一钱五分　宣木瓜一钱，酒炒　鲜荷梗三尺

又　左脉颇平，右脉尚嫌沉弱，此脾阴不健，以致中气多虚胸痞常发，温中利水渐愈，若欲治其本原，仍以脾肾两调为是。

大熟地五钱，砂仁炒　薤白一钱，白酒洗　赤苓三钱　制冬术一钱五分　橘络一钱　瓜蒌皮三钱　洋参一钱，桂圆制　宣木瓜一钱，酒炒　白扁豆三钱　鲜荷梗三尺

又　脾肾双补法服之颇适，脉亦渐和，胸痞渐宽，食亦稍增，惟少腹仍有胀逆，自觉膈上热入不适。此肺气虚热未清，故不能司降，

① 慓悍：轻捷勇猛。

以致冲任二脉时有上逆之势。

洋参一钱五分，桂圆制 制冬术一钱五分 茯苓二钱 大熟地六钱，砂仁炒 归身二钱，小茴香炒 小青皮五分 天冬肉一钱五分，米炒 枳壳一钱，麸炒 橘叶十片

又 左脉颇平，右寸稍嫌浮洪，右关亦大，此肺胃余热未清，不能通调水道，故二便或散或涩，津液不充，故膈以上均未能滑利，与上焦如雾相左，自应清调肺胃，以治化源。

北沙参三钱 鲜霍斛三钱 原生地三钱 大麦冬二钱 天冬一钱五分 炒山栀一钱五分 白扁豆一钱五分 橘叶十片 荷叶三钱 阳春砂仁五分

丸方失载

问：此症中虚夹湿，用脾肾双调为治，可谓得其主脑矣。何又以清调肺胃，始获全功也？曰：湿由下受，脾之所恶，胸腹痞胀十年不痊，脾肾之亏，可以想见，故起手即用黑地黄法，佐以蒌薤，既可宣痞，亦防过燥。但二术究属刚剂，虽统以熟地，俾中下湿去阴和，而气分虚热，究难兼治，所以偶有劳感胀痞即发，二便不调，少腹痞气，间或上逆，脉转浮洪，膈上气不滑利，是中下之湿渐去，而气分之热仍存，以致津液不充，升降失司，二便难以通调，自不得不舍刚用柔，易温为清，以治化源，譬如阴土积湿，非日光不能照干，若久晴不雨，又有过燥不滋之患，所谓调变阴阳，随机应变，并非前后两歧，试观古贤陈案，始用硝黄，继用参地，始用桂附，继用芩连，何尝执一不变，误人生命哉！（卷三）

类证治裁

金氏 寒热拘急，脉不紧数，胃痛，饮入辄呕，中焦痞阻，溺涩痛。宜宣通法。白通草、制半夏、橘白、草豆蔻、枳壳、苏梗、赤苓、甘草(梢)、煨姜。一啜症减，痞满未除。用泻心法。半夏、黄连(俱姜汁炒)、黄芩、干姜、陈皮、枳壳、甘草(梢)、木通、山栀。二服全安。

张氏 寒热似疟，胸痞不食，汗止腋下。阅所服方，混用枳、朴、楂、蘖、槟榔、青皮之属。此邪在上焦，误行克伐，徒伤中下焦耳。予用半夏泻心汤去芩、连、甘草，加柴胡、煨姜、蒌皮、苏梗、茯苓。数服随愈。

巢氏 发热胸痞，时呕，胀入背胁，脉沉小。仿小陷胸汤。用半夏、栝蒌、枳壳、陈皮、茯苓，加姜煎。二服病除。

龙砂八家医案

锡邑上山朱 性善躁郁，相火易动，忽祟朝而诸症交作，致潮热已至四旬，舌干便燥，胸痞胀满，坚硬不食。此以无形气病，渐成有形结痰，所以虚而不受补也。滋则助胀，燥则伤阴。惟丹溪宣补并用，既能宣壅，复可通津，适合此症揆度。

生地汁 川贝母 郁金汁 肥知母 苦杏仁 麦冬汁 左牡蛎 瓜蒌皮 广陈皮 白蔻仁 香谷芽(戚云门先生方案)

王氏医案续编

康康侯司马之夫人，久伤谋虑，心火外浮，面赤齿疼，因啖西瓜，遂脘闷不舒，喜得热按，泄泻不饥，自觉舌厚数寸，苔色灰腻。此寒湿郁闭其热也，用辛通淡渗之剂，斯愈矣。孟英与厚朴、滑石、葱白、薤白、枇杷叶、橘皮、薄荷、旋覆、省头草。一剂霍然。

翁氏妇患目疾，自春徂①夏，治不能瘳，渐至腹中痞胀，痛不可当，食不能下，便秘形消。孟英视之，乃肝郁痰滞而误补以致殆也。脉弦数而滑，与金铃子散合雪羹煎，吞当归龙荟丸暨礞石滚痰丸。三投即效，服至二十余日，各恙皆蠲，眠食如旧。

---

① 徂(cú)：往，到。

问斋医案

脾虚湿热不化,肺伤易于召感。胸次作胀,饮食减少,六脉弦数少神。久延有中满之虑。爰以《医话》化湿汤加减主之。

东洋参　云茯苓　冬白术　炙甘草　制半夏　广皮　生木香　薏仁米　白苦参　大砂仁　蟾蜍皮　生姜(湿证)

心下满,按之不痛为痞,泻心汤加减主之。

人参　制半夏　黄芩　广木香　制香附　枳实　厚朴　陈橘皮　冬白术(痞满)

肝不条达,胃失冲和,脾失健运,痞塞不开。不知饥,不能食,脉来胃少弦多,斡运中枢为主。

东洋参　云茯苓　冬白术　广木香　酸枣仁　远志肉　制香附　制半夏　陈橘皮　生姜　大枣(痞满)

流水不腐,止水伤脾。脾伤则痞,饮食减少,便泻频仍,腘肉渐消,脉来弦细。土不安木,肝木化风,液为风耗,症近风消。昔元人居中国,食鱼饮止水,多病痞,惟服草果即愈。宗法主之。

草果仁　人参　云茯苓　冬白术　制半夏　新会皮　炮姜炭　炙甘草(痞满)

三经客感,病后绝不思食,时或知饥,食入则痞,显系中伤未复。脾胃为中土之脏,仓廪之官,赖命门真火以生。火不足以生土,驯致营卫不和,时有寒热。脉来胃少弦多。温健中阳为主。

人参　冬白术　炙甘草　炮姜炭　制附子　蛀青皮　化州橘红　南枣肉

服附子治中汤四十余剂,中州复振,健运如初。第肾火久亏,治中虽效,未能达下。再拟金匮肾气加减,以善其后。

大熟地　怀山药　山萸肉　制附子　油肉桂　枸杞子　鹿角霜　当归身

水叠丸。早晚各服三钱,淡盐汤下。(痞满)

胃阳式微,寒凝气结。胸痞,食减,嗳噫,吞酸,脉来细涩少神,附子理中为主。

人参　冬白术　炙甘草　制附子　炮姜炭(痞满)

饮食起居不节不时,脾胃受戕,化机不转。经月不食,心下似满,六脉缓弱,阳气不伸,阴翳蔽障,虑难奏效。

东洋参　云茯苓　冬白术　炙甘草　当归身　酸枣仁　远志肉　广木香　制附子　生姜　大枣(痞满)

塞而不通谓之痞,胀而不消谓之满。有邪滞为实,无邪滞为虚。但不知饥,时疑若满,乃中阳不运。非消导所宜,当塞因塞用。

人参　云茯苓　冬白术　炙甘草　制半夏　陈橘皮　炮姜炭　制附子(痞满)

湿土司令,脾胃受伤。邪滞互结,心下有形,按之无痛,脉来滑数少神,胃苓加减主治。

制苍术　陈橘皮　川厚朴　炙甘草　赤茯苓　猪苓　建泽泻　枳壳　生姜(痞满)

《经》以浊气在上,则生䐜胀。土为木克,健运失常,升降失司,变生痞象。东垣谓痞从血中来。仲景言病发于阴而反下之,因作痞。盖皆营分受伤,当理脾营为主。

人参　川黄连　枳实　炮姜炭　制半夏　当归身　赤芍药　川厚朴　大枣(痞满)

心下满,按之微痛,如心积伏梁之状。延今半载有余,诸药无效。年当盛壮,二气素充,非五泻心汤合治不可。

制半夏　黄芩　炮姜　炙甘草　人参　川黄连　生大黄　制附子　生姜　大枣

三进五泻心,大便畅行十余次,痞势全消,饮食如故,沉痼之疾,一旦霍然。安不忘危,善后宜慎。

人参　云茯苓　炙甘草　冬白术　当归

身　陈橘皮　银柴胡　绿升麻　制半夏　生姜　大枣(痞满)

胃为仓廪，脾司谏议，为中土之脏，赖肾火以生，畏肝木之克。症本木乘土位，命火虚衰，更为湿热所乘。驯致默默不思饮食，四肢无力以动，六脉细软无神。治病必求其本，折其郁气，先取化源，再补命门真火可也。

东洋参　云茯苓　冬白术　炙甘草　当归身　广木香　陈橘皮　紫豆蔻　制半夏　六和神曲　炒麦芽　生姜　大枣　龙眼肉

昨药后，夜来平善，二便通调，惟饮食仍然不畅。乃因湿热盘踞脾经日久，又为肝木所乘。命火素亏，乌能腐熟水谷而化精微。前哲有中胃如釜，命火如薪之比。食不能化，火力不足可知。本当益火之源，以消阴翳。肉桂无交趾，何能直达丹田。再思其次，温健中阳，冀其清阳上升，浊阴下降，天地交通，水火既济。

东洋参　冬白术　炙甘草　炮姜炭　白豆蔻　当归身　公丁香　广木香　福建神曲　炒谷芽　生姜　大枣　龙眼肉

昨进六君子汤合神香散加减，温建中土，以畅清阳。今辰胃气已开，饮食能进，形神亦振，细软之脉亦起，中阳命火来复有机。第病非一朝一夕之故，其所由来者，渐矣。亦当以渐治之。《经》以肝为将军之官，怒则克土。现在脾土四面受敌，命门真火不足以生，又为思虑所伤，肝木所克，饮食不节，起居不时，及劳倦等因，皆是脾土受困。脾在中央，土贯四旁故也。治病求本，补火生土，乃正治之方。肉桂无能道地，温健中阳是从权之法。然能渐入佳境。亦可图十全之功。宜乎体圣贤之道，至圣随遇而安，大贤浩然之气。《内经》恬惔无为，南华自适其适，有一于此，病安从来。药合机宜，依方进步可也。

东洋参　冬白术　炙甘草　炮姜炭　公丁香　紫豆蔻　制附子　小青皮　化橘红　大枣

昨进附子治中汤，参入神香散，温健中阳。细涩之脉，转为洪数，阳象即是佳征。饮食尚未畅进，命火久亏，难于骤复故也。能受温热助火之剂，不见燥烁之象，药力渐积，自有愈期。既获效机，原方增损，更益以血肉有情之品。

东洋参　冬白术　炙甘草　炮姜炭　公丁香　白豆蔻　毛鹿片　制附子　破故纸　生姜　大枣　金橘皮　龙眼肉

益火之本，以消阴霾，大获效机，依方进步可也。但胃气初开，饮食宜节。肉虽多无使胜食气，圣人之于味亦慎矣。已饥方食，未饱先止，乃东坡之秘诀。调脾胃之良模，最宜留意。

东洋参　冬白术　炙甘草　制附子　炮姜炭　公丁香　紫豆蔻　破故纸　毛鹿角　枸杞子　菟丝子　龙眼肉　胡桃肉　生姜　大枣

釜底添薪，氤氲①贯顶，槁禾得雨，生意归巅，孰非根蒂阳和之气使然也。五脏各一，肾独有二，左属肾水，右属命火。补火虑其水耗，补水虑其火微。故《内经》有言：无阳则阴无以生，无阴则阳无以化。阴阳本不相离，水火同居一窟。今服温健中阳之剂，虽获效机，但附子、炮姜等皆燥烈之品，无润下之性，所以交趾肉桂有油，能润下为神品，今也则无。当思益火燥烈之中，有温润之意，方能收既济之功。不妨壮水之主，以镇阳光；益火之源，以消阴翳；亦可并行而不悖。愚见如是，明哲正之。

东洋参　冬白术　桂、附制熟地　怀山药　山萸肉　炮姜炭　当归身　肉苁蓉　毛鹿角　真锁阳　枸杞子　公丁香　白豆蔻　怀牛膝　生姜　大枣　龙眼肉　胡桃肉

服壮水之主，益火之源，并行不悖，虽合机宜，犹虑大热燥烈，耗伤肾水，故用桂、附制地黄一法。制法见呕吐反胃门。然恙因五志七情中来，及湿热乘虚而入，善后亦当兼治。心为

① 氤氲(yīn yūn 因晕)：指湿热飘荡的云气。

君主之官,尤当澄心息虑,返观内守为要,恬惔无为以舒神志,冀其阴阳、水火两协其平,自臻安吉。

桂、附制熟地　东洋参　冬白术　毛鹿角　枸杞子　怀牛膝　肉苁蓉　真锁阳　公丁香　白豆蔻　当归身

进桂、附制熟地,从阴引阳,从阳引阴,脉神形色俱起,饮食如常,便是佳征。补肾非地黄不可。然前服地黄滞腻,胃气受戕,经月不思饮食,以故畏而不服。今设法用桂、附制过,服之已受,可无疑矣。《内经》从阴引阳,从阳引阴,阳生阴长,阴充阳化,乃天地阴阳、五运六气循环之至理。但有太过不及之弊,其间出入进退,加减变化,则又存乎其人。守常调治无差,何恙不已。

桂、附制熟地　怀山药　山萸肉　东洋参　毛角片　枸杞子　公丁香　紫豆蔻　肉苁蓉　当归身

连进桂、附制熟地,并无滞腻之意,可见药病相投,饮食不减,坐卧如常,脉象更觉和平,惟䐃肉消而未起。症本肾中水火皆亏,水不涵木,肝木犯中,火不生土,脾土生湿。肾水乃天一之精,脾土为物之母。能使水土两协其平,则五脏六腑各得其位,则百病无由而入。至于湿热化毒,譬如小人,正气亦如君子,脾土气足,犹满坐君子,小人自无容地。但补肾中水火阴阳为主,方合《内经》治病求本之旨。

桂、附制熟地　怀山药　山萸肉　云茯苓　福泽泻　粉丹皮　枸杞子　毛角片　怀牛膝　车前子　东洋参　珍珠粉　琥珀粉

屡进桂、附制熟地,及补肾中水火阴阳之品,尚合机宜。然饮食虽不见减,亦未加增。胃为生化之源,与脾相为表里。脾具坤静之德,而有乾健之运,能使饮食畅进,化源分布,则五脏六腑、筋骨皮肉日见生长充盈。饮食之于人,所关非细。补肾固是求本之法,所谓补肾有开胃之功,而扶脾亦有生阳之妙。拟间服黑归脾汤加味,助坤顺,法乾健,行其春令,冀其饮食加餐为妙。

桂、附制熟地　东洋参　冬白术　当归身　酸枣仁　远志肉　大有黄芪　公丁香　白豆蔻　抱木茯神　生姜　大枣　龙眼肉

诸症悉退,眠食俱安,精神复振,惟䐃肉全消未复。症本阴阳两损,脾肾双亏。五脏之伤,穷必及肾,故当治肾为主。东垣又谓补肾宜先补脾,以脾为生化之源。褚侍中以补脾当先补肾,以肾为先天之本。用此观之,脾肾双补,一以贯之为是。

桂、附制熟地　怀山药　山萸肉　人参　鹿茸　枸杞子　当归身　云茯苓　炙甘草　冬白术　酸枣仁　远志肉

水叠丸。早晚各服三钱。

(痞满)

三下大便畅行,心下满不减,按之不痛为痞。仲景言:病发于阴而反下之,因作痞。无热恶寒发于阴。盖身无热时先恶寒,而后发热,若真无热,下反立败。以邪发于阴血之中。泻心汤加减主之。故东垣谓痞从血中来是矣。

川黄连　炮姜炭　枳实　制半夏　黄芩　炙甘草　广木香　陈橘皮　东洋参(伏邪)

下后,心下痞满反甚,当以仲景泻心汤加减论治。

制半夏　黄芩　炙甘草　炮姜炭　人参　川黄连　制附子　大枣肉(伏邪)

得心集医案

危廷阶　年二十始病发热恶寒,进表散药二剂,汗已大出,热仍不解。更医又用柴葛解肌之法,反增气逆干呕,胸前板结。一医进大柴胡汤一剂,遂尔腹中雷鸣,利下不止。其父亦知医理,邀集同道相商,交口当进七味白术散。余独议曰:仲景云,胸中实,下利不止者死。其父惶悚,诸医默然。余又曰:此真谓之死症耶,但症极险耳,俟吾以法治之,二剂

可收神效。其父且惊且喜，及见疏方乃生姜泻心汤，又疑芩、连不服。余曰：此症吾揣摩有素，非一时之拟用也。服下果然呕热顿止，但渴泄未止，更与甘草泻心汤，呕利随止。归语门人，门人不解。因诲之曰：此症头绪错杂，无非汗下伤胃，胃中不和，客气上逆，伏饮抟结聚膈，夫胸前板结，即心中痞硬也，胃虚火盛，中焦鼓激，以致腹中雷鸣，盖火走空窍，是以上呕下泄也。生姜性温，善助胃阳，甘草味甘，最益胃阴。因仿长沙之诀，汗后胃虚，是阳气外伤，故用生姜之温以助阳。下后胃虚，是阴气内伤，故用甘草之甘以补阴。药仅更一味，意则有二，先后两剂，欲起一生于九死者，敢操无师之智哉！门人问曰：甘草补阴止利之义，先贤开导来学，但此症胸前板实，生姜散满，固其宜也，吾师复用甘草，独不虑其资满乎？答曰：甘草味甘补土，土健而满自除也，况施诸火性急迫，阴气不守之症耶。且甘草之功用甚长，惟仲景之圣，方知举用，试观发表药中，如桂枝、麻黄、大小青龙辈，必用甘草者，欲以载邪外达，不使陷入阴分也。若邪入里，必无复用甘草之理，如五苓、承气、陷胸、十枣诸方，俱不用也。至桃核、调胃两方，以其邪兼太阳，尚属用之。若阴血大伤，竟重用甘草以复脉。可见前贤用药，取舍自有法度。而后之叶天士、黄宫绣辈，每视甘草为畏物，致令良药见屈，固不识此取舍之妙，又不察资满泄满之意也。又问曰：土健而满自除，则凡满症，俱不必忌乎。曰：非也，阴气内盛之满，法所必忌，阴气下亡之满，法所必施，如发表药中之甘草，必不可少，攻利药中之甘草，有断不可用者。举一隅不以三隅反，则不复也。

半夏泻心汤仲景　治伤寒下之早，胸满而不痛者为痞，身寒而呕，饮食不下，非柴胡症。

半夏　黄芩　黄连　甘草　人参　干姜　大枣

本方除人参、再加甘草，名甘草泻心汤。

本方加生姜，名生姜泻心汤。凡用泻心者，皆属误下之症，非传经热邪也。(伤寒门)

乘桴医影

周采山素善饮，久患心下坚硬如柈，纳谷甚少，常时便畅则气机较舒，今忽大泻不饥，汗多形瘦，勘脉微而滑。予参、术、橘、半、苡、朴、茹、连、桂、苓十味以补气涤痰，通阳化湿，投匕即效，数服而瘳。即此加减，俾其常服。

慎五堂治验录

唐雪岩，辛巳十月十三，江家泾。烟体。去冬患感，形肉渐销，脘痞时发，每得辛燥必愈。兹则踵法应之不效。思万物得水则丰，得火则瘪。刻形肉益衰，岂非烟耗其津，火烁其液乎？本当复液回津，奈津液属阴，与胃寒相左，爰取辛滑通阳之品，稍佐芳香，非燥也。

薤白头三钱　紫菀二钱　制半夏一钱半　瓜蒌皮三钱　石菖蒲七分　白茯苓二钱　广郁金一钱半　淡豆豉一钱半　鲜佛手一钱半，后入　生谷芽七钱

又，照方去薤、蒌、菖，加檀香、白茉莉花、白蔻仁。

十九日：辛滑通阳，胃纳虽增，仍无滋味，口中涎沫上泛，大便热涩异常，中寒下热。治非易易，且拟戊己兼调治之。

茯神三钱　石菖蒲六分　制半夏一钱半　远志一钱　茉莉花三分，后入　白檀香汁三分，冲入　谷芽一两　伏龙肝一两　白螺蛳壳三钱

以补中益气汤善后。

许氏医案

张文和公孙联恩正郎夫人，病剧，延余诊视。脉细，知为气虚中满，非实胀也。拟以补中益气汤，数服遂愈。

张聿青医案

某　痰气交阻阳明，纳食中脘痞胀，每至病发，诸气闭郁，上不得吐，下不得便。脉象弦滑。口燥烦渴，火从气化，气由痰阻。宜化痰开郁。

豆豉三钱　广郁金一钱五分　杏仁泥三钱　枳实一钱　黑山栀二钱　茯苓四钱　盐水炒竹茹一钱　白金丸五分　蒌皮四钱　枇杷叶四片

病发时用当归龙荟丸一钱，礞石滚痰丸二钱，开水送下。(痰湿痰气)

孙左　血虚不复，木燥生风，经络不时抽掣，腹胀带下，冲气不平，气冲至脘，则中脘胀满。宜养血熄肝，参以和胃。

阿胶珠　牡蛎　金铃子　桑螵蛸　砂仁　炒白芍　佛手　潼沙苑　枇杷叶

二诊　脉症相安，然中脘不时痞满，经络抽掣。脉细关弦。营血不足，肝阳冲侮胃土。再育阴熄肝，参以调气。

阿胶珠三钱　白归身二钱　香附一钱五分，蜜水炒　茯苓神各一钱五分　土炒白芍一钱五分　半夏曲二钱，炒　金铃子一钱五分　炒山药三钱　潼白蒺藜盐水炒，各一钱五分

另备服方

川楝子一钱五分　广郁金一钱五分　干橘叶一钱五分　炒蒌皮三钱　延胡索一钱　制香附三钱　白蒺藜三钱　光杏仁三钱　黑山栀一钱五分　枇杷叶四片，去毛(气郁)

沈右　中脘有形，食入痞阻。苔白罩霉，脉沉弦细。此痰气郁结胃中。当为宣通。

广郁金一钱五分　建泽泻一钱五分　沉香曲二钱，炒　川桂枝三分　制半夏一钱五分　薤白头三钱　栝蒌仁三钱　茯苓三钱　广皮一钱　制香附二钱

二诊　苔霉全化，中脘渐舒。然脉象尚带沉弦。宜肝胃两和，疏通痰气。

制半夏一钱五分　炒沉香曲二钱　白蒺藜去刺炒，三钱　枳实一钱　制香附二钱　广郁金一钱五分　香橼皮一钱　整砂仁四粒，入煎　上广皮一钱(脘痛)

江左　嗜饮中虚，气失旋运，水谷之气，不化为津，转化为痰。痰阻营卫，寒热交作，必得便解粘腻，痰尽方舒。食入后，中脘久痞。脉形濡弱。脾胃愈亏，则浊痰愈甚，前人有见痰休治痰之说，宜以脾胃为本。

别直参另煎冲，一钱　炒於术二钱　陈橘皮一钱　炒竹茹一钱　制半夏一钱五分　白茯苓三钱　生薏仁三钱　炒枳实一钱　缩砂仁五分，后下　生熟谷芽各一钱五分

李左　肝木不和，腹胀脘痞不纳，时发时止，甚则心神恍惚。脉左关独弦。此厥气失疏，风阳扰攘也。

金铃子　白蒺藜　广郁金　广皮　砂仁　白芍　制香附　炒枳壳　朱茯神　炒枣仁　香橼皮

袁右　痞满大退，而少腹滞坠不舒。此气湿不泛于上，而压于下。再为疏通。

制香附　薤白头　云茯苓　陈皮　沉香片　整砂仁　制半夏　建泽泻　煨天麻　猪苓

二诊　少腹滞坠已舒，而右胁胀满。无非痰气窒塞。

制半夏　制香附　瓜蒌仁　淡干姜　川雅连　云茯苓　炒竹茹　薤白头　白金丸

姜左　气虚湿痰内阻，营卫不克宣通。往来寒热，误投阴腻之物，寒热虽止，而脘痞少腹满，腿肢作酸。此阳气不克运行。恐成胀病。

上安桂三分，饭丸　制香附二钱　制半夏二钱　薤白头三钱　连皮苓三钱　山楂炭四钱　半硫丸八分，药汤送下

陆左　胃气渐开，而食入后每觉痞满，片刻即舒，平日往往涌吐酸涎。舌苔虽渐化薄，而尚嫌黄厚。良以中阳不足，湿痰不克运化。

拟温理中阳。

奎党参二钱　蜜炙干姜三分　生薏仁三钱　橘白一钱　泽泻一钱五分　炒於术一钱五分　云茯苓三钱　制半夏一钱　玫瑰花去蒂，二朵

二诊　补气温中，舌苔化清。的是中虚湿热不克旋运。但时为不寐，良以胃有湿痰，胆寒肝热也。

台参须八分　制半夏一钱五分　橘皮一钱　广藿香一钱五分　炒枳实八分　姜竹茹一钱　白茯苓三钱　生熟谷芽各一钱　缩砂仁四分　玫瑰花二朵

某　不纳不饥，稍稍纳食，中焦如阻，泛酸欲吐，寤难成寐。脉细濡，关部带滑。此湿热郁阻中州，致脾清不升，胃浊不降。六腑以通为用，宜辛以开之。

制半夏　干姜　茯苓　焦麦芽　竹茹　上广皮　川连　泽泻　佩兰叶

二诊　辛开苦降，中脘较舒，泛酸呕吐之势稍缓。然犹杳不思纳，略进稀糜，尚觉胀满，腹中攻撑不和，大便不解，寤难成寐。脉右部弦滑。胃府之气，略得通降，而肝肠暗动，遂令木郁土中。前法再参平肝泄木。

川雅连淡吴萸同炒　制半夏　茯苓神　金铃子　延胡索　广陈皮　炒枳壳　炒竹茹

三诊　胀满较舒，痞阻稍松，吐出稠痰，寤得成寐，饮食得以渐进。但脉象尚带弦滑，舌红苔黄。肝胃不能和洽。从效方再望应手。

川楝子　制香附　茯苓神　制半夏　鲜竹茹　延胡索　小青皮　薤白头　左金丸

四诊　两和肝胃之气，似觉稍和。而胸脘仍然胀满，心胸之间，时觉烙热，痰中带红。脉左寸关带弦，尺部数细，右寸关弦滑，尺部坚硬，舌苔白腻，而底质带红。前人谓气有余便是火，所以心胸烙热者，良由肝胃之气不和，气郁生火，气之所在，即火之所在也。再理肝胃之气，而和肝胃之阴。

金石斛　白蒺藜　蜜炒青皮　黑山栀　郁金　半夏曲　金铃子　土炒白芍　炒杏仁　竹茹

五诊　脉左寸关弦象稍退，右关脉弦滑亦稍柔和。胀满渐舒，略能安谷。再从肝胃调和。

金石斛　制半夏　杭白芍　茯苓　炒香豉　金铃子　广陈皮　白蒺藜　山栀　降香

六诊　两关弦象稍柔。胃纳亦日见起色，胀满已舒。但舌苔中心厚揹，微带黑色。仍当从于肝胃议治。

制半夏　金石斛　白芍　白茯苓　黑山栀　薄橘红　沉香曲　丹皮　炒杏仁　炒竹茹

某　中气虚弱，不饥不纳，二便不利，中脘痞阻，卧难成寐。脉细而滑，口腻苔浊。湿热郁阻，升降失司。拟开上焦。

制半夏　郁金　川雅连　光杏仁　炒枳实　广陈皮　干姜　薤白头　佩兰叶　瓜蒌皮　炒竹茹

二诊　中脘痞阻，饮食不进，口腻痰多。脉象濡滑。浊阻胃中。先为通降。

藿香　制半夏　金石斛　广皮　茯苓　佩兰叶　川朴　大腹皮　瓜蒌皮　枳实　鲜佛手　竹茹

三诊　通降胃府，仍然不纳，略一进谷，辄中脘不舒，味变酸浊。脉象濡滑。痰湿闭阻胃口。再降胃化痰，而宣气郁。

香豆豉　炒杏仁　黑山栀　瓜蒌皮　降香屑四分　上川朴　制半夏　炒枳壳　生姜汁

四诊　脉象濡细，重按少力，舌苔白腻不化。不纳不饥。中气不足，不能化浊。再扶持中气，而展胃阳。

人参须　制半夏　橘白　佩兰叶　炒谷芽　益智仁　云茯苓　玫瑰花　鲜竹茹　砂仁二粒

五诊　扶持中气，而展胃阳，稍能知饥安谷。药既应手，宜再扩充。

人参须八分　淡姜渣三分　茯苓三钱　佩兰叶八分　玫瑰花二朵　益智仁六分　制半夏一钱五分　橘白一钱　焦麦芽二钱

六诊　胃气虽得稍醒,然略一多纳,气辄上冲。脉濡细,右关带滑。中气不足,不能运化,以致湿热结聚,通降无权。拟苦辛开通。

制半夏一钱五分　川连四钱　藿香一钱五分　枳实一钱　佩兰叶一钱　橘皮一钱　干姜二分　茯苓三钱　竹茹一钱(黄疸)

雪雅堂医案

刘子诚　胃脘之下痞满,每日必呕吐一次始快利,两脉俱沉数,此湿热郁于肝胆,因而成积,满则必吐而后快也。

山楂　川楝肉　三棱　益母　茯苓　白术　车前子　川连　木香　川朴　麦芽

痰火内结胸脘,痞阻不通,呕吐呃哕,饮食下咽即吐,右关弦滑。医者以膈症论治岂不大谬,拟以泻心汤法取辛开苦降之旨。

制半夏　旋覆花　生干姜　陈枳实　鲜竹沥　生姜汁　川黄连　枇杷叶　淡黄芩

萧评郭敬三医案

寒湿挟痰治验

潘某年近六旬,平素喜食糕饼糖食,喜饮茶水,积成湿热,满口牙齿,先则倚斜倒侧,后竟脱落全无。又置本年湿土司天,复因熬夜,过食面食,遂觉头晕微痛,胸痞不舒。以为感冒,自定发散之药,服后反觉增寒发热。似乎疟疾,然无定时,服小柴胡加消食之药,数日后,但热不寒,胸痞不食,吐痰不止,不知除满豁痰,反作风温治,用犀角,天冬、麦冬、生地、玄参之类,痰饮更多,阴气弥漫,至于饥不食,始为热中,今则寒中矣。形神俱惫,卧床不起,延余诊视。六脉缓弱无神,右关尤甚,据脉参症,乃寒湿之证,因仿藿香正气散意加减,用二术、茯苓、藿香、厚朴、陈皮、草果、半夏、白蔻、泽泻、炙草服一剂,胸脘顿觉开爽,吐痰亦少,即思纳谷。于原方复加干姜、附子,服三四剂,遂能健饭。后用香砂六君子,加干姜、附子,调理十余日即愈。

尚按:此症纯是误治,以清滋之药,生痰助湿,阻痹气机,而为胸痞不食。治以正气散法,温中流气,蠲痰除湿,药既对症,厥疾自瘳。善后加入干姜、附子以助阳气者,盖湿盛则阳征也。

邵氏医案

内伤夹外感,脉滞寸口短,头痛心涎脘闷,癸水不调,宜治标为先。

香附一钱五分　枳壳一钱五分　川芎一钱　沉香曲一钱五分　苏梗一钱五分　广郁金三钱　山楂三钱　佛手花八分　左金丸八分　豨莶草三钱　炒青皮七分

内伤夹外感,头疼较瘥,食入脘中不和,腰跗酸,癸水不调,宜和中疏风。

香附一钱五分　川芎一钱　豨莶草三钱　厚朴一钱　白芷一钱　炒枳壳一钱五分　广郁金三钱　鸡内金三钱　炒青皮八分　沉香曲一钱五分　佛手花八分

三帖。

木克土化泻,脉涩脘格,心涎欲呕,癸涩不调,宜泻心汤加减治之。

干姜二分　炒白芍一钱五分　炒谷芽四钱　通草一钱五分　川连七分,吴萸五分拌炒　北细辛二分　香附一钱五分　玫瑰花五朵　仙半夏二钱　厚朴一钱五分　佩兰叶三钱

三帖。

木克土化泻,脉弦而涩,舌滑脘闷,带下癸涩,姑宜顺气和中。

乌药二钱　大腹绒三钱　化龙骨一钱五分　炒青皮八分　茯苓四钱　砂壳一钱五分　芡实三钱　厚朴一钱五分　木蝴蝶五分　新会皮一钱五

分　绿萼梅一钱五分

三帖。

肝逆中脘闷窒，脉弦苔厚腻，癸水不调，心惕，胃钝欲呕，当和肝胃为主。

仙半夏二钱　琥珀八分　炒谷芽四钱　省头草一钱五分　川连七分，吴萸四分拌炒　丹参三钱　广郁金三钱　玫瑰花五朵　枳实一钱　厚朴一钱　沉香曲一钱五分

三帖。

肝逆未平，中满气滞，脉细涩，腹痛经停，防肿胀。

乌药二钱　生牡蛎四钱　川楝子三钱　厚朴一钱　炒白芍一钱五分　新会皮二钱五分　炒谷芽四钱　炒青皮八分　砂壳一钱五分　绿萼梅一钱五分　佛手花八分

三帖。

木克土，便泻中痞，脉沉涩，面跗浮，经阻，宜治防胀。

大腹绒三钱　新会皮一钱五分　炒车前三钱　生牡蛎四钱　厚朴一钱五分　扁豆壳三钱　茯苓皮四钱　泽泻三钱　椒目五分　原粒砂仁七分　绿萼梅一钱五分　地骷髅三钱

四帖。

木克土化泻，脉右弦，中痞气滞腹痛，舌红经阻，宜养胃和中平肝。

北沙参三钱　生白芍一钱五分　砂壳一钱五分　石决明六钱　茯苓四钱　新会皮一钱五分　石莲子三钱　玫瑰花五朵　钗斛三钱　省头草三钱　藿梗二钱

三帖。

醉花窗医案

肝木克土

介之城东马如村郭某，在城货烛，人素迂谨。夏间由介赴祁，往返数四，以躁急故，患胸满不食。时我介疫气流行，自以为染疫，急服散药，而气乏声微，愈不可耐。别易一医以为肾虚，用医家肾气丸补之，服四五剂转益甚，几至昏不知人，乃转入延余治。至其家，问何病？则曰成虚劳矣。问午热自汗，咳嗽气喘乎？曰否。然则非虚劳。提腕而诊之，则两寸尺俱平平，两关皆坚而滞，而右关微带弦象。乃告知曰：此肝木克脾土也。病由一时气不遂，兼发急躁，以致肝气壅塞脾胃，因而胸满不食，理宜平肝清躁，医者以桂、附补之，脾胃愈塞，不增甚何待乎？此时宜先解桂、附之药力，然后进以疏肝健脾之品，不过半月保无事矣。病者喜急索方，乃开平胃散加山楂、麦芽以消之。病者争曰：余素无食积，兼久不进食，君用消食，不亦悖乎？余笑曰：君第知平胃散为消食之药，不知君脾中虽无食，却有桂、附，我之用平胃散非消食，乃解药毒也。药毒不解，胸中终难爽快。人第知平胃散消食，而不知药亦积，非此不能开脾胃之路，此俗医拘其方，而不究其理，所以多误也。病者欣然服之。越三日又请视之，则胸中宽展，渐思食矣。乃继用逍遥散理其脾而清其肝。告曰：不五剂君必起。但服香砂六君丸半斤，便更健壮。郭如言服之，半月后仍入城货烛矣。

曹沧洲医案

左　痰湿气机交阻，咽哽不畅，胸次不舒，中脘易阻。脉濡滑。宜再顺气疏中。

上川连一钱，盐水炒　白蔻仁研冲，五分　法半夏三钱五分　车前子绢包，四钱　制厚朴一钱　全瓜蒌三钱，打　象贝四钱，去心　炙鸡金三钱　白杏仁四钱，去尖　沉香曲三钱　枳壳三钱五分　炒谷芽一钱五分，绢包　白茅根一两，去心（风温湿热附伏邪伏暑）

右（此方因有寒字恰与热字相反故录入以便对看）　寒湿滞中阻，胸脘闷塞，不欲食，脉不畅。防增寒热。

苏叶三钱五分　枳壳三钱五分　沉香曲三钱　白蔻仁五分，研冲　橘红一钱　竹茹三钱五分　赤苓三钱　赤芍三钱五分　法半夏二钱　莱菔子四钱，炒研　泽泻三钱　桔梗七分　干佩兰三钱，后下（风温湿热附伏邪伏暑）

左　胸脘闷塞，不能食，恶寒少寐，脉濡。宜透达疏化。

鲜藿梗三钱　白杏仁四钱，去尖　广郁金三钱五分　赤芍三钱　制川朴七分　旋覆花三钱五分，绢包　干菖蒲五分　泽泻三钱　白蔻仁七分，敲小粒，后下　代赭石四钱，煅，先煎　莱菔子四钱，炒　大腹皮三钱，洗　玉枢丹末三分，佛手露一两，调化温服（风温湿热附伏邪伏暑）

右　土被木乘，始病肝胃气，近转脘次胀满，小溲不利，脉软弦。宜疏化分利。

旋覆花三钱五分，包　新会皮一钱　炙鸡金三钱　泽泻一钱五分　煅瓦楞壳一两，先煎　宋半夏三钱五分　车前子三钱，包　陈麦柴四钱　沉香曲四钱　青皮一钱　猪苓一钱五分　陈佛手三钱五分（肝脾门）

左　气机不通，中脘阻塞，脉濡。拟流利气化法。

制香附三钱五分　沉香曲三钱，包　大腹皮三钱，洗　白杏仁四钱，去尖　橘红一钱　枳壳三钱五分　陈佛手三钱五分　广郁金三钱五分，切　法半夏二钱　炙鸡金三钱，去垢　川朴花一钱，去蒂　苏梗三钱五分　炒谷芽五钱，绢包（肝脾门）

左　脾胃不健，运化迟钝，胸脘不畅，饮食式微，脉尺部弱，余部弦。拟流利气机，疏畅中宫。

瓜蒌皮三钱　白蔻仁五分　白芥子一钱　茯苓四钱　橘红一钱　沉香曲四钱　淡吴萸二分　资生丸三钱，包　制半夏三钱五分　炙鸡金三钱　陈佛手一钱　炒谷芽五钱（肝脾门）

右　脘次痞胀，头晕，不时咽痛，脉滑。宜肝肺胃并治。

桑叶三钱五分　白杏仁四钱　竹茹三钱五分　大腹皮三钱　石决明一两，先煎　象贝四钱　川通草一钱　赤苓三钱　赤芍三钱五分　枳壳三钱五分　广郁金一钱　川石斛三钱　枇杷露一两，冲（肝脾门）

也是山人医案

许（四六）　昨用苦辛开痞，呕逆已止，脉象稍清，但胸次按之而痛。此属热邪阻遏中焦，清气为无形质，是与食滞两岐。

川连六分　制半夏一钱五分　枳实一钱　淡黄芩一钱　杏仁三钱　瓜蒌皮一钱五分　厚朴一钱

戴（廿八）　脉象短数，脘闷，舌白粘腻，得大便胸次稍舒。此属热结在上，为上焦不行，下脘不通，况肺与大肠，亦是表里相应。见症拟栀豉汤以解其陈腐之邪。

佩兰叶三钱　郁金一钱　枳壳一钱　炒香淡豉一钱五分　杏仁三钱　桔梗一钱　黑山栀一钱五分　栝蒌皮一钱五分

马（二六）　胃虚痞塞，拟辛以助阳。

姜汁炒川连五分　制半夏一钱五分　枳实一钱　淡干姜八分　黄芩一钱　鲜竹茹三钱　茯苓三钱（痞）

卢（三八）　身热脘闷，不饥不食，不大便，脉数，皆气分窒塞，苦辛自能泄降。

鲜枇杷叶三钱　郁金一钱　桔梗一钱　炒香淡豉一钱五分　杏仁三钱　黑山栀一钱五分　紫菀一钱　姜皮一钱五分（肺痹）

孟河费绳甫先生医案

佚名，湿痰渐化，肺金清肃之令下行，呛咳气喘未发。但饮食稍多，即难运化，胸脘不舒，脾土未健，胃纳不易复元。脉来沉细。治宜温运脾土，兼参化痰肃肺。

人参须八分　全当归二钱　川杜仲三钱　黑料豆三钱　海浮石三钱　制半夏一钱半　神

曲三钱　化橘红一钱　紫苏子一钱半　江枳壳一钱　瓜蒌皮三钱　炙紫菀一钱　川贝母三钱　光杏仁三钱　苡仁三钱　冬瓜子四钱　陈香橼皮一钱

又，善后丸方：

参须二两　全当归四两　生苡仁六两　茅术一斤(黑芝麻拌蒸)　川杜仲六两　川贝母六两　云茯苓四两　黑料豆六两　瓜蒌皮六两　制半夏三两　薄橘红三两　海浮石六两(煅研)　面煨炽壳二两　紫苏子三两　炙紫菀二两　光杏仁六两

前药依法取粉，用大黑枣一斤，冬瓜子八两，煎浓汁法丸。每日服三钱，开水送下。(痰饮)

阮氏医案

王　湿扰中阳，胸膈痞闷，食之则胀，不食则消，经来或紫或淡。系土衰木强，湿滞血凝故也。

广陈皮一钱　生米仁三钱　南京术钱半　当归须钱半　紫川朴八分　生谷芽二钱　炙甘草八分　制香附钱半　代代花十八朵

叶　脉涩，舌苔白滑，系湿郁中阳，健运失常，腹中痞胀，加之郁怒动肝，木侵中土，刻饥嘈杂，头目眩晕，经来腹痛。卫阳不和，似有怕寒形状。治宜疏湿开郁，佐以扶土平肝。

生香附钱半　六神曲二钱　赤茯苓三钱　泽佩兰各一钱　汉苍术钱半　水法夏二钱　紫川朴八分　玫瑰花八分　小川芎八分　软紫胡八分　明天麻钱半　广郁金钱半

余　老年脾阳衰弱，湿壅气机，是以运化失司，则腹中痞胀，上致胃膈饱闷，下致大便不通，方以宣通立法。

藿香梗一钱　火麻仁钱半　生谷芽钱半　江枳壳八分　冬瓜仁二钱　白蔻仁八分　大腹皮钱半　萝卜络八分　苦杏仁二钱　制川朴八分

陈　古稀之年，劳伤脾阳，湿壅中宫，寒凝经络，是以饮食之后，胸脘痞闷，懊侬难言，行动之间，四肢倦怠，周身怕寒。拟辛热以除寒，佐淡渗而化湿。

川漂片钱半　茅山术三钱　久陈皮二钱　六神曲二钱　老干姜钱半　川桂枝钱半　白蔻皮钱半　紫川朴一钱　白茯苓四钱　姜半夏二钱　炙甘草八分

结　胸　案

陆氏三世医验

行中兼补十一

汪敬泉大令郎，于万历丁巳五月患病，他医调治，不痊而逝。戊午五月，二令郎病状相同，时年十六岁，禀赋薄弱，染病十余日，他医用药无效，敬泉极其徬徨，延予诊视。外症身热如炙，昏倦，舌上黄黑苔，尚有津液，胸前不可按，大便泻黑水，日去十余次，六脉皆细数，重按尚有神，气口独有力。予曰：此虽起于不足，而内伤甚重，脉尚有神，未至于脱，宜先消而后补，立方用小陷胸汤加减，未来取药，又邀杨澹如兄，亦云此泻是傍流，立方与予暗合，敬泉始相信，方取药服一剂，症毫不减，夜间躁烦，次早与澹如兄同看，商议昨日药力未到，照原方日服两剂，连进四帖，胸膈略舒，而虚怯烦渴之症见，暂投麦冬、枣仁、山栀、豆蔻之类稍安，而热与痛不减。然大便泻已止，遂用润字丸一钱，少顷，又催一钱，去燥粪三四枚，而其虚烦之症又见，仍用安神滋补之药，精神略定，舌苔未化，明知宿垢未清，元气弱甚，不敢急攻，但虚烦时用滋补，精神略爽用消导，隔五六日，用润字丸一服，一补一消，调理两月，胸腹始畅，脉静身凉，又调理月余而痊。

停食宜消，是其常也，弱体不宜峻攻，是其变也。先正曰：人之老少，虚实不同，病之传变各异，岂可一概妄行施治。此症缓款调治，获收全功，倘若粗率孟浪，即蹈大令郎之覆辙矣。（卷之四）

结胸坏症十七

吴淑止之族弟季鸿，青矜而家事萧条，情怀抑郁，禀赋薄弱，偶患内伤外感，他医先则过汗，后则下早，竟成结胸。淑止与季鸿交好，亲若同胞，怜其病迫，致书邀予入山。其症胸前手不可近，身热如火，四肢冰冷，连宵不寐，谵妄恍惚，如见鬼状，危困二十多日矣。人皆以为必死，予诊其脉，寸关空虚，而两尺尚有根蒂，乃以培植元气中，稍加消导之品疗之。十日后，胸膈已柔软，其热尽移下焦，绕脐硬痛，而转矢气，舌苔有刺，尺脉渐觉有力，乃用润字丸三钱，以归尾、枳实、黄连、山楂、玄明粉为煎药送之，去燥粪甚多，病通身和，乃用四君四物兼安神之剂，调理而瘳。

汗吐下，医家治病之大关键，用得其法，反危为安，用失其当，轻者危而重者死。今季鸿误汗误下，转成结胸，脉虚肢冷，仅存一息，先培元气，稍佐消导，俟下部坚实，一通即愈矣。（卷之五）

有表误下十八

表兄费组修，万历己未初夏，劳倦怒气，复兼风寒饮食，病染在躬，犹能任衣冠，若无病者，来家诊视，欲试予之脉理也。诊得左手浮弦，气口紧盛。予曰：两手俱有邪病正进矣，切宜谨慎。表兄不以为然。次日，渐渐头痛体热，胸膈饱闷，项强骨痛恶寒，愈甚，乃郎灼龟问大命不利，卜杨、卢、徐、叶四医者，又曰未善。表兄费元祉曰：卜四医而不及祖愚表弟，便失算矣。组修曰：祖愚与前医不相合，用药自然不同，恐因意气偾事，所以不敢卜耳。元祉曰：至亲无如中表，焉有以性命尝试者乎？万无此理。方邀予看。予知其表症悉具，而遽下之，竟成结胸矣。遂以五积散二剂，表症已除，减去芎、芷、麻、桂等件，又二剂，胸宽泻止，改用归、芍、六君子汤十余剂，方用润字丸一钱，姜汤送下，连进三服，所去甚多，垢污中之韭菜尚青，胃气方转，饮食得进，担搁四十多日而愈。

外感内伤相兼，则是有表复有里，应该先治其外，而后治其内。此友想不甚经验，所以误下，正仲景所谓不当下而妄下之，变成结胸。若非急以五积散双解表里之邪，此病殆不可知矣。（卷之五）

锦芳太史医案求真初编

治抚临五都严家汉胡振远之孙胡发寿结胸案四十

伤寒固当发表为先，麻症亦当疏表为急。若伤寒不早为之表散，则寒势必内留而致变为热候，麻症不早为之表托，则毒归于内脏而致变现多端，此是医家论治大要，而不可一日不留于心者也。乃今之为医者异矣，一言伤寒，早于表散药内加入凉剂以为后来清热之基，不惟邪闭不散，且更引邪内入，而有变生不测之虞。一言麻症，并不计其麻应表托，惟惧麻毒横炽，所用多是大清大下，以致麻闭不出，日后不得不用将差就错之法，竟用苦寒大解，此非本病面目应见之症，实是医家不善医治，妄为造孽之症耳。岁嘉庆戊午春，余治抚临五都严家汉胡振远之孙结胸一症，余望是儿颜色，青黯不堪，并审胸膈痹结实甚，诊其两关，脉甚急数，察其胸气，上逆喘急。问其所服之药，云单已被原医袭去，药俱大苦大寒，当因服过是药，大汗如雨。后请一医又谓气虚汗脱，进服茯神、枣仁、远志、洋参、白术、五味、甘草以补，以致胸益甚结。余笑先医恐儿发麻，早用凉药引其外邪内陷，是谓开门揖贼，继因苦寒伤脾，阻其中道在于表里之界、上下之间，欲留不能，欲去不得，于是水谷入胃,逆而不泄,故有水气上冲,逆而过颡[①]为汗,已是一错。医者不达病情,又谓此属大虚汗出大补,以致邪益内结,是谓关门杀贼,又是一错。余见如此情形,趁此大为解表,则病犹得转手,因用麻黄五分,杏仁十个,干葛一钱,茯苓三钱,桔梗一分,柴胡五分,桂枝一钱,半夏三钱,木香五分,川朴二钱,防风一钱。是药服止一剂,而气爽神清,胸膈顿宽,再服一剂,内加附子、大黄、生姜,而诸症悉除。卒之病属外感,并非麻发,而医如此颠倒,真是一错百错。有谁洞悉病源,一望即用表发,效见神速有如斯者乎?

伤寒之书,本属深奥,即有读书之辈,文理优通,心不克专,止图涉猎以救一时之急者,总谓伤寒之热,急宜清理,乌有胸无只字,但见伤寒邪闭,而不早用凉剂以投者乎?讵知热不自成,因寒内郁而成,使早进用辛温、辛凉、辛平、辛热以为发散,其热即无。余兄素以是理语余,余未及思,今阅是案,果尔所言不虚,始知医之治病,一错百错,其殆如斯。晁雯。

伤寒本属外邪,自不应早用凉,令其内入为患。麻症本是内毒,亦不应早用凉,令其不出为殃。余见诸医在外糊口,每遇此症,急以凉投,其如之何?男省吾识。

主脑不明,治法不晓,自尔一错百错。侄绥之。

慎五堂治验录

徐,右,壬午。身热有汗三候不解,不食不寐亦半月矣。足微冷,面微红,大便溏,小便少,脉细软,舌黑转黄,脘痞拒按。邪恋津涸,回津泄邪主之。

稻秧一两　鲜石斛三钱　桑叶三钱　芦根五钱　谷芽一两　夏枯花三钱　滑石一钱半　兰叶三钱　麦仁四钱　茯神三钱　甘草一钱

不效,是下早结胸也。去麦、芦,加蒌皮、半夏、知母、雪羹。

余听鸿医案

泰兴太平洲王姓妇　始而发热不甚,脉来浮数,舌苔薄白。因其初热,投以二陈、苏叶等,其舌即红而燥。改投川贝、桑叶等,其舌又白。吾师兰泉见其舌质易变,曰:此症大有变端。使其另请高明。王姓以为病无所苦,起居如常,谅无大患。后延一屠姓医诊之,以为气血两虚,即服补中益气两三剂,愈服愈危,至六七剂,即奄奄一息,脉伏气绝。时正酷暑,已备入木。吾师曰:王氏与吾世交,何忍袖手,即往视之,见病人仰卧正寝,梳头换衣,备入木矣。吾师偕余细看,面不变色,目睛上反,唇色尚红,其形似未至死。后将薄纸一张,盖其口鼻,又不见鼓动,气息已绝,按脉亦绝。吾师左右踌躇曰:未有面色不变,手足尚温而死者。后再按其足上太冲、太溪,其脉尚存。曰:未有见足脉尚存,而手脉已绝者,必另有别情。

即将其衣解开,按其脘中,石硬而板,重力按之,见病人眉间皮肉微动,似有痛苦之状。吾师曰:得矣,此乃大结胸症也。非水非痰,是补药与热邪搏结而成,医书所未载也。即书大黄一两,厚朴三钱,枳实三钱,莱菔子一两,芒硝三钱,瓜蒌皮一两,先煎枳、朴、莱、蒌,后纳大黄,滤汁,再纳芒硝,虑清,将病人牙关撬开,用竹箸两只插入齿中,将药汁渐渐灌入,自午至戌,方能尽剂。至四更时,病人已有气息,至天明,稍能言语,忽觉腹中大痛。吾师曰:病至少腹矣,当服原方,再半剂,腹大痛不堪,下燥矢三十余枚,而痛即止。后调以甘凉养胃。因胃气不旺,病家又邀屠姓医诊之曰:被苦寒伤胃,即进以姜、附等温补之品,又鼻衄如注。仍邀吾师诊之。曰:吾虽不能起死回生,治之转机,亦大不易,尔何听信他人乎?即婉言谢之而去。嗟乎,有功受谗,亦医家之恨事耳。(结胸)

① 颡(sǎng 嗓):额头。

呕吐案(恶心案同见)

石山医案

一人年三十，形瘦淡紫。才觉气壅，腹痛背胀则吐，腹中气块翻动嘈杂，数日乃吐黑水一盂盆，而作酸气。吐后嗳气，饮食不进，过一二日方食。大便二三日不通，小便一日一次。常时难向右卧，午后怕食，食则反饱胀痛，行立坐卧不安，日轻夜重。二年后，诣予诊治。脉皆浮弦细弱。曰：此脾虚也。脾失健运，故气郁而胀痛。吐黑水者，盖因土虚不能制水，故膀胱之邪乘虚而侮其脾土，《经》云以不胜侮其所胜是也。酸者，木之所司。脾土既虚，水挟木势而凌之焉。医作痰治，而用二陈刚剂，则脾血愈虚；又作血治，而用四物柔剂，则是以滞益滞；又作热治，而用黄连解毒，则过于苦寒；又作气治，而用丁、沉、藿香，则过于香燥，俱不适中。遂以人参三钱，黄芪钱半，归身一钱，香附、陈皮、神曲各七分，黄芩、甘草各五分，吴茱萸三分。煎服旬余，又犯油腻，病作如前而尤重。仍以前方加减，或汤或散或丸，服至半年而愈。(汇萃)

校注妇人良方

一妇人素性急，患肝风之症，常服搜风顺气丸、秦艽汤之类。后大怒吐血，唇口牵紧，小便频数，或时自遗。余以为肝火旺而血妄行，遂用小柴胡汤加山栀、牡丹皮，渐愈。五年之后，又大怒吐血，误服降火祛风化痰之剂，大便频数，胸满少食。用清气化痰之剂，呕而不食，头晕口干，不时吐痰。用导痰降火之类，痰出如涌，四肢常冷。余曰：呕而不食，胃气虚弱也。头晕口干，中气不能上升也。痰出如涌，脾气不能摄涎也。四肢逆冷，脾气不能运行也。用补中益气加茯苓、半夏治之，诸症渐愈。又用加味归脾汤，兼服而安。(妇人中风诸症方论第一)

一妇人食后因怒，患疟呕吐，用藿香正气散而愈。后复怒吐痰，狂言热炽，胸胁胀痛，手按少得，脉大无伦，按之微细，此属肝脾二经血虚，以加味逍遥散加熟地、川芎二剂，脉症顿退，再用十全大补汤而安矣。

府庠沈姬文母，患脾虚中满，痰嗽发热，又食湿面冷茶，吞酸呕吐绝食，误服芩、连、青皮等药，益加寒热，口干流涎不收，闻食则呕，数日矣。迎治。余曰：脾主涎，此脾虚不能约制也。欲用人参安胃散。惑于众论，以为胃经实火宿食治之，病日增剧。忽思冬瓜，食如指甲一块，顿发呕吐酸水不止，乃服前药愈剧。复邀视之，则神脱脉绝濒死矣，惟目睛尚动。余曰：寒淫于内，治以辛热，然药不能下矣。急用盐艾、附子，炒热熨脐腹，以散寒回阳。又以口气补接母口之气。又以附子作饼，热帖脐间。时许神气少生。以参、术、附子为末，仍以是药加陈皮煎膏为丸如粟米大，入五七粒于口，随津液咽下，即不呕。二日后，加至十粒，诸病少退，其涎不止。五日后，渐服前剂一二匙，胃气少复，乃思粥饮，后投以参、术等药，温补脾胃，五十余剂而愈。(妇人呕吐方论第一)

一妇人患前症，胸腹痞闷，得去后或泄气稍宽。余曰：此属脾气郁结而虚弱也，当调补为善。不信，乃别用二陈、枳实、黄连之类，不应，又用香燥破气，前症益甚，形气愈虚。余用加味归脾汤调治，半载而痊。

一妇人患前症，胸腹胀闷，或小腹不利，或时作痛，小便涩滞。余曰：此肝火血虚也，清肝火，生肝血，养脾土，生肺金。以余言为迂，别服利气化痰等剂，前症益剧，虚症蜂起。

余用加味逍遥散、加味归脾汤兼服，寻愈。(妇人翻胃吐食方论第三)

一妇人痢后呕哕，服降火化痰剂愈甚，脉洪大，按之虚细，作渴饮汤，诸药到口即呕。余以为脾胃虚寒，不能司纳，以参、术、炮姜末各一钱，以饭作丸，米饮不时过三五粒，至三两许，闻药不呕，乃以六君加炮姜，三十余剂而安。

一妇人患前症，饮食少思，胸腹膨胀，大便不实，所见之症，悉属虚寒假热。遂朝用补中益气汤加炮姜、木香，夕用六君子送四神丸，渐愈。又用八味丸料，煎送四神丸而痊。

一妇人因怒呕哕，时或昏愦，口噤，或时举体肉动，其面色或青或赤。余以为肝火炽盛，脾土受侮，用小柴胡汤加山栀、钩藤治之，渐愈。又用加味归脾、逍遥二药，调理而痊。(妇人痢后呕哕方论第十二)

名医类案

一贵妇忽心腹冷痛，遂吐出宿汁不已，又吐清涎如鸡蛋清之状，一呕一二升许，少顷复呕，诸药不纳，咽唾亦不能顺下，虞恒德治产后吐案合看，吐同症不同。已经三日，但聪明不昧，三日之后，聪明不寐，非虚可知。嘱后事，将就木。王诊六脉弦细而长。虚症无长脉。令服滚痰丸三十丸，并不转逆，须臾坐寐，移时索粥食之。次日再进三十丸，更服局方茯苓半夏汤，次日服小儿方白术散，四五日饮食如常而愈。(痰)

丹溪治一人，年五十余，因湿气，呕吐酸水如醋，素饮酒。以二陈汤加白术、苍术、砂仁、藿香、黄连，二帖而安。

一少年好酒，每早呕吐。以瓜蒌、贝母、栀子炒、石膏煅、香附、南星、神曲炒，山楂一两，枳实、姜黄、萝卜子、连翘，石碱半两，升麻二钱半，神曲糊丸服。

项彦章治建康万夫长廉君病，医投姜、桂，愈甚。诊其脉，告曰：此得之酒，病当哕作声，食入即出，而后溲不利。此关格病。廉曰：然。予生平所嗜烧酒。乃进葛花解酲加黄芩，饮三升所，势减。众医以药性过寒，交沮[①]之。项以论不协，辞去，叹曰：实实而虚虚，过二月当入鬼录矣。果验。所以知廉病者，切其脉，细数而且滑，数为热，滑为呕，为胃有物。酒性大毒大热，而反以热剂加之，是以火济火也。且溲秘为阳结，今反治，故二月死也。

史载之治朱思古，眉州人，年三十岁得疾，不能食，闻荤腥即呕，惟用大铛旋煮汤，沃淡饭数数食之，医莫能治。史曰：俗辈不读医经，而妄欲疗人之疾，可叹也。君之疾，正在《素问》经中，名曰食挂。凡人之肺，六叶舒张而盖，下覆于脾，子母气和则进食。一或有戾[②]，则肺不能舒，脾为之敝，故不嗜食。遂授一方，清气润肺为治，服之三日，病者鼻闻肉味觉香，取啖之甚美。此事宋人载于传记。余考之岐黄书，皆无食挂之说。或记者假托耳，或史公大言以欺？世欤皆未可知也。(呕吐)

江篁南治一妇人，患呕吐，粒米不入者六日矣，兼头眩，胸膈如束而不纾。诊其脉，沉弦而驶，且无力，王中阳治吐痰呕症，用滚痰丸。因脉长。此脉无力，作虚而协痰。症不同，脉亦不同。此属中气虚，挟痰郁耳。以人参三钱，陈皮、川归各一钱，加乌药炒、人乳、竹沥、姜汁，一服膈纾，如解其束，二服吐止能食，十剂而安。(呕吐)

孙文垣医案

进贤三尹张思轩公，与潘少保印川公，皆受室于施氏，称联襟云。施故富家，而张公夫

---

① 沮：同“阻”。阻止，阻遏。
② 戾：违背，违反。

人贤慧,治家勤笃,为人精洁周致,以产多而气血惫,又以婚嫁繁。而费用不支积忧,年将五十,因病心痹,发则晕厥,小水短涩,胸膈痛不可忍,烦躁。干哕恶内,蒸热,气猋猋上腾,肌削骨立,月汛不止。苕城时辈,有认为气怯者,有认为膈食者,皆束手无措,尸寝浃旬①,浆粒不入口者五日,凶具备而待毙,举家计无所之,惟神是祷。予适在潘府,逆予诊之,脉左弦大,右滑大而数。诊毕,予曰:可生也。《病机》云:诸逆吐酸,皆属于火,诸风掉眩,皆属于木。法当调肝清热,开郁安神。诸医群然目摄而背诮曰:书云骨蒸肉脱者死,形瘦脉大胸中多气者死,绝谷食者死。孙君独许其生,果药王再世哉?予若不闻,而捡药以进。竹茹、滑石各三钱,白豆蔻仁七分,半夏曲、橘红、姜、连、茯苓各一钱,甘草五分,水煎,令一口口咽之。服毕,哕止晕定。次日用温胆汤调辰砂益元散三钱,服之,胸膈顿开,渐进饮食,小水通长,烦躁尽减,骎骎然②安若无事。后用逍遥散、六君子汤,加黄连、香附,三越月而肌肉全,精神如旧。苕人骇然曰:能起此病,信药王矣。(卷一)

张道南先生尊堂老妇人,以劳倦致早晨膈上有痰痞而恶心。每食热物,目中即出泪,脉右寸关皆滑,左寸短弱,此心血不足,而肺胃有痰也。以六君子汤加麦芽、白豆仁、旋覆花治之而愈。(卷二)

程湘孺人孙氏,鼻衄后,眩晕嘈杂,呕吐清水,夜卧不安。腹中饥而食不下膈,由脾虚肝胆有郁火也。以人参、黄连、白术、扁豆、甘草、陈皮、半夏、竹茹、茯苓、石膏水煎,调养而平。(卷四)

有邵兄而讳马者,年五十,患呕吐,吐物如烂猪肺状,胸背胀。市上诸医,皆以翻胃治之不效。而反加潮热烦躁,饮食不入口。歙医谓肺坏,辞去不治。延予治之。诊其脉两寸滑数,左关尺涩。予曰:此瘀血痰饮症也,非肺坏,果若肺坏,声音当哑,今声亮而独胸背作胀,瘀血痰饮明矣。此症殆由酒后怒发所致。盖肝藏血,脾统血,酒伤脾,怒伤肝,以故不能藏,不能统。血随气上,积于胸膈,必吐出而胀斯宽也。法当消瘀血、调气化痰。气调瘀消,则新血始得归经,大本端而病根可除矣。乃为立方:滑石三钱,甘草五分,茜根二钱,小蓟一钱五分,桃仁、贝母、归尾、香附各一钱,山栀仁、枳壳、桑白皮各八分。服十帖而全安。(卷四)

景岳全书

凡治胃虚呕吐,最须详审气味。盖邪实胃强者,能胜毒药,故无论气味优劣,皆可容受,惟胃虚气弱者,则有宜否之辨,而胃虚之甚者,则于气味之间关系尤重。盖气虚者,最畏不堪之气,此不但腥臊耗散之气不能受,即微香微郁并饮食之气,亦不能受,而其他可知矣。胃弱者,最畏不堪之味,此非惟至苦极劣之味不能受,即微咸微苦并五谷正味亦不能受,而其他可知矣。此胃虚之呕,所以最重气味,使或略有不投,则入口便吐终无益也。故凡治阳虚呕吐等证,则一切香散、咸酸、辛味不堪等物,悉当以已意相测。测有不妥,切不可用。但补其阳,阳回则呕必自止,此最确之法,不可忽也。余尝见一沈姓者,素业医,极多劳碌,且年及四旬,因患癞疝下坠,欲提使上升,自用盐汤吐法。不知胃虚畏咸,遂致吐不能止,汤水皆呕,如此者一日一夜,忽又大便下黑血一、二碗,而脉则微渺如毛,几如将绝。此盖吐伤胃气,脾虚,兼以盐汤走血,故血不能摄,从便而下。余令其速用人参、姜、附等剂,以回垂绝之阳,庶乎可疗。忽又一医至,曰:诸逆冲上,皆属火也。大便下血,亦因火也,堪用参、附乎?宜速饮童便则呕可愈而血亦止矣。其人以为有理,及童便下咽即呕

① 浃旬:一旬,十天。

② 骎骎(qin qin 亲亲)然:渐进貌。

极不堪名状,呕不止而命随继之矣。呜呼!夫以胃强之人,亦且闻尿欲呕,况呕不能止而复加以尿乎?此不惟死者堪怜,而妄用若此者尚敢称医,诚可恶可恨也。故笔诸于此,并以征气味之证。(杂证谟)

一金宅少妇,宦门女也,素任性。每多胸胁痛及呕吐等证,随调随愈,后于秋尽时,前证复作,而呕吐更甚,病及两日,甚至厥脱不省,如垂绝者,再后延予。至见数医环视,佥云汤饮诸药,皆不能受,入口即呕,无策可施。一医云:惟用独参汤,庶几可望其生耳。余因诊之,见其脉乱数甚,而且烦热、躁扰,莫堪名状,意非阳明之火,何以急剧若此?乃问其欲冷水否,彼即点首。遂与以半盅,惟此不吐,且犹有不足之状。乃复与一盅,稍觉安静,余因以太清饮投之,而犹有谓此非伤寒,又值秋尽,能堪此乎?余不与辩,及药下咽,即酣睡半日,不复呕矣。然后以滋阴轻清等剂调理而愈。大都呕吐,多属胃寒,而复有火证若此者。《经》曰:诸逆冲上,皆属于火。即此是也。自后,凡见呕吐,其有声势涌猛,脉见洪数,证多烦热者,皆以此法愈之。是又不可不知也。(杂证谟)

类　经

余尝治一中年之妇患此证(下膈)者,因怒因劳,皆能举发。发时必在黄昏,既痛且吐,先吐清涎,乃及午食,午食尽,乃及蚤①食,循次两尽,方得稍息,日日如是,百药不效。乃相延视,则脉弦而大。余曰:此下膈证也。夫弦为中虚,大为阴不足,盖其命门气衰,则食至下焦,不能传化,故直到日夕阳衰之时,则逆而不出耳。乃用八味、参、杞之属,大补阴中之阳,随手而应。自后随触随发,用辄随效,乃嘱其加意慎理,调到年余始愈。(针刺类)

慎柔五书

一少年,忽不思食,恶心,偶逢文期,强作文一日,晚即头晕作呕。余脉之,二寸洪缓,以为劳碌而动心火,遂以加味逍遥散二剂,呕不受,病亦不减。其年正、二、三、四月淫雨,此湿胜而然也。以太无神术散一剂,即不呕恶,第头晕未除,二寸脉尤如故,其脉状有焰焰欲发之意。用前剂加紫苏、防风取微汗,头晕除,脉亦退,第不思食耳。六君子一剂,饮食如常。(卷五・风例)

陆氏三世医验

瘀痰涌吐治验九

潘天泉公大令郎元石,家庭有拂意事,怒极而不得发,日夜以酒自遣,遂患吐逆,饮食半留半吐,呕甚吐物似痰非痰,似血非血,胶稠而色褐,胸胁胀痛彻背。初起医以翻胃治之不效,反加潮热烦躁,后一医以肺痈治之,用知母贝母花粉蒌仁等药,而饮食日减,吐呕痛胀益剧,医者见吐出之物,咸谓肺烂不可治。天泉与客私语曰:此病若养愚尚在,何至不可治?有知予者曰:养愚令郎之学,不减乃父也。天泉公致书迎予,极叙先君交知之雅,今日求治之诚。比予到,公道故后,邀予进内。诊视间,适大呕时许,出物如前,元石指以示予曰:因吐出之痰色如此,故诸医谓予肺烂,恐不可治矣。予闻其饮食已减,而肌肉不甚削,吐出之物可畏,而声音不改。及诊其脉,两寸滑数,左关弦,右关滑,两尺平。予曰:兄之肺非坏,第不知近日有郁怒否?元石曰:病正由此。予曰:予已悉兄之病情矣。右关滑,想素有痰,左关弦,郁怒之故也。怒则血菀于上,与痰胶结,壅塞于心肺之间,故两

① 蚤:古同“早”。

寸滑数也。呕之不易出者火也,胀痛者,正所谓浊阴不降,则生䐜胀也,法当涌之。元石有难色,出语天泉公,抚掌曰:此真养愚治法也,任君为之。因用常山五钱,红花五钱,酒二碗,煎一碗,令通口服之,一涌而出,初见褐色痰块,后多紫黑约有盆许,胸膈顿宽,背亦不痛,食粥甚甘,亦不作呕矣。后以清气养荣汤调理之。

陆闇生曰:肺者,气之所自出也。若视痰色,几不辨其肺之坏与不坏矣。第肺坏,声必哑,今问答间,声音不改,则非肺坏可知。且肺坏由心火制金,火亢由水不制火,今两尺平和,肾水未竭,自能救母,肺何由而坏?呕吐而反涌吐之,乃通因通用之变局也,况木郁宜达,涌吐者,亦达肝气之意也。(卷之三)

中暑流涎六一

陈元甫,七月间构讼府间,俟候久,腹中饥,食冷粥数碗,少顷即吐出,自此茶饮皆吐不能留,头痛身热,咽喉不利,昏冒,口中常流痰涎,延数医治疗,皆知其为中暑,用冷香薷饮,投之即吐,又井水调益元散,投之亦吐,人事益觉昏沉。予诊其脉,阳部洪数无伦,阴部沉微无力,上下不等之极。邪在上焦,在上者,因而越之,此宜吐者也。饥饿之时,胃中空虚,暑热之气乘虚而入于胃,胃热极而以寒冷之水饮投之,冷热相反,所以水入即吐,即口中流涎,亦胃热上溢之故。因用沸汤入盐少许,虀汁数匙,乘热灌之。至二三碗不吐,至一时许方大吐,水饮与痰涎同出,约盆许,即以生脉散投之,人事清爽,诸症顿减,后又合四物调理而安。

孟秋暑热尚炽,外炎之火也。构讼心中忧虑,内炎之火也。内火尤倍于外火,而以凉冷遏之,宜其水逆而不入,寒因热用,顺势而导,因而越之之意也。(卷之五)

里中医案

□望之呕吐

诸暨□望之,积热呕吐,洒淅恶寒。余曰:竹茹、栀子三钱,茯苓、陈皮二钱,甘草一钱,煎成加姜汁七匙,乘热服。望之曰:他医方相类,不效。何故?余曰:热甚而呕,口有冷气,此火极似水之象,须冷药热饮,方得《内经》之旨。昨他医未知热服,热饮有效而速,望之曰:然。

旧德堂医案

歙人方李生儒人,向患左胁疼痛,服行气逐血之剂反加呕逆,甚至勺水难容。脉左沉右洪,明属怒动肝火,来侮脾阴,过投峻药转伤胃气,俾三阴失职,仓廪无内而化,五阳衰惫,传道无由而行,所以中脘不通食反上涌,斯理之自然,毋容议也。方以异功散加白芷、肉桂,于土中泻水,并禁与饮食。用党参五钱,陈仓米百余粒,陈皮一钱,生姜三钱,加伏龙肝水三碗,煎耗一半,饥时略饮数口,二三日后方进稀粥,庶胃气和而食不自呕,依法而行果获奇效。

素圃医案

王以宁兄,壬戌年患呕吐证,食毕片刻即吐出,其时年方二十余岁,全不介意,起居如常,吐将百日,百药不效。余作下焦翻胃,以八味地黄汤,两倍桂附治之。吐止后得腹痛证,乃肾气虚寒,动气冲击,为粗工攻积,大下几脱,因而致虚,此受害之始也。越四五年,先因便浊,渐致寒精自出。年逾四十之外,因怒而耳聋,用聪耳药当归四逆皆不效,参芪亦不效。一朝或聪,则十数年前吐病发矣,饮食肥甘不厌,食亦不少,但食后片刻则大吐,或多或少。吐一二月,又不吐者一月,每吐必因怒起。如此屡吐屡止者年余。吐久伤气,则胸背大痛,用人挺按。如吐未尽,则痛在胁肋,必俟徐徐化下乃已。渐至阳气大虚,妄见妄闻，胸背气冲而痛，坐不能卧，寒战发热，大汗昏冒，足痿不能立，手不能举，寒精不禁，阴茎全缩，小便淋漓，下体浮肿，日虽能食，然有粒米不存者。种种败证具见，自已治棺，而专任于余，不肯易医。始终以苓桂理中汤为主，用人参三五钱，附子、干姜、苓、桂、半夏各二钱，约服千剂，吐甚加服半硫丸。若上焦虚热，则用三倍桂附八味地黄料，水渍为丸，日服不辍。若中宫虚冷，则用苓桂理中料各等分，但甘草减半，以枣肉为丸，相参而服，亦终年不辍。如伤风咳嗽，坐不能卧，则用当归四逆汤，加附子、茯苓、半夏、杏仁、姜枣，仿温肺汤之法。如斯处治，历病四年，或丸或汤，未尝间断，渐致策杖能步，或日全食，或吐一餐而渐愈。此证本于便浊伤精，肾藏虚寒，阴邪上逆，所谓呼出心与肺，吸入肾与肝，肾病失吸入之权，脾虽能纳，而不能吸，反逆上，而成反胃。数年内有一月全不吐者，二三次每因怒而复，盖怒则气逆也。初病食后即吐，将愈则朝食暮吐，遂渐不吐，弃杖而步行。此下焦反胃，而非上焦隔噎，以胃气本厚，幸未投疏气伤中之药，虽呕吐四年，全用参术为君以培土，桂附为臣以益火，未经劫治，任医得专，故能十全斯病也。(男病治效)

刘振寰翁令眷，己未年在扬患病，其长郎刘必远兄，祈签令彼问治于余，遂至瓜镇。道其病源，病人年五十外，清癯①茹素，初秋因郁怒，遂胸腹不宽，两肋胀痛，不食则嘈，食则不能过膈间，或吐出。郡城诸医，皆以清痰理气，丁沉香燥，治之愈剧。渐至大便秘结，数日一通，每至黄昏，即后重欲大便，空坐秽桶，不能起立，又无粪下，至五鼓方可登床。如此四十日，百药不效，困惫不堪，坐桶时能食饮汤稀粥，至登床后，天明即呕逆不能食矣。余未诊脉，以意度之，此肝火也。先因郁怒伤阴，继复香燥耗血，致火上逆则呕吐。下迫则后重，昼则气升故吐，夜则气降故坠。但病久气血皆虚，须用血药以滋肝，左金以折肝，参草以补中，定方立论，用当归、白芍、人参、茯苓、甘草、黄连、吴茱萸、山栀、橘红，令彼持回试之。如大效，再易方。服二剂，即不吐，四剂即出下气，不坐秽桶，夜可就枕。再索药，即照前方，服至二十剂，即霍然起矣。余初有移居郡城之意，未果，因彼再三谆请，迁意遂决。(女病治效)

吴言修封翁夫人，年近六十，素有痰饮证，发则胁肋大痛，呕吐屡日，痰尽则痛吐自止。乙亥首春，痛吐已六日，前医以宣气利痰为主，用旋覆代赭石汤，加吴茱萸、干姜，药皆不纳。第七日招余，左右手六脉皆伏，推筋着骨皆无，水饮不能下咽，似属逆证，而声高音朗，坐起如常，无厥逆汗出等证。此吐甚伤气，致脉全伏，当以温里为急。用干姜、附子、人参、半夏、茯苓各钱半，吴茱萸五分，一剂即下咽不吐，再剂相安得寐，四剂痛止。但脉不出，续进米汤，三日后脉出如丝，大进粥食，脉始全见。嗣后每痛吐，脉必伏，用前药即效。痛吐止后数日，方能服白术理中等汤，而甘草竟不能入剂，用则必呕。至壬午年四月，痛吐数日不止，因年增气弱，即痛引肩背，欲食冷物，畏亮阴躁，以幔蔽窗，有虚阳上越，痛吐亡阳之机。余每剂用人参四钱，附子三钱，姜夏、茯苓各二钱。而病者坚不服参，不得已，暗加人参。大剂温补，三日方阳回躁定，去蔽窗之幔，不畏亮光。嗣后常服半硫丸，则饭食多餐，而姜附之剂，居恒不能久辍。人之藏府虚寒，此固世不多见者也。(女病治效)

马氏医案并附祁案王案

发热口干，胸满中痛，滴水不得下咽，水入即吐，脉左弦数且涩，右脉细数而涩，此是郁结所伤，而成津枯气滞之症，肺胃肝三经受病也。盖有郁结则火起于胃，淫气及肺，肺受

① 清癯(qú 渠)：消瘦。

火邪，淫气相肝，肝暴不受邪，必复转而伤其胃。二藏一府，互相克贼，而气愈郁，气郁则热，则乱太虚之府，云雾不清，中和之气，驳劣有加。水不下咽者，肺金受邪，清肃不行也。水入则吐者，木邪横肆，胃气上逆也。发热口渴者，肝风内鼓，兼以外风入而增其势也。然肝气虽暴，而治肝无益也。夫木之刚由金之柔，金之柔由火之炽也。惟滋其燥，则火立解，而金复其刚，木不得不转为柔矣。由是而胃气和，则肺气清，肝气平，何出纳之不自如哉？

瓜蒌仁　紫菀　枳壳　桔梗　半曲　川贝　杏仁　苏子　黄连　芦根

继与人参　石斛　川贝　茯苓　制首乌　生地　芦根　橘红

东皋草堂医案

黄成子尊阃，得饮则吐，食不下，药不得入，不得已而求救于祝由，无益也。余察其脉，知为水逆之症，用五苓散加广藿香。成子曰：若仍用煎药，恐不纳，奈何？余决其必受，投之果然。继进控涎丹二服，又定煎方：茯苓、半夏、广橘红、苍术、厚朴、白蔻、藿香、干姜、乌梅、甘草、生姜，后以济生顺气丸投之遂愈。（火）

一人患呕逆，吐痰吐食，时作嘈杂，素知其人平日善啖善饮复善怒，右脉浮大，左脉沉涩，用白术一钱，枳实八分，橘红八分，茯苓八分，香附、半夏各一钱，川连、槟榔、白蔻各五分，青皮、吴萸、甘草各三分，人参二钱，黄芪一钱，姜枣同煎。连服一月，诸症悉愈，患者来谢曰：加减枳术二陈汤，不啻用过几十剂矣，向何不效，今何效也？余曰：公之右脉浮大，浮大则为气虚，左脉沉涩，沉涩则为气滞，惟虚故滞也。疏肝快气之中，不兼补中益气之法，所以求通而愈塞耳。重加参芪，则枳、术、二陈之属，皆禀令而奏绩已。（膈噎）

一人伤风，身背发热，肩臂牵痛，胸膈满闷，每食，第一口必呕，呕而复下，以香燥投之不效，以疏散投之又不效，不得已，用温暖镇坠下焦之药投而辄吐，求治于余。余曰：此漏气症也。因上焦伤风，闭其腠理，经气失道，邪气内着所致。《经》云诸痿喘呕，皆属于上。今不治上而治下，宜其无功矣。照古方麦门冬汤作散，八日全愈。麦冬三两、生芦根三两、人参一两、葳蕤一两、竹茹三两、白术三两、甘草七钱、陈皮一两、生姜二片、陈米一合。

一人每进食，即发呃逆，两年后，呕吐大作，趺阳脉迟而虚，病人畏呕，不敢饮食，食亦辄吐，幸大便溏而不结，且遍想喜啖之物。余知其胃气未败，止因虚寒不能腐熟水谷，投以东垣藿香安胃散：藿香一钱、丁香一钱、人参二钱、橘红一钱。为末，每服二钱，生姜三片，同煎，凉服。（呕吐）

（评选）静香楼医案

胃虚气热，干呕不便。

橘皮竹茹汤，加芦根、粳米。

再诊：呕止热退。

石斛　茯苓　半夏　广皮　麦冬　粳米　芦根　枇杷叶

三诊：大便不通。

生首乌　玄明粉　枳壳

四诊：大便通，脉和。惟宜滋养。

石斛　归身　秦艽　白芍　丹皮　炙草　茯苓　广皮

诒按：迭用四方，运意灵巧，自能与病机宛转相赴。

下既不通，势必上逆而为呕，所谓幽门之气，上冲吸门是也，治法自当疗下。但脉小目陷，中气大伤，宜先安中止呕。呕定再商。

人参　茯苓　刺蒺藜　竹茹　半夏　广皮　芦根　石斛

诒按：似当兼通幽门，乃能止呕，拟加生枳实。

痛呕之余，脉当和缓，而反搏大，头运欲

呕,胸满不食,神倦欲卧,虑其土陨木张,渐致痉厥。法当安胃清肝,亦古人先事预防之意。

半夏　茯苓　广皮　白风米　钩藤　竹茹　枇杷叶　鲜佛手

诒按:议论极是,但恐药力不足以济之,然亏却清稳。所谓清肝者,只不过钩藤、竹茹而已,拟再加木瓜、白芍,较似有力。

病从肝起,继乃及胃,兹又及于肺矣,然当以胃气为要。久病之体,必得安谷不呕,始可图功。

石斛　芦根　茯苓　麦冬　广皮　木瓜　枇杷叶　粳米

诒按:叙病简要清沏,非绩学者不能。方亦中窾。

胃有火邪,故呕而不食;胆有热邪,故合目自汗。

橘皮竹茹汤加石斛。

诒按:山栀必不可少,以其专清胆热故也;川连亦在应用之列。

再诊:前方去石斛,加木瓜。(呕哕门)

痰气阻逆咽嗌,时自呕恶。此证利在清降,失治则成噎膈。

半夏　枇杷叶　旋覆花　竹茹　茯苓　麦冬　橘红　郁金　生姜

诒按:用药灵动。(呕哕门)

谷之不入,非胃之不纳,有痰饮以阻之耳。是当以下气降痰为法;代赭之用,先得我心矣。

旋覆代赭汤。

诒按:识既老当,笔亦爽健。

因气生痰,痰凝气滞,而中焦之道路塞矣。由是饮食不得下行,津液不得四布,不饥不食,口燥便坚,心悸头运,经两月不愈。以法通调中气,庶无噎膈腹满之虑。

旋覆代赭汤加石菖蒲、枳实、陈皮。

诒按:论病则源流俱澈,用药则标本兼到,细腻熨贴,传作何疑。

中气迭伤,不能健运,朝食暮吐,完谷不腐。诊得脉虚色黑,腰脚少力,知不独胃病,肾亦病矣,此岂细故哉。

人参　附子　川椒　茯苓　益智仁

再诊:前方去川椒、益智,加川连、肉桂。

诒按:完谷不腐,色黑腰软,肾伤之征也。改方加桂、连,是交济法。(呕哕门)

薛案辨疏

一男子,食少胸满,手足逆冷,饮食畏寒,发热吐痰,时欲作呕。自用清气化痰及二陈、枳实之类,胸腹膨胀,呕吐痰食,小便淋沥;又用四物、芩、连、柏、知母、车前,小便不利,诸病益甚。余曰:此脾胃虚寒,无火之症,故食入不消而反出。遂用八味丸补火以生土,用补中益气加姜、桂,培养中宫,生发阳气寻愈。

疏曰:此案初症即属脾胃虚寒,即当以补中益气加干姜以治之。或曰此初症似肝脾郁火,当用加味逍遥为是。余曰不然,诸症皆相似而作呕有辨。若郁火作呕,必多作酸苦,今不曰酸苦,则属脾胃虚寒也明矣。盖手足厥冷,饮食畏寒之症,非寒则热,非热即寒,寒者真病所现,热者反见之化,今既不是反见之化,即是真病所现耳。至于服伐脾之药而诸症变剧,理所宜然,以及小便淋沥,何也?盖中气不足,小便因而失常,是二陈、枳实之伐其脾故也。又服寒肾之药,而诸症益甚,势所必然,以使小便不利,何也?盖膀胱者,州都之官,气化则能出焉,是四物、芩、连、知、柏之寒其肾故也。是当曰此脾肾虚寒无火之症,何以云脾胃耶?盖以食入不消而反出,为脾胃虚寒无火也,明矣。然虽以食入不消而反出,为脾胃虚寒无火之验,而用药则先八味以补肾火,岂非温肾以及于膀胱,以气化其小便而能使之出者乎?盖此症以小便不利为急,故先八味以气化为主,若第云补火以生土,曷不先用补中益气加姜、桂以培养中宫之本脏不及,然后补本脏之母乎?此温补脾胃虚寒之法也。今先八味而后补中者,允属脾肾虚寒症。而先生只云脾胃者,盖初症只是脾胃

虚寒,因误投寒肾之药而复现肾经无火之症,故曰脾胃虚寒无火,无火重矣,故先八味。(脾胃虚寒阳气脱陷等症)

一儒者,虽盛暑喜燃火,四肢常欲沸汤渍之,面赤吐痰,一似实火,吐甚宿食亦出,惟食椒、姜之物方快。余曰:食入反出乃脾胃虚寒,用八味丸及十全大补加炮姜渐愈,不月平复也。

疏曰:盛暑燃火,四肢渍沸,望而知其为脾胃虚寒,而况食椒、姜物方快乎?独面赤吐痰,吐甚宿食亦出之症,此亦有阳明火亢者,亦有肝脾火郁者,似难概以虚寒论,且前症亦有火极似水之假象,火郁喜辛之暂开者乎,虽然必有可据者也。盖阳明火亢者,所吐之物必臭秽,或声厉,或发渴,脉必洪长而数;肝脾火郁者,所吐之物必酸苦,或胸闷,或吐后反快,脉必细数而涩。今此案大都所吐之物不臭秽、不酸苦,其声低而不渴,其气怯而不快,其脉必浮大而微,或迟细而虚,是可辨也,非独以食入反出即断为脾胃虚寒耳!然即以脾胃虚寒论,似亦当先用补中益气加姜、桂,而后或继以八味丸。何以此案即用八味丸耶?盖虚寒之症,而至面赤吐痰者,似有火衰戴阳之意,似有龙雷上窜之意,此皆不当升提而当用导引者也,故虽曰脾胃虚寒而即用八味,然脾胃之虚寒,未能同愈,又用十全大补加炮姜双补脾肾,非法之纯,而无弊者乎?(命门火衰不能生土等症)

一妇人饮食无过碗许,非大便不实,必吞酸嗳腐。或用二陈、黄连,更加内热作呕。余谓东垣先生云:邪热不杀谷。此脾胃虚弱,末传寒中,以六君子加炮姜、木香数剂,胃气渐复,饮食渐进,又以补中益气加炮姜、木香、茯苓、半夏,数剂全愈。后因怒,饮食顿少,元气顿怯,更加发热,诚似实火,脉洪大而虚,两尺如无,用补中益气、八味丸,两月余诸症悉愈。

疏曰:此案初症,原属肝木乘脾土之郁火症,斯时宜用茱、连、逍遥散为是,奈何用二陈、黄连之寒凉削伐,致使脾胃更虚,而有内热作呕之变?然内热作呕,亦未始非郁火之验,但从寒凉削伐中来,故直断以末传寒中,而非邪热不杀谷之症乎?先六君而后补中者,盖脾胃既以虚寒而作呕,则元气有断脱之意,未敢骤升,故先温中以生其根,又加姜、半为止寒呕要药,俟胃气复,寒呕止,然后又用补中益气加味,以温升其元气,而元气充足无下陷之虞。此进药次序之妙也。至于后因怒而饮食顿少,元气顿怯,更加发热者,在症固宜于补中,然以两尺如无之脉,此无根之脉也,最忌升提,正恐其有脱之患,何以仍用补中耶?我因知用补中汤以下八味丸耳。补中,所以治症;八味,所以治脉;合而进之,则元气顿怯者,不因八味之沉降而更怯;两尺如无者,不因补中之升提而更无。此进药兼全之妙也。不然,何可先升后降耶?脉洪大而两尺如无者,尚可兼用升提,若微细而两尺如无者,升提并不可兼用,况敢独用乎?(命门火衰不能生土等症)

一上舍呕吐痰涎,发热作渴,胸膈痞满。或用清气化痰降火,前症益甚,痰涎自出。余曰:呕吐痰涎,胃气虚寒;发热作渴,胃不生津;胸膈痞满,脾气虚弱。须用参、芪、归、术之类温补脾胃,生发阳气,诸病自退。彼不信,仍服前药,虚症悉至,复请治。余曰:饮食不入,呃逆不绝,泄泻腹痛,手足逆冷,是谓五虚。烦热作渴,虚阳越于外也;脉洪而大,脉欲绝也,死期迫矣。或曰若然,殒于朝乎?夜乎?余曰:脉洪大必殒于昼。果然。

疏曰:以此诸症,亦不见其为虚寒也。岂别有见于脉气形色乎?惟痰涎自出是脾气虚,不能摄涎,症虚则有之,未必寒也。然因降火之后见之,故以虚寒属之,不然岂无脾热甚而流涎者乎?先生虽言虚寒,而所论药品,只是补之而已,未尝有温之者,而言温补何也?盖气虚之症多近于寒,故曰虚寒,而补气之药多属于温,故曰温补。至于五虚,现症不治,但兼烦热作渴,且脉见洪大者,庸医处此,犹谓火未清楚,或谓元气未脱,不知其有虚阳外越,脉欲绝之兆乎?故知死症既现,纵有可观者,亦不足矣。若殒于朝、殒于夜之说,有一友云:凡人死期已至者,其脉洪劲无胃,纯阳无阴,乃真阴竭绝,必殒于日;其脉洪细微弱,渐渐脱去,此为纯阴无阳,乃真气离散,必殒于夜。以此论之,是无阴者,殒日;无阳者,殒夜也。此案是无阳症,亦殒于日,若是则不足凭矣。然先生则曰脉洪大当殒于昼,似乎脉细微者,当殒于夜矣。初不以症之无阴无阳论也,则此友之说亦何尝不是乎?(脾胃亏损吞酸嗳腐等症)

大司马王浚川,呕吐宿滞,脐腹痛甚,手足俱冷,脉微细,用附子理中丸一服益甚,脉浮大,按之而细,用参附汤一剂顿愈。

疏曰:此案手足俱冷,脉微细,固知其为中宫虚寒矣。然以呕吐宿滞,脐腹痛甚之症,安知非食填太阴,气郁坠道,而现手足冷,脉微细乎?是必冷过肘膝,脉微细无神,兼之面青神惨,故能确知其为虚寒也。至于理中,进而益甚,脉变浮大。此处最易惑人,重以参、附亦因其脉按之而细耳。岂非病重药轻,反拔其势而肆乎?然以附子理中与参、附较之,亦不甚相远,何至后拔其势?曰:凡治重症,药宜单刀直入,理中之白术、甘草,未免牵掣耳,虽然脉按之而细,故敢如是。不然,安知其非壮火食气之误乎?(脾胃亏损吞酸嗳腐等症)

太常边华泉,呕吐不食,腹痛后重,自用大黄等药,一剂腹痛益甚,自汗发热,昏愦脉大,余用参、术各一两,炙甘草、炮姜各三钱,升麻一钱,一钟而苏。又用补中益气加炮姜,两剂而愈。

疏曰:夫呕吐不食,食伤于胃也;腹痛后重,积滞于肠也。纵或不虚,亦宜消食导滞,缓缓而治,何必即用大黄等药?用之而腹痛益甚,中寒虚寒可知。中气虚寒而至于自汗发热昏愦,几成亡阳之意,所幸者,脉但大而已,不致于脱也,犹可挽回。挽回之法,须温补其阳气,此阳不在于肾,此气不在于肺,而实在于脾胃,何也?盖呕吐不食,腹痛后重,业已病在脾胃,而况自用大黄之药,正复伤其脾胃之阳气,故有腹痛益甚等症之变。虽自汗发热昏愦,要知皆从脾胃之阳气虚寒所致,故不用芪、术、参、附,而用理中。但重大其剂,即为挽回,而升麻之加,一则原有后重,一则大黄之后,气更陷矣。独是自汗昏愦之时,炮姜、升麻似属不可,不知治病须寻其源,既已寻见其脾胃虚寒而下陷,则虽变症百出不顾也。况乎此处自汗,原非火泛,何以知之?以脉大知之。若自汗属于肺绝,其脉当脱;昏愦属于火泛,其脉当空,今不过曰大而已,故知其非本来之病,乃药误之故也。(脾胃亏损停食痢疾等症)

考功杨朴庵,呕吐痰涎,胸腹膨胀,饮食少思。左关脉弦长,按之无力;右关脉弦长,按之微弱。此木克土也,用六君子加柴胡、山栀、木香而愈。

疏曰:此案似当用六君加升、柴,今仅加柴胡而不加升麻者,以呕吐不宜过升,加山栀者,所以止呕吐;加木香者,所以运膨胀耳。此脾虚中有肝火抑郁者也。(脾肾亏损头眩痰气等症)

临证指南医案

某三二　舌白恶心,液沫泛溢,病在肝胃,当通阳泄浊。

吴萸七分　干姜一钱　姜汁三分　茯苓三钱　南枣一枚

任三八　此情志不遂,肝木之气,逆行犯胃,呕吐膈胀,开怀谈笑可解,凝滞血药,乃病之对头也。

延胡　川楝子　苏梗　乌药　香附　红豆蔻(木乘土)

郭　脉弦，心中热，欲呕，不思食，大便不爽，乃厥阴肝阳顺乘胃口，阳明脉络不宣，身体掣痛，当两和其阳，酸苦泄热，少佐微辛。

川连　桂枝木　生牡蛎　乌梅　生白芍　川楝子(木乘土)

卜　有年，冬藏不固，春木萌动，人身内应乎肝，水弱木失滋荣，阳气变化内风，乘胃为呕，攻胁为痛，仲景以消渴心热属厥阴，《内经》以吐涎沫为肝病。肝居左而病炽偏右，木犯土位之征，《经》旨谓肝为刚脏，非柔不和，阅医药沉桂、萸、连杂以破泄气分，皆辛辣苦燥，有刚以治刚之弊，倘忽厥逆瘛疭奈何。议镇阳熄风法。

生牡蛎　阿胶　细生地　丹参　淮小麦　南枣

又　内风阳气，鼓动变幻，皆有形无质，为用太过，前议咸苦入阴和阳，佐麦、枣以和胃制肝获效。盖肝木肆横，胃土必伤。医治既僻，津血必枯，唇赤舌绛咽干，谷味即变酸腻，显是胃汁受劫，胃阴不复。夫胃为阳明之土，非阴柔不肯协和，与脾土有别故也。

生牡蛎　阿胶　细生地　小麦　炒麻仁　炒麦冬　炙草(木乘土)

姚　寒热呕吐，胁胀脘痹，大便干涩不畅。古云九窍不和，都属胃病，法当平肝木，安胃土。更常进人乳、姜汁，以益血润燥宣通，午后议用大半夏汤。

人参　半夏　茯苓　金石斛　广皮　菖蒲(木乘土)

徐氏　经候适来，肢骸若撤，环口肉瞤蠕动，两踝臂肘常冷，夫冲脉血下，跷维脉怯不用，冲隶阳明，厥阴对峙，因惊肝病，木乘土位，以致胃衰，初则气升至咽，久则懒食脘痞。昔人有治肝不应，当取阳明。阳明不阖[①]，空洞若谷，厥气上加，势必呕胀吞酸。然阳明胃腑，通补为宜，刚药畏其劫阴，少济以柔药，法当如是。

人参二钱　半夏姜汁炒，三钱　茯苓三钱　淡附子七分　白粳米五钱　木瓜二钱

胃虚益气而用人参，非半夏之辛，茯苓之淡，非通剂矣。少少用附子以理胃阳，粳米以理胃阴，得通补两和阴阳之义，木瓜之酸，救胃汁以制肝，兼和半夏、附子之刚愎，此大半夏与附子粳米汤合方。(木乘土)

徐氏　屡屡堕胎，下元气怯，而寒热久嗽，气塞填胸，涌吐涎沫。乃郁勃嗔怒，肝胆内寄之相火风木，内震不息，犯胃则呕逆吞酸，乘胸侵咽，必胀闷喉痹，渐渐昏迷欲厥，久延不已，为郁劳之痾。此治嗽清肺，重镇消痰，越医越凶。考《内经》肝病主治三法，无非治用治体。又曰治肝不应，当取阳明。盖阳明胃土，独当木火之侵侮，所以制其冲逆之威也，是病原治法大略。

安胃丸，椒梅汤送。(木乘土)

朱氏　嗔怒动肝，气逆恶心，胸胁闪动，气下坠欲便，是中下二焦损伤不复，约束之司失职。拟进培土泄木法，亦暂时之计。

乌梅　干姜　川连　川椒　人参　茯苓　川楝　生白芍(木乘土)

唐　积劳内伤，脘闷胁胀，呕吐格拒，眩晕不得卧。阳挟内风暴张，恐其忽然瘈厥，议通胃平肝法。

小川连　姜汁　半夏　牡蛎　川楝子　生白芍(木乘土)

某五一　食谷不运，䐜胀呕恶，大便不爽，脉弦色黄。此胃阳式微，升降失司使然，法当温通阳气。胃阳虚。

吴萸八分　半夏三钱　荜茇一钱　淡干姜一钱　生姜汁五分　广皮白一钱半(肿胀)

高四四　咽阻，吞酸痞胀，食入呕吐。此肝阳犯胃，用苦辛泄降。肝犯胃

吴萸　川连　川楝子　杏仁　茯苓　半夏　厚朴

① 阖(hé 和)：同“合”。

钱三七　脉细，右坚大，向有气冲，长夏土旺，呕吐不纳食，头胀脘痹，无非厥阳上冒。议用苦辛降逆，酸苦泄热，不加嗔怒，胃和可愈。

川连　半夏　姜汁　川楝子皮　乌梅　广皮白

金四三　脉细小而弦，风木乘土，当春势张，食入不变，呕吐，得小便通少缓，治以通阳。

炮附子　人参　半夏　吴萸　淡姜　茯苓

又　脉右弦涩，阳微阴凝，食入则吐，胃痛胀甚。半月前用药得效后，反大便欲解不通，腑阳不利，浊乃上攻。先用玉壶丹七分，四服。

蒋三二　脉沉，食入呕吐，忌冷滞食物。

吴萸　半夏　姜汁　茯苓　公丁香柄　广皮白

顾　脉濡弱，左胁下久有聚气，纳食酿积于胃脘之中。两三日呕噫吞酸，积物上涌吐出。此皆佛怒动肝，肝木犯胃，胃中阳伤，不能传及小肠，遂变化失司。每七八日，始一更衣，为胃气不主下行故也。法当温胃阳，制肝逆，宿病纠缠，恐多反复。

淡附子　淡干姜　姜汁　生白芍　淡吴萸　白粳米

朱　胃中不和，食入呕吐，怒动而病，必先制肝。

温胆合左金为宜，去甘草、茯苓，加姜汁。

某　气自左升，腹中膨满，呕吐涎沫黄水，暴咳不已。是肝气逆乘，过胃犯肺，当制肝和胃。

安蛔丸。

某　呕黑绿苦水，显属下焦浊邪犯胃。

人参　川椒　乌梅　茯苓　紫石英　桑螵蛸

沈　食过逾时，漾漾涌涎欲吐，诊脉濡涩，以胃虚肝乘，宗仲景旋覆代赭法。

旋覆花　代赭石　人参　半夏　茯苓　广皮

王四五　肝病犯胃呕逆，口吐清涎，头晕，乳房痛，肢麻痹。

人参二两　茯苓二两　桂枝木七钱，生　川楝子一两，蒸　川连盐水炒，七钱　乌梅一两半　当归一两半　生白芍一两半

某　冷湿伤胃，肝木上侮，冲气欲呕，腹痛。

淡吴萸　厚朴　草蔻　藿香梗　木瓜　茯苓

毛妪　因惊，肝气上犯，冲逆，呕吐涎，阳升至巅为头痛，脉右弱左弦，当从厥阴阳明治。

人参　川连　茯苓　川楝　川椒　乌梅　干姜　生白芍

某　脉弦虚，食已漾漾欲吐，咽阻，中痞有痰。

人参　吴萸　茯苓　半夏　广皮　姜汁

陆　鼻明，汤水下咽呕吐，右脉小欲歇。明是劳伤，肝乘胃反。

小半夏汤加檀香泥、炒白粳米。

颜氏　干呕胁痛，因恼怒而病，是厥阴侵侮阳明，脉虚不食，当与通补。

大半夏汤加姜汁、桂枝、南枣。

某　肥腻滞胃，肝木始得再乘土位，致气逆上壅呕出，久病至节反剧，最属不宜，总是调摄未尽善奈何，暂与降逆平肝安胃一法。

降香　苏子　旋覆花　茯苓　半夏　广皮　韭汁

范　胁痛入脘，呕吐黄浊水液，因惊动肝，肝风振起犯胃，平昔液衰，难用刚燥，议养胃汁，以熄风方。

人参　炒半夏　炒麦冬　茯神　广皮白

炒香白粳米

又　六味去萸换芍，加麦冬、阿胶、秋石。

唐氏　动气肝逆，痰性凝寒滞胃，卒然大痛呕涎，乃逆滞上攻也，治肝厥以通例。

炒黑川椒　乌梅肉　生干姜　川桂枝木　人参　白芍

某　积劳伤阳，先已脘痛引背，昨频吐微眩，脉弱汗出。胃中已虚，肝木来乘，防有呃忒吐蛔。仿仲景食入则呕者，吴茱萸汤主之。

吴萸　半夏　茯苓　姜汁　粳米

王二四　早上水饮米粥，至晚吐出不化，知浊阴酉戌升逆，瘕形痛而渐大，丸药吐出不化，胃阳乏极矣。两进平肝理气不效，法当辛热开浊。

吴萸　熟附子　良姜　川楝子　茯苓　草果

某　肝风犯胃，呕逆眩晕，苦降酸泄和阳，佐微辛以通胃。

川连　黄芩　乌梅　白芍　半夏　姜汁

李　厥吐，腹痛气冲，安胃丸。

王　胃虚少谷，肝来乘克，呕吐不能受纳，盖脏厥象也。

人参　川连　附子　黄芩　干姜　枳实

张氏　勉强攻胎，气血受伤，而为寒热，经脉乏气，而为身痛，乃奇经冲任受病，而阳维脉不用事也。《内经》以阳维为病苦寒热。维者，一身之刚维也。既非外感，羌、苏、柴、葛三阳互发，世无是病；又芩、栀、枳、朴之属，辛散继以苦寒，未能中病。胃口屡伤，致汤饮皆哕出无余，大便不通，已经半月，其吐出形色青绿涎沫，显然肝风大动，将胃口翻空，而肠中污水，得风翔如浪决，东西荡漾矣。熄风镇胃，固是定理，但危笃若此，不易图也。

淮小麦百粒　火麻仁一钱　阿胶二钱　生地二钱　秋石拌人参一钱　南枣肉一钱

陈氏　未病先有耳鸣眩晕，恰值二之气交，是冬藏根蒂未固，春升之气泄越，无以制伏，更属产后精气未复，又自乳耗血，血去液亏，真阴日损，阳气不交于阴，变化内风，上巅犯窍，冲逆肆横，胃掀吐食，攻肠为泻，袭走脉络，肌肉皆肿，譬如诸门户尽撤，遂致暴风飘漾之状。医者辛散苦降重坠，不但病未曾理，致阳更泄，阴愈涸，烦则震动即厥，由二气不能自主之义。阅王先生安胃一法，最为卓识。所参拙见，按以两脉，右手涩弱，虚象昭然，左脉空大，按之不实，亦非肝气肝火有余，皆因气味过辛散越，致二气造偏。兹以病因大旨，兼以经义酌方。

人参　茯苓　半夏　白芍　煨姜　炒粳米

周　痛从少腹上冲，为呕为胀，是厥阴秽浊致患。厥阴浊逆

韭白根　淡吴萸　小茴香　桂枝木　两头尖　茯苓

又　炒橘核　炙山甲末　韭白　归尾　川楝子　延胡索　小茴香

徐四六　气冲偏左，厥逆欲呕，呕尽方适，伏饮在于肝络，辛以通之。

吴萸泡淡，八分　半夏三钱　茯苓块三钱　淡干姜一钱　代赭石三钱　旋覆花二钱

某　脉搏肢冷，呕逆，下痢白积，生冷水寒郁生阳，气上揌①心大痛，乃厥阴浊邪上攻。

吴萸　丁香　藿香　川楝子　木香　广皮　茯苓

褚二二　清涎上涌，食物吐出，乃饥饱伤及胃中之阳，禁鲜荤冷滑，经年可安。胃阳虚浊阴上逆

半夏　厚朴　生益智　姜汁　生白术　茯苓

宋三四　阳微不运，水谷悍气聚湿，致食

① 揌(sāi 腮)：同“塞”。

入即呕,周身牵掣不和。乃阳明之脉,不用事也。久延恐致肿胀,苓姜术桂汤加厚朴、椒目。

陆十七 食已即吐,病在胃也,用辛以通阳,苦以清降。

半夏 川连 厚朴 茯苓 姜汁

曹四七 早食颇受,晚食必胃痛呕吐,阳气日微,浊阴聚则有形,夜痛至晓,阴邪用事乃剧。

半夏 姜汁 淡干姜 秦椒 厚朴 茯苓

王 诊脉右濡左弦,舌白不饥,瘀血上吐下泻,胃阳大伤,药饵下咽则涌。前医用大半夏汤不应,询知所吐皆系酸水痰沫,议以理阳方法。

人参 茯苓 川椒 干姜

潘十八 食后吐出水液,及不化米粒,二便自通,并不渴饮,五年不愈。宜理胃阳,用仲景法。

熟附子 半夏 姜汁 白粳米

又 泄浊阴,劫水饮,以安胃阳,服四日腹胀吐水已减。知阳腑之阳,非通不阖,再宗仲景法,真武汤加人参。

范 脉虚无神,闻谷干呕,汗出振寒,此胃阳大虚,不必因寒热而攻邪。

人参 茯苓 炒半夏 姜汁 乌梅 陈皮

又 脉微细小,胃阳大衰,以理中兼摄其下。

人参 淡熟附子 茯苓 炒白粳米 炒黄淡干姜

又 人参 茯苓 干姜 煨益智仁 广皮 生白芍

金 参药不受,皆浊阴在上,阻塞气机,几无法矣,勉与白通汤加人尿猪胆汁,急进以通阳泄浊。

附子 生淡姜 葱白五寸 人尿 猪胆汁

沈二九 吹笛震动元海病,治宜填实下焦,但呛食吐出,又便溏不实,中无砥柱,阴药下未受益,中再受伤矣。仿补益中宫,仍佐镇逆一法。

人参 焦术 炒焦半夏 茯苓 旋覆花 代赭石

吴 寒热邪气扰中,胃阳大伤,酸浊上涌吐出,脘痛如刺,无非阳衰,阴浊上僭,致胃气不得下行,高年下元衰惫,必得釜底暖蒸,中宫得以流通。拟用仲景附子泻心汤,通阳之中,原可泄热开导,煎药按法用之。

人参一钱半 熟附子一钱半 淡干姜一钱

三味另煎汁

川连六分 炒半夏一钱半 枳实一钱 茯苓三钱

后四味,用水一盏,滚水一杯,煎三十沸,和入前三味药汁,服。

江 脉弦迟,汤水不下膈,呕吐涎沫,此阳结,饮邪阻气。议以辛热通阳,反佐苦寒利膈,用泻心法。

人参 附子 干姜

先煎一杯,入姜汁四分。

川连 黄芩 半夏 枳实

滚水煎,和入前药服。

孙十四 食物随入即吐,并不渴饮,当年以苦辛得效,三载不发。今心下常痛如辣,大便六七日始通。议通膈上,用生姜泻心汤。

生姜汁四分,调 川连六分,炒 黄芩二钱,泡十次 熟半夏三钱,炒 枳实一钱 人参五分,同煎

又 问或不吐食物,腹中腰膂似乎气坠,自长夏起,心痛头重,至今未减,思夏热必兼湿,在里水谷之湿,与外来之热,相洽结聚饮邪矣。当缓攻之,议用控涎丹五分,间日一用。

某五二 诊脉左弦右弱,食粥脘中有声,

气冲涌吐。此肝木乘胃，生阳已薄，皆情怀不适所致，大半夏汤。

某　中焦火衰，食下不运，作酸呕出。中阳虚

炒黄干姜一钱　川椒炒，三分　半夏一钱，炒　茯苓块三钱　炒饴糖四钱

黄氏　《灵枢经》云：中气不足，溲便为变。是崩淋泄泻，皆脾胃欲败之现症。今汤水下咽，少顷倾囊涌出，岂非胃阳无有，失司纳物乎？奈何业医者，中怀疑惑，但图疲药，待其自安，怕遭毁谤耳。此症一投柔药，浊升填塞，必致胀满。仲景于阳明满实，致慎攻下者，恐以太阴之胀误治耳。今舌微红微渴，皆是津液不肯升扬，脾弱不主散精四布，世岂有面色如白纸，尚不以阳气为首重也耶？

人参　熟於术　炙甘草　炮姜　茯神　南枣

张　呕吐胀闷，虚中气滞。

人参　茯苓　砂仁

某氏　脉微肢冷，呕吐清水，食不下化，带下，脊髀①酸软，阳气素虚，产后奇脉不固。急扶其阳，用附子理中汤。

附子　人参　生白术　炮姜　炙草

又　暖胃阳以劫水湿，带下自缓，照前方加胡芦巴。

又　脉象稍和，已得理中之效，议用养营法。

养营去远志、黄芪、五味，即作丸方。

蔡妪　凡论病，先论体质形色脉象，以病乃外加于身也。夫肌肉柔白属气虚，外似丰溢，里真大怯。盖阳虚之体，为多湿多痰。肌疏汗淋，唇舌俱白，干呕胸痞，烦渴引饮，由乎脾胃之阳伤触，邪得僭踞于中，留蓄不解，正衰邪炽。试以脉之短涩无神论之，阳衰邪伏显然，况寒凉不能攻热，清邪便是伤及胃阳之药。今杳不纳谷，大便渐稀，若不急和胃气，无成法可遵，所谓肥人之病，虑虚其阳。参拟一方，仍候明眼采择。胃阳虚邪伏不食

人参　半夏　生於术　枳实　茯苓　生姜

吴三六　壮年形伟，脉小濡，恶闻秽气，食入呕哕。缘阳气微弱，浊阴类聚，口鼻受污浊异气，先入募原。募原是胃络分布，上逆而为呕吐。此病理标者，用芳香辟秽，扶正气治本，以温上通阳。阳虚吸受秽浊气

藿香　草果　公丁香　茯苓　厚朴　砂仁壳　广皮　荜茇

又　人参　茯苓　生益智　胡芦巴　煨木香　煨姜

孙　寒郁化热，营卫气窒，遂发疮痍，食入即吐，胃中热灼，当忌进腥油，先用加味温胆汤。呕伤胃中邪热劫津

鲜竹茹一钱半　半夏一钱半　金石斛三钱　茯苓一钱半　广皮白一钱半　枳实一钱　姜汁一匙，调（呕吐）

何　寒热呕吐，胸中格拒，喜暖饮怕凉，平昔胃阳最虚，热邪内结，体虚邪实，最防痉厥。热邪内结

人参　黄芩　炒半夏　姜汁　川连　枳实

某　舌赤，浊呕，不寐不饥，阳邪上扰，治以苦辛，进泻心法。

淡黄芩　川连　炒半夏　枳实　姜汁

某　郁热阻饮痹呕，有年最虑噎膈。

半夏　金斛　姜汁　茯苓　杏仁　广皮白

毛氏　旧有胃痛脘痹呕吐之病，秋前举发，已得小安。近痛呕复来，身体熇热，宿病未罢，而暑热秽气上窍侵入，三焦混淆，恐内闭变现痉厥。暑秽内结

川连　淡黄芩　半夏　姜汁　黑山栀　枳实汁

---

① 髀：大腿骨。

某　舌黄不渴饮，久嗽欲呕吐，前用金匮麦门冬汤养胃小效，自述背寒口吐清痰，暑湿客邪未尽，虚体，当辅正醒脾却暑。

人参　茯苓　广皮　半夏　姜汁

郭五八　知饥能纳，忽有气冲，涎沫上涌，脘中格拒，不堪容物。《内经》谓肝病吐涎沫。丹溪云：上升之气，自肝而出。木火上凌，柔金受克，咳呛日加，治以养金制木，使土宫无戕贼之害，滋水制火，令金脏得清化之权。此皆老年积劳致伤，岂攻病可效？肝火刑金

苏子　麦冬　枇杷叶　杏仁　北沙参　桑叶　丹皮　降香　竹沥

曹四五　劳倦嗔怒，呕吐身热，得汗热解，而气急不寐不饥。仍是气分未清，先以上焦主治，以肺主一身气化也。

杏仁　郁金　山栀　香豉　橘红　瓜蒌皮(呕吐)

某　脉沉，短气咳甚，呕吐饮食，便溏泻。乃寒湿郁痹，胸痹如闷，无非清阳少旋。寒湿郁痹

小半夏汤加姜汁。

王三三　始于胸痹，六七年来，发必呕吐甜水黄浊，七八日后渐安。自述病发秋月，意谓新凉天降，郁折生阳，甘味色黄，都因中焦脾胃主病。仿《内经》辛以胜甘论。脾胃阳虚

半夏　淡干姜　杏仁　茯苓　厚朴　草蔻

姜汁法丸。(胸痹)

陆二四　饱食则哕，是为胃病，两足骨骱[①]皆痛，阳明胃脉不司束筋骨，攻痛，议转旋阳气法。

苓姜术桂汤。(腰腿足痛)

叶氏医案存真

脉弦，舌白，吐涎，食入膈上即涌出。自述由动怒得之，春病至霜降不愈，心中反痛。以肝病犯胃治法。

金铃子　延胡索　良姜　茯苓　炒半夏　砂仁壳

厥阴犯胃，则阳明空虚。仲景云：入谷则哕，与吴茱萸汤。泄肝救胃，即史书围韩救赵同旨。

吴茱萸　淡干姜　炒白芍　云茯苓　人参

四十二岁，右脉涩，左脉微，饮食不能健运，嗳呕，间或溏泄，此中宫阳气欲寂，当用辛温以补之。

人参　干姜　茯苓　淡吴萸　胡芦巴

频频劳怒，肝气攻触胃脘，胃阳日衰，纳食欲吐，胃不主降，肠枯不便。仿仲景食谷则哕，用吴茱萸汤。

人参　黄连　茯苓　干姜　吴茱萸

阳微，呕吐，不饥。

人参　半夏　茯苓　白芍　淡附子

春夏阳升，肝木乘胃，呕吐，吐不已，寝食减废，气失下降，肠中不通，病乃怀抱抑郁。两月之久，不敢再以疏泄为治。

人参　川连　乌梅　川楝肉　生白芍

脉右涩左微，色悴不华，食减不能健运，嗳呕溏泄，此中宫阳气欲寂。法宜辛温通补，失治酿成中满难调。

人参　泡茱萸　茯苓　泡淡姜　胡芦巴

阳邪入厥阴之阴，呕逆二三日不止，腹痛便秘，发热口干，手足冷。

麦冬　蔗汁　枳实　沉香　川连　阿胶　赭石　人参　韭白　豭鼠粪

南京三十二　通中焦气血，痛缓呕食，是胃气虚逆。

旋覆代赭汤。

---

① 骱(jiè 借)：骨节间相衔之处。

叶天士晚年方案真本

华南京，二十二岁　胃病已久，呕水，大便结燥，药已不可用。

桃仁　姜汁　茯苓　延胡　半夏　广皮白(杂症)

华南京，三十二岁　通中焦气血，痛缓，呕食，是胃虚气逆。

旋覆代赭汤。(杂症)

秦五十一岁　脉沉微，少腹冲气，两胁胀痛呕逆。

真武汤。(杂症)

顾三十岁　体质是阴虚，夏季时热，必伤胃口，不易饥，进食恶心，皆胃口不和，不宜荤浊。

炒扁豆　茯苓　广藿香　生谷芽　广皮　金石斛(杂症)

王五十八岁　气恼而起，肝木犯胃，胃气逆翻呕食，其涎沫即津液蒸变。仿仲景，胃虚则客气上逆。

旋覆代赭汤。(杂症)

医验录

琶村许鲁若兄尊堂允吉孺人素有气上冲痛之症，每发时即呕吐。壬戌年夏秋间，发愈勤而痛愈甚，时年五十有六。初系令亲某先生治之，云是有火，用黄连等药，愈服愈甚。某先生谓是不治之症，嘱往是某名医，亦云是火不差，药内日用川连二分，服数剂。又往，又复加川连，共又服过川连药三十二剂，其病遂无休歇矣。其呕吐则不分昼夜，刻刻作呕，不但饮食入口为然，即吞津唾一口，亦驱吐出，每日勉进饮汤少许。时九月终旬，余过石桥，便中转托余友汪起垣兄邀为视之，询得如前病状，诊其脉弦细如丝，两尺欲绝。见前方，皆旋覆花、贝母、麦冬、花粉、苏子、川连、山枝，不觉有激而言曰：如此阴寒欲绝之脉，仍用如此阴寒速使其绝之药，何太忍哉！鲁若兄促予举方，予曰：与药可也，方不必写出，恐兄畏而不敢用。鲁若兄曰：素敬仰先生高明，断然不差，乞举方，当即遵服，并无疑畏。余乃立方，用干姜、肉桂、白术、人参、茯苓、甘草、陈皮、半夏，少加木香二分，服二剂呕吐全止，痛减大半，每日能进粥四五碗。复就余诊之，照前方加黄芪、当归各一钱五分，服四剂，可食饭矣。再去木香、半夏，前方加川芎、香附、山萸、续断、熟地，调理五十剂而诸症全愈，更加健饭。

癸亥年又六月，因内戚风水事，过黄村，晤耀德妹丈。正坐谈，忽有一女人来索诊，年已望六，诊其脉，沉而迟，左关细而弦，右关短涩。问饮食呕吐否？下半身冷，足无力行动否？答云正是。自某月起，至今数月，不能饮食，每日只用粥碗余，仍要吐去。足冷如冰，不能行走。曾往见名医八九次，共服彼药四十余剂，毫不见效。已自知病成膈咽，不能治矣。今欲遣人往外寻男人归，为料理后事，适闻高明在此，故来求治，不知还可治否？余问名医药内曾用黄连否？答云不曾。余曰：若未用黄连，尚可救也。为举方，用肉桂为君，佐以人参、白术、茯苓、半夏、陈皮、当归、牛膝、山萸、熟地，少加木香。服一剂，脚下便温，次日食粥即不吐。连服四剂，能食饭碗余。再服五六剂，而饮食照常，诸症全愈。

族弟坦公之尊堂，为前医治坏，已成必死之症矣。后事已备，举家内外，无一人料其复生。余以坦公之知己，且见其真诚笃孝，故舍分内之工夫，往为治之。其中症变多端，费尽苦心，竭尽精力，而且担惊受恐。为彼救活，渐次收功，忽又惑于前之名医，几复杀之，且三杀之，而余三救之。当今科年，直使反复缠绵，费半年之功而后得愈。犹幸得愈，使前医之言不验，庶后人鉴此，不致偏听误信，得以多造数命，足惬私衷。至于功名自有定分，多费时日，荒我正业，不足致憾也。因详载本末，一以见必死之中，未始无可生之道；一以叹可生之人，每自投必死之门。总以为人性命起见，非欲与医家立同异，较短长也，谨备述之。其尊堂今甲子年方四十岁，曾生育十余胎，体久虚矣。往年常发虚热，口干手心燔，自以为火体，动以灯心、石膏等汤，常自煎服。间与名医某先生诊视，亦云有火宜清凉。益自信为火体，而恣用灯草汤、石膏汤不休矣。于壬戌年腊月念四日吐食起，随接某先生治之，用黄连药不愈。久之不服药，此反止稍迟又发。又接某先生，又是黄连、麦冬、花粉、苏子、旋覆花、丹皮、地骨皮之类，服之终不愈此反加勤。癸亥年春月，犹十余日一发，至夏则渐五六日一发，或二三日一发。先吐食，食尽则吐水。自秋徂冬，接某先生愈勤，吐愈甚，饮食愈不能进。其小腹内左旁又有一块，已经四五年，从前只核桃大，自吐后服黄连药一年以来，渐长如香橼大。此块一跳动，水即起满胸胁，胀闷一番，再大吐，吐皆红色血出。日接某先生不断，病人觉神魂飘荡，心无主宰。不得已，自用人参二分，煎和饮汤服之，觉稍安。某先生至，问可服参否？答曰：如此呕吐，如何还服得参，若服参一世不要想进饮食。再四叮嘱，人参丝毫不可用。噫！安胃止吐莫如人参，而某先生以为丝毫不可服，此种学问，不知从海外何国传来，真不可测也。病人闻某先生言，遂畏而不敢服。越数日，万分难禁持，只得又用参二分，如前服下，又觉稍安。因某先生之药不效，或荐之接其高徒，又问可服参否？亦如某先生之言答之，禁不许服。举方，又用黄连三分，余亦百合、扁豆、麦冬、花粉、旋覆花、苏子、红曲。服之吐益甚，昼夜不止，延至甲子新岁，愈不能进饮食，勉强饮粥汤一盏，随即吐出，反带许多血水，仍日接某先生不止。正月二十边另延一医，药用枳壳八分，一派皆宽胸破气之药。服二剂则一息欲绝矣。不得已，仍往接某先生，适值其往杭州，坦公之尊人不胜徬徨，抚胸顿足曰：此是数该死矣。而孰知正是数不该死，乃有此机缘也。坦公于是欲迎余诊治。坦公固素信余，因其尊人严厉，不能进言。今危急极矣，始听其来迎余。时正月二十六日也，余坚辞不往，坦公涕泣而请，不能恝然，乃往为诊之。脉弦细浮空，渐有飘散之象。余谓此症非不可治，但恐无命待治耳。问何以故？余曰：据此脉，恐要虚脱，若保得今晚明日不脱去，则此症可疗矣。言不逾时，果叫手足麻，少顷麻至面，又渐麻至舌，而脱症现矣。余曰：若在他家，用人参一两，少或八钱，附子二三钱，即可免虚脱之患。尊公既不信心，又将前医不可服参之言，胶固胸中，故余不便用药。无已权服轻剂，若保得今晚不脱，明早再商。因与药一剂，用附桂各八分，白术一钱，茯苓、泽泻、炮姜各八分，人参二钱。携药去，仍然畏参附不敢服。未天明，病人又渐麻至心，人事皆沉，汗出淋漓，黎明敲门求救，诊其脉，似有似无，欲绝未绝。余因其不信心，竟不用药，辞别出门，恰遇乐莘舍弟，告以故。弟云此婶甚贤，仍当救之。余亦动念，至馆展转思索，坐立不安，作一字与坦公，令将参五六钱，并煎浓姜汤，和参汤灌下。如言煎灌毕，人渐苏，心麻稍定，脉稍起。再与药一剂，人参八钱，附子一钱，肉桂一钱，白术一钱五分，黄芪三钱，茯苓一钱，泽泻、车前各八分。其家见服参汤有效，且又在将绝之时，始听余用药。正煎成将服，而镇中一医至矣，指略一诊，便举方撮药，用百合、麦冬、花粉、丹皮、秦艽、贝母、白芍，只用人参二分。告以适才汗晕几脱，系服参七钱方回。医者答曰：人参不可多，多则恐烦躁，极顶只好用三分。医别去，余极力劝其勿服，仍将余药服下，通身之麻顿止，即进粥二碗，不复吐出。此自岁朝至今二十七日，未有之事也。是夜仍照前药再进一剂，并用独参汤。此一昼夜，共计用参二两五钱，方得救活，不复脱去。次日照前药用参八钱，只服一剂，连服三日，每日可进粥四五碗。奈中气之寒易温,肾脏之真气难回。服此药后,小便虽不似从前短涩,毕竟未照常流利,水道尚未大通。数日所蓄之水,至二月初一日薄暮,忽然一涌而出,有两大面盆,吐后中气大虚,手足又麻,汗出不止,人事昏乱。将发带住,扶靠一昼夜,照前药更加重参、附、黄芪,仍令不时灌独参汤。至薄暮,病人忽然端坐床上,言笑骂詈,如无病状。察之乃新旧先灵附之而语,语气各宛肖①,余从不信鬼,观此亦大奇矣,然亦不过阳脱之症也。只令多服参至夜深,却安神睡熟,其家拟必不起,忙备棺衾②等物。次早为诊之,脉渐有根,人事亦清爽,能进粥食。余谓脱患既已保全,他症可疗,可包不死矣。病人犹不信。余曰:但依我用药,若死,我当偿命。是日仍照前药用参八钱。人问是何症?余曰:以症论,不过一停饮耳。但此症之停饮,较他症独异独凶。非此症之独异独凶,医之使然也。《经》云:膀胱者州都之官,津液藏焉,气化则能出矣。饮虽停蓄于胃,实由膀胱之气不化,致小便不利,水无所归,则仍返上于胃,呕吐而出。而膀胱之气所以不化者,由于肾气不充。肾气不充,由于命门火衰。惟命门火衰,上之则不能熏蒸脾土,使中气虚寒,呕吐少食;下之则不能化气,使膀胱不利不便不通。盖膀胱之为物,有下窍,无上窍,水由小肠渗入膀胱。而膀胱与肾为表里,惟肾中之真火旺,则肾气强。肾气强,则膀胱之气化。小肠之水一经传到膀胱之内,便自吸之而入。若火衰肾虚,则膀胱无气,小肠传到而膀胱不纳,则水不能渗入。水不能渗入,则水无所归,自不得不由旧路逆行而上,所谓激而行之,可使在山也。昔贤制桂苓甘术饮,以治此症。用甘术以和中,苓泽以渗利,桂以温中助命门真火,并宣通膀胱之气,则水道通而饮不停矣。此正治之法也。今医家万病皆云是火,一见呕吐,更云有火,动以黄连投之。黄连大苦大寒,妄投一二剂,其害已不可胜言。而乃日日服之,月月服之,且经年服之,即果有火,亦转而为寒,况真火衰弱者乎?尚安望其有生气乎?是以火益衰,胃益寒,吐多食少,元气日削,以至于如此其极也。《经》云诸呕吐酸皆属于热固已。然读书当灵变会通,不可执着。今人但执着热之一字,所以一见反胃呕吐等证,呆用黄连,致无一人复活。若语以不当用寒凉,彼又引经为据,似无可驳。然彼之引经,止足以掩饰庸流,不足以欺蔽识者,经文固非如彼之谓也。《经》言属于热,犹云病之端绪大段由于热,非谓必定是热,亦非谓终久是热,当用寒药不已也。故东垣先生又曰:诸呕吐酸皆属于寒。诚恐后人执定热字,恣用寒凉,误人性命,所以着此一语,以补经文之未备。语虽相反意实相成,诚轩岐之功臣也。盖胃中湿气郁而成积,则中生热,故从木化而为酸,法当清之,此属热之谓也。若久而不化,则肝木日盛,胃土日衰。《经》云:木欲实,辛当平之。故辛可胜酸。辛则必热,辛以制东方之实,热以扶中土之衰,此属寒之谓也。若浊气不降,而日以寒药投之,犹人已下井而复加之石,断无起理矣。此执定热字之为害也。况此症小腹左边有块,已经五年,乃肝经阴寒之邪,凝结而成。去年以来更长大如香圆者,由于服黄连之寒,以益其寒邪故也。扶肝脏既寒矣,而膀胱又为大阳寒水,寒与寒本相契合,而肝木之性上升,遂将膀胱之水引之直上,为木引水邪。夫膀胱之气,既不能化之使下出,而肝木之邪又引之使上升,其吐安有已时。故当用参、术、姜、半、桂、附、苓、泽以和中温胃,制肝益肾,宣通肾脏,补益真元。使小便利而水不停,吐自止,饮食自多,元气自复。但上中二焦药力易到,故一服前药,胃气开而吐可止,食可进。下焦药力难到,肾气未能骤复,膀胱之气未能遽充,所以水传于下,蓄之数日,仍逆流而出也。今乘此时水俱吐尽,腹内一空,当思一速

---

① 宛肖:逼真;极象。
② 衾(qin 侵):被子。

为疏浚之法,使水到即行,自永无吐患。然极虚之体,如疏凿饮、舟车神祐等汤,毫不可沾唇,惟宜附子理中,及八味肾气,金匮肾气等汤加减用。立定一方,用附子、肉桂、白术各一钱五分,炮姜、茯苓各一钱,半夏、泽泻、车前各八分,用椒五分,人参八钱。又想出一法,另制小丸药半斤,用肉桂、附子、人参、茯苓、泽泻、车前、椒目、吴萸、胡芦巴,少加木香,将雄猪脬①一个,将药盛入脬中蒸熟,使脬中气味度入药中,再将药烘干磨细,仍将猪脬煮汁和药为丸,借脬之性引药直达膀胱。每日服丸药二钱,服前煎药即将丸药吞下,便觉水势下行,腹中汩汩有声,未几小便一出,腹中便泰然,饮食便多进。由此日服不断,吐症绝不复发,饮食日多,小腹之块渐细。服药月余,而诸症尽愈矣。至三月十一日,忽尔感冒风寒,头背痛发热,余不敢用表散药,仍用人参三钱,只用柴葛少许,以解肌,余皆白术、陈皮、茯苓、当归,使正气强,邪气自还出于肌表。服药后微汗热退,头背痛俱止矣。是时天气暴热,仍穿厚绵衣,盖厚绵被,夜间复出大汗,次日脉浮洪而虚数。余谓元气未回,又复出汗,有伤真元,恐变生他症。次日果大发寒热,汗多,口渴异常。余适他出,晚归仍为诊之,是日已服参五钱,并前桂附等药矣。观其舌纯黑,余再附子三钱,桂二钱,人参一两,加生地二钱,余悉照前药煎服下。随即渴解热退,安神熟睡。越一日又发,其发寒时,口内要吃极热。药内有三钱附子,并极重姜桂诸药,又将药煎火炉内,连火炉放床前,乘滚喂入口,口唇俱起泡,而口内尚觉不热。如此阴寒入骨,犹谓非黄连之过耶?次日用黄连之医,又至里中,邀来视之,谓发作有时,自然是疟。用柴胡、鳖甲之类。余力辨不可服,即云是疟,亦只温补,扶助正气,正气旺,邪气自退。仍照前药,日与一剂,寒热渐轻,汗渐敛。连服六七日。发三四次而寒热止矣。再将桂附各减一半,人参亦减去二钱用八钱,因间有虚热,加熟地、丹皮服一月,而又平复矣。其如病家深畏桂附,谓名医毕竟王道,用药和平,暗延视之,服药二剂,而吐症顿发矣。余尚不知发之由,细究乃得。索方视之,竟用人参八分。前云人参丝毫不可服,今知每日用人参八钱,故亦放手用八分,奈参力既轻,他药又复凉润,是以一服病便发。余忙照前药与服,吐又立止,服十余日,又渐多进饮食,万万无虑。其如病人惑于鬼神术数,皆云此命必死,故虽愈犹存畏死之心。凡有医人到里,必迎一看。孰意诸医见余方,无不惊诧腾议。有议附子大毒不宜服者;有议人参多服亦有毒者;有议此一派热药,要将筋骨烧枯者;有议服此一派药而全不知热,则此症必不起者;有议真病已成,即多服人参亦无益者;甚至全不知医者,亦随声附和,戒其勿用附子。惟余迪兹先生意见与余相符。余又力为辨晰曰:周礼冬至命采毒药以攻疾,凡攻疾之药,俱是有毒,不独附子为然。但有病则病受之,彼之毒性往攻寒症不暇,何暇留连作毒。如兵,毒物也,然杀贼必须用之,若无故而用兵,则受兵之毒矣。若用兵以杀贼,杀贼以安民,则不惟不见兵之毒,深受兵之利矣。故用药如用兵,第论用之当与不当,不必问药之毒与不毒。苟用之不当,则无毒亦转成大毒。果用之得当,即有毒亦化为无毒。人第知附子有毒,殊不知黄连亦有毒。如此症用黄连不当,直使中气虚寒,真阳乏绝,气虚不化,小便不利,呕吐不休,饮食不进,一息奄奄,命危旦夕。岂非黄连之大毒乎?何彼害命之毒反不知畏,此救命之毒偏多畏也?况附子已经童便甘草制透,毒已尽解,安得复有毒?即云有毒,有毒而生,不远胜于无毒而死乎?附桂二味,为此症必须之药,若不用此二味,即单服人参百斤亦无益。不可偏听庸流俗说,致误性命。每投药之际,辄如此辨论一番,几欲呕出心肝,和药与服。其如一传众咻②,愈见

① 脬(pāo 抛):膀胱。
② 咻(xiū 休):喧闹。

效,愈生疑。一日又迎前医之高徒某生至,坦公恐其又用前番寒凉药,急告以如许凶危,系服人参一两,附子三钱,乃效。某先生大惊曰:岂有此理,附子如何用得三钱?想必不是附子,此物用一二分已不可当,安有用三钱之理?余闻之不觉喷饭,仲景伤寒方中,如附子汤,一服内用附子二枚。其余真武四逆等汤,俱用附子一枚。何其少见而多怪也。且热药至附子止矣,寒药至黄连止矣。附子用一二分便不可当,黄连日服二三分服数百剂,经年不断,又岂可当乎?何不思之甚也。尔时某先生又谓服附子必要生发背,必要头顶痛,浑身热,必要使皮肉俱裂开而又批案立方云:内损恐成,万不能治。此症谓之内损,已可哂①矣。兹且不深究,彼既云不能治,则必死矣,又何虑其有毒?若医活而有毒,宁不较胜于死耶?其方则用人参三分,余又系百合、扁豆、石斛、谷芽、麦冬、贝母、丹皮、旋覆花、红曲等件。病人虽不服其药,然闻其言,便如背有芒刺,皮肉欲裂之状。将余前药,暗暗倾去勿服,单服参汤。如此三日,腹中渐觉不安矣。其家又云:杨州人家,一医治病,又换一医调理。以病愈之后,只当轻轻调理,不当复用治病时之峻剂也。余闻之,婉辞不复用药。因向病人云:尔家误信诸医,又畏参附峻剂,而喜名医之和平,余不敢强,且待服彼何如,如病危,时余又来救可也。次日果仍接前医某先生至,则极言附子之害,立方用人参三分,余皆麦冬、花粉、旋覆花、丹皮、地骨皮、谷芽、扁豆、白芍。服一剂,其效如神,是夜吐症顿发,先吐食后吐水,连吐数回,中气大伤,次日便发热,腹中之块又起,水势不时涌上。某先生见发热,便云附子毒发了,并将方内人参三分亦复除去,又加黄连三分。服黄连后,吐更甚,热亦更甚,虚人手心更烦热。又系夏月,喜将手掌浸冷水中。某先生闻手心喜浸冷水,遂云此是一块实火,总是人参附子之害,遂加用黄连五分。此一剂入腹,真比砒霜更毒,吐无休歇,昼夜不得寐,汗出淋漓,时而寒战,时而燔热,手足拘挛不得伸,滴水不能入口,即少进参汤,亦复吐出。二阴之窍,不时热气直泄,令人将绵衣物前后塞住,否则气一出,心皆坠下神便飘扬。此真气陷下危笃之极也。某先生则云:内有一块实火,热气出出也好。噫!此何等危急时也,尚忍为此言哉!仍照前用黄连五分。病人自知危极,深悔为彼医所误,复嘱令郎来求救于余,余坚辞不往,坦公涕泗横流,不得已,聊为诊之。脉浮细无根,病人在床哀恳,余思未至其时,仍坚忍不与药。坦公又奉尊人命,携前医药,亲往求加减,时已二鼓。某医于前药内加一味与归,至问其所加之一味,则百合也。病人至此深知黄连之害,且恨且詈,断不复服其药,又浼②鼎若叔代请于余,又令女人内恳家慈③,转嘱不肖为救之。因复为诊视,六脉无根,浮空欲散。观其神色,较两日前更加可畏,手足齐缩至胸腹前,不能伸开,热如燔炭,瘦同鸡骨,脱尽人形,语言低微,尚云蒙先生许我服某先生药,至危急时,再来救我,今危急矣,望再救我。自惭自悔,备极苦情。余计自服某医药吐起至今,已经十日,未进粒米,气存一丝,若再不救,遂不复能救矣。急命切参一两现成,为备药一剂。又用附子三钱,肉桂一钱五分,丁香八分,炮姜一钱五分,川椒五分,胡芦巴一钱,白术一钱五分,半夏八分,当归、熟地各一钱,茯苓、泽泻、车前各八分。此一剂才下咽,手足便能舒展自如,略停半刻,便进粥一碗,不复吐,大热立退。坦公喜而急来告余曰:先生真是神仙,吾举家方服先生之神,而恨名医之误矣。盖自是始深信余用药,不复畏附桂,然其家无一人料其复生。余仍照前药连投五日,饮食又渐多。再减轻,服至六月尽,病势已愈十之八九矣。七月初旬,余将往省应试,为定久服调理之方,每日

① 哂(shěn 审):讥笑。
② 浼(měi 每):古同"浼"。恳求。
③ 家慈:对自己母亲的称呼。

仍用参四钱,附子一钱二分,肉桂八分,炮姜五分,川椒三分,白术一钱五分,黄芪二钱,当归、山萸、枸杞、熟地各一钱,炙甘草三分,泽泻、车前各七分。又举丸方,煎丸并用。服至九月初旬,余自省中归,诊其脉,和平有力,腹中之块尽去,旧疾万不怕复,饮食倍多,其精神气色,件件胜于未病之前。今九月十三日,得称贺四十寿,共计服过人参七斤余,熟附三斤半。其家患疮者甚多,独病人愈后,并无一丝疮疥,更安得有毒耶?原医家惟按脉审症,量症发药,用药救命,勿徒议附桂有毒,致误人命也。此病实赖坦公真诚哀恳,委曲斡旋,乃得收功。余固自命为功臣,坦公则可称为孝子矣。

潜口汪扶老尊嫂夫人,于甲子年三月中旬,大发热,口干,饮食作呕,头亦痛。迎余治之,余适已往郡,邀就近医治之。用疏风发散药,内又兼麦冬、花粉、贝母。服下更重十倍,烦躁异常。次日复来迎余,诊其脉,轻按极浮洪,重按两关弦细。余曰:此寒中之症,并非外感也。用干姜、肉桂、白蔻仁、白术、木香、陈皮、半夏、茯苓、炙甘草,是日连服二剂。初一剂服下,即不烦躁,头痛亦减。服二剂,热全退,胸宽呕止,能进食。再用六君子汤,服二三日而全愈。

续名医类案

杜中堂子,年十九,夏月病感。脉之,时而洪弦尺弱,时而弦细尺紧。乍寒乍热(脉随寒热而变也)。两耳下肿痛,足亦微肿,饮食即吐,静则吐少减,动则吐更甚。询其病由,因偶雨冰雹,骇而出视,背上受寒,发散和解不效,继用清热之剂,内有黄芩、山栀,服后即发呕矣。盖暑天感寒,中表之气不固可知,况先天薄弱,膏粱娇养,只宜温中调理,寒邪自散。计不出此,致寒郁火升,两耳之下渐肿及颊,又误以为实火,济以寒凉,釜底之火既浮,中宫之阳复损,尚堪延纳饮食乎。今欲温中开胃,则耳颊之疼痛为碍,欲滋阴培本,则中焦之道路不通,计惟有峻补真阳,以达于下,重滋真阴,以继其中。初服八味加牛膝、麦冬、五味,作大剂冲人参浓汁,服下即吐。改用人参、炮姜、附子为末,以焦白术为膏,略入姜汁和匀为丸,少少参汤吞服。幸不吐,顷之腹痛大便,知其气下行,吐可止矣。次日仍以昨煎方,大剂冲人参汤饮之,日用参两余,出入加减渐愈。后以地黄、归脾二汤间服,遂瘳。(卷三·温病)

马氏妪年七旬,八月忽病寒热,恶心头疼,身痛,心跳不眠,呕吐不食,辗转呻吟。诊之,两关弦而紧,余脉细小。以为脾气虚寒,肝气上逆。与姜附理中汤,加白芍和肝,二剂渐瘳。(卷六·寒热)

杜壬治安业坊阎家老妇人,患呕吐。请石秀才医,曰,胃冷而呕。下理中丸至百余丸,其病不愈。石疑之,杜至,曰:药病相投,何必多疑。石曰:何故药相投,而病不愈?杜曰:药力未及,更进五十丸必愈。果如其言。石于是师法于杜。(《医学纲目》)

王普侍郎病呕,饮食皆不得进,召孙兆治数日亦不愈。后复召杜,杜曰:治呕愈呕,此胃风也。遂用川乌一两,净洗去皮脐,不去尖,以浆一碗煮干,每个作两片,复用浆水一碗煮尽,更作四片,细嚼一片,以少温水下。少顷,呕遂止,痛即少息。杜遂问曰:寻常好吃何物?曰:好吃甘甜之物。杜曰:是甘甜乃膏粱之物,积久成热,因而生风,非一朝一夕之故也。王服其说。(同上)

毛公弼有一女,尝苦呕吐,求庞安常医,与之药曰:呕吐疾易愈,但此女子能不嫁,则此病不作。若有娠而呕作,不可为矣。公弼既还家,以其女嫁归沙溪张氏,年余而孕,果以呕疾死。(曾达臣《独醒杂志》)

臧中立,毗陵人,客鄞,崇宁中,徽宗后病甚,中立应诏,以布衣麻履见。命之入诊,出问何证?中立对曰:脾脉极虚,殆呕泻之疾作楚。和药以进,且曰:服此得睡为效。至夜半,果粥食,不一月获安。赐归,诏出官帑[①],予地筑室南湖以居焉。(《宁波府志》)

许学士政和中,治一宗人,病伤寒,得汗身凉数日,忽呕吐,药食不下。医用丁香、藿香、滑石等,下咽即吐。许曰:此证汗后余热留胃脘,正宜竹茹汤,用之即愈。(卷六·呕吐)

章虚谷治一七十岁老人,数年前患疟,病根未除,每至夏秋则发。自去冬至丁亥春,忽病呕吐战振,筋脉掣痛,愈后屡发,或见其小便黄赤,大便干少,面有红光,谓是肝郁化火,火逆犯胃作呕,胃阴不足,故小便黄赤,大便干少也。章诊之,脉虚涩少神,舌苔白腐而厚,此中焦虚寒,浊阴聚胃也。以姜制半夏为君,佐参、苓、附子、干姜、生姜、桂枝、芍药、乌梅、草果仁,一剂即甚效。继去乌梅加厚朴,连进十余剂,每剂附子用至三钱,胃口开而病愈。

周慎斋治一人,饮食如常,每遇子时作吐,大便秘结。其人必苦虑忧思,脾气郁结,幽门不通。宜扶脾开窍为主,遂以参、苓、白术、以苍术拌炒炙甘草各一钱,煮附子、乌药三分,水煎服愈。

周慎斋治一士,郁热呕吐,用竹茹、山栀各三钱,陈皮、茯苓各二钱,甘草一钱,煎成,加姜汁五匙,热服而愈。(《大还》)(卷六·呕吐)

龚子才治梁太守女,患头晕呕吐,闻药即呕,诸医束手。令以伏龙肝为末,水丸,塞两鼻孔,用保中汤,藿香梗、白术各一钱,陈皮、半夏、茯苓各八分,土炒黄连、土炒黄芩、姜汁炒山栀各一钱,砂仁三分,甘草二分,生姜三片,以长流水入胶泥扰,沥煎汤,探冷顿服而安。(《万病回春》)

信陵府桂台殿下夫人善怒,怒即呕吐,胸膈不利,烦躁不宁,腹痛便秘,食下即吐,已八日,心慌喘急,危甚。诊之,六脉虚微,此血虚胃弱,气郁痰火也。与二陈汤加姜连、酒芩、炒栀、当归、酒芍、香附、竹茹、白术,入姜汁竹沥,二服而安。(卷六·呕吐)

张路玉治曾余弟妇,患呕逆不食者月余,服宽膈理气二十余剂,几至绝粒,而痞胀异常。诊之,脉得虚大而数,按仲景脉法云:大则为虚。此胃中阳气大虚,而浊阴填塞于膈上也。因取连理汤方,用人参三钱服之,四剂而痞止食进。后与异功散调理而康。(卷六·呕吐)

有妇人病吐逆,大小便不通,烦乱,四肢冷,渐无脉息,凡一日半。与大承气汤两剂,至夜半,渐得大便通,脉渐生,翼日[②]乃安。此关格之病,极难治,医者当谨慎也。《经》曰:关则吐逆,格则小便不通。如此,亦有不得大便者。(《衍义》、《医说续编》)

张子和治柏亭王论夫,本因丧子忧抑,不思饮食。医者不察,以为胃冷,去寒之剂尽用,病变呕逆而瘦。求治于张,一再涌泄而愈。归家忘其禁忌,病复作,大小便俱秘,脐腹撮痛,呕吐不食,十日大小便不通,十三日复问张。张令先食葵羹、波薐菜、猪羊血,以润燥开结,次以导饮丸二百余粒,大下结粪。又令恣意饮冰数升,继以搜风丸,桂苓白术散调之,食后服导饮丸三十余粒。不数日,前后皆通,痛止呕定。张临别,又留润肠丸以防复结。又留涤肠散,大便秘则用之。凡服大黄、牵牛四十余日方瘳。论夫自叹曰:向使又服向日热药,已非今日人矣。一僧问张,云:肠者,畅也。不畅,何以得愈?按:子和之医,大抵以此法行之耳。丹溪云:凡病人欲吐者,切不可下之,逆故也。纵使二便复秘,可行疏通,亦中病而止,然后养其气血,润其肠胃,庶

① 官帑(tǎng 倘):国库里的钱财。
② 翼日:次日,明日。翼,通"翌"。

乎标本之治。乃羸瘠[①]之人，服大黄、牵牛四十余日方瘳，岂理也哉！违圣人之法，以欺后世，恐非子和之笔也。孟子谓：尽信书，不如无书。学者详之。(《医学续编》原评)(卷六·呕吐)

施笠泽治邹翁，患呕吐，遍身疼，不能转侧。医为疗其呕吐矣，然眠食犹未安也。诊之曰：风入于经，其脉乃凝，留结不散，寒痰中停，四末不掉，三焦不行，亟疏其风，亟调其经，气和血平，转侧自能。先用苏合丸以通其气，随用导痰汤加桂枝、沉香、白芍，一剂即熟睡，觉而辗转自如。再用六君子加沉香，数剂而安。(卷六·呕吐)

冯楚瞻治蒋公子，精神素弱，吐血阴亏，调理初愈，忽又梦遗，大吐不已，六脉沉微。曰：梦遗俗名走阳，阳已伤矣大吐不止，阴亦伤矣。急以附子理中汤去甘草投之，到口即吐。又以白通之类，皆苦不受。沉困数日，上不能入，下不能出。适有进西洋药酒一方，神治关格吐逆之证。方用红豆蔻去壳，肉蔻面裹煨，用粗纸包压去油，白蔻仁、高良姜切片焙，肉桂去粗皮，公丁香各研细末五分，用上白糖霜四两，水一饭碗，入铜锅内煎化，再入鸡子清二个，煎十余沸，入干烧酒一斤，离火置稳便处，将药末入锅内打匀，以火点着烧酒片刻，随即盖锅，火灭用罗滤去渣，入瓷瓶内，冷水拔去火气饮之。内皆辛热纯阳之药，能破格阳之阴，又烧酒力猛辛烈，直透丹田。令照方修治，饮之即不吐矣。遂以参、附峻补之药，陆续渐进，调理而痊。琇按：冯氏生平多尚温补，如此证，吐血阴虚之后，梦遗而吐，多由龙雷之火下迫上奔。以辛热治其标则可，若守而不化，则后患不可测也。(卷六·呕吐)

卢复曰：生平闻铜腥臭即恶心，入口鲜不吐者。虽参汤与茶，久在铜铫[②]中者亦然。常思铜青固发吐药，惟我何独畏之甚，久未晰此疑。辛亥夏卧病，闻铜臭而呕吐，自反为木形人，色常青畏金，故于铜臭为相忤。因而思子和吐论中，发吐之药，四十有六种，尝读而未能解也，遂将以五形五色定人而施之。若木形人畏金腥而吐，则火形人畏咸腐水类而吐矣。然畏者必恶，因其恶以激其怒，则用力少而成功多。余三形可例见。噫，岂惟吐药为然，而下而汗，宁不可乎？(沈抄。)

聂久吾曰：庚寅季春，别驾[③]夏公至新兴寺放饥谷，予备酒饭款之。正饮间，忽然腹痛，其痛从脐下小腹起，痛至胃脘即呕，呕讫痛止。半时许，又从下痛，止复呕，呕讫痛止，如是者数次。医作感寒治，用藿香、砂仁等药不效。至申刻，予觉是内热作痛，热气上冲而呕，必须利之。然煎剂不可服，恐反增呕，急制牵牛大黄丸，服至数钱，利数次而脱然愈矣。黑牵牛四两，半炒半生，磨取头末一两二钱，三棱、莪术醋炒，各六钱。为末，浓米汤为丸梧子大。服三钱，未利。再服二钱，不俟二三时见效。

魏玉横治鲍绿饮，年二十余，以夏月肩舆[④]反歙，途次受热，鼻衄盈盆，愈后偶啖梨，遂得吐证。盖肝火而胃寒也，百治无效。闻道吐字，则应声而呕，以故家人咸戒之。后至吴门，就叶氏诊。以其脉沉细，令服附子理中汤，人参、姜、附俱用三钱。服后出门，行及半里，觉头重目眩，急归寓，及门而仆。幸其尊人，雅谙药性，谓必中附毒，亟煎甘草汤灌之，良久乃苏。后去附子，仍服三剂，吐转剧。再往诊，仍令服前方，遂不敢试。改就薛氏，告以故。薛用六君子汤，服四剂无验。再求诊，适薛他往，薛婿令照方加益智仁一钱，再服亦不应。又求诊于孙某，其方用甘草八钱，不下咽即吐。因不复求治而返。偶以冬月送殡，感寒增咳，缠绵至夏，余偶访之，则病剧。询知为向患吐，近复二便俱秘，已七八日不食，

---

① 瘠(jí 及)：身体瘦弱。
② 铫(diào 掉)：煮开水熬东西用的器具。
③ 别驾：官职名，为州刺史的佐吏。
④ 舆：轿子。

惟渴饮茶水，更医数人，或令以艾灸脐，俱不应。请诊之，见其面色青悴，脉弦伏而寸上溢。谓此缘脾阴大亏，木火炽盛。又因久嗽肺虚，肝无所畏，遂下乘脾而上侮胃，致成关格。(观此论，则前胃寒二字，殊无着落。盖此症本由肝火冲胃，胃中热极，梨之甘寒不足以胜其热，反激动其猖狂之热。非胃寒也。)幸脉不数，易已也。宜先平肝，俾不上冲而吐止，斯肺得下降而便行。令以黄连、肉桂各五分，隔汤蒸服。饮下觉吐稍止，即能食糕数块。然二便胀不可支，令以大田螺一枚，独蒜一枚，捣料烂罨于丹田，以物系之，不逾时，二便俱行，所下皆青色，遂霍然而愈。时甲戌五月二十七日也。后与六味加减，入沙参、麦冬等，咳嗽亦止。向后常服养荣之剂，吐不作矣。雄按：甲戌乾隆十九年也，其时天士已殁，一瓢尚在，所云叶氏，或天士之后人乎。

叶太史古渠，在上江学幕中，患吐证久不愈。凡学使按临之郡，必召其名医诊治，两年余更医十数，病日甚。岁暮旋里，或与二陈加左金，吴萸、川连俱用五六分，服下少顷，吐血碗许。脉之不数，第两寸俱上鱼际，左尺微不应指。彼欲言病源及所服方药，余曰：悉知之矣。第服余方，五十剂乃得痊，计熟地当用三斤许。乃讶然莫喻，问所患究何病？曰：彼上江名医，不过谓病痰饮耳，所用方不过用四君、六君已耳。遂拍案笑曰：一皆如言。但非痰饮，何以多酸苦涎沫？今饮食日减，何以反重用熟地？曰：此证由于肾虚，肝失其养，木燥生火，上逆胃络，肺金亦衰。饮食入胃，不能散布通调，致津液停蓄脘中，遇火上冲，则饮食必吐而出也。四君、二陈、香、砂类皆香燥之品，以之为治，犹抱薪救火，反助之燃。必滋水生木，润肺养金，庶可获效。第阴药性缓，病既久，非多剂不瘳也，用熟地、杞子、沙参、麦冬、石斛等出入加减，初服吐自若，十剂外吐递减，食渐增，果至五十剂而愈。

倪首善年未二十，禀赋甚弱，早婚，得吐病。或与二陈、五香等剂转甚。有用桂、附者，服一剂觉不安，乃止。有教单食猪油者，初颇效，后亦不应。脉之，虚弦略数，与生熟地、沙参、麦冬、川连、蒌仁，四剂后去连，又三十余剂而痊。

高氏女七八岁时，即病头痛而呕，或酸或苦，百治不效。其父询余，余曰：此肝火上逆耳。与生地、杞子、沙参、麦冬，二三剂即愈。后及笄[①]，于春尽病复作。其父已殁，乃兄延数医治之，所用皆二陈、六郁、香、砂、丁、桂之类，经半年，面杀青，股无肉。其母泣令延余，仍以前方，每剂内熟地一两，二十余剂乃愈。

金氏妇患吐证，盖十余年矣。所服香燥，不可胜计。后左胁渐痛有块，经水不行，脉涩数，善怒。延诊，辞不治。延不已，勉与六味加减，服之颇有验。然一怒即发，越半年而卒。

福建罗二尹悔斋，久病足痿，于去年春尝呕而头汗大出，医疗无效。乃不药，数月渐可。随于夏间又患不眠，治亦无效，至秋后乃痊。今年春因公事寓杭，求针科治足疾，又为灸中脘、气海等穴十余壮，步稍良，而呕证大作，食入即吐，绝粒数日，又不眠，服姜、附、萸、桂、二术、二陈等，觉有烟辣之气上冲。诊之，六脉大如箸头，两寸皆溢出鱼际，舌瘦小，伸之极尖，且舌颤，黄苔边红瘪，额色赭石，鼻色熏焦，小便清白，大便常五日一行。谓此营气大亏，肝肾之火，上逆胃络则呕吐，浮入心胞则不眠。与养心汤加川连、牛膝、米仁。嘱其验小便黄则病退。一剂即不呕能食，小便果黄色。二剂得眠，舌苔淡红瘪消。唯两胁如有物，动辄牵引，加山栀、川楝，二剂左胁之物即坠下。又加枇杷叶、熟地、蒌仁，去山栀、川楝、黄连、牛膝，二剂右胁之物亦坠下，脉亦稍敛，大便二日一行，以行期甚迫。嘱其照方

① 及笄(jī 基)：指女子年满十五。笄，即发簪。

服至舌不颤乃可。或足疾再甚,慎进风燥之剂。所以云者,知其针之得泻而暂愈耳。

章虚谷治一七十岁老人,数年前患疟,病根未除,每至夏秋则发。自去冬至丁亥春,忽病呕吐,战振,筋脉掣痛,愈后屡发,或见小便黄赤,大便干少,面有红光,谓是肝郁化火,火逆犯胃作呕。胃阴不足,故小便黄赤,大便干少也。章诊之,脉虚涩少神,舌苔白腐而厚,此中焦虚寒,浊阴聚胃也。以姜制半夏为君,佐参、苓、附子、干姜、生姜、桂枝、芍药、乌梅、草果仁,一剂即甚效。继去乌梅,加厚朴,连进十余剂。每剂附子用至三钱,胃口开而病亦愈。(卷六·呕吐)

朱丹溪治一妇,气自小腹丹田冲上,遂吐清水,火气上逆,由丹田虚寒故也。用白术二两,白豆蔻五钱为末,早饭后以白汤送下。白术补脾,豆蔻温肺,此药服之则金水相生,其病自愈。若在男子纯阴无阳,则为不治之症矣。(既是丹田虚寒,何以纯用脾药?所云金水相生之义亦未的,二药不过补脾扶气而已。)(卷十四·诸气)

扫叶庄一瓢老人医案

此肝风升举,目珠胀,咽塞呕食,下焦独冷,常年久泻,今反便难。

石决明　香附汁　夏枯草　草决明　生神曲　橘红(中风)

用甘药呕缓,都因治嗽苦辛寒伤胃,冲脉亦阳明胃经管辖。此补胃以宁冲阳,实具至理。

川桂枝　炙甘草　生黄芪　生白芍　南枣肉　生牡蛎

呕吐苦水,必在早晨,盖竟夜未进食物。胃空则阳中浊壅攻胃,胃底之水上溢。此病已八年,是食不谨慎,胃阳受伤矣。

淡吴萸　熟附子　块茯苓　生白芍(脘胁腹中诸痛)

食不得化,是无阳也。盖胃阳受伤,阴浊上僭,为胀为呕,而酸水痰涎,都因阴浊,通阳为正治法。

人参　半夏　附子　茯苓　干姜(脘胁腹中诸痛)

声嘶喉噎,食不适即呕逆呛逆。自述饮酒致伤,首先犯肺,开气理逆,清肃上焦。

鲜枇杷叶　薏米仁　射干　活水芦根　浙苓　降香汁(气痹噎膈关格呃逆)

形寒呕逆,瘕痛上冲,嗳食稍减。

人参　半夏　吴茱萸　茯苓　高良姜(气痹噎膈关格呃逆)

恶心饥不能食。

旋覆花　人参　云苓　金石斛　代赭石　半夏　广皮　姜汁

接服　六君子去甘草加生姜、煨益智仁

附方　枇杷叶　金石斛　竹沥　橘红　鲜芦根　姜汁

后去竹沥姜汁,加杏仁、紫菀。

老人脉右弦左涩,因嗔怒,致呕吐䐜胀不纳物。此肝木犯胃,涌逆不已,必致浊阻上下不通,老年复虑关格。

开口吴茱萸、姜汁炖南枣肉捣丸,服六七分,日三服。(气痹噎膈关格呃逆)

缪氏医案

食之吐,因于不运,非尽由肝也。姑与消补方。

焦术　枳实皮　木香汁　砂仁　鸡内金　炒归身　沉香汁　红曲　陈皮　茯苓　炒芝麻　麦芽

气升呕逆,此属下焦根本不固,急宜填补。

贞元饮加:紫石英　肉桂　杞子　炒焦菟饼　淡吴萸　牛膝

种福堂公选医案

曹　辛温芳香，开气舒郁，呕出血饼，呕吐顿减。盖气阻血凝，堵塞脘中升降之路而痛，自服药以来微微欲饮，而大便结燥，知不专于辛温矣。

青葱　桃仁　归尾　麻仁　郁李仁　冬葵子

又：瘀尽，嗳气间呕。此陈腐未扫，乃无形之聚，用辛芳凉滑治之。

鲜省头草五钱，滚水泡汤，和入竹沥五钱，分作三次服。(郁气阻血凝)

杨四一　肝风化热犯胃，恶心痞闷，食入作胀，口渴，议养胃制肝。

人参　金石斛　乌梅肉　麦冬　新会皮(肝风犯胃)

褚　晨起未纳饮食，吐痰致呕减谷，胃阳伤也。由多进知、柏所致，其苦寒胃先受伤矣！先用小半夏汤加黍米。(呕吐胃阳虚)

姚　脉左弦，肝风犯胃，水谷下咽即呕，经月不愈，胃气大虚，泄木必兼安胃。

人参　川连　黄柏　川楝子　川椒　桂皮　乌梅　生白芍(呕肝犯胃)

方　脉形濡弱，形寒汗出，频吐涎沫，三日来痞不能寐。此胃中虚冷，阳气困惫，法当温中，佐以运通。宜导寒凉，断勿轻投。

丁香皮　益智仁　半夏　茯苓　广皮　煨姜(胃阳虚)

费　脐下有形攻触，气上则呕吐，降下则失气胀消，胀中必有浊滞阻塞。椒、附难投，仅能开无形阴浊；老年阳衰，不可遽投攻下。用半硫丸一钱，俾腑阳流通，滞浊自去。(呕吐腑阳滞浊)

赤厓医案

邑学悦严王先生夫人，年近四十，形体清瘦，五月间烦满不食，终夜不瞑，舌黄苔，面发赤，腰痛，带下，医用六君子、归脾，皆不效。延绵一月，更呕哕不止，哕甚即厥晕。医又投以逍遥，益剧。及予诊，脉皆虚数而微。予曰：此非心脾肝胆之病，法宜温补元阳为治。因与附桂八味加人参，连服八剂，浆粥渐入，呕定神藏。惟大便秘结，此由食少肠枯，加肉苁蓉、胡桃肉，颇应。忽又遇事恼怒，当即呕哕吐食，魄汗淋漓，五更浑身忽热，少顷气逆上奔，人事不省。予恐真阳随散，乃急研进黑锡丹五十粒，再以人参、炮姜、附子，煎熟频灌，势遂渐回。仍主八味去丹皮、泽泻，加人参、鹿茸、五味子、牛膝为丸服之。但气性躁急，食养不善，前此诸症，犹间举发。煎剂则用附子理中、镇阴煎出入，调摄半载，始获全安。共计服附子六斤，人参二斤。又病甚时舌苔必黄，心中必热，面部必赤，投以大温补即平，非火不归原之验与？人言瘦人多火，此则虚寒已极，岂可执乎？

杨方九兄，乡试后途中患疟，医为治之，良愈，但遇劳动即发热。续得一症，口中常多涎唾，如二陈、六君子、外台茯苓饮，俱已服过，乃吐不辍口，日夜斗余，久之瘦削，神采消亡。予往诊视，方兄潸然出涕，求决短期。予思痰饮在中，必咳咯始出，今涎涌满口，不须咳咯，《经》谓肾主五液，自入为唾。此因阴虚生热，水随火升，上溢于廉泉，而肾气不能收摄，非饮病也。以六味地黄加北五味、益智仁，一剂效，八剂已。

黄砚亭兄，夏杪由徽来扬，时炎威未退，舟抵姑苏而疟作矣。医用芩、连、石膏、羚羊角等，寒凉太过，及到扬店，饮食少入，肠鸣切痛，时作呕哕，朝食而暮吐，甚则所食之物，过一二日仍带痰涎倒底吐尽，腹中少安。予曰：君之胃脉弦而迟，肾脉虚而细，王太仆云：病呕而吐，食入反出，是无火也。君今为寒凉伤胃，阳气大损，不能蒸糟粕而化精微，至隔日而食仍吐出，则釜底无火可知，然尚非高年阳败,槁在幽门者比也。前此不知补火,故久而无功,因投附子、白术、炮姜、益智仁、丁香、茯苓,三剂而吐止,十剂而已痊。

黄澹翁医案

泰州周汉极,去年正月,因急躁伤气,以致饮食噎塞。起初入口则有之,继食亦能下,近日则只能食粥,干物不能矣。然初入口,即薄粥亦呕,从前之痰尚稠,近则皆涎沫矣。诊脉六部皆弱,而两寸关兼涩,是中宫之瘀滞使然,治法以和气化瘀为主。

得食即吐知为火,停久而来却是寒,久病胃虚因不纳,或缘气逆与停痰,食填胃口多生呕,新谷如何得下关,欲辨热寒虚实候,大微迟数脉中参。今两寸关涩而弱,乃胃虚而有瘀故,治法不敢急攻,徐则可知。

初诊,用四物加:延胡索　香附　郁金　白蔻仁　广皮　枇杷叶

复诊,得食仍呕,而两乳傍胀而且痛,乃瘀滞豁而未行之故,大便燥结。

药加:五灵脂　生蒲黄　桃仁

又诊,涩脉少退,瘀滞稍行,胸膈之胀达,小便酱色,紫黑之物尚未下净。

药加:苏梗　枳实

又诊,右涩脉全退,大解已见黑色,初食上焦仍胀,吐一口则愈,胃冷,身亦恶寒,不知饥饿。

药减:生地　赤芍　加砂仁　炮姜

又诊,六脉虚而迟。凡饮食入胃,必胀而吐,吐出之物极冷,小腹亦胀,据此仍属虚寒,前方服之。瘀虽下而未尽,今天气寒,背心怕冷而胀。

暂用理中汤加桂,理中汤去甘草,加红花、千年健、川椒。(卷一)

钱朴斋,失血呕吐,服甘寒之药而效,月余复吐,诊脉右寸洪滑,余俱沉弦,所食者少,而所吐者多,症属有寒有热。初用旋覆代赭汤加竹沥不效,继用二陈加木香、沉香不效。汤饮不留,半月遍身皆冷,六脉沉陷,夜半汗出欲脱。细思寒痰痼结中下二焦,非辛温不通,因用

吴萸　沉香　丁香　砂仁　蔻仁　广皮　木香　郁金　乳香

作丸,以干姜汤送之。

至次日,腹不微响,手足或温而旋冷,三四日腹中大响,饮食半纳,调理半月而安。(卷二)

南雅堂医案

食入气阻,吐涎稍觉通爽,两关脉缓涩数,日前曾吐瘀浊胶黏碗许,系积劳久伤,阳气不能布运,徒恃药石,恐遽难奏效,宜潜心安养,免致反复。

法半夏二钱　香豉一钱　瓜蒌皮二钱　广郁金一钱　桃仁八分(去皮尖)　韭白汁半盏　姜汁半盏

怫郁伤肝,肝木郁而不疏,致侵犯胃土,是以食入辄呕吐而出,拟用逍遥散主之。

柴胡一钱　当归身一钱　白茯苓一钱　炒白术一钱　白芍药一钱　炙甘草五分　煨姜三分　薄荷三分(膈症门)

呕吐时作时止,每吐必尽倾而出,症系肝郁所致,郁则肝木不舒,乘侮中土,土被木克,于是上越而发为呕吐,法宜开郁平肝,庶木气条达,则其患自平,仿逍遥散法。

柴胡一钱　白芍药三钱　白术三钱　当归身二钱　白茯苓三钱　陈皮八分　甘草五分　生姜两片

诊得两脉微涩,呕吐发呃下利,是阳气欲尽,浊阴冲逆,已属至急之证。阅前方虽知用姜附理阳法,然杂以归芪,反牵制而缓其功效;后方又漫用表药,且加以代赭等重坠之品,更属费解。今势已危急,间不容发,除理阳驱阴外,别无妙法,姑拟一方以冀挽回万

一，另请高明裁之。

炮附子一钱 干姜一钱 白茯苓二钱 丁香八分 人参二钱 吴茱萸二钱 柿蒂一钱

水同煎服。(膈症门)

饮食下咽，少顷即涌吐而出，乃胃阳消乏，失于司纳，舌微红，口亦微渴，皆由胃脾气弱，不主散精，津液莫得转输，此症一投柔药，必致浊阴填塞，虑成胀满。长沙于阳明满实致慎攻下者，恐以太阴之胀误治故耳，况面带惨白，尚可不顾及阳气乎？兹将拟方列后。

人参二钱 炒白术四钱 炮姜二钱 白茯苓三钱 炙甘草一钱 大枣五枚

水同煎服。

《内经》谓：肝病吐涎沫。朱丹溪云：上升之气，自肝而出，木火上凌，柔金受克。今病知饥能食，惟时觉有气逆冲，涎沫上涌，脘中格拒，不能容纳，此皆老年积劳致伤，岂得漫用攻剂，法宜壮水制火，使金脏得清化之权，平肝润腑，使中土无戕伐之虑，于治法方安。

枇杷叶三钱(去毛) 麦门冬二钱 苏子二钱 粉丹皮一钱 杏仁三钱(去皮尖) 霜桑叶三钱 北沙参二钱 竹沥半盏 降香五分

水同煎服。(膈症门)

阳虚之体，痰湿居多，脉复短涩无神，阳衰邪伏，更觉显然，肌肉微白，属气虚。外似丰硕，内实虚怯，试观肌疏汗淋，唇舌俱白，烦渴引饮，干呕胸痞，皆由脾胃阳气消乏，阴邪得以僭踞，所谓肥人之病，虑虚其阳是也。停留不解，正衰邪炽，势恐增剧，况寒凉之剂，未必能攻其热，邪未清而胃阳先伤，于法岂为妥全？亟行调和胃气，犹虑其晚，毋再逡巡①致误，拟方列后。

人参一钱 炒白术三钱 白茯苓三钱 制半夏二钱 枳实一钱 生姜一钱

水同煎服。(膈症门)

胃中有热，食入则两热相搏，势不得停留，是以食已即吐，大便秘结，是有火也，用二陈加味法。

姜炒半夏二钱 白茯苓三钱 陈皮一钱 炙甘草八分 大黄三钱(酒浸) 生姜两片

水同煎服。

食入即呕，并吐酸水痰沫，胁痛寒热往来，病在少阳，拟用转枢法。

柴胡三钱 制半夏二钱 白茯苓三钱 陈皮一钱 人参一钱 黄芩一钱 炙甘草八分 生姜两片 大枣二枚

水同煎服。

症系肝郁不疏，于法宜进以苦辛。兹以酸味佐之，恐其剂过刚也，援食谷则呕逆，宜立斯方治之。

人参二钱 乌梅肉三个 白茯苓三钱 川连一钱 吴茱萸二钱 制半夏二钱

水同煎服。

呕吐身热，得汗则解而气急，不寐不饥，病由劳倦嗔怒而得，仍属气分未清，肺主气化，治从上焦为主。

广郁金二钱 杏仁二钱(去皮尖) 黑山栀三钱 橘红一钱 瓜蒌皮三钱 香豉一钱

水同煎服。

病由动怒而起，食入呕吐，胃中不和，宜先调治肝经，拟用温胆左金和剂，并量为加减法治之。

黄连三钱(姜炒) 吴茱萸一钱 制半夏二钱 橘红一钱 淡竹茹三钱 枳实八分(麸炒) 姜汁半盏

水同煎服。

脉左弦右弱，因惊肝气上犯冲逆，呕吐涎沫，阳升至巅为头痛，兹从厥阴阳明合治，方列后。

人参二钱 川连二钱 生白芍三钱 川椒八分 白茯苓三钱 乌梅肉三个 川楝子一钱 干姜八分

① 逡巡：因为有所顾虑而徘徊不前。

食已复吐，肢浮肿，小便茎觉微痛，系中焦阳气不运，下焦温热阻滞之故。《经》云：三阳结为之膈，三阴结为之水。此证反胃而兼浮肿，是三阴三阳俱结，于治法最为棘手，盖太阴无阳明之阳，少阴无太阳之阳，厥阴无少阳之阳，阴盛于内，是以阳气不通，膀胱不化，而水成焉，脉见沉细，显然重阴之象，急宜温通理阳，或克有济。

人参二钱　干姜一钱　吴茱萸一钱　白茯苓三钱　制半夏二钱　杏仁二钱(去皮尖)　茅术一钱　肉桂八分(去粗皮)(膈症门)

自述前曾从高堕下，肩胁时作隐痛，肺胃之络，定有瘀伤凝滞，故呕出觉有臭气。近复纳食辄呕清水涎沫，兼杂以饭粒，病在胃也，拟和胃化瘀，降逆止呕以为治，方列后。

当归身三钱　广郁金一钱　制半夏二钱　白茯苓三钱　旋覆花二钱　杏仁二钱(去皮尖)　粉丹皮一钱　橘红一钱　山楂肉一钱(炒焦)　白蔻仁一钱

水同煎服。

脉法痛呕之余，以和缓为顺，今反搏大，病势虑有反复，神昏倦欲卧，头晕作呕，胸满不思饮食，恐土溃木张，防有痉厥之虞，宜先安胃清肝，为预事慎防法。

枇杷叶三钱(去毛)　制半夏二钱　白茯苓三钱　陈皮一钱　炒白芍二钱　宣木瓜一钱　淡竹茹三钱　钩藤一钱(膈症门)

食入呕吐，咽阻吞酸，胸腹痞胀，此厥阴木火乘犯胃土，拟用苦辛泄降之法。

吴茱萸一钱　川连二钱　杏仁二钱(去皮尖)　白茯苓三钱　制半夏二钱　厚朴一钱　川楝子一钱

气从少腹上冲，偏在于左，厥逆作呕，呕尽始觉舒爽，伏饮在于肝络，拟用辛通之剂。

制半夏三钱　干姜一钱　吴茱萸八分　旋覆花二钱　代赭石三钱　白茯苓三钱

呕吐涎沫，饮食不能下膈，脉象弦迟，系阳结饮邪，阻塞气机，拟用辛热通阳，并以苦寒利膈反佐之，方列后。

人参二钱　附子八分　干姜八分　川连八分　黄芩一钱　制半夏二钱　枳实一钱

上药七味，先以前药参附姜三味，用水两杯，煎至一杯，去滓取出，入生姜汁四分，再以后药芩连枳夏四味，用开水煎至八分倾出，同前药和入服。(膈症门)

诊得脉虚弱无力，汗出振寒，闻谷干呕，胃阳大虚，不必因寒热之故，遽宜攻邪，兹先用降逆法。

乌梅肉三个　人参一钱　白茯苓三钱　陈皮八分　制半夏三钱　生姜汁半盏

水同煎服。(膈症门)

暑邪挟寒饮内停，致中气不调，得食则哕，不必深求诸里，姑仿许学士法。

川朴一钱　制半夏二钱　白茯苓二钱　丁香一钱　枇杷叶三片(去毛)　茅根一钱　陈皮八分　甘草五分(膈症门)

病经误表，大汗不止，时作呕恶，食入即吐，是津液外泄过多，胃阴虚乏之故，法宜和中养阴为主。

大熟地三钱　白茯苓二钱　沙参二钱　甘草一钱　当归身二钱　麦门冬二钱　陈皮一钱　制半夏一钱　生姜三片

水同煎服。

过表曾发大汗，胃阴多受耗伤，致气逆时作干呕，水浆不入，急当益阴以滋液，镇逆以纳气，冀可渐获平复。

人参二钱　麦门冬二钱　当归身二钱　五味子一钱　大熟地四钱　白茯苓二钱　制半夏一钱　陈皮五分　丁香一钱　柿蒂七枚　代赭石三钱　胡桃肉二钱　炙甘草一钱　生姜三片(伤寒门)

簳山草堂医案

下元气衰，纳食难化，欲吐。治以温胃和

中为主。

淡干姜　法半夏　韭白头　广藿　焦谷芽　炒白芍　瓜蒌仁　代赭石　陈皮　佛手柑

中虚受寒，不时发咳呕痰，四肢困怠。拟益气和中主治。

西党参　淡干姜　茯苓　新会皮　煨木香　焦白术　法半夏　炙草　煨益智　炒竹茹

营虚火衰，肢节痛而纳食欲吐，非轻恙也。舍温补无策。

制附子　炒归身　菟丝　法半夏　代赭　焦谷芽　淡干姜　炒白芍　补骨　益智仁　广藿　佛手柑(反胃)

中虚，肝木乘土，屡作呕吐，最难全愈。惟有培土抑木法。

川连米炒　炒白芍　乌梅　茯苓　蒌仁　广藿　淡干姜　法半夏　党参　陈皮　代赭　竹茹　佛手柑

肝本乘土，呕吐频作，脉形弦紧。且当风木之令，未易霍然。以抑制厥阴，和理阳明为治。

川连米炒　炒白芍　旋覆花　瓜蒌仁　广藿　淡干姜　小郁金　法半夏　韭白头　陈皮(呕吐)

杏轩医案

方绣文兄夫人怀孕，日吐清涎数碗

绣兄夫人，旧冬曾患弱证，今春又病肝风，俱予治愈。续复得一奇证，口吐清涎，日计数碗。《道经》云：涕、唾、精、津、汗、血、液，七般灵物总属阴。涎亦液属，久吐真阴必伤，然百计治之不止。语其妇曰：古有咽华池真水之法，咽之不吐何如？妇曰：若强咽下，即愦愦欲呕。诊手少阴脉微动，问经事两月未行。告绣兄曰：脉象似属妊娠，不卜[①]昔年怀孕有此证否？曰：拙荆[②]往年受孕，原有吐证，但所吐者食耳，此番证绝不类。况旧病体虚未复，焉能受孕？予曰：据脉多属重身，不然断无此等奇证。今不论其孕否，专意补养肝肾，兼益脾胃，以俟消息。交夏后腹中跃动，孕形渐露，复邀诊视。绣兄笑曰：拙荆果孕矣。但吐涎如故，奈何？予曰：无伤，产后当自止。分娩后涎竟止。计自春徂冬，十月之间，所吐涎沫无算，而津液竟无所损，且胎前诸治不应，产后不治自痊，亦异事也。

堂妹吐证

堂妹年二旬，因情怀忧郁，致患吐证，每餐膈间哽硬，少顷即吐，轻则只吐数口，甚则所食之物，倾囊而出。温中调气，清火解郁，治俱不应，予用安胃制肝法，亦不验，只得停药。越十余年，疾仍如故，肌肉不瘦，产育如常。予见此证数人，药皆罔效，然亦无损。复有梅氏女一证，案载辑录卷中，其候更加经期阻闭，缠绵数年，咸目为殆，出室后得自愈。可见情志之病，药饵难疗。至于病久而血气无损者，良由胃为多气多血之经，腑病较脏病轻耳。若果脏真损伤，焉能久延不坏乎？

方萃岩翁乃郎跌后又患腹痛，药伤胃气治验

萃翁公郎葆晨兄，禀质素弱，曩[③]患滑精，予为治愈，案载初集中。斯病之始，偶因登山跌仆伤足。吾乡专科接骨颇善，但其药狠，弱者每不能胜。葆兄缘伤重欲图速效，日服其药，已戕胃气。又患腹痛，更服温肝行气活血等方，胃气益伤。神疲倦卧，痛呕不止，药食不纳，邀予诊视，脉虚细涩，气怯言微，面青自汗。谓萃翁曰：公郎病候，乃药戕胃气，恐蹈脱机。人以胃气为本，安谷则昌，治先救胃，冀其呕止谷安，然后以大补气血之剂继之，不徒愈病，且足得血而能步矣。但治呕吐

① 不卜：犹言难料。
② 拙荆：旧时对自己妻子的谦称。
③ 曩(nǎng 囊)：以往，从前。

之药，最宜详辨气味，不独苦劣腥臊不能受，即微郁微酸亦不能受。惟人参力大，气味和平，胃伤已极，非此莫可扶持。而单味独用，分两需多，购办不易，姑以高丽参代之。日用数钱，陈米水煎，缓缓呷之。守服数日，呕止食纳，神采略转。接服大补元煎，渐可下床，移步尚苦，筋脉牵强，行动艰难，翁虑成跛。予曰：无忧，血气未复耳。仍服前方，半载后，步履如常。

家秀翘兄肝郁，痛伤胃气，详论病机治法

秀兄年逾五旬，向在维扬[①]贸易，患病数月，延医多人，愈疗愈剧，因买舟载归。望其形容枯槁，行动艰难，诊脉弦劲欠柔。询其病原，据述旧冬少腹痛起，渐次痛连中脘，时作呕恶，彼时纳谷虽减，尚餐烂饭一盂，交春病势日增，即啜稀糜亦吐，形羸肉脱，便秘皮枯。药饵遍尝，毫无一效。迩来更加恶闻药气，入口即吐，君将何以教之。予曰：医之审病，如吏之审案，审案必得其情，审病须明其理，推详脉证，其病机已了然心目矣。按弦为肝脉，诸痛属肝，厥阴之脉循少腹，究缘平日情怀不适，木郁失条，少腹因而致痛。然肝为将军之官，脏刚性急，医投辛香温燥，希图止痛，肝阴被劫，怒木益横，冲胃为呕，此肝为受病之原，胃为传病之所，医多药杂，胃气益伤。夫胃为水谷之海，气血俱多之经，既不安谷，气血从何生化。肤无血润则枯槁，肠无血润则干燥，阳气结于上，阴液衰于下，欲走噎途，岂区区草木所能回枯转泽耶？《经》云：诸涩枯涸，干劲皴揭，皆属于燥。燥者濡之，治法固无难也。无如濡润之品，恒多凝滞。现今胃气空虚，呕吐恶闻药气，焉能强进？考古人治血气两伤之候，先当益气，气为血之帅也。但益气药品殊多，首推人参者，以其能回元气于无何有之乡也。再考东垣云：胃中虚热，谷气久虚而为呕吐者，但得五谷之阴以和之，则呕吐自止，不必用药。谨择参米饮一方，气味冲和，谅当合辙。于是每日用人参二钱，陈米水煎，果受不呕，服至匝旬，餐加色转，再合参乳汤，守服两月，便濡肤泽而起。如此大证，只此二方，并未别参他味，药简功专信矣。

梅氏女呕吐经闭

病逾四载，起初呕吐，渐致经期不行，温清攻下，遍投无验，医乃视为痨瘵，弃而不治。诊脉不数，亦无风消息贲，寒热咳嗽兼证，似与痨瘵有间。果真损怯已成，病入膏肓，焉能久延岁月乎？《经》云：治病必求其本。又云：先病为本，后病为标。恙由呕吐而起，自当以呕吐为病之本也。苟能止其呕吐，则仓廪得藏，生生有赖，气血周流，诸证不治而自安矣。考诸方书，论吐证，非止一途。斯病既非真寒，又非实火，所以温清俱不投机。至于下法，乃治伤寒暴急之方，施于内伤久病，殊属悖谬。询其饮食下嗌，停注膈间，不肯下行，旋即呕出，冲逆不平，时时嗳噫。所以然者，乃肝为受病之源，胃为传病之所，胃宜降则和。肝气横逆，阻胃之降，致失其和而为患也。夫脾为湿土，胃为燥土，六君、异功，止可健运脾阳，今病在胃，而不在脾，湿燥异歧，不容笼统而论矣。再按肝为将军之官，脏刚性急，木喜条达，最嫌抑郁。古人治肝病，辛散酸收甘缓，与夫补水生木，培土御木，方法多端，非仅伐之、泻之而已。治宜安胃制肝，厥阴、阳明两调。王道无近功，戒怒舒怀，以佐药力为要。

吴门治验录

周宋氏奉贤令令媳

脉见两关洪滑，重按却又沉郁，胁脘刺痛，饮食药饵到口即吐，吐皆清水白沫，痉厥频来，奄奄一息，诸医束手。此肝郁久而乘土，中夹痰饮，厥气中虚，须防厥脱，急用疏气镇逆一法。

---

① 维扬：古地名，今江苏省扬州地区。

旋覆花一钱五分　代赭石三钱　制半夏一钱五分，姜汁炒　川连三分　上瑶桂三分，去皮同川连先用酒炒　茯苓三钱　石决明一两，盐煮　甜沉香五分，磨　海浮石三钱

橘叶五钱，煎汤代水。

先用伏龙肝一两，井水调作青果核大，塞鼻孔，然后进药。

又　药进未吐，痛痉稍缓，两关洪滑少敛，而沉郁未舒，食进移时必吐，吐后方快。此肝郁已久，虽暂时镇纳，中宫仍痞格不通，二便稀少，再用宣痞通腑一法。

瓜蒌仁三钱　薤白一钱五分，白酒洗三次　川郁金五分，磨　白螺蛳壳三钱，东壁土墙上者佳，用黑驴溺连土拌，阴干，研　旋覆花一钱五分　桃仁七粒，去皮留尖　赤苓三钱

柿饼连蒂炙灰同煎。

又　大腑得通，下燥黑粘滞甚多，膈中已宽，呕吐得止，粥糜少进，肢软神倦，卧不能起，脉小而弱。此病去正虚之候，宜于前方中加扶正之品，照前方加竖劈党参一两、陈皮一钱。

又　二便俱通，痛吐全止，精神亦稍能振作，饮食渐加，惟天癸五月未转，脉仍沉滞。究属郁久，肝虚不主疏泄，病虽去而冲任未调，恐防再至，可以缓调气血矣。

竖劈党参二两　陈皮二钱　白旋覆花一钱　大熟地一两，炒松　全当归三钱　炒川芎一钱　炙龟版三钱　鹿角霜一钱　四制香附一钱五分　酒炒红花五分　桃仁七粒，去皮留尖　自制螺蛳壳三钱　冲入益母膏一钱

又　经通脉起，诸症皆痊，仍须丸药常服，方保无事，即照前方加十倍，外用金针菜一斤，合欢皮八两，熬浓汁，溶入陈阿胶四两，为丸，早晚服三钱。

问：此症痛厥呕吐，至于水米不进，诸医束手，症亦危矣。闻前此温凉攻补，无药不投，今以疏气通幽，服药不多，竟得全愈，何也？曰：女子肝郁居多，况此妇青年孀居，其郁更甚。《经》云：肝郁则百病业生。又云：思郁则气结。所谓郁怒伤肝，思虑伤脾是也。治者但求其末，而不揣其本，所以愈治愈重，几至不可救解。夫木郁不疏，但来乘土，且平日体肥多痰，饮伏胃中，乘肝阳而上越，因郁火而成反胃，中夹痰饮，疏散者既失调和，温补者又欠通利，譬如盲人问路，不得其门，安冀升堂入室耶？起手亦从标治，佐以交泰法。肝已渐疏，又复以沉香、海石和其阴阳，代赭、决明镇其虚逆。又恐胃虚闻药即呕，先用灶心黄土水调塞鼻，然后药饵得进，甫有生机，随即用宣痞解郁，破结压痰之法，以通其腑，滞下结解，自然气顺血和，呕吐止而粥糜进，所谓上病取下之法也。但女子以经通为主，天癸五月不转，亦由肝郁气滞、心脾不和之故，《内经》所谓二阳之病发心脾，女子不月也。经若不转，病胡云痊。趁气血将和之候，即与调经兼顾奇经，幸而得效，此中屡次更换，颇费苦心。须知临症审病，未可率尔操触也。又问黑驴溺与白马通同列本草马通，曾见入方，而黑驴溺未经人道，今转以此得功，何也？曰：马通属阳，白入肺，主气分，故血症门中用之。驴溺属阴，黑入肾，尤属阴中至阴，善通水道，故本草治妇女反胃痰饮，取其引火下行，最为神速，但气味过膻，恐胃虚者格格不入。思白螺蛳能于水土中潜行成道，且可化阳明郁痰，通厥阴郁火，又得东壁之土拦而阴干，既无气味，又得殊功，此虽幸而偶中，然亦由苦思而得。语云：思之思之，鬼神通之，可不慎思与？（卷三）

王旭高临证医案

秦　七情郁结，痰气凝聚，胸膈不利，时或呕逆，症将半载，脾胃大虚。前用四七、二陈，降气化痰，今参入理中，兼培中土，当顾本也。

四七汤合二陈汤。理中汤加丁香、木香、蔻仁。（噎膈反胃）

周　胸痛吐清水，自幼酒湿蕴蓄胃中，阳气不宣，浊气凝聚。遂述前年又得暴喘上气，额汗淋漓，发作数次。今又增心嘈若饥，此皆胃病。用小半夏汤。

半夏　茯苓　陈皮　竹茹　生姜

渊按：暴喘额汗，肺肾亦病，不独胃也。

复诊　停饮生痰，呕吐酸水，胸中板痛。前用小半夏汤，所以蠲其饮也。今风邪伤肺，咳嗽内热。拟金沸草散宣风降气，仍寓祛痰蠲饮，肺胃兼治之方。

金沸草　半夏　陈皮　茯苓　款冬花　杏仁　荆芥　前胡　竹茹　枇杷叶(噎膈反胃)

秦　纳食辄呕清水涎沫米粒，病在胃也。曾经从高坠下，胁肋肩膊时痛，是兼有瘀伤留于肺胃之络，故呕有臭气。拟化瘀和胃、降逆止呕为治。

旋覆花　归须　广郁金　杏仁　半夏　炒丹皮　茯苓　焦楂肉　橘红　蔻仁

渊按：佐韭、姜、藕三汁更妙。

复诊　止呕必以和胃，气升必须降纳。

半夏　茯苓　白术　蔻仁　藿香　陈皮　老桂木　神曲　干姜　沉香　伏龙肝(噎膈反胃)

曹仁伯医案论

昆山陈

胃脘当心而痛，继以形寒发热，如疟而作，甚至呃忒频频。此系温邪外感，秽邪内踞，加以湿痰食滞交结中宫也。今使中宫之阳气内旺，所受之邪容易化达。而此间元气本虚，诸邪又伤于后，无力消除，病延多日。所以脉象空弦，神情困倦，非补不可之时也。但舌苔白腻，干欲热饮，下体先痹。今更作麻，哕逆恶心，邪恋肺胃，而肾气亦衰，用药极难兼顾。然温养中宫，佐以上下之品，俾得一举而三善备焉，以冀即日见痊瘳为幸。否则气息易喘，恐增额汗。拟候诸高明先生政。

人参　於术　川附　干姜　炙草　覆花　半夏　厚朴　丁香　麦冬　藿香　木瓜　赭石　茅根　枇杷叶

又

进前剂，麻痹得和，四肢亦缓，且得吐出陈腐酸苦，其色若尘，此皆得温而通也。然呃忒频频，气自短促，呻吟不绝，哕逆呕恶之象仍不陡除。神情困倦，左脉细空，右脉弦急，大便溏黑，喜饮热汤，湿痰邪滞之外，更有瘀血在里。邪从上出，不自下行，已为逆症，而况呕吐之时，曾经额汗，能不虑其虚波暗起而胱乎？哕逆吐逆无不由乎气之所载，气若不平，诸症何从化解？前方加减，先使气平为要。

覆花　赭石　半夏　洋参　牛膝　槟榔　沉香　杏仁　刀豆子　乌药　柿蒂　大补阴丸

又

呃忒日轻，呕恶日重，此即陈腐之邪内阻气机，为呃者都从呕出。所以一则见轻，一则见重也。然病根欲拔，而其所出之路逆而不顺，上而不下。失胃气下行为顺之理，却为累事。昨夜额虽无汗，今朝脉尚弦急，呻吟未绝，所留陈腐之邪尚在中宫。犯肺为咳，犯胃为呕，直从中道而出，又带呃逆。必须去尽宿邪，庶几有望。

指迷茯苓　苏子　白芥子　刀豆子　厚朴　茅根　枇杷叶　竹茹　洋参

又

荡涤宿邪之下，呕恶大减，呃忒更缓，脉象稍和，呻吟渐除，大便叠通。无乃胃有下行为顺之兆乎？去痰莫如尽，尚须磨荡下行，继之于后，可卜其旋元吉。

二蚕绵　当归　川芎各三两，水五大碗煮至烂，晒干，煅存性入后药　卷心荷叶四两四钱，取　阿胶一两五钱，酒浸拌蒸晒七次者佳　大熟地三两　砂仁末四钱，酒煮　香附四两，盐水浸三夜，童便浸五宿，日夜各拌晒，酒炒　杜仲三两，盐水炒　真於术二两，米泔浸一宿，土炒　川断一两六钱，酒炒　细子芩一

两六钱,酒炒　归身二两,酒炒　奎白芍一两六钱,酒炒　甘草六钱,蜜炙

为末,蜜丸,每用二钱。朝晚两服,砂仁汤送下,至七个月不必服。

吴鞠通医案

金　六十八岁　癸酉三月二十日　旧有痰饮,或发呕吐,仍系痰饮见证,医者不识,乃用苦寒坚阴,无怪乎无可存之物矣。议食入则吐,是无火例。

淡吴萸五钱　生苡仁六钱　干姜五钱　姜汁每次冲三匙　半夏八钱　广皮三钱

五水杯,煮取二杯,分二次服,渣再煮一杯,服一帖。

二十三日　前方业已见效,但脉迟紧,与通养胃阳。

淡吴萸三钱　生姜五片　苡仁三钱　人参钱半　茯苓二钱　半夏三钱

不拘帖。

恒氏　二十七岁　初因大惊,肝气厥逆,呕吐频仍。复因误补,大呕不止,呕急避人以剪刀自刎。渐即米粒不下,体瘦如柴,奄奄一息。仍不时干呕,四肢如冰,脉弦如丝而劲,与乌梅丸法。

川椒炭四钱　黄芩炭一钱　姜汁三匙,冲　半夏四钱　雅连二钱,姜汁炒　乌梅肉五钱　辽参三钱　吴萸三钱　云苓块五钱

服二帖而进米饮,四帖而食粥,七帖全愈,后以两和肝胃到底而大安。(呕吐)

王　三十岁　癸亥六月十五日　六脉俱濡,右寸独大,湿淫于中,肺气𣲍郁,因而作哕,与伤寒阳明足太阴之寒哕有间,以宣肺气之痹为主。

广皮二钱　生苡仁三钱　杏泥二钱　通草二钱　柿蒂三钱　竹茹三钱　飞滑石三钱　姜汁二小匙,冲入

十七日　泄泻胸闷,于前方加:

茯苓三钱　藿梗二钱

十九日　脉之濡者已解,寸之大者已平。惟胃中有饮,隔拒上焦之气,不得下通,故于其旺时而哕甚,今从阳明主治。

半夏六钱　飞滑石三钱　茯苓五钱　生苡仁　广皮　柿蒂

二十二日　哕虽止而六脉俱数,右手更大,泄泻色黑,舌黄,气分湿热可知。

茯苓皮五钱　白通草二钱　黄芩炭一钱　泽泻二钱　滑石三钱　生苡仁三钱　白扁豆皮三钱　川朴一钱　连翘二钱(哕)

吴　五十七岁　乙酉四月十九日　感受燥金之象,腹痛,泄泻,呕吐。现在泄泻虽止,而呕不能食,腹痛仍然,舌苔白滑,肉色刮白,宜急温之,兼与行太阴之湿。

川椒炭三钱　茯苓五钱　陈皮三钱　高良姜二钱　苡仁五钱　公丁香一钱　吴萸二钱　益智仁二钱　半夏五钱

二帖。

二十二日　背仍痛,原方加:

高良姜一钱　吴萸一钱　桂枝五钱

再服四帖。

二十七日　已效,阴气未退,再服三帖,分四日服完。

五月初三日　痛减,呕与泄泻俱止,减川椒、萸、姜之半,再服六帖。

十三日　阴未化,阳自不复,且心下坚大如盘,脉如故,前方再服。

姚　四十八岁　乙酉四月二十一日　燥金感后,所伤者阳气,何得以大剂熟地补阴。久久补之,阳气困顿,无怪乎不能食而呕矣。六脉弦紧,岂不知脉双弦者寒乎?

川椒炭三钱　陈皮三钱　半夏五钱　干姜二钱　茯苓五钱　公丁香八分　生姜三钱　苡仁五钱

初二日　加桂枝三钱　干姜一钱　减川椒之半。

十一日　呕痛皆止,饮食已加,惟肢软无

力，阳气太虚，加甘草合前辛药，为辛甘补阳方法。

二十一日　复感燥气，呕而欲泻，于前方内去甘药加分量自愈。六脉弦细如丝，阳微之极。

川椒炭三钱　陈皮三钱　吴萸三钱　干姜三钱　茯苓五钱　半夏五钱　桂枝五钱　公丁香钱半　生姜五钱

二十七日　诸症皆效，脉稍有神，于原方内去吴萸、丁香之刚燥，加苡仁之平淡，阳明从中治也。(中燥)

车　脉沉弦而紧，呕而不渴，肢逆且麻，浊阴上攻厥阴，克阳明所致，急宜温之。

乌药三钱　半夏五钱　淡吴萸五钱　川椒炭三钱　川朴三钱　干姜三钱　荜茇二钱　小枳实三钱　青皮二钱

头煎二杯，二煎一杯，分三次服。(胃痛)

类证治裁

叔　深秋吸受秽邪，呕吐不已。先服藿香正气散，入口即吐，身热足厥，面黑眶陷，或进导痰温胃饮，呕恶不纳。诊之脉虚少神，予谓此中宫虚极也。速用潞参、山药、茯苓、炙草、白术、橘白、苏子、莲子、红枣、煨姜、粳米煎。稍稍与服，竟不吐，思食粥矣。后加减数味，调理而康。

李妪　由腰痛续得寒热呕吐，汗出畏冷，寸关脉伏，两尺动数。思高年水谷不入，呕多胃气先伤，况寸关脉不见，阳气已虚，足必时厥，宜其汗出而畏冷也，自述胫寒至膝，乃用煨姜汁热服，呕定。即与粥汤，右脉略起，因与吴茱萸汤，脉症悉平。

夏氏　两寸洪大，两关弦滑，呕逆耳鸣，口干头晕，白带连绵，症属肝胃不和。吴萸(黄连汁炒)、生白芍、山栀、半夏(青盐炒)、茯苓、苏子、枳壳、蒌霜。三服症平。

李　脉洪大搏指，口干频咳，食后吐水，头目震弦而心悸。此劳力伤阳，阳化内风，上冒清道，风翔则水涌，胃虚则木乘，故呕眩不已，其水停膈间，心必悸，津不上潮，口必干，气不下降，便乃秘。治先和阳降逆，山栀、甘菊(炒)、冬桑叶、茯苓、杏仁、苏子(俱炒研)、牡蛎(煅)、海浮石、淡竹茹、前胡。三服症平，脉较敛，其神倦者，火风逆势已折也。减甘菊、桑叶，加白芍药、茯神、栝蒌、半夏、潞参，和肝胃以清涤痰火，遂愈。

族女　情志怫悒，头眩颊赤，夏初食入即吐，脉虚小，经期错乱。由肝胆火风侮胃，不及传变，倾翻甚速，且胃虚作呃，木气乘土，久则冲脉失涵，络伤内溢，以冲为血海，隶在阳明也。先宜苦以降逆，山栀、羚羊角、竹茹、旋覆花、半夏曲、柿霜。三四服眩吐止。去羚羊角、半夏曲，加阿胶(另化冲)、牡丹皮、白芍药、茯苓、甘草，调养肝胃而经期顺。

蔡　小腹气上冲膈，食下呕吐，寒热，便泻，溺痛。病久脉弦左虚，乃厥阴浊逆为吐，攻肠为泻。治在泄浊安胃，吴萸(炮)、川楝子(酒蒸)、小茴香(酒炒)、茯苓、车前子、橘核、白芍药(俱炒)、生姜、半夏曲。数服诸症退，去吴萸、川楝子、车前子、生姜，加砂仁、炮姜、广皮。服愈。

陈　胁胀胸痛呕吐，肝气上升，阳明当其冲，必犯脘倾液而出。脉左迟虚，右弦小，阴疟宿恙未愈。治在益胃和肝，勿使疟厥。白芍药、茯苓各二钱，制厚朴六分，制半夏钱半，橘白、枳壳各一钱，砂仁连壳八分，乌梅二枚，煨姜二片。数服胀痛若失，阴疟亦瘳。

於　先由吞酸，渐次胸胁满闷，食后必吐，病因肝郁失畅，延至木气犯土，水浊不降，势必溺少便结，肝乘胃反矣。苦降逆辛泄浊主之，制厚朴、吴萸、干姜、苏子(炒研)各五分，枳壳、降香(末)、半夏曲各钱半，茯苓二钱，椒目十粒。数服渐安。

严　中年气从季胁横攻中上脘，呕沫失血，年余未愈。近日食少神衰，服燕窝汤滋胀，两关虚缓，冷涎上泛。此肝浊瘀滞，久则入络致满，宜辛温泄浊，吴萸(盐水炒)、半夏(姜制)、广皮、延胡索(酒焙)、厚朴(姜制)、茯苓、降香末、当归须。二服冷涎痛胀悉止。但阳衰胫冷，法在益阳，去吴萸加桂枝、炮姜、草果煨等。三剂食进。

龙砂八家医案

江邑高方锡令郎　金水二脏俱亏，不能滋养肝木，木燥生火，自左胁至胸脘，气逆升腾，上泛欲吐，交秋冬更甚，秋为燥令，不能制木，反助木之燥也。今拟早用保肺和肝，晚服养阴纳气之法。

北沙参　麦冬肉　旋覆花　杜苏子　沙蒺藜　牡蛎粉　川贝母　广橘红　白芍　青铅

晚服丸方，用六味加牛膝、白芍、磁石、沉香。(戚云门先生方案)

回春录

朱某患呕吐，诸药不效，甚至大小便秘，粪从口出，臭不可当，自问不起矣。孟英用代赭旋覆汤加蜣螂虫，服之而愈。上者下之之法，而意甚巧。

陈芰裳之太夫人，陡患呕吐，彻夜不止，次早延孟英诊之。自述因寒而致，孟英知芰裳进场，家无主药之人，若明言属热，必致畏药不服矣。漫应曰：固寒也，而疏方则芩、连、栀、楝，以大苦寒为剂，投之良愈。

尚友堂医案

壬午冬，余君敬先病患呕吐，所吐清冷而酸，脉两寸迟弱，两关底脉细软，两尺豁大空虚，如此症脉，用寒凉则败脾，用克伐则伤气，脾败气伤，不旋踵而翻胃泄泻之害滋矣。余酌用理中汤加附子以补火培土，砂仁以温中散逆，吴茱萸以达下止吐。未及三服，忽一医至，谬谓左关脉弦，随用竹茹、花粉以清其热，继投附桂八味以治其虚，东家疑信莫决，因请立案商之。按景岳云：呕家虽有火症，然必面赤唇红，大热烦躁，口气蒸手，五心壮热，脉息洪数者，乃可授以清凉。今数者俱无，何所见而为火也？《难经》云：脉弦者有风有痰，未闻脉弦有热也，况脉本不弦乎？景岳又云：吐泻交作，毋论受寒受热，法当重用参术以温补脾胃；若误用寒凉，必至脾败胃绝而不可救。且君性嗜酒，酒中有湿，兼之荤腻叠进，能保不伤脾哉？至吐酸一症，尤属彰明较著。凡人阳气旺者，三餐入胃，随即消化。使消化略迟，则胃中火力便有不到之处；若再吐出，则胃中火力不到更可知矣。兹为酸为腐，岂非脾气无权、胃阳不鼓、饮食停蓄所致，而犹用地黄以滋阴，丹皮、泽泻以去火，能无误耶？或曰理中、桂附最易见功，前已服十余剂，病不见减，何也？余曰：桂附理中最易见过。前已服十余剂，病不见加，何也？得此辨明，狐疑顿释。果服理中汤数十剂而愈。《内经》云：有故无殒，其斯之谓欤。(论呕吐症治)

靖安李龙国，腹痛呕逆。余诊六脉沉迟，知属中寒，投以砂半理中汤，入喉即吐。复诊，见病者两手按腹，唇红舌白，再与附子理中汤加吴茱萸，下咽仍吐。饮食不进者六日，死蛔皆从吐出。余曰：症脉相符，用药何以不效？大抵肝胆之火为呕所升，无以制之则逆而不降；况阴盛之极亦能格阳。乃以附子理中汤煎好，另用黄连炖汁，掺和服之，遂不作吐，再服而愈。(治腹痛呕吐)

(评选)爱庐医案

恼怒伤肝，木火犯胃入膈，支撑胸背，呕吐血块痰涎，不纳不便，舌白苔腻。胃为水谷之海，多气多血之腑，性喜通降，所畏倒逆。经此气火冲激，湿浊乘机错乱，倘肆其猖狂，厥势立至。若再侮脾土，胀满必增。左脉弦硬，右脉细软，谷不沾唇者已五日，胃气惫矣。而呕尚甚，中无砥柱，何恃而不恐。诸先生所进苦寒沉降，盖欲止其呕而顺其气，诚是理也。然《内经》云：百病皆以胃气为本。苦寒性味，又属伐胃；胃不能安，药力何藉？拙拟苦寒以制肝之逆，苦辛以通胃之阳，而必参以奠安中气，庶几倒逆之势得缓，幸勿拘于见血畏温之议。

人参一钱　吴萸二分　旋覆花一钱五分　川楝子七分　川椒二分　法半夏一钱五分　茯苓二钱　川连三分

另肉桂四分，酒炒龙胆草三分，二味同研，饭丸，煎药送下。

诒按：论病颇有卓见，立方亦稳。惟丸方肉桂合龙胆，一寒一热，似不如肉桂合川连，取交济之意更佳。

再诊：呕逆已止，胀痛亦缓，左脉弦硬固平，右脉歇止渐见。土德大残，中气亦竭。急进补中立中，仍参约脾制肝之法，惟望胃纳能醒是幸。

人参一钱五分　肉桂三分　炙甘草三分　白术一钱五分　茯苓三钱　炒白芍一钱五分

诒按：此建中合四君法。

三诊：胀痛大减，呕逆未平，稍能纳粥，脉俱濡细，胃气渐有来复之机。《经》云：纳谷则昌。信不诬也。

人参一钱　煨肉果三分　白芍一钱五分　橘白七分　白术一钱五分　炙甘草三分　煨木香三分　茯神三钱　谷芽一两

诒按：此养胃和中，善后之方。(呕逆门案一条)

得食则呕，已延月余。形神疲乏，宛如膈证。听其言，观其人，惟知明而动，晦而休，务农无怠者流。诊左关脉数，右关细软，舌白口苦，寒热往来，汗之有无，病者不知。盖少阳见证，原有呕恶，揆其病情，是任其呕逆，以致反胃厌谷，胃气日逆，似乎噎膈，实由邪蕴于少阳一经，胃被邪克，气不通达。据是脉证，宜先泄少阳之邪为要，拟小柴胡法，佐以辛通。

柴胡七分　制半夏一钱五分　制厚朴七分　苏叶七钱　苏子一钱　炒川椒二分　橘皮一钱　青皮一钱　淡姜渣五分，后人。

诒按：治病不难，难在探取病情，能得真谛。

再诊：前方嘱服两剂，据述服后壮热大汗，湿透衣被，即思纳粥。因其效验，连服一剂，今已吃饭。惟力不充耳。诊其脉，左关已软，右脉尚细，续与和中。

党参三钱　归身一钱　续断一钱　白术一钱　茯苓三钱　陈皮一钱　炙甘草三分　前胡三分　煨木香三分

诒按：方中归身、续断，似非此证所宜。(外感门案二条)

问斋医案

仓廪水谷败馁，脐上痛，但吐不泻，其治在胃。

东洋参　冬白术　炙甘草　炮姜　川厚朴　陈橘皮　广藿香　广木香　白檀香(霍乱)

有声无物谓之呕，有声有物谓之吐。呕吐乃反胃之始，良由肝木犯中，饮聚痰生为患。

云茯苓　炙甘草　制半夏　陈橘皮　广藿香　广木香　冬白术　白豆蔻　生姜　大枣(呕吐反胃噎膈)

呕吐痰涎甚涌，动怒即发，土为木克可知。不至反胃为妙。

东洋参　云茯苓　冬白术　炙甘草　制半夏　陈橘皮　广藿香　广木香　制南星　生姜　大枣(呕吐反胃噎膈)

中胃如釜，命火如薪。朝食午化，午食暮化，胃中之热，何异大烹之鼎。食入反吐，火力不足可知。

大熟地　人参　冬白术　当归身　炙甘

草　炮姜炭　制附子　油肉桂(呕吐反胃噎膈)

饮食能进,食入即吐,口渴心烦,脉数。胃热壅塞,《金匮》法主之。

生大黄　生甘草　赤茯苓　福泽泻　川黄连　大白芍　活水芦根(呕吐反胃噎膈)

胃主容纳,脾司运化,赖肾中水火为之斡旋。右命火亏,不能生土,则运化失常。左肾水虚,盗气于金,则治节传道失职,以故食入反吐。所服补中益气,助春升之气极是。然三阳从地而起,方能渐入春和,命火从肾而升,庶可以消阴翳。阳生阴长,阴从阳化,而收既济之功。愚见云然,未识高明以为当否。

大熟地　粉丹皮　建泽泻　淮山药　山萸肉　云茯苓　制附子　油肉桂　怀牛膝　车前子　枸杞子　肉苁蓉(呕吐反胃噎膈)

王氏医案三编

潘妪久患痛吐,多药莫痊。孟英视之,脉弦劲而数。曰:口苦而渴乎?大便不畅乎?小溲如沸乎?病者云诚然。第冷气时冲,欲呕不畅,渴喜饮沸,吐沫极酸,总由积寒深重耳。孟英曰:因此谅诸医必用温燥之药矣。须知气冲觉冷者,热极似寒;渴欲饮沸者,饮邪内踞;吐沫作酸者,曲直所化;其病在络,故吐之不易。方以茹、旋、栀、楝、枇杷叶、丝瓜络、木通、生姜衣、海蜇、凫茈①、苏叶炒黄连,煎吞当归龙荟丸。一剂知,五剂愈。

凌临灵方

阳明热病,舌苔黄,燥渴呕恶,脉来洪滑,米饮入口即吐,惟凉水可纳者,宜《千金》芦根汤主之,姜汁炒竹茹亦主之。(胃火冲逆)

伤寒甚热之时,自觉气从左升,呕吐,勺水不纳,脉滑数,舌燥刺,或呕苦黄水,此肝火上乘于胃也,宜降之泄之。

川连　吴萸肉　姜汁炒竹茹　青陈皮　赤白苓　半夏　姜汁炒山栀　八月札之类。(肝火乘胃)

费伯雄医案

胃之大络,名曰虚里,入脾而布于咽。肝气太强,上犯虚里,中脘不畅,作哕舌灰,职是②故也。至于肢节流窜作痛,甚则发厥,肝风所致。宜养血柔肝,和胃通络。

当归身　杭白芍　大丹参　玫瑰花　化橘红　制半夏　白蒺藜　春砂仁　川断肉　川独活　怀牛膝　左秦艽　川厚朴　晚蚕沙　佛手片　甜瓜子(肝气肝风)

肝胃呕吐。治如时邪呕吐加减出入。

川雅连　白蒺藜　川厚朴　云茯苓　广木香　淡吴萸　广藿香　佩兰叶　陈广皮　春砂仁　广郁金　佛手片　细青皮　淡竹茹

胃之大络曰虚里,入于脾而布于咽。肝气太横,虚里受病,不时作吐。宜调营柔肝,兼和胃气。

当归身　焦白术　云茯苓　陈广皮　佩兰叶　广郁金　制川朴　春砂仁　白蒺藜　台乌药　白檀香　佛手片　玫瑰花

营血久亏,肝木太强,克脾犯胃,脘腹作痛,食入作吐,久延有噎膈之虞。宜养血柔肝,调和胃气。

全当归　大丹参　杭白芍　怀牛膝　广郁金　白蒺藜　川厚朴　降香片　制半夏　陈广皮　春砂仁　广木香　玫瑰花　大橘饼(呕吐哕)

何澹安医案

时疾后惊恐,以致下部精滑,上冲呕恶,

① 凫茈:亦作"凫茨"。即"荸荠"。

② 职是:由于这件事的缘故。职,由于;是,指事代词。

触动肝风,膈胀浮肿,兼右脉滑大。先宜理胃疏肝,然后补其偏胜。

姜制半夏　广藿　代赭石　钩钩　竹茹　赤茯神　黑山栀　白蒺藜　橘红(肝风)

吴东暘医案

北泥城桥下,保婴局间壁,有铁作,店主因讼罚锾得释,当被拘时,其赘婿远出,其女情亟,遂服阿芙蓉膏,经大善士陈君竹坪,救治而愈。愈后情复抑郁,得呕吐之恙。陈君固乐善不倦者,因其父再三之求,为延医治之,越七日罔效。陈君来余寓,余适他出未面,遂复述之他医,医乃授法其徒,往治之,亦不效。陈君仍为之邀余往诊。见前方用旋覆代赭法,是未审呕已经旬,水谷不入,复伤其中气也。诊脉寸大尺伏,乃呕病正脉,且年正轻,体亦实,并无错杂难治之证。惟呕吐不止,浆水不进,进即吐更甚,面赤火升无汗,时保婴局绅见之,亦以为危。余曰:易治也。用苦辛泄降,兼凉散法。缘证属厥阴,肝木以水为母,以火为子,非苦寒辛热并用,不能和解,其面赤无汗,外卫尚闭,外卫愈闭,内火愈郁,郁甚则火升,而肺胃亦不能降,故用泄卫之品以佐之。药两进而病如失。陈君令其父诣余寓,称谢不绝云。

寿石轩医案

肝木横逆,克脾犯胃,胸次痞塞,胀痛并见,哕吐涎沫,食入不运,神气消索。脉弦细而数。再延防入神思间病。

银蝴蝶一钱　黄郁金二钱　云茯苓三钱　姜汁制半夏二钱　香苏茎七分　苏子一钱五分　鸡谷袋三具　煅赭石三钱　瓜蒌霜八分　白蔻衣一钱五分　通络散一分二厘　汉防己八分　伏龙肝一两五钱,煎汤代水(噎膈反胃)

慎五堂治验录

钱,右,五月初二,徐河湾。跌仆后负运,身热肢冷呕恶,乃肝风犯胃,平肝为主,和胃佐之。

天麻一钱半　旋覆花三钱　金石斛三钱　橘皮四分　菊花三钱　代赭石三钱　螺蛳壳七钱　竹茹一钱半　黄土四钱　制半夏二钱　生谷芽六钱

照方加朱磁丸三钱、茯神三钱。

丁诚意室,初起五更嘈杂,甚至呕水,渐加寒热。余以和解中用猪胆汁炒黄连和栀、豉而呕止。遂苦气闷、口渴,竟夕不寐,寒热间作,便秘不食,舌光如镜,脉细如丝,再予肃肺降胃,兼和肝木,如鲜金斛、竹茹、枇、枳、菀、兰、贝、旋、蒌壳等,一剂胸舒得寐,二剂不效,改以交合阴阳,如夜交、夜合、夜败花、金萱、兰叶、枇杷叶、鳖甲、杏、贝,亦一剂知,再剂如前,而脉愈细,知饥思食,用四物汤加枣仁,数剂而愈。

俞瑞卿正,丙戌上巳,东皋村。呕吐青黑水,头痛眩晕,四肢失温,冷汗躁烦,六脉似伏,舌苔黄,远视青,大便十日不解,病经一候,良由七情怫逆,肝风掀旋,上乘胃土,中气败残。心火无气则胃土无依,肺无所降则肝木益升,升降失司,出入既废。勉用仲圣法加减,是否候政。

旋覆花三钱　橘皮五分　莲子三钱　天麻片一钱半　代赭石三钱　竹茹一钱半　谷芽一两　金铃子一钱半　制半夏一钱半　姜汁一匙,冲入　壁土二两　香附汁五分,冲入　蜣螂末五只,冲入

一剂呕止,肢温汗收,脉起苔化,咽水胸脘作痛,便尚未解,阳明之气不降也。

旋覆花三钱　莲子三钱　壁土二两　谷芽一两　制半夏一钱半　石斛三钱　天麻一钱半　金铃子一钱半　瓜蒌皮三钱　橘皮七分络五分　香附汁五分,冲入

又,寒热如疟,口苦纳少,用温胆汤。

又,惊则寒热复作,心怔自汗,温胆法加枣仁、石斛。

姜芝泉室。离愁菀结,先伤脾意,怒木直升,再凌中土,呕吐痰沫,胸中噎噎如哕,目痛不红,头眩难动。薛氏云:头痛窅①不见人,是一忌也。勉拟镇逆理气为治。

旋覆花三钱　石决明一两　乌梅肉四分　橘皮一钱半　代赭石三钱　沉水香一钱半　川黄连三分　天麻一钱半　制半夏　东壁土五钱　温钩藤一钱半　竹茹一钱半　一剂即止。

温氏医案

余内子②因大病后脾虚神倦,时吐涎沫,不思饮食,夜间失眠,六脉濡弱,适余亦在病中,延请渝城老医陈九一先生调治。谓其脾湿气虚,处以理脾涤饮之剂,温中祛湿之品,余以为然。乃香砂六君子汤之类,连服数剂,如以水沃焦,全不见效,吐沫更甚,一日数碗,每剂茯苓用至二两,其湿并不见利,余心甚愁,晚间假寐,偶梦先君归来,示以药未投症,何须愁烦,当用补中益气汤以治之。余梦中遂谓:此乃脾湿之症,服恐无益。先君命之曰:补中汤能治清阳下陷,服后方知。言毕,忽尔惊觉,坐以待旦。即照方拣服,果然涎止神清,安眠思食矣。仙乎仙乎!先君在世,聪明正直,年逾古稀,应观察③曹颖生先生之聘,辨理团练,因黔匪猖乱,逼近川疆,并无官守,犹能带勇杀贼,捍卫生民,寿享八秩④,始返仙乡,其精灵至今不爽也。(吐涎沫)

友人汤聘三之少君子惠,侨寓省垣,患呕吐之症。医认为胃火上逆,屡用清降,其吐愈甚,因吐气逆上焦,略现热象,复用泻火之剂,以致饮食不下,缠绵数月,势甚危殆。适余因公晋省,相延诊视。细审其脉,两寸微洪,两关沉迟。系上热下寒之象,乃肝阳不足,阴气上逆,须用温肝降逆之剂,苦寒大非所宜。遂用吴茱萸汤以温之,药宜凉服。两剂吐平食下。遂用温中健脾调理而愈。(呕吐)

诊余举隅录

壬辰秋,余客天津,张鸿卿观察来速余诊。据云:夙⑤病呕吐,延今偶触凉风,即泛冷涎,若将哕逆者然。余切其脉,沉细而迟,知是积寒久郁,非用大热药,不足消沉痼之逆冷,不能复耗散之元阳,用四逆汤加味,重剂与之,每剂用附子一两,共服至百数十剂,宿恙始痊。(呕哕虚寒证)

张聿青医案

薛左　涌涎较定,形寒而仍恶心。还是胃中阳气有亏,不足以约束津液。踵前法以觇其后。

制半夏　广藿香　广皮　奎党参　生熟草　炒冬术　云茯苓　炮姜　益智仁(内伤劳倦)

张右　胆为甲木,肝为乙木,胃为戊土,脾为已土,五行之中,木本土之所胜,人身内景,胆附于肝叶之内。惊动胆木,又以年迈正虚,不能制伏,遂致肝藏之气亦随之而动。抑而下者为气,气克已土,则撑满不和,甚至便溏欲泄。浮而上者为阳,阳犯戊土,则呕吐痰涎,甚至有气逆行至巅,为酸为胀。脉象弦滑,按之少力,苔白质腻。此皆厥阳犯脾胃致病,胃中之浊,悉行泛动。若久缠不已,恐入衰惫之途。治之之法,补则恐滞而气壅,平肝又恐迂阔而远于事情,惟有先降其胃府,和其中气,能得呕止安谷再商。正之。

制半夏二钱　煨天麻一钱五分　制香附一

---

① 窅(yǎo 咬):凹陷;低下。
② 内子:古时专以称自己的妻子。
③ 观察:清代对道员的尊称,是一种官员名。
④ 秩:十年为一秩。
⑤ 夙(sù 素):旧。

钱五分　白茯苓四钱　新会皮一钱　白蒺藜三钱，炒　煨生姜一钱五分　白粳米一合　姜汁炒竹茹一钱五分。二味煎汤代水（气郁）

倪右　肝胃不和，挟痰内阻。中脘不舒，甚则呕吐痰涎。脉形弦滑，重按空虚。血虚胆火犯中。姑和中而泄胆木。

桑叶　金石斛　制半夏　海蛤粉　炒杞子　丹皮　白蒺藜　云茯苓　钩钩　水炒竹茹

二诊　和中气，泄少阳，脉象相安。舌苔薄白，底质带红。痰多中脘不舒，迷沉欲寐，甚则呕吐，其痰更觉胶腻。胃为水谷之海，胃受谷气，则化津化气，以调和于五脏，洒陈于六腑也。西河抱痛，则木郁生火，木火扰中，则脘痞不舒，水谷之气，为火所炼，则不能化津化气，而反凝浊成痰，阳明遂失其通降之常，太阴亦失其清肃之令，所以呛咳痰多，咽中干毛也。《伤寒》六经中惟少阴有欲寐之条，既非肾阳虚而浊阴弥漫胸中，即是肾阴虚而真阴不能上潮于心矣，所以一则主以四逆，一则主以复脉也。姑循序进之。

金石斛四钱　制半夏一钱五分　茯苓三钱　广皮一钱　桑叶一钱五分　丹皮二钱　白蒺藜三钱　磨枳实二分　钩钩三钱　远志肉五分　炒竹茹一钱五分　姜汁二匙（气郁）

张右　产后月事不来，血虚火炽，春升之际，忽发呕吐，味带酸苦，口渴咽燥，气从上升，少腹先满，中脘气冲。脉细弦少力。血不养肝，遂致冲气肝阳逆上。拟和肝胃之阴。

金石斛三钱　大天冬二钱　生熟白芍各一钱五分　阿胶珠二钱　白蒺藜三钱　盐水炒牛膝三钱　煅磁石三钱　大生地四钱　紫蛤壳六钱　车前子三钱

二诊　上升之气稍平，恶心亦减，咽燥较润。的是冲阳上逆。再育阴养肝以平冲逆之威。

大生地四钱　生白芍三钱　生熟甘草各二分　川贝一钱五分　阿胶珠三钱　紫蛤壳五钱　炒木瓜皮一钱五分　牛膝盐水炒，三钱　大天冬三钱　生山药三钱　车前子一钱五分

三诊　上升之气渐平，胸次窒闷已开，咽燥恶心，仿佛全定，惟稍带呛咳。还是阴分未复，冲阳逆上，肺失降令。从效方出入。

大生地四钱　生白芍三钱　生熟甘草各二分　牛膝三钱　阿胶珠三钱　紫蛤壳五钱　炒木瓜皮一钱五分　山药三钱　川贝母一钱五分　牡蛎六钱

四诊　滋肾育阴，以制冲阳，气升既平，渴亦大定，痰亦渐少，胃纳较进。效方扩充，再望应手。

大生地五钱　大天冬三钱　炒山药三钱　生熟草各二分　阿胶珠三钱　生白芍三钱　紫蛤壳五钱　白茯苓三钱　煅牡蛎六钱　八仙长寿丸四钱，二次服

五诊　滋水育阴，以制冲阳，胃纳渐增，以中气下根于肾也。气逆既定，稍涉劳勚[①]，犹觉冲逆，虚而未复，必然如此。起居寒暄，当格外珍卫。

大生地五钱　盐水炒牛膝三钱　炒山药三钱　酒炒白芍三钱　阿胶珠三钱　紫蛤壳三钱　大天冬三钱　白茯苓三钱（肝火肝阳）

陶左　胃有停饮，不时呕吐。水为阴类，非阳气旋运，不能消化。拟半夏茯苓汤、苓桂术甘汤两方出入。

制半夏三钱　上广皮一钱　川桂枝四分　公丁香三分　广藿香三钱　淡干姜四分　白蔻仁七分，后入　白茯苓五钱

右　身热气冲呕吐。木不条达也。

冬桑叶　粉丹皮　金铃子　制半夏　生薏仁　新会红　制香附　赤白苓　白蔻仁　砂仁

沈右　脾虚木旺，木侮胃土。中脘作痛，甚则呕吐，大便时泻时止。脉左关弦。木郁土中，久恐延膈。

① 劳勚（yì 亦）：劳苦。

上瑶桂四分，饭丸，先服　缩砂仁　茯苓　白蒺藜　枳壳　上广皮　制半夏　煨天麻　香橼皮

左　和胃中阴阳，呕吐仍来。苔灰舌白。从苦辛进退之。

制半夏一钱五分　川桂枝四分　炙黑草二分　人参须七分　枳实八分　淡干姜五分　川雅连五分　白茯苓三钱　生姜汁一匙(呕吐附吞酸吐蛔)

陈左　食入辄作呕吐。脉两关俱弦。肝阳冲侮胃土，久恐成膈。拟苦辛通降法。

制半夏一钱五分　淡干姜三分　茯苓三钱　土炒白芍一钱五分　川雅连五分　代赭石三钱　橘红一钱　旋覆花一钱五分，绢包　枳实一钱　炒竹茹一钱五分

二诊　脉弦稍平，呕吐略减。的属肝阳逆犯胃土。再和中镇逆，苦降辛开。

制半夏一钱五分　白蒺藜去刺炒，三钱　代赭石四钱　土炒白芍一钱五分　沉香曲一钱五分，炒　旋覆花二钱，包　淡吴萸一分五厘　川雅连五分，同吴萸炒　炒竹茹一钱五分

三诊　呕吐虽减，仍未能止。木克胃土，以致清浊混淆。不入虎穴，焉得虎子。

制香附一钱五分　枳实一钱　炒香甜杏仁三钱　沉香曲一钱五分，炒　炒竹茹二钱　橘皮一钱　白蒺藜三钱　来复丹八分，开水另下

四诊　大便通调，三日未经呕吐。胃中之清浊，渐得分化。药既应手，再守前意。

川雅连五分　炙黑草二分　广皮一钱　淡干姜四分　制半夏一钱五分　川桂枝四分　白茯苓三钱　枳实一钱　炒竹茹一钱　来复丹六分，先服

五诊　苦降辛开，分化清浊，胃中之阴阳渐和，呕吐渐定。药既应手，未便更章，但猛剂不宜久投耳。

制半夏一钱五分　炙黑草四分　川雅连四分　枳实七分　川桂枝四分　白茯苓三钱　淡干姜三分　竹茹一钱，水炒　白芍一钱五分，土炒　来复丹六分，先服

另拟一方备服。

制半夏一钱五分　川雅连四分　炙甘草三分　茯苓三钱　橘皮一钱　杭白芍一钱五分　淡干姜四分　吉林参另煎冲，七分　焦麦芽二钱

右　呕吐大减，涌涎亦定。的是高年五液皆涸，三阳并结也。前方踵进。

南沙参　川贝母　生扁豆　藕汁　活水芦根　川石斛　天花粉　甜杏仁　梨汁

二诊　交节又复呕吐。三阳并结，既入重地，不易履夷也。

川石斛　白蒺藜　北沙参　半夏曲　单桃仁　扁豆衣　梨汁　藕汁　姜汁　韭汁　牛乳　盐水炒竹茹

右　浮游之火渐平，而食入辄作反逆。此胆胃不主下降，肝阳从而独升。再降胆胃。

制半夏　炒枳实　甜杏仁　白蒺藜　陈胆星　茯苓神　上广皮　竹茹　山栀姜汁炒　陈关蛰　大荸荠

左　中阳不足，阳气不旋，呕吐复作。再辛温以助阳气，而运浊邪。

制半夏三钱　橘皮一钱　鲜生姜二钱，打　川桂枝四分　淡吴萸四分　茯苓四钱　炒於术一钱五分　炒枳实一钱　竹茹一钱五分　伏龙肝八钱，煎汤代水

二诊　攻下之后，中阳不复，痰水渐次复聚。间数日仍作呕吐。只宜缓以图之。

於术炭二钱　茯苓五钱　竹茹一钱　制半夏一钱五分　橘皮一钱　淡吴萸四分　猪苓二钱　盐煨姜二钱　来复丹一钱，药汤送下

左　中脘作痛，甚则呕吐。脉象沉弦。此水饮停聚胃府。当缓以攻之。

二陈去甘草　制香附　延胡索　白蒺藜　高良姜　瓦楞子醋炒　红芽大戟八分　白蔻仁一钱三分　公丁香一钱　黑白丑各一钱。五味研末为丸

右　体丰多湿，湿盛生痰，痰阻胃府，中

州窒痹。呕吐痰涎。宜苦辛通降。

川雅连姜汁炒,三分　制半夏三钱　淡干姜六分　云茯苓五钱　广陈皮一钱　薤白头三钱　炒枳实一钱　竹二青一钱,生姜汁炒　上湘军四分　公丁香三分　黑白丑各二分　白蔻仁四分。五味研末,分二次服

二诊　呕吐不止,中脘板滞。脉象沉弦。还是痰阻胃府,不能通降。再拟苦辛开降,参以芳香化浊。

川朴一钱　川雅连四分　炒竹茹一钱　白蔻仁七分　茯苓五钱　橘皮一钱　制半夏三钱　淡干姜五分　生姜汁一匙　太乙丹三分,磨冲

左　胃有停痰,胃阳不展,至暮辄作呕吐。脉象沉弦。恐延反胃之证。

制半夏　淡吴萸　白蔻仁　云茯苓　猪苓　广陈皮　鲜生姜二钱,打　太乙丹三分,磨冲　伏龙肝煎代水

缪左　呕吐止而复作。胸中之阳气不克转旋。再进辛温。

川桂枝五分　制半夏三钱,醋炒　茯苓七钱　白蔻仁七分　公丁香三分　广藿香三钱　淡干姜五分炒　橘皮一钱　猪苓二钱　伏龙肝一两,煎代水

缪左　呕吐时作时止。舌苔薄白,并不厚腻。大便数日方行。脾得阳始运,胃得阴乃和,高年液亏胃阴不足,所以宜通宜降者,转滞而转逆矣。

人参须一钱五分　白茯苓三钱　炒香甜杏仁三钱　白檀香一钱　制半夏一钱五分　白蒺藜三钱　竹二青盐水炒,五分　白蜜二钱(呕吐附吞酸吐蛔)

李左　《经》云:心为汗,肺为涕,脾为涎,肝为泪,肾为唾,是为五液。今起居如常,而时吐涎沫,胃纳不旺。显属脾胃两虚,不能约束津液,以丸药缓调。

炙绵芪三两　炙黑草五钱　缩砂仁四钱　煨益智七钱　广陈皮七钱　奎党参四两　厚杜仲三两　炒於术二两　炒山药三两　炒杞子三两　制半夏一两五钱　炒淡姜渣四钱　炒范志曲一两　广藿梗一两五钱　泽泻一两五钱　白茯苓三两　焦麦芽二两　炒扁豆二两　炒萸肉一两五钱

上药研为细末,水泛为丸,每服三钱。

姚右　头痛眩晕,甚则呕吐涎水,腰胁酸楚。脉濡左滑。此肝阳挟痰上冲胃土也。

制半夏　天麻　甘菊　白蒺藜　丹皮　钩钩　广皮　炒枣仁　茯苓神　石决明　水炒竹茹

虞右　头痛较退,而呕吐之后,涎沫上涌,长沙所谓肝病吐涎沫者是也。风翔浪涌,都缘肝阳上升,胃土被克,致胃中不能约束津液。再和肝胃。

金石斛　杞子　代赭石　白蒺藜　炒半夏曲　茯苓　钩钩　桑叶　丹皮　盐水炒竹茹

涎清因肝阳者用代赭,与胃寒涌涎者异。若肝气呕吐,又必痛也。清儒附志

某　口吐涎沫,胃气虚不能约束津液也。吐沫而仍口渴,胃阴虚而求救于水也。舌萎苔黄,胃气不治而虚浊反行攒聚也。气阴益亏,又复夹浊,用药顾此失彼,且恐动辄得咎,惟仲景大半夏汤取人参以补胃气,白蜜以和胃阴,半夏以通胃阳,试进之以觇动静。

人参一钱　白蜜五钱　半夏三钱

廉左　呕吐数日,至昨忽然偏右胀满,上则中脘,下则少腹,尽行板硬,一时之间,气从上逆。幸未几即平。然食入仍呕,并吐出蛔虫,口渴频饮。舌苔糙白,脉象虚弦。肝木横逆之余,胃土有升无降,阳明之液暗亏。恐呃忒致厥。

川连五分　炒乌梅五分　炒川椒二分　金石斛五钱　金铃子一钱五分　吴萸二分　杭白芍二钱,酒炒　制半夏三钱　白蒺藜三钱　红石榴子百粒　枇杷叶二片,去毛　鲜竹茹盐水炒,一钱(呕吐附吞酸吐蛔)

柳宝诒医案

金　呕吐酸浊，不能纳谷，痰浊内阻，胃气不降，幽门不通。每吐必先撑痛，病因情志不舒，肝木内克而起，与王太仆所称食入反出者不同。大解艰燥，肠液渐枯。姑与泄肝降胃，通幽化痰，冀胃气得以下行为顺。

干姜(盐水炒)　川连(姜汁炒)　干菖蒲　制半夏(醋炒)　吴萸　云苓　黄芩　枳实　白芍(土炒)　杜苏子　小青皮(醋炒)　野於术　竹二青　陈佛手

钟　肝胃不和，呕痛不纳，病历数十年矣。愈发愈甚，不特不能纳谷，并汤饮亦不能安。脉象迟软，年迈气衰之象。近八日来，水谷均呕，而痛势仍发。喻氏谓关格之症，病在胆胃，皆因木气横逆，幽门不通所致。此证于稍进水谷之后，必胀痛极而始呕，与寻常反胃之属者不同。拟即仿喻氏之意治之。但高年久病，势难持久，必得胃气速转，渐能纳谷，乃无他虑。

川雅连(吴萸煎汁，拌炒)　广橘白(盐水炒)　淡黄芩(干姜煎汁拌炒)　制半夏(醋炒)　北沙参　枳实　白芍　茯神　瓦楞子(醋煅)　乌梅　九香虫　鲜竹茹(姜汁炒)

庞　痰浊内阻，由乎胃气不降，而胃气之所以逆者，由乎肝火之内克。刻下纳谷则胀，纳饮则呕，口中甜浊上泛，时作嘈杂，气机迫促，肝气升而肺胃均不降矣。拟方清泄木火，疏降肺胃。

川连(姜汁炒)　干姜(盐水炒)　制半夏　苡仁　茯苓　枳实　佩兰　瓦楞子(醋煅)　旋覆花　赭石(醋煅)　於术　砂仁　桂丁子　竹茹(姜汁炒)

二诊　改方去佩兰叶、旋覆花、代赭石，加人参须、广陈皮。

三诊　肺气稍平，胃气尚未顺降，而病原实由乎肝气之不平。脉象带数，木火不化。拟前方煎剂疏胃气，丸剂清肝木。

川连(吴萸煎汁，炒)　制半夏　茯苓　党参　於术　枳实(姜汁，炒)　新会皮　砂仁　煨木香　干姜(盐水炒)　青皮(醋煅炭)　制香附　川朴　炙甘草　上药为末，用沉香磨汁泛丸，用姜汁、竹茹汤送下。(呕哕)

都　咽喉哽噎，纳谷呕吐者，两日有余，大解坚燥。薛一瓢云：逆上者，肝邪也，金不制之耳。不纳者，胃病也，肺气不降耳。此证并非胃之不纳，而由乎肺之不降。即仿其法，冀图稍松。

旋覆花　郁金　瓜蒌皮(姜汁炒)　杏仁　刺蒺藜　枳实　瓦楞子(盐水煅)　紫菀　百合　苏子　枇杷叶　生姜　竹茹　白蜜(冲)(呕哕)

罗　吐血本因肝火上逆，而肺胃之气，又复膹郁不降。纳谷则呕，气逆喘满，兼有关格形症。脉象虚细短数，左部不能应指。根本既伤，后天不能接济，势恐难于恢复。

洋参　南沙参　麦冬　橘红　旋覆花　代赭石　青盐半夏　白芍　丹参　牛膝炭　瓦楞子　广郁金　竹茹

杜　肝木横逆，化火生风，挟痰瘀蒙扰神明。刻下大势已平，而胃气被其冲逆，不得下降。纳谷扰呕，脉象虚软而数，是土虚木乘之证。据述左胁块撑作痛，肝络不通，气瘀交阻。拟煎方以疏木降胃为主，另拟膏方，以疏化气瘀，俟呕止后服之。

细川连(吴萸煎汁，拌炒)　姜半夏　广陈皮(盐水炒)　太子参　白芍(土炒)　青皮(醋炒)　黑山栀(姜汁炒)　川贝母　干姜(盐水炒)　枳实　竹茹(姜汁炒)(呕哕)

雪雅堂医案

王　虚呕肝火上逆，六君子加川连。

阳明虚寒，肝风上逆，欲吐作晕，温镇中

宫,虚风自熄。

酒全归八钱　代赭石六钱　大防党四钱　炮姜三钱　生磁石六钱　大炙芪五钱　青龙骨五钱　炙甘草二钱　桂枝三钱　焦白芍三钱

蒋叔明夫人　眩晕,心痛胀,冲逆呕吐涎沫,周身麻木,脉弦,此厥阴犯阳明症,肝脉挟胃贯膈耳,治在肝胃。

川连　干姜　川楝子　乌梅　牡蛎　杭白芍

蒋龄九　乙木克胃,干呕逆,痰多,通胃和肝议治。

半夏　白芍　竹茹　茯苓　吴萸　木瓜　陈皮　川连　枳实　姜汁

脉沉微,腹痛呕吐,胃阳虚微,浊阴上逆,温中降逆祛寒主之。

高丽参四钱　茯苓三钱　炮吴萸三钱　生白术四钱　干姜三钱　代赭石四钱　炙甘草二钱　半夏四钱　川厚朴钱半

谭　吞烟探吐后,津液损伤,呕逆不止,苔黄燥渴,脉软数,宗王氏致和降逆法。

炒川连　生扁豆　宣木瓜　制半夏　钗石斛　枇杷叶　鲜竹茹　紫厚朴　小甘草　省头草

脉弦大,时吐稀涎,此阳明空虚,乙木凌犯,拟治从肝胃。

西洋参三钱　制半夏钱半　炒白芍三钱　原麦冬钱半　泡吴萸一钱　炙甘草八分

或加竹茹一钱,淡姜渣八分,木瓜一钱

前诊脉弦而劲,断为肝液胃津受亏,拟从阳明厥阴清养降逆,此次再诊则脉象略柔,是津液两者俱有微复之意,惟右尺尚似动大。古人谓相火寄于肝胆,肝家矫阳易动,则龙不能下蛰有由然矣。拟于柔药之中,少佐下潜似为合治。

西洋参钱半　甘菊花一钱　冬桑叶一钱　原麦冬三钱　生白芍三钱　旧阿胶二钱　酥龟版三钱

吴妇　屡欲干恶,甚则漾漾而泛,胃气不鼓,以通为补意调之。

广橘皮　炒枳实　制半夏　酸枣仁　绿萼梅　焦秫米　淡竹茹　云茯苓　远志肉　生谷芽

苏宅老太太　年已八旬有五,因霍乱病后继以呕吐,每日数次,病将三月,每日仅进粥水一杯,米粒不能入口,捻衣自语,神则时醒时昏,呕出碧绿之水,喻嘉言所谓胃底之汁也。两手脉时见歇止,手麻战掉,时欲出汗呃逆,进乌梅丸、旋覆代赭汤、吴萸汤、六君子合而化裁为方,服后病无增减。现以脉象病证参之,胃气已败,真阳有式微之势,肾气有拔蒂之虞,病家敦促疏方,谨拟参附六君送下黑锡丹,亦恐无济于事,不过聊尽人事耳,请另请高明裁夺。

土木人参三钱　云茯苓二钱　熟黑附子三钱　陈柿蒂六个　土炒於术二钱　炙甘草钱半　炮干姜炭三钱　黑锡丹二钱

朱宅老太太　左弦肝木克胃,饮食下咽即呕,泄木安胃是议。

大防党　真川椒　乌梅肉　生黄柏　小川连　川楝子　川干姜　川桂枝

赵女　脉虚弦大,胃虚不摄,冲气上逆,两月以来呕吐不止,以冲脉隶于阳明故也。补胃柔肝,佐以填镇为是。

云茯神四钱　湘莲肉五钱　小胡麻三钱　紫石英四钱　焦白芍二钱　生牡蛎六钱　旧熟地四钱　炙甘草一钱　宣木瓜钱半　潼沙苑三钱　大黑枣三枚

王叔平　左关沉涩,头眩呕恶,木郁克土,胃逆不降,和胃泄肝,宣郁主之。

明天麻　广橘皮　鲜竹茹　制半夏　云茯苓　白蒺藜　石菖蒲　钩藤钩　冬桑叶　木棉花

胡妇　左右者,阴阳之道路。中洲者,脏腑之裕源。土虚木旺,克制横侵,所以呕恶,胸膈胀悗,中宫气既不舒,肝木又失条达,议以逍遥散加减立局。

大当归　旧枳壳　醋柴胡　广橘皮　云茯苓　郁金汁　炒白芍　醋香附　白蒺藜

吴监人　《经》云:诸呕吐酸,皆属于肝。又阳明之气逆,令人呕吐清水。今诊两关弦滑,肝郁气滞饮聚使然,平肝和胃两施。

旋覆花二钱　川厚朴钱半　杭青皮一钱　小苏梗二钱　广陈皮一钱　黑山栀二钱　代赭石三钱　云茯苓三钱　姜竹茹二钱　佐金丸三钱

余听鸿医案

壬辰二月,余治常熟青龙巷口钱姓妇。始因肝气寒热,他医进以破气消导发散,而致呕吐,气上冲心,由下焦上升,即昏厥不知人事,气平则醒。邀余诊之。余曰:呕吐气上冲则厥,此是风邪犯于足厥阴肝经,破气温中,俱无益也,当以乌梅丸三钱,煎化连滓服。服后呕吐即止,气冲亦平,再调以平肝降逆之剂,二三剂而痊。大市桥孙姓妇,亦脘痛,气冲胸膈,则肢厥神昏,呕吐额汗。余以乌梅丸三钱煎化服之,气冲厥逆渐平,后服仲景黄连汤加吴萸,三剂即痊。此二症皆春天少阳风热之邪,误服破气消导寒凉等品而入厥阴者,所以病入于里,徒事发表消导无益也。(症犯厥阴)

医验随笔

惠山赵某之妻,气体丰腴,每日呕吐百余次,饮食难进,诸药罔效。先生用秋石五分泡汤,每日服二次,三日愈。此胃火上逆,秋石味咸,取咸能下降之意。

邵兰荪医案

安昌杨(妇)　血虚气滞,湿热盘踞,肝逆犯胃,每癸来心泛,脉濡,腹满带下。故宜和肝调经。

大腹绒三钱　庵蔺子钱半　佩兰二钱　厚朴钱半　仙半夏钱半　茯苓四钱　丹参二钱　玫瑰花五朵　香附二钱　鸡血藤三钱　川连八分　吴萸四分,拌炒

五帖。

介按:此即秦越人所谓带脉为病,腰溶溶如坐水中之候也。今以带脉不固,更兼湿热盘踞,厥阴逆乘而犯胃心泛。治以和肝除湿为首要。

大西庄黄　肝逆犯胃,脘格呕恶,脉右细滞,左弦,舌色还和。宜苦辛通降为妥。(八月十四日)

干姜四分　猬皮钱半　蔻壳钱半　乌药二钱　厚朴一钱　通草钱半　赤苓四钱　玫瑰花五朵　仙半夏钱半　谷芽四钱　吴萸五分拌炒川连八分

清煎,三帖。

又　呕恶已除,脉弦细,舌微白,着根淡黄,湿热未净,气机不利。宜和中利湿为妥。(八月二十八日)

藿梗二钱　蔻壳钱半　谷芽四钱　甘松四分　省头草钱半　赤苓四钱　枳壳钱半　绿萼梅钱半　厚朴一钱　新会皮钱半　通草钱半

清煎,三帖。

介按:气机阻滞,清阳不展,初方以平肝和胃,而胃气渐和,呕吐已止。次以湿尚未净,故进利气渗湿之方。

渔庄沈(女)　闺女便泻未除,脉弱细,呕恶已差,胃馁,脘闷少寐。宜养胃、和肝、凝神。

丹参三钱　佩兰叶钱半　枣仁三钱　谷芽四钱　扁豆衣三钱　猬皮一钱　香附钱半　玫瑰花五朵　茯神四钱　霍斛三钱　通草钱半

清煎,三帖。

介按:肝气逆乘犯胃,而呕恶脘闷,肝阳挟湿侮脾则便泻,更以胃不和而卧不安,故以制肝和胃,扶脾安神为治。

安昌徐(妇)　带下未除,脉沉弦,呕恶,舌微黄,此肝胃不和,癸水不调。宜防隔症。(杏月二十日)

刺猬皮钱半　吴萸四分拌炒　川连七分　丹参三钱　茯苓四钱　生白芍钱半　广皮钱半　绿萼梅钱半　仙半夏钱半　省头草三钱　蔻壳钱半　鸡血藤三钱引　路路通七枚

四帖。

介按:肝气逆行犯胃而呕恶,更以血枯而癸水不调。方中平肝和胃,参用和血之品,是属胃津被肝阳劫烁之候。但既防隔症,则蔻壳未免劫津,尚宜慎用为是。

安昌徐(妇)　隔气作吐,脉左沉弦,右弦滑,经停五月,舌薄白,根稍厚。此肝逆犯胃,宜厥阴阳明同治。(五月十七日)

仙半夏钱半　炒谷芽四钱　新会皮钱半　藿梗二钱　吴萸五分拌炒　川连七分　苏梗钱半　绿萼梅钱半　猬皮一钱　川朴一钱　木蝴蝶四分　蔻壳钱半

清煎。

又　隔气较差,脘中稍和,脉两手切来弦滑,经停五月,舌根微黄,仍遵前法加减为妥。(六月二十日)

猬皮一钱　广藿香钱半　乌药钱半　川楝子钱半　苏梗钱半　蔻壳钱半　木蝴蝶四分　绿萼梅钱半　钗斛三钱　炒谷芽四钱　新会皮钱半

清煎,三帖。

介按:肝郁气逆,胃液被劫,势成隔症,故以厥阴阳明同治。但脉滑经停而兼呕吐,虽属肝胃不和,似乎妊娠之象。且治法并未通经活血。惟用和胃理气。但案中未曾叙明孕育,鄙见难以臆断。然蔻壳劫津,究宜慎用。(呕吐噎格)

邵氏医案

肝逆攻冲作痛,呕恶欲厥,脉弦滞经阻,症属重极,宜厥阴阳明同治,候正。

干姜二分　川楝子三钱　草蔻一钱　炒谷芽四钱　川连七分,吴萸四分拌炒　延胡一钱五分　紫石英三钱　仙半夏二钱　炒川椒廿粒　佩兰一钱五分　玫瑰花五朵

三帖。

醉花窗医案

水积吐食

里中相周庞兄之母,年五十余,得吐食症。始以为霍乱,吃塘西痧药数粒,吐如故。又请一医以为气郁,用四七散开之,仍如故。庞求余治,余细问形症,既非霍乱,亦非气郁。按其脉,则右关弦甚,余各平平,乃顿悟曰:此水积也。病必小便不利,好饮水,胸膈闷滞,时兼头晕,病者点头称是。因以五苓散加苍术、木通利之,越日吐止。庞又请视,告曰:不必再视,但常服香砂六君子丸,不但不能停水,且大益于脾胃,于老人甚相宜也。庞遵之,其母遂健。

曹沧洲医案

右　头晕胸闷,心宕[①]纳少,气急,时时泛呕,腰酸带下,脉软,舌白。肝脾肾同病,中挟湿热,宜择要治之。

桑麻丸四钱,绢包　枳壳三钱五分　旋覆花三钱五分,绢包　茯苓四钱　白蒺藜四钱,炒去刺　竹茹三钱,玫瑰水炒　煅瓦楞壳一两半,拌　盐半夏三钱五分　石决明一两,煅,先煎　广郁金一两,开水磨冲　白芍淡吴萸廿一粒同炒,三钱　丝瓜络三钱　绿萼梅三钱五分,去蒂　生熟谷芽各五钱,绢包(风温湿热附伏邪伏暑)

左　身热暴躁,自汗、均能得愈。惟痰湿阻胃,不时作吐,脉状尚数。须作速导之下行。

上川连四分,姜水炒　陈皮一钱,炙　猪苓三钱五分　代赭石四钱,煅,先煎　淡吴萸二分,盐水炒　泽泻三钱　宋半夏三钱五分　绿萼梅一钱,去蒂　枳壳三钱五分,切　茯苓四钱　旋覆花三钱五分,绢包　炒香谷芽五钱　鲜佛手三钱五分(风温湿热

① 宕(dàng 荡):震荡。

附伏邪伏暑)

左　客腊呕吐，胃纳呆木，脉空弦。伤血积瘀。须善为调理。

川石斛四钱　参三七七分，磨冲　橘白一钱　怀牛膝三钱五分，盐水炒　墨旱莲三钱　仙鹤草一钱　宋半夏三钱五分　熟女贞三钱　川断三钱，盐水炒　茯苓四钱　丝瓜络三钱五分，炒　藕节五钱　加生谷芽五钱，绢包(咳血门)

右　病势糟杂，不能食，今则腹瘕下注，得食作呕。气郁伤中，理之非易。

旋覆花三钱五分，绢包　金铃子三钱，炒　生谷芽五钱，包　橘白一钱　宋半夏三钱五分　煅瓦楞壳一两，杵，先煎　延胡索三钱五分　炙鸡金三钱，去垢　左金丸一钱，吞服　陈香曲三钱　陈香橼三钱五分　川通草一钱(肝脾门)

右　恶心肌烁，脉弦滑数。治以肝胃。

旋覆花三钱五分，绢包　橘白一钱　青蒿三钱五分　枇杷叶三钱，去毛筋，包　煅瓦楞壳一两，先煎　盐半夏一钱五分　丹皮三钱五分　左金丸三钱五分，绢包　茯苓三钱　绿萼梅一钱，去蒂(肝脾门)

左　左脉弦，右脉甚滑。阳明积饮，为肝木乘之而当上逆而吐，下气和中涤痰治之。

旋覆花三钱五分，绢包　苏子三钱五分　白芍三钱　生谷芽五钱　代赭石四钱，煅，先煎　橘红一钱　淡吴萸七分，盐水炒　绿萼梅一钱，去蒂　沉香屑五分　法半夏三钱五分　茯苓四钱(肝脾门)

左　肝胃不和，积饮作泛，脉软弦。宜导之下行。

旋覆花三钱五分，包　橘红一钱　泽泻、瓜蒌皮各四钱，切　代赭石四钱，煅，先煎　制半夏二钱　苏子一钱五分　炒谷芽一钱，包　淡吴萸二分，盐水炒　茯苓五钱　绿萼梅瓣一钱(肝脾门)

右　脾为肝木所乘，中脘痛，不时呕吐，系酸苦黄水为多，脉软弦，小溲短赤。中运失宜，理之不易。

上川连七分，姜水炒　旋覆花三钱五分，绢包　茯苓三钱　制半夏三钱五分　淡吴萸五分，盐水炒　代赭石四钱，先煎　泽泻三钱五分　川椒目七分　淡干姜五分　煅瓦楞粉一两，包　橘红一钱　陈麦柴三钱　白麻骨四钱(肝脾门)

左　肝气升逆作痛，甚则呕吐，脉弦左软，齿痛。宜平肝泄风。

旋覆花三钱五分，包　川石斛四钱　橘白一钱　沉香曲三钱，包　代赭石四钱，煅，先煎　白蒺藜四钱，炒去刺　盐半夏三钱五分　泽泻三钱　煅瓦楞粉一两，包　赤芍三钱　枳壳三钱五分　陈佛手三钱五分(肝脾门)

左　肝木犯胃，胃浊不降，得食辄吐，舌白黄，脉软弦。宜肝胃两治。

旋覆花三钱五分，包　枳壳三钱五分　陈皮一钱　白芥子七分　煅瓦楞粉一两，包　淡吴萸三分，盐水炒　宋半夏二钱　瓜蒌皮四钱，切　代赭石四钱，先煎　沉香片四分，后下　茯苓四钱　绿萼梅一钱，去蒂　乌梅安蛔丸三钱，包(肝脾门)

右　肝胃不和，恶心作吐，已历年余，脉濡。宜平肝和胃，以化痰湿。

旋覆花三钱五分，包　淡吴萸二分，盐水炒　白芥子七分　台乌药三钱五分切　代赭石四钱，煅，先煎　橘红一钱，盐水炙　荜茇五分，后下　炒谷芽五钱，绢包　枳壳三钱五分　法半夏二钱　茯苓四钱　绿萼梅瓣一钱(肝脾门)

右　脘次结块作胀，甚则上逆作恶，脉弦。当疏肝和胃。

旋覆花三钱五分，包　沉香片三分　枳壳三钱五分　广郁金一钱　煅瓦楞粉一两，包　橘红一钱　白蒺藜四钱，炒去刺　赤芍苓各三钱　淡吴萸二分，盐水炒　法半夏三钱五分　川断三钱五分，盐水炒　泽泻三钱　鲜佛手三钱五分(肝脾门)

左　肝木乘胃，呕吐，脘闷，兼之感冒寒热，脉来数。宜表里两解。

旋覆花三钱五分，包　法半夏三钱五分　杜藿梗三钱五分　白蒺藜四钱，炒去刺　代赭石四钱，煅，先煎　苏子三钱五分　干佩兰三钱五分　赤

苓三钱　橘红一钱　白芥子一钱　白杏仁三钱，去尖　泽泻三钱(肝脾门)

上池医案

胃气伤而作呕作吐，甚至发热，幸大便已通，宿滞渐下，病经反复，缠绵日久，何日向愈?

川斛　谷芽　半夏　橘红　广藿　白蔻仁　外服余和丸

右侧主降，气不降不能右卧，且饮上逆而作吐，吐饮仍是肺病，浮阳易升者，肝肺兼治之。

川斛　石决明　新会皮　川贝　地骨皮　茯苓　钩藤　丹皮　枇杷叶

肝阳日亏，肝络日痹，宿垢在肋，纳食呕逆，大便结阻，脉来沉细。重以滋补，恐其填塞，仿甘辛宣利，佐以和补是议。

条参另煎冲　焦半夏　川连泡淡吴萸二分拌炒去萸　柏子仁炒研　茯神

胸鬲不开，肝阳胃未清，舌苔焦黄而厚，拒谷哕恶，阳明之滞不下，何以除烦止呕?拟苦降辛开，必得上鬲开，下焦通，仍有向愈之机。

川连　枳实　黑栀　炒楂　栝蒌全　连翘　杏仁　滑石

沈氏医案

金泽蒋元信，食入即吐，是有火也。脉息洪数，此肝火上冲于胃而吐也。理宜和胃清火之药。

半夏　广皮　茯苓　香附　山栀　石膏　黄柏　白芍　黄芩　加生姜竹茹　茅根

鲁峰医案

和肝安胃汤，此予乙巳年七月治梁中堂呕吐之方也。中堂年逾六旬，偶感忧郁，饮食停胃大吐不止，头眩恶寒，手足厥凉，脉息沉伏。服一剂吐止脉出，服三剂全愈。

和肝安胃汤方:

藿香一钱五分　柴胡一钱，醋炒　白芍三钱，炒　青皮一钱　茯苓二钱　花粉二钱　人参一钱　陈皮一钱　枳壳一钱五分，麸炒　厚朴一钱五分，姜炒　枇杷叶二钱，蜜炙

引加生姜一片，用黄土水煎服。

也是山人医案

姚(三八)　昨进凉解方，身热稍减，口渴已止。是大邪将解之象。但呕吐妨食，是余邪仍伏于胃。拟温胆汤去甘草，加川斛、茯苓。

竹茹　制半夏一钱五分　枳实一钱　川石斛三钱　广皮白一钱　姜汁一匙，临服冲食　茯苓三钱

蒋(三四)　腑气热不解，清气渐退，蒸为痰，脘隔痰与气阻，为痞闷，不饥，食即吐。是胃不下降，亦由热邪深入于胃。拟温胆汤佐以苦味，制其冲逆。

鲜竹茹　橘红　郁金　枳实　制半夏　杏仁　南花粉　川连

张(三二)　春深气泄，阳气方张，呕恶吞酸，食入即吐。此属肝木乘犯阳明，胃脘清阳少旋，拟苦辛泄降。(呕吐)

孟河费绳甫先生医案

南京蒋星阶之夫人，内热口干，头眩目燥，胸脘胀满，食入即吐，每日只进米汤数匙，夜不成寐。余诊脉细弦，此肝阳挟痰阻胃，气不下降。方用大白芍钱半，左牡蛎四钱，川楝肉钱半，北沙参四钱，大麦冬三钱，川石斛三钱，川贝母三钱，枳实一钱，橘红八分，竹茹一钱，冬瓜子四钱。连进五剂，吐止食进，每日

可食米粥两碗。再进五剂,内热口干,头眩目燥皆退,夜寐亦酣面愈。(情志)

江西王鹤龄之媳,怀孕八月,食入作吐,内热口干。脉来弦细。胃中气液皆虚,砥柱无权。方用别直参钱半,北沙参四钱,麦冬三钱,石斛三钱,甘草五分,陈皮五分,川贝母二钱,龙眼肉三枚。六剂而安。(妇科)

丛桂草堂医案

王姓妇,发热头疼,呕恶不已,医用荆、防、苏叶等药不效。予诊其脉数口渴,舌苔薄腻,溲热胸闷,此暑湿痰滞蕴伏中焦,胃脏不能运化之病。乃与橘皮竹茹汤,加黄连、半夏、旋覆花、佩兰、枇杷叶、茯苓、苡仁等药,服后得战汗而热退呕止,能进稀粥。复以原方减轻其剂,加沙参、麦冬,全愈。(卷三)

吴姓妇,年二十余,夏间陡患呕吐心烦胸闷,头眩口干,自服痧药及十滴药水,均无效。予以黄连五分,吴萸二分,旋覆花、半夏各一钱五分,香橼花五朵,橘皮八分,六一散二钱,代赭石三钱,一剂而愈。(卷三)

重古三何医案

刘塘镇王生,赴太仓州试回。呕吐两日夜,形神顿瘁,水米不能入口,众医议进和胃止呕之法,随服随吐,几殆。其戚沈翁求往治,山人见其面容黯,惨无人色,六脉细濡垂绝。此由入场辛苦受饿,胃气伤而津液耗竭也,非甘酸济阴法不可。急进生脉散,二剂而瘥。

阮氏医案

金　寒邪伤肺,寒热咳嗽。兼之中气虚寒,湿痰上泛,嗳而呕吐。前经表散得汗,而寒热清楚,仍嗽吐未平,再进和中镇逆法。

旋覆花二钱　水法夏一钱半　广陈皮一钱　京杏仁二钱　代赭石二钱　北沙参一钱半　白茯苓二钱　佛手柑一钱　炙甘草八分　老生姜三片　大红枣三枚

阮　脉见浮滑,舌苔微黄,系湿食阻滞中宫,胃气不和,肝阳上逆,是以呕恶多痰,不思饮食。理宜扶土抑肝。拟用温胆汤加味治之。

宋公夏钱半　白茯苓钱半　炒竹茹一丸　水云连四分　广皮白一钱　炙甘草六分　炒枳实六分　淡吴萸四分　真川朴六分

于　抱恙日久,不欲饮,饮则喜热恶冷;不欲食,食则喜燥恶湿。可见膈间胶痰凝滞,气机阻碍,有升无降,故频作呕吐,而大便不行。胃之治法,宜通宜降,方呈于下。

姜半夏二钱　广陈皮一钱,元明粉水炒　京杏仁二钱　紫沉香八分　白茯苓二钱　旋覆花二钱　江枳壳八分　紫川朴八分　来复丹四分　半硫丸一钱

再拟扶中调元,佐以化痰降气。

别直参一钱　炒处术钱半　春砂仁八分　紫川朴八分　白茯苓钱半　广陈皮一钱　紫沉香八分　姜半夏钱半　藿石斛钱半

伍　前因郁怒吐血,延至二旬,继以感受风寒夹湿,外致营卫不和则寒热往来,内致气机阻滞则痰嗽不宁,复加呕恶而不欲食。脉象数滞,舌苔白腻。遵古训,急则治其标,缓则治其本。

鸡冠苏八分　水法夏钱半　广橘络八分　簺竹络钱半　制川朴八分　白茯苓二钱　炙甘草八分　炒枳实六分　生香附钱半　汉苍术钱半　六神曲钱半　广郁金钱半

叶　中焦受暑夹湿,肝阳上旋,故犯呕恶不食,头角抽掣等症。治非扶土平肝不可。

白茯苓三钱　水法夏二钱　川紫朴一钱　杭菊花钱半　广藿香钱半　水佩兰钱半　炙甘草八分　明天麻钱半　生谷芽二钱　生米仁三钱

吐 酸 案

外科心法

一妇人,年二十余,饮食后,每因怒气吞酸嗳腐,或兼腿根焮肿,服越鞠丸等药不应。此脾气虚,湿气下注而然也。予以六君子汤、香附、砂仁、藿香、炮姜,数剂少愈。更以六君子汤,数剂而愈。

男子瘰疬已愈,患吞酸,服参、术药不应,彼谓余毒。予治以附子理中丸,亦愈。(胃寒作呕)

校注妇人良方

一妇人饮食每用碗许,若稍加,非大便不实,必吞酸嗳腐。或用二陈、黄连、枳实,反加内热作呕。余曰:此本虚寒中。不信,仍作火治,虚症悉至,月经不止。余用六君加炮姜、木香数剂,诸症渐退。又以补中益气加炮姜、木香、茯苓、半夏,数剂全愈。后因饮食劳倦,兼以怒气,饮食顿少,元气顿怯,仍用前药,更加发热,脉洪大,按之而虚,两尺如无。此命门火衰,用补中益气加姜、桂及八味丸兼服,两月余,诸症寻愈。此症若因中气虚弱,用人参理中汤,或六君子加木香、炮姜,不应,用左金丸或越鞠丸。虚寒,加附子理中汤,无有不愈。(妇人血风攻脾不食方论第七)

名医类案

丹溪治一人,因心痛久,服热药多,兼患吞酸。以二陈汤加芩、连、白术、桃仁、郁李仁、泽泻服之,累涌出酸苦黑水如烂木耳者。服久,心痛既愈,酸仍频作,有酸块自胸膈间筑上,咽喉甚恶,以黄连浓煎,冷,俟酸块欲上,与数滴饮之,半日许,下数次而愈,乃罢药,淡粥调之一月。时已交春节旬余,中脘处微胀急,面带青,气急喘促,时天尚寒,盖脾土久病衰弱,木气行令,此肝凌脾也,急以索矩六和汤与之,四日而安。(吞酸吐酸)

保婴撮要

一小儿吞酸,用六君子汤而愈。后伤食复作,兼泻,先用五味异功散加升麻、干姜,泻顿止,又以六君子煎送四味茱萸丸而愈。

一小儿吞酸嗳腐,发热口渴,先用保和丸二服,以消宿滞,又用六君、木香、干姜以温养中气而愈。后伤冷粉,腹胀痛,余用异功散加干姜,诸症渐愈,用补中益气汤加木香将愈。又伤食吞酸腹痛,用六君、木香二剂痛止,又四剂而愈。

一小儿吞酸,喘嗽腹胀,面白兼青。余谓脾肺之气虚,先用补中益气汤加茯苓、半夏二剂,喘胀悉愈,又用六君子汤及五味异功散而愈。

一小儿十三岁,吞酸,每食碗许,稍多则泻或腹胀,面色黄或青白。此脾肺虚,肝木所胜,用六君、干姜、柴胡、升麻,间佐以补中益气汤而痊。毕姻后,兼勤于功课,仍吞酸唾痰,服清热药,大便不实,嗜卧少食,而似肉痿,用前药各百余剂而痊。

一女子吞酸唾痰,恪用清气化痰之药,余谓属中气虚,不信。后觉肚腹肿胀,大小便淋沥而殁。(吞酸)

里中医案

钱机山两膺隐痛,食后刺酸

相国钱机山，两膺隐隐痛，膈间不快，食后苦刺酸。余门人孙黄绪，以六君子加黄连、山栀未效。余曰：肝木挟火，脾土伏寒，乃以参、术各三钱，干姜、黄连、甘草各一钱，煎成加姜汁少许，调治一月而愈。

四明医案

杭人沈孟嘉妻，患吞酸膈痛屡年矣，肌肉枯削，几于绝粒。予诊之，六脉细数。此肝木乘脾土也。先投六君子汤加炮姜。十余剂觉吞酸减半。继用补中益气汤加半夏、炮姜。十余剂而吞酸尽去，膈痛亦除矣。次用归脾汤倍加木香、炮姜，吞八味丸而愈。

木曰曲直，曲直作酸，故凡酸症，悉属肝木，以酸为木气也。然此症在他人，则混入逍遥、左金，疏肝滋肾等症去矣。四明乃从六脉细数中，看出肝木乘脾，而用六君补中等剂，以培脾土，并加炮姜之辛，以制肝木之酸。复用归脾、八味，补火生土，以善其后。试问今人临症，谁则能如此之分明不爽耶？

薛案辨疏

阳山之内，素善怒，胸膈不利，吐痰甚多，吞酸嗳腐，饮食少思，手足发热，十余年矣。所服非芩、连、枳实，必槟、苏、厚朴。左关弦洪，右关弦数，此属肝火血燥，木乘土位，朝用六味地黄丸以滋养肝木，夕用六君加当归、芍药以调补脾土，不月而愈。癸卯年夏，患背疽症，属虚寒，用大温补之药而愈。乙巳年夏，因大怒吞酸嗳腐，胸腹胀满，余以他往，旬日或用二陈、石膏治，吐涎如涌，外热如灼，将用滚痰丸下之。余到诊之，脉洪大，按之如无。余曰：此脾胃亏损而发热，脾弱而涎泛出也。余用六君加姜、桂一钟，即睡。觉而诸症如失，又数剂而康。

疏曰：此十余年之症，皆属脾肝火郁，法当用加味逍遥，甚则用加味归脾之类治之。奈何所服皆寒凉之品，使脾气日削，肝火日少，究竟火不能清，而木土受困，非肝同补何能得愈？然何以不用逍遥、归脾之升发运行，而用六味、六君何也？盖逍遥为肝经郁火之方，归脾为脾经郁结之剂。而兹左关弦洪，非郁火也，阴虚也；右关弦数，非郁结也，脾虚也，故用六味以补阴虚，六君以补脾虚。然二方常用之，每朝用六君，夕用六味。而今则反，是盖右关见数，则肝火已乘于脾，惟恐因六君而脾经之火更炽，故用六味于朝，从气分滋补其脾阴，使肝火所燥之血自润；右关见弦，则脾土已受木克，惟恐用六味而脾经之气下陷，故用六君于夕，从阴分托住其脾气，使肝木所乘之土自全。然脾血已燥，不能当半夏、陈皮，故特加归、芍以濡之。而所以必用半夏、陈皮者，以多服芩、连之寒凝，而脾气已困，故以二陈醒豁之，况胸膈不利，吐痰甚多者之所宜也。后因大怒，吞酸嗳腐等症，即前症也，奈何以二陈、石膏治之，致吐痰灼热虚寒，可知六君、姜、桂是所必用。常见先生治此症此脉，要作雷龙暴发，水泛为痰，以六味为主。今则不然，盖病起于大怒，脾胃已亏损，误用二陈、石膏，脾胃更亏损矣。故从脾胃治，不从肝肾医也。（脾胃亏损心腹作痛等症）

沈大雅母，患脾虚中满，痰嗽发热，又因湿面冷茶，吞酸呕吐绝食。误服芩、连、青皮等药，益加寒热口干，流涎不收且作渴，闻食则呕数日矣。迎先生视之曰：脾主涎，此脾虚不能约制，故涎自出也。欲用人参安胃散，惑于众论，以为胃经实火宿食治之，病日增剧。忽思冬瓜，食如指甲一块，顿发呕吐酸水不止，仍服前药愈剧。复邀先生视之，则神脱脉绝濒死矣，惟目睛尚动。先生曰：寒淫于内，治以辛热，然药不能下矣。急用盐、艾、附子炒热，熨脐腹以散寒回阳，又以口气补接母口之气，又以附子作饼，热帖脐间。时许，神气稍苏，以参、术、附子为末，仍以是药加陈皮煎膏为丸如粟米大，入五七粒于口，随津液咽下即不呕出。二日后加至十余粒，诸病少退，其涎不止，五日后，渐服煎剂一二匙，胃气稍复，乃思粥饮，后投以参、术等药温补脾胃，五十余剂而愈。大雅敢述病状之奇，用药之神，求附卷末，一以见感恩之意，一以示后之患者当取法于此。云尔晚生沈大雅顿首拜书。

疏曰：大凡服对症之药而病益增者，即属虚症居多。如此案论之未始，非湿热饮食之故，而进以芩、连、青皮等物，益增诸病，其为脾胃虚寒可知，所当急与温补也。若但以流涎属脾虚不能约制而必用温补者，宁不知有脾热甚而流涎之说乎？惟因服芩、连、青皮等之后见之，故直断以虚寒也。至于神脱脉绝，惟目睛尚动之时，所以急救之法，与进药之法，实挽回之妙术，所当常切思维者也。然余谓凡虚寒将脱之症，其挽回也易，枯涸将脱之症，其挽回也难。如肾水枯涸，湿火燔灼之症而至于神脱脉绝，目睛尚动时，用补水生津之品，则缓而无济，用回阳壮火之品，则更加焦烂矣。奈何？奈何？总之阳气可挽，阴精难复也。可不重惜平日哉！（脾胃虚寒阳气脱陷等症）

赵吏部文卿，患吐不止，吐出皆酸味，气口脉大于人迎二三倍，速余投剂。余曰：此食郁上焦宜吐，不需用药。乃候其吐清水无酸，气寸脉渐减，尺脉渐复，翌早吐止，至午脉俱平复，勿药自安。后抚陕右过苏顾访倾，盖清谈厚过于昔，且念余在林下，频以言慰之。

疏曰：所吐酸味，气口脉大，自然食郁无疑。然必脉见沉滑有力者为然也。不然，乌知其不犯脾胃虚症乎？至于不需用药者，亦必因其形气不惫耳！观翌日平复，勿药自安之句，岂非形气不惫者乎？或曰若然，何不止其吐而消其食也？曰：观尺脉渐复之句，则知前已尺部无脉矣。古云：上部有脉，下部无脉，其人当吐，不吐者死，即不吐亦当使之得吐，是因宜吐，故亦不可止吐也。或曰若然，何不涌其吐而出其食也？曰：观患吐不止之句，则知已自得吐矣。若不吐自当涌之使吐，今吐不止，故不可涌其吐也。既不可止，又不可涌，而消其食，出其食更无益于事，且形气不惫，所以不需用药之为得也。

一儒者，面色萎黄，胸膈不利，吞酸嗳腐，恪服理气化痰之药，大便不实，食少倦怠，此脾胃虚寒，用六君加炮姜、木香渐愈，更兼用四神丸而元气复。此症若中气虚弱者，用人参理中汤，或补中益气加木香、干姜；不应，送左金丸或越鞠丸。若中气虚寒，必加附子或附子理中汤，无有不应。

疏曰：面色萎黄，虚者有之，未必至于寒也。至于大便不实，食少体倦，而虚寒始确矣。然而虚热者亦若是，要当于脉气形色参之也。《内经》曰：诸呕吐酸，皆属于火。况酸为木火之味，故余每于吐酸吞酸，食后口酸诸症，皆作肝脾郁火治之，而以加味逍遥散或合左金丸，以治肝经血虚火郁之酸；又以补中益气加丹皮、山栀或合左金丸以治脾经气虚火郁酸。若气血不虚，只是火郁而作酸症，但用越鞠丸或合左金丸治之。所谓脾胃虚寒而患此症者，十中之一也，故先生亦有补中益气加木香、炮姜，不应，送左金丸或越鞠丸之说。此是虚热之法，而非定主虚寒也。至于前云脾胃虚寒，用六君加炮姜、木香，后云中气虚寒，用补中益气必加附子者，前因大便不实而言，后不过疏论而已。盖大便不实者，不利于黄芪、当归之滑润也。前云中气虚弱，用人参理中汤或补中益气汤加干姜、木香，后云中气虚寒，必加附子或附子理中汤者，前是不过虚弱而论，后则虚弱而兼寒也，盖虚弱者，原不必附子之大温大热也。又前云脾胃虚寒，用六君加炮姜、木香，后云中气虚弱，补中益气加木香、干姜者，要知炮姜能温脾胃之寒，干姜不过止呕行滞而已，其功用甚殊也。（脾胃亏损吞酸嗳腐等症）

余母太宜人，年六十有五。乙未春二月，饮食后偶闻外言忤意，呕吐酸水，内热作渴，饮食不进,惟饮冷水,气口脉大而无伦,面色青赤,此胃中湿热郁火。投以药,入口即吐,第三日吐酸物,第七日吐酸黄水,十一日吐苦水,脉益洪大,仍喜冷水,以黄连一味煎汤,冷饮少许,至二十日,加白术、白茯苓,至二十五日,加陈皮,三十七日,加当归、炙甘草,至六十日,始进清米饮半盏,渐进薄粥饮,调理得痊。

疏曰:此症系胃经湿热郁火,以气口脉大而无伦故也。然亦未尝不因肝火而发,故其面色青赤。余意此症何不即用茱、连浓煎,细细呷之使呕吐止,继以清湿热,散郁火之剂,数日可愈矣。何必延至十一日而后进一味黄连汤耶?岂以事关老母,为子者不敢轻易用药而然乎?独不虑吐伤元气,则旦暮不保,何可延至十一日之久乎?要知所吐皆酸水酸物,则湿热郁火亦得从吐而散去。且不言神气困倦,故可缓缓而图也。然不用茱、连,而用黄连者,岂以茱、连入肝,黄连入胃。此症虽因外言忤意而作,而病脉则现于气口胃部,故以黄连入胃为当也。观后所加之药,皆在胃而不在肝,概可知矣。况只言忤意,而不言发怒,则于肝分似无涉也。(脾胃亏损吞酸嗳腐等症)

临证指南医案

朱五四　阳微,食后吞酸。

茯苓四两　炒半夏二两　广皮二两　生於术二两　厚朴一两　淡干姜一两　荜澄茄一两　淡吴萸一两　公丁香五钱

水法丸。(脾胃)

莫五十　今年夏四月,寒热不饥,是时令潮沴①气蒸,内应脾胃。夫湿属阴晦,必伤阳气,吞酸形寒,乏阳营运。议鼓运转旋脾胃一法,苓姜术桂汤。(湿)

吴三八　胃痛三月不止,茹素面黄,产后吞酸少食,中焦阳惫,岂宜再加攻泄?与辛补血络方。阳虚胃痛血络瘀滞

桃仁　归须　公丁香皮　川桂枝　半夏　茯苓(产后)

叶氏医案存真

胃弱,肝气不和,口中吞酸作苦,食物无味。拟进加味温胆汤法。

温胆汤加人参、川斛。

江宁廿一　食已夕顷,酸水涌呕,饥时不食,又不安适。此久病胃虚,而阳乏运行,浊阴凝聚使然。春季以辛温开导气分不效,思虑中挟滞,泄浊温通必佐养正。苟不知避忌食物,焉能取效?

吴茱萸　淡干姜　茯苓　熟川附　小川连　熟半夏

阊门三十四　舌粉白,心中寒,呕酸不止,理胃阳必佐泄肝逆。

吴茱萸　川楝子　生炒黑附子　高良姜　延胡索　云茯苓

叶天士晚年方案真本

钱嘉善,三十六岁　情志不和,病起于内,由痛吞酸呕吐,卧着气冲,必是下起。议泄木安土。

吴萸泡　人参　茯苓　川楝肉　干姜　半夏炒(杂症)

高江宁,廿一岁　食已少顷,酸水涌呕,但饥时不食,仍不安适。久病致胃虚,阳不运行,浊阴乃聚。春季以开导气分,辛温不效。思虑中夹滞,泄浊温通,必佐养正。苟不明避忌,食物焉能取效。

川连　吴萸　茯苓　淡熟川附　淡干姜　熟半夏　人参(杂症)

---

① 沴(lì 立):谓天地四时之气不和而生的灾害。

李　劳久伤阳，胃痛吞酸，痰多。

熟半夏　延胡索　胡芦巴　高良姜　老生姜　川楝子　块茯苓(杂症)

王双林，廿六岁　早食呕吐酸水浊涎，心口痛引腰胯，此阳微浊阴犯络，例以辛热。

乌头　良姜　延胡　川楝　红豆蔻　茯苓(杂症)

胡廿二岁　肾虚遗精，上年秋冬，用填阴固摄而效。自交春夏遗发，吞酸不饥，痰多呕吐，显然胃逆热郁，且以清理。

川连　桔梗　广藿梗　薏苡仁　橘白　白蔻仁(杂症)

沈五十三岁　吞酸嘈杂，不化食味。

藿香　橘白　川连　金石斛　茯苓　黑栀皮(杂症)

续名医类案

潘埙曰：余昔年脾胃受病，每日申未时饭，至二鼓食消方寝，夜半睡醒，嗳气吞酸，糟粕乘气浮上，起坐摩娑久之复寝，漫服枳术平胃散，或分消，或疏导，久不效。自思年六旬外，恐脾胃弱，不能运化，却去晚餐，凡粘硬果物及湿热酒面，一切不入口，不知何以致此？因读东垣脾胃泻论，乃知阳气下陷，阴火上冲，脾胃不实故耳。得一方曰：补脾胃泻阴火升阳汤，药品主佐在本方，并服药时日，所宜所忌，切中病情。又读调理脾胃治验，谓不可用淡渗之剂，抑遏阳气，反助阴邪，必加升阳风药，以羌、独活、升麻、防风、炙甘草根，截入煎药，水煎服。乃依方服之，片时后阳气缕缕①而上，不数日阴火渐伏，脾胃实而愈。(卷十六・吞酸嘈杂)

朱丹溪治一人，因湿热病，呕吐酸水如醋，用二陈汤加姜炒芩、连、苍术、白术、栀子、藿香、香附、砂仁而愈。

陈三农治一妇，每食止碗许，稍加，非大便泄泻即噎腐吞酸，腹胀痞闷。此脾虚寒不能化也，用六君子加茱、连、藿香、香附、砂仁、神曲、煨姜而愈。(卷十六・吞酸嘈杂)

扫叶庄一瓢老人医案

盛体失血，作酸嗳逆，脉得左涩右弦。合引血干之条，曲直作酸之旨，责之厥阴中阳气上乘为治。

旋覆花　代赭石　老枇杷叶　块茯苓　新绛屑(虚劳)

吞酸欲呕吐，喜静恶动，从郁怒气逆，病在肝胃。此一脏一腑病，和阳解郁。

牡丹皮　黑山栀　钩藤　郁金　半夏　茯苓　金石斛　广皮(郁)

缪氏医案

左关弦急，酸水上冲，脘中不爽，悉是木郁土中，阳微滞运，议与宣通之法。

冬虫夏草　玫瑰花　於术　砂仁　黑沉香汁　神曲　半曲　陈皮　金柑皮

南雅堂医案

脾阳虚则完谷不化，胃阳虚则水饮停阻。今胸胁胀满，纳入辄呕酸水清涎，或嗳腐气，腹中漉漉有声，宜培土利水，参用治中二陈成法。

制半夏二钱　陈皮一钱　白茯苓三钱　人参一钱　炮姜五分　熟附子五分　泽泻一钱　枳实八分　豆蔻仁八分　炒白术三钱　炒谷芽三钱(膈症门)

高年下元已虚，寒热邪气扰中，胃阳大伤，酸浊上涌作吐，脘痛如刺，系阳衰阴浊上僭，胃气不得下行，拟用仲景附子泻心汤，通

① 缕缕：连续不断。

阳之中，并可泄热开导，使中土温和，气机藉以流通，可如法遵服。

附子一钱五分(泡)　人参一钱五分　干姜一钱　枳实一钱　白茯苓三钱　制半夏一钱五分　川连六分

上药前三味，先另煎取汁，后四味用冷水开水各一杯，煎三十沸为度，倾出去滓，将前三味药汁和服。(膈症门)

王旭高临证医案

祝　胃阳虚则水饮停，脾阳虚则谷不化，腹中辘辘，胸胁胀满，纳食辄呕酸水清涎，或嗳腐气。法以温导，崇土利水。

炮姜　陈皮　苍术　半夏　熟附子　白术　党参　泽泻　枳实　瓜蒌仁　蔻仁　谷芽(噎膈反胃)

吴鞠通医案

许　四十七岁　癸亥二月二十日　脉弦而紧，弦则木旺，紧则为寒，木旺则土衰，中寒则阳不运，土衰而阳不运。故吞酸嗳气，不寐不食，不饥不便，九窍不和，皆属胃病。浊阴蟠踞中焦，格拒心火，不得下达，则心热如火，议苦辛通法。

小枳实三钱　淡吴萸三钱　半夏一两　真云连二钱，炒　生苡仁五钱　广皮二钱　厚朴三钱　生姜六大片

甘澜水八碗，煎成三碗，分三次服，渣再煎一碗服。

二十四日　六脉阳微，浊阴蟠踞，不食，不饥，不便，用和阳明兼驱浊阴法。今腹大痛，已归下焦，十余日不大便，肝病不能疏泄，用驱浊阴通阴络法。又苦辛通法，兼以浊攻浊法。

淡吴萸三钱　小枳实二钱　川楝子三钱　小茴香三钱　雄鼠粪三钱　广皮钱半　乌药一钱　良姜二钱，炒　川朴三钱　槟榔二钱

以得通大便为度。

二十七日　服以浊攻浊法，大便已通，但欲便先痛，便后痛减，责之络中宿积未能通清。

脐上且有动气，又非汤药所能速攻，攻急恐有瘕散为蛊之余。议化癥回生丹，缓攻为妙。(脾胃)

类证治裁

族某　胸痛食减吐酸，由肝逆浊泛。用吴茱萸、厚朴、枳壳、青皮、半夏、茯苓为末。空心日再服，金橘皮泡汤下，有效。

龙砂八家医案

七元泾陶世揆九月吐酸　呕吐酸水，连饮食俱出酸味，觉刺心而痛，系好饮酒之人，服四帖愈。

茯苓三钱　桂枝木一钱　泽泻一钱　黑山栀姜汁炒二钱　橘红二钱　苍术钱半　楂肉二钱　砂仁一钱　甘草五分　半夏二钱　姜汁二匙　铁锈水三匙(叶德培先生方案)

问斋医案

曲直作酸，酸乃肝木之味。由于土为木克，健运失常，糟粕壅遏，酸馊非寒非热。宜先理气。

广藿香　广木香　鸡心槟榔　川厚朴　炙甘草　冬白术　陈橘皮　枳实　生姜(诸窍)

寿石轩医案

肝阳扰胃，胃中伏饮，懊侬，哕吐酸水，食入反出。脉象弦滑。再延防成反胃。

益智子一钱五分(盐水炒)　四制於术二分五厘　云茯苓三钱　白蔻花一钱五分　黄郁金一钱

五分　制半夏四钱　瓜蒌霜八分　煅赭石二钱　橘皮络各八分　汉防己八分　灶心土一两五钱煎汤代水(噎膈反胃)

张聿青医案

右　食入片刻,即吐出酸水,面现青色。询系失恃后悲苦所致。肝火郁极,故作酸也。

桑叶　丹皮　郁金　制香附　山栀姜汁炒　左金丸

张左　脉证相安,至暮腹满,酸水上涌。营滞不行,土郁湿困。不能急切图功。

制半夏　白蒺藜　台白术　公丁香　茯苓皮　广皮　淡吴萸　晚蚕沙　炒蒌皮　建泽泻　禹余粮丸一钱五分,开水先服

吴媪　风阳较平,眩晕大减,而余威未靖。吞酸涌涎,时止而仍时作。再养肝熄肝,参苦辛以制心火,而佐金气以平肝木。

阿胶珠　杭白芍　黑豆衣　池菊　茯神　炒杞子　女贞子　潼沙苑　左金丸(呕吐附吞酸吐蛔)

柳宝诒医案

平　肝木之气,厥逆不平,内犯中宫,则肢冷吐酸;下注经络,则足膝酸疼。胆木郁陷,脾土不升,致肝气横决无制,或上或下。治当建立中阳,佐以和解通络。须得中气有权,足以御木,乃可着手。

於术　干姜盐水炒　姜半夏　茯苓　广陈皮　桂枝　白芍酒炒　川连吴萸煎汁,拌炒　青皮醋炒　独活酒炒　川怀牛膝各酒炒　苡米姜汁炒　首乌藤　竹茹姜汁炒(妇人)

邵氏医案

肝逆犯胃,呕酸作吐,乘脾作泻,脉两关皆弦,苔白根微黄,脐下滞痛,宜治厥阴阳明。

干姜二分　川楝子三钱　厚朴一钱　川连七分,吴萸五分拌炒　谷芽四钱,白檀末四分拌炒　延胡三钱　茯苓四钱　玫瑰花五朵　仙半夏二钱　红豆蔻一钱　猬皮一钱

三帖。

曹沧洲医案

右　胃阳不振,时易泛酸,舌白黄。胃气呆木,大便溏,脉弦数。经郁气阻,未易奏效。

生穹术三钱五分　制川朴五分　炙鸡金三钱　淡芩一钱,酒炒　橘红一钱　白杏仁四钱　范志曲三钱　茯苓四钱　制半夏二钱　象贝四钱　西茵陈三钱　泽泻三钱　佛手花三钱五分　生熟谷芽各五钱(风温湿热附伏邪伏暑)

右　脉软弦,胃阳式微,不复用事,食入则脘胀格拒,必吐清涎酸苦腻末,始得爽快。舌白,小溲不利,大便尚通,元气因病所损。拟宗昔贤苦以降之,辛以通之,佐以利痰清膈,勿以燥烈劫阴也。

姜制川连　盐半夏　牡蛎粉　橘白　乌梅肉　竹茹　瓜蒌皮　川石斛　白芍　煅瓦楞粉　茯神　绿萼梅(肝脾门)

右　肝病积久,下吸肾水,水虚无以制木,其气横肆不定,乘胃则泛吐酸水;乘脾则胀,中阻则脘痛。时易恶寒,形浮,心中懊恼,莫可名状,脉软弦。拟标本两治之。同守之世兄议方:

归身二钱,土炒　橘白一钱　酸枣仁三钱五分,上川连四分同炒　乌龙丸三钱,绢包　白芍三钱　盐半夏三钱　朱茯神五钱　大腹皮三钱,洗　生牡蛎粉一两,包　竹茹三钱,水炒　广郁金三钱五分　瓦楞粉一两五钱,醋煅,包　绿萼梅瓣一钱(肝脾门)

上池医案

作酸吐酸,胃脘辣而痛,此肝阳犯胃,邪

不杀谷，谷不易化，所以吐酸而痛。

川连淡醋水炒　陈皮　谷芽　白芍　半夏　茯苓　麦芽　枳壳

肝为乙木，木病司升，上犯必伤胃土，胃气下行为顺，逆乱妄行，呕斯作矣。脉来沉细，所出皆酸浊苦水，此属止脏底之汁，上泛最有厥逆之变。古人理肝无不从苦辛酸浊是调，宗其大旨立方。

川连　焦白芍　川楝子　青皮　焦半夏　归须　泡淡吴茱萸　制香附　延胡　赤苓　乌梅

也是山人医案

朱(五六)　阳明胃衰，脉弦，呕逆吞酸，少寐。此属木邪侮土，拟制肝木，以无犯胃土则安。

淡吴萸七分　制半夏一钱五分　淡干姜一钱　川楝子二钱　木瓜一钱　茯苓三钱　生白芍一钱五分　生益智八分

陈(四一)　肝木犯胃，呕逆吐酸。

吴萸五分　制半夏一钱五分　延胡一钱　淡干姜一钱　高良姜一钱　桂枝木五分　茯苓三钱(木乘土)

苏(三一)　肝木乘犯阳明胃土，呕酸食少，经分不至，脉象弦数。拟制肝和胃。

川楝子二钱　制半夏一钱五分　茺蔚子一钱五分　炒延胡一钱　郁金一钱　生香附三钱　南楂炭二钱(木乘土)

王(廿六)　妊娠已及弥月，嗳酸眈胀。议安胎饮去芎、归、条芩，加茯苓，即戊己汤加香附、紫苏，茯苓易茯神。

西党二钱　炙草五分　制香附三钱　甜冬术二钱　广皮一钱　拣麦冬四分　抱木茯神二钱　大白芍二钱　紫苏六分(胎前)

阮氏医案

蔡　中土虚寒，肝气上逆，呕吐酸水，拟用扶土抑肝法。

别直参一钱　炙甘草八分　淡吴萸八分　紫丁香八分　炒白芍二钱　白茯苓二钱　春砂仁八分　姜三片　枣三枚　川桂枝一钱　炒处术二钱

噎膈案(反胃案同见)

石山医案

一人年六十逾，色紫。平素过劳好酒，病膈。食至膈不下，就化为脓痰吐出，食肉过宿，吐出尚不化也。初卧则气壅不安，稍久则定。医用五膈宽中散、丁沉透膈汤，或用四物加寒凉之剂，或用二陈加耗消之剂，罔有效者。来就余治。脉皆浮洪弦虚。予曰：此大虚症也。医见此脉，以为热症，而用凉药，则愈助其阴，而伤其阳。若以为痰为气，而用二陈香燥之剂，则愈耗其气，而伤其胃，是以病益甚也。况此病得之酒与劳也。酒性酷烈，耗血耗气，莫此为甚。又加以劳伤其胃，且年逾六十，血气已衰，脉见浮洪弦虚，非吉兆也。宜以人参三钱，白术、归身、麦门冬各一钱，白芍药八分，黄连三分，干姜四分，黄芩五分，陈皮七分，香附六分，煎服五帖，脉敛而膈颇宽，食亦进矣。(膈噎)

校注妇人良方

一妇人患前症(指噎膈)，胸膈痞闷。余曰：此属脾经血虚。遂用四君、芎、归，调补脾气，寻愈。又因怒兼两胁痞闷，头目不清，月经旬余未竭，用加味逍遥散加钩藤治之，复瘥。

一妇人患前症,胸膈作痛,面清目札[①],小便频数,或时寒热,此肝气滞而血凝,先用失笑散二服痛止,又用加味逍遥散而愈。

一妇人所患同前,泛用行气破血之剂,以致不起。(妇人血膈方论第四)

名医类案

滑伯仁治一妇,病反胃,每隔夜食饮,至明日中昃皆出,不消化。他医悉试以暖胃之药,罔效。滑视,脉在肌肉下即沉。且甚微而弱。窃揆众医用药,于病无远,何至罔效?心歉然未决。一日读东垣书,谓吐证有三,气、积、寒也。上焦吐者从于气,中焦吐者从于积,下焦从于寒。脉沉而迟,朝食暮吐,暮食朝吐,小溲利,大便秘,为下焦吐也。法当通其秘,温其寒,复以中焦药和之。滑得此说,遂复往视,但大便不秘。专治下焦,散寒。以吴萸、茴香为君,丁、桂、半夏为佐,服至二三十剂,而饮食晏如。所谓寒淫所胜,平以辛热是也。(呕吐)

齐王中子诸婴儿小子病,召臣意诊,切其脉,告曰:气膈病。病使人烦满,食不下,时呕沫。病得之少忧,数忔忔,音疑乞反食饮。意即为之作下气汤以饮之,一日气下,二日能食,三日即病愈。所以知小子之病者,诊其脉,心气也,浊躁而经也,此络阳病也。《脉法》曰:脉来数,病去难,而不一者,病主在心。周身热,脉盛者,为重阳。重阳者,逿逿,音唐,荡也心主,故烦满食不下则络脉有过,络脉有过则血上出,血上出者死。此悲心所生也,病得之忧也。脉法妙。《史记》

华佗道见一人,病噎,嗜食而不得下,家人车载,欲往就医。佗闻其呻吟,驻马往,语之曰:向来道旁有卖饼者,蒜齑大酢,从取三升饮之,病当自瘥。即如佗言,立吐蛇一条,悬之车边,欲造[②]佗。佗尚未还,佗家小儿戏门前,迎见,自相谓曰:客车旁有物,必是逢我翁也。疾者前入,见佗壁北悬此蛇以十数。《佗传》

吴延绍,为太医令。烈祖因食饴,喉中噎,国医皆莫能愈。廷绍尚未知名,独谓当进楮实汤。一服,疾失去。群医默识之。他日取用,皆不验。或扣之,答曰:噎因甘起,故以楮实汤治之。《南唐书》

一村夫因食新笋羹,咽纳间忽为一噎,延及一年,百药不效。王中阳乃以荜拨、麦芽炒、青皮去穰、人参、苦梗、柴胡、白蔻、南木香、高良姜、半夏曲,共为末,每服一钱,水煎热服。次日病家来报,曰:病者昨已病极,自己津唾亦咽不下,服药幸纳之,胸中沸然作声,觉有生意,敢求前剂。况数日不食,待游气未尽,拟待就木,今得此药,可谓还魂散也。王遂令其捣碎米煮粥,将熟即入药,再煎一沸,令啜之,一吸而尽,连服数剂,得回生,因名曰还魂散。后以之治七情致病,吐逆不定,面黑目黄,日渐瘦损,传为噎症者,多验。但忌油腻鱼腥粘滑等物。

《外台》载昔幼年经患此病,每食饼及羹粥等,须臾吐出。正观中,许奉御兄弟及柴、蒋等时称名医,奉敕令治,穷其术不能疗,渐至羸惫,危在旦夕。忽一卫士云:服驴溺极验。黄瘅服牛尿,效亦同。旦服二合,后食惟吐一半,晡时又服二合,入定时食粥,吐即定。迄至次日午时,奏之大内。五六人患翻胃,同服,一时俱瘥。此溺稍有毒,服时不可过多。盛取,及热服二合,病深,七日以来服之,良验。《本事方》

孙道秘传翻胃方:州軨辖苦此病,危甚,孙为诊之,数服愈。其法:用一附子,去其盖,刳中使净,纳丁香四十九粒,复以盖覆之,线

---

① 目札(zhā 楂):两眼不时眨动。

② 造:拜访。

缚定,著置银石器中,浸以生姜自然汁,及盖而止,慢火煮干,细末一钱匕,糁①舌上,漱津下。若烦渴,则徐食糜粥。忌油腻生冷。累试累验。《类编》

《广五行记》治噎疾:永徽中,绛州有僧,病噎数年,临死遗言,令破喉视之。得一物,似鱼而有两头,遍体悉是肉鳞,致钵中,跳跃不止,以诸味投钵中,须臾化为水。时寺中刈蓝作靛,试取少靛置钵中,此虫绕钵畏避,须臾化为水。是人以靛治噎疾,多效。《良方》

丹溪治一少年,食后必吐出数口,却不尽出,膈上时作声,面色如平人。病不在脾胃,而在膈间。其得病之由,乃因大怒未止辄食面,故有此症。想其怒甚则死血菀于上,积在膈间,碍气升降,津液因聚,为痰为饮,与血相搏而动,故作声也。用二陈加香韭汁、萝卜子,二日以瓜蒂散、败酱吐之。再一日又吐,痰中见血一盏。次日复吐,见血一钟而愈。

一中年妇人中脘作痛,食已乃吐,面紫霜色。两关脉涩。乃血病也,因跌仆后中脘即痛。投以生新血、推陈血之剂,吐血片碗许而愈。

一中年妇人反胃,以四物汤加带白陈皮、留尖桃仁、去皮生甘草、酒红花,浓煎,入驴尿以防生虫,与数十帖而安。

一人勤劳而有艾妻②,且喜酒,病反胃半年。脉涩不匀,重取大而无力,便燥,面白形瘦,精血耗故也。取新温牛乳细饮之,每次尽一杯,昼夜五七次,渐至八九次,半月便润,月余而安。然或口干,盖酒毒未解,间饮以甘蔗汁少许。一云先与六君子汤加附子、大黄、甘蔗汁,饮之便润,乃以牛乳饮之,二月而安。

一人年四十,病反胃二月,不喜饮食,或不吐,或吐涎裹食出,得吐则快。脉涩,重取弦大,因多服金石房中药所致。时秋热,以竹沥、御米御米即罂粟米,治反胃为粥,二三啜而止。频与之,遂不吐。后天气稍凉,以流水煮粥,少入竹沥与之,间与四物加陈皮益其血,月余而安。

一人咽膈间常觉物闭闷,饮食妨碍。脉涩稍沉,形色如常,以饮热酒所致。遂用生韭汁,每服半盏,日三服,至二斤而愈。

一人不能顿食,喜频食,一日忽咽膈壅塞,大便燥结。脉涩似真脏脉,喜其形瘦而色紫黑,病见乎冬,却有生意。以四物汤加白术、陈皮浓煎,入桃仁十二粒研,再沸饮之,更多食诸般血以助药力,三十帖而知,至五十帖而便润,七十帖而食进,百帖而愈。

一人食必屈曲下膈,梗涩微痛。脉右甚涩而关沉,左却和,此污血在胃脘之口,气因郁而为痰,必食物所致。询,其去腊日,饮□剁酒三盏。遂以生韭汁半盏冷饮,细呷之,尽二斤而愈。以上三人皆滞血致病,而脉涩应之,乃噎膈之渐也。

一人止能吃稀粥一匙,即可下膈,若杂吃一菜,则连粥俱吐,起居如常。用凉膈散加桔梗服。

虞恒德治一人,年五十余,夏秋间得噎症,胃脘痛,食不下,或食下良久复出,大便燥结,人黑瘦甚。右关前脉弦滑而洪,关后略沉小,左三部俱沉弦,尺带芤,此中气不足,木来侮土,上焦湿热郁结成痰。下焦血少,故大便燥结,阴火上冲吸门,故食不下。用四物以生血,四君以补气,二陈以祛痰,三合成剂,加姜炒黄连、枳实、瓜蒌仁,六君、四物合小陷胸汤。可法。少加砂仁,又间服润肠丸,或服丹溪坠痰丸,半年服前药百帖而痊愈。

一妇年近五十,身材略瘦小,勤于女工,得膈噎症半年矣,饮食绝不进,而大便结燥不行者十数日,小腹隐隐然疼痛。六脉皆沉伏。以生桃仁七个令细嚼,杵生韭汁一盏送下,作

① 糁(sǎn 伞):涂抹,粘。
② 艾妻:年轻美貌的妻子。

血瘀治。片时许,病者云:胸中略见宽舒。以四物六钱,加瓜蒌仁一钱,桃仁泥半钱,酒蒸大黄一钱,酒红花一分,煎成正药一盏,取新温羊乳汁一盏,合而服之,半日后下宿粪若干,明日腹中痛止,渐可进稀粥而少安。后以四物出入加减,合羊乳汁,服五六十帖而安。

古朴治一人,患噎,人咸意其不起。古朴视,以此正合丹溪胃口干槁之论例五膈宽中平胃酸,病在不治。若能滋阴养血,补脾开胃,加之竹沥以清痰,人乳以润燥,庶或可生。其家依法治之而愈。

吴茭山治一妇人,患宿痰呕吐。作噎膈治,以陈皮、海粉、枳实、白术、香附、半夏曲,愈。后以清气化痰丸常服,其患不复举矣。

江应宿治一老妇,近七旬,患噎膈,胃脘干燥。属血虚有热。投五汁汤,二十余日而愈。其方:芦根汁、藕汁、甘蔗汁、牛羊乳、生姜汁少许,余各半盏,重汤煮温,不拘时徐徐服。(噎膈)

孙文垣医案

族妹经不行者八十日,每饮食入腹即疼痛,必尽吐出乃止,居常亦吐酸水。上焦热,下焦寒,大便半月始一行,食饮不进者四十日。六脉皆数,左滑,右软弱。妹能事者,以其夫多病,且不谙世故,由是悒悒,病从思虑而得,恐成膈症。今大便燥结、吐酸乃膈之征,急宜拂虑,庶药有功。先与丁灵丸一粒而吐止,继用温胆汤,加大腹皮、姜,连,痛吐全安。改以二陈汤加香附、条芩、山栀仁、丹参、砂仁,调理两月经行,大便始润,而膈症斯不作矣。(卷三)

臧少庚年五十,每饮食,胸膈不顺利,觉喉管中梗梗,宛转难下,大便燥结,内热,肌肉渐瘦,医与五香连翘汤、五膈丁香散,诸治膈之剂,尝试之不效。时予方有事于先冢,久未远出,臧则不远千里而就予治。观其色苍黑,目中神炯炯不眊,惟气促骨立,予知其有机心人也。其脉左弦大,右滑大。予谓之曰:据脉,乃谋而不决,气郁成火,脾志不舒,致成痰涎,因而血少便燥,内热肌消。张鸡峰有言:膈乃神思间病。即是推之,子当减思虑,断色欲,薄滋味,绝妄想,俾神思清净,然后服药有功,不然,世无大丹,而草根木石何足恃哉!子既远来,予敢不以肝膈相照,兹酌一方颇妥,归即制服,但毋轻示人,恐见未精者,妄为加减,乃败事矣。慎之,慎之!臧曰:谨如教。其方用桂府滑石六两,炙甘草一两,真北白芥子、萝卜子、射干、连翘子各一两半,辰砂五钱,以竹茹四两煎汤,打馒头糊为丸,绿豆大,每食后及夜,用灯芯汤送下一钱半,一日三服,终剂而病如失。(卷五)

寓 意 草

治李思萱乃室膈气危病治验附叶氏妇治验

李思萱室人有孕,冬月感寒,至春而发,初不觉也。连食鸡面鸡子,遂成夹食伤寒,一月才愈。又伤食物,吐泻交作,前后七十日,共反五次,遂成膈症,滴饮不入。延诊时,其脉上涌而乱,重按全无,呕哕连绵不绝,声细如虫鸣,久久方大呕一声。余曰:病者胃中全无水谷,已翻空向外,此不可救之症也。思萱必求良治,以免余憾。余筹画良久,因曰:万不得已,必多用人参。但才入胃中,即从肠出,有日费斗金,不勾西风一浪之譬,奈何?渠曰:尽在十两之内,尚可勉备。余曰:足矣!乃煎人参汤,调赤石脂末,以坠安其翻出之胃。病者气若稍回,少顷大便,气即脱去。凡三日服过人参五两,赤石脂末一斤,俱从大肠泻出。得食仍呕,但不呕药耳。因思必以药之渣滓,如糜粥之类与服,又可望其少停胃中,顷之传下,又可望其少停肠中。于是以人参、陈橘皮二味,剪如芥子大,和粟米同煎作粥,与服半盏,不呕,良久又与半盏。如是再三日，始得胃舍稍安。但大肠之空，尚未填实，复以赤石脂为丸，每用人参汤吞两许。如是再三日，大便亦稀。此三日参橘粥内，已加入陈仓米，每进一盏，日进十余次，人事遂大安矣。仍用四君子汤、丸调理，通共用人参九两，全愈。然此亦因其胎尚未堕，有一线生气可续，故为此法以续其生耳；不然者，用参虽多，安能回元气于无何有之乡哉；后生一子，小甚，缘母疾百日，失荫之故。

附叶氏妇治验　叶氏妇，亦伤寒将发，误食鸡面鸡子，大热喘胀。余怜其贫，乘病正传阳明胃经，日间与彼双表去邪，夜间即以酒大黄、元明粉连下三次，大便凡十六行，胎仍不动，次早即轻安。薄粥将养数日，全愈，此盖乘其一日骤病，元气大旺，尽驱宿物，以免缠绵也。设泥有孕，而用四物药和合下之，则滞药反为食积树党矣！

胡卣臣先生曰：前治神矣，后治复不减，盖前治明，后治良也，行所明以持危扶颠，藉有天幸者多矣。此嘉言所以昭述其事，亦曰不得已欤！

辨黄咫旭乃室膈气危症用缓治法而愈

咫旭乃室病膈气二十余日，饮粒全不入口。延余诊时，尺脉已绝而不至矣。询其二便，自病起至今，从未一通，止是一味痰沫上涌，厌厌待尽，无法以处。邑庠有施姓者，善决生死，谓其脉已离根，顷刻当坏。余曰：不然，《脉经》明有开活一款云，上部有脉，下部无脉，其人当吐不吐者死。是吐则未必死也，但得天气下降，则地道自通。故此症倍宜治中，以气高不返，中无开阖，因成危候。待吾以法缓缓治之，自然逐日见效，于是始独任以观验否。乃遂变旋覆代赭成法，而用其意，不泥其方。缘女病至尺脉全无，则莫可验其受孕，万一有而不求，以赭石、干姜辈伤之，呼吸立断矣，姑阙疑。以赤石脂易赭石，煨姜易干姜，用六君子汤加旋覆花，煎调服下，呕即稍定。其岳父见用人参，以为劫病而致憾。余曰：无恐也，治此不愈，愿以三十金为罚；如愈，一文不取。乃全神照应，药必亲调，始与服之。三日后，渐渐不呕；又三日后，粥饮渐加，举家甚快。但病者全不大便，至是已月余矣。一则忧病之未除，再则忧食之不运，刻刻以通利为嘱。余曰：脏气久结，食饮入胃，每日止能透下肠中一二节，食饮积之既久，脏气自然通透，原议缓治，何得急图耶？举家佥以余为不情，每进诊脉，辄闻病者鼻息之扬，但未至发声相詈耳。盖余以归、地润肠之药，恐滞膈而作呕，硝、黄通肠之药，恐伤胎而殒命。姑拂其请，坚持三五日，果气下肠通，而病全瘳矣！病瘳而其家窃议曰：一便且不能通，曷贵于医耶？月余腹中之孕果渐形著。又议曰：一孕且不能知，安所称高耶？吁嗟！余之设诚而行，以全人夫妻子母，而反以得谤也，岂有他哉！惟余得谤，当世之所谓医者，然后乃得名耳！

胡卣臣先生曰：议病入理之深，自然入俗之浅，如中无开阖之语，及脏气逐日渐通之语，岂堪向寻常索解耶！

面议倪庆云危症再生治验

倪庆云病膈气十四日，粒米不入咽，始吐清水，次吐绿水，次吐黑水，次吐臭水，呼吸将绝，医已歇手。余适诊之，许以可救，渠家不信。余曰：尽今一昼夜，先服理中汤六剂，不令其绝，来早转方，一剂全安。渠家曰：病已至此，滴水不能入喉，安能服药六剂乎？余曰：但得此等甘温入口，必喜而再服，不须过虑。渠诸子或庠或弁[①]，亦知理折，佥曰：既有妙方，何不即投见效，必先与理中，然后乃用此，何意耶？余曰：《金匮》有云，病人噫气不除者，旋覆代赭石汤主之。吾于此病分别用之者有二道：一者以黑水为胃底之水，臭水为肠中之水，此水且出，则胃中之津液久已不存，不敢用半夏以燥其胃也；一者以将绝之气，止存一系，以代赭坠之，恐其立断，必先以理中分理阴阳，俾气易于降下，然后代赭得以建奇奏绩。一时之深心，即同千古之已试，何

① 弁：古时武官所戴的皮帽，后专指低级武官。

必更疑?及简仲景方,见方中止用煨姜而不用干姜。又谓干姜比半夏更燥,而不敢用。余曰:尊人所噫者,下焦之气也,所呕者,肠中之水也。阴乘阳位,加以日久不食,诸多蛔虫,必上居膈间,非干姜之辣,则蛔虫不下转,而上气亦必不下转,妙处正在此,君曷可泥哉!诸子私谓,言有大而非夸者,此公颇似。姑进是药,观其验否。进后果再索药,三剂后病者能言,云内气稍接,但恐太急,俟天明再服,后且转方为妥。至次早,未及服药,复请前医参酌,众医交口极沮,渠家并后三剂不肯服矣。余持前药一盏,勉令服之,曰:吾即于众医前,立地转方,顷刻见效,再有何说!乃用旋覆花一味煎汤,调代赭石末二茶匙与之。才一入口,病者曰:好药,吾气已转入丹田矣!但恐此药难得。余曰:易耳。病者十四日衣不解带,目不交睫,惫甚,因图脱衣安寝。冷气一触复呕,与前药立止,思粥,令食半盏。渠饥甚,竟食二盏,少顷已食六盏。复呕,与前药立止,又因动怒,以物击婢,复呕,与前药立止,已后不复呕。但困倦之极,服补药二十剂,丸药一斤,将息二月,始能远出,方悔从前少服理中二剂耳。

胡卣臣先生曰:旋覆代赭一方,案中屡建奇绩,但医家未肯信用,熟读前后诸案,自了无疑惑矣!(卷二)

里中医案

姚三省噎膈

太学姚三省,膈噎呕吐,服清火疏气药、化痰开郁药半载而食减。余曰:气口无神,神门衰软,脾肾两虚之象也。脾虚则升降失耶,而痰起中焦;肾虚则真火衰残而精微不奉。用白术五钱,补骨脂三钱,半夏、炮姜各一钱,沉香、人参各二钱,一剂而减,十剂而食进。

金元之之内噎症

金元之之内患噎,胸腹有奇痛而经阻,医认瘀血。余察其脉,细为气衰,沉为寒痼,若攻瘀血,加霜于雪也。况自下而上,处处皆痛,明非血矣。参、芪、术各二钱,木香、姜、桂各一钱,煎成,和醇酒饮之。甫入口便快,半月而痛止。因常服理中汤,数年弗辍。

方春和噎

江右方春和,年近五旬,多欲善怒,患噎三月,日粥一钟犹吐其半,六脉弱薄,神情困倦,喜饮热汤,小便清白。用理中汤加人乳、姜汁、白蜜,二剂便减,十剂而多粥,加减至四十剂,而噎与吐咸绝迹矣。

钱远之蓄血

练川钱远之,以鼓盆之戚(编者按:此二字据《医宗必读》补)太过,胸痛不能饭,数日粥不下咽,随食随吐,涎如卵白,溲便坚涩。余曰:脉有根本,其蓄血可下也,用酒蒸大黄加桃仁、归尾、郁金、延胡索、降真香、山甲,蜜丸酒送四钱,再剂而黑皆下,补养数月,病苦减去。

脉诀汇辨

邑侯张孟端夫人,忧愤交乘,食下辄噎,胸中隐隐痛。余诊曰,阳脉滑而阴脉搏,痰血互凝之象也。以二陈汤加归尾、桃仁、郁金、五灵脂,连进四剂,证犹未衰。因思人参与五灵脂同剂,善于浚血。即以前剂入人参二钱,倍用五灵脂,再剂而血从大便出,十剂而噎止,弥月而竟安矣。(卷九)

马氏医案并附祁案王案

动怒下血,胃脘刺痛,饮食留中不运,高年恐延噎膈反胃之症,大忌辛燥,宜辛甘以理甘,兼润燥以开结。

柏子仁　旋覆花　青葱管　桃仁　麻仁　归身

东皋草堂医案

一人患膈噎，痰嗽便燥，以人参利膈丸治之不效，有时并丸药亦吐出，余见其喘急烦闷，背痛彻胁，脉来有力，知其老痰胶固膈间，药不得下故也。改用栝蒌实丸为汤：瓜蒌仁二钱、枳壳一钱、半夏二钱、苦桔梗八分、神曲一钱、生姜三片、少加射香厘许。投之下痰碗许，胸次稍宽，腹中漉漉有声，此痰气活动，流注肠中也。再投以控涎丹一服，下痰水半桶，后以六君子汤调理而愈。

一人反胃，眼下颧骨俱黑色，气上冲心，大便燥结，诊其右关脉细而附骨，寸口沉而横，此脾家有寒积也。以厚朴丸利之，一月而症减。厚朴一两五钱，姜汁炒、川椒去目，一两，微炒、川乌炮，去皮，一两、紫菀一两、吴茱萸一两，汤泡、菖蒲一两、柴胡一两、桔梗五钱、茯苓五钱、官桂一两二钱、皂角去皮弦，炙，一两、干姜炮、人参各一两四钱、川连一两、巴豆霜五钱。炼蜜丸如梧子，每服三丸，渐加至七八丸，生姜汤下。(膈噎)

一人饮食辄吐，所出倍于所入，自分必死，亟用猫胞散，以猪肉汤调下，渐能纳谷，后以人参利膈丸，推陈致新而愈。

猫胞散方：猫胞一具、乌药五分、小茴香一钱、半夏一钱、橘红五分、丁香二粒，碾成细末，加苏合油少许。

人参利膈丸：人参、当归、甘草、枳实炒、藿香各一两、木香、槟榔各七钱五分、大黄酒制，一两。为末，水泛丸如桐子大，每服五十丸。(膈噎)

(评选)静香楼医案

气郁痰凝，阻隔胃脘，食入则噎，脉涩，难治。

旋覆花　代赭石　橘红　半夏　当归　川贝　郁金　枇杷叶

诒按：旋覆代赭为噎膈正方。食入则噎，肺气先郁，故加郁、贝、枇杷叶；惟脉涩者正虚，可加人参。

脉疾徐不常，食格不下。中气大衰，升降失度。

旋覆花　代赭石　麦冬　茯苓　半夏　广皮　人参　枇杷叶

诒按：此因中气大伤，故用参、麦。

朝食暮吐，肝胃克贼，病属反胃。

旋覆花　代赭石　茯苓　半夏　吴萸　生姜　粳米　人参　枇杷叶

诒按：此专治吐，故加姜、萸。(呕哕门)

临证指南医案

张五七　脉小弦，纳谷脘中哽噎，自述因乎悒郁强饮，则知木火犯土，胃气不得下行所致，议苦辛泄降法。

黄连　郁金　香淡豆豉　竹茹　半夏　丹皮　山栀　生姜

又　前方泄厥阴，通阳明，为冲气吐涎脘痞，不纳谷而设，且便难艰阻，胸胀闷，上下交阻有年，最虑关格，与进退黄连汤。(木乘土)

毕五四　夏间诊视，曾说难愈之疴，然此病乃积劳伤阳，年岁未老，精神已竭，古称噎膈反胃，都因阴枯而阳结也。秋分后复诊，两脉生气日索，交早咽燥，昼日溺少，五液告涸，难任刚燥阳药，是病谅非医药能愈，大半夏汤加黄连姜汁。(噎膈反胃)

苏五四　向来翻胃，原可撑持，秋季骤加惊忧，厥阳陡升莫制，遂废食不便，消渴不已，如心热，呕吐涎沫，五味中喜食酸甘，肝阴胃汁，枯槁殆尽，难任燥药通关，胃属阳土，宜凉宜润，肝为刚脏，宜柔宜和，酸甘两济其阴。肝阴胃汁枯

乌梅肉　人参　鲜生地　阿胶　麦冬汁　生白芍(噎膈反胃)

叶氏医案存真

食下脘中噎阻，背胁气逆而痛，脉右寸独大。据述由嗔怒致病，当与清金制木，形瘦津少，勿用破气燥血。

枇杷叶　桔梗　紫降香汁　川贝　苏子　生香附汁

中年饱食，虚里穴痛胀，引之吐出，痛胀势减，必起寒热，旬日乃已。夫脾主营，胃主卫。因吐动中，营卫造偏周行，脉中脉外参差，遂致寒热。且纳物主胃，运化在脾，皆因阳健失司，法当暖中，用火生土意，再以脉沉弦细参论，都系阴象，有年反胃格胀，清阳渐弱，浊阴僭窃为多。症脉属虚，温补宜佐宣通，守中非法。

生淡干姜　茯苓　人参　熟半夏　白粳米

凡久病必入络脉，医但写药凑方，不明入络之理，药由咽入，过胃至肠而已。此症由肝络而来，过膈入胃，胃翻呕吐。致吐致胀之由，从肝而出也。偏胜病起，务以急攻。用药如用兵，直捣中坚，使病溃散，然非入络之方，弗能效矣。议于病发之时，疏理肝木。病缓再安胃土。

人参　厚朴　茯苓　熟半夏

磨入蓬莪术五分。

十九岁，翻胃三月，粒米不存，左脉大空虚，右脉细小虚涩，纳食少停，即涌出口，面白神瘁，大便燥结。此阴血枯槁，阳气郁结，已成膈症。勉拟补中纳下法。

人参　於术　麦冬　苇茎　牛涎　半夏　益智　茯苓

武进四十六　阳伤胃反。

熟附子　淡干姜　桂枝　黄连　厚朴　茯苓

同里五十六　酒热深入血分，瘀呕盈盆，越六七年，病变反胃妨食，呕吐涎沫。问大便仍通，结闭止在中脘，先通瘀开闭。

韭白汁　金墨汁　生桃仁　生蒲黄　延胡索　片姜黄

包衙前四十五　自胃痛起，咽食又噎，近加涌泛粘涎。中年经营，劳瘁阳伤，清气不司转旋，上不知饥，大便不爽，九窍不和，都属胃病。

人参　熟半夏　胡芦巴　荜拨　茯苓　老姜汁

叶天士晚年方案真本

叶东山，五十岁　酒肉生热，因湿变痰，忧愁思虑，气郁助火，皆令老年中焦格拒阻食，姜半之辛开，蒌连之苦降，即古人痰因气窒，降气为先。痰为热生，清火为要。但苦辛泄降，多进克伐，亦非中年以后，仅博目前之效。议不伤胃气，冬月可久用者。

甜北梨汁五斤　莱菔汁五斤

和匀熬膏。（杂症）

孙五十九岁　食入气冲，痰升阻塞咽干，此为反胃。病根起于久积烦劳，壮盛不觉，及气血已衰有年，人恒有此症。未见医愈，自能身心安逸，可望久延年月。

黑栀　半夏　橘红　茯苓　金斛　竹沥一两　姜汁三分（杂症）

偶关上，五十九岁　瘦人液枯，烦劳动阳，气逆冲气，渐如噎膈衰老之象，安闲可久。

枇杷叶　杜苏子　柏子仁　火麻仁　炒桃仁（杂症）

周六十岁　气血已衰，噎膈反胃，每每中年以后。盖操家劳瘁，必伤心脾之营，营液日枯，清气日结，而食管渐渐窄隘，郁久痰涎内聚，食入涎沫迎涌，而致反胃，此乃气分之结。萸地枸杞滋养肝肾，胃先觉其腻滞，焉得肝肾有益?

大半夏汤。(杂症)

杨五十二岁　气从左升,自肝而出,酸水涌上,食入呕出。胃中乏阳运行,木来克土。当此年岁,反胃妨食,乃大症也。

人参　茯苓　吴萸　干姜　胡芦巴　炒黑川椒(杂症)

萧五十三岁　面色萎黄少采,脉来小濡微涩,此皆壮盛积劳,向衰阳弱,病至食下咽,气迎阻挡,明明反胃格拒。安静快活,可延年岁。

大半夏汤。(杂症)

洄溪医案

嘉兴朱亭立,曾任广信太守,向病呕吐,时发时愈,是时吐不止,粒米不下者三日,医以膈证回绝,其友人来邀诊。余曰:此翻胃证,非膈证也。膈乃胃腑干枯,翻胃乃痰火上逆,轻重悬殊。以半夏泻心汤加减治之,渐能进食,寻复旧,从此遂成知己。每因饮食无节,时时小发,且不善饭,如是数年,非余方不服,甚相安也。后余便道过其家,谓余曰:我遇武林①名医,谓我体虚,非参、附不可,今服其方,觉强旺加餐。余谓此乃助火以腐食,元气必耗,将有热毒之害。亭立笑而腹非②之,似有恨不早遇此医之意。不两月遣人连夜来迎,即登舟,抵暮入其寝室。见床前血汗满地,骇问故,亭立已不能言,惟垂泪引过,作泣别之态而已。盖血涌斗余,无药可施矣,天明而逝。十年幸活,殒于一朝,天下之服热剂而隐受其害者,何可胜数也。

雄按:服温补药而强旺加餐,病家必以为对证矣,而孰知隐受其害哉。更有至死而犹不悟者,目击甚多,可为叹息。(翻胃)

续名医类案

常熟一富人病反胃,往京口甘露寺设水陆,泊舟岸下。梦一僧持汤一杯与之,饮罢便觉胸快。次早入寺,乃梦中所见僧,常以此汤待宾,故易名曰:甘露饮。用干饧糖六两,生姜四两,二味合捣作饼,或焙或晒,入炙甘草末二两,盐少许,点汤服之。予在临汀疗一小吏,旋愈,切勿忽之。(继洪《澹疗方》、《本草纲目》)

金山周禅师,得正胃散方于异人,用白水牛喉一条,去两头节并筋膜脂肉,煎如阿胶黑片收之。临时旋炙,用米醋一盏浸之,微火炙干,淬之,再炙再淬。醋尽为度,研末厚纸包收。或遇阴湿时,微火烘之再收。遇此疾,每服一钱,食前陈米饮调下,轻者一服立效。凡反胃吐食,药物不下,结肠三五日,至七八日大便不通,如此者必死。用此方十痊八九。君子收之,可济人命也。(《普济方》、《本草纲目》)

天顺间,有周岐凤者,身兼百技,溺意方术,既死。友人偶召箕,周至,运箕如飞。顷刻数百言,乃长诗也。后一段云:朗吟堂前夜欲阑,丹方写与期平安,菊庄老人此老病,翻胃病实由胃寒。枇杷叶兮白豆蔻,紫苏子兮用莫谬,良姜官桂用些须,厚朴陈皮看功奏。半夏槟榔赤茯苓,沉香丁香皆用轻,白芥藿香吐圣药,杵头糠兮寻至诚。三片生姜两枚枣,切切分明向君道,人参乃是佐使者,食前一服沉疴好。盖菊庄患此病,用示以方也。第菊庄未知何许人,余诗不录。(《祝子志怪》)(卷六・反胃)

张路玉治汤伯干子,年及三旬,患呕吐经年,每食后半日许吐出原物,全不秽腐,大便二三日一行,仍不燥结,渴不喜饮,小便时白时黄。屡用六君子、附子理中、六味丸,皆罔效,日濒于危。诊之,两尺弦细而沉,两寸皆涩而大,此肾脏真阳大亏,不能温养脾土之故,遂以崔氏八味丸与之。或谓附子已服过二枚,六味亦曾服过,恐八味未能奏效也。张

① 武林:旧时杭州的别称。
② 腹非:即腹诽。口里不言,心中讥笑。

曰:不然。此证本属肾虚,反以姜、附、白术伐其肾水,转耗真阴。至于六味,虽曰补肾,而阴药性滞,无阳则阴无以生,必于水中补火,斯为合法。服之不终剂而愈。

张三锡曰:治反胃,用新水一大碗,留半碗,将半碗水内细细浇香油,铺满水面,然后将益元散一帖,轻轻铺满香油面上,须臾,自然沉水底,此即阴阳升降之道也。(方即灵活可法,用治实症当有效。)但香油却最易引吐,用者审之。用匙扰匀服,却将所留水半碗荡药碗,漱口令净。吐既止,却进末子凉膈散,通其二便。未效再进一帖益元及凉膈即效也。此方极验。

王叔权曰:有人久患反胃,予与震灵丹服,更令服七气汤,遂立能食。若加以炷艾尤佳。有老妇患反胃,饮食至晚即吐出,见其气绕脐而转,予为点水分、气海,并夹脐边两穴。他医只灸水分、气海即愈,神效。(《资生经》)

浙省平章南征阅越还,病反胃,医以为可治。朱先生诊其脉,告曰:公之病不可言也。即出,独告其左右曰:此病得之惊后而使内①,火木之邪相挟,气伤液亡,肠胃枯损,食虽入而不化。食既不化,五脏皆无所禀,去此十日当死。果如其言。(《越游集》、《医说续编》)(卷六·反胃)

许学士治一妇人,年四十余,久患翻胃,面目黄黑,历三十余年,医不能效。脾俞诸穴,烧灸交遍,其病愈甚。服此药,顿然全愈。服至一月,遂去其根。方名附子散,用附子一枚极大者,坐于砖上,四面煮火,渐渐逼熟,淬入生姜自然汁中,再用火逼,再淬,约尽生姜汁半碗,焙干,入丁香二钱。每服二钱,水一盏,粟米少许同煎七分,不过三服瘥。

王海云:赵侍郎先食后吐,目无所见,耳无所闻,服紫菀丸五十日,泻出青蛇五七条,四寸许,恶脓三升愈。(方见病风门。)

萧万与曰:崇祯戊寅岁,余客汴梁,为一郡王宫人治产后发呃证。因言及先王壮龄时,患疟痢反胃,遍治不瘥,自料无生理。一草医亦精于脉者,连投五剂,用大黄七两始能食。此亦常有之症。吾乡有患痢者,医以大黄四两下之,见者皆惊愕。然服之痢反减,数服而愈。使此等证,遇读立斋、景岳书者,讵有生理乎?再投十余剂,计服大黄斤许,前证渐愈。后日服痰药滚痰丸,两旬方得全痊。越年余,连生五子,寿至九十三岁而薨②。如此禀赋,亦所不概见者。(卷六·反胃)

张子和治遂平李官人妻,咽中如物塞,食不下,中满,他医治之不效。诊其脉曰:此痰膈也。《内经》曰三阳结为膈。王启玄又曰格阳,云阳盛之极,故食格拒而不入。先以通经散越其一半,后以舟车丸下之,凡三次食已下。又以瓜蒂散再越之,健啖如昔日矣。

王思中治盐院某行部,至常州,病膈症不起。诸太医麇集,皆技穷。王至曰:此是关而非膈,可治也。乃以半夏曲一两为君,制剂与服,不半月动履如常。(《吴江县志》)(卷十四·膈)

一贫叟病噎膈,食入即吐,胸中刺痛。或令取韭汁,入盐梅卤汁少许,细呷得入渐加,(此条乃真噎症,治法亦佳。)忽吐稠涎数升而愈。此亦仲景治胸痹用薤白,皆取其辛温,能散胃脘痰饮恶血之义也。(《本草纲目》)(卷十四·膈)

张路玉治朱彦真酒膈,呕逆不食,每日惟痛饮热酒一二觥,少顷即作酸呕出,膈间大痛,杂治经年不效。良由平昔好饮热酒所致,即丹溪所谓好饮热酒,死血留胃口之候。授以人参散方,用人参一两,煎成加麝香半分(雄按:麝兼能败酒),冰片三厘,三剂便能进食,盖片麝善散胃口之痰与瘀血耳。十剂后改服柏

① 使内:行房事。内,女色。

② 薨(hōng 轰):古代称诸侯或有爵位的大官死去。

子仁汤，半月而安。二方出自云岐，人多未知，每以予为尚异，何可为之辨耶？

沈锡蕃平昔大便燥结，近患噎膈，不能安谷者月余。虽素禀丰腴，近来面色皎白，大非往昔，时方谷雨，正此症危殆之际。诊得六脉沉涩，按久则衰，幸举指则应。为疏六君子汤，下一味狗宝作散调服。甫十剂，呕止食进。再十剂，谷肉渐安。更十剂，起居如故，惟大便尚艰，以六味丸去泽泻加芎、归、首乌作汤，月余便溺自如，秋深更服八味丸而安。大抵噎膈之人，体肥痰逆者可治，枯瘠津衰者不可治。同道王公峻患此，禀气病气，与沈氏相类，误信方士，专力委之，致不起。顾人月亦患此，自谓胀急不当用参，日服仙人对坐草而毙。瘦人亦间有可疗者，秦伯源患此，形神枯槁，神志抑郁，且汤药无资，予门人邹恒友，令其用啄木鸟入麝熬膏，时嗅其气以通结，内服逍遥散加香、砂以散郁，不数剂顿瘳。后陈君亦用此法而愈。又一农人噎膈不食，时呕清涎如赤豆沙水，此属血瘀可知，误用消克破气药，致绝粒不食。用桂苓饮加当归、桃仁、丹皮、牛膝，用熬枯黑糖和虫浆调服，下溏黑如污泥者甚多。(卷十四·膈)

张路玉曰：王御九仲君，因惊恐受病，时方晚膳，即兀兀欲吐而不得出，遂绝粒不食，而起居自如。向后醇酒膏粱，略无阻碍，惟谷气毫不可犯，犯之辄吐。医不知为何病，补泻杂陈，牛黄、狗宝、虎肚、猫胞，总无一验。数月来，湿面亦得相安。延及八月，偶遇一人，谓言此病非药可除，令用生鹅血乘热饮之，一服便安。此虽未见方书，(生鹅血能化坚癖，见江案心脾痛门。)揆之于理，谅无妨碍。一阳之夜，遂宰一鹅取血热饮，下咽汩汩有声，忍之再三，少顷呕出瘀血升许，中有血块数枚，是夜小试稀糜竟不吐。其后渐能用饭从少至多，不藉汤药而安。(此即血膈症。)(卷十四·膈)

朱丹溪治一人，饮热酒食物，梗塞胸痛，盖有死血而然。白术、贝母、麦芽、香附一两，栝蒌仁、杏仁、丹皮、生甘草、干葛、山栀、黄芩、红花、荜澄茄，右或丸或散，任意服之。

黄濡富倾郡，年逾艾[①]，病胸膈不宽。俗医或以降火而剂凉寒，病滋甚。又或以过伤而剂辛热，病益深，而形神如故。(膈病皆如是。)桥曰：脉两寸益涩，余皆弦数而躁，两尺特甚，病由阴火炎上，感怒伤肝，此血膈也，法当不治。黄不怿，乃谢桥。逾月即呕血如桥言，医麋治无效，后吐败血如腐肝乃卒。(同上。)

蒋銮年六十，体故厚，饮食起居如常，惟胸膈稍稍不宽，直自以为痰火耳，久治无效。桥诊之曰：寸口脉涩，非痰火也，此为血膈，顷之必有死气出焉。勿谓无伤，法当不治。闻者大骇，然疑信半之。又曰：公病之来且速，亟问良医，如稍迟，将咎桥发之晚也。其后呕紫血块如指大者数十百枚，呕后竟胸膈颇宽。桥曰：不然，此肝伤而不藏血，血随气逆行，宿血去而新血继之，缓治则缓死，速攻则速死。后更数医，月余死。

魏玉横曰：陈二尹溶上，家吴门，年近五旬，平日准颊微赤，体略肥，日喜火酒数杯。昔在都与余甚相得，近授庐陵丞，乘便过访。因答候，见服膏子药，问何恙。曰：近颇眩晕，由痰饮所致耳，请脉之。乃笑曰：君近亦能医乎？曰：第略晓。诊得两寸搏指，左关弦尺弱，六部略数，此阴不足阳有余，症属燥火，非痰饮也。语之故，但唯唯。索其方则二陈、白术、香附、远志、益智、菖蒲，诸辛燥芳香之品。告以药非对症，久服恐生他变，亦唯唯。别去已五月，抵任至九月忽归寓湖上，则已病也。延往，告以才到官即头汗出，眩晕益甚，食渐减，每饭入停膈中难下，良久仍吐出，后只进粥，粥又不受，乃进面，面亦不受。两月来惟日啖馒头一枚，必自晨细咽至暮，略急则呕矣。大便十余日始一行，坚黑如弹丸。更医数人，服药数十剂，用参亦数两。欲捡方相

① 艾：五十岁。《礼记》："五十曰艾，服官政"。

示,曰无庸,知所用必皆前膏子方中诸品耳。乃果然。此病由燥火,又误服香燥之药,劫其津液,致两阳明枯槁。今已成关格,幸大便未如羊矢,则下焦之阴犹未告竭,急饮润剂,犹可为也。遂与生熟地、天冬、肉苁蓉、北沙参、当归、牛膝等四剂,大便略润,可饮粥一瓯矣。又四帖粥渐加,乃用麻黄拌饭,进一瓯无碍。再四帖大便调,饮食如旧。则以前方加减,令服百帖,及还苏只服其半。后三年病复作,急至杭求诊,就前方加减,令服五十帖,遂至今无恙。(藜按:此门所采俱非真噎症。徐灵胎曰:噎症之成无术可疗,故昔贤成案皆以反胃呕吐等症当之,并无治真噎食之案。近日京师传一方,用未生毛小鼠,阴阳瓦焙干研末,水酒冲服,每投辄效。可见昔人不治之症,原有可治之方,其方亦即在耳目之前。特患虑不及,故遂莫能措手耳。)

余孝廉[1]香圃母夫人,年七十七,膈间不调已二年矣。春尽食愈减,至仲秋渐呕不能食。或作脾胃虚寒,与二陈、二术、补骨脂、吴茱萸、姜、桂诸辛香燥热,几数十剂,遂至汤饮不下。勉进一盏,则呕必倍之,所出皆黄涎而挟腥气,已绝意医药。勉召诊,两手俱无脉,足冷渐过膝,手亦过肘,舌白苔而地则紫,惟神气颇清,起居尚能自主,断为老年三阴血少,相火上逆之症。四肢冷者,误药而热盛作厥也;两手无脉者,荣气衰不能戴卫上朝寸口也;舌苔白而地紫者,肝火上乘肺金不下降也。与生地、杞子、沙参、麦冬、蒌仁、牛膝、米仁、川楝。或问众作寒治,而君谓火,何以验之?曰:第询病人小便可也,既而日点滴而已。又问昔人谓下有热则为关,上有寒则为格,君但主热,得无偏乎?曰:若然,则前方姜、桂何以不效,乃进药遂不呕?数剂后,忽掌心手背绽出青筋累累,盖肝主筋,木得养而骤舒也。入川连三分,四肢渐暖,小便渐长,青筋亦隐。再加熟地五七钱,十余剂全愈。后指端生一疖,问故,曰:其辛香燥热之所酿乎?然,得此无患矣。

吾宗德吾翁年七十五,多郁而喜饮,夏间时呕随愈,初秋感寒复作,服辛燥少愈。季秋复感寒遂大作,凡食即呕,日呕涎沫数盆,汤饮不下者几十日,前医一以二陈、姜、桂,转服转剧,计所呕不下担石矣。脉之洪大搏指,面额作赭石色。《经》曰:诸逆冲上,皆属于火。又素性速,故食入即呕也。与重剂杞、地、沙参、麦冬、米仁,入川连三四分,一剂知,二剂减。问荸荠可食否?曰:可。顿食斤许又减,遂不服药。半月后复作轻,令以前方重加熟地而痊。或问老人阳气衰微,君常与黄连,得毋过乎?曰:老人阳虚,出自何说?乃默然。

胡氏妇年五十来,常患胁痛有块,时当心而痛,甚则呕,其子医以二陈加左金、郁金、香附,初稍愈,后不应。一老医与丁香、肉桂、延胡索、小茴香之类,初亦应,再发再与,则呕增剧。延诊则已数日不食,将成膈矣。幸大便不秘且溏,小便则短涩,口苦而燥,脉左关又弦小而数,两寸鼓,与生地、杞子、沙参、麦冬、酒连,数剂而愈。

方天壶翁年近七十,患心胁痛,一老医与二陈加人参、姜、附,经年累月,遂致食不入,满口似糜非糜,昼夜不眠,惟闻鼓吹讴歌之声则稍寐。延诊,六脉已无胃气,曰:此血膈也,始于肝火躁急,致多暴怒,血随气上,逆于脘中,会阳刚之药,劫其津液,令大络枯涩,血遂凝而不下,胃中热而有瘀,故不纳食,故喜闻歌吹也。今真阴已竭,阳气独留,不可为矣。勉索方,与熟地一两,杞子五钱,沙参三钱,麦冬二钱,每饮一剂,则甜睡二三时,与闻吹唱同。于膈病则无与也,其后呕出死血数瓯而殁。

许君广川,年四十六。性乐洪饮,膏粱炙煿。左胁痛痞,时侵胃络。肝肾已伤,宜滋水木。南京医者,其识颇俗。二陈、五香,六君、六郁。香砂、左金,逍遥、越鞠。出入加减,惟此数方。治之半载,不见其良。予与令坦,相得始彰。语以是症,血膈须防。既而秋仲,饮

① 孝廉:明清对举人的称呼。

食渐妨。因念余说，厥理孔长。相延诊视，与药勿尝。岁忽云暮，呕血如瓤。再延诊之，拟养阴之剂，佥以为谬。及春诣苏，求治于缪。缪与之方，芝麻、黑豆。绛绘、桑叶，希延其寿。岂知膏肓，其绩莫奏。关格遂成，汤饮不受。长此告终，芒种时候。(雄按：此仿痹门施沛然治许赞勿例，竟是一篇祭文。)(卷十四·膈)

扫叶庄一瓢老人医案

三阳结乃成膈，先用更衣丸三钱，破小肠之结，后服煎方。

枇杷叶　桃仁　制半夏　柏子仁　蒌仁　杏仁　郁金　桔梗(痞胀便秘)

凝瘀既久，三焦道路为壅，延成反胃噎膈，议缓逐一法。

人参研　桃仁去皮尖，烘脆　麝香研　大黄　䗪虫酒浸，新瓦上烘焙脆　当归梢烘

炼蜜为丸

《经》云：食下不化，是无阳也。今早纳晚吐，仍然完谷，胃阳衰惫困穷，反胃涌吐，阳气结痹，浊阴壅遏，况少壮至中年，操持萦思，喜饮少谷，阳气积伤。虞天民有云：格拒反胃，必阴枯阳结。视面赤属饮，脉弦为痰，饮留气凝，焉得不痛。缓痛宜通，然非攻下荡涤之比，当从通阳镇逆为法。真寒辛酸，破泄真气，大伤胃阳，不可再服。仿仲景胃虚客气上逆例。

人参　淡附子　淡干姜　代赭　块苓　白旋覆花

酒热伤胃，谷食入脘即噎，涌出涎沫，阳明脉不用事，筋脉牵绊，与半夏泻心汤。

半夏　茯苓　金石斛　竹沥　姜汁

接服　杏仁　鲜枇杷叶　厚朴　茯苓　半夏

右脉弦长而数，左脉带涩，阻在胃之上脘，起自恚怒，不独伤肝，肺亦有之，何也？以其循胃上膈，是肺之所属，金不及木，得反侮之，聚则气凝痰阻，眼胞足以证之。拟泄金平木何如。

姜制枇杷叶　苏子　水梨汁　醋制代赭石　桃仁　茯苓　姜汁　郁金　滑石　绛绢三四寸，煎汤代水。

半硫通下颇效，妙香开上反吐，此中焦胃阳已虚也。用：

大半夏汤。

食不得化，是无阳也。脉络映痛，辛香芳温可效，当用：

苏合香丸。

昔年嗜饮，湿聚痰壅，致清升浊降，痹阻食脘窄隘，咽窍不纳，饮留气凝。治在上焦，以饮有质，气无形也。

生滑石　紫厚朴　竹沥冲　芦根　瓜蒌皮　姜汁冲

老人噎膈，不能纳谷，脘中窄隘，是气不通，非有余之比。

枇杷叶　米仁　橘红　芦根　茯苓　姜汁

途次吸入寒气，伤及络脉，每胸痛饮热酒，宣通小愈。中年屡发，阳气受伤，必有瘀聚，漫延反胃噎膈。宜薄味节劳。

姜汁　茯苓　炒桃仁　桂枝木　半夏　胡索

防方　早服淡豆腐浆　晚服枇杷叶膏

噎膈为患，脉微而迟，乃胃之冲和之气，曲运神机所致也。今已颗粒不食，呃逆不止，仓廪顿惫之象。

人参　茯苓　陈皮　枳实　生术　炙甘草　半夏

磨冲，纹银汁和入服。

《内经》无火无水之论原非泛指，张子和亦云：汤中煮桂火里烧姜，岂不读耶？

芦根　生地　块苓　米仁　生术　枇杷叶　竹茹　郁金　代赭石

又接服　六君子去甘草，加：枳实　代赭　姜　枣　黄米

脉右弦面色赤亮，纳谷咽干脘阻碍不下。五十四岁清阳日薄，致转旋日钝，痰必阻气，结则脘窄不能宣通耳。大便仍利，但治脘膈之上。

白蔻仁　杏仁　厚朴　桔梗　枳实　半夏(气痹噎膈关格呃逆)

缪氏医案

食入窒塞且响，少腹微痛，切脉肝部不和，用温通厥阴治。

九香虫　戌腹粮　楂炭　炒红曲　苏梗　炒谷芽　沉香　炒麦芽

生山药煮浆和丸，饭后服二钱。

食物易噎，噎则喜呕。昔张鸡峰谓之神思间病，宜以怡情适志为主。

苏梗汁　鸡谷袋　橘红　橄核汁　牛转草[①]　茯苓

食噎有痰。枇杷叶不拘多少，拭去毛，煎膏加白蜜、梨汁同收。

食噎呕逆痰多。

旋覆花　陈胆星　干姜　淡附子　代赭石　法半夏　杏仁　槟榔

再诊。

原方去槟榔，加瓦罐末一分。

种福堂公选医案

高七一　老年逆气右升，脘阻妨食，涎沫上涌，此属反胃。夫阳气结闭，为无形之伤，前药小效，未几反复，以老人生阳不至耳。

人参　生淡干姜　炒黑附子　猪胆汁(噎膈反胃阳结)

邹五三　酒客食管窄隘，向有脘痛，今多食即反胃。气阻日久必致瘀凝，食物宜淡薄，以上中二焦宣通气血治。

桃仁　蒲黄　降香末　苏梗　香附　橘红(噎膈反胃气滞血瘀)

王四六　望五年岁，真阳已衰。纳食逾二三日，反胃涌吐，仍有不化之形，痰涎浊水俱出，大便渐秘。此关格大症，阴枯阳结使然。

人参　半夏　茯苓　泡淡吴萸　生淡干姜

夜另服半硫丸一钱五分。(噎膈　反胃关格)

钱五一　中年食入，涎沫上壅吐食，此属反胃。姑以淡薄滋味，清肃上气，平昔饮酒恶甜，药不宜重以损胃。

鲜枇杷叶　杜苏子　降香　橘红　芦根　苡仁(噎膈反胃)

锦芳太史医案求真初编

治临川县一都黄家街黄锦祥噎膈案一百十一

岁嘉庆戊午季冬，临川县黄家街黄锦祥，素好烧酒，朝夕不绝，常有食入即吐不纳之症，但未若是之甚，及至噎益见剧，滴水不入，如是者已七日矣。父子因医所治不效，始召余诊。余谓噎膈之症，所因甚多，当随所见病症及脉，细审方知。当问身有别恙否？渠曰：无有。但云谷食到喉，半粒不入，并心之下觉有冷气筑筑，欲吐。又问精神现在是否如故？渠曰：略减。并察其脉左手微弦而软，右手弦而有力。余曰：此属寒气上逆噎膈症也。当用旋覆花一钱，代赭石一钱，木香五分，川朴二钱，半夏二钱，砂仁一钱，茯苓一钱，生姜二钱，川椒一钱，嘱即服此二剂再诊。越一日，其子告服一剂而食即纳，再服一剂而噎全愈

---

① 牛转草：亦称“齝草”，即牛反刍出来的草，主治反胃噎膈。

而安。但此饮食不节,或值冬寒而好烧酒,或值暑热而好卧地,及食西瓜,则其症即复。果尔病愈半载,因服西瓜而病复作,仍服前药数剂而安,今竟无事。

噎膈之病,在初症已见有,何至竟无可医,惟嫌口腹不慎,性畐急效,朝夕更医,不就脉症究其的实因由,将方妄试者之为害耳,若竟谓此难医。余之妻舅姓罗字元动已患是症数年,时起时止,何至见有噎七不噎八之说?自记。

治南丰县赵盛万膈食证案百十二

凡医治病用药,先须逐一将症融会,迨至临症施技,又将脉症细审,相其病症以为活变,不可仅记一二成方苟且塞责以求一遇。岁嘉庆丁巳仲春,有南豊县姓赵字盛万,身患膈食,招余就诊。渠谓食一下咽,稍停一会即膈,不纳而出,目今服药已多,毫不见效,现今膈食不入者,已七日矣。余见食已不入,而气上冲,且诊其脉,惟肝独胜,按亦有力,肺亦相似,但较肝脉差平,且脉毫无润气,浑是肝肺气不下降之象。余问病起何时?渠曰:已有月余。又问胸果筑筑?渠曰:正是。因用仲景旋覆花代赭石汤,外加枳实,服止一剂,而食即纳,后余有事旋归。偶冒风寒复发,又寻一医,谓其六脉无火,寒气上逆,重用丁、沉、砂、蔻、茯苓、姜、附沉故之药以进,而病滋甚。渠不得已,再捡余方复试,效即随见,余亦见渠云服有效,于今数月病竟未发,喜其病与药对,故尔笔记于此。

膈食亦难治之症耳,内因恐其水衰胃枯、火衰气痿;外因恐其邪陷结胃。此止气逆不顺,独属可医,但不宜急图效见,以致众医藉此将方妄试。门人张廷献。

南雅堂医案

膈噎不通,食物不能下咽,口中时吐白沫,病势已濒及危险,虽投药石,恐难奏效,幸脉象尚未大败,姑拟一方,以冀挽回万一,希高明裁酌。

黄芪二钱　人参一钱　白术三钱　当归身三钱　陈皮八分　桃仁五分(去皮尖)　白蜜半盏(炼)　姜汁二匙(冲)　牛乳一盏(冲)　水同煎八分服。

失偶悲哀过度,致郁结渐不能食,随食随吐,大小便闭,宜急下之。

大黄三钱(酒蒸)　当归身三钱　缩砂仁一钱　陈皮一钱　桃仁十枚(去皮尖)　水同煎服。

赵氏有胃阴不足,致成噎膈之说。缘人身脏腑,以肾为胃之关,关门不利,升降乃息。关即气交之中,天之枢也,故肾水旺则胃阴足,胃阴足则食自能下,兹姑仍其法。

熟地黄六钱　陈萸肉二钱　淮山药三钱　粉丹皮二钱　白茯苓三钱　泽泻一钱　水同煎服。(膈症门)

噎膈之症,由胃中津液消乏,无以灌溉,宜先养胃阴为主。胃阴上济,则贲门宽展,而饮食自进;胃阴下达,则幽门阑门无所阻格,而二便自通,用六味加减法。

大熟地三钱　生地三钱　陈萸肉二钱　淮山药三钱　当归身二钱　枸杞子二钱　甘草八分　水同煎服。

胃为肾之关,肾中有水,精液足以供给,自能推送水谷。肾水不足,无以灌溉分济,是以上则不能容纳食物,下则两便艰涩,宜用滋养清润之剂。

大熟地六钱　淮山药五钱　当归身五钱　牛膝一钱　玄参三钱　车前子一钱　水同煎服。

六旬有三,精气已衰,劳烦奔走,真阳愈伤,致气结,食入脘痛,痰涎涌逆,乃噎膈反胃之渐,宜节劳静摄,免反复增剧,议方列后。

法半夏三钱　川连二钱　枳实八分　白茯苓三钱　陈皮一钱　黑山栀二钱　姜汁半盏(冲)　竹沥一盏(冲)

年及花甲,平素积劳太过,阳气渐衰,浊瘀凝阻,脘中常隐隐作痛,恐成噎膈便闭之证。

法半夏二钱　瓜蒌皮三钱　桃仁一钱(去皮尖)　红花二钱　延胡索一钱五分　川楝子一钱五

分　橘红一钱　广郁金一钱　水同煎服。

阳气大伤，阴浊僭踞，旦食不能暮食，周身掣痛，背胀，脉沉微，此症甚为棘手，恐难骤愈。

人参二钱　附子一钱(泡)　干姜一钱　泽泻二钱　白茯苓三钱　水同煎服。

中焦虚寒，脾阳不能运化水谷，致成反胃之症。王太仆云：食不得食，是有火也；食入反出，是无火也。中土火衰，自无疑义，拟用吴萸饮主之，俾震坤合德，土木不害，是为正治之法。

吴茱萸二钱五分(泡)　人参一钱五分　生姜五钱　大枣五枚　水煎八分温服。

津液干涸，食物阻隔不下，宜开展胃阴为主。

大熟地四钱　大生地四钱　当归身三钱　陈萸肉二钱　淮山药三钱　粉丹皮二钱　白茯苓三钱　泽泻一钱

咽膈之间，气不得降，系冲脉上行逆气所致，兹仿《金匮》法。

人参二钱　姜半夏四钱　白蜜二匙　用长流水煎服。

完谷不化，朝食暮吐，是为反胃之症。自述始由寒疝，腹中结块，气从少腹上攻，胃脘作痛吐酸，此系中下两焦，阳气不振，肝木侵侮脾土，脾失运化，幽门不通，大便时苦艰涩，宜用温通扶阳法。

制半夏三钱　淡苁蓉三钱　柏子仁二钱　桂心一钱　淮牛膝二钱　陈皮一钱　枳壳一钱　吴茱萸二钱　沉香五分(研末冲)　干姜五分　水同煎服。(膈症门)

胸膈不舒，痰凝气郁，背寒脊痛，纳少哽噎，甚至呕吐而出，病系膈症之渐，毋忽。

桂枝木一钱　旋覆花三钱(包)　代赭石三钱　瓜蒌皮二钱　杏仁二钱(去皮尖)　白茯苓三钱　淡竹茹三钱　制半夏三钱　薤白一钱　水同煎服。

望七高年，精气内夺，不食不便，气冲涎涌，乃关格之症，极难调治，兹将拟方列后。

制半夏二钱　川连二钱　白茯苓三钱　生白芍二钱　人参二钱　附子五分　干姜五分　姜汁半盏(冲)

色苍，眼筋红黄，脉弦兼小涩，食入脘痛格拒，必吐清涎，然后再纳，是郁怒所伤，少火变为壮火，因之气滞痰阻，清阳莫得展舒，脘管窄隘，难容食物。噎膈之症，由来者渐，法宜利痰清膈，切忌香燥劫津，苦以降之，辛以通之，庶为合法，拟方开列于后。

杏仁三钱(去皮尖)　川黄连二钱　制半夏二钱　桔梗二钱　瓜蒌皮三钱　橘红二钱　竹沥一盏　姜汁两匙　水同煎服。

食入即吐，大小便闭，目现红赤，两胁胀满，气逆，呼吸不利，乃木气过郁，关格危急之症。治法最为棘手，吐之不可，下之不能，惟有用和解一法而已。

白芍药三钱　白术三钱　车前子二钱　柴胡二钱　白茯苓二钱　陈皮一钱　当归身三钱　苏叶五分　淮牛膝二钱　黑山栀三钱　天花粉二钱

水同煎服。

气逆上吐下结，饮食不得入，便溺不得出，腹痛，按之略减，脉涩而伏。探求病原，由乎肾气之衰，胃为肾之关，今肾气不能上达，则胃关不开，安能容纳食物？肾主二便，膀胱气化，亦肾气化之也，肾气不通，便溺何由而出？上下开阖之机，全在于肾，法宜大补肾中水火两脏，庶克有济，拟方列后。

大熟地六钱　白茯苓四钱　淮山药四钱　人参一钱　麦门冬三钱(不去心)　白术三钱　牛膝一钱　车前子一钱　五味子八分　肉桂八分　水同煎服。

朝食暮吐，或至次日又复吐出，本为肾虚之候，然肾有水火两脏，食入即吐，多属肾水之亏，食久始吐，多属肾火之衰，此症乃食久而始吐，非肾寒而何？盖脾胃土居中央，必赖命门之火以生,所谓母旺则子生也,治宜益火之源,使一阳复转,大地融和,其恙自平矣,方列后。

大熟地六钱　陈萸肉三钱　白茯苓三钱　肉桂一钱　附子八分　水同煎服。

阳气大虚,浊阴上泛,致呕吐时作,恐成噎膈之根,幸毋喘汗始佳。

吴茱萸三钱　当归身二钱　川附一钱　白茯苓三钱　人参二钱　制半夏三钱　木香一钱　陈皮一钱　炙甘草八分　饴糖二钱　生姜一钱(膈症门)

诊得脉缓,右关弦,肢浮,知饥恶食,食入即吐,便溏,溺短涩,口不渴饮,系胃阳衰微,开阖之机不利,此症老年最忌。

炮附子五分　干姜五分　人参二钱　白茯苓三钱　炒粳米三钱　姜汁两匙　水同煎服。

六旬有四,纳食脘胀,口不渴饮,大便秘结,清阳为痰气阻遏,恐成关格之渐,幸毋玩视。

制半夏三钱　川黄连二钱　杏仁三钱(去皮尖)　枇杷叶三钱(去毛)　枳壳一钱　生姜汁半盏　水同煎八分服。

风木乘土,当春势张,脉细小兼弦,食入不变,呕吐,小便得通则少缓,拟用温通宣阳法。

人参二钱　制半夏二钱　吴茱萸二钱　白茯苓三钱　附子八分(炮)　淡干姜八分　水同煎服。

吐逆不能饮食,大小便闭,此阳火过炽,不荣于阴。头上津津有汗,乃心液外亡。火焚于内,系关格之危症。若用香燥劫剂,必至真气耗散,愈增其剧,法宜调营卫以和阳阴,握枢纽以运四方,使脏腑自为敷布,则上下奠安,势无扞格,或克有济,兹将拟方列后。

川桂枝三分　麦门冬四钱　柏子仁三钱　黄连一钱　天花粉一钱　白芍三钱　滑石一钱　人参五分　甘草五分(膈症门)

心为阳脏,背为阳位,心之下即胃之上也。今痰饮窃踞胃脘之地,心阳失其清旷,是以背常恶寒,纳食哽噎,又为膈证之根,阳衰阴僭,夫复奚拟。

桂枝木一钱　川附子八分　杏仁三钱(去皮尖)　瓜蒌皮二钱　白蔻仁二钱　薤白八分　丁香八分　枇杷叶二钱　淡竹茹二钱　旋覆花一钱　神曲一钱　豆豉一钱

病后痰气阻滞胃脘,清阳不舒,气升作呃,纳食辄呕,已经两旬之久,防成膈症,姑师长沙法,以镇逆化痰为治。

旋覆花三钱　代赭石四钱　制半夏三钱　干姜八分　赤茯苓三钱　制香附八分　丁香八分　柿蒂五枚　水同煎服。

饮食哽噎有声,气火上逆,咽喉不利,胸脘作痛,平生操劳抑郁太过,致营虚火亢,胃液枯耗,膈证已成。病关情志,恐徒恃药石,遽难奏功,尤宜静养调摄,以冀悠久而已。

旋覆花三钱　枇杷叶三钱(去毛)　制半夏三钱　代赭石四钱　北沙参二钱　黑山栀二钱　川贝母二钱　白茯苓三钱　麦门冬二钱　杏仁二钱(去皮尖)　淡竹茹三钱　水同煎服。(膈症门)

胸前隐隐作痛,得食则噎,脉象细涩,瘀血内阻,胃络因此不通,延久恐成膈症,宜慎。

白芍三钱　当归须三钱　人参一钱　桃仁一钱(去皮尖)　瓦楞子三钱(醋煅)　芦根二钱　白蜜两匙　韭汁一杯

食则作痛,痛则呕吐,是瘀血挟痰,阻于胸膈,右脉涩数,左关独见弦大,是痰瘀之外,兼有厥阴之气火,挟而为患,此瘀血成膈,治殊棘手,勉拟方于后。

当归身三钱　白芍药三钱　红花二钱　芦根二钱　丝瓜络三钱　瓦楞子三钱(醋煅)　橘络三钱　竹油半盏　白蜜半盏　水同煎服。(膈症门)

老年胃汁干枯,肠液燥涸,所进饮食,尽

化为痰,不生津血,是以纳食辄吐,而痰亦随之,膈症至此,恐非药饵所能奏效,宜静养以冀悠久而已,勉立一方于后。

当归身三钱(酒洗) 淡苁蓉五钱 半夏二钱(盐炒) 陈皮一钱 白茯苓三钱 枳壳八钱 沉香五分(研末冲)(膈症门)

朝食暮吐,完谷不化,中气已伤,不能健运。诊得脉虚色黑,腰腿乏力,知病不独在胃,而肾亦俱病矣,法宜温养。

人参二钱 炮附子八分 白茯苓三钱 益智仁一钱 川连八分 肉桂八分(膈症门)

怫怒动肝,肝木犯胃,胃阳被伤,变化失司,不能传及小肠,六七日始一更衣,左胁下久有聚气,纳入停积不化,每两三日,呕嗳吞酸,仍上涌吐出,是胃气不主下行故也。延久防成反胃之症,法宜温胃阳,并制肝逆为是。

炮附子五分 干姜五分 吴茱萸二钱 生白芍三钱 白粳米一盏 生姜汁半盏 水同煎服。(膈症门)

脉右弦滑,左关坚急,寸部独小,食则右胁作痛,痰自上升,得吐始安,系心气下郁,脾弱生痰,久恐成膈。

旋覆花三钱 代赭石一钱 制半夏四钱 人参一钱 生白术四钱 陈皮一钱 白芥子一钱 竹油半盏 炙甘草一钱 大枣五枚 水同煎服。(膈症门)

形体瘦削,阴血本亏,今阳气又结,阴浊与痰气交阻上焦,是以胃脘狭窄,食则噎痛,吐去浊痰始止,胸脘时苦痞闷,脉象弦滑,舌苔满白,拟于温通之中,兼以育阴泄浊为治,方列于后。

大熟地三钱(砂仁拌炒) 当归身三钱 干姜一钱 薤白八分 白芍药三钱 丁香一钱 白蔻仁一钱 神曲一钱 杵头糠二钱 竹油半盏 炙甘草八分 广木香五分 沉香五分(磨冲) 牛黄三分(另研吞) 水同煎服。(膈症门)

簳山草堂医案

痰火郁结,恐其成格。

羚羊角 黑山栀 瓜蒌皮 郁金 海浮石 石决明 旋覆花 甜杏仁 橘白 炒竹茹

肺气闭塞,贲门不开,纳不下胃。治以润降之法。

羚羊片 煅赭石 瓜蒌皮 川石斛 橘白 旋覆花 光杏仁 川贝母 生谷芽 炒竹茹

气虚肝郁,纳食不下,将有格疾之虞。非易愈也。

炒川连 炒白芍 旋覆花 法半夏 新会皮 淡干姜 西党参 代赭石 白茯苓

气衰失化,脘次窒滞不舒,而发哕逆,脉形沉细。已近噎膈之候,不可忽视。

西党参 淡干姜 炒白芍 益智仁 茯苓 上肉桂 泡吴萸 法半夏 淮山药 陈皮

好饮伤中,木郁侮土。以致呕吐便闭,痞升攻痛;脉来弦细无力。已成格疾,不易愈。

川黄连 淡吴萸 半夏 蒌皮 广藿香 新会皮 淡干姜 炒白芍 益智 代赭 焦谷芽

气虚生痰,而致噎膈,殊不易治。

西党参 代赭石 淡干姜 广藿 焦谷芽 檀香 旋覆花 法半夏 瓜蒌皮 新会皮 瓦楞子

中虚,气不化津,则成膈疾矣。

上肉桂 淡干姜 补骨脂 半夏 新会皮 炒竹茹 西党参 代赭石 霞天曲 蒌皮 茯苓

复诊:

膈次忽通忽塞,人迎脉弦而有力,不吉之象。仍照前法加减。

西党参　赭石　半夏　肉苁蓉　霞天曲　白檀香　旋覆花　干姜　蒌皮　柏子仁　陈皮　炒竹茹

气虚机滞，兼以悒郁内损，贲门不开，纳物辄吐。此噎膈之已成者，殊难奏效。

潞党参　赭石　瓜蒌仁　广藿　瓦楞子　生姜汁　旋覆花　半夏　韭白头　陈皮　焦谷芽　韭白汁

年高气衰，纳食哽咽不下。此贲门阻绝，殊非易治。

上肉桂　党参　代赭石　半夏　白茯苓　白檀香　炒白芍　旋覆花　煨益智　蒌仁　新会皮　杵头糠(噎膈)

始患疡疾，愈后失调，胃阳暗耗，因食冷物，骤起噎膈呕吐；右关脉弦大，重按不和。此系年高中气衰馁，勿克清肃下降，以致纳食哽咽不下，颇非易愈。

上肉桂　代赭石　人参　法半夏　茯苓　广藿香　淡干姜　旋覆花　苁蓉　柏子霜　橘白　炒竹茹

悒郁内伤，气闭不舒，纳食咽而欲吐，且便结如羊矢，脏阴竭矣。难治也。

上肉桂　旋覆花　半夏　韭白头　油当归　淡干姜　代赭石　蒌仁　肉苁蓉　焦谷芽

向有遗泄之患，真阴大亏，命火失化。自去冬至今，纳食辄作哽咽，脉象左空弦而右渐弱。近乎格疾矣，治不易愈。

上肉桂　党参　陈皮　茯苓　菟丝子　高丽参　淡干姜　半夏　益智　广藿　枸杞子

复诊：

脉形左三部俱弦，按之空滑，右关依然沉细。总由根底匮乏，火衰不能生土，胃无容纳之权，则噎格不能下行矣。春秋渐高，患此剧疾，恐难收全效也。仍照前方加减为治。

上肉桂　高丽参　益智仁　肉苁蓉　补骨脂　淡干姜　法半夏　广陈皮　枸杞子　韭白汁

年高气亏，痰饮停滞，以致纳食格而欲吐；六脉弦细。难愈。

上肉桂　法半夏　炙甘草　白归身　柏子霜　潞党参　白茯苓　广陈皮　淡苁蓉　沉香汁

声音略清，纳谷依然哽咽；六脉虚细无神。噎膈与喉痹兼病，殊难措手。

西党参　阿胶　北杏仁　枇杷叶　藕汁　人乳　北沙参　麦冬　广橘白　燕窝屑　梨汁(噎膈)

中虚木郁，兼挟湿痰，时欲呕恶吐酸，此反胃之根也，及早节饮为要。

炒川连　炒白芍　旋覆花　法半夏　陈皮　生谷芽　淡干姜　西党参　广藿　生益智　佛手柑

嗜酒伤胃，呕吐，不思纳食，脉沉而软。近乎膈疾矣，难愈。

上川连　西潞党　代赭石　广陈皮　焦谷芽　淡干姜　旋覆花　法半夏　炒白芍　佛手柑

饮食不调，致伤胃阳之气，不时脘痛呕吐，此反胃根萌。节劳调理，勿食生冷为嘱。

炒川连　旋覆花　法半夏　川楝子　乌梅炒　陈皮　黑山栀　代赭石　炒蒌皮　川郁金　姜汁(反胃)

素体怯弱，中虚失化，上元命火亦亏，以致纳食艰消，每于晚间呕吐，六脉细弱无神，恐延为噎膈之候。舍温补中下元，无他策也。

上肉桂　炒党参　法半夏　茯苓　白芍炒　竹茹炒　淡干姜　代赭石　广陈皮　蒌仁　菟丝

脘痛两月，中虚胃困，纳食欲吐，六脉细微。近乎格疾。

上肉桂　法半夏　党参　当归　柏子霜　九香虫　淡干姜　益智仁　陈皮　苁蓉　焦

谷芽

气虚失化，火不生土，以致反胃呕吐，肌削神倦。不易治也。

西党参　法半夏　茯苓　代赭　炒白芍　韭白头　淡干姜　益智仁　陈皮　广藿　焦谷芽

火不生土，中虚失化，以致纳食停顿，朝食暮吐。此反胃噎膈之候，舍温补无策。

制附子　炒冬术　煨益智　陈皮　菟丝子　淡干姜　法半夏　炒白芍　砂仁　补骨脂

复诊：

呕吐已止，遗泄又作，肾气大亏矣。仍宜温补。

制附子　西党参　茯苓　煨益智　菟丝子　淡干姜　法半夏　陈皮　五味子　补骨脂

再复：

助命火以培其生化之源，乃治噎膈上策。

制附子　西党参　陈皮　大熟地　枸杞　破故纸　上肉桂　代赭石　砂仁　炙五味　菟丝

三复：

迭投温补之剂，呕吐止，而气仍上冲，脉象弦细而微。未见生动，不敢必其全愈，尽力调治而已。

制附子　益智仁　大熟地　炒怀膝　菟丝子　西党参　广陈皮　干河车　炙五味　破故纸(反胃)

杏轩医案

梅文彩兄令堂病类噎隔奇证

噎隔一病，古人论之甚详，尚有似隔非隔之证，犹未言及。文兄令堂，年届四旬，病经数月。初时不能食饭，后并米饮俱不能咽，强之即吐，隔证无疑。然每日尚可啖干面粿[①]数枚。思古人论隔证，不出胃脘枯槁四字，又称阳气结于上，阴液衰于下。今既不能食饭，何独能食面，且饮汤即吐，干食反安，理殊不解。与逍遥散，数服不应。考《张氏医通》有饮鹅血法，行之又不验，更医多方图治，亦不效，因劝勿药。两载后可食面汤，并精猪肉。今十余年，肌肉不瘦，起居如常，亦奇证也。

鲍觉生宫詹郁伤心脾，证类噎隔，殆而复生

鲍宫詹未第时，游毗陵幕，抱疴半载，百治不痊。因买舟回里，延予治之。望色颊赤面青，诊脉虚弦细急。自述数月来通宵不寐，闻声即惊，畏见亲朋，胸膈嘈痛，食粥一盂，且呕其半，粪如羊矢，色绿而坚，平时作文颇敏，今则只字难书，得无已成隔症耶？予曰：君质本弱，兼多抑郁，心脾受伤，脾不能为胃行其津液，故食阻；二肠无所禀接，故便干。若在高年，即虑成隔，今方少壮，犹可无虞。方仿逍遥、归脾出入，服至数十剂，病尚未减，众忧之。予曰：内伤日久，原无速效，况病关情志，当内观静养，未可徒恃药力。续得弄璋[②]之喜，予曰：喜能胜忧，病可却矣。半月后，果渐瘥，仍劝往僧斋静养。共服煎药百剂，丸药数斤乃瘳。因更号觉生，盖幸其殆而复生也。

鲍觉生宫詹病发三次，不能复起

宫詹前于乾隆丁未冬，自毗陵抱疾归，证类噎隔，已濒于危，予为治之而愈。嘉庆乙丑，宫詹视学中州，病发召诊，又为治愈，案载《初集》及《辑录》中。道光乙酉秋，宫詹在都，前疾又作，初时尚轻，来书语状，予辄忧之，虑其年逾花甲，血气既衰，非前此少壮可比。末又云：幸得请假南归，便图就诊，深为之喜。及至腊底，伊宅报中，详述病情，较前两次发时更剧，体惫不支，势甚危笃。令侄子硕兄，亟欲邀予入都诊治。予虽老迈，谊不容辞，适

① 粿(guǒ 古)：米粉或面粉等经过加工制成的食品。

② 弄璋：璋是一种玉器，古人生下男孩就把璋给他玩，故又称“弄璋之喜”。

迫岁暮,冰雪严凝,水陆舟车,都难进发,道阻且长,恐其病不及待。子硕兄踌躇无策,再四相商,只得酌拟一方,专足送去,冀幸得以扶持,即可回籍调治,另函致意,劝令速归。回书云:手翰再颁,感沦肌髓,妙剂服之,不似昔年之应手。盖衰惫日久之故,欲归不得,进退维谷,负我良友,何以为人?弟之心绪,不可名状;永别之戚,惨剧难言。然奄忽而徂,胜于痴狂而活也。专泐①敬谢,不能多写,亦不知结草②何时?南望故乡,惟有怅结。未几遂卒。悲夫!宫詹自订年谱未竟,令弟时任乾州,续成之。谱末有云:兄病中尝语人曰:吾生平患此疾,及今而三矣。丁未、乙丑,皆濒于危,皆赖程杏轩治之而愈,今无杏轩,吾病殆不可为矣。予阅及此,不禁泫③然。

齐氏医案

曾治富商汤名扬,自谓体旺,酒色无度,行年四十,饮食渐减,形神尪羸,或教以每早进牛乳酒,初食似可,久之朝食至暮,酒乳结成羊屎形,一一吐去,其大小便日夜不过数滴,全无渣滓下行,卧床不起,告急请诊。按之两尺脉微如丝,右关弦紧,乍有乍无,两寸与左关洪大而散。余曰:足下之恙,乃本实先拨,先天之阴虚宜补水,先天之阳虚宜补火,水火既济,庶可得生。富商请方,乃用熟地一两,山茱、山药各四钱,茯苓、泽泻、丹皮、肉桂、附子各三钱,煎服一剂。明早令进牛乳酒,至暮则下行而不上吐矣。连服十剂,饮食渐进。遂以前方药料为丸,日服二次。嘱戒酒色,半载而康。

曾治筠邑令叶进士,坐西台回任,途中沐雨栉风,致患反胃之证。余有一面之交,令进八味地黄丸,不信,初食官燕,次饮牛乳,数旬无功,以致朝食暮吐,命在垂危。叶与余友王馨桂同乡,交好莫逆,时王母年逾七旬,亦患证同叶,延予诊治。予曰:伯母之恙,乃肾中真水竭、真火衰,非得上上紫油肉桂合八味丸,壮水之主,益火之原,不可活也。忽叶令书至,托王聘余治疗。予曰:叶公之恙,前不信余方,延至今日,恐不可及也。王友迫至筠邑诊之,果不能起,但见觅得肉桂甚佳,催令速合八味地黄丸,计图脱身,余行而公明日不禄。来至庆邑,幸遇王友,遂语之曰:足下与叶公父子交厚,顺去致吊,便求丸饵,令堂可得生也。王求之,果惠然而与归俸为服,三日而饮食下行,不复上吐。丸药服毕,安康如常,后犹享寿十二年。以此观之,信药者存,不信药者亡,何幸、不幸,若斯也,其命也夫。(反胃证)

曾治夔堂伍登相,病反胃,求治于余。诊之两寸关脉大而弱,两尺脉涩而小,乃气血不足,大虚之证。遂与旋覆代赭汤二剂,八味地黄汤八剂,继服八味丸而元气大复。(反胃证)

王旭高临证医案

胡　气郁中焦,得食则呕,已延匝月,虑成膈证。

川连吴萸炒　白术　半夏　藿香　陈皮　焦六曲　香附　茯苓　郁金　白蔻仁(噎膈反胃)

陈　营虚火亢,胃枯食噎,心膈至咽,如火之焚,有时呱呱作声,此气火郁结使然也。病关情志,非徒药饵可瘳。宜自怡悦,庶几可延。

旋覆花　代赭石　沙参　黑山栀　茯苓　川贝　焦六曲　麦冬　杏仁　竹茹　枇杷叶

复诊　气火上逆,咽喉不利,胸痛食噎,膈症已成。况年逾六旬,长斋三十载,胃液枯

① 泐(lè 乐):用记录书写。
② 结草:语出《左传·宣公十五年》。把草结成绳子,搭救恩人,比喻感恩报答。
③ 泫:流泪。

槁，欲求濡润胃阴，饮食无碍，还望怡情自适。

前方加西洋参、半夏。

丁　脉形弦硬，春令见此，是即但弦无胃。纳食哽痛，大便坚燥，已见木火亢逆，胃汁肠液干枯。治之不易。

旋覆花　杏仁　火麻仁　桃仁　苏子　青果　荸荠　芦根

复诊　前方润燥以舒郁结，今拟下气化痰之剂。

麦冬　半夏　杏仁　橘红　川贝　茯苓　竹茹　芦根　荸荠　海蛇　枇杷叶

渊按：两方清润可喜，洵属名家。

秦　痰气阻于胸中，故痰多而胸闷，纳食或呕，两太阳胀痛。清气不升，浊气不降。久延不已，恐成膈症。

半夏　橘红　赤苓　吴萸汁炒川连　党参　泽泻　藿香　旋覆花　枳壳　川贝　蔻仁　肉桂　大腹皮　冬术　生姜

来复丹一钱，药汁送下。

陈　丧子悲伤，气逆发厥，左脉沉数不利，是肝之气郁，血少不泽也。右关及寸滑搏，为痰为火，肺胃之气失降，肝木之火上逆，将水谷津液蒸酿为痰，阻塞气道，故咽喉胸膈若有阻碍，纳食有时呕噎也。夫五志过极，多从火化，哭泣无泪，目涩昏花，皆属阳亢而阴不上承。目前治法，不外顺气降火，复入清金平木。

苏子　茯苓　半夏　枳实　杏仁　川贝　竹茹　沙参　橘红　麦冬　海蛇　荸荠

此方系四七、温胆、麦冬三汤加减，降气化痰，生津和胃。病起肝及肺胃，当从肺肝胃为主。（噎膈反胃）

徐　气郁于胸为膈，气滞于腹为臌。饮食不纳，形肉顿瘦。阴气凝聚，阳气汩[1]没。脉细如丝。姑与培土、通阳、化气一法。

党参　肉桂　白术　大腹皮　熟附子　泽泻　茯苓　来复丹

渊按：伤胃则膈，伤脾则臌。膈多郁火，臌多阳衰。肺金治节不行，肝木起而克贼。（噎膈反胃）

赵　气水郁结成痰，咽噎碍食，食入辄呕清水米粒。病在胃之上脘。降气化痰之药，须择不燥者为宜。

瓜蒌仁　半夏曲　川贝　橘红　丁香　蛤壳青黛三分同研包　白蜜　枇杷叶　竹茹　芦根　生姜汁冲服

复诊　诸逆冲上，皆属于火。食入即吐，是有火也。

川连　半夏　苏梗　制大黄　竹茹　枇杷叶

渊按：《内经》病机十九条，都有不尽然者。注者不敢违背，随文敷衍，贻误后学。其实是是非非，明眼自能别白。即如诸逆冲上之证，不属于火者甚多，未可一概论也。读经者知之。（噎膈反胃）

沈　食下则饱胀，作酸呕吐，病属反胃。胃脉浮按则紧，沉按则弦。弦者木侮土，紧者寒在中。

党参　干姜　半夏　陈皮　茯苓　丁香　焦六曲　荜茇　蔻仁　陈香橼（噎膈反胃）

李　寒热咳嗽，一载有余。咳痰带血，饮食沃噎，胸膈阻窒，又成噎膈。此必兼挟气郁而成。今且和胃降气，冀其血止噎减为妙。

旋覆花　半夏　杏仁　丹皮　橘红　茯苓　郁金　栝蒌霜　蔻仁　竹茹　枇杷叶

陈　卒然心痛，纳食哽塞，粥饮犹可。此心气郁结，防变膈证。

瓜蒌仁　薤白头　旋覆花　川贝母　茯神　半夏　桔梗　远志肉　竹茹

朱　脉滑大，食入哽噎不下，舌腻。此属痰膈，大肠燥火凝结。拟清痰火，佐以宣通。

旋覆花　麦冬　六神曲　黑山栀　赤苓　半夏　豆豉　陈皮　杏仁　竹茹　海蛇　荸荠　枇杷叶

吴　情志郁结，阳明津液内枯，少阴之气

① 汩(gǔ 古)：沉沦；埋没。

上逆，少腹气上冲咽，咽喉觉胀，纳食哽噎。拟温养津液，以降浊阴之气。

旋覆花　代赭石　苁蓉干　枸杞子　橘红　茯苓　川贝　半夏　沉香　鸡冠蛇　地栗

盛　气郁痰凝，胸中失旷，背寒脊痛，纳少哽噎，甚则吐出。膈症之根。

旋覆花　桂枝　瓜蒌皮　杏仁　竹茹　代赭石　薤白头　半夏　茯苓

复诊　诸恙仍然，痰稍易出。

桂枝　瓜蒌皮　干姜　薤白头　陈皮　杏仁　旋覆花　生鹿角　竹茹　枇杷叶

三诊　服温通阳气之药，呕出寒痰甚多，未始不美，惟纳食哽噎之势未除。仍以温通，再观动静。

川熟附　桂枝　薤白头　半夏　陈皮　杏仁　桃仁　瓜蒌仁　姜汁　韭菜根汁

四诊　上焦吐者从乎气，中焦吐者因乎积。此纳食哽噎，少顷则吐出数口，且多清水黏痰，是有痰积在中焦也。然究属膈症之根。

川熟附　半夏　瓦楞子　陈皮　苏子　莱菔子　旋覆花　白芥子　桃仁　荜茇(噎膈反胃)

某　迭进温中运湿，腹中呱呱有声，朝食则安，暮食则滞，卧则筋惕肉瞤，时吐酸水。中土阳微，下焦阴浊之气上逆，病属反胃。温中不效，法当益火之源，舍时从症，用茅术附子理中合真武法。

附子理中加茯苓、陈皮、生姜。

渊按：水谷不化精微而生酸痰，肝木失于濡润，筋惕肉瞤，是肝有燥火也。徒事温燥无益。(噎膈反胃)

张　胃汁干枯，肠脂燥涸，上焦饮食尽生为痰，不生津血，纳食则吐，痰随吐出。膈症之根渐深，高年静养为宜。

鲜苁蓉一两　青盐半夏三钱　茯苓　当归　陈皮　沉香　枳壳

复诊　津枯气结噎膈，苁蓉丸是主方。

照前方加炒香柏子仁、陈海蛇、地栗。每日用柿饼一枚，饭上蒸软，随意嚼咽。

盛　背为阳位，心为阳脏。心之下，胃之上也。痰饮窃踞于胃之上口，则心阳失其清旷，而背常恶寒，纳食哽噎，是为膈症之根。盖痰饮为阴以碍阳故也。

熟附子　桂枝　杏仁　神曲　薤白头　瓜蒌皮　旋覆花　蔻仁　豆豉　丁香　竹茹　枇杷叶

渊按：温中化饮，降逆润肠，不失古人法度。惟豆豉一味不解是何意思。(噎膈反胃)

孔　先曾呕血，胃中空虚，寒饮停留，阳气不通，水谷不化，食入呕吐酸水，谷食随之而出。脉细肢寒，阳微已甚。证成翻胃，虑延脾败难治。

熟附子　干姜　丁香　橘饼　苁蓉干　九香虫　二陈汤其中甘草炙黑

渊按：噎膈、反胃，从呕血而起者甚多。盖血虽阴物，多呕则胃阳伤而不复，不能运水谷而化精微，失其顺下之职，始则病反胃，久则肠液枯槁而为膈证矣。

严　噎膈、反胃，胃脘之病也。上焦主纳，中焦司运，能纳而不能运，故复吐出。朝食暮吐，责其下焦无阳。拟化上焦之痰，运中焦之气，益下焦之火，俾得三焦各司其权，而水谷熟腐，自无反出之恙。然不易矣。

旋覆花　代赭石　熟附子　茯苓　枳壳　沉香　半夏　新会皮　益智仁　淡苁蓉　地栗　陈鸡冠　海蛇(噎膈反胃)

吴鞠通医案

王　左尺独大，肾液不充，肾阳不安其位，尺脉以大为虚，《经》所谓阴衰于下者是也。右手三部俱弦，食入则痛，《经》所谓阳结于上者是也。有阴衰而累及阳结者，有阳结而累及阴衰者。此证形体长大，五官俱露，木火通明之象。凡木火太旺者，其阴必素虚，古所谓瘦人多火，又所谓瘦人之病，虑虚其阴。凡噎症治法，必究阴衰阳结，何者为先，何者为后,何者为轻,何者为重?此症既系阴虚为本,阳结为标,何得妄投大黄十剂之多?虽一时暂通阳结,其如阴虚而愈虚,何业医者岂不知数下亡阴乎?且云歧子九法,大半皆攻,喻嘉言痛论其非,医者岂未之见耶?愚谓因怒停食,名之食膈,或可一时暂用,亦不得恃行数用。今议五汁饮果实之甘寒,牛乳血肉之变化,降胃阴以和阳结治其标,大用专翕膏峻补肝肾之阴,以救阴衰治其本,再能痛戒恼怒,善保太和,犹可望愈。

真大生地四斤　人参四斤　杭白芍四斤　清提麦冬四斤　阿胶四斤　蔡龟胶四斤　山萸肉二斤　鳖甲四斤　芡实二斤　沙苑蒺藜四斤　海参四斤　鲍鱼四斤　猪脊髓一斤　羊腰子三十二对　鸡子黄六十四个　云苓块四斤　乌骨鸡一对　牡蛎四斤　莲子四斤　桂圆肉二斤　白蜜四斤

取尽汁,久火煎炼成膏。

李　五十四岁　大凡噎症由于半百之年,阴衰阳结,古来纷纷议论,各疏所长,俱未定宗。大抵偏于阳结而阴衰者,宜通阳气,如旋覆代赭汤,进退黄连汤之类。偏于阴衰而阳结者,重在阴衰,断不可见一毫香燥,如丹溪之论是也。又有食膈宜下,痰膈宜导,血膈宜通,络气膈宜宣。肝呕吐太过而伤胃液者,宜牛转草复其液。老僧寡妇,强制太过,精气结而成骨,横处幽门,宜鹅血以化之。厨役受秽浊之气伤肺,酒肉胜食而伤胃,宜化清气,不可胜数。按:此症脉沉数有力而渴,面色苍而兼红,甫过五旬,须发皆白,其为平日用心太过,重伤其阴,而又伏火无疑。用玉女煎法。

真大熟地六钱　煅石膏八钱　牛膝三钱　炙甘草三钱　麦冬六钱　白粳米一撮　知母二钱　旋覆花三钱,新绛纱包

每早服牛乳一茶碗。

张　六十三岁　老年阳结,又因久饮怒郁,肝旺克土,气上阻咽,致成噎食。按:阳气不虚不结,断非破气可疗,议一面通补胃阳,一面镇守肝阴法。

洋参二钱　茯苓块四钱　桂枝六钱　代赭石一两二钱,煅　半夏一两　旋覆花五钱,包　生姜六钱

七帖。

二十日　阳脉已起,恐过涸其液,议进阴药,退阳药。

洋参四钱　桂枝三钱　白芍六钱,炒　旋覆花六钱　茯苓三钱　炙甘草三钱　代赭石一两,煅　半夏六钱　姜汁每杯冲三小匙

二十五日　前日脉数,因退阳进阴,今日脉缓而痰多,仍须进阳,俾中焦得运,以复其健顺之体。

洋参二钱　桂枝六钱　焦白芍三钱　半夏一两二钱　茯苓八钱　代赭石一两六钱　旋覆花六钱,包　生姜五大片

二帖。

傅　五十五岁　先因酒楼中饮酒,食烧小猪响皮,甫下咽,即有家人报知朋友凶信,随即下楼寻车,车夫不知去向,因步行四五里,寻至其友救难未遇。又步行四里,又未遇。渴急饮冰冻乌梅汤三碗,然后买车返家,心下隐隐微痛,一月后痛有加,延医调治,一年不效。次年五月饮水一口,胃中痛如刀割,干饭不下咽,已月余矣。闰五月初八,计一粒不下已十日,骨瘦如柴,面赤如赭,脉沉洪有力,胃中痛处,高起如桃大,按之更痛。余曰:此食膈也,当下之。因用大承气汤,加牵牛,作三碗,一碗痛至少腹,三碗痛至肛门,大痛不可忍,又不得下。于是又作半剂,服一碗,外加蜜导法,始下如鸭蛋,黑而有毛,坚不可破。次日先吃烂面半碗,又次日饮粥汤,三日食粥,五日吃干饭矣。下后所用者,五汁饮也。

杨　四十六岁　先因微有痰饮咳嗽,误补于前,误下于后,津液受伤。又因肝郁性急,致成噎食,不食而大便燥,六脉弦数,治在

阴衰。

炙甘草三钱　大生地六钱　生阿胶三钱，化丹皮三钱　麦冬三钱　麻仁三钱　郁金八分

服七帖而效，又于前方加：

鳖甲四钱　杞子三钱

服十七八帖而大效，进食如常。惟余痰饮，后以外台茯苓饮散，减广皮、枳实，收全功。(噎)

周　六十五岁　甲子十月二十五日　老年阳微浊聚，以致胸痹反胃，三焦之阳齐闭，难望有成，议先通胸上清阳。

栝蒌二钱　薤白三钱　半夏五钱　白蜜半酒杯　桂枝尖五钱　小枳实八分　川朴一钱　茯苓二钱　姜汁三小匙

水八杯，煮取三杯，分三次服。

三十日　老年阳微浊聚，反胃胸痹，用开清阳法，业已见效，但呕痰仍多，议食入则吐为无火例，用茱萸汤合大半夏汤。

淡吴萸八钱，自泡　洋参三钱，姜汁炒　生白蜜一酒杯　半夏一两二钱　生姜二两

水八杯，煮取三杯，分三次服，渣再煮半碗服。

初三日　即于前方内加：

茯苓块五钱

初十日　即于前方去吴萸，加：

薤白三钱(反胃)

类证治裁

蒋　色苍形瘦，是体质本属木火，食入脘阻呕沫。《经》言三阳结，谓之膈。夫三阳皆行津液，而肾实五液之主。有年肾水衰，三阳热结，腐浊不行，势必上犯，此格拒之由，香岩先生所谓阳结于上，阴衰于下也。通阳不用辛热，存阴勿以滋腻。一则瘦人虑虚其阴，一则浊沫可导而下。半夏(青盐拌制)、竹茹、蒌霜、熟地炭、杞子炭、牛膝炭、茯苓、薤白、姜汁。数服渐受粥饮，兼服牛乳数月不吐。

耿　年近古稀，两尺脉微，右关弦迟，气噎梗食，吐出涎沫，气平食入。夫弦为木旺，迟为胃寒。弦迟在右，胃受肝克，传化失司，治在泄肝温胃，痰水自降。丁香、益智仁(煨)、苏子霜、茯苓、青皮、砂仁、姜(煨)。数服痰气两平。

陈　酒客中虚，气阻成噎，必有蒸湿酿痰。脉来迟弱，中脘阳衰，饮米粥亦拒，得热酒辄行，明系阳微欲结。法宜通阳则胸脘得展，湿痰得降，而运纳有权。潞参、茯神、茯苓、砂仁、丁香、半夏(姜制)、广皮、姜、枣煎。数服，粥饮不拒矣。后再加干姜(炮淡)二分，益智仁(生研)，数服胸舒而纳食。

某氏　因恼怒曾呕瘀血，已是肝逆。今胸痛吐沫，脉涩尺微，食入反出，火土两衰，蒸化无力，乃脾肾阳衰候也。然犯辛燥，又虞动血，择其辛温通降者宜之。韭子(炒研)、苏子、沙苑子、砂仁、降香(汁冲)、茯苓、半夏曲、益智子(煨研)，数服食进，痛沫悉止。

钟氏　脾胃阳衰，浊饮不降，食入胀痛，有吐逆反胃之虞。右脉濡涩，左脉弦。宜泄肝浊以通腑阳。厚朴(姜制)五分，椒目六分，茯苓三钱，半夏(姜制)钱半，苏子(炒研)七分，枳壳(炒)、陈皮，加姜，此三因七气汤加法，气降则饮降矣。再服呕胀减，大便得通，嗣用温脾胃，兼辛通降逆。半夏、砂仁、韭子(炒研)、益智仁(煨研)、茯苓、石见穿、生姜。数服渐纳谷食矣。

丁　中年丧子，悲惋成噎，脘痛吐食。此清阳不旋，逆气不降，宜善自排遣，达观随化，非药石能愈之疴。贝母、郁金、茯神、制半夏、栝蒌、韭白汁、姜汁、苏子汁冲服。痛呕俱减。

族某　客冬怫悒吐食，粒米不纳，仅进粥饮。今春怯寒吐沫，二便俱少，脉细涩模糊，浊逆阳微，肝肾不主吸气。岂容再服萸、地酸腻，阅所服方，竟不识辛通大旨，仿两通厥阴、阳明主治为近理。苏子、杏仁、川贝母、益智、

橘白、潞参、茯苓、制半夏、姜汁、韭白汁冲服。数剂涎沫少,粥饮多进,间进牛乳,亦不吐。用香粳米炒黄、九香虫煎汤煨药,更适。转方用大半夏汤,谷食安而大便渐通。

某　长夏吐食,症属翻胃,服四君异功加炮姜、桂、附,不应。予谓五脏以守为补,六腑以通为补,此不易之经训。四君异功本脾药,非胃药,胃腑宜通则和,一与守中,必致壅逆,白术、炮姜皆守剂,且阳土喜柔凉,忌刚燥劫液,久吐则胃阴伤,须辛通使胃气下行则效。韭子(炒研)、杏仁、豆蔻衣、半夏、砂仁、太子参、姜汁粉、栝蒌仁。戒毋谷食,暂用面食,盖谷性阴而滞,面性阳而通,加意调养可痊。

毕　嗜饮翻胃,面食颇安,谷食则越宿倾吐无余。此胃阳衰,酒食化痰,瘀浊不降故也。用通阳泄浊法,制半夏、茯苓、益智仁、干姜、陈皮、吴萸、砂仁。惜不能戒酒,故时发时愈云。

龙砂八家医案

邹日乾令堂　向多痰嗽,食下噎塞欲吐,胸脘痰闷不舒,高年阳气,难复易亏,徒理其阴,焉中病之肯綮[①],拟肺胃清阳论治,所谓离照当空,阴霾必散也。用大半夏汤加干姜少许大效。

半夏　白蜜　人参　干姜(戚云门先生方案)

蔡港李位卿　脉症气结在上,中脘阻塞吐涎,男子中年后,阴气先亏,津不运行,聚液成痰,闭遏胃阳,稍食阻痛欲呕,漉漉有声,老年噎膈之渐。

旋覆　代赭　新绛　淡姜　半夏　白蔻　云苓　橘红　炙草(戚云门先生方案)

苏州程逸超　操持谋虑,怫逆内伤肝藏,致脾胃氤氲之气,乾健之阳,失司宣化,纳食艰涩,积痰覆溢呕吐,渐成噎膈重症。虽高年液槁忌燥,然投阴柔润剂,壅湿助痰,又窒碍脾阳夺食。宜顺气平痰,滋液养肝,以调其升降而导引之。

人参　炮姜　生於术　麦冬　橘皮　炒木瓜　炙草　云苓　海粉　半夏曲　白蜜　生姜汁(戚云门先生方案)

花韵楼医案

张(医案)

脾肾阳衰,早食暮吐,完谷不化,是无火也,并非火热暴迫之完谷下趋耳。舌质淡而苔白,脉细带弦,温中以理气分。

上肉桂　淡吴萸　白茯苓　老苏梗　益智仁　煨肉果　炒白芍　新会皮　戈半夏

张(又诊)

水谷入胃,易生痰湿者,多由脾虚土衰。今且肝木来侮,上则嗳腐吐食,下则便泄腹胀,升降皆属格碍,专理中宫之阳为的当也。

淡干姜　益智仁　云苓　新会皮　淡吴萸　甘草炭　炒白芍　姜半夏　干玫瑰花

张(又诊)

温煦脾胃,中焦气机已得旋运,果然阴复迟而阳复速也。

制附子　煨肉果　炒白芍　苡仁　制厚朴　淡吴萸　橘白　建曲　云苓

张(又诊)

反胃已止,当扶脾胃之气,佐以养肝之血。

人参条　云苓　新会皮　净归身　生冬术　炙草炭　姜半夏　炒白芍　炒苡仁　香谷芽

停药剂后以香砂六君丸(三钱),每朝炒黄米泡汤送下。

问斋医案

食入反吐为胃反,乃噎膈之始,由中阳不

---

① 肯綮(qìng 青):筋骨结合的地方,喻重要的关键。

运。理中汤加味主之。

人参　冬白术　炙甘草　炮姜炭　制半夏　制南星　公丁香　白豆蔻　陈橘皮(呕吐反胃噎膈)

益火之源,以消阴翳,治其反胃之本。

大熟地　粉丹皮　福泽泻　淮山药　山萸肉　云茯苓　制附子　油肉桂　车前子　怀牛膝(呕吐反胃噎膈)

朝食暮吐,暮食朝吐,原谷不化,显系中寒,理中为主。

人参　冬白术　炙甘草　炮姜　公丁香　白豆蔻　广木香(呕吐反胃噎膈)

《金匮要略》曰:胃反呕吐者,大半夏汤主之。

人参　制半夏　川白蜜(呕吐反胃噎膈)

《经》以三阳结谓之膈。人迎三盛,病在阳明。胃液干枯,如结不解。症本神思中起,火不归源,离出三阳本位,犹火在釜盖之上,安能腐熟水谷而化精微,以故吐逆,食不得入,弥留寡效。远来就诊,义不容辞。拟助甲木春升之气,化生气液,濡润阳明,倒吸离出三阳之火,化作釜底之薪,真火归源,真水自化,水火既济,天地交通,何恙不已。

大熟地　人参　云茯苓　炙甘草　当归身　陈橘皮　银柴胡　绿升麻　制半夏　枳壳　淡竹茹　罂粟米(呕吐反胃噎膈)

经闭半载,带下如注,吐逆,食难下咽,大便兼旬不解,小便如癃淋。阳明胃液就枯,合明之气化火,金伤节制不行,幽门失其启闭,气化不及州都,乃三阳内结之危疴也。

大生地　当归身　大白芍　川芎　桃仁泥　红花　炮姜炭　罂粟米　淡竹沥　牛乳粉(呕吐反胃噎膈)

神思中病,宜乎恬淡无为,返观内守,徒资药力,未易及也。

人参　云茯苓　冬白术　炙甘草　制半夏　陈橘皮　生姜　大枣　杵头糠　罂粟米　川白蜜(呕吐反胃噎膈)

《经》以三阳结谓之膈。结有阴结、阳结之分,阳结宜攻下,阴结宜温补。又有十膈、五噎、七红症。治多方寡效者,盖草木功能难与性情争胜,病本神思中起故也。与其攻补失宜,莫若《医话》交泰丸,中正和平为妙。

《椿田医话》交泰丸,主治噎膈、反胃、呕吐诸症。呕吐,即反胃之始。反胃,即噎膈之始。噎膈,即关格之始。关格,即噎膈、反胃、呕吐之终。《内经》言:人迎一盛病在少阳,二盛病在太阳,三盛病在阳明。寸口一盛病在厥阴,二盛病在少阴,三盛病在太阴。人迎、寸口俱盛四倍以上名曰关格。关格者,不得尽期命而死。又言:三阳结为膈。又言:一阳发病,其传为膈。盖三阳结为膈,即人迎三盛病在阳明,未至四盛以上,故名膈。此膈乃关格之始。一阳发病,其传为膈,即人迎一盛病在少阳,二盛病在太阳,三盛病在阳明。以渐而传,由呕吐传反胃,反胃传噎膈之始。仲景言:关则不得小便,格则吐逆,食不得入。即由呕吐、反胃、噎膈传关格之终。不得小便,明其饮亦不入。用此观之,饮食皆格,二便皆关,上不得入,下不得出为关格。即人迎、气口俱盛四倍以上,不得尽期命而死之症也。胸膈之间,噎塞不通,干食不能下咽,或吐或痛,大便难解,或如羊粪为噎膈,即三阳结谓之膈。人迎三盛病在阳明,介乎反胃、关格之间,可生可死之症也。食入反吐,或朝食暮吐,暮食朝吐为反胃。即一阳发病,其传为膈之症。介乎呕吐、噎膈之间,乃木乘土位,为可治之症也。其呕吐即反胃之轻者也。前贤分关格、噎膈、反胃、呕吐为四门,创制数十百方,鲜有获效者,盖未达《内经》、仲景之旨,而失病之情实故也。治此大法,交通阴阳,既济水火,天地泰而不否,而云蒸雨化,则呕吐、反胃、噎膈可痊,不致酿成关格,故以交泰名之。

桂、附制熟地　人参　当归身　冬白术　云茯苓　炙甘草　制半夏　陈橘皮　沉水沉香

广木香　酸枣仁　远志肉　白檀香　青黛

为末，水叠丸。早晚各服三钱，滚水下。

桂、附制熟地法：大生地八两，用制附子四两，肉桂二两，车前子一两五钱，砂仁一两，生姜三两，无灰酒二斤和水一斗，桑柴火煮三日，就汤干，去桂、附、砂仁、生姜，独取熟地备用。

命火非桂、附不能生，肾水非地黄不能养。桂、附燥烈则伤阴，地黄滞腻则伤脾。能使地黄不腻，桂、附不燥，非桂、附煮地黄不能两全。盖地黄能夺桂、附燥烈之气，桂、附能化地黄滞腻之性。独取地黄用其体，弃其桂、附用其用，而相须、相使、相通之妙，亦足以发前人之未备耳。(呕吐反胃噎膈)

干食难于下咽，胸脘胀痛频仍，汩汩有声。湿痰中阻，痼疾弥留，诸药寡效。祛痰排气，或可图功。勉拟一方尽其心力。

四制香附　广木香　陈橘皮　天台乌药　川厚朴　礞石滚痰丸(呕吐反胃噎膈)

肝病善痛，脾病善胀，屡发不已。近乃干食难于下咽，三阳内结之始。良由土为木克，饮聚痰生为患，虑难收效。

云茯苓　炙甘草　制半夏　陈橘皮　当归身　延胡索　广木香　四制香附

煎送《医话》五行丹。(诸痛)

得心集医案

吴发明　得噎食病，咽喉阻塞，胸膈窄紧，每饭必呕痰水，带食而出，呕尽方安，遍尝诸药，竟无一效，粒米未入者月余。审其形气色脉，知为痰火素盛，加以七情郁结，扰动五志之阳，纠合而成斯疾，疏与四七汤合四磨饮而安。盖察其形瘦性躁，色赤脉滑，且舌傍虽红，而白苔涎沫，如粉堆积其中也。次年复发，自以前方再服不应，余以四七汤除半夏加石斛、桑叶、丹皮、蒌皮，数剂复安。盖察其脉虽滑而带数，且唇燥舌赤，故取轻清之味，以散上焦火郁也。越年又发，又将旧方服之，病益加甚，余于五磨饮中用槟榔、乌药加白芍，七气汤中用厚朴、苏梗，加入旋覆花、郁金、橘红、淡豉、山栀治之，二剂而安。盖察其脉来浮滑，加以嘈杂胸痞，知其胃之上脘，必有陈腐之气与火交结也。后因七情不戒，饮食不节，药饵不当，调理不善，逾年仍发，自与知医者相商，谓余之治无非此意，遂将连年诸方加减凑合服之，愈服愈殆，余又用苏子、芥子、莱菔子、巨胜子、火麻仁擂浆取汁，合四磨饮服之顿安。盖察其脉转涩，而舌心燥粉堆积，加以气壅便秘也。吴问曰：世云古方难以治今病，谓今病必须今方，今以今方今病，且本症本人，而取效不再者，其故何哉？余曰：本症虽同，兼症则异，此正谓景因时变，情随物迁耳。夫药犹兵也，方犹阵也，务在识机观变，因地制宜，相时取用，乘势而举，方乃有功。若不识地势，不知时宜，敢任战伐之权哉？吴恍然曰：若是，真所谓胶柱不可鼓瑟，按图不可索骥矣。因请立案，以为检方治病之鉴。

四七汤《局方》　亦名七气汤。以四味治七情也。

人参　官桂　半夏　甘草　姜

七气汤　三因亦名四七汤。

半夏　厚朴　茯苓　苏叶　姜　枣

四磨饮　一方人参易枳壳，一方去人参加枳实、木香，白酒磨服，名五磨饮子，治暴怒卒死，名曰气厥。

人参　槟榔　沉香　乌药

等分，浓磨煎三四沸，温服。

吴敬伦先生　年近六旬，得噎食病，每食胃中病呕，痰饮上泛，欲吐甚艰，呕尽稍适，久投香砂六君、丁蔻、理中等药，毫无一效，计病已五阅月矣。诸医辞治，肌肤削极，自分必毙，其嗣君姑延一诊，欲决逝期。诊得脉无紧涩，且喜浮滑，大肠不结，所解亦顺，但苦吞吐维艰，咽喉如有物阻，胸膈似觉不开。因谓之曰：此症十分可治。古云，上病过中，下病过中,皆难治。今君之病,原属于上,数月以来,病犹在上,故可治耳。以四七汤合四磨饮,一服而胸膈觉开,再服而咽嗌稍利,始以米汤,继以稀粥,渐以浓粥,进十余剂,始得纳谷如常,随以逍遥散间服六君子汤,调理两月,形容精彩视素日而益加焉。门人疑而问曰:自古风劳蛊膈四大重症,法所不治,而吴翁噎病,先生一视,极言可治,用药不奇而取效甚捷,何也?答曰:昔先君尝诲余曰,人身有七门,唇飞门,齿户门,喉间会厌曰吸门,胃之上口曰贲门,胃之下口曰幽门,大小肠之会口曰阑门,肛肠之下曰魄门。凡人纳谷,自飞门而入,必由魄门而出。原噎食一症,始则喉间阻塞,继则胸膈不舒,涎食涌吐而出,推其原,多由七情气结,或酒色阴伤,或寒热拒隔,或蛔虫贯咽,或凝痰死血,或过饮热酒,虽所因不一,而见症则同,以贲门上至飞门俱病矣。由是津液日涸,肠胃无资,幽阑渐窄,粪结弹丸者势所必至。脉或弦数劲指,甚则紧涩坚搏,无非阴枯而阳结也。至此不究所因,而不治则一,以贲门下至魄门俱病矣。故善治者,必先乘其机、察其因,而调其上,务期速愈为工,倘贲门一废,虽有灵芝,亦难续命,而况庶草乎?此千古未发之旨,独先君悟彻病情,不以五脏六腑定安危,而以七门决生死,更分可治不可治之例,其亦神矣。今吴翁之病,喉间若塞,胸膈若闭,而脉来浮滑,大便甚快,是病尚在贲门之界,故许其可治。余乘机投以辛温流利,舒气降逆,则阴阳自为升降,七门运用如常,亦先君乘机速治遗意也。至吞之不入,吐之不出,此七情气结,方书所称梅核症耳。张鸡峰先生云:噎症乃神思间病,惟内观善养者可治。

四七汤　四磨饮　二方俱见本门前案。

逍遥散

傅光廷令堂　年逾七旬,时微发热,躁扰呻吟,大扇搧之,或可稍安,口渴饮汤,辄呕稠痰。医以发汗药治之,遂时热时汗,饮食药物,入口即吐,大便阻格。又以攻下药治之,仅得一解,仍然秘塞,面浮腹胀,胸紧气促,心烦口苦,日夜不寐,身软难支。有议下者,有议补者,其家惶惑无主,求正于余。诊其脉,流利平和,余曰:用补者,因其年老已经汗下也;用攻者,因其腹胀便秘也。究属见病治病,不察其因,不辨其症。其因者,内因、外因、不内外因是也;其症者,六淫、七情之属是也。夫其初起之际,时微发热,已非外感热甚可知,身可受扇,其骨蒸内热又可预拟,兼之先病呕吐,后加汗下之劫剂,宜乎困倦神昏,口淡无味,而心烦口苦日夜不寐者,知其肝胆相火上升也。又病缠日久,表里俱伤,脉宜细数短涩,今流利平和,其先天之厚可知。由是推之,其所以脉流利者,痰也;心烦口苦者,火也;胸紧呕吐者,痰也;腹胀便闭者,气也;发热受扇者,内热也;口渴饮汤者,痰逢冷则愈凝遇汤则暂开也。合观诸证,显系内因七情之病,必因素有思虑郁结之情。盖思虑则火起于内,郁结则痰聚于中,而五志厥阴之火,早已与痰饮结为一家。夫火动则阳亢,痰聚则阴涸,乃病势所自然。今阳气结于上,所以呕吐不食,阴液衰于下,所以腹胀便秘。若误补,则阳愈亢;误攻,则阴愈涸。此定理也。然则治之当何如?余思病既由于七情郁结,痰火内生,下秘上吐,九窍已属不和。《经》曰:九窍不和,都属胃病。但胃属阳土,较治阴土不同,盖太阴脾土,喜刚喜燥,阳明胃土,宜柔宜和,故阳明无壅补之条,太阴有忌下之禁,此阴土阳土最紧疆界,世医不察者多。斯疾阴枯阳结,呕吐、便秘、发热、不寐,凡此皆阳明不和之本症,法当清胃和中。但久病阳气亦惫,是清胃又忌苦寒滞腻,老年阴精已竭,故和中尤非香散可施。惟有温胆汤可用,内加乌梅一味,取其和阴敛痰。一剂呕吐略止,稍能纳粥,大便亦通,腹胀顿减。再剂食已渐进,夜寐亦安。后以生津济阴药洋参、麦冬、石斛、葳蕤之属频进而痊。

温胆汤(冲逆门)

聂镜章　呕吐拒食，时平时笃，已十载矣。今春丧子忧愁，病益日进，每食气阻格咽，翻拥而吐，甚至呕血数口，肌肉枯槁。众议劳伤噎食不治。余曰：非也。此人全因操劳性急，稍拂意必怒，怒则伤肝，所以日久欠明者，皆肝病也。至于每食气阻，乃肝木克土之象，此属七情中病，当以七情之药治之。仿古四磨饮以治气结，气结必血凝，以玄胡、郁金破宿而生新；久病实亦虚，以归、芍养肝而补血，合之成剂。气血交治，盖气病必及于血，血病必及于气。并嘱静养戒怒，竟以此方服至半月，告余曰：向者胸前觉有一块，今无之，何也？余曰：木舒而郁散耳。服至月，食饮倍常，形体充盛，此则揆之以理，并因其人而药之之一验也。

附方

乌药　槟榔　枳壳　木香　沉香

上四味，浓磨汁，各一匙，冲入后药。

当归童便洗　白芍各三钱　郁金　延胡索各一钱五分

水煎，去滓，和入前汁同服。(冲逆门)

凌临灵方

张左(十一月)　嗜饮伤胃，郁怒伤肝，木为土贼，生化之源大伤，以致胃不受纳，《经》云：食入反出者属上膈也，脉来弦细而数，病延半载，非易调治。

真川连　全栝蒌　新会皮　炒竹茹　牛㖨草　淡干姜　旋覆花　制半夏　青皮　蔗汁　炒枳实　代赭石　八月札　赤苓　或可加牛乳、韭汁、枇杷叶之类。(翻胃)

医学举要

前余在嘉定，有乡人王四九官病膈，向服和中药，据述投三、四剂辄效，逾时复然。就诊于予。投进退黄连汤不应，改用丹溪韭汁牛乳饮而愈。因知古人因证立方，不相假也。(卷六)

寿石轩医案

抑郁伤肝，肝气不舒，气血瘀滞，阴络阳络皆伤。书云：阳络伤，血从外溢；阴络伤，血从内溢。如吐苋菜水，大便黑色，皆瘀之变象也。久之脾胃大伤，命火亦弱。面色青黄，食入三四口后必吐，大便结燥，嗳饱频来。脉象弦细。症势若此，如仅视木侮土位，湿痰内困，浅矣。速当澄心息虑，加意调治，或可免血膈之患。

姜汁半夏三钱　淡干姜七分　旋覆花五分　太子参三钱　云茯神三钱　福橘皮络各一钱五分　降香屑七分　白蜂蜜三钱

用长流水煎。

肝气犯胃、凌肺，瘀痰互结，流连支络，脘腹串痛，上至膺背，哕吐。脉象沉弦而滑。有血膈之渐。

川鹿角尖四分(磨水冲服)　云茯苓三钱　福橘皮络各七分　制半夏三钱　旋覆花二分五厘(布包)　煅赭石三钱　薤白头三钱(洗)　黄玉金一钱五分　紫苏梗五分　炒蒌皮一钱五分　降香屑二分　伏龙肝一两五钱

又：丸方：

川鹿角尖六钱(磨汁和入)　云茯苓二两　福橘皮络各八钱(盐炒)　黄郁金一两五钱　溏灵脂一两五钱　紫苏梗七钱　制半夏三钱　降香屑二钱五分　通络散一钱五分　络石藤六钱(酒炒)　木防己七钱　独角蜣螂四钱(酒炒)

上药共为细末，用旋覆花五钱，新绛四钱伏龙肝十二两，煎汤泛丸，如川椒子大。每早晚用三钱，开水送下。

注：血膈服前二方，即断根株，从未举发。(噎膈反胃)

慎五堂治验录

姜凤南，癸未九月，沙罗村。噎膈吐沫，

脉细舌白,乃气郁肺痿也。

炮姜炭四分　合欢花一钱　橘皮一钱　石英三钱　水炙草四分　沉香屑四分　竹茹三钱　桃隔一钱　枇杷叶三钱　制半夏一钱半　米蛀五条

噎沫减半,能食饭二口,是转松之兆也。加柿蒂四枚。

程金火内,丙戌正月尾。膈气既成,槁在幽门,粪如羊矢,舌光脉细,用朱丹溪法。

人乳汁一杯　淡姜汁一匙　地栗汁一杯　甜梨汁一杯　鲜竹沥一杯　米油一杯　甘蔗脂一杯　韭根汁一匙　蜣螂末三只

便爽能食,食亦不呕,去蜣,加首乌、麦冬汁。

温氏医案

余姑丈张竹痴封翁,工书善画,年逾古稀,体尚康强,因其子应禄,由巫山营外,委出师广西,转战江浙,初次克复杭州城,后即奏署杭州协副将,因救援嘉兴战殁,于嘉音耗传来,封翁忧思成疾,遂得哽噎之症,数日不食,屡濒于危,呼余往治。诊其两寸浮洪兼滑,乃气逆痰阻。用加味逍遥散和二陈汤,以舒肝降逆、清热化痰,两剂稍松,微进饮食,然胸前终觉不快。(忧疾)

青霞医案

乙酉暮春上浣①,子严方伯以手谕见示,谓令媳大少奶奶患病,雇舟来邗就诊。病因气郁血结,六七年来,每食已,有噎逆之势,日积月累,遂成膈证,上中下三焦,阻塞不通,饮食渐薄,二便不行,法在不治。然以素蒙笃信,兼之谆嘱,远道而来,势难推诿,始用药以通其气,继动其血,知系宿疾,非下不克。然久病气虚,非补不可。选用大黄人参化积丸,攻补兼施,数日间得下黑燥粪颇多,积渐去,胃渐开,饮食日增。调以保元、补阴、八味等丹丸,谅易康复。细思此证,病情已极,百难愈一,得以如法奏效者,亦全赖大少奶奶之鸿福。鄙人岂能挽回天命,不过因证用药,尚无错误,足以仰副方伯谆嘱之意云尔。

诊余举隅录

己丑夏,同邑张姓室,病噎膈症,据云:患已三年,初起数旬一发,今则五日一发,三日一发,饮食减少,大便燥结,较前尤剧。余诊之,脉虚濡细涩,右关独滑数,其时天气甚热,病者独穿夹衣,畏寒不已。知是胃脘热滞,清不升,浊不降,中宫失健运之司,治以开关利膈汤加石膏、枳实。一剂,舒快异常。二剂,夜半,腹中忽痛,便泄一次。复诊,脉象右关已平,余部亦起,去石膏、枳实,参用旋覆代赭汤。后又加四君子汤,调补而愈。

丁酉秋七月,应试金陵,柯受丹观察嘱为汪君鹤清,治一反胃症。据云:前病外症,愈而半年,后渐神疲体疲,食入即吐。余见其鼻准有红紫色斑如豆大,切其脉,六部滑数,尺尤有力,知是脾胃宿火未清,浊邪因之上乘,非通下窍不可。初进承气汤去川朴,加滋清药,呕吐即平。继进地冬汤加味,月余而症悉愈。(反胃噎膈寒热证)

壬辰冬,余客天津,苏州庞某患反胃月余,清涎时泛,食入即吐,神疲体倦,羸弱不堪,人以为肝风,迭进平肝之味,不效,延余往诊。脉象迟弱,知是胃中无阳,命门火衰所致,以附子理中汤的肉桂、丁香,数十剂而病愈。

甲午冬,余旋里,同邑毛君寿切其脉,细缓无神,知是虚寒痼疾(反胃),非重剂温补不可。用四逆汤理中汤等方加味,症稍平。十数剂后,渠寄书问余,意欲速效。余答云:治

① 浣:唐代定制,官吏十天一次休息沐浴,每月分上、中、下浣,后借作上旬、中旬、下旬的别称。

病如行路,路有千里,仅走数里,即期速到,恐医药中,无长房缩地法也。嗣后附、姜热药,俱增至一两与八钱,据云:服至年余,病始痊愈。(反胃噎膈寒热证)

张聿青医案

宋左　呕血之后,食入哽阻。瘀滞胃口。恐成噎膈。

延胡索一钱五分,酒炒　五灵脂三钱　制香附二钱,研　单桃仁三钱　炒枳壳八分　瓦楞子五钱　炒苏子三钱,研　炒竹茹一钱五分　降香一钱五分,劈　上湘军一钱五分,好酒浸透,炙枯,后入

左　食入哽阻,痰涎上涌。胃阳不运。噎膈重证,势难治也。

薤白头三钱　川雅连四分　制半夏一钱五分　橘皮一钱　白檀香三钱　淡干姜六分　广郁金一钱五分　竹茹一钱　上沉香三分　公丁香三分。二味研末,先调服

沈左　中脘作痛,食入哽阻,去冬曾解坚黑大便。良由瘀滞胃口。势成噎膈。

延胡索一钱五分,酒炒　薤白头三钱　乌药一钱五分　荆三棱一钱　瓦楞子五钱,打　单桃仁三钱,打　蓬术一钱　黑白丑各七分　旋覆花二钱,包　五灵脂三钱

左　脘痞者久,食入哽阻。涌涎气瘀交阻,噎膈重证也。

延胡索一钱五分,酒炒　瓦楞子一两　制香附二两,研　薤白头三钱　旋覆花二钱,包　制半夏三钱　五灵脂三钱,酒炒　益智仁一钱　乌药一钱五分　生姜汁一匙,冲

胡云台方伯　年逾花甲,阴液已亏,加以肝气不和,乘于胃土,胃中之阳气不能转旋。食入哽阻,甚则涎沫上涌。脉两关俱弦。噎膈根源,未可与寻常并论。姑转旋胃阳,略参疏风,以清新感。

竹沥半夏一钱五分　炒竹茹一钱　川雅连五分　淡黄芩一钱五分　淡干姜三分　白茯苓三钱　桑叶一钱　池菊花一钱五分　白蒺藜一钱五分　白檀香一钱,劈

二诊　辛开苦降,噎塞稍轻然。左臂作痛,寐醒辄觉燥渴。脉细关弦,舌红苔黄心剥。人身脾为阴土,胃为阳土,阴土喜燥,阳土喜润。譬诸平人,稍一不慎,饮食噎塞,则饮汤以润之,噎塞立止,此即胃喜柔润之明证。今高年五液皆虚,加以肝火内燃,致胃阴亏损,不能柔润,所以胃口干涩,食不得入矣。然胃既干涩,痰从何来。不知津液凝滞,悉酿为痰,痰愈多则津液愈耗。再拟条达肝木,而泄气火,泄气火即所以保津液也。然否即请正之。

香豆豉　光杏仁　郁金　炒蒌皮　桔梗　竹茹　川雅连干姜六分煎汁收入　枇杷叶　黑山栀　白檀香

三诊　开展气化,流通津液,数日甚觉和平,噎塞亦退。无如津液暗枯,草木之力,不能久持,所以噎塞既退复甚。五脏主五志,在肺为悲,在脾为忧,今无端悲感交集,亦属脏燥之征。再开展气化,兼进润养之品。

光杏仁三钱　广郁金一钱五分　黑山栀三钱　竹沥七钱,冲　姜汁少许,冲　炒蒌皮三钱　白茯苓三钱　枳壳五分　炒苏子三钱　大天冬三钱　池菊花一钱　白檀香八分　枇杷叶去毛,四片

四诊　开展气化,原所以泄气热而保津液也。数日来,舌心光剥之处稍淡。然左臂仍时作痛,噎塞时重时轻,无非津液不济,胃土不能濡润。咳嗽多痰,亦属津液蒸炼。肺络被灼,所以脏燥乃生悲感。再化痰泄热以治其标,润养津液以治其本。

白蒺藜三钱　黑山栀三钱　光杏仁三钱　淮小麦六钱　池菊花一钱五分　广郁金一钱五分　炒蒌皮三钱　生甘草三分　大南枣四枚,劈,去核　盐水炒竹茹一钱

接服方　鲜生地五钱　天花粉一钱五分　大麦冬三钱　甜杏仁三钱　生怀药三钱　白蒺

藜三钱　焦秫米二钱　青果三枚,打　梨汁一两,温冲

蒋　嗜饮损伤中阳,气不施化。食入哽阻,痰涎上涌。脉滞,苔白质腻。噎膈重证,图治维艰。

代赭石四钱　白茯苓三钱　广郁金一钱五分　竹茹盐水炒,一钱　旋覆花一钱　炒苏子三钱　白桔梗八分　枳实八分　左金丸七分,入煎　竹沥八钱,姜汁三滴冲

郭左　肠红痔坠日久,营液大亏。食入于胃,辄哽阻作痛。脉两关弦滑。此胃阴枯槁。噎膈重证,何易言治。

金石斛　北沙参　杭白芍　生甘草　焦秫米　白蒺藜　半夏曲　活水芦根

师云:另取小锅煮饭,饭初收水,以青皮蔗切片铺于米上,饭成,去蔗食饭。清儒附志

二诊　脉滑而弦。舌心作痛,食入胃中,仍觉哽痛。胃阴枯槁,未可泛视。再拟《金匮》大半夏汤法。

台参须另煎冲,七分　制半夏三钱　白蜜二钱,同煎,与参汤冲和服

此方服七剂。煎成以滚水炖,缓缓咽下。汤尽再煎二次,煎蜜用一钱五分。

三诊　脉左大于右,阴伤不复之证。食入哽阻,胃阴尤为枯槁,未可泛视。前拟《金匮》大半夏汤法,当无不合,即其意而扩充之。

台参须　制半夏与白蜜同煎,与参汤和服　左金丸四分,煎汤送下

四诊　食入哽痛渐定,脉弦稍平,而肠红连日不止。肝火内燃,胃阴枯槁,肝胆内藏相火,肾开窍于二阴,铜山西鸣,洛钟东应①矣。

台参须一钱　制半夏二钱　白蜜三钱,同上法　细生地四钱　龟甲心五钱　地榆炭三钱　炒槐花三钱　泽泻一钱五分　丹皮炭二钱　左金丸四分

孙右　中脘不舒,按之坚硬胀满,甚则气逆如喘。脉两关弦滑。此抑郁动肝,肝气冲入胃中,将成噎膈重证,非旷怀不能为功。

钉赭石　炒苏子　制香附　淡吴萸　旋覆花　薤白头　炒枳壳　砂仁　沉香三分,磨冲　槟榔二分,磨冲

殷左　食入之后,气辄上冲,遂即呕吐痰水。询知前曾呕吐紫黑,便有血水,痰或青色,乃自下焦肝肾而来,胃之下口,痰瘀阻之。防膈。

制半夏　川连　单桃仁　台乌药　当归须　土炒赤芍　干姜　川桂枝　酒炒延胡索

二诊

薤白头　橘皮　制半夏　旋覆花　茯苓　延胡索　枳实　代赭石　台乌药　扁鹊玉壶丸一钱二分,先服

三诊　膈食不下,中脘有形,数日以来,呕吐紫黑瘀血,大便亦解黑物,前云瘀血阻塞胃口,于斯可信。无如瘀虽呕出,而中脘偏左,按之仍硬,足见结滞之瘀,犹然内踞,是血膈大证也。治之之法,若瘀一日不去,则膈一日不愈,兹以化瘀为主,以觇动静。

山甲片一钱,干漆涂,炙令烟尽　五灵脂三钱,酒炒　瓦楞子四钱　延胡索二钱　山楂炭三钱　台乌药一钱五分　当归尾二钱　桃仁二钱　土鳖虫五枚,去头足炙

又　湿痰瘀滞,聚于胃口,以致饮食不能入胃。前进化血行瘀,胸肋胀满。良以瘀阻不宣,行之不能,则两相阻拒,所以转觉胀满也。血膈大证,极难图治,拟以丸药入下。

五灵脂二钱,酒炒　川郁金一钱五分　西血珀七分,另研　大黄二钱,酒炒　土鳖虫十六枚,去头足炙　单桃仁一钱五分　生蒲黄一钱　延胡索二钱　山甲片一钱

上药共研细末,以韭汁糊丸,如绿豆大,每服三钱。

右　朝食暮吐,物不变化。脉沉细,苔白质腻。中阳不旋,反胃重证也。

① 铜山西鸣,洛钟东应:典出南朝宋·刘义庆《世说新语·文学》:"铜山西崩,灵钟应应"。后比喻重大事件彼此相互影响。

制半夏　淡吴萸　公丁香　橘皮　竹茹姜汁炒　云茯苓　炮黑姜　广藿香　伏龙肝七钱，煎汤代水(噎膈附反胃)

医案摘奇

一梅姓女，年二十许，已字于陆，因陆子不务正业，女即忿恚，而起中膈之症。呕吐吞酸，早食暮吐，暮食早吐，有时食亦难下，形羸瘦，脉弦急。余曰：三阳结谓之膈，今症已成，宜自爱，或可挽回。其祖母曰：渠父母已许其不嫁而心安，先生为之施治可也。余乃左金丸、枳实、厚朴、乌、沉、赭石、郁金、代代花，加白石粉一钱。二剂，呕稍减而未尽止，胸膈窒塞，仍不少解，惟酸已平。第二方去枳、乌、石粉，加九香虫、金石斛，又嘱其日呼酣字五百声，取声出气下，导引疏通之意，膈塞乃渐平。(白石粉即钙炭养二)(气膈)

施天顺患膈塞，食物难下，勉强食之，早食暮吐，暮食早吐，卧床一月，形瘦无力，惟声音如常，脉左右双弦直。余曰：《经》云：三阳结谓之膈。《脉法》云：双弦者不治。其妻曰：贫病相连，本应待毙，以子幼女小，日夜哀痛，适邻人传信于其亲家翁陈，陈来病者述所苦，陈愿代赊药饵，并借以钱，是以请先生，今闻言，妾肠断矣。余曰：且试一方以观效否。遂立黄连、厚朴、苏梗、法夏、陈皮、赭石、虎肚、白石粉、沉香、砂仁等一方。服二剂，竟不吐，而食总难下。又授伊一法：用有嘴之壶，购高梁半壶，使酒在嘴眼下，上口封固，壶嘴紧塞，用时在上口刺一小孔，以口吸酒气而不饮，吸后，以膏药帖孔上，吸则去膏药开孔，日夜吸十数次，待酒无味，出而换之，再吸如前，膈塞渐通，五六日竟能食，而从此不吐矣。(膈塞)

刘河一海口也，五方杂处，光蛋匪类，往来如织，幸不出事者，实赖粮帮文殿玉一人，其手下人既多，又肯慷慨周济，故虽有匪来，只许一宿，不准久留，此刘河一方之得以安全也。当辛亥光复之际，绅商学界，同请文君议练商团保安全镇，殿玉乃领队梭巡，自秋入冬，日夜不懈，及春劳瘁太过，渐至食少神疲，脘窒不通。至初夏实已神疲力竭，方始养息。至端午节，病益剧，早食暮吐，自知病重，乃买掉赴苏，就费家医治一月，非维不减，竟至粒米不进，随食随吐，六月中回刘，其徒祁三益往候谓之曰：曾记老管二十年前，患热病发斑，几至危殆，傅先生一力治愈，何不仍请医之？殿玉云：我病既经费医之大误，不必言医，毋来混我。三益云：何妨请来一诊。匆匆走至余家，告以老管之病，如是如是。余至，见其面，不识其人，正食西瓜，食入随吐，切其脉，沉细无力，形如骷髅，声音低塞，问其饮食，粒米不受者已一月，问其吐出之味变乎？云：西瓜食下是甜，吐出即酸。余为之用炮姜、白蒺、党参、煨葛、法夏、陈皮、川朴、赭石、白石粉一方，嘱伊家煎半怀，白石粉调服。及二帖，云：吐已无酸。第三日为其改用平胃散加虎睹、炮姜、赭石，仍吐。后祁三益相晤告云：今老管吐已不酸，惟食不得下，奈何？余为疏穞[①]麦细粉，煮稀粥饮之。初食一口即止，停三时再食，两口即止。明日初食二口即止，第二餐三口便止。以后日渐加增，初不必其多，只须能受也。如是一月后，日可食二碗，两月后可食三碗，至岁底，虽未尽复元，亦可云小愈矣。穞麦一名元麦，非大麦、小麦，吾乡磨碎和米煮饭，性能下气也。(鬲气重病)

邵兰荪医案

梅陵钱　舌滑白，脉弦紧，食入脘中窒格，此肝逆乘中，脾气失运。故宜和中疏肝。(六月二十一号丙午初八日)

鸡内金三钱　川楝子三钱　小青皮钱半　蔻壳钱半　沉香曲钱半　厚朴一钱　甘松四分　玫瑰花五朵　生牡蛎四钱　庵蔄子三钱　左金

---

① 穞(lèi类)：稻名。

丸八分　引路路通七个

四帖。

介按:此肝阳乘侮脾胃,食物不易消化,湿热聚膈,故治以泄降和胃,否则恐滋胀满之忧。

白马山李　舌滑灰黄,脘痛窒格,呕恶,汤水难入,脉弦濡,食后潮热,便闭。症属重险,宜苦辛通降。候正。

淡干姜二分　炒枳实钱半　瓜蒌皮五钱　生白芍钱半　炒川连八分　滑石四钱　炒麦芽三钱　佛手花八分　仙半夏钱半　降香八分　炒枣仁三钱

清煎,二帖。

介按:上不纳食,下不通便,此是清阳日结,脘窄阴枯,腑乏津营,胃气已失下行为顺之旨,必须大便通爽,然后脘中纳食无阻。但此症已成关格,是属难治之疴。(呕吐噎格)

曹沧洲医案

左　噎膈重症,且吐血,脉右细、左弦。不易奏效。

旋覆花三钱五分,绢包　橘白一钱　藕节炭五钱　煅瓦楞粉一两,绢包　白石英五钱　青盐半夏三钱五分　沉香片三分　茯苓四钱　川通草一钱　生谷芽五钱,绢包(噎膈门附反胃嗳呃)

右　气逆上塞,不能食,脉不畅。宜下气疏中。

旋覆花三钱五分,绢包　枳壳三钱五分　广郁金一钱　绿萼梅一钱,去蒂　代赭石四钱,煅,先煎　橘红一钱　干菖蒲七分　川楝子炒,三钱五分　左金丸一钱,吞服　法半夏三钱五分　茯苓四钱

左　膈气胸胁痛,不能食。病道深远,不易图功。

南沙参四钱　上川连四分,盐水炒　旋覆花三钱五分,绢包　全瓜蒌七钱,打　淡吴萸三分,盐水炒　煅瓦楞粉一两,绢包　盐半夏三钱　淡姜渣四分　丝瓜络三钱　车前子四钱,绢包　绿萼梅一钱,去蒂　茯苓五钱　戌腹米三钱五分,绢包

右　得食作噎,噎甚则吐,脉弦,右不畅。延防成膈。

旋覆花三钱五分,包　苏子三钱五分　淡吴萸二分　沉香片四分　白芥子七分　煅瓦楞粉一两,包　橘红一钱　茯苓四钱　代赭石四钱,先煎　莱菔子三钱,炒　制半夏三钱五分　戌腹米三钱　绿萼梅瓣一钱

左　膈气之状稍愈,呕吐渐止,食下作痛亦得瘥,惟腹胀不已,肠鸣嘈杂,脉左濡、右滑。宜肝脾两治。

上川连四分,姜水炒　茯苓四钱　大腹皮三钱,洗　戌腹米三钱,包　淡吴萸二分,盐水炒　炙鸡金三钱,去垢　火麻仁泥五钱　泽泻三钱五分　法半夏三钱五分　陈佛手三钱五分　川通草一钱　陈麦柴三钱　绿萼梅瓣一钱

右　食下咽阻,呕吐腻痰黄水,脉软数。此上焦膈也。近增寒热当治所急。

青蒿子三钱五分　旋覆花三钱五分　橘白一钱　川通草一钱　白蒺藜四钱　煅瓦楞粉一两,包　盐半夏三钱五分　戌腹米三钱　白杏仁四钱　竹茹二钱　象贝四钱　干菖蒲五分

左　上焦膈塞稍松,寒热稍愈,脉数,腮肿。当治所急。

桑叶三钱五分　旋覆花三钱五分,绢包　象贝四钱,去心　川通草一钱　白蒺藜四钱,炒去刺　煅瓦楞粉一两,包　干佩兰三钱五分,后下　干菖蒲七分　青蒿子三钱五分　盐半夏三钱五分　茯苓四钱

左　食下,气顶作吐,脘肋胀,脉弦。便闭膈症渐著。理之不易。

旋覆花三钱五分,绢包　淡吴萸三分,盐水炒　楂炭三钱　朱茯神五钱　煅瓦楞粉一两,包　上川连四分,姜水炒　炙鸡金三钱　车前子四钱,包　火麻仁泥一两　沉香片五分　六曲四钱　元明粉三钱　泽泻三钱

右(正号)　两日未吐,胸脘腹痛不已,甚则腹满自汗,不安寐,寐即惊惕,脉细,大便不通。木土相攻,防成膈气。

上川连五分,姜水炒　旋覆花三钱五分,包　朱茯神五钱　火麻仁泥一两　泽泻三钱　淡吴萸二分,盐水炒　煅瓦楞粉一两,包　乌梅肉三分,炒　淡姜渣三分　伽楠香末三分,炒　丝瓜络三钱五分　通草一钱　元明粉三钱五分,后下(噎膈门附反胃嗳呃)

左　肝木犯胃,胃浊不降,得食作噎,脘次作痛,易于辄吐,舌白黄,脉细弦。中挟痰,最防迁延成膈。急急通阳泄浊,镇逆疏中。

全瓜蒌四钱,姜水炒　旋覆花三钱五分,绢包　淡吴萸二分,盐水炒　霞天曲三钱五分,绢包　薤白头三钱五分,去毛酒浸　代赭石四钱,煅,先煎　淡干姜三分　白芍三钱五分,桂枝三分同炒　制半夏三钱五分　沉香片三分　白芥子一钱　绿萼梅一钱,去蒂　生熟谷芽各五钱,包

右　胃阳式微,肝木乘之,脘次作痛,泛吐酸水,得食辄吐,舌白黄,脉细软。大便旬日一行,少腹胀硬。痰湿气机互郁,中运无权。体乏病深,防成膈气,理之不易。

旋覆花三钱五分,绢包　淡吴萸二分,盐水炒　白芍桂枝三分同炒,三钱五分　炙鸡金四钱,去垢　代赭石四钱,煅,先煎　白芥子一钱　淡干姜三分　火麻仁泥一两　沉香片三分　制半夏三钱五分　瓜蒌皮四钱,姜水炒　绿萼梅一钱,去蒂　霞天曲一钱,包　生谷芽五钱,包(噎膈门附反胃嗳呃)

右　肝木犯胃,胃浊不降,得食作噎,脘次作痛,易于取吐,舌白黄,脉细弦。中挟痰浊,最防迁延成膈,急通阳泄浊,镇逆疏中。

全瓜蒌四钱,姜水炒切　旋覆花三钱五分,包　淡吴萸三分,盐水炒　霞天曲三钱五分,包　薤白头一钱五分,去苗酒浸　代赭石五钱,煅,先煎　淡干姜三分　白芍三钱五分,桂枝二分同炒　制半夏三钱五分　沉香片三分　白芥子一钱　绿萼梅一钱,去蒂　生熟谷芽各五钱,绢包(肝脾门)

上池医案

左胁下气干胸中作胀作呕,甚而食入间日吐出,此肝邪犯胃,胃虚不运,恐成反胃,拟咸降辛润甘缓重镇法。

晚服:旋覆花绢包　焦半夏　大枣去核,捣碎炒　代赭小块　生洋参切片,用老姜汁拦蒸,同煎

养血润肠降逆。

朝服:全当归　米仁　桃仁　红花

气膈之症,乃是阳虚阴亢,呕吐涎沫,形瘦肉削,纳谷即吐,肺胃津液已涸,二便闭塞,此皆为火内寄于肝肾。时值酷暑,用金匮麦冬,加入和阴通腑,豁痰利气之剂。

大生地炒薄片　柏子仁　茯神朱染　鲜斛　砂仁壳　麦冬　大麻仁炒　遂仁捣　郁李仁杵

噎者关格之渐也,痰随气涌,得食则噎,大忌辛温燥烈以劫津,拟润燥和胃以豁痰。

玉竹　川贝　麻仁　甜杏仁　杜苏子　海石

操劳之体,五火易动,中年以后中气日虚,素来积有湿痰,痰涎黏腻,脘鬲不开,得食而作噎,即此上鬲蒙蔽之象,谷食入胃气一动,痰涎翕集,胃口窄狭,食不得下,而痰饮上泛矣。从来治法首先豁痰,香燥劫津,津液渐涸,大便坚结不易下,达者治上碍下矣,今拟俞氏法。

川斛　苏子　半夏　麻仁　玉竹　茯苓　陈皮　枳壳磨汁冲　鲜竹茹姜水拌　枇杷叶姜水拌

沈氏医案

天老久服右归饮,其中有桂附甘草,甘草甘缓,不能下达肾家,桂附之性,留恋胃中,其热性升而不降,所以两足不暖。河间云:两足冰冷者,此火不下降也,火降则足自暖矣。热药之性,积而不散,煅炼津液成痰。今交相火司天之年,夏暑熏赫之势,内伏之痰火,得外风所触,故胸膈不宽,呕吐痰涎,汗出过多。

此汗系胃中湿热痰火,郁蒸而泄,即东垣所谓地之湿气,即为汗也。诊得脉息左手沉弦带数,此肝火不静也。右手滑大,关部尤甚,此胃中痰饮不清也。恐其大便燥结,痰涎上壅而呕吐,酿成噎膈、反胃之症。《内经》云三阳结谓之膈。丹溪云:噎膈之症,多起于血枯痰腻,多升少降,大忌香燥热药,惟以豁痰清火润泽之药,而使大便不燥结为第一着。

千墩唐鲁玉令堂后案,据述服煎药十二剂,两足热痛已除,噎间之块亦去,此药已对病,渐愈之佳兆也。今拟一方,将前方服完二十剂,即以此方接服,交至秋冬,再商治法。

半夏　广皮　莱菔子　瓜蒌　土贝　黄柏　山栀　香附　桔梗　石膏　夏枯草　加生姜

唐鲁玉令堂后案,据述服煎方二十剂,咽噎之块已消,胸膈之间,饮食即痛,此因恼怒气滞,痰聚胸膈而作痛也。先以滚痰丸二钱,淡姜汤下,以逐胃中之痰,使其下行,则胸膈宽而饮食不痛矣。

半夏　瓜蒌　香附　枳壳　山栀　广皮　莱菔子　石膏　黄芩　加姜煎七分温服

丸方即以此方加天麻柏土贝,用夏枯草汤法,木通汤送下。

《经》云:三阳结谓之膈。三阳者,大小肠膀胱也。结者,热结也。热结于下,则反之于上。丹溪云:噎膈之症,多起于血枯痰腻。大忌香燥热药,惟以豁痰降气清火润肠之药治之。今脉左手沉弦,此肝气郁结也。右手滑大有力,此胃中痰火纠结不清也。郁则气结津液聚而为痰,阻滞食物,不得下达,随肝家之郁火上升,则呕吐而出。(原评,理明词达,言之了然。)先讲习静调摄,一切俗务,俱置度外,然后进药,庶几奏效。

半夏　广皮　香附　山栀　瓜蒌　苏子　莱菔子　黄芩　石膏　枳壳　加生姜、竹茹

骏老,平素畏寒恶风,此内有郁火也。郁火发越,则又畏热,胸膈阻滞不通,大便燥结,食物入胃,至晚作酸而呕。脉息沉弦而数,两关尤甚,此系肝火郁于胃中。煅炼津液成痰。而作酸,随肝火上冲而呕吐。并有白沫而冷者,乃热极似冷,非真寒也,是乃噎膈反胃之基。《经》云:三阳结谓之膈。三阳者,大小肠膀胱也。结,热结也。热结于下,则反之于上。治之法,先宜和胃豁痰开郁之药,理其中焦,然后以养阴之品,润其大肠,庶得奏效也。

煎方:半夏　广皮　香附　山栀　旋覆花　瓜蒌　郁金　枳壳　茯苓

丸方:半夏　广皮　枳壳　山栀　蒌仁　川连　莱菔子　香附

膏方:生地　当归　白芍　苏子　杏仁　蒌仁　柏子仁　梨汁　茅根汁

也是山人医案

龚(四一)　噎阻不舒,呕吐涎沫,食物格拒,咽中总属不爽,在上清阳日结。拟治肺以展气化,勿与椒、梅酸收闭塞可也。

鲜枇杷叶三钱　郁金一钱　炒香豉一钱五分　杏仁二钱　栝蒌皮一钱五分　黑山栀一钱五分　川贝母二钱

蔡(五一)　阳明胃衰,纳谷脘中痛,嗳哕频频,气不展舒。胸膈是清阳旋转之处,失其下行为顺之旨,必胃汁先枯,然后脾阳亦钝,膈症萌矣。拟甘寒生津,以存其阴液,无暇理胃脘之清阳,是亦膈症治法。

川石斛三钱　鲜生地五钱　玉竹一钱　麦冬一钱　淡天冬二钱　柿霜一钱　甜杏仁三钱　梨汁半杯,临服冲入

田(二三)　早食暮吐,大便不爽,病在中下。

小川连四分　制半夏一钱五分　桃仁一钱　制大黄五分　郁金一钱　红花五分　枳实一钱

(噎膈反胃)

孟河费绳甫先生医案

湖州施少钦封翁之夫人,年已六旬,胸腹

作痛，饮食不进，卧床月余，将成噎膈。延余诊之，脉来细弦。此肝阳上灼胃阴，气失降令。遂用北沙参四钱，川石斛三钱，白芍钱半，酒炒黄连二分，吴茱萸一分，陈皮一钱，冬瓜子四钱，生熟谷芽各四钱。进三剂，脘痛即止，米粥渐进。照前方去黄连、吴萸，加麦冬三钱。连进六剂，能进干饭一盏，行动如常而愈。

佚名，营血久虚，肝气克胃。胃为后天生化之源，脘腹作痛，牵引腰背，胃纳大减，资生何赖？脉沉弦滑。久延有噎膈之虑。治宜养血调肝，兼和胃气。

杭白芍一钱半　左牡蛎四钱　宣木瓜一钱半　川楝肉一钱半　酒川连一分　淡吴萸一分　北沙参四钱　云茯苓三钱　制半夏一钱半　陈广皮一钱　生熟谷芽各四钱　冬瓜子四钱

广西巡抚张丹叔，胸腹作痛，饮食不进，将成噎膈。延余诊之，脉来两关沉弦。此气液皆虚，肝阳挟痰阻胃，气失降令。方用吉林参须五分，北沙参四钱，白芍钱半，牡蛎四钱，酒炒黄连二分，吴茱萸一分，陈皮一钱，制半夏钱半，麦冬二钱，炒竹茹一钱。连进十剂，胸腹作痛已止，饮食渐进。照方去人参须、黄连、吴萸，加吉林参八分，川楝肉钱半，冬瓜子四钱。接服十剂，纳谷渐旺，每日能食干饭一盏，火腿烧鸡、虾饼鱼片，皆能多吃而有味，大约收功在指顾间耳。乃偶因动怒，兼食荤油太多，夜间呕吐所出，皆是未化之物，脘痛又作，饮食顿减，从此变端百出，以致不起，甚可惜也。

寿春镇郭善臣，戊戌秋患噎膈，胸腹胀痛，呕吐胶痰如鸡蛋白，干饭难下，肌肉消瘦，势甚可危。就治于余，诊脉弦大洪滑。此抑郁伤肝，阳升灼胃，气失降令。方用人参一钱，枳实一钱，牡蛎四钱，白芍钱半，木瓜钱半，酒炒黄连一分，泡姜三分，陈皮一钱，半夏钱半，生熟谷芽各四钱。进二剂，干饭能下，精神亦振。遂照方连服二十剂，眠食如常而愈。后四年，因事动怒，其病复发而殁于任。(噎膈)

重古三何医案

先君子尝谓及门曰观色察言，乃临证第一要诀。望闻问而后切脉，其失十不二三矣。时虽未究心，亦闻而知之。一日有东乡人短衣小帽闯门而入，适山人为人处方，其人猝然曰：先生名手，识我何病？山人视其形容瘪瘦，鼻赤，目下视。问之曰：尔患呕吐乎？曰：然。又问：尔好饮酒乎？曰：然。然则尔已成膈，无庸药矣。其人艴然[①]去，去未一月即死。他日门人偶询及之，山人笑曰：此病之显见者也，糟鼻目无神，是困于酒也，胃无谷气，则形必枯槁，非膈疾而何？彼既无礼，即不为之切脉，奚歉焉。

阮氏医案

杜　肾乃胃之关，关者，上下交通之义也。今关门不利，升降失司，焉能纳食运化，故生噎膈之病。脉象关尺数而细涩，舌苔干绛，原属阴虚液燥，理宜滋肾水养胃阴为主治。

北沙参三钱　远志筒二钱　山萸肉二钱　建泽泻一钱半　大麦冬三钱　大蒸地六钱　湖丹皮一钱半　白茯神二钱　藿石斛二钱　怀山药三钱

王　素多痰湿，现因中阳被困，土德衰微，朝食而暮吐，致成反胃之症。拟用代赭旋覆汤加味治之，俾震坤合德，土木无伤，是为正法。

代赭石三钱　西潞党三钱　炙甘草八分　生姜汁一匙　旋覆花三钱，包煎　水法夏一钱半　淡吴萸八分　大黑枣三枚

---

① 艴(fú 福)然：生气的样子。

江　朝食暮吐，非反胃而何？系肾火衰微，脾阳困乏，所谓母寒子亦寒也。古云：益火之源，以消阴翳。师其法以治之。

大熟地三钱　山萸肉三钱　淡附片一钱半　黑炮姜一钱半　怀山药三钱　白茯苓三钱　紫瑶桂一钱　益智仁一钱半

嘈杂案

校注妇人良方

一妇人饮食少思，胸中嘈杂，头晕吐痰。此中气虚而有热，用六君子汤加炒黑山栀、桔梗而愈。后因劳碌，头晕发热，吐痰不食，用补中益气加半夏、茯苓、天麻而痊。

一妇人中脘嘈杂，口中辛辣，或咳嗽吐痰发喘，面色或白或赤。此脾气虚而肺中伏火也。用六君子加山栀、桔梗、柴胡及炒黑片芩治之，寻愈。

一妇人嘈杂吞酸，饮食少思，大便不实。此脾气虚寒而下陷，用补中益气汤加茯苓、半夏、炮姜渐愈，又常服人参理中丸则安。

一妇人饮食后，嘈杂吞酸，此食郁为痰，用六君子汤送越鞠丸渐愈，又用加味归脾汤而痊。后因怒，两胁胀痛，中脘作酸，用四君汤送左金丸渐安，仍用六君子汤送越鞠丸而瘥。(妇人心胸嘈杂方论第十六)

一妇人胃中嘈辣，甚则热痛，后患齿疼，此胃中痰火也，用二陈加芩、连，下越鞠丸而瘳。(妇人茧唇方论第一)

名医类案

一妇行经色淡若黄浆，心腹嘈杂嘈杂为痰饮。此脾胃湿痰故也。以二陈汤合四物，入细辛、苍术，数服即止。(经水)

里中医案

施元廓饮后嘈杂

浦东施元廓，剧饮后忽发嘈杂，似痛非痛，似饥非饥。或曰痰因火动，治之以芩、连、花粉、知母、瓜蒌，剂盈百矣，而病犹是也。余为诊之，满指而缓且软，是脾家湿痰，非肺家燥痰也。贝母、瓜蒌何缘下乎？是虚气为孽，非实火为殃也。芩、连、花粉安敢用乎？为处六君子汤，加苍术以胜湿，加姜汁以行痰。越半月不复来招，余意其更医矣。比使者至，遗手启云：弟为酒误，酿此奇疴，他人历岁月无功，仁兄以一七立起，不十日而尽扫病。夫形景何幸如之，何感如之！业已改煎作丸，兹且朝夕服矣。以其神效，遂不敢易丝毫耳。

程九屏嘈杂

苏淞道程九屏，嘈杂不宁五月矣，服痰剂、凉剂。余曰：脉阳强而阴弱，病得之酒且内，用连理汤同加减八味丸并服，三月而胸中之楚尽释。

侯启东腹痛嘈杂吐涎

给练侯启东，腹中嘈杂，左肋异痛，呕吐涎沫，每饮食到口，咽嗌间若有一物接之者。余曰：脉大而数，按之辄减，此虚而挟湿，湿热相兼，虫乃生焉。中气素虚，当以参汤送槟榔丸以涤虫，种虫不祛而服补汤无益。不从，竟至不起。

(评选)静香楼医案

嘈杂得食则已。此痰火内动，心胃阴气不足。

生地　山栀　半夏　麦冬　茯苓　丹皮　竹茹　炙草

诒按：阴虚而挟痰者，用药最难恰好。方中可加石斛、广皮。(呕哕门)

临证指南医案

某　阳升嘈杂。阳升

麦冬三钱　生地二钱　柏子仁一钱　川斛三钱　茯神三钱　黑稆豆皮三钱

某　心中烦热，头上汗泄，汗止自安，易嘈。心阳热

淮小麦　柏子仁　茯神　炙草　南枣　辰砂

程氏　血虚心嘈，咽呛。血虚

生地　天冬　麦冬　女贞子　生白芍　炙草　茯神　麻仁

某氏　经半月一至，夜嘈痛。肝阴虚

生地　阿胶　天冬　茯神　白芍　丹参（嘈）

杨　血液仅仅养胎，春阳升举，上焦易燥，喉呛心嘈，皆液亏阳亢。

鲜生地　茯神　白扁豆　玄参心　川斛（胎前）

某　固护胎元，诸症俱减，惟心嘈觉甚，阴火上升，营虚之征。营虚火炎

人参　桑寄生　熟地　阿胶　丝绵灰　条芩　白芍　当归　茯苓　香附（胎前）

叶天士晚年方案真本

罗六十三岁　情怀内起之热，燔燎身中脂液，嘈杂如饥，厌恶食物无味。胃是阳土，以阴为用，津液既穷，五火皆燃，非六气外客之邪，膏、连苦辛寒不可用。必神静安坐，五志自宁，日饵汤药无用。

人参　知母　茯神　甘草　生地　天冬　鲜莲子（杂症）

扫叶庄一瓢老人医案

始而嘈杂，食进不化，数年前脘中渐痛微呕。此乃积劳伤及营络，络虚为补，安闲怡悦，可以少发药饵，攻病未必去根。

炒桃仁　桂枝木　桂圆肉　归须　炒延胡　茯神（脘胁腹中诸痛）

脉数右实左弦，服养阴药已得效，但未能愈耳。嘈杂恍惚，胸上动气，苦寒清热，用小柴胡汤治阳维之会。

桑叶经霜　赤丹皮　鲜生地　鲜桑叶　阿胶　女贞　生白芍　白丹皮（夏暑湿热）

缪氏医案

心中嘈杂如饥，此肝火上炎所致。

炒熟地　淡天冬　川连　牡蛎　料豆衣　淮小麦　炙草　南枣肉

黄澹翁医案

江宁吴以善，左尺寸皆濡弱，关洪大有力，右寸关滑数，右尺软小，少神。

按：此症乃肺胃两经有痰有火，心血不足，肾水不充，肝火有余，助土为虐，以致湿热过甚，而生痰涎，幸邪入胃腑，不过嘈杂，中宫土失健旺之令，不能速其传送而已。若入肝肺脏窍，则有眩晕、麻木、木痹之症矣。将来饮食，宜戒气怒，劳碌宜慎，酒亦宜节饮为妙耳。

半夏　甘草　苍术　茯苓　白术　厚朴　橘红　胆星　沉香　天麻　蔻仁

方即白丸方，手大指属肺，手掌属心，此二处肉颤，由心思火动，肺气耗伤。

丹皮　丹参　天冬　麦冬　人参　茯苓　归身　沙参　熟地　枣仁　生地　生甘草　贝母　柏子仁（卷一）

南雅堂医案

胸中嘈杂，得食则已，此阴虚挟痰所致。

大生地四钱　麦门冬二钱　制半夏二钱　白茯苓三钱　黑山栀二钱　川石斛一钱　粉丹皮一钱　淡竹茹三钱　陈皮八分　炙甘草八分

水同煎服。(膈症门)

簳山草堂医案

中虚气郁,少纳易嘈,久之恐成噎膈。开怀调理为嘱。

丸方

西党参　炒白芍　半夏　新会皮　砂仁　煨姜　炒於术　炙甘草　茯苓　煨木香　大枣　水泛为丸(嘈)

得心集医案

喻廷锦　能食而疲,时饥嘈杂,小便赤涩,胸膈间微若有痛,诸医咸谓消中,误认为火,连服生地、麦冬、芩连、知柏数月不辍,遂至时欲得食,旋食旋饥,面黄形瘦,小水愈赤。有进竹叶石膏汤者,疑而未服。余诊得脉息属虚,曰:君几误死。能食而疲,此乃脾弱胃强,法当扶脾抑胃,奈何认为实火耶?其昆季①咸知医理,群起而问曰:小便赤涩,岂非火乎?余曰:曷不闻《经》云,中气大虚,溲便为之变耶。且从来大小二便,岂定为虚实之确据耶?今诸君以便赤即认是火,则天下皆医矣。遂疏六君子吞左金丸,数日稍愈,后除左金,独用六君子汤,百余剂而安。

左金丸(杂症门)

何澹安医案

中虚肝郁,心嘈膈胀,须开怀调养,否则防类中。

西党参　归身　茯神　法半夏　天麻　制於术　白芍　枣仁　煨木香　橘叶

接服归脾丸。(类中)

张聿青医案

陈右　一阳将复,阳气上升,木来克土。便痢之后,气分不和,有时嘈杂神糊,痰多稠腻。肝木之余威未平,痰气之迷蒙不化。拟平肝化痰。

金铃子一钱五分,切　广皮一钱　炒竹茹一钱　海蛤粉三钱,包　制香附二钱,研　云茯苓三钱　陈胆星五分　竹沥半夏一钱五分　淡吴萸二分　川雅连五分。二味同炒

二诊　肝热上腾,时仍嘈杂。清旷之地,为痰热弥漫,所以甚觉迷沉。再泄热化痰。

青盐半夏一钱五分　广橘红一钱　黑山栀三钱　炒竹茹一钱　炒瓜蒌皮三钱　粉丹皮二钱　白茯苓三钱　淮小麦三钱　炒香甜杏仁三钱　冬桑叶一钱　川雅连四分　谷芽二钱(痰湿痰气)

徐右　先发肝厥,既而嘈杂脘痛,涌涎少寐。皆木郁之极,致肝阳冲胃。刻当经行之后,带下如注,以奇脉隶于肝,肝病则奇脉不能固摄矣。先从肝胃主治。

制香附二钱　炒枳壳一钱　潼沙苑四钱　左金丸五分　豆蔻花五分　朱茯神三钱　煅牡蛎四钱　炒白芍一钱五分　金铃子一钱五分

右　涎下略少,仍然不止,嘈杂易饥,足软腰酸,腹时胀满。冲气不和,冲脉不固。再摄奇脉,兼参调气。

炒松熟地　当归炭　炙艾叶　乌贼骨　茯苓　酒炒白芍　阿胶珠　公丁香　旱莲草　淮小麦

右　产后血虚不复,收藏不固,不时咳嗽。兹则寅卯之交,咳呛更甚,心嘈头晕腹满。脉虚弦,左尺细涩。阳气升多降少。拟育阴封固。

南沙参四钱　炙生地三钱　川贝母二钱

---

① 昆季:兄弟。长为昆,幼为季。

潼沙苑盐水炒,三钱　阿胶珠二钱　杭白芍酒炒,一钱五分　海蛤粉三钱　黑豆衣三钱　生熟草各二分　淮小麦五钱

左　不时嘈杂,头晕心悸,足胫带肿。此经血不足,肝阳有余,木撼中州,土德暗损。宜从肝胃主治。

朱茯神　炒枣仁　白蒺藜　土炒白芍　真珠母　五茄皮　左金丸

居右　中州痞阻,吞酸嘈杂。木郁土中,宜和肝胃。

金铃子　赤白芍　炒枳壳　甜广皮　左金丸　制半夏　白蒺藜　香橼皮　淮小麦

周右　火时上升,不寐头痛嘈杂,甚则脘痛。脉弦舌光。阳升不熄。拟宁神和阳。

炒枣仁二钱,研　煅龙齿三钱　杭白芍一钱五分,酒炒　女贞子三钱,酒蒸　朱茯神三钱　珍珠母四钱　夜交藤四钱　木瓜皮一钱,炒

宋女　脘痛偏左为甚,时为嘈杂。脉象细弦。肝胃不和。当平肝和胃。

香附二钱　白芍一钱五分,土炒　砂仁五分　茯神三钱　金铃子一钱五分　干橘叶一钱五分　炙草五分　炒枣仁二钱　大南枣三枚　淮小麦五钱

又　脘痛不止。有时嘈杂涌涎。肝阳冲侮胃土,致胃中阳气不旋。前法扩充之。

青皮一钱,醋炒　制香附二钱　淡吴萸三分　白蒺藜三钱　炒枣仁二钱　白芍二钱,土炒　川楝子一钱五分　延胡索一钱五分　炙黑草三分　茯神三钱　淮小麦五钱　大南枣三枚

许右　中脘作痛,两胁胀满,嘈杂而不能食。两关脉弦。肝胃不和。拟平肝调气和胃。

制香附二钱　延胡索一钱五分　川雅连三分,淡吴萸四分同炒　橘皮一钱　炒枳壳一钱　川楝子一钱五分　白芍一钱五分,土炒　砂仁五分　香橼皮一钱(嘈杂)

柳宝诒医案

张　浊邪壅塞中焦,阻闭不开,里热不达,嘈杂脘闷,脉情亦郁塞不畅。用栀子合泻心法以疏达之。

淡豆豉　黑山栀　细川连干姜煎汁,拌炒　淡黄芩酒炒　制半夏　蔻仁　九节菖蒲　块滑石　赤苓块　广郁金　通草　荷梗　降香片

陆　见证形寒内热,心嘈口腻,脉象右手弦数关硬,左部不畅。病因肝木郁结,侮陷中土。肝木与少阳失调,则生寒热;中土为木气所触,则痰浊上泛;木郁化火,则口渴嘈杂。法当疏肝安胃,木土兼治。

西洋参炒黄　青盐半夏　橘红　茯神　枳实　於术　川连盐水炒　白芍酒炒　青蒿　牡蛎　苡仁　南薄荷　茅根肉　竹茹(呕吵)

雪雅堂医案

肝风扰胃,嘈杂莫可名状,柔养肝胃,当为合拍。

大麦冬　白芍药　生扁豆　黑芝麻　生甘草　三角胡　生牡蛎　冬桑叶　浮小麦　甘蔗浆

孙驾航太老师　右关沉细带数,舌光尖有细碎红点,此由胃阴素虚,又因吐血之后,胃无汁液,故有早起咳呛,不食则嘈,得食少缓,食入不香等症,仿古人诸虚不足,先建中气法,遵叶氏甘缓濡润之旨,辛温为大忌。

怀山药三钱　白茯神三钱　川石斛三钱　炙甘草五分　陈皮白一钱　扁豆衣二钱　原麦冬钱半　南枣肉三钱　真饴糖三钱　建兰叶五片

肝火扰胃,嘈杂易饥,不寐。

经霜冬桑叶三钱　细生地三钱　盐水煮石决明四钱　三角小胡麻三钱　杭丹皮一钱　黑山栀一钱

肝阳挟内风上扰，阳明最当其冲，津液被其销烁，所以每夜嘈杂如饥，阳升不寐，时或四肢厥冷，皆风阳之变化，非胎气之上逆，仍宜甘缓之属，镇阳熄风。

干地黄　天门冬　冬桑叶　钗石斛　三角胡　云茯神　阿胶珠　生牡蛎　黑豆衣　炙甘草

邵氏医案

呕恶腹痛悉差，潮热汗微，脉弦经阻嘈杂，仍照前法加减为稳。

川连七分，吴萸五分拌炒　炒枣仁三钱　穞豆皮三钱　地骨皮三钱　丹参三钱　炒白芍一钱五分　茯神四钱　绿萼梅一钱五分　仙半夏一钱五分　生牡蛎四钱　炒谷芽四钱

三帖。

曹沧洲医案

右　神倦，晨起心嘈，多动气急腿软，劳乏伤阳，气不运湿。宜标本兼治。

当归三钱五分　广陈皮三钱五分　五加皮三钱　炒香谷芽五钱，绢包　怀牛膝三钱五分　宋半夏三钱五分　瓦楞壳一两，煅　红枣三枚　川断三钱五分，盐水炒　茯苓三钱　白蒺藜四钱，去刺　桑枝一两(风温湿热附伏邪伏暑)

右　头晕，胸闷，舌白，腹中不适，气机攻撑，心嘈不思食，脉软弦。肝脾同病。拟择要治之。

石决明二两，生，先煎　旋覆花三钱五分，包　炒香枣仁三钱五分，包　六曲四钱　灵磁石四钱，生，先煎　煅瓦楞粉一两五钱　茯神四钱，辰砂拌　炙鸡金三钱，去垢　生牡蛎粉一两，包　陈佛手三钱五分　远志一钱，去心　绿萼梅三钱五分，去蒂　《医统》沉香化气丸四钱，绢包(肝脾门)

沈氏医案

杨店孙允文令政，肝火郁于胃中，不得疏泄，以致嘈杂作酸，经事不调，脉息沉弦带数，此肝火郁而不舒之故也。理宜开郁和胃清火之药为治。

半夏　广皮　香附　山栀　丹参　黄芩　枳壳　青皮　连翘　加姜煎

也是山人医案

申(三〇)　胃虚嘈杂。

川斛三钱　生地三钱　柏子仁二钱　稆豆皮二钱　麦冬二钱　茯神二钱　生白芍一钱五分　炙草五分

冯(四一)经半月一至，夜嘈痛。此属肝阴久亏，肝阳化内风冲突所致。

小生地二钱　麦冬二钱　柏子仁二钱　清阿胶二钱　丹参一钱五分　茯神二钱　生白芍一钱五分　牡蛎三钱(嘈杂)

重古三何医案

躁烦木火烁金，咳嗽痰凝，嘈杂头眩，腹痛，腰疼肢木，经有黑色，目昏而蒙，脉数不调，左关尤紧。木火上乘，脾失健运，卦属未济，当此烁金之令，拟和肝化热，参以导滞之法。

焦冬术　归尾　秦艽　蒺藜　炒枳壳　荆芥　黑姜　甘草　山楂炭　炒青皮　山栀　辰砂拌茯神　建曲　竹茹

阮氏医案

陆　脾肾阴亏，肝阳扰动，木凌土位，刻饥嘈杂，甚至胸背胀痛。当与补土抑肝，滋水涵木之法。

西潞党三钱　川桂枝钱半　生处术钱半　女贞实三钱　生白芍三钱　炙甘草钱半　白茯苓二钱　石决明三钱　上药送下六味丸三钱

腹 胀 案

扁鹊心书

一人因饮冷酒吃生菜成泄泻，服寒凉药，反伤脾气，致腹胀。命灸关元三百壮，当日小便长，有下气，又服保元丹半斤，十日即愈，再服全真丹永不发矣。（臌胀）

卫生宝鉴

范郎中夫人，中统五年八月二十日，先因劳役饮食失节，加之忧思气结，病心腹胀满，旦食则呕，暮不能食，两胁刺痛。诊其脉弦而细，《黄帝针经·五乱篇》云：清气在阴，浊气在阳，乱于胸中，是以大悗。《内经》曰：清气在下，则生飧泄；浊气在上，则生䐜胀。此阴阳返作病之逆从也。至夜，浊阴之气，当降而不降，䐜胀尤甚。又云：脏寒生满病。大抵阳主运化精微，聚而不散，故为胀满。先灸中脘穴，乃胃之募，引胃中生发之气上行，次以此方助之。

木香顺气汤：苍术　吴茱萸各五分，汤洗　木香　厚朴姜制　陈皮　姜屑各三分　当归　益智仁　白茯苓去皮　泽泻　柴胡　青皮　半夏汤泡　升麻　草豆蔻各二分，面裹煨

上十五味，㕮咀。作一服，水二盏，煎至一盏，去渣，稍热服，食前。忌生冷硬物及怒气，数日良愈。

论曰：《内经》云：留者行之，结者散之。以柴胡、升麻，苦平，行少阳阳明二经，发散清气，运行阳分，故以为君。生姜、半夏、豆蔻、益智辛甘大温，消散大寒，故以为臣。厚朴、木香、苍术、青皮辛苦大温，通顺滞气。当归、陈皮、人参辛甘温，调和荣卫，滋养中气。浊气不降，以苦泄之。吴茱萸，苦热泄之者也。气之薄者，阳中之阴。茯苓甘平，泽泻咸平，气薄，引导浊阴之气，自上而下，故以为佐使也。气味相合，散之泄之，上之下之，使清浊之气，各安其位也。（卷十七）

校注妇人良方

一妇人胸满少食，或腹胀吞酸，或经候不调，此中气虚而不能施化也，用补中益气加砂仁、香附、煨姜而饮食进，更以六君、芎、归、贝母、桔梗而经自调。（妇人血风攻脾不食方论第七）

一妇人小腹胀痛，小水不利，或胸乳作痛，或胁肋作胀，或气逆心动。余以为肝火而血伤脾，用四物、柴胡、青皮、玄胡索、木香而愈。

一妇人小腹痞闷，小便不利，内热，体倦懒食，用八珍汤加柴胡、山栀、龙胆草治之而安。（妇人疝瘕方论第八）

一妇人胸膈不利，饮食少思，腹胀吞酸，或用疏利之药，反致中满不食。予以为脾土虚而肝木胜，用补中益气汤加砂仁、香附、煨姜，又以六君子加芎、归、桔梗而愈。

吴江史玄年母，久病之后遇事拂意，忽胸腹胀满，面目微肿，两腿重滞，气逆上升，言语喘促，所服皆清气之剂，不效。予曰：此脾肺虚寒也。先用六君子汤一剂，病热顿减。后用补中益气加茯苓、半夏、干姜二剂，形体顿安。后以七情失调，夜间腹胀，乃以十全大补加木香治之而痊。（妇人心腹胀满方论第十八）

名医类案

一少年因劳倦，大热而渴，恣饮泉水，次

日热退，言视谬妄，自言腹胀，不能转侧，不食，战掉，脉涩而大，右为甚。灸气海三十壮，用白术、黄芪各二钱，熟附五分，与十帖，不效，又增发热而渴，但少进稀粥。丹溪曰：此气欲利而血未应也。于前药去附，加酒当归以和血，有热，加参一钱半，与三十帖而安。（内伤）

江汝洁治程秋山，夏末因腹内有滞气，医用硝、黄之类下之，遂成胀满之症。江诊，其脉右关举按弦缓无力，余脉弦缓，按之大而无力。《经》曰：诸弦为饮，为劳为怒。又曰：缓而无力为气虚。又曰：大而无力为血虚。又曰：胀满者，浮大则吉。据脉论症，则知弦为木，缓为土，木来侵土，热胀无疑也。且此时太阴湿土主令，少阳相火加临，湿热太盛，疾渐加剧，急宜戒怒、却厚味、断妄想，待至五气阳明燥金主令，客气燥金加临，疾渐减，可治。须大补脾土，兼滋肺金，更宜补中行湿。以薏苡三钱，白术、莲肉各二钱，人参、茯苓、山药各一钱，赤豆一钱半。水煎热服，一服是夜能转动，次早即视见脐，二服胀消大半。

州守王用之先因肚腹膨胀，饮食少思，服二陈、枳实之类，小便不利，大便不实，咳痰腹胀。用淡渗破气之剂，手足俱冷。此足三阴虚寒之症。用金匮肾气丸，不月而康。（痞满）

一人因久病心痛咽酸，治愈后，至春中脘微胀，面青气喘。意谓久病衰弱，木气凌脾，以索矩三和汤而安。琇按：此案与吞酸首条之尾同。

一女子禀厚，患胸腹胀满。自用下药，利十数行，胀满如故。脉皆大，按则散而无力。朱曰：此表症反攻里，当死，赖质厚，时又在室，可救，但寿损矣。以四物汤加参、术、带白陈皮、炙甘草煎服，至半月后尚未退。自用萝卜种煎浴二度，又虚其表，稍增，事急矣。前方去芍药、地黄，加黄芪、倍白术，大剂浓煎饮之，又以参、术为丸吞之，十日后如初病时。又食难化而自利，以参、术为君，稍加陈皮为佐，又与肉豆蔻、诃子为臣，山楂为使，粥丸吞之，四五十帖而安。

一人因久疟腹胀，脉微弦，重取涩，皆无力。与三和汤，三倍术，入姜汁，数帖而疟愈，小便利，腹稍减。随又小便短，此血气两虚。于前方入人参、牛膝、归身尾，大剂百帖而安。（肿胀）

茶商李，富人也，啖马肉过多，腹胀。医以大黄、巴豆治之，增剧。项诊之，寸口脉促而两尺将绝。项曰：胸有新邪，故脉促，宜引之上达，今反夺之，误矣。急饮以涌剂，且置李中坐，使人环旋，顷吐宿肉，琇按：吐法奇。仍进神芎丸，大下之，病去。（肿胀）

徐可豫治郭推府，腹膜胀，体弱瘠，足不任身。徐诊脉，曰：病始弗剧，殆医过耳。病由怒伤肝，肝伤在法当补，补而元气完，邪必自溃。医不知此，泄以苦寒剂，下虚不收，浊气干上，故愈泄病愈炽，犹幸脉未至脱，非缓以旬月，不能也。既投药，渐平复。（肿胀）

壶仙翁治瓜洲赵按察，病膜胀不能食，溲遗血。众医以为热，下以大黄之剂，神乏气脱而不能寐。召翁，诊其脉，告曰：病得之劳伤心血，久则脾胃俱伤。所以知按察之病者，切其脉时，左寸沉，右寸过左一倍，两关弦涩，尺反盛不绝。盖烦劳不胜则逆郁而不通，不通则不能升降而作膜胀，膜胀则不食，肉沸而不下，则关橐闭而溲且不输，故溲遗血。乃和以八补之剂，兼五郁之药，不数日而愈。越三月后复作，如前治，立除。琇按：此案再见第九卷淋闭门第一页。（肿胀）

孙文垣医案

李古愚先生，每食后即大便，腹皮稍胀急，胸膈饱闷。医与参术则痞闷愈甚，小水清而长。予脉之，左寸涩，右寸滑，按之如黄豆大，且鼓指，关尺之脉皆弦小，左尺脉迢迢有神气。据脉乃积痰郁滞于肺莫能出，以致大便之气不固也。法当效丹溪治乃叔用吐，吐去上焦痰积，而大便自实矣。先用苦梗、萝卜子各三钱，白豆仁、橘红、山栀仁各一钱，川芎五分，生姜三片，葱三根，水煎服之，取吐。服后半小时许，恶心，吐出清痰，心恶之势虽有，乃痰积胶固，犹不易出。又以萝卜子一合，擂浆水，加蜂蜜，与半碗饮之，始吐出胶痰二碗余。平日每小水则大便并行，吐后小水始能独利，连行三四次，而胸腹宽舒。初亦以吐为惧，至是豁然称快，大便五日不行，始以予言为不谬也。再以二陈汤加白术、旋覆花、麦芽，调理而全可矣。（卷二）

孝廉方叔度令嫂江氏，年甫三旬，患胀满。诸名家或补、或消、或分利、或温、或寒，悉为整理一番，束手而去，举家惶惶，无所适从。叔度曰：闻孙仲暗昔患此，众亦束手，比得孙生生者治而起之，众皆敛衽[①]钦服。仲暗伯仲适在馆中，盍[②]咨访之，即发书介予，随绍向往。诊得左脉弦大，右滑大。予曰：此李东垣木香化滞汤症也。病从忧思而起，合如法按治，可保终吉。叔度喜曰：曩从事诸公悉云不治，先生谓可保终吉，此故仓公有言，拙者疑殆，良工取焉是也。幸先生早为措剂，予即照本方发四帖，服讫，腹果宽其半，继以人参消痞汤、琥珀调中丸，调理二月全瘳。叔度信予从此始，每推毂[③]予于诸相知，多有奇中，卒为通家之好。（卷三）

先醒斋医学广笔记

祝氏妇年五十余，患中满腹胀，兼崩漏下虚。清上则下虚弥甚，清下则上胀弥甚。仲淳为立二方：以苏子、石斛、陈皮、知母、玄参、人参、白芍药治其上；以地榆、阿胶、木瓜、牛膝、杜仲、茜根、椿皮治其下。各为丸，分食前后服之，渐愈。（白带赤淋）

陆氏三世医验

妇人虚胀用补治验四六

潘天泉公乃爱，禀赋薄弱，已适吴体原。归母家月余，忽患腹胀，每于鸡鸣时发，至早膳后即宽。医者用调气之药治之不效，后于半夜即发，至两月，渐于薄暮即发矣，夜不能卧，日间饮食亦减，肌体觉瘦。予诊六脉沉微而迟，曰：若论症，日宽夜急，血不足也，当养血。论脉沉弱而迟，气不足也，当补气。乃以补中益气汤，倍当归加白蔻仁、木香，数剂而愈。

卢绍庵曰：腹胀之病，常多发作，有时则少。腹胀之症宜消，先生却乃投补，舍症从脉，奏效甚捷，良由指下精明，是以超出流辈。（卷之二）

郁痰腹胀治验十二

李安吾尊正，素不生育，及安吾纳宠，俱受孕，俱生子，出痘，妾之子生，而己子死，悲忧弥月不已，遂胸胁胀痛，夜不安卧，卧必先令人于背上捶数百拳，方得就枕片时，卧不能仰，仰则气涌而喘，饮食半减，肌肉半削，月事不行，已数月矣。予诊其脉，寸沉而数，关沉而滑，尺沉而弱。予曰：脉与病情极相应，郁火成痰之症也。用调气养荣汤，加白芥子倍霞天曲疗之，数剂，胸胁少宽，卧可仰，亦有时不必捶，第大便五日不行，小腹胀急，与滚痰丸二钱，又惧元气不足，改用补气养荣汤二剂，大便初去燥屎数枚，后出皆痰积，胀痛少减，后以补药相间，调理月余而愈。

陆闇生曰：悲思则气结，气结则津液聚而为痰。气郁故六脉皆沉；有痰故关滑；痰能生热，且气逆，则上焦之火不得降，故寸数；月事不来者，血不足也，故尺弱。先生调气消痰，

---

① 敛衽：整理衣襟，表示恭敬。
② 盍(hé 和)：何不。
③ 推毂(gǔ 古)：推动；协助。

而必兼养血为主,此标本兼治之法也。(卷之三)

清凉损脾四七

太宗伯董浔阳公孙媳,少寡而奉长斋,因大失珍宝珠玉之物,郁郁不乐,酿成中满之症。其胀朝宽暮急,气喘痰壅,夜不成寐,汤水不进。姑苏一医,用消导开郁清火之剂,其胀愈甚。予诊左脉细涩,右寸浮滑,右关弦滑。此气血两不足,多郁多痰之故。遂用炒黑枳实、白术、白芍药、贝母、泽泻、益智仁、白豆蔻、白茯苓、姜汁炒黄连、苡仁等药服之,甚觉相宜,黎明服八味丸二钱,旬日间,病势顿减,日中能进饭碗许,颇有起色,莫不称快,即董芳白深谙医道,欣欣喜幸,调理正有头绪,予为乌程曾邑候促回董宅,虽来坐守,奈何不能脱身,勉强辞之,然此心犹冀收全功也。不意竟邀嘉兴一医,服药月余,变症多端,以致不起。后芳白赐顾,谈及此症,不胜追悔,因脾病服寒凉过多,所以不救,足下为曾父台逗留不得,再求一看,亦天数也欤。(卷之五)

寓意草

力争截疟成胀临危救安奇验

刘泰来年三十二岁,面白体丰,夏月惯用冷水灌汗,坐卧巷曲当风。新秋病疟,三五发后,用药截住。遂觉胸腹间胀满日增,不旬日外,腹大胸高,上气喘急,二便全无,饮食不入,能坐不能卧,能俛不能仰,势颇危急。虽延余至家,其专主者在他医也。其医以二便不通,服下药不应。商用大黄二两作一剂。病者曰:不如此不能救急,可速煎之。余骇曰:此名何病,而敢放胆杀人耶?医曰:伤寒肠结,下而不通,惟有大下一法,何谓放胆!余曰:世间有不发热之伤寒乎?伤寒病因发热,故津液枯槁,肠胃干结,而可用下药,以开其结,然有不转失气者不可攻之戒,正恐误治太阴经之腹胀也。此病因腹中之气散乱不收,故津水随气横决四溢而作胀,全是太阴脾气不能统摄所致。一散一结,相去天渊,再用大黄猛剂,大散其气,若不胀死,定须腹破。曷不留此一命,必欲杀之为快耶!医唯唯曰:吾见不到,姑已之。出语家人曰:吾去矣,此人书多口溜,不能与争也。病家以余逐其医而含怒,私谓,医虽去,药则存,且服其药,请来未迟。才取药进房,余从后追至,掷之沟中。病者殊错愕,而婉其辞曰:此药果不当服,亦未可知,但再有何法可以救我?其二弟之不平,则征色而且发声矣。余即以一柬,面辨数十条,而定理中汤一方于后。病者见之曰:议论反复精透,但参、术助胀,安敢轻用。大黄药已吃过二剂,尚未见行,不若今日且不服药,捱[①]至明日,再看光景,亦无可奈何之辞也,余曰:何待明日?腹中真气渐散,今晚子丑二时,阴阳交剥之界,必大汗晕眩,难为力矣!病者曰:铿好一剂,俟半夜果有此证,即刻服下何如?不识此时服药尚可及否?余曰:既畏吾药如虎,煎好备急亦通,余就客寝。坐待室中呼召,绝无动静。次早,其子出云:昨晚果然出汗发晕,忙服尊剂,亦不见效,但略睡片时,仍旧作胀。进诊,病者曰:服药后,喜疾势不增,略觉减可,且再服一剂,未必大害。余遂以三剂药料作一剂,加人参至三钱,服过又进一大剂,少加黄连在内。病者扶身出厅云:内胀大减,即不用大黄亦可耐,但连日未得食,必用大黄些些,略通大便,吾即放心进食矣。余曰:如此争辩,还认作伤寒病,不肯进食,其食吃饭、吃肉亦无不可。于是以老米煮清汤饮之,不敢吞粒。余许以次日一剂立通大便,病者始快。其二弟亦快,云:定然必用大黄,但前后不同耳。次日戚友俱至,病者出厅问药。余曰:腹中原是大黄推荡之泄粪,其所以不出者,以膀胱胀大,腹内难容,将大肠撑紧,任凭极力努挣,无隙可出,看吾以药通膀胱之气,不治大便,而大便自至,足

① 捱(ái 皑):拖延。

为证验。于是以五苓散本方与服，药才入喉，病者即索秽桶，小便先出，大便随之，顷刻泄下半桶。观者动色，竟称华佗再出，然亦非心服也。一月后小患伤风，取药四剂，与荤酒杂投。及伤风未止，并谓治胀亦属偶然，竟没其功。然余但恨不能分身剖心，指引迷津耳，实无居功之意也。

胡卣臣先生曰：世间不少血性男子，然肝脑无补者多矣！此段转移，全在危疑关头着力，所以为超。（卷一）

里中医案

徐淡宁腹胀气粗

大傅徐淡宁，病余膏粱不节，且伤于怒，腹胀气粗，其脉盛大而滑，按之不甚虚。余用疏肺达肝之剂稍愈，即旦暮更医，两月病增。余曰：今病仍用参、术、香、砂等药矣。用二十余剂而安。

周东志胃火

闽中周东志，形赢善饭，忽胀满。医认食多不化，服槟榔、枳、楂、麦芽、神曲、厚朴，胀势转增。余曰：右手脉滑，知为胃火。用石膏、黄连、山栀、木香、陈皮、酒蒸大黄，二剂而胀止。

何宗鲁腹胀气喘

山右[①]何宗鲁，夏令好饮凉水，因宗师发放，晨起候至未申，为炎威蒸逼，饮水过多，胀满不食，腹如抱瓮，气高而喘。余曰：皮薄而光泽，土伤不化也，且病暴成，六脉坚实，法当峻剂攻之，以舟车丸三钱，香薷汤送下，再剂而二便下水，腹减如故。

脉诀汇辨

闽中周东志，形赢善饭，忽胀满。众皆泥其食太多，不能运化，治以槟、枳、楂、芽、神曲、厚朴，胀势转增。余以其右手洪滑，知为胃火，用石膏、黄连、山栀、木香、陈皮、酒蒸大黄，二剂而胀止。（卷九）

(评选)静香楼医案

脉迟胃冷，腹胀，气攻胸胁，恶心少食，泄泻。宜振脾胃之阳。

干姜　益智仁　半夏　厚朴　神曲　槟榔　川椒　茯苓

诒按：此温中调气法也。

命门阳衰，脾失温养，不克健运，食入辄胀，法当温补下焦。

肾气丸去桂，加沉香、椒目。

诒按：此补火生土之法。

湿热内陷太阴而成胀。

茅术　川柏　厚朴　陈皮　桑皮　木通　泽泻　大腹皮　草果仁

诒按：此专治脾土湿热，古方小温中丸亦可服。（肿胀门）

脾气本弱，而更受木克，克则益弱矣。由是脾健失职，食入不消，遂生胀满；脾愈弱则肝愈强，时时攻逆，上下有声。半载之疾，年逾六旬，非旦夕可图也。

人参　茯苓　川楝子　楂核　甘草　木瓜　白芍　吴萸　橘核

诒按：此肝脾两治，而偏重于肝者，以其不特胀满，而兼有攻逆之证也。（肿胀门）

胃阳衰惫，气阻痰凝，中脘不快，食下则胀。宜辛温之品治之。

草果仁　厚朴　茯苓　半夏　甘草　槟榔

诒按：此湿痰阻遏中宫之证。

热结气闭，腹胀便难。

厚朴　杏仁　滑石　黄芩　大腹皮　茯苓皮　木通

诒按：此运中兼泄热法也。（肿胀门）

---

① 山右：旧时山西省别称。

薛案辨疏

一上舍饮食失宜,胸腹膨胀,嗳气吞酸,以自知医,用二陈、枳实、黄连、苍术、黄柏之类,前症益甚,更加足指肿痛,指缝出水。余用补中益气加茯苓、半夏治之而愈。若腿足浮肿,或焮肿寒热呕吐,亦用前药。

疏曰:前症初起未尝非脾胃湿热所致,用药亦不过如是,何至于益甚耶?要知其人必脾胃原素弱,而更加以饮食失节者耳。自用二陈等类,复伤其脾胃之元气,以致足指肿痛,指缝出水,此脾气更虚而湿气随之下陷也。此补中益气所以升补元气,而茯苓、半夏所以燥渗其湿气而即愈也。足以见脾胃素弱之人,即在初起,即有邪气,亦不可纯用寒凉克伐之品也。(脾胃亏损吞酸嗳腐等症)

徽州江商,常服二陈、枳实、黄连、青皮、厚朴,胸腹快利,后患腹胀,请治,脉已脱。余曰:至暮必殁。已而果然。《内经》千言万语,只在人有胃气则生,又曰四时皆以胃气为本。凡脉促代,屋漏之类,或暴脱,余尝急用参、附等多有得生者。

疏曰:凡寒凉克伐之品,如二陈、枳实、芩、连、青皮、厚朴等。初服者不论虚实,无不快利,故病者喜服而医者喜用。不知未久,其病复剧,胃气已败。纵欲进补,末如之何矣?先生虽常云凡脉或暴脱者,急用参、附等药,多有得生者,而此案则常服寒凉克伐,其胃气所伤久矣,非暴也。故知用之亦无益,故不用也。(脾肾亏损头眩痰气等症)

一儒者,失于调养,饮食难化,胸膈不利,或用行气消导药,咳嗽喘促;服行气化痰药,肚腹渐胀;服行气分利药,眠卧不宁,两足浮肿,小便不利,大便不实。脉浮大,按之微细,两寸皆短。此脾肾亏损,朝用补中益气加姜、附,夕用金匮肾气加破故纸、肉果各数剂,诸症渐愈。更佐以八味丸,两月乃能步履,恪服补中、八味,半载而康。

疏曰:此案失于调养而致饮食难化,胸膈不利,其脾肺之气已虚矣。用行气消导药而所变之症,肺气更虚也;服行气化痰药而所变之症,脾气更虚也;服行气分利而所变之症,脾肺气下陷而不能运,因而命门之火衰弱,而不能化也。脉象已现上不足,下真寒也。故补中益气之不足,又加干姜、附子;金匮肾气不足,又加故纸、肉果,皆因脉之微、细、短三字主见也。亦犹前刘禹功之脉,微细虚短,而用金匮重加桂、附,补中送二神丸之意也。虽服法稍殊,而大略则同。

一富商,饮食起居失宜,大便干结,常服润肠等丸。后胸腹不利,饮食不甘,口燥体倦,发热吐痰,服二陈、黄连之类,前症益甚,小便滴沥,大便湿泻,腹胀少食,服五苓、瞿麦之类,小便不通,体肿喘嗽,用金匮肾气丸、补中益气汤而愈。

疏曰:此案饮食起居失宜,致大便干结,其津血少为多,润肠丸虽有养血之品,而克伐攻下者十居七八,宜乎?虚秘叠见,多属脾肾也。大概腹胀而至大便湿泻,小便不通,饮食减少者,法当不出二方为要。盖腹胀原属不能运化之象,而运化之机则在脾肺,生化之机则在命门故也。然亦因虚立法如此,而腹胀之症尽多实热、燥热、郁热等情,未可以此法为定例也。(脾肾亏损小便不利肚腹膨胀等症)

潜邨医案

司农汪柳亭腹胀作痛治验

司农汪柳亭,年近六旬,春仲病腹胀兼作痛,饮食不能进,服群医药十余剂不一应,且增甚,遣人招予诊之。六脉洪大滑盛,重按益加有力,如年壮气实人,而面色则皖白而带痿黄,舌色则青黄而兼胖滑。诊毕,予索前医所拟方遍阅之,则皆香附、厚朴、乌药、木香、山楂、神曲、陈皮、半夏、藿香、延胡、枳壳、桔梗、莱菔子、大腹皮等，一派消导宽快之属。因谓柳亭曰：若但据脉症，则诸方殊得当也。第面色白上加黄且皏而痿，舌色黄里见青且胖而滑，则症之胀痛，与脉之洪盛，可知皆非实候，所以陈皮枳壳木香乌药等剂，日夜吞咽而腹痛依然，腹胀如故也。不知此由心机太重，心境不舒，思虑郁怒，伤损肝脾，以致肝脾两经气血两虚，而藏寒生满且作痛耳。乃拟养荣汤倍人参加附子一方与之。柳亭以予言切中病情，即命取药立刻煎服一剂，而痛胀随减，再剂而痛胀全除。继用补中益气加白芍调理而饮食如旧。次年三月中，桐川汪辛仲以母病致书柳亭，遣力迎予，柳亭嘱友人陈星川伴予同往。星川于舟次问曰：柳亭胸次洒落，与会豪举，吾郡缙绅先生中推第一，不知当日子何所据而责其为思虑伤脾，郁怒伤肝耶？予曰：有诸内必形诸外，察形观色自见其中。彼舌见青色，非肝胆病乎？肝之志为怒，凡郁怒用事，而肝胆病者，其舌必青。舌见黄色，非脾胃病乎？脾之志为思，凡思虑用事，而脾胃病者，其舌必黄。故知其为肝脾伤也。星川曰：形盛脉大，焉知其症属虚寒乎？予曰：凡物之理，实则坚，虚则浮，热则燥，寒则湿，今舌色青上加黄而胖，则为肝脾之虚无疑，而胀非实胀，痛非实痛可知矣。胖而兼嫩且滑，则为肝脾之寒无疑，而胀为寒胀，痛为寒痛可知矣。引而伸之，诸藏皆可类推，予兹三十年来，所挟以破群医莫破之疑，活各种难活之候，而幸无或误者，所恃有此法也。使不有此法，则何以阴阳虚实，见之悉得其真，补泻寒温，投之取神其应哉。星川乃大悟曰：不服药为中医。(卷二)

临证指南医案

王十八　冲年[①]形瘦，腹胀食减便溏，自上秋失血以来，日加孱弱[②]，脉左坚右涩，虽阴虚起见，而中焦为急，此非小恙。劳伤中气虚

人参　茯苓　炙草　白芍　广皮　厚朴(吐血)

某二八　脉弦，食下䐜胀，大便不爽，水谷之湿内着，脾阳不主默运，胃腑不能宣达，疏脾降胃，令其升降为要。湿伤脾胃

金石斛三钱　厚朴一钱　枳实皮一钱　广皮白一钱半　苦参一钱　神曲一钱半　茯苓皮三钱　麦芽一钱半(脾胃)

陈三八　诊脉右大而缓，左如小数促，冬季寒热身痛，汗出即解，自劳役饥饱嗔怒之后，病势日加，面浮足肿，呼吸皆喘，目泪鼻衄，卧着气冲欲起，食纳留中不运，时序交夏，脾胃主候，睹色脉情形，中满胀病日来矣，盖此症属劳倦致损，初病即在脾胃。东垣云：胃为卫之本，脾乃营之源。脏腑受病，营卫二气，昼夜循环失度为寒为热，原非疟邪半表半里之症，斯时若有明眼，必投建中而愈。《经》言：劳者温之，损者益之。建中甘温，令脾胃清阳自立，中原砥定，无事更迁。仲景亦谓男子脉大为劳，则知《内经》、仲景、东垣垂训，真规矩准绳至法。且汗泄积劳，都是阳伤，医药辛走劫阳，苦寒败胃，病患自述饮蔗即中脘不舒，顷之少腹急痛便稀，其胃阳为苦辛大伤明甚。又述咳频，冲气必自下上逆，夫冲脉隶于阳明，胃阳伤极，中乏坐镇之真气，冲脉动，则诸脉交动，浊阴散漫上布，此卧着欲起矣。愚非遥指其胀，正合《内经》浊气在上，则生䐜胀，太阴所至为腹胀相符也，昔有见痰休治痰，见血休治血，当以病因传变推求，故辨论若此。

厚朴　杏仁　人参　茯苓　蜜煨姜　南枣

厚朴、杏仁，取其能降气；参、苓、姜、枣，取其创建胃中之清阳，而和营卫也。(肿胀)

某　食下䐜胀，舌黄，当治脾阳。

---

① 冲年：幼年。
② 孱(chán 馋)弱：瘦小虚弱。

生白术一钱半　广皮一钱　茯苓三钱　厚朴一钱　木瓜五分　淡附子七分(肿胀)

钱　食入腹胀,已五十日,且痛必有形攻动,头中微痛。夫痞满属气,痛因气滞,二便既通,其滞未必在乎肠胃。从太阴脾阳伤,以辛温开泄主之。

桂枝　生白芍　淡干姜　厚朴

又　照方去白芍,加生益智仁、茯苓。(肿胀)

吴四三　食下䐜胀,便溏不爽,肢木不仁,此脾阳困顿,不能默运使然,温通中阳为主。

白术三钱　附子一钱　炮姜一钱半　桂枝木一钱　茯苓三钱　荜茇一钱(肿胀)

某六七　左脉弦,胀满不运,便泄不爽,当温通脾阳。

草果仁一钱　茯苓皮三钱　大腹皮三钱　广皮一钱半　青皮一钱　厚朴一钱半　木猪苓一钱半　椒目五分

吴　寒热伤中,腹微满,舌白,用治中法。

人参　益智　广皮　茯苓　泽泻　金斛　木瓜(肿胀)

邹三九　深秋霍乱转筋,必有暴冷伤及脾胃。病机一十九条、河间皆谓热,亦属偏见,愈泻愈胀,岂是实症?夫酒客之湿,皆脾胃阳微不运,致湿邪凝聚,气壅成胀,见胀满彻投攻下,不究致病之因,故曰难调之症。

生白术　草果　熟附子　厚朴　广皮　茯苓

陈四四　苦寒多用,胃阳久伤,右胁痛,呕酸浊,皆浊阴上干,用辛甘温中补虚痛减,病患述早上腹宽,暮夜气紧微硬,大便不爽,有单腹胀之忧。脾胃阳虚

人参　生白术　茯苓　肉桂　归身　益智　广皮　煨姜

赵五四　胸腹胀满,久病痰多。

生白术二两　茯苓二两　厚朴一两　肉桂五钱

姜汁丸。

《本草》云厚朴与白术能治虚胀,仿洁古枳术之意也。佐茯苓通胃阳,肉桂入血络,则病邪可却矣。(肿胀)

浦四九　肾气丸,五苓散,一摄少阴,一通太阳,浊泄溺通,腹满日减,不为错误,但虚寒胀病,而用温补,阅古人调剂,必是通法,盖通阳则浊阴不聚,守补恐中焦易钝,喻氏谓能变胃,而不受胃变,苟非纯刚之药,曷胜其任。肾胃阳虚

议于暮夜服玉壶丹五分,晨进。

人参　半夏　姜汁　茯苓　枳实　干姜(肿胀)

秦　两年初秋发伤,脉络气血不为流行,而腹满重坠,卧则颇安,脐左动气,卧则尤甚,吐冷沫,常觉冷气,身麻语塞。肝风日炽,疏泄失职。经以肝病吐涎沫,木侮土位,自多䐜胀。丹溪云:自觉冷者非真冷也。两次溃疡之后,刚燥热药,似难进商,议以宣通肝胃为治,有年久恙,贵乎平淡矣。

云茯苓三钱　三角胡麻捣碎,滚水洗十次,三钱　厚橘红一钱　嫩钩藤一钱　熟半夏炒黄,一钱半　白旋覆花一钱

滤清,服一杯,四帖。

又　接服大半夏汤。

熟半夏炒,二钱半　云苓小块,五钱　姜汁调服,四分　人参同煎,一钱

方五九　诊脉百至,右缓涩,左弦劲,始而肠鸣泄气,由渐腹满䐜胀,纳食几废,便难溺少。此皆情怀少旷,清气不转,肝木侵侮胃土,腑阳窒塞,胀满日甚。据云:先因胃脘心下痛症,气郁显然。非旦晚图功之象,议河间分消法。肝郁犯胃兼湿

杏仁　厚朴　海金沙　陈香橼　郁金　莱菔子　木通　鸡肫皮

王三七　食入不运,脘中䐜胀,病由悒郁,

经年不愈，视色黄形瘦，按脉小而涩，喜凉饮，恶热，大便未经通调，九窍不和，皆胃病矣。

川连　鸡肫皮　枳实　广皮　桔梗　瓜蒌实　半夏　莱菔子　郁金　杏仁

姜汁竹沥丸。

杨四十　肝郁乘胃为胀，经年内结有形，用缓消一法。

生茅术　鸡肫皮　川连　生厚朴　淡姜渣　针砂制

椒目汤法丸。

毕　湿热，由腑滞及肠中，大便不爽，食入不适，平昔肝木易动，厥阴不主疏泄，少腹形胀，无非滞气之壅，久则凝瘀日踞。

小温中丸三钱，十服。

程三十　脉右弦，面黄，腹满，按之漉漉有声，每大便先腹痛，便不能干爽。此胃气不降，阳气自滞，由乎嗔怒不息，肝木横逆，疏泄失司，䐜胀之来，皆由乎此。议泄肝通腑，浊宣胀减之义。

杏仁　紫厚朴　猪苓　郁金　椒目　槟榔汁

接服小温中九。

某五七　不饥不运，少腹胃脘悉满，诊脉左弦。乃肝木犯胃，二腑不主流行，浊阴渐次弥漫，他日单胀之作，竟有难以杜患者。速速戒恼怒，安闲自在，诚治斯疾之良图。

小温中丸一钱五分，开水送下。

夏　夏四月，脾胃主气，嗔怒怫郁，无不动肝，肝木侮土，而脾胃受伤，郁久气不转舒，聚而为热。乃壮火害气，宜乎减食䐜胀矣，当作木土之郁调治。桂、附助热，萸、地滋滞，郁热益深，是速增其病矣。

钩藤　丹皮　黑山栀　川连　青皮子　紫厚朴　莱菔子　广皮白　薄荷梗

又　胀势已缓，脉来弦实，此湿热犹未尽去。必淡泊食物，清肃胃口，以清渗利水之剂，服五六日再议。

猪苓　泽泻　通草　海金沙　金银花　茯苓皮　黑稆豆皮

又　诊脉浮中沉，来去不为流利，气阻湿郁，胶痰内着，议用控涎丹六分，缓攻。

又　服控涎丹，大便通而不爽，诊右脉弦实，目黄舌燥。中焦湿热不行，因久病神倦，不敢过攻。议用丹溪小温中丸，每服三钱，乃泄肝通胃，以缓治其胀。

谢　形神劳烦，阳伤，腑气不通，疝瘕阴浊，从厥阴乘犯阳明，胃为阴浊蒙闭，肠中气窒日甚，年前邪势颇缓，宣络可效，今闭锢全是浊阴，若非辛雄刚剂，何以直突重围？胀满日增，人力难施矣。

生炮川乌头　生淡川附子　淡干姜　淡吴萸　川楝子　小茴香　猪胆汁

唐氏　紫菀　杏仁　通草　郁金　黑山栀

又　三焦不通，脘痹腹胀，二便皆秘，前方用开手太阴肺，苦辛润降，小溲得利，兼进小温中丸，泄肝平胃。胀势十减有五，但间日寒热复来，必是内郁之气，阳不条达，多寒战栗，议用四逆散和解，其小温中丸仍用。

生白芍　枳实　柴胡　黄芩　半夏　杏仁　竹茹　生姜(肿胀)

张氏　用镇肝逆理胃虚方法，脉形小弱，吐涎沫甚多，仍不纳谷，周身寒凛，四肢微冷，皆胃中无阳，浊上僭踞，而为䐜胀，所谓食不得入，是无火也。肝犯胃阳虚

人参　吴萸　干姜　附子　川连　茯苓(肿胀)

徐　平素肝气不和，胁肋少腹䐜胀，气血不调，痰饮渐聚，厥阴阳明同治。

桃仁　延胡　归尾　小茴　香附　半夏　茯苓　橘红　神曲

马三四　脉实，久病瘀热在血，胸不爽，小腹坠，能食不渴，二便涩少，两进苦辛宣腑，病未能却。此属血病，用通幽法。

桃仁　郁李仁　归尾　小茴　红花　制大黄　桂枝　川楝子

又　昼日气坠少腹，夜卧不觉，甚则头昏胸闷。今年五月，初用疏滞，继通三焦，续进通幽，其坠胀仍若。议辛香流气法。

川楝子　延胡　小茴　黑山栀　青木香　橘核

生香附磨汁法丸。

(肿胀)

程女　脉数，恶心，脘胀。肝脾不和夹暑邪

炒半夏　广皮　藿香黄连一分煎水拌　茯苓　郁金

又　暑伤脾胃，则肝木犯土，左腹膨，泄泻。

人参　厚朴　广皮　炒泽泻　茯苓　木瓜　炙草　炒楂肉

又　人参　炒柴胡　炒白芍　炒黄芩　茯苓　炙草　生姜　大枣

宋　食入脘胀，此属胃病。视色苍形瘦，自述饮酒呕吐而得，又述耳鸣肉瞤，是木火犯中，郁勃病甚。议用逍遥减白术，合左金方。木火犯土

朱四三　瘰疬马刀，都是肝胆为病，病久延及脾胃，腹满便涩，舌黄微渴。非温补可服，泄木火以疏之，和脾胃以调之，冀其胀势稍减。

吴萸拌川连　生於术　川楝子　炒山楂　黑山栀　厚朴　青皮　椒目(肿胀)

朱四九　郁勃久坐，中焦不运，寒热，小溲不通，腹膨胀满，脉小而涩。全是腑阳失司，与泄木通腑分消法。

四苓加椒目、厚朴、大腹皮、青皮。

陈　壮盛年岁，形消色夺，诊脉右小促，左小弦劲。病起上年秋季，脘中卒痛，有形梗突，病后陡遇惊触，渐次食减不适，食入不运，停留上脘，腹形胀满，甚则胁肋皆胀，四肢不暖，暮夜渐温，大便旬日始通，便后必带血出。清早未食，自按脐上气海，有瘕形甚小，按之微痛，身动饮水，寂然无踪。天气稍冷，爪甲色紫。细推病属肝脾，气血不通，则为郁遏，久则阳微痹结，上下不行，有若否卦[1]之义。阅医药或消或补，总不见效者，未知通阳之奥耳。肝脾不和清阳痹结

薤白　桂枝　瓜蒌仁　生姜　半夏　茯苓

又　薤白汁　桂枝木　瓜蒌实　川楝子皮　半夏　茯苓　归须　桃仁　延胡　姜汁二汁法丸。(肿胀)

郑　两投通里窍法，痛胀颇减，无如阴阳不分，舌绛烦渴，不欲纳谷，想太阳膀胱不开，阳明胃不司阖，法当仍与通阳腑为要，但五苓桂术，断不适用，议用甘露饮意。

猪苓　茯苓　泽泻　寒水石　椒目　炒橘核(肿胀)

薛十九　腹满下至少腹，三阴都已受伤，而周身疥疮，数年不断。脉络中必有湿热，就腹痛泄泻，腑阳不通，不独偏热偏寒之治，常用四苓散。

猪苓三钱　茯苓三钱　泽泻一钱半　生於术一钱　椒目五分(肿胀)

某三六　性躁，气有余便是火，肝胆中木火入络，成形为胀，便溺皆赤，喉痛声嘶痰血，肝病过膈犯肺，久延为单腹胀难治。木火入络

小温中丸三钱。

吴五五　气逆膜胀，汩汩有声，已属络病，难除病根。气逆入络

老苏梗　生香附　厚朴　白蔻仁　土瓜蒌　桔梗　枳壳　黑山栀(肿胀)

某　腹中胀满，当通火腑。

更衣丸一钱六分。(便闭)

郁十七　肝病，络虚气聚，少腹滞胀。前

① 否卦：《易经》中第十二卦，象征天地不交而闭塞。

用河间金铃子散，加牡蛎橘叶，合咸苦辛胜法，小效加食。述饥则胁腹鸣盛，而浊气下泄颇安，乃络虚不足中之有余，形质瘦怯，不可纯攻。

桃仁　当归梢　炒小茴　橘核　郁李仁　南山楂

葱白汁丸。(疝)

傅　大凡痞满在气，燥实在血，腹胀，经水仍来，大便微溏，固是气分病也。下之暂愈，气得泄也，继而腹胀，经水不来，气与血俱病也。病非轻渺，议中满分消方法。

生於术　猪苓　泽泻　椒目　鸡内金　青皮汁　厚朴(调经)

王　胀满六年，产后小愈，今胀势复甚，兼脱肛淋症，大腿热如滚水滚泼，食入脐中作痛，议治其腑。温热肿胀

小温中丸三钱，六服。(产后)

叶氏医案存真

脉沉右小，左虚大，脐上有动气，膜胀不嗜食，艰于大便。此中气大虚，肝气内变，忌用攻伐消导，宜泄肝和胃。

茯苓　益智仁　郁金　谷芽　乌梅

寒湿损伤脾阳，遂成中满之症，乃淡泊不堪所致。

附子　干姜　茯苓　白芍　胡芦巴

汪介臣　鼻冷涕泪，腹胀仍空，形色衰夺，脉微而涩。阳气已惫，浊阴日聚，为胀满不食，危期至速，勉议通阳方法。

人参　茯苓　淡附子　淡干姜

脾胃不和，腹膨痛，夜自汗，先疏利气滞，保和丸、焦锅巴、陈茶，姜汤下。

永隆号　屡通大便，胀势不减，是阳气愈伤，阴浊益壅矣，进通阳法，真武汤去白芍，加泽泻、椒目。

肾阳虚则乏纳气之权，浊阴凝痞，少腹渐觉有形为胀。脾阳虚则健运失司，食少易滞。受病既属内伤，固以理脏真为最要。益火暖土，使中下之阳得安，迄今图治。至冬至一阳来复，必获全效。

川椒　附子　白芍　茯苓　甘草

湖州三十八　太阴腹胀，是久劳阳不饥，不能食，二便不通畅，温以通阳，苦温疏滞。

熟附子　熟大黄　草果仁　生厚朴　生姜　广陈皮

叶天士晚年方案真本

朱湖州，三十八岁　大阴腹胀，是久劳伤阳，不饥不饱，二便不通爽。温以通阳，苦温疏滞。

制附子　熟大黄　草果　生厚朴　生姜　广皮(杂症)

莫无锡，四十六岁　易怒，气火逆行，脘中微窒，气阻妨食。先开上痹，瘦人脉数弦，勿投香燥。

枇杷叶　降香末　黑栀皮　土蒌皮　杜苏子　新会皮去白(杂症)

钱四十岁　情志郁结，是内因生胀，自投攻泻，胀加溺闭，已属痼疾难治，议通下焦之阳。

生附子去皮脐，切小块炒极黑色，三钱

水一盏，煎至四分，入童便一小杯，猪胆汁一个。(杂症)

浦廿二岁　阴虚受暑，如饮腹满。

小温中丸二钱五分。(杂症)

李五十六岁　少腹满胀，必在夜卧而甚。晨起肠泄浊气，白昼仍可办事。延及几年，气冲胃脘，高突而冷，舌根亦胀痛，自胸及于舌。医用吴萸、川楝，苦辛温佐苦寒降泄不安，则知有年下元已虚，气散漫不为下归摄矣。

八味丸三钱(杂症)

吴三十四岁　操家烦冗，兼有嗔怒，肝脾不和，䐜胀由胁至脘，木犯中土，必妨食不饥。理气舒郁，和其中宫。

南楂　生香附　神曲　茯苓　钩藤　橘红(杂症)

续名医类案

沈明生治徐来一，外有下帷[①]之劳，内忘衽席[②]之戒，偶于夏月，纵啖生冷，致患胀满不食，腹中漉漉有声，且复喜呕，水道秘涩，凡疏解清凉之剂，遍尝罔效。诊之，即主温补，而座间竞持他说。乃索笔书云：积滞虽令中满，独不思中气不足，则腹为之善胀，肠为之善鸣乎？诸逆冲上，虽多属火，独不思胃寒不化，亦令人吐乎？小便黄赤，虽为内热之征，独不思气不施化，溺因色变乎？总之，症在疑似，惟凭切脉。今脉来沉弱，右关更微，兼之喜暖畏凉，其为虚寒症明矣。遂先用六君子汤，兼以炮姜、智仁之属，继投八味丸，出入于参、芪、桂、附之间，旬日良已。嗣后依方调理，不特精神倍常，抑且连征熊梦[③]。(卷十·内伤)

陈三农治一人患腹胀满，服补中、六君，其胀减十之七八。误服行积丸，遂致食减胀甚，脉细数。以补中汤加干姜、肉桂各五分，附子七分，吴茱萸一分姜水煎，饮愈。

一人腹胀时痛吐，小便利则大便不通，大便利则小便不通，用炒干姜三钱，升麻一钱五分，吴茱萸微炒五分，煎服愈。(原注：此寒邪痞塞于膀胱也。时吐者，寒迫火上也。)(卷十三·肿胀)

沈涛祖母，年七十余，自上年患腹胀满，医以鼓胀治之，服沉香、郁金、香附等药，数十剂病转剧，脾滞腿肿食减。诊之，左关弦洪，右关弦软，此肝木乘脾之象也。先用逍遥散加川连、吴茱萸，连进三剂，胀减泻止，饭食顿加。复用归芍六味，调理而痊。(肝肾调治法。)(卷十三·肿胀)

一妇人胸膈不利，饮食少思，腹胀吞酸。或用疏利之剂，反致中满不食。此脾土虚而肝木胜，用补中益气汤加砂仁、香附、煨姜，又以六君子加芎、归、桔梗而愈。(卷十三·肿胀)

聂久吾治司理毛具茨夫人，病两月余。初时每至五鼓胸腹胀，气上冲，不能卧，起坐方安。已而渐至四鼓，又渐至三鼓即胀。今则二鼓起，而终夜不能卧矣。初以为气血不调，与调气二剂不应。因思其病作于夜间，而日间不胀，必血虚故，改用四物等补血，数剂病减半。因延诊之，其脉弱，不惟血虚，气亦虚也。改用八物汤加二陈，十余剂全安。(卷十三·肿胀)

扫叶庄一瓢老人医案

酒客湿胜热郁，胀闷嗳气无寐，得茶愈胀。先与三焦分消。

白蔻仁　杏仁　紫厚朴　茯苓皮　绵茵陈　金石斛　半夏(郁)

脐左右两旁按之痛，交子夜漉漉有声，时或气胀。此皆腑阳不通，欲结肠痹，非脏病虚寒矣。八味汤不效谓此。

小茴香　川楝子　茯苓皮　青皮　猪苓　青木香(痞胀便秘)

寒暖饥饱失和，日晚腹中䐜胀，脾胃气钝，深秋最防泻利。

藿香　生智仁　厚朴　炒元胡　茯苓皮　陈皮　大腹皮　炒黑楂肉

又　橘术丸。

---

① 下帷：放下室内悬挂的帷幕，引申指闭门苦读。

② 衽席：亦作“袵席”。泛指卧席，借指男女色欲之事。

③ 熊梦：语出《诗经·小雅·斯干》篇：“吉梦维何，维熊维罴”。梦熊罴是象征男子的吉祥，后成为祝人生子的吉祥语。

脉沉迟,食入腹胀便溏,平昔饮酒中伤,留湿阻气,小便不爽,用香砂平胃散。

香附　砂仁　制茅术　厚朴　广皮　炙草

水泛丸。(痞胀便秘)

不饥少寐,二便不爽,经脉中牵掣。此非风寒从表,乃长夏水土之湿,与水谷之湿,互蒸气阻,三焦不通,中年两月不愈,恐延格胀之累。

白蔻仁　杏仁　厚朴　广皮　苓皮　茵陈　防己(痞胀便秘)

自云瞋胀,左胁痛势休息,大便日下粘浊,临便自觉冷痛。凡五脏锢结为胀,六腑浊痹为聚,数年久病,难以廓清。议温下法。

大黄　草果　青皮　附子　厚朴　陈皮(痞胀便秘)

脉沉,汤饮食物,呕吐吞酸,胸高腹胀,二便不爽,浊气上阻,柔温宣通。

熟半夏　白蔻仁　新会皮　藿梗　生姜汁　大杏仁　紫厚朴　茯苓皮(痞胀便秘)

据述上年秋痢,峻剂攻逐,病愈不能复元,自小腹瞋胀,渐延中部,按之仍软。此真气不收,法当温养奇经,使元海壮而病却。

鹿茸斑龙丸法加茴香,夜服资生丸去连。(痞胀便秘)

食入恶心痞胀,先曾腹痛泻下,外因口鼻受邪,宜正气平胃辛香,久则脾胃阳伤。温中宜佐宣通,可使病愈。

附子　广皮　茯苓　草果　厚朴　煨木香(脾胃)

心下高胀至少腹,其形横梗,大便不爽,咽中痰阻,从九窍不和,属胃虚。

小温中丸十服。(脘胁腹中诸痛)

诊脉缓软涩,胃脘不爽欲嗳,夜来腹胀,吐痰酸水,口鼻吸冷。损及中阳,暂用冷香饮子方,宜缓进参、术。

藿梗　草果仁　附子　广皮　厚朴　茯苓(夏暑湿热)

春夏地气上升,身处山麓,亦有瘴气混于水土之中,饮食不觉,脾胃气困,频年长夏舌黄腹胀,便秘成泻,皆湿阻清浊不分。两年治效。多以分消,每交春深,山行蔬食,俾气清流畅,则无是病。

生白术　米仁　广皮　苓皮　厚朴　生智仁　桔梗

金石斛汁法丸。

又煎方　草果　广皮　腹皮　猪苓　厚朴　苓皮　莱菔子　泽泻(夏暑湿热)

知饥不欲。食则瞋胀,小腹酸痛,乃肝胃两经病耳。

炒黑杞子　小茴香　广皮　厚朴　炒当归　沙苑蒺藜　益智仁　茯苓(疝)

缪氏医案

交夏至后腹胀,一阴生而肝邪为患也。当与当归四逆汤。

本方加杞子炭、小茴香,去枣。

种福堂公选医案

尤　由肝气升举犯胃,胃逆不降,幽门不通,旁趋为胀,数月久延,气分已入血分。

桃仁　郁李仁　降香　归须　川楝　山栀(肿胀肝犯胃)

锦芳太史医案求真初编

治临川县西姓王字朝栋气胀不消案六十六

气胀认属气虚,治法迥殊。盖气虚脉多沉细,气胀脉多洪大;气虚气短,得食则安;气胀气短,得食则剧;气虚食后则快,气胀食后则饱;气虚二便通活,气胀二便多闭;气虚得补则精神倍添,气胀得补则精神昏倦;气虚身体日见消瘦,气胀身体日见浮大;气虚人虽消瘦,不见黄肿;气胀人身肥壮,益见浮胖;气虚痰少,气胀痰壅;此气虚气胀症有不同者如此。医者不细读书,或得俗医口授,或仅涉猎剿袭,妄以气实作虚,气虚作实,欺骗乡愚,以应枵腹①,可恨殊甚。岁嘉庆丁巳季夏,临川县西有一姓王,字朝栋,秉体素阴,食多胀满,语言不接,医者进用参、芪,其胀益甚,以致眼目昏花,脚软无力,精神不振,大便硬结,寒热交作,水停心悸炎炎作震,犹似胆怯之状,一身上下手足诸症悉备,召余往诊。余曰:近日是何医治?是何药品?渠对:已有单在。余见单开眼目昏花,竟用白菊、蔓荆;精神不振,竟用黄芪、茯神;脚软无力,竟用杜仲、续断;寒热往来,竟用柴胡、黄芩;二便不解,竟用大黄、川朴;小便不通,竟用茯苓、泽泻;头苦作痛,竟用羌活、防风;手足麻痹,竟用当归、川芎。凡其头尾、上下、手足里外所见,无不冗统集投,设有千百症见,即用千百之药。余曰:此庸医也。盖人一身上下周围症起,而其病根自有其一。书言治其一则百病消,治其余愈增别病。此非失一治百之谓乎?无怪病缠至今而不愈。自余论之,病止在于中州胃寒,命门火衰,食不消运之故。盖中州强则痰不上壅而目清,凡白菊、蒙花可不必用;中州强则谷食下行,气不上升,而头不痛,凡川芎、白芷、羌活可不必用;中州强则谷食上输于肺,而气自主血自活,凡川芎、芪、术之药可不必用;中州运则谷食下荫而两脚有力,凡杜仲、续断可不必用;中州运则气血营运而寒热不作,凡柴胡、黄芩可不必用;中州强则上下气运而二便即通,凡庄黄、川朴、茯苓、泽泻可不必用;中州强,则水道行,而水自不上逆而过颡,凡收涩固汗之药可不必用。今医所用之药,俱是攻围广设,以求一遇,岂真寻源救本之治哉?余用附子、半夏、仙茅、胡巴、丁香、白蔻、沉香、故纸、木香、砂仁、姜汁、茯苓,嘱其日服一剂,久则中州爽,饮食消,精神治,而诸症自尔渐除矣。目今服已多剂,饮食渐加,身竟轻快,非是中州以温为补之谓乎?笔记于此,以为诸医以实作虚戒。

病症纷杂,不能一索贯通,自难下手。此案病源总是中有寒湿阻其中道,故尔上下、手足、头尾,无不皆有病见。若止治上之头,而下之尾又失;治下之尾,而上之头又失。自应寻其病之结穴,实在于中之当从中以治。但今头痛治头,脚痛治脚,比比皆是,谁知治有如此贯通之悉归于一者乎?玩此可以触类反三。晁雯。

南雅堂医案

口干溺黄,脉形弦数,大腹胀满,已延一月有余。现复气逆急促,足跗浮肿,是湿热之邪,阻滞不行,拟用廓清饮加减法。

川朴一钱五分　白茯苓二钱　猪苓二钱　川连一钱　大腹皮三钱　泽泻一钱五分　萝卜子二钱(生研)　陈皮一钱　苏梗一钱五分　黑山栀三钱　水同煎服。(肿胀门)

脉弦,面色萎黄,旗胀呕恶,食不运化,大便艰涩,系胃阳虚乏,致升降失司,拟以温通宣阳为主。

制半夏三钱　吴茱萸八分　干姜八分　陈皮一钱　荜茇一钱　生姜汁半匙　水同煎服。(肿胀门)

脘腹胀满不运,便泄不爽,左脉弦,太阴脾阳受伤,宜用温通法。

草果一钱　川朴一钱五分　猪苓一钱五分　陈皮一钱五分　青皮一钱　大腹皮三钱　茯苓皮三钱　川椒五分

舌白,腹微满,寒热伤中,从中焦治之。

人参一钱　白茯苓三钱　宣木瓜二钱　陈皮一钱　金石斛二钱　益智仁二钱　泽泻一钱(肿胀门)

自述先有胃脘痛症,肠鸣泄气,渐致腹满旗胀,不能纳食,大便难,溺少,脉左弦右缓

① 枵(xiāo 肖)腹:空腹,谓饥饿。

涩，由情志悒郁不疏肝，肝木乘侮胃土，清阳之气渐窒，致成胀满，显系气郁使然，由来者渐，非一时遽可奏效，拟用河间分消之法，方列后。

厚朴一钱五分 杏仁三钱(去皮尖) 陈香橼二钱 木通一钱五分 黄郁金一钱五分 海金沙二钱 萝卜子二钱(炒)

色黄肌瘦，脉形小涩，喜凉，饮食入不运，脘胀，大便不爽，病已经年，木强侮土，发为䐜胀，拟以泄肝通胃为主。

川连一钱 制半夏二钱 枳实八分(炒) 陈皮八分 广郁金一钱 杏仁二钱(去皮尖) 瓜蒌仁二钱 鸡内金二钱 白桔梗一钱五分 萝卜子一钱五分 生姜汁三钱

自述左胁下素有痞气，时起冲逆，近又中满，气攻作痛，呕吐吞酸，脘闷不爽，病由忧怒而起，厥阴郁勃之气侵入太阴之分，木旺土必被克，致酿成胀满之虑。但病已年余，气弱不任攻消，且气机被郁已久，亦难施以补养，姑用和解一法，以平调肝胃，冀可转机，方列后。

制半夏二钱 白茯苓三钱 宣木瓜三钱 橘核一钱五分 川楝子一钱五分 陈皮一钱 青皮一钱 炙甘草五分(肿胀门)

脉数，舌苔白干，肤热不喜凉饮，大腹胀满，便溏，脾阳虚极，不司运化，湿浊壅而成臌，治之非易，勉立一方于后。

淡附子五分 肉桂八分 人参一钱 炒白术三钱 当归身三钱 宣木瓜一钱五分 草果一钱五分 干姜五分 炙甘草五分 青皮一钱 陈皮八分

《经》云：诸湿肿满，皆属于脾。劳倦所伤，内外湿邪合而为一，郁于土中，太阴气化不行，宜求其本治之。

炒白术三钱 白茯苓三钱 陈皮一钱 泽泻一钱 炮附子五分 草果一钱 大腹皮二钱 宣木瓜二钱 乌药一钱 川朴五分 水同煎服。

诊得脉形微迟，左胁宿痞，腹部渐致胀大，便溏溺少，中阳不运，浊阴上攻，法以温通为主。

炮附子五分 白茯苓三钱 远志二钱(去心) 椒目八分 泽泻一钱 小茴香一钱 水同煎服。

肾阳不足，脾失温养，不司健运，是以食入辄胀，拟温补下元，为益火生土法。

熟地黄四钱 淮山药二钱 陈萸肉二钱 白茯苓三钱 车前子一钱 牛膝一钱 粉丹皮一钱五分 泽泻一钱五分 淡附子五分 沉香五分(磨冲) 椒目五分

郁怒动肝，木强侮土，必先伤脾胃，郁久气机不舒，蕴而为热，壮火食气，致成腹胀，胃纳亦减，泄木平土之法，方为正治。

川连八分(炒) 粉丹皮一钱五分 萝卜子一钱五分 川朴一钱 青皮一钱 黑山栀二钱 钩藤一钱 陈皮八分 薄荷八分

脾健失司，食入不能消化，致有胀满之患，脾土愈弱，肝木愈强，且时时攻逆，上下有声，病已半载，非旦夕所能奏效，兹从足太阴厥阴合治。

人参一钱 炒白芍二钱 吴茱萸一钱五分 白茯苓三钱 川楝子一钱五分 宣木瓜一钱五分 山楂肉八分(炒) 橘核一钱 甘草五分

胸膈胀满而痛，时有寒热，由劳郁致伤，营卫不和，与六淫外感不同，宜和养气血为主。

柴胡一钱 当归身二钱 炒白芍二钱 白茯苓三钱 炒白术三钱 川朴八分(炒) 橘红八分 炙甘草五分 煨姜三分 薄荷三分(肿胀门)

脉弦色黄，食入不运，䐜胀呕恶，大便艰涩，系胃阳虚乏，升降失司，宜温通宣阳为主。

制半夏三钱 干姜八分 吴茱萸八分 陈皮一钱 荜茇一钱 生姜汁五分(肿胀门)

腑阳久伤，不司流行，脉沉缓，早食难化，晚食作胀，大便不爽，拟以温药宣通之。

附子五分　川朴一钱　生白术三钱　白茯苓三钱　草果一钱　陈皮一钱　槟榔八分

高年阳衰脾虚，午后暮夜阴气用事，食入脘中不舒，肠鸣䐜胀，大便时泄，宜先以温剂进之，使浊阴不致僭逆，阳气渐复，病冀可安。

附子八分　淡干姜八分　人参一钱五分　白茯苓三钱　菟丝子三钱(炒)　胡芦巴一钱

病由忧郁而起，经年不愈，脉小而涩，色黄形瘦，喜凉饮，恶热，食入不运，脘中䐜胀，大便不爽，所病皆在于胃，拟用分消之法。

川连八分　制半夏二钱　枳实一钱　陈皮八分　瓜蒌仁一钱五分　广郁金一钱五分　杏仁二钱(去皮尖)　萝卜子一钱　鸡内金一钱　白桔梗一钱　生姜汁半匙

舌黄，食下䐜胀，宜先理脾阳为是。

淡附子七分　生白术一钱五分　白茯苓三钱　陈皮一钱　川朴一钱　宣木瓜五分

水同煎服。

头觉微痛，食入腹胀，且攻痛有形，大凡痞满多属于气，气滞则痛，今二便尚见通调，其病未必在乎肠胃，兹从足太阴经施治，姑用辛温理脾阳一法，方列后。

桂枝木七分　白芍药三钱　川朴一钱　干姜五分

四肢不仁，食下䐜胀，大便时溏不爽，系脾阳不振，失于健运，拟用温通之法。

淡附子一钱　炮姜一钱五分　白术三钱　白茯苓三钱　桂枝木八分　荜茇一钱

嗔怒怫郁，最易动肝，肝木侮土，脾胃先受其伤，久则气不转舒，聚而为热，壮火食气，致有减食䐜胀之患，宜从木土之郁治之。

川连八分(炒)　粉丹皮二钱　青皮一钱　陈皮一钱　黑山栀二钱　川朴八分　钩藤一钱五分　莱菔子一钱五分　薄荷五分

水同煎服。

诊得脉形小弱，吐涎沫甚多，四肢微冷，周身时觉寒凛，胃纳减少，系胃阳虚极，浊阴窃踞，致成为䐜胀，拟温中培土为主。

附子五分　淡干姜八分　吴茱萸一钱　白茯苓三钱　人参一钱五分　川连一钱

水同煎服。

肝木郁而不舒，饮邪停蓄，胁肋少腹䐜胀，病在肝胃，从厥阴阳明合治，方列后。

制半夏二钱　香附一钱五分　桃仁八分(去皮尖)　延胡索一钱　当归尾二钱　小茴香一钱(炒)　神曲一钱　白茯苓三钱　橘红一钱

水同煎服。(肿胀门)

腹满纳食则胀甚，前用攻消运脾之法，胃脘胀已稍宽，而大腹尚满，幸病非久虚，拟再以疏通消导法施之。

旋覆花三钱　赤苓皮三钱　槟榔一钱　广木香八分　五加皮二钱　鸡内金一钱　黑牵牛八分　泽泻一钱　缩砂仁八分　通草一钱　水同煎服。

湿热蕴于脾胃，热上蒸则口糜，湿内阻则腹胀，拟用清热化湿之法。

川朴八分　炒川连八分　赤茯苓二钱　泽泻一钱　黑山栀二钱　大腹皮二钱　枳壳八分(炒)　缩砂仁五分(冲)　神曲一钱(炒)　陈皮八分

先患淋浊，愈后腹中渐觉胀满，身常有微热，左胁时作隐痛，脉形细弦，病由肝郁而起，木郁不达，土必被克，中土失于健运，湿热不化，是以发为胀满，延久防成臌胀，慎毋玩忽。

柴胡一钱　白芍药二钱　炒白术三钱　白茯苓三钱　川芎八分　制香附八分　黑山栀一钱五分　粉丹皮一钱五分　青皮一钱　神曲一钱　川朴八分　陈香橼皮一钱

上药十二味，水同煎服，另吞左金丸二钱。(肿胀门)

脾虚湿热内郁，面黄纳少，大腹胀满，便溏溺赤，脾气不主健运，宜疏气化痰，清利湿热为主。

紫苏叶一钱五分　制香附八分　炒白术三

钱　白茯苓三钱　川朴一钱　枳壳八分　泽泻一钱　陈皮八分　大腹皮二钱　莱菔子一钱

上药十味，水同煎服，朝晚另服小温中丸，每次钱半，开水下。

脉迟，恶心食减，气攻胸胁，腹胀满，泄泻，宜振脾胃之阳。

制半夏三钱　干姜八分　白茯苓三钱　川朴一钱　益智仁二钱　神曲一钱　槟榔一钱　川椒五分

中满，脉弦，病在足厥阴太阴两经，法以肝脾合治。

人参一钱五分　吴茱萸二钱　制半夏二钱　陈皮一钱　川朴一钱　宣木瓜一钱

水同煎服。

气阻痰凝，食下则胀，脘间不舒，系胃阳衰惫，湿痰阻遏中宫，宜辛温之剂进之。

草果仁一钱五分　川朴一钱　白茯苓二钱　槟榔一钱　制半夏二钱　甘草五分

肿胀气壅于上，卧则喘息有声，师古人开鬼门之法，责诸手太阴一经，方列后。

制麻黄八分　杏仁三钱(去皮尖)　薏苡仁四钱　甘草八分(肿胀门)

病由嗔怒而起，肝木横逆，不主疏泄，面黄腹满，按之漉漉有声，大便必先腹痛，且溏泄不爽，系胃气不降，阳滞不行，致有䐜胀之患，拟泄木以通腑气，冀可平复。

广郁金一钱　杏仁二钱(去皮尖)　川朴一钱　猪苓三钱　椒目五分　槟榔一钱

上药水同煎服，另吞小温中丸三钱，开水下。

脾土为湿热所困，致成胀满，治法责诸足太阴。

草果仁一钱五分　炒白术三钱　川朴一钱　陈皮八分　大腹皮二钱　川黄柏一钱　木通一钱　泽泻一钱　桑白皮一钱

水同煎服。(肿胀门)

簳山草堂医案

劳伤食伤，陡然腹胀，不易治也。姑与健土消食，以冀小效。

焦茅术　炒厚朴　广陈皮　焦神曲　赤苓　腹皮　炒枳实　炒青皮　川郁金　大麦芽　冬瓜皮(肿胀)

泄泻后，暑热交侵，纳食满闷作胀，胸次不舒，脉形弦紧。此气郁为患也，须开怀调理，否则恐腹满。

炒黄连　炒小朴　炒白芍　焦神曲　茯苓　陈皮　焦於术　法半夏　川郁金　煨木香　砂仁

气食凝结，兼湿痰内滞，六脉沉弦，腹胀气闭。暂用小温中合泻心法。

生茅术　制川朴　法半夏　焦建曲　陈皮　砂仁　炒川连　淡干姜　广藿香　川郁金　赤苓　车前

肝木乘土，小腹作痛，渐致胁楚腹胀，按之颇坚。神委顿而脉细数，近鼓之候也，不易愈。拟健土泄木法。

炒川连　生於术　宣木瓜　焦神曲　新会皮　泽泻　淡吴萸　炒川朴　小郁金　制香附　苓皮　腹皮(肿胀)

劳伤痰疟，而致腹胀，恶寒，脉象沉微。不易治之证也。

制附子　生茅术　法半夏　大麦芽　陈皮　苓皮　炒白芍　炮姜　生苡仁　炒青皮　腹皮(肿胀)

病后脾虚失化，渐致腹胀食减，脉弦而细，色痿黄，不易治。

制附子　炒黄连　炒中朴　防己　茯苓皮　腹皮　炒白芍　生於术　生苡仁　陈皮　冬瓜皮　泽泻(肿胀)

宿瘀大下，腹胀，足疮，络伤，积湿所致。立春节恐有吐下交作之变。

旋覆花　花蕊石　炒怀膝　赤苓　砂仁末　炒归尾　小郁金　生苡仁　陈皮(肿胀)

素体虚弱，春间下痢后，腹胀日甚。现在气喘肌削，背脊觉有气上冲，有升无降，脉形沉数无力，两尺为甚。此脾肾命三经俱病而成此剧疾，无能为计也。暑天防其汗喘而脱。

制附子　焦於术　大熟地　淮山药　茯苓皮　上肉桂　鹿角霜　山萸肉　煅牡蛎　建泽泻(肿胀)

过食生冷，脾土受伤，兼挟肝气为胀。宜用温中佐苦泄法。

淡干姜　炒白芍　焦建曲　炒青皮　煨木香　炒川连吴萸拌　炒川楝　炒乌梅　广陈皮　使君子(胃脘痛)

吴门治验录

金

脉象沉缓少力，脾虚湿胜，能纳而不能运，故有食入腹膨等症，且早晚溏泻，十有余年，脾阴之伤已久现，渐觉头鸣，亦浊气上蒙之象。古人治湿，必先健脾，盖气化膀胱湿始能出，是一定之理。

竖劈党参五钱　真广皮一钱　炙鸡内金一钱　大熟地三钱，砂仁炒　生益智仁七分　生南楂一钱　归身一钱，土炒　炒怀山药三钱　炙甘草四分　炙陈香橼皮五分

又　脉渐有力，仍见沉缓，腹胀虽止，而仍膨肠鸣濯濯，此气欲疏而未能，皆中虚之故。但一切气恼忧虑，均宜预戒，庶可无虞单腹胀也。

炙黄芪一钱五分　竖劈党参六钱　真广皮一钱　生冬术一钱　归身一钱五分　炙甘草四分　炙鸡内金一钱　生南楂一钱　大腹皮一钱　炙陈香橼皮五分

又　脉象颇平，但嫌两关少力，此中虚气不流利，以致痰滞上焦，故有诸症，自应以丸药缓调，久久益妙。

六君子丸：

每空心，开水送三钱。

资生丸：

每饭后嚼二丸，开水下。

问：《经》云诸湿肿满，皆属于脾。又云诸胀腹大，皆属于热。治以寒泻，不为背理，何久久不愈，今出入于六君补中而效也？曰：治病必先审虚实，暴病无虚，久病无实，土为湿困，则食入不运而胀成矣。若初起即用温脾利湿之法，小便通行，原可不致溏泻，既溏泻矣，又不急用健脾益气之法，致延至十余年之久，焉有不成虚胀之理？幸其人先天尚足，肾气未亏，故得调治，如法不然，单腹胀成，不已久悲宿草乎？《经》云无实实，无虚虚，致夭人寿命，良可畏也。至诸胀腹大，皆属于热，《内经》但举其一端而言之，东垣先生已有辨论在前，不必多赘。(卷四)

王旭高临证医案

某　腹但胀而不满者，属气，乃木乘脾土也。

川连姜汁炒　香附　砂仁　川朴　青皮　焦六曲　怀山药　茯苓　陈皮　泽泻

渊按：黄连治胀，乃开中州湿热也。土虚木乘之胀，大非所宜。

陆　疟后湿热内蕴，脾胃之气不利，为口糜，为腹胀。姑先和中清化为法。

川朴　川连　焦六曲　赤苓　大腹皮　枳壳　泽泻　黑山栀　陈皮　砂仁

渊按：连、朴此证甚合。(臌胀水肿)

曹仁伯医案论

德清某

营血本亏，阴火又旺，责在先天。后天脾气不健，肝木乘之，所进饮食生痰、生饮，贮之于胃，尚可从吐而出，相安于无事，迟之又久，走入膜外，气道不清，胀自作焉。脾为生痰之

源,胃为贮痰之器。若非运化中宫,兼透膜外,则痛势有加无已,成为胀满,亦属易易耳。然脾统血,肝藏血,病久血更衰少。治以化痰,不得不佐以和养。古人之润燥互用,正为此等症而设。

杜苏子　白芥子　当归　茯苓　炙草　生於术　半夏　莱菔子　大腹皮　白芍　车前子　海蜇　大荸荠　陈皮　真厚朴

吴鞠通医案

徐　三十岁　腹胀且痛,脉弦细,大便泄,小便短,身不热,此属寒湿,伤足太阴。

猪苓三钱　黄芩炭一钱　泽泻二钱　桂枝三钱　厚朴三钱　广皮二钱　干姜钱半　生苡仁五钱　通草二钱(肿胀)

类证治裁

龚氏　食入脘胀,微渴,便苦燥,腑气阻,津液不行。胃病治肝,误用牡蛎、赭石敛镇,兼乌药、香附辛温,痞聚更增,下壅益甚,脉沉而耎。药忌温涩劫液阻隧,主辛滑通润,于腑病为宜。当归、杏仁、郁李仁、蒌仁(俱研)、橘白、苏梗、枳壳、淡苁蓉,韭白汁冲。数服愈。

吴　冬初由水泻后腹胀,是脏寒生满,脉虚食少。治先温通理阳,用益智、炮姜、潞参、茯苓、制半夏、缩砂壳、广皮、陈粳米煎汤服。数剂颇适。晚餐少运化,加神曲、鸡内金俱炒,胀宽。冬季因怫逆动肝,胁腹胀痛,寒热,脉微数。转方用白芍药、当归、潞参、苏梗、鲜橘叶、缩砂壳、郁金汁,两合肝胃,痛缓药停。春正上脘痛呕沫,由肝邪乘胃,胃气失降则胀壅,肝阳上升则呕痛,因肝为刚脏,法当柔以软之,甘以缓之。且肝阴久亏,触事生怒,脾元不复,病先肉脱。劣手竟用赭石重镇,桂心刚制,炒术壅气,兼蒺藜、青皮疏肝伐肝,一啜烦躁大痛,再剂胁如刃割,腹绞痛欲绝。予闻,拟甘润柔剂,用阿胶、鸡蛋黄、白芍药、甘草、枣仁、当归、饴糖等。遥寄片纸,药未及撮而殁。志此为以刚治刚,好言平肝者鉴。

韦　病后感寒腹痛,渐成胀满,脉沉微,溺少,食入胀加。腑阳不行,治以温通,则胀已,大茴香、大腹皮(洗)、草果、木通、砂仁、益智仁(煨)、茯苓、广皮、煨姜。空心四服而愈。

石　腹胀不饥,小水不利,脉沉涩,腑气痹窒不宣,用砂仁壳、枳壳、木通、茯苓、益智仁、草果(俱煨)、五谷虫、鸡内金(俱炙)、莱菔子(炒研)。数服愈。

族女　脘胀嗳腐,经迟腹痛,间发寒热。按东垣云:胃为卫之本,脾乃营之源。脾胃阳衰,纳运不旺,致胀满瘀停,宜乎营卫失度,冲任不调矣。仿《内经》浊气在上则生䐜胀之例,以通阳降浊。二陈汤去甘草,加白蔻壳、韭子、益智子(俱炒)、小茴香、谷芽、神曲(俱炒)、香附(姜汁制)、煨姜。数服诸症皆平。

李氏　有年,食入气壅,绕脐积冷,胀连胸胁,溺少便溏,脉沉微。全是腑阳向衰,浊阴凝结。前用二苓、木通开太阳之里,砂仁、陈、夏理太阴之滞,干姜、厚朴、薏仁温通利湿,冷胀减,便溺爽,而胸痹未舒,犹是中脘清阳不旋之故。其家用俗传牛口中蚀出籼稻草煎汤,服甚适。予仿用仲景栝蒌薤白白酒汤,加半夏、青皮、厚朴、乌药、木香。旋转清阳,可以纳谷。

张氏　腹䐜胀连带脉,腰围紧掣如束,脉坚而搏指,此病久兼入奇经。宜通其腑,并理带脉,枳实、大腹皮、怀牛膝(酒蒸)各钱半,砂仁、木通各八分,当归须、茯苓、郁李仁各二钱,郁金六分。四剂胀宽,带脉亦不紧掣矣。后去郁李仁、枳实,加沉香磨汁三匙。数服痊愈。

姜氏　五旬余,腹膨中空,外绷急,食入不加胀,头眩耳鸣,口干舌硬,溺赤沫,便艰,足重坠,脉沉微。症属三焦湿郁生火,《内经》

亦谓诸腹胀大，皆属于热。诸病跗肿，皆属于火。若郁热不除，遂成鼓胀不治。用山栀、大腹皮、黄柏、知母(俱酒炒)、生地黄、麦门冬、牡丹皮、赤苓、冬瓜皮、车前子。数服已效。后去黄柏、丹皮，加海金沙、革薢，服得安。

眭妪　脾宜升则健，胃宜降则和。今脘中食入作饱，腑气不司下行，医用流气之剂，更致腰痛带下吐瘀，诊脉右关沉微。《经》所谓浊气在上则生䐜胀也。药以辛温通阳泄浊为宜，制半夏、砂仁壳、枳壳、益智仁、韭子、茯苓、陈皮、栝蒌皮、谷芽、杜仲、煨姜。数服诸症俱除。

纪氏　先因右胁痛，继而脘腹满闷，食入胀加。腑气失降，实由肝失疏泄。左关脉不甚弦，右寸近滑，恐属妊兆。泄肝通腑，仍不碍胎为稳，椒目、砂仁壳、茯苓、栝蒌皮、杏仁、陈皮、木香。数服而平。

龙砂八家医案

顾村徐九官令政　脉细涩，少腹胀如覆杯，舌燥渴饮，躁狂便闭，乃心阳火炽，藏病连府，气不宣化，致手足太阳之府，俱热结也。议桃核承气汤。(戚云门先生方案)

云亭李乾一　胀久气日益衰，致胸腹脐下渐硬，食下便甚，虽云脾病善胀，要亦肝肾少司摄纳使然。医家专事辛燥，罔顾下元虚损，多其不知量也。

金匮肾气丸(戚云门先生方案)

方子臣　脉沉细，肾肝交损，阴中之阳内离，健运不司，食减腹胀，乃藏之寒生满之渐也。宜用温通宣补。

白术炭　茯苓　广皮　肉桂　附子　熟地炭　益智仁　炮姜　炙草(戚云门先生方案)

汪维敬如夫人　肝脾素郁，气血素亏，致清浊之混乱，窒塞中焦及小腹，足膝脉络不仁，食减吞酸，乃木来侮土之象，寡于畏耳。按脉皆微，真阳不运，阴凝阻遏，致膹郁不宣。当辛通达下之法，复以苦泄。胀可减矣。

吴萸盐水炒　干姜　白蔻　半夏　枳实　广皮　川楝盐炒　苏梗

又　大凡脉微腹胀，小腹上逆者，即《经》云：厥气在下，营卫留上，真气逆上，正邪相攻而为胀也。况乎产后下焦空乏，寒从此入，致不行也。拟方宣通之法，兼温下元，自能释然。徐之才云：宣可去壅，通可去滞，温可去湿，因仿而用之。

吴萸　干姜　益智盐水炒　当归　官桂　广皮　故纸盐水炒　於术　丹参　神曲丸服三钱，参汤送下。(王钟岳先生方案)

江城东门外张腹胀症

少腹有形，似疝非疝，汩汩有声。此寒湿结于膀胱之络，非温不通。

肉桂　吴萸　干姜　小茴　香附　白术　茯苓　川附　半夏(王钟岳先生方案)

陆久凝三公郎寒热胀痛治验

泗港陆九文昆仲，夙年相知也。仲秋之月，久凝三公郎，忽寒热头疼，从胸至腹，胀闷不堪，久文知医，先服解肌消导之剂，不效。来镇相邀，值予在云亭曹氏，乃请承调元往诊。用小柴胡加石膏，头疼虽止，诸症转甚，加以恶心。使者相望于道，适又他出，不得已延余弟宇瞻诊视。云是结胸，主以瓜蒌、山栀、枳实、竹茹、黄芩等药，服后胸腹愈痛。伊兄允升，躬叩予门。同仲儿寻至慕义庄，飞棹归家，薄暮始得抵彼，病者闻声欣然曰：先生其救我乎。盖望之久矣，予因思结胸成于下早，否则日久邪陷亦成。今疾作而痛随起，定非结胸，细按右脉弦中带紧，其间必有寒物阻住升降，以寒凉治之，所以胀痛日甚。况是日阴雨两旬，天时之湿，感召极速，必平胃散加藿香、腹皮、苏梗、半夏、柴胡、乌药，始得破其壅塞。忙服一剂，下咽后恶心顿止，觉腹有声如雷，顷刻胀痛若失，遂能安卧无虞。丙申仲

秋存案

苍术　陈皮　厚朴　甘草　藿香　腹皮　苏梗　半夏　柴胡　乌药(学山公方案)

尚友堂医案

浙绍胡墨池先生室人,得腹胀病,历有年所,医药迭更,未能消散。壬辰春,余寓豫章书院,延请诊视。切得六脉迟细,余曰:此系太阴中寒,授以砂半理中汤,暖胃驱痰,加鸡内金、谷芽、川椒健脾消胀。医者不明经旨,谬谓妇科宜养血调经,余因立论以辨之。《百病始生篇》帝曰:积之始生,至其已成,奈何?歧伯曰:积之始生,得寒乃生,厥乃成积。《六元正纪大论》曰:大积大聚,其可犯也,衰其大半而止。《内经》云:脏寒则生满,留结为聚。喻氏云:人身胸中之阳,法日之驭,离照当空,消阴除曀,宣布于上;脾中之阳,法天之健,消化饮食,传布津液,运行于内;肾中之阳,如釜底之火,腐化水谷,贯注营卫,鼓运于下。三焦之阳,健行不息,何停积之有?惟胸阳衰则当膺阻碍,脾阳衰则饮食不化,肾阳衰则阴寒上僭,一切饮食入胃,生痰生积,所自来矣。其症遇春夏稍安,值秋冬则甚;服温暖药稍安,投寒凉则甚;守清淡稍安,遇荤腻则甚。至于四肢常冷,头额畏寒,犹其余患耳。治此以扶阳为第一义。余投砂半理中者,欲使中州气旺,庶得转运有权,加谷芽、鸡内金、川椒,正消补并行之法,开中焦凝滞之痰,由咳而出;驱下焦阴结之寒,从便而解,病斯愈矣。若生血助胀,破气伤元,寒凉散胃,俱所禁服。喻氏云:妊妇伤寒,不得已用麻桂硝黄等伤胎之药,若加入四物汤中,则厉药不能入而伤胎,岂欲消腹中之胀,反可用四物汤从护之乎?此一证也。又云:凡生癥瘕痞块,百计除之不减,一服四物汤则其势立增,又一证也。今十余年痼疾,虽非数剂所能奏效,而议病立方,悉本古人经旨,因述所见闻而为之论。(论腹胀症治)

王氏医案续编

高若舟偶患腹胀,医投温运,渐至有形如痞,时欲冲逆吐酸,益信为虚寒之疾。温补之药备尝,饮食日减,其痞日增,肌肉渐消,卧榻半载。甲辰春,迓[①]孟英诊。脉沉弦而软滑,大解不畅,小溲浑短,苔色黄腻。乃肝郁气结,郁则生热,补则凝痰。与栀、楝、萸、连、元胡、乌药、旋、枳、鸡金、鳖甲、茹、橘、苓、夏等药。服之证虽递减,时发寒热,四肢酸痛,或疑为疟。此少阳之气,郁而欲伸之象。孟英曰:此气机宣达,郁热外泄,病之出路,岂可截乎?参以秦艽、柴胡、豆卷、羚羊、蚕砂、桑枝之类,迎而导之。清热涤饮,条达肝气,允属合法。人皆疑久病元虚,药过凉散,而若舟坚信不疑,孟英识定不惑。寒热渐息,攻冲亦止。按其腹尚坚硬,时以龙荟滚痰丸缓导之,峻药缓投法。饮食递加,渐次向愈。若舟善作隶,因集诗品书一联,以赠孟英云:古镜照神,是有真宰;明漪绝底,如见道心。盖颂其隔垣之视也。

沈东屏年逾八秩,患腹胀便秘。孟英诊曰:耄年脉实,天畀[②]独厚,证属阳结,法宜清火。与西洋参、石膏、白芍、知母、花粉、桑皮、杏仁、橘皮、枳壳、甘草,送更衣丸。四剂而愈。设投别药,势必迁延而败。人亦谓天年之得尽,断不料其药治之误也。后四年始殁。夏间,汪湘筠明府,因食肉病胀,医谓老年气弱火衰,辄投温补,直至腹如抱瓮,始延孟英视之,弥留已极,不可救药矣!

石子章患腹胀,朱某与大剂温补之药,殊若相安。孟英见而非之。彼云:服之略不助胀,正须多服图痊,君何疑焉?孟英曰:形瘦脉数,舌色干红,此为阴虚热胀,昔年范次侯

---

① 迓(yà 亚):迎接。《尔雅》:"迓,迎也"。
② 天畀(bì 必):畀,给予。天畀,即天赋。

室暨杨改之如君[1]之恙，皆类此，医咸攻补遍施，病无小效。吾以极苦泄热、微辛通络之法投之，应手而瘳。今子病初起时胀不碍食，证非气分可知，而温补不助胀，遂服之不疑。不知阴愈耗，络愈痹，胀虽不加，而肌愈削，脉愈数，干呛气急，与女子之风消息贲何以异耶?寻果不起。予按：喻氏始言男子亦有血蛊证，可见男女虽别，而异中有同，同中有异，临证者不可胶柱以鼓瑟也。

宋氏妇患感，反复已经向痊。忽然腹胀上至心下，气喘便泻溺闭，汤饮不能下咽，自汗不能倚息，家人皇皇，且极贫不能延诊，走乞孟英拟方挽救。因以桂枝、石膏、旋、赭、杏、朴、芩、半、黄连、通草为剂，果覆杯而病若失。张养之目击，叹为神治。

沈俞医案合钞

詹，三十二。疟愈，脘下胀闷，既而失血盈碗，是营血既受伤。据云服地黄病剧，非滞腻沉阴之药可调。议以转运脾阳。

茯苓　甘草　桂枝　南枣　蜜煮热老姜

复诊：桂苓术甘汤。

复诊：香砂六君子汤。(疟)

问斋医案

鱼盐之地，海滨傍水，湿热潜侵，内伤于脾。胸腹时满，大便时泻，饮食减少，脉来沉涩少神。通调水道为主。

赤茯苓　猪苓　福泽泻　生木香　蟾蜍皮　冬白术　大腹皮　川厚朴　大砂仁　新会皮　车前子　生姜(湿证)

归砚录

管君幼斋令正，汛停七月，至仲秋经行不多，腹乃微胀，继则胸闷不饥，身有寒热。吕某以桂枝、黄连等药进，而痞闷转加，二便不行，口糜而渴，得饮即吐，夜不能寐，五内如焚。余诊之，脉弦软而细，面赤足冷，神惫不支。是营阴素亏，气机多郁，郁久生热，辛燥忌投。授沙参、蒌、薤、栀、茹、旋、菀、冬瓜子、枇杷叶，二剂而燥矢行，胸腹舒，知饥，吐止。继以宣养而瘥。其汛停良由血不足，非有血不行而阻也。

得心集医案

杨志荣　躬勤力作，感冒风寒，变成疟疾，自取截方服之果愈。越三日，胸腹饱闷，时现寒热，更医数手，崇事消导，延至胸高气急，胀痛交迫，手不可触，卧不安枕，始请余诊。视其色，如饥，闻其声，先重后轻，问其苦，晚间尤甚，切其脉，浮大无力，知为苦寒攻伐伤中，谓曰：尔必先服槟榔、枳壳，其时痛尚可忍，后服大黄、枳实，胀不可当。荣曰：先生何以知之?余曰：合症与脉而知之也。近世见病治病，不用破气攻下者鲜矣。疏以治中汤，而重其剂。服下半日，胀痛未减，亦不觉增，然肠胃间已渐渐稍舒。继进二剂，即可安睡，二便通快如常。越日复视，惟四肢无力，胸喜推摩，更方以附子理中汤数剂全愈。又以附子理中丸数两而健。此正嘉言先生所谓健脾中阳气第一义也。

理中汤

人参　白术　干姜　甘草

本方加青皮、陈皮，名治中汤，治腹满痞闷兼食积者。(肿胀门)

织郎侄，长兄之次子也。素有腹满食少之因，然行动如常，未曾加意调摄，偶因饮食不节，延成疟疾。医以伤食治之，更加下痢红白，又以柴、芍、芩、连、木香、地榆之属迭进，转至里急后重，疟则间日夜发，痢则一昼夜数

---

[1] 如君：俗称他人之妾为“如君”，与“如夫人”同。

十次，兼之噤口不食，额冷时汗，恶症丛生。予见逆症纷更，攻补两难，惟凭唇淡舌白，足征脏腑阴寒，径用理中加芍、桂，一剂如故，再剂仍然，但药虽未效，而病情已中。适侄岳翁程邀一医来，用补中益气法，意欲以升举脾胃，疟痢交治，未始不无卓见，只置阴阳之理、刚柔之用不讲耳。姑从权进一剂。是夜疟发虽轻，而下痢后重尤甚，岂此升举一端可尽耶。予于是又拟理中，重姜、桂，加白芍、吴萸，一日二剂，俾得大势稍减。按服二日，疟亦不至，饮食渐进，惟下痢纯白而已。验唇舌淡白如故，口仍不渴，毫不为辛热所偏，窃喜此病，思过半矣。越日傍晚，骤然神疲气怯，胸腹鼓满，两胁俱胀，充斥腰围。因思仲景有经病暴变之文，法皆秘而不宣，《内经》有暴病非阳之旨，俱指阴邪而言，仍推原意用理中，去参加附、桂、苓、泽以进如故，再用肉桂研末调服。迨至子丑时，腹中呱呱作声，泻下秽水二三阵，诸胀渐消，神爽思食。足征腹中之患，皆阴邪弥漫之气，虽藉药之辛温，犹待天之阳辟，始克有济也。于此益悟嘉言先生所谓地气混天之理，非臆说矣。古称痢病转泻是肾病传脾，为向愈之机，善后果未杂他岐，到底辛热温补成功，非不治疟而疟自止、不治痢而痢自愈乎？

愈后半月，始闻病变之日竟吃柑橘、豆腐等物，忘而弗告，使余背地苦想。幸获苟全，差免不恭之咎也。愿医者鉴诸。(肿胀门)

汪慎余　由苏州归，时当酷暑，舟中梦遗，旋因食瓜，继以膏粱，致患小溲淋痛。此湿热乘虚入于精道之据。途次延医，投利湿清火之药，淋痛虽减，又加少腹胀急。舟至许湾，左睾丸偏坠，胯胁牵痛，而少腹之胀日益甚，小水清利，大便不通。连延数医，俱以五苓散合疝气方，更增车前、木通，颠连两日，少腹胀不可当，左肾肿大如碗，烦躁闷乱，坐卧不安。急切邀治，脉得沉弦。遂处桃仁承气汤，重用肉桂，加当归，一服大便下瘀黑二升而愈。夫邪结膀胱少腹胀急之症，原有便溺蓄血之分，在气在血之辨。盖溺涩症小便不利、大便如常；蓄血症小便自利、大便黑色。此气血之辨，古训昭然。今者少腹胀急，小便自利，则非溺涩气秘，显然明矣。独怪市医既不究邪之在气在血，且已知小便自利，反以利水耗气之药，其何以操司命之权耶？

此症愈后，继以后一方连服数剂，以杜其根。

附方

当归　附子　肉桂　山甲　元胡　桃仁(诸痛门)

乘桴医影

秀水某，春间病几危，余为治愈，既而余避难来申，病者亦于秋间徙沪。将交秋分，复招诊视，尚不能起榻，而胸满腹大，溺清便艰，气塞火升，咽颊作响，食后出语，气即上冲，腿软腰疼，目干少寐。腹中时痛，泄气稍舒，欲噫不宣，苔色满布，此但知其久病元虚，率投守补，窒其升降之机，而不调其情志也。以北沙参、丝瓜络、枇杷叶、蒲公英、留行子、竹茹、蛤粉、菖蒲、蒌仁、半夏、苏叶、黄连为剂，服之渐效。

凌临灵方

左(八月)　寒湿气滞，肝脾不和，腹胀脘闷，四肢酸倦，气逆痰稠，眠食欠安，脉右弦滑，治宜泄木和中。

米仁　大腹绒　炒枳壳　焦麦芽　连穗车前草　广藿香　新会皮　莱菔子　杏仁　制香附　法半夏　赤苓　姜汁炒竹茹(寒湿气滞)

僧(六月)　湿食郁遏，腹胀不和，治宜疏化。

藿香正气丸、保和丸各二两，二味和匀，

每服三钱,开水送下。(湿食)

费伯雄医案

脾为湿土,以升为健;胃为燥土,以降为和。肝木横亘于中,上犯胃经,下克脾土,以致胸腹不舒,甚则作吐作泻。宜柔肝和中化浊。

当归身　白蒺藜　陈橘皮　川厚朴　广郁金　焦白术　春砂仁　台乌药　云茯苓　细青皮　佩兰叶　广木香　白檀香　金橘饼(肝气肝风)

何澹安医案

呕泻蓄血,气虚阴络伤也。恐交春后,腹胀不易脱体。

焦术二钱　炒归身一钱五分　川楝子一钱　白芍一钱五分　赤苓三钱　木香四分煨　炒青皮一钱　延胡索一钱　泽泻一钱五分　谷芽三钱(咳嗽)

呕泻蓄血,明阳络俱伤,气滞脾困,不克输津生新,下焦真气不充,清浊艰于升降,运谷无权,腹膨便溺,六脉软弱无力。理当温补佐安神法,再视消息,附方呈政。

土炒制於术二钱　炙白芍二钱　炒枣仁三钱　菟丝二钱　橘叶三张　土炒归身一钱五分　云茯神二钱　川郁金一钱切,后入　泽泻一钱五分　焦谷芽四钱

十九日晚复诊　左脉弦动,略有烦躁。此肝阴亏而脾未输上供也。再拟醒脾化气,参用柔肝法。

土炒制於术一钱　归身一钱五分,酒炒　枣仁三钱　川郁金一钱　泽泻一钱五分　焦谷芽四分　蛤粉炒阿胶二钱　白芍二钱　茯神二钱　炙升麻四钱　橘叶三张

廿一日　脉象两手均称条达,惟重按少力,可见中焦气机稍舒,命门真火未能摄水,脾阳不克运动,所以下体浮肿重滞,饮食能纳难化也。仍拟和肝胃佐助元阳法。

炒黄西党三钱　茯神三钱　巴戟一钱五分,盐水炒　川郁金一钱切,后入　泽泻一钱五分　焦谷芽四钱　土炒於术二钱　枣仁三钱　肉桂三分,去皮,磨　炙升麻四分　橘叶三张

廿三日　诊腹胀不寐,脉反弦数,无疑木旺土衰,肝阴内亏所致。就证参脉,未敢骤补,此方暂服。

米饮炒制於术　归身　茯苓　川郁金　元米炒麦冬　赤豆卅粒　姜汁制半夏　白芍　藿香　淮牛膝　磨冲肉桂

廿五日诊　中不胜湿,湿化为热,其气不得快利,以致腐谷少权,二便不畅,脉象动静,以扶本为主,疏理为佐,拙方候政。

土炒制於术　归身　大腹绒　茯神　益智　煨木香　白芍　泡炮姜　车前　肉桂

深思抑郁,内滞蓄血,狂吐之后,肝失所养,气机呆钝,侮土作胀,诊得脉象右弦左软,可见下焦无火,津不上供也。当用《金匮》法。

炒西党　炒熟地　川附　牛膝　丹皮　焦於术　块茯苓　肉桂　泽泻　赤豆(吐血)

医学举要

郡城卜姓女,十有三岁,先患痧疹,继患疟疾。医用开泄太过,遂至胀满,肚腹以下坚硬如石。本家疑为虚证,请一老医中专用补药者诊治,岂知竟云痧毒内攻,法在不治。余时初到郡中,遂延余诊。余按其脉沉细而微,脾虚景象,显然如绘①。初用钱氏白术散而坚硬消,继用陈氏六神汤而胀满愈。(卷六)

寿石轩医案

肝木乘脾,湿痰互结,胸腹胀痛,脾阳不

① 绘:杂彩。

振,大便不实,谷食减少,脉象沉弦而滑。再延防成土败。

旋覆花二分五厘(布包) 黄郁金一钱五分 赤茯苓三钱 苏茎七分 鸡谷袋三具 川鹿角尖五分(磨冲) 汉防己八分 广橘皮络各八分 通络散二分五厘 降香末五分 琥珀外台丸二分五厘 橘半枳术丸二钱五分(膨胀中满)

时病论

截疟太早变成肿胀

西乡郑某,偶患疟疾,热重寒微,口渴便泻。先用符禁未效,又服断截之药,疟与泻并止矣。数日后腹中忽胀,小便短少,来舍就诊,两手脉钝,沉取尚强。此乃暑疟夹湿之证,其邪本欲向表分里而出,误用截法,阻其邪路,暑欲达表而不能,湿欲下行而不得,交阻于中,气机不行而成肿胀,法当治标为先。即以木瓜、蒿、藿以解其暑,苓、苍、通草以行其湿,又以青皮、厚朴、杏粒、槟榔,行其气而宽其膨。服下稍为中病,每得一矢气,腹内略松。更加菔子以破其气,鸡金以消其水,服之矢气更多,溺亦通快,其腹逐渐消去。后用调脾化气,得全安耳。(临证治案五)

慎五堂治验录

张和观内,辛巳十月,西埏泾。劳力,疟后脘胀如鼓,邪气恋而清阳不展也。治以清泄通阳。

大豆卷三钱 青蒿梗三钱 石菖蒲一钱半 淡豆豉三钱 代赭石三钱 制半夏一钱半 广藿香一钱半 旋覆花三钱 螺蛳壳三钱 薤白头三钱 瓜蒌皮三钱

沈,左,庚辰。素有抑郁,致肝木夹母气贼临脾土,膻中阳气不布,腹胁攻胀如臌,脉弦滑,舌苔白。拟仲圣法应之。

李根皮五钱 橘络七分 香附三钱 左金丸三分 川桂枝三分 楝实一钱半 新绛三分 旋覆花三钱 西赤芍一钱半 茯苓三钱 葱管一尺 制半夏一钱半

辛辣开结,腹胸攻胀已愈,固肾气上冲也。照前加代赭石三钱、潞党参一钱、伏龙肝一钱半。

陆子兰婿,八月初十日,葫芦泾。痢久中阳不运,董浜徐氏投温涩无功,湿邪内聚,以致脘腹胀满,纳少运迟,脉细弦,有成臌之机,舌苔薄白,且拟疏中化湿治。

生鸡金三具 广藿香三钱 冬瓜皮三钱 原蚕砂一两 海金砂三钱 陈萹蓄三钱 五谷虫三钱 煨木香一钱半 生谷芽一两 鲜石菖蒲一钱半

疏中化湿,脘腹之胀渐宽,纳谷渐加,病有转松之象,依原出入治之,细心调摄,庶免反复。即前方加苍术、防风。

左氏《医缀》云:雨淫腹疾,脘腹胀恙。雨湿踞中也,用苍白二陈汤燥之。

穹苍术三钱 茯苓三钱 陈皮一钱 炙草三分 海金砂三钱 焦冬术一钱半 川芎三分 石菖蒲一钱半 制半夏一钱半 防风四分 萹蓄三钱 范志曲一钱半

吴宝森茂才膏方。丁亥仲冬,南码头。诊脉百至,细察三部九候,左关三粟之重,状欲荷珠之滑,右关六粟怠缓若迟;左尺七粟之下弦紧转绳,右尺重按尚平和;左寸四粟少神,右寸四候始见和脉。症则腹中愤满,纳食不易运化,必徐步而行,得上嗳气,下泄屁,方始安适。清晨泛恶痰多,夜分时有梦泄。考诸经训,脾足太阴也,是动则病腹胀善噫,得后与气则快然如衰。噫气即嗳气之类,仲祖属于虚逆,药则镇逆扶中互用。盖气因于中,中者脾胃也,脾主运化,胃司容纳。脾不干运,自然气滞痰生,气机窒滞,欲噫以舒其满气。滞生郁,郁则肝阳易燃,相火摇精,魂魄相驰,遂为梦泄。脾胃位正,中枢升降之机轴,脾气不健则手太阴肺气不能肃化,足少阴肾水不能摄纳,所谓肺为主气之标,肾为主气之本。三阴弱而气衍其度矣。土金水三脏交病,理必先培中土,土旺生金,金生水,而生生不息矣。

高丽参　甘草　破故纸　木香　旋覆花　野於术　黄芪　制半夏　桔梗　酸枣仁　白茯苓　山药　川楝子　莲子　甘杞子　远志肉　芡实　陈海蜇　橘皮　箭朱砂　胡桃肉　阿胶

王,丁亥仲春,城门。素有便血之恙,刻下血止而脘腹胀满,泄泻纳少,运迟足肿,心下时痛,青筋绊露,脉细而弦。木邪犯土,土已负矣。故《经》云:泄而腹满甚者,逆证也。主以扶土,佐以化邪,以冀侥幸于十一耳。

苡仁五钱　金铃子三钱　橘皮五分络五分　荷梗半尺　谷芽一两半　藿梗一钱半　赤芍二钱　桑叶三钱枝一两　党参三钱　香附三钱　旋覆花一钱半　新绛三分

连服十余剂痊愈。

温氏医案

二五构精①,化生万物,夫妇匹偶,人之大伦。余尝见愚夫愚妇,于生产月内,或经行之时,不戒房事,以致精血相撞,凝结成毒,变生小腹臌胀,其硬如石,脐与胸高,周身水肿,参茯补之不效,硝黄攻之不灵,诸般痛苦,无药可医,缠绵多日必殒其命,较之男子丹停之毒,更有甚焉。然而受病者讳言其故,医治者不得其名。间有延余诊治者,迄无一效,任用何药,如石投水,日重一日,甚至皮破水流,腥秽难闻而死。余留心访问,始得起病之由,推原其故,皆由年少无知,情欲难禁,不知其中之毒,惨不可言。各家医书,未有言及此事者,是以人多误犯,但愿世之为父母者,于男女婚配后,务将此事,暗地明言,极力禁戒,或于生产月内,异房独宿,更为周妥。此实发前人之所未发,言父母之所难言,留心禁戒,幸勿忽诸。(精毒)

许氏医案

工部正郎杨枢孙,暴受寒邪,上下气隔,汗出如珠,腹胀如鼓,诸药罔效,用稀涎散吐出两大盆痰涎遂愈。此医道所以有汗吐下和四要法也。

张聿青医案

左　饮食在胃,运化在脾,然所以运化者,阳气之鼓舞也。湿温之后,多进甘寒,致湿邪日见其有余,阳气日形其不足,所以纳食之后,动辄胀满,脘中微觉坚硬。脉细而沉。胃府失其通降之权。宜温运和中,使脾胃之气,旋运鼓舞,则不治其满而满自退也。

上川朴　於术　连皮苓　草果仁　焦麦芽　川椒目　泽泻　公丁香　上广皮　生姜衣(内伤劳倦)

胡右　肝木纵横,腹中胀满。络隧气阻,肩臂作痛。再疏肝之用,养肝之体,而以养血和络兼之。

川断肉　金铃子　柏子仁　桑椹子　白芍　川郁金　木防己　橘皮络　香橼皮　砂仁　香附　当归

另常服史国公药酒。(肝风)

左　气从少腹上冲则腹满,甚至干犯心胸则懊侬难忍。此冲气上逆。姑调气熄肝。

盐水炒香附　白蒺藜　金铃子　杭白芍　盐水炒青皮　双钩钩　整砂仁　淡吴萸　天麻　《金匮》肾气丸(腹痛附小腹痛)

左　宣通营络,大便频泄,腹痛顿止。泄则滞通,所以痛止极速。效方出入主政。

① 二五构精:古代对万物生化之源的认识。北宋周敦颐《太极图说》:"二五之精,妙合而凝"。二五,谓阴阳五行。

延胡索一钱五分　台乌药一钱五分　广郁金一钱五分　橘络一钱　赤白苓各二钱　当归须一钱五分　制半夏一钱五分　楂炭三钱　佩兰叶一钱五分　单桃仁二钱　广陈皮一钱　瓦楞子四钱(腹痛附小腹痛)

周左　由肢体疲软,渐至食入运迟,腹笥[①]胀满,脐下尤甚,咳嗽痰多。脉形沉细,苔白少华。此由脾肾阳衰,不足以运旋鼓舞,土为火子,真阳不治,则土德愈衰,木邪愈肆。补火生土,一定之理也,特王道无近功耳。饮食一切,必须谨慎,以盛纳在胃,运化在脾也。知者当能察之。

别直参二钱　制半夏三钱　炒椒目五分　炮姜四分　炙内金一钱五分　土炒野於术二钱　茯苓七钱　川桂木四分　炒苏子三钱　橘红一钱　熟附片八分　泽泻一钱五分(肿胀)

薛御之　湿盛多痰之体,感冒风邪,袭于肺卫,以致由咳而引动伏饮,咳日以剧,右胁作痛。浊痰弥漫,神机不运,神识模糊。叠化浊痰,神情转慧。至于痰湿之变态,如阻营卫而为寒为热,郁遏中气,苔起灰霉,困乏脾阳,脾土不能运旋鼓舞,而大便燥结,清中之浊不降,浊中之清不升,而转干燥,传变种种。肌表之温风,化疹外达,而湿痰究仍内困,所以病退之后,而疲惫自若。渐至气阻湿坠,少腹之满,顿从上僭,不特入腹过脐,而且上支胸脘,食入攻撑,大便涩少。右寸细涩,关部弦滑,尺部沉微,左部俱见小弱。都由脾为湿困,阳气不能运行,土滞而木不扶苏,遂令湿之流于下者,随左升之气而逆从上行,肠胃流行之机,悉为之阻,为胀为撑之所由来也。下病过中,图治非易。拟条达肝木,泄府浊而运脾阳。冀得小溲渐畅,湿流气宣,方是好音耳。

淡吴萸三分,蜜水浸后取出焙干,盐水炒　陈皮一钱,蜜水浸后取出焙干,陈壁土炒　连皮苓五钱　盐水炒香附一钱五分　炒枳壳一钱　木猪苓二钱　川楝子切,一钱五分　霞天曲二钱,炒　鸡内金一枚,要不落水者,研,调服　泽泻一钱五分　小温中丸三钱,开水送下(肿胀)

范左　身热大势虽退,脉仍未静,溏泄之后,转为便闭腹笥胀满,按之不柔。此邪少湿多,邪去湿留,湿困脾土,鼓舞运旋不及,则大肠传化失司,所谓湿闭是也。宜调气泄浊。

川朴　广皮　大腹皮　郁金　小温中丸　桔梗　枳壳　光杏仁　砂仁(肿胀)

柳宝诒医案

尤　病象不外营阴亏损,肝火浮动。调治之法,自当养阴熄肝。但纳谷不多,时作胀闷,木动则中土受伤,过进滋腻,恐于中焦不宜。况时当炎夏,暑湿易侵,更当以和运脾胃为主。兹拟养阴和气,清肝健脾,两面照顾。

北沙参元米炒　细生地炒黑　白芍　瓦楞子　煨木香　春砂仁　白苡仁　白薇　木蝴蝶　蛤粉青黛同包　小青皮醋炒　谷麦芽各炒(内伤发热)

竺　向患肝木不平,时作撑痛胀满。于法自以疏化为主,绝无培补之理。乃木郁化火,胃液被其燔灼,则津液宜养也;木动生风,肝阳因而煽越,则潜熄宜急也。所虑者,滋补愈增其壅,疏通愈耗其阴,治此碍彼,此调治之所以难也。兹拟以膏方滋营养液,临卧服之;以丸剂疏木和脾,清晨服之。出入互用,庶几两得其平,勿致久而增弊耳。

西洋参元米炒　麦冬　炒归身　白芍土炒　大生地炙松　炒丹皮　黑山栀　石决明盐水煅　甘杞子酒炒　滁菊花　制马料豆　茯神　霍石斛米汤拌蒸　太子参　刺蒺藜　酸枣仁炒　煎取浓汁,滤净,烊入阿胶,炼白蜜收膏

丸方:

金铃子酒炒　延胡索醋炒　制香附　小

① 腹笥(sì 四):谓腹部。笥,盛饭食或衣物的器具。

青皮醋炒　春砂仁　广木香　白芍土炒　炙鸡金　川朴　长牛膝盐水炒　木瓜酒洗　吴萸川连同拌，炒透　沉香片勿见火　上药共为细末，用陈香橼煎汁泛丸。清晨开水送下。

宣　腹右僵硬，两便不爽。病因木气郁结，致肝脾之气，窒而不化。脾气宜升，今反郁陷于下，而浊气凝聚于中，肝阳升越于上。头晕气逆，皆病之兼见者也。向质阴虚，今脉象带数，又属阴虚生热之见端。病愈久，则歧变愈多。而其本，专在肝脾两脏，兹拟从本原着手。

金铃子酒炒　醋延胡　小青皮醋炒　归身炭　白芍土炒　炙鸡金　黑山栀姜汁炒　广木香　石决明　沉香水磨　香橼皮　木蝴蝶炙研，冲

另：小温中丸(肿胀)

童　中气不畅，肝木侮之，致气机结抟，湿痰中阻。数日来脘痞不饥，大便不爽，皆肝脾阻结之证。脐腹两旁，僵硬及脘，中气伤矣。舌苔极白不浮，胃气亦不松利。脉象软而少力，惟左关略弦，病久气弱，未可专投攻克。拟温脾化湿，疏肝和胃，消补兼施之法。

桂枝　白芍土炒　淡干姜盐水炒　於术枳实姜汁炒　炒苡仁　炙鸡金　豆卷　生熟神曲各　小青皮(醋炒)　平胃散　麦谷芽

另：小温中丸

张　便血之后，转为腹胀。脉象弦细无力，两便不爽，胀势甚于脐下，左胁撑痛，晚来内热少汗。病因肝气郁阻，内陷于脾，脏气痹窒，势成单腹胀之候。先与疏木和脾。

柴胡醋炙　全当归　白芍土炒　小青皮醋炒　金铃子酒炒　莱菔子炭春砂仁同研　乌药　川连吴萸煎汁，拌炒　香橼皮

另：禹余粮丸，广陈皮汤送下。(肿胀)

朱　未见原方，前所用之药，已不能全忆。据述喉间梗塞之气略松，两足下注之气仍胀。脉象左关独见浮大，而自尺内，斜至寸外，另起一线，此属维脉见象。想肝气初发之时，适奇脉空虚之候，肝木之气，乘虚注陷。木郁化火，故渐觉焮热。此与寻常浮肿不同。况平时嗳气不舒，腹中亦苦急胀。必使肝脾之气，先能和畅，然后两足下陷之气，方可转旋。势必累月积旬，不能奏效。拟方以疏肝为主，仍参肃肺和奇之意。

旋覆花红花同包　归须　白芍酒炒　炒川断　长牛膝桂枝煎汁，炒　丹参

另：桂丁子　蔻仁等分　研末，每服三分，开水送下。(妇人)

昼星楼医案

治泰雅堂肚腹胀痛，夜寐不安，寒气上冲胃脘，坐卧不宁，不思饮食。此症因夜间忧思过度，阴火焦熬，积而成痰。外感寒邪，引痰上升，壅遏胸膈也。诊得肺脉伏，肝沉部弦实，心脉微涩，肾脉亏损，脾脉软而大。泰雅堂山人问曰：积痰于何见之？曰：肝脉弦实，以知之。若肝脾双弦，则为痰饮，或成疟疾矣。又问曰：肺脉伏安，知非积痰在肺？曰：痰在肺，肺脉宜结。今见沉伏，知患寒邪也。若无外感，脉不伏也。大凡伤寒、伤暑、伤湿之症，脉多见伏。此宜以四时参证脉也，具方于下。一剂知，二剂已。自制：

首方：橘红五分　姜夏一钱五分　良姜四分　槟榔五分　莲叶一片　白术一钱五分　苏梗七分　陈皮七分　枳壳八分　花粉八分　苏子一钱五分　茯苓二钱

二方：姜夏一钱　午节一钱　柏仁一钱五分　茯苓二钱　花粉八分　陈皮七分　川贝一钱五分　酒芎五分　枳壳八分　生地一钱　苏子一钱　白术一钱五分

雪雅堂医案

脉来虚弦，腹胀，无所痛楚，应以纯虚论治。

高丽参一两　白术一两　炙甘草八钱

周妇　腹胀经来略松，经断仍胀，已经年余，诸药不效，因忆及叶案幼科内有此一症，宜治血络，所谓络瘀则胀也。草木之药，徒然伤气而不灵动，用虫类有血肉生气者，走窜通络，灵于草木而不伤气也。

归须　穿山甲　山楂炭　桃仁　蜣螂虫两头尖　延胡　五灵脂　䗪虫　为末蜜丸

王妇　小腹浊部，厥阴之地，肝脉所络，痛满胀闭，便难溺秘，肝木不主疏泄，浊阴痹塞不通，桂附徒伤血液，芍地呆钝不灵，冲任液枯气滞，辛通温润是议。拟千金猳鼠矢汤意，以期以浊攻浊，而不损伤阴气耳。

韭白根三钱　小茴香钱半　穿山甲一钱　桂枝钱半　猳鼠屎三钱　冬葵子三钱　肉苁蓉四钱　归尾三钱

邵兰荪医案

某　水亏木旺，脉形两手皆弦，食入脘格，脐下胀闷，暮夜手足心发热。姑宜养胃、和中、清肝。(三月十二日)

钗斛三钱　鸡内金三钱　谷芽四钱　炒青皮七分　省头草钱半　石决明六钱　香附钱半　绿萼梅钱半　左金丸八分　川楝子钱半　合欢皮二钱

清煎，三帖。

介按：胃液既亏，脾失健运，而肝阳愈横，故治以升脾养胃兼柔肝。(脘痛)

盛陵徐　腹中仍属胀闷，食入尤甚，脉涩滞，舌滑尖红，大便溏，跗浮，究属重极之症。(六月初五日)

乌药二钱　鸡内金三钱　冬瓜皮三钱　炒谷芽四钱　左金丸八分　新会皮钱半　赤苓四钱　佛手花八分　通草钱半　厚朴一钱　枳壳钱半

清煎，四帖。

介按：湿热阻滞，肝阳横逆，致脾胃失于健运，而便溏跗浮。治以清肝扶脾兼渗湿，庶免腹满之虞矣。(肿胀)

邵氏医案

闺女腹满气逆，脉濡左弦细，苔黄滑，尖边红，便溺不爽，颜红汗出口渴，属棘手重症。

乌梅一个　大腹绒三钱　丝通草一钱五分　瓜蒌皮三钱　川连八分，茱萸四分拌炒　薤白一钱　沉香四分，冲　佛手花八分　鸡内金三钱　省头草三钱　炒谷芽四钱

三帖。

腹满气滞，脉弦右涩，癸水不调，宜顺气利中。

乌药二钱　炒青皮七分　当归一钱五分　制香附一钱五分　生牡蛎四钱　沉香曲一钱五分　川芎七分　玫瑰花五朵　厚朴一钱　鸡内金三钱　菴蕳子三钱

肝逆乘中，当脘胀闷，脉弦气逆，癸不及期，宜防肿胀。

鸡内金三钱　香附二钱　延胡一钱五分　炒茺蔚子三钱　沉香五分冲　丹参三钱　紫石英三钱　绿萼梅一钱五分　生牡蛎四钱　川楝子三钱　炒青皮八分

木克土化泻，脉弦细，中焦窒格，经停防胀，宜利中分消为治。

大腹绒三钱　新会皮一钱五分　绿萼梅一钱五分　鸡内金二钱五分　厚朴一钱五分　原粒砂仁一钱　茯苓皮一钱五分　玫瑰花五朵　炒车前三钱　乌药二钱　炒谷芽四钱

三帖。

苔微黄，左脉涩，右弦数，脘腹胀闷，癸水早期，咳痰，宜和中调经。

丹参三钱　大腹绒三钱　丹皮二钱　炒青皮八分　佩兰三钱　香附三钱　沉香曲一钱五分　玫瑰花五朵　扁钗斛三钱　炒茺蔚子三钱　炒枳壳一钱五分

曹沧洲医案

左　脾阳湿困,得食作胀,舌苔淡黄而白,两脉濡数,大便日夜四五度,少腹沃涩而痛。有时知饥,以挟土化湿。

炒党参三钱五分　广陈皮一钱,炙　大腹皮一钱,洗　台乌药切,三钱五分　苏梗三钱五分　宋半夏三钱五分　焦六曲三钱　楂炭三钱　四制香附三钱五分　枳壳三钱五分　煨木香七分　赤苓三钱(风温湿热附伏邪伏暑)

左　热解形浮,多食作胀,溲通神倦,喜热饮,痰湿互郁,气机不通。深防变迁,未可忽。

越鞠丸　炙鸡金　沉香曲　白杏仁　苏梗　白蒺藜　白蔻仁　生米仁　制香附　煅瓦楞粉　半贝丸　车前子　陈麦柴(风温湿热附伏邪伏暑)

左　寒热之后神思疲倦,多食作胀,杳不思食,口腻舌微黄。宜利湿疏中,以醒机轴。

越鞠丸　台乌药　茯苓　泽泻　橘红　白蔻壳　大腹绒　资生丸　制半夏　象贝　炙鸡金　白杏仁　炒谷芽

右　耳鸣腹胀,头晕,脉不畅,溲赤。宜利湿疏中为法。

制香附　台乌药　赤苓　法半夏　金铃子　生米仁　六曲　茯苓　延胡索　白杏仁　陈皮　泽泻(风温湿热附伏邪伏暑)

左　胸闷胃呆,腹胀,脉濡。拟流利气机,疏畅痰湿。

旋覆花三钱五分,绢包　制川朴一钱　白蔻仁七分,敲小粒,后下　枳壳三钱五分　莱菔子四钱,炒　煅瓦楞粉一两,包　沉香曲三钱,绢包　白杏仁四钱　大腹皮三钱,洗　炙鸡金四钱,去垢　生米仁四钱　鲜佛手三钱五分(风温湿热附伏邪伏暑)

右　腹膨胀,得食痛,气攻心脘,脉重按带滑。宜顺气疏中。

制香附二钱　炙鸡金四钱　沉香曲四钱　白蔻仁七分,后下　橘红一钱　大腹皮三钱　猪苓三钱五分　白杏仁四钱　法半夏三钱　枳壳三钱五分　泽泻三钱　生米仁四钱　煅瓦楞粉一两,包　乌药三钱五分(风温湿热附伏邪伏暑)

左　寒湿蒙遏清阳,神疲腹胀,足肿滞,脉濡。延防中满。

生穹术三钱五分　枳壳三钱五分　六曲四钱　猪苓三钱五分　广木香三钱五分　橘红一钱　炙鸡金四钱　泽泻三钱　春砂末七分,后下　法半夏三钱　制川朴七分　五加皮三钱　白杏仁四钱,去尖　桑枝一两(风温湿热附伏邪伏暑)

右　腹胀胸闷,气短,右腿酸,脉细。拟疏肝和脾,化湿理气。

制香附三钱五分　青蒿子三钱五分　枳壳三钱五分　五加皮三钱　陈皮一钱　白芍三钱　丝瓜络三钱五分　粉萆薢三钱　法半夏三钱五分　白蒺藜四钱　伸筋草三钱　豨莶草三钱五分,制桑叶一两

煎汤焫①方

苏叶一两　木瓜四钱　豨莶草四钱　归尾四钱　独活四钱　五加皮五钱　臭梧桐四钱　苍术三钱(风温湿热附伏邪伏暑)

左　腹满䐜胀,痕撑食下阻。脉濡。肌肤发热。宜疏畅肝脾,流利湿热。

制香附三钱五分　沉香曲三钱　莱菔子四钱,炒研　泽泻三钱　白蔻仁七分　炙鸡金四钱　广木香三钱五分　车前子四钱,包　白杏仁四钱　大腹皮三钱　猪苓三钱五分　益元散三钱,包　陈麦柴四钱,一味煎汤代水　白麻骨一两(风温湿热附伏邪伏暑)

右　肝郁困脾胃,清浊升降失常,胸腹胀满不食,脉濡。宜疏畅二焦。

苏梗三钱五分　枳壳一钱　石决明煅,先煎

---

①　焫(ruò 若):指利用燃烧草药熏灼治病的方法。

车前子三钱，绢包　制香附三钱五分　橘红一钱　白蒺藜四钱，去刺　佛手花三钱　沉香曲三钱五分　法半夏三钱五分　白蔻仁七分，研冲　广郁金三钱五分，切　炒香谷芽五钱，绢包(肝脾门)

右　据述腹胀稍舒，小溲渐多，少腹仍复胀痛，足肿不退。盖由平日火土不能和德，致寒动于下，气阻于中，湿侵于外，外内合病，升降无权，肝木乘己之胜，而侮中土，汲深绠①短，不易速效。

上官桂五分，去粗皮，研细末，饭为丸，吞服　胡芦巴三钱五分　两头尖一钱，绢包　小姜片五分　淡吴萸四分，盐水炒　延胡索三钱五分，醋炒　猪苓三钱五分　炙鸡金三钱，去垢　川椒目七分　车前子三钱，绢包　泽泻三钱　茯苓四钱　半硫丸一钱，吞服(肝脾门)

右　少腹胀，胀则气升晕，脉细。治在肝脾。

南沙参三钱　归身三钱五分　炙鸡金三钱，去垢　陈佛手一钱　制首乌四钱　白芍三钱五分　资生丸三钱，包　冬瓜皮四钱　左牡蛎七钱，先煎　灵磁石三钱，生，先煎　五加皮三钱　陈麦柴三钱(肝脾门)

右　泄滞阻气，表邪外甚，腹胀上逆攻撑，甚则泛恶，舌白口腻，形寒表热，头重，大便不畅，溲利，知饥不能食，癸水适来，病绪繁多。宜兼顾立方。

旋覆花三钱五分，绢包　枳壳一钱　白蒺藜四钱，去刺　瓜蒌皮切，五钱　煅瓦楞粉一两，绢包　橘红一钱　赤芍三钱　滑石三钱　沉香屑冲，四分　法半夏二钱　丹参三钱　青蒿梗三钱　桑枝一两，切　鲜佩兰一钱(肝脾门)

左　食下作饱，午后脘胀入腹，便闭，舌黄，脉弦濡。木土克贼，延防腹满未可忽。

旋覆花三钱五分，绢包　茯苓四钱　炙鸡金三钱，去垢　炒谷芽五钱，绢包　煅瓦楞粉一两，包　象贝四钱，去心　金铃子三钱，炒　沉香曲三钱五分　广郁金三钱五分　大腹皮三钱五分，洗　陈麦柴五钱(肝脾门)

右　胸痞腹胀，得食尤甚，头晕，脉数。宜疏肝宣脾两进之。

苏梗三钱五分　炙鸡金四钱　石决明一两，先煎　陈佛手三钱五分　四制香附三钱五分　大腹皮三钱　白蒺藜四钱　陈麦柴四钱　台乌药三钱五分　沉香曲三钱　炒谷芽五钱　磁朱丸三钱，包(肝脾门)

右　木失调达，气机横逆，脘腹胀，得食尤甚，渐至营卫失谐，乍寒乍热。宜治所急。

银柴胡　橘白　大腹皮　香橼皮　归身　青盐半夏　炙鸡金　炒谷芽　赤芍　象贝　沉香曲(肝脾门)

右　营虚水亏，肝木失养，平素虚象不一。日前脘堵腹胀，当气不下走，二便均少，刻下标病退，而本虚未复，且有肠燥火浮之象。法当培养根抵，俾水火相济。

潞党参一两五钱，直劈，炒香　雪梨膏三两，收膏入　川断三两，盐水炒　西洋参一两五钱，去皮另煎，收膏入　白归身一两五钱　沙苑子三两，盐水炒　大生地五两　炒香枣仁一两五钱　左牡蛎七两，盐水煅，先煎　制首乌五两　柏子仁二两，研如泥　甘杞子一两五钱　整玉竹二两　黑芝麻三两，包　朱天冬一两五钱，去心　陈阿胶二两，收膏入　麦冬一两五钱，去心　陈佛手一两五钱　金樱子盐水炒，三两　杜仲盐水炒，三两　鳖甲胶一两五钱，收膏入　金毛脊炙去毛，三两　如法熬膏。(肝脾门)

右　肝升太过，胃降不及，大便坠塞，午后腹胀，夜来热气冲咽，脉弦。上升之气，自汗而甚，非疏泄，并进不可。

左金丸一钱，吞服　煅瓦楞粉一两，绢包　大腹皮三钱，洗　陈佛手三钱五分　白芍三钱五分　瓜蒌皮四钱，切　炙鸡金三钱，去垢　广郁金一钱，切　黑山栀三钱五分　川楝子三钱五分，炒　茯苓皮四钱　橘叶一钱　生熟谷芽各五钱，绢包(肝脾

① 绠(gěng 梗)：井绳。《说文》："绠，汲井索也"。

门)

左　肝胃不和,胀闷不能多食,脉濡。治在中焦。

苏梗三钱五分　枳壳三钱五分　全瓜蒌五钱,切　火麻仁泥七钱　制香附三钱五分　炙鸡金三钱,去垢　陈佛手三钱五分　川石斛三钱　盐半夏三钱五分　大腹皮三钱,洗　泽泻三钱　生熟谷芽各五钱,绢包(肝脾门)

右　脉左弦右滑,气营失调,满腹胀大攻撑无定,神疲形寒,自客春经停血崩以来,三阴俱乏,肝脾互乘,理之不易。

归身二钱　台乌药三钱五分　杜仲二钱　川楝子三钱五分,炒　白芍三钱五分　五加皮二钱　九香虫七分,焙　陈佛手三钱五分　煅瓦楞粉一两,绢包　炙鸡金三钱,去垢　车前子三钱,炒绢包　盐半夏三钱五分　陈麦柴三钱

前十年产后胀满,因泻得松,久不断根,兹则遍体肿,胃纳少,脉软弦。病根深远,未易速效。

旋覆花三钱五分,绢包　大腹皮三钱,洗　陈皮一钱　车前子三钱,炒绢包　煅瓦楞粉一两,包　五加皮三钱　宋半夏三钱五分　资生丸四钱,包　春砂末五分,冲　炙鸡金三钱,去垢　杜仲三钱,盐水炒　炒谷芽五钱,包　陈麦柴三钱(肝脾门)

右　气急胀满,腰痛,吐沫,脉不畅。拟顺气疏中。

旋覆花三钱五分,包　炙鸡金三钱,去垢　川断三钱,盐水炒　黑山栀三钱五分　代赭石四钱,煅,先煎　大腹皮三钱,洗　枳壳三钱五分,切　川楝子三钱五分,炒　左金丸一钱,吞服　沉香曲三钱,包　连翘三钱　川通草一钱　陈佛手三钱五分(肝脾门)

左(正号)　膈气之状颇解,呕吐渐止,食下作痛亦稍愈,惟腹胀不已,肠鸣、嘈杂,脉左濡、右滑。宜肝脾两治。

上川连四分,姜水炒　茯苓四钱　大腹皮三钱,洗　戌腹米三钱,包　淡吴萸二分,盐水炒　炙鸡金三钱,去垢　火麻仁泥五钱　泽泻三钱五分　法半夏三钱五分　陈佛手三钱五分　川通草一钱　陈麦柴三钱　绿萼梅瓣一钱

左　满腹膜胀,小溲短少,大便闭,脉濡。宜疏化分利。

瓜蒌皮四钱,切　沉香曲三钱,包　车前子四钱,炒,绢包　元明粉三钱五分,后下　橘白一钱　炙鸡金三钱,去垢　滑石四钱　更衣丸一钱,吞服　盐半夏三钱五分　大腹皮三钱,洗　通草一钱　枳壳三钱五分　陈麦柴三钱

右　寒热得解,胃气不来,脘腹不舒,腰微痛,脉濡。治在肝胃。

川石斛四钱　资生丸三钱,吞服　杜仲三钱五分,盐水炒　丝瓜络三钱五分　陈皮一钱　沉香曲三钱　川断三钱五分,盐水炒　台乌药三钱五分　盐半夏二钱　朱茯神四钱　陈佛手三钱五分　紫菀七分,蜜炙

右　胀满日松,酸气渐平,头痛、肢痛不净,脉濡。治在肝脾。

旋覆花三钱五分,包　桑叶三钱五分　炙鸡金三钱,去垢　车前子三钱,绢包　代赭石四钱,煅,先煎　白蒺藜四钱,炒去刺　五加皮三钱　冬瓜皮五钱　白杏仁四钱,去尖勿研　石决明一两,煅,先煎　陈佛手一钱　陈麦柴三钱　炒谷芽五钱,绢包(肝脾门)

右(正号)　肝升作晕,脾弱腹胀,当溽暑①熏蒸,气分受损,责效尤非易易,舌白垢,气短,脉软弦。本虚标实,非兼顾不可。

漂白术三钱　朱茯神五钱　白芥子一钱　炙鸡金三钱　橘红一钱　炒香枣仁二钱　川通草一钱　陈佛手一钱　宋半夏三钱　制南星七分　石决明一两,盐水煅,先煎　五加皮三钱　炒谷芽五钱,绢包(肝脾门)

右　肝脾不调,脘胀,面浮肢肿,脉濡左较大。拟疏和并进。

① 溽暑:犹言暑湿之气,指盛夏。

旋覆花三钱五分,包　白蔻仁七分　杜仲三钱　煅瓦楞粉一两,包　沉香曲三钱　炒谷芽五钱,绢包　陈麦柴三钱(肝脾门)

左　浊气在上,则生䐜胀,得食腹中尤甚。大便燥结,不能畅行,溲少,舌黄,脉细。膨状渐著。宜疏利二便,以防迁延增剧。

越鞠丸四钱,绢包　炙鸡金三钱,去垢　茯苓皮四钱　全瓜蒌一两,打　橘红一钱,炙　沉香曲三钱,绢包　川楝子三钱五分　柏子仁五钱,研　宋半夏三钱五分　大腹绒三钱,洗　陈香橼皮三钱五分　火麻仁泥一两　车前子三钱,炒,包　陈麦柴四钱(肿胀门附黄疸)

左　胀满腹痛,大便溏,脉濡,不易疏通。

制香附三钱五分　青木香三钱五分　橘红一钱　泽泻三钱　六曲四钱　炙鸡金三钱　法半夏三钱五分　鲜佛手三钱五分　枳壳三钱五分　大腹皮三钱　车前子四钱,包　陈麦柴三钱(肿胀门附黄疸)

沈氏医案

一人患腹胀,脐平而青筋四起,其初因食团子而发,为制一方而势减大半。

紫厚朴　香附　山栀　滑石　黄柏　广皮　莱菔子　蒌实　枳壳　青皮　砂仁　木通

一男子患腹大而软,形体消瘦,医家俱以劳治。问其始病之由,大约因前此疟疾,而不忌口,暑热未清,所以至今,夜间尚有身热,并日里亦不时潮热等症。

柴胡　厚朴　青皮　半夏　广皮　黄芩　甘草　生姜　枳壳

三月间木旺之时,脾土受制,得目疾数日,此皆肝火上炎之故。四月间,胃脘为物所触,虽觉不舒,然亦不作痛胀满。已服消瘀行血之药,而胸腹反觉满闷作胀,小便黄赤而短少,脉息弦细而沉,此乃肝木郁于脾土之中,湿热聚而为胀。理宜疏肝散湿热之药治之。

香薷　厚朴　广皮　苍术　枳壳　青皮　山栀　木通　葛根　滑石　莱菔子　加砂仁生姜煎服

疏肝清湿热之药三帖,大便泄泻已减,但胃中有物阻滞,食物不得下达。暂用滚痰丸二钱,淡姜汤下,以逐胃中之滞,使之下行,并以理气豁痰之药,连进四帖,得胀满渐减为妙。

半夏　广皮　香附　山栀　枳壳　青皮　滑石　莱菔子　厚朴　加砂仁

脾气已虚,肝木不能条达通畅,以致作胀,小便不利,大便不实。此乃木旺土衰之象,理宜扶脾疏肝之药治之。

白术　茯苓　广皮　半夏　猪苓　泽泻　厚朴　香附　山栀　青皮　郁金　砂仁　加生姜煎

丸方:白术　茯苓　猪苓　泽泻　香附　厚朴　广皮　半夏　山栀　木香

用木通四两煎汤法丸,朝晚服。

病起于肝气不舒,而成胀满,虽用行药通其大便而渐减,此肝气得以疏泄而退。然肝气郁于脾土之中而复胀,脉息弦数。此乃木旺火衰之象,理宜和胃疏肝为治。

白术　广皮　厚朴　香附　木通　山栀　黄柏　茯苓　白芍　枳壳

丸方:黄柏一两　知母一两　肉桂一钱

水捣丸服,服后候小便利,再服后丸方。

丸方:白术　广皮　茯苓　山栀　黄柏　厚朴　青皮　泽泻　枳壳　莱菔子　木通汤法丸

胃中食积,与肝火郁滞不通而为胀满,肝火熏蒸于上,则两目昏暗,脉息弦数不静。此系肝火郁于脾土之中,湿痰食积,互相为患也。理宜清湿消道之药治之。

苍术　厚朴　香附　莱菔子　广皮　石膏　滑石　青皮　黄柏　山栀　砂仁

阮氏医案

陈　高年君火衰微,中土虚寒,阳光逊位,阴寒得以上潜,膈气被结,胀痛难安。诊得脉象沉迟,舌苔白滑,若非热补通阳,焉能取效。

东洋参一钱半　川桂枝一钱半　高良姜一钱半　紫川朴一钱　焦处术一钱半　川椒肉一钱半,炒去目　制香附一钱半　江枳实一钱　白茯苓三钱　淡附片一钱半　广陈皮一钱半　炙甘草八分

王　老年命火衰微,湿阻气化,致水道不利,小腹痞胀,非温通利湿不为功。

白茯苓三钱　结猪苓钱半　紫瑶桂一钱　杭青皮钱半　建泽泻二钱　生冬术钱半　楮实子三钱　台乌药钱半

腹鸣案(肠鸣案同见)

名医类案

陈子直主薄妻有异疾,每腹胀则腹中有声如击鼓,远闻于外,行人过者皆疑其作乐,腹胀消则鼓声亦止,一月一作。经十余医,皆莫能明其疾。

一妇人有孕,腹内钟鸣,医莫能治。偶一士人携一方书,其间有一方能治此:用鼠窟前畚土研罗为末,每服二钱,麝香汤调,其疾立愈。(腹鸣)

何澹安医案

木郁生风,心悸口干,兼之腹鸣侮土,不克输津长肌,恐成单腹,莫作轻视。

川连　法半夏　炒白芍　泽泻　橘叶　广藿　白茯苓　焦神曲　黑山栀

接服方:

土炒於术　法半夏　茯神　白芍　黑山栀　川石斛　白归身　枣仁　橘叶　泽泻(肝风)

曹沧洲医案

左　日前肠鸣,大便润而不畅,头蒙作抽,时易牙痛,脉濡稍带弦。肝强脾弱,不克运融湿热。宜疏和并进。

桑叶三钱五分　陈皮一钱　炙鸡金三钱　五加皮三钱　白蒺藜四钱　法半夏三钱五分　大腹皮三钱　川石斛三钱　石决明一两,先煎　陈佛手三钱五分　资生丸三钱,吞服　炒谷芽五钱　陈麦柴三钱(肝脾门)

腹痛案

卫生宝鉴

真定一秀士,年三十有一,肌体本弱,左胁下有积气,不敢食冷物,得寒则痛,或呕吐清水,眩运欲倒,目不敢开,恶人烦冗。静卧一二日,及服辛热之剂,则病退。延至甲戌初秋,因劳役及食冷物,其病大作,腹痛不止,冷汗自出,四肢厥冷,口鼻气亦冷,面色青黄不泽,全不得卧,扶几而坐,又兼咳嗽,咽膈不利。故《内经》云:寒气客于小肠膜原之间,络血之中,血滞不得注于大经,血气稽留不得

行，故宿昔而成积矣。又寒气客于肠胃，厥逆上出，故痛而呕也。诸寒在内作痛，得炅则痛立止。予与药服之，药不得入，见药则吐，无如之何治之。遂以熟艾约半斤，白纸一张，铺于腹上。纸上摊艾令匀，又以憨葱数枝，批作两半，铺于熟艾上数重。再用白纸一张覆之，以慢火熨斗熨之，冷则易之。若觉腹中热，腹皮暖不禁，以绵三襜，多缝带系之，待冷时方解。初熨时得暖则痛减，大暖则痛止。至夜得睡，翌日再与对证药服之，良愈。故录此熨法以救将来之痛也。（卷十三）

石山医案

一人面色苍白，年四十六，素好酒色犬肉。三月间，因酒连有二夜房事，遂病左腹痛甚，后延右腹，续延小腹，以及满腹皆痛。日夜叫号，足不能升，卧不能仰，汗出食阻。自用备急丸，利二三行而随止，痛仍不减。予诊之，脉皆细驶，右脉颇大于左，独脾脉弦且滑。扶起诊之，右脉亦皆细数。恐伤酒肉，用二陈汤加黄芩、山楂、曲、蘖，进之不效。再用小承气汤，仍复不利。蜜煎导之，亦不利。乃以大承气汤，利二三行，痛减未除。令其住药，只煎山楂饮之。次日烦躁呕恶，渴饮凉水则觉恶止爽快。次早再诊，脉皆隐而不见。四肢逆冷，烦躁不宁，时复汗出。举家惊愕，疑是房后阴症，拟进附子理中汤。予曰：此治内寒逆冷也。《活人书》云四逆无脉，当察症之寒热。今观所患，多属于热，况昨日脉皆细数，面色近赤，又兼酒后而病。六脉虽绝，盖由壮火食气也。四肢者，诸阳之本。气被壮火所食，不能营于四肢，故脉绝而逆冷也。此类伤暑之症，正合仲景所谓热厥者多，寒厥者少，急用大承气汤下之之类。向虽下以大承气，其热尚有未尽，难以四逆汤症与比。今用附子热药，宁不助火添病耶？如不得已，可用通脉四逆汤，尚庶几焉。以其内有童便、猪胆汁监制附毒，不得以肆其虐也。连进二服，脉仍不应，逆冷不回，渴饮烦躁，小便不通，粪溏反频，腹或时痛，更进人参白虎汤二帖。燥渴如旧，更用参、术各三钱，茯苓、麦门冬、车前各一钱，北五味、当归各五分。煎服一帖，脉渐隐隐见如蛛丝。予曰：有生意也。仲景论绝脉服药微续者生，脉暴出者死是也。左手左脚亦略近和，不致冰人。右之手足如旧逆冷，但口尚渴，大便尚溏，一日夜约有十数次，小便不通。予曰：渴而小便不利者，当利其小便。遂以天水散冷水调服。三四剂不应。再以四苓散加车前、山栀，煎服二帖，小便颇通。但去大便，而小便亦去，不得独利。予曰：小便不利，烦渴未除，盖由内热耗其津液也。大便尚溏者，亦由内热损其阳气，阳气不固而然也。遂用参、术各三钱，茯苓钱半，白芍、车前、门冬各一钱，山栀七分，北五味五分，连进数服，至第九日，逆冷回，脉复见，诸症稍减而向安矣。（腹痛）

一孺人年近五十，病腹痛。初从右手指冷起，渐上至头，则头如冷水浇灌，而腹痛大作，痛则遍身大热，热退则痛亦止，或过食或不食皆痛。每常一年一发，近来二三日一发，远不过六七日，医用四物加柴胡、香附不应；更医用四君加木香、槟榔亦不效；又医用二陈加紫苏、豆蔻；又用七气汤等剂皆不效。予诊，脉皆微弱，似有似无，或一二至一止，或三五至一止，乃阳气大虚也。以独参五钱，陈皮七分，煎服十余帖而愈。

夫四肢者，诸阳之末；头者，诸阳之会。《经》曰：阳虚则恶寒。又曰：一胜则一负。阳虚阴往，乘之则发寒；阴虚阳往，乘之则发热。今指稍逆冷上至于头，则阳负阴胜可知矣。阳负则不能健运，而痛大作。痛作而复热者，物极则反也。及其阴阳气衰，两不相争，则热歇而痛亦息矣。况脾胃多气多血经也。气能生血，气不足则血亦不足。仲景曰血虚气弱，以人参补之。故用独参汤，服而数年之痛遂

愈矣。(腹痛)

外科心法

壬午仲冬,金台一男子,腹痛,服干姜理中丸,即时口鼻出血,烦躁发狂,入井而死。(服姜桂附子补益药)

校注妇人良方

一妇人久患腹痛,去瘀血方止,而复大痛,诸药不纳。予以为脾胃之气虚寒,用参、术、炮姜,丸如黍,每用数粒,津咽下,后以二味浓煎,渐呷而愈一。(妇人腹中瘀血方论第十)

通府张孟威云:其妹小腹痛,用附子理中汤,附子服过八十余枚,此乃沉寒痼冷之甚,不多有者。(妇人血气小腹疼痛方论第十六)

名医类案

姚僧坦治梁元帝,患心腹病,诸医皆请用平药。僧坦曰:脉洪而实,此有宿食,非用大黄,必无瘥理。元帝从之,果下宿食愈。(内伤)

虞恒德治一人年三十,因劳倦伤食,致腹痛膜胀,面黄。十日后求诊,得右手气口脉洪盛而滑,右关浮诊虚大而滑,重按则沉实,左寸关亦弦滑而无力,两尺皆虚而伏。虞曰:此中气不足,脾气弱而不磨,当补泻兼施而治。初与补中益气汤二服,次日与枳实导滞丸八十丸,大便去二次。次日又与补中益气汤,如此补一日,泻一日,二十日服补药十帖,导滞丸千数,腹胀退而安。(内伤)

一人素清癯骨立,苦满腹冷痛,呻吟之声,撼屋振床,呕吐清汁如鸡蛋清,诸医不效。令服滚痰丸三十粒,即宁睡,更不呕逆。复诊其脉,虽熟寐中,亦甚弦数,睡醒仍更呻吟。再投五十丸,其痛休作数四,但不甚大呕,节续如厕,略有大便,如水浸猪肉,亦如赤白滞下,小溲少许,皆如丹粉和胶腻,不多,余皆是药汁。迫暮,大呕如鸡蛋清水二升,药丸皆如茶脚褐色,仍如前粒粒分晓,痛乃定,熟睡。次日留豁痰汤数帖,令其服罢,仍服白术散而愈。

燕人杨姓者久患冷气,满腹上攻下注,大痛不堪任,通阵壅上,即吐冷涎半升而止,已见痰症。每日一作,饮食不进,遂成骨立。医用温补,不效。视其脉,六脉弦长劲急,两畔别有细脉沸然而作,状如烂绵。不问患者所苦何症,但以脉言之,弦长劲急。则有一胸膈臭痰在内。患者曰:然。众医皆作冷气,因补治下元,日久并无少效。某自觉胸中痞闷,但不会北方医。今闻此说,令我大快。遂投滚痰丸五十丸,临睡服之,临睡服药方得力。半夜后吐黑绿冷涎败水无数,次早大便略通,已见败痰。更求今晚之药,再付七十丸,其病如脱。再进一次,令服《局方》橘皮半夏汤、四君子汤而愈。(痰)

予长子年三十二岁,素饮食无节,性懒于动作。丙戌秋,从予自燕都抵家,舟行饱餐,多昼寝,有时背胀,腹微痛。初冬过苏州,夜赴酒筵后脱衣用力,次早遂觉喉口有败卵臭,厌厌成疾,瘦减,日吐酸水,背胀腹痛。一日忽大痛垂死,欲人击打,又妙热盐熨之,稍宽快,顷刻吐紫黑血二碗许,连日不食,食入即吐,痛止即能食生机在此。食饱又复痛,诸药不应,递发递愈,六脉弦而搏指。此食伤太阴,脾虚气滞。与香砂橘半枳术丸,灸中脘、夹脐、膏肓,禁饱食,两月而愈。(心脾痛)

华佗治一人,病腹中攻痛十余日,鬓发堕落。佗曰:是脾半腐,可刳腹治也。使饮药令卧,破腹就视,脾果半腐坏,以刀断之,割去恶肉,以膏敷之,即瘥。《独异志》

元丰中,丞相王郇公小腹痛不止,太医攻

治，皆不效。凡药至热如附子、硫黄、五夜义丸之类，用之亦不瘥。驸马张都尉令取妇人油头发，烧如灰，细研筛过，温酒调二钱，此治阴虚，即时痛止。《良方》（腹痛）

虞恒德治一妇，年五十余，小腹有块，作痛二月余。一医作死血治，与四物加桃仁等药不效，又以五灵脂、元胡索、乳香、没药、三棱、莪术等丸服，又不效。其六脉沉伏，两尺脉绝无。予曰：乃结粪在下焦作痛耳，非死血也。可见死血脉必短涩。两尺绝无而断为结粪亦奇。用金城稻藁烧灰，淋浓汁一盏服之，过一时许，与枳实导滞丸一百粒催之，下黑粪如梅核者碗许，痛遂止。后以生血润肠之药十数帖，调理平安。

一男子壮年寒月入水网鱼，饥甚，遇凉粥食之，腹大痛，二昼夜不止。医与大黄丸，不通，与大承气汤，下粪水而痛愈甚。诊其六脉，沉伏而实，面青黑色青黑为寒，得温即行。虞曰：此大寒症，及下焦有燥屎作痛。先与丁附治中汤一帖，又与灸气海穴二十一壮，痛减半。继以巴豆巴豆行寒积、沉香、木香作丸如绿豆大，生姜汁送下五粒，下五七次而愈。

丹溪治一老人腹痛不禁下者，用川芎、苍术、香附、白芷、干姜、茯苓、滑石等剂而愈。

一人于六月投渊取鱼，至秋深雨凉，半夜小腹痛甚，大汗。脉沉弦细实，重取如循刀责责然。与大承气汤加桂二服，微利痛止。仍连日于申酉时申酉为足太阳、少阴复痛，坚硬不可近，每与前药，得微利，痛暂止。于前药加桃仁泥，下紫黑血升余，痛亦止。脉虽稍减而责责然犹在，又以前药加川附子，下大便五行，亦得温即行。有紫黑血如破絮者二升而愈。又伤食，于酉时复痛，在脐腹间，脉和，与小建中汤，一服而愈。

一少年自小面微黄，夏间腹大痛。医与小建中汤加丁香三帖，不效，加呕吐清汁。又与十八味丁沉透膈汤二帖，食全不进，困卧，痛无休止。如此者五六日，不可按。又与阿魏丸百粒，夜发热，不得寐，口却不渴。脉左三部沉弦而数实，关尤甚，右沉滑数实。遂与大柴胡加甘草四帖下之，痛呕虽减，食未进。与小柴胡去参、芩，加芍药、陈皮、黄连、甘草，二十帖而愈。加减法妙。

一妇年四十，患腹隐痛，常烧砖瓦熨之，面胸畏火气，六脉和，皆微弦，苦夜不得寐，悲忧一年。众作心病治，遂觉气复自下冲上。病虽久，形不瘦，此肝受病也。脾主肌肉，病在肝不瘦。与防风通圣散吐之，时春寒，加桂，木得桂而和。入姜汁调之，日三四次。夏稍热，与当归龙胆丸，间与枳术丸，一月而安。（腹痛）

吴茭山治一妇，患脐下虚冷腹痛。用川芎、归身、炙芍、炒延胡、丁皮、干姜，服之，效。（腹痛）

程明佑治王汝恭，夜御内，诘旦煎寒腹痛。医投五积散，热甚，又投十神汤、小柴胡，遂聩。程教以饮水。一医曰：病得之入房，内有伏阴，复投以水，必死。及一饮，腹不痛，再饮至一斗，病已。非神明者不能，治法不可为训。所以知汝恭当饮水而解者，切其脉，阳盛格阴，热入厥阴也。（腹痛）

江篁南治一妇，年四十余，常患腹疼，先从心前痛小腹，既而腰俞尽痛，兼吐清水，或吐食，每吐而后愈，合眼则觉麻木，食入反出，是无火也；合眼麻木，阳虚而气不行也。其经水将行之前腰腹作痛，行或带紫凝结赤带，兼有白带，或一月再至虚。初用二陈合四物，除地黄，加乌药、香附，三服不验。乃投东垣当归附子汤，四服稍愈，遂加分两，作丸服之。当归附子汤治脐下冷痛，赤白带下。当归二分，炒盐三分，蝎梢、升麻各五分，甘草六分，柴胡六分，黄柏少许，附子一钱，干姜六分。（腹痛）

吴茭山治一妇，行经时着气恼，经过半月后，得心腹腰胁痛不可忍。医作气治，以香燥止痛之剂服之，愈不安。诊其脉，弦急不匀，

早间行经着恼,乃瘀血作痛也。遂以四物入桃仁、红花、延胡索、莪术、青皮之类,数服血通,其患已矣。(经水)

孙文垣医案

大宗伯董浔老,年六十七,有脾胃疾,翁以过啖瓜果而胸膈胀痛,时当处暑也。延予治。诊其脉,寸关弦紧,观其色,神藏气固。翁门下蒋虹桥、沈乐闲者,多艺人也,翁素亲信二公,诘余曰:症脉何如?予曰:症脉虽胸腹胀痛,然易瘳也。二公曰:翁生平不能素食,食辍泻。今不茹荤者半月,燕居好弈,好看书,好作诗文,即盛暑亦手一编不言倦,日永亦不瞌,今不亲笔砚者月余,不栉沐者七日,它一切无所事事,倦极矣。诸名家如沈竹亭、沈春宇、金樗丘者,剂备尝之无益也。而公何言易?予曰:诸公不过用二陈平胃,加山楂、麦芽等消导剂耳,与症何涉。盖翁伤于瓜果,而为寒湿淫胜。《经》云:寒淫所胜,治以辛温。然瓜果非麝香、肉桂不能消,此诸公所以不能愈翁疾也。予以高良姜、香附各一两为君,肉桂五钱为臣,麝香一钱为佐,每服二钱,酒调下之。药入腹,胸次便宽,再而知饿,三服而巾栉,交接宾客如未病者。翁语沈、蒋曰:孙君所见所养,度越诸人若是。往闻治张氏子,气绝两日而能活之,今于活吾病益信,诚临菑虢国之遗,特书一轴以彰其高,因以纪一时之良遇云。(卷一)

吴江吴太仆长君[①]肖峰令政,太宗伯董浔老次女也。患咳嗽、体倦、多汗、腹痛,呻吟不绝口者半月,吴江之医不效,访远近名最著者,如姑苏盛氏后湖,王氏后山,震泽沈氏竹亭,先后递治之而痛愈加。予适寓苕城,龙山公邀予乘快舡兼程而进,至则诊其脉,左手三五不调,右手沉弦,面色青而息甚微,腹中漉漉有声。予因问上年夏月曾病否?肖峰曰:曾头痛体倦多汗,动止无力,不能亲事,但不咳嗽,不腹痛。今五月初,病如上年,而市医谓伤风所致,用参苏饮表之,始咳嗽。沈为其清嗽,则加腹痛,王与盛谓通则不痛,以沉香滚痰丸下之,则势备而不可支。予方殚[②]思,谓此乃注夏病。仲景谓春夏剧,秋冬瘥者是也。而龙山公诘问:注夏何为咳嗽?予曰:原不咳嗽,由参苏饮而咳嗽也。汗多又重发汗,肺金受伤,故燥而嗽。何为腹痛?予曰:原不腹痛,因治嗽而寒其中气,腹故痛也。后事者,又不究其因寒而痛,乃谓通则不痛,而用寒凉滚痰之剂,重伤其中气,不思五月六阳之气皆散于外,汗而又汗,汗多则亡阳,夏至一阴将萌,腹中尚虚,虚而复下,下多则亡阴,阴阳俱亡,不备何待。予欲酌一方以起之,恐从事者又将议其后。龙山促之,乃用酒炒白芍五钱,甘草、黄芪各三钱,桂枝二钱,大枣二枚,水煎,临服加饴糖一合。吴下诸公,果群然又辩。龙山公曰:不必辩,病者望此以苏其生,速煎饮之。饮讫而睡,自巳至申不醒。先事者,皆摇首,命仆急携药囊将去,且语龙山公曰:夺令妹之速者,孙君也。《本草》云:夏不用桂,伐天和也。诸痛不补,助邪气也。故一饮而不醒,吾侪行矣。龙山公以其言语余,因诘病者之熟睡。予曰:所善者,以其睡也。睡则阴气生,阴生则汗可敛,痛可止也。假令药不对症,安得有此。又诘所投之剂何名,予曰:此仲景小建中汤也。出《金匮要略》。盖建者,立也,中者,阳明所主,今腹痛如缚,带脉急缩也,东垣治例,腹痛以芍药为君,恶寒而痛,加桂。甘草,缓带脉之急缩,用以为臣。《经》曰,急者缓之。面青脉弦,肝气盛也,肝属木,木盛则脾土受制,而又误下,因伤之极,故痛之猛也。《经》云:木得桂而枯。佐以黄芪,伐肝补脾,又能敛汗止痛,此建中之所由名也。语未竟,内报病者醒而索粥,予曰:与之,谷气进则有本矣。粥后又睡。至天明,腹

① 长君:成年的公子。
② 殚(dān 单):竭尽。

全不痛，惟稍咳嗽，加五味子、麦门冬，兼治注夏而全瘳焉。龙山公述病之始末，剂之药味，报大宗伯，宗伯公致书于予曰：足下以四味之常药，振不起之危疴，名震三吴，声溢两浙。昔宋景濂为朱丹溪立传，吾固不敏，幸先生以所治节条付之，俾序以传于后，俾工是术者，有所藉乎。予怃然语龙山公曰：何修而得老先生宠幸之深也。第令妹被克伐太过，阴阳俱亡，今病虽愈，而脉弦不退，犹可为虑，幸叮咛戒暴怒、节饮食，谢去人事，恬澹多补，庶可永年。不然亥月阴极阳生，恐不能保无患也，慎之慎之。后至期，与肖峰龃龉，怒而绝药，果以凶闻。苕人多予之直与先见云。（卷一）

马二尹迪庵公，年五十五，以扫墓而过食鳗肉卷饼，心腹胀痛，市医不知用吐，而遽用硝黄下之，大便不行，胀痛愈增。继至者，以又用木香槟榔丸，继又有下以小承气汤者，有下以大承气汤者。十日多，胀痛益甚，饮食粒不能进，大便并不行，小水亦仅点滴。后医又以大黄芒硝，多服不行。谓非白饼子不可，服五日，而胀痛尤加。又谓非备急丸不可，服三日，胀痛益不可当。又用甘遂、芫花、大戟、牵牛之属，服三日，不惟大便不行，并小便点滴亦无矣，胀不可言。众医大叫称怪。自三月初二日起，至是廿二日矣。有名士王南野者，用灸法灸中脘三十余壮，毫不为动，因断其越三日为廿五，戌时当弃人间。迪老四子皆逢掖[①]，闻言涕泗。时有张太学怀赤者，迪老甥也，见予起张思轩夫人疾，喻亟请予。予至，观其色苍黑，神藏不露，声音亮，惟腹大如覆箕，不能反侧，诊其脉，两手皆滑大，两尺尤有力。究其受病之源，查其历服之药，予骇然以为未闻且见也。因思一治法，先用六君子汤，加木香、砂仁，参、术、俱用二钱。乃旁有钱小松者，自称家世受医，见剂争之。予曰：非若所知也。彼犹喋喋诘予，谓：人言中满者，泻之于内，大小便不利者，当先利大小便，然欤？予曰：非人言，《素问》云云也。又云：诸痛不得用参术，苍黑之人尤忌。先生既知《素问》，奈何不用通而用塞也？予愀然不答，顾迪老诸子言曰：钱君拘儒常见，何能起尊君病，尊君非中满胀症，内伤症也。当始伤时，犹在上膈，法当用吐，《素问》云：在上者，因而越之是也。不用吐而用下药，以伤其脾，脾气伤则失运动之职，是以愈下愈伤，愈伤愈胀。不思脾气伤而神不为用，药不能行，以峻厉味益下之，是遵何说也。予因脾伤，故用六君子汤以醒其脾，木香、砂仁助其运动，再用吐法，吐出前药，予剂非治尊君之病，治诸君药也。予初欲为诸君讳，何钱君激予，而使暴其短哉。且予不虑大便不行，独虑行之不止也。钱又谬言：急则治标，今法用尽不能使一行，何以不止为虑？予曰：君试思，常人能服硝黄几何，服巴豆、白饼子几何，今硝黄服过五斤，巴豆、白饼子之属服过五、六两，又加甘遂、牵牛、芫花、大戟，至悍至急之剂，幸而大便未行，药性未动，尚可为计，若一行，而诸药性动，譬瓶水底漏，其中能蓄点滴哉，危矣！钱又诘：迪老多服下药，而大便不行何也？予曰此易知之。始为食伤，继为药伤，所伤在上、中二焦，下元未损，故两尺脉尚有神气。《难经》曰：人有两尺，如树之有根也。《内经》曰：肾者，胃之关，盖肾主大便，观其色苍黑，神藏气固，皆由根本未动，赖此犹可为也。服药后，腹中大痛，予知其药力已动，改用人参芦、防风芦、升麻、桔梗各三钱，水煎服之，少顷，用鹅翎探喉中，令吐之。前服药物，一涌而出十数碗。病者以手加额曰：目前光矣。此巳时也。予曰：酉时大便必行，可预买人参数斤，以备不虞，至午进至宝丹一帖，以温中气，未申间，腹中汩汩有声，浊气下滚，倾刻间，腹宽数寸。至晚，大便行一次，小水略通。予即用人参、白术各五钱，炮姜三钱，茯苓二钱，木香、甘草各五分，陈皮一钱，令急煎服。四鼓又大便一次，

① 逢掖：古代读书人所穿的一种袖子宽大的衣服。此处指儒生。

小水继至，胀痛渐减。次日大便泻十次余，因以前理中汤剂为丸，与煎剂兼补，腹胀全消，饮食渐进，共泻七十二日，服人参二斤余。苕人闻以补收功，群然异之。而钱小松始帖然心服。曰：奇哉，奇哉！人多用攻，孙君独用补，人多用下，孙君独用吐。由见之真，而所投者确也，医可易言哉。今而后，知孙君之高矣。(卷一)

柱史严印老长媳，少司空沈镜老女也。患腹痛有小块磊磊然，腹觉冷甚，两寸关皆滑数，两尺皆沉微，此脾气弱而饮食不消。又当秋令湿淫之候，不利亦泻，宜预防。与白术、苍术、茯苓、甘草、白豆仁、木香、半夏、陈皮、泽泻煎服。其夜果泻一度。次早又泻一度。小腹仍疼不少减，且里急后重。盖其禀赋素虚，当补中兼消兼利。白芍药三钱，桂心一钱，甘草、人参、茯苓、泽泻、陈皮、白术各八分，升麻、葛根各六分。服后脉皆软弱不滑，磊块亦消。改以人参、黄芪、白术、白芍药各二钱，炙甘草、陈皮、泽泻、葛根、柴胡、茯苓各一钱，调理而痊。(卷二)

张道南先生内人，以饮食忤于气，因腹痛不饮食五日矣。逆予诊之，两寸关弦，尺滑。予曰：此上焦气虚，下有郁滞也。以姜黄、青皮为君，山楂、槟榔、当归、杏仁、乌药、枳壳为臣，柴胡、木香为佐，吴茱萸为使。服后气稍顺。然后用葱二斤，煎汤浴洗腰腹，即将熟葱擦摩腰腹，使气通透，洗毕即安卧少顷。其夜大便通，先下皆黑硬结块，后皆水，此积滞行而正气虚也。以建中汤加山楂、茯苓、泽泻、柴胡、香附、姜连调摄之而痊。(卷二)

吴勉斋年近五十，有腹痛疾，或作或止，性极急，多躁多怒，今痛在当脐，不间昼夜，市里医者为下之，已五日，大便虽泻，痛则尤甚，饮食不进，手足清冷，形神俱倦，脉仅四至，重按则伏而有力，此由攻克太过，寒凉伤脾，脾虚则中气不运，积反凝滞，以故大便虽泻，而积不行，痛终不减也。治当立建中气为主，中气一回，痛当立止。先与海藏五神丸一钱，滚水送下，以止其痛。此丸补接元气，安和五脏，升降阴阳，极有神应，故名五神丸。(方出《医垒元戎》第十卷中)再用小建中汤，调肝养脾。盖脐下乃肝经部位，惟此汤乃对症剂也。白芍酒炒三钱，炙甘草一钱五分，桂心一钱，加香附一钱，生姜三片，水煎服。午牌进药，未牌已报痛止。因其夜进粥太频，且食鸭汁，憾动余积，腹又作痛，且加胀闷，面有浮气，里急后重。与四平丸而渐定。外以二陈汤加香附、砂仁、苍术、厚朴、山楂，腹中始觉宽快，三日无恙。又纵恣口腹，大啖肥甘，糕、粽、肉、鸡之类，不饱不止，腹中大痛，时刻难存，欲吐则食已下膈，欲泻则食尚未入肠，自喊叫云，可取木香槟榔丸、大承气汤，急与我下之，虽死无憾。予谕[①]之曰：据痛虽甚，腹则不坚，顾今日适届冬节，礼曰：先旺于至日，闭关安静，以养微阳，曷敢以大寒峻剂，而汨天和乎？设不得已，只须柏树东行根上白皮一钱，长流水煎饮之，一服可愈也。夜已二鼓，觅而煎服，天明泻三五行，痛减大半。仍以小建中汤和之，痛又旋减，唯脐下尚不脱然，常常以热手重熨之，大便欲行，及至厕，又不解，知其血少而气不调。用熟地三钱，白芍一钱，杏仁二钱，乌药一钱，木香五分，水煎饮既，下黑粪甚多，十年腹痛沉疴，从此不再复萌。此后勉斋常语人曰：吾得孙公五神丸、柏根皮、小建中汤三法，不啻脱胎换骨，数年来，岂惟饮食增加，即步履轻便，捷若少壮，皆孙君赐也。亲友有求其三法者，畀而服之，捷若桴鼓，彼家谓予殆三生夙缘云。(卷三)

令媳长卿之妇，腹中微疼，经行不流利，喉痛，四肢麻木作战，不知饥饿。右脉洪大如豌豆。以川芎、香附、麦芽、山楂、乌梅、粉草、桔梗、酒芩、防风、荆芥、白术、茯苓，四剂而安。次月经水大行，十日不止，以黄芪、阿胶、

① 谕(yù 玉)：告诉。

蒲黄各一钱,白芍药二钱,粉草三分,一帖而止。此后但觉浊气下坠,屁从子户中出,以补中益气汤,加酒炒黄连,调养而平。(卷四)

吴西云先生庶母①,筋骨无力,不能起止,将成痿症,上热下寒,易为惊恐,小腹左边疼。以玄胡索、五灵脂、陈皮、半夏、香附、青皮、白芍药、茯苓、山栀子煎服,小腹痛减,惟小水频数,改用青蒿、山栀子、苡仁、白芍药、甘草、瞿麦,服后热退,小水不频数,独胸膈微痛,夜不欲睡。再以当归、白芍药、山栀子、香附、柴胡、陈皮、甘草、茯苓、青蒿,调理痊愈。(卷五)

先醒斋医学广笔记

高存之长郎患腹痛。仲淳问曰:按之痛更甚否?曰:按之则痛缓。仲淳曰:此虚症也。即以人参等药饮之,数剂不愈,但药入口则痛止。其痛每以卯时发,得药渐安,至午痛复发;又进再煎而安,近晚再发;又进三剂而安,睡则不复痛矣。如是者月余,存之疑之。更他医药则痛愈甚,药入痛不止矣。以是服仲淳方不疑,一年后渐愈,服药六百剂,全愈。人参三钱,白芍药三钱,炙甘草一钱,橘红一钱五分,后加木瓜一钱,麦门冬三钱,当归身二钱。

又重定方:人参四钱,白芍药三钱,麦门冬三钱,甘草一钱五分,当归三钱,枸杞子三钱,山茱萸肉二钱,木瓜二钱,黄柏一钱五分,鳖甲二钱,又以鹿角胶间服。又以饮食少、时恶心,去当归、黄柏,加牛膝三钱,秦艽一钱五分,石斛二钱,酸枣仁三钱,延胡索一钱。

丸方:鳖甲、北五味、白芍药各四两,当归身五钱,麦门冬、牛膝、黄柏蜜炙、枸杞各四两,炙甘草二两,川续断酒洗三两,杜仲酥炙三两,怀熟地五两,山茱萸肉四两,白茯苓三两,车前子二两五钱,怀山药炒三两,人参人乳浸四两,天门冬酒洗去心、鹿角胶各四两,炼蜜丸。每服四钱。(虚弱)

一人年三十三岁,因努力即发心腹饱满疼痛,直至脐下皆板,两胁空松不可言,腹寒即欲就火,火至稍睡痛止,大便不通,小便短缩似宿茶,日夜不卧,至五周时,饮食渐加,时常举发,大约性嗜酒、善怒、劳碌所致。仲淳为之疏方,用当归身五钱,牛膝四钱,麦门冬五钱,白芍药五钱酒炒,炙甘草七分,五味子一钱,广橘红二钱,茅根打碎一钱五分,怀生地三钱。宜多食韭菜、童便、胡桃肉。(虚弱)

包海亭夫人,患腹痛连少腹上支心,日夜靡间,百药不效。仲淳诊其脉,两寸关俱伏,独两尺实大,按之愈甚。询知其起自暴怒,风木郁于地中。投以芎䓖上、柴胡中、升麻下。下咽,嗳气数十声,痛立已,已而作喘。仲淳曰:是升之太骤也。以四磨汤与之,遂平。(妇人)

慎柔五书

丘生,年十八岁。正月间,过食曲饼汤面,遂不快。发热,头痛,邀予诊之。脉略紧,中沉洪滑。曰:当先除去风寒,以九味羌活汤一帖,寒热头痛悉失,但不宽快耳。予适他去,彼延别医,用柴平汤一帖,病不减。晚归诊之,脉洪汗出,而腹痛甚,不可按。以玄明粉泡汤下导滞丸二钱,其痛减半,尚有胀。再用前丸一剂,而饱胀如脱,但腹痛耳,复增疟状。予又诊之,六脉俱细弦,此脾土受木乘,又被伐之过,宜用温补,以理中汤二剂,肚痛除。又以过食复饱,诊之弦细如前,仍以前汤,但温脾胃而食自消,诸症去。(卷五・脾胃例)

陆氏三世医验

痛呕用泻治验三

嘉靖辛酉年,湖有水患,至壬戌春夏间,

① 庶母:庶,与"嫡"相对。庶母,旧时嫡出子女对父妾的称谓。

米贵民饥。本府督粮厅李公，于慈感寺煮粥赈饥，是日人众，公正在内进饭，忽闻外边争嚷，急急吃完，出外解纷。下午僧具小酒奉之。公独饮数杯，觉得脐下小腹作痛，升至胃脘即呕，呕讫痛止，少顷，又从下痛，上复呕，呕讫痛缓，勉强登肩舆回衙，痛呕益频。自疑中毒，以淡盐汤齑汁探吐之，一无所出。令人延予，予适往潞村，另请一医进看，投藿香正气散二剂不效。连夜差人追予，比至已四鼓，即进诊视，值痛初止，其脉浮按细数，稍重即伏，沉按甚坚。予曰：大人非饮食过饱，即急遽所致。李公备悉其故，命人去取药囊。予曰：不须取。即于袖中出润字丸百十颗，令淡姜汤服之，少顷连泻数行，痛随利减。李公留宿衙内，清晨公谢曰：公在外，何以预知吾病，而以对症之药，备之袖中乎？古称越人隔垣知人之肺腑，公料吾病于十里之外，更贤于古人矣！

卢绍庵曰：慈感寺在于郡城之中，待哺者人众喧阗①，李公正当进膳，忽闻争嚷，大口吞啖，阻于中脘，乃尔作呕，不上不下，非峻剂曷能消之？然公病发呕吐，众人瞩目，道路传闻，是以先生袖药而进。此非先生之慧眼遥知也。(卷之一)

腹痛温补兼消治验二九

尤少溪，年近六十，平日性急，每多怒气，五月间，腹饥而偶值盛怒，吃冷粽四枚，遂患腹痛，并胁亦痛。医用平胃散加枳实、黄连等药投之，痛不少减，彼亦知予家润字丸方，以五钱，分三服，令一日内服之，大便已泻，而痛仍未止。彼医曰：通则不痛，今通而仍痛，药力浅而积未尽也。再用五钱，分三服，令一日服之，大便一日十数行，皆清水，而痛反增剧，号叫不已，饮食不进，手足厥逆，面色青胀，势极危迫。予诊其脉弦细沉弱，右关弦而有力。予曰：虚中有实，消则元气即脱，补则腹痛尚剧，因用理中汤料五钱，配枳实五钱，一日二剂，始得坚积缶许，是夜痛大减。明日，减枳实之半，又二剂，而腹痛全愈矣。第胁间尚有微痛，因去枳实加青皮、吴茱萸，数剂而诸症悉痊，后以调气养荣调理之。

陆闇生曰：既伤寒积，法宜温消，高年尤宜兼补，七情又当调气，卤莽消导，自应不效，而妄认积重药轻，峻投润字，以寒攻寒，中气重虚，积反坚凝，故大便虽行，而痛不因泻减也。温补一投，阳气立回，积遂流通，痛亦因而渐减矣。此正一阳解冻，而坚冰顿释，变肃杀为温和之义也。(卷之三)

峻下病去二七

陈敬桥令堂，年四旬外，身躯肥胖，暑月探亲，多啖生冷，夜半腹痛，上不得吐，下不得泻。一医投藿香正气散，入口即吐，不得下咽，延予诊视。左三部沉紧而细，右寸关沉实有力，面色紫胀，四肢厥冷，昏愦不知人事，牙关紧闭。此寒气太重，中焦气滞，饮食不得克化。先用乌梅擦牙，俟开，即投抱一丸三厘，腹中鸣响，懒于言语，所去垢秽若干，四肢温暖，面色如常，然尚昏昏似醉。予恐元气太削，遂用归、芍、茯苓、川芎、豆蔻、木香、陈皮、木通等药，前医以为霍乱而妄用归芍，服必胀死，深为可笑而去。殊不知丸药峻利，使中气一运，宿垢下行，胸腹便快，奚必再投正气散也。毕竟服四剂全愈。

语曰：肥不如瘦，白不如黑，肥胖之人，丰于外而歉于内，最惮暑热，夏月作客，多啖生冷，饮食为寒凉所遏，阻塞不通，是以上不得吐，下不得泻，汤药不得下咽，似此大病，非大药焉能挽回。抱一丸巴豆为君，通关利窍，祛邪而后养正，大病以大药治之，其斯之谓欤！(卷之五)

易氏医按

瑞昌王孙镇国将军，久患腹痛，每饮诸药

① 喧阗(tián 田)：喧哗，热闹。

不效,饮烧酒数杯,顿止,无能识此病者。甲戌孟夏,予诊治之,其脉左寸沉大有力,左关弦大而坚,时或一快,左尺沉弱无力。予曰:此乃积血证也。彼不信。至仲冬,其疾大作,面红目碧,眼胞浮肿,神乱气促,腹痛,饮烧酒亦不止。是夜诊其脉,与初诊无异,惟人迎气口二脉洪滑侵上,知其有欲吐之意。投以盐汤一盏,遂大吐,吐出血饼,大如杯者,大如枣栗者,各数十,兼有白饭,清水不杂,如笔管者二三条。吐讫,胸中宽快,仍不服药,次日黎明口鼻气塞,四肢厥冷,昏不知人,心胸间微热而已。予复诊,幸两尺犹存,根本尚在。急以灯火暴其曲池、虎口、中脘、气海,病者略知有痛,即令官人挟坐,勿令睡倒,随进独参,二服,手足微温。继用人参汤五钱,附子二钱,作理中汤,日与饮之,六脉微见。过七日,方开眼识人,小便始通,即以补中益气汤、六味地黄丸,兼服半月,元气壮实,诸病悉除。予用此汤,诸缙绅闻而问曰:《经》云无实实无虚虚。失血之证,而用补气之药,正乃实实虚虚,何也?予曰:此正无实实无虚虚之治。先夜诊得肝脉弦大而坚,时或一快,盖肝主血,弦大而坚,血有余也时;或一快血积而不行也。肺脉浮大,大者,火也。金受火邪,气弱不能运血也。脾脉微涩,脾主思,思则气结上,不能生金也。其吐出之物,又皆白饭清水,血成片块,如枣如条,气为不足,既吐之后,以证观之,血犹有余,气愈不足,若不用人参以助其气,白术以健其脾,附子以助阳,干姜以暖血,甘草以和中,则经络何以开通,血气何以流行,望其苏也难矣。

里中医案

陆文蔚之内腹痛

内侄陆文蔚之内,自上脘抵少腹奇痛欲绝,服山栀、枳、朴,弥甚。余曰:脉诚数矣,独不察其沉则软乎?不第土惫,抑且火衰。六君子加姜、桂,大剂饮之而痛减,原医犹谓之火症。文蔚信余言,调一月愈。

董生公心脾痛不食

邑宰董生公,八月应试,心脾痛甚,不食,两寸涩而无力。余用大剂归脾汤,加人参三钱,官桂二钱。生公曰:痛无补法,得无碍乎?余保其无碍。不逾时而服药痛减,再剂而痛止。

晏怀泉如夫人腹痛

江右给谏晏怀泉如夫人,盛暑腹痛,自汗淋漓。服清火行气药,俱无当也。余曰:左脉涩,右脉濡。此气弱不能营运,血因以阻耳。用参、芪、姜、桂、桃仁、归尾、苏木、玄胡索、郁金,二剂而痊。当暑而用姜、桂,舍时从症也。

蕉漪园腹痛

太史蕉漪园,当脐切痛。余曰:肾脾俱弱矣,当益火之元,以消阴翳,用八味丸作煎液,两剂而痛止。

脉诀汇辨

襄阳郡侯于鉴如,酒后腹痛,久而痛处渐坚。余曰,脉大而长,且搏指矣,必有坚积。然两尺濡软,不敢峻攻。先以四君子汤补完胃气,然后与攻积丸,下十数行,皆黑而韧者,腹中之痛犹未尽也。《经》曰:“大积大聚,其可犯也,衰其半而止”。但以补中益气加蓬术为丸,服两月而霍然。(卷九)

内侄陆文蔚之内,自上脘抵少腹奇痛欲绝,有以山栀、枳、朴为治者,痛反弥甚。余曰,脉诚数矣,独不察其沉则软乎?不第土惫,抑且火衰。六君子加姜、桂大剂饮之,痛且应手减矣。而原医者犹曰,是火证也,复以火助之,痛得劫而暂伏,未几将不可知已。文蔚鄙其言,竟信余勿疑。调治一月,而康复如常。(卷九)

旧德堂医案

内卿令乔殿史次君,自幼腹痛,诸医作火治、气治、积治,数年不愈。后以理中、建中相间而服亦不见效,特延予治。六脉微弦,面色青黄。予曰:切脉望色咸属肝旺凌脾,故用建中,以建中焦之气。俾脾胃治而肝木自和,诚为合法,宜多服为佳。复用数帖,益增胀痛。殿史再延商治,予细思无策,曰:贤郎之痛发必有时,或重于昼,或甚于夜,或饥饿而发,或饱逸而止,治皆不同。殿史曰:方饮食下咽,便作疼痛,得大便后,气觉稍快;若过饥则痛;交阴分则贴然。予曰:我得之矣。向者所用小建中亦是治本之方,但药酸寒甘饴发满,所以无效。贤郎尊恙缘过饥而食,食必太饱,致伤脾胃失运用之职,故得肝旺凌脾之候,所谓源同而流异者是也。今以六君子汤加山楂、麦芽助其建运之机,令无壅滞之患,则痛自愈也。服二剂而痛果止,所以医贵精详不可草草。

雷廉道潘畏庵乃郎,自幼腹痛,向以内伤调治,时或见愈,不能杜根。庚子春过龙华扫墓归,由巨浦而前,适风雨骤至,银浪排山,泊舟小港,因而受饥忍寒,痛遂大作,邀予往治。左手脉皆弦迟,右寸关虚大无力。盖此症因饮食过饱,伤其中州,嗣后食虽消而太阴分野犹然损伤,故一有不调,痛即随至。况历有岁时。中脘之阳不布,畜积痰涎,结成窠臼,即《内经》云未传寒中之谓也。若不用温补辛散之品,其沉郁久凝之疾,焉能转否为泰乎?用异功散加桂枝、半夏、炮姜、木香为粗末,姜煎服,痛即止,后照前方加益智仁、白芍、神曲,姜汤和丸,后不复发。

春元唐次仲,小腹脐傍刺痛,连胁及胸,坐卧不安。余诊六脉弦滑,重取则涩。此食后感怒,填塞太阴,致肝气郁而不舒,胸困作痛。《经》曰:木郁达之。解其郁而痛自止。用二陈汤合平胃散,加枳壳、木香,一服而愈。

胡文宰子舍,向患怯弱。乙巳季夏,方饮食后,忽腹中绞痛,自谓着暑,调天水散一服不愈。又疑停食,进山楂麦芽汤,其痛更增,发厥昏晕,无有停歇,中脘硬痛,手不可近,两眼露白,舌缩谵语,状若神灵。延医调治,或曰大便实而用枳朴,或云积暑而用芩连,诸药杂投病势益增。当事者咸疑惧无措,余独谓虚症,力主大补之剂。盖平昔脉弦洪兼数,且右手更旺,今也转数成迟,左手更觉无本根,此至虚有盛候,凭脉合症之良法。急煎理中汤加陈皮、半夏与服。庶胃气充肺,元阳流动,总有蓄积盘踞方隅,定然向风自化。果一剂而稍安,数剂而痊愈。

文学包曰:余因食蟹腹痛,发则厥逆,逾月不已。延余商治,述前服平胃二陈,继服姜桂理中,不但无效,反增胀痛。余曰:痛非一端,治亦各异。感寒者绵绵无间,因热者作止不常,二者判若霄壤。尊恙痛势有时,脉带沉数,其为火郁无疑。虽因食蟹,然寒久成热,火郁于中,热郁似寒,厥冷于外。此始末传变之道,明训可考。奈何执泥虚寒,漫投刚剂,是以火济火,求愈岂不难哉!以四逆散加酒炒黄连,一剂而愈。

东庄医案

家仲兄次女,年十四,新夏患感症,项强,头痛身热,仲兄治之旋愈。惟热尚未解,至第七日,予适候,兄命诊之。予曰:汗至解矣,不必药也。惟身凉,果得汗愈,遂不肯服药,越数日果复。又二日。兄召予视,则体燥热甚,舌苔干黄,口渴,遍身疼痛,举手足俱呼痛不可忍,胸腹尤甚,脐上有块高起,如鹅子大,按之坚如石,痛欲死。兄曰:补之乎?下之乎?予对曰:下之则死,补之则甚,第可润之耳。兄曰:得之矣。用人参、地黄、当归、芍药、甘草、麦门冬、枸杞子、丹皮、煨姜饮之,即熟睡。

醒觉寒栗发战,汗沾被席,遂失脐腹硬块所在,痛止热解,翌日下黑矢而愈。

会得阴气外溢则得汗,阴血下润则便通之义,方知东庄此案中,第可润之一语之妙。　其下之则死,补之则甚二语,虽是专就此症而论,然足与景岳实而误补,不过增病,病增者,可解;虚而误攻,必先脱元,元脱者,无救矣,数语合璧也。

马氏医案并附祁案王案

少腹痛满,厥阴肝病,二便略通利则缓,显是肝不主乎疏泄,浊阴填塞,痛必不通。年未四九,天癸已断三年,冲任内虚,液枯气滞。此苦辛气刚无效,柴、芍、白术动血升表守中皆是禁忌,故下咽痛势加剧矣。议用朱南阳方法。

老韭白根　小茴香　穿山甲　桂枝木　猳鼠粪　冬葵子

薛案辨疏

唐仪部,胸内作痛,月余腹亦痛,左关弦长,右关弦紧。此脾虚肝邪所乘,以补中益气加半夏、木香二剂而愈。又用六君子汤二剂而安。此面色黄中见青。

疏曰:此案以色脉论,其为木邪乘土之虚症无疑。胸为肝之部分,腹为脾之部分,初痛自在肝经,月余之后,则延及于脾矣。左关则为肝脉,右关则为脾脉,弦见左关是肝经自病,右关亦见弦,则乘克于脾矣。肝既乘脾,则土中有木,补中益气,不特能升补土中之元气,抑且能提散土中之木气,否则终无散日,而痛何能愈?既提散之后,土尚未全,则当独补其土,故先之以补中,继之以六君也。半夏、木香之加,所以醒其脾而运其气耳。但此症当察其有热无热,若无热而便溏者,以补中为主;有热而便秘者,以逍遥为主。此案必是无热便溏者,故可加以半夏、木香也。且胸腹作痛诸症,每多木气胀满,宜用酸收养阴之剂,大忌香燥耗气之品,反增痛胀也。

仪部李北川,常患腹痛,每治以补中益气加山栀即愈。一日因怒,肚腹作痛,胸胁作胀,呕吐不食,肝脉弦紧,此脾气虚弱,肝火所乘。仍用前汤吞左金丸,一服而愈。此面色黄中见青兼赤。

疏曰:此案多见肝经症,而弦紧二脉又只在肝部,况面色虽黄中见青而兼赤者,岂非病重于肝而轻于脾者乎?是当用加味逍遥散或茱、连治之,何以亦用补中益气乎?凡肚腹诸痛,皆属土木胜负所致,然须分在肝在脾及虚实寒热之不同。如只在肝者,独治其肝,从血分用药,及于脾者,兼治其脾;只在脾者,独治其脾,从气分用药,及于肝,兼治其肝。又中虚者补之,实者疏之,寒者温之,热者清之,总皆以肝脾之轻重为则也。而此案以肝重脾轻之症,治法独重于脾者,何也?盖治病当顾其常,所以北川常患腹痛,每治以补中益气加山栀即愈,是以知脾气虚弱,肝火所乘者是其常也。一日因怒之后,则肝火烈炽,而脾气更虚弱矣,故仍用前汤,不过加左金丸以重清肝火而已。用前汤者,顾其常;加左金丸者,治其剧也。

太守朱阳山,因怒腹痛作泻,或两胁作胀,或胸乳作痛,或寒热往来,或小便不利,饮食不入,呕吐痰涎,神思不清。此肝木乘脾土,用小柴胡加山栀、炮姜、茯苓、陈皮、制黄连,一剂即愈。

疏曰:此案为肝木乘脾土是矣。但观其现症,与前李北川更多脾气虚弱之症,如腹痛,而更多作泻呕吐,而更多痰涎,兼之神思不清者,岂非脾气虚弱之明验乎?何以不用补中益气为主,而用小柴胡加清火消痰,以疏肝气为主乎?无他,病起于暴,而无黄中见青之色也。是肝火独盛之症,故不必补中益气而单用小柴胡也。故治病当顾其常,而更当察其神色为主也。(脾胃亏损心腹作痛等症)

儒者沈尼文,内停饮食,外感风寒,头痛发热,恶心腹痛,就治敝寓。余用人参养胃加芎、芷、曲、柏、香附、桔梗，一剂而愈。次日抵家，前病仍作，腹痛，请治。以手重按痛即止，此客寒乘虚而作也。乃以香砂六君加香附、炮姜服之，睡觉痛减六七，去二香再服，饮食稍进，又加黄芪、当归，少佐升麻而愈。

疏曰：此案虽云内停饮食，外感风寒，而用人参养胃加味而愈者，其必外感轻而内停重也。其必人情怯弱而脾胃虚也，其必六脉虚弱而不任消导也。是以抵家仍作腹痛喜按，岂非虚亏未复重犯寒邪乎？六君是矣，而必用香砂、香附、炮姜者，亦以前饮食之内停，尚有余滞耳。(脾胃亏损心腹作痛等症)

一妇人心疼腹痛，诸药不应，余用黑山栀、桔梗治之而愈。

疏曰：此案必属郁火痛，故以黑山栀导其火，屈曲下行，而以桔梗载之，在心包络之分也。此丹溪之法也，孰谓立斋不遵丹溪，而专用温补耶？亦遇理势之宜不宜耳！(脾胃亏损心腹作痛等症)

罗给事，小腹急痛，大便欲去不去，此脾肾气虚而下陷也。用补中益气送八味丸，二剂而愈。此等症多因痢药致损元气，肢体肿胀而死者，不可枚举。

疏曰：大便欲去不去，大概以为气滞大肠之故，必用破气之药，如木香、槟榔之类。况小腹急痛者乎？明眼者，知其为脾气下陷，当用升补，而不知命门火衰，不能气化，故欲去不去也。如此用药之法，亦须以形脉参之，非必然之例，但此案原非痢疾可比，观其序症，止曰小腹急痛，大便欲去不去而已，初无患痢赤白之文，故又曰：此等症多因痢药致伤云云，是似痢而实非痢者也。(脾胃亏损停食痢疾等症)

进士杨叶甫，夏月食生冷果品患腹痛，用附子理中汤一钟顿安。

疏曰：此案必能灼知其食生所致，然后此汤可进。(脾胃亏损暑湿所伤等症)

一男子夏月入房，食水果腹痛。用附子理中而愈，有同患此者不信，别用二陈、芩、连之类而殁。

疏曰：此案必能灼知其食冷，中气虚寒作痛，然后此汤可用也。大凡冒暑伏热，引饮过多及恣食瓜果生冷，致脾胃更寒，而腹痛呕吐，湿泻水谷不分，脉来沉紧者，为内伤寒，当服大顺散。若阳气虚者，膏粱与水果同进，并恣欲房帏，致周身阳气不得伸越，而脉沉细或弦迟，面垢如尘，无汗恶寒，四肢厥冷，拘急或霍乱呕吐者，当用冷香饮子。此等症虽涉暑月，非暑伤人，皆因暑而致虚寒之症，故宜温散不宜寒凉，此案正是此法。但前二方治寒而不虚者也，若寒而且虚，虚在脾胃者，当以此理中汤治之，兼肾经虚寒，故加附子。(脾胃亏损暑湿所伤等症)

潜邨医案

琏墅许五常内人产后肝虚燥痛治验

琏墅许五常内人产后动怒，寒热往来，胁痛，口苦，渐次发热，晡热，医用风药混加表散，肚腹左侧忽增一块，匾大如掌，昼夜作痛，或疑寒凝，或疑食滞，或疑瘀蓄，或疑痞积，方药纷投，益医益痛，食减肌消，病势垂剧，就予诊视。切其脉右关弦洪，左关弦数，面色黑瘦，舌色淡黄而干，因问腹中左侧有一痛块乎？病家惊应曰：然，起来一月有余矣，诸医不识，特求诊示，不知此块究为何物耳？予曰：此症乃怒气伤肝，肝经血少而燥痛也。盖肝居胃左，本藏血者也。肝火不动则肝血不亏，肝血不亏则肝叶软润而下垂。若怒动肝火火旺则肝血亏矣，血亏则肝叶燥矣，燥则硬而不肯下垂，时为噏张①，内与胃相磨，外与肌相逼，能不殷殷而痛乎？每验性躁多怒者，往往患此，而妇女尤多。此症庸妄不知此义，谬指为积为痞，妄用香燥消克等药，肆行诛

① 噏(xī 西)张：又作"翕张"，敛缩舒张。

伐,枉杀者不知凡几,良堪痛恨也!乃用滋水清肝饮,四剂块消痛止,继用归脾汤去木香,加白芍、丹皮、山栀,问服十余剂,而诸症咸除。(卷一)

临证指南医案

江　晨起腹痛,食谷微满,是清浊之阻,按脉右虚左弦,不思饮食。脾胃困顿,都属虚象,古人培土必先制木,仿以为法。

人参　淡吴萸　淡干姜　炒白芍　茯苓(木乘土)

席　大便未结,腹中犹痛,食入有欲便之意。胃阳未复,肝木因时令尚横,用泄木安土法。肝脾胃

人参　木瓜　厚朴　茯苓　益智仁　青皮(木乘土)

郑氏　得食腹痛,上及心胸,下攻少腹,甚至筋胀,扰于周身经络之间,大便欲解不通畅。此乃肠胃气阻,故痛随利减。

神保丸。一钱(肿胀)

方四四　形质颓然,脉迟小涩,不食不寐,腹痛,大便窒痹。平昔嗜酒,少谷中虚,湿结阳伤,寒湿浊阴鸠聚[①]为痛。

炒黑生附子　炒黑川椒　生淡干姜　葱白

调入猪胆汁一枚。(湿)

沈女　腹痛少减,呕逆已止,上焦热,下焦冷。肝阳尚未和平,拟进当归龙荟法。

当归　龙胆草　川楝子　芦荟　川连　吴萸　大茴(肝火)

裴氏　脉数,按之涩,腹痛呕吐,恐痧秽格拒,宜宣通气分。上中二焦气阻

白蔻仁　桔梗　黑山栀　香豉　半夏　广皮白

某四十　腰痛腹痛,得冷愈甚。阳气不通

桂枝木　茯苓　蕲艾　生香附　青皮　炒小茴

吴五三　当脐微痛,手按则止。此络空冷乘,阳气久虚之质,自述戒酒谷增,不可因痛,再以破泄真气。

茯苓　生姜煨　熟术　肉桂

俞十九　腹痛六七年,每发必周身寒凛,吐涎沫而痛止。此诸气郁痹,得涌则宣之象,法当升阳散郁。郁伤脾阳

半夏　草果　金铃子　延胡　厚朴　生姜　苏梗

程　秽浊阻遏中焦,气机不宣,腹痛脘痹,当用芳香逐秽,兼以疏泄,秽浊阻气

藿香　厚朴　杏仁　莱菔子　半夏　广皮白

郑　脉沉微,腹痛欲大便,阴浊内凝,乃阳气积衰,通阳必以辛热。阴浊内阻腑阳不通

生白术　吴萸　良姜　川熟附　茯苓　小茴

某　腑阳不通,腹痛,用禹余粮丸,暖下通消,二便通,胀缓,腹仄,此无形之气未振,宜疏补醒中。

生白术　厚朴　广皮　半夏　茯苓　生益智　姜汁

某　气结,腹痛食少,寒热。肝气郁

逍遥散去术,加郁金、香附。

某氏　肝郁,腹痛有形,经不调。肝郁血滞

香附　川芎　当归　肉桂　五灵脂　木香　吴萸　炒白芍

毕　小便自利,大便黑色,当脐腹痛,十五年渐发日甚,脉来沉而结涩。此郁勃伤及肝脾之络,致血败瘀留,劳役动怒,宿疴乃发。目今冬深闭藏,忌用攻下。议以辛通润血,所谓通则不痛矣。郁伤肝脾络血凝瘀

桃仁　桂枝木　穿山甲　老韭白

---

① 鸠聚:亦作"鸠集",聚集之义。

煎送阿魏丸一钱。

徐四十　痧发五六年，形体畏寒，病发身不大热，每大便，腹痛里急。此皆气血凝滞，当以郁病推求。

当归　酒制大黄　枳实　桂枝　炙草　白芍

某　劳力伤气，浮肿，食入腹痛，姑用戊己调中。劳伤中阳

白芍二钱　炙草五分　当归炒焦一钱半　生益智七分研　广皮一钱　煨姜一钱　枣肉三钱

河水煎。

袁四五　当脐腹痛，发于冬季，春深渐愈，病发嗳气，过饥劳动亦发，宜温通营分主治。营分虚寒

当归　炙草　肉桂　茯苓　炮姜　南枣

华　腹痛三年，时发时止，面色明亮，是饮邪亦酒湿酿成，因怒左胁有形，痛绕腹中，及胸背诸俞，乃络空，饮气逆攻入络，食辛热痛止复痛，盖怒则郁折肝用，惟气辛辣可解，论药必首推气味。郁怒饮气入络

粗桂枝木一钱　天南星姜汁浸，炮黑，一钱半　生左牡蛎五钱，打碎　真橘核炒香，打，一钱半　川楝子肉一钱　李根东行皮一钱

某　长夏腹胀减食，微痛，是暑伤在气分。东垣每调和脾胃，疏泄肝木，最属近理。若守中之补，及腻滞血药皆左。暑伤中气

人参　广皮　白芍　茯苓　谷芽　生益智仁(腹痛)

叶氏医案存真

肢冷涌涎，脐上痛坠，泄泻而脉缓，此为脾厥。以辛香醒中，兼解少阳之郁。

生益智　香附汁　厚朴　柴胡　煨木香　陈皮

饮入脘膈鸣响，唇干，漱不喜饮，脐腹微痛，昼欲寐，夜不寐。是脾胃未和，阳气不得下交于阴。宣通气分，宗仲景腹痛必加芍药以和阴。

人参　白芍　谷芽　半夏曲　黑芝麻　霜桑叶　茯苓　陈皮

厥逆初平，胃口下脘，触着便痛，小便自利，大便黑粘不爽。前者经来暴止，血海恐有凝瘀。议以轻缓通血方法。

丹皮　泽兰　桃仁　料豆皮　小生地　姜汁

昨日用交加散法，黑血略下，痛缓下移，此瘀浊停留，皆为痉厥，以致紊乱气血，奇经失和矣。但心悸，舌赤，阴分自亏。宣瘀之药，多辛善走，择其辛润者，进商回生丹，量进半丸，亦对证稳药。

细生地　姜汁　当归须　丹皮　小茴　桃仁　料豆皮　茺蔚子

尖田人案　腹痛三年，夜分乃发。发必腹满，呕不出物，继而泄泻，此为脾厥。脾为太阴之脏，在脏体属阴，其运用则阳。厥阴肝病必有前阴见症，用治中法。

人参　木瓜　炮姜　广皮　青皮　生益智　茯苓

东山六十　血痹气滞，腹中不和，而大便燥，夏季以柔和辛润，交霜降土旺之运，连次腹痛，目眦变黄。此非黄疸，是湿热瘀留阻壅乃尔。

炒桃仁　郁李仁　茺蔚子　冬葵子　菠菜叶

叶天士晚年方案真本

俞齐门，廿八岁　气自少腹攻至心下则痛，气渐下归而散。问惊恐为病，由肝肾之厥逆。仲景厥阴例，不以纯刚。

乌梅　白及　川椒　川楝　桂枝　淡干姜(杂症)

杨三十三岁　阳气为烦劳久伤，腹痛漉漉

水声,重按痛缓。非水积聚,盖阳乏少运,必阴浊凝滞。理阳为宜,大忌逐水攻滞。

生白术　熟附子　泽泻　左牡蛎

水泛丸。(杂症)

续名医类案

龚子才治一妇人,脐腹疼痛,不省人事,只一剂立止。人不知者,云是心气痛,误矣。方用白芍药、五灵脂、木通去皮,三味等分,每服五钱,水醋各半,煎至七分,去渣温服。(此瘕痛也。)(卷十九·腹痛)

柴屿青治广抚讳苏昌,将赴沈阳京兆任时,伊嫂腹疼吐酸,日夜转侧呼号。已治木,求一诊以决之。其脉微紧,受寒所致,并非危症,何用惊惶若此?苏云:昨服药稍定。以方就政,并属定方。柴见前方系附子理中汤,颇合是症,遂不另立。

王海藏治姬提领,因疾服凉剂,数日遂病脐腹下大痛,几至于死,与姜、附等剂虽稍苏,痛不已。随于本方内倍白芍,服之愈。(《纲目》)

陆肖愚治尤少溪,年近六十,性急多怒,因食冷粽四枚,遂患腹痛,并胁亦痛。医用平胃散加枳实、黄连不效。彼亦知其家润字丸方,以五钱分三服,令一日内服之,大便已泻,而痛仍未止。谓通则不痛,今通而仍痛,药力浅而积未尽也。再以五钱,令一日服之,大便数十行皆清水,而痛反增剧,号叫不已,饮食不进,面色青紫,势危极。陆脉之,弦细沉弱,右关弦而有力,曰:虚中有实,消则元气即脱,补则腹痛尚剧。因用理中汤料五钱,配枳实五钱,一日二剂,始下坚积缶许,是夜痛大减。明日减枳实之半,又二剂而腹痛全愈。第胁间尚微痛,去枳实加青皮、吴茱萸,数剂而痊。后以调气养荣汤理之。

张三锡治一人,腹痛而泻,口干,面时赤,乃食积也,与木香槟榔丸,一服去硬物愈。

一酒客每日腹痛泻黄沫,知积热也,投芩、连、厚朴、炒栀子、木通、泽泻、赤苓,二剂少可。复以酒蒸大黄为丸,酒下二钱,凡三服,遂不发。

一妇人小腹块痛,医作阴治,投热剂不应。又有作燥矢治者,硝黄润肠丸等药,屡用不减。询之,七日前作寒起遂腹痛。左三部皆弦小无力,右寸关俱弦滑,必起于外感内伤。挟气下早,故食滞不下,每疼则下黄水,止作无时。下伤气液,故作渴。遂以炒白芍药、茯苓保脾,木香、青皮疏气,炒山楂清块中之火,当归润燥,陈皮、甘草和中。小水不利,加泽泻、升麻、车前,二剂黄水虽少,痛块不减。用葱豉熨法,复投二剂,二便大去而安。(卷十九·腹痛)

朱丹溪治一妇,上腹大痛,连及两肋,以香附末汤调而安。(卷十九·腹痛)

朱丹溪治一人,痛当脐,绵绵不已,脉弦伏无力,因作挟阴治,理中加肉桂八分,附子三分,煎冷服,随愈。(卷十九·腹痛)

傅青主治一妇,妒恶夫有所昵,忽患腹痛,辗转地上不可忍。其夫求治,先生令持敝瓦釜置妇床前,捣千杵,服之立止。此移易性情之法,不问药饵。张子和之后,此术不传久矣。(刘绍文《九畴古文》)

一妇人少腹痛,百药不效。一医用杉木节、童便煎服,下血而愈。(《医学纲目》)

汪讱庵尝病腹中啾唧,经两月,有友人见招,饮以芦稷烧酒,一醉而积疴畅然。(芦稷最能和中,煎汤温服,治霍乱如神。)

《华佗传》有人病腹中半切痛,十余日中,须眉堕落。佗曰:是脾半腐,可刳腹养活也。使饮药令卧,(或即麻沸散也。)破腹就视,脾果半腐坏。以刀断之,刮去恶肉,以膏敷之,饮之以药,百日平复。(雄按:此事果实,法亦不传,似可不选。)

赵从先治保义郎顿公,苦冷疾,时方盛

暑,俾就屋开三天窗,于日光下射处,使顿仰卧,操艾遍铺腹上,约数斤,移时日光透脐腹不可忍,俄而腹中雷鸣下泻,口鼻间皆浓艾气乃止。明日复为之,如是一月,疾良已。乃令满百二十日,宿疴如洗,壮健如少年时。赵曰:此孙真人秘诀也。世人但知灼艾,而不知点穴,又不审虚实,徒受痛楚,损耗气力。日者太阳真火,艾既遍腹,徐徐照射,入腹之功极大,五六七月最佳。若秋冬间当以厚艾铺腹,蒙以棉衣,以熨斗盛炭火慢熨之,以闻浓艾气为度,亦其次也。(卷十九·腹痛)

蒋仲芳治吴氏母,年六十余,患腹痛,日泻四五行,已三四年,遍治不效。诊之,两尺沉紧,曰:内有沉积也。用熟大黄三钱,入本病药中,煎服一帖而痛如失。(沈抄本)(卷十九·腹痛)

扫叶庄一瓢老人医案

病从少腹右痛,寒热呕吐,是肝病传胃,病去不复,寝食未如昔。二气不复,总属虚象,议治厥阴阳明,和阳益阴法。

小麦　石决明　阿胶　南枣　生地　炙甘草(脘胁腹中诸痛)

病着右腹,甚至针刺刀割,牵引入于腰背,必泄浊气病缓。自述服蚌灰小效,复发。夫蚌系介属,味咸攻坚,直入至阴之界。是病已在阴络,锢结瘀滞,蚌但咸寒,不能宣逐瘀腐。络病在下属血,缓攻为是。

䗪虫　炒桃仁　酒大黄熬膏为丸　麝香(脘胁腹中诸痛)

少腹急痛,胁中有形,因怒劳动肝,致气血凝结。久恙不宜峻攻,缓图有益。

川楝子　桃仁　炒楂　橘核　青皮　小茴香　五灵脂　青木香(痈疡痔漏)

种福堂公选医案

顾　腹痛,气上下行动即缓,从腑阳治。

人参　生谷芽　茯苓　煨姜　新会皮　砂仁壳(腹痛气滞)

何三一　脐流秽水,咳嗽,腹痛欲泻。询知劳动太过,阳气受伤。三年久恙,大忌清寒治嗽,法当甘温以治之。

黄芪建中汤去姜。(劳阳气伤)

赤厓医案

郑富之妇,溽暑卒然厥仆厅上,扬手掷足,烦乱不宁,昏愦不省,已请数医,有以为中暑者,有以为干霍乱者,有以为肝风者,有以为痰厥者,有以为中恶者。药不敢服,自午至酉未定,既而求予往视。家内仅三四妇人,脉不能诊,于是呼其同伴,问其所居何地,云住楼上热甚。问其所嗜何物,云每日必饮冷水数碗,因问其月事何时至,云恐正在当期。予曰:是矣。大暑伏阴在里,此妇经水适来,而夜卧贪凉,日饮冷水,为寒凉凝滞,故少腹痛极而然也。惟辛温破血,一剂可效。用归尾、川芎、桃仁、肉桂、附子、干姜、延胡索,决齿灌之,数刻许手足渐定,语能出声,但云我小腹痛甚欲死,仍呻吟不定,至夜半血块大下而愈。

锦芳太史医案求真初编

治族兄字式和酒积腹痛断案病人弃药不治百四十六

式翁在族开张药铺,人极和气,等于儿童无异。昔日余父患病,药往渠铺购买,生意颇顺,伊尝自道病症鲜有。但今患有酒积腹痛,每至一年一发,发即见愈;近时发动,痛又加增,或一年两发,皆未服药,今竟一年二三四发,病将若何?余曰:病应宜节口腹为先,药稍次之。渠曰:不然。及至痛极,唤余用药。余问其痛是否喜按?答曰:按之则愈。余用温补疏滞之药,服之即效。余曰:药不可恃,所恃当以樽节[①]酒肉为要。渠则半笑半谓曰:人生总有一死,若戒酒肉,等死何异?余曰:既不戒口,药应服之。渠曰:我一见药则畏。余曰:既不吃药,饮食宜少。渠曰:唯唯。及至痛益见劲,余又为之规曰:药既不服,酒肉腻滞,总宜减少。渠俯不答,于是或遇痛发,不令余知。岁乾隆丁亥,渠家请余做会,饮毕,余同族弟蔚兰在于闲处,蔚问此人神气颇可,病或无妨?余曰:未也,恐再饮食不节,病发不治。渠曰:尔何所见?余曰:病已勤矣,有进无退,不死何待?言未毕,而渠私为畅饮,适余撞遇,面若赧愧。余记伊背余饮之期,是乾隆戊子正月十八,至廿二日夜果尔腹痛复发,招余往诊。余曰:于今脉已败坏,服药罔济。渠最好笑,遂执余手而言曰:余病被尔断死。余谓好笑之人,至死犹作笑语,可谓奇矣!言未毕而卒。

既不节其口腹,而病逼年增甚,有进无退,不死何待?晁雯。

南雅堂医案

思虑太过,脾土受伤,腹常作痛,食不消化,宜用李氏伤中方治之。

白术三钱　当归三钱　炒白芍二钱　白茯苓三钱　陈皮一钱　炙甘草八分　制香附八分　菖蒲八分　生姜三片　大枣二枚(虚痨门)

大腹为太阴脾土部位,脾之大络曰大包,从经隧而外出于络脉,今脾络滞而不行,是以内外皆痛,兹用转枢法,以小柴胡汤加减治之。

柴胡三钱　人参一钱五分　制半夏二钱　芍药一钱五分　炙甘草一钱　加生姜三片　大枣二枚　水同煎服。

腹痛及腰,得冷益剧,拟以宣通阳气为主。

川桂枝八分　白茯苓二钱　小茴香一钱(炒)　青皮一钱　制香附八分　蕲艾五分　水同煎服。

腹胀闷而痛,系秽浊阻遏中焦,气机因此不宣,用芳香祛秽,并佐以疏泄之品,方列于后。

杏仁三钱(去皮头)　川朴一钱五分　制半夏二钱　藿梗二钱　莱菔子一钱五分　广皮八分　水同煎服。

腹痛便溏,是脾阳之弱,周身疼痛,是卫阳之虚,宜培养脾土,并固益卫气,方合治法。

黄芪三钱(炙)　桂枝木一钱五分　炒白芍二钱　炒白术三钱　炙甘草一钱　水同煎服。

自述数年来腹痛常发,发则痛甚,必越三四日始平,诊得右关脉沉而数紧,左涩,系脾有寒积,肝有湿热,逗留中焦,致成此患,拟方列后。

炒白术三钱　白茯苓三钱　炒白芍三钱　陈皮一钱　金铃子一钱五分　延胡索一钱五分　神曲一钱　干姜八分　川椒五分(炒研)　缩砂仁五分(研冲)　水同煎服。

腹痛欲大便,脉沉微,乃浊阴内阻,腑阳不通所致,宜用辛热通阳法。

大熟地四钱　白术三钱(生用)　吴茱萸二钱　白茯苓三钱　高良姜一钱五分　小茴香一钱(炒)　水同煎服。

诊得脉象见弦,有寒饮在胃也,腹痛呕吐酸水,土被木克也,得食痛稍缓,是中虚之候,当扶土泄木,祛寒通阳为主,拟用加味小建中汤治之。

桂枝木一钱　炒白芍三钱　人参二钱　制半夏二钱　焦白术三钱　陈皮一钱　干姜五分　川椒五分(炒)　炙甘草八分　水同煎服。

腹痛攻胁,呕吐酸水,脉细兼弦,系肝木横溢,挟上焦水寒之气,乘于脾胃,是以病发则痛剧,兹用温中法,方列后。

桂枝木八分　人参一钱　炒白术三钱　炒

---

① 樽节:抑止,约束。樽,通"撙"。

白芍二钱　吴茱萸一钱　白茯苓三钱　制香附八分　缩砂仁五分(研冲)　炮姜五分　川椒五分　水同煎服。

脉伏，头汗淋漓，腹痛，肢微冷，系肝气挟瘀之证，防厥。

旋覆花二钱　制香附八分　五灵脂一钱五分(醋炒)　乳香一钱　延胡索一钱　金铃子一钱　没药一钱五分　丁香八分　代赭石二钱　白蔻仁八分　水同煎服。

腹部胀满而痛，上冲心口，下连少腹，中宫痞塞，阴阳格绝，上下不通，势濒于危，勉以附子泻心法进之，冀通阳以泄浊阴，大便得通为幸，否则恐致喘汗，防有厥脱之虞，姑立一方于后。

川附子二钱　姜炒川朴一钱五分　姜炒川连一钱五分　大黄三钱(酒浸)　水同煎服。

另吞备急丸五粒，砂仁汤送下。

腹痛甚，两胁亦觉胀痛，口苦作呕，吞酸，欲泻不得，此系肝木气郁，下克脾土，土被木克，致阳气不能升腾，因之下行欲泻。然下焦亦无舒泄之机，复转而上行作呕，上下牵制，是以攻痛不已，宜升脾胃之阳，并疏肝脏之滞，庶木气条达，中土安和，而痛自止矣，拟用逍遥散加减法。

柴胡一钱　白术二钱(黄土微炒)　炒白芍三钱　白茯苓三钱　当归身二钱　陈皮一钱　制半夏一钱　炙甘草八分

诊得脉象紧数，腹间作痛，按之觉稍宽，饮生冷，痛更剧，是为寒痛之证，宜温。

炒白术四钱　白茯苓三钱　人参二钱　炒白芍三钱　肉桂一钱　制半夏一钱　肉豆蔻八分　炙甘草八分

中脘之下，为阳明胃土之位，即《铜人图》所谓：建里穴者是也。今痛时作时止，乃中土虚而胃气因之不和，检阅从前诸方，多用行血消导之剂，急宜加以温补，以手重按痛势稍减，是中土内虚，虚而且寒之明征，拟用香砂六君加味治之。

人参二钱　炒白术二钱　白茯苓二钱　炙甘草一钱　制半夏二钱　陈皮一钱　广木香八分　缩砂仁八分　干姜二钱　加大枣两枚

冲脉当脐之左右，寒气凝滞，则冲脉之血，不能上行外达，是以当脐左右而痛，若徒用气分之药，何济于事？拟以血药主之，方列于后。

当归身三钱　炒白芍二钱　川芎一钱五分　生黄芪三钱　肉桂一钱　生姜三钱　红花一钱　炙甘草一钱　水酒各半同煎服。

腹痛有形，月事不调，系肝郁血滞所致，用温通法。

炒白芍二钱　制香附一钱五分　川芎一钱五分　肉桂八分(研末冲)　当归身三钱　吴茱萸一钱五分　五灵脂二钱(醋炒)　广木香五分

夏令发越之际，暑伤气分，是以腹胀微痛，胃纳少，东垣尝以调和中土，疏泄肝木为治，斯称合法，若徒用腻滞血药，恐非所宜。

人参二钱　炒白芍二钱　白茯苓三钱　炒谷芽三钱　陈皮一钱　益智仁一钱

水同煎服。

腹痛脉弦，食后胃脘时苦胀痛，甚或上冲咽嗌，系肝中木火之气，来侵胃土，拟泄厥阴，并和阳明为主。

川石斛二钱　白茯苓三钱　宣木瓜一钱五分　炒山栀二钱　延胡索一钱　木通一钱　川楝子一钱　生甘草八分

腹痛呕吐，脉数而涩，恐染痧秽之故，兹先宣通气分。

香豉二钱　制半夏二钱　白蔻仁一钱五分　黑山栀二钱　白桔梗一钱五分　陈皮一钱

水同煎服。

数年来腹痛时作，每发觉周身寒凛，吐涎沫，其痛始止，系郁伤脾阳，是以得涌则宜，拟用升阳解郁之法。

草果二钱　制半夏二钱　川朴一钱(炒)

延胡索一钱　苏梗一钱　金铃子一钱　生姜两片

水同煎服。

当脐而痛，连及腰部，脉迟，喜食甜味，身常恶寒，此乃阳弱中虚，寒积停滞所致，宜通阳以散其沉寒，益火以消其阴翳，方列于后。

人参一钱　炒白术二钱　白茯苓二钱　肉桂八分　广木香八分　乌药一钱五分　肉苁蓉一钱五分（研末冲）　附子五分

水同煎服。

腹左气攻胀痛，上至脘口，下及少腹，久而不愈，痛极，时手足厥冷，呕逆，当从厥阴施治。

桂枝一钱五分　当归身三钱　炒白芍三钱　炙甘草一钱　白茯苓三钱　制半夏二钱　陈皮一钱　细辛一钱　木通一钱　吴茱萸二钱　加生姜两片　大枣三枚　同煎。（腹痛门）

腹中瘀血攻痛，于法宜行消化。然久病必虚，脾营暗受耗伤，并应培养脾土为主。

人参一钱五分　白茯苓二钱　酸枣仁二钱（炒）　龙眼肉二钱　当归身一钱　远志一钱（去心）　丹参一钱五分　延胡索一钱五分　广木香五分　炙甘草五分　加生姜两片　大枣三枚（腹痛门）

脉象弦急，面色不华，少腹久痛未痊，手足挛急而痛，系寒湿与痰，内壅肝经，外攻经络所致。现复四肢厥冷，拟用当归四逆加减治之。

当归身三钱　白芍药二钱（酒炒）　制半夏二钱　小茴香五分　薏苡仁三钱　木通一钱　防风一钱　白茯苓三钱　桂枝五分　陈皮八分

水同煎服。

厥阴肝经之脉，布于两胁，抵于少腹，同时作痛，显系肝病无疑，肝旺则乘脾土，土气素弱，必挟痰浊湿热，并而为患，兹拟方列后。

柴胡一钱　当归身二钱　炒白芍二钱　白茯苓二钱　炒白术二钱　炙甘草八分　陈皮一钱　青皮一钱　粉丹皮二钱　炒栀子一钱　泽泻一钱　浙贝母二钱

诊得脉弦数，口舌干燥，气结于左，自下而上，时作胀痛，系木火为病，气有余便是火之见症，当从厥阴施治。

炒白芍三钱　粉丹皮二钱　青皮二钱　陈皮二钱　黑山栀二钱　泽泻二钱　浙贝母三钱　柴胡八分

营分虚寒，当脐作痛，病发则嗳气，遇饥劳动亦发，每至冬季尤其，春末始安，拟用温通之法。

当归身二钱　肉桂一钱　白茯苓三钱　炙甘草一钱　炮姜八分　大枣五枚

水同煎服。

浮肿，食入腹痛，系劳力伤气所致，拟以调中为主。

当归身二钱（炒）　炒白芍二钱　陈皮一钱　益智仁八分（研）　炙甘草七分　炮姜七分　大枣五枚

水同煎服。

食少，寒热时作，气结腹痛，证系肝郁，用逍遥散加减法，方列于后。

柴胡一钱　当归二钱　酒炒白芍二钱　白茯苓二钱　制香附八分　炙甘草五分　郁金一钱　煨姜五分　薄荷五分

水同煎服。（腹痛门）

素有积饮，胁下水声沥沥，发则时吐清水，腹及胸脘作痛，拟用二陈加味，以祛痰蠲饮为主。

白茯苓二钱　制半夏二钱　陈皮一钱　炙甘草八分　炒白术三钱　泽泻一钱　加生姜两片　同煎服。（腹痛门）

簳山草堂医案

厥阴气滞，攻冲作痛也。

上肉桂　淡吴萸　川楝子　炒怀膝　小

茴香　川黄连　炒白芍　炒延胡　制香附　广陈皮

肝郁气滞，腹痛频作，面黄神倦，久恐成瘕癖之患，难许速效。

炒白芍　枸杞子　紫石英　炒艾绒　小茴香　炒归身　川楝子　制香附　川牛膝（腹痛）

素有腹痛之患，投温剂而稍效。现在愈发愈密，胸次不舒，胃减便闭，脉软神倦。此属肝脾郁滞，下元命火失化也。治宜温润之法。

上肉桂　菟丝子　淡苁蓉　煨益智　陈皮　西党参　枸杞子　柏子仁　法半夏　煨姜

脾肾气亏，命火衰弱，腹痛便柔，纳食间欲呕吐。舍温补中下焦，别无善策。

上肉桂　焦於术　菟丝子　煨肉果　淮山药　炮姜炭　炙黑草　补骨脂　新会皮　白茯苓（腹痛）

杏轩医案

予久患腹痛，忽下瘀血而痊

予患腹痛多年，由午餐饭冷，强食而起。痛处在脐之上，痛时腹冷，掌按热熨稍瘥，虽盛暑亦必以帛护其腹，饮食渐减，喜暖畏凉，他物食尚相安，惟饭蒸煮未透，或稍冷食，则必痛。素嗜瓜果，得疾后不敢尝。向患痔红，食姜、蒜、烧酒即发，故忌之。此疾作时，食入阻滞，饮烧酒一二杯，反觉通畅，不但姜、蒜不忌，即食椒末、辣酱，均与痔红无碍。《经》云：痛者寒气多也。证属寒凝气滞无疑。予素畏药，痛发无何，香砂、姜、萸、陈、半、谷芽、神曲之类，服一两剂即罢去。往岁发疏尚轻，惟餐饭不能如常，年来发频且重，不拘何物，餐后必痛，须食下行，其痛方止。于是餐后不敢坐卧，乃学古人养生，食后行百步，常宜手摩腹之法，并遵释教，过午戒食，然亦无益于病，遂视食为畏途。无如疾经多载，消恐耗元，补防助壅，踌躇无策。友人谓予年近古稀，命阳衰弱，寒从内生，是以喜暖畏凉，釜底无火，物终不熟，是以谷食难化，须用八味丸补火生土。所论固是，予意终未坦然。思痛若在鬲，虑其妨食成噎，今幸在腹，当不害命，药饵乱投，恐反有伤，恪守不药得中医之诫。

己丑季夏，旌邑孙村汪宅延诊，下榻塾中，时二鼓既寝，急欲大便。灯灭，暗中摸索跌仆，莫能挣扎，大孔汩汩遗出如泻水状。呼仆持火至，扶起视地，皆污色如漆，汗淋气坠，即忙就枕。汪宅献楠、志仁二公闻之驰至，殊为着惊。予曰无妨。此因久痛蓄瘀，刻瘀下脱，未免伤气耳。饮党参桂圆汤。少顷气稍续，汗亦敛。次早登厕，犹有余瘀。予恐其瘀复脱，遄[①]归。到家更衣，瘀已无矣。自此腹不再痛，餐饭如常。细求其故，究由瘀凝肠胃，阻其传导之机，以故食入则痛。夫血犹水也，血之结而为瘀，亦如水之结而为冰，所以痛处常冷，按熨饮醇，热气至，故觉稍快。至于瘀蓄年久，胶固已深，一旦倾囊自出，理殊不解，得无长夏炎蒸，奔驰烦劳，动则相化，如雪消而春水来耶？从斯悟入，书称久痛在络，络主血，不独肢体之痛为在络，即胸腹之痛，痞积之痛，皆为在络，皆宜治血，无徒从事于气。又如噎隔一证，方书虽有胃脘枯槁，及阳气结于上，阴液衰于下等语，然由瘀血阻塞胃口者恒多。进而思之，予疾将十年，固来能自知瘀蓄于先，然不药稳持，尚不失为中驷，不然补泻杂投，不殒于病，而殒于药矣。予见败坏之证，自萎者十之二三，药伤者，十之七八。药本生人，而反杀人，可不惧哉！自今以往，伏愿医家，证未审明，勿轻用药，病家疾如可待，勿急求医，如此或亦可为卫生之一助耳。

齐氏医案

曾治梁济舟，患腹中痛极，手足皆青。予

---

① 遄（chuán 传）：速。

曰:此乃寒邪直中肾经也。急与人参三钱、白术五钱、黄芪五钱、熟地五钱、附子二钱、肉桂二钱、吴茱萸五分、干姜五分,煎服即安。此方妙在急温命门之火,而佐热其心包络之冷,故痛立止,不致上犯心而中犯肝也。临证之工,当于平日留心,不致以仓卒误人性命也。(附:伤寒发狂发斑结胸中寒等证)

曾治俞天明,患腹痛不能忍,按之愈痛,口渴饮冷水即止,少顷依然大痛,其兄惶迫。予曰:此火结在小肠,若不急疗,顷刻即逝。乃与定痛至神汤,用炒栀三钱、甘草一钱、茯苓一两、白芍五钱、苍术三钱、大黄二钱、厚朴二钱,水煎一剂,服毕痛止。此方妙在舒肝木之气,利膀胱之水,更妙在甘草和诸痛,栀子泻郁热,又恐其效不速,更佐之走而不守之大黄,则泻火逐淤,尤为至神也。(附:伤寒发狂发斑结胸中寒等证)

吴门治验录

吴接驾桥

昨用宣通气分之剂,腹痛大缓,脉象渐平,惟脐上尚有一点胀痛,大便欲解不能,此气虚不能传送之故。宜扶正以通之。

竖劈党参六钱 陈皮一钱 油当归三钱

大腹皮一钱五分 沉香汁三分 木香汁三分 炒枳壳一钱五分 赤苓三钱 清宁丸三钱同煎

又 腑通脉平,诸症俱减,惟口中尚觉干燥,此胃液不充,营卫不和之故。拟养荣清燥法。

瓜蒌皮三钱 川贝母一钱五分 原生地三钱 归身一钱五分 炒白芍一钱五分 茯苓三钱 生薏米三钱 炙甘草五分 北沙参四钱 荷叶三钱 秫米一撮

又 诸症皆愈,精神亦渐复原,惟头昏不爽,早起胸膈微胀,连日阴雨过多,湿热上蒸之象,经所谓因于湿,首如裹也。宜清气降浊调理。

炙黄芪一钱五分 淡芩一钱 甘草一钱 蒸冬术一钱五分 薏米三钱 茯苓三钱 北沙参三钱 陈皮一钱,盐水炒 谷精草五钱 盐煮石决明一两

丸方失载(卷四)

陆妪都亭桥

高年气滞寒凝,腹痛上连中脘,时发时缓,以致脾不健纳,周身酸痛,脉沉而滞,当用温疏和法。

蒸冬术一钱五分 白芍一钱五分,桂酒炒 炙甘草五分 丁香五分 蔻仁五分 台乌药七分 黑山栀一钱五分 茯神三钱 生姜一片 大枣二枚

又 血枯气滞,便结腹膨,胁下不时收痛,脉见左沉右弦,法宜养血疏气,兼顾脾阴可愈。

归身三钱,酒洗 大白芍三钱,桂酒炒 瓜蒌仁三钱 薤白一钱,酒洗 大腹绒一钱 炒山栀一钱五分 制香附一钱 蒸冬术一钱五分 茯苓皮三钱 橘叶十片

又 照前方加:杜仲一钱五分,盐水炒 菟丝子一钱五分

丸方:

景岳左归丸加减(卷四)

王旭高临证医案

胡 腹中雷鸣切痛,痛甚则胀及两腰,呕吐酸苦水。此水寒之气侮脾,乃中土阳气不足也。温而通之。

附子理中汤去草,加川椒、吴茱萸、水红花子。

复诊 脾脏虚寒,宿积痰水阻滞,腹中时痛,痛甚则呕。仿许学士法。

附子理中汤加当归、茯苓、吴茱萸、枳实、大黄。

渊按:温下之法甚善,惜以后易辙耳。

三诊 腹痛,下午则胀,脉沉弦。此属虚寒挟积。前用温下,痛势稍减。今以温中

化积。

川熟附　党参　干姜　花槟榔　茯苓　当归　青皮　陈皮　乌药

四诊　腹痛三年,时作时止,寒在中焦,当与温化无疑。然脉小弦滑,必有宿积。前用温下、温通两法,病虽减而未定。据云每交午月其痛倍甚,则兼湿热,故脉浮小而沉大,按之有力。此为阴中伏阳也,当利少阴之枢,温厥阴之气,运太阴之滞,更参滑以去着法。

柴胡　白芍　枳实　甘草　吴茱萸　茯苓　木香　白术

另用黄鳝三段,取中七寸,炙脆,共研末。分三服。

渊按:既知宿积,何不再进温下?三年之病,谅非久虚。脉浮小沉大,乃积伏下焦。盖痛则气聚于下,故脉见沉大。此论似是而非。

五诊　腹痛,左脉弦,木克土也。仲景云:腹痛脉弦者,小建中汤主之。若不止者,小柴胡汤。所以疏土中之木也。余前用四逆散,即是此意。然三年腹痛,痛时得食稍安,究属中虚;而辘辘有声,或兼水饮。今拟建中法加椒目,去其水饮,再观动静。

老桂木　白芍　干姜　炙甘草　党参　川椒目

渊按:此寒而有积,为虚中实证,与建中甘温不合,故服之痛反上攻,以甘能满中,胃气转失顺下也。

六诊　用建中法,痛势上攻及胃脘,连于心下,左脉独弦滑,是肝邪乘胃也。姑拟疏肝。

金铃子　延胡索　吴茱萸　香附　高良姜　木香　白檀香(脘腹痛)

冯　当脐腹痛,呱呱有声。此寒也,以温药通之。

二陈汤去草,加淡苁蓉、当归、干姜、吴茱萸、乌药、砂仁。

复诊　温肾通汤以散沉寒之气。久服腹痛自已。

前方去当归,加川熟附、胡芦巴。

顾　当脐硬痛,不食不便,外似恶寒,里无大热,渴不多饮。寒食风热互结于脾胃中。用局方五积散合通圣散,分头解治。

五积合通圣,共为末。朝暮各用开水调服三钱。

复诊　用五积合通圣温通散寒,便通而痛未止。脉迟,喜食甜味,痛在当脐,后连及腰,身常懔懔恶寒。此中虚阳弱,寒积内停。拟通阳以破其沉寒,益火以消其阴翳。

四君去草,加肉桂、制附子、木香、元明粉、乌药、苁蓉。

三诊　温脏散寒,腹痛已止,今当温补。

淡苁蓉　杞子　熟地　当归　茯苓　陈皮　吴茱萸　制附子　乌药　砂仁

渊按:尚嫌腻滞。仍从四君加减为妙。

袁　三四年来腹痛常发,发则极甚,必数日而平。此脾脏有寒积,肝经有湿热,故痛则腹中觉热。拟温脾,兼以凉肝。

金铃子散　陈皮　茯苓　干姜　白术　川朴　白芍　神曲　砂仁

复诊　腹中寒积错杂而痛,古今越桃散最妙,变散为丸可耳。

淡吴萸　干姜　黑山栀　白芍　炙甘草。

另神曲末一两,煮糊为丸。每朝服三钱,开水送下。

渊按:夫越桃散惟姜、栀二味;吴萸、白芍者,复以戊己法;加甘草,取其调和也。(脘腹痛)

某　腹中有寒,疼痛不止,法当温通。

金铃子散　干姜、吴茱萸、当归、枸杞子、官桂、木香、乌药、紫石英。(脘腹痛)

徐　经行后奔走急路,冷粥疗饥,少腹疼痛连腰胁,兼及前阴。此肝肾受伤,又被寒侵而热郁也。《经》云:远行则阳气内伐,热舍于肾。冷粥入胃,则热郁不得伸,故痛也。遵寒热错杂例,兼腹痛治法。

川连酒炒　炮姜炭　桂枝　白芍吴萸三分,煎汁炒　木通　全当归　香附　山楂炭　焦山栀　旋覆花　新绛屑(妇人)

吴鞠通医案

赵　三十八岁　七月二十四日　感受燥金之气，腹痛甚，大呕不止，中有蓄水，误食水果。

公丁香三钱　半夏一两　茯苓皮五钱　生姜一两　川椒炭六钱　乌梅肉三钱　吴萸四钱　陈皮五钱　高良姜四钱　枳实三钱

水五碗，煎二碗，渣再煎一碗。另以生姜一两，煎汤一碗。候药稍凉，先服姜汤一口，接服汤药一口，少停半刻，俟不吐再服第二口。如上法，以呕止痛定为度。

二十五日　燥气腹痛虽止，当脐仍坚，按之微痛，舌苔微黄而滑，周身筋骨痛，脉缓，阳明之上中见太阳，当与阳明从中治例。

桂枝六钱　川椒炭二钱　生姜三钱　白芍三钱，炒　公丁香一钱　防己三钱　苡仁五钱　茯苓六钱　半夏五钱

煮三杯，分三次服。服此，身痛止。

二十六日　脉小于前，身痛已止，六脉未和，舌黄滑苔。

半夏五钱　生姜三钱　蔻仁钱半　茯苓五钱　陈皮三钱　厚朴钱半　苡仁五钱　大腹皮三钱　川椒钱半

二十八日　腹胀如故不瘥，加：

半夏一两

初一日　太阳痹。

桂枝六钱　茯苓皮五钱　茅术炭三钱　防己四钱　通草一钱　片姜黄三钱　杏仁五钱　苡仁五钱　滑石六钱　蚕砂三钱

初六日　腹胀停饮，前方内去术之守，加苦辛之通，又去滑石。

大腹皮三钱　厚朴三钱　枳实三钱　陈皮三钱

初十日　六脉俱弦，胃口不开，腹胀肢倦，宜通六腑，即劳者温之之法也。

桂枝六钱　大腹皮三钱　川椒炭三钱　陈皮五钱　益智仁三钱　半夏五钱　枳实二钱　茯苓五钱　厚朴二钱

服五帖而愈。（中燥）

某　脉沉紧为里寒，木旺土衰，浊阴上攻，腹拘急时痛，胁胀，腰痛，宜苦辛通法，兼醒脾阳。

白蔻仁一钱　官桂一钱　川朴二钱　半夏三钱　生苡仁三钱　荜拨一钱　藿梗三钱　木香八分　生香附三钱　广皮钱半　郁金二钱　乌药二钱（脾胃）

类证治裁

夏氏　当脐疠痛，触寒屡发，痛来饮食都废，神色清减，脉虚弦。据述服和肝调气不应，数年前曾以鸦片烟脚为丸，服下痛止。夫鸦片能行下身经络，此症明系血络阻滞为患，况痛久入络，宜辛温以通之。若但如四七汤、四磨饮仅开气分。昔贤谓经主气，络主血，不分经络，安能应手。用当归须（酒拌）、延胡索、小茴（酒焙）、新绛、桃仁（研）、旋覆花（绢包煨），服效。

薛　寒热咳嗽，数日后小腹掣痛，疑为肠痈。诊脉浮弦，全不沉数，乃络虚气聚，非肠痈也。用杏仁、栝蒌、茴香、橘核、当归、延胡（俱酒焙）、木瓜，二服全瘳。

族兄　小腹右偏痛，直注大股正面、侧面而下至膝盖止，因行走劳顿，寒热痛发，必是小腹先受寒袭于腿经，故痛而发寒热也。宜温通，勿使成痹，但在高年，不宜过剂。橘核（酒炒）、木香、木瓜、归须、牛膝、小茴香、桑寄生、生姜、葱白，再服微汗，而痛如失。

龙砂八家医案

苏州枫桥姚小腹宽痛，呼吸俱甚，且上为咳逆，皆属二阴之邪，久积于中故耳。

桂枝五分　当归一钱　白芍　通草　乌药　青皮　紫朴各一钱　吴萸三分　生姜一片

(王钟岳先生方案)

吴载旸小腹痛症　二便俱闭,小腹形如覆杯,手不可按,浊气上逆,则烦闷不舒,暴怒趋急,渐至如此,膀胱气不化行,精液复伤,脂腴凝滞,闭塞下元。宜通达气血之滞,瘀散胀消,二便始快矣。

川连五钱　牛膝二钱　郁金　木通　枳壳各一钱　车前　桃仁钱半　韭汁一小杯　调琥珀末初起

又脉象略和,少腹痛处高突亦平,但交阴气冲,乃浊阴之邪,上干犯胃,尚宜渗利,以清肃上焦。

茯苓　泽泻　广皮　川连　山栀　知母　麦冬　石斛(王钟岳先生方案)

尚友堂医案

靖邑卢田李龙泮妻,年近四旬,患发热腹痛,医以小建中汤投之,未减,随用附子理中汤二剂,心烦便闭,痛甚,昼夜不安。余与舒君德昌、王君声拔同往诊视。入室搴①帷,热气扑面,口渴舌粗,脉细而数。予曰:此阳明蓄血症也,法宜犀角地黄汤合桃仁承气汤主之。二君相谓:生平医病多矣,未尝见有此症,先生之言得毋欺乎?予曰:服药后必下结粪,结粪后必下黑血,浼君耐坐片晌,即有明征。命其子将药煎好灌入,少顷,腹胀便急,果下结粪数枚,旋下瘀血碗许,死蛔三条。改用滋阴生血,数服而安。人咸以为异。夫医亦何异,惟切脉审症,能得古人之所同,乃为今人之所异耳。(治阳明蓄血)

彭凤书先生室人,年届五旬,经信未断而兼失血。入冬后腹时作痛,医药叠更无效。延及孟春,腹痛愈剧,咳嗽多痰,头背恶寒,手足冰冷,腰酸体重,少腹胀痛,饮水倾吐,色如屋漏。危急之际,迎余诊治。六脉沉迟而弱,两尺更甚,面白唇淡,口不作渴,山根筋现,腹得热手重按痛乃稍缓。此太阴痰饮,少阴真寒,厥阴呕逆之症,授以附桂理中汤,加砂蔻以涤饮,椒萸以散逆。先生见方药迥不侔②前,因谓余曰:内子生平,肝脉过旺,体瘦多火,常患齿痛。一切温热之品素所禁用。余曰:尊阃③向来脉症,弟固不知;由今而论,其为三阴真寒无疑。盖脉沉迟,三阴里寒也;弱者,病久气虚也;腹痛,寒盛于中也;头背恶寒,寒淫于外也;阳微不能顺布,故四肢厥逆;阴寒上逆则吐,吐水如屋漏而有秽气者,喻氏所谓胃底之水也。但此症服桂附理中汤,必得泄泻乃能痛减,喻氏所谓阴邪从大便而出,呱呱有声者是也,景岳所谓通则不痛是也,舍此温补,别无他法。先生见余议病详悉,放胆令服。然腹痛每日不减,兼之大便闭塞,于是生熟附子,大剂陡进,服至两旬而大便略解,经信亦通,服至三旬而冬尽春回,里阳来复,阴凝自化,乃得泄泻,胀痛俱除,饮食加进,百体顺昌。是症也,非先生确有真见,相信之深,既服桂附而腹痛未已,则以为药不对症,或因大便闭久则以为燥热伤阴,势必更医易方,其不至偾乃事者几希矣。(治腹痛呕吐)

罗姓妇三年腹痛,痛甚则闭门静卧,羞光怕日。余诊其脉,沉迟而弱,明系中寒。何以历治不效?总由恣食寒凉荤茹,又不耐心服药,故时愈时发。令服丸药一料,乃得全愈。方用黄芪酒炒三两、党参米炒二两、白术土炒二两、茯苓一两、半夏八钱、砂仁一两、小茴一两五钱、川椒一两、附片二两、广皮五钱、公丁香六钱、破故纸二两、吴茱萸八钱、神曲一两、上肉桂六钱,共碾末;红枣一斤去核、煨姜二两去皮,煎汤和丸,小豆大。早晚开水吞服三钱。(治腹痛不愈接服丸药)

靖邑杨元昌子,年十九,病患寒湿外袭,发热恶寒,隐隐腹痛。医以砂半理中汤与之,

① 搴(qiān 千):通“褰”。撩起。
② 不侔(móu 牟):不相等,不等同。
③ 尊阃(kǔn 捆):对人妻室的敬称。阃,闺门。

腹乃大痛。复以桂附理中汤与之,填实寒湿,痛莫可耐。余诊脉浮而细,投以桂枝汤加苍术,解表和营、升阳除湿,二剂而愈。

赖姓子,病患寒湿。医以凉药下之,寒湿陷入太阴,腹痛欲绝。余以艾火灸神阙穴三壮,腹痛稍止,旋以桂枝汤加苍术、防风、桔梗、陈皮、厚朴,三剂而安。(治寒湿腹痛二条)

南邑燕宜春先生,身体康强,年近古稀,从不服药。间或腹痛汗出,不以为病。其子上达,中心惓惓。二月初旬,余在省垣饶联芳先生家治病,适与燕氏乔梓[①]相遇,因就诊焉。六脉俱结而代。谓其子曰:尊人春得秋脉,法不利于秋,恐半老半病之境,必交霜降乃可言吉。先生闻之大有不豫色。然八月十一,得晤先生,言笑自若,健旺如常。余心疑症不应脉。迨至十六日,汗出头昏,先生自沐浴更衣,就寝而逝,足征脉不负症也。(论腹痛汗出忌脉)

(评选)爱庐医案

脾肾之阳素亏,醉饱之日偏多。腹痛拒按,自汗如雨,大便三日未行,舌垢腻,脉沉实。湿痰食滞,团结于内,非下不通,而涉及阳虚之体,又非温不动。许学士温下之法,原从仲圣大实痛之例化出,今当宗之。

制附子五分　肉桂四分　干姜五分　生大黄四钱　枳实一钱五分　厚朴一钱

诒按:论病立方,如良工制器,极朴属微至之妙。

再诊:大腑畅行,痛止汗收,神思倦而脉转虚细。拟养胃和中。

北沙参三钱　甘草三分　橘白一钱　白扁豆三钱　丹皮一钱五分　石斛三钱　白芍一钱(腹痛门案一条)

王氏医案续编

王开荣偶患腹中绞痛,伏暑在内。自服治痧诸药,而大便泻血如注。香燥可以益热。孟英诊之,左颇和,右关尺弦大而滑,弦滑者痰也,大者热也。面色油红,喘逆不寐。与苇茎汤合金铃子散,加银花、侧柏叶、栀、斛、芩、连。二帖后,面红退,血亦止,乃裁柏叶、银花,加雪羹、枯荷杆。又二帖始发热,一夜得大汗周时,而腹之痛胀,爽然若失,即能安寐进粥。改投沙参、知母、花粉、桑叶、杷叶、石斛、白芍、橘络、杏仁、冬瓜子、茅根、荷杆。三帖大解行,而脉柔安谷。

陈春湖令郎子庄,体素弱,季秋患腹痛自汗,肢冷息微,咸谓元虚欲脱。孟英诊之,脉虽沉伏难寻,痛脉多沉。而苔色黄腻,口干溺赤,当从证也。与连、朴、楝、栀、元胡、蚕砂、醒头草等药而康。次年患感,复误死于补。又夏酝泉延孟英视钱妪腹痛欲绝证,因见弦滑之脉,与当归龙荟丸而安。

许仲筠患腹痛不饥,医与参、术、姜、附诸药,疼胀日加,水饮不沾,沉沉如寐。孟英诊脉弦细,苔色黄腻。投以枳、朴、萸、连、栀、楝、香附、蒺藜、延胡等药。二剂便行脉起,苔退知饥而愈。

吴酝香大令四令媳,时患腹胀减餐,牙宣腿痛,久治不效,肌肉渐消,孟英诊脉,弦细而数,肝气虽滞,而阴虚营热,岂辛通温运之可投耶?以乌梅、黄连、楝、芍、栀子、木瓜、首乌、鳖甲、茹、贝,服之果愈。继与甘润滋填,肌充胃旺,汛准脉和,积岁沉疴,宛然若失。

阮范书明府令正,患腹痛欲厥,医见其体甚弱也,与镇逆通补之法,而势日甚。孟英察脉弦数左溢,是因忿怒而肝阳勃升也。便秘不饥,口苦而渴。与雪羹、栀、楝、旋、绛、元胡、丹皮、茹、贝,下左金丸而愈。逾年以他疾殁于任所。

---

① 乔梓:亦作“桥梓”。按儒家以为父权不可侵犯,似乔;儿子应卑躬屈节,似梓。后因称父子为“乔梓”。

张月波令弟，陡患腹痛，适饱啖羊肉面条之后，医皆以为食滞，连进消导，痛甚而渴，得饮大吐，二便不行。又疑寒结，叠投燥热，其病益加，呻吟欲绝，已四日矣。孟英视之，脉弦数，苔干微黄，按腹不坚，以海蜇一斤，凫茈一斤，煎汤频灌，果不吐，令将余汤煎栀、连、楝、斛、茹、芩、枇杷叶、知母、延胡、柿蒂、旋覆为剂，吞龙荟丸。投匕而溲行痛减，次日更衣而愈。

问斋医案

肝郁不伸，土为木克，脾湿生痰，痰阻气机，胸腹胀痛。痛则不通，通则不痛。《医话》会通煎主之。

制香附　乌药　广木香　广藿香　枳壳　陈橘皮　川厚朴　制半夏　延胡索　五灵脂　蒲黄　没药(诸痛)

王氏医案三编

周光远令正，孀居十载，年已五十三岁，汛犹未绝，稍涉劳瘁，甚至如崩。偶患少腹偏左掌大一块作疼，其疼似在皮里膜外，拊[①]之痛甚，越日发热自汗，眩冒谵语，呕渴不饥，耳聋烦躁。孟英循其脉虚软微数，左兼弦细，便溏溲热，舌本不赤，略布黄苔。营分素亏，而有伏热阻于隧络，重药碍投，姑予芩、连、芍、楝、竹茹、桑叶、白薇、通草、橘核、丝瓜络、灯心，少加朱砂和服。一剂势即减，二剂热退呕止，啜粥神清，第腹犹痛，去桑、芩、灯薪、朱砂，加苁、归、苡、藕，服数帖而起。迨季冬，其君姑七十八岁，患腹痛，痛亦仅在皮膜，仍能纳食，二便无疴，数日后痛及两腰，机关不利，碍于咳嗽，痰出甚艰，而有咸味，夜不能瞑。孟英视曰：肝肾大虚，脉络失养也。以沙参、熟地、归、杞、苁、膝、杜仲、石英、羊霍、络石、薏苡、胡桃等药进之，日以递愈。继用一味桑椹，善后而康。

归砚录

钱塘吴君馥斋令正，每食猪肉少许，即腹痛气冲，神瞀如寐，必呕吐而始舒，如是者经年。余亦作厥阴郁热治，以雪羹吞当归龙荟丸而瘥。

有人因劳力后季胁作痛，诸药不愈，而问治于余，适徐君亚枝有保胎神佑丸寄送，余遂以三钱与之，竟尔霍然。继有因踢伤而腹痛时作者来乞药，亦用此丸一服，果下黑矢而平。

角里街怡昌烛铺苏妪，年已六旬。偶患腹痛，医谓寒也，进以热剂，痛渐剧而腹胀便闭，按之甚坚，又以为肠痈，攻之而愈痛，遂绝粒不眠，呼吸将绝。挽余视之，脉滑而数，舌绛苔黄，口臭溺无，热阻气也。以雪羹煎汤调益元散五钱，徐灌之，即痛减气平。次日以雪羹汤送当归龙荟丸三钱，便行溺畅，随以轻清药数帖而痊。

得心集医案

蒋振辉乃室　向有腹痛带下之疾，用通经去瘀之药获效，医者病家，辄称用药之妙。讵痛虽暂止，而经水自此失常，迨至旬日一下，又旬日点滴不断。累延半载，腹痛仍作，痛时少腹有块，触之则痛愈增，痛缓则泯然[②]无迹。旧医犹引旧例，更指拒按为实之条，用尽通瘀之药，以为通则不痛，而有形无形，置之弗论。自此胀痛愈增，无有缓时，及加呕逆不止，大便不通，医复于桃仁、灵脂药中，更加大黄、枳实。服下腹中窒塞，气急上冲咽嗌，四肢冷汗时出。迫切之顷，夤夜[③]邀视，病家绝不怪前药之误，尚问巴霜丸犹可及否？余

① 拊：古同“抚”，安抚，抚慰。
② 泯然：消失净尽貌。
③ 夤(yín，寅)夜：深夜。

曰:补之不暇,尚可通乎?况腹中真气悖乱,愈攻愈散。于是以丁、蔻、附、桂、小茴、川楝,猛进二剂。所幸少年形体尚旺,俾浊阴迷漫之逆,藉以潜消。后加紫石英、枸杞、当归、苁蓉亟进,间以归脾汤吞滋肾丸一月方健。缘此症多由房劳过度,冲任损伤所致。医者不知专固奇经,反行破气耗血,致有此逆。最可恨者,医与病家不知定乱反正之功,谓余为偶然之中,且议少年妇女,服此补剂,必难怀孕。嗣后每一临月,辄用通行之药,致令果不怀孕,可胜慨哉!

归脾汤

滋肾丸(诸痛门)

吴妪　初起心腹间微痛,越二日,痛苦异常,汗大如雨,水米不入,口不作渴,小水清利,神昏懒言,坐难片刻,俨然虚极之象,自云素属中寒,难以凉剂。诊得六脉时伏,内外一探,虚实难决。因思痛症脉多停指,况阳明痛极必汗,若三阴之痛,必面青背曲,何得汗大如雨?势必内有积热,所以饮食加痛,病方入里,所以口不作渴,痛难支持,所以神昏懒言,乍观虽惑,细究无疑。于是君以芩、连、白芍,平肝清火,臣以槟榔、厚朴,下气宽中,佐以油归润肠,使以泽泻下行,三剂通利而全愈。盖此症极多,治不一法,倘大便旬日未解,及壮实之体,宜承气汤攻之,正所谓痛随利减,通则不痛之意也。(诸痛门)

傅妇　素属阴亏,常宜斑龙丸。无病求诊,冀余写补剂。余曰:脉来弦紧而沉,有凝滞之状,腹中必有宿食,秋深恐成痢疾,目今调治,昔药非宜。况邪气久居肠胃,其脏气之虚实可知。但伏邪未溃,岂可暴攻?譬之贼兵方聚,未张其势,我等只宜先固城郭,以示其威,令其自散可耳。以四君子汤加枳壳一剂,服下腹中略响,正邪气缓散之征。讵妇女辈闻余言有滞积,竟私煎服浓姜茶二汤一碗,下咽之后,腹中绞痛难堪,下利数十行,头身大热,十指微冷。时值傍晚,急延余视。初不知其服姜茶汤也,谓曰:四君逐邪,果有如此之暴耶?因述所误。盖微积久伏,肠胃素薄可知,得此姜茶刮决之物,岂不大张其势。然至圊虽勤,所下甚少,余邪尚存未尽,而既已误治惹动其邪,无如乘其元气未败,再与疏通尽驱其邪,更以小剂行气之品一剂,泻下腹痛略减,但潮热指冷不除。次早复诊,问所下何物。视之,一团白沫,隐然秋深肠澼之征。此时人事困顿,脉仍弦紧,是知当理阳气,投建中汤以建立中气,弗投理中以复削其阳气,与《金匮》小建中汤一剂,其症悉痊。愈后,余不禁自笑,盖初因未病,余为寻病治之,中因自误,余即以误治之法治之,末因脾阳衰弱,余全不以补药补之,见亦奇矣。而非见之奇,实见之先耳。

小建中汤

芍药　桂枝　甘草　饴糖　姜　枣(诸痛门)

随息居重订霍乱论

徐德生家一婢,年十七矣。陡患腹痛,稍一言动,则痛不可支,以为急痧中恶,遍治不应,飞请余往。尚以丹雄鸡强伏其心下,然神色如常,并不吐泻,脉来牢涩,苔色腻黄,乃多食酸甘而汛阻也,询之果然。以桃仁、红花、生蒲黄、灵脂、香附、延胡、芍药、海蛇、萝菔为方,送龙荟丸,遂愈。

陈喆堂令郎子堂,甲寅春,连日劳瘁奔驰之后,忽然大便自遗,并非溏泻,继言腹痛,俄即倦卧不醒,及唤醒,仍言腹痛,随又沉沉睡去。或以为痧,或以为虚,邀余决之。身不发热,二便不行,舌无苔而渴,脉弦涩不调,非痧非虚,乃事多谋虑而肝郁,饥饱劳瘁而脾困,因而食滞于中也。予槟、枳、橘、半、楂、曲、菔、楝、元胡、海蛇,服二剂,痛移脐下,稍觉知饥,是食滞下行矣。去楂、曲,加栀、芍,服一剂,更衣而愈。(梦影)

凌临灵方

钱左(三月) 寒湿气滞,肝胃不和,绕脐腹痛,纠缠不已,脉右弦滑,治宜泄木和中。

金铃子 荔枝核 新会皮 小茴香 淡干姜 元胡索 宣木瓜 法夏 焦麦芽 制香附 左金丸 小青皮 广木香(腹痛)

医学举要

枫泾镇宋元英,境享安闲,恣情房帏,患腹痛二年,医药不效,遂就诊于吴郡极时之医,以绝证为辞。宋即归家,料理后事,深信医言为不谬。余适过枫,晤宋氏西席①程永孚,谈及医理,遂为知己。遂同元英来寓就诊,细按其脉,细询其证,总是阴阳悖逆,升降不利使然。问曰:曾服泻心汤,进退黄连汤否?曰未也。因酌一方以授,投一剂而稍平,数剂而全愈。(卷六)

吴东旸医案

老闸养德堂药铺姜巽甫病,六月二十八日老介福绸号叶月槎兄代邀往诊。病因宝善街火警,早起受寒,又啖瓜果,以致腹痛。挑痧后,手指麻木,邀孟河医治之。方中用川朴、丁香等味,初进水泻,继而便溏,再进而大便硬结矣。第三剂仍用丁香等味,并未审太阴之湿已去,而阳明之燥将作也。服后烦闷异常,内火益炽。另请沪上所称名医者治之,方首即书云:湿温夹暑夹阴,有发为斑疹之虑等语。且有鸽麝熨脐之法,方用附子理中丸兼北细辛等味。服之面赤气粗,两足如烙,证益加剧,始经予诊。予笑谓之曰:此症乃药病,非真病也。与一清解方,嘱其连进二剂,可向愈矣。越二日早晨,予正应门诊,而巽甫至,亦即就诊,予因一面之故,已不能记忆,犹询姓氏,渠乃微哂曰:余即日昨请诊之姜某也,先生竟忘了耶?顷间叶月翁亦至,相与一笑云:医术以效为常,此案本不足存,且近于扬人之短!非吾素愿。惟学术粗浅者,认证不清,往往有之,岂有负一时之盛名,而阴阳背谬,一至于是乎?医为仁术,为之者,宜何如慎之又慎耶!

时病论

阳体中寒仍用热剂而愈

瀔水姜某,禀体属阳,生平畏尝热药,一日腹中作痛。比丰诊之,两手之脉皆沉迟,舌根苔白。丰曰:此寒气中于太阴,理当热药祛寒。曰:素不受热药奈何?曰:既不任受,姑以温中化气为先,中机最妙,否则再商。即以豆蔻、砂仁、吴萸、乌药、木香、厚朴、苏梗、煨姜,服之未验。复诊其脉,益见沉迟,四肢逆冷更甚。丰曰:寒邪深入,诚恐痛厥,非姜、附不能效也。虽然阳脏,亦当先理其标。即用甘热祛寒法加肉桂、白芍治之,遂中病机,腹痛顿减,脉形渐起,手足回温,改用调中,始得安适。可见有病有药,毋拘禀体阴阳,但阳体中寒,辛热不宜过剂;阴质患热,寒凉不可过投;遵《内经》"衰其大半而止"最妥。(临证治案七)

慎五堂治验录

姚,右,庚辰,安亭。胃土本弱而受肝之克,克则土愈弱而木愈强,是以脉来右弦,纳食时少,小腹攻痛,上窜脘间,泛泛作恶,时时眩晕,耳内蝉鸣,大便溏泻相因而至矣。当以法和之,然病经数载,非一朝一夕可图之。

旋覆花三钱 肉桂二分 白茯神三钱 金铃子三钱 白芍二钱 金石斛三钱 新绛七分 香附三钱 生谷芽一两 左金丸三分 葱管一尺 金柑皮二枚

---

① 西席:家塾的教师或幕友。

唐福,睦族溇。食后入水中,遂起腹中攻痛难当,呕吐粪水,大便秘结。前用温脾、备急不应,危急之秋,当用仓公火剂汤,望可便通痛缓,是背城一战之法也。

倭硫磺二钱　火硝一钱　巴豆仁三粒,去净油

用长流水煎二沸,去渣冷服。一剂即愈。

钱,左,陆家角。食阻中州,过饵消导,遂致下血。今血止而腹满且痛,大便溏,小溲少,脉细弦,舌红苔白。乃肝因脾亏而来侮也。治以补脾抑肝。

於术　枳壳　冬瓜子　雪羹　广郁金　苡仁　香附　旋覆花　陈皮　金铃子　吴萸

一剂知,二剂已。

温氏医案

辛巳季夏,丙子陡患腹痛,四肢发厥,少腹左旁,突起一包,痛疼非常,口不知味,饮食难进,时作干呕,颇似奔豚,用奔豚汤不效。向来脾虚气滞,改用香砂六君子汤,亦不效。势愈危笃,因悟及仲景先师吴茱萸汤方,能治厥阴呕疼。况少腹起包,正厥阴部位。观此危症,非大剂不能奏效。急用吴茱萸八钱、潞党一两、生姜二两、陕枣十枚。浓煎与服。服后片刻,即吐出冷痰碗许,其痛立减。随服二道,下咽即吐,意谓将药吐出。细视,概系痰涎,比前较多,少腹之包已散,须臾思食。按:此由于阳气素虚,值夏季月湿土当令,饮入于胃,失其运化之权,停蓄于胃,化为痰涎,阻遏清道,以致不思饮食,腹中起包。方用吴茱萸之大辛大温,宣通阳气;佐人参之冲和,以安中气;姜枣和胃,以行四末。实为胃阳衰败之神方也。岂仅厥阴之主方哉!足见仲师之方,应变无穷,故志之。(痰厥)

许氏医案

甲午秋,戎部李星若夫人,腹疼如绞,日久欲死,延余诊视。脉沉细,知系虚寒气结,他医误用凉药,以致病剧。余始拟以附子理中汤加减,一服而愈。旋因食抄绞痛如故,九日不便,诊脉虚细,系九结中之秘结。不可攻下,拟以前方加润导之品便通而愈。旋又风抄,九月初一日痛绝,齿脉俱闭,仅存一息,其胞兄内阁中书[①]虹若言女初三日吉期,设无救奈何?余为情急,恐药饵不及,嘱星若亲灸章门、虎口、三里等穴,并将前方加山甲、牛膝、桂枝、木香、乌药等擦牙,以箸启齿,呷药,一时而苏,脉复。余出曰:包辨喜事无虞。数服而愈。

诊余举隅录

壬辰冬,余寓天津,苏州严某,每于申时后、子时前,腹中作痛,上乘胸脘,甚至呕吐,静养则痛轻而缓,劳乏则痛重而急,病经十年,医治不效。余切其脉,虚细中见弦数象,知是气血两亏之体,中有酒积未清,故至申子二时,蠢然欲动。尝见书载祝由科所治腹痛症一则,与此情形颇合,惟彼专去病,故用二陈汤加川连、神曲、葛根、砂仁;而此则病经多年,正气既虚,阴血亦损,法当标本兼顾,因师其方,加参、术、地、芍治之。服至十数剂,病果由重而轻,由轻而痊矣。当此症初愈时,十年夙恙,一旦奏功,人闻其异,索方视之,以为效固神奇,药乃平淡,莫名所以然。殊不知治病原无别法,不过对症用药而已。药与症合,木屑尘根,皆生人妙品,岂必灵芝仙草,始足却病以延年。(腹痛宿证)

甲午,都中有胡某,少腹气痛,上冲两胁,日夕呻吟,甚且叫号,并见面赤汗淋,溺少便结等症,来延余诊。切其脉,痛极而伏,按之许久,指下隐隐见细数而浮之象。审是阴不济阳,阳气炽张,横逆无制所致,法当微通下

---

① 中书:明清时内阁中负责编写等工作的文官职员。

窍,使浊阳不上干,诸症斯已。用清润汤加羚羊角,一剂二便通,痛遽平。后承是方加减而愈。(少腹痛火证)

张聿青医案

陈右 肝气不和,横逆入络,腹痛牵引腰际,心悸耳鸣。再平肝泄肝。

金铃子切,一钱五分 橘红络各一钱 制香附二钱,打 厚杜仲三钱 白芍一钱五分 春砂仁七分,后入 杞子三钱,炒 甘菊花一钱五分(气郁)

左 气虚湿滞,气虚则肌肉不充,湿滞则少腹撑满。拟补中寓泻。

大有芪四钱 奎党参四钱,同芪研极细末 制半夏一钱五分 云茯苓三钱 生熟草各三分 广皮一钱。四味煎汤送参芪末(腹痛附小腹痛)

柳右 腹痛脉沉。气寒而肝横也。

制香附 砂仁 桂枝 磨木香 炮姜 小青皮 沉香 乌药 枳实炭 楂炭

二诊 腹痛稍减,脉形沉细。前年大便解出长虫。良由木失条达,东方之生气,挟肠胃之湿热,郁而生虫矣。调气温中,参以劫虫。

广郁金一钱五分 使君子一钱五分 金铃子一钱五分 制香附二钱,打 白蒺藜三钱 川桂枝五分 朱茯神三钱 陈皮一钱 焦楂炭三钱 砂仁七分 炙乌梅一个

三诊 脉症相安,但腹痛仍未全定。前法进退,以图徐愈。

金铃子一钱五分 使君子一钱五分 玄胡索一钱五分 广皮一钱五分 制香附二钱 砂仁七分 广郁金一钱五分 鹤虱一钱五分 楂炭二钱 乌梅八分

某 腹痛难忍,大便解出长虫,腹胀坚满,此蛔蚀而肝木失疏。恐致痛厥。

使君子三钱 花槟榔一钱 炒鹤虱三钱 炙苦楝根三钱 川雅连四分 臭芜荑二钱 广郁金一钱五分 淡吴萸四分 乌梅丸一钱五分,开水送下(腹痛附小腹痛)

左 当脐作痛。前投疏通不应,再仿塞因塞用法。

熟地炭 萸肉炭 丹皮 福泽泻 杭白芍 云茯苓 炒山药 砂仁 龟甲心五钱,瓦上炙成炭,开水先调服

王右 当脐作痛,面色浮黄。湿食寒交阻不运。急为温化。

台乌药一钱五分 制香附二钱,打 缩砂仁七分 焦楂炭三钱 枳实炭一钱 云茯苓三钱 沉香片四分 香橼皮一钱五分 上安桂四分,饭糊为丸,先服

二诊 当脐作痛稍减。再为辛通。

白芍 楂炭 砂仁 沉香片 上安桂四分,饭丸 郁金 青皮 制香附 金铃子

三诊 加熟地黄四钱、龟甲心四钱(炙枯成炭,陈酒先调服)。

王左 痛从少腹上冲,日久不止。脉细虚软。夫少腹两旁属肝,居中为冲脉,冲脉布散胸中。今自下冲上,显属奇脉空虚,厥气肆扰也。

酒炒当归四钱 老生姜二钱 炒杞子三钱 川断肉三钱 炙黑甘草二分 杭白芍一钱五分 上安桂四钱,饭糊为丸,先服 精羊肉一两五钱,煎汤,去尽油沫,代水煎药(腹痛附小腹痛)

左 少腹痛,冲及脘。当治肝胃。

淡吴萸 制香附 炒枳实 南楂炭 整砂仁 炒白芍 制半夏 青皮(腹痛附小腹痛)

柳宝诒医案

周 痛由少腹,升引及于脘胁,甚于左半,咳逆掣引,手不可按。凡此痛状,皆因血络阻室,以致撑胀逆满,与因乎气积阻室者不同。六七日来,热象蒸郁,二便不畅,脉象细弦而数,舌绛苔黄,神情躁扰不定。此系郁热

内蕴，瘀结营络，大约在肝经部分。拟先用疏营清热，通络化瘀之法，望其痛势稍缓再商。

旋覆花包 归尾 橘络 炒丹皮 丹参 小青皮醋炒 醋延胡 赤芍酒炒 川楝子酒炒 长牛膝酒炒 丝瓜络去油，乳香研末，拌炒 青葱管

另：酒炙大黄炭八分 琥珀屑四分 乳香四分 没药四分

元麝五厘 其研末，调服。

二诊 前方专通瘀络，痛势与热象均减。惟腹气胀闷不舒，二便行而不畅，咳引转侧仍觉掣痛，此由气机为络瘀所阻，通运少力，故蒸郁之势虽松，而有形之瘀阻，尚不能通达也。兹拟疏通络气为主，仍佐化瘀之意。缘痛势已缓，即以缓法应之，无庸以猛剂急攻矣。

旋覆花红花同包 瓜蒌皮 广郁金 归须 橘络 炒丹皮 鲜生地姜汁炒 丹参 醋延胡 乌药 丝瓜络 青葱管 降香片

另：末药仍照前服。(脘腹痛)

丁 寒气袭于厥阴之络，少腹胀痛，上及于脘，甚则作呕，脉象迟弦而细，舌苔厚浊。法当苦泄温通。

金铃子肉酒炒 延胡索酒炒 青广木香各 淡干姜盐水炒 牛膝炭吴萸煎汁拌炒 细川连姜汁炒 乌药 枳实生切 木瓜酒炒 制半夏 橘络核各，炒，打(疝气)

崇实堂医案

王炳南，通命理训蒙，秋初病疟，仅发两次，用俗传截疟法止住。吾曰：邪未退而截住，定有后患。十日后，腹胀而痛，身倦怠，饮食减，尚不为意。一月后，支持不住，邀余诊治。其脉两寸部滑弱，两关部弦，两尺部弦劲搏指而缓，腹中疼，小腹硬如铁石而冷，小便清利，大便滞。用补中益气汤与服。两帖，寸脉稍起，余仍如故。余思阴邪结于至阴之处，非温不开，非下不去，乃用附子三钱，干姜、小茴香、吴茱萸各一钱，肉桂、当归各一钱，半川椒盐炒八分，大黄酒制三钱，为一剂与服。一帖大便畅行一次，腹内稍宽。三帖后，一夜大下二十余次，色晦臭恶，如鱼肠状，人不能近。彼甚恐，黎明来召余急往。诊其脉，六部微弱而平静，问小腹如何？云：小腹已温暖而软，痛亦止。余曰：脉平邪退，愈矣！何恐为？适余有西码之行，彼食松菌汤面，肢体浮肿，服朱医补剂，两日喘满不安。余回而向予零涕，余曰：无伤也，令服防已黄芪汤。二帖肿消喘定。日向安好。

昼星楼医案

自治下焦虚寒腹痛，呃逆频频，精神困倦，此方主之。自制：

砂仁七分 姜夏八分 桂心五分 姜朴一钱 木香六分 潞党二钱 淮山三钱 茯苓一钱 石斛二钱 陈皮八分 小茴一钱五分 菟丝一钱五分 盐故纸一钱五分 胡桃肉一钱 丁香四分

治泰雅堂中气虚弱，暑后用饭，夜深受寒，忽然脐腹疼痛，不得安寝。清晨呕逆酸物，腰亦引痛，不得偃息①。稍进饮食，膨胀弥甚。脉极沉伏，缘湿伏下焦，中气不能健运故也。连服两方，下黑粪赤溺，渐就痊安。自制：

姜朴六分 葛根八分 鲜皮二钱 生莲叶一片 酒生地二钱 赤茯一钱五分 藕节二钱 酒芩一钱 莲梗七寸 枳壳七分 香茹八分 甘草三分 炒车前一钱

次方姜炭七分 薏米一钱五分 石斛二钱 莲梗七寸 升麻五分 枳壳八分 沉香末三分冲 酒生地三钱 木香末五分冲 胆草八分酒制 盐泽泻一钱五分 赤小豆一钱 女贞二钱 吴萸一钱半汤泡

---

① 偃(yǎn 眼)息：休养，歇息。

家三兄忽然肚腹胀痛，呼号不绝，大渴引饮，兼之呕吐，饭粥不下，势甚危急，命予治之。按其脉甚沉伏，腹痛反复，不能审定。但治其病之源，因以意消息之。盖兄元气素弱，最嗜酒及鸦片，常为永夜之谈。夜卧则火炽而阴亏，嗜烟酒则精耗而血损。且酒后嗜茶，致引湿入于膀胱。中枢气弱，不能运化，遂猝然为腹痛䐜胀之证也。治法宜温中以散寒湿，养阴以解烦渴，顺气以消胀满。方以葛根为君者，所以解宿醒而清其源也。另煎葛根二钱、酒生地三钱、莲梗七寸，口干时当茶饮之，具方于下。自制：

葛根二钱　焦芍一钱　沉香末七分冲　炙草四分　元参一钱五分　当归一钱五分　姜炭八分　麦冬一钱　木香末五分冲　女贞一钱五分　熟首乌一钱五分

雪雅堂医案

脉虚软大，发热夜甚，腹痛，应以血虚发热例治之。

熟地炭四钱　生绵芪五钱　银柴胡二钱　全当归二钱　炙甘草一钱　云茯苓三钱　酒白芍二钱　炮姜炭一钱　桂枝尖一钱

王　腹痛绵绵，肝脾营络虚寒，拟辛温通络。

全当归　云茯苓　炮姜炭　肉桂心　炙甘草　大黑枣

念五年正月晦日，余由家到烟台，越十日接家函，知余走之次日，三妾经行颇多，如注者两点钟之久，又复因怒腹痛甚重，天癸回歇，卢姓医进以活血行气解郁之剂，经脉复来些许，又来白色者，两日而腹痛终未见轻，窜胁痛甚，似有如鸡卵大一物，又泻完谷不化两日，进以鸦片烟得止。余十八日返里，胁痛愈，大腹脐之两旁，腹皮高突，脐两边痛不可忍，日夜不止，食物更剧，唇白口淡，舌无苔，夜出虚汗，腹满坚硬，两手脉沉弗起，右关沉紧坚牢，乃太阴寒实所结重症，所以此时服理中建中等不中也，大便两三日一行。余仿吴鞠通法，进天台乌药散二钱，加巴豆霜一分，药进，辛苦万分，矢气无数，次日大下浊秽如黄白油者半罐，胀满略消，坚亦略软。又进以炒白术五钱，川附子五钱，丽参四钱，干姜四钱，草果二钱，丁香三钱，炙草一钱，厚朴二钱，木香钱半，服三剂，又下白色坚球三四枚，腹胀消去八成，痛亦稍愈，仍然按之坚，食物尚痛，痛在全腹，不专在脐两旁矣，腹时悸。又服三剂，大便仍有白色浊秽，又因怒郁犯肝气窜痛，右关仍紧，左关沉弦而涩滞，经期将居。又进理中加丁香、附子、肉桂、归身、柴胡、香附、白芍、青皮服之，照旧，惟肝气不痛矣，而腹痛虽轻，依然坚硬，行走伛偻①，右关虽略有神，沉取仍坚紧，经期已居，两尺紧，肝脉涩。乃进以全当归五钱，川芎三钱，焦白术三钱，阿胶四钱，川续断四钱，香附三钱，桃仁三钱，五灵脂二钱，牛膝三钱，附子三钱，肉桂二钱，苏木钱半，两剂病无增减，惟月信已来多寡。照常又进以丽参四钱，生白术二钱，苍术二钱，干姜三钱，附子三钱，炙草一钱，归身四钱，公丁香二钱；二剂减丁香一钱，加陈皮一钱，茯苓三钱；再方丽参四钱，生白术五钱，炙草一钱，干姜二钱，附子二钱，草果三钱，槟榔二钱。服二剂，病均见效，惟气虚劳动，气喘，心跳，四肢无力，终日喜睡，当是脾虚不振也。

高丽参二钱　炒白芍三钱　青龙骨四钱　炙甘草钱半　炙黄芪五钱　桂枝尖二钱　真饴糖三钱　当归身三钱　酸枣仁三钱　煨姜三片　大枣三枚

服五剂，诸恙均痊，接服归脾丸。

风楼　腹痛每发于午后，晚间得食更剧，行气消导服之无效，脉弦数右关甚，病发于肝，逍遥是议。

① 伛偻：驼背。

软柴胡五钱　木香八分　酒芍三钱　郁金钱半　全当归钱半　益母草五钱　於术钱半　胡连一钱　青皮一钱　生甘草七分

林黛玉　右关沉弦，当脐腹痛，窜连右胁，胃之络脉受侮，得食则缓，痛必午后，阳衰之征，用辛温通络法。

大归身五钱　茯苓三钱　炮姜三钱　安边桂一钱　炙草二钱　黑枣五个

医验随笔

东门内表善坊巷殷君一清，苏州桃坞中学毕业生也。任职上海工部局事，少腹作痛，间及两胁胸背，得食则呕，甚至不能直立，卧则气上冲，痛楚莫可言状，缠绵半载，形神瘦弱，面色青灰。江阴朱君用疏肝理气，一派香燥之药，服三十余剂毫不见效。又延他医，以为虚劳损证也，似见小效。一日来就诊，脉沉细，舌苔薄白，按腹板硬，已七日不便，得病以来便常艰少。先生曰：元气虽虚，定有干结燥粪也。非攻下不可，但恐正元不支耳。多服香燥之药，肝阴受伤，腑实不通，则其气上泛为逆，故呕恶。肝主筋，本脏既燥，则血不营筋。拟先通腑，取通则不痛之义。用人参须七分、生大黄三钱、元明粉一钱、枳实二钱、制香附三钱、橘络二钱、制半夏三钱、川雅连四分，同淡吴萸三分炒、竹茹二钱、佛手二钱，复诊大便未解，少腹仍痛，再拟攻下，生大黄三钱、元明粉一钱、元参三钱、带皮槟三钱、瓜蒌皮三钱、木香七分、秦艽钱半、沉香五分，服后大便下燥结硬粪尺许，坚如铁，粗如小臂，下时稍觉神疲，腹痛随止，少腹仍板，时吐酸水，肝胃不和也。再用和胃佐以润肠，藿香梗三钱、法半夏三钱、淡吴萸四分、黄连二分同炒、枳壳二钱、带皮槟三钱、省头草三钱、细青皮二钱、香附二钱、橘白络各钱半、沉香五分，磨冲，另先服清导丸三粒(系西药)，服后又下燥屎如前，按腹略软，惟呕逆，肝气横撑经络，稍有微痛，中脘不运，仿半夏茯苓汤加减，制半夏五钱、茯苓五钱、枳壳二钱、橘络二钱炒，天生术二钱、沉香屑五分、炒谷芽三钱、左金丸一钱，另醋炒高良姜七分酒炒、制香附钱半，煎服又下燥结与溏润之粪不知凡计，宿积从此清矣。呕逆亦止，只以肝木克土，脾胃受伤，当以培土抑木。天生术三钱、山药三钱、扁豆衣三钱、白芍五钱、萸肉钱半、炙乌梅五分、橘白络各一钱、制半夏三钱、茯苓四钱、檀香、炒谷芽三钱、白残花一钱，胃气大醒，每餐能食碗许，但右胁稍觉微痛耳。再从效法扩充，野於术三钱、怀山药三钱、扁豆衣三钱、白芍五钱、橘络一钱、川断三钱、郁金二钱、萸肉钱半、归身钱半、甜杏仁二钱、甘杞子二钱、生谷芽三钱，饮食加增，惟右胁下稍觉作酸，背旁痛处大如掌，此系有留饮也。当以蠲饮兼调脾胃，茯苓五钱、陈皮一钱、橘络一钱、远志二钱、法半夏二钱、扁豆衣三钱、泽泻三钱、桑枝三钱、神曲三钱、秦艽钱半、炒谷芽三钱、荷叶边一转，嗣后诸恙日退，调理而瘳。

南门外窦仲卿年三十余，甲子秋行房，之明日食面一碗，陡然腹痛脐极收引，汗出如雨，误以为痧也。延针科刺之，屡针无效，三日痛仍如故，汗亦不止。用炒热麸皮熨之，仍不见松，且便泄如蟹沫，诊其脉沉细，舌苔白腻，先生决其为寒也，阳气不足，中下焦阴寒凝结不散。方用醋炒高良姜、酒炒制香附、制附子、煨木香、神曲、郁金、吴萸、炒白芍、法半夏、沉香、老桂木，外用白胡椒、肉桂、麝香少许，研末帖脐，嘱其勿用鹁鸽伤害生命，一剂已。

医案摘奇

表侄毛鸿孙，夏月行房之后，开窗露卧，倦睡不醒，适雷雨大至而受凉，醒后腹大痛，似兰表兄驰促余诊，遂亟投附片、肉桂、炮姜、肉果、韭根、鼠屎、槟榔、沉香、木香等药，痛不止。继又投川乌、没药、乳香、吴萸、延胡、枳实等药，仍无效。延至七日，溲短便结，腹痛胀而坚，六脉沉弦搏急，余苦无法，即代邀陶子麟君共商。陶固一时名医也，而所定之方，较余所用者，尚轻一半。余曰：病急药轻，安能应手？今大便七日不行，通则不痛。意欲猛剂攻下，而未敢迳行，故质之高明，以决可否耳。陶君曰：将用何法？余持备急丸五分示之，曰：何如？陶遂抚掌曰：妙极矣。似兰问曰：此热药耶，凉药耶？余曰：大热药也，非此不能通，服后今夜必下二十遍，请毋恐。时正未刻，余即索汤，视其吞丸而去，并嘱于上灯时防其大泻。众皆散，余甫返宅，即有人飞报鸿孙已登便桶，作泻不能起，冷汗如雨，务请速往。余思此时药性未至，已泻得如是之速，若药力达时，难免正气不支，而成下脱，遂即飞驰而往。直登其楼，见鸿孙尚在桶上，冷汗淋漓。问其下几遍矣？答云：未也。问何以不起？答云：粪在肛门，迸结不得出也。余曰：时尚未至，岂可如此。即召两人，一挟其腋，一抱其股，用力提起，抽去便桶，眠之于床，拭其汗，粘手矣。余乃下楼小憩，谓其家人曰：此因病者意望速下，努力迸迫，以致直肠下坠，大便不能外达，气不相续，危险孰甚，幸余居近得庆无事，今姑少待片刻，视其药力何如。有顷，闻楼上人声栗六，继即来报曰：大下矣。余乃安。似兰曰：此番之泻，必有多次，决无妨也。余遂归明。晨往复诊，据云昨自初昏至四鼓，共下十八次，即痛定而睡安，比至天明，醒而知饥，进糯米粥一大碗，遂又连泻六次，似不可不止矣。余按其脉缓大，问所饮之粥温耶？热耶？家人云沸热也。余曰：是矣。适见桌上有凉茶半盏，即持与饮之，曰：饮此可不泻矣。似兰曰：今方欲止泻，岂可饮凉茶。余曰：昨丸以巴豆为主，含热毒之性，服后连下一十八遍，腹中之阴寒垢秽已除，然巴豆之性，尚留肠胃间，因得食粥之热，而余威又炽，故与凉茶以解之，瞬息可止矣。未几，鸿孙遂复原。(中寒症)

陆姓，浦东人，秋月病身热如火，腹痛自汗，舌白，渴不欲饮，脉弦紧，两尺细。问病几日？答云：六日。不食不寐，痛至不能安卧，服药四剂皆不效。余因观其方，前医用苏、藿、朴、蒿、炮姜、木香、乌药、青皮、枳壳、香附、白蔻、佛手等药。余谓曰：尔之病当自知，身热如火者，外伤寒也；腹痛如刀刮，脐傍啄啄动者，行房后中寒也。服药自口进，若先去上焦之热，则下焦痛更甚，痛如不止，性命危矣。盖治此必用大温辛热之味，以去下焦之寒。惟寒既去，而上焦之热必更甚，幸渴不欲饮，上焦之津液未涸，尚可以大温一剂止其痛，但痛止后必用大凉之药，非我方之自相矛盾，因必须如此，故先告之。乃为其开川乌、肉桂、吴萸、炮姜、桃仁、延胡、乳香、木香、韭根白、两头尖一方，水碗半，煎至七分，冷水浸凉服之。服后痛止即停，未尽止，可二煎再服。明日痛果止，而胸胁红瘢密布，大热口干，乃改进犀角地黄汤去赤芍，加黄连、连翘、鲜斛、花粉、银花，一剂汗出身凉。后复进以养胃理虚，旬日而愈。(夹阴症)

邵兰荪医案

渔庄沈　秋暑内逼，腹痛如绞，大便赤不爽，脉弦濡，舌赤，呕恶，防痢。(七月二十四日)

藿香钱半　红藤钱半　炒银花三钱　仙半夏钱半　左金丸八分　广郁金三钱　滑石四钱　莱菔子三钱　省头草三钱　川朴一钱　枳壳钱半

清煎，二帖。

介按：暑热内逼肝经，阻碍气机，扰乱肠胃，因而腹中绞痛。治以平肝清热，理气止痛，方法甚佳。

渔庄沈　腹痛已除，胃气较振，脉两手皆弦，肝横气滞，阴火不敛。姑宜养胃泄肝。(八月初三日)

黄草斛三钱　左金丸八分　焦栀子三钱　川楝子三钱　生石决明六钱　白芍钱半　广郁金三钱　佛手花八分　丹皮三钱　枳壳钱半　木蝴蝶四分　引路路通七枚

二帖。

介按:此系腹痛少减,肝热未清,胃阴未复之症。

安昌沈　闺女腹痛欲呕,脉寸弦滑,此由寒温失调,夹食为患,咳逆。宜开提和中,防变。(九月二十二日)

桔梗钱半　枳壳钱半　省头草三钱　青木香七分　山楂四钱　前胡钱半　原郁金三钱　光杏仁三钱　红藤钱半　藿香二钱　炒麦芽三钱

清煎,三帖。

介按:寒凝火郁,挟秽浊食滞而阻遏气机,故以芳香逐秽,兼以疏泄清肺为治。

某　便泻已止,脉弦,腹痛肠鸣。姑宜清肝和中。

川楝子三钱　新会皮钱半　通草钱半　生牡蛎四钱　茯苓四钱　广郁金三钱　炒白芍钱半　玫瑰花五朵　左金丸八分　炒谷芽四钱　广木香七分

清煎,四帖。

介按:气滞湿阻,六腑不和,以致先泻后痛。但古人以胃为阳土,肝属阴木,治胃必主泄肝,制其胜也。

安昌陈　腹痛已差,脉弦,脘闷气冲,舌微黄,故宜顺气和中。(五月十七日)

乌药二钱　川楝子三钱　刺蒺藜三钱　左金丸八分　生牡蛎钱半　厚朴一钱　枳壳钱半　玫瑰花五朵　沉香曲钱半　炒青皮八分　仙半夏钱半

清煎,四帖。

介按:肝热未清,气机阻痹,治以泄肝和胃,方极稳妥。

某　腹痛较差,脉沉弦,头晕,仍遵前法加减为妥。(五月十三日)

川楝子三钱　刺蒺藜三钱　仙半夏钱半　沉香曲钱半　延胡二钱　茯神四钱　新会皮钱半　玫瑰花五朵　生牡蛎四钱　鸡内金三钱　左金丸八分

清煎,二帖。

介按:肝气稍平,而内风未熄,以致头晕。治以柔肝熄风,兼理气。藉止腹痛而缓晕。(腹痛)

邵氏医案

风湿内并,脉滞寸口浮大,苔微黄,腹痛脘闷,头疼晕眩,癸水适至,宜疏利为稳,恐变痉病。

川芎一钱　六一散四钱,包　藿香三钱　延胡一钱五分　苏梗一钱五分　山楂四钱　厚朴一钱五分　益母草一钱五分　荆芥一钱五分　白芷一钱　佩兰叶三钱

闺女腹痛,便滑,脉弦,癸水不调,头疼,宜和中调经。

川芎一钱五分　神曲四钱　山楂四钱　广木香七分　香附三钱　白芷八分　赤苓四钱　佩兰叶三钱　苍术二钱五分　厚朴一钱五分　丹参三钱

四帖。

腹痛较缓,脉弦细,经闭呛咳,宜防损怯之虑。

川楝子三钱　生牡蛎四钱　省头草三钱　谷芽四钱,白檀香四分拌炒　延胡二钱　川贝一钱五分　枳壳一钱五分　玫瑰花五朵　炒青皮七分　炒白芍一钱五分　木蝴蝶五分

四帖。

闺女腹痛气滞,两脉皆弦,苔白,癸水不调,宜疏肝和中。

川楝子三钱　当归二钱,小茴五分拌炒　沉香五分,冲　延胡一钱　香附三钱　广郁金三钱,原杵　炒青皮八分　木蝴蝶四分　佩兰三钱　玫瑰花五朵

四帖。

醉花窗医案

胃热与脾寒

泾阳令周备三之岳母,并其内嫂,两代孀

居,食息仰给于周。一日谳局[①]公退,备三邀余曰:舍亲病甚,乞往视之。余随至其家,问何病?备三曰:家岳浑身发热,烦渴汗出,胸满便闭,腹中增痛。内嫂患肚腹闷胀,有时而痛,不热不渴,四肢无力,精神困倦,饮食不思。余两诊其脉,其岳母则沉而数,右关坚大,其内嫂则六部迟缓,右关尤甚。乃告之曰:二症老少悬殊,老者胃热,少者脾寒。热者宜下,寒者宜温。遂令其岳母服调胃承气汤,其内嫂服桂附理中汤。备三曰:下则用芒硝、大黄,补则用肉桂、附子,二症虽殊,不该迳庭若此,少缓之何如?余曰:泰水[②]病若实火内攻,缓之恐发狂疾;内嫂脾土弱极,缓之必成泄泻。急救之尚恐不及,况敢犹预。备三曰:唯唯,余辞而出。过数日,问两病何如?备三曰:二病俱有小效,然未痊愈。余骇曰:服硝黄而不下,服桂附而不振,难道热者怀铁石?寒者成痨瘵耶?备三笑曰:前日之方,实恐太峻,君去后,承气汤去硝、黄,理中汤去附子。谚云:当迟不当错,非药不效也。余曰:令亲何拘之深,药病相投,如机缄[③]之对发,过则为害,少则不及,此间分隙不容毫发,何得私意抽添?请照方服之,错则我当之,必无害也。备三乃以原方进。次日其岳母下燥粪,火退而身清矣。其内嫂腹痛递减,饮食少思。又延余往视,余曰:令岳母病已去,不必服药,唯令调摄保无虞。令内嫂则此药非十数剂不可,且须常服温中理脾诸药,方无反复,非旦夕可望也,余辞去。一月后,以宫绢酒点八物来谢,余与备三为莫逆,乃封还之。

阴虚血弱,胃绝难医

邻人刘锡庆,商于楚,年三十余无子,父母共忧之。娶妻数年,百方调补终莫效。一日刘忽患腹痛,邀余往视。众以为霍乱,服藿香正气散不效。诊其六脉沉弱,知为阴虚。因曰:君腹痛必喜按,且时作时止,非常病也,且痛发必在脐下。刘曰:然。乃投以七味都气汤加肉桂二钱,两服而痛止。归后家人问其病,余曰:此阴虚血弱,腹痛易治,惟两尺细仅如丝,毫无胃气,恐命之不久也。越年许,余自京师归,已于数月前,以瘵终矣。刘本孤子,家极贫,以刘贾少裕,刘殁后双亲衰独,抚养无人,兼两餐不继。见者皆恻恻云。

曹沧洲医案

左　脘痞腹痛,得食尤痛。痰湿阻气机。宜疏化主之。

川朴花一钱　沉香曲四钱,绢包　橘红一钱　车前子四钱,绢包　杏仁泥四钱　炙鸡金四钱,去垢　制半夏二钱　泽泻三钱　枳壳三钱五分　大腹皮三钱,洗　制南星三钱五分　楂炭三钱　鲜佛手三钱五分(风温湿热附伏邪伏暑)

左　湿滞气机胶结,脘腹痛,大便闭。法当疏导下之。

四制香附三钱五分　五灵脂一钱五分　六曲三钱　元明粉一钱五分,后下　川楝子三钱五分,小茴香同炒　车前子三钱,绢包　楂炭三钱　火麻仁一两,研如泥,醋炒　延胡索三钱五分　炙鸡金四钱,去垢　莱菔子四钱,炒　青木香一钱五分

外治方:食盐　生姜　葱头　莱菔子　香附各一两

和打炒,熨。(肝脾门)

右　仲春胎育之后,旋即腹痛至今,脘次闷塞,食下作胀,脉软弦不畅。宜疏肝和脾,气营两治。

旋覆花三钱五分,绢包　炙鸡金三钱五分,去垢　川楝子三钱,小茴香同炒　煅瓦楞壳一两,先煎　五灵脂三钱五分,醋炒　青皮一钱　台乌药三钱五分　延胡索三钱五分,醋炒　赤芍三钱　炒谷芽六钱,绢包(肝脾门)

右　少腹痛,子夜不能安寐,攻逆。法宜

---

① 谳(yàn 艳)局:古代审理案件的机关。

② 泰水:是对妻子母亲的称呼,与"泰山"对应。

③ 机缄:犹关键。指事物变化的要紧之处。

疏泄。

苏梗三钱五分　川楝子三钱五分,小茴香七分同炒　淡吴萸三分,盐水炒　广郁金一钱　制香附三钱五分　延胡索三钱五分,醋炒　大腹皮三钱,洗　车前子三钱,包　台乌药三钱五分　五灵脂三钱五分,醋炒　陈佛手三钱五分　两头尖三钱,包　炒谷芽五钱,绢包(肝脾门)

右　体乏气阻,寒滞交结,少腹痛甚,大便闭,恶心,脉不畅。宜温通疏泄。

火麻仁泥一两　上肉桂三分,去粗皮为末,饭丸吞服　五灵脂三钱五分,醋炒　两头尖三钱,包　杏仁泥四钱,去尖　沉香片四分　川楝子三钱五分,小茴香七分同炒　车前子四钱,包　元明粉二钱五分,后下　淡吴萸三分,盐水炒　延胡索三钱五分,醋炒　台乌药三钱五分,切　玉枢丹末二分,入姜汁少许,开水化服(肝脾门)

右　腹痛两年不愈,脘肋腰均攻痛不定。宜疏肝脾,醒中阳。

淡吴萸三分,盐水炒　五灵脂三钱五分,醋炒　大腹皮三钱,洗　杜仲三钱,盐水炒　高良姜四分　延胡索三钱五分,醋炒　炙鸡金三钱,去垢　九香虫丸七分,焙　川桂木四分　两头尖三钱五分,包　沉香曲三钱,包　车前子四钱,包　青木香三钱五分(肝脾门)

左　当脐痛,二便不流利,脉弦。宜调和肝脾,疏利二便。

苏梗三钱五分　枳壳三钱五分,切　广木香一钱　淡吴萸二分,盐水炒　四制香附三钱五分　沉香曲三钱,包　车前子三钱,绢包　川通草一钱　川楝子三钱五分,小茴香七分同炒　炙鸡金三钱,去垢　香橼皮一钱(肝脾门)

右　头晕,胸闷,嗳不出,得食腹痛,舌白,二便俱通。宜肝脾两治。

石决明一两,盐水煅,先煎　广郁金三钱五分　旋覆花三钱五分,包　沉香曲三钱　灵磁石三钱,生,先煎　枳壳三钱五分　煅瓦楞粉一两,包　大腹皮三钱,洗　白蒺藜四钱,炒去刺　陈佛手一钱　鸡内金三钱,炙去垢　绿萼梅一钱,去蒂　炒谷芽五钱,绢包　(肝脾门)

右　腹痛,大便溏薄不畅,溲少,舌白黄,脉濡。湿郁气阻,肝脾不和。宜疏化法。

老苏梗三钱五分　橘红一钱　青皮三钱五分　淡吴萸三分,盐水炒　四制香附三钱五分　制半夏三钱五分　大腹皮三钱,洗　广木香一钱　范志曲三钱　白豆蔻五分,研冲　茯苓四钱　车前子四钱,绢包　桑枝一两,切　焦麦芽五钱,包

肝胃不和,中运易滞,气满纳减,不时举发,舌中少液,脉软弦。痰湿易于逗留。宜流利气机,疏畅三焦。

川石斛　全瓜蒌　枳壳　资生丸包　新会皮　陈佛手　旋覆花　粉萆薢　盐半夏　沉香曲　代赭石先煎(肝脾门)

右　肝脾不调,腹痛久不止,心中懊恼,脉濡。治在气分。

旋覆花三钱五分,包　川楝子三钱五分　小茴香七分同炒　大腹皮二钱,洗　陈皮一钱　煅瓦楞粉一两,包　延胡索三钱五分,醋炒　炙鸡金三钱,去垢　茯苓四钱　台乌药一钱　五灵脂三钱五分,醋炒　陈佛手三钱(肝脾门)

右　肝肾气化较前日稍和,少腹、腰间作痛渐减,惟胃气索然,饮食无味,脉弦。肾为胃关,肾病胃困。须标本两治。

川石斛四钱　川楝子三钱五分,炒　台乌药三钱五分　杜仲三钱,盐水炒　陈皮一钱　延胡索三钱五分,醋炒　陈佛手三钱五分　川断三钱,盐水炒　宋半夏三钱五分　五灵脂三钱五分,醋炒　煅瓦楞粉一两,包　车前子三钱,炒,绢包　生熟谷芽各五钱,包　青蒿子三钱五分

如少腹痛止,原方除去川楝子、延胡索、五灵脂,加入归身三钱五分、白芍三钱五分、瓜蒌皮四钱(肝脾门)

左　脐腹痛久不止,肝脾失调。治宜疏化。

旋覆花三钱五分,包　制香附三钱五分　五

灵脂三钱五分，炒　沉香曲三钱，包　煅瓦楞粉一两，包　川楝子三钱五分，炒　青木香一钱　大腹皮三钱，洗　台乌药三钱五分　延胡索三钱五分　炙鸡金三钱，去垢　枳壳三钱五分　陈佛手三钱五分　车前子三钱，绢包(肝脾门)

左　畏寒，腹痛，神疲，脉细。表邪郁，不能达，延防转重。

苏梗三钱五分　两头尖三钱，绢包　沉香曲三钱，绢包　青木香一钱　四制香附三钱五分　车前子四钱，绢包　楂炭三钱　赤苓三钱　台乌药三钱五分　大腹皮三钱，洗　炙鸡金三钱，去垢　桑枝一两(肝脾门)

右　肝木乘脾胃，湿气无从解散，足肿，腹痛，易呕恶，大便不实，脉软。标本同病，理之不易。

旋覆花三钱五分，包　制於术三钱五分　杜仲二钱，盐水炒　炙鸡金三钱，去垢　磁朱丸四钱，包　淮山药二钱　九香虫五分，焙　五加皮三钱　制半夏三钱五分　茯苓四钱，带皮　车前子四钱，包　台乌药三钱五分　炒谷芽五钱，包　陈麦柴三钱(肝脾门)

右　右少腹作痛两旬，气阻经滞。严防郁蒸成疡。

川楝子三钱　制香附三钱五分　沉香曲三钱，包　五灵脂三钱五分　生米仁四钱　楂炭三钱　莱菔子三钱，炒　泽泻三钱　延胡索三钱五分，醋炒　炙鸡金三钱　台乌药三钱五分，切　车前子三钱，包　鲜佛手三钱五分(肝脾门)

右　病后腹痛，右半硬，二便不畅，脉左软右滑。治在肝脾。

旋覆花三钱五分，绢包　川楝子三钱五分，小茴香四分同炒　青皮炭三钱五分　猪苓三钱五分　煅瓦楞粉一两，绢包　延胡索三钱五分，醋炒　川石斛三钱　泽泻三钱　沉香曲三钱，绢包　大腹皮三钱　炒谷芽五钱，包　炙鸡金四钱(肝脾门)

左　食下腹痛，脉软弦。宜疏肝和脾，泄热利湿。

煅瓦楞粉一两，包　枳壳三钱五分　青皮三钱五分，炒　淡吴萸二分，盐水炒　沉香曲四钱，包　橘红一钱　青木香一钱　台乌药三钱五分，切　炙鸡金四钱，去垢　法半夏三钱五分　泽泻三钱　五灵脂三钱五分，醋炒(肝脾门)

鲁峰医案

开结破滞汤，此予治何公尊人胸腹满痛之方也。初因食后触怒胸膈痞满，时作呃忒，后至胀痛，满腹俱痛，气不升降，大小便秘。予立此汤，服一剂大小便见而痛减，二剂而愈。

开结破滞汤方：

柴胡二钱　白芍二钱，炒　乌药二钱　青皮二钱　木香一钱五分　酒军二钱　枳实二钱，麸炒　厚朴二钱，姜炒　大腹皮一钱五分　赤苓二钱　泽泻一钱五分　当归二钱，酒洗　甘草一钱五分

引加生姜一大片，煎服。

疏经定痛汤，此予治一苏拉之弟腹痛牵引少腹胀痛之方也。诊视其脉，左手三部俱闭，手足厥冷，遂立此汤，服头煎脉出而见小便，尽剂而见大便痛止，后服宽胸理气药数剂而愈。

疏经定痛汤方：

沉香一钱，捣碎　乌药二钱　青皮一钱五分　吴茱萸一钱，盐汤泡　川楝子一钱五分，酒蒸　大腹皮一钱五分　枳壳二钱，麸炒　厚朴一钱五分，姜炒　木通二钱　赤苓二钱　泽泻一钱五分　甘草一钱五分

引加生姜一大片，煎服。

孟河费绳甫先生医案

佚名，阴血久虚，肝阳升腾无制，胃失降令。胸腹胀痛，纳谷无多，内热口干，苔腻头眩，月事不调。脉来沉细而弦。治宜养血清肝，兼和胃气。

生白芍一钱半　左牡蛎四钱　川楝肉一钱

半　川石斛三钱　北沙参三钱　陈广皮一钱　小胡麻二钱　白茯苓三钱　宣木瓜一钱　冬瓜子四钱　冬瓜皮四钱　鸡内金三钱　生熟谷芽各四钱（妇科）

安徽程慕唐夫人，胸腹痛不可忍，内热口干，咳痰带血，饮食不进，已经六日，每日但进米汤数匙。已备后事。程氏请余往诊，以决行期，非敢望愈也。诊脉左关沉弦，右关细弱。此郁怒伤肝，阳升灼胃，气失降令，误投辛温下气，助肝火而劫胃阴，阴液将枯，木火愈炽，势虽危险，非死证也，尚可设法挽回。程氏喜出望外，请速处方。遂用白芍钱半，牡蛎四钱，酒炒黄连二分，吴茱萸一分，北沙参四钱，麦冬三钱，石斛三钱，甘草三分，广皮白五分。一剂，胸腹作痛即止，内热口干皆退。再剂，咳痰带血已止，饮食渐进。照方去黄连、吴萸加毛燕三钱，绢包煎汤代水。服十剂，饮食如常而愈。（妇科）

丛桂草堂医案

王善余次子，年十六岁，陡患腹痛呕吐，恶寒发热，痛甚则出汗，舌苔薄腻，脉缓滑，与柴胡桂枝汤去人参，加蔻仁、木香，一剂痛呕俱止，寒热亦退。接服一剂全愈。（卷三）

某妓十六岁，腹痛呕吐，先数日天癸来时，犯房事，旋即腹痛，呕吐下利，胸闷发热，痛作则呼号不已，舌苔腻，脉滑，此平日饮食不慎，胃病而兼子宫病也。因与桂枝汤，加厚朴、木香、砂仁、半夏、当归，服后腹痛较轻，惟吐利未止，身热口渴，溲热，溺时则小腹大痛，脉弦滑数。遂改用黄连汤加厚朴，于是腹痛大定，身热亦清，但呕吐粘痰甚多。乃以原方去桂枝、厚朴、半夏，加麦冬、竹茹、神曲、佩兰、生姜汁、莱菔汁等，服后得畅汗而痊。（卷三）

阮氏医案

林　时值初春，厥阴司令。兹因脾肺虚寒，肝气横逆，右脐旁每致触动，痛苦异常，牵引腰背亦酸木胀痛。诊脉右迟弱，左弦长。理宜补土生金以制木。

东洋参一钱半　炒白术二钱　川桂枝一钱半　川椒肉一钱半炒　白茯苓三钱　酒白芍三钱　炙甘草八分　淡吴萸八分，泡入　炮老姜一钱半　紫沉香八分　大红枣三枚　饴糖冲服

狄　积劳饥饱，有伤脾胃，中阳困弱，阴寒得以阻结，每至巳刻，腹中绞痛异常，复加肝气横行，左肝胁亦痛。治宜补土通阳，佐以泄肝。

西潞党三钱　川桂枝一钱　川椒肉一钱半，炒　老干姜一钱半　酒白芍三钱　炙甘草八分　淡吴萸一钱半　春砂仁八分　老生姜三片　大黑枣三枚

叶　素多忧郁，肝脾受伤，木不条达，土失健运，是以气血凝滞，经脉不和，腹内疼痛，饮食无多，主以当归建中汤加味。

全当归二钱　川桂枝一钱　制香附一钱半　软柴胡八分　酒白芍二钱　炙甘草八分　元胡片一钱半　广木香八分　春砂仁八分　玫瑰花八朵　赤茯苓二钱　炒白术一钱半

李　痰湿夹食，阻滞中宫，脾胃受病，上不纳食，下不大便，以致秽浊之气弥漫三焦，邪正相搏，腹中绞痛异常，加之肝气横逆，胸胁痛而呕恶。脉象涩滞，舌苔厚腻。主以苦辛通降法。

生锦纹一钱半　紫川朴八分　淡吴萸六分　水云连六分　江枳实八分　元胡索一钱半　川楝子一钱半

黄　肝脾郁悒，经脉不和，以致背胀腹痛，饮食不得如常，拟以当归桂枝汤合平胃散加味治之。

西当归三钱　炒白芍钱半　川桂枝钱半　炙甘草八分　南京术钱半　广陈皮一钱　紫川朴八分　广郁金钱半　鹿角屑三钱　玫瑰花八朵　生姜三片　大枣三枚

程　湿困中阳，气机被阻，上则胸膈痞闷，下则小腹胀痛，兼之食减便秘。脉涩，舌苔白滑。治法不外乎醒脾化湿，兼利气，立方：

白茯苓二钱　紫川苏八分　杭青皮八分　光杏仁二钱　生谷芽二钱　春砂仁八分　台乌药八分　冬瓜仁二钱　藿香梗钱半

陈　风伤食积夹暑，邪气内闭中阳，腹中绞痛，却被针法疏通，其痛立止。续后邪得外越，头痛身体发热，当与内外分消之法。

苏薄荷一钱　紫川朴一钱　本堂曲二钱　连翘壳钱半　江香薷一钱　炒谷芽二钱　萝卜络钱半　川通草八分　广藿香钱半　南山楂二钱　连皮苓二钱

章　天癸来时，风湿袭伤经络，内致肚腹疼痛，外致左手肩髃酸痛不舒。治以宣通气血立法。

当归全三钱　炙甘草八分　川紫朴一钱　桑寄生钱半　嫩桂枝钱半　制香附二钱　广山漆一钱　青防风一钱　酒贡芍钱半　延胡索二钱　威灵仙钱半　姜三片　枣三枚

柯　老年血海空虚，冲阳横逆，致肚腹四旁攻痛，加之中土虚弱，木火凌胃，时常假消，饥不能食，治非温补降逆不可。

西潞党三钱　白归身三钱　炒白芍三钱　川桂枝钱半　川椒肉钱半，炒　淡吴萸钱半　元胡索钱半　川楝子三钱　紫石英三钱　紫沉香六分　炙甘草八分

泄　泻　案

扁鹊心书

一人患暴注，因忧思伤脾也，服金液丹、霹雳汤不效，盖伤之深耳。灸命关二百壮，大便始长，服草神丹而愈。(暴注)

一女人因泄泻发狂言，六脉紧数，乃胃中积热也。询其丈夫，因吃胡椒、生姜太多，以致泄泻，五日后发狂言，令服黄芩知母汤而愈。(平日恣啖炙爆，喜食椒姜，胃中积热者，有此一证，临证自明，然亦希遇。更有泻脱津液，致舌苔干燥，发热神昏，谵妄不宁者，此脾肾大虚，法当温补。若用寒凉，虚脱立见)(暑月伤食泄泻)

卫生宝鉴

征南副元帅大忒木儿，年六旬有八，戊午秋征南，予从之。过扬州十里，时仲冬，病自利完谷不化，脐腹冷疼，足胻寒，以手搔之，不知痛痒。尝烧石以温之，亦不得暖。予诊之，脉沉细而微，予思之，年高气弱，深入敌境，军事烦冗，朝暮形寒，饮食失节，多饮乳酪，履于卑湿，阳不能外固，由是清湿袭虚，病起于下，故胻寒而逆。《内经》云：感于寒而受病，微则为咳，盛则为泄为痛。此寒湿相合而为病也，法当急退寒湿之邪，峻补其阳，非灸不能病已。先以大艾炷于气海，灸百壮，补下焦阳虚。次灸三里二穴各三七壮，治胻寒而逆，且接引阳气下行。又灸三阴交二穴，以散足受寒湿之邪，遂处方云，寒淫所胜，治以辛热。湿淫于外，平以苦热，以苦发之。以附子大辛热助阳退阴，温经散寒，故以为君。干姜、官桂，大热辛甘，亦除寒湿；白术、半夏，苦辛温而燥脾湿，故以为臣。人参、草豆蔻、炙甘草，甘辛大温，温中益气；生姜大辛温，能散清湿之邪；葱白辛温，以通上焦阳气，故以为佐。又云：补下治下，制以急，急则气味厚。故大作剂服之，不数服泻止痛减，足胻渐温，调其饮食，逾十日平复。明年秋，过襄阳，值霖雨，阅旬余，前证复作。再依前灸添阳辅，各灸三七壮，再以前药投之，数服良愈。

加减白通汤：治形寒饮冷，大便自利，完谷不化，脐腹冷痛，足胻寒而逆。

附子炮，去皮脐　干姜炮，各一两　官桂去皮　甘草炙　半夏汤泡七次　草豆蔻面裹煨　人参　白术各半两

上八味㕮咀，每服五钱，水二盏半，生姜五片，葱白五茎，煎一盏三分，去渣，空心宿食消尽，温服。

真定路总管刘仲美，年逾六旬，宿有脾胃虚寒之证。至元辛巳闰八月初，天气阴寒，因官事劳役，渴而饮冷，夜半自利两行。平旦召予诊视，其脉弦细而微，四肢冷，手心寒，唇舌皆有褐色，腹中微痛，气短而不思饮食。予思《内经》云：色青者肝也，肝属木。唇者，脾也，脾属土。木来克土，故青色见于唇也。舌者心之苗，水挟木势，制火凌脾，故色青见于舌也。《难经》有云：见肝之病，则知肝当传之于脾，故先实其脾气。今脾已受肝之邪矣，洁古先师云：假令五脏胜，各刑已胜，补不胜而泻其胜，重实其不胜，微泻其胜，而以黄芪建中汤加芍药附子主之。且芍药味酸，泻其肝木，微泻其胜。黄芪、甘草甘温，补其脾土，是重实其不胜。桂、附辛热，泻其寒水，又助阳退阴。饴糖甘温，补脾之不足，肝苦急，急食甘以缓之。生姜、大枣，辛甘大温，生发脾胃升腾之气，行其荣卫，又能缓其急。每服一两，依法水煎服之，再服而愈。(卷二十)

参政商公，时年六旬有二，原有胃虚之证。至元己巳夏，上都住，时值六月，霖雨大作，连日不止。因公务劳役过度，致饮食失节，每旦则脐腹作痛，肠鸣自利，须去一二行乃少定，不喜饮食，懒于言语，身体倦困，召予治之。予诊其脉沉缓而弦，参政以年高气弱，脾胃宿有虚寒之证，加之霖雨及劳役饮食失节，重虚中气。《难经》云：饮食劳倦则伤脾。不足而往，有余随之。若岁火不及，寒乃大行，民病骛溏。今脾胃正气不足，肾水必挟木势，反来侮土，乃薄所不胜乘所胜也。此疾非甘辛大热之剂，则不能泻水补土，虽夏暑之时，有用热远热之戒。又云：有假者反之，是从权而治其急也。《内经》云：寒淫于内，治以辛热。干姜、附子辛甘大热，以泻寒水，用以为君。脾不足者，以甘补之。人参、白术、甘草、陈皮，苦甘温以补脾土。胃寒则不欲食，以生姜、草豆蔻辛温治客寒犯胃。厚朴辛温厚肠胃，白茯苓甘平助姜附，以导寒湿。白芍药酸微寒，补金泻木以防热伤肺气为佐也，不数服良愈。

附子温中汤：治中寒腹痛自利，米谷不化，脾胃虚弱，不喜饮食，懒言语，困倦嗜卧。

干姜炮　黑附子炮，去皮脐，各七钱　人参去芦　甘草炙　白芍药　白茯苓去皮　白术各五钱　草豆蔻面裹煨，去皮　厚朴姜制　陈皮各三钱

上十味㕮咀，每服五钱，或一两，水二盏半，生姜五片，煎至一盏三分，去渣，温服，食前。(卷二十三)

郝道宁友人刘巨源，时年六十有五，至元戊寅夏月，因劳倦饮食不节，又伤冷饮，得疾。医者往往皆以为四时证，治之不愈。逮十日，道宁请太医罗谦甫治之。诊视曰：右手三部脉沉细而微，太阴证也。左手三部脉微浮而弦，虚阳在表也，大抵阴多而阳少。今所苦身体沉重，四肢逆冷，自利清谷，引衣自覆，气难布息，懒语言，此脾受寒湿，中气不足故也。仲景言下利清谷，急当救里，宜四逆汤温之。《内经》复有用热远热之戒，口干但欲嗽水，不欲咽，早晨身凉而肌生粟，午后烦躁，不欲去衣，昏昏睡而面赤，隐隐红斑见于皮肤，此表实里虚故也。内虚则外证随时而变，详内外之证，乃饮食劳倦，寒伤于脾胃，非四时之证明矣。治病必察其下，今适当大暑之时，而得内寒之病，以标本论之，时为标也，病为本也。用寒则顺时而违本，用热则从本而逆时，此乃寒热俱伤，必当从乎中治。中治者，温之是也。遂以钱氏白术散，加升麻，就本方加葛根、甘草以解其斑；少加白术、茯苓以除湿而

利其小便也。人参、藿香、木香,安脾胃,进饮食。㕮咀,每服一两煎服,再服斑退而身温,利止而神出。次服异功散、治中汤辛温之剂,一二服,五日得平,止药。主人曰:病虽少愈,勿药可乎?罗君曰:药,攻邪也。《内经》曰:治病以平为期。邪气既去,强之以药,变证随起。不若以饮食调养,待其真气来复,此不药而药、不治而治之理存焉。从之,旬日良愈。(卷二十四)

校注妇人良方

侍御[①]沈东江之内,停食腹痛作泻,以六君加木香、炮姜而愈。后复作,传为肾泄,用四神丸而安。

侍御徐南湖子室,泻属肾经,不信余言,专主渗泄,以致不起。

一妇人年逾五十,不食夜饭,五更作泻,二十年矣。后患痢,午前用香连丸,午后用二神丸,各二服而痢止。又用二神丸数服,而食夜饭,不月而形体如故。

吴江史玄年母,素有血疾,殆将二纪,平居泄泻,饮食少思,面黄中满,夏月尤甚,治血之药,无虑数百剂,未尝少减。余以为脾肾虚损,用补中益气汤送二神丸,复用十全大补汤煎送前丸,食进便实,病势顿退。若泥中满忌参、术,痰痞忌熟地,便泄忌当归,皆致误事。(妇人泄泻方论第九)

名医类案

吴球治一人,暑月远行,渴饮泉水,至晚以单席阴地上睡,顷间寒热,吐泻不得,身如刀刮而痛。寒症可知。医曰:此中暑也。进黄连香薷饮一服,次以六和汤,随服随厥。吴诊其脉,细紧而伏,曰:此中寒也。众皆笑曰:六月中寒,有是事乎?吴曰:人肥白,素畏热,好服凉剂,况远行途中饮水必多,今单席卧地,夏月伏阴,深中寒气,当以附子理中汤大服乃济。舍时从症。病者曰:吾在家,夏常服金花黄连丸,今途中多服益元散及瓜水,因得此患。吴曰:此果然也。用之,甚效。按张仲景曰:夏月阳气在表,胃中虚冷,故欲着腹衣。今人酷热,日取风凉,夜多失盖,饮水食瓜果,多服凉剂,或以井泉浴体,久而不成患者鲜矣。(编者按:本例当属"阴暑"范畴)(中寒)

东垣治一人,一日大便三四次,溏而不多胃泻,有时作泻,腹中鸣,小便黄。以黄芪、柴胡、归身、益智、陈皮各三分,升麻六分,炙甘草二钱,先生得手处在此。红花少许,红花少用入心,养血补火以生土引经,妙。作一服,名曰黄芪补胃汤,水二盏煎一盏,稍热食前服之。

一人五更初晓时必溏泄一次,此名肾泄。以五味子二两,吴萸半两,即二神丸。用细粒绿色者,二味炒香熟为度,细末之,每服二钱,陈米饮下,数服而愈。《内经》曰:肾者,胃之关也。关门不利,故聚水而生病也。

东垣云:予病脾胃久衰,视听半失,此阴盛乘阳,加之气短,精神不足,此由弦脉令虚,多言之过,阳气衰弱,不能舒伸,伏匿于阴中耳。又值淫雨阴寒,时人多病泄利,此湿多成五泄故也。一日,体重肢痛,大便泄,并下者三,而小便秘涩。思其治法,按《经》云:大小便不利,无问标本,先分利之。又云:治湿不利小便,非其治也。皆当利其小便,必用淡味渗泄之剂利之,是其法也。噫!圣人之法,虽布在方册,其不尽者可以意求耳。今客邪寒湿之淫从外而入里,以暴加之,若从以上法度,用淡渗之剂,病难即已,是降之又降,是益其阴而重竭其阳,则阳气愈削,而精神愈短矣。是阴重强,阳重衰,反助其邪也。故必用升阳风药,以羌活、独活、柴胡、升麻各一钱,防风根半钱,炙甘草半钱,煎,稍热服。大法云:寒湿之胜,助风以平之。又曰:下者举之,

① 侍御:侍奉君主的人员。

得阳气升腾而去矣。又云:客者除之,是因曲而为之直也。夫圣人之法,可以类推,举一而知百也。若不达升降浮沉之理而概施治,其愈者幸也。为后学广开方便之门。

子和治一人,泻利不止如倾。众以为寒,治近二十载。非虚寒可知。脉之,两寸皆滑,子和不以为寒,所以寒者,水也。以茶调散涌寒水五七升,又以无忧散泻水数十行,当有所去,下乃愈。次以淡剂利水道,后愈。此通因通用法也。

一僧脏腑不调,三年不愈。此洞泻也,以谋虑不决而致。肝主谋虑,甚则乘脾,脾湿下行。乃上涌痰半盆,又以舟车丸、浚川散下数行,仍使澡浴出汗,自是日胜一日,又常以胃风汤、白术散调之。

郝允治夏英公,病泄,太医皆为中虚。郝曰:风客于胃则泄名言,殆藁本汤证也。夏骇曰:吾服金石等药无数,泄不止,其敢饮藁本乎?郝强进之,泄止。《邵氏闻见录》

丹溪治一老人,右手风挛多年,积痰见症。九月内患泄泻,百药不效。右手脉浮大洪数,此太阴经有积痰,肺气壅遏,不能下降大肠,虚而作泻,当治上焦治上焦妙。用萝卜子擂,和浆水、蜜,探之而吐大块胶痰碗许,随安。

一富儿面黄,善啖易饥,非肉不食,泄泻一月。脉大,以为湿热,当脾困而食少,今反形健而多食不渴,此必疳虫也。验其大便,果有蛔,令其治虫而愈。至次年夏初复泻,不痛而口干。朱曰:昔治虫而不治疳故也。以去疳热之药,白术汤下,三日而愈。后用白术为君,芍药为臣,川芎、陈皮、黄连、胡黄连,入芦荟为丸,白术汤下。禁肉与甜瓜,防其再举。

一老人味厚伤脾,常脾泄。芍药酒炒一两,白术炒二两,神曲一两,山楂一两五钱,黄芩五钱,炒半夏一两汤泡,为末,荷叶饭丸。

一老人禀厚形瘦,夏末患泄泻,至秋深治不愈,神不悴,溺涩少不赤,脉涩颇弦,膈微闷,食减。前案因手风挛,见浮大洪数之脉,以吐而愈泻。此案脉涩颇弦,因膈微闷而用吐,可见不凭在脉。因悟曰:必多年沉积澼在肠胃。询之,嗜鲤鱼,三年无一日缺。朱曰:此痰积在肺,肺为大肠之脏,宜大肠之不固也,当澄其源而流自清。以茱萸、陈皮、青葱、蔍苜根、生姜浓煎,和砂糖,饮一碗,探吐痰半升如胶,利减半。次早又饮之,又吐半升,利止。与平胃散加白术、黄连调理,旬日而安。(泻)

吕沧洲治一人,病下利完谷。众医咸谓洞泄寒中,日服四逆、理中等,弥剧。诊其脉两尺寸俱弦长,右关浮于左关一倍脾人逆肝,其目外眦如草滋。脉浮色青,非风而何?盖知肝风传脾,因成飧泄,非脏寒所致。饮以小续命汤,减麻黄,加白术,三五升痢止。续命非止痢药,饮不终剂而痢止者,以从本治故也。

一夫人病飧泄弥年。医以休息利,治之苦坚辛燥之剂,弗效。时秋半,脉双弦而浮浮弦为风。曰:夫人之病盖病惊风,非饮食劳倦所致也。肝主惊,故虚风自甚,因乘脾而成泄。今金气正隆尚尔,至明春病将益加。法当平木之太过,扶土之不及,而泄自止。夫人曰:侬寓南闽时,平章燕公,以铜符密授,因失心惧,由是疾作。公言信然。以黄牸牛肝和以攻风健脾之剂,服之逾月,泄止。

滑伯仁治一人,暑月患中满泄泻,小便赤,四肢疲困,不欲举,自汗微热,口渴,且素羸瘠。众医以虚劳,将峻补之。伯仁诊视,六脉虚微。曰:此东垣所谓夏月中暑,饮食劳倦,法宜服清暑益气汤。投三剂,而病如失。

项彦章治南台治书郭公,久患泄泻,恶寒,见风辄仆,日卧密室,以毡蒙其首,炽炭助之,出语咿咿如婴儿。诸医作沉寒痼冷治,屡进丹、附,不时验。项诊其脉,告曰:此脾伏火邪,湿热下流,非寒也。法当升阳散火,以逐其湿热。乃煮升麻、泽泻、柴胡、羌活等剂,而继以神芎丸。郭曰：予苦久泄，今复利之，恐非治也。项曰：公之六脉浮濡而弱，且微数，濡者湿也，数者脾有伏火也。病由湿热，而且加之以热剂，非苦寒逐之不可。法曰通因通用，吾有所试矣。顷之，利如木屑者三四出，即去毡及炭，病旋已。

黄子厚治一富翁，病泄泻弥年。礼致子厚，诊疗浃旬，不效。子厚曰：予未得其说。求归。一日读《易》，至乾卦天行健，朱子有曰：天之气运行不息，故阁得地在中间，如人弄椀珠，只运动不住，故在空中不坠，少有息则坠矣。因悟向者富翁之病乃气不能举，为下脱也。又作字，持水滴吸水，初以大指按滴上窍则水满筒，放之则水下溜无余。乃豁然悟曰：吾能治翁症矣。即往，至则为治，艾灸百会穴督脉穴，未三四十壮而泄泻止矣。妙法。

虞恒德治一人，泄泻日夜无度，诸药不效。偶得一方，用针沙、地龙、猪苓三味，共为细末，生葱捣汁，调方匕，帖脐上，小便长而泻止。（泻）

罗山人治王厚宇一婢，年三十余，长夏患泄泻身凉，四肢厥冷，昼夜数次，皆完谷不化，清水如注，饮食下咽，即泄出不变，已经六七日。一医用药不效，谓肠直，症在不治。诸罗视之，六脉沉伏无力而涩，乃脾虚受湿，为肝木所乘，乃五泄之一，非怪证也。法当健脾疏风燥湿，升提其下陷之气。以五苓散加苍术、羌活、防风、炮姜、半夏、厚朴、芍药加药妙，一服十去七八。再以二陈加二术、砂仁、白芍、厚朴、曲糵，调理数剂而安。

程仁甫治一妇人，七十岁，清闲厚味，六月患吐泻腹痛，口渴倦怠，三日夜不止。先医用藿香正气散，不效。程诊，六脉滑数不匀。曰：暑令西照，受热明矣；吐泻三日夜，脾胃伤矣。用六君去甘草，加麦芽、山楂、姜连、藿香、乌梅，煎熟，徐徐服之，再用香连丸，顿止。

江篁南治一人，病泻困倦，胸满胀。江切其脉，告曰：此寒凉伤脾胃也。以四君加陈皮、香附、山楂、枳实、姜、枣、莲实，数剂而安。病者曰：某尝夏秋患滞下，已而作泻腹痛，医以茱萸、补骨脂作丸，服三四两，不效。更医，以三黄丸，服过五两，食减。又更一医，以菊花、苓、连等药投之，一日作七八度，遂病如是。所以知其人脾胃伤者，六脉浮大而右关尤甚也。论脉妙。

江应宿治余氏仆，年十七岁，五月初患泄泻，至六月骨瘦如柴，粒米不入者五日矣，将就木。诊其脉，沉细濡弱而缓。告其主曰：湿伤脾病也。用五苓散加参、术各三钱，不终剂而索粥，三剂而愈。

黄水部新阳公，患脾肾泄十余年，五鼓初必腹痛，数如厕，至辰刻共四度，巳午腹微痛而泄，凡七八度，日以为常，食少，倦怠嗜卧。诊得右关滑数，左尺微弦无力，此肾虚而脾中有积热病也。投黄连枳术丸，腹痛除，渐至天明而起。更与四神丸、八味丸，滋其化源，半年饮食倍进而泄愈矣。（泻）

孙文垣医案

吴九宜先生，每早晨腹痛泄泻者半年，粪色青，腹膨脝，人皆认为脾肾泄也。为灸关元三十壮，服补脾肾之药皆不效，自亦知医，谓其尺寸俱无脉，惟两关沉滑，大以为忧，以人言泄久而六脉将绝也。予为诊之曰：君无忧，此中焦食积痰泄也，积胶于中，故尺寸脉隐伏不见。法当下去其积，诸公用补，谬矣！渠谓：敢下耶？予曰：何伤。《素问》云：有故无殒亦无殒也。若不乘时，久则元气愈弱，再下难矣。以丹溪保和丸二钱，加备急丸三粒，五更服之，巳刻下稠积半桶，胀痛随愈。次日六脉齐见。再以东垣木香化滞汤，调理而安。渠称谢言曰：人皆谓六脉将绝为虚极，公独见之真而下之，由公究理深邃①，故见之行事，

① 邃（suì 遂）：深远。引申为精深。

著之谈论，皆自理学中来，他人何敢望其后尘。(卷一)

丁文学长令姊，常患晕厥，吐痰碗许乃苏，一月三五发，后又口渴，五更倒饱，肠鸣腹疼，泄泻，小水短涩，咳嗽。余脉之，两寸濡弱，两关滑大，此中焦痰积所致也。先与二陈汤，加苍术、山楂、麦芽以健脾祛湿为臣，以白芍药止痛为君，以滑石、泽泻引湿热从小便出为佐，黄芩为裨佐。十帖，二阴之痛俱止，改以六味地黄丸加黄柏、知母、牛膝，服之而安。(卷一)

王敬泉内眷，患痰嗽，腹饱胀，泄泻肠鸣，里急后重，发热，口鼻之气如火塞。以六君子汤，加山楂、麦芽、柴胡、秦艽、青蒿、白芍药、益智仁，与香连丸兼服，两剂，气舒嗽减，大便结实，鼻仍塞。前方加川芎，减白芍药而安。(卷一)

上舍张怀赤，每早晨肠鸣泻一二度，晚间泻一度，年四十二，且未有子。予诊之，尺寸短弱，右关滑大。予谓此中焦有湿痰，君相二火皆不足，故有此症。以六君子汤加破故纸、桂心、益智仁、肉豆蔻煎服，泻遂减半。又以前药加杜仲为丸，服之而愈，次年生子。(卷一)

吴仲峰先生邀予诊，时为仲秋初二日也，六部皆沉微，而左尤甚，隐隐又如珠丝之细，症则原以肠风去血，过服寒凉，致伤脾胃，自春至秋，脾泄不愈，日夜十二三行，面色黄白带青，两颐浮肿，四肢亦浮，小水不能独利，利必与大便并行，肠鸣，四肢冷，口不渴，饮食大减，口唇龈肉皆白。其为人也，多忧思。夫四肢者，脾之所主，清冷为阳气不充。两颐乃肾经部位，浮肿益见肾气之不足也。脉沉微与面色黄肿，皆属于湿。书云：诸湿肿满，皆属脾土。合脉症观之，由脾虚不运，积湿而然，虚寒明矣。病至此，势亦甚危，第形症相符，色脉相应，又能受补，庶几可生也。法当大温补升提。以东垣益胃升阳渗湿汤加减调理。人参三钱，白术五钱，黄芪二钱，茯苓、益智仁、苍术、泽泻各一钱，大附子五分，炮姜、炙甘草、升麻、防风各五分，连服八帖，诸症悉减。乃嘱之曰：病虽暂愈，宜戒生冷、忧思，庶服药有效，切勿轻犯，犯之非药石可回也。翁曰：诺，敢不唯命?(卷二)

姚惠斋先生，夜多泄泻，泻必三五次，甚且十数次，小腹时作疼，按亦疼，口不渴，小便长，医半年不愈。予诊之，左寸滑，余五部皆濡弱。此阳气大虚，虚中有寒也。治当温补下元，兼之升举。人参一钱半，黄芪、白术各二钱，白芍药酒炒三钱，大附子五分，肉桂一钱，杜仲、补骨脂各一钱半，升麻、防风各七分，姜枣煎服。其夜大便减半，次早虽泻，俱是白积，如生豆汁状，小腹痛止。再诊之，右脉稍起，连服四帖而瘳。翁喜言曰：抱病半年，药无虚日，今收功于四剂，何速哉！认病真而投剂确也，敢不铭心。(卷二)

王谷泉，大便作泻，上身热，耳中壅塞，头眩晕，胸膈不宽，口渴，痰多，咳嗽，六脉俱濡弱，汗大出。此正气大虚，或由克伐太过所致，当以补养为先。人参、白术、白芍药酒炒各四钱，柴胡、石菖蒲、陈皮各一钱，炙甘草五分，泽泻、茯苓各一钱。两服而神清、膈宽、脾健，惟汗不敛，眩晕未除。再与人参、白术、黄芪、酒炒白芍药各二钱，炙甘草五分，大附子五分，桂枝三分，泽泻一钱而愈。(卷二)

吴小峰，年五十未有子，素有酒积作疼，晌午即泻，所下多稠粘之物。腹痛之疾，年已久矣。治当清洁中焦分湿热，兼养脾法。用白滑石三两，粉草、肉果各五钱，白芍药酒炒一两五钱，木香三钱，红曲四钱，神曲糊为丸，每早晚白汤送下二钱，服未竟而积除。始举一子。(卷二)

吴东渠，年五十又七，因上年患疟，胸痞作胀，肌肉大削，因连服攻克太重，脾胃败坏，膝及跟踝皆浮肿,遍身发热口渴,小水短赤,舌止黄苔,舌心焦煤干燥。误服寒凉,大便连泻五六次,目不能开,手足无力,倦于言语。予诊之,六部俱浮大,按之豁然空虚。饮食不进,此中气大虚,元神俱脱,可畏之甚。即以人参、白术、茯苓、粉草、木香、葛根、酒炒白芍药,水煎服之。连进二帖,始能开目,渐出声言语,后以六君子汤去半夏加葛根、白扁豆、山药、藿香、苡仁、白芍药、石斛,调理而愈。(卷三)

一妇咳嗽,痰中有红,大便一日五六度,饮食极难下膈。才下膈腹中即不安,立时欲泻必尽泻,出乃止。肌肉消瘦,下午发热,热将发时,四肢先麻,两足膝皆战摇。两寸关脉滑数,两尺沉细,此虚中有食积痰饮之候也!脉虽数,午后虽发热,不敢轻用寒凉,特为温补下元,庶关门有守,泻可止也。山茱萸、菟丝子、人参、破故纸、杜仲、山药、茯苓、泽泻、桂心、砂仁,服下甚安,四剂后,下体不战摇矣!但饮食腹中微疼,即欲登厕。前方减去山萸加白术、肉果、木香,八帖愈。(卷三)

善易数者何洗心,每饮食稍冷,馇粥[①]或稀,必作胀泻。理脾之剂,历试不瘳,就予诊之。左三部皆濡弱,右寸亦然,关滑尺沉微,此下元虚寒所致,法当温补。以补骨脂、杜仲、菟丝子各二钱,山茱萸肉、人参、山药各一钱,白茯苓、泽泻各八分,肉果五分,数剂而愈。(卷四)

陈氏妇,肠鸣腹痛,大便溏泻,合目即汗出,下午潮热。医谓潮热盗汗乃虚怯之症,加之泄泻,脾气坏矣,视为不治。浼[②]予诊之,右脉濡数,左脉洪数。予曰:此郁火痰积症也。盖忧伤肺,思伤脾,饮食因而不化,积而生痰,故腹痛溏泻。但理中焦,消去痰积可瘳也。以四君子汤加半夏曲、滑石、红曲、麦芽、苡仁、酒炒白芍药、酒炒黄连、牡蛎、桔梗,八帖而病去如释。(卷四)

吴鹤洲先生太夫人,年八十六,素有痰火,大便一日三四行,一夜尤起,肠鸣,脐腹膨胀,脉三四至一止,或八至一止,诸医不知温补,妄以平胃散加黄连、山楂、白芍,一切苦寒之剂投之,克伐太过,因致腹疼。顾不咎其误,但谓年高而脉歇,至是为凶兆,辞去不治。逆予诊之。予曰:据脉书云:脉缓而止曰结,数而止曰促。今结脉非凶脉也,由寒湿之痰凝滞所致,法当温寂下元,俾火得以生土,所谓虚则补其母者,当无恙矣。鹤洲公曰:寿算何如?予曰:两尺迢迢有神,寿征也,即百年犹未艾。以补骨脂、白术各三钱为君,杜仲二钱为臣,白茯苓、泽泻、陈皮、甘草各一钱为佐,肉豆蔻、益智仁各五分为使,四帖,大便实,惟肠鸣未止。减肉豆蔻加炮姜五分而安。寿果至九十有八。(卷五)

先醒斋医学广笔记

梁溪一女人,茹素,患内热,每食肠鸣,清晨大瘕泄。脾胃双补丸内去肉豆蔻,以白芍药代之,外加白扁豆十二两,立愈。

无锡秦公安患中气虚不能食,食亦难化,时作泄,胸膈不宽,一医误投枳壳、青皮等破气药,下利完谷不化,面色黯白。仲淳用人参四钱,白术二钱,橘红钱许,干姜泡七分,甘草炙一钱,大枣,肉豆蔻,四五剂渐愈。后加参至两许全愈。三年后,病寒热不思食,他医以前病因参得愈,仍投以参,病转剧。仲淳至曰:此阴虚也,不宜参。乃用麦门冬、五味子、牛膝、枸杞、芍药、茯苓、石斛、酸枣仁、鳖甲等十余剂愈。

从妹患泄后虚弱,腹胀不食,季父延诸医疗之。予偶问疾,见其用二陈汤及枳壳、山楂等味。予曰:请一看病者。见其向内卧眠,两

① 馇(zhān 沾)粥:稀饭。
② 浼(měi 每):央求。

手置一处,不复动。曰:元气虚甚矣,法宜用理中汤。恐食积未尽,进以人参三钱,橘红二钱,加姜汁、竹沥数匙。夜半思粥,神思顿活。季父大喜,尽谢诸医。再以六君子汤加山楂肉、砂仁、麦门冬调理之,数剂立起。

庄敛之平日素壮,食善啖。丁巳四月,忽患泄泻,凡一应药粥蔬菜,入喉觉如针刺,下咽即辣,因而满腹绞辣,随觉腹中有气先从左升,次即右升,氤氲遍腹,即欲如厕,弹响大泄,粪门恍如火灼,一阵甫毕,一阵继之,更番转厕,逾时方得,离厕谛视,所泄俱清水,盈器白脂上浮,药粥及蔬菜俱不化而出,甚至梦中大遗,了不收摄。诸医或云停滞,或云受暑,或云中寒,百药杂投,竟如沃石。约月余,大肉尽脱,束手待毙。敛之有孀母,朝夕相视,哀号呼天,恨不以身代也。余于仲夏末,偶过金坛,诊其脉洪大而数,知其为火热所生病,为疏一方,用川黄连三钱,白芍药五钱,橘红二钱,车前子三钱,白扁豆三钱,白茯苓三钱,石斛三钱,炙甘草一钱。嘱其煎成将井水澄冷,加童便一杯始服。临别再三叮咛云:此方勿出以示人,恐时师见之大笑不已也。若为躯命计,须坚信服之耳!敛之却众医,下键煎服。药方入喉,恍如饮薄荷汁,隐隐沁入心脾,腹中似别成一清凉世界。甫一剂,夜卧达旦,洞泻顿止;连服三剂,大便已实。前泄时药粥等物,凡温者下咽,腹中遂觉气升,即欲大解,一切俱以冷进方快,家人日以为常,至是啖之,觉恶心畏冷,旋易以温,始相安。余曰:此火退之征也。前方加人参二钱半,莲肉四十粒,红曲一钱五分,黄芪三钱,升麻五分,黄连减半。五六剂后,余将返长兴,敛之持方求余加减。余曰:此已试效,方宜固守多服,但去升麻可耳!越月余,余再过金坛,敛之频颇[①]向余曰:自先生去后,守方煎服,几三十余剂矣。今泻久止而脾气困顿,不知饥饱,且稍饮茶汤,觉肠满急胀,如欲寸裂,奈何?余曰:大泻之后,是下多亡阴也,法宜用补,倘此时轻听盲师,妄用香燥诸药,取快暂时,元气受伤,必致变成蛊胀,即不救矣。复为疏一丸方:人参五两,白芍药六两,炙甘草一两,五味子六两,绵黄芪五两,山茱萸肉五两,怀山药五两,熟地黄八两,牛膝六两,紫河车二具,蜜丸,空心饥时各一服,而日令进前汤液方。敛之相信甚力,坚守二方,服几三年,脾胃始知饥而嗜食,四体亦渐丰矣。敛之恒对余言,每遇脾胃不和时,或作泻,觉腹中有火,则用黄连,否则去之,一照余方修治煎服,泄遂止而脾顿醒。迄今以余所疏方,俨如重宝,十袭珍藏。谓余不啻起死,而生之也。其病初平后,余劝其绝欲年余。敛之因出妾,得尽发家人私谋,乃知向之暴泄,由中巴豆毒。本草中巴豆毒用黄连、冷水解之。余用大剂黄连澄冷方服,政为对治,向使如俗医所疑停滞、受寒、中暑法治之,何啻千里?即信为是火,而时师所投黄连,不过七八分至钱许止矣。况一月之泻,未有不疑为虚寒者,用黄连至四钱,此俗医所必不解也。向余嘱其勿出以示人,为是故耳!始知察脉施治,贵在合法,神而明之,存乎其人耳!(泄泻)

景岳全书

余于四旬之外,亦尝病此数年,其势已窘,因偏求治法。见朱丹溪曰:因伤于酒,每晨起必泻者,宜理中汤加葛根,或吞酒蒸黄连丸。王节斋曰:饮酒便泄者,此酒积热泻也,宜加黄连、茵陈、干姜、木香之属。薛立斋曰:若酒湿未散,脾气未虚,宜用此药分利湿热,若湿热已去,中气被伤,宜用六君调补中气。又曰:酒性大热,乃无形之物,无形元气受伤,当用葛花解酲汤分消其湿。凡此诸论,若已尽之然,朱、王二家之说,则不分寒热,皆用黄连,是但知酒之有热,而不知酒之有寒,乌足凭也。惟薛氏之说,虽亦云酒性大热,而所重在脾,诚若善矣,余因效之。初服葛花解酲

---

① 频颇(cù 醋):亦作"频蹙"。皱眉。

汤,不效,继服六君子、补中益气汤,又不效,再服理中以至八味,俱不效。斯时也,计穷力竭,若无再生之望矣。因潜思熟计,料非峻补命门,终无益也。乃自制胃关煎、右归丸、一炁丹等方,以治其病,仍绝口不饮,以杜其源,调理年余,竟得痊愈。自后,始明性质之理,多得济人。向使已无确见,执信湿热之说,而妄用黄连、干葛清凉分利之剂,则焉望其有今日。即或自用稍迟,则既甚亦难挽矣。矧[①]今人之病此者最多,而是阴是阳,不可不辨。凡阳盛者,脾强胃健,而气不易夺者也,故治本无难,而泄亦无虑。阳衰者,脾肾既伤,则泄气最易,故宜防其无及,不可不为深虑也。若必以酒为热,则其为古法所误者,诚不少矣。(杂证谟)

慎柔五书

一妇素劳症,四月间,胸中作饱,腹亦胀,不饥,日夜泻十数次。诊之,肝肾脉弦而不和,此肝肾虚寒也。治以破故纸一钱,杜仲一钱五分,山萸三分,熟地三分,吴茱萸三分,甘草二分,乌药三分,沉香磨三分。四贴稍有转头,八贴能进汤水,廿贴痊愈。(卷五·虚劳例)

陆氏三世医验

泄痢发散治验七

归安李县尊令岳,初到,路途感冒,至署头常微痛,身体微热,然饮食如故,不以为意。数日后患水泄,小便赤涩,此公自谓知医,令人在药铺取胃苓汤二剂服之,泄不止,后又见积,又剉芩、连、白芍、木香、槟榔辈二剂服之,竟不效。李公令人邀予诊视之,两手浮弦,沉按涩数,曰:此因表气不舒,致令里气亦不顺,偶值脾胃不调而作泄也。乃以五积散,微加白蔻仁木香二剂,大汗而诸症悉愈。

卢绍庵曰:长途未免劳顿,感冒又有表邪,继而饮食,业已成痢。世俗之见论之,惟投痢疾之药,人事之常也。先生以五积散双解表里之邪,得汗而诸症如失,痢因汗愈,非有真知灼见,孰敢如斯。(卷之一)

胀痛作泄调补治验五九

沈少西令爱,年已二旬,自小脾胃受伤,不时作泄作呕,近发寒热,或日或夜,或一日不发,或一日数发,微寒即热,手足厥冷,胸膈不舒,胁肋胀满,嗳气不已,向左眠卧即似气不通畅。或胃脘作痛,亦时作时止,口虽渴而不思茶饮,小便短,大便日泄二三次,腹中雷鸣,弹之如鼓,揉之如水,大约气上塞则胀而痛在上,气下坠则泄而痛在下,幸饮食不甚减。常服平胃、五苓、白术、黄连及消导之药,或调气补益之品,蔑如[②]也。此症非人参、白术不能取效,询前曾服人参,饱胀故止,此亦监制未当,非人参之故也。但目今微有表邪,先以小柴胡加枳桔二三帖,服后寒热稍和,易以调中益气汤去黄柏,加青皮以伐肝,神曲以助脾,炮姜以温中。服四帖,胀痛俱减,大便稍实,但有微寒微热,中宫不实不坚,且聚且散,无积可追,法当补益脏气。用人参、黄芪、白术、茯苓、枣仁、柴胡、远志、炙甘草、炮姜、龙眼肉,俾大益元气,以退虚热,交平心肾,和释肝邪。数剂后,夜来略胀,更以六君子料,加枳实、黄连、神曲、木香、砂仁为丸,与煎间服,月余而痊。

卢绍庵曰:自幼脾虚作泻,中气原亏,《内经》云:清气在下,则生飧泄,浊气在上,则生䐜胀。兹者之病与经文相合,先生调中益气汤之投,如钥开锁,妙哉!岐黄之言,为万世医家准的。(卷之二)

痰结解痢治验二十

吴逊斋老夫人,年已六十外,素有脾泄之

① 矧(shěn 沈):况且。
② 蔑如:微细;没有什么了不起。

症，三月间，忽咳嗽吐血，痰多而咯之不易出，日晡潮热，胸膈支结，不能就枕，虽天气温和，畏风畏寒，不能去帷帐。初延一医诊治，以脉数吐红，身热咳嗽，皆血虚火旺之所为也。投以养血清凉之药，痰血之新疾不减，泄泻之宿疾更甚，饮食不进。更一医，以高年久泻，岂宜清凉？用六君子汤投之，泻未已而痰壅殊甚。两医初相矛盾，后逊斋同延商治，一以吐血不宜身热脉大，一以泄泻不宜身热脉大，两人所见不同，其不可治均也。适南垣公子，字敬之者问安，力举接予，因延诊治。其脉左寸关浮洪，右寸关滑数，两尺弱。予曰：老夫人之脉，似表邪太重，不知曾有感冒否？逊斋曰十日前，老妻自小庄返舍，漾内风大觉惊，然归来不觉所苦，隔数日而后病发，况今病势危急，岂是外邪之小疾，因备述前二医言。予曰：人迎脉浮，明是表邪；气口滑疾，明是痰火；尺弱，乃高年之常见。血特表气之郁，脾泄宿疾，有何死症而为此危谈。我可一二日内，起此病也。逊斋见说，心甚疑虑，计无别法，姑任予治。因用炒黑麻黄、苏叶、前胡解表为君；杏仁、苏子、陈皮利气为臣；桑皮、片芩、天花粉、石膏清热为佐；甘草、桔梗散膈和中为使。连进二剂，是夜五更微汗，痰嗽顿减，熟睡一二时，醒即进粥二碗，日晡不热，而痰中无血矣。因去麻黄、苏叶、石膏，加白芍药、茯苓，又二剂，而诸症如失。后制一丸方，以治其脾泻，人参、白术为君；白芍药、霞天曲为臣；炙甘草、干姜、缩砂为佐；枣肉、神曲糊为丸，以为使。服之数旬，痰去身安。

陆闇生曰：凡病脉流利者生，悬涩者死，脉既带滑，即吐血泄泻，犹未必死，况得之表邪者乎？盖血有阴虚火动之血，亦有经络遏抑所动之血；热有阴虚火动之潮热，亦有邪在阳明少阳之潮热。毫厘之差，遂成千里之谬。(卷之三)

脾虚宜补七

潘古臣令堂夫人，万历庚申三月，得患脾泻，自夏徂秋，而炎天多啖水果，其泻更甚，一医以血虚脾弱治之，自来经行腹痛，服攻瘀去血之剂，间几日，忽有鲜血一阵，至九月尽，肌肉枯槁，不能转侧，日夜泻二十余次，身体发热，不思饮食，气短口渴，夜卧不安。前医用养血健脾内有麦冬、生地、枣仁等物，而泻不止，渴益甚。予诊得两寸关虚数，两尺隐隐若无，明是下元不足，中气虚寒，虚火上炎之症，岂可投凉滋润？况《经》云：甘温除大热。乃用人参、白术、炮姜、陈皮、山楂、木香、苡仁、木通、山药、甘草、白豆蔻服之颇觉相宜。又用肉果、人参、白术、炮姜、枣肉为丸，日服两次，人皆以补气为非，予用人参至三四钱一剂，服之益善，守此煎丸，一月后泻止，两月后肌肉渐长。精神渐足，月事调和，迄今康健。

心主血，肝藏血，脾统血。平常月候不调，行时作痛，乃脾虚而气滞也。久泻之后，乃是元气下陷，而不能升举。李东垣先生所立补中益气汤，论甘温除大热，夫人之恙，正合斯言。医惟见病治病，而不讨究先贤方论，予用之有效，古人诚妙矣哉！(卷之四)

有表误攻五五

表连襟叶能甫，即孝廉钱令如之赘婿也。万历乙卯七月，患外感内伤之症，因予往菁山，故延别友，用煎剂解表，丸药攻里，服后连泻数次，胸中饱闷，口干潮热谵语，舌上有黑苔，手足微冷，势甚危急，适予归，延予往视。诊得左三部沉细而涩，右寸关沉滑，尺脉空虚。告令如舅翁曰：此阳症见阴脉也。若再一泻，必然不治。乃用陈皮、甘草、山楂、柴胡、木通、泽泻、厚朴、炮姜，先温消分利，三剂后，竟不泻矣。但两手俱沉实，乃改用黄连、枳实、山楂、黄芩、厚朴、瓜蒌，服五六剂，忽转矢气，投润字丸二钱，少顷去燥屎二三次，前症扫除。遂投养血健脾之药，调理一月而安。

表未解而遽攻其里，表邪乘虚入里，上似结胸，而下成洞泻，若不急与温消分利，势甚殆矣。表里二字，尚且不明，胡为乎妄称知

医，戕人之命。(卷之五)

冰壑老人医案

曹棠溪妇，六月脉沉迟，烦而渴，自言身大热，须冷水。先生曰：此阴独治也，无阳气以和其阴，故尔饮冷必厥逆且自利。用当归、桂、附，佐以升麻，利止，病亦已。

寓 意 草

议沈若兹乃郎肠澼危症并治验

沈若兹乃郎，因痘后食物不节，病泻。泻久脾虚，病疟。遂尔腹痛胀大，三年来服消导药无算，腹胀及泻利总不愈。去岁迎医，服参苓白术稍效，医去仍复如故。病本腹胀，更兼肠澼，肠澼者，大肠之气，空洞易走，胃中传下之物，总不停蓄，澼出无度，腥水不臭，十中五死、五生之症也。今则病势转深，又加四逆矣。暮热朝凉，一逆也；大渴引汤救急，二逆也；气喘不能仰睡，三逆也；多汗烦躁不宁，四逆也。无病人腹中之气，运转收摄，是以身体轻快，大便省约。今为久泻，遂至气散不收。腹之胀，肠之鸣，便出之不自知，皆此故也。气既散而不收，又服行气利水之药，不愈增其散乎？无病人身中营卫，两无偏胜，故阳胜则发热，阴胜则恶寒。病疟之时，寒热交作，犹是阴阳互战，迨泻久亡阴，整夜发热，一线之阴，为阳所乘，求其相战，不可得矣！内水亏竭，燎原之火自焚，不得不引外水以济急。然有形之水，不足以制无形之火，徒增胀泻，而重伤其阴气耳！医不清其源，以香燥之药，助火劫阴。加官桂、肉豆蔻等类，用之误矣。夫男子气海在于脐下，乃元气之舍，性命之根也。久泻则真气亦散，势必上干清道，而不下行，鼻中鼾鼾有声，不能仰卧，是其征也。夫此已散之气，必不能复归其处，但冀未散之气，不致尽散则可耳。屡服木香、槟榔、苏子、腹皮、厚朴等降气之药，尤误之误矣。至于汗出烦躁，则阴气虚尽，孤阳亦不能久留之兆也。总如岁运，有温热无寒凉，有生长无收藏，人物其免夭札[①]疵疠[②]乎？于此而图旋转之功，亦难之难矣。

若兹见案，转托戚友，强恳用药，因以清燥润肺为主，阿胶、地黄、门冬等类同蜜熬膏三斤，渠男三年为药所苦，得此甘味，称为糖也。日争十余次服之，半月药尽，遂至大效。身凉气平，不渴、不烦、不泻，诸症俱退，另制理脾药末善后，全愈。

胡卣臣先生曰：久泻而用润药，与症相反，而究竟相宜。议病时先辟三种治法之误，已隐隐见大意矣。与吴吉长乃室治验，参看自明。(卷四)

易氏医按

瑞昌王既白之妃，患泄泻，屡用脾胃门消耗诸药，四五年不能止，一医用补中益气汤，人参三钱，服一月，不泄。忽一日，胸膈胀满，腹响如雷，大泻若倾，昏不知人，口气手足俱冷，浑身汗出如雨，用人参五钱，煎汤灌苏，如是者三。病者服久，自觉口中寒逆，医者以为出汗过多，元气虚弱，于前汤内，加人参三钱，酸枣仁、大附子、薄桂各一钱，昏厥尤甚，肌肤如冰，夏暑亦不知热。二年，计服过人参廿五斤，桂附各二斤，酸枣七十斤。至巳巳冬，饮食入口，即时泻出，腹中即饥，饥而食，食即泄，日十数次，身不知寒，目畏灯火。予初诊之，六脉全无，久诊六部来疾去缓，有力如石，闻其声，尚雄壮，脉亦有余，自予断之，乃大郁火证也。以黄连入平胃散与之，饮药少顷，熟睡二时，不索食，不泄泻。饮五日，方知药味甘苦。既用通元二八丹，与汤药间服一月，饮食调和，其病遂愈。予用前药，众皆惊曰：久泻之病，饮下即出，六脉俱无，虚弱极矣。先生言六脉有余，而用黄连寒苦之物止泻，实吾

① 夭札：遭疫病而早死。

② 疵(cī 玼)疠：灾害疫病。

辈所不知也。予曰:此乃亢极之病,火极似水,若以为虚弱,而用补药,是抱薪救火矣。众曰:既云是火,则火能化物,今食物不化,何也?予曰:譬之铳炮,先已有药在内,遇火即时充出。书有曰:胃中有热难停食。正合此也。果是虚弱之证,前已用过参附等药数十斤而不愈耶,予以黄连四钱为君,以泻火热,用平胃散为脾胃之引。因此病火势甚烈,不可偏用苦寒之黄连,兼用苍朴四味之温以缓治之,此所以用平胃而效也。

石城王福歉之妃,癸酉六月,受孕偶患泄泻,府中有知医者,用淡渗之药止之,自后每月,泄三五日。有作脾泄者,用参苓白术散之类,二三服亦止。然每月必泄五七次。至次年三月,生产后,连泄半月,日夜八九次,诸药不效,惊惶无措,召予治之。诊得两寸尺俱平和,惟两关洪大有力。予曰:此暑病也。以黄连香薷饮治之,一剂减半,再剂全愈。惟肝脉未退,又用通元二八丹,调理半月后,平复。王曰:妃患泄,近一载,诸医未有言暑者,公独言暑,何见也?予曰:见之于脉,两关浮而洪大有力,故知为暑泄也。王曰:《脉经》云:风脉浮,暑脉虚。今洪大有力,非虚也,何以断暑?予曰:暑伤气,初感即发,其邪在肺,皮肤卫气受病,故脉虚。自去年六月,至今将十月矣。其邪自表入里,蕴蓄日久,而暑热日深,故其脉洪大而有力。王曰:暑病固矣,公断非产后之病,又何见也?予曰:产脉见于尺寸,尺寸既平,于产何干,况病患于未产前,非产病益明矣。王曰:诸医用药,止效一时,而不能除根,何也?予曰:诸药有分利者,有补养者,各执己见,未得其源也。其源在暑,若用暑药,岂有不除根者哉?

两都医案

广东郡守林公清海,在燕时,延余谈良久,并不言及有病,忽以脉示曰:先生试为我诊之。余诊按觉肝脉弦紧,脾脉弦滑,命脉沉而微,心肺肾脉俱浮洪。余以脾土四时,宜和缓而见弦紧者,木王土衰耳。况命门真火弱甚,又不能生脾土,定是脾虚作泻之候,脉虽有浮洪者,非火证也。宜用健脾平肝之剂为主,补命门真火药饵佐之。柴胡一钱五分,白芍一钱五分,白术一钱三分,补骨脂一钱,肉桂七分,姜灰七分,莲肉十枚,灯心十根为引。空心温服,使真火实而虚火自退,脾阴暖而泻自止矣。若因脉见浮洪,投以清凉之品,则脾胃受伤,非计之得也。公抚掌云:不佞[①]泻八阅月矣,服药苦多,殊未能效,必误为清利以至于此。余用前方,一二服而泻果愈。

太仆倪公吉旋,泻月余,及大宗伯何公,久病泄泻,诸药不愈,余诊之,其右尺脉沉凝之极,当治用辛温,因以姜灰为君,补骨脂为臣,白术、山药为佐,赤茯苓、泽泻为使,大枣、灯心为引,每剂酌一两重,水二钟,浓煎八分,空心温服,以补命门真火而泻即止。故知人身中真火一虚,脾土必弱,须补命门真火以生之,五行生克之理,只在眼前,尝阅《内景经》,人在母腹中,右肾先生,肾有两枚,形如豇豆,左属肾水,右属命门真火,心虽属火,不能生土,譬如种花种,发生先出两瓣,然后渐有枝干叶蕊,开花结实,如人四肢百骸,所以两肾根本,最要培植,真水真火为性命之源,最为要也。

国典长孺程公,就余诊之,按六脉沉迟带滑,望颜色充满而润。余曰:公无他恙,乃恃其体厚有火,过饮凉冷,多饵清剂,致使胸中痰气凝结,肠胃虚寒泄泻之候也。公笑曰:君切脉如神,生果无他恙,惟多痰泄泻作楚耳。公必有见垣一方以疗之。余许一二剂而瘳。遂用陈皮、半夏、茯苓、甘草和中化痰,白术、干姜、泽泻、肉桂燥湿分利,三服而瘥。程公虽素有火,用温暖治效,即张长沙云热深厥亦

---

① 不佞(nìng 宁):谦辞,犹言不才。

深,热深更与热药宁之句,余极敬服,此善治之法也。余每见医以温治热,愈有八九,以凉治寒,百无一二,此何理也?《经》云诸病皆生于气,气暖则行,贵乎通流,气通流则无病。人身之气血营卫,行阳二十五度,行阴亦二十五度,为一周也。一日一夜,凡一万三千五百息,共行八百一十丈远。人既得寒症,则气脉已闭,仍用凉药,是源已壅淤,又从而塞之矣。营卫之行迟,则丈数渐短少,经络受寒凉,气血便凝滞,安得不病乎?治病虚实寒热,投药温凉恰当,最为要紧,故述之。

孟秋中浣,忽云食后偶感,胸满作泻,召余诊疗。按得左手人迎脉平和,气口脉虚弱,胃脉微滑,脾脉虚涩。余向太史公云:此脾虚气弱,不能运胃中之食故耳,非外感有余停滞之候也,不敢用解散消导之剂,祇可益元气健脾胃而已。太史公且不许。一二日后,复召余诊治,按得六脉虚弱欲脱,命门与胃两脉更微甚,余惊疑不识何故,急向公云:如此脉状,非大温补元气不能即起,太史公不以为然,乳母传言,手足俱冷,语声无力,中气不接,面目无神,泄泻不食。余曰:脉症既对,势不容缓,遂投理中汤合五苓散,加补骨脂,一剂未验,再剂脉稍起,三剂脉顿王,食甘而泻止,去后亦实,较初秋精神饮食倍加,太史公深信余脉药及时不谬。

里中医案

许惺初泄泻腹满不食

银台许惺初,腹满不食,日泻数次,医用六一、香薷。余曰:非暑也,是高年土虚,频伤于饱,当扶其本。以六君子加姜、桂,二十剂而泻止食进。

王汉梁泄泻神乱

工部主政王汉梁,郁怒成痞,形坚痛甚,攻下之剂太过,遂若洞泄,一日一夜计下一百余次,肌肉尽消,神气愦乱,舌不能言。余曰:在症已无活理,在脉犹有生机,以真藏脉未见也。此甚虚之症,法当甚补。以枯矾、龙骨、粟壳、肉果以固其肠,人参二两,熟附五钱以救其气。三日之内用参半斤,用附二两,泻减大半,舌遂能言。更以补中益气加生附、炮姜、肉果,大补百日而食进神强,然昼夜下四五行,两手痿废,以仙茅、巴戟、桂、附等为丸,参附汤送下。五日余而痞消、泻止、能步。向使畏多参、附,或掣肘于投剂之时,或懈弛于将愈之际,安望其在生哉。信医不专者,戒诸。

姚岱之吐痰泄泻

大司寇姚岱之,吐痰泄泻,满闷不快,见食则恶,面黄神困,自秋徂春多药病增,致目不能开,口不能语。余以补中益气加熟附、肉果各二钱。人参五钱,日饮二剂,四日而泻止,但痰不减耳。余以为肾虚水泛为痰,乃以八味丸、补中汤并进,四十日进饮食,不吐痰而愈。

张三星泄泻

郡守张三星,泄泻无度,自服燥湿分利达气药。余诊其脉滑而无力,此中虚下陷,而痰滞不化也。以六君子加升、柴、沉香、五倍子,十剂而安。

董玄宰泄泻

大宗伯董玄宰,夏初水泄,完谷不化,服胃苓汤、四君子汤。余曰:春伤于风,夏生飧泄,谓完谷也。用升麻除湿汤加人参二钱,两剂顿止。

张仲辉泄泻

闽中太学张仲辉,纵饮无度,兼嗜瓜果,忽患泄泻,日一十余次。先服分利,不应;继服燥药,转见沉剧。余曰:六脉俱浮,因思《经》云春伤于风,夏生飧泄。非大汗之,不能解也。用麻黄、升麻、干葛、甘草、生姜煎服。或曰麻黄为重剂,虽伤寒不敢轻用者。仲辉叹曰:吾命将尽,姑服此剂,以冀万一。遂服而取汗,泄泻顿止。

陈实庵脾肾两虚

太史陈实庵,脾肾素虚,心神抑郁,大便不实,饮食不化,吐痰不已。用六君子加炮姜、益智,理之而痊。若误用清火理气,是顾标而失本矣。

脉诀汇辨

燕都王湛六兄,以脾泄求治,神疲色瘁。诊得促脉,或十四五至得一止,或十七八至得一止。余谓其原医者曰,法在不治。而医者争之曰,此非代脉,不过促耳,何先生之轻命耶?余曰:是真元败坏,阴阳交穷,而促脉呈形,与稽留凝泣而见促者,不相侔也。医者唯唯。居一月而果殁。(卷九)

旧德堂医案

云间田二府封翁,久泻肉脱,少腹疼痛,欲食下咽,汩汩有声,才入贲门,而魄门已渗出矣。或以汤药厚脾,或以丸散实肠,毫不见效,几濒于危,召予力救。望其色印堂年寿夭而不泽,切其脉气口六部细弱无神,则知清阳不升,原阴下陷,非但转输失职,将见闭藏倾败矣。盖肾者胃之关也,脾之母也。后天之气土能制,先天之气肾可生。脾艮由坤土,是离火所生,而艮木又属坎水所生耳。故饮食入胃如水谷在釜,虽由脾土以腐熟,亦必藉少火以生气。犹之万物,虽始于土,皆从阳气而生长,彼生生化化之气,悉属于一点元阳。所谓四大一身皆属金,不知何物是阳精也。惟命门火衰,丹田气冷,使脾脏不能运行精微,肠胃不能传化水谷,三焦无出纳之权,五阳乏敷布之导,升腾精华反趋下陷。故曰泻久亡阴,下多亡阳,阴阳根本,悉归肾中。若徒知补脾而不能补肾,是未明隔二之治也。宜用辛热之品暖补下焦,甘温之剂资培中土,譬之炉中加火而丹易盛,灯内添油而燃不息,真有水中火发,雪里花开之妙,何虑寒谷之不回春耶?遂用人参、白术、炮姜、炙甘草、熟附子,煎成,调赤石子末三钱与服,渐觉平安,十剂而痛止泄减,面色润泽,饮食增进,不一月而痊愈,乃蒙赐顾,缱绻①竟日而去。越明年春田公觐还,父子重逢,喜出望外,不意过食瓜果,前症复发竟难挽回,卒于仲夏庚寅日,可见木旺凌脾之验,毫发不爽也。

燕山中丞刘汉儒,泄泻数日,医见肝脉弦急,认为火热,用苦寒平肝,反洞泄不已,筋挛少气,招家君往治。曰:此因寒气入腹,清阳不能上腾,即《素问》清气在下,则生飧泄之意也。前医以肝脉高为火,予以肝脉盛为寒,盖寒束之脉每多见弦,先哲明训班班可考,何得以寒为热耶?方以苍术、白术各二钱,羌活、防风各一钱,干葛、炮姜各八分,升麻、柴胡各五分,一剂而减。

张侍川,脾泄经年,汤药遍尝,大肉尽削,小便枯竭,势已危殆,余往诊之。左脉弦细,右脉虚微。此系乾阳不运,坤阴无权,所以脾伤而破䐃肉脱,肺虚而气化失调,俾浊阴不降,内滞肠胃,清阳不发,下乘肾肝,由是三阴受伤而成久泄之症。况当四十年之升阳之气与浊阴之令,自此相半,今侍川已逾五旬,不思举其下陷之阳,反以渗利为用,则失治本之旨矣。且下久亡阴,未有久泄而肾不虚者。若单补其脾,则力缓不能建功,须得温暖下焦之品辅佐其脾间,丹田火旺则脾土自温暖,中州健运则冲和自布,精微之气上奉乾金,下输膀胱,分别清浊,则二便自和,可以指日收功矣。方用人参、白术、黄芪、炙草、广皮、木香、升麻、柴胡、肉果、补骨脂数剂,而小便亦实,后以四神丸加煨木香调理乃安。

家君治江右太师傅继庵夫人,久泄不已,脉象迟微,微为阳衰,迟为阴胜,此脾土虚而

---

① 缱绻(qiǎn quǎn 浅犬):情意深厚。

真阳衰也。盖脾虚必补中而后土旺,阳衰必温中然后寒释。乃以四君子加姜桂,服二剂而畏寒如故,泄亦不减。知非土中之阳不旺,乃水中火不升也。须助少火之气上蒸于脾,方能障土之湿。遂用人参三钱、白术五钱、肉桂一钱、附子一钱,数帖渐瘥,后八味丸调理乃安。

马氏医案并附祁案王案

病是经水不调,致奇脉损伤,如近日腹痛泻积,阴晦潮诊,水谷不运之湿,过时即解,不必缕①治自愈。据述经水已调,纳食如昔,但肤腠中忽热,气逆必泄气始安,用补仍以宣通络脉,不越调经正治。

人参　当归炒炭　生杜仲另磨去绵　茯苓　小茴香炒黑　鹿茸　沙蒺藜　淡补骨脂胡桃肉拌炒　蜜丸开水送三钱

东皋草堂医案

一人泄泻两昼夜,手足痿软,口燥咽干,面皮皴揭,脏腑间似痛非痛,有无可奈何之状。察其脉细涩而微,知其下多亡阴,肠胃枯涸之故。教以猪油作羹汤啜之,以八仙糕啖之,两日而起。猪为亥兽,补肾,其油大能润燥。八仙糕方:人参、茯苓、扁豆、莲肉、薏苡、山药、糯米、香粳、白糖。(燥)

一人患嗽,腹中雷鸣泄泻,泻后则嗽稍宁,治嗽之药,不啻十易其方矣。予诊其脉沉,知其有水气也。水上行则嗽,下行则泻,泻则水去而嗽止耳。先投小青龙汤去麻黄二剂,再投理中汤二剂而安。(火)

一仆妇积虚之体,忽作洞泄,一昼夜以百计,而脉反滑大而实,其证为逆,且患巅顶作痛,裹以绵絮则稍减,由清浊之气不分,孤阳无附而上薄也。先与胃苓汤,分利清浊。苍术、陈皮、茯苓、甘草、白术、泽泻、厚朴、肉果、肉桂。二剂而泻止,再立一方以温中健脾。人参、白术、肉果、炮姜、肉桂、茯苓、甘草、升麻。(痢)

一妇人脾虚作泻,嗳气膨胀。人参、白术、茯苓、黄芪、肉果、甘草、橘红、五味、木香、桂。

一仆劳伤气血,泄泻下积,形神衰脱,六脉大虚,急宜温补。用人参、黄芪、白术、甘草、干姜、茯苓。

服药后,腹中作饥,小便亦利,仍用理中汤加肉桂五分、干姜一钱。因两尺虚极,得温则土自旺,阳自回也。

一老妪泄泻,不思饮食,肚腹膨胀,身发浮肿,自秋至冬,已三月矣。询其致病之由,为夏杪恣啖冷物,及凉水也。先与煎剂一服:附子、肉桂、干姜、苍术、当归、腹皮、柴胡、升麻、陈皮、甘草、厚朴、米仁。病不增减,切其胃脉将绝,余脉浮洪,急用干姜五钱、山药八钱、红枣四十枚,同煮极烂,去干姜,令食山药、红枣,如是两日,口辄知味、小便通,大便减,再疏一方:干姜、肉桂、茯苓、猪苓、泽泻、白术、黄芪、厚朴、广皮、甘草,服四剂而愈。

一妇人脾虚作泄,中满不思饮食,余用白术、苍术、泽泻、木通、茯苓、甘草、扁豆、厚朴、升麻、藿香、陈皮,泻稍止,腹中觉饿。一医投以补中益气汤,加丹参,而胸中反闷。余诊其脉,知其胃气未清也。以枳壳、白术、麦芽、神曲、橘红、甘草、苏梗、白豆蔻、木香、乌药而愈。(痢)

一妇人脾久泄泻,不思饮食,用白术、黄芪、半夏、陈皮、木香、茯苓、砂仁、甘草、肉果、藿香、扁豆、香附两剂,十愈其六,今当温肾,再用:白术、扁豆、肉果、山萸、巴戟、陈皮、木香、茯苓、砂仁、藿香、甘草。

一妇人水泻五六日,胸腹膨胀,不思饮

① 缕:详细地。

食，责之肺气不能开发，用紫苏、腹皮、茯苓、厚朴、木香、甘草、藿香、人参、白术、姜枣。二帖而愈。

一妇人寒热自利而渴，遍身痛，足冷口苦等症，脉之知其湿郁于内也。先服升阳除湿汤：升麻、柴胡、猪苓、甘草、羌活、泽泻、半夏、神曲、麦芽、苍术、益智、防风、陈皮、姜枣，二剂而寒热泻利俱愈，但胸膈不开，心神恍惚，余断其痰饮为病，又改一方，用瓜蒌仁、枳实、白术、当归、茯神、枣仁、柴胡、桔梗、半夏、黄芩、甘草、广皮、桂枝、粳米、生姜，服二剂，足冷恍惚诸症俱除，只不知饥饿，二便不利，口苦未痊，又投以白术、茯苓、广皮、川连、柴胡、黄芩、麦冬、知母、甘草、枳壳、泽泻、车前、益智、地黄、玄参而愈。

一妇人，六脉弱极，脾泄腹痛，用白术、黄芪、人参、甘草、肉果、茯苓、肉桂、故纸、藿香、五味。(泄泻)

(评选)静香楼医案

中气虚寒，得冷则泻，而又火升齿衄。古人所谓胸中聚集之残火，腹内积久之沉寒也。此当温补中气，俾土厚则火自敛。

四君子汤加益智仁、干姜。

诒按：议病立方，均本喻氏。近时黄坤载亦有此法。(内伤杂病门)

恼怒伤中，湿热乘之，脾气不运，水谷并趋大肠而为泄，腹中微疼，脉窒不和，治在中焦。

藿梗　川朴　神曲　泽泻　茯苓　陈皮　扁豆　木瓜

诒按：此方妙在木瓜一味，兼能疏肝。须知此意，乃识立方选药之妙。

又按：案中脉窒句，不甚明了。(泄泻门)

薛案辨疏

光禄柴黼庵，善饮泄泻，腹胀吐痰，作呕口干，此脾胃气虚，先用六君加神曲。痰呕已止，再用补中益气加茯苓、半夏，泻胀亦愈。此症若湿热滞，当用葛花解酲汤分消其湿。湿既去，而泻未已，须用六君加神曲实脾土，化酒积。然虽为酒而作，实因脾土虚弱，不可专主湿热。

疏曰：湿热之症，未有不因脾胃虚弱而成者，脾胃不虚，湿热不积。但当分脾胃之虚与湿热孰轻孰重。如脾胃已虚，而湿热不盛，则以补为主；若湿热甚，而脾胃未虚，则以清湿热为主；若脾胃既虚，而湿热又甚，则补与清兼用之。又当分孰轻孰重，如湿重而热轻，则祛湿为主，虚者兼补其气；若热重而湿轻，则清热为主，虚者兼养其阴。大概在气分者，多成泄泻；在血分者，多成痢疾；在经者，多生于筋脉；在腑者，多生于肠胃。在筋脉者，多属厥阴；在肠胃者，多属阳明。然肠胃固属阳明，而筋脉未始不属阳明也。故湿热之症，多责于阳明。而凡病之属阳明湿热者，十居六七，不特酒积而已。(脾胃亏损停食泄泻等症)

一男子侵晨或五更吐痰，或有酸味。此是脾气虚弱，用六君送四神丸而愈。若脾气郁滞，用二陈加桔梗、山栀，送香连丸；若郁结伤脾，用归脾汤，送香连丸；若胸膈不舒，归脾加柴胡、山栀，送左金丸；若胃气虚，津液不能运化，用补中益气，送左金丸。

疏曰：此案必有遗文，其侵晨或五更吐痰，不特吐痰而已，当必有泄泻一症在内，何也？盖此案既例在泄泻门中，而四神丸、香连丸非治痰之药，实治泄之方也。而四神丸又属侵晨五更泄泻之的方故耳。至于酸味，实为肝木之味，此皆肝木郁土中之明验，故下文详及左金丸也。

有一羽士①，停食泄泻，自用四苓、黄连、枳实、曲、柏，益甚。余曰：此脾肾泄也，当用

① 羽士：亦称“羽人”，道士的别称。

六君加姜、桂，送四神丸。不信，又用沉香化气丸一服，卧床不食，咳则粪出，岁至危殆，终践余言而愈。盖化气之剂，峻厉猛烈，无经不伤，无脏不损，岂宜轻服?

疏曰:停食作泻，不过消食止泻及利小便而已，即用前药益甚，亦不过健脾补气或用升提而已。何以即断为脾肾泻而即当温补脾经，兼温补肾经之剂耶?要知停食作泻，宜用前药，宜而用之不宜，即为脾肾泻也，不必定五更侵晨方为脾肾泻也。然必有虚寒脉症可凭，未可臆度也。至于咳则粪出，余按《内经》有五脏之久咳乃移于六腑之说。其曰:肺咳不已，则大肠受之，大肠咳状，咳而遗矢。其曰:肾咳不已，则膀胱受之，膀胱咳状，咳而遗溺。而治法则肺咳用麻黄附子细辛汤，膀胱咳用茯苓甘草汤云云。此皆仲景之方，从伤寒例用药也。不然以肺脏之咳当补肺气，何敢用麻黄乎?肾脏之咳当补肾阴，何敢用茯苓甘草汤乎?故余以为遗矢遗溺之咳，属脏腑虚损者正多。要知咳而遗矢，虽云大肠受之，而肺与大肠为表里，肺气虚，则大肠之气不固，故咳而遗矢也。法当大补肺气为主，不必专问大肠。即如膀胱之咳而遗溺，亦由肾气大虚之故，法当峻补肾气为主，又何问膀胱也?而余又以为肾主二便，咳而至于或遗溺或遗矢，皆属肾气虚所致。法当专主补肾，故先生既用六君，即兼送四神丸，其理自可见也。(脾胃亏损停食泄泻等症)

佥宪[①]高如斋，饮食难化，腹痛泄泻，用六君子加砂仁、木香治之而痊。后复作完谷不化，腹痛头疼，体重倦怠，余以为脾虚受湿，用芍药防风汤而愈。

疏曰:此案但云饮食难化，则非停食，可知是属脾虚泄泻之症。其腹痛者，气不和也，故可用六君以补脾，加香砂以和气也。至于完谷不化，有属脾肾虚寒者，有属邪热不杀谷者，而此案以体重倦怠，故知脾虚受湿之症，由是而腹痛头疼，皆属于湿之所致矣。(脾胃亏损停食泄泻等症)

光禄杨立之，元气素弱，饮食难化，泄泻不已，小便短少，洒淅恶寒，体重节痛。余以为脾肺虚，用升阳益胃汤而痊。凡观泄泻，服分利调补之剂，不应者，此肝木郁于脾土，必用升阳益胃之剂，庶可取效。

疏曰:此案洒淅恶寒，是肺经症，然亦有肝木抑郁之象，故用升阳益胃汤，既以补肺为主，而兼有升木祛湿之品，在内为恰当也。及观凡泄泻之不应，方知升阳益胃之妙。盖泄泻症未有不是肝木郁于脾土也，亦未有不是脾胃受湿也。

沈大尹，每五更泄泻，余以为肾泄，用五味子散数剂而愈。后不慎起居，不节饮食，其泻复作，日夜无度，畏寒，饮食且难消化，肥体日瘦，余曰:乃变火衰之症也。遂与八味丸泻止食进。

疏曰:五更泄泻，原属肾火衰症，故当用二神、四神治之。虽然亦有属肾水虚者，更有属肝木乘脾土者，须以脉症参之。至后变火衰之症，用八味丸，泻止食进，是属肾阴虚而火衰者宜之。若肾阳虚而火衰者，宜用二神、四神。若用八味，所谓生柴湿炭，不能发火，徒滋其湿也。而能辨之者，只在燥湿之分耳。

一儒者，季夏患泄泻，腹中作痛，饮食无味，肢体倦怠。余用补中益气汤、八味丸月余而痊。后彼云:每秋时必患痢，今则无患何也?余曰:此闭藏之令，不远房帏，妄泄真阳而然。前药善能补真火，火能生脾土，气旺而患免矣。

疏曰:夏季，长夏也，正为土旺之时，当其旺时而患泄泻之症，其土之虚也可知。土既虚，木必克之，斯腹中作痛之所由来也。故既用补中益气以升提之，使必克土者不克。复用八味丸以温补之，使不生者必生。则土既去其仇，更得所助，无怪每秋患痢之症愈也。

---

① 佥宪:佥都御史的美称，主管都察院。

然余因有所悟焉，每秋患痢，世人皆谓有宿积于肠胃之隐僻处，故至其时而发，当用逐攻之药，以蜡匮服之。不知原有出于闭藏之令不远房帏，妄泄真阳而然耶。其所用药，亦以补中、八味治之，岂必以攻逐去积为主治哉！

副宪屠九峰，先泻而口渴，尺脉数而无力，恪用解酒毒，利小便之剂不愈。余曰：此肾阴亏损，虚火炽甚，宜急壮水主之，不然必发疽而不能收敛也。不信，服降火化痰之剂而殁。

疏曰：此泻而口渴，属胃虚者多，故有七味白术散为治斯症之要药。不知久泻伤肾，肾为五液之主，故泻渴之属肾者，多宜用壮水之法；不知久泻伤阳，阳为命门真火，故泻渴之属命门火衰者，更多宜用益火之法。此案尺脉数而无力，不特水虚，抑且火衰矣，故断其发疽，盖疽属阴症也。或问先生，明言肾阴亏损，虚火炽甚，宜壮水之主，则似火盛矣，何以断其发疽而属阴耶？曰：虽云肾阴亏损，而其实虚火炽甚，虚火即是火衰，而况云尺脉数而无力，不言左右，则火亦衰可知，故所发不为痈而为疽也。夫痈属阳明实火，若肾经虚火所发，即痈也，而实疽也。或问先生于何处知其必发疽耶？曰：九峰必嗜酒之人也，嗜酒而且肾虚，即经所谓膏粱之变，足生大疔之意，故断知其必发疽也。或又问此案中，不言嗜酒，何以知其嗜酒耶？曰：观其恪用解酒毒，利小便之剂，非嗜酒之人乎？或又问嗜酒之人阳明必有火，何以不患痈而发疽耶？曰：因肾经虚故也，因尺脉数而无力也。

一儒者，小腹急痛，溏泄清冷，大便欲去不去。余曰：此命门火衰，而脾土虚寒也。用八味丸月余而愈。后闻饮食失宜，前症复作，小腹重坠，此脾气下陷也，用补中益气汤而痊。凡寒月溏泄清冷，腹痛，乃脾肾虚寒，宜用四神丸。若脾肾虚脱，用六君子加姜、桂，如不应，急补命门之火，以生脾土。

疏曰：大便欲去不去，大概皆以为气滞，欲用调气之品。明眼者，亦以为气陷，欲用升补之剂，不知有命门火衰，不能气化，故欲去而不去也。所以然者，因溏泄清冷也。若气滞者，则下利垢滞矣；若气陷者，则小腹重坠矣。故后闻前症复作而小腹重坠，即云脾气下陷而用补中益气矣。至于所谓脾肾虚寒，脾肾虚脱，寒与脱一字之异，而用药有不同处，实堪会心。盖寒则独温其肾，脱则专补其脾，如此治法，岂非毫厘之辨哉？如若不应者，总结上二症之词也。盖虚寒者，既当补命门之火，而虚脱者，不当补命门之火乎？要知脾肾为生化之源，至于虚寒而或虚脱矣，其补母以救子，何可缓耶？故言急也。（脾胃亏损停食泄泻等症）

横金陈梓圆，年六十，面带赤色，吐痰口干，或时作泻。癸卯春就诊，谓余曰：仆之症或以为脾经湿热痰火作泻，率用二陈、黄连、枳实、神曲、麦芽、白术、柴胡之类不应，何也？余脉之，左关弦紧，肾水不能生肝木也；右关弦大，肝木乘克脾土也。此乃脾肾亏损不能生克制化，当滋化源。不信。余谓其甥朱太守阳山曰：令舅不久当殒于痢。至甲辰夏果患痢而殁。

疏曰：以此症论之未始，非脾经湿热，及至服祛湿热之药而不应，则当改途易辙矣。乃诊其脉而左关弦紧右关弦大，其为脾肾亏，损决无疑矣。昧者见左关弦紧，误以为肝木有余，殊不知肝木失养，正是其不足处也；见其右关弦大，误以为脾土敦阜，殊不知脾土受侮，正是其卑监处也。非滋化源，何由而愈？盖木之化源在水，而土之化源在火，水火同宫，此八味丸所以滋先天之化源也。又水之化源在金，而金之化源在土，土金一体，此补中益气汤所以滋后天之化源也。然又有进一层者，不特生我者谓化源，即克我者亦谓之化源。如木得水生而克土，土既虚则金失所生而不能制木，致木寡于畏，益肆其克土之势，而木抑郁困顿于土中，不能自遂其条达之性，是木土同毙也，强弱同尽也。故培土生金，金旺能制木，而土去其仇；金旺则能生水，而木得其养，是金一旺而木土皆安矣。五行以此类推，生克皆为化源，故曰不能生克制化当滋化源也。夫五行之所以终天地而不坠者，惟此生克制化之权耳。若有生而无克，何以制化耶？(脾胃亏损停食痢疾等症)

临证指南医案

周四十　脉象窒塞，能食少运，便溏，当温通脾阳。

生白术一钱半　茯苓三钱　益智仁一钱　淡附子一钱　干姜一钱　荜茇一钱

又　温通脾阳颇适，脉象仍然窒塞，照前方再服二剂，如丸方，当以脾肾同治着想。

吴　酒多谷少，湿胜中虚，腹痛便溏，太阴脾阳少健，平胃合四苓加谷芽。

王五十　素有痰饮，阳气已微，再加悒郁伤脾，脾胃运纳之阳愈惫，致食下不化，食已欲泻，夫脾胃为病，最详东垣，当升降法中求之。脾胃阳虚

人参　白术　羌活　防风　生益智　广皮　炙草　木瓜

张十九　食加便溏，胃醒脾不运也，方药当以太阴阳明是调。

异功散加甘松、益智。(脾胃)

程五二　操家，烦动嗔怒，都令肝气易逆，干呕味酸，木犯胃土，风木动，乃晨泄食少，形瘦脉虚，先议安胃和肝。

人参　半夏　茯苓　木瓜　生益智　煨姜(木乘土)

朱五十　半百已衰，多因神伤思虑，夏四月大气发泄，遂加便溏，长夏暑热，无有不大耗气分，寒热之来，乃本气先怯，而六气得以乘虚，今不思纳谷之因，皆寒热二气扰逆，胃脘清真受戕，所以致困莫苏，不烦不渴，胃阳虚也。凡醒胃必先制肝，而治胃与脾迥别，古称胃气以下行为顺，区区术、甘之守，升、柴之升，竟是脾药，所以鲜克奏效。

人参　茯苓　炒麦冬　大麦仁　木瓜　乌梅(木乘土)

鲍妪　风泄已止，胃逆不纳食。

人参　川连　乌梅　木瓜　川斛　橘红(木乘土)

周五五　久嗽四年，后失血，乃久积劳伤，酒肉不忌，湿郁脾阳为胀，问小溲仅通，大便仍溏，浊阴乘阳，午后夜分尤剧。

生於术　熟附子(肿胀)

陈六二　老人脾肾阳衰，午后暮夜，阴气用事，食纳不适，肠鸣䐜胀，时泄。治法初宜刚剂，俾阴浊不僭，阳乃复辟。

人参一钱半　淡附子一钱　淡干姜八分　茯苓三钱　炒菟丝三钱　胡芦巴一钱

此治阳明之阳也，若参入白术、甘草，则兼走太阴矣。(肿胀)

某　脾肾虚寒多泻，由秋冬不愈，春木已动，势必克土，腹满，小便不利，乃肿病之根。若不益火生土，日吃疲药，焉能却病？

人参　白术　附子　生益智　菟丝子　茯苓(肿胀)

某三六　阳微体质，湿痰内聚，便溏脘闷，肌麻舌干。清理湿邪，气机升降自安。

金石斛　茯苓　半夏　广皮白　钩藤　白蒺藜(湿)

江　脉缓，脐上痛，腹微膨，便稀，溺短不爽。此乃湿郁脾胃之阳，致气滞里急，宗古人导湿分消。

用桂苓散方。

生茅术　官桂　茯苓　厚朴　广皮白　飞滑石　猪苓　泽泻　炒楂肉(湿)

汪　夏令脾胃司气，兼以久雨泛潮，地中湿气上干，食味重浊少运，所谓湿胜成五泄

也。古云寒伤形，热伤气，芒种夏至，天渐热，宜益气分以充脾胃。此夏三月，必有康健之理，补中益气汤。(湿)

某十四　脘闷，便溏，身痛，脉象模糊，此属湿蕴三焦。

厚朴　广皮　藿香梗　茯苓皮　大豆黄卷　木防己　川通草　苡仁(湿)

周　因长夏湿热，食物失调，所谓湿多成五泄也，先用胃苓汤分利阴阳。暑湿热

胃苓汤去甘草。

温　长夏湿胜为泻，腹鸣溺少，腑阳不司分利，先宜导湿和中。

胃苓汤。

又　向年阴分伤及阳位，每有腹满便溏，长夏入秋，常有滞下。此中焦气分积弱，水谷之气易于聚湿，或口鼻触入秽邪，遂令脾胃不和，是夏秋调摄最宜加意，拟夏秋应用方备采。天暖气蒸，南方最有中痧痞胀诸恙，未受病前，心怀疑虑，即饮芳香正气之属，毋令邪入为第一义。

藿香梗　白蔻仁　橘红　桔梗　杏仁　郁金　降香　厚朴

夏至后，热胜湿蒸，气伤神倦，用东垣益气汤。若汗出口渴，兼生脉散敛液。

某　秋暑秽浊，气从吸入，寒热如疟，上咳痰，下洞泄，三焦蔓延，小水短赤。议芳香辟秽，分利渗湿。

藿香　厚朴　广皮　茯苓块　甘草　猪苓　泽泻　木瓜　滑石　檀香汁

又　进药稍缓，所言秽浊，非臆说矣。其阴茎囊肿，是湿热甚而下坠入腑，与方书茎款症有间，议河间法。

厚朴　杏仁　滑石　寒水石　石膏　猪苓　泽泻　丝瓜叶

某　阴疟久伤成损，俯不能卧，脊强，脉垂，足跗浮肿。乃督脉不用，渐至伛偻废疾。近日暑湿内侵泄泻，先宜分利和中。

厚朴　藿香　广皮　茯苓　泽泻　木瓜　炒扁豆　炒楂肉　炒砂仁

蔡二一　气短少续为虚，近日腹中不和，泄泻暑伤。先以清暑和脾，预防滞下。

厚朴　广皮　炙草　茯苓　泽泻　炒扁豆　麦芽　木瓜　炒楂肉　砂仁

又　香砂异功散。

叶五七　平素操持积劳，五志之火易燃，上则鼻窍堵塞，下有肛痔肠红。冬春温邪，是阳气发越，邪气乘虚内伏。夫所伏之邪，非比暴感发散可解，况兼劳倦内伤之体。病经九十日来，足跗日肿，大便日行五六次，其形粘腻，其色黄赤紫滞，小便不利，必随大便而稍通。此肾关枢机已废，二肠阳腑失司，所进水谷，脾胃不主运行，酿湿坠下，转为瘀腐之形。正当土旺入夏，脾胃主气，此湿热内淫，由乎脾肾日伤，不得明理之医，一误再误，必致变现腹满矣。夫左脉之缓涩，是久病阴阳之损，是合理也。而右脉弦大，岂是有余形质之滞?即仲景所云：弦为胃减，大则病进。亦由阳明脉络渐弛，肿自下日上之义，守中治中，有妨食滋满之弊。大旨中宜运通，下宜分利，必得小溲自利，腑气开阖，始有转机。若再延绵月余，夏至阴生，便难力挽矣。

四苓加椒目、厚朴、益智、广皮白。

又　服分消方法五日，泻减溺通，足跗浮肿未消。要知脾胃久困，湿热滞浊，无以运行，所进水谷，其气蒸变为湿，湿胜多成五泻，欲使湿去，必利小便。然渗利太过，望六年岁之人，又当虑及下焦。久病入夏，正脾胃司令时候，脾脏宜补则健，胃腑宜疏自清，扶正气，驱湿热，乃消补兼施治去。晚服资生丸炒米汤送下。

早服　人参　广皮　防己　厚朴　茯苓　生术　泽泻　神曲　黄连　吴萸

朱　口腹不慎，湿热内起，泄泻复至。此湿多成五泄，气泻则腹胀矣。湿热

人参　茅术　川连　黄芩　白芍　广皮

茯苓　泽泻　楂肉

陈　脉缓大，腹痛泄泻，小溲不利。此水谷内因之湿，郁蒸肠胃，致清浊不分。若不清理分消，延为积聚粘腻滞下，议用芩芍汤。

淡黄芩　生白芍　广皮　厚朴　藿香　茯苓　猪苓　泽泻

张　脉缓涩，腹满，痛泻不爽。气郁滞久，湿凝在肠，用丹溪小温中丸。

针砂　小川连　苍术　白术　香附　半夏　广皮　青皮

神曲浆丸。

程　诊脉肝部独大，脾胃缓弱，平昔纳谷甚少，而精神颇好，其先天充旺不待言矣。目今水泻，少腹满胀，少腹为厥阴肝位，由阴阳不分，浊踞于下，致肝失疏泄。当以五苓散导水利湿，仿古急开支河之法。

黄九岁　久泻兼发疮痍，是湿胜热郁，苦寒必佐风药，合乎东垣脾宜升、胃宜降之旨。

人参　川连　黄柏　广皮　炙草　生於术　羌活　防风　升麻　柴胡　神曲　麦芽

朱三四　形瘦尖长，木火体质，自上年泄泻，累用脾胃药不效。此阴水素亏，酒食水谷之湿下坠，阴弱不能包涵所致。宜苦味坚阴，淡渗胜湿。

炒川连　炒黄柏　厚朴　广皮白　茯苓　猪苓　泽泻　炒楂肉

陈　寒湿已变热郁，六腑为窒为泻。

生台术　厚朴　广皮　白茯苓　益智仁　木瓜　茵陈　泽泻

某三三　酒湿内聚痰饮，余湿下注五泄，常用一味茅术丸。

炒半夏　茯苓　苡仁　刺蒺藜　新会皮

王氏　头胀，喜冷饮，咳呕心中胀，泄泻不爽。此为中暑，故止涩血药更甚，舌色白，议清上焦气分。中暑

石膏　淡黄芩　炒半夏　橘红　厚朴　杏仁

王二七　自春徂冬，泻白积，至今腹痛，小水不利，想食非宜。脾胃水寒偏注大肠，当分其势以导太阳，胃苓汤主之。中阳湿滞

胡二三　三疟劫截不效，必是阴脏受病，衄血热渴，食入不化痛泻。二者相反，思病延已久，食物无忌，病中勉强进食，不能充长精神，即为滞浊阻痹。先以胀泻调理，不必以疟相混。

草果　厚朴　陈皮　木香　茯苓皮　腹皮　猪苓　泽泻

郁四八　经营劳心，纳食违时，饥饱劳伤，脾胃受病，脾失运化，夜属阴晦，至天明洞泻粘腻，食物不喜。脾弱，恶食柔浊之味。五苓通膀胱分泄，湿气已走前阴之窍，用之小效。东垣谓中气不足，溲便乃变。阳不营运行，湿多成五泄矣。

人参　生白术　茯苓　炙草　炮姜　肉桂

某五八　形寒便泻，舌白。

厚朴　广皮　半夏　茯苓皮　桂枝木　生姜

程氏　寒湿腹痛，恶心泄泻。寒湿

厚朴　藿香梗　益智仁　广皮　炒茅术　煨木香　茯苓　泽泻

吴氏　寒凝胃阳，腹痛泄泻。

草果　厚朴　茅术　广皮　吴萸　炒楂肉

程氏　泻后腹膨。

人参　生益智　炮姜　茯苓　厚朴　广皮　砂仁

陆妪　气滞为胀，湿郁为泻，主以分消。

炒厚朴　大腹皮　茯苓　泽泻　煨益智　广皮　炒楂肉

某氏　雨湿凉气，乘于脾胃，泄泻之后，腹膨减食，宜健中运湿。

焦白术炭　厚朴　广皮　生谷芽　炒扁豆　木瓜　茯苓　泽泻

程女　湿郁脾阳，腹满，肢冷泄泻，四苓散加厚朴广皮。

邹妪　湿伤泄泻，小便全少，腹满欲胀，舌白不饥，病在足太阴脾，宜温中佐以分利。

生茅术　厚朴　草果　广皮　茯苓　猪苓　泽泻　炒砂仁

又　早服真武丸，姜汤送二钱五分，一两。

夜服针砂丸，开水送一钱五分。六钱。

又　人参　附子　枳实　茯苓　干姜　生白芍

某氏　脉沉缓，肌肉丰盛，是水土禀质，阳气少于营运行，水谷聚湿，布及经络，下焦每有重着筋痛，食稍不运，便易泄泻，经水色淡，水湿交混。总以太阴脾脏调理，若不中窾，恐防胀病。

人参　茯苓　白术　炙草　广皮　羌活　独活　防风　泽泻

倪六七　阳伤湿聚，便溏足肿。

粗桂枝　生白术　木防己　茯苓　泽泻

又　脉紧，足肿便溏，阳微湿聚，气不流畅，怕成单胀，照前方加茵陈。

又　晨泄肢肿。

生白术　桂枝木　淡附子　茯苓　泽泻

陆五一　当脐动气，子夜瘕泄，昼午自止，是阳衰寒湿泣凝，腑阳不运，每泻则胀减，宜通不宜涩。

制川乌　生茅术　茯苓　木香　厚朴　广皮

朱　消渴干呕，口吐清涎，舌光赤，泄泻，热病四十日不愈。热邪入阴，厥阳犯胃，吞酸不思食，久延为病伤成劳。肝犯胃

川连　乌梅　黄芩　白芍　人参　诃子皮

陶十八　病由春木正旺，中焦受克，先泄泻，继以腹痛，小便不利，食不思纳，皆是六腑不和所致。夫胃为阳土，肝属阴木，腑宜通，肝宜柔宜凉，治胃必佐泄肝，制其胜也。阅方呆补，不知脏腑阴阳，故辨及之。

泡淡黄芩　炒小川连　炒广皮　厚朴　生白芍　炒乌梅肉　猪苓　泽泻(泄泻)

唐　胃中不和，不饥少寐，肝风震动，头迷，溏泄，高年经月未复，两和厥阴阳明。

炒半夏　人参　枳实　茯苓　炒乌梅肉

潘　入夜咽干欲呕，食纳腹痛即泻，此胃口大伤，阴火内风劫烁津液，当以肝胃同治，用酸甘化阴方。

人参一钱半　焦白芍三钱　诃子皮七分　炙草五分　陈仓米三钱

又　去陈米，加南枣一枚。

又　咽干不喜汤饮，腹鸣溺浊，五液消烁，虚风，内风扰于肠胃。

人参　木瓜　焦白芍　赤石脂　炙草

朱　经月减食泄泻，下焦无力，以扶土泄木法。

人参　焦术　炒益智　茯苓　木瓜　广皮

某　病后，阴伤作泻。

乌梅　白芍　炙草　广皮　茯苓　荷叶

王　霍乱后痛泻已缓，心中空洞，肢节痿弱。此阳明脉虚，内风闪烁，盖虚象也。异功去参、术加乌梅、木瓜、白芍。

又　上吐下泻之后，中气大虚，身痛肢浮，虚风内动，以补中为法。

异功散加木瓜、姜、枣。

某　腹鸣晨泄，巅眩脘痹，形质似属阳不足，诊脉小弦，非二神、四神温固之症。盖阳明胃土已虚，厥阴肝风振动内起，久病而为飧泄。用甘以理胃，酸以制肝。

人参　茯苓　炙草　广皮　乌梅　木瓜

某　头痛损目，黎明肠鸣泄泻，烦心，必目刺痛流泪，是木火生风，致脾胃土位日戕。姑议泄木安土法。

人参　半夏　茯苓　炙草　丹皮　桑叶

徐六六　自春季胸胁肌腠，以及腹中疼痛，从治肝小愈，腹鸣泄泻不止，久风飧泄，都因木乘土位。东垣云：治脾胃必先制肝。仿此。肝犯脾胃

人参　焦术　炙草　木瓜　乌梅　炒菟丝饼

程　劳损经年，食入腹胀痛泻，心中寒凛，肤腠热蒸。此阳不内潜，脾胃久困，万无治嗽清降之理。议用戊己汤，扶土制木法。

叶三六　左胁气胀，在皮膜之里，此络脉中病也。泄肝破气久服，脾胃受困，而为泄泻。得养中小愈，然以药治药，脉络之病仍在。

半夏　桂枝　茯苓　远志　归须　橘红　姜枣汤泛丸。

张妪　腹鸣䐜胀，清晨瘕泄，先以熄肝风，安脾胃方。

人参　茯苓　木瓜　炒乌梅　炒菟丝子

又　泄肝醒胃方。

吴萸　生白芍　炒乌梅　人参　茯苓

某　脉右弦，腹膨鸣响痛泻，半年不痊，此少阳木火郁伤脾土，久则浮肿胀满。法当疏通泄郁，非辛温燥热可治。胆郁伤脾

黄芩　白芍　桑叶　丹皮　柴胡　青皮

吴　阳虚恶寒，恶心吞酸，泄泻，乃年力已衰，更饮酒中虚，治法必以脾胃扶阳。脾胃阳虚

人参　茯苓　附子　白术　干姜　胡芦巴

赵　晨泄难忍，临晚稍可宁耐，易饥善食，仍不易消磨，其故在乎脾胃阴阳不和也。读东垣《脾胃论》，谓脾宜升则健，胃宜降则和。援引升降为法。

人参　生於术　炮附子　炙草　炒归身　炒白芍　地榆炭　炮姜灰　煨葛根　煨升麻

又　肠风鸣震，泄利得缓，犹有微痛而下，都缘阳气受伤，垢滞永不清楚，必以温通之剂为法。

生茅术三钱　炙草五分　生炮附子一钱　厚朴一钱　广皮一钱　制大黄五分

金五八　能食不化，腹痛泄泻，若风冷外乘，肌肉着冷，其病顷刻即至。上年用石刻安肾丸，初服相投，两旬不效，知是病在中焦，不必固下矣。自述行走数十里，未觉衰倦，痛处绕脐。议用治中法，足太阴阳明主治。

生於术　生茅术　生益智　淡干姜　胡芦巴　茯苓　木瓜　荜茇

王三五　三年久损，气怯神夺。此温养补益，皆护元以冀却病，原不藉乎桂、附辛热，以劫阴液。今胃减咽干，大便溏泄经月，夏三月脾胃主候，宜从中治。

人参　炒白芍　炙草　煨益智　炒木瓜　茯苓　广皮

金　冲年遗恙，先天最薄，夏秋疟伤，食少不运，痞胀溏泻，都是脾胃因病致虚。当薄味调和，进治中法。

人参　益智　广皮　茯苓　木瓜　炒泽泻　谷芽　煨姜

李氏　脉沉，形寒，腰髀，牵强腹鸣，有形上下攻触，每晨必泻，经水百日一至，仿仲景意。

茯苓　炮淡干姜　生於术　肉桂

某氏　阳微浊滞，吐泻心痛。当辛温开气，胃阳苏醒乃安。

炒半夏　厚朴　广皮　益智仁　煨木香　乌药　香附汁　姜汁

某二十　色白，脉软，体质阳薄，入春汗泄，神力疲倦，大便溏泄不爽。皆脾阳困顿，不克胜举，无以鼓动生生阳气耳。刻下姑与

和中为先。脾阳虚

益智仁八分　广皮一钱　姜灰七分　茯苓三钱　生谷芽三钱

杨　小便不利，大便溏泄，补脾法中，佐以淡渗，分其阴阳。

人参　熟术　茯苓　象牙屑　泽泻　苡仁　广皮　白芍

薛十三　水谷湿邪内着，脾气不和，腹膨不饥，便溏，四肢酸痹。

厚朴　茯苓皮　大腹皮　防己　广皮　泽泻　苡仁　桂枝木

又　肢酸，腹膨便溏。

木防己　生白术　苡仁　木瓜　桂枝木　泽泻

马四一　饮酒少谷，中气久虚，晨泄，下部冷，肾阳脾阳两惫，知饥少纳。法当理阳，酒客性不喜甘腻滋柔之药。脾肾阳虚

茯苓　覆盆子　生益智　炒菟丝饼　补骨脂　芡实(泄泻)

徐五九　晨泄病在肾，少腹有瘕，亦是阴邪，若食荤腥厚味，病即顿发。乃阳气积衰，议用四神丸。

席五四　阴疟初愈，不慎食物，清阳既微，健运失司，肠胃气滞，遂为洞泄。且足跗微肿，虑其腹笥欲满，夏季脾胃主令，尤宜淡薄。药以通阳为先，平时脾肾两治。

胃苓汤去白术、甘草，接服黑地黄丸去五味。

朱四一　久泻无有不伤肾者，食减不化，阳不用事，八味肾气，乃从阴引阳，宜乎少效，议与升阳。

鹿茸　人参　阳起石　茯苓　炮附子　淡干姜

又　久泻必从脾肾主治，但痛利必有粘积，小溲短缩不爽，温补不应，议通腑气。

厚朴　广皮　茯苓　猪苓　泽泻　川连　煨木香　炒山楂　炒神曲

僧五五　瘕泄一年，食减腹鸣，属脾肾阳衰，近腹中微痛，兼理气滞，用陈无择三神丸。

某　背部牵掣入胁，晨泻。

苓桂术甘去甘，加鹿角、姜、枣。

龚五二　诊脉两关缓弱，尺动下垂，早晨未食，心下懊侬，纳谷仍不易化。盖脾阳微，中焦聚湿则少运，肾阴衰，固摄失司为瘕泄，是中宜旋则运，下宜封乃藏，是医药至理。议早进治中法，夕用四神丸。

高氏　经来腹膨，脐脊酸垂，自秋季泄泻不已，脘痞妨食，用济生丸不应。

鹿角霜　炒菟丝饼　生杜仲　淡苁蓉　茯苓　沙苑　焦归身　炒黑小茴

陈氏　产育十五胎，下元气少固摄，晨泄。自古治肾阳自下涵蒸，脾阳始得运变，王氏以食下不化为无阳。凡腥腻沉着之物当忌，早用四神丸，晚服理中去术草加益智木瓜砂仁。

张妪　泄泻，脾肾虚，得食胀。

人参　炒菟丝子　炒黄干姜　茯苓　煨益智　木瓜

某　泻五十日，腹鸣渴饮，溲溺不利，畏寒形倦，寐醒汗出，用温中平木法。

人参　胡芦巴　炮姜　茯苓　诃子皮　附子　粟谷

某　脾肾不摄，五更泻。

巴戟　菟丝子　五味　补骨脂　芡实　建莲　山药　炙草

某　久泻，脉虚。

人参　五味　禹余粮石(泄泻)

顾氏　阅病原是劳损，自三阴及于奇经，第腹中气升胃痛，暨有形动触，冲任脉乏。守补则滞，凉润则滑，漏疡久泻寒热，最为吃紧。先固摄下焦为治。

人参　炒菟丝饼　芡实　湖莲　茯神　赤石脂

某　肾虚瘕泄。

炒香菟丝子　生杜仲　炒焦补骨脂　茴香　云茯苓

又　阳微，子后腹鸣，前方瘕泄已止。

人参　炒菟丝子　炒补骨脂　湖莲肉　芡实　茯苓

顾　脾肾瘕泄，腹膨肢肿，久病大虚，议通补中下之阳。

人参　川熟附　茯苓　泽泻　炒黄干姜

某　肾虚瘕泄，乃下焦不摄，纯刚恐伤阴液，以肾恶燥也。早服震灵丹二十丸，晚间米饮汤调服参苓白术散二钱，二药服十二日。

高　脉细下垂，高年久咳，腹痛泄泻，形神憔悴。乃病伤难复，非攻病药石可愈，拟进甘缓法。中虚腹痛

炙甘草　炒白芍　炒饴糖　茯神　南枣

王　过食泄泻，胃伤气陷，津不上涵，卧则舌干微渴，且宜薄味调摄，和中之剂，量进二三可安。食伤

人参　葛根　生谷芽　炙甘草　广皮　荷叶蒂(泄泻)

顾　得汤饮，腹中漉漉，自利稀水，平昔酒客留湿，湿胜内蕴，肠胃不爽，凝积。东垣清暑益气，亦为湿热伤气而设。但脾胃久病，仍能纳食，当苦味坚阴，芳香理脾。

生茅术四两　炒黑黄柏二两　炒黑地榆二两　猪苓一两半　泽泻一两半

水法丸，服三钱。(痢)

某　热渐入里，胸痞便泄，议酸苦泄热。

黄芩　川连　枳实　白芍　广皮白　滑石　甘草　谷芽(痢)

袁　中下阳微，呕呃下利，温中不应，恐延衰脱。夫阳宜通，阴宜守，此关闸不致溃散。春回寒谷，生气有以把握，候王先生主议。

人参　附子　炮姜　炒粳米　赤石脂　生白芍(痢)

某　气虚下陷，门户不藏。气虚下陷

人参　黄芪　广皮　炙草　归身　炒白芍　防风　升麻(痢)

叶氏医案存真

胃主纳，脾主运。能食不化，泄泻，治在太阴脾脏。此脏为柔脏，阳动则能运，凡阴药取味皆静，归、地之属，反助病矣。

淡附子　淡干姜　生益智　生砂仁　人参　茯苓

暑湿乃夏秋时令之病，其邪先着气分，氤氲蒙昧，有形无质，医投攻夺，乃有形治法。气伤阳损，至今肢冷溏泄，何一非阳微肿胀之征？此宜温补下中，莫治眼前。

人参　白术　木瓜　淡附子　益智仁　炒广皮　厚朴

臭秽触入，游行中道，募原先受，分布三焦上下。头胀，脘闷，洞泄。以芳香逐秽法。

藿香梗　生香附　茯苓皮　白豆蔻　飞滑石　炒厚朴　新会皮

述胸脘胀痞，不饥不食，大便溏滑，已有五年。夫胸中乃清气转旋。清阳失运，浊气凝聚为患，水谷气蒸之湿，湿胜遂成五泄，阳气日微，宜脾阳，可使气机之运，气行湿自去耳。

生白术　益智仁　真茅术　厚朴　茯苓　荜拨　广木香　新会皮

久泻无不伤肾，况兼产后起因，补中必当理下，是为脾肾两补。

五味子　生杜仲　云茯苓　杜芡实　菟丝粉　台人参　补骨脂　焦白术

吴文生　胃中不和，痛泻。

茅术　厚朴　广皮　木香　炮姜　茯苓　猪苓　泽泻　砂仁

久泻欲呕,腹中有形,升起痛楚,小便不利,喜食麦面,皆肝厥,内风袭胃之症。缘稚年惊恐,多烦多哭,气逆风旋,蛔不自安而动。久调必痊,必当苦降辛宣酸泄,风木得和,脾胃可安。东垣老人治脾胃,必先远肝木矣!

川黄连　白芍　乌梅　干姜　桂木　人参　川楝子　川红椒炒黑

为末,乌梅肉为丸,每服二钱,米饮下,忌食甘。

叶天士晚年方案真本

陆太仓,三十二岁　阴损瘕泄,以酸收甘补。

人参　茯神　炒白芍　熟地炭　炙甘草　五味子

山药浆丸。(杂症)

戴太兴,廿八岁　色脉是阴虚,其喉妨纳,乃阴乏上承,热气从左升,内应肝肾阴火,前议复脉。大便滑泻,知胃气久为病伤,不受滋阴。必当安闲静室以调,非偏寒偏热药能愈。

人参　扁豆　川斛　茯神　木瓜　北沙参(杂症)

陆西淮,六十一岁　人到花甲,下元先亏,嗜酒湿聚,便滑,视面色雄伟,精采外露,加劳怒内风突来,有痱中之象。

七宝美髯丹加三角胡麻。(杂症)

陈东仓,三十三岁　脉小缓涩,自胃脘胀至少腹,大便已溏泄。肝苦辛,小效不愈,少壮形色已衰。法当理阳宣通,虑其肿浮腹大。

人参　木瓜　广皮　炮姜　益智　茯苓(杂症)

周塘栖,廿五岁　湿是阴邪,肤腠中气升,瘿结病起,大便自泻,从太阴治。

生白术　淡熟小附子　细川桂枝尖　茯苓块(杂症)

王司前,十三岁　液被泻损,口渴,舌白面黄,不是实热。血由络下,粪从肠出,乃异歧也。

炒归身　炒白芍　煨葛根　炒南楂　炒焦麦芽　炒荷叶(杂症)

戈六十岁　便泻几年,粪内带血,肌肉大瘦,色黄无力,延及夏秋,食物大减。是积劳阳伤,受得温补,可望再苏。

附子理中汤。(杂症)

陈关上,十九岁　瓜水辛寒伤阳,溏泻腹鸣。

公丁香柄　诃子皮　官桂　生广木香　茯苓　炮黑姜　茅术　新会皮　厚朴(杂症)

医验录

休邑一女人,年四十余,患泄泻,谓是脾虚,用参、术补剂,泻益甚,渐至完谷不化。谓是虚而且寒,用参、术、桂、附温补之药,飧泄更甚。服药月余,终不见效。壬戌秋月,余在休邑,邀为视之。两关脉浮而有力。余曰:此风干肠胃,非虚寒也。风性最速,食物方入胃,即传而出,故完谷不化。用温补则风势益劲,传递更速矣。余用桂枝、防风、苍术、薏苡、泽泻、陈皮、柴胡、升麻、白芍。服四剂全愈。

续名医类案

朱丹溪治赵孺人,夜间发寒后便热,丑寅时退,起来口渴,食少无味,谷不化,腹痛而泄,倦怠,或遇事烦躁,赤眼气壅。又不耐风寒,亦恶热。白术、归身各二钱,白芍、陈皮各一钱,人参、黄芪各五分,炒柏、炙草、炒芩、丹皮、木通、缩砂各三分,煎下保和丸、实肠丸,各三十丸。(卷六·寒热)

崔万安分务广陵,苦脾泻,家人祷于后土祠。是夕,万安梦一妇人,珠耳珠履,衣五重,皆编贝珠为之,谓万安曰:此疾可治,今以一方相与,可取青木香,肉豆蔻等分,枣肉为丸,

米饮服下二十丸。此药太热，痰平即止。如其言愈。(《稽神录》)

宋高宗尝以泻疾召王继先。继先至则奏曰：臣渴甚，乞先宜赐瓜，而后静心诊脉。上急召大官赐瓜，继先即食之。既上觉其食瓜甘美，则问继先，朕可食此乎？继先曰：臣死罪，索瓜固将以起陛下食此也。诏进瓜，上食之甚适，泻亦随止。左右惊，上亦疑。问继先曰：此何方也？继先曰：上所患中暑，故泻，瓜亦能消暑耳。(《四朝闻见录》叶绍翁)

王泾亦颇宗继先术，亦有奇验，然用药多孟浪。高宗居北宫，苦脾疾，泾误用泻药，竟至大渐，孝宗欲戮之市朝，宪圣以为恐自此医者不肯进药。止命天府杖其背，黔海山。泾先怀金箔以入，既杖，则以敷疮。若未尝受杖，后放还，居天街。独揭于门曰：四朝御医王防御。有轻薄子以小楮①帖其旁云：本家兼施泻药。王惭甚。(同上)(卷七·泄泻)

《衍义》治一人，大肠寒清，小便精出，诸热药服及一斗二升，未效。后教服赤石脂、干姜各一两，胡椒半钱，同为末，醋糊为丸如梧子大，空心及食前米饮下五七十丸，终四剂，遂愈。(《医学纲目》)

张子和曰：昔闻山东杨先生，治府主洞泄不止。杨初至，对病人与众人谈日月星辰缠度，及风云雷雨之变，自辰至未，而病者听之忘其圊。杨尝曰：治洞泄不已之人，先问其所爱之事，好棋者与之棋，好乐者与之笙笛，勿辍。(脾主信，又主思虑，投其所好以移之，则病自愈。)

维阳府判赵显之，病虚羸，泄泻褐色，乃洞泄寒中证也。每闻大黄气味即注泄。张诊之，两手脉沉而软。令灸水分穴一百余壮，次服桂苓甘露散、胃风汤、白术丸等药，不数月而愈。

赵明之米谷不消，腹作雷鸣，自五月至六月不愈。诸医以为脾受大寒，故泄，与圣散子、豆蔻丸，虽止一二日，药力尽而复作。诸医不知药之非，反责病之不忌口。张至而笑曰：春伤于风，夏必飧泄。飧泄者，米谷不化，而直过下出也。又曰：米谷不化，热气在下，久风入中。中者，脾胃也。风属甲乙，脾胃属戊己，甲乙能克戊己，肠中有风，故鸣。《经》曰：岁木太过，风气流行，脾土受邪，民病飧泄。诊其两手，脉皆浮数，为病在表也，可汗之，直断曰：风随汗出。以火二盆，暗置床下，不令病人见火，恐增其热，招之入室，使服涌剂，以麻黄投之，既乃闭其户，从外锁之。汗出如洗，待一时许，开户，减火一半，须臾汗止，泄亦止。(喻嘉言治周信川用火之法，殆祖于此。见痢门。)

麻知几妻，当七月间，脏腑滑泄，以降火之药治之，少愈。后腹胀及乳痛，状如吹乳，头重壮热，面如渥丹②，寒热往来，嗌干呕逆，胸胁痛不能转侧，耳鸣，食不可下，又复泄泻。麻欲泻其火，则脏腑已滑数日矣；欲以温剂，则上焦已热实。不得其法，请张未至，因检刘河间方，惟益元散正对此证，能降火，解表止渴，利小便，定利安神。以青黛、薄荷末调二升，(青黛、薄荷用得妙，所以能散少阳之邪也。)置之枕右，使作数次服之。夜半，遍身冷汗出如洗，先觉足冷如冰，至此，足大暖，头顿轻，肌凉痛减，呕定利止。及张至，麻告之已解。张曰：益气固宜，此是少阳证也。能使人寒热偏剧，他经纵有寒热，亦不至甚。既热而又利，何不以黄连解毒汤服之？乃令诊脉，张曰：娘子病来，心常欲痛哭为快否？妇曰：欲如此，予亦不知所谓。张曰：少阳相火，凌烁肺金，金受屈制，无所投舍。肺主悲，故但欲痛哭而为快也。(子和之学如此，是真能洞见癥结者，岂后学所可轻议。)麻曰：脉初洪数有力，服益元散后已平，又闻张之言，便以当归、白芍和解毒汤味数服

① 楮(chǔ 楚)：落叶乔木，叶似桑，树皮是制作纸的原料，古时亦作纸的代称。

② 渥丹：百合科百合属多年生草本植物，花直立呈星状开展，深红色。

之,大瘥。

一僧病泄泻数年,丁香、豆蔻、干姜、附子、官桂、乌梅等燥药,燔针烧脐焫脘,无有缺者。一日发昏不省,张诊两手脉沉而有力。《脉诀》云:下利微小者生,脉浮大者无瘥。以瓜蒂散涌之,出寒痰数升。又以无忧散泄其虚中之积,及燥粪盈斗。次日,以白术调中汤、五苓散、益元散,调理数日而起。

刘德源病洞泄,逾年食不化,肌瘦力乏,行步倾敬,面色黧黑。凡治利之药,遍用无效。张乃出示《内经》洞泄之说以晓之。先以舟车丸、无忧散,下十余行,殊不困,已颇善食。后以槟榔丸,磨化其滞。待数日,病已大减,又下五行。后数日,更以苦剂越之,病渐愈。而足上患一疖,此里邪去而之外,病痊之候,凡病皆如是也。(子治余氏媪,膈证将愈,亦指上生疖。)

刘仓使大便少而频,日七八十次,常于两股间,悬半枚瓠芦,如此十余年。张见而笑曰:病既频,欲通而不得通也,何不大下之?此通因通用也,此一服药之力耳。乃与药大下之,三十余行,顿止。

殷辅之父年六十余,暑月病泄泻,日五六十行,喜饮,而家人辈争之。张曰:夫暑月,年老津液衰少,岂可禁水?但劝之少饮。先令以绿豆、鸡卵十余枚同煮,卵熟取出,令豆软,下陈粳米作稀粥,搅令寒,食鸡卵以下之,一二顿,病减大半。盖粳米、鸡卵,皆能断利,然后制抑火流湿之药,与调理而愈。

一男子病泄十余年,豆蔻、阿胶、诃子、龙骨、乌梅、枯矾,皆用之矣,中脘、脐下、三里,岁岁灸之,皮肉绉①槁,神昏足肿,泄如泔水,日夜无度。张诊其两手脉沉微,曰:生也。病人忽曰:羊肝生可食乎?曰:羊肝止泄,尤宜食。病人悦,食一小盏许,以浆粥送之,几半升,续又食羊肝生,一盏许,次日泄减七分,如此月余而安。夫胃为水谷之海,不可虚怯,虚怯则百邪皆入矣。或思荤蔬,虽与病相反,亦令少食,图引浆粥,此权变之道也。若专以淡粥责之,则病人不悦而食减,久则病增损命,世俗误甚矣。子和之持论如此,岂放手攻泻,而不顾元气者哉?第其用补,专重饮食调摄,而不恃药饵,故万全无弊,而亦无可举之功。其书具在,惟好学深思之士,能通其意耳。(卷七·泄泻)

龚子才治一人,食下腹即响,响即泻,至不敢食,诸药不效。以生红柿,核。纸包水湿,炭火烧熟食之,不三四个即止。

许州黄太守,患泄泻二三年不愈,每饮烧酒三钟,则止二三日,以为常,畏药不治。龚诊之,六脉弦数,先服药以解酒毒,后服理气健脾丸而愈。宜黄连一两,生姜四两,以慢火炒令姜干,脆去姜,取连捣末,每服二钱,空心腊茶汤下。甚者不过二服,专治久患脾泄。

陈三农治一士,喜食瓜果,纵饮无度,忽患大泻。先用分利不应,再用燥湿,反加沉困。诊其脉浮,因思《经》曰:春伤于风,夏生飧泄。非汗不解,以麻黄三钱,参、术各二钱,甘草、升麻各一钱与之,泄泻顿止。以四君子调治而愈。

一人脾胃素弱,少有伤即泄泻,此肝气乘脾,且久泻湿热在肾故也。用白术八两,红枣去核四两,二物间衬,煮至焦色,捣饼烘干,入松花七钱,白豆蔻五钱,新米糊为丸,午前服,愈。

一人脚膝常麻,饮食多即泄泻,此脾虚湿热下流。用补中益气汤加防己、黄柏而愈。

一人食物入口,顷从大便出,其脉洪数,此火性急速也。用黄连、滑石、木通、泽泻、人参,徐徐服,二帖愈。

杨起云:余壮年患肚腹微微作痛,痛则

① 绉:古同“皱”。

泻,泻亦不多,日夜数行,而瘦怯尤甚。用消食化气药,俱不效。一僧授方,用荞麦面一味作饭,连食三四次即愈。(《简便方》,《本草纲目》。李时珍谓:气盛有湿热者宜之,虚寒人食,则大脱无气而落须眉也)

李时珍治魏刺史子,久泄,诸医不效,垂殆。李用骨碎补为末,入猪腰中,煨熟与食,顿愈。盖肾主大小便,久泄属肾虚,不可专从脾胃也。(《本草纲目》)

一妇年七十余,病泻五年,百药不效。李以感应丸五十丸投之,大便二日不行。再以平胃散加椒红、茴香、枣肉为丸与服,遂瘳。每因怒食举发,服之即止。(同上。)

一妇人年六十余,病溏泄已五年,肉食油物生冷,犯之即作痛,服调脾升提止涩诸药,则转甚。诊之,脉沉而滑,此乃脾胃久伤,冷积凝滞所致,王太仆所谓大寒凝内,久利溏泄。绵历多年者,法当以热药下之,则寒去利止,遂用蜡匮巴豆丸五十粒与服,二日大便反不行,其泻遂愈。自是每用治泄痢积滞诸病,皆不泻而病愈者,近百人。盖妙在配合得宜,药病相对耳。苟用所不当用,则犯轻用损阴之戒矣。(同上。)

有人患内寒暴泄如注,或令食煨栗二三十枚,顿愈。肾主大便,栗能通肾,于此可验。(同上。)(卷七·泄泻)

吴孚先治俞用昭,秋间水泻,腹痛异常,右脉弦数洪实,知肠胃湿热挟积。用枳壳、山楂、黄连、青皮、槟榔、木香,一剂而滞见。病人虑药克伐,意欲用补。曰:有是病,服是药,邪气方张,非亟攻不退,邪退则正复,攻即是补也。前方再服三剂愈矣。设不早攻,必致病瘀,非一月不痊。

谢武功素患大便溏泄,兼病咳嗽。用凉药则咳减而泻增,用热药则泻减而咳剧,用补脾则咳泻俱盛。诊之,右尺软如烂绵,两寸实数搏指。酌用附子、肉果以温下焦之寒,麦冬、川连以清心肺之火,茯苓、甘草一以降气,一以和中,(上实下虚,上热下寒,最为棘手之症。其用药规矩森然,足为后学程式。)甫四剂而证顿减。不加人参者,缘肺有郁热耳。(卷七·泄泻)

黄履素曰:乙巳之夏,余患中脘痛,既而泄泻。偶遇姑苏一名医,令诊之。惊曰:脾胃久伤,不治将滞下。予体素弱,惮服攻克之药,因此医有盛名,一时惑之,遂服枳、术、黄连、厚朴、山楂、木通等药数剂,又服枳术丸一月,以致脾胃大伤。是秋,遂溏泄不止,渐觉饮食难化,痞闷胀饱,深自悔恨。乃服参、芪等药,及八味丸十余年,始得愈。然中气不能如故,苦不耐饥,稍饥则中气大虚,惫不可状。凡山楂消导之物,入口即虚,脾胃之不可妄攻如此。方书极言枳术丸之妙,孰知白术虽多,不能胜枳实之迅利。予友胡孝辕刺史,亦误服枳术丸而大病,可见此丸断非健脾之药。或饮食停滞,偶一二服则可耳。

又曰:脾胃喜暖而恶寒,脾虚必宜温暖之药。或饮食停滞,偶一二服。患呕吐不止,服聂逆源五气。丹数丸,遂不复发。予近患脾不和,不时溏泄,服参、术三日不效,服胡与辰金铅一丸,脾气顿佳,得两三月安妥。家庵中一比邱尼,患脾疾甚殆,肛门不收,秽水任出,服金铅一丸,肛门顿敛,渐调而愈。其神效有如此者,故知脾病之宜于温暖也。

张路玉治陈总戎[①]泄泻,腹胀作痛,服黄芩、白芍之类,胀急愈更甚。其脉洪盛而数,按之则濡,气口大三倍于人迎,此湿热伤脾胃之气也。与厚朴生姜半夏人参汤二剂,泻痢止而饮食不思。与半夏泻心汤,二剂而安。

柴屿青治学士于鹤泉,痢后久泻。医以人参、川连为末,日服,遂至饮食不思,每欲小便,大便先出。求治,其两尺微细欲绝。《经》曰:肾主二便。又曰:肾司启闭。今肾气不

① 总戎:某种武职的别称。如唐人称节度使为总戎;清时称总兵为总戎。

固,是以大便不能自主。况年逾六旬,不必诊脉,已知其概,而脉又如此,更无疑义。遂用补中益气汤,更加熟附子二钱,煨肉果二钱,送八味,二剂。彼颇思饮食,大便止泻,勃有生机。乃慕时医某,以为一剂立效,二剂而殁。惜哉。

马次周令嗣,于甲子场前,身热脾泄。医以外感治之,屡药不效。诊其人迎左尺平弱,气口微缓,此属肝肾脾胃不足。用六君子汤加柴胡,数剂身凉。去柴胡再加归、芍,调理而安。是科获隽。

张三锡治一人,泄泻,口干舌燥,脉洪数。与六一散,一服知,二服已。又一人,服不应,用芩连四物散效。

一老妪久泻,服补剂不应。以参苓白术散加黄连、肉豆蔻少许作丸,服未半斤,永不发。(卷七・泄泻)

娄全善治翁仲政久泄,每早必泻一二行,泄后便轻快,脉濡而少弱。先与厚朴和中丸五十丸,大下之。后以白术为君,枳壳、茯苓、半夏为臣,厚朴、炙甘草、芩、连、川芎、滑石为佐,吴茱萸十余粒为使,生姜煎服,十余帖而愈。(作食积伤脾治。)(卷七・泄泻)

朱丹溪治一老人,奉养太过,饮食伤脾,常常泄泻,亦是脾泄。白术二两,白芍、神曲、山楂、半夏各一两,黄芩五钱。右为末,荷叶包饭,烧为丸。(《平治会萃》)

聂久吾治卢陵尹之岳,素以善医名,患伤感泄利,自治不效。脉之,知其原感风寒,未经发汗,久则入里,郁为温热。又内伤饮食,脾胃不和,是以下泄。乃先与清解,涤其入里之邪。前胡、甘草、麦冬、连翘、赤芍、赤茯苓、花粉、广皮、山楂、厚朴、黄芩、干葛、黄连、枳壳、生姜。次日再诊,知其热郁已去,脾胃虚滑,用补脾药,一剂而安。

魏玉横曰:宋复华兄尊堂,年七十,体素肥,长夏病泄泻。诊之曰:此肝木乘脾也。(雄按:所云肝木乘脾,实皆乘胃之症也,故润药相宜。如果乘脾,则参、术又为主药矣。)宜养肝肾则愈,勿治脾。与数剂,病已略减。会复华以事入都,家人另延医,投以苍白术、补骨脂、肉豆蔻、丁、桂、香、砂仁、建莲、扁豆之类,频服至百余日,肌肉枯削,动则怔惕眩晕,食入即呕,而下利益频。始谢去,再延余,但与重剂杞子、地黄、沙参、麦冬、米仁、山药。初加黄连三分,四剂随减去。加人参一钱,四五剂,亦减去。后加肉苁蓉四钱,四剂,凡服药一月而安。类皆甘寒润滑之品,有泥景岳之说,谓吐泻皆属脾胃虚寒者,宜变通焉。

复华令正亦患脾泄,每五更黎明,必行一二次,医亦以香燥辛热健脾之剂与之。治半年余,泄泻转加,月事数月不至,寒热无时,头晕心忡,四肢厥冷。每下午则面赤口苦舌燥,食则欲呕,寐则多惊。幸脉未数,亦与杞、地、沙参、麦冬,间入酒连,诸证递愈,经水亦行。再加山药、枣仁,食增泻止。

褚某年二十四五,新婚数月,忽病泄泻,日五六次,食后即急欲如厕,腹胀甚,腰亦疼。脉之,两手俱弦,与生地、杞子、沙参、麦冬、米仁、川楝,稍减旋覆。乃加杞子至一两,入酒连四分,二剂而愈。

项秋子尊堂年五十,久患泄泻,日常数行。凡饮食稍热,即欲泄,后食渐减,治数年无效,已听之。偶昏暮于空房见黑影,疑外孙也,抚之无有,因大恐失跌,遂作寒热,左胁如锥刺,彻夜不眠,口苦眩晕。或疑邪祟,或疑瘀滞,幸未服药。诊之,脉弦数,与川连、楝肉、米仁、沙参、麦冬、生地、杞子、蒌仁,才下咽,胁痛如失。再剂,则累年之泄泻亦愈矣。或问故,曰:此肝经血燥,火旺乘脾之证。《经》曰:肝虚则目䀮䀮无所见。其见黑影者,乃眩晕时作,又因恐而失跌也。原夫向之泄泻,屡治罔验者,盖时师见证治证,所用必香、砂、苓、术诸燥剂也。火生于木,祸发必克,此

《阴符经》之秘旨也。医者能扩而充之,则世无难治之病矣。(卷七·泄泻)

扫叶庄一瓢老人医案

劳倦中虚,阳少旋运,遂脘闷不饥。医投发散消导,中气更伤溏泻。

生谷芽　生於术　生益智　茯苓　广皮　米仁(劳倦阳虚寒热)

久痛,用辛温两通气血,不应。病已十年,不明起病之由。今便溏溺赤,水谷酒食不运,必挟湿阻气化,主以分消。

山茵陈　猪苓　厚朴　米仁　苓皮　泽泻　蔻仁(郁)

湿多成五泄,阳气日衰,下元不振,向有下焦痿躄,用四斤丸得愈。夏秋当用脾胃药。

生于潜术　木防己　川萆薢　白茯苓　川桂木(痢疾泄泻便血)

湿伏为热先泻,泻止腹痛,耳窍脓水,微出血,淡渗以分消。

连翘　茯苓皮　淡枯芩　紫厚朴　滑石　赤芍　淡竹叶

煎送保和丸。

脉弱形瘦,食不适,必泄泻。此阳气已伤未寒,下焦先冷,用:

缪仲淳双补丸。

向有遗精,肾阴不摄,正月间粪溏积下,入秋足胫浮肿,目下渐上,遇冷为甚。

脾肾双补丸。

久嗽是宿疾,近日腹痛泻利,是脾胃受暑湿客气,当先理邪,痛泻止再议。

炒扁豆　藿香梗　茯苓　炙甘草　木瓜　广皮　厚朴

阳微湿聚成利,必温通其阳,斯湿可走,拟用:

冷香饮子。

长夏入秋,脾胃主气,湿郁阻气,为痛为泻,更月不愈。中宫阳气未醒,仍有膨满之象,导气利湿主方。

茯苓皮　草果　藿香梗　广皮　厚朴　大腹皮

脉微晨泄,初冬未及藏阳,以脾肾治,最是纳谷减少,当以中焦,兼理其下。

人参　炒干姜　炙甘草　生於术　淡熟附子　淡吴茱萸

肠红既止,便泻三年,火升则能食,热坠必妨食。此皆阴气走泄,阳不依附,当从阴引阳。

赤石脂　琐阳　五味子　水煮熟地黄砂仁末拌炒　禹余粮　远志

蒸饼为丸。

脾肾虚泻。

苓术　菟丝　砂仁

山药粉和为丸。(痢疾泄泻便血)

大病后,饮食起居,皆不如法。以邪陷入里,舌干自利,恐其深入阴中,则危矣。

白芍　甘草　附子　枳实

平素阴亏,热注入里为利,粪结便出痛坠,诊脉左坚下垂,不以脾胃燥药。

细生地　阿胶　炒楂　穞豆皮　生白芍(痢疾泄泻便血)

厥阴下利,少腹有形。

五味加茴香、椒目。

接案　动气在少腹左右,粪与血或前后,秋利交冬不愈,当温其营。

人参　浔桂　炮姜　当归以小茴香拌炒　茯苓　炙甘草

脉沉迟,下利血水,神呆不欲食,四肢冷,前已完谷,与温理其阳。

人参　附子　茯苓　炒黄干姜　生白芍(痢疾泄泻便血)

食入不化,腹胀便泻不爽,长夏湿着脾

胃,荤酒不忌,气分郁滞。据述嗔怒致此,未必皆然。

茵陈　草果　木通　腹皮　飞滑石　厚朴　茯苓皮　广皮(痞胀便秘)

呕泻都令胃气受伤,凡不适意食物,更能妨胃,药用和中,谨慎口腹,使脾胃气壮,不致反复。

茯苓饮去元参,金石斛汤泛丸。(脾胃)

舌白滑,微呕自利,阳微虚馁,急当温里。

人参　生於术　炮姜　炙草　淡附子　生益智

接服　生白术　人参　茯苓　生益智　淡附子　炒芍　炮姜

又服　六君子汤丸方　生於术　人参　木瓜　茯苓　生益智　炮姜　陈皮

用煨姜、南枣肉煎汤泛丸。(脾胃)

湿伏皆令脾胃受伤,寒热,随利黄水,小便短赤,热自湿中而出,痛扰虚里右胁,食入不运。仍是脾胃不和,升降失司,以温胃宣通治。

生於术　生智仁　新会皮　茯苓　紫厚朴　生姜渣

平昔饮酒,脾阳受伤聚湿,食少不化,大便久溏,晡食不安,饮水多,溲溺愈少。宜温中佐运,厚味酒醴须忌。

生於术　牡蛎　附子　泽泻

饥饱寒热用力,都伤营卫,内应脾胃,故痿黄无力,食入䐜胀溏泄。

平胃加炒黑川椒、草果。(脾胃)

胃阳不旺,晚暮腹鸣痞胀,晨起瘕泄。两方用胃苓治中相安,今吐沫上涌,仍属胃病。

人参　生於术　茯苓　益智　附子　干姜

各为末,水泛丸。(脾胃)

向系积劳伤阳,肝风内动,症如类中,专以温肾补脾,运痰熄风得效。丁巳春深,诊脉不附骨而洞泄,迄今形瘦未复,频年久泻。法宗泻久伤肾,以固摄下焦,定议六君子汤,仍宜暮服勿间,以胃气弱,阳微呕酸。

吴萸　干姜　胡芦巴　茯苓　荜茇　南枣(脾胃)

过饮晨泻,中宫留湿,干呕腹痛。是脾不和,阳气不主运行于四末,故四肢无力困顿矣。宜忌湿肉,使清阳转旋,中宫得健。

草果　厚朴　藿香　广皮　茯苓　半夏(春温)

产后十年,晨泄形寒汗出,是下元阴伤及阳,奇脉不固,遵古人用:

局方四神丸(经产淋带女科杂治)

缪氏医案

饮食少思,大便溏泄,夜卧,口燥殊甚,肾阴既亏,脾阳复陷,治法极不易。

西党参　百蒸於术　麦冬　北五味　葛根　桔梗　茯神　炙草

用熟地二钱,泡汤煎药。

种福堂公选医案

徐二六　胃减,痰血频发,上年误服玄参、山栀,致便溏泻,此受苦滑寒凉之累。

人参建中汤。(吐血中阳虚)

颜　病已半年,夜寐易醒,汗泄,自觉元海震动,腹鸣晨泻。年岁望六,不仅经营烦劳伤阳,肾真亦渐散越,仍议固下一法。

人参　赤石脂　禹余粮　五味子　泡淡干姜(泄泻肾阳衰)

王四五　阳结于上,阴泄于下,晨泄多因肾虚,阴伤及阳,胃口自惫。舌畏辛辣,不受桂附之猛烈。虚肿虚胀,先宜固剂。

人参　禹余粮　赤石脂　五味子　砂仁末(泄泻肾虚)

刘山西　泄泻二年，食物不减。胃气未损，脾阳已弱，水湿阴浊不易输运。必须慎口，勿用寒滑厚味，议用暖中佐运法。

生茅术　生於术　炒香菟丝子　茯苓（泄泻寒湿）

李　温湿热蒸伤脾胃，身热泄泻。

黄芩　生白芍　滑石　猪苓（风温）

赤厓医案

许又张学兄令姊，病热躁烦，呃逆呕吐，食饮不入，水泄日十数行，人事昏瞀，汗出而热犹蒸，病已六日矣。乃折简逆予，时已五月，天气炎蒸，房中仍置火炉，予令其移向外。答云：病人要饮极热开水，但从房外取来，即以为冷。诊脉沉数而促，予曰：此热症也。其家人问曰：诸医皆以为外见假热，内实真寒，颇用温热之剂，而先生独以为热症，既属热，何反喜热饮而下利如此？予曰：热而喜热饮者，水流湿，火就燥，同气相求之义，亦所谓假寒也。彼阴寒狂躁，欲求入井中，便可以为热乎？且脉与他症，皆属热，即泄出极臭，此协热下利，不可以为寒，明矣。乃以青蒿、黄芩、赤芍、黄连、枳壳、元参、芦根、滑石为剂，地浆水煎，连投二渣，口转渴，不喜热饮，诸症皆退。照前方增损向安。

黄澹翁医案

天长系占觐扬，左寸右关滑数，要防泄泻，问之已泻三日矣。今当一阴复生之始，当助脾阴，以资万物。

丸方　石斛　百部　苡仁　山药　扁豆　芡实　黄芪　甘草　菟饼　茯神　白术　河车　阿胶　莲子　玉竹膏（卷一）

丁余实，胃中有湿痰，大便滑泄，酒后更甚。

大半夏整者用八两，矾水浸一宿，换清水洗五七次，晒干切碎，用生姜自然汁浸一宿，次日晒干，用四两　胆南星　川黄连　白豆蔻　广皮　白术　茯苓　甘草　苡仁　山药　白蒺藜　泽泻

用葛花八两煎浓，米糊同丸，绿豆大，每空心服一钱，临卧二钱，用开水下。（卷一）

锦芳太史医案求真初编

拟先父讳为鹗在盘谷斋病患泄泻案一百二十七

治病用药，稍有不慎，过当之处立见；稍有知觉，凑合之处即明。惟在临症之时须早为之细审。岁乾隆辛未，余父在于余地盘谷斋课徒，余同肄业。时值暑月火炎土燥，阳气外泄，阴气内凝，早食冷菜伤脾，至午泄泻不休，大汗如雨。余思余父年已七十，禀体素阴，因服冷菜至午而见泄泻无度，时诊其脉，三部皆虚，而肝脉不急，药可偏进，即用参、芪、术、附等药收汗止泄固气，但泄虽止而口不能言，汗亦收而面若涂朱。复诊其脉，洪大不数不短，亦无身热口渴。是时举家大小慌忙，余率徒辈同弟搬移归宅，其病如故，余地不知病由，见病不语，云病莫疗。余时在侧反复诊视，因思此病何以下泄服药即止，而病又见不语面红，及脉反见洪大乎？此其故当自有在，当用附子三钱，故纸五分，木香五分，茯苓一钱，五味子十个。服一时辰，而声即开。父问余之三弟未见，余曰：适才外去。父即至街通寻，时地多人惊异，适闻病甚危迫，口不能语，今一时辰而声即开，且竟出街外游，是问病见之速，而愈其亦速耶？时有向余问其病由，余谓人身自喉至脐，气分三焦，在初脾胃虚寒，肾气不固，奔迫下泄，泄之至极，下已虚矣。因药虽有附子，而附少芪多，故尔气从上筑，面若涂朱，痰随气壅，声不能语。今知其故，而即引气下行，登时气引归宅，自尔病愈，但不知有如是之速耳。众皆知其病愈之由而笑。因知人病服药，稍有丝毫不合即见，亦稍有丝毫凑合其立见矣。然此止属暴病如

斯,若久病痼疾,及久医坏之病,则效未有若是其神速者矣,识者知之。

下因泄极而虚,自当用芪、用术升提以防下脱。若至下泄已止,芪、术过用,则内必挟肾气及胃痰湿上升,而为面红不语之症。治之者,自当重用附子、五味、故脂引气下行,则声即开,而行动自如。但人见其面若涂朱,多作火看,不语多作风看,则药势必颠覆,而病缠绵不已。乌有症见面红不语,而病可以登时立愈者乎?是可见其用药之神。晁雯。

今人见汗外出,便道气虚防脱,再加下泄,竟云上下俱脱,殊不知此汗出即是书言泻汗之意,非是自汗上脱之谓也。余因父年已高,见上汗出而下大泄,亦有与世随俗波靡,防上汗出或脱之虞,故尔参用黄芪,以致病虽泄止,而症即见面赤声喑,此意余于症见即悟。但未搬移归宅即为调理,及归更审明确,自不因其面赤随俗妄认是火,而致一误再误之莫治也。当笔记之以为见汗休作脱看。自记。

南雅堂医案

呕恶吞酸,脘闷不舒,腹胀痛,泻下臭秽,系食积所致,方列后。

苍术二钱(米泔浸炒) 姜炒川朴一钱 焦楂肉二钱 麦芽二钱(炒) 陈皮一钱 炙甘草八分 生姜二片

脉迟,嗳腐吞酸,脘痛,由胃阳不振,食滞,致成飧泄,拟用附子理中加味治之。

炮附子七分 人参一钱 土炒白术三钱 炮姜一钱 川朴一钱 吴茱萸一钱五分 莱菔子一钱五分 防风一钱 白茯苓二钱 制半夏二钱 陈皮五分 炙甘草五分

寒热往来,脉弦,腹痛便溏,时邪下陷,用和解法。

柴胡一钱 炒白芍二钱 白茯苓二钱 泽泻一钱 制半夏二钱 黄芩二钱 广木香五分 陈皮八分 生姜三片 大枣五枚 水同煎服。

湿热内淫,脾气不主运化,水谷并趋大肠,致作泄泻,腹间微痛,宜先理中焦。

川朴一钱 藿梗二钱 白茯苓三钱 泽泻一钱 白扁豆二钱 宣木瓜二钱 神曲一钱 陈皮八分

伤暑泄泻,气短,腹中不和,先以清暑调中为主。

白扁豆二钱 川朴一钱 白茯苓三钱 陈皮一钱 山楂肉二钱(炒) 炒麦芽二钱 宣木瓜一钱 缩砂仁五分(研冲) 泽泻一钱 炙甘草五分 水同煎服。

长夏湿胜为泻,腹胀,小便短少,用分利和中之法。

桂枝木五分 苍术二钱(米泔浸炒) 姜炒川朴一钱 陈皮一钱 炒白术二钱 白茯苓二钱 猪苓二钱 泽泻一钱 炙甘草八分 生姜三片 大枣二枚

阴伤及阳,常患腹满,便溏,入秋兼病滞下,系中宫气分不足,水谷之气易于聚湿,秽邪复从口鼻触入,致脾胃不和,拟以芳香逐秽,调养正气,毋令邪入为佳。

桔梗一钱五分 杏仁二钱(去皮尖) 川朴一钱 橘红一钱 藿梗二钱 白蔻仁八分 郁金一钱 降香五分(磨冲)

秋令吸受秽浊,寒热似疟,小便短赤,上咳痰涎,下复洞泄,势将蔓延三焦,宜用芳香正气之属,并分利渗湿治之。

川朴一钱(炒) 藿香二钱 白茯苓三钱 陈皮八分 猪苓二钱 宣木瓜二钱 滑石三钱(飞) 生甘草八分 泽泻一钱 降香五分(末冲) 水同煎服。

饮食不节,湿热内聚,致患泄泻腹胀,所谓湿多成五泄是也,法宜清热利湿,并扶养正气为主。

人参一钱 川连八分(炒) 茅术二钱 陈皮一钱 炒白芍二钱 黄芩二钱 白茯苓三钱 泽泻一钱 山楂肉一钱(炒) 水同煎服。

腹痛泄泻,小便不利,脉形缓大,系水谷湿热之气,郁蒸肠胃,致清浊不分,延久防成滞下,拟用清利分消之法。

川朴一钱 黄芩二钱 生白芍二钱 泽泻一钱 藿香三钱 猪苓二钱 白茯苓三钱 陈

皮一钱

诊得右脉缓弱，左关独大，少腹胀满，水泻不止，由肝失疏泄，阴阳不分，秽浊下注，兹用开支河一法，导水利湿，以五苓散主之。

桂枝五分　炒白术三钱　白茯苓三钱　猪苓三钱　泽泻二钱　水同煎服。

湿热阻聚中焦，气机窒滞，致腹满作泻，脉象缓涩，拟用小温中丸一法。

小川连二钱　制苍术三钱　炒白术三钱　陈皮一钱　青皮一钱五分　香附一钱五分　制半夏二钱　针砂五分

上药八味，改钱为两，以神曲糊丸如梧桐子大，每服二钱，开水下。

木火体质，阴水素亏，饮食水谷之气郁蒸湿热，致作泄泻，宜苦以坚阴，淡以渗湿，庶为合治。

川朴一钱五分　炒川连一钱　炒黄柏一钱　白茯苓二钱　炒楂肉二钱　猪苓二钱　泽泻一钱　陈皮八分

咳呕头胀，胸脘痞闷，泄泻不爽，舌白，喜冷饮，系中暑之症，拟先清其气分。

川朴一钱　制半夏二钱　杏仁三钱(去皮尖)　橘红一钱　黄芩一钱五分　石膏二钱　水同煎服。

劳倦内伤，脾胃受病，不主运化，致有洞泄之患，东垣谓中气不足，溲便乃变，湿多成五泄，法宜温中。

肉桂五分(研冲)　生白术三钱　人参一钱　炙甘草八分　炮姜八分　白茯苓二钱

寒湿凝聚，胃阳不振，腹痛泄泻，法以温通为主。

苍术二钱　吴茱萸一钱五分　川朴一钱　陈皮八分　草果仁一钱　山楂肉二钱(炒)

湿郁则泻，气滞则胀，宜用分消法。

川朴一钱五分(姜炒)　白茯苓三钱　陈皮一钱　泽泻一钱　益智仁二钱(炒)　山楂肉一钱(炒)　大腹皮二钱

泄泻之后，腹胀食减，脾胃湿郁为病，宜用利湿健中之法。

川朴二钱(炒)　炒白术三钱　白茯苓三钱　泽泻一钱　宣木瓜二钱　白扁豆二钱　炒谷芽三钱　陈皮一钱

泄泻腹部胀满，舌白不饥，小便短少，病在足太阴，法宜温中，并以分利者佐之。

草果一钱五分　茅术三钱　川朴二钱　陈皮一钱　白茯苓二钱　猪苓二钱　泽泻一钱　缩砂仁五分(研冲)

形体丰肥，乃水土禀质，脉沉缓，阳气少于运行，是以水谷蒸郁聚湿，下焦时有重着，经来色淡，亦水湿交混所致，食入稍有不运，易致泄泻，若不加意调治，防有胀满之虑。

炒白术三钱　人参一钱五分　白茯苓三钱　陈皮一钱　防风二钱　羌活一钱　独活一钱　泽泻一钱　炙甘草五分

水同煎服。

湿聚阳气式微，足肿，大便溏泄，防成单胀之症。

桂枝木一钱　细茵陈二钱　生白术三钱　白茯苓三钱　木防己二钱　泽泻一钱

腑阳不运，气机失于疏畅，当脐动气，夜分瘕泄，日间自止，泄则胀势稍减，法于涩剂非宜。

茅术三钱　川朴一钱五分　制川乌八分　木香五分　白茯苓三钱　陈皮一钱

水同煎服。

泄泻兼患腹痛，食不思纳，小便不利，系木强侮土，中焦受克，腑气因而不和，宜调胃泄肝为主。

炒川连八分　川朴一钱　生白芍二钱　陈皮一钱　乌梅肉二个　淡黄芩二钱　猪苓二钱　泽泻一钱

泄泻病热，经月未愈，舌光绛，消渴干呕，

时吐清涎，吞酸不思纳食，热邪入阴，厥阳犯胃（注：此处“厥”字为代词，指前面的热邪），延久防成劳怯。

乌梅肉三个　川连一钱（炒）　人参一钱五分　白芍三钱　淡黄芩一钱　诃子皮八分

纳食腹痛即泻，入夜咽干欲呕，系胃气大伤，木火劫烁真阴，宜用酸甘化阴法，从足阳明厥阴合治。

炒白芍三钱　人参一钱五分　诃子皮七分　炙甘草五分　大枣二枚

水同煎服。（泄泻门）

诊得脉形小弦，久病而为飧泄腹鸣，头眩脘痹，是阳明胃气已虚，厥阴肝木内动，拟甘以和胃，酸以制肝，斯为合旨。

人参一钱五分　乌梅肉三个　白茯苓三钱　宣木瓜二钱　陈皮一钱　炙甘草八分

水同煎服。

气胀，左胁作痛，病在络脉，久服泄气破气之剂，脾胃受戕，致成泄泻，宜温养中宫为主。

桂枝木八分　当归身二钱　制半夏二钱　橘红一钱　白茯苓三钱　远志一钱（去心）　生姜（注：原书误作枣，据文意改为姜）二片　大枣三枚

腹鸣作泻而痛，病已半载，脉右弦，系少阳木火郁伤脾土，辛温燥热等剂，非其所宜，拟用疏泄开郁之法。

霜桑叶二钱　粉丹皮一钱五分　白芍一钱五分　青皮一钱　柴胡一钱　淡黄芩二钱

脾胃阴阳不和，易饥善食，晨泄，胀闷作痛，入夜稍安，仿东垣升降之法治之。

升麻五分（煨）　人参一钱　生白术三钱　炙甘草七分　炒当归二钱　炒白芍二钱　炮附子五分　炮姜八分

每晨泄泻，经水逾三月一至，腹鸣，上下有形攻触，腰部酸痹，脉沉形寒，于法宜温，方列后。

肉桂五分　生白术四钱　白茯苓三钱　淡干姜八分

体质素薄，入春汗泄，精神困惫，大便溏泄不爽，色白脉弱，系脾阳不振，生气无由发舒，拟先用和中之法。

生谷芽三钱　白茯苓三钱　炮姜七分　益智仁八分　陈皮一钱

中气久虚，知饥少纳，晨泄，下体怯冷，脾肾之阳俱衰，法当理阳为主。

益智仁二钱　补骨脂二钱　白茯苓三钱　芡实三钱　菟丝饼二钱　覆盆子一钱

水同煎服。

阳气式微，清晨泄泻，病在肾经，小腹积瘕有年，亦是阴邪痼冷之疾，宜温补下焦元阳，为本原之治法。

补骨脂四两（酒浸炒）　五味子三两（炒）　肉豆蔻二两（面裹煨）　生姜八两（切片）　吴茱萸一两（盐汤泡）　大枣百枚

先以姜枣同煮，候焖去姜，取枣肉和诸药捣丸，每服二钱，临卧盐汤送下。

清阳健运失司，食减不化，溏泄，兼下垢黏，小便短少，久泻必伤及脾肾，拟先通其腑气。

川连八分　川朴一钱　白茯苓二钱　泽泻一钱　猪苓二钱　炒楂肉一钱五分　神曲一钱五分（炒）　木香五分　陈皮八分

水同煎服。

泄泻两月有余，神倦畏寒，醒时汗出，腹鸣渴饮，小便不利，拟用温固一法。

附子五分（炮）　人参一钱五分　炮姜八分　白茯苓二钱　胡芦巴二钱　诃子皮一钱　罂粟壳一钱

瘕泄，腹胀肢肿，久病因而致虚，宜温补脾肾之阳。

川附子七分　淡干姜八分　白茯苓二钱　泽泻一钱　人参二钱　补骨脂二钱

脾肾虚寒，饮食不思，五更必作泻，法宜

温补肾元,用四神丸加减治之。

吴茱萸一两(盐汤浸炒) 五味子二两(炒) 破故纸四两(酒浸炒) 白茯苓三两 人参一两五钱 炒白术三两 罂粟壳一两 干姜八钱 生姜八两 红枣百枚

先将姜枣煮熟,去姜取枣肉,和药捣丸如梧桐子大,临卧用米汤或盐汤送下四钱。

大便溏泄,腹胀不饥,四肢酸痹,系水谷湿邪内淫,宜用温通分利之法。

桂枝木七分 川朴一钱 白茯苓二钱 泽泻一钱 大腹皮二钱 薏苡仁三钱 木防己一钱 陈皮一钱(泄泻门)

热病五日不汗,舌黄腹痛,下利不已,宜先里而后表,治法固当如是。

柴胡一钱 赤芍二钱 枳实一钱五分 大黄三钱 厚朴二钱

水同煎服。(温热门)

䔾山草堂医案

邪热炽盛,脉来八至,腹泻神倦。此少阳、阳明协热为患也。恐其下痢,则不易治矣。

炒柴胡 炒中朴 广藿香 焦建曲 赤茯苓 淡黄芩 煨木香 新会皮 炒山栀

复诊:

热象稍减,脉来尚有六七至,腹微痛而泄泻不减,仍未离乎险境也。治以清疏为主。

川连姜汁拌炒 淡黄芩酒炒 焦建曲 广藿香 赤茯苓 山栀姜汁拌炒 炒中朴 煨木香 陈皮 大麦芽(暑)

年近八旬,气虚失化,脘胀便溏,当从脾土调治。其余诸恙,且置缓图。

生白术 炒中朴 川郁金 白茯苓 陈皮 砂仁 生白芍 焦建曲 法半夏 煨木香 煨姜

脾寒腹泻,累月不已,久必成臌。

制附子 炮姜炭 补骨脂 煨木香 陈皮 赤苓 焦白术 砂仁 菟丝子 炒苡仁 炙升麻

复诊:

泄泻多年,脾肾之气早衰,安得不作胀耶!

制附片 炮姜炭 补骨脂 炒扁豆 茯苓 砂仁 焦白术 菟丝子 煨木香 淮山药 陈皮

劳伤下血,久泻不止。脾肾两亏,已来臌疾。殊不易治。

制附子 炮黑姜 菟丝子 淮山药 炒陈皮 焦白术 炒白芍 补骨脂 白茯苓 砂仁末

溏泻久缠,神倦脉弱。此火衰土不运化之候。恐延来腹满,则不易治矣。

制附子 山萸肉 补骨脂 煨木香 炮姜 茯苓 大熟地 五味子 煨肉果 制於术 山药

产后年余,心脾肾俱亏,泄泻足肿,心宕气喘,脉数而促。不易治也。

制附子 炒熟地 炙五味 远志 山药 砂仁 制於术 山萸肉 补骨脂 茯神 炙草

复诊:

下元气衰,用温补之剂而稍效。仍照前法加减,再得脾溏转结为幸。

制附子 制於术 补骨脂 炮姜炭 茯苓 潞党参 炒熟地 五味子 淮山药 陈皮(泄泻)

杏轩医案

金荫陶封翁久泻滑脱之证

封翁年逾古稀,恙患泄泻,公郎迈伦兄善岐黄,屡进温补脾肾诸药,淹缠[1]日久,泻总

---

[1] 淹缠:迁延,延搁。

不止，招予诊视。谓迈兄曰：尊翁所患，乃泻久肠胃滑脱之候也。《十剂》云：补可去弱，涩可去脱。泻久元气未有不虚，但补仅可益虚，未能固脱。仲景云：理中者理中焦，此利在下焦，赤石脂禹余粮丸主之。李先知云：下焦有病人难会，须用余粮赤石脂。况肠胃之空，非此不能填，肠垢已去，非此不能复其黏着之性。喻西昌治陈彦质、浦君艺，泻利久而不愈，用此俱奏奇功。遂于原方内加入石脂、余粮，服之果效。

又次郎脾肾阳虚，伏寒凝沍，重用温补而瘳

玉翁次郎，形貌丰腴，向无疾病。丁亥季秋望后，陡作寒热，延予次儿光墀诊治。药投温解，其热即退。嗣后单寒不热，肢麻指凉，口吐冷涎，脐腹隐痛，便溏畏食。知系伏寒凝沍，方换姜附六君。附子初用八分，增至一钱，未见松动，邀予商酌，切脉迟细无力，望色面白舌润。予曰：此正仲圣所谓无热恶寒发于阴也。前方不谬，尚恐病重药轻，附子加用二钱，更加吴萸、肉桂、砂仁、川椒。次日复诊，病状仿佛。思火为土母，阳虚生寒，温理脾阳不应，非补火生土不可，王冰所谓益火之原，以消阴翳也。仿生生子壮原汤加吴茱萸、胡芦巴、肉果、巴戟天，附子增至三钱，以为必效矣。诘朝脉证依然，玉翁问故。予曰：无他，药力未到耳。盖市中种附力薄，况经制透，其味更淡，可增四钱，再加鹿茸、枸、菟，峻补真阳，自可春回旸谷①。依法服之，证仍如旧。翁侄召成兄私询予曰：舍弟之病，先生审属阴寒，第用如许热药，毫不见功，理殊不解，且附子大毒，今已服过数两，久而增气，可无患否？予曰：其他勿论，时下秋燥，此等纯阳之药，若不对证，一匕亦不能堪，况其多乎？夫攻病之药，皆有毒。无毒之品，不能攻病。凡伤寒中阴等证，非附子不能驱阴回阳，有病则病受之，何有余性，遗留作毒。即使有毒而生，不胜于无毒而死乎？仍守原方，附子加至五钱。维时②旁议沸腾，幸玉翁信而不疑。予告之曰：此证确属沉寒痼冷，然煎剂温药止矣，再得硫黄丸佐之，庶有裨益。于是煎丸并进，渐见好机，热药稍减。参入熟地、河车、杜仲。予与墀儿日为诊视，两阅月，始得痊愈。共计服过附子一斤，硫黄丸二两，干姜六两，鹿茸一架，党参三斤，高丽人参共十余两，其他肉桂、吴萸、川椒等，不可胜计。予生平治阴证，用温药，未有若斯之多，而效验亦无如此之迟也。

方耒青制军便泻溲数

《经》云：中气不足，溲便为之变。人之二便，全藉中气为之转输，故不失其常度。肾气虚则关门不固，脾气虚则仓廪失藏，便泻溲数之病生焉，方定补中益气汤升举脾元，四神丸固摄肾气，二药合投，并行不悖。加枸、菟佐蔻、萸之功，增莲、芡辅参、术之力，方则脾肾分施，病则溲便并治矣。

洪竝锋翁脾阳虚，寒湿内伏，重用温补治法

夏月伏阴在内，当于寒湿中求之。议以理中汤温理脾阳。服药泻止呕减，舌苔少退。此由脾阳向亏，卑监之土，易于酿湿，阳气不足，寒自内生，即无外邪干之，本气自能为病。今既投机，只可于方内增分两，不必于方外求他味。其所以不骤加阴药者，盖恐肥人之病，虑虚其阳耳。

《经》云：阳气者，若天与日，失其所则折寿而不彰，故天运当以日光明。日光不到之处，恒多湿生，土之薄也。经又云：脾苦湿，急食苦以燥之。脾阳健，可冀运矣。昨方加增分两有效，足见尚是病重药轻。然当此盛暑，参、附大剂，服逾两旬，病犹未却，虚寒情状，亦可畏矣。安心稳守，功到自成。

① 旸（yáng 阳）谷：神话传说中太阳升起的地方。

② 维时：当时。

齐氏医案

曾治王玉珏，未发谵语，外见头眩嗜卧，身重恶寒，便泄不渴，夜间发热，渐加大热，不恶寒，转恶热，掀去衣被，扬手掷足，身渐出汗，渐至大汗，其势方解。明日亦复如是，医经半月无效。仔细察之，果何证也，将谓阴盛格阳于外耶？亡阳之证无此大热。将谓三阳之表热耶？并无头项腰背骨节疼痛及耳聋口苦等证。且未见烦渴饮冷，白虎非所宜也。以此而论，定为热结旁流矣。不烦渴者，乃为结燥隐匿肠间，不在胃腑，故不能耗其在上之津液也。吾用黄芪、白术、炮姜、附子、半夏、故纸，重加大黄，一剂而下燥屎二三枚，是夜不发热矣。于是方中去大黄，数剂而痊愈。

曾医继唐魏舅氏，善人也，身举孝廉，形体素丰，谦恭仁厚，自谓六十后，多食则胀闷，今年七十有三，目精不慧，近视不明六七年矣，乃一日午膳后，县尊请商公事，时当酷热，过劝绿豆粥一碗，是夜下利数十次，不能起床，起则眩晕。明早诊视，按之六脉沉细而微，其粪内带清水。愚曰：此太少二阴骛溏之证，而兼陷暑邪也。虽有外邪，不可清解，法当大补中气，扶脾固肾，温经御邪，回阳止泄，方可无虞。乃用芪、术、芡实、怀山各八钱，胡巴、故纸、苡仁、半夏各三钱，炮姜、附、桂各一钱，砂仁、白蔻各七分，连进五剂而利稍减。再进十剂，仍然昏沉。又服十全大补汤十剂，病微退而精神渐爽，饮食亦进，但四肢无力，难于转侧，利微下而卒不止。又与人参养营汤十剂，虽然起床，不能久坐，但见皮肤光泽，身轻易于转侧。又与理脾涤饮十剂，是夜不安，烦闷之甚。愚意日久虽在下利，而未见粪，更见胀闷不安，以此察之，定为热结旁流矣。遂以参芪附子汤加桔梗一钱、大黄二钱，服之不安，又用麸面炒熨，夜半稍安。次早复作更甚，自觉腹中气壅，十分危急。其间予为舅氏调理在五十余日，往返在二百余次，晨夕焦劳，又令前汤再进，炒麦麸再熨。自云目中出火，其心欲落，急令扶起，挣下一物，其状如茄子，不软不硬，良久病去如失，自出中堂，即进饮食言语如常。随即剃头，见须发内长出一层黑发约长数分。公闻之而喜曰：我之病难望保余生耳，今何以病愈而长黑发，目睛复明，竟能视细细字乎？神哉医也！此后之寿而康，皆赖吾甥之力也。赐酒浆脯醢[①]领谢，孔方十万却之。（阳明经证治大意）

吴门治验录

蔡石门

右脉弦大，按之却又沉滞，五更泄泻，昔人责之肾虚，今痛而泻，泻则痛止，正《内经》所谓：痛随利减为积滞也。且小便短赤而热，面色红中带黄，其为湿热久积无疑，痛无补法，此症是也。

制苍术一钱　茯苓二钱　猪苓一钱五分，桂枝汤炒　泽泻一钱　大白芍二钱，生炒各半　炙甘草五分　飞滑石三钱　厚朴六分，姜汁炒　生薏米三钱

又　昨服分利之剂，痛泻大减，脉象颇平，但嫌过沉。春令木宜条达，久郁益来克土，不可不妨，拟土中疏木法。

大白芍二钱，生炒各半　甘草一钱，生炙各半　宣木瓜一钱，酒炒　郁金五分　冬术一钱，土炒　茯苓三钱　生益智仁一钱　生南楂七分　生谷芽一两　煎汤代水。

又　右关较初春稍平，按之终不免细数，此胃阳少复，脾阴久伤，故泄泻之后，仍有积瘀，现跗肿舌垢，饮食非沸热不可。究系上虚寒而下湿热，先用温脾利湿一法。

土炒冬术一钱五分　淡干姜五分　炙甘草三分　制黑附子四分　上瑶桂四分　茯苓二钱　猪苓一钱，麸炒　泽泻一钱，盐水炒　毕澄茄七分

---

① 脯醢（hǎi 海）：佐酒的菜肴。

炒桑枝三钱

又　脉虽沉而数稍解，便溏虽减未止，思上寒下热之症，调治颇难，今用煎丸分治法。

炒松熟地四钱，沉香三分磨汁拌入　冬术一钱五分，土炒　炒黑干姜五分　怀山药三钱　石莲肉一钱，炒黑　茯苓二钱　新会皮一钱　炙甘草五分　干荷叶三钱　陈仓米二钱

丸方：

川连一钱，酒炒　紫厚朴七分，姜汁炒　椿根白皮三钱　广木香一钱，煨　制附子五分　上瑶桂三分　茯苓二钱　泽泻一钱　生白芍二钱

上药治末，黑枣肉一两，同捣为丸，每服三钱，即以煎药送下。

又　脉症神情俱渐向安，惟五更一次终不能免，寅卯系木旺之时，乘旺克土，与肾虚泄泻不同，照前方加土中泻木法。

大熟地五钱，砂仁炒　冬术一钱五分，土炒　白芍一钱五分，桂酒炒　怀山药三钱　炒黑干姜四分　宣木瓜一钱　生薏米三钱　煨葛根四分　炙升麻三分　干荷叶三钱　陈仓米二钱

丸方：

大熟地三两，砂仁炒　土炒冬术一两　炒怀山药二两　川连三钱，酒炒　茯苓皮二两　紫厚朴八钱，姜汁炒　炒黑干姜五钱　制黑附子五钱　广木香八钱，剉　上瑶桂三钱，剉　大白芍一两，酒炒　宣木瓜一两　金银花炭一两　椿根白皮一两　荷叶灰一两　煨肉果五钱

上药治末，先用黑枣肉四两，煨烂，连汁捣丸，每早晚淡盐开水送三钱。

问：五更泄泻，年过六旬，治以四神固下，似乎无误。今始用分消，既而培土抑木，竟得奏效，何也？曰：医者意也。五更泄泻，自是火不生土，今痛随利减，小便短赤，右尺不见败象，中有积滞无疑。且寅卯为木旺之时，肝强脾弱益显，四神固下，非但不能去积，并助肝邪，焉能见效耶？虚实之间，不可不辨。（卷一）

杨常州

晨泄数年不止，腹不痛，饮食起居如常，服温下补火之剂，反增梦泄，小便短赤，脉形沉缓，两尺小数。此寒湿积于脾阴，久而化热，故温补不应。丹溪云：去湿而不利小便，非其治也。拟健脾利湿法。

制於术一钱五分　茯苓三钱　猪苓一钱　泽泻一钱　桂枝三分　川萆薢一钱五分　生薏米三钱　车前子一钱，炒　陈仓米一合，炒黄　煎汤代水。

又　服药小便渐长，晨起虽未泄而濯濯肠鸣，仍有下坠之势，脉现寸关俱虚，两尺俱旺。此湿虽稍清，而清气已有下陷之象，正合薛新甫补中益气法。

人参五分　炙黄芪一钱　制於术一钱五分　茯苓三钱　煨葛根七分　桑叶一钱五分　橘白五分　炒薏米三钱　陈仓米一合，炒黄　煎汤代水。五服全愈。（卷二）

王旭高临证医案

顾　久处南方，阳气泄越，中脏常寒，惯服温补。现患温疟，及今旬日。舌尖已红，根苔满白，便泄稀水，兼有蛔虫，渴不欲饮，口中甜腻，皆是湿遏热伏之象。就锡邑治法，葛根芩连是主方。若合体质而论，似宜温中渗下，清上解肌，拟用桂苓甘露法，试服之以观验否。

生石膏三钱　猪苓三钱　泽泻钱半　肉桂三分　滑石三钱　生茅术一钱　茯苓三钱　藿香一钱　通草八分　木香四分

复诊　照前方加北沙参五钱。（暑邪）

某　肝胃不和，腰胁胸背相引而痛，舌光无苔，营阴内亏，大便溏薄，脾气亦弱，并无呕吐痰涎酸水等症。宜辛温通阳，酸甘化阴。

陈皮　茯苓　苏梗　吴茱萸　沙苑子　枸杞子　薤白头　白芍　橘饼

渊按：脾肾虚寒宜甘温，营阴内虚宜柔缓，故不用姜、附刚燥之药。（脘腹痛）

仿寓意草

常镇道刘公治效

常镇道刘名载,字竹湄,岭南人也。由山东济南府保举赴都,自都赴镇,于道光五年正月二十五日到任。二月初一谒①圣庙行香,官属齐集,刘公言身有久病未愈,欲请一儒医诊治,未知有否。当有王惹山明府保举微名,谬谓文名久著,医理更深,惟不悬壶,必须礼请。刘公即烦王明府先容,随后差内使持贴延请,予因往诊。询其病源,乃泻泄已阅四月,天未明泻起至晚不过五六遍,而进京出京一路医治,总无效验。予诊其脉,诸脉皆平,肺脉独大,按之见数,予曰:此肺移热于大肠,乃热泻也。公曰:予一路来往皆值冬寒,屡遇风雪,反致热泻乎?予曰:据公言当为寒泻,据脉象实为热泻,右寸属肺,肺与大肠相表里,独见数大,故知其移热作泻也。脉象大于他脉数倍,自诊可知。且公一路所服,可系温燥药否?泄泻时可热而有声否?公曰:皆然。予曰:岂有寒泻服温燥而不减者?岂有在腹为寒泻出转热者?岂有寒泻急迫作声者?《经》云:暴注下迫,皆属于热。岂人止有寒泻而无热泻乎?公自诊其脉,亦觉肺部独大,辨论既明,疑团尽释。予乃用天冬三钱、麦冬三钱、孩儿参三钱,以养肺阴;加泻白散地骨皮二钱、桑白皮一钱、粉甘草五分以泻肺热;又加茯苓三钱以为分利;怀山药五钱以顾脾肾。定方后公问可服几剂,予曰:二剂后再诊。公服一帖,日间泻止,惟余天明一泻,服二帖而天明之泻亦止。第三日因公无暇未请诊,亦未服药,而次日天明之泻又来,又急请诊,问何以故?予曰:一百念日之恙,可以一药而止,不能一药除根,再服二帖,病当霍然。虽然诊公之脉沉部颇有数象,似乎尚有伏热,泻不难止,恐春气大透,木来生火,变生他症,须预为调治,未可大意。公曰:予急欲赴扬关,月余乃还,再当请诊可也。十日即返镇署,且急延予,称有重症,予往视,见其面左部自头至项半边全行红肿,左目肿合不能开,上下唇皆厚寸许,心烦意乱。自谓此次定当告病去官。予诊其脉洪数有力,而无浮象。予慰之曰:无妨也。此症似乎大头天行,而实非也。此久有郁热,热郁成毒,春透木旺,借肝气发生,热毒上达。肝位于左,气由左升,故病在左。所喜六脉根本甚固,尚能胜病,月余可痊,无庸告病而去。于是用东垣普济消毒饮子,而去其升、柴,以症无外感,火发于肝,延炽于胃,其势已甚,不敢再为升提也。且加犀角、羚羊角清肺胃以清肝,恐其上犯咽喉也。大便屡结异常,加调胃承气以下之。十日后火势渐平,肿亦渐消。知其血阴伤,加丹皮、生地以凉之,每帖药计四五两,始多苦寒,继加甘凉,而总不用发散。其始尚用桔梗、薄荷二味,取其辛凉疏解,后并此而去之。症虽日减,而刘公见予每曰:我病莫非有风寒,先生何不散之?予曰:无有也,不可散也。嗣后跟随诸人见予至,故扬言曰:主人之病,只要发散即愈,惜未发耳。予若弗闻也者,惟每至署,见辕外有医轿一顶,密询之,乃李某也。其人虽医生而不务医学,专务结交各衙门号房,巴结家人,希图引荐。今闻刘公有病,无门可入,访予方药不用辛散,乃扬言一散即愈,托其家人耸动其主,以图进见。刘公虽未之信,而未免有疑,啧啧者所由来也。至二十日症已痊愈,惟偏左头内尚觉沉闷,刘公向予叹曰:症虽承先生治好,但将来未免头风之患耳。予问何故?曰:先生总未代我发散也。予曰:诺。今日竟用发散何如?公辗然色喜。予乃用小发散方,荆、防不过数分,尚另加监制,谓之曰:公恙实不可发散,服必无效,今姑用之,以除公疑。又另开清凉养阴镇摄肝风一方,与之曰:服前方平平则已,设有不适,再进此药则安。次日进诊,公曰:予昨日了不得。问何故?公曰:人人皆说予症当发散,而

---

① 谒(yè 叶):拜见。

先生独不然。予因前泄泻,先生辨论精微,一药而愈。又不敢请他人,然心中实不能无疑也。昨见肯用发散,欣然煎服,不意服无片时,即觉火势一轰,似觉头面复欲大肿,头晕眼花,急忙伏枕,犹然难过。幸后方亦已煎成,服下始定。看来不能发散,诚如先生之言。然窃闻风善肿,风宜散。又闻有大头瘟症,属乎风火,亦用发散,而予症似之,其风火独不可散何也?予笑曰:公之恙非风火,家人乃火风鼎也。风火者因风生火,风为本而火为标,散其风而火自平。火风者火为本,而风为标,泻其火而风自息。试观天地之道,热极生风,得大雨施行,天气清凉而风亦顿息,俗所谓煞风雨也。今火风之症,若误作风火论治,妄用发散,譬如炉火已旺,而又以大扇扇之,火岂有不更炽者哉?公二十日来服寒凉重剂,统计约五六斤,而始进发散小剂,即如此火上头轰,若初起误进发散,将火势焮腾,焦灼肌肉,蔓延咽喉,虽有善者奈之何哉!若夫大头瘟症,予岂不知?其初起也恶寒体重,头面俱肿,必兼表象。两目鼻面肿起者阳明也,耳前后并额肿起者少阳也,脑后项下肿起者太阳也,三阳多表症,故可先加表散。公恙初起毫未恶寒恶风,面肿于左肝部也。公岭南人,地气温热,秉赋偏阳,京官十数年,饮食皆用煤火,官山东六年亦用煤火,火毒积蕴已久,北地风土高寒积而未发,今至江南水土不同,又值春深肝旺肝火冲起,久郁之火上犯阳明,致成此症。故治法只宜消毒泻火,《经》所谓高者抑之,不可散也。公曰:已病不知,经先生之论恍然大悟,而今而后直以性命相托。调理十余日,头之沉闷亦愈。公嘱署中凡欲诊病,非予不可。嗣后往署诊病,亦无不应手,公意深为器重。秋七月,前任观察钱益斋夫,子请予至金陵诊病,适刘少君患时邪,请予不至,家人号房遂将李某荐进,三日无效,又延他医,缠绵五月。予亦有在家时并不过问,予知李某之必有谗间也,然不足校也。次年刘公请王九峰先生诊脉,一见即问李冠仙乃贵相契否?先生曰:然。且言医道精通。刘公曰:医道吾所深知,但其品行何如?先生曰:伊久在学中,品行并无不好,未免性傲,于同道中目空一切耳。刘公曰:果止性傲目空一切,尚是读书人本色。仅作半面语,后不复言。先生出以语予曰:似有人在刘公前谗汝。予曰:其人予久知之,虽然问心无疚,何恤乎人言。未几赵雨楼先生来守镇江,其号房早将李某荐进,诊病不效,复延予。予告赵公曰:予实不愿在本地衙门诊病,以后幸勿强予,反致害予。公问何故,告以刘公后来一节,公笑曰:是诚有之。李某初见即言兄乃讼师,万不可请。吾遍访毫无影响,且多称足下品学兼优,故敢奉屈。予乃恍然李某之在道署谤我者,讼师也,刘公之所以绝迹也。未及一载,刘公已知李某之诬,复延予,予却之。又二载刘公卸事住扬,不知得何病症,复再三延予,予仍却之,而刘公死矣。此中殆亦有数焉。

吴鞠通医案

陶　四十五岁　乙酉年四月十五日　久泄脉弦,自春令而来,古谓之木泄,侮其所胜也。

柴胡三钱　猪苓三钱　生姜五钱　姜半夏五钱　炙甘草二钱　大枣三枚,去核　泽泻三钱　广陈皮三钱　茯苓块五钱　桂枝三钱

十九日　泄泻已减前数,加:

苍术三钱

前后共计服十三帖,痊愈。

五月初六日　前曾木泄,与小柴胡汤十三帖而愈。向有粪后便红,乃小肠寒湿之症。现在脉虽弦而不劲,且兼缓象,大便复溏,不必用柴胡汤矣,转用黄土汤法。

灶中黄土四两　黄芩炭二钱　熟附子三钱　茯苓块五钱,连皮　炒苍术五钱　广皮炭二钱

煮三杯,分三次服。

十二日　湿温成五泄，先与行湿止泄，其粪后便红，少停再拟。

猪苓五钱　苍术四钱　泽泻五钱　茯苓六钱，连皮　桂枝五钱　苡仁五钱　广皮四钱　广木香二钱

煮三杯，分三次服，以泄止为度。

八月初六日　胃不开，大便溏，小便不畅，脉弦。

猪苓三钱　白蔻仁二钱　泽泻三钱　生苡仁五钱　茯苓皮五钱　广皮二钱　姜半夏三钱　柴胡一钱

煮三杯，分三次服。

陆　二十七岁　乙酉年五月十九日　六脉弦细，面色淡黄，泄则脾虚，少食则胃虚，中焦不能建立，安望行经？议先与强土。

藿香梗二钱　广皮炭钱半　广木香钱半　白蔻仁一钱　云苓块三钱　苏梗钱半　苡仁二钱　姜半夏三钱　益智仁一钱

煮三杯，分三次服，七帖。

二十八日　右脉宽泛，缓也。胃口稍开，泄则加添，小便不通，加实脾利水。

猪苓三钱　泽泻三钱　茯苓五钱　苡仁五钱

六月十八日　前方服十四帖，泄止，胃稍醒，脘中闷，舌苔滑，周身痹痛，六脉弦细而沉。先与和中，治痹在后。

桂枝三钱　防已三钱　益智仁钱半　藿香梗三钱　杏仁三钱　苡仁五钱　姜半夏五钱　白蔻仁二钱　广皮三钱

煮三杯，分三次服。(泄泻)

类证治裁

汤氏　灼热无汗，下泻后重，舌干少润，脉缓大，乃湿热交蒸。用六一散加薄荷、青蒿、麦门冬、藿香、赤苓、石斛、绿豆皮、车前穗、灯心。一啜热退，去首四味，加猪苓、枳壳，泻止。

汤氏　初秋寒热吐泻，或以为感暑，用香薷饮，或以为霍乱，用藿香正气散，其家两置之。诊其脉濡而弱，烦热无汗，自利呕渴。予谓湿甚则濡泻，今湿郁生热，热蒸更为湿，故烦而呕渴也，宜猪苓汤去阿胶主之。猪苓二钱，茯苓三钱，泽泻八分，滑石六分，加半夏钱半，薄荷梗八分、薏苡仁、煨姜各三钱，灯心六分。一服呕止泄稀，去滑石、煨姜、半夏，再加麦门冬、山栀、车前。二剂而安。

予馆新洲，江水泛潮，地最卑湿。长夏晨泄，每阴雨前尤验。痰多不渴，或吐白沫，清晨左胁气响，必阵泻稀水，此湿多成五泄也。胃苓汤加神曲(炒)、半夏(制)、干姜(少许)。一则劫阳明之停饮以燥湿，一则开太阳之里气以导湿，故一啜辄止。良由长夏湿淫，水谷停湿，脾阳少运故也。嗣后去桂，加砂仁、小茴香、二术生用，或苍术、姜、曲煎服，亦止。

潘　色苍嗜饮，助湿酿热，濡泻经年，脉寸关实大，岂温补升提所得效。细询平昔吞酸，去秋连发腿疡，明系湿邪蕴热，流注经络所致。治者不察，当夏令主火，仍以四神丸加炮姜、乌梅，补中汤加吴萸、肉果，愈服愈剧，致头晕口燥，气坠里迫，溺涩肛痛，皆火性急速征据，必清理湿热之邪，乃为按脉切理，仍当戒饮，毋谓六旬外久泻延虚也。四苓散加薏苡仁、车前子，麦门冬、山栀、灯心，二服已效。加神曲、砂仁壳、枳椇子以理酒伤而泻稀，加黄芩、白芍药而脉敛，后用参苓白术散加减而痊。

曹　脉左濡，右关尺弦大，腹鸣则痛坠泄泻。前因怫悒，木制脾土，为中焦痞痛，服破气燥剂，再伤中气，每日晡少腹痛泄，下焦阴气又伤，急须甘缓和中，佐以温摄。潞参、炙草、白芍药、茯苓、小茴、橘核(俱酒焙)、益智、木香(俱煨)、饴糖、红枣，十数剂，痛泻止。

於　五泄无不由湿，寓居斥卤，水味咸浊，便泻三年不止。凡运脾利湿，温肾补土，

及升提疏利固涩诸法，毫不一效。今夏诊右脉寸微关滑，乃湿中伏热，大小腑清浊不分，火性急速，水谷倾注无余，脾失输精，肺苦燥渴，气不化液，肾不司关，所下污液，自觉热甚，或痛泄，或不痛亦泄，日夕数行，口干溺少，时想凉润。略用守补，即嫌胀满，可知气坠全是腑症。若清浊分，则泄泻渐已。煎方：茯苓、猪苓、车前、山栀、神曲、薏苡仁、大腹皮、乌梅、黄连，午前服。丸方：益智仁(煨)、补骨脂、南烛子、诃子、茴香、茯苓、山药、广皮、砂仁、半夏曲、杜仲、首乌、莲子，蒸饼为丸，晚服，至秋渐愈。

侄女　孕七月，久泄泻，肛坠足肿，吐咳，腹微痛，晡寒热如疟，脉弦，右尺滑大。此中气下陷，土衰木乘。以补中益气汤减归、芪，加砂仁、制半夏、茯苓、煨姜，数服痛坠寒热俱减。因其肠胃久滑，不戒荤茹，泄泻仍作。加谷芽(炒)、茴香、炮姜等味而安。

龙砂八家医案

马嘶桥陶女　病过两候，脉不缓和，舌干鼻鼾，上哕下泄，非退象也。

川连　黄芩　半夏　广皮　干姜　炙草　竹茹　生姜　大枣(戚云门先生方案)

苏载舆令政咳血泄泻症　夫人之症，由肝及脾，由脾及肺，致左胁呼吸引痛，中脘嘈杂，呕吞酸水，甚至脾虚上泛，面目色黄，燥咳动络，血随上溢，三者之恙，总不离乎燥火内伏，气逆上膈。故肝邪犯胃，且肺之清肃失司，不能平木，肝气上涌无制，变生不测。今和脾胃，滋肝木，俾气火之燥逆渐平，再商后治。

枇杷叶　冬桑皮　丹皮　天冬　谷芽　白芍　生鳖甲　穞豆衣

又大凡阴虚则火亢，内劫其津液，致咳无痰，又复脾虚，大便多泄，元气津液，亦从下走，且肝之燥逆，横格于中，上凌肺，下侵脾，以致咳泻不止。因思古人云：肝苦急，急食甘以缓之。又云：治肝必先实脾，况脾为肺之母，万物赖土以生。今拟养脾保肺和肝，不燥不滋，固本为先，庶几有合于病情。

麦冬　茯苓　白芍炒　人参　扁豆炒　谷芽　北沙参　南枣(王钟岳先生方案)

回　春　录

姚树庭以古稀之年而患久泻，群医杂治不效，佥以为不起矣。延至季秋，邀孟英决行期之早晚，非敢望愈也。孟英曰：弦象独见于右关，按之极弱，乃土虚木贼也，调治得法，犹可引年，何以遽尔束手乎？乃出从前诸方阅之，皆主温补升阳。曰：理原不背，义则未尽耳。如姜、附、肉蔻、骨脂之类，气热味辣，虽能温脏，反助肝阳，肝愈强则脾愈受戕。且辛走气，而性能通泄，与脱者收之之义大相剌谬①。而鹿茸、升麻可治气陷之泻，而非斡旋枢机之品。至熟地味厚滋阴，更非土受木克、脾失健行之所宜。纵加砂仁酒炒，终不能革其腻滑之性，方方用之，无怪乎愈服愈泻，徒藉景岳"穷必及肾"为口实也。眉批：语语精义，由此类推，可以知用药之权衡矣。与异功散加山药、扁豆、莲子、乌梅、木瓜、芍药、蒺藜、石脂、余粮，扶脾抑肝，加以收摄下焦，须看其与病证针锋相对处。服之果效。恪守百日，竟得康强。越三载，以他疾终。

一人患晨泄有年，累治不效，而春间尤甚。孟英按其脉曰：汝虽苦泻，而泻后腹中反觉舒畅乎？曰：诚然。苟不泄泻，又胀闷减食矣。而服四神、附、桂之药，其泻必加，此曷故也？曰：此非温升补涩之证，乃肝强脾弱，木土相凌。处一方令其常服，数帖即安，后竟无此恙矣。方用白术、苡仁、黄连、楝实、桂枝、茯苓、木瓜、芍药、蒺藜、橘皮而已。眉批：扶脾抑肝，制方灵动。

---

①　剌谬：亦作"剌缪"。违背，悖谬。

广孔愚司马，久患溏泄，而舌黑气短，自春徂冬，治而不效。孟英视之，曰：劳心太过，阳烁其阴，人见其溏泄，辄与温中，不知肺受火刑，气失清肃，而短促于上，则水源不生，自然溺少便泻矣。投以肃肺清心、凉肝滋肾之法，果得渐瘳。

尚友堂医案

汉阳吴瑶圃先生，候补江省，丁酉秋入闱办公。抱病出，甫食即泄，昼夜无度。令嗣云卿知岐黄，以参苏饮加神曲、山楂投之不效，又以藿香正气散、六和汤、四苓散等方投之，又不效，复投以六君子汤、理中汤加山药、芡实亦不效，问治于余。切得人迎脉浮，《内经》云：春伤于风，夏生飧泄。虽非其时而理有可悟。投以桂枝汤去白芍，加防风、桔梗、生姜、红枣，煎成热服，下咽后喷嚏百余声，接服二剂而泄泻止。盖先生在至公堂空廓之处，寝卧几席，风由鼻息而入，肺经吸受，下传脾胃，直趋大肠，以至食已即泄，今用桂枝汤和其营卫，使陷入风邪上升于肺，仍从鼻出，是治受病之源也。厥后，君与余遂成莫逆焉。（治飧泄症）

陈某年老脾虚，泄泻无度，恳黎友岸之问方于余。责其釜底火衰，元气不固。授以四神丸加益气健脾、扶阳固肾之药，一料而愈。盖肉豆蔻补戊土，破故纸补癸水，取戊癸化火，同为虚则补母之义。方用破故纸、五味子、肉豆蔻面裹煨去净油，不净则反泄，吴茱萸盐水炒，此四神丸也。余加北黄芪酒炒、党参米炒、白术土炒、山药炒、茯苓、小茴炒、益智仁、芡实米、鸡内金、谷芽炒、红枣一斤去皮核、煨姜去皮，煎汤和丸。早晚开水吞服三钱。（治年老泄泻）

甲午夏，江省大水，舟行于市。刘家忠长子身受寒湿，袭入三阴，腹痛吐泄。他医以霍乱症治，令服白矾末以解暑，遂尔大泻不止，两目直视无光，舌卷囊缩，神昏气喘，四肢厥冷，二便俱遗，死症毕具。余以大剂附子理中汤加故纸、益智，服四剂而阳回泄止，目能视，口能言，身能转动。盖因其暴脱，脏腑无伤，所由愈之速也。（治寒湿泄泻）

陈某泻利无度，不思饮食，形骸骨立，体倦恶寒，便清不渴，肢冷腹痛。知为虚寒，元气下陷。投以补中益气汤未止。所泻之物，红白相兼，纯是肠内膏脂。旋用芪附理中汤加肉桂、小茴、吴茱萸、砂仁、诃子肉、罂粟壳、破故纸、桔梗、艾绒醋炒，八剂而愈。（治虚寒下利）

张友昆山幼子，伤食泄泻，月余未止。诸医咸谓脾败，举室惶恐。其外父邓安国先生，坚请余治。察其面色光华，毫无暗滞。诊其脉息，迟缓有神。审其指纹，红黄活泼。以手引之即笑。余曰：此脾阳已复，勿药可愈也。东家惊讶，视为推诿之词，谆求立方。余令服参苓白术散，二剂而已。（治久泄将愈）

王氏医案续编

杨氏妇，孀居，患泻，久治不瘥。孟英曰：风木行胃也。彼不之信，另招张某，大进温补，乃致腹胀不食，夜热不眠，吐酸经秘，头疼如劈。复迄孟英视之。先投苦泄佐辛通以治其药，嗣以酸苦息风安胃，匝月乃瘳。续与调补，汛至而康。

方氏女，久患泄泻脘痛，间兼齿痛，汛事不调，极其畏热，治不能愈。上年初夏，所亲崔映溪为延孟英诊之。体丰脉不甚显，而隐隐然弦且滑焉。曰：此肝强痰盛耳。然病根深锢，不可再行妄补。渠母曰：溏泄十余年，本元虚极，广服培补，尚无寸效，再攻其病，岂不可虞？孟英曰：非然也。今之医者，每以漫无著落之虚字，括尽天下一切之病，动手辄补，举国如狂，目击心伤，可胜浩叹！且所谓虚者，不外乎阴与阳也。今肌肉不瘦，冬不知寒,是阴虚乎?抑阳虚乎?只因久泻,遂不察其脉证,而佥疑为虚寒之病矣。须知痰之为病,最顽且幻,益以风阳,性尤善变,治必先去其病,而后补其虚不为晚也。眉批:凡病皆宜如此,不独痰饮为然。否则,养痈为患,不但徒费参药耳。母不之信,遍访医疗,千方一律,无非补药。至今秋颈下起一痰核,黄某敷之始平。更以大剂温补,连投百日,忽吐泻胶痰斗余而亡。予按:此痰饮滋蔓,木土相仇,久则我不敌彼,而溃败决裂,设早从孟英之言,断不遽死于今日也。

康康侯司马之夫人,泄泻频年,纳食甚少,稍投燥烈,咽喉即疼。治经多手,不能获效。孟英诊曰:脾虚饮滞,肝盛风生之候也。用参、术、橘、半、桂、苓、楝、芍、木瓜、蒺藜。健脾涤饮平肝,丝丝入扣。投之渐愈。今冬又患眩晕头汗,面热肢冷,心头似绞,呻吟欲绝。孟英以石英、苁蓉、牡蛎、绿萼梅、苓、蒺、楝、芍、旋覆为方,仍是柔肝涤饮之法。竟剂即康。

叶杏江仲郎,患发热泄泻,肺移热于大肠。医治十七日不效,骨瘦如豺,音嘶气逆。所亲许芷卿荐孟英诊之。脉数大渴,汗多苔黄。以竹叶石膏汤加减,十余剂渐以向愈。大解反坚燥,继与滋养而康。

陈某偶患溏泄,所亲鲍继仲云:余往岁患泻,治不中肯,延逾半载,几为所困。今秋患此,服孟英方,数剂霍然,故服药不可不慎也,盍延孟英治之。陈因中表二人皆知医,招而视之,以为省便,辄投以温补健脾之药,数日后泻果减。热得补而不行。而发热昏痉,咽喉黑腐。其居停①瞿颖山,疑病变太速,嘱其请援于孟英。孟英诊曰:迟矣!病起泄泻,何必为寒,正是伏邪自寻出路,而温补以固留之,自然内陷厥阴,不可救药。果即殒焉。继有高小垞孝廉令弟雨生,因食蟹患泻,黄某用大剂温补药,泻果止,而颈筋酸痛,舌绛呕渴,口气甚臭。孟英持脉沉数,曰:食蟹而后泻,会逢其适耳。脉证如斯,理应清润。奈病人自畏凉药,复质于吴某,亦主温补。服及旬日,昏痉舌黑而毙!

高禄卿室,吴濂仲之妹也。孟夏分娩发热,初疑蒸乳,数日不退,产科治之,知挟温邪,进以清解,而大便溏泄,此邪去之征,识力不坚,遂为所眩。遂改温燥,其泄不减。另招张某视之,因谓专科误用蒌仁所致,与参、芪、姜、术、鹿角、肉果等药,泄泻愈甚,连服之,热壮神昏,汗出不止,势濒于危。酝香孝廉徐夫人,病者之从母也。心慈似佛,有子十人皆已出,闻其殆,夤夜命四郎季眉,请援于孟英。按脉洪数七至,口渴苔黄,洞泻如火,小溲不行,因谓季眉曰:病犹可治,第药太惊人,未必敢服。季眉坚欲求方,且云在此监服。乃疏白头翁汤,加石膏、犀角、银花、知母、花粉、竹叶、栀、楝、桑叶与之。次日复诊,脉证较减,仍用前方,而病家群哗,以为产后最忌寒凉,况洞泄数日乎?仍招张某商之,张谓:幸我屡投温补在前,否则昨药下咽,顷刻亡阳。盲语。复定芪、术之方,业已煎矣。所亲张芷舟孝廉闻之,飞告于酝香处。汾伯昆季,即驰至病家,幸未入口,夺盏倾之,索孟英方,煎而督灌,且嘱群季轮流守视,免致再投别药。孟英感其情谊,快舒所长,大剂凉解,服至七帖,泻全止,热尽退,乃去白头翁汤,加生地、元参、茹、贝。服半月始解黑色燥矢,而眠食渐安。第府藏之邪,虽已清涤,而从前温补,将热邪壅滞于膜络之间者,复发数痈于胸乳之间。孟英令其恪守前法,复入蒲公英、丝瓜络、橘叶、菊叶等药。服至百剂,始告全愈,而天癸亦至。孟英曰:世俗泥于产后宜温之谬说,况兼泄泻,即使温补而死,病家不怨,医者无憾也。或具只眼,其谁信之?此证苟非汾伯昆仲笃信于平时,而力排众论于危难之间,余虽见到不疑,亦恶能有济耶?余尝曰:病不易识,尤不易患;医不易荐,尤不易任;药不易

① 居停:古代城镇中一些房主兼营的旅馆、仓库。

用，尤不易服。诚宇宙间第一难事也，而世人浅视之，可不悲哉！眉批：方遵古法，并不惊人，特读立斋、景岳书者见之，未免吃惊耳。不意浙省名手狃①于温补如此，真不能不归咎于景岳、立斋诸公矣。

沈俞医案合钞

舌红而干，口渴，为阳明热重不宜泄泻，泻则脾虚而邪陷，最为恶候。症久不化，犯疑之证，宜进泻心汤以图挽回。若泻止热缓，方可无虞。

川连五分　赤苓　木通　甘草　丹皮　银花炭　天虫　连翘(时证)

身热两月，无汗，舌黑齿燥，泄泻，危候也，脉小而滑。姑与河间双解散。

赤茯苓　厚朴　白芍　麦冬　漂滑石　甘草　葛根　车前子　加芦根二两(时证)

问斋医案

风、暑、湿、食互结，身热，便泻，溲频。

广藿香　老苏梗　赤茯苓　炙甘草　川厚朴　制半夏醋炒　焦白术　白扁豆　生姜皮(暑证)

寒、暑、食、湿互结，腹痛如刺，便泻不爽，不至肢冷、脉伏为顺。

广藿香　老苏梗　川厚朴　广木香　尖槟榔　草果仁　赤茯苓　炙甘草　制半夏醋炒　大砂仁　鬼箭羽(暑证)

腹胀便溏，逢阴雨即发，雨淫腹疾症也。

赤茯苓　猪苓　福泽泻　制苍术　川厚朴　陈橘皮　炙甘草　煨木香　大砂仁　车前子　生姜　大枣(湿证)

水湿、寒凉交并中州，泄泻，温中是理。延今月余，绕脐仍痛，痛则便泻，腹中气坠，湿郁化热之象。精通之年，阴未和谐，泻久伤阴，殊为可虑。补阴益气主之。

大生地　云茯苓　冬白术　人参　陈橘皮　北柴胡根　炙甘草　煨木香　川黄连　绿升麻(湿证)

传道糟粕酸馊，脐下痛，但泻不吐，其治在肠。

赤茯苓　猪苓　福泽泻　冬白术　白豆蔻　川厚朴　广木香　海南槟榔　车前子　白檀香(霍乱)

《经》以长夏善病洞泄寒中。盖有伏阴在内，视井泉之水，可以知中寒矣。

广藿香　广木香　炙甘草　炮姜炭　焦白术　川厚朴　陈橘皮　赤茯苓　木猪苓　福泽泻　生姜(泄泻)

霖雨兼旬，雨淫腹疾，湿甚则泻，清浊混淆，法当分利。

赤茯苓　猪苓　建泽泻　制苍术　川厚朴　大腹皮　车前子　白通草　生姜(泄泻)

暴泻为实，久泻为虚。曾经饮食失调致泻，延今半载有余，其色淡黄，甚至完谷不化。乃火不生土，命母虚寒，非佳候也。

大熟地　淮山药　淡吴萸　云茯苓　补骨脂　五味子　冬白术　肉豆蔻　制附子　东洋参　生姜　大枣(泄泻)

天开于子，地辟于丑，人生于寅。三阳泄泻，先进东垣法。

人参　云茯苓　冬白术　炙甘草　绵黄芪　银柴胡　绿升麻　肉豆蔻　破故纸　淡吴萸　五味子　生姜　大枣(泄泻)

《经》以清气在下，则生飧泄。

东洋参　云茯苓　冬白术　炙甘草　新会皮　柴胡根　绿升麻　广藿香　煨木香　生姜　大枣(泄泻)

《经》以湿甚则濡泄。《医话》胜湿汤加减主之。

赤茯苓　炙甘草　制半夏　广木香　薏

① 狃(niǔ 扭)：因袭，拘泥。

仁米　制苍术　川厚朴　福泽泻　陈橘皮　车前子　生姜　大枣(泄泻)

频年泄泻,脾肾久亏,仓廪不藏,胃关不固,清气反从下降。法当益火之本,兼理中阳。

大熟地　人参　冬白术　淮山药　炮姜　炙甘草　山萸肉　云茯苓　制附子　油肉桂(泄泻)

暑湿司令,湿甚则泻,色黄属脾,烦渴属热。四苓、六一加味主之。

赤茯苓　猪苓　福泽泻　焦白术　滑石　生甘草　大腹皮　广藿香梗(泄泻)

暴注下迫,皆属于热。

赤茯苓　福泽泻　木猪苓　冬白术　飞滑石　生甘草　白通草　车前子　黑山栀　灯心草(泄泻)

清气在下,则生飧泄,浊气在上,则生䐜胀。肝脉循乎两胁,脾络布于胸中,肝实胁胀,脾虚腹满。土为木克,食少运迟。营卫不和,往来寒热。补中益气是其法程,更益以四神之意。

东洋参　淡吴萸　冬白术　炙甘草　福橘皮　银柴胡　绿升麻　云茯苓　肉豆蔻　补骨脂　生姜　大枣(泄泻)

洞泄数载,脾肾久伤,清阳不升,浊阴不降,胃关不固,仓廪不藏,虑难取效。

东洋参　炙黄芪　冬白术　炙甘草　北柴胡　绿升麻　补骨脂　肉豆蔻　煨木香　生姜　大枣(泄泻)

平明泄泻,完谷不化,少腹痛,脉沉微,丹田不暖,尾闾①不固,阴中火虚候也。

大熟地　淮山药　制附子　茯苓　山萸肉　上肉桂　淡吴萸　肉豆蔻　五味子　生姜　大枣(泄泻)

木乘土位,健运失常,升降失司,便泻频作,遇怒即发,绵历数载,气泻已著,法当崇土。

东洋参　云茯苓　炙甘草　冬白术　陈橘皮　川厚朴　广木香　广藿香　荜拨　生姜　大枣　牛乳(泄泻)

阳气者,若天与日,失其所,则折寿而不彰。故天运当以日光明。人与天地相参,与日月相应。膻中为阳气之海,生化著于神明。命门为阳气之根,长养由乎阳土。故曰:君火以明,相火以位。明即位之光,位即明之质。症本相火下亏,不能生土,土虚无以生金。肺司百脉之气,脾乃化生之本,肾开窍于二阴。相火不振,膻中阴瞑。脾失斡旋,肺失治节,中土苦于阴湿,乌能敷布诸经。湿甚则濡泻。下注于二阴,是以大便一溏,小便频数,虚症蜂起。譬如久雨淋漓,土为水漫,防堤溃决,庶物乖离。益火之本,以消阴霾。离照当空,化生万物。阴平阳秘,自无不愈。

大熟地　人参　冬白术　鹿角胶　制附子　肉豆蔻　补骨脂　诃子肉　淡吴萸　淮山药　山萸肉　油肉桂

为末,水叠丸。早晚服三钱。(泄泻)

素患洞泻,又值大产,脾肾双亏。《经》以肾乃胃之关。清气在下,则生飧泄。脾虚则清阳不升,肾虚则胃关不固,是以洞泄日增,近乃完谷不化。脾主运化,属土,赖火以生,火虚不能生土,土虚无以运化精微。胃能容纳,脾不健运,肾火不足可知。脉来细弱无神,有血枯经闭之虑。治宜益火之本,以消阴霾。

大熟地　淮山药　淡吴萸　东洋参　冬白术　补骨脂　肉豆蔻　制附子　油足肉桂　罂粟壳　五味子

为末,石榴皮四两煎水叠丸。早晚服三钱。

服益火之本,以消阴霾丸剂,洞泄已而复作。症本火亏土弱,不能运化精微,驯致清气

① 尾闾:即尾骨端。

不升,胃关不固。益火之源,以消阴翳。前哲良模反复者,必有所因。自述多因怒发。怒固伤肝,盛怒亦能伤肾。肾主秘藏,肝司疏泄,木必克土,肝病传脾。肾欲固而肝泄之,脾欲健而木克之,是以反复相仍于兹三载,非药不对症,盖草木功能难与性情争胜,是宜澄心息虑,恬淡无为,辅以药饵,何恙不已。

大熟地 东洋参 冬白术 石榴皮 炙甘草 煨木香 诃子肉 制附子 油肉桂 肉豆蔻 补骨脂 淮山药 山萸肉 云茯苓

为末,水叠丸。早晚服三钱。(泄泻)

尊年[①]脾肾素亏,值暑湿余氛未靖,饮食少思,便泻不止。肾虚胃关不固,脾虚传化失常,驯致水谷精微之气不能上升,反从下降,有降无升,犹四时有秋冬而无春夏。拟进东垣法,行其春令。

东洋参 云茯苓 冬白术 炙甘草 淮山药 陈皮 柴胡 绿升麻 煨木香 生姜 南枣(泄泻)

清气在下,则生飧泄。平明泄泻,于兹三载。胃关不固,仓廪不藏,失守之兆,非佳候也。

大熟地 淮山药 山萸肉 淡吴萸 五味子 肉豆蔻 破故纸 罂粟壳 诃子肉 冬白术 绿升麻 东洋参 生姜 大枣(泄泻)

思虑伤脾,脾阳不运,食入化迟,大便溏泄。脾胃属土,为仓廪之官,具坤静之德,有乾健之运,虚则不能斡旋中气以化精微。本当益火之源,以消阴翳。然桂无佳品,乌能奏效。姑拟归脾、六君加减,从乎中治。

东洋参 云茯苓 冬白术 炙甘草 制半夏 新会皮 煨木香 熟枣仁 远志肉 肉豆蔻 补骨脂 生姜 大枣(泄泻)

肾主湿,湿多成五液。泻色黄属脾。后重如痢疾之状者,热也。脉数少神,防转肠澼。

广藿香 煨木香 大腹皮 川厚朴 赤茯苓 猪苓 福泽泻 焦白术 新会皮 生姜 大枣(泄泻)

王氏医案三编

石北涯仲媳,胎前患泻,季秋娩后,泻如漏水,不分遍数,恶露不行,专科束手,咸虑其脱,亟孟英脉之。左弦而数,右大不空,口苦不饥,苔黄无溺,曰:非虚证也。参汤断弗沾唇。予白头翁合石顽伏龙肝汤丸治之。一剂知,三剂愈。

沈妪素患肝气,初冬便泻,医药勿瘥。所亲吴馥斋迓孟英诊之。脉至弦梗,舌赤无津,杳不知饥,胁腹时胀,乃风阳内炽,津液耗伤,香燥忌投,法宜濡润,否将阴涸,毋畏甘凉。予甘草、地黄、麦冬、阿胶、枸杞、薏苡、楝实、葳蕤、乌梅为剂,牡蛎一斤,甘澜水煮浓汤煎药,和入蔗浆服之。数日而瘳,已能安谷,忽然舌不能伸,心摇语蹇,不眠头晕,面赤火升。仍速请孟英视之。脉梗虽和,极其弦细,是阴液未复,木火失涵。以前方去薏、楝、乌梅,加人参、龙眼肉,少佐黄连授之而愈。

家慈年七十四岁,陡患泄泻,腹微痛,身发热,神思不清,自汗呕恶,不进饮食,亟延医视。云虑其脱,拟进参药。迨孟英来诊,曰:暑脉微弱,不可谓之虚也,且兼数象,参不可投。高年固属阴亏,然去其所本无,即所以全其所本有也。爰定芩、连、滑、斛、茹、柏、竹叶、银花、橘皮、枇杷叶之方,东瓜汤煎药,一剂而热退神清,二剂霍然矣。

沈友闻令郎厚栽,久患羸弱,驯致腹痛便泻,恶谷形消,诸医束手,求孟英图之。脉虚弦而空软,曰:不可为矣。虽然,治之得法,尚可起榻,可虞者,其明年春令乎。爰以潞参、鳖甲、芪、芍、甘、柏、薏、斛、木瓜、橘皮为方,

① 尊年:高龄。

吞仲景乌梅丸。不旬日而便坚食进,又旬日即下楼而肌充矣。

施瀛洲体丰色白,夏月在绍患泻,医进参、术、桂、附、熟地、四神之类,略无寸效。季冬来杭就诊于孟英。其脉微弱,左手及右尺沉取有弦数之象,眩晕形消,舌色深紫,无苔不渴,纳食腹胀,溲少而赤,泻必肠鸣。中气固虚,理应投补,但不可佐滋腻以滞中枢,而助其溜下之势;又不宜杂燥热以煽风阳,而壮其食气之火。予参、芪、术、苡、升、柴、苓、泽、香连为剂,吞通关丸,乃宣清升降补运兼施之法也。服之良效,浃旬舌淡溲行,胀消晕止,惟大便未实耳,去苓、泽、升、柴、香连、通关丸,加菟丝、木瓜、橘皮、黄柏、石脂、白芍善后而瘳。

归 砚 录

舍弟仲韶,于乙卯新秋,陡患洞泻,数行即浑身汗出如洗,恹恹[①]一息,夤夜速余往视,脉亦沉细,身凉不热,宛似虚寒之证,惟苔色黄腻,小溲全无,乃湿热病也。与桂苓甘露饮一剂而瘳。

七月中旬,余游槜李归,道出梅泾。吕君慎庵拉视沈则甫令正之恙。两年前患带下,嗣后便泻不已,今夏更剧,每晨尤甚,后又肠鸣,不饥不渴,畏热无汗,胸闷时呕,夜不成眠,形消色瘁,小溲通畅,脉软微弦,经事渐稀。乃中虚木侮,生化无权,气久虚而血将涸矣。若刚燥则助风阳,滋腻更增滑溜,议砥柱中流,回狂澜而镇风轮。以潞党参、山药、石脂、余粮各三钱,茯苓、白芍各一钱五分,煨诃子、橘皮各一钱,牡蛎八钱,乌梅肉炭八分,酒炒黄柏六分,熟附子、炙甘草各五分,甘澜水煎陈米汤煮药使浓厚,徐徐细呷,俾留恋中宫,不致直下为法。迨八月下旬,在曹霭山茂才处晤则甫云:前方服至四帖,病即愈,今已色华能食矣。因以诗什、芽茶为赠。次年冬,闻患寒热亡。

鸳湖吴君小渔令宠,数年前因娩后啖生菜而患便泻,久治不愈。仲秋余视之,脉弦数,曰:此非菜之罪也,乃土受木乘,而频年温补,益广病机,头痛带多,脘疼食少,吐酸痰嗽,五热不眠,无非八脉无权,风阳偏盛。授宜养清潜之法而愈。

秀水吴君小渔,年近七旬。平昔善饮,久患便泻带血,日夜十余次,溺不单行,广治罔效,聘余往视。脉软而弦,用补中益气汤去归、柴,加乌梅、黄柏、白芍、茯苓,不十帖而痊。

沈君雪江令嫒,黎里徐少岩刑部之媳也。胎前患泻,娩后不瘳,半载以来,诸药莫效。余按脉弦数而尺滑,询知带盛口干,腰酸咽痛,溲热善噫,肢冷畏烦。乃肝热而风行于胃,液走则阴血日亏。与白头翁汤加余粮、石脂、熟地、龟版、竹茹、青蒿、砂仁。频服而痊。

得心集医案

黄平福　形瘦面白,时当暑热,得呕吐泄泻之病。医见口渴溺赤,与竹叶石膏汤,而呕泄未止,反加心胸胀满,神气昏冒,躁扰不安,势甚危急。诊之脉来浮数,肌热灼指,舌边红刺,满舌白苔,中心黄黑。伊父绍邦,年老独子,求治甚切。因慰之曰:俟吾以二法治之,毋庸惧也。先与连理汤,继进半夏泻心汤,果得呕泄顿止,热退纳食而安。门人问曰:吾师治病,每预定安危,令人莫测。此症先定二法,服下丝毫不爽,其理安在?答曰:业医必揣摩有素,方有把握。《内经》有云,肠中热、胃中寒,胃中热、肠中寒。肠中热,则出黄如糜;胃中热,消谷善饥;胃中寒,则腹胀;肠中寒,则肠鸣飧泄;胃中寒、肠中热,则胀而且泄;胃中热、肠中寒,则疾饥小腹痛胀。斯人

---

① 恹恹(yān yān 烟烟):精神不振貌。

斯症,合乎胃中寒、肠中热,故胀而且泻也。然胃中之寒,始先原是盛暑逼于外,阴冷伏其中,而医又以大寒之药清胃,则胃愈寒矣。故虽寒热错杂,不得不先与连理调其胃气分其阴阳也。然阳邪内陷,已成痞结,非苦以泻之、辛以通之,其何以解寒热错杂之邪耶?世医治病,但守寒以热治,热以寒治,倘遇寒热错杂之邪,不知《内经》胃热肠寒、胃寒肠热之旨,及仲景诸泻心、嘉言进退黄连汤法者,其何以肩斯任也?

半夏泻心汤

连理汤

人参　干姜　白术　黄连　茯苓　甘草(吐泻门)

熊锦松　潮热泄泻,呕吐蛔虫,咳逆牵引左胁疼痛,历服清散温补之药,愈治愈危。迨至夜半,气逆神昏,面红目赤,汗大如雨,俨然虚脱之象。但从来热泄之症,最虑阴液消亡,断无戴阳之理。诊两寸弦数,知其脏体属阳,察脉审症,推肝火冲逆,犯土侮金,是以呕泄咳疼诸苦并增,加以温补误投,以致热盛神昏也。与温胆汤,加石斛五钱,桑叶、白附,数剂果安。

温胆汤(吐泻门)

邹锦元之妻　小腹绞痛,里急泄泻,每欲小便,腹筋牵引阴中,诸医见泄止泄,投尽理脾涩剂,月余不瘳,势甚危笃。继复呕吐,汤水不入,胸以上发热,腹以下畏寒。余诊之曰:若果内寒外热,安得月余痛泄之病,尚有弦数之脉,此必木邪乘土,下寒上热,当推关格之例治之,仿进退黄连汤,加吴萸、木瓜、川楝、蜀椒、乌梅。月余重病,不过三服而安,盖仿先君治熊锦松泄泻吐蚘潮热咳逆一症,推肝火冲逆犯土侮金用温胆之法,扩而充之也。

进退黄连汤嘉言

黄连　干姜　人参　桂枝　半夏　大枣(吐泻门)

随息居重订霍乱论

仲韶弟主于叶氏,乙卯新秋,陡患洞泻如注,即浑身汗出如洗,恹恹一息,寅夜速余往勘。脉来沉细,身不发热,俨似虚寒之证,惟苔色黄腻,小溲全无,乃湿热病也。予桂苓甘露饮加厚朴,投匕而瘳。(梦影)

凌临灵方

施　大便溏泄已稀,神色清润肌肉渐生,脾胃元气未复之征,脉形弦缓,治宜调中。

参苓白术原方。

景岳五阴煎,四神丸皆可用之。(脾虚泄泻)

费三和　酒客,中虚飧泄不已,补中益气汤主之。

胃苓汤法亦主之。(飧泄)

费伯雄医案

下利日久,肠胃失和。宜固本中参以化浊。

炒党参　云茯苓　苡仁　全当归　新会皮　台乌药　江枳壳　大丹参　合欢皮　车前子　福橘饼　赤芍药　柏子仁　红枣　荷叶(大小腑)

吴东旸医案

清和里王姓妇,已卯秋病迎诊,知其前服苦寒而病殆,余用法挽救,胸发疹痦而平。庚辰七月请诊,乃发热而服痧药,加以挑刮,忽然大泻,热势极重,询知腹无疼痛而气坠,泻时直射而出。即书白头翁汤去川连加淡芩、白芍、丹皮、通草、滑石等，一剂泻止热退。诘朝[①]乃郎至寓改方，调理而安。此症若用治泻套药，藿香正气、六和汤等，不明清三焦，和少阳，泄湿利窍之法，势必延绵床席矣。

衣莊李慎三兄，庚辰七月请诊。病见发热甚重，而不恶寒，自服苏梗、姜、糖而大泻，脉象沉数有力，右尺独大。缘是年夏令，天无酷热，汗孔常闭，是以秋病卫郁其营，而见但热不寒，与春温之症相似。然热甚不渴，究属秋病夹湿，与春温不同。询其腹不痛而气坠肛门，泻时直喷而出。用白头翁汤，增入二陈，佐以滑石、苡仁之类，因素体有痰湿也。亦一剂而诸恙悉平。明日即请调理。夫白头翁一方，每利于春温，因春温发热口渴，木火内焚，火先犯肺，大肠为肺之腑，肺急而移热大肠，是以见热泻之症。今诊秋病，见其但热而不恶寒，热邪亦移入大肠，而用之，佐以渗湿利窍诸品，究与春病有别，同中实有不同也。予谓习医者第熟玩成方之时，将方中药味一一精求其性，再参悟所列症情，前人因症立方之义，至临症时深究病情，察脉视色，因症用药，求其针孔相对，并不知方之所由来。症自速愈。若并未明至理，但知拘执成方，见此等医方，反以为师心自用，未按成法，可慨也已！

同乡陈聘臣庶常[②]，癸未秋锦旋，道出沪上，至即过访，因鼻窍不和，涕浊腥臭，嘱予诊治，随药即愈。越两旬，忽发寒热，兼见泄泻，亦两剂而平。愈后谓予曰：设非素信之深，阅方几不敢服，殆以方为不伦也。予因其木火素旺，乃阳明燥体，偶感外邪，兼有积滞，仿白头翁汤意，时在秋令，爰以青蒿代白头翁，以淡芩代川连，加茯苓以渗脾，薄荷以泄卫，佐楂炭、麦芽以通腑，用秦皮、黄柏清下郁火湿之邪，以止其泻，看似不伦，实则丝丝入扣也。因思陈修园之出诊也，遇其家案头，有景岳、立斋、《本草从新》等书者。不问其病，即掉头而去。盖泥于补正，则不知搜邪，拘于成方，则不知应变尔。每见病家延医，一方之出，逐一吹求，以为某药应入何经，某书无此成法，其实未识病源，但拘成见。设方中一二味不合时宜者，遂弃而不用，致医亦不得展其长，于是好为逢合者，必先探病家口吻，择药而施，而病已误矣。因聘翁信余之深，事后而偶辨之，不禁有所感而言此。

医案类录

嘉定盐商王怀盛之媳，华阳孝廉刘露余女也。年二十余，病溏泻，日下数十次，医治月余，愈增危殆，露余闻余在童牧邨先生处，有临危救苏一事，延余往治，星夜赴嘉，比至，则衣衾已具，无复望生矣。诊其脉，两关沉伏，两寸微茫，重按尚有根蒂，不过肺脾两虚，非死症也。拟用补脾补肺之药，连服数剂，毫无功效。第三日早间，复诊其脉，见其咳嗽，将欲吐痰，故为执手踌躇，藉以验其气虚实，病者颇不耐，吐痰在地，去床将及尺许，此非肺虚，乃脾虚也。余心窃喜，谓其夫曰：病者肺气尚旺，所病者仅脾土也。脾恶湿而喜燥，升降出入，全赖此脾阳之气，以为转运。今脾阳虚损，泻泄无度，医者因此咳嗽，妄用蜜制润肺之药，见其泻久，复用分利止涩之药，脾阳既伤，脾阴复损，此泻之所以不能止也。方用潞党参六钱，以补脾阳；淮山药四钱，以补脾阴；贡白术六钱，以除脾湿；白茯苓三钱，以通调水道；甘草二钱，以固守中州。另用黄土四两，将各药一并同炒，俟各药炒熟，筛去黄土，又将所筛黄土，入水熬煮数沸，澄清，即以澄清黄土水，入药同煎，此不但以土补土，实以土固筑堤防，免其漏泄也。一剂而减，再剂而轻，不十剂已全愈矣。嘉阳人闻余此治，咸以为奇，而不知其非奇也。以黄土治滑泄，实

---

① 诘(jié 节)朝：同“诘旦”，即平明，清晨。

② 庶常：是明、清两朝时翰林院内的短期职位，由科举进士中选择有潜质者担任，目的是让他们可以先在翰林院内学习，之后再授各种官职。

仿喻嘉言，宗仲景先师，以治下痢之法，治洞泄而用赤石脂禹余粮之意。此法虽为余创，余非无所本也，变通尽利，鼓舞尽神，快何如之。(呕吐泄痢类)

童牧郇先生，余受业师也。师母夫人，待余甚厚，一遇有疾，即呼为诊治。余馆游于外，适夫人偶触气恼，复感寒湿，经闭两月有余，先生同年[①]某，自诩知医，为之诊治，以夫人有孕诶之。余甫自外归，往省先生，夫人呼与诊脉，先生与某同在坐，夫人谓余曰：汝久未来家，我已抱病数月矣。我八年未产育，汝先生同年某，谓我有孕，汝试诊之，如果不虚，我当染鹅蛋记庆，夫人言虽笑讷，实大有不安者在也。某日以安胎药进之，未及一月，血海大崩，夫人竟不能起立，召余诊，其时夫人昼夜不成寐，一身大热，心内如焚，小便皆赤，六脉洪大无伦。某日劝服桂附，始成此症，先自掩护其短，私谓先生曰：此等虚痨大症，非大剂桂附，不能退其大热。先生惑之，日逼吞服，夫人笃于夫妇，不忍过拒，有时持怀隐泣，私谓余曰：我病本由气起，经脉闭塞，某竟指以为胎，遗害至此，某非活我，实死我也。言之泣下，先生不知之也。一日忽然昏绝，下颔垂而不合，先生惊惶无措，召余至榻，互相呼救，仅有微息，迫问何方可以挽回？余曰：此气脱也，唯独参汤可救。先生曰：高丽参近食伤余矣。余曰：请以真人参服之。时方伯吴公，馈有人参一枝，余亲为熬灌，时许，即能言语，晚间唯嫌骨热。先生见夫人复起，追念太老师临终之日，无人知此，临食痛哭，适富顺汤松堤先生在坐，婉为劝谕，遂令余一人主治，不必咨商于某，某于夫人临危时，藉故他出，唯向先生云：只有大剂回阳，别无他法。余进调治数日，病势粗平，以事告归，某复为诊治。忽一日，松堤至余家，谓余曰：汝数日不往，某又换方矣，汝师母知此，几与先生反目，盍速往。比余至，则夫人委顿如前，更加吐泻，先生仅命余主方，服则用余之药，坐治数日，病加益剧，午夜筹思，目不交睫，春楼世第，知某换药，为余告之，急往药炉探视，而大剂桂附，已熬之极热矣。当将转变病情，主治方药，开列长单，向先生面陈，而先生竟有筑室道谋[②]之叹。夫人卒不起，不知者反归咎于余，余亦不之辨也。某寓先生第宅，得染痢疾，异归富顺而没，此天之所以报之也。然病虽不与医，方万不可没，缘夫人气郁肝经，经水为之闭塞，嗣因误指为胎，多方保护，致使经水壅溢，忽而崩腾，非保胎药之能致崩，实药内桂附逼之外出也。此时如用生地以清血热，侧柏以平少阴，再加炒黑荆芥以逐瘀，去尾当归以生新，崩症立刻可愈。某则知过不改，仍执前方，精血为毒药煎熬，气血为猛剂剥削，一身大热，肌肉全消，其转变而为吐为泻者，实诸脏已败，而脾土又将绝也。此时唯有重用四君子汤，以黄土煮水，澄清熬药，使脾土得以保固，胃气不致消亡，或可起一生于九死，甚矣。择医者不可不慎也。(呕吐泄痢类)

时病论

飧泄误为食泻

城南程某，平素略知医理，于立夏后一日，腹痛而泻，完谷不化，自疑日昨因饼所伤，又执治泻利小便之说，辄用五苓加消食之品，未效。来邀丰诊，诊得两关，一强一弱，气口之脉不紧。乃曰：非伤食也，是飧泄也，此因伏气致病，即《内经》所谓春伤于风，夏生飧泄之候。消食利湿，益使中虚，理当扶土泻木。即用理中汤加黄芩、白芍、煨葛、防风，连服三煎遂愈。

飧泄之病热补得瘳

① 同年：古代指科举同榜录取的人。

② 筑室道谋：建筑房屋向路人讨教。比喻七嘴八舌，无助于拿定主意，或盲目听从别人，结果难以成功。

羊城雷某，患泻无度，肌肉忽脱，脉象两关并弦。丰曰：未泻之先，腹必鸣痛，痛必便泻，泻必完谷。曰：然也。不知病在何经？曰：此肝风传脾，脾受其制，不能变化，《内经》名为飧泄，后贤称为胃风。见丰论证确切，即请撰方，乃用刘草窗痛泻要方，加吴萸、益智、煨葛、木香、荷叶为引。服一剂，未臻大效，再加参、芪、姜、附，方服一剂，遂得小效，继服忽全瘥矣。

洞泄之疴虚实兼治得效

若耶倪某，患泻不瘳，来延丰治。阅前方，乃批：暴注下迫，皆属于热，用芩、连、芦、葛等药，未获中机。脉之，神门小弱，余皆弦缓，舌色少荣，苔白而薄，直倾无度，腹痛溺黄。就二便而论，似属火泻；就脉舌而论，大为不然。思《内经》谓肾脉小甚为洞泄，明是先天素弱，伏气深陷之征；余部弦缓，腹痛频频，木乘土位之候；溺黄者，夹湿也。此证虚中兼实，当补先后二天，兼以平肝渗湿。病者素谙医理，闻言叹服。遂用於术、党参、菟丝、故纸、防风、白芍、泽泻、云苓、煨葛、木香，荷叶为引，一日一剂，连服五朝，痛泻并愈。

便泻刚逢经转

云岫叶某之女，于长夏之令，忽发热便泻。前医用五苓散，略见中机，月事行来，加之归、芍，讵知其泻复甚，益加腹痛难禁，脉象右胜于左。此暑湿之邪，在乎气分，气机闭塞，不但邪不透化，抑且经被其阻。即以温化湿邪法加木香、香附、苏梗、延胡，连进三煎，经行泻止，身热亦退矣。

程曦曰：湿在气分，本当畅气以透湿，经事当期，最宜顺气以行经，理气之方，一举两得矣。

伤食作泻

槜李张某，年逾五旬，素来痰体，一日赴宴而归，腹痛而泻。邀丰诊之，右关独见弦紧，嗳气频作。乃曰：此属槃饦之邪，团结于中，脾气当升不升而泻作，胃气宜降失降而嗳频，当遵薛立斋治刘进士用六君加木香之法，更佐山楂、枳椇子。服二剂，腹痛已止，但泻未住。复诊，更加苍术、厚朴，再服二剂，方得全瘥。（临证治案三）

慎五堂治验录

吕少堂，久官湖北，喜服热剂，乃方宜之异也。壬午岁底旋里，癸未二月中旬，忽起腹痛泄泻，色赤无度，身热有汗不凉，舌苔糙腻。谱伯王若怀投以清化，反加口渴神疲，腹痛似厥，脉之紧数不堪，知是山水沉寒，痼积腹中。

近回吴地天多阴雨，湿寒相合，脾肾之阳几乎寂灭矣。正医和所谓“雨淫腹疾”也。遂以真武汤加苡仁、木香，一剂知，二剂已。

张，左，七月初三，蓬莱镇。泄泻，脉右大左细。近日天多阴雨，《医和》云：雨淫腹疾。此之谓也。拟白沙许氏法治之。

川芎䓖三分　神曲一钱半　车前子三钱　豆豉四钱　防风根一钱半　茯苓三钱　生白术一钱　藿香一钱半　鲜荷梗二尺，去刺　谷芽一两

朱，右。产后肝脾两虚，肤无华色，腹痛便溏，法当补而和之，证经百非旦夕可图者。

党参二钱　广木香五分　当归身一钱半　红枣二枚　橘皮五钱　益智仁七分　桂圆肉三钱　茯苓三钱　伏龙肝五钱

沈志子，三家村。疟后肿，肿复泻，面白舌糙。暑湿犹存，土虚湿胜，始拟剿抚互施。

伏龙肝一钱半　苡仁三钱　佛手一钱　茯苓三钱　於邑术一钱半　谷芽七钱　豆卷三钱　荷叶三钱　荷梗一尺　金石斛二钱　藿香一钱半　青蒿二钱

王，右，六月，祁岗南。二次小产，下元空虚，命火不生坤土，健运之力渐微，以致食滞夹寒，流连不化，飧泄五月不止，神疲口渴，畏食寒物，且拟消补互施法，得效再商培补。

六神曲　川芎　山楂　灶心土　霍石斛

生谷芽　苏梗　车前子　玫瑰花

前投许白沙法得效，仍主原法出入。自述早晨腹中按之有瘕作痛，肝木有侮土之象。前方宜佐和肝。原方加莲子、楝子。

各恙皆释，脉细如丝，中下两虚也。原方佐以培补，安闲省力，饮食调和，百日可望痊愈。

干石斛　楝子　神曲　川芎　伏龙肝　淮山药　谷芽　苏梗　玫瑰花　鲜莲子　白茯神

张，右。晨泄，病有数端，此是脾元不足也。拟消补互用法，二神丸加神曲、山药。

家邦周，年逾五旬，丁亥仲冬陡然便泄无度，形瘦神疲，纳食甚少，自问以为不起矣。余诊之脉弦而劲，曰：土虚木乘，培土和木尚可图功。疏方用芍、甘、苓、术、扁豆、黄土、苏叶、苡仁、益智等，一剂而便泄已稀，去甘草、苏叶，加参、橘、铃、谷，又服五剂，泄止而能起榻。胃旺纳加，非肉不饱，嗣后自谓泄伤元气，当以膏剂调补。方用六君、归脾加味，服至旬日，起居健康已如壮年矣。录方于左。

上党参八两　大有芪三两　益智仁一两　桂圆二两　於潜术二两　黄防风四钱　远志一两　莲子四两　云茯神三两　枳壳一两　生香附三两　净归身一两　嫩甘草一两　东白芍三两　春砂仁一两　生姜五钱　新会皮三两　川桂枝五钱　饴糖八两　大红枣八两　制半夏三两　木香一两

温氏医案

友人刘里圃患泄泻之症，被医误治，变为痢疾，小便不通，缠绵匝月。竟有一医，认为水结，恣用甘遂、甘草，并杂以他药十余味，凑为一剂。病家谓听闻甘遂与甘草相反，人虚如此，今可同服乎？医云：此名经方，非此不行，信而服之。仅服一次，即直泻不止，几乎气脱，势甚危殆，始延余诊视。见其气息奄奄，六脉沉细无力，左尺浮芤，右尺沉伏。余曰：病由肾命火衰，水泛无归，今又被妄下，肾命之火愈衰。急宜温固，遂用四神丸以温之，一剂泻止溺通，次用真武汤以回阳镇水，随用健脾补火之剂，大有转机，每餐能食饭一碗。因久病尚弱，殊又另延市医王某，谓其阴虚，大加滋阴之品，龟版、首乌等味，服一剂，即气喘胸高，不思饮食，复延余往诊。其六脉虚小，阳气全消，譬犹一星之火，猝被水浇，已经澌灭，不能复燃，余辞不治。再延他医，三日而卒。噫！此中殆有数欤？（目疾）

余姻戚金仲常，年五十余，其体素弱，于夏日陡患泄泻之症，日数十行，医用治泻时方，即藿香正气散之类，全不应效，气微欲脱，奄奄待毙，延余诊视。审其六脉全无，四肢冰冷，两目重闭，人事不知，殭卧于床，惟胸前微温而已。见女环泣求余挽救，八旬老母痛不欲生。余曰：此阴霾用事，阳微欲脱之候，病危如斯，勉尽人力，然非重剂不可，即用附子理中汤。潞党二两、焦术二两、附片一两五钱、干姜一两、炙甘草一两，浓煎频灌，只要药能下咽，交过今夜子时，尚有几希之望。次日晨早，复延余往，见其肢暖目开，欲语气微。家人辈述及昨夜将药煎浓，连灌数次，幸能下咽，腹中辘辘有声，到天明时，其目始开，审其脉略现细微。今照原方，再服一剂。次日见其身能转侧，合家共庆复生。随用温中固气调理，月余而瘳。此病之生，非余意料所及，若非重剂，断难挽回。昔人云：病重药轻，如以莛击钟；病轻药重，如以杵挑灯。诚然！（泄泻）

一得集

某暑热泄泻危症治验

定海西门外某，从沪上来，感受暑邪，热毒蕴结，身热如炽，大渴引饮，脉象洪数实大。舌苔黄厚浊腻，泄泻日百余次，粒米不进，症已垂危，就诊于余。余谓暑热毒邪，结于阳明，幸而大泻，邪有出路，不然肠腐胃烂，早已死矣。症虽危而无妨，但不可用止截之药，乃遵喻氏通因通用之法，方用黄连五钱，黄芩四钱，生甘草三钱，银花五钱，鲜竹叶一握，鲜荷叶一片，生大黄五钱，元明粉三钱，花粉四钱，作地浆水煎服，一剂而泻大减。次日仅泻数次，热势亦缓，再进原方，减去大黄、元明粉。如此危症，止两剂而热退泻止，后以糜粥自养，不劳余药而瘳。(卷中)

刘姓子泄泻危症治验

舟子刘某，年十四，风餐露宿，日以为常。夏秋之交，食少乏力，肌黄腹胀。其母以为虚也，与食桂圆数日，人益困惫，胃口愈闭，腹痛泄泻。然犹勉力操舟，迨至泄泻无度，魄门不禁，肢冷脉伏，目直神昏，始延余诊。至则其母对余而泣，以为无生理也。余谛审之，舌苔白滑，口不渴饮，人不躁动，确系太阴寒湿。即慰之曰：病虽危险，尚属可救。书附子理中汤与之。用生附子三钱，持方至药铺撮药，而司柜者，谓附子多则不过一钱，从未见生附可用三钱，嘱其再来问余。余曰：我曾用六七钱而应手取效者。三钱尚是中剂，何云多也？嫌多不服，我亦不能相强，且必浓煎方效。其母以病极危笃，姑进一剂，以冀万一。于是申刻服药，至酉戌时腹中作响，渐能开言识人。至亥子时，复大泻一次，腹觉畅甚，起居自如，知饥索食，进锅巴汤半盂。次日问以病状，嘱其原方再服一剂。竟不泻，亦不服药，三日即能负物以行。群以为奇，不知古法转危为安者甚多，何奇之有？然是症幸在乡僻穷民，故能速愈。若在富贵之家，延医多人，各执己见，反多阻隔，不能愈矣。(卷中)

诊余举隅录

辛卯夏，余客济南，奇太守病发热恶寒，头痛身痛，腹满便泄，旬有余日，来延余诊。脉大而缓，舌苔白腻。知是内伤寒湿，并非外感风寒。用理中汤加苍术、附片等味，数服而愈。

丙申夏，余入都，杨艺芳观察病泄泻，日夕十数次，饮食减少，烦躁不安，延余往诊。脉数，尺尤实，知是暑湿为患。惟年逾花甲，以顾正气为要。先合三黄汤六一散加白术陈皮砂仁为方，二剂，便泄顿止，即改用补益法，不数日而康健如恒，若未病然。(泄泻阴阳寒热虚实证)

丙申冬，余将出都，有陈姓室，患泄数月，每日必泄五六次。医以为脾土虚寒，用白术以补土，附子以回阳，木香以止泻，便泄如故，而面烧口燥足冷，饮食减少，夜寐不安等证迭见，大似上热下寒，阳虚重症。余切其脉，两寸微甚，左关尺濡迟少神，右关尺滑数有力，乃知证系阴虚，非阳虚也。遂用生地炭一两，炒怀药、酸枣仁、丹皮、白芍、牛膝数钱，炙草、砂仁、黄柏数分，人参、煨葛根各一钱为方。一剂，泻愈三分之二，脉象俱和。再剂，夜寐安，口燥润。三四剂，饮食甘，面烧平，两足俱温。(泄泻阴阳寒热虚实证)

张聿青医案

徐左　气虚脾弱生痰，脾为湿土，喜温恶寒，燕窝清肺养阴，清肺则伤脾土，养阴愈助脾湿，所以服食既久，而得腹痛便泄之证。拟和中温运，清利水湿，以善其后。

台白术　制半夏　生熟薏仁　川朴　煨姜　云茯苓　木猪苓　土炒陈皮　泽泻(腹痛附小腹痛)

章左　向有肠红，兹则每晨便泄之后，仍见干粪，胃气日行困顿。脉左虚弦，右濡滑，关部三十余至一动。此由肝阴不足，脾气虚损，肝不足则血不收藏，脾亏损则鼓旋乏力。由是而水湿之气，不能分泄，混入肠中，所以每至黎明，阳气发动之时，水湿之气，傍流而下。脾与胃以膜相连,脾虚则胃弱,理固然也。拟连理汤出入。

野於术土炒,二钱　上广皮土炒,一钱　云茯苓四钱　川雅连姜汁炒,二分　防风根一钱,炒　炒薏仁四钱　炮姜五分　滑石块三钱　泽泻一钱五分　荷叶边二钱

二诊　温脏清腑,注泄已止。右脉濡滑较退。的是中气虚而脾土之阳气不足,肝阴亏而大肠之湿热有余。刻下大便溏燥不调。脾气未复耳。前法参入分消,盖祛湿即所以崇土也。

野於术土炒　炒薏仁四钱　整砂仁四粒　真建曲二钱　防风根一钱,炒　云茯苓五钱　木猪苓二钱　泽泻一钱五分　炮姜三分,川连一分五厘炖,冲入

三诊　右脉滑象渐退,溲亦渐利。湿热有外泄之机。特胃纳不醒,当和中芳运。

炒於术　制半夏　真建曲　生熟薏仁　炒谷芽　云茯苓　上广皮　广藿梗　省头草　泽泻

乔左　停饮日久,清浊升降不行,胃中窒塞,向有呕吐,兹则便泄,色必深酱。是水饮之气,郁而化热,在胃上则兼辛金之化,其水兼寒,在胃下则兼丙火之化,其湿兼热,亦定理也。降阳和阴,冀其升降清浊,各循常度。是否即请裁用。

制半夏　云茯苓　淡干姜　瓦楞子　川雅连　生熟草　人参须　川桂枝

某　迷睡已退,然大便溏泄,此痰泄是也。

制半夏　南楂炭　炮姜　木猪苓　熟附片二分　上广皮　范志曲　泽泻　焦白术

又　少阴气至但欲寐。进理中加附,大便亦渐坚实。前法再参补气。

西党参　炮姜炭　猪茯苓　熟附片　泽泻　野於术　炙黑草　玫瑰花　生熟谷芽

某　便泄气撑,以泄为快。脾弱则木旺,土衰则木贼。恐非草木可以为功。

吴萸　金铃子　南楂炭　广皮　郁金　砂仁　杭白芍　白蒺藜　广木香　香橼皮　青皮醋炒

左　外寒束缚里热,挟积不化。由头痛发热,而至腹痛水泻,每在清晨。至今泻虽暂定,而腹痛未止,浊积必然未化。脉细关弦。拟调气运中以磨化之。

制川朴　上广皮　云茯苓　范志曲　砂仁末　制半夏　枳实炭　广木香　焦白术　香薷　川连　炮姜

右　久泻不止,足胫带肿,舌心光剥无苔,寐则干咳,心悸健忘。心脾两虚,旋运无权,致传化失职。恐成肿胀。

西党参三钱　扁豆衣三钱　白茯苓三钱　炮姜三分　炙黑草三分　野於术二钱　益智仁八分　炒薏仁四钱　猪苓二钱

左　头痛身热便泄。邪郁而气机下陷也。

煨木香五分　泽泻一钱五分　川芎一钱　羌独活各一钱　茯苓三钱　上陈皮一钱　砂仁后下,七分　桔梗一钱　前胡一钱五分　柴胡五分

二诊　头痛已止,身热便泄未定。再调气泄湿。

川朴一钱　蔻仁七分　藿香三钱　猪茯苓各二钱　生熟薏仁各二钱　广皮一钱　通草一钱　滑石四钱　枳实炭一钱　木香一钱　泽泻一钱五分

三诊　身热已退,便泄亦减。再为疏通。

制川朴　范志曲　南楂炭　台乌药　茯苓　青陈皮　枳实炭　煨木香　炒薏仁

某　嗜饮多湿,湿困脾阳。大便泻利。脉象濡软,舌苔淡白。宜理脾温中。

於术土炒,二钱　范志曲一钱　茯苓三钱　泽泻一钱五分　炒黄干姜四分　葛花一钱五分　白蔻仁三粒　砂仁三粒　煨木香五分

右　脉滑便泄如前,小溲欲解不爽。湿郁腑中,水液渗入大肠。再参分利。

葛花一钱五分　於术二钱　羌活一钱　广皮一钱　滑石三钱　煨木香五分　泽泻一钱五分　通草一钱　云苓四钱　防风一钱　猪苓二钱　生熟薏仁各二钱

二诊　便泄稍减，小溲亦畅，腰府作酸。湿犹未清，而脾胃之气，久已暗损。再为兼顾。

野於术一钱五分　破故纸盐水炒，三钱　云茯苓四钱　羌活一钱　煨肉蔻五分，研　菟丝子盐水炒，三钱　泽泻一钱五分　猪苓二钱　生熟薏仁各二钱　防风一钱

右　上则嗳噫，下则便泄。厥气不和，克制脾土。协和肝脾，即所以固其胎息也。

砂仁　制香附　淡吴萸　苏梗　茯苓　杭白芍　防风炒　香橼皮　木香　广皮

某　每至阴分，则肠鸣便泻。此脾虚而湿郁气滞。恐变胀病。

大腹皮　生熟薏仁　川朴　木香　泽泻　煨姜　炒椒目　广皮　草果仁　炒冬瓜皮　猪茯苓

某　胃主盛纳，脾司运化，脾虚湿热内蕴，失健运之权。合夜腹满，清晨得泄方适。湿热无彻底之日，则脾土无再复之期，可虞也！

白术炭　整砂仁　泽泻　范志曲　生熟薏仁　白茯苓　木猪苓　广皮　川雅连姜汁炒

某　木郁不克条达，气分攻撑不平。土被木克，运化无权，寅卯之交，依然便泄内热。脉细弦数。营液日耗，恐入损途。

制香附　土炒白芍　沉香片　上广皮　砂仁　白蒺藜　生熟木香　淡吴萸　川雅连吴萸同炒

杨童　便泄不止，时带红腻，临圊不爽。脾虚湿热郁阻肠胃。再苦辛通降。

生於术一钱　淡黄芩酒炒，一钱　酒炒白芍一钱　六一散三钱，包　白茯苓三钱　生熟草各二钱　土炒陈皮一钱　香连丸四分，入煎　广木香四分　炒枳壳七分(泄泻)

屠右　腹痛甚则便泄，泄甚热。气有余便是火，洵哉。

金铃子　香附　辰茯神　钩钩　炒酸枣仁　白蒺藜　天麻　炒白芍　砂仁　沉香片

金右　暑湿浸淫脾土，土不运旋，气湿不能分化。水泻口渴，舌淡白而喜热饮，中脘不舒。宜调气分化。

川朴一钱　六一散三钱，包　缩砂仁五分　藿香三钱　白茯苓三钱　广皮一钱　鲜佛手一钱五分　煨木香六分　猪苓二钱

二诊　调气分化，水泻已止，口渴亦减。再调气以通津液。

六一散三钱，包　生於术一钱　猪苓一钱五分　沉香曲一钱五分　建泽泻一钱五分　薄官桂三分　鲜佛手一钱　鲜荷梗去刺，尺许　茯苓三钱　砂仁盐水炒研，后入，四分

聂左　素体湿甚，兹则由胀满而致便泄，色如败酱，得泄转松，然中脘有形，气冲嗳噫，胃呆少纳，时易汗出。脉象濡软而滑，苔白质腻，口味带甜。此由湿热内蕴，脾土不能转旋，水谷不能分化，尽注于肠，肝木从而暗动。恐致呃忒。拟和中运脾，兼泄府浊。

六一散三钱，包　省头草二钱　炒红曲一钱　土炒陈皮一钱　生熟薏仁各二钱　白茯苓三钱　广木香四分　小温中丸三钱　川雅连四分，吴萸二分煎汁拌炒

二诊　投剂之后，解出极为秽臭，府中之浊，得从外泄，而自利仍不稀疏。昨尚和平，今又腹中胀满，甚致有形上冲，直抵中脘，则恶心嗳噫，最为难堪，抚之摩之，其形方能降下。口甜干腻，苔白转黄，脉象转滑，关部独弦。湿热内蕴，清浊之气，不司升降，土气既滞，木气遂郁，致横暴之气，肆逆莫制。望六之年，恐正不胜病。《金匮·厥阴篇》中每用苦辛酸，即遵其旨。

川雅连六分　生甘草三分　淡子芩酒炒，一

钱五分　车前子一钱五分　杭白芍三钱　白茯苓三钱　生熟木香各二分　土炒广皮二钱　淡干姜三分　省头草二钱

许右　脘痞嗳噫已退。大便带泄,气坠于下也。

广木香五分　砂仁后入,七分　泽泻二钱　郁金一钱五分　香橼皮一钱五分　广陈皮一钱　白芍一钱五分　吴萸三分,白芍同炒　茯苓四钱　枳壳一钱

二诊　中州已舒。腹痛便利。再理气分消。

砂仁后入七分　木香五分　茯苓四钱　生熟薏仁各二钱　泽泻一钱五分　乌药一钱五分　广皮一钱　吴萸五分　鲜佛手一钱五分　范志曲二钱　川朴一钱　猪苓二钱

王右　少腹胀满,腹中不和,痛泄止而复作,面色微浮,足跗带肿。肝强土弱,木乘土位。拟柔肝培土,以御肝木。

于潜术一钱五分　木香三分煎汁炒　炒木瓜皮一钱五分　炒黑当归二钱　土炒白芍一钱五分　炒防风七分　炙黑草五分　菟丝子盐水炒,三钱　上瑶桂去粗皮,研后入,三分

二诊　面浮已退,色稍华泽,腹中痛胀略松,而便泄不止,泄时气甚酸秽。肝为刚藏,在五行为木,在五味为酸,木旺土衰,即此可见。再培土抑木。脾弱则生痰,以化痰参之。

奎党参三钱　炙甘草四分　广陈皮一钱　炮姜五分　炒於术二钱　淡吴萸四分　云茯苓三钱　制半夏三钱　杭白芍三钱,与吴萸同炒　伏龙肝七钱,煎汤代水

林少筠太守　肾泄又名晨泄,每至黎明,辄暴迫而注者是也。然肝病亦有至晨而泄者,以寅卯属木,木气旺时,辄乘土位也。疑似之症,将何以辨之哉。盖肾泄是命火衰微,而无抑郁之气,故暴注而不痛。肝病而木旺克土,则木气抑郁,多痛而不暴注。以此为辨,可了然矣。诊见脉象右尺细弱,左尺小涩,两关右弱左弦,两寸右微左部略搏。是水亏木旺,心肺阴液不足之象。数载以来,常带晨泄,泄必作痛。今泄止而至寅卯木旺时,犹尚作痛。此以近时借烟性提挈,肝木虽不致克土,而气虚不克鼓舞,故肝木升发之令,未复其原,仍是一屈曲抑郁之局。人身法天地,水火阴阳升降而已。阴中无阳,是谓独阴。阳中无阴,是谓独阳。独阴不生,独阳不长,所以脏阴而腑阳,脏升而腑降。肝,藏也,阴也,体阴者其用阳,故其气宜升。脾,藏也,亦阴也,惟肝升而脾藏之气得与俱升。肝藏之气上升,则与少阳胆木交合,而心血以生。脾藏之气上升,则与阳明胃土交合,而胃液以长。于是胆府之气,下交于厥阴肝脏,而相火以化。胃府之气,下交于太阴脾土,而脾阳以资。今木克脾土,日以郁陷,升生之令不行,其气不能上交于少阳,而反抑伏于太阳。太阳膀胱为寒水之府,水中有木,其屈曲郁勃之气,与寒水之气相激,宜为痛矣。然木不升发而抑伏太阳,似不当有头晕、耳鸣、目昏,肝阳上升之候。曰:不然。肝木之气,不能上升,而与胆交,则胆不降矣。胆为甲木,甲木逆,亦化风也。总之,木不升发,则心血不生,脾不能为胃行其津液,胆不能下化相火,胃不能下降而资盛纳。心血亏,胃液薄,脾阳虚,相火微,能无于腹痛而外诸病百出哉!调治之计,必使水中之木遂其升发,上与少阳交合,于是脏腑之升降,皆复其常,而生生之机不息。拟以青皮引至厥阴之分,而以柴胡升发木郁,使肝经之气条达上行。而又恐升动胆木,故以白芍酸收之品,摄入肝经。青皮引之入其地,白芍摄之不使出其地,自与胆无涉矣。青皮破气,柴胡散气,故以人参坐镇,制其破性散性。第取青皮之引入厥阴,柴胡之升发木气,俾之扶疏条达,而无偏胜之弊。当否正之。

柴胡　青皮　人参　白芍(泄泻)

柳宝诒医案

姜　泻久伤脾,纳谷胀闷,苔白,脉濡细。法当和中培土。

白术炭　炮姜炭　木香　砂仁　川朴

广陈皮　鸡内金　泽泻　茯苓　白芍　六神曲　通草　荷梗

张　两手寸关俱弦，内热泄泻，舌色偏红。虚体兼挟时感，用轻剂疏解。

南沙参　桔梗　青蒿　白薇　豆卷　枳壳　郁金　神曲　木香　通草　荷叶

黄　暑秽之邪，阻结不化。泄泻脘闷，肢指清冷，欲作霍乱之象。舌色嫩红，胃阴先伤，又当兼顾。

广藿梗　木瓜(酒炒)　白扁豆(炒)　茯苓　枳实　焦六曲　砂仁　川朴　佩兰　通草　川石斛　煨木香　荷梗　玉枢丹

向　伤暑泄泻，中土虚疲。刻下气陷跗肿，饮泛作咳，皆中虚之病。舌红，苔微浊，胃阴亦伤。当以培脾养胃法调理。

於术　茯苓皮　大腹皮　炙鸡金　生熟神曲各　春砂仁　川石斛　白芍(土炒)　广木香　北沙参(炒黄)　苡仁　枇杷叶　荷叶

马　脾气久虚，泄泻不止。脉象左手数而带弦，兼有木气不和。当于温中法之内，稍参泄木之意。

炒党参　炒於术　炮姜炭(蜜水拌炙)　炙甘草　炙鸡金　白芍(土炒)　炒怀药　砂仁　木瓜(酒炒)　煨姜　荷蒂　四神丸(包，入煎)　炒谷麦芽

唐　五更泄泻，脉象弱细，面浮腹痛，腰脊不和，均偏于左。病属肝、脾、肾三经受伤，理宜温养。惟近因新感，时作寒热。舌苔薄黄而腻，中焦浊邪不化。当先清理中宫。

於术　煨木香　炒枳壳　炙鸡金　春砂仁　苡仁　白芍(土炒)　茯苓皮　石决明　煨肉果　归身炭　荷蒂(炒焦)

二诊　晨泄未止，腰痛耳鸣，皆属虚象，理宜温补。惟舌苔根板浊不化，中宫必有浊积所停，未便遽投滋养，拟方先与培中疏化。

於术　炙鸡金　白芍(土炒)　枳实炭　砂仁　煨木香　白茯苓　煨肉果　楂肉炭　大腹绒　川石斛　煨姜　荷蒂

三诊　晨泄较减，而便溏不爽。中焦气机窒滞不化，故舌苔黄腻不退。便血宿恙复发，脾营为湿热所困，不能统血。当疏化中焦浊热，以除致病之原；佐以和中清营，气血两调，俾宿疾得以向愈。

於术　炒苡仁　枳壳(炒)　煨木香　炙鸡金　归身炭　白芍(土炒)　红曲炭　春砂仁　煨肉果　荷叶(炒)　生熟神曲(泄泻)

戴　营阴不足，肝血素亏，近因泻痢，脾胃两困，肝木横克，中土受戕，脉象虚软弱数。好在虚能受补，可用培补肝肾，健脾泄木，清养胃阴之法以膏代煎，缓缓调之。

潞党参　西洋参　生熟地黄各　淡天冬　甘杞子(酒炒)　野於术(蒸熟炒)　怀山药　东白芍　金石斛　宣木瓜　川怀牛膝各　春砂仁　潼刺蒺藜各　蜜麦冬　菟丝子(酒炒)　粉归身(蒸熟炒)　广陈皮　上药如法制炒，煎汁滤清，烊入阿胶四两，炼蜜八两，酌加冰糖收胶。(痿痹)

崇实堂医案

谈鸿钧，年三十余，为人谨慎和平，精明爽直，在镇外开铜锡器铺。抱恙年余，历治罔效，就诊于予，云：初病似痢非痢，日夜约五六次，溏粪兼水，至今未愈，腹胀微痛，气时下坠，身体倦怠，手足软弱，心中悒悒不乐，饮食减少，胸有酸水，凡食后历两刻则酸气上犯，心如浸入醋中，若再进食，则酸止一二刻而复作，见风亦然，故恶食畏风，无法可免。自为虚，医者亦认为虚。然补亦不效，不知何故？予视其厚润微黄之舌苔，淡紫之舌本，诊得沉滑有力之尺脉，因告之曰：贵体壮伟丰厚，既未戕贼伤身，又无客邪剧病，焉得遽虚？此必水气积伏下焦也。肝肾被郁，舌多紫色，热邪则紫兼红，阴邪则紫兼黑。今淡紫兼黑，苔厚而潮，面色且又晦暗，定是水积肝肾部位，而

兼溢入经络也。两尺脉沉滑有力，亦阴邪盘踞肝肾之征。肝以困而上逆，肾以郁而下泄。肝困则疏泄失职，故有上逆之势；肾郁则闭藏失职，故有下泄之虞。所以《伤寒论》以吐逆为厥阴经症，下利为少阴经症也。阁下土气深厚，气滞而湿化为水，肝因水困，则性喜冲逆；水为热蒸，随木气以化，酸即随木火以上逆，惟食入则酸水被厌而暂止，及食下行则反助其焰而加剧。其所以吐不出者，因气滞而阻于胸膈之间，不能上及于喉也。风木一气，若受外风，则内风同气相应，风性升腾，水必与俱，而心如浸醋矣。肾主二便，水气伤肾，则肾不能藏而下粪水，其水行不畅，不能由大便尽去者，亦因气滞窍闭，无扫除之力也。此非重剂，不能奏功。予为措方，毋示人而为之訾议①耳。乃用苍术四钱，大黄、防已各三钱，葶苈子二钱，川椒、盐水炒黄连各一钱，全用燥烈刚猛之味，直入下焦趋水，定能取效。服一剂，历十二时，畅行大便一次。服两剂，历七八时，畅行大便二次。服三剂，历一二时，畅行大便三次。其所下，尽如胶水，又有红水，约行去半桶，臭恶不堪，腹内爽快，知饥欲食，肢体有力，进食当风，胸无酸气。年余痼疾，三日去之，欣喜异常。为复诊，似尚未净。吾为易方调理。嘱之三五日后再来诊视，恐积去未清，宜再下也。后却未来，当已痊愈。

昼星楼医案

治婶母脾经受风，腹痛作泻，身体困倦，不思饮食，此方主之。夫泄泻之症多端，有火，有痰，有湿。有气虚，有食积。有伤寒，有伤暑，有伤风。有脾泄，有肾泄。凡泻水腹不痛者，湿也。完谷不化者，气虚也。泻水如热汤，痛一阵泻一阵者，火也。或泻或不泻，或多或少者，痰也。腹痛甚而泄泻，泻后而痛减者，食积也。腹痛四肢厥冷而泻者，寒也。常常泄泻者，脾泄也。五更泄泻者，肾泄也。夏月汗出口干身热腹痛而泻者，暑湿也。身恶风脾脉浮缓而泻者，风泄也。以上诸证，皆能作泻。审证得清，各加引经之药，乃得应手而效。自制：

潞党三钱　淮山二钱　茯苓一钱五分　荆芥六分　防风一钱　煨木香四分　砂仁五分　乌药八分　苏子一钱　玉桂心五分

治泰雅堂中气虚寒，腹胀而痛。两尺微弱，饮食作泻，皆由火弱不生土之故。昔李东垣著十书，首重脾胃。故治中州者，皆以补中益气为祖方。国朝黄元御更畅其旨，申明健运升降之由，木气下达，水气上交，斯土居中而有权。此方以吴萸去其沉寒，以益智、於术、炙甘、淮山补其脾土，以参、芪升提以益中，以沉、朴下气而暖肾。《冯氏锦囊》曰：补土莫先补火。又曰：已补肾中之火，尤补肾中之水。兹佐以姜炭，以补火者生土也。益以石斛、首乌、女贞，以补水者滋土也。证之昔贤治病之由，当不大谬。自制服三剂：

天生术五钱米泔制　潞党三钱　茯苓二钱　益智二钱　姜炭六分　炙芪一钱　姜朴八分　石斛二钱五分　泡吴萸七分　麦冬一钱　沉香末六分　首乌三钱　淮山三钱　女贞子二钱　炙甘七分

治泰雅堂肝肾受风，恶寒发热，胸膈梗塞，不思饮食，脾经积湿作泻，小便赤涩。自制二方：

紫苏八分　元参二钱　枳壳七分　生甘五分　白菊一钱　麦冬一钱五分　花粉一钱　独活五分　陈皮六分　酒芩一钱　生姜三片　茯苓三钱　前胡六分　桔梗七分　薄荷八分

荆芥八分　麦冬一钱　苏梗七分　花粉一钱　酒芩一钱　生甘五分　元参一钱五分　防风七分　酒生地一钱五分　黄柏一钱　杏仁一钱　盐泽泻一钱

服前方后，病愈六七。惟积湿太重，左手脉濡细。脾泄尘垢之至，小便清浊未分，不思

① 訾(zǐ紫)议：议论、指责人的缺点。

饮食,此方主之。自制:

生地一钱五分　酒芩一钱　沙参一钱五分　木通八分　炒粳米二钱　茯苓二钱　首乌三钱　元参一钱　酒胆草一钱　赤茯三钱　独活八分　盐泽泻八分　潞党三钱　鲜皮二钱　荆芥八分　麦冬一钱　秦艽一钱

雪雅堂医案

孙铭仲　寒湿凝滞膀胱,小腹痛泄,恶心,肝木郁而不疏,右手脉软,左关略大,用五苓去猪苓,加小茴香、半夏、陈皮、甘草、青皮、川连、吴萸。

银鑫　脾泻愈后不时复发,不思纳食,口渴,调摄善后方。

西洋参　酒白芍　白当归　于潜术　淮山药　炙甘草　鸡内金　制首乌　白建莲　云茯苓　正丽参　榧子肉　生谷芽

银鑫　脾泄不止,温固摄纳为主。

高丽参二钱　肉蔻仁钱半　母丁香八分　禹余粮三钱　炒於术三钱　诃子肉二钱　鸡内金二钱　炙甘草一钱　云茯苓三钱　川附片一钱　酒白芍二钱

庄太太　黎明腹痛溏泻,治属于肾。

北五味二钱　盐小茴钱半　泡吴萸钱半　破故纸二钱　潼沙苑三钱　湘莲肉三钱　肉豆仁三钱　川杜仲三钱　淮山药三钱

松台　脾胃阳虚溏泄,守补佐以通阳固涩。

炒白术三钱　白茯苓二钱　益智仁一钱　米党参三钱　莲子肉三钱　御米壳二钱　炙甘草一钱　母丁香一钱　肉蔻仁二钱

李　暑湿水泻,腹痛恶心,疏补脾胃,佐以祛湿和中。

苍术　炒薏米　茯苓　半夏　木香　白扁豆　川朴　砂仁　大腹皮　藿香　炙草　白术

李城韬　恶心腹痛泻泄,暑湿内蕴。

苍术三钱　茯苓三钱　扁豆皮三钱　半夏二钱　大腹皮二钱　厚朴二钱　泽泻二钱　广木香二钱　猪苓二钱　藿香梗二钱

溏泻腹痛,脉沉细而牢,寒气内锢,痛时有形,痛止则散,辛热以祛内寒,佐以固涩止泻,俟泻止接服天台乌药散,乃燥胜缓攻之法也。

高丽参五钱　炙甘草钱半　吴萸二钱　炒川椒二钱　肉蔻仁四钱　良姜二钱　炮干姜二钱　制附片二钱　诃皮三钱

朱润生　胃虚木克,晨起腹内风气窜痛,必暴泻一次而后已,两关左强右弱,补土泻木,肝脾两调,《金匮》所谓见肝之病,当先实脾是也。

高丽参　炙甘草　吴茱萸　炒白术　真川椒　宣木瓜　广陈皮　小川连　莲子肉　焦白芍　云茯苓　乌梅肉

陈　脉弦细数,久咳增泻,肺阴已虚,脾复受伤,生生之机,将何所恃?清肃肺气,仍须兼顾脾胃,药宜仿补土生金之法。

钗石斛三钱　炒薏米三钱　盐橘皮一钱　云茯苓三钱　生百合一钱　莲子肉三钱　白扁豆三钱　淮山药三钱　糯稻根四钱　生甘草五分

久泄阴伤及阳,虚胀喘促,咽干舌绛,脉细欲痱,真阴五液大伤,八脉不司固摄。因思叶案中,有采用仲景少阴篇中填塞阳明一法,以肾为胃关,固胃关即是摄少阴耳,与此症吻合。

赤石脂八钱　禹余粮五钱　高丽参五钱　宣木瓜三钱　炙甘草二钱　五味子二钱

余听鸿医案

昭文广文杨镜翁云:其兄脾泄便溏日久,服药无效。后有医传一方,云以山芋一个,约半斤,用黄土调烂包好,置灶内煨熟,去泥去皮食之,每日一个。依法行之,约食三四月,而脾气已健,大便亦坚。余思山芋一物,色黄而味甘淡,气香,黄属土,甘入脾,淡去湿,以土包之,以土助土也,以火煨之,以火生土也。此等平淡之方而去疾者,妙在空灵,直在有意无意之间耳。为医立方,能到如此平淡,亦不易耳。(脾泄)

医案摘奇

表嫂俞氏,中年患脾泄,延二十月,或稀至四五遍,或重至八九遍,屡甚屡减,总不止,邀余治。脉细弱,色皏然,食少神疲,治以补中益气,归身炒炭合四神加炮姜、粟壳,或加茯苓、石脂、榴皮,前后服四十剂而泄止。忌食冷滑生硬之物,虽蔓青热食必泻,忌口一年而安。(虚泄痢)

吴仰山,泰和典当之伙也。一日清晨,该典使人邀余,至则该典经理张少云,谈仰山昨夜大便,泻至四十遍,今天明至此,又十四遍矣。曾服小方二,皆不中病。少云喜谈方药,讲究医书,又常施药,邻近有病,必研究病原,考察方论,今同事仰山有病,更为注意。余切其脉,洪数而右寸甚急,身热而自觉畏寒,舌绛无苔,渴饮不彻。余乃谓少云曰:仰山之病,是火泻也,望勿疑余方之怪。少云云:君殆将用三黄乎?即请开方。余书麻黄、葛根、石膏、连翘、车前、牡蛎、桑皮、麦冬、白芍、甘草,麻六分,葛三钱,膏一两,大剂一帖。少云持方,踟蹰曰:水泻服此,其理安在?余曰:肺热移于大肠则洞泄,方虽新奇,谅无不效。少云勉从之。明日复邀余诊,至则见仰山正在啜粥,余问昨夜泻几遍?仰山云:服药后泻止,于昨夜安眠一觉,及醒,天已明矣。但腹甚饥,此已第二餐。顷之,少云至,询及昨日之方,出于何书?余曰:是《内经》也。少云云:《内经》安有是方?余曰:秋令燥金,肺主之,今秋亢燥,燥气化火,火克金,必伤肺,肺受燥火之灼烁,必求助于水。肺热,并心亦热,肺与大肠,心与小肠,两相表里,心移热于小肠,必肺移热于大肠,胃受水气,不能升液滋润肺系,所以肺布叶举,水气直达下焦,而为洞泄。《经》云:暴注下迫,皆属于热。又云:火郁发之。此其义也。(水泻)

邵兰荪医案

遗风王　舌厚黄滑,便泻不化,脉弦濡,小便不利,此属湿热。脘闷,宜和中清利。(六月初八日)

藿香梗二钱　焦六曲四钱　蜜银花二钱　猪苓钱半　原滑石四钱　炒川连七分　扁豆衣三钱　通草钱半　川朴一钱　省头草三钱　新会皮钱半　引荷叶一角

二帖。

介按:湿胜便泻而小便不利,治以清利湿热。又佐消食扶脾,确是双方兼顾之疗法。

安昌夏　舌滑白,脉弦细,便溏,患小便不多,脘闷,气冲欲呕,藉猪苓汤加减。(三月十三日)

猪苓钱半　广藿香二钱　仙半夏钱半　大腹皮三钱　泽泻二钱　滑石四钱　左金丸八分　玫瑰花五朵　茯苓四钱　厚朴一钱　香附三钱

清煎,四帖。

又　湿热未清,腹中胀闷,脉涩滞,便泻,仍宜猪苓汤加减。

猪苓钱半　藿香梗二钱　大腹皮三钱　左金丸八分　泽泻三钱　滑石四钱　制香附三钱　佛手花八分　茯苓四钱　厚朴钱半　佩兰叶钱半

清煎,四帖。

介按:《内经》曰:湿胜则濡泄。《难经》曰:湿多成五泄。兹以湿胜而脾胃失于健运,不能渗化,方从猪苓汤加减,以藿、朴、香附,玫瑰等味,芳香燥湿,二苓、泽泻健脾佐运,半夏、左金和胃宽胸,腹皮、滑石泄湿利溲。前后二方,大旨相同,即古人所谓利小便即是实大便之意。

渔庄沈(妇)　便泻腹痛,右脉涩,左弦细,经停四月,腰酸带下,心泛,舌微白,咳呛。姑

宜清气和中。(十月二十日)

藿香梗二钱　诃子肉钱半　新会皮钱半　桔梗钱半　川贝钱半　扁豆衣三钱　苏梗钱半　生款冬三钱　大腹皮三钱　广木香八分　蔻壳钱半

清煎,三帖。

介按:肝肾阴亏,带脉不固,则腰酸带下,肝阳横逆,则腹痛便泻,上乘于肺则咳嗽心泛。先以清肺扶脾,兼用理气之品,是急则治标之意。

新田郦　据述便泻较减,舌根厚,面浮,宜和胃为主。(六月十三日)

焦六曲四钱　新会皮钱半　制香附三钱　鸡内金钱半　川连五分　赤苓三钱　扁豆衣钱半　大腹皮三钱　仙半夏钱半　炒麦芽三钱　通草钱半　鲜荷叶一角

二帖。

介按:便泻较减,舌厚面浮,此系湿热未净,夹食为患。故治以扶脾渗湿,兼消食滞。

大西庄沈　木克土便泻,气滞经阻,脉右涩左弦,舌心光,胃钝脘闷,腹中有瘕。姑宜泄木和中。(七月二十九日)

乌药二钱　川楝子三钱　炒谷芽四钱　左金丸八分　茯苓四钱　木蝴蝶四分　扁豆衣三钱　玫瑰花五朵　大腹皮三钱　炒白芍钱半　佩兰钱半

清煎,四帖。

介按:肝阳侮胃,气聚成瘕,阳明隶于冲脉,冲脉即是血海。兹以胃被肝乘,血海亦同时为病,以致经阻。治以泄肝救胃,方极稳健可法。

某　据述胃纳稍增,便泻稀水。缘水湿并归阳明,宜分利为稳。

茯苓三钱　大腹皮三钱　原砂仁七分　石莲子三钱　泽泻三钱　猪苓钱半　绿萼梅钱半　通草钱半　江西术一钱　新会皮钱半　生白芍钱半

清煎,四帖。

介按:湿归阳明而为泄泻,治以五苓散加减,洵是对症之妙剂。

遗风庞　舌黄滑,脉弦濡,便利腹痛。此属湿热。宜治防痢。(六月初九日)

广藿香二钱　焦六曲四钱　青木香七分　大腹皮三钱　六一散三钱　炒川连五分　炒枳壳钱半　新会皮钱半　川朴一钱　猪苓钱半　通草钱半

清煎,三帖。

介按:湿热薄于肠胃,阻遏气机,而致太阴失健运,厥阴失疏泄,湿蒸热郁,传导失其常度,而便利腹痛。清热导气以渗湿,则诸恙自愈。

某　便泻较减,脉虚,气机不和,舌滑。宜固肾止泻,理气和中。(三月十七日。)

熟地三钱　骨碎补三钱　炒杜仲三钱　炒米仁四钱　怀药三钱　茯苓四钱　新会皮钱半　玫瑰花五朵　芡实三钱　原蚕砂一钱　甘松四分

清煎,十帖。

介按:此是脾肾兼虚为泻,故君以地黄、杜仲、骨碎补,大滋肾阴,填精补髓;臣以芡实、山药之健脾,又佐泽泻、米仁以疏水道之滞,使以芳香诸味之理气,适气机转动,则湿走而肾强脾健矣。

渔庄沈　中虚气馁,水谷酿湿,成痰作泻,左脉虚细,右弦濡,舌微黄。心肾不交,寝不成寐。宜治脾肾为主。(五月十三日)

骨碎补三钱　夜交藤三钱　炒枣仁三钱　炒川连五分　炒杜仲三钱　怀山药三钱　辰砂拌茯神四钱　粟壳一钱　炒江西术一钱　阳春砂一钱　百药煎三钱

清煎,五帖。

介按:雷少逸曰:昔贤云,脾为生痰之源,肺为贮痰之器。夫痰乃湿气而生,湿由脾弱而起。盖为太阳湿土,得湿则健,一被寒湿所侵,遂困顿矣。脾既困顿,焉能掌运用之权衡?则水谷之精微,悉变为痰。痰气上袭于肺,肺与大肠相为表里,其大肠固者,肺经自病而为痰嗽,其不固者,则肺病移于大肠而为痰泻矣。雷氏此言,发明痰泻之病源,已无余蕴,深堪钦佩。惟此症系是脾肾兼虚,以致水泛为痰,因大肠不固,遂移病于大肠而作泻。且以心不藏神,阳不交阴而不寐,故其治法,于固肾健脾之中,参用安神涩肠之品。

朱墅杨(妇)　木克土便泻腹满,脉沉涩,舌黄,心泛欲呕,癸涩,宜防腹胀。(六月二十日)

藿香二钱　大腹皮三钱　新会皮钱半　川楝

子三钱　左金丸八分　茯苓四钱　扁豆衣三钱　玫瑰花五朵　佩兰钱半　通草钱半　香附钱半

清煎，三帖。

介按：冲隶阳明，厥阴对峙。今因肝病犯胃，则心泛欲呕，乘脾则便泻腹满，冲脉既被肝逆犯胃而受影响，则癸水难以应期而至。故治以苦辛泄降，俾肝逆稍平，胃气渐和，则诸恙自退。

安昌马(妇)　上咳下泻，形肉日削，脉弱细，经闭脘格。属棘手重症，宜法候政之。(又六月初五日)

省头草五钱　诃子肉三钱　炒谷芽四钱　绿萼梅钱半　川贝三钱　扁豆衣三钱　石莲子三钱　桑白皮钱半　制香附三钱　新会皮钱半　赤苓四钱

清煎，二帖。

介按：经闭脘格，咳泻形削，此是脾弱肝横，生化无权，中气久虚，血液渐涸，虽用扶脾抑肝之品，究属难愈之症。

某(稚孩)　呕渴已差，脉涩滞，舌心厚，腹尚大，胃钝便滑，仍遵前法加减。(二月十一日)

乌梅一个　甘松四分　赤苓三钱　生香附钱半　椒目四分　炒谷芽三钱　厚朴一钱　鸡内金钱半　大腹皮三钱　通草钱半　绿萼梅一钱

清煎，三帖。

介按：肝胃湿热久蕴，脾弱而致腹大便滑，当然以扶脾渗湿，兼清肝胃之热。

某(稚孩)　腹形不减，气逆便溏，脉弦细，舌薄滑，身微热，口渴，仍宜和中分消，防疳。(六月二十四日)

广藿香二钱　省头草钱半　鸡内金钱半　川楝子钱半　宣木瓜钱半　甘松四分　五谷虫三钱　绿萼梅一钱　大腹皮三钱　通草钱半　香附钱半

清煎，三帖。

介按：食物不节，脾胃受创，肝阳乘侮，而致腹膨便泻，故治以和肝健脾，清导清热。(泄泻)

萧评郭敬三医案

停食久泄治验

邑侯某，二月中旬，暑篆吾邑，阳节前数日，延余诊病。坐次见其面色青白，肌肉消瘦，吐痰不止，因问其病源。据述旧岁中秋，在省垣食糯米粑，停食作泄，至今未愈，每日尚六七行。诊其脉，沉细而迟，按之无神，惟右关独见浮大濡虚。《经》云：独大者病。今右关之脉，独见浮大，按之无力，脾胃虚惫何疑。十全大补方中，四君芪桂，虽力量浅薄，尚不支离，而归地芍三味，于脾阳衰败之证，只见其助湿滋滑而已。因拟六君子加干姜、附子、灶心土一方，服五六日又延余诊则痰饮已止，泄泻一症每日亦只二次。于前方再加芪桂，又服十剂，精神倍健，饮食顿增，每日只溏泄一次。因嘱其再服数剂，始为转方。适奉委至富顺，会审案件，得晤邓井关徐少尉，亦知医者，拟人参败毒散方，服二三剂即愈，乃《内经》风能胜湿之法也，观此可知用药之妙。

尚按：停食不过诱因，而其人中虚有素，医者诊察不精，施以笼统方法，何能愈病？此案之特色处，全在识脉，断定脾虚失运，上为痰而下则泄。脉证既经认确，则采取方法对病者，权衡用之，决其必效，尚非难事。故识脉为医家第一要着。

邵氏医案

脾泄腹痛脘闷，脉弦细，左沉涩，胃钝足跗浮，癸水趱迟，宜防肿胀。

乌药一钱五分　炒白芍一钱五分　藿梗二钱　生益智一钱　茯苓三钱　广木香七分　新会皮一钱五分　玫瑰花五朵　大腹绒三钱　炒谷芽四钱　省头草三钱

三帖。

脾泄较差，食入脘闷，脉细左关弦，癸水未至，口渴跗浮，仍遵前法加减为主。

乌药二钱　炒白芍一钱五分　川楝子一钱五分　省头草三钱　茯苓三钱　广木香七分　炒车前三钱　绿萼梅一钱五分　大腹绒三钱　生益

智一钱　木瓜二钱

便泻稍减，脉两手皆细，食入脘腹胀闷，经停，防成肿胀。

猪苓一钱五分　炒阿胶一钱五分　广藿香二钱　大腹绒三钱　泽泻三钱　制香附二钱　新会皮一钱五分　砂仁七分冲　茯苓三钱　厚朴一钱五分　广木香七分　炒谷芽四钱

四帖。

苔微白，脘闷大便忽泻，脉细左弦，寒热交作，呛咳肢楚，胃钝小溲乍赤，宜活人败毒散加减治之。

酒炒柴胡一钱　羌活一钱五分　桔梗一钱五分　范曲三钱　前胡一钱五分　独活一钱五分　枳壳一钱五分　丝通草一钱五分　川芎一钱　赤苓三钱　厚朴一钱五分

三帖。

胃纳稍振，呛咳便泻不已，脉弦细，苔滑经闭，究属重险之症。

北沙参三钱　新会皮一钱五分　诃子肉三钱杵　西米壳一钱五分　茯苓四钱　怀山药四钱　原粒砂仁七分　款冬花三钱　炒居术一钱　川贝二钱　桔梗一钱

三帖。

癸水涩少不调，脉虚细带下，便泻不已，中痞气滞，宜和中止泻为主。

乌鲗骨三钱　赤石脂三钱，包　芡实三钱　化龙骨三钱　原粒砂仁一钱　怀山药四钱　川断三钱　粟壳一钱五分　丹参三钱　杜仲三钱　香附二钱　绿萼梅一钱五分

四帖。

腹痛便利不减，苔黄呕恶，右脉弦滑，月事过期不至，仍照前法加减，防痢。

藿梗二钱　仙半夏一钱五分　山楂三钱　蔻壳一钱五分　川连七分，姜汁炒　赤苓四钱　炒白芍一钱五分　六一散四钱，荷叶包　厚朴一钱五分　新会皮一钱五分　广木香八分

三帖。

癸来涩滞，脉虚细，便滑，脘闷，脐下不爽，宜养胃和中，佐理气下。

丹参三钱　乌鲗骨三钱　炒谷芽四钱　省头草三钱　厚朴二钱　茯苓四钱　沉香曲一钱　绿萼梅一钱五分　延胡一钱五分　香附一钱五分　杜仲三钱

五帖。

癸涩迟滞，脉沉清，便泻，中痞肠鸣，宜胃苓汤加减。

炒茅术一钱五分　猪苓一钱五分　大腹绒三钱　通草一钱五分　厚朴一钱五分　泽泻三钱　生米仁四钱　玫瑰花五朵　新会皮一钱五分　茯苓四钱　乌药二钱

三帖。

便泻腹痛稍减，苔色仍属黄厚，癸涩已有二月不至，脉涩右沉弦，中痞气滞，还宜前法加减为妥。

神曲三钱　炒茅术一钱五分　白芍一钱五分　砂壳一钱五分　炒川连八分　赤苓四钱　广木香六分　绿萼梅一钱五分　厚朴一钱　泽泻三钱　炒谷芽四钱

三帖。

癸水先后不一，脉细涩，腹痛气滞，大便滑泻，胃钝带下，宜和中为妥。

焦神曲三钱　佩兰叶一钱五分　山楂三钱　砂壳一钱五分　厚朴一钱　广藿香二钱　炒谷芽四钱　延胡一钱五分　广木香八分　乌药二钱　玫瑰花五朵

三帖。

潮热不清，苔黄口渴，大便自利，瘄①疹已现，癸水适至，脉小数，神识恍惚，宜清热祛邪。

瓜蒌根三钱　琥珀八分　青蒿梗一钱五分　泽兰一钱　益元散四钱，包　丹参三钱　丹皮三钱　淡竹叶一钱五分　银花三钱　扁豆壳三钱

① 瘄(cù 促)：疹子。多指麻疹。

川贝一钱五分　灯心一丸

三帖。

醉花窗医案

过饮致泻　误用提补

大同同年姜验熊，入京赴京兆试，与余同寓三忠祠，文酒谈宴甚相得也。秋初阴雨经旬，兼北人不耐潮湿，一日友人招饮，归来渴甚，饮水过当，越日而泻，日经数十次，颇觉困惫。乃自市补中益气汤提补之。次早，则头晕呕逆，腹痛身热，午后高卧不起。余叩其门，乃曰：今日病甚。余曰：夏月得泻疾，可去腹中糟粕，何必过计。姜乃以所服之药告。余曰：君何贸贸①若此。姜曰：曾忆家君得泻疾，服此甚效，兹则增剧，实所不解。余曰：尊大人必年老气虚，中气不摄，日久滑泻，故以补中益气提之无不效者。君饮水过度，清浊不分，小便不通，水皆从大便而出，急宜疏利，乃反提之。若大便再不通，则腹鼓身肿，成大症矣。遂遣仆买胃苓丸二两，令以姜水送之。次日而小便通，又次日而水泻止矣。

曹沧洲医案

右　便泄不畅，溲少有汗，舌中光，胸闷。防直入三阴，诸厥变幻。

陈香薷　越鞠丸　白豆蔻　楂炭　白蒺藜　橘红　生米仁　茯苓　赤芍　制半夏　六曲　车前子(风温湿热附伏邪伏暑)

左　触痧之后，转为便泄不已，胃气不来，胸闷溲赤，表热不透，脉不畅。治宜疏化。

广藿梗三钱　白蔻仁七分，研冲　猪苓三钱五分　陈皮一钱　干佩兰三钱　六曲四钱　泽泻三钱　生米仁四钱　制川朴一钱　枳壳三钱五分　法半夏三钱五分　炒谷芽五钱，包　鲜佛手三钱五分(风温湿热附伏邪伏暑)

右(出诊方)　营虚阴薄，肝脾两病，湿阻气机，运化迟钝。由是大便不畅作泻，腹微痛，心胸微热，腰酸，日午头痛为甚，脉右濡、左实弦不畅。拟疏化并进，以复转运之机。

制於术一钱　川石斛四钱　杜仲三钱五分　广木香五分　扁豆衣三钱　白蒺藜四钱　车前子三钱五分，包　陈莱菔甲三钱　带皮苓四钱　煅瓦楞壳一两　陈佛手一钱　焦麦芽四钱　鲜荷梗尺许(风温湿热附伏邪伏暑)

右　向病肝气，尽日脾损，易于便泄作胀，舌白，脉软弦。宜疏和并进。

漂白术三钱五分　春砂末七分，冲　沙苑子三钱，盐水炒　生谷芽五钱，绢包　淮山药三钱，炒　沉香曲三钱，绢包　菟丝子三钱，盐水炒　资生丸四钱，绢包　茯苓三钱　炙鸡金三钱，去垢　白芍三钱五分(肝脾门)

左　胃强脾弱，能食不消，腹鸣溏泄，脉软弦。宜疏补并进。

煨益智三钱　白芍三钱　漂白术一钱五分　炒谷芽五钱，绢包　炙鸡金二钱，去垢　菟丝子三钱，盐水炒　煨木香三钱五分　资生丸四钱，绢包　车前子四钱，炒绢包　带皮苓四钱(肝脾门)

脾弱运融不健，大便溏薄，纳少，不时腹痛，脉细。素体不充，须加意慎之。

制於术三钱五分　炙鸡金四钱　枳壳三钱五分　楂炭三钱五分　带皮苓五钱　六曲三钱　春砂末五分，后下　焦麦芽五钱，包　淮山药三钱，炒　大腹皮　青木香一钱　通草一钱　煅瓦楞粉一两，包(肝脾门)

右　便溏稍愈，腿足仍痛，腹痛、呕恶均减，脉软。宜守前法增损。

生白术三钱五分　磁朱丸三钱，吞服　猪苓三钱五分　五加皮三钱五分　淮山药三钱　橘红一钱　泽泻三钱　陈麦柴四钱　带皮苓四钱　制半夏三钱五分　生米仁三钱　炒谷芽五钱(肝脾门)

---

①　贸贸：轻率貌。

幼　泄。便泄日久，嗜食腹大。防成疳积。

漂白术三钱　炙鸡金三钱　大腹皮三钱　陈米缠四钱　淮山药三钱　煨木香一钱　五谷虫三钱五分　新荷蒂三只　扁豆衣三钱　煨肉果三钱五分　车前子三钱(痢疾门附泄泻便血)

左　泄。大肠积湿蒸热，便溏不畅，小溲亦不流利。厥少气化不宣。难以奏效。

淡芩炭一钱　连翘三钱　银花三钱　甘草梢五分　川柏三钱五分　茯苓四钱　土贝五钱　川萆薢三钱　知母三钱五分，盐水炒　川石斛三钱　无花果三钱　台乌药三钱五分

焫药方：胡连　升麻　淡芩　葛根

煎汤熨之，不可吃。

右　泄。便泄止，溲通，腹膨大较松。延经两月，诸须慎之。

粉葛根六分　五谷虫三钱，焙透　车前子四钱，包　六曲四钱，炒　大腹皮三钱，洗　煨木香一钱　楂炭三钱　扁豆衣三钱　泽泻三钱(痢疾门附泄泻便血)

左　泄。脾泄日久，不独土夺运迟，即命火蒸腐之权亦日渐衰微矣，夫命门为生命之根，中土为气血之源，火土既衰，能无百病丛生乎。刻下脏真悉虚，求其致病之源，培土当得渐渐获益。

膏方：大熟地四两，炒松春砂末拌　陈清阿胶一两半，收膏时入　菟丝子三两，盐水炒　西洋参二两　九香虫三钱　冬瓜皮二两　制首乌三两　制冬术四两　陈皮一两，炙　北沙参一两　焦山药四两　杜仲三两，盐水炒　麦冬肉一两　带皮苓四两　川断三两，盐水炒　焦扁豆四两　枣仁炭四两　沙苑子三两　加范志曲三两　车前子三两，包　如法熬膏。

右　泄。吐泻六日，败象齐备，今日得势稍减，肢冷得暖，败象气急不平，脉软，舌红干，神气迷蒙，终恐发厥骤变，小效，不足恃也。

白术　左牡蛎先煎　公丁香　车前子包　茯苓　真风斛　六曲　白芍　台参须　乌梅　代赭石先煎　焦麦芽(痢疾门附泄泻便血)

右　泄。肝气积久，脾病作泻，面浮足肿，癸水不行。拟气营两治。

漂白术三钱五分，枳壳一钱同炒　泽泻三钱，茴香五钱同炒　白蒺藜四钱　丹参二钱　茯苓四钱　苏梗三钱五分　陈佛手三钱五分　鸡血藤膏一钱，研冲　猪苓三钱五分　制香附三钱五分　车前子包　陈麦柴各四钱(痢疾门附泄泻便血)

左　泄。素病脾泄，复多操劳，积虚积损由来已久，自从上年夏令湿阻，秋来患疟，病缠失调，今则气阴两乏，无脏不虚，形肉消瘦，神思疲惫，阴虚生内热，肌灼小溲赤短，阳虚生外寒，形体怯寒，加以气不化湿，湿痰作嗽，气不生津，口燥作渴，渐至肝肾不支，不能起于床。脉细小虚数，舌质红，中苔白。阴竭于下，火浮于上，虚脱一途已近，不能重用补药。汲深绠短，恐不易奏功也。

人参须　盐半夏　抱木茯神　麦冬肉　炙鳖甲　橘白　南沙参　川石斛　生蛤壳　料豆衣　淮山药　川续断(痢疾门附泄泻便血)

右　泄。大便闭结，尤易溏泄。此脾运不健也。

川石斛四钱　炙鸡金三钱　川断三钱　炒谷芽五钱　陈皮一钱　大腹皮三钱　生米仁四钱　桑枝一两　法半夏三钱五分　五加皮三钱五分　瓜蒌皮三钱　茯苓四钱

左　泄。运化不健，大便溏泄，脉细。治在中焦。

漂白术三钱五分　炙鸡金三钱，去垢　六曲四钱　大腹皮三钱，洗　煨木香一钱　橘红一钱　资生丸四钱，包　炒谷芽五钱，包　茯苓五钱　法半夏三钱五分　生米仁四钱(痢疾门附泄泻便血)

右　泄。乍寒乍热，咳痰，脉沉细而弦，

舌白,脐腹痛,大便匀利。通体虚乏已极,加以抑郁燥劳,调理之法,洵非易易,必得扫尽思虑,以助药力所不逮。

归身二钱,土炒　象贝四钱　真郁金一钱　煅瓦楞粉一两,包　白芍二钱　广木香一钱　茯苓四钱　台乌药三钱五分　淡芩炭三钱五分　盐半夏三钱五分　扁豆衣三钱　通草一钱　生麦芽五钱　陈佛手三钱五分(痢疾门附泄泻便血)

上池医案

风邪里郁,发热作泻。

柴胡　黄芩　赤苓　赤芍　川斛　谷芽　橘红　甘草　姜　枣

气逆苦咳,肝病也。所以妨食作泻,和中培土调理。

麦冬　焦半夏　智仁　石决明生敲　陈皮　焦白术　茯苓炒研　灶心黄土

见肝之病,当先实脾,此求本之治也。积劳中气虚,气逆吐泻,每发于春,春乃木旺之候。交夏则土令,金土旺木不能侮土也,而气逆吐泻之病反平。诊得脉右软左细而弦,肝之旺非有余之象,乃肝阴亏而水不涵木,木火上冲作呕作泻,平肝已属见病治病,断无伐肝克肝之理,况胃纳则安,得谷则和,其为中气不足无疑。腹之膨,肤之胀,是虚是实,拟培土法。前当夏季,缘司天火令,燥气之药不宜,宗经旨,肝病治脾,柔有制刚之义。

人参　米仁　料豆衣　阿胶　炙草　白术　茯苓　砂仁壳　白芍

舌白如霜,泄泻兼积,此乏力之后,湿郁伤脾也,虽脉细少纳,而补土尚非所宜,拟分利渗湿,以冀痢缓纳谷。

土炒川连　滑石　香薷　炒楂　白蔻仁　萆薢　赤苓　神曲

病已两载,脾胃久虚,便溏腹鸣,腹痛腹膨,总是气血并虚。

焦白术　归身　淮山药　煨木香　砂仁　白芍　制香附　米仁　大枣　炮姜炭

恶寒不发热,湿郁气亦郁也,无汗必作泻,久久必痢。

柴胡　焦茅术　米仁　枳壳　木通　葛根　防风　炒楂　木香　姜皮　红枣

脾土素亏,大便久泄,培土和中,切忌生冷。

焦白术　楂炭　防风　荆芥　米仁　赤苓　萆薢　香附　枯荷蒂

本质肝脾肾三阴并亏,戒酒节饮以来,便泄已愈,近因暑湿郁蒸,脾土复不健运,作胀作泻,是土衰不化湿,湿郁复伤脾矣,标本兼治为要。

广藿　陈皮　米仁　半夏炒　茯苓　智仁　砂仁壳　萆薢　煨姜　大枣

沈氏医案

新场徐兴若,大病之后,脾肺之气已虚,所以大便作泻,而肛门下坠,四肢倦怠乏力,脉息数软。此气虚下陷之故,理宜加味补中益气汤治之。

人参　白术　黄芪　当归　柴胡　升麻　甘草　茯苓　五味　广皮　木香煨　加天冬　荷叶蒂　砂仁

一妇人患泄泻,清晨更甚,为日已久,面黄乏力。此系脾受木克,理宜疏肝扶脾之药治之。

白术　茯苓　白芍　广皮　香附　猪苓　泽泻　厚朴　甘草　加干荷叶

平素善饮,则知胃中湿热,纠结不清,湿胜则濡泄,所以大便泄泻,湿伤筋,所以手足牵引。湿生热,热生风,肝主风,肝开窍于目,所以左目小而右目大。脉息左弦右滑,此乃肝木乘脾也。(原评,语皆有本,如洞见五脏。)理宜扶脾疏肝为治。

白术　半夏　广皮　茯苓　钩藤　厚朴　木瓜　香附　白芍　车前

咳嗽之后，脾胃两虚，以致五更泄泻。此乃肾虚不能闭藏，脾虚不能健运之故也。脉息虚小无神，理宜健脾和胃之剂，先服煎剂以健其脾。忌生冷油腻，使易于运化也。

煎方：人参　白术　广皮　茯苓　黄芪　白芍　甘草　苡仁　五味　砂仁　加荷蒂

丸方：补骨脂　肉果　五味子　木香　姜枣捣丸名四神丸

疝症属肝经郁火，不得疏泄，外受寒凉所束，以致肿胀作痛而上升。理宜疏肝气，清肝火。

煎方：柴胡　青皮　香附　山栀　木通　黄柏　橘核　瓜蒌　苍术　牛膝　加砂仁

丸方：苍术　黄柏　香附　青皮　牛膝　山栀　橘核　枳壳　木通汤法丸

浴方：苏叶　艾叶　水晶葡萄叶　煎汤热浴

鲁峰医案

桂附养脏汤，此予治两姨弟索大爷口疮腹泄之方也。初伊患口疮腹泄之症，已经数月，后至食水下咽，肠一鸣而即泄出，胃间毫不能存。六脉沉细将绝，神脱气惫，四肢厥凉，危在旦夕。予视之恻然，见其口干，不时饮水，乃立一罂粟壳、车前子、淡竹叶、酸梅加红糖之方，令其煎汤以代茶，不期饮，一日夜腹泄止一半，而口疮渐消，饮粥亦能少存。次日诊其脉，脉亦微起，遂用此方，连服十数剂而愈。实令人意想不及，洵所谓药治有缘人也。

桂附养脏汤方：

熟地三钱　附子一钱，炮　肉桂一钱，捣块　破故纸一钱五分，盐炒　山药三钱，炒　党参二钱　黄芪三钱，蜜炙　归身二钱，酒洗　白芍三钱，酒炒　茯苓二钱，乳浸　陈皮一钱，留白　罂粟壳二钱，蜜炙　诃子二钱，面煨　肉豆蔻二钱，面煨　川牛膝一钱五分，酒蒸　车前子二钱，微炒　炙甘草二钱

引加煨姜一片，大枣二枚，煎出微冷服。每煎分三次服，服后压以食。

导火止泄汤，此予治家姊口疮腹泄之方也。家姊年近六旬，大便溏泄数月，直成水泄，日无次数，而口内生疮，满口厚烂，加以咽痛，不思饮食，夜不得眠，形容消瘦。予往诊视，六脉俱微而两尺尤甚，知为不起之症，暗嘱甥备办后事，奈姊望好之念切，命予立方服药，予遂疏是汤，服一帖而泄少止，二帖泄止而口疮全消，能进饮食，后连服数帖，夜间得眠而愈矣。

导火止泄汤方：

熟地四钱　破故纸一钱五分，盐水炒　山药三钱，炒　枸杞子二钱，酒炒　菟丝子二钱，酒浸　茯苓二钱，乳浸　车前子二钱，微炒　牛膝一钱五分，酒蒸　归身二钱，酒洗　白芍三钱，酒炒　酸枣仁二钱，炒　黄芪二钱，蜜炙　甘草一钱五分，蜜炙

不加引，煎出兑入肉桂末一钱，微温服。

益火资土汤，此予治通政司参议七公口疮腹泄之方也。初伊口内生疮，大便溏泄，后至大便不自主，时刻漏下，而口疮益甚，不嗜饮食，面黄唇白，形神萎顿，就予诊视。脉见左关弦缩，右关沉微，两尺俱微细，遂疏是汤，服二剂泄止而口疮消，又加减服四剂，饮食得味，前症悉除矣。

益火资生汤方：

制何首乌四钱，赤白各半　破故纸二钱，盐水炒　山药三钱，炒　茯苓二钱，乳浸　归身二钱，酒洗　白芍三钱，酒炒　车前子二钱，微炒　牛膝二钱，酒蒸

不加引，煎服。

止泄二苓汤，此予治知州王公水泄之方也。初伊因天热多渴，饮水无节，以致腹泄三日不止，延予诊视，遂立此汤。服头煎泄止，尽剂而愈。

止泄二苓汤方：

藿香一钱五分　黄芩二钱,炒　枳壳二钱,麸炒　青皮一钱　花粉二钱　茯苓二钱　猪苓二钱　泽泻一钱五分　车前子二钱　大腹皮一钱五分　甘草一钱五分

引加淡竹叶一钱,灯心一子,煎服。

也是山人医案

钱(四三)　身无寒热,脉缓,便溏,纳谷而少。胃气方苏,脾弱不司运化,病后颇有是症也。

生白术二钱　新会皮一钱　建泽泻一钱五分　益智仁煨研,八分　焦麦芽一钱　茯苓三钱　厚朴一钱(脾胃)

牛(三二)　暑湿内踞,脘闷泄泻,议通三焦。

藿香叶一钱　制半夏一钱五分　赤苓三钱　飞滑石三钱　木瓜一钱　南楂炭一钱五分　炒厚朴二钱

姚(三五)　暑邪内郁,脾胃不和,泄泻。

藿香一钱　炒扁豆三钱　茯苓三钱　南楂炭一钱五分　木瓜一钱　泽泻一钱　厚朴一钱　广皮一钱　炒砂仁五分

倪(十三)　禀质最薄,滑泄不止。

焦白术二钱　炒焦谷芽一钱五分　茯苓三钱　益智仁五分　广皮一钱　泽泻一钱　厚朴一钱　姜炭三分

徐(五岁)　潮热泄泻,口渴已久,脱肛初愈。

煨葛根八分　六神曲一钱五分　猪苓一钱　焦於术一钱五分　淡苓一钱　泽泻一钱　土炒白芍一钱五分　大麦芽一钱

汤(六岁)　泄泻腹痛,呕恶头汗,在冲年总属脾胃气馁。从经旨后泄腹痛例,拟建中渗湿方。

焦白术一钱五分　炒扁豆三钱　茯苓三钱　苡仁二钱　木瓜一钱　泽泻一钱　南楂炭一钱五分　广皮一钱

又　泄泻腹痛,呕恶头汗,全是脾胃病。前服建中渗湿之剂,泻痛悉减,恶心汗泄仍在。《经》云:诸呕吐逆,皆属于火。恐脾传肾,而变为滞下之患,仿仲景泻心汤意。

炒小川连四分　制半夏一钱五分　吴萸七分　炮淡黄芩一钱　木瓜炒,一钱　茯苓二钱　生白芍一钱五分

叶(三八)　脾肾两衰,腹鸣晨泄,阳微所致。

淡吴萸七分　淡补骨脂一钱　建莲三钱　煨肉果三分　炒菟丝饼一钱五分　山药炒,二钱　茯苓三钱　五味子一钱五分

王(三八)　前议扶胃疏瘀方,瘕泻大减,少腹微痛,腰微酸楚,寤而少寐,恶露已净,督虚背寒,总属妊去液伤,络脉空隙。投温防燥,过润恐清,均非产后至当之法。然瘕泄已减,殆非温下之品,无以入于至阴之地。择其温而不燥,润而不清者,治之自有并行不悖之妙。

鹿角霜三钱　炒香菟丝饼一钱　茯苓三钱　当归一钱五分　杜仲炒,二钱　炙草五分　炒黑小茴六分　小生地炭三钱　远志炒,四分(泄泻)

沈(五二)　寒湿内郁,泄泻腹痛,小便频数,面痿跗肿。

煨益智八分　汉防己一钱五分　炮姜炭六分　炒焦厚朴一钱　木瓜一钱五分　苡仁三钱　桂枝木(八分)

又　跗肿,泄泻,腹痛。

西党参二钱　汉防己一钱五分　炮姜炭六分　淡吴萸八分　炒木瓜一钱五分　苡仁三钱　茯苓三钱　煨益智八分　桂枝八分　加台药一钱

陈(五八)　溏泄跗肿,晨起略爽,下午病剧,是脾肾阳惫残何疑。

党参二钱　淡吴萸八分　炒焦小茴香八分　胡芦巴一钱五分　巴戟天一钱五分　茯苓二钱　制川乌一钱五分(脚气)

孟河费绳甫先生医案

佚名,初诊　外感风邪,内挟食滞,淆乱清浊,升降失常,大便泄泻,少腹作痛,头眩且胀,口干苔白,脉来弦细。虚体受邪,必以祛邪为先,外解风寒,内消食滞,清浊自分,邪退正安,河间治法,不外乎此。宜泄邪消食,升清降浊。

老苏梗一钱半　嫩桔梗一钱　粉葛根二钱　生甘草五分　六神曲四钱　江枳壳一钱　赤茯苓二钱　冬瓜子四钱　川通草五分　车前子二钱　川石斛三钱　香连丸一钱　生熟谷芽各四钱　荷叶一角

二诊　进泄邪消食、升清降浊之法,发热已退,邪从外泄。惟内陷肠胃之邪,因体虚气弱,难以外透,挟食滞耗气灼营,泄泻转为痢疾,红白俱下,少腹作痛,舌苔白腻,口不作干,脉来弦细。脉症细参,正虚邪陷,非养正透邪,下痢安有止期!症势非可轻视。治宜补散兼行,佐以消导。

嫩桔梗一钱　粉葛根二钱　荆芥穗一钱　吉林参须一钱　赤茯苓二钱　茅苍术一钱　焦山楂三钱　六神曲三钱　大腹皮二钱　陈广皮一钱　青防风一钱　生白术一钱　江枳壳一钱　生甘草五分　荷叶一角

三诊　湿热已化,清升浊降,下痢已止,大便虽溏颇畅。前日用宣散之剂,风邪乘虚而入,遏抑营卫,内热口干,余邪未清,胃失降令,脉来弦滑。治宜清余邪,甘润和胃。

淡豆豉三钱　黑山栀二钱　川石斛三钱　赤茯苓三钱　冬瓜子四钱　生甘草五分　象贝母三钱　广皮白八分　生熟谷芽各四钱　鲜荷梗五寸(感冒)

宁波穆瑞庭,发热苔白,腹痛泄泻,延余往诊。脉来细数。外邪挟湿,清浊混淆。方用葛根三钱,桔梗一钱,厚朴一钱,枳壳一钱,神曲三钱,赤茯苓三钱,泽泻钱半,通草一钱,冬瓜子四钱,焦谷芽四钱,鲜荷叶一角,一剂而愈。(湿温)

上海顾长寿,发热口渴,大便泄泻,脉浮弦。邪热夹湿,淆乱清浊,升降失常。方用飞滑石三钱,薄荷叶一钱,淡豆豉三钱,茯苓皮三钱,冬瓜子四钱,生甘草五分,冬桑叶钱半,生谷芽四钱,熟谷芽四钱,通草一钱,荷叶一角,鲜芦根二两。两剂而愈。(湿温)

湖南王石庵,胸腹作痛,得食则安,大便溏泄肢冷。诊脉细弱,此脾虚也。当甘温扶中。方用别直参二钱,益智仁钱半,大白芍钱半,粉甘草五分,陈广皮一钱,大枣二枚。五剂即愈。(虚劳)

脾土久虚,运化无权,积湿无从宣泄,蕴结于中,阻塞胃气,宣布失职,胸腹不舒,纳谷无多,大便溏薄。脉来沉细而弦。治宜健脾化湿,兼和胃气。

吉林参须八分　赤茯苓三钱　焦茅术一钱半　陈广皮一钱　制半夏一钱半　川朴花五分　生熟谷芽各四钱　连壳蔻八分　粉甘草五分　冬瓜子四钱　大枣二枚(痰饮)

丛桂草堂医案

卢谷山年近六旬,患泄泻,由夏炳如先生介绍邀诊,脉息小弱,两手俱冷,精神疲倦,此脾胃气虚阳气衰弱之病,乃用理中汤加山药、木香,接服两剂,精神较好,能进饮食,原方加肉桂四分,枸杞子二钱,又服二剂,手稍转温,泄泻已止,但头眩殊甚。原方去姜、桂,加熟地,接服三日,头眩较减,而手仍冷。复于原方中加鹿角胶、黄芪,服两剂后,精神殊觉爽健,惟手终不暖。盖高年真火已衰,非旦夕所能奏功,乃嘱购鹿茸半具,研末,每日服五厘,用高丽参三钱,煎汤和服。卢君遂托友在沪购办参茸,如法服之。半月后返闽,今年春间,卢君复来镇江,言鹿茸甚有效,现在精神甚好,而手亦转温,今担任赖大有皮丝烟号经理云云。大凡积虚之病，皆须悠久成功，而尤必藉血肉有情之品，始易奏效。鹿性纯阳，能补人身阳气，茸生于首，兼能补脑，故有此特效也。(卷一)

江某子十五岁，泻利年余，面黄体瘦，食少作恶，舌光无苔，口干头晕，心悸脉细，每日犹泻十数次，所泻皆稀粪水，盖泻利日久，肠胃中之脂液消亡，昔人所谓下多亡阴是也。与大补元煎，加黄芪、赤石脂、麦冬、玉竹，接服两剂，而泻利已减去十之六七，头晕心悸亦平矣，再服数日全愈。夫参、芪、熟地，为泻痢病最忌之药，盖补滞之品能闭塞肠胃中之病毒，致人于危，而此独以补药奏功者，虚实异宜也。然亦惟纯虚无滞者，始可纯补，否则又当别论矣。(卷三)

王姓妇年五十余，夏间陡患泄泻，暴注下迫，一日夜二十余次，发热口渴，胸闷腹痛，舌苔黄腻，脉数溲热，盖暑湿蕴伏，肠胃中兼有宿滞，火性急速，故暴注下迫也。病者闻之叹曰：真名医也。今年家中因财政困难，故将楼下房屋，赁租与人，自居楼上，讵知亢热非常，自知受暑云云，遂用黄芩汤加连翘、苡仁、六一散、佩兰、枳壳，一剂热退利减，二剂全愈。(卷三)

重古三何医案

大便久溏，脉软肉削，健中温补，斯为稳计。

炒党参　煨肉果　山药　泽泻　木香　白扁豆　菟丝子　炒阿胶　白茯苓　於术(虚劳类)

前苏松太观察龚公闇斋之兄菊人明府，自粤东引疾归，相见于上洋官厅。属山人诊其脉之虚实，山人曰：两尺空软无力，水火不相济也，而右脉尤弱，恐火不生土，则有脾泄肢肿之虞，须及早服药为妙。明府曰：余全家依弟于此，复可以医药累之乎？至明年春，泄泻骤作，日夜十余次。因忆山人言，力求处方，而神色脉象迥不如前诊时，以桂附八味丸为主，加人参、白术服之，无甚进退。山人密告其姪定庵舍人，劝其归。定庵曰：吾伯贫甚无可归，留此或可得先生大力拯之。山人直告之曰：此非鄙人所能也。时明府之从弟号砥斋者在署，亦知医，欲献能于观察之前，指山人方曰：何某能用药而不肯用力，此种病用人参三四两，而佐以附子，无不愈者。于是重用人参，每帖一钱，增至二两。数日后泄减食进，颇有起色。而砥斋告别去，复邀山人诊之。观察曰：君所不能治者，余弟已治之效矣。山人曰：参力诚佳，第可支持目前耳。令兄年届六旬，全赖水火两藏涵濡而熏化之，今两尺虽起，而根柢不牢，右关应指而浮微无力，是本实先拨矣。季夏天气暄热，得参、附以助其阳，尚不致溃败，转至秋深气肃，火将熄，肾水不能收摄，肿势上升，发为喘促，又何方以治之耶？即有名手，能保万全，鄙人亦不复敢奏方。力辞而归。后闻服参至十余两，卒罔效，九月初终于上海署中。

林少穆中丞于壬辰夏来抚吾吴，其冬十二月，以夫人病，遣辕弁见招，苏公子小鳌口荐也。时风雪严寒，星夜飞棹而往。公子导入内室，见夫人卧床呻吟，腹作痛而泄泻不禁，前一日有投左金丸加味者，而痛益甚。中丞焦急，欲用补剂未决。山人诊其脉，六部俱沉，左关微弦，右关尺细濡无力。就证而论，乃太阴脾土失司，肝木乘之为患，而下无命火，又不克熏蒸水谷，堤溃而痛且泻，理固然也，非大剂温补不可。中丞曰：服之果效乎？山人曰：不效即有损矣。乌可乎！遂以蔆、术、姜、附等味进，明日泄减而痛未止，即原方重用参，复加肉桂进之。病去七八，五日后往视，已全瘳矣。中丞手书楹联为赠。山人于是名噪吴中，奔走官厅，不胜劳悴云。

凡治病以脉为准，然亦有无脉可诊者。山人之孙向赖陈姓妪襁褓抱以长，一日携其次子年二十余,求治云:患腹痛泄泻。按其脉左右俱无,骇而问其平日如何。曰:自幼穷苦,未尝服药,脉之有无不知也。山人视其神色尚好,四肢不倦,以香砂枳术丸与之。越三日复来,病去大半。再切之,仍六脉俱无。因思古人有凭证之说,殆为此。

向有怔忡之根,迩年时发,泄泻腹痛,下之不畅。下后必精神疲惫,间有头晕,脉左部关尺细数,寸部微弱,右三部细数不调。病属思虑伤脾,脾不健运,下焦亦复木郁,气滞失化,恐延气虚中满。当此秋暑,似直从肝脾和理,入冬可进温养,夜膳似宜少食。管见祈裁用之。

生芪　制术　当归身　广木香　炮姜　白芍　吴萸　炒芩　楂炭　煨肉果　水炙甘草　炒青皮　砂仁壳　酒炒枸橘李

再诊　秋燥退,清肃令行。

党参　制於术　炒菟丝　木香　破故纸　黑姜　水炙甘草　白芍　辰砂拌茯神　炒山萸肉　吴茱萸　炒青皮　砂仁末冲　荔枝肉

阮氏医案

王　暑伏太阴,寒伤少阴。因寒暑相搏而腹内疼痛,以致中阳不运,气化失常,关门清浊不分,是故大便泄泻而小便短涩,兼之营卫不和,寒热往来,先拟胃苓汤加味治之。

制川朴八分　南京术一钱半　结猪苓一钱半　白茯苓三钱　广橘红八分　炙甘草八分　建泽泻二钱　生冬术一钱半　川桂枝八分　广藿香一钱半　北细辛八分　淡吴萸八分

吴　湿阻中宫,脾阳失运,阑门清浊不分,致成泄泻,拟以胃苓汤治之。

南京术一钱半　制绍朴一钱　生白术一钱半　白茯苓三钱　广陈皮一钱　炙甘草八分　结猪苓一钱半　建泽泻二钱

阮　脉实,舌苔黄腻,症见泄泻,呕恶不食,中阳不达四肢,则手足麻木胀痛;浊邪上干,则头目眩晕,胸膈痞闷;邪气外蒸,则肤表悠悠发热。皆因湿食蕴积脾胃所致。先宜调理中州,续后再商。

藿香叶八分　新荷叶八分　生谷芽钱半　萝卜络八分　佩兰叶八分　粉葛根八分　大豆卷钱半　白蔻仁八分　水法夏钱半　带皮苓二钱　白通草八分　紫川朴八分

又诊　湿已化热,邪经透达,但胸痞不食,身热口渴再治耳。

连翘壳二钱　栝蒌皮二钱　生谷芽二钱　生山栀钱半　淡竹叶钱半　生竹茹二钱　鲜芦根四钱　广郁金八分　炒枳实四分　真川朴四分　川通草四分

余　湿伤脾阳,四肢倦怠,饮食无味,拟调中化湿法。

白茯苓三钱　汉苍术二钱　广陈皮钱半　水法夏二钱　紫川朴一钱　炙甘草八分　红谷芽三钱　广藿香钱半　生米仁三钱

罗　经水不调,背胀腹痛,近因受暑,感寒,中阳被困,大便自利,四肢厥冷,头痛恶寒。拟方于下。

泽兰叶钱半　生香附钱半　茅山术钱半　广藿香钱半　玫瑰花八朵　广郁金钱半　紫川朴一钱　川桂枝一钱　广陈皮一钱　赤茯苓三钱　炙甘草八分

钱　暑湿伤脾,转输失职,阑门清浊不分,致成泄泻。续后似乎肠鸣腹痛,欲作滞下之象。治以疏湿理气为主。

白茯苓三钱　广藿香钱半　杭青皮八分　生谷芽二钱　建泽泻二钱　紫川朴八分　江枳壳八分　大腹皮钱半　南京术钱半

戴　脾肾虚寒,每致大便泄泻,宜温补脾肾以固涩。

西潞党三钱　炒处术二钱　白茯苓二钱　炙甘草一钱　淡附片钱半　炮均姜钱半　肉果霜八分　淡吴萸八分　广陈皮一钱　补骨脂二钱　春砂仁八分,研冲

林　中下焦沉寒痼冷，湿气弥漫，阳气被扰，每致肠鸣泄泻，腰腹刺痛。脉见迟细，舌苔白滑。拟用热补通阳法。

淡附片钱半　炒处术二钱　补骨脂三钱　西潞党三钱　炮老姜钱半　酒白芍钱半　益智仁钱半　紫安桂八分　淡吴萸八分　白茯苓三钱　炙甘草八分　生姜钱半

江　湿困中阳，饮食少进，上致胸膈痞闷，下致大便溏泄，拟以调中化湿法。

南京术三钱　白茯苓三钱　水法夏二钱　绍紫朴一钱　扁豆壳三钱　广藿香钱半　久陈皮钱半　生谷芽三钱　炙甘草八分

积滞案(伤食案同见)

扁鹊心书

一人慵懒①，饮食即卧，致宿食结于中焦，不能饮食，四肢倦怠。令灸中脘五十壮，服分气丸、丁香丸即愈。(修养书云：饭后徐徐行百步，自然食毒自消磨。食后即卧，食填中宫，升降有乖，焉得不病)(痞闷)

一人脾气虚，好食冷物不消，常觉口中出败卵臭，服草神丹即愈。若服全真、金液亦效。(脾胃既为食所伤，不可再施消克，唯治以温化，则自健运矣)(老人两胁痛)

卫生宝鉴

癸丑岁，予随王府承应至瓜忽都地面住冬。有博兔赤马刺，约年三旬有余，因猎得兔，以火炙食之。各人皆食一枚，惟马刺独食一枚半。抵暮至营，极困倦渴，饮渣乳斗余。是夜腹胀如鼓，疼痛闷乱，卧而欲起，起而复卧，欲吐不吐，欲泻不泻，手足无所措。举家惊慌，请予治之，具说饮食之由。诊其脉，气口大一倍于人迎，乃应食伤太阴经之候也。右手关脉又且有力，盖烧肉干燥，因而多食则致渴饮。干肉得湩②乳之湿，是以滂满于肠胃。肠胃乃伤，非峻急之剂则不能去。遂以备急丸五粒，觉腹中转失气，欲利不利。复投备急丸五粒，又与无忧散五钱，须臾大吐，又利十余行，皆物与清水相合而下，约二斗余。腹中空快，渐渐气调。至平旦，以薄粥饮少少与之。三日后，再以参术之药调其中气，七日而愈。或曰：用峻急之药，汝家平日所戒。今反用之何也？予对曰：理有当然，不得不然。《内经》曰：水谷入口，则胃实而肠虚，食下则肠实而胃虚。更虚更实，此肠胃传化之理也。今饮食过节，肠胃俱实。胃气不能腐熟，脾气不能运化，三焦之气不能升降，故成伤也。大抵内伤之理，伤之微者，但减食一二日，所伤之物自得消化，此良法也；若伤之稍重者，以药内消之；伤之大重者，以药除下之。《痹论》有云：阴气者静则神藏，躁则消亡，饮食自倍，肠胃乃伤。今因饮食太过，使阴气躁乱，神不能藏，死在旦夕矣。孟子云：若药不瞑眩，厥疾弗瘳。峻急之剂，何不可用之有？或者然之。(卷四)

外科心法

杨锦衣③子，十岁，腹胀痛，服消导药不应，彼以为毒，请诊。其脉右关沉伏，此食积也。河间云：食入即吐，胃脘痛。更兼身体痛难移，腹胀善噫，舌本强，得后与气快然衰，皆

① 慵懒：懒惰，懒散。
② 湩(dòng 动)：乳汁。
③ 锦衣：即锦衣卫，掌管刑狱、缉捕等事的官吏。

脾病也。审之果因食粽得此,以白酒曲,热酒服而愈。(腹痛)

校注妇人良方

一妇人停食饱闷,或用人参养胃汤、木香槟榔丸,而泄泻吐痰,腹中成块。又与二陈、黄连、厚朴,反加腹胀不食。余以为脾胃气虚,不能消磨,用补中益气加茯苓、半夏,五十余剂,脾胃健而诸症痊。(妇人血风攻脾不食方论第七)

一妊妇心痛,烦热作渴,用白术散即愈。后因停食,其痛仍作,胸腹膨满,按之则痛。此因饮食停滞,用人参养胃汤。按之不痛,乃脾胃受伤,以六君子补之而愈。(妊娠心痛方论第十一)

一妊妇饮食停滞,心腹胀满,或用人参养胃汤加青皮、山楂、枳壳,其胀益甚,其胎上攻,恶心不食,右关脉浮大,按之则弦。此脾土不足,肝木所侮。余用六君子加柴胡、升麻而愈。后小腹痞闷,用补中益气汤,升举脾气乃瘥。(妊娠心腹胀满方论第十六)

一妇人食角黍烦渴,痞闷腹痛,大便欲去不去,服消导等药,不应,饮食日减,肌体日瘦,半年矣。余谓此食积为患,用大酒曲炒为末,温酒调服二钱,俄间腹鸣,良久仍下粽而愈。(产后口干痞闷方论第一)

女科撮要

一妊娠吞酸恶心,欲作呕吐。此饮食停滞,用六君加曲糵①、炒黑子芩、枳壳、香附治之而愈。(保胎)

名医类案

小儿医陈日新,形体尫羸,尝日病热,至暮尤甚。医以阴虚治,或以痨瘵治,荏苒半载,病势转危。日新谓其父曰:欲得大黄通利大肠,为之一快,虽死无憾。其父从之,遂以导痰汤入硝、黄煎服,自辰至申,下结粪一块如核桃许,抉开视之,乃上元看灯时所食粉饵,因痰裹在外,不能化,由是致热,日渐销铄耳。向使日新不自知医,则终为泉下人矣。谁谓刘张之法无补于世哉?(痰)

孙文垣医案

王祖泉令政,患头疼夜热,洒淅恶寒,汗淋漓如雨,上身热,下体寒,渴不思饮,遍身疼,腹有一块,大如拳,硬如石,肠鸣,小水短少,饮食俱废。脉则右关滑,左弦数。究所由起,谓大怒后即伤于食,市医皆以地黄、门冬、芩、连、黄柏之剂治之,热愈甚,脾气大虚。予治用平胃散,加山楂、麦芽、砂仁、香附、木香、川芎、枳实,连进四帖,中气稍能运动,而夜热如前。再与补中益气汤,寒热俱退矣,而腹痛里急后重。予知其积滞将行也,乃与白六神丸,而腹痛后重皆除,改进以参苓白术散,加香附、乌梅、山楂,服之病良已。(卷一)

温一渠内人,平素血虚咳嗽,近为饮食所伤,不知饥饿。专科作阴虚治,而胸膈愈胀。予脉之,右关滑大,左手软弱。法当先健脾,消去饮食,然后治嗽。若为补阴降火,不惟咳嗽无功,恐脾胃转伤,腹胀泻泄,变将不测。何也?脾胃喜温而误寒也。即以二陈汤加山楂、麦芽、枳实、白术、川芎、香附与之。一剂而胸膈宽,再剂而饮食进。继用桑白皮、地骨皮、甘草、陈皮、贝母、瓜蒌仁、马兜铃、桔梗、紫菀,十帖而咳嗽脱然矣。(卷一)

溧水令君吴涌澜公尊夫人,每五更倒饱,必泻一次,腹常作胀,间亦痛。脉两手寸关洪

① 曲糵(niè 聂):指酒。

滑，两尺沉伏。予曰：此肠胃中有食积痰饮也。乃与总管丸三钱，生姜汤送下。大便虽行，不甚顺利，又以神授香连丸和之，外用滑石、甘草、木香、枳壳、山楂、陈白、白芍药、酒连，调理而安。（卷二）

黄怀虚咳嗽呕吐不知饥饿，气逆不调，不得仰卧，左胁也不能着席。原曾吐红，近又伤食。先以丹溪保和丸进之，继以谷芽、橘红、白术、枳实、半夏曲、甘草、萝卜子、茯苓、杏仁、桑白皮，将养而安。（卷四）

景岳全书

凡腹痛因食者，或因滞物，皆能停积中脘，须用前治食法加减治之，此正法也。然又有食停小腹者，余尝治一上舍，年及三旬，因午刻食水煮面角，将至初更，食及小腹，下至右角间，逐停积不行，而坚突如拳，大如鹅卵，其痛之剧，莫可名状。余为治之，察其明系面积，显而无疑，然计其已入大肠，此正通则不痛之证也。乃与木香槟榔丸，连下二三次，其痛如故，因疑药力之缓，犹未及病，乃更投神祐丸以泻之，又不效。余谓此必药性皆寒，故滞有不行也。因再投备急丸，虽连得大泻，而坚痛毫不为减。斯时也，余计穷矣，因潜测其由，不过因面，岂无所以制之？今既逐之不及，使非借气以行之不可也。且计面毒非大蒜不杀，气滞非木香不行，又其滞深道远，非精锐之向道不能达，乃用火酒磨木香，令其嚼生蒜一瓣，而以香酒送之。一服后，觉痛稍减，三四服后，痛渐止而食渐进，方得全愈。然虽痛止食进，而小腹之块仍在，后至半年许，始得消尽。由是，知欲消食滞，即大黄、巴豆有所不能及，而推宜行气为先也。且知饮食下行之道，乃必由小腹下右角间，而后出于广肠，此自古无人言及者，故并笔之，用以广人之闻见。（杂证谟）

陆氏三世医验

食中脉伏涌泻消导治验二三

许省南，忽得暴疾如中风，口不能言，目不识人，四肢不举，苏合牛黄丸，相间而投，毫不苏醒，一医投以小续命汤，反增喘急，身体壮热，手足厥逆，举家惊惶无措。医者以六脉沉微，拟用附子理中汤，病家求决于余。余诊其脉，两寸似有似无，两关尺竟无可寻，乃由痰气壅逆而然，非不足而沉脱也。因谓病家曰：此脉乃伏而不见，非沉弱也。乃从胸按之，即眉为之皱，按至腹脐，体为之举，若有不可忍状。细询其得病之由：病家曰：因宴客，日间烦冗无暇吃饭，至晚陪客毕，即发此症。予曰：饥极过饱，此食中也。口不能言，目不识人，脉伏不见，皆因饮食填塞清道所致。四肢不举，即《经》所谓土太过，令人四肢不举者也。若初起一吐，足了此局矣。今迟延一二日，上中下俱受病，当吐下消导并行，以分杀其势。乃先以生姜淡盐汤灌而探吐之，涌出痰涎酸水数碗，一时顷神思便觉稍清。予诊其脉，寸关逼逼而来。谓病家曰：无忧矣，又以三棱、蓬术、槟榔、枳实、白豆蔻、木香、陈皮、神曲、莱菔子水煎，分消中焦之痞满。以行中道。又以煎药送润字丸五钱，下三四行，由是始知人事，能言语，手足顿能运动。再诊之，关尺俱见，且沉实有力，胸膈满闷，按之犹痛，又以前煎方送润字丸二钱，每日一帖。四日后，按之不痛，方与稀粥，胸膈尚否，时或吐痰，乃以消导二陈汤中，少佐归芍以养荣血，参术以扶胃气，木香、白豆蔻以宽其未尽之否，旬日而复。

卢绍庵曰：脉为气血之先。中焦为气血水谷之分，食停中脘，则中焦否塞，痰涎亦因之壅滞，升降之机不运，卒倒类乎中风，其脉亦因之隐伏。他医乃欲投以参附。病者命未该死，得遇先生。诊其脉不足凭，问其言不答应，先生乃弃脉从症，按其肚腹，知其为有余实邪，非不足虚症也。涌其胸膈之痰，而寸关脉应，行其肚腹之积，而尺脉亦应，临危取胜，殊为高手。原夫攻补两途，水火冰炭，差之毫厘，生死立判，可不慎哉！（卷之二）

积痛数下得痊治验三八

沈华南，原有湿热痰积，五旬时，因乘马坠地，伤其左胁，痛不可忍，外科以膏散敷治而愈。然每疾走，胁间一点微痛，少息片时，痛即止矣。年已周甲①，偶患滞下，小腹痛引左胁，手不可按，里急后重，医以黄连、木香、槟榔之类治之，痢止而痛不止，且身体发热，便时后重尤剧，饮食全不思。予诊其脉，沉弦而有力，左关尤甚。曰：痛者积瘀也，治法曰：瘀血秽腐下焦，令人不食，则不思饮食者，亦瘀也，当急下之，痛随利减矣。用润字丸，加桃仁泥合丸之红花汤送下二钱，出稠痰碗许，而腹胁抽痛更甚。其家疑之，予曰：瘀积动而未出故也。再以二钱投之，半日许，又出稠痰碗许，内有黑色如泥者一二块，而痛仍不减。诊其脉，尚沉弦而坚，又以三钱投之，半日许出泥色块，并稠痰数碗而痛顿减，腹胁即可按，渐思饮食，其脉亦和。后以达气养荣汤加人参，数剂而安。

卢绍庵曰：少壮血气旺盛，肌肉丰满，倘有跌磕损伤，疾平则无咎。暮年血衰气弱，筋枯肉瘦。跌磕则必内及于骨，是以疾平而遗患尚存。沈君因新病而引动旧病，先生不治痢而治瘀，十年痼疾一旦消除。（卷之二）

胀痛温泻治验四一

当铺徽人孙奎者，其妇患面黄腹胀，人多以为胡白，用草泽医人草头药疗之。主人欲另接医治，其夫以为此等病，一吃官料，再无挽回，及服草头，不半月而殂②，主人怨之。又曰：草头服迟，且数月前，曾冒风寒，服过官料未久，官料与草头相反。所以死耳。后其子偶伤冷食，肚胀腹痛，手不可近，身体发热，眼上又有黄色。奎曰：又是胡白矣，今番不可迟缓。急寻草泽医人已至矣。主人知之，大骂而止，因延予治之，备述致病之因。予曰：不必按脉，当温行矣。草药多寒，脾胃原喜温而恶冷，况伤冷食，服草药亦必败事。因以炮姜、附子、草果、陈皮、木香为煎剂，送润字丸二钱，泻数行而痛胀俱减，又以前煎剂送大安丸数服而获愈。蠢人执迷，死而不悟，若非主人翁，其子几为妇之续矣。

卢绍庵曰：湖郡之人，黄疸而称为胡白，不用官料而服草头，俗习相沿，至死不悔。黄是脾胃湿热，草药悍烈浊恶，胃气强盛者，间服之有效。胃气衰弱者，每见食减而病进，驯至不救，可畏也已！先生之治徽人，乃是殷鉴。（卷之二）

气逆食停三五

吴武祖尊堂少寡，长斋，禀赋极薄，万历戊午年，武祖赴试，县府俱首录，宗师取附案末，探事人误报不入泮③，斯时尊堂正啖糯米粉食，闻报不觉惊而且闷，遂成内伤。安吉医师调治十余日，消导过多，下元不足，而中满益甚。武祖之母舅朱石城，邀予同至梅溪，舍舟乘轿，与人云：主母病势，只在顷刻，各医辞别而去，专候陆相公，早到为妙。兼程而进，诊得两手之脉依稀断续不匀，洞泻口开，头汗如洗，元气将脱，胸中仍不可按，脉不足而症有余。先宜培植下元，然后攻里，急用附子理中汤二剂，汗止泻减，脉气稍有根蒂。续以枳实理中汤进之，食积渐觉移动，六脉亦觉有神。后以润字丸每服五分，以煎剂送下，积去

① 周甲：满六十年。干支纪年一甲子为六十年，故称。

② 殂（cú 徂）：死亡。

③ 入泮（pàn 盼）：古时学生的入学大礼。在古代，凡是新入学的生员，都需进行称为“入泮”的入学仪式。

身和，调理月余而愈。

孀居教子，跂望成名，乃已入彀中，讹传在孙山之外，正当饮啖，蓦得此信，惊恚郁郁，大拂所望。盖惊则气乱，恚则气逆，气不顺而食不下，非与停滞过多者比也。他医知消导而不知运脾，愈消则愈乏，致积滞不化，元气欲脱。急用参附培植，先补后攻，挽回元气于无何有之乡，起九死而一生，实宗古法，非诡遇偶中也。（卷之五）

内伤疑外四六

陈振玉令郎，字孟昭，新正赴馆，偶开别室，见一柩，心觉忡然。是晚，又梦遗。次日，身体虽倦，勉强行文。薄暮，啖肉面。次日，头疼身热，右胁下有一块如碗大，疼痛之极，又兼寒热。疑是肿毒，欲延外科，先邀予同陈元初诊视，皆云不足兼外感内伤，而非外科所治之症。病家疑惑，毕竟延疡医视之，外用敷药，内服解毒之剂，不效，又至别处延医二位，一位以内外科兼治，一位以不足投补。服药后，昏冒烦躁，谵语如狂，复又延予。看得两手脉洪数无伦，比向日更觉不同，此误补之故也。仍作内伤饮食治之。乃用陈皮、山楂、枳实、黄连、青皮等药，又以麸皮炒熨肚腹。至三更方醒，再用润字丸五分，连服数次，解出宿垢，痛处宽舒，才知向日所痛，实是饮食，而非肿毒。改用参、术、归、芍、麦冬、陈皮、茯苓、甘草之类，调理月余而愈。

新春肄业于村墅，青年往外，未免内虚不足，偶睹旅榇①，心有惊疑，疑则气结，更重之以内伤饮食，所以有此块，乃疑为肿毒而迎疡医。殊不知腹中之毒，必须淹延岁月而后发作，非一朝一夕遽现形也。内伤而作外科，隔靴搔痒，有何益益哉！（卷之五）

大病重剂五六

万历壬子秋，沈振宇患阴症似阳，垂危，延杨复元及杨澹如与予，用温经益元汤而愈。调摄未几，食馒头、羊肉等物，以致胸腹胀满，否塞不通，服药旬日，竟不获效。振宇之亲家叶寰中对予曰：振宇病后不善调养，内伤饮食，胸腹胀痛，口渴烦躁，晡时更甚，大便闭结，贵道中如硝黄、山楂、枳实、厚朴、红花、麻仁、青皮、槟榔、当归、地黄、黄芩、黄连，色色用过，只是不通，此为何故？予曰：大病须以大方治之，若拘拘于一二钱，力量轻薄，焉能奏捷。如玄明粉、槟榔，必用五钱，枳实、生地、当归、黄芩必用一两，红花必用三钱，另以山楂四五两，先煎汁当水，以煎前药。临服，必加铁锈水半酒杯，其垢自行矣。议毕，寰中大喜求药，予付一剂。寰中曰：老兄年少，说兄药未必肯服，权借杨复元名色何如？曰：何害。服后果腹中运动，响声不绝，两时许，下宿垢半桶，顿觉爽快，令人飞接复元。寰中曰：实非复元，乃陆祖愚之药，自此帖服邀予调理而痊。

人微年轻，无征不信，自古云然。叶君乃借复元之名，以簧惑②之，病人始服，迨夫奏效而后，道其详，一时应变权宜之计也。（卷之五）

冰壑老人医案

先生之伯双泉公，年七十，患疟热多，恣饮冷汤不已，频饮冷水，变为寒症，身凉，脉迟沉，见鬼，延诸医，诸医咸缩手，或有下之者，而下后不能解。先生曰：沉迟，寒积也。正丹溪所谓有数下之者。更进小承气，下浮沫一二碗许，痢减病愈。后至八十四而终。尝云：十四年皆姪再造也。

徐司马玄仗，七十余矣。患潮热，不食不眠，秋时，虞乾飏来求先生医，脉之，右手关前实，先生曰：胸尚有垢，纯补非也。但病久，补

① 榇(chèn 趁)：古时指空棺，后泛指棺材。
② 簧惑：以巧言惑众。

而兼攻，用参不用术，养血润肠。投一剂，下宿垢如拳者二三枚，诘旦其子中明大喜。先生曰：以后当节食。聚讼者多，邀先生不往，苕溪一医来治，两月而殂。

易氏医按

王孙章湖，壮年，戊寅七月间，秋收忙迫，饥食二鸡子，酒数杯，时因恼怒，至暮，风雨大作，又当风沐浴，夜半身热寒战，腰背脊强，胸满腹痛。一医用五积散发汗，身凉战止，惟头额肚腹大热。又服柴苓汤半月，不愈，大便虽去不去，每出些须，即时作痛。又用大黄，下三五行，病仍不减，反加胃寒吐逆，饮食入口即吐，吐时头汗如雨，至颈而还，四肢或厥冷，或发热，大便一日二三次，小便如常，饮食不进者，四十余日，亦不知饥，形瘦日甚，其父洪山殿下，召予诊治。左手三部，俱平和无恙，惟大肠与脾胃脉俱沉紧，按之则大，时一结，坚牢者，力推之不动，按之不移。予曰：此气裹食积也，下之则愈。先以紫霜丸二十一粒，温水送下，二时不动，又进七丸，约人行三五里，腹始鸣，下如血饼者五六块，血水五七升，随腹饥索食，以清米饮姜汁炒盐少许，一二杯与之，神气顿生。次早复诊，右寸关脉，豁然如左，以平胃合二陈汤，日服一剂。后用补中益气汤加麦冬、砂仁，清晨服六味地黄丸，调理不一月，全愈。洪山曰：吾儿之病，外感内伤兼有，前医用汗药已愈，但胸腹痛甚，及下后，反增胃寒，见食即吐，米粒久不下，惟啜清酒米饮，是下非所宜矣。先生复下之而愈，何也？予曰：有见于脉耳。左手三部和平，是无外证；右手寸关沉紧而结，坚牢不动不移。《脉诀》云：下手脉沉，便知是气。沉而有力者为积，沉紧为寒、为痛。自脉断之，阳明经当有坚积也。书又云：食积发热，夜热昼凉，头额肚腹最甚，胃中积热，蒸蒸头汗，至颈而还，自外证观之，阳明有积甚明矣。洪山曰：先生论积固当，前医用小承气汤下之，不惟不能去积，而反加胸闷不食，何也？予曰：殿下先因气裹饮食，后复外感风寒，当日若用香苏散一剂，有紫苏叶，散去表寒；有香附、陈皮，内行气滞。表解食消，岂不两全？乃用五积散，虽有麻黄散寒，而当归等药，又补住食积，故胸腹愈痛。至于大小承气，尤为未当。小承气去胃中之邪热，大承气去阳明之燥粪。今殿下非邪热燥粪，盖邪热燥粪，乃寒邪自表入里，积热之毒，搏结阳明，大肠中原有之粪，成块成燥，必遇大黄之寒，而邪热始散；得朴硝之咸，而坚积始镕。此大小承气汤之主治也。若殿下乃有形之物，自外得之者，且鸡蛋性冷而滞，食时遇恼，为气所裹，又加以沐浴受寒，气与食在内，寒邪在外，包裹坚固，其势有不易消者。夫欲解散寒邪，消化食积，非温热之药不可。食得热则行，得冷则凝。今不用温热，而反以寒凉治之，则寒势愈滋，食积愈坚，胸膈愈满矣。紫霜丸有巴霜之大热以化寒凝，杏仁之辛热以破痰气，代赭石、赤石脂之重坠以镇定脏腑真气，兼之巴霜之性，走而不守，何虑坚不化，积不除。坚积去，则饮食自进，元气复而病自痊矣。

里中医案

杨方壶夫人伤食腹痛

太史杨方壶夫人，怒余伤食腹痛，枳、朴、楂、芽饮之。余曰：中虚而口积滞，须补而逐之。以人参五钱，白术三钱，陈皮、山楂、神曲各二钱，玄明粉二钱服之，宿垢消，腹胀痛止。但昏倦甚，食下便泻，日用人参一两，熟附二钱，芪、术、肉果各二钱，甘草八分，间服补中益气汤，参必一两，附必三钱，百日之内未尝少间。服人参八斤，姜、附二斤方愈。

素圃医案

山西典客宋兄，因多餐肉食，而兼生冷，微有感冒，胸中饱胀，腹痛便秘。此当温中化滞，而前医概用山楂、神曲、麦芽、腹皮、枳朴消导之剂。殊不知冷食积中，须温方化，过用消克，反伤胃阳，而食愈结。医不知此，消导不效，以大黄下之，惟便粪水。又以丸药下之，则冷结不通。计二十日，请治于余。脉细紧，手足清冷，胸结而硬，舌紫苔白。幸肾阳不虚，上结于胸，未下结于藏。用苍术、半夏、干姜、附子、白蔻，十剂胸结方开。下注腹痛，加肉桂，日服半硫丸二钱，惟进谷汤，不令清饿。冷秘二十八日，大便微通，初硬后溏，大黄丸得温方化，洞泻数次，然后胸腹大开。后以理中汤加苓、夏、砂仁温胃，匝月方瘥。（男病治效）

东皋草堂医案

一妇人胸膈胀痛，发作无时，眩晕膹郁，饮食作酸，寸脉沉而滑。余曰：此气郁而降令不行也。上焦如雾，聚而不散，则肺失清虚之本来矣。询其平日喜饮冷乎？病者曰：多饮茶耳。又问其今日畏饮冷乎？病者曰：然。知其宿冷不消故也。遂用木香调气散治之而瘳。白豆蔻仁一两、丁香五钱、檀香八钱、藿香叶三两、炙甘草二两、砂仁二两，为细末，每服二钱，淡盐汤点下，不拘时服。（气）

薛案辨疏

进士刘华甫，停食腹痛，泻黄吐痰。服二陈、山栀、黄连、枳实之类，其症益甚。左关弦紧，右关弦长，乃肝木克脾土，用六君加木香治之而愈。若食已消，而泄未已，宜用异功散以补脾胃，如不应，用补中益气升发阳气。凡泄利黄色，脾土亏损，真气下陷，必用前汤加木香、肉蔻温补，如不应，当补其母，用八味丸。

疏曰：泻黄一症，仅有属脾热及食积者，以此症而论，前方未为不是。然其人必有热症可据、实脉可凭，今服前药，而曰其症益甚，知非脾热矣。且脉复右关弦长，自是木克土症无疑，而此黄色为脾土之真色也明矣。六君内有半夏加木香，同是消伐之品，因食尚未去之故。若食已消而泄未已，宜用异功散云云。可见半夏、木香非常服之品，今人动云：半夏醒脾，木香运脾，要知非虚症所宜也。（脾胃亏损停食泄泻等症）

太仆杨举先，为饮食停滞，小腹重坠，用六君子加升麻、柴胡，愈后饮食难化，大便不实，里急后重，数至圊而不得便，用升阳除湿防风汤而痊。后心腹作痛，饮食不甘，用和中丸加益智仁，寻愈。

疏曰：此案既云饮食停滞，何不于六君子中加消导之品，而直加升、柴者？以小腹重坠，知其脾气已下陷也。下陷者，虚甚矣，故不可用消导而急为之升举也。至于里急后重，数至圊而不得便之症，大概皆以为脾经元气下陷之剧症，所用者，但知有补中益气汤而已，而不知元气固以下陷之中，有湿气缠滞而然者。则既当升其阳，复当兼除其湿。而补中益气，但能升阳，非除湿之品，况归、芪反能助湿，而升麻徒能提湿上行乎？升阳除湿防风汤内多风药，风能胜湿并能升举，是诚对症之方，与补中益气意同而理实异也。若后之心腹作痛，饮食不甘，其因虽多，然从前而来，未始非脾胃不健不运之故，用和中丸和其中培，加益智者，脾胃喜温，温之则健运矣。（脾胃亏损停食泄泻等症）

潜邨医案

彪溪简启懋感症兼食治验

彪溪简启懋病感症，发热饱闷，神思昏

沉，不更衣者，八日矣，服诸发表攻中药不一效，且益甚。伊族长鳞兄，予同痒契①友也，促令邀予诊之。其脉滑而有力，面色壅热通红，气粗，满舌黄胎，且厚而燥，胸前按之微痛。予曰：此感症而兼食者，即俗所呼为停食伤寒也。乃用逍遥散加熟地二两。长鳞曰：如许发热又兼饱胀，补药可遽投乎？予曰：此非补药，乃发表攻里之剂，用之以代麻桂硝黄者也。第服此则汗至而便通，热自退，胀自除矣。遂煎饮之，一剂淋漓汗下，至第二剂后下黑矢十数块，诸症悉退。长鳞曰：伤寒停食，前医所见皆同，乃发表攻中，卒无一应，而归、芍、地黄、苓、术、甘草等，似与汗下并无交涉，顾汗至便通一方中两效兼收，此中妙义，真令人莫解也，幸明示之。予曰：感症兼食，初起本一逍遥散合小柴胡养汗开肌助脾消食则愈矣。无奈风燥混表，肠胃干枯，宿物燥结，愈不能出，所以仍用逍遥重加熟地以养其阴，使阴气外溢则汗自至，阴血下润则便自通也。长鳞啧啧称奇。继用六君子汤加归芍调理而愈。（卷一）

新墅李载扬婶母热症治验

新墅李载扬婶母，年六十外，病热症，胸口痛闷，神思昏沉，气粗便秘，医以发散消导与之，增甚。邀予诊之，脉滑数而重按有力，面色壅热通红，满舌黄胎中间焦燥。予曰：此食滞中宫，贲门壅塞，太阴之气阻而不运，阳明之气抑而不升，不运不升，则气不透，不透则热而为火也。以大剂疏肝益肾汤，倍熟地与之，当晚下黑矢数十块，热势减半，胸膈通畅，神情清爽。翌早再诊，脉见浮洪，舌上焦燥，黄胎尽脱，而其色反黑如炭。其家问曰：身热已减，而舌反黑何也？予曰：向者食滞便秘，上窍不透，下窍不通，火在其中，闷而不舒，故其焰光不能上达。今以纯阴润下之剂，滑肠以利便，便则下窍通，而上窍之壅塞者去，膈以便通，火随便泄，而其余火之未尽者，得以炎炎而上行，所以舌反加黑耳，何足虑焉。仍以前方加枣仁、当归、山栀以滋水清肝，则未尽之余火悉除，而舌自红润而不黑矣。如言进之，即日午后舌黑果退，遂以生金滋水，及六君子加归芍等调理而愈。（卷二）

临证指南医案

戈　小便短涩浑浊，大便频溏，不欲纳谷。此伤食恶食也，当分消土。食伤

生益智　广皮　茯苓　泽泻　炒白芍　炒山楂（脾胃）

叶氏医案存真

秋深曾诊，拟议此病为里湿，更伤瓜果。辛甘寒分利，脾阳又受辛寒之累，致浊气聚形，频遭食复，阳屡被戕。凡身中脾阳宜动，动则运。肾阴宜藏，藏则固。斯为病根，局方大健脾丸，仲淳资生丸，多以补虚、通滞、芳香合用者，取其气通浊泄，人参补正之力得矣。

人参　茯苓　益智仁　煨木香　厚朴　新会皮

食物滞于肠胃，太阴阳气不旋，陶节庵用五积散。因汗冷厥逆，禁用攻表。昨主温通开滞气颇应，谓阳气宜通也。

草果　香附　厚朴　陈皮　广木香　茯苓

化服苏合香丸。

医验录

里中一老仆，只一子名官荫，年二十余，患病半月。初起发热作呕，服发散药数剂，热不退，又用清凉药数剂不效，又服发散兼消导药数剂，又不效，病半月矣。胸前高起数寸，作

① 契：意气相合。

痛,头面上冷汗直淋,面色惨黑,舌黑,口干,滴水不能入,坐立不起,一息将绝矣。其父母痛哭哀恳。余诊其脉,两关弦细而迟,想因冷食停胸膈中,误用发散清凉,致食愈寒结不化。急与附子理中汤二剂,并与参二钱,嘱令今日一日服尽。次早其父叩首称谢云:服头一剂后,胸膈遂宽,高起处遂平,不痛,能进粥一钟,仍有汗。服第二剂后,汗遂止,今早已食粥一碗,口已不渴,能自起坐床上,可不死矣。再照前药与五剂,嘱令易参五钱,连服五日而全愈。

洄溪医案

淮安大商杨秀伦,年七十四,外感停食。医者以年高素封①,非补不纳,遂致闻饭气则呕,见人饭食辄叱曰:此等臭物,亏汝等如何吃下?不食不寝者匝月,惟以参汤续命而已。慕名来聘,余诊之曰:此病可治,但我所立方必不服,不服则必死。若徇君等意以立方亦死,不如竟不立也。群问:当用何药?余曰:非生大黄不可。众果大骇,有一人曰:姑俟先生定方再商。其意盖谓千里而至,不可不周全情面,俟药成而私弃之可也。余觉其意,煎成,亲至病人所强服,旁人皆惶恐无措,止服其半,是夜即气平得寝,并不泻。明日全服一剂,下宿垢少许,身益和。第三日侵晨,余卧书室中未起,闻外哗传云:老太爷在堂中扫地。余披衣起询,告者曰:老太爷久卧思起,欲亲来谢先生。出堂中,因果壳盈积,乃自用帚掠开,以便步履。旋入余卧所,久谈。早膳至,病者观食,自向碗内撮数粒嚼之,且曰:何以不臭?从此饮食渐进,精神如旧,群以为奇。余曰:伤食恶食,人所共知,去宿食则食自进,老少同法。今之医者,以老人停食不可消,止宜补中气,以待其自消,此等乱道,世反奉为金针,误人不知其几也。余之得有声淮扬者,以此。(外感停食)

续名医类案

沈明先治丁惠书,秋得感寒停食之症,入夜辄寒热如疟,竟夕作呕。病数发,医亦数更,体弱不胜,昏沉垂殆矣。或谓昼静夜剧,属于阴症,或谓胃寒而口呕,当理中汤,沈独以为昼静夜剧,由于阳气陷入阴中;呕秽声长,明是诸逆冲上属火。不惟不可温,直应用寒;不惟不可补,更宜攻伐。竟投三黄等味,一剂知,二剂减,三四剂其呕若失,神情始苏。但呕止而胸膈胀继作,或疑寒凉伤胃之故。沈曰:食虽消,而火未归原,犹留连膈上。王太仆云,寒之不寒,责其无水,当求其属以衰之。乃改用纯甘壮水之剂,益以牛膝、车前,使热从水道发泄,果气顺胀消,膻中清廓而安。(此伏热将发,适遇感寒停食,外郁内阻,火不得泄,遂成寒热呕逆。若果因感寒停食,断无用三黄得愈之理。)(卷三·温病)

汪颖曰:一人好食烧鹅炙煿,日常不缺,人咸防其生痈疽,后卒不病。访知其人每夜必啜凉茶一碗,乃知茶能解炙爆之毒也。

龚子才治一人,劳后吃红柿十数枚,又饮凉水数碗,少顷,又食热面数碗,遂心腹大痛。诊之六脉沉微,气口稍盛,此寒热相搏所致。以附子、干姜、肉桂、枳实、山楂、神曲、莪术、香附,一服立止。后浑身发热,又以小柴胡一剂而安。

一人腊月赌吃羊肉数斤,被羊肉冷油凝结,堵塞胸膈不下,胀闷如死,诸医束手。诊之,六脉俱有,乃用黄酒一大坛,煮热入大缸内,令患人坐其中,众手轻轻乱拍胸腹背心,令二人吹其耳,及将热烧酒灌之,次服万亿丸,遂得吐泻而愈。

陶节庵治一人患病,因食羊肉涉水,结于

① 素封:无官爵封邑而富比封君的人。

胸中。门人请曰:此病下之不能,吐之不得出,当用何法治之?陶曰:宜食砒一钱。门人未之信也,乃以他药试之,百计不效。卒依陶语,一服而吐遂愈。门人问曰:砒性杀人,何能治病?陶曰:羊血犬血,大能解砒毒,羊肉得砒而吐,而砒得羊肉,则不能杀人,是以知其可愈。(《杭州府志》)

唐守元治一妇人,食羊闻呼,未及吞而应,逾月病发,淹及两年。唐曰:此必胸有宿物。家人曰:两年不愈矣。曰:试以我药投之。既而大吐,痰块中裹羊肉一脔,遂愈。(《平湖县志》)

王海藏治秦生,好服天生茶及冷物,成积而痼寒。脉非浮非沉,上下内外按举极有力,坚而不柔,触指突出肤表,往来不可以至数名,纵横不可以巨细状,此阴症鼓击脉也。一身流行之火萃于胸中,寒气逼之,故搏大有力。与真武、四逆、理中等汤丸,佐以白芍、茴香,使不潜上,每日服百丸,夜汗出而愈。(卷九·饮食伤)

张路玉治叶某停食感冒,两寸关俱涩数模糊,两尺皆沉,按之益坚。虽其人尚能行走,而脉少冲和,此必向有陈气在少腹。询之,果患寒疝数年。因婉辞不用药,是夜腹满而逝。或问此人小恙,何以知其必死?曰:凡人胃满则肠虚,肠满则胃虚,更实更虚,其气乃居。今胸有瘕而肠有积,上下俱困,能保其不交攻为患乎?当知厥痛入腹,脚气冲心等疾,皆是阴邪相搏,结郁既久,则挟阴火之势而上升。若胸中元气有权,则其邪下伏。今既为宿食填塞,逆则上下俱满,正气无容身之地,往往有暴绝之虞,所以不便用药,实未知其即死也。(《伤寒论》病人素有痞积,及病传入三阴则死,谓之脏结。盖新邪与旧邪合并也。)

幼科汪五符,夏月伤食呕吐,发热颅胀,自利黄水,遍体肌肉扪之如刺。六脉模糊,指下似有如无,足胫不温。自谓阴寒,服五积散一剂,热愈炽,昏卧不省。第三日利不止,时谵语,至夜尤甚。或以为伤暑,与香薷饮,遂头面汗出如蒸,喘促不宁,足冷下逆。或以为大寒,而脉息模糊,按之殊不可得,以为阳脱之候,欲猛进参、附。或以为阴症,断无汗出如蒸之理,脉虽虚而症则大热,当用人参白虎,争持未决。张诊之曰:六脉如此,而心下按之大痛,舌上灰刺如芒,乃食填中宫,不能鼓运,其脉往往如此。与凉膈散下之,一剂神思顿清,脉亦顿起。倘投参、附,其能免乎?

癸卯元夕,周徐二子过石顽斋头饮,次日皆病酒不能起。欲得葛花汤解醒,张曰:此汤虽为伤酒专剂,然人禀赋,各有不同,周子纵饮则面热多渴,此酒气行阳肌肉之分,多渴则知热伤胃气,岂可重令开泻,以耗津液?与四君子汤去甘草,加藿香、木香、煨葛根、泽泻,下咽即愈。徐子久患精滑,饮则面色愈青,此素常肝胆用事,肾气亦伤,酒气皆行筋骨,所以上潮于面。葛花胃药,用之何益?与五苓散加人参,倍肉桂,服后食顷,溲便如皂角汁而安。(用药须相人体气,不可胶执成方。凡病皆然,不独为伤酒说法也。)

柴屿青治中翰①陈雯山,壮热神昏,为时医所误者累日,势甚危笃。诊得人迎脉缓,自无外感,惟气口洪实,舌苔甚厚。重按其胸,皱眉呼痛,此胸中停食,屡进发表,相去迳庭,无怪病增剧也。用小承气汤连下二次,即神清热退而安。

张飞畴治谢元海,夏月常饮火酒,致善食易饥,半月后腹渐胀满,大便艰涩,食亦日减。医用刻削清火俱不效。左脉细数,右脉涩滞,此始为火助胃强而善食,继为火灼胃液而艰运,艰运则食滞而胀满,胀满则食减。今宜断食辛热,乘元气未离,祛其滞而回其液,日久

① 中翰:清代内阁中书之称,掌内阁书写机密文书。

则费调理也。用枳实导滞汤去黄连、白术,加葛根,一服,大便通利而滞行,又用健脾理气。三日后,以小剂生脉加葳蕤、煨葛根,半月而愈。

张三锡治一人,发热头痛,七日不止。诊之,左脉平和,右寸关俱弦急有力,乃内伤宿食为患也。以二陈加枳实、厚朴、楂炭、柴胡,三剂,再加黄芩,头痛除。但热不净,投枳实导滞丸百粒,更衣而愈。

一妇每夜分即发热,天明渐止,自投四物汤,反加呕恶。诊得左关微急,而右寸关弦数有力。询之,经后食梨,午后遂热起,正丹溪所谓胃虚过食冷物,抑遏阳气于脾土之中。此病皆因血虚而得者,遂以升阳散火汤,一服热已。后用四物去地黄,加枳、术、陈皮,健脾养血,调理而愈。(卷九·饮食伤)

许学士云:有人全不思食,补脾罔效,授二神丹,服之顿能食,此即补母法也。黄曾直用菟丝子淘净酒浸,日挑数匙,以酒下。十日外,饮啖如汤沃雪,亦此理也。(《治法汇》)

张三锡治一人,夏月食羊肉太多,作渴烦躁,自谓受暑,用凉水调益元散,躁烦愈甚。诊之,脉虽滑,不鼓指,随以盐汤吐之,得生肉碗许。乃以二陈加草果、肉桂、厚朴、山楂,调理而安。若用凉药作暑治,立见其毙。

一人饮茶过度,且多愤懑,腹中常漉漉有声。秋来寒热似疟,以十枣汤料,黑豆煮晒干研末,枣肉和丸芥子大,以枣汤下之。初服五分不动,又服五分,无何腹痛甚,以大枣汤饮之,大便五六行,时盖日晡也。夜半,乃大下数斗积水而积平。当其下时,瞑眩特甚,手足厥冷,绝而复苏,举家号泣,咸咎药峻。嗟乎,药可轻用哉。

一人过食瓜果,时值夏月,大泻不止,中脘大痛,烦渴引饮,自服天水散及香薷饮。脉之,右关寸俱沉伏,因作停冷治,香砂六君子汤加炮姜、厚朴,一服痛渴俱止,只以胃苓调理而安。

龚子才治徐通府,因好烧酒,及五香药酒过度,患吐血唾痰,六脉急数。此酒毒积热入于骨髓,不受滋补。以黄连解毒汤加知母、贝母、石膏、连翘、元参、花粉、葛根、栝蒌、桔梗、酒蒸大黄,早晚服。至百日外,以六味丸加解毒汤在内,与前汤药并进,又百日始瘳。后归田逾年,仍为酒困而卒。(卷九·饮食伤)

王海藏治秦生好服天生茶及冷物,积而痼寒。脉非沉非浮,上下内外,举按极有力,坚而不柔,触指突出肤表,往来不可以至数名,纵横不可以巨细状,此阴证鼓击脉也。一身游行之火,萃于胸中,寒气逼之,搏大有力。与真武、四逆、理中等汤丸,佐以白芍、茴香,酒糊丸,使不僭上。每百丸,昼夜相接,八九日服丸至半斤,作汗而愈。亦世罕有也。(《阴症略例》、《医说续编》)(卷九·饮食伤)

林观子治一人,房欲后远涉,饥渴饮新汲泉水,而归病作。医以解表消中药与之,遂冷逾膝肘,外热躁扰不定,掀衣掷被,谵语无伦,脉寸如蛛丝,余无。急以人参、姜、附,入葱白、生姜,大剂浸冷灌之,得睡躁定。去葱白、生姜,服数帖得汗,肝脉亦渐和,加别药调而安。

朱丹溪治一丈夫,因酒多下血,肚疼后重成痢,滑石半两,连翘、黄芩、木通、白芍、枳壳、白术各二钱,甘草五分,桃仁二十一枚,分四帖服。

有人因忧愁中伤食,结积在肠胃,欲发吐利,自冬至后暑月积伤发,暴下数日不止。《玉函》云:下痢至隔年月日应期而发者,此为有积,宜下之。止用温脾汤尤佳。如难下,可佐以干姜丸:干姜、巴豆、大黄、人参各等分,后服白术散:白术、木香、附子、人参各等分。上细末,每二钱,水一盏,姜三片,枣一个,煎六分温服。

一丈夫酒多病泄，久不愈，又自进附、椒等，食不进，泄愈多。滑石、黄芩各半两，干姜、黄连、樗皮，粥为丸，每服百丸。

许学士治宗室赵彦材，下血，面如蜡，不进食，盖酒病也。授紫金丹方，服之终剂，血止，面鲜润，食亦倍常。新安一士人亦如是，与三百粒，作一服，立愈。胆矾三钱，黄蜡二两，大枣五十枚。右以砂锅，或银石器内，用好酒三升，先下矾、枣，慢火熬半日，取出枣去皮核，次下蜡，再慢火熬一二时，令如膏，入蜡茶二两，同和丸如桐子大。每服二三十丸，茶酒任下。

孙兆治馆职学士张居易，嗜酒散诞，不为名利拘束，忽发热头疼。俾翰林医官治之，十日愈甚。诸学士共议召孙，孙至，脉之曰：余人皆曰伤寒，然此症痰也。张学士好酒多痰，食所伤也。今痰非伤寒，而右手脉甚数，左手脉平和，此必伤酒食而作头疼，宜用食药五七丸，俟之半日，进退决矣。孙遂用食药，经食久，膈渐宽，头痛遂减。再进利膈药，遂获安。大凡阳邪，头痛经十日，岂得不变发热而狂乱，故知非伤寒，乃食病之过也。

朱丹溪治胡孺人，因吃冷粉与肉，头痛自汗，膈痞小便赤，用白术三钱半，陈皮一钱半，木通、川芎、黄芩各五分，姜水煎熟，吞之草豆蔻丸、阿魏丸、保和丸各五十粒。（卷九·饮食伤）

张子和治一佃侣，好茶成癖，积在左胁。曰：此与肥气颇同，然痎疟不作，便非肥气。虽病十年，不劳一日，况两手沉细，有积故然。吾治无针灸之苦，但用药即可享寿尽期。先以茶调散吐出宿茶数升，再以木如意揃之，又涌数升，皆作茶色。次以三花神佑丸九十余粒，是夜泻二十余行，脓水相兼，燥粪瘀血，杂然而下。明日以除湿之剂，使服十余日，诸苦悉蠲，神色清莹。（《医说续编》）

浙东监宪全公，每晨先饮阿剌吉[①]十余杯，然后饮常酒，至六月大发热，张奕之治用冰摊心腹上，冰消复增，内饮以药，三日乃愈。（《药要或问》）

一富家子二十余岁，四月间病发热，求赵以德治之。脉浮沉无力，而虚热往来，潮作无时，脉间有力洪数，随热进退。因之非外感之热，必是饮酒留热在内，今因房劳气血之虚而病作。问之，果在正月，每晨饮阿剌吉，吃狗肉一月。既得其情，遂用补气血药加葛根以散酒毒，一帖微汗，反懈怠，热如故。因是知气血皆虚，不禁葛根之散而然也，必得鸡距子方可解其毒。偶得干者少许，加于药中，其热即愈。

唐生者，病因饮酪水及食生物，下利紫黑血十余行，脾胃受寒湿毒，与六神平胃散半两，加白术三钱，以利腰脐间血，一服愈。

周子固治王经历，患身轻飘飘，若行空虚中。易医凡七十人，皆以为风虚，与热剂转加。周曰：此酒毒也。即以寒凉之剂驱之随愈。（《九夷山房集》）

张子和治一酒病人，头疼身热恶寒，状类伤寒。诊其脉，两手俱洪大，三两日不圊，以防风通圣散约一两，水一中碗，生姜二十余片，葱二十茎，豆豉一大撮，同煎三沸，去渣，稍热，分作二服。先服一多半，须臾，以钗股探引咽中，吐出宿酒，香味尚然，约一两掬，头上汗出如洗，次服少半立愈。《内经》曰：火郁发之。发谓令其汗之疏散也。

朱丹溪治一饮酒人，胸大满，发热，夜谵语，类伤寒，右脉不和，左大。与补中益气汤去黄芪、柴胡、升麻，加半夏。以黄芪补气，柴

① 阿剌吉：译音，是指用棕榈汁和稻米酿造的一种蒸馏酒，在元代曾一度传入中国。

胡、升麻又升，故去之，服后病愈。因食凉物心痛，于前药中加草豆蔻数粒愈。(《治法》)(卷九·饮食伤)

张子和治苏郡丞秦水心，初有中气虚寒之症，兼以案牍①丛脞，应酬纷扰，遂致疲倦食少，肌表微热，不能治事。召诊，始而用温，继而用补，其后每剂加参至两许，附至三钱，然后饮食大进，精神焕发。复因汤液久而苦口，则更制丸剂常服，大抵不外扶阳抑阴之义。忽一日诸症复发，视前较甚，加之自汗头晕，懒于言语。亟延诊，首讯昔日大剂温补煎方，盖谓丸剂缓而无济也。诊毕曰：症即前日之症，药非前日之药，是殆劳神动怒之后，复为饮食所伤，致令当纳受者不纳受，当运化者不运化，实热滞于太阴阳明两经，此王道安所谓饮食劳倦之中，仍有有余不足。今非昔比，参、附断断不可沾唇者，惟宜清导消热耳。郡丞首肯，遂如法治之而愈。所以知秦之病者，其脉左关独大，而气口紧盛倍常。左关独大者，肝主劳与怒也。气口紧盛，非食而何？藉若胶柱前方，实实之咎，其何能辞？

顾开一内人，以伤食饱闷求治。诊其脉，气口初非紧盛，而反得虚微，察其症，虽若胸次有物，而神气殊短，正符东垣饮酒食劳倦之说，宜补正以祛邪。即用六君子健脾，佐以姜、桂等味，助中焦腐熟水谷。一二剂后，腹胀宽舒，君子进而小人退之机也。改用补中益气汤，脾泻即止，饮食如常，神气日增。

聂久吾曰：一侍婢停食腹痛，先用消导药，略加发散，一剂而痛未减。因用炒盐汤，服二碗吐之，其痛减半。又用发散为主加消导，一剂其痛立止。因悟寒邪停食作痛，散其寒气，则食自消，而痛自止。自后依此施治，无不神效。

梁抚军云名章钜：余在甘肃齐礼堂军门授一药酒方，谓可治聋明目，黑发驻颜，余服之一月，目力顿觉胜常。方用蜜炙黄芪二两，当归一两二钱，茯神二两，党参一两，麦冬一两，茯苓一两，白术一两，熟地一两二钱，生地一两二钱，肉桂六钱，五味子八钱，山萸肉一两，川芎一两，龟胶一两，羌活八钱，防风一两，枸杞一两，广皮一两。凡十八味，外加红枣七两，随量饮之。军门云：此名周公百岁酒，其方得自塞上周公，自言服此方四十年，寿逾百岁。其家三代皆服此酒，相承无七十岁以下人。有名医视之曰：水火既济，真是良方。其制胜全在羌活一味，所谓小无不入，大无不通，非神识神手，莫能用此也。余弟灌云广文，素嗜饮，中年后，已成酒劳，每日啜粥不过一勺，颜色憔悴，骨立如柴，医家望而却走。余录此方寄之，灌云素不饮烧酒，乃以绍酒代之，日饮数杯，以次递加。半月后，眠食渐进，一月后遂复元。比余回福州相见，则清健反胜十年前，而豪饮如故。盖常服此酒，日约三斤，已五年矣。(卷九·饮食伤)

裴兆期曰：病有用药伤而变重者，甚有变症莫识，而卒至危亡者，不可不知。昔一妇，患经闭，服血药过多，血不行而饮食反减，又增寒热呕逆，医犹以为瘀血攻心，倍加峻削，病者忽神昏齿噤，口角流涎，状类中风。诊其脉，伏而微，心下按之满急且有声，曰：此饮症也。询之，乃为药所伤，非涌法不可。急取桐油，鹅翎探之，一涌而出酸水四五升，遂醒。先与燥湿宽中药，次与补脾健胃。俟饮啖起居如故，始进通经丸，血乃行。一人病疟兼旬，胸满而畏食，胃气不清故也。医不审，与以补中益气汤二服，疟反大剧。易用鳖甲、何首乌以截之，更胀呕不胜，汤饮俱废。或疑其误用补药，与陈皮、莱菔等汤，病益加。余诊之，六脉濡弱，此湿气满胸膈也。以苍术为君，佐以半夏、厚朴、泽泻、豆仁等，少加姜汁、食盐，徐徐与之，不食顷，兀然欲吐。即探引之，得吐黄涎恶水甚多，脉始平，疟亦渐止。

① 案牍(dú 读)：指官府的文书。

又一小儿甫三岁，得心腹痛疾，医者处剂太重，煎汁又厚，更灌之，乳食后，反增呕吐，发寒热而兼喘，更数医罔效，渐昏沉不醒人事。其家以为不可救，遂勿药以俟之。自晨至昏，忽闻腹中汩汩声上下者数四，遗秽汁斗许而苏。此等病患者甚多，不能悉举。总之，人生以胃气为本，胃气伤，虽对病之药，皆不运化而取效，反生他症。今之病家医家，皆不之察，凡有病辄投以药，不愈更医以药，甚至饮食不进，不思顾其生化之源，而犹乱投汤药，致中气受伤，变症百出而死者，不少矣，可不慎哉！（卷九·饮食伤）

扫叶庄一瓢老人医案

凡滋味食下不安，嗳出臭浊不变。盖在地之物，假粱肉成形者，皆阴类也。宜食飞翔之鸟，以无油膘滞腻。药用妙香散，芳香醒脾，不致燥烈伤肾。

人参　茯苓　石菖蒲　益智　茯神　炙甘草　檀香　或用木香　新会皮（脾胃）

赤厓医案

曹尊山翁四乃郎，年近三十胸隔不宽，胃口隐隐作痛，嗽不绝声，痰多，颊赤，至午后则发热咽干。歙之名医，皆以虚怯难疗。近则食少而胀，肉削神疲，已逾三月矣。予为诊之，左手软弱，右寸关滑数，不似真损之脉，形虽瘦而色不夭。予曰：诸医云何？伊谓：诸公以久咳痰多为肺损，食少肉削为脾损，颊赤发热咽干为肾损，且以胃口胀痛，必至呕血死，不知犹有可救否？予细询起病之由，所嗜之物，伊云：前曾食过牛肉二次，后半月即病，因以手按其胃脘则痛甚。予恍然曰：子病得之食毒牛肉，肉积不化，故胃口胀痛，积久成热，而痰嗽、潮热诸病生焉。子不记忆，医不详问，妄言虚劳，是谓实实，以至酿成大患，尫羸至死，尚不觉悟，予今为子逐积，则诸病可已。遂以小承气汤加牛骨灰、山楂炭下之。次日黎明，其兄叩门告予曰：昨药真神丹也，服后腹作阵痛甚厉，顷欲大便，所下皆紫黑秽腐，胸隔宽快，热嗽顷减矣。再与平剂调养，未浃旬，人已脱然，故药惟期对症，如以匙勘论，其效之神速如此。

家杜参再姪女姪，腹痛不可忍，脉右关沉滑而数，自云连曰：困于酒食，向来大便每日一次，今腹中大痛，大便三日未行，然腹下痛处，必以物重按住，痛势稍缓。诊脉之时，仍以小枕抵腹。予按昔人辩痛之法，则云按之痛甚者为实；按之痛不甚者为虚，乃杜参极喜重按，似属虚矣。然脉滑为食，数为热，有属實矣。仲景云：寸口脉涩，知有宿食，当下之又云腹中满痛，此为实也，当下之。盖宿食之脉，初则沉滑，久则反涩。杜参停食未久，故滑而不涩，况伤食恶食，大便愆期，腹满而痛，且按之不过稍缓，而痛仍在，其为实无疑矣。遂以木香、厚朴、炒山楂、枳实、大黄下之。二剂，大便方行而愈。因忆仲景治腹中受寒，上下痛而不可触近者，用大建中汤。薛氏治胎堕后，服破血药，腹痛拒按，用八珍汤。彼此参看，知医理不可执一，是在神而明之耳。

吴涵斋先生，为江越门先生门人，以编修告假在籍，留予寓店中一载，恨相见之晚也。先生一日，腹中大痛而喜按，自汗出，肢冷至肘，浑似虚状。众议欲投温补，予曰：脉虽弦细，而右关沉滑，此食填太阴，温之固当，若以汗厥为虚，而用补，是逆之也。与槟榔、枳实、厚朴、炒山楂、峡曲、炮姜、砂仁。一服良已。乃侄步昆兄，前病愈，月余复病，与先生略同，更加呕吐痰食，切其脉沉细而无力，与以参术补剂，亦一服而瘥。故症同诊异，攻补殊施，不然刻舟求剑①，鲜有不误者矣。

---

① 刻舟求剑：典出《吕氏春秋·察今》。比喻不懂事物已发展变化而仍静止地看问题。后引申成墨守成规、不懂变通之意。

黄澹翁医案

梁垛场胡安明，咳嗽声哑，寒热往来，吐白沫，脐腹痛，小便赤，大便黄，去年十一月起，囟会不仁，本年八月来诊，按脉右尺寸不足，关滑大，左三部软数。据此乃脾胃有留滞之象，当先理之。

陈皮　枳壳　山楂　炙草　赤芍　神曲　半夏曲

服此方三剂，腹中响，畅解大便一次。今右关好些，咳亦减，沫亦减，加泽泻八分。右关滑大之象全退，所以腹痛除，白沫少，寒热减，小便淡，咳仍旧，饭后胀。

赤苓　陈皮　神曲　谷芽　甘草　白芍　泽泻　黄芩　木通　半夏曲

中秋前一日，右关又有弦数之象，鼻塞，上火，皮外热汗，当微解之。

荆芥　防风　前胡　陈皮　甘草　桔梗　杏仁　半夏

服前药二剂，周身有汗，诸症退些，痰咳未减，皮外微热。

桔梗　杏仁　甘草　前胡　柴胡　陈皮　神曲　枳壳　半夏

弦象无矣，数尚有之，咳减卧安，但热耳，囟会已仁，督脉热不退。

丹皮　白芍　鳖甲　远志　甘草　胡黄连　地骨皮　柴胡

症随药减，可喜，但督脉热不除为虑。

加山药　石斛　白术　扁豆　人参

去柴胡　鳖甲　胡连　地骨皮

左手脉好，右关复数大，症见肚疼，寒热仍有，大便溏，日一次，小便红黄，脉大好些，症亦减，未全清，但体更弱。

照前方加　神曲　制首乌

按咳嗽生痰，乃因痰致嗽，痰去嗽止，病责在脾，内热腰痛，不耐久坐，病责在肾，所以初诊即用理脾药，而腹痛减，再服而止。今脾胃脉虽和，而肾脉尚不足之甚，拟晚用资生丸，早服大造丸，自有后效。

早服河车丸，加下药：

茯神　甘草　人参　山药　牛膝　龟版胶

晚服资生丸。(卷一)

锦芳太史医案求真初编

治同族太学字廷桂之孙乳名吉俚伤寒内积药怀案一百十六

嘉庆戊午季秋，有族太学字廷桂者，因孙乳名吉俚，在于仙七都棠阴食积便泄，兼有感冒，其泄并非脾虚不固之可进用补脾之药也。乃有无知医士，不思积未下尽，兼有感冒，混以白术、当归、白芍、黄连、木瓜、甘草以进，以致肚腹益胀，唇青面暗，气粗脉紧。廷老抱示余诊，余索原医药单接视，余笑此属何医？妄用一片甘温甘润酸收苦寒，而致治有如此不通之极也。当诊是儿脉紧，知儿外有感冒，被医妄用酸寒之药以收；肚腹胀大，是医妄用濡滞之药以阻。因用防风一钱，薄荷五分，广皮六分，川朴一钱，六曲一钱，大腹皮四分，连翘一钱，生姜一钱，嘱其浓煎投服。时服一剂而大便复泄，觉腹略消；又服一剂而唇青竟除，面色略白。并审症兼偏坠，除其连翘，外加小茴、橘核，而病其悉除矣。若使表不疏发，则邪必内陷而成大热之症，势必更用凉解。内不疏泄，则腹更见胀满，而有绕脐硬痛症出，以致小病变大，寒症变热，其有不可救者如此。

风寒早用凉药以清，积滞早用甘温以补，倒置极矣。若不如此分疏，必致成其大热。男省吾识

治同族大九一子名细毛镇伤食补伤脾案一百十九

岁乾隆庚戌夏五，族有大九一之子名细毛者，偶被镇伤，医者谓彼镇伤是火，殊不知受伤原在躯壳空处，并非致命穴所，其镇子当

即用药罨[①]出，火已熄矣。而受伤之人藉此称病莫治，医又不察病属真否，教以日食猪肉润养。讵知火病已无，而病由于食肉而起，以致面浮气粗，手足微浮，寸步难移，六脉软滑，而脾尤甚。此非镇火为病，而医镇火者之教食肉而生病耳。盖猪属亥，亥属水，水胜则火衰，火衰则土湿，不亟补火生土，则食日减而火澌减。旁有一位笑之曰：病因火起，反用火补，岂不如火益热乎？余则按病为渠分剖，盖自受伤以来以至于今，业已四月有余，在此无日不食猪肉，以一日之火而遭百有余日之水，水耶火耶？今观其人，神衰气丧，坐卧不宁，岂火之谓乎？两目惨淡，岂火之谓乎？饮食不思，岂火之谓乎？嗳饱时闻，岂火之谓乎？手足厥逆，岂火之谓乎？六脉软滑而脾敦阜，岂火之谓乎？身浮气胀，岂火之谓乎？治此速用姜、附、苓、半以折胸中之水，以治阴翳之火，并宜照单日服二剂，以至四五十剂而安，否则不救。时依其言，果服五六十剂，其效渐见而愈。

不审现在实见何症何脉，而徒远追身受镇火之伤，正是舍近求远，舍易求难。吾父不拘已往镇火，专求现在脉症审治，似觉亲切无比。男省吾识。

南雅堂医案

脾胃为仓廪之官，胃虚不能容受，故饮食不思，脾虚不能运化，故积滞不化，皆由土虚气弱之故，法宜攻补兼施，为扶正却邪之计，方拟于后。

人参三两　白术二两(土炒)　炒麦芽二两　陈皮二两　枳实三两　山楂肉一两五钱

上药共研为末，用神曲四两，糊为丸，每服三钱，米汤送下。(积聚门)

杏轩医案

许生母伤食腹痛

许生咏堂母病请治，据云因食豚肝面饼，后偶触怫郁，致患腹痛，自用麦芽、楂麹[②]、香砂、二陈不应。因其痛在少腹，以为寒凝厥阴，加吴萸、炮姜，服之益剧。予问：痛处可按乎？曰：拒按。又问：日来便乎？曰：未也。切脉沉细，视舌苔黄，中心焦燥。顾谓生曰：此下证也。生曰：连服温消，诸剂不验，思亦及此。因家母平素质亏，且脉沉细，故未敢下。予曰：痛剧脉伏，此理之常，质虽虚而病则实，书称腑病以通为补。仲师云：腹满不减，减不足言，当下之。又云：舌黄未下者，下之黄自去。今痛满拒按，舌黄焦燥，下证悉具，夫复何疑！方定大承气汤，用元明粉代芒硝，仍加香砂、楂麹，兼行气滞。服头煎后，便行一次，其痛略定。随服复煎，夜半连下三次，痛势大减，舌干转润。易以调中和胃，旬后起居如常。

齐氏医案

曾治凌秀才之母，年五十，已生九男二女，气血衰惫，一日外出，饮食过伤，途遇风雨，食填太阴，倒晕床褥，水浆不入已四日矣。举家议以必无生理，三子促骑而请，予因家有要事，辞以不果。其七子廪生[③]弼祖，在馆攻书，闻之来寓，长跪而请，予念救母心诚，扶起允之登舆，顷刻而至。视之衣棺俱备，静候死耳。其夫亦府庠，引予入室。见其手撒口开，诊之寸关如丝，两尺全无。乃谓其夫曰：《经》云上部有脉，下部无脉，其人当吐，不吐者死。令其子烧淡盐汤三品碗，入童便一碗搅匀，扶起病人，三饮而三吐之，果吐出宿食痰涎碗许而人事稍苏。乃与六君子汤加芪、术、白蔻一剂，是夜即服稀粥一碗，明早乃起床矣。又用

① 罨(yǎn 掩)：掩覆，敷。
② 麹(qū 区)：发酵物。
③ 廪生：又称廪膳生。明、清两代称由公家给以膳食的生员。

归脾汤数十剂，兼服六味地黄丸而安。(中风论)

尚友堂医案

高湖熊德元，往城探亲，饮食过量，骤发腹痛，气喘昏不知人，妄说阴司诡话。主家大恐，命巫禳解①，复迎余诊。两手关尺无脉，解衣视之，胸高胃突。余曰：此症食填太阴，阴阳隔绝，神昏乱言，毋足怪也。然用药消导，未必下咽，即令下咽，未必入腹，盖无形之性不能骤化有形之物。《经》云：下部无脉，不吐者死。急以筷抵舌根，用鸭翎搅喉中，遂得大吐宿食，酸馊盈盆，顿时即愈。巫者观其言行如常，默默而去。(治伤食腹痛)

王氏医案续编

许某于醉饱后，腹中胀闷，大解不行，自恃强壮，仍饮酒食肉。二日后腹痛，犹疑为寒，又饮火酒，兼吸洋烟，并小溲而不通矣。继而大渴引饮，饮而即吐，而起居如常也。四朝走恳孟英诊之。脉促歇止，满舌黄苔，极其秽腻，而体丰肉颤，证颇可危。因婉言告之曰：不过停食耳，且饮山楂神曲汤可也。午后始觉指冷倦怠，尚能坐轿出城，到家气逆，夜分痰升。比晓，胸腹额上俱胀裂而死，盖知下之不及，故不与药也。

沈俞医案合钞

某。从前食物失调，脾胃受亏，即与幼稚之疳症病同。物滞久延必伤正气，东垣所称物滞既伤气，理必消补兼进。

人参　厚朴　陈神曲　桔梗　麻仁　广皮　调磨积丹五分(疟)

慎五堂治验录

薛正甫母。身热无汗，头痛眩晕，胸痛拒按，作恶太息，背寒咳嗽，脉左细紧，右大，舌白，不渴。此因丧女悲哀太过，劳力受寒而兼食滞也。治宜两顾。

香附六分　紫苏叶一钱　淡豆豉四钱　桑叶三钱　川贝三钱　合欢花一钱半　旋覆花二钱　麦芽三钱　兰叶三钱　枇杷叶五钱　牛蒡子四钱

年愈古稀，病后寐中筋跳，是肝肾虚而筋失涵养也，法当温通。

当归　枸杞　夜交藤　香附　芍药　生草　桑枝叶　桂枝　菊花　川牛膝

陶聘三，壬午九月十九日，宋家泾。因食滞中宫，引动伏邪，日晌寒战身热，日轻日重，热时作呕，不饮不食，头痛口苦，便秘溲赤，脉弦滑，苔灰黄。拟逐邪化滞治之。深虑邪食互并，结在阳明致重。

青蒿四钱　宋半夏一钱半　蝉衣五分　莱菔汁一杯　豆卷四钱　鲜金斛四钱　枳壳一钱　南山楂一钱半　桑叶四钱　瓜蒌皮四钱，盐水炒　竹茹三钱

得便，各恙皆减，灰苔花黑，去山楂、蒌皮，加花粉、稻叶。

鹤前泾唐羊，年二十余。丁亥冬日，饱食牛肉及猪鸡面等物，遂起脘中胀痛。医投寒凉消导，毫无效象，且加小溲不行，气喘泛恶，鼻扇胀痛。濒危始丐余诊。诊得右关脉大，舌紫苔黄，明是食滞填实，胃中有格拒闭塞之危，不得不急下以承胃气。以仲圣大承气汤加楂、杏、楝实、五谷虫、稻秆、灯心等为方，服后下宿垢斗许，小溲不行、脘中痛胀皆平，气喘泛恶咸定。是证不食不便已十二日矣，仲

① 禳解：向神祈求解除灾祸。

圣之法固仙方也。其善后之法亦非易易，予金斛、枳壳、半夏、茯神、谷芽、陈皮等，一剂痊愈。

温氏医案

官竹农大令，年逾耳顺①，夜间吃水饽饽，因此伤食。胸前胀满，饮食少思，延医诊治，见其年高，谓脾虚脉弱，遂用理中汤以温之。服后胸俞作胀，连更数医，均云脾虚宜补，于是精神困倦，饮食不思，更加微热头昏，寒热互用，邀余往治。诊其胃脉沉细兼迟，细问起病根由，并曾服何药，遂述其所以。余曰：右关脉固是沉迟，却非虚也，乃误服补剂，气不充畅故耳，当舍脉从症。应用平胃散加楂肉、麦芽、莱菔、枳壳以推荡之。服二剂，延余复诊，云及胸胀已消，略进稀粥。余用半消半补之剂，数日而愈。今之市医，一见年高减食，不问病从何起，不辨虚实，遽谓脾虚宜补，因而补死者，不知凡几。（伤食）

友人俞友仁，患胸满不食，精神倦怠，医用健脾固气之剂，其病愈剧，更加寒热，间作大便不通，颇似疟状。复用小柴胡汤以和解之，仍不见效。十日均不出恭，人极气馁，势甚危急，延余诊视。审其右关脉沉而实，重按撞指。余曰：并非脾虚，亦非疟疾，乃食停胃中，致有此疾。病者曰：君言有因，余前日因坐船溯流回渝，刚食饭后，船过险滩，纤断桅横，几乎倾覆，因此受惊。回家后，自觉胸满，疲不思食。前医概谓脾虚应补，殊知愈补愈剧，闻君之言，深中病情，祈为疗治。余曰：此乃因惊停食。夫饮食入胃，全仗气运，方能消化。正值饭后，受此大惊，惊则气散，以致食停胃中，误服补剂，愈形拥塞。急宜推荡，不然变症百出。即用平胃散，重加顺气消导之品以通之。次日复诊，喜曰：服药后，昨晚腹中辘辘有声，须臾大便，解出之粪，因停蓄十日，臭不可闻，今日胃开思食矣。可见前服补剂之害，曷可胜言。余继用理脾和中之剂，调治而愈。（因惊停食）

过氏医案

徐灵胎云：古方最为神效，病与证俱对者，不必加减；若病同而证稍异者，则随证加减。时医好为加减，故不效耳。淮商杨秀伦，年已七十四，外感停食，医因年高素封，俱用补中之药，待其自消，以致见饭即呕。徐君用生大黄，众医大骇。徐君强令服之，服半剂，气平得寝而未泻。明日服一剂下宿垢少许而愈。（俱详于《洄溪医案》）按古来神圣制方，良毒诸药，俱供医用。朴硝、大黄无毒，俗医畏不敢投，此不读《神农本草经》之过也。（各种本草，以《神农本草经》为最，后附徐灵胎、张隐庵、叶天士、陈修园诸家之说者，更堪取法。）

诊余举隅录

丁丑，同邑青果巷薛仲梧之室，产后十余日，身热面赤，咳嗽气促，胸闷腹满，溺涩便闭。当时麻症盛行，前医疑为时邪，与以豆豉、浮萍等药，不应？来延余诊。切其脉，浮细而数，望其舌，苔腻而黄。审是积滞阻中，诸气为之窒塞，既不得以产后百脉空虚，疑为虚怯，又不得以此时盛行麻症，恣用清疏。用二陈汤加枳实、楂炭、焦曲为方，二剂，诸症悉平。后以八珍汤调补而安。（产后热滞轻重证）

张聿青医案

右　肝气纵横，食入不舒者已经多月，至昨偶食瓜水，寒气不运，脘腹胀满异常，流行皆阻，水气更郁，致面色清淡，卫气阻窒，肌表

---

① 耳顺：六十岁的代称。

凛凛恶寒。脉细沉弦,而呼吸仅得四至,舌色淡白。此气分寒滞,气机闭塞,正当心胆脉养之际,深恐损动胎元,致生意外之变。

淡吴萸　老苏梗　广皮　连皮苓　广木香　佛手　砂仁　老姜衣　公丁香　白蔻仁二味同研细,调服(胎前)

医案摘奇

海门营兵士某,因患食积,致腹部坚满,二便不通,周医为之诊治八日,连进大承气、五仁汤四五剂,均无效。至第九日,邀余诊治。见其两臂把于船棚,直立不能坐卧,腹坚如石,上不能食,下不能通,脉来弦急,余曰:此症宜速下,若下,则非六百遍不止。某云:与其胀而死,毋宁下而死之快也。余乃仍以大承气为主,加穿山甲、焙䗪虫、蜣螂虫、木香、青皮、玄胡索,为剂投之,其夜即下四十遍,皆粘积脓血。继进大黄、黄檗、黄连、木香、尖槟榔、山楂炭、莱菔子、赤茯苓、赤芍药等,二三剂,胀已退,食渐进,痢不止。乃又去莱菔子、山楂炭、赤芍药,加椿根皮、乌梅炭,连进三四剂,痢虽稀而一日尚三十余次。某云:六百遍已满,胡尚不止耶?余曰:嘱君勿吸鸦片,君不信,以致摄敛于内,助火煎熬,故绵缠也。某乃遵教止吸,并进以扶正和中止摄固脱诸剂,匝月而痊。计共泻一千二百余遍,亦云险矣(食积痢)

醉花窗医案

酒肉内伤,感寒生痰

裕州刺史李莲舫,幼与余为文字交,以辛亥孝廉由议叙得州牧,在京候选,与余同住襄陵会馆,寝馈共之,每日与各相好宴乐,暮出夜归,风寒外感,且数中煤烟毒最可畏。一日余卧中夜尚未起,其弟小园促之曰:家兄病甚,速请一视。余急披衣视之,浑身颤汗,转侧不安。问之,则胸中烦闷特甚,欲吐不吐,且心头突突动。急提左手诊之,则平平无病状,余曰:病不在此也。易而诊右,脉寸关滑而泉涌。乃曰:此酒肉内熏,风寒外搏,且晚间煤火,渐而生痰。乃以二陈汤加麦芽、山楂、神曲,并芩、连、枳实等立进之,刻许安卧,至巳刻急起如厕,洞下红黄色秽物数次,午后胸平气定,进粥一盂。又欲趋车外出与友人作消寒之会,余急止之曰:朝来颠倒之苦竟忘之耶?一笑而罢。后腊月莲舫西归,余移与小园同榻,一日天未明,闻小园呻吟甚急,起而视之,病症脉象与莲舫无少区别。乃曰:君家昆玉,真是不愧,乃以治莲舫之药治之,所下与莲舫同,其愈之速亦同。晚间其仆乘间言曰:家主兄弟之病,幸老爷一人治之,若再易一医,必别生枝节,枝曼不清矣。其言近阅历者,乃首颔之。

饱食冷饮,凝结不通

余在京用庖人某,忘其名。拙艺粗才,百无一长,以奔走枵[①]饿之腹,骤得饱餐,啖饮兼数人之量。又常饮凉水,众止之,曰:余惯此,不吃茶也。一日忽患腹痛,少食辄吐,大便闭,汗出如雨,呼号辗转,众以为急症。余曰:此饱食伤胃,兼冷水凝结,大便通则愈矣。故置不问。晚餐后,匍匐求余,挥涕不止,乃难之曰:疾由自取,余何能为?必欲余治尔病,先取十桶水,置两缸倾倒之,必足三十度,然后可。庖人曰:小人病莫能兴,十桶水何由致!余曰:不能则勿望余治也。不得已,饮恨力疾而起。同人以余为太忍。庖人乃取水如命倾倒之,未至二十度,腹中漉漉鸣,汗津欲滴,急如厕,洞下之,软不能起。同人扶之床,坦然睡去。二刻许稍醒,则腹虚体轻,求饮食矣。余入厨问曰:腹尚痛否?曰不痛矣。尚作呕否?曰不呕矣。乃曰:尔之病,我已治之愈,比汤药针灸何如?取水之苦,可不怪我

---

① 枵(xiāo 消):空虚。

矣。庖人惭惧叩头。又告之曰:后须少食,不然将复痛,庖人敬诺。同寓者请其故,余曰:余命取水倾倒,则俯仰屈伸,脾胃自开,焉有不愈者。众乃服。或曰:何不用药?余曰:用平胃散合承气汤,未尝不可,但药可通其肠胃,不如令其运动,皮骨具开,较药更速也。

饮食伤胃

商人曹某,忘其名,豪于饮,而食量亦复兼人。夏月奔走发渴,多食生冷,遂致停滞,头痛发热,腹胀神昏。他医以为感冒,以风药散之,不效。乃迎余视。其右关坚大,右尺弦缓,并无浮象。乃曰:此饮食伤胃也,必见食作呕逆。弦者停饮之象,不去之不快也,此类伤寒中五症之一,视为外感,失之远矣。急以对金饮子加大黄、槟榔等破之,二服而腹减热退。五日后来谢曰:余未病时,常有呕逆手颤疾,不知何故?告之曰:此酒积也。试服葛花解酲丸,当必愈。曹即服之至半斤而宿疾全清矣。

食积腹痛

黑六,里中人,遗其名。一日腹痛欲绝,强步至门,跪求余治。余曰:何忽得此疾?泣诉曰:昨日吃莜面条半大碗,饭罢入瓜田渴甚,饮凉水二碗,归家则腹痛作矣。胸中如碗鼓甚,按之如刺。余曰:此食积也。但汝胸中如石塞窦,无隙可通,用药治之,恐药弱而病强,攻之不破也。痛者曰:然则听之乎。余曰:尔欲病愈,须遣人扶掖,在田野中,往返疾行数百步乃可。病者辞以不能。余曰:不能则难治也。再三苦求,乃以大剂承气汤加麦芽、槟榔疏之。告曰。三服乃可。病者归,初服而胸中如坠,二服后下气暴作,急如厕,则如桶脱底,胸腹空虚,负耒[①]而耕矣。

气滞停食

医人强学潮之妻,蜂目而豺身,顽物也。夫殁后,益无忌,仇媳而爱女,在家则捶楚其媳。其女适吾里王姓,粗悍不让其母,而其母年过六旬,往返吾里日数四,疾健如奔。壬戌春,气后食停,得心胃疼证,前尚忍之,后不可忍。延任医治之,任更愦愦,谓年老气虚,施补剂,服则痛滋甚。又请任治,任拒曰:疾不可为矣。其女家与前习天主教者为邻,知余看王病,乃请治其母。余本欲辞,而王再三怂恿,不得已,为一诊。见其右关实大而滑数,肝部亦郁。告曰:此气滞停食也,必与人争气后,遂进饮食,食为气壅,郁而作痛。其女从旁极赞余神,反诟其母,常劝尔勿食时生气,而尔不悛,今谁怨焉!请一方。乃以越鞠平胃散加枳实,重用香附。告曰:两服后保无虞矣。后五日遇其女于街,则曰:母病已痊愈,称谢数四。

脾胃积滞,误用桂附

定襄西厅程裕堂,都中人。春初到任,而定缺苦甚,岁入不足二百金,而定俗尤鄙陋不堪,一切起居日用多不遂意。又以老母在京,迎养则不给,不迎又不可,忧思抑郁,手生一疔,延本处牛医治之,牛屡施针灸,半月而后愈。然程素有积滞,兼日来忧郁,遂胸膈胀满,饮食不思,精神倦惰,面目瘦削,牛以为病后大虚,用桂、附补之,二服而满益甚。知余在县署,急衣冠来拜,幼安问其病,即指余告之曰:润翁医道如神,山陕诸相好,无不服者,宜请治之。余诊其脉,六部沉数,右关坚欲搏指。笑曰:君腹中如塞井而下之石,积滞无隙,宜乎饮食之减少也。此有余之症,急下之,则舒畅。误认为虚,则相悖矣。程曰:精神倦困,肌肉消瘦,非虚而何?余曰:俗医但知书上病,不如身上病,焉有是处。精神不足者,气血不流通之故;肌肉消瘦,饮食不生发之故也。盖脾胃为容受转输之官,积则无所容受,滞则不能转输,胃气一停,百脉皆败,无怪其然也。程请一方,以对金饮合保和汤合进之。两服而胸腹作声,洞下秽物数次,顷刻

---

① 耒(lěi 垒):古代一种翻土农具。

间,饥不可忍,神气亦清。晚笼灯而来,伏地作叩曰:此方真灵丹妙药,前尚未深信,今乃知俗医之多误也。余曰:人腹中如常平仓,最须年年出陈易新方好,但旧积既去,胃气尚弱,新物入口,停滞尤易,须节俭也。程首颔之,即折柬相邀,余怜其苦力辞之。越日余束装归里,程乃饬差送数里外。时雨后多泥,凡难行处,即转轮负毂,余遣之去,则曰:家主之命不敢违。过十里而后返。

食积胸满

间壁郝源林之继室,虽再醮①而抚子孙如己出,内外无间言,里党咸重之。秋初忽得不食症,精神馁败,胸膈满闷。且年过五旬,素多辛苦,以子廷楷来求余治。视之,则气乏面枯。问头疼发热否?曰否。诊之,右关独大,余俱平平,知为食积。告曰:病极易治,药须三服必痊愈。病者摆手曰:余素不能吃药,吃药则吐。余笑曰:既不服药,此病又非针可除,难道医者只眼一看而病去也?请易以丸何如?病者有难色。其子曰:请一试之,万一丸药亦吐,则听之矣。病者应允,乃令服保和丸,不一两当愈。其子为入城买保和丸,劝服之才三四钱许,则膈间作声,晚则洞下数次,越日而起,精神作,且思食也。后遇其子于途,称神者再再。

食为气滞,中脘不通

裕州牧莲舫兄之夫人,号杏云,灵石漪泉翁女也。工书画,善音律,一切博奕棋酒,无所不通。适李时,莲舫尚诸生,劝之读书,不数年得乡举,后以誊录议叙牧裕州。杏云随之往,日行事件,多经其手。而莲舫多萎靡,且好狎邪游,并取二妓,以防捡不力失官,后虽开复,而空坐省城,益不自释,日与夫人反目。辛酉秋,夫人不得已回介,家道式微,翁姑俱老,诸事赖之保全。余曾一次即为余画桃花春燕扇幅,至足感也。壬戌夏,忽遣人邀余,问之,则杏云病矣。急随之往,则衣饰楚楚,诊其脉,则六部沉伏。余曰:此郁滞也,宜逍遥散。夫人亦知医,点头称是。二服而全。又隔月,余赴捕厅之饮,先见晓圃,晓圃曰:兄来正好,五嫂又病矣,何不一视。入而问之,杏云曰:以为感冒,但觉憎寒发热,肢体沉困,用柴胡四物汤,一服而腹作痛,昨夕犹缓,朝来无止时矣。时疫气流行,恐其为疫,故请大哥一视。诊之则余脉俱平,惟右关颇实而滞。告曰:此非外感,亦非瘟疫,仍是食为气滞,故中脘不通,不惟增痛,且多胀也。况胸间作闷,时时作嗳气,以藿香正气散疏之则无病矣。杏是之,称不谬。乃处一方。越二日,遇晓圃于酒市,问之,则曰二服痊愈,家五嫂命致谢焉。

曹沧洲医案

左　酒湿积久,中阳被困,运化迟钝,大便易散,脉濡。宜从中焦立方。

广木香七分　茯苓四钱　范志曲四钱　枳椇子三钱　春砂末七分　猪苓三钱五分　陈皮一钱　焦米仁四钱　葛花一钱　泽泻三钱　制半夏三钱五分　炙鸡金三钱(风温湿热附伏邪伏暑)

右　脉不畅,面浮头晕,脐下作痛,便溏,舌红。风伤于上,食滞中阻。延防转重,未可忽。

桑叶三钱　橘红一钱　保和丸三钱,绢包　槟榔尖三钱　蔓荆子三钱　法半夏三钱五分　焦六曲三钱　泽泻三钱五分　白蒺藜四钱,去刺　茯苓三钱　广木香三钱五分　滑石块三钱五分,包(风温湿热附伏邪伏暑)

左　食滞中阻,胸膈不松,拟疏运和中,以健机轴。

苏梗三钱五分　炙鸡金三钱,去垢　青皮三钱

---

① 醮(jiào 较):旧时称寡妇再嫁。

五分　莱菔子四钱，炒　陈皮一钱　六曲三钱　大腹皮三钱，洗　陈佛手三钱五分　法半夏三钱五分　楂炭二钱　赤茯苓三钱(肝脾门)

上池医案

里热肝火不清，阳明必有停滞，频转屎气，渴不降也。

连翘仁　赤苓　杏仁　大麻仁炒研　黑栀　紫菀　郁李仁敲

劳伤脾，湿伤脾，脾阳不运，瘀滞为积，所以作痛。

炒焦茅术　楂炭　枳壳　生米仁　赤芍　木香

沈氏医案

东山刘永传，疟痰之后，饮食不节，脾伤不能运化，而成积滞，胸腹胀满，按之坚实，日渐以大，大便或结或溏后重，不爽快，面色痿黄，脉息左手沉弦，右手滑大。此肝气郁而不舒，胃中积滞纠结不清也。理宜扶脾胃，疏肝气，消积滞药。

白术　枳实　半夏　广皮　香附　山栀　厚朴　青皮　莱菔子　山楂

平湖张御仁，饮食过饱，停滞胃中，纠结成疾，胸膈胀满，按之坚实有形，面色带黄，脉息沉滑带弦。此胃中湿热所积，纠结不清也。恐其成黄疸鼓胀之疾，理宜清湿热豁痰之药治之。

苍术　川朴　半夏　橘红　枳壳　山栀　滑石　青皮　香附　莱菔子　黄芩　加生姜

先用一味熟大黄丸二钱，砂仁汤下，后服煎方。

也是山人医案

陆(六十)　病后，食复令伤脾胃，不饥不食，潮热口干，嗳气胀满，胸脘填塞。是属胃腑气机少宣，即《内经》所谓谷入少而气多者，邪在胃及肺也。

川石斛四钱　炒焦半夏一钱五分　焦谷芽一钱　南花粉一钱五分　新会皮一钱　块茯苓三钱　枳实皮一钱(脾胃)

丛桂草堂医案

查养和女佣，十八岁，端午节啖糯米粽过多，遂病胸膈饱闷，恶寒发热，舌苔垢腻，脉息滑大，先与平胃散合枳桔汤，加神曲、栝蒌。不效，乃于方中加滚痰丸三钱，服后得大便两次，胸膈遂通。嗣以原方去滚痰丸，合小陷胸汤，接服两剂全愈。(卷三)

重古三何医案

操劳木火郁炽，积食不消，胁腹作胀，时发哕恶，月事参差，脉细数。当从和理。

制於术　制川朴　山栀　白苓　炒归尾　吴萸　炒川楝子　香附　木香　黑姜　腹皮　炒青皮　竹茹　白蔻壳

阮氏医案

叶　左右关尺，濡弱涩滞，舌苔白兼浮黄，此系中下二焦受病。盖肾火衰微，脾阳虚弱，湿食停滞，致营卫不和，故有寒热之症耳。

水法夏一钱半　广陈皮一钱　紫绍朴八分　炒谷芽二钱　南京术一钱半　白茯苓二钱　白蔻仁八分　炙甘草八分　酒白芍一钱半　川桂枝一钱半　淡附片八分　老生姜三片　大红枣三枚

章　食伤脾胃，化纳失常，以致枢转不灵，气机阻塞，痞胀腹痛，大便或泻或滞，治法拟方于下。

红谷芽三钱　广藿香钱半　广陈皮钱半

大腹皮钱半　白茯苓三钱　南京术钱半　益智仁钱半　淡吴萸八分　水法夏钱半　紫川朴八分　杭青皮钱半　炙甘草六分

程　多食生冷瓜果，以及粉食等，有碍脾胃，以致腹中疼痛，食减便溏，主以消食调中法。

本堂曲二钱　炒谷芽三钱　白茯苓三钱　广藿香钱半　南山楂三钱　淡吴萸八分　扁豆仁三钱　陈皮丝一钱　紫绍朴一钱　南京术钱半　炙甘草八分

郑　前患目疾，过服苦寒，冰伏胃气。今因湿食停积上脘，膈气被郁，致清阳不达，上窍蒙闭，是故蓦然昏厥矣。当从中上主治。

半夏曲二钱　白茯苓二钱　紫川朴一钱　紫苏梗一钱　炒枳实一钱　九节蒲八分　广郁金钱半　生香附钱半　汉苍术钱半　广陈皮钱半　炒谷芽二钱　炙甘草八分

梁　高年食伤脾胃，痞胀腹痛，土病木侮，嘈杂刻饥，脉左弦右涩，舌苔厚腻，主以消化和中法。

炒谷芽三钱　半夏曲二钱　南京术三钱　紫川朴一钱　南山楂三钱　炙甘草八分　广藿香钱半　本堂曲二钱　白茯苓三钱　广陈皮钱半　炒米仁三钱　益智仁钱半

章　暑令多食瓜果，有碍中阳，健运失司，湿停不化，以致饮食减少，四肢倦怠而无力也。脉见迟细，舌泛白苔。进辛热以通阳，投芳香而化湿。

紫安桂一钱　广藿香钱半　南京术钱半　水法夏二钱　淡附片一钱　益智仁钱半　白茯苓三钱　广陈皮一钱　紫川朴一钱　炙甘草八分

陈　暑夹寒邪，袭伤足少阴，复加食积，身热，当脐绞痛异常。前医投疏散降气药，邪注右少腹结成疝气，其痛尤甚。脉见弦紧，舌苔微黄。今拟解暑散寒，兼消食法。

广藿香钱半　赤茯苓二钱　茅山术钱半　杭青皮八分　荷花叶钱半　川桂枝八分　紫绍朴八分　北细辛八分　西小茴八分　淡吴萸八分　川楝子钱半　本堂曲二块

顾　经后背胀，小腹疼痛，兼之湿食凝滞中宫，故不欲食，食之则胸膈痞胀。理宜调和气血，佐以消食利湿。

制香附三钱　川桂枝钱半　广郁金钱半　炒谷芽三钱　酒元胡三钱　炙甘草八分　鹿角屑四钱　白茯苓三钱　酒白芍三钱　全当归三钱

陈　老年君相火衰，食易停积，且湿亦多凝滞，是以纳谷不化，胸脘痹痛，呕吐酸水等症，互相交作矣。

本堂曲二块　南山楂三钱　南京术三钱　淡吴萸钱半　炒谷芽三钱　大腹皮钱半　广陈皮钱半　炒枳实一钱　干薤白三钱　益智仁钱半　炙甘草八分　紫川朴一钱

沈　食积胃脘疼痛，饮食不进，大便维艰，却因中土受戕，肝阳上旋，故有眩晕头痛之症耳。

藿香梗钱半　炒枳实八分　冬瓜仁三钱　栝蒌实三钱　广郁金钱半　紫川朴八分　苦杏仁钱半　川石斛三钱　杭菊花钱半　明天麻钱半　石决明六钱

钱　食停中脘，积而不化，酿成痰湿，兼之经停月余，腹痛背胀，拟以消化兼通经法。

炒山楂三钱　本堂曲二钱　广陈皮一钱　紫川朴八分　炒谷芽三钱　南京术钱半　半夏曲二钱　炙甘草八分　泽兰叶钱半　光桃仁钱半　原红花一钱

口臭案

续名医类案

王肯堂治常熟严养翁相公，春秋高而求助于厚味补药，以致胃火久而益炽。服清胃散不效，加山栀、芩、连而益甚。以为凉之非也，疑其当补。闻王善用人参，因延诊而决之。才及门则口中秽气达于四室，向之欲哕，此正清胃散症也。独其热甚，当用从治。而既失之，今且欲从而不可矣，当求其属而衰之。用天冬、麦冬、生地、熟地、石斛、升麻、犀角、兰香之类，大剂投之，数日而臭已止矣。《经》云：诸病寒之而热者，取之阴，所谓求其属也。火衰于戌，故峻补其阴而热自已。后因不屏肉食，胃火复作，大便不利，目翳耳鸣，不能自忍。杂进寒凉，时或利之，遂致不起。嗟乎！苟知其热，凉之而已，则涂之人，皆可以为卢扁，何事医乎？（《郁岗斋笔尘》）（卷十七·口）

龙砂八家医案

刘某口臭，用地骨皮、石决明、牛膝、冬桑叶等愈。（恒斋公方案）

张聿青医案

某　脉右关独大，饮食起居如平人，而面色无华，口有秽气，时觉口渴。夫口臭者，胃热也，口秽且渴，胃热明矣。《经》云：心者生之本，神之变也，其华在面。今面色无华，又似心经主病。良以心主血，营出中焦，今胃中常被热灼，胃液常不能自养，而欲求救于水，水谷之气，化血微少，血液不充，自不能上华其面。治之之法，清胃热即所以裕其生血之源，非无理蛮补所能塞责者。

西洋参三两　生甘草七钱　炒当归一两　炒杞子三两　大天冬二两　肥玉竹二两　奎党参三两　厚杜仲三两　大麦冬二两　炒山药三两　大生地四两　大熟地三两　泽泻一两五钱　粉丹皮二两　白茯苓三两　淡黄芩一两，酒炒　柏子仁二两，去油　生於术一两五钱　生扁豆皮二两　炒枣仁一两五钱　竹沥半夏一两五钱　橘红盐水炒，一两　生薏仁二两

上药研为细末，用川石斛五两煎浓汤，糊丸如绿豆大，每晨服三钱，开水送下。（丸方）

便秘案

石山医案

一妇嫠居改嫁，乘轿劳倦，加以忧惧，成婚之际，遂病小腹胀痛，大小便秘结不通。医以硝黄三下之，随通随闭，病增胸膈胃脘胀痛，自汗食少。予为诊之，脉皆濡细近驶，心脉颇大，右脉觉弱。予曰：此劳倦忧惧伤脾也。盖脾失健运之职，故气滞不行，以致秘结。今用硝、黄，但利血而不能利气。遂用人参二钱，归身钱半，陈皮、枳壳、黄芩各七分，煎服而愈。（秘结）

外科心法

浙江俞上舍，年五十，患痈将痊，大便闭

涩。服芩、连等药,反废饮食。予用益气血之剂,加桃仁、麻仁,亦未效。更以猪胆汁一碗,纳谷道,始效。更以养血气药而平。《原病式》云:诸涩枯涸,皆属于燥。燥者火之气,病后血衰,故大便闭涩,宜以辛甘之药润之。加用寒苦之药,则胃气伐矣。若老弱或产后而便难者,皆气血虚也,胆汁最效。寻常上部枯燥者,以酒调服亦佳。(疮疡便秘)

校注妇人良方

一妇人痰喘内热,大便不通,两月不寐,脉洪大,重按微细。此属肝肺肾亏损,朝用六味丸,夕用逍遥散,各三十余剂,计所进饮食百余碗,腹始痞闷,正前所谓血虚火烁也。以猪胆汁导而通之,用十全大补汤调理而安。(妇人大便不通方论第六)

一老妇大便欲去而难去,又不坚实,腹内或如故,或作胀,两关尺脉浮大。余以为肠胃气血虚弱,每服十全大补汤加肉苁蓉,去后始快。若间二三日不服,腹内仍胀,大便仍难。(妇人老弱风人便秘戒用利药方论第七)

一老妇人大便月余不通,痰喘内热,不得就枕,脉洪大,重按细微。朝用六味丸,夕用逍遥散,各五十余剂,计进饮食百余碗,小腹始闷。此火燥而消铄也,以猪胆汁润之,用十全大补而安。后仍不通,用八珍倍加肉苁蓉,常服而通。(妇人泄痢秘结方论第八)

名医类案

丹溪治一老人,因内伤挟外感,自误汗后,以补药治愈,脉尚洪数。朱谓洪当作大论,年高误汗后,必有虚症。乃以参、术、归、芪、陈皮、甘草等。自言从病不曾更衣,今虚努进痛不堪,欲用利药。朱谓非实秘,为气因误汗而虚,不得充腹,无力可努。仍用前药,间以肉汁粥、琐阳粥啜之,《丹溪本草》谓琐阳味甘可食者煮粥尤佳,补阴气,治虚而大便结燥。又谓肉苁蓉峻补精血,骤用动大便滑。浓煎葱椒汤浸下体,下软块五六枚。脉大未敛,此血气未复,又与前药二日,小便不通,小腹满闷烦苦,仰卧则点滴而出。朱曰:补药未至。倍参、芪,服二日,小便通,至半月愈。虚秘用补法。(秘结)

史载之治蔡元长,苦大便秘。国医用药,俱不能通利,盖元长不肯服大黄故也。时史未知名,往谒之,阍者龃龉,久之乃得见。既而诊脉,史欲出奇,曰:请求二十文钱。元长问:何为?曰:欲市紫菀耳。史遂以紫菀末之而进,须臾大便遂通。元长惊异问故,曰:大肠,肺之传送。今之秘结无他,以肺气浊耳。紫菀能清肺气,是以通也。自是医名大著。气秘用清法。《北窗炙輠》

饶医熊彦诚年五十余,病前后闭,便溲不通五日,腹胀如鼓。同辈环视,皆不能措力。与西湖妙杲僧慧月善,遣书邀致诀别,月惊驰而往。过钓桥,逢一异客,丰姿潇洒,揖之曰:方外高士,何孑孑走趋如此?月曰:一善友久患秘结,势不可疗,急欲往问耳。客曰:此易疗也。待奉施一药。即脱靴入水,探一大螺而出,曰:事济矣。持抵其家,以盐半匕和壳生捣碎,置病者脐下一寸三分,用宽布紧系之,仍办触器以须其通。熊昏不知人,妻子聚泣,曾未安席,砉然[①]暴下而愈。月归访异人,无所见矣。热秘用清法。《类编》

王克明治胡秉妻,便秘腹胀,号呼逾旬。克明视之,时秉家方会食,王曰:吾愈之使预会,可乎?以半硫丸碾生姜,调乳香下之,俄起,对食如常。冷秘用温法。

虞恒德治一妇,年五十余,身材瘦小,得大便燥结不通,饮食少进,小腹作痛。虞诊之,六脉皆沉伏而结涩。作血虚治,用四物汤

① 砉(huā 花)然:形容迅速动作的声音。

加桃仁、麻仁、煨大黄等药，数服不通，反加满闷。与东垣枳实导滞丸及备急大黄丸等药，下咽片时即吐出，盖胃气虚而不能久留性速之药耳。遂以备急大黄丸外以黄蜡包之，又以细针穿一窍，令服三丸，盖以蜡匮者，制其不犯胃气，故得出幽门，达大小肠也。明日，下燥屎一升许，继以四物汤加减作汤，使吞润肠丸。如此调理月余，得大便如常，饮食进而安。血秘用下法。

一男子因出痘，大便闭结不通。儿医云：便实为佳兆。自病至痘疮愈后，不如厕者凡二十五日，肛门连大肠痛甚，叫号声彻四邻。用皂角末及蜜煎导法，服以大小承气汤及枳实导滞丸、备急丸，皆不效，计无所出。虞曰：此痘疮余毒郁热结滞于大小肠之间而然。以香油一大盏令饮，自朝至暮，亦不效。乃令婢者口含香油，以小竹筒一个套入肛门，以油吹入过半时许，病者自云：其油入肠内，如蚯蚓渐渐上行。再过片时许，下黑粪一二升止，困睡而安。毒秘。

江汝洁治一人，患前后闭三四日，且不能食，甚危急。江视之，曰：头痛耳鸣，九窍不利，肠胃之所生也。《经》曰：北方黑色，入通于肾，开窍于二阴，藏精于肾，精不足则二便难。以琐阳三钱，酒洗，焙干为末，煮粥，强与服之，是晚二便俱利，饮食亦进。

江应宿治从侄妇，患秘结，因产后月余如厕，忽胯痛如闪，大小便不通，已经四五日。杂进通利淡渗之药，罔效。予适归，仓惶告急，云：前后胀肿，手不敢近，近之则愈痛。虽不见脉，知其形气病气俱实。与桃仁承气汤加红花一剂，暴下而愈。(秘结)

保婴撮要

一小儿食膏粱之味，大便不通，饮冷发热，用清凉饮加大黄而通。后饮食停滞，腹痛，大便不通，用保和丸而痛止；再煎槟榔汤送保和丸，一服而便通。

一小儿食粽停滞，大便不通，痛不可忍，手足发搐，用大柴胡汤，调酒曲末一钱，下滞秽甚多，作呕不食，用五味异功散加柴胡、升麻而愈。

一小儿大便不通，审乳母饮食厚味所致，用清胃饮以治母热，儿间饮以一二匙而愈。后乳母感寒腹痛，食姜酒之物，儿大便秘结，兼便血，仍用清胃散，每日数匙而愈。

一小儿因乳母暴怒，大便不通，儿亦患之，兼用加味小柴胡汤，儿先用保和丸二服，后用五味异功散加升麻、柴胡，儿日饮数匙并愈。(大便不通)

孙文垣医案

温南溪内人，居常大便秘结，面赤，不思饮食，头时眩晕。诊其脉，右关尺滑大有力，此痰火症也。用瓜蒌四钱为君，滑石三钱，枳实二钱，半夏一钱半为臣，萝卜子、姜黄各一钱为佐，两帖愈矣。又教以或遇大便秘结，每服当归龙荟丸，加牛胆南星一钱立应。(卷一)

新市陈鹿塘先生，原有肠风脏毒之症，大便燥结，数日不能一行，痛苦殊甚。此胃寒肠热之症，其脉两寸皆数，两关皆弦而无力，两尺洪滑而左尤甚。诊毕，渠告予曰：病数年，百医不效，望生难矣。闻公治多奇中，冀一奇而生之，实再造之恩也。予怜其苦，而俯想久之。因思李东垣有云：大肠喜清而恶热，脾胃喜温而恶寒，以胃属土，而大肠属金也。今治肠胃相兼之疾，必寒非凄凄，热非灼灼始可。乃详酌一方，专以肠风脏毒之药为君主，外以养血之剂裹之，使不伤胃气。盖药先入胃，而后传入大肠，入胃时裹药未化，及入大肠则裹药化，而君药始见，庶几两不相妨，亦假道灭虢[①]之策也。因以大黄酒浸九蒸九晒者二两，槐花三两，木耳二两，郁李仁、皂角子、象牙屑、条芩各一两，血余灰、升麻、荆芥穗各五钱为末，炼蜜为丸，赤豆大，外以四物汤加蒲黄各一两为衣，米汤送下，空心及下午各服二钱。服此果然血止，而大便不燥，饮食日加。鹿塘大喜曰：古称用药如用兵，奇正相生，鲜有不克敌者，其公之谓乎！（卷二）

佥宪韩约斋老先生令子室，每动怒则夜卧不安，如见鬼魅，小水淋沥，今又大便秘结，腹中疼痛，腰胯胀坠如生产状，坐卧不安，因痛而脉多不应指。此肝经郁火所致，法当通利。以杏仁、桃仁各三钱，柏树根皮、山栀仁、青皮各一钱，槟榔五分，枳壳八分，水煎服之。少顷大便通，痛胀随减。（卷二）

上舍近洲，予族中至厚侄孙也。性拓落，豪放不羁，夏仲在苕，与诸友泛舟游于碧浪之间，兴至，即百觥不辞，亦以是终为酒困也。呕恶体热，胸胁胀闷，腹中疼痛，大便秘结，饮食大减。苕之名医，如杨调元者，桥梓悉方治之已三月，或愈或否，延至深秋，肌瘦神瘁，日进米仅二合，胸胁胀，腹中痛，漠然略无所减，满然而不可支，两足皆有浮气，归谋于予。左脉沉弦而数，右关结实，大如碧豆，因诘其在苕所服之剂。答曰：彼谓侄孙禀薄肌脆，宜当理脾，向服多理脾之剂。予曰：否。子所苦者，胸胁胀闷，腹中疼痛，大便燥结，其累大矣！理脾曷可以去此哉？适足以益病耳！《经》曰：塞者通之。又曰：通则不痛。其治此病之谓欤？乃取当归龙荟丸三下之，大便行五六度，又与酒连、酒芩、青蒿、姜黄、槟榔、青皮、半夏、葛根饮之，豁然焦膈通达，呼吸开利，惟头略晕，足上浮未去，前方再加滑石、茯苓、薏苡仁、山楂，与调中丸兼服，半月痊愈。近洲喜曰：人皆谓我症似中满，今不满者，叔公力也。敢不德欤。予警之曰：吾闻君子之于身也，兢兢焉不敢轻父母之遗体，无伐天和，则疾疢不作。无反天常，则灾害不逢。蘧伯玉尝言：行年五十，而知四十九年之非。况新愈后，尤当痛惩，庶保遐年，区区无足恃也。别未五年，予在宜兴闻讣，果以伤酒而卒，噫！惜哉！（卷三）

先醒斋医学广笔记

唐震山年七十余，大便燥结，胸中作闷。仲淳曰：此血液枯槁之候。用大肉苁蓉三两白酒浸洗去鳞甲，切片，白汤三碗，煎一碗，顿饮。饥竟，大便通，胸中快然。偶一医问疾，曰此劫药也，当调补脾胃为主，易以白术、厚朴、茯苓、陈皮，病如故。唐翁曰：误矣。仍饮前药，立解。高存之闻而叩其故，仲淳曰：肉苁蓉峻补精血，骤用之反动大便，药性载甚明也。（泄泻）

景岳全书

余尝治一壮年，素好火酒，适于夏月，醉则露卧，不畏风寒。此其食性脏气，皆有大过人者，因致热结三焦，二便俱闭。余先以大承气汤，用大黄五、七钱，如石投水。又用神祐丸及导法，俱不能通，且前后俱闭，危剧益甚。遂仍以大承气汤，加生大黄二两，芒硝三钱，加牙皂二钱，煎服。黄昏进药，四鼓始通，大便通而小便渐利，此所谓盘根错节，有非斧斤不可者，即此之类。若优柔不断，鲜不害矣。（杂证谟）

朱翰林太夫人，年近七旬，于五月时，偶因一跌，即致寒热。群医为之滋阴清火，用生地、芍药、丹皮、黄芩、知母之属，其势日甚。

① 假道灭虢(guó 国)：假：借；道：道路；虢：春秋时诸侯国，在今山西平陆及河南三门峡一带。泛指用借路的名义而灭亡这个国家。

及余诊之，见其六脉无力，虽头面上身有热，而口则不渴，且足冷至股。余曰：此阴虚受邪，非跌之为病，实阴证也。遂以理阴煎加人参、柴胡，二剂而热退，日进粥食二三碗。而大便以半月不通，腹且渐胀，咸以为虑，群议燥结为火，复欲用清凉等剂，余坚执不从，谓其如此之脉，如此之年，如此之足冷，若再一清火，其原必败，不可为矣。《经》曰：肾恶燥，急食辛以润之。正此谓也。乃以前药，更加姜、附，倍用人参、当归，数剂而便即通，胀即退，日渐复原矣。(杂证谟)

慎柔五书

孝廉王于鳌父，年六十余。六脉俱弦牢，右三关浮中沉甚豁大，左三略差。外证晚则作饱，且大便不利。此土受木制，脾胃不输津液，中气亏损之候也。宜补脾胃、生肺金，乃用补中益气汤加官桂，以削木之克制，炮干姜以温脾胃、撤沉寒，山药、山萸佐当归养阴血，麦冬、五味骤收肺金以生新水。服二剂，觉胸中稍宽，身中反有眩意，此正气欲复，而邪渐退，故瞑眩耳。又服数剂，复诊之，则牢弦已去，第二尺俱洪，此真阴真阳并虚，当平补之，用八珍，晚服六味丸，大肠渐润，再数剂全愈。(卷五·脾胃例)

陆氏三世医验

气虚便秘治验三四

沈望亭，年近古稀，常患胁痛，每用行气药，及当归龙荟丸即愈。后患便闭，遂服润肠丸，便虽通而饮食渐减，胸膈不舒，有时温温作痛，若数日不服，又秘而不通。一医以高年血不足所致，投以四物汤，数剂之后，并小便亦不通，三日胀急殊甚，蜜导熨脐，百计不解。予诊其脉，沉迟而弱，细询其平日大便，有欲解不解之状，及解，又润而不燥。予曰：此非血虚，是气虚不能传送所致也。因用补中益气汤，少以木香白豆蔻佐之，二剂二便俱通，自此每常服一剂，不惟无秘结之患，且饮食倍增，胁痛亦不作矣。

卢绍庵曰：高年便秘，自然议为血虚，投血药而反剧，莫知其故，先生乃于脉弱便润而知之。盖血虚则火旺，大便必燥而坚，今虽闭而溏润，是属于气虚而非血虚矣。反服润肠之药，食减腹痛，诛伐无过也，先生投以补中益气汤，病退食增，先生辨症之明，由于心思之巧。(卷之二)

易氏医按

一儒官，仲秋末，患便闭证，初因小便时闭，服五苓散、八正散、益元散俱不效。一医诊得二尺俱无脉，作下元阴虚水涸，用八味丸治之，日一服，服三日，大便亦闭，口渴、咽干、烦满、不睡，用脾约丸、润肠丸，小便一日数十次，惟点滴而已，大便连闭十日，腹满难禁，众议急用三一承气汤下之，服后微利随闭，又加小腹绕脐满痛，复用舟车丸、遇仙丹，每空心一服，日利三五次，里急后重，粪皆赤白，如此半月，日夜呻吟，惟饮清米饮，及茶盂许，九月终，请予诊治。诊得两寸沉伏有力，两关洪缓无力，两尺不见。予曰：关尺无恙，病在膈上，此思虑劳神，气秘病也。以越鞠汤投之，服一盂，嗳气连出，再一盂，大小便若倾，所下皆沉积之物，浑身稠汗，因进姜汤一盂，就榻熟睡，睡觉觅粥，进二盏，次早复诊，六脉无恙，调理气血，数日全愈。一士夫问曰：吾友病，脉两寸俱沉，两关洪缓，两尺不见，众皆以为尺脉无根，君独以为尺脉得体，众皆曰痢疾，君独曰气秘，何也？且二便皆闭，其病在下，用下部药者，似为近理，君反以上部药收功，又何也？予曰：人身之病有上有下，有表有里，虽有不同，不过一气为之流通耳。气之通塞，均于脉息辨之。今两尺皆无，众泥经文，谓如树之无根矣。不知今年己卯,燥金司天,君火在泉,己土运于中,正是南面以象君位,君火不行令,两尺不相应,今两尺隐然不见,正为得卯年之体。若尺脉盛于寸,则为尺寸反矣。《经》曰:尺寸反者死。岂八味丸所能治乎?然而里急后重,赤白相杂,痛则欲解,有似乎滞下之证,但滞下之脉,见于两关,今关脉不浮不紧不数,其非滞下明矣。既非滞下,而用承气、舟车、遇仙等药,则元气为之大伤,而病愈增矣。其病源在上焦气秘,而下窍不通也。心脉居上,两寸之脉当浮,今不浮而沉,下手脉沉,便知是气,气郁不行,则升降失职,是以下窍秘结,二便不顺,吸门不开,幽门不通,正此谓也。譬如注水之器,闭其上窍则下窍不通,水安从出,乃不治上部而专治下部,攻之愈急,则元气愈陷,二便何由而利耶?予用香附之辛以快滞气;苏梗通表里之窍,连翘香辛升上,以散六经之郁火;苍术、神曲健脾导气,散中结于四肢;炙甘草以和中;少加桔梗,引黄芩、枳壳荡涤大肠之积;山栀去三焦屈曲之火而利小肠;抚芎畅达肝木,使上窍一通,则下窍随开,里气一顺,则表气自畅,是以周身汗出,二便俱利,正所谓一通百通也。夫气秘者,病之本;便闭者,病之标。予惟治其本,故见效速也。

里中医案

顾以贞风秘

文学顾以贞,素苦风痰,大便秘结。余曰:此风秘也,治风者先治血。以十全大补加防风、杏仁、麻仁,半月愈。

东皋草堂医案

一老人大便干结,医以四物,加二冬、黄芩之属治之,渐至饮食不进,胃气闭塞。余诊之,脉沉而迟,谓之曰:此阴结也。由冷气横于肠胃,反服寒凉,凝阴固结使然。东垣云:阴结者热之,殆谓是也。用陈皮、枳壳、桃仁、红花、当归、肉桂、藿香、半夏、生姜。煎调硫黄细末二钱。二服而通。

一人年逾六旬,大便难,临卧时口燥咽干,面色常赤,谓当柿熟之时,曾日啖数十枚,大便得润,余知其大肠燥结,热秘之症也。用熟大黄三钱、杏仁二钱、枳壳一钱、山栀一钱、生地二钱、升麻五分、人参一钱、黄芩八分、甘草五分、生姜二片、白蜜二钱。煎服而利,随进加味苁蓉润肠丸,精神顿旺。肉苁蓉二两,另杵、沉香一两、当归一两五钱、升麻四钱、桃仁泥一两,另杵、甘草一两、红花三钱、熟地一两、生地一两、松子仁二两,另研。炼蜜丸,空心莲肉汤送下。(大便秘结)

四明医案

石门吴弁玉,发热多汗便秘,数日不止。医曰:此停食伤寒也。不宜与食,待热退始可以稀粥汤饮之。病势转甚,延予视之。予问曰:肚中饥否?曰饥。索其日所用药,则芩、连、枳壳、花粉、厚朴之属。予笑曰:子但吃饭,病即除矣,无庸此等药也。病者喜甚。曰:吾本无食,医言有食,故耐此数日饿耳。然便秘云何?予曰:致新即推陈矣。胃中久无谷气,故前物积而不下,且子之发热多汗。一味虚症。遂用参术调补而痊。

发热而且便秘,似非虚症,不宜遽投参术矣。然多汗不止,则阳中之阳,其亏无疑,故以参术调补而痊也。《伤寒心法》云:不能便而能食者,仓廪盈溢,自能通利,不便无忧。可见致新即推陈,实出至理。而所谓吃饭病即除者,本非趣话也。

吴章成弟,八岁,发热闷乱,大便不通,医作外感治。予曰:此得之伤食,因发散太过,遂成虚热,兼风药燥血,故不便耳。先以六味饮加肉苁蓉三钱。饮之下黑矢十数枚,继以补中益气汤,数剂而诸病悉除。

伤食则气阻而脾不能运，斯时若以六君补中等剂，少加枳、桔，助脾以消食，则气通脾运，而发热便秘等病预却矣。治者乃误认为外感，而妄加发散，则阴虚血燥，肠胃干枯，所伤之食，因愈秘而不出，设再遇粗工，吾知非倍进硝、黄，即重用枳、朴耳，岂能以滋肾润肠之剂，使阴血濡润而燥矢自下哉？今而后凡只求一便矢以毕其技能者，请以熟地、苁蓉代硝、黄、枳、朴可也，幸勿膺东庄所称矢医之荣号也。

(评选)静香楼医案

气郁不行，津枯不泽，饮食少，大便难，形瘦脉涩。未可概与通下，宜以养液顺气之剂治之。

生地　当归　桃仁　红花　枳壳　麻仁　甘草　杏仁

诒按：此气阻液枯之证，拟加鲜首乌。

大便闭结，水液旁流，便通则液止矣。

大承气汤加甘草。

诒按：据吴鞠通之论，用调胃承气法为稳。

再诊：前方加当归、白芍。

三诊：改用制军，加浔桂、厚朴。

下血后，大便燥闭不爽，继而自利，白滑胶粘，日数十行，形衰脉沉。必因久伏水谷之湿。腑病宜通，以温下法。

生茅术　制军　熟附子　厚朴

诒按：自利胶滑，有因燥矢不行，气迫于肠，而脂膏自下者。当专行燥矢，兼养肠液，未可概以湿论也。

脾约者，津液约束不行，不饥、不大便。备尝诸药，中气大困。仿古人以食治之法。

黑芝麻，杜苏子，二味煎浓汁如饴，服三五日，即服人乳一杯，炖温，入姜汁二匙。

诒按：此无法之法也。良工心苦矣。(大便门)

薛案辨疏

一儒者，大便素结，服搜风顺气丸后，胸膈不利，饮食善消，面带阳色，左关尺脉洪而虚。余曰：此足三阴虚也。彼恃知医不信，乃服润肠丸，大便不实，肢体倦怠，余与补中益气、六味地黄，月余而验，年许而安。若脾肺虚者，用补中益气汤；若脾经郁结者，用加味归脾汤；若气血虚者，八珍汤再加肉苁蓉；若脾经津液涸者，用六味丸；若发热作渴饮冷者，用竹叶黄芪汤；若燥在直肠，用猪胆汁导之；若肝胆邪侮脾者，用小柴胡加山栀、郁李、枳壳；若膏粱厚味积热者，用加味清胃散。亦有热燥阳结阴结者，当审其因而治之，若复伤胃气多，多成败症。

疏曰：大便结者，法当润之，攻之。然须看病从何来，如从外邪传里作结，或从热症干燥作结，其中有物，固宜用润攻之法。且有气血虚，虽有物不任润攻者，亦当于养气血之中，加润攻之品以出之。而此案云大便素结，不言病症所从来，则知非外邪传里所结，亦非热症干燥所结，而其所以素结者，岂非大便属水，水虚而大便为之素结耶？搜风顺气之品，既燥且耗，致脾土亦虚矣。既燥且耗，不特水土虚，而肝为血藏，血亏而木亦虚矣。况症见胸膈不利，肝虚之明验；饮食不消，脾虚之明验；面带阳色，肾虚之明验。而脉现左关尺洪而虚者，岂非足三阴虚症乎？三阴既虚，而复用润肠丸，更伤脾气，所以大便不实，肢体倦怠也。夫脾气既衰，当先补气，故先用补中兼用六味，然至月余而验，年许而安甚矣。大便之不可轻易润也，而况攻乎？至所论阳结阴结，按仲景云脉有阳结阴结者，何以升之？曰其脉浮而数，能食不大便者，此为实，名曰阳结，期十七日当剧；其脉沉而迟，不能食，身体重，大便反硬，名曰阴结，期十四日当剧。东垣云：阳结者散之，阴结者热之。所云虚秘冷秘即阴结也，所云实秘热秘即阳结也。

一老儒素有风热，饮食如常，大便十七日不通，肚腹不胀，两尺脉洪大而虚，此阴火内烁津液，用六味丸二十余剂，至三十二日始欲去，用猪胆润而通利如常。

疏曰：凡大便不通者，须问小腹内急迫欲去否，欲去不能去之，不然虽半月一月不可去也。《经》云：北方色黑人通于肾，开窍于二阴。故凡见年高色苍黑之人，每多便难症。此是肾阴虚竭之故，惟大补肾阴，少佐辛润之品，不厌频服，任其自通，方无他变。余常见年老虚脱人，大便久秘，颇亦无害，若峻药通之，未有不随毙也。如此案儒而云老，其肾自虚，风热素有，其水自涸，由是而大便不通，固已当知其不宜速去矣。而况饮食如常，无他症也，肚腹不胀，无急迫也，合之于脉，而两尺洪大而虚，此又肾水虚涸之明验。虽曰阴火，但补其水而火自退也。惟伤寒外邪传里作结而大便秘者，宜速去，然亦当看其人气血虚实，为变通也。

一妇人年七十有三，痰喘内热，大便不通，两月不寐，脉洪大，重按微细。此属肝肺肾亏损，朝用六味丸，夕用逍遥散，各三十余剂，所进饮食计百余碗，腹始痞闷。乃以猪胆汁导之而通，用十全大补调理而安。若间前药，饮食不进诸症复作。

疏曰：案既曰肝肺肾亏，何以用药只顾肝肾而不顾肺也？且六味、逍遥朝夕并进之法，又似乎独重肝者，何也？要知七十有三之老妇，其肝阴常不足，而肝气多郁遏，则肺气亦郁遏矣。肝阴常不足，则肾阴亦不足矣。六味丸补其肝阴，即所以补其肾阴也；逍遥散散其肝气，即所以散其肺气也。故用药虽独重于肝，未尝不顾及肺肾也。若以为肺虚必用补气之品，然所谓计所进饮食百余碗者，其气之不虚也，可知气虽不虚，而肝肾之阴实虚，故腹闷痞时，只用外导而不用内攻，一通之后，即投十全大补者，气因通而泄也。于此见气之不虚者，尚不宜攻其大便，而况气之虚者乎？于是知气之不虚者，大便既通，即当兼补其气，恐气泄而阴益亏也。

一男子年五十余，因怒少食，大便不利，服润肠丸大便更秘，胸胁作痛，欲兼服脾约丸，肝脾肾脉浮而涩。余曰：此足三阴精血亏损之症也。东垣云：若人胃强脾弱，约束津液不得四布，但输膀胱，小便多而大便难者，用脾约丸。若人阴血枯槁，内火燔灼肺金受邪，土受木伤，脾肺失传，大便秘而小便多，忌用润肠丸。今滋其化源，则大便自调矣。如治果验。

疏曰：此案因怒少食，大便当泄泻，今反云不利，服润肠丸，大便当通利，今反云大便结。乃观其脉，曰肝脾肾浮而涩，先生不曰三阴亏损，而曰三阴精血亏损。盖三阴之精血亏损也，故因怒少食，大便不泄泻而反不利；三阴之精血亏损也，故服润肠丸，大便不通而反秘结。夫精血非水也，非气也，水与气属无形之源，精与血属有形之物，虽同而实异也。故凡脉见浮洪，重按无力或洪劲，重按不足者，是皆水与气之伤损，则先生直曰三阴亏损而已。浮而涩，因是血枯精竭之象也，然治法亦不过曰滋其化源，则又虽殊而实同也。盖精固，气之所化；血固，水之同源。无形而生有形，理固如此也。（脾肺肾亏损大便秘结等症）

职方[①]陈莪斋，年逾六旬，先因大便不通，服内疏等剂后，饮食少思，胸腹作胀，两胁作痛，形体倦怠，两尺浮大，左关短涩，右关弦涩，时夏五月请治。予意乃命门火衰，不能生脾土，而肺金又克肝木，忧其金旺之际不起，后果然。

疏曰：年老大便不通，非水虚即血少。内疏之剂，自能伤脾，以致饮食少思，胸腹两胁胀痛，体倦脉变，皆伤脾之验也。至于脉大弦涩，脾阴又虚也，四脏皆虚，何以得生？独人生以脾土为重，此症不死于木旺之际，而死于金旺之时，何也？盖木已受伤，不能克土，土反无仇，而木固不能自保矣。况四脏皆病，惟金无恙，以无恙之金，当权旺之令，其摧残之

① 职方：明清时兵部设有职方司，主管者称职方。

木，何能堪此乎？木为东方生气甚矣，生气之不可不养也，或谓肝无补法，何其谬哉？(脾肺肾亏损大便秘结等症)

临证指南医案

凌　交节病变，总是虚症，目泛舌强，脊背不舒，溲淋便涩。皆肾液不营，肝风乃张。当宗河间浊药轻服，名曰饮子。

熟地五钱　咸苁蓉八钱　炒杞子三钱　麦冬二钱　云苓一钱半　川石斛三钱　生沙苑一钱　石菖蒲一钱　远志肉四分

饮子煎法。(肝风)

席二三　脉右濡，脐上过寸有聚气横束，几年来食难用饱，每三四日一更衣。夫九窍失和，都属胃病。上脘部位为气分，清阳失司，仿仲景微通阳气为法。

薤白　瓜蒌汁　半夏　姜汁　川桂枝　鲜菖蒲(脾胃)

胡氏　经后寒热，气冲欲呕，忽又如饥，仍不能食，视其鼻准亮，咳汗气短，多药胃伤，肝木升逆，非上焦表病。

炙甘草　小生地　芝麻仁　阿胶　麦冬　白芍　牡蛎

又　照前方去牡蛎，加人参。

又　冲阳上逆，则烦不得安，仍是阴弱。夫胃是阳土，以阴为用，木火无制，都系胃汁之枯，故肠中之垢不行。既知阴亏，不必强动大便。

人参　鲜生地　火麻仁　天冬　麦冬　炙草(木乘土)

张　食进脘中难下，大便气塞不爽，肠中收痛，此为肠痹。肺气不开降

大杏仁　枇杷叶　川郁金　土瓜蒌皮　山栀　香豉

夏二十　食下䐜胀，旬日得一更衣，肠胃皆腑，以通为用。丹溪每治肠痹，必开肺气，谓表里相应治法。

杏仁　紫菀　冬葵子　桑叶　土瓜蒌皮

又　肠痹开肺不效，用更衣丸三钱。

吴　身重不能转移，尻[①]髀板着，必得抚摩少安，大便不通，小溲短少，不饥少饮。此时序湿邪，蒸郁化热，阻于气分，经腑气隧皆阻，病名湿痹。

木防己一钱　杏仁二钱　川桂枝一钱　石膏三钱研　桑叶一钱　丹皮一钱

又　舌白，不渴不饥，大便经旬不解，皮肤麻痒，腹中鸣动。皆风湿化热，阻遏气分，诸经脉络皆闭。昔丹溪谓肠痹，宜开肺气以宣通，以气通则湿热自走，仿此论治。

杏仁　瓜蒌皮　郁金　枳壳汁　山栀　香豉　紫菀

沈二五　湿结在气，二阳之痹，丹溪每治在肺，肺气化，则便自通。

紫菀　杏仁　枇杷叶　土瓜蒌皮　郁金　山栀皮　枳壳汁　桔梗汁

蒋三一　肺痹，鼻渊，胸满，目痛，便阻，用辛润自上宣下法。

紫菀　杏仁　瓜蒌皮　山栀　香豉　白蔻仁

董　高年疟后，内伤食物，腑气阻痹，浊攻腹痛，二便至今不通。诊脉右部弦搏，渴思冷饮。昔丹溪大小肠气闭于下，每每开提肺窍。《内经》谓肺主一身气化，天气降，斯云雾清，而诸窍皆为通利。若必以消食辛温，恐胃口再伤，滋扰忧症。圣人以真气不可破泄，老年当遵守。

紫菀　杏仁　瓜蒌皮　郁金　山栀　香豉

又　舌赤咽干，阳明津衰，但痰多不饥不食，小溲不爽，大便尚秘。仿古人以九窍不利，咸推胃中不和论治。

---

① 尻(kāo)：脊骨的末端。

炒半夏　竹茹　枳实　花粉　橘红　姜汁

叶女　二便不通，此阳痹，当治在肺。

紫菀　杏仁　蒌皮　郁金　黑山栀　桔梗

又　威喜丸。

某　瘅疟肺病，未经清理，致热邪透入营中，遂有瘀血暴下。今诊舌白不渴，不能纳食，大便九日不通，乃气痹为结。宗丹溪上窍闭，则下窍不出矣。

杏仁　枇杷叶　瓜蒌皮　川郁金　香豉　苡仁

又　用手太阴药，即思纳谷，阳明气痹无疑。

紫菀　杏仁　枇杷叶　瓜蒌皮　郁金　黑山栀(肠痹)

叶二十　阳气郁勃，腑失传导，纳食中痞，大便结燥，调理少进酒肉坚凝，以宣通肠胃中郁热可效。大便闭郁热燥结

川连　芦荟　莱菔子　炒山楂　广皮　川楝子　山栀　厚朴姜汁炒　青皮

又　热郁气阻，三焦通法。

杏仁　郁金　厚朴　广皮白　芦荟　川楝子

李四九　诊脉如前，服咸苦入阴，大便仍秘涩，针刺一次，病无增减，可谓沉锢之疾。夫病着深远，平素饮酒厚味，酿湿聚热，渍筋烁骨，既已经年不拔，区区汤液，焉能通逐？议以大苦寒坚阴燥湿方法，参入酒醴引导，亦同气相求之至理。湿火

黄柏　茅术　生大黄　干地龙　金毛狗脊　川连　萆薢　晚蚕砂　穿山甲　汉防已　仙灵脾　海金沙　川独活　北细辛　油松节　白茄根

黄酒、烧酒各半，浸七日。

吴妪　脉右如昨，左略小动，肝风震动，里气大燥。更议镇重苦滑，以通火腑。逾六时便通浊行，亦肝喜疏泄之一助。火腑不通

更衣丸一钱五分。

江　脾宜升则健，胃宜降则和。盖太阴之土，得阳始运，阳明阳土，得阴自安，以脾喜刚燥，胃喜柔润。仲景急下存津，治在胃也；东垣大升阳气，治在脾也。今能食不运，医家悉指脾弱是病，但诊脉较诸冬春，盛大兼弦，据经论病，独大独小，斯为病脉。脾脏属阴，胃腑属阳，脉见弦大，非脏阴见病之象。久病少餐，犹勉强支撑，兼以大便窒塞，泄气不爽，坐谈片刻，嗳气频频，平素痔疮肠红，未向安适，此脉症全是胃气不降，肠中不通，腑失传导变化之司，古人云，九窍不和，都属胃病，六腑为病，以通为补。经年调摄，不越参、术、桂、附，而毫乏应效，不必再进汤药。议仿丹溪小温中丸，服至七日，俾三阴三阳一周，再议治之义。湿热小肠痹

小温中丸二两一钱。

朱　足麻偻废，大热阴伤，内郁，大便不通，由怀抱不舒病加。先用滋肾丸四钱，盐汤下四服。肾燥热

某　芪术守中，渐生满胀，小便少，大便窒，肠气亦滞，病久延虚，补汤难进。议以每日开水送半硫丸一钱五分，以通经腑之阳。虚风便闭

吴　有年，二气自虚，长夏大气发泄，肝风鸱张。见症类中，投剂以来，诸恙皆减，所嫌旬日犹未更衣，仍是老人风秘。阅古人书，以半硫丸为首方，今当采取用之。

半硫丸一钱开水送三服。

陈三八　用苦药，反十四日不大便，肠中阳气窒闭，气结聚成形，非硝、黄攻坚。

半硫丸一钱二分。

又　阳气窒闭，浊阴凝痞，成氏称为阴结。口甜夜胀，清浊未分，每日用来复丹一钱

五分。

甘五三　脉左微弱，右弦，前议入夜反胃脘痛，是浊阴上攻。据说食粥不化，早食至晚吐出。仍是不变之形，火土不生，不司腐熟，温药一定至理，第气攻膈中，究泻不得爽，必肠间屈曲隐处，无以旋转机关，风动则鸣，议用半硫丸。

周三一　减食过半，粪坚若弹丸，脾胃病，从劳伤治。血液枯燥

当归　麻仁　柏子仁　肉苁蓉　松子肉

某　液耗胃弱，火升便难，三才加麦冬、茯神、川斛。

天冬　地黄　人参　麦冬　茯神　川斛

潘　肝血肾液久伤，阳不潜伏，频年不愈，伤延胃腑，由阴干及乎阳，越人且畏，凡肝体刚，肾恶燥，问大便五六日更衣，小溲时间淋浊，尤非呆滞补涩所宜。

炒杞子　沙苑　天冬　桂酒拌白芍　茯苓　猪脊筋

又　精血损伤，五液必燥，问六七日更衣，以润剂涵下，用后有遗精，而阳乘巅顶，法当潜阳固阴。

龟甲心　生地　阿胶　锁阳　川石斛

顾妪　阳明脉大，环跳尻骨①筋掣而痛，痛甚足筋皆缩，大便燥艰常秘。此老年血枯，内燥风生，由春升上僭，下失滋养。昔喻氏上燥治肺，下燥治肝。盖肝风木横，胃土必衰，阳明诸脉，不主束筋骨，流利机关也。用微咸微苦以入阴方法。

鲜生地八钱　阿胶三钱　天冬一钱半　人中白一钱　川斛二钱　寒水石一钱

又　咸苦治下入阴，病样已减，当暮春万花开放，阳气全升于上，内风亦属阳化，其下焦脂液，悉受阳风引吸，燥病之来，实基乎此。高年生生既少，和阳必用阴药，与直攻其病者有间矣。

生地三钱　阿胶二钱　天冬一钱　麦冬一钱　柏子霜二钱　松子仁二钱

丸方：虎潜丸去琐阳，加咸苁蓉、猪脊筋丸。

包　阳升风秘。

柏子仁　当归　红花　桃仁　郁李仁　牛膝

吴　液耗便艰，进辛甘法。

杞子　柏子仁　归身　茯神　沙苑　炒山楂

某　饥饱劳碌，中州受伤，中脘痛两胁胀，嗳泄气宽，静则安，大便艰。

柏子仁　归须　菠菜　韭菜　五灵脂　桃仁　丹皮

某　高年下焦阴弱，六腑之气不利，多痛，不得大便，乃幽门之病，面白脉小，不可峻攻。拟五仁润燥，以代通幽，是王道之治。

火麻仁　郁李仁　柏子仁　松子仁　桃仁　当归　白芍　牛膝

李三六　脉小弱，形瘦，肠风已久，年来食少便难，得嗳噫泄气，自觉爽释，夫六腑通即为补，仿东垣通幽意。

当归　桃仁　红花　郁李仁　冬葵子　柏子霜　芦荟　松子肉

水熬膏，服五钱。

金二十　汤饮下咽，嗳噫不已，不饥不食，大便干坚若弹丸。大凡受纳饮食，全在胃口，已经胃逆为病，加以嗔怒，其肝木之气，贯膈犯胃，斯病加剧。况平昔常似有形骨梗，脉得左部弦实，血郁血结甚肖，进商辛润方法。血结

桃仁　冬葵子　皂荚核　郁李仁　大黄　降香　郁金

李　据云，两次服辛温药，瘀浊随溢出

① 尻骨：即尾骶骨。

口，此必热瘀在肝胃络间，故脘胁痞胀，大便阻塞不通。芦荟苦寒通其阴，仅仅更衣，究竟未能却瘀攻病。有年久恙，自当缓攻，汤药荡涤，理难于用。议以桃仁承气汤为丸。（便闭）

王　日来便难溺涩，是下焦幽门气钝血燥，议东垣通幽意。血液枯燥

咸苁蓉一两　细生地二钱　当归一钱半　郁李仁二钱研　柏子霜一钱半　牛膝二钱

张四九　少腹微胀，小便通利方安，大便三四日一通，而燥坚殊甚。下焦诸病，须推肝肾，腑络必究幽门二肠。阅所服药，是香砂六君以治脾，不思肾恶燥耶。

当归　苁蓉　郁李仁　冬葵子　牛膝　小茴　茯苓　车前

蜜丸。（便闭）

马三六　脉实，病久瘀热在血，胸不爽，小腹坠，能食不渴，二便涩少。两进苦辛宣腑，病未能却，此属血病，用通幽法。气血结痹

桃仁　红花　郁李仁　制大黄　归须　小茴　桂枝木　川楝子

薛妪　大小便不爽，古人每以通络，兼入奇经。六旬有年，又属久病，进疏气开腑无效，议两通下焦气血方。

川芎一两醋，炒　当归一两醋，炒　生大黄一两　肉桂三钱　川楝子一两　青皮一两　蓬术煨，五钱　三棱煨，五钱　五灵脂醋炒，五钱　炒黑楂肉一两　小香附醋炒，一两

右为末，用青葱白去根捣烂，略加清水淋滤，清汁泛为丸，每日进食时服三钱，用红枣五枚，生艾叶三分，煎汤一杯服药。（便闭）

唐　脉小涩，失血呕逆之后，脘中痞闷，纳谷䐜胀，小便短赤，大便七八日不通，此怒劳致气分逆乱，从肺痹主治。怒劳气逆

鲜枇杷叶　土瓜蒌皮　黑栀皮　郁金　杏仁　杜苏子　紫降香　钩藤

又　更衣丸。（肺痹）

某　上燥治气，下燥治血，此为定评。今阳明胃腑之虚，因久病呕逆，投以辛耗破气，津液劫伤，胃气不主下行，致肠中传送失司。《经》云：六腑以通为补。半月小效，全在一通补工夫，岂徒理燥而已？议甘寒清补胃阴。

鲜生地　天冬　人参　甜梨肉　生白蜜（燥）

叶氏　厥阳扰乱神明，经色已黑，肢冷面青便秘，龙荟丸一钱二分，十服。

阙十八　诵读吟咏，身虽静坐，而心神常动。凡五志之动皆阳，阳冒无制，清灵遂蒙，易旨以蒙乃外加之义。述病发之时，头中欲掐，脘欲抚摩，二便必不自利。此腑气之窒，由乎肝胆厥怫逆起见矣。议从手经上焦治。劳心阳动木火上蒙

羚羊角　连翘心　元参　石菖蒲根　郁金　麦冬　竹叶（肝火）

叶氏医案存真

屡进润血燥、熄虚风药，诸症向安。入夏四月，苦于便难，寒热。此夏令阳气大泄，阴液更耗，虚风动灼为秘。古人每以辛甘化风主治，因体瘦不受温补，复以咸苦味入阴之意。

鲜生地　胡麻　制首乌　天冬　柏子仁　杞子　茯神　肥知母　川斛膏

双林廿七　痛而喜按属虚，痰多肢冷，是脾厥病。大便三四日一通，乃津液约束。

炒熟桃仁　火麻仁　片姜黄　当归须　炒延胡索

叶天士晚年方案真本

沈东山，二十九岁　食入吐，久不化。胃中无阳，浊气逆攻，不贯注入肠，大便坚痹。

用半硫丸钱半。(杂症)

席东山，五十岁　血痹气滞，腹中不和，而大便燥结不润。夏季以柔药辛润，交霜降土旺，连次腹痛，目眦变黄，此非黄疸，湿热瘀留阻壅乃尔。

炒桃仁　郁李仁　茺蔚子　冬葵子　菠菜干(杂症)

沈三十四岁　六腑阳气不行，浊凝便艰，浊结则痛。半硫丸，热药中最滑。入肠泄浊阴沉滞，胃阳当未醒复，薄味相宜。

炒生川附　生淡干姜

葱白汁泛丸。(杂症)

张横泾，三十七岁　劳伤虚质，胀病初愈，因动怒气郁不食，二便皆阻。论肠痹，从丹溪开肺法。

杏仁　紫菀　蒌皮　苏子　桑叶　桃仁(杂症)

张双林，廿七岁　痛而喜按属虚，痰多肢冷，是脾厥病，大便三四日，乃津液约束。

炒桃仁　火麻仁　片姜黄　淡归须　炒延胡(杂症)

王山塘，廿四岁　八日间痛发一次，日来不饥，大便不爽。凡痛呕出黄浊，水难下咽。浊气自下上涌，即有呕吐之状，肠中滞气不行，胃中涎沫不泻。

半硫丸，每服一钱二分。(杂症)

何南濠　甘温益气见效，粪后肠血，乃营虚。

下药饴糖浆丸　人参　白术　归身　炮姜　黄芪　黄精　炙草　白芍(杂症)

朱廿二岁　夏热秋燥伤于气分，胸痞多嗳，大便燥结。凡上燥清肺，不取沉腻滋降。

大沙参　玉竹　苏子　桑叶　麦冬汁蜜炒橘红(杂症)

郭四十岁　咽中气阻至脘，物与气触则呕，病及一年，大便由渐窒塞。夫气降通行，全在乎肺，气阻必津液不流。上枯下燥，肺在上焦主气，当清气分之燥。

枇杷叶　土蒌皮　桑叶　赤苏子　苦杏仁　黑山栀(杂症)

金关上，四十九岁　凡痞胀治在气，燥实治在血，四者全见，攻之宜急。此症肝络少血，木火气上膈而痛，辛润柔降，得以止痛，通大便。厥是肝阳化风，燥升受热，动怒必来，不在医药中事。

芝麻　柏子仁　天冬　生地　苏子(杂症)

刘三十七岁　操持用心，心阳扰动，暗耗脂液，上则悸怔气怯，下则肠枯便难，视色苍肉瘦。温补不受，先仿徐之才滑可去涩。

柏子仁　松子仁　郁李仁　冬葵子　杜苏子　麻仁(杂症)

王五十一岁　血枯，脘痹便艰，虑格拒妨食。

麻仁　桃仁　郁李仁　苏子　柏子仁　归梢(杂症)

庚四十九岁　瘕结阴络，络病善胀，自古及今，无硝黄攻伤其阴之理。腹胀忌咸，谓水寒逆犯脾阳。此胀误在频频攻荡，阴亡液损，二便不通。《内经》谓：食酸令人癃闭。医药言食酸忌咸，乃目不知书。

桑叶　柏子仁　松子仁　黑芝麻

青果汁丸。(杂症)

医　验　录

癸亥二月中旬，赵宗师将至旌阳，岁试期迫，因久疏笔砚，邀诸友会课于且然居。正阄题分坐，而潜口汪宾咸兄适至，余恐纷扰，潜避不出，嘱他友婉辞之去。踰时，余以他事行出馆门，不意宝咸兄仍立门外，守候许久，既见，一揖毕，即云家岳母在溪南，被某某医几至死,故急欲求一救。余问何恙?答云:自正月二十后停滞起,某先生用消导药,加木香、槟榔服十余剂,将食滞逼坠小腹,其痛异常,终不大便,近又有彼宅令亲某先生,用黄连、苦参、黑参、花粉等药,服五六剂,其痛更甚,更加二便俱不通。坐则一囊坠下,小腹痛甚,卧则仍倒入中腹,又痛甚。坐卧不安,二便不通,饮食不进,危急之极。今日药内,仍用黄连、苦参,心甚忧之,故扰清心,望一援手。余谓今日诸友会文,实不便出门,明日遵命一行可也。次早又专人来迎,如约往为诊之,脉沉迟而细,唇色白,舌苔灰黑色,口作干,又不喜饮茶水。余曰:如此元气既虚,更加阴寒凝结之脉,唇舌又显阴寒之色,奈何仍用黄连、苦参,重绝其生气耶!余为定方,用补中益气,加炮姜、肉桂二味。或谓补且缓,当以通二便为急。余曰:此正欲急通其二便也。问何以故?余曰:清升则浊自降耳。适有一婢妇在旁,携茶瓶倾茶叶,倾之不出,复向上摇之而后倾出。余指以语之曰:治此症,即是此理。比如茶瓶腹大口小,急切向下一倾,尽腹中之茶叶齐压在口上,愈倾不出。向上摇摇,往后退一退,再倾即出矣。治此症,即用此法。盖前被木香、槟榔坠下,又加苦寒凝结一团,且病久饮食不入,中气大虚,何力能使之出?故用升提之法,使清气上升,则浊气自然下降。倍用参芪者,助其中气,气足则能运化而出。加姜桂者,温其中气,俾得进食,且以解其连日苦寒之结也。服二剂,二便俱通,痛减十之八九,饮食亦进,口不作干。如前药仍加砂仁,再服四五剂而全愈。

续名医类案

王氏子,于四月间患感冒昏热,喘胀便闭,腹中雷鸣,服硝、黄不应。脉之气口弦滑,按之则芤,其腹胀满,按之则濡。此痰湿挟瘀浊阴固闭之候,与黄龙汤去芒硝,易桂、苓、半夏、木香,下瘀垢甚多。因宿有五更咳嗽,更以小剂异功加细辛润之。大抵腹中奔响之症,虽有内实当下,必无燥结,所以不用芒硝,而用木香、苓、半也。用人参者,借以资助胃气,行其药力,则大黄辈得以振破敌之功,非谓虚而兼补也。当知黄龙汤中用参,则硝、黄之力愈锐,用者慎之。(卷三·温病)

蒋仲芳治萧氏妇,年二十余,素虚弱,患热病将一月。一夕忽厥,沥生姜灯心汤灌之,下咽少顷微动,细察之,腹痛甚。问其大便,云二十日不食,亦不行矣。以大黄一两,芒硝五钱,桃仁、当归各三钱与之。众骇曰:素有弱症,且病久,何能堪此?曰:更有法在。强与之,遂去黑物半桶。即用人参五钱,煎汤补之。盖原素弱,急下后不得不进补也。调理月余而愈,今连生三子。此诸医因其虚而不治其实之误也。(卷四·热病)

陈正夫,万之母舅也。病三日后,胸中痞胀,小便少,大便不通。万闻,往问疾。时近城一医,欲以大柴胡汤下之。察脉症不可下,内伤中气不运,故上窍闭而下气不通也。丹溪云:二陈汤加苍术、白术、升麻、柴胡,则大便润而小便长。与之一服而安。(卷十·内伤)

安康郡太守苦风秘,陈为处二仁丸:杏仁去皮尖,面炒;黄麻仁,另研;枳壳去穰,面炒为末;诃子炒去核,为末。右用炼蜜为丸梧子大,每服二三十丸,温水下。未利,增之乃愈。(卷二十·大便不通)

张子和曰:顷有老人,年八十岁,脏腑涩滞,数日不便,每临便时,头目昏眩,鼻塞腰痛,积渐食减,纵得食,便结燥如弹。一日,友人命食血脏葵羹、油渫菠薐菜,遂顿食之,日日不乏,前后皆利,食进神清。年九十岁,无疾而终。《图经》云:菠薐寒,利肠胃,芝麻油炒而食之,利大便。葵宽肠,利小便。年老之人,大小便不利最为急切。此亦偶得泻法耳。

子和表兄病大便燥滞，无他症，常不敢饱食，饱则大便极难，结实如铁石。或三五日一如圊，目前星飞，鼻中血出，肛门连广肠痛，痛则发昏，服药则病转剧。巴豆、芫花、甘遂之类皆用之，过多则困，泻止则复燥。如此数年，遂畏药，性暴急不服，但卧病待尽。两手脉息俱滑实有力，以大承气汤下之，继服神功丸、麻仁丸等药，使食菠薐菜及猪羊血作羹，百余日充肥，亲知骇之。粗工不知燥分四种：燥于外则皮肤皱揭，燥于中则精血枯涸，燥于上则咽鼻焦干，燥于下则便溺结秘。夫燥之为病，是阳明之化也，水液衰少，故如此。然可下之，当择之。巴豆可以下寒，甘遂、芫花可以下湿，大黄、朴硝可以去湿。《内经》曰：辛以润之，咸以软之。《周礼》曰：以滑养窍。

龚子才治一男子，年六十七，因怒，左边上中下三块，时动而胀痛，揉之则散去，心痞作嘈，食则胃口觉滞，夜卧不宁，小便涩，大便八日不通。一医以大承气汤，一医以化滞丸，一用猪胆导法，一用蜜导，俱不效。诊之，六脉弦数有力，此血不足，气有余，积滞壅实。大黄末三钱，皮硝五钱，热烧酒调服，下黑粪如石数十枚。如前再进，下粪弹盆许遂安。后以四物汤加桃仁、红花、酒蒸大黄、黄连、栀子、三棱、莪术、枳壳、青皮、木通、甘草，十数剂而愈。

李时珍治一宗室，年几六十，平生苦肠结病，旬日一行，甚于生产，服养血润燥药，则泥膈不快，服硝、黄通利药，则若罔知，如此三十余年矣。诊其人体肥，膏粱而多忧郁，日吐酸痰碗余乃宽，又多火病。此乃三焦之气壅滞，有升无降，津液皆化为痰饮，不能下滋肠腑，非血燥比也。润剂留滞，硝、黄徒入血分，不能通气，俱为痰阻，故无效也。乃用牵牛末、皂角膏丸与服，即便通利。自是但觉肠结，一服就顺，亦不妨食，且复精爽。盖牵牛能走气分，通三焦，气顺则痰逐饮消，上下通快矣。(《本草纲目》)

外甥柳乔，素多酒色，病下极胀痛，二便不通，不能坐卧，立哭呻吟者昼夜。医用通利药不效，遣人叩李。李思此乃湿热之邪在精道，壅胀隧路，病在二阴之间，故前阻小便，后阻大便，病不在大肠膀胱也。乃用楝实、茴香、穿山甲诸药，入牵牛加倍，水煎服，一服而减，三服而平。(卷二十・大便不通)

冯楚瞻治崔姓人，六脉沉微，身热，四肢厥冷，发狂谵语，连夜不寐，口渴浩饮，二便俱秘。(绝似阳明热症，而断为阴伏逼阳，乃舍症从脉之治。)此阴伏于内，逼阳于外，因津液不行，故小便秘而口干渴，非实热也。因谷食久虚，故大便虚秘不通，非燥结也。若不急为敛纳，则真阴真阳并竭矣。乃用熟地、麦冬以壮金水，炒白术以托住中气，牛膝、五味以下趋藏敛，制附子以引火归原，另重煎人参冲服，不三剂狂定神清，思食而愈。琇按：此亦阴虚阳越之病，甚则为类中，其治法亦大醇而小疵耳。至云阴伏于内，逼阳于外，亦与景岳案中谓为阴症同一模糊也。此二案不入类中门者，以世俗惟以二便为急，且风秘一条，人不讲也。

胡念庵治陈盐商，年七十六矣，春时患中风脱症，重剂参、附，二百余帖获痊。至十月，大便秘结不行，日登厕数十次，冷汗大出，面青肢厥，医用滋补剂入生大黄三钱。胡深以为不可，戒之曰：老年脱后，幸参、附救全，不能安养，过于思虑，以致津液枯竭，传送失宜，何事性急，以速其变。若一投大黄，往而不返，恐难收功矣。姑忍二三日，势当自解。病者怪其迟缓，口出怨咨之辞。次日不得已用人参二两，苁蓉一两，当归五钱，松、柏仁各五钱，附子三钱，升麻四钱，煎服，外用绿矾一斤，入圊桶，以滚水冲入，扶坐其上，一刻利下而通。(《医林纲目》)琇按：伤寒疟利之后，患秘结者，皆由攻下散表失宜所致。究其由，则皆血燥为病。至若风秘一条，其病本由燥火生风，医者昧于风字，动用风药，死者已矣。其存者亦必贻后患，然此尚其轻者也。

张路玉治杨松龄，夏月感冒，服发散十余

剂,二便俱闭。一医用硝、黄下之,少腹左畔遂胀起如墩,不赤不热,有时哔哔作声。疡医以敷药治其外,以解毒利水药治其内,药未进而躁扰不宁。诊之,六脉紧细而驶,此过汗津液大伤,又与苦寒攻里,致阴邪内结膀胱不化,溺积不通。法在不救,幸胃气有权,形神未槁,尚能少进粥糜,姑许以治。因与《济生》肾气大剂,煎成入有嘴壶,托起其项,徐徐仰灌升许。顷令转侧,以鹅翎探吐,即时溲便如注,少腹顿平。更与十全大补,调理而安。此症前后患者四五人,或小便淋沥,或遗溺不止,或形羸气脱,皆力辞不治。琇按:此由感症混表混攻而成秘结,收入此门,以备参酌。(卷二十·二便不通)

陈三农治中州王太学,素多酒食,病下极胀痛,二便不通,坐卧不能,沉吟七日矣,百般通利不应。此湿热之邪遏塞二阴,壅胀隧路,故前后不通,病不在大肠膀胱也。乃用韭菜子,以山甲、茴香、楝实各一钱五分,入牵牛头末三钱水煎,一服即减,三服即愈。乃知牵牛能达右肾命门,走精隧。故东垣天真丹,以牵牛盐水炒黑,入佐沉香、官桂、杜仲、破故纸,治下焦阳虚也。

陈良甫曰:一男子病风淫末疾,或用快药利之,患肺痿咯脓血,至大便不通而死。惜哉。(卷二十·二便不通)

万密斋治汪玉虹,大便不通,服通幽汤、润肠丸俱不效。诊其脉微气弱,乃内伤症也;气口脉浮大而软,此气不运而血不润,气血两虚故也。宜亟补之。曰:其如腹胀何?曰:无虑,但服补中益气汤,倍加当归,五日而愈。

许学士治一人母,年八十四,忽尔腹痛头疼,恶心不食。召医数十,议皆用补脾进食、治风清利头目等药,数日难愈,全不入食。其家忧惶,许辨说前药皆误矣。此症正是老人风秘,脏腑壅滞,聚于胸中,则腹胀恶心,不思饮食。又上至于巅,则头痛,神不清也。若脏腑流畅,诸疾悉去矣。乃用紫苏子、大麻子各半合,洗净研细,取汁一盏,分二次煮粥,两啜而气滞通,先下结粪如胡椒者十余枚,后渐得通利,不用药而愈矣。(卷二十·二便不通)

攒宫有一老人患风秘,八九日不通,有木匠授以此方,只一服见效。用不蛀皂角,当中取一寸许,去黑皮,以沸汤半盏泡,上用盏盖定,候温服之。先备少粥,通后即食。(《是斋方》)(卷二十·二便不通)

刘云密治一老人,因冒雨感寒,未经发汗,至春初内热烦躁,胸膈紧满,十日不大便,用清解二剂,入口即吐其半。加熟大黄利之,下咽即吐去殆尽。盖因痰热凝结胸膈,是以治血分者,反拒而不受也。因用牵牛大黄丸,缓缓服之,而大便通后,乃服清热化痰药,十余剂而渐安。则较濒湖所说老妇肠结症,又进一解矣。

吴桥治张邦达,谢邑归,年逾艾矣,其貌壮硕如昔,偶以信宿①梦遗,早呼旨酒,进人参膏二匕,既而大便稍实,无他恙也。张所善者巴深,以为误饮而酿内热,不急下,且虞有他。既饮大黄汤,不为动,犹以为热甚,至于再三,腹胀膨脝,骎骎石矣,旬日尸寝,不食不言。桥诊之,脉隐隐将绝。桥曰:肾司启闭,主二溲,脾居中制之,必关脾而后转运,胀者故中枵而下涩,误以悍剂伐之,脉有死征,不可为矣。众曰:否。即中气匮乏,遇下且如建瓴,何不为动?桥曰:公等信知脾虚,不任寒凉,不知脾毙,则寒凉无所用矣。诸子跪曰:诚得一剂藉手,庶毋恝于人子之心。曰:进独参汤当下,其下亦薄,于治无裨。既得剂则肠鸣而溲,腹胀亏三之一。张乃张目问状,人人以为更生。诸子问曰:大黄不行,而人参行何说?桥曰:否,中权废矣,即前茅安所受命哉!补中而建招摇,摧坚者始为之用,此亦人参用

① 信宿:两夜。

大黄，非自用而能下之也。顾病少间而脉不归，终于不治。深且复至，将攘为己功，大诟诸子曰：尔曹以不治治家大人，无人子礼。兹更一下而起，复何待乎？桥故避深，度复争之无益。适诸子问可否？乃徐应曰：等死尔。下则死疾，不下则死迟，公等自裁，桥何敢与？深诟愈急，卒复下之，不旋踵死矣。(《太函集》)(卷二十·二便不通)

张子和治一妇人，病大便燥结，小便淋涩，半生不孕。常服疏导之药，则大便通利，暂止则结滞。忽得孕，至四月间，医者禁疏导之药，大便仍难，临圊则力努为之胎堕，凡如此胎坠者三。又孕已经三四月，前后结涩，自分胎陨。张诊之，两手脉虽滑，不敢陡攻，遂以食疗之，用花减煮菠薐、葵菜，以车前苗作蔬，杂猪羊血作羹食之。半载居然生子，燥病亦愈。屡见孕妇利脓血，下迫极努损胎，但用前法治之愈者，莫知其数。(减字疑误，然《儒门事亲》亦是减字，故仍之。)(卷二十四·秘结)

扫叶庄一瓢老人医案

气分上热，吸烁津液，能令便艰，当滋养营液，其心痛必安。

柏仁　茯神　鲜生地　天冬　阿胶　炒桃仁(痞胀便秘)

肠痹治肺，丹溪方信不谬。但酒客久蕴温热，亦有湿结。便秘一症，当以辛苦寒专理气分之滞。

真茅术　制半夏　冬葵子　生石膏　山栀仁　晚蚕沙

临服磨入大槟榔汁二匙。(痞胀便秘)

高年阴结。

半硫丸三钱，分两次，人参一钱，煎汤送下。(痞胀便秘)

辛香颇通知，迩日吸受寒威，与久蓄凝涎互结，以六日始更衣。论无形与有形交混，不独轻剂理阳矣。

荜茇　半夏　广皮白　良姜　茯苓　妙香丸(脘胁腹中诸痛)

种福堂公选医案

钱　腑阳不通，肝失疏泄，至腹痛便难，咽阻目赤。此酸苦泄热以通阳窍，仿前贤龙荟遗意，阳和风化，肠垢始下。脉虽小安而舌干少寐，阳明胃汁未充，仍宜甘寒为主，以性躁肝急，脾胃易亏也。

生地　阿胶　麻仁　炒麦冬　生白芍　茯神(腑阳不通便难)

周　病小愈，即食腥滞粘腻之物，胃阳尚弱，秽浊痞结，中焦不运，阳气不行。大便七、八日不更衣，舌自涎涌，鼻觉气秽，清浊混乱，所服之药半系辛寒，不究阳伤，致缠绵逾月。先用来复丹，每服一百粒，姜汤送下。(阳伤便难)

苏　早食暮吐，大便不爽，病在中下。初因劳伤，胃痛痰瘀，有形之阻。

桃仁　半夏　韭汁　枳实　制大黄(呕吐大便不通)

赤厓医案

鲍南溟兄，年方三十，体貌颇强，病腹中胀，医用温燥之剂，遂不得大便，延至二十余日，计服大黄八两，亦不动，乃就予诊。脉之濡弱，予曰：正气夺矣。脾司转输，肾司开阖，肠胃既无实热，不应诛伐无过。《经》云必先岁气，毋伐天和。今三月，阳气正升，又值此寒水司天，寒淫所胜，大黄服至八两，可谓逆岁气而伤天和者矣。君自谓酒色不谨，精血素亏可知，而苦降太甚，则脾气已惫，亦不能复为传送，君幸在壮年，故得不死耳。因法丹溪滋养阴血，更加人参以补中气，俾所司得任其职，而神转输开阖之权，则大便自行矣。生熟地黄、人参、当归、肉苁蓉、甘枸杞、胡麻仁，一再剂而立效。

黄澹翁医案

侍御蒋和凝五八，胸痹已三十年矣，近复大便不畅，左关尤见枯涩。病因精血少，不能养肝，厥阴不可泄之职，木邪贼土，而转之机不灵，似此当以温和养肝，调气润燥，皆为切务。又按寸口亦甚枯涩，高源之水，不润燥金，日久恐防脏结之患，宜用丸方。

山萸　苁蓉　麦冬　人参　陈皮　当归　瓜蒌皮　沉香　山药　木瓜　牛膝　薤白叶　北五味　玉竹膏丸(卷二)

锦芳太史医案求真初编

治族侄生员字寿先内室邹氏便秘似泄案一百二十六

凡妇挟有胎孕，未有不忌朴、硝、庄黄；频泻不止，未有不用补涩收脱；矧此两症俱有，乌可进用朴、硝、庄黄之剂乎？岁乾隆庚子，余自省会回归，在于族叔介尔家诊病，族有太学字璧廷，与族介叔祖邻居，知余往渠就诊，向余云伊媳妇已泄一十余日未止，且挟有孕，泄久恐其动胎，约以明早请诊。次早诊妇六脉皆实，却尔细小而坚。问其所述之症，答曰：已泄一十余日。余思病果真泄，岂有一十余日身不困倦、胎不见堕之理？必其所泄不多，逼迫牵引，日有数次，仍与便秘无异。因用大黄二钱，枳壳八分，川朴二钱，芒硝一钱，每月或服一二剂，则便与胎俱顺而安。嗣后有胎便秘，伊即照此投服俱顺无恙，此与书载有病病当之意相同。倘此脉不细审，症不细问，竟认以闭为泄而用白术，泄不见止，即用诃子、粟壳，则必母子俱困，保无妄治之失乎？此辨症不可不明，而用药不不可审也。

挟热已久，内不能发，纵属有胎，而热未有不挟胎气并于大肠而见欲解不解，不知者谓其病久见泄。今挟有胎则忌，殊不知其热甚则胎不安，热除则胎自保，故硝、朴、庄黄，人但知其伤胎，而不知其除热即所以保胎也。凡妇有胎热极而见大肠逼迫，非服是药数剂，而胎不克以保，但非见症明确，不敢如此施治。谢玉堂。

治湖南沣州石门县水南渡姓杜字某某便秘案百四五

余于乾隆壬辰仲冬，同族侄太学字步周者游汉，在于九江雇船，因遇石门县姓杜字某某在船便秘，云伊一十二天未解，先已服过庄黄、朴硝不解，又云服过桃仁、红花亦不解，并服火麻、杏仁、苁蓉、锁阳、油归之药更不解。惟见一身作痹，肚腹膨胀，大便苦急欲解不能，不解不得，唤余诊视。余见两尺绷急坚劲，显系风寒交蔽，知其药与病左。遂取备急丸数枚，唤渠即用秦艽、皂角、防风、独活并服，则便登时立解。

闭结有寒有热，兹不定指是热，而作风寒内闭，便得治法手眼。男省吾识

南雅堂医案

老年清阳日结，腹窄不能纳谷，阴液耗涸，肠腑不润，大便难，燥烈之品，例所大忌，惟温通为宜。

川桂枝八分　制半夏二钱　川黄连二钱　白茯苓三钱　杏仁三钱(去皮尖)　竹沥半盏　生姜汁一匙(膈症门)

血液亏耗，阳气亦因此不潜，久则胃腑受伤，越五六日始一更衣，小便常见淋浊，病乃由阴及阳，滞腻补涩之剂，非所宜用。

白芍药二钱(酒炒)　天门冬一钱五分(去心)　沙苑一钱五分　白茯苓三钱　枸杞子二钱(炒)　猪脊筋一付　水同煎服。

高年血液枯耗，内燥风生，春令风木上僭，土气必衰，阳明诸脉不主约束筋骨，是以尻门筋掣作痛，甚则足筋挛缩，大便时苦艰

燥,兹用微咸微苦之味,以先理其阴分,方列后。

鲜生地六钱　川石斛二钱　阿胶三钱　寒水石一钱　天门冬一钱五分　人中白一钱

气阻液枯,饮食减少,大便难,形瘦脉涩,未可概以通下施之,拟以调气滋液为主。

大生地三钱　杏仁二钱　当归身二钱　炙甘草八分　麻仁二钱　红花一钱五分　桃仁八分(去皮尖)　枳壳一钱

气机窒滞,不主流行,便闭喘息,不得偃卧①,当从中焦泄降之。

葶苈子八分　紫菀二钱　杏仁三钱(去皮尖)　橘红一钱　川朴一钱五分　广郁金一钱　枳壳八分

纳食中痞,大便秘结,阳气郁勃于中,腑失传导,拟宣通肠胃一法。

川朴一钱(姜汁炒)　川连八分　黑山栀二钱　青皮一钱　炒楂肉一钱五分　陈皮八分　莱菔子一钱五分　川楝子一钱　芦荟一钱　水同煎服。

阴液燥涸,下矢坚如弹丸,食纳大减,病在脾胃,兹从劳伤例治。

麻仁一钱五分　肉苁蓉二钱　当归身三钱　松子仁一钱　柏子仁一钱

老年下元已虚,腑气不和,大便难,此乃幽门之病,但面白脉小,岂宜再施攻导,拟用五仁辛润一法。

火麻仁二钱　柏子仁二钱　松子仁二钱　桃仁一钱(去皮尖)　郁李仁一钱　当归身二钱　炒白芍二钱　淮牛膝一钱

瘀热内结,胸脘不爽,小腹坠,纳食如常,口不渴饮,大小便涩,系血分为痛,姑用通幽之法。

制大黄二钱　当归身一钱　桃仁八分(去皮尖)　红花一钱　郁李仁一钱　桂枝木五分　川楝子一钱　小茴香八分

热郁气阻,三焦不利,大便燥结,于法宜通。

川朴一钱五分　杏仁二钱(去皮尖)　广郁金一钱　陈皮八分　川楝子一钱　芦荟一钱

血液枯燥,胃弱火升,便阻,三才加味主治。

人参二钱　干地黄三钱　天门冬二钱　麦门冬二钱　川石斛二钱　白茯神三钱

老年血液枯燥,生生已少,当春阳气上升,阴液多被吸引,下焦滋养愈乏,便秘之证,实由于此,今审病理以处方。

生地三钱　阿胶二钱　麦门冬一钱　天门冬一钱　松子仁一钱五分　柏子仁一钱五分

风秘,大小便阻,脉来浮数,拟润燥搜风,并以利气者佐之。

制大黄三钱　大麻仁二钱　枳壳一钱　山萸肉二钱　郁李仁二钱　淮山药二钱　菟丝子一钱(酒炒)　槟榔一钱　车前子一钱五分　牛膝一钱五分　独活一钱　防风一钱

肺金受湿热之邪,口渴胸满,食少,大便闭,宗东垣清燥法。

黄芪二钱　苍术一钱五分(米泔浸炒)　炒白术一钱五分　陈皮五分　生地黄一钱　麦门冬一钱　人参五分　白茯苓一钱　猪苓一钱　泽泻一钱　当归身二钱　黄柏五分(炒)　炒川连五分　柴胡五分　升麻三分　五味子三分　炙甘草五分　水同煎服

津液枯少,阴虚内燥,口渴便闭,宜滋阴养液为主。

熟地黄一钱　当归身一钱　白芍药一钱　栝蒌仁八分　天门冬八分　麦门冬八分　桃仁五分(去皮尖)　红花五分

食入腹胀,大小便不通,是名肠痹,大肠与肺相表里,丹溪治肠腑,恒以开提肺气为主,今师其法治之。

---

① 偃(yǎn 眼)卧:仰卧、睡卧。

紫菀一钱五分　杏仁二钱(去皮尖)　栝蒌皮二钱　郁金一钱　桔梗一钱　黑山栀二钱　桑叶一钱(便秘门)

阴分素虚，病后余热未尽，是以口渴舌干，大小便艰涩，拟用甘露饮加减主治。

生地黄三钱　天门冬二钱　麦门冬二钱　炙甘草二钱　白茯苓一钱　淡黄芩一钱　川石斛二钱　枳壳五分　枇杷叶二钱　寒水石一钱(伤寒门)

簳山草堂医案

过饱，脾胃郁遏，引动疝气，腹胀呃逆，饮即呕吐。此下不通反于上也，病势甚重。得解乃为转机。

川连吴萸拌炒　炒小朴　旋覆花　川楝子　川郁金　陈皮　淡干姜　炒枳实　代赭　瓜蒌仁　炒青皮　竹茹

复诊：

大便虽解，而未得畅，腹鸣气攻，脉象弦紧。防其腹大。

川连姜汁炒　炒川朴　郁金　蒌仁　半夏　香橼　淡干姜　炒枳实　莱菔　木香　广藿　砂仁

又复：

大便得解，腹中渐松，但六脉弦紧搏大。肝脾犹未和也。

川连姜汁炒　焦茅术　陈皮　法半夏　砂仁　大腹绒　淡干姜　炒枳实　赤苓　广藿香　车前　焦饭滞①

膀胱与大肠阻滞，大小便俱涩。治宜清理。

细生地　肥知母　大麻仁　生苡仁　炒车前　牡丹皮　炒黄柏　赤茯苓　建泽泻　川木通

呕吐累日，肠液枯竭，大小便闭，手足阳明病也。治宜温润。

油当归　瓜蒌仁　大麻仁　肥知母　赤茯苓　淡苁蓉　柏子仁　大麦仁　车前子　建泽泻

年逾六旬，气不足而营液内亏，大便闭结，欲解而不得下；两尺脉沉微无力。当从下元温润之。

潞党参　大熟地　淡苁蓉　炒怀膝　沉香汁　炒半夏蜜水拌　油当归　柏子仁　白茯神

复诊：

高年真水不足，两便所以艰涩也。

上肉桂　炒熟地　生归身　苁蓉　麦冬　茯苓　肥知母　炒黄柏　山萸肉　枸杞　山药

丸方

肉桂　知母　炒黄柏　苁蓉　山药　茯苓　车前　党参　萸肉　炒熟地　枸杞　怀膝　泽泻　蜜水泛丸

平音操劳，吸伤真水，以致水不涵肝，肝患频作，更衣艰涩，纳少作胀。脉象细弱无神。终由津液失化，手足阳明不通快也。拟和润燥法。

炙龟版　白当归　柏子霜　怀膝盐水炒　茯苓　元米　陈阿胶　淡苁蓉　黑芝麻　金石斛　枣仁　人乳(便闭)

杏轩医案

郑媪便闭

郑媪年逾古稀，证患便闭，腹痛肛胀，寝食俱废，已经两旬，诸治不应。延诊以下为嘱，切脉虚细而涩，谓曰：此虚闭也。一补中益气汤足矣，何下为服药两日，便仍不通。自言胀痛欲死，刻不可耐，必欲下之。予曰：下法吾非不知，但年高病久，正气亏虚，下后恐

---

① 焦饭滞：即焦锅巴，糊焦的锅底饭。

其脱耳。媪曰:与其胀闭而死,莫若脱之为快。因忆《心悟篇》云:病有不可下,而又不可以不下,下之不得其法,多致误人。沉思良久,于前汤内加入制大黄三钱,仿古人寓攻于补之意。饮后肠鸣矢气,当晚便解结粪数枚,略能安卧。次日少腹尚痛,知其燥矢未净,仍用前方,大黄分两减半,再剂便行。两次先硬后溏,痛止食进而愈。夫补中益气汤,原无加大黄之法,此虽予之创见,然医贵变通,固不容胶柱鼓瑟也。

吴光先翁偏中便闭

光翁年逾七旬,偏中卧床不起,治用地黄饮子,参左右二归饮。服药半月,证已守住。惟大便两旬未圊,腹痛肛胀。盖由气血俱亏,不能传送。方如通幽汤、补中益气汤、五仁汤、济川煎,屡投不验,思用猪胆汁蜜煎导法。无如燥粪已抵肛门,阻不能入,每一努挣,魄汗淋漓,头晕欲脱,无可如何。偶记叶氏案中载治便闭,有用挖法,令病人自用中指染油探入肛内,将燥粪挖碎而出。奈病者肢废,自难掉动,嘱其孙依法行之,当即挖出燥粪数块,随后自解秽腐甚多,不劳余力,病者称快,洵治便闭捷法也。

齐氏医案

曾治张天元,患腹胀不大便,来寓求治。诊其脉微而涩,舌润不渴。予告之曰:此里气虚,脱证已具,法当扶阳固肾,醒脾和气,使收藏之本固,则气化归元,而化自行,脾气有权则健运行而升降清,其患当自愈。其家以予言迂也,听医用下,大便暂通,腹胀因减,彼以为有效矣,予知其必死也。次日复闭,腹胀加甚,于是又下,闭胀愈加甚焉。更下之,卒不能通,则气壅而死矣。噫!庸医杀人,恬不知改,顽夫受杀,实可悯也。(阳明经证治大意)

曾治一龙姓,大便闭结不通。余用大黄、皮硝、牙皂三味,等分水煎,一服立通。

又治一人,患前证。余用大黄三钱,皮硝五钱,好酒一碗,泡化服之,立通。

又治一人,患前证,以皮硝五钱,热酒化开,澄清去渣,入香油四五茶匙,温服立通。(小便不通)

曾治郭平,大便闭结。余用不蛀皂角,安瓦上烧于马桶内,令患者坐上,熏其便门,立通。

曾治一人,患前后不通,胀满闷乱。余以甘遂末水调敷脐下,以甘草节煎汤饮之,小水来如涌泉,少顷,大便亦通矣。

曾治一人,患证如前,关格胀满,命在须臾,又居穷乡,无处觅药。余令以独蒜烧熟去皮,微捣绵裹,纳下部,冷即易之,立通。

曾治一人,患二便不通。余用苦瓜蒂五钱,川乌、草乌、牙皂、北辛各三钱,胡椒一钱,麝香三分为末,吹入肛门内,立通。(小便不通)

王旭高临证医案

赵　脉沉数,手足冷,胸闷食少,脾胃衰弱。大便干燥者,肠中之津液枯也。法当温中土,润大肠,仿菟丝子丸加减。

吴茱萸　淡苁蓉　花槟榔　怀牛膝　砂仁　柏子仁　川熟附　陈皮　菟丝子　茯苓　怀山药

渊按:槟榔一味,取其沉降直达下焦,引领辛润诸药至大肠耳,非欲其破滞气也。

复诊　前方加火麻仁、郁李仁、当归。(虚劳)

尚友堂医案

马光吾兄之女,幼食生柿过多,收涩大

便,闭结不解,马兄自以承气汤下之,又用蜜煎导法,毫不为动。延至六日,胀痛欲绝,势莫能支,商治于余。余曰:兄女三焦无病,因大便闭久,粪填坚实,阻塞肛门,药不能透,固非导不出。然柿性寒凉收敛,宜以清油贯入,复取棉花烘热,熨于肛门,使阳气布达,阴寒自散。阳主开,阴主阖。依方施之,亦不见效,乃求治于家叔白衢,诊毕谓曰:汝等所服之方、所导之物,一一合法,但当开弓出矢,若倦困在床,弓不能开,矢无力送。急宜扶起站立,置几于前,两手按之,势如大便,半刻而粪下。语云:棋逢胜手方知妙,其谓此与。(论大便闭结治法)

靖邑熊维周先生女孙,半周失乳,恣食肥甘煎炙,以致热积于内,肠胃枯槁,大便燥结,六七日大解一次,粪如算子二三枚,外裹血丝,艰涩异常,两目胞肿如桃,紧闭不开,将一月矣。余曰:此系脾实血亏之症,宜用生地、白芍、丹皮、泽泻、油当归、火麻仁、麦芽、神曲以养血导滞。服五剂而便通,继以生津润燥之药十余剂而目肿亦消,晶光莹莹,顾盼如旧。(治脾实血虚)

罗福锦患酒病,大便胀闭。诊时执其手,肤冷如冰,肉不着骨,面黄舌白。投以大剂桂附理中汤,便虽通而粪溏,原方服至二十余剂,始得四肢温暖,饮食如常。(治酒病便闭)

王氏医案续编

高氏妇因戒鸦片而服外洋丸药,诸无所苦,惟便秘不通,医治两月,迄不能下,且仍安谷,而面赤龈胀欲挑,每以银针嵌入齿缝,而拔出之时,银色已如煤黑。孟英诊脉滑数,予犀角、石膏、硝、黄、升麻、蜣螂为剂,解毒妙品。和以鲜银花汁一杯。服后夜间登圊三四行,而病去及半,再予清解化毒而痊。

问斋医案

脉症虽平,大便三旬不解,呕吐,不能纳谷,非反胃可比。乃留邪宿滞,凝结肠胃之中,前路未服下药故也。吴氏所谓下格危症。勉拟《医话》中承气汤加参挽之。

生大黄　元明粉　枳实　人参

昨进中承气加参,大解紫黑恶臭结粪颇多,呕吐竟止,陈米清汤亦受,向愈有机。再以《医话》归芍二陈,用和中胃。

当归身　赤芍　赤茯苓　炙甘草　制半夏　新会皮　炒谷芽　六和神曲(伏邪)

昨服灵犀调胃,大便未行,乃邪结已深,药不胜病,非佳兆也。仲景以三汗无汗,不治。下亦宜然,姑再下之。

生大黄　枳实　厚朴　黑山栀　薄荷　连翘　黄芩　元明粉　炙甘草

昨拟大承气合凉膈,连服二剂,大便畅行,诸症悉平。胃开食进,尚宜养阴。

大生地　大麦冬　当归身　犀角片　粉丹皮　五味子　大白芍　建泽泻　北沙参　白知母　活水芦根(伏邪)

肾主二阴,而司五液。饮食入胃,津液输于脾,归于肺,注入膀胱,是为小便。糟粕受盛小肠,传送大肠,是为大便。现在大便秘,小便多,正与大便泻,小便少一理。便泻溲少,清浊不分;便秘溲多,清浊太分,过犹不及。脉来软数少神。症本阴亏火盛,养阴涤热主之。

大生地　怀牛膝　当归尾　芦荟　大麦冬　桃仁　杏仁　柏子仁　白蜜(便结)

肺经节制不行,大肠传送失职,大便十五日不解。舌有红槽,阴分本亏。胸次不畅,肝气素郁。薄粥能进,呕吐痰多,土为木克。脉来小快于迟。温润养荣为主。

大生地　淡苁蓉　当归尾　郁李仁　火

麻仁　松子仁　柏子仁　杏仁　白蜜(便结)

脉来细涩如丝,大便兼旬不解,此为阴结。饮食少进,呕吐痰涎,屡进益火之剂,幸有效机。桂无交趾,假借非真,终难有济。

大熟地　怀山药　山萸肉　制附子　油肉桂　淡苁蓉　枸杞子　当归尾

长流水煎,送《局方》半硫丸二钱。《局方》半硫丸方:

倭硫黄大肠包煮,肠烂取出　制陈半夏

等分为末,白蜜丸,桐子大。

连进温通之品,煎送半硫丸,大便三旬方解,足见命火式微。补火之药无多,又难道地,能无复秘之虑。病真药假,奈若之何。

大熟地　淡苁蓉　真锁阳　枸杞子　制附子　油肉桂　当归尾　怀牛膝　人参　鹿茸　倭硫黄

能食不大便,脉实为阳结。宜《医话》黑奴煎。

黑丑　猪牙皂角　元参　生大黄　生地黄(便结)

《经》以诸厥固泄,皆属于下。便泄溲固,为清浊不分。便固溲泄,为清浊太分,乃脾经约束,津液上归于肺,直注膀胱,其脾为约。仲景脾约丸主之。

麻仁　赤芍　厚朴　生大黄　枳实　杏仁

等分为末,白蜜丸,桐子大,每服三钱,滚水下。(便结)

便秘不能食,脉细为阴结。慎防肢冷。

大熟地　粉丹皮　建泽泻　怀山药　山萸肉　云茯苓　制附子　油肉桂　巴豆霜

长流水煎,送半硫丸二钱。半硫丸见前。(便结)

五志之火,耗伤阴液,大便坚结难解。

大生地　当归尾　怀牛膝　桃仁　郁李仁　冬葵子　川黄柏　白知母

流水煎,送《医话》黑奴丸三钱。黑奴丸即前黑奴煎为丸。(便结)

《经》以北方黑色,入通于肾,开窍于二阴。后阴秘结三十余日,现在前阴亦闭,涓滴皆无。少腹膜胀不堪名状,所服三承气、通幽汤、更衣丸及猪胆蜜导法,利小便五苓、七正、八正、蟋蟀、藏葱、陈麦荄、西瓜子壳等杂进,均皆无效。危急之秋,无方可拟,勉用《医话》仓公火剂汤,冀其一得。

倭国石硫黄二钱　火硝一钱　巴豆三粒

上三味,千里长流水煎,冷服。

昨进《医话》仓公火剂汤,二便争出有声,浑如炝炮轰击,诸症悉平,神奇难信。用药用兵,任医任将,专精之力,一至于此。书不云乎,药不瞑眩,厥疾不瘳。此之谓也。再以金匮肾气加减,以善其后。

大熟地　粉丹皮　福泽泻　怀山药　山萸肉　怀牛膝　制附子　油肉桂　车前子　淡苁蓉　枸杞子(便结)

《内经·举痛论》二十余条,多属于寒,惟大便秘结属热。现在大便八日不行,小溲浑赤,渴欲冷饮,心下至少腹胀痛拒按,脉来滑数。痰滞互结,热壅三焦,宜速下之。

生大黄　元明粉　延胡索　川厚朴　枳实　广木香　鸡心槟榔(诸痛)

王氏医案三编

金愿谷中翰患便秘,广服润剂,粪黑而坚如弹丸,必旬余始一更衣,极其艰涩。孟英诊脉迟软,舌润不渴,小溲甚多,乃久患痹证,坐卧不行,健运迂迟。法宜补气,俾液濡布,所谓中气足,则便溺如常矣,非凉润药所能治也。予大剂参、术、橘、半,加旋覆花以旋转中枢,鸡膍胵①以宣通大肠之气,鸡不溺而粪易下也。更仿《金匮》谷实之例,佐血余、苁蓉,

① 鸡膍胵(pí chī 必吃):即鸡内金。

俾为流通府气之先导。如法服之,数日即解,且较畅润,至三十剂其病若失。

王子庵令堂,年已古稀,患便秘不舒,时欲努挣,汗出头晕。医谓其肝气素滞,辄与麻仁丸等药,其势孔亟①。伊婿陈载陶屈孟英诊焉。脉虚弦而弱,是虚风秘结。予人参、茯苓、当归、柏子仁、冬虫夏草、白芍、枸杞、楝实、胡桃仁数帖而痊。次年秋患脘痞疼胀,医者率进温补香燥之药,驯致形消舌绛,气结津枯,始延孟英视之,不及救矣。

得心集医案

游长万　连值房劳,忽患小腹胀痛,喜以手按,二便阻滞,腰膝酸楚,屈而不伸,食饮难入,食即吐出,却无烦热,唇舌如常。医者认为阴症腹痛,进参、术、附、桂之剂,病仍如故,亦不见燥,但腹中愈满。更医,见二便不通,又以实热作痛,大进硝、黄、枳、朴、车前、滑石之属,愈增胀满,腹中窒塞。更服巴霜丸,欲求一利,竟不可得,日吐涎水如青菜汁者数升。众皆骇然。竟至粒米不入,二便不通者五日,小腹极痛,胀闭难忍,百方不效,愈治愈危,诸医束手,坐以待毙,求治于余。余思人非金石,岂有竭尽攻剂,竟不能通者,今上不得入,下不得出,内关外格之证悉具,本当死在旦夕,何五日尚未死耶。仲景云:小便不利,腹胀喘急者死。今幸未喘急,所以尚可生也。脉得肝部独强而横,初甚踌躇,久之脉症相参,始悟与妇人热入血室一症,其义相同。夫妇人先因外感传经热邪,经水适来,热邪既可乘虚而入血室。此亦必先因内伤饮食湿热,积聚于中,适值房劳,精道陡虚,所有积聚湿热,亦可乘虚而入精道。其内外所伤虽异,其乘虚而入一也。惟其阻塞经隧,胀闭二阴,故前后二便皆阻。夫少腹者肝经所属,阴器者肝脉所络,今湿热乘虚阻塞,如横一闩于中,湿热之气愈阻,肝木之气愈横,所以胀痛难忍。下既不通,无由疏泄,拂逆充溢,势必上冲直侮所克,上乘于胃,土受木克而为呕吐,观其吐出如青菜汁者,显然肝威之现形矣。此症若不循经引治,何以解肝之结、搜湿热之陷、通其经络而消其阻塞乎?法用牵牛达肾道、走精隧、搜热逐湿为君,以吴萸、小茴、川楝、橘核、桃仁,解肝散结为佐,加以苦酒之酸以入肝,明粉之咸以入肾,二味化水拌炒诸药引之以入肝肾,引上加引,使之直达。初剂小水长,仅得数屁,腹中气响,而痛大减。二剂前后悉通,诸苦如失。可见凡病必当曲尽其情,悉心审度,自有一定之理,既得其理,自可应手取效。若但见病治病,不为推求,而谓知医,可乎。原此症从前未经阐发,医者专守下法,屡攻不通,愕愕惊奇,殊堪浩欢。余临斯症,从伤寒门中妇人经水适来、热入血室,悟出男子适值房劳、湿热入精道。补前人之缺陷,广后学之见闻。详述受病之由,并纪制方之妙,俾后之患斯疾者,得开一生路也。

附方

牵牛　桃仁　小茴　吴萸　苦楝子　橘核

外用米醋调元明粉,拌炒诸药,水煎热服。(便闭门)

胡生新科　胸腹胀痛,大解不通,已服枳、桔、香、朴之属,毫无一效。又与滚痰丸,仍然闭塞。饮食虽甘,而食下作胀,每日探吐痰水数口,似觉稍宽,有粪结于肛门,努挣不下,挖之略出。延余视时,大便未通者,已十日矣。然脉来浮缓迟弱,身无寒热,口不作渴,舌无苔积,知为阴结之类,非阳结可比。此必胃气虚弱,津液不布,大肠传送之令不行,而胃中所蓄水谷,结而为胀,虽探吐稍宽,究竟津液愈涸,传送愈艰,与理中汤加半夏、厚朴、枳实。才一疏方,众皆不悦。盖病家与病者,急欲求通大便,满想大黄、巴霜之药。

---

① 孔亟(jí 及):很紧急、很急迫。

余独吹无和，只得详为辨曰：行医治大便不通，仅用大黄、巴霜之药，奚难之有？但攻法颇多，古人有通气之法，有逐血之法，有疏风润燥之法，有流行肺气之法，气虚多汗则有补中益气之法，阴气凝结则有开冰解冻之法，且有导法、熨法，无往而非通也，岂仅大黄、巴霜已哉？今病原胃气空虚，津液不足，即按症投剂，亦必三五日始通，决非一二剂可效，盖胃气虚而运行迟也。但依吾见，力可承任。胡生闻言姑信不疑，每日二剂，腹中毫不为动，殊料服至五日，药已十剂，仍然如故，急欲更医。余恐前功尽堕，又苦劝之。因思蓄饮不行，加入半硫丸四钱，仍与前药吞服。再加婉言，把持二日，共计十七日之便，仅得半升溏粪而已。自此饮食起居，未费调理而健。然病家与戚友俱议曰：行医仅通大便，如此为难，何贵于明耶？嗟嗟！医固难知，医则愈难也。

吴立成　素好色多劳，吸洋烟，忽因忧郁气结，渐至胸膈不舒。医者妄投消导发散之药，遂至腹胀便秘，呕逆不食，大便不通。更投承气汤二剂，腹中窒塞，痛楚愈增。及余视时，前医先至，又谓病重药轻，大黄今须加倍。余思凡病外感，或热邪传经，或热结胃腑，断无不发寒热之理，且有一攻不转矢气者不可再攻之戒，又况攻之愈塞，其不可攻也，明矣。其非热结也，又明矣。此脾气衰败，运行失常，出纳将废，而腹中所受苦寒之药，一团阴气弥漫，身中冲和之气，愈攻愈散，使非大助脾阳，其何以驱此滔滔之阴邪也哉？然病者方急索巴霜丸，前医专主，竟欲与服，余力止之。医者病家，均觉不悦。余不得已，乃婉为讲辨。索纸疏枳实理中汤，坐视进药，进毕一剂。病者恍然曰：平时断烟瘾，理中丸亦曾服过，但此时腹中胀闭，务求先通大便。余曰：此正所以通大便也。病者不答而睡。嗣煎一剂，又亲进之。其医问病者，若何？曰：腹中全无动静，但素日未睡，今忽得睡，而满似稍宽。其医寂然而去。余复将原方加倍，计术一两，增桂一钱，服下腹中气响甚喧，二便一齐通利，所泄之粪，半绿半黄，尽是稀糜秽水，并无结粪相间，此腹中一团阴气之验也。愈后调理之药，制附桂理中数斤，自是饮食渐增，烟瘾亦止。其家虽不以为功，余亦窃喜免谤。最后其医犹谓此等之治，不过偶中耳。(便闭门)

随息居重订霍乱论

钱塘姚欧亭协转，复宰崇明，闻余在沪，新秋嘱令弟嵏庵比部①持函聘余往游。以初夏偶患大泻，后苦脾约，两旬始一更衣，既而匝月一行，甚至月余一行，极其艰滞，而先硬后溏，汗出神惫，年逾六秩，步履蹇滞，虽广服人乳及润导诸药，率不效。间或纳食如梗，呕吐酸辣，六脉迟软，苔色白润，不渴，小便清长，腹无胀痛。此真中气不足，溲便为之变也，岂肠燥便秘可以润药濡之哉？既不宜润，更不可下，以中虚开阖无权，恐一开而不复阖，将何如耶？亦不可升提，盖吐酸食梗，已形下秘上冲之势，又素吸洋烟，设一阖而竟不开，又将何如耶？爰以参、术、橘、半、旋、芍、鸡金、木瓜、枇杷叶为方，服六剂，更衣两次，解四弹丸；又三剂，解十五六丸；又三剂，下九丸而始畅，并不坚燥，亦无溏矢，毫不怯力，是药证已符，为留调理法而别。(梦影)

费伯雄医案

中脘较舒，惟大便硬结，宜和营化浊。

全当归　大丹参　怀牛膝　广木香　川厚朴　江枳壳　瓜蒌仁　川郁金　小青皮　合欢皮　福橘饼　降香片　陈广皮　佩兰叶(大小腑)

---

① 比部：明清时对刑部及其司官的习称。

慎五堂治验录

张,右,戊寅夏月,花石桥。进三香法,外热虽淡,内热益炽,头痛足冷,脘满不饥,十日不便,一候不食,呕恶气促,脉濡,沉部较坚,舌色老黄,口甜且腻,日轻夜重,寐中谵语,阳明燥屎未下,前方加入通腑之品。

全瓜蒌一两　生川朴四分　枇杷叶一两　枳壳一钱半　白杏仁五钱　佩兰二钱　元明粉一钱　大麻仁三钱　旋覆花三钱　制半夏一钱半　川雅连三分

包虎内。被窃抑郁,二便皆秘已旬余矣。少腹䐜胀,身热少汗,口渴不食,舌白中灰且燥,脉弦数,此即《内经》所谓"木敛病"也,乃肝木因郁不能疏泄之故。一医犹以石决、羚羊、芩、地等寒凉抑肝平肝为治,岂不谬哉。

勉用疏达之品应之。

生香附三钱　陈阿胶一钱半　青蒿一钱半　枳实五分　川楝子二钱　碧玉散一钱半　桑叶三钱　紫菀二钱　薄荷梗三分　鲜荷梗二尺　稻叶一两　灯心四分

一剂便通,再剂汗出,知饥思食,热退胀消,惟苔仍干灰,是胃津不足也,去薄、枳,加鲜石斛五钱。

唐雪岩,壬午,江家泾。始因便闭,自服通下,得便,反加咳嗽,痰黄气秽,大便仍秘,脘间作痛,斯脾约症也。治以润剂通肠。

蒌皮四钱　杏仁三钱　茯苓一钱半　油归身一钱半　半夏二钱　紫菀三钱　旋覆花二钱　枇杷叶四钱　北沙参三钱　茉莉花四分　麻仁丸四钱,煎汤送下

得便痛止,惟小腹气升则气促咳嗽,痰黄且韧,其气腐腥,谅是肾不纳气之故也。肉削脉大,拟贞元意。

熟地　潞党参　左生牡蛎　川百合　归身　淡茯苓　整胡桃肉　南沙参　莲子　紫石英

症已痊矣,培补宜峻,加生黄芪四钱。

周,左。大便七日不通,脘间并痛拒按,饮食到口即吐,脉实苔黄,肝逆犯胃成厥,厥者其气上逆也。治宜承顺阳明,平和肝逆。

大黄　蒌皮　蜣螂　代赭石　甘草　枳壳　半夏　旋覆花　川楝子

又,去大黄、枳壳,加谷芽、茯神。

温氏医案

友人余杏卿,于秋日偶患干咳便闭,鼻梁生疮。医云胃火太甚,用承气汤以泻其热、通其闭,连服数剂,大黄用至二两,并不作泻,鼻疮愈肿,坐卧不宁,邀余视之。见其右寸洪数,时值秋令,的系肺燥之症,何得认为胃家实火,即用地黄饮子润燥清金,一剂便通咳止,三剂鼻疮全消。余友谓燥与火有何分别,请申其说。夫风、寒、暑、湿、燥、火,乃天之六淫,各有专属。《经》曰:诸涩枯涸,干劲皴竭,皆属于燥。乃肺与大肠皆属阳明燥金之气也。金为生水之源,金受火克,生化之源竭,故肠枯而便闭;肺气上逆,故干咳而鼻疮。若误作实火,徒耗其胃气,与肺无涉,愈泻愈差,治宜甘寒滋润之剂,甘能生血,寒能胜热,润能去燥,使金旺而水生,则火平而燥止矣。(干咳便闭)

友人保襄臣之园人张茌,人极壮健,因夏日刈草,途遇暴雨,周身尽湿,因而寒闭,数日不大便。医认为火,用承气汤以下之,仍然不通,两目反为发赤,尚谓火重,不能即通,还须再下,但人极困惫,饮食不思,睡床呻吟。余往坐谈,怪而问之,述其所以。余曰:何妨请我一治,欣然乐从。诊其六脉沉细兼迟。余曰:误矣。此乃寒闭,并非火结,所服承气汤,是以水投水,何以能下。余用麻黄附子细辛汤,外加干姜以温之,遂谓明日即能大便矣。

服之果然。随用理中汤调理而愈。(大便闭塞)

一　得　集

某妪湿邪内蕴闷呕便闭治验

某妪年五十许,从石门抵杭,时当仲秋,途次劳顿,感受风露,微有寒热,胸闷呕恶,大便秘结,胀痛不食,乃阳明湿郁化火,津液不能濡布,肠胃传导失职,治以宣化通府,方用桔梗、杏仁、黄芩、藿香、郁金、蔻壳、山栀、生枳实、元明粉,加白蜜,一剂而诸恙皆愈。(卷中)

诊余举隅录

壬辰七月,余至天津。杨鹤年之室,病大便不通,旬有余日。人见舌苔微黄,唇口微焦,拟用下药,来延余诊。切其脉,沉而迟。余曰:沉迟为里寒,寒甚则水冻冰凝,投以大剂热药,犹恐不及,若之何下之乎?人曰:时当夏秋,似非冬月可比,大火炎炎,何至中寒若此?余答曰:舍时从症,古有明文。如谓燥热时必无寒症,则严寒时当无热症,昔仲景制大小承气汤,何以治冬令伤寒。可知夏热冬寒者,时之常;而冬不必热,夏不必不寒者,病之变。至唇舌焦黄,又真寒似热之假象。倘误认为热,投以硝、黄,热将不救。王太仆曰:承气入胃,阴盛以败,其斯之谓欤。用四逆汤、四神丸意,并加当归半硫丸为方。三剂,便闭依然。主人讶甚,嘱余改方。余曰:坚冰凝结,非用火煎熬至六七昼夜之长,其冻不解。仍前方倍与之,又三剂,夜半,腹中忽痛,大便始通。时有识者愕然曰:如此炎热,吾谓热中者必多,不料此症腹中,一寒至此,然则君子何待履霜,始知坚冰之至哉、后于热剂外,又佐补剂,调治月余而安。(大便不通虚寒证)

张聿青医案

左　大便闭阻,时辄少寐。脏阴亏损,则腑阳转燥矣。

鲜苁蓉七钱,洗　瓜蒌仁二钱　火麻仁二钱　杏仁泥三钱　白芍一钱五分　茯神三钱　风化硝一钱五分　炒枣仁二钱　油当归三钱　白蜜二钱,冲

左　大便闭结,身热痰多。脉象弦大,舌干无津。此由痉搐之后,痰热内滞,清津不升,浊液不降。衰羸情形也。

淡豆豉三钱　制半夏一钱五分　白桔梗一钱　杏仁泥四钱　黑山栀三钱　广郁金一钱五分　炙紫菀一钱　瓜蒌仁七钱　风化硝七分　枇杷叶去毛,四片

左　偏右腹板不舒,大便闭阻不行。湿滞而脾土不能鼓舞运旋也。

光杏仁　紫菀肉　广郁金　制香附　南楂炭　焦麦芽　炒枳壳　皂荚子　枇杷叶

某　久痢脏阴损伤,腑阳转燥。便艰不爽。

火麻仁　光杏仁　生山药　白芍　黑芝麻　瓜蒌仁　油当归　鲜苁蓉　生甘草

某　年近古稀,腿股软弱,兹则大便不解。六脉细涩。血液枯燥。宜养血润肠。

鲜苁蓉一两洗　火麻仁三钱　甜杏仁三钱　松子仁三钱　当归二钱　柏子仁去油,三钱　炒牛膝三钱　鲜首乌六钱　生山药二钱

二诊　便虽畅行,而肠液枯燥,但食而不便者,又三日矣。再滋润咸降。

火麻仁三钱　杭白芍一钱五分　生熟草各一分五厘　当归二钱　生山药三钱　炒麦冬一钱五分　鲜苁蓉六钱,洗　炒杞子三钱　黑元参二钱　炒牛膝三钱　枇杷叶去毛,四片

三诊　大便渐调。再润肠养血,参以补气。

西党参　当归　生山药　火麻仁　生熟谷芽　野於术　白芍　柏子仁　炒杞子　炒牛膝

邱右　形寒里热，腹膨不舒，腰酸气坠，大便坚硬，欲解不解。木旺肠枯。拟养营润肠。

鲜苁蓉七钱　瓜蒌仁四钱　甘杞子三钱　怀牛膝三钱　白蜜二钱，冲　大麻仁三钱　光杏仁三钱　金铃子一钱五分　杭白芍一钱五分

二诊　大便渐通，腹膨较舒，而少腹偏左仍觉板滞。的是木旺气化为火，脏阴日亏，则腑阳日燥。再养血润肠，以清气火。

细生地四钱　大麦冬三钱　生白芍二钱　郁李仁三钱　白蜜二钱，冲　大元参四钱　火麻仁三钱　柏子仁三钱　甘杞子三钱　更衣丸先服，二钱

三诊　大便通行，腹胀板滞已化。肝木纵横之气，化而为火，暗铄阴津，频带口渴。宜甘凉清养。

杭白芍一钱五分　川石斛四钱　生甘草三分　白茯苓三钱　青果二枚　川楝子一钱五分　大天冬二钱　干橘叶二钱　白蒺藜二钱　左金丸五分

四诊　口渴稍定，大便仍然艰燥。还是气火有余。

川石斛四钱　甜杏仁三钱　川楝子一钱五分　茯苓三钱　南花粉二钱　大天冬三钱　干橘叶一钱五分　白芍酒炒，一钱五分　更衣丸三钱，先服

五诊　大便已经畅行，胀满已退，口渴大减。然舌苔仍然花糙。气化为火，劫烁阴津，不能遽复。再降气火而育阴津。

阿胶珠二钱　细生地四钱　生甘草三分　大天冬三钱　橘叶一钱五分　川雅连三分　天花粉二钱　川楝子一钱五分　杭白芍一钱五分

翁　便不畅行，虽解溏薄，依然胀满不舒。此府浊不泄，与燥结者有间。

砂仁　郁金　磨沉香　广皮　藿梗　紫菀　枳壳　桔梗　光杏仁　小温中丸

此方不用瓜蒌，因湿结也。不用白蜜麻油，非热结风结也。清儒附志

贾左　便不畅行，胸次不舒，每至便阻，头面辄发痞瘰。脉濡不爽。此湿热有余，脾土不能鼓舞运旋。拟和中泄浊，参以分利。

制半夏　广皮　泽泻　赤猪苓　小温中丸三钱　广郁金　蔻仁　沉香　大腹皮

右　营血素亏，肝火湿热蕴于大肠。大便坚燥。暂用子和玉烛意。

大生地　当归炭　炒丹皮　火麻仁　生山药　炒白芍　缩砂仁　左金丸　润肠丸

奚　用介宾先生化肝煎法，原欲其化气化火，化有为无也。乃下坠之气，依然不松。脉关弦，右部微滑。良以浊在府中，浊不得泄，致肝木之气不能和协。暂为破泄府浊，以觇动静如何。

冬瓜子　光杏仁　生薏仁　青芦管　小温中丸三钱，药汤送下

二诊　胀气稍舒，大便未解。

冬瓜子　云茯苓　光杏仁　盐竹茹　青芦管　枇杷叶　小温中丸

三诊　气之攻筑，虽退十三，而胀坠不舒，仍所不免，大便艰涩。浊得渐泄，而肾虚木旺。再进《金匮》润补法。

炒全当归三钱　生姜三片　精羊肉一两五钱，煎汤去油沫，代水煎药

四诊　泄浊之后，坠气较松。然肛门微觉不能收摄，气冲作呛。脉细带涩。府浊虽得稍泄，而病久肾虚，阴不固摄，以此而呛咳不退。再摄其阴。

炒熟地　五味子　光杏仁　当归　砂仁　盐水炒菟丝子　青蛤散　制半夏　广皮(便闭)

柳宝诒医案

常　肝气郁结，陷于下焦，腑气不能下

行,脐下胀满,大解不通。木郁化火,上刑肺金,则咳嗽口干。当与泄肝,畅气,润肺,通腑。

紫菀　苏子　黑山栀　栝蒌仁皮各　延胡索　枳壳　橘核　金铃子酒炒　白芍土炒　春砂仁　沉香　香橼皮

加减:如服后大便仍不通,另用更衣丸钱半,开水送下。

都　燥屎下结于大肠,浊气化火,渐得上逆。脉细数,舌中微黄。中焦稍有湿热,但非大便通行,则湿浊终无外泄之路。阻结在肠,与在胃之可以攻泄者不同。拟用宽肠润腑之剂,兼用导法以通之。

鲜首乌　紫菀　枳壳　瓜蒌仁　杏仁　桔梗　鲜生地　元参　淡黄芩　芦根

另:更衣丸开水送下。(便血附:便闭)

崇实堂医案

汪济舟本徽籍,迁居扬州多年,吉安分销盐局司事也。抱病三四月未愈,就治于余,曰:近半月中口不能食,亦不知饥,精神疲惫,胸闷,腹胀痛,大便久闭,烦热多汗,卧不安寐,口渴身倦,诸多不爽难以言喻,自觉非下不可。诊其脉左弦数,右滑数,尺脉圆大如筋,到指有力,三五至一止,只片刻复来,类促脉而非促脉,舌苔黄燥而厚秽。余曰:此因思虑伤脾,气滞而郁,痰火甚重,枢运无权,气机皆塞,虽用硝黄下之,不能通也。若勉强通之,脏真反损,其祸滋深。吾为清热利气,大便不求通而自通。方以枳壳、贝母、桑白皮、黄连、黄芩、知母、滑石、青皮、丹皮、槟榔磨汁冲服。二剂而便通热退,胀痛皆消,脉亦和柔,惟弦脉未退。为去槟榔、枳壳、桑白皮,加青蒿、白芍、生甘草、生地、丹参调理而愈。(又曰:前服陈姓方内,有大黄八钱,便未能通,何故?余曰:吾前已言之,幸大便未行耳。)

昼星楼医案

治泰雅堂盛暑游园,久坐湿地,且多食湿热水果,不节房劳。初成痢疾,后则大便不通。自用清润之品降湿滑肠,如槐花、生地、火麻、知母、黄芩、沙参、玉竹、石斛、元参、杏霜、枳壳、枳实、茅根、郁李、油归之类。三剂不效,援予治之。诊其脉,肺有浮热,肾水甚亏,脾经停湿。外候相火妄动,舌苔睛黄,两腿酸软,大便枯结,努力则肛门翻出,疼痛异常。据西书云:肠胃精液,为饭气所吸,故枯涩而翻肛,亦一理也。治法降之不清,以风药胜之,使运动其湿而不至于顽着。仍加清降之品,使肺令清肃下行。则湿热得利于前阴,肾水得胎于母气。爰立方于下。自制:

酒芩二钱　土茯二钱　元参一钱五分　赤茯二钱　天冬二钱　酒生地二钱　莲梗七寸　独活三分　玉竹一钱五分　生甘五分　白鲜皮二钱　枳壳一钱五分

西人卫生学云:锡壶盛茶,能令人病。盖至足之锡,内含铅质,铅性重坠,多饮锡罐茶,当为半身不遂之症。予鉴此言,遂易瓦壶,并以此言告我潮人。

雪雅堂医案

李仙史　八日不大便,误服攻下药,二便俱闭,腹脐胀硬,烦躁,惟脉虚无力,宗脉旨拟药为是。

高丽参一两　白术一两　淮山药八钱

仲甫　疟疾愈后,口干潮热,不大便,脉数胃阴伤也,应进酸甘化阴法。

麦门冬五钱　正首乌三钱　火麻仁八钱　酒知母二钱　生白芍四钱　大乌梅二钱

余听鸿医案

常熟西门虹桥叶姓妇　正月间血崩，经蔡润甫先生服以参、芪等补剂，血崩止。余于二月间到琴，邀余诊之。胸腹不舒，胃呆纳减，余以异功散加香砂、香附等进之，胸膈已舒，胃气亦苏，饮食如常矣。有四十余日未得更衣，是日肛中猝然大痛如刀刺，三日呼号不绝，精神困顿。有某医生谓生脏毒、肛痈之类，恐大肠内溃。后邀余诊，余曰：燥屎下迫，肛小而不得出，即进枸杞子、苁蓉、当归、麻仁、柏子仁、党参、陈酒、白蜜之类大剂饮之。明晨出燥屎三枚，痛势稍减。后两日肛中大痛，汗冷肢厥，势更危险。他医以为肛中溃裂。余曰：如果肛中溃裂，何以不下脓血？《经》曰：清阳出上窍，浊阴出下窍。此乃清气与浊气团聚于下，直肠填实，燥屎迫于肛门，不得出也。当升其清气，使清阳之气上升，则肠中之气可以展舒，而津液可以下布。蜜煎、胆汁虽润，亦不能使上焦津液布于下焦，进以大剂补中益气汤加苁蓉、杞子。煎浓汁两碗服之，又下巨粪如臂，并燥屎甚多，肛中痛已霍然。后服参苓白术散十余剂而愈。（大便秘结）

医验随笔

西门凌君企周有烟癖，四旬未便，而饮食如故。彼自服燕医生泻丸，始三粒继服六粒，后一日服至二十丸，竟不得便。延先生诊视曰：此肠胃干枯燥结极矣。用五仁汤，大黄六七钱、元明粉二钱，仍不效。再用泻叶三钱煎汤，以磨生大黄钱半，一日服三次，服后腹中攻撑，先下燥栗粪，又下干结硬粪无数。先生曰：此非一日所能尽也，须三五日方能下清。前方加减，连服三日，约有桶许，然后用参术等调治，其便如常。

萧评郭敬三医案

酒病溲便闭治验

周姓布客酒病，胀闷欲死，大小便不通，须用沸汤浴洗，毛窍稍开，胀闷略爽。于是昼夜以沸汤浴身，不可稍止，止则气闭欲绝。人咸谓其必死，求余医治。余思酒性燥烈，熏痹肺气，遂令表里上下气机皆阻；肺主天气，周身气化所关，就其所配之脏腑而言，与大肠相表里，与膀胱通气化，又主皮毛。今大小便毛窍皆痹，非表里两解之法，焉能胜任？用河间防风通圣散加杏仁，一剂即止热汤之浴，再剂大小便俱通而愈。

尚按：防风通圣散，发表攻里，宣上导下，气血兼顾，面面周到，为治感症表里俱实，外无汗，内便闷之特效良方，用于此症，恰到好处，即《内经》开鬼门，洁净府之法也。

邵氏医案

中焦未和，气机失利，脉两手混滞，大便稍下不畅，仍遵前法加减为妥。

瓜蒌皮三钱　郁李仁三钱　炒谷芽四钱　薤白一钱五分　炒枳实一钱　广郁金三钱　原杵省头草三钱　厚朴一钱五分　乌药一钱五分　枣槟三钱　绿萼梅一钱五分　路路通十颗

三帖。

醉花窗医案

脾虚失运，大便不通

薛鹤亭侍御名鸣皋，陵川人，古道照人。在吏部时掌选事，胥吏不敢欺以隐。后作御使，数条奏忤上旨，而公正无阿，识者服焉。甲寅夏，其夫人患大便不通，医士或以为实热，投承气汤不效；或以为肠燥，投火麻仁亦不效；或以为食滞，投平胃散，通而旋塞。延余治之。诊其六脉微弱,右关尤甚,右尺脉细如丝。乃曰:此脾虚不能转运故也。遂立四君平胃汤,重用潞参至一两。鹤翁曰:病苦不通,塞之不转剧乎?余曰:君不识此。《内经》云:塞因塞用。盖人大小二便,全凭中气转运,中气不摄,则泄泻;中气太虚,则不能下送。夫人之病,非不欲大便,盖欲便而不下也。今以四君提其中气,平胃散调其胃气,再不通者,吾不复为此矣。晚即照方服之,次早即便数下,肚腹空虚,精神爽健,早餐已进三碗矣。午后来信云:贱内之病,已十去八九,何神妙若是,昨日之言,思之不得其解,愿暇时一请教也。次日即来拜谢。余曰:君未读医书,诚难细喻。譬如布囊盛物,非提其口,则物难下也。人之脾胃,何独不然。鹤翁曰:闻所未闻,今乃知大便不通之不无虚证也。遂与余为至交焉。

曹沧洲医案

左　血液不能下润肠腑,大便难,浊气在上,乃生䐜胀,口腻胸闷,溲少,脉细濡。体虚而有湿痰,当先治标分。

苏梗三钱五分　全栝楼一钱五分,打　橘红一钱　沉香曲四钱,包　制香附三钱五分　火麻仁三钱,研如泥　法半夏三钱五分　车前子三钱　金铃子三钱,炒　郁李仁三钱　炙鸡金三钱　泽泻三钱(风温湿热附伏邪伏暑)

右　血液衰少,不充和调五脏,洒陈六腑,由是脾弱则不能为胃行其津液,而为口干,肾虚则失其司,而二便难,刻当收藏之时,必须培补所虚,以长血液之源。

老山参须五钱,另煎,收膏入　水梨膏一两,收膏入　陈皮一两　潞党参炒香,二两　川石斛三两　盐半夏二两　大生地四两,春砂末二钱同炒　金毛脊三两　炙鸡金二两,去垢　大熟地四两,海蛤粉拌　黑芝麻二两,绢包　沉香曲三两,绢包　杜仲三两,盐水炒　淡苁蓉三两　陈佛手一两,去心研末收膏入　柏子仁三两　川断三两,盐水炒　川贝母二两　青阿胶一两五钱,绍酒浸,收膏入　油当归二两　首乌藤三两　龟版胶一两五钱,绍酒浸,收膏入　茯苓四两　白蜂蜜一两五钱,收膏入

净河水浸透,浓煎三度,去渣,入阿胶、龟版胶、雪梨膏、川贝末、白蜂蜜,以及参汁,烊化收膏,每日开水化服,一瓦超。(肝脾门)

右　便闭小溲少,少腹痛,腰痛,脉弦。宜疏通导下,以解寒滞气机。

麻仁丸四钱,包　五灵脂三钱五分,醋炒　两头尖二钱,包　淡吴萸三分,盐水炒　沉香曲三钱,包　川楝子三钱五分,小茴香五分同炒　车前子四钱,包　青木香一钱,切　莱菔子四钱,炒研　延胡索三钱五分,醋炒　枸橘二钱,切　泽泻三钱　玉枢丹末二分,入姜汁炒为汗,开水化服。

葱头一两　莱菔子一两,炒　生姜一两　生香附一两　食盐一两　打和炒焦,布包熨之。(肝脾门)

上池医案

肝病犯胃乃定例也,久吐则脾津竭,竭则肠胃枯,上既逆涌不纳,下必结燥不出。昨用蜜导法,宿垢已下,而中宫犹觉痞塞不爽,是无形之气机窒痹,有形之血络仍复未通,通络利气,苦辛两用。

川连同泡淡吴萸二分,同炒,去萸　焦半夏　川楝子　归须　青皮　桂枝　赤苓　焦白芍　延胡　制香附　新绛

沈氏医案

汪周拔二令郎,年二十二岁,新婚之后,乃祖督课颇严,馆于别业,经年不入帏房,肝火抑郁而不舒,扰其精房而成梦遗。马元仪以补肾涩精之药治之,甚至厥逆不醒,谓其为虚欲脱,竟以参芪、鹿、茸、河车等药补之。日甚一日,肌肉消瘦,卧床不起,已经一载,于是

延余诊视。时八月下旬，见其饮食少进，嗳气而大便燥结，五六日一解，语言默默，小便黄赤，诊其脉息，沉细带数。察其形，唇口面色皆红，肌肉虽瘦，润泽而不枯，夜间坐而不卧，无倦怠之意，日间只食薄粥二盏，按其胸腹，板硬不和软。此因补药太过，壅塞肠胃，气道不行，不能宣通，正所谓大羸有实也。因投以二陈加莱菔子、山栀、枳壳、香附、厚朴，冲元明粉服之。三剂后，大便去结粪三五块，胸次稍宽，语言稍出，又进滚痰丸三钱，又去结粪五六块，再服前煎方五六帖，大便去粘腻而黑色者不计，间与滚痰丸及清火理气之药。如得通泰，自是可进稀粥六七碗，然亦不觉大饥，又以保和丸加黄连，早晚服之，两月后可进干饭。余往还两月，而门人蔡沧文居其家，常为调理，至冬至后，步履如常。居宿于内，新春到舍奉谢，酬以千金。此康熙四十八年之事，其人号丽天，至今无恙。

浙江西新城李益书，平素服八味丸归脾汤，数年后觉胸中痰火郁结，大便五六日一解，头面烘热而红。此因桂附太多，积热于胃，煅炼津液成痰，脉息数大。用清火疏理之药，病势稍减，然苦于大便燥结，胸腹如燎。此郁火不能外达，用凉膈散一两，以泻其郁火。十月初旬用药起，至次年正月下旬，腹中舒畅，肛门不热，复服滋阴降火之剂而愈。

平素多思多郁，郁久成火，得风则炽，而发寒热，交春发陈之月，内郁之火，因时窃发，无从疏泄，则皮肤之间，流走作痛。郁于内则胸隔胀满，而口干气急，饮食不得下达，郁火煅炼津液，不能荣养大肠，则大便为之燥结，五六日解一次。脉息沉弦带数，此乃郁火煅炼津液成痰。阻滞胃中，所以不肌不食。理宜先通大便，则上焦之郁火，从此下降，并以理气清火之药，使其经络宣畅，所谓通则不通也。

煎方：香附　山栀　广皮　半夏　瓜蒌　木通　莱菔子　枳壳　滑石　黄柏　石膏　生姜

丸方：香附　山栀　广皮　黄柏　瓜蒌　枳壳　莱菔子　石膏　滑石　木通　桑枝汤法

鲁峰医案

清肺导滞汤，予每至春夏之际，遇劳碌或远行受热，则大便燥结努圊不下而矢内见红白粘汁似痢疾，而腹不痛，虽不觉病，而胃间满闷，饮食无味而消渴，用此汤殊经效验，而屡此汤治年老血枯，大便燥结之人，亦多经验。

清肺导滞汤方：

大生地三钱　当归二钱，酒洗　白芍三钱，生　青皮一钱二分　侧柏叶二钱，炒　子芩二钱　花粉二钱　栀子一钱五分，炒　枳壳二钱，麸炒　厚朴二钱，姜炒　甘草一钱五分

引加柿饼子一个，煎服。

也是山人医案

家(一五)　正衰偏热，便秘，纳谷安适，良由肺胃阴液未复使然。

川石斛四钱　炒焦半夏曲一钱五分　枳实皮一钱　炒麦冬一钱五分　新会皮一钱　生谷芽一钱　块茯苓三钱　大麻仁一钱五分(脾胃)

仲(八岁)　据述平昔，每更衣努苦，粪坚若弹丸，加之病后，胃津干涸，腑火，传导阴液愈耗，阳气愈升，而大便愈秘，宜清润以柔药和阳。

鲜生地　麦冬　柏子仁　清阿胶　大麻仁　茯神　川斛

穆(三三)　脉涩，下焦气钝血燥，便难，进通幽方。

咸苁蓉　细生地　郁李仁　柏子仁　大

麻仁　牛膝　当归

毛(六一)　年高脉伏,瘀热在营,血燥便难,进通幽法。

归尾一钱五分　柏子仁二钱　郁李仁一钱　桃仁一钱　松子仁三钱　大麻仁一钱五分　红花五分(便秘)

孟河费绳甫先生医案

游桂馨之如夫人,感冒解后,内热心悸,口干头晕,夜不成寐,大便燥结,每日只进米汤数匙,卧床不起,已经月余。延余诊之,此胃阴虚而气不下降,两手脉来皆沉细无力,治必清养胃阴,方能挽救。遂用北沙参四钱,麦冬三钱,白芍钱半,甘草三分,石斛三钱,川贝母二钱,大玉竹三钱,甘蔗四两,芦根二两,陈广皮一钱。连进三剂而病减,再进三剂而愈。(感冒)

宁波徐莲芳,能食知味,惟食后转觉饱胀异常,大便燥结,必八九日始一更衣。余诊其脉沉滑,全是痰结在中,耗津液而阻气机。遂用沙参四钱,麦冬三钱,枳壳一钱,橘红一钱,半夏钱半,蒌仁三钱,杏仁三钱,薤白头三钱,白苏子三钱,当归二钱,竹茹二钱,荸荠五枚,陈海蛇五钱。进五剂,便通胀减。照前方加吉林参须五分,象贝母三钱。连服十剂而愈。

常州陈康年,患腰痛阴酸,牵引左胯作痛,大便燥结,胸脘不舒,多涎沫,时常凛寒,遍治罔效。予诊其脉沉细弦弱,此脾肾虚寒,痰饮上泛也。用高丽参一钱,当归二钱,肉桂三分,苁蓉三钱,枸杞三钱,陈皮一钱,半夏钱半,杜仲三钱,茯苓二钱,甘草五分,煨姜三片,大枣三枚。连服三十剂而愈。(二便不利)

两江总督刘观庄,大便艰难,或数日不解,眠食因此不安。延余诊视,脉来沉细而弦。此气血皆虚,诸经失润。治必培补气血,润泽大肠。方用吉林参一钱,当归二钱,苁蓉三钱,枸杞子三钱,柏子仁二钱,麦冬三钱,陈皮一钱,人乳一杯冲服。连进十剂,颇见效验,即以此方常服而安。(二便不利)

阮氏医案

柯　湿闭阳明道路,气机阻塞,枢转不灵,上不受纳,下不通便,是故胸痞腹胀,所由作矣。

苦杏仁三钱　藿香梗钱半　炒枳实八分　山楂末三钱　萝卜络钱半　广郁金钱半　制川朴八分　冬瓜仁三钱　生谷芽二钱　大腹皮钱半　白蔻仁八分

陈　寒湿凝滞下焦,致膀胱气化不通,则小水秘涩;大肠传导失职,则大便不行。拟用温通淡渗法治之。

淡附片钱半　南京术钱半　建泽泻二钱　台乌药钱半　生锦纹钱半　赤茯苓三钱　紫瑶桂八分　绿升麻四分　北细辛八分　结猪苓钱半　杭青皮钱半　软柴胡四分

林　湿食郁结阳明,中土受戕,累及上下,胸膈痞痛,饮食呕吐,兼之大便不通,脉象洪数,舌苔灰色如煤,若非荡涤上下宿垢,而奠安中土不可。

栝蒌实钱半　水法夏钱半　制川朴八分　鲜金钗三钱　水云连八分　生锦纹钱半,酒浸　江枳实八分　伏龙肝煎汤代水

复诊　痛愈吐止,便稍通,舌苔翻黄,稍觉微寒微热,渴饮,仍照前方加减。

酒锦纹一钱　江枳实六分　水法夏一钱　苏薄荷六分　制川朴六分　栝蒌实一钱　水云连六分　广藿香六分　鲜芦根二钱

消渴案(强中案附见)

扁鹊心书

一人频饮水而渴不止,余曰:君病是消渴也,乃脾肺气虚,非内热也。其人曰:前服凉药六剂,热虽退而渴不止,觉胸胁气痞而喘。余曰:前证止伤脾肺,因凉药复损元气,故不能健运而水停心下也。急灸关元、气海各三百壮,服四神丹,六十日津液复生。方书皆作三焦猛热,下以凉药,杀人甚于刀剑,慎之。(津液受伤,不惟消渴,亦兼杂病,而误用寒凉者不少,时医以此杀人,而人不悟奈何)(消渴)

卫生宝鉴

古廉韩子玉父,年逾六旬有三,病消渴,至冬添躁热,须裸袒,以冰水喷胸腋乃快。日食肉面数回,顷时即饥,如此月余,命予治疗。诊得脉沉细而疾,予以死决之。子玉及弟泣跪予前曰:病固危笃,君尽心救治,则死而无悔。予答曰:夫消之为病,其名不一,曰食亦,曰消中,曰宣疾,此膏粱之所致也。阳明化燥火,津液不能停,自汗,小便数,故饮一溲二。胃热则消谷善饥,能食而瘦。王叔和云:多食亦饥虚是也。此病仲景所谓春夏剧,秋冬瘥,时制故也。令尊今当差之时反剧,乃肾水干涸不能制其心火,而独旺于不胜之时。《经》曰:当所胜之时而不能制,名曰真强,乃孤阳绝阴者也。且人之身为主,天令为客。此天令大寒,尚不能制其热,何药能及?《内经》曰:主胜逆,客胜从。正以此也。设从君治疗,徒劳而已,固辞而归。遂易医与灸,不数日而卒。其后子玉感予之诚,相好愈厚。(卷二)

顺德安抚张耘夫,年四十五岁,病消渴,舌上赤裂,饮水无度,小便数多。先师以此药治之,旬日良愈。古人云:消渴多传疮疡,以成不救之疾。既效,亦不传疮疡,享年七十五岁,终。名之曰生津甘饮。

人参　山栀子　甘草炙　知母酒洗　姜黄　升麻各二钱　白芷　白豆蔻　荜澄茄　甘草各一钱　白葵　兰香　当归　麦门冬各半钱　黄柏酒拌　石膏各二钱半,一方石膏用一两一钱　连翘一钱　杏仁一钱半　木香　黄连　柴胡各三分　桔梗三钱　全蝎一个　藿香二分

上为末,汤浸蒸饼和成剂,捻作饼子,晒半干,杵筛如米大,食后每服二钱,抄在掌内,以舌舐之,随津咽下,或白汤少许送亦可。此治制之缓也,不惟不成中满,亦不传疮疡下消矣。

论曰:消之为病,燥热之气盛也。《内经》云:热淫所胜,佐以甘苦,以甘泻之。热则伤气,气伤则无润,折热补气,非甘寒之剂不能,故以石膏、甘草之甘寒为君;启玄子云:滋水之源以镇阳光。故以黄连、黄柏、栀子、知母之苦寒泻热补水为臣;以当归、麦门冬、杏仁、全蝎、连翘、白芷、白葵、兰香甘辛寒,和血燥润为佐。以升麻、柴胡苦平,行阳明少阳二经,白豆蔻、木香、藿香、荜澄茄,反佐以取之。因用桔梗为舟楫,使浮而不下也。东垣先生尝谓予曰:洁古老人有云:能食而渴者,白虎倍加人参,大作汤剂多服之;不能食而渴者,钱氏白术散,倍加葛根,大作汤剂广服之。(卷十)

石山医案

一妇年三十逾,常患消渴,善饥脚弱,冬亦不寒,小便白浊,浮于上者如油。予诊脉,

皆细弱而缓,右脉尤弱。曰:此脾瘅也。宜用甘温助脾,甘寒润燥。方用参、芪各钱半,麦门冬、白术各一钱,白芍、天花粉各八分,黄柏、知母各七分,煎服。病除后,口味不谨,前病复作,不救。(消渴)

外科发挥

一老人冬月口舌生疮,作渴,心脉大而实,尺脉大而虚。予谓:乃下消证也,患在肾,须加减八味丸补之,否则后发疽难疗。彼以为迂,仍服三黄等药降火,次年夏令,果患疽而殁。(疮疡作渴)

名医类案

莫君锡,不知何许人,大业中为太医丞。炀帝晚年沉迷酒色,方士进大丹,帝服之,荡思不可制,日夕御女数十人。入夏,帝烦躁,日引饮数百杯而渴不止。君锡奏曰:心脉烦盛,真元大虚,多饮则大疾生焉。因进剂治之,仍乞进冰盘于前,俾上日夕朝望之,亦解烦躁之一术也。

方勺博按:原本误张杲治提点铸钱朝奉郎黄沔,久病渴极疲瘁。方每见,必劝服八味丸。初不甚信,后累治不痊,谩服数两,遂安。或问:渴而以八味丸治之,何也?对曰:汉武帝渴,张仲景为处此方。琇按:仲景乃建安时人,方谓其治汉武,不知何本。赵养葵亦仍其误。盖渴多是肾之真水不足致然,若其势未至于消,但进此剂殊佳,且药性温平无害也。《泊宅编》

李东垣治顺德安抚张耘夫,年四十余,病消渴,舌上赤裂,饮水无度,小便数多。李曰:消之为病,燥热之气胜也。《内经》云:热淫所胜,佐以甘苦,以甘泻之。热则伤气,气伤则无润,折热补气,非甘寒之剂不能。故以人参、石膏各二钱半,甘草生炙各一钱,甘寒为君。启元子云:滋水之源,以镇阳光。故以黄连三分,酒黄柏、知母、山栀各二钱,苦寒泻热补水为臣。以当归、麦冬、白葵、兰香各五分,连翘、杏仁、白芷各一钱,全蝎一个,甘辛寒和血润燥为佐。以升麻二钱,柴胡三分,藿香二分,反佐以取之,桔梗三钱为舟楫,使浮而不下也。名之曰生津甘露饮子。为末,汤浸蒸饼和成剂,捻作饼子,晒半干,杵筛如米大,食后每服二钱,抄在掌内,以舌舐之,随津咽下,或白汤少许送下亦可,此治制之缓也。治之旬日,良愈。古人消渴,多传疮疡,以成不救之疾。此既效,亦不传疮疡,以寿考终。后以此方治消渴诸症,皆验。《卫生宝鉴》

蜀医张肱治眉山有揭颖臣者,长七尺,健饮啖,倜傥人也。忽得消渴疾,日饮水数斗,食常倍而数溺。消渴药服之逾年,病日甚,自度必死。张诊脉,笑曰:君几误死矣。取麝香当门子,以酒濡之,作十余丸,取枳枸子为汤饮之,遂愈。问其故,张曰:消渴、消中,皆脾衰而肾败,土不胜水,肾液不上泝,乃成此疾。今诊颖臣,脾脉热极而肾不衰,当由酒与果实过度,虚热在脾,故饮食兼人而多饮。饮水既多,不得不多溺也,非消渴也。麝能败酒,瓜果近辄不结;而枳枸即木蜜,亦能消酒毒,屋外有此木,屋中酿酒不熟,以其木为屋,其下酿无味。故以二物为药,以去酒果之毒也。

滑伯仁治一人,患消渴。众医以为肾虚水渴,津不能上升,合附子大丸服之,既服渴甚,旧有目疾兼作,其人素丰肥,因是顿瘦损,仓惶请滑视之。曰:阴阳之道,相为损益。水不足则济之以水,未闻水不足而以火济之,不焦则枯。乃令屏去前药,更寒剂下之,荡去火毒。继以苦寒清润之剂,竟月平复。

一士人患消渴,服银柴胡一味,愈渴,热甚。加黄连同煎,服后服大补阴丸,不渴体健。

一仕人患消渴,医者断其逾月死。弃官

而归，中途一医者，令急遣人致北梨二担，食尽则瘥。仕者如其言，才渴即啖梨，未及五六十枚而病愈。(消渴)

滑伯仁治一人，病肺气焦满。视之，曰：病得之多欲善饮，且殚营虑，中积痰涎，外受风邪，发为喘渴痰咳，不能自安。为制清肺泄满，降火润燥，苦辛等剂而愈。(痞满)

吴茭山治一老人，年逾七十，素有痰火，过思郁结，因得消中之患，昼夜饮食无度，时时常进则可，若少顷缺食则不安。每服寒凉俱罔效，人皆以年老患消中危之。吴诊，其脉左寸关弦，右寸关弦滑，尺浮，大府燥结。吴疑之，此大肠移热于胃，胃火内消，故善食而不发渴也。断曰：消中，善食而饥，肉削消，脉虚无力者，不治。此痰火内消，肌色如故，依法治之，可生也。妙断。能合色脉，可以万全，斯言诚然。遂用白虎汤倍入石膏服之，胃火渐平，饮食渐减。次以坎离丸养血，四物汤调理，二月而安。

江汝洁治介塘程潍，六脉举指俱弦长，重指俱大而略实，二尺盛于寸关。脉若沉细必死。《经》曰：弦者阳也，长者阳也，实大皆阳也。又曰：下坚上虚，病在脾。则知阳胜而阴虚，足阳明胃、太阴脾俱有火邪，是以土得火则燥，亏生发之源，失转运之机，上焦不行，下脘不通，浊气下流，肌肉销灼，日久失疗，渐成下消之候，良医弗为也。治须滋足阳明、太阴之营气，兼发散土中之火邪，俾得以行乾健之运，则阴阳升降，气血调和也。以甘草六分，白芍二钱，人参三钱，补脾血。升麻、干葛各一钱半，散阴火。水煎服，数剂而安。(消中)

孙文垣医案

一书办，年过五十，糟酒纵欲无惮，忽患下消之症，一日夜小便二十余度，清白而长，味且甜，少顷凝结如脂，色有油光。治半年不验，腰膝以下皆软弱，载身不起，饮食减半，神色大瘁。脉之六部大而无力。书云：脉至而从，按之不鼓，诸阳皆然，法当温补下焦。以熟地黄六两为君，鹿角霜、山茱萸各四两，桑螵蛸、鹿角胶、人参、白茯苓、枸杞子、远志、菟丝子、怀山药各三两为臣，益智仁一两为佐，大附子、桂心各七钱为使，炼蜜为丸，梧桐子大，每早晚淡盐汤送下七八十丸，不终剂而愈。或曰：凡云消者皆热症也。始公具方，人多议之，今果以温补成功，此何故哉？予曰：病由下元不足，无气升腾于上，故渴而多饮。以饮多，小便亦多也。今大补下元，使阳气充盛，熏蒸于上，口自不干。譬之釜盖，釜虽有水，若底下无火，则水气不得上升，釜盖干而不润。必釜底有火，则釜中水气升腾，熏蒸于上，盖才湿润不干也。予已详着《医旨绪余》中，兹不多赘。(卷二)

先醒斋医学广笔记

湖州庠友张君时泰，辛酉正月骤发齿痛，十余日而愈。四月间焦劳过多，齿痛大发。医用石膏、知母等药投之不效，用刀去齿间紫血，满口痛不可忍，齿俱动摇矣。至六七月间，饮食益多，小便如注，状如膏，肌肉尽削；至十一月，身不能起。冬末，用黄芪、地黄等药稍能起立，然善食易饥如故，小便如膏亦如故。今年二、三月愈甚，亦不服药，齿痛如故，当门二齿脱落，复加口渴，昼夜不止。此中、下二消证也。予为立后方，服未数剂而瘳。

麦门冬五两　五味子三钱　黄连三钱　芦根五两　黄芪五钱　怀生地黄六钱　天门冬一两　用缲丝汤十碗，煎两碗，不拘时服。丸方于前药中加黄柏三两，牛膝五两，沙参六两，枸杞子四两，五味子六两，蜜丸。常服，遂不复发。(消渴证)

陆氏三世医验

下消温补治验九

两广制台陈公，年近古稀，而多宠婢，且极嗜酒，忽患口渴，茶饮不离于口，而喜热恶凉，小便极多，夜尤甚，大便结，必用蜜导，一日数次，或一块，或二块，不能一次尽出，下半体软弱，饮食渐减，肌肉已消，远近医家，尚有五人在内，其处方用药，大约不过生津润燥清凉之剂而已。予至，脉之浮按数大而虚，沉按更为无力。曰：据医生愚见，大人之恙，当温补，不当清凉。公曰：此处医生，俱谓贱疾消症，夫消是热症也，而公独欲温补，必有高见，请问其说。对曰：《内经》云：脉至而从，按之不鼓，诸阳皆然。今脉数大无力，正所谓从而不鼓，无阳脉也。以症论之，口渴而喜热饮，便秘而溺偏多，皆无阳症也。公曰：补阳将用理中参附乎？予曰：医生所谓温补，在下焦，而非中上二焦也。《内经》曰：阳者，从阴而亟起也。又曰：肾为生气之原。今恙由于肾水衰竭，绝其生气之原，阳不生则阴不长，津液无所蒸以出，故上渴而多饮，下燥而不润，前无以约束而频长，后无以转输而艰秘，饮食减，肌肉消，皆下元不足之故也。公曰：予未病时，阳已痿矣，病后从不近女色，肾未必衰极。予曰：肾极于未病之先，痿是肾竭明验，既痿之后，虽欲竭而无从矣。公为色变，自来医家无此确见，且压以制台之尊，又有讳疾忌医景色，谁敢畅言。少顷，谓予曰：闻公起王理问于垂绝，能疗予疾于无恙乎？对曰：大人若任医生治疗，不为中挠，亦可不月而愈。公始霁颜。曰：恣公之所为，予不用煎剂，但以八味丸料，加益智仁煎人参膏糊丸，每服五钱白汤送下，日进三服。公曰：口渴奈何？予曰：渴亦由下元不足，津液不能上升，若服此药，下元渐充，溺得约束，则水自能上腾而为津液，何渴之不解？服之数日，诸症未见减，而溺已觉少。至十日，溺竟如常，大便尚燥，然每日一次，不用蜜导矣。第口渴不减，饮食仍无味，予以升麻一钱，人参、黄芪各二钱，煎汤送丸药，数服后，忽一日口顿不渴，饮食有味，自此又十日，而诸症悉去矣。公出见三司，备道浙江有此神医，是日投帖来邀者以百计，予归心甚切，不别就道。

卢绍庵曰：消之为肾衰，人皆知之。先生独以为肾气之不足，不徒滋阴，而以桂附人参益肾中之阳，俟下元充足而微升之，非有卓见，不能识此病情，非确得病情，不能用此药，如此识见治法，真超越今古矣！（卷之一）

消渴从治六二

李悦吾，年五十余，患消渴症，茶饮不能辍口，小便多，大便燥，不欲食，及食即饥，将及一年，起于去年之夏末秋初，今已仲夏矣。肌肉消削，皮肤枯涩，自分必死，偶予在雉城，延而决之。出其服过之方，约数十纸，诊其脉沉濡而涩。予曰：公病尚可药，前所服之方，不外清火生津，不可谓非，第人身津液，以火热而燥，尤必以气化而生，前方纯用清凉滋润之品，全无从治气化之意，所以不效。洁古老人云：能食而渴者，白虎倍加人参，大作汤剂，多服之。不能食而渴者，钱氏白术散倍加干葛，亦大作汤剂服之。今公不能食，及食即饥，当合二方，加升麻，佐葛根，以升清阳之气，少用桂附以合从治之法，每位数两，大砂锅浓煎，禁汤饮，以此代之。盖此病仲景谓春夏剧，秋冬瘥。今当盛夏，病虽不减，亦不剧，若依法治之，兼绝厚味，戒嗔怒，闭关静养，秋冬自愈矣。此君亦能谨守戒忌，依法疗治，交秋即差，秋末全愈。

消为火症，清火生津，滋阴补肾，壮水之主，治法之正者。殊不知久服滋补殢[①]滞之品，中气难以运转，盖津由气化而生，不治下而治中，从古人之法也。（卷之五）

① 殢(tì 替)：滞留。

素圃医案

族叔伟然，自扬来就诊，但称两足无力，喜饮茶汤，其脉细而数，两尺尤甚，乃伤精失血之脉。询其梦遗否？答云：并无此病。因其多饮，拟为消证，令其尿贮盆中以验之，然后用药。次日复来，云尿上有浮脂，下有浑浊。予告曰：三消之证，已得二矣，渴为上消，小便变为下消，精随溺出，两足无力，将成痿躄，大病也。须清心寡欲，以善药治之，何独以足疾为患耶。遂以六味地黄汤，去泽泻，加人参、黄芪、菟丝子、麦冬、五味子为煎剂，早晚服枸菟丸三钱。客寓于真州园亭，医治百日而愈。复立左归丸方，令其归扬日服。后因中年无子，不能节欲，数年后疽发于背而殁。消证有心自焚而死者，此证是也。(男病治效)

东皋草堂医案

一人患膈消，日饮茶无算，腹胀急，余曰：小便不利而渴，知内有热也。以蜜炙桑叶煎汤，代茶饮之而愈。因悟古人用缲丝汤，亦为蚕食桑叶而成蛹，且当兰缩之际，故能降心火，除手足阳明之热。(消渴)

临证指南医案

计四十　能食善饥渴饮，日加瘪瘦，心境愁郁，内火自燃，乃消症大病。郁火

生地　知母　石膏　麦冬　生甘草　生白芍

王五八　肌肉瘦减，善饥渴饮，此久久烦劳，壮盛不觉，体衰病发，皆内因之症，自心营肺卫之伤，渐损及乎中下。按脉偏于左搏，营络虚热，故苦寒莫制其烈，甘补无济其虚，是中上消之病。烦劳心营热

犀角三钱　鲜生地一两　玄参心二钱　鲜白沙参二钱　麦冬二钱　柿霜一钱　生甘草四分　鲜地骨皮三钱

又　固本加甜沙参。

杨二八　肝风厥阳，上冲眩晕，犯胃为消。肝阳犯胃

石膏　知母　阿胶　细生地　生甘草　生白芍

某　液涸消渴，是脏阴为病，但胃口不醒，生气曷振？阳明阳土，非甘凉不复。肝病治胃，是仲景法。

人参　麦冬　粳米　佩兰叶　川斛　陈皮

胡五七　元阳变动为消，与河间甘露饮方。阳动烁津

河间甘露饮。

钱十五　阳动消烁，甘缓和阳生津。

生地　炙黑甘草　知母　麦冬　枣仁　生白芍

杨二六　渴饮频饥，溲溺混浊，此属肾消。阴精内耗，阳气上燔，舌碎绛赤，乃阴不上承，非客热宜此，乃脏液无存，岂是平常小恙。肾消

熟地　萸肉　山药　茯神　牛膝　车前

某　脉左数，能食。肾阴虚胃火旺

六味加二冬、龟版、女贞、旱莲、川斛。

王四五　形瘦脉搏，渴饮善食，乃三消症也。古人谓入水无物不长，入火无物不消。河间每以益肾水制心火，除肠胃激烈之燥，济身中津液之枯，是真治法。肾阴虚心火亢

玉女煎。

姜五三　经营无有不劳心，心阳过动，而肾阴暗耗，液枯，阳愈燔灼，凡入火之物，必消烁干枯，是能食而肌肉消瘪，用景岳玉女煎。(三消)

叶氏医案存真

用白虎法，渴烦少减，略饥，必形神软倦，津液既遭热迫，阳明脉络自怯。当以清燥法，清气热以涵液。

人参 麦冬 知母 石膏 生地 阿胶 甘草

渴饮不解，《经》谓之膈消，即上消症也，言心移热于肺，火刑金象。致病之由，操心太过，刻不宁静。当却尽思虑，遣怀于栽花种竹之间，庶几用药有效。

生地 天冬 枣仁 人参 柏子仁 知母 金石斛 生草 元参

善食而饥，《经》谓瘅成消中，膏粱蕴热过也。禁芳草药石，药石发癫，芳草发狂耳。自应清胃，淡薄蔬食，庶可获愈。

蒌皮 枳壳 川连 郁金 金石斛 连翘 焦神曲

叶天士晚年方案真本

俞申衙前，五十岁 男子中年，下元先亏，肾脏阴中之阳不司涵煦，阴不承载于上，遂渴饮溲频，溺有硝卤之形，《内经》有遗热、遗寒之分。上、中之消主气热，下消以摄肾蒸阳，以运津液。

八味汤。(杂症)

洄溪医案

常熟汪东山夫人，患消证，夜尤甚，每夜必以米二升，煮薄粥二十碗，而溲便不异常人，此乃为火所烁也。先延郡中叶天士，治以乌梅、木瓜等药，敛其胃气，消证少瘥。而烦闷羸瘦，饮食无味，余谓此热痰凝结，未有出路耳。以清火消痰，兼和中开胃调之，病情屡易，随证易方，半年而愈。(消)

续名医类案

张子和曰：初虞世言，凡渴疾未发疮疡，便用大黄寒药，利其势使大困，火虚自胜，如发疮疡，脓血流漓而消，此真格言也。故巴郡太守奏三黄丸，能治消渴。余尝以隔数年不愈者，减去朴硝，加黄连一斤，大作剂，以长流千里水煎五七沸，放冷，日呷之数百次，以桂苓甘露散、白虎汤、生藕节汁、淡竹沥、生地黄汁，相间服之，大作剂料，以代饮水，不日而痊。故消渴一症，调之而不下，则小润小濡，固不能杀炎上之势；下之而不调，亦旋饮旋消，终不能沃膈膜之干；下之调之而不减滋味，不戒嗜欲，不节喜怒，病已而复作。能从此三者，消渴亦不足忧矣。

昔有消渴者，日饮数斗，刘完素以生姜自然汁一盆，置之密室中，具罂杓于其间，使其人入室，从而锁其门，病人渴甚，不得已而饮之，饮尽渴减，得《内经》辛以润之之旨。又《内经》治渴以兰，除其陈气，亦辛平之剂也。刘完素之汤剂，虽用此一味，亦必有旁药助之也。秦运副云：有人消渴，引饮无度，或令食韭苗，其渴遂止。法要日吃三五两，或炒，或作羹，无入盐，极效。但吃得十斤即佳。

苦楝根，取新白皮一握，切焙，入麝少许，水二碗，煎至一碗，空心服之，虽困倦不妨。自后下虫三四条，状蛔虫，其色真红，而渴顿止。乃知消渴一症，有虫耗其精液者。琇按：此方神效，服之屡验。

鄂渚卒祐之，患消渴九年，服药止而复作。制苏朴散，以白芍、甘草等分为末，每用一钱，水煎服，七日顿愈。古人处方，殆不可晓，不可以平易而忽之也。(《经验方》陈日华、《本草纲目》)

朱丹溪治徐兄，年四十岁，口干，小便数，

春末得之,夏来求治。诊其两手,左涩,右略数而不强,重取似大而稍有力,左稍沉略弱而不弦,然涩却多于右,喜两尺皆不甚起,此由饮食味厚生热,谓之痰热。禁其味厚,宜降火以清金,抑肝以补脾,用三消丸十粒,左金、阿魏丸各五粒,以姜汤吞下,一日六次。又以四物汤加参、术、陈皮、生甘草、五味、麦冬,煎服,一日三次,与丸药间服。一二日,自觉清快,小便减三之二,口亦不干。止渴未除,头晕眼花,坐则腰疼,遂以摩腰膏治腰疼,仍以四物汤,用参、芪,减川芎,加牛膝、五味、炒柏、麦冬,煎饮,调六一散服,反觉便多。遂去六一散,令仍服药丸而安。(卷九·消)

张路玉治赵云舫,消中善食,日进膏粱数次,不能敌其饥势,丙夜必进一餐,食过即昏昏嗜卧。或时作酸作甜,或时梦交精泄,或时经日不饮,或时引饮不辍,自言省试劳心所致。前所服皆安神补心滋阴清火之剂,不应。察其声音,浊而多滞,其形虽肥盛,色苍而肌肉绵软。其脉六部皆洪滑而数,惟右关特甚,两尺亦洪滑,而按之少神,此肾气不充,痰湿挟阴火泛溢于中之象。遂与加味导痰加兰、麝,数服其势大减。次以六君子合左金枳实汤泛丸,服后,以六味丸去地黄加鳔胶、蒺藜,平调两月愈。

朔客白小楼,中消善食,脾约便难。察其形瘦而质坚,诊其脉数而有力,时喜饮冷气酒,此酒之湿热内蕴为患。遂以调胃承气三下破其蕴热,次与滋肾丸数服,涤其余火,遂全安。粤客李之藩,上消引饮,时当三伏,触热到吴。初时自汗发热,烦渴引饮,渐至溲便频数,饮即气喘,饮过即渴。脉之,右寸浮数动滑,知为热伤肺气之候。因以小剂白虎加人参,三服势顿减。次与生脉散,调理数日而痊。

薛廉夫子,强中下消,饮一溲二。因新娶继室,真阴灼烁,虚阳用事,强阳不到,恣肆益甚,乃至气急不续,精滑不收,背曲肩垂,腰胯疼软,足膝痿弱,寸步艰难,糜粥到口即厌,惟喜膏粱方物。其脉或数大少力,或弦细数疾,此阴阳离决,中空不能主持,而随虚火辄内辄外也。与八味肾气、保元、独参,调补经年,更与六味地黄久服而痊。

邵某仲夏与婢通,因客至,惊恐,精气大脱,即凛凛畏寒,翕翕发热,畏食饮,小便淋沥不禁。诊之,六脉弦细如丝,责责如循刀刃,此肾中真阳大亏之候。令服生料六味,稍加桂、附,以通阳气。咸谓夏暑不宜桂、附,另延医,峻用人参、附子,月余,饮食大进。犹谓参、附得力,恣饵不彻,遂至日食豚蹄鸡鸭七八餐,至夜,预治熟食,饱啖二次。如此两月余,形体丰满倍常,但若时时嘈杂易饥,常见青衣群鬼围绕其侧。再诊脉,其脉滑数有力,而右倍于左。察其形色多滞,且多言多笑,而语无伦次。此痰食壅塞于中,复加辛热,助其淫火,始见阴虚,未传消中之患也。不急祛除,必为狂痴之患。为制涌痰之剂,迟疑不进。未几,忽大叫发狂妄见,始信言之非谬也。

许学士云:一卒病渴,日饮水斗许,不食者三月,心中烦闷,时已十月。予谓心经有伏热,与火府丹数服。越二日来谢云:当日三服渴止,又三服饮食如故。此本治淋,用以治渴,可谓通变也。方用生地二两,木通、黄芩各一两,蜜丸桐子大,每服三十丸,木通汤下。(卷九·消)

魏玉横曰:胡天叙年五旬,素豪饮,而多思虑。自弱冠[①]后即善病,近则两足及臂,常时痹痛,甚则肝肾之气上逆,或致晕厥,汗出不寐,齿痛龈露,夜卧阳事暴举,时时梦遗,面有油光,揩去复尔。脉之,两手俱豁大,关前搏指。据症脉,乃二阳之发心脾,今已传为风

① 弱冠:年满20岁的男子。

消矣。询其小便,云颇清白,令以器贮,逾时观之,果变稠浆,面结腐皮,遂恐甚。告以平昔洪饮,纵欲劳神,数十年所服桂、附纯阳之药,不可胜计,未知尚能愈否?曰:幸未至息贲,但能断饮绝欲,多服养荣之剂,尚可为也。今病但有春夏,而无秋冬,非兼清肃之治不可。乃与生熟地、杞子、麦冬、沙参、地骨、知母、黄柏、黄连、石膏,出入增减,十余剂,诸症渐平。惟齿痛转甚,自制玉带膏帖之而愈。次年,因诊其媳产病,告以前方出入常服,计用石膏不下四五斤矣。此则初为寒中,后为热中之变症也。然初之桂、附,未为痈疽,岂非天幸乎?(卷九·消)

江南逆旅中一老妇,啖物不知饱,余德占以炊饼啖之,尽一竹箦①,犹称饥不已,日饭一石米。(郁沧浪抹擦)

醴泉主簿蔡绳,予友也,亦得饥疾,食稍迟,则顿仆闷绝。绳有美行,博学有文,为时文人,竟以饥死。无能知其绝者,每为哀伤。(琇按:此恐即中消病也。)(卷二十二·奇疾)

扫叶庄一瓢老人医案

消渴心嘈,心下痛,气塞自下而上,咽中堵塞。此厥阴肝阳升举,劳怒动阳必发,久则反胃欲厥。

阿胶　柏仁　天冬　小生地　女贞子　茯神(脘胁腹中诸痛)

种福堂公选医案

汪　肺热,膈消热灼,迅速如火,脏真之阴日削。先议清肺,以平气火。法当苦降以轻,咸补以重,继此再商滋养血液。

枯黄芩煎汤　溶入阿胶二钱(三消肺热)

黄澹翁医案

丹阳又周,右尺命门之火独旺,上炎三焦,以致消渴,小便多,将一年矣。当急戒酒色调理,方无增病之患。方用黄连猪肚丸。

川连　陈皮　花粉　茯神　知母　麦冬(卷一)

刑部左侍郎钱为城公,下消症医案:肾虚不摄,自应温扶,但现在六脉浮洪,毕竟阳旺于阴,恐精耗肉削,渐成损弱。右寸关皆空软,左尺犹觉衰微,司气之官,未免失守,以致疏泄多而闭藏少,亦气化之使然。以益气养阴,兼静摄为主。

人参　麦冬　五味　沙参　远志　白及　龟版　黄芪　杏仁　蚕茧为引

丸方:人参　黄芪　地黄　龟胶　麦冬　山萸　黄牛角尖　菟线饼　当归　白芍　益智　於术　北五味　桑螵蛸(卷二)

锦芳太史医案求真初编

治福建漳州府平和县游画山消渴症案五十七

消渴一症,本有上中与下之分,而实由中之胃,贪其醇酒厚味,久而不消,以致热成津枯,故尔求水自救,热成则必上输于肺,而子母受累,以致金受火刑。而肺又处高深,上无津液下输于肾,加之胃之积热更或下移,则肾益见泽竭,使外所饮之水随即建瓶而下,至此则必饮一溲二。且肾既无肺阴下济,而又上承君火,中挟胃热,所饮之水,自必破关而下,以致内阴不守,强阳横肆。并或恣用石药妄投,以致溲浊如膏,斯时纵用水投,徒伤太阳膀胱,而胃与肾燥火,其坚如石,正如以水投石,水去而石仍在,何能入耶?不致消尽真

---

① 箦(zé 则):竹席。

阴,削其肌肉而后已。昔人谓此下消之火,火中之火也,下之则愈燔;中消之火,竭泽之火也,下之则愈伤;上消之火,燎原之火也,水从天降可灭。但不宜攻肠胃,恐致过寒而生肿胀,宜得地气上而为云,天气下而为雨。若地气不升,乌能雨乎?故宜亟升地气以慰二农,升肾气以溉三焦,如加味地黄丸、金匮肾气丸,内用附、桂,使之蒸动肾水差得,然仍看其脉症施治。如上消则宜宣明麦冬饮子,中消则宜人参白虎汤,下消则宜六味地黄丸、金匮肾气丸、金匮文蛤散之类,然亦不可拘泥。岁嘉庆戊午季冬,时有福建漳州平和游画山,因患消渴症见请余施诊。余见六脉微缓而沉,肺脉尤甚,肝脉差起,小便甚多,肌肉消削,口渴不止,饮一溲二,余谓此脉沉缓而迟,而肺脉尤甚,肝脉略起,在初病见消渴,必是过服石膏、知母、花粉、蒌仁、贝母、犀角苦寒之药伤其胃肺及肾,以致地气不升,天气不降之谓,依法正宜滋阴补气,使漏卮[①]不致下泄,当用当归一钱,人参一钱,蜜炒黄芪四钱,升麻三分,玉竹三钱,福员十个,桑螵蛸一钱,龙骨一钱,菟丝二钱,龟版一钱,木瓜四分,炙草三分,使其二气交合,霖雨四布。嘱其日服一剂,禁服苦茶,则病可以即愈。但余在伊药单内开服人参一钱,看其情意悭啬,不肯竟用,余意终觉心歉。后闻改用洋参替代,服甚有效,渴即见止,想是得芪升提之故,加之内有收肾固涩之药,则气不下泄,而渴自尔其见止云。

见渴治渴,人谁不知,然下无肾气上升,上无肺气下降,津从何来,自当追其病由,寻其根本以为施治则得。若止恣用苦寒,伤其肠胃而为水肿、腹胀、不食之症,则其命立危。晁雯。

消渴不见脉洪,而见脉缓而迟,已是正气不足之候,复任水饮建瓶而下,不为收摄,正是愈消愈渴,愈渴愈消之谓。案中所论治此甚明,不可忽视。侄绍音。

治四川麻柳场姓曹字建中悬饥案一百十三

岁乾隆庚辰,余在湖北汉阳,遇一四川卖红花客姓曹字建中,闻余知医,召余诊视,自云伊病无他,只是心下作饥,得食则安则已。余曰:每日食饭多少?渠曰:早要食大炉碗之面二碗,又要食大炉碗大米干饭三碗,至午要食大炉碗大米干饭六碗,夜亦如之,其食不饱不暖,如是者已一年矣。医者云是脾肾火起,每服地黄、钗斛之药,不计其数,服之亦不见甚,但总如是而已。余见肝脉浮洪,而脾脉尤觉洪大而空,非止地黄专入于肾之药可愈。因用淮山五钱,首乌三钱,熟地三钱,炙草一钱,扁豆二钱,浓煎温服。日服一剂,服至五剂,其饥渐减,而食不致过甚。渠向余问其故?余曰:此脾阴亏症也,故尔引食自救。但先服之药,虽有地黄,止可以滋先天之水,而不能即润后天之脾,故药服则不应,兹取淮山一味重用,喜其直入于脾补阴,肝与脾邻,故取首乌以补肝血之阴,甘草实中补土,地黄滋水生木,扁豆香润滋胃,其心之下一寸即是胃腑贮谷之所。脾阴得养,则胃自不悬饥,而食不致失常过废矣。所以药服五剂,而病自可愈也,言毕,其人深服而退,当笔记之。

悬饥本是六阴皆亏,而脾与胃尤甚,故淮山实为此病要药,所以一治可以效奏。血侄绍音。

治族弟字舜亭强中案百五十二

治病最宜从病一身见症周围打算,不可止从一症酌治。余于乾隆甲午,有族弟舜亭,因患强中一症,告余索治。余思病至强中,有何非火之谓?且再审乎别症,及诊脉候,则治自尔有济。因以饮食细问,而知食则时有嗳气上闻,脉则右关独浮而滑,左关独弦而数,是其左右不同如是。余始沉思半响,斟酌损益,进用龙骨钱半,牡蛎一钱,炒芍一钱,麦冬一钱,附子五分,木香五分,砂仁八分,药止七味,功效不爽。渠见单有附子,心甚惊恐,遂执单质他医。有一粗医,性素好凉,止以余单休服,遂开知、柏等药以除命门相火,则筋始不坚强;又有一医素性好滋,云此知、柏休服,

① 漏卮(zhī 知):有漏洞的盛酒器。

应用熟地、山药、龙骨等药以补真水。病者执持不一，更执两单向余决疑。余谓病止强中而不恶食，则用地黄亦可，即用知、柏亦可。今则食既不思，且更见有嗳气上行，脾胃本不甚强，命门相火安有内实？只因饮食过度，色欲不节，真水与真火俱亏，故火衰而食不消化，致有饱嗳时闻；水衰而火挟其肝气上腾，肝主筋，故一见有女色，即尔中强而火起矣。治此不用附子以收真火内返，则火奔腾无息，而中益强而不柔；不用龙骨、牡蛎监其附子同投，则附性强悍，火性亦不按纳丹田而上冲；不用香、砂而用地黄，则谷食何能消化？真阴亦藉谷食灌荫，谷食既阻，真阴安能填补乎？余前立方用附与牡蛎兼投，俾令脾不致滞，肾不致燥，诚为通盘打算，斟酌损益。俗医止从一症施治，而不四面旁求，有损无益。渠见余言颇是，乃置两单不服，而用余单服至十有余剂而愈。可知治病用药，须从病人通身有病打算，揭其主脑，不可止从病之一处酌治也。

胸无万卷，何能知其病分左右、斟酌损益？今药止用七味，而周围打算，处处不失，效即见奏，洵非妙手不能。门人张廷献。

强中一症，虽曰属火，又乌知有脾湿不食症兼？则治又当变易，若止治火滋阴，则脾愈湿而食不纳；若止温脾燥湿，则肝益见燥烈而筋益强。但今医士全不体会，惟知肝有火燥，而不知脾之有湿淫，岂火可以尽去，而脾之湿更可任其清润而不顾耶？质之《内经》所言脾恶湿之句，及失谷则亡之句，其何以解？男省吾识。

火衰水衰，各有证见，治须四围审究，方不倚于一偏。此案症见强中，明是水亏之极；症见不食饱嗳，明是火衰之极。水衰而用地、茱，必致脾愈见湿，而饱胀滋甚；火衰而用辛燥，必致阴器益强。此案用滋，不必竟用六味并不参用知、柏，微于阴药之中略加附子、香、砂，实得持平不偏之义。男会图识。

簳山草堂医案

阳明胃火上炎，多食易饥，近乎中消之候。以益气降火法治之。

西潞党　生石膏　川石斛　焦白芍　生苡仁　炙甘草　麦冬肉　炒山栀　白茯苓　白芦根

奇渴思饮，贪纳易饥，溲多而浑。上中下三消兼证也，难治。

大生地　麦冬肉　生牡蛎　淮山药　白芦根　生石膏　肥知母　淮牛膝　天花粉　旱莲草

阴虚消渴，多饮多溲，津液日耗矣。舍滋阴以降火，别无他策也。

原生地　牡丹皮　肥知母　生牡蛎　白茯苓　西洋参　麦冬肉　天花粉　淮山药　白芦根

阴虚消渴，且有吐红之患。乌能望其痊愈耶！

原生地　生石膏　麦冬肉　天花粉　牛膝　山药　西洋参　肥知母　炙五味　白茯苓　芦根

年高，阴竭火炎，而致消渴，不易治也。

台人参　肥知母　大熟地　煅牡蛎　淮牛膝　生石膏　麦门冬　牡丹皮　淮山药　料豆衣　天花粉　蔗浆

阴虚下消，溺白而浑，精液竭矣，难治。

大熟地　潼蒺藜　牡丹皮　淮山药　南芡实　炙龟版　炙五味　白茯神　生牡蛎　麦冬肉

带下不止，阴虚消渴，多饮多溲。年逾五旬，尤不易治。

原生地　牡丹皮　肥知母　淮山药　生牡蛎　炙龟版　阿胶珠　麦冬肉　白茯苓　南芡实

病后阴虚内热，舌滑口渴，能食易饥，多饮便数。此三消之候也，治之不易取效。

原生地　牡丹皮　肥知母　淮山药　白茯苓　炙龟版　麦冬肉　炒黄柏　生牡蛎　建泽泻(三消)

齐氏医案

曾治一贵人,患疽疾未安而渴大作,一日饮水数升。愚进以加减八味地黄汤,诸医大笑曰:此药若能止渴,我辈当不复业医矣。皆用紫苏、木瓜、乌梅、人参、茯苓、百药煎生津之药止之,而渴愈甚。数剂之后,茫无功效,不得已而用予方,连服三日而渴止,因相信。久服,不特渴疾不作,气血亦壮,饮食加倍,强健胜于壮年。盖用此药,非予自执,鄙见实有本原,薛氏家藏书中,屡用奏捷,久服轻身,令人皮肤光泽,耳目聪明,故详著之。使有渴疾者,能聆余言,专志服饵,取效甚神,庶无为庸医所惑,亦善广前人之功。

方内五味子最为得力,独能补肾水、降心气。其肉佳一味不可废,若去肉桂则服之不应。

曾治一男子,患前证,余以前丸方治之,彼则谓肉桂性热,乃私易以知、柏等药,遂口渴不止,发背疽而殂。彼盖不知肉桂为肾经药也,前证乃肾经虚火炎上无制为患,故用肉桂导引诸药以补之,引虚火归元,故效也。(消渴)

王旭高临证医案

李　稚龄阳亢阴亏,一水不能胜五火之气,燔灼而成三消,上渴,中饥,下则溲多。形体消削,身常发热。法当壮水以制亢阳。

大生地　川连　麦冬　知母　五味子　茯苓　生甘草　生石膏　牡蛎　花粉

复诊　夫三消,火病也。火能消水,一身津液皆干。惟水可以胜火,大养其阴,大清其火,乃治本之图。病由远行受热,肾水内乏,当救生水之源。

大生地　沙参　五味子　麦冬　牡蛎　生洋参　桑白皮　蛤壳　天冬

侯　脾胃虚而有火,故善饥而能食,肝气盛,故又腹胀也。甘寒益胃,甘温扶脾,苦辛酸以泄肝,兼而行之。

玉竹　川石斛　麦冬　党参　冬术　白芍　吴萸炒川连　茯苓　乌梅　橘饼

渊按:深得古人制方之意,而又心灵手敏。

查　脉沉细数而涩,血虚气郁,经事不来。夫五志郁极,皆从火化。饥而善食,小溲如脓,三消之渐。然胸痛吐酸水,肝郁无疑。

川连　麦冬　蛤壳　鲜楝树根皮一两,洗　建兰叶

复诊　服药后,大便之坚难者化溏粪而出,原得苦泄之功也。然脉仍数涩,郁热日盛,脏阴日消。舌红而碎,口渴消饮,血日干而火日炽。头眩、目花、带下,皆阴虚阳亢之征。当寓清泄于补正之中。

川连　淡芩　黑山栀　大生地　当归　阿胶　川芎　白芍　建兰叶

大黄䗪虫丸,早晚各服五丸。

渊按:建兰叶不香无用,徐灵胎论之矣。

三诊　诸恙皆减。内热未退,带下未止,经事未通。仍从前法。

川连　当归　洋参　白芍　女贞子　茯苓　麦冬　丹参　沙苑子　大生地

四诊　《经》曰:二阳之病发心脾,女子不月,其传为风消。风消者,火盛而生风,渴饮而消水也。先辈谓三消为火疾,久必发痈疽。屡用凉血清火之药为此。自六七月间足跗生疽之后,消症稍重。其阴愈伤,其阳愈炽。今胸中如燔,牙痛齿落,阳明之火为剧。考阳明气血两燔者,叶氏每用玉女煎,姑仿之。

鲜生地　石膏　知母　元参　牛膝　大生地　天冬　川连　麦冬　茯苓　生甘草　枇杷叶

钱　古称三消为火病,火有余,由水不足也。十余年来常服滋阴降火,虽不加甚,终莫能除。然年逾六旬,得久延已幸。今就舌苔黄腻而论,中焦必有湿热。近加手足麻木,气

血不能灌溉四末，暗藏类中之机。拟疏一方培养气血之虚，另立一法以化湿热之气。标本兼顾，希冀弋获。

大生地　当归　山萸肉　麦冬　洋参　怀山药　龟版　建莲肉

猪肚丸三钱，另服，开水下。

朱　脉左寸关搏数，心肝之火极炽。口干，小溲频数而混浊，此下消症也。久有脚气，湿热蕴于下焦。拟清心肝之火，而化肾与膀胱之湿。

大生地　川连盐水炒　牡蛎　黄芪　茅术　麦冬　赤苓　黄柏盐水炒　蛤粉　升麻

猪肚丸每朝三钱，开水送。

庞　胃热移胆，善食而瘦，谓之食㑊。大便常坚结而不通者，胃移热于大肠也，胆移热于心，故又心跳、头昏。今拟清胃凉胆为主，安神润肠佐之。

鲜石斛　淡芩　郁李仁　火麻仁　枳壳　枣仁　瓜蒌皮　龙胆草　茯神　猪胆汁

另更衣丸一钱，淡盐花汤送下。

此病服此方五六剂后，用滋阴如二地、二冬、沙洋参等煎胶，常服可愈。

渊按：此似消非消之证。胆腑郁热移胃，传所不胜，故用苦寒直泻胆火。

方　脾阴虚而善饥，肾阴虚而溲数。肝气不舒，则腹中耕痛；胃气不降，则脘中痞窒，此二有余二不足也。然有余不可泻，不足则宜补，肾充则肝自平，脾升则胃自降耳。

党参　怀山药　五味子　茯神　麦冬　冬术　大熟地　枸杞子　陈皮　红枣（三消）

类证治裁

何　六旬外，脉数，消谷善饥，动则气喘。是脂液内涸，火亢烁金之候。经所谓壮火食气。固本丸加生白芍药、炒知母，效。

族女　频食易饥，手足响动，此消中症。《经》云：瘅成为消中。以初病胃热，消谷而瘦，煎熬日久，胃脂内消，水液不为宣布，下注直降，势必延为燥涸。局方甘露饮宜之。

朱　渴饮消水，日夜无度，自夏历冬，阅所服方，寒热互进，毫不一效。今饮一泄一，渴则饥嘈，明系肾阴竭于下，虚阳灼于上，脉转沉迟。沉为脏阴受病，迟则热极反有寒象也。思壮火销铄肾阴，肾液既涸，必饮水自救。症成下消，急滋化源，迟则难挽，仿易简地黄饮子加减，生地、熟地、人参、麦门冬、石斛、花粉、阿胶、甘草，服之效。又令服六味丸加猪脊髓、龟胶、女贞子、杞子、五味，去泽泻、茯苓，得安。

龙砂八家医案

杨库典程　脉数口甜，善食易饥，渴饮便数，多因过啖肥甘，积久酿热致病，发为脾瘅。子和云：消烁万物，莫甚于火，脾阴亏，邪火亢，肾元五液少司。而背为之痛，脾土主诸阳之本，而肢节为之酸也。议玉女煎合经义辛香荡涤陈气立法，玉女煎加人参三钱，省头草八钱，煎汤代水。（戚云门先生方案）

王圣清　病后失调，胃阳窒塞，中脘痞结，阻隔上焦，烦渴善饮，二便闭结，即《内经》二阳结谓之消也。法当养金生水，软坚消痞，俾得清升浊降，胃津游溢于上，肺气通调于下，病可内全矣。虽然渴而能食，必发疮疡，渴不能饮，易成中满。失调久延可虑，莫道赠言不详。

麦门冬汤合四苓散。（戚云门先生方案）

尚友堂医案

一儿甫周岁，五六月间，身热不退，昼夜烦躁，竟将自己头面抓破，血流满颊，不知痛楚，口极渴，小便极多。余审视之，身不离汗，手足俱有润泽;与茶一杯,即饮尽,旋出小便亦有一杯。余曰:此消渴症也。若是实火,何得身热四十余日尚有润泽?此儿上焦虽有热而下焦实有寒也,口中纵如火烙,必有冷气直冲乳头,问之乳母果然。于是仿崔氏八味丸之法,用附子一钱五分、熟地三钱煎服,夜即能睡。次早倍其数服之,遂不烦不渴,小便亦疏,唯微热未退耳。余见其透体有汗,面白唇淡,息微体倦,改用补中益气汤,一剂而热全清,继以扶脾药善后而愈。(编者按:本例诊断为"消渴",与通常所说的"消渴"有所不同,须活看)(治小儿消渴)

(评选)爱庐医案

乍纳又饥,消烁迅速,如火之燎于原,遇物即为灰烬。病此半月,肌肉尽削。询系失意事多,焦劳苦思,内火日炽,胃液日干,藏阴既损,而充斥之威愈难扑灭耳。姑拟玉女煎加味。

大生地一两　麦冬三钱　玄参一钱五分　阿胶一钱五分　知母二钱　石膏一两　炒白芍一钱五分　女贞子一钱五分　旱莲草一钱　甘草一钱

再诊:两进甘凉救液,大势仅减二三,渴饮反甚,溲浑而浊,上中之消,又转到肾消矣。三焦兼涉,津液必至告竭,证情极险。再拟从治之法,宗河间甘露法,必得十减七八乃幸。

熟地六钱　石膏七钱　肉桂五分　生地八钱　麦冬三钱　炙草五分　白芍一钱五分　人参一钱　盐水炒黄柏一钱五分

三诊:从治之法,始也依然,药三进而纳日退矣。小水浑浊转清,舌苔光红亦淡。拟宗前方小其制,仍与上中下三焦并治。

熟地八钱　乌梅三分　炙草五分　川连五分　川椒廿粒　生地四钱　肉桂三分　人参一钱　麦冬二钱

四诊:连进固本从治之法,并参苦辛酸安胃,允推应手。今胃纳安常,诸恙皆平,而津液受伤已极。善后之法,自当立中育阴,以冀其复。

人参一钱　熟地五钱　天冬一钱五分　洋参一钱五分　北沙参三钱　知母一钱五分　麦冬一钱五分　石斛四钱　炙草三分

诒按:第一方力量之大,二方立法之巧,三四方用意之周匝,随机而应,步伐井然。具此见解,庶可谈医,然已难其人矣。(消证门案一条)

问斋医案

消症有三,上消善渴,中消善饥,下消则小便如膏如糊。万物入火无不消,然有无火阴消之症。现在脉来细涩,食少化迟,肌肉瘦损,血色不华,形神不振,夜来小便倍常,澄澈清冷。乃命门真火虚衰,不能敷畅阳和之气,驯致水精不布,有降无升。乃无火阴消危症。速宜益火之本,以消阴霾。在经旨饮一溲二,不治。

大熟地　牡丹皮　车前子　怀山药　山萸肉　建泽泻　制附子　上肉桂　赤茯苓　怀牛膝　人参　鹿茸(三消)

《经》以消渴乃膏粱之疾。形逸心劳,君火暴甚,肥甘助热,肾水重伤。内水不足,欲得外水相救,故消渴引饮。如溪涧涸于炎晖,釜水耗于烈火。谨防疽发于背,治之以兰。

佩兰叶　天花粉　川黄连　北沙参　白知母　川贝母

常服《医话》九汁饮解渴。

秋梨汁　鲜藕汁　甘蔗汁　芦根汁　西瓜汁　淡竹沥　生姜汁　生地汁　银花汁

九汁和匀,重汤温服,代茶解渴(三消)

五行之内,火独能消,燔木为炭,焚石为灰,煅锡为粉,煮海为盐。消为火症明矣。上消属肺,烦渴引饮,舌赤,喉干,脉数。火烁金伤,清肃不行。法当清上。

生石膏　白知母　天花粉　大麦冬　佩

兰叶

《医话》九汁饮代茶解渴。(三消)

《经》以二阳结谓之消。手足阳明胃与大肠俱病。胃为水谷之海,大肠为传道之官,二经热结,运纳倍常,传道失度。渴多消上,饥甚消中。介乎中上之间,白虎、三黄加减主治。不至外发痈疽为顺。

生石膏　白知母　川黄连　川黄柏　黄芩　细滑石　大麦冬　秋梨汁(三消)

《经》以善食而瘦,名食亦,即中消症也。乃火结阳明胃腑,宜速下之,否则有发痈疽之变。

生大黄　元明粉　川黄连　川黄柏　细滑石　生甘草　天门冬　大麦冬　活水芦根(三消)

小便如膏如油为下消。乃左肾阴亏,水不济火,败精、五液下注危疴。非右命火虚阴消,溲色澄清,饮一溲二可比。谨防发背脑烁之变。

大生地　川黄柏　白知母　玄武板　怀山药　山萸肉　左牡蛎　五味子　乌梅肉(三消)

形乐志苦,外强中干,饥嘈欲食,食不能多,消中未著。凡治消症,必先荡涤积热,然后补阴。拟先服泻心汤加减。

川黄连　黄芩　炙甘草　制半夏　北沙参　川黄柏　生姜　大枣(三消)

消瘅渴饮,舌赤唇焦,火烁金伤,清肃不降,防痈窃发。

生石膏　白知母　生甘草　粳米

常服《医话》九汁饮,代茶解渴。(三消)

小便如膏,面色黧黑,耳轮干槁,肌肉瘦削,六脉细数少神,病延一载之久。由烦劳火起于心,下应于肾,二火交炽,五液全消,损及肾脂,乃下消危症。勉拟六味滋肾挽之。

大生地　牡丹皮　福泽泻　怀山药　山萸肉　云茯苓　川黄柏　白知母　上肉桂(三消)

病延八月之久,消谷善饥,好食肥美,形体日丰,精神日短。现在腹大如鼓,食入反胀,愈胀愈饥,愈食愈胀,胀不可当,痛不能忍,大解常带蚘虫,此乃虫消异疾。《医话》芫花散挽之。

芫花　朴硝　明雄黄　五灵脂　鸡肫皮　苦楝根　制大黄　制附子　乌梅肉

等分为末,每服一钱,清茶调下,虫从大便下尽为度。(三消)

溢饮之渴,除中之饥,皆非消症。上消水气不入肌肤,中消大便不泻,饥渴交加,中上俱病。三黄白虎为宜。

川黄连　川黄柏　黄芩　生石膏　白知母　生甘草　粳米(三消)

胃热则口淡,脾热则口甜,口甘转消渴,脾胃积热无疑。

佩兰叶　芦荟　胡黄连　川黄柏　黄芩　青竹沥(三消)

得心集医案

林寿之子　三岁　脾胃素亏,今夏发热口渴。医者不知其脾虚发热,误用外感之药,其热愈盛,其渴愈加,小便甚多,大便甚艰。更医又不究其津液前阴已泄,致后阴津枯便艰之理,误投破气润肠之药,陡泄数次,肌肉消瘦,面唇俱白,舌光如镜,饮水无度,小便不禁,饮一溲二,喜食酸咸之物。亟求余视。谓曰:此消渴之候,遍身肌肉血脉津液,皆从二便消泄,而上愈渴,若不治其消,何以止其渴?且败证种种,阴阳两损,前贤已无治法,愚何敢任?所喜两目精彩尚存,声音犹响,生机或在于此。但未审能舍此三分之命,服吾十分之药否?曰:无不信从。遂酌裁一方,阴阳两补之意,加以涩精秘气之药,连服三十剂而愈。以后连遇数症,消渴泄泻,诸医执用滋火之方。一经余治,悉用此法加减出入,皆获全愈。以龙眼、莲子汤代茶。

附方

熟地　人参　白术　干姜　枸杞　黄芪　菟丝　牡蛎　五味　肉桂　鹿茸　甘草　附子　桑螵蛸

萧占春乃郎　自恃体质坚强,日食桃李,因患疖毒,头项及身大如卵者十数枚。及疖毒大溃,脓血交迸,理宜身凉安静,反加身热躁扰。医者不以清金润燥,日与柴、葛、知、芩,胃气益削,口渴饮水,小溲无度,用尽滋水制火之法,消渴愈炽,形羸骨立。始延余治。余曰:痈疽溃后,气血耗泄,非补气养血,渴不能止。处黄芪六钱、甘草一钱、银花三钱。盖黄芪补气,忍冬养血,气血充溢,渴何由作。服之半月,果获全愈。(霍乱门)

张聿青医案

某　渴而溲赤,肺消之渐也。

煨石膏　元参　冬瓜子　空沙参　地骨皮　活水芦根

王左　消渴虽减于前,而肌肉仍然消瘦,舌干少津,溲多混浊。脉象沉细。水亏之极,损及命火,以致不能蒸化清津上升。汤药气浮,难及病所,宜以丸药入下。

附桂八味丸每服三钱,淡盐汤送下,上下午各一服

杨左　膏淋之后,湿热未清,口渴溲浑酸浊,为肾消重症。

天花粉二钱　川萆薢二钱　蛇床子一钱五分　川石斛四钱　秋石三分　天麦冬各一钱五分　覆盆子二钱　海金砂二钱　炙内金一钱五分,入煎　川连二分

再诊　小溲稍清,口渴略减。再清下焦湿热。

寒水石三钱　淡竹叶一钱五分　海金砂一钱五分　赤白苓各二钱　泽泻二钱　龟甲心五钱　炒黄柏二钱　车前子三钱　滑石三钱　大淡菜两只

三诊　脉症俱见起色。效方出入,再望转机。

海金砂三钱　秋石二分　滑石块三钱　茯苓神各二钱　龟甲心五钱　福泽泻一钱五分　车前子三钱　炒牛膝三钱　川柏片一钱　大淡菜二只　鲜藕汁一杯,冲

左　频渴引饮溲多。湿热内蕴,清津被耗,为膈消重症。

煨石膏四钱　甜桔梗一钱　杏仁泥三钱　黑大豆四钱　黑山栀二钱　瓜蒌皮三钱　川贝母四钱　炒竹茹一钱　枇杷叶二片

左　频渴引饮,溲多浑浊,目昏不寐。此肺胃湿热熏蒸,将成膈消重症。

煨石膏四钱　瓜蒌皮三钱　煅磁石三钱　黑山栀三钱　川贝母二钱　酸枣仁二钱　川连二分,拌炒　茯苓三钱　黑大豆四钱　夜交藤四钱　淡竹叶一钱

左　频渴溲多。膈消重症,不能许治。

天花粉三钱　煨石膏六钱　淡天冬二钱　大麦冬二钱　川萆薢二钱　肥知母二钱　云茯苓四钱　淡黄芩一钱五分　甜桔梗三钱　枇杷叶去毛,四片

又　渴饮稍退。的是气火劫烁津液。消渴重症,还难许治。

煨石膏　肥知母　大麦冬　覆盆子　枇杷叶　淡天冬　天花粉　川楝子　甜桔梗

唐左　消渴略定。的属中焦之气火过盛,荣液亦为煎灼。药既应手,效方续进。

天花粉一钱五分　鲜生地六钱　川雅连三分　黑大豆四钱　肥知母一钱五分　茯神三钱　甜桔梗二钱　枇杷叶去毛,四片

又　小溲略少,再踵前法。

鲜生地　甜桔梗　川雅连　黑大豆　肥

知母　茯神　炒松麦冬　天花粉　枇杷叶去毛(消渴)

左　膈消之症，叠投清金益阴，制伏君火，大势已退。而口渴终不能全愈，苔黄心糙。良以肺热来自少阴，而胃府浊痰，郁即生热，胃脉通心，故令君火日动不已，则必移肺。兹拟开展气化，弗令胃中有所蕴郁，即是不治热而治热之法也。

炒香豆豉二两　炒半夏曲三两　南沙参四两　紫口蛤壳二两，水飞　广郁金一两五钱　天花粉二两　北沙参三两　炒黄川贝母二两　光杏仁三两　炒麦冬二两　粉丹皮一两　茯神二两

上药研细末，用枇杷叶膏打糊为丸，每服三四钱。(丸方)

柳宝诒医案

杜　肝火郁伏，燔灼津液。消渴善饥，夜寐不安。病关脏气，奏功殊难。

大生地　白芍　西洋参　丹皮　元武板　黑山栀　元参　淡天冬　生甘草　龙齿　牡蛎　磁石醋煅　鲜猪肤　刮净油，煎汤代水。(肝火)

施　渴饮无度，为肺消；饮一溲二，为肾消。此证渴饮溲清，而澄脚如膏结，面如油，此阴分伏热，伏于至深之处，燔于上则渴；燥于下则消。肺肾交受，两载有余，阴液大伤。近日足膝痿软，即其征也。至此又云湿热，是从其末而揣其本矣。拟方从阴分滋清，兼熄相火，须得金水相生，乃为佳象。

淡天冬　大生地　西洋参　左牡蛎(生打)　川黄柏(盐水炒)　春砂仁　鲜南沙参　肥知母　丹皮炭　猪腰子两只(煎汤代水)(淋浊)

余听鸿医案

常熟南门大街衣店有某成衣　因暑湿疟愈后，经王简修专于温补，服鹿角、巴戟、参、术、附、桂之类数十剂，又将前方加参、芪、杞子、杜仲等大剂膏滋药一料，胃气甚强，一日能啖饭十八九中碗，约米二三升。身体丰肥，面色黯黑，大便燥结，小便黄赤，临卧食饭三四碗，至明晨又饥，已有一年。就诊于余，问其病由，因述始末，为啖饭太多，欲胃纳减少耳。余曰:此乃胃热杀谷，痰火盘踞其中，当以大剂甘凉清肺胃、豁痰热。此症为缓症，当以缓剂治之。温补聚热而成消，故消而不渴也。不须服药，每日服梨汁、蔗浆三中碗，大约以一斤半为度。服三四日，腹即作泻，泻出红水甚多，且热甚。连服连泻十余日，胃纳少减，再减梨浆、蔗汁一碗。又服十余日，连泻十余日，啖饭只有十余碗矣。余曰:以每日三餐，约一餐三碗，可止服。至月余，所啖每日不过八九碗矣。所以甘凉缓治之法，虽轻而不伤胃气，此等处不可不知。余亦从费伯雄先生食参目盲案中悟出耳。(温补成消)

医案摘奇

王岐山之母，与余先祖母为八拜交，年七十八邀余诊。脉缓弱，体丰硕，声洪亮。问何所苦，答云胃不知饥，殊觉不快，自知形虽盛而气不足。时值夏令，暑湿盛行，顷谈之际，见其连食黑枣数枚，且食且言云:前月罗子明适在刘河，请伊诊治，罗谓我中虚且寒，寒从虚生，服药数剂，脘即知饥。再请罗诊，谓寒虽去而虚未复，遂用补益之品，使我胃气健而虚可除也。今罗回璜泾，故请转一方。余曰:今尚无病，惟现当暑湿，宜少食甜物，胃自可强。为之用霍梗、扁豆、茯苓、泽泻、陈皮、川斛、佩兰、通草，嘱服二剂。后至中秋，又来邀诊。脉弦滑，两关甚急，形大减，色萎黄。王母云:夏月服所开方二剂后，不见如何效果，适罗子明又至刘河，请伊再治。伊用温补之方，胃脘知饥，从此三日一转方，两月以来，常

食自蒸之高丽参、桂圆、黑枣外，即党参、熟地，足有三斤，胃气甚健，惟虚未除，而形反瘦，谅老死之有日也。余问其日食几何？云非十五六餐不可。每餐一碗。余曰：此食㑊病也。为之立方，先书风化硝、炒枳实。王母本识字而略知医者，见余写枳实，即摇手云：枳实是克伐之药，我不宜服。余曰：治病须攻补兼施，若但补不攻，恐补之益于虚，由是第二味即写白术，以下约举数味，不补不泻，但消痰清火而已。服二剂，无益亦无害。以后仍请子明，服温补之药，至九月底，复邀余治。见益加面黄形瘦，问其近日如何？答云：待死耳。虚不复，肉渐脱，而加寒热，于今六日矣。余问近来食饮如何？其媳答云：昼夜二十四次，每次一碗，且桂圆、黑枣、高丽参，啖不绝口，食入不为少，何以形反大瘦？余曰：食㑊病也。又谓之食消。而今须先治寒热，待其外邪出而再补，即参枣亦须不食，可乎？王母问：寒热可治否？余曰：可乃为其立小柴胡汤，加川连、枳实、尖槟、焦菔子方，服三剂。王母云：药既不补，而又除参枣，我之虚弱奈何？余指菔子而告曰：此野於术之果，三钱能抵潞党参三两，请无虑。三日后再诊，问昨日食几何？答云：一十四顿。王母曰：医如罗子明，尚不识野於术之果，何能治病耶？又问：寒热如何？云：止矣。余曰：今日虽停，防其后日复发。照前方去柴胡，加化州橘红一钱五分，又三剂。第三次复诊，王母笑曰：大相公有令祖风，真不愧名医之后，今我病愈矣。日食不过五六顿，参枣亦不思吃，自觉精神康健。诊其脉缓弱而尚带滑，乃曰：病去八九，尚未痊也。今日可陈明病原：太姨母初夏暑湿伤中，相火泛溢不知饥而尚能食。罗先生以为虚寒，用附、桂、益智、藿香，辛香开气等药，故寒邪去，湿阻退也。继用补胃壮火等药，而太姨母希望胃健虚复，好食补饵，致痰与火，聚与胸口，变为嘈杂，故食必十五六餐，食虽多而体反不健。余之用风化硝、炒枳实者，为此故也。因太姨母不肯服消导之药，故第二味即写白术，以下惟清火消痰数味而已。此二剂虽不效，亦无害。后来仍请罗治，罗见余之不补不泻，只消痰清火，所以罗进以温补重剂，久久，遂致一日二十四餐。病成食㑊。食㑊者，善食易饥，中消之症也。若病不变寒热，罗亦不告辞，恐将至口不离食而后已，乃相与大笑。王母复责余云：尔用枳实时，何不明以告我？余曰：当时太姨母视子明如神，我之不明言，所谓疏不间亲，新不间旧，即前者之寒热，本非客邪，所以寒不甚而热亦不甚，我若不云客邪，太姨母安肯停补，其寒热乃火郁耳。《经》云热深则厥深。厥即恶寒是也。王母又云：既不外邪，何用柴胡？余曰：此火是相火，由肝胆而生也。柴胡调达肝胆，肝胆属木，所谓木郁则达之。然柴胡只用四分，取其引经以调达，菔子亦非於术之果，即萝卜之子，专消食痰者，所以重用三钱，今共服一两八钱。半夏、陈皮、厚朴、枳实、风化硝各两许，尖槟亦一两八钱，惟黄连只三钱，今病已十去八九，再用小剂清火化痰，三服可止，而食㑊之病竟痊。

余因心烦火盛，屡患消渴，饮水日须十斤，溲溺如膏，虽谷食如常，而两月之间，瘦至出骨，每以西牛黄止之。(食㑊消渴)

邵氏医案

阴伤液耗成消，脉细数，舌红根薄白，渴饮善饥，溺多，形肉日削，系属大症，宜存阴增液为主。

生地八钱　炒知母一钱五分　瓜蒌根三钱　生白芍一钱五分　麦冬四钱，去心　陈萸肉一钱五分　麻子仁三钱　芡实三钱　丹皮三钱　川石斛三钱　元参三钱　怀山药三钱

五帖。

曹沧洲医案

徐　消渴渐瘥,便热,脉微滑,神疲。宜生津化湿热。

鲜沙参四钱　川柏三钱五分,盐水炒　橘白一钱　猪苓三钱五分　鲜藿斛四钱,打　知母三钱五分,盐水炒　盐半夏三钱五分　泽泻三钱五分　海蛤粉七钱,包　甘草梢四分　滑石四钱　料豆衣三钱　朱灯心三分(拾遗门内外并立)

沈氏医案

崇明沈尚其,三消之症不一,有火衰不能蒸其津液上腾,小便清白而味甘者。昔汉武帝患此,张仲景以八味地黄丸治之。今尚其正是此症,服药已稍愈,惟口内干燥,小便如膏,足痿乏力,乃虚火上炎,肺金受灼,《内经》所谓诸痿皆属于肺热。脉息虚大,理宜生脉散治水之上源,八味丸补火为要。

煎方:人参　五味子　麦冬　玉竹　黄芪　金石斛　生地　天冬　加莲子

丸方:熟地　山萸肉　山药　泽泻　茯苓　丹皮　天冬　麦冬　肉桂　附子

也是山人医案

顾(四〇)　肺胃交炽,右脉数搏,消渴善饥。此属中上消症,拟甘寒方。

鲜生地一两　清阿胶二钱　粳米二钱　生石膏五钱　麦冬二钱　生甘草三分　知母一钱

林(三六)　热胜渴饮,甘寒是用。

川斛三钱　生石膏五钱　粳米三钱　清阿胶二钱　知母一钱五分　生甘草三分　生白芍一钱五分

金(三八)　渴饮频饥,小溲浑浊。此属肾消,元阳变动为患,非客热臻此。

熟地四钱　淡天冬二钱　山药二钱　龟版胶二钱　牛膝三钱　茯苓三钱　萸肉二钱　知母一钱　麦冬二钱

龚(五四)　频渴易饥,肌肉消瘦,小便淋沥,此属下消大病。

熟地四钱　山药二钱　茯苓二钱　萸肉二钱　牛膝二钱　泽泻一钱　丹皮一钱五分　车前一钱五分

叶(四八)　肺胃交炽,频渴易饥,玉女煎加引。

鲜生地一两　拣麦冬三钱　粳米三钱　生石膏五钱　牛膝三钱　生甘草三分　知母一钱五分(三消)

阮氏医案

余　经期当风,过食辛味,触动少阳风火上升,致右目红肿羞明怕日。《经》言:壮火蚀气。消烁胃中真阴,刻饥嘈杂,致成中消之症。当从辛凉清热,苦寒泻火主治。

酒锦纹二钱　川羌活八分　龙胆草钱半　炒山栀二钱　元明粉钱半　苏薄荷八分　淡黄芩钱半　连翘壳钱半　软柴胡八分　川木贼钱半　密蒙花钱半　生甘草六分

交肠案

校注妇人良方

一妇人病愈后,小便出屎。此阴阳失于传送,名大小肠交也。先用五苓散二剂而愈,又用补中益气而安。(妇人遗尿失禁方论第四)

一产妇小便出粪,名大小肠交,乃气血俱虚,失行常道。先用六君子汤二剂,又用五苓散二剂而痊。循常肠交,亦可用。(产后遗粪方论第四)

名医类案

丹溪治马希圣,年五十,嗜酒,痛饮不醉,忽糟粕出前窍,尿溺出后窍。脉沉涩。与四物汤加海金砂、木香、槟榔、木通、桃仁,八帖,安。

一妇患此,破漆纱帽烧灰,米饮下,愈。

一人患前症,用旧幞头烧灰,酒调下五分,愈。(交肠)

续名医类案

张路玉治詹石匠妻,产后五六日,恶露不行,腹胀喘满,大便从前阴而出。省其故,平日酷嗜烟酒。所产之儿,身软无骨,因而惊骇,遂患此症。以芎归汤加莪术、肉桂、炒黑山楂,一服恶露通,而二便如常。

陆圣祥之女,方四岁,新秋患血痢,而稀粪出于前阴。作冷热不调食积治,与五苓散,服香连丸,二剂而愈。

钱吉甫女,年十三,体肥痰盛。因邻家被盗,发热头痛,呕逆面青,六脉弦促,而便溺易位,此因惊而气乱,痰袭窍端所致也。与四七汤,下礞石滚痰丸,开通痰气而安。(卷二十三·交肠)

沈明生治叶惟和室,月夜探亲,其母留之食,时春寒犹峭,归途即觉肌寒懔懔。次早复当窗梳栉,重感于邪,无热恶寒,胸膈填闷。一医见其肌表无热,竟作食伤太阴主治,遽用大黄下之,不特不更衣,反致水道闭涩。尤可异者,白物腥秽如膏淋之状,从大肠来,绵绵不绝,渐至肌体萎弱,骨立难支。诊之,脉沉而涩,虚寒可知,计惟有温中益元之法。然虑大便尚结,小水未行,或有增满之患。遂先用五苓散倍加肉桂,一服而水道果通,再服而宿垢并下。嗣用附子理中汤三四剂,后白物渐止。更以十全大补,调理一月而安。夫白淫白沃,载在灵兰之典,皆指前窍中来,今乃转移于后,何也?盖此病始终是一寒症,初因食在胃脘之上,火衰不能熟腐,而反下之太早,则有形之物不能即降,而无形之寒抑遏于阑门之际,遂致清浊混淆,涓涓不息,似乎淋带,而实非淋带也。今先以五苓分利阴阳,而倍肉桂,使寒随溺泄,上下宣通。继以理中之剂,撤其余邪,鼓其阳气,令脾土湿燥,而浊流有制,宜其效如桴鼓也。夫始用行大便之药,大便不行,并致小便赤涩。今用利小便之药,小便即利,并致大便亦通,其得失为何如哉!

董魏如曰:膀胱有下口而无上口,下口则通乎宗筋,宗筋本为精道,而溺亦同出乎此,则宗筋虽一口,其内实精道溺道之两口也。故膀胱虽系于肠旁,而与肠不相通。乃论交肠症者,俱谓阑门不清,以致清浊混乱,故大小便易位而出。夫阑门为大小肠交接之门户,虽曰不清,而二便各有所出之道路,又焉能遽易其位而出?窃谓交肠一症,乃屎出前阴,溺出后孔之候。溺出后孔者,水气并入大肠,自阑门不能泌别清浊,可以阑门不清为论。若屎出前阴者,乃肠膀并破之候,非肠穿则屎从何窦而出?膀胱不破,则屎从何窦而入?要必肠穿膀破,而后屎溺得以易位而出。又必破损之处,其窦贴连,而后得出入不爽也。尝验诸兽之膀胱,皆附于大肠之募,与广肠下连。故肠膀一通,而便可易位,否则难乎其为交矣。余治交肠症四五人,皆得于险产之后,其为肠膀破损,不言可喻。余舆人朱姓者,年三十余,素患血疝,年发二三次,遇寒则发,服温降药随已。其发必攻痛腹肋,甚则攻胸,乃呕血三两口,此手足厥阴之候,习以为

一人患伤寒，初起即厥逆，脉一息八九至，诸医以为必死，余曰：乃阴毒也，与姜附汤一盏，至半夜，汗出而愈。若以脉数为热，下凉药，必死无疑。(俗医视此，必以为痧证，禁服官料药，专行焠刺，纵饮冷水，不致冰脱不已)(汗后发噫)

一人遍身皆黄，小便赤色而涩，灸食窦穴五十壮，服姜附汤、全真丹而愈。(黄疸)

卫生宝鉴

完颜正卿丙寅二月间，因官事劳役，饮食不节，心火乘脾，脾气虚弱，又以恚怒，气逆伤肝，心下痞满，四肢困倦，身体麻木。次传身目俱黄，微见青色颜黑，心神烦乱，怔忡不安，兀兀欲吐，口生恶味，饮食迟化，时下完谷，小便癃闭而赤黑，辰巳间发热，日暮则止，至四月尤盛。其子以危急求予治之，具说其事。诊其脉浮而缓，《金匮要略》云：寸口脉浮为风，缓为痹，痹非中风，四肢苦烦，脾色必黄，瘀热以行。趺阳脉紧为伤脾，风寒相搏，食谷则眩，谷气不消，胃中苦浊，浊气下流，小便不通，阴被其寒，热流膀胱，身体尽黄，名曰谷疸。宜茯苓栀子茵陈汤主之。

茯苓栀子茵陈汤：茵陈叶一钱　茯苓去皮，五分　栀子仁　苍术去皮炒　白术各三钱　黄芩生，六分　黄连去须　枳实麸炒　猪苓去皮　泽泻　陈皮　汉防已各二分　青皮去白一分

上十三味㕮咀，作一服，用长流水三盏，煎至一盏，去渣，温服，食前。一服减半，二服良愈。

《内经》云：热淫于内，治以咸寒，佐以苦甘。又湿化于火，热反胜之，治以苦寒，以苦泄之，以淡渗之。以栀子、茵陈苦寒，能泻湿热而退其黄，故以为君。《难经》云：并主心下满，以黄连、枳实苦寒，泄心下痞满。肺主气，今热伤其气，故身体麻木。以黄芩苦寒，泻火补气，故以为臣。二术苦甘温，青皮苦辛温，能除胃中湿热，泄其壅滞，养其正气。汉防己苦寒，能去十二经留湿，泽泻咸平，茯苓、猪苓甘平，导膀胱中湿热，利小便而去癃闭也。(卷十四)

一小儿身体蒸热，胸膈烦满，皮肤如渍橘之黄，眼中白睛亦黄，筋骨痿弱，不能行立。此由季夏之热，加以湿气而蒸热，搏于经络，入于骨髓，使脏气不平，故脾遂乘心，湿热相和而成此疾也。盖心火实则身体蒸热，胸膈烦满；脾湿胜则皮肤如渍橘之黄。有余之气，必乘己所胜而侮不胜，是肾肝受邪，而筋骨痿弱，不能行立。《内经》言：脾热者色黄而肉蠕动，又言湿热成痿。信哉斯言也！此所谓子能令母实，实则泻其子也。若脾土退其本位，肾水得复，心火自平矣。又《内经》曰：治痿独取于阳明。正谓此也，予用加减泻黄散主之。

加减泻黄散：此药退脾土，复肾水，降心火。

黄连　茵陈各五分　黄柏　黄芩各四分　茯苓　栀子各三分　泽泻二分

上㕮咀，都作一服，水一大盏，煎至六分，去渣，稍热服。后一服减半，待五日再服而良愈。

论曰：《内经》云，土位之主，其泻以苦。又云，脾苦湿，急食苦以燥之。故用黄连、茵陈之苦寒，除湿热为君；肾欲坚，急食苦以坚之，故以黄柏之苦辛寒强筋骨为臣；湿热成烦，以苦泻之，故以黄芩、栀子之苦寒止烦除满为佐；湿淫于内，以淡泄之，故以茯苓、泽泻之甘淡利小便，导湿热为使也。(卷十九)

至元丙寅六月，时雨霖霪，人多病瘟疫。真定韩君祥，因劳役过度，渴饮凉茶，及食冷物，遂病头痛，肢节亦疼，身体沉重，胸满不食，自以为外感伤，用通圣散两服。药后添身体困甚，方命医治之，医以百解散发其汗。越四日，以小柴胡汤二服，后加烦热燥渴。又六日，以三一承气汤下之，躁渴尤甚，又投白虎

加人参柴胡饮子之类，病愈增。又易医用黄连解毒汤、朱砂膏、至宝丹之类，至十七日后，病势转增传变，身目俱黄，肢体沉重，背恶寒，皮肤冷，心下痞硬，按之而痛，眼涩不欲开，目睛不了了。懒言语，自汗，小便利，大便了而不了。命予治之，诊其脉紧细，按之虚空，两寸脉短不及本位。此证得之因时热而多饮冷，加以寒凉药过度，助水乘心，反来侮土，先囚其母，后薄其子。《经》云：薄所不胜乘所胜也。时值霖雨，乃寒湿相合，此为阴证发黄明也，予以茵陈附子干姜汤主之。《内经》云：寒淫于内，治以甘热，佐以苦辛。湿淫所胜，平以苦热，以淡渗之，以苦燥之。附子、干姜，辛甘大热，散其中寒，故以为主。半夏、草豆蔻，辛热；白术、陈皮苦甘温，健脾燥湿，故以为臣。生姜辛温以散之，泽泻甘平以渗之，枳实苦微寒，泄其痞满，茵陈苦微寒，其气轻浮，佐以姜附，能去肤腠间寒湿而退其黄，故为佐使也。煎服一两，前证减半，再服悉去。又与理中汤服之，数日气得平复。或者难曰：发黄皆以为热，今暑隆盛之时，又以热药治之，何也？予曰：理所当然，不得不然。成无己云：阴证有二，一者始外伤寒邪，阴经受之，或因食冷物伤太阴经也。二者始得阳证，以寒治之，寒凉过度，变阳为阴也。今君祥因天令暑热，冷物伤脾，过服寒凉，阴气大胜，阳气欲绝，加以阴雨，寒湿相合，发而为黄也。仲景所谓当于寒湿中求之，李思顺云：解之而寒凉过剂，泻之而逐寇伤君。正以此也。圣圣之制，岂敢越哉？或者曰：洁古之学，有自来矣。

茵陈附子干姜汤：治因凉药过剂，变为阴证，身目俱黄，四肢皮肤冷，心下痞硬，眼涩不欲开，自利蜷卧。

附子炮，去皮脐，三钱　干姜炮，二钱　茵陈一钱二分　白术四分　草豆蔻面裹煨，一钱　白茯苓去皮，三分　枳实麸炒　半夏汤泡七次　泽泻各半钱　陈皮三分，去白

上十味㕮咀，为一服，水一盏半，生姜五片，煎至一盏，去渣，凉服，不拘时候。(卷二十三)

名医类案

一舟子病伤寒发黄，鼻内酸痛，身与目如金色，小便赤而数，大便如经。琇按：《医学纲目》作如常。或欲用茵陈五苓，许曰：非其治也。小便利，大便如常，则知病不在脏腑。《纲目》无腑字。今眼睛疼，鼻酸痛，《纲目》作眼睛鼻頞①痛。是病在清道中。清道者，华盖肺之经也。若下大黄，则必腹胀为逆。用瓜蒂散，先含原刻食水，次搐之，鼻中黄水尽，乃愈。(伤寒)

王海藏治赵宗颜，因下之太过生黄，脉沉细迟无力。次第用药，至茵陈附子汤大效。按海藏次第用药者，谓先投韩氏茵陈茯苓汤，次投茵陈橘皮汤，次投茵陈附子汤也。

赵秀才因下之早黄病，脉寸微尺弱，身冷，次第用药，用茵陈四逆汤，大效。(伤寒)

工部郎中郑君患伤寒，胸腹满，面色黄如金。诸翰林医官商议，略不定，皆曰：胸满可下，然脉浮虚。召孙至，曰：诸公虽疑，不用下药，郑之福也，下之必死。某有一二服药，服之必瘥。遂下小陷胸汤，寻利，其病良愈。明日面色改白，语曰：孙尚药乃孙真人后身耶？

或问曰：伤寒至于发黄，病亦甚矣，小陷胸汤何效速也？瓘曰：湿热甚者则发黄，内热已甚，复被火者，亦发黄也。邪风被火热，两阳相熏灼，其身必发黄。此太阳标与少阳经所传者正在心下，故胸满，结之浅也，是为小结胸。且脉浮，阳脉也，虚阳在上，不可下，宜小陷胸汤和之。黄连、瓜蒌苦寒而泻热散结，半夏辛温，又以之结琇按：结字上当有散字而燥湿理逆，病虽甚而结之浅，故以缓轻之剂除之。(伤寒)

① 頞(è饿)：鼻梁。

《衍义》:一僧因伤寒发汗不彻,有留热,身面皆黄,多热,期年不愈。医作食黄治之,治不对,病不去。问之,食不减,寻与此药,服五日,病减三分之一,十日减三分之二,二十日病悉去。方用山茵陈、山栀子各三分,秦艽、升麻各四钱,末之,每用三钱,水四合煎及二合,食后温服,以知为度。(伤寒)

许学士治一人,病身体痛而黄,喘满头痛,自能饮食里无病,大小便如常,脉大而虚,鼻塞且烦,许曰:非湿热宿谷相搏,此乃头中寒湿也,不可行茵陈五苓散。仲景云:湿家病,身疼痛,发热,面黄而喘,头痛鼻塞而烦,其脉大,自能饮食,腹中和,无病,病在头中寒湿,故鼻塞,纳药鼻中则愈。仲景无方,见《外台》、《删繁》证云:治天行热病。盖通贯脏腑,沉鼓骨髓之间,或为黄疸,宜瓜蒂散。瓜蒂一味为末,些少嗜鼻内,出黄水即愈。(湿)

东垣治一人,年六十二,素有脾胃虚损病,目疾时作,身面目睛俱黄,小便或黄或白,大便不调,饮食减少,气短上气,怠惰嗜卧,四肢不收。至六月中,目疾复作,医以泻肝散下数行,而前疾增剧。李谓大黄、牵牛虽除湿热,而不能走经络,妙。下咽不人肝经,先入胃中。大黄苦寒,重虚其胃;牵牛其味至辛,味辛者为金,用克肝木则可。《经》曰:肺病无多食辛。能泻气,重虚肺本,嗽大作。盖标实不去,本虚愈甚,加之适当暑雨之际,素有黄疸之人所以增剧也。此当于脾胃肺之本脏,泻外经中之湿热,制清神益气汤主之。茯苓、升麻各二分,泽泻、苍术、防风各三分,生姜四分,泻湿热而补脾胃。此药能走经,除湿热而不守,故不泻本脏,经、脏二字妙绝,当熟玩。补肺与脾胃本脏中气之虚弱;琇按:江氏原本止此,今考东垣《脾胃论》,此方凡分作三段,江或误认为三方,故节去下二段耳。为补刊于后。青皮一分,橘皮、生甘草、白芍药、白术各二分,人参五分,此药皆能守本而不走经,不走经者,不滋经络中邪,守者能补脏之元气;黄柏一分,麦冬二分,人参二分,五味子三分,琇按:第二段已用人参五分,此段复用人参二分,似误。然观后发明云:救以生脉散,则配方本意如此,非重出也。江氏或录此,误认为三方耳。此药去时令浮热湿蒸。上件剉如麻豆大,都作一服,水二盏煎至一盏,去滓稍热空心服。火炽之极,金伏之际,而寒水绝体于此时也,故急救以生脉散,除其湿热以恶其太甚。肺欲收,心苦缓,皆酸以收之。心火盛,则甘以泻之,故人参之甘佐以五味子之酸,孙思邈云,夏月常服五味子以补五脏气是也。麦门冬之微苦寒,能滋水之源于金之位,而清肃肺气,又能除火刑金之嗽而敛其痰邪,复微加黄柏之苦寒以为守位,滋水之流以镇坠其浮气,而除两足之痿弱也。

刘宗厚治赵显宗病伤寒,至六七日,因服下药太过致发黄,其脉沉细迟无力,皮肤凉发躁阴极发躁,欲于泥中卧,喘呕,小便赤涩。先投茵陈橘皮汤,次第用药之法。喘呕止。次服小茵陈汤半剂,脉微出,脉微出者生。不欲于泥中卧。次日又服茵陈附子汤半剂,四肢发热,小便二三升,用附子而小便长。当日中大汗而愈。似此治愈者不一一录。凡伤寒病黄,每遇太阳或太阴司天岁,若下之太过,往往变成阴黄。盖辰戌太阳寒水司天,水来犯土,丑未太阴湿土司天,土气不足,即脾胃虚弱,亦水来侵犯,多变此证也。

虞恒德治一人,年三十余,得谷疸症,求治。以胃苓汤去桂,加茵陈数十帖,黄退。自以为安,不服药。十数日后,至晚目盲不见物。虞曰:此名雀目,盖湿痰盛而肝火有余也。用猪猪肝煮熟,和夜明砂作丸服之,目明如故。来谢,虞曰:未也。不早服制肝补脾消痰之剂,必成蛊胀。疸成蛊胀。伊不信,半月后,腹渐胀痞满,复求治,仍以胃苓汤倍二术,加木通、麦冬煎汤,下褪金丸,一月而安。

江篁南治一人,夏月患食疸,面目俱黄如金,头痛如破,小溲涩难,多汗。用车前草捣汁，调益元散服之，小溲即利。先泻湿热。乃与补中益气汤一帖，汗少止。后补元气。继以人参白虎汤、竹叶石膏汤合服之，头痛亦止，诸症多平。惟黄未尽退，乃以流气清热之剂治之，愈。

犹子[①]三阳患疸症，皮肤目睛皆黄，小溲赤。左脉弦而数，右三部原不应指，今重按之，隐隐然指下，证见午后发热湿热变疟，五更方退兼阴疟。以茵陈五苓散除桂，加当归、栀子、黄柏、柴胡，数服。继用人参养荣汤，乃八物除芎，加芪、陈皮、五味、姜、枣，兼人乳、童溲，热退三日，已而复作，间日发于午后，肌热灼指，脉近弦，乃作疟治之而愈。后数年，复患目睛黄，午饭难克化，则小溲黄，以黄芪建中汤除桂，加白术、陈皮、茯苓、半夏、神曲、麦芽、姜少许而退。

兖山汪兖渠之内，年十八，因以冷水洗澡，带湿卧蕈，坐冷石，致腹痛甚腹痛为寒。医疑经滞，用破血行经之药，不效。更医，用附子理中汤加桂，痛稍定。次日躁犹谵言，不知人，医以补中加寒凉药二三服，乃觉身热，面目发黄，头晕，小溲黄如金色湿。月事如常，但少耳，所苦午后发热，咽喉不清，常作声咳嗽。初秋，江诊之，脉左右皆浮大而驶，而右尤躁疾。方以苍白术、茵陈、泽泻、茯苓、猪苓、柴胡、黄柏、栀子、姜皮等药，次日脉稍平，以陈皮、桔梗、元参，并前方出入增损，数服而愈。

扬州吴世德患胸腹作滞，小溲黄涩，目睛黄甚，恶风鼻塞，饮食作恶。暑月，江诊，左脉沉小而缓，右颇大而弦，脾部带滑。乃食伤太阴，为食疸症也，兼风寒外袭。法宜疏利消导，以防风、苍术、茵陈、苏叶、陈皮、茯苓、猪苓、泽泻、枳实、姜、葱煎服，夜来小溲颇长。早因惊悸，出汗一时许，乃用五苓去桂，加滑石、茵陈，合平胃散，四服，胸膈宽，小溲色渐淡而长，面目皮肤黄渐退。临卧喉口作干，大便燥，口臭，前方减厚朴、苍术，加白术，数服而愈。（黄疸）

孙文垣医案

王文川令郎，原伤饮食，又伤于冷菱等物。遍身发黄，眼如金色，夜发热，天明则退，腹痛手不可近，号叫通宵。市医因其黄而曰胡苩真矣。众议以草头药进，予至，急止之，曰：向以草药几误其母，复欲误其子乎！盖脾胃喜温恶寒，且此症乃食积酿成，而黄为湿热所致，法当健脾。用温暖之剂下之，湿热去而黄自退。草头药性多寒，用之是损脾土而益其疾也，可用哉？即以保和丸一钱，入备急丸五分，作一次服之，少顷泻一次，又少顷，连下三次，积物所下甚多，腹痛尽止。再与调中丸服一月，不但一身之黄尽退，而步履轻捷如飞。其父喜曰；神不误我。问其故，曰：始议进草头药者十九，而孙君独叱其非，余不能决而决于神，神允孙君，服果有效。而吴我峰、小楼等曰：亦孙君之药神尔！设无孙君，神虽灵何所显哉！众拊掌而噱。（卷二）

歙邑吴遂兄，木商也，在吴兴，年七十，因冒雨劳力汗出，又以冷水澡浴，因而发热，口渴，心与背互相胀痛，小水长而赤，舌上黄苔，夜不得卧，眼目如金，皮肤尽黄。吴兴之医见之远走，不敢措剂，谓其年高不宜此病，赞劝回家，乃敦访予治。诊得左脉浮数，右濡弱，两手皆有七至。予曰：此湿热发黄症也，病虽重，年虽高，有是症，当有是药，毋用仓惶。乃以柴胡三钱，酒芩、葛根、青蒿、香薷、天花粉各一钱，人参七分，粉草五分，连进二帖，晚得微汗，即能睡。次早热退其半，舌苔稍淡润，不焦燥矣，胸膈余热作烦，身黄如旧，以竹茹、青蒿、葛根各一钱，人参、麦门冬、天花粉、知母各八分，白芍药六分，二帖，热退食进，精神

① 犹子：侄子或侄女。

陡长。后于补中益气汤加青蒿、麦门冬、天花粉。十帖而眼目肌肤之黄尽释然矣。吴兴诸公,悉服其精当,各录方而传。(卷三)

程两峰丈,偶与乃侄稍有介蒂,其晚饮于侄家,归觉腹中胀满,呕哕不宁,次日眼珠面色皆黄,恶寒发热。时当仲秋,正疟痢为疠之候。医作疟治,五心加热,下午潮热烦躁,似呕不呕,且鼻衄,腹痛,大便黑如墨,吐出黑血如烂猪肺者然,约碗余,有谓所吐之物如此,大便之黑又如彼,似有中蛊之象,心疑乃侄毒之也。正欲与乃侄争辩,予仲子泰来适在渠宅,徐语渠诸郎君曰:尊翁症尚可起,顾不为救症,而务与人哄,何舍重而图轻耶!渠家素不急予,仍迓所亲信者率相视之,见目珠如金,面若熏橘,腹大如斗,其中有块大如棵,坚如石,两足下皆浮肿,四肢且冷,小水赤,饮食不思,莫不面面相觑[①],辞而不药。举家闻言,通宵号泣,惟欲攘臂争哄。仲子泰来又语之曰:家君固不敏,其知识量不出诸公下,昨自华阳归,迓而诊之,当必有说。举家忻然敦予求诊,其脉左涩右滑。予曰:据滑脉主痰饮,涩主有瘀血也。今所吐所下皆瘀之征,断非蛊也。使得早从事,曷有此猜忌,此号泣哉!两峰曰:吾生平颇谨疾,瘀自何致?予曰:《内经》云:怒则伤肝,甚则呕血,不呕则积,积而瘀于经隧,满而溢也!两峰曰:若谓从怒而致,则此语恰当吾病源矣!敢请剂。予用当归尾三钱,赤芍药、牡丹皮、川芎各一钱五分,玄胡索、五灵脂、桃仁各一钱,滑石、茜根各二钱,水煎饮之。所下黑物甚多。腹中仍痛,块犹未软。前方再加青皮、山楂、酒蒸大黄服之,大便行三次,黑瘀及痰不计其数。从此腹渐宽,块渐溶,面色稍转,而黄日退,饮食津津有加,四肢微温,有生气矣。惟两足浮肿不消,改用六君子汤加炮姜、茜根、滑石、青蒿,调理,而黑粪全无。一月精神复旧,里中谓予此役匪独认病投剂为足称,且俾二宅释猜疑,排忿争,其雅谊尤足重也。(卷三)

程松逸兄患酒疸,遍身皆黄,尿如蘗汁,眼若金装,汗出沾衣如染。胸膈痞满,口不知味,四肢酸软。脉濡而数,以四苓散加厚朴、陈皮、糖球子、麦芽、葛根,倍加青蒿,水煎,临服加萱草根自然汁一小酒杯,四帖,其黄涣然脱去。(卷三)

孙竹埜,浙归,途次受暑,又为酒面所伤,因而作吐,胸膈痞闷。时师以消导之剂,燥动脾火,口渴嘈杂,躁乱不宁,目珠如金,一身尽黄,已成疸症。诊独右寸脉洪大有力。先以温胆汤,倍加香薷、滑石、葛根解暑止吐为君,黄连、麦门冬清热止渴为臣,使湿热散而黄自瘳也。连与三帖,吐止食进,黄也定矣。再与五苓散加青蒿、葛根、滑石、黄连、枳实,八剂而黄释然。(卷四)

先醒斋医学广笔记

顾奉常务远,目黄脾气弱。仲淳疏方,用山茵陈三钱,人参三钱,薏仁三钱,莲肉焙三钱,木通八分,黄连酒炒一钱,山栀仁炒八分,白术土炒一钱,石斛酒蒸三钱,茯苓二钱。皆治疸之剂。以事冗未服,既而身目皆黄,小便亦赤,乃服仲淳先见。饮前药稍愈,一按摩者投以草汁药酒,脾败遂不起。临没下瘀血数升,亦蓄血证也,以其年迈不绝欲故尔!

施灵修乃兄,七年前曾患疸症,服草药愈。后复发,坐多气多劳,故草药不效。服田螺,发胀,一日夜大作寒热,因发渴,小便如油,眼目黄且赤,手足黄紫。仲淳以瘀血发黄,服后药,大小便通,黄及渴俱减。

橘红一钱五分　红曲炒研二钱　山楂肉五钱　郁金汁十五匙　薏苡六钱　木瓜忌铁三钱　牛膝去芦五钱酒蒸五分　麦门冬去心五

① 觑(qù 去):瞧;看。

钱　车前子二钱五分　赤茯苓三钱　川通草五分　白芍药酒炒四钱　竹茹二钱

河水二盅，煎八分，饥时服。三日后加人参三钱。(饮)

太学顾仲恭，遭乃正之变，复患病在床。延一医者诊视，惊讶而出，语其所亲云：仲恭病已不起，只在旦晚就木，可速备后事。仲恭闻知，忧疑殊甚。举家惶惶，计无所出，来请予诊脉。按其左手三部平和，右手尺寸无恙，独关部杳然[1]不见，谛视其形色虽尪羸，而神气安静。予询之，曾大怒乎？病者首肯云：生平不善怒，独日来有拂意事，恼怒异常。予曰：信哉！此怒则气并于肝，而脾土受邪之证也。《经》云，大怒则形气俱绝，而况一部之脉乎！甚不足怪。第脾家有积滞，目中微带黄色，恐成黄疸。两三日后，果遍体发黄，服茵陈利水平肝顺气药，数剂而瘳。

李文孺四年前曾患黄疸，嗣后每诊其脉甚沉涩，肝脾尤甚，望其面色如黄土。予尝私语相知云：文孺色脉不佳，恐非久于人世者，且又好劳损神，多怒伤气。后疸果复发不起。(饮)

陆氏三世医验

内伤黄疸九

潘巨源，食量颇高，恣肆大嚼，经纪营运，失饥伤饱，露宿风飡，每患脾胃之症，或呕或泻，恬不介意，后成黄疸。予为之用茵陈五苓散，调治而痊，仍旧饮食不节，疸症复发，人传一方，以药壶卢酒煮服之即效，试之果然，犹且力疾生理，试之至再至三，周身熏黄，肚腹如鼓而卒。

百凡之病，调理一愈，未必再发，惟独脾胃之病，大都由于饮食，人一日不再食即饥，日绝水谷则死，饮食日日必啖，倘有停滞，已愈，旧谷才消，新谷继入，是以脾病易感而难痊。况湿与热蒸郁而为疸，脾家真脏色现，尚不守禁忌，其死也宜哉！(卷之四)

冰壑老人医案

平湖于圣初，为郡名士，援例入贡，铨授四川县尉，失意，中酒，因而发黄，渐至中满，足腹咸肿，时在京，亲知无不危之，咨访诸友，欲归郡求医，毛修之金伯坚皆云：非先生不能疗，僦[2]曹仰溪园居，延先生。先生曰：此郁痰病也。素必善饮酒，酒性太热，湿痰积中宫，不嗜食，心怏怏不乐，遗热于小肠，溺不利而肿。以风化硝、茵陈、黄连、神曲、姜、朴。十余剂投之，黄退，食进，不用山栀者，恐寒胃，寒与湿同类也。

里中医案

韩原善阴黄

青浦邑尊韩原善，遍体发黄，服茯苓渗湿汤。余曰：脉细如丝，身冷如冰，口中不渴，此阴黄也。以姜汁同茵陈遍身擦之，服六君子加干姜、熟附、茵陈，应手而效。

东庄医案

吴尹明子，十岁，患夜热二年余，颔下忽肿硬如石，面黄，时时鼻衄如注，孟举致予看之，疑久病必虚，预拟予用参术等方。予脉之，沉郁之气独见阳关。曰：病敦阜也。用石膏、藿香叶、栀子仁、防风、黄连、甘草等，颔肿渐软，面黄复正。继用黄芩、枇杷叶、玄参、枳壳、山栀、茵陈、石斛、天麦门冬、生熟地黄等，重加黄连而衄血夜热悉除。孟举笑出所拟方，以为非所料云。

---

① 杳然：形容看不到，听不见，无影无踪。
② 僦(jiù 就)：租赁。

如遇此等脉症,即东庄亦未始不用寒凉,看黄叶村庄与东庄最契,其所用方,尚难预料,可知寒热攻补,须凭所遇脉症,随宜而用,原未始先存成见也。乃有谓东庄派只一味好用温补者,此不知东庄之言耳。知东庄者,其敢为此言乎?

素圃医案

曹君仪,年六十四,体半肥,素阴虚,初病胁痛呕吐,寒热汗出,胸中噎塞,将成膈证。予以归、芍、川芎、二陈、香附、郁金等药,治之半年,胸中宽,遂咳嗽吐痰,转为虚劳。每因劳则寒热似疟,汗出热退,身目皆黄,溺赤,又变为瘅证。用逍遥散数剂,其黄即退。或一月一发,半月一发,渐至面额黧黑,爪甲枯粉,大便秘涩,此女劳瘅,又名黑瘅也。一医以瘅不必分五,均是湿热,用平胃、五苓,间用黄连、肉桂,病愈笃,仅存皮骨,已备终事,复求治于余。但女劳瘅一证,仲景言之甚详,必有寒热,久为黑瘅,皆主风药。东垣因之,亦以风药而加参术。用皆不效。夫女劳之名,必属肾水亏虚,水虚则土实,所以反见敦阜之色。此虚邪也,不必平土,但宜壮水,水壮则土不燥。虞天民《苍生司命》云:女劳瘅当作虚劳治之,正合治法。遂以六味地黄汤,加当归、芍药、秦艽、苡仁、麦冬养阴壮水之药,百剂寒热先除,瘅黄渐退。至七旬外,他疾而终。(男病治效)

王君圣翁,前疟证愈后,而经营劳碌过甚,自恃强壮,不善爱护,每遇过劳,或饮食不节,便发寒战,战后发热,腹胁大痛,或泻或不泻,汗出热退,身目俱黄,腹大如鼓。因前治疟,知其肾藏虚寒,以八味地黄料,加倍桂附,水叠为丸,日服不辍,病发则用逍遥散加秦艽、丹皮,数剂即退。如斯三四年,应酬如故。后年逾六十,正气渐衰,发频而黄不退,额黄渐黑,竟成女劳瘅矣。其时火治庵名噪甚,遂易彼治之,谓瘅不必分五,皆以湿热治之,重用茵陈为君,杂以五苓、平胃,治经二三年,治庵自病。又易医,亦以湿热治之。时重时轻,人则骨立,腹则胀大,年将望七,忽头大痛。此肾厥头痛,而医者不行温补,反作风治,用桂枝、细辛、白芷疏风散气之剂,遂致三日而逝。前曹瘅证肾藏虚热,阳黄也。此瘅证肾藏虚寒,阴黄也。均属女劳瘅证,岂可瘅不必分五,混同湿热而治之乎?(男病治效)

程于宫兄,首春自场来扬就医,面目皆黄,胸腹饱胀,腹痛便溏,脉沉而紧。此太阴脾藏之阴黄,色黄而黯,非胃府之阳黄,色如橘皮也。言场服茵陈、栀子、四苓清热之药,病将一月而不效。此证本中寒,误作湿热,岂不益甚乎。而病者素畏热药,今病患中寒,不得不温。先以苍术、炮姜、二陈、砂仁、茵陈、泽泻投之,胸虽稍宽,脉沉不起,紧亦不退。遂加附子,易干姜,十数剂黄退腹消。即前方苍术换白术,去茵陈,加甘草,调理而愈。此瘅病正治,亦须辨阴阳寒热也。(男病治效)

东皋草堂医案

一方外寒热不欲食,食即饱闷腹胀,如是者两月,忽发黄胖,此谷疸也。用茵陈蒿四两、淡豆豉一两、山栀十个、熟大黄一两、茯苓八钱、苍术八钱、厚朴五钱、陈皮五钱、甘草三钱、泽泻五钱、猪苓五钱、枳壳五钱,为末,每服一两,水煎温服。四服后,小便下如皂角汁状而愈。

一童子饮食无度,饱则嗜卧,手心灼热,口唇白色,小便短赤,腹胀发黄。余用退黄丸治之,不应,特检大温中丸修服①,未及四两而愈。香附一斤,童便浸,炒透、甘草二两、针砂炒红,醋淬三次,一斤、苦参二两、厚朴姜制炒黑,五两、芍药五两、陈皮三两、山楂五两、苍术五两,米泔浸、青皮六两、白术、茯苓各三两,为细末,醋糊丸如桐子,米饮下五六十丸。(黄疸)

① 修服:加减服用。

(评选)静香楼医案

面黑目黄，脉数而微，足寒至膝，皮肤爪甲不仁。其病深入少阴，而其邪则仍白酒湿得之及女劳也。

肾气丸

诒按：此证载在《金匮》，近于《爰庐医案》中，见一方甚佳。此病兼有瘀血，不但湿也。肾气丸能否见效，尚未可定。

面目身体悉黄，而中无痞闷，小便自利。此仲景所谓虚黄也，即以仲景法治之。

桂枝　黄芪　白芍　茯苓　生姜　炙草　大枣

诒按：案明药当。

湿停热聚，上逆则咽嗌不利，外见则身目为黄，下注则溺赤而痛。

茵陈　厚朴　豆豉　木通　猪苓　橘红　茯苓　黑栀

诒按：论病能一线穿成，用药自丝丝入扣。

又按：咽嗌不利，可加桔梗，前胡之类。(黄疸门)

薛案辨疏

大司徒李公患黄疸，当投渗淡之剂，公尚无嗣，犹豫不决。余曰：有是病而用是药。以茵陈五苓散加芩、连、山栀，二剂而愈。至辛卯得子，公执予手而喜曰：医方犹公案也。设君避毁誉，残喘安得享余年而遂付托之望哉！

疏曰：此案又见别集，向时湿热泄泻，因未生子，惑于人言淡渗之剂能泻肾，因服参、芪之药，后变为黄疸，小便不利，胸腹满胀云云。此是湿热为患，固非渗淡之药不治。若以脾虚所致，则应补气为先，而此案本无虚象，故服参、芪而变黄疸也。先生直以淡渗之品除之，所谓有是病即是用药，孰谓先生好补者哉？

应有王治中，遍身发黄，妄言如狂，又患胸痛，手不可近，此中焦蓄血为患，用桃仁承气汤一剂，下瘀血而愈。

疏曰：遍身发黄，不必属瘀血也。因妄言如狂，胸痛手不可近，故知为蓄血也；妄言如狂，不必属蓄血也，因遍身发黄，故知为蓄血也；蓄血不必属中焦也，因胸痛，故知为中焦蓄血也。(脾胃亏损暑湿所伤等症)

临证指南医案

沈十九　能食，烦倦，手足汗出，目微黄，常鼻衄。夫热则消谷，水谷留湿，湿甚生热，精微不主四布，故作烦倦，久则痿黄谷疸。当与猪肚丸，苍术换白术，重用苦参。谷疸

张三二　述初病似疟，乃夏暑先伏，秋凉继受，因不慎食物，胃脘气滞生热，内蒸变现黄胆，乃五疸中之谷疸也。溺黄便秘，当宣腑湿热，但不宜下，恐犯太阴变胀。

绵茵陈　茯苓皮　白蔻仁　枳实皮　杏仁　桔梗　花粉

汪三九　饮酒发黄，自属湿热，脉虚涩，腹鸣不和，病后形体瘦减，起居行动皆不久耐。全是阳气渐薄，兼之思虑劳烦致损，议两和脾胃之方。酒疸

戊已加当归、柴胡、煨姜、南枣。

王　右胁高突刺痛，身面发黄，不食不便，瘀热久聚，恐结痈疡。湿热郁蒸

大豆黄卷　木防己　金银花　生牡蛎　飞滑石　苡仁

张　脉沉，湿热在里，郁蒸发黄，中痞恶心，便结溺赤。三焦病也，苦辛寒主之。

杏仁　石膏　半夏　姜汁　山栀　黄柏　枳实汁

黄　一身面目发黄，不饥溺赤，积素劳倦。再感温湿之气，误以风寒发散消导，湿甚生热，所以致黄。

连翘　山栀　通草　赤小豆　花粉　香豉

煎送保和丸三钱。

刘三九　心下痛年余屡发，痛缓能食，渐渐目黄溺赤。此络脉中凝瘀蕴热，与水谷之气交蒸所致。若攻之过急，必变胀满，此温燥须忌。议用河间金铃子散，合无择谷芽枳实小柴胡汤法。脉络瘀热

金铃子　延胡　枳实　柴胡　半夏　黄芩　黑山栀　谷芽

蒋　由黄胆变为肿胀，湿热何疑，法亦不为谬。据述些少小丸，谅非河间子和方法。温下仅攻冷积，不能驱除湿热，仍议苦辛渗利，每三日兼进浚川丸六七十粒。疸变肿胀

鸡肫皮　海金沙　厚朴　大腹皮　猪苓　通草

张三二　夏秋疸病，湿热气蒸而成，治法必用气分宣通自效。盖湿中生热，外干时令，内蕴水谷不化，黄乃脾胃之色，失治则为肿胀。今调治日减，便通利，主腑已通，薄味自可全功。平昔攻苦，思必伤心，郁必伤脾，久坐必升太过，降不及，不与疸症同例。疸后郁损心脾

归脾丸。

杨七十　夏热泄气，脾液外越为黄，非湿热之疸。继而不欲食便溏，用大半夏汤通胃开饮，已得寝食。露降痰血，乃气泄不收，肃令浅，不必以少壮热症治。顺天之气，是老年调理法。脾液外越

人参　炙草　生扁豆　山药　茯神　苡仁(疸)

范　四肢乍冷，自利未已，目黄稍退，而神倦不语。湿邪内伏，足太阴之气不运。《经》言脾窍在舌，邪滞窍必少灵，以致语言欲謇。必当分利，佐辛香以默运坤阳，是太阴里症之法。

生於术三钱　厚朴五分　茯苓三钱　草果仁七分　木瓜五分　泽泻五分

又　身体稍稍转动，语謇神呆，犹是气机未为灵转，色脉非是有余，而湿为阴邪，不徒偏寒偏热已也。

生於术　茯苓　苡仁　郁金　炒远志　石菖蒲汁

又　脾胃不醒，皆从前湿蒸之累，气升咳痰，参药缓进。

炒黄川贝　茯苓　苡仁　郁金　地骨皮　淡竹叶

又　湿滞于中，气蒸于上，失降不得寐，口数白疳，仍不渴饮。开上郁，佐中运，利肠间，亦是宣通三焦也。

生於术五钱　苡仁三钱　寒水石一钱半　桔梗七分　猪苓一钱　泽泻一钱　广皮白一钱半(湿)

某五九　舌白目黄，口渴溺赤，脉象呆钝，此属湿郁。

绵茵陈三钱　生白术一钱　寒水石三钱　飞滑石三钱　桂枝木一钱　茯苓皮三钱　木猪苓三钱　泽泻一钱(湿)

叶　久寓南土，水谷之湿，蒸热聚痰，脉沉弦，目黄，肢末易有疮疾。皆湿热盛，致气隧不得流畅。法当苦辛寒清里通肌，仿前辈痰因热起，清热为要。

生茅术　黄柏　瓜蒌实　山栀　莱菔子　川连　半夏　厚朴　橘红

竹沥、姜汁丸。(痰)

叶氏医案存真

淮海水咸土潮，水土异气，自口鼻受入，必聚募原，湿邪久郁化热，阳明络损血溢，咳嗽，视目黄面亮，显然湿热变痰。况病已数年，若是阴虚，必不能延久至今也。从湿热例治。

杏仁　厚朴　米仁　赤茯苓　块滑石　绵茵陈

今年二三月，久雨阴晦，入山行走，必有瘴气湿邪著于脾胃，腹中胀闭，溏泻夹积，溺赤不爽，目眦肌肉悉黄。夫湿为阴邪，郁久必热，热自湿中而出，当以湿为本治。

生茅术　炒厚朴　猪苓　草豆蔻　新会皮　绵茵陈　泽泻　茯苓皮

木香汁磨入。

湿浊内蒸，瘀热发黄，三焦壅遏，浊气迷漫，又非有形质滞。此辛香逐秽，宣通是一定法。日期既多，恐浊闭神昏，另以银花汤，化至宝丹二粒。

绵茵陈　白豆蔻　茯苓皮　厚朴　草果　滑石　杏仁　木通　鲜菖蒲根汁

复诊

绵茵陈　厚朴　江枳实　草果仁　细木通　黑山栀　云茯苓　黄柏

痰滞得秽浊胶结，湿中热起，蒸变发黄，脘中痞闷，病在气分。两进消导理气，面目黄色略减，而痞结如故，议与治疸疏滞，兼以苏合香丸逐秽为法。

茵陈　草果仁　枳实　厚朴　广皮　木通

暮服苏合香丸，一丸三服。

复诊

生白术　茯苓块　茵陈　猪苓　厚朴　滑石　泽泻

脉大弦缓，目黄，纳食后中脘滞痛，腹鸣泄泻。夏病至深冬未安，缘濒海潮湿久蒸，兼以怀抱少畅，脾胃之阳日困，所受水谷之气少运，清浊升降失度，外因六气未去，留连脾胃内伤。法当辛香调气醒中，阳气流行，湿郁可去，腥膻重味宜忌。

煎方：杜藿香　煨木香　生茅术　草果　陈皮　生香附汁　茯苓　厚朴

服十剂。

丸方：生於术　人参　益智仁　生茅术　砂仁　茯苓　小青皮　厚朴　新会皮

徐　左脉数，舌白目黄，遍身发黄，左腰胁间痹痛。卧则气逆，或嗳气，或咳呛则痛不可忍。湿热着于络中，气机阻遏不宣。况时邪一、九日，正邪势方张之候，故攻病药饵，往往难投，轻药为稳。

豆卷　白蔻　通草　茵陈　米仁　杏仁　猪苓　泽泻

目黄，舌刺，色赤，伏邪余热未尽。

鲜生地　麦冬　川斛　蔗汁　竹叶心　花粉　鲜地骨皮　梨汁

脉浮缓，身热不止，汗出不为汗衰。此风湿郁表，瘀热为黄。拟麻黄连翘赤小豆汤。

麻黄　杏仁　生梓白皮　生姜　连翘　细赤豆　甘草　大枣

天雨水煎。

面目悉黄，微见黑滞，烦渴腹满，左脉弦数，右脉空大，此内伤发黄，为厥阴肝木，太阴脾土，二脏交伤之候也。夫肝为风脏，其性喜伸而恶屈，郁则木不得伸而屈矣。郁极则其气盛，而风乃发，风发必挟其势以贼脾。脾为湿土之司，土受克，而气不行，则湿胜矣。风性虽善行，遇湿以留之，反壅滞经络而不解，由是湿停热瘀，而烦渴有加，其发黄也必矣。虽曰风湿所致，实由木亢而不宁，土困而不舒，非外来风湿之比，况黑色见于面，则知并伤其肾，以脾病不行胃中谷气，入肾反将脾中浊气下流，故于黄中见黑滞耳，即其腹满，亦是中气不行，虚热内壅，非结热，当下之比，若误下之，则脏气空虚，风从内生矣。若误汗之，则阳气外解，湿愈不能行矣。为商治法，平肝之亢，扶土之虚，兼解郁热，以清气道，除湿蒸而和中气。

人参　白术　白芍　黄连　山栀　归身　丹皮　茵陈　秦艽　柴胡　甘草半曲

叶天士晚年方案真本

郑三十四岁　雨淋，卫阳受伤，热水洗澡，迫其冷湿深入，水谷之气与冷热互蒸，肌肉发黄。陈无择曰：谷瘅能食不饥，舌有黄苔。一年之久，寒湿已酿湿热。凡湿伤必太阴脾，热必在阳明胃。不分经络乱治，乃不读书医工。

人参　川黄连　生谷芽　熟半夏　枳实　嫩柴胡　淡黄芩　陈皮白

姜汁泛丸。(杂症)

医验录

癸亥年四月，项左宜兄之令岳埸田人姓胡字培生，患伤寒，至第八日，人已昏沉，医者谓必不治矣，已托乃壻为买板备后事。乃壻左宜兄托余往为视之，其脉浮洪数紧，发热，头与浑身俱痛，面与目珠及一身俱发黄，口中燥渴之极，一夜约饮汤水一桶。视其前两日所服之药，乃黄芩、山枝、花粉，清热解渴之剂，而渴愈甚，热愈不退。前医更用黄连、石膏，幸药未服。余曰：头痛发热，表邪未除，即用寒凉以凝之，表邪如何得解？且以阴从阴，更将引邪归内，安得不燥渴发黄。伤寒太阳经用白虎汤者，以大汗出后，大渴不解，故用石膏。今发热无汗，不思解其表，而以寒伏其里，其不死也？几希矣！余思伤寒太阳及阳明经中发黄症，用茵陈蒿汤，内有大黄。然此症表邪未去，则大黄非所宜，惟用茵陈五苓散能解太阳入府之邪，又以利小便而去湿热。内加羌活一钱五分，川芎五分，防风、柴胡各八分，以重解其表。急令煎服，且嘱之曰：服头药后，如发燥，即是要作汗，不要怕，待有汗出，即不必服复渣药。服药后，果烦躁之极，将衣带尽扯断。幸先与说明，其家人不至忙乱。未几大汗淋漓，浑身痛头痛俱止，遂安神熟睡矣。夜复发寒热，至三更复出汗一身，此后热不复发，亦不复作渴，不但吃粥，并欲吃饭。次日照前药，去柴胡、羌活、川芎，加山枝、薏苡服二剂而黄色尽退，饮食如常。病者发汗之次日，其前原医在邻家看病，有携余方示之者，云某病之危，服此表药得愈。前医者大发议曰：伤寒八日，如何还表得，此命休矣。而孰知彼云休者不休，前云不治者竟治耶。余初举方时，即知俗医不解用表之理。因批于方案曰：仲景云：日数虽多，但见有表症而脉浮者，犹宜汗之。奈何云八日便不可表耶？且太阳一经有留连半月二十日尚可表者，况七八日乎？彼医未读仲景书，辄敢医治伤寒，余方中引经立案，彼又不解，且病已愈，而犹生议，真不知其为何心。

甲子秋月，潜口汪树人兄，患疸症。目珠及面上通身皆发黄，胸膈不宽，饮食不进，背恶寒，两关脉弦细。余曰：此虽疸症，乃阴疸也，不可照寻常治疸用清热利湿之药。余用附子理中汤，加肉桂、茯苓、泽泻、茵陈、木香、陈皮。服二剂，胸膈宽，能饮食，黄色退其半。再照前方，去木香，服二四剂而全愈。是年湿土统运，至秋四之气，又是土气相交，故是时人多生疮及疸症。同时舍侄辈三四人，皆疸症，此皆用山栀、黄芩、茵陈、灯心之类，治之而愈。独大小儿甫十五岁，亦患此症，亦照树人兄所服之药治之，只加苍术一味，服三四剂而愈。树人兄年才二十余，用前药已觉不合。兹十五岁之童子，亦服此药，更觉不相宜矣。然非此药，病必不愈，不惟不愈，且成大患。可见用药，只求对症，不必论年纪。每每见少年病虚者，问名医可用参否？辄答云：如此年纪，便要服参，何时服得了？而村翁多奉为名言。殊不知用药所以疗病，而病非计年以生。若非虚症不当用参，即八十岁老人亦不可用。若是当用参之虚症，即一二岁孩童亦当用。若必待年纪老成而后用，其如虚病年不能待，何况虚痨不足之症，又偏在少年人也。伏惟病人自量虚实，勿为此种名言所误，而医者亦惟对症发药,勿执成见,则杀机渐息矣。

续名医类案

张仲文治一妇人,年六十岁。病振寒战栗,足太阳寒水也。呵欠喷嚔,足少阳胆也;口亡津液,足阳明不足也;心下急痛而痞,手太阴受寒,足太阴血滞也;身热又欲近火,热在皮肤,寒在骨髓也;脐下恶寒,丹田有寒,浑身黄及睛黄,皆寒湿也;余症验之,知其为寒湿,溺黄赤而黑,又频数,乃寒湿盛也;病来身重如山,便着床枕者,阴湿盛也。其脉右手关尺命门弦细,按之洪而弦,弦急为寒,加之细者,北方寒水,杂以缓者,湿盛出黄色也;脉洪大者,心火受制也;左手又按之至骨,举手来实者,壬癸肾旺也;六脉按之但空虚者,下焦无阳也。用药法先宜以轻剂去其寒湿,兼退其洪大之脉,以理中加茯苓汤投之。

朱丹溪治一妇人,年二十八岁,发黄脉涩,经水自来不行,身体倦怠,未曾生子。用陈皮、白术、木通各一两,黄芩、归头、丹皮半两,甘草一钱,分作十二帖,水煎,食前热服。

一人年二十岁,因劳又冒雨,得疸症,脚酸心悸,口苦力弱,尿黄,脉浮而数。病在表,宜解外,黄芪三钱,白术、苍术各一钱,陈皮、苏叶、木通各五分,山栀炒二钱,甘草梢五分,白水煎服,下保和十五丸,与点抑青各十丸,温中二十丸而愈。

一妇人年三十,面黄脚酸弱,口苦喜茶,月经不匀,且多倦怠。用黄芪、甘草各三钱,人参、当归、白芍各一钱,木通、陈皮各五分,白术一分,炒柏、秦艽各二分。

一妇人年六十,面黄倦甚,足酸口苦,脉而大,此湿伤气也。白术半两,陈皮四钱,、木通、黄芩各三钱,人参、川芎各二钱,一钱,甘草炙五分,分六帖,水煎,食

王官人痞后面黄,脚酸弱,倦怠,食饱气急头旋。黄芪、甘草、木通各二分,白术一钱,半夏、厚朴、陈皮、苍术各一钱,黄柏炒三分,水煎服。

成庚五官面黄,脚酸无力,食不化,脚虚而少力,口苦肚胀,宜补之。人参、木通各三分,白术一钱五分,当归、白芍、川芎、陈皮、苍术各五分,甘草二分,水煎,下保和丸四十丸。(卷九·黄疸)

柴屿青治觉罗玛德夫人,病疸。医投茵陈五苓散未效,又合末药服之,肌肤白眼皆如金色,转致不思饮食,右关缓弱特甚。柴曰:胃为水谷之海,脾为仓廪之官,腑脏失职,湿热滋甚。今惟有调其土,使能健运,湿热自去,不必治疸,而疸自愈矣。用六君子汤加厚朴、炮姜以温中,神曲、麦芽以助戊己之化,不数剂而全愈。

东垣曰:戊申春,一妇人六十岁,病振寒战栗(太阳寒水客也),呵欠喷嚔(足少阳溢),口亡津液(足阳明不足也),心下急痛而痞(手足太阴受寒也,故急痛。太阴血滞为痞),身热近火(热在皮表,寒在骨髓,故振寒战栗也),脐下恶寒(丹田有寒),浑身黄而白睛黄(寒湿也,以余症推之,知其寒也),溺黄赤而黑,频数(寒湿盛也)。自病来身重如山,便着床枕(至阴湿盛也)。其诊脉,得左右关并尺命门中得弦而急极细,杂之以洪而极缓(弦急为寒,加之以细者,北方寒水。杂以又洪大者,心火受制也。缓甚者,湿盛出黄色也),左手按之至骨,举止来实者(壬癸俱旺也),六脉按之俱空虚者,下焦无阳也。先以轻剂去其中焦寒湿,兼退其洪大脉,理中汤加茯苓是也。水煎冰之,令寒服之。谓之热因寒用,假寒以对足太阳之假热也。以干姜之辛热,以泻真寒也。故曰:真对真,假对假。若不愈,当以术附汤,冰之令寒,以补下焦元气也。(《试效方》、《医说续编》)(卷九·黄疸)

魏玉横曰:徐横薇,年二十余,病疸,服山栀茵陈五苓、六一之剂将两月,不效。脉之,

弦细而驶,面目爪甲俱淡黄,语言迟倦。谓之曰:君以黄疸求治,此其余症耳,今病成劳损矣。乃竦然曰:诚有之,近来夜卧不宁,晚即发热,黎明始退,咳嗽痰稀,腰膝疼痛。然治之当奈何?曰:病缘阴虚火盛,肝热久郁,移其所胜,故食少便溏,发为黄症。与酒谷诸疸为湿热熏蒸者不同,乃服苦寒渗利,重伤其阴,致成劳损。今宜峻养肝肾,俾嗽止热退,食进便调,而黄自消矣。与集灵膏加减十余剂,诸症渐退,黄亦愈矣。

金鲁胆,年四十余,馆于时医汤静公宅,病疸,诸治不效。已历数医,最后一人与草头方四味,中有六月雪,余忘之矣,服之增剧。脉之,软无神,略数。外症目黄如橘,面额则黄而黑暗,腹大脐凸,便溏食少,动则气促,知为脾肾两亏,近乎女劳一症,乃疸中最难治者也。与熟地、山药各一两,杞子、枣仁、米仁各五钱。彼疑太补,持以问汤。汤老医也,谓曰:方极是,第吾辈素不用此,姑试之。一剂减,二剂又减。再诊,脉渐起,仍前方八剂全愈。

朱天一年二十余,喜食糖及燥炙诸饼,忽病黄,面目如金。脉之,两关数实有力,尺滑。大便六七日不行,小便黄涩。此敦阜太过燥热,如以素瓷覆火,其色必黄,非湿症也。与小承气汤加当归、白芍,一剂便行而瘥。(卷九・黄疸)

裴兆期曰:凡泻病、痢病、虫病、疳病、水病、酒病、疸病,于初愈时,断不可骤服滋补之药。盖此数症,以湿为本,滋补之药,乃助湿热之尤者,骤服之,少不致害。昔当湖一孝廉,余通家世好也,为人偏滞多思,无事而恒戚戚①,偶于甲午秋病疸,后虽治愈,而饮食未能复原,则脾尚虚而湿未清也。值公车北上,一医以天王保心丹数斤为赆②,一往舟中,饵无虚日,渐觉胸膈窒碍,饮食日减,入春而疸病复作。迨归而形容枯槁,仅存皮骨,其腹庞然,按之如石。此余往视,则真气已衰败无余,无可措手矣,越旬而殁。此亦误投滋补之一验也。(卷九・黄疸)

万密斋治一义子,年十五,病疸,面目俱黄。问之,对曰:伤食起,腹中大热又痛。乃立一方,用黄柏、栀子等分,大黄减半,以退其热;猪苓、泽泻、茯苓、苍术等分,以去其湿;枳实、厚朴、神曲,以去其食积;茵陈蒿倍用,以去其黄。共为细末,酒糊丸,车前子煎汤下。三日后,吐出黄水二碗许,胃中不热。又二日,泄三行,腹中不痛。十日以后,小便渐清,黄亦减矣。(卷三十・黄疸)

张子和治一童子,年十五,患疸一年,面黄如金,遍身浮肿乏力,惟食盐与焦物。张以茶调散与之,涌涎一盂。临晚,又以舟车丸七八十粒,通经散三钱,下四五行。待六七日,又以舟车丸、浚川散,下四五行。盐与焦物,见而恶之,面色变红。再以茶调散涌之,出痰二升,方能愈矣。(卷三十・黄疸)

扫叶庄一瓢老人医案

老年脉沉目黄,不饥不食,腹痛自利,后坠溺涩。此长夏湿邪,伤于太阴脾位,阳不运行,湿热凝注。法当温脾导湿,佐辛香以宣浊,补中益气,甘温升守壅气,宜乎膜胀。议开太阳温太阴方。

木防己　川桂枝　大腹皮　生厚朴　草果仁　新会皮　小茵陈　茯苓皮(痞胀便秘)

脉沉缓,目黄舌白,呕恶脘腹闷胀。此冷暖不和,水谷之气酿湿,太阴脾阳不运,周行气遂为阻。法当辛香温脾,宣气逐湿,用冷香饮子。

草果　藿梗　半夏　茯苓皮　厚朴　广

---

① 戚戚:忧伤貌。

② 赆(jin 尽):临别时赠与、赠送或馈赠的财物。

王氏医案三编

陈福,陡患身面如金,便血吐血,求孟英视之。身热苔垢,而肢冷手紫,脉至如丝。曰:此急黄证而兼血溢于上下,即所谓瓜瓤瘟也,药不及救。越日果亡。黄某,敦爱局疡医也。年逾六旬,忽患背疽,闻服参、茸等药七日而亡。夫背疽之败,何至如是之速?必是暑热为患,而误从温托耳。杨素园大令批《仁术志》云:朱砂不宜入煎剂,当生研少许调服。愚谓朱砂但忌火炼,不忌汤煎,且整块而煎,仅取其气,较研服其质者尤无弊也。余硐花《印雪轩随笔》云:刑幕郑春潭患秋感发狂,谵语喃喃,若与人争辩,谓有二鬼向其索命,乃索笔作遗嘱,处分身后事,如是者数昼夜。山右武君视之曰:非鬼也,病由邪热未清,遽服补剂耳。如法治之,浃旬而起。设非武君不又为谈因果者添一公案哉。子芍之证,亦犹是耳。

顾媪因比邻失火,几焚其庐,惊吓之余,不能起榻,胁痛偏右,便秘神瞀,身面发黄。医云湿热,治之罔效。乞诊孟英,脉涩而弦,按之甚软。曰:此因惊恐气结不行所致。予沙参、桑叶、栀子、丝瓜络、冬瓜子、苇茎、枇杷叶、旋覆、葱须、竹茹,数剂而痊。

得心集医案

仁元　佣工也,躬耕田亩,年及半百,时值暑月,发热畏寒,未药已痊,渐次肢体怠惰,头腰重坠,通身带浮,面色黄,唇舌指爪皆白,二便如常,告于余。余曰:此乃太阳病未经发表,邪陷肌肤之中,非湿热发黄之证也。次早诊脉,按得三部浮紧而数,时或喘咳。复告余曰:已服黄疸草药,头上如蒙,腰间愈重,四肢忽麻,胸前时紧。余曰:昨之所拟,更无疑矣。以仲景麻黄汤加厚朴,连服四剂,每剂令啜热稀粥以助药力。俱得微汗,头腰方轻,症稍减,然脉象仍如前,与五积散一料,药完而病愈矣。

五积散

白芷　陈皮　厚朴　当归　川芎　芍药　茯苓　桔梗　苍术　枳壳　半夏　麻黄　干姜　肉桂　甘草　葱　枣

麻黄汤

麻黄　杏仁　桂枝　甘　草

王富春　新婚匝月,得太阳伤寒病,头痛、发热、畏寒,误用补剂,邪无出路,遍身骨节疼痛,满头大汗热蒸,其面目如橘色之黄,其小便如栀子之汁。所服皆清补疏利,势愈迫切,诸医技穷,始延余诊。幸脉无阴象,腹无满结,胸无呕哕。谓曰:此症虽危,吾一剂立愈。其家且疑且信,服之,果然。原仲景《伤寒论》中有太阳病失汗,一身尽痛,头汗发热而黄者,有麻黄连翘赤小豆汤之例,盖发汗利水,令郁拂之邪,表里两解之意耳。(伤寒门)

凌临灵方

王右　瘀滞黄疸,脾胃不和,脉象弦数,治在阳明。

绵茵陈　新会皮　赤苓　制川朴　车前草　连翘　宋半夏　木猪苓　地骷髅　赤小豆米仁　泽泻　范志曲。(黄疸)

医学举要

吴静山(敬权)孝廉令正钱夫人,时邪后遂发黄肿,日嗜干茶无度,苏太诸医皆用气血并补,久而不愈。延余诊之。脉两手俱洪数之甚,询得腹中攻痛无常,夜则身热如烙,此由阴液不充,瘀滞干粘所致。宿血不去,则肢体浮肿;新血不生,则肌肉消瘦。一切补脾刚药,未可施于此证。考仲景治黄,有猪膏发煎润燥之法,爰仿其义,专用滋润之品,调养肾肝而愈。

前营游击[①]温公(大勇)夏月自浦口来松,途中冒暑,到署后请医调治,初用清暑利湿不效,改用参、术、归、地,转增脘痛。自后朝暮更医,佥言误补留邪,治难有效,遂延余诊。余见其身面发黄,总是胃腑结聚不行所致,用连理汤辛开苦降法,授方不服,遂就诊于青浦医家,方用茵陈五苓散等,服之亦不效。遂以绝证为辞,归至署中,计无复出,始委命以听余焉。予仍用前法,服参些少,是夜即得安寝,改用理中汤调理半月而愈。后以礼貌之衰,坚辞不往,升金山参将后,重发旧恙,遂成不治之证矣。(卷六)

寿石轩医案

湿郁发黄,两目如金,脘腹胀大,二便秘结。此属里实,下之为宜。

绵茵陈二钱　赤苓三钱　炒山栀一钱五分　泽泻一钱五分　海金沙二钱　赤小豆三钱(打)　姜黄三钱　大麦仁三钱

兼服千金退黄散一钱。

温邪夹湿,湿郁发黄。虑其昏陷生变。

粉葛根三钱　通草一钱　半夏一钱五分　海金沙二钱　赤苓三钱　杏仁三钱　茵陈一钱五分　鸡内金一钱五分　蔻仁七分　滑石一钱五分　川朴一钱　枳壳一钱五分

湿热发黄,拟连翘赤豆饮治之。

炒山栀一钱五分　赤苓三钱　赤小豆三钱(打)　连翘一钱五分　豆豉一钱五分　甘草五分　杏仁一钱五分　通草一钱　陈大麦仁三钱　花粉一钱五分　泽泻一钱五分(黄疸)

时　病　论

里湿酿热将成疸证

徽商张某,神气疲倦,胸次不舒,饮食减少,作事不耐烦劳。前医谓脾亏,用六君子汤为主,未效。又疑阴虚,改用六味汤为主,服下更不相宜。来舍就诊,脉息沉小缓涩,舌苔微白,面目隐黄。丰曰:此属里湿之证,误用滋补,使气机闭塞,则湿酿热,热蒸为黄,黄疸将成之候。倘不敢用标药,蔓延日久,必难图也。即用增损胃苓法去猪苓,加秦艽、茵陈、楂肉、鸡金治之。服五剂胸脘得畅,黄色更明,惟小便不得通利,仍照原方去秦艽,加木通、桔梗。又服五剂之后,黄色渐退,小水亦长,改用调中补土之方,乃得全愈。(临证治案五)

慎五堂治验录

姚左,庚辰,网船。素喜饮酒,新春患感,连投清解,未见效验。忽然目色如金,肤黄若橘,寒热时形,喘咳胁痛,二便涩少,脉来软数,舌苔黄厚。斯乃新感风邪,经久化热,引动酒湿,湿热相蒸,而成阳黄证。急予仲景栀子柏皮汤以涤湿化热。

茵陈三钱　海金砂三钱　杏仁三钱　射干一钱半　炒山栀一钱半　飞滑石三钱　苇根五钱　黄柏一钱半　大豆卷三钱　大黄汁染灯心三尺

包,左。肤目皆黄,便溏溺赤,舌红苔黄。湿热相蒸,治当分利。

栀子柏皮汤加冬瓜皮、海金砂、蚕砂、秦艽

诸症皆退,原方参以调补,照方加於术、苡仁。

张聿青医案

华左　遍体面目俱黄,中脘痞满,湿热蕴遏。恐其由标及本。

西茵陈　制川朴　赤白苓　泽泻　青蒿　山栀　广橘皮　制半夏　木猪苓　上湘军二

① 游击:武官名。游击将军的简称。

钱,好酒浸透,后下

二诊　脘痞稍减,黄瘅略退。药既应手,守前法再望转机。

茵陈二钱　冬术炒炭,二钱　泽泻二钱　砂仁七分　黑山栀二钱　上湘军二钱　橘皮一钱　猪苓一钱五分　川朴一钱　官桂五分　制半夏一钱五分　焦麦芽三钱

三诊　面目色黄稍退,而热退不清。还是湿热壅遏熏蒸之所致也。再淡以渗之,苦以泄之。

官桂五分,后入　豆豉三钱　黑山栀三钱　制半夏一钱五分　猪苓二钱　郁金一钱五分　茵陈三钱　冬术炭二钱　赤白苓各二钱　杏仁二钱　泽泻一钱五分

四诊　黄瘅已退。然形色瘦夺,脾土无不虚之理。当为兼顾。

野於术二钱,炒　广皮一钱　猪苓二钱　云苓四钱　茵陈二钱　泽泻二钱　焦麦仁四钱　官桂五分,后入　制半夏一钱五分　枳实一钱　竹茹一钱

五诊　黄瘅大势虽退,而湿热未能尽澈,小溲未清,足跗带肿。还是湿热坠下,再培土而分利湿邪。

於术一钱五分　大腹皮二钱　川通草一钱　茯苓三钱　炒冬瓜皮一两　泽泻一钱五分　木猪苓二钱　焦苍术一钱　生熟米仁各三钱　茵陈一钱五分

六诊　诸病向安,惟气色尚滞。宜鼓舞脾土,土旺自能胜湿也。

人参须五分　茵陈二钱　云茯苓四钱　猪苓一钱五分　制半夏一钱五分　野於术二钱　炮姜三分　焦苍术一钱　泽泻一钱五分　广皮一钱

七诊　补气运脾渗湿,证情又见起色。再为扩充。

人参须五分　苍术一钱　於术二钱　茵陈二钱　猪苓一钱五分　云茯苓三钱　炒冬瓜皮五钱　炮姜炭四分　泽泻一钱五分　生熟薏仁各三钱　谷芽三钱

蒋左　四肢面目俱黄。脉形糊滑。此湿热蕴遏,为五瘅中之谷瘅。

官桂　赤白苓　黑山栀　泽泻　绵茵陈　瞿麦　上湘军　白术炭　猪苓

二诊　黄瘅大退,前法以清其渊薮①。

官桂　黑山栀　焦麦芽　范志曲　陈皮　川朴　猪茯苓　泽泻　茵陈

左　湿热蕴遏为黄瘅。

制半夏一钱五分　炒青蒿三钱　茵陈三钱　川朴一钱　上湘军三钱　赤白苓各二钱　黑山栀三钱　广皮一钱　猪苓二钱　焦麦芽三钱　泽泻一钱五分

二诊　黄瘅大退。再淡以渗湿,苦以泄热。

黑山栀　赤白苓　猪苓　川朴　大腹皮　泽泻　枳壳　制半夏　麦芽　广皮　上湘军　茵陈

三诊　营卫不通,忽生寒热,欲和阴阳,当调营卫,欲调营卫,当祛其所以阻我营卫者。

制半夏　范志曲　赤猪苓　郁金　焦麦芽　上广皮　绵茵陈　建泽泻　官桂五分

四诊　黄瘅大退,湿热未清。

川朴　郁金　赤猪苓　半夏曲　橘红　泽泻　茵陈　官桂　整砂仁　大腹皮　焦麦芽

赵右　痧疹之后,风恋未澈,挟湿内郁,脾运失司,以致面目肢体俱黄。黄瘅之证,不能欲速图功。

茵陈　黑山栀　泽泻　神曲　大腹皮　青蒿　官桂　赤白苓　川朴　广皮　焦麦芽

金左　腹满气滞,小溲浑黄。湿郁三焦。拟调气理湿。

制川朴一钱　陈皮一钱　杏仁三钱　范志

① 渊薮(sǒu 叟):犹根源。薮,生长着很多草的湖泽。

曲二钱　泽泻一钱五分　大腹皮二钱　茵陈二钱　通草一钱　焦麦芽三钱　鲜佛手一钱

章右　谷多气少，面色浮黄，肢倦体乏。脉涩，舌淡。产后劳伤，血虚营滞不和也。

炒白术　制半夏　秦艽　泽泻　晚蚕沙　猪苓　云茯苓　焦麦芽　白蒺藜　禹余粮丸二钱

许左　脘腹痛胀已定，而面目身体俱黄。气滞营郁，恐变胀满。

广皮　桃仁　延胡索　广郁金　制半夏　生薏仁　归尾　猩绛　焦枳实　旋覆花　青葱管

右　久病经滞，气血不行，面目俱黄。与寻常湿热有间也。

归尾　桃仁　泽泻　猩绛　赤猪苓　旋覆花　青葱管

吴　黄瘅大势虽退，气仍未开，缠绵两月，兹则便泄不爽。良以湿困已久，脾阳损伤。拟培土温脾分化。

於术　生熟薏仁　干姜　陈皮　范志曲　茯苓　绵茵陈　砂仁　泽泻

二诊　气分稍开，时仍便泄。的是湿热困乏，脾阳因而损伤。药向效边求。

西茵陈二钱　茯苓三钱　上广皮一钱　泽泻一钱五分　生熟薏仁各二钱　炒干姜四分　猪苓二钱　煨木香三分　理中丸一钱五分，开水先服(黄疸)

杭左　面黄力乏，便泄溲黄。湿热在下，正与经旨谷多气少之文符合。

台术　猪云苓　泽泻　生薏仁　焦麦芽　茵陈　范志曲　广皮　酒炒桑枝　砂仁(黄疸)

柳宝诒医案

郑　湿热蕴于太阴，发为黄疸。自夏徂秋，复有微邪外束，遂成疟疾。此太阴之湿热与新邪会于阳明而发。其伏热之外达于腑者，轻重迟速，原无一定，故疟发之期日，早晚疏密，亦不能一律也。治疟之成法，外则经络，内则募原，与此病之邪，多不相值①。更以湿痰素盛之体，投药偏于香燥，缠绵日久，药与病交并于胃，纳谷日减，胃中津液几何？岂能堪此销烁乎！刻下神情困顿，面色浮黄而瘁，指尖微肿，目睛仍黄。湿热之郁伏脾中者，无外泄之路，浊热久蕴，气机因之阻窒，稍进谷饮，脘气必窒闷不舒。就病论之，须从脾脏疏泄郁伏之邪，使其外达于胃，然后从胃腑逐渐清泄，乃为正治。而此证所难者，舌质光红，渐见疳腐白点。胃中津液，早已告竭。既承远道相招，不得不勉罄愚忱，借希万一。拟用参、麦、石斛以护胃阴；旋覆花、浮石、枳、贝以开通痰气；再用芩、连以泄湿热；必借鸡金以引之入脾，更以豆卷、茵陈，俾湿热由里透表；苓皮、栀子，使湿热由上趋下。养其津液，通其气机，疏其郁伏，开其出路，图治之法，大抵不越乎此。所虑病深气极，即使药能中病，而正气不克搘捂②，终有鞭长莫及之虑耳。鄙见如此，录候明政。

麦冬肉　台人参另煎冲　川石斛　旋覆花　海浮石　枳实　川贝母去心　黄芩　川连　炙鸡金　茯苓皮　黑栀仁　豆卷　茵陈

顾　内热盗汗，肌黄色浮而萎。湿郁于内，将成黄疸，兼有食积，仿谷疸例治。

西茵陈　六曲炭　带皮苓　猪苓　泽泻　焦山栀　川柏酒炒　小川朴　大腹皮　砂仁　炙鸡金　莱菔炭　麦芽炭

柯　湿邪郁于中焦，阳气不化，肌黄腹满，此与《金匮》所称阴黄而用四逆者不同。黄色偏淡，亦与平常黄疸可用清泄者有间。

① 相值：相遇。宋·苏轼《芙蓉城》诗："此生流浪随沧溟，偶然相值两浮萍。"

② 搘(zhī 知)捂：支撑。

宜利湿药中兼以温化。

西茵陈　桂枝　本山术　茯苓皮　泽泻片　小川朴　广陈皮　川通草　大豆卷　香橼皮

沈　湿热壅遏，身目俱黄，内热脘闷，脉弦数，舌白底红。当清湿疏浊，以化郁热。

茵陈　茯苓皮　猪苓　川柏　黑栀皮　生苡仁　豆卷　神曲　滑石　通草　平胃散　荷梗

二诊　湿热郁结，一身尽黄，小溲长而黄不退，脘闷气窒。再与疏中化热。

茵陈　茅术　川朴　陈皮　茯苓皮　大豆卷　黑栀皮　炙柏皮　淡黄芩　六神曲　滑石　通草　香橼皮　荷梗

聂　腹痛目黄，内热溲赤，浊热内郁，兼挟积滞，此时邪兼谷疸症也。

茵陈　枳实　莱菔子炭　生熟神曲各　茯苓皮　鸡内金　豆卷　连翘　黑山栀　泽泻　通草　麦芽

康　脾虚湿郁，面色浮黄，近感新邪，兼增寒热，脉涩不畅，苔晦。当与和中泄浊。

桂枝　柴胡　白术　川朴　鸡内金　神曲　槟榔　淡黄芩　茯苓皮　青陈皮各　通草　茅根　姜

钟　湿热留于营阴，蒸莚不化。偶因感冒，寒热并作，汗多色黄，肢倦无力。病邪藏蕴已久，营气内馁，不能托邪，所以两年不愈。方拟清泄营中邪热。

茵陈　青蒿　淡黄芩　丹皮　白薇　泽泻　苡仁　赤茯苓　生熟神曲各　通草　姜汁炒竹茹(黄疸)

余听鸿医案

余同窗邹端生患黄疸日久，孟河诸前辈，始从湿热治之，进以黄柏、茵陈、四苓之类，不效。余适有事至孟河，诊之，脉细，色淡黄而青，舌白口淡，进以姜、附、茵陈、五苓合香燥之品，数剂而愈。此余未习医之时也。后有茶室伙，黄疸三年，亦以前法服三十剂而愈。(黄疸)

萧评郭敬三医案

酒瘅湿热内郁治验

某医患酒瘅证，胸脘痞胀，食少不运，自以为脾阳衰惫，服附子理中汤。数剂后，胸脘稍爽，饮食略增，而又大便秘结不通，遂用承气汤以下之，便通而胸脘又痞。仍用附子理中汤，大便又闭，复用承气汤。如此数转，三焦俱痹，胸腹满胀，不能饮食，大便仍秘，束手无策，求余诊视。两手脉沉数而大，搏指有力，乃湿热内闭之证。用金匮栀子大黄汤二剂，胸脘顿爽，遂能饮食，大便亦调。改用六君子汤，调理月余而愈。

尚按：栀子大黄汤，与承气汤相去几何，乃用以治湿热内郁，三焦俱痹，胸脘胀满，收效若是之宏者，以栀子善能清三焦之郁热故也，热去则湿亦与之俱化矣。观此则读《神农本草经》一字一句皆不可忽。

邵氏医案

湿热发黄，脉弦肝木偏横，腹膨跗浮，癸趱迟，属重极，宜鸡金散加减。

鸡内金三钱　绵茵陈三钱　地鳖甲一钱五分　海金沙四钱，包　沉香五分，冲　厚朴一钱　香附二钱　地骷髅三钱　原粒砂仁一钱　通草一钱五分　大腹绒三钱

四帖。

曹沧洲医案

左　面垢油亮，目皆黄，头胀如束，胸脘痞闷，此暑湿热气内伏，因劳倦正气泄越而

发。既非暴受风寒，发散取汗，徒伤阳气。按脉形濡涩，岂是表症。凡伤寒，必究六经，伏气须明三焦。论症参脉，壮年已非有余之质。当以劳倦伤伏邪例诊治。

滑石　川朴　白杏仁　竹叶　淡芩　醋炒半夏　白蔻仁(风温湿热附伏邪伏暑)

左　脱力伤阳，阳气不能运湿，肌肤发黄，四肢无力，舌白无华，脉弦濡。二便俱通，防延腹满，未可忽。

蔓荆子三钱五分　煅瓦楞粉四钱，包　生米仁三钱　西茵陈三钱五分　白蒺藜三钱　陈皮一钱　川断二钱　川萆薢三钱　煨天麻一钱　法半夏二钱　白豆蔻七分，后下　焦六曲三钱　炒谷芽五钱　桑枝一两(风温湿热附伏邪伏暑)

右　脱力伤阳，阳气不能运经，肌肤发黄，四肢无力，舌白无华，口苦，脉弦濡，二便俱通。防延腹满，未可忽。

蔓荆子三钱　陈皮一钱，炙　白豆蔻七分，敲小粒，后下　西茵陈三钱五分　白蒺藜三钱，炒去刺　法半夏三钱五分　生米仁四钱　川萆薢四钱　煨天麻七分　煅瓦楞粉一两，包　川断三钱，盐水炒　六曲三钱　炒谷芽四钱，绢包　桑枝一两，切(肿胀门附黄疸)

左　黄疸，积湿蒸黄，食下脘阻，恶心，小溲赤短，脉弦。宜疏畅中宫，分利湿热。

上川连四分，姜汁炒　西茵陈三钱五分，酒炒　猪苓三钱五分　炙鸡金三钱　淡吴萸二分，甘草水炒　橘红一钱　泽泻三钱　大腹绒三钱　沉香曲三钱　制半夏三钱五分　粉萆薢三钱　鲜佛手三钱五分　炒谷芽五钱，绢包(肿胀门附黄疸)

左　黄疸，积湿蒸热，面目发黄，便溏纳少，脉濡右微滑，蒸之左踹红肿，急须内外两治。

防己三钱五分　西茵陈三钱五分　六曲四钱　扁豆衣三钱　丹皮三钱五分　猪苓三钱五分　飞滑石四钱，包　五加皮三钱　忍冬藤四钱　泽泻三钱　陈皮一钱　生米仁四钱　桑枝五钱(肿胀门附黄疸)

左　黄疸，积湿蒸成黄疸，腹满撑胀，脉左细右弦。宜在中焦治之。

生穹术三钱五分　上川连四分　西茵陈三钱，酒炒　车前子四钱，包　制香附三钱五分　盐半夏三钱　炙鸡金四钱，去垢　泽泻三钱　沉香曲四钱　枳壳三钱五分　滑石四钱，包　茯苓皮四钱

右　黄疸，黄疸胀满，腹胀不能食，脉左细右弦。宜燥湿疏运。

越鞠丸三钱，包　上川连四分，姜汁炒　泽泻三钱　滑石五钱　橘红一钱　枳壳三钱五分　炙鸡金四钱，去垢　车前子三钱，包　法半夏三钱　沉香曲四钱　大腹皮三钱　西茵陈三钱　陈麦柴四钱　鲜佛手三钱五分(肿胀门附黄疸)

幼　黄疸。脉浮数，目白黄，神倦，舌黄，不思饮，表热时有时无，大便不畅，小溲少。湿热温邪留恋，蒸郁化热，由渐蒸黄，再当表里两治。

越鞠丸四钱，包　白豆蔻七分，敲小粒后下　范志曲三钱　车前子四钱，包　橘红一钱　白杏仁四钱，去尖　西茵陈二钱，酒炒　猪苓三钱五分　制半夏二钱　生米仁四钱　粉萆薢四钱　泽泻三钱　省头草三钱，后下(肿胀门附黄疸)

上池医案

目黄溲溺黄，黄乃湿熟熏蒸之故，不嗜酒，何以有此？为脾郁，郁则有热，热乃发黄也，从郁治。

淡豆豉　白蔻仁　米仁　陈麦柴　黑栀　萆薢　赤苓　另服越鞠丸开水送下　生香附　萎皮　萆薢　姜皮　莱菔子　厚朴　草果　黄芩　红枣

黄疸是湿热伤脾，黄退则脾虚，复误食停滞，所以腹胀，切忌茹荤嗜酒。

淡豆豉　厚朴　黑栀　萆薢　枳实　连

翘　滑石　白酒药一丸炒研同煎

此系暑湿蒸黄，黄乃土之色，湿郁伤脾，脾胃不和，焉得不吐？吐虽缓而黄不退，渗湿清热，急治其黄。

淡豆豉　瓜蒌　半夏　茵陈　黄芩　白蔻仁　枳壳　连翘　神曲　黑栀

脾虚湿热蒸黄，治黄必须健脾渗湿，此其大旨也。然此症是肝阳胃火易升，与大枕湿热黄疸有别，拟培土兼以滋阴，清热专养胃液之法，丸药调理，节劳节饮为主。

真茅山术去毛，米泔水浸一宿，粗麻皮擦去皮，饭上蒸四五次，切片，土炒　米仁炒　茯苓炒　半夏炒　建细曲炒　盐水炒黄柏　盐水炒益智仁　砂仁炒去衣　菟丝饼炒　萆薢炒　白蒺藜炒　女贞子炒　为末另用川斛煎浓，去渣，入二曲煮如糊，捣丸入药末加蜜丸

沈氏医案

沈汉南，胃中顽痰纠结，日久阻碍道路，郁而为黄，用清湿热豁痰之药，黄色已退。目下惟胃中根蒂尚未驱除，暂用礞石滚痰丸钱半，临卧淡姜汤下，以开其结，使之下行，胸膈得以舒畅，然后以调补之策，为善后之计。

半夏　广皮　瓜蒌　莱菔子　香附　山栀　川连　白豆蔻　枳壳　加姜煎

苏州金维仁，胃中湿热痰饮，气滞不行，郁而为黄，胸膈不宽，饮食不能消化，脉息左手沉弦，右手滑大。此肝家有郁火，胃中有痰饮，湿热不清之故也。宜理气豁痰清湿热之药治之。

半夏　广皮　瓜蒌　枳壳　厚朴　香附　山栀　滑石　木通　青皮　加姜煎

嘉兴曹敬先，三年前曾吐下瘀血不计，左边结成有形之块，按之坚实不痛，郁而不舒。目下目睛见黄，小便亦黄，脉息左手沉涩有力，右手洪滑有力，此乃瘀血湿热，互相纠结，郁而为黄，将来鼓胀之基也。理宜清瘀行滞清湿热之药，煎丸并进，并忌醇酒厚味生冷等物，不致酿成鼓疾也。

桃仁　香附　厚朴　青皮　苍术　半夏　滑石　郁金　牛膝　茵陈　木通　砂仁

丸方：本方去郁金牛膝，加瓜蒌小栀桂枝广皮，用茵陈煎汤法丸。

千墩徐楚搀，平息好酒，湿热之郁于胃者日久，胸膈不舒，眼目小便皆黄，此乃黄疸之疾，恐实而为鼓胀。脉息弦滑有力，此饮酒过度，湿热熏蒸之故也。理宜清湿热利小便之药为治，并忌醇酒厚味等物。

苍术　厚朴　广皮　半夏　枳壳　香附　青皮　滑石　茵陈　葛根

湿热郁蒸而为黄疸，因胃中有湿热，所以作胀作酸作肿，并有带下，脉息滑大，治宜清湿热之药为主。

苍术　黄柏　厚朴　广皮　香附　茵陈　木通　滑石　莱菔子　山栀　加灯心

丸方：青皮　半夏　苍术　黄柏　厚朴　广皮　香附　山栀　茯苓　用茵陈、木通煎汤法丸

也是山人医案

徐(四二)　湿热内聚，脘闷不饥，目黄溺赤，此属黄疸。

绵茵陈三钱　淡黄芩一钱　枳实一钱　白蔻仁五分　杏仁去皮尖，二钱　花粉一钱五分　飞滑石三钱　川通草一钱

张(四八)　爪目皆黄，此属黄疸。

绵茵陈三钱　川黄柏一钱　猪苓一钱　海金砂二钱　赤小豆三钱　泽泻一钱五分　赤苓三钱

王(四〇)　湿热留着于胃，呕逆，爪目皆黄，溺赤，是阳黄之象。

柴胡八分　制半夏一钱五分　枳实一钱　金铃子一钱　黄芩一钱　黑山栀一钱五分　延胡一钱

康(十一)　湿热内郁,爪目皆黄,腹胀。

绵茵陈　大腹绒　赤苓　川黄柏　赤小豆　泽泻　汉防己

狄(三一)　湿热内聚,腹胀,爪目皆黄。此属黄疸,议用中下分消。

绵茵陈蒿一钱五分　大腹皮一钱五分　猪苓一钱五分　汉防己一钱五分　赤小豆一钱　泽泻一钱五分　海金砂二钱　赤苓三钱

又　前后分消,二便如血,爪目皆黄色略减,腹胀虽松,左少腹肝邪作痛,而有怯寒之象。此病伤未复,阳黄显著,后泄少阳,厥阴主之。

柴胡八分　制半夏一钱五分　川萆薢二钱　金铃子二钱　黄芩一钱　汉防己一钱五分　延胡一钱　绵茵陈一钱五分　黑山栀一钱五分(黄疸)

孟河费绳甫先生医案

湖州张仲明,面目发黄,脘闷溺赤。余诊脉弦细,湿郁发黄,势将成胀。方用茵陈三钱,葛根三钱,瞿麦三钱,山栀钱半,车前子三钱,萆薢三钱,六神曲四钱,陈皮一钱,砂仁一钱,赤茯苓三钱,茅术钱半。服十剂,黄退溺清而愈。

溧阳潘文林病黄疸,面目发黄,胸腹作胀,纳谷无多,小溲色赤,脉来细弦。脾虚不运,湿热蕴结于中,胃气流行失职。方用绵茵陈钱半,川萆薢钱半,瞿麦穗二钱,车前子三钱,六神曲四钱,茅苍术钱半,川黄柏一钱,黑山栀钱半,煨葛根二钱,陈广皮一钱,全当归二钱,大砂仁一钱,通天草三钱。连服三十剂而愈。(黄疸)

阮氏医案

程　脉象濡弱涩滞,略兼弦紧,舌苔白腻,四肢酸软,胸膈痞闷,时觉微寒微热。此系内伏暑气,外受风寒,湿热郁蒸,发为黄疸。肤表无汗,小便短黄,郁久不治,恐成肿胀。急宜开鬼门,洁净府法主治。

西麻黄八分　赤小豆三钱　连翘壳一钱半　绵茵陈二钱　六神曲二钱　淡豆豉一钱半　紫川朴一钱　川通草一钱　苦杏仁一钱半　赤茯苓三钱

腾　面目一身尽黄,腹满足肿,小水短黄,系中阳不运,湿食郁滞,致成黄疸。若不通阳利湿,从何而治?

茅山术一钱半　茯苓皮三钱　紫安桂八分　紫绍朴一钱　建泽泻一钱半　结猪苓一钱半　广陈皮一钱　大腹皮一钱半　生白术一钱半　六神曲一钱半　炒谷芽二钱

章　湿伤脾胃,四肢酸软,身体面目俱黄,小便不清,致成黄疸之症。拟以茵陈胃苓汤治之。

西茵陈二钱　生白术钱半　白茯苓三钱　久陈皮一钱　结猪苓钱半　建泽泻二钱　川桂枝八分　紫绍朴八分　炙甘草六分

浮肿案(血分案、水分案同见)

扁鹊心书

一人四肢皆肿,气促,食则胀闷,只吃稀粥。余令日服金液丹百粒,至四日觉大便滑,再二日,乃令吃面食亦不妨,盖治之早也。

一妇人病面脚皆肿,饮食减少,世医皆作血虚治之,不效。余曰非血病,乃脾胃虚也,令日服延寿丹十粒、全真丹五十粒，至十日觉大便滑病愈。

俞翰林母七旬余，平日患咳喘痰红，常服滋阴凉润之剂，秋月忽患水肿，喘急难卧，日渐肿胀，饮食少进，进则气急欲死，诸医用药无效，乃延予治。六脉弦大而急，按之益劲而空。予曰：此三焦火气虚惫，不能归根，而浮于外，水随气奔，致充郛郭而溢皮腠，必须重温以化，否则不救。彼云：吾素内热，不服温补，片姜入口，痰即带红，先生所论故是，第恐热药不相宜也。予曰：有是病，服是药，成见难执。且六脉紧大，阳已无根，无根即脱矣，此皆平日久服寒凉所致，若再舍温补不用，恐无生理，请辞。彼云：但不迫动血证，敢不从命。予以附桂姜萸十味，人参三钱，不三剂而腹有皱纹，八剂全消，饮食如故，又二剂，而痊愈，痰喘吐红旧证竟不发矣。

一妇因子远出，飦飧不给，忧愁成病，变为水肿喘急，粥食不入者月余矣。友人见余，谈及此妇，乃谓予曰：肯做一好事否？予曰：既云好事焉敢违命。遂偕往。诊见其六脉欲绝，脐突腰圆，喘难着席，脾肾之败不可为矣。因处十味方，命服四剂，喘微定而肿渐消，觉思饮食，复诊其脉，微有起色，又四剂而肿消食进矣。嗟！嗟！若弃而不治，虽不由我而死，而实我杀之也，友人亦大快。（水肿）

卫生宝鉴

至元戊寅五月间，霖淫积雨不止，鲁斋许平仲先生，时年五十有八，面目肢体浮肿，大便溏多，腹胀肠鸣，时痛，饮食短少，命予治之，脉得弦细而缓。先生曰：年壮时多曾服牵牛大黄药，面目四肢，时有浮肿。今因阴雨，故大发。予曰：营运之气，出自中焦。中焦者，胃也。胃气弱不能布散水谷之气，荣养脏腑经络皮毛，气行而涩为浮肿，大便溏多而腹肿肠鸣，皆湿气胜也。四时五脏，皆以胃气为本。五脏有胃气，则和平而身安。若胃气虚弱，不能运动，滋养五脏，则五脏脉不和平。本脏之气盛者，其脉独见，轻则病甚，过则必死。故《经》曰：真脏之脉弦，无胃气则死。先生之疾，幸而未至于甚，尚可调补。人知服牵牛、大黄，为一时之快，不知其为终身之害也。遂用平胃散加白术、茯苓、草豆蔻仁，数服而肠胀、溏泻、肠鸣、时痛皆愈，饮食进，止有肢体浮肿，以导滞通经汤主之，良愈。

导滞通经汤：治脾湿有余，及气不宣通，面目手足浮肿。

木香　白术　桑白皮　陈皮各五钱　茯苓去皮，一两

上㕮咀，每服五钱，水二盏，煎至一盏，去渣，温服，空心食前。《内经》曰：湿淫所胜，平以甚热，以苦燥之，以淡泄之。陈皮苦温，理肺气，去气滞，故以为主。桑白皮甘寒，去肺中水气水肿胪胀，利水道，故以为佐。木香苦辛温，除肺中滞气。白术苦甘温，能除湿和中，以苦燥之。白茯苓甘平，能止渴、除湿、利小便，以淡泄之，故以为使也。（卷十四）

外科发挥

一妇人因怒项肿，后月经不通，四肢浮肿，小便如淋，此血分证也。先以椒仁丸数服，经行肿消；更以六君子汤加柴胡、枳壳，数剂颈肿亦消矣。（瘰疬）

外科心法

山西张县丞，年逾五十，两腿肿胀，或生痦瘟，小便顿而少，声如瓮出，服五皮等散不应。掌医院银台李先生，疑谓疮毒，令请予治。诊其脉右关沉缓，此脾气虚，湿气流注而然，非疮毒也。刘河间云：诸湿肿满，皆属于土。按之不起，皆属于湿。遂投以五苓散加

木香,倍苍术、白术,亦不应。予意至阴之地,关节之间,湿气凝滞。且水性下流,脾气既虚,安能运散?若非辛温之药,开通腠理,行经活血,则邪气不能发散。遂以五积散二剂,势退大半。更以六君子汤加木香、升麻、柴胡、薏苡仁,两月余而愈。设使前药不应,更投峻剂,虚虚之祸,不及救矣。(湿热)

校注妇人良方

一妇人月经不调,晡热内热,饮食少思,肌体消瘦,小便频数,或用济阴丸,月经不行,四肢浮肿,小便不通。余曰:此血分也。朝用椒仁丸,夕用归脾汤渐愈。服人参丸两月而愈。仍专用归脾汤,五十余剂而平。

一妇人面目浮肿,月经不通,此水分也。朝用葶苈丸,夕用归脾汤,渐愈。更用人参丸兼服而全愈。

女科撮要

一妇人年四十,素性急,先因饮食难化,月经不调,服理气化痰药,反肚腹膨胀,大便泄泻;又加乌药、蓬术,肚腹肿胀,小便不利;加猪苓、泽泻,痰喘气急,手足厥冷,头面肢体肿胀,指按成窟,脉沉细,右寸为甚。余曰:此脾肺之气虚寒,不能通调水道,下输膀胱,渗泄之令不行,生化之气不运。即东垣所云:水饮留积,若土之在雨中,则为泥矣。得和风暖日,水湿去而阳化,自然万物生长。喜其脉相应,遂与金匮加减肾气丸料服之,小便即通,数剂肿胀消半,四肢渐温,自能转侧;又与六君加木香、肉桂、炮姜,治之痊愈。后不戒七情饮食,即为泄泻,仍用前药,加附子五分而安。(经候不调)

一疬妇月经不调,小便短少,或用清热分利之剂,小便不利,三月余身面浮肿,月经不通。余曰:此水分也。遂朝用葶苈丸,夕用归脾汤渐愈,乃用人参丸间服而愈。已上二症,作脾虚水气,用分利等药而殁者多矣。惜哉!(血分水分)

名医类案

虞恒德治一族兄,素能饮酒,年五十,得肿胀病,通身水肿,腹胀尤甚,小便涩而不利,大便滑泄。召虞治,虞曰:若戒酒色盐酱,此病可保无危,不然去生渐远。兄曰:自今日戒起。予以丹溪之法,而以参、术为君,加利水道、制肝木、清肺金等药,十帖而小水长,大便实,肿退而安。又半月,有二从弟平日同饮酒者曰:不饮酒者,山中之鹿耳。我与兄,水中之鱼也,鹿可无水,鱼亦可以无水乎?三人遂痛饮,沉醉而止。次日病复作如前,复求治。虞曰:不可为矣。挨过一月而逝。

一人得肿胀病,亦令戒前四事,用前法,服药五十帖而愈,颇安五年。一日叹曰:人生不食盐酱,与死等尔。遂开盐,十数日后,旧病大作,再求治,不许,又欲行倒仓法。虞曰:脾虚之甚,此法不可行于今日矣。逾月,膨胀而死。虞用丹溪之法治肿胀,愈者多矣,不能尽述,特书此二人不守禁忌者,以为后人病此者之元龟。

傅滋治一人,能大餐,食肉必泄,忽头肿,目不可开,膈如筑,足麻至膝,恶风,阴器挺长。脉左沉,重取不应,右短小,却和滑。令单煮白术汤,空心服,探吐之。琇按:阳明风热症也,以盛于上,故宜吐之。后以白术二钱,麻黄、川芎各五分,防风三分,作汤,下保和丸五十丸,吐中得汗,上截居多,肿退眼开,气顺食进。以前方去麻黄、防风,加白术三钱,木通、甘草各五分,下保和丸五十丸,五日而安。

一妇素多怒,因食烧肉,面肿不食,身倦。脉沉涩,左豁大。此体虚有痰,所隔不得下降，当补虚利痰为主。每早以二陈加参、术，大剂与之，探出药，琇按：亦用吐法。辰时后用三和汤，三倍术，睡后，以神祐丸七丸挠其痰，一月而安。（肿胀）

乙巳初夏，家君因久喘嗽，痰中见血，忽小溲短少，小腹作胀，皮肤浮肿。思《经》云：肺朝百脉，通调水道，下输膀胱。又云：膀胱者，州都之宫，津液藏焉，气化则能出矣。是小溲之行，由于肺气之降下而输化也。今肺受邪而上喘，则失降下之令，故小溲渐短，以致水溢皮肤而生肿满。此则喘为本而肿为标，治当清金降气为主，而行水次之。以白术、麦冬、陈皮、枳壳、苏子、茯苓、黄芩、桔梗、猪苓、泽泻、桑皮、苏梗出入，数服而安。

予次儿素食少，五月间因多食杨梅，至六月遍身面目浮肿，腹亦膨胀。用苍、白二术土炒为君，木通、赤茯苓、泽泻为臣，半夏、陈皮、大腹皮、桑白皮、白芍、桔梗为佐，苏梗、厚朴、草果为使，加姜，水煎，一日二服，其渣汁加水煎第二服，每日用紫苏、忍冬藤、萝卜种煎水，浴一次，服四日，肿胀消十之八九。乃用参苓白术散，以生紫苏煎汤调，日服二次。小水黄，加木通煎汤煎药六帖，去紫苏，加木瓜、滑石，最后加连翘、栀子，八帖痊愈。（肿胀）

余杭人和倅[①]将赴官，因蒸降真、木犀香，自开甑[②]而仆甑，面上为热气所熏，面即浮肿，口眼皆为之闭，更数医，不能治。一医云：古无此证，以意疗之。乃取僧寺久用炊布，烧灰存性，随敷而消，未半月愈。盖以炊布受汤上气多，反用以出汤毒，犹以盐水取咸味耳即轻粉毒亦以轻粉引之意。此心法之巧也。（面病）

一人面肉肿如蛇状，用湿砖上青苔一钱。水调涂方可用，立消。（面病）

孙文垣医案

舜田臧公，吴车驾涌澜公岳也，年将六旬，为人多怒多欲，胸膈痞胀，饮食少，时医治以平胃散、枳术丸、香砂丸，不效。复以槟榔、三棱、莪术之类日消之，而大便溏泻，两足跟踝皆浮肿，渐及两手背。医又以其手足浮肿而认为黄胖者，以针砂丸与之，肿益加，面色黄且黑，自二月医至八月，身重不能动止，又有以水肿治者，车驾公雅善予，因延诊之，脉沉而濡弱，予曰：此气虚中满症也，法当温补兼升提，庶清阳升，则大便可实；浊阴降，则膈胸自宽。以人参、白术各三钱，炮姜、回阳、陈皮各一钱，茯苓、黄芪各二钱，泽泻、升麻、肉桂、苍术、防风各七分，三十帖而安。客有疑而诘予曰：此症，诸家非消导则淡渗，而先生独以温补收功，腹中积而为满为肿者，从何道而去也。予曰：胀满非肿满比也，故治不同。肿满由脾虚不能摄水，水渗皮肤，遍身光肿，今胀满者，先因中虚，以致皮胀，外坚中空，腹皮胀紧象鼓，故俗名鼓胀。盖由气虚以成中满，若气不虚，何中满之有，气虚为本，中满为标，是以治先温补，使脾气健运，则清浊始分，清浊分而胀斯愈也。（卷一）

张后溪先生令孙，遍身疥疮浮肿，肿自足背起，渐肿上大腿，今且至腹，大便泄泻，发热不得安寝，此风湿之症，当令与时违之候。治从开鬼门，洁净府二法，使清阳升，则泻可止。小水利，则浮肿可消。上下分去其湿之意也。苍术一钱，薏苡仁、桑白皮各三钱，青蒿、防风、升麻、柴胡各五钱，大腹皮、五加皮、赤茯苓、泽泻各六分，八帖全安。（卷二）

族侄媳叶氏，年三十，身面四肢浮肿，渐而入腹，腹大不可言，眼胞肿而无缝，饮食大减，小水不利，此气滞水胀也。以大腹皮、茯苓皮、姜黄、苍术、厚朴、泽泻、木香、乌药、陈皮，服四剂而眼目能开，饮食稍进。即为食伤而复肿，予改用七伤丸，调理全安。（卷三）

① 倅(cuì 翠)：副，辅助的。
② 甑(zèng 赠)：古代蒸饭的一种瓦器。

程少湖因饮生酒，食硬干豆腐，以致次日面上浮肿，胸中作胀。今经半年，腹中肠鸣，四肢浮肿，两腿及阴囊皆肿，口干，大小便俱不利，年四十六矣。夜卧气喘，膝下冷。先以人参、苍术、陈皮、萝卜子、半夏曲、葛根、厚朴、枳实、破故纸、大附子、茯苓，煎服二帖，气喘稍定，腹中仍鸣，加白豆仁、白芥子、桑白皮，小水颇利，浮肿渐消。(卷三)

金氏妇，苏双泉之亲妈也。旧秋患崩中，愈后方百日，时值上巳，因洗浴受风邪，外寒而束内热，前后心胀，四肢肿痛，面有浮气，恶寒发热，呵欠不时，大小便欲行不行，口内常甜。六脉浮大而数，以柴胡、紫苏、麻黄、桔梗、枳壳、大腹皮、厚朴、酒芩、姜黄，服下，夜得微汗，胸腹稍安。四肢仍胀，再加萝卜子进之，觉烦躁，且醋心。改用二陈汤，加香附、大腹皮、桑白皮、姜连、枳壳、山栀子各八分，益元散二钱，薏苡仁三钱，吴茱萸三分，服下，四肢消半，面气全消。觉腰痛，嗳气，胸膈嘈辣，用六君子汤。加薏苡仁、姜连、厚朴、知母、泽泻、郁金、砂仁、枳实，调养半月，四肢悉平，嘈杂寻愈。(卷三)

孙文学子元，素多疮疥，近因沐浴，鼻涕出红，面足浮肿汗多。左脉大而有力，右寸亦大。据脉多思而气不畅。以葛根、大腹皮、厚朴、赤茯苓、青蒿、泽泻、白术、郁金、升麻、木通、滑石、黄芩，水煎饮之，浮肿渐消，惟鼻红尚在，口且渴。改用当归、白芍药、知母、甘草、石斛、麦门冬、五味子、山栀子、玄参，调理而愈。(卷四)

芷园臆草存案

诸暨瞿妇娄，富阳周妇马，皆少年水肿，肢体洪盛，胪腹[①]膨胀，水道不通，饮食绝口，有以为痘者，为鼓者，为气者。予往诊之，以药不克济，乃针足上，出水皆石余，次日胀小减，三日大减，足尚肿。又针之，令服八味丸以温其肾。期年，皆孕，娄善调护，子母两全，马失调护，子母俱毙。此盖肾中阳气不足阴气有余，遂聚水而病作，饮食汤药，用水而不能导之，辗转助长，乃致于此。非针去水，则菀陈之淤，何从而泄？水去肾衰，非温补之则浊凝之阴必致复聚。肾中之火大复然，周身之阳气有蒂，天癸自行，生育可必。如流离之后，所宜受养，得之则生聚，否斯待毙耳。

陆氏三世医验

便泻肿胀温补治验十八

许默庵素有肠风症，常服寒凉之药，中年后，肠风幸愈，致伤脾胃，因成泄泻之症。初泻时，服胃苓汤一帖便愈，年余之后，服不见效，近来四肢浮肿而厥，肚腹膨胀而鸣，面色黄萎而带青，身体苦冷而带热，予诊其左脉沉缓而迟，右脉沉弱而弦。曰：诸缓为湿，应泻而浮肿，诸迟为寒，应厥而苦冷，右弦为木乘土位，应腹胀而面青，沉者阳气不升也，弱者阴精不实也，脉色与症悉相应，然治疗亦不可缓。用人参、白术、黄芪、炙甘草为君，以补其虚，炮姜、附子为臣，以温其寒，升麻、防风为佐，以升其阳，茯苓、泽泻为使，以胜其湿，服十剂而诸症渐减，又合八味丸，间服而全愈。

卢绍庵曰：人之一身，脾胃为主，脾统血，脾司运化，脾气健旺，四体安和，脾气衰微，诸疾生焉。其肠风泄泻肿胀萎黄苦冷等症，皆属脾虚。语曰：不能治其虚，安问其余？先生乃以温补中气为主，而佐之以升，根本既培，枝叶自然荣茂。(卷之一)

冰壑老人医案

姚子家子，衄血齿血，倾泻不止，面目肿

① 胪腹：谓腹部。

胀,几危,诸医杂投以调血药,更剧。先生以桃仁承气下之,一剂愈。此因饮食过饱,呕血,呕不畅而肿胀俱作也。

里中医案

方太和肢体肿胀,烦闷欲绝

新安上□方太和,怒后大醉,肢体肿胀,烦满欲绝,六脉大且坚,当逐其水。

用疏凿饮子一剂,而小便大行,再服而四肢宽,以五皮饮加木香、沉香,服数日而瘥。

钱赏之遍体肿急

武林钱赏之,酒色无度,遍体肿急,脐突皆平。余辞不治,举家迫余下药。余以金匮肾气丸料大剂煎服,兼进理中汤,五日不效。举家迫余尤急,乃以人参一两,生附三钱,牛膝、茯苓各五钱,小便忽通而进食。计服人参四斤,附子、姜、桂各斤余而安。

李来吴肢体胀满

两广都宪李来吴,积劳善郁,肢体胀满,服胃苓汤加木香、白豆蔻,转增痞闷。余曰:脉沉涩而软,色黄而枯,宜大温大补。不从,仅用人参二钱,稍觉宽舒,欲投姜、附不肯。余曰:症坐虚寒,喜行攻伐。弗听,果两月殁。

周洱如胀满喘嗽

抚台周洱如,伤于怫郁,胀满喘嗽,多药愈肿,卧床不起,粥饮一杯。余曰:左寸大而滑,右关弱而沉,法当参、附。门人柳子青曰:曾服参喘急,服附烦焦矣。余以秋石制人参,黄连制附子,白蔻制白术,薄荷制橘红,沉香末佐之,另以通草、茯苓各一两,煎液二碗。投药煎成,加姜汁半酒钟,和匀热服,更以红铅、煅鼠粪,乌、附、冰、麝,蒸其脐,小便如泉涌。治五日而肿胀减十之七,进饭一碗。又十日而肉食,精神焕发矣。会部院索钱谷舟楫,乃昼夜草文,忧劳靡宁,三日而前疴复作。脉数大无伦,按之则了不可见,是根本败坏,虚阳上亢之象也,且春杪如得夏脉,因辞不治,果于午月殁。

东皋草堂医案

一人伤湿,胸满呕吐头重,身重而肿,医以渗湿汤治之,忽增咳嗽,胸痛欲裂。余曰:此症上燥下湿,渗湿汤中,丁香、干姜、苍术,非其选也,何不用拈痛汤加减治之乎?为之定方,用当归、干葛、升麻、茵陈、羌活、防风、泽泻、黄芩、甘草、人参、白术、知母、猪苓、另以鲜百合一两,浓煎二碗,入前药同煎,频频饮之,数日而愈。或以燥湿合病为怪,倩人①难余,余曰:湿虽属之太阴脾土所化,然土兼四气,先哲云:阴盛则金胜,合为燥湿,今症胸满干嗽,明系肺燥于上,脾湿于下,当是长夏伤于湿,至秋复伤于燥也。

一妇人腹中胀满,足胫胕肿,腰痛不能转侧,小便秘,大便溏,本是湿气入肾,所云至阴盛则水胜,合为阴湿之症也。病家闻拈痛汤治前症之妙,尤而效之,面目浮虚,气逆喘急,延余诊视,六脉沉细。余曰:前证呕吐头重,湿淫上焦,故升散得宜,此症足肿腰痛,湿淫下焦,误用升提,水气随之上涌,故不惟无益,反致气喘面目浮肿也。急以五苓调六一散,利其小便,随进真武汤加干姜,温中镇水,计日奏效。(湿)

一人口渴舌燥,不欲饮,不得卧,卧则喘,心下若怔忡,或用天王补心丹治怔忡,或用温胆汤治不眠,或用地黄汤治燥渴,医药乱投,腹中作胀,又认癖积,索余上池膏贴癖,余见其目窠肿如新卧起之状,按其腹,随手而起,决其为水也。以小青龙加减消水,继以四逆汤培土,不数剂而愈。乃知口渴舌燥,因水气上逆,心火浮游,故虽渴而不欲饮也。其怔忡

① 倩人:雇请之人。

者，水停心下曰悸之谓也。不得卧，卧而喘，《经》曰是水气之客也。夫水循津液而流也，肾为水藏，主津液，主卧、主喘，惟肾有病，故水不顺行，喘不得卧也。（水）

一人患水气，咳嗽而喘，误认伤风，概投风药，面目尽肿，喘逆愈甚。余曰：风起则水涌，前药误之也。以真武汤温中镇水，诸症俱平。（水）

一人四肢浮肿，小便不利，腹胀喘急，饮食不化，切其右寸脉浮，余脉俱沉，为定乌鲤鱼汤：乌鲤鱼一尾，赤小豆、桑白皮、白术、陈皮各三钱，葱白五茎，水三碗，同煮，不用盐，先吃鱼，后服药，俟水利，继以八味丸调理，不听，误用舟车丸大下之，复胀而死。或问其故？余曰：牵牛、大黄、甘遂、芫花、大戟，通可去塞也；陈皮、青皮、木香，辛可去滞也。凡水证形气俱实者，斟酌用之，若概而施于虚人，祸不旋踵矣。须知水气一证，由于足太阴脾之健运失职，手太阴肺之治节不行，足少阴肾之关门不开，并其腑膀胱之气化不行，故《经》云：三阴结谓之水。苟不照料脾肺肾三经，而徒以峻药下之，水虽去而真气耗，转盼①复聚，鲜有不翘首待毙者。余所以用乌鱼暖胃行水，葱白开鬼门，赤豆洁净府，桑白皮清肺，白术、陈皮理脾，一方而数善备焉。其如人情之贵，霸术而贱，王道，何也？（水）

一人病胀，遍身黄肿，先投保命丹，日进三服者半月，再用胃苓汤调理而愈。保命丹方：皂矾八两、肉苁蓉一两五钱，二味入罐内，火煅尽烟，香附子八两、麦芽十两、红枣八两，煮熟去核捣膏。

上前味共为细末，枣膏和丸，如梧子大，每服二十丸，好酒送下。（膨胀）

四明医案

沈启廷孙甫三岁，脾虚发肿，两足更甚，乳食不思，午后发热，头面羸瘦。俗医云：此病如用官料药，便成发黄鼓胀而死。但当服草头药，并以针挑其指，出黄水自愈。浙西人言出自医家药笼中者，谓之官料药；俗传单方一二味，谓之草头药。妇女酷信此说，不读书者从而和之，往往以此误事，决不为戒。启廷力排此说，延予调治。予曰：此脾虚也，非参、术不能收功。病已发黄鼓胀将死矣，草头药何以治之？且官料药，皆草根树皮也，何出自医家，便为官料？启廷信而服之，渐有回色。未几又发泻，又头上生毒，烂至见骨，又出瘄，皆极重，病缠绵不休。予一味补正，他病见则随症稍加减之，如是者自夏迄冬尽。用参几斤余，才得脱体，次年始长肌肉。设惑于众论，能有救否？

发肿而两足尤甚者，脾虚下陷也。乳食不思者，属阳明胃土受病。盖脾运则阳明之气上达而胃开，今中州失运，则阳明之气亦不能上达也。补正者补中益气，盖虚者实之，下者举之也。夫重症蜂起，冬夏迁延，而能徐收全效，固非有定见者不能。而知人善任，如彼其专且久，而不为庸俗所迷，则沈启廷也者，亦岂易得耶？至于官料草头之说，直捷爽快，尤足破迷正讹。

（评选）静香楼医案

浮肿咳喘，颈项强大，饮不得下，溺不得出，此肺病也。不下行而反上逆，治节之权废矣。虽有良剂，恐难奏效。

葶苈大枣泻肺汤

诒按：此痰气壅阻之证，故重用泻肺之剂。（咳喘门）

腹胀，面浮，跗肿，食不下，欲呕。脾虚受湿，健运失常，非轻证也。

茅术　茯苓　广皮　桑皮　木通　厚朴　泽泻　半夏　猪苓

诒按：此运中利湿法也。

面黑，目黄，腹满，足肿，囊肿。湿热壅

① 转盼（xì 细）：转眼。喻时间短促。

滞，从脾及肾，病深难治。

苍术　制军　厚朴　陈皮　木通　茵陈　猪苓　椒目　泽泻

诒按：邪机壅滞，正气已伤，故云难治。（肿胀门）

风湿相搏，面浮腹满足肿，大小便不利。

杏仁　苏子　厚朴　陈皮　猪苓　大腹皮　姜皮　木通

诒按：此表里两通法也。（肿胀门）

肿胀之病，而二便如常，肢冷气喘。是非行气逐水之法所能愈者矣。当用肾气丸，行阳化水。然亦剧病也。

肾气丸

诒按：此病阳衰气窒，不治之证也。（肿胀门）

薛案辨疏

一妇人，吞酸嗳腐，呕吐痰涎，面色纯白，或用二陈、黄连、枳实之类，加发热作渴，肚腹胀满。余曰：此脾胃亏损，末传寒中。不信，仍作火治，肢体肿胀如蛊。余以六君加木香、附子治，胃气渐醒，饮食渐进，虚火归经。又以补中益气加炮姜、木香、茯苓、半夏，兼服痊愈。

疏曰：面色纯白，必非火也。用黄连而反加发热作渴，内真寒而外假热也；用枳实而反加肚腹胀满，气虚而中满也。既以从寒从克伐中来，何可仍作火治？其不至于肿胀如蛊，何可得耶？要知愈虚则愈胀，愈寒则愈肿，非温补何以治之！但先之以温补，后之以升补，则又有未可骤升之意，所当知也。盖末传寒中，而至于肿胀如蛊，则脾胃已成冷炭，此时升之，无可升矣。况又有虚火未曾归经，故直温之而已。至于胃气渐醒，饮食渐进，虚火归经之后，脾胃虽温，元气初复。然未能遂其充发之机，故以补中益气助之，此次序之常法也。（脾胃亏损吞酸嗳腐等症）

一妇人，年逾二十，不进饮食二年矣。日饮清茶果品之类，面部微黄浮肿，形体如常，仍能步履。但体倦怠，肝脾二脉弦浮，按之微而结滞。余用六君加木香、吴茱，下痰积甚多，饮食顿进，形体始瘦，卧床月余，仍服六君之类而安。

疏曰：此案与前症相同，未始非脾气郁结之故，但以面部黄浮肿与体之倦怠，知其为脾胃虚耳。兼之两关脉弦浮，岂非木乘土之象乎？及按之微而结滞，未始非肝脾郁结之脉，而能知其虚中有痰积者。盖郁结而现木乘土之脉，土受木克之症矣。何至延至二年之久，而得形体如常，仍能步履者乎？惟其有痰积于中，脾胃亦藉此痰积滋养，故能久而如是也。试观痰积既下，形体即瘦，而卧床不起矣。奈何今人必欲消尽其痰，而不顾其脾胃之元气耶？乃先生明知其痰积，惟以六君补其元气，使元气运行而痰积自下，岂非治本之谓乎？（脾胃亏损吞酸嗳腐等症）

一儒者善饮，便滑溺涩，食减胸满，腿足渐肿。症属脾肾虚寒，用加减金匮肾气丸，食进肿消，更用八味丸，胃强脾健而愈。

疏曰：以善饮之人患此诸症，未始非湿热所为，便滑溺涩，腿肿，湿热下流者有之，何以知其为脾肾虚寒耶？意其人必脉微面惨，体倦神疲，足冷畏寒，食少倦卧者也。此善饮之湿热，所以不化者，良由脾土之虚而不能运也。脾土虚至于溺涩腿肿，良由肾火之衰而不能气化也。斯时徒从脾经升补无益，故必用肾气丸与八味丸以益火生土，则肾得气化而脾得运行，斯湿热得去矣。夫肾气丸治火虚水肿之方，八味丸治肾虚火衰之方，未尝可治酒客湿热症之方。不知治病，但论本源，初不可以善饮之故，而谓其不宜于温热之药也。（脾胃亏损停食泄泻等症）

儒者杨文魁，痢后两足浮肿，胸腹胀满，小便短少，用分利之剂，遍身肿兼气喘。余曰：两足浮肿，脾气下陷也；胸腹胀满，脾虚作痞也;小便短少,肺不能生肾也;身肿气喘,脾不能生肺也。用补中益气汤加附子而愈。半载后,因饮食劳倦,两目浮肿,小便短少,仍服前药顿愈。

疏曰:痢后脾肺之气已虚矣,曰两足浮肿,脾肺之气已下陷矣;曰胸腹胀满,脾肺之气已不运矣;曰小便短少,脾肺气虚而水源竭矣。斯时即当用补中益气以升补之,而何以复用分利之剂益虚其虚,益陷其陷,以致身肿而气喘,脾肺之气几乎欲绝耶?先生自疏甚明切矣。独用补中而加附子者,盖以脾肺元气汩没殆尽,非附子之雄悍不能鼓舞充升其元气,而此时之参、芪独行无力也。且此法之妙,尚又有说。一则元气下陷,而又命门元阳无根,则不敢用升提,故加附子以生命门之根而升提之;一则元气下陷之极,非从九地之下升起则不能升提,故加附子入于九地而升于九天。此法之玄妙,非玄机之士不能知。(脾肺肾亏损小便自遗淋涩等症)

大方世家,湖乡离群索居,以妻赵氏,忽婴痰热,治者多以寒凉,偶得少愈,三四年余屡进屡退,于是元气消烁。庚子夏,遍身浮肿,手足麻冷,朝夕咳嗽,烦躁引饮,小水不利,大肉尽去,势将危殆,幸遇先生诊之。脉洪大无伦,按之若无,此虚热无火,法当壮火之源以生脾土,与金匮肾气丸料,服之顿觉小水溃决如泉,日服前丸以大补之药二十余剂而愈。三四年间,体康无恙。迄甲辰仲春,悲哀动中,前症复作,体如焚燎,口肉皆烂,胸腹胀满,食不下咽者四日,夫妇相顾,束手待弊而已。又承先生视之,投以八味丸,二服神思渐清,服金匮肾气丸料加参、芪、归、术,未竟夕而胸次渐舒,嗷嗷思食,不三日而病去五六矣。嗣后日服前二丸,间用逾日而起。至秋初复患痢,又服金匮肾气丸料加参、芪、归、术、黄连、吴茱萸、木香、五味,痢遂止。但觉后重,又投补中加木香、黄连、吴茱萸、五味,数剂而痊。大方自分寒素,命亦蹇,剥山荆①抱病沉痼,本难调摄,苟非先生授救,填壑久矣。今不肖奔走衣食于外,而可无内顾之忧矣。

疏曰:此案知其虚矣,然未始非虚而有火也,至于脉之再象,则显然无火症矣。壮火生土,八味丸足以任之,因遍身浮肿,而小便不利,故用金匮肾气丸。三四年之后,偶因悲哀动中,而前症复作,则更伤脾肺之气血矣,似宜即参、术、归、芪。然如焚燎之热正盛,宁不更助其热,而火能降下乎?故服八味以归降其焚燎之火,然后加车前、牛膝以治肿满,并加参、芪、归、术以补其脾肺,法无渗漏,次序循然可法也。更可法者,至秋患痢,既已时移病变矣,仍用前药,其顾本之针线为何如哉?且能照管本病,加香、连、吴茱、味子等标本兼顾,法更可佳。因后重即易补中益气,此又见转换之灵妙为升降要法,加香、连原于痢也,加参、芪等顾本也。读此可用药之法,拈来即是也。(脾肾亏损小便不利肚腹膨胀等症)

临证指南医案

曹　水谷不运,湿聚气阻,先见喘咳,必延蔓肿胀。治在气分。湿

杏仁　厚朴　苡仁　广皮白　苏梗　白通草(咳嗽)

僧四七　俗语云:膏粱无厌发痈疽,淡泊不堪生肿胀,今素有脘痛,气逆呕吐,渐起肿胀,乃太阴脾脏之阳受伤,不司鼓动营运。阴土宜温,佐以制木治。

生於术　茯苓　广皮　椒目　厚朴　益智仁　良姜(肿胀)

陈五十　积劳,脾阳伤,食下胀,足肿。

生白术　茯苓　熟附子　草果仁　厚朴　广皮

① 山荆:旧时对人谦称自己的妻子。

某　躬耕南亩，曝于烈日，渍于水土，暑湿内蒸为泻痢，邪去正伤，临晚跗肿腹满。乃脾阳已困，清气不司运行，浊阴渐尔窃据。《内经》病机：诸湿肿满，皆属于脾。

生白术　草蔻　茯苓　厚朴　附子　泽泻(肿胀)

某三七　肿胀由足入腹，诊脉细软，不能运谷，当治少阴太阴。脾肾阳虚

生白术　厚朴　茯苓　淡附子　淡干姜　荜茇(肿胀)

顾四三　脉微而迟，色衰萎黄。蟹为介属，咸寒沉降，凡阳气不足者，食之损阳，其致病之由，自试二次矣。久利久泄，古云无不伤肾。今浮肿渐起自下，是水失火而败，若非暖下，徒见泄泻有红，为脾胃湿热，必致中满败坏。

生茅术　熟地炭　熟附子　淡干姜　茯苓　车前(肿胀)

姚四八　据说情怀不适，因嗔怒，痰嗽有血，视中年形瘁肉消，渐渐腹胀跗肿，下午渐甚，阳气日夺。早服肾气丸三钱，昼服五苓散。肾阳虚

殷氏　行动气坠于下，卧着气拥于上，此跗肿昼甚，头胀夜甚。总是中年阳微，最有腹大喘急之事。

济生丸十服。

某　阳微阴结，肿胀。

附子　苡仁　白术　木防己　泽泻　细辛(肿胀)

颜六三　今年风木加临，太阴阳明不及，遂为䐜胀，小便不利，两跗皆肿，大便涩滞。治在腑阳，用分消汤方。肝犯脾胃阳虚有湿

生於术　茯苓　泽泻　猪苓　厚朴　椒目

海金沙汤煎。

吴　今岁厥阴司天加临，惊蛰节，病腹满喘促，肢肿面浮，寒热汗出。皆木乘土位，清阳不得舒展，浊气痞塞僭踞，故泄气少宽。姑拟通腑以泄浊。

生於术　茯苓　椒目　紫厚朴　泽泻　淡姜渣(肿胀)

某　胀满跗肿，小溲短涩不利，便泄不爽，当开太阳为主。湿浊凝滞小溲不行当开太阳

五苓散加椒目。(肿胀)

程　今年长夏久热，热胜阳气外泄，水谷运迟，湿自内起，渐渐浮肿，从下及上。至于喘咳不能卧息，都是浊水凝痰，阻遏肺气下降之司。但小溲不利，太阳气亦不通调。此虽阳虚症，若肾气汤中萸地之酸腻，力难下行矣。

茯苓　桂枝木　杏仁　生白芍　干姜　五味　生牡蛎　泽泻

马五一　初起胸痹呕吐，入夏跗臁[1]少腹悉肿，食谷不运，溲短不利，此阳气式微，水谷之湿内蕴，致升降之机失司。当开太阳，姑走湿邪。

猪苓三钱　桂枝木八分　茯苓皮三钱　泽泻一钱　防己一钱半　厚朴一钱

四帖。(肿胀)

吴　平昔湿痰阻气为喘，兹因过食停滞，阴脏之阳不运，阳腑之气不通。二便不爽，跗肿腹满，诊脉沉弦，犹是水寒痰滞，阻遏气分，上下皆不通调，当从三焦分治。顷见案头一方，用菟丝子升少阴，吴茱萸泄厥阴，不知作何解释，不敢附和，仍用河间分消定议。湿壅三焦肺气不降

大杏仁　莱菔子　猪苓　泽泻　葶苈子　厚朴　桑白皮　广皮　细木通

又　三焦分消，泄肝通腑，二便不爽如

① 跗臁(fū lián 肤连)：跗，脚背；臁，小腿两侧。

昔,诊脉浮小带促,闻声呼息不利。是气分在上结阻,以致中下不通。喘胀要旨,开鬼门以取汗,洁净腑以利水,无非宣通表里,务在治病源头。据脉症参详,急急开上为法,合《金匮》风水反登义矣。

麻黄　杏仁　石膏　甘草　苡仁

朱　初因面肿,邪干阳位,气壅不通,二便皆少,桂、附不应,即与导滞。滞属有质,湿热无形,入肺为喘,乘脾为胀,六腑开合皆废。便不通爽,溺短混浊,时或点滴,视其舌绛口渴。腑病背胀,脏病腹满,更兼倚倒左右。肿胀随着处为甚,其湿热布散三焦,明眼难以决胜矣。《经》云:从上之下者治其上,又云从上之下,而甚于下者,必先治其上,而后治其下。此症逆乱纷更,全无头绪,皆不辨有形无形之误,姑以清肃上焦为先。

飞滑石一钱半　大杏仁去皮尖,十粒　生苡仁三钱　白通草一钱　鲜枇杷叶刷净毛,去筋,手内揉,三钱　茯苓皮三钱　淡豆豉一钱半　黑山栀壳一钱

急火煎五分服。

此手太阴肺经药也。肺气窒塞,当降不降,杏仁微苦则能降;滑石甘凉,渗湿解热,苡仁、通草,淡而渗气分;枇杷叶辛凉,能开肺气;茯苓用皮,谓诸皮皆凉;栀、豉宣其陈腐郁结。凡此气味俱薄,为上焦药,仿徐之才轻可去实之义。

某　暴肿气急,小溲涩少,此外邪壅肺,气分不通,治当从风水皮水,宣其经隧,以能食能寝为佳,勿得诛伐无过之地。

前胡　蜜炙麻黄　牛蒡子　姜皮　紫菀　杏仁　茯苓皮　广皮

王　髀尻微肿,小腿下臁肿甚,乃腑阳不行,病甚于暮,宜辛香通其经腑之郁。下焦寒湿流经

生於术　炮川乌　北细辛　茯苓　汉防己　川独活

又　中满用余粮丸获效,得暖下泄浊之力,腹胀已去,而髀尻足跗肌肉肿浮。夫脏寒生满病,暖水脏之阳,培火生土是法。究竟阳未全复,四末流行未布。前议幽香通其下焦经脉,果得肿减,议用加味活络丹。

炮川乌　干地龙　乳香　没药　北细辛　桂枝木

用油松节三两,酒水各半,煎汁法丸。

汪　肿自下起,胀及心胸,遍身肌肤赤瘰,溺无便滑,湿热蓄水,横渍经隧,气机闭塞,呻吟喘急。湿本阴邪,下焦先受。医用桂、附、芪、术,邪蕴化热,充斥三焦,以致日加凶危也。湿热壅塞经隧

川通草一钱半　海金沙五钱　黄柏皮一钱半　木猪苓三钱　生赤豆皮一钱半　真北细辛一分

又　前法肿消三四,仍以分消。

川白通草　猪苓　海金沙　生赤豆皮　葶苈子　茯苓皮　晚蚕砂

又　间日寒战发热,渴饮,此为疟。乃病上加病,饮水结聚,以下痛胀。不敢用涌吐之法,暂与开肺气壅遏一法。

大杏仁　蜜炒麻黄　石膏

又　湿邪留饮,发红瘰,胸聚浊痰,消渴未已,用木防己汤。

木防己一钱　石膏三钱　杏仁三钱　苡仁二钱　飞滑石一钱半　寒水石一钱半

通草煎汤代水。

陈　进神芎导水丸二日,所下皆粘腻黄浊形色。余前议腑气窒塞,水湿粘滞,浊攻犯肺为痰嗽,水渍脉隧为浮肿。大凡经脉六腑之病,总以宣通为是。《内经》云:六腑以通为补。今医不分脏腑经络,必曰参、术是补,岂为明理?然肢节足跗之湿,出路无由,必针刺以决其流,此内外冀可皆安。

戊己丸三钱,用二日后,再进前药一服。(肿胀)

某　肺气痹阻，面浮胸痞，寒热。上焦气分壅热

苇茎汤。(肺痹)

某十六　地中湿气，自足先肿，湿属阴邪，阳不易复，畏寒，筋骨犹牵强无力，以金匮苓姜术桂汤。

陈五一　浊凝，气结有形，酒肉挟湿。

荜茇　生香附汁　木香　草果　茯苓　广皮白(湿)

某三八　舌白身痛，足跗浮肿，从太溪穴水流如注。此湿邪伏于足少阴，当用温蒸阳气为主。

鹿茸　淡附子　草果　菟丝子　茯苓(湿)

某八岁　目胞浮肿，不饥不运。脾肺蕴湿

桑皮八分　茯苓皮三钱　大腹皮一钱　广皮一钱　姜皮五分　苡仁一钱半　通草一钱(目)

徐三六　产后九年，心中胀甚则泻甚，肌浮足肿，食减过半，凡胀必有喘，产后先伤在下，用薛氏济生丸三钱，十服。(产后)

叶氏医案存真

心悸如饥，头晕肢麻，此乃内起肝风。汗多淋漓，气弱阳泄。近日肌浮腹大，木传土也。仿丹溪养金制木，使脾少贼邪之害。

阿胶　天冬　生白芍　细生地　麦冬　明天麻　菊花炭

今年浮肿腹胀，泄泻，皆雨湿太过，脾阳郁遏，久则气窒，小溲不利。凡分消健中，调治其气，水湿自去，脾阳渐复。酒肉闭气，食物宜忌。

生白术　茯苓皮　生益智　椒目　厚朴　广皮　泽泻　猪苓

寒热咳嗽，初起必有外邪，邪陷入里，则阳气伤，阴浊扰乱，延为肿胀。述腹胀大，上实下坚，浊自下起，逆气挟痰上冲，暮则阴邪用事，着枕咳呛更甚。本草云：诸药皮皆凉，子皆降。降肺气，疏胃滞，暂时通泄，昧于阴邪盛，为肿为胀，大旨形寒吐沫，阳气已寂，汤药以通太阳，续进摄纳少阴，考诸前哲，不越此范。

早服济生肾气丸，晚进桂苓甘味姜附汤。

骤然惊骇，经府气乱，有失常度之流行，是以肿胀无定所，饮食如常，病不在里，何得纷纷杂治？调其气血，以俟营卫宣通。

桑枝　远志　归身　桂枝　钩钩　白蒺藜

脉沉属水，初因食物之滞，继为下夺太速，脾阳顿伤，气窒湿聚，为肿胀矣。

大腹皮　茯苓皮　厚朴　猪苓　泽泻　老姜皮　新会皮　甜葶苈　杏仁

脉左大坚弦，肝风震动，脾胃络脉不和，不知饥，不安寐，口流涎，右肢肿。当兼理中焦之络，议用茯苓饮法。

茯苓　枳实　人参　炙草　半夏　广皮　远志炭

脉沉迟，肿胀腹满，茎缩溺不利，起于上年冬底，痰饮咳嗽，气逆不得卧，误认肾虚水泛之恙疗治，遂致增剧难调，勉拟进浚川丸以通水道，得小便频利，冀其势缓。久泻伤肾，下午黄昏为甚，非通套药所宜，拟温肾法。

夏月足跗肌浮，是地气著人之湿。伤在太阴、阳明，初病失血，继而呕涎拒食。此脾胃湿伤漫延乃尔！

五苓散去泽泻加益智、厚朴、滑石、陈皮。

陆家滨三十　阴邪盛为肿，便溏溺短，议通腑阳。

生炒黑附子　炒黑远志　生於术　生厚朴　椒目　茯苓　猪苓　青皮

叶天士晚年方案真本

王陆家浜，三十岁　阴邪盛为肿，便溏溺短，议通腑阳。

生炒黑川附子　椒目　炒焦远志　生於术　生厚朴　茯苓　猪苓　青皮(杂症)

唐五十六岁　夏，足跗肌浮，是地气着人之湿邪，伤在太阴、阳明。初病失血，继而呕涎拒食，医不知湿伤脾胃，漫延乃尔。

五苓散去泽泻，加益智仁、厚朴、广皮、滑石。(杂症)

方　面肿气喘，呛不止，音渐哑。周身之气降，全在乎肺。酒客久蓄之湿，湿中生热，气必熏蒸及上，肺热为肿为喘，声音闭塞矣。按《内经》云：湿淫于内，治以淡渗，佐以苦温。渗则湿从下走，酒客恶甘，宜苦温以通湿，湿是阴邪耳。

活水芦根　米仁　厚朴　滑石块　浙茯苓　杏仁(杂症)

徐廿四岁　据述暴惊动怒，内伤由肝及胃，胃脉衰，肝风动，浮肿下起。若漫延中宫，渐次凶矣。两年余久恙，先议薛新甫法。

八味丸二两五钱，匀十服。(杂症)

顾五十岁　五六月间，天热潮雨，湿气着人，渐次浮肿，能食不化，腰胀。脾真已伤，湿结阻气，大便秘塞。脾病传肾为逆，阴囊肿大矣。

甘露饮去石膏。(杂症)

洄溪医案

洞庭席君际飞，形体壮实，喜饮善啖，患水肿病，先从足起，遂及遍身，腰满腹胀。服利水之药，稍快，旋即复肿；用针针之，水从针孔出，则稍宽，针眼闭则复肿。《内经》有刺水病之法，其穴有五十七，又须调养百日，且服闭药，而此法失传，所以十难疗一。余所治皆愈而复发，遂至不救。虽因病者不能守法，亦由医治法不全耳。惟皮水、风水，则一时之骤病，驱风利水，无不立愈，病固各不同也。(水肿)

续名医类案

赵养葵治一人，宦游京师，病腿肿发热，不能履地。众以为腿痈，延赵视之，扶掖而出。赵曰：非痈也。以补中益气汤，加羌活、防风各一钱(此开鬼门例)，一服如失。次日乘马来谢。(卷四·湿)

吴孚先治一人，风湿，骨节掣痛，不能屈伸，遍身俱肿。医用麻黄汤发汗，汗大出而肿不退。吴曰：前方未尝谬也，但宜微汗之。今过汗，风去而湿未除，故不愈也。(说本仲景桂枝汤症)与胃苓汤二帖而瘳。(卷四·湿)

朱丹溪治朱秀衣，久坐受湿，能饮酒，下血以苦涩药兜之，遂成肿疾而肚足皆肿，口渴，中满无力，脉涩而短，乃血为湿气所伤。法当行湿顺气，清热化积，用滑石一钱五分，白术五分，木通七分，厚朴五分，干葛五分，苍术三分，苏叶七片，水煎，次第下保和丸与温中丸各五十丸。

冯官人因内有湿积，兼时令湿热，右腿少阳分，发烂疮如掌大，痒甚。两手脉洪缓略数，面目手足俱虚肿，膈中午前痞闷，午后肿到两足则膈宽。茯苓、木通、苍术、犀角、枳壳炒各五分，陈皮、连翘、白术各一钱，甘草二分，加姜汁煎服。

朱恕八哥肚肿，因湿气起，能饮酒，自五月左胁有块，两足时肿。白术、三棱醋炒，木通、陈皮、赤茯苓、海金沙、厚朴各五分，甘草二分，肉桂三分，煎汤下保和丸三十，温中丸三十，抑青丸十丸。(卷四·湿)

张子和治张小一,初病疥爬搔,变而成肿喘不能食。张断为风水,水得风而暴肿,故遍身皆肿。先令浴之,乘腠理开豁,就燠室中,用酸苦之剂加全蝎一枚吐之,节次用药末至三钱许,出痰约数升,汗随涌出,肿去八九分。隔一日临卧向一更来,又下神祐丸七十余粒,三次咽之,至夜半动一行。又续下水煮桃仁丸六十丸,以麝香汤下,又利三四行。后二三日,再以舟车丸、通经散及白术散,调之愈。

张子明之母极肥,偶得水肿,四肢不举。张令上涌汗而下泄之,去水三四斗。初下药时,以草储布囊,高支两足而卧。其药之行,自腰以上,水觉下行,自足以上,水觉上行。水行之状,行如蛇走,坠如线牵,四肢森然凉寒,会于脐下而出。不旬日间病大减,余邪未尽。张更欲用药,竟不能从其言。

张承应年几五十,腹如孕妇,面黄食减,欲作水气。或令服黄芪建中汤及温补之剂,小溲涸闭。张曰:建中汤攻表之药也,古方用之攻里已误矣,今更以此取积,两重误也。先以涌剂吐之,置火于其旁大汗之,次与猪肾散四钱,以舟车丸引之,下六缶。殊不困,续下两次,约三十余行,腹中软,健啖如昔。常仲明曰:向闻人言,泻五六缶,人岂能任?及问张承应,渠云诚然。乃知养生与攻疴,本自不同,今人以补剂疗病,宜乎不效。(此与葛某之论同。常说丹溪大不然之,因谓子和书非手撰,乃出自麻知几等。)(卷十三·肿胀)

峨眉僧治一人肚腹四肢肿胀,用干鸡矢一升,炒黄,以酒醅[①]三碗,煮一碗,滤汁饮之,名牵牛酒。少顷腹中气大转动利下,即脚下皮皱消也。未尽,隔日再作,仍以田赢二枚,滚酒瀹[②]食白粥,调理而愈。其人牵牛来谢,故以名方。(《本草纲目》)(卷十三·肿胀)

张路玉治王庸若,水肿呕逆,溲便点滴不通。或用五苓、八正,不应,六脉沉细如丝。因与金液丹十五丸,溺如泉涌,势顿平。后以济生肾气,培养而安。

李时珍治一人妻,自腰以下胕肿,面目亦肿,喘急欲死,不能伏枕,大便溏滞,小便短少,服药罔效。其脉沉而大,沉主水,大主虚,乃病后冒风所致,是名风水也。用《千金》神秘汤加麻黄,一服喘定十之五。再以胃苓汤吞深师薷术丸,二日小便长,肿消十之七,调理数日全安。(《本草纲目》)俞东扶曰:金液丹、神秘汤,人所罕用,而善用之,则各奏奇功。因思古方具在简册,特患寻不着对头帽子耳。神秘汤乃生脉散合二陈汤去麦冬、茯苓,加紫苏、桑皮、桔梗、槟榔,生姜三片为引。施于此证恰好,加麻黄更好。并非八寸三分通行之帽也。

邱汝诚友人朱升患酒积,举身黄肿,无能治者。邱视之,曰:可救也。出囊中赤药七丸,以酒下之,须臾下黄水满器,腹即消其半,下五丸遂愈。(《挥尘新谭》)(卷十三·肿胀)

一人头面四肢浮肿,带黄色,行动脚软。此脾胃虚弱,只宜健脾固中气为主。用人参、白术、茯苓、陈皮、甘草,渐愈。(卷十三·肿胀)

吴孚先治一人患肿胀,皮绷急。脉之系脾肾虚,用二陈去甘草,加人参、干姜、肉桂、木香、茯苓、大腹皮、姜皮、车前,十帖,腹有皱纹。复与《金匮》肾气丸,一料全愈。(先理脾,后补肾法。)

张路玉治王庸若,水肿呕逆,溲便涓滴不通。或用五苓、八正不应,六脉沉细如丝。因与金液丹十五丸,溺如泉涌而势顿平。后以济生肾气,培养而安。(与张抱赤症治同。)(卷十三·肿胀)

胡念庵治俞翰林母,七旬余,平日患嗽喘

① 醅(pēi 胚):未过滤的酒。
② 瀹(yuè 月):煮。

痰红,常服滋阴凉润之剂,秋月忽患水肿,喘急难卧,日渐肿胀,饮食少进,进则喘急欲死,诸治无效。诊之,六脉弦大而急,按之益劲而空,曰:此三焦火气虚惫,不能归根而浮于外,水随气奔,致充郛郭而溢皮膜,必须重温以化,否则不救。彼云:吾素内热,不服温补,片姜到口,痰即带红,今所论固是,第恐热药不相宜也。曰:有是病,服是药,成见难执,且六脉紧大,阳已无根,即脱矣。此皆平日久服寒凉所致,若再舍温补不用,恐无生理。乃以桂、附、姜、萸、五味,人参三钱,不三剂,腹有皱纹。八剂全消,饮食如故。又二剂全愈,痰喘吐红,竟不发矣。

太史汪舒怀令弟,腹大胀满。医以鼓胀屡治不效。诊其右关空大而带濡,余脉如常。此乃脾胃不和兼有水气,故不思食,而食且不化,与胃苓汤数剂顿安。若果系鼓胀,亦理应补脾,次养肺金,以制肝木,使脾无贼邪之患。更滋肾水以治火,使肺得清化,却厚味,远房帏,无有不安。倘喜行快利,不审元气,而概用峻剂攻之,临时得宽,其复转甚。病邪既盛,真气愈伤,遂不可救,司命者其慎旃。(脾湿治法。)(卷十三・肿胀)

王损庵治嘉定沈氏子,年十八,患胸腹身面俱胀,医治半月不效。诊其脉,六部皆不出,于是用紫苏、桔梗之类,(紫苏别名水督邮,可知其治水有殊能也。)煎服一盏,胸有微汗。再服则身尽汗,其六部和平之脉皆出,一二日其症悉平。(又见《医说续编》谓出《赵氏或问》)

一男子三十余,胸腹胀大,发烦躁渴面赤,不得卧而足冷。王以其人素饮酒,必酒后入内,夺于所用,精气溢下,邪气因从之上逆,逆则阴气在上,故为䐜胀。其上焦之阳,因下逆之邪所迫,壅塞于上,故发烦躁,此因邪从下而上,盛于上者也。于是用吴茱萸、附子、人参辈,以退阴逆,冰冷饮之,以收上焦之浮热。入咽觉胸中顿爽,少时腹中气转,如牛吼,泄气五七次,明日其症愈矣。(《治法汇》。同上。)

张隐庵在苕溪治一水肿者,腹大肤肿,久服八正散、五子、五皮之类,小便仍淋漓痛苦。曰:此虽虚症,然水不行,则肿不消,正气焉能平复?时夏月,欲用麻黄,恐阳脱而汗漏,止以苏叶、防风、杏仁三味各等分,令煎汤温服,覆取微汗,而水即利矣。次日至病者之室,若翻水数盘,床帏被褥无不湿透。告以服药后,不待取汗,小水如注,不及至圊,就床上坐溺。天明,不意小水复来,不及下床,是以沾濡若此,今腹胀痛楚悉除矣。曰:未也,此急则治其标耳。病由火土伤败以致水泛,乃久虚之症,必待脾元复故,乃保万全。与六君子去甘草,加苍、朴、姜、附,令每日温服,后即以此方为丸。半载后来谢,已全愈矣。张曰:如此症水虽行,而正气不复,后仍肿胀而死者多矣。至不知发汗行水之法,徒事渗利,久之正气日消,邪气日甚,而死者亦多矣,可不慎哉!(卷十三・肿胀)

朱丹溪治一人患跌肿,渐上膝足,不可践地,头面遍身肿胀,用苦瓠瓤实捻如豆大,以面裹煮一沸,空心服七枚,至午当出水一斗,三日水自出不止,大瘦乃瘥。须慎口味。(苦瓠须择无靥翳细理紧净者,不尔有毒。与徐文江妻用葫芦治法略同。)

万密斋治万邦瑞之女,年十四,病肿。寅至午上半身肿,午至戌下半身肿,亥子丑三时肿尽消,惟阴肿溺不得出,诸医莫识其病。万曰:此肝肾病也。肾者水脏也。亥子丑水旺之时也。肝属木,肾之子也。木生于亥,子丑二时,肝胆气行之时也。肝经之脉环阴器,当其气行之时,故阴肿而溺不出也。水在人身随上下,午时以前,气行于上,故上半身肿,午时以后,气行于下,故下半身肿,此病源也。五苓散,泻水之剂也。《经》曰:诸湿肿满,皆属脾土。平胃散,燥湿之剂也。以二方为主,名胃苓汤。加生姜皮之辛热，助桂枝、陈皮以散肝经之邪；茯苓皮之甘淡，助猪苓、泽泻以渗肾经之邪；防己之通行十二经，以散流肿上下之邪也。十余剂而愈。

张子和曰：涿郡周敬之，自京师归，鹿邑道中，渴饮水过多，渐成肿满。或用三花神祐丸，惮其太峻。或用五苓散分利水道，又太缓。淹延数月，终无一效，盖粗工之技止于此耳。后手足与肾皆肿，大小便皆秘，托常仲明求治于张。张令仲明付药，比至，已殁矣。张曰：病水之人，其势如长川泛溢，欲以杯杓取之难矣，必以神禹决水之法斯愈矣。(合陈三农案观之，则洁净府一法，当用宜速用也。)(卷十三・肿胀)

孙兆治一女子心腹肿痛，色不变。《经》曰：三焦胀者气满，皮肤硁硁然石坚。遂以仲景厚朴生姜半夏人参甘草汤，下保和丸渐愈。(卷十三・肿胀)

吴江史元年母，久病之后，遇事拂意，忽胸腹胀满，面目微肿，两腿重滞，气逆上升，言语喘促。所服皆清气之剂，不效。薛曰：此脾肺虚寒也。先用六君子汤，一剂病势顿减。后用补中益气加茯苓、半夏、干姜，二剂形体顿安。后以七情失调，夜间腹胀，乃以十全大补加木香而痊。

太仓陆中舍，以肾虚不能摄水，肚腹胀大，用黑丸子，(又名碑记丸。)未数服而殁于京。今之专门治蛊者，即此方也，用之无不速亡。(病家不可不知此。)

机房蔡一素不慎起居，患症同前，更加手足逆冷，恶寒不食，用补中益气汤加附子一钱，先回其阳，至数剂诸症渐愈。薛因他往，或用峻利之剂，下鲜血甚多，亦致不起。(卷十三・肿胀)

丹溪治一妇人，夜间发热，面先肿，次及肚足，渴思冷水，用麻黄、葛根、川芎、苍白术、木通、腹皮、栀子、甘草愈。(此开鬼门法。)

一人秋冬患肿，午前上甚，午后下甚，口渴乏力，脉涩弱，食减。此气怯汗不能自出，郁而为痿。遂灸肺俞、大椎、合谷、水分，用葛根、苏叶、白术、木通、海金沙、大腹皮、茯苓皮、厚朴、陈皮、黄芩、甘草，渐愈。(同上。散利兼行法。)

陈三农治一人年甫三旬，怒后发肿，饮水过多，且日肢体俱肿，腹胀异常。年方壮而病发于骤，脉方实而药不厌攻，若不急于疏通，久必成大患。以胃苓散加牛膝、车前，三进而不为少动，是病深药浅也。更以舟车、神祐丹进，而小便泉涌，肢体渐收。仍与胃苓汤加白术、椒仁，十五日而愈。(卷十三・肿胀)

朱丹溪治赤岸冯令八官，素饮食不知饱，但食肉必泄，忽遍身发肿，头面加多，致目亦不可开，膈满如筑，两足麻至膝而止，浑身不可见风，阴器挺长。其脉左沉，而重取不应，右三部虽短少，却有和滑气象。遂令单煮白术汤饮，早晨空心探而去之。食后，白术二钱、麻黄五分、川芎半钱、防风三分，作汤下保和丸五十丸。如此者二日，因吐中得汗，通体上截为多，遂得肿宽而眼开，气顺而食进。却于前方中减麻黄、防风，加白术一钱，木通、通草各半钱，下保和丸五十丸，如此者五日而安。(此即开鬼门之法也。)(卷十三・肿胀)

庄季裕云：予自许昌遭金狄之难，忧劳艰危，冲冒寒暑，避地东方。丁未八月，抵四滨感痎疟，既至琴川，为医妄治，荣卫衰耗。明年春末，尚苦胕肿，腹胀气促，不能食而大便利，身重足痿，杖而后起，得陈了翁家传，为灸膏肓俞，自丁亥至癸巳，积三百壮。灸之次日，即胸中气平，肿胀俱消，利止而食进，甲午已能肩舆出谒。后再报之，仍得百壮，自是疾症顿减以至康宁。时亲旧间见此殊功，后灸者数人，宿疴皆除。孙真人谓若能用心方便，求得其穴而灸之，无疾不愈，信不虚也。(《针

灸四书》)

王执中曰:有里医为李生治水肿,以药饮之不效。以受其延待①之勤,一日忽为灸水分与气海穴,翌早观其面如削矣,信乎水分之能治水肿也。《明堂》故云:若是水病灸大良,盖以此穴能分水不使妄行耳。但不知《明堂》又云:针四分者,岂治其他病,当针四分者耶。(卷十三·肿胀)

姚僧垣治大将军襄乐公贺兰隆,先有气疾加水肿,喘息奔急,坐卧不安。或有劝其服决命大散者,其家疑未能决,乃问僧垣。僧垣曰:意谓此患不与大散相当,若欲自服,不烦赐问,因而委去。其子殷勤拜请曰:多时抑屈,今日始来,竟不可治,意实未尽。僧垣知其可瘥,即为处方,劝使急服便即气通。更服一剂,诸患悉愈。(《周书》)(卷十三·肿胀)

吴桥治王英妻,年三十许,病胀满,剂以补中气、利小水者皆无功。久之,喘急而汗沾衣,呕逆不能下,昏乱殊甚。桥切之,浮取弦数,沉取涩滞,则以为蓄血,下之宜。或以汗多亡阳,丞下则速之毙。桥曰:否,病繇血滞故气壅,壅则腾腾上蒸而汗出焉。遂进桃仁承气汤,薄暮始进,呕者半之,中夜下败血三升,喘即定,乃酣寝,诘朝,腹胀平。(《太函集》)(卷十三·肿胀)

扫叶庄一瓢老人医案

胃减,吐血后早晨面肿,晡暮跗肿,气分乃弱,且理阳明。

生黄芪 苡米仁 生甘草 生扁豆 茯苓(虚劳)

经水不来,腹大足冷浮肿。此乃血分鼓胀。四大症候,何得渺视。

禹余粮丸

接服 人参 泽泻 淡干姜 茯苓 淡附子 又禹余粮丸(痞胀便秘)

夏秋痢疾,是时令温热,邪未清爽,即食腥味,致脾胃受伤;舌腻白苔,食减无味,气坠足肿,久久延成中满也。但数月久病,旦晚未能奏功。

生於术 广皮 生益智仁 茯苓 厚朴 生砂仁(痞胀便秘)

疟愈食腥太早,脾阳不司健运,气郁不行,为肿为胀,宜忌食物中之粘腻者味者。

小温中丸三钱 十服(痞胀便秘)

通泄肺气,喘缓肿减,偏右则知内因水谷之湿,全在气分流通而解。凡腥浊厚味,皆滞气留着,与此病未合。

木防己 苓皮 萆薢 桂枝 米仁 厚朴

老年阳微,气窒浮肿,当通腑阳,勿进破气。

生於术 淡附子 川桂枝 厚朴 白茯苓

长夏湿邪,伤太阴脾阳,发疮不尽其气,浮肿腹胀,议宜通腑气。

生白术 大腹皮 厚朴 生牡蛎 茯苓皮 泽泻 广皮 木防己(痰饮喘咳水气肿胀)

缪氏医案

诊脉,右部虚软无力,左足内踝肿渐大,此足三阴经脉所行之处,藏真亏损何疑。议用峻补方。六味丸加:河车 杜仲 菟丝子 川续断 五味子 麦冬 牛筋 鹿筋 黄柏

用黄牛骨髓、羊骨髓、猪脊髓、精羊肉煎汤。入淡菜同熬膏丸。

湿胜则肿,如何服五味,肿而热痛,奈何以鹿胶助热。

---

① 延待:接待。

大豆卷　海桐皮　川萆薢　宣木瓜　川通草　白麻骨　米仁　茯神

由不得汗，肿从面起，其为风水显然。水不得泄，由肺气郁遏，不得外达，并不得下行而为小便，故遂直走肠间而便溏，所谓不得横，遍转为竖穷，正合卢氏之说也。不从此参究病情，再以寒滑之品，欲从前阴驱之，罔顾其利，斯亦左矣。

桂枝　白术　羌活　防风　川芎　独活　桔梗　姜皮　椒目　赤豆

脉左关弦，全是肝火为患，仿喻氏清燥救肺法。

枇杷叶　桑叶　生地　丹皮　霍斛　料豆衣　地骨皮　青蔗汁

面目浮肿，不及股足，三疟未除，宜运脾胃之阳，兼益命门真火，以祛寒湿，斯不治疟，而疟自止。

桂枝木　生白术　茯苓　法半夏　淡附子　生姜

种福堂公选医案

吴五二　平昔饮酒，夏令再受地湿之感，内外湿邪伤阳，阻遏气机流行，遂致一身尽肿。针刺出水，稍瘪复肿，皆由阳气已衰，水湿无以分逐。苟非气雄通阳，阴凝何以走泄？所服八味汤，仅温煦肾阳，与阳维不合。

川乌　附子　生白术　茯苓　木香　黑豆皮(湿湿伤阳气)

施　坐不得卧，胸满气喘，暑风湿气漫处三焦。太阳膀胱不开，邪郁生热，气痹生肿，先议开三焦气分之窒。

杏仁　白蔻仁　滑石　寒水石　猪苓　广皮　厚朴　茯苓皮(暑湿蕴三焦)

秦　老年肿胀，四肢俱冷，皆阳气衰惫，浊阴僭踞。盖脾阳主运，肾阳司纳，今食入愈胀，二便不爽，中下之阳消乏，岂可小视此病？

炮黑附子　淡干姜　生白术　生厚朴　茯苓　泽泻(肿胀脾肾阳虚)

赤厓医案

王惟馨翁病肿满，痰喘，昼夜不能伏枕，已阅两月。服五苓散、五皮饮、金匮肾气丸，皆无效，就予诊治。时在四月既望，天气已热，伊犹披羊裘，戴毡帽，尚凛凛有畏寒状，脉皆浮弦而紧。予曰：医谓诸湿肿满，故用五苓、五皮；又谓脏寒生满，故用金匮肾气，而不知其脉浮紧为太阳风水，宜开鬼门，不当洁净府也。用麻黄、附子、杏仁、茯苓、甘草、生姜、大枣，二剂溱溱汗出，痰喘浮肿顷平，遂不复畏寒，而衣帽已除矣。

吴渭川翁，年近知非，病肿满，阴囊不甚肿，拖下长尺有余，食入腹胀，小溲短少，幸脉与症应，脾肾根本虽伤，许以可治。丸用加味肾气，君以附子，加椒目、川萆薢，煎用异攻散，加干姜分治。觉肿渐消，囊渐上，食亦不胀，两月渐愈，乃戒之曰：幸自爱，殆不可复。伊自以为无患，恣啖好内，不异平时。越一年，又腹胀，腰以下浮肿，其事尚可为也。乃恃他医，不讯其根由，不责其虚实，而药以消导破气，初服小效，颇多其功，半月后腹大如抱瓮，脐突喘急，复求于予。予曰：元气斫削殆尽，真藏脉见，不旬日当死，和扁亦无所施其技矣。七日而终。

锦芳太史医案求真初编

治房叔祖印七七孙经八十身腹水肿案六十

身腹水肿，手按不起，腹色不变，其症繁杂不一，而究其端，不外风水，风湿、风痰、风热、风毒，与夫水湿、水气、湿热，及或寒湿、食积，诸虚夹杂而成。究其经腑与脏，在表则有在于表之上下，及经及肤骨节之殊。其症俱属风水，在腑则有气不得营而见一身尽肿，寒湿挟饮挟食而见胃气不消，风痰内涌而见中满气壅，湿热郁于膀胱而见小便癃闭、大便俱塞，与夫水热气交闭于腑之异；在脏则有寒气在表犯肺而见气喘；水湿乘虚犯脾而见肤肿；恶血不散而有肿肝之别。与夫诸脏俱虚，则有脾肾虚寒而见水溢，脾肾阴衰而见水逆，脾肾土衰而见水泛，脾湿火衰而见水渍，气虚而见血化为水之分。水肿见症，大抵如斯，而总不越以水为害。至其辨症，大约阳脏多热，热则多实；阴脏多寒，寒则多虚。先滞于内而后及于外者多实；先肿于表而后及于里者多虚，或外虽肿而内不肿者多虚。小便红赤，大便闭结者多实；小便清利，而大便稀溏者多虚。脉滑而不软者多实；脉浮而微细者多虚。形色红黄，声音如常者多实；形色憔悴，声音短促者多虚。少壮气道壅滞者多实；中衰劳倦气怯者多虚。究其治法，大约因风，则宜桂枝、防风、秦艽、羌活、柴胡、蝉蜕、全蝎、荆芥之类；因水，则宜茯苓、泽泻、车前、朱苓、赤苓、木通、瞿麦、萹蓄、滑石、栀仁、灯草、赤小豆、椒目、葶苈、续随子、大戟、芫花、商陆、干笋、甘遂之类；因湿，则宜苍术、防风；因寒，则宜附子、麻黄、川椒、生姜；因热，则宜芒硝、黄连、黄柏；因血，则宜三棱、红花、苏木、血竭、阿魏、肉桂、灵脂、元胡、川芎、牛膝、香附；因食，则宜砂仁、神曲；因寒因痰，则宜半夏、生姜；因气，则宜广皮、木香、乌药、紫苏、川朴、茴香、桑白皮、杏仁。肿在于皮，则宜地骨、茯苓、大腹、生姜、桑白、五加等皮。肿属于虚，则宜白术、地黄、淮山、枣皮、黄芪、硫黄、附子、肉桂、肉豆蔻、人参、黄芪、甘草。但此肿而不胀，则肿在水，而气不坚，凡一切枳实、枳壳、丁香、白蔻、故纸、沉香下气迅利之药，切勿轻投。犹之鼓胀在气，则一切升提呆补之药，亦勿轻用。宜记。岁乙卯春，余族印七七祖之孙，因患水肿之症，召余往诊，余见六脉浮濡满指，而右寸犹甚，按其肿处，浮而不起，知其水溢于肺。索其前单以示，皆是破血破气之药，宜其药不克应。余以连翘、栀子、茯苓、泽泻、牛膝、滑石、葶苈、木通、防风、苍术轻平等药，服之而肿即消。于此见其用药宜慎，不可见肿即疑是气，而用大苦大下之药，以致真气愈消，而不可以药救也。

鼓胀忌用升补，水肿忌用苦降，此实理应尔尔。但或病有变迁，治有逆施，则自有症有脉可察，切勿轻手妄用。自记。

南雅堂医案

面目浮肿，手肢胸项亦渐胀，微喘，小便不利，上焦之病，法宜发汗，拟用五皮饮加味治之。

五加皮三钱　茯苓皮三钱　陈皮二钱　苏叶三钱　杏仁三钱(去皮尖)　防风二钱　大腹皮三钱　生姜皮二钱(肿胀门)

水湿致伤，腰以下尽肿，肿在下焦，于法宜利小便，兹宗华元化法，并加味酌治。

桑白皮三钱　大腹皮三钱　茯苓皮三钱　陈皮三钱　防己二钱　地肤子二钱　生白术二钱　生姜皮三钱

面微肿，目下隐隐隆起，动则气促微喘，身觉重滞，小便涩，势恐渐成肿胀，不可不慎。

紫苏叶二钱　炒香附一钱五分　陈皮一钱五分　防风三钱　杏仁三钱(去皮尖)　炙甘草一钱　生姜两片　葱头一枚

肿胀气喘，痰涎壅滞，气化不行，小便闭而不通，肺脾肾三经皆病，宜为治本之计。

大熟地四钱　淮山药三钱　白茯苓三钱　陈萸肉三钱　粉丹皮一钱　建泽泻一钱　车前子一钱　牛膝一钱　炮附子五分　肉桂八分

头面四肢俱肿，胸痞满，郁热成黄，少阴受外邪所伤，病在于上，拟用桂枝汤加味治之。

桂枝木三钱　白芍药三钱　黄芪三钱　炙

甘草二钱　生姜三片　大枣三枚　水煎服，啜热粥取汗。(肿胀门)

《内经》病机谓："诸湿肿满，皆属于脾。"先受暑湿之伤，曾患泄利，止后邪去而正亦伤，旁晚跗肿腹满，乃脾阳已虚，不司运行，浊阴相乘，宜温通中阳为主。

淡附子八分　生白术三钱　白茯苓三钱　泽泻一钱　川朴一钱五分　草果仁一钱　水同煎服。

诊得脉象细弱无神，食入不能运化，肿胀由足渐入腹部，系脾肾阳虚之候，拟从足少阴太阴两经施治。

淡附子一钱　干姜八分　生白术三钱　白茯苓三钱　川朴二钱　荜茇一钱

肾阳不足，腹大喘急，行动气觉下坠，着枕上拥，不得安眠，两跗亦肿，头胀，入夜尤甚，若不益火生土，焉望有效。

大熟地四钱　陈萸肉二钱　淮山药二钱　白茯苓三钱　粉丹皮一钱五分　泽泻一钱五分　牛膝一钱　车前子一钱　肉桂一钱　淡附子五分　水同煎服。(肿胀门)

面浮腹满足肿，大小便不利，风湿相搏，议用表里两通法。

苏子二钱　杏仁三钱(去皮尖)　木通一钱　陈皮一钱　川朴一钱五分　大腹皮三钱　猪苓三钱　姜皮一钱(肿胀门)

诊得脉浮紧，气喘促，舌白，不思饮，遍体俱肿，肤色鲜明，小便闭，始有身热，为外风所搏，未经汗泄，系水湿之邪，与风气挟而走窜经隧，是以势来迅速，倘喘促增剧，恐为难治，先以开鬼门洁净府为法。

麻黄五分　杏仁三钱(去皮尖)　赤茯苓三钱　大腹皮一钱五分　苏子二钱　薏苡仁三钱　紫背浮萍一钱五分　紫菀八分　桂枝木五分　椒目五分(炒研)　水同煎服。

《经》谓："诸腹胀大，皆属于热；诸湿肿满，皆属于脾。"脾经湿热交阻于中，先满而后见肿胀，肤热微汗，口渴面红，治法颇为棘手。

木防己二钱　白茯苓三钱　石膏二钱　知母一钱五分　大腹皮一钱五分　陈皮八分(肿胀门)

面色不华，食入欲呕，大便溏，由忧虑太过，肝木怫郁，久乃伤及脾胃之阳，气陷故跗肿，气滞则脘闷，致有中满之虑，今仿治中法，方列后。

人参一钱五分　煨姜八分　白茯苓三钱　陈皮一钱　益智仁二钱　宣木瓜一钱　水同煎服。

脉浮，咳而咽痛，发热风湿相搏，一身尽肿，拟用越婢加减法。

麻黄八分　石膏一钱　赤茯苓三钱　甘草五分　杏仁二钱(去皮尖)　大腹皮二钱　通草一钱

病后脾气虚弱，发为浮肿，食纳少，大便溏泄，温通脾阳为主。

炒白术三钱　炮姜八分　白茯苓三钱　泽泻一钱　人参二钱　广木香八分　薏苡仁三钱　神曲二钱　炒谷芽二钱　缩砂仁五分　水同煎服。

病由咳嗽而起，咳止而气反升，暮晚尤剧，面及足跗浮肿，腹虽未满，而按之觉坚，推此病原是为肾风。盖外来风邪，乘虚而入于肾，肾气上逆，故气升而入暮尤甚，凡邪入于藏者，必借其所合之府以为出路，今拟用五苓加味，通膀胱以导出肾府之邪，再以都气临晚进之，以培养肾藏之本，庶正邪虚实，得以兼筹并顾，免酿成腹满之患，方列于后。

肉桂八分　炒白术三钱　猪苓二钱　白茯苓二钱　大腹皮二钱　陈皮一钱　细辛一钱　泽泻一钱　上药八味，水同煎，午前服。

又丸方：干地黄八两　山萸肉四两　淮山药四两　白茯苓三两　粉丹皮三两　泽泻三两　五味子三两　上药七味，炼蜜为丸，晚间盐汤送下三钱。

外受风邪,内淫水湿,两者合而为病,头面肢体浮肿,兼作咳嗽,是为风水加以食积,故腹满,三焦不利,宜用表里两解之法。

杏仁二钱(去皮尖) 羌活一钱五分 防风一钱五分 白茯苓三钱 川朴一钱 枳壳八分 莱菔子一钱 泽泻一钱 大腹皮二钱 橘红二钱 桑白皮一钱五分 生姜皮一钱五分 葱二条

水同煎服。

病后阳虚,不能运化水湿,面浮足肿腹满,脉细,面色青黄,延久恐成臌症,宜温通脾肾,疏导决渎,为杜渐防微之计,方列后。

川附八分 肉桂八分 白茯苓三钱 泽泻一钱 炒白术三钱 猪苓二钱 冬瓜皮二钱 川朴一钱 通草一钱 陈皮八分

水同煎服。

水肿自下而上,腿腰胸腹颈项皆肿,泛滥所至,几有滔天之势,今先从上泻而泄之,盖一身之气皆主于肺,古有开鬼门、洁净府之法,虽从太阳着手,其实亦不离乎太阴之经,所谓水出高原是也。

甜葶苈八分 杏仁三钱(去皮尖) 白茯苓三钱 陈皮一钱 川朴二钱 川椒八分(炒出汗) 生姜三片 大枣二枚

上药八味,水同煎服,另吞控涎丹五分,姜汤送下。

外为风邪所袭,内被湿热所困,风水相搏,一身尽肿,宜先发其汗,以为开泄之机。

香薷二钱 羌活二钱 赤茯苓三钱 陈皮一钱 防风二钱 通草一钱五分 焦六曲一钱五分 生姜两片 葱白七分 水同煎服。(肿胀门)

肿胀肢冷气喘,大小便如常,病属阳衰气室,非行气逐水之法所能施以求愈,拟用肾气丸主之,冀其行阳化水,或有转机之望,然事已棘手,虑为难治。

干地黄六钱 山萸肉三钱 淮山药三钱 白茯苓三钱 粉丹皮二钱 泽泻二钱 附子八分(泡) 桂枝八分

中满,两足浮肿,宜运脾化湿为主。

苍术二钱(米泔浸制) 川朴一钱 白茯苓三钱 泽泻一钱 大腹皮二钱 枳壳八分 通草一钱 姜皮一钱 神曲二钱 椒目五分 黑牵牛五分 陈皮八分(肿胀门)

面浮,腹胀跗肿,食入欲呕,脾虚受湿所致,宜运中利湿为主。

炒白术三钱 白茯苓三钱 川朴一钱 木通一钱 制半夏二钱 桑白皮一钱 猪苓三钱 泽泻一钱 陈皮一钱

水同煎服。(肿胀门)

病后腰下肿,乃土虚不能摄水,病属下焦,当利小便,拟用五苓散加减。

猪苓二钱 白茯苓二钱 白术二钱(炒) 泽泻三钱 左牡蛎三钱 海藻二钱 水同煎服。(伤寒门)

大病解,肢体忽然浮肿,乃脾气虚弱,土虚不能制水,宜健脾为主,并以利水者佐之。

炒白芍三钱 茯苓皮二钱 生苡仁二钱 泽泻一钱 淮山药三钱 宣木瓜一钱 车前子一钱 白扁豆一钱(伤寒门)

簳山草堂医案

脾肾两亏,兼挟寒湿为患。舍湿补下元,无良策也。

生茅术 制附子 大熟地 牡蛎 茯苓皮 生於术 淡干姜 炒黄柏 苦参 冬瓜皮

复诊:

下体肿势渐退,而喘急转甚,纳减腹鸣,便溏溺短;脉象虚弦,而手渐肿,夜不安卧,全属脾肾两亏之象。夏令殊可惧也。

制附子 炮姜 炙五味 半夏 陈皮

车前子　制於术　熟地　怀牛膝　茯苓　泽泻　大腹皮

肺脾同病，腹满所由致也。急难松减。

炒苏子　炒白芍　川郁金　生苡仁　猪苓　瓜蒌皮　炒怀膝　新会皮　大腹皮　泽泻

泻肺化肿主治。

炒葶苈　地骨皮　光杏仁　茯苓皮　橘白　红枣　炙桑皮　瓜蒌皮　五加皮　冬瓜皮　大腹皮(肿胀)

头肿，太阳感风，久肿不退。舍宣泄一法，无他策也。

生西芪　青防风　光杏仁　五加皮　苡仁　橘白　生白术　川羌活　桑白皮　大腹皮　苓皮　姜皮

先嗽而后腹胀者，治在肺。以肺主皮毛，肺气不利，则皮毛聚水而发肿；脉弱便短，未易即愈。法当利肺而兼以理脾之品。

旋覆花　光杏仁　生苡仁　橘白　车前　冬瓜皮　炒苏子　桑白皮　炒枳壳　怀膝　腹皮　茯苓皮

复诊：

肺热脾湿，郁而内蒸，咳呛腹胀，脉形细软，殊非易治。

炙桑皮　甜杏仁　生苡仁　炒怀膝　车前子　地骨皮　川贝母　广橘白　茯苓皮　红皮枣(肿胀)

脾虚湿热为患，面黄浮肿；脉来虚数。将有肿满之虞，不可忽视。

生茅术　炒黄柏　法半夏　陈皮　建泽泻　生白术　生苡仁　五加皮　苓皮　制附子(肿胀)

劳力伤脾，脾虚则寒湿下侵，而浮肿矣。

川桂枝　法半夏　汉防己　陈皮　泽泻　生冬术　生苡仁　五加皮　苓皮　姜皮(肿胀)

证属寒湿内侵，脾土受伤，而致腹胀足肿，难许速愈。

炒於术　炮姜炭　生苡仁　猪苓　新会皮　大腹皮　焦茅术　法半夏　宣木瓜　苓皮　泽泻　生姜皮(肿胀)

大泻后脾肾两亏，下体发肿。恐延久上升，腹满，不可不虑也。急投温补，或可奏效。

制附子　炒白芍　枸杞子　炮姜炭　陈皮　制於术　菟丝子　补骨脂　带皮苓　泽泻(肿胀)

经阻数月，周体肿胀，面黄而浮，脉沉而微。此脾阳不振，非浅恙也。

制附子　炮姜炭　法半夏　秦艽　带皮苓　五加　炒白芍　生白术　炒苡仁　陈皮　冬瓜皮

复诊：

照前方去白术、秦艽、五加皮、冬瓜皮，加制於术、炒熟地、山萸肉、车前。

再复：

肢肿稍退，腹胀未舒。此脾肾两亏所致，证属棘手，安望其通经耶！

上肉桂　炒白芍　炒怀膝　生苡仁　泽泻　大熟地　焦於术　制香附　茯苓皮　腹皮

脾肾两亏，而致面黄足肿，兼之泄泻，舍温补无他策。

制附子　制於术　菟丝子　法半夏　陈皮　煨姜　西党参　炒白芍　补骨脂　白茯苓　砂仁(肿胀)

脾虚寒湿下侵，体浮囊肿，非浅恙也。治以温宣为主。

生茅术　制附子　半夏　五加皮　木瓜　大腹皮　生於术　川桂枝　陈皮　胡芦巴　猪苓　茯苓皮(肿胀)

产后营虚气郁，致来肿满之候，殊非易治。暂与开郁消肿法。

焦茅术　川郁金　新会皮　五加皮　大

腹皮　制香附　法半夏　瓜蒌皮　茯苓皮　冬瓜皮(肿胀)

去冬吐血后,阴亏气不归根,喘急日甚,肢浮腹满;六脉虚弦无根,不易治之证。姑与《金匮》肾气法,未知稍效否?

制附子　炒熟地　五味　菟怀膝　泽泻　车前子　赤肉桂　山萸肉　山药　茯苓皮　腹皮

下元火衰,阴虚梦泄所致,安得不肿满耶?前进温补,已见小效。昨又食冷呕吐,中气虚寒,势不能即投补阴之药,此证之所以多反复也。此方暂服,接方开后。

制附子　炒冬术　菟丝子　陈皮　白茯苓　淡干姜　煨益智　炒山药　泽泻

接方

制附子　炒冬术　菟丝子　炒山药　泽泻　大熟地　煨益智　补骨脂　白茯苓　小茴

疮后阴虚浮肿,脉象微弦无力,重患也。舍补别无他策。

制附子　大熟地　怀膝炒　牡蛎煅　茯苓皮　大腹皮　炒冬术　山萸肉　陈皮　泽泻　胡芦巴

复诊:

服前方胀势略松,然命火衰微,不能蒸化谷食,腹胀颇坚;六脉沉微不振,终难收全功也。不得已用肾气法为治。

制附子　大熟地　炒冬术　炒怀膝　建泽泻　上肉桂　山萸肉　炒山药　茯苓皮(肿胀)

杏轩医案

曹德酐兄乃郎水肿

德兄乃郎,年十四岁,证患水肿,医投利水诸药无效,转致腹大如鼓,足冷如冰,头身俱肿,阴囊光亮欲裂,行动喘促,势甚危急,诊脉沉细无力。谓曰:此脾肺肾三脏内亏之病也。肺虚则气不化精而化水,脾虚则水无所制而反克,肾虚则水无所主而妄行。仲师金匮肾气丸,如禹之治水,行所无事,实为至当不易之方。无如病久形羸,消耗药多,真元败坏,恐难挽矣。德兄固请救治,仍用本方,旬日而验,不月而痊。

汪舜赓翁令爱水肿

色白肤嫩,肾气不充,数月病魔,脾元又困,诸医调治,病势日增,请求其本而论治焉。《经》言:诸湿肿满,皆属于脾。曩服五苓、五皮,非无所据,但肾为胃关,关门不利,故聚水而从其类。仲师主用肾气丸,即此意也。若谓童年精气未泄,补之不宜,然治标不应,理应求本,所谓有者求之,无者求之是已。夫水流湿,火就燥,二阳结谓之消,三阴结谓之水。消者患其有火,水者患其无火,且水病虽出三阴,而其权尤重于肾。肾居水脏,而火寓焉,此火者真火也,天非此火,不能生物,人非此水,不能有生。即膀胱津液藏焉,亦必由命门气化而出。华元化曰:肾气壮则水还于肾,肾气虚则水散于皮。前服肾气丸颇应,日来饮食不节,病复再投不效。考诸《己任编》云:此病单用肾气丸不效,单用补中益气汤亦不效,须用补中益气汤吞金匮肾气丸。谨宗其旨。

吴门治验录

朱草桥头

脉沉细少力,两关按之微滑,脾虚跗肿,渐渐过膝,胸闷口渴,小便短少而黄,足冷,病后得此,皆由气虚。《经》云:三阴结谓之水。治水不崇土,非治也。仿丹溪法。

生黄芪一钱五分　生於术一钱五分　制半夏一钱五分　陈皮一钱　茯苓三钱　白芍一钱五分,桂酒炒　枳实四分　木瓜一钱五分　车前子一钱五分　败笔头一枚,炙灰

外用生附子一两　淡吴萸五钱　煅磁石五

钱 研末，醋调，敷足心。

又 两关少平，余俱沉细，足冷得温，溏泻后胸腹稍松，而小便仍少，胸闷口渴，跗肿依旧，气虚水肿，遵仲景治法。

生黄芪一钱五分 汉防己一钱五分 生於术一钱 枳实五分 茯苓三钱 猪苓一钱五分 泽泻一钱 桂枝木四分 陈香橼皮一钱 枯荷梗三尺

又 照前方加：炙升麻三分煎汤炒黄芪 炒牛膝一钱 车前子一钱五分 十服愈。

龚闻德桥 五十七岁

脉沉数而涩，素质阴亏，湿热下积，故发为腨肿。利湿太过，肺气渐伤，不能通调水道，下达膀胱，不但二便艰涩，兼之气逆发喘，左手亦肿，肾囊浮大。症颇棘手，先用清金降气一法，佐以通关丸，以冀气化腑通消肿为幸。但此病最防腹大，若水气上逆，腹胀气喘，便难收拾矣。慎之慎之！

北沙参三钱 原生地三钱 炙黄芪一钱五分 土炒於术一钱五分 茯苓三钱 汉防己三钱 生薏米五钱 甜沉香三分 荷叶梗三尺

煎送通关丸二钱。

又 二便稍通，夜卧气逆少缓，脚与肾囊之肿如故。此症全由脾胃气虚，不能输津液于肺，而肺失司降之故。丹溪治法甚佳，今仿之。

竖劈党参六钱 於术一钱五分，土炒 茯苓三钱 广皮一钱 制半夏一钱五分 桑白皮一钱五分 白芍一钱五分，桂酒炒 宣木瓜一钱，酒炒 桑枝三钱 败笔头一枚，炙灰 送通关丸三钱。

又 脉见关前沉大，关后独沉，寒水下凝而肿，虚阳上逆为咳，此间颇费调停，再用煎丸分治之法，且清上即所以治下也。

竖劈党参六钱 北沙参五钱 广皮一钱 大麦冬一钱五分 桑白皮一钱五分 汉防己三钱 茯苓三钱 生薏米三钱 牛膝一钱，盐水炒

送济生肾气丸三钱。十服愈。

问：水肿一症，《内经》辨之详矣，其发于四肢者，自属土不制水，水逆上泛之故，然虚实不明，往往治之无益。今观前三症，皆不过数剂即愈，请详示之。曰：肿者，钟也，寒热所钟聚也。一阴一阳，固宜辨之无错，至发为肢肿，乃脾家多湿，不能制水，故水聚而从其类也。《经》云：寒伤形，热伤气，气伤痛，形伤肿。故先痛而后肿者，气伤形也；先肿而后痛者，形伤气也。仲景有石水、风水之分，肾肝之脉并沉为石水，肾肝之脉并浮为风水。然有一身之间，惟面与两足肿，早则面甚，晚则脚甚，《经》云面肿为风，脚肿为水，乃风湿所致。两臂则又脾而兼肺矣。至一身不肿，惟面独肿，乃气不顺，风壅所致也。胃中有风，亦致面肿；饮食失节，脾气不调，面目手足亦能浮肿。热肿则脉弦数；风肿则皮肤麻木，游走不定；气肿则皮肤粗厚，四肢削弱，胁腹膨胀；血肿则肿处有红缕赤痕，瘀血停蓄故也。或肿于泻后，或肿于疟后，皆属脾虚湿胜。下部水肿囊湿，足冷气喘者，宜降气利湿；足肿有汗者，宜补气渗湿。孕妇水肿，名曰子肿，宜利水安胎；产后水肿，宜大补气血为主。阴阳既分，虚实无错，对症发药，何治不痊，岂区区前三症之治法耶？（卷四）

詹妇 四十二岁

脉沉缓而大，始由脚气浮肿，渐至于腹，脘胀而气逆，稍动则喘，服通利之剂，二便仍涩，浮肿益增，当此金燥不能司降，浊气上逆，症最棘手，仿丹溪治法。

北沙参三钱 大麦冬一钱五分 蒸五味二十粒 蒸於术一钱五分 制半夏一钱五分 陈皮一钱 茯苓皮三钱 大腹皮一钱五分 宣木瓜一钱五分

送通关丸三钱。

又 脉象稍和，服药得便甚畅，肿胀渐缓，两足畏寒。此由下焦寒湿久积，肝阳不能舒展之故。照前方去麦冬、五味加：

槟榔汁三分 老苏梗一钱 冬瓜皮三钱

空心服济生肾气丸三钱。

又　肿胀宽而复至，便闭一日，便觉诸气上逆，昔肾以九窍不通，皆质阳明，而阳明以通为补，仿仲景宣痞法加减：

瓜蒌仁三钱　薤白一钱，酒洗　川桂枝五分，酒炒　茯苓皮三钱　猪苓一钱　泽泻一钱　生冬术一钱　大腹皮一钱五分　宣木瓜一钱五分

送枳术丸二钱，十服愈。（卷四）

吴都亭桥

右关独见虚数，外症多服凉散之剂，阳明虚热上升，头面腹足俱肿，行动气促，急宜温调肝胃，以散余寒。

炙黄芪一钱五分　上党参三钱　蒸冬术一钱　茯苓皮三钱　生粉草五分　冬瓜皮三钱　桑白皮一钱五分　大腹皮一钱　生姜皮三分

又　中虚湿积，上肿则下消，下肿则上消，大疮之后，总以培补正气，佐以利湿为主。且寝食如常，安坐便适，与泛泛水肿不同，照前方去腹皮、桑皮、冬瓜皮加：

防风根一钱　生薏米五钱　宣木瓜一钱五分　牛膝八分　桑枝五钱　陈皮白一钱

又　照前方去防风根加：

大熟地四钱，海浮石一钱，研末，拌　归身一钱五分，小茴香炒　白芍一钱五分，桂酒炒

又　脉平症适，但须上下分补。

黄芪二钱　上党参四钱　冬术一钱五分，土炒　归身一钱五分　陈皮白一钱　炙甘草五分　蜜炙升麻三分　姜皮三分　大枣二枚

煎好送六味地黄丸三钱

又　煎药可停，每空心，开水送六味地黄丸四钱　半月愈。

问：治肿之法，前案已详，今阅詹、吴二症，似与肢肿相同，而一则以通而愈，一则以补而痊，岂浮肿与水肿有别与？抑或于虚肿可参用也？曰：《经》云：寒胜则浮，热甚则肿。皆就实症而论也。若气血既亏，俱宜从本原调治。《经》不又云乎虚者补之，实者泻之。即如詹妇，本由脚气上升，肺不司降，又服利湿燥药，以伤其气，不得不用温通以滋肾，迨愈而复至，审是阳明痞塞，又用以通为补一法，自然浮肿俱消。若吴则大疮之后，多服凉血攻剂，浮肿气促，前案所谓脾虚湿胜也。故始终以调补三阴而愈。虽与肢肿相类，而治则不同，要之辨虚实补泻，又未尝不同也。（卷四）

钱啸岩军门浙江

脉象沉大弦滑，素体气虚多痰，加以风湿化热，积于阴络，故两足发肿，不能行动。年过六旬，气虚下陷，湿热有增无减，先用扶正利湿消肿一法。

生黄芪二钱　汉防己一钱五分，酒炒　茯苓皮三钱　鹿衔草一钱五分　生於术一钱　炒神曲一钱五分　蔻仁五分　防风根一钱　桑枝二钱，盐水炒

麻骨一两，煎汤代水。

洗药方：

香樟木皮四两　皂角两挺　红花一钱　归尾五钱　凤尾草五钱　络石藤五钱　风化硝三钱

水酒各半，煎浓温洗。

又　脉象弦滑稍减，右仍沉大，两足肿胀稍松，足面坚硬未消，前方既合，再为加减。

生黄芪三钱　汉防己一钱五分　牛膝一钱五分，酒炒　鹿衔草二钱　生於术一钱五分　茯苓皮一钱五分　生薏米三钱　杜仲三钱　川断一钱五分

麻骨一两，煎汤代水，和入陈酒一杯。

又　照前方加：泽泻一钱

酒药方：

鹿衔草六两　白术二两　枸杞子三两　覆盆子一两　仙灵脾一两　杜仲三两，盐水炒　炒川断二两　川萆薢三两　泽泻一两　生黄芪三两　汉防己二两　牛膝一两五分　麻骨三两　薏米三两　橘皮二两　川通草五钱

上药，用新汲水煎浓，以绢袋盛贮，无灰酒二十斤，将袋连汁泡内，每晚随量温服。

问：此症衰年足肿，闻其医治数月，俱未见效，今药无数剂，竟收全功，何其速也？曰：

用药如用兵,在精不在多,知敌既审,兵出自然有功。如前症虽年过六旬,而形神尚壮,且由武弁擢至军门,平日饮酒啖炙,痹已兼人,偶因湿热下注,两脚发肿,治者非利湿太过,即温补早用,故未得中其肯启。今认定气虚湿注,又借泽、术、鹿衔法加以扶气活血,内外兼治,自无不速效之理。《本经》称鹿衔专主风湿痹、历节痛,《素问》用泽、术治酒风,取其能除痹著血脉之风湿也。今用以为君,佐以黄芪、防己为之向导,与泛泛治湿套剂不同,所谓在精不在多也。虽属一时幸中,若能执法以治病,何病不除,又岂区区一脚肿哉!(卷四)

王旭高临证医案

王　湿热素伏下焦,皮肤顽癣。近感风邪着腠理,陡然寒热,面目上部先肿,蔓延中下,今大腹阴囊足胫悉肿。据云阳物暴缩,足冷,似属阴寒,然鼻中热气上冲,此乃阳被湿郁,气不宣通,非阳衰可比。夫诸湿肿满,皆属于脾,而肺主一身气化,俾得肺气宣通,斯风与湿自然而解。

射干　杏仁　大腹皮　苡仁　茯苓　泽泻　桑白皮　冬瓜子　通草　丝瓜络　沉香　琥珀　枇杷叶

渊按:阳被湿遏,肺气不得宣通,乃麻黄连翘赤小豆汤为的对。五皮饮虽加杏仁、射干,恐仍不能开泄肺表。

复诊　鼻头色微黑者,有水气,腹满足浮囊肿,水泛而侮土也。腹中气攻胀痛,土虚则木横也。欲泄水,必崇土;欲平气,必疏木。

吴萸　炒川连　沉香　白术　葶苈子　茯苓　大腹皮　香附　陈皮　川朴　泽泻

渊按:中焦阳气伤矣,左金非崇土之方。肺失通调,膀胱不化,何不用桂枝,且能疏木。

三诊　面黧腹肿,脉沉而细。此脾肾之阳不化,水湿阻滞于中。症防加剧,姑且渗湿通阳。

肉桂　炒白芍　茯苓　猪苓　白术　大腹皮　细辛　泽泻　川朴　陈皮　焦六曲　麦芽　香橼皮

金　风湿相搏,一身悉肿,咽痛发热,咳而脉浮。拟越婢法。

麻杏甘石加赤苓、腹皮、通草。

复诊　风水者,在表之风邪与在里之水湿合而为病也。其症头面肢体浮肿,必兼咳嗽,故为风水,更兼食积,其腹必满。三焦不利,法当开上、疏中、达下治之。

羌活　防风　枳壳　杏仁　大腹皮　川朴　茯苓　橘红　泽泻　莱菔子　桑皮　青葱　生姜

渊按:羌、防不如麻黄,专开手太阴之风水。故古人有越婢、麻黄赤豆等治表实肿胀,无羌、防等方也。细参《本草》,自无此等杂治。(臌胀水肿)

杨　脉沉,小便不利,面目、肢体、大腹、阴囊悉肿,病属里水。鼻中流血,喉间略痛,肺家有郁热也。拟越婢汤。

蜜炙麻黄　杏仁　甘草　石膏　白术　赤苓　泽泻　陈皮　防己　淡苓

复诊　水湿侵于经络,外溢肌肉。发汗利水诸法,效而不愈。今拟通阳渗泄。

五苓散加巴戟肉、川朴、车前子、陈皮、牛膝、五加皮、大腹皮、姜皮。

王　病后脾虚气滞,浮肿食少,大便溏泄。法当温脾。

党参　茯苓　泽泻　木香　冬术　炮姜　茯神　神曲　砂仁　谷芽

张　痢后阳虚,水湿不化,腹满、面浮、足肿,而色青黄,脉来虚细。虑延臌胀重症。

川熟附　猪苓　茯苓　白术　党参　上肉桂　泽泻　陈皮　神曲　砂仁

复诊　温通脾肾之阳,疏利决渎之气,冀其胀消肿退。

熟附子　肉桂　白术　猪苓　泽泻　茯苓皮　冬瓜皮　川朴　陈皮　通草

渊按:两方治半虚半实,乃通阳泄水法。

尤　脾虚木横，腹中结癖，寒热似疟，延及半载。惟脾虚则营卫不和，故寒热；惟肝横则气血凝滞，故结瘕。今食少便溏，舌红口渴，大腹日满，足跗浮肿，形肉瘦削，脾肾阴阳两伤。际此火亢金衰之候，火亢则阴益虚，金衰则木无制，深秋水土败时，虑其增剧。急宜健运和中，稍兼消暑。喻嘉言所谓刚中柔剂，能变胃而不受胃变，此法是矣。冀其脾胃稍醒为吉。

连理汤加陈皮。

朱　时令水湿内袭，与身中素有之湿热相合，骤然浮肿，充斥上下三焦。拟宜表泻里之法，以消其水。

香薷　川朴　通草　大腹皮　赤苓　泽泻　杏仁　滑石　车前子　莱菔子　葶苈子　葱白头(臌胀水肿)

僧　水肿自下而起，腿足阴囊，大腹胸膈，泛滥莫御。今先从上泻下。肺主一身之气，又曰水出高源，古人开鬼门、洁净府，虽从太阳，其实不离乎肺也。

葶苈子　杏仁　川朴　陈皮　茯苓　川椒目　生姜　大枣

控涎丹，每日服五分。

渊按：水肿实证，治法如是。《经》云：其本在肾，其末在肺。葶苈泻肺，椒目泻肾。控涎丹不及舟车丸合拍。

某　暑湿伏邪挟积，阻滞肠胃，中州不运，大腹骤满，腹中时痛，痛则大便黏腻，色红如痢，小水短少。脉沉滑数，是积之征也。拟大橘皮汤送下木香槟榔丸。

四苓散　橘红　大腹皮　木香　木通　滑石　砂仁末　川朴

煎汤，送木香槟榔丸三钱。

复诊　气与水相搏，大腹骤满，脉沉，小便不利，大便欲泄不泄。法以疏气逐水。

香薷　大茴香　泽泻　莱菔子　赤苓　大戟　甘遂　枳壳　黑白丑　生姜

王　内有湿热，外着风邪，风与水搏，一身悉肿。此属风水。当发汗。

羌活　香薷　陈皮　防风　赤苓　焦六曲　通草　葱白　生姜(臌胀水肿)

孙　脾虚胀满，面浮足肿，小便不利，脉形细数，元气大亏。虑其喘急之变。

党参元米炒　牛膝　茯苓　巴戟肉　陈皮　泽泻盐水炒　车前子　冬术土炒　怀山药　苡仁　杞子炭　生熟谷芽(臌胀水肿)

杨　两尺脉滑，湿热积滞在于下焦。小便不利，大腹胀满，是下焦不利，中焦气不通也。

肉桂　赤苓　猪苓　白术　泽泻　大戟　神曲　陈皮　冬瓜皮　姜皮

冯　风水相搏，一身面目悉肿，咳嗽，气升不得卧。症势险重，用越婢法。

麻黄　生甘草　杏仁　石膏　赤苓　泽泻　陈皮　葶苈子　大腹皮　生姜　大红枣

复诊　用越婢法，虽得微汗，手肿稍退，余肿未消，咳嗽气急。良由劳碌之人，脾胃不足，急不行运。今以扶脾和中理气，宣达三焦，冀其气化流通。

冬术　生芪皮　大腹皮　防己　陈皮　防风　茯苓皮　冬瓜皮　姜皮

何　内有湿热生疮，外受风寒浮肿。风湿相搏，症成疮臌。防加喘急。

防风　羌活　杏仁　大腹皮　橘红　赤苓　桔梗　荆芥　川朴　桑叶　通草

杜　风水相搏，一身暴肿，上则咳嗽，喉有痰声，下则溏泄，小便不利。发汗而利小便，是其大法。计不出此，迁延匝月，节近清明，天气温暖，肺胃久蕴之风，从中暗化为热，反服肾气汤方，意欲通阳化水，阳未通而阴先劫，水未化而火反起矣。于是舌燥唇焦齿黑，心烦囊缩，胸腹肤红，危险之象，已造极中之极。勉拟清肃肺胃，存阴泄热，以冀转机为幸。

生石膏　杏仁　通草　茯苓皮　豆豉　北沙参　麦冬　川贝　丹皮　芦根　鲜薄荷根

绿豆汤代水。

复诊　肺得热而不降，肝有火而上升，胃居于中，受肝火之冲激，欲降不能而反上逆，由是呕吐不纳矣。昨用清金以通决渎，幸水道已通，高原得清肃之令。然中焦格拒，艮阳[①]失游溢之权，似宜转运其中。但肝火炽甚，徒运其中无益也。当清肝之亢，以衰木火之威，胃不受肝之克，而中气得和，则呕可以宁矣。

川连姜汁炒　黄芩姜汁炒　半夏　泽泻　陈皮　黑山栀　竹茹姜汁炒　茯苓皮　川贝　芦根　枇杷叶

当归龙荟丸三钱，绿豆生姜汤送下。

渊按：风水坏证也。两方应变俱佳。

尤　疟止之后，腹胀足肿，湿热内归太阴，防成疟臌，但小便清利，是属脾虚。拟厚朴温中汤加味。

川朴　茯苓　陈皮　干姜　草豆蔻　木香　半夏　冬瓜皮　姜皮(臌胀水肿)

奚　湿热内阻肠胃之间，横连膜原。膜原者，脏腑之外，肌肉之内，膈膜之所舍，三焦决渎之道路。邪留不去，是为肿胀。胀属气，肿属水，是必理气而疏决渎，以杜肿胀之萌。

黑白丑各五钱　莱菔子一两　砂仁一两

用葫芦大者一枚，将三味纳入，再入陈酒一大杯，隔汤煎一柱香。取出葫芦中药，炒研为末，再以葫芦炙炭共研和，每晨服二钱。

惠　湿伤脾肾之阳，先腰痛而后足肿，脘中作痛，口泛酸水。用甘姜苓术汤合五苓散加味。

甘草　干姜　茯苓　白术　猪苓　泽泻　肉桂　半夏　陈皮　通草　五加皮

渊按：泛酸一证，《内经》言热，东垣言寒，究竟辛通药最效。

复诊　前用辛温通阳，甘淡祛湿，脘痛、足肿，呕酸等证皆除，惟跗肿未退。减其制以调之。

白术　茯苓　泽泻　川断　苡仁　牛膝　陈皮　通草　桑白皮　五加皮

薛　先足肿而后腹满、面浮，寒湿伤于下而渐上攻也。通阳化湿，以利小便立法。

桂枝　泽泻　陈皮　川朴　桑白皮　莱菔子　五加皮　茯苓皮　半夏　大腹皮　姜皮

骆　疮之湿热与肝之气郁互结于里，近感风温，寒热咳嗽，骤然浮肿，证属疮臌。

苏梗　杏仁　川朴　桔梗　赤苓　泽泻　枳壳　橘红　大腹皮　茯苓　莱菔子　姜皮

复诊　湿夹热而生疮，风合湿而为肿。风从外入，故寒热而咳嗽；湿自内生，故腹满而气急。用仲景麻杏苡甘汤加味。

麻黄　杏仁　苡仁　甘草　川朴　滑石　连翘　淡芩　枳壳　莱菔子　元明粉　薄荷叶

共研粗末，滚汤泡服。

三诊　四肢面目肿退，而腹满未宽。在表之风寒虽解，在里之湿热未治。今拟宽中理湿。

赤苓　苡仁　陈皮　大腹皮　杏仁　泽泻　莱菔子　川朴　通草　枳壳　姜皮

白　火炎于上，水溢高原，肺金受邪，面红浮肿，唇鼻俱赤，而有皮烂之形。腹部腿足亦肿，三焦俱受其病矣。行步咳喘，邪在手太阴无疑，用吴鹤皋麦门冬汤泻火泄水为法。

麦冬　冬瓜皮　通草　姜皮　桑白皮　丝瓜络　枇杷叶　陈粳米

渊按：此水肿之变证也。用轻清宣化上焦，所谓轻可去实。

---

① 艮阳：艮，八卦之一，代表北方。艮阳，此处指肾阳。

范　下有湿热，上受风温，初起寒热，即便周身浮肿，咳嗽气塞，似与风水同例。拟越婢加术汤。

麻黄　葶苈子　半夏　赤苓　焦白术　桑白皮　射干　通草　杏仁　大腹皮　冬瓜皮　姜皮

诸　面肿曰风，足胫肿曰水。盖风伤于上，湿伤于下，气道蕴塞，肺失宣降，脾失转输，上则咳喘，下则溲涩，中则腹满，而水肿成焉。证名风水，载于《金匮》。病在肺脾，法以开上、疏中、渗下，从三焦分泄。

二陈汤　前胡　射干　川朴　泽泻　车前子　羌活　桔梗　桑白皮　大腹皮　通草　姜皮

范　伏邪湿热，内蕴太阴阳明。身热腹满，面浮足肿，两膝酸痛，小便短少。拟通经络以解表，燥湿热以清里。

羌独活　防风　川朴　陈皮　大腹皮　苡仁　柴胡　前胡　泽泻　赤苓

渊按：湿热作胀，病在太阴阳明脾胃，从败毒散加减，以分疏其内伏之邪。既有身热，宜佐苦寒一二味泄之，所谓苦辛通降，甘淡分利之法也。（臌胀水肿）

吴鞠通医案

洪氏　六十八岁　孀居三十余年，体厚忧郁太多，肝经郁勃久矣。又因暴怒重忧，致成厥阴太阴两经䐜胀并发，水不得行，肿从跗起，先与腰以下肿，当利小便例之五苓散法。但阴气太重，六脉沉细如丝，断非轻剂所能了。

桂枝五钱　生苍术五钱　猪苓五钱　泽泻五钱　茯苓皮六钱　肉桂四钱　广皮五钱　厚朴四钱

前方服三五帖不效，亦无坏处，小便总不见长，肉桂加至二三两，桂枝加至四五两，他药称是，每剂近一斤之多，作五六碗，服五七帖后，六脉丝毫不起，肿不消，便亦不长。所以然之故，肉桂不佳，阴气太重。忧郁多年，暴怒伤肝，必有陈菀。仍用原方加鸡矢醴熬净烟六钱，又加附子八钱，服之小便稍通，一连七帖，肿渐消，饮食渐进，形色渐喜。于是渐减前方分量，服至十四帖，肿胀全消。后以补脾阳，疏肝郁收功。（肿胀）

吴氏　二十八岁　春夏间乘舟，由南而北，途间温毒愈后，感受风湿，内胀外肿，又有肝郁之过，时当季夏，左手劳宫穴，忽起劳宫毒，如桃大。此症治热碍湿，治湿碍热之弊，选用幼科痘后余毒归肺，喘促咳逆之实脾利水法，加极苦合为苦淡法，俾热毒由小肠下入膀胱，随湿热一齐泄出也。盖劳宫毒属心火，泻心者必泄小肠，小肠火腑，非苦不通。腰以下肿，当利小便，利小便者，亦用苦淡也。

猪苓一两　茯苓皮一两　白通草三钱　泽泻一两　晚蚕砂二两　雅连四钱　黄柏四钱　飞滑石四钱　黄芩四钱

煮成五碗，分五次服，以小便长者为度，此方服七帖，分量不增减，肿胀与劳宫毒俱消，以后补脾收功。

陈　二十六岁　乙酉年五月十五日　脉弦细而紧，不知饥，内胀外肿，小便不利，与腰以下肿当利小便法，阳欲灭绝，重加热以通阳，况今年燥金，太乙天符，《经》谓必先岁气，毋伐天和。

桂枝六钱　猪苓五钱　生茅术三钱　泽泻五钱　广橘皮三钱　川椒炭五钱　厚朴四钱　茯苓皮六钱　公丁香二钱　杉木皮一两

煮四杯，分四次服。

二十五日　诸症皆效，知饥，肿胀消其大半。惟少腹有疝，竟如有一根筋吊痛，于原方内减丁香一钱，加小茴香三钱。

单氏　四十二岁　肿胀六年之久，时发时止，由于肝郁，应照厥阴䐜胀例治。

降香末三钱　木通二钱　香附三钱　旋覆花三钱　归须三钱　郁金二钱　青皮二钱　厚朴

三钱　大腹皮三钱　云苓六钱　半夏四钱

煮成三杯,分三次服,不能宽怀消怒,不必服药。

二十六日　服前方八帖,肿胀稍退。惟阳脉微弱,加以椒炭三钱;大便不通,加两头尖三钱,去陈菀。(肿胀)

兰女　十四岁　脉数,水气由面肿至足心。《经》谓病始于上而盛于下者,先治其上,后治其下。议腰以上肿当发汗例,越婢加术汤法。

麻黄五钱,去节　杏泥五钱　炙甘草一钱　白术三钱　石膏六钱　桂枝三钱

水五杯,煮取两杯,先服一杯,得汗即止,不汗再服。

二十三日

麻黄三钱,去节　生石膏八钱　杏泥五钱　炙甘草二钱　桂枝二钱　生姜三片　大枣二枚,去核　良姜三钱　老川朴三钱　广皮二钱

水八碗,煮取三碗,再煮一碗,四次服,以小便利为度。

初九日　肿胀胸痞,用半夏泻心汤法,俟痞愈再服前方。

半夏　干姜　山连　生姜　黄芩

二十六日　前因中焦停饮咳嗽,转用温药,今虽饮咳见效,小便究未畅行,脉之沉部洪较有力,症本湿中生热,又有酒毒,仍凉利小便之苦辛淡法。

杏仁四钱　飞滑石六钱　云苓皮五钱　白通草一钱　晚蚕砂三钱　黄柏炭二钱　桑皮三钱　生苡仁四钱　海金砂五钱　白蔻仁钱半　半夏二钱

二十八日　风水已愈其半,复感风寒,身热头痛虽减,身半以上复肿,口渴,浮脉数,仍与越婢加术法。

麻黄五钱,去节　杏仁五钱　生石膏末二两　桂枝三钱　炙甘草二钱　苍术三钱,炒

煮三杯,先服一杯,得微汗即止。

二十九日　风水汗后,脉洪数,渴而停水,肿水全消,尤宜凉开膀胱。

生石膏末二两　飞滑石六钱　杏仁五钱　半夏三钱　云苓皮五钱　枳实四钱　生苡仁三钱　晚蚕砂三钱　广皮三钱　白通草一钱　白蔻仁二钱　益智仁三钱　猪苓三钱　海金砂五钱

初一日　改前方去石膏。

初三日　水肿未全消,脾阳不醒,食不能磨,粪后见红。

灶心土二两　小枳实二钱　南苍术三钱　生苡仁五钱　熟附子二钱　杏仁五钱　海金砂四钱　白通草一钱　茯苓炭一钱　飞滑石五钱

初五日　小便犹不甚长,胃中得热物微噎,右脉滑数。

杏仁五钱　小枳实二钱　云苓皮五钱　海金砂五钱　飞滑石五钱　苡仁三钱　萆薢三钱　广皮炭二钱　川朴二钱　木通一钱　益智仁一钱

初七日　小便仍未通畅,右脉数大未退,仍宜凉肺以开膀胱。

杏仁五钱　桑皮三钱　云苓皮五钱　晚蚕砂三钱　苡仁四钱　川朴二钱　飞滑石六钱　大腹皮二钱　通草一钱　海金砂六钱　白蔻仁钱半,连皮

初九日　肿未全消,又发痰饮,咳嗽,表通则小便长,右脉洪数,议照溢饮例,与大青龙汤。

麻黄三钱,蜜炙　桂枝四钱　云苓五钱,半皮半块　细辛一钱　杏仁五钱　生石膏一两　半夏五钱　炙甘草三钱　生姜三钱　大枣二枚,去核

十一日　咳减,小便数而欠,渴思凉饮,鼻衄,肺热之故。

麻黄三钱,炙　小枳实三钱　生石膏四两　炙甘草三钱　半夏五钱　桂枝五钱　杏仁六钱　生姜三片　云苓皮三钱　大枣二枚,去核

十三日　腰以下肿已消,腰以上肿尚重,兼衄,与治上焦法。

麻黄三钱,去节　白茅根三钱　生石膏四两　杏仁五钱　半夏五钱　苡仁五钱　芦根五钱　茯

苓皮五钱　通草钱半

十五日　肿减咳增，脉洪数，衄未止。

麻黄三钱，炙　芦根五钱　杏泥八钱　白通草一钱　飞滑石六钱　生石膏四两　苡仁三钱　白茅根三钱　旋覆花三钱　半夏三钱

十七日　咳虽减，脉仍滑数，肿未全消。

苏叶三钱，连梗　葶苈三钱，炒　杏仁六钱　茯苓皮三钱　生石膏四两　半夏五钱　飞滑石六钱　海金砂五钱

福　二十四岁　初因爱饮冰冻黄酒，与冰糖冰果，内湿不行，又受外风，从头面肿起，不能卧，昼夜坐被上，头大如斗，六脉洪大，先以越婢汤发汗。肿渐消，继以调理脾胃药，服至一百四十三帖而愈，嘱戒猪肉、黄酒、水果。伊虽不饮，而冰冻水果不能戒也。一年后粪后便血如注，与金匮黄土汤，每剂黄土用一斤，附子用八钱，服至三十余剂而血始止。后与温补脾阳至九十帖而始壮。

范　十八岁　风水肿胀。

麻黄六钱，去节　生石膏四两　杏仁五钱　桂枝三钱　生姜三钱　大枣二枚，去核　炙甘草三钱

一帖而汗解，头面肿消，次日与宣脾利水，五日痊愈，戒其避风不听，后八日复肿如故，仍与前法而愈，后受规戒，方不再发。

周　十八岁　肿从头面起。

麻黄六钱，去节　杏仁五钱　炙甘草三钱　生石膏一两　桂枝三钱　苍术三钱

服一帖分三次，汗出不至足，次日又服半剂，肿全消，后以理脾痊愈。（水气）

胡　十八岁　四月十九日　跗肿，右脉洪数，痰多咳嗽，口渴，茎中痛，与凉利小便法。

生石膏八钱　甘草梢钱半　半夏三钱　滑石六钱　生仁五钱　云苓皮五钱　海金沙五钱

四帖。

五月初六日　脉之洪数者减，去石膏二钱，加：

广皮三钱　杏仁三钱

十一日　湿热伤气，气伤则小便短，汗多必渴，湿聚则跗踵。与猪苓汤去阿胶，加银花以化湿热，湿热化则诸证皆愈。

猪苓四钱　云苓皮五钱　银花三钱　泽泻三钱　滑石六钱

二十日　湿热不攘，下注腿肿，小便不利，茎中痛。

萆薢五钱　猪苓三钱　甘草梢钱半　云苓皮五钱　泽泻三钱　飞滑石六钱

苡仁三钱　木通二钱　晚蚕砂三钱

服至小便畅为度。

二十四日　脉洪数，小便反黄，加黄柏、滑石，茎痛止，去甘草。

七月初四日　小便已长，肿未全消，脉弦滑，咳嗽多痰。

半夏六钱　生苡仁五钱　广皮四钱　云苓皮五钱　猪苓三钱　萆薢五钱　泽泻三钱（痹）

类证治裁

弟　寒湿肿胀，水渍经隧，少腹阴囊腿足通肿，大腹按之硬，缺盆平，肢冷目黄，面颊俱浮，便滑溺少，脉沉迟而虚，背寒腹热，坐不得卧，病在水分。法先分消，佐以通阳，防已、木通、大腹皮（洗）、猪苓、茯苓、薏米、半夏、砂仁壳、附子、姜。三服肿退肢暖。命却咸食淡，然后主以健运，佐以淡渗，去防已、木通、腹皮、附子，加生术、鸡内金（炙）、半夏曲（炒）、杜仲。数服食进，微汗出，囊湿便干，此经腑水湿俱有出路。惟诊左尺虚，酌肾气汤，桂心、牛膝、车前、茯苓、山药、椒目、茵陈、五加皮、薏米。十数服悉愈。后用八味丸调理得安。

侄孙　由腿胫肿入腹，渐至胸胁坚满，法在不治。姑与分消之剂，得汗，肿略退，然寒湿内蕴，非温通不愈，用厚朴、桂心、附子、牛膝、茯苓、大腹皮、砂仁壳、老姜。三服由面目

退及胸腹,又数服腿足肿全消。

王　阴疟服劫药,疟止。而色晦黑,决其后必病胀,不信。予曰:劫痰暂效,邪原未净,一也;今卯月中旬木火司令,一逢辰土,湿痰内动,脾阳失运,必变中满,二也;毒品易犯食忌,三也;面黑无泽,肾水侮土,小便不利,四也。后果如言。视其目窠微肿如新卧起状,知其裹水。先用实脾利水之剂,再用金匮肾气丸料煎汤数十服,肿胀悉退。药乍止,时交未月,湿土已旺,渐胀小溲不利,又服前丸两月痊愈。

族某　躯长体壮,病肿胀。或用破气消滞之品,胀益剧,行立肠几裂出,脐突,缺盆平,法本不治。诊其脉细如丝,度必劳力伤精,脾肾两惫之症。询所由,自言长途辇①重,池间出浴,酒后入房,忽觉溺涩,通是浊血,惊眩欲仆,食减腹膨,绷急欲死。遂用肾气丸料大剂煎服,减附子、丹、泽,熟地炒炭用,一剂腹有皱纹,再剂缺盆现,溺爽膈宽。又数服腹胀渐退,仍用加减肾气丸服。《经》言用力举重,若入房过度,汗出浴水,则伤肾,故与肾气方合。后不守禁忌,饱食山芋及未熟鸡蛋,胀复作。求治,予言前方必不验,卒如言。

房兄　病后失调,面浮跗肿,腹膨食少,小水短涩,腰膝乏力。《经》言诸湿肿满,皆属于脾。然土衰必补其母,非命火不能生脾土,且肾为胃关,关门不利,故聚水,必得桂、附之阳蒸动肾气,其关始开,积水乃下,《经》所谓膀胱气化则能出也。用桂、附、参、术、炮姜、茯苓、车前、牛膝、砂仁、陈皮、山药为丸,一料而安。

本　阴水腹大,肿硬如石,脉缓肢冷囊肿。用肾气汤,桂心五分,附子三分,蒸牛膝二钱,车前子一钱,茯苓三钱,大腹皮钱半,椒目廿粒。八服囊湿如淋,腹软溺利,加干姜、山药(研末)。大腹皮煎汤泛丸。以通阳崇土防水而安。

邹　六旬外,由泄泻渐次足肿,入腹为胀,延及通腹坚满,面浮肢肿,水湿不运,溏泻未止。若论平昔嗜饮便红,宜丹溪小温中丸分理湿热。然脉来沉小,两尺如丝,明系脾肾久衰,火土俱弱,致气钝湿壅,清浊混淆,此消导破气,决非治法,但温理脾肾,兼佐泄湿,自可向安。炮姜三分,肉蔻、神曲(炒)各一钱,益智仁(煨)钱半,茯苓三钱,牛膝(蒸)、砂仁壳各一钱半,大腹皮(洗)二钱,车前子、橘白各八分,冬瓜皮二钱,倒蚀牛口秈稻草二两,煎汤代水。数服肿退泻止。去姜、蔻、神曲,加沙苑子、半夏曲、粳米炒。数十服胀全消。匝月后不节荤茹湿面,复胀,溺少,仍用牛膝、车前、茯苓、益智仁、炮姜、莱菔子、砂仁、麦芽、鸡内金(俱炒)。胀消而健。

韦　胸高突,腹肿硬,面黄鼻衄,足肿溺涩,夜分不寐。想成童后恣啖生冷,秋冬以来,邪痼气窒,延春身热膝冷,食入胀加,脏腑经脉窒痹。治先分理湿热,佐以软坚。栝蒌仁、山栀、茯苓、砂仁壳、大腹皮、车前子、牛膝、炒神曲、杏仁、生牡蛎、椒目。六七剂胀宽肿软者十四五。知肝失疏泄,脾失运输,分消中宜佐畅肝运脾。用陈皮、郁金、苏梗、当归、石斛、山栀、茯苓、薏苡、鸡内金(炙黄)、牡蛎,表里分消,而溺利汗出矣。惟晡后阳升,颊热头眩,溺色浑,行则气急,惧当春鼻仍易衄,治在降阳和阴。熟地黄、牛膝(俱炒炭)、牡丹皮、山栀、石斛、薏苡仁、赤苓、大腹皮、冬桑叶、灯心、小麦。溺清眩热已,惟宵则气急,寐不甚稳。去赤苓,加茯神、蒌霜、桑皮(蜜炙)、防己、炙草。数服气舒而胸突渐平,腹宽而膝冷渐和。

① 辇(niǎn 拈):拉车。

龙砂八家医案

洋岐徐　《经》云：血脱补气。以有形之血，不能速生，无形之气，所当急固。即太仆所谓无阳则阴无以生，无阴则阳无以化也。今年高体弱，阳络伤而血外溢。治病之初，但以滋阴降火为事。不知周身之血，悉统摄于脾，脾恶湿而喜燥，过服归、地、芩、连，壅于脾胃，则中州窒塞，升降无由，遂成胀满之候也：况元气素虚，平昔思虑多郁，肝胆之阳，久已不和。去冬先患肿毒，后即继以血症，血去则脾损而气愈弱矣。今诊脉虚弦不和，两关尤大而涩，可知起恙因由，皆关肝脾两藏。

是时急于寒凉止血，遂致屈曲之木，愈陷于壅塞之土。时当春令不复，焉有畅茂条达之机。急者先治，莫过调脾和胃一法，则州都运化，决渎宣通，而胃气自能下行，脾气游溢，上可散精于肺，以通调水道，斯清浊自分，上下无不条达。中土既和，精悍得以四布，又何必拘拘于开鬼门，洁净府，逐水消肿之验剂，而胀始释者哉。

补中益气汤去黄芪，倍人参，加茯苓、泽泻、姜、枣煎。(戚云门先生方案)

恬庄程　咳逆浮肿，脉得弦数。宗仲景汗出恶风，用越婢汤法。

越婢加茅术、桑皮、细苏梗、大腹皮、姜皮。

又脉缓嗽减，风水已退，从脾肺两经调养。

葶苈子　茯苓　苡仁　广皮　白术　车前子　姜皮(戚云门先生方案)

无锡杜凤山　肾脾久虚，水湿下陷，致足肿，阴囊无缝，本属阳虚，非温通下元不可，以复脾中之阳，兼复肾中之阳，日能雪消春水，冲和之致，渐可复矣。

上肉桂　淡附子　泽泻　茯苓　益智仁　破故纸　神曲　白术　木香(王钟岳先生方案)

章　春夏阳升，忽然面目虚浮，畏寒喘息，渐渐肢胀，其为风水何疑，进分消五皮等法，皆疏里而不及表，徒增汹涌之势。今肤光亮，邪无去路，且以小青龙汤开其膀胱。

麻黄　桂枝　干姜　杏仁　细辛　滑石　苡仁

发汗后肿势大减，喘息渐平，但脉微神倦，恍惚惊惕。此水去而封蛰不固也，以真武镇之。方用真武汤，服数剂后，即以此作丸料。(戚金泉先生方案)

沙瓯瞻二媳时气治验乙卯二月　瓯瞻次媳，缪氏女也。缪无子，止生此女，性多躁，久患三疟，春初归探母病，维持而调护之，寒热交作。有程姓蒙师，属在比邻，亦稍知医，遂服发散药，热已渐退，连食腐浆大枣等药，胸前遂觉胀闷，热又复作。乃延余诊，因用和解清导一帖，已自减可。程不思彼体虚，加入三棱、蓬术，嗳气转加，吐痰不已，酌方主和营卫，兼清气化痰，寒热乃止。但汗出过多，反觉恶寒脉细。且所吐者皆清水，而小便全无，少腹肿满，余思脾气又虚之人，土不制水，水泛为痰，土不生金，金难化气，惟纳其气以归肾，燥其脾以培元，则水不患其无制，金不患其失司。遂以五苓散加益智、半夏、广皮、车前，外用杉木皮煎汤熏洗，病即全愈。(学山公方案)

张某肿胀症，用司天升明汤，紫檀、车前、青皮、半夏、枣仁、蔷薇、生姜、炙草、茅术、白术、槟榔、厚朴、防已、生地、泽泻。愈。(恒斋公方案)

回春录

钟耀辉年逾花甲，在都患肿。起自肾囊，气逆便溏，诸治不效，急买车返杭，托所亲谢金堂邀孟英治之。切其脉微而弱，虚象显然。询其溺清且长。曰：都中所服，其五苓、八正耶？抑肾气、五皮也？钟云：诚如君言，遍尝之矣，而病反日剧者何哉？孟英曰：此土虚不制水也。通利无功，滋阴亦谬。法宜补土胜湿，此即张景岳所云理中加茯苓、附子之证也。与大剂参、术，果即向安。越八载，以他疾终。

一男子患喉痹，专科治之甫愈，而通身肿势日甚，医者惊走。孟英诊之曰：病药也。投附子理中汤，数剂而痊。予谓：喉痹治以寒凉，法原不谬，而药过于病，翻成温补之证，是病于药也，非病于病也。尝闻孟英云：病于病而死者十之三，病于药而死者十之七。以予观之，诚非激论也，吁可叹已！

壬寅春，邵小墀室患汛愆，释医诊以为妊，广服保胎药，渐至腹胀跗肿，气逆碍卧，饮食不进。入夏延孟英视之，曰：血虚气滞，误补成胀也。先以黄连、厚朴、山楂、鸡内金、橘皮、大腹皮、枳实、茯苓、栀子、楝实、杏仁、紫菀、旋覆等药，先疏其滞以治胀，亦一定之法。少佐参、术服之，气机旋运，胀去食安。渐入滋阴养血之治，数月经行而愈。

尚友堂医案

刘少谷先生室人，身体肥厚，初产得男，五载未孕。乙巳冬，病患头顶肿起，腹胀气疼，手足浮肿，不思饮食，经期错乱。延余诊治。六脉迟弱，两尺更甚。搦管书方，先生语余曰：内子火旺性躁，饮食最喜清凉，凡姜椒辛热煎炙之品，不敢入口，即患病服药，砂半素所禁用，服之则口苦咽痛，历试不爽。余思：阴寒至此，再用清凉，腹胀中满，必不能免。投以六君子汤二剂，不渴不燥。随用砂蔻理中汤加吴萸、小茴，四剂而头顶肿消，咽喉不痛。然后以大剂桂附理中汤接服三十余剂，乃得诸阳布化，群阴退避，脾胃日健，饮食日进，腹胀足肿俱消。仍用理中汤加黄芪酒炒、鹿鞭、茯苓、白蔻、砂仁、杜仲、菟丝、故纸、益智、小茴、龙眼肉，和圆，以善其后。服至月余，气充血旺而经调孕叶。殊医不察本气，漫谓安胎宜用养血，遂置余方于度外。丙午二月，气虚胎坠，血下汗出，举目昏花，动辄眩晕，若非浇醋，酸以收之，几至两脱。于以见涉猎医书之人，谈言微中，有误病家不浅也。(治腹胀浮肿)

何柏齐云：造化之机，水火而已，宜平不宜偏。大旱物不生，火偏盛也；大涝物不生，水偏盛也。人身脏腑亦然。消渴症，火偏盛而水不足也；水肿症，水偏盛而火不足也。周某中年，寒湿下注，两足浮肿。余诊之，六脉沉迟。《经》云：沉属阴病，迟则为寒。况水乃阴邪，足系三阴，阴邪客于阴经，非肉桂、附子不能驱阴回阳，非苍术、蔓荆子不能升阳除湿；非小茴、赤苓不能化气利水。若因天时炎热而用滋阴养血，则愈助水邪，必至上泛入腹，肾囊肿大，少腹胀满而成蛊症矣。幸依方煎服，一月而消。(治寒湿足肿)

(评选)爱庐医案

旬日内遍体俱肿，肤色鲜明。始也，原有身热，不慎风而即止，亦无汗泄。诊脉浮紧，气喘促，小便闭，舌白，不思饮。证系水湿之邪，藉风气而鼓行经隧，是以最捷。倘喘甚气塞，亦属至危之道。治当以开鬼门，洁净府为要着。

麻黄五分　杏仁三钱　赤苓三钱　苏子二钱　桂木五分　薏仁三钱　紫菀七分　椒目五分　浮萍一钱五分　大腹皮一钱五分

外用麻黄、紫苏、羌活、浮萍、生姜、防风各五钱，闭户煎汤，遍体揩熨，不可冒风。

诒按：病名风水，立方清灵流动，颇得轻可去实之旨。(肿胀门案一条)

王氏医案续编

顾石甫宰娄县患恙，医治日剧，解任归，求诊于孟英。脉见左寸如钩。曰：病不能夏矣！许子双适至，闻而疑之，谓此证气逆血溢，腹胀囊肿，宛似上年康康侯之疾，若以外象观之，似较轻焉，胡彼可愈，而此勿治耶？孟英曰：彼为邪气之壅塞，脉虽怪而搏指不挠，证实脉亦实也；此为真气之散漫，脉来瞥瞥如羹上肥，而左寸如钩，是心之真藏见矣。壅塞可以流通，散漫不能收拾，客邪草木能攻，神病刀圭莫济，证虽相似，病判天渊，纵有神丹，终无裨也。季春果歿。

魏女患脚肿呕吐，寒热便秘，孟英与龙胆泻肝汤而立效。继有孙氏妇患此，亦以是药获痊。眉批：此亦肝经郁热之证，孟英善于调肝，故应手辄效。

王小谷体厚善饮，偶患气逆，多医咸后虚治，渐至一身尽肿，酷肖《回春录》所载康副转之证。因恳治于孟英。脉甚细数，舌绛无津，间有谵语。乃真阴欲匮，外候虽较轻于康，然不能收绩矣。再四求疏方，与西洋参、元参、二地、二冬、知母、花粉、茹、贝、竹沥、葱须等药。三剂而囊肿全消，举家忻幸，孟英以脉象依然，坚辞不肯承手，寻果不起。眉批：脉至细数，则阴竭阳亢，不拘何病，均忌此脉，而虚劳为尤甚。

石北涯令正，久患龈疼，渐至身面浮肿，或以为虚，或以为湿，病日以剧，气逆不饥。孟英察脉，左洪数，右弦滑，阴分虽虚，先当清其肺胃之痰热者。投白虎加沙参、花粉、冬瓜皮、枇杷叶、栀子、竹茹、芦根。服之肿即消，继佐滋阴，龈疼亦止。

问斋医案

肾主湿，脾化湿，水流湿，湿归于囊。服扶脾化湿之剂不应，宜顺其势以导之。

赤茯苓　猪苓　福泽泻　冬白术　白通草　车前子　怀牛膝　滑石　生甘草梢(湿证)

《经》以胸腹乃脏腑之廓，膻中为心主之宫，如匣匮而藏禁器，异名同处一域之中。心劳太过，十二官危，驯致气水相搏，身尽浮肿，筋骨沉滞，血脉壅塞，九窍寥寥，曲失其宜。宜开玄门，洁净府。

羌活　独活　防己　防风　苍术　白术　茯苓　猪苓　泽泻　黄芪　葶苈　大枣(肿胀)

肿胀虽有十，水鼓胀、肤胀、肠覃、石瘕诸名，不越气水相搏，血脉壅塞，关津不利，有所钟聚而成。身半以上，天气主之，身半以下，地气主之。自上而下，男从女逆，自下而上，男逆女从。上宜发汗，下宜分利，上下齐肿，汗利兼行，乃古之成法。现在身半以上尽肿，颈脉动，喘咳，食减，经闭。血亦化水，水不润下，上泛为灾，乃坤道危疴。勉拟《医话》启玄煎挽之。

麻黄　桂枝　苍术　独活　苦杏仁　炙甘草　防己　制半夏　厚朴(肿胀)

肾统诸经之水，肺司百脉之气，脾为中土之脏。肾虚不能约水，肺虚不能行水，脾虚不能制水，泛溢皮肤则肿，流注脏腑则胀。脾土非肾火不生，肺金非脾土不长，补脾必先补肾，肾为先天之本，补肾宜兼补脾，脾为生化之源。治水必先治气，气化水亦化。治气宜兼治水，水行气亦行。此脾肾气水之难分，而治当兼顾。考前贤治法，惟薛立斋加减金匮肾气汤最当。如所用附子、肉桂以补阴中之火，熟地、山药、山萸、牛膝以益阴中之水，茯苓、泽泻、车前以利阴中之湿，能使气化于精。即所以治肺补火生土，即所以治脾壮水通窍，即所以治肾补而不滞，利而不伐。通阳气致津液，开玄门，洁净腑，一以贯之矣。

大熟地　粉丹皮　建泽泻　怀山药　山萸肉　云茯苓　制附子　油肉桂　怀牛膝　车前子(肿胀)

脾为中土之脏，谏议之官，赖真火以煦和，真水以濡润。肾中水火皆亏，气不归精则喘，土不制水则肿，健运失常则胀。背为阳，乃五脏所系，胀从背起，五五二十五阳均皆不足，非独脾肾为言也。脉来细涩如丝，喘、肿、满危疴已著。勉拟金匮肾气挽之。(肿胀)

病起秋杪，延今入春，食饮少思，心神恍惚，面色戴阳，二便不爽，肿自足起，蔓延于上。乾道为逆，显系火亏，土困水流，湿而就下，阴病下行，极而上留于脾则中满，注入肺则气喘，最有喘满之变。脉细无神，虑难收效。勉拟金匮肾气挽之。(肿胀)

六脉沉细如丝，命门真火不足，火不生土，土不生金，水道无以通调，肿胀由兹而起。法当益火之源，以消阴翳。金匮肾气主之。(肿胀)

喘、满、肿乃命门真火不足，不能生土，土不生金，脾、肺、肾交困。考之于古，验之于今，非金匮肾气，乌能奏效。(肿胀)

脾、肺、肾交亏，喘、满、肿俱见。急以金匮肾气挽之。(肿胀)

水肿有阴阳之别，逆顺之异。阳水易治，阴水难医。男子自下肿上为逆，女子反之。肿处色红，内热作渴，能食，脉数。此为阳水，乃逆中顺候，补中寓泻主之。

大生地　粉丹皮　福泽泻　怀山药　云茯苓　黑丑末　怀牛膝　车前子　小茴香　细滑石　生甘草(肿胀)

《经》以肾乃胃之关。关门不利，故聚水而从其类。其本在肾，其末在肺，气水不顺，钟聚为肿。宜顺其势，上下分消为主。

羌活　独活　防己　防风　冬瓜子　苦杏仁　茯苓皮　五加皮　桑白皮　大腹皮　生姜皮　紫背浮萍(肿胀)

肾为水之下源，肺为水之上源，膀胱为水之导引，脾土为水之防堤。水肿总是气化无权。治水之法，禹功疏凿虽善，然非羸弱所宜，虚则崇土。前贤成法，如商陆、甘遂、大戟、芫花等，行水虽速，防堤不固，正气不支，终属不济。

人参　冬白术　云茯苓　炙甘草　木猪苓　福泽泻　油足肉桂　生姜　大枣(肿胀)

《经》以诸湿肿满，皆属于脾。脾虚湿热不化，气水钟聚而为肿胀，扶脾渗湿主之。

人参　赤茯苓　广藿香　大砂仁　制香附　冬白术　制附子　雄鸡矢白(肿胀)

谚有之，淡薄不堪生肿胀。念年常素，脾土久亏。脾具坤静之德，而有乾健之运，故能使心肺之阳降，肝肾之阴升，而成天地交通之泰。脾伤不能为胃行其津液，反成天地不交之否。《经》言五畜为益，宜食肥美以壮脾土。用药归脾、六君助坤顺，法乾健为宜。

人参　云茯苓　冬白术　炙甘草　制半夏　陈橘皮　绵黄芪　当归身　酸枣仁　远志肉　广木香　生姜　大枣　龙眼肉

接展来函，知服金匮肾气丸以来，肿胀虽消，余氛未靖。现交夏令温热，何妨有是症，则投是药，不见泉源之水乎。冬温而夏冷，外热而中寒，症本火亏，药当温补，况夏月伏阴在内，理必扶阳。居深堂大厦之中，不致伤暑。所欲更方，不过参入酸收之意，照原方加生脉散，待九秋木落，仍服金匮肾气丸可也。特此奉覆，谨返谦简。(肿胀)

盛年经闭，血逆于营，遍身浮肿，紫筋暴露，为血肿，难治。宜急通经。

刘寄奴　泽兰叶　红花　紫草　桃仁泥　生大黄　制附子　油肉桂(肿胀)

面肿曰风。颈脉动，喘咳，足胫肿曰水。

病名风水,不至入腹为妙。

羌活　防已　防风　柴胡　旋覆花　马兜铃　冬葵子　海金沙(肿胀)

肺肾两亏,气水钟聚,肿胀由生。肾本肺标,关门不利,故聚水而从其类。宜开玄门,洁净府,观其进退。

汉防已　独活　制苍术　川厚朴　福橘皮　云茯苓　木猪苓　建泽泻　车前子　炙甘草　桂府滑石(肿胀)

王氏医案三编

一妪患面目肢体浮肿,便溏腹胀,肠鸣时痛,饮食日减。医与理中、肾气多剂,病日剧而束手矣,始丐孟英诊焉。按脉弦细,沉之带数,舌绛口干,肿处赤痛,溺少而热。乃阴虚肝热,郁火无从宣泄而成此病,火愈郁则气愈胀,气愈胀则津愈枯,再服温燥,如火益热矣。授白头翁汤加楝实、银花、元参、丹皮、绿豆皮、栀子、冬瓜皮数剂。证减知饥,渐佐养血充津之品而愈。前此诸医谓其山居久受湿蒸,且病起梅雨之时,而又便溏脉细,遂不察其兼证而群指为寒湿也。嗣有黄梅溪令堂,患证类此,而燥热之药服之更多,肌削津枯,脉无胃气,邀孟英往勘,不遑①救药矣。

何氏妇年未四旬,于庚戌冬患腹胀善呕。或云寒凝气滞,宜吸鸦片烟以温运之,及烟瘾既成而病如故。或云冷积也,莫妙于蒜罨,往夏遂以蒜杵如泥,遍涂脊骨,名曰水灸。灸后起疱痛溃,骨蒸减餐,其胀反加,经乃渐断。招越医庄某治之,云:劳损也。进以温补,病乃日甚。复邀张凤喈、包次桥、姚益斋诸人视之,佥云劳损已成,或补阴,或补阳,服至冬令,便泻不饥,骨立形消,卧床不起。今春请神方于各乩②坛,皆云不治。其夫因蒲艾田荐于许信臣学使,随任广东。家无主意,束手待毙而已。蒲闻而怜之,为屈孟英一诊,以决危期之迟速,初无求愈之心也。切其脉弦细数,循其尺索刺粗,舌绛无津,饮而不食,两腿肿痛,挛不能伸,痰多善怒,腹胀坚高,上肤黄粗,循之戚戚然,昼夜殿屎③,愁容黎瘁,小溲短涩而如沸,大便日泻十余行,脉色相参,万分棘手,惟目光炯炯,音朗神清,是精气神之本实未拨,病虽造于极中之极,却非虚损之末传也。殆由木土相凌,为呕为胀。洋烟提涩其气,益令疏泄无权;蒜灸劫耗其阴,更使郁攸④内烁;进以温补,徒为壮火竖帜而涸其津;溉以滋填,反致运化无权而酿为泻。固之涩之,煞费苦心,余谓赖有此泻,尚堪消受许多补剂,纵临证心粗,不询其泻出之热而且腻,岂有肾虚脾败之泻,可以久不安谷而延之至今乎?夫人气以成形耳,法天行健,本无一息之停,而性主疏泄者肝也,职司敷布者肺也,权衡出纳者胃也,运化精微者脾也,咸以气为用者也。肝气不疏,则郁而为火;肺气不肃,则津结成痰;胃气不通,则废其容纳;脾气不达,则滞其枢机。一气偶愆,即能成病,推诸外感,理亦相同。如酷暑严寒,人所共受,而有病有不病者,不尽关乎老小强弱也。以身中之气有愆有不愆也,愆则邪留著而为病,不愆则气默运而潜消。调其愆而使之不愆,治外感内伤诸病无余蕴矣。今气愆其道,津液不行,血无化源,人日枯瘁,率投补药,更阻气机,是不调其愆而反锢其疾也。疾日锢,腹愈胀,气日愆,血愈枯。或以为干血劳,或以为单腹胀,然汛断于腹胀半年之后,是气愆而致血无以化,非血病而成胀矣。既胀而驯致腿肿筋挛,不可谓之单胀矣。肿处裂有血纹,

---

① 不遑:没有时间;来不及。

② 乩(jī 基):中国道教的一种占卜方法,由二人扶一丁字形的木架在沙盘上,谓神降时执木架划字,能为人决疑治病,预示吉凶。

③ 殿屎(xī 西):愁苦地呻吟。

④ 郁攸(yōu 优):火气,灼热之气。

坚如鳞甲,显为热壅,不属虚寒。借箸[①]而筹,气行则热自泄。首重调愆,展以轻清,忌投刚燥,热泄则液自生;佐以养血,须避滋腻,宜取流通。徐洄溪所谓病去则虚者亦生,病留则实者亦死。勿以药太平淡,而疑其不足以去病也。艾田云:薛一瓢谓人须修到半个神仙身分,才可当得名医二字,聆君妙论,不愧名医。于是以沙参、竹茹、丝瓜络、银花、楝实、枇杷叶、冬瓜皮、黄柏、当归、麦冬、枸杞、白芍出入为方,用水露煮苇茎、藕汤煎药。服四剂,脉柔溲畅,泻减餐加,乃参以西洋参、生地、黄连、花粉、薏苡、栀子之类。又六剂,舌色渐淡,腿肿渐消,服至匝月,忽然周身汗出溱溱,而肿胀皆退,舌亦津润,皮肤渐脱,肌肉渐生,足亦能伸,便溺有节,并不另授峻补,两月后可策杖而行矣。天时渐热,服药已久,以虎潜丸方熬为膏,用藕粉溲捣成丸,因丸剂皆药之渣质,脾运殊艰。孟英凡治阴虚须滋补者,悉熬取其精华而以可为佐使者和之为丸,不但药力较优,亦且饵之易化。如法服至长夏,健步经通,遂以康复。艾田云:此证人不能治,神亦不能治,君竟能肉白骨而生之,不仅半个神仙,殆人而仙者耶,抑仙而降为人者耶?水露以甜水贮甑,蒸取其露,宜临时蒸用,取其有升降之机,而养津液也,一名甑汗水,停久则失性矣。

归　砚　录

方氏妇劳伤挟感,业已治愈,服补药数剂,渐形浮肿。或谓邪未净而补之早也,用消导、清解法皆不应,且兼咳逆碍眠,便溏溲涩,又谓肾气不纳,改从滋填,其势益增,遂束手矣。交浼余视之,脉浮无汗,尺静经行,既非根带之虚,亦岂邪留误补,殆愈后复感风邪,肺气阻痹,水津失布,所谓皮水证也。与香薷、杏仁、紫苏、橘皮、兜铃、射干、紫菀、通草、葱白,天泉水芦火煎服,覆杯而愈。

贤倡桥朱君兰坡令堂,年已六旬。素患跗踵,夏季患疟转痢,痢止而腹之疼胀不休,渐至脘闷面浮,一身俱肿,遍治罔效,卧床百日,后事皆备。闻余游禾,谆乞一诊。左极弦细,右弱如无,舌赤无津,呻吟呕沫,不眠不食,溲短目眵[②]。系肝旺之体,中土受伤,运化无权,气液两竭。如何措手,勉尽人谋。方用参须、石菖蒲、仙夏各一钱,石斛、冬瓜皮、建兰叶各三钱,竹茹一钱五分,姜汁炒川连四分,陈米汤煎服。诘朝兰坡忻忻然[③]有喜色而相告曰:已转机矣。求再诊。余往视,面浮已减。病者輾[④]然曰:胸腹中舒服多矣,故不呻吟。且进稀粥,按脉略起。遂于原方加冬虫夏草一钱,乌梅肉炭四分,服后连得大解,色酱而夹蠕蠕之虫盈万,腹之疼胀遂蠲,肢肿亦消,舌润进粥。又邀余诊,色脉皆和,喜出望外。初亦不知其虫病也,所用连、梅,不过为泄热生津、柔肝和胃之计,竟能暗合病情,殆兰坡孝心感格,故危险至是,可以一二剂取效。谨志之,以见重证不可轻弃,而余徼幸[⑤]成功,实深惭恧[⑥]。将返棹,留与善后,方惟加燕窝根、薏苡、白蒲桃干而已。冬初,余再游禾,询其所亲,云已出房矣。因索原方案归录之。

得心集医案

陈景阶内人　初冬忽然遍身浮肿,小溲不利,医以利水消导之药,胀满日甚,气急不能着枕。视其形色苍赤,脉象浮大,独肺部沉数,舌苔灰黄,以苏叶、杏仁、防风、姜皮四味,

---

① 借箸(zhù 住):典出《史记·留侯世家》。张良借刘邦筷子在饭桌上画一番,分析楚汉形势,提出不能重用六国诸侯原因。后表示代人策划。箸,筷子。

② 眵(chī):眼睛里分泌出的黄色粘质,俗称“眼屎”。

③ 忻(xīn 欣)忻然:欣喜得意貌。

④ 輾(chǎn 产):笑貌。

⑤ 徼幸:由于偶然的原因而得到成功。

⑥ 恧(nǜ):自愧。《说文》:“恧,惭也”。

连进二剂,气急消减。再与人参败毒散加入生黄芪与服,小水通,肿胀遂消。缘此症时当秋尽,肺气消索,天气暴寒,衣被单薄,风邪内入,腠理闭遏,营卫不通,肺气愈塞,致失清肃之令,又无转输之权,水邪泛溢,充斥三焦。故启其皮毛,疏其肺窍,合《内经》开鬼门之法,盖腠理疏通,天气下降,而水气自行也。

人参败毒散(肿胀门)

龚甥可象　时值秋尽,偶患咳嗽气急,微有寒热,已服参苏败毒之类如故,改与泻白散一剂,小水短涩,渐次遍身肿满,略与导湿利水之药,更加腹胀气促。窃思治病不过表里虚实,然散之表不除,清之里反逆,固非尽属实邪。又脉来弦数鼓指,唇皱红,舌灰白,此岂尽属于虚?其中错杂,有非一途可尽。然既见寒热、咳嗽、气急、尿短、肤胀,无不关乎肺脏。肺气受病,既不服散,更不容清,其挟虚也审矣。况时值秋尽,燥金之气已虚,天令下降已极,人身莫不应之。今肺气已虚,便衰其护卫,失其治节。护卫衰,风寒得以外郁;治节失,湿热藉以内停,由是闭而不行。而肺家通调下输之道,其权已废,邪气正气,清浊相混,一概窒塞于中,无由输泄,只得散越皮肤。再加泻肺利药,以致阳愈下陷,阴愈上冲,故见腹胀气急。诊其脉来数急者,乃阴火上冲之明征矣。法当疏其肺、益其气、举其阳、降其阴,为法中之法,设使疏肺而不益气,则肺气重虚矣,益气而不疏肺,则抑郁不开矣,举阳而不降阴,则阴火不服矣,降阴而不举阳,则阳愈下陷矣,是必法兼四备,无一可缺。初欲仿补中益气方加入知柏之属,虽有举阳、降阴、益气之能,却少疏肺、开郁之力。后悟李东垣先生原有升阳益胃一法,直取其方,加入黄柏一味。服之小水倍常,乃降阴洁净府之验。连服十剂,诸症悉痊。愈后遍身发疮痍,可见里蕴之热,久被表寒外束,乃至内外交郁成毒,缘得开鬼门之药逼其外出,不致内陷之明征也。方中参、术、芪、草,益气升阳也;柴、陈、羌、独、防风,升阳疏肺也;苓、泻、连、柏,降阴导湿也;白芍敛阴和血,散中有收;姜、枣调和营卫,补中有散。一举而诸法兼备,可谓先得我心矣。夫人知利药可去湿,而不知风以胜湿;人知破气以消肿,而不知益气以收肿;又知发表以散邪,而不知升阳亦散邪也。外此以及通因通用、塞因塞用、寒因热用、热因寒用、上病下取、下病上取、阴病取阳、阳病取阴,医家诸法,最当素谙,学者于此一案,倘能类推其余,则于诸症,皆可得法外之法矣。

升阳益胃汤

黄芪　人参　甘草　半夏　白芍　羌活　独活　防风　陈皮　茯苓　泽泻　柴胡　白术　黄连　姜　枣(肿胀门)

吴应新乃郎　腋下肿痛,将欲作毒,疡医外用敷药已愈,随忽遍身微肿,其饮食二便如常。复延幼科,以消导利水之药,倏然头痛潮热,肿势甚急,肾囊肿大,状若水晶,饮食顿减,神气困倦。更医又议理脾利湿。医者病家,见症甚暴,疑而未决。余谓五行之速,莫如风火,盖因气血凝滞,始发痈毒,未经疏散,气血不宣,加以寒冷抑遏,致令邪气内攻。凡阳气被郁之症,必当疏通经络,启发皮毛,庶几肺气宣达,外则腠理舒畅,内则水道通调,原肺主一身之气化也。今肺气窒塞,与消导利水、理脾行湿何与。疏方以人参败毒散加苏叶、防风、杏仁,助以热稀粥,令其皮肤津津,连服二剂而消。蒙称奇治。窃笑世医一见肿症,辄称肿症多湿,咸趋利水。见余发汗,便觉诧异。曷知《内经》治肿诸法,有开鬼门之例乎。

人参败毒散(肿胀门)

余玉堂幼郎　因患疮敷药,疮愈发肿,饮食二便如常。延医数手,调治多日,不识为疮蛊之症,无非五苓、平胃之药。渐至下肿尤甚,囊若水晶,形似鱼泡,呼吸不利,求治于余。余思邪气内陷，必当提出于表，又思病甚于下者，当从举之之义，乃与升阳益胃汤。按投二剂，寒热顿起，若有疟状，其家惊怖。余曰：向者邪气内陷，今已提出，乃得表里交争，方有寒热相战，不致内结，正佳兆耳。仍令再进，共计十剂始消。噫！世人但知热退为病愈，抑知发热亦为病愈乎。

人参败毒散

升阳益胃汤(肿胀门)

傅乃谦　先感风寒，犹不自觉，继以饮食不节，遂至腹胀，面足俱浮，上半身时潮，下部足膝常冷，目黄尿闭，本属寒湿结聚，因重与柴苓汤加苏叶治之，连进数剂，小水便利，面部及两手略消，而下半身及腹愈加肿胀，气愈急促，水囊光亮，肿若鱼泡。因思明是风寒外郁，食饮内伤，理宜和解利湿，合乎开鬼门、洁净府之意，何上消而下愈肿？沉思良久，恍然悟得，斯症虽属外郁内积，实由脾胃失健运之权，中焦无升发之机，药味渗泄过重，胃阳下降至极。必当升举其阳，合乎下者举之之义，方为至理。然理法虽合，而方药难定。曾记东垣书有自病小便不通，谓寒湿之邪，自外入里而甚暴，若用淡渗以利之，病虽即已，是降之又降，复益其阴而重竭其阳也。治以升阳风药，是为宜耳。斯症寒湿内聚积结，胃阳下降不化，法当用其方，名曰升阳益胃汤。善哉，方之名也，不升阳何以能益其胃乎。斯症药品方名符合，殆所谓有是病即有是药也。一剂即效，连剂而安。

升阳益胃汤

吴乐伦　时当盛暑，陆路归里，中途发疟。其疟每日夜发，寒少热多，汗出口渴，小水短赤，面目浮黄，舌苔堆积如粉，大腹阴囊及腿胫一带悉皆浮肿。又发旧痔，每日零星去血，约在升余。凡凉血消肿治疟之方，俱历尝不效。按脉属虚，而症似湿热。窃疟、肿、便血三症，皆虚中挟热，正合《内经》气虚身热，得之伤暑之旨。盖病者原因途中暑热，渴而啜瓜，湿热蕴蓄于胃，三焦不化，四海闭塞，以致营卫失常，而成斯疾。必须先洁净府，以少杀其暑热之炽，顺趋水道，令膀胱气化先行，然后再提阳陷于阴之疟邪从鬼门而出，则腠理自和，俾卫分有气化之机，营中无扰乱之苦，而便血不治可自止矣。于是以轻清微寒之味，解暑渗湿之品，方用西瓜、滑石、石韦、丹皮、通草，服至二剂，小便甚长，身肿消退。随以清暑益气汤除苍术，连服旬日，果然三症顿愈。所谓病变虽多，法归于一之验也。

清暑益气汤(肿胀门)

傅孔怡　病缠服药，十有余载。初起，腹痛时胀，得食身重，时愈时发，渐次而甚。旧冬足跗有浮气，至春通身浮肿，腹皮胀满，腹中鸣响，上气喘急，胸前塞紧，食饮不运，左肾睾丸吊痛，遍身之病，自难名状。三楚名剂，历尝不瘳。买舟归里，待毙而已。邀余告曰：今请先生为我决一逝期耳。余曰：此为单腹胀证，古贤皆曰难治，病源本深。但今诊其脉尤有和缓之意，可知胃气以及真阳尚有微存，是为先天禀赋之厚，急进大药，尚属可治。《经》曰：阳气者，若天与日，失其所，则折寿而不彰。今阳气所存无几，全是一团阴气混扰其中，所以腹中鸣响，哇哇之声，皆阴气漫弥也。阴气盛，则中州无光，土被浸润泥滑矣，所以饮食不运胸紧腹鼓者，皆土病也。至于吊疝跗肿，乃命门火衰之征。而上气喘急，由乎肾阳为阴所迫，无根之气，专往上奔。为症如此，安之固之，尚且不暇。何医者见病治病，不明塞因塞用之法，希图目前之快，任行攻伐。使非先天禀赋之厚，真阳早已扑灭矣。吾今许以可治者，以崇土为先，而土赖火生，又当以治火为急。火旺则土自坚，土坚而万物生矣，火旺则阴自消，阴消而阳自长矣。方既立，何孔翁疑药之重，畏术之补。余曰：前被劫药之误，岂可犹陷前辙，今仅留残喘，岂能迁延时刻，比之黄河坝倒，岂担石培土所能竖立？而用燥药者，譬之贼兵鼓众，虽选强与敌，使非铳炮为之前，焉能直突营围？因亲验其药，面视其服，而犹药轻病重，三服始验。告余曰：服白术之拦阻，胸前反宽，腹中之气，竟走肛门而出。余曰：此正云开雾散，日将出也。以后服五十剂毫不改味，而腹胀足肿始消，七十剂遂奏全效。可见阳气存留，得于先天禀赋之厚者，终克有济也。

附方

白术　巴戟　附子　干姜　熟地炭　当归　故纸　胡巴　澄茄　小茴香　肉桂　沉香

余毓贤　堪舆为业，冒暑登山，因而疟痢交发。医者不究其劳，惟责其暑，凡胃苓、香薷、芩连之药，数手雷同，乃致疟痢未已，而气急肿胀日增。延余治时，败症百出，忙以补中益气、《金匮》肾气，日夜交斟。按治三日，疟邪不至，痢转滑泄，似乎大有起色。然细揣尚有三不治焉。盖水肿症脉宜洪大，今见沉细，一也；且囊与茎俱肿，二也；又滑泄而肿不消，三也。以此告辞，求治不已，勉力处治。潜思火土伤败，非大剂破格，何能逆挽？用六味回阳饮加白术、故纸、肉蔻，兼进硫磺丸，日进三剂。按法不歇，五日之久，病全不减。扶至十日，附、术各进两斤，硫磺丸已下九两，始觉气急略平，便转溏粪。再经旬日，进药不辍，方可着枕，便坚溺长，脉稍有力，皮肤始露皱纹。旋以归脾汤吞八味丸，再经月余，始克起死而回生也。

归脾汤

八味丸

六味回阳饮(肿胀门)

汪廷选　秋间患疟，发表后迭进附桂理中汤，已获小安，惟疟邪未曾全止，急求止截。余晓以养正邪自除之义。竟私取截疟膏药帖背，疟邪虽止，渐加浮肿腹胀，玉茎肿亮，状似鱼泡，咳嗽气促，呻吟不已。视形容面色舌苔脉象，俱属大虚，拟以火土伤败，与术、附、姜、桂。按服数日，色脉如原，茎肿尤甚。改进五皮饮，重加苡仁、桑皮与服，俾得溺倍于常，茎肿乃消。此症原是脾肺两脏气化不行，水壅经络，泛溢皮肤。徒然益火燠土，与皮肤无涉，故诸症自若，而茎囊原为聚水之地，故肿尤甚。水溢皮肤，以皮行皮之义，故肿乃消。可见医贵圆通，不可执一也。

五皮饮

五加皮　地骨皮　桑白皮　大腹皮　生姜皮(肿胀门)

陈敬斋先生　年逾八十　身体坚强，声音洪亮，耄年尚御女不辍，旧冬曾举一子，其先天禀赋之厚可知。迩值春升，面足带浮，语言不利，惟眠食犹安。诸郎君各延一医调治，咸称脾肾之虚，理中、肾气诸方，叠投益甚，渐加气促不能着枕，遂谓高年重症，无药可治。停药数日而病益进，托友转请于余。余至扶诊，脉颇浮大，遍身肿而面部尤甚，语言壅塞，涎唾自流。予想从来肿症，未闻有言蹇流涎之例，言蹇流涎惟中风有之，奈何肿症亦有之乎。默思《内经》病机篇云：有病肾风者，面跗庞然，壅害于言。缘邪之所凑，其气必虚，大凡水病多有由于肾虚者。况高年禀赋虽厚，而下元已衰，或加房劳惊恐，俱伤肾气。值此春升，风木司令，下虚不纳，肾液奔腾升越于表，适逢风袭中于廉泉，舌根下两旁穴。故面跗庞然，而兼壅害于言也。处以归、杞、附、桂、白芍，抑风而制肾水，微加辛、防、独活，用之流利经络，稍开鬼门以逐邪。一剂下咽，竟获熟睡，小水倍常。再剂肿消，语言清爽，流涎亦止。可见圣人之法，不可不熟而深求也。(肿胀门)

凌临灵方

许左(年三十一岁，八月三日)　伤于湿者下先受之，诸湿肿满皆属于脾，脾失运化之权,湿热曾着阳明,太阴阳明之脉皆从足经而起,湿热下注其经气络不和,肿自足跗而起,膀胱气化失司,肿及阴囊,小溲不利,脉象弦缓,治宜分利,方照陈孩水肿之方去香附大腹绒,加汉防己、晚蚕沙。(下体肿胀)

张(七月) 脾肺气虚,中焦失运化之权,湿热蕴留阳明,三焦气滞不和,肿自足跗而起,延及四肢头面,腹胀少纳,四肢酸倦,小溲不利,脉右弦滑,治宜清利。

生於术 大腹绒 椒目 晚蚕沙酒炒绢包 车前草 炒枳实 新会皮 飞滑石 带皮苓 制香附 法半夏 汉防己 地骷髅(肿胀)

汪鸿桥(年四十六岁,七月) 寒水侮脾,水肿胀满,前以分利不应,今已喘矣,脉形濡缓,拟宗满生加减肾气汤法。

大熟地 缩砂仁四分,拌 丹皮 怀牛膝 怀山药 带皮苓 车前子 陈萸肉 泽泻 地骷髅 上摇桂 熟附片各五分二味饭丸分吞

按:菁山某亦用此方数十剂全愈,灵效非常。(水肿)

傅左 寒水侮脾,土无堤防,水气泛滥,始起咳嗽,继则遍体浮肿,腹胀气逆,脉象沉细,治宜温中利水,症虞喘促之变,附方请正。

生米仁三钱 姜半夏二钱 生姜皮六分 白杏仁二钱 熟附块六分 广皮一钱 椒目一钱 炒苏子一钱五分 带皮苓四钱 杭白芍一钱五分 冬瓜子皮各三钱

(此方系余诊因有验故附此)

傅左次诊,肿已渐消,惟脚肿未已,脉弦滑而缓,照前方去苏子加米泔制茅术、汉防己、旋覆花。(风燥)

费伯雄医案

脾有湿热,腹肿囊肿,症势极重,姑拟健脾分消。

连皮苓 大腹皮 细青皮 新会皮 广木香 大砂仁 佩兰叶 台乌药 焦茅术 川牛膝 川厚朴 车前子 佛手片 煨姜

本属虚体,积湿下注,阴囊肿。宜调养中参以分利。

全当归 苡仁 五加皮 梧桐花 京赤芍 地肤子 细青皮 川牛膝 赤茯苓 豨莶草 台乌药 怀牛膝 车前子

本属虚体,积湿下注,阴囊肿痛。宜调中,参以分利。

全当归 赤芍药 赤茯苓 生苡仁 梧桐花 豨莶草 五加皮 小青皮 车前子 嫩桑枝 川牛膝 怀牛膝 地肤子 台乌药 荠饼(肿胀)

医学举要

府庠生[①]王迪贤令堂,患喘肿,脉浮无汗,渴饮异常,宗仲景风水治例,兼参王节斋先喘后肿之旨,用麻杏甘膏汤而愈。(卷六)

寿石轩医案

湿邪困脾,脾虚水旺,由里至表,肚腹、面目、四肢浮肿。虑生喘急之变。

紫苏叶三钱 炒川朴七分 赤苓三钱 汉防己一钱 川羌活一钱 草蔻霜七分 福橘皮一钱五分 熟附片一钱 青防风一钱五分 广木香一钱 川椒目三分 赤小豆五钱(打) 制半夏一钱五分 干姜一钱 陈香橼皮一钱五分 厚朴温中丸一钱五分 四七丸一钱合付

疮湿传里,遍身浮肿,胸次胀痛。脉象浮濡。拟元戎五苓汤治之,透出乃吉。

川羌活一钱五分 川桂枝一钱 川厚朴七分(炒) 赤小豆三钱(打) 青防风一钱五分 生

① 庠(xiáng 详)生:古代称府州县学的生员。

苍术一钱　杏仁泥二钱　苏薄荷一钱五分　猪赤苓各三钱　建泽泻一钱五分　鲜生姜一片　葱白三枚

鲜鲤鱼一尾煎汤代水

复诊:

改用:生姜皮七分　加:五茄皮一钱五分　冬瓜皮四钱(水肿)

水饮停中,脾虚不能制水,于是遍身浮肿。脉沉弦且滑。拟方速解乃吉。

野於术三钱　川朴五分(炒)　冬瓜子三钱　杭白芍一钱五分　草豆蔻八分　陈皮一钱　熟附片一钱五分　广木香一钱　白茯苓三钱　淡干姜五分　腹皮绒一钱五分(水洗)　香橼皮一钱　生姜皮五分

肿本乎水,胀由乎气。水溢皮肤,气郁脘腹,于是肿胀日增,小溲不利。法当化膀胱之气,气化则水道通调,肿胀自可渐减。

桂枝七分　砂壳一钱五分　赤苓三钱　鸡内金三钱三具　防已一钱　蔻衣一钱五分　泽泻一钱五分　蟾皮一钱五分一只　腹皮二钱　苏叶三钱　陈皮一钱五分　杷叶二片(水肿)

湿困脾阳,肢体浮肿,腹大而胀,小溲甚少,喘不能卧,已经旬日。拟方速解乃吉。否防大喘致变。

香苏子叶各一钱五分　大腹皮一钱五分(洗)　白苓仁三钱　苦杏仁泥二钱　淡干姜七分　汉防已一钱　乌扇一钱五分　五味子五粒　冬瓜子三钱　冬瓜皮三钱　枇杷叶三片(去毛)(水肿)

土被水乘,脾为湿困,阳气不能运行,阴霾得以盘踞。是以运纳失和,腹渐胀大,足跗浮肿,小溲不利。速宜清志安闲,俾肝得条达,使无剥制之灾,庶可渐入佳境。

川朴根一钱(炒)　川桂枝七分　草蔻仁一钱　赤茯苓三钱　广木香七分　制茅术一钱五分　鸡内金二钱　广陈皮一钱五分　淡干姜七分　宣木瓜二钱　大腹皮二钱(洗)　通络散八分　建泽泻一钱五分　冬瓜皮三钱　防已一钱五分(膨胀中满)

肝郁中伤,脾虚气胀,腿脚发肿,蔓延于上,心虚头眩,防成中满。

冬术三钱　远志一钱　薏苡仁三钱　新会皮一钱　泽泻一钱五分　真琥珀五分(用灯心一分,研极细)　茯神二钱　炒枣仁一钱　冬瓜仁四钱

复诊:

原方加:木香八分　净归身三钱　潞党参三钱　野於术(土炒)　白术三钱

腿肿已消,腹胀未愈,中满之症极难求痊。养心脾,和肝胃,有效仍吉。归脾,去芪、甘草,加:建泽泻一钱五分　砂仁七分　车前子一钱五分　新会皮八分　杭白芍三钱　琥珀屑五分　冬瓜子三钱(炒)　干蟾皮一钱五分　青皮八分

红糖为丸。上药十贴共为细末,和水泛丸。

附:治臌胀方

鸡屎白一升,用夏布口袋盛,入磁瓶内,浸百花酒五升。瓶口用皮纸封固,隔水煮一炷香之久。每晚取出三两,澄清。另用海南子六分,煨木香五分,川朴四分,橘皮四分,共研细末,和入酒中,炖温饮之。(膨胀中满)

时病论

风湿两感

海昌濮某之媳,孤帏有数载矣,性情多郁,郁则气滞,偶沾风湿,遂不易解。始则寒热体疼,继则遍身浮肿,述服数方,佥未中肯。丰知其体素亏,剥削之方,似难浪进,姑以两解太阳法去米仁、泽泻二味,白茯用皮,再加陈皮、厚朴、香附、郁金治之。服二剂稍有汗出,寒热已无,浮肿略消,下体仍甚。思前贤有上肿治风,下肿治湿之说,姑照旧法除去羌活,更佐车、椒、巴戟,连尝五剂,始获稍宽,后用调中化湿之方,医治旬余,得全瘥矣。(临证治案二)

慎五堂治验录

赵幼。风寒夹湿相搏，一身悉肿，咳嗽卧甚，且予辛散。

紫苏叶一钱半　杏仁四钱　桑叶三钱　姜皮三分　淡豆豉四钱　苡仁三钱　前胡二钱　葱白二枚　五加皮二钱　防风一钱半　陈皮五分

金玉相，癸未八月，南码头。寒热后头跗皆肿，肠风痔血大发，正虚土不制水，水邪横溢，先治标恙。

大豆卷三钱　桑枝四钱　桑叶二钱半　仙居术五分　茯苓皮三钱　防风梢一钱半　生苡仁三钱　五加皮三钱　伏龙肝五钱　陈皮五分　生谷芽五钱　荷梗一尺

肿退，去豆卷、桑叶，加刺猬皮、荷叶。

周亦新室，辛巳十二月，朔望泾。脘痛吐厥，用桂枝加桂合奔豚汤得效，而病后不任劳，烦劳则纳食运化迟滞，心中怔怔，头痛头眩，目胞时见卧蚕之状，足跗微浮。据病证因，是脾虚气不斡旋也。按，脾称谏议之官，知周出焉，位居中央，于行为土，于卦为坤，其色为黄，其音为宫，其隶属之部位者，四肢也。盖心为君主而主血，血不能自生也，赖饮食入胃而脾气散精，奉心化赤，血气周流，则痛痒皆知而四肢泰然。犹之人君听纳谏，则奸邪不能蔽而民殷国富，外侮不能侵矣。今者脾气既亏，坤顺之德有惭，气不斡旋，运化之力渐微，所以纳食时胀，劳则神疲肢倦。且脾为至阴之脏，目胞亦阳分至阴之地，足跗亦属阴部，脾虚故见征于此。脾者土也，土克水。虚则水无所制，因而泛滥，则津润之色自必见于脾部。《灵枢·水胀篇》云："目胞微肿如卧蚕起之状者，水也。"前进仲景枳术汤已得效验，今兹拟膏方常服，当仿鞠通"治内伤如相"之训，使坐镇从容调遣合度，则中轴转而四运成，则脏腑之机关尽利，何前症之有云？用古方四君子汤增味。

高丽参一两半　陈皮一两半　肉桂一钱　桑枝三两　白芍一两半　旋覆花一两半　天生术二两　柏子仁一两　楝实一两半　阿胶一两　浙茯苓三两　制半夏一两　杞子一两半　米粉五合　炙甘草七钱　当归身一两半　菊花二两　冬虫夏草五钱

上用河水浸一宿，文火煎浓去渣，以阿胶、米粉收膏，砂仁汤下三五匙，早晚服。

柯韵伯曰：四君子汤，气分之补方也。人参致中和之气，白术培中宫，茯苓清治节，甘草调五脏。胃气既治，病安从来？然拨乱反正又不能无为而治，故佐橘皮利肺气，半夏消痰气，而痰水可除也；使以芍、归、杞、菊养肝之体，抑肝之用，所谓扶正(土)必先安木也；柏、桂、旋、绛以助心火，火生土也；楝实苦降以泻浮阳；砂仁辛香，上通心，下交肾，中可疏机关。统论全方，不出补脾调气二法也。

癸未年膏方。《易》云：至哉坤元，万物资生。坤元者，太阴脾土，阳明胃土也。土乃后天之生气，万物之母，故容受水谷，则有坤顺之德，化生气血，则有健乾之功。土若有亏，杂病丛生。今目胞卧蚕，四肢微肿，则望之而知其土虚矣。劳则气促，则闻之而知其气虚矣。心中怔怔，则问之而知其气虚矣。脉形细濡，则切之而知其气虚矣。病状虽殊总由一虚，古人云：补益诸方惟四君子汤为金科玉律，具中和之德，得君子之名。前岁膏方宗此增味，服之有效，仍主原意。

加益智仁五钱、藕粉一两、潞党参二两，去肉桂、阿胶。

张石顽曰：人之一身，土气为本。故久虚不愈必用四君子汤，先培中宫土气，使药气四达，则周身之机运流通，水谷之精微敷布，何虚症之有哉？然土虚而木气乘之，非加和木不可；土虚而痰饮生之，非加蠲饮不可；土虚而血无以生，非加益血不可。方中加柏、楝、桑、芍，所以和木；半、桔、旋覆，所以蠲饮；归身、杞、菊，所以益血。使以冬虫夏草，得二至之气，一阴一阳，调和诸药；藕者空通，能苏胃气以行药力也。

徐官人，辛巳十月，更漏桥。疟疾早截，邪恋脾虚，水湿久渍，逆行犯肺，气喘咳嗽。膀胱气化失司横溢，一身陡肿，下及阴囊，脉浑苔糙。昔王节斋言：先胀后喘者，属脾。当实脾行水，清金次之。斯宗其旨。

生苡仁　防己　蚕砂　枇杷叶　青蒿　川楝子　豆卷　射干　桂枝　威灵仙　杏仁　葱须　血珀　丝瓜络　灯心

土虚不制水湿，上泛逆至肺而制节失司，不能通调水道，下输膀胱，水邪横溢，一身浮肿，喘咳不休。进剂后肿喘减十之三四，咳嗽依然。今添开上闸，上闸启，而下流自速矣。

杏仁四钱　枇杷叶五钱　防已一钱半　苡仁五钱　大豆卷三钱　冬瓜子皮各一两　灯心四分　琥珀三分　忍冬藤四钱　海金砂三钱　赤豆一合　葱须一钱半　丝瓜络三钱

顾掌衡，癸未十一月，西门外。寒热时形，腹膨，肢面皆肿，纳食难化，小溲渐少，脉软弦，苔白腻。伏邪久羁，脾虚湿聚，治以泄表建中。

藿香二钱　青蒿一钱半　大腹皮二钱　枳壳七分　豆卷四钱　苡米五钱　川楝子一钱半　於术七分　桂枝二分　姜衣四分　陈吴萸一分　香附三钱

寒热既止，肿仍不减，畏寒异常。

陈皮　木香　香薷　谷芽　豆卷　附子　茯苓　葱　桂枝　於术　苡仁

五帖肿退七八。

范，右。寒热旬余不解，一身皆肿，阴囊光亮，病久中虚，湿邪横溢，先开元门，得汗为妙。

豆卷五钱　青蒿一钱半　苡仁三钱　川牛膝一钱半　藿香一钱半　楝实一钱半　灵仙一钱半　海金砂二钱　葱须一钱半　姜皮七分　吴茱萸二分　宋半夏一钱半

寒热得汗而定，惟阴丸之肿未退，原方增味治之。

照方加桂枝三分、附子三分、灯心三尺

居老虎，壬午。疟后腹膨，溲少足肿，纳食运迟，关脉弦，作脾虚积湿治，仅退足肿，再佐理气，宜有效矣。

党参　陈皮　藿梗　旋覆　茯苓　木香　砂仁　苏梗　半夏　香附　佛手　荷梗　腹皮　蚕矢　灶土　葱须　谷芽

十帖愈。

陆文龙。胸腹面部浮肿微红，渐至四肢，卧则心震，引及一身，咳嗽痰稀，便艰溲少，两手脉弦，舌苔薄黄，乃外风袭而内饮盛也。证累数月，理当扶正祛邪。

酒炙木防己二钱　潞南党参三钱　光杏仁三钱　水炒桂枝木四分　带皮茯苓三钱　豨莶草三钱　酒炒原蚕砂三钱　竹沥半夏二钱　熟石膏一两

遍身红肿略减，耳鸣眩晕不止，心悸咳嗽，脉舌如前，邪势猖獗，仍宜扶正祛邪。

木防已二钱　桂枝四分　黄芪二钱　炙甘草四分　羚羊角二钱　蛤壳五钱　远志七分　旋覆花一钱半　络石藤三钱　蒌皮五钱　新绛七分　朱茯神三钱

各症皆减，大便不爽，左脉仍弦，营虚邪痹，治以治风先治血之意。

木防已一钱半　秦艽一钱半　酒炒生地黄三钱　生黄芪二钱　独活八分　咸肉苁蓉三钱，略漂淡　油当归三钱　蚕砂三钱　朱砂拌茯神三钱　络石藤三钱　桑枝一两

顾芳洲子，九月七日，张泾。病后脾不制水，一身皆肿，二便不调，拟分消法。

豆卷五钱　桂枝三分　防已一钱半　带皮茯苓三钱　五加皮一钱半　杏仁三钱　苡仁三钱　厚朴四分　葶苈子五分　姜皮五分　大腹皮一钱半

外用鲫鱼、雄黄、麝香,研烂敷脐。

又,加椒目、丝瓜络、冬瓜皮。

一身肿亮稍退,小溲长而色黄,舌苔白厚,脾虚湿积,治以分利。

熟附子三分　冬术皮一钱半　茯苓三钱　灯心三分　薏苡仁四钱　桂枝木三分　泽泻一钱半　豆卷五钱　冬瓜皮三钱　丝瓜络三钱　防已一钱

施国香子。病后浊湿横溢,一身洪肿,喘咳不渴,二便皆闭,进渗湿开腑未奏寸功。勉宗朱氏以浊攻浊法,俾水从下出则妥。

鼠矢五十粒　西琥珀三分　椒目三十粒　薏苡仁四钱　蝼蛄五只　桂枝木二分　赤白茯苓各五钱　伏龙肝一钱半　泽泻一钱半　木防已一钱半　附子三分　冬白术一钱半　橘皮七分　灯心四分　乌桕根白皮三钱

又,加赤豆、葱须、杏仁。

一身之肿已退,阴丸亦减其半,咳缓纳加,再拟扶土制水法,前方去鼠矢、蝼蛄、防已。

边荫岩女。面浮足肿肤黄,名医屡补益剧。余询知淋雨著湿而起,夏秋至春从未汗出,其右脉浮溢鱼际,乃表强,非欲男之故,诸君误会矣。既属表强,宜开元门。

浮萍三钱　秦艽一钱半　五加皮一钱半　茯苓皮三钱　麻黄豆卷四钱　桂枝三分　汉防已一钱半　冬瓜皮五钱　杏仁三钱

又,香附六君子汤加桂枝、附子。

陆应山室,南码头。透表逐湿,上呕下泄汗出,肿势退半,依原出入主之。

浮萍　威灵仙　苡仁　豆卷　橘皮　羌活　制半夏　椒目　车前　黄土

又,加潞党参、苍术。

水肿证后,调理丸方。考诸古训,人之一身制水者,脾也;主水者,肾也。肾为胃之关,聚水而从其类也。倘肾中无阳,则脾之枢机虽运而肾之关门不开,水即欲行以无主制,故泛溢妄行,而有水气,或咳,或小便不利,或呕,或利。

连用表里分消,既得肿平咳止,今谋善后事宜。猛剂虑难常服,思仲景治水气之方不越外解内利二法,其真武一汤燠土制水,可移作善后之方。真武即元武,避讳也。真武者,北方司水之神也,以之名方者,籍以镇水之逆也。

茯神三两　附子大,一枚　赤芍二两　苍术一两　白术一两　老生姜三两　北沙参二两

上为细末,用车前子三两、川牛膝一两、淮牛膝一两、西砂仁一两,落潮水武火煎极浓,去渣,以汤法丸,如劳豆子大。每服二钱,空心服,日二服。

水肿一症最多反复,而反复者死多活少。盖反复则正气日虚一日,邪气日胜一日也。其中又有目眩而溲清,百无一治。前年见庄诚斋始起目眩面肿,小溲清长,脉弦苔白。拙作风湿治不效,抑且日甚一日。延支塘邵聿修治,用参、地、伽楠香等作肾虚气脱治,覆杯即亡。良由气脱不受大补也,非补之而不救也。近日又见漳泾潭张金观患此,屡药不效,汤兰亭用大剂攻逐,大便泄血水十余次,越数日肿消而逝,以气脱不任峻药也。

温氏医案

胞弟融斋,年当强仕①,身体素壮,因平日夜间于静坐时,爱饮香茗饮后辄眠,以致水停胃中,不能下输膀胱,浸入四肢,渗于肌腠,渐渐腹大气促,尚自不觉。余因代庖浮图汛务,月余未晤,偶见其鼻准发亮,两目下有卧蚕形。余告之曰:弟伤于水,现已成肿。当云似觉肚腹胀大,行路气喘,然并不知其为水病也。余曰:即宜早治,否则蔓难图矣。诊其六

① 强仕:亦作“彊仕”。四十岁的代称。语本《礼记・曲礼上》:“四十曰强,而仕。”

脉沉迟,是水气散漫之象。伏思治水肿者,当以《内经》开鬼门、洁净府二语为宗。《伤寒论》有小青龙汤,能治水气,余遂用其全方,外加附片五钱,内温其里,外通其表。连服三剂,其汗微出,未能透彻,小便涩滞,即用五苓散利其小便。服药后四肢鼓栗,周身寒战,心甚惶惑。余曰:此乃攻其巢穴,不必疑惧。约有一时之久,小便大下如注,汗湿重衣,其肿随消。此乃地气通,天气亦因之以通也。继用理脾涤饮之剂,调理而愈。后余弟问故,小青龙汤乃治伤寒之剂,非治水肿之方,方书多用五皮饮,兄今用之,何以见效甚速?答曰:夫水者阴气也,亦寒气也。小青龙汤内温外散,治饮症之良方,今用之先通其表,即开鬼门之谓也。用五苓散利小便,即洁净府之谓也。要能熟读仲师之书,自能领会。此次虽然奏效,全赖吾弟信任之专,方能服至三剂之多,如果疑惑,更延他医,另用别药,定然变象多端,吉凶未可知也。(水肿)

先君在日,训及强仕时偶患气胀之症,遍体皆肿,诸药不效,医皆束手。嗣因余表兄何东升,述及伊得名医传有偏方,用沉香、砂仁各三钱,香橼片四钱,共研细末,另用鸡蛋一枚,煮极老,去白用黄,将油取净,同前药和匀,分三次用,老酒冲服。服后下气如涌,其肿全消,真神方也。曩时闻此训诲,不解制方之妙,追知医后,细绎其义,始悟方用香橼者,其气香,味甘微苦,其形圆,其色白。然形圆象天,色白入肺,其气轻清,乃上焦气分之药;砂仁气味辛温,辛能散,温能和,本草主宿食不消,腹中虚痛,下气,则是中焦气分之药;沉香亦气味辛温,但色黑质重,色黑入肾,质重下沉,是为下焦气分之药。夫三物者,分治三焦之气,使其流畅通行,又得鸡子黄之入中,引诸药由中而分布,用酒调服者,酒能通行百脉,无处不到,故奏效甚捷也。余因揣此方,想从仲景枳实栀子豉汤悟出。(气肿)

诊余举隅录

丙申秋,余客都门,有罗某患水肿半年,转重转剧。余治之,用五皮饮加白术等味,补益而愈。

丁酉夏,余客天津,吕鹤孙别驾患水肿症,初从腹起,继则头面四肢皆肿。余切其脉,浮举缓大,沉按细弱,知是脾虚湿侵,用黄芪建中汤、理中汤、五皮饮、五苓散加减治之而愈。此皆阴水为患,故治从乎阳;若系阳水为患,又治从乎阴。

甲午,余客都门,正月初,叶茂如中翰邀余往,为温姓治一水肿症。据云:向有痰饮,时发时愈。去年秋冬之交,痰饮又发,初起咳嗽气喘,继而头面四肢浮肿,缠绵三阅月,愈治愈剧。今则胸闷腹胀,饮食不进,饮水即吐,溺涩便结,烦躁不寐,已十余日,诸医束手,以为不治,奄奄一息,将待毙矣。切其脉,细涩沉数,舌苔微腻而黄。余思此症,外象虽危,并非败象,不过正虚邪盛,治少专方耳。合加味肾气丸、舟车丸、五皮饮、麦门冬汤法,以意去取,配成一方。明日,主人贻余一纸书曰:昨晚服药后,至今晨,病已愈十之三四。并约再诊。余视之,病势果轻。仍用前方加减,又服三剂,病情大减。

余以益脾土之阴为君,以养肺金为臣,以滋肾水为佐,更以通调二便为使,是即朱丹溪治肿胀之意,又即《内经》洁净府、去菀陈莝之意。盖治水之法,如治河然,既补虚以厚其堤,腹泻实以导其流,水自安澜,无虞泛溢矣。后承是方,随症轻重缓急治之,月余而痊。(水肿阳虚阴虚证)

张聿青医案

冯右　面浮足肿,朝则面甚,晚则足甚。

产后营虚,阳气挟湿上行也。先治其标。

炒苏子三钱　杏仁泥三钱　炒枳壳一钱　粉归身二钱　羌活一钱　磨沉香三分,冲　云茯苓三钱　炒于潜术二钱　青防风一钱　越鞠丸三钱,开水先服

储左　胀势既松之后,适交春令,肝藏之气,勃然升发,流行之机,皆为之阻。大腹仍胀,寅卯木旺,气觉攻撑。脉细而弦。恐成气胀大症。

酒炒白当归二钱　广皮一钱　土炒东白芍二钱　炒川椒四分　制香附二钱　建泽泻一钱五分　猪苓二钱　金铃子一钱五分　砂仁七分　连皮苓四钱　上瑶桂五分,研末饭为丸,先服

二诊　辛温以通阳气,寅卯胀觉略平。据述:露坐受寒而起。《经》谓:脏寒生满病。再守温脏为法。

制香附二钱　新会皮一钱　泽泻一钱五分　云茯苓四钱　木猪苓二钱　广郁金一钱五分　上沉香二分　上瑶桂三分　木香四分　砂仁四粒　酒炒湘军四分。后五味研末为丸

左　温补脾肾,胀满递减,神情亦振。药既应手,再当扩充。

西潞党三钱　野於术三钱　川桂木五分　炮姜五分　泽泻一钱五分　炙绵芪三钱　熟附片四分　淡吴萸四分　茯苓三钱　牛膝三钱

二诊　宣布五阳,胀势渐退,然中脘按之作痛。此饮食伤滞。当补脾之不足,疏胃之有余。

党参　枳实　猪苓　熟附片　公丁香　炮姜　泽泻　於术　青皮　上广皮　鸡内金(肿胀)

冯左　肿势不增不减,气急痰鸣,大便溏行,小便涓滴,心中灼热懊烦。脉沉弦重按带滑。此水气逆射于肺,而痰火交炽于胸中。势恐喘脱。

葶苈子一钱　大腹皮三钱　炒苏子三钱　花槟榔一钱　猪苓二钱　光杏仁三钱　桑白皮二钱　建泽泻二钱　舟车丸一钱五分　竹沥达痰丸一钱五分。二丸和匀,通草汤下(肿胀)

某　湿热随风流布,水湿之气,上溢高源,面色带浮。宜分利湿热,略佐祛风。

制半夏　通草　防风　白僵蚕　羌活　茯苓　生薏仁　泽泻　陈皮

某　气喘略定,而水湿之邪,仍不得泄,两足肿大。的属水气横溢,势非轻小。

葶苈　大腹皮　瞿麦　焦苍术　猪苓　茯苓皮　泽泻　新会皮　炙内金　车前子　炒冬瓜皮

周左　足肿稍退,面部仍浮,腹笥膨急,而不自觉胀,其湿热横溢于皮肤肌肉可知。上则痰多,下则便闭。运脾利湿泄浊,再望应手。

大腹皮二钱　茯苓皮三钱　建泽泻一钱五分　五加皮二钱　猪苓二钱　范志曲一钱五分　上广皮一钱　炙内金一钱五分　老姜衣三分　小温中丸三钱,先服

二诊　体半以下,肿势渐消,而体半以上,仍肿不退。脉沉细,舌苔黄滑。湿热溢于皮肤肌肉,用《金匮》越婢汤,以发越脾土之湿邪。

生甘草三分　茯苓皮四钱　炙内金一钱　煨石膏二钱　大腹皮二钱　生麻黄五分,另煎,去沫,后入　陈橘皮一钱　老姜三片

三诊　太阳膀胱为六经之首,主皮肤而统卫,所以开太阳之经气,而膀胱之府气自通。小溲较畅,面浮肤肿略退。再风以胜湿,淡以渗湿,温脾土以燥湿。

青防风一钱　川芎一钱　木猪苓二钱　泽泻一钱五分　川羌活一钱　大腹皮二钱　连皮苓三钱　川朴一钱　广皮一钱　姜衣四分

朱幼　遍体虚浮,肿满窒塞,小溲不利,气逆喘促。脉沉,苔黄质腻。此脾虚而湿热泛滥莫制。将至喘脱。

大腹皮二钱　广陈皮一钱　赤小豆三钱

细木通一钱　羌活一钱　制川朴一钱　川椒目七分　云茯苓皮三钱　建泽泻二钱　舟车丸三钱,开水先服

二诊　肿势虽减,腹仍胀满,腿股晶澈溃烂,胃呆厌食。湿热充斥,尚在险途。

大腹皮三钱　汉防已酒炒,三钱　生薏仁五钱　川通草一钱　广皮一钱　黑山栀三钱　连皮苓五钱　滑石块四钱　光杏仁三钱　枇杷叶四片

师云:溃烂不致伤命,险在腹胀厌食。炒冬瓜泥可服。水果甜物忌。盐大忌,以秋石代之。清儒附志

三诊　浮肿已退,而湿热下趋,两足糜烂。急延疡科商治。

西茵陈　赤白苓　泽泻　生薏仁　车前子　台白术　制半夏　广皮　木猪苓　粉当归

范左　目窠先肿,渐至腿足俱胀,脘腹不舒。脉细沉迟。此湿寒泛滥,水气重症,方兴未艾之际也。

川朴　泽泻　广皮　大腹皮　防风　羌活　川芎　猪苓　防已　五加皮　桂枝　姜衣　炙内金一钱五分,研,先调服

《经》云:水之始起也,目窠上微肿,如新卧起之状。观于此益信。清儒志

二诊　脘腹胀舒,足肿未退。

苍术　川朴　五加皮　连皮茯苓　炒冬瓜皮　广皮　薏仁　大腹皮　建泽泻　木猪苓　姜衣　鸡内金炙,研,调服

三诊　肿势已退,偏右头痛。湿渐解而风未解也。

炒冬瓜皮　青防风　连皮茯苓　川芎　白术　生熟薏仁　川羌活　白僵蚕　猪苓　泽泻

以上三方,初剂腹肿退,三剂全愈矣。清儒志

吴左　遍体虚浮,气逆难卧。水气逆射于肺。未可忽视。

葶苈子八分　光杏仁三钱　大腹皮二钱　炙桑皮二钱　广皮一钱　香附子二钱　炒苏子三钱　茯苓皮四钱　川朴一钱　生姜衣四分　鸡内金一钱五分,炙研,先调服

二诊　导水下行,气喘虚浮,一毫不退。脉沉细如丝。此由命火式微,水气泛滥,而逆射于肺。恐逆甚而喘而厥而脱,不可不慎。

熟附片五分　炒冬瓜皮五钱　酒炒杭白芍一钱五分　云茯苓三钱　川桂枝五分　台白术一钱五分　川朴一钱　杏仁三钱　老姜一钱五分

王　由足肿而至遍体虚浮,两胫红赤,二便不利。脉形沉滑。此脾虚而湿热泛滥,水气重症。为势正盛也。

苍术一钱五分　防风一钱五分　茯苓皮五钱　广皮一钱五分　五加皮三钱　大腹皮三钱　川芎一钱　酒炒汉防已一钱五分　黑丑四分　湘军一钱　炙内金一具。后三味研细,先调服

荣右　胎前作肿,产后未消,兹将三月有余,反觉面浮腹满。此脾阳虚而不能旋运,水湿泛滥莫制也。势在正盛。

土炒於术一钱五分　大腹皮二钱　炙黑草二分　炮姜五分　广皮一钱　炒冬瓜皮四钱　连皮苓四钱　生熟薏仁各二钱　建泽泻一钱五分　官桂五分后入　炙内金一钱半,研末调服

二诊　腹胀消,肤仍肿,微带呛咳。产后脾虚,湿不旋运。再运湿温中,以参调气。

土炒於术　猪苓　茯苓皮　泽泻　葶苈子　生熟薏仁　炮姜　广皮　光杏仁　五加皮　官桂　炙内金研末调服　炒冬瓜皮

曹左　胃脘作痛,渐至腹大,泄泻之后,痛势虽止,面目肢体俱肿,朝则面甚,暮则足甚。脉细沉弦。此水饮之气,郁遏脾阳,水从泻去,而脾以泻虚,致水气泛溢。水胀根源也,不可轻视。

苍於术各二钱　川朴一钱　制半夏二钱　猪苓二钱　羌活一钱　防风一钱　连皮苓五钱　陈皮一钱　磨沉香三分　泽泻一钱五分　藿香三钱　川芎一钱　杜苏子三钱

某　养肝之体，疏肝之用，参以苦辛而泄肝浊，胀势仍然不减，以前偏左为甚，今则中脘偏右为甚，恶心频呕痰水，喉间痰声漉漉。左脉细弦，右脉滑大。此由肝横太过，无形之气，挟停痰积水内阻，致脾肺升降之道，窒塞不通耳。再拟行水气，散痞结，参入芳化，以流气机而开郁阻。

橘皮　旋覆花　白芥子　茯苓　老姜　薏仁　制半夏　大腹皮　玉枢丹五分，磨冲

凡肿胀气升，宜降其气。惟足肿不可降气，代赭亦宜留意。清儒附志

邹左　由气逆痰升，而致面浮足肿，朝则面甚，暮则足甚。脉滑，苔白质腻。此外感风邪，与内湿相合，遂致风湿相搏，风旋则面浮，湿坠则足肿。恐成肿胀之症。

羌活一钱　藿香一钱五分　橘红一钱　茯苓三钱　川朴五分　前胡一钱　防风一钱　西党参二钱　制半夏一钱五分　杜苏子炒研，三钱　茅术一钱五分

二诊　降气除湿合方，两胫肿胀大退，而足跗仍肿，面色带浮。脉象濡滑。风旋于上，湿坠于下。再培土利湿。

炙绵芪二钱　汉防己一钱五分　炒木瓜皮一钱五分　生熟薏仁四钱　上瑶桂四分　白茯苓三钱　炒冬瓜皮三钱　炒於术一钱五分　大腹皮二钱

邵　由足肿而致遍体虚浮，二便不利。脉象沉弦，舌苔白滑。脾虚湿邪不运，溢入肌肤，名曰饮肿。恐水气逆射而致气喘。拟开鬼门法。

炙麻黄五分　北细辛三分　煨石膏四钱　制半夏一钱五分　橘红一钱　桂枝四分　淡干姜四分　光杏仁三钱　生甘草二分　大腹皮二钱（肿胀）

宣左　脉象弦大，久按濡滑。腹满不舒，而并无胀大情形，足跗带肿。此气虚脾不运旋，湿寒内阻。中满之症，图治非易。

西潞党二钱，木香四分煎汁收入　杭白芍二钱，炙甘草三分拌炒　连皮茯苓五钱　野於术一钱，枳壳六分煎汁收入　上瑶桂四分，去粗皮后入　泽泻二钱　猪苓二钱　制香附三钱　淡吴萸五分　姜衣三分　鸡内金一具，炙，研细末调服

二诊　投剂之后，脉症尚属和平，未便遽事更张。

野於术二钱　砂仁四粒　制香附三钱　生熟薏仁各二钱　木香三分　土炒广皮一钱　炒白芍一钱五分　茯苓皮五钱　上瑶桂四分　瞿麦二钱　生姜衣三分　陈米蛀屑三钱，包

三诊　胀满较松，欲嗳不爽。右关脉尚带弦搏。木旺土衰，木旺则其气冲突，土衰则运化无权。再疏肝之用，柔肝之体。

制香附二钱，小青皮一钱同炒　焦秫米三钱，包　炒白归身二钱　炙乌梅肉一枚　炒木瓜皮一钱五分　酒炒杭白芍二钱　金铃子切，一钱五分　干橘叶一钱五分　陈米蛀屑绢包，三钱

四诊　脉象柔软，左关部久按才见弦象。两日内胸腹舒泰，并不胀满，起病以来，未有之境。药既应手，踵效方消息之。

川连三分，吴萸五分同炒　酒炒白芍一钱五分　金铃子一钱五分　乌梅一个　醋炒青皮一钱五分　焦秫米三钱，包　炒木瓜皮一钱五分　酒炒归身二钱　醋炒香附二钱　陈米蛀屑绢包，三钱（肿胀）

孙右　向有痰喘，经月以来，腿足肿胀，渐至腹亦坚满，喘更加甚。肺气不能下输，水湿因而泛溢，深入重地，有喘脱之虞。勉从先胀于下而复满于上者，亦必先治其上而后治其下之意立方。

桂枝　炙麻黄　光杏仁　大腹皮　制半夏　广皮　煨石膏　连皮苓　炒苏子　炒枳壳

二诊　开经气以通膀胱，犹然不减。鼓胀重症，为势正盛，有喘厥之虞。

葶苈子　汉防己　磨槟榔　磨沉香　香附　光杏仁　防风　茯苓皮　广皮　炒苏子

大腹皮　莱菔子　炙内金

改方加黑锡丹一钱,先服。(肿胀)

左　肿退甚速,而杂食甜腻以助湿,甘寒以损脾,以致肿势复起。急宜谨慎口腹,以免自贻伊戚之讥。

大腹皮　新会皮　木猪苓　葶苈子　茯苓皮　杏仁泥　黑山栀　白通草　香豆豉　建泽泻　生熟薏仁　枇杷叶(肿胀)

江左　痰饮咳逆多年,气血逆乱,痰每带红。日来兼感风邪,风与湿合,溢入肌肤,面浮肤肿,喘咳不平,腹胀脘痞,小便不利。脉数浮滑,舌苔白腻。有喘胀之虞。

前胡一钱五分　荆芥一钱　光杏仁三钱　橘红一钱　茯苓皮四钱　葶苈五分　防风一钱　制半夏一钱五分　白前一钱五分　大腹皮二钱　生姜衣四分　川朴一钱

二诊　痰喘稍平,浮肿亦减,然中脘仍然作胀。肺胃之气,升多降少,致风与湿横溢肌肤。效方再望应手。

大腹皮二钱　川朴一钱　杏仁三钱　生薏仁四钱　煨石膏三钱　制半夏一钱五分　炙麻黄四分　陈皮一钱　枳壳一钱　茯苓皮三钱,炒生姜二片　冬瓜皮三钱,炒

三诊　开上疏中,适交节令,痰气郁阻不开,痰出不爽,腹胀面浮足肿,小溲不利。脉形细沉。夫痰饮而致随风四溢,都缘脾肾阳虚,不能旋运,所以泛滥横行,有喘胀之虞。拟千缗汤出入以开痰,真武以温肾而行水。

制半夏一钱五分　橘红一钱　大腹皮二钱　生姜衣四分　真武丸三钱　皂荚子蜜炙,二粒　枳实一钱　连皮苓三钱　炒於术一钱五分

改方去皂荚子,加葶苈。

四诊　开肺之气,温肾之阳,肺合皮毛,遍身自汗,水气因而外越,面浮肤肿大退,胸闷较舒,胀满大退,痰亦爽利。然大便不行,足肿未消。还是水气内阻,不得不暂为攻逐之。

大腹皮二钱　姜衣四分　白茯苓三钱　冬瓜皮四钱炒　泽泻一钱五分　上广皮一钱　於术二钱　生熟薏仁各二钱　制半夏一钱五分　禹功散先调服,一钱

五诊　痰化为水,泛溢肌肤,先得畅汗,水湿之气,从汗外溢,继以缓攻,水湿之气,从而下达,故得腹胀面浮俱减。拟运土分化。再望转机。

葶苈五分　橘红一钱　冬术二钱　大腹皮二钱　炒范志曲二钱　光杏仁三钱　茯苓皮三钱　猪苓二钱　泽泻一钱五分　生熟薏仁各二钱　枳壳七分　生姜衣四分

施芷园　嗜饮湿热素盛,湿酿为浊,浊阻清道。先起鼻塞,经治而愈。于是湿酿成饮,饮阻肺胃,呛咳多痰,停饮在胃,中州痞阻,壅极而决,上吐下泻者屡。然虽经吐泻,而饮邪之根蒂未除。脾肺胃二脏一腑之气,已是暗损,遂致痰饮化水,渗入肌肤,火必炎上,水必就下,所以先从足肿,渐及胫股,玉茎阴囊一皆肿胀,今则腹满脘硬,食入发喘,脉象沉弦,此痰饮而变成水气之症也。花甲之年,舌光无苔,病实正虚,恐水气逆射于肺,而致喘势暴盛。拟降肺疏胃,运脾利湿,兼进牡蛎泽泻散使之入下。

甜葶苈七分　大腹皮二钱　五加皮二钱　生薏仁四钱　泽泻一钱五分　川朴一钱　连皮苓四钱　鸡内金三钱　车前子二钱　炒冬瓜皮五钱　牡蛎泽泻散三钱(肿胀)

邱景林　痰饮多年,痰多咳嗽,气从上升。迩来两足虚肿,纳减无味,小溲短少,寐中汗出,而往往遗尿不禁。脉沉弦,重按少力,苔白质腻。脾肺肾三脏均虚,命阳不能化水外出,遂致水溢肌肤,蒸变无权,致胃纳日以呆顿。开太阳,逐痰水,原属痰饮必效之方,惟久病多虚,姑以阳气为重。

元米炒党参三钱　菟丝子三钱　制半夏一钱五分　茯苓三钱　熟附片三分　煨益智一钱

补骨脂三钱　陈皮一钱　炒於术一钱　炒谷芽二钱　玫瑰花二朵

又　温助命阳，以生脾土，遗尿得定，而足仍虚肿，胃呆少纳，小溲短少。水溢肌肤，原系脾肾两虚，不能化水外出。舌白转黄，口腻而苦。湿中生热，遂成湿热壅遏之局。恐变延入腹。拟《金匮》防己茯苓汤法。

炙绵芪一钱五分　茯苓四钱　汉防己三钱　泽泻二钱　猪苓二钱　大腹皮二钱　制苍术二钱　宣木瓜一钱五分　通草一钱　生薏仁一两　炒冬瓜皮一两。二味煎汤代水（肿胀）

柳宝诒医案

成　洪水滔天，幸得尾闾一泄，稍见阳光，使阳气得伸，其形寒发热，亦理势之常，无足怪者。所述病情，惟气促痰鸣一证，似有关系。要知气平肿减，邪水固有退舍之机；而神疲少纳，正气之伤，亦可相见。刻下痰黄，脉数舌干，乃邪郁生热之候，温剂补剂，似非所宜，而攻克之剂，亦宜暂停一二日，以观病机之进退。鄙意且以清宣肺气之法，间服两剂，倘两便就此通畅，则肿势可望其日退，不必再至通利。或水势仍窒而不行，则看其光景，再定行止可也。

紫菀　杏仁　桑白皮　苏子　瓜蒌皮姜汁炒　左牡蛎　泽泻　防风己各　通草　陈葫芦瓢煎汤代水（肿胀）

祝　肤肿起于胎前，剧于产后。据述蓐中恶露不畅，弥月不减。古人谓血分化为水分者，以消瘀为主。拟用疏瘀行水，温调脾肺之法。

桂枝　椒目盐水炒　归尾炭　红花酒炒　广木香　杏仁　冬瓜皮　大腹皮　茯苓皮　桑白皮　苏子叶各　青陈皮各　六曲炭　姜皮

二诊　前与疏瘀行水，肿势稍平。舌中黄浊，兼有浊积。拟于前方增入疏滞之品。

桂心研冲　茯苓皮　大腹皮　青陈皮各　冬瓜皮　莱菔炭　楂肉炭　六曲炭　枳实炭　长牛膝红花酒煎拌炒　姜皮　通草

三诊　肿势减而未平，甚于上脘。拟从气分着想。

桂枝　於术　广木香　茯苓皮　大腹皮　冬瓜皮　炙鸡金　川朴　砂仁　焦谷芽　生熟神曲各　通草　姜皮（肿胀）

王　向患脾阳不健，湿积易停。夏间滞痢两月，中气愈伤。入秋足跗浮肿，渐侵及腹，面目浮黄，四肢不温，病属阳虚湿郁，自无疑义。惟刻下肿势日甚，两便不利，气逆咳促，浊气上干，苟非急与温利，别无松路可寻。拟煎方用温化法，合疏通脾肺之意；另用丸剂以温理下焦，冀得气水两畅，乃有转机。

於术　长牛膝制附片煎汁，拌服　杏仁　连皮苓桂心煎汁，拌炒　春砂仁　西茵陈　桑白皮　瓜蒌皮　冬瓜皮　苡仁酒炒　莱菔子炭

另：禹余粮丸，开水送下；黑白丑、白芥子研末，广陈皮汤送下。

二诊　改方，去苡仁、杏仁，加车前子、黑山栀、泻叶泡汤服。

沈　肤肿起于头面，渐及于下。风湿相搏，脾肺气窒。治当疏表。

白杏仁　紫苏叶　防风　茯苓　青陈皮各　瓜蒌皮姜汁炒　桑白皮　冬瓜皮　本山术　川桂枝　野猪苓　泽泻　姜皮（肿胀）

昼星楼医案

治蓝氏气喘腹胀，面足俱肿，两手难举。牙痛口干，胃口不开，舌苔黄厚，两目昏蒙。诊其脉脾命俱伏，肺脉沉而数，肾脉沉而迟，心脉微涩，肝脉微急。总观脉象，不外沉濡。是寒湿极盛，气血两亏之证。补之不可，清之不能。宜用辛燥滋润之品，鼓荡其寒，引导其湿。治寒湿之法，古人譬之清沟渠，沟渠至污

也。若烈日曝之,虽干燥一时,湿性仍在。如用人力迅荡,则有崩塌之忧。必徐徐灌溉,沟渠润泽,斯浊污易清,治寒湿之证犹是尔。惟以风胜湿,则湿之凝者流。以利祛湿,则湿之升者降。然燥之利之,势必伤阴,非加凉血养阴,何异烈日曝沟渠哉?此王孟英、徐灵胎治寒湿不传之秘也。连进此方两剂,脾命两脉现象矣。具方于下。自制:

初方:酒生地一两　羌活二钱　秦艽一钱五分　姜夏一钱　防已一钱五分　茵陈一钱五分　沙参三钱　酒芩二钱五分　苏子一钱五分　莲梗七寸　花粉一钱五分　午节二钱　甘草梢六分　元参二钱　此方服二剂

二方:洋参三钱　炒粳米二钱　首乌二钱五分　酒龙胆草八分　羌活八分　茯神二钱　玉桂心六分　盐泽泻一钱五分　元参一钱　於术二钱　炒枳壳八分　赤小豆一钱五分　鲜皮二钱　当归身四钱　沉香末七分冲　炒薏米一钱五分

此方服后肿暂消,惟手如前,另用此方。

三方:秦艽一钱　於术三钱　薏米一钱五分　枳壳八分　鲜皮一钱五分　石斛二钱五分　元参一钱　桂枝六分　去核萸肉一钱五分　羌活八分　首乌二钱五分　炒粳米二钱

雪雅堂医案

孙镇朔　脉浮,一身尽肿,按之塌陷,不渴自汗恶风,此风水肿也,恰合金匮越婢加附子汤症。

麻黄一钱　石膏三钱　甘草一钱　生姜二钱　大枣三个　川熟附一钱

周身浮肿,按之凹陷,脉微溺清,咽内微肿,饮食上逆呕吐,病因喉症过进寒凉,伤及脾阳,土虚不能制水也,恰合景岳理中加附子茯苓法。

丽参四钱　炮姜三钱　炙甘草钱半　於术四钱　附片三钱　茯苓片三钱

郑玉翁　年四十余,于五月初足微肿,不服药而消,后又肿,由足而头,亦不服药而消,后又肿,连及肚腹亦肿矣。请医服五皮饮一剂不效,又医用五苓不用桂枝加附子一钱,服后辛苦异常,自念必死,遂守不服药之戒,以听天命。后余由申归,约诊,见其面无人色,头肿足肿如柱,两脚大腿离开如八字,乃能坐,咳嗽不宁,舌白中带有黄苔。诊其脉,左关弦数大,右手寸部亦大,小便不利,微渴,其气时时上冲而喘。余知其为肝木乘脾故肿,肝不动则风静,故肿有时而消,及后湿热愈盛又加以术附助邪,故不能自消。仲师谓厥阴病气上冲心故喘,水气上凌于肺故咳也。余用疏肝降逆清热导湿方治之,石决明、知母、旋覆、北杏、茯苓、甘草、猪苓、茅根等药治之,一服轻减,连服十余剂而安。愈后,余嘱其多服白术、黄芪等药,以调脾胃,以上两症俱愈。余念五年六月,由申归所治,今忽忆及因并录存。

人身有真火寄于右肾,行于三焦,出入于肝胆,禀命于天君,所以养脏腑,充七窍,生土德,立人事,皆此火也。身肿腹胀,形神枯索,脉来迟微欲绝,显然真阳衰败,不能温土,浊阴盘踞中宫,有似甕水凝冰之象,岂消导利水所能疗乎?遵经益火之源,俾阳和一照,阴凝皆消耳。

真人参二钱　炒於术二钱　黑附片四钱　白茯苓二钱　草果仁一钱　炙甘草一钱　炮干姜三钱　金液丹三钱

未老先衰,身动喘促,足跗浮肿,渐及胫膝,此肾真根本已漓,不能司收纳之权,姑拟济生肾气丸一法,亦急则治标意也。

余听鸿医案

常熟县南街面店内某童　年十六七　冬日坠入河中,贫无衣换,着湿衣在灶前烘之,湿热之气侵入肌肉，面浮足肿，腹胀色黄，已有三年。友怜其苦，领向余诊。余以济生肾气汤法，熟地一两，萸肉二钱，丹皮二钱，淮药三钱，泽泻二钱，茯苓三钱，牛膝钱半，车前二钱，附子一钱，肉桂一钱。余给以肉桂一支，重五钱。时正酷暑，人言附、桂恐不相宜。又云：胀病忌补，熟地当去。余曰：此方断不可改。服六剂，小便甚多，猝然神昏疲倦。人恐其虚脱。余曰：不妨。服六剂，有熟地六两，一时小便太多，正气下陷，未必即脱。待其安寐，至明午始苏，而肿胀全消。后服参苓白术散十余剂而愈。（肿胀）

余在师处见一童年二十，尚未通精，身长仅三尺余，面黄色萎，腹胀脐平足肿。有戴姓偕来。吾师诊之，问曰：此是何人？戴姓曰：是寒舍之牧牛佣也。问曰：工钱一月若干？戴姓曰：三百文。吾师曰：不必开方，回去待毙可也。戴姓曰：此岂绝症耶？吾师曰：家贫不能服药，孙真人云，亦不治也。若要病痊，非药资十千文不可，其工价每月止三百文，何得不死？戴姓曰：病若可痊，吾代出十千文，亦周全一命。吾帅曰：吾当代赊，如十千之外，吾代偿可也。即进以济生肾气汤原方，熟地六钱，山萸肉二钱，丹皮钱半，山药二钱，茯苓四钱，泽泻二钱，车前二钱，牛膝钱半，肉桂一钱，附子一钱。服二十剂，面色转红，腹肿渐消。吾师曰：再服前方二十剂。而腹膨足肿，俱已退尽，诸恙霍然。吾问师曰：小儿童身，纯阳之体，前后共服桂、附八两，如炭投冰，四十剂不更一味，而病霍然，神乎披矣。师曰：胀之一症，宜分虚实、脏腑、上中下，最为准的。若健脾利水，是崇土制水法。脾土不能制水，土被水淹，水泛滔天，一息真阳，被其淹没，用济生肾气，水中取火，蒸动肾阳，而消阴翳。保真阳而泄水邪，为开渠泄水法。水去而土稍旺，火旺土得生气，自然胃气苏，脾运健，而水有所制矣。若专以崇土筑堤，恐堤高水溢，涨至胸膈，水无出路，气喘不休，其症危矣。所以方药对病，如指南之针，心中断不可疑惑。倘服三四剂不效，即更他方，病深药浅，往往误事。吾令其服四十剂而病可痊，胸中早有成竹也。（肿胀）

孟河有一人，面黄腹膨足肿，喜服药，每日服药一剂，方能安寐，无论寒热攻补之剂，服之皆宜。后孟河贾先生诊之，用茯苓八两，桂枝一两，煎汤十余碗，令其欲饮则饮，欲溲则溲，必一夜服尽。溲出如屋漏水，色兼红紫，而腹膨足肿俱消，再服异功散等健脾之剂，而病霍然。诸医不解，问之。贾先生曰：此药积也。问用苓、桂何意。贾先生曰：病积在腑，药为无形之积，当洗其肠胃，涤而去之，并非奇法也。此事费兰泉师亲目见之，故嘱余志之。（药积）

医验随笔

光复门外王文魁年四十余，面色㿠白浮肿，少腹坚硬，气逆喘急，彻夜不寐，咳嗽痰多，两脉沉细，舌质淡白。始用旋覆、代赭、坎气及冬瓜皮、鸡金散等，而喘急如故。先生曰：此系肾阳不足，气不摄纳，脾不温运故也。因用细辛四分、制附子五分、炒枣仁三钱、带皮苓五钱、炒苏子二钱、老桂木四分、青铅一两、制半夏三钱、甜杏仁连皮三钱、枇杷叶去毛三片、沉香三分，服后气喘大平，夜得安卧，面肿亦退，舌质转红，右脉似觉有力，惟咳嗽未止。前方去枣仁、枇杷叶、沉香，加巴戟肉三钱、姜皮七分、坎气一条，三剂喘平肿退。

医案摘奇

道三易者，姓汤，泰州库司也。因亏空出亡，至刘河，以星卜糊口，得钱则饮酒，六七年后，忽起酒肿，自以粗知医学，时用方药，一月后不应，央其同乡吴玉斋来邀。余至其寓，见其仰卧于床，浑身肿胀，卧则不能起，两人转其身而扶之立,立则不能坐,缘自手至足,无处不肿,四肢不能屈伸,如革人而中实以气者然,略动则喘促不休。切其脉,模糊无形。余曰:病至于此,可谓剧矣。今二便不通,只可泻利,但缓则不济耳。为之用甘遂、大戟、葶苈、芫花、五倍、牵牛、葛根、椒目,每味一钱,惟五倍二钱,葛根四钱,为细末,分八服开水下。一服,头面肿退。二服,颈肩肿退,两臂能属伸。三服,胸间之肿亦退。四服,大腹退。五服,小腹亦退。六服,两大股退。至七日,玉斋又来邀至其寓,大欢喜而笑谢云:先生名不虚矣。乃切其脉细弱,身体已大活动,惟两胫下未退,问其药尽乎?云:未也。汤云:请先生为我换一方。余曰:病未退尽,药未服完,何必换方。汤云:《内经》云:大毒治病,十去其六,常毒治病,十去其七,小毒治病,十去其八。即无毒治病,亦不过十去其九。今病十去其九,泻药可止也。余曰:不然。若病根不去,后必再发,前药无济矣,余坚持不与换方,嘱其服尽,汤乃勉从。服第七服。胫肿已退,踝下足跗未退也。余一服弃之。未几,于其卖卜处相晤,具言服七弃一,而足跗入夜仍肿,早起始退尽。余嘱其从此戒酒,可勉后患。汤不肯,云:人无酒则不欢。后二年,仍以酒臌亡。(酒臌)

邵兰荪医案

遗风庞　暑热内着,口腹不慎,化胀,脉濡左弦,舌白罩灰,呛咳脘闷,最重之症。宜分消,候正。(八月十一号丁未二十九日)

金沸花三钱包煎　赤小豆四钱　大腹皮三钱　冬瓜皮三钱　赤苓四钱　光杏仁三钱　炒枳壳钱半　鸡内金三钱　前胡钱半　蔻壳钱半　通草钱半

清煎,三帖。

复诊　浮肿消减,脉浮濡,舌滑白,呛咳音嘶,脘中略和。仍宜分消为稳。(八月十四号戊申初二日)

金沸花三钱,包煎　桑白皮三钱　冬瓜皮三钱　莱菔子三钱　赤苓四钱　光杏仁三钱　原滑石四钱　川萆薢三钱　大腹皮三钱　杜赤小豆三钱　鸡内金三钱引　路路通七个

三帖。

三诊　浮肿已退,脉弦劲,呛咳音嘶,舌滑。宜清肺利湿为妥。(八月二十号戊申初八日)

霜桑叶三钱　生米仁四钱　射干钱半　白前钱半　石决明四钱　川贝钱半　茯苓四钱　粉丹皮二钱　光杏仁三钱　冬瓜子四钱　通草钱半引　鲜枇杷叶五片

四帖。

介按:暑热外受,湿自内起,无形夹有形之邪,阻遏肺气下降之司而为咳嗽,乘入脾脏而为肿胀。治法仿徐之才轻可去实之意,而以苦降肃肺,辛淡渗湿,故能奏效。最后一诊,浮肿已退,而亦以清肺渗湿为治,方法井井有条。

柯桥李　高年痰湿胶固,腹满,跗浮,溺少,脉濡细,舌厚腻,微灰两边白,呛咳。最重之症。(八月九号丁未二十七日)

仙半夏钱半　炒苏子二钱　鸡内金三钱　麦芽三钱　川朴钱半　原滑石四钱　炒莱菔子三钱　橘红一钱　赤苓四钱　光杏仁三钱　大腹皮三钱　引路路通七个

三帖。

介按:湿壅三焦,肺气不降,而脾阳不运,则跗肿腹满,呛咳嗽痰。喘胀要旨,开鬼门以取汗,洁净腑以利水,无非宣通表里,务在治病源头。故以清肃肺气,渗湿导滞为治。但高年患此,是属重险之候。(肿胀)

安昌沈(厚记)　湿久化肿,脉涩滞,舌滑,溲数。脾阳受伤,非轻藐之症。(八月二十九日)

带皮苓四钱　猪苓钱半　大豆卷三钱　光杏仁三钱　桂枝五分　车前三钱　原滑石四钱　杜赤小豆三钱　泽泻三钱　冬瓜皮三钱　莱菔子三钱

清煎,三帖。

又　浮肿稍减,脉尚涩滞,舌滑,溲数,脾阳伤残,究非轻藐之症。(九月初四日)

商陆一钱　赤苓三钱　炒菔子三钱　海金砂四钱　桂枝五分　车前三钱　滑石四钱　新会皮钱半　泽泻三钱　冬瓜皮三钱　大腹皮三钱

清煎，三帖。

介按：湿漫三焦，郁伤脾阳，故治以通阳祛湿为主。方从河间桂苓甘露饮脱胎，恰是对症良剂。

后马金　室女食积化肿，脉濡右大，舌滑，便溺涩。宜消食消肿。

焦六曲四钱　大腹皮三钱　通草钱半　冬瓜皮三钱　炒莱菔子二钱　赤苓四钱　枳壳钱半　炒麦芽三钱　陈皮一钱　车前三钱　杜赤小豆四钱

清煎，三帖。

介按：食积伤脾，脾失运化之权，更兼湿热壅滞，溢于皮肤而化肿。治以消积逐水，则浮肿自退。

后马金　闺女舌微黄，脉弦濡，便利稀水，浮肿已退。宜分消为稳。（八月二十九日。）

广藿梗二钱　炒川连八分　泽泻三钱　鸡内金三钱　滑石四钱　猪苓钱半　炒菔子三钱　通草钱半　省头草三钱　厚朴一钱　新会皮钱半

清煎，三帖。

介按：湿热久蕴，脾气未复化泻，再以清热渗湿，理气消积，俾气行湿退，则肿泻均瘥。

遗风包　痢后浮肿腹大，脉涩滞，舌滑白，溺少。宜和中分消。（七分十四日）

大腹皮三钱　焦六曲四钱　生香附钱半　炒枳壳二钱　泽泻三钱　炒车前三钱　赤苓四钱　炒莱菔子二钱　冬瓜皮三钱　防己三钱　通草钱半

清煎，二帖。

介按：痢后脾虚湿滞，故治法仍以扶脾渗湿。（肿胀）

遗风金　痰湿化肿，左脉濡细，右寸关弦滑，呛咳气急，胸满溺少。症非轻藐，宜治防变。

金沸花三钱，包煎　炒车前三钱　通草钱半　川贝钱半　沉香曲钱半　广橘红一钱　海石三钱　光杏仁三钱　杜赤小豆三钱　白前钱半　地骷髅三钱

清煎，三帖。

介按：余阅叶香岩《指南医案》，内有朱姓一症，适与此案证治相同，爰节录之，以资质证。其述病源曰：初因面肿，邪干阳位，气壅不通，二便皆少，桂、附不应，即与导滞。滞属有质，湿热无形，入肺为喘，乘脾为胀，六腑开合皆废，便不通爽，溺短混浊，时或点滴。视其舌绛口渴，腑病背胀，脏病腹满，更兼倚倒左右，肿胀随著处为甚，湿热布散三焦，明眼难以决胜矣。《经》云：从上之下者治其上。又云：从上之下而甚于下者，必先治其上，而后治其下。此病逆乱纷更，全无头绪，皆不辨有形无形之误。姑以清肃上焦为先（方用飞滑石三钱，大杏仁十粒，生苡仁三钱，白通草一钱，鲜枇杷叶去毛三钱，茯苓皮三钱，淡豆豉钱半，黑山栀壳一钱，急火煎，五分服）。叶氏发明病源与误治之由，以及应当治法，分辨明晰，深堪则效。今此案与叶氏所述，适相符合，而疗法亦意旨相同。惟药味则大同小异。前哲后贤，如出一辙，正如先哲所谓活法法：中多活法，奇方方外有奇方，今以此案征之，益信。

渔庄沈（霖记）　木克土化胀，两跗皆肿，脉沉弦，便泻不爽，气逆溺少，非轻藐之症。（七月初三日）

大腹皮三钱　鸡内金三钱　新会皮钱半　川朴一钱　车前三钱　沉香五分，冲　枳壳钱半　炒米仁四钱　通草钱半　省头草三钱　杜赤豆四钱

清煎，三帖。

又　浮肿已退，脉虚细，腰痛，胃纳尚和。宜金匮肾气丸加减治之。

生地四钱　陈萸肉钱半　淮牛膝三钱　豨莶草三钱　茯苓四钱　丹皮一钱　炒车前三钱　炒杜仲三钱　怀药三钱　泽泻三钱　五加皮三钱

清煎，五帖。

又　诸款悉减，脉虚，夜不安寐，临晚跗浮，嘈杂已差，仍遵前法加减为妥。（九月二十二日）

当归钱半　夜交藤三钱　仙半夏钱半　谷芽四钱　炒川连六分　茯神四钱　新会皮钱半　海桐皮三钱　柏子仁三钱　枣仁三钱　稀莶草三钱

清煎,四帖。

又 诸款悉差,脉虚细,临晚跗浮酸楚。宜分消为妥。(九月二十七日)

生牡蛎四钱 杜赤豆三钱 海桐皮三钱 大腹皮三钱 泽泻三钱 茯苓四钱 冬瓜子三钱 通草钱半 防己钱半 稀莶草三钱 柏子仁三钱

清煎,四帖。

又 两跗犹肿,脉涩滞,面浮。宜分消,防化胀。(十月初三日)

生牡蛎四钱 冬瓜子三钱 新会皮钱半 豨莶草三钱 泽泻三钱 赤苓四钱 猪苓钱半 五加皮三钱 防己钱半 商陆钱半切忌甜 大腹皮三钱

清煎,四帖。

介按:李中梓曰:肿胀之病,诸经虽有,无不由于脾肺肾者。盖脾主运行,肺主气化,肾主五液,凡五气所化之液,悉属于肾,五液所行之气,悉属于肺。转输二脏以制水生金者,悉属于脾。故肿胀不外此三经也。然其治法,有内外上下虚实,不可不辨也。在外则肿,越婢汤、小青龙汤证也;在内则胀,十枣汤、神佑丸证也。在上则喘,葶苈大枣汤、防己椒目葶苈大黄丸证也;在下则小便闭,沉香琥珀丸、疏凿饮子证也。此皆治实之法。若夫虚者,实脾饮、肾气丸证也。李氏此言,发明尽致,但此症初起,系是情怀少畅,以致清气不转,肝木侮脾,而湿热停滞化胀,第一方宗鸡金散加减,以运气消积,参用渗湿之品。次则因其利久伤阴,宗肾气汤意以养阴渗湿,补而不滞,利而不伐,洵治虚胀之良方。故至三诊而诸款悉减。然此时肾液未充,心神未安,则宗安神丸以补心而渗湿,四、五两方,皆以牡蛎泽泻散加减,以分消下焦未净之湿热,步骤井然,故多奏效。但三诊方中,有仍遵前法加减之言,而且浮肿已退,则此诊以前,似乎遗失一方,深怀未窥全豹之感。(肿胀)

安昌包 闺女月事仍闭,脉沉涩,腹痛脘闷,肢体浮肿,顷经少安。

当归钱半 泽泻钱半 通草钱半 冬瓜皮三钱 川芎一钱 制香附三钱 车前三钱 鸡血藤三钱 延胡三钱 大腹皮三钱 杜赤豆四钱

清煎,四帖。

介按:此因血液被湿热逼出,旁流膈膜,以致肢体浮肿,经来之时,湿热乘虚而入,阻碍血脉之周流,血既凝滞,自然经闭腹痛,利水活血以行气。方法面面顾到。(调经)

萧评郭敬三医案

周身肿裂流水治验

侄媳彭氏,平素脾胃虚弱,又因饮茶过多,腹胀微泄。程某以六君理中诸药,亦不甚效。月余腿足肿烈流水,脸上眼鼻俱平,腹皮亦破裂流水,诸医无法,悉皆辞去。余乃与以十枣汤,而胃气大虚,闻药气即作呕吐,不能下咽。于是以十枣汤药料,用米糊为丸,糯米粉为衣,复以桂圆肉包裹,吞下四十丸,少间虽作干呕,不能出矣。夜半泄水半桶,肿消八九。改用苍术、白术、茯苓、半夏、陈皮、附子、干姜、牡蛎、泽泻、炙草,以筑堤防,服七八日,渐肿如前。又服十枣丸三十丸,肿又消去,仍服筑堤防之药,如此三转,脾土已健,肿始不再作而愈。

尚按:脾虚水肿,土不制水,标实本虚,补脾则愈实其实,泻水则愈虚其虚者,不可不知。有此进退补泻之法,诚足启人慧悟,垂作典型。

脾虚肿胀治验

余内子,体质素虚,又以生产过多,遂至食少作胀。余初犹不甚介意。月余肿胀大作,腹大如鼓,四肢头面皆肿,饮食亦少。按其脉,虚迟无神,乃脾虚作胀之证,遂定方六君子汤,加干姜、附子、肉桂,服十余剂即愈,凡利水消胀之药,一概未用。盖脉证,全是脾阳虚惫,不能健运,剥削之药,用之愈伤正气矣。夫脘胀不舒,胸中痞塞之证,似不宜参术呆钝之药,助其胀满。然服之不惟不加胀满,且见功如此其速,即《内经》塞因塞用之法也。

尚按:虚痞虚胀,脾失健运,用参术反不可轻,脾能健运痞胀自消,此即塞因塞用之理。外观之似属权变,内察之仍属正治,与热结旁流,中有燥屎,便既泻而复用攻下药以治之,为通因通用者,对勘愈明。

肾虚肿胀治验

陈某年五十余岁，既食洋烟，又复纳妓，肾气大虚，开合不利，遂患肿胀症，腹胀如鼓，头面四肢俱肿欲裂，肾囊大如茶壶，不进食者旬日。势已危笃，在床挺卧，因家计窘迫，无钱服药，待毙而已。族间好义辈，已助赀①代备棺木矣。适余在镇赶集，问明病情，拟消水圣愈汤，称药一剂，嘱伊堂弟甘庭送伊。煎服三次，气化一行，是夜小便如涌，连解十三次，晨起肿胀消去七八，始延余诊视。六脉沉细而迟，嘱其再服二剂，惟腹略胀，足背微肿。改用济生肾气丸，早服五钱，佐以香砂六君子汤加干姜为剂，调理半月而愈。

尚按：仲景桂甘姜枣麻辛附子汤，本是温通开发之剂，修园加入知母一味，以清肺气，而滋水之上源，用治水肿，因定其名，为消水圣愈汤。殆从《内经》饮入于胃，游溢津气，上输于脾，脾气散精，上归于肺，通调水道，下输膀胱，水津四布，五经并行等句悟入，故用之有效。但其脉必沉潜，溲必短少，始为此方之适应。济生肾气，香砂六君子加干姜，温补脾肾，不过为此病之善后而已。

湿热痹肺水肿治验

蓝某家贫，于大路旁开设饭店生理。性喜饮酒，湿热壅痹肺气，治节不行，遂患水肿症，胸腹满胀，不思饮食，微作喘咳，头面手足俱肿，小便不利，面色青白，卧床不起者十余日，延附近医生，以消胀利水之药不应。适余进城路过伊店，因求一方。余诊其脉沉而数大，知为肺气痹阻，拟麻黄石甘汤加苡仁，嘱伊连服二剂。数日后，余回家又过伊店，见其已能起立，经营生理矣。问之服药后，周身似汗出，小便即利，其肿即消而愈。

尚按：从此人平日嗜饮之素因，据喘咳小便不利之证候，悟出湿热阻痹肺气，因而治节不行，引用麻杏石甘汤以开通肺气，加苡仁养肺气以肃清治节。妙在麻黄之功用，既能上开皮毛以发汗，复能下行膀胱而利尿，故服后周身微似汗出，小便即利，而其肿遂消也。

肝乘脾胃呕痞肿胀治验

郭谢氏，年四十余，因肝郁乘侮脾胃，始由食少脘痞，以致于肿胀大作。医者以参术姜附，佐以消导利水之药，愈治愈危，面色灰白，大便秘结，十余日始一更衣，兼之呕吐不止，肿胀日增，形神委顿不起，始延余诊视。诊脉之际，犹呕吐数次，其脉沉涩，数疾不调。询之，云胸脘胀极，虽尚能进食，而因胀不敢多食。其肿胀至此时，则愈增剧矣。余以其呕吐之故，权用吴茱萸加黄连半夏生姜，服一二剂，呕吐虽减而肿胀如故。窃思肠胃以通为补，以下行为顺，今胃中津液，被肝阳劫烁，遂致肠中干涩，失其下行之常，下无出路，斯腾涌向上而作呕吐，治法须使其大便濡润，遂其下行，陈腐得去，新谷必增。若恣用参术姜附，徒助壅满劫烁而已，病焉得愈？于是用脾约丸，日服二次，服至七八日，大便即渐通润，肿胀亦渐消减。服至月余，饮食加增，肿胀消尽，乃以六君子汤剂间服，以补中土，以大生膏早晚服，以滋润其下而愈。

尚按：此妇病因于郁，而郁者结聚而不得通之谓也。郁则升降失常，当升者不得升，当降者不得降，当传化者不得传化，遂致消化排泄之机能，渐次停顿，而为内胀外肿，上呕下秘。治以苦辛开降，通其胃，濡道滑润，畅其肠，尚是一半治药，一半治病。末以六君子大生膏，调理而不及郁者；盖土旺则不再受再受木克，阴充则便自流通，亦强主弱客之法也。

邵氏医案

虫气作痛，腹泻，肢肿面浮，脉沉细，苔白口渴，症属重极，宜利中分消。

乌梅一个　大腹绒三钱　省头草三钱　椒目五分　延胡二钱　茯苓皮四钱　厚朴八分

---

① 赀(zī资)：同“资”。

广木香七分　通草丝一钱五分　炒车前三钱　地骷髅三钱

三帖。

闺女虫气作泻，脉弦细，苔滑白，两足浮肿，势恐增剧。

大腹绒三钱　乌药二钱　川楝子一钱五分　椒目七分　炒车前三钱　赤芍三钱　杜赤小豆四钱　炒谷芽四钱　省头草三钱　东瓜皮三钱　炒米仁四钱

三帖。

便泻未除，经停脘闷，脉滞滑，肢体浮肿，仍遵前法加减为妥。

乌药二钱　生益智一钱五分　天仙藤三钱　苏梗一钱五分　炒车前三钱　东瓜子三钱　大腹绒三钱　厚朴一钱　炒谷芽四钱　五加皮三钱　阳春砂七分冲

四帖。

湿热盘踞，脘闷腹痛，脉濡右弦，苔黄滑，肢体浮肿，姑宜分消利中。

焦神曲四钱　鸡内金三钱　防己一钱五分　广郁金三钱，生打　香附二钱　沉香曲一钱五分　厚朴一钱五分　佛手花八分　大腹绒三钱　豨莶草三钱　丝通草一钱五分

四帖。

气逆稍缓，浮肿不减，脉涩，经闭，究属棘手重症，仍照前法加减，候正。

金沸花三钱，包　葶苈子三钱　通草一钱五分　商陆一钱五分　厚朴一钱五分　赤苓四钱　茯苓皮四钱　橘红一钱　桑皮三钱　冬瓜子三钱　光杏仁三钱

三帖。

湿郁气阻，遍体浮肿，脉沉弦右涩滞，癸涩迟滞，中痞防胀。

大腹绒三钱　生香附三钱　省头草三钱　茯苓皮五钱　厚朴一钱五分　炒枳壳一钱五分　沉香五分　防己一钱五分　鸡内金三钱　商陆一钱五分　地骷髅三钱

脾泄化肿，脉细滞，经阻跗浮，宜利中分消为妥。

生牡蛎四钱　大腹绒三钱　车前三钱　绿萼梅一钱五分　泽泻三钱　扁豆壳三钱　浙茯苓四钱　地骷髅三钱　象牙屑三钱　椒目五分　新会皮一钱五分

三帖。

夹气夹食化肿，脉弦中满，癸水沥，症属重险，当和营卫为主。

当归一钱五分　鸡血藤三钱　生米仁四钱　炒青皮八分　炒白芍一钱五分　厚朴一钱五分　茯苓皮四钱　杜赤小豆三钱　川芎一钱　豨莶草三钱　大腹绒三钱

三帖。

醉花窗医案

脾劳过食，误下致危

商友王定庵，幼在京，权子母，工于心计而贪诈猥琐，兼嗜面食，年四十后，得脾劳病，遇冬更甚，医药数年矣。余常劝其节食节劳，而以经营生息，刻无暇晷。每食过饱，则痰嗽喘满，终夜不寝。壬子冬，疾增剧，乃倪余治。余进以健脾诸品，痰嗽少止，而狂啖如故，因之时发时愈。病甚则服药，稍痊则不肯，余以其不能调摄，置之不问。年终，岁事匆匆，劳扰更甚，一日早起，则面目四肢俱浮肿，而烦满益不堪，余告其同事曰：脾绝矣。尚未立春，虽交木令，尚可到家，立春后，则不能矣。盖肝木克脾土，仲春必难过也。同事者不为意，延之。继请一同乡医视之，则曰：此水病，下之则愈矣。问用何药？则曰：舟车丸。余力陈不可，而病者误信之，急服三钱，肿未减，而卧不能兴。诊其脉若有若无。同事惟恐其殁于铺，急觅车请人送还，出京甫数日，殁于松林店。计其时，立春后五日也。吁！人生

固有命,而始则不知爱养,继则不信良言,迨疾不可为,又信庸医,以速其死,亦愚之甚矣。故录之,以为不知调摄者戒。

湿热内蕴,实而误补

庚戌春,余以选拔赴廷试,有同年张君,久雨之后,兼嗜茶饮,六月初患小便不通,数日而手足渐肿,渐至喘咳不能卧。有其同县人商于京,颇知医,告之曰:此阳虚水肿病也。少年酒色过度,精气内虚,非金匮肾气丸不可。张信之,服未一两,肿愈甚,喘亦增,转侧需人,自以为不可救药矣。有同乡荐余往视,六脉俱伏,目睁睁不得合,乃曰:此谓水肿信不谬,而阳则不虚,盖由湿热相搏,水不由小便去,泛于皮肤,故作肿耳。实证而补之,焉有好处!且病即虚,而古人云,急则治其标。先消水泻肿,后补其虚,乃为正路。今以补虚为泻水,非通之,乃塞之也。命市舟车神佑丸服之,四钱而小便泉涌,越两日而肿消喘定,又命服桔半枳术丸半斤,而痊愈矣。

风寒水肿,误作虚治

谚云:老医少卜,殊未必然。盖此事全关天资学力。资质清者,读书多,则虽少亦佳;资质浊者,胸中无物,老而亦愦愦也。辛酉春正月,家君体素壮健而年过七旬。以新年酬应劳攘,且多食厚味,又年前偶感风寒,痰咳流连。上元后,目下暴肿,渐而两足增胀,渐而两手亦胀矣。堉屡欲施治,而家君素不服药,自以体壮,俟其病之自已也。越三日更甚,以长媳有小恙,前曾经杨医治之,乃托治媳病,遣人招杨治家君病。下车视之,则须发苍然,步履迟重,戴眼镜矣,轮扶杖而入,毫无谦抑态,扬扬睨[①]一切,余唯唯听命,窃意必斫轮手也。茶后以家君病请教,杨曰:脉后再谈,诊之越时许,乃释手曰:年老气虚,宜有此疾。此时宜先补虚,不必治肿。气不虚,肿自已也。余以其统混无头绪。辨曰:《经》云:水肿初起,目下如卧蚕形,今家父病适合,似宜先导水。杨怫然曰:治病拘定书本,焉有是处。请服余药,方信余之不谬也。余未便非之,而心窃不谓然,因请一方。乃八珍汤加桂、附也,又加陈皮五分,木通三分。云可利水,掉臂而去。知必不效,而家君以其年老,当有确见。药初进而胸腹增满,肿愈甚。不得已,私以杏苏饮加木通、牛膝、防己各三钱,煎成请家君服,至半夜,则小便五六次,天明腹宽,而肿处作绉形,嗽亦少止矣。家君见药效,连进四服。肿俱消,惟肾囊尚胀,停三日,又以原方加葶苈、二丑进。凡一服,小便洞下十余碗,肾囊如常,而病全息矣。谚之重老医者,以其阅历深,而见闻广,如杨某者,虽松鹤之寿,此事安得梦见乎!

胃中积滞,四肢肿胀

李赓堂先生以武进士为温州都司,后升江西参将,缺甚瘠,告而归里。其长子号东樵,以北元作户郎;次子号莲峰,屡荐未售[②],博极群书,在里中与余往来甚契。赓堂先生虽林下,而性情伉爽,排难解纷,里党中多赖之。庚申春,东樵以都中官钱铺案发,下刑部狱,越年许,案未结,赓翁在家忧之。辛酉夏,忽患胸膈满闷,饮食不进,遂致手足肿胀。延医视之,疑为水肿,用利水药不效。继更一医以为虚,用肾气丸仍不效,而肿益甚。适余以其族人丧葬遇莲峰,即请余治。诊其六脉坚实,右关硬欲搏指。乃告曰:此饮食伤胃,有余病也。平日多食厚味,积滞胃中,胃主四肢,胃气和,则四肢安;胃气滞,则四肢胀。必至之势也。况胃气既滞,杯勺茶汤皆能停积,虽见小便不利,其实非水能泛滥发为水肿,徒利水,必不效。且此病由湿热内蕴,再用熟地以涩之,附子以塞之,不增胀何待乎!惟年老阳虚,脾胃素弱,治无速效,但欲消肿,则易易耳。用渗湿汤加枳实、木通、牛膝销导之。莲

① 睨(nì 逆):斜视。

② 售:旧时科举考试中的之意。

峰似嫌其峻,余曰:此急则治标之法,但令胃气通,则积自销,肿自愈,不必专治小便,小便必无不利。后再用健脾养胃药治之,须三五月乃成功也。乃服之,一剂而肿皱,三服而十去其六。莲峰来书云:不意君久持文誉,出其余技,竟使顿失沉疴。昔人云:事亲者不可不知医,弟真赧颜无地矣。明日更烦一视,敬当执帚一待。余往视之,脉稍和,而右关如故。告曰:胃气已行,尚未通也。问小便利否?曰:未利。乃加葶苈、二丑疏之,即小便十余碗,肚腹宽舒,饮食亦进。继以资生健脾丸方,汤服之。告曰:必厌汤药,服丸可也。莲峰以秋试在即,欲赴省,恐再发肿。余曰:但令勿服附子、东参、熟地之类,渐而培养之,必无恐。惟老人气虚,多需时日耳。莲峰见无碍,遂束装赴试。赓翁之长女亦知医识字,又有旧仆亦业医,莲峰走后见其羸瘠不堪,力劝其服熟地、麦冬并燕窝、东参等,大补气血。又见其能食,以鸡鸭、鱼肉日日调养之。未半月,肿虽不作,而胸腹仍滞,小便仍不利矣。莲峰出闱[①]而归,又邀余视,则两尺如丝,左关有促象,知非吉象,以六君子丸敷衍之,遂辞而不治焉。

水气下注,腿脚作肿

赵梅村先生,崞县人,工书,兼精笔札,见者辄赏之。以廪生博广文尚在需次,为榆林观察芝田先生记室,后芝翁以内艰[②]归里,梅翁亦家居,近为定襄令同谱弟戴幼安翁司笔札。壬戌夏,定襄县试,幼翁邀余阅卷,与梅翁朝夕聚谈。一日梅翁曰:弟素颇健,近不知何故,两腿连脚作肿,午后益盛,闷滞不能屈伸。余问皮皱乎?曰然。光亮乎?曰然。小便不利乎?曰然。胸膈发闷乎?曰然。告曰:此必饮水太多,水气下注,不治则成水肿,渐而至腰至腹,则无救矣。梅翁请一诊,余曰:不必诊脉,但疏泻其水,小便利则肿自已。至于茶水,渴而后饮,不渴时则绝之,勿过贪也。因进以五苓散加木通、牛膝、防已、瞿麦,至夜则小便五六次,觉肚腹宽舒。天明视之,肿消其半。连服三剂。则肿迹全无,步履矫健。梅翁为书对联、横幅,称神者再再。

曹沧洲医案

左　风水病,今交五日。寒热退,浮肿如昨,咳嗽较畅,寐则气急,头痛脉数浮。风湿热互郁。宜肝脾兼治。

旋覆花三钱五分,绢包　前胡三钱五分　炙鸡金三钱,去垢　白蒺藜三钱,去刺　煅瓦楞粉一两,绢包　白前三钱五分　大腹皮三钱五分,洗　象贝三钱,去心　沉香曲三钱,绢包　牛蒡三钱五分　带皮苓三钱　车前子三钱五分,包　陈麦柴四钱　桑枝五钱,切(风温湿热附伏邪伏暑)

左　面浮头晕,脐下作痛,便溏舌垢,邪滞交结,防蒸寒热。未可忽。

桑叶三钱　藿梗三钱五分　枳实片三钱五分　广木香一钱　蔓荆子三钱五分　佩兰三钱五分　槟榔尖三钱五分　车前子四钱,包　白蒺藜三钱　赤芍三钱五分　焦六曲三钱(风温湿热附伏邪伏暑)

幼　风邪湿热,壅肺气阻,表热不达,气急,一身尽肿,脉数。防喘塞生波。

桑叶三钱　苦杏仁四钱,去尖勿研　川楝子三钱五分,炒　车前子三钱,绢包　防风一钱　猪苓三钱五分　延胡索三钱五分　炙鸡金三钱,去垢　防已三钱五分　泽泻三钱　两头尖三钱五分,绢包　大腹皮三钱　陈麦柴四钱　白麻骨一两,二味煎汤代水(风温湿热附伏邪伏暑)

世兄　风水病之后,两足易冷,行步少力,脉濡。宜清理之中,稍顾本原。

淮牛膝三钱五分　炙鸡金三钱,去垢　茯苓四钱　泽泻三钱　川断三钱五分,盐水炒　冬瓜皮

① 闱(wéi 围):科举时代的试院。
② 内艰:旧时遭母丧为内艰。

七钱　生米仁四钱　陈麦柴四钱　五加皮三钱　煅瓦楞壳一两　粉萆薢四钱　炒谷芽五钱，绢包　资生丸三钱，绢包(风温湿热附伏邪伏暑)

左　一身肿胀，脉濡。风湿相搏，延防作喘。

桑白皮三钱　防风三钱五分　莱菔子四钱，炒研　车前子四钱，包　五加皮三钱　防己三钱五分　白杏仁四钱，去尖　猪苓三钱五分　冬瓜皮七钱　枳壳三钱五分　白蒺藜四钱，去刺　泽泻三钱　陈麦柴四钱、白麻骨一两，二味煎汤代水(风温湿热附伏邪伏暑)

左　天寒则咳，甚则不能安卧，曾经失血，近日腹大面黄。肺脾两病，防作喘。

苏梗三钱五分　白杏仁去尖，四钱　五加皮三钱　车前子三钱，包　杜藿梗三钱五分　象贝去心，四钱　鸡金皮三钱　猪苓三钱五分　大腹皮三钱　陈皮一钱　冬瓜皮三钱　泽泻三钱　加陈麦柴四钱(咳血门)

左　面浮足肿，胸脘阻塞，腹胀，脉濡。宜疏畅中宫，分利水道。

旋覆花三钱五分，绢包　枳壳三钱五分　广郁金三钱五分　炙鸡金四钱，去垢　代赭石三钱，煅，先煎　橘红一钱　干菖蒲三分　车前子四钱，绢包　沉香曲四钱，绢包　法半夏三钱五分　白蔻末七分，冲　佛手花三钱　炒谷芽五钱，包　陈麦柴三钱

右　腹大，溲通便泄，得食中阻，口腻，脉濡。防肿甚作喘，殊不可忽。

制香附三钱五分　越鞠丸四钱，包　瓦楞壳一两，煅，先煎　大腹皮三钱，洗　延胡索三钱五分，炒　橘白一钱　炙鸡金三钱，去垢　茯苓四钱　苏梗三钱五分　制半夏三钱五分　焦建曲四钱　瓜蒌皮三钱，切炒　车前子三钱，绢包　陈麦柴四钱(肿胀门附黄疸)

右　湿郁气阻，腹满足肿，溲少面黄，脉濡。延防喘塞变幻。

苏梗三钱五分　白杏仁四钱　五加皮三钱　车前子三钱，包　制香附三钱五分　炙鸡金四钱　防风一钱　猪苓三钱　陈麦柴三钱、白麻骨一两，二味煎汤代水

右　表热面浮，腿肿腹膨脐突，少腹红肿结块，舌白黄腻。病深已甚，深虑喘塞。毋忽。

苏梗　泽泻　白芍　川椒目　炙鸡金　车前子包　制香附　胡芦巴　大腹皮　金铃子　沉香曲　小温中丸包　茯苓

左　劳乏感冒，咳嗽痰多，腹大足肿，延防肿甚增喘。

桂枝四分　泽泻三钱　象贝五钱，去心　六曲三钱　陈麦柴三钱　白术二钱　枳壳三钱五分　盐半夏三钱五分　五加皮三钱　猪苓三钱五分　款冬花二钱　苏子三钱五分　车前子三钱

左　脱力不复，足肿神疲，近增胃呆，畏寒溲少，脉软右微弦。拟清理治。

苏子三钱五分　春砂末五分　五加皮三钱　川断三钱，盐水炒　陈皮一钱　茯苓四钱　冬瓜皮五钱　白蒺藜四钱　宋半夏三钱五分　泽泻三钱　炙鸡金三钱，去垢　金毛脊三钱　资生丸四钱，包　炒谷芽五钱，绢包

左　胃气呆木，两足肿，一身无力，神乏，脉软弦。宜先治所急。

北秫米四钱　茯苓皮五钱　金毛脊三钱　千年健三钱　新会皮一钱　冬瓜皮五钱　川断三钱　猪苓三钱五分　宋半夏二钱　五加皮三钱　白蒺藜四钱　泽泻三钱　资生丸四钱，包　炒谷芽五钱

左　满腹胀大，大便燥结艰行，小溲少，舌黄腻，脉细。防涉膨。理之不易。

旋覆花三钱五分，绢包　金铃子三钱五分，小茴香三分同炒　炙鸡金四钱，春砂末拌，去垢　全瓜蒌七钱，切　代赭石四钱，煅，先煎　延胡索三钱五分，酒炒　大腹皮三钱，洗　火麻仁泥一两　煅瓦楞

粉一两,绢包　台乌药三钱五分,切　茯苓皮五钱　车前子四钱,绢包　陈麦柴四钱　两头尖三钱五分,绢包

左　面浮口腻,动则气急,腿足酸软而肿,伏块上攻作痛,大便带血,溲通,脉弦数少力。病情繁多,不能以虚字括之,中挟湿热,法须兼顾。

脏连丸三钱五分,吞服　苏梗三钱五分　炙鸡金四钱,去垢　茯苓皮五钱,煎汤代水　淡芩炭三钱五分　制香附三钱五分　六曲四钱　冬瓜皮五钱　陈麦柴四钱,煎汤代水　槐花三钱　川楝子三钱五分,炒　大腹皮三钱,洗(肿胀门附黄疸)

右　百节烦疼,满腹肿胀,经居带多,脉状不畅。病绪繁丛,理之不易。

四制香附三钱五分　丹参三钱五分　陈皮一钱　金樱子三钱五分　当归身二钱　川断三钱,盐水炒　陈佛手一钱　乌贼骨三钱　川石斛四钱　大腹皮三钱,洗　杜仲三钱五分,盐水炒　桑枝五钱,切

左　胀满腹大已久,自汗寒热,脉数。近增咽痛,标本同病,理之不易。

桑叶三钱五分　黛蛤散七钱,包　川石斛三钱　枇杷露一两,冲服　元参三钱　飞中白一钱,包　川通草一钱　鲜芦根一两　甘草四分　马勃七分　功劳子三钱　灯芯三分,朱拌

左　表解之后,神疲足肿,不欲食,少寐,大便不畅,脉软数。余溲不禁,须逐渐清理。

原金斛四钱,打,先煎　朱茯苓四钱　川断二钱,盐水炒　炙鸡金三钱　陈皮一钱　枳壳三钱五分　通草一钱　五加皮二钱　盐半夏三钱五分　竹茹二钱　粉萆薢三钱　生熟谷芽各五钱

左　一身肿胀稍愈,囊肿,气急尚甚,仍防喘急生变。

苏叶三钱五分　大腹皮三钱　防风三钱五分　猪苓三钱五分　白杏仁四钱　五加皮三钱　防己三钱五分　炙鸡金三钱　象贝五钱　生米仁四钱　泽泻三钱　车前子四钱,包　陈麦柴四钱　白麻骨一两

右　脉右软、左微弦,便血止,仍头晕,足肿入大腿,心悸,吃力面浮。以通阳泄浊,涤痰顺气。

桂枝五分　甘草炭三分　法半夏三钱五分　猪苓三钱五分　漂白术三钱五分　白芥子一钱　制南星七分　泽泻三钱　茯苓五钱　橘红一钱,盐水炒　五加皮三钱　陈麦柴三钱

左(蒋姓)　气升得平,腿足肿胀如昨,阳缩,脉濡。拟通阳泄浊,以通痰湿。

台参须七分,另煎冲　橘红一钱　桂枝四分　车前子三钱,包　漂白术三钱五分　法半夏三钱五分　五加皮三钱　怀牛膝三钱五分,盐水炒　茯苓二钱　白芥子七分　沙苑子三钱,盐水炒　杜坎脐一条　陈麦柴三钱

左(其二)　痰湿壅阻气分,气虚升降未能自如,足肿入腿,少腹胀,夜卧气升,脉濡。须速为解散。

旋覆花包　新会皮　五加皮　杜坎脐　代赭石先煎　宋半夏　车前子包　胡桃肉　白杏仁　茯苓　冬瓜皮　沙苑子(肿胀门附黄疸)

左　面浮足肿,腹大,食下不适,大便溏,脉数。宜醒脾利湿。

漂白术三钱五分　泽泻三钱　冬瓜皮三钱　粉萆薢四钱　茯苓四钱　陈皮一钱　五加皮三钱　六曲四钱　猪苓三钱五分　生米仁四钱　防己三钱五分　陈麦柴四钱　白麻骨一两(肿胀门附黄疸)

左　胀闷稍愈,腿足肿,湿热壅阻稍松。拟守前意增损。

制川朴七分　橘红一钱　沉香曲三钱,绢包　猪苓三钱五分　白杏仁四钱　法半夏三钱五分　炙鸡金三钱　泽泻三钱　枳壳三钱五分　白蔻仁七分,打后下　五加皮三钱　广郁金一钱　陈麦

柴四钱(肿胀门附黄疸)

和尚　病起四旬,有咳嗽,转腹满,面浮足肿,瘕胀,脉左不畅。延防成臌。

旋覆花三钱五分,绢包　款冬花二钱　大腹皮三钱,洗　炙鸡金三钱,去垢　煅瓦楞粉一两,绢包　白杏仁四钱,去尖　川楝子三钱五分,炒　车前子四钱,包　沉香曲三钱　陈皮一钱　延胡索三钱五分,醋炒　楂炭三钱　陈麦柴一钱、白麻骨四钱,二味煎汤代水

左　便泄之后,胸闷神疲,腿足肿甚,脉濡。宜疏运利湿。

越鞠丸三钱,包　防己三钱五分　冬瓜皮三钱　白蔻仁七分,研末冲　桑白皮三钱　猪苓三钱五分　生米仁三钱　炒谷芽五钱　五加皮三钱　泽泻三钱　粉萆薢四钱

左　一身肿胀,此属风湿郁肺脾。最防气升作喘。

旋覆花三钱五分,绢包　桑白皮三钱　防风三钱五分　冬瓜皮二钱　代赭石四钱,煅,先煎　五加皮三钱　猪苓三钱五分　生米仁四钱　煅瓦楞粉一两,绢包　防己三钱五分　泽泻三钱　陈麦柴四钱　白麻骨一两

左　腹满撑胀,便溏。仍防肿胀。

生穹术三钱五分　陈皮一钱　炙鸡金四钱　大腹皮三钱　枳壳三钱五分　法半夏二钱　六曲四钱　五加皮三钱　广木香三钱五分　春砂末七分　车前子四钱,绢包　泽泻三钱五分　白麻骨一两　陈麦柴四钱(肿胀门附黄疸)

小僧　咳嗽腹满,面浮足肿,瘕逆,脉细数。肺脾同病。理之棘手。

杜藿梗三钱五分　炙鸡金三钱　象贝四钱　猪苓三钱五分　煨木香五分　大腹皮三钱　款冬花三钱五分　泽泻三钱　六曲三钱　五加皮三钱五分　陈香橼三钱五分　生谷芽五钱　陈麦柴四钱　白麻骨一两(肿胀门附黄疸)

左　脉细软,左尺带涩,舌白。连进通阳泄浊,并无火象,仍足肿,茎囊曾肿,延及少腹,气短,动则气急,小溲不流利,子夜以前,易于着枕气急。此中满之由于阴水来者,肺降、肾纳、脾运,各不能如常度。

上肉桂四分　五加皮三钱　川椒目一钱　陈麦柴四钱　猪苓三钱五分　怀牛膝三钱　淡吴萸二分　白麻骨一两　泽泻三钱　车前子三钱,包　胡芦巴三钱五分

其二:来示云:小溲已通,腿肿亦稍减,夜寐较安　惟茎囊仍肿,胃纳不旺。标本同病,理之尚非易易。

上肉桂四分,去粗皮为末,饭丸吞服　五加皮三钱　炙鸡金四钱,去垢　胡芦巴三钱五分　淡吴萸三分　川椒目七分　车前子四钱,绢包　范志曲三钱　朱茯苓五钱　两头尖三钱五分,绢包　泽泻三钱,小茴香五分同炒　炒谷芽六钱　陈麦柴四钱　白麻骨一两(肿胀门附黄疸)

左　一身肿胀,脉濡。风湿相搏,延防作喘。

桑白皮三钱　防风三钱五分　莱菔子四钱,炒　车前子四钱,绢包　五加皮三钱　防己三钱五分　白杏仁四钱,去尖　猪苓三钱五分　冬瓜皮七钱　枳壳三钱五分　白蒺藜四钱　泽泻三钱　陈麦柴四钱　白麻骨一两(肿胀门附黄疸)

左　诸湿肿满,皆属于脾,脾阳不振,积湿泛滥,满腹胀硬,两腿俱肿,脉细,舌白,夜来溲多。肝脾交困,最防因肿增喘。

桂枝三分　猪苓三钱五分　旋覆花三钱五分,绢包　杜仲三钱,盐水炒　漂白术三钱五分　泽泻三钱　代赭石四钱,煅,先煎　九香虫七分,焙　茯苓五钱　冬瓜皮五钱　煅瓦楞粉一两,绢包　车前子四钱,绢包　陈麦柴四钱(肿胀门附黄疸)

陈莲舫夫子方　痢伤脾肾,积滞已除,遂为溏稀淹缠,昼夜尚有四五行,气坠转气,日来肾不化水,脾失堤防以致泛滥为肿。自足上升,渐及于腹,膀胱失通调之职,三焦失分化之权。脉右弦大,左弦滑。从中再有肝邪

内扰,疏泄不灵,舌光,脾肾为病,不能滋补,较为曲折。拟崇土导水,至于春脏,尚须缓商,不能防到喘逐。

白术三钱五分　茯苓三钱　冬瓜皮三钱　补骨脂三钱五分　水姜皮四分　防己三钱五分　米仁三钱　香橼皮三钱五分　车前子三钱,包　通天草三钱　半夏曲三钱五分　牛膝三钱　新会皮一钱　泽泻三钱五分(痢疾门附泄泻便血)

沈氏医案

有因酒后而患腹痛,渐至肿胀,脐平而面黄,服药十帖而大减,初定之方。

半夏　广皮　厚朴　枳壳　青皮　香附　莱菔子　葛根　滑石　木通　砂仁加入

十帖后,又加苍术、瓜蒌,去葛根、滑石,丸服而安。

桐乡程丹宇,向善啖,家颇丰,膏粱不辍于口,致患郁痰郁火症,数年来不饥而勉食,每立秋则发疟,治疗者无非以六君子汤,补其脾胃,去冬又服鹿角胶数斤,至庚戌春初,潦倒不堪,不能步履,始就医于余。见其喘急异常,喉如锯声,口吐黄黑粘痰不计,按其腹胀大坚实,四肢头皮皆肿,大小便不爽,得成鼓胀,脉息滑大有力。余知其积年之痰,郁于中者既久,无从出路而为患,病势至此,无可奈何,且与豁痰理气之药两进,不见进退。因思数年积聚,胶固坚结,必非寻常,即用滚痰丸三钱以逐之。大便难去,不甚爽快,继又连服五次,大便去粘痰甚多,并以豁痰清火降气之药,早晚托化,胸次稍舒。时交清明节,其内郁之火外达,寒热大作,烦躁不宁,即用黄连清火之药两剂,得以安宁。但郁久之火,用疏而反炽,不能清爽,下注阴囊,肿痛难忍,小便点点不出,以滋肾丸与之,小便始得通利,而阴囊之肿渐平。其如外症除而饮食不进,精神倦怠,三月间初同伊归,途中忽患恶寒,面色无神,脉息虚滑,几几[①]欲脱状,急与独参汤饮之。一晚计服人参六钱,神气稍复,抵家后,大便每日去纯白痰不计,四肢肿胀渐退,但神气不清,妄笑多怒,饮食不进。余曰:此久病之后,元气虚而痰火散漫,上干心主所致。宜用疏补兼施之法,遂以豁痰理气清心火之品,作丸服之,晚用参橘煎二钱。三日后神气清爽,脉亦有神,饮食有味,小便大利,肿势尽平,濒危之疾,至此始无虑矣。竟遵东垣先生疏补之法,调治而愈。三日后精神旺,饮食进而谈笑如常矣。以数年之病,来就余医,其间用药变化一则,知医贵乎圆通矣。噫,是役也。使虑其危殆,而攻伐不施,则病邪何由而去。若于疏导而不事滋补,则元气何以渐充,病势变易不常,方药随手撤换。是知胶固之士,未可与言医也。(原注,凡于久积之后,邪去反有别症,先以言明病家,可无怨语。)

天禀沉静,未免多思多郁,多思则气结,多郁则肝木不得疏泄,脾土受困,加之饮食不调,以致饮食不化,而致泄泻。《经》云:湿胜则濡泄。又云:诸湿肿满,皆属于脾。脾不运化,湿气聚而为肿。目下腹皮渐大,头面四肢阴囊阳道俱肿,脉息沉小,暂用东垣风能胜湿之治。然后以加减胃苓汤,作丸服之,缓着处治,庶可奏效。

羌活　防风　香附　广皮　枳壳　厚朴　苍术　香薷　砂仁　加姜煎

丸方:苍术　白术　厚朴　茯苓　猪苓　泽泻　香附　木香　砂仁　肉桂　木通汤法丸

吐瘀血之后,而为胀满,足跗肿硬,大便溏泄。此因平素饮酒太过,伤其血分,以致积于胃中,随火上炎而吐。余瘀未尽,气滞不行,湿热聚而肿胀。宜消瘀行气清湿热之药治之。

煎方:香附　山栀　青皮　延胡索　广

---

① 几几(shū shū 书书):拘紧而不灵活的意思。

皮　厚朴　枳壳　葛根　木通　加砂仁

丸方:白术　茯苓　猪苓　泽泻　香附　青皮　山栀　枳壳　厚朴　砂仁　木通汤法丸

也是山人医案

陈(五一)　跗肿腹满,䐜胀,二便涩少,此属脾胃阳虚,淡泊不堪所致,姑进通腑,少佐泄肝。

生白术二钱　制淡附子一钱　吴萸七分　草果仁八分　淡干姜一钱　茯苓三钱　厚朴一钱

曹(五四)　昨进苦辛宣腑,酸涩泄肝,跗肿腹满未减。噫嗳胀势不消,二便皆秘,脉象沉伏。此属血分聚水之象,再拟泄厥阴,通阳明法。

川楝子二钱　制大黄一钱　归尾一钱五分　郁李仁去皮炙研,一钱五分　小茴香三分　红花五分　桂枝八分　炒桃仁一钱

杨(八岁)　少腹水胀,两足俱浮,小便不解,温通太阳可效。

川桂木八分　焦白术二钱　茯苓三钱　汉防己一钱五分　木猪苓一钱五分　泽泻一钱　苡仁二钱　椒目四分(肿胀)

田(十六)　泄泻初愈,足胫浮肿,宜温通太阴。

煨益智八分　苡仁二钱　姜炭四分　汉防己一钱五分　茯苓皮三钱　桂枝木五分　木瓜一钱五分(脚气)

孟河费绳甫先生医案

福建郑雅邨之夫人,咳嗽面浮,腹胀,腿足浮肿。余诊其脉,右寸浮弦。湿热上灼肺阴,肺不能通调水道,下输膀胱所致。方用南沙参四钱,大麦冬三钱,川贝母三钱,瓜蒌皮三钱,大杏仁三钱,连皮苓四钱,香豆豉三钱,地肤子三钱,五加皮二钱,冬瓜子四钱,薄橘红一钱。连服六剂,咳嗽即止,面浮腹胀、腿足浮肿皆消。惟天癸过期不行,心悸内热。此胃中气液皆虚,阴血不能下注冲任。遂用人参须五分,北沙参四钱,大麦冬三钱,生白芍钱半,粉甘草三分,川石斛三钱,川贝母三钱,陈广皮五分,云茯神二钱,藕五片。进十剂,经通而愈。(肿胀)

佚名,《经》谓肝主筋。肝阳升腾无制,挟湿火痰热,流窜节络,筋络缩短,手足肩臂作痛浮肿,内热烦躁,齿痛苔黄,胸脘不舒,饮食少进,腹胀且硬。湿火痰热充塞三焦,流行之气皆阻。脉来沉弦而滑。脉症皆实,可用下夺之法。诚恐年高气虚难支,拟养阴清火,化湿豁痰。

羚羊角五分　甜川贝三钱　瓜蒌皮三钱　生苡仁三钱　海浮石三钱　川萆薢三钱　南沙参四钱　川石斛三钱　薄橘红一钱　炙内金三钱　竹沥二两　甜瓜子三钱(肿胀)

镇江许仲修,腿足浮肿,囊肿腹胀,咳嗽面浮,小溲不利。遍治无功,延余诊治。脉来右寸浮弦,此水肿也。肺不能通调水道,下输膀胱,水气旁流横溢,充塞肌肤分肉之间。考禹治洪水,先疏下流,令水有出路,自无泛溢之虑。方用净蝼蛄三钱,通天草三钱,地肤子三钱,五加皮二钱,连皮苓四钱,冬瓜子四钱,光杏仁三钱,川贝母三钱,薄橘红一钱,灯芯三尺。服药不过十剂,小溲通畅,面浮腹胀、囊肿腿肿皆消,咳嗽亦止。照前方去蝼蛄、通天草,加南沙参四钱,川石斛三钱,瓜蒌皮三钱。接服六剂,饮食增而精神振,已康复如初。

淮安刘君少瑜,患胸腹作胀,渐及四肢,上至头面。胀极难受,必须人为按摩,得食则安,故时常强食,以冀胀缓。脉来沉弱,气虚不摄已著。向来湿痰多,从未投补。此症非

益气不为攻,佐以化痰消湿,即无流弊。方用潞党参三钱,炙黄芪四钱,甘草五分,当归二钱,白芍钱半,陈皮一钱,半夏钱半,苍术一钱,茯苓二钱,大枣五枚。连服二十剂而愈。

镇江李君慕尧,先气喘而后腹胀,面浮腿肿。书云,先喘后胀治在肺,先胀后喘治在脾。医治肺无功。因脾虚气弱,中无砥柱,湿痰阻肺,清肃无权,当脾肺兼治。脉来右关沉弱,右寸细弦,纳谷无多,小溲短少,肺脾同病已著。用吉林参须八分,北沙参四钱,连皮苓四钱,冬瓜子皮各三钱,地肤子三钱,汉防己一钱,炙内金三钱,甜川贝三钱,甜杏仁三钱,瓜蒌皮三钱,薄橘红一钱,鲜竹茹一钱,紫苏子八分。连服十八剂,腹胀面浮、腿足浮肿皆消,气喘亦止。照前方去防己,加麦门冬三钱,苡仁三钱,以善其后。

安徽金君惠臣之室,胸腹胀大,作痛结块,腿足浮肿,内热口干,神倦力乏,势成臌胀,遍治无功。余诊脉沉细而滑。气液皆虚,肝阳上升,挟湿热阻气灼阴,流灌失职。治必培养气液,兼清肝化湿,方能获效。遂用人参须八分,西洋参钱半,麦冬三钱,连皮苓四钱,冬瓜子皮各三钱,地肤子三钱,酒炒黄连一分,吴茱萸一分,川石斛三钱,炙内金三钱,生熟谷芽各四钱,鲜竹茹一钱,薄橘红一钱,大白芍钱半,川楝肉钱半。连服二十剂而痊。(肿胀)

重古三何医案

下焦阳气不充,两足跗浮肿不退,尚带麻木,左手脉模糊无力,仍用温肝肾,佐祛湿法。

党参　川附　杞子　於术　巴戟　茅术　归身　茯苓　角霜

丸方:黄芪　归身　骨脂　党参　杞子　於术　五味　鹿茸　云苓　茅术　虎骨　肉果　甘草　法夏　米仁新会皮汤法丸(痿类)

类疟后,浮肿表虚,挟湿,阳气不利使然,以平胃合二陈。

茅术　赤苓　半夏　川椒　炮姜　厚朴　车前　泽泻　冬瓜子

气虚火不摄水,胸腹膨胀,六脉沉弱,当用温通利水法。

党参　肉桂　牛膝　於术　赤苓　半夏　川附　泽泻　橘叶　车前

肝胆热郁,气虚挟湿,烦渴腹胀,右脉弦数,宜苦泄分理,冀其腹松。

川连　生术　炮姜　赤苓　木香　泽泻　米仁　麦芽　橘叶　炒车前　大腹皮

脾虚挟湿,通身浮肿,须避风忌口,自然渐轻。

制於术　泽泻　川楝　赤苓　厚朴　防己　木瓜　真茅术

中不胜湿,大腹膨胀。

茅术　煨木香　於术　赤苓　谷芽　香附　冬瓜子　炒车前　泽泻　大腹皮

中虚挟湿,肝络不利,胸腹膨胀,宜疏肝分。

焦白术　炒白芍　川楝　猪苓　木香　泽泻　法半夏　新会皮　砂仁末　茯苓

胸腹膨胀,六脉沉弱,下焦火衰,阳不摄水也,宜温通。

焦於术　炒西党　泽泻　茯苓　牛膝　炒车前　上肉桂　川熟附　法半夏　橘叶

复诊　去附子、肉桂、泽泻、牛膝,加菟丝、炮姜、茅术、炒白芍。

少阳热郁,胸腹胀楚,二便不爽,清浊不分,若不分清疏理,恐防腹大。

炒白芍　赤苓　法半夏　黑山栀　冬瓜子　川楝子　制厚朴　泽泻

平昔饮食不节,伤脾挟湿,胸腹膨满,清气不升也,宜温通,佐分理法。

制於术　炒车前　川附子　茅术　冬瓜子　大腹绒　煨木香　带皮苓　炒白芍　煨姜　橘红(肿胀类)

向有痞积不发,近乃脘闷腹膨,周体浮肿,头疼身足麻木,间发咳嗽,脉细数不和。系营虚气无所附,调理非易也,暂从肝脾和理。未知合否。

生芪　生归尾　生地　白芍　桑皮　腹皮洗　川芎　地骨皮　枳壳　麦芽　茯苓　青皮　鲜竹茹　荆芥

阮氏医案

钱　诊脉关前浮缓,关后沉细,舌苔白滑,头面肢体浮肿,时常咳嗽。系风邪外袭,水湿内淫致病,复加食积,运化失常,腹中胀满,若不表里分消,恐非其治。

大腹皮二钱,酒洗　茯苓皮三钱　苦杏仁二钱　萝卜络一钱半　炒谷芽二钱　广陈皮一钱半　桑白皮一钱半　江枳壳八分　川羌活一钱半　青防风一钱半　制川朴八分　生姜皮一钱半

孙　经期当风澣衣,风湿袭伤脉道,经络不和,营卫有碍,气化不得流通,以致周身浮肿,若非表里兼治,内外分消,焉能见愈。

川羌活八分　紫川朴八分　桑白皮一钱半　生姜皮钱半　青防风八分　家苏叶八分　广陈皮一钱半　西琥珀八分　茯苓皮三钱　水法夏一钱半　大腹皮三钱,酒洗

洪　肿由脚起,非湿而何?脉见细涩,舌苔白滑。系中土卑监,提防不固,故水徒四旁而洋溢,由下而中以及上,周身渐皆浮肿矣。至于肺不清肃而气喘,脾不化血而经停,亦势所必至者也。拟五子五皮饮加味治之。

苦杏仁钱半　莱菔子一钱　广陈皮钱半　生姜皮钱半　紫苏子一钱　甜葶苈一钱　五加皮三钱　紫川朴八分　生香附钱半　茯苓皮三钱　大腹皮钱半　薏苡仁三钱

程　久痢脾肾虚寒,每饭之后,气不运化,以致腹胀,四肢浮肿,非温补运行不可。

别直参八分　炒处术钱半　白茯苓二钱　广木香六分　川桂枝六分　紫川朴六分　大腹皮一钱　广砂仁六分　炙甘草六分　淡附片六分　炒谷芽一钱　江枳壳六分

赵　三焦者决渎之官。今三焦受邪,决渎失职,则水道不通,以致气机阻碍,周身浮肿,喘嗽腹胀,内外疼痛。拟以木香流气饮治之。

广木香　白茯苓　广陈皮　蓬莪术　东洋参　炙甘草　生锦纹　大麦冬　生处术　草果仁　紫瑶桂　广木香　花槟榔　紫苏叶　紫丁香　生香附　江枳壳　水法夏　紫沉香　小青皮各五分　大腹皮　香白芷　紫川朴　酸木瓜　广木通各五分

鼓胀案(膨胀案同见)

石山医案

一人年逾四十,春间患胀。医用胃苓汤及雄黄敷贴法,不效。邀予诊视,脉皆缓弱无力。曰:此气虚中满也,曾通利否?曰:已下五六次矣。予曰:病属气虚,医反下之,下多亡阴,是谓诛罚无过也。故脉缓,知其气虚;重按则无,知其阴亡。阳虚阴亡,药难倚仗。八月水土败时,实可忧也。乃问予曰:今不与药,病不起耶?尝闻胀病脐突不治,肚上青筋不治,吾今无是二者。予曰:然也。但久伤于药,故且停服。明日遂归,如期果卒。

一妇形瘦弱小,脉细濡近驶。又一妇身

中材颇肥,脉缓弱无力。俱病鼓胀,大如箕,垂如囊,立则垂坠,遮拦两腿,有碍行步,邀予视之。曰:腹皮宽縋已定,非药可敛也,惟宜安心寡欲,以保命尔。后皆因产而卒。或曰:鼓胀如此,何能有孕?予曰:气病而血未病也,产则血亦病矣。阴阳两虚,安得不死?

又一妇瘦长苍白,年余五十,鼓胀如前二人,颇能行立,不耐久远,越十余年无恙。恐由寡居,血无所损,故得久延。

一人年逾四十,瘦长善饮。诊之,脉皆洪滑。曰:可治。《脉诀》云腹胀浮大,是出厄也。但湿热大重,宜远酒色,可保终年。遂以香连丸,令日吞三次,每服七八十丸。月余良愈。

一人年三十余,酒色不谨,腹胀如鼓。医用平胃散、广茂溃坚汤不效。予为诊之,脉皆浮濡近驶。曰:此湿热甚也,宜远酒色,庶或可生。彼谓甚畏汤药。予曰丸药亦可。遂以枳术丸加厚朴、黄连、当归、人参、荷叶烧饭丸服,一月果安。越三月余,不谨腹胀,再为诊之。曰:不可为也。脐突如胀,长二尺余,逾月而卒。脐突寸余者有矣,长余二尺者,亦事之异,故为记之。(鼓胀)

名医类案

丹溪治一人,嗜酒,病疟半年,患胀满,脉弦而涩,重取则大,手足瘦,腹状如蜘蛛。以参、术为君,当归、芍药、川芎为臣,黄连、陈皮、茯苓、厚朴为佐,生甘草些少,日三次饮之,严守戒忌,一月后汗而疟愈,又半月小便长而胀退。

一人年四十余,嗜酒,大便时见血,春患胀,色黑而腹大,形如鬼状。脉涩而数,重似弦而弱。以四物加芩、连、木通、白术、陈皮、厚朴、生甘草,作汤服之,近一月而安。(肿胀)

俞仁叔年五十,患鼓胀,自制禹余粮丸服之。诊其脉,弦涩而数。曰:此丸新制。煅炼之火邪尚存,温热之药太多,宜有加减,不可徒执其方。琇按:据脉乃阴虚内热而为瞋胀,误服燥石以死,与中热门内仓公论齐王侍医正同。俞叹曰:今人不及古人,此方不可加减。服之一月,口鼻见血而死。琇按:可为泥古之鉴。

项彦章治一女,腹痛,胀如鼓,四体骨立。众医或以为娠,为蛊,为瘵也。诊其脉,告曰:此气薄血室。其父曰:服芎、归辈积岁月,非血药乎?曰:失于顺气也。夫气,道也;血,水也。气一息不运,则血一息不行。《经》曰:气血同出而异名,故治血必先顺气,俾经隧得通而后血可行。乃以苏合香丸投之,三日而腰作痛,曰:血欲行矣。急治芒硝、大黄峻逐之,下污血累累如瓜者可数十枚而愈。其六脉弦滑而且数,弦为气结,滑为血聚,实邪也,故气行而大下之。又一女病,名同而诊异。项曰:此不治,法当数月死。向者钟女脉滑,为实邪,今脉虚,元气夺矣。又一女子病亦同,而六脉独弦。项曰:真脏脉见,法当逾月死。后皆如之。(肿胀)

徐希古治游击将军杨洪疾于口外,蛊满喘甚。方春木令王,土受伐,金不能制,当补中气,毋事疏利。议不与众合。药至百五十余帖乃效,逐渐平复。(肿胀)

江篁南治一富妇,因夫久外不归,胸膈作胀,饮食难化,腹大如娠,青筋露,年五十四,天癸未绝,大便常去红。六脉俱沉小而驶,两寸无力。与二术、参、苓、陈皮、山楂、薏苡、厚朴、木香,煎服七剂,腹觉宽舒。继以补中除湿,开郁利水,出入调理,两月而愈。(肿胀)

陈仁甫治一妇,年近四十,禀气素弱,自去其胎,五日内渐渐腹胀如鼓,至心前,上吐不能食,用补药不效。此用补不效,后案用破血益甚,宜参看。诊六脉微弱,但只叫胀死,此乃损伤脾气而作胀,虽然,当急则治其标也。若泥用丹溪方法，恐缓不及事矣。用桃仁承气加朴、实，倍硝、黄，煎服，四分吐去其一，至次日早仍不通。事急，又服琥珀丸三钱，至申时大通，胀减。小调经之用琥珀，良有以也。但体倦，四肢无力，口不知味，发热，再用参、芪、归、芍、术、陈、楂煎服，八剂而安。(堕胎)

孙文垣医案

富昨汪氏妇，对河程门女也。年仅三八，经不行者半载，腹大如斗，坚如石，时或作痛，里医尽技以治，月余弗瘳。乃举歙友为翼，又治月余，腹转胀急，小水涓滴不通。乃仿予治，孙仲暗法，而用温补下元之剂，则胀急欲裂，自经求尽。文学南瀛怜之，荐予，诊其脉，两关洪滑鼓指，按之不下，乃有余之候也。症虽重，机可生。询其致病之源，由乃姑治家严而过俭，其母极事姑息，常令女童袖熟鸡、牛舌之类私授之。因魆[①]食冷物，积而渐成鼓胀。前任事者，并不察病源，不审脉候，误作气虚中满治之，因胀而欲裂，宜其然也。乃用积块丸，三下之，而胀消积去。后以丹溪保和丸调养一月而愈。(积块丸列《赤水玄珠》第五卷虫蛊后。)(卷三)

歙潜口汪召南令郎，年十四，患蛊胀，大如覆箕，经医三十余人，见症皆骇而走。独市之幼科汪养直者，调理数数见效，第此子溺于豢养，纵口腹，不守戒忌，病多反复。一日语召南曰：郎君之症，非求之孙生生者不能成功。召南曰：闻此公多游吴浙缙绅间，何可以月日致也？养直曰：归矣！吾有妹适罗田，为方与石丘嫂也，旧岁患症如蛊，治经弥岁无功，生生子立全之。吾推毂孙君者，岂有他肠，为郎君也。召南即浼罗田延予，予至日已晡矣。观病者腹胀大极，青筋缕缕如蚯蚓大，上自胸脯，至上脘而止，惟喜其不下陷也。脐平，四肢面目皆浮大，两足胻骨上各裂开，大出清水，一日间数为更衣易被，阴囊光肿如泡，淫淫渗湿，发寒热，脉以手肿不能取，必推开其肿，下指重按浮而六至。予曰：症可谓重之极矣！仅可恃者，目瞳子有神耳，余皆险恶，将何以治？养直知予至，亟过相陪，宣言曰：病重不必言，引领先生久矣！幸为投剂，生死无憾。予曰：且先为理表，若表彻稍得微汗，使肺气少利，则小水可通。召南喜而亟请药，乃用紫苏叶、苏子、陈皮、麻黄各一钱，桑白皮八分，防风、杏仁各七分，炙甘草、桂枝各二分，生姜三片，水煎服之。五更乃有微汗，次早面上气稍消，胸脯青筋皆退，余症虽仍旧，机栝则可生矣！仍投前药，次日腹与四肢皆有皱纹，惟小水未利。乃改用破故纸、苍术、赤茯苓、泽泻、桑白皮、赤小豆、桂心、木香，二帖而小水利，骎骎已有生意，乃以饮食过度，大便作泻，又以四君子汤，加苡仁、破故纸、泽泻、山楂、砂仁，调理而全安。此症予阅历者，不下数十。然青筋未有如此之粗。足胻出水有之，未有出水处如钻鱼口之大，而取效亦未有如此之速。盖此子体未破而真全，故症虽重而收功速也。数十人间有五六不能成功者，由其纵欲恣情，不守禁忌，非药之罪也。召南昆仲，见人谈医，则以不佞为称首。予笑曰：君得无到处逢人说项斯者耶。乃汪养直亦医道中白眉，乃不收功于后，病者不忌口过耳。于养直何尤，养直不矜己之功，亦不忮[②]人之功，所谓忠厚长者非耶？

岩镇郑景南丈，病卧年余，百治不效。昔体丰腴，今瘦骨立，饮食少进，新都名士，皆辞不治。其家闻昔年方士荣孺人蛊症，时师亦皆辞去，予为起之，因征余治。时则六月望也。诊其脉，左弦大，右关滑大，两尺俱无，恶心，腹瘦削，状如仰瓦。肠鸣如雷，昼夜不住。小水不利，肌肤及眼珠色若黄金。腹中有块如碟，动跳不止。足膝以下皆冷，饮食不入。

① 魆(xū 虚)：突然。
② 忮(zhì 至)：嫉妒，忌恨。

予详思其病机，昔肥而今瘦者，痰也。形虽瘦，而目炯炯有神，先以五饮汤姑试之，以观其势，再为加减。因用旋覆花八分，破故纸一钱，肉桂三分，白术、茯苓、泽泻、陈皮、半夏各八分，生姜三片，水煎服之。二帖，恶心肠鸣皆止。次早饮食稍进，举家欣欣色喜。令岳程钟山公，于予为石交，闻病有起意，心殊异之。不知为予，因而过访，见予，抚掌大叫称快曰：吾固知是公也。指其甥而语之，此即所尝与尔曹言者，闻久为西吴缙绅递留，不意今归，城吾婿之幸也。相与谈对，两日而别。别之时，景南饮食稍加，小水利，肌肤面目黄气退，渐有生机。不虞逾半月，为拂意事所激而怒，复吐痰不思饮食。家人惊惶无措，亟请予诊。两寸滑大，左关弦劲搏指，右关亦滑大有力，两尺沉微。予语之曰：病甚重，脉非前比，且不敢以万全许，第尽吾心尔。病以药力而回，君之福也。时为七月之朔，予因留视七日，日进一剂，剂以人参、陈皮、半夏、茯苓、香附、白豆仁、黄连、旋覆花、麦芽、甘草与服，服三日恶心止，大便有稠痰下，其中间有瘀血，此皆大怒所致。故《经》云：怒则伤肝，甚则呕血，并下泄上吐，亦或有红点子在痰中吐出，是其征也。后改用六君子汤，加麦芽、黄连、枇杷叶、白扁豆调理，病势骎骎向安，腹中如碟之块亦渐消去。大仅如指耳，肌肉亦生，能下榻举足以步，市上之人称奇。后闻腊月又被郁怒，颈发瘰症，外科以烂药点溃，服蜈蚣败毒药，卒莫能收口而终。伤哉！（卷三）

查少川公，年四十三，夙有哮喘疾，每发则遍身如燎，气贲贲上腾，息息短促，喉中痰声响若汤沸，经七昼夜，汗而渐平。居常嗜饮，通宵不辍，醉后纵欲，不避风寒。族中有教以石膏、麻黄、杏仁、枳壳、细茶各一两，作大剂饮之，名曰五虎汤。喘至即以此御之，随饮而止，屡发屡进，应若桴鼓。公喜甚，恃为保命丹。寓大通一月，邑中麻黄、石膏为之缺市。讵知情欲无穷，胃中冲和有限，三年之间，饮五虎者，殆不可以数计，而胃中之冲和者，亦不知损之何若也。因而腹大若覆箕，两腿光肿如柱，内外臁疥疮中清水涓涓流之不竭，昼夜腥气逼人，不能伏枕而卧者五越月。自仪杨医起，问京口镇江之医如何，张者最良，遍延治之弥月，卒无一验。又舍京口抵姑苏，历嘉杭，凡有名者，悉迎疗之，而势益剧。舁[①]回至岩镇，镇医擅名者，吴与方也。先诣吴，吴骇辞不治。就方，方诊视久之曰：公疾非常，必得非常人乃可已。公曰：先生世家大方[②]，昔在两淮且人人引领，愿得先生一诊为快，何我弃而使需非常人也？今世非常人舍先生其谁？方曰：嘻，公贵邑孙生生者，名动三吴，今归不出，亟迎治之，或可无恙。公扣孙生生居何里，状何若，方书予姓氏里居与之。归即恳程公山氏绍介迓予。时长至后一日也。至则见公坐高椅之上，气高而喘，身热而烦，覆以棉被，足纳火箱，前后左右环火五盆，首戴绒帽，帽外笼以貂套，套外仍束一帕，鼻用绒套笼之，门设重幔，犹凛凛怯寒。诊其脉，浮大无力。睇[③]其色，白中隐青。徐问公曰：恶寒身热从何时起？公曰：十日。予曰：据色据脉，予已得其概矣。公历数府名家，认为何症，拟何汤剂，请详述之。公曰：众论落落不一，先生学博见真，愿惟命。予曰：公疾乃气虚中满，法当温补下元。人徒知利小水，不知小水不利者，由下焦之气不充，不能渗从膀胱故道而行，若利之急，则汛滥而横流肌肤，下于阴囊，甚则胀裂，崩塌而出。若使下焦壮盛，则小水自通。譬之甑炊，釜底水火交旺，甑中之气，自然蒸腾，若雾若露。《内经》曰：上焦开发，宣五谷味，熏身充肤泽毛，若雾露之灌溉，是谓气。故曰：上焦如雾也。清阳升则浊阴降，降下则为小水，故曰：下焦如渎也。渎者水也。言下焦为决水之官，水道出

---

① 舁(yú 鱼)：抬。
② 大方：又称“大方脉”，即内科。
③ 睇(dì 弟)：视，望。

焉者是也。人之汗，即此雾露之气，小水即降下之气。盖气者水之母，由气化而为水，故又曰气化则能出矣。融众理而观之，总由下焦元气壮盛，斯能升降变化。清阳升，浊阴降，即地天交之泰。阳不升，阴不降，即天地不交之否，否者塞也。此胀满之所由生也。公之疾起于五虎汤，致脏寒生满病也。公曰：善。吾乃今始知致病之源，第近来身热手热，膈内焦辣而外恶寒，竟不解孰为热，孰为寒也？予曰：仲景云：伤寒必恶寒。由寒邪在表而然，合先散之。胸膈焦辣者，乃阴盛格阳，虚阳之火被寒气驱逼上行，非真热也。《经》云：水流湿、火就燥，但得下元一温，热自下行。公曰：然，惟先生命剂。予以紫苏、马蹄辛、炙甘草、防风、白豆仁、苍术、陈皮、人参、羌活、生姜，一帖而得微汗。悉彻去环列之火，仅存足底一盆，首上所覆之帕也去。独鼻寒如初。乃用防风、黄芪二两，煎汤置器中，令熏其鼻，饮顷而止。一日凡三熏。次日鼻套也除，呕恶不止，用人参温胆汤加丁香进之，一帖，而止。又谓鲤鱼能利水，一日尽二斤半，夜胀极，乃告急于予。予曰：病势如是固乃纵恣若此，等闲之剂，曷能消释？沉思久之，以平胃散一两，入橄榄肉一两，水煎饮之，两剂而定。独腹胀小水不利，不能伏枕为苦。乃以附子理中汤加砂仁、补骨脂、赤小豆、桂心，连进四帖，小水略长。继以尊重丸，日三服之，每服五丸。五日后小水通利，可帖席而睡。守此调理，腹胀渐消，两月大平，三月而公出市。市中人信予，实从公始。（卷四）

仲暗侄孙，赴府考试，过食牛面，且劳苦，因而发疟。城中医疟半月，形神俱瘦。疟愈而腹大如箕矣。健所黄夫人，仲暗岳母也。凡名家递为延至，率认疟后腹胀，其中必有疟母为祟也。诸消痞药尝之不效。又以五皮饮利之，不应。将议攻下，而予适至。观其色黄口渴，小水短涩，腹胀不可言，足膝之下肿大不能行，两腿肿连阴囊，气壅不能卧，饮食绝少，脉才四至，大而不敛。予曰：此真气虚中满症也。法当温补下元，而兼理脾，病犹可愈。若攻下是杀之也。渠父与予厚，今宦河南，予安得不为渠任其重哉！顾歙友所用之剂，乃皂角、槟榔、三棱、莪术、姜黄、葶苈子、木通、枳实、青皮、厚朴、山栀、大黄、牵牛、黄连等，皆破敌有余之品，见之且骇然。但黄夫人荐来之医，又不能拒。正踌躇间，幸渠乃伯溪亭公知予心，卒谢歙医，而一任予治。予即以人参、白术各三钱，炙甘草五分，大附子、炮干姜、桂心各一钱，破故纸二钱、桑白皮、砂仁、茯苓、泽泻各八分，水煎饮之。其夜小水稍利，喘急稍缓。连饮五日，腹稍宽，皮作皱。因食猪肚子大早，依旧作胀。前方人参、白术加至五钱，再加陈皮八分，又二十剂。而腹消其大半，乃能伏枕而卧，始能移步行动。改以参苓白术散，加破故纸、肉桂，调养而安。溪亭公问曰：腹胀如此，口渴如此，小水短涩如此，诸人悉认为热，为有余，乃今以温补收功，何也？予曰：公不观古人以气虚中满名鼓胀耶？由气虚所以成中满。设气不虚，何中满之有哉？且鼓者，外皮坚紧而内空无物。若复泻之，真元脱矣，安能复生？故惟有补而已。口渴、小水少者，皆元气虚弱，不能转运，清气不上升，故口渴；浊气不下降，故无小便。乃天地不交之否。兹特补其下元，俾水火充实，阳气上腾，浊气下降，中气运动，而诸疾皆瘳也。（卷四）

熊成八官江右，南昌人也。早起行路，忽见邪火两团，滚滚而来，大惊骇。次日腹中膨满，渐成胀满，面白皮薄，两手瘦削，两足皆有浮气，按之窅然不起。行动气促，形神俱弱。医谓神弱气促，面白肌瘦，胸腹青筋缕缕如贯索，小水清长，形症如此，脾虚所致。以参苓白术散投之，十日堵然如鼓。中有一块，巍巍突出，坚若铁石，脐已平满，勺粒不入。医者复诊，与渠决曰：若疾法在不治，盍早图归，毋作异乡鬼也。病者闻言，泪簌簌下。熊东溪怜而恳予为诊。脉沉弦有力。诊竟语渠曰：审脉验症，非气虚中满候也。前补太骤，适有助长。顾今梅雨，途遥即归，恐未能时刻可到。即到未必遇良手。治稍异，则大事去矣。予有一药，尚可冀生。东溪力为之请。以琥珀调中丸，日二进之，一进甚甘，再进称快，十日腹渐宽，块渐熔，半月块尽消去，青筋俱敛。改以平胃散加萝卜子、姜黄、苡仁、砂仁、木香，调养一月，饮食大加，帖然安寝，两足之浮亦并消释。(卷四)

景岳全书

向余尝治一陶姓之友，年逾四旬，因患伤寒，为医误治，危在呼吸。乃以大剂参、附、熟地之类，幸得挽回。愈后喜饮，未及两月，忽病足股尽肿胀，及于腹，按之如鼓，坚而且硬。因其前次之病，中气本伤，近日之病，又因酒湿，度非加减肾气汤不可治。遂连进数服，虽无所碍，然终不见效，人皆料其不可治。余熟计其前后，病因本属脾肾大虚，而今兼以渗利，未免减去补力，亦与实漏卮者何异？元气不能复，病必不能退。遂悉去利水等药，而专用参附理阴煎，仍加白术，大剂与之。三剂而足肿渐消，二十余剂而腹胀尽退。愈后，人皆叹服。曰：此证本无生理，以此之胀，而以此之治，何其见之神也！自后凡治全虚者，悉用此法，无一不效。可见妙法之中，更有妙焉，顾在用者之何如耳。塞因塞用，斯其最也，学者当切识此意。(杂证谟)

寓意草

面议何茂倩令嫒病单腹胀脾虚将绝之候

从来肿病，遍身头面俱肿，尚易治；若只单单腹肿，则为难治。此其间有所以然之故，不可不辨也。盖传世诸方，皆是悍毒攻劫之法，伤耗元气，亏损脾胃，可一不可再之药，纵取效于一时，倘至复肿，则更无法可疗，此其一也。且遍身俱肿者，五脏六腑各有见证，故泻肝、泻肺、泻膀胱、泻大小肠之药，间有取效之时，而单单腹肿，则中州之地，久窒其四运之轴，而清者不升，浊者不降，互相结聚，牢不可破，实因脾气之衰微所致，而泻脾之药，尚敢漫用乎？此又其一也。且肿病之可泻者，但可施之西北壮盛及田野农夫之流，岂膏粱老少之所能受？设谓肿病为大满大实，必从乎泻，则病后肿与产后肿，将亦泻之耶？此又其一也。且古方原载肿病五不治：唇黑伤肝，缺盆平伤心，脐出伤脾，背平伤肺，足底平满伤肾，此五者不可治矣。是其立方之意，皆非为不可治之症而设，后人不察，概从攻泻者，何耶？惟理脾一法，虽五脏见不治之症，而能治者尚多，此又其一也。张子和以汗吐下三法劫除百病，后人有谓子和之书，非子和之笔，乃麻征君文之者，诚为知言。如常仲明云，世人以补剂疗病，宜乎不效者，此则过信刘张之学，而不顾元气之羸劣耳！所以凡用劫夺之药者，其始非不遽消，其后攻之不消矣。其后再攻之如铁石矣。不知者见之，方谓何物邪气若此之盛，自明者观之，不过为猛药所攻，即以此身之元气，转与此身为难首，实有如驱良民为寇之比，所谓赤子盗兵，弄于潢池[①]，亶[②]其然哉！明乎此，则有培养一法，补益元气是也；则有招纳一法，升举阳气是也；则有解散一法，开鬼门洁净府是也。三法俱不言泻，而泻在其中矣，无余蕴矣。

胡卣臣先生曰：胀满必从乎泻，然善言泻者，补之中无非泻也，观者须识此意，始得立言之旨。(卷二)

议郭台尹将成血蛊之病

郭台尹年来似有劳怯意，胸腹不舒，治之

① 赤子盗兵，弄于潢池：语出《汉书·龚遂传》："故使陛下赤子，盗弄陛下之兵于潢池中耳。"赤子原指婴儿，后引申为皇帝统治下的子民。潢池，积水池。比喻起兵。有不足道之意。

② 亶(dǎn 胆)：厚道，忠实。

罔效，茫不识病之所存也。闻仆治病，先议后药，姑请诊焉。见其精神言动，俱如平人，但面色痿黄，有蟹爪纹路，而得五虚脉应之。因窃疑而诘之曰：足下多怒乎？善忘乎？口燥乎？便秘乎？胸紧乎？胁胀乎？腹疼乎？渠曰：种种皆然，此何病也？余曰：外证尚未显然，内形已具，将来血蛊之候也。曰：何以知之？曰：合色与脉而知之也。夫血之充周于身也，荣华先见于面，今色黯不华，既无旧恙，又匪新疴，其所以憔悴不荣者何在？且壮盛之年而见脉细损，宜一损皮毛，二损肌肉，三损筋骨，不起于床矣。乃皮毛、肌肉、步履如故，其所以微弱不健者又何居？是敢直断为血蛊。腹虽未大，而腹大之情状已著，如瓜瓠然，其日趋于长也易易耳。明哲可不见机于早耶？曰：血蛊，乃妇人之病，男子亦有之乎？曰：男子病此者甚多，而东方沿海一带，比他处更多。医不识所由来，漫用治气、治水之法尝试，夭枉不可胜计，总缘不究病情耳！所以然者，以东海擅鱼盐之饶。鱼者，甘美之味，多食使人热中；盐者，咸苦之味，其性偏于走血。血为阴象，初与热合不觉，其病日久月增，中焦冲和之气，亦渐积而化为热矣。气热则结，而血始不流矣。于是气居血中，血裹气外，一似妇女受孕者然，至弥月时，腹如抱瓮矣。但孕系于胞中，如熟果自落；蛊蟠于腹内，如附赘难疗，又不可同语也。究而论之，岂但东方之水土致然！凡五方之因膏粱厚味，椒、姜、桂、糈①成热中者，除痈疽、消渴等症不常见外，至胀满一症，人人无不有之。但微则旋胀旋消，甚则胀久不消而成蛊耳。倘能见微知著，宁至相寻于复辙耶？要知人之有身，执中央以运四旁者也。今中央反竭，四旁以奉其锢，尚有精华发见于色脉间乎？此所以脉细皮寒，少食多汗，尫羸之状不一而足也。余言当不谬，请自揆之。月余病成，竟不能用，半载而逝。

胡卣臣先生曰：议病开此一法门，后有作者，不可及矣。

（卷二）

论吴圣符单腹胀治法附论善后之法

圣符病单腹胀，腹大如箕，紧硬如石，胃中时生酸水，吞吐皆然，经年罔效。盖由医辈用孟浪成法，不察病之所起，与病成而变之理，增其势耳。昨见云间老医前方，庞杂全无取义，惟肾气丸一方，犹是前人已试之法，但此病用之，譬适燕而南其指也。夫肾气丸为肿胀之圣药者，以能收摄肾气，使水不泛溢耳。今小水一昼夜六七行，沟渠顺导，水无泛滥之虞也。且谓益火之源，以消阴翳耳。今酸味皆从火化，尚可更益其火乎！又有指腹胀为食积，用局方峻攻，尤属可骇，仆不得不疏明其旨。夫圣符之疾，起于脾气不宣，郁而成火，使当时用火郁发之之法，升阳散火，病已豁然解矣！惟其愈郁愈湮，渐至胀满，则身中之气，一如天地不交而成否塞，病成而变矣。症似无火，全以火为之根，不究其根，但治其胀，如槟榔、厚朴、莱菔子之类，皆能耗气助火。于是病转入胃，日渐一日，煎熬津液，变成酸汁，胃口有如醋瓮，胃中之热，有如曲糵，俟谷饮一入，顷刻酿成酢味矣。有时新谷方咽，旧谷即为迸出，若互换者。缘新谷芳甘未变，胃爱而受之，其酸腐之余，自不能留也。夫人身天真之气，全在胃口，今暗从火化，津液升腾屑越，已非细故。况土曰稼穑，作甘者也；木曰曲直，作酸者也。甘反作酸，木来侮土，至春月木旺时，必为难治。及今可治，又治其胀，不治其酸，曾不思酸水入腹，胀必愈增，不塞源而遏流，其势有止极耶！试言其概。治火无过虚补、实泻两法，内郁虽宜从补，然甘温除热泻火之法，施于作酸日其酸转增，用必无功。故驱其酸而反其甘，惟有用刚药一法。刚药者，气味俱雄之药，能变胃而不受胃变者也。参伍以协其平，但可用刚中之柔，不可用柔中之刚，如六味丸加桂、附，柔中

---

① 糈(xǔ 许)：精米。

之刚也。于六味作酸药中，入二味止酸药，当乎不当乎？刚中之柔，如连理汤丸是也，刚非过刚，更有柔以济其刚，可收去酸之绩矣。酸去而后治胀，破竹之势已成，迎刃可解，锢疾顿蠲。脾君复辟，保合太和，常有天命矣，孰是用药者后先铢两间，可无审乎！

善后多年，闻用黄柏、知母之属，始得全效，更奇之。刚柔诸药，为丸服之，胸中如地天交而成泰，爽不可言，胀病遂不劳余力而愈。

附论善后之法

门人请曰：吾师治病，每每议先于药，究竟桴鼓相应，纤毫不爽，今果酸止胀消，脐收腹小，奏全绩矣！不识意外尚有何患，恳同善后之法，究极言之。答曰：悉乎哉，问也！《内经》病机，刘河间阐发颇该，至于微茫要渺，不能言下尽传，吾为子益广其义。夫病有逆传、顺传，种种不同，所谓病成之机则然。至于病去之机，从来无人道及。前论圣符之病，乃自脾入传于胃，今酸去胀消，亦自胃复返于脾。故善后之法，以理脾为急，而胃则次之，其机可得言也，设胃气未和，必不能驱疾，惟胃和方酸减谷增，渐复平人容蓄之常。然胃喜容蓄，脾未喜健运，倦怠多睡，惟乐按摩者有之；受食一盏，身若加重，受食三盏，身重若加一钧者有之，步履虽如常候，然登高涉险，则觉上重下轻，举足无力，身重肢疲，头昏气急者有之；脾阳弗旺，食后善溉沸汤，借资于有形之热者有之；其病之余，夏热为瘅，秋凉为疟，燥胜脾约，湿胜脾泄者有之。故理脾则百病不生，不理脾则诸疾续起，久之仍入于胃也。至若将息失宜，饮食房劳所犯，脾先受之，犹可言也。设忿忿之火一动，则挟木邪直侵胃土，原病陡发，不可言也。语以一朝之忿，亡身及亲为惑，垂戒深矣。又其始焉酸胀，胃中必另创一膜囊，如赘疣者，乃肝火冲入，透开胃膜，故所聚之水，暗从木化变酸，久久渐满，膜囊垂大，其腹之胀，以此为根。观其新谷入口，酸物迸出，而芳谷不出，及每食饴糖，如汲筒入喉，酸水随即涌出，皆可征也。若非另一窠臼，则其呕时宜新腐并出，如膈气之类，何得分别甚清耶？昨游玉峰，渠家请授他医调摄之旨，及语以另辟膜囊。其医不觉失笑曰：若是，则先生真见隔垣矣。吁嗟！下士闻道，固若此乎？订方用六君子汤，煎调赤石脂末。其医不解，岂知吾意中因其膜囊既空，而以是填之，俾不为异日患乎？吾昔治广陵一血蛊，服药百日后，大腹全消，左胁肋始露病根一长条，如小枕状，以法激之，呕出黑污斗许，余从大便泄去，始消。每思蛊胀，不论气血水痰，总必自辟一宇，如寇贼蟠据，必依山傍险，方可久聚。《内经》论五脏之积，皆有定所，何独于六腑之聚久为患，如鼓胀等类者，遂谓漫无根柢区界乎？是亦可补病机之未逮。（卷二）

治叶茂卿小男奇症效验并详诲门人

叶茂卿乃郎，出痘未大成浆，其壳甚薄，两月后尚有着肉不脱者。一夕腹痛，大叫而绝。余取梨汁入温汤灌之，少苏，顷腹痛绝，灌之复苏。遂以黄芩二两煎汤，和梨汁与服，痛止。令制膏子药频服，不听。其后忽肚大无伦，一夕痛叫，小肠突出脐外五寸，交纽各二寸半，如竹节壶顶状，茎物绞折长八九寸，明亮如灯笼，外症从来不经闻见，余以知之素审，仍为治之。以黄芩、阿胶二味，日进十余剂，三日后始得小水，五日后水道清利，脐收肿缩而愈。门人骇而问曰：此等治法，顽钝一毫莫解。乞明示用药大意。答曰：夫人一身之气，全关于肺。肺清则气行，肺浊则气壅。肺主皮毛，痘不成浆，肺热而津不行也。壳着于肉，名曰甲错。甲错者多生肺痈。痈者壅也，岂非肺气壅而然欤？腹痛叫绝者，壅之甚也。壅甚则并水道亦闭，是以其气横行未之中，而小肠且为突出。至于外肾弛长，尤其剩其矣！吾用黄芩、阿胶清肺之热，润肺之燥，治其源也。气行而壅自通，源清斯流清矣。缘病已极中之极，惟单味多用，可以下行取效,故立方甚平,而奏功甚捷耳,试以格物①之学,为子广之。凡禽畜之类,有肺者有尿。无肺者无尿。故水道不利而成肿满,以清肺为急。此义前人阐发不到,后之以五苓、五皮、八正等方治水者,总之未悟此旨。至于车水放塘,种种劫夺膀胱之剂,则杀人之事矣。可不辨之于蚤欤!

赵我完孝廉次郎,秋月肺气不能下行,两足肿溃,而小水全无,脐中之痛,不可名状,以手揉左,则痛攻于右,揉右则痛攻于左。当脐操熨,则满脐俱痛,叫喊不绝。利水之药,服数十剂不效。用敷脐法,及单服琥珀末至两许,亦不效。昌见时弥留已极,无可救药矣。伤哉!

胡卣臣先生曰:凡求同理者,必不求同俗。嘉言之韬光剂采,宁甘讪谤,曾不令人窥识者,无意求之而得,闻之而有不心折者耶! (卷四)

旧德堂医案

参戎王丽堂夫佞佛②长斋,性躁多怒,腹胀累年,历用汤丸全无奏效。延予治时,腹大脐突,青筋环现,两胁更甚。喘满难卧。此系怒气伤肝,坤宫受制之证。前医但知平肝之法,未知补肝之用,所以甲胆气衰,冲和暗捐,清阳不升,浊气不降,壅滞中州,胀势更增。殊不知肝木自甚,则肝亦自伤,不但中土虚衰已也。法当调脾之中兼以疏肝之品,使肝木调达则土自发育耳。拟方用苍术、白术各钱半,白芍、广皮、香附、茯苓各一钱,肉桂、木香、生姜皮各五分,服后顿觉腹响胀宽,喘平卧安,后加人参调理而全瘥。

皖城玉山王学师子舍,产后早服参芪,致恶露不尽,兼因过于恚怒,变为臌胀,青筋环腹,神阙穴出。延予商治。左手脉皆弦劲,重按则涩,右手洪滑。此下焦积瘀,怒气伤肝,以致是症。夫蓄血之候,小腹必硬而手按,畏痛,且水道清长;脾虚之症,大腹柔软而重按之不痛,必水道涩滞。以此辨之则属虚属实判然明矣。王翁曰:是症为积瘀不行无疑矣。前治皆模糊脉理,混药石,所以益增胀痛。今聆详辨,洞如观火,请疏方为感。遂用归梢、赤芍、香附、青皮、泽兰、厚朴、枳实、肉桂、元胡等加生姜,间投花椒仁丸三服,数日后胀痛悉愈。

东皋草堂医案

一妇人产后久病,身半以下,肿胀脐突,小便不利,医以五苓散治之不效,求治于余。余曰:先经断,而后水胀,且病发于下,此血分也,当于血上求之。用调荣饮:

官桂、细辛、甘草各五分,莪术、川芎、延胡、当归、槟榔、陈皮、赤芍、桑皮、大腹皮、赤茯苓、葶历子各一钱,大黄一钱五分,姜一片,红枣二枚,煎服。服四剂,小便通而胀已,小腹有块如拳,知水虽去而瘀血尚结于胞门,非温无以化之也。急用夺命丹:附子末五钱,丹皮末一两,干漆一两,炒令烟尽,为末将大黄末一两,同好醋熬成膏,和前药末三味,丸如梧子大,温酒吞三十粒,后以温胃汤调理而愈。附子、厚朴、当归、白芍、人参、炙草、陈皮各一钱,干姜八分,川椒三分,加香附一钱。(膨胀)

薛案辨疏

州守王用之,先因肚腹膨胀,饮食少思,服二陈、枳实之类,小便不利,大便不实,咳痰腹胀,用淡渗破气之药,手足俱冷。此足三阴虚寒之症也,投金匮肾气丸,不月而康。

疏曰:此案先因肚腹膨胀,即继云饮食少思,其为脾虚可知。服削伐之品而致小便不

---

① 格物:意为穷究事物的道理或纠正人的行为,是中国古代儒家认识论的重要问题。清末称西洋自然科学为“格物”之学。

② 佞(nìng 宁)佛:迷信佛教。

利，大便不实，咳痰腹胀，则脾更损而肾亦虚矣。再加淡渗破气之药，则元阳有不导损乎？此手足俱冷之后，自属三阴虚寒可知。如此之症，乃可用金匮肾气丸。今人一见肿胀而小便短少者，不问虚实，不问寒热，即以此方投之，自居为名家，治法可笑也夫。

州同刘禹功，素不慎起居七情，致饮食不甘，胸膈不利。用消导顺气，肚腹闷痞，吐痰气逆；用化痰降气，食少泄泻，小腹作胀；用分利降火，小便涩滞，气喘痰涌；服清气化痰丸，小便更滞，大便愈泻，肚腹胀大，肚脐突出，不能寝卧。六脉微细，左寸虚甚，右寸短促。此命门火衰，脾肾虚寒之危症也。先用金匮加减肾气丸料，肉桂、附子各一钱五分，二剂下瘀积甚多；又以补中益气送二神丸二剂，诸症悉退大半；又投前药数剂，并附子之类贴腰脐，又及涌泉穴，寸脉渐复而安。后因怒腹闷，惑于人言，服沉香化气丸，大便下血诸症尽复。余曰：此阴脉伤也。不治。

疏曰：凡病起于不慎起居七情，此虚之本也；加以饮食少进，大便泄泻，此虚之成也，纵有他症，同归于虚矣，况六脉微细乎？至论左寸虚甚，心火不足也；右寸短促，肺气不足也。而先生乃曰命门火衰，脾肾虚寒者，何也？岂以现症皆属脾肾而非心肺乎？不知心火之不足由于肾水之寒，有所克也，肺气之虚，由于脾虚不能生也，壮肾火以生心火，补脾土以生肺金，此先后天相生及母子相生之道也。至于服金匮肾气丸而下瘀积甚多，此时治者，每致疑于不可补，不知瘀积从攻伐而下者，或谓实症；从温补而下者，正是虚症也。前盖因虚而不下耳，故不顾其瘀积，只补其元气，元气足，则瘀积有则自行，无则自止也。若大便下血，谓之阴络伤者，在病久症虚及误服克伐所致。然而非一见便血即阴络伤，而辞以不治也。（脾肾亏损小便不利肚腹膨胀等症）

潜邨医案

武林孙氏室女鼓症治验

武林孙氏室女，年十九，病鼓症，先自头面肿起，渐次手足浮肿，又次肚腹肿胀，小水不利，杭医杂用枳实，厚朴、陈皮、苍术、三棱、莪术、黄芩、半夏等，并利水药，肿胀益甚，更加痰喘，乃延予治。予细询其起病之由，知是寒水侮土，因治不如法，以致水势冲中而土崩防溃也。以大剂补中益气汤，加木瓜、干姜，煎送金匮肾气丸服至月余而愈。（卷二）

临证指南医案

吴二四　单胀溺少，温通颇适，当用大针砂丸一钱二分，八服。脾阳虚（肿胀）

徐三九　攻痞变成单胀，脾阳伤极，难治之症。

生白术　熟附子　茯苓　厚朴　生干姜（肿胀）

杨五十　饮酒聚湿，太阴脾阳受伤，单单腹胀，是浊阴之气锢结不宣通，二便不爽，治以健阳运湿。

生茅术　草果　附子　广皮　厚朴　茯苓　荜茇　猪苓（肿胀）

倪二十　腹软膨，便不爽，腑阳不行。

生益智　茯苓　生谷芽　广皮　砂仁壳　厚朴

又　六腑不通爽，凡浊味食物宜忌。

鸡肫皮　麦芽　山楂　砂仁　陈香橼

又　脉沉小缓，早食难化，晚食夜胀，大便不爽，此腑阳久伤，不司流行，必以温药疏通，忌食闭气粘荤。

生白术　附子　厚朴　草果　茯苓　广皮白　槟榔汁（肿胀）

马三六　暮食不化，黎明瘕泄，乃内伤单

胀之症,脾肾之阳积弱,据理当用肾气丸。(肿胀)

张妪　腹臌膜胀,大便不爽,得暖气稍快。乃阳气不主流行,盖六腑属阳,以通为补,春木地气来升,土中最畏木乘,势猖炽。治当泄木安土,用丹溪小温中丸,每服三钱。(肿胀)

张　脉左弦,右浮涩,始因脘痛贯胁,继则腹大高凸,纳食减少难运,二便艰涩不爽。此乃有年操持萦虑太甚,肝木怫郁,脾土自困,清浊混淆。胀势乃成。盖脏真日漓,腑阳不运,考古治胀名家,必以通阳为务,若滋阴柔药,微加桂附,凝阴冱浊,岂是良法?议用局方禹粮丸,暖其水脏,攻其秽浊,俟有小效,兼进通阳刚补是为虚症内伤胀满治法。至于攻泻劫夺,都为有形而设,与无形气伤之症不同也。肝郁犯脾

局方禹余粮丸。(肿胀)

唐女　气臌三年,近日跌仆呕吐,因惊气火更逆,胸臆填塞胀满,二便皆通,自非质滞,喜凉饮,面起瘴瘰,从《病能篇》骤胀属热。

川连　淡黄芩　半夏　枳实　干姜　生白芍　铁锈针(肿胀)

某六七　少腹单胀,二便通利稍舒,显是腑阳窒痹,浊阴凝结所致。前法专治脾阳,宜乎不应,当开太阳为要。

五苓散加椒目。(肿胀)

汤　囊肿腹胀,此属疮蛊。湿郁疮蛊

茯苓皮　海金沙　白通草　大腹皮绒　厚朴　广皮　猪苓　泽泻(肿胀)

汪　脉右涩,左弱,面黄瘦,露筋。乃积劳忧思伤阳,浊阴起于少腹,渐至盘踞中宫,甚则妨食呕吐,皆单鼓胀之象大著,调治最难。欲驱阴浊,急急通阳。阳虚单胀浊阴凝滞

干姜　附子　猪苓　泽泻　椒目

又　通太阳之里,驱其浊阴,已得胀减呕缓,知身中真阳,向为群药大伤。议以护阳,兼以泄浊法。

人参　块茯苓　生干姜　淡附子　泽泻

又　阴浊盘踞中土,清阳蒙闭,腹满膜胀,气逆腹痛,皆阳气不得宣通,浊阴不能下走,拟进白通法。

生干姜　生炮附子　冲猪胆汁

黄三八　停滞单胀,并不渴饮,昼则便利不爽,夜则小溲略通。此由气分郁痹,致中焦不运。先用大针砂丸,每服一钱五分,暖其水脏以泄浊。

某　向有宿痞,夏至节一阴来复,连次梦遗,遂腹形坚大,二便或通或闭,是时右膝痈肿溃疡,未必非湿热留阻经络所致。诊脉左小弱,右缓大,面色青减,鼻准明亮,纳食必腹胀愈加,四肢恶冷,热自里升,甚则衄血牙宣,全是身中气血交结,固非积聚停水之胀。考古人于胀症,以分清气血为主,止痛务在宣通。要知攻下皆为通腑,温补乃护阳以宣通。今者单单腹胀,当以脾胃为病薮①,太阴不运,阳明愈钝,议以缓攻一法。

川桂枝一钱　熟大黄一钱　生白芍一钱半　厚朴一钱　枳实一钱　淡生干姜一钱

三帖。

又　诊脉细小,右微促,畏寒甚,右胁中气,触入小腹,着卧即有形坠着。议用局方禹余粮丸,暖水脏以通阳气,早晚各服一钱,流水送,八服。

又　脉入尺,弦胜于数,元海阳虚,是病之本;肝失疏泄,以致膜胀,是病之标。当朝用玉壶丹,午用疏肝实脾利水,分消太阳太阴之邪。

紫厚朴炒,一钱半　缩砂仁炒研,一钱　生於术二钱　猪苓一钱　茯苓块三钱　泽泻一钱

又　脉弦数,手足畏冷,心中兀兀。中气

① 薮(sǒu 叟):聚集之处。

已虚,且服小针砂丸,每服八十粒,开水送,二服,以后药压之。

生於术　云茯苓　广皮

煎汤一小杯,后服。

又　脉如涩,凡阳气动则遗,右胁汩汩有声,坠入少腹,可知肿胀非阳道不利,是阴道实,水谷之湿热不化也。议用牡蛎泽泻散。

左牡蛎四钱,泄湿　泽泻一钱半　花粉一钱半　川桂枝木五分,通阳　茯苓三钱,化气　紫厚朴一钱

午服。

又　脉数实,恶水,午后手足畏冷,阳明中虚,水气聚而为饮也。以苓桂术甘汤劫饮,牡蛎泽泻散止遗逐水。照前方去花粉加生於术三钱。

又　手足畏冷,不喜饮水,右胁汩汩有声,下坠少腹,脉虽数而右大左弦,信是阳明中虚。当用人参、熟附、生姜温经补虚之法。但因欲回府调理数日,方中未便加减,且用前方,调治太阳太阴。

生於术三钱　左牡蛎生四钱　泽泻炒一钱　云苓三钱　生益智四分　桂枝木四分　炒厚朴一钱

午后食远服。

朝服小温中丸五十粒,开水送,仍用三味煎汤压之。(肿胀)

周　湿伤脾阳,腹膨,小溲不利。

茅术　厚朴　茯苓　泽泻　猪苓　秦皮

又　五苓散。

又　二术膏。(湿)

一徐姓小儿,单胀数月,幼科百治无功,佥用肥儿丸、万安散、磨积丹、绿矾丸、鸡肫药,俱不效。余谓气分不效,宜治血络,所谓络瘀则胀也。用归须、桃仁、延胡、山甲、蜣螂、䗪虫、灵脂、山楂之类为丸,十日痊愈。(幼科要略)

叶氏医案存真

瘀积于肝,邪正错乱,脏腑之气交伤而成膨疾,腹胀气壅。拟禹余粮丸,破血泄肝,通利二便治之。

禹余粮丸十粒。

荡口四十六　面黄白削瘦无神,腹大脐突,足冷肿重,自言如著囊沙。曾经用药攻下,下必伤阴,而胀满不减,乃浊阴锢闭,阳伤见症。病在不治之条,但用药究宜温热,以冀通阳泄浊。

生川附　椒目　炒干姜　炒小茴　车前子

四十九　积劳伤阳,腹膨仍软,脉弦无胃气,形肉衰削,理中宫阳气之转旋,望其进食,无能却病矣。

人参　淡附子　谷芽　茯苓　益智仁　广皮　炙草

叶天士晚年方案真本

韩海州,四十五岁　单单腹大,脉得右弦空,左渐弱,乃积劳阳伤之胀,久病之变,难望其愈。

大针砂丸三钱。(杂症)

吴荡口,四十六岁　面黄白,消瘦无神,腹大脐突,足冷肿重,自言如着囊沙,曾经因胀攻下,下必伤阳,而满胀如故。乃浊阴锢闭,真阳大伤,见症是不治之条。用药究理,暖以通阳泄浊。

生炒附子　椒目　炒黄干姜　炒小茴　车前子(杂症)

沈湖州　农人单腹胀,乃劳力饥饱失时所致,最难见效。

肾气丸。(杂症)

李　积劳伤阳，腹膨仍软，脉弦，无胃气，形衰废食，理中宫阳气之转旋，望其进食，延久无能却病矣。

人参　淡附子　谷芽　茯苓　益智　广皮(杂症)

张三十一岁　单单腹大，按之软，吸吸有声。问二便不爽，平日嗜饮，聚湿变热，蟠聚脾胃。盖湿伤太阴，热起阳明，湿本热标。

绵茵陈　茯苓皮　金斛　大腹皮　晚蚕沙　寒水石(杂症)

王木渎，三十九岁　瘀血壅滞，腹大蛊鼓，有形无形之分。温通为正法，非肾气汤、丸治阴水泛滥。

桃仁　肉桂　制大黄　椒目　陈香橼二两

煎汤泛丸(杂症)

庚太平，四十九岁　左胁有形，渐次腹大。每投攻下泄夺，大便得泻，胀必少减，继而仍然不通。频频攻下，希图暂缓，病中胀浮下焦。加针刺决水，水出肿消，病仍不去。病患六载，三年前已经断。想此病之初，由肝气不和，气聚成瘕，频加攻泻，脾胃反伤。古云：脐突伤脾。今之所苦，二便欲出，痛如刀针刺割。盖气胀久下，再夺其血，血液枯，气愈结，宣通宜以利窍润剂。

琥珀一钱　大黑豆皮五钱　麝香一分　杜牛膝一两

二便通后接服：

茺蔚子　郁李仁　杜牛膝　当归　冬葵子(杂症)

苏　老年阳气日微，浊阻自下上干，由少腹痛胀及于胃脘，渐妨饮食，痞散成鼓矣。法当适阳以驱浊阴，倘昧此旨，徒以豆蔻、沉香破泄，耗其真气，斯胀满立至。

熟附子　生干姜。

水煎，滤茶盏内七分，调入生猪胆汁一枚，以极苦为度。(杂症)

续名医类案

魏秀才妻病腹大而鼓，四肢骨立不能帖席，惟衣被悬卧，谷食不下者数日矣。忽思鹑食，如法进之，遂晕剧，少顷雨汗莫能言，但有更衣状，扶而圊，小便突出白液，凝如鹅脂。如此数次，下尽遂起，盖中焦湿热积久所致也。(《董炳集验方》)(卷十三·肿胀)

一人患单腹胀将愈，因恼怒腹胀而痛，口干身热食减，膻中近右作痛，按之则止。用人参、干姜、炒半夏各七分，白术、茯苓、苍术各二钱，陈皮、神曲各五分，甘草、肉桂各二分，吴茱萸七厘，服之愈。(卷十三·肿胀)

顾文学鼓胀喘满，昼夜不得寝食者二旬。医用大黄，三下不除。更医先与发散，次用削克破气二十余剂，少腹至心下遂坚满如石，腰胁与胯中皆疼痛如折。诊之，脉弦大而革，按之渐小，举指复大，大便八九日不通，小便虽少，清白如常。此因削克太过，中气受伤，浊气上逆。与生料六味地黄丸加肉桂三钱，沉香三分，下黑锡丹二钱，导其浊阴。是夜即胀减六七，胸中觉饥，进粥，但腰胯疼软，如失两肾之状。再剂胸腹全宽，少腹反觉微硬，不时攻动，此大便欲行，津液耗竭，不能即去故也。诊其脉，仅存一丝，改用独参汤加当归、枳壳，大便略去结块，痛稍可，少腹遂和。又与六味地黄，仍加肉桂、沉香，调理而安。(收残救败法。)(卷十三·肿胀)

陈以掞子，壮年渔色。一日腹膨如鼓，喘不能卧。或与消导温补，五苓、八味，了无微效。以掞令吞生硫黄，每服三分，以腐皮裹咽，日数服，不三日，其胀如失。此予所目击者。

柴屿青治侍御葛述斋夫人，单腹胀兼脾泻下血，食后愈胀，必捶腹少安。众医咸主攻伐。诊之，知肝木乘脾，脾家受伤，不能统血。

力排众议之非,并持《薛案》及《医统正脉》中论说与看,彼尚疑信参半。先服加减逍遥汤,二剂血止,即继以异功加腹皮一钱,厚朴八分,连进十余剂,其势渐杀。后重用参、术,调理而愈。(肝脾调治法。)(卷十三·肿胀)

丹溪治一妇血气俱虚,患单腹胀,因气馁不能运化,濒死,但手足面目俱肿,气尚行阳分犹可治。遂以参、术、芎、归、白芍以敛胀,滑石、腹皮以敛气,苏、桔、卜子、陈皮以泄满,海金沙、木通利水,木香运气而愈。(补泻兼行法。)(卷十三·肿胀)

绍兴术士朱囊衣名甫,苦水蛊腹胀。医者只令服嘉禾散,久之不效,葛丞相授以此法即安。右取嘉禾散、四柱散细末各等分,合和令匀,依法煎服。(《百乙方》)(卷十三·肿胀)

徐文江夫人,病蛊胀,张涟水治之,百药不效。张曰:计穷矣,记昔年西山有一妪患此,意其必死,后过复见之,遇一方上人得生,徐如言访妪果在也。问其方,以陈葫芦一枚去顶,入酒,以竹箸松其子,仍用顶封固,重汤煮数沸,去子饮酒尽,一吐几死,吐后腹渐宽,调理渐愈。盖元气有余,而有痰饮者也。若肾虚脾弱者,宜用金匮肾气丸,十全大补汤去当归,加车前子、肉桂。(同上。)通血香一钱,取小葫芦一个,不去子膜,入香在内,再入煮酒,以所开之盖,合缝封之。以酒入锅,悬葫芦酒中,挨定不可倾倒,盖锅密煮,以三炷香为率。煮时其香透远墙屋外,煮完取葫芦内药,约有五六钱之数,病已释然矣。通血香,陕西羊绒客人带来,苏杭有。(同上。)

沈孝通观察,中年无子,患中满蛊胀,势孔棘,静养郭外小园中,翛然[①]独坐独宿食淡者五年。归脾汤、六味地黄丸,朝暮间服不辍,连举二子。(同上。)(卷十三·肿胀)

萧万舆曰:曾氏妇年四旬,素郁怒,嫠居十载,神思为病。忽一日因行经暴怒,血上溢兼致臌胀,或投散气药不效,且渐笃。曰:此脏病得之数年,今始显发,丹溪鼓胀论可鉴也。脉之洪短,与病相符,峻补脾元,不半载可愈。议用六君加姜、桂,倍人参、白术。彼惧不敢服,因改投金匮肾气丸,服一月血逆已止,胀虽如故,未见增剧,为药力未到,须宁耐耳。不信,另延一医恃有神丹,谓旦夕可愈。果投一剂,下咽半晌[②]而即胀消,便泄进食,静睡精神爽快,举家钦以为神,愿掷百金酬谢而尤刺余之缓也。及察前方,乃阿魏、姜黄、甘遂、甲片、葶苈、牵牛、元胡之属。越数日症仍作,投前药亦随手而应,独气困怠耳。不三日,朝夕喘满不堪,再投不应,日甚一日,不及旬而殁。

萧从舅曾六海长子,亦因素郁患前症。曰:此病始本称难治,但广费珍药,又非舌耕[③]清儒所能办,当奈何?未几有进草药者,彼悦捷法,信服之,饭许大号数声而毙。呜呼!病从何生?药从何治?如此盲妄矜功,顷刻杀人转盼,谁之咎哉?(卷十三·肿胀)

扫叶庄一瓢老人医案

脉微小而迟,久食物不进,形色枯悴畏寒。此为无阳,延久成胀。

人参　熟附子　生益智仁　茯苓　炒干姜

左脉独弦,脐突筋青,肝胀显然,脾愈虚,肝愈实,又不合实脾治肝之法,先泄肝。

郁李仁　柏子仁　茯苓皮　炒乌梅　炒桃仁　赤芍药　薏米仁

由食冷脘胀溏泄,渐渐目眩神疲,筋纵脚弱,阴阳日衰。前进薛氏肾气丸相投,今夏月土衰木侮,必兼理阳宣通,不致浊阴结聚胀

---

① 翛(xiāo 肖)然:无拘无束貌,超脱貌。
② 半晌(shǎng 赏):半天的时间。
③ 舌耕:教书谋生。

满矣。

人参　干姜　茯苓　椒目　淡附子

水泛丸晚服　早上仍用薛氏肾气丸

腹右有形为聚，脉大，食入即胀，治在六腑。

香附生磨汁　草果　白术　茯苓　三棱　厚朴　南楂肉　广皮

脉微迟，左胁宿痞，渐腹胀，便溺少。明系浊阴上攻，当与通阳。

制附子　炒茴香　茯苓　椒目　泽泻　远志(痞胀便秘)

火升心悸，耳鸣少寐，月经迟。患者时年二十八岁。

生地　阿胶　茯神　女贞子　柏子仁　天门冬(经产淋带女科杂治)

锦芳太史医案求真初编

治同族田西字四钦之子字能捷单腹鼓症案二十一

嘉庆戊午仲秋，时有同族字能捷者，云是单腹鼓症，召余诊治，云伊是因痢后而起。余按其腹甚坚有如鼓象，问其饮食如故，形色暗晦，头面及胸不肿。切其脉则右寸独微，脾命二脉略平，左手三部觉甚浮洪，重按有力。余知肺脉有损，故右寸独微，而下久伤阴，故左寸独洪。余用黄芪四钱，熟地二钱，漂术一钱，附子八分，牛膝一钱，车前一钱，嘱其服至十剂再诊，但此非服至数十余剂不能全愈。果尔服至十剂，其腹略软，复召余诊。余见左手略平，而右寸未起，因于原单除去地黄，改用白芍，并添黄芪二钱，共成六钱，外加砂仁、半夏各五分，又服二十余剂而鼓乃消。时有一医谓余用药大非，盖鼓原是挟血、挟火、挟热、挟气所致，症皆有余，消之惟恐不及，何敢妄用黄芪之补，白术之滞，地黄之润，附子之燥，得非与病相左乎？余曰非也，凡人肾气不壮，肺气不升，则气得以下聚而鼓成，故必进用黄芪入肺以升清，牛膝、车前、附子以降浊，漂术微用以固中，清升浊降，而鼓乌有不顿消者乎？况此由于痢后过用伤肾伤气之药，气虚而右寸见微，肾伤而左三部见强，倘再进用攻伐，则鼓更不啻有铁石之坚。言讫，其人默默而退，但不知其人果服余言否？

鼓症不用金匮肾气汤引气下行，反用黄芪上补。具见识力超群。晁雯。

治崇仁县三十三都会进义之子热气腹胀案七十

满者，满而不空之谓；胀者，胀而显出之形。盖言满即是胀之渐，言胀即是满之成也。但满与胀，多在胸膈胁腹，随其邪气深浅而亦不定。盖胸属肺属心，其位至高。膈与胁属肝，其位在于胸下。腹则是脾所主，又较胸膈而更下。至于少腹，又是厥阴肝主，故其位又最下矣。是以位有上下，症有表里，如病在于躯壳之胸者，是为表中之表；在于躯壳膈胁者，是为表中之中；在于躯壳大腹者，是为表中之里；在于躯壳少腹者，则为表中之至阴。若胀满更连心腹脾胃，则合表里上下脏腑俱备。凡病前言在表，多属风、寒、暑、湿、燥火六气所侵，其满其胀只宜升散，不宜清润。在中只宜温和，不宜苦降，斯得治满治胀之旨。若一见其胀满即用苦寒，未有不引邪入至阴，而为无穷之害。要着。惟于邪初在胸，或见有热，则当察其兼症，审其是风是寒，早用麻、桂、升、葛分其部位以为开发，最要。则胸之胀满自不致逾于膈于胁。既而入于膈胁，其满其胀必见有热，犹可进用辛苦而令表里俱解。惟有邪已入腹，而见由满而胀，由胀而鼓，外邪既已内陷，内之痰食水血与气，又乘邪气胜负而安凑之，势所必致。则满者愈满，胀者益胀，于是正气已阻，谷食不进，生气益削，分明。所谓病至腹胀莫治。盖此内外邪踞，将何所施？历观书载治方，有用麻、桂、柴、葛、苏、荷、防风、苍术，非是以散在表之邪乎？有用苓、桂、姜、半，非是以消胸膈及肠湿乎？有用桔壳、槟、沉、吴萸、川朴、青、陈，非是以疏胸膈及肠上下之气乎？有用香、砂、楂、曲，非是以开胸膈谷食不消之滞乎？有用归尾、蒲黄、元胡、乳、没、香附、桂心、川芎，非是以导胸膈血分之郁乎？有用芩、连杂于姜、半同投，非是以泄胸膈之热乎？有用甘、术加于苓、桂之中，非是以壮胸膈气短不接之胀乎？有用大黄、巴霜、朴硝、桃仁、䗪虫，非是以除大腹硬满之结乎？有用栀子、胆草、泽泻、木通，非是以泻肝气之结乎？有用使君、南星、槟榔，非是以杀虫结之胀乎？有用加味肾气、黑锡丹，非是以补肾气不足之意乎？有用严氏实脾及补中益气，非是以补脾肺不足之意乎？但其升散、消补、攻下皆有兼症兼脉可考，于此最要。及相邪气深浅部位以求，此尤要。总不宜见胀满即用苦寒。岁嘉庆孟秋，余治崇仁曾进义子腹大如箕，年甫四岁，六脉弦数，肝脉尤甚，腹烧异常，大便久秘，按如铁石。先医用丸益甚，其父止此一子，哭救，幸腹有热，生气尚存，姑以槟榔、枳壳、川朴、全胡、大黄重进，是夜连服二剂而解，次早胀减，遂以轻松平药以施，而症与脉俱平。设使久病久胀，脉微身厥，则又在人随症随脉活泼，而非一语可尽如此。

举出诸般胀满，能使病无遁情，惟曾进义之子鼓胀，正是热聚于腹，故一开导即愈。晁雯。

南雅堂医案

诊得脉形弦细，舌苔白腻而厚，经络酸痛，四肢困疲乏力，脘腹膨胀，大小便失调，系湿邪内郁所致，用苦辛宣泄之法。

茅术二钱　赤茯苓三钱　大腹皮三钱　川芎一钱　黑山栀三钱　瓜蒌皮三钱　川朴一钱五分　香附一钱五分　神曲一钱　泽泻一钱

水同煎服。(肿胀门)

自述早上腹宽，临晚气促微硬，右胁痛，呕吐酸浊，大便不爽，胃阳久伤，浊阴得以上干，苦寒之剂，岂宜多行妄投，延久防成单腹胀之患，急以辛甘温中，冀有转机。

人参一钱　当归身二钱　生白术三钱　白茯苓三钱　煨姜八分　陈皮八分　肉桂五分　益智仁二钱(肿胀门)

邪癖僭凌中宫，脐虽未突，青筋渐露，势将散而为臌，大便时溏时结，脾气久已虚损，理之非易，拟用攻补兼施之法，方列后。

枳实二钱(麸炒)　黄连二钱(姜汁炒)　川朴一钱五分(姜汁炒)　半夏曲一钱五分　炒麦芽二钱　人参一钱　炒白术二钱　白茯苓二钱　干姜八分　炙甘草八分　鸡内金二钱　当归身二钱　龟甲一钱五分　炒白芍一钱五分　左牡蛎三钱

自述去年曾下血痢，痞结于中，久而不愈，大腹胀满，溺赤舌黄，脉形弦细而数，湿热内聚，脾气久已虚损，易成臌症，宜慎。

人参二钱　炒白术三钱　白茯苓三钱　当归身二钱　炒白芍二钱　川连一钱五分(炒)　川朴一钱五分　广木香八分　炙甘草八分　生姜二片　大枣二枚

始苦痞满，继复腹胀，脐突筋露，足跗浮肿，大便溏泄，此湿热内壅，中虚不主运化，势必从下而走，治法颇难，兹姑从口苦舌红，小便短赤，依症酌立一方。

桂心五分　白术三钱　白茯苓三钱　泽泻一钱五分　猪苓一钱五分　石膏二钱　寒水石二钱　滑石三钱(肿胀门)

大阴脾阳受伤，湿聚中焦，单单腹胀，二便不爽，是浊阴阻结，不克宣通，法以扶阳化湿为主。

茅术三钱　川朴一钱五分　白茯苓三钱　猪苓二钱　草果一钱　附子五分　荜茇一钱　陈皮一钱(肿胀门)

气郁于胸则为膈，气滞于腹则为臌，今饮食不纳，肌肉日形瘦削。阴气凝痼，阳气汩没,脉细小如丝,病已造乎其极,将以何法施治之,兹勉拟一方,以扶正培元通阳化气为主,倘有转机,尚可勉图。

熟附子八分　肉桂八分　人参二钱　白茯苓三钱　焦白术三钱　大腹皮二钱　泽泻一钱　上药七味,同煎八分服,另吞来复丹一钱。

大腹暴胀,两足亦肿,食入而胀愈甚,系湿热挟气,填塞太阴,是乃臌胀重证,非消导不为功。

川朴一钱五分(炒)　黑牵牛八分(炒)　枳壳八分(炒)　赤茯苓三钱　大腹皮二钱　山楂肉一钱五分(炒)　通草一钱五分　青皮一钱　泽泻一钱　甘遂八分(炒)　生姜皮一钱(肿胀门)

阴亏火旺之体,脾气又复虚弱,土被木克,是以所进饮食不化,津液聚而为痰为湿。其始在胃,尚可呕吐而出,得以相安无事,久则渗入膜外,气道不清,乃发为胀满,脾为生痰之源,胃为贮痰之器。若不健运中土,并透达膜外,则病安有转机,势将成为臌症,惟久病必虚,宜以和养之品佐之,庶为妥全,方拟于后。

炒白术三钱　白茯苓三钱　陈皮八分　制半夏二钱　当归身二钱　炒白芍二钱　白芥子一钱五分　莱菔子一钱五分　川朴一钱　车前子一钱　大腹皮二钱　竹油二匙　苏子八分　水同煎服。(肿胀门)

簳山草堂医案

脾虚积湿,兼以内热阴亏,神倦面黄,脉来七至。终恐延为臌胀,难愈也。

生白术　炒黄连　生苡仁　法半夏　建泽泻　制附子　炒黄柏　汉防己　白茯苓　冬瓜皮

复诊:

照前方去附子、泽泻、半夏,加生鳖甲、秦艽肉、川萆薢、木通。(肿胀)

气郁成鼓,兼以积劳肢倦,舍燥土温阳,别无计也。

制附子　焦茅术　生苡仁　广陈皮　大腹绒　炒白术　法半夏　五加皮　带皮苓　建泽泻(肿胀)

久痢脾虚,肝木又从而乘之,以致作胀。晨泄,每日如是。脉弦细,而腹微膨。将有臌胀之虞,不易治。

炒川连　焦於术　生苡仁　焦神曲　陈皮　炮姜炭　焦白芍　白茯苓　煨木香　砂仁

肝郁伤土,又兼湿郁为患,腹臌肢肿,气喘脉沉,不易治也。

制附子　法半夏　汉防己　陈皮　大腹绒　生白术　炒黄柏　五加皮　苓皮　冬瓜皮

肺有热而脾不运,腹满之根也。

胡黄连　生茅术　焦建曲　大腹皮　陈皮　地骨皮　生苡仁　焦楂肉　茯苓皮(肿胀)

寒湿伤脾,先腹痛而后发胀,坚如覆釜。舍温中化湿,别无良策。

制附子　炮姜炭　苡仁　半夏　怀牛膝　泽泻　炒白芍　焦白术　茯苓　陈皮　大腹皮　冬瓜皮

平昔烦劳过度,脾土为肝木所乘,渐致腹膨如釜,脐突便缩,脉形弦细无力,殊难措手。姑与健脾抑木法。

炒黄连　生於术　焦白芍　带皮苓　神曲　泽泻　淡干姜　炒川朴　法半夏　新会皮　车前

泄痢脾伤,腹臌肢肿,六脉沉微。难治之候也。

制附子　炮姜　法半夏　宣木瓜　陈皮　苓皮　焦冬术　焦茅术　炒怀膝　川椒目　腹皮　车前

复诊:

投温通燥湿之剂,腹胀稍松,足肿渐退。然脉象仍带沉弦,湿邪犹未尽也。

炒黄连　炒枳实　生苡仁　川郁　赤茯苓　车前　生茅术　法半夏　炒怀膝　腹皮　冬瓜皮

时疾后,太阴蕴热未清,积久成臌,半由用药不合所致。现在喘咳鼻干,腹热如灼。舍清泻一法,其何以为计耶?

炒川连　炒黄芩　光杏仁　通草　新会皮　苓皮　地骨皮　牡丹皮　大腹皮　蒌皮　苡仁　泽泻(肿胀)

劳倦内伤,脾虚积湿,肢肿腹膨,殊非易治。

制附子　川桂枝　秦艽肉　炒怀膝　新会皮　炒冬术　法半夏　瓜蒌皮　五加皮　茯苓皮

宿痞根深,近因劳力伤脾,陡然腹满,势非轻浅。

炒川连　炒川朴　炒青皮　焦神曲　大腹皮　焦茅术　川郁金　广陈皮　茯苓皮　冬瓜皮(肿胀)

六郁内伤,兼之下血后肝失所养,脾土被克,腹胀不舒,纳少神倦,六脉沉细。延久即是单鼓之候,殊难理治。

炒川连　焦於术　焦神曲　法半夏　新会皮　炒白芍　炒中朴　制香附　赤茯苓

复诊:

腹胀不减,兼之溏泄,脾土伤矣,难治。

焦茅术　川郁金　焦神曲　炒青皮　茯苓皮　炒冬术　煨木香　大麦芽　广陈皮　大腹皮(肿胀)

向有结痞,复兼劳伤吐血,吐后腹胀,服舟车丸而得松。现在又有腹胀之象,脉形细数。劳伤与臌胀兼病,不易治。

炒川连　炙鳖甲　川郁金　砂仁　茯苓皮　车前　炒川朴　焦白芍　炒枳壳　苡仁　大腹皮

每朝服资生丸、金匮肾气丸各钱半,合服十朝。

复诊:

投温通疏滞法,腹胀大松,脉形稍觉有力。可投补剂。

焦於术　炒白芍　牡丹皮　带皮苓　陈皮　砂仁　安南桂　山萸肉　福泽泻　大腹皮　车前

资生丸、肾气丸每朝仍各用一钱,合服。(肿胀)

劳力内伤,肝脾俱病,以致疟久不止,痞胀腹膨,神色萎顿,脉形弦细。鼓证之根不浅矣。舍温补,无策。

制附子　焦冬术　菟丝　法半夏　苓皮　泽泻　上肉桂　炒白芍　枸杞　广陈皮　煨姜　大枣(肿胀)

劳伤,脾肾两亏而致腹满,六脉沉微,不易治之证也。

制附子　焦於术　菟丝子　茯苓皮　陈皮　赤肉桂　炒白芍　法半夏　大腹皮　泽泻

复诊:

单胀之根已深,前用温补小效,愈期终不敢许,仍依前法加减。

制附子　大熟地　甘枸杞　炒怀膝　泽泻　车前　赤肉桂　炒白芍　炒冬术　茯苓皮　腹皮

久泻脾虚,致来鼓证,溲短脉微,难治之候。惟有温补下焦一法。

制附子　焦冬术　补骨脂　煨肉果　苓皮　陈皮　炮姜炭　菟丝子　炒苡仁　川椒目　腹皮　车前(肿胀)

火衰脾困,而致腹胀成鼓,不易治也。姑与真武法加味。

制附子　炒白术　菟丝子　陈皮　大腹

皮　焦白芍　炮姜　法半夏　苓皮(肿胀)

年近七旬,气血两亏,先发黄而后腰痿腹胀,六脉空虚,已成虚鼓矣,难许痊愈。

制附子　大熟地　半夏　带皮苓　怀牛膝　泽泻　生白术　枸杞子　陈皮　生苡仁　大腹皮

始患湿癣,过服猛剂,渐致脾土内损,阴水失养,足肿不温,腹满口燥,已近虚鼓之门。殊难见效。

制附子　炒熟地　五味子　炒怀膝　福泽泻　制於术　炒白芍　炒山药　茯苓皮　大腹皮

先患三消,而后腹满、脉细、舌滑,真阴大亏矣,不易治。

制附子　萸肉　怀膝　陈皮　茯苓皮　大腹皮　炒熟地　五味　山药　泽泻　车前子

痫厥之证久愈,近患纳食胀满,气机窒滞,得运动始安。左关尺沉细无力,精神疲困。此由精泄阴亏,下元火衰,不能生土所致,延久防其腹满。治以温补中下二焦为主。

制於术　炮姜炭　菟丝子　法半夏　陈皮　制附子　炒白芍　补骨脂　白茯苓　砂仁(肿胀)

积瘀吐泻后,宿痞顿消,而营阴大困,腹胀所由致也。舍温补无以为计,然臌根难脱。

制附子　大熟地　萸肉　广陈皮　苓皮　建泽泻　赤肉桂　炒白芍　山药　炒怀膝　车前

积劳内伤,吐瘀腹胀,两尺沉微,虚鼓之候也。舍补无策。

制附子　焦白术　炒白芍　炒怀膝　泽泻　车前　炮姜炭　炒熟地　五味子　茯苓皮　腹皮

复诊:

证本营虚腹胀,用温补而胀势渐松,舍此又奚策耶?

制附子　炒熟地　萸肉　枸杞　炒怀膝　苓皮　炒白术　炒白芍　菟丝　炒山药　车前子　陈皮

丸方

制附子　炒白芍　枸杞子　白茯苓　建泽泻　炮姜炭　山萸肉　炒怀膝　炒白术　大腹皮　炒熟地　五味子　广陈皮　菟丝子(肿胀)

痞满作胀,肝脾气滞所致,将成单臌矣。不易治。

炒川连　焦茅术　赤茯苓　制香附　陈皮　炒中朴　法半夏　炒青皮　大麦芽　川郁金

气郁食郁,腹作胀,而胸结不舒,脉弦劲不和。此木来乘土之候,延久防成鼓。暂拟疏肝化滞,以觇进退。

炒白芍　炒枳实　半夏　川郁金　赤苓　冬瓜皮　炒归须　瓜蒌仁　陈皮　黑山栀　泽泻

复诊:

服前方,胸次结滞渐舒,脉弦亦和。拟从肝脾和理,勿过劳多食为嘱。

炒白芍　炒川连　炒枳实　黑山栀　泽泻　炒归须　焦茅术　广陈皮　赤茯苓(痞积)

疟后结痞,滋蔓成形,腹中作胀,延久必成臌证。惟有疏消一法而已,然恐未必速效也。

炙鳖甲　炒白术　制香附　青皮　茯苓　淡海蜇　焦茅术　法半夏　炒枳壳　陈皮　地栗

肝阴伏热,类疟久缠,以致腹痞微胀,久防成臌。此为七情郁结使然,诸宜开怀调理为要。

生於术　炒白芍　制香附　川芎　法半夏　淡干姜　黑山栀　焦神曲　新会皮(肿

胀)

杏轩医案

菜佣某单腹胀

菜佣某，初患腹胀，二便不利，予用胃苓之属稍效。渠欲求速功，更医目为脏寒生满病，猛进桂、附、姜、萸，胀甚。腹如抱瓮，脐突口干，溲滴如墨，揣无生理。其兄同来，代为恳治。予谓某曰：尔病由湿热内蕴，致成单胀，复被狠药吃坏，似非草木可疗。吾有妙药，汝勿嫌秽可乎？某泣曰：我今只图愈疾，焉敢嫌秽。令取干鸡矢一升，炒研为末，分作数次，每次加大黄一钱，五更清酒煎服，有效再商。某归依法制就。初服肠鸣便泻数行，腹胀稍舒，再服腹软胀宽。又服数日，十愈六七，更用理脾末药而瘳。众以为奇，不知此本《内经》方法，何奇之有？予治此证，每服此法，效者颇多，视禹功、神佑诸方，其功相去远矣。

次儿光墀单腹胀奇验

墀儿年逾弱冠，向无疾病。夏间偶患腹胀，以为湿滞，无关紧要，虽服药饵，然饮食起居，失于谨慎。纠缠两月，腹形渐大，肌瘦食减，时作呕吐。自疗不愈，就同道曹肖岩、余朗亭二公诊治，药如和渗温清消补，遍尝无验。其时尚能勉力出户，犹不介意。予思既诸药无功，谚云：不药得中医。遂令停药。迨至冬初，因事触怒，病益增剧，食入旋呕，卧即气冲，二便欠利。予忆《经》云：肝主怒，怒则气上。得无肝气横逆，阻胃之降，是以为呕为胀。与自拟越鞠、逍遥，及安胃制肝方法，亦不应。渐至腹大如鼓，坚硬如石，筋绽脐突，骨立形羸，行步气促。予技已穷，复邀同道诸公视之，皆称证成中满，消补两难，有进专治臌胀丸药者，言其音如响，一下其腹即消。予料彼药乃巴、黄霸劫之品，今恙久胃虚，如何能受。即古治单胀，有用鸡矢醴一方，顾斯畏食呕吐，气味亦不相投。昼夕踌躇，无策可画。俄延至腊，忽睹梅梢蕊放，见景生情，旋摘数十枝，令以汤泡代茶，日啜数次。机关勘破，触类旁通，家有藏酿，用木瓜橘饼各三钱，另以村醪煎熟，与藏酿对冲，晚饮两杯，以前腹胀否塞，绝不响动。如此啜饮三日，腹中微鸣，不时矢气，坚硬稍软。迨至旬余，胀势减半，二便觉爽，食入不呕，夜能安卧。匝月后，腹胀全消。当时胀甚，腹如抱瓮，疑谓何物，邪气若此之盛，及其胀消，大便并无秽恶遗出，可知即此身之元气，与此身为难首耳。儿病愈后，咸以为奇。友人问予，所用梅花治胀，出于何书？予曰：运用之妙，存乎一心。此予之会心偶中，无古可师。大概梅占先春，花发最早，其气芳香，故能舒肝醒脾。橘皮调和诸气。肝以敛为泻，木瓜酸柔，能于土中泻木，更藉酒力，是以得效。友人喟然曰：子良工也。公郎之疾，固虽有术起之于后，尚且无法疗之于前。此医之难也。然使此证患于不明医理之家，当其迫切之际，未有不随下药而毙者，此又医之不可不知也。予聆斯语，不觉悚然。

吴门治验录

彭步蟾上海　四十二岁

脉沉软细数，阴亏湿热之体，又兼气恼伤肝，肝脾两亏，发为腹胀，脚肿便溏，溲赤，周身抽痛，症非浅小，先与肝脾两和，分利二便为治。

竖劈党参八钱　陈皮八分　小青皮四分　茯苓皮三钱　大腹皮绒二钱，酒洗　当归须一钱五分　生薏米三钱　桑枝三钱，酒炒　川萆薢一钱五分　鲜荷梗三尺

又　照前方加：

竖劈党参四钱　陈皮四分　薏米二钱

小麦柴一两，煎汤代水。

又　脉数稍解，终嫌细软，服益气疏肝之

剂，病机颇合，但湿热伤脾已久，正气大伤，未可便用攻击，务须耐心调治，万勿急躁忧虑，再伤肝脾。照前方去青皮、归须、薏米加：

桑枝三钱　党参二钱　陈皮二分　苏梗一钱五分　条芩一钱五分　地骷髅一钱　沉香三分，磨

又　照前方加：

党参二钱　陈皮二分　陈香橼皮五分　冬瓜皮五钱　台乌药一钱

又　脉象病症渐有转机，但湿热伤脾，又缘肝郁克土，胁痛腹胀，不能侧卧，周身酸痛，脚肿难行，中病颇深，难期速效，惟有扶正调气，佐以宣疏，照前方加：

党参二钱　陈皮二分　炒白术一钱五分　枳实七分　冲入分六厘散一服

又　照前方加：

党参二钱　陈皮二分　蔻仁五分，盐水炒　丁香五分，盐水炒　去分六厘散

又　连朝泄泻，垢腻颇多，胀痛稍缓，惟经络俱觉抽痛，脉平而软，大是佳兆，昔人有两补一攻之法，今行之。

党参二两二钱，竖劈　陈皮二钱二分　苏梗三钱　炒白术二钱　茯苓皮四钱　大腹皮三钱　当归须二钱　桑枝三钱，酒炒　鸡内金四钱　蔻仁五分，盐水炒　丁香五分，盐水炒　台乌药一钱　陈香橼皮五分

小麦柴一两，煎汤代水。

又　照前方加：党参四钱　陈皮四分

又　照前方加：党参二钱　陈皮二分　鲜荷梗五钱　冲分六厘散一服

又　脉象精神胃口俱渐入佳境，惟腹胀左松右紧，究属肺脾久伤之故，再照前方加减。

竖劈党参三两　陈皮三钱　茯苓皮二钱　炒白术三钱　老苏梗一钱五分　大腹绒三钱　枳实一钱　桑枝三钱，酒炒　鸡内金五钱　陈香橼皮五分　蔻仁五分，盐水炒　车前子三钱

百合一两，煎汤代水。

又　脉象渐有流利之状，腹胀已减去一半，惟咳呛痰多，吐出不易。再照前法，加清肺滑痰之品。

竖劈党参三两　陈皮三钱　瓜蒌皮三钱　北沙参一两　桑白皮一钱五分　老苏梗一钱五分　大腹绒三钱　鸡内金五钱　茯苓皮三钱　百合一两　炒熟西瓜子壳三钱

又　脉象渐次向安，诸症已减去十分之六，从此小心调理，可获全功。仍照前方加减：

竖劈党参三两　陈皮三钱　北沙参一两五钱　桑白皮二钱　大腹绒二钱　瓜蒌皮四钱　川贝母一钱五分　茯苓皮三钱　鸡内金五钱　蔻仁五分，盐水炒　小青皮五分，炒　川萆薢二钱　老苏梗一钱　白花百合一两

又　脉症俱渐入佳境，惟大便虽通，小便尚少，仍属水道不能分清之故。胃纳不健，自应用分清法。

竖劈党参三两　陈皮三钱　川萆薢三钱　蒸冬术一钱五分　茯苓皮三钱　猪苓一钱五分　泽泻一钱　瓜蒌皮三钱　鸡内金三钱　小麦柴一两

又　右关渐觉有神，舌亦稍润，秋凉一转，便可冀其收功。再照前方加减：

竖劈党参三两　陈皮三钱　北沙参一两五钱　麦冬三钱　蒸冬术一钱五分　茯苓皮三钱　泽泻一钱　瓜蒌皮三钱　生南楂一钱五分　鸡内金三钱　广木香五分　柿饼一个　饭后服橘半枳术丸三钱

又　照前方去橘半枳术丸加：

炒黑大麦仁三钱　甜沉香三分，磨

又　脉象平静，但嫌少力，此症本由太阴生病，已成单胀，幸扶正疏通，得除其六七，若非秋热太过，肺得清肃，早可成功。今天时现有转机，自应从手太阴调治，勿急勿懈，佳音不远矣。

竖劈党参三两　陈皮三钱　北沙参一两五钱　麦冬三钱　桑白皮二钱　茯苓皮三钱　瓜蒌皮

三钱　鸡内金三钱　大麦仁三钱,炒　川贝母二钱　百合一两

饭后服资生丸三钱

又　空心服济生肾丸二钱

又　停煎剂,丸药照服。

丸方:

以缪仲淳脾肾双补丸加减。(卷四)

黄振邦海门

脉沉而郁,肝脾两伤,加以饥饱劳役,忍寒冒暑,湿热久积而不能散,以致脘胀旧疾举发,重按则肠鸣,气顺稍适,交阴膨胀加急,显见气虚而郁,总宜缓调,切勿急攻为要。

竖劈党参八钱　陈皮八分　茯苓皮三钱　川郁金一钱　鸡内金三钱　大腹皮二钱　砂仁五分　蔻仁五分　川通草四分　炒香大麦仁三钱

又　照前方加:党参二钱　陈皮二分　地骷髅一钱

又　照前方加:原生地五钱　细木通五分

又　左脉颇平,右脉仍嫌虚滑,腿肿腹胀俱松,面色舌苔亦转,从此耐心调治,自可就痊,再照前方加减。

竖劈党参一两二钱　陈皮一钱二分　茯苓皮三钱　四制香附一钱五分　黑山栀三钱　归身一钱五分,酒炒　原生地五钱,酒炒　地骷髅一钱五分　大腹绒一钱五分,酒洗　麻骨一两　金橘叶五片

又　照前方加:合乌药三分,磨　甜沉香三分,磨

又　照前方加:党参三钱　陈皮三分　生地三钱　生於术一钱　炙鸡内金三钱

又　脉象神情俱渐向安,惟稍劳仍不免微胀,此病后气血未和之故。总以静心安养为是,再照前方加减。

竖劈党参一两二钱　陈皮一钱二分　焦术炭一钱　原生地六钱,酒炒　白芍一钱五分,酒炒　茯苓皮三钱　炙鸡内金三钱　大腹绒一钱五分　广木香五分　合欢皮一两　麻骨一两　金橘叶五片,煎汤代水

又　照前方减生地二钱,加:熟地二钱

饭后服枳术丸三钱。

又　脉象渐觉有神,左手稍软,脘腹膨胀渐消,上有稠痰吐出,身有微汗,下气颇通,皆系湿痰气滞出路也。从此加意调摄,就痊不远矣。再照前方加减。

竖劈党参一两二钱　陈皮一钱二分　土炒於术三钱　熟地八钱,砂仁炒　茯苓皮三钱　白芍一钱五分,酒炒　大腹绒一钱五分　炙鸡内金三钱　蔻仁五分,盐水炒　甜沉香三分,磨　合欢皮一两

饭后服橘半保枳术丸二钱。

又　右脉颇觉有神,左手仍软,痰去极多,腹胀或有触仍至,惟盗汗气急,下焦虚寒,自应用温纳下焦一法。

竖劈党参一两　土炒於术三钱　茯苓皮三钱　炒白芍一钱五分　熟地一两,砂仁炒　十三制附子一钱　橘白一钱　牛膝一钱五分,酒炒　炙鸡内金三钱　甜沉香三分,磨　浮小麦五钱

又　照前方加:熟地五钱　党参二钱　蒸五味二分

又　照前方加:熟地三钱　党参三钱

丸方:

照前方加十倍,用神曲、山药各四两,打糊为丸,桐子大,每空心,服四钱。

问:鼓胀为医家所忌,往往治之无功,今观彭、黄二症,俱得平复如初,何也?曰:鼓胀疑似者多,故为难治。《内经》所论实胀有三,虚胀有二,寒胀有四,热胀有四,五脏六腑各有见症,而无不本于肺脾肾三脏。肺金主气,脾土主运化,肾水主五液,故五气所化之液,咸本于肾,五液所行之气,咸本于肺,转输于金水二家,以制水而生金者,咸本于脾,是以肿胀之症,无不由此三者,但阴阳虚实治法各殊。原其所起,不论男妇,未有不因情欲过度,脾肾俱伤,兼忧思之气,郁而不行所致。其症心之下后之上膨膨有声,喘息不容坐卧,

因而痞结于中，上气不得下，下气不得上，血涩气浊而不清，枢机窒塞而不转，至有朝食而不能暮食者，久则朝暮俱不食矣。其为积饮停痰而成虚鼓者，甚于谷胀之难疗也。盖浸渍久而血气衰，脾失所养，痞结于中故耳。苟不知病起于脾肾之渐衰，妄行攻泻，取快一时，复发定无生理，即如膨症起于脾虚肝郁，故起手即调肝脾，佐以分利，既用两补一攻之法，去其痞积，追痰多饮溃，又复清调肺胃，党参渐加至三两，数十剂，竟收全功。黄症亦由气虚而郁，究系旧疾举发，尚无痞积、饮伏等症，故但为缓调气血，逐渐加增，稍佐宣疏，亦得全愈。幸二公自知症重，信药耐心调治，故能如此。然余十数年中，治此等症多矣，大抵皆欲速不耐缓调，卒以攻泻而毙，即有信药者，病甫退即不守戒忌，竟至复发不救，即如分六厘散，余治蔡葵轩夫人鼓胀时，嘱其照古方亲制者，夫人服之已愈，讵不戒口食，又加气恼，其胀复至，再服无效，遂成不起，膨症大象相同，分其余沥而愈。呜呼！何其一幸一不幸也？扁鹊有言，能使之病起，不能使其命全，诚哉言乎！(卷四)

王旭高临证医案

陆　经停一载有余，肝气不时横逆，胸脘胁肋疼痛，呕吐酸水，大腹日满，青筋绽露。此属血臌，盖由肝气错乱于中，脾土受困，血海凝瘀，日积月大，状如怀子，而实非也。今病已极深，药力恐难见效。

川楝子　丹参　归尾　香附盐水炒　延胡索　五灵脂醋炒　陈皮　砂仁　红花　淡吴萸

朱　肿胀已退，脉象较前稍大，汗出至膝而止。阳气有流通之象，阴湿有消化之机。今以温理中州，中州得运，庶几决渎流通，寒转为温，否转为泰矣。然须调养百日，庶无反复之虞。

熟附子　冬术　茯苓　通草　桂枝　焦六曲　牛膝　陈皮　泽泻　姜皮

复诊　肿胀由乎脾肾，阳虚水湿偏淫。通阳化湿水邪平，方法原为对证。面目四肢俱瘪，单单大腹膨脝，更兼遗泄再伤阴，久病恐难胜任。

桂枝　陈皮　冬瓜皮　益智仁　姜皮

另六味丸三钱，药汁送下。(臌胀水肿)

秦　腹胀足肿，纳食则胀益甚。湿热挟气，填塞太阴，臌胀重症。

川朴　赤苓　大腹皮　青皮　泽泻　枳壳　黑丑　山楂炭　甘遂面包煨　通草　生姜

复诊　腹胀稍宽，足仍浮肿。运脾化湿，冀其渐平。

川朴　赤苓　大腹皮　川椒目　苍术　泽泻　陈皮　焦六曲　黑丑　通草　枳壳　生姜

渊按：二方乃湿热实胀治法。

三诊　腹满月余，得食则胀甚。两进攻消运脾之法，胃脘之胀已松，大腹之满未化，再议疏通消导。

旋覆花　五加皮　赤苓　泽泻　槟榔　黑丑　鸡内金　木香　通草　砂仁(臌胀水肿)

某　痞块由大疟日久而结，多因水饮痰涎与气相搏而成。久则块散腹满，变为臌胀，所谓癖散成臌也。脉细如丝，重按至骨乃见弦象，是肝木乘脾也。口干，小便短少，是湿热不运也。匝月腹日加大。急宜疏通水道，泄木和中。

五苓散　川朴　姜汁炒川连　青皮　陈皮　大腹皮　木香　车前子　通草

附：厚朴散

川朴姜汁炒，三钱　枳壳三钱，巴豆七粒合炒黄，去巴豆　木香晒干研，三钱　青皮醋炒，三钱　陈皮盐水炒，三钱　甘遂面包煨，三钱　大戟水浸晒干炒，

三钱　干姜炒黄,三钱

共为末,每服一钱,用砂仁、车前子泡汤调下。是治癖块散大成臌之妙剂。

渊按:此方诚妙。但可施正气不虚者。若久病及老年气血衰弱之人,恐目前稍松,转瞬而胀益甚,将不可治,用者宜审慎之。(臌胀水肿)

张　木旺乘脾,腹胀如鼓,形瘦脉细,症属痺胀。法当温通。

淡干姜　茯苓　川朴　砂仁　怀山药　吴茱萸　陈皮　泽泻　大腹皮

《金匮》肾气丸五钱,开水送。

渊按:虚胀治法,川朴易党参则善。

陶　年甫十三,断无忧郁之理,而腹满如臌,微微内热,将及两月,其义何居?良以童心太甚,饥饱不调,冷热不节,向有胃寒呕酸之疾。今反不呕,腹渐胀大,饮食不纳,内热时生。是非劳碌伤脾而失运,乃寒饮停聚而腹胀也。脾虚故内热生,单单腹胀,名之单胀,然治法不同也。今以温利中州,稍佐苦泄,取柔中之刚,能平胃而和脾。

党参　茯苓　半夏　陈皮　白芍　川连吴萸炒　炮姜　泽泻　川朴　冬瓜皮

渊按:饮食不节伤脾胀,宜佐消导,如鸡金、谷虫之类。

孙　疮疥平面浮起,渐至腹满,胸闷气塞,小便不利,肿势日甚。水湿之气,一无出路,证成疮臌,防加气急。发汗而利小便,是两大法门。

麻黄　杏仁　白术　泽泻　茯苓　猪苓　葶苈子　川朴　通草　车前子　姜皮

复诊　肿势已平,小便通利。前方加减。

防风　白术　半夏　茯苓　陈皮　泽泻　杏仁　川朴　通草　葶苈子　车前子　葱白头　姜皮(臌胀水肿)

沈　先泄泻而后目盲。服单方,目明而渐腹满,是脾虚木横。又服草药,寒性伤中,病成臌胀。其根已久,恐难骤效。

焦白术　冬瓜皮　川朴　茯苓　陈皮　焦六曲　大腹皮　泽泻　砂仁　苡仁　陈香橼皮(臌胀水肿)

廉　脾有湿热积气,渐渐腹满足肿,纳食则胀,证成气臌。

白茯苓　川朴　白术　苡仁　苏梗　五加皮　泽泻　陈皮　砂仁　通草(臌胀水肿)

吴鞠通医案

陈　三十二岁　甲寅年二月初四日　太阴所至,发为䐜胀者,脾主散津液,脾病不能散津,土曰敦阜,斯䐜胀矣。厥阴所至,发为䐜胀者,肝主疏泄,肝病不能疏泄,木穿土位,亦䐜胀矣。此症起于肝经郁勃,从头面肿起,腹因胀大,的系蛊胀,而非水肿,何以知之?满腹青筋暴起如虫纹,并非本身筋骨之筋,故知之。治法行太阳之阳,泄厥阴之阴为要。医用八味丸误治,反摄少阴之阴,又加牡蛎涩阴恋阳,使阳不得行,而阴凝日甚。六脉沉弦而细,耳无所闻,目无所见,口中血块累累续出,经所谓血脉凝泣者是也。势太危极,不敢骤然用药。思至阳而极灵者,莫如龙,非龙不足以行水,而开介属之翕,惟鲤鱼三十六鳞能化龙,孙真人曾用之矣。但孙真人《千金》原方去鳞甲用醋煮,兹改用活鲤鱼大者一尾,得六斤,不去鳞甲,不破肚,加葱一斤,姜一斤,水煮熟透,加醋一斤,任服之。服鲤鱼汤一昼夜,耳闻如旧,目视如旧,口中血块全无,神气清爽,但肿胀未除。

初五日《经》谓病始于下而盛于上者,先治其下,后治其上;病始于上而盛于下者,先治其上,后治其下,此病始于上肿,当发其汗,与《金匮》麻黄附子甘草汤。

麻黄二两,去节　熟附子一两六钱　炙甘草一两二钱

煮成五饭碗,先服半碗,得汗,止后服,不汗再服,以得汗为度。

此方甫立未分量,陈颂帚先生一见云:断

然无效。予问曰:何以不效?陈先生云:吾曾用来。予曰:此在先生用,诚然不效,予用或可效耳。王先生名谟忘其字云:吾甚不解,同一方也,药止三味,并无增减,何以为吴用则利,陈用则否,岂无知之草木,独听吾兄使令哉?予曰:盖有故也。陈先生性情忠厚,其胆最小,伊恐麻黄发阳,必用八分;附子护阳,用至一钱以监制。又恐麻黄、附子皆剽悍药也,甘草平缓,遂用一钱二分,又监制麻黄、附子。服一帖无汗,改用八味丸矣。八味阴柔药多,乃敢大用,如何能效?病者乃兄陈荫山先生入内室,取二十八日陈颂帚所用原方分量,一毫不差,在座者六七人,皆哗然笑曰:何先生之神也。予曰:余常与颂帚先生一同医病,故知之深矣。于是麻黄去净节用二两,附子大者一枚,得一两六钱,少麻黄四钱,让麻黄出头,甘草一两二钱,又少附子四钱,让麻黄、附子出头,甘草但镇中州而已。众见分量,又大哗曰:麻黄可如是用乎?颂帚先生云:不妨,如有过差,吾敢当之。众云:君用八分,未敢足钱,反敢保二两之多乎。颂帚云:吾在菊溪先生处,治产后郁冒,用当归二钱,吴君痛责,谓当归血中气药,最能窜阳,产后阴虚阳越,例在禁条,岂可用乎?夫麻黄之去当归,奚啻[①]十百、吾用当归,伊责之甚,岂伊用麻黄又如是之多,竟无定见乎?予曰:人之畏麻黄如虎者,为其能大汗亡阳,未有汗不出而阳亡于内者,汤虽多,但服一杯,或半杯,得汗即止,不汗再服,不可使汗淋漓,何畏其亡阳哉!但此症闭锢已久,阴霾太重,虽尽剂未必有汗。予明日再来发汗,病家始敢买药,而仙芝堂药铺竟不卖,谓想是钱字,先生误写两字,主人亲自去买,方得药。服尽剂,竟无汗。

初六日　众人见汗不出,佥谓汗不出者死,此症不可为矣。余曰不然,若竟死症,鲤鱼汤不见效矣。予化裁仲景先师桂枝汤,用粥发胃家汗法,竟用原方分量一帖,再备用一帖。又用活鲤鱼一尾,得重四斤,煮如前法,服麻黄汤一饭碗,即接服鲤鱼汤一碗,汗至眉上;又一次,汗出上眼皮;又一次,汗至下眼皮;又一次,汗至鼻;又一次,汗至上唇。大约每一次,汗出三寸许,二帖俱服完。鲤鱼汤一锅,喝一昼夜,亦服尽,汗至伏兔而已,未过膝也,脐以上肿俱消,腹仍大。

初七日　《经》谓汗出不止足者死。此症尚未全活,虽腰以上肿消,而腹仍大,腰以下其肿如故,因用腰以下肿。当利小便例,与五苓散,服至二十一日共十五天不效,病亦不增不减。陈荫山先生云:前用麻黄,其效如神,兹小便滴不下,奈何?祈转方。予曰:病之所以不效者,药不精良耳。今日先生去求好肉桂,若仍系前所用之桂,明日予不能立方,固无可转也。

二十二日　陈荫山购得新鲜紫油边青花桂一枝,重八钱,乞予视之。予曰:得此桂必有小便,但恐脱耳。膀胱为州都之官,气化则能出焉,气虚亦不能化。于是用五苓二两,加桂四钱,顶高辽参三钱,服之尽剂。病者所睡系棕床,予嘱备大盆二三枚,置之床下,溺完被湿不可动,俟明日予亲视挪床。其溺自子正始通,至卯正方完,共得溺大盆有半。予辰正至其家,视其周身如空布袋,又如腐皮,于是用调理脾胃痊愈。(肿胀)

郭氏　六十二岁　先是郭氏丧夫于二百里外其祖墓之侧,郭携子奔丧,饥不欲食,寒不欲衣,悲痛太过,葬后庐墓百日,席地而卧,哭泣不休,食少衣薄,回家后致成单腹胀。六脉弦,无胃气,气喘不能食,唇舌刮白,面色淡黄,身体羸瘦。余思无情之草木,不能治有情之病,必得开其愚蒙,使情志畅遂,方可冀见效于万一。因问曰:汝之痛心疾首,十倍于常人者何故?伊答曰:夫死不可复生,所遗二子,恐难立耳。余曰:汝何不明之甚也。大凡

① 奚啻(xī chì 西赤):亦作"奚翅"。何止;岂但。

妇人夫死，曰未亡人，言将待死也。汝如思夫愈切，即死墓侧，得遂同穴之情，则亦已矣。虽有病何必医，医者求其更苏也。其所以不死者，仍系相夫之事业也。汝子之父已死，汝子已失其荫，汝再死，汝子岂不更无所赖乎？汝之死，汝之病，不惟无益于夫，而反重害其子，害其子，不惟无益于子，而且大失夫心。汝此刻欲尽妇人之道，必体亡夫之心，尽教子之职，汝必不可死也。不可死，且不可病，不可病，必得开怀畅遂，而后可愈。单腹胀，死症也；脉无胃气，死脉也。以死症而见死脉，必得心火旺，折泄肝郁之阴气，而后血脉通，血脉通，脏气遂，死证亦有可生之道。诗云：见晛[①]曰消者是也。伊闻余言大笑，余曰：笑则生矣。伊云：自此以后，吾不惟不哭，并不敢忧思，一味以喜乐从事，但求其得生，以育吾儿而已。余曰：汝自欲生则生矣。于是为之立开郁方，十数剂而收全功。

旋覆花三钱，新绛纱包　降香末三钱　归须二钱　苏子霜三钱　郁金三钱　香附三钱　川厚朴三钱　姜半夏四钱　广皮三钱　青橘皮二钱(肿胀)

类证治裁

陈　伤酒病单腹胀，诊其脉知脾阳虚，用葛花解酲汤加牛膝、枳椇子，腹宽展，能进食矣。后用参术健脾丸去炙草、大枣，加益智仁(煨)、砂仁壳。服愈。

陈　五旬以上病单腹胀，食后作饱，得气泄略宽。明系胃病，服谬药，浸至胁满跗冷，脉来沉濡，左关微弦。症由腑气久衰，疏泄失职，气分延虚，渐干水分，致嗌干口燥，小水不清，化源乏力矣。通阳佐以益肾，通阳则传送速，益肾则气化行，腹胀自宽。沙苑子、韭子、怀牛膝(酒蒸)各钱半，益智仁(煨)、橘白、砂仁壳各一钱，茯苓三钱，枸杞子、大腹皮(洗)各二钱、枳壳(麸炒)，钱二分。十服胀宽口润，便爽跗温，右脉渐起，惟两尺虚不受按。加补骨脂、核桃肉，去腹皮、枳壳。食宜淡，戒腥腻难化及一切壅气食物。再以猪肚纳卵蒜其中，扎定，淡者食之。腑气通则纳食不壅，服之甚通畅，胀去七八矣。又加沉香、牡蛎十数服，小腹之硬者亦软焉。

赵　童年色萎腹蛊，脉疾寒热，无汗溺涩。以肾气汤治，牛膝、益智仁、车前子、茯苓、薏米、熟地、牡蛎。数服病减，加参、桂、砂仁壳。服愈。

张　小腹乃肝肾部分，胀满溺涩，已属下焦气化失司。今通大腹肿硬如石，脉右弦大，左虚涩，症属单胀。治宜通阳，勿用守补，党参、茯苓、牛膝炭、沙苑子、益智仁(煨)、杞子炭、沉香磨汁。数服溺爽胀宽。

张　黄疸积年不愈，近成单胀，腹坚满，食减便泻，乃气不化水，然神脉颓弱，难挽之疴。姑用牡蛎、薏苡仁、茯苓、车前子、茵陈、砂仁壳、益智仁、牛膝、桂心。腹软溺利。伊兄复请，终以沉疴辞之。

张　胁痛胀，少腹肿硬，误服攻荡劫剂，胀剧，气注睾丸，脉沉小，右弦涩，乃肝失疏泄，气郁留浊。治先理肝以泄浊，厚朴七分，小茴香、青皮各钱二分，枳壳钱半，茯苓、橘核各二钱，大腹皮三钱，延胡八分，椒目廿粒，车前子三分。四服胁痛疝坠俱止。但腹右硬痛不任偏卧，食不加胀，二便如常，按脉论症，单胀何疑。然病因脏损，治在通摄兼施，厚朴五分，枳壳钱半，牡蛎、茯苓各三钱，归须、橘核各二钱，牛膝一钱，桂心三分。四服症平。后仿肾气丸，用牛膝、车前、桂心、茯苓、山药、当归、牡蛎、白芍药、山茱萸，蜜丸。愈。

① 晛(xiàn 现)：日光。

龙砂八家医案

门村张　大风胀满，脉多沉迟，然按之有神，方为有胃气也。今诊得沉细如丝，寸关歇止，知谋虑伤肝，积久延及心脾。心病血不流，脾病食不化，胶滞凝结中脘，先成痞块，从微至著，暴腹胀大如蛊。医家不明肝喜疏达，脾升胃降，治法非苦降即温补，致藏府气血日钝，胃阳困厄，无怪乎愈治愈剧也。但经百日以来，精神日以告匮，即进药饵，亦如杯水沃燎原矣。姑进参附理中，冀谷食渐进，再商。

人参　附子　於术　炙草(戚云门先生方案)

江阴三官殿马腹膨症　腹胀甚于少腹，按之坚急，大便泄，小便少，脉虚细，皆阴寒凝结，厥气在下而单腹膨满，当用温通之法。

淡干姜　熟附子　乌药　益智　车前子各二钱　吴萸三分　煨木香五分(王钟岳先生方案)

沈俞医案合钞

沈，三三。嗔怒复疟一月，腹膨胀满，二便仍通，形寒汗多火升。此肝木内震，脾胃被戕，气衰为滞，非阴药可效，《金匮》首章理脾胃必先制肝木，仿此为例。

人参　炙草　椒目　延胡　茯苓　益母　厚朴　川楝子(疟)

问斋医案

疟鼓见于《东医宝鉴》，主以金甲散，参入《医话》夜光丸，然难奏效。

透明雄黄　穿山甲　九肋鳖甲　夜明砂　大块朱砂　醋炒常山　乌梅肉　生姜　大枣(痎疟)

《经》以心腹满，旦食不能暮食，为鼓胀。脐平筋露不治。《医话》法制鸡矢醴主之。

雄鸡矢白四两，无灰酒四两，炒干　陈仓米二两，巴豆不去油十枚，老丝瓜络一两，无灰酒二两，同炒焦，去巴豆、瓜络　蟾蜍一个，约重四两，打烂，砂仁末二两，无灰酒二两，同炒焦，去砂仁末

上三味，无灰酒一斤，长流水三斤，煮数千滚，约减半，布袋绞汁，澄清，分三、五次温服。(肿胀)

腹大如鼓，按之不坚，色不变为肤胀，宜发汗。

麻黄　制附子　桂枝　防风　苦杏仁　炙甘草　黄芪　冬白术　生姜　大枣(肿胀)

《经》以诸胀腹大，皆属于热。又言脏寒生满病。盖热者，湿热也；寒者，脾虚也。《易・传》离为大腹中空之象，故名曰鼓。鼓亦作蛊，蛊以三虫为首，虫亦能胀也。故仓公治临菑泛里女子病胀满，用芫花下虫数升而愈。《旧唐书》甄立言治尼明律患心腹鼓胀，用雄黄散，吐出虫大如人指。《明皇杂录》：太医令周顾，治黄门奉使交广回腹中坚痞，用硝石雄黄散，涌吐有虫生鳞甲者，此皆鼓胀有虫之明验也。脉来弦数少神，症由郁怒操劳而起，驯致水火不济，升降失司，否而不泰，更为湿热所乘，肝风内扰，风动湿畲虫生，以故腹胀如鼓，虚阳上越，面赤如妆。肝燥善怒，肺燥善哭。气虚则自汗，湿甚则便溏。所服诸方，都是法程。寡效者，病势深远也。爰以扶二气、扫虫氛、息肝风、渗脾湿、逐停瘀，观其进退。

大生地　人参　当归身　冬白术　明雄黄　元明粉　制苍术　使君子　桃仁泥　川厚朴　雄鸡矢白

服煎四剂，鼻衄无多，经通色紫，停瘀融化，有机症本血凝气阻，湿畲虫生。肿胀唇色多白，而反鲜红，虫气也。脉仍弦数少神，依方进步。更益以荡涤之品，补中寓泻，两协其平。不逐停瘀，气无以通，不固其气，血何由

化。血非气不行,气非血不附。血瘀则气阻,气滞则血凝,血行气亦通,气通血亦运。此攻补兼施,所以并行不悖。书不云乎,药不瞑眩,厥疾不瘳,此之谓也。

大熟地八钱　人参八钱　明雄黄一钱,为细末,和服　元明粉二钱,和服　制苍术钱半　川厚朴一钱　雄鸡矢中白二两,阴阳瓦酒炒香　蟾蜍皮一具　砂仁一钱,煎水炒黄　大枣肉十枚,葶苈二钱,芫花二钱,煎水炒焦,去葶苈、芫花　陈仓米一两,巴豆七粒,打碎,不去油;丝瓜络三钱,切细,同炒黄,不可焦。去巴豆、丝瓜络

前方共服十有五剂,鼓胀全消,眠食俱安。行健如故。安不忘危,戒之在怒,再拟《医话》向荣丸,专治肝木久失条舒,杜其反复之患。

大生地　人参　制半夏　当归身　大白芍　黄郁金　佩兰叶　云茯苓　冬白术　炙甘草　陈橘皮　银柴胡

水叠丸。早晚各服二钱。(肿胀)

腹满,筋露,脐平,遍身悉肿,下部尤甚,面戴阳色,气促不得卧,喉间水鸡声。显是火亏于下,土困于中,肺虚于上,气不行水,脾不制水,肾不约水,乃水鼓危疴。勉拟金匮肾气,然桂无佳品,终属不济。(肿胀)

产后血化为水,肿胀,出于《金匮要略》,肾气汤主之。然桂无佳品,以鹿代之。

大熟地　怀山药　山萸肉　云茯苓　粉丹皮　建泽泻　制附子　鹿茸(肿胀)

久客鱼盐之地,海滨傍水,湿热由生。腹大渐至脐平,竟似河鱼腹疾,虑难收效。

制苍术　川厚朴　赤茯苓　猪苓　福泽泻　车前子　木通　白丑末　赤小豆

雄鸡矢白,酒、水各半煎。(肿胀)

疟作数次忽止,腹胀渐至脐平,四肢先肿,肿消而更瘦削,如蜘蛛之状,乃疟鼓危疴。拟《东医宝鉴》金甲散加味,尽其心力。

鸡冠雄黄　穿山甲　常山　草豆蔻　川厚朴　海南槟榔　人参　冬白术　制半夏　陈橘皮　生姜　大枣(肿胀)

素饮涧水沉寒,水流湿就下,肾气先伤,传之于脾,注之于肺,遂成单腹危疴。勉拟附子理中,冀其或免。

制附子　人参　冬白术　炙甘草　炮姜(肿胀)

土为木克,幻生虫鼓。鼓与蛊通。虫蛊始于孙一奎,张景岳以为独得之奇。盖未考《扁鹊仓公列传》及《旧唐书》,与《明皇杂录》,具言虫蛊之症。服药以来,下虫三次,鼓胀全消,饮食亦进,脉神形色俱起,安不忘危,一切小心要紧。

东洋参　冬白术　云茯苓　炙甘草　薏仁米　广木香　蟾蜍皮　大砂仁　使君子　透明雄黄

水叠丸。早晚服三钱。(肿胀)

曾经抑郁伤肝,近乃脾虚气馁,饮食迟于运化,二便带血频仍。现在腹满脐平,胸胁俱胀,呕吐,恶闻食臭,犬便十日不行,脉来弦数无神。鼓胀危疴已著。至于或轻或重,乃剥复之象。所服诸方都是法程,病势良深,殊难奏效。勉拟附子理中加味,从乎中治。是否质诸明哲。

人参　制附子　冬白术　炙甘草　炮姜炭　当归身　陈橘红　小青皮

病原已载前方,第五进附子理中加味,不见燥热之象,阴霾不散可知。中满退而复进,剥极则复,复而又剥故也。小便如淋不痛,阳虚气化不及州都。大解瞀溏,火力不足,失其常度。人身清阳无时不升,浊阴无刻不降,升降循其常度,不觉其升降也。清阳当升不升,则气坠;浊阴当降不降,则气哽。总是命门真火。

阳和之气不足,以腐熟胃中水谷之精微,驯致糟粕壅塞于中而不化,是以上为饮食难进,下为二便不爽,大腹如鼓,胁肋胀痛,时有

太息、呻吟之状。弦数之脉如前,诚为剥极之候。考前贤证治诸方,惟附子理中、金匮肾气最为合法。然三焦痞塞不开,金匮肾气难于过中达下,服附子理中又如水投石。深思釜底加薪,氤氲彻顶,槁禾经雨,生意归巅,孰非根蒂阳和之气使然也。谨拟二方合治,观其进退。

大熟地　怀山药　山萸肉　粉丹皮　建泽泻　赤茯苓　制附子　油肉桂　车前子　怀牛膝　人参　冬白术　炙甘草　炮姜炭

昨拟金匮肾气、附子理中二方合治,取其过中达下,益火之本,釜底添薪,冀有效机。而事乃有大谬,不然时值飘风,溽暑流行,邪乘虚入,遂至身热,汗出发背,沾衣,正气由此更虚。乃见痰嗽气急,喉间水鸡声,痰中间带粉红之色,继有鲜红之血,肺胃络伤所致。暑善归心,言乃心声,以故多言,间有谬误之语。《经》言因于暑,汗,烦则喘喝,静则多言。气虚身热,得之伤暑是矣。大法微者,逆之;盛者,从之。火亏,本症不受清暑寒凉之品,宜乎从治。仍非理中不可,且理中汤能治伤胃吐血,不可见血畏而不服。张景岳以理中汤去参、术,加归、地,用理真阴。即以二方合一,燮理阴阳,冀其命火内生,阳淫外散。谬蒙藻鉴,敢不尽心,是否有当,质诸明哲。

人参　冬白术　炙甘草　炮姜炭　大熟地　当归身(肿胀)

素有巅疼,瘾疭,呕吐宿疾。近由少腹满硬,驯致腹大脐平,青筋暴露,鼓胀已著。本无药治,面谕谆谆,勉拟一方,冀其百一。

人参　冬白术　炙甘草　炮姜炭　蟾蜍皮　广木香　大砂仁　油多肉桂　大腹皮　鸡屎白　无灰酒(肿胀)

凌临灵方

刑云窑　湿热侵脾,脾虚作胀,土不生金,肺失清肃,咳嗽便溏,单腹臌胀,青筋外露(或腹笥膨胀,青筋外露,势成单臌之候),脉双弦而濡,治之非易易耳。

生於术　大腹绒　陈香橼　鸡内金　小温中丸　炒枳实　新会皮　沉香曲　楂炭　便结易莱菔子　制香附　法半夏　赤苓　车前子

李　单腹膨胀希冀万一。

生仙居术一钱　陈新会皮一钱五分　二味煎汤,送丹溪小温中丸三钱。(单臌胀)

费伯雄医案

脾湿成胀,脐突筋青,背平腰满,腹大如鼓,症极沉重。姑拟温运脾阳,和中化浊。

全当归　广木香　云茯苓　降香片　炮附子　佛手片　小厚朴　怀牛膝　新会皮　大丹参　车前子　细青皮　苡仁　冬瓜子　冬瓜皮　川通草(肿胀)

医学举要

南汇本城李孝思,单胀数月,诸药不效。余按脉象沉微,此属阳微,用塞因塞用法,专服理中加附子而愈。(卷六)

得胜渡张永椿室,系气虚之体。秋月患腹胀,服消耗药太过,数日间腹大如臌。余即用济生肾气,立见奇效,后稍有胀意,即投前方而愈。(卷六)

寿石轩医案

肝郁脾湿,脘腹膨大,面浮肢肿,脐突囊肿,小便短少,脉象弦涩,有气膨之渐。

川桂枝五分　川厚朴一钱　香苏茎一钱五分　大腹皮一钱五分(水洗)　法半夏一钱五分　建泽泻一钱　冬瓜子三钱　汉防己一钱五分　淡干姜五分　云茯苓三钱　熟附片八分　福橘皮一

钱　砂仁五分　香橼皮一钱五分(水肿)

气体素虚,肚腹膨胀,漉漉有声,间有喘咳,四肢酸软。脉细濡,舌色淡白。此系肾中阳气不足,拟用真武汤加味。

茯苓三钱　熟附片一钱五分　川朴一钱(炒)　粉甘草五分　野於术一钱五分　淡干姜五分(五味子七粒同杵)　半夏粉一钱　煅紫石英三钱　杭白芍二钱　北细辛一分　化橘红五分　胡桃肉二钱(水肿)

肝木乘脾,水湿困中,少腹时痛,腹大如鼓。脉象沉弦。拟方应手,庶免孩臌之虞。

四制於术　熟附片八分　茯苓皮四钱　广橘皮络各八分　开口吴萸三分　干蟾蜍皮七分　腹皮绒一钱五分(水洗)　五加皮一钱五分　鸡内金三具(盐炒)　川朴头七分(姜汁炒)　香苏茎七分　制半夏二钱　香橼皮五分　冬瓜皮一两

命火不足,肝木侮土,脾胃交伤,水湿停中。于是面色痿黄,脘腹膨大坚硬,按之有形,呕吐并见,大便后血,时形泄泻,食少神疲,脉象弦细而涩。再延有土败之渐。

干蟾蜍皮五分　鸡内金三具　制半夏二钱五分　四制於术二分五厘　汉防己一钱　广橘皮络各七分(盐炒)　熟附片一钱五分　川朴花八分　开口吴萸五分　茯苓皮四钱　伏龙肝一两五钱

煎汤代水

脾伤气胀,食不运行,夜不能寐,木郁乘土。谨防单腹之患。

云茯苓三钱　酸枣仁三钱　煨木香八分　冬白术三钱　潞党参三钱　鸡内金二具　新会皮一钱　制半夏二钱　远志肉八分　砂仁一钱　干蟾蜍皮一具　冬瓜子五钱

肝木侮土,湿痰困中,脘腹膨胀而大,食入不运,久延防成胀病。

天仙藤一钱五分　鸡内金三具　赤茯苓三钱　砂仁壳一钱五分　老苏茎七分　制半夏二钱　汉防己八分　川朴花八分　通络散二分　黄玉金一钱五分　福橘皮络各八分　淡姜渣五分(炒)　省头草一钱五分

复诊:

加:白蔻衣一钱五分

橘半枳术丸一钱五分　琥珀外台丸二分五厘

合付开水下

阳络伤,血外溢;阴吐伤,血内溢。吐血、便血、阴阳两亏,由是肚腹胀大,阴霾四布,食入难运,大便不实,小便短少,面目痿黄,脉象弦细且滑。虑其水溢高原,致生岐变。法当通阳佐以逐阴浊之剂治之。

茯苓皮三钱　砂仁壳五分　制半夏二钱　香苏梗一钱　天仙藤一钱五分　熟附片二钱　汉防己七分　福橘皮六分　防风根一钱五分　白蒺藜三钱　白蔻衣七分　肉桂子五分　荷叶筋三钱　涤饮散五分(膨胀中满)

土为万物之母,众污所归。运机一滞塞,则中焦窒塞,瘀浊内停,以致腹渐胀满,疏泄失司;而转输之力失权,遂令腹胁胀及至高之分。胸中宗气被浊壅可知。久则土不制水,水溢高原,必有喘逆脐凸之忧。然进辛燥,徒耗正气,是以脉现弦长,自觉阳越口燥。初进理肺脾,佐通阳治中土,加以达木。症虽未化,而舌根之苔以化,浊阴已有流通之机。惟翼运化得常,则阴霾自退。拟以通阳屏虑,复图以丸调之,所谓欲速则不达也。

太子参二两　川楝子一两五钱　淮山药一两五钱　白茯苓二两　瓜蒌霜八钱(去油)　远志肉一两　柏子仁二两　苦杏仁一两　宣木瓜一两　鸡内金八钱(焙)　当归身一两　杭白芍一两　青皮八钱　香橼皮八钱

上药共为细末,用鲜薤白头、生姜捣汁各两酒杯,小红枣二十枚,煎汤和汁泛丸。每日三钱,开水送下。

肝郁乘脾,水湿内伏,下注膀胱,脘腹膨胀,小溲曾经淋痛。刻下吸受风邪。脉象弦滑。拟方次第图之。

乌扇一钱　云茯苓三钱　川朴花一钱(姜炒)　信前胡一钱五分　木防己八分　腹皮绒二钱(水洗)　金沸草七分(布包)　逐饮散二分五厘　香苏茎七分　黄郁金一钱五分　杏仁泥一钱五分　鲜杷叶三片(去毛)　香橼皮四分

外风已去，本证较平。拟方以图进步。

茯苓皮四钱　晚蚕沙一钱五分　川萆薢一钱五分(盐炒)　涤饮散三分　福橘皮络各八分(盐炒)　汉防已八分　半夏粉一钱五分　腹皮绒二钱(水洗)　五加皮一钱五分　川朴花一钱(姜炒)　香苏茎七分　白蔻花一钱五分　香橼皮五分　冬瓜皮四钱

肝木侮土，土虚生湿，肚腹胀大，面色痿黄，气机不畅，加以客春受寒，遍身浮肿，遂令呛咳，脉弦滑。再延有土败木贼之虞。

赤茯苓四钱　汉防已一钱　五茄皮一钱五分　苏叶二钱　杏仁泥二钱　鸡内金三具　冬瓜皮五钱　青防风二钱　制半夏二钱　橘皮五分　川羌活八分　白蔻衣一钱　草蔻霜一钱　川椒目三分(膨胀中满)

时　病　论

里湿误补成臌得破则愈

西乡郑某，水湿内侵于脾，神疲肢软，自疑为体亏而饵大枣，则腹皮日胀，纳食尤剧，来求丰诊。两手之脉，沉缓而钝，以手按其腹，紧胀如鼓，此属气阻湿留，将成臌胀之候。乘此体质尚实，正气未衰，当用消破之剂，以治其标。即以蓬术、槟榔、青皮、菔子、干姜、官桂、厚朴、苍术，鸡金为引，连服七剂而宽。(临证治案五)

慎五堂治验录

姚裕坤子。秋季伏暑化疟，疟止而邪尚未清，太阴受侮，先目胞浮肿，随增腹胀如鼓，青筋满绊，二便渐艰，身热少汗，白疹隐隐，左胁作痛，寒热复来。疏方以豆卷、藿香、大腹、杏、朴、枇、枳、蒿、蒌、冬瓜、苡米、姜衣、荷梗、旋覆、川楝、碧玉、忍冬、半夏、香附、谷芽等出入为方，十剂而瘳。

周致祥。年三十二岁，丙子十月十二日下河挖泥，十四日觉阴囊胀痛，十五日移至小腹，渐占至胸，并痛呃逆，二便不通，呕出痰食蛔虫、黄绿汁沫，切脉迟弦，舌苔黄厚，渴喜热饮，两足逆冷。连投温下，咸不能受，复加头汗气促，胀处辘辘有声，弹之鼟[①]空如鼓。危急之际，煎谢氏霹雳劫巢汤合蒋氏仓公火剂汤，与服不吐，少顷呕止，二便未痛，汗呃渐止，切脉流利如平人。明日未刻，大便一通，小便亦解，泻下四次皆黄水，燥粪则豆大五六粒耳。鼓胀既释，食粥碗许而泄止，心中怔忡，是病去露虚，用六君子汤加香、砂、归、志，调理而康。(雅诊)

吴廷彩室，东张河泾。单腹胀已过心下，按之则痛，微寒微热，喘咳纳少，面黄便溏，述月事来而忽止，渐渐腹大高凸，此瘀血内蓄也，消之下之则愈。奈症累一月有余，病痼而元气已虚，峻药难投矣。拟方宗李士材消补互施意应之。

归尾一钱半　郁金一钱半　丹参三钱　潞党参一钱半　香附三钱　山楂三钱　新绛七分　旋覆花三钱　茯苓三钱　谷芽五钱

服药后气攻作痛，瘀血如崩而下，腹胀大减，块亦去半。大积大聚衰其大半而止，则斯时宜补养气血为主，化瘀佐之。

党参三钱　谷芽五钱　川石斛三钱　旋覆花三钱　茯苓三钱　苡仁三钱　制香附三钱　新绛五分　当归一钱半

单，左，通州。素有痞块，块散成臌。刻下又加便泻，饥而欲食，食则腹胀，脉来细软，

① 鼟(dōng 东):鼓声。

舌光无苔,胃气惫矣。病造极中之极,勉拟用和中,但年高烟体,际此终恐人工难挽。

生谷芽七钱　川楝子一钱半　生香附三钱　宋半夏七分　云茯神三钱　鲜佛手一钱半　橘络六分　鲜荷梗一尺半　川石斛四钱　西赤芍一钱半,土炒　生苡米三钱

周,左,八月廿一日,牛头泾。气机郁结,结成痞块,今又感邪,鼻渊咳嗽,寒热如疟,腹胀如臌,纳减运迟,小溲色赤,脉弦而硬,舌苔黄腻。症由有内外两因,最难调理,兼顾治之。自宜开怀静养,庶免加剧。

覆香二钱,鲫鱼胆炙　薄荷四分　半夏一钱半　制苡仁四钱,炒　前胡一钱半　苍耳二钱　青蒿三钱,酒炒　杏仁三钱　谷芽五钱,炒　香附六分,磨

张聿青医案

左　至暮不能纳食,食即胀满,至天明其满始退。脉象沉弦。此由脾阳不振,所以至暮则阳无以化,而胀满辄甚。鼓胀根源,未可忽视。

上川朴　连皮苓　建泽泻　大腹皮　炒于潜术　草果仁　炒枳实　熟附片　木猪苓　炙鸡内金　老姜衣(肿胀)

陈岳林　平人清气上升,浊气下降,气机施化,无一息之停者也。吸烟之体,湿痰必盛。况食百合,百合性寒粘腻,寒则伤脾,腻则助湿,脾土不运,湿滞不行,清浊升降,因而失司。浊气在上,则生䐜胀,以致大腹胀满,绷急如鼓,中脘尤甚,常觉火热,以湿郁则生热也。浊气不降,则清津不升,所以湿热甚而转生口渴。小溲红赤,且觉热痛,大便不克畅行,所以胀满更甚,噫气酸浊。良由土滞则木郁,土中有木,方能为胀,前人有肿属于脾,胀属于肝之说为此。脉象沉郁,而且带数。一派湿热闭郁情形,鼓胀之症也。为今之计,惟有泄化湿热,以舒脾困,兼泄府浊,以望气机流行。

川雅连四分,吴萸一分同炒　云茯苓三钱　炒杏仁三钱　大腹皮二钱　方通草一钱　绵茵陈二钱　上川朴一钱　生薏仁四钱　广皮一钱　炒神曲二钱　滑石三钱　鸡内金一钱,炙,研末调服　小温中丸三钱,开水先送下

孙左　情志抑郁,气机不运,湿热从而闭阻,三焦升降失司,以致大腹胀满,腿股肿胀,肢体面目发黄。脉糊滑,苔白罩灰。鼓胀重症。勉拟辛开淡渗苦泄。

上川朴一钱　大腹皮三钱　炒杏仁三钱　海金砂三钱　绵茵陈二钱　上广皮一钱　范志曲二钱　炙内金二钱　焦麦芽三钱

储左　似疟之后,湿恋未清,而服血肉大补之剂,致令湿热壅滞,压坠府气,少腹作胀。再服养血以助湿,甘寒以伐气,遂致湿热充斥三焦,大腹膨胀,延及胸脘,二便不利。脉数,舌红苔腻。鼓胀重症也。欲止其胀,当疏其气,欲疏其气,当运其脾,欲运其脾,当泄其湿,以脾为坤土,土恶湿也。特谋事在人,成事不在人耳。

上川朴　茵陈　光杏仁　广藿香　大腹皮　建泽泻　陈皮　赤猪苓　范志曲　焦麦芽　通草　小温中丸

二诊　胀势轻退,而中脘仍然痞满,食入不舒,溲少便阻。肠中之流行稍畅,而胃中之气湿结滞,不能通降。虽略起色,尚难深恃。

川雅连　整砂仁　炙内金　广陈皮　上川朴　炒枳壳　制香附　淡干姜　连皮槟　越鞠丸

汤左　冬温之后,继以便血,旋即大腹胀大,二便涩少。此湿热内滞,流行不宣。鼓胀重症也,未可轻视。

上川朴二钱　木猪苓二钱　大腹皮二钱　西茵陈二钱　方通草一钱　陈皮一钱　杏仁三钱　范志曲二钱　桃仁三钱　建泽泻二钱　鸡内金四个,炙,研细末调服

二诊　胀势大减，溲亦稍利，然大腹仍然胀大。虽见转机，尚不足恃也。

杏仁　范志曲　茯苓皮　连皮槟　瞿麦　猪苓　桃仁　西茵陈　新会皮　川椒目　通草　小温中丸

三诊　胀势大退，脐突稍收，按之亦渐觉软。既得叠见转机，当仿效方进退。

制川朴一钱　木香五分　广藿香一钱　大腹皮一钱五分　上广皮一钱　木猪苓一钱五分　泽泻二钱　杏桃仁各二钱　范志曲三钱　瞿麦三钱　白茯苓三钱　砂仁七分，后下　西茵陈一钱　小温中丸开水送下(肿胀)

某　大腹胀满，筋露脐突，小溲涩少。脾虚而湿热壅滞。鼓胀重症，鞭长莫及。

於术炭　广皮　制香附　木香　猪苓　茯苓皮　砂仁　建泽泻　舟车丸

原注：服后便溏三次，腹中自觉宽舒。(肿胀)

童左　遍体浮肿，身半以上为甚。脾虚水湿泛溢，风与湿搏也。鼓胀重症，未可忽视。

蜜炙麻黄五分　防风一钱　大腹皮二钱　泽泻一钱五分　茯苓皮五钱　猪苓二钱　川芎一钱　陈皮一钱　羌活一钱　瞿麦三钱　姜衣三分　炒冬瓜皮一两　生薏仁七钱。二味煎汤代水(肿胀)

龚左　面色目眦带黄，腹笥胀大，渐至便利色赤，半载有余，胀势并未以利见消。脉数带滑。良以湿热充斥三焦。鼓胀重症，不能许治也。

生熟薏仁　藿香　上广皮　木猪苓　建泽泻　赤茯苓　上川朴　茵陈　范志曲　杏仁　大腹皮　方通草

陈左　瘕块久而散漫，大腹胀大如鼓，二便不利。脉滞，苔白。此脾虚而湿热壅滞三焦。鼓腹重症，勉方图幸。

川朴　茵陈　连皮苓　连皮槟　杏仁　通草　木香　砂仁　炙蟾皮　上广皮　於术　甘遂二分，煨透　黑丑四分　炙内金一具。以上三味研末，先调服

原注：此方服后泻下，胀退十之三。呕吐，乃甘遂未煨透之故。

二诊　泻下甚畅，大腹亦觉宽畅，但小溲不畅。虽见转机，仍不足恃。

前方去甘遂、黑丑，加范志、曲姜汁，单用炙内金一钱五分，研末调服。

陆左　大腹胀大，按之坚硬，阴囊肿胀。脉形濡滞。此脾虚木旺，鼓胀重症，恐难以人力而与造化争功。勉仿经旨工在疾泻之意。谋事在人，成事在天。

炙蟾皮五钱　大腹皮二钱　川朴一钱　缩砂仁七分　连皮苓三钱　野於术一钱五分　广皮一钱　炙内金一具　红芽大戟三分　甘遂三分　千金子三分。四味研细，开水先服

二诊　肿胀稍松，然仍膨大如鼓，小溲不利，阴囊肿胀。鼓胀重症，未可以暂时取效，而便为足恃。

大腹皮　广陈皮　川朴　泽泻　炙蟾皮　猪苓　舟车丸三钱

马右　中空无物者曰鼓，实中有物者曰蛊。少腹有形，盘踞日久，兹则其形渐大，腹胀如箕，按之坚硬。此气血阻滞不行，致脾土不克旋运。蛊胀重症，不能许治。

酒炒当归须　延胡索　台乌药　南楂炭　沉香曲　蓬莪术　制香附　上广皮

二诊　胀势稍松。姑守前意，以觇动静。

金铃子　制香附　台乌药　延胡索　两头尖　当归须　炒蓬术　川桂木　南楂炭　葱白

三诊　胀势较松。然蛊胀重症，仍难图治。

两头尖三钱　台乌药一钱五分　鹤虱二钱　单桃仁去皮打，三钱　制香附二钱　使君子肉二钱　楂炭三钱　雷丸一钱五分　槟榔一钱　耆婆万病丸三钱，先服(肿胀)

崇实堂医案

范自信三令郎患单腹胀，服药二十余剂，愈医愈剧，迎予为治。诊其脉沉弱而迟，面黑而黄，身体黑瘦，四肢尤削，惟腹大而坚硬，精神疲惫，饮食不进，大便溏，小便清利，夜间尤多。纯是脾阳大虚之候，前所服药又皆五皮、五苓之类，致脾虚气散，腹日坚硬也。为用理中汤，加厚朴、砂仁、益智仁、肉豆蔻，驱阴益阳。服三剂腹软食进，八剂全安。

雪雅堂医案

李某(北人)躯体伟壮，患单腹胀，坚形如鼓，脉来沉坚，是脾滞不主运动。阅前方皆主补土，失之愈远，虽东垣疏补兼行妙法，于此时亦用不着，消导一法足矣。

炒山楂一两　炒麦芽一两　炒六曲一两　广槟榔六钱　青木香五钱

共为末，黄酒冲服。

李宅夫人　脉沉郁滞，肝脾两伤，脘胀肠鸣，入暮鼓胀更甚，显见气虚肝郁，治宜缓调。

防党参一两　郁金子一钱　益智仁一钱　旧陈皮一钱　鸡内金六钱　白蔻仁八分　茯苓皮三钱　大腹皮二钱　制香附一钱　真针砂三钱　炒大麦仁三钱

饭后服枳术丸三钱。

后以沉香、乌药、香橼、青皮、苏梗、术、芍、归、地出入，十余剂而痊。

余听鸿医案

朱云卿　洞庭山人，年三十六七　在琴川老吴市典为业，有气从少腹直冲胸膈，腹胀如鼓，坚硬脐突。屡服槟榔、枳壳、五皮等消导克伐之品，愈服愈胀，匝月未得更衣，两足渐肿，小便不爽，而上色泽渐枯，胃气日惫，欲回籍袖手待毙矣。吾友松筠张君，偕至余寓就诊。余曰：脉迟涩而肌肤枯黯，腹硬而坚，不得更衣，此乃冲、任、足三阴、肝、脾、肾阳虚，阴气之所结也。冲脉起于气街，挟脐而上。任脉起于中极之下，循腹里，上关元。足三阴之脉，从足走腹。冲脉为病，气逆里急。任脉为病，男子内结七疝。肝脉为病，有少腹肿满。少腹气冲于上，此乃冲疝之类也。阳气虚不能运行，阴寒之气，蟠结于中，结聚不消。况下焦阴气上升，非温不纳。中宫虚馁，非补不行。投以东洋参、白术、鹿胶、附桂、茴香、巴戟、苁蓉、枸杞、菟丝、姜、枣等温补滑润之品。服一剂，胀更甚。余曰：此气虚不能运药也。若更他法，则非其治。强其再服一剂，胀益甚，且气阻不爽。余再强其服一剂，忽然气从下降，大解坚粪甚多，其腹已松，气归于少腹角，一块如杯。余曰：当将此方购二十剂，煎膏缓缓服之。服尽而愈。所以治胀病当分虚实脏腑为最要。此症若疑实胀，投以破气攻伐，断无生理矣。然不能辨之确、断之的，见投剂不效，即改弦易辙，有不致偾事者乎。故治病以识症为第一。

按：此胀属肝脾肾。

常熟西门俞义庄俞濂洲先生之少君瑞舒世兄　年二十三四　时正酷暑，邀余诊之，腹胀如鼓，足肿卧床。余问其病由，素有便血症。按脉极细，小便短赤。余曰：此乃久痢便血，脾肾两虚，土败之症也。观前医之方，大约槟榔、枳、朴、五皮、香砂、苓、泻之类。余曰：此症非大用温补助火生土，断难有效。使其向虞山言子坟上取黄色泥土百斤，将河水搅浑澄清，煎药、炊茶、煮粥均用此水。若水尽再换泥一石，搅水两石，用尽再换，取土可补土之义。进参、术、附、桂、补骨脂、益智、黄芪、枸杞、巴戟、杜仲、熟地等大剂，腹上系绳紧束。服大补药三剂，以绳验之，约松三指许。后余恐其太补，方中稍加枳壳，所系之绳，仍紧如故。以此验之，破气之药一毫不能用也。专以温补大剂,服百余剂,其胀已消,约用去熟地四五斤,参、芪各四五斤,杞、仲、术等称是。起床后服金匮肾气丸并补剂而痊。至今六年,惟行路常有气喘耳。下焦之虚,不易填也。

按:此胀属脾肾。

常熟青果巷吴铸庵先生　年五十余　平素有便溏,清晨泄泻,后腹胀脐突,腰平背满,囊茎腿足皆肿,两臂胁肉渐削。余曰:便泻伤及脾肾,非温补不可。后进参、术等补剂,服三剂,腹胀仍然。二次邀余诊,见其案头有《临证指南》《医方集解》等书。余曰:阁下知医,莫非更吾方乎?彼曰:实不相瞒,将方中略加枳、朴、香、砂等味耳。余曰:既然同道,若不依余,断难取效。余存之方,切不可更动,约服四五十剂,即可痊愈。仍进参、术、芪、草、益智、巴戟、仙灵脾、补骨脂、姜、枣、桂、附等。服四五十剂,便溏已止,胀势全消。至今四年,强健如昔。所以辨虚胀实胀,大约在便溏便坚之间,亦可稍有把握,庶不致见胀即攻伐克消乱投也。

按:此胀属脾肾。

常熟西弄少府魏葆钦先生之媳　因丧失悒郁,腹大如鼓,腰平背满脐突,四肢瘦削,卧则不易转侧。余于壬午秋抵琴川,季君梅太史介绍余至魏府诊之。面色青而脉弦涩。余曰:弦属木强,涩为气滞,面色青黯,肢瘦腹大,此乃木乘土位,中阳不运,故腹胀硬而肢不胀也,中虚单腹胀症。虽诸医束手,症尚可挽。以枳、朴、槟榔等味,治木强脾弱中虚之症,如诛罚无罪,岂不偾事。恐正气难支,急宜理气疏肝,温中扶土抑木,进以香砂六君汤,加干姜、附子、刺蒺藜、桂枝、白芍、红枣、檀香等。服五六剂,仍然。然终以此方为主加减出入,加杜仲、益智、陈皮等。服四五十剂,腹胀渐松,肢肉渐复,服药百余剂而愈。再服禹余粮丸十余两,金匮肾气丸三四十两,腹中坚硬俱消,其病乃痊。今已十五年,其健如昔。吾帅曰:胀病当先分脏胀腑胀、虚胀实胀、有水无水等因,寒凉温热、攻补、消利方有把握。若一见胀症,专用枳、朴、楂、曲、五皮等味,无故攻伐,反伤正气,每致误事耳。

按:此胀属肝脾。

常熟东门外颜港桥老虎灶内小童　年十岁　先因肾囊作胀,常熟俗名鸡肫臌,觅单方服之。延四十日后,肢瘦腹胀,脐突而高,作喘,肾囊胀亮,茎肿转累,如螺如索,小便六七日未通,奄奄一息。余诊之,思如此危症,难于下手。急进济生肾气汤大剂,附、桂各一钱,倍车前、苓、泻。服两剂,小便渐通,一日数滴而已。后服之五六剂,小便渐畅,茎亦直而不转矣。再以原方减轻,服二十剂,腹胀亦消,惟形瘦不堪,后以参苓白术散调理而痊。将近十龄之童,前后服桂、附各两余,所谓小儿纯阳一语,亦不可拘执也。

按:此胀属肾。(虚胀)

医验随笔

伍麟趾妇,产后病咳嗽,身软无力,医用肃肺去瘀等药,月余不效。先生诊之,脉细苔浊,按少腹膨胀而急。曰:此湿热成臌。用疏通分化之法,略见小效。仍觉腹痛,再用黑丑、沉香、木香、橼香皮、乌药、蔻仁等,四剂腹软而不得便,又用川朴、大黄畅下燥粪,少腹大软。逾数日因暑热内蕴,变为红痢。仍用大黄、黄芩、炙五谷虫、木香、银花炭等,两剂而痢止矣。此病变幻莫测,若专凭脉象,恐不足恃也。

医案摘奇

朱应,乡农也。终日沉湎,年近四十,忽腹大坚满,按之急硬,食入则气喘,溲短,便溏,脉弦涩。余曰:酒臌也。先与以五苓散加强茵陈、槟榔、枳壳、陈皮、香橼、车前为汤，送木香槟榔丸三钱。三帖不效，其腹益大，至脐突腰直，青筋绊腹，立则袴坠脱下。余曰：从此不可再饮酒。为之用葛根、腹皮、厚朴、枳实、茵陈、泽泻、木香、青陈皮为汤，再用葶苈、芫花、大戟、黑丑、甲片、䗪虫、沉香各三钱为散，每服一钱，日再服，以汤药调吞，终剂而愈。后戒酒二十余年，前症不发，他病而亡。(酒臌)

浦南人马姓，船户也，邀余治，云：已三日不食。见其面色如垩土[①]，目颇[②]微肿。余问其腹胀否？马启衣相示，腹坚大而青筋绊绕。切其脉细弦，观其舌熟白连唇，闻其声又带哀嘶，知其不快。余曰：治太晚矣。马含泪云：我被小周先生误至于此。我始病，寒热日作，人皆曰岳子也。初以捉岳法变间日岳，乃服单方，既而又服签方，皆不止。后致胸痞食减，而周先生云：易治也。服周方二剂，又不应，再请来诊，则云再服二剂可愈矣。服下仍不应，再请来诊，周云再服二剂，料必应手。岂知不然，而腹大且硬。前日又请伊来，示以腹，周云：今变臌胀矣。今为尔用泻胀法，谅必治。又三日，不但不泻，而反不能食，寒热仍未止。今先生来，为我决一生死。若果不救，我欲死于乡土，不识能到家否？余曰：且为用一方，服二剂，如不应，回家可也。五日内必不死。但服药须按时刻，为之定二剂，服四半碗，依钟点进之。方用龟血柴胡、乌梅肉各六分，附子、干姜、草果、厚朴各一钱，半夏、陈皮各钱半，尖槟三钱，甜茶八分，煎汤，送下控涎丹六分，分二次服。第三日复来邀，余至，马云：服先生方，寒热止矣，腹胀宽矣。但先生之药，不独泻而且吐，吐后必泻二次，今小便亦通，昨食粥二顿，今食饭一碗，但无可口之菜，望先生为我思之。余则先视其腹，青筋已退，腹中左下俱软，唇舌转淡红色，脉细而不弦。余曰：病已退，肝尚胀大，胃气虽开，食须忌生冷寒凝之物，荤菜切忌鸡、蟹，并水果、芋艿、粉条、鸡蛋皆不可食，余皆无妨，然宜香脆辛辣，使脾胃能受者为佳。立方用干姜、益智、厚朴、尖槟、焦潞党、生於术、茯苓、半夏、陈皮、砂仁等。嘱服三剂，痞块渐小，谷食渐增，神气亦渐旺。马云：微先生，则我在黄泉作客矣。由是再为之开六君子汤加益智、炮姜、厚朴，三剂而痞块渐除。(疟臌)

甘草司陈蕙亭，明于医，其子七岁，始由疟疾，而生痞满，变为水臌，囊胀如一升大，形如猪脬裹水浆也。自治，病日进，以手版使家丁邀余治。陈公告以小儿病延二月。行将不救，今请吾兄一决。余曰：凡臌有五恶：脐突、青筋绊腹、腰直、阳缩、缺盆平，五者俱见，不救也。今五恶见其四，独缺盆未平，虽喘息气粗，尚能片刻仰卧。脉沉舌白，疟发未止，略可进食，然症已剧矣。请父台毋姑息，不识治下能效力否。为之用草果、厚朴、葶苈、大戟、芫花、槟榔、车前、通草、大麦芒、陈香橼一方，嘱服二剂，陈公见此方药未免心寒，云：可改轻些否？余曰：父台，是明理人也，药虽峻，有病挡之。《经》不云乎，有故无殒，亦无殒也。治下故先言毋姑息，盖为此也。服二剂，肿虽略退，疟仍不止，以前方改去通草、香橼、葶苈，加附子、干姜、威灵仙。再二剂，而疟止囊缩，腰下至足，肿尚未退，以前方去草果、芫花、威灵仙、大麦芒，加白术、牛膝、防己、木瓜。又二剂，阅半月，其家丁率其子踵门叩谢云：第三方又服三剂而愈。今请为一诊，可不药否？余诊其脉已平和，饮食如常，病虽除去，惟鸡与蟹须忌食三月，可无后患。(水臌)

汤俊臣者，新塘市之造酒司也。深秋腹痛，赤痢日必百数遍，少亦六十遍，至仲冬，其丈人徐炳者，与以鸦片烟少许，吞之，痛痢大减，但烟力既过，痛痢如前，自冬入春，昼夜常四十遍不稍减，烟乃渐增，日须吞三分，延至

① 垩(è 饿)土：涂饰用的白土。
② 颇(chú 除)：面骨。

三月初，邀余治。见其形如骷髅，声如鬼叫，言语不相续，肌肉俱脱，臂瘦如竹爿。脉弱如丝而紧，腹大如五斗匏，皮坚急如鼓革，且脐突，青筋绊腹，自云不食已三日痢仍一周四十下。余问是否不能食，抑不敢食耶？答云：食难下咽，故不食，非不敢也。问共烟炮吞否？答云：日四五吞，须三分。余曰：来太晚矣。余未得吕祖之葫芦，尔欲求生，我无仙术，病者唏嘘①欲绝而言曰：自知难生，请先生来，为我决一死，我生一日，痛苦万状，欲求速死耳，不望生也。余曰：若求生，不在今日，明日未申之际；不求死，亦难生矣。病者云：我上年本欲请君治，亲友皆言君常用重剂，故不敢，我屡言，彼等屡阻，直至今日，始不再阻，我亦自知无及矣。方亦不必开，开亦不肯与我服，其家人云：先生若能开方，岂有不与服之理！余曰：若开方与服，今夜即死如何？其家人不应。病者苦求书方，欲速死也。余书和中理气一方，且书且云：欲服是方，从此不得再吞烟炮，尔能否？病者云：诺。余曰：果能，明晨再商。第二日早，来请复诊，云昨夜不吞烟炮，竟未死，请往诊。余至，复书大承气汤，送下控涎丹一钱五分，嘱伊午刻服，须切记未申之际，勿再吞烟炮，病者点头应。第三日早，又来请云：先生今日再诊，谅可愈矣。余至其家，前昨两日，观方脉者不下五六十人，今何仅二三人而已？病者云：昨午服药一时许，腹中大动如雷，至未申时，连下四十遍，但不如往日之滞而难出，竟如倾盆之倒泻，时大痛大汗，竟至不闻、不见、不识、不知，其家人见此光景，扶卧床上，腹已瘪，气如绝，皆以为已死。至二鼓时，病者手动，如欲求食，遂与稀粥两碗，食后仍卧如尸，至四更又食两碗，天明又食两碗，刻始能言，又欲食。余即为之方脉，病者竟能作谢云：先生之手，高矣，我之志，亦坚矣。几为内人所误，烟炮到口者三，皆吐之，旋张目四顾云：今骂先生之人，皆不在此。余问其故？乃知昨晚转机之时，惨声竭叫，听者皆骂傅崧园之大刀杀人也。余曰：吁！病至危极待死，我未见小筹能救得人者。于是为之调养十余日，至两月后复原。余之傅大刀，于此轰传。（赤痢成臌）

萧评郭敬三医案

经闭血蛊治验

堂嫂邓氏，孀居经闭，遂成血蛊之证，腹大如鼓，周身上下皆肿，面色灰白，不思饮食，见者咸谓莫无生理矣。求余医治，诊其脉，沉细而数，按之涩指。见其虚弱至此，不敢峻攻，与逍遥散加桃仁、香附、泽兰，服后不应。勉拟大黄、水蛭、虻虫、桃仁、干漆、郁金、三棱、莪术，蜜丸，令早晚服二十粒，渐加至四十粒，微作溏泄，其黑如漆，肿胀渐消，即思纳谷。服十余日，便转本色，周身肿胀消尽而愈。始知极虚之中，亦有实症，倘畏其虚，而以归脾八珍之类补之，尚有生理耶？甚矣医道之难也！

尚按：血蛊一证，肚大筋青，兼现赤缕，肝脏变硬，回血管障碍不通，经水闭塞，最为难治。仲景抵当丸加味真乃活人之方，鄙意再加土鳖虫、生三七、山甲珠、南麝香以峻通其血络，而用木耳桃胶煎汤吞送，以濡润其血液之枯燥，而柔和肝脏，庶病易去而正又不伤，为血蛊重证，完成一极可靠之特效方法，又供医者病家之采择。

曹沧洲医案

左　疟臌，因风湿交阻而起，延防作喘。

桂枝四分　沉香片四分　车前子三钱，包　两头尖三钱　白杏仁五钱　莱菔子四钱，炒　泽泻三钱　胡芦巴三钱五分　苏叶三钱五分　炙鸡金四钱　猪苓三钱五分　五加皮三钱五分　陈麦

① 唏嘘：哽咽；抽泣。

柴四钱　白麻骨一两，生，煎汤代水

左　疟臌因而松，肝脾交困，反复可虑。

川桂木四分　猪苓三钱五分　大腹皮三钱　楂炭三钱五分　漂白术三钱五分，熟枣仁一钱，同炒　泽泻三钱　炙鸡金三钱　川椒目七分　茯苓四钱　五加皮三钱　陈香橼一钱　陈麦柴四钱　白麻骨一两

左　跌伤，血上下溢愈，气散腹大筋青，溲少，臌状已著，理之棘手。

桑白皮三钱五分　漂白术三钱五分　车前子四钱，包　炙鸡金四钱　大腹皮三钱　茯苓四钱　猪苓三钱五分　陈佛手三钱五分　五加皮三钱　淮山药三钱　泽泻三钱　牛膝炭三钱五分　炒谷芽五钱　陈麦柴四钱(肿胀门附黄疸)

杨左　伤血大脱之后，腹满撑入腰背。此属臌胀，不易治。

旋覆花三钱五分，绢包　沉香曲四钱，包　冬瓜皮五钱　泽泻三钱　煅瓦楞粉一两，绢包　炙鸡金三钱　五加皮三钱　台乌药三钱五分　代赭石四钱，先煎　大腹皮三钱，洗　车前子四钱，包　两头尖三钱五分　陈麦柴三钱　白麻骨一两(肿胀门附黄疸)

左　腹满䐜胀，已五旬，脉濡。行将成臌，弗忽。

制香附三钱五分　炙鸡金四钱　车前子四钱，包　胡芦巴三钱五分　橘红一钱　大腹皮三钱　猪苓三钱五分　陈香橼三钱五分　法半夏三钱五分　五加皮三钱　泽泻三钱　两头尖三钱　陈麦柴四钱　白麻骨一两

左　咳嗽，曾失血，迩来腹大瘕逆。宜泄肺运脾，分利水道。

旋覆花三钱五分，包　五加皮三钱　车前子四钱，包　陈佛手三钱五分　煅瓦楞粉一两，包　炙鸡金四钱　泽泻三钱，小茴香五分同炒　白杏仁四钱　淡吴萸二分，盐水炒　冬瓜皮五钱　两头尖三钱　款冬花三钱　陈麦柴四钱　白麻骨一两(肿胀门附黄疸)

左　湿郁气阻中州，转运失司，满腹胀大，大肠鸣不已，大便溏。气化不及州都，小溲为之不利，膨状显著，延恐作喘。

桂枝五分　猪苓三钱五分　五加皮三钱　范志曲三钱　生穹术三钱五分　泽泻三钱，小茴香二分同炒　胡芦巴三钱五分　炙鸡金三钱，去垢　茯苓四钱　水姜皮四分　冬瓜皮五钱　车前子四钱，绢包　陈麦柴四钱　白麻骨一两(肿胀门附黄疸)

右　胸闷，乍寒热，口腻不引饮，腹大形瘦，便少。气滞血瘀。延防作喘，殊不可忽。

苏梗三钱　大腹皮三钱，洗　春砂末一钱，冲　泽泻三钱　四制香附三钱五分　炙鸡金三钱，去垢　胡芦巴一钱　车前子四钱，绢包　延胡索三钱五分　沉香曲四钱　广木香三钱五分(肿胀门附黄疸)

上池医案

腹膨形体瘦，是即单腹胀也，素伤于脾泄者，仍以和中渗湿主治。

米仁　茯苓　陈皮　车前子　大腹皮　砂仁壳　川斛　萆薢

腹胀青筋，有单腹胀之象也，胃可纳而大便溏者，脾阳不健运矣，溲溺不和，膀胱之气不化，宜兼理之。

地枯娄　赤豆长流水煎去渣取汤代水　生白术　川桂木　茯苓　猪苓　泽泻　砂仁壳

腹膨腹满，大便溏泄，小便秘塞，膀胱气衰，五苓法治之。

生白术　茯苓块　猪苓　苏梗　生米仁　泽泻　砂仁壳

此为单腹胀，腹如鼓，青筋脐平，据述先曾吐血，渐至腹胀，是为血蛊病，重且险，下行则顺，上逆则危。

地骷髅　细赤豆煎汤代水　陈皮　楂炭　炒黑桃仁　生米仁　苓皮　大腹皮　制军　怀牛膝　枳壳

沈氏医案

潘广川，病起于脾胃受伤，加之肾家不足，致胀满而大小便不禁。因肾主二便，脾主运化，脾虚不足，不能制水，以致鼓胀。前服胃苓汤，大便去薄粪，脾气运化，气道转输，此药之对病也。非煎剂不宜多服，当服丸药，使之渐渐和软，饮食可进。但食物须要调匀，过多不能运化，反致伤脾。

白术　苍术　厚朴　广皮　猪苓　泽泻　茯苓　肉桂　白芍

用荷叶汤法丸，空心焦米汤下，人参砂仁汤更妙。

孟河费绳甫先生医案

如皋马仲良之室，腿足浮肿，胸腹胀大如鼓，面浮手肿，小溲不利。延余诊治，脉来细弦。此湿热充塞，气失流行。仲圣谓治湿不利小便，非其治也。若得小便畅行，湿热可从下泄。方用车前草六钱，瞿麦草六钱，连皮苓四钱，冬瓜子皮各四钱，桑白皮三钱，陈皮一钱，大腹皮钱半，汉防己钱半，川厚朴一钱，苍术一钱，苡仁四钱，杏仁三钱。连服十剂，小便即利。续服十剂，面浮手肿皆退。再服十剂，胸腹胀大、腿足浮肿全消。惟经停三月，腹内结块。湿热已清，而积瘀未化。照前方，去车前、瞿麦、汉防己、桑皮、大腹皮，加当归尾钱半，红花五分，桃仁一钱，丹参二钱，香附钱半，茺蔚子三钱，庶虫三枚。进六剂，经通块消而愈。(肿胀)

淮安陈君柏堂之室，患肚腹胀大，脐凸偏左，气觉下坠，头眩溲数。诊脉细弱而弦。肝阳挟痰，耗气灼阴，气虚不摄，横逆作胀。非补气健脾、清肝化痰不为功。方用人参须一钱，炙黄芪五钱，甘草八分，当归二钱，白芍钱半，苁蓉三钱，枸杞三钱，钩藤钱半，橘红一钱，制半夏钱半，竹茹钱半，红枣五枚。进二剂，气坠头眩已止。照前方加白术一钱，连服三十剂而愈。(肿胀)

胁肋胀痛案(肝着案附见)

石山医案

予婿王琇，客扬州，病胁痛。医以为虚，用人参、羊肉补之，其痛愈甚。镇江钱医治以龙荟丸，痛减。予闻，冒雪自芜湖徒行至彼。诊之，脉皆弦濡而弱。曰：脾胃为痛所伤，尚未复也。遂用橘皮枳术丸加黄连、当归，服之而安。越五年，腹胁复痛。彼思颇类前病，欲服龙荟丸，未决。予又冲寒陆路至彼，遂亲扶持，不成寐者数晚，诊之脉皆濡弱而缓。曰：前病属实，今病属虚，非前药可治也。遂以人参为君，芎、归、芍药为臣，香附、陈皮为佐，甘草、山栀为使，煎服十余帖，痛止而食进矣。又，后十余年，来贺余寿，病滞下，腹痛后重，日夜四五十行。诊之，脉皆濡弱近驶。曰：此热伤血也。以四物加槟榔、大黄下之，四五行，腹痛稍减，后重不除。仍用前方除大黄，服十余帖，续吞香连丸获安。

三病，予三起之，其劳甚矣。情须丈婿，恩同父子，不知彼以父视我乎，以人视我乎？

黟县丞，年逾五十，京回，两胁肋痛。医用小柴胡汤，痛止。续后复痛，前方不效，请予往治。脉皆弦细而濡，按之不足。曰：此心肺为酒所伤,脾肾为色所损,两胁胀痛,相火亢极,肝亦自焚。《经》云:五藏已虚,六藏已极,九候须调者死。此病之谓欤?果卒。(胁痛)

口齿类要

一妇人口苦胁胀,用小柴胡、山栀、黄连少愈,更以四君子加芍药、当归、柴胡而瘥。(口疮)

外科心法

内翰[①]李蒲汀太夫人,左胁内作痛,牵引胸前。此肝气不和,尚未成疮。用小柴胡汤,加青皮、枳壳,四剂少可,再加芎、归治之而愈。(乳痈)

校注妇人良方

一妊妇因怒寒热,胸胁胀痛,呕吐不食,状如伤寒。此怒动肝火,脾气受伤也,用六君子加柴胡、山栀、枳壳、牡丹皮而愈。但内热口干,用四君子加芎、归、升麻、柴胡而安。(胎动不安方论第四)

一产妇因怒,两胁胀痛,吐血甚多,发热恶寒,胸腹胀痛。余以为气血俱虚,用八珍加柴胡、丹皮、炮姜而血顿止,又用十全大补汤而寒热渐退。此症苟非用姜、桂辛温助脾肺以行药势,不惟无以施其功,而反助其胀耳。(产后两胁胀痛方论第十)

一妇人口苦胁胀,此肝火之症也,用小柴胡加山栀、黄连少愈,更以四君子加芍药、当归、柴胡,调补脾胃而瘥。(妇人茧唇方论第一)

名医类案

丹溪治一人,年三十六,虚损瘦甚,右胁下疼,四肢软弱。二陈汤加白芥子、枳实、姜炒黄连、竹沥,八十帖安。治虚人有痰,此方可法。

项彦章治一人,病胁痛。众医以为痈,投诸香、姜、桂之属,益甚。项诊之,曰:此肾邪也,法当先温利而后竭之。以神保丸,下黑溲,痛止。即令更服神芎丸。或疑其太过,项曰:向用神保丸,以肾邪透膜,非全蝎不能引导。然巴豆性热,非得芒硝、大黄荡涤之,后遇热必再作。乃大泄,滞数出,病已。所以知之者,以阳脉弦,阴脉微涩,弦者痛也,涩者肾邪有余也,肾邪上薄于胁,不能下,且肾恶燥,今以燥热发之,非得利不愈。《经》曰痛随利减,殆谓此也。琇按:虚人恐不胜此。

虞恒德治一人,年四十余,因骑马跌扑,次年左胁胀痛。医与小柴胡汤加草龙胆、青皮等药,不效。诊其脉,左手寸尺皆弦数而涩,关脉芤而急数,右三部唯数而虚。虞曰:明是死血症。脉涩为血少。又云:失血之后,脉必见芤。又曰:关内逢芤则内痈作。论脉固属血病,然断之曰死血,亦因跌扑胁胀痛故耶?用抵当丸一剂,下黑血二升许,后以四物汤加减,调理而安。

橘泉治一老八十余,左胁大痛,肿起如覆杯,手不可近实症。医以为滞冷,投香、桂、姜黄推气之剂,小腹急胀痛益甚。翁曰:此内有伏热瘀血在脾中耳,《经》所谓有形之肿也有形之肿宜以削之。然痛随利减,与承气汤加当归、芍药、柴胡、黄连、黄柏下之,得黑瘀血二升,立愈。

张戴人治一人,病危笃。张往视之,其人曰:我别无病,三年前当隆暑时出村野,有以

① 内翰:唐宋称翰林为内翰,清代称内阁中书为内翰。

煮酒馈予者，适村落无汤器，冷饮数升，便觉左胁下闷，渐作痛，结硬如石，至今不散，针灸磨药，殊无寸效。戴人诊之，两手俱沉实而有力。先以独圣散吐之，一涌二三升，气味如酒，其痛即止。后服和脾安胃之剂而愈。《儒门事亲》

张文仲，则天初为侍御医。特进苏良嗣，因拜跪，便绝倒。文仲候之，曰：此因忧愤，邪气激也。若痛冲胁则剧，难救。自晨至食时，即苦冲胁绞痛。文仲曰：若入心，即不可疗。俄而心痛，日旰而卒。（胁痛）

孙文垣医案

光禄公后有事于庄所，值中秋，乘酒步月，失足一跌，扶起便胁痛不能立，昼夜不宁，行血散血活血之剂，一日三进，阅三月服二百余帖，痛不少减，因迎予治。诊之，脉左弦右滑数，予曰：此痰火症也。公曰：否，贱躯虽肥，生平未尝有痰，徒以遭跌，积血于胁间作痛尔。予曰：据脉，实痰火也，痰在经络间，不在肺，故不咳嗽，而亦不上出。脉书云：滑为痰，弦为饮。予据脉而认痰火。如瘀血，脉必沉伏，或芤或涩也，面色赤必带黄。前诸君认瘀血治者，皆徇公言，不以色脉为据。且多服峻厉克伐破坚之剂无效，此非瘀血之积明矣。公欣然请药，即用大瓜蒌壳者二枚，重二两，研碎，枳实、甘草、前胡各一钱，贝母二钱，与四帖，公以为少，予曰：愚见犹以为多，此症服此一二剂可瘳，又即报我，为制补益之药可也。公得药一更矣，仍煎服，五更腹中漉漉有声，天明大泻一二次，皆痰无血，痛减大半。再服又下痰数碗许，痛全止，随能挺立。三服腹中不复有声，亦不泻，盖前由痰积泻也，今无痰故不泻。公曰：望闻问切四者，医之要务，人人皆著之口吻，有先生独见之行事，即予母子之疾，先有事者，皆吴之名流，微先生，吾殆撞壁矣！何能还辕而生哉，吾于是益服先生之高。（卷一）

方东野，两胁痛，上壅至胸，发热，饮食不进。脉左手沉而弦数，乃积气也。右手滑，痰饮也。关脉濡弱，脾气不充也。据症或触于怒，故痛之暴耳。治当先去积热，消痰气，然后用补。瓜蒌仁六钱，枳壳、姜连、半夏各一钱半，白芥子一钱，牡蛎二钱，炙甘草五分，柴胡一钱五分，二帖，诸症尽去，饮食进矣。然恐其复发也。与当归龙荟丸使行之，以刈其根。服下果行两次。（卷二）

徐文学三泉令郎，每下午发热直至天明，夜热更甚，右胁胀痛，咳嗽吊疼，坐卧俱疼。医以疟治罔效。延及二十余日，热不有退。后医谓为虚热，投以参术为主，痛益增。逆予诊之，左弦大，右滑大搏指。予曰：《内经》云：左右者阴阳之道路。据脉肝胆之火为痰所凝，必勉强作文，过思不决，木火之性不得通达，郁而为疼。夜甚者，肝邪实也。初治只当能调肝气，一剂可瘳。误以为疟，燥动其火，补以参术，闭塞其气。书云：体若燔炭，汗出而散。今汗不出，舌上之胎已沉香色，热之极矣。设不急治，立见凶危。乃以仲景小陷胸汤为主。大瓜蒌一两，黄连三钱，半夏曲二钱，前胡、青皮各一钱，水煎饮之。夜服当归龙荟丸微下之。诸公犹争之曰：病久而食不进，精神狼狈若此，宁可下乎？予曰：《经》云肝常有余。且脉亦为有余，故有余者泻之。前时误认为虚，投补左矣，岂容再误哉！服后，夜半痛止热退，两帖全安。（卷二）

堪舆张锡泉先生，患左胁皮里膜外疼痛，有恶寒发热之状。以白芥子一钱五分，川芎、柴胡、桔梗各一钱，桂枝、甘草各五分，水煎饮之，当愈其半。次日以八珍汤加青皮为君，木香为佐，柴胡为使，一帖痊愈。（卷三）

虚山内人，胸胁胀痛，五更嘈杂。每一嘈杂，则痛发更甚。左寸关脉洪滑，右关亦然。此肝胆有郁火，胃中有胶痰，乃有余之疾。

《内经》云：木郁则达之。盖木火之性贵乎疏通。当以龙荟丸条而达之。顾痛则不通，通之则不痛也。服龙荟丸一钱五分，大便行一次，痛随殄迹。惟声不开，以陈皮、柴胡、贝母、茯苓、甘草、白芍药、酒芩、香附、杏仁、桔梗调之而安。(卷四)

桂亭兄壮年原有湿热痰积，年愈艾，偶坠轿，跌伤背胁，专科以草药敷帖于外，内以药酒攻之而愈。越十五年，左胁痛，手不可近。左脉弦数，坚劲搏指，小腹亦痛。知为旧瘀及痰积作祟。以青皮、赤芍药、黄连、当归尾各一钱，桃仁一钱五分，大黄二钱，滑石三钱，水煎，临服调玄明粉一钱，服下吐出痰涎碗余，大便仅行一次，而左胯及腿膝皆痛，夜睡不安。由小腹痛甚之故，此瘀物欲行而未能也。再与大黄、当归尾、红花、牡丹皮、赤芍药各一钱，桃仁二钱，滑石三钱，青皮八分，调玄明粉一钱，再下之。大便行三次，皆沉香色，稠粘瘀物。腹痛虽除，胯痛仍在。用乳香、没药、归尾、红花各一钱，桃仁、滑石各三钱，大黄二钱，穿山甲、丹参各一钱五分。服后大便行四次，所下皆紫黑如筋膜者，不可胜计。诸病悉减。因食鸡汤牛肉，脐腹又痛。里急后重，此余积未尽，欲再下之，举家惊怖，谓六旬已外之年，以下数次，恐脾弱不能再下。予曰：医贵认病，何以年齿①数下拘哉？今药力到而积已动矣，破竹之势，可迎刃而解，若失时姑息，恐他日滋蔓，欲下难动也。行后而补，庶无反顾之忧。大兄然之。以红花、桃仁、当归尾、赤芍药、山栀仁、玄胡索、牡丹皮、穿山甲、滑石，煎调玄明粉，下二次，紫黑瘀物如前之半，腿胯小腹痛则俱释。次日用人参、茯苓、白芍药、粉草、陈皮、山楂、桂心、当归、半夏，调养半月，精神步履饮啖一如旧矣。(卷四)

从弟妇程氏，右胁痛不能睡，背心疼，下午潮热，胸膈作梗，痰中有血，大便秘。用大黄，以韭菜汁、萝卜汁、苎根汁各和匀，将大黄拌湿炒干，再拌再炒，如此三次，以黑为度，三钱，瓜蒌仁二钱。贝母、当归、山栀子、牡丹皮各一钱。青皮、前胡、穿山甲各六分。甘草三分。水煎饮之。凡三帖而瘳，再亦不发。(卷四)

学士徐检老，体丰厚，善饮，致有肠风，计下血不下数桶，因而委顿。己卯仲冬，右胁极疼痛，上至耳后，夜分尤甚，左右不能转动，转动则痛甚，饮食减，面色青，闭目汗出如雨，湿透衣被，故不敢合睫而睡。族医皆投以香附、青皮，及辛散之剂，痛愈甚，汗愈多，面愈青。逆予诊之。两寸短弱，左关弦而搏指，右关沉滑，六脉皆近七至。予曰：据痛在少阳经分野，始必动于怒，木火之性上而不下，故上冲耳后而皆痛也。夜痛甚者，盖夜属肝气用事。《内经》云：司疏泄者肝也。邪在肝胆，故阖目汗即大出，中焦原有湿痰，法当调肝清热解毒为主，兼利小便，不可遽止汗而使邪无出路。今脉大数，如遽敛汗，是逆其木火之性，不惟痛加，且将发肿毒而害非浅矣。《内经》云：膏粱之变，足生大疔，当预防之。公曰：何为敛剂而谓不宜？予曰：当归六黄汤内有地黄、当归、黄芪，皆滞痰闭气之味，桔梗亦非所宜。书曰下虚者及怒气上升者皆不可用。故当慎也。因以柴胡、黄连为君，白芍、甘草、天花粉为臣，红花、连翘为佐，龙胆草为使，服后汗虽仍旧，痛即减三分之一，不妨睡矣。次日仍用前药，痛又减半，第三日又服，左右转动如常，饮食亦加。予未至，公已先迎姑苏盛氏，盛公幼时窗友也，家世受医。公初不急予，日引领期盛到，可刈枯铲朽也。盛至诊毕，遂诘曾用何剂，公出予发剂示盛，盛大叫称谬，谓当隆冬之候，汗多如此，阳气大泄，何敢以柴胡为君，喉中痰既未清，又何不用桔梗当归六黄汤？前贤已试之药置而不用，是舍纪律而务野战也。即取六黄汤加桔梗以进，公雅信盛，

① 年齿：年纪，年龄。

乃倾心以从，速煎服之，未超时而旧病随作，色色加恶，左右复不能转动，自戌而至子丑，苦不能支。有内侍语之曰：服孙君药虽未全可，亦已去泰去甚[①]，彼曾言二药不可用，何为轻犯而受此苦？宜急取孙君药煎饮，饮下即伏枕鼾鼾，达旦始寤。命使速予至而叩予曰：人言隆冬汗出不当用柴胡，而公用为君，何旨？予曰：胆与肝为表里，肝胆之火郁而不发故痛，痛极而汗，汗出而痛减者，是火从汗出，盖汗乃邪出之门也。予故曰：汗不可敛。本草云：柴胡泻肝胆火，而以黄连佐之。《内经》云：木郁则达，火郁则发。言当顺其性而利导之。势则易克。古人治火之法，轻则正治，重则从其性而升之者。以此，盖医贵通变，如阴虚火动而汗出者，内无有余邪，故以六黄汤敛而降之，常治法也。今内有余邪未出，遽敛降之，邪无从出，势必成毒，故变常而从治者，使邪有出路，木火之性不逆，则毒不成而痛可减也。公曰：善哉。孙君之剂，奇正相生，不下孙武子兵法，何轻以无纪律议之，愿投剂而奏凯也。予曰：公数日后，疮疡大发，两胯且有兴块作痛，此毒出之征，公于时无恐。改用柴胡、白芍、甘草、丹参、苦参、茯苓、瞿麦、车前子、黄柏、金银花、连翘服三日，而痛全减，汗全收，左右不难转动矣。逾日，公谓肌肤甚痒，累累然似瘾疹，岂疮出与，欲以药浴之可乎？予曰：可。再三日，两胯果发兴块，如棋子大者数枚，且痛。予业已制蜡矾丸以待，至是授服之。疮果遍身大发，两腿为甚，一月余而瘳。公始信予防毒之言不谬。披愫[②]交欢，且作序识胜，期与终身不替云。(卷五)

曹同府东岗先生，右胁痛。脉之左弦大，右滑大，此由外伤风内伤食所致也。又加咳嗽，夜更痛，体肥面青，寝食俱废。予以紫苏、柴胡解其表，白芥子、桂皮、香附治其胁痛，山楂、萝卜子消其食，杏仁、陈皮、半夏、瓜蒌仁治其嗽，四帖，饮食进，嗽也除，胁痛减十之七，再与保和丸服之而安。(卷五)

丁酉冬，宫詹少溪吴公，年七十二，以长君秋闱[③]之捷，应酬贺者过劳过饮，又伤于犬肉，市医概用消导之剂投之，漠如也，反加内热。常州张氏，荆溪缙绅大家恃为锁钥者，至则谓公高年过劳，消剂峻而致内热，用补可愈也。因投人参，则右胁胀痛，尽夜难支，张又谓补法不瘥，唯少行气之味，故无功耳。于前药加木香、砂仁，辛热止痛之剂，益呕吐不止，胀痛转剧，而大便燥结，张不自咎不认病而误投，乃遍语缙绅相知曰：吴少翁老年膈食，非其所宜。丹溪复生，无能为也。少翁闻予在苕，而急予治，予兼程而往，至则腊之念一日也。诊其脉，左弦右滑，两手皆数，且搏指，谛视其色，神藏气固，惟肌肉略瘦，手心甚热。予曰：此内伤症，非膈食症也。公曰：诸君言吐而大便燥结，食不得下，非膈而何？予曰：否，公原不热不痛又不吐，由误饮药而使然耳。书云：通则不痛，痛则不通。大便既燥而用补，非也。《经》曰：食不得入，是有火也。尤用辛热，非之非也，以是而治，比之以油救火，益令其炽耳。予见与诸医不侔也，即与琥珀调中丸一帖，其夜胁痛稍缓，次早诊之，脉仍如前。予决谓非通不可，即以龙荟丸与调中丸兼服之，五日内下黑粪十五六次，诸症悉减，饮食大进，改以保和丸，调中丸调理。念七日，公即能巾栉，元旦命庖人治酒，榜人舣舟拉予泛于南门，持觞为予寿曰：与兄别者十六年，不惮劳涉险而赴吾急，自今以后之齿，皆兄之赐也，敢不铭心，为欢竟日。至谷日，予乃别而复之苕。(卷五)

---

① 去泰去甚：语出《老子》第二十九章："是以圣人去甚、去奢、去泰。"泰、甚，过分。意指适可而止，不可过分。

② 披愫(sù)：剖露情怀。

③ 秋闱：对科举制度中乡试的叫法，一般在秋天举行。

景岳全书

余尝治一姻家子,年力正壮,素日饮酒亦多,失饥伤饱。一日,偶因饭后胁肋大痛,自服行气化滞等药,复用吐法,尽出饭食,吐后,逆气上升,胁痛虽止,而上壅胸膈,胀痛更甚,且加呕吐。余用行滞、破气等药,呕痛渐止,而左乳胸肋之下,结聚一块,胀实拒按,脐腹隔闭,不能下达,每于戌、亥、子、丑之时,则胀不可当,因其呕吐既止,已可用下,凡大黄、芒硝、棱、莪、巴豆等药,及萝卜子、朴硝、大蒜、桔叶捣罨等法,无所不尽,毫不能效,而愈攻愈胀。因疑为脾气受伤,用补尤觉不便,汤水不入者凡二十余日,无计可施,窘剧待毙,只得用手揉按其处。彼云:胁下一点,按着则痛连胸腹。及细为揣摸,则正在章门穴也。章门,为脾之募,为脏之会,且乳下肋间,正属虚里大络,乃胃气所出之道路,而气实通于章门。余因误其日轻夜重,本非有形之积,而按此连彼,则病在气分无疑也。但用汤药以治气病,本非不善,然经火则气散而有不及矣。乃制神香散,使日服三四次,兼用文火灸章门十四壮,以逐散其结滞之胃气。不三日,胀果渐平,食乃渐进,始得保全。此其证治俱奇,诚所难测。本年春间,一邻人陡患痛胀隔食,全与此同,群医极尽攻击,竟以致毙,是真不得其法耳。故录此以为后人之式。(杂证谟)

陆氏三世医验

少阴在泉两尺不应治验二五

周两峰,自省中归,头痛身热,舟由前山漾过,偶风波大作,几覆其舟。比至家,胁大痛,耳聋,烦渴,谵语,急延一医诊治。值医来时,忽吐血盆许,医者进看,见满地皆血,喘息不定,气已为病者所夺矣。诊脉后,谓病家曰:两尺不起,寸关弦紧,烦渴谵语,是阳症也。弦乃阴脉,仲景《伤寒论》曰:阳病见阴脉者死。况两尺属肾,乃人之根蒂,今尺脉不起,根蒂已绝,孤阳上越,逼血妄行,症固危险,脉又相应,断为不治,病家哭拜,恳求用药,不敢投而去。延予决之,备述前医之言,及予诊视,吐血已止,喘息已定,诊其脉,两寸关弦而微数,两尺果沉而不起。病家问曰:脉果弦否?予曰:脉虽弦,却亦无害。盖弦数乃少阳本脉。今胁痛耳聋亦少阳之症,脉症相应,何为就死,又问两尺果绝否?予曰:两尺不起,亦自有故。《内经》曰:南政之岁,少阴在泉,则两尺不应。今岁已酉已,乃是南政,酉为阳明燥金司天,少阴君火在泉,故不应耳。吐血者,因舟中惊恐,血菀而神慑,为热所搏也。谵语者,三阳表症已尽,将传三阴也。兹且以小柴胡和之,俟实坚而下之,旬日当愈矣。因付二剂,明日胁痛稍愈,耳聋微闻,但仍谵语,胸膈满闷,舌上薄黄胎。仍以小柴胡加枳、桔、黄连,日服一剂,二日胸膈少宽,黑胎有刺,大便不行,约七日矣。方以润字丸三钱前汤送下,至夜更衣身凉,诸症转失,后去枳桔加归芍,调理旬日而起。

卢绍庵曰:先正云:不识十二经络,开口动手便错。不明五运六气,遍检方书何济?五行以土为尊,故运气之中,以土为君位,为南政,其余金木水火为臣位,为北政。君之所临,则其脉伏而不应。司天在上,在泉在下,司天应寸,在泉应尺。今南政之岁,君火在泉,故两尺不应。症有余而脉不足,便断以为死,庸庸者流,乌知所谓阴阳五行五运六气者哉?丹溪曰:不知易者,不足以言太医。今以此症论之,先生之学问渊源,已令人景仰靡已矣。(卷之二)

东皋草堂医案

一人患右胁痛引缺盆,左脉弦,右脉涩,肝木乘脾之证,且其人素有痰饮,用柴胡八分、半夏一钱、人参八分、黄芩八分、桂枝五分、赤芍八分、花粉五分、牡蛎八分，炮姜五分、桔梗八分、甘草五分、枳壳五分，枣子同煎。二剂，再用黄芪一钱、白术一钱五分、归身八分、陈皮八分、甘草五分、人参一钱、柴胡五分、升麻三分、半夏八分、益智五分、木香三分、丹皮八分，姜、枣。四剂，呕痰碗许而愈。以吐则气升，木气得达也。(痛症)

(评选)静香楼医案

久咳胁痛，不能左侧。病在肝，逆在肺，得之情志，难以骤驱。治法不当求肺，而当求肝。

旋覆花　丹皮　桃仁　郁金　新绛　甘草　牛膝　白芍

诒按：审证用药，巧力兼到。拟再加青皮、桑皮、紫苏、山栀、瓦楞子壳。(肢体诸痛门)

胁疼遇春即发，过之即止，此肝病也。春三月肝木司令，肝阳方张，而阴不能从，则其气有不达之处，故痛；夏秋冬肝气就衰，与阴适协，故不痛也。

阿胶　白芍　茯苓　丹皮　茜草　炙草

鲍鱼汤代水。

诒按：朴实说理，绝无躲闪。方用胶、芍、鲍鱼，滋肝配阳，亦觉妥贴易施。(肢体诸痛门)

薛案辨疏

一男子，脾胃不和，服香燥行气之药，饮食少思，两胁胀满。又服行气破血之剂，致饮食不入，右胁胀痛，喜手按之。余曰：肝木克脾土，而脾土不能生肺金也。用滋化源之药，四剂诸症顿退。余曰：火今在迩，当再补土以养肺金。不信，后复吐脓而殁。

疏曰：此案不见有肺虚之候，而先生即云脾土不能生肺金，且预嘱其火今在迩，当补土以养肺金，而后则果以吐脓而殁，此何见耶？岂以香燥行气之药，必伤于肺金乎？抑以右胁胀痛为右属肺金乎？抑又以脾土虚者，自必不能生肺金乎？抑当时有现于脉而云然乎？总之，香燥行气之药，凡病所当忌。而世人之所谓脾胃土虚，不知者例必用之，可慨也夫。(脾胃亏损吞酸嗳腐等症)

一男子房劳兼怒，风府胀闷，两胁痛，余谓色欲损肾，怒气伤肝。用六味地黄丸料加柴胡、当归，一剂而安。

疏曰：左胁痛者，肝经受邪也；右胁痛者，肝邪入肺也；两胁俱痛者，肝火实而木气盛也。此案云两胁胀痛，且因怒而致，似宜作肝气有余治之。虽风府属在肺经，胀闷则亦肝邪入肺之意，似未可遽投补剂。然先云房劳，次云兼怒，则肾水损于前，肝木伤于后，不得不用肝肾同补之法。赵养葵有六味加柴胡、白芍之方，今去芍而加当归，盖白芍因肝火之盛，当归因肝血之虚，一味之出入，各有妙用，非细心者，不能处此。

一儒者，酒色过度，头脑两胁作痛，余以为肾虚而肝病，亦用前药顿安。

疏曰：此案与前案俱属肝肾病，用药相同而序法甚妙，如前案房劳而兼怒，是肾与肝皆受病矣，故曰色欲损肾，怒气伤肝；此案酒色过度而无兼怒，则是肾病而无肝病矣。然现症两胁作痛，肝实病矣，但因肾水虚，不能生肝木，而肝木亦病，其非自受病也，故曰肾虚而肝病。此序法之妙，不同于他书者也。其更妙者，如前之风府胀痛，及此案之头脑痛、两胁作痛，除肝肾虚症外，其因甚多。立斋先生治法，人每以好补讥之，不知先生先标房劳及酒色过度两句在前，何得妄讥之焉？此更见序法之妙也。(肝脾肾亏损头目耳鼻等症)

临证指南医案

某　高年水亏，肝阳升逆无制，两胁漐漐①如热，则火升面赤，遇烦劳为甚。宜养肝

① 漐漐(zhí zhí 直直)：汗出貌。

阴和阳为法。

九蒸何首乌四两　九蒸冬桑叶三两　徽州黑芝麻三两　小黑稆豆皮三两　巨胜子二两，即胡麻　浸淡天冬去心，一两　真北沙参二两　柏子仁一两半，去油　云茯神二两　女贞实二两

上为末，青果汁法丸，早服三钱，开水送。(肝风)

江　左胁中动跃未平，犹是肝风未熄，胃津内乏，无以拥护，此清养阳明最要。盖胃属腑，腑强不受木火来侵，病当自减，与客邪速攻，纯虚重补迥异。肝胃阴虚

酸枣仁汤去川芎，加人参。

又　诸恙向安，惟左胁中动跃多年，时有气升欲噫之状。肝阴不足，阳震不息，一时不能遽已。今谷食初加，乙癸同治姑缓。

人参　茯神　知母　炙草　朱砂染麦冬调入金箔

又　鲜生地　麦冬朱砂拌　竹叶心　知母　冲冷参汤(肝风)

姚　胁痛久嗽。胁痛

旋覆花汤加桃仁、柏子仁。

某　寒热，右胁痛，咳嗽。

芦根一两　杏仁三钱　冬瓜子三钱　苡仁三钱　枇杷叶三钱　白蔻仁三分(咳嗽)

罗十八　因左脉坚搏，两投柔剂和阳益阴，血未得止，而右胸似痞，左胁中刺痛，此少阳络脉经由之所。夫胆为清净之腑，阴柔滋养，未能宣通络中，是痛咳未罢。议以辛润宣畅通剂。

桃仁　丹皮　归须　柏子仁　泽兰　降香末

又　照前方去降香末、泽兰，加黑山栀皮。

又　辛润，痛嗽皆减，略进苦降，胁右皆痛，不但络空，气分亦馁。古人以身半以上为阳，原无取乎沉苦。

桃仁　柏子仁　鲜生地　玄参　鲜银花(吐血)

华二三　据说气攻胁胀，春起秋愈，此内应肝木，饱食不和，肝传胃矣。

焦白术　半夏　柴胡　枳实　生香附　广皮

干荷叶汤泛丸。(木乘土)

吕氏　季胁之傍，是虚里穴，今跳跃如梭，乃阳明络空也。况冲脉即血海，亦属阳明所管，经行后而病忽变，前案申说已着，兹不复赘。大凡络虚，通补最宜，身前冲气欲胀，冲脉所主病，《内经》所谓男子内结七疝，女子带下瘕聚。今也痛无形象，谅无结聚，只以冷汗跗寒，食入恶心，鼻准明，环口色青，肝胃相对，一胜必一负。今日议理阳明之阳，佐以宣通奇脉。仲景于动气一篇，都从阳微起见，仿以为法。

人参　茯苓　淡熟附子　生蕲艾　桂枝木　炒黑大茴　紫石英　生杜仲(木乘土)

张六五　胁胀夜甚，响动则降，七情致伤之病。肝郁

橘叶　香附子　川楝子　半夏　茯苓　姜渣

陈　气热攻冲，扰脘入胁。

川连　牡蛎　夏枯草　炒半夏　香附　炒白芥子

徐四九　劳怒阳动，左胁闪闪，腹中微满，诊脉弦搏，左甚，当先用苦辛。

郁金　山栀　半夏曲　降香末　橘红　金石斛

汤十八　气逆，咳血后，胁疼。金不制木

降香汁八分冲　川贝一钱半　鲜枇杷叶三钱　白蔻仁五分　杏仁二钱　橘红一钱

丁　由虚里痛起，左胁下坚满，胀及脐右，大便涩滞不爽，用缓攻方法。湿热壅滞

小温中丸。

某 痰饮搏击，胁痛。痛兼痰饮

半夏 茯苓 广皮 甘草 白芥子 刺蒺藜 钩藤

沈三十 左胁下痛，食入则安。营络虚寒

当归桂枝汤加肉桂。(胁痛)

尤四五 痛从中起，绕及右胁，胃之络脉受伤，故得食自缓。但每痛发，必由下午黄昏，当阳气渐衰而来，是有取乎辛温通络矣。

当归 茯苓 炮姜 肉桂 炙草 大枣

郭三五 痛必右胁中有形攻心，呕吐清涎，周身寒凛，痛止寂然无踪。此乃寒入络脉，气乘填塞阻逆，以辛香温通法。寒入络脉气滞

荜茇 半夏 川楝子 延胡 吴萸 良姜 蒲黄 茯苓

汪六八 嗔怒动肝，寒热旬日，左季胁痛，难以舒转。此络脉瘀痹，防有见红之事，静调勿劳可愈。血络瘀痹

桃仁 归须 五加皮 泽兰 丹皮 郁金

又 桃仁 归须 丹皮 桑叶 川楝子皮 黑山栀皮

又 络虚则热，液亏则风动，痛减半，有动跃之状，当甘缓理虚。

炙甘草汤去姜、桂。

又 痛止，便难，液耗风动为秘，议用东垣通幽法。

当归 桃仁 柏子霜 火麻仁 郁李仁 松子肉 红花

凌 肝着，胁中痛，劳怒致伤气血。

川楝子皮 炒延胡 归须 桃仁 生牡蛎 桂枝木

沈二一 初起形寒寒热，渐及胁肋脘痛，进食痛加，大便燥结。久病已入血络，兼之神怯瘦损，辛香刚燥，决不可用。

白旋覆花 新绛 青葱管 桃仁 归须 柏子仁

王二四 左前后胁板着，食后痛胀，今三年矣。久病在络，气血皆窒，当辛香缓通。

桃仁 归须 小茴 川楝子 半夏 生牡蛎 橘红 紫降香 白芥子

水泛丸。

汪 痛在胁肋，游走不一，渐至痰多，手足少力。初病两年，寝食如常，今年入夏病甚。此非脏腑之病，乃由经脉，继及络脉。大凡经主气，络主血，久病血瘀，瘀从便下。诸家不分经络，但忽寒忽热，宜乎无效，试服新绛一方小效，乃络方耳。议通少阳阳明之络，通则不痛矣。

归须 炒桃仁 泽兰叶 柏子仁 香附汁 丹皮 穿山甲 乳香 没药

水泛丸。

程四八 诊脉动而虚，左部小弱，左胁疼痛，痛势上引，得食稍安。此皆操持太甚，损及营络，五志之阳，动扰不息，嗌干舌燥心悸，久痛津液致伤也。症固属虚，但参、术、归、芪补方，未能治及络病。《内经》肝病，不越三法，辛散以理肝，酸泄以体肝，甘缓以益肝。宜辛甘润温之补，盖肝为刚脏必柔以济之，自臻效验耳。

炒桃仁 柏子仁 新绛 归尾 橘红 琥珀

痛缓时用丸方。

真阿胶 小生地 枸杞子 柏子仁 天冬 刺蒺藜 茯神

黄菊花四两丸。

朱 肝络凝瘀，胁痛，须防动怒失血。

旋覆花汤加归须、桃仁、柏仁。

李十九 左胁痞积攻疼。

生牡蛎 南山楂 炒延胡 川楝子 炒桃仁 归须 丹皮 桂枝木

蒋三六 宿伤，左胁腹背痛。

炒桃仁　归须　炒延胡　片姜黄　五加皮　桂枝木　橘红　炒小茴

沈　暮夜五心热，嗌干，左胁痛，肝肾阴亏。肝肾阴虚

人参　生地　天冬　麦冬　柏子霜　生白芍

黄　左胁骨痛，易饥呕涎，肝风内震入络。肝风入络

生地　阿胶　生白芍　柏子仁　丹皮　泽兰

又　照前方去白芍、泽兰，加桃仁、桑枝。

又　肝胃络虚，心嘈如饥，左胁痛便燥少血。

生地　天冬　枸杞　桂圆　桃仁　柏仁

熬膏，加阿胶收。

程　胁下痛犯中焦，初起上吐下泻，春深寒热不止，病在少阳之络。胆络血滞

青蒿根　归须　泽兰　丹皮　红花　郁金

胡三四　诊脉右弦，左小弱涩。病起积劳伤阳，操持索思，五志皆逆，而肝为将军之官，谋虑出焉，故先胁痛，晡暮阳不用事，其病渐剧，是内伤症，乃本气不足，日饵辛燥，气泄血耗。六味滋柔腻药，原非止痛之方，不过矫前药之谬而已。《内经》肝病三法，治虚亦主甘缓。盖病既久，必及阳明胃络，渐归及右，肝胃同病，人卧魂藏于肝，梦寐纷纭，伤及无形矣。议用甘药，少佐摄镇。肝肾皆虚

人参　枣仁　茯神　炙草　柏子仁　当归　龙骨　金箔

桂圆肉煮厚汁，捣丸。（胁痛）

叶氏医案存真

胁痛，咳则更甚，渐次腹大坚满，倚左，不能卧右，此闪气致闭。便溏溺利，已非腑实，乃络病也。

桂枝木　炒厚朴　新绛屑　生牡蛎　旋覆花　青葱管　生香附　鸡内金

据述左胁痛引背部，虚里穴中按之有形。纳食不得顺下，频怒劳烦，气逆血郁。五旬以外，精力向衰，延久最虑噎膈。议宣通气血，药取辛润，勿投香燥，即有瘀浊凝留，亦可下趋。

当归尾　京墨汁　桃仁泥　延胡索　五灵脂　老韭白

形充脉弦，饮食如常。述左胁久胀，上年肿突肌溃，收结已来，胁中痛胀仍发，入夜更甚，仅仅仰卧，不可转侧，此支脉结饮，阻其周行气机，病根非外非内，宜通其脉络为是。

熟半夏　青黛　土贝母　白芥子　昆布　海藻　海浮石　土瓜蒌仁　蛤蜊壳粉

竹沥一小杯，姜汁三十匙，泛丸。

古人治胁痛法有五，或犯寒血滞，或血虚络痛，或血着不通，或肝火抑郁，或暴怒气逆，皆可致痛。今是症脉细弦数不舒，此由肝火抑郁。火郁者络自燥，治法必当清润通络。

潮栝蒌　炒香桃仁　归身　新绛　炒白芍　炙甘草

病胁痛吐食，《内经》谓：肝痹。又云：少阳不足病肝痹，得之寒湿。

柴胡　防风　当归　白芍　萆薢　米仁　甘草　茯苓

询左胁下，每日必有小痛，逾时其痛势布散胸臆背部，从来不延及于腹中下焦，是腑络为病。凡久病从血治为多，今既偏患于上，仍气分之阻，而致水饮瘀浊之凝，此非守中补剂明甚，但攻法必用丸以缓之，非比骤攻暴邪之治，当用稳法。议以阳明少阳方法，俾枢机开合舒展，谅必有裨益矣。

生钩藤另研粉　生香附水磨澄粉　风化硝　炒半夏　茯苓　生白蒺藜去刺

竹沥、姜汁泛丸。

厥阴腹痛引胸胁,便难,睾丸肿。

当归须　延胡索　小茴香　桃仁泥　川楝子　官桂

无锡三十　胁痛失血,以柔剂缓肝之急。

炒熟桃仁　柏子仁　当归尾　炒黑丹皮　钩藤钩

开门桥廿九　织梭肢体皆动,过劳则气血不流,偏倚为病,在左胁痛,失血,肝络伤,瘀发久必重。

炒桃仁　延胡索　降香末　炒丹皮　钓藤勾

叶天士晚年方案真本

孙北濠,廿六岁　食后左胁气逆痛,是肝胆气热。

丹皮　钩藤　生地　川石斛　柏子仁　茯苓(杂症)

陈　诊右关前弦动,述右胁胛下似胀不舒。思少阳阳木必犯阴土,木郁土中,温开不应,议解郁安中。

人参　茯苓　柴胡　白芍　神曲　生姜(杂症)

陆　春阳萌动,气火暗袭经络,痛在板胸左右胁肋。皆血络空旷,气攻如痞胀之形,其实无物。热起左小指无名指间,手厥阴脉直到劳宫矣。养血难进滋腻,破气热燥非宜,议以辛甘润剂濡之。

柏子仁　桃仁　桂圆　茯神　山栀　橘红(杂症)

顾　左耳窍汩汩有声,左胁冲脉冲起欲胀,肝脏血络大虚,气偏乘络,络空为胀。当年痛发,用归脾最安,但芪、术呆守中上,似与气升膜胀相左。有年奇脉已空,以宣通补液,使奇脉流行,虚胀可缓。

杞子　归身　柏子仁　桃仁　桂圆　鹿角霜　小茴香　香附　茯苓(杂症)

医验录

族叔字次木患胸胁痛,素信服某名医,药用黄连、青皮、香附、红曲、苏子、旋覆花、贝母、花粉等项,愈服愈痛。然必以为名医之药,不可移易,服之数月,痛益甚,而又加以呕吐清水。时壬戌三月,偶在郡同寓所,见彼病状,劝之曰:胃气寒矣,苦寒破气之药,万不可再服。彼犹不信,日服前药不断。其尊人亦谓名医是王道药,故无近功。服至冬月,约服过二百剂,不惟无效,病益增剧,其痛不可忍,夜不能卧,始就余诊之。脉迟数不调,口舌作干,细询其痛处,乃在左乳下。余又问饥饱时痛何如,痛时手可按否?答云:痛时喜手按,饥则痛,食后痛止。余曰:脉迟数不调,则其数为虚数,非火也。口舌作干,乃气虚无津液,亦非火也。痛而手不可近者,属实。痛而喜手按者,属虚。食后痛增者属实,食后痛减者属虚。且痛在左乳下,痛时跳动。《经》云:胃之大络,名曰虚里,贯鬲络肺,出于左乳下,其动应衣,宗气泄也。此痛为胃气大虚之症。寒凉破气,正的对之仇敌,奈何尊之为王道,而服之经年不辍乎?余为定方,用人参、黄芪以助气,用白术、半夏以养胃,用炮姜、肉桂以温中。盖寒则凝,温则行,且救其从前寒胃之过也。少加香附、白蔻以快气,服一剂而痛减,服三四剂而痛止矣。痛既止矣,某犹戒之曰:人参药不可妄服。至次年三月,其症又发,余自旌邑应岁试归,甫入门,即来索诊。口渴甚,小便过多,乃气虚之极,仍照前方,倍参、芪,加熟地、山萸以养肾气,一剂痛顿止。嗣后凡辛苦劳碌,痛即发,照前药服下立止。于是信心多服,并合丸药而全愈。

续名医类案

王海藏治一妇人,先病恶寒,手足冷,全

不发热，脉八至，两胁微痛。治者从少阳治之。阳在内伏于骨髓，阴在外致使发寒，治当不从内外，从乎中治也。宜以小柴胡调之，倍加姜、枣。(卷十八·胁痛)

朱丹溪治一妇人，脾疼带胁痛，口微干，问已多年。时尚秋，用二陈汤加川芎、干葛、青皮、木通，下芦荟丸二十粒。

张宅张郎气痛，起自右胁，时作时止，脉沉而弦，小便时有赤色，吞酸，喜呕出食，此湿痰在脾肺间，而肝气乘之。小柴胡汤去黄芩加川芎、白术、木通、白芍、滑石、生姜，煎汤下保和丸三十五粒。

一妇人气晕，两胁胸背皆痛，口干，用青皮、半夏各一钱，白术、黄芩、川芎各三钱，木通二钱五分，陈皮、桔梗各二钱，甘草炙半钱。上分六帖，煎热服。又胁下有食积一条扛起，加吴茱萸、炒黄连。(卷十八·胁痛)

刘默生治诸葛子立，胁痛连腰脊，不能转侧，服六味加杜仲、续断不效。或者以为不能转侧，必因闪挫，与推气散转剧。刘诊之曰：脉得弦细乏力，虚寒可知。与生料八味丸加茴香，四剂而安。(《医通》)(卷十八·胁痛)

龚子材治一妇人，口苦胁胀，此肝火也。用小柴胡加黄连、栀子少愈，以四君子汤加当归、白芍、柴胡，调理脾胃而瘥。

吴孚先治蒋氏妇，善怒，两胁作痛，历所医用补脾伐肝不应。脉之，左关细涩，右脉无病。此肝胜则克脾，脾败则自困，补尚嫌缓，何以伐为？乃与四物汤加阿胶、玉竹、枣仁、枸杞，令服三十剂，胀减七八，丸服全瘳。

柴屿青治侍卫范讳弘宾太夫人，吐痰胁痛，饮食无味。告以肝病一二十年矣，率服平肝之药，凡香附、郁金等，各服过数斤，(此二味为治肝病要药，然用之气病则可矣，用之血病，则与干将莫邪无异也。慎之。)今为我理肝气可也。柴曰：肝脉已虚，理无再用伐肝，况肾肝同治，乙癸同源，自应以滋肾养肝为主。先服加味逍遥散二剂，即以八仙长寿丸进。太夫人曰：熟地腻膈，恐勿堪用。柴曰：此方熟地直走肾家，断无腻膈，且风以散之，必需雨以润之。服后果验，调理数月而康。按：二地腻膈之说，不知始自何人。二地腻膈之说，何尝无之，此与参、芪助热，同一至理。乃好用参、者，必引甘温除大热之语，以为参、芪不热，及试之阴虚之人，而其弊立见。盖参、芪所去之热，乃脾肺虚乏之热，非肝肾亏损之热也。今玉横又以为二地不腻，不知二地之不腻，乃脾肺火燥之体，非脾肺虚寒之人也。矫枉者必过其正，然哉！文田按：王氏驳正魏说，真可谓平允通达。致令数百年人皆畏之如虎，俾举世阴虚火盛之病，至死而不敢一尝。迨已濒危，始进三数钱许，已无及矣，哀哉！

朱丹溪治杨淳三哥，旧有肾疾，上引乳边及右胁痛，多痰，有时膈上痞塞，大便必秘，平时少汗，脉弦甚，与保和、温中各二十丸，研桃仁、郁李仁，吞之而愈。(《纲目》)

陈三农治一人，右胁痛引背，口干舌燥，上身发热，腰以下俱冷，右关尺不起。此血虚气无所附，宜用温药行动其气，使气有所归，水升火自降矣。用干姜、肉桂各五分，当归一钱，吴茱萸半分，盐水煎服，上身热退，下体温暖，阳气渐回。但食难消化，此元气未复耳。理脾胃为主，养血次之，胃气一转，诸病自愈。用参、苓、归、术各一钱，姜、桂各五分，神曲六分，陈皮四分，炙甘草三分，渐愈。

一人遇劳与饥则胁痛，用八珍加牛膝、木瓜、山药、石斛、苡仁、枣仁、柏子仁、桃仁，数服顿愈。一人同此，医投平肝药，痛甚而殒。谨录之，以为世戒。

一人痛引腰胁，脉弦数有力，知肝火郁结也，投龙荟丸五十粒，顿愈。(《大还》)(卷十八·胁痛)

王肯堂治云中秦文山，掌教平湖，因劳患两胁满痛，清晨并饥时尤甚。书来求方，知其肝虚，当母子兼补。令用黄芩、白术、当归、熟地、川芎、山萸、山药、柏子仁之类，佐以防风、细辛各少许，姜、枣煎服，不数剂而愈。王客长安时，闻魏昆溟吏部之变，因投谒忍饥，归而胁痛，无他苦也。粗工以青皮、枳壳之类杂投之，遂致纠缠不痊，可不监哉！

朱丹溪治寿四郎，右胁痛，小便赤少，脉少弦不数。此内有久积痰饮，因为外感风寒所遏，不能宣散，所以作痛。以龙荟丸三十五粒，细嚼姜皮，以热汤下，服后胁痛已安，小便尚赤少。再与白术三钱，陈皮、白芍各二钱，木通一钱半，条芩一钱，甘草五分，姜三片，煎热饮之。

方提领年五十六，因饮酒后受怒气，于左胁下与脐平作痛，自此以后渐成小块，或起或不起，起则痛，痛止则伏，面黄口干无力，食少，吃物便嗳，服行气药转恶风寒。脉之，左大于右，弦涩而长，大率左手重取则全弦。此热散太多，以致胃气大伤，阴血下衰。且与和胃汤，以补胃气，滋养阴血，并下保和丸，助其运化。俟胃稍实，阴血稍充，却用消块和胃。人参三钱，白术钱半，陈皮一钱，白芍、归身各五分，干葛三分，红花豆大，炙草二钱，作一帖，下保和丸二十五、龙荟丸十五。琇按：此症全属肝伤，木反克土，其块隐现不常，乃虚气也。时师多以香燥辛热治之，促人年寿。余治此不下数十人，悉用一气汤加川楝、米仁、蒌仁等，不过三五剂，其病如失。若立斋多用加味逍遥散，鼓峰、云峰辈，多用滋水生肝饮，皆不及余法之善。(卷十八・胁痛)

黄古潭治一人，六月途行受热过劳，性且躁暴，忽左胁痛，皮肤上一片红如碗大，发水泡疮三五点，脉七至而弦，夜重于昼。医作肝经郁火治，以黄连、青皮、香附、川芎、柴胡之类，进一服，其夜痛极且增热。次早视之，皮肤上红大如盘，水泡疮又加至三十余粒，医教以水调白矾末敷，仍以前药加青黛、龙胆草进之，夜痛更甚，胁中如钩摘之状。次早视之，红已半身，水泡增之百数，乃载以询黄，为订一方。以大栝蒌一枚，重一二两者，连皮捣烂，加粉甘草二钱，红花五分，(雄按：玉横之一贯煎，当是从此案悟出，而更加周到，可谓青出于蓝矣。)进药少顷即得睡，比觉已不痛矣。盖病势已急，而时医执寻常泻肝正治之剂，又多苦寒，益资其燥，故病转增剧。发水泡疮于外者，肝郁既久，不得发越，仍侮所不胜，故皮肤为之溃也。栝蒌味甘寒，《经》云泄其肝者缓其中，且其为物柔而滑润，于郁不逆，甘缓润下，又如油之洗物，未尝不洁，此其所以奏功之捷也欤。(同上。)阐发栝蒌之功，此案为最，然犹未尽其蕴。

吴桥治陈泉，中年两胁极痛楚，冷汗淋漓，伏枕惛惛，呕逆绝勺饮者六日矣。桥诊之曰：无伤，此蓄血尔。家人曰：固也，昔者呕血数升，即有蓄且尽矣。曰：蓄未尽尔，尽则当瘥。日暮乃投补中行血一剂，饮之仅内其半，中夜尸寝，家人升屋而号。桥曰：再予之半，阳当回，故寝以需来复，复则败血行矣，第具人参汤待之。鸡鸣而苏，大汗大吐大下，下则垂垂满器，如腐肝败膋[①]，乃进参汤，大汗渐止。又七日乃复。初或问蓄血而腹不鼓，何也？且昔呕血数升，其后何蓄之多也？曰：病得之怒而伤肝，或以蹶[②]而蓄血伤肝，则血不纳，蓄血则道不通，犹之沟浍[③]塞流，则新故皆壅矣，故多也。(《太函集》)

汪云程年近七旬，患胸胁痛，转侧滋甚，寒热交作，喘咳烦躁，再信不能伏枕。医下之，病益深。桥诊之，六脉浮滑大而搏指，曰：病得之过饮，且下，故火上炎。以清凉一服而愈。(《太函集》)

---

① 膋(liáo 辽)：肠子上的脂肪。
② 蹶(jué 绝)：倒下，跌倒。
③ 浍(kuài 块)：田间水沟。

魏玉横曰:范康侯年弱冠,患胁痛,已六七年,更医既屡,转益羸瘠,食少而气馁,言懒而神疲,稍远行则心下怦怦然,遇劳则膈间如裂。就予诊,告以初时但腹胁痛,医与逍遥散,暂愈再发,再复不应矣。医投四磨饮,亦暂愈再发,再投亦不应矣。又更医用五香散、越鞠丸,则愈而即发,自是腹中忽有块。再更医以为痞积,进青皮、厚朴、五灵脂、延胡索之类,块益多,时隐时现,上下左右,约六七枚,如拳如掌,往来牵痛。近有老医谓为虚也,用当归、白芍、香附、郁金之类,服之了无进退。予曰:似君之疾,遍宇内矣,误治而毙者,可胜道哉。盖古来方书,于此症殊无肯綮,无怪乎世之梦梦也。原其误人之始,只肝无补法四字,遂使千万生灵,含冤泉壤。或以疏散成劳,香燥成膈,或以攻伐成鼓,或以辛热成痈,其于变症,笔难尽述。幸子青年,禀赋厚而未婚,故仅若此,否则不可言矣。今据脉已细数弦涩,脏气已亏,幸不数,且无咳嗽夜热,犹可为也。第服余剂,只可希远效,而不可求近功耳。与生熟地、沙参、麦冬、杞子、枣仁等剂略安。至数十剂,块渐减。遂以方为丸,服数年益就痊可。今已娶,第能樽节,庶无后患也。盖此症惟两仪膏最妙,然有力者始能用之。

万某年三十余,因折居阓墙,胁痛,左胁下有块如盘,按之坚硬,食下则胀,痛甚不能侧卧,百治莫应,枯瘁如柴矣。偶于药肆,遇人谓之曰:此病惟淳佑桥魏某能治。因就诊。脉之弦且急,曰:肝举症也。肝叶左三右四,血足则润而下垂。今怒火伤阴,其叶燥硬,故举而不下也。《经》曰,肝病则迫胃逆咽。故左叶张,则支腋而不可侧卧;右叶张,则侵脘而不能容食。昧者不知,投以香散,则如火上添油耳。与生熟地、沙参、麦冬、蒌仁、米仁、杞子、川楝,十余剂,其病如失。

詹渭丰母年六十余,九月间疟后自汗,余已愈之。至十一月,胁痛大作,医以加味黑逍遥散治之,未为误也。服一剂,至夜分忽晕厥欲脱。盖柴胡、白术,皆非阴虚火盛之人所宜进也。黎明急余治,脉之,两关俱伏,两尺极微,足冷过膝,面如纸灰。云初起左胁痛,服药后忽移于右,遂发厥,厥虽止而痛剧,不可转侧,痛处不可按。察其舌,燥硬如干荔,已危矣。姑与生熟地、杞子各五钱,沙参、麦冬各三钱,服下痛略减。前方加倍,再入米仁五钱,蒌仁二钱,其痛乃复归左胁,能转动矣。仍服前方数剂而愈。余常治数贫人,感症后不能进饮食,宛如百合病,脉之或弦或涩,按其胁或左或右,或有块无块,皆曰痛甚。检其方,诸燥药外,有服柴胡至二三两者。察其舌,或中干,或枯燥,或紫赤,是皆诛伐太过,伤其肝肾之害也。悉以前方,相其伤之轻重,为剂之大小,数服而愈。又赵氏子年十六,金氏女年十七,其家皆素封,病胁痛,服逍遥散皆五十余剂,病益困。以前方去熟地与之,皆不服,乃更从香燥而殁。盖地黄、杞子,举世咸畏之如虎,缘本草谓地黄腻而杞子热也,其杀人亦多矣。言医药者可不慎哉。

陈理堂母六旬外,久病胁痛,每发必伏枕经旬。医所与皆香附、郁金、青皮、木香、小茴、延胡索、五灵脂、龙胆草之类,或配六郁,或偕左金而已。近发则腰背胀痛,呕逆便秘,口燥不眠,脉则两寸搏指,两关弦而乏韵,此将成关格之候。投以滋水养肺金之剂,或入川楝,或入川连,只一二剂即愈。诫以多服,以杜其渐。然性甚畏药,愈即止矣,关格之患,其将来乎。此与膈症门胡氏妇病同。(卷十八·胁痛)

洛阳孙伯英,因诬狱,妻子被系,逃于故人。是夜,觉胃胁痛,托故人求药。故人曰:有名医张戴人在焉,当与公同往。时戴人酒未醒,强呼之,故人曰:吾有一亲人病,欲求诊。戴人隔窗望见伯英曰:此公伏大惊恐。故人曰:何以知之?戴人曰:面青脱色,胆受

怖也。后会赦乃出，方告戴人。(《儒门事亲》)(卷二十二·色诊)

扫叶庄一瓢老人医案

胁痛失血，数月不止。

降香末　桃仁　茯苓　桑叶　牡丹皮　苡米仁　藕节汁　苏子　韭菜根汁(虚劳)

左胁痛，必血溢黑点块，络有凝瘀，病发兼用通络消瘀。

藕节　桃仁　降香末　钩藤　苏子　漏芦(虚劳)

先有血淋，淋止胁痛，脉来左部坚搏，是少阳郁热乘络所致，忌食酒肉厚味。

炒熟桃仁　茺蔚子　牡丹皮　当归须　山栀　泽兰(脘胁腹中诸痛)

左胁下硬，忽忽喜忘，是为蓄血之象。

桃仁　牡丹皮　郁金　钩藤　降香汁　赤芍药　橘红(脘胁腹中诸痛)

昔年强旺，夏秋热病顿减，精采不复，鼻窍不通，左胁有声，攻触痛呕，遇劳即发，必脉络中瘀留凝聚，顿然食减少饥，大络必聚血，病中衄血，已见一斑矣。

生蒲黄　桃仁　归须　五灵脂　穿山甲　桂枝木

韭白汁泛为丸。(气痹噎膈关格呃逆)

缪氏医案

左胁掣痛，筋脉不舒，络虚气攻所致。

旋覆花汤加：当归　苏梗汁　沉香汁

食不足，则气滞而支，两胁胀斯作矣。议两调之。

旋覆花汤加：鸡谷袋末　沉香末　红曲末　麦芽末　焦滞　橘络　藕粉研　楂炭

汤泛丸。

肝邪偶有所触则发，遇寒遇郁，或饥饱不时，尤易扰动，见于两胁肝部也。口涌甜水，脾滞也，木乘土，用建中法。

桂枝木　当归　橘饼皮　煨姜　炙草　香附　橘络　南枣

痛在右胁，是肝木郁而不宣，以逍遥法。

当归　柴胡梢　旋覆花　青葱　白芍　茯苓　新绛　沉香汁　谷芽　苏梗汁　炙草

种福堂公选医案

单　因闪挫胁痛，久则呛血络血气热内迫，新血瘀逆。

鲜生地　藕节　生桃仁　新绛(胁痛络热呛血)

赤厓医案

金养泉先生，与予家世交，素留心岐黄，由词馆御史巡漕瓜步二公郎病胁痛。牵引腰背，痛而微胀，手足微厥，食入减少，延予三汊河公馆。脉之弦缓，所谓肝脉不足，令人腰背引痛也。且胃气本弱，木动土虚，故四末不温而不嗜食也。以当归、白芍养血，白术、茯苓益土，肉桂以温经制木，陈皮、炙草以调气和中，饮之良愈。

锦芳太史医案求真初编

治县东姓刘字尚卿右胁痰痛案四十五

岁嘉庆丁巳夏五，县东刘尚卿病招余诊，渠云右胁作疼，咳嗽头痛，余诊肝脉微起，右脉沉滑，而脾有一小珠，嗽必努力，痰则清稀，上有白沫，挑起有如藕丝不断。余用附子二钱，茯苓三钱，半夏二钱，故纸三分，木香五分，牛膝一钱，并嘱戒食腻滞等物，俾水行痰消气平而痛自可以止。渠云其痰自何而来？余曰：痰病甚多，有标有本，不究其标，无以知痰之散著，不究其本，无以知痰之归宿。姑以痰标为论，如痰分于五脏，其在脾经者，名湿痰，其候脉缓，缓字宜审。面黄，肢体沉重，嗜卧不厌，腹胀食滞，其痰滑而易出，滑字易字宜审。宜用二陈汤、六君子以治。痰在肺经者，名气痰，又名燥痰，其候脉涩，涩字宜审。面白，气上，喘促，洒淅，恶寒，悲愁不乐，其痰涩而难出，涩字宜审。宜用利膈清肺饮加减以治。痰在肝经者，名风痰，脉弦，弦字宜审。面青，肢胁满闷，便溺闭涩，时有燥怒，其痰清而多泡，泡字宜审。宜用十味导痰汤、千缗汤加减以治。痰在心经者，名热痰，脉洪，洪字宜审。面赤，烦热，心痛，口干，唇燥，时多喜笑，其痰坚而成块，坚字、块字宜审。宜用凉膈散加苓、半以治。仍不离苓、半。痰在肾经者，名寒痰，脉沉，沉字宜审。面黑，小便急痛，痛休作热。足寒而逆，心多恐怖，其痰有黑点而多稀，黑字稀字宜审。宜用桂苓丸、八味地黄丸加减以治。中寒不直服八味。此皆三脏分见之症耳。此亦宜知。至论其本，则有如张景岳所论痰之化在脾，而痰之本在肾，如火不生土者，即火不制水，阳不胜阴者，必水反浸脾，是皆阴中火衰也。精细。火盛金燥，则精不守舍，津液枯槁，则金水相残，是皆阴中水衰也。精细。寒痰湿痰，本脾家病，而寒湿之生，果无干于肾火之衰乎？木郁风生，本肝家病，而木强莫制，果无干于肾水之亏乎？火盛克金，其痰在肺，而肺金受克，果无干于肾火之发乎？故凡治痰而不知所源者，惟猜摸已耳。尽归肾火肾水讲究。且有一种非痰非饮，时吐涎沫，不甚稠粘，此属脾虚不能约束津液，故涎沫得以自出。此非六君子加益智不效。又有如喻嘉言所论窠囊之痰，如蜂子之穴于房中，莲实之嵌于蓬内，生长则易，剥落则难，其外窄中宽，任行驱导涤涌之药，徒伤他脏，此实闭拒而不纳耳。夫人之气，经盛则注于络，络盛则注于经。窠囊之痰，始于痰聚胃口，呕时数动胃气，胃气动，则半从上而出于喉，半从内而入于络。胃之络，贯膈者也，痰之过窍在此。其气奔入之急，则冲透膈膜，而痰得以居之。痰入既久，则阻碍气道，而气之奔入者，复结一囊也。然痰结聚于膈膜而成窠囊，清气入之，浑然不觉，每随浊气而动，乃至寒之一发，热之一发，伤酒伤食一发，动怒动欲一发，总由动其浊气，浊气随火而升，转使清气逼外而不安也。故治窠囊之痰甚难，必先凝神息气以静自调，薄滋味以去胃中之痰，使胃经之气不急奔于络，转虚其胃，以听络中之气返还于胃，遂渐以药开导其囊而涤去痰，则自愈矣。窠囊痰像描画殆甚。然究其要，总不越乎虚实二字为之条贯。盖实则形体坚强，脉洪有力，饮食不滞，精神不失，二便如常，即或有痰，其来必暴，其去亦速，其治则易。虚则语言懒怯，饮食不思，或嗳饱时闻，或吐泻频作，脉则虚弱而软，其病必渐，其去亦迟，其治甚难，诸痰书已备载。今兄痰虽在胁在胃在脾，而实归于肾火之衰，故用附子迅补真火以强土，茯苓、半夏以除脾湿，木香以疏中州湿滞之气，牛膝以引左气下行归肾，故纸以引右气下行归肾，气归痰清，药虽数味，恰与病对，针芥不差，服自有应。越日告病已愈，渠甚欢悦，但不知后果戒荤腻否？当并记之。不戒口腹，恐气逼痰入于窠囊。

外感内伤，皆有痰症外见，若能逐一细审调治，自不致误。今人不辨寒热，总以贝母、牛黄以为治痰套剂，但不知其意涉一偏，及或药性寒热未明者之一失欤？否则何为而概用也。晁雯。

书言痰症千形万状，而医总以牛黄、竹沥、贝母治尽，是何视病之易，而治亦如斯之捷耶？血侄绍音。

不究痰之根底，混以火字痰字牢固不化，宜其治多不合。侄绥之。

萍山草堂医案

向有痔漏之患，现今两肋胀满，右关脉弦，肝木犯胃也。当用培土之剂。

西党参　炙草　广陈皮　炒白芍　木香　煨姜　制於术　茯苓　炒归身　川郁金　大

枣(肿胀)

杏轩医案

叶蔚如兄胁痛便闭,一剂而效

蔚兄来诊云:病初右胁刺痛,皮肤如烙,渐致大便闭结,坐卧不安,每便努挣,痛剧难耐。理气清火,养血润肠,药皆不应。切脉弦急欠柔。谓曰:易治耳,一剂可愈。蔚兄云:吾病日久,请药无灵,何言易治?予曰:此乃燥证。肺苦燥,其脉行于右,与大肠相表里。方书论胁痛,以左属肝,右属肺,今痛在右胁,而便闭结,肺病显然。但肝虽位于左,而其脉萦于两胁,《内经》:言邪在肝则两胁中痛。今痛虽在右胁,不得谓其专属肺病已也。夫金制木,忧伤肺,金失其刚,转而为柔,致令木失其柔,转而为刚,辛香益助其刚,苦寒愈资其燥,润肠养血,缓不济急。订方用栝蒌一枚,甘草二钱,红花五分。蔚兄见方称奇,乃询所以。予曰:方出《赤水玄珠》。夫栝蒌柔而润下,能治插胁之痛,合之甘草,缓中濡燥。稍入红花,流通血脉,肝柔肺润,效可必矣。服药便通痛减,能以定卧,随服复渣,微溏两次,其痛如失。

齐方伯胁痛

肝者,将军之官,谋虑出焉。情志不舒,木郁为病。据谕恙起数年,左季胁下不时作痛,饮食入胃,其气常注于左,不行于右。《经》言:左右者阴阳之道路也。肝位居左,其气常行于右,脾位居右,其气常行于左,左升右降,如环无端。今气偏注一隅,岂非升降失司、肝脾不和之为使然?目前虽无大患,窃恐肝病日久,土困木横,冲胃为呕,攻脾为胀,可不早为曲突徙薪之计乎?

家若谷兄乃郎胁痛

感证已逾两旬,胁痛依然不愈。按外感胁痛,病在少阳,内伤胁痛,病在厥阴。今外邪解经多日,胁痛何以不瘳?既无情志抑郁,定属动作闪力之伤,外邪引发耳。夫久痛在络,络主血。防其蓄瘀动红,从《金匮》肝着例,用旋覆花汤一法。

齐氏医案

曾治一男子,房劳兼怒,风府胀闷,两胁胀痛。余曰:此色欲损肾,怒气伤肝。用六味地黄丸料加柴、芍、当归,一剂而安。(鼻病)

王旭高临证医案

胡　少腹胁肋,肝之部也。腰,肾之府也。年老则精血枯而络脉空,肝气乘虚入络,湿热又从之为患。补养精血,疏肝通络,兼化湿热以治之。

川楝子　香附　乌药　当归　茯苓　旋覆花　延胡　新绛　陈皮　苁蓉干　青葱管

复诊　补养精血,疏通脉络,胁肋之痛稍减。惟小溲短少,夜半以后脘腹觉胀,是浊气不化也。前方加通阳泄浊之品。

川楝子　吴萸　乌药　杞子　当归　延胡索　茯苓　车前　橘叶　苁蓉干　九香虫　两头尖　小麦芽(肝风痰火)

吴鞠通医案

杨　室女　四十九岁　甲申十二月初二日　初因肝郁胁痛,继而肝厥犯胃。医者不识病名肝着与络痛治法,无非滋阴补虚,或用凉药,以致十年之久,不能吃饭,饮粥汤止一二口,食炒米粉止一酒杯,稍闻声响即痉厥,终夜抽搐,二三日方渐平,六脉弦紧而长,经闭二年,周身疼痛,痰饮咳嗽,终年无已,骨瘦如柴,奄奄一息。此症内犯阳明,故不食;木克脾土,故饮聚;阳明空虚,故无主,闻声而惊;外犯太阳,故身痛而痉;本脏致病,故厥。

《经》谓治病必求其本,仍从肝络论治。

新绛纱　归须　川椒炭　桂枝　郁金　旋覆花　青皮　苏子霜　半夏　降香末

十四日　服前方七帖,胁痛虽轻,痰饮特甚,喘咳频仍,夜卧不安,暂停络药,专与和胃蠲饮。

半夏八钱　广陈皮四钱　生苡仁五钱　茯苓六钱　枳实三钱　淡干姜三钱　桂枝三钱

十七日　胃稍开,能食稀粥半碗,胁仍痛,仍服前活络方去川椒,加广陈皮。

十二月初四日十一日　胁痛平,咳嗽未除,又服前蠲饮方。

十一日　因余有由绍兴之行,令其常服和胃方,胁痛发时,暂服新绛旋覆花汤,此时已能食烂饭半碗矣。

乙酉二月二十八日　脉稍和平,虽弦而有胃气,干饭能吃一碗有半,经亦复通,仍间服前二方。夜间偶感燥症,欲起不得起,欲坐不得坐,欲卧不得卧,烦躁无奈不可当,约二时,服霹雳散三两许始安。次日仍与和胃。

十八日　能食干饭两小碗矣,六脉又和一等,仍间服前二方。

四月初三日　余复由淮至绍,初八日至苏州,不放心此病,作书一封,令其调适性情。五月间又作书一封,痛以大道理开导之。十月间始得回书,据云竟以余书作座右铭,每日讽诵一过,饮食又进,精神大长,阖家欢乐。(肝厥)

伊氏　二十岁　肝郁胁痛,病名肝着,亦妇科之常证,无足怪者。奈医者不识,见其有寒热也,误以为风寒而用风药。夫肝主风,同气相求,以风从风,致令肝风鸱张;肝主筋,致令一身筋胀;肝开窍于目,致令昼夜目不合、不得卧者七八日;肝主疏泄,肝病则有升无降,失其疏泄之职,故不大便,小溲仅通而短赤特甚。医者又不识,误以为肠胃之病,而以大黄通之,麻仁润之,致令不食不饥,不便不寐,六脉洪大无伦,身热,且坐不得卧,时时欲呕,烦躁欲怒,是两犯逆也。《金匮》论一逆尚引日,再逆促命期,不待智者而知其难愈也。议宣通络脉法,肝藏血,络主血故也,必加苦寒泄热,脉沉洪有力,且胆居肝内,肝病胆即相随故也。

旋覆花五钱　炒黄连二钱　桃仁四钱　归须四钱　郁金三钱　川楝皮五钱　新绛四钱　绛香末四钱　苏子四钱

急流水八碗。

又　服前方见小效,即于前方内加:

丹皮三钱,炒黑　生香附二钱　减川楝皮二钱

又　胁痛减其大半,但不得寐,时时欲呕,拟两和阳明厥阴,仍兼宣络。

半夏五钱,醋炒　青皮钱半　降香末三钱　新绛三钱　归须三钱　苏子霜三钱　秫米一撮　桃仁三钱　川楝皮二钱　广郁金二钱　黄芩二钱

煮三碗,日二夜一。

又　昨方业已效,今日复苦药,即苦与辛合,能降能通之意,即于前方内加:

姜汁炒古勇黄连二钱

又　昨用苦辛法,脉减便通。今日腹中觉痛,将近经期,一以宣络为主。

新绛纱五钱　苏子霜二钱　丹皮二钱,炒　制香附二钱　两头尖二两　旋覆花五钱　元胡索二钱　条芩钱半,酒炒　桃仁泥四钱　降香末三钱　归须三钱　郁金三钱

水八碗,煮取三杯,日二夜一。

又　昨日一味通络,已得大便通利,腹中痛止,但不成寐;今日用胃不和则卧不安,饮以半夏汤,覆杯则寐法,仍兼宣络。此仲景先师所谓冲脉累及阳明,先治冲脉后治阳明也。

半夏一两　旋覆花五钱　降香末二钱　秫米二两　新绛四钱

水十杯,煮成四杯,日三夜一。

又　昨与半夏汤和胃,业已得寐,但脉沉数,溲赤短,议加苦药,泄肝热而通小肠火府。

半夏六钱　降香末三钱　黄柏二钱,盐水炒

秫米一两　新绛四钱　旋覆花五钱　生香附三钱　黄连二钱，炒

煎法如前。

又　昨日和胃宣络，兼用苦通火府，今日得寐，溲色稍淡，口亦知味，是阳明有渐和之机矣。惟胸中微痛，背亦掣痛，按肝脉络胸，背则太阳经也。是由厥阴而累及少阳，肝胆为夫妻也；由少阳而累及太阳，少太为兄弟也。今日仍用前法，加通太阳络法。

半夏五钱　降香末三钱　黄柏钱半，盐水炒　旋覆花三钱　古勇黄连一钱　桂枝尖三钱　新绛三钱　秫米六钱　生香附三钱

煎法如前。

又　绕脐痛者，瘕也，亦冲脉肝经之病。

桂枝尖三钱　新绛三钱　半夏五钱　炒云连一钱　当归三钱，炒黑　生香附三钱　淡吴萸三钱，炒　小茴香三钱，炒黑　秫米八钱　川楝子三钱

又　两和肝胃，兼治瘕痛。

半夏八钱　青皮二钱　吴萸三钱，炒黑　新绛纱三钱　小茴香三钱，炒黑　生香附三钱　旋覆花三钱　桂枝尖三钱　云连钱半，炒黑　淡干姜二钱　乌药三钱　秫米一两　降香末三钱　全当归三钱，炒黑

煮成四碗，日三夜一。

又　腹中拘急而痛，小便短赤，皆阴络阻塞，浊阴凝聚之象。与宣通阴络降浊法。

桂枝尖三钱　降香末三钱　琥珀三分，研细末　小茴香三钱，炒　川楝皮三钱　原麝香五分，研冲　新绛三钱　两头尖二钱　元胡索二钱　吴萸钱半　归须三钱　桃仁泥二钱

水六杯，煮成二杯，每服半杯，冲韭白汁两小茶匙，日二杯，夜一杯，明早一杯。

又　仍用前方，但昨日未用半夏，今彻夜不寐，酉刻再服灵枢半夏汤一帖。

又　因肝病不得疏泄，兼有痹痛，拟两疏气血法。

桂枝尖三钱　川楝子三钱　小茴香三钱，炒黑　牛膝二钱　防己二钱　降香末三钱　新绛三钱　归须三钱　蚕砂三钱　桃仁泥三钱　黄连一钱，吴萸汁炒

又　诸证悉减而未尽，左脉已和，右脉弦大，是土中有木，于两疏气血之中，兼泄木安土法。

桂枝尖三钱　牛膝二钱　郁金二钱　归须三钱　白芍三钱，酒炒　杏仁三钱　蚕砂三钱　降香末二钱　半夏五钱　青皮二钱　川楝子三钱　防己二钱　新绛三钱　小茴香三钱　茯苓皮三钱

又　右脉弦刚，土中木盛。

白芍六钱，酒炒　茯苓块四钱　郁金三钱　桂枝尖四钱　降香末三钱　新绛三钱　姜半夏六钱　归须三钱　广皮二钱　小茴香三钱　川楝子三钱

又　脉弦数，头痛时止时甚，向来时发时止，已非一日。此乃少阳络痛，虚风内动也。今日且与清胆络法，勿犯中焦。

桑叶二钱　甘菊花二钱　刺蒺藜一钱　丹皮钱半　羚羊角八分　苦桔梗一钱　炒白芍二钱　钩藤一钱　生甘草八分

又　治下焦络法。

桂枝尖二钱　泽兰钱半　新绛二钱　整当归五钱　生香附三钱　小茴香三钱　白芍六钱，酒炒　缩砂蜜二钱，研细　郁金三钱

煮成三杯，日二夜一。

又　八脉丽于肝肾，肝病久，未有不累及八脉者，用通补阴络，兼走八脉法。

桂枝尖一钱　杞子二钱炒黑　小茴香二钱　杭白芍六钱　归身三钱　缩砂仁钱半　新绛钱半　桂圆肉二钱

又　法同前。

桂枝尖一钱　全当归三钱　桂圆肉二钱　广木香一钱　炒白芍六钱　降香末三钱　生香附三钱　新绛三钱　川芎二钱　泽兰一钱

尹氏　三十二岁　误服大辛大温，致伤心阳，使下焦浊阴来攻，过提致少阳无忌，有升无降，上愈盛，下愈虚。且与镇固法，非治

病也,特医药耳。

新绛纱三钱 栀子三钱,炒黑 半夏六钱 旋覆花三钱 古勇黄连钱半 代赭石一两,煅 降香末五钱 焦白芍三钱 紫石英一两,研细 炙龟版五钱

煮成三大茶杯,分三次服,渣再煎一杯服。

又 镇冲脉,泄胆阳,业已得效,仍宗其法。其血络之郁痛未能卒治,盖事有缓急也。

紫石英一两 代赭石一两 焦白芍五钱 新绛纱四钱 古勇黄连一钱 山栀三钱,炒 炙龟版八钱 旋覆花三钱 半夏六钱

苏氏 三十二岁癸亥十月二十八日 脉弦数,左尺独大,瘕居右胁,发则攻心,痛厥不止,病名肝着,先宜宣络,后补八脉。

新绛纱三钱 归须二钱 广郁金二钱 旋覆花三钱 炒桃仁三钱 两头尖三钱,拣净两头圆 降香末三钱 丹皮三钱,炒 元胡索二钱

初二日 肝着用通络法,业已见效,仍宗前法。但必须用化癥丹间服为妙,取其治病而不伤正耳。

新绛纱三钱 归须二钱 元胡索二钱 旋覆花三钱 桃仁三钱 生香附三钱 苏子净霜三钱 降香末三钱 半夏三钱 广郁金三钱 乌药二钱

二帖。

初三日 于前方内加:

两头尖三钱 丹皮炒三钱 白芍三钱 韭白汁三小匙

初六日 药力不及,且用进法。

新绛纱三钱 桃仁泥三钱 藏红花二钱 旋覆花三钱 归须钱半 生香附三钱 焦白芍六钱 丹皮五钱 川楝子三钱

三帖。

十四日 仍宗前法。

新绛纱三钱 桃仁泥五钱 归须二钱 旋覆花三钱 藏红花三钱 降香末三钱 栀子五钱,炒黑 生香附三钱 元胡索二钱 广郁金二钱 苏子霜三钱 川楝子三钱

三帖。

十六日 甲子正月十九日 业已见效,照前方日服半帖,丸药减三分之二。

经来五日,颜色已正,不得过行伤正。其瘕气,留为丸药化可也。兹拟宁心止汗。

白芍六钱,炒 粉丹皮三钱 洋参二钱 茯苓块五钱 制五味一钱 牡蛎五钱 整朱砂三钱 麦冬五钱,连心 大生地五钱 炙龟版八钱 大枣二枚,去核 小麦三钱

水八碗,煮取三碗,分三次服。三帖。(胁痛)

谢 四十四岁 辛巳三月二十四日 病起肝郁胁痛,痰中带血,病名肝着。医者不识络病因由,与络病治法,非见血投凉,即见血补阴,无怪乎愈治愈穷也。大凡血症之脉,左脉坚搏,治在下焦血分;右坚搏,治在上焦气分。兹左手脉浮取弦,沉取洪大而数,重按即芤,前曾痰有气味,现在痰挟瘀滞黑色,唇舌皓白,其为肝经络瘀挟痰饮,咳血无疑。势已急极,勉与宣络止血,兼之两和肝胃,以逐痰定咳。方此未服

新绛纱三钱 旋覆花三钱 归须钱半 桃仁泥三钱 半夏三钱 广皮炭二钱 苏子霜一钱 降香末钱半 广郁金二钱

煮两茶杯,分四次服。二帖。

四月初三日 血家左手脉坚搏,治在下焦血分。此症先因肝络瘀滞,以致血不归经,日久不治,由阴经损及阳气,自汗溺变痿弱,阳虚也,左脉洪数而芤,阴伤也。如是阴阳两伤之极,而瘀滞仍然未净,通络则虚急,补虚又络滞,两难措手。不得已用新绛一方,缓通其络,其补药则用阴阳两摄法,聊尽人力而已。从此服起

辽参一钱 麦冬四钱,连心 海参二钱 五味子一钱 沙苑蒺藜三钱 茯神五钱 枸杞子三钱 龟版五钱 牡蛎六钱

初四日　病起于胁痛，瘀血致壅，久嗽成劳，至骨痿不能起床，仍有瘀滞不化之象，且痰有臭味，即系肝着成痈。前日脉虽芤大而涩，昨日大见瘀血后，今日则纯然芤矣，岂非瘀血之明征乎？若一味贪补，断难再起，兼之宣络，万一得苏，妄诞之诊，高明酌之。

新绛纱三钱　旋覆花二钱　归横须八分　半夏钱半　广皮炭一钱　桃仁泥三钱　丹皮炭五钱

此方《金匮》载在妇人虚劳门，有识者其悟之。上半日服此方完，下半日服前补方。

初五日　痰中臭味太甚，黑痰未净，是活络之方不能除；脉芤自汗甚，是补摄之方又不可缓。痰稀纯白，内有支饮，于补方中去牡蛎、海参。盐味之碍饮者。此症极虚极实，时人但知其虚而不知其实，所以日误一日，以至于此。治实碍虚，治虚碍实，焉望成功。一通一补，俱每日照前服法未改。

初七日　脉较前敛戢①，于新绛方内半夏加钱半，作三钱，余仍旧，服法亦如之。

初八日　今日左尺脉独大，加封固肾气法，余有原案二方，每日间服如前。

人参一钱　炙龟版八钱　莲子五钱　炙甘草三钱　制五味一钱　杞子三钱，炒黑　沙蒺藜二钱　左牡蛎六钱　云茯苓五钱　麦冬三钱，连心　炒白芍三钱

初十日　于前方内加辽参五分作钱半，又加海参一条，淡苁蓉三钱，四帖，余悉如前。

十三日　仍照前服，每日间服一通一补方。

十七日　左脉空大未敛，精神较前虽好，犹宜收摄下焦，于前方内去龟版、五味子、白芍、海参、苁蓉，余如旧间服法。煮好去渣，再上火煎成二杯，分二次服。

同日　痰色犹不能清白，气味亦不净，仍须宣络。

新绛纱三钱　旋覆花二钱　半夏五钱，姜制　广皮炭钱半　广郁金钱半　当归须一钱

上半日服，四帖。

二十一日　脉少敛，通补二方间服如前，四帖。

二十四日　痰浊未变，脉象少敛，午后微热，不寐，饮食由渐而加，不可太过不及。

人参钱半　莲肉五钱，连心皮　炙甘草三钱　枸杞三钱，炒黑　沙蒺藜三钱　云茯苓五钱　左牡蛎五钱　麦冬三钱，连心　熟五味子一钱　炒枣仁三钱　海参二条，洗去砂　大淡菜三钱

午后服此。

又方：

新绛纱二钱　旋覆花二钱　半夏三钱，姜制　广郁金二钱　归须一钱　桃仁泥二钱　广陈皮八分　香附二钱

煮两小茶杯，午前服。

初九日　复诊于补方去牡蛎、五味子，余仍二方间服如前。

十三日　痰已渐清，肝亦渐平，精神渐旺，拟去搜逐而补中，与外台茯苓饮意。专用一方。

云茯苓块六钱　人参二钱　香附三钱　生於术五钱　炙甘草二钱　半夏五钱　生薏仁五钱　小枳实二钱(肝痈)

金　三十日　肝郁胁痛吐血，病名肝着，且有妊娠，一以宣肝络为要，与新绛旋覆花汤法，切戒恼怒介属。

新绛纱三钱　旋覆花三钱包　丹皮五钱　降香末三钱　归须三钱　桃仁二钱　香附三钱　广郁金二钱　苏子霜二钱

以胁痛止为度。(吐血)

伊氏　三十岁　甲子十月二十七日　脉弦急，胁胀攻心痛，痛极欲呕，甫十五日而经水暴至甚多，几不能起，不欲食，少腹坠胀而痛。此怒郁伤肝，暴注血海，肝厥犯胃也，议胞宫阳明同治法。盖《金匮》谓胞宫累及阳

---

① 敛戢(jí 及)：收敛，止息。

明,治在胞宫;阳明累及胞宫,治在阳明。兹因肝病下注胞宫,横穿土位,两伤者两救之。仍以厥阴为主,虽变《金匮》之法,而实法《金匮》之法者也。

制香附三钱　乌药二钱　半夏五钱　艾炭三钱　郁金二钱　黄芩炭一钱　小茴炭二钱　血余炭三钱　青皮八分　五灵脂钱半

五杯水,煎两杯,分二次服。二帖大效。

二十九日　《金匮》谓胞宫累及阳明,则治在胞宫;阳明累及胞宫,则治在阳明。兹肝厥既克阳明,又累胞宫,必以厥阴为主,而阳明胞宫两护之。

制香附三钱　淡吴萸二钱　半夏五钱　萆薢二钱　川楝子三钱　艾炭钱半　小茴香三钱,炒黑　乌药二钱　黑栀子三钱　桂枝三钱　杜仲炭二钱

水五杯,煎取两杯,分二次服。(胃痛)

类证治裁

於　胁痛吞酸已止,肝火悉平,但中脘气窒,口燥不知饥,右脉欠和,胃阴未复。用沙参、麦门冬、花粉、当归、白芍药、栝蒌、小麦、蔗汁。三服得平。

姜　左脉浮而钩,右弦缓,脘中久痛,纳食稍缓,乃饥伤脾络所致。《经》言脾欲缓,急食甘以缓之,勿用平肝,克伐生气。潞参、当归须、白芍、饴糖、红枣、甘草、牡蛎粉、糯稻根须、降香末。数剂而安。

本　头眩口苦,胆气泄也。胁痛入脘,肝气逆也。便不通爽,腑气结也。清胆热,降肝逆,以和腑气,用嫩桑叶、粉丹皮、生枣仁以泻少阳,枳壳、金橘皮、降香末以治厥阴,苏梗、郁李仁、谷芽以和阳明,白芍、木瓜缓中泻木为统治。服效。

本　胁左隐痛,胸间动气,头晕肢麻,寐即舌干似辣,中夜自汗,清晨咳痰,便泻觉爽。肝阳挟风火上冒,侵犯脾土使然。秋深左关脉弦长牢实,医谓金弱木强,非时脉见,来春木必侮土,膈逆可忧,遂用滋肾镇肝,数十剂脉症未退。更医进胃爱丸,服后痰较少而泄气多,且皆健脾药,不能制肝阳,历冬并右脉亦弦劲,胸脘引痛。予谓前症自是肝阳肆横,但肝为刚脏,不任克制,专用滋清,恐又致痛为胀。若仿《内经》治肝以酸泻之法,自然柔伏矣。因用白芍药、木瓜、乌梅、山萸肉、五味、金橘、枣仁等,加牡蛎(醋煅)、橘络、木香、茯神、芝麻、小麦、桑枝膏为丸。服后左关渐软,不见弦长矣。且示以静摄戒怒节劳,右脉亦和,诸症渐除。

王　高年胸胁气阻痛,脉虚弦。用苦咸酸以泄降。厚朴(姜汁制)五分,枳壳、旋覆花各钱半,牡蛎粉(醋煅)二钱,白芍药(炒)三钱,木瓜八分,降香末二钱。三服肝逆已平,尚未嗜食,用甘凉以调胃阴。石斛二钱,麦门冬钱半,甘草五分,茯苓、白芍药、当归各二钱,小麦一撮,红枣五枚。五服全安。

赵　左胁痛,脉洪耳鸣,时呕胀腹痛。皆肝火焮腾,浊瘀不肯泄降。宜戒怒节饮可愈,仿栀萸汤,山栀(姜汁炒)、黄连(吴茱萸汁炒)、白芍药、牡蛎(生杵)、牡丹皮、金橘皮。服效。

某氏　左胁痛,卧必偏右,咳则气急,痰带血丝,症由五志怫抑,损伤营络。仿《内经》肝苦急,急食甘以缓之。潞参、茯苓、甜杏仁、白芍、杞子、枣仁、川贝母(俱炒)、桑皮(蜜炙)、金橘皮、炙草、红枣,煎服效。

沈氏　气攻肋胁左右,上入乳际,痛引胸背,子夜特甚。思人身气血,于子丑时注肝胆,子时注胆,丑时注肝。今肝阳上升,诸气皆逆,势必营卫失度,瘀浊不降,呕逆便艰,有自来矣,用微苦微辛以泄降。杏仁、当归须、青皮(醋炒)、延胡索、郁金、枳壳(炒)、栝蒌、广木香(汁冲),二服随定。

堂弟　右胁久痛,牵引背膊,呼吸不利,咳则痛甚,坐必体伛,食入稍安,右脉浮弦。此操劳所伤,损动肺络,当春木旺,痛难遽止。夫诸气膹郁,皆属于肺。然痛久则入络,故用苦辛宣通。老韭根、当归须、郁金、杏仁、川贝母、陈皮、佛手柑,二服痛减。按其胁仍觉痞硬,仿咸以软坚。用旋覆花、牡蛎粉、白芍药、金橘皮、延胡索、当归、降香,二服,转用甘缓理虚,以参、苓、归、芍、陈、贝、甘草,痛缓。其亲戚一医以为肝肾阴虚,用熟地滋腻,竟成单胀矣。

郭　去秋肋痛痰血,见症于肝,不足于肾,入春医用通摄奇经,未效。改用桂心、蒺藜等药平肝,不知肝为刚脏,药忌刚燥,痛宜益加矣。延至夏初,木火相乘,体羸食减,日晡寒热,咳嗽气促,口干舌腻,坐则胁背牵引刺痛,脉来弦数无神。症由情志不遂,肝胆寄居之相火,上侮肺金,以至痰红气急,日就羸怯,此以水涵木之法,急宜进商也。阿胶、麦门冬、白芍药、贝母各二钱,五味子五分,石斛、黑豆皮各三钱,牡丹皮钱半,二服寒热止,嗽痛减,食加餐矣。又令晨服燕窝汤,晚服生脉散,症有起色。

龙砂八家医案

程汉平　寒热胁痛,脉弦细数,系邪郁少阳不清。

小柴胡加桂枝、郁金、赤芍。(戚云门先生方案)

孙团士　病起左胁,上及中脘,下趋少腹,脉弦结歇止。此胆阳不舒,肝邪用事,则气血痹阻冲突乎其间也,宗通则不痛之意。

当归　香附　丹参　青皮　通草　附子　茯神　新绛　青葱(戚云门先生方案)

王氏医案续编

单小园巡检,患右胁痛。医与温运药,病益甚,至于音瘖不能出声,仰卧不能反侧,坐起则气逆如奔,便溺不行,汤饮不进者已三日矣。孟英诊其脉沉而弦。与旋覆、赭石、薤白、蒌仁、连、夏、茹、贝、枳实、紫菀,加雪羹服之。一剂知,数剂愈。

沈俞医案合钞

少阳邪郁不解,内走而入厥阴之络,胁下支结,内热无汗,诊脉弦细且急。宜宣达肝邪。

归身　白芍　香附　半夏　柴胡五分　丹皮　木通　炙草　加荷梗五寸(时证)

问斋医案

肝胆气郁不伸,胁肋痛如锥刺。

柴胡根　黄芩　制半夏　川黄连　淡吴萸　油足肉桂　枳壳　片姜黄　炙甘草　生姜　大枣(诸痛)

胁痛本属肝胆气滞,以二经脉络皆循胁肋故也。逍遥散加减主之。

银州柴胡　当归身　大白芍　赤茯苓　川芎䓖　制香附　青橘皮　黑山栀(诸痛)

胁痛有年,屡发不已。寒热攻补,调气养血,遍尝无效。

芦荟　龙胆草　猪胆汁　炒黄连　青黛　牛胆星　牡蛎粉　白芥子　文蛤　小青皮　广木香　桂枝(诸痛)

肝火内郁。胁痛,二便不爽。

川黄连　淡吴萸　白苦参　川楝子　黄芩　元明粉　生大黄　炙甘草　龙胆草　柴胡根(诸痛)

王氏医案三编

康尔九令正患汛愆,而致左胁疼胀,口苦

吞酸，不饥不寐，溲热便难，时时欲哭，乃尊马翠庭鹾尹[1]延孟英诊之。左甚弦数，以雪羹汤吞龙荟丸，经行如墨而瘳。继因思乡念切，久断家书，心若悬旌[2]，似无把握，火升面赤，汗出肢凉，乃父皇皇，亟邀孟英视之。左寸关弦数，尺中如无，乃阴虚木火上亢也。以元参、黄连、牡蛎、麦冬、生地、甘草、女贞、旱莲、百合、石英、小麦、红枣为剂，引以青盐一分，覆杯而愈。

朱绀云令正，去年娩后，自乳而月事仍行，至仲冬乳少汛愆，咸以为妊也。既而右胁筋绊作疼，渐至肩背。医投平肝药，痛益甚，改用补剂，遂嗽痰带血，人皆以为损矣，广服温补，其病日增。延至仲春，卧榻已匝月，群医束手，始求诊于孟英。面赤足冷，时时出汗，食减无眠，脉来右寸溢，关尺滑而微数，左手弦而带滑，舌赤而润，微有白苔，气逆口渴，所吐之血淡红而夹痰涎，大解溏，小溲短且热。曰：冲为血海而隶于阳明，自乳而姅[3]不爽期者，血本有余也。因阳明经气为痰所阻而不能流通输布，致经断乳少，痰血轇轕[4]而为络痹窜痛，医者不为分导下行，病无出路，以致逆而上溢，再投补剂，气愈窒塞，在山过颡，夫岂水之性哉！予苇茎汤加茜根、海螵蛸、旋覆、滑石、竹茹、海蜇为剂，和藕汁、童溺服，以肃肺通胃，导气化痰而领血下行，覆杯即愈。旬余汛至，不劳培补，寻即受孕。此证不遇孟英，必至补死，而人亦但知其死于虚劳也，服药可不慎耶！

蒋礼园三令弟拜枫，自去年疟后，左胁聚气不消，时时窜痛，疑为疟母。孟英脉之弦软且滑，曰：非疟母也。予旋覆、海石、竹茹、丝瓜络、绛屑、葱白、蛤壳、凫茈、海蜇为方，十余剂而刈其根。

得心集医案

余素胃气不清，喉间有腐秽结痰如豆粒者时出。一日倚栏片刻，觉右胁疼痛，右肩肘胛重坠莫举，身稍转侧，即牵引胁肋疼痛颇甚，身略恶寒，投发表药不应。因思此症非风非气，必败痰失道，偏注右胁之故。以平胃、二陈，加芥子、蒌仁，二剂而安。

附　后治周成翁，恶寒胃痛，医与疏渗药，胃痛偶减，忽加左胁疼痛，时发眩晕，欲补未决。延余诊之，脉来濡滑。因推胃中痰饮，流注肝络，故有风旋痰眩之象。与二陈加芥子、瓜蒌、枳实而痊。

平胃散

苍术　厚朴　陈皮　甘草

二陈汤

半夏　茯苓　陈皮　甘草(痰饮门)

刘氏妇　青年寡居多郁，素有肝气不调之患。今秋将半，大便下坠，欲解不出，医用疏导之药，并进大黄丸，重闭愈增，气虚可验。两胁满痛，非补中可投。诊脉浮大而缓，是风邪确据。饮食不进，四肢微热，中虚可知。小水甚利，月经不行。又是蓄血之症。据此谛审，不得其法。细思独阴无阳之妇，值此天令下降之时，而患下坠之症，脉来浮大且缓，系中气久伤，继受风邪入脏无疑。两胁满痛，肝气郁而不舒，惟有升阳一着。四肢独热，亦风淫末疾之义。月经不行，乃风居血海之故。执此阳气下陷，用三奇散，加升麻以提阳气，复入当归，少佐桃仁，以润阴血，果然应手而痊。

三奇散

黄芪　防风　枳壳(诸痛门)

吴鼎三　形禀木火之质，膏粱厚味，素亦不节，患胁痛冲脘之病，绵缠两载，痛时由左

① 鹾(cuó 矬)尹：鹾，盐。指掌盐运之官。

② 心若悬旌：指心神不宁。悬旌，挂在空中随风飘荡的旌旗。

③ 姅(bàn 半)：女子月事。

④ 轇轕(jiāo gé 交格)：交错久缠貌。

直上撞心,烦惋莫耐,痛久必呕稀涎数口,方渐安适。始则一日一发,继则一日数发,遂至神疲气怯,焦躁嘈杂,虽以名状。医者不从正旁搜求,用控涎、导痰诸方,治之毫不中窍,延磨岁月。迨至春升,一日痛呕倍甚,吐血两碗,红白相间,结成颗粒,是阳明离位之血留久而为瘀者,所当审辨也。神昏气涌,目瞪如毙。即进人参、当归二味,渐渐苏回。嗣后神容顿萎,杜门静坐,不乐对客交谈。而气上撞心,胸胀脘闷诸症,仍是一日一发,守不服药,以攻补两难,惟日进参汤而已。值余道经其门,邀入诊视,细询其由,始知原委。问曰:伤症乎?余曰:非也。曰:痨症乎?曰:非也。曰:非伤非痨,请先生明示何症。余曰:肝气病也。诊得脉来弦大。弦为肝强,大则病进。记读《灵枢・经脉篇》云:足厥阴所生病者,胸满、呕逆。又仲景云:厥阴之为病,消渴,气上撞心,心中疼热,饥不欲食。故见嘈杂焦躁等症,窃意焦躁嘈杂,即古人所谓烦冤懊侬之状。知肝气横逆,郁火内燔。仿仲景治胸中懊侬例,用栀子淡豆豉汤以泄郁火,参入叶天士宣络降气之法,以制肝逆。酌投数剂,诸症渐愈。

附方

栀子　淡豉　郁金　当归须　降香　新绛　葱管　柏子仁

厥后诊云:前进泄郁降逆之法,虽两载痼疾,数剂而痊。然拟暂行之法,未可久恃,缘甘平之性少,苦辛之味多,仅使中病即已,勿过用焉。亟当善为转方,所谓用药如用兵。更订四君子加白芍、远志,续服多多益善。(诸痛门)

陈飞云学博之女

产后两月,忽然战栗,左胁微痛,胸中窒塞。屡进表散之剂,寒栗愈盛,呕吐清水。时值天气炎热,诸医莫辨虚实。招予视之。诊其面色,红中带青,脉象甚微,久按觉弦。细揣知为久寒在血。其左胁微痛,是肝气郁而不伸。肝挟相火,是以面色青红。木邪侮土,是以胸中窒塞,呕吐清水。因思厥阴中寒,相火内寄,非发表温经,病必不解。但发表宜兼养血,温经最忌助阳。宗仲景治厥阴久寒之例,与当归四逆加吴萸、生姜,药下立安。

当归四逆汤(产后门)

凌临灵方

陈少云(五十二岁,南浔,三月二日)　肝阴素本不足,肝胆气火偏旺,操劳动肝,肝木与心火相为煽动,肝与胃脏腑相对,一胜一负,肝善升而胃少降,激动肝中湿浊痰饮,加以食滞壅遏,府气始起,寒热脘闷,继则左胁引痛,咳嗽身热,骨络烦疼,大便秘结,此病本在肝胃,而标在肺经,所谓厥阴之为病苦寒热是也。脉气六阳,按左弦数而濡,右寸关弦滑数,兼见舌苔黄腻尖边红。治宜清热豁痰平肝降气。附方请高明政之。

西秦艽　青蒿子　赤苓　玫瑰花(二分挫末再研极细分冲)　淡鳖甲　地骨皮　方通草　东白芍　半贝丸　银胡　金扁斛　丝瓜络　伽楠香(肝胃)

刘(太和坊,正月)　《巢氏病源》云:胁痛左属蓄血,右属痰饮,见症右胁引痛,气逆痰稠,明是痰阻其气络,不主宣使然,脉右弦左小弦数,治宜泄木和中。

旋覆花　全栝蒌　宋半夏　赤苓　新绛　川郁金　炒白蒺　玫瑰花　青葱管　新会橘络　丝瓜络　姜汁炒竹茹(痰阻气络)

寿石轩医案

脾阳素虚,曾患痰饮,已属痼疾。入秋以来,暑湿内动,新凉外加,致成滞下,延及两月有余。脾胃正阴皆伤。辰下肝气横逆,左胁作痛,间阻作哕。脉象右细濡无神,左虚弦无力。朝暮立冬,防其痛久伤胃,有碍饮食。拟宣通气分，以冀止痛、止哕为吉。

云茯苓四钱　肉桂子五分　黄郁金一钱五分　白蔻衣一钱　白蒺藜二钱　苏茎八分　生熟谷芽各一钱五分　橘络五分　旋覆花五分(布包)　姜汁半夏二钱　砂仁壳七分

肝木乘脾，饮邪入络，脘胁少腹串痛，食少神疲；木火凌金，咳逆烦仍。脉象弦细而数。人虚症实，攻补两难。再延防成杂劳。

紫菀茸三钱(蜜炙)　云茯苓三钱　橘皮络各八分　元复花二分五厘(布包)　汉防己八分　川贝母二钱(去心)　通络散一分五厘　黄郁金一钱五分　丝瓜络一钱五分　银蝴蝶一钱　琥珀茯苓丸三分　术半枳术丸一钱五分

劳伤蓄瘀，左胁胀痛，脉象芤细，致有痉厥之势。

银柴胡七分　延胡索一钱五分　金铃子一钱五分　粉甘草五分　桃仁泥一钱五分　五灵脂一钱五分　当归尾一钱五分　香苏梗一钱五分　炮山甲三钱　天花粉一钱五分　香附子一钱五分　藏红花三分　降香屑五分　竹二青五分

血不养肝，肝热过旺，客岁滑胎两次。肝邪入居，右胁引痛。胆虚蕴痰，致成惊痫，又形呛咳。脉象虚数。近居经三月。拟方预调之。

银蝴蝶　云茯苓三钱　炙甘草五分　净归身一钱五分(酒炒)　杭白芍二钱　苦桔梗一钱五分　黄郁金一钱五分　紫菀茸三钱(蜜炙)　醋炒柴胡六钱　川贝母二钱(去心)　榧子仁七枚　枇杷花一钱五分(蜜炙)　十五帖，三日一帖。

又：复方：

抱木茯神三钱　粉丹皮一钱(盐炒)　半夏粉一钱　左顾牡蛎四钱　香苏梗七分　黄郁金一钱五分　瓜蒌霜八分(去油)　橘皮络各七分(盐炒)　络石藤六分　川贝母三钱(去心)　春梅叶七片　六帖，三日一帖。(胁痛)

慎五堂治验录

孔范，壬午八月，锦毛村。跌伤络瘀，咳嗽胁痛，痰带紫血，脉大舌红。久不愈，当搜逐。

桃仁　冬瓜子　新绛炒炭　竹茹　杏仁　丝瓜络　三七研，冲　苡仁　旋覆花　白前

徐老虎，四月十八日，虎泾。右胁梢突起疼痛，甚则肢冷而麻，凛寒发热，脉右细左大，舌苔微黄，底隐紫碧，酒体风入少阴厥阴，恐有厥逆之变，拟用疏和法。

甘菊花三钱　金铃子一钱半　甘草四分　竹茹一钱半　桑枝五钱　叶三钱　丝瓜络四钱　赤芍一钱半　佛手一钱半　牛蒡子三钱　旋覆花一钱半　香附三钱

一得集

胁痛治验二案

某木匠因触伤，腰胁瘀血留阻于经络，痛甚，呼吸转侧，尤为难忍，恶寒发热，脉弦劲而数，此因瘀留经络，以致气机不宣也。方用归须、桃仁、苏梗、橘络、丝瓜络、乳香、没药、红花、参三七、穿山甲、牛膝、青葱管等活血通络逐瘀之品，两剂而愈。

定邑北门陈姓妇，患气郁络阻，左胁肋闪痛，连于期门、章门部位，脉沉细涩，以前方去乳香、没药、红花，加香附、郁金、柴胡、山栀，亦两剂而愈。(卷下)

张聿青医案

钟左　右胁作痛。脉象沉弦。饮悬胁下，脾肺之络在右也。

广郁金　赤白苓　广皮　旋覆花　生香附　制半夏　炒苏子　枳壳　真猩绛　青葱管

二诊　胁下之痛，仍然未定。左脉弦大，右关带滑。气湿郁阻不宣。再为宣通。

制半夏　制香附　杭白芍　川萆薢　川芎　橘皮络　旋覆花　真猩绛　广郁金　葱管　醋炒柴胡

阙左　烟体痰浊素盛，痰湿下注，发为泻痢，痢止而痰湿不行，升降开合之机，皆为之阻，以致右胁作痛，痛势甚剧，按之坚硬有形，中脘板滞，不时呃忒，气坠欲便，而登圊又不果行。苔白罩霉，脉形濡细。此痰湿气三者互聚，脾肺之道路，阻隔不通，以致流行之气，欲升不能，欲降不得，所以痛甚不止矣。气浊既阻，中阳安能旋运，挟浊上逆，此呃之所由来也。在法当控逐痰涎，使之宣畅。然脉见濡细，正气已虚，病实正虚，深恐呃甚发厥，而致汗脱。拟疏通痰气，旋运中阳，以希万一。即请明哲商进。

生香附二钱，研　真猩绛七分　公丁香三分　橘红一钱　橘络一钱五分　磨刀豆子四分，冲　姜汁拌炒竹茹一钱五分　炒枳壳一钱　旋覆花三钱，包　磨郁金七分，冲　青葱管三茎

改方　服一剂后，痛势大减，去郁金。加苏子三钱、炒白芥子一钱、乳没药各二分、黑白丑各三分，六味研极细末，米饮为丸如绿豆大，烘干，开水先服。其内香附、旋覆花用一钱五分。

原注　服后右胁不痛，但便泄不止，改用连理汤出入。师云此乃不治之症。正蒙附志(胸胁痛)

柳宝诒医案

罗　邪郁于里，肺络不得疏降。发热少汗，胸胁刺痛。当与和络疏邪。

旋覆花　前胡　象贝　杏仁　淡豆豉　荆芥　枳壳　桔梗　瓜蒌皮　淡黄芩　郁金　橘络　桑叶皮各　枇杷叶　芦根(咳嗽)

尤　右胁因伤瘀阻，血络不通，呼吸掣痛。当和血络，勿令久瘀为要。

旋覆花红花同包　粉前胡　桑白皮　紫丹参　广郁金　归须　橘络　南沙参　青蒿　香瓜子　紫菀茸　参三七磨　鲜藕煎汤代水(肢体痛)

方　肺胃络脉之气，升逆不降。两胁牵掣板痛，动作则愈甚，此属营络之病，仅与调气，尚无效也。

旋覆花红花同包　归须　橘络　细苏梗　桑白皮　广郁金　桃仁去皮尖　瓜蒌皮酒炒　丹参　枳实　紫菀蜜炙　枇杷叶(肢体痛)

雪雅堂医案

陈子翁　胁痛脉弦紧，辛温通补活络法。

当归须五钱　柏子仁二钱　炒桃仁二钱　郁金子钱半　生鹿角二钱　桂枝尖一钱　青葱管二钱

柳鹤书　右胁痛引缺盆，夜间痰咳，舌红口渴，脉细涩，左甚，进辛通润补豁痰法。

当归须一钱　旋覆花二钱　钗石斛四钱　桃仁泥钱半　广郁金钱半　白蒺藜二钱　柏子仁二钱　生牡蛎四钱　生香附钱半

络虚左胁痛疼，按之少缓，取辛香润补通络，拟仲景肝着病治法。

当归须　柏子仁　桃仁泥　真降香　桂圆肉　青葱管　新绛屑

胁下窜痛，每夜骨间发热，舌红口干，左关弦数，热在血分，以清骨饮立局。

银柴胡二钱　酥鳖甲三钱　小青蒿二钱　胡黄连一钱　川地骨三钱　肥知母三钱　大秦艽二钱　粉丹皮二钱　炙甘草八分　川楝肉二钱　延胡索二钱

陈妇　肝脾气郁丸方。

姜黄五钱　苍术二两　甘草五钱　香附五钱　枳实五钱

共为细末，姜汁合蜜各半，丸小小丸，每

早送下三钱。

刘　左关弦涩，胁间板痛，坐卧不安，因怒动气，血络郁痹，治宜三香汤加减。

金铃子　延胡索　真降香　广郁金　当归须　柏子仁　嫩桃仁　苦桔梗　陈枳壳

左胁䐜胀窜痛，脉弦肌麻，呕吐涎沫，木郁肝厥，应进苦辛通降法，以通则不痛耳。

淡吴萸二钱　川楝肉三钱　生香附三钱　青橘叶三钱　杭青皮一钱　炒白芍三钱　川黄连一钱　制半夏三钱　生牡蛎三钱　旋覆花二钱

邵氏医案

清气和络，胸胁刺痛已减，脉寸弦滑，舌厚胃馁呛咳，仍遵前法。

紫菀一钱五分　川石斛三钱　生香附一钱五分　石决明六钱　橘络一钱五分　广郁金三钱，原打　丹皮三钱　绿萼梅一钱五分　丹参三钱　炒谷芽四钱　白前一钱五分　炒枳壳一钱五分

四帖。

曹沧洲医案

左　壮热四日，气急胁痛，脉数，舌灰黄。重症弗忽。

枇杷露一两，入冲　鲜芦根一两，去节　鲜金斛三钱五分　淡豆豉三钱　鲜生地三钱五分，三味同打　旋覆花三钱五分，绢包　白杏仁四钱，去尖　煅瓦楞粉一两，绢包　丝瓜络三钱　象贝四钱，去心　滑石四钱　台乌药一钱，磨汁冲　莱菔子四钱，炒研　枳壳三钱五分（风温湿热附伏邪伏暑）

右　肝营不足，肾气不摄，肋下撑胀无定，每易胀入腰背，上逆作咳，脉软弦，积深根远，未易速效。

归身三钱五分　旋覆花三钱五分，绢包　杜仲三钱，盐水炒　金铃子三钱五分，炒　白芍三钱五分　煅瓦楞壳一两，先煎　陈香橼七分　延胡索三钱五分，炒　朱茯神四钱　紫石英五钱，煅，先煎　九香虫七分，焙　广郁金一钱（肝脾门）

左　肋左作痛，胸痞，便不畅，舌垢，口苦腻。防厥变，可惧。

归身三钱五分　赤芍三钱五分　象贝四钱　延胡索三钱五分　旋覆花三钱五分，包　宋半夏三钱五分　五灵脂三钱五分　煅瓦楞壳一两，先煎　制香附三钱五分　沉香曲四钱　绿萼梅一钱　车前子三钱，包　鲜佛手三钱五分（肝脾门）

左　肝肺络气失宣，右胁肋作痛，痛甚则纳减，甚则上及咽喉，下及足膝，脉弦。为日已多，未易解散。

旋覆花三钱五分，绢包　瓜蒌皮三钱，切　竹茹二钱　赤芍三钱　煅瓦楞粉一两，包　白杏仁四钱，去尖　橘络一钱　白蒺藜四钱，炒去刺　台乌药三钱五分　象贝四钱，去心　丝瓜络三钱　豨莶草三钱五分　枇杷露一两，温服（肝脾门）

左　气痛入肋，背脊胸次均痛，脉弦而不畅。宜下气疏泄。

旋覆花三钱五分，包　台乌药三钱五分　苏梗三钱五分　赤芍四钱　煅瓦楞粉一两，包　橘叶一钱　枳壳三钱五分　通草一钱　沉香屑四分　陈佛手三钱五分　杏仁泥四钱　路路通三钱　莱菔子三钱，炒

左　表热之后，左肋气阻，痰腻腹鸣。宜疏肝泄肺，滋利气化。

旋覆花三钱五分，包　枳壳三钱五分　陈佛手三钱五分　茯苓四钱　橘叶一钱　宋半夏三钱五分　六曲四钱　通草一钱　丝瓜络三钱五分　象贝四钱，去心　广郁金一钱　生熟谷芽各五钱，包（肝脾门）

左　胁痛呃逆，减而未尽，脉弦。宜守前意。

旋覆花包　公丁香　丝瓜络　枳壳　代赭石先煎　淡吴萸　橘络　通草　瓦楞壳　刀豆子　盐半夏　焦麦芽（肝脾门）

右　肝肾素薄，近日左胁痛，日有三次，脉软弦。肾不摄肝，未易速效。

北沙参三钱五分　橘白一钱　清阿胶三钱五分，海蛤粉炒珠　真水獭肝四钱，敲细吞服　白芍三钱五分　盐半夏三钱五分　茯苓四钱　绿萼梅一钱，去蒂　煅瓦楞粉一两，包　粉甘草四分　路路通三钱五分(肝脾门)

鲜佛手

上池医案

劳伤胸胁痛热，胃未开，湿痰未清，和为主。

焦半夏　厚朴　谷芽　泽泻　广皮　茯苓　川斛　姜　枣

两胁皆属肝，右胁痛，肝气偏右也。

川楝皮　乌药　归身　大砂仁　延胡　香附　白芍

肝病侮脾，胁痛便溏，木土俱病，滋肝和土调理。

料豆皮　川楝皮　炒山药　谷芽　白芍　川斛　薏仁　砂仁

两胁皆属肝，胁痛而起，肝阴大伤矣。肝是藏血之藏，血虚而木失涵濡，气急而疼痛如刺，得食则痛稍缓，肝病而胃亦虚也。古人治肝之病，当先实脾，职是故欤。久而木乘土位，肝气犯胃，必致作呕，呕则中气大亏，脉细如丝，舌滑而绉，吐饮吐酸，甚至喉间辣气如焚，纯是肝阳上冲矣。拟咸降苦泄，酸以敛阴，温以扶阳，总须培植中气为主。

生白术　桂木　云苓　干姜泡极淡　北五味　炙草　金铃子　诸药配准，先用九孔石决明七钱敲碎块并水上碗煎汤代水

先从胸胁痛起，痛久不愈，延入少腹，口甜酸水上泛，欲呕不呕，此木郁气滞，宜从肝治，佐以和胃。

金铃子　真橘核　新会皮　茯苓块　延胡索炒　小茴香　制香附　生白芍　生谷芽

鲁峰医案

活血散瘀汤，此予治汉军武生员张姓肋痛之方也。初伊因练武拉硬弓弩伤，左肋疼痛，日夜不休，后至面色黄瘦，医治数月未愈，予立此汤加减，服四剂而愈。

活血散瘀汤方：

柴胡二钱，醋炒　全当归二钱，酒洗　赤芍二钱　桃仁十粒，去皮尖，研　红花一钱　大黄三钱，酒浸　花粉二钱　穿山甲一钱五分，醋炙　木香一钱　甘草一钱五分

水二钟，木瓜酒一钟，煎出，热服。

清肝顺气汤，此予治樊婆胁痛牵引满胸痞痛之方也。初痛时便服木香分气之剂未愈，反作头痛吐逆，大便溏泄之症，予处此方，服一剂痛减泄止，又连服四剂，诸症悉退而愈。

清肝顺气汤方：

柴胡二钱，醋炒　白芍三钱，酒炒　乌药二钱　青皮一钱五分　香附一钱五分，醋制　木香一钱　沉香八分，捣碎　枳壳二钱，麸炒　厚朴一钱五分，姜炒　木通二钱　猪苓二钱　泽泻一钱五分　当归二钱，酒洗　甘草一钱五分，炙

引加生姜一大片，煎服。

和肝补中汤，此予治家母胁痛胸痞之方也。家母偶患胁痛，胸膈痞满，不思饮食，嗜卧懒动，面色萎黄，气虚少神。诊得左关脉沉结，右关脉缓涩，审是伤肝妨胃之症，遂疏是汤，服二剂而痛止痞散，又去柴胡加党参、黄芪，服二剂前症悉除而愈矣。

和肝补中汤方：

熟地三钱　归身二钱，酒洗　白芍三钱，酒炒　柴胡一钱五分，醋炒　乌药一钱五分　木香一钱，块　陈皮一钱　枳壳二钱，麸炒　白术二钱，泔浸　缩砂一钱，炒研　甘草一钱，蜜炙

引加生姜一大片,煎服。

也是山人医案

曹(三六) 左胁痛,咳痰,邪入于络。

粗桂枝八分 归须一钱 郁金一钱 炒桃仁去尖研,一钱 黑山栀一钱五分 降香末,五分 炒白芥子五个

赵(廿八) 嗔怒动肝,左胁连少腹痛。

川楝子二钱 制半夏一钱五分 归须一钱 炒延胡一钱 郁金一钱 炒桃仁一钱 青皮一钱 炒小茴五分

夏(四五) 寒热胁痛,拟从少阳通络。

青蒿梗一钱 制半夏一钱五分 归须一钱 郁金一钱 炒白芥子一钱五分 丹皮一钱五分 霜桑叶一钱

吴(三六) 形寒胁痛,半月不衰,面白足冷。此属操劳损阳,谋虑伤肝之征。是非轻象,辛香刚燥,决不可进。

旋覆花一钱 柏子仁二钱 新绛一钱 归肉一钱五分 红花五分 青葱管五分 桃仁一钱

又 胁痛病自肝起,渐归及左,饮食少进,多梦纷纭,肝胃同病,勉拟甘缓和阳。

人参一钱 炙草五分 枣仁炒焦研,二钱 当归一钱五分 龙骨三钱 茯神一钱 柏子仁二钱 金箔三片(胁痛)

孟河费绳甫先生医案

金坛冯振清,右胁作痛,牵引胸腹,即大便频行。咳嗽口干。余诊其脉,右寸弦结。此肺郁不舒,经所谓肺心痛者是也。方用嫩桔梗一钱,粉甘草五分,大白芍钱半,南沙参四钱,甜杏仁三钱,薄橘红五分,冬瓜子四钱。一剂知,二剂已。(诸痛)

上海吕润泉,右胁肋作痛异常,坐卧不安,已经匝月,就余治之。诊脉细弦。此肺阴虚而痰火盛也。遂用西洋参一钱,麦冬二钱,白芍钱半,甘草五分,酒炒黄连二分,吴茱萸一分,瓜蒌皮三钱,川石斛三钱,杏仁三钱,竹茹一钱,广皮五分。两剂而安。(诸痛)

淮安丁宝铨,患肝阳挟痰饮,常觉左胁肋气滞作痛不舒,喉痛偏左,牵引太阳作胀。遍治罔效。余诊脉沉细而弦。肝阳上升,挟痰饮阻气灼阴,宣布无权。当养阴清肝,兼蠲痰饮。方用玄参一钱,沙参四钱,蒌皮三钱,橘红八分,白蒺藜三钱,女贞子三钱,地肤子三钱,冬瓜子四钱,连皮苓四钱,旋覆花一钱,通天草三钱,金铃子钱半。连服十余剂而愈。(情志)

上海吕小岩,患咳嗽后右胁肋痛不可忍,已经月余,遍治罔效。精神委顿,头眩口干。余诊右寸脉极沉细,此肺虚而气不下降也。当清补肺阴,辛通苦降。方用西洋参一钱,麦冬三钱,白芍钱半,甘草五分,石斛三钱,蒌皮三钱,酒炒黄连一分,吴茱萸一分,燕窝根钱半,南枣三枚。一剂痛减大半,再剂霍然。(虚劳)

重古三何医案

脘闷嗳气得平,两胁痛,脉细数。系营液亏,肝阳易扰,拟以异功加减,节劳勿烦,庶药有济也。

党参 制於术 白茯苓 水炙甘草 陈皮 丹参 当归身 煅牡蛎 广木香 炒牛膝 炒青皮 蔻壳 藕节 炒山栀

阮氏医案

余 痰湿凝滞肝络,嗽时左胁下触痛,或牵掣胸膈亦痛,脉象弦紧,舌苔白滑,拟以香附旋覆合温胆汤治之。

制香附钱半 苦杏仁钱半 白茯苓二钱

炒枳实六分　旋覆花钱半　陈橘络八分　炙甘草六分　紫川朴八分　紫苏子八分　水法夏钱半　簟竹络一丸　紫降香八分

张　血海空虚，冲阳上逆，每致右胁刺痛，或牵引心胸，以及左胁间，亦痛而难堪。当从养血降气主治。

全当归三钱　炙甘草八分　淡吴萸八分　紫丹参三钱　酒白芍三钱　紫沉香八分　广郁金钱半　紫石英三钱　紫瑶桂八分　川椒肉八分，炒

蔡　右关细弱，左关弦强，舌中溜苔，系土衰木强，每致肝气横行，冲阳上逆，痛由左胁下渐及膈间，呕恶冲心，时刻难安，拟小建中汤加平肝降气法。

酒白芍三钱　炙甘草八分　淡吴萸八分　玫瑰花八朵　川桂枝八分　川椒肉八分炒　紫沉香八分　紫石英三钱　生姜片三片　大枣三枚　饴糖二匙

郁证案

石山医案

一妇瘦弱，年四十余。患走气，遍身疼痛，或背胀痛，或两胁抽痛，或一月二三发，发则呕尽所食方快，饮食不进，久伏床枕。医作气治，用流气饮；或作痰治，用丁藿二陈汤，病甚。邀余视之。脉皆细微而数，右脉尤弱。曰：此恐孀居忧思，伤脾而气郁也。理宜补脾散郁。以人参三钱，香附、砂仁、黄芩、甘草各五分，黄芪二钱，归身钱半，川芎八分，干姜四分。煎服十余帖，脉之数而弱者稍缓而健，诸痛亦减。仍服前方，再用人参、黄芪、川芎、香附、山栀、甘草，以神曲糊丸，服之病除。（气痛气逆）

校注妇人良方

一妇人怀抱不舒，腹胀少寐，饮食素少，痰涎上涌，月经频数。余曰：脾统血而主涎，此郁闷伤脾，不能摄血归源耳。用补中益气、济生归脾而愈。（月水不断方论第十三）

一妇人胸胁作痛，内热晡热，月经不调。余谓郁怒伤损肝脾，朝用归脾汤以解郁结，生脾气，夕用加味逍遥散以生肝血，清肝火，半载而愈。后因饮食失调，兼有怒气，月经如注，脉浮洪而数，用六君子加芎、归、炮姜，一剂而血止，用补中益气加炮姜、茯苓、半夏治之而元气复，又用归脾汤、逍遥散调理而康。（妇人骨蒸劳方论第二）

一妇人腹胀胁痛，内热晡热，月经不调，不时吐痰，或用化痰行气之剂，胸膈不利。余谓脾气郁结，肝经血虚，朝用归脾汤，夕用加味逍遥散，百余剂而诸症渐愈。又因饮食停滞，或用峻补之剂，口干体倦。余用七味白术散、补中益气加茯苓、半夏，中气渐愈，又以补中益气及八珍汤兼服而痊。（妇人骨蒸劳方论第二）

一妇人年六十有四，久郁怒，头痛寒热，春间乳内时痛，服流气饮之类益甚，时有血如经行，又大惊恐，饮食不进，夜寐不宁，两乳肿胀，两胁焮痛，午后色赤。余以为肝脾郁怒火燥，先以逍遥散加酒炒黑龙胆一钱，山栀一钱五分，服二剂，肿痛顿愈。又二剂全愈。再用归脾汤加炒栀、贝母，诸症悉愈。（妇人寒热方论第三）

一妇人饮食后，或腹胀，或吞酸，自服枳术丸，饮食日少，胸膈痞满，腿内酸痛，畏见风寒。或用养胃汤，腿痛浮肿益甚，月经不行。余以为郁结所伤，脾寒湿热下注，侵晨用四

君、芎、归、二陈,午后以前汤送越鞠丸,诸症渐愈。又用归脾、八珍二汤兼服,两月余而经行。(妇人血风攻脾不食方论第七)

一妇人怀抱久郁,或时胃口嘈辣,胸膈不利,月水不调,晡热食少,体倦唇肿,已年余矣。此脾经郁火伤血,用归脾汤加姜汁炒黄连、山栀,少佐吴茱萸,嘈辣顿去,饮食稍进。乃去黄连,加贝母、远志,胸膈通利,饮食如常。又用加味逍遥散、归脾汤,间服百余剂,月水调而唇立愈。(妇人茧唇方论第一)

名医类案

丹溪治一室女,因事忤意,郁结在脾,半年不食,但日食熟菱米枣数枚,遇喜,食馒头弹子大,深恶粥饭。朱意脾气实,非枳实不能散,以温胆汤去竹茹,与数十帖而安。

一少妇年十九,因大不如意事,遂致膈满不食,累月惫甚,不能起坐,已脾午心间发热面赤,酉肾戌心包退,夜小便数而点滴,脉沉涩而短小,沉为气滞,涩为血瘀,短小为虚。重取皆有,经水极少。此气不遂而郁于胃口,有瘀血而虚,中宫却因食郁而生痰。遂补泻兼施,以参、术各二钱,茯苓一钱,红花一豆大,带白陈皮一钱,浓煎,食前热饮之,少顷药行,与粥半匙,少顷与神佑丸,减轻粉、牵牛减轻粉、牵牛即小胃丹,细丸如芝麻大,津液咽下十五丸,昼夜二药各进四服,至次日食稍进,第三日热退,面不赤,七日而愈。

一女许嫁后,夫经商二年不归,因不食,困卧如痴,无他病,多向里床睡。朱诊之,肝脉弦出寸口。曰:此思想气结也。药难独治,得喜可解。不然,令其怒。脾主思,过思则脾气结而不食,怒属肝木,木能克土,怒则气升发而冲开脾气矣。令激之,大怒而哭,至三时许,令慰解之,与药一服,即索粥食矣。朱曰:思气虽解,必得喜,则庶不再结。乃诈以夫有书,旦夕且归。后三月,夫果归而愈。

孙景祥治李长沙学士,年三十九,时患脾病,其症能食而不能化,因节不多食,渐节渐寡,几至废食,气渐薾,形日就惫。医咸谓瘵也,以药补之,病弥剧。时岁暮,医曰:吾技穷矣。若春木旺,则脾必伤重。会孙来视,曰:及春而解。因怪问之,孙曰:病在心火,必左寸洪数之脉。故得木而解。彼谓脾病者,不揣其本故也。公得非有忧郁之事乎?曰:噫!是也。盖是时丧妻亡弟,悲怆过伤,积久成病,非惟医莫之识,而自亦忘之矣。于是尽弃旧药,悉听孙言,三日而一药,不过四五剂,及春果愈。李因叹曰:医不识病,而欲拯人之危,难矣哉。世之徇名遗实,以躯命托之庸人之手,往往而是。向不遇孙,不当补而补,至于羸惫而莫悟也。《麓堂文集》

州监军病悲思,郝允告其子曰:法当得悸即愈。时通守李宋卿御史严甚,监军向所惮也。允与子请于宋卿,一造问,责其过失,监军惶怖汗出,疾乃已。《邵氏闻见录》

虞恒德治一人,年三十岁,三月间,房事后乘马渡河,遇深渊沉没,幸马健无事,连湿衣行十五里,抵家次日,憎寒壮热,肢节烦疼,似疟非疟之状。医作虚证治,用补气血药,服月余,不效。更医,作瘵治,用四物加知母、黄柏、地骨皮之类,及大补阴丸,倍加紫河车,服至九月,反加满闷不食。雇乳妪,日止饮乳汁四五杯,粒米不入。虞诊视,六脉皆洪缓,重按若牢,右手为甚。虞作湿郁治,用平胃散,倍苍术,加半夏、茯苓、白术、川芎、香附、木通、砂仁、防风、羌活,加姜煎服,黄昏服一帖,一更时又服一帖,至半夜遍身发红丹如瘾疹,湿郁而为热,病邪才透。片时遂没而大汗,索粥,与稀粥二碗。由是诸病皆减,能食,仍与前方,服三帖,后以茯苓渗湿汤倍加白术,服二十帖而安。琇按:此案宜入湿门。

括苍吴球治一宦者,年七十,少年患虚

损,素好服补剂。一日事不遂意,头目眩晕,精神短少,请医调治,遂以前症告之,谓常服人参养荣、补中益气等汤,每帖用人参三五钱,其效甚速。若小可服之,茶汤耳。医者不察,遂以前方倍以人参、熟地,弗效。都以为年高气血两虚,当合固本丸,与汤丸并进,可以速效。服之数服,筋脉反,加以气急。吴诊,其脉大力薄。问有病情,因得之,曰:先生归休意切,当道欲留,岂无抑郁而致者乎?况公有年,气之所郁,医者不审同病异名、同脉异经二句妙之说,概行补药,所以病日加也。病者叹曰:斯言深中予病。遂用四七汤,数服稍宽,气血和平,浃旬而愈。

程仁甫治一妇,年二十余,秋生一子,次年春夏经行二次,既而不月,自以为妊,至六七月,渐渐内热口渴,八月大热大渴。程未诊视,为用补血安胎之剂,不效。自秋徂冬,连经数医,症渐重。次年二月复诊,六脉沉数,浮取不应,形瘦憔悴,烦热不休,日夜手握铁器,或浸冷水中,一日用茶二十余碗,体倦食少,恶心,吐出如豆沫状,胸滞不快,经闭不行。程思前症皆火郁于内,不能发泄,故热渴也。《经》曰火郁发之,是其治也。用升阳散火汤,四剂热去其半,心胸舒畅。继用参、芪、甘、归、芎、地、知、膏、味、麦门、葛、陈生津止渴,气滞加青皮,干呕少加藿香,出入服至五十余剂,更以人参固本丸对坎离丸,每料加鹿角胶三两,五味、桃仁各一两,红花七钱,以为生血之引用也。服二月余,热退,口渴十去七八,口沫清。丸药数料,三年后经行有孕。

钱渐川幼攻文勤苦,久之抱郁成疾,上焦苦咽闭,中焦苦膈噎烦闷,下焦苦遗浊,极而呕血,几殆,医罔效。顾爱杏分治之,上焦用药清火解毒,食饱服;中焦用药开郁除烦,食后服;下焦用药升降水火,空心服。品不过三四,剂不过五六,病若失。(郁)

一妇产后患郁气,食下即满闷。以四七汤四七汤方:制半夏、陈皮、厚朴、紫苏入香附、神曲之类,服后气顺痰下,食进病除。(产后)

保婴撮要

一小儿寒热不愈,诊其乳母,左关脉弦数,左胁作痛,遇劳则遍身瘙痒,遇怒则小便不利。此因肝经血虚,郁火所致也,先用小柴胡汤加山栀、牡丹皮,诸症顿退,又用加味逍遥散,母子并痊。(寒热)

陆氏三世医验

呕嗽烦乏清补治验五八

吴煦野尊宠寡居,夜热,以烦劳复感风寒,咳嗽无痰,医以疏风之药投之,反增恶心呕吐,更以二陈导痰之剂服之,呕嗽不减,而夜不能寐。似失神志,烦乱不安。予诊其脉,沉弦而数,日干咳嗽,乃火郁之甚也,最为难治。况寡居多年,其为郁,不问可知。虽风寒,但当调气养血开郁清热中微加疏风之品。若竟发其表,升动阴火,所以喘咳呕吐反甚。热郁既久,脾气不舒,又加劳苦,脾气更伤胃中冲和之气,不得其平,重以二陈燥剂,宜其烦乱不寐,而神志如失也。因用清气养荣汤,加黄芩、前胡、薄荷、杏仁、苏叶二剂,服后咳嗽减十之五,吐呕烦闷,减十之二,睡卧未甚安,其脉微浮而数。因去苏叶、前胡、杏仁,加贝母、知母、山栀、枣仁、竹茹、大枣,煎服二剂,诸症俱愈,夜卧稍安,但四肢懈怠,气乏不足以息,其脉浮数而弱。予曰:虚火已降,宜其体弱,乃真气衰乏之候,仍用清气养荣汤,加贝母、枣仁,更加人参一钱五分,数剂而全愈。

卢绍庵曰:庸工目不知书,心不明理,但能见病治病,而不知先正云:寡妇尼姑,异于平常之妇人。此句是治法大纲。汉太仓公深得其旨。而我先生亦能探其奥,淳于勿获专

美于前矣。(卷之二)

郁痰误补二一

广德州少司空景渠李公贤嗣李江州,乙卯年下第而回,情怀悒快,饮食不思,精神困倦。一医以为久旷远归,投以补剂,胸膈否塞,大便艰难,宵来不寐。一医投以养血安神,烦躁靡安,小腹胀满。向因孝豊吴抚台济寰公与先大父有交,而吴李世姻,乃遣人邀予诊之。睹其面容昏滞,六脉沉滑,乃以枳实、黄连、瓜蒌、陈皮、贝母、槟榔、元明粉,兼服润字丸三钱,半日未应。又以前丸二钱催之,良久腹中鸣响,转矢气,大便去稠粘垢秽,五色错杂,约有半净桶,顿觉爽快,恨相见之晚。继以前之汤丸,少少与之。两三日间,共去垢污若干,粪色微黄,沉疴脱体。改用参、术、归、芍,健脾养血,数十剂而安。

文战不利,忧郁忿怒,损伤心脾,以致食减痰聚,病在上部,非关于肾,误投补剂,增痰势之猖獗,为日既久,大肠干燥,火性炎上,宜其有烦躁诸症。予因润其大便,釜底抽薪,痰消火降,病魔退舍矣。自此忝为相知,以续祖父相交一脉。(卷之五)

冰壑老人医案

晋江杨约庵,庚辰甲榜,除重庆大足令,舟行病热,扶寓天宁,庸工某以时行疫症治之,愈热,水谷不进,大满。殊不知脉无外邪,沉而微结,此郁症也。贝母为君,佐以香附、当归、黄柏、上甲,热渐退,思食,感谢而去。

两都医案

永严史公,己巳夏,以司徒大夫客燕邸,时抱伤寒症,投剂不一,服之罔效,遂近危笃,延余诊之。其脉心部虚,肺部滑,肝部沉,脾部滑大,肾部微,命门浮。余曰:此非伤寒症也,乃积郁痰气已久,近为暑气侵脾,误认为伤寒,禁忌饮食,致伤损其脾胃也。亟须少进粥食,以胜药气。随用香薷饮一服解其标暑,继用舒郁化痰之剂和其中胃,遂饮食渐增,胃气开适,精神顿王。又进健脾和荣之药,调其本元,三四日而康宁强固矣。有手书浮玉山歌以识赠。

都城有数家处子,亦发热、咳嗽、吐血、吐痰之候,俗云针线劳、女儿痨,皆作虚损补养治,服药罕效,至有待毙者。延余诊之,脉多过鱼际,《脉经》云:欲男而不得,故是脉见焉。予以舒郁清火为主,理气调经佐之,因劝其父母,俾早遂室家之愿,病可旋愈。夫婚姻愆期,多有是症,有会余意者,遄曲成就,使不至乾亢而坤战,则阴阳之患可消,此男女失血热嗽,有有余,有不足,指下要明,不可一概论也。余实屡试屡验,不敢谬谭。

顺天文学杨续宽公长郎病,延余诊,六脉沉滑,面如涂酥,项奘①不能转侧,起立皆昏晕旋转,饮食下咽,如有物长尺许阔寸余,阻碍腹间,将及半载。余曰:此郁结病也。当以舒郁顺气降痰为效。病者不然,父子详告以巅末,谓诸医皆以为虚火不足之候,已独宿半载,一日未尝缺补药,尚不能见效,用破气药恐未宜也。余且不答,其父复云:小儿年方二十二岁,昏娶三阅岁,尚未举子,老夫今已八旬,止生此子,宗嗣念重,医言虚症,遂令分房独宿。言讫,父子潸然泪下,旋云:先生果能生之,当竭力以酬。余笑而答曰:吾道原以济人为本,焉敢望报,郎君恙的系有余郁结之候,无难治疗,诸医以不足调养,令子过慎则益其有余,实实之害非小,倘能信余,一月可安。其父向余叩祝不已,惟余是从,余用越鞠二陈汤,加枳壳、青皮。连服七剂,便觉胸中爽快,所碍之物消其半,饮食较前加进,劝令夫妇同处,阴阳相和,越数日强扶可行。又服

① 奘(zhuǎng):僵硬。

前药四剂，面光遂去，项不奘而胸中觉无物矣。再服前药四剂，饮食更进，荣卫渐和，后小腿发肿如脚气然，父子怆惶无措，急召余诊，意若咎余药损其不足，致为虚虚之害，使脾虚发肿。余喜曰：脉气平和，此上中二焦壅塞顿消，浊气下行之验也，功奏十全矣。大凡痰气运动，有从肠间去者，有从经络中散去者，此浊气从足六经行出，一二日可保即消，不必过虑。二三日内足下果出湿气，滂溢[①]熏蒸，淋漓带袜，肿气全消矣。嗣服养荣健脾丸，半月体气如初。

鸿胪[②]吴两泉公，居北通州，延余至其家，时医知名者四五人在座。余按得六脉沉细而滑，手心热而手背寒，乃知其无外感证。余断曰：此无他候，乃郁结久而停滞新，非舒郁化痰，消导利大便，不能瘳也。肯用予言，可一药而愈。吴公闻之喜。即用陈皮、半夏、厚朴、枳实、山楂、山栀、青皮、玄明粉，令速煎服。众谓此伤寒，表未解，敢轻用利药乎？公独信，随命童煎服。服后一夜，至黎明滞痰未下，毫不相应。复入诊，诸医哂之，余有愧色。及诊脉反浮大，身反愈热，不自解何故也？余又细心询问，吴公果因久郁痰滞在内，十日不便矣。则前药不谬，何以至是，正踟蹰沉思间，吴公内舅潘向余云：先生不必劳神，昨所服药非君药也，乃他医之药耳。对吴舍亲说是先生药，用前剂者，亦是舍亲，效则邀功，不则委责，然舍亲性命为重，不敢终隐，吴公亦知之，遂皆主用余药。随取原剂，余目过煎，服一两时，仍不动，又进琥珀丸一粒，须臾胸腹间有响声，随下秽物半桶，如胶如漆，水冲不散，自此大安。倘误作寒症，必至伤生，治疾者可以人命为戏乎？

《经》云：人之气血冲和，则万病不生，一有怫郁，诸病生焉。余每遇长安谒选诸高年，为选事稽延，阮途郁结，脾神不畅，饮食少进，其脉多沉涩结束，余祗以越鞠二陈汤，据脉之虚实加减调之，又以旷达之语解之，不责药资，且劝勿以频繁取药为嫌，持药资为酒需可也。往往襟怀洒畅，不药自愈，亦医中说法也。余尝闻褚尚书云：治寡妇僧尼，别得其法，虽无房室之劳，而有忧思之苦，此深达物情之论。

司农曹公，讳可明，句容人。二公郎，因不第，久有郁病，曹公在南部，时为壬申季冬，忽求假，并召余同至其家，为二公危证也。一到即诊视，按得心脉细小，肺脉滑大，肝脉弦数，脾脉沉涩，胃脉浮滑，肾脉浮而无力，命门三焦浮而数。余曰：据脉平素心肾两虚，久有郁结，近因外感，兼内伤停滞候也。先宜双解，待标证表里俱清，后用养心滋肾调之则愈，翁云：小儿是虚损症，祗宜补养，不宜清解，服人参养心固真之剂尚不能见功，用清解之剂，恐益令体弱。余曰：本虽虚而标实，故先治其标，标症一除，邪火退，梦遗止，夜卧安，而后可言治本耳。诸医以为不然。余恐仓卒诊脉有误，且不敢立方，再诊其脉，再问其证，再望其色，看舌上已生苔，焦黑兼黄，黄属阳明胃经，黑属少阴肾经，是胃中有滞，心火克制肾水，故生苔舌上，安得非外感内伤之并有乎？前医云：舌苔非生者，乃用噙化丸所积成药色也。余曰：非也，如药色舌软，一洗即退，病苔舌硬，洗不能去，此苔已老，煎灯心姜汤，以青夏布蘸水展洗不得去，以指刮之有分许厚，诸公欲信。遂用山栀为君，黄芩、枳实、厚朴为臣，柴胡、赤芍为佐，麦冬、花粉为使，灯心廿根为引。连服二大剂，顿觉心胸爽畅，肚腹宽舒，顷间去结粪升余，是夜睡始安，梦泄止矣。翁喜曰：先生治法神妙，请道其详？余曰：据《内经》之理而言，心肺属阳居上，肝肾属阴居下，脾胃居中州，中焦先因郁结痰滞凝住，又是补药填塞，以致中州之土淤

① 滂溢：像大小涌流横溢。
② 鸿胪：专管朝廷庆贺礼仪和接待的官员。

遏，使肾水不能上升，心火不能下降，心肾不交，故有梦遗不寐之候。此梦遗非比平常治法可疗者，今痰滞下后，中焦之气得畅，水火自然既济，阴阳由是两平，故取效如此。公复问脾土何以动而不息？余曰：人之脾属阴，主统血，乃重浊之脏，何能运动。人之四肢属脾土，上下眼胞属脾土，上下口唇属脾土，藉外动而内运也。人之舌乃心之苗，心为君象，原不轻动，所动亦属脾土。又论脾土之运动，因上有心火，下因肾水，无病之人，水升火降，上下往来，转弄脾土，方能运化胃中饮食，变化气血，人能食而不能运者，是水火不能升降，遂致土滞于中耳。公又问曰：何以能食不能运，何以能运不能食？余曰：《经》中所言胃司纳受，脾司运化，脾胃损伤，运纳皆难，譬一付石磨，胃如磨眼，脾如磨齿，四肢如磨肘，磨肘动转则能运化，诸物能下，磨眼塞住，即如胃弱不纳，磨齿平即脾弱不运，磨齿平下物则粗，磨齿利下物则细，人脾之盛衰，消容相同。又因曹公重听，余备书呈览，公阅之称快，二公郎亦快甚。后用四物加坎离丸剂，调之悉安。

晋熙庠友博豸许君，方太史公之西席也。其李夫人病伤寒廿余日，饮水不进，中膈胃胀，心气上触痛不止，诸医为不起症，太史公召余诊而决之。按得左寸沉细，左关沉涩，左尺沉微，右寸沉滑，右关沉弱，右尺沉而有力。余曰：此郁结痰滞中焦之病，因误作伤寒，禁忌饮食，致伤胃气耳。服余数剂，可保无虞。遂用舒郁理气化痰化滞为主，法用香附二钱，乌药一钱，枳壳一钱，陈皮八分，半夏七分，苍术一钱，桔梗八分，紫苏一钱，姜引。一服中气即畅，心胃即舒，少进米饮，二服更觉爽快，三服即起称愈，偶尔腹痛。余云：因血涩气秘为难，余症未尽。又进琥珀丹一粒服之，顷时腹痛随止，痰滞即下，遂粥食多进，胃气大安，从兹霍然无恙矣。许君谢曰：前医因作伤寒，戒忌饮食，致于胸满，饮水即呕，几用利药尚不能通，服先生妙剂，何以胃气即开，胸膈忽宽。饮食遂进，真神丹也？余曰：前医误认伤寒，过于发散，因忌饮食，使胃气返伤，元气闭塞，以致运化不通，故胸满不食，胃弱呕吐，余按脉稔知是郁结气逆无疑，故服前饵速效若此，倘不以脉辨，仍认伤寒，则失之千里矣。习岐黄者，可不慎哉！许君深服予言，特嘱以标一案云尔。

里中医案

许霞城寒热腹满

给谏许霞城，悲郁之余，陡发寒热，腹中满闷。医者谓外感风而内挟食也。余独以为不然。举之无浮盛之象，按之无坚搏之形，安在其内伤外感乎？不过郁伤中气耳！以补中益气加木香、白蔻，十剂而复其居处之常。

鞠上囡谵语

鞠上囡，抑郁，蒸热如焚，引饮不休，卧床谵语，户外事如见。医认伤寒，又认鬼祟。余曰：肝脉浮濡，肺脉沉数。夫木性虽浮，肝则藏血藏魂，而隶于下焦，脉当沉长而弦。金性虽沉，肺则主气藏魄，而居乎至高，脉当浮短而涩。肺燥而失其相傅之权，则肝为将军之官，无所畏制，遂飞扬而上越，不能自藏其魂耳。魄强则魂安，今魄弱而魂不肯退藏，乃逐虚阳而放荡，此名离魂。魂既离矣，则出入无时，故户外事皆见皆闻也。当救肺金之燥，使金气足而肝木有制，则魂归矣。用清燥加减，人参、黄芪、麦冬、天冬、五味、当归以润肺养气；芍药、枣仁、栀子、甘草以摄肝归魂；橘红、沉香使九天之阳下降；升麻、柴胡使九天之阴上升。两剂而呓语止，十剂而烦渴皆除，一月而病魔退。

已下四方医案

吴文邃真热假寒

新安吴文邃，眩晕者三载，战栗恶寒，五

月而向火。数妾拥居帷帐，屡服姜、桂，千里延余。予谓脉浮之细小，沉而坚搏，是郁火内伏，不得宣越也。用山栀三钱，黄连二钱，黄柏一钱五分，柴胡一钱，甘草五分，生姜五片，乘热亟饮之。移时而恶寒稍减，再剂而辍去火炉，逾月而起。更以六味丸、知、柏，用人参汤送下，两月全安。余知此病者，虽恶寒而喜饮热汤，虽脉细而按之搏指，灼然为内真热而外假寒，热极反兼胜己之化。以凉药热饮者，内真寒而外假热之剂也。

脉诀汇辨

给谏许霞城，悲郁之余，陡发寒热，腹中满闷。医者谓为外感风而内挟食也。余独以为不然。举之无浮盛之象，按之无坚搏之形，安在其内伤外感乎？不过郁伤中气耳。以补中益气加木香、白蔻，十剂而复其居处之常。(卷九)

先兄念山，谪官浙江按察，郁怒之余，又当炎暑，小便不通，气高而喘。以自知医，频服胃苓汤不效。余曰，六脉且大且结，乃气滞也。但以盐炒枳壳八钱，木通三钱，生姜五大片，急火煎服。一剂遂通，四剂霍然矣。(卷九)

马氏医案并附祁案王案

恶寒发热，倦怠懒言，神气怯弱，两脉虚弦。此甲木内郁，生气不荣，阳明受病也。盖甲木乃少阳初生之气，勾萌①始坼，其体柔脆，一有怫郁，即萎软遏抑，而不能上升，则下克脾土亦病矣。二脏受病，枢机不利，虚邪从之，入与阴争则寒，顷之既出，而与阳争则热。倦怠者，乃胃病而约束之机关不利也；神怯者，乃本病而心藏之神明失养也；是皆木郁土衰之故。木气既郁，惟和风可以达之，阴雨可以滋之，逍遥散。

柴胡　当归酒炒　白芍酒炒　茯苓　炙草　白术土炒　加煨姜　薄荷

场屋不遂，郁郁而归，神识不清，胸满谵语，上不得入，下不得出，脉虚涩兼结。此因郁气所伤，肺金清肃之气，不能下行，而反上壅，由是木寡于畏，水绝其源，邪火为之内扰，津液为之干枯，胸中满结者，气不得下也。神昏谵语者，火乱于上也，上不得入，下不得出，气化不清，而显天地否塞之象也。法宜舒通肺气，使清肃下行，则邪火不扰，而胸满自愈矣。

紫菀　干葛　枳壳　桔梗　杏仁　苏子

脉上出鱼际，此情怀失旷，郁而成热，少火化为壮火，久咳食减，形瘦已是损象，议用逍遥散，养心脾营血，舒肝胆郁结主治。

当归　白芍　茯苓　甘草　丹皮　柴胡　钩藤　广皮　大枣

久病形神日消，脉象坚大，是谓脉无胃气矣。曾诊于上年夏季，便泄腹痛食减，舒肝健脾疏补，春进安胃丸，总无效验。此生气不至，当女子天癸将通之岁，经脉气机怫郁，久逆热聚，渐为枯涸之象，最足虑也。议用汪石山劳郁治法。

川芎　归身　白芍　熟地　青蒿　胡黄连　楂炭　香附

东皋草堂医案

一老妪，病后失调，不思食，因而绝谷者月余，下部浮肿，切其右脉浮而迟，左脉沉而有力，此肝郁克脾也。为之定方：肉桂、白芍、藿香、青皮、半夏、白术、干姜、陈皮、甘草、米仁、茯苓、当归、服二帖，浮肿退，胃口开，仍用前方去藿香加人参，又二帖，而口苦，微发寒热，病者心慌，余慰之曰：发寒热，病将退矣。

---

① 勾萌：草木芽苗。曲者为勾，直者为萌。

再立方：柴胡、升麻、半夏、人参、白术、茯苓、甘草、当归、肉桂、干姜、白芍、黄芩，少阳诸症悉愈，而脉渐虚微，余知其病退矣，于前方去黄芩、半夏、肉桂，加附子、陈皮、黄芪。四剂而霍然。凡木郁之症，服药后，身发寒热者，此木气上升也，故知其病将愈。(脾胃)

(评选)静香楼医案

中年脘闷，多嗳多咳，此气郁不解也。纳谷已减，未可破泄耗气，宜从胸痹例，微通上焦之阳。

薤白　瓜蒌　半夏　桂枝　茯苓　姜汁

诒按：方法轻灵。(诸郁门)

寒热无期，中脘少腹遽痛，此肝脏之郁也，郁极则发为寒热；头不痛，非外感也。以加味逍遥散主之。

加味逍遥散

诒按：此木郁达之之法。

病从少阳，郁入厥阴，复从厥阴，逆攻阳明，寒热往来，色青，颠顶及少腹痛，此其候也。泄厥阴之实，顾阳明之虚，此其治也。

人参　柴胡　川连　陈皮　半夏　黄芩　吴萸　茯苓　甘草

诒按：此从左金、逍遥化裁而出。若再合金铃子散，似更周到。

此血郁也，得之情志，其来有渐，其去亦不易也。

旋覆花　薤白　郁金　桃仁　代赭石　红花

诒按：此必因血郁，而络气不通，有胸膈板痛等见证，故立方如此。(诸郁门)

劳郁交伤，营卫不和，胸中满痛，时有寒热。与六淫外感不同。治宜和养气血。

逍遥散

诒按：再增枳、朴等宽中之品，则更周到矣。(肿胀门)

胁下素有痞气，时时冲逆；今见中满，气攻作痛，吞酸呕吐，能俯而不能仰。此厥阴郁滞之气，侵入太阴之分，得之多怒且善郁也。病久气弱，不任攻达；而病气久郁，亦难补养为掣肘耳。姑以平调肝胃之剂和之，痛定食进，方许万全。

半夏　广皮　川楝子　橘核　茯苓　青皮　炙甘草　木瓜

诒按：审察病机，至为精细，立方亦周到熨帖。(肿胀门)

薛案辨疏

一妇人怀抱郁结，不时心腹作痛，年余不愈，诸药不应，余用归脾加炒山栀而愈。

疏曰：怀抱郁结而胸腹作痛，先生原主归脾，即所谓心脾疼痛治法也。况年余不愈，而诸药不应者，其服香燥理气之药多矣。脾肝亏损不言，可知此归脾所必用也。然痛久必有伏火，故加炒山栀以清之。其加归脾者，以柴胡、山栀同用，是清散肝经之火。郁结于心脾者，此柴胡一升，山栀一降，而肝火之郁结斯清散矣。兹案独用山栀者，岂以独在脾经而非肝经所来故耶。然余谓即用柴胡亦未始不可，盖诸痛皆属于肝，而怀抱郁结者，其肝气必与之同郁也。(脾胃亏损心腹作痛等症)

一妇人素郁结，胸膈不宽，吐痰如胶，用加味归脾汤乃瘥。

疏曰：吐痰如胶，世皆为之火痰、老痰、顽痰，虽或有知其虚者，亦必先用清消之品而后补之。不知多成于素郁结之人，为郁火熏烁其津液所致也。夫郁结者，其心脾之伤也，可知虽吐痰如胶，只补其心脾而已。清消之品，吾知其不胜任矣，故用归脾汤以补之。然郁结者，必有郁火，况吐痰如胶，其火必盛，故用加味归脾汤兼解其郁结也。(脾肺亏损咳嗽痰喘等症)

一妇人不得于姑，患胸膈不利，饮食无味，此脾肺俱伤，痰郁于中，先用归脾汤加山栀、抚芎、贝母、桔梗，诸症渐愈。后以六君加芎、归、桔梗，间服全愈。

疏曰：此案云患咳者，干咳而无痰也。丹溪云：咳而无痰者，此系火郁之症。乃痰郁火邪在中，用桔梗以开之下，用补阴降火不已，则成劳。此为不得志者有之。今此案云：不得于姑，岂非不得志者乎？以丹溪法论，治当先用开提之品，继用补阴降火之药，参、芪、术等似未可用，而先生先用归脾加味者，诚可见其脾肺俱伤也。夫归脾治郁结伤心脾之方，未尝言及于肺，然郁结既能伤心脾，何不能伤脾肺？归脾既能治心脾，何不能治脾肺耶？且其所以加山栀、抚芎、贝母、桔梗者。山栀即寓降火之意，抚芎即寓散郁之意，贝母即寓清痰之意，桔梗即寓开提之意，标本兼治法也。后以六君加芎、归，亦气血两补而兼消痰之剂，更加桔梗，仍不忘开提意耳。独始终不用补阴之品，是先生之独见也。予曾治一妇人，患干咳嗽而兼泄泻。先用异功散而泄泻止。继用逍遥散而干咳痊。一医用滋阴之品，内熟地五钱，一剂而两症俱剧，泻剧则咳亦剧。余仍用前药不应，乃以异功散内白术三钱，陈皮易橘红，加苏梗一钱，桔梗二钱，两剂而愈，四剂而痊。是知此症多不利于补阴降火也。盖不得志而至于郁结者，其气多陷，补阴降火则其气更陷矣，宜增其剧也。然此是治脾肺气虚所致者，然而若因阴虚火燥及血虚火郁所致者，则补阴降火之法仍不可废。《原病式》曰：瘦者腠理疏通而多汗泄，血液衰少，而为燥热，故多劳嗽之疾也。又《医贯》曰：有一等干咳嗽者，极难治，此系火郁之症，乃痰郁其火邪在中，用逍遥散以开之下，用补阴之剂，此阴血虚而火郁治法也。（脾肺亏损咳嗽痰喘等症）

一儒者怀抱郁结，复因场屋不遂，发热作渴，胸膈不利，饮食少思，服清热化痰行气等剂，前症更甚，肢体怠惰，心脾两脉涩滞，此郁结伤脾之变症也。遂以加味归脾汤治之，饮食渐进，诸症渐退。但大便尚涩，两颧赤色，此肝肾虚火内伤阴血，用八珍汤加肉苁蓉、麦冬、五味至三十余剂，大便自润。

疏曰：此案以如是之症，如是之脉，而论其为心脾郁结，气血两伤之症，用加味归脾治之无容疑矣。独诸症渐退后，大便尚涩，两颧赤色，诚属肝肾虚火，似用六味丸为当。而又曰内伤阴血，投八珍汤者，岂以脉涩，终属血少而非水亏乎？六味丸但能补水而不能补血乎？要当知涩脉之不可用泥滞之药，血虚之宜兼用补气之方也。（脾肺肾亏损大便秘结等症）

临证指南医案

吴氏　气塞失血，咳嗽心热，至暮寒热，不思纳谷，此悒郁内损，二阳病发心脾，若不情怀开爽，服药无益。郁

阿胶　麦冬　茯神　白芍　北沙参　女贞子（吐血）

周五九　酒热湿痰，当有年正虚，清气少旋，遂致结秘，不能容纳，食少，自述多郁易嗔，议从肝胃主治。

半夏　川连　人参　枳实　茯苓　姜汁（木乘土）

张二九　脉小弱，是阳虚体质，由郁勃内动少阳木火，木犯太阴脾土，遂致寝食不适，法当补土泄木。

人参一钱半　白术一钱半　半夏一钱　茯苓二钱　甘草五分　广皮一钱　丹皮三钱　桑叶一钱　姜一钱　枣二钱（木乘土）

陈妪　久郁，伤及脾胃之阳，面无华色，纳粥欲呕，大便溏泄，气陷则跗肿，气呆则脘闷，有中满之忧，用治中法。肝犯脾胃

人参　生益智　煨姜　茯苓　木瓜　炒

广皮(肿胀)

陶　脉左弦坚搏,痰多,食不易运,此郁虑已甚,肝侮脾胃有年,最宜开怀,不致延及噎膈。

半夏　姜汁　茯苓　杏仁　郁金　橘红

又　脉如前,痰气未降,前方去杏仁加白芥子。(痰)

陆二六　心脾气结,神志不清。

人参　桔梗　乌药　木香

各三分磨汁。

又　夜服白金丸。

又　久郁,心脾气结,利窍佐以益气。

人参　石菖蒲　龙骨　枣仁　远志　茯神

胡四六　悲泣,乃情怀内起之病,病生于郁,形象渐大,按之坚硬,正在心下,用苦辛泄降,先从气结治。心下痞结

川连　干姜　半夏　姜汁　茯苓　连皮瓜蒌

季六九　老年情志不适,郁则少火变壮火,知饥,脘中不爽,口舌糜腐,心脾营损,木火劫烁精华,肌肉日消,惟怡悦开爽,内起郁热可平。但执清火苦寒,非调情志内因郁热矣。郁损心脾营内热

金石斛　连翘心　炒丹皮　经霜桑叶　川贝　茯苓

接服养心脾之营,少佐苦降法。

人参　川连　炒丹皮　生白芍　小麦　茯神

某　脘痛已止,味酸,乃肝郁也。肝郁

金石斛　黑山栀　丹皮　半夏曲　橘红　枇杷叶

某　初起左边麻木,舌强,筋吊,脑后痛,痰阻咽喉,此系肝风上引,必由情怀郁勃所致。

羚羊角　连翘心　鲜生地　玄参　石菖蒲　郁金汁

某　气郁不舒,木不条达,嗳则少宽。

逍遥散去白术加香附。

某　肝郁成热。

加味逍遥去白术加郁金。

某　郁热吞酸。

温胆汤加山栀、丹皮、郁金、姜汁炒黄连。

沈四三　脉虚涩,情怀失畅,肝脾气血多郁,半载不愈,难任峻剂,议以局方逍遥散,兼服补中益气,莫以中宫虚塞为泥。肝脾气血郁

吴四十　劳倦嗔怒致伤,病在肝脾,久有脑泄,髓脂暗损,暂以解郁,继当宣补。

钩藤　生香附　丹皮　桑叶　神曲　白芍　茯苓　广皮

叶氏　悒郁动肝致病,久则延及脾胃,中伤不纳,不知味,火风变动,气横为痛为胀,疏泄失职,便秘忽泻,情志之郁,药难霍然,数年久病,而兼形瘦液枯,若再香燥劫夺,必变格拒中满,与辛润少佐和阳。

柏子仁二钱　归须二钱　桃仁三钱　生白芍一钱　小川连三分　川楝子一钱

某　恼怒肝郁,思虑脾伤,面黄脉涩,寤不成寐,宗薛氏法治之。

人参　黄芪　熟於术　茯神　枣仁　桂圆肉　当归　炙草　黑山栀　丹皮　远志

戴氏　隐情曲意不伸,是为心疾,此草木攻病,难以见长,乃七情之郁损,以丹溪越鞠方法。

香附　川芎　小川连　茯苓　半夏　橘红　炒楂肉

神曲浆丸。

程妪　脉弦涩,外寒内热,齿痛舌干,无寐,乃肝脾郁结不舒。

郁金　钩藤　丹皮　夏枯草　生香附　薄荷　广皮　茯苓

吴四一　操持过动，肝胆阳升，胃气日减，脉应左搏，从郁热治。肝胆郁热

丹皮　黑山栀　薄荷梗　钩藤　广皮　白芍　茯苓　神曲

陆二四　郁伤，筋胀心痛。

钩藤　生香附　郁金　白蒺藜　丹皮　薄荷　广皮　茯苓

王六三　劳怒伤阳，气逆血郁致痛，痞胀便溏，风木侮土，前方既效，与通补阳明厥阴。肝犯胃气逆血郁

大半夏汤加桃仁、柏仁、当归、姜枣汤法。

朱三二　因抑郁悲泣，致肝阳内动，阳气变化火风，有形有声，贯膈冲咽，自觉冷者，非真寒也，《内经》以五志过极皆火，但非六气外来，芩连之属，不能制伏，固当柔缓以濡之，合乎肝为刚脏，济之以柔，亦和法也。肝郁风火升

生地　天冬　阿胶　茯神　川斛　牡蛎　小麦　人中白

熬膏。

赵四四　郁勃日久，五志气火上升，胃气逆则脘闷不饥，肝阳上僭，风火凌窍，必旋晕咽痹，自觉冷者，非真寒也，皆气痹不通之象，病能篇以诸禁鼓栗属火，丹溪谓上升之气，从肝胆相火，非无据矣。

生地　阿胶　玄参　丹参　川斛　黑稆豆皮

朱氏　脉弦右大，乳房刺痛，经阻半年，若遇劳怒，腹痛逆气上冲，此邪郁既久，少火化为壮火，气钝不循，胞脉遂痹，治以泄少阳补太阴，气血流利，郁热可解。胆脾气血郁

人参　柴胡　当归　白术　丹皮　甘草　茯苓

吴三八　脉弦涩数，颈项结瘿，咽喉痛肿阻痹，水谷难下，此皆情志郁勃，肝胆相火内风，上循清窍，虽清热直降，难制情怀之阳，是以频药勿效也。木火上升喉肿痹

鲜枇杷叶　射干　牛蒡子　苏子　大杏仁　紫降香

朱　情怀悒郁，五志热蒸，痰聚阻气，脘中窄隘不舒，胀及背部，上焦清阳欲结，治肺以展气化，务宜怡悦开怀，莫令郁痹绵延。木火上升肺不肃降

鲜枇杷叶　杏仁　瓜蒌皮　郁金　半夏　茯苓　姜汁　竹沥

又　脉左大弦数，头目如蒙，背俞膜胀，都是郁勃热气上升，气有余便是火，治宜清上。

羚羊角　夏枯草　青菊叶　瓜蒌皮　杏仁　香附　连翘　山栀

又　苦辛清解郁勃，头目已清，而膈嗳气，颇觉秽浊，此肝胆厥阳，由胃系上冲所致，丹溪谓上升之气，自肝而出，是其明征矣。

川连　姜汁　半夏　枳实　桔梗　橘红　瓜蒌皮

吴氏　气血郁痹，久乃化热，女科八脉失调，渐有经阻瘕带诸疾，但先治其上，勿滋腻气机。郁热先清上焦

黑山栀皮　炒黄川贝　枇杷叶　瓜蒌皮　杏仁　郁金　橘红(郁)

虞三四　脉数，舌白神呆，得之郁怒。郁热

犀角　羚羊角　野郁金　炒远志　鲜石菖蒲　炒丹皮　黑山栀　茯神

王三十　痰多咽痛，频遭家难，郁伤，心中空洞，呛逆不已，议与胃药。郁伤胃

金匮麦门冬汤。

陆二五　病起忧虑上损，两年调理，几经反复，今夏心胸右胁之间，常有不舒之象，此气血内郁少展，支脉中必有痰饮气阻，是宜通流畅脉络，夏季宜进商矣。郁损脉络痰饮阻气

天竺黄　茯神　郁金　橘红　远志　石菖蒲　丹参　琥珀

竹沥法丸。

赵六二　脉左涩，右弦，始觉口鼻中气触腥秽，今则右胁板痛，呼吸不利，卧着不安，此属有年郁伤，治当宣通脉络。血络郁痹右胁痛

金铃子　延胡　桃仁　归须　郁金　降香

王女　阴虚，齿衄肠血，未出阁①，郁热为多，与养肝阴方。郁热伤肝阴

生地　天冬　阿胶　女贞子　旱莲草　白芍　茯神　乌骨鸡

张六六　情志连遭郁勃，脏阴中热内蒸，舌绛赤糜干燥，心动悸，若饥，食不加餐，内伤情怀起病，务以宽怀解释，热在至阴，咸补苦泄，是为医药。肝肾郁热

鸡子黄　清阿胶　生地　知母　川连　黄柏

许　厥阴少阴，脏液干涸，阳升结痹于喉舌，皆心境失畅所致，药无效者，病由情怀中来，草木凉药，仅能治六气外来之偏耳。肝肾液涸阳升喉痹

熟地　女贞　天冬　霍山石斛　柏子仁　茯神

龙五六　久郁气血不行，升降皆钝，外凉内热，骨节沉痛，肌肿腹膨，肤腠无汗，用药务在宣通，五郁六郁大旨。经络气血郁痹

香附汁　白蒺藜　钩藤　丹皮　山栀　抚芎　泽兰　姜黄　神曲

金　气血久郁成热，脘胁痹闷不通，常有风疹腹痛，瘀痹已深，发时宜用通圣一剂，平时以通调气热之郁。

土瓜蒌皮　枇杷叶　黑山栀　郁金　桃仁　杏仁

杨　惊惶忿怒，都主肝阳上冒，血沸气滞，瘀浊宜宣通以就下，因误投止塞，旧瘀不清，新血又瘀络中，匝月屡屡反复，究竟肝胆气血皆郁，仍宜条达宣扬，漏疡在肛，得体中稍健设法。

旋覆花　新绛　青葱管　炒桃仁　柏子仁(郁)

张氏　据说丧子悲哀，是情志中起，因郁成劳，知饥不能食，内珠忽陷忽胀，两胁忽若刀刺，经先期，色变瘀紫，半年来医药无效者，情怀不得解释，草木无能为矣。

人参　当归　生白芍　炙草　肉桂　炒杞子　茯苓　南枣(郁)

郑氏　巅胀神迷，经脉抽痛，胀闷不欲纳食，一月经期四至，此郁伤气血成病。

龙荟丸二钱五分，三服。(肝火)

朱　脉右涩小数，左弦促，纳食脘胀，常有甘酸浊味，微呕吐清涎，旬朝始一更衣，仍不通爽，询知病起情怀抑郁，由气郁化热，如《内经》五志过极，皆从火化，就怀妊恶阻，按徐之才逐月安养，亦在足少阳经，正取清热养胎，况肝胆相火内寄，非凉剂无以和平，古人治病，以偏救偏，幸勿畏虚以贻患。郁热

金石斛　黑山栀　茯苓　半夏曲　橘红　竹茹　枳实(胎前)

叶氏医案存真

脉涩小数，质弱，平昔喜饮。酒性先入肝胆，故易生嗔怒，且涂次侍亲，烦劳郁热，自情怀而升。病属郁劳，惟怡悦为上，用药不易奏功。

桑叶　川贝母　粉丹皮　山栀壳　天花粉　蜜炒广皮

悲忧哭泣致病，不饥欲呕，病属郁症。治当条达肝胃，第胃为阳土，肝寄相火，虽结瘕气，燥热未宜。

制半夏　白茯苓　炒丹皮　炒神曲　吴茱萸　夏枯草　黑山栀　川连

① 出阁：出嫁。

客邸怀抱不舒，肝胆郁遏，升降失度，气坠精开为遗泄，地、萸、龙、牡钝涩，气郁者更郁，理气和肝获效，未经调理全功。当今冬令，温舒收藏之气未坚，失血之后，胸中隐隐不畅，未可凝阴，只宜降气和血。

钓藤钩　降香　米仁　郁金　茯苓　杜苏子　丹皮　炒桃仁

脉虚涩，咽中时痹，不妨食物，大便干燥，此肺中气不下降，不主运行。消渴心热，皆气郁为热，非实火也。

枇杷叶　苏子　蜜炙橘红　马兜铃　茯苓　川贝母

中虚阳郁，胸膈不舒，饮食不快，拟逍遥散，疏肝和脾，使甲胆清阳上达，生化气行，病可痊愈。

人参　柴胡　茯苓　归身　炙黑甘草　焦术　广皮　丹皮　炒白芍

阴茎作痛，痛甚而愦。诊两脉，浮虚而涩，浮为气虚，涩乃精伤。阴阳两虚，得之忧思劳郁，而伤中也。《经》云：阳明为气血之海，主润宗筋。又阳气者，精则养神，柔则养筋，今多悒郁，则气必伤。又任劳倦，则血必耗。气血两伤，宗筋失润，故令作痛。治以当归补血汤，加人参、甘草、秦艽、桂心、红花，继用归脾汤调理。

粮船四十　气塞填胸阻喉，不知不食。问病起嗔怒，寅卯病来，临晚病减。凡气与火，必由少阳之木而升，故上午为剧。

瓜蒌皮　黑栀皮　薄荷梗　神曲　新会皮　青蒿梗

叶天士晚年方案真本

毛四十岁　气塞填胸阻喉，不饥不饱。病起嗔怒，寅卯病来，临晚病减。凡气与火，必由少阳木性而升，故上午为剧。

瓜蒌皮　薄荷梗　神曲　黑栀皮　新会红　青蒿梗(杂症)

张四十九岁　平昔劳形伤阳，遭悲忧内损脏阴，致十二经脉逆乱，气血混淆，前后痛欲捶摩，喜其动稍得流行耳。寝食不安，用药焉能去病？悲伤郁伤，先以心营肺卫立法。

川贝　枇杷叶　松子仁　柏子仁　苏子　麻仁(杂症)

金麒麟巷，五十九岁　平日操持，或情怀怫郁，内伤病皆脏真偏以致病。庸医但以热攻，苦辛杂沓，津枯胃惫，清气不司转旋，知饥不安谷。

大半夏汤。(杂症)

汪　到吴诸恙向愈，佥从两和脾胃。近日家中病人纠缠，以有怫郁，肝胆木火因之沸起，气从左胁上撞，即丹溪上升之气自肝而出。木必犯土，胃气为减。

人参　茯苓　炙草　生谷芽　木瓜　川斛(杂症)

秦廿二岁　据述久逗客邸，情志不适，致脘中两胁按之而痛。大便久不爽利，脉形弦坚，面色不华，纳食已少，虚中有滞，以宣通腑络。

熟桃仁　海石　土瓜蒌　熟半夏　橘红　枳实皮(杂症)

吴三十五岁　遭逢数奇，情志郁勃，劳伤客感兼有。病实体虚，照顾勿犯二气，是攻邪宜轻。

连翘　飞滑石　花粉　白蔻仁　桔梗　杏仁　橘红　枳壳(杂症)

周东汇，廿一岁　此情怀多嗔，郁热自内生，经来愆期，心嘈辣，腹中痛，干咳忽呛，皆肝胃气热上冲，久则失血经阻，最宜预虑。

小黑稆豆皮　细生地　清阿胶　生白芍　云茯神　漂淡天门冬(杂症)

袁同里　经年累月宿恙，全是郁悖内因。

五志中之阳气有升无降,故得泄泻反爽,背椎必捶摩而胀减。盖脏阴之热鼓动,经腑中气皆逆行上巅。春间经漏,议进滋清补方,亦从权随时令也。暑伏已过,肃降未至,以顺天之气,应乎人身推求。

川黄连　广藿香　生麦芽　茯苓皮　蓬术汁　胡黄连　泽泻　南楂　丹皮(杂症)

续名医类案

罗太监治一病僧,黄瘦倦怠。询其病,曰:乃蜀人,出家时其母在堂,及游浙右,经七年。忽一日,念母之心不可遏,欲归无腰缠[①],徒尔朝夕西望而泣,以是得病。时僧二十五岁,罗令其隔壁泊宿,每以牛肉猪肚甘肥等煮糜烂与之(太监替和尚开荤),凡经半月余,且慰谕之。且又曰:我与钞十锭作路费,我不望报,但欲救汝之死命耳。察其形稍苏,与桃仁承气汤,一日三帖,下之皆是血块痰积。次日与熟干菜稀粥,将息又半月,其人遂愈。又半月,与钞十锭遂行。(《格致余论》)(卷十·郁症)

黄履素曰:予少年患郁火之症,面时赤而热,手足不温,复觉咽干口燥,体中微黄,夜更甚。就医吴门,粗工投以黄连、黄芩、黄柏等药。服方二剂,忽觉手足甚冷,渐渐过腕过膝,鼻间突出冷气,神魂如从高桥坠下深溪,阴阴不能自止,几登鬼录。延名医张涟水治之,张云:症虽误服寒药,又不可骤以热药激之,但服八珍汤加姜及天麻,久当自愈。如法调之,虽渐安而元气则大减矣。后简方书有云:郁不可折以寒剂,误治必致死,然则予之不死者幸也。夫记之以为戒鉴。

潘埙曰:予禀气素偏于火,晚年多难,怀抱郁郁,因而肝气不平,上冲心肺,水火不能既济,殊无应病之药,乃自制一方,名曰兼制丸。以柴胡、龙胆、青皮各五钱平肝,归身一两养肝,生地一两,生甘草五钱,黄柏一两,知母五钱补北方,苍术八钱燥湿,芩、连各六钱清心肺,桂心二钱引经,加白术、防己、陈皮、茯苓蜜丸。每服八十丸,常服有效。(褚记室)

琇按:合黄、潘二说观,皆郁火之症也。一则服苦寒几毙,一则服苦寒有效。要之,人之禀赋各殊,阴阳亦异,临症者不宜执着也。

龚子才治何进士夫人,患经行胃口作痛,憎寒发热。一医以四物汤加官桂、香附,服之即吐血而痛愈甚。诊之,六脉洪数,乃郁火也,以山栀二两,姜汁炒黑色,服之立愈。

冯楚瞻治一壮年,作宦失意退居,抑郁成疾,即经所谓常贵后贱,名曰脱营,常富后贫,名曰失精。其后气血日消,神不外扬,六脉弦细而涩,饮食入胃尽化为痰,必咳吐尽出乃能卧,津液内耗,肌表外疏,所以恶寒而瘦削。以人参保元固中为君;黄芪助表达卫为臣;当归和养气血,白术助脾胜湿,麦冬保护肺中之气,五味收敛耗散之金,炙甘草和药性而补脾,并以为佐;桂枝辛甘之性,能调荣卫而温肌达表,麻黄轻扬力猛,率领群药,遍彻皮毛,驱逐阴凝之伏痰,化作阳和之津液,并以为使。但恐麻、桂辛烈,有耗荣阴,入白芍和肝,以抑二药之性,更加白术以固中,姜、枣以助脾生津。二三剂,脉气渐充有神,痰涎咳吐俱愈。继以十补丸及归脾养荣加减全愈。(卷十·郁症)

张路玉治江礼科次媳,春初患发热头疼腹痛,咳逆无痰,十指皆紫黑而痛,或用发表顺气不效。诊之,脉来弦数而细,左大于右。曰:此怀抱不舒,肝火郁于脾土而发热,热蒸于肺故咳;因肺本燥,故无痰;脾受木克,故腹痛;阳气不得发越,故头疼;四肢为诸阳之本,阳气不行,气凝血滞,故十指疼紫。其脉弦者,肝也;数者,火也;细者,火郁于血分也。遂以加味逍遥散,加桂枝于土中达木,三剂而诸症霍然,十指亦不疼紫矣。

---

① 腰缠:即盘缠。路费。

徐孝廉室不得寐,不能食,心神恍惚,四肢微寒,手心热汗,至晚则喉间热结有痰,两耳时塞,用安神清火药不效。诊之,六脉萦萦如蛛丝而兼弦数,此中气久郁不舒,虚火上炎之候也。本当用归脾汤以补心脾之虚,奈素有虚痰阴火,不胜芪、圆之滞,木香之燥,(用归脾之法。)遂以五味异功散,略加归、芍、肉桂以和其阴,导其火,不数剂而食进寝宁,诸症释然矣。

张飞畴治一妇,平昔虚火易于上升,因有怒气不得越,致中满食减,作酸嗳气,头面手足时冷时热,少腹不时酸痛,经不行者半载余。其脉模糊,驶而无力。服诸破气降气行血药不愈。此蕴怒伤肝,肝火乘虚而克脾土,脾受克则胸中之大气不布,随肝火散漫肢体。当知气从湿腾,湿由火燥。惟太阳当空,则阴霾自散;真火行令,则郁蒸之气自伏。又釜底得火,则能腐熟水谷,水谷运则脾胃有权,大气得归,而诸症可愈矣。用生料八味倍桂、附,十日而头面手足之冷热除。间用异功而中宽食进,调理两月,经行而愈。

柴屿青治潼川守母,八十三。在沈阳礼部时,闻伊母在京病甚,忽身热吐痰,妄言昏愦。众医俱主发表病势日增,始求治。悲泪哀号,自分必死。诊其右关沉涩微滑,曰:此思虑伤脾,更兼郁结,痰涎壅盛,脾不能运也;身热昏愦,清阳不升,脾气伤也。先用二陈、栝蒌治其标,继用归脾加神曲、半夏、柴胡,调治数日而痊。向使误服表剂,岂不蹈昔人虚虚之戒耶?

山阴林素臣,偶患时气,为医所误,身热,呕吐绿水,转侧不宁。柴以为肝郁所致,用逍遥散加吴茱萸、川黄连各五分,一服吐止身凉,二服全愈。又服调理药,数剂而安。(卷十·郁症)

张意田治柯姓人,病剧。诊之,得脉浮大而空,左关沉候有微弦之象,左尺沉候有一丝之根。面目皆红,鼻青耳聋,眼瞪神昏,自语不休,舌燥赤大,唇紫齿燥。(只此数端,便非戴阳症明矣。)初病发热咳嗽,已七八日,所服乃伤风散解之药。昨日早间,连大便三四次,即卧床不省人事,今日忽然发昏。或谓戴阳症,用熟地、附子等,未服。张思外症虽类戴阳,然症起无因。察其所言,皆平日之事,则似少阴之独语。至鼻现青色,时在秋令,则肺气绝矣。然面有光亮,为表气不和,唇色深紫,宜有郁火。且左尺有根,本非无治;左关微强,则别有致病之故。询之,乃昨早失手自碎粥罐,因怒不止,即大便昏迷,知为郁怒所伤,肝火上逆而诸症蜂起,经所谓怒则气上是也,与戴阳相去远矣。用逍遥散去白术,加地黄、丹皮、炒栀之属而愈。病多隐微,医不审察,误斯众矣。(卷十·郁症)

萧万舆治一妇,年四旬,怀抱郁结,呕痰少食,胸膈胀痛,虽盛暑犹着绵衣,六脉浮结,或烦渴不寐,此命门火衰,元气虚寒也。以六君子加姜、桂及八味丸,不两月而症痊矣。(卷十·郁症)

戴元礼治姑苏朱子明之妇,病长号数十声,暂止复如前。人以为厉所凭,莫能疗。戴曰:此郁病也。痰闭于上,火郁于下,故长号则气少舒,《经》云火郁发之是已。遂用重剂涌之,吐痰如胶者数升乃愈。(《两浙名贤录》。析理甚精,治法亦高。此与上条皆善师子和者也。)(卷二十一·哭笑)

扫叶庄一瓢老人医案

脉左空右濡,右胁先痛,继以呛痰血块。此肝胃络伤,都因情怀不舒之郁,形瘦食减,甘缓主治。

生黄芪　南枣　柏子仁　炙甘草　当归　茯神(虚劳)

三焦郁勃之热,因劳心而炽,口臭难饥,

便燥,以苦辛暂用。

藿香叶　炒竹茹　黑山栀　白豆蔻　杏仁　广皮(郁)

抑郁顿挫,侘傺[①]无聊,心乃偏倚,十二官皆无主,则阴气并于阳也。投以重性之剂。

铁落　真郁金　半夏　苦参　块茯苓　橘红(心悸狂痫)

气郁四年,脘结自能排遣,其结聚已散,近日喉间吐咯不清,食味甘必滞脏。是肺胃不降,以微辛微苦之属,久恙勿投峻剂。

枇杷叶　米仁　茯苓　川贝母　金石斛　橘红　白蔻仁　桔梗　蜜丸(气痹噎膈关格呃逆)

思虑忧愁谓之郁,气血暗伤,肌肉日瘦,不食不寐,心中时觉昏愦。是皆内因之症,酿痰为痫,枯槁成损,必得情怀开旷,斯郁结可开。目下用药,因夏秋失血以来,倏[②]冷忽热,脘闷胸痛,自天柱挟脊至腰,酸软如折,不但营卫偏攲[③],八脉皆失其职司。先议宣畅脉络,勿以滋滞补涩。

鹿角霜　当归　炒枸杞子　茯苓　沙苑蒺藜　川桂枝　小茴香　炒香附(经产淋带女科杂治)

种福堂公选医案

单七岁　为母丧悲泣,淹淹不食,面黄唇淡,情志不适,生阳郁窒。《内经》谓思为心疾,郁必伤脾。病属无形,非伤食恶食之比。稚年调理后天脾胃为要,佐以开益心气。

人参　茯苓　炙甘草　淮小麦　益智仁　石菖蒲(郁心脾)

褚　气郁,肝不疏泄,神狂谵语,非是外感,乃七情之病,先进涤痰汤法。

川连　胆星　石菖蒲　半夏　钩藤　山栀　远志　橘红(郁肝火)

赤厓医案

林某内人,病胸胁少腹痛,一日发厥数次,卧床不起,昏昏闷闷,医以为虚而用补,忽两目不见物,势愈沉重,六脉俱数,左关弦而搏指。予曰:此郁怒伤肝,肝气实也。盖目为肝窍,两胁少腹,皆足厥阴之络,今肝气横逆,而用参术补之,火势随之以炽。《经》云:木郁达之。当以泻为补也。生柴胡、白芍生炒各半、吴萸汁炒川连、酒炒龙胆、当归、醋炒香附、金铃子、盐炒青皮。一剂目明痛缓,三剂良已。又予在歙治许宁远兄,大怒后两目失明,用六味地黄加柴胡、白芍、枸杞子获愈。此人肝肾素亏,故为滋水生木,虚实有不同也。

南雅堂医案

肝血枯燥,致易动嗔怒,发则头痛面热,胸胁胀满,是肝木失养,木气抑郁不舒。木乃生火,飞扬上升,欲不发怒得乎?宜调补肝血,用加味逍遥散治之。

炒白芍五钱　白术三钱　白茯苓二钱　炒栀子一钱　柴胡一钱　姜半夏一钱　当归身三钱　炒荆芥一钱　陈皮五分　甘草五分　水同煎服。(虚痨门)

素有湿邪,复因恼怒,引动肝胆之火,与胃中之痰气相搏,致食入便呕,心悸少寐,脉沉,乃气郁之明征,拟用温胆汤加味治之。

制半夏二钱　淡竹茹三钱　陈皮一钱　粉丹皮一钱　炒山栀二钱　枳实八分　酸枣仁二钱　白茯神三钱　石菖蒲八分　炙甘草五分　水同煎服。(膈症门)

---

① 侘傺(chà chì 岔赤):失意而神情恍惚的样子。

② 倏(shū 舒):疾速。

③ 攲(qī 七):倾斜。

忧郁太过,痰气凝滞,胸膈不利,时患呕逆。病已半载有余,脾气大虚,宜降气化痰解郁,并培养中土,斯为标本兼治之法。

半夏三钱(姜汁炒) 厚朴二钱(姜汁炒) 白茯苓三钱 紫苏一钱 炒白术三钱 陈皮一钱 人参一钱 干姜八分 炙甘草八分 白蔻仁八分 丁香一钱(膈症门)

寒热往来无定,胸脘痞闷,少腹拘急而痛,肝经被郁,木气不能条达,拟用加味逍遥散治之。

柴胡一钱 炒当归二钱(酒洗) 白芍药二钱(酒炒) 白术三钱(土炒) 白茯苓三钱 黑山栀一钱五分 粉丹皮一钱五分 炙甘草五分

气郁,咽嗌不利,病由情志而得,仿《金匮》法,酌方列后。

旋覆花一钱五分 川朴一钱 白茯苓三钱 橘红一钱 制半夏二钱 苏梗一钱 枇杷叶三片(去毛) 姜汁半匙(冲)

色苍,寒热往来,巅顶及少腹常痛,病由少阳郁入厥阴,复由厥阴逆攻阳明,宜泄木和土为主。

川连八分 人参一钱 吴茱萸一钱 白茯苓三钱 制半夏二钱 柴胡一钱 淡条芩二钱 陈皮一钱 炙甘草五分

脘闷噫嗳,咳嗽不已,是气郁不解之故,但胃纳日渐减少,不宜破泄耗气,兹从胸痹例治,宜通上焦阳分。

桂枝木八分 瓜蒌仁二钱 制半夏二钱 白茯苓三钱 薤白七分 姜汁七分

血虚则内热乃生,气郁则脘间作胀,拟以和营舒郁为主。

制香附一钱 丹参二钱 川贝一钱五分(去心) 白茯苓三钱 当归身二钱 酸枣仁二钱 淮牛膝一钱 制首乌二钱 川续断一钱 缩砂仁五分(研冲) 陈皮八分 红枣三枚

气郁,寒痰凝滞,胸间觉冷,时作隐痛,食入则腹中胀闷,议用温通法。

桂枝木一钱五分 制半夏二钱 白茯苓三钱 陈皮一钱 当归身二钱 川朴一钱 炒白芍二钱 制苍术二钱 川芎八分 枳壳八分 高良姜一钱 丹参一钱 炙甘草五分 水同煎服。(诸郁门)

病由悒郁动肝,久则延及脾胃致伤,不纳不饥,火风变动,发而为痛为胀,疏泄失司,大便忽秘忽溏,病已数载,形瘦液枯,非旦夕可能收效,若再用香燥劫夺,恐变成格拒中满之虞,拟用辛润之剂,并少以和阳者佐之。

当归身二钱 桃仁三钱(去皮尖) 柏子仁二钱 生白芍一钱 川楝子一钱 川 黄连三分

情怀郁勃肝风上引,初患左边麻木,痰阻咽喉,舌强筋吊,脑后作痛,宜用清熄法。

鲜生地三钱 连翘二钱 玄参二钱 郁金一钱 羚羊角八分 石菖蒲一钱五分 水同煎服。

情志不适,久郁心脾,气结,宜安神利窍,并以益气佐之。

人参一钱五分 龙骨二钱 酸枣仁二钱 白茯神三钱 远志一钱(去心) 石菖蒲一钱五分 水同煎服。

病由郁起,少火变为壮火,脘间不舒,口苦舌糜,木火劫烁津液,心脾受损,徒恃清火苦寒之剂,恐不足以平郁热,惟怡情赡养,冀可向安。

霜桑叶二钱 粉丹皮一钱五分 白茯苓三钱 川贝母一钱(去心) 连翘二钱 金石斛三钱

肝郁木不条达,致成内热,拟用逍遥散加减法。

柴胡一钱五分 当归身二钱 炒白芍二钱 白茯苓三钱 广郁金一钱 甘草七分 薄荷五分 生姜一片(诸郁门)

情志郁勃,肝胆相火内风上僭清窍,脉弦涩数,颈项结核,咽喉肿痛痹阻,水谷难下,用清热直降之剂，一时亦骤难奏效，惟怡悦开爽，冀可却病。

枇杷叶三片(去毛)　牛蒡子二钱　杏仁三钱(去皮尖)　射干一钱　苏子二钱　降香五分(研末冲)　水同煎服。

郁勃热气上升，头目如蒙，背俞䐜胀，脉左大弦数，先宜清其上焦。

连翘二钱　羚羊角八分　杏仁三钱(去皮尖)　桔梗一钱　瓜蒌皮二钱　黑山栀三钱　夏枯草二钱　香附一钱

诊得脉数，舌白，神呆，病由郁怒而得，兹以解郁清热为主。

羚羊角五分(磨冲)　犀角五分(磨冲)　石菖蒲二钱　白茯神三钱　远志一钱(去心)　郁金一钱　黑山栀二钱　粉丹皮二钱

郁伤有年，始觉口鼻中气触腥秽，今右胁作痛，呼吸不利，不得安眠，脉左涩右弦，系血络郁痹，当用宣通法。

当归须二钱　金铃子一钱五分　延胡索一钱五分　桃仁八分(去皮尖)　黄郁金一钱　降香五分(末冲)

忧郁不解，气血皆虚，头项结瘿，暮夜寒热盗汗，乃郁损成劳之渐，倘经期复阻，虑其难治。

当归身三钱(炒)　炒白芍二钱　白茯神三钱　陈皮一钱　钩藤二钱　炙甘草八分　大枣三枚

情志不适，肝脾气血多郁，脉象虚涩，病已半载有余，峻利之剂恐非所宜，拟以补中益气，合逍遥散主之。

柴胡八分　炙黄芪一钱五分　人参一钱　炒白芍一钱　炒白术一钱　白茯苓一钱　当归身一钱　炙甘草五分　陈皮五分　升麻三分　生姜二片　大枣三枚

外寒内热，舌干齿痛，夜不成寐，脉弦涩，乃肝脾郁结之证。

生香附八分　粉丹皮二钱　白茯苓三钱　陈皮八分　广郁金一钱　夏枯草二钱　钩藤五分　薄荷五分

情怀郁勃，气火上升，是以眩晕咽痹，脘闷不饥，自觉冷者，非真寒也，乃气痹不通之故。丹溪谓上升之气，从肝胆相火，斯其明征，肝为刚脏，柔以济之，即为中和之义。

生地三钱　粉丹皮二钱　阿胶一钱　玄参一钱　川石斛二钱　黑绿豆皮三钱

悒郁致伤，热蒸痰聚气阻，脘闷背胀，清阳欲结之象，亟宜开肺以展其气化，若郁久成痹，恐属难治。

郁金一钱五分　杏仁二钱(去皮尖)　白茯苓三钱　瓜蒌皮二钱　制半夏二钱　枇杷叶三钱　竹沥一盏　姜汁半匙(诸郁门)

情怀郁勃，心肝受病，神志不安，时狂时静，心传邪于肺，则烦悸不寐而咳嗽，肝传邪于胆，则目定神呆而振栗，皆由郁火为患也，拟清心安神壮胆为主，并以和脾平肝者佐之，方列后。

小川连一钱　白茯神三钱　酸枣仁二钱　远志二钱　川贝母一钱五分　北沙参一钱五分　龙骨三钱　石决明三钱　石菖蒲二钱　胆星二钱　铁落二钱

上药加猪胆一枚，用川芎五分研末纳入胆内，以线扎好同煎服。(痉厥门)

情志抑郁寡欢，气血窒滞，经先期色变，肌肤刺痛，晨泄不爽，此系郁症，于法宜通。

生香附一钱五分　当归身三钱　川芎三钱　白茯苓三钱　小茴香二钱　炒楂肉二钱　艾叶一钱　郁金八分　益母膏一钱(调经门)

簳山草堂医案

气火痰三郁兼证，非进补之候也。须旷达调理。

炒川连　石决明　全瓜蒌　炒中朴　陈皮　炒山栀　法半夏　旋覆花　川郁金　鲜

橘叶

六郁火升,痰气上壅。久防塞逆成格。

炒川连姜汁拌　石决明　瓜蒌皮　川郁金　白茯苓　炒山栀姜汁拌　旋覆花　天花粉　橘红　竹茹姜汁拌炒

痰郁气郁为患也。延久防反胃。

炒山栀　炒归须　半夏　川郁金　橘红　佛手　炒白芍　旋覆花　蒌皮　瓦楞子　竹茹

上焦痰火郁结。治宜清化。

炒川连　石决明　橘红　光杏仁　海浮石　炒山栀　川郁金　蒌皮　川贝母　炒竹茹

中焦痰火郁结也。治以疏化。

炒山栀　川郁金　法半夏　炒枳实　瓦楞子　川楝子　陈皮　旋覆花　瓜蒌皮　炒竹茹

此属六郁中之气郁、火郁也。久防结痞。

川黄连　生香附　焦建曲　煨木香　陈皮　炒山栀　炒川朴　川郁金　法半夏　鲜橘叶

每朝服香砂枳实丸三钱。

复诊:

气郁稍舒,中州未和。治宜理气以疏郁。

炒川连　炒山栀　焦茅术　法半夏　川郁　陈皮　炒枳壳　广藿香　白蔻壳　煨木香　赤苓

每朝服资生丸三钱。

右,十八岁。向病腹痛,近触恼怒,脘次胀闷不舒,饮食日减,神倦脉细。此六郁中之气郁也。

炒白芍　炒山栀　川楝子　焦建曲　陈皮　砂仁　石决明　牡丹皮　制香附　川郁金　焦谷芽

肝胃郁火上炎,颧赤气粗,脉来七至,时欲恶心。此水不制火之象,非浅恙也。急宜静养调理。

炒川连　羚羊角　炒山栀　肥知母　建泽泻　小生地　石决明　牡丹皮　京玄参　芦根

复诊:

前用清降之法,虚阳渐退,恶心不止。仍主凉阴泻火之法,以冀日就平熄。

原生地　黑山栀　穞豆衣　小麦冬　建泽泻　牡丹皮　石决明　京玄参　肥知母

烦劳火炽,喉燥舌涩。此肝胆热郁所致。治拟清化。

冬桑叶　石决明　川贝母　真海粉　肥知母　羚羊片　京玄参　甜杏仁　天花粉　炒竹茹　橘红(郁)

杏轩医案

又翁自病肝郁,证似外感

以翁自病,寒热胁痛,口苦食少,呻吟不寐,已经月余。服药不应,自以为殆。诊脉弦急,知其平日情志抑郁,肝木不舒,病似外感,因系内伤。与加味逍遥散,一服而效,数服而安。

家炳然兄女肝郁气厥,实有羸状

炳兄女在室,年已及笄,性躁多郁。初春曾患吐血,夏间陡然发厥,厥回呕吐不止,汗冷肢麻,其言微气短,胸膈胀闷,脉息细涩,状似虚象。医投补剂益剧。予诊之曰:此郁病也。《经》云:大怒则形气绝,而血菀于上,使人薄厥。又云:血之与气并走于上,乃为大厥。议与越鞠丸,加郁金、枳壳、茯苓、陈皮、半夏。兄曰:女病卧床数日,粒米不入,脉细言微,恐其虚脱奈何?予曰:依吾用药则生,否则难救。此脉乃郁而不流,非真细弱,欲言而讷,乃气机阻闭故也。观其以手频捶胸臆,全属中焦郁而不舒,且叫喊声彻户外,岂脱证所有耶?请速备药,吾守此,勿迟疑也。取药煎服。少顷,膈间漉漉有声,嗳气数口,胸次略宽。再服呕止,寝食俱安。转用八味逍遥散,除白术,加香附、郁金、陈皮,病愈,血证亦泯。

洪梅渚翁肝郁犯胃,痛呕发黄,温补药误,危而复安

嘉庆辛未春,予患眩晕,不出户者累月。友人张汝功兄来,言洪梅翁病剧,述其证状,起初少腹痛呕吐,医谓寒凝厥阴,投以暖肝煎,痛呕益甚。又谓肾气上冲,更用理阴煎合六君子汤,每剂俱用人参,服之愈剧。脘痞畏食,昼夜呻吟,面目色黄,医称体亏病重,补之不应,虑其虚脱,举室忧惶。复有指为疸证,欲进茵陈蒿汤者。嘱邀予诊以决之。予辞以疾,汝兄强之,于是扶掖而往。诊毕笑谓翁曰:病可无妨,但药只须数文一剂,毋大费主人物料。方疏加味逍遥散加郁金、陈皮、谷芽、兰叶。乃弟竝锋翁曰:家兄年将花甲,病经多日,痛呕不食,胃气空虚,轻淡之品,恐不济事。予曰:此非虚证,药不中病,致益剧耳。《经》云:诸痛属肝。病由肝郁不舒,气机遏抑,少腹乃厥阴部位,因而致痛。肝气上逆,冲胃为呕,温补太过,木郁则火郁,诸逆冲上,皆属于火,食不得入,是有火也。至于面目色黄,亦肝郁之所使然,非疸证也。逍遥一方,治木郁而诸郁皆解,其说出赵氏《医贯》,予辑载拙集《医述》中。检书与阅,翁以为然。初服各症均减,服至四剂,不痛不呕,黄色尽退。共服药十二剂,眠食如常。是役也,翁病召诊,日皆汝兄代邀,语予曰:翁前服参药不应,自以为殆,予药如此之轻,见效如此之速,甚为感佩,嘱予致意,容当图谢。予曰:医者愈病,分所当然,惟自抱疾为人疗疾,行动蹒跚,殊可笑耳。翁有盛情,拙集辑成,藉代付梓,亦善果也,胜酬多矣。晤间,翁问:尊集成乎?予曰:未也。翁曰:且俟脱稿,薄助剞劂①。阅兹廿载,集成而翁已仙矣。集首阅书姓氏款中,谨登翁名,不忘其言。

齐氏医案

曾治宋豪士令正,年二十七,性禀端淑,忽一早将饭,自去空室,以腰带结喉,微笑而不语,若痴骇状,其家以为染邪,巫师以为邪制,桃符棘矢,御之不应。乃叔肇堂曰:此必病耳,盍请医诊之?急延予视。予曰:喉中有鸡声,乃风痰塞喉。即以神应散吹鼻取嚏,吐痰而苏。其人仍然郁郁,予思其家富饶,姑亦贤良,因何而思自缢,又不死于金、死于水、死于火,而必欲死于木?木者肝也,肝藏魂,肝血不足而外邪深入,肝木被郁而人不知也。乃与逍遥散吞左金丸,平肝开郁,一剂而效。继服六君子汤加黄芪,八剂而愈。(中风论)

吴鞠通医案

毛　四十四岁　病起肝郁,木郁则克土,克阳土则不寐,克阴土则䐜胀,自郁则胁痛。肝主疏泄,肝病则不能疏泄,故二便亦不宣通。肝主血,络亦主血,故治肝者必治络。

新绛纱三钱　半夏八钱　香附三钱　旋覆花三钱　青皮三钱　小茴香三钱　归须三钱　降香末三钱　广郁金三钱　苏子霜三钱

头煎两杯,二煎一杯,分三次服。三帖。

初七日　服肝络药,胀满、胁痛、不寐少减,惟觉胸痛。按:肝脉络胸,亦是肝郁之故。再小便赤浊,气湿也。

桂枝嫩尖三钱　晚蚕砂三钱　归须二钱　川楝子三钱　半夏六钱　降香末三钱　白通草三钱　青橘皮三钱　茯苓皮三钱　旋覆花三钱,新绛纱包　小茴香三钱,炒黑　两头尖三钱

服二帖。

初十日　驱浊阴而和阳明,现在得寐,小

① 剞劂(jī jué 积决):雕板;刻印。

便少清，但肝郁必克土，阴土郁则胀，阳土郁则食少而无以生阳，故清阳虚而成胸痹，暂与开痹。

薤白头三钱　半夏一两　广郁金三钱　栝蒌实三钱，连皮仁研　生苡仁五钱　桂枝尖五钱　茯苓皮五钱　厚朴三钱　小枳实二钱

服三帖。

十四日　脉缓，太阳已开，而小便清通，阳明已阖，而得寐能食。但䐜胀不除，病起肝郁，与行湿之中，必兼开郁。

降香末三钱　生苡仁五钱　白通草八钱　厚朴三钱　煨肉果钱半　茯苓皮五钱　半夏五钱

(单腹胀)

类证治裁

丁　神伤思虑则肉脱，意伤忧愁则肢废。高年忧思菀结，损动肝脾，右胁气痛，攻胸引背，不能平卧，气粗液夺，食少便难。由肝胃不和，腑不司降，耳鸣肢麻，体瘦脉弦，风动阳升，脂肉消铄，有晕仆之惧。香岩谓肝为刚脏，忌用刚药。仲景法肝病治胃，是有取乎酸泄通降之品矣。白芍药、木瓜、牡蛎、金橘皮、苏子、蒌仁、杏仁、归须、枳壳，再服颇适。然症由情怀内起，宜娱情善调，不宜专恃药饵也。

从侄　左乳下一缕气升，热痛至项，明是肝阳郁久致然。恰当暑湿炎蒸，每岁屡发，本由怫悒，肝久失畅，经隧痰气阻塞，致肺胃不主升降。痞嗳吞酸，大便忽溏忽硬，脉来沉涩。仿丹溪越鞠丸，山栀、川芎、神曲、香附(醋炒)、蒌仁、旋覆花、杏仁、贝母、枳壳。煎服辄安。

本　谋虑不遂，胆郁生火。春季目眶红晕，惊悸，口渴溺黄，见闻错妄，脉洪疾。用龙胆泻肝汤去芩、柴、通、泽，加牡丹皮、白芍药、赤苓、生枣仁。二服已定，再用平调之剂而安。

刘　年高胸闷，气从下焦逆上，饥不思食，此必郁怒致病，右关脉浮长过本位，两尺搏大，显然气逆不降，少阳司令得此，有膈噎吐沫之忧。郁金、栝蒌皮、前胡、枳壳、苏子、青皮、降香(末)、郁李仁。数服效。

眭氏　食后脘痞呕酸，口燥鼻衄，经四月乃行。沉绵十载，由气分延及血分，乃肝郁不舒，致浊升血逆，有终身绝孕之累。生香附、吴萸(黄连汁炒)、黑山栀、茯苓、苏子、郁金、泽兰。数服痞呕渐减，去香附、吴萸，加牡丹皮、白芍药、当归、延胡索(俱酒炒)、椒目。数服经行。再加金橘皮、木香汁，加减前药为丸。渐平。

王氏　病久怀抱悒郁，脉细涩少神，左尤甚。呕酸食胀，胃阳不舒，左耳项痛连发际。虚阳上攻，胆气横溢，木郁土衰，必至便秘经阻。用吴萸汤去姜、枣，加制半夏、橘白、茯苓、枳壳、甘菊、钩藤、嫩桑叶，三服甚适。去吴萸，加谷芽、益智、当归，又数服，诸症渐除。

谢氏　右腋气瘤碗大，经先期，至则浑身牵痛，结缡十载，从未孕育。头晕带下，食后吐酸，脉沉弦。症由郁久伤肝，肝经气逆，致生风火，动血震络，腑气失降，呕眩浊逆，营卫失调，脉隧阻痹。治用两通厥阴、阳明法。黄连、山栀(俱姜汁炒)、香附(童便制)、枳壳、郁金、茯苓、当归、贝母、橘络、丝瓜络，数服症减。改用加味逍遥散去柴胡、白术，加贝母、郁金汁，合胶艾汤。数服而经渐调。

邹氏　因丧女哀悒，渐次胁痞，食入胀加，痰浊不降，呕苦便溏，脉虚迟。此悲愁郁损生阳，致气窒浊壅，治在泄肝温胃。仿吴茱萸汤，吴萸、干姜各五分，制半夏、茯苓各二钱，枳壳、砂仁壳、橘白、乌药各八分。三服呕止胀宽食进。改用通腑利湿。大腹皮(洗净)二钱，厚朴五分，半夏曲八分，椒目十五粒，茯

苓二钱,砂仁壳八分,煨姜钱半。数服而安。

回春录

张氏妇患气机不舒,似喘非喘,似逆非逆,似太息非太息,似虚促非虚促,似短非短,似闷非闷,面赤眩晕,不饥不卧。补虚清火,行气消痰,服之不应。孟英诊之曰:小恙耳,旬日可安,但须惩忿是嘱。与黄连、黄芩、栀子、楝实、鳖甲、羚羊角、旋覆、赭石、海蜇、地栗为大剂,送当归龙荟丸。未及十日汛至,其色如墨,其病已若失。后与养血和肝,调理而康。

尚友堂医案

熊求镗妻,两目红肿。医治月余,左目瞳仁爆出内陷丧明,右目昼夜疼痛。延余诊之,六脉沉数,两尺更甚。余曰:此因经信久闭,相火熏蒸,上攻两目之症。投以滋阴泻火,加红花、桃仁、茜草以破血,穿山甲以攻坚,服十余剂,乃能血海通行,大下瘀积,右目红肿消散,黑白分明。后询知因艰于嗣,夫纳二宠,从此忧思郁积,经闭已七年矣。(编者按:本例目疾、闭经悉由郁引起,故归入"郁证")(治经闭害目)

舒则先长媳,壮年孀居,子幼家饶,忧思成疾,心胸间似疼非疼、似辣非辣、饮食日减,神识迷离,医药罔效。余曰:此郁结症也。时村中演剧,令彼姻娅①迎往观焉。半月旋归,其病如失。盖喜可胜忧,所以愈也。(治郁结症)

王氏医案续编

朱氏妇,素畏药,虽极淡之品,服之即吐。近患晡寒夜热,寝汗咽干,咳嗽胁疼。月余后,渐至减餐经少,肌削神疲。始迓孟英诊之。左手弦而数,右部涩且弱,曰:既多悒郁,又善思虑,所谓病发心脾是也。而平昔畏药,岂可强药再戕其胃,诚大窘事。再四思维,以甘草、小麦、红枣、藕四味,妙想可以益人神志。令其煮汤频饮勿辍。病者尝药大喜,径日夜服之。逾旬复诊,脉证大减。其家请更方。孟英曰:毋庸。此本仲圣治藏燥之妙剂,吾以红枣易大枣,取其色赤补心,气香悦胃,加藕以舒郁怡情,合之甘、麦,并能益气养血,润燥缓急,虽若平淡无奇,而非恶劣损胃之比,不妨久任,胡可以果子药而忽之哉!恪守两月,病果霍然。

沈俞医案合钞

《内经》以喜怒出于膻中,今襟怀不畅,无忻忻自得之意,盖缘久郁则清阳失司,生机不能灵动也。遇事烦厌难耐,寐醒即欲起身,肝阳心火易扰而不宁谧。拟由滋养以濡济之,所谓盏中添油,炉中覆火之法也。

茯神　远志　枣仁　归身　丹参　柏子仁　半夏曲　石菖蒲　麦冬　萱草　人参

神曲和丸,金箔为衣。

少年即有郁症,生阳不能舒布也,加之惊则肝胆亦病,自然寐少寤多,盖阳不入于阴,血不协于气也。今届六旬之外,血更衰,痰渐生,胸膈右边不能融畅,便燥,臂痛,着衣不便,鼻亦不知香臭,此由气馁则痰滞,升降出入之机针废弛,恐为厥中根基。诊脉左小右堕,宜补心脾,化痰利气,使营卫流通,乃无大患。

茯神　霞天曲　柏子仁　丹参　远志　枣仁　川桂枝　归身　甘草　姜皮

又,臂痛止,去桂枝加参,后服指迷茯苓丸。

---

① 姻娅(yin yà 因亚):亲家和连襟,泛指姻亲。

怀抱不舒，气郁于中焦，五更将交寅卯时为木旺之候，故肝阳上冲，喝喝如太息，间有腐臭者，郁则成火也。脉弦带数，宜清理肝肺。麦门冬汤：

麦冬　洋参　半夏　冬瓜子　知母　橘红　钩钩　郁金汁

心热汗出即不得寐，舌苔黄厚，又不作渴，脉细左弦，是心肝郁火症，病始齿痛。理宜壮水。

根生地　木通　竹叶　丹皮　元参　川斛　麦冬　女贞子　旱莲草

腹鸣而气上冲心，此厥阴症也。脉右沉左弦，沉则气滞，弦则木郁，郁则少阳生气不伸，怵惕忧虑自不能禁，病由肝而及心肾。宜开宜镇为治。

抱木茯神　七孔石决明磨去黑皮，研，三钱　远志肉　五花龙齿骨钱半　石菖蒲　枣仁　柏子仁二钱　加辰砂三分，红绢包悬于药中煎

忧悲则气结不舒，生阳衰飒[①]，故纳谷作胀，嗳噫，烦满，其足膝肿痛，连两拗及背皆痛者，以至阴之地，无阳以蒸动也。

虎膝骨　茯神　杜仲　淡附子　生於术　淮牛膝　生苡仁

接方：目有微赤暂定温药。

茯苓　焦白术　杜仲　白芍　车前子　小茴香　金毛狗脊去毛切片，三钱　苡仁　大枣

又：去小茴香，用千年健三钱。(郁)

忧愁悒郁，心神受伤，肾不上交，故应酬无意绪，行动则气促，诊脉左弦右细，知非痰火为病，宜归脾汤、宁志膏之类。

党参　黄芪　元生地　远志肉　茯神　归身　枣仁　炙草　木香汁

又，脉细弦，重按觉有力，肝阳上亢，暂进清肝法，前用补不应，症兼口燥，左胁胀。

细生地　羚羊角尖　香附　钩钩　黑栀　木通　青黛　橘红　金器一件

又，用清肝法又觉外寒，此亦气血久虚之故，但左脉尚沉弦，仍从肝治为妥。

元生地　茯神　胆星　钩钩　远志肉　橘红　丹皮　羚羊角尖　加辰砂二分冲服。(怔悸)

问斋医案

女子肝无不郁，如男子肾无不虚，乙癸同源故也。肝郁善怒，犯中扰胃、克脾。胸脘胀痛，呕吐食减，经来不一，血色不华，默默寡言，忽忽不乐。是皆肝郁不伸之所致也。宜《医话》山鞠蒡煎。

雀脑芎䓖　茅山苍术　云南茯苓　四制香附　六和神曲　沙糖炒山楂　炒麦芽　制南星　法制半夏

长流水煎。(肝郁)

抑郁伤肝，土为木克，脾湿生痰，气为痰阻，气痰壅塞于咽嗌之间，提之不升，咽之不下，甚至气闭、肢冷、柔汗，脉伏如痉厥之状。岂尊年所宜，戒之在得。

东洋参　云茯苓　紫苏叶　法制半夏　陈橘皮　川厚朴　苦桔梗　炙甘草　银柴胡　当归身　生姜　大枣(肝郁)

扶疏条达，木之性也。郁则伤肝，肝必传脾，脾湿蕴积，瘾疹屡发。肝病善痛，脾病善胀，此乃素来宿疾也。近复营卫乖分，往来寒热，非疟可比。胸次不舒者，肝气之郁也。饮食少进者，土为木克也。经来不能应月盈亏，其色或淡黄、或灰黑者，脾不化血，肝火灼阴也。逐月渐少者，由少至闭也。舌苔淡黄，中有断纹，唇燥不渴，皆属阴亏。失红一次，火载血上，由是言之，病起于肝，传之于脾，下关于肾，损及奇经八脉，已入虚劳之境。有经闭、喉疼、喘咳之虑。

川芎　当归身　人参　冬白术　大生地

① 衰飒(sà 萨)：衰落萧索。

银柴胡　云茯苓　酸枣仁　远志肉　怀山药(肝郁)

木郁化风,土湿生痰,风振痰升,气机壅塞,卒然倾跌,非痫症也。经来色淡,乌能应月盈亏。脉象虚弦,证由情志中起,切戒烦劳动怒,最宜恬惔无为。王道功迟,徐徐调治。

东洋参　云茯苓　冬白术　炙甘草　当归身　大白芍　制陈半夏　陈橘皮　羚羊角

为末,生姜、大枣煎汤,和淡竹沥叠丸。早晚服三钱。

忧思郁结,肝木受戕,木乘土位,健运失常,津液凝结成痰,痰随气行,变幻不一。流注四肢及人迎之穴则瘰疬、项胀,上扰巅顶及心胞则头摇痉厥。经来色紫,眠不竟夕,木叩金鸣,带下如注,脉来弦数无神。法当崇土安木。

人参　云茯苓　冬白术　炙甘草　制陈半夏　陈橘皮　当归身　大白芍　羚羊片　百部　姜汁　淡竹沥(肝郁)

脉来弦数无力,症本脏阴营液有亏。素昔木失条舒,土为木克,化源不健,运纳失常,以故饮食迟于运化,经来不能应月盈亏。脾虚则四肢浮肿,肝郁则气机不利。有二阳之病发心脾之虑。土能安木,肝病治脾。爰以归脾、六君加减,折其郁气,先取化源。

东洋参　云茯苓　冬白术　炙甘草　当归身　熟枣仁　远志肉　陈橘皮　制陈半夏　煨木香　四制香附

服折其郁气,先取化源等剂,数十日来,诸症小愈。值天令溽暑,炎蒸湿郁,伤气伤阴,加以辛苦、忧劳,二气潜消,风暑乘虚而入,赖人功药力有以预防,幸未猖獗。现在暑氛虽解,阴液受戕未复,形神未振,夜寐不沉,饮食少思,经来不一,经前作痛,乳房作胀,乃肝不条达,郁结不伸。损及奇经则不孕;宗气上撼为怔忡;宗气不足,溲便为之变。至于或为之症,如浮云之过太虚耳。治当求本。

大熟地　怀山药　东洋参　当归身　山萸肉　云茯苓　远志肉　于潜野白术　酸枣仁　绵州黄芪　炙甘草　济水阿胶(肝郁)

抑郁伤肝,土为木克,健运失常,升降道阻。呕吐食少。泄泻频频,中脘胀痛不舒,舌赤无苔、近紫,胸喉气哽,面目浮虚,脉来弦数少神,不至三阳内结为顺。爰以归脾、六君加减,一助坤顺,一法乾健。

大生地　绵州黄芪　酸枣仁　东洋参　云茯苓　冬白术　炙甘草　当归身　陈橘皮　制陈半夏　煨木香　远志肉

归脾、六君加减,共服二十四剂,饮食渐进,便泻较减,六脉亦缓,中枢颇有旋转之机。中脘仍然胀痛,舌色仍然紫赤,面目仍然浮肿。证本木郁脾伤,阴阳并损,驯致肾中水火俱亏。水不涵木,火不生土,又值春木司权,中土益困,脾胃重伤。是以上为呕吐、食少,下为便泻频仍。忽焉昏厥无知,肝风发痉之象。论其主治诸法:益火生土,则桂无佳品,附子非真,乃鸟喙,服之不应;补阴和肝,与脾胃饮食不利;香燥开胃则伤气;通调水道,分利清浊则伤阴。然则不从标本,从乎中治可也。至哉坤元,万物资生,诸虚百损,皆赖脾胃为之斡旋。所谓有胃气则生,无胃气则败。但得饮食渐进,便泻渐止,方有生机。治脾胃诸方,惟归脾汤最得中正和平之气。脾土得健,则肝木自安,饮食自进,便泻自止。其余诸症自可徐徐调治。若便泻不止,饮食不进,虽扁鹊、仓公复起,乌能措其手足。

人参　云茯苓　冬白术　炙甘草　绵州黄芪　熟枣仁　远志肉　煨木香　龙眼肉　老生姜　大黑枣　净黄土

病原已载前方,兹不复赘。第治肝大法有二:壮水以生木;崇土以安木是也。譬植林木,先培其土,后灌其水,则根干敷荣,故前哲见肝之病,当先实脾,又宜补肾。盖土薄则木摇,水涸则木枯。木离土则不能独生,土无木则块然无用。木土虽有相克之机,亦有相生之意,固在调剂之何如耳。服归脾五十日以来,便泻已止,浮肿已消,饮食较进,胀痛亦减,六脉亦起,都是崇土之功。宜间进壮水之剂,水能生木,土能安木,水土调平,云蒸雨化,则木欣欣以向荣。此不治肝而肝自治。再以六味、六君令其水土平均,无令太过不及而已。

大熟地　怀山药　山萸肉　云茯苓　粉丹皮　福泽泻　人参　冬白术　炙甘草　法制陈半夏　广橘皮

水叠丸。早晚各服三钱。(肝郁)

《经》以肝为将军之官。怒则克土,郁则化火。火旺阴消,脾伤食减,诸病由生。现在心下隐痛,腹中膜胀,经来不一,脉来弦数。显是肝郁脾伤,土为木克。肝病善痛,脾病善胀,损及奇经八脉,有二阳之病发心脾,传为风消、息贲之虑。暂与《医话》扶疏饮,观其进退。

当归身　大白芍　四制香附　川芎　银柴胡　天台乌药　陈橘皮　黄郁金　佩兰叶(肝郁)

肝病固宜治脾。脾之与胃,以膜相连,亦当治胃。肾气通于胃,又当治肾。水土平调,则木欣欣以向荣,又何肝郁之有。

大熟地　粉丹皮　建泽泻　怀山药　山萸肉　云茯苓　西洋参　冬白术　炙甘草　当归身　酸枣仁　远志肉　广木香　龙眼肉(肝郁)

《经》言:木郁达之。诸病弥留则郁,木郁则蠹。善呕蚘虫、善吐、善痛、善胀、善噫,皆肝郁使然也。宜条达之剂,戒之在怒。

银柴胡　当归身　川芎　制苍术　制香附　黄郁金　佩兰叶　广木香　使君子　制半夏　陈橘皮　生姜(肝郁)

肝木乃东方生发之本,宜条达,不宜抑郁。郁则生发之气不振,脏腑皆失冲和。况坤道偏阴,阴性偏执,每不可解,皆缘肝木不能条达。素来沉默寡言,脉象虚弦无力,肝木郁结可知。拟逍遥、归脾、八珍加减主治。

大生地　东洋参　白茯苓　冬白术　炙甘草　银柴胡　川芎䓖　大远志　紫河车　酸枣仁　当归身　乌贼骨　杭白芍　煨木香　鲤鱼子

为末,水叠丸。早晚各服三钱。(子嗣)

王氏医案三编

李健伯夫人因伤情志而患心跳,服药数月,大解渐溏,气逆不眠,面红易汗,卧榻不起,势已濒危。其次婿余朗斋逸孟英诊之,坚辞不治。其长婿瞿彝斋力恳设法,且云妇翁游楚,须春节旋里,纵使不治,亦须妙药稽延时日。孟英曰:是则可也。立案云:此本郁痰证,缘谋虑伤肝,营阴久耗,风阳独炽,烁液成痰,痰因火动,跳跃如春,若心为君主之官,苟一跳动,即无生理,焉能淹缠至此乎?但郁痰之病,人多不识,广服温补,阴液将枯,脉至右寸关虽滑,而别部虚弦软数,指下无情,养液开痰,不过暂作缓兵之计,一交春令,更将何物以奉其生?莫谓赠言之不详,姑顺人情而予药。方用西洋参、贝母、竹茹、麦冬、茯神、丹参、苁蓉、薏苡、紫石英、蛤壳等。服之痰果渐吐,火降汗收,纳谷能眠,胸次舒适,而舌色光绛,津液毫无。改授集灵膏法,扶至健伯归。因谓其两婿曰:我辈之心尽矣,春节后终虞痉厥之变也。已而果然。

张友三室,去春受孕后,忽梦见其亡妹,而妹之亡也,由于娩难。心恶之,因嘱婢媪辈广购堕胎药饵服,卒无验。冬间娩子后亦无恙,自疑多饵堕胎药,元气必伤,召朱某治之。述其故,朱即迎合其意,而断为大虚之候。且云:苟不极早补救,恐延蓐损。病者闻而益惧,广服补剂,渐至卧榻不起,多药弗效。延至仲春,族人张镜江为邀孟英视之。不饥不寐,时或气升,面赤口干,二便秘涩,痰多易汗,胸次如舂,咽有炙脔,畏明善怒,刻刻怕死,哭笑不常,脉至左部弦数,右手沉滑。曰:此郁痰证误补致剧也,与上年李健伯令正之病情极相类。第彼已年衰而伤于忧思谋虑,是为虚郁;此年壮体坚,而成于惊疑惑惧,是为实郁。虚郁不为舒养而辄投温补,则郁者愈郁,而虚者愈虚;实郁不为通泄而误施温补,则郁不能开,而反露虚象,所谓大实有羸状也。医者但云补药日投,虚象日著,不知虚象日形,病机日锢,彼岂故酿其病,而使之深耶?亦是一片仁心,无如药与病相僢[①]而驰,盖即好仁不好学之谓耳。余非好翻人案,恐不为此忠告,未必肯舍补药而从余议也。病者闻之大悟,即授小陷胸合雪羹,加菖蒲、薤白、竹茹、知母、栀子、枳实、旋、赭出入为方,吞当归龙荟丸。三剂后,蒌仁每帖用至八钱而大解始行,各恙乃减。半月后,心头之舂杵始得全休。改用清肃濡养之法,调理匝月,汛至而痊。

孟夏许芷卿偶自按脉,左寸如无,招他医诊之,佥云心散。举家惊惧,已亦皇皇,屈孟英视之。曰:劳心而兼痰火之郁,故脉伏耳。其火升面赤,不寐胁鸣,乃惊骇激动肝胆之阳,勃然升越,非本病也。予人参、黄连、菖蒲、紫石英、小麦、麦冬、莲子心、红枣、竹叶、甘草为方。一剂知,二剂已。

许康侯令堂,初夏患坐卧不安,饥不能食,食则滞膈,欲噫不宣,善恐畏烦,少眠形瘦,便艰溲短,多药莫瘳。孟英按脉弦细而滑,乃七情怫郁,五火烁痰,误认为虚,妄投补药,气机窒塞,升降失常,面赤苔黄,宜先清展。方用旋覆、菖蒲、紫菀、白前、竹茹、茯苓、黄连、半夏、枇杷叶、兰叶。不旬而眠食皆安,为去前四味,加沙参、归身、紫石英、麦冬调养而痊。

沈峻扬令妹年逾五旬,体素瘦弱,不能寐者数夜,证遂濒危,乃兄延孟英视之。目张不能阖,泪则常流,口开不能闭,舌不能伸,语难出声,苔黄不渴,饮不下咽,足冷不温,筋瘛而疼,胸膈板闷,溲少便秘,身硬不柔,脉则弦细软涩,重按如无,或疑中暑,或虑虚脱。孟英曰:身不发热,神又不昏,非中暑也;二便艰涩,咽膈阻闷,非脱证也。殆由情志郁结,怒木直升,痰亦随之,堵塞华盖,故治节不行,脉道不利也。误进补药,其死可必。但宜宣肺,气行自愈。方用紫菀、白前、兜铃、射干、菖蒲、枇杷叶、丝瓜络、白豆蔻。果一剂知,四剂瘳。

吴曲城仲郎偶患少腹坚胀,左胁聚气,群医见其面黄,作暑湿治,攻补杂施,两月弗效。孟英视脉弦涩,溺赤便艰,口苦不饥,肢冷形瘦,曰:非外因也,肝郁耳。予旋覆花汤合金铃子散,加雪羹、竹茹、青皮、白芍煎,吞当归龙荟丸,八剂而病如失矣。

归砚录

秀水怀某,三十五岁。自春前偶失血一日,嗣即频发,所吐渐多,延至季冬,聘余往视。左脉虚弦而数,右软大,气逆自汗,足冷面红,夜不成眠,食不甘味,音低神惫,时欲呕酸。此由心境不怡,肝多怫郁,而脉候如斯,有气散血竭之虞。坚欲返棹,然既邀余至,不得不勉写一方,聊慰其意。而病者强作解事,反以所疏舒郁之品为不然,执意要用五味、山萸、姜、桂之类。性情刚愎,此病之所由来,而执迷不悟,更为速死之道矣。既而其妻出诊,脉至弦细,顶癣头疼,心悸带多,不饥五热,亦是水亏木旺。退而谓其所亲曰:兹二人何郁之深耶?始知其无子,欲买妾而妻不许,遂以反目成病。及病成而妻乃忧悔交萦,因亦致疾。此与曩视省垣顾金城之病同,因家拥钜资,故壮年即虑无子,亦可谓欲速不达矣。而

① 僢(chuǎn 喘):同"舛",相背。

愚妇不知大计，径为一妒字，以致溃败决裂，此时虽亟为置妾，亦无济矣！即以身殉，亦何益乎？录之以垂炯戒①。

得心集医案

论王玉溪脱营失精　王玉溪先生，莅任之初，适报海寇滋扰，缉究为艰，复值饥馑凶岁，亟筹赈救，数载以来，辛苦百倍，突增太翁之变，惊忧备集，因而成病。语言慌惚，步履欹斜，颇似癫狂。春杪至家，其病益甚，走书托治于余。因见人事昏乱，两目左右顾盼，有时发怒乱走胡言，然禁之即止，是不明中尚有明机也。且时以手按摩心胸，可知膻中之地，必有郁结怔忡之苦。诊脉浮大而软，夫浮软为虚，大则病进。仆合脉审症，知先生病从七情忧劳中来也，订归脾汤加龙齿、五味。其戚友知医者多，悉皆诧异，且谓此癫狂之病，城中诸医悉称痰火闭窍，已服竹沥、铁落，火且不衰，若投人参、芪、术，则不可救。予复详为辨曰：狂之为病，阳郁太过，挟胆胃两阳之火上炎，故越人称为重阳，发之甚，则水火不避，笑骂声强，登高逾墙，迅速非常，其脉来或弦劲有力，或鼓激冲指，故有唇焦齿燥，胃实不便诸症，是以有铁落、石膏之治，乃制胆清胃，重而抑之使下也。此则不然，其有时发狂，不过有狂之意，中无所恃，故禁之则止。若谓痰火闭窍，则窍便塞矣，岂能禁之即止乎？又果重阳之病，岂无鼓指之阳脉乎？盖先生之累，始于忧思不遂，抑郁不舒，渐至心精日耗，神明丧失矣。君主之宫自燃，谋虑之舍乃枯，如木将朽，何堪斧斤？《内经》有言：尝贵后贱，虽不中邪，病从内生，名曰脱营，尝富后贫，名曰失精。曰失、曰脱，收摄之法，其可缓乎？坐谈一午，众皆唯唯，孰意执迷不返，余药未投。厥后或服当归龙荟丸，或进礞石滚痰丸，其病日笃，大便溏泄。至六月，醴香少君抵家省视，复邀余诊。脉来如火发燃，残阳尽逼指下，乃知心精已夺，告以事不可为。因问逝日，余以霜降为断，至期果卒。(内伤门)

徐妇中气一症，素无他病，顷刻仆倒，目闭口噤，手撒脚僵。其夫曰：早吃胡椒汤一碗，身战作寒，午吃龙眼汤一碗，嗳气不舒，因而仆倒。余匆匆一视，以为龙眼壅滞，用神香散调灌，不效。诊脉上浮下伏，与《经》言上部有脉、下部无脉、其人当吐之例相符，又以盐汤引之，不吐。再掐太冲穴，身略动，自以两手扪胸，知心地尚明，无非会厌机枢不利，转瞬依然，四肢僵冷，细聆呼吸，状如死人，再诊脉伏。乃静念曰：面色青白，必挟肝邪为患，脉来紧伏，可是经络皆痹，今日不过服汤两碗，仓廪之官，久已运化而下，故引之无吐，想非风、非痰、非食、非火，其闭不通者气而已矣。再问素性好怒否？家人曰：多气多怒，曾因丧子，悒郁至今。夫郁气素横于胸，加以椒性助肝，龙眼壅气，肝愈横，郁愈结，膻中之气无由转输，安得不猝然仆倒？然则斯症虽危，自有斡旋之法，用乌附散，沸汤调灌。方下咽，喉间汩汩有声，即呕稀涎一口而苏。惟苦胸闷不舒，噫嗳自揉。继进越鞠丸一两，气畅郁舒，安睡复旧。越半月，胸紧头昏，复倒无知，目瞪口张，势似已危，脉象又伏，知非死候。余与伊夫常聚首，因谓曰：前番目闭口噤脉伏，今脉同症异，当从原意变通。言未已，开声知人，并云头晕目眩，重如石坠，面如火燎，转盼间狂言见鬼，歌笑呻哭。众皆诧异。窃思中气之后，因思复结，仆倒无知，固其宜也。然面赤神昏，妄见妄言，必因郁久化火，挟肝邪为患，应用清肝泻火之剂。又胸紧气急，头重如坠，必缘郁气固结，经道久闭，故脉沉伏，与《内经》血并于上、气并于下、心烦惋善怒之旨合符。遂疏方以逍遥散加丹参、牛膝、玄胡、降香，兼进当归龙荟丸。服下未久，神识顿清，诸症渐减。按方再服，诸症悉除。

① 炯(jiǒng 囧)戒：彰明昭著的警戒。

越日复诊,脉转沉数,沉无固结之患,数有流动之机矣。再询经期,果闭四月有余。本拟速行决津之法,但昨议已效,仍仿原意再投。后更方未费思索,直以解结通经而愈。

逍遥散

当归龙荟丸

乌附散

乌药　香附

越鞠丸丹溪

香附　苍术　川芎　山栀　神曲(痫厥门)

乘桴医影

姚欧亭夫人,年五十九岁。素伤谋虑,首如戴帽,杳不知饥,夜来非酒不眠,苔色一块白滞,时或腹痛,手心如烙,脉左弦数,右软滑。乃木热流脂,痰阻气机,胃受肝乘,有升无降也。予连、夏、茹、苓、蛤壳、延胡、楝等,雪羹二帖,便泻稍带血块,而腹痛减,首帽除,苔亦松泛,纳食略增,惟晨起苦渴,改授参、蛤壳、橘、半、苓、茹、苡、斛、丝瓜络、海藻,嘱其常服,以通胃舒肝、涤痰清络为善后法,服旬日右脉起矣。

随息居重订霍乱论

戊申秋仲,张春桥令弟陡患腹痛,适饱啖羊肉面条之后,初作痧治,继作食治,痛愈甚而大渴,然啜饮辄吐,二便不行,又作寒结治,其痛益加,呻吟欲绝,已交四月。余诊脉弦数,苔干微黄,按腹不坚,非痧非食,特肝火郁而不宣耳。以海蛇一片,凫茈八两,煎至蛇烊频灌,果不吐,将余汁煎栀、连、茹、楝、知、芩、延胡、旋覆、柿蒂、枇杷叶为剂,吞当归龙荟丸。投已,即溲行痛减,次日更衣,不劳余药而瘳。(梦影)

沈峻扬令妹,年逾五旬,体极瘦弱,始则数夜不能眠,忽一日目张不能阖,泪则常流,口开不能闭,舌不能伸,语难出声,饮不下咽,足冷便秘,筋瘛而疼,身硬不柔,胸膈板闷,或谓暑痧重感,虑即虚脱。余视之,苔黄不渴,脉来弦细软涩,重按如无,然神气不昏,身不发热,非暑痧也;二便艰涩,咽膈阻闷,非脱证也。殆由情志郁结,怒木直升,痰亦随之,堵塞华盖,故治节不行,脉道不利也。但宜宣肺,气行自愈。以紫菀、白前、兜铃、射干、菖蒲、枇杷叶、丝瓜络、白豆蔻为方,一剂知,四剂愈。(梦影)

医案类录

少尉柴树榕,以大计去官,心中郁结,病成胀满,胸肋时疼,饮食难进,延余诊之。其肝脾二部之脉,沉紧而疾,此气痹也。方用栝蒌根八钱、法半夏八钱、厚朴三钱、连翘三钱、香附三钱、白芍三钱、甘草一钱。一服而轻,再服而减,三服而愈矣。缘此症得之于气郁,栝蒌根乃善解抑郁之物,佐厚朴以平其逆气,佐连翘以清其郁热,而复用香附以舒脾,白芍以舒肝,甘草以和胃,其重用半夏者,以辛能散逆,藉其力以开通上下宣布诸阳也。夫天地交而为泰,天地不交而为否,人病胸膈胀满,闭塞中宫,亦由否之天地不交也。故善治气痹者,必先使上下相交,然地下之气,非辛温不足以上升,天上之气,非甘寒不足以下降,此栝蒌、半夏之所以能建殊功也。仲景先师于胸痹一症,独出手眼,主用栝蒌、半夏、白酒、薤白,熟读深思,自然确有见地,医不执方,合宜而用,此语岂欺我哉!(胃脘胸膈大小腹胀痛类)

慎五堂治验录

周,右。情志不遂,咽中之核即胀,妨于饮食,阻于呼吸,脉沉。治以蠲愤舒郁,自当怡情为要。

合欢花三钱　柴胡二分　薄荷梗五分　甘草三分　金萱花三钱　归身一钱半　白茯苓三钱　香附三钱　玫瑰花二钱　赤芍一钱半　广郁金一钱半

含化丸方:苏梗汁　香附汁　沉香汁　硼砂末　川朴汁　枳壳汁　乌药汁　元明粉　白芥子末　山茨菇末　以浓汁泛丸。

许氏医案

唐炳霖侍御小姐,年已及笄,病剧。延余诊视。脉涩,知为气郁。询以母氏,唐曰:故。余曰:俗语能从讨饭之母,不跟做官之父,小姐笑。复问兄嫂。唐曰:不和因得病。余曰:小姐自有家耳,诸事忍让,何气为?询婿谁家?唐曰:待字[①]。余曰:有高绍祥者,年弱冠,宦家公子,才貌均佳,今科备中,堪为良偶。唐颔之。因拟以调气之品数服而愈。

张聿青医案

金右　抑郁伤肝,肝强土弱,胃失通降。食入胀满,漾漾欲吐,腹中偏右聚形,月事不行,往来寒热。脉细弦而数。胆为肝之外府,木旺太过,则少阳之机杼不转。宜平肝调气,参以散郁。

柴胡五分,醋炒　白芍一钱五分,酒炒　制香附二钱　白茯苓三钱　陈香橼皮一钱　当归二钱,酒炒　金铃子一钱五分　粉丹皮二钱　延胡酒炒,一钱五分　炒枳壳一钱　干橘叶一钱五分

二诊　两和肝胃,参以开郁,便行稍畅。而中院气滞,胃失通降,食入胀满。开合失度,寒热往来。再和肝胃以舒木郁。

香附二钱　豆蔻花五分　炒枳壳一钱　女贞子三钱,酒炒　焦麦芽二钱　广皮一钱　佛手花六分　沉香曲一钱五分,炒　当归一钱五分,酒炒　逍遥丸四钱,分二次服(气郁)

左　情志久郁,肝木失疏。冲脉为肝之属,冲脉起于气街,夹脐上行,至胸中而散,以致气冲脘痞咽阻。姑舒郁结而苦辛降开。

老川朴一钱　老山檀三分,磨冲　川雅连五分　茯苓三钱　炒竹茹一钱　磨苏梗四分　郁金一钱五分　淡干姜四分　橘皮一钱

左　痛抱西河,肝气抑郁,腹中疞痛,肌热口苦舌干。急宜开展襟怀,以靖气火。

桑叶一钱五分　金铃子一钱五分　川石斛四钱　半夏曲一钱五分,炒　丹皮二钱　蜜炙香附一钱五分　大麦冬二钱　山栀皮三钱,炒　枇杷叶二钱,去毛

陈右　肝气抑郁不舒,左胁下又复作痛,牵引胸膈,口鼻烙热,目涩头胀。肝气不舒,肝火内亢,肝阳上旋。平肝熄肝,兼开气郁。

郁金　金铃子　制香附　炒枳壳　丹皮　木香　延胡索　干橘叶　冬桑叶　池菊

徐右　情怀郁结,胸中之阳气,郁痹不舒,胸次窒塞不开,不纳不饥,耳胀头巅烙热,大便不行。脉细弦微滑。仿胸痹例治。

光杏仁三钱　郁金一钱五分　生香附二钱　白茯苓三钱　瓜蒌皮三钱　川贝母一钱五分　山栀二钱　鲜竹茹一钱五分　炒枳壳一钱　枇杷叶去毛,一两

金右　情怀郁结,肝木失疏,以致肝阳冲侮胃土,中脘有形,不时呕吐,眩晕不寐。脉细弦,苔白质红。全是风木干土之象。拟两和肝胃法。

金铃子一钱五分,切　制半夏一钱五分,炒　炒枳壳一钱　川雅连五分　白芍一钱五分,土炒　制香附二钱,研　延胡一钱五分,酒炒　代赭石四钱　白蒺藜去刺炒,三钱　淡吴萸二分,与雅连同炒　旋覆花二钱,绢包

转方去川连、吴萸,加茯苓、竹茹。

---

① 待字:指女子尚未许配人。字,旧时称女子出嫁。

再诊　气分攻撑稍平，中脘聚形亦化，呕吐亦减，寐亦渐安，略能安谷。但胸中有时微痛，所进水谷，顷刻作酸，眩晕带下。脉两关俱弦。肝胃欲和未和。再从厥阴阳明主治。

制半夏一钱五分　广皮一钱　青皮四分，醋炒　白芍一钱五分，土炒　茯苓三钱　制香附二钱，研　川楝子一钱五分，切　白蒺藜去刺炒，三钱　干姜二分　川雅连五分　代赭石四钱　炒竹茹一钱

三诊　呕吐已定，攻撑亦平，渐能安谷，肝胃渐和之象也。但少腹仍觉有形攻撑，心悸眩晕，小溲之后，辄觉酸胀。肾气已虚，不能涵养肝木。再从肝肾主治。

制半夏一钱五分　青陈皮各一钱　白归身一钱五分，酒炒　白蒺藜三钱　煅决明四钱　金铃子一钱五分　杭白芍一钱五分，酒炒　阿胶珠一钱五分　朱茯神三钱　煅牡蛎四钱　炒枣仁一钱

四诊　呕吐已定，而少腹攻撑，似觉有形，每至溲便，气觉酸坠，眩晕汗出。肝体渐虚。再平肝熄肝。

金铃子一钱五分　香附二钱，醋炒　朱茯神三钱　生牡蛎五钱　白芍二钱　甘杞子三钱　当归炭二钱　炒枣仁二钱　阿胶珠二钱　淮小麦五钱

毕左　抑郁伤肝，肝气纵横，木来克土，上吐下泻，有似痧气。如此严寒，何来痧秽，其为木土相仇，显然可见。匝月以来，腹中有形，不时攻筑，肝脏郁怒冲突之气也。此时极宜舒郁，而失于调治，以致气滞腹满，脾土不能运旋，浊痰因而难化，遂令弥漫神机，神情呆钝。脉象沉郁，重取带弦，而尺中无力。深入险地不能言治。勉拟化痰以通神机，木旺正虚，无暇过问矣。

制半夏二钱　瓜蒌仁五钱，蜜汁炒研　炒枳壳一钱五分　九节菖蒲五分　远志肉五分　薤白头三钱　陈胆星一钱　桔梗一钱　生姜汁三茶匙　白金丸七分，开水先送下

改方去白金丸，加白蜜。

曹右　咳不甚盛，而咽中梗阻，痰出成粒。此气郁痰滞，所谓郁痰是也。

老川朴一钱　磨苏梗五分　制半夏一钱五分　炒姜皮三钱　茯苓四钱　光杏仁三钱，打　香豆豉一钱五分　生香附二钱，打　炒竹茹一钱　郁金一钱五分　炒枳壳一钱　枇杷叶四片，去毛

再诊　痰多咳嗽如昨。痰在胸中，气火上逼，故口碎而痛。

制半夏三钱　甜葶苈五分　云茯苓三钱　光杏仁三钱　竹茹水炒，一钱　苏子炒研，三钱　冬瓜子四钱　炒枳壳一钱　生薏仁四钱　苇茎八钱(气郁)

孙左　忿怒抑郁，肝火风内炽。肩臂、头项、面颊自觉热气注射，甚则舌麻肢厥。宜化痰泄热。

制半夏一钱五分　白蒺藜三钱　瓜蒌皮三钱，炒　黑山栀三钱　陈胆星五分　广橘红一钱　粉丹皮二钱　光杏仁三钱　淡黄芩一钱五分，酒炒　白茯苓三钱(肝风)

崇实堂医案

彭璞山令郎年二十，患腹痛，每日申刻发热，腹乃大痛，上及胸胁，烦躁不安，夜不成寐，至天明则热退痛止，无汗微渴。余见其色黑而瘦，两脉弦数无力，饮食不进，不能起床者已念多日，前所服药均术附香砂之类，因语之曰：此木火久郁，木来克土，则腹痛而及胸胁者，皆肝脾部位也；至申酉便发者大气已困，至金气得令之时，木气又为金伤，而不甘于受制，则热发痛作，因木以愈困而愈横也；少阳厥阴经症无不皆然。为用小柴胡汤加酒白芍五钱。二剂热退减，四剂痊愈。吉安人专喜温补，有病无病皆常服药，药铺最多，生意极旺，附子销路尤广，其色洁白，煮出无色无味，余服五钱并不觉热，因漂制太过，汁已出尽故也。恐重症难以见功，误用仍能贾祸，吾若欲用，断不取是耳。吉安医家，凡见感症无

不以麻桂为主，杂症无不以桂附为主，余如香燥温补之剂，亦常同用，病家亦非温药不服。余居吉安三月，凡遇温热病为用辛凉，阴虚症为用滋润，病家问药，店中知是凉药便不敢服，至死不知悔悟，其愚实属可悯。有老学究刘姓者，年五十余，娶补房，年二十余。凡近内时，稍一动念，精便先泄，不能自主。日对佳冶①不能忘情而不能尽情，自疑肾虚，服八味等汤数百剂，未能稍效。吾为诊之，因诘之曰：先生有大拂意事，心思不遂，积久而成此病也，然乎否乎？曰：然。余曰：肝脉弦，心脉数，此肝因郁而生热，引动心火，心火一动则转借肝热下迫，逼精下出，与肾虚迥异，宜服温补不效也，为用疏肝气清心火之剂，并无苦寒之药，已畏其凉而不敢服矣。噫！吾亦无如之何矣。

昼星楼医案

治庶母阴虚发热，气虚上喘，腹痛频频，饮食不进。又兼怒气伤肝，痰中带血。内候肝脉弦数，脾现结脉，余俱沉伏。是内有食郁痰郁气郁，而兼气血两亏者。自制二方：

黑蒲黄一钱　丹皮一钱五分　酒归全一钱五分　煨木香六分　苏子一钱五分　阿胶一钱蛤粉炒　酒芎一钱　吴茱萸八分甘草制　乌药八分　砂仁七分　青皮三分　酒胆草六分　炙草八分　石莲四分　面枳壳一钱　茜根一钱

生洋参一钱　茴香一钱　地骨一钱五分　青蒿一钱　茜根一钱五分　石斛一钱　巴戟一钱　川芎八分　砂仁四分　全当归八分　酒胆草六分　白术一钱五分　石莲四钱　炒黑侧柏一钱五分　麦冬一钱

雪雅堂医案

林妇　两手脉沉涩而弦，气郁为患，宗易思兰变通越鞠意，轻剂频服为宜。

桔梗八分　东茅术一钱　青皮七分　炒枳壳八分　六神曲一钱　酒抚芎八分　醋柴胡七分　制香附一钱　苏梗一钱　川朴七分　白蔻壳六分

余听鸿医案

常熟大河镇李姓妇　孀居有年，年四十余。素体丰肥，前为争产事，以致成讼，郁怒伤肝，后即少腹膨胀，左侧更甚，小便三日不通。某医进以五苓、导赤等法，俱无效，就余寓诊。余曰：此乃肝气郁结，气滞不化，厥阴之脉绕于阴器，系于廷孔，专于利水无益，疏肝理气，自然可通。立方用川楝子三钱，青皮二钱，广木香五分，香附二钱，郁金二钱，橘皮钱半，官桂五分，葱管三尺，浓汁送下通关丸三钱。一剂即通。明日来寓，更方而去。所以治病先求法外之法，不利其水而水自通，专于利水而水不行，此中自有精义存焉，非浅学所能领略也。(小便癃闭)

医验随笔

西乡丁巷丁妇，早年孀居，膝下乏嗣，年近不惑，遍体发热，虽严寒之时，袒裼裸裎②，喜帖冷处，他医投清凉药不效，已数年矣。先生以为心肝之郁火，方用羚羊角、珠粉研末，及元参、合欢皮、盐水炒远志、郁金等解郁之品，约服二十余剂，而完全不发热矣。

周师季梅长孙病后狂食，神色自若。某医谓是佳兆，与食可也。西医亦云无妨。先生诊其脉沉细欲绝，谓为除中，决其不起。后果然。其母因痛子情切，时时抑郁，于甲子五月身热胸闷，两耳发尖遍体肌肤皆痛，请先生

① 佳冶：指娇美妖冶的女子。

② 袒裼裸裎：指脱衣露体，没有礼貌。袒裼，露臂；裸裎，露体。

诊视，曰：此气郁化火生风也，并有伏热挟湿挟积。用开郁化湿之品，藿香、佩兰、枳实、槟榔、玉枢丹、石菖蒲等，一剂而气机畅达，二剂热退积下，再诊诸恙均退，而遍体肉瞤。先生曰：古书论肉瞤血虚者多，此非也，乃气火流行于肌肤之间耳。仍用解郁清热而愈。

醉花窗医案

肝郁气逆，脉不应病

同谱王丹文茂才之父，余执子侄礼。少游江湖，权子母，工于心计，故握算持筹资无少缺。晚年出资在永宁州生息，忽为典商负千金，州郡控诉，未获归赵，忧郁而病，兼家务多舛，遂得气逆症。腹满身痛，转侧不安。他医投补剂，转增剧。丹文邀余诊视，其脉多伏，惟肝部沉坚而涩，且三二至辄一息。知为肝郁，因以苏子降气汤合左金丸进，三服而气稍舒。又视之，肝部有长象，又益颠倒木金散进之，十剂后，腹减而气舒，饮食进，精神作矣。一日留晚餐，座中仍令诊之，脉息如故，余未便明言，归语家人云：三伯肝脏已绝，病恐不起。家人曰：已愈矣，何害？余曰：此脉不关此病，此病易愈，此脉不可转也。况见肝脏，必死于立春前后。家人以余故神其说，置不信，余遂北上。至冬病作，竟医药无效，于腊月廿四日终于家。余由京归，家人语其事，咸诧异焉。

气郁喘嗽

典史宋晓岚，同乡也。丙辰春，与余同携眷入秦。将至临潼，其孙女甫周岁，坐车为雨泥所滑，女失手坠车下，轮辗其腹，顷刻而毙，亦气数也。其媳以恸女故，日切悲哀，兼介人，安土重迁，乡思颇切，晓岚尤吝于财，虽宦游而饮食衣服不遂妇愿。至夏忽患胸胁大痛，喘嗽不宁，饮食俱减。晓岚来求治余，诊其左脉弦而牢，右寸坚而滑，知为气郁，乃以左金丸合颠倒木金散进。二服后，吐痰涎数碗，再视之，则左少软，而右亦渐平矣。因以逍遥散加木香、青皮等叠进之，半月后始就平复。因劝晓岚曰：儿女情怀，须少宽假。前日之病，久则成癫，若不去其痰，遥遥千里，携带而来，竟成废人，不悔之甚乎。晓岚遵之，辞色稍温，三月后，如居故土矣。

气郁吐逆

同乡张文泉司马，于余为同谱弟，丙辰春，先后入秦需次，公余则酒宴过从，其戚乔其亦介人，为楚郧阳府经，以提饷来秦，馆于文泉之室，文泉厚遇之。而乔鄙甚，饮食之外索洋烟，洋烟之外索衣服。又索小费。文泉稍拂之，则裂眦负气。久而不堪其扰，拟遣之去，又以军饷未齐，迟迟两月，临行诟谇[①]百端，几乎握拳相向。文泉素讷于言，不能发泄，心甚恚之。一日由咸宁过余，余留晚餐，言次文泉含泪欲滴，余劝以不仁之人无可计较，既去矣，置之可也。文泉归馆，则气急腹痛，呕吐大作。急遣车邀余，至则痰涎溢地，犹张口作吐状，汗出如流，面带青色。诊之，则六脉俱伏。乃曰：此气郁而逆也，甚则发厥，急命捣生姜汁半碗灌之，刻许而吐定，然胸腹闷乱，转侧难安。乃以越鞠丸合顺气汤进之，至天明而腹舒，仍命服顺气汤，三日而愈。

肝郁气结，土败难愈

里中田大授，家少裕，而年老无子，妻悍不敢置妾，后以失业窘于财，郁而为病。城中有老医名荣同者，田素信之，请其诊视。荣曰：风寒外感也，散之不效。又视之曰：年老气虚也，补之益甚。荣穷于术，乃邀余治。诊其肝脉滑数，脾部见弦急，且三至一息。乃曰：君所患为肝气郁结，木来侮土，土已败矣。病可小愈，命不可保也。田似嫌其唐突，请示一方，余以逍遥散合左金丸进之。数服而病

① 谇(suì 岁)：责骂。

减，进饮食矣。又请视之，诊其肝脉稍长，而脾脉如故。知不能愈，乃以逍遥散敷衍之。半月，精神爽健，出入游行。值村中演优戏，相见于庙庑①，告余曰：病已全除，当无恐。余曰：脉至不息方可。后半年，余赴都，及来春归，询之，已殁数月矣。

脾虚肝郁

先生之弟妇，患头痛发呕，饮食不思。时瘟疫盛行，疑为时症，余偶到塾，其侄兰芬兄言其状，并邀之治。问身觉憎寒壮热乎？曰：否。问身痛鼻塞乎？曰：否。然则非时症。诊其脉，则左关弦滑，余俱细弱。告兰芬曰：此脾虚肝郁也，作时证治，必散之，虚而散，则大误矣。兰芬请一方，因以逍遥散进。余过而忘之，越数日，见兰芬，告余曰：药才二服，病全除矣。

气郁成痰

医士郭梦槐之妻，以家道式微，抱郁而病，发则胸隔满闷，胃气增痛，转侧不食。郭以茂才设童蒙馆，而赀不给饘粥，见其妻病，以为虚而补之。病益甚。乃来求余，诊其六脉坚实，人迎脉尤弹指，因告之曰：此气郁而成痰也，则发头晕，且增呕逆，久而胃连脾病，恐成蛊。郭求一方，乃以香砂平陈汤加大黄、枳实以疏之，二服而大解，病若失矣。

肝气不舒，郁而生火

里人张兄清之妹，归宁数日，忽患胸满饮食不进，兼发呕作嗽，其母疑为胎。邀余治之。诊其六脉平，左关带滑象。因告之曰：病乃肝气不舒，郁而生火，且肝冲犯胃土，食必不思。乃以逍遥散加丹皮、山栀清之，二服而瘥。

气郁脾馁

读《医宗必读》一书有治病不失人情论一条。可谓老成练达，道尽医家甘苦。吾乡张公景夷之弟，素短于才，在湖南作贾。年余而归，益无聊赖，兼嗜洋药，一切衣物日用，仰给于兄。性近侈，私累丛集，又不恭厥兄，终日愦愦抱闷气，食不沾荤，而糖饴瓜果之类，时不离口。辛酉夏因而成疾，其兄延余诊之，六脉平和，惟左关滑，右关弱，乃气不伸而脾馁候也。因投以逍遥散。其兄以为颇效，而病者不任也，乃入城投荣医者治之。荣素迂滞，问其形症，且恐货药无钱，遂以病不可为辞焉。张归则涕零如雨，其母素溺爱，亦以为不复生矣，举家惊啼。日诟谇，景翁不得已，又请余治，情辞急迫，乃曰：荣某以舍弟病为不起，请决之，如真不可为，身后一切好预备也。见其景象，本不欲诊，以景翁诚恳相求。又诊之，则脉象如故。乃告其家人曰：此病此脉，万无不好之理，如别生他证，余不敢保，若单有此病，勿药可愈，如有错误，当抵偿也。荣某以庸术吓人，勿为所惑。景翁颇喜。而其弟则大拂意，奋袂而出。景翁嗟悼再三，问何以处？余曰：此虽弱冠，其心反不如聪明童子，但日给钱数十，令其游行自在，无拘无束，三两月必无虑矣。景翁如言听之，病者日日入城，颓然自放，不两月病痊而更胖矣。景翁始信余言之不谬。即其弟亦自云悔不听余言，致多费也。余笑而鄙之。

气郁胁痛

里中张士美之妻，以夫不自立，常抱抑郁，而性颇桀骜，一切衣食稍不遂意，辄负气相争。壬戌夏，其次子以食积胃热致喉肿，请邻人张宝玉治之。张不学无术，以针刺其喉，用新白布擦之。越日，益水汁不下，三日而殁。士美之妻因丧子而增病，乃胸膈作痛，饮食不思，终日昏睡，头目眩晕，适余至其家，请一视之。诊其六部沉郁，肝脏尤甚，乃告之曰：此气郁也，数药可愈。但须戒忿怒，不然虽愈将复发也。处以香砂四七汤，三服而痊。

---

① 庑(wǔ 五)：堂下周围的走廊，廊屋。

气郁痰壅

同谱弟张月谭之姊，所适非人，贪而好气，以故时增烦闷，久而生痰，又久而积食，因之精神萎顿，饮食不思，膈满肚胀，自以为痨。一日同入城，月谭邀余诊之，则脉象沉伏，按之至骨而后见。告曰：此气郁痰也。胃气为痰气所壅，则清阳不升，浊阴不降，而头晕目眩，项粗口干，腹满便秘，诸症交作矣。病者称是。乃进以胃苓承气汤，二服后，下秽物十数次。又往视之，病者再三称快。命再一服，即继以香砂六君丸，不及半斤，当健壮倍于昔日矣。

曹沧洲医案

右　抑郁不解，心肝交困，背寒鼻热，黎明虚汗，心痛如抽，少腹酸胀，腰痛不寐，脉细，吐血，不易见功。

北沙参三钱　左牡蛎一两，煅，先煎　清阿胶三钱五分，海蛤粉炒　炒香枣仁三钱五分　朱麦冬三钱五分，去心　生白芍三钱五分　沙苑子三钱，盐水炒　藕节四钱　熟女贞三钱　甘草炭三分　抱木茯神五钱，朱拌　元参心三钱五分，朱拌　加丝瓜络三钱五分，炒(咳血门)

右　肝痹气滞，得食腹胀，甚则遍体酸痛，头痛寒热，脉不畅。宜宗《内经》木郁达之立方。

银柴胡一钱　赤芍三钱，酒炒　台乌药三钱五分　广木香三钱五分　春砂仁一钱　四制香附二钱　大腹皮洗，三钱　车前子三钱，绢包　枳壳三钱五分　苏梗三钱五分　炙鸡金三钱，去垢　沉香曲三钱，绢包(肝脾门)

王右(正号朱家角)　肝气郁结，心营不足，痰热气火乘之，遂有疑惑恐惧之状，绵延日久，莫可自解，脉左细数，右微滑。急须标本两治。

归身三钱五分，土炒　陈胆星七分　天竺黄片三钱　青礞石三钱五分，煅，先煎　松木茯神四钱　盐半夏三钱　合欢皮四钱　广郁金一钱　炒香枣仁三钱五分　紫贝齿一两，生杵，先煎　远志炭七分　竹茹二钱　川石斛四钱　白薇三钱五分

右　始病气郁，近增惊恐，脏气大为所困，肉脱面皖，咳嗽气急，动作无力，脉虚弦。眼灼盛衰不定，七情为病，理之不易。

干首乌四钱　青盐半夏三钱五分　蜜炙紫菀七分　川断一钱，盐水炒　鳖甲心四钱，水炙　川贝二钱，去心　款冬花三钱五分，蜜水炙　茯苓四钱　功劳子三钱　生蛤壳一两，杵，先煎　冬瓜子五钱　橘白一钱　生谷芽五钱，绢包(肝脾门)

张　气郁，血滞经阻，寒热近又咳嗽，腹不舒，脉软弦细。积病深远，非易速效。

制鳖甲四钱，先煎　丹参三钱　台乌药三钱五分　川贝三钱，去心　功劳子三钱　茺蔚子三钱　炙鸡金三钱，去垢　冬瓜子七钱　川石斛三钱　鸡血藤膏一钱，研冲　陈佛手一钱　川断三钱，盐水炒　生熟谷芽各五钱，绢包(拾遗门内外并立)

上池医案

此肝郁病，肝是藏血之脏，血虚气又郁，食少作胀，形瘦脉虚，调理为主。

川斛　生谷芽　郁金　地骨　白蒺藜　丹皮　建曲　砂仁

肝为刚脏，主疏泄。平素肝气不舒，夏秋伏暑，暑病发热，热久而转疟，疟未透达，邪郁肝亦郁矣。今已霜降后，伏暑渐清，而肝气仍郁，郁乃生热，经停胁胀，何一非肝阴亏而邪热之内结欤？大旨以滋养为涵濡肝木之本，开郁为宣通肝木之用，消遣怡养，自可渐愈。

苏梗　白蒺藜　料豆皮　黑栀　橘核　川楝皮　原生地　丹参　赤苓　鲜佛手

沈氏医案

嘉定王佩玉令姊，肝火郁于胃中，不得条

达通畅，以致作胀攻卫作响，注于大肠，则为泄泻，脉息弦数，经事不至。此乃木郁土中，理宜扶脾疏肝之药。

香附　山栀　黄芩　枳壳　广皮　白术　厚朴　青皮　白芍　水煎

娘娘，肝家之火，郁而不舒，煅炼津液成痰，随火上升，咽噎之间，结成有形之象，升降无时，上升则头眩耳鸣，降下则两足麻痹而热，脉息左手弦数，右手带滑且大，此乃郁痰郁火症也。理宜和胃豁痰清肝之药治之，并忌醇酒厚味，戒恼怒为要。（唐露玉令堂）

川连　黄柏　石膏　半夏　广皮　香附　山栀　桔梗　甘草　瓜蒌　夏枯草　加姜煎

丸方加贝母夏枯草汤法

黄江泾沈上林令堂，娘娘受病之原，得之恼怒，抑郁之于胃中，煅炼津液成痰，随肝火上升于结喉，皮里膜外，结成痰块，气滞而日渐以大。《内经》云：荣气不从，逆于肉里乃生壅肿。因气滞而痰凝不散所致也。脉息左手沉弦，右手关部独见沉滑。肝家有郁气郁火，胃中有胶痰纠结，理宜理气豁痰之药为治，并忌醇酒厚味等物。

半夏　广皮　莱菔子　蒌实　枳壳　香附　山栀　黄芩　夏枯草　白芥子　青皮

丸方加海石竹沥生姜

寿南兄，去冬感受寒邪，背脊恶寒，寒束其火，不得疏泄，流注于胸胁之间，攻冲于胃，或痛或不痛，寒热似疟，此冬令寒邪，至春发越，故为寒热也。误用参芪白术，闭其腠理，邪气内伏，故寒热虽止而不清，肺家则为咳嗽，脉息洪大而弦。此内火郁而不舒，理宜豁痰理气疏肝之药治之。连进数剂，自然全愈矣。

柴胡　茯苓　甘草　枳壳　半夏　青皮　广皮　山栀　香附　前胡　加姜煎

崇明黄士端，肝火郁于小腹，外为寒凉所遏，不得伸越，以致结成有形之象，稍有所触，上干肺家而作痛，攻冲不宁而呕逆，脉息左手沉弦带数，右手沉滑有力。此肝家有郁火，胃中有痰饮也。理宜清肝火，疏肝气，和胃豁痰之药治之。

半夏　广皮　香附　山栀　黄柏　桂枝　青皮　莱菔子　加生姜煎

黄士端后案，气结于小腹之右边，有形一条坚硬。此系外受寒邪，郁其肝火，不得疏泄，遇冬令潜藏之月，火气内伏，稍触寒邪，则上干于胃，而胸膈胀满。当以疏肝和胃清火之药为治。

苏子　桂皮　沉香　枳壳　黄柏　香附　山栀　青皮　半夏　橘红　瓜蒌　莱菔子　加姜煎

海宁徐南宾，胃中郁痰郁火，纠结不清，阻其道路，胸膈不宽，食物入胃，难以运化而作胀，流于四肢则为麻痹，达于肌肉，则发红瘰。而肌肉跳动不止，胸中时觉冷气上升者，此热极反寒，反兼水化之制也。脉息左手沉弦，右手滑大，此胃中郁痰郁火，纠结不清之故也。宜先服滚痰丸三钱，继以豁痰清火之药治之。

半夏　广皮　莱菔子　香附　山栀　石膏　瓜蒌　黄柏　牛膝　蒺藜　天麻　加姜煎

又郁痰郁火，湿热为病，用豁痰清湿热之药，病已去其大半。目下秋令收敛之时，速宜驱逐胃中痰饮湿热。仍以滚痰丸二钱，淡姜汤下，逐其痰积，从大便而出。再服豁痰清湿热理气之药，一交冬令，病蒂可却矣。

半夏　广皮　香附　山栀　天麻　瓜蒌　厚朴　石膏　枳壳　黄柏　茯苓　用木通汤法丸

嘉善胡天球，抑郁不舒，气道不通，外为寒邪所郁，郁久生痰，阻滞经络，周身肌肉麻木，上升则头眩晕，冷汗时出，脉息左手沉弦带数，此肝气郁而不舒也。右手滑大有力。

此胃中有湿痰也。理宜开郁豁痰,疏肝之药,并忌醇酒厚味等物。

半夏　广皮　苍术　厚朴　香附　黄柏　天麻　木通　山栀　枳壳

崇明施锦,据述病情因食面物之后,冷水洗浴,而当风卧,其食停滞于胃,虽消化,而无形之气,尚未消散。后复因恼怒抑郁,其肝气不得疏泄,食物为之阻滞,误为真火衰弱,服八味,艾火灸,其胃脘内郁之滞气,得桂附之性,暂为宣通,似乎相安,而实胃家之郁滞愈结。因脾胃在右,故右边独阻格,左边通畅者,因肝气郁于肺胃之中,故左通而右塞也。饮食过度,壅塞气道,结成有形之块,居于脐上,郁久成火,上冲于头,故右边头上汗出而不止,以手摩摸,气散而下行,其块消而汗止。此乃肝气郁而不舒,假气以成块,气有余便是火,上冲则汗出,降下则汗止。此木郁于脾土之症也,理宜疏气和脾胃,降冲逆之火,自然平安矣。

香附　青皮　山栀　广皮　半夏　茯苓　莱菔子　厚朴　黄柏　加生姜　砂仁煎

病久,汤药一时不能奏效,当以扶脾疏肝降火丸药服之。

丸方:白术　广皮　半夏　茯苓　香附　青皮　山栀　黄柏　厚朴　砂仁　用荷叶煎汤法丸

渭兄,受病之源,得之平素多思多郁,思则气结,肝气郁于脾土之中,不得疏泄,下注肛门而发痔。肝为藏血之脏,血得热而妄行,郁火妄动,扰其血分而下注。去血之后,面色自然皖白。肝主疏泄,肝火扰其精房则梦遗。脉息沉弦带数,夜卧则口干烦躁,此郁火熏蒸也。语言响亮而不怯弱,饮食有味,多则作胀,此肝气郁于脾土之中,不得疏泄之故也。种种诸端,皆属肝气抑郁。时当冬令潜藏之月,正木火藏伏于内,不得泄越而致病,理宜加味温胆汤为治。

半夏　广皮　枣仁　黄柏　香附　枳壳　山栀　青皮　钩藤　甘草　加姜

士老向有痰火,郁于胃中,上升则眩晕,不得疏泄,则嘈杂似饥。上烁肺金,则痿软乏力。散于四肢,则手足心烦热。脉息沉数带滑,右关尤甚,此系胃中郁痰郁火,所以结成有形之物。理宜豁痰清火理气之药为治。

半夏　广皮　天麻　钩藤　枳壳　川连　夏枯草　石膏　麦冬　山栀

嘉兴杜景山,景老胃中有痰,肝家有火,下注精房而为梦遗,误用温补涩精之药,痰火壅塞,下行熏灼血分,而为便血。血虚不能荣润大肠,则大便燥。痰火上升于头,则眉发为之脱落。肝火下注,则小便频数。种种诸端,皆属痰火郁于胃中,误用补涩之药,无从发泄,而诸症蜂起。时交相火司天之年,夏令炎热之月,所以脉息左手弦大,右手滑大。理宜暂用豁痰清火之药,以治其郁结,俟爽之后,再以滋阴药为善后计。

煎方:半夏　广皮　瓜蒌　山栀　黄柏　石膏　黄芩　连翘　滑石　枳壳　甘草

丸方:二陈加　黄柏　黄芩　连翘　蒌仁　花粉　生地　石膏　枳壳

久疟之后,胃中顽痰未清,郁而为火,上炎于面而红,下注手足而肿,闭其经络而麻,脉息两关滑大。此系郁痰郁火为患,宜以豁痰清火为治。

先服滚痰丸二钱　煎方:二陈　枳壳　石膏　瓜蒌　黄芩　莱菔子　旋覆花　天麻　加生姜　竹茹

丸方:二陈加　茯苓　枳壳　黄芩　石膏　瓜蒌　莱菔子　山栀　香附　生姜　钩藤汤法丸

疟疾而兼咳嗽吐血,脉息细数而侧眠,此劳疟也。理宜滋阴保肺之药治之。

胃中有胶痰,肝家有郁火,肝主疏泄,其火上升,则头角多汗。肺胃居右,其火旁流,则两手亦多汗。胃为贮痰之器，得肝火煎熬津液成痰，胶固难出，得火之上升，其痰随之而出。自觉畏冷，此热极似寒，非真寒也。肺主皮毛，主宰一身之气，而外卫皮毛，稍有不足，其邪易于侵袭。痰气流于四肢，则手指麻痹。肝气下流于阴囊，无从疏泄，则肾子胀痛。上升则有头晕目眩耳鸣等症。诊得脉息左手弦大不静，此肝火之妄动也。右手滑大有力，关部尤甚，此胃中有胶痰，肺气壅滞不行，故胸膈不宽而胀闷，得气展舒运化，则觉舒适。种种见症。皆属痰气凝结，肝火郁而不得条达、通畅之故也。先宜豁痰理气降火之药，使气行而不滞，火降而不升，庶不致猝然颠仆而成类中也。又恐其痰气留结而为噎膈反胃之症，故不得不防微杜渐，而预为筹画也。

煎方：二陈　山栀　黄连　枳壳　香附　青皮　天麻　钩藤　甘草

丸方：二陈　茯苓　青皮　香附　山栀　黄连　瓜蒌　莱菔子　天麻　砂仁　生姜　钩藤汤法丸

又培本丸　六君子汤加　黄连　香附　天麻　钩藤汤法丸

也是山人医案

高(廿二)　潮热腹痛，经事愆期，脉象沉弦，气冲欲呕，此属肝郁，木不条达，宜泄少阳，补太阴，进逍遥方。

柴胡七分　郁金一钱　制香附三钱　当归一钱五分　丹皮一钱五分　茯苓三钱　炒白芍一钱五分

严(三三)　情志隐曲不伸，五心之阳皆燃，蒸痰阻咽，频呃嗳气，纳谷脘中不爽，在上清阳日结。拟治肺以展气化，不致气机郁痹。

鲜枇杷叶三钱　郁金一钱　桔梗一钱　杏仁三钱　栝蒌皮一钱五分　黑山栀一钱五分　川贝母二钱

蔡(三八)　中怀郁勃，气不展舒，脉数脘痹，头目如蒙，胸胁隐痛，寤而少寐。此属郁火，宜当清散。

桑叶　郁金　连翘壳　羚羊角　栝蒌皮　青菊叶　淡豆豉(郁)

孟河费绳甫先生医案

上海道袁海观，因事忧郁，胸腹胀满不舒，纳谷不易运化，口干苔腻，神倦嗜卧。延余诊之，脉极沉细。此肝郁挟痰阻胃，气失通降。治必条达肝气，渗湿清热，令胃和自愈。方用川芎八分，香附钱半，黑山栀钱半，焦茅术一钱，六神曲三钱，石斛三钱，川贝三钱，南沙参四钱，陈皮一钱。连进六剂而愈。(情志)

阮氏医案

苏　郁伤肝脾，土乏健运，木失疏达，乃水谷之精微滞而为湿为痰，兼之营卫不和，寒热往来，胸膈痞闷，饮食无多，皆由多郁致病也。

生香附一钱半　抚芎䓖一钱半　紫川朴八分　茅苍术一钱半　生山栀五枚　六神曲一钱半　水法夏一钱半　广郁金钱半　茅山术一钱半　家苏叶八分　白茯苓二钱　玫瑰花八朵

尤　脾气郁结，木不条达，湿闭经阻，腹痛背胀，口苦，食入饱闷呕恶，有时稍觉怕寒，手足心燔灼，法宜开郁，佐以疏湿为治。

汉苍术钱半　生香附钱半　生山栀五枚　川紫朴八分　小川芎钱半　六神曲二钱　家苏叶八分　水法夏二钱　赤茯苓三钱　玫瑰花一钱　淡吴萸六分　水云连六分

尤　七情怫郁，气不舒畅，致郁热湿浊上蒸，心下燔灼悸动，似乎微痛；或木火凌胃，刻饥嘈杂。治法不外乎宣通解郁。

生香附钱半　抚芎劳八分　白茯神三钱　紫石英三钱　六神曲钱半　南京术钱半　水法夏钱半　水云连八分　生山栀钱半　绍紫朴八分　家苏叶八分　淡吴萸八分

痹证案(历节风案、鹤膝风案、内脏痹证案同见)

卫生宝鉴

真定府张大,年二十有九,素好嗜酒。至元辛未五月间,病手指节肿痛,屈伸不利,膝髌亦然,心下痞满,身体沉重,不欲饮食,食即欲吐,面色痿黄,精神减少。至六月间,来求予治之。诊其脉沉而缓,缓者脾也。《难经》云:腧主体重节痛,腧者脾之所主。四肢属脾,盖其人素饮酒,加之时助,湿气大胜,流于四肢,故为肿痛。《内经》云:诸湿肿痛,皆属脾土。仲景云:湿流关节,肢体烦痛。此之谓也,宜以大羌活汤主之。《内经》云:湿淫于内,治以苦温,以苦发之,以淡渗之。又云:风能胜湿。羌活、独活,苦温透关节而胜湿,故以为君。升麻苦平,威灵仙、防风、苍术,苦辛温发之者也,故以为臣。血壅而不流则痛,当归辛温以散之;甘草甘温,益气缓中;泽泻咸平,茯苓甘平,导湿而利小便,以淡渗之也,使气味相合,上下分散其湿也。

大羌活汤:羌活　升麻各一钱　独活七分　苍术　防风去芦　威灵仙去芦　白术　当归　白茯苓去皮　泽泻各半钱

上十味吹咀,作一服,水二盏,煎至一盏,去渣温服,食前一服,食后一服。

忌酒面生冷硬物。(卷二十三)

外科发挥

一男子患腿痛,膝微肿,轻诊则浮,按之弦紧。此鹤膝风也,与大防风汤,二剂已退二三。彼谓附子有毒,乃服败毒药,日渐消瘦,复求治。余谓:今饮食不为肌肤,水谷不能运化精微,灌溉脏腑,周身百脉,神将何依然。故气短而促,真气损也;怠惰嗜卧,脾气衰也;小便不禁,膀胱不藏也;时有躁热,心下虚痞。胃气不能上束也;恍惚健忘,神明乱也。不治,后果然。此证多患于不足之人,故以加减小续命、大防风二汤有效,若用攻毒药必误。(臀痈)

一妇人膝肿痛,遇寒痛益甚,月余不愈,诸药不应,脉弦紧。此寒邪深伏于内也,用大防风汤及火龙膏,治之而消。(臀痈)

一男子肢节肿痛,脉迟而数。此湿热之证,以荆防败毒散加麻黄,二剂痛减半;以槟榔败毒散,四剂肿亦消;更以四物汤加二术、牛膝、木瓜,数剂而愈。(臀痈)

一妇人肢节肿痛,胫足尤甚,时或自汗,或头痛。此太阳经湿热所致,用麻黄左经汤,二剂而愈。(臀痈)

外科心法

徐工部宜人,先两膝后至遍身筋骨皆痛,脉迟缓。投以羌活胜湿汤,及荆防败毒散加渗湿之药,治之不应。次以附子八物汤,一剂悉退,再服而愈。若脉洪数而痛者,宜服人参败毒散。有毒自手足起,至遍身作痛,或至颈项结疬如贯珠者,此为风湿流气之证,宜以加减小续命汤,及独活寄生汤治之。又有小儿宿痰失道,痈肿见于颈项或臂膊胸背,是为冷证,宜用四生散敷帖,内服前药,及隔蒜灸之。(风热)

顾泰至,患瘰疬,寒热焮痛。治以人参败毒散,翌日遍身作痛,不能转侧。彼云素有此疾,服药不应,每发痛至月余自止。陈良甫云:妇人体虚受气,邪之气随血而行,或淫溢皮肤,卒然掣痛,游走无常,故名走注痛,即历节风也。以四生丸治之而愈。(风寒)

一男子,左膝肿大,三月不溃。予谓体虚之人,风邪袭于骨节,使气滞而不行,故膝愈大,而腿愈小,名曰鹤膝风。遂以大防风汤,三十余剂而消。张上舍亦患此,伏枕半载,流脓三月。彼云初服大防风汤去附子,将溃,服十宣散,今用十全大补汤而去肉桂,俱不应。视脉证甚弱。予以十全大补汤,每帖加热熟附子一钱。服三十余剂少愈,乃去附子五分。服至三十余剂将愈,却去附子,更以三十余剂而痊。夫立方之义,各有所宜。体气虚弱,邪入骨界,遏绝隧道。若非用附、桂辛温之药,开散关节腠理之寒邪,通畅隧道经络之气血,决不能愈。且本草云,附子治寒湿,痿躄拘挛,膝痛不能行步。以白术佐之,为寒湿之圣药。又云,桂通血脉,消瘀血,坚骨节,治风痹骨挛脚软,宣导诸药。十全大补汤以治前证,不但不可去桂,亦不可不加附子。无此二味,何以行参、芪之功,健芎、归之性,而补助血气,使之宣通经络,伏大虚之证,以收必捷之效哉!况前证在骨节之间,关键之地,治之不速,使血气循环,至此郁而为脓,从此而泄,气血沥尽,无可生之理矣。亦有秋夏露卧,为寒折之,炥[①]热内作,遂成附骨疽。有贼风搏于肢节,痛彻于骨,遇寒尤甚,以热熨之少减,尤当以大防风汤治之。更以蒜捣烂,摊患处,用艾铺蒜上烧之,蒜坏易之,皮肤倘破无妨。若经久不消,极阴生阳,溃而出水,必致偏枯,或为漏症。宜服内寒散,及附子灸之。或脉大,或发渴不治,以其真气虚而邪气实也。(鹤膝风)

余举人弟,年及二十,腿膝肿痛,不能伸屈,服托里药反盛。予以人参败毒散,加槟榔、木瓜、柴胡、紫苏、苍术、黄柏而愈。(湿热)

校注妇人良方

一妇人发热口干,月经不调,两腿无力,或用祛风渗湿之剂,腿痛体倦,二膝浮肿,经事不通。余作足三阴经血虚火燥,名鹤膝风,用六味、八味二丸,兼服两月,形体渐健,饮食渐进,膝肿渐消,半载而痊。(月水不调方论第五)

一妇人历节,发热作渴,饮食少思,月经过期,其脉举之洪大,按之微细,用附子八物,四剂而痛止,用加味逍遥而元气复,用六味丸而月经调。(妇人血风白虎历节走疰方论第二)

一妇人久郁怒,胸胁不利,内热寒热,经候不调,遍身酸痛。余谓胃气亏损,先用补中益气加半夏、茯苓,二十余剂,胃气渐醒。又用大防风汤与归脾汤,膝肿渐消。用加味逍遥散、大防风汤而全消。又用八珍汤加牡丹皮,调理气血而安。

一妇人患前症,肿痛寒热,先用大防风汤一剂,又用加味逍遥散四剂,月余肿痛渐退。惑于速效,另服祛风败毒,虚症蜂起。仍大防风为主,佐以十全大补而消。又服大补汤,两月余而痊。

一妇人患前症,两拗中腿股筋牵作痛,内热寒热。此肝火气滞之症,先用加味小柴胡汤四剂,后以加味逍遥散为主,佐以大防风汤而消。又患痢后,两膝肿痛,寒热往来,用十全大补汤为主,佐以大防风汤而仍消。

一妇人患之,虽溃而肿不消,朝寒暮热,饮食不思,经水三四月一至。此属肝脾气血俱虚也,用补中益气、加味归脾二汤,各三十

---

① 炥(fú 夫):热气,火貌。

余剂,肿渐消而寒热止。又佐以大防风,月余而能步履,再月余经行如期。又服六味丸、八珍汤,三月而愈。(妇人鹤膝风方论第九)

女科撮要

一妇人自汗盗汗,发热晡热,体倦少食,月经不调,吐痰甚多二年矣,遍身作痛,天阴风雨益甚。用小续命汤而痛止,用补中益气、加味归脾二汤,三十余剂而愈。自汗等症,皆郁结伤损脾气,不能输养诸脏所致,故用前二汤专主脾胃。若用寒凉降火,理气化痰,复伤生气,多致不起。(历节痛风)

一妇人月经先期,素有痛症,每劳必作,用众手重按,痛稍止。此气血虚而有火,用十全大补加独活治之而痛痊,用六味丸、逍遥散而经调。

一妇人历节作痛,发热作渴,饮食少思,月经过期,诸药不应,脉洪大,按之微细,用附子八物四剂而痛止,用加味逍遥而元气复,六味丸而月经调。(历节痛风)

名医类案

一人湿气,二胯痛,小便不利。当归拈痛汤加滑石、木通、灯心、猪苓、泽泻。(湿)

江应宿治嘉兴钱举人,每逢阴雨则腰膝沉重,如带千钱,不能步履。人肥而脉沉缓,此湿病也。投茯苓渗湿丸、二陈加苍术、羌活、黄芩而愈。(湿)

一妇年五十余,满身骨节痛,半日以后发热,至半夜时却退。乃以白术一钱半,苍术、陈皮各一钱,炒柏五分,羌活、木通、通草各三分。

一人因寒月涉水,又劳苦于久疟乍安之余,腿腰痛,渐渐浑身痛,胁痛发热,脉涩。此劳倦乏力也。以黄芪五钱,白术、苍术、陈皮各一钱,人参、炒柏各五分,木通三分,炙甘草二分,煎,下龙荟丸。(火热)

橘泉翁治武靖侯夫人,病周身百节痛,又胸腹胀,目闭逆冷,手指甲青黑色,此症总不见身热。医以伤寒主之,七日而昏沉,皆以为弗救。翁曰:此得之大怒,火起于肝,肝主筋,气盛则为火矣。又有痰相搏,故指甲青黑色。不得以指甲青黑断为寒,须合症脉而治。与柴胡、枳壳、芍药、芩、连泻三焦火,明日而省,久之愈。(火热)

齐王黄姬兄黄长卿家有酒召客,召淳于意。诸客坐,未上食。意望见王后弟宋建,告曰:君有病,往四五曰,君腰胁痛,不可俯仰,又不得小溲。不亟治,病即人濡肾。及其未舍五脏,急治之。方今客肾濡,此所谓肾痹也。宋建曰:然。建故有腰脊痛。往四五日天雨,黄氏诸倩见建家京下方石,即弄之,建亦欲效之,效之不能起,即复置之,暮,腰脊痛,不得溺,至今不愈。琇按:肾为作强之官,强力伤之,脏病及腑,膀胱失气化之权,故不得溲。建病得之好持重。所以知建病者,意见其色,太阳膀胱色干,肾部上及界腰以下者枯四分所,故以往四五日知其发也。意即为柔汤,使服之,十八日所而病愈。《史记》(痹)

徐可豫治吴兴沈仲刚内子,膝肿痛,右先剧,以热熨则攻左,熨左攻右,俱熨则腹雷鸣上胸,已而背悉若受万棰者,独元首弗及,发而面黛色,脉罔辨,昏作旦辍,日尪弱甚。医望色辄却,谓弗救。徐视脉竟,曰:是湿淫所中,继复惊伤胆,疾虽剧,可治。即令以帛缠胸,少选,探咽喉间,涌青白涎沫几斗许。涌定,徐曰:今兹疾发至腹,则弗上面,面弗青矣。至昏膝痛,仍加熨,鸣果弗及胸止,三鼓已定,皆如徐言。越三昏不复作,遂痊。痰随气升降作痛,所以一吐而愈。(膝肿)

州守张天泽左膝肿痛,胸膈痞满,饮食少

思，时作呕，头眩痰壅，日晡殊倦。用葱熨法及六君加炮姜，诸症顿退，饮食稍进。用补中益气加蔓荆子，头目清爽，肢体康健。间与大防风汤十余剂、补中益气三十余剂而消。

一妇人发热口干，月经不调，半载后肢体倦怠，二膝肿痛。作足三阴血虚火燥治之，用六味地黄丸，两月余形体渐健，饮食渐进，膝肿渐消，半载而痊。（鹤膝风）

仲兄文安公守姑苏，以銮舆巡幸，虚府舍，暂徙吴县。县治卑湿，旋感足痹，痛掣不堪，服药弗效。乃用所闻，灼风市、肩髃大肠穴，二穴同、曲池三穴，终身不复作。（脚气）

魏德新因赴冬选，犯寒而行，真元气衰，加之坐卧冷湿，食饮失节，以冬遇此，遂作骨痹。骨属肾，腰之高骨坏而不用，两胯似折，面黑如炭面黑为湿气上侵，前后臁痛，痿厥嗜卧。遍问诸医，皆作肾虚治之。乃先以玲珑灶熨蒸数日，次以苦剂上涌寒痰二三升，汗吐兼用。下虚上实明见矣。次以淡剂，使白术除脾湿，茯苓养肾水，官桂伐风木，然后温补。寒气偏胜则加姜、附，否则不加，又刺肾俞膀胱穴、太溪肾穴二穴，二日一刺，前后一月半，平复如初。熏法。（脚气）

江应宿治休宁程君胥长子，十八岁，遍身疼痛，脚膝肿大，体热面赤。此风湿相搏也。与当归拈痛汤二三服，热退而愈。（遍身痛）

古朴翁治一人，病左脚痹痛。医作风治，不愈。翁诊之，曰：人身之血，犹溪河之水也，细流则阻滞，得冷则凝聚。此病得于新娶之后，未免血液劳损而凝碍，加以寒月涉水，益其滞，安得不痹？滞久不散，郁而为热，致成肿毒。若能预加滋养，庶几毒溃，可免后患。遂令服四物汤加牛膝、红花、黄柏等，四五十帖，其家见病不退，复疑，欲用风药。翁曰：补药无速效，病邪不退，药力未至也。令守前方，每帖加人参四五钱，痹除而肌亦易长，后觉左脚缩短四五寸，众以为躄。翁曰：年尚壮，无虑也，候血气充足，则筋得所养而自伸矣。后果平复如初。（痛风）

赵宜真曰：予一故人曾患鼓椎风，往来寒热，数月伏枕，诸药不能疗。最后一医士诊之，曰：虽成痼疾，而有客邪在少阳经未解，若曾服五积散则误矣。询之，果然。因投小柴胡汤数服，寒热顿除。却用本料追风丸等药，理其风证而全瘳矣。赵宜真，明初人。

徐文中，以医名吴中。镇南王妃卧病，不可起。文中入诊视。王曰：疾可为乎？对曰：臣以针石加于玉体，不痊，其安用臣？遂请妃举手足，妃谢不能。文中因请诊候，按手合谷、曲池而针随以入，妃不觉知，少选，请举如前，妃复谢不能。文中曰：针气已行，请举玉手。姬不觉为一举，请举足，足举，王大悦。明日妃起坐，王大设宴赐，声震广陵。（四肢病）

保婴撮要

一小儿九岁，患此（鹤膝风）作痛，用葱熨法及大防风汤，肿起色赤。用仙方活命饮、补中益气汤间服，肿渐消。又以独活寄生汤与补中益气汤间服，二三日用葱熨一次，至两月余而消。

一小儿患此，大溃不敛，体倦食少，口干发热，日晡尤甚。此脾气虚甚也，用补中益气汤五剂，以补元气；乃用大防风汤一剂，以治其疮。如是月余，诸症悉退，遂用十全大补汤，佐大防风汤而敛。

一小儿患此，溃而不敛，不时寒热，小便赤涩。此血气虚也，用十全大补汤加麦门冬、五味，诸症顿退。乃去桂，令常服，佐以和血定痛丸而愈。

一女子左腿作痛，服流气饮之类，左膝肿

硬,头晕吐痰。余谓:此鹤膝风也,其脉弦数而无力,乃禀赋肝脾肾三经之症,此形气病气俱虚者,当先调脾胃为主。不信,仍攻邪,诸症蜂起。余先用五味异功散加升麻、干姜、肉桂,脾气稍健;又用异功散、八珍汤而溃;却间服大防风汤、地黄丸而痊。

一小儿两膝渐肿,敷服皆消毒之药,足胫赤肿。此禀父肾气不足,用地黄丸、八珍汤而消。若用流气、败毒等药,必致不起。(鹤膝风)

一小儿鹤膝风久溃,小便频数,后淋沥不止,面色黑或皎白,饮食少思,四肢倦怠。此肾之脾胃虚也,朝用补中益气汤,夕用五味异功散,饮食渐加,肢体渐健,却用地黄丸而愈。(小便不止)

孙文垣医案

吴江孙质庵老先生行人,时患痛风,两手自肩髃及曲池,以至手梢,两足自膝及跟尻,肿痛更甚,痛处热,饮食少,请告南还,而伏蓐者三年。里有吴君九宜者,沈考功西席也。见予起后渠疾,因语行人逆予。诊其脉,皆弦细而数,面青肌瘦,大小腿肉皆削。予与言:此病得之禀气弱,下虚多内,以伤其阴也。在燕地又多寒。《经》云:气主煦之,血主濡之。今阴血虚,则筋失养,故营不营于中,气为寒束,百骸拘挛,故卫不卫于外。营卫不行,故肢节肿而痛,痛而热,病名周痹是也。治当养血舒筋,疏湿润躁,使经络通畅,则肿消热退,而痛止矣。痛止,即以大补阴血之剂实其下元,则腿肉复生,稍愈之后,愿加珍重,年余始可出户。行人闻而喜曰:果如公言,是起白骨而肉之也。吾即未药,病似半去,惟公命剂。予先以五加皮、苍术、黄柏、苍耳子、当归、红花、苡仁、羌活、防风、秦艽、紫荆皮。服之二十剂,而筋渐舒,肿渐消,痛减大半。更以生地、龟版、牛膝、苍术、黄柏、晚蚕砂、苍耳子、苡仁、海桐皮、当归、秦艽,三十剂而肿痛全减。行人公益喜。予曰:病加于小愈,公下元虚备,非岁月不能充实。古谓难足而易败者,阴也。须痛戒酒色,自培根本,斯饮药有效,而沉疴可除。据公六脉轻清流利,官必腰金,愿葆真以俟之,万毋自轻,来春气和,可北上也。乃用仙茅为君,枸杞子、牛膝、鹿角胶、虎骨、人参为臣,熟地黄、黄柏、晚蚕砂、茯苓、苍耳子为佐,桂心、秦艽、泽泻为使,蜜丸服,百日腿肉长完,精神复旧。又喜语予曰:贫官何以称报,撰次公济人泽物盛德于沈考功册后,以彰盛美云。后十年,行人官至江西副宪。(卷一)

嘉善之妓李双,号素琴,体虽肥,而性冲澹[①],态度闲雅端重,歌调娼家推其擅场,与予邑程芹溪处厚,患痛风,自二月起至仲冬,诸治不效,鸨母悭毒,遂视为痼疾,不为治。而芹溪固恳予诊之,六脉大而无力,手足肢节肿痛,两跨亦痛,不能起止,肌肉消其半,日仅进粥二碗,月汛两月一行,甚少。予曰:此行痹也。芹溪问:病可治否?予笑而应曰:君能娶,予能治之。芹溪曰:嫁娶乃风月中套语,公长者,乃亦此言。予曰:观此子虽堕风尘,实有良家风度,予故怜之,且君断弦未续,而彼有心于君,或天缘也。芹溪曰:诚吾素愿,恐鸨母高其价而难与言。予谓:乘其病而盟之,易与耳。芹溪以予言为然,乞为治之。以人参、白术、苡仁各三钱,当归、枸杞、杜仲、龟版、苍耳子各二钱,晚蚕砂、秦艽、防风各一钱,大附子、甘草、桂枝、黄柏各五分,十帖而痛止肿消。改用归芍六君子,加苡仁、丹参、红花、石斛、紫荆皮,三十帖而痊愈。芹溪娶之,善持家,举族称贤,而亦羡予知人焉。(卷一)

---

① 冲澹:亦作"冲淡"。冲和淡泊。

沈大官，左膝肿痛，不能起止者年半，大便泻一日三次，诊其脉弦紧。予曰：此脾虚有湿热凝于经络，流于下部也。古谓肿属湿，痛属火。用苍术、黄柏、薏苡仁为君，泽泻、猪苓、五加皮为臣，炙甘草、防风、桂枝为佐，木通为使，四帖痛减肿消，泄泻亦止。改用苍术、苍耳子、五加皮、苡仁、当归、枸杞子、杜仲、丹参、黄柏、乌药叶，酒糊为丸，调理月余，步履如故。(卷一)

令孙女才六岁，忽发寒热一日，过后腰脊中命门穴间骨节，肿一块，如大馒头之状，高三四寸。自此不能平身而立，绝不能下地走动，如此者半年。人皆以为龟背痼疾，莫能措一法。即如幼科治龟背古方治之亦不效。予曰：此非龟背，盖龟背在上，今在下部。必初年乳母放在地上，坐早之过，比时筋骨未坚，坐久而背曲，因受风邪，初不觉，其渐入骨节间而生痰涎，致令骨节胀满而大。不急治之，必成痼疾。今起未久，可用万灵黑虎比天膏帖之，外再以晚蚕沙醋洗炒热，绢片包定于膏上，带热熨之，一夜熨一次。再以威灵仙为君，五加皮、乌药、红花、防风、独活，水煎服之。一月而消其半，骨节柔软，不复肿硬，便能下地行走如初矣。人皆以为神奇。此后三个月，蓦不能行，问之足膝酸软，载身不起，故不能行。予知其病去而下元虚也。用杜仲、晚蚕砂、五加皮、薏苡仁、当归、人参、牛膝、独活、苍耳子、仙茅，水煎服二十剂，行动如故。(卷二)

崔百原公者，河南人也。年余四十矣，而为南勋部郎。患右胁痛，右手足筋骨俱痛，艰于举动者三月，诸医作偏风治之不效。驰书邑大夫祝公征余治。予至，视其色苍，其神固，性多躁急。诊其脉，左弦数，右滑数。时当仲秋。予曰：此湿痰风热为痹也。脉之滑为痰，弦为风，数为热。盖湿生痰，痰生热，热壅经络，伤其营卫，变为风也。公曰：君何以治？予曰：痰生经络，虽不害事，然非假岁月不能愈也。随与二陈汤加钩藤、苍耳子、薏苡仁、红花、五加皮、秦艽、威灵仙、黄芩、竹沥、姜汁饮之。数日手足之痛稍减，而胁痛如旧。再加郁金、川芎、白芥子，痛俱稍安。予以赴漕运李公召而行速，劝公请假缓治，因嘱其慎怒、内观以需药力。公曰：内观何为主？予曰：正心。公曰：儒以正心为修身先务，每苦工夫无下手处。予曰：正之为义，一止而已，止于一，则静定而妄念不生，宋儒所谓主静。又曰：看喜怒哀乐，未发以前，作何气象。释氏之止观，老子之了得一万事毕。皆此义也，孟子所谓有事勿正、勿忘、勿助长，是其工夫节度也。公曰：吾知止矣。遂上疏请告。予录前方，畀之北归，如法调养半年，而病根尽除。(卷二)

程龙丘翁，每行动即作热，发渴呕恶，腰与环跳常痛，脉左沉细，右寸滑，关尺濡弱。此上焦有痰火，下焦有湿热。治当流湿舒筋，然后施补。先用苡仁三钱，苍术、威灵仙、黄柏、乌药叶、紫荆皮各一钱，红花、桂皮、防己各五分，水煎服。外以鹿茸、虎骨、晚蚕砂、仙茅、黄柏、龟版、苍术、牛膝、杜仲，蜜丸服之而安。(卷三)

华岳令堂，年五十余，向来小水短少，今则右背盐匙骨边一点痛，夜尤痛。已经半月，医治不效。辗转加剧，即于右边手臂、肢节皆胀痛，筋皆暴起，肌肉上生红点子，脉两手皆滑数，右尺软弱。乃湿热伤筋而成痛痹。以东垣舒筋汤为主。羌活、升麻、桃仁、麻黄、红花、当归、防风、甘草、独活、猪苓、黄柏、防己、知母、黄连，两帖痛减肿消，再亦不发。(卷三)

参军程方塘翁，年六十四，向以殈胤[①]，

① 殈(xù 续)胤：殈，通“恤”，对别人表同情，怜悯。胤，后嗣。

服温补下元药太多,冬月下体着单裤,立溪边督工,受寒,致筋骨疼痛,肩井、缺盆、脚、膝、跟、踝、手肘、掌后及骨节动处,皆红肿而痛,卧床褥三年。吴中溪视为虚而用虎潜丸,吴渤海视为寒而用大附子、肉桂、鹿茸。徐东皋认为湿。周镐认为血虚。张甲认为风。李乙认为历节。百治不瘳,腿间大肉尽消,惟各骨节处肿大而疼。予适在程道吾宅,乃逆予诊之。其脉弦涩有力,知其为湿热痰火,被寒气凝滞固涩经络也。节为药剂不对,故病日加。所取者目中精神尚在,胃气仍未全损。但小水解下以瓦盆盛之,少顷则澄结为砂,色红而浊,两膝下及脚指皆生大疮,疮靥如靴钉状,此皆平昔服温补春方所致。病虽久,年虽高,犹为有余之疾。不可因高年疾痼弃不治也。乃特为先驱逐经络中凝滞,然后健脾消痰。俾新痰不生,气血日长,最后以补剂收功,斯得矣。翁生平好补畏攻,故进门者皆务迎合,予独反之。以新取威灵仙一斤,装新竹筒中,入烧酒二斤,塞筒口,刮去筒外青皮,重汤煮三炷官香为度,取出威灵仙晒干为末,用竹沥打糊为丸,梧桐子大,每早晚酒送下一钱,一日服二次。五日后大便泻出稠粘痰积半桶,肿痛消去大半。改以人参、石斛、苍术、黄柏、苡仁、苍耳子、牛膝、乌药叶、龟版、红花、犀角屑、木通,煎服二十帖。又用前末药服三日,又下痰积如前之半。仍以前煎药服半月,又将末药服三日,腹中痰渐少,乃为制丸药,以虎骨、晚蚕砂、苍术、黄柏、丹参、杜牛膝茎叶、苡仁、红花、五加皮、苍耳子、龟版、打酒,面糊为丸,梧桐子大,每空心白汤送下七八十丸外,以丹溪保和丸食后服半年痊愈。腿肉复完,步履如故。(卷三)

族嫂程氏,环跳穴边肿痛,憎寒发热,不能动止,寝食俱废,头重恶心。上身热,下身冷,天明乃退。口干,舌上白苔甚厚。以柴胡、防风、桂枝解其寒热。以苍术、黄柏、五加皮、桃仁、赤芍药治其痛。木通利其湿热,且引火下行。甘草调和诸药,使各得职。一帖而痛止大半,再进寒热除,三帖痛全减去。改以小柴胡汤加牡丹、枳壳、桔梗,二帖而舌苔脱然。(卷三)

族侄孙君实,壮年,患遍身筋骨疼痛,肢节肿痛。其痛极,状如虎啮,大小便起止,非三五人不能扶,诸痛处热如火燎,食饮不入,呻吟床褥,已经二候。有以疏风之剂投者不应,又以乳香、没药活血止痛之剂投者,亦不应。延予延医,六脉浮紧而数。予曰:此周痹也。势甚恶,俗名白虎历节风,乃湿热所致。丹溪云:肿属湿,痛属火,火性速,故痛暴猛若此。以生地黄、红花、酒芩、酒连、酒柏、秦艽、防风、羌活、独活、海桐皮、威灵仙、甘草,四剂而痛减大半。再加赤芍药、当归、苍耳子、薏苡仁,减去独活、秦艽,又八剂痊愈。(卷三)

夏益吾,肢节肿痛,手足弯痛肿尤甚,不能动止。凡肿处皆红热。先起于左手右足,五日后,又传于左足右手。此行痹症也。且喘咳气涌不能睡。左脉浮数,中按弦,右滑数。乃湿热风痰壅遏经络而然。以茅山苍术、姜黄、苡仁、威灵仙、秦艽、知母、桑白皮、黄柏、酒芩、麻黄,水煎服下,而右手肿消痛减。夜服七制化痰丸,而嗽止,乃得睡。再剂,两足弯消其半。左手经渠列缺穴边肿痛殊甚。用苡仁、苍术、秦艽、甘草、天花粉、五加皮、石斛、前胡、枳壳、威灵仙、当归,旋服旋愈。(卷四)

程绍溪,中年患鹤膝风症,两腿及脚肚内外臁肉尽削,独膝肿大,乃酒后纵欲所致。经治苏、松、嘉、湖、杭、严六府,视为痼疾。且四肢脓疥连片,淫烂腌臜,臭恶难近,自分必死。家人以渠病久,医药破家,今则衣食不抵,无门求生矣!渠有亲为予邻家。偶言及渠病之异,家道之窘,予闻恻然。邻素知予不以窘异为惮,恳为一看。予携仲子泰来同往。令渠沐手诊之,左寸关浮数,右寸短弱,两尺沉微。

此气虚血热之候。法当大补气血，壮其筋骨，犹可冀生。病者闻言，命家人子媳罗拜于地，请药。予曰：病热已痼，非百日不见功。盖补血无速效。日浸月润，渐而濡之，关节通利，骨正筋柔，腿肉自生。初以龟版、苡仁各三钱，苍耳子、五加皮、头二蚕沙，节节香各一钱，当归、人参、黄芪、苍术、杜仲、黄柏各八分，红花五分，水煎服之。十剂而疮疥渐稀、精神稍长。再以薏苡仁、五加皮、龟版各二钱、节节香、苍耳子、地黄、丹参、苍术、黄柏、何首乌各一钱，人参、当归各八分，红花、木通各五分，三十帖，足可倚杖而行，腿肉渐生，疮疥尽愈，膝肿消去其六。后以虎潜丸加鹿角胶、何首乌、金毛狗脊、节节香、牛膝，用龟版胶为丸，服三越月，腿肉复完，出之苕上，苕人啧啧称奇，悉录其方以布。(卷四)

一族姐，年近六十，咳嗽口渴，常吐蛔虫。用前胡、知母、天花粉、白芍药、当归、甘草、陈皮、桔梗、乌梅、桑白皮煎服，诸症悉止。后半年，膝弯红肿作痛，大便秘。黄柏、当归、生地、红花、威灵仙、羌活、苍耳子、五加皮、防风、苡仁，四剂全瘳。(卷四)

宫詹吴少溪先生，有酒积，常患胃脘疼，近右腰眼足跟肢节皆痛。予谓此皆由湿热伤筋，脾肺痰火所致，法宜清肃中宫，消痰去湿，俾经络流通，筋骨自不疼矣。切不可作风痛而用风剂。公极然之。用二陈汤加威灵仙、苍术、黄柏、五加皮、枳实、葛根、山栀子进之，肢节痛减，改用清气化痰丸加瓦楞子、苍术、枳实、姜黄，用竹沥、神曲打糊为丸，调理而安。(卷五)

慎柔五书

叶少池令郎，年十五，发热，足不能行且痛。予诊之，六脉俱数十至，二尺弦细。此血虚发热，兼湿有寒。用逍遥散加酒柏三分、苍术一钱三分、吴萸三分，二帖全愈，予不意应效如此之捷。

丁曾成，年四十外。春季右腿正面忽痛麻。诊之，右三部洪数五六至。问口渴否？曰：是也。升麻葛根汤二帖而愈。(卷五·杂症例)

陆氏三世医验

湿痰流注治验二一

吴逊斋体肥，素有酒积，胃脘作痛，近又肢节作痛，而下半体更甚，他医以为风，用史国公药酒疗之，时作时止，因见久不能愈，此必精血不足之故，更用虎潜、河车等丸服之，而痛处且肿，因夫人之立效，恳予诊治，备述其病情治法，及诊其脉，六部皆缓，而关稍带弦。予曰：尊脉乃湿痰流注骨节而作痛，非风亦非虚也。风药虽不能除湿，而亦能行气，故得暂愈。若认为虚证而滋补之，是重其壅矣，能不增剧乎？治法宜先用丸剂，急清中宫之痰积，继用煎剂，缓疏经络之壅滞，则不独肢节痛除，而胃脘之痛，亦不作矣。后依法服之，果验。丸方霞天曲、山楂肉、橘红、白术、茯苓、枳实、神曲、竹沥，打糊为丸，食远白汤送下；煎方苍术、苡仁、半夏、南星、白芥子、威灵仙、秦艽、炙甘草、青木香，煎就入酒一小盏，半饱时服。

陆闇生曰：大凡经络壅滞，必由于中宫之积酿，徒疏经络，而不肃清中宫，有不复流注乎？清中宫者，治其本也；疏经络者，治其标也。此症非可以旦夕愈，势缓故先治本，后治标。先后缓急之间，非深于此道者，岂能如此合节，而治验之神应也。(卷之三)

骨节胀痛治验三八

邵南桥令郎，壮年患遍身筋骨疼痛，肢节肿胀，痛处热如火煅，食饮不进，呻吟不已，延予诊治。其脉浮之而数，沉之而涩。予曰：此似白虎历节症，而其因总不出于阴虚有火，若误以为风气，投表散燥热之药，病必剧矣。因用生地、当归、白芍、红花、酒芩、秦艽、天花粉、连翘。数剂减半，十剂全愈。

陆闇生曰：痛风历节，古方悉用燥烈风药，丹溪极言其误，而后世曾莫之改，受累者比比，先生遵而行之，良有古法。（卷之三）

寓意草

论江冲寰先生足患治法

庚辰冬，于鼎翁公祖园中，识先生半面。窃见身体重着，行步艰难，面色滞晦，语言迟缓，以为有虚风卒中之候也。因为过虑，辛巳秋召诊问，细察脾脉，缓急不调，肺脉劲大，然肝木尚平，阳气尚旺，是八风之邪，未可易中。而筋脉掣痛，不能安寝者，大率风而加之以湿，交煽其虐所致。以斯知尚可引年而施治也，何也？风者肝之病，天之气也，湿者脾之病，地之气也。天气迅疾，故发之暴。益以地气之迂缓，反有所牵制而不能暴矣！然气别则病殊，而气交则病合，有不可不明辨者。病殊者，在天气则风为百病之长，其来微，则随相克为传次，必遍五脏而始烈；其来甚，则不由传次而直中，唯体虚之人，患始不测焉。在地气则湿为下体之患。其来微，则足跗肿大，然得所胜亦旋消；其来甚，则害及皮肉筋脉，以渐而上攻，亦唯阳虚之人，势始腾越焉！两者一本之天，一本之地。病各悬殊，治亦异法者也。病合者，天之气入于筋脉。地之气亦入于筋脉，时乎天气胜，则筋脉张而劲焉；时乎地气胜，则筋脉亸①而缓焉。两者其源虽异，其流则同，交相酝结，蔓而难图者也。先生房中之风，始虽不可知，然而所感则微也。至若湿之一字，既以醇酒厚味而酿之于内，又为炎蒸岚瘴而袭之于外，是以足患日炽，虽周身筋脉舒展，亦不自如。究竟不若足间昼夜掣痛，疮疡肿溃，浸淫无已也。夫春时之风也，夏时之湿与热也，秋时之燥也，三时之气，皆为先生一身之患者也。而一身之患，又唯一隅独当之，亦良苦矣！设内之风湿热燥不攘，足患其有宁宇乎？所可嘉者，惟冬月寒水司令，势稍末减，而医者不识此意，每投壮筋骨之药酒，以驱其湿，不知此乃治寒湿之法，惟冬月病增者方宜。岂以风湿、热湿，而倒行逆施，宁不重其困也！况乎先生肺脉劲大，三四日始一大便，虽冬月亦喜形寒饮冷，而不常近火，何所见其为寒湿也哉！所以孙真人大小竹沥等方，风、湿、热、燥、寒五治之药具备，笼统庞杂，后人全不知用，若识此义为去取，则神而明之之事矣。然则不辨症而用方者，几何而不误耶！

胡卣臣先生曰：辨证纵横无碍，剑光烨烨逼人。（卷三）

里中医案

施笠泽两足肿重剧痛

别驾施笠泽，两足肿重，痛若虎啮，叫号彻于户外。医以四物汤加槟榔、木通、牛膝、苡仁，数剂病不少减。余曰：阴脉细矣，按之至骨则坚，未可竟以虚责也。况两膝如绯②，扪之烙手，当以黄柏五钱为君，木通四钱为佐，槟榔一钱为使，日进两剂，可使遄已。笠泽服之。十余剂而愈。

张石林胫膝红肿疼痛

制台张石林，胫膝肿痛，赤如涂丹。服槟榔、木通、牛膝、苡仁等药，继服苍术、黄柏。余曰：尺大而软，责在少阴。用人参、地黄各三钱，麦冬二钱，丹皮、牛膝、枸杞各三钱，沉香一钱。四剂少减，二月而安。

叶作舟痛痹

叶作舟，同体疼痛，尻髀皆肿，足膝挛急，

---

① 亸(duǒ 朵)：同“軃”。下垂。
② 绯(fēi 飞)：大红色。

分□病营，气衰□□，寒□采之。《经》云寒则筋急血痼，则无以荣筋，断痛痹也。以十全大补加□□、秦艽、羌活，一日而安。后辄以己意□方以致。

王春卿行痹

孝廉王春卿，久患行痹，俗云流火，伤于药饵，病甚。余曰：病魔日深，痛伤元气，况有读书之癖，心血衰痼，非大补何以救乎？春卿曰：去冬服参芪，痛益甚。余曰：症有新久之殊，医无胶执之法，不以新是图，而以旧是惩，毋乃因噎而废食乎？不听而守祛风抑火，后两月而殁。

脉诀汇辨

制台张石林，胫膝肿痛，赤如涂丹。用槟榔、木通、牛膝、苡仁等药，继用苍术、黄柏，毫末无功。余诊之曰，尺大而软，责在少阴。遂用人参、地黄各三钱，麦冬二钱，丹皮、牛膝、枸杞各三钱，沉香一钱。连服四剂瘥减，二月而康复。(卷九)

车驾郎赵讳昌期，两臂痛甚，两手灼热。诸医皆谓脾主四肢，与之清胃健脾，至三日而溺色如泔。余曰，六脉俱涩，喉有喘呼。《内经》云：肺所生病者，上气喘满，臂痛，掌中热，溺色变。今诸证咸显，若合符节。遂与枳壳、桔梗各三钱，茯苓、知母各二钱，甘草一钱。一剂而痛减。再剂而溺清，三剂且霍然矣。(卷九)

明经[①]俞元济，背心一点痛，久而渐大。每用行气和血，绝不取效。余问之曰，遇天阴觉痛增否？元济曰：天阴痛即甚。余曰：脉既滑而遇阴辄甚，其为湿痰无疑。以胃苓汤加半夏三钱，数剂而不知痛所在矣。(卷九)

旧德堂医案

上洋秦斋之，劳欲过度，每阴雨左足麻木，有无可形容之苦。历访名医，非养血即补气，时作时止，终未奏效。戊戌春病势大作，足不转舒，背心一片，麻木不已。延予治之。左脉沉紧，右脉沉涩，此风湿寒三气杂至，合而为痹。其风气胜者为行痹，寒气胜者为痛痹，湿气胜者为着痹。着痹者即麻木之谓也。明系湿者邪，内着痰气凝结，郁而不畅，发为着痹。须宜发燥湿之剂，加以报使之药，直至足膝，庶湿痰消而大气周流也。方以黄芪、苍术、桂枝、半夏、羌活、独活、防已、威灵仙数帖而痊。若以斋之多劳多欲而日服参芪，壅瘀隧道，外邪焉能发，而病安能去乎？

马氏医案并附祁案王案

手足肿痛，痛处热，饮食少，面青肌瘦，脉弦细数。此血虚受寒，营不营于中，卫不卫于外，营卫不行，肢节肿痛，病名周痹是也。治当养血舒筋，疏湿润燥，俾经络通畅，则肿消热退，而痛止矣。痛止后，当大补阴血，实其下元。

五加皮　苍术　当归　防风　黄柏　紫荆皮　苍耳子　羌活　红花　秦艽　米仁

痛减更以

生地　龟版　牛膝　苍术　黄柏　蚕沙　苍耳子　米仁　当归　秦艽　海桐皮

调理丸方

人参　熟地　枸杞　鹿角胶　黄柏　桂心　泽泻　苍耳　虎骨　仙茅　牛膝　蚕沙　茯苓　秦艽蜜丸

六脉大而无力，手足肢节肿痛，肌肉消瘦，日进粥一碗，月汛两月一行，此名行痹。

人参　白术　米仁　当归　枸杞　杜仲　苍耳子　附子　秦艽　防风　甘草　黄柏　龟版　晚蚕沙

① 明经：明清时称贡生为明经。贡生是指考选升入京师国子监读书的秀才。

痛止肿消，改用六君子加

当归　白芍　米仁　丹参　红花　石斛　紫荆皮

左膝肿痛，不能行走卓立，大便泄泻，脉来弦紧。此脾虚有湿热，凝于经络，流于下部也。古谓肿属湿，痛属火。

苍术　黄柏　猪苓　桂枝　五加皮　甘草　防风　木通　米仁　泽泻

肿消泻止用

苍术　乌药　杞子　杜仲　苍耳子　五加皮　米仁　黄柏　丹参　归身酒糊为丸

右手疼痛，右脉滑左乎，此湿痰生热，热生风，治宜化痰清热，兼流动经络。

二陈汤加　威灵仙　黄芩　僵蚕　秦艽

东皋草堂医案

一人恶寒发热，身重，自汗，骨节疼痛，腰脚尤甚，始惑于箭风之说，针挑火焠，既而认作伤寒，投以小柴胡汤，势转烦剧。余诊其脉，浮虚而涩，询其二便若何？患者曰：小便时通时涩，大便多泄。余曰：此伤湿也。宜用除湿汤，不宜误用黄芩也。用苍术、白术、陈皮、藿香、茯苓、半夏、厚朴、干姜、生姜、枣子、加桂枝。一剂知，三剂愈。（湿）

一人患风湿，骨节掣痛，不得屈伸，身肿，医以麻黄汤发其汗，汗大出，而肿不退，意欲再投前剂，延余决疑。余曰：前方未尝谬也，但宜微汗之，不可过汗，今误大汗，风虽去而湿未除，故不愈也。用胃苓汤二剂而愈。苍术、厚朴、陈皮、甘草、赤茯苓、猪苓、泽泻、桂枝、白术、加干姜。（湿）

一人久滞于狱，周身关节疼痛，遇阴寒尤甚，六脉俱细涩。余诊之，知其湿郁也。用于潜术一味，三白酒炒透为末，每日空心酒煎三钱服之，不数日而愈。

一人因怒后大醉，袒卧于庭，醒时两臂不能举，用舒筋汤二剂：片姜黄、海桐皮、赤芍、羌活、归头、炙甘草、白术、加沉香、桂枝、生姜。水煎服而愈。

一人以淘沙为业，寒湿走注疼痛，复感风邪，发热恶寒，筋收骨缩，痛处如被咬啮之状。余曰：此白虎历节症也。以家秘捉痛丹二丸，酒吞之，通身汗出，痛顿减。再投金刀如神散，四服全愈。川乌炒、草乌炮，各四钱，朱砂水飞、雄黄水飞、荆芥、麻黄去根、天麻、当归、细辛、石斛、川芎、全蝎去勾、人参、何首乌、甘草、防风各五分，苍术一钱，炒，上为细末，每服五分，临卧温茶送下。

一人风热流注腿膝，诸医罔效，余投以人参、白术、当归、川芎、黄芪、甘草、金银花、连翘、防风、白芍、地骨皮。二剂而愈。（痹）

（评选）静香楼医案

脉虚而数，两膝先软后肿，不能屈伸。此湿热乘阴气之虚而下注，久则成鹤膝风矣。

生地　牛膝　茯苓　木瓜　丹皮　薏仁　山药　萸肉　泽泻　萆薢

诒按：正虚着邪，故补散宜并用；湿而兼热，故滋燥不可偏。此以六味治阴虚，增入牛膝、木瓜、薏仁、萆薢以除湿热，所谓虚实兼顾也。（痿痹门）

湿邪郁遏，阳气不宣，外寒里热，胸满溺赤。宜开达上焦。

紫菀　桔梗　郁金　白蔻　枳壳　杏仁　贝母　甘草

诒按：此治肺痹之正法。（痹气门）

身半以上，痛引肩臂，风湿在于太阴之分，行动则气促不舒，胸肤高起，治在经络。

大活络丹。

诒按：拟用旋覆新绛汤送下。

脾肾寒湿下注，右膝肿痛，而色不赤，其脉当迟缓而小促，食少辄呕，中气之衰，亦已甚矣。此当以和养中气为要，肿痛姑置勿论。盖未有中气不复，而膝得愈者也。

人参　半夏　木瓜　炒粳米　茯苓　广皮　益智仁

诒按：议论明通。（肢体诸痛门）

薛案辨疏

锦衣杨永奥，形体丰厚，筋骨软痛，痰盛作渴，喜饮冷水，或用愈风汤、天麻丸等痰热益甚，服牛黄清心丸，更加肢体麻痹。余以为脾肾俱虚，用补中益气汤、加减八味丸，三月余而痊。以后连生七子，寿逾七旬。《外科精要》云：凡人久服加减八味丸，必肥健而多子。信哉！

疏曰：夫喜饮冷水者，阳明胃经实热症也。若果实热则筋骨软痛者，当是阳明主筋骨，因实热在阳明，不能约束筋骨而利机关故也；痰盛口渴者，当是阳明主津液，因实热在阳明，不生津液而多凝结故也者。然亦当用清阳明实热之药，而何须愈风、天麻、牛黄清心之类？服之而痰热益盛，风能耗血并耗其肾也；肢体痹，寒能损胃并损其脾也。无论非阳明之实热，即果热也，而耗损之下，能不脾肾俱虚乎？由此而论，即前之饮冷水，原属脾肾两虚症，脾虚则津液不生，肾虚则虚火上升，故口为之渴而喜饮冷水耳。要知喜饮者，特喜之耳！究未尝饮也，试使饮之，亦到口而不欲，入腹而反不安也。不然，曷不曰渴饮冷水乎？况乎决无可用肉桂者之能饮冷水也。至于所云久服加减八味丸必肥健多子者，亦以其肾火素虚者言也，若胃火旺者，未可信也。

先母七十有五，遍身作痛，筋骨尤甚，不能伸屈，口干目赤，头晕痰壅，胸膈不利，小便短赤，夜间殊甚，满身作痒如虫行，以六味地黄丸加山栀、柴胡治之，诸症悉愈。

疏曰：此案以用药而论，知为肾水不足而肝火有余也；以现症而论，又属肝血枯槁而肝火郁遏也。若然，当用加味逍遥散，而何以即用地黄丸乎？曰：有是说也。夫年逾七十有五，其肾阴之虚也，可知无论有余之肝火不可徒清，即郁遏之肝火亦不可徒散，是以不从加味逍遥散而从地黄六味也。然余又进而论之，前症之属于肝火郁固然，即属于肾水不足，而肝火有余亦然。是必有脉症可辨，若郁遏之火，脉必左手细数而沉涩，症必身发寒热而口呕酸苦；若有余之火，必左手弦动而洪数，今虽不言脉之如何，而并无寒热酸苦之症，明是肾水不足，肝火有余也。故当以六味补肾水，柴、栀清肝火。然即使肾水不足而肝火郁遏者，此方亦未尝不可用，是逍遥、六味同服、间服意。（元气亏损内伤外感等症）

一男子腿内作痛，服渗湿化痰药，痛连臀肉，面赤吐痰，足跟发热。余曰：乃肾虚阴火上炎，当滋化源。不从，服黄柏、知母而殁。

疏曰：凡人之下体悉属三阴。凡有痛处，虽有湿热风寒之患，然未有不因三阴所致也。兼而治之，犹或可愈，若不顾本，未有不偾事者也。（脾肺肾亏损虚劳怯弱等症）

临证指南医案

徐　温疟初愈，骤进浊腻食物，湿聚热蒸，蕴于经络，寒战热炽，骨骱烦疼，舌起灰滞之形，面目痿黄色，显然湿热为痹，仲景谓湿家忌投发汗者，恐阳伤变病，盖湿邪重着，汗之不却，是苦味辛通为要耳。湿热入经络为痹

防已　杏仁　滑石　醋炒半夏　连翘　山栀　苡仁　野赤豆皮（湿）

吴　风湿相搏，一身尽痛，加以堕水，外寒里热，痛极发厥，此属周痹。周痹

桂枝木　片姜黄　羚羊角　海桐皮　花粉　白蒺藜

又　照前方去姜黄、白蒺加大豆黄卷、木

防己。

鲍四四　风湿客邪，留于经络，上下四肢流走而痛，邪行触犯，不拘一处，古称周痹，且数十年之久，岂区区汤散可效？凡新邪宜急散，宿邪宜缓攻。

蜣螂虫　全蝎　地龙　穿山甲　蜂房　川乌　麝香　乳香

上药制末，以无灰酒煮黑大豆汁泛丸。

杜三三　温暖开泄，骤冷外加，风寒湿三气交伤为痹，游走上下为楚，邪入经隧，虽汗不解，贵乎宣通。

桂枝　杏仁　滑石　石膏　川萆薢　汉防己　苡仁　通草

又　经脉通而痛痹减，络中虚则痿弱无力，周身汗出，阳泄已多，岂可再用苦辛以伤阳泄气乎？《内经》以筋缓为阳明脉虚，当宗此旨。

黄芪　防风　白术　茯苓　炙草　桂枝　当归　白芍　苡仁

又　大凡邪中于经为痹，邪中于络为痿。今痹痛全止，行走痿弱无力，经脉受伤，阳气不为护持，法当温养通补，经旨春夏养阳，重在扶培生气耳。

黄芪四两　茯苓三两　生白术三两　炙草　淡苁蓉二两　当归三两　牛膝二两　仙灵脾二两　虎骨胶　金毛狗脊十二两，无灰酒浸半日，蒸熬膏

胶膏为丸。

刘三一　濒海飓风潮湿，着于经脉之中，此为周痹，痹则气血不通，阳明之阳不主司事，食腥腻遂不化为溏泻，病有六七年，正虚邪实，不可急攻，宜缓。

生白术　生黄芪　海桐皮　川桂枝木　羌活　防风

周　痛势流走而肿，后感外邪，参药不可与也，从行痹治。行痹

羌活　木防己　石膏　生甘草　海桐皮　杏仁

吴　寒入阴分，筋骨痛软，此为痹症，遗泄内虚，忌用表散劫真。

当归　沙苑　北细辛　桂枝木　生白术　茯苓

又　虎骨　当归　北细辛　生白术　茯苓

又　行痹入左足。

生虎骨　防己　萆薢　苡仁　半夏　茯苓

某氏　风湿发热，萃于经脉，肿痛游走，病名行痹，世俗呼为历节风是也。

桂枝　羌活　石膏　甘草　杏仁　防风

又　行痹，腹中痛便难，不知饥。

瓜蒌皮　紫菀　杏仁　郁金　半夏　山栀　桑枝

俞　肩胛连及臂指，走痛而肿，一年，乃肢痹也，络虚留邪，和正祛邪。肢痹

黄芪　防风　海桐皮　生白术　归身　川羌活　片姜黄　白蒺藜

李三四　脉小弱，当长夏四肢痹痛，一止之后筋骨不甚舒展，此卫阳单薄，三气易袭，先用阳明流畅气血方。

黄芪　生白术　汉防己　川独活　苡仁　茯苓

朱三二　肢痹痛频发。

羚羊角　木防己　川桂枝尖　晚蚕砂　川萆薢　白通草　生苡仁　茯苓

汪　冬月温暖，真气未得潜藏，邪乘内虚而伏，因惊蛰春阳内动，伏气乃发。初受风寒，已从热化，兼以夜坐不眠，身中阳气，亦为泄越。医者但执风寒湿三邪合成为痹，不晓病随时变之理，羌、防、葛根再泄其阳，必致增剧矣，焉望痛缓，议用仲景木防己汤法。

木防己　石膏　桂枝　片姜黄　杏仁　桑枝

又　气中伏邪得宣，右肢痹痛已缓，血分留热壅着，左肢痛势未衰，足微肿，体质阴虚，仍以宣通轻剂。

羚羊角　桂枝木　片姜黄　花粉　木防己　杏仁　桑皮

顾　湿热流着，四肢痹痛。

川桂枝　木防己　蚕砂　石膏　杏仁　威灵仙

某　左脉如刃，右脉缓涩，阴亏本质，暑热为疟，水谷湿气下坠，肢末遂成挛痹。今已便泻，减食畏冷，阳明气衰极矣，当缓调，勿使成疾。寒湿

生白术　狗脊　独活　茯苓　木防己　仙灵脾　防风　威灵仙

又　湿痹，脉络不通，用苦温渗湿小效，但汗出形寒泄泻，阳气大伤，难以湿甚生热例治，通阳宣行以通脉络，生气周流，亦却病之义也。

生於术　附子　狗脊　苡仁　茯苓　萆薢

徐十九　长夏湿胜气阻，不饥不食，四肢痹痛，痛甚于午后子前，乃阳气被阴湿之遏，色痿黄，脉小涩，以微通其阳，忌投劫汗。

茯苓　萆薢　木防己　晚蚕砂　泽泻　金毛狗脊

黎　肢腠麻痹，足膝为甚。

当归　杞子　生虎骨　油松节各二两　川芎　狗脊　萆薢　怀牛膝　仙灵脾　檀香泥　白茄根　沙苑各一两

火酒、醇酒各半，浸七日。

某三七　寒湿滞于经络，身半以下筋骨不舒，二便不爽，若非迅疾飞走，不能效。

蠲痛丹。

某　劳力感湿，腰痹酸痛，四肢乏力。

生杜仲　生苡仁　沙苑子　茯苓　粗桂枝木　金毛狗脊　晚蚕砂　木防己

某　十五年中，痹痛三发，述痛久流及肢节骨骱，屈曲之所皆肿赤，此寒湿变热为欲解，病在躯壳筋骨，无害命之理，但病深沉下甚，已属阴邪，小腹胀，小溲全无。

川独活八分　汉防己八分　川熟附八分　粗桂枝木一钱　茯苓五钱　川萆薢一钱　木猪苓一钱

又　生白术三钱　茯苓三钱　川熟附一钱　川独活五分　北细辛一分　汉防己五分　猪苓一钱半　泽泻一钱

又　阳虚湿痹，痹愈，下焦无力，用斡旋其阳。

茯苓四两　生白术二两　泡淡生干姜一两　肉桂五钱

以上四味，生研末，滚水泛丸，每早服三钱，开水下。(痹)

唐妪　右后胁痛连腰胯，发必恶寒逆冷，暖护良久乃温，此脉络中气不行，遂至凝塞为痛，乃脉络之痹症，从阳维阴维论病。

鹿角霜　小茴香　当归　川桂枝　沙苑　茯苓

王　努力，经气受伤，客邪乘卫阳之疏而入，风湿阻遏经隧，为肿为痛，大汗连出，痛仍不止，而大便反滑，其湿邪无有不伤阳气者，固卫阳以却邪，古人正治，以湿家忌汗耳。风湿

生於术三钱　防风根五分　生黄芪三钱　片姜黄一钱　桂枝木五分　海桐皮一钱　羌活五分　独活五分

又　人参一钱　生於术二钱　黄芪三钱　炒当归一钱半　川桂枝一钱　炙甘草五分　煨姜七分　南枣二枚

又　风湿肿痹，举世皆以客邪宜散，愈治愈剧，不明先因劳倦内伤也，盖邪之所凑，其气必虚，参术益气，佐以风药，气壮托出其邪，痛斯止矣，病人自云：手足如堕如无，讵非阳微不及行乎四末乎，此皆误治，致参药过费耳。

人参一钱　生於术二钱　黄芪二钱　归身一钱半　肉桂三分　炙甘草三分　煨姜一钱　南枣一枚

又　遗泄阴伤，兼以敛摄。

人参一钱　生於术二钱　黄芪三钱　归身一钱　炙草五分　熟地三钱　茯神三钱　五味五分　白芍一钱

丸方　人参二两　黄芪四两　茯神二两　杞子二两　鹿角霜二两　鹿茸二两　归身三两　炙草一两　菊花炭二两

炼蜜丸。

王　风湿痹痛。

防己　生於术　川独活　茯苓　炒黄柏　生苡仁

又　痹在四肢。

羚羊角　白蒺藜　海桐皮　滑石　大豆黄卷　苡仁

又　照前方去蒺藜、苡仁，加连翘、青菊叶、花粉。

又　羚羊角　犀角　连翘　海桐皮　大豆黄卷　花粉　姜黄　金银花

金　风湿热走痛，二便不通，此痹症也。

杏仁　木防己　寒水石　郁金　生石膏　木通

李　风湿肌肿而痛，畏热。

炒黄柏　茅术　制蒺藜　木防己　秦艽　钩藤

又　黄柏　防己　茯苓　苡仁　萆薢　虎骨

杨　四肢流走痹痛，风胜移走，湿凝为肿，下焦为甚，邪入阴分。

蠲痛丹。

蒋氏　便溏食少，腰腹以下骨骱肢节沉痛。

人参　生於术　制白松香　茯苓　汉防己　北细辛　川独活　苡仁

王　身半以上属阳，风湿雨露从上而受，流入经络，与气血交混，遂为痹痛，经月来，外邪已变火化，攻散诸法，不能取效，急宜宣通清解，毋使布及流注。

防己　姜黄　蚕砂　杏仁　石膏　滑石

毛氏　风湿相搏，一身肿痛，周行之气血为邪阻蔽，仿仲景木防己汤法。

木防己　石膏　杏仁　川桂枝　威灵仙　羌活

洪四三　湿盛生热生痰，渐有痿痹之状，乃阳明经隧为壅，不可拘执左属血、右属气也，《金匮》云：经热则痹，络热则痿。今有痛处，治在气分。湿热

生於术三钱　生黄芪三钱　片姜黄一钱　川羌活一钱　半夏一钱　防风五分　加桑枝五钱

又　芪、术固卫升阳，左肩胛痛未已，当治营中，以辛甘化风法。

黄芪　当归　炙草　防风　桂枝　肉桂

张　骨骱走注行痛，身体重着，不能转舒，此为湿痹，但阳虚之质，忌辛散苦寒药。

桂枝木　木防己　苡仁　羚羊角　大豆黄卷　杏仁　橘红

方　左脉弦大，面赤痰多，大便不爽，此劳怒动肝，令阳气不交于阴，阳维阳跷二脉无血营养，内风烁筋，跗臁痹痛，暮夜为甚者，厥阴旺时也，病在脉络。

金斛　晚蚕砂　汉防己　黄柏　半夏　萆薢　大槟榔汁

又　痛右缓，左痛，湿热未尽，液虚风动也。

生地　阿胶　龟版　稆豆皮　茯苓　通草

某十九　舌白目彩油光，腰痹痛，湿邪内蕴，尚未外达，必分利湿邪为主。

杏仁　苏梗　木防己　厚朴　茯苓皮　花粉　晚蚕砂　茵陈

吴氏　风湿化热，蒸于经络，周身痹痛，

舌干咽燥，津液不得升降，营卫不肯宣通，怕延中痿。

生石膏　杏仁　川桂枝　苡仁　木防己

又　石膏　杏仁　木防己　炒半夏　橘红　黑山栀　姜汁　竹沥

石　脉数右大，温渐化热，灼及经络，气血交阻，而为痹痛，阳邪主动，自为游走，阳动化风，肉膝浮肿，俗谚称为白虎历节之谓。

川桂枝　木防己　杏仁　生石膏　花粉　郁金

又　照前方去郁金，加寒水石、晚蚕砂通草。

又　脉大已减，右数象未平，痛缓十七，肌肤甲错，发痒，腹微满，大便不通，阳明之气未化，热未尽去，阴已先虚，不可过剂。

麻仁　鲜生地　川斛　丹皮　寒水石　钩藤

某　久痹酿成历节，舌黄痰多，由湿邪阻着经脉。

汉防己　嫩滑石　晚蚕砂　寒水石　杏仁　苡仁　茯苓

宋　病者长夏霉天奔走，内踝重坠发斑，下焦痛起，继而筋掣，及于腰窝左臂，《经》云：伤于湿者，下先受之。夫下焦奇脉不流行，内踝重着，阴维受邪，久必化热烁血，风动内舍乎肝胆，所谓少阳行身之侧也，诊得右脉缓，左脉实，湿热混处血络之中，搜逐甚难，此由湿痹之症失治，延为痿废沉疴矣，三年病根，非仓猝迅攻，姑进先通营络，参之奇经为治，考古圣治痿痹，独取阳明，惟通则留邪可拔耳。湿热入血络

鹿角霜　生白术　桂枝　茯苓　抚芎　归须　白蒺藜　黄菊花

某　初病湿热在经，久则瘀热入络，脓疡日多未已，渐而筋骨疼痛，《金匮》云：经热则痹，络热则痿。数年宿病，勿事速攻，夜服蒺藜丸。

午服犀角　元参　连翘心　野赤豆皮　细生地　丹参　姜黄　桑枝

张二九　四肢经隧之中，遇天令阴晦，疼痛拘挛，痈疽疡溃脓，其病不发，疡愈病复至，抑且时常衄鼽①，《经》以风寒湿三气合而为痹，然经年累月，外邪留着，气血皆伤，其化为败瘀凝痰，混处经络，盖有诸矣，倘失其治，年多气衰，延至废弃沉疴。痰血壅塞经络

当归须四两　干地龙二两　穿山甲二两　白芥子一两　小抚芎一两　生白蒺二两

酒水各半，法丸。

沈　从来痹症，每以风寒湿三气杂感主治，召恙之不同，由乎暑暍外加之湿热，水谷内蕴之湿热，外来之邪，着于经络，内受之邪，着于腑络，故辛解汗出，热痛不减。余以急清阳明而致小愈，病中复反者，口鼻复吸暑热也，是病后宜薄味，使阳明气爽，斯清阳流行不息，肢节脉络舒通，而痹痿之根尽拔，至若温补而图速效，又非壮盛所宜。暑伤气湿热入络

人参　茯苓　半夏　广皮　生於术　枳实　川连　泽泻

竹沥、姜汁法丸。暮服白蒺藜丸。

某　冬月温舒，阳气疏豁，风邪由风池风府，流及四末，古为痹症，忽上忽下，以风为阳，阳主动也，诊视鼻明，阳明中虚可见，却邪之剂，在乎宣通经脉。卫阳疏风邪入络

桂枝　羚羊角　杏仁　花粉　防己　桑枝　海桐皮　片姜黄

又　症已渐安，脉络有流通意，仲景云：经热则痹，络热则痿。知风淫于内，治以甘寒，寒可去热，甘味不伤胃也。

甜杏仁　连翘　元参　花粉　绿豆皮　梨汁

又　余热尚留，下午足寒，晨餐颈汗，胃未调和，食不甘美，因大便微溏，不必过润。

北沙参　麦冬　川贝　川斛　陈皮　谷

① 鼽(qiú 球)：鼻塞。

芽(痹)

某　仲景以经热则痹,络热则痿,今痹痛多日,脉中筋急,热入阴分血中,致下焦为甚,所谓上焦属气,下焦属血耳。热入下焦血分

柏子仁　当归　丹皮　钩藤　川斛　沙苑

又　痹痛,右膝甚。

生虎骨　柏子仁　牛膝　萆薢　苡仁　茯苓

某四八　脉弦劲,右足踝臁肿痛,得暖得摩稍适,此风寒湿三气,混入经隧而为痹也,当用辛温,宣通经气为要。风寒湿入下焦经隧

活络丹一丸,陈酒下。

某　痹痛在外踝筋骨,妨于行走,邪留经络,须以搜剔动药。

川乌　全蝎　地龙　山甲　大黑豆皮

某　病后过食肥腻,气滞热郁,口腻粘涎,指节常有痹痛,当从气分宣通方法。气滞热郁

苏梗　杏仁　蒌皮　郁金　半夏曲　橘红

陈五四　劳动太过,阳气烦蒸,中年液衰风旋,周身痹痛,此非客邪,法宜两调阳明厥阴。肝胃虚滞

黄芪　生白术　制首乌　当归　白蒺藜　黑稆豆皮

张五三　烦劳郁勃之阳,变现热气内风,《内经》以热淫风消,必用甘寒,前议谓酒客不喜甘味,且痰多食少,亦忌甘腻滋滞,用清少阳胆热者,酒气先入肝胆也,酒汁湿着,肠胃受之,理明以通胃,胃肠气机流行,食加,滑泄颇减,今者气热,当午上冒,经络痹痛亦减于平日,主以和阳甘寒,宣通经脉佐之。肝胆风热

童桑　羚羊角　天门冬　枸杞子　白蒺藜　丹皮　茯苓　霍山石斛

共熬膏。

某氏　血虚风痹,骨骱肿痛。

羚羊角　细生地　玄参　当归　桂枝　桑枝　白蒺藜

金三二　痹痛在下,重着不移,论理必系寒湿,但左脉搏数,经月遗泄三四,痛处无形,岂是六淫邪聚,然隧道深远,药饵未易奏功,佐以艾灸,冀得效灵。精血虚

枸杞子　肉苁蓉　虎骨胶　鹿角胶　杜仲　桑椹子　天冬　沙苑　茯苓

溶胶丸。

孙　脉右大,阳明空,气短闪烁欲痛。气虚

人参　生黄芪　熟白术　炙草　广皮　当归　白芍　半夏　防风根　羌活

又　益气颇安,知身半以上痹痛,乃阳不足也。

人参　黄芪　熟於术　炙草　桂枝　归身　白芍　川羌

沈　痹痛在右,气弱有痰。

生於术　川桂枝　川独活　片姜黄　白茯苓　陈防己(痹)

吴三六　筋纵痛甚,邪留正痹,当此天暖,间用针刺以宣脉络,初补气血之中,必佐宣行通络之治。筋痹

生黄芪　防风　桂枝　炒黑常山　归身　青菊叶汁

某　痹痛偏左,入夜尤甚,血中之气不行。血中气滞

归须　桑枝　苡仁　白疾黎　姜黄　木防己(痹)

某　脉沉小数,营中留热,骱骨尚有微疼,宜通经络,佐清营热。营中热

钩藤　细生地　当归须　白蒺藜　丹皮　片姜黄(痹)

吴　舌白干涸,脘不知饥,两足膝跗筋挈牵痛,虽有宿病,近日痛发,必挟时序温热湿

蒸之气，阻其流行之隧，理进宣通，莫以风药。膝腿足痛

飞滑石　石膏　寒水石　杏仁　防已　苡仁　威灵仙

蒋七岁　足膝肿，疼久不止，内热。

生虎骨　炒牛膝　萆薢　金毛狗脊　当归　仙灵脾

又　照前方加生鹿角、黄柏。(腰腿足痛)

朱　痛着右腿身前，肌肉不肿，必在筋骨，且入夜分势笃，邪留于阴，间有偏坠，治从肝经。

生杜仲一两　当归须二钱　穿山甲二钱，炙　小茴香一钱，炒　北细辛三分　干地龙炙，一钱

某　呕逆吐涎，冲气攻心，足大拇指硬强而痛。足痛

淡吴萸　熟附子　独活　北细辛　当归　汉防已(腰腿足痛)

某　右足患处麻木筋强微肿，老人气血不得宣通，冬病至长夏，食不加餐，脉小弱，主以温养。

虎胫骨生打，三钱　怀牛膝一钱　归身炒一钱　杞子炒，三钱　生杜仲三钱　川斛三钱　萆薢一钱　白蒺藜炒去刺研，一钱(腰腿足痛)

叶氏医案存真

肩背肢末，皆阳气游行之所，牵制不和是络脉中病。首用东垣舒经，接用参、芪、术、附，两法不应，必客气袭入脉中。灸刺无功，议用酒醴通和血脉。

钻地风五两　千年健五两　大黑豆六两

三味投入无灰酒十斤，隔水煮。一日早晚暖服三四杯。

未交四九，天癸先绝，今年五十有二，初冬脊骨痛连腰胯，膝跗无力，动则气喘，立则伛偻，耳鸣头晕，上热下冷，呼吸必经脉闪痛，时有寒热，谷食日减少味，溺短便艰枯涩。此奇经脉病，渐成痿痹废弃之疴。夫督脉行于身后；带脉横束于腰；维、跷主一身之纲维。今气血索然，八脉失养。《经》谓：阳维为病，苦寒热，而诸脉隶肝肾，阳明之间，故所患不专一所。交冬大地气藏，天气主降，为失藏失固，反现泄越之象。治病当法古人。如云：痛则不通，痛无补法。此论邪壅气血之谓，今以络脉失养，是用补方中宣通八脉为正。冬至小寒，阳当生复，病势反加，调之得宜，天暖温煦，可冀痛止。然阳药若桂、附刚猛，风药若灵仙、狗脊之走窜，总皆劫夺耗散，用柔阳辛润通补方妥。

鹿茸　鹿角胶　淡苁蓉　当归　枸杞　生杜仲　牛膝　蒺藜　炒鹿角霜

身重，汗出，疼痛，脉浮缓。此风湿相搏于太阳之表，阳虚邪客。当通营卫以固表，拟桂枝附子汤。

制川附　桂枝　甘草　生姜　大枣

据述布痘，调理少和，四五年来，不分冬夏，两膝骨痛，暮夜甚，必越日乃解，更述暖熨少安。知寒湿阴气。从下而受。但痘后几更寒暑不愈，经脉必有留邪之气，因新邪举发，论病名曰痹。痹者气血凝滞之义。古方活络逐邪，每施于新感则效，久则邪与气血混处，取效颇迟，当此长夏，发泄司令，按图针刺，每五日、七日一举，经络气血流行，邪气难以容留，徒药无益，遵古方服活络丹，即再造丸，国朝喻氏谓：酒热先入肝胆，谨慎者饮之，可以壮胆。好饮多以致发疮。其酒毒颇得外泄，以分其势。疮愈，痫搐厥逆，全归肝胆矣。用药以大苦大寒，直清其下。

芦荟　青黛　龙胆草　郁李仁　胡黄连　黑山栀

调入猪胆汁。

患风三月，周身流走作肿，手不能握，足不能履，诊其脉，浮大而数，发热口干。此阴虚生内热，热胜则风生，况风性善行，火热得

之，愈增其势，伤于筋脉，则纵缓不收，逆于肉理，则攻肿为楚也。

生地　黄芩　黄连酒炒　红花　羌活

左脉如刃，右脉缓涩。盖阴亏本质，暑热为虐，水谷气蒸，湿流肢末，遂成挛痹。已经泄泻食减，阳明脉中气衰极矣，缓治可以冀功。

生於术　茯苓　狗脊　茅术　仙灵脾　独活　防己　灵仙

湿痹，络脉不通，用渗湿苦温药小效，但汗出形寒，泄泻食减，阳气大衰，可知难以湿甚生热例治。通阳宣行，以冀脉络流通。

生於术　茯苓　附子　米仁　金毛狗脊　萆薢

俞天音　脉左大，舌干白苔，肿痛流走四肢，此行痹。喘急不食二十日外矣。

羚羊角　木防己　白芍　桂枝　杏仁　姜黄

脉数重按无力，左腰胁痛不能转侧，舌苔白，边红，心中热闷，不欲饮，是湿邪滞着，经络阻痹，宜进气分轻清之药，庶几不伤正气。

苡仁　杏仁　川贝　佩兰叶　西瓜翠衣

又　脉数，左腰胁疼未止，舌苔黄，昨进芳香轻剂略安，仍不宜重药。

佩兰叶　浙茯苓　南沙参　薏苡仁　川贝

又　脉数无力，左腰胁疼未止，舌色转红，是病邪虽稍缓，却阴气已经不振，进清余热略兼养阴方。

川贝　淡芩　麦冬　阿胶　川斛　知母

又案：脉数无力，左腰胁疼未止，舌苔已退。虽病邪稍缓，但阴气仍然不振，议用清余热略兼养阴方。

川贝　淡芩　麦冬　阿胶　川斛　元参

横泾三十　劳伤虚体，胀病初愈，因动怒气郁不食，二便皆阻，从肠痹定议。仿丹溪开肺法，以肺主一身之气化。

杏仁　苏子　桑叶　紫菀　姜皮　桃仁

枫桥五十三　咽管似乎狭窄。一身气化全在于肺，因胃热熏肺，肺职失司，年纪日多，气结痹阻，以薄味肃清上焦，药宜气轻理燥。

鲜枇杷叶　杜苏子　米仁　桑叶　降香末　茯苓

陈家桥三十六　浊止足肿，膝首肿痛，病起夏秋，必接地气之湿，湿自下受。酒客内湿互蒸，内外合邪，汤药决不取效。

蠲痛丹一钱六服。

宿迁四十七　冬月涉水，水寒深入筋骨，积数年而胫膝骨冷筋纵。病在下为阴，水寒亦是阴邪。久则气血与邪混乱，草木不能驱逐。古人取虫蚁佐芳香直攻筋骨，用许学士法。

炒乌头　全蝎　麝香

飞面火酒泛丸。

李隆吉　客寒入于肠络，欲大便必先腹痛，便解痛已，旬日无溺气下泄，此属肠痹。

公丁香柄、柴胡、木香、白芍、乌药、川楝子

化入更衣丸五粒。

叶天士晚年方案真本

马陆家桥　浊止足肿，膝首肿痛，起于夏秋，必夹地气，湿自下受，酒客内湿互蒸，内外合邪，汤药决不取效。

蠲痛丹。(杂症)

徐　宿迁，四十七岁　冬月涉水之寒，深入筋骨，积数年发，胫膝骨冷筋纵，病在下为阴，久必气血与邪交混，草木不能驱逐，古人取虫蚁佐芳香，直攻筋骨，用许学士法。

炒乌头　山东地龙　全蝎　麝香(杂症)

医验录

一同堂家婶岸先孺人，于甲子年十一月六

十寿，正于寿日早起梳洗，忽尔右手自肩髆至指尖，痛法非常。不惟不能撑高垂低，并不能屈伸，肌肉上指弹不着，号呼哭泣，几不欲生。群谓老人是血虚痛，余思血虚痛不应如是之骤，即痛亦不如是之甚。诊其脉，浮数而紧，断为风寒无疑。用羌活、防风、秦艽、川芎、五加皮、桂枝、桑枝、当归。服二剂，痛减十之三，再服二剂，痛减十之七，手能运动。再去羌活，加黄芪，倍当归，服四剂全愈。

雄川曹石起先生讳云，小儿之受业师也。于甲子年十二月，正将解馆回宅，忽尔腰痛，自谓下午时登山出恭受寒而起。初服验寒药一剂，腰痛止，走入两腿极痛，不能转侧，亦不能伸缩，彻夜不寐，大汗出。余诊其脉，两寸虚大，关尺沉濡。余思脉沉属寒，濡则属湿，其病为寒湿明矣。然两寸虚大，按之甚细，则正气又虚矣。当温经以逐寒湿，否则恐成流注。用附子八分，余则桂枝、桑枝、秦艽、当归、川芎、牛膝、威灵仙、薏苡、虎骨，加人参一钱五分。一剂服下，其痛处遂觉有物在内争斗，斗一二时，痛遂减轻。次日两膝上及两脚底微肿，照前药加泽泻、茯苓、汉防已。服一剂，两腿痛减大半，能转动，膝与足底肿亦消。又服一剂，脚下痛止，右手臂痛不能动，照前药去牛膝、防已，加五加皮。服一剂，次日右臂痛止，又是左手臂痛。又服一剂，左臂痛又止，惟百劳痛。再去桂枝、薏苡，加地黄、白术，服二剂而能起坐行动，诸痛尽却，回宅度岁。

洄溪医案

乌程王姓患周痹证，遍身疼痛，四肢瘫痪，日夕叫号，饮食大减，自问必死，欲就余一决。家人垂泪送至舟中，余视之曰：此历节也。病在筋节，非煎丸所能愈，须用外治。乃遵古法，敷之、拓之、蒸之、熏之，旬日而疼痛稍减，手足可动，乃遣归，月余而病愈。大凡营卫脏腑之病，服药可至病所，经络筋节，俱属有形。煎丸之力，如太轻则不能攻邪，太重则恐伤其正，必用气厚力重之药，敷、拓、熏、蒸之法，深入病所，提邪外出。古之所以独重针灸之法，医者不知，先服风药不验，即用温补，使邪气久留，即不死亦为废人，在在皆然，岂不冤哉。

雄按：风药耗营液，温补实隧络，皆能助邪益痛。若轻淡清通之剂，正宜频服，不可徒恃外治也。（周痹）

续名医类案

张子和治李文卿，两膝髌屈伸，有声剥剥然。或以为骨鸣，张曰：非也。骨不戛，焉能鸣，此筋湿也。湿则筋急，有独缓者，缓者不鸣，急者鸣也。若用药一涌一泻，上下去其水，水去则自无声矣。从其言，既而果愈。（卷四·湿）

张三锡治一人，体厚，自觉遍身沉重，难于转侧，两膝时痛肿，不红不硬，六脉濡弱，天阴更甚。作湿郁治，加减羌活胜湿汤，不十剂愈。（卷四·湿）

张路玉治沈汝楫子，夏月两膝胫至脚，痛极僵挺，不能屈者十余日。或用敷治之法，不效。其脉软大而数，令拭去敷药，与当归拈痛汤二剂，汗出而愈。（卷四·湿）

张子和治一衲子[①]，因阴雨卧湿地，一半手足皆不随，若遇阴雨，其病转加。诸医皆作中风偏枯治之，用当归、白芍、乳香、没药之类，久反大便涩，风燥生，经岁不已。张以舟车丸下之三十余行，去青黄沫水五升，次以淡剂渗泄之，数日手足皆举。张曰：夫风湿寒之气合而成痹，水痹得寒而浮，蓄于皮腠之间，久而不去，内舍六腑。曰：用去水之药可也。水湿者，人身中之寒物也，寒去则血行，血行

① 衲子：僧人。

则气和,气和则愈矣。

边校白公,以隆暑时饮酒,觉极热,于凉水池中渍足,便其冷也,为湿所中,脐股沉痛。又因醉卧湿地,其痛转加,意欲以酒解痛,遂连朝而饮,反成赤痛,发间止,且六七年。往往断其寒湿脚气,以辛热治之,不效。或使服神芎丸,数服痛微减,他日复饮,疾作如前,睾囊痒湿肿硬,脐下似有物,难于行。张曰:予亦断为寒湿,但寒则阳火不行,故为痛,湿则经隧有滞,故肿。先以苦剂涌之,次以舟车丸百余粒,浚川散四五钱,微下一两行。张曰:如激剂尚不能攻,况于热药补之乎?异日,又用神祐丸百二十丸,通经散三四钱。又来日以神祐八十丸投之,续见一二行,又次日服益肾散四钱,舟车丸百余粒,约下七八行,已觉膝睾寒者暖,硬者软,重者轻也。肿者亦退,饮食加进。又以涌之,其病全瘳,疏疏风丸方与之。此不肯妄服辛热,故可治也。(卷十三·痛痹)

一人病湿痰肿痛,经年不能行,遇乞食道人授一方,用豨莶草、水红花、萝卜缨、白金凤花、水龙骨、花椒、槐条、甘草、苍术、金银花,共十味,煎水蒸患处,水稍温即洗之。此方已医好数人。(《续金陵琐事》)

周汉卿治诸暨黄生,背曲须杖行。他医皆以风治之。汉卿曰:血涩也。刺两足昆仑穴,顷之投杖去。(《明史》)

朱丹溪治何县长,年四十余,形瘦性急,因作劳,背痛臂疼,骨节疼,足心发热。可与四物汤带热下大补丸、保和丸,共六十粒,食前服。

许知可在歙州,有一贵家妇人,遍身走注疼痛,至夜则发,如虫啮其肌,作鬼邪治。许曰:此正历节症也,以麝香丸三服愈。此药专治白虎历节风,疼痛游走无定,状如虫行,昼静夜剧。(《本事方》、《医说续篇》)(卷十三·痛痹)

龚子材治张太仆,每天阴,即遍身痛如锥刺,已经数年。左脉微数,右脉洪数,乃血虚有湿热也。以当归拈痛汤加生地、白芍、黄柏,去人参,数剂而瘳。

张子和治麻先生妻,病代指痛不可忍,酒调通经散一钱,半夜大吐,吐毕而痛减。因叹曰:向见陈五曾病此,医以为小虫伤,或以草上有毒物,因触之,迁延数月,脓尽方已,今日观之,可以大笑。(卷十三·痛痹)

虞天民治一男子,四十岁,因感风湿,得白虎历节风症,遍身抽掣疼痛,足不能履地者三年,百方不效,身体羸瘦骨立,自分于死。一日梦人与木通汤服愈,遂以四物汤加木通服,不效。后以木通二两锉细,长流水煎汁顿服,服复一时许,遍身痒甚,上体发红丹如小豆大粒,举家惊惶,随手没去,出汗至腰而止,上体不痛矣。次日又如前煎服,下体又发红丹,方出汗至足底,汗干后,通身舒畅而无痛矣。一月后,人壮气复,步履如初。后以此法治数人皆验。

潘埙曰:予少时读书郡学,夏月洗足,风湿搏于右足外踝,注痛十余年,足跟不仁。宦游北方,少愈,归老又发,前后几四十年,沉痼之疾也。嘉靖丁未,右臂亦遭此患,牵连上下手腕及指,将成偏痹,用药宣通驱逐,敷帖攻熨,百治不效,盖风邪入于筋骨,药力莫能达也。予思骨必有窍,喘息呼吸,百骸相通,邪气因乘虚而入,亦可引之而出,又思手居上体,出路颇近,先从手臂试之。心之所注,气必至焉。元门运气之法,不过如是。乃澄心静虑,每夜侧卧,右臂向上,伸手平躺,以意从肩井骨窍中,步步存想而下,直至指尖,复徐徐引气而上,过两腕,直至肩井旁,分一路穿颈入喉出口,细细吐之。每夜如是行者往复十数遍,倦则止。行之二三夜,意熟路通。又四五夜,觉骨窍中有一线气随意想上行,微微牵通。至十数夜,觉肩井红肿生小疮,而腹亦微痛。盖恶气上冲肩井旁一路,由喉下坠入腹,不能尽从口中吐出也。乃用拔毒膏贴肩井，疮溃而成脓，腹自利二三遍，痛止而右臂豁然通矣。因思足外踝，岁虽久而病根所发，道虽远而骨窍相通。亦如前法，侧卧伸足，以意存想，以渐引气过膝，穿腿入腹，则恶气注腹而大痛，口不及引之而出也。忽一日大泻四五遍，臭味极恶，而足病亦瘳。此殆神启愚衷，独得灵异之诀，至妙至妙者欤，而昔人未之有行也。(诸记室)琇按：此与景岳之父，导痰饮之法颇宜参阅。张案在饮门。(卷十三·痛痹)

冯楚瞻治唐某，患左足左手骨节疼痛，势如刀割，旦夕呼号，既而移至右手右足皆遍矣。或用祛风活络之剂不效。见其口燥咽干，误作流火，投以凉剂，幸而吐出。神气疲困，六脉洪弦，此气血久虚，筋骨失养，将成瘫痪之候。惟宜大用熟地、当归、白芍，养血为君；银花、秦艽，少借风势以达药力于筋骨为臣；牛膝、续断、杜仲，以调筋骨为佐；更用桂枝、松节，以鼓舞药性，横行于两臂为引；再用参、术以固中培元。调理半月，渐瘳。后以生脉饮，送八味丸加牛膝、杜仲、鹿茸、五味子各四五钱，日中仍服前剂，始能步履。更以大补气血，强筋壮骨之药，以收全功。未几，其室人因日夜忧劳，亦患是症，六脉沉微，右手足疼痛，既而不流于左，而竟攻之于里，胸脘痞闷恶心，疼痛欲绝。知为内伤日久，寒邪不为外达，直中阴分，宜急温之。以人参、白术各五钱，肉桂、附子各二钱，浓煎，徐徐温服。次日脉少起，胸中病痛闷大减，身有微热，左亦略疼，此阳气还表，寒邪欲外散之机也。照方再服，内症渐平。惟手足之痛尚在，然亦不甚，以参、术补中为君，归、芍养血为臣，杜仲、续断、牛膝、秦艽、桂枝，舒筋活络为佐，全愈。夫痛风止有五痹，皮痹、脉痹、肌痹、骨痹、筋痹，未闻有脏腑之痹也。然《经》曰：寒气胜者为痛痹。又曰：其留连筋骨间者疼久，其留皮肤间者易已，其入脏者死。可不慎欤！(卷十三·痛痹)

陈洪章治沈沃田，年七十余，左臂及指拘挛不能伸舒，食减神惫。或谓老人虚弱，用补剂以致日甚。陈诊之，曰：此由风湿邪郁胸脾，波及四肢。用二陈汤加芒硝、砂仁，以薏苡仁三两煎汁煎药，连服四剂，病去大半。去硝，仍用二陈，又服六剂而全愈。(沃田手札新案)(卷十三·痛痹)

昔有人患足痹者，趁舟，见舟中一袋，以足倚之，比及登岸，足以善步。及询袋中何物，乃木瓜也。(《本草备要》)

王执中云：有贵人手中指挛，已而无名指亦挛，医为灸肩颙、曲池、支沟而愈。支沟在腕后三寸。或灸风池，多有不灸支沟，或灸合谷云。

李景中中丞，传筋骨疼甚如夹板状，痛不可忍者，将骡子修下蹄爪，烧灰存性，研末，或酒，或白汤，调服立愈。(《广笔记》)雄按：此方治臁疮久不愈者甚效。干者麻油调敷，湿者糁之。(卷十三·痛痹)

张子和治一税官，病风寒湿痹，腰脚沉重浮肿，夜则痛甚，两足恶寒，经五六月间，犹棉缠靴足。腰膝皮肤，少有跣[①]露，则冷风袭之，流入经络，其痛转剧，走注上下，往来无定，其痛极处，便拥急而肿起，肉色不变，腠理间如虫行。每遇风冷，病必转增，饮食转减，肢体瘦乏，须人扶掖，犹能行立。所服者，乌、附、姜、桂，种种燥热，燔针着灸，莫知其数，前后三年不愈。一日命张脉之，其两手皆沉滑有力。先以导水丸、通经散各一服，是夜泻二十余行，痛减过半。渐服赤茯苓汤、川芎汤、防风汤。此三方在《宣明论》中，治痹方是也。日三服，煎七八钱，漐漐然汗出，又作玲珑灶法熏蒸。若热病反剧，诸汗法古方亦多有之，惟以吐发汗者，世罕知之。故尝曰：吐法兼汗，良以此夫。

常仲明病湿痹，五七年矣。张令上涌之

① 跣(xiǎn 显)：光着脚，不穿鞋袜。

后,可泻五七次,其药则舟车、浚川、通经、神祐、益肾,自春及秋,必十余次方能愈。公之疾不必针灸,与令嗣皆宜涌,但腊月非其时也。欲俟春时,恐余东迈。今姑屏病之大势,至春和时,人气在上,可再涌之以去其根。卒如所论而愈。(卷十三·痛痹)

施沛然治许户部赞忽患痛痹,不能步履者浃旬矣,遍治无效。诊之曰:病得之暮不收拒,数见风露,立而使内,扰其筋骨。许曰:然,然未有语其因者。畴昔之夏,祝融肆虐,竹簟几床,如焚如炙,移榻露处,凉风拂拂,越女挥扇,齐姬荐席,行立坐卧,匪朝伊夕,岂以斯故,乃撄厥疾。曰:无难也,当为起之。乃饮以丹参虎骨酒,萆薢蠲痹汤,不一月而病若失,步履如常矣。

蒋仲芳治张莳官,年十九,春来遍身筋骨疼痛,渐生小骨,久药不效。视其身,累累如龙眼,盖筋非骨也。因湿邪气入筋,缩结而然,譬之颈疬结核而硬,岂真骨乎?遂针委中、大椎以治其后,内关、三里以治其前,内服当归、生地、白术、秦艽、桂枝、桑枝、炙草、羌活、米仁、牛膝、生姜,入酒三分以助药力,数日其骨渐小,一月尽消。

刘云密治一女子,年三十外,病冬月怯寒,并头痛背重坠而痛,下引腰腿及腿肚痛甚,右臂痛不能举。医以五积散为主,加羌活、乌药,以散凝寒而行滞,似亦近之。然但除怯寒与腰痛,而头、腿肚及右臂之痛,只小愈耳,至背之重坠而痛,毫未减。盖止知散寒,而不知达阳,止知行胃、肾之气,而不知达胸中之阳也。夫阳气受于胸中,而背固胸之府也。因简方书,有以姜黄为君,而用羌活、白术、甘草四分之一,乃加入附子三分,服头饮,则诸痛去其三。再如前剂,用其三分之一,与前渣同煎,服竟而诸症霍然。此以姜黄达上焦之阳,为其能不混于治血,且不等于治气之味也。(卷十三·痛痹)

朱丹溪治一丈人,年七十岁,患脚膝病稍肿,此血虚而挟湿热也。用生地、归头、白芍、苍术、炒柏、川芎、桂、木通,水煎,食前热服。

一男子年近三十,滋味素厚,性多焦怒。秋间髀枢左右一点发痛,延及膝骭①,昼静夜剧,痛处恶寒,或渴或不渴,或痞或不痞,医多用风药兼补血。次年春,其膝渐渐肿痛愈甚,食减形羸。至春末膝肿如桃,不可屈伸。诊其脉,左弦大颇实,寸涩甚,右皆数大。知其小便必数而短,遂作饮食痰积在太阴经治之。炒柏一两,生甘草梢、犀角屑、苍术、盐各三钱,川芎二钱,陈皮、牛膝、木通、白芷、白芍各五钱,遇暄热加条芩三钱,为细末,每三钱重,与生姜自然汁同研细,以水荡起。煎令沸,带热食前饮之,一昼夜四次。与至半月后,数脉渐减,痛渐轻。去犀角,加牛膝、败龟板半两,当归半两,如前服。又与半月,肿渐减,食渐进,不恶寒。惟脚膝酸软,未能久立久行,去苍术、黄芩,时当夏热,加炒柏至一两半,依本方内加牛膝,春夏用茎叶,冬用根梗,取汁用之效尤速。须断酒肉、湿面、胡椒。当仲夏加生地半两,冬加茱萸、桂枝。

镇江外科史姓者,曾治一人鹤膝风,以虾蟆用碗锋略破腹有缝,不可穿缚,置患处跳动移时,受毒辄死。如前再易一枚,不过三枚愈。(《戒庵漫笔》李诩)(卷十九·鹤膝风)

张三锡治一妇,月中着恼,素体厚多痰,臂痛移走,两足且肿,以为虚治,服参、归,痛益甚,恶心迷闷。作郁痰治,二陈、越鞠加秦艽、丹皮,二服稍减。大便四五日不去矣,投搜风丸后,用化痰舒气,二陈、二术、酒芩、酒柏、木通、泽泻、香附,调理而愈。(卷二十五产后·痛痹)

扫叶庄一瓢老人医案

牙齿常紫,膝盖酸痛,上年秋季为甚,此

① 骭(gàn 干):胫骨;小腿。

湿邪阻于经络,阳明之气,不司束筋利机。议宜通脉络之壅,使气血和平。

金毛脊　白蒺藜　生白术　油松节　生米仁　木防己(春温)

寒湿着关节,痰饮阻气分,咳而痹痛。

川桂枝　茯苓　熟附子　熟半夏　木防己　北细辛(痿痹)

脉缓软,四肢牵强,环跳髀尻牵引,壮年有此病,起四月中,乃时湿邪入于经络,为痿痹之症。

木防已　生白术　羌活　防风　桂枝木　独活　生黄芪　川萆薢　后去羌活加片姜黄　当归身(痿痹)

脉小足冷,四肢发疹,骨骱肿痛,风湿已入经络成痹,形脉皆虚,护卫以攻邪。

防风　生黄芪　片姜黄　羌活　当归　独活　海桐皮(痿痹)

风为阳,湿为阴,二气相抟,窒于肌腠之里,着于关节,周行不利为痛。得三焦气行,湿无沉着,气通病解。

飞滑石　紫厚朴　白蔻仁　茯苓皮　通草　杏仁　木防已　大豆黄卷(痿痹)

缪氏医案

脚气行痹,左右更代而痛,宜温通方。

桂枝　独活　秦艽　贝齿　晚蚕砂　茯苓　防风　附子　木瓜　萆薢　海桐皮　米仁

阴虚挟湿,风阳易动,故痹症时发,湿邪宜去,却不可燥。以燥药易致劫阴也。

生地　杜仲　料豆衣　茯苓　炒黑防风　木瓜　麻骨　泽泻　木防已　萆薢　桐皮　五加皮　黑芝麻　炒独活　桑叶　鸭血　鲜山药藤

为末,牛乳拌晒二次,薏苡仁一斤,霍斛四两,煎浓汁丸。

右臂酸楚,痹而不行也,宜调营分。

桂枝　红花　川断酒炒　当归　仙鹤草鸡右翅血拌炙　络石

痹痛虽缓,营液颇燥,气机上阻,此属肝胃营艰于宣布,余邪犹羁留肠腑,未尽化也。

归身　广皮　赤苓　金毛狗脊　柏子仁　油松节　萆薢　生麦芽　枳壳

种福堂公选医案

何三十　述无病时形瘦,病发时形充。古称:入水之物,无物不长。阴寒袭入右肢,肉瞤筋惕而痛,指不屈伸,法当通痹塞,以逐留著。

川乌一两,炮黑　全蝎一两,炙焦　蜂房五钱,炙焦　自然铜五钱,煅　麝香五分

炒热大黑豆淋酒汁为丸,每服一钱,陈酒下。(痹寒湿)

施二六　阴寒已入阴股,道路深远,汤药过胃,其力已薄。邪锢仍在,议用许学士法。

蠲痛丹每服一钱二分。(痹寒湿)

顾四八　凡寒湿痹,久则变热,六气客邪,悉从火化,邪客躯壳节骱,热气还蒸诸窍,肤腠瘾疹瘙痒。忌食酒肉,方可向愈。

羚羊角　犀角　僵蚕　粗桂枝　花粉　白蒺藜(痹湿热)

席　积劳气血凝遏,脘闷胁痹食减,治以宣通脉络。

桃仁　当归须　郁金　柏子仁　小胡麻　桑叶

桑芽膏丸。(痹劳伤气血痹)

又　湿阻经络为痛,初在虚里穴,渐延肋背附骨,日来背部发现湿症,微微红色。此湿邪由气及于血分,丸药攻滞,仅走肠中,未能引经宣通,所用气分肺药,咳喘浊痰已缓,今经络久痛,当以《三因》痹症参看。

制蒺藜　通草　木防已　炒焦半夏　生

苡仁　浙茯苓　炒熟石膏(痹湿阻经络)

张　形寒手足痛，肌肉渐肿，劳力行走。阳气受伤，客邪内侵，营卫失和。仿《局方》痹在四肢，汗出阳虚者，予黄芪五物汤。

黄芪　桂枝　茯苓　炙草　当归　煨姜　南枣(痹汗出阳虚)

赤厓医案

胡元植翁乃郎，年十七，患痛痹，医愈攻愈甚，遂汗出不止，口苦溺赤，起自肩井，手足历节俱肿，筋脉痛剧，神形狼狈，浆粥少入，晕厥数畨①，翁止生一子，爱如掌珠，二岁母即见背，寡媳代哺养，上有八旬慈亲，翁言若有不测，数命俱难保矣。予闻而怜之，谓此不过邪之稽留，怯者着而为病，治不如法，令气血俱伤，而经络之湿热益炽。今唯君以补虚，则邪可除而痛可止耳。与人参、白术、何首乌、当归、白芍、黄柏、羚羊角、茯苓饮之，汗少痛减，调治月余而痊。今已娶妻生子矣。

黄澹翁医案

徽州吴希鲁，痹痛将十年矣，大筋短软拘挛，难于伸屈，咳嗽牵引俱痛。症乃风寒湿三气杂至，相合而成，为时已久，不能解散，只可养血荣筋，徐徐调治。但此治法，见效纡缓，不能一时见功，脉肝肺劲急。

秦艽　当归　白芍　熟地　生地　甘草　木瓜　松节　胡麻　桑寄生　威灵仙(卷一)

南雅堂医案

气体素亏，真元不足，脉细濡，其湿必盛，故手足流注走痛，左肢麻木不仁，难以伸屈，症系风湿相搏，关节为之不通，因虚成湿，因湿成热，因热生风，其由者渐矣。若徒祛风利湿，不先治元气之虚，恐未易奏效。宜以补气为主，稍用祛风利湿药佐之。

白术三钱　人参二钱　白茯苓二钱　芍药一钱　薏苡仁二钱　黄芪二钱　当归一钱　防风五分　甘草五分　肉桂三分　半夏一钱(类中风)

风寒湿三者结而为痹，致腰重着作痛，宜阳明太阴合治，使中土健运，润宗筋通经脉，而机关自利矣。

生白术六钱　薏苡仁五钱　附子三分　水同煎服。(腰痛门)

素有湿热，近复忽患臂痛。仲景云：一臂不举为痹，此乃寒凉之气侵袭于内，是以屈伸不利，痛无虚日，治法须宜通阳气，滋养阴血，并佐以祛寒通络者为宜，可制为丸剂治之，拟方列后。

桂枝木一两　熟附子一两　人参四两　白术四两　大熟地六两　当归身四两　阿胶三两　白芍三两　制半夏四两　白茯苓六两　绵黄芪二两　橘红二两　枳壳二两　风化硝一两　姜黄一两　海桐皮一两　羌活一两　沉香五钱　炙甘草八钱　虎掌一对

气血素亏，风寒湿三气乘虚侵入筋骨致成痹痛，拟以三气饮加味主之。

大熟地四钱　人参一钱五分　炒白术二钱　当归身二钱　杜仲二钱　枸杞子二钱　白茯苓一钱　淮牛膝一钱　炒白芍一钱　炮附子一钱　肉桂一钱　独活一钱　白芷一钱　炙甘草一钱　生姜三片　水同煎服。

卫阳不足，风寒湿三气侵袭尤易，脉形小弱，当夏四肢痹痛，筋骨不得舒展，宜先从阳明施治。

生白术三钱　绵黄芪三钱　汗防己二钱　川独活一钱　生苡仁三钱　白茯苓三钱

风湿阻遏经隧，致作肿痛，汗出不止而痛仍未减，是湿邪内着，阳气受伤，拟用固卫却

① 畨：古同“翻”。

邪一法。

桂枝木一钱　绵黄芪三钱　生白术三钱　炙甘草五分　炒当归一钱五分　人参一钱　煨姜七分　大枣二枚

湿从下受,入于经络,两足腿膝酸痛,不能屈伸,起卧转侧均苦不便,此系脚气为病,且少腹胀闷,小便艰涩而痛,舌苔白底绛,脉濡,微觉寒热,防有气逆上冲之患,拟用东垣防己饮加减主治。

木防己二钱　木通二钱　生苡仁三钱　酒炒黄柏一钱　炒白术二钱　川萆薢二钱　秦艽一钱　淮牛膝一钱　防风一钱　丝瓜络二钱　独活一钱五分　桑寄生一钱五分　当归尾一钱五分　威灵仙一钱　泽兰一钱　延胡索一钱(风痹门)

风寒湿三气合而为病,膝盖渐大,腿骨愈形细小是即鹤膝风症,乃风痹中之最重者,又复左肘偏痹,屈伸不利,人身左半属血,血分已亏,致腰脊形亦凸出,此症由膝而肘而脊,病情渐入渐深,至于色黄肌瘦,鼻流清涕,咳嗽溺黄,是久病正气已虚,三气渐有化热之象,施治颇难着手,姑拟一方,开列于后。

羚羊角七分　桂枝八分　当归身二钱　知母一钱　制僵蚕一钱　白茯苓二钱　白芍药一钱　杏仁二钱(去皮尖)　羌活一钱　薏苡仁二钱　秦艽一钱　桑枝七分　淡竹沥一盏　鹿角霜四分　淮牛膝一钱(风痹门)

热留营分,骱骨觉有微痛,脉沉小数,拟先通经络,并清营热为宜。

细生地三钱　当归须二钱　白蒺藜二钱　粉丹皮二钱　钩藤三钱　姜黄八分　水同煎服。

脉细,膝头独大,乃风寒湿三气合痹而成,所谓鹤膝者即是,色白,脉弱无神,病属于虚可知,扶正托邪,是为一定成法,方列后。

人参一钱五分　炒白术三钱　白茯苓三钱　川芎八分　生地黄三钱　当归身二钱　白芍药二钱　甘草炙一钱　绵黄芪二钱　肉桂五分　附子五分　防风二钱　杜仲二钱　独活一钱五分　牛膝一钱五分

湿热邪留着下焦,阴血久伤,两胫顽麻,艰于步履,近由两足渐入少腹,甚则胸脘胀闷,觉有逆气上攻,是即脚气之症,岂可玩视,倘再增喘促,更为棘手,宜早图治为佳。

生地黄三钱　炒白芍二钱　当归身二钱　川芎一钱　淮牛膝一钱五分　独活一钱五分　苍术二钱(米泔浸炒)　泽泻一钱　绵茵陈二钱　黄柏一钱　知母一钱

倦劳致伤,阳气不交于阴,内风烁灼筋络,两跗痹麻,入暮尤甚,脉左弦大,面赤痰盛,大便艰,病在脉络,拟先分利湿邪为主。

川萆薢二钱　汉防已二钱　制半夏二钱　黄柏一钱　金石斛三钱　晚蚕沙一钱　槟榔五分

腰中痛引背胁,系风气乘虚,入于肾络,宜补虚养阴,并以祛风通络者佐之。

生地三钱　淮山药三钱　川杜仲二钱　当归身二钱　桑寄生二钱　白蒺藜一钱　独活二钱　黑大豆二钱　炙甘草八分

风邪袭于经络,肩项强,唇紫舌干,肿痛处如刺难忍,内必挟有肝火为患,温散之剂,不宜过用,拟以养阴熄火为主。

羚羊角七分　黑山栀二钱　黄芩一钱　钩藤三钱　细生地三钱　粉丹皮二钱　甘菊花二钱　秦艽一钱

寒湿下注,右膝肿痛而色不变,脉迟缓小,胃纳少而辄呕,中气虚可知矣,宜先调和中土,为扶本培元之计,风淫末疾,姑作缓图。

人参一钱五分　制半夏二钱　白茯苓三钱　宣木瓜二钱　益智仁一钱　陈皮一钱　粳米三钱(粘)(风痹门)

肾主骨,肝主筋,《灵枢》曰:能屈而不能伸者,病在筋,能伸而不能屈者,病在骨。肝肾虚则风湿内攻,腰膝隐隐作痛,屈伸不便,拟用《千金》独活寄生汤法。

川独活一钱五分　桑寄生一钱五分　秦艽一钱　防风一钱　当归身一钱五分(酒炒)　杜仲一钱五分(炒)　淮牛膝一钱五分　人参一钱　熟地黄三钱　白茯苓二钱　细辛八分　白芍一钱五分(酒炒)　川芎八分　甘草五分　桂心五分

营卫不足,风湿易于干袭,项背拘急,肢痹,腰膝沉重,乃三气合而为痹,法宜固卫和营,并以祛风利湿者佐之。

炙黄芪三钱　当归身三钱(酒洗)　赤芍二钱　炙甘草八分　羌活一钱　防风一钱　姜黄一钱(酒炒)　生姜两片

外寒里热,风湿相搏,一身尽痛,甚则发厥,是为周痹,邪着经脉使然。

大豆卷三钱　木防己二钱　海桐皮一钱五分　天花粉一钱五分　羚羊角五分　桂枝木一钱

春深温暖开泄,骤加外寒,三气和而为痹,游走无定,致作酸楚,邪已入于经隧,拟用宣通一法。

桂枝木一钱五分　木防己一钱　杏仁二钱(去皮尖)　通草一钱　川萆薢二钱　飞滑石三钱　石膏二钱　生苡仁三钱(风痹门)

风湿化热,灼及经络,气血交阻而为痹痛,阳邪主动,化风自为行走,脉数右大,先以清热利湿为治。

桂枝木八分　杏仁二钱　木防己一钱　生石膏二钱　郁金一钱　天花粉一钱

卫阳不足,风邪由虚袭入四肢,是为痹症,风为阳,阳主动,故上下游走无定,必先宣通经脉,冀可却邪,拟方列后。

羚羊角五分　桂枝木八分　木防己一钱　海桐皮一钱　杏仁二钱　姜黄八分　天花粉一钱　桑枝三钱

风湿雨露之气,从口鼻上受,流入经络,与气血交混,致成痹痛。病已一月有余,外邪已变火化,徒用攻表之剂,岂能济事,速宜清解宣通,毋使久延增剧。

杏仁二钱　生石膏二钱　木防己一钱　滑石三钱　姜黄八分　晚蚕沙一钱五分　水同煎服

下焦痹痛,重着不得伸舒,就病理而论,定系寒湿居多,但左脉搏大而数,痛处无形,且时有遗泄,岂尽是三气杂合之邪,兹从阴伤血虚例治。

沙苑二两　枸杞子二两　肉苁蓉二两　杜仲三两　天门冬三两　白茯苓三两　虎骨胶一两五钱　鹿角胶一两　桑椹三两

上药十味先将胶溶化,和匀为丸,每服二钱,淡盐汤下。(风痹门)

簳山草堂医案

近尻骨处作痛,渐及四肢酸楚,真阴内亏也。保重为要。

大熟地　鹿角霜　厚杜仲　淮山药　五味子　炙龟版　枸杞子　川断肉　白茯苓　胡桃肉(蒌)

劳力伤络,风动肢痹,手足不仁;脉来弦滑而数。非浅恙也。暂用凉肝熄风法。

细生地　湖丹皮　归须　五加皮　白蒺藜　橘红　羚羊角　肥知母　秦艽　宣木瓜　甘菊花　桑枝

风湿入于营络,痿痹已成,不易愈也。此证初起,手足麻痛,后两足皆痛,不能行走,至晚必发寒热。

羌活　肥知母　白归身　秦艽肉　炒怀膝　桑枝　生虎骨　炒黄柏　川断肉　五加皮　生甘草

风湿入络,手骱所以肿痛也。

桂枝　生黄芪　归须　秦艽肉　海桐皮　红花　羌活　片姜黄　赤芍　川断肉　炒桑枝酒拌

营虚,风袭于络,周体骨骱酸楚,延久必来痿痹。兹用和营宣络法,或可稍奏微功耳。

川桂枝　虎胫骨　当归须　秦艽　海桐

皮　桑枝　生白术　甘枸杞　炒红花酒拌　川断　炒怀膝

复诊：

骨骱痛楚已缓，脉络已和，可用滋营益阴之法。

生绵芪　大熟地　白归身　川断肉　炒怀膝　鹿角霜　炙龟版　枸杞子　左秦艽　海桐皮　桑枝

营虚，风袭于络，周体骨骱酸麻作楚。久恐延来痿痹。

川桂枝　虎骱骨　炒红花酒拌　炒怀膝　宣木瓜　生冬术　当归须　左秦艽　海桐皮　炒桑枝

营虚，风湿入络，右足屈曲不伸，已来偏痹。如何能愈耶？

炙黄芪　炒当归　左秦艽　炒红花酒拌　宣木瓜　虎胫骨　枸杞子　川断肉　淮牛膝　嫩桑枝

营虚络热，骨骱痛楚，两足尤甚，脉细数而痛处发肿。此风痹之证，治之不易见效。

细生地　肥知母　秦艽肉　炒牛膝　归须　桑枝　牡丹皮　炒川柏　川断肉　海桐皮　生苡仁

复诊：

前用凉营和络之法，两足痛楚稍缓，渐能行动。但血分素亏，肝风流走不定，难免痿痹。再拟虎潜法加减，以图奏效。

原生地　虎胫骨　秦艽　炒怀膝　原红花　银花　炙龟版　黄柏咸水炒　川断　海桐皮　生苡仁

丸方

炙绵芪　生地　归身酒炒　肥知母　秦艽　茯苓　炒白术　虎骨　炙龟版　炒黄柏　怀膝　红花　桑枝　以红花、桑枝煎汤泛丸。

产后营虚，风袭于络，腿骱痛楚。痹证已来，非易治也。

生黄芪　炒归须　原红花　川断肉　海桐皮　川羌活　生鹿角　秦艽肉　炒怀膝　炒桑枝酒拌

胁痛肢麻，肌肤痛如针刺，左脉细弱。营液内亏也，难免风痹。以滋肝参化痰治之。

制首乌　枸杞子　法半夏　陈皮　宣木瓜　白归身　石决明　瓜蒌仁　秦艽肉　甘菊花

筋络酸麻，营虚积劳所致也。防旧病复发而成痹证。

川桂枝　炒归须　原红花　川断　海桐皮　桑枝　生冬术　赤芍　秦艽肉　苡仁　宣木瓜

复诊：

风湿入络，足无力而两手麻木不仁，痿痹之根不浅矣。非如前此之易治也。

川桂枝　生冬术　炒黄柏　秦艽肉　宣木瓜　生茅术　片姜黄　生苡仁　川断肉　忍冬藤　细桑枝　当归身

二复：

足软而重，两手麻木依然，脉细数无力。此阴虚，湿积于络，络热则成痿痹矣。难愈。

小生地　湖丹皮　炒黄柏　生苡仁　秦艽肉　白归身　肥知母　生茅术　汉防己　桑寄生　忍冬藤

年近古稀，气血两亏，不能周流于四末，右手足指肿痛不伸，职此故也。恐延为偏痹。

川桂枝四分　生黄芪钱半　枸杞子二钱　秦艽肉钱半　生虎骨三钱　白归身二钱　炒红花酒拌四分　川断肉二钱　海桐皮三钱　炒桑枝酒拌四钱

先天不足，气亏不能生血，血不荣筋，则两足酸软而骨骱作楚矣。久必延来痿痹之证，最难愈也（络热则来痹，故用地骨、知母清之）。

炙绵芪　生虎骨　地骨皮　川断肉　五加皮　炒归身酒拌　肥知母　秦艽肉　生苡仁　炒怀膝　细桑枝

营阴内亏，左偏酸麻不仁；六脉细软。将有偏痹之虞，急须静养调理为要。

炙黄芪　炙龟版　枸杞　肥知母　牛膝　淮山药　虎胫骨　大熟地　五味　秦艽肉　茯苓

血虚风湿入络，四肢痿痹，不易治也。

川桂枝　生白术　归身　秦艽　怀牛膝　细桑枝　生虎骨　炒黄柏　枸杞　川断　宣木瓜

复诊：

用温宣之法，手足渐能展动。然营液内亏，筋络间机呆滞，非可以草木收全功也，不过竭力扶持而已。

生虎骨　炒熟地　生白术　归身　秦艽肉　茯苓　鹿角霜　炙龟版　炒黄柏　枸杞　炒牛膝　桑枝

又复：

证属血虚痿痹，迭投温补而有效。仍照前方加减。

制附子　炙龟版　生黄芪　五味　川断肉　茯苓　大熟地　鹿角霜　枸杞子　杜仲　炒桑枝　陈皮

先患血痢，渐致两足肿痛，举动惟难，脉沉微无力，略见弦细。此脾土风湿内浸所致。恐延痿痹之候，不能奏效。

制附子　生於术　生苡仁　陈皮　五加皮　生茅术　法半夏　带皮苓　炒黄柏　海桐皮　秦艽肉　宣木瓜

痰疬根深，气血之亏固不待言，以致手指不温，骨骱肿痛，忽发忽止，脉形虚弦。此气亏不能生血，血虚不能荣筋也，最难痊愈。惟有营卫两培而已。

生黄芪　制首乌　秦艽肉　生苡仁　海桐皮　西党参　白归身　川断肉　宣木瓜　嫩桑枝(痹)

杏轩医案

王氏妇痹证

王妇周体痹痛，医作风治，卧箦月余，肢挛头晕。予见之曰：此痹证也。躯壳外疾，虽无害命之理，但病久寝食不安，神形困顿，速救根本，犹可支撑。若见病医病，则殆矣。方定十全大补汤，加枸杞、杜仲、鹿角胶，两服未应，众疑之。予曰：缓则疗病，急则顾命。今病势败坏如斯，舍是不救。且补虚与攻实不同，非数十剂莫效。又服十日，周身发肿，众称病变，予曰勿忧。凡风寒客于人，壮者气行则已，怯者著而为病，本由营气不足，邪陷于里，今服补剂，托邪外出，乃佳兆也。仍命照方多服，痛止肿消而愈。识此，为治痹恣用风燥药者戒。

汪商彝翁夫人风寒袭络之证

商翁夫人，本质虚寒，常多疾病。旧春曾为诊治，药投温补有效，今春因乃郎心疾，昼夜看守辛劳，风寒之邪，乘虚袭络，比时不觉，渐致颈脊酸痛，喜暖畏寒，欲人揉打，纠缠两月，医用羌、独、防风以驱风，香、砂、陈皮以理气，屡服不应。季夏予至孙村延诊，谓曰：此风寒袭络之证也。夫初痛在经，久痛在络。经主气，络主血。考督脉并于脊里，至风府入属于脑。《素问》云：痛者，寒气多也。寒则冱而不流，温则消而去之。方法治风先治血，血行风自灭。理当养血为君，佐以温通脉络，非驱风理气所能治也。方定当归、枸杞、杜仲、巴戟天、附子、鹿角胶霜、狗脊、五加皮、秦艽、桑枝，四剂痊愈。

吴媪肺痹

恙经三月，脉大而急，证见呛咳气筑，胸满背胀，夜不安卧，卧则气冲，呼吸不利，目烂舌赤，口干心烦。审诸脉证。是属肺感燥邪。加之抑郁，痰气胶结，肺窍阻闭，清肃失司，酿成肺痹危险。盖肺为气之主，肺气逆，则诸气皆因之而逆矣。平素质亏受补，兹则补剂不投，体虽虚而病则实，不去其病，徒补无益。《经》云：诸气𫭢郁，皆属于肺。秋伤于燥，冬生咳嗽。计惟清燥宣痹，幸得胸展痹开，方许机关扭转。仿苇茎汤，遵《金匮》法。（编者按：本例属痹证中的内脏痹证）

服药四剂，喉口燥象稍减，舌根焦苔亦退，脉象依然，痹犹时发，甚则胸膈䐜胀，喘喝不已，欲人槌摩，咯出浊痰，略觉宽展。病由燥邪蕴伏上焦，治节不行，痰壅无形之火，火灼有形之痰，交相为患。夫痹者闭也，内闭则外脱，至危至急，无如上焦不开，未能填补其下，是以每投补剂，其闭更剧。按肺窍蕴结之痰，如屋之游、树之萝、石之苔，胶粘滋蔓，岂寻常消痰之品，所能芟[①]刈。原方加蒌皮、海石。

轻清宣痹，病象未减，下虚不能纳补，上实通之无功。消补两难，颇为棘手。据述每痹甚时，惟饮菔水，则痰气稍平，即此推求，定有顽痰胶粘肺管，阻塞气机，苇茎频投不应，惟有进步葶苈一法，非不虑及老人质亏难任，当此危迫，畏首畏尾，身其余几，奈何？

苇茎、葶苈，乃《金匮》治肺痹两大法门。前因年高恙久，不敢骤用葶苈峻攻，惟取苇茎轻清宣痹，冀其病去，元气不伤。服药虽见小效，痹终未宣。前论燥热酝酿为痰，肺窍气机阻塞，清肃失司，因而逆满，却非谬语。夫顽痰滋蔓，譬诸顽民不服王化，不忍猛而宽，则萑苻[②]盗风，何由而息，所加葶苈，虽系无可如何，亦理之所当然，非徒行险侥幸也。现下痹势稍松，足见有故无殒。从来峻剂，原属可暂而不可常。然证经数月之久，痰热弥漫已极，甫得稍开，若旋行易辙，病根尚在，虑其复萌。今早鼻仍流血，可知肺火未清，方加石膏、山栀、竹沥，彻其痰热余波，今夜得以痹再减轻，明日可为转手。

老人病逾百日，痰凝气壅，肺痹不舒，上实下虚，原难想法。数番诊视，因其痰火势盛，不能受补，无已初投苇茎，轻清宣肺，继进葶苈，涤饮除痰，佐以膏、栀、竹沥，以彻痰热余波，此皆古人成法，非杜撰也。今痹象稍减，虚状渐露，高年恙久，恐其元气不支，商佐保金辅正。

江氏子足痹，误治成废

《经》云：风寒湿三气杂至，合而为痹。风气胜者为行痹。据述证由右足膝盖，痛引腿胛，渐移于左，状类行痹。行痹属风，治以驱逐，理不为谬。但邪之所凑，其气必虚，况童质禀薄，肾元未充，驱逐过猛，血气受亏。肝主筋，筋无血养则挛急，脾主肉，肉无气煦则枯瘦，以致腓日干，髀日肿，足不任地，酿成废疾矣。古云：治风先治血，血行风自灭。闻所服诸方，非全无治血之品也。无如桂、麻、羌、独，药性太狠，难以监制，故只见其害，不见其益。在病初血气未衰，犹可辅驱并行，今则疲惫如斯，尚有何风可逐，何络可通？倘再求速功，见病医病，非但病不能医，而命亦难保矣。要知疾即成废，欲图转泽回枯，诚非易事，惟有培肝肾一法。膝为筋府，肝肾之脉丽于足，足得血而能步。复有调养脾胃一法。四肢皆禀气于胃，脾病不能为胃行其津液，脉道不利，筋骨肌肉皆无气以生，故不用焉。脾强胃健，四肢得禀谷气，脉道流行，自能充肤热肉。二法虽不言治病，然治病之旨，在其中矣。

齐氏医案

昔余在楚北，从吾师游黄鹤楼中，见一纨绔富翁开轩敞扉[③]，乘风纳凉，忽两腿发热，不能履地。有知医者在旁惊曰：此腿痈也，非高明外科不可。吾师视之曰：非痈也，是因风湿相搏所致。乃与补中益气汤加羌活、防风各一钱，服一剂，静坐半午，病去如失，登车而

---

① 芟(shān 山)：割草，引申为除去。

② 萑(huán 环)苻：泽名。春秋时郑国起义奴隶聚集之地。

③ 扉：门扇。

去。(中湿附:脚气四案)

吴门治验录

戴迎蒋桥典

脉沉而涩,风寒湿三气成痹,周身串痛,误服凉剂,致手足如缚,叫号终日,粥饮不进,危如朝露,两尺虽无力,尚不豁然而空,舌如腻粉。急用温散大剂,似尚可救。

大熟地一两　制黑附子一钱　当归三钱,茴香炒　上瑶桂五分　大白芍一钱五分　桑枝五钱,酒炒　丝瓜络三钱　片姜黄一钱五分　茯苓三钱　薏米一两

煎汤代水凉服。

又　手足大舒,人已杖而能起。据述服药后,周身汗出津津,痛势已减去八九,连进薄粥两三次,脉象已起,但虚大而浮,再照昨方加生脉散。

又　脉平痛定,惟两足尚觉少力,且素有脚气,每夏必发,可以丸药缓调矣。

健步虎潜丸,每服三钱,开水送下。

问:盛暑痹痛,身热面赤,凉散亦合时宜,何以几成不起,吾师转以大温收功也?曰:脚气逢夏而发者,阴分素有寒湿,因地气上升,故串痛上逆。早服温疏,原可不至于此,至此已变格阳。伤寒治以大温,一定之法,时虽盛暑,中病则神,况又凉服,如冷香饮子耶。(卷一)

姚五十七岁

脉象沉缓,风寒湿久积于经隧,发为两足行动不便,两手时有抽痛,右食指不用,年近六旬,惧其气血日衰,酿成痹症,先用蠲痹汤意。

归身三钱,酒洗　大白芍一钱五分,酒炒　焦白术一钱五分　独活一钱,酒炒　牛膝一钱五分,酒炒　宣木瓜一钱五分,酒炒　生薏米三钱　川桂枝五分,酒炒　桑枝三钱,酒炒　酒炒丝瓜络三钱

又　照前方加:炒熟地四钱

酒药方:

大熟地四两,砂仁三钱研末炒　归身三两　生於术二两　肥牛膝二两　炙黄芪二两　独活一两　汉防己二两　宣木瓜二两　丝瓜络二两　防风一两五钱　薏米三两　甘枸杞二两　忍冬藤一两五钱　杜仲一两五钱,盐水炒　川断一两五钱,盐水炒　桑寄生二两　大白芍二两　炙甘草五钱

上药,无灰酒浸三日,隔水煮一炷香,地上窨三日,随量早晚服。

陆陈墓

脉象沉数,酒客多湿,更兼痹疟之后,血不荣筋,始由周身痹痛,近独在左手足时清至节,皆系湿流支节之故,久恐酿成行痹、偏枯,宜养荣活络祛湿为治。

蒸於术一钱五分　桑枝三钱,酒炒　独活一钱　当归须一钱五分　宣木瓜一钱,酒洗　生薏米三钱　秦艽一钱五分,酒炒　白芍一钱五分,桂枝酒炒　丝瓜络三钱

又　疟后气不流通,致肝胃旧疾复作,脘痛连胁气注两足红肿瘰发,大便燥结,此甲胆之气未平,夹有湿热下注,脉见沉数,自应和阴利湿,佐以疏肝为治。

生首乌四钱,竹刀去皮　北沙参四钱　白归身一钱　茯苓皮三钱　生薏米三钱　瓜蒌皮三钱　老苏梗一钱五分　四制香附一钱　炒山栀三钱　橘叶一钱五分　炒桑枝三钱

丸方:

竖劈党参六两　蒸冬术三两　茯苓三两　炒熟地六两　炒归身三两　炒白芍一两五钱　宣木瓜二两,酒炒　老苏梗三两　炒薏米四两　缩砂仁五钱,盐水炒　白蔻仁五钱,盐水炒　煅牡蛎三两　陈皮一两五钱　小青皮五钱,醋炒　炙甘草五钱

上药治末,炼蜜为丸,桐子大,每服四钱,桑枝汤送下。

陈小市桥

气虚湿胜,发为痛痹,四肢皆然,右腕独甚,脉沉缓,舌苔中白,法宜健脾利湿,少佐气

分之品。

蒸冬术一钱五分　制苍术七分　宣木瓜三钱，酒炒　生黄芪一钱五分，防风五分煎汤炒　油松节一钱，酒炒　大白芍一钱五分，桂枝三分煎汤炒　威灵仙六分，酒炒　当归须二钱，酒洗　络石藤二钱，酒洗　炒香桑枝五钱

又　脉仍沉缓，右关尤甚。脾主四肢，右腕兼属手太阴肺，肿而不消，湿未去也。舌苔中白，仍宜照前法加减。

竖劈党参四钱　蒸冬术一钱五分　茯苓三钱　炙甘草四分　归身三钱，酒洗　宣木瓜一钱五分，酒炒　海桐皮一钱，酒炒　丝瓜络三钱，酒炒　汉防己一钱五分，酒炒　牛膝一钱，酒炒　生薏米五钱　片姜黄七分，酒炒　炒香桑枝七钱

又　右腕肿渐消而仍痛，脚步无力，早晨酸软难行。此湿热久滞经络，血分已亏，不能荣养之故。法宜脾肾两调。

蒸冬术二钱　熟地炭五钱　归身三钱，酒洗　宣木瓜二钱，酒洗　牛膝一钱五分，酒炒　生薏米三钱　百合三钱，焙　陈香楠木一钱　桑枝尖五钱，炒　茯苓皮三钱　五加皮二钱，酒洗

煎送虎潜丸三钱。

又　脉平而软，右尤甚，右腕无力，不能举重。此肺气为湿热所伤，未能复旧之故。宜加补气之品，照前方去熟地加：炙黄芪一钱五分

又　脉症均渐向安，再照前方加：

大熟地五钱，砂仁炒　桂枝尖三分，酒炒　生姜黄五分，酒洗　油松节一钱五分

煎送虎潜丸三钱。十服愈。

金大井巷　六十九岁

本由湿热积于筋络，肝胃两亏，时发脘痛，近因年高，血不荣筋，故串为周身痹痛，一切通络疏气之药，服皆不合。最苦夜不能寐，痛无停时，脉左细数右沉，自以和肝胃，交心肾为急。

小川连四分，官桂三分煎汤拌炒　茯神三钱　酸枣仁二钱，炒　香附七分，酒炒　炒山栀一钱五分　大白芍一钱五分，酒炒　归身一钱五分，酒洗　宣木瓜一钱五分，酒炒　丝瓜络二钱，酒炒　酒炒桑枝三钱　十愈服。

问：《经》言：风寒湿三气杂至，合而成痹。后贤分症立方，大都散风、利湿、温经而已。今阅前四症，皆以调和气血、活络养荣、健脾利湿，并调肝胃、交心肾而愈，岂治痹诸方，皆不足用与？曰：善用古者，不执其方；善读经者，必通其意。五痹之论，《内经》详哉言之，然第辨其病也。后贤按症立方，亦第辨其病之所当治也。至气血之衰旺，时令之变适，何能支支节节，细为分注，全在善读书者，以意通之。《内经》不又云乎邪之所凑，其正必虚。惟其腠理空疏，为风寒湿三气所侵，不能随时驱散，流注经络，故合而为痹耳。且治风先治血，利湿先健脾，调脾先平肝，亦皆昔贤议论，杂见诸书，无不可通用者，岂必执定治痹诸方哉！即如姚症，病久年高，气血就衰，自应以药酒培其气血。陆症疟后，气虚湿胜，自应和阴利湿，以丸药补其脾虚。陈则痛而兼肿，脚步无力，故与脾肾两调。金则肝胃两亏，痛而不寐，故与和肝胃而交心肾。对症发药，虽不执古人成方，求其本而问所因，仍不外古人治法也。有志司命者，尚不以余言为河汉[①]也！（卷二）

吕东汇

脾虚则湿胜，血虚则风胜，年过六旬，肢节肿痛，脉象沉涩，风药过多，则血益燥，而筋不荣。法宜健脾利湿，养血息风为治。

生黄芪一钱五分　生於术一钱五分　茯苓皮三钱　生薏米五钱　当归三钱　秦艽一钱五分　丝瓜络三钱　忍冬藤三钱　桑枝三钱　鲜荷梗三尺

又　脉涩少解，但嫌沉缓，前用健脾养血，颇为合法，再照前方加减。

生黄芪二钱　当归须一钱五分　秦艽一钱五分　生於术一钱五分　茯苓皮三钱　夜交藤三钱

① 河汉：银河。比喻博大精深的事物。

络石藤一钱 忍冬藤一钱五分 油松节一钱五分 炒桑枝五钱 生薏米五钱

又 照前方加:桂枝三分 大白芍一钱

酒药方:

即照前方加十倍,浸陈酒十斤,隔水煮一炷香,地上窖一周时,每饭后服一茶杯。半月愈。(卷四)

曹仁伯医案论

藩署萧四爷治验丸方

人年四十,阴气自平,从古至今,未尝不若是也。惟尊躯独异者,正气不足,湿痰素多,阳事早痿耳。予偶阅医书,夜卧臂在被外者,每易招寒而痛。妇人露臂枕儿者,亦易受凉而痛。此尊躯之病,虽非得于被外枕儿,而其起痛之因,本因于卧在竹榻。竹榻之性寒凉者也,日日卧之,则寒凉之气未有不袭筋骨。较之前二条之偶伤经络者更进一层,所以阳气不宣,屈伸不利,痛无虚日,喜热恶寒矣。仲景云:一臂不举此为痹。载在中门风中也。实非真中而却类中之机,岂容忽视?现在治法,首重补阳兼养阴血,寓之以驱寒,加之以化痰,再取经络通之,则一方制度自不失君臣佐使焉。

大熟地八两 归身四两 赤芍二两 附子二两 党参四两 於术四两 茯苓八两 黄芪二两 半夏四两 虎掌一对 阿胶三两 橘红二两 姜黄一两 桂枝一两 沉香五钱 甘草一两 枳壳二两 海桐皮二两 风化硝一两 西羌活一两

为末,取竹沥一茶碗,姜汁二匙,和入淡蜜水,泛丸。

吴鞠通医案

昆氏 二十六岁 风湿相搏,一身尽痛,既以误汗伤表,又以误下伤里,渴思凉饮,面赤舌绛,得饮反停,胁胀胸痛,皆不知病因而妄治之累瘁也。议木防己汤,两开表里之痹。

桂枝六钱 防已四钱 生石膏一两 炙甘草三钱 杏仁四钱 苍术五钱 生香附三钱

四次服。

十二日 胁胀止而胸痛未愈,于前方加薤白、广皮,以通补胸上之清阳。

薤白三钱 广皮三钱

十四日 痹症愈后,胃不和,土恶湿也。

半夏一两 茯苓五钱 广皮三钱 秫米二合 生姜三钱

水五碗,煮两碗,渣再煮一碗,三次服。

十六日 痹后清阳不伸,右胁瘕痛。

半夏六钱 广皮二钱 青皮钱半 乌药二钱 薤白三钱 桂枝二钱 吴萸一钱 郁金二钱

煮两杯,渣再煮一杯,三次服。

吴 十一岁 行痹。

防已二钱 桂枝三钱 炙甘草一钱 杏泥三钱 茯苓皮二钱 生石膏五钱 片姜黄钱半 海桐皮钱半 牛膝钱半 生苡仁三钱

张 二十五岁 十一月十五日 风湿。

羌活三钱 桂枝二钱 杏仁三钱 炙甘草一钱 苦桔梗三钱 生姜三片 陈皮二钱 半夏二钱 苏叶三钱

十六日 风湿相搏,一身尽痛,汗之不解,用麻黄加术法。

麻黄去节 杏仁五钱 苍术五钱 桂枝三钱 羌活钱半 炙甘草三钱 生姜三片

又 于前方内加:

熟附子三钱

半帖而愈。(痹)

张 二十岁 七月十九日 身热头痛,腰痛,肢痛,无汗,六脉弦细,两目不明,食少,寒湿痹也。

熟附子三钱 川乌头二钱 羌活二钱 桂枝五钱 泽泻三钱 苡仁五钱 广皮三钱 防已三钱 云苓皮五钱 杏仁五钱

二帖。

五月初三日 服前方二帖,头痛止。旋

即误服他人补阴之品，便溏腹胀。今日复诊，因头痛愈，用原方去羌活，治药逆，加：

厚朴三钱

已服三帖。

初八日　痹症已愈，颇能健步，便溏泄泻皆止，目已复明，胃口较前加餐。因服一帖，脉稍数，寒湿有化热之象，当与平药，逐其化热之余邪而已。

云苓皮五钱　防己二钱　滑石六钱　桑枝五钱　泽泻三钱　晚蚕砂三钱　苡仁五钱　杏仁二钱

六月十八日　又感受暑湿，泄泻，脉弦，腹胀，与五苓法。

桂枝五钱　泽泻三钱　云苓皮五钱　苍术三钱，炒　大腹皮三钱　广木香二钱　猪苓四钱　广皮三钱　苡仁五钱

煮三杯，三次服。

赵氏　四十七岁　六月二十日　太阳寒痹，脉弦，背心板着而痛。

桂枝五钱　云苓皮五钱　防己三钱　川椒炭三钱　川乌头三钱　白通草一钱　生苡仁五钱

二十五日　服前药已效，而背痛难除，加：

附子二钱

七月初二日　脉已回阳，痛未止，每日服半帖，六日三帖。加：

木通三钱　晚蚕砂四钱

初九日　脉仍小，阳未回，背仍痛，再服三帖，分六帖。

赵　三十六岁　五月初六日　痹症夹伏湿胀痛，且有肥气，湿已化热，故六脉洪滑，本寒标热，先治其标，本当缓治。

生石膏四两　防己四钱　半夏五钱　杏仁六钱　桂枝六钱　川朴五钱　广皮四钱

初十日　尺脉洪数更甚，加：

黄柏三钱　木通三钱　云苓皮六钱

十二日　尺脉仍洪，腹痛欲便，便后肛门热痛，原方再服二帖。

十六日　水停心下，漉漉有声，暂与逐水，无暇治痹。

广皮五钱　半夏六钱　枳实六钱　生姜五钱

甘澜水八茶杯，煮成三水杯，三次服。

十九日　水响退，腹胀甚，仍服前方去黄柏，加大腹皮。

二十三日　痹少减，胃不开，其人本有肥气，肥气成于肝郁，暂与两和肝胃。

半夏六钱　降香末三钱　广皮三钱　益智仁二钱　青皮二钱　川朴三钱　香附三钱　云苓块五钱

六月初三日　右脉大而数，加黄芩二钱，去川朴。

初五日　诸症向安，脉亦调适，胃口亦开，以调理脾胃立法。

云苓块五钱　白蔻仁钱半　苡仁五钱　黄芩炭二钱　广皮二钱　半夏五钱

二十日　误服西瓜寒冷，未有不发停饮者。

公丁香八分　半夏五钱　益智仁钱半　干姜三钱　白蔻仁一钱　广皮三钱　云苓五钱　小枳实三钱

钱　三十四岁　五月二十九日　寒痹，脉弦短涩而紧，由腿上连少腹，痛不可忍，甚至欲厥，兼有痰饮胃痛。

桂枝六钱　广皮三钱　防己四钱　川乌头三钱　川椒炭三钱　小茴香三钱，炒　云苓皮五钱　片姜黄三钱　生苡仁五钱　海桐皮三钱

六月初一日　左脉稍长，仍然紧甚，再服二帖。

丸方　寒湿为病。

萆薢四两　小茴香四两，炒　川椒炭三两　苡仁八两　苍术六两，炒　云苓皮八两　川楝子三两　熟附子二两　木通四两

共为细末，神曲糊丸，小梧子大，每服三钱，姜汤下。

杨氏　二十六岁　乙酉正月初七日　前曾崩带，后得痿痹，病者自疑虚损。询病情寒

时轻热时重，正所谓经热则痹，络热则痿者也。再行经有紫有黑，经来时不惟腰腿大痛，少腹亦痛，经亦不调，或多或寡，日数亦然。此不但湿热，且有瘀血。治湿热用汤药，治瘀血用丸药，左脉浮取弦，沉取宽泛。右脉浮取弦，沉取洪。汤药用诸痹汤取太阴法，丸药用化癥回生丹。

生石膏二两　桂枝四钱　通草一钱　杏泥五钱　云苓皮五钱　片姜黄三钱　防己四钱　晚蚕砂三钱　海桐皮三钱　苡仁五钱

煮三杯，三次服。

岳　四十六岁　暑湿痹症，误以熟地等柔药滑脾，致令泄泻，卧床不起，两足蜷曲不伸，饮食少进，兼之疝痛。先以五苓散，加川椒、广皮、木香止其泄；继以半夏、广皮、良姜、益智、白蔻开其胃；复以丁香、川椒、吴萸、云苓、苡仁、姜黄平其疝；又以防己、杏仁、桂枝、乌头、苓皮、川椒等伸其痹。末惟引痛，风在筋也，重用地龙、桂枝，引痛亦止，后补脾胃而愈。

王　四十六岁　寒湿为痹，背痛不能转侧，昼夜不寐，二十余日。两腿拘挛，手不能握，口眼歪斜，烦躁不宁，畏风自汗，脉弦，舌苔白滑，面色昏暗且黄，睛黄，大便闭。先以桂枝、杏仁、苡仁、羌活、广皮、半夏、茯苓、防己、川椒、滑石令得寐；继以前方去川椒、羌活，加白通草、蚕砂、萆薢，得大便。一连七八日均如黑蛋子，服至二十余剂，身半以上稍轻，背足痛甚，于前方去半夏，加附子、片姜黄、地龙、海桐皮。又服十数帖，痛渐止；又去附子、地龙，又服十数帖，足渐伸。后用二妙丸，加云苓、苡仁、萆薢、白术等药收功。

何　二十六岁　手足拘挛，误服桂、附、人参、熟地等补阳，以致面赤，脉洪数，小便闭，身重不能转侧，手不能上至鬓，足蜷曲，丝毫不能移动。细询病情，因大饮酒食肉而然。所谓湿热不攘，大筋软短，小筋弛长，软短为拘，弛长为痿者也。与极苦通小肠，淡渗利膀胱法。

龙胆草四钱　芦荟三钱　胡黄连三钱　生石膏八两　地龙三钱　白通草二钱　茯苓皮六钱　飞滑石一两　川山甲三钱　桑枝五钱　杏仁三钱　晚蚕砂四钱　防己五钱

前方服至七日后，小便红黑而浊，臭不可当。半月后手渐动、足渐伸，一月后下床扶桌椅能行，四十日后走至檐前，不能下阶，又半月始下阶，三月后能行四十里。后因痰饮，用理脾收功。此症始于三月二十三日，至八月二十二日停药。

周　四十二岁　两腿紫绛而肿，上起细疮如痱，已三年矣。两腿足酸痛不能立，六脉弦细而紧，窦氏《扁鹊新书》谓之苏木腿，盖寒湿着痹也。

附子八钱　乌头六钱　苡仁一两　桂枝一两　云苓皮一两

煮四杯，分四次服，服三十余帖则始策杖能行，后去乌附，用通经活络渗湿而愈。（痹）

赵　四十五岁　乙酉正月十五日　肝郁挟痰饮，肾水上凌心，心悸短气，腹胀胸痹，六脉反沉洪，水极而似火也，与蠲痰饮伐邪，兼降肝逆法。

姜夏八钱　降香末三钱　小枳实五钱　桂枝五钱　茯苓块一两　苏子霜三钱　广皮四钱　川椒炭三钱　生姜汁每杯三匙　旋覆花三钱

甘澜水煮四杯，分早中晚夜四次服，戒生冷猪肉咸菜。

四帖。

二十日　痰饮夹痹，肾水上凌，心惊悸短气，腰脊痹痛，皆太阳所过之地，小便短而腹胀，肚脐突出，是内而脏腑，外而经络，无不痹者。且开太阳之痹，脉洪大，与大青龙合木防己汤法。

桂枝五钱　半夏五钱　云苓皮六钱　生石膏四两　苡仁五钱　川朴三钱　防己四钱　广皮三钱　枳实五钱　杏仁四钱　滑石六钱　白通草钱半

煮四杯，三次服。

二十一日　于前方内加：

晚蚕砂三钱　飞滑石四钱

二十三日　外而经络之痹，内而脏腑之痹，行痰开痹，俱不甚应，现在脉洪数，少腹胀，小便短浊而臭。先与开支河，使湿热有出路，再商后法。

川萆薢三钱　飞滑石钱半　海金砂五钱　云苓皮五钱　猪苓四钱　小茴香三钱　白通草钱半　泽泻三钱

二帖。

二十五日　加去陈莝法。

两头尖三钱　半夏五钱

二帖。

二十九日　痹症夹痰饮，六脉洪大，湿已化热，屡利小便不应，非重用石膏宣肺热不可。诸痹独取太阴也。

生石膏四两　云苓皮五钱　白通草一钱　杏仁五钱　桂枝五钱　滑石二两　羌活一钱　黄柏四钱　防己五钱　苡仁五钱　晚蚕砂三钱

四帖。

二月初四日　痹症十年，误补三年，以致层层固结，开之非易，石膏用至二斤有余，脉象方小其半，现在少腹胀甚，而小便不畅，腰痛胸痛，邪无出路，必得小便畅行，方有转机。

老川朴五钱　木通六钱　防己五钱　杏仁六钱　枳实五钱　生石膏四两　桂枝六钱　云苓皮一两　滑石四钱　小茴香三钱

以后脉大而小便不利，用此小便利，去滑石。

初五日　大用石膏，六脉已小，《经》谓脉小则病退。盖脉为病之帅，脉退不患病不退，经又谓脉病患不病者死。人病脉不病者生，现在病归下焦血分，其人本有肝郁，暂退下焦血分。

桂枝六钱　云苓皮一两　黄柏三钱，炒　防己六钱　木通四钱　广皮三钱　全归三钱　小茴香六钱　小枳实五钱　海桐皮三钱　川椒炭三钱

初六日　脉复洪大，加：

石膏三两　滑石一两

初七日　加：

厚朴三钱　姜夏五钱

丸方：痹症夹痰饮疝瘕，六脉洪大，用诸痹独取太阴法，脉洪大者小，《难经》所谓人病脉不病者生。但脉虽平而瘕胀痹痛未除，议以乌药散退瘕痹之所难退者，以久病在络故也。再以丸药缓通脉络法，脉若复大，仍服前方数帖，见小即止。

蜣螂虫一两　归须四两　两头尖二两　川山甲三两　降香末三钱　小茴香三两，炒　海桐皮三两　乳香一两　片姜黄三两　麝香三钱　地龙一两，去泥　川楝子三两，炒

共细末，酒水各半为丸，每服二钱，日二三次，从此服蜣螂丸起两月而止。

三月二十四日　痹症夹痰饮，脉本洪数，前用辛凉脉减，兼用通络散、瘕丸散亦效，现在六脉中部仍洪，但不数耳。议暂用辛凉宣肺。

生石膏四两　小枳实四钱　桂枝八钱　杏仁八钱　防己六钱　广皮二钱　云苓块一两　全归三钱　半夏八钱　飞滑石二两　海桐皮三钱

二十六日　诊右脉更大，小便反短，用苦辛淡法，于前方内加：

炒黄柏三钱

四月十六日　痹痛夹痰饮。

生石膏八钱　苡仁五钱　防己四钱　云苓皮五钱　杏仁五钱　蚕砂三钱　桂枝五钱　白通草钱半　半夏五钱　广皮三钱

煮三杯，三次服。

十七日　内而胁痛，外而腰痹痛，是气血兼痹也。

桂枝尖五钱　归须二钱　白蔻仁钱半　杏仁五钱　云苓皮三钱　片姜黄二钱　旋覆花三钱，包　防己三钱　生苡仁三钱　小枳实四钱　半夏四钱　郁金二钱　广皮三钱

二十五日　痰饮踞于中焦，痹痛结于太阳，气上冲胸，二便不利。

桂枝八钱　姜半夏五钱　通草钱半　云苓

皮二两二钱　防已六钱　杏仁八钱　枳实六钱　广皮三钱　滑石六钱

煮四杯，四次服。

五月初三日　大凡腹胀之疾，不责之太阴，即责之厥阴。此症自正月以来，开太阳之药，未有不泄太阴者，他症虽减其半，则尚未除。其故有三：一者病起肝郁；二者肝主疏泄，误补致壅；三者自正月以来，以右脉洪大之故，痹症甚重。治在肺经，经有诸痹独取太阴之明训。兹右脉平而左脉大，不得着于前议，暂与泄厥阴之络，久病在络故也。

旋覆花五钱，包　黄芩三钱　归须三钱　老川朴五钱　杉皮三钱　半夏五钱　小枳实五钱　晚蚕砂三钱　广皮三钱　郁金三钱　苏子霜三钱　降香末三钱

煮三杯。三次服。

二十三日　左胁痛胀，卧不着席胸亦闷胀，气短，肝脉络胸之故。

新绛纱三钱　香附四钱　半夏五钱　旋覆花三钱，包　归须三钱　小枳实四钱　苏子霜三钱　降香末三钱　郁金三钱　广皮三钱　川椒炭四钱　青皮三钱

煮三大杯，三次服。七帖。

六月初一日　痰饮肝郁，脉弦细，气上冲胸。

旋覆花四钱　枳实三钱　公丁香二钱　苏子霜三钱　半夏六钱　片姜黄三钱　降香末三钱　郁金三钱　青皮三钱　广皮五钱　桂枝尖三钱

煮三杯，分三次服。

初三日　痰饮上泛，咳嗽稀痰，兼发痹症。

桂枝六钱　防已六钱　杏仁五钱　川乌头三钱　云苓皮五钱　枳实四钱　广皮五钱　桂心二钱　苡仁三钱　白通草二钱　滑石四钱　炒黄柏三钱炒

煮三杯，分三次服。

初六日　小便不畅，下焦湿聚，于原方加滋肾丸法。

十一日　痹症未尽除，痰饮未全消，当盛暑流行之际，逐饮开痹，即所以防暑。

云苓块六钱　小枳实二钱　半夏六钱　防已三钱　生苡仁六钱　杏仁三钱　广皮二钱　桂枝三钱

煮三杯，三次服。

十三日　暑泄，腹胀，舌黄，其人本有痰饮痹症，议五苓加减。

桂枝三钱　猪苓四钱　泽泻四钱　云苓皮五钱　滑石六钱　川朴三钱　杉皮三钱　木香钱半　半夏三钱　藿梗三钱　白蔻仁三钱　川椒炭二钱　真山连一钱

十五日　脉缓，服前方。

十六日　脉缓甚，服前方。

二十一日　久病在络，其本病统俟丸药立方，但逐痰饮，宣气化湿，捍时令之暑湿而已。

半夏六钱　云苓块五钱　生香附三钱　川朴二钱　广皮三钱　杉皮三钱　大腹皮三钱　小枳实三钱

煮三杯，三次服。

六月二十六日　服化癥回生丹起，每日一丸。

二十七日　脉浮，筋骨酸痛，气短，五心烦热，新感暑湿之气，加以辛凉，与三焦。

连翘三钱　苡仁五钱　银花三钱　白蔻仁二钱　藿香叶三钱　杏仁三钱　广皮三钱　小枳实三钱

煮三杯，三次服。

七月初二日　背痛甚，先与通太阳之痹。

桂枝六钱　枳实五钱，打　防已五钱　云苓皮八钱　半夏五钱　杏仁三钱　川椒炭二钱

煮三杯，三次服，亥初令完。

初九日　近日阴雨连绵，背痛腹胀不减，二便不爽，非嗳则哕，脉小于前，与宣痹开郁，兼去陈莝。

桂枝八钱　茯苓八钱，带皮　白通草钱半　川朴五钱　公丁香三钱　防已六钱　杏仁六钱　晚蚕砂三钱　小茴香三钱　枳实五钱　白蔻仁

三钱

煮四杯,四次服。

二十一日　寒湿发痹,脉缓甚,中有痰饮。

桂枝六钱　茯苓六钱　白通草钱半　防己五钱　苡仁四钱　薤白三钱　枳实三钱　杏仁四钱　熟附子二钱　川乌头二钱　广皮五钱　萆薢五钱　片姜黄三钱

煮三杯,三次服,已服五帖。

二十八日　脉弦紧,痰饮痹症癥瘕,因燥气而发,脏腑经络俱痹,故肢冷而畏寒也,峻与通阳。

桂枝一两　广皮六钱　归须二钱　防己五钱　小枳实四钱　杏仁五钱　半夏三钱　穿山甲一钱　泽泻三钱　公丁香三钱　川椒炭五钱,炒　片姜黄三钱

煮四杯,四次服。

自六月二十六日起,每日空心服化癥回生丹一丸,七月二十九以后,每日服天台乌药散三分、五分、一钱、二钱不等。至十月十二日,每两乌药散中,加巴霜一分,每晚服三分、五分不等,间有服至一钱者,十一月初一日以后,每晚间服奇经丸。

十二月初十日　痹痛,饮咳,脉弦细。

桂枝八钱　苡仁五钱　滑石四钱　川乌头三钱　云苓皮六钱　枳实三钱　川萆薢五钱　杏仁四钱　防己五钱　川椒炭三钱

十二日　冲气上动畏寒,脉沉细,与桂枝加桂汤法,直伐冲气。

桂枝尖一两二钱　紫石英六钱,研　云苓块三两　瑶桂心八钱　小茴香五钱

煮四杯,分四次服。

十三日　大寒节冲气未止,脉反弦紧。于原方内加:

当归五钱　川芎三钱

服二帖,脉中阳气生动,冲气平,畏寒止,仍然早服化癥回生丹一丸,晚服奇经丸三钱。(痹)

类证治裁

李　左臂自肩以下骨节大痛,经所谓寒胜则痛也。来势甚骤,若游走上下骨骱,即俗谓白虎历节风。痛如虎咬,刻不可忍,此非厉剂不除,投以川乌头炮去脐皮、草乌头炮去皮,姜汁制,松节油,一剂,服后饮酒以助药势达病所。夜半身麻汗出,平旦而病若失矣。此仿活络丹法。

张　五旬外,左臂素患肿痛,因涉江受风,一夜,全身麻痹,脉虚濡,此真气虚而风湿为病,乃痱中根萌也。《经》曰:营虚则不仁,卫虚则不用。营卫失调,邪气乘虚袭入经络,蠲痹汤主之,数服而效。《准绳》云:凡风痹偏枯,未有不因真气不周而病者。治不用黄芪为君,人参、归、芍为臣,桂枝、钩藤、荆沥、竹沥、姜汁为佐。徒杂乌、附、羌活以涸营而耗卫,未之能愈也。严氏蠲痹汤用黄芪、炙草以实卫,当归、白芍活血以调营,羌、防除湿疏风,姜黄理血中滞气,入手足而驱寒湿,用酒和服,专借以行药力也。

王　伤酒涉水,湿袭阴络,右腿痹痛,由髀骨直至委中穴,参用三痹汤内服,桂心、茯苓、牛膝、杜仲、白术、苍术、当归、独活、桑枝煎汤。外用防风、桂枝、木瓜、当归、豨莶、葱白煎汤熏洗,汗出为度。夫湿痹重着,今腿痛已定,通移膝胫,仍以逐湿通痹法治。川乌、桂心、独活、牛膝、虎胫骨、归尾、没药,以溺少加茯苓、车前子。二服,兼用洗药,痛止能行。数十日内,戒酒肉风冷劳动。

王氏女　风寒湿合而成痹,蕴邪化热,蒸于经络,四肢痹痛,筋骨不舒。盖邪中于经为痹,中于络为痿。《金匮》云:经热则痹,络热则痿,倘经腑治失宣通,延为痿躄。杏仁、滑石、石膏、赤苓、威灵仙、蚕沙、薏苡仁,数服痛减,乃用白术、薏苡仁、茯苓、桂枝、片姜黄、钗斛、归身、玉竹、五加皮、桑枝煎汤,数十服肢

体活动。又服丸剂平补肝肾,步履如常。

族妇　右臂痛手不能举,此为肢痹。用舒筋汤,片姜黄、当归、羌活、炙草、姜渣、海桐皮,加桂枝,四五服渐瘳。凡筋得寒则急,得热则纵,緛[①]短为拘,弛长为痿。风寒湿三气杂至合而成痹。风胜为行痹,寒胜为痛痹,湿胜为着痹,宜宣风逐寒燥湿,兼通络。如臂痛,服舒筋汤,必腋下漐漐汗出,则邪不滞于筋节,而拘急舒矣。如气虚加参、芪,血虚加地、芍,肩背加羌活、狗脊、鹿胶,腰脊加杜仲、独活,沙苑子,臂指加姜黄、桂枝,骨节加油松节、虎膝,下部加牛膝、薏苡仁、五加皮、虎胫骨,经络加桑寄生、威灵仙、钩藤。久而不痊,必有湿痰败血瘀滞经络,加桂心、胆星、川乌、地龙、红花、桃仁以搜逐之。

王　有年,盛暑脉沉缓,身半以下酸痛,胫膝无汗,手足不温,便艰梦泄,皆湿热壅阻致痹,先通其壅。用蒸牛膝、当归、秦艽、川芎、玉竹、杏仁、陈皮、淡苁蓉。二服便润,去苁蓉、杏仁,专理经络湿邪,加桂枝、桑寄生、独活、薏苡仁、杜仲、熟地炒。十数服全瘳。

房弟　胫膝痛肿,流走不定,筋惕足酸,风湿久痹,都从热化矣。古谓风从阳受,痹从阴受。始由络痹失宣,十数年忽止忽发。今秋痛自右移左,行立颇难,阴络受病。诊脉下元先虚,搜理络邪,宜兼滋化源,为有年阴虚痹症治法。熟地(水煮)、杞子、当归、牛膝、茯苓、木瓜、威灵仙、桑寄生、玉竹、独活、杜仲(生)、薏苡、地骨皮同熬膏,以虎胫骨胶收,开水化服,痛止。

族某　水湿与气互搏,走注上下表里经络不定。其走注处必略肿,肤热如芒刺,前自耳项,直下胸乡,汩汩走肠,别注茎囊,后自背膂,走腰注臀,行髀膝,至右胻,肿重。手按不即起,口燥咽痛,溺少便艰,此湿饮为风气鼓动,溢于支络,游走升降,肠腑郁痹,针刺罔效。治用表里宣泄。杏仁、石膏、山栀、赤茯苓、木通、秦艽、黑豆皮、大腹皮、黄柏(酒炒),二服痹痛减,二便爽。再用宣理行痹。钩藤、薏苡各三钱,山栀、杏仁、车前各一钱,茯苓、腹皮、川楝子、桑寄生各二钱,牛膝、狗脊、防已各钱半,四服诸症平。再去牛膝、狗脊、川楝等,加神曲、半夏、椒目以运水湿,而肿退。

张　长夏历节痛痹,身重肢软,风湿淫注,血脉失于宣通,治用驱风逐湿,通调血脉。独活、川乌(制)、当归、牛膝(蒸)、姜黄、威灵仙、防已、松节、乳香、桑枝、寻骨风,水酒各半煎,外用风药煎汤熏洗而康。

族女　风湿走注,骨节痛痹,四肢筋掣,脉沉,由产后血虚留邪。当归、木瓜、秦艽、杞子、钩藤、茯苓、牛膝、薏苡仁、蚕沙、姜黄、桑枝,外用防风、豨莶、苍耳子、菖蒲根、葱、姜煎汤,浴取汗,六七次痛止如常。

龙砂八家医案

无锡钱绍尧　精以养神,柔以养筋,元气损,血液不能灌溉诸经,痹痛频作,寒热交争,所谓阳维为病,苦寒热也。

鹿角霜　黄芪　当归　白芍　桂枝　牛膝　桑枝尖　枸杞　鳖甲　炙甘草　萆薢

丸方,前方去白芍、甘草,加虎潜、白术。(戚云门先生方案)

徐商珍令媳左腰膝足肿流走疼痛麻木乾隆六年　六脉迟弱,两尺尤甚,左腰膝足肿,关节间疼痛麻木,遇温暖即稍止。此系三阴经之恙,治宜温肾养肝活络为治。

当归三钱　川芎钱半　肉桂五分　秦艽二钱　川熟附八分　牛膝二钱　独活一钱　南仲二钱　川断二钱　桐皮二钱　桑枝炒,二钱(叶德培先生方案)

---

① 緛(ruǎn 软):缩短。

回 春 录

一劳力人阴分素亏，骤感风湿，两膝刺痛酸软，不能稍立。此证延久即成鹤膝风。孟英以六味地黄汤加独活、豆卷，精当。一剂知，二剂已。

花韵楼医案

大伯母(痹痛)

肝火湿热下注阳明之络，外束风寒，两腿痛甚，艰于步履，脉细舌白。姑先疏解外风，但症系内伤虚痹，最属淹缠者也。

桂枝四分　赤芍一钱　白蒺藜三钱　赤苓三钱　秦艽一钱五分　苡仁三钱　嫩桑枝　归须一钱五分　防己三钱　萆薢三钱

大伯母(又诊)

环跳痛缓，移于内臁，左脉转数，外风已渐化火。盖阳明主一身之络，气血亏，不能灌溉络脉，郁火湿热，乘隙内踞，而为痹痛。去秋曾患流注，病虽异而其源则一也。拟补血汤兼理湿热。

黄芪一钱五分　川柏五分　秦艽一钱　防己三钱　白蒺藜三钱　郁金五分　苡仁三钱　天麻五分　萆薢三钱　归身三钱　滑石三钱　桑枝一两，酒炒

大伯母(又诊)

肝风湿热，逗留经络，痹痛夜甚，脉软带弦，舌红苔黄。此内因之病，不宜峻剂，攻风劫痰，再伤血液，须防血枯筋挛而肢废，或痹乘中土而变腹胀。当养肝阴，佐以化瘀定痛。

细生地四钱　生冬术一钱五分　防己三钱　归身三钱　小胡麻三钱　淡干姜三分　木瓜一钱　杞子三钱　金毛脊三钱　苡仁三钱　加乳香三分　没药三分，后下

大伯母(又诊)

昨宵痛缓得寐，脉数和而舌苔稍化。病由气血两亏，用药慎其偏胜为要，拟葳蕤加味。

葳蕤一两　生冬术一钱　木瓜一钱五分　金毛脊五钱　细生地四钱　细木通三分　干姜三分　归身三钱　炒米仁三钱　云苓三钱　杞子三钱　生甘草五分

大伯母(又诊)

意伤忧愁则肢废，盖脾主四肢，心阳不畅，肝失生发之机。水谷入胃，易生痰湿，少于生血，血不养筋，右腿拘牵，不能伸屈。且持斋百日，阳明血液之亏，不待言矣。所虑延为痼疾，然治法不外乎养肝培脾和胃而化湿热耳。

羚羊角二钱　肥玉竹三钱　杞子三钱，酒炒　钩勾三钱　白蒺藜三钱　汉防己三钱　木瓜一钱，酒炒　金毛脊三钱　川石斛三钱　苡仁三钱　阿胶二钱　归身三钱　桑枝一两

大伯母(又诊)

血枯经络少舒，内风痰多并阻，仍守昨法。

羚羊角三钱　防己一钱五分　苡仁三钱　小胡麻三钱　秦艽七分　钩勾四钱　青蔗汁一杯　肥玉竹五钱　木瓜五分　归身三钱　白芥子三分

加白麻骨五钱，桑枝五钱，煎汤代水。

大伯母(又诊)

昨今两日，痛势大缓，环跳经络，俱未抽掣。惟足刺痛，痛幸式微，郁火湿热全化矣。

羚羊角　白芍一钱五分　松子仁三钱　钩勾三钱　淡苁蓉三钱　归身三钱　木瓜五分　桑枝三钱　枣仁三钱　青蔗汁一杯

大伯母(又诊)

肝火已化，和补阳明气血为主。

人参须一钱　细生地三钱　肥玉竹三钱　归身一钱五分　生冬术一钱五分　怀牛膝一钱五分　云苓三钱　白芍一钱五分　枸子三钱　钩勾三钱

大伯母(又诊)

阳明气血日旺，渐能行动，惟步履力不足耳。

人参须一钱　细生地四钱　肥玉竹三钱

归身一钱五分　生冬术一钱五分　杜仲三钱　米仁三钱　云苓三钱　杞子三钱　白芍一钱五分

王氏医案续编

高某，患两膝后筋络酸疼，血不养筋。略不红肿，卧则痛不可当，彻夜危坐。孟英切脉虚细，苔色黄腻，咽燥溺赤。与知、斛、栀、楝、牛膝、豆卷、桂枝、竹沥为方，送虎潜丸。阴虚于下，火炎于上，煎剂以治其上，丸药以培其下，井井有法。旬日而瘳。

徐氏妇重身而患四肢疼痛，不可屈伸，药之罔效。或疑为瘫痪。任殿华令其舍专科而质于孟英。诊曰：暑热入于隧络耳，吾室人曾患此，愈以桑枝、竹叶、扁豆叶、丝瓜络、羚羊、豆卷、知母、黄芩、白薇、栀子者。照方服之，果即得愈。眉批：《吴天士医验录》有寒中经络之证，与此正相对待，可见病证有寒即有热，不可执一而论也。

谢谱香素体阴虚，忽患环跳穴痛，始而下及左腿，继而移于右腿，甚至两足转筋，上冲于腹间，或痛自乳起，下注于髀，日夜呼号，肢冷自汗，略难反侧。医见其血不华色，辄投补剂，迨仲春孟英自江西归诊，脉弦软微滑，畏热知饥，溲短便坚，舌红不渴，乃阴虚而痰气滞于厥阴也。以苁蓉、鼠矢、竹茹、丝瓜络、橘核、茴香汤炒当归、吴萸汤炒黄连、川椒汤炒乌梅、延胡汤炒楝实、海蜇、凫茈为剂。一服即减，数啜而安。继与虎潜加秦艽而起。

沈俞医案合钞

嵇。阳虚风痹，周身游走而痛，用小续命汤。

防风　荆芥　人参　防己　白芍　川芎　麻黄　熟附　杏仁　黄芩(风)

凌，五五。木火形体，善动少静，操持怫郁频多，阳虚失卫，怕风畏寒，气塞不行，脉络痹痛。议补益阳气，疏通经络，勿令其痹。

当归　桂枝　枸杞　菊花　蒺藜　蔓荆子(风)

问斋医案

关节痛如锥刺，多汗，身重如山，竟夜神烦，溲浑，苔厚。风湿与伏邪交并，热不外达，内陷危疴。勉拟一方，应手为顺。

羌活　独活　防己　防风　尖槟榔　川厚朴　草果仁　威灵仙　西茵陈　秦艽　藁本　生姜(湿证)

东南卑湿，湿多化热。地之湿气，感则害人皮肉筋骨，遍身浮肿，骨节烦疼，逢阴雨风霾益甚。宜《医话》化湿汤加风药以胜之。

羌活　独活　防己　防风　赤茯苓　制苍术　白苦参　炙甘草　焦白术　制半夏　薏苡仁　煨木香(湿证)

南华有言：民湿寝，则腰脊偏废，其是症之谓欤。

羌活　防风　藁本　制附子　上肉桂　陈牛胆星　乳香　没药　白颈蚯蚓(湿证)

湿热流注奇经八脉，入于督脉为龟背，入于任脉为鸡胸，注入膝髌为鹤膝。病在先天，发于后天。七节之旁，中有小心，脊骨高起，六脉滑数。乃湿热生痰，注于督脉，转为龟背危疴，当请专科调治。

大熟地　鹿角胶　白芥子　油足肉桂　陈胆星　制半夏　威灵仙　怀牛膝　山萸肉　西牛黄　淮山药　透明乳香(湿证)

脾主四肢，土贯四旁，湿蕴于脾，风淫末疾。髀股、膝髌、四末相引而痛，难以屈伸。有湿痰流注之虑，速请专科调治要紧。

大熟地　东洋参　白芥子　当归身　鹿角胶　云茯苓　制附子　西茵陈　制半夏　西牛黄　北细辛　上肉桂　冬白术　炙甘草(湿证)

《经》以风寒湿三气合而为痹。遍身痛处

不移,乃湿胜之着痹也。胜湿汤加减主之。

羌活　独活　汉防己　青防风　制苍术　冬白术　川芎　藁本(痹证)

《经》以卧出而风吹之,血凝于肤者为痹。遍身痛无定所,游走不一,乃风胜之行痹也。桂枝汤加味主之。

桂枝　炙甘草　赤芍药　麻黄　制附子　当归身　川芎䓖　生姜　大枣(痹证)

《经》以厥阴有余为阴痹。遍身痛如虎咬,关节尤甚,故又名白虎历节风,乃寒胜之痛痹也。小青龙加减主之。

麻黄　桂枝　炙甘草　赤芍药　北细辛　制半夏　制附子　油松节　炮姜(痹证)

尊荣体质,骨弱形丰,因劳汗泄,三气乘虚而入,合而为痹,痛无定止。

当归身　川芎䓖　青防风　炙黄芪　冬白术　五加皮　晚蚕沙　油松节　生姜(痹证)

血热召风,遍体酸疼如掣。

大生地　当归身　川芎䓖　白芍药　丹参　威灵仙　独活　秦艽　汉防己片　姜黄(痹证)

左臂隐痛,麻涩难伸,右腕不随人用。由于肝木化风,脾湿生痰,与外风寒湿相合,风淫末疾,痰阻气机,有转类中偏枯之虑。扶二气,却三邪为主。

绵黄芪　青防风　冬白术　当归身　川芎䓖　秦艽　独活　威灵仙　嫩桑枝

服药四剂,左臂之痛渐苏,右腕之弱如故。气机不利,太息不伸。肝木素失条舒,脾蕴湿痰,外与三邪相搏,六脉转觉沉潜。依方进步可也。

绵黄芪　青防风　冬白术　人参　桂枝　当归身　川芎䓖　制半夏　制南星　嫩桑枝　油松节

病原已载前方,第痹聚在臂腕之间,乃太阴、阳明、厥阴连络交经之处。肝不条达,胃失冲和,脾失健运,风寒湿得以乘之。扶二气,却三邪已获效机,更益以斡旋中气,以畅清阳之品为丸,缓缓图痊可也。

人参　绵黄芪　冬白术　青防风　当归身　川芎䓖　桂枝　茜草根　陈橘皮　银州柴胡　绿升麻

水叠丸。早晚各服三钱。(痹证)

阳虚则寒从中生,血燥则风从肝起。脾弱不能渗湿,本气自病为痹。筋骨痛无定止,犹类中之意,扶正为先。

大熟地　当归身　防风水炒黄芪　白芍药　川芎䓖　怀牛膝　制附子　油足肉桂　炙甘草　油松节　宣木瓜(痹证)

中有病,旁取之。中者,脾胃也。旁者,少阳甲胆也。脾湿不运而成湿痹。宜助甲胆春升之气,用风药以胜之。

羌活　独活　汉防己　青防风　柴胡根　绿升麻　制苍术　威灵仙　川芎　白芷　藁本　生姜(痹证)

天之风属木,人之风属肝。内风引动外风,与寒湿合而为痹。四肢隐痛不适,时觉肉瞤筋惕。有转偏枯之虑。

绵州黄芪　青防风　川芎䓖　当归身　桂枝　威灵仙　赤茯苓　炙甘草　嫩桑枝(痹证)

始因拇指强直,麻痹不舒,蔓延肢体,彼此相牵。近乃痛如针刺,或筋脉动惕,延今半载。素本阴亏体质,风寒湿得以乘之,合而为痹。邪正不两立,气血如泉源,源流不畅则不通,寒湿稽留而不去。法当静补真阴为主,流气活血辅之。

大熟地　怀山药　山萸肉　当归身　宣木瓜　怀牛膝　红花　苏木　制香附　威灵仙(痹证)

病延三载之久,半体酸疼在右,逢阴雨、烦劳益甚。居处过湿,湿合风寒,凝滞营卫之间,肝脾肺三经受困。肝恶风,脾恶湿,肺恶寒故也。肝位于左,肺藏于右,脾用在右,木必克土,故痛偏在右。有偏枯之虑。

人参　冬白术　云茯苓　炙甘草　制半夏　陈橘皮　当归身　芎䓖　桂枝　香白芷　生姜　大枣(痹证)

气主煦之,血主濡之。气血不足以煦和濡润,为风寒湿所乘,合而为痹。肩项痛无定止,肢臂难以屈伸,脉来细软如绵。素昔心境烦劳过当,二气潜消于畴昔,诸症互见于当前,有类中偏枯之虑。难期速效,当以缓图。

大熟地　人参　绵州黄芪　青防风　冬白术　当归身　芎䓖　制豨莶　桂枝　炙甘草　赤芍药(痹证)

二气素虚,三邪易袭。痛自缺盆,斜连肩背,举发无时,逢阴雨风霾益甚。缘产育多胎,去血过当,不能荣养经络所致。扶二气,却三邪为主。

大熟地　人参　制苍术　川芎䓖　当归身　制豨莶　桂枝　赤芍药　炙甘草　生姜　大枣(痹证)

风袭风池,湿著风府。项背强痛,不能旁顾。

麻黄　桂枝　制苍术　青防风　香白芷　蔓荆子　川芎䓖　藁本　炙甘草　赤芍药　生姜　大枣(痹证)

《经》以伤于湿者,下先受之。足之三阴,从足走腹。肝为一阴,主筋。肾为二阴,主骨。脾为三阴,主肌肉。邪之所凑,其气必虚。风寒湿乘虚,合而为痹。水流湿就下,故痹自下而上。肌肉筋骨相引而痛,痛处不移为着痹。逢阴雨腹中䐜胀,湿甚可知。虽云治湿宜利小便,然新湿可利,久湿非其所宜。过利能无伤阴耗液之虑。宜乎崇土为先。

人参　云茯苓　冬白术　炙甘草　绵黄芪　青防风　制半夏　陈橘皮　晚蚕沙　油松节　薏仁米(痹证)

风湿相搏,骨节烦疼,有汗恶风,不欲去衣。温通卫阳主治。

制附子　桂枝　羌活　青防风　炙甘草　威灵仙　赤芍药　生姜　大枣(痹证)

王氏医案三编

马翠庭鹾尹令宠,患两腿疼肿,便溏不渴,医进苍术、木瓜、萆薢、独活等药,其病日甚,不食不眠,筋掣欲厥。孟英切其脉弦滑而数,询其溺极热如沸。曰:非寒湿也,肝火为患耳。便泻是土受木乘,不渴乃内有伏痰。予栀、柏、芩、连、茹、楝、通草、半夏、蚕砂、丝瓜络为方。一剂知,二剂已。

得心集医案

高汉章　得风湿病,遍身骨节疼痛,手不可触,近之则痛甚,微汗自出,小水不利。时当初夏,自汉返舟求治,见其身面手足俱有微肿,且天气颇热,尚重裘不脱,脉象颇大,而气不相续。其戚友满座,问是何症。予曰:此风湿为病。渠曰:凡驱风利湿之药,服之多矣,不惟无益,而反增重。答曰:夫风本外邪,当从表治,但尊体表虚,何敢发汗?又湿本内邪,须从里治,而尊体里虚,岂敢利水乎?当遵仲景法处甘草附子汤,一剂如神,服至三剂,诸款悉愈。可见古人之法,用之得当,灵应若此,学者可不求诸古哉。

甘草附子汤

甘草　附子　桂枝　白术(伤寒门)

汪宝泉,时届长夏,夜卧当风,值梦遗后,得风痹病,始苦左足肿痛,难以移立。即邀予视,亟祈补剂。诊之,脉大舌黄,身有微热,虽初起,其势已重,颇类脚气病,但无恶寒、发热、胸满、呕吐之症,且脉大舌黄,必是风痹。因告之曰:此风湿内蕴,久而化热,萃于经脉之中,法当轻扬辛凉之药宣通经隧,兼以甘寒味淡之属息风渗湿。但湿凝为肿,风胜为痛,而风为阳,阳主动,势必流走经隧,恐身中四肢关节处,难免流注之苦。以风性游移,非比寒湿之邪仅着一处,留而不散,是以《内经》有周痹、行痹之称,即此症也。必邪去然后正安,不可谓因遗精而病,辄与温补助邪。疏与杏仁、桂枝、防己、防风、蚕砂、羚角、桑叶、通草之属,日夜连进二剂,左足稍愈,身热已除,果然右脚肿痛,更加薏苡、萆薢以利湿。按服三日,两足肿痛虽轻,忽又肘腕掌节肩髃各处,逐日游移,肿痛不堪,又以前方参加石斛、黄柏、天冬、玄参、茅根、桑枝、梨汁、竹沥,便闭稍加明粉,盖遵《内经》风淫于内、治以甘寒,热淫于内、治以咸寒。半月之久,按日两剂,其功始半,续进地黄丸一斤,乃奏全绩。原自古风痹痿厥之症,治不得法,常多殒命,治或稍差,亦成痼疾,总由不知风痹痿厥该何证,寒热虚实从何据,捡方试病,误人良多。夫四末之疾,必识动而劲者为风,不仁或痛者为痹,软弱不举者为痿,逆而寒热者为厥。况风者必多风热相兼,痹者必风寒湿相合,痿者必火乘金,厥者或寒或热,皆从下起而逆上也。然又病机变化,寒热虚实,皆从人之脏腑转移,表寒里寒,表热里热,阴虚阳虚,自有分别。或曰:风淫四末之症,案中分晰甚明,但所言寒热虚实,皆从人之脏腑转移者何。答曰:凡邪之所凑,必乘人身之隙而入,内外相召也。如其人身中素有蕴热,外风一袭,则风为热风。若其人身中素有虚寒,外风一袭,则风为寒风。古之三化汤、防风通圣散,皆为治实火之风而设。八珍、十全、地黄饮子之类,皆为治虚火之风而设。《经》曰:风者善行而数变。正为变虚变实,必从人之脏腑虚实转变也。其间祛邪养正,必察其脏气之偏胜,究其邪气之深浅,庶几瞭然在望,投剂无差耳。(痿证门)

王衍堂之孙,年三十,初起咳嗽,腹中觉热,命妻煮鸡子食之,便觉寒凛、胸紧、气急,四肢发痹,若作风痉之状。以后但热不寒,大便闭塞,小水亦短,诸医发表攻里,作痉愈形。此乃表寒束其内热,亦是《内经》淫气喘急、痹聚在肺之症,仍以此方取用。因未得汗,不取芍药之酸收,大肠气闭,更加苏子、杷叶以宣肺,兼入竹沥、姜汁,疏导经络,以通四肢之痹,一剂症减六七,再剂全愈。(疟症门)

凌临灵方

邱　风寒湿三气杂至合而为痹,风胜为行痹,寒胜为痛痹,湿胜为着痹,足筋痹由血不荣筋,寒湿下注阳明经络而成,脉弦数,苔薄白,治宜疏解。

米仁　西秦艽　带皮苓　怀牛膝　川萆薢　全当归　晚蚕沙　虎胫骨　宣木瓜　粒红花　垂下野桑枝　小活络丹(一颗剖开用开水化服)(着痹)

康左(七月)　寒湿下注,足三里筋络肿痛,不能任地。《内经》云:伸而不能屈,病在骨是也。脉弦缓,治宜和营,以逐风湿。

照邱方加熟附片、威灵仙。(痛痹)

费伯雄医案

风湿相乘,流窜四末。宜和营息风,兼以利湿。

全当归　赤茯苓　大胡麻　豨莶草　怀牛膝　赤白芍　茅苍术　五加皮　地肤子　梧桐花　嫩桑枝　川黄柏　生甘草(风湿痰)

初诊　血亏脾弱,寒阻气分,胸腹屡闷,内热日甚,头目重着,肢节酸疼。治宜祛寒利气。

酒炒当归二钱　酒炒牛膝二钱　酒炒独活一钱　连皮茯苓三钱　焙青蒿子三钱　炒甜瓜子三钱　酒炒丝瓜络三钱　酒炒羌活一钱　功劳叶露一两(冲服)　紫大丹参二钱　粉牡丹皮二钱　生香谷芽三钱

二诊　肝气渐舒,寒邪已透,内热肢酸减

半。惟血亏脾弱，脘闷头晕，夜半体燥，节络酸软。尚宜养血柔肝，兼培脾土。

前方去二活、茯苓，加香川芎一钱　海蛤粉四钱　川贝母三钱　川石斛三钱　竹茹一钱(妇科)

何澹安医案

水不涵木，肝风内炽，肺气受克，肌体不润，筋骸不利，痛痹之渐，培水柔肝兼治。

制首乌三钱　秦艽一钱五分　豨莶草二钱　五加皮三钱　柏子霜一钱五分　十大功劳二钱　净归身二钱　米仁四钱　地肤子一钱五分　冬桑叶一钱五分　生甘草四分(肝风)

医学举要

风、寒、湿三气合而为痹，祛风、祛寒、祛湿，人人知之。不知有当变通者，泗经戴星杓年近四十，因烟业赴上洋，一夕忽患腿痛，不便行走，寓中适有素明医理者，谓肾气素虚，乃欲中之渐，必服大造丸可。戴以客寓起居不便，遂乘肩舆而归。本镇及郡中之医，皆用温药，并服大造丸，服下掣痛增至十分，两手亦痛，阳事痿缩，遂延余诊。余谓此属热痹，俗名流火是也，舌苔虽白，其实绛底，阳事痿缩，王节斋所云郁火也。遂用三黄、石膏、犀角地黄等大剂，半月而起于床，更用虎潜、大补阴丸等，一月后步履如常矣。

南庠生谢恩荣令堂患热痹，医以为血衰气弱，投以补剂转剧。余用羚羊角、二冬、玉竹、竹沥等通络之剂，投数剂而全愈。(卷六)

寿石轩医案

湿痰入络，遍身痹痛，谷食难进，拟方徐图之。

海风藤一钱五分(酒炒)　汉防己八分　橘皮络各八分　制半夏三钱　络石藤八分　通络散三分　十大功劳八分　熟附片一钱　路路通一钱　丝瓜络一钱五分　小活络丹一钱五分　局方四七丸一钱五分

肝气入络，饮邪乘虚而入，于是遍身串痛，不能起卧，步履艰难，已经一纪，所幸口味如常。脉象弦滑。根蒂固深，非徐图不可。

海风藤一钱五分(沙炒)　汉防己八分　云茯神苓各一钱五分　通络散二分五厘　福橘皮络各八分　油松节四钱　瓜蒌霜八分去油　络石藤八分　左牡蛎五钱　宣木瓜二钱(沙炒)　路路通一钱　丝瓜络一钱五分(痹)

慎五堂治验录

陆，幼，七月。骨骱攻痛不定，寒热有汗，脉弦，行痹证，祛风为主。

防己一钱半　秦艽一钱半　川牛膝二钱　蚕砂三钱　桑枝五钱　桑叶三钱　黄防风一钱　生苡仁三钱　络石三钱　松节三钱　全丹参三钱　丝瓜络三钱

又加桐皮。

泻血颇多，今又吐血盈碗，肤黄，神倦，脉细数，舌苔白。络伤血沸。拟十灰法。

茅根　侧柏叶　黄芩炭　竹茹　元参　丹皮炭　槐花炭　藕汁　黑山栀　生地炭

池，右。纳减运迟，一身酸楚，脉象细弦，右尺稍微，劳动伤中，治以培补。

川石斛四钱　苡仁五钱　丹参三钱　乳香五分　五加皮三钱　桑枝四钱　秦艽一钱半　没药五分　络石藤二钱　杜仲一钱半　香附三钱　陈皮一钱　谷芽五钱

诸症如前，再拟一枝春法。

桂枝三分　威灵仙一钱半　薄荷五分　桑枝七钱　秦艽一钱半　木防己一钱半　枳壳七分　松节三钱　杏仁三钱　谷芽五钱

一身酸楚已定，右臂仍痛，不能举动。风湿夹痰所致，治以祛风化痰渗湿。

桑枝一两　松毛一两　半夏一钱半　蚕砂三钱　灵仙一钱　姜黄七分　竹沥一杯　苡仁三钱　络石三钱

薛鉴泉女，戊寅。始起寒热白痦，继而左胁攻痛，兹又痛引缺盆肩臂，盛时肢末不仁，遂气窒而厥，愈时得嚏而苏。日发数次，或一二日一发。诊脉左细右大。《内经·痹论》曰：风气胜者为行痹。痹者闭也，气道秘塞，神明为蒙，是以昏厥；得嚏则苏者，肺金相傅，行而君主自安也。沈明生治行痹者散风为主，而御寒利湿亦不可废也。

桑枝、叶　牛蒡子　紫菀　甘草　菊花　制半夏　枳壳　天虫　白茯苓　竹沥

进药痛止，夜分不寐，则气厥随至，往陈企亭诊之，沉吟良久乃云：或是病去荣亏，魂魄不安之故。用酸枣仁汤加远志、龙齿、磁石、朱砂，不六剂而不厥矣。

沈妪，宿恙腰脊受伤，今夏感受风寒及湿三气为痹。一身酸楚后，伤处大痛，刻下痛益甚而胃日呆，脉革。年愈花甲，营虚，邪郁不宣。拟用三气饮加减，外以摩腰膏，和其营而活其滞，内外交治者也。

生地三钱　思仙木三钱　五加皮三钱　乳香五分，冲　独活一钱半　淮牛膝三钱　当归一钱半　没药四分，冲　桑枝一两　甘杞子一钱半　原蚕砂三钱

伤处三气合邪经久不愈，则肾经亦病，昨进扶正化邪，各恙转松，仍宜景岳先生三气饮主之。

杜仲　五加皮　生地　锁阳　狗脊　川牛膝　独活　络石　苡仁　仙灵脾

胡行顺内，东皂泾。始起头痛，行至足尖，还攻胸腹，胀闷不堪，气喘，欲呕不呕，寐中惊扰不安，形寒忽热，汗不能出，脉弦细，苔薄白。是风寒湿合而成痹也。其风气胜者为行痹，驱风为主。

川羌活一钱　旋覆花三钱　蒌皮四钱　蚕砂三钱　淡豆豉五钱　枇杷叶四钱　山栀五分　郁金二钱　薄荷叶五分　代赭石五钱　杏仁四钱　蔻仁五分

服驱风顺气，寒热喘呕悉蠲，更衣一次，渐思纳食，惟胸膈仍胀，风寒湿尚未尽楚，再当清熄余气。

前方去山栀、郁金，加枳壳一钱半。

邵逸村炼师。平日饮酒过度，丙子九月患行痹症，初由肩背，不以为意，淹缠数日，其证大剧，夜则神昏谵语，两足相移而痛，不肿色红，其形如疹，求治于余。余用蠲痹汤内服，摩风膏外擦，其痛立减，以定风酒常服，杜其根株。

镇民桥陆殿撰①第四媳，年将三旬，痛经不孕。壬午年用歧天师法合归附丸，得生一子名澄。戊子仲夏患一身骨节酸痛，两手不能举动。张小亭主血虚不养筋治，不效。雅谓三气合而成痹，此痹证也。风气胜者为行痹，寒气胜者为痛痹，湿气胜者为著痹。痹者闭也，血脉经隧之中闭而不通也。治宜宣通，遂以一枝春加味，三服即愈。

温氏医案

涪州牧伯阮叙九之书记张姓者，年二十余，染患痹症，市医见其四肢浮肿，脉沉气喘，认为虚弱，概用补法，愈补愈剧，奄奄待毙，众见病笃，始禀知伊主，牧伯心存恻隐，不忍漠视，延余诊视。审其六脉沉细无力，四肢肿胀，胸满气喘。余曰：此名痹症，系风寒湿三者相合而成。若再服补药，必气阻而死。余即用麻黄附子细辛汤重加利湿之品，旁观者深为诧异，见人弱如此，尚堪麻附之猛烈耶！《经》云有故无殒，即俗云有病则病受之谓也。服一剂喘平肿消，随用加减之法，数剂而愈。(痹症)

---

① 殿撰：宋有集贤殿修撰等官，简称“殿撰”。明清进士甲第一名授翰林院修撰，故沿称状元为殿撰。

马培之医案

鹤膝风肿痛稍减,宗原治法。

当归　没药　川黄柏　桂枝　淮牛膝　苡米　五加皮　独活　丝瓜络　苍术　川萆薢　茄皮　桑枝(鹤膝风)

青霞医案

壬辰正月初三日,吕叔梅先生来寓,邀予为方仲仁夫人诊病。细询病情,云由左腿痛起,串至右腿,随上串右手肩臂五指,肢节肿疼,筋缩如钩,渐又串及左手肩臂五指,筋缩如右,浑身骨筋挛急,势是抽搐,著床两足立紧,人亦不能分动,皮外痒而内疼,日轻夜重。《经》书:风热胜则痛,湿热胜则肿。竟成白虎历节风,疼痛不可屈伸之证矣。《经》又言:寒郁其热。究其病源,素来体胖痰多,大抵虚致邪聚。而尤氏云:此证若非肝肾先虚,则虽有湿气,未必便入筋骨,况肥人多痰,痰亦湿气所化,今风寒湿三气,合而为痹,直入于关节筋骨之中,则四肢牵掣,犹如刀割,病已如此,瘫痪难免矣。视其病之形状,细揣病理,邪既深入,必须驱之外出。予若以风湿门诸通套药施之,何异人已入井,而益之以石乎?不得不用猛烈重剂,直入巢穴,希图有济,未可知也。仿仲景桂枝白芍知母汤法治之。

麻黄二钱　桂枝四钱　附子二钱　甘草二钱　白术四钱　白芍三钱　防风四钱　知母四钱　生姜四钱

初四日,昨服原方,浑身疼痛稍松,右手指亦能稍动,惟舌上白苔如雪,咽痛,口中不作干。

初五日,两手肩背指,稍能伸动,自觉浑身亦稍为轻松。

初六日,原方连服三剂,日见松动,未添别证,痰吐亦多,夜间始能安神熟睡,惟两手肩臂弯,痛不能动。此风寒深入于骨髓之中,难于外达,不得不用仲景乌头汤,以驱筋骨中凝结之风寒。若除之不去,废疾难免。如钱仲阳为宋之一代名医,自患痹证,止能移于手足,为之偏废,不能尽去,可见其为难治也。

麻黄二钱　乌头二钱　白芍四钱　黄芪五钱　知母四钱　黄柏三钱　炙草二钱

本方加桂枝三钱、白蜜四两、水三碗,同乌头煮取汁一碗,去乌头,另将药七味,水三碗,煮取汁一碗,纳蜜汁中,更煎数沸,约两碗,分三次服。

初七日,服原方,两手指肢节,肿胀渐消,浑身骨节疼,大为松动,饮食稍为知味,夜间安睡,惟肩臂弯痛些,两足亦渐松动。

初八日,服原方太平。

初十日,原方连服五剂,两手肩臂指,自能上下,伸缩自如,两足能反侧,惟左腿弯痛些。

十一日,前方连服六剂,两手肩臂指节,自能伸缩,上下自如,惟两腿膝弯痛,虽能反侧,仍未能如右手大拇指中指,至夜半其筋总有些不便。至早起始能自如,似乎痹痛,又窜至下部矣。

十二日,《经》言:白虎历节风证,诸肢节肿疼如虎咬者。载在中风门内。唐后各大家,议论中风大法有四,其四曰:风痹,类中风状,故名之也。然虽相类,实不相同,而致痹之由,曰风,曰寒,曰湿,互相杂合,非可分属。痹者,气闭塞不流通也。或痛痒,或麻痹,或手足缓弱,与痿相类。但痿因血虚火盛,肺焦而成,痹因风寒湿气侵入而成。又痹为中风之一,但纯乎中风,则阳受之。痹兼风寒湿三气,则阴受之。所以为病便重,其患不易除也。经既言以寒气胜者为痹痛,又言,凡伤于寒者皆为热病。观古人之用药,自有一定之权衡,如仲景用附子、乌头,必用于表散药中,合桂枝、麻黄等药同用,既发表不远热之义。至攻里,必遵《内经》不远于寒可知矣。奈何人有未过此义者。今痹证,两肩臂手指,均能伸缩,上下自如,惟右手大指中指之筋,似乎夜间总有些须不舒，下部虽能反侧，而左腿膝弯筋痛，按右手大指中指，均起病之根基也。遍查痹证，又必以舒筋为主，仿羚羊角散以治筋，似乎有合《经》意。

羚羊片一钱五分　川芎一钱五分　白芍一钱　当归二钱　黄芪二钱　附子五分　防风六分　独活一钱　桃仁四分　牛膝一钱　黄柏一钱　生姜二钱　苡米五钱　煎汤代水

十三日，原方加杜仲、白术、威灵仙、桂枝等味。

十四日，查手阳明之筋，起于手大指次指之端，结于腕上，循臂，结于肘，足阳明之筋，起于中二指，结于跗。《内经》曰：宗筋主束骨而利机关也。云小便时有些涩痛，是膀胱之气不化。其右手大指中二指筋挛节痛，浑身上下，痛处均松，独左腿弯筋痛不减。况病久，气分已虚，不能不先固正气，以通膀胱，是先补而后攻之法也。

潞党参一钱五分　白术三钱　木通二钱　杜仲三钱　白茯苓三钱　川续断三钱　陈皮五分　独活一钱五分　炙草五分　甜枸杞一钱　蚕沙五钱　煎汤代水

十五日，服原方。

十六日，小便通畅，惟右手三指及左腿弯之筋，入阴分则肿痛些，至阳分则松。《经》言：风淫末疾。痹在手足，四肢为诸阳之本，本根之地，阳气先已不用，况周身经络之末乎。拟乌头粥合谷味，先从营卫所生之地注力，俾四末之阳，希图以渐而充，方为病者福兆。

乌头研细末，生用　每用香熟晚米二合，入药末一钱，同米煮稀粥，不可太稠，下生姜汁一匙，白蜜三匙，搅匀温啜之为佳。如下部湿重，加苡米末三钱入粥，或将乌头先用水煮数十沸，去水，再用渣同米煮亦可。

十九日，原方连服三日，上下均见松动，惟右手大指中二指，皆未见大松。忆巢氏云：夫风者，外司厥阴风木，与少阳相火同居，火发则风生，风生必挟木势，侮其脾土。故脾气不行，聚液成痰，流注四末，因成瘫痪。余见世人有此患者，并未见其能愈一人也。仍用仲景乌头汤，服至廿三日，已能起床行走，右手大指中二指，亦能伸屈自如。惟入阴分时，右手三指，总有点不便，早起伸缩活动矣。

二十四日，服青州白丸子二十粒。

生半夏　生南星　生白附子　生乌头

共研细末，水浸，日日换水，廿七日取起为丸，如桐子大。

二月初四日，前月二十四日服青州白丸子共十天，其为平安。近复检阅各家议论，痛痹之证，以臂痛不举，叙于半身不遂之下，谓风从上入，臂先受之。世俗谓大指麻者，三年后定然中风，抑知风善行而数变。有热风寒风之别，风之中人，必从营卫而入，因人之藏府虚实寒热而变证也。《内经》云：脉微而数。微者指阳之微，数者指风之炽也。所出诸脉，字字皆本阳虚而言。其人必血舍空虚，而气分热炽，风之繇来，匪伊朝夕也。《经》又言：不问其虚，安问其余。偏枯病，阳盛阴不足者有之；历节证，阳气痹而不通者尤多。前刘、李二公之论，有攻补之别。刘以人禀天赋，本无亏欠，因邪入搅乱其气而后成病，邪退则正气自安，故以攻邪为要。李以人之真气，营养百骸，周于性命，凡真气失调，少有所亏，则五邪六淫，乘间而入，正复则邪自却，故以补正为要。二公深得上古圣贤立方之奥妙，明理识证，著书各成名手，盖遵古人之规矩，对证用药，当补当攻，调治得宜，自然有效。予用攻冲之法，虽然侥幸获效，亦是二少奶奶之洪福也。现痹痛已愈，行走如常，而右手大拇指中二指之病，恐不易尽除，以后能于调养真气，销去病根，则大妙矣。余年届八旬，自问见识短浅，恐不能胜任，或再遍访高明治之，余之幸也。

许氏医案

李实之太史放甘肃主考时，夫人住京，系

朱相国之孙女,湖北廉访之女,内阁章京伯平之妹,产后病剧。延余诊视,脉沉细,四肢拘挛,瘫痿溺黑,知受风寒化热为痹。拟以独活寄生汤加减见效,继为加减数服而愈。

过氏医案

平江叶君琴初媳,一日忽腿不能举步,渐及手臂拘挛,浮肿疼痛号呼,患处板硬,色白不红。始进祛风之药不效,继进阳和汤则大痛。病延数月,纳少体瘦,痛处拒按。余诊其脉,左关滞弱,两尺细涩,此系肝肾两亏,厉风乘隙里袭。余思治风先治血,不可以温烈之品劫其真阴,乃用黄芪为主(取其无形能生有形也),并以活血行经之味投之。投之不应,再以九转一粒还丹(用陈鸦片一两,牛黄、当门子各四分,百草霜三钱,研匀,将黄米饭八钱,研和为丸,每丸三厘,朱砂为衣,封纸筒内,用脚炉盖翻转,以炭火微烘三炷香,每炷摇三次,故曰九转还丹。治一切重症,服时照病加引更效。大人每服一丸,小儿七八岁作两次服,六七岁作三次服,三岁未周作四次服,倘多服,饮浓茶即解),与煎药间服,以启其蔽,仍用前药加酒同煎(古方用酒者多,今则不用,实则有形之证用酒则易于奏效,惟疔及喉证不宜用耳),并用前役夫马粪法治之数十日后,体健加餐,可循墙走矣。

郑仆既得愈,郑大令有坟邻患鹤膝风,闻之自苏来。询其病之由,则云始则腰痛,继则移至尾闾,终而两膝屈曲难行,已数十日矣。近则膝愈肿,腿愈细,明系三阴不足,风邪乘虚而入,将成败证。却之,病者固求。姑用绀珠丹汗之似效,再用加味大防风汤与绀珠丹间服大效,复为隔蒜灸膝眼穴(在膝两旁一名鬼眼穴),日灸二七壮三次,再于膝顶上各灸七壮。其筋日舒,渐能行走,服药二十剂乃愈。复使服还少丹(载《外科大成》股部),以善其后。

诊余举隅录

戊子冬,吾同里友杨怀冰,因母患腿膝痛,不能屈伸,稍动,即酸楚难忍,经数医诊治,饮食减而神益疲,邀余往诊。余切其脉,虚数而涩,知是衰年气分不足,偶因劳乏,经络停瘀所致。用补中益气汤、桃仁四物汤加减为方,两剂后,痛若失,屈伸自如,饮食增,精神亦振。(腿痛气血虚实证)

张聿青医案

某左　节骱虽仍作痛,咯吐之痰,较前稍多,痰湿有泄越之机。

独活　威灵仙　秦艽　制半夏　指迷茯苓丸　广皮　桑寄生　萆薢　白僵蚕　云茯苓(身痛)

洪左　湿热淋浊之后,髀关不时作痛,遍身作痒。脉象滑数。湿热流入络隧,恐成痿痹。

酒炒桑寄生三钱　白蒺藜去刺炒,三钱　独活一钱　川萆薢二钱　汉防己一钱五分　仙灵脾一钱五分　左秦艽一钱五分　生薏仁四钱　建泽泻一钱五分

二诊　髀关仍然作痛,步履不健,肌肤作痒。肝肾虚而湿热阻络。不能欲速图功。

酒炒汉防己一钱五分　川萆薢二钱　酒炒淮牛膝三钱　川桂枝三分　防风一钱　当归三钱　白蒺藜去刺炒,三钱　生薏仁三钱　羌活一钱　独活一钱　二妙丸二钱,开水先下

三诊　脉症相安,然屈伸行动,髀关仍痛。风寒湿阻络未宣。

汉防己一钱五分　川萆薢二钱　酒炒淮牛膝三钱　独活一钱　左秦艽一钱五分　生蒺藜三钱　酒炒全当归二钱　木瓜一钱　酒炒红花一钱　仙灵脾一钱五分　桑寄生三钱　生薏仁三钱　陈松节一两,劈

刘右　痛痹复发。拟祛风理湿宣络。

仙灵脾三钱　川萆薢三钱　左秦艽一钱五分　酒炒全当归二钱　川桂枝四分　白茄根三钱　汉防己一钱五分　炙地龙去泥,六分　虎胫

骨二钱，酥炙，研细末，先调送下

二诊　痹痛稍减。再宣通脉络，理湿祛风。

汉木防己各一钱　酒炒全当归各一钱　左秦艽一钱五分　羌独活各一钱　酒炒桑寄生三钱　陈松节三枚，劈　淮牛膝三钱　厚杜仲三钱　白茄根三钱　酥炙虎膝盖一对，研细末，分三帖调服

钱左　风湿痰阻络，营卫之气，滞而不行。右半不遂，遍身作痛。宜温通经络。

川桂枝五分　左秦艽一钱五分　木防己一钱五分　炙绵芪二钱　酒炒桑寄生三钱　制半夏一钱五分　酒炒粉归身一钱五分　独活一钱　防风一钱　络石藤三钱　酒炒丝瓜络二钱

二诊　遍身作痛渐平，而右腿骱仍然酸痛。脉象沉细。风寒湿三气内袭，遂致经络阻痹，营卫气不宣通，不通则痛，势必然也。

酒炒桑寄生三钱　左秦艽一钱五分　川萆薢二钱　川桂枝五分　酒炒淮牛膝三钱　炒仙灵脾二钱　厚杜仲三钱　川独活一钱　当归二钱　活络丸一粒，酒化服

席左　每至寅卯之交，辄腹中胀满，蔓及腰膂，髀关亦觉重着作痛。脉沉而滑，苔白腻浊。此肝气夹痰内阻。用太无神术散法。

苍术　陈皮　藿香　香附　赤白苓　川朴　甘草　菖蒲　薏仁　炒枳壳

二诊　胀满大退，然髀关仍然作痛。湿滞渐开，络痹未宣。再宣络而理湿邪。

萆薢　茯苓　独活　防己　菖蒲　薏仁　秦艽　桂枝　藿香　桑寄生　平胃丸

三诊　胀满已舒，髀关作痛亦减，然身重力乏气短。病渐退，气渐虚，调理之品，恐助邪势，且缓补救。

桂枝　汉防己　生薏仁　郁金　橘皮络　川萆薢　秦艽　白茯苓　杜仲

四诊　髀关尾闾作痛稍减，其痛尾闾为甚。还是湿痰所阻。

苍术　制半夏　陈皮　薏仁　泽泻　黄柏　川桂枝　茯苓　猪苓　萆薢

五诊　尾闾作痛，而腰膂髀关经脉牵掣，步履不便。脉象沉郁，重按带滑。湿痰留络，恐成痹症。

制半夏二钱　左秦艽一钱五分　建泽泻一钱五分　生薏仁四钱　川萆薢二钱　白茯苓三钱　橘皮络各一钱　丝瓜络酒炒，一钱　指迷茯苓丸三钱，先服

六诊　腰膂髀关牵掣已舒，腹中又复胀满。络气已宣，而气湿究未得出。再理湿化痰，开郁行滞。

制半夏　茯苓　生薏仁　橘皮络　制香附　川萆薢　泽泻　木猪苓　左秦艽　越鞠丸

七诊　气滞已宣，胀满已退，而腰府仍觉不舒。还是湿阻络隧。再和中理湿。

制半夏一钱五分　薏仁四钱　旋覆花二钱　风化硝八分　建泽泻一钱五分　川萆薢二钱　真猩绛五分　青葱管二茎　左秦艽一钱五分　乌药二钱　白茯苓三钱

八诊　尾闾作痛递减，左腰膂气觉滞坠。再流化湿滞，以宣络气。

制香附　半夏　茯苓　枳壳　焦苍术　广皮　川萆薢　薏仁　泽泻　二妙丸（风痹）

李左　遍身络隧不舒，动辄作痛。脉形沉滑。感寒夹湿，阻痹络隧。宜为温通。

川桂枝　木防己　茯苓　旋覆花猩绛，包扎　左秦艽　蔓荆子　独活　酒炒丝瓜络　桑寄生　橘红络　青葱管　酒炒桑枝（风痹）

毕万花膏方　始则湿毒流入筋骨，继则邪去络空，叠投肝肾并调，通补脉络，渐次而愈。惟每至卧着，则肢节作痛。人身气血周流贯通，本无一息之停。气中有血，血所以丽气也。血中有气，气所以统血也。卧着肢节作痛，是血中之气不行。宜养血和络，仍参宣通祛风之品。

砂仁炙大熟地　酒炒桑寄生　肥玉竹　制半夏　盐水炒菟丝子　酥炙虎胫骨　川断肉　厚杜仲　酒炒片姜黄　干苁蓉　甘杞子

独活　海风藤　酒炒牛膝　海蛤粉　煨天麻　橘红　奎党参　酒炒汉防己　炙绵芪　炒於术　泽泻　左秦艽　酒炒当归尾　白茯苓　生蒺藜　炙黑甘草　酒炒杭白芍

加清阿胶、桑枝膏,冰糖收膏。

孙右　腰膂、髀关、腿股俱觉作痛,肩臂难以举动。脉象弦滑。血虚肝风入络,络热则机关为之不利。不易图治也。

酒炒桑寄生三钱　左秦艽一钱五分　川桂枝五分　木防己二钱　光杏仁三钱　煨石膏四钱　生甘草五分　生薏仁四钱　萆薢二钱　酒炒桑枝五钱

二诊　宣络以清蕴热,仍难步履,腰膂髀关,酸多痛少。病从血崩之后,由渐而来。的属血虚奇脉纲维失护。再通补奇脉,而益肝肾。

酒炒白归身二钱　盐水炒菟丝子三钱　干苁蓉二钱　酒炒淮牛膝三钱　盐水炒潼沙苑三钱　金毛脊四钱　甘杞子三钱　厚杜仲三钱　仙灵脾二钱

三诊　症属相安。的是肝肾空虚,纲维失护。效方进退。

干苁蓉二钱　杜仲三钱　生蒺藜三钱　甘杞子三钱　炒萸肉一钱五分　盐水炒菟丝子三钱　酒炒怀牛膝三钱　酒炒白归身二钱　酒炒桑寄生三钱　海风藤三钱

四诊　来函云舌苔光剥已润,腰膂髀关,酸多痛少,胸背作痛。从调摄肝肾之中,参以祛风宣络。

干苁蓉二钱　厚杜仲三钱　酒炒桑寄生三钱　白茯苓三钱　酥炙虎胫骨四钱　酒炒怀牛膝三钱　粉萆薢一钱五分　甘杞子三钱　木防己二钱　左秦艽一钱五分　川独活一钱　海风藤三钱

经右　遍体经络作痛,头旋掉眩,鼻流清涕。脉细弦而数。时辄不寐。血虚肝风袭入络隧,热气上冲,逼液为涕。拟养血荣经。

全当归二钱　柏子霜三钱　苍耳子三钱　阿胶珠三钱　大天冬三钱　粉前胡一钱五分　生熟甘草各二分　滁菊花二钱　川贝母二钱　酒炒杭白芍一钱五分

二诊　节骱仍然作痛,头旋掉眩,少寐多涕,频渴欲饮。脉象细弦。皆由营血不足,肝风袭入经络。拟养血化风。

酒炒全当归二钱　苍耳子三钱　酒炒杭白芍一钱五分　酒炒桑寄生三钱　木防己一钱五分　左秦艽一钱五分　海风藤二钱　阿胶珠二钱　辛夷一钱五分　酒炒丝瓜络二钱

三诊　节骱作痛,痛有休止,音声有时雌喑,口渴欲饮。血虚不能营养经络,胆火上逆,气热肺燥。宜泄胆木而清气养津,益营血而祛风宣络。

酒炒全当归二钱　秦艽一钱五分　麦冬三钱　酒炒白芍一钱五分　生扁豆衣三钱　甘杞子三钱　独活一钱　丹皮二钱　炒木瓜一钱五分　桑寄生三钱　桑叶一钱

四诊　脉弦稍柔,经络掣痛较退。再养血宣络。

酒炒全当归二钱　杞子三钱　川贝二钱　柏子霜三钱　酒炒桑寄生三钱　橘络一钱　冬瓜子三钱　金石斛三钱　酒炒丝瓜络二钱　枇杷叶四片　炒木瓜一钱五分

王右　营血久亏,血不养经,手足经络作痛,脉弦头晕。养血熄风为治。

酒炒白归身二钱　酒炒杭白芍一钱五分　滁菊花一钱五分　酒炒木防己一钱　肥玉竹三钱　独活七分　干苁蓉一钱五分　酒炒桑寄生三钱　秦艽一钱五分

苏右　由腹中作痛胀,而致经络作痛,腿膝尤甚,大便不行。脉象细数。阳明脉虚,风阳乘入。宜养血熄肝。

酒炒全当归三钱　酒炒木防己一钱五分　酒炒杭白芍一钱五分　酒炒桑寄生三钱　甘杞子三钱　火麻仁三钱　大生地四钱　桑椹子三钱　柏子霜三钱

经右　节骱作痛,两膝尤甚,背腧板胀,

必得捶久方舒。人之一身,必赖气血营养,惟营血不足,斯络隧空虚,而诸病俱作。背腧为诸脉所辖。皆由木旺水亏,少阴之真阴愈少,则少阳之木火愈盛,逼液为涕,烁金则喑。其病虽殊,其源则一。

酒蒸女贞子三两　生甘草五钱　大麦冬二两　生白芍一两五钱　酥炙虎胫骨三两　甘杞子三两　大生地一两　白归身一两五钱　酒炒怀牛膝三两　大天冬二两　大熟地四两　干苁蓉一两五钱　盐水炒菟丝子三两　白茯苓三两　炒萸肉一两　泽泻一两　盐水炒潼沙苑三两　粉丹皮二两　川石斛四两　厚杜仲三两　西洋参二两　黑豆衣二两　奎党参三两　黑玄参肉一两五钱　肥知母二两　玉竹一两五钱　炒木瓜一两

加清阿胶三两、龟版胶二两、鹿角胶二两,溶化收膏。(风痹)

高左　髀关作痛,以天晴霾为加减,湿也。

二妙丸独活寄生、二陈两汤煎汤送下

某　尻痛。

二妙丸用二陈汤送下

叶右　向有偏左头痛。兹则背脊恶寒,遍身作痛。营血不足,风阳乘虚入络。暂为宣通。

川桂枝二分　左秦艽一钱五分　桑寄生酒炒,三钱　酒炒防己一钱　全当归二钱　白蒺藜去刺炒,三钱　嫩桑枝酒炒,三钱　橘皮络各一钱　丝瓜络酒炒,一钱五分

二诊　身痛稍减,偏左头疼渐止。再和营血而熄肝阳。

粉全归酒炒,二钱　炙黑草四分　桑叶一钱　元参三钱　杭白芍酒炒,一钱五分　池菊花一钱五分　丹皮二钱　南枣三枚　白蒺藜去刺炒,三钱　黑豆衣三钱

顾右　遍身酸痛稍减,而腿股仍觉恶寒,前法参以辛温。

桂枝三分　川萆薢二钱　左秦艽一钱五分　茯苓三钱　炒桑枝四钱　防己一钱五分　桑寄生三钱　煨天麻一钱五分　薏仁三钱

二诊　遍身酸痛大退。然仍肝阳上升,嘈杂气冲,经脉抽掣,四肢厥逆。良以阳明脉络空虚,肝阳乘袭。再通补阳明,参以熄肝。

奎党参三钱　制半夏一钱五分　炙黑草四分　归身二钱　淮小麦五钱　麦冬三钱　白芍土炒,一钱五分　炒杞子三钱　茯神三钱　龙眼肉四枚　大南枣四枚

程左　苦温辛烈,燥胃强脾,口中津液转滋。盖湿流气化,则清津方能上供。惟足肿身痛未松。良以风湿相搏,不能遽化。再作日就月将之计。

苍术八分,麻油炒黄　连皮苓三钱　五加皮三钱　生薏仁四钱　猪苓二钱　泽泻一钱五分　汉防己五钱　川独活一钱　牡蛎泽泻散三钱,开水先服(风痹)

某　痛势稍定,热亦减轻。而右脐傍有气攻冲,冲则牵引经络作痛,大便不行。此风湿热郁结,脾土气滞不能运旋。再参通府。

桂枝四分　焦苍术二钱　酒炒威灵仙二钱　制香附二钱　防己二钱　川黄柏一钱五分　龙胆草三分　金铃子一钱五分　磨沉香四分,冲　当归龙荟丸三钱,开水下(麻木)

左　膝肿且痛,恐成鹤膝。

左秦艽　生薏仁　独活　酒炒红花　汉防己　川桂枝　萆薢　建泽泻　威灵仙　赤白苓　当归　二妙丸

荣左　左足膝仍然作痛。脉数滑,苔白质腻。风湿热袭入足三阳之络,为势尚盛。

苍术　酒炒防己　萆薢　威灵仙　赤白茯苓　独活　姜汁炒黄柏　秦艽　上广皮　木瓜　泽泻　制半夏　桂枝

改方加桑寄生、当归、活络丸一粒(陈酒化服)。(腿膝痛)

邵左　上春两膝作痛,几成鹤膝。今则外寒束缚里热,致风湿热袭入络隧。腿前廉

两肩臂作痛，不能举动，痛后经络烙热，《内经》所谓脉痹，即热痹也。拟辛温寒以通络泄热。

川桂枝五分　光杏仁三钱　左秦艽一钱五分　射干五分　生甘草五分　煨石膏五钱　木防己三钱　酒炒丝瓜络二钱　桔梗一钱（腿膝痛）

程　湿热流入筋骨，不时身痛，左膝破碎。病深在下，极难清澈。

白鲜皮一钱五分　陈松节五钱　海蛤粉三钱，包　川贝母二钱　左秦艽一钱五分　川萆薢二钱　赤白苓各二钱　瓜蒌皮三钱　建泽泻一钱五分　车前子二钱　甘草节四分　丹皮二钱

二诊　筋骨不时作痛，左膝破碎虽敛，而眼目昏花。良以湿毒流入筋骨，肝热生风。轻剂育阴，以觇动静。

龟甲心五钱，先煎　元参肉三钱　炒当归二钱　酒炒白芍一钱五分　池菊花一钱五分　白蒺藜三钱　炙甘草三分　陈松节五钱，劈　绿豆衣三钱　金银花二钱（梅毒）

柳宝诒医案

顾　风邪走入营络，肢节痛痹，两年不愈。血枯邪滞，难求速效，当养血疏肝，取血行风自灭之意。

生地　全当归　赤白芍各　秦艽　桂枝　刺蒺藜　川断　防风　五茄皮　杜仲　丹皮　首乌藤　砂仁　桑枝　丝瓜络（类中）

卜　两足痹软不能行，跗冷膝强而股麻。前人谓：身半以下湿主之。此与偏废不同，与痿证之纯乎虚者亦异。脉细带数，下焦气虚而且窒，湿邪郁久化热，燥湿亦难骤进。拟方滋养营血，疏通络气。

大生地酒炒　当归酒炒　怀牛膝酒炒　桂枝尖　虎胫胶酒燉烊冲　川独活　宣木瓜酒炒　白苡仁　五茄皮　嫩桑枝酒炒　丝瓜络酒炙

另：圣济活络丹，黄酒送下。（痿痹）

孙　肝为营血之主，以少阳温煦之气为用。因木气郁陷，致生发之气，不能灌注经络，暴受外寒，则血脉凝涩。色变青紫，其见于鼻准及四肢者，阳气所不周之处也。此证延久失治，势恐血络痹窒，肢体不仁。当温煦血络，佐以和肝通痹。

全当归　东白芍酒炒　桂枝尖　广橘络　丝瓜络姜汁炒　左秦艽酒炒　丹皮酒炒　汉防己酒炒　小生地姜汁炒　夜交藤　石决明　香橼皮　嫩桑枝酒炒　奎砂仁　紫丹参

金　病起秋初，肺先受病。先咳痰，继烦满喘促而呕，《内经》所谓肺痹是也。拟清燥救肺汤益损之。

鲜南沙参　麦冬肉　广陈皮　茯苓块　栝蒌皮　五味炭　绵芪皮　白石英　前胡　甘蔗皮　霜桑叶　银杏肉　芦根

黄　渴饮绵绵，小溲不畅。因火灼肺，金失下输之职也。清气不升，时发飧泄。因湿伤脾，邪机转而下陷也。生制失权，本末同病。证情与肠痹相似，兹仿其例而治之，未识是否？

旋覆花　紫蛤壳　茯苓皮　白苡仁　泽泻　升麻蜜炙　通草　川柏盐水炙　黑山栀　苦参　桑白皮　生百合煎汤代水（痿痹）

史　右足酸疼刺痛，自腰脊下及膝股，或作或止。近日剧发不愈，脉象细弦而不数。寒热之邪，下陷于阴经。法当通络疏邪。

左秦艽酒炒　川独活　厚杜仲酒炒　全当归酒炒　赤芍药　川怀牛膝各酒炒　桂枝尖　川断肉　五茄皮酒炒　丝瓜络乳香酒煎拌炒　嫩桑枝酒炒

另：大活络丹，黄酒送下。

二诊　腰膝痛稍减，惟右脉不静。邪滞阴络，未能疏通。拟方以前法增损。

川独活酒炒　川断肉酒炒　川怀牛膝各酒炒　大生地酒炒　刺蒺藜　酒木瓜　金狗脊酒炒　桂枝尖　苡仁米酒炒　橘络　丝瓜络乳香酒煎拌炒　嫩桑枝（肢体痛）

张　肢节拘挛胀痛,脉象细弦而数。风气走于经络,流注于四肢,乃历节风之轻者也。初起宜疏风和络。

左秦艽酒炒　独活酒炒　全当归　防己酒炒　赤芍酒炒　五茄皮酒炒　桂枝尖　橘络　首乌藤　忍冬藤　丝瓜络酒炙　桑枝酒炒(肢体痛)

郑　热邪留于经络,左手腕痛而胀,肤热脉数。当以清热泄邪。

银花炭　连翘壳　丝瓜络酒炙　夜交藤　橘络　赤芍酒炒　丹皮酒炒　秦艽酒炒　苡仁酒炒　生甘草　菊花炭　桑枝酒炒

另:玉枢丹五分　用菊花汤磨敷。(肢体痛)

都　左半肢节,疼麻作痛,牵及左乳。病经久发,而经候如常。病未入于血室,而专在经络可知。惟筋属乎肝,须以血养之,古云:治风先治血,即此意也。况眩晕乃内风见象,更兼体丰多痰,均须照顾及之。

大生地酒炙　全当归酒炒　白芍　刺蒺藜　防己酒炒　左秦艽　丹皮炭　苡仁酒炒　僵蚕制　石决明　夜交藤　橘络核各　五茄皮酒炒　桑枝酒炒(肢体痛)

吴　高年营液久耗,不能滋养筋络。肢节间时作掣痛,皮肤不泽,行动少健。当通利筋节,滋养营阴。

党参　熟地　归身炒　白芍酒炒　川断肉酒炒　巴戟肉酒浸　怀牛膝盐水炒　黄芪炙　杞子酒蒸　川牛膝　木瓜酒炒　菟丝子酒蒸　杜仲酒炒　砂仁盐水炒　潼沙苑盐水炒　煎汁熬收,烊入虎骨胶二两、鹿角胶二两、阿胶四两,再加炼蜜收膏。

姚　四肢麻木,关节痛而不运,营血内虚,脾气损弱,风邪袭于经络,流及四肢。发则心烦少寐,兼挟肝火。宜养肝和络,运脾化痰,以治其本。使营气稍通,接服丸药,以通络泄邪。

细生地酒炒　秦艽酒炒　桑寄生酒炒　当归酒炒　丹皮酒炒　白芍　橘络　广郁金　制僵蚕　刺蒺藜　钩钩　夜交藤酒炒　竹沥　姜汁(肢体痛)

雪雅堂医案

李菊荪　诊得六脉浮大而不弦,身热,手指手背微肿,指节微红,手足不能动摇,微温。此风中经络,热痹症也,亦谓之行痹,亦谓之白虎历节,方书多作寒治,不知南方气湿,积湿化热,风热相搏,邪气与正气相激而痛,若不痛则正气衰,症必缠绵难已矣。叶氏及《条辨》有热痹方论,俱遵《内经》热淫于内,治以甘寒法,更加通络药,数服痛即止,若用风药及行气燥药,一定痛不可忍,屡试之矣。然风主动,以静息之,若用风药及行气,则动其风,煽其热,所以加痛也。

细生地三钱　海桐皮钱半　丝瓜络二钱　元武板四钱　钗石斛四钱　生薏米五钱　木防己二钱　川贝母三钱　生姜黄一钱

又

茅根六钱　虎骨五钱　贝母二钱　北杏三钱　生地四钱　云苓三钱　元参三钱　龟版四钱　木通二钱

王可壮年伯　脉来二至,而青白曲身僵卧,手足痛至不能转侧。寒痹虚症,应遵立斋温补通络法,以通则不痛耳。

黑附片四钱　云茯苓三钱　高丽参二钱　炙甘草钱半　炒白术二钱　酥虎骨四钱　川独活一钱

四剂已愈其半,但阳明脉络空虚,照方减去附子、独活,加桑寄生、牛膝服二十余剂,始能行动,再用四君加当归、狗脊、虎骨、鹿筋、木瓜、杜仲、杞子、续断等,十余剂收功。

王　两腿痹痛酸软,脉沉缓而涩,驱风祛湿宣络为主,所谓通则不痛耳。

防己二钱　薏米五钱　独活二钱　生芪四

钱　蚕砂三钱　知母二钱　桂枝三钱　苍术三钱　通草钱半　姜黄二钱

再诊诸症未有增减,应进温通补血之剂,亦治风先治血之意也。

生黄芪五钱　木防己钱半　骨碎补三钱　桂枝尖一钱　大归身四钱　金毛脊四钱　川续断四钱　元武板八钱　白蒺藜五钱　厚杜仲四钱　川羌活一钱　虎胫骨五钱

南寿　脉浮涩滞,呕逆不止,便闭旬日,小便短赤,小腹闷胀而痛,病系肠痹。丹溪每开通肺气以治肠痹,亦下病治上,腑病治脏耳。遵其法而利导之。

苦杏仁八钱　枇杷叶四钱　川贝母三钱　瓜蒌皮三钱　旧枳壳钱半　大秦艽四钱　川紫菀四钱　白通草钱半　广郁金钱半　陈柿蒂五个

又　呕止痹开,惟大便仍闭,小腹痛胀满硬,宜因其势而下夺之。

生白芍三钱　枇杷叶三钱　旧枳实二钱　秦艽三钱　生大黄二钱　苦杏仁泥五钱　生熟麻仁八钱　金星厚朴二钱　陈柿蒂五个

天香阁　左关尺沉小而弦,两臀酸坠连及腿胯,空软无力,流窜酸痛,厥阴脉明空虚,寒气乘虚内袭,宜进辛通温润之剂,方合厥阴治法。

川独活　当归身　桂枝梢　川续断　巴戟天　酥虎骨　厚杜仲　关沙苑　酒牛膝

手足痛,畏风肌肿,因劳伤阳气,客邪内侵营卫,议《局方》痹在四肢,汗出阳虚者,黄芪五物汤例。

大生芪　炙甘草　大生姜　川桂枝　酒归身　黑枣肉

余听鸿医案

常熟大市桥王姓　年二十五六　面色青黄,足肿如柱,胀至腰,腰重不能举,足软不能行,其父背负而至。余问曰:此症起于何时?答曰:已一年有余,服药近二百剂,鲜效。余诊其脉,涩滞不利,下体肿胀,足弱不能行,腰重不能举。余曰:此症虽未见过,揣其情,即黄帝所谓缓风湿痹也。《金匮》云:着痹,湿着而不去,腰中如带五千钱。《千金》云:脚弱病,总名谓之脚气,甚则上冲心腹,亦能致命。此症服补剂,往往气塞而闭者甚多,服表药而死者,未之有也,断不可因久病而补之。余进以活命槟榔饮方,橘叶四钱,杉木片一两,陈酒三两,童便二两,水二碗,煎至一碗,调入槟榔末二钱。服后将被温覆而卧,遍身汗出如洗,肿退一半。再服一剂,汗后肿即全退,足渐能步履。

复诊　更本事杉本散方加味,杉木片五钱,大腹皮二钱,槟榔二钱,橘皮、橘叶各二钱,防己二钱,附子四分,酒二两,童便二两,服三剂,病痊。其父曰:药价极廉,不及百文,四剂即能愈此一年余之重症,神乎技矣。余曰:药贵中病,不论贵贱,在善用之而已。古人之方,不欺后学,所难者中病耳。如病药相合,断无不效验者。(湿痹)

医验随笔

盛巷某在上海汽车行为伙,六月初忽起寒热,两日热退,顿时足软不能开步,足肚不红而胀,手指麻木不能直伸,回锡调治。先生用分利湿热之药略效,继用鸡鸣散加减,足肚作胀已减,自能行走,惟少力耳。又来诊治,舌红转为白腻,用温经通络之法,如桂枝、厚朴、桑枝、川断、金毛狗、脊木瓜、薏仁、松节、牛膝等,服后苔化,手指能伸,而大拇指仍然不用。先生曰:此阳明有热也。去桂、朴,加石膏,数剂后大指伸足力充,观此以见先生用药之活泼。

金小云校书素有烟癖,忽胸闷难过,面如油润,且兼青灰色,两足趾痛极,呼号,胸膺亦然。先生曰:此湿遏伏热,下走经络也。用宣泄肺气,芳香化湿,两剂而油减,痛渐定,胸闷如故。用玉枢丹、石菖蒲研末服,佐以芳香等药,舌苔大化而转红色。先生曰:此湿化透热于外也。再用清泄之法而愈。

徐右(甲子七月十七日),产后脉络空虚,血虚木旺,气火窜入筋络隧道,痛无定处,两胁乃肝络地位,其本位最易先入,至两足屈伸作响,血不营筋故也。某医泥于产后宜温,用桂、木等品,殊不知桂能枯木,产后阴血素亏,肝阳妄动,化火生风,上升则头眩耳痛,犯胃作恶,入于阳明之络,则牙龈红肿,咽喉蒂丁作胀,夜少安卧,无非水不济火也。兹拟平肝火熄风,热化痰浊。生石决明二两(打先煎)、滁甘菊各二钱、法半夏三钱、连翘四钱、丹皮三钱、制僵蚕四钱、蝉衣钱半、辰茯苓五钱、元参三钱、生竹茹三分、辰灯心三尺、橘络钱半。覆诊:昨投平肝熄风,筋络及牙龈之痛大减,惟仍头眩。吾以为药力犹未足也。头晕者肝阳也,耳痛者风火也,牙龈作痛者胃火也。两火相并,则风阳更盛。至于两胁疼痛尚未尽定,产经两月,脉络还是空虚,气火乘隙而入也。若小溲热赤,略有暑热耳。珍珠母二两(打先煎)、滁菊二两、赤白芍各钱半、黑山栀三钱、辰滑石五钱、白蒺藜三钱、茯苓神各钱半、制僵蚕三钱、丹皮二钱、生竹茹三钱炒、车前子三钱、橘络一钱、鲜荷叶一张。

医案摘奇

陈俊者,伤科陈锦之侄孙也。二月底来邀余诊,脉细而紧,身热体痛,颇难转侧,叫苦连声,乡人谓系鬼箭风。余问其痛在何处?答云:浑身骨节,无处不痛,为之按摩,则又不痛,皮肤柔润,色亦不变。余曰:此历节走注,属风痹症。问其痛几日?云已痛二日夜,不能寐,又不食。为之用麻黄、附子、桂枝、川芎、独活、寄生、地龙、当归、淮膝、防风。一方两剂,汗出而痛止。(痛风)

醉花窗医案

寒湿下注,关节疼痛

介之罗王庄张冠英,家称小有,继娶吾里中李姓女。张得腿病,骨节痛楚,不可屈伸,且时作肿,卧床已半年矣。延医视之,或以为下痿,用虎潜丸补之;或以为瘫痪,用续命汤散之,皆不效。其内弟请余往治。余诊六脉缓大。告之曰:既非下痿,亦非瘫痪。所患乃寒湿下注,关节不灵,肿痛必在关节。病虽久,可治也。乃先进羌活胜湿汤加牛膝、防己以疏利之。三服后,杖而能起。又往视之,投以五苓理中汤,四服后,肿痛全消。意不愿服药。余曰:湿气未清,恐将复作,不如多服,以免后患。张听之,服药二十余剂,乃以酒肉来谢。余告以谨避风寒湿气。相隔十余年,余见于其戚家席上,称健步焉。

湿痹似瘫

介之田村乔某,忘其名,年老得痹疾,或手或足,痛发左右无定。医药数辈皆以瘫痪治之,药不啻千百剂,竟罔效。委顿经年,已为治丧具矣,而痛则饮食、二便尚无大害。其里中有商于都者,知余名,因嘱请治。余至其家,未见病人,先问其子曰:遵大人是何病?其子以瘫痪告。余曰:老年人得此病十无二三愈者,恐治之亦无益也。然既来不得不一视之。入其室,则病者拱手称谢,问答数语,口舌便利,视其口眼无歪斜状,神气亦清。乃问手足麻木乎?曰:并不麻木,惟有时作痛,不可忍耳。因诊其脉,六部俱缓而沉,兼带弱象。告之曰:君所患乃湿痹,既非瘫痪,又非痿症。盖寒湿着于皮肤,四肢重滞,每转侧则重不可举,如移山挪石,非人不行。病者曰:不错,不错,先生所认既真,急请施方必可愈也。余曰:愈则可愈,然无速效,须服药数十付,起居调摄,乃杖而起,早亦在三月外,迟则半年。病者曰:但求病愈,何必急急。乃先以五苓、理中汤加附子、苍术进之。五服而痛少止,肚腹宽,饮食进。又易羌活胜湿汤加牛膝,肉桂等类,命多服之,半月痛全止。惟举动艰滞,步履尚难。更以白术附子汤,加松节、萆薢等。命十服后,丸服之。更命每早晚遣人扶掖,往返数十步不必再视也。病者遵之,越三月,趋车备物衣冠而来,见其行走如常,而履阶遇限,尚多不利,急遣还而养之。冬十一月遇于城中酒市,则指挥如意,毫无痛苦矣。此事相隔十余年,辛酉其子来求治眼,谈次具陈本末,乃始忆而录之。

曹沧洲医案

左　老年气弱血衰,湿热下陷,两足肿红而热,其势方张。当择要先治。

桑白皮　川牛膝　防己　白蒺藜　五加皮　豨莶草　丹皮　川萆薢　冬瓜皮　臭梧桐　赤芍　生米仁(风温湿热附伏邪伏暑)

左(正号)　三阴疟初止,脉状未静,营卫未和,所病未清也。须格外加慎,以防反复。兼之肝肾不足,风湿痹络,左腿痛而酸尤须速为解散,以防结疡。

全当归三钱　白蒺藜四钱,炒去刺　豨莶草三钱,制　粉萆薢四钱　淮牛膝三钱五分　川断三钱,盐水炒　五加皮三钱　臭梧桐三钱　伸筋草三钱　菟丝子三钱,盐水炒　金毛脊三钱,炙去毛　桑枝一两,切

左　风湿交阻,腰右酸痛着骨,防结流注。须作速消散。

苏梗二钱　淮牛膝三钱五分　豨莶草三钱　淡木瓜三钱五分　独活一钱　五加皮三钱　臭梧桐三钱五分　丝瓜络二钱　防风三钱五分　川断三钱　威灵仙三钱五分　金毛脊三钱,炙去毛(风温湿热附伏邪伏暑)

左　曾病风痹,至今复原未足,脉濡。当和气血,解散风湿痰浊。

全当归三钱　防风三钱五分　白蒺藜四钱　陈皮一钱　制首乌四钱　淮牛膝三钱五分　豨莶草四钱　法半夏三钱五分　生西芪三钱五分　片姜黄三钱五分　臭梧桐三钱　制南星七分　桑枝一两,切

右　左肋下作痛如麻,延经匝月,风湿痹阻营络,延防聚而成疡。

桑叶二钱　土贝四钱　防风三钱五分　淡木瓜三钱五分　白蒺藜四钱　丝瓜络二钱　防己三钱五分　生米仁四钱　赤芍三钱　陈皮一钱　豨莶草三钱五分　桑枝一两,切(风温湿热附伏邪伏暑)

左　风邪入络,四肢骨节肿痛,脉细。曾经痰中带血,当泄风宣络主之。

桑叶三钱　忍冬藤四钱　制豨莶草三钱五分　白茅根一两,去心　白蒺藜四钱,炒去刺　丝瓜络三钱五分　臭梧桐三钱五分　桑枝一两　赤芍三钱　丹皮三钱五分　五加皮三钱五分(风温湿热附伏邪伏暑)

左　骨痛稍愈,神甚疲乏,肌肤灼热,脉弦。阴气不足,风湿热互郁。当清化营热宣通络气。

青蒿子三钱五分　当归三钱五分　白蒺藜四钱,炒去刺　豨莶草三钱,制　忍冬藤四钱　赤芍二钱五分　陈皮一钱,炙　川石斛三钱　丹皮三钱五分　川断三钱,盐水炒　丝瓜络三钱　枳壳三钱五分　桑枝一两,切(风温湿热附伏邪伏暑)

左　病逾两旬,表热渐解,足膝痛,大便闭,舌黄、脉数。防反复生波。

上川连四分,酒炒　白杏仁四钱,去尖,研　朱茯苓五钱　白蒺藜四钱,炒去刺　盐半夏三钱五分　全瓜蒌七钱,切　象贝四钱,去心　防己三钱五分　泽泻三钱　竹茹三钱五分　五加皮三钱　生米仁三钱　桑枝一两(风温湿热附伏邪伏暑)

左　不时寒热,右颈项痛入肩背。拟宜通络气,解散风湿。

桑叶二钱　白蒺藜四钱　片姜黄二钱五分　忍冬藤四钱　青蒿三钱　秦艽三钱五分　淡木瓜

三钱五分　生米仁四钱　丹皮二钱　赤芍三钱　伸筋草三钱　豨莶草三钱五分，制　桑枝一两，切（风温湿热附伏邪伏暑）

右　右手举动作痛，肩臂尤痛，脉弦滑。营虚生风所致。

全当归三钱五分　片姜黄三钱五分　丹皮三钱五分　黑芝麻三钱　赤芍三钱　忍冬藤四钱　伸筋草二钱　桑枝一两　白蒺藜四钱　丝瓜络三钱五分　淡木瓜三钱五分　指迷茯苓丸三钱，包（风温湿热附伏邪伏暑）

左　风湿热下注，两腿足酸痛。延防涉痿。须速为解散。

制茅术三钱五分　防己三钱五分　豨莶草三钱　粉萆薢四钱　川牛膝三钱五分，炒　五加皮三钱　臭梧桐三钱五分　陈皮一钱　川柏三钱五分，盐水炒　生米仁四钱　白蒺藜四钱，炒去刺　桑枝一两（风温湿热附伏邪伏暑）

施（右）　痰气流络，络气失宣，左腿骱酸痛，不能行动，盗汗，脉细弦。因虚而病，理之不易。

潞党参三钱五分　鹿角胶七分，蛤粉炒珠胶　白蒺藜三钱，去刺　制首乌三钱　白芥子四分　络石藤二钱　大熟地三钱　炮姜炭三钱　桑枝五钱（外疡总门科）

杨　鹤膝风，痛楚不已，胸次闷。肝肾虚，风湿流络，一时不易奏效也。

全当归　淡木瓜　陈皮　川断　赤芍　豨莶草　枳壳　桑枝　土贝　臭梧桐　淮牛膝（外疡总门科）

费　鹅爪风。病后血虚，指甲脱去，防成鹅爪风。

归身三钱五分　豨莶草三钱　丹皮三钱五分　赤芍三钱　白蒺藜四钱　茯苓四钱　忍冬藤三钱　连翘三钱　生米仁四钱　白茅根一两（外疡总门科）

郭　鹤膝风。鹤膝风作痛，经络短缩，气血凝阻，不易见功。

全当归三钱五分　五加皮三钱　金毛脊三钱，去毛炙　淡木瓜三钱五分，切，酒炒　淮牛膝三钱五分　豨莶草三钱五分，制　菟丝子三钱，盐水炒　白芥子一钱　川断三钱，盐水炒　白蒺藜四钱，炒去刺　伸筋草三钱　桑枝一两　苏叶三钱　淡木瓜三钱　木香三钱　净没药三钱　刘寄奴三钱　红花三钱　净乳香三钱　落得打三钱

煎水熥之，不可吃。（外疡总门科）

徐　风湿。湿热随气下陷，两小腿肿，屈伸步履均不便。宜先去风湿，再补肝肾。

细生地四钱　桑白皮三钱五分　淮牛膝三钱五分，盐水炒　五加皮三钱　川柏三钱五分，盐水炒　丹皮三钱五分　豨莶草三钱五分　防己三钱五分　知母三钱五分，盐水炒　赤芍三钱　臭梧桐三钱五分　粉萆薢四钱　白蒺藜四钱　苍术三钱　防己四钱　忍冬藤七钱　丝瓜络三钱　花粉四钱　豨莶草三钱　冬瓜皮一两　知母四钱　赤芍三钱

煎汤熥之。（外疡总门科）

李　湿热流入关节，两腿酸痛，痛入腿骱，舌白黄，脉数。毒郁不宣。宜清化分利。

越鞠丸四钱　白蒺藜四钱　豨莶草三钱，制　淡木瓜三钱五分，切炒　玉泉散四钱，包　忍冬藤四钱　五加皮二钱　生米仁四钱　赤芍三钱　丝瓜络三钱　秦艽三钱，炒　桑枝一两　海风藤四钱（外疡总门科）

吴　右足膝酸痛及环跳，急宜宣通营络，解散风湿，以防结成流痰。

全当归四钱　金毛脊三钱　豨莶草三钱　伸筋草三钱　赤芍三钱　怀牛膝三钱五分　臭梧桐三钱五分　淡木瓜三钱五分　白蒺藜四钱　川断三钱　五加皮三钱　桑枝三钱五分（外疡总门科）

庄　漏肩风。右肩臂酸痛，不能高举，此络少血养，风邪遂得乘隙而入，渐成漏肩风，一时不易即松。

全当归三钱　豨莶草三钱　丝瓜络三钱

生米仁四钱　白蒺藜四钱　秦艽三钱　赤芍三钱　茯苓四钱　片姜黄三钱五分　淡木瓜三钱五分　伸筋草三钱　独活一钱(外疡总门科)

陈　痰痹络阻。郁痰肿硬板木,抽痛阵作。此水亏木郁,痰痹络阻,淹缠之症,不易奏效。

苏子三钱五分　海浮石四钱　地栗四枚,去芽　淡木瓜三钱五分　白芥子三钱五分　昆布三钱五分　夏枯花三钱五分　煅瓦楞粉一两,包　莱菔子四钱,炒　海藻三钱五分　丝瓜络三钱　陈海蜇四钱　炒谷芽五钱(外疡总门科)

上池医案

血虚百脉失养,肢节骨骱肿痛发麻。

归须　秦艽　独活　防风　桑枝　料豆皮　香附　丹参　生米仁

指节肿痛,祛风凉血。

生地　归须　威灵仙　大豆卷　秦艽　防风

痛风痛痹,血虚邪入络。

归须　独活　料豆衣　丹皮　桑枝　秦艽　防风　威灵仙　鬼箭羽

体之左侧属血分,肝肾之位亦于左侧。肩井至腰肋腿膝久痛不愈,虽因气促劳动而起,其源总归肝肾阴亏,血不荣筋之故。初起痛在筋,久则在络,补肾滋肝治其本,通络舒筋治其标。

熟地　杞子　补骨脂　香附　当归　料豆皮　大豆卷　威灵仙

五十一岁,血分虚,全体痛,骨骱肢节俱肿者,为痛风不易愈。

归须　丹皮　秦艽　防风　桑枝　丹参　料豆皮　独活　威灵仙

劳伤肝,肝主筋,筋骨不舒而痛,血不养筋也。肝乃藏血之脏,宜补肝。

归身　料豆皮　牛膝　秦艽　桑枝　制首乌　白蒺藜　大豆卷　乌药

腰腿皆属肾,肾主水,水生肝,肝主筋,筋骨腰腿酸楚,总是肝肾阴亏。

水煮大熟地　枸杞子　山药　焦白术　虎胫骨　归身　女贞子　茯苓　川断肉　巴戟天　川柏　知母　牛膝　炼蜜捣丸

络痹而痛,脉细,舌紫苔黄,风化热,热郁于里,不达表则肢冷。

苏梗　归须　秦艽　大豆卷　白蒺藜　生杜仲　川萆薢　生香附　姜皮　红枣

烦劳内伤,舌心干红,脾虚生湿,舌有白苔,是心脾两虚也,肝肾素亦不足,诊得脉象濡细。腿胭酸痛,筋脉拘挛,或时牵引及臂,此风湿之邪留于络脉,每痛则大腹便实,而小溲短涩,血虚不能和络显然矣。拟用培补佐以和络舒筋。

酒炒大熟地　生於术　归身　酒炒木瓜　盐水炒橘红　生杜仲　茯苓　菟丝子炒　柏子仁勿研　桑枝炒

两脉濡弱,细小无力,舌红生刺,痰沫频吐,阴阳二气皆虚矣,极宜培补。但因客气留于脉络,四肢痹动,搜风之药难投,姑以补正为主,佐以和络养阴。

酒炒大生地　酒炒宣木瓜　归身　炒杜仲　盐水炒黄柏　生於术　茯苓　续断　西党参　盐水炒橘红　晚蚕砂

产后营卫并虚,风邪入络,百脉俱痛,痛无定处,此为风痹,痹久不愈,恐成痿也。

炙芪　归尾　桂枝　米仁　灵仙　生香附　大豆卷　乌药　桑枝

肢麻而痛,是即痛痹也,通络舒筋,祛风养血主之。

桂枝　秦艽　防风　羌活　独活　香附　郁金　灵仙　桑枝

沈氏医案

一男子患左足酸痛，渐渐不能行走，并不能起立，出入赖人背负，小腹左边，有一块作患，此痛痹也。

苍术　黄柏　牛膝　青皮　木瓜　香附　山栀　秦艽　连翘　木通　石膏　加酒炒桑枝三钱

湿热下流而为痛痹，当以加味三妙丸治之。

苍术　黄柏　牛膝　木瓜　苡仁　秦艽　续断　杜仲　桑枝汤法丸

朱焕舆，四月起，右脚底肿痛，渐至四肢骨节疼痛，不随运用。八月又加干咳嗽，胃中常易受寒。目今头项不能转动，头俯不能仰视，两肩不举，转侧俱要人扶，两手无力，卧则臀压胁，难于移动，手指不能举捧，足心发热，午后更甚，且作痒，腰下至脚，皮肤绷急，骨节酸痛，不能步履，右脚更甚，嗽吐粘绵痰涎沫，大便干结，四五日一次，粪后间有红，语言多句，气即不能接续，必有干咳，尊体肥厚。丹溪云：肥人多湿痰。四月乃纯阳之月，热气熏蒸，下流于右足底，以致肿痛，右属脾胃，湿胜则肿，四肢亦属脾胃，胃中湿痰壅滞，无从出路，流于四肢骨节，而手足不能运用。此乃痿痹之症，属湿痰湿火，蕴蓄于肠胃，肠胃不能容受，流及于四肢肌肉之间，而为患也。(原评，能识病源，故许多病症皆滴滴归源，且有确据，非同俗医之循墙傍壁附会其说者比也。)其痰上干于肺，则为咳嗽。肺主皮毛，故易于感冒。肝主筋，头颈皆属肝，湿伤筋，故头不转动，俯不能仰视，两肩不举，湿胜则体重，故不能转输运动。湿热下流则脚底热。午后阳火亢盛，助其邪气，故其热更甚而作痒，湿热下注，故皮肤绷急，骨节作痛，不能步履。脾胃在右，病在脾胃，故右更甚。胃为贮痰之器，胃中热气熏蒸，煅炼津液成痰，随火上升而咳嗽。大便燥结者，热药补剂，壅塞不通之故也。血得热而妄行，热药扰其血分，则粪后见红。肺气壅盛，则语言不能通畅而接续。火气上炎烁肺，则干咳，脉息沉滑有力。种种见症，皆属湿痰湿火，蕴蓄于肠胃，流于四肢，而为痿痹之症也。服温补热药太过，壅塞经络，难于一时奏效。惟以豁痰清火，通行经络之药，煎丸并进，庶可渐次见功。一切醇酒厚味难化之物，并宜暂戒。

煎方：苍术　广皮　厚朴　半夏　香附　旋覆　木通　黄柏　牛膝　木瓜　加姜砂仁

丸方：苍术　黄柏　牛膝　厚朴　广皮　香附　木瓜　枳壳　砂仁　生姜　木通煎汤法丸

也是山人医案

赵(三三)　温湿囚郁，二便不通，纳谷眈胀。此属肠痹，宗丹溪腑病治脏法。

紫菀一钱　杏仁三钱　枳壳一钱　炒香淡豉一钱五分　栝蒌皮一钱五分　黑山栀一钱五分　郁金一钱

韩(四九)　温湿阻其气分，色痿少纳，二便欲解不通。此属肠痹之类。夫肠痹原系腑病，而腑病当治其脏，每用开提肺窍自能气化。斯湿温少解，渐可减轻。倘执体怯，不但治病不合，且味甘药饵，妨碍中宫，恐延绵变患，不可度思矣。

紫菀一钱　郁金一钱　枳壳一钱　炒香豉一钱五分　杏仁三钱　桔梗一钱　鲜枇杷叶三钱　栝蒌皮一钱五分(肠痹)

陈(四三)　温邪内郁，舌白脘闷，频渴，脉大，二便不甚通利。此属肺痹，致手太阴气化失宰，宜苦辛泄降。

霜桑叶一钱　杏仁三钱　桔梗一钱　象贝二钱　姜皮一钱五分　枳壳一钱五分　南花粉一钱五分　郁金一钱(肺痹)

褚(四八)　痹痛，汗泄甚多，湿邪较风寒二气更胜。拟护阳法，从汗多亡阳例，仍佐驱邪。

生黄芪三钱　海桐皮一钱　粗桂枝八分　当归一钱五分　片姜黄一钱　生於术二钱　防风根六分　川独活(五分)

沈(三七)　风湿相抟,历节痛,四肢麻木,此属周痹。

粗桂枝八分　木防己一钱五分　海桐皮一钱　羚羊角一钱　晚蚕砂一钱　片姜黄一钱　川萆薢二钱　酒炒桑枝一两

又　风湿麻痹,服苦渐方,痛势已缓,所有入暮口干,当兼佐以甘润。

羚羊角一钱　甜杏仁三钱　苡仁二钱　晚蚕砂二钱　南花粉二钱　木防己一钱五分　桂枝五分(痹)

苏(三五)　左肢节痛,麻木夜甚。

粗桂枝八分　木防己一钱五分　海桐皮一钱　晚蚕砂二钱　仙灵脾一钱五分　片姜黄一钱　川萆薢二钱　苡仁一钱(臂痛)

孟河费绳甫先生医案

胞弟惠甫,嗜饮病痹,右腿足作痛,不能步履。家慈忧之,恐成残废。余诊脉弦细,是湿热入络所致。化湿通络,其痛自止。家慈曰,病果可愈,吾复何忧。方用生苡仁四钱,川萆薢钱半,地肤子三钱,西秦艽一钱,南沙参四钱,川石斛三钱,象贝母三钱,鲜竹茹钱半,薄橘红五分,冬瓜子四钱,丝瓜络钱半,嫩枝八钱。连服十剂,腿痛已止,步履如常。(痹)

丛桂草堂医案

姜雨川由福建来镇江,复因事往湖南,沿途感冒风寒,左肩作痛,不能举动,痛处畏冷,脉息缓滑,饮食如常。乃以羌活、桂枝各一钱五分,秦艽、半夏、苍术各二钱,白芥子、川芎、木香、甘草各八分,天仙藤三钱,橘皮一钱,生姜三片,红枣三枚,煎服。两剂后,痛大退,能举动矣,惟腿膝觉痛,盖余病未清也。以原方去半夏、川芎,减轻其剂,加牛膝、苡仁、党参等,接服两剂而瘥。(卷四)

阮氏医案

江　病后气血两虚,腠理不固,风寒湿之邪袭伤经络,右手以及背部麻木酸痛,举动不得如常,拟用三痹汤治之。

炙黄芪三钱　西秦艽钱半　全当归二钱　大蒸地四钱　川万断二钱　青防风钱半　抚芎䓖一钱　川桂枝钱半　香独活二钱　北细辛一钱　酒白芍二钱　白茯苓三钱　炒杜仲二钱　东洋参钱半　炙甘草八分

王　风寒湿三气杂感,气不主宣,外痹经络,肢体掣痛,怕寒发热,行动维难艰;内阻三焦,机窍不灵,口燥食减,小水短黄。脉象右数,兼涩滞,左弦紧,舌苔黄燥。前医徒用表用散,似乎非治,今仿吴氏宣痹汤,合杏仁薏苡汤治之。

汉防己二钱　苦杏仁二钱　连翘壳二钱　水法夏钱半　薏苡仁三钱　飞滑石三钱　炒山栀二钱　晚蚕沙三钱　桂枝尖一钱　赤小豆三钱　紫绍朴一钱　刺蒺藜钱半

林　老年营卫两虚,腠理不固,夜间睡卧,右手失于遮护,以致寒邪袭伤经络,故右手痹痛不得舒展。拟以黄芪五物饮加味治之。

炙黄芪三钱　酒贡芍三钱　片姜黄钱半　桑寄生钱半　川桂枝三钱　淡附片钱半　威灵仙钱半　生姜三片　大红枣三枚

柳　左手举动不得舒展,此系风邪乘虚内袭筋骨使然也。

川桂枝二钱　酒白芍二钱　炙叙芪二钱　全当归二钱　红杞子二钱　淡苁蓉钱半　巴戟肉二钱　姜三片　枣三枚

李　风寒湿阻滞经络，气不主宣，以致身体手足酸痛痹胀，不得舒展，若非疏通经络，宣散风湿不可。

川羌活钱半　川桂枝钱半　大豆卷三钱　水法夏二钱　西秦艽钱半　生苡仁三钱　刺蒺藜钱半　姜三片　枣三枚　汉防己二钱　苦杏仁钱半　制绍朴一钱

李　劳倦伤脾，努力兼伤筋骨。盖脾为湿土，主连四肢，湿壅不化，则四肢倦怠而无力；肝主筋，肾主骨，筋骨损折，则肝肾受病而腰背脊骨酸胀痹痛。复加风邪伤肺，咳嗽不止。拟以祛风燥湿，兼和营利气法。

川羌活钱半　川桂枝钱半　全当归二钱　川郁金钱半　香独活钱半　姜夏片钱半　炒白芍钱半　苦杏仁二钱　西秦艽钱半　广橘络一钱　广山漆钱半　冬前胡钱半　生姜三片　红枣三枚

麻　木　案

卫生宝鉴

中书左丞张仲谦，年五十二岁，至元戊辰春正月，在大都患风证，半身麻木。一医欲汗之，未决可否，命予决之。予曰：治风当通因通用，汗之可也。然此地此时，虽交春令，寒气独存，汗之则虚其表，必有恶风寒之证。仲谦欲速差，遂汗之，身体轻快。后数日，再来邀予视之曰：果如君言，官事繁剧，不敢出门，当如之何？予曰：仲景云：大法夏宜汗，阳气在外故也。今时阳气尚弱，初出于地，汗之则使气亟夺，卫气失守，不能肥实腠理，表上无阳，见风必大恶矣。《内经》曰：阳气者，卫外而为固也。又云：阳气者，若天与日，失其所则折寿而不彰。当汗之时，犹有过汗之戒，况不当汗而汗者乎？遂以黄芪建中汤加白术服之，滋养脾胃，生发荣卫之气，又以温粉扑其皮肤，待春气盛，表气渐实，即愈矣。《内经》曰：心不可伐，时不可违。此之谓也。（卷二十三）

石山医案

一妇或时遍身麻痹，则懵不省人事，良久乃苏。医作风治，用乌药顺气散，又用小续命汤，病益甚。邀余诊之，脉皆浮濡缓弱。曰：此气虚也。麻者，气馁行迟，不能接续也。如人久坐膝屈，气道不利，故伸足起立而麻者是也。心之所养者血，所藏者神。气运不利，血亦罕来，由心失所养而昏懵也。遂用参、芪各二钱，归身、茯苓、门冬各一钱，黄芩、陈皮各七分，甘草五分，煎服而愈。（身麻）

校注妇人良方

一孀妇胸胁胀痛，内热晡热，月经不调，肢体酸麻，不时吐痰。或用清气化痰药，喉间不利，白带腹胀。又和清热理气药，胸膈不宽，肢体时麻。余曰：此本郁怒伤肝脾，前药伤甚耳。朝用归脾汤以解郁结生脾气，夕用加味逍遥散以生肝血清肝火，百余剂而愈。后因怒肢体复麻，用补中益气加山栀、茯苓、半夏而痊。后复怒病再作，月经如注，脉浮洪而数。此肝火伤脾，不能摄血所致也。用六君、芎、归、炮姜，一剂而血止；再补中益气加炮姜、茯苓、半夏，四剂而胃苏；更用归脾汤、逍遥散，调理而痊。

一妇人头晕吐痰，用化痰理气药，肢体或麻；服祛风化痰药，肢体常麻，手足或冷或热。此脾土虚而不能生肺金，用补中益气加茯苓、半夏、炮姜二十余剂，脾气渐复，诸症稍愈。

更用加味逍遥散三十余剂而愈。后因怒吐痰,自服清气化痰丸,饮食不进,吐痰甚多,胸胁胀满,余用六君子倍加参、术,少加木香,数剂而安。(妇人风痹手足不随方论第五)

一孀妇内热晡热,肢体酸麻,不时吐痰,或用清气化痰药,喉间不利,白带腹胀;用行气散血药,胸膈不利,肢体时麻。此郁怒伤肝脾而药益甚也,予则朝用归脾汤以解脾郁生脾气,夕用加味逍遥散以清肝火生肝血,百余剂而愈。后因怒,饮食日少,肢体时麻。此乃肝火侮土,用补中益气加山栀、茯苓、半夏而痊。又饮食失调,兼有怒气,肢体麻甚,月经如注,脉浮洪而数。此脾受肝伤,不能统血而致崩,肝气亏损阴血而脉大。继用六君加芎、归、炮姜而血崩止,又用补中益气加炮姜、茯苓、半夏而元气复,更用归脾汤、逍遥散调理而康。(妇人两胁胀痛方论第十七)

一妇人善怒,舌本强,手臂麻。此肝木克脾土,治以六君子汤加柴胡、芍药而愈。(妇人茧唇方论第一)

女科撮要

一产妇两手麻木,服愈风丹、天麻丸,遍身皆麻,神思倦怠,晡热作渴,自汗盗汗。此气血俱虚也,用十全大补加炮姜数剂,诸症悉退;却去炮姜,又数剂而愈。但内热,此血虚也,用逍遥散而痊。(产后血晕并失血)

名医类案

东垣治一妇麻木,六脉中俱得弦洪缓相合,按之无力,弦在其上,是风热下陷入阴中,阳道不行。其症闭目则浑身麻木,昼减夜甚,觉而目开则麻木渐退,久则止,惧而不睡,身体重,时有痰嗽,觉胸中常是有痰而不利,时烦躁,气短促而喘,肌肤充盛,饮食、大小便如常,惟畏麻木不敢合眼为最苦。观其色脉形病,相应而不逆。《经》曰:阳病瞑目而动轻,阴病闭目而静重。又云:诸病皆属于目。《灵枢》曰:开目则阳道行,阳气遍布周身,闭目则阳道闭而不行,如昼夜之分。知其阳衰而阴旺也。且麻木为风,皆以为然,细校之则有区别耳。久坐而起,亦有麻木,喻如绳缚之人,释之觉麻作,良久自已。以此验之,非有风邪,乃气不行也。不须治风,当补肺中之气,则麻木自去矣。如经脉中阴火乘其阳分,火动于中而麻木,当兼去其阴火则愈矣;时痰嗽者,秋凉在外,湿在上而作也,宜以温剂实其皮毛;身重脉缓者,湿气伏匿而作也,时见躁作,当升阳助气益血,微泻阴火,去湿,通行经脉,调其阴阳则已,非脏腑之本有邪也。遂以补气升阳和中汤主之,黄芪五钱,人参三钱,炙甘草四钱,陈皮二钱,当归身二钱,生草根一钱,去肾热。佛耳草四钱,白芍三钱,草豆蔻一钱半,益阳退寒。黄柏一钱,酒洗,除湿泻火。白术二钱,苍术钱半,除热调中。白茯苓一钱,除湿导火。泽泻一钱,用同上。升麻一钱,行阳明经。柴胡一钱。上㕮咀,每服三钱,水二大盏煎至一盏,去渣,稍热服,早饭后午饭前服之,至八帖而愈。

一人年七旬,病体热麻,股膝无力,饮食有汗,妄喜笑,善饥,痰涎不利,舌强难言,声嗄不鸣,身重如山。李诊脉,左手洪大而有力,是邪热客于经络之中也。二臂外有数瘢,问其故,对以燃香所致。李曰:君病皆由此也。夫人之十二经,灌溉周身,终而复始。盖手之三阳,从手表上行于头,加以火邪,阳并于阳,势甚炽焉,故邪热妄行,流散于周身而为热麻。《针经》曰:胃中有热则虫动,虫动则胃缓,胃缓则廉泉开,故涎下。热伤元气,而沉重无力;饮食入胃,慓悍之气不循常度,故多汗;心火盛,则妄喜笑;脾胃热,则消谷善饥;肺经衰,则声嗄不鸣。仲景云:微数之脉,慎不可灸。焦枯伤筋,血难复也。君奉养以膏粱之味,无故而加以火毒,热伤于经络而致此病明矣。《内经》曰：热淫所胜，治以苦寒，佐以苦甘，以甘泻之，以酸收之。当以黄柏、知母之苦寒为君，以泻火邪，壮筋骨。又肾欲坚，急食苦以坚之，黄芪、生甘草之甘寒，泻热补表，五味子酸，止汗，补肺气之不足，以为臣；炙甘草、当归之甘辛，和血润燥，柴胡、升麻之苦平，行少阳、阳明二经，自地升天，以苦发之者也，以为佐。博按：原方尚有苍术、藁本二味。㕮咀，同煎，取清汁服之。又缪刺四肢，以泻诸阳之本，使十二经络相接而泄火邪。不旬日而愈。遂命其方曰清阳补气汤。焌按：上二案较原刻加详。

一人五月间两手指麻木，怠惰嗜卧。此热伤元气也。以补中益气汤减白术、陈皮、川归，加白芍、五味，遂安。

一人四肢麻木，乃气虚也，四君子加天麻、麦冬、黄芪、川归，大剂服之，愈。

一人年四十余，面目十指俱麻木，乃气虚也。以补中益气，加木香、附子、麦冬、羌活、防风、乌药，服之，愈。

吴茭山治一妇，夏月取风凉，夜多失盖，因得冷风入骨，两足麻木，疼痛不已。服祛风止痛药，不效。与大防风汤数服，其疾渐瘳，仍以乌头粥服，三晨而愈。

江应宿治一人，年逾六十，患十指麻木不仁二年矣。医作痰治、风治，罔效。一日因忧思郁怒，卧床月余，目不交睫，饮食减少，腹中如束缚不安。宿诊之，六脉沉细无力，此大虚证也。投八味丸，令空心服，日则服归脾汤倍加参、芪，二三服而诸症渐减，睡卧安宁，月余服过煎药三十余帖，丸药六七两而愈，十指亦不复麻木矣。但行走乏力，如在砂中。予曰：病虽愈而元气尚未复，当服参苓白术散与前丸。惑于人言，用理中丸。一日因大怒，病复作，一医投附子理中汤，烦躁，身热如火，不旬日而殁。或曰：此病先因附子而愈，后因附子而亡，何也？予曰：余乃壮火之源，以生脾土，故效。彼用之不当，孤阳飞越而亡。琇按：此症古人虽有气虚则麻，血虚则木之分，然属肝肾为病者十居八九，尝见服祛风逐痰而毙者固多，服阳刚燥剂而毙者亦复不少。盖麻木即中风之渐，薛己谓风由火出，一言蔽之矣。临证者从此体会，庶几活人。（麻木）

陆氏三世医验

过汗灸补治验二四

丁慕云，于正月间患麻木，左手足不能举，恶风，或时自汗，自用小续命汤服之，至十剂，诸症不减。一医以为风症，宜大汗之，小续命虽有汗药，而杂以补养气血之品，故不效耳。因倍风药，减白芍、人参等味，连进二剂，汗出如雨，反觉一身尽痛，或此或彼，游走不定，并左手足亦不能举，神思昏沉，四肢厥逆，病家危之。予诊视阳脉弦细而数，阴脉迟涩而且空。此症虽似中风，然古人谓麻者气虚也，木者血虚也，手足不举者脾虚也。有此三虚，止宜调养气血则风症自除。小续命汤，正以风药过倍血药殊少，何反倍风药而去参芍，宜其剧矣。仲景云：大法夏宜汗，以阳气在外也。春月阳尚稚，初出地下，大汗之，使卫气亟夺，卫气失守，荣血不随，所以遍身走痛，昏沉厥逆，皆气血垂绝之象也。急用大料十全大补汤，浓煎灌之，神气稍苏。又为之灸百会、风池、肩井、曲池、间使、三里六穴各数壮，以防中脏之危。自此每日二服，而饮食渐进，手足渐能运，其麻木疼痛，亦觉渐宽，第大便常不通，胸膈痞闷，身体微热。此汗多津液不足，故大便燥结，下不去则上不舒，以润字丸五分，日二服，大便通而犹燥，后用八物汤，倍归地加麦冬、知母以润其燥，少佐槟榔、木香、白豆蔻以调其气，自后每燥结，服润字丸五分，甚者一钱，月余诸症悉愈。

卢绍庵曰：病起于麻木，而后手足不随，乃是气虚为本，他医反以风药治之，宜其标病益增，非先生卓见，弃标从本，不几殆哉！（卷之二）

里中医案

陈文阿两足麻痹

文学陈文阿，两足麻痹，初服和血，改服攻痰，更服导湿，并两手亦患矣。余曰：脉洪而软，阴阳并虚，虚风鼓动，良由攻治太深，真元日削耳。用神效黄芪汤加茯苓、白术、当归、生地，十剂而小效，更以十全大补加秦艽，六十余服而安。

顾邻初脚麻痹，大便燥结

少宗伯顾邻初，手脚麻痹，大便燥结。余曰：肾虚不能上交，心虚不能下济。服八味丸、十全大补汤，一月而精神旺，肌肉渐充。

旧德堂医案

德州都谏王介清，丁内艰[①]，患左胁顽痹，足腿麻木，按摩片时，少堪步履，服清火消痰补气活血，病势不减，后服阕[②]入京，邀家君诊视。见伊肾肝脉虚，断为肾虚不能生肝，肝虚不能荣血，水亏血耗，经隧枯涩之症。先以四物汤加秦艽、石斛、牛膝、葳蕤。不数剂而胁痹顿除，后服肾气丸一杯，永不复发。

东皋草堂医案

一妇新产，遍身麻木，眼闭不开，小腹痛。余曰：产后无实症，麻木眼闭总是虚徵。暂用清魂散一剂，以敛神消瘀，当继温补，泽兰、川芎、荆芥、甘草、山楂、黑姜、当归、丹皮、龙齿、远志、茯神、桂枝，童便和水煎服。诘朝再切其脉，左手尺虚寸旺，又方枣仁、茯神、远志、木香、人参、当归、白术、甘草、黑姜、黄芪、鹿角胶、陈皮、桂枝，加黑糖两剂而愈。（妇人）

(评选)静香楼医案

肝阳化风，逆行脾胃之分；胃液成痰，流走肝胆之络。右腿麻痹，胸膈痞闷，所由来也。而风火性皆上行，故又有火升气逆鼻衄等证。此得之饥饱劳郁，积久而成，非一朝一夕之故也。治法清肝之火，健脾之气，亦非旦夕可图也。

羚羊角　广皮　天麻　甘草　枳实　半夏　茯苓　白术　麦冬

诒按：持论明通，立方周匝，看似平淡无奇，实非老手不办。亦当加入白芍。（内风门）

薛案辨疏

州判蒋大用，形体魁伟，中满吐痰，劳则头晕，指麻，所服皆清痰理气。余曰：中满者，脾气虚也；痰盛者，脾虚不能运也；头晕者，脾气虚不能升也；指麻者，脾气虚不能周也。遂以补中益气加茯苓、半夏以补脾土，用八味丸以补土母而愈。后惑于《乾坤生意方》云：凡人手指麻软，三年后有中风之疾，可服搜风、天麻二丸，以预防之。遂朝饵暮服。以致大便不禁，饮食不进而亡。愚谓：预防之理，当养气血，节饮食，戒七情，远帏幕可也。若服前丸，适所以招风取中。

疏曰：形体魁伟者，其中多虚；不任劳者，其气多弱。何以复进清痰理气以重伤之乎？夫中满吐痰，头晕诸症，未始不可治以清痰理气也，而独不问劳则云云乎？盖劳则伤脾，亦复伤肾，此补中、八味所以并用也。至于八味之用，虽有虚则补母之法，然亦有可用不可用之分，土虚而水中无火者则可，土虚而水中有火者不可也。此案虽不见有无火症，而或有无火脉为据乎？若然，则痰盛者，是谓水犯之痰；头晕者，是谓无根之火也。若夫手指麻软，当预防中风者，盖风淫末疾之意，独不知手指属于脾，而麻软属于气虚不能充乎？搜风、天麻，为北方风气刚劲者设耳，大江以南，

① 丁内艰：即丁艰，亦称丁忧，旧时遭父母之丧之称。

② 服阕(què 却)：守丧期满除服。阕，终了。

非所宜也,但能使中土元气日生,不必防风,风自无从中矣。(元气亏损内伤外感等症)

大户刘孟春,素有痰,两臂作麻痛,两目流泪,药以祛风化痰,痰更甚,臂不能伸矣,手指俱挛。余曰:麻属气虚,因前药而复伤肝,火盛而筋挛耳,当补脾肺滋肾水,不必祛风,风自息,痰自清,热自退。遂用六味丸,后补中益气,不三月而痊。

疏曰:臂麻目泪,未始不是风痰所为,特服祛风化痰药而病反甚,故知其为虚耳。夫祛风化痰,大能伤精血耗津液,则火独盛而成燥矣。火则痰易生,燥则精枯脉劲,有不至痰更甚而臂痛不伸,手指俱挛者乎?无论此症之非风即谓之风,亦属肝火自动之风,然不生于润泽之木,而生于枯槁之木。盖枯槁之木,而后有火,火盛而后生风,治之者但能制之以水,则风自息,所以先用六味,后用补中益气,有先后之序焉。(元气亏损内伤外感等症)

一产妇,两手麻木,服愈风丹、天麻丸,遍身皆麻,神思倦怠,晡热作渴,自汗盗汗。此气血俱虚,用十全大补加炮姜数剂,诸症悉退,却去炮姜,又数剂而愈,但有内热,用加味逍遥数剂而痊。

疏曰:此案作气血两虚是矣。然症现晡热作渴,自汗盗汗等,似与姜、桂不宜,究竟诸症悉退,独有内热未除,仍用加味逍遥之凉散而痊,则初服岂可不用姜、桂乎?虽然以遍身麻木,神思倦怠,其元气之虚甚矣。非藉姜、桂之充升,不能及遍身;非得姜、桂之鼓舞,不能壮神思,此权也。而晡热作渴,自汗、盗汗亦与之俱退者,气血之卒旺故耳。及至内热不除,然后转用凉药以愈,盖气血既旺而内热始可除矣?岂如世俗之温凉乱投、补散不一之妄为设施哉!(元气亏损内伤外感等症)

一妇人善怒,舌本强,手臂麻。余曰:舌本属土,被木克制故耳。当用六君加柴胡、芍药治之。

疏曰:善怒,舌本强,手臂麻,皆脾气之虚。因善怒而动其肝气以克制脾土故耳,故以六君补土,加柴、芍以平木也。此案与前案皆患舌本强,一云湿热,一云木克,皆无脉症可据,惟以善饮善怒上看来,故治病须得其机。木克之脉,脾部必弦而兼劲,胃气渐少是也。

一男子,舌下牵强,手大指次指不仁,或大便秘结,或皮肤赤晕。余曰:大肠之脉散舌下,此大肠血虚风热,当用逍遥加槐角、秦艽治之。

疏曰:舌下与舌本不同,牵强与强硬不同,舌下既为大肠之脉所至,而大指,次指又为大肠之脉所起,故此症属在大肠经也无疑,由是而大便秘结,皮肤赤晕,其为大肠之风热亦无疑。若牵强即筋脉吊引之意,不仁即皮肤麻痹之意,故断其为大肠风热也又无疑。独是逍遥散本入肝经,何以用之?然未尝非治血虚风热之剂,况加槐角、秦艽直入大肠者乎?所谓右之左之,无不宜之要,顾其用之何如耳?(元气亏损内伤外感等症)

一男子,饮食劳倦而发寒热,右手麻木,或误以为疔毒,敷服皆寒凉败毒,肿胀重坠,面色萎黄,肢体倦怠,六脉浮大,按之如无,此脾胃之虚气也。询之果是销银匠,因热手入水,霉银寒凝隧道,前药益伤元气故耳。遂用补中益气及温和之药煎服,汤渍手而愈。

疏曰:饮食劳倦而发寒热,是不宜寒凉;右手麻木而无肿痛处,是不宜败毒。此或者亦何所见,而以之敷服乎?至于六脉浮大,按之如无,左右手皆然矣。右手得此脉,脾胃之气虚固然,而左手得此脉,则肝肾之阴亦虚。然当气血两补,先生独补脾胃之气,岂以现症皆在脾胃,而无肝肾故耶?(饮食劳倦亏损元气等症)

临证指南医案

陈妪　虚风麻痹,清窍阻塞。风阳阻窍

天麻　钩藤　白蒺藜　甘菊　连翘　桑枝(肝风)

鲍三三　情怀不适,阳气郁勃于中,变化内风,掀旋转动,心悸流涎,麻木悉归左肢,盖肝为起病之源,胃为传病之所,饮酒中虚,便易溏滑,议两和肝胃。

桑叶　炒丹皮　天麻　金斛　川贝　地骨皮(木乘土)

包五三　寝食如常,脉沉而缓,独两腿内外肌肉麻木,五旬又三,阳脉渐衰,跷、维不为用事,非三气杂感也,温通以佐脉络之流畅,仿古贤四斤金刚之属。

淡苁蓉　枸杞子　牛膝　茯苓　白蒺藜　木瓜　川斛　萆薢

金毛狗脊膏丸。(痿)

沈三七　用养肝血熄风方,右指仍麻,行走则屈伸不舒,戌亥必心热烦蒸,想前法不效,杞、归辛温,阳动风亦动矣,议去辛用咸,若疑虑途次疟邪未尽,致脉络留滞,兼以通逐缓攻亦妙。肝阴虚疟邪入血络

熟地　龟胶　阿胶　秋石　天冬　麦冬　五味　茯神

蜜丸晨服。

桃仁　穿山甲　干地龙　抚芎　归须　丹皮　红花　沙苑

香附汁丸,夜服。(痹)

顾三一　产后真阴不复,阳越风动,四肢麻木,先厥后热。

熟地　阿胶　炒杞子　生白芍　茯苓　菊花炭(产后)

叶氏医案存真

当风受凉,遂致左偏麻木,已经三载,今年势缓,痛聚于腰,寒冷烦劳痛甚,此气血凝遏,壮年不为大害。议以酒醴之,是治风先治血之意。

当归　沉香　川芎　松节　生於术　海桐皮　片姜黄　黄芪　桂枝　羌活　没药　虎胫骨

奔走烦劳,暴热上蒸,致身中阳气不交于阴,四肢麻木,内风属阳之化。左属肝,肝性刚,柔剂为宜。若用酒药,益助其动阳,是矛盾矣。

生地　天冬　白藕汁　沙蒺藜　桑寄生　女贞子　炒枸杞　川石斛

黎里四十四　形色脉象,确是阳虚。酒食聚湿,湿注入肠,肠痔下血。湿为阴浊,先伤脾阳,阳微气衰,麻木起于夜半气血交代之时,中年痱中,大有可虞。

人参　生於术　炮姜　炒黑附子　炙甘草

肝风不熄,都因天热气泄,高年五液皆少,不主涵木,身中卫阳亦少拥护,遂致麻木不仁。丹溪所云:麻属气虚,血少便艰也。苟非培养元气,徒以痰、火、风为事,根本先怯,适令召风矣。议用三才汤合桑、麻,滋肝养血熄风治法。

天冬　地黄　人参　胡麻　桑叶　首乌生用

叶天士晚年方案真本

陈黎里,四十四岁　形色脉象确是阳虚,酒食聚湿,湿注肠痔下血。湿为阴浊,先伤脾阳。阳微气衰,麻木起于夜半亥子,乃一日气血交代,良由阳微少续,有中年中痱之疾。

人参　生於术　炮姜　炙草　炒黑附子(杂症)

孙三十六岁　奔走劳烦,暴热上蒸,即是身中阳气不交于阴。麻木在四肢,内风属阳之化。左属肝,肝性刚,柔剂为宜。若用酒药,益助其动阳,是矛盾矣。

生地　天冬　藕汁　沙苑　寄生　女贞　炒枸杞　川斛(杂症)

许五十岁　劳倦伤阳失血，庸医以凉药再伤气分之阳，指麻身痛，法当甘温。

人参当归建中汤去姜。(杂症)

沈廿九岁　男子左血右气。左麻木，血虚生风，延右面颊及阳明脉矣。以辛甘血药，理血中之气。

枸杞　菊花　刺蒺藜　桑寄生

蜜丸。(杂症)

马五十岁　形壮，脉小数。口㖞，左肢麻木。男子虚风，内虚肝脏。养血可以熄风，非外邪驱风攻痰。

枸杞　白蒺藜　玉竹　北沙参　当归身　经霜桑叶(杂症)

续名医类案

王损庵治大理卿韩珠泉，遍身麻木，不能举动。以神效黄芪汤加减授之，用黄芪一两二钱，参、芍各六钱，他称是一服减半。彼欲速效，遂并二服为一服，服之旬日，其病如失。论以元气未复，宜静养完固，而后可出。渠不能从，盛夏遽出见朝谒客，劳顿累日，忽马上欲坠，仆从者扶归。邀诊视，辞不治，数日殁。呜呼！行百里者，半于九十，可不戒哉。(《治法汇》)

张路玉治沈步云，解组后，以素禀多痰，恒有麻木之患，为疏六君子汤，服之颇验。而性不喜药，入秋以来，渐觉肢体不遂。脉之，得软滑中有微之象，仍以前方去陈皮，加归、芪、巴戟，平调半月而安。然此症首重樽节，方可保全，毋徒恃药力为也。

巴慈明妇，产后眩晕心悸，神魂离散，若失脏腑之状，开眼则遍体麻木，如在云雾之中，必紧闭其目，似觉少可，昼日烦躁，夜则安静。服四物等则呕逆不食，姜、附等则躁扰不宁。其脉虚大而数，按之则散，举之应指。此心火浮散之象，因艰产受惊，痰饮乘虚袭入心包络中，留伏膈上，有入无出，致绵延不已。盖目开则诸窍皆开，痰火堵塞心窍，所以神识无主；目闭则诸窍皆闭，痰火潜伏不行，故得稍安。与东垣所云合眼则阳气不行之麻迥别。况昼甚夜轻，明是上焦阳位之病，与理痰清火之剂，诸症渐宁。然或因惊恚，或因饮食，不时举发，此伏匿膈上之痰，无从搜涤也。乘发时用独参汤下紫雪，开通膈膜，仍与前药，调补半年而愈。

黄履素曰：余年四十七时，忽患小指麻软，时作时止，每夏愈而冬甚。素闻指麻当防中风，因讲求预防之法。有言宜却风化痰者，其说大谬。有言宜顺气活血者，谓气行则痰自消，血活则风自灭，其言近是。及读《薛氏医案》治蒋州判中满吐痰，头晕指麻云：中满者，脾气亏损也；痰盛者，脾气不能运也；头晕者，脾气不能升也；指麻者，脾气不能用也。遂以补中益气汤，加茯苓、半夏以补脾土，用八味地黄丸以补土母而愈。后惑于《乾坤生气方》云：凡人手指麻软，三年后有中风之疾，可服搜风天麻二丸以预防之，乃朝饵暮服，以致大便不禁，饮食不进而殁。夫预防之理，当养气血，节饮食，戒七情，远帏幙可也。若服前丸以预防，适所以招风取中也。读之怏然，遂确守其法，盖于今十有三年矣。(卷三·麻木)

李东垣治杜意逵，患左手右腿麻木，右手大指次指亦常麻木至腕，已三四年矣。诸医不效，求治。曰：麻者气之虚也，真气弱，不能流通，至填塞经络，四肢俱虚，故生麻木不仁。与一药，决三日效。遂制人参益气汤，服二日，手心便觉热，手指中间如气胀满。至三日后，又觉两手指中间如手擦傍触之，曰真气遍至矣。遂于两手指甲傍，各以三棱针一刺之，微见血如黍粘许，则痹自息矣。后再与调理而愈。(卷三·麻木)

张子和治梁宜人，年六十余，忽晓起梳发觉左指麻，斯须半臂麻，又一臂麻，斯须头一半麻，此及梳毕，从胁至足皆麻，大便二三日不通。医皆云风也,或药或针,皆不效。左手三部脉皆伏,比右手小三倍。此枯涩痹也,不可纯归于风,亦有火燥相兼。乃命一涌一泄一汗,其麻立已。后以辛凉之剂调之,润燥之剂濡之,惟小指次指尚麻。张曰:病根已去,此余烈也,方可针溪谷。溪谷者,骨空也。一日清和往针之,用《灵枢》中鸡足法,向上卧针三进三引讫,复卓针起,向下卧针送入指间,皆然,手热如火,其麻全去。刘河间作《原病式》,常以麻与涩同归燥门中,真知病机者也。

琇按:燥为六气之一,其为病至伏而烈,然皆病成而变者为多,故皆散入诸症,不能专立一门。(卷十三·痛痹)

扫叶庄一瓢老人医案

胁左热,攻心及背,痰多面浮肢麻,肥人肝阳偏炽,乃性情易嗔怒所致。

复脉去参、姜、桂。(中风)

半百已外,阳气日薄,卫弱不司护卫,右肢麻木,风虚也。

芪附汤合玉屏风散加　桂枝　甘草　姜枣

附方　二陈汤加生白芍、桑叶、羚羊角、竹沥、姜汁,法为丸。

中年麻木筋胀,阳气已衰,内风自动,最怕痱中,脉微色痿,宜温补通阳。

生黄芪　生於术　炙甘草　熟附子　南枣肉　老生姜　后加人参(中风)

中年脉弦,右臂肢指麻痹。凡男右属气分,气弱阳不运行,则痰日生,乃水谷不主变化精凝,当以健中佐运为主。盖脾胃主四肢,滋阴血药多腻,为痰树帜矣。

六君子加蒺藜　水泛为丸

麻木在身半以上,清阳遏阻,亦夏秋伏热致伤,清上可愈。

桑叶　肥玉竹　枇杷叶　马兜铃　川贝母　杏仁　大沙参　天花粉(中风)

风寒久必入脉络,外卫阳失护,已现右肢麻木,虽鼻渊脑寒,不可发散。议和血脉,以逐留邪。

黄芪　归身　防风根　川桂枝　木防己　明天麻熬膏(痿痹)

缪氏医案

足冷肢麻,面有风块,又恶风脉沉细。前方滞而少通,宜与当归四逆汤。

本方去枣,加附子、生姜。

阳虚挟湿,左足时木。治宜养阴通阳,佐以疏肝活络,可收全功。

贞元饮加制附子　肉桂　杞子　白芍　鹿筋　新绛　生於术　茯苓　远志炭　橘红　沉香汁

南雅堂医案

土虚木胜,内风动跃,两手关脉皆见一粒厥厥动摇之象,此其明征,是以头眩面麻,左半肢体麻木不仁,防成偏枯之症,毋令延久增剧。

制首乌三钱　石决明三钱　当归身二钱　炒白芍二钱　秦艽一钱　白茯苓二钱　钩藤一钱五分　天麻一钱五分　刺蒺藜二钱　甘菊花二钱　桑枝七分　陈皮八分(风痹门)

色黄脉涩,不饥不食,四肢痹麻不仁,午后尤甚,夏令湿胜气阻,阳被湿邪所遏,劫汗之剂岂宜妄投。

川萆薢二钱　白茯苓二钱　木防己一钱　泽泻一钱　晚蚕沙一钱　金狗脊三钱　水同煎服。(风痹门)

吴门治验录

王西汇

左脉沉弦,右脉沉缓少力,此气分本虚,

酒客素有湿热，复缘汗后当风，发为右臂麻痹，始由肩井一点痛起，串至满臂，大食中三指发麻，渐及右腮，恐成右瘓重症。拟益气宣痹法。

黄芪一钱五分　上党参四钱　生於术一钱　川桂枝三分　归身三钱　白芍一钱五分　片姜黄五分　络石藤三钱，酒炒　茯苓三钱　酒炒桑枝三钱

又　脉象稍平，臂指麻痹未愈，此气虚风湿深受，未能见效于一二剂中，再照前方减络石藤加：原蚕砂三钱

桑枝七钱，煎汤代水。

又　照前方加：防风根一钱　十服愈

酒药方：

照前方加十倍，用好酒五斤，浸七日，隔水煮一炷香，地上窨一周时，取出，饭后饮一茶杯。（卷四）

胡北濠

寸关滑大而虚，两尺少力，年过五旬，下元虚弱，以致虚阳挟风痰而上越，发为左臂酸麻，自肩至大指中指皆然，散风疏筋，俱属皮毛之治，必须调其金水，柔以息风，庶可免厥中之患。

炒松熟地六钱　炒黑归身三钱　制半夏一钱五分　陈皮一钱　炒黑牛膝一钱　煅牡蛎五钱　茯苓三钱　炙甘草五分　石决明八钱，盐煮　酒炒桑枝五钱

又　寸关少缓而仍数，两尺不起，须防上重下轻，跌仆厥中之患。至手臂酸麻，皆血不养筋，虚风暗动。宜空心服虎潜丸四钱，晚养血舒筋之剂，久久益妙。

生黄芪三钱　当归须三钱，酒洗　桂枝尖三钱，酒洗桑枝尖五钱　秦艽一钱五分，酒炒　宣木瓜一钱五分，酒炒　制半夏一钱五分　陈皮一钱　丝瓜络三钱，酒炒　盐煮石决明一两

又　脉象颇有和意，惟左关尚嫌弦数，养血舒筋是厥阴一定治法，佐以填补，庶可免上实下虚之患。至两臂痹痛已久，药难骤痊，再得太乙神针常熨更妙。照前方加：络石藤三钱　海桐皮一钱五分，酒洗

膏滋方：

大熟地八两　全当归四两　黄芪尖六两　大白芍二两　上党参四两　蒸冬术三两　陈皮白二两　茯苓三两　炙甘草八钱　麦冬三两　夜交藤三两　桂枝尖五钱　片姜黄一两　汉防己二两　肥牛膝二两　川续断二两　枸杞子三两　黄甘菊四两　冬桑叶三两　黑芝麻六两　桂圆肉四两　陈阿胶三两　龟胶二两　鹿胶一两

上药用井水浸一宿，细火熬膏，瓶中窨一二日，每开水冲服四钱。

问：臂痛亦分六经，皆由风湿寒邪所抟，或因劳苦伤筋而成，何治此者，皆不见效，今四症均不过数剂即痊，何也？曰：臂痛虽与痹症相似，亦须求其本而问所因，若一味驱散风湿寒邪，不问其人之老壮强衰，病之久暂，所谓头痛治头，脚痛治脚，病何能退？即如朱症左臂痛而兼麻，渐下串于脚，年近六旬，血不荣筋，渐入偏枯之症，一切风药近燥，岂可复伤其荣，但与养血舒筋，健脾去湿，自然应手。王以酒客漏风，气虽虚而血尚未枯，治以益气宣痹而愈。杨妪虽系努伤经络，然而年过七旬，不得不以气血为主，活络为佐。胡则风痰在上，阴亏阳越之机，自应用镇纳息风等法。虽治法不同，实则以调和气血为本。盖血行则外邪自散，气调则内伤自安。可与治痹诸法参看。（卷四）

王旭高临证医案

范　惊动肝胆，风阳与胃中之痰浊，交互入络。营卫运行之气，上下升降之机，阻窒碍滞。周身皮肤、肌肉、关节麻木不仁，胸脘不畅，饮食无味，口多涎沫，头昏心悸。风阳抑郁不伸，痰浊弥漫不化。苔白而裂，大便干燥。胃虽有湿，而肠液已枯矣。拟清火息风，化痰渗湿，参以养血滋液。

羚羊　苁蓉干　天麻　决明　半夏　麻

仁　制南星　泽泻　橘红　茯神　当归　嫩钩　姜汁　竹沥

渊按:饮食不化精微而化痰浊,致胃湿肠燥,由气秘不行,中焦升降失其常度耳。(中风)

杨　郁火内燔,气血消灼,湿热不化,酿成疡毒。四肢麻痛,眼鼻牵引,肝风内动,脾胃受戕,虑延败症。姑先清气血之燔,佐以息风通络。

羚羊角　连翘　木防己　苡仁　滑石　黑山栀　赤苓　丝瓜络　丹皮　钩钩　通草　藿香叶

渊按:湿热风火内盛,故以清火化湿,通络息风。不涉虚,故不用补。(肝风痰火)

龙砂八家医案

倪振功　脉弦滑,右关独大,寒热似疟。肢体麻木不舒,虽外感风热,然中虚向有积痰,尤宜兼顾其里。

清脾饮去柴胡,加玉竹、钩钩。(戚云门先生方案)

花韵楼医案

蔡历节风痛已缓,四肢尚是麻木,内风未化也。

生芪皮三钱　明天麻七分　姜半夏一钱五分　归身三钱　白蒺藜三钱　广郁金五分　钩勾四钱　生甘草五分　秦艽三钱　桑枝七分　蔗浆一杯

问斋医案

气虚则麻,血虚则木。营气虚则不仁,卫气虚则不用。遍体麻痹不苏,《内经》所谓肉苛是也。四肢尤甚者,风淫末疾也。脉来迟慢无神。症缘崩漏,血不荣肝,肝虚化风,兼多抑郁,土为木克,营卫乖分所致。胃者,卫之源,脾乃营之本。欲调营卫,必治中枢。欲治中枢,宜兼补肾。水能生木,土能安木,水土调平,则木欣欣以向荣,又何克制化风之有。营卫畅和,肉苛自已。爰以《医话》第一类黄风汤加减为丸,缓缓图痊可也。

大熟地　怀山药　山萸肉　人参　云茯苓　当归身　枸杞子　冬白术　炙甘草　陈橘皮

水叠丸。早晚各服三钱。(类中风)

凌临灵方

陆(钮店桥)　血不荣筋,加以风湿阻络,阳明虚不能束筋骨以利机关,手指麻木不仁,风淫末疾是也,脉小弦数,治宜和营,以祛风湿。

米仁　西秦艽　带皮苓　嫩桂枝　川萆薢　全当归　晚蚕沙　片姜黄　宣木瓜　粒红花或易鸡血藤　野桑枝(风淫末疾)

何澹安医案

手足麻木,面发红块,风症将成,和营祛风兼理。

大熟地　归身　青防风　红花　厚杜仲　制於术　川断　鹿角霜　木防己　桂枝

炼蜜为丸。

风湿袭于营卫,以致手足麻木,肌肤不仁,以祛湿养营调治。

真茅术　熟首乌　川断　白蒺藜　秦艽　川牛膝　制於术　炒归身　木瓜　豨莶草　杞子　生米仁

熬鹿角胶三两为丸。(类中)

肝风挟痰,统体麻木,兼惊惕不宁,屡欲呕恶,乃肝邪侮胃,中气虚也。宜标本兼顾。卧则不痳,行则不能,坐则足肿,卧则肿退,症属湿痰,并非脚气。

於术　法半夏　白蒺藜　五加皮　茯神　十大功劳　茅术　白归身　秦艽　石决明

枣仁(肝风)

膈胀目昏,舌本手指麻木,当此厥阴用事之候,未敢遂补。鄙拟疏风涤饮法,以视动静。

百蒸於术　蒺藜　茯神　归身　石决明　姜制半夏　甘菊　枣仁　新会　冬桑叶(肝风)

寿石轩医案

阳明脉虚,厥阴风动,左肢麻木,筋惕肉瞤。脉弦细而滑。久则有偏枯类中之虞。以用黄芪五物汤,以消息之。静养勿劳为要。

苛岚芪　白芍　制夏　大枣　云苓　桂枝　嫩桑叶　生姜(中风类中、肝风)

阳明主束筋骨而利机关,湿痰乘虚袭入阳明经络之间,遂令肢体不仁,右边尤甚。脉象弦滑。速自开怀抱,庶得与药饵兼功。

南沙参二钱　半夏粉一钱五分　福橘皮七分　宣木瓜一钱五分　首乌藤二钱　川贝母三钱(去心)　甜瓜子三钱　云茯苓一钱五分　桑寄生三钱　麒麟血竭八分　汉防己一钱　白蒺藜一钱五分　苦竹根一钱五分　酒制豨莶草一钱五分(痹)

慎五堂治验录

汤兰亭正,南码头。产后四朝,肢麻筋缩,耳鸣眩晕,乃阴亏阳亢,血不荣筋。治以生白先生法。

桑叶三钱　桑枝五钱　石决明三钱　炙草七分　淮牛膝一钱半　杞子一钱半　黑豆衣三钱　阿胶一钱半　菊花四钱　当归身一钱半　柏子仁三钱

陈,左。春令阳升风动,内应乎肝,发为痛厥,足手麻木,治当柔肝。

白芍　醋炒当归　旋覆花　桑枝　谷芽　甘草　醋炒香附　川楝子　川石斛　石决明

吴,右,丁亥八月,网船。遍体攻痛,皮肤燥裂色赤,四肢麻木,眩晕腹痛。营分大亏,风邪内盛,养血驱风为治。

明天麻一钱半,煨　东白芍三钱　嫩甘草五分,炙　豨莶草三钱　桑枝一两叶三钱　净归身一钱半　川桂枝三分　干首乌四钱　黑芝麻三钱　甜菊花三钱　料豆衣三钱

张聿青医案

谢左　风痰未清,络隧未和。手指常觉麻木。前法扩充。

於术一钱五分,枳实同打　制苍术一钱五分　煨天麻一钱五分　制半夏一钱五分　左秦艽一钱五分　茯苓三钱　白僵蚕二钱　酒炒桑枝五钱　防风八分

二诊　起居如常,手指尚觉麻木,膝髌微痛。再化痰宣络。

制半夏一钱五分　煨天麻一钱五分　酒炒桑寄生三钱　白蒺藜三钱　上广皮一钱五分　左秦艽一钱五分　海风藤三钱　白僵蚕二钱　指迷茯苓丸三钱,先服

三诊　手指麻木渐退。化痰宣络祛风,参以补气,气旺则痰行水消也。

潞党参三钱　云茯苓三钱　制半夏一钱五分　煨天麻一钱五分　野於术二钱　白僵蚕一钱五分　广橘红一钱　白蒺藜三钱　清气化痰丸三钱,先服

左　肩项四肢麻木,麻少木多。脉形濡滑,舌心灰润。胃中湿痰闭郁。拟二术、二陈进退。

制茅术一钱五分　制半夏一钱　煨天麻一钱五分　云茯苓三钱　炒于潜术一钱五分　上广皮一钱　薤白头三钱　炒枳壳一钱　白僵蚕二钱,炒打

张右　高年营血既亏,中气复弱。血虚则木失涵养,而虚风内动。气弱则阳明络空,风阳遂得袭入筋络。筋络既阻,则营卫之气,

滞而不行,四肢麻木不遂,腹中板滞不和。盖脾主运旋,木旺则脾土不能旋运,所以气机从而凝滞也。脉象濡而带弦,舌胖心剥。湿痰素盛。宜通补阳明,舒筋养血,而不涉呆滞。古稀之年,聊冀得尺得寸而已。

白归身二钱　奎党参三钱　甘杞子三钱　桑寄生三钱　大麦冬三钱　桑椹子三钱　阿胶珠二钱　粉丹皮三钱　杭白芍一钱五分　女贞子三钱　制半夏一钱五分

费左　人之一身,营卫气血而已。血所以丽气,气所以统血。非血之足以丽气也,营血所到之处,则气无不丽焉。非气之足以统血也,卫气所到之处,则血无不统焉,气为血帅故也。《经》云卫气昼日行于阳,夜行于阴,行于阳二十五度,行于阴亦二十五度,其所以能二十五度者,为其营能行,卫亦能行也。今年逾大衍[①],气血暗衰,风寒湿久伏,乘瑕蹈隙,袭入经络,遂令营卫之气滞而不行,四肢酸麻,厥逆恶寒。营不行则营不足用,有营若无营矣。卫不行则卫不足用,有卫若无卫矣。譬之久坐倚着,则麻木不得行动,此理甚明。脉细沉濡,舌胖质腻,尤为风寒湿之明证。为今之计,欲治酸麻,必先行其营卫之滞而后可。欲行营卫之滞,必先祛其所以阻我营卫者而后可。谁阻之?风寒与湿是也。拟理湿祛风法。风湿既去,营卫自行,则厥热恶寒不治自愈。但邪湿既久,其来也渐,其退也必迟。知者以为然否。

制半夏　左秦艽　炒於术　川羌活　甜广皮　川桂枝　焦苍术　酒炒桑枝煎汤代水

某　偏左麻木不用,咳嗽气逆痰多。脉形软滑。痰湿阻肺,兼袭经络,图治不易也。

苏子　白芥子　茯苓　杏仁　制半夏　枳壳　旋覆花　郁金　橘红　桂枝

杨左　偏左麻木,不能运动,胸腹常有热气注射。脉形弦滑。此气虚而痰热内阻,类中之根也。

制半夏一钱五分　天竺黄三钱　粉丹皮二钱　橘红一钱　炒竹茹一钱　陈胆星五分　瓜蒌仁五钱　海浮石三钱　山栀二钱　枇杷叶四片　陈关蛰漂淡,一两　大荸荠拍碎,四枚。二味煎汤代水

谭左　向有气撑,兹则胸次作闷,中脘不舒。右关脉滑。此胃中之痰气交阻,阳明为经脉之长,阳明病,则四肢作麻矣。

薤白头三钱　炒枳实一钱　制半夏二钱　炒竹茹一钱　上广皮一钱　广郁金一钱五分　左秦艽一钱五分　白蒺藜去刺炒,三钱　云茯苓四钱　煨天麻一钱五分　越鞠丸二钱

二诊　咯出紫瘀,四肢麻木转减。的是痰瘀阻胃。前法再进一步。

延胡索酒炒,一钱五分　当归须二钱　紫丹参三钱　台乌药一钱五分　炒赤芍一钱五分　白蒺藜去刺炒,三钱　酒炒黑锦纹大黄三钱　瓦楞子五钱　生牛膝三钱　炙土鳖虫五枚　韭菜汁半酒杯,冲

吴左　遍身麻木,小溲结而不爽,中州不舒,目盲失明。脉象糊滑。此湿痰内滞,络隧不宣,脏腑之精气,不能上注也。

苍术一钱五分　陈皮一钱五分　晚蚕沙三钱　赤白苓各二钱　制半夏二钱　白蒺藜三钱　川羌活一钱　川桂枝四钱　川黄柏二钱　木猪苓二钱　泽泻二钱　防风一钱

吴左　麻木大退,渐能步履,两目略能隐约见物,不可不为转机。但脉仍弦滑,湿痰尚盛。再祛湿疏风。

川桂枝五分　防风一钱　制半夏二钱　晚蚕沙三钱　车前子二钱　川羌活一钱　独活一钱　云茯苓五钱　白蒺藜三钱　橘红一钱　二妙丸三钱,另服

右　肢节作麻。气虚而湿痰内阻,为风痱之根。

半夏　茯苓　煨天麻　白蒺藜　上广皮　钩钩　炒枳实　白僵蚕　炒竹茹　清气化

① 大衍:五十岁。

痰丸

左　右足搐动,肌肤麻木。痰湿化风,风主动摇故也。

川桂枝　青防风　羌独活　白蒺藜　煨天麻　制半夏　左秦艽　磨沉香　广橘皮　白茯苓　钩钩　二妙丸

二诊　右足搐动略定。再化痰熄风。

川桂枝　川黄柏　羌独活　左秦艽　白僵蚕　焦苍术　明天麻　木防已　制半夏　桑枝　全蝎炙去毒,三分

三诊　右足搐动,既退之后,遇凉又剧。盖血气喜温而恶寒。再温经和络祛风。

煨明天麻一钱五分　羌独活各一钱　当归身二钱　青防风一钱　西潞党三钱　川桂枝五分　桑寄生二钱　北细辛三分　川芎一钱　白术二钱(麻木)

周左　外感湿热后,湿困不化,神疲体软,绵延二月,方得渐复。而每晨痰出不爽,四肢有时作麻。营卫不宣,亦由湿阻。拟补气化痰。

奎党参三钱　制半夏一钱五分　茯苓神各三钱　生熟谷芽各二钱　炒於术二钱　木猪苓二钱　炒枳壳一钱　广皮一钱　缩砂仁五分　姜汁炒竹二青一钱五分

二诊　脉濡而滑,痰不爽利,每至睡卧,四肢作麻。气虚夹湿夹痰,营卫流行为之所阻。再补气化痰,所谓气旺则痰行水消也。

炒透霞天曲三钱　炙绵芪二钱　炒於术二钱　茯苓三钱　生熟谷芽各二钱　奎党参三钱　广橘红一钱　猪苓二钱　蜜炙老生姜一钱　制半夏二钱　炒枳壳一钱

许右　痛虽减而肢麻色黄。气血窒痹不行。姑再宣通。

制香附　旋覆花　陈皮　砂仁末　广郁金　当归尾　猩绛　沉香片　炒桃仁　炒枳壳　清半夏　葱管

钱　体麻作痛,时发时止者久。日来发热自汗,胸膺作痛。此风湿交蒸。恐成湿温时症。

桂枝　羌活　橘皮络　酒炒桑枝　秦艽　防风　旋覆花　地骨皮

左　两足有麻木之意。风与湿内阻也。

独活　桑寄生　秦艽　茯苓　当归　防风　僵蚕　萆薢　生姜　二妙丸生薏仁煎汤下

叶右　四肢作麻大退。其为风湿相合,确然可见。当助鼓再进。

川桂枝　青防风　羌活　建泽泻　生甘草　明天麻　川芎　二妙丸　白芍　川萆薢　白僵蚕

俞右　四肢作麻,脉形细弱。营卫不足,风与湿袭留不解。势难急切图功。

川桂枝　焦苍术　明天麻　川芎　赤白苓　青防风　左秦艽　制半夏　白芍　羌活　姜汁炒黄柏

柴左　肢冷发麻,麻后身热纳减。还是湿阻情形。

川朴　赤白苓　白蔻仁　制半夏　郁金　广皮　建泽泻　大腹皮　沉香曲　猪苓

谢左　起居如常,惟手小指常觉麻木,右膝腘微痛。素体丰盛,湿痰有余。考小指之端,为手太阳之脉起处,而足太阳之脉从外廉下合腘中,循京骨至小指外侧,则是所病之地,皆太阳部位。良以太阳为寒水之藏,痰湿有余,则太阳之经气不宣。东垣有丸药养之之法,即宗其意,而参太阳引经之药。

奎党参三两　制半夏一两五钱　白蒺藜二两　潜於术二两,土炒　白茯苓三两　青防风一两五钱　白僵蚕一两　怀牛膝二两,酒炒　川桂枝四钱　煨天麻一两五钱　甘杞子三两　杭白芍一两,酒炒　上广皮一两　川羌活一两五钱　炙绵芪三两　桑寄生二两,酒炒　制首乌四两　炙黑甘草三钱　炒当归一两　别直参二两　生山药二两　厚杜仲二两

上各研末,用桑枝膏糊丸,晨服三钱,下

午服二钱。

费左　每至睡卧初醒,辄四肢懈怠作酸,两足欠温。气虚湿盛,卫气不宣。宜通补阳明,以宣卫气。

炙绵芪三钱　酒炒白芍一钱五分　制半夏一钱五分　桑螵蛸二钱　川桂枝六分　炙甘草五分　上广皮一钱　生姜二片　大枣二枚

二诊　补气以宣卫阳,四肢作酸较退,小便渐能收束,肢节有时作麻。皆营卫气滞。再为宣通。

酒炒白芍一钱五分　煨天麻一钱五分　煨益智七分　川桂枝四分　炒香玉竹三钱　桑螵蛸三钱　炙黑甘草四分　炙绵芪三钱　生姜三片　大枣三枚(麻木)

柳宝诒医案

周　浮肿渐减,而四肢麻酸不仁,阴络热而阳络塞。脉象软数。风气乘产虚而流注四末,较之寻常风疾,尤难得效。拟方用透络熄风之法,服十剂后再议。

桂枝　赤芍　秦艽　独活　五茄皮　细生地　全当归　丹皮　牛膝　羚羊角　夜交藤　橘络　丝瓜络　嫩桑枝(类中)

李　湿痰在胃,木火被郁,易于化风。左手麻木,即属风扰于络之候;纳谷不多,中焦痰湿不化也。脉神按之弦硬而滑,恐其鼓痰入络。当先化痰熄风,为未雨绸缪①之计。

野於术　制半夏　广橘络　白茯苓　黑山栀　夜交藤　奎砂仁　广郁金　东白芍土炒　丝瓜络姜汁炒　刺蒺藜炒　江枳壳　竹沥和姜汁

另:香砂六君丸　指迷茯苓丸(肝风)

陈　肢体麻痹,甚于两足,脉象弦软带数,此湿热留于经络之病。舌有红点,湿郁为热也。时作浮肿,脾土不化。于泄湿和络中,当兼培土治之。

左秦艽酒炒　於术　川独活酒炒　苡仁酒炒　五茄皮酒炒　橘络　丝瓜络姜汁炒　茯苓皮　木瓜酒炒　川牛膝酒炒　全当归酒炒　黄柏　桑枝酒炒

二诊　脉象较前加数,麻痹之势缓于足,而不减于手,舌色仍红,此湿邪渐化,而蕴热内动。宜于前方增入清热之品。

左秦艽酒炒　防风　黑荆芥　赤芍酒炒　川牛膝酒炒　炒丹皮　茅术炭　黄柏酒炒　苡仁酒炒　南沙参　鲜生地酒拌　橘络　忍冬藤　桑枝酒炒(肢体痛)

雪雅堂医案

陈宜珊　脉沉缓滑,平素气虚,中阳不运,痰气凝滞隧络,因而手指麻木,宣阳豁络涤饮,俾枢机宣利,病自易瘳,应以蠲饮六神汤加味主之。

制半夏二钱　胆南星二钱　瓜蒌皮三钱　云茯苓三钱　广橘皮一钱　瓦楞子四钱　石菖蒲一钱　旋覆花三钱　丝瓜络三钱

萧评郭敬三医案

肝肾阴虚经络麻痛治验

侄媳刘氏,年廿余,素禀不足,益以二三生产,肝血愈虚。至春初,忽然手足筋痛,十指麻木,项上筋亦强痛。医者以为伤寒,用麻桂等药发散,其痛增剧,而头面手足,更加肿胀,不能行动,口干舌苔微黄。更罗姓医,以为阳明证,用白虎汤加味,服后全然不应。正月下旬,适余自郡中归,始为诊视。见其睡卧床上,转侧须人,询之四肢无力,不能举动,头面手足仍肿,周身筋痛不可着手,口微作干渴,饭食极少。诊其脉,虚细略数,按之散涩无神,知为血虚木乏涵濡,厥阳变大风,劫烁其阴,络脉无以滋养。盖手之三阴,从胸走手,足之三阴,从足走腹,三阴之阴大虚,经络

① 绸缪:绵密貌,此指加固预防。

之气不能流行，阻涩作痛可知矣。与前贤谓络虚则痛，甚则作肿，及暴然肿胀，多属火风之说，若合符契矣。盖五行六气之流行，最速莫如风火。然非外来六淫之邪，乃血虚液耗，肝肾精血先亏，内乏藏纳之司，龙相骤升，变化大风莫制耳。法当先清络热，使其痛缓，继进滋涵柔润之剂以熄风。于是定方，羚羊、连翘、栀子、菊花、丹皮、桑叶、钩藤、蔓荆子、薄荷、牡蛎之类，一剂痛缓，连进数剂，痛即止。早晚佐以膏子化服，方用生地、白芍、阿胶、鳖甲胶、龟胶、天冬、五味子、甘杞、鲍鱼、鸡子黄、牡蛎、苁蓉、蜂蜜之类，熬膏，开水化服，调理廿余日，即平复如初。倘见其胸痞食少，而以甘温健脾呆补之药治之，则中焦津液，更为劫烁，愈不思食矣。此证即仲景所谓肝纵之证。盖肝木有病，其阴阳寒热之邪，必然乘侮胃土。阳热之邪乘胃，劫其阴津，则痞闷不思食；阴寒之邪乘胃，则作呕吐，一定之理也。故不思食一症，余每用苦辛宣通之法，然暂开势必复合，必佐柔润之剂，以息其风火，胃阴充足，即能进食矣。故治胃与治脾，系两途，分道扬镳，非笼统混治能效者。医者，知耶，否耶?

尚按：肝肾精血内亏，无以濡养筋膜经络，阳化火风内动，上升外窜，而成麻痛肿胀，顺乘于胃，胸痞食少，肢不能举。先清络热，以治其标，后息内风，乃治其本。盖肝肾主乎下焦，阳气宜敛宜藏，是深得力于叶氏内风乃身中元气变化之旨，然亦救误为多。倘初起能以集灵膏加减为方，如二冬、二地、玉竹、甘杞、桑菊、玄参、女贞、白薇等味，而以竹茹、桑枝、丝瓜络，煮水煎药，以濡养清息，不过十剂愈矣。

曹沧洲医案

左　口味不醒，大便不下，脉弦，左半体作麻。拟养营润肠，泄风宣络。

川石斛四钱　桑叶三钱五分　柏子仁三钱　川断三钱，盐水炒　橘白一钱　白蒺藜四钱，炒去刺　火麻仁五钱，研如泥　生米仁三钱　盐半夏三钱五分　赤芍三钱　淡苁蓉二钱　生谷芽五钱　鲜桑枝一两(风温湿热附伏邪伏暑)

左　风湿痰入络，左半体作麻，筋络之间不能速效，姑从缓议。刻下胃口呆滞，痰吐不流利，脉弦。宜先为清理之。

川石斛三钱五分　白蔻仁五分，研冲　茯苓四钱　六曲三钱，炒　橘红一钱，炙　白芥子一钱　陈佛手三钱五分　炒谷芽五钱　制半夏三钱五分　淡吴萸盐水炒，一钱　资生丸三钱，绢包　玫瑰花瓣一钱(风温湿热附伏邪伏暑)

左　素易心慌惊悸，兹则四肢易麻木，溲短，脉滑。宜化湿痰，顺气机。

指迷茯苓丸三钱，吞服　瓜蒌皮四钱，切　白蒺藜四钱，炒去刺　旋覆花三钱五分，绢包　陈皮一钱　竹茹三钱　制豨莶草三钱五分　生米仁四钱　制南星一钱　枳壳三钱五分　广郁金一钱　泽泻三钱　丝瓜络三钱(风温湿热附伏邪伏暑)

左　痰气中堵，肝木上亢，曾经头汗面麻，连及左半体，脉濡细，静养为要。

桂枝四分　白蒺藜四钱，去刺　橘红一钱　白芥子一钱　赤芍一钱　煨天麻五分　制半夏三钱五分　苏子三钱五分　石决明一两，先煎　胡麻二钱　制南星七分　桑枝一两，切　灵磁石三钱，生，先煎(肝脾门)

上池医案

体丰者中气必虚，从此湿淫痰郁，况又痢后耶！大便不结，肢节经络，时觉麻木不仁，此血少气虚，痰阻经隧，肝脾俱病，拟丸方调理。

蒸於术切片，土炒　薏仁炒　茯神　新会皮　白芍酒炒　淮山药炒黄　制西参焙脆　制半夏　川断肉盐水炒　炙草　白蒺藜炒　杜仲盐水炒　砂仁炒研去衣　制香附炒　归身共为细末，煮大枣肉捣丸，每服三四钱，米饮送下，渐加至五钱为止。

《经》云意伤则肢废，四肢属脾意者，心之所发也。心主思虑，心神不适，肢体如麻，而不用求本之治，当心脾兼治，以养血养气为主。此症因情志不舒而起，以致肢臂酸麻，近且劳顿怕烦，烦则几不能支持，必安息片时，精神乃复，其为虚也，明矣。但脉象虚而带郁，舌粗无味，恐是肝气久郁不舒，须知肝为血之脏，主筋脉，喜条达，脉象带郁，呆补无益。

玉竹　枣仁　远志　川斛　茯神　辰砂染麦冬　丹皮　黑栀　智仁

丛桂草堂医案

三侄德谦生母安氏，今年六月初十日，陡患发热恶寒，手麻胸闷，身困，舌苔白腻，脉息沉缓，盖乘凉贪食西瓜过度，冷滞伤胃，而又感冒风寒也。初用藿香正气散煎服，无大效，手足俱麻，胸闷作痛，乃于原方加桂枝、丁香、当归各一钱五分，安睡一夜。明日午后，手复麻，胸闷作痛，嗳气作恶，舌苔白腻，口不渴，脉沉小缓，手微凉，不发热，盖寒湿之气，与痰水阻遏中焦，胃中阳气受其压抑，不能运化如常；其手足麻者，中焦受病，则应于四末，脾胃主四肢也。病势殊重，前药尚不免嫌轻，易方以桂枝二钱，厚朴一钱，苍术二钱，吴茱萸六分，母丁香、半夏各一钱五分，木香一钱，茯苓三钱，当归二钱，加生姜，煎服，先服头煎，服后旋即呕出清水涎沫约有碗许，胸腹窜痛，上下不停，手仍麻，复以二煎与服，服后出汗矢气，而痛遂止，能安寐，于是诸病悉除，但不思饮食而已。乃以桂枝汤合平胃散，减轻其剂，接服两剂而痊。(卷四)

咳血案(咯血案同见)

小儿药证直诀

段斋郎子，四岁，病嗽，身热吐痰，数日而咯血。前医以桔梗汤及防已圆治之，不愈。涎上攻，吐喘不止。请钱氏。下褊银圆一大服，复以补肺散、补脾散治之。或问：段氏子咯血肺虚，何以下之？钱曰：肺虽咯血，有热故也，久则虚痿。今涎上潮而吐，当下其涎。若不吐涎，则为甚便。盖吐涎能虚，又生惊也。痰实上攻，亦能发搐，故依法只宜先下痰，而后补脾肺，必涎止而吐愈，为顺治也。若先补其肺为逆耳。此所谓识病之轻重先后为治也。(记尝所治病二十三证)

石山医案

一人年二十余，形瘦色脆，病咳血。医用滋阴降火及清肺之药，延及二年不减。又一医用茯苓补心汤及参苏饮，皆去人参，服之病增。邀予诊之。脉细而数有五至余。曰：不可为也。或曰：《脉诀》云四至五至，平和之则，何谓不可为？予曰：《经》云“五藏已衰，六府已极，九候须调犹死”是也。且视形症，皆属死候。《经》曰肉脱热甚者死，嗽而加汗者死，嗽而下泄上喘者死。嗽而左不得眠，肝胀右不得眠，肺胀，俱为死症。今皆犯之，虽饮食不为肌肤，去死近矣。越五日，果卒。凡患虚劳，犯前数症，又或嗽而喉痛声哑不能药，或嗽而肛门发瘘，皆在不救，医者不可不知。(吐血咳血)

一人年逾三十，形色清癯，病咳嗽，吐痰或时带红。饮食无味，易感风寒，行步喘促，夜梦纷纭，又有癞疝。医用芩连二陈，或用四物降火，或用清肺，初服俱效，久则不应。邀予诊之。脉皆浮濡无力而缓，右手脾部濡弱颇弦。曰：此脾病也。脾属土，为肺之母，虚则肺子失养，故发为咳嗽；又肺主皮毛，失养则皮毛疏豁，而风寒易入；又脾为心之子，子虚则窃母气以自养，而母亦虚，故夜梦不安。脾属湿，湿喜下流，故入肝为癞疝，且癞疝不痛而属湿。宜用参、术、茯苓补脾为君，归身、麦门冬、黄芩清肺养心为臣，川芎、陈皮、山楂散郁去湿为佐，煎服累效。后以参四钱，芪三钱，术钱半，茯苓一钱，桂枝一钱，尝服而安。(吐血咳血)

旸源谢大尹，年四十时，房劳，病咳血，头眩脚弱，口气梦遗，或时如冷水滴于身者数点，诣予诊视。脉皆濡缓而弱，独左关沉微，按之不应。曰：此气虚也。彼谓房劳咳血梦遗皆血病也，左关沉微亦主血病，且闻肥人白人病多气虚，今我形色苍紫，何谓气虚？予曰：初病伤肾。《经》云肾乃胃之关也。关既失守，胃亦伤矣，故气壅逆，血随气逆而咳也。又，《经》云二阳之病发心脾，男子少精，女子不月。二阳者，肠胃也。肠胃之病，必延及心脾，故梦遗亦有由于胃气之不固也。左手关部，细而分之，须属肝而主血；概而论之，两寸俱主上焦而察心肺，两关俱主中焦而察脾胃，两尺俱主下焦而察肝肾，是左关亦可以察脾胃之病也。古人治病，有凭症，有凭脉者，有凭形色者。今当凭症凭脉，而作气虚证治焉。遂用参、芪各三钱，白术、白芍、归身、麦门冬各一钱，茯神、栀子、酸枣仁各八分，陈皮、甘草各五分煎服。朝服六味地黄丸加黄柏、椿根皮，夜服安神丸，年余而安。越十余岁，致政归田。再为诊之，右手三部脉皆隐而不见，身又无病，此亦事之异也。世谓《太素》脉法，片时诊候，能知人终身祸福，岂理也哉？(吐血咳血)

一人形瘦色悴，年三十余，因劳咳嗽吐血，或自汗痞满。每至早晨嗽甚，吐痰如腐渣乳汁者一二碗，仍复吐尽所食稍定。医用参苏饮及枳缩二陈汤，弥年弗效，众皆危之。邀予诊治。脉皆濡弱近驶。曰：此脾虚也，宜用参、芪。或曰：久嗽肺有伏火。《杂著》云：咳血呕血，肺有火邪，二者禁用参、芪。今病犯之，而用禁药，何耶？予曰：此指肺嗽言也。五藏皆有嗽，今此在脾。丹溪曰脾具坤静之德，而有乾健之运。脾虚不运，则气壅逆，肺为之动而嗽也。故脾所裹之血，胃所藏之食，亦随气逆而呕吐焉。兹用甘温以补之，则脾复其乾健之运。殆必壅者通，逆者顺，肺宁而嗽止，胃安而呕除，血和而循经，又何病之不去哉？遂以参、芪为君，白术、茯苓、麦门冬为臣，陈皮、神曲、归身为佐，甘草、黄芩、干姜为使。煎服旬余遂安。(吐血咳血)

一人形色颇实，年四十余。病嗽咯血而喘，不能伏枕。医用参苏饮、清肺饮，皆不效。予诊之，脉皆浮而近驶。曰：此酒热伤肺也。令嚼太平丸六七粒，其嗽若失。(吐血咳血)

一人年逾三十，形近肥，色淡紫。冬月感寒咳嗽，痰有血丝，头眩体倦。医作伤寒发散，不愈。更医，用四物加黄柏、知母，益加身热自汗，胸膈痞闷，大便滑泻，饮食不进，夜不安寝。诣予诊治，右脉洪缓无力，左脉缓小而弱。曰：此气虚也。彼谓痰中有红，或咯黑痰者，皆血病也，古人云：黑人气实。今我形色近黑，何谓气虚？予曰：古人治病，有凭色者，有凭脉者。丹溪云脉缓无力者，气虚也。今脉皆缓弱，故知为气虚矣。气宜温补，反用寒凉，阳宜升举，反用降下，又加以发散，则阳气之存也几稀。遂用参、芪各四钱，茯苓、白芍、麦门冬各一钱，归身八分，黄芩、陈皮、神曲各七分，苍术、甘草各五分，中间虽稍有加减，不过兼以行滞散郁而已。煎服百帖而安。(吐血咳血)

一人形色苍白，年三十余，咳嗽，咯血，声哑，夜热自汗。邀予诊视，脉皆细濡近驶。曰：此得之色欲也。遂以四物加麦门冬、紫菀、阿胶、黄柏、知母。煎服三十余帖，诸症悉减。又觉胸腹痞满，恶心畏食，或时粪溏。诊之，脉皆缓弱，无复驶矣。曰：今阴虚之病已退，再用甘温养其脾胃，则病根去矣。遂以四君子汤，加神曲、陈皮、麦门冬。服十余帖病安，视前尤健。（吐血咳血）

名医类案

一壮年患嗽而咯血，发热肌瘦。吐血发热，治女人要问经次行否，恐气升而不降，当阅经水，俞子容治案可法。医用补药，数年而病甚。脉涩，此因好色而多怒，精神耗少，又补塞药多，荣卫不行，瘀血内积，肺气壅遏，不能下降。治肺壅，非吐不可；精血耗，非补不可。唯倒仓法二者兼备，但使吐多于泻耳。兼灸肺俞左右二穴肺俞膀胱穴在三椎骨下横过各一寸半，灸五次而愈。

一人咳嗽吐血，四物加贝母、瓜蒌、五味、桑白皮、杏仁、款冬花、柿霜。今人治血大率如此。

一人年五十，劳嗽吐血。以人参、白术、茯苓、百合、白芍药、红花、细辛细辛、红花配方甚奇、黄芪、半夏、桑白皮、杏仁、甘草、阿胶、诃子、青黛、瓜蒌、海石、五味、天门冬。

一人近四十，咳嗽吐血。四物换生地，加桑白皮、杏仁、款冬花、五味、天门冬、桔梗、知母、贝母、黄芩。

一人不咳吐而血见口中，从齿缝舌下来者。药用滋肾水、泻相火治之，不旬日而愈。后二人证同，俱以此法治之，效。

一人因忧，病咳吐血，面黧黑色，药之不效。曰：必得喜可解。其兄求一足衣食地处之，于是大喜，即时色退，不药而瘳。《经》曰：治病必求其本。又曰：无失气宜。是知药之治病，必得其病之气宜。苟不察其得病之情，虽药亦不愈也。（血症）

一人病咳血痰，诊其脉，数而散，体寒热。仁曰：此二阳病也，在法不治，当以夏月死。果然。（血症）

许先生论梁宽父病：右胁，肺部也；咳而吐血，举动喘逆者，肺胀也；发热脉数，不能食者，火来刑金，肺与脾俱虚也。脾肺俱虚，而火乘之，其病为逆。如此者，例不可补泻。若补金，则虑金与火持，而喘咳益增；泻火，则虚火不退位，而痃癖反甚真知个中三昧。正宜补中益气汤，先扶元气，少以治病药加之。闻已用药未效，必病势若逆，而药力未到也。远期秋凉，庶可复尔。盖肺病，恶春夏火气，至秋冬火退，只宜于益气汤中，随四时、升降、寒热及见有症增损服之。或觉气壅，间与加减枳术丸。或有饮，间服《局方》枳术汤。数月逆气少回，逆气回，则可施治法。但恐今日已至色青色赤及脉弦脉洪，则无及矣。病后不见色脉，不能悬料。以既愈复发言之，惟宜依准四时用药，以扶元气，庶他日既愈不复发也。其病初感必深，恐当时消导尚未尽，停滞延淹，变生他证，以至于今。宜少加消导药于益气汤中，庶可渐取效也。（血症）

一人劳瘵吐血，取茜草一斤琇按：后云剪草状如茜草，则此处当作剪草，净洗，碎为末，入生蜜一斤，和成膏，以陶器盛之，不得犯铁器，日一蒸一曝，至九日乃止，名曰神传膏。令病人五更起，面东坐，不得语言，用匙抄药如食粥，每服四匙，良久呷稀粟米粥压之，药只冷服，粟米饮亦不可太热，或吐或下，皆无害。凡久病肺损，咯血吐血，一服立愈。剪草状如茜草，又如细辛，婺、台二州有之，惟婺可用。（血症）

予治第五弟患嗽血，初一二剂用知贝母、天、麦门冬、归、芍清肺之剂，夜加胁疼，继用人参钱半，胁疼减。后加参至二钱，左脉近大而快，右略敛，少带弦而驶，每嗽则有血，大便溏，一日三更衣。以人参三钱，白术、紫菀各一钱半，茯苓、白芍各一钱，甘草九分，牡丹皮八分，加茅根、小溲，脉弦快稍减。加黄芪二钱，百部六分，是日嗽止，血渐少，既而血亦

止,然便溏,乃倍参、芪、术、山药、陈皮、甘草、薏苡、白芍等药,兼与健脾丸而愈。(血症)

钱氏治段斋郎子,四岁病嗽,身热吐痰,数日而咯血。医以桔梗汤及防己丸治之,不效,其涎上攻,吐喘不止。钱用褊银丸一大服下之,复以补肺散治之。医曰:今咯血肺虚,何以下之?曰:肺虽咯血,有热故也,久则虚痿。今涎上潮而吐,当下其涎,若使不吐涎。为甚便也。盖吐涎能虚,又生惊也。痰实上攻,亦使发搐。故依法只宜下痰,后补脾肺,必涎止而吐愈。若先补其肺为逆,先下其痰为顺,先下后补为良也。(咯血)

孙文垣医案

有金良美者,年十八,患咳嗽吐红,下午潮热梦遗。市医进四物汤加天、麦门冬、黄柏、知母之类,治半年,反加左胁胀疼,不能侧卧,声音渐哑,饮食辄恶心,肌肉大削,六脉俱数,医告技穷,因就予治。观其面色白,又隐隐有清气夹之,两足痿弱无力,予语之曰:此症气虚血热,而肝脉甚弦,弦则木气太旺,脾土受亏,不能统血,殆始怒气所触,继为寒凉之剂所伤,以致饮食恶心,肌肉瘦削。书云,脾胃一虚,肺气先绝。以肺金不足,则肝木愈不能制。浊痰瘀血凝于肺窍,故咳嗽声哑,滞于肝,故左胁不能帖席而卧,病势危矣。喜在青年,犹可措手。因急用人参二钱,鳖甲五钱为君,白术、白芍、陈皮、茯苓、通草、贝母各一钱为臣,甘草、牡丹皮各七分为佐,桔梗五分为使。二十帖,潮热止,咳嗽减大半。三十帖,声音开亮,左胁亦能帖席而卧。后以大造丸调理全安矣。乃嘱之曰:病愈虽可喜,而弦脉未退,须切忌怒气及劳心劳力之事。庶几可保无虞。苟不守予言,而劳怒相触,血来必不能御,戒之防之。此后精神日旺,肌体丰肥,六年无事。一日遇事拂意,大怒,而又结算劳心,则血如泉涌,顷刻盈盆,上唇黑肿,汗出淋漓。急请予诊,脉乱无伦,诊毕,渠语近侍欲大解。予曰:此死征也,阴阳乖离矣。辞而出,未离门而气绝。父母哭谢予曰:始守翁训,苟活六年,一旦不戒,遂如翁所料,死生虽命,亦不自慎致之。其为人也,量窄而紧于财,因记此以戒世之重财轻生者。(卷一)

又八娘子,头痛咳嗽,痰多有血,夜分发热,喉中常作血腥。每经水行,必腹中先痛二日。用香附、牡丹皮、滑石、甘草、桃仁、川芎、当归、柴胡、白芍、山栀子、茅根,八帖而瘳。(卷二)

太学周衡宇先生,吴江澜溪人,大冢宰白川公之令孙也。近来咯血色紫,胃中痰火素盛,壅于胸膈,作痞作疼,痰与瘀血挟而为热。脉左寸洪大,右寸关皆滑,两手尽数,此有余之候。总管丸四钱,再以滑石、桃仁各三钱,山楂二钱,枳壳、栀子、贝母、红花、丹皮各一钱,茅根五钱,水煎服之。次日大便行三次,痰积极多,内带瘀血。改以山栀子、紫菀、丹皮各一钱,滑石三钱,桃仁一钱五分,小蓟三钱,茅根五钱,水煎,加童便一酒杯,三帖全安。(卷二)

汪松岗翁,原伤于酒,夜分有热,咳嗽咯血,不思饮食,左胁气不调,左寸脉芤,关涩,尺弱,右寸短,关滑。此胃中痰火正旺,气血俱虚。宜先清胃保肺,然后大补。麦冬、知母、寒水石、甘草、紫菀、人参、牡丹皮、白芍药、当归、贝母、桑白皮,煎服,一帖,红仍未止,加侧柏叶、茅根四帖而红止。过后四月,又为怒气所伤,血又动,左不能睡,桃仁、滑石、红花、当归、人参、贝母、山栀仁、甘草、香附、青皮、牡丹皮,煎服而安。予嘱渠令子曰:寄语令堂,诸凡得意事可与尊翁知之,如不得意者切不可使之闻也。盖肝为藏血之所,况血去多,肝火刚燥,心主不足。《内经》云:主不明则十二官危。不可不谨防之。且左不得眠,肝胀可知,予甚为尊翁虑。后三年果为怒复,乃命使迎予,予固辞谢曰:何曾叮嘱,今病

之来，非不佞所堪任也。不逾旬而殁。(卷三)

显兄每辛苦及酒多则咯血数口。脉两寸皆短弱，关尺洪数。此胃中有痰火，而下焦有阴火，由壮年酒色所伤故耳。以丹参、滑石各三钱，白芍药二钱，麦冬、贝母、桃仁、紫菀、牡丹皮各一钱，当归七分，甘草五分煎服而安。(卷三)

汪希明，竹山丈长君也。年弱冠，性多躁，素有痰火，旧曾吐红，张医用收涩之剂太早，以致痰与瘀血留滞经络，酿成病根，恬不知觉，且为灸肺俞、膏肓，撼动前疾，止涩无功，滋阴作壅，咳不能睡。又误作风邪，而投发散风剂。不思火盛得风，其势愈炽。血从口鼻喷出，势如泉涌，延予为治。六部洪数，身热而烦，又时当三伏，内外之火夹攻，纵体质刚劲，宁能堪此销铄哉？予思非釜底抽薪之法，难夺其上涌之势，乃以三制大黄三钱，石膏五钱，黄连、茜根、滑石各二钱，牡丹皮一钱，急煎饮之，大便微行二次，血来少缓。即用石膏、滑石、冬青子各三钱，旱莲草、茜根各二钱，黄连、山栀、贝母各一钱，甘草五分，茅草根五钱，煎服，血乃全止。三日后大便结燥，火又上逆，咳咳连声，左关脉弦劲，右关洪滑，与当归龙荟丸下之，而咳始缓。改以瓜蒌仁、茜根各一钱五分，贝母、旱莲草、麦门冬、知母各一钱，白芍药二钱，黄连、黄芩各七分，青皮、甘草各三分，仍加茅根，后每遇大便燥结，即进龙荟丸，迹此调理，三月大定，半载全瘳。书云：病有六不灸，火盛者不灸。此由误灸，几于不保，故特识之，以为好灸者龟鉴。(卷三)

余文台壮年咳嗽吐红，腹中常痛，夜多口渴，梦遗，背心作胀。两手脉短弱，两关弦大。左尺弱，右尺滑大，心血不足，中焦有痰积，膈间有瘀血，阴分有淫火。乃先为清肃上焦，用山栀仁、牡丹皮、丹参、茯苓、甘草、贝母、橘红、益元散，服十帖，背胀渐消。惟咳不止，改用黄芩、杏仁、半夏曲、益元散、黄连、瓜蒌仁、甘草，十帖而嗽止。惟腹痛不除，再以遇仙丹，同丹溪保和丸进之。大便下稠积痰甚多。后以人参、白茯苓、白芍药、紫菀、知母、麦门冬、甘草、当归、五味子，调理而愈。(卷三)

鸿胪薇垣侄内人，喉中焮痒，咳唾红痰。两寸关洪大，内热生疮。山栀子、小蓟、生地、牡丹皮、滑石、青皮、麦门冬、甘草、黄连、瓜蒌，水煎饮之，而血止嗽除。后遇劳心即咳嗽，喉中血腥，总由上焦热盛而然。以枇杷叶、山栀子、生地、白芍药、甘草、牡丹皮、地动蜂、天花粉、滑石、紫菀，常服三五剂，两月而安。(卷四)

程应祯兄，胸膈背心时常胀疼，头眩晕，脚软弱，手指痛，咳吐红痰。诊其脉，左关弦大，右寸关滑大。予谓此食饱后感于怒，老痰瘀血积在上焦，宜其胸背胀痛而热壅也，治当清化上焦，使新痰不生，宿瘀磨去，则万全矣。如落时套，用地黄、山茱萸等滋阴降火之剂，是以滞益滞，则热无由去，瘀无由消，而痰益增不去也。病者闻言，谔然曰：未见公时，业已服过一月久矣，疑其饮食损而热寻加，胸背胀痛递长哉！予曰：今反辙幸早耳，再迟则败事。亟以青皮、枳壳、陈皮快其气而疏其壅滞，盖痰随气行也。贝母、桑白皮以消余痰而清其嗽；牡丹皮、滑石、桃仁消其瘀血；山栀仁开郁清热；白芍药伐肝补脾；甘草调和诸性。缓而理之，当见其去泰去甚也。别后半月复书报云：胸背之胀减三之二，血已十日止矣，痰如旧。改以山栀仁、牡丹皮、丹参、赤芍药、桃仁各八分，滑石三钱，五灵脂、当归尾各一钱，半夏曲、青皮各六分，诸症悉去，独足心热，再以黄柏、知母、苡仁、牛膝、甘草、白芍药、茯苓、陈皮、贝母、石斛、牡丹皮，调之如初。(卷四)

堂弟东里内子，咳嗽吐红，发热头眩，脚膝乏力，先已服滋阴降火十数剂不愈。饮食渐少，精神渐羸，恳予治之。两寸脉累累如贯珠,两尺俱软弱。此上盛下虚之候。上盛者痰与瘀血也;下虚者肾阴弱也。且生平好饮,不无助热,法当先清上焦,化去瘀血宿痰。然后以养阴药收功,则病根可刈,痨瘵可免也。用贝母、枳壳、桑白皮清肺化痰,滑石、桃仁、牡丹皮、小蓟消除瘀血,山栀子、甘草、白芍药养血以祛余热。三帖后,红渐稀少,前后心始不胀痛。惟痰嗽不止,大便结燥。减去滑石、桃仁,加瓜蒌、黄芩、紫菀,调养而平。(卷四)

蒋近思令郎,胁痛气促,胸满喉疼,痰中有血屑,下午潮热,口渴头重,指梢冷,服滋阴降火之剂不效,且红愈多,痰咳不出,请予诊之。右寸关滑大,左尺亦大。予谓此肺经有瘀血,浊痰壅而为热也。治当先清化,不当先滋补,以瓜蒌仁三钱,红花、紫菀、丹皮、枳壳各一钱,滑石二钱,甘草五分,前胡,青蒿,水煎,临服加童便一小酒杯,两帖而热退血止。唯咳嗽未除,胸膈不宽,再以瓜蒌、陈皮、贝母、萝卜子、马兜铃、白茯苓、甘草、紫菀、滑石、杏仁,调理而愈。(卷五)

大宗伯万履庵老先生夫人,右胁下疼,咳嗽喉干,间亦吐红,或一碗,或半碗,肠鸣泄泻,年六十外,原因头风坏目,性急躁,左脉弦数,右滑数,以瓜蒌仁二钱,黄连、前胡、桔梗、枳壳、橘红、贝母、白茯苓各八分,甘草五分服之。次日红仍不止,惟胁疼减半,改用山栀仁、牡丹皮、香附、贝母、甘草、瓜蒌、紫菀、滑石,水煎服。方欲觅真郁金,苦不能得,唐凝庵老先生,乃夫人婿也,偶至闻之,应声曰:有。取磨三分,用煎药饮之,二帖而红止痛瘳。(卷五)

先醒斋医学广笔记

湖广张仲虎客邸耽于青楼,且多拂意之事,至冬底,发大寒热、咳嗽。吴中医者皆以外感治之,发表、和解,无不遍试。适毛子晋拉予视之,见其神色消耗,脉气虚数中时复一结,咳嗽有血,卧不帖席。予谓子晋曰:此阴虚内伤证也。阴精亏竭,故脉见虚数;内有瘀血,故结脉时见;肺肝叶损,所以卧不能下。此不治之证,况误认外感,多服发散,复蹈虚虚之故耶!不数日而殁。(虚弱)

陆氏三世医验

咳血清解治验十一

少司马北川陆公,原有痰火,因感冒后,复触大怒,日中不觉所苦,夜卧发热,咳嗽见红。予适往吴江,是夜接一医商议,且先服童便数钟,服后血止,嗽亦不甚,清晨复吐血,比夜更多,而嗽亦甚。延数医诊治,以陆公年已周甲,而房事颇浓,争投滋阴降火,犀角地黄汤,及六味地黄汤,加知母黄柏之类。至五日,予始至,病势甚剧,喘急倚息,彻夜不卧,时天气和暖,而极其畏寒,诊其脉,两寸关浮洪而滑,两尺稍沉而数。予未悉其受病之因,谓其长君陆乐川曰:尊公似有感冒,不曾解散,今将有入里之意。因询致病之源,及数日治法。予曰:初之见血,因其怒也,外感仍宜解散,乃以童便遏之,又重以阴凉之药滋之,表气壅郁,外不解则内益不舒,日积之痰,新得之怒,二火皆无所泄,宜其愈逆而冲上也。然脉实症实,终属有余之邪,何必如此遑急?今尚畏寒,表症犹在,而喘急冲逆,阳明府中之热尤甚,宜合攻之,解散在经之邪,肃清胃府之热,而诸症自释。因用干葛、石膏为君,桑皮、前胡、杏仁、苏子为臣,薄荷、黄芩为佐,甘草、木通为使,一剂而减十之三,二剂而减十之七。明日诊之,寸关已平,尺尚洪数,乃以前剂加元明粉三钱,一剂出稠秽甚多,诸症全失矣。

卢绍庵曰:按《内经》曰:诸逆冲上,皆属于火。又曰:怒则气逆,甚则呕血。陆公禀赋极厚,年逾花甲,犹能不远房帏,诸医咸以平日之举动,迩日之怒气,竟用滋阴清火,而遗其新时感冒,皆缘脉之不明故也。先生脉理

精明,内外虚实,不啻明镜,真叔和之再世欤!(卷之一)

痰血眩晕先清微补治验四三

朱少湖,病已半年,先因房劳汗出,及又伤寒,医用消导药后,乃梦遗头晕,自用人参,服后稍安,自此每日五钱或至一两服至数斤。其病自汗身热,咳血痰逆,胸膈不舒,心口如物窒碍,手足时厥,头常眩运,眼或昏暗,或不见人,大便已六日不行,每头晕时,以人参汤服之,则稍止,举家不安。予诊其脉,右气口脉弦,似滑而有力,关亦然,左寸关浮弦似虚,尺濡弱。原因肝有怫热,劳思过度,偶以色事致虚。人参已中病,不能节制,以致过服,益阳太过,变成壮火,触动积痰,胶固于脾胃,遂致热结幽门,火逆上行,而动血动痰,寝卧不安,亦势使然也。其室中周围障蔽,务为持静,重裀重褥,帕帽裹头,重绵着身,非常恶寒,汗每易泄。先令彻去重围,渐减绵褥,使习见习闻,皆如平日,即以润字丸三钱服之,外施蜜导法,去其宿粪盆许。用人参七分,归身、远志、枣仁各一钱,山栀、茯神、芍药各一钱三分,香附子二钱,生甘草三分,入竹沥一钟,一帖即胸次开豁,夜即寐。少湖自言平日服香附便觉燥热,今服之而坦然,岂公监制合宜耶?自此每日煎药一帖,润字丸数十粒,便润汗止,咳嗽痰血以渐而减,十剂而安。

卢绍庵曰:古人服药,中病即止。朱君病后体虚,惟事于补,服之久久,助火升痰,酿成此症。先生润其大便,釜底抽薪,便通则火降,然后安神养血,顺气清痰,心法之妙,可益人智。(卷之二)

咳嗽痰红清上补下治验六十

陈曙仓尊正,咳嗽吐痰有血,有时纯血,有时纯痰,有时痰血相半,夜热头眩,胸膈不舒,脚膝无力。医用滋阴降火之药,已半年矣,饮食渐少,精神渐羸。予诊其脉,两寸关沉数而有力,两尺涩弱而反微浮。曰:此上盛下虚之症也。上盛者,心肺间有留饮瘀血也;下虚者,肝肾之气不足也。用人参固本丸,令空腹时服之,日中用贝母、苏子、山楂、牡丹皮、桃仁、红花、小蓟,以茅根煎汤代水煎药服之,十帖痰清血止。后以清气养荣汤,与固本丸间服,三月后病痊而受孕。

卢绍庵曰:上盛下虚之症比比,治之见效者寥寥。先生乃令空腹吞固本丸,二冬二地,人参以固其本,食远用清火行瘀之品,以治其标。下虚则培之,上盛则抑之,上下攻补,并行不悖。先生其有仙风道骨,乃能随施随效耳。(卷之二)

吐血脾泻行瘀温中治验三十

钟鸣宇,苦志萤窗,少年考试颇利,忽患吐血碗许,延医治疗,急以芩、连、栀、柏、生地、芍药辈投之,一帖而止。后数日喉中复有血腥气,似有涌意,心极惊惶,又以前药投之,亦一帖而止。自此渐患发热,咳嗽,痰红,医者以吐血咳嗽,乃阴虚火旺之故,以滋阴清火之剂疗之。逾两月,咳嗽不减,而大便不实矣。改理脾胃,而喘促烦躁殊甚,仍复滋阴而泻觉剧,医者以上喘下泄,恐非吉候,技穷而退。其亲游见心素善予,为鸣宇尊人言之,因来延予。予见面黄带青,喘促声哑,不能仰卧胸膈痛应于背,脉之两寸不起,两关尺沉迟而尚有神。予曰:寸脉不起,上焦有瘀也;关尺沉迟,中下有寒也。用延胡索、苏木、红花、茅根、丹皮、紫菀、桑皮、贝母、枇杷叶,以大料浓煎,徐徐陆续服之。又以白术、干姜、茯苓、泽泻、陈米为丸,日三服。煎药仅二剂,而喘促胸背之痛顿减,又二剂,而声稍清;丸药约二两而泻止。治疗十日,诸症俱痊。后以调气养荣汤调理之。

陆闇生曰:血之初来,未有不因于火,汹涌而出,一帖而止,非大寒之剂不能。第火由寒息,血亦由寒而凝,旧者既凝,新者益聚,宜其胸背作痛,而喘促声哑也。上热未除,中寒复生,而泄泻又作矣。先生以煎剂去上焦之瘀,丸剂理中焦之寒,症之相歧者,卒得交愈

矣。(卷之三)

寓 意 草

论闻君求血症兼痰症治法

闻君求有失血疾,时一举发,其出颇多,咳嗽生痰上气,面青少泽,其脉,厥阴肝部独伤,原于忿怒之火无疑,合色脉谛详,总是阴血不足耳。但从前所用之药,本以生血,反滋其痰;本以驱痰,转耗其血。似是而非,谁其辨之?夫脉之充也,色之华也,皆气与血之为也。以脱血故,致令气亦易脱,每每上升胸膈,喘促胀闷,不利于语言行持。虽举发有时,然非细故矣。乃用行气药以取快,何异操刀使割耶?诚欲气不上升,无过于血日滋长,暗将浮游之气,摄入不息之途,乃为良治。然胸膈肺胃间,顽痰胶结,既阻循环,又难培养,似乎痰不亟除,别无生血之法矣。不知此症而欲除痰,痰未必除,气已先尽,不得之数也,从来痰药入腹,其痰不过暂开复闭,劳而无功。吾于此每用乘机利导之法,先以微阳药开其痰,继以纯阴峻投,如决水转石,亟过痰之关隘,迨至痰之开者复闭,所用生血之药,蚤已从天而下。日续一日,久久而血生,血生而气返血室,如浪子归家,转能兴家。所藉以驱胶结之痰者,即此气也,此际始加除痰之药,庶几痰去气存,累年之疾,至是始得痊安耳。然饮食最宜致慎,不但肥甘生痰,厚味伤阴已也。人身自平旦至日中,行阳二十五度,饮食易消,故不成痰。自日中至合夜,行阴二十五度,饮食不消,故易成痰。释教以过午戒食,其大药王护身之一则欤?进之调摄,尤为紧关,盖贤人尝以秋冬养阴,秋者于时为收,冬者于时为藏,法天地之收藏,而宁茹毋吐,宁拒毋迎,宁早卧毋早兴。蛰虫尚知闭户,岂君子可无居室之功耶!况乎欲血不再脱,尤贵退藏于密耶!又况乎厥阴肝木受病,其憔悴之色见于三时者,犹可诿之病色,至春月发荣之时,更何诿耶?然春月之荣,不自春月始也,始于秋冬收藏之固。设冬月水藏所储者少,春月木即欲发荣,其如泉竭,不足以溉苞稂何?故失此不治,至春病危始图之,则万无及矣!

胡卣臣先生曰:扪虱而谈,可惊四座。

为顾枚先议失血症治并论病机

顾枚先年二十余岁,身躯肥大,平素嗜酒,迩来鳏[①]居郁郁。壬午孟夏患失血证,每晚去血一二盏,至季夏时,去血无算,面色不见憔悴,肌肉不见消瘦,诊其脉亦不见洪盛,昼夜亦不见寒热。但苦上气喘促,夜多咳嗽,喉间窒塞,胸前紧逼,背后刺胀,腹中闷痛,躁急多怒。医以人参、阿胶治失血成法,用之月余,逾增其势。更医多方,以图用膏子之润上,而气时降也;用牛膝、黄柏之导下,而血时息也。及服酒研三七少许,则血止而咳亦不作。但未久血复至,咳复增,又以为龙雷之火所致,思用八味丸中之些微桂、附以引火归原,总由未识病情也,请因是症而益广病机焉!人身血为阴,男子不足于阴,故以血为宝,是以失血之症,阴虚多致发热,面色多致枯黑,肌肉多致消瘦。今病者不然,岂其有余于血哉?以病为饮醇伤胃,胃为水谷之海,多气多血,二十余年水谷充养之精华,以渐内亏而外不觉也。胃之脉从头走足,本下行也。以呕血之故,逆而上行,则呼吸之音必致喘急矣。胃之气传入大小肠、膀胱等处,亦本下行也,以屡呕之,故上逆而不下达,则肠腹之间必致痛闷矣。胃气上奔,呕逆横决,则胸中之气必乱。至于紧逼痛楚,则乱之甚矣。胸中之位舍有限,已乱之气,无处可容,势必攻入于背,以背为胸之府也。至于肩髃骨空,钻如刃刺,则入之深矣。故一胃耳,分为三脘,上脘气多,下脘血多,中脘气血俱多,今胃中既乱,气血混矣。不但胃也,胃之上为膈,其心烦多怒者,正《内经》所谓血并于膈之上,气并于膈之下致然,气血倒矣。所以《内经》又言:

① 鳏(guān 关):指丧妻或无妻的男子。

血并于阳,气并于阴,乃为热中。又言:瘅成为消中。瘅即热也,消中者,善食多饥,而肌肉暗减也。病者之嗜饮,为热积胃中,其不病消中,而病呕血者,何耶?《内经》又以胃脉本宜洪盛,反得沉细者,为胃气已逆。若见人迎脉盛,则热聚于胃,而内生痈。今胃脉已见沉细,其不成胃痈,而成呕血者,又何耶?不知病者呕血之源,与此二者同出异名耳!热积于中即为消,血积于中即为痈,而随积随呕,则为此证,揆其致此之由,必以醉饱入房而得之。盖人身气动则血动,而构精时之气,有乾坤鼓铸[①]之象,其血大动。精者血之所化也,灌输原不止胃之一经。独此一经所动之血,为醉饱之余所阻,不能与他经之血缉续于不息之途,是以开此脱血一窦,今者竟成熟路矣!欲治此病,不如此其分经辨症,何从措手乎?岂惟经也,络亦宜辨。胃之大络贯膈络肺,不辨其络,亦孰知膈间紧迸,肺间气胀痰胶,为胃病之所传哉?当此长夏土旺,不惟母病而子失养,抑且母邪尽传于子。至三秋燥金司令,咳嗽喘满之患必增,不急治之,则无及矣!今岁少阴司天,少阴之上,热气主之,运气热也;夏月适当暑热,时令热也,而与胃中积热,合煽其疟,不治其热,血必不止。然不难于血之止也,第患其止而聚也。聚于中为蛊、为痈,犹缓也;聚于上为喘,为厥,则骤也。惟遵《内经》热淫血溢,治以咸寒之旨为主治。咸能走血,寒可胜热,庶于消渴、痈疽两患可无妨碍。然必先除经病,务俾经脉下走,经气下行,后乃可除络中之病,譬沟渠通而行潦[②]始消也,未易言也。

病者呕血,经久无法可止,父兄敦请仆往救治,告以必须议病不议药,方能用,予乃定是案。用元明粉化水煮黄柏,秋石化水煮知母,以清解蕴热,而消瘀化疽,加甘草以调其苦,独取咸寒气味,进四剂而血止,可谓神矣!医者果然破药性大寒,渠家果不终其用。延至八月,病者胸胁高肿数围,肺内生痈,寒热大作,喘咳不休,食饮不入,俯几不敢动移,以致臀肉磨穿,危在呼吸。百计强与医治,断不应命,父兄因生仇恨,再求为其所难,以曲尽人情。只得极力治之,变证蠡出,通计免于五死而得五生,病者不戒,兼啖生冷,肺复生痈。一夕呕痰如猪胆状者,百十余枚,一脏两伤,竟至不起。仆焦劳百日,心力俱殚,第无如末流难挽何矣!

胡卣臣先生曰:向传顾病治愈,竞称神仙,其后未免以成败论矣。倘用咸寒时,遇有识者赞之,何至渴而穿井,斗而铸兵耶?然此案自堪传也。(卷二)

论刘筠枝长郎失血之症

筠翁长郎病失血,岁二三发。其后所出渐多,咳嗽发热,食减肌削,屡至小康,不以为意。夏秋间偶发寒热如疟状,每夜达曙,微汗始解。嗣后寒热稍减,病转下利。医谓其虚也,进以参、术,胸膈迷闷,喉音窒塞,服茯苓、山药预收红铅末,下黑血块数升,胸喉顿舒,而容亦转。筠翁神之,以为得竹破竹补之法也。加用桂、附二剂,于是下利一昼夜十数行,饮食难入,神识不清,病增沉剧。仆诊其脾脉大而空,肾脉小而乱,肺脉沉而伏。筠翁自谓知医,令仆疏方,并问此为何症?仆曰:此症患在亡阴,况所用峻热之药,如权臣悍帅,不至犯上无等不已,行期在立冬后三日,以今计之,不过信宿,无以方为也。何以言之?《经》云:暴病非阳,久病非阴,则数年失血,其为阳盛阴虚无疑。况食减而血不生,渐至肌削而血日槁。虚者益虚,盛者益盛,势必阴火大炽,上炎而伤肺金,咳嗽生痰,清肃下行之令尽壅。由是肾水无母气以生,不足以荫养百骸,柴栅瘦损。每申酉时洒淅恶寒,转而热至天明,微汗始退。正如夏日炎蒸,非雨不解。身中之象,明明有春夏无秋冬。用药方法,不亟使金寒水冷,以杀其势,一往不返矣。乃因下利误用参术补剂,不知肺热已极,止有从皮毛透出一路。今补而不宣,势必移于大肠,所谓肺移热于大肠,传为肠澼者是也。至用红铅末下黑血者,盖阳分之血,随清气行者,久已呕出。其阴分之血,随浊气行至胸中,为膜原所蔽,久瘀膈间者,得经水阴分下出之血,引之而走下窍,声应气求之妙也。

---

① 鼓铸:鼓风扇火,冶炼金属、铸造钱币或器物。

② 行潦:沟中的流水。

久积顿宽，面色稍转，言笑稍适者，得其下之之力，非得其补之之力也。乃平日预蓄此药，必为方士所惑。见为真阳大药，遂放胆加用。桂、附燥热，以尽劫其阴，惜此时未得止之。今则两尺脉乱，火燔而泉竭。脾胃脉浮，下多阴亡，阳无所附，肺脉沉伏，金气缩敛不行。神识不清，而魄已先丧矣。昔医云：乱世混浊，有同火化。夫以火济火，董曹乘权用事，汉数焉得不终耶！

胡卣臣先生曰：论症论药，俱从卓识中流出，大有关系之作。（卷四）

两都医案

尚实卿陈公四游，体极壮盛，云青衿[①]时常为目眚[②]所苦，至京卿目眚犹未已，忽膺失血症，医遍长安，无奏效者。余切脉见肝经弦急，心肺经浮洪，肾经脉沉滑，因断曰：此非吐血候也，缘平昔为目苦，肝木过旺，木火直冲脑髓，积温成热，熏蒸于脑，所咯而下者红血，所咳而上者白痰，此咯血候也。初云非吐血三字，公殊不解，以为现有血出，何云非吐，因留心自试，果由上而下者血，由下而上者痰，始信余言不谬。遂用清阳上升之剂，以柴胡、酒芩、连翘、荆芥、川芎、防风、薄荷、升麻、白芷、灯心廿根，食后煎，先闻药气，待温徐徐服。三剂，血归经而瘥。公谢而叹曰：前医皆认为虚症，用补药太多，以致如此。《经》云：虚虚实实，损不足而益有余者善，信夫！

里中医案

王征明喘咳吐血

吴门孝廉王征明，喘咳吐血十余年，余曰：脉浮而濡，是金脏既薄而飞风客之，为处薄荷二钱五分，人参、麦冬各三钱，桔梗、苏子、甘草各一钱，橘红、茯苓各八分，二剂效，三月而除根。

王文麓吐血干咳

湖州王文麓，吐血干咳五年。余曰：察君之脉，望君之色，俱合补气，却闻服参必喘而见血，肺素有热也。然疾已危，非人参不能振其衰者，乃以秋石制之，便可大进而无虞也。何则？人参入肺补气，金家有火，故不胜也，然人参畏溲及卤，咸润下可以制其上升之性耳。先服一钱，明日服二钱，嗽减少，用四君子加麦冬、五味、陈皮，以秋石汤泛为丸，同地黄丸兼进，服至两年竟愈。

东庄医案

亡友孙子度侄女，适张氏，病半产，咳嗽吐血，脉数而涩，色白，胃满，脾泄。医用理气降火止血药，益甚。子投理中汤加木香、当归，倍用参、术而血止。继用归脾汤及加减八味饮子，诸症渐愈。时鼓峰从湖上来，邀视之。鼓峰曰：大虚症得平至此，非参、术之力不能。今尚有微嗽，夜热时作，急宜温补以防将来，因定朝进加减八味丸，晡进加减归脾汤，未几遇粗工语之，诧曰：血病从火发，岂可用热药？遂更进清肺凉血之剂，病者觉胃脘愈烦惋，饮食不进，而迫于外论，强服之。逾月病大发，血至如涌，或紫，或黑，或鲜红，病者怨恨，复来招予往视之。曰：败矣。脏腑为寒凉所逼，荣卫既伤水火俱竭，脉有出而无入，病有进而无退，事不可为也。未几果殁。《仁斋直指》云：荣气虚散，血乃错行，所谓阳虚阴必走也。曹氏《必用方》云：若服生地黄、藕汁、竹茹等药，去生便远，故古人误解滋阴二字，便能杀人，况粗工并不识此，随手撮药，漫以清火为辞，不知此何火也，而可清乎？所用药味，视之若甚平稳，讵知其入人肠胃，利如斧锯，如此可畏哉！夫血脱益气，犹是粗浅之理，此尚不知，而欲明夫气从何生，血从何

---

① 青衿(jīn 巾)：青色交领的长衫，古代学子和明清秀才的常服。指青少年。

② 目眚(shěng 省)：眼病之一。目生翳。

化,不亦难乎?操刀必割,百无一生,有仁人之心者,愿于此姑少留意也欤!

病家之要,全在择医,然而择医非难也,而难于任医,任医非难也,而难于临事不惑,确有主持,而不致朱紫混淆者之为更难也。倘不知此,而偏听浮议,广集群医,则骐骥(骐骥:千里马。)不多得,何非冀北驽群,帷幄有神筹,几见圯桥杰竖,危急之际,奚堪庸妄之误投,疑似之秋,岂可纷纭之错乱,一着之谬,此生付之矣。以故议多者无成,医多者必败,从来如是也。如此症若信任专而庸技不得以间之,亦何至举将收之功而弃之哉!每一经目,殊深扼腕。

马氏医案并附祁案王案

脉两寸溢上,右关短涩,咳血逆上,气急不止,此肺金郁热,招风之候也。肺居上焦,而主气化,其藏洁,其气肃,以治节一身。今郁久成火,火动风生,肺为娇藏,不任燔灼,故咳嗽不宁,失于解透,转郁转甚,气乱于中,血逆于上。治法补阴之内,兼行清降,斯为合度。

生地 枇杷叶 川贝 秦艽 牛膝 茜草 炒山楂 童便 后以六味地黄汤加青铅

东皋草堂医案

一人患吐血,医用凉血之剂止之,将远行,邂逅遇诸涂,自谓血症已痊愈,止傍晚发热,及咳嗽未除耳。求余诊脉,洪大而数,几及六至。余曰:春得夏脉,一忌也;况吐血之后,尤忌洪数。尚当静养半年,俟秋凉束装何如?果于夏月卒。

一人咳嗽吐血,身灼热,左胁如压重物,咳则刺痛,谵语,头不能举,举则气逆嗽剧,谷食不进者二十余日,诸药罔效,延余诊视。六脉洪大,余忆少时曾患此症,幸赖徐君同野,疗治得生,因询其曾负重努力乎?侍者曰:否。曾犯房事乎?侍者曰:否。余用危言以激之,病者略为首肯。遂用大黄末一两酒为丸,延胡一两、桃仁五钱、红花二钱、甘草一钱、桂枝一钱、芒硝五钱,煎汤送下。半日顷,下血痰黑粪半桶,头渐举。再用前方之半,服而安寝。急用补中益气汤加童便,连服两月,服参斤外而愈。此症若非身亲其恙,与病者自点其头,其敢放胆用药乃尔乎!可笑世人讳疾试医,以疗病为射覆,设或误投,命殒顷刻,何其愚也。(吐血)

(评选)静香楼医案

咯血胁痛,项下有核,脉数恶热,咽痛便溏。此肝火乘脾之证,反能食者,脾求助于食,而又不能胜之则痞耳。治在制肝益脾。

白芍 茯苓 川连 牡蛎 炙草 木瓜 益智 阿胶

诒按:论病明快,方中拟加丹、栀、夏枯草。(内伤杂病门)

络热血溢,时气所触,非阴虚火浮之比。慎勿以滋腻治也。

荆芥 丹皮 茺蔚子 丹参 郁金 藕汁 细生地 小蓟炭

诒按:勘证用药,老眼无花。(失血门)

失血后,气从下逆上,足冷头热,病在下焦,真气不纳。

六味丸加五味、牛膝、牡蛎。

诒按:方亦妥当。若再进一层,可用《金匮》肾气法,以导火下行。

血去过多,气必上逆,肺被其冲,故作咳嗽。此非肺自病也。观其冲气甚则咳甚,冲气缓则咳缓,可以知矣。拟摄降法,先治冲气。

金匮肾气丸去肉桂,加牡蛎。

诒按:认证独的,法亦老当。

脉寸静尺动,屡经失血,觉气从下焦上冲则呛,劳动则气促不舒。此病不在肺而在肾。治嗽无益,宜滋肾阴。

熟地 天麻 牡蛎 茯苓 杞子 萸肉 五味子(失血门)

痰中有血点散漫，此心病也。口干心热，当是伤暑，因暑喜归心故耳。

生地　茯神　扁豆　甘草　丹皮　竹茹　麦冬　藕汁

诒按：方法清灵可喜。(失血门)

劳伤失血，心下痛闷，不当作阴虚证治。但脉数咳嗽潮热，恐其渐入阴损一途耳。

生地　桃仁　楂炭　郁金　赤芍　制大黄　甘草　丹皮

诒按：此证如早服补涩，则留瘀化热，最易致损。须看其虚实兼到，绝不犯手。

阴不足而阳有余，肝善逆而肺多郁。脉数气喘，咳逆见血，胁痛。治宜滋降，更宜静养。不尔，恐其血逆不已也。

小生地　荆芥炭　白芍　童便　郁金　藕汁　小蓟炭

诒按：此亦气火上逆之证。可加牛膝、丹皮。

久咳见血，音喑咽痛，乍有寒热。此风寒久伏，伤肺成劳。拟钱氏补肺法，声出则佳。

阿胶　杏仁　马兜铃　牛蒡　薏仁　贝母　糯米

又膏方：阿胶　贝母　甘草　橘红　杏仁　苏子　米糖　白蜜　姜汁　紫菀　木通　梨汁　桔梗　牛膝　萝卜汁　茯苓

诒按：此正虚邪实之证，用药能两面兼顾，尚称稳适。(失血门)

薛案辨疏

一男子咳嗽吐血，热渴痰盛，盗汗遗精，用地黄丸料加麦冬、五味，治之而愈。后因怒，忽吐紫血块，先用花蕊石散，又用独参汤渐愈。后劳则咳嗽吐血三口，脾肺肾三脉皆洪数，用补中、六味丸而愈。

立斋先生凡遇此案之症，未尝不以补中、六味或兼生脉以兼脾肺肾之法治之，而此案何以只用六味合生脉以补肺肾而独遗脾也？是必阴分独虚，而且燥热者。然而何以知之？盖无肢体劳倦、饮食少思等症故也。至劳怒后忽吐紫血块，则脾气已虚矣。然瘀血不可不消，故先用花蕊石散消之，而后继以独参汤补元气。此因劳怒则元气既伤，消瘀则元气复伤，故进独参汤直补元气，若兼他药，功不专一而且缓矣。及后劳则咳嗽吐血三口，而见脾肺肾三脉皆洪数，是肺肾既已素亏，而脾亦因劳怒后同虚矣，故即以补中、六味常法进之也。然洪数之脉，未尝无火，独见于肾，犹曰阴虚火旺也，尚可用六味滋阴而火自退。若兼见于脾肺，未有不曰气分有火，若用参、芪则肺热，还伤肺矣。不知从劳怒后吐血，脉见洪数，正是脾肺气虚极处，土被火销，金被火烁，非急补土金，元气何以退销烁之火乎？(脾肺肾亏损遗精白浊吐血便血等症)

潜邨医案

石门孙丙章血症治验

石门镇孙丙章患吐血，咳嗽发热，饮食不思，怔忡不寐，健忘惊悸，肌肉渐减，肚脐右侧有块作痛，医用消瘀理血，滋阴清肺等剂，俱不应手，病势增剧。其尊人凤仪疑为怯症，彷徨无措。时予以他病见招，赴桐川过玉溪，因邀予诊。脉见左寸芤大，右关结滞，两尺洪盛，面色白里泛红，舌色淡黄，不燥不滑。予曰：此症乃思郁伤脾，不能统血归经，以致血虚发热，血燥作痛也。其块必不阔而长，不横而竖，形似镰刀，非瘀而亦非痞，乃脾也，而居胃右者也，血盈则润而软，血少则燥而痛。凡郁怒甚与思虑重者，类多患此，《内经》所谓二阳之病发心脾。在男子则隐曲不利，在女子则月事不来，正此症也，其传为风消为息贲者不治。今肌肉虽减，气犹未急，亟救三阴病尚可痊，乃用归脾汤去木香，加白芍、五味煎送都气丸，守服两月而愈。(卷一)

临证指南医案

朱　形寒暮热，咳嗽震动，头中脘中胁骨

皆痛,先经嗽红,体气先虚,此时序冷热不匀,夹带寒邪致病,脉得寸口独大,当清解上焦,大忌温散之剂。寒邪

桑叶　苏梗　杏仁　象贝　玉竹　大沙参(吐血)

某　脉小而劲,少年体丰,真气易泄,经月咳呛,自非外感,因冬温失藏,咳频震络,痰带血出,当薄味以和上焦,气热得清,病患可却。

桑叶　山栀　杏仁　郁金　象贝　花粉　糯米汤代水。(吐血)

唐二七　血后,喉燥痒欲呛,脉左搏坚。

玉竹　南花粉　大沙参　川斛　桑叶　糯米饮煎。

高二一　脉小涩,欲凉饮,热阻,气升血冒,仍议治上。

嫩竹叶　飞滑石　山栀皮　郁金汁　杏仁汁　新荷叶汁(吐血)

郭　热伤元气,血后咳逆,舌赤,脉寸大。热

鲜生地　麦冬　玉竹　地骨皮　川斛　竹叶心

又　心眩,不饥,热灼气升。

鲜生地　玄参　丹参　郁金汁　银花　竹叶心　绿豆皮

某　脉涩,咳嗽痰血,不时寒热,此邪阻肺卫所致。寒热郁伤肺

苇茎汤加杏仁、通草。(吐血)

倪二七　肛疡溃脓虽愈,阴气已经走泄,当阳气弛张发泄,今加嗽血痰多,胃纳减于平昔,脉数促,喘逆脘闷,姑清肃上焦气分。上焦气分蓄热

苏子　杏仁　香豉　黑栀皮　郁金　蒌皮　降香　桔梗

汪七十　天明至午,嗽甚痰血,春暖阳浮,是肾虚不藏,闻咳音重浊不爽,先议轻清,治气分之热。

桑叶　南花粉　黑栀皮　桔梗　甘草　橘红

某　脉搏数,舌心灰,咳痰有血,频呕络伤,致血随热气上出,仍理气分。

桑叶　花粉　苡仁　川贝　黄芩　茯苓(吐血)

某二三　以毒药熏疮,火气逼射肺金,遂令咳呛痰血,咽干胸闷,诊脉尺浮下焦阴气不藏,最虑病延及下,即有虚损之患,姑以轻药,暂清上焦,以解火气。火气逼肺

杏仁三钱　绿豆皮三钱　冬瓜子三钱　苡仁三钱　川贝一钱半　兜铃七分

赵三三　咳逆自左而上,血亦随之,先以少阳胆络治。木火升逆扰动阳络

生地　丹皮　泽兰　茯苓　降香末　荷叶汁

张三六　耳目昏蒙,甚于午前,此属少阳郁勃之升,呕恶痰血,多是络热,治以开泄,莫投滋腻。

桑叶　丹皮　黑栀　连翘　菊叶　蒌皮　川贝　橘红

董十七　色苍能食,脘有积气,两年秋冬,曾有呛血,此非虚损,由乎体禀木火,嗔怒拂逆,肝胆相火扰动阳络故也。

金斛　山栀　郁金　丹参　川贝　苏子　钩藤　茯苓

又　接用清气热,安血络方。

生地　麦冬　玄参　知母　花粉　百部　桔梗　川贝　蜜丸。

严四二　脉数涩小结,痰血经年屡发,仍能纳食应酬,此非精血损怯,由乎五志过动,相火内寄肝胆,操持郁勃,皆令动灼,致络血上渗混痰火,必静养数月方安,否则木火劫烁,胃伤减食,病由是日加矣。

丹皮　薄荷梗　菊花叶　黑栀　淡黄芩

生白芍　郁金　川贝(吐血)

顾二八　脉左坚,阴伤失血致咳。

复脉去参、桂、姜,加白芍。(吐血)

张四十　失血五六年,脉虚气喘,不运不饥,治在中下二焦,望其安谷精生,勿许攻病为上。

人参　炙草　白芍　茯神　炒熟地　五味

某二七　劳力血复来,冲气咳逆,当用摄纳为要。

熟地四钱　参三七一钱　大淡菜一两　牛膝炭一钱半　川斛三钱　茯神三钱(吐血)

某四七　失血后,咳嗽,咽痛音哑。少阴已亏耗,药不易治。

糯稻根须一两　生扁豆五钱　麦冬三钱　川斛一钱半　北沙参一钱半　茯神一钱半

早服都气丸,淡盐汤下。(吐血)

施二二　呛血数发,是阳气过动,诊脉已非实热,夏至一阴来复,预宜静养迎其生气,秋分后再议。

生脉六味去丹、泽,加阿胶、秋石,蜜丸。(吐血)

马五六　脉左坚右弱,木火易燃,营液久耗,中年春季失血嗽痰,由情志郁勃致伤,抑且少食尪羸,古语谓瘦人之病,虑虚其阴。

生地　阿胶　北沙参　麦冬　茯神　川斛

某女　脉左数,侧眠嗽血。

生地　阿胶　麦冬　淡菜　生白芍　炙草(吐血)

缪二八　劳伤,血后咳,夜热食少。

清骨散加生地。(吐血)

某　脉细弦数,阴分不足,痰中带红,肠风,春温之后,再劫津液,以致上下失血,风淫于内,宜咸寒。

生地炭　阿胶　龟胶　玄参　白芍　女贞　茯苓　穞豆皮(吐血)

陈　日来寒暄不匀,烦劳阳升,咳呛,震动络血上沸,诊脉左数,五心热,知饥纳谷,议育阴和阳方法。

生地　清阿胶　天冬　麦冬　茯神　川斛　炒牛膝　青铅　童便(吐血)

邹二一　内伤惊恐,肝肾脏阴日损,阳浮,引阴血以冒上窍,二气不交,日加寒热,骨热咽干不寐,阴分虚,其热甚于夜。

阿胶鸡子黄汤(吐血)

江二二　少壮情志未坚,阴火易动,遗精淋沥有诸,肾水既失其固,春木地气上升,遂痰中带血,入夏暨秋,胃纳不减,后天生旺颇好,不致劳怯之忧,但酒色无病宜节,有病宜绝,经年之内屏绝,必得却病。

熟地水制　萸肉　山药　茯神　湖莲　远志　五味　黄柏　芡实

金樱膏丸。

陆十六　知识太早,真阴未充,龙火易动,阴精自泄,痰吐带血,津液被烁,幸胃纳安谷,保养少动宜静,固阴和阳可痊。

熟地水制　萸肉　山药　茯苓　芡实　远志　五味　牡蛎　白莲须

蜜丸。(吐血)

彭十七　阴虚有遗,痰嗽有血,诵读久坐阳升。

桑叶　生扁豆　北沙参　麦冬　霍山石斛　生甘草　苡仁　茯苓(吐血)

周二七　左脉弦数,失血后,咳嗽音嘶少寐,阴亏,阳升不潜之候,当滋养为主。

生地炭三钱　生牡蛎五钱　阿胶一钱半　麦冬一钱半　茯神三钱　川斛三钱(吐血)

赵二八　屡遭客热伤阴,逢夏气泄吐血,下午火升咳嗽,液亏,阴火自灼,胃口尚健,安闲绝欲可安。

熟地　萸肉　龟甲　淡菜胶　五味　山

药　茯苓　建莲　蜜丸

某《内经》分上下失血，为阴络阳络，是腑络取胃，脏络论脾，今饮食甚少，柔腻姑缓，上下交病，治在中焦，其午火升烦嗽，亦因血去阴伤，以胃药从中镇补，使生气自充也。

人参　茯苓　白术　炙草　扁豆　白芍　山药

又　因触胁气闪，络血复上，过戌亥时自缓，早上诊脉，细促无神，左目珠痛，假寐喉息有音，足胫冰冷，皆血冒不已，孤阳上升，从肝肾引阳下纳法。

人参　熟地炭　炒杞子　茯神　淡菜　炒牛膝。四服

又　每下午戌亥，少阴厥阴龙相上越，络中之血，随气火上升，考五行之中，无形有声，莫如风火，此皆情志之变动，必须阳潜阴固，方免反复也。

人参　河车胶　大熟地　五味　炒杞子　茯苓　炒牛膝

倘呛逆有声加青铅，喉痒痛，加阿胶、秋石，火升用秋石汤煎药，加女贞子，便秘加咸苁蓉、柏子仁，血止几日，或涉思虑恼怒，复有胁痛减食不甘，乃少阳木火犯脾，当泄胆益土，用四君加丹皮、桑叶。

徐二六　脉左垂右弦，阴精不足，胃纳亦少，初冬痰中见红，冬春寐有盗汗，难藏易泄，入夏当防病发，诸凡节劳安逸，经年可望安康。

熟地　阿胶　五味　萸肉　秋石　山药　茯神　川斛

旱莲草膏丸。

又　脉左细数，肉消肌烁，气冲咳嗽，呕吐失血，是肝肾内损，下元不主纳气，厥阳上冒所致，非肺咳矣，当交夏气升血溢，姑以镇纳，望其血止。

青铅六味加牛膝、白芍。

又　脉两手已和，惟烦动恍惚欲晕，议静药益阴和阳，三才汤加金箔。

叶　讲诵烦心，五志之阳皆燃，恰值芒种节，阴未来复，阳气升腾，络中血不宁静，随阳泄以外溢，午后上窍烦热，阴不恋阳之征，致头中微痛，主以和阳镇逆。

生地　阿胶　牛膝炭　生白芍　茯神　青铅(吐血)

苏三九　脉左坚，冬令失血，能食而咳，脊痛腰酸，乃肾脏不固少纳，肾脉虚馁，五液不承，寐则口干喉燥，宜固阴益气，固本丸加阿胶、芡实、莲肉，丸。(吐血)

某五十　脉数咳血，曾咯腥痰若作肺痈，体质木火，因烦劳阳升逼肺，肺热不能生水，阴愈亏而阳愈炽，故血由阳而出也，当金水同治为主。

熟地四两　生地二两　天冬二两　麦冬二两　茯神二两　龟版三两　海参胶二两　淡菜胶二两　川斛膏四两　女贞一两半　北沙参二两　旱莲草一两半

胶膏丸。

邹二四　向有失血，是真阴不旺，夏至阴生，伏天阳越于表，阴伏于里，理宜然矣。无如心神易动，暗吸肾阴，络脉聚血，阳触乃溢，阴伏不固，随阳奔腾。自述下有冲突逆气，血涌如泉，盖任脉为担任之职，失其担任，冲阳上冲莫制，皆肾精肝血不主内守，阳翔为血溢，阳坠为阴遗，腰痛足胫畏冷，何一非精夺下损现症。《经》言精不足者补之以味，药味宜取质静填补，重者归下，莫见血以投凉，勿因嗽以理肺，若此治法，元海得以立基，冲阳不来犯上。然损非旬日可复，须寒暑更迁，凝然不动，自日逐安适，调摄未暇缕悉也。

人参三钱　熟地炒松成炭，四钱，冷水洗一次　鲜河车膏一钱，和服　茯苓一钱半　炒黑枸杞子一钱半　北五味一钱，研　沙苑一钱半　紫石英五钱生，研

血脱益气，用人参熟地两仪煎方，谓人参同阴药则补阴，茯苓入阳明，能引阴药入于至阴之乡，河车血肉温养，同石英收镇冲脉，兼

以包固大气之散越，五味酸收，领其气液，枸杞温润，同沙苑之松灵入肝络，参方中之药，应乎取味，况肝肾之病，同一治也。

刘二十　脉左数入尺，是真阴下亏，先有血症毕，姻后血复来，下午火升呛咳，阴中阳浮，保扶胃口以填阴。

阿胶　淡菜　生扁豆　麦冬　炙草　茯神(吐血)

钱　交夏阳气大升，阴根失涵，火升血溢，必在晡刻，冲年大忌，身心少持，必使阳和阴守为要。

生地　阿胶　淡菜　牛膝炭　茯神　川斛(吐血)

某　脉动极无序，血涌如泉，汗出畏冷，少焉热躁，此无根之阳上冒，血凝成块，非凉药可止。

熟地炭　生龙骨　茯神　五味　浔桂　生白芍　盐水炒牛膝

又　人参　生龙骨　熟地炭　茯神　炒杞子　五味

华二五　阳动失血，皆系阴亏，如心悸咽干咳嗽，都是阳浮上亢，必久进填实脏阴，斯浮越自和，面亮油光，皆下虚少纳。

都气加龟版、人乳粉，蜜丸。(吐血)

罗　上年胁痹，已属络伤，今夏四月，阳气升发，络中血沸上溢，阴分热蒸，下午乃甚，喉痒而呛，心中嘈杂，肝风内震显然。阴虚肝风动

鲜生地　阿胶　丹参　盐水炒牛膝　女贞子　川斛　童便

龚　咳嗽继以失血，《经》言三焦皆伤，喉痛失音，乃阴液无以上承，厥阳燔燎不已，病深难于奏功，凭理而论，镇胃制肝，乃和阳熄风之义。

淮小麦　南枣　阿胶　茯苓　北沙参　天冬

陆　脉数，血后咳甚，痰腥，肢肿，阳升内风鼓动，最属难治。

生地　阿胶　天冬　麦冬　生白芍　茯神

沈　味进辛辣，助热之用，致肺伤嗽甚，其血震动不息，阳少潜伏，而夜分为甚，清气热而不妨胃口，甘寒是投，与《内经》辛苦急，急食甘以缓之恰符。

生甘草　玉竹　麦冬　川贝　沙参　桑叶

又　肝阳易逆，内风欲沸，不得着左卧，恶辛气，喜甘润，治肝体用，润剂和阳。

生地　阿胶　天冬　茯神　牡蛎　小麦(吐血)

某妪　操持怫郁，五志中阳动极，失血呛咳有年，皆缘性情内起之病，草木难以奏安，今形色与脉，日现衰惫，系乎生气克削，虑春半以后，地气升，阳气泄，久病伤损，里真少聚，冬春天冷主藏，总以摄补足三阴脏，扶持带病延年，就是人功克尽矣。

人参　炒白芍　熟地炭　五味　炙草　建莲(吐血)

袁三六　下虚，当春升之令，形软无力，嗽血复来，以甘温厚味，养其阴中之阳。阴中阳虚

枸杞　沙苑　归身炭　牛膝　巴戟　精羊肉(吐血)

邵六八　脉坚，形瘦久咳，失血有年，食物厌恶，夜寝不适，固以培本为要，所服七味八味汤丸，乃肝肾从阴引阳法，服之不效，此液亏不受桂、附之刚，当温养摄纳其下，兼与益胃津以供肺。

晨服　熟地　苁蓉　杞子　五味　胡桃肉　牛膝　柏子仁　茯苓

蜜丸。

晚服　人参　麦冬　五味　炙草　茯苓　鲜莲子　山药(吐血)

席　半月前恰春分，阳气正升，因情志之

动,厥阳上燔致咳,震动络中,遂令失血,虽得血止,诊右脉长大透寸部,食物不欲纳,寐中呻吟呓语,由至阴损及阳明,精气神不相交合矣,议敛摄神气法。

人参　茯神　五味　枣仁　炙草　龙骨　金箔

又　服一剂,自觉直入少腹,腹中微痛,逾时自安,此方敛手少阴之散失,以和四脏,不为重坠,至于直下者,阳明胃虚也,脉缓大长,肌肤甲错,气衰血亏如绘,姑建其中。

参芪建中汤去姜。

又　照前方去糖加茯神。

又　诊脾胃脉,独大为病,饮食少进,不喜饮水,痰多嗽频,皆土衰不生金气,《金匮》谓男子脉大为劳,极虚者亦为劳,夫脉大为气分泄越,思虑郁结,心脾营损于上中,而阳分萎顿,极虚亦为劳,为精血下夺,肝肾阴不自立,若脉细欲寐,皆少阴见症,今寝食不安,上中为急,况厥阴风木主令,春三月,木火司权,脾胃受戕,一定至理,建中理阳之余,继进四君子汤,大固气分,多多益善。(吐血)

徐四八　因积劳,久嗽见血,是在内损伤,先圣曰劳者温之,损者益之。温非热药,乃温养之称,甘补药者,气温煦,味甘甜也,今医见血投凉,见嗽治肺最多,予见此治法,胃口立即败坏者不少。

归脾去木香、黄芪,加杞子。(吐血)

庞　血大去,则络脉皆空,其伤损已非一腑一脏之间矣。秋分寒露,天气令降,身中气反升越,明明里不肯收摄,虚象何疑,今诊脉弱濡涩,肢节微冷,气伤上逆,若烟雾迷离,熏灼喉底,故作呛逆,大旨以上焦宜降宜通,下焦宜封宜固,得安谷崇土,再商后法。

人参　炒黑杞子　炒黑牛膝　茯神　生苡仁　炒山药

又　血止,纳谷甚少,不饥泄泻,此脾胃大困,阴火上触,面赤忽嘈,先理中宫,必得加餐为主,大忌寒凉治嗽,再伐脾胃生气。

人参　茯神　新会皮　山药　炙草　炒白芍

又　脉右濡,左未敛。

人参　茯神　熟术　广皮　南枣

又　左脉静而虚,右如数,初进谷食,宜培中宫,霜降后五日,以丸剂摄下。

人参　茯神　熟术　广皮　南枣　炒白芍　炙草(吐血)

陈　脉如数,痰嗽失血,百日来反复不已,每咳呕而汗出,此属气伤失统,络血上泛,凡寒凉止血理嗽,不但败胃妨食,决无一效,从仲景元气受损,当进甘药,冀胃土日旺,柔金自宁。

黄芪　生白芍　五味　炙草　南枣　饴糖

某　劳伤嗽血。

生黄芪皮三钱　茯苓三钱　炙黑甘草五分　黄精三钱　南枣三钱(吐血)

李三一　饮酒少谷,中气先虚,酒力温散助热,络血随热气以上沸,血止之后,顿然食减脘痞,显是中气已困败,静坐稍舒,烦言咳急,当以调中为急,若见血见咳,即投寒凉,清阳愈伤,日就败坏矣,虽酒客忌甘,然救其苦寒药伤,勿拘此例。

戊己去术,加南枣。(吐血)

顾二八　劳心,神耗营损,上下见血,经年日衰,今勉纳谷不饥,中焦因不至运,滋阴清肺,更令伤中,无却病好药,欲冀其安,须山居静养,寒暑无害,方得坚固。

异功散。(吐血)

许四八　劳倦伤阳,形寒,失血咳逆,中年不比少壮火亢之嗽血。

黄芪建中汤。(吐血)

汪　肝风鸱张,胃气必虚,酒客不喜柔腻,肌柔色嫩,质体气弱,清明春木大旺,理必犯土,急宜培养中宫,中有砥柱,风阳不得上越,而血可止矣。

人参　炒黄　炒山药　茯苓　炒白芍　炙草(吐血)

冯四五　脉弦劲,按之空豁,久嗽先有泻血,大便不实,近又嗽血,是积劳久损,阴阳两亏,今食不欲餐,先宜甘温益气,但贫窘患此,参苓未能常继,斯为难调。

人参　黄芪　茯苓　炙草　苡仁　白及

许四四　频频伤风,卫阳已疏,而劳怒亦令阳伤,此失血症,当独理阳明,胃壮则肝犯自少,脉右空大可证,若三阴之热蒸,脉必参于左部。胃阳虚卫疏

人参一钱　黄芪三钱　炙草五分　煨姜一钱　南枣二钱

又　甘温益胃,血止五日,食腥嗔怒,血咳复来,不独卫阳疏豁,络脉空动若谷,岂沉寒堵塞,冀片时之效,倘胃口拒纳,无法可投,按脉微涩,议治心营肺卫。

人参　黄芪　炙草　南枣　白及　茯神　枣仁

汤二三　脉细促,右空大,爪甲灰枯,久嗽入春夏见红,食减身痛,形容日瘁,是内损难复,与养营法。营虚

人参　炒白芍　归身　炙草　桂枝木　广皮　煨姜　南枣

丁二七　夏季痰嗽,入冬失血,自述昼卧安逸,微寒热不来,则知二气已损伤,身动操持,皆与病相背,脉大无神,面无膏泽,劳怯不复元,大着温养甘补,使寝食两安,若以痰嗽为热,日饵滋阴润肺,胃伤变症,调之无益。

归芪异功散。(吐血)

宓　遇节血症反复,脉弱废食,胁痛胃软,无治咳止血之理,扶得胃口受纳,可商调理。

人参　炙黄芪　当归炭　枣仁　茯神　炙草　桂圆肉

又　归脾去木香、远志,加枸杞子。(吐血)

某　老弱虚咳,失血。

生黄芪皮　归身　煨姜　大枣

冯　诊脉左手平和,尺中微动,右手三部,关前动数,尺脉带数,夜卧不寐,咳呛有血,昼日咳呛无血,但行走微微喘促,夫阴阳互为枢纽,隆冬天气藏纳,缘烦心劳神,五志皆动,阳不潜伏,当欲寐之时,气机下潜,触其阳气之升,冲脉升动,络中之血,未得宁静,随咳呛溢于上窍,至于步趋言谈,亦助其动搏气火,此咳呛喘息失血,同是一原之恙,当静以制动,投药益水生金,以制君相之火,然食味宜远辛辣热燥,凡上实者必下虚,薄味清肃上焦,正谓安下,令其藏纳也,愚见约方,参末俟裁。劳心过度阳升

生扁豆一两,勿碎　麦冬二钱　川斛一钱半　上阿胶二钱　小根生地二钱　真北沙参一钱半

又　诊脉同前述,心中怯冷,交四更咽中干,咳呛连声,必血已盈口,论心营肺卫,皆在上焦,更拟敛心液滋肺津一法。

炒枣仁五钱,勿研　鲜生地三钱　天冬一钱　炒麦冬一钱　茯神一钱半　黑牛膝一钱半　茜草一钱　参三七一钱,磨冲

又　熟地四钱　生地二钱　天冬一钱　麦冬一钱　北沙参三钱　茯神一钱

卧时服天王补心丹。(吐血)

某四九　脉右涩,初气冲失血,咳逆,能食,无味,血来潮涌,乃阳明胃络空虚,血随阳升而然,法当填中为要着,莫见血治咳,而用肺药,斯症可图,正在此欤。

大淡菜一两　生扁豆五钱　麦冬三钱　川斛三钱　茯神三钱　牛膝炭一钱半

陶十六　色黄,脉小数,右空大,咳呕血溢,饮食渐减,用建中旬日颇安,沐浴气动,血咳复至,当以静药养胃阴方。

金匮麦门冬汤去半夏。(吐血)

某　着右卧眠,喘咳更甚,遇劳动阳,痰必带血,经年久嗽,三焦皆病。

麦门冬汤。

华三八　劳怒用力,伤气动肝,当春夏天地气机皆动,病最易发,食减过半,热升冲咽,血去后,风阳易炽,镇养胃阴,勿用清寒理嗽。

生扁豆　沙参　天冬　麦冬　川斛　茯神

又　冲气攻腹绕喉,乃肝胆厥阳肆横,久久虚损,而呕痰减食,皆犯胃之象,若不静养,经年必甚。

甜北沙参　生白扁豆　生黄芪皮　茯神　炙草

白糯米半升,泡清汤煎药。

徐　阴脏失守,阳乃腾越,咳甚血来,皆属动象,静药颇合,屡施不应,乃上下交征,阳明络空,随阳气升降自由,先以柔剂填其胃阴,所谓执中近之。

金匮麦门冬汤去半夏加黄芪。

某五九　失血后,咳嗽不饥,此属胃虚,宜治阳明。

甜北参　生扁豆　麦冬　茯神　川斛

陆　食酸助木,胃土受侮,脘中阳逆,络血上溢,《内经》辛酸太过,都从甘缓立法,谷少气衰,沉苦勿进。

生扁豆　北沙参　炒麦冬　茯苓　川斛　甘蔗浆

又　甘凉养胃中之阴,痰少血止,两寸脉大,心烦脊热,汗出,营热气泄之征,议用竹叶地黄汤。

鲜生地　竹叶心　炒麦冬　建莲肉　川斛　茯神

陶四一　两年前吐血咳嗽,夏四月起,大凡春尽入夏,气机升泄,而阳气弛张极矣,阳既多动,阴乏内守之职司,络血由是外溢,今正交土旺发泄,欲病气候,急养阳明胃阴,夏至后,兼进生脉之属,勿步趋于炎熇①烈日之中,可望其渐次日安。

金匮麦门冬汤去半夏。

王二八　见红两年,冬月加嗽,入春声音渐嘶,喉舌干燥,诊脉小坚,厚味不纳,胃口有日减之虞,此甘缓益胃阴主治。

麦冬　鸡子黄　生扁豆　北沙参　地骨皮　生甘草

卢四四　脉大色苍,冬月嗽血,纳谷减半,迄今干咳无痰,春夏间有吐血,夫冬少藏聚,阳升少制,安闲静养,五志气火自平,可望病愈,形瘦谷减,当养胃土之津以生金。

甜北参　麦冬　玉竹　木瓜　生扁豆　生甘草

某二二　脉右大左虚,夏四月,阳气正升,烦劳过动其阳,络中血溢上窍,血去必阴伤生热,宜养胃阴,大忌苦寒清火。

北沙参　生扁豆　麦冬　生甘草　茯神　川斛(吐血)

倪三一　阳明脉弦空,失血后,咽痹即呛,是纳食虽强,未得水谷精华之游溢,当益胃阴。

北沙参　生扁豆　麦冬　杏仁　生甘草　糯米汤煎。

徐三一　失血能食,痰嗽,色苍脉数,可与甘凉养胃中之阴,胃和金生,痔血便躁,柔药最宜。

生扁豆　生地　天冬　麦冬　银花　柿饼灰　侧柏叶(吐血)

陈　胃虚,客气上逆为呃噫,痰带血星,咽中微痛,姑拟镇摄法。胃虚气逆

人参　熟地炭　五味　茯神　青铅

又　照前方去青铅,加麦冬、川斛、远志炭。(吐血)

蔡三九　新沐热蒸气泄,络血上溢出口,平昔痰多,又不渴饮,而大便颇艰,此胃气不得下行为顺之旨,兼以劳烦嗔怒,治在肝胃。

金石斛　紫降香　炒桃仁　橘红　苡仁

① 炎熇(hè 贺):亦作"炎歊",暑热。

茯苓

万　脉数左坚，当夏四月，阳气方张，陡然嗔怒，肝阳勃升，络血上涌，虽得血止，而咳逆欲呕，眠卧不得欹左，此肝阳左升太过，木失水涵，阴亏则生热，是皆本体阴阳迭偏，非客邪实火可清可降之比，最宜恬澹无为，安静幽闲，经年不反，可望转偏就和，但图药治，胃减损怯矣。《经》云胃咳之状，咳逆而呕。木犯胃土贯膈，即至冲咽入肺，肺衰木反刑金，从《内经》甘缓以制其急。

米炒麦冬　糯稻根须　女贞子　茯神　生甘草　南枣肉

又　乙癸同治，益胃养阴。

人参秋石汤洗烘干为末　生地　熟地　天冬　麦冬

以人参末收实。(吐血)

李氏　脉细小如无，素多郁怒，经来即病，冬月胃痛，随有咯血不止，寒战面赤，惊惕头摇，显是肝阳变风，络血沸起，四肢逆冷，真气衰微，《内经》有肝病暴变之文，势岂轻渺？议用景岳镇阴煎法，制其阳逆，仍是就下之义。

熟地炭　牛膝炭　肉桂　茯神　生白芍　童便

又　经来血止，肝病何疑。

炒楂肉　当归　炒延胡　泽兰　桃仁　茯苓(吐血)

蔡三七　水寒外加，惊恐内迫，阴疟三年，继患嗽血，迄今七年，未有愈期，询及血来紫块，仍能知味安谷，参其疟伤惊伤，必是肝络凝瘀，得怒劳必发，勿与酒色伤损，乱投滋阴腻浊之药，恐胃气日减，致病渐剧。血络瘀阻

桃仁三钱　鳖甲三钱　川桂枝七分　归须一钱　大黄五分　茺蔚子二钱

柴二五　劳伤，寒暖不匀，胁痛嗽血，食物不减，宜降气和络。

苏子　茯苓　降香　橘红　桔梗　苡仁　韭白汁(吐血)

吴　脉涩，能食咳血。

降香　桃仁　郁金　苏子　炒山楂　苡仁　韭白汁冲入

姚四五　此劳伤身动失血，胁有瘕聚，因咳甚而血来，先宜降气。

苏子　苡仁　茯苓　黑山栀　丹皮　降香　荆芥炭　牛膝炭　藕汁(吐血)

程四一　脉左弦，右小濡，据病原起于忧郁，郁勃久而化热，蒸迫络脉，血为上溢，凝结成块者，离络留而为瘀也，血后纳食如昔，是腑络所贮颇富，况腑以通为用，血逆气亦上并，漉漉有声，皆气火旋动，非有形质之物，凡血病五脏六腑皆有，是症当清阳明之络为要，至于病发，当治其因，又不必拘执其常也。

枇杷叶　苡仁　茯苓　苏子　桑叶　丹皮　炒桃仁　降香末

某二八　努力咳血，胸背悉痛，当用仲淳法。

苏子　降香汁　炒丹皮　苡仁　冬瓜仁　炒桃仁　牛膝　川贝母(吐血)

翁二二　问诵读静坐，痰血夏发，入冬不已，胸胁痛引背部，脉小微涩，非欲伤阴火，夫痛为络脉失和，络中气逆血上，宗仲淳气为血帅。

苏子　苡仁　茯苓　山楂　桑叶　丹皮　降香末　老韭白(吐血)

沈　左胁䐜胀，攻触作楚，咳痰带血，无非络中不得宁静，姑进降气通络方。

降香汁　苏子　苡仁　茯苓　橘红　钩藤　白蒺　韭白汁

又　脉右长，呛血，仍宜降气。

苏子　苡仁　茯苓　山栀　丹皮　钩藤　郁金(吐血)

方四二　忧思怫郁，五志气火内燔，加以烟辛泄肺，酒热戕胃，精华营液，为热蒸化败

浊,《经》云:阳络伤则血外溢,盖胃络受伤,阳明气血颇富,犹勉强延磨岁月,至于阳明脉络日衰,斯背先发冷,右胁酸疼,而咳吐不已,胃土愈惫,肝木益横,厥阳愈逆,秽浊气味,无有非自下泛上,大凡左升属肝,右降属肺,由中焦胃土既困,致有升无降,壅阻交迫,何以着左卧眠,遏其升逆之威,且烦蒸热灼,并无口渴饮水之状,病情全在血络,清热滋阴之治,力量不能入络,兹定清养胃阴为主,另进通络之义,肝胆厥阳少和,冀其涎少胁通,积久沉疴,调之非易。

桑叶　丹皮　苡仁　苏子　钩藤　郁金　降香　桃仁

又　桑叶　枇杷叶　苡仁　大沙参　苏子　茯苓　郁金　降香

又　早服琼玉膏。

胡六七　有年冬藏失司,似乎外感热炽,辛散苦寒,是有余实症治法,自春入夏,大气开泄,日见恹恹衰倦,呼吸喉息有声,胁肋窒板欲痛,咯呛紫血,络脉不和,议以辛补通调,不致寒凝燥结,冀免关格上下交阻之累。

柏子仁　细生地　当归须　桃仁　降香　茯神

石三四　先有骨痛鼓栗,每至旬日,必吐血碗许,自冬入夏皆然,近仅可仰卧,着右则咳逆不已,据说因怒劳致病,都是阳气过动,而消渴舌翳,仍纳谷如昔,姑以两和厥阴阳明之阳,非徒泛泛见血见嗽为治。怒劳血痹

石膏　熟地　麦冬　知母　牛膝

又　石膏　生地　知母　丹皮　大黄　桃仁　牛膝(吐血)

某　向有背痛,尚在劳力,气逆咳血,乃劳伤病也劳力伤,归建中去姜,加茯苓。(吐血)

吕二九　脉数上出,右胁上疼,则痰血上溢,必因嗔怒努力劳烦,致络中气阻所致,宜安闲静摄,戒怒慎劳,一岁之中不致举发,可云病去。

降香末八分冲　炒焦桃仁三钱　丹皮一钱　野郁金一钱　茯苓三钱　黑山栀一钱　丹参一钱　橘红一钱(吐血)

李氏　情志久郁,气逆痰喘,入夏咳血,都因五志阳升,况脘有聚气,二年寡居,隐曲不伸,论理治在肝脾,然非药饵奏功。

降香末　枇杷叶　苏子　郁金　瓜蒌皮　黑栀皮　茯苓　苡仁

吴氏　郁损,咳血频发,当交节气逆,呕吐肢冷厥逆,所现俱是虚劳末路,岂是佳景,勉拟方。

生白芍　乌梅　炙草　炒麦冬　茯神　橘红(吐血)

王三八　苦辛泄降,胸脘胀闷已舒,此嗽血,皆肝胆气火上逆,必经来可安。经闭,木火郁热

南山楂　桃仁　黑山栀　丹皮　橘叶　降香末　老韭白汁(调经)

叶氏医案存真

努力络伤,身痛,痰嗽失血,最宜降气通瘀,最忌沉寒呆补。

紫降香末　郁金　茯苓　米仁　苏子　桃仁

入韭白汁十五匙。

问病,起于功名未遂,情志郁悖,人身之气左升右降,怒必木火暴升,肝胆横逆,肺反为木火乘侮,金无制木之权。呼吸病加,络血被气火扰动,亦令溢出上窍。更加勤读苦工,身静心动,君相何由以宁?春夏频发,地中气升,阳气应之。内起之病,关系脏真,情志安和,庶病可却。

丹皮　钩藤　金斛　白芍　米仁　苏子　藕汁　真降香

胡朴庵　脉动于右,气热易升,阴不上

承,能食不能充津液,入春嗽血不止,养少阴之阴,勿苦降碍胃。

鸡子黄　阿胶　生地炒　柏叶炒黑　麦冬　茜草

转方加天冬、抱木茯神。

葑门三十九　过劳熬夜,阳升痰血。在土旺之令中,夜热非外感。脉尺中动,左数。肝肾内虚,失收肃之令。

北沙参　玉竹　麦冬　扁豆　生草　青甘蔗

无锡廿二　嗽血秋季再发,夜热汗出,全是阴亏见症,大忌肺药理嗽。绝欲百日,助其收藏,胃口尚好,肾肝阴药中,必佐摄纳。

熟地　五味子　山药　芡实　湖莲　茯神

叶天士晚年方案真本

张葑门,三十九岁　过劳熬夜,阳升咳血,痰多,夜热,非因外感。尺脉中动,左数,肝肾内虚,失收肃之象。

北沙参　玉竹　麦冬炒　扁豆　甘草炙　蔗汁(杂症)

王唯亭,十八岁　读书身静心劳,夜坐浮阳易升。少年人虽未完姻,然偶起情欲之念,人皆有诸,致阴中龙雷夹木中相火,震动而沸,失血咳嗽,乃脏阴不宁。暂缓书卷,早眠晏起,百日中勿加杂念,扰乱神志,可以全愈。服草木图愈,非要领也。(杂症)

张无锡,廿二岁　嗽血,秋季再发,夜热汗出,全是阴虚。大忌肺药理嗽,绝欲百日,助其收藏,胃口颇好。肾肝阴药,必佐摄纳。

熟地　炒山药　芡实　五味　湖莲　茯神(杂症)

韩新开湖,四十五岁　臭气入喉,呛咳失血,缘肾脉上循咽喉舌下,是肾虚气逆也。风药治表,清寒降气,无识者皆然。病人说病来必先寒冷,阴中阳虚不收摄。

人参　枸杞　茯苓　沉香汁　坎气　建莲肉　人乳粉(杂症)

管三十二岁　积劳气逆,肝胆热升,咯血胶痰。既有是恙,务宜戒酒勿劳。药用和肝胃之阳,阳和气顺,胸胁痛自已。

桃仁　丹皮　钩藤　山楂　栀皮　金斛　茯苓　麻仁(杂症)

陈廿岁　少壮春夏失血,次年至期再发,在里阴损不复,数发必凶,用药勿犯胃纳。

六味加麦冬、五味子、秋石。(杂症)

徐富郎中巷,四十三岁　向来纳谷不旺,自失血咳嗽以来,仅能静坐,若身动必加气喘。问仍在操持应接。脉来虚濡,此皆内损脏真。若见血投凉,因嗽理肺,即是谬药。

人参　茯苓　黄精　炙草　枸杞子　白及　枣仁　桂圆肉(杂症)

吴廿三岁　夏病入秋嗽血,外寒内热,乃虚症。阴阳交伤,色萎黄。脉大濡,可与人参建中汤。(杂症)

张四十五岁　中年肉瘦色黄,言语动作呛嗽,几番大血,自知劳瘁。凡劳烦身心,必心脾营伤,医每嗽血,辄投地、冬滋阴凉药。中年操持之劳,与少年纵欲阴伤迥异。盖心主血,脾统血,操持思虑,乃情志之动,非寒凉可胜,当用严氏归脾汤,去木香、黄芪。(杂症)

医　验　录

癸亥年七月,项左宜兄令眷大吐血数盆,总不止。略咳一声,血随吐出。脉浮虚,兼出汗。余曰:此气虚不摄血也。用人参一钱五分,黄芪二钱,佐以当归、生地、白芍、丹皮、阿胶、薏苡、麦冬、牛膝,加藕汁、童便,一服立止。再去麦冬、藕汁、童便,加白术、山药,调理十余剂而愈。

甲子年四月,坦公弟之尊眷,大吐血眩

晕,出汗。其尊堂尚在病中,闻之不胜惊虑曰:我家人再吐不得血,一吐血必死,历数从前某某,一一皆然。余告之曰:无虑。从前吐血即成痨病,病必至死者,皆专任某医治之,故未有得活者。今待我为治之,决不死。为诊之,脉浮弦,按之豁如。余曰:此气虚不能摄血也。今人治血症,必云是火,动用犀角地黄汤,或黄连、黄芩,否则必系花粉、元参。若名医则必加桑皮、白前、苏子以清火降气。设投之此症,元气愈亏,血愈不止。至血枯气竭,则发热咳嗽,痨症成而死不远矣。宅中前此之人所以多枉死也。昔贤谓血脱者必益气,阳生阴长之理也。用人参三钱,黄芪三钱,白芍、丹皮各八分,生地一钱,阿胶、山药各一钱,黑姜五分,童便一钟,藕汁一盏。服一剂,血仍微吐,再剂尽止。仍服二三剂后,再减轻参芪,去童便藕汁,加白术,调理半月而复元。一切发热咳嗽等症,丝毫不现。若用清火泻肺,安能如此轻轻奏功耶?治此症不足奇,第以今人必不用参,至多枉死,故载之以备考验。非谓血症必当用参,亦非予之偏于用参,以系此种气虚不能摄血之症,则断不可不用参也。若夫气逆火炎,用清凉而愈者,举世皆知,不必尽载。

一女人,年三十有五,患病已两年,多怒多忧郁,发热咳嗽,吐痰咯血,胸腹胀闷,少进饮食,小腹左旁有一块如鸭蛋大。两年以来,所服药悉皆黄芩、花粉、丹皮、贝母、麦冬、天冬、桑皮、苏子、白前之类。服药不止百剂,日益增剧,已视为必死之症,竟置之不为调治矣。甲子年四月初旬,嘱为诊之,以决生死。其脉弦细迟涩,余谓若以世俗治法,断在不起,若依予用药,似犹可起。脉迟而涩,乃寒症,非火症也。至于弦细,乃病久气血虚之故。其小腹结块者,乃肝脏阴寒之气,总不可用清润之味。竟用六君子汤,加香附、姜、桂,每剂用参一钱。服数剂,血止嗽减,腹宽进食,腹内之块渐小。服二十剂而愈。忆前此壬戌夏月,郡城同学李兄,讳名魁字,亦因失血后,患咳嗽发热,左侧不能卧,腹内胀闷。诊其脉沉涩而迟,余亦用六君子汤,加黄芪、姜、桂。服二剂而左侧可卧,嗽减十之七八,腹宽能饮食。再为加减一方,付之,此后不复相见。去冬遇家见明先生,云李兄久已全愈复元,至今称感。治此症与前治法略同,因附识于此。

洄溪医案

平望镇张瑞五,素有血证。岁辛丑,余营葬先君,托其买砖灰等物,乡城往返,因劳悴而大病发,握手泣别,谓难再会矣。余是时始合琼玉膏未试也,赠以数两而去,自此不通音问者三四载。一日镇有延余者,出其前所服方,问:何人所写?则曰:张瑞五。曰:今何在?曰:即在馆桥之右。即往候之,精神强健,与昔迥异,因述服琼玉膏后,血不复吐,嗽亦渐止,因涉猎方书,试之颇有效,以此助馆谷[①]所不足耳。余遂导以行医之要,惟存心救人,小心敬慎,择清淡切病之品,俾其病势稍减,即无大功,亦不贻害。若欺世徇人,止知求利,乱投重剂,一或有误,无从挽回,病者纵不知,我心何忍。瑞五深以为然,后其道大行,遂成一镇名家,年至七十余而卒。琼玉膏为治血证第一效方,然合法颇难,其时不用人参,只用参须,生地则以浙中所出鲜生地,打自然汁熬之,不用干地黄,治血证舍此无有无弊者。

雄按:行医要诀,尽此数语,所谓以约失之者鲜,学者勿以为浅论也。(吐血)

续名医类案

张路玉治汤刑部,年八十二,痰中见血,服诸宁咳止血药不应。脉得气口芤大,两尺

① 馆谷:教私塾或任幕宾的报酬。

微紧，面色微黄，屡咳痰不得出，咳甚方有黄色粘痰，此精气神三者并亏，兼伤于热，耗其津液而咳动肺胃之血也。因其平时多火，不受温补，遂以六味丸合生脉散，加葳蕤煎膏服之，取金水相生，源流俱泽，不必用痰血药，而痰血自除也。

钱曙昭久咳吐血，四五日不止，不时烘热面赤，或时成盆成碗，或时吐粉红色痰，夜热自汗，一夕吐出一团，与鱼肠无异，杂于血红中，薄暮骤涌不已，神昏欲脱，灌童便亦不止。因思瘀结之物既去，正宜峻补，遂进独参汤稍定。缘脉数疾无力，略加肉桂、炮姜、童便少许，因势利导，以敛虚阳之逆，一夜尽参二两。明晨势稍定，血亦不来，糜粥渐进，脉色渐和，改用六味丸作汤，调补真阴，半月而愈。(卷十二·吐血)

丁酉春，韦法海少女，患痰嗽四十余日，不能卧，即两胁发胀，惟背拥枕薅趺坐而已，且吐血成碗，医与消痰，止血药不效。诊之，两脉洪滑，曰：此肺胀也，弗止血，当活血。遂用四物汤加桃仁、青皮、诃子、竹沥。因沈阳无竹，改用栝蒌。服下即血止安睡，调理数月而痊。(卷十二·吐血)

李东垣治郑仲本，年二十三岁，因心痛，服丹、附等药，得上气，两胁急迫，胸膈不快，常时嗽咯出血，病形渐瘦，大便燥而难，脉弦数，夜间略热，食稍减。因于灯笼草，和节麻黄细末，以白术、桔梗、木通、甘草汤下，十余服，病减半。又于通圣散去石膏为丸，以桃仁汤下之。

朱丹溪治一妇人，年五十六岁，夏吐红痰，有一二声咳。人参、陈皮、茯苓各一钱，白术钱半，防风、桔梗各五分，干姜三分，甘草一分，煎二之一，入藕汁二大蛤再煎，带热下三黄丸。(卷十二·吐血)

李氏范初病嗽血，以调胃承气汤一两，加当归使服之不动。再以舟车丸五六十粒，过三四行，又呕血一碗。(琇按：若庸工则必疑。)不再宿，又与舟车丸百余粒，通经散三四钱大下之，过十余行，已愈过半。仍以黄连解毒汤加当归煎服之，次以草茎纳鼻中，出血半升。临晚，又以益肾散利数行，乃愈。(卷十二·吐血)

聂久吾曰：一友春间考试，多饮烧酒，咳嗽吐痰，每晨出痰血数十多口。求诊，已定方，虽用清凉，而制炒又兼滋补。适一医至，见其火盛，用桃仁承气汤下之，又用凉药二剂，乃生芩、连、栀、柏之类。彼求速效，欲用其方。有疑之者特问予。予曰：骤下之若误，恐不可为。无已，姑用其凉汤试之，彼竟以二剂一日服之，至夜分，咳嗽不止，吐红满地。于是用予方四十余剂，又每日用雪梨汁一瓯，顿温服，逾两旬，而咳与红悉愈矣。夫清凉一也，或服之转剧，或服之而瘳何也？盖火性急疾，亟攻之则其势愈炎，缓治之则其邪渐息，此情理之常，而庸庸者不知也。其方二冬、二母、栀、柏、芩、连、丹皮、生地、花粉、元参、前胡、桔梗、香附、枳实、侧柏叶、生甘草，生姜一片，水一碗，煎八分温服。(诸药炒制，亦与众同)(卷十二·吐血)

张飞畴治邹孔昭昆仲，俱患喘咳吐血，肩息不得卧。孔昭之脉，尺部虽弦，而寸关却和平，此火迫肺脉，又兼感客邪。审其所吐之血，多带痰水，知必从胃而出。先与小建中加丹皮和其荣卫，续与异功去术，加山药、丹皮、灵砂丹，收摄泛火，则肺胃自清，遂愈。千昭之脉，关尺皆弦细，如循刀刃，血色正赤如凝朱，为少阴守藏之血，辞不治。又治费仲雪，久患膈塞呕逆，中脘觉痛如刺，不时痰中带血，六脉沉细如丝。自谓六阴之脉，及按至神门，别有一脉，上至阳溪，迢迢应指，知胃气未竭，尚可久延。其女不过咳血一二次，尚能梳洗出入，诊得纯弦细数，此胃气已竭，安有复生之理？亦辞不治。蔡按：观此数案，知诸公于阴虚火炎之虚劳，皆弃之不治。而其所谓用建中、异功及归、芪、麦、术等药而愈者，皆阳虚之症，而非阴亏火炎之症也。遍览方书，所列虚劳诸治法，未尝不灿然可观，于阴虚火炎之症，亦未尝混同立论，而其究必归于补阳，盖未尝于此中身亲阅历，故所谈皆捕风捉影也。以余所见，阴虚火炎之症，其脉无不细数而弦，皆医者医书所谓不治之症，然调治得宜，亦有愈者。其治法大约以脾胃为主，而难处在不能用参、术，故非积以岁月不可。迨至阴气渐回，弦细之脉渐减，可用参、术大补时，而其病已愈矣。(卷十二·吐血)

郑仲本，年二十七，因吃热补药，又妄自学吐纳，以致气乱血热，嗽血消瘦，遂与行倒仓法。今嗽血消瘦已除，因吃炒豆米，膈间有一点气梗痛，似有一条丝垂映在腰，小腹亦痛，大率偏在左边，此肝部有恶血行未尽也。滑石，枳壳一两，柴胡，黄连五分，桃仁二两，黄丹三钱，生甘草二钱，红花一钱，服法同前。(卷十四·诸气)

何督学媳，素常咳嗽不已，痰中间有血点，恒服童真丸不彻。以父殁哀痛迫切，咳逆倍常，痰中杂见鲜血，因与瑞金丹四服，仍以童真丸、乌骨鸡丸，调补而安。(卷十五·咳嗽)

扫叶庄一瓢老人医案

痰中血不因咳呛而出，纳食渐减，此胃络受热，气不降津变。以甘凉润降，则不伤胃。

甘蔗捣浆　川石斛　生扁豆　大麦冬　茯苓(虚劳)

气过辛散，肺气散越，稚年痰血，益胃阴以供肺。

白扁豆　大麦冬　茯神　北沙参　肥玉竹(虚劳)

温邪未得清理，食荤太早，蕴热攻络，咳嗽失血，必薄滋味，乃效。

茅花　地骨皮　桑叶　茯苓　苡米仁　百合　大沙参　生甘草

嗽血三年，咽痛声嘶，腹大便溏，是清寒治嗽太过，嗽仍不减，胃伤阴耗，阳乃独升。

甜北沙参　生扁豆　茯苓　苡米仁　生药　炒芡实(虚劳)

桑椹辛热，肺胃受灼，每交夏四月，阳气上升，遂致失血。以甘凉清肃，忌食厚味可愈。

川贝母　地骨皮　花粉　肥知母　苡米仁　生甘草(虚劳)

久咳痰带血丝，纳谷已减，络热胃损，最要戒酒辛辣，甘寒不伤胃者宜之。

青甘蔗汁　麦冬　玉竹　沙参　知母　川贝母

春季痰嗽带血，交冬血大吐，头痛口糜，是阳不收藏，当填镇。

熟地炭　萸肉炭　牛膝炭　五味　茯苓　青铅(虚劳)

冬至已近，气候太温，少阳先升，地气不藏，发越之性，无物不拆，所以吐血之症皆发矣。

熟地黄　女贞子　茜草　炒白术　苡米仁　玉竹　旱莲草　炙甘草

声不变而粉红，浊痰不已。是络伤，非肺伤也，所以臑①内痛。

白及　麦冬　蒸术　米仁　苦参　北沙参　炙甘草　牡蛎(虚劳)

风温咳嗽初愈，暮汗继以痰血，春半阳气发泄，冲年阴未充盛，致血随气溢，读书声高则头痛，阳升显然。

六味去萸肉加入　白芍　阿胶　麦冬(虚劳)

缪氏医案

酒湿侵络。肩髃酸麻，留著不去，肺受其

① 臑(nào闹)：臂下。

伤,痰中亦带血矣。络脉既伤,郁而成热,清补不可废也。

细生地　地骨皮　料豆衣　白扁豆　丝瓜筋　炒黑新绛　米仁　柿饼灰

郁结伤肝,肝火上侵肺络,故痰中见血。治从肺肝两经清理。

阿胶　白及末　鸡子清　白棉纸灰　炒黑侧柏　料豆衣　炒柿饼

吐血后,痰时带红,是肺病。姑清整手经,再议填补,用仲醇法。

生地　地骨皮　枇杷叶　川斛　川贝　巴杏　扁豆　桑叶　梨汁

久咳音嘶,痰中带红,脉右数。

淡人中白　廉珠

生鸡子清丸。

脉数,咳嗽不止,带血,湿热下注成漏,便溏泄,所赖胃气尚强耳。壮水清金,固属至要,但不得有碍脾阳,以资生之本在是也。

北沙参　鲜地骨皮　料豆衣　米仁　乌饭子　生蛤蜊壳　淡菜　扁豆　梨汁

肝脉弦搏,火有余也。痰中带红,以前曾坠马跌伤,瘀血留络所致。当于育阴中,佐行瘀之品。

炒熟地　参三七　楂炭　麦冬　阿胶　白花百合　藕节汁　柿饼

种福堂公选医案

贾二一　痰血频发七八次,形寒妨食,无治痰嗽之理。急扶后天生气,望其知味进谷。

戊己汤(吐血中阳不运)

和　痰血,上午偏多,气分热炽。

金石斛　川贝母　桑叶　南花粉　大沙参　知母(吐血气分热)

吴十七　胁中刺痛,血逆,心中漾漾,随嗽吐出,兼有呕恶腹痛。此笄年[①]情志郁勃,阳气多升,络血逆行,经水不下,恐延干血重症。

山楂　桃仁　柏子仁　丹皮　延胡　益母草(吐血郁)

锦芳太史医案求真初编

治族弟生员字舜亭令媛龙珠姑咳血案七十三

岁乾隆丙申,余治舜亭令媛某姑,因患疟疾,医用常山堵截未愈,以致病转咳血。余细审其血出,红而不暗,是新病。且自病疟而来,现在疟尚未愈,间日疟仍一发,但不甚显,只是微寒微热而已,不细从症及脉审究,则其惑滋甚。当用柴胡、茯苓、半夏、桂枝、芍药、草果、川椒、乌梅,外加姜、枣同煎,每于疟未发时服一大剂而疟即减,血亦稍止。舜老见其病减,置药不服,及其病发,只于原单再服数剂,诸症渐觉稍平,但血尚未尽净。今更从脉与症细审,知非大用附、桂不能以疗,因用茯苓二钱,半夏一钱,附子二钱,肉桂一钱,芍药一钱,每日煎服一剂,及至服过数剂,而血始除。舜老因此病愈,又欲究其血之始末,余不禁索其纸笔以书。盖谓血从气生,而气之生,又藉脾胃行气以为输溉。若元阳不布,谷食不充,则血何以资助?独不观长州张璐有云:血之与气,异名同类,总由水谷精液所化。明甚。其始也,混然一处,未分清浊,得脾气之鼓动如雾,今之医士知之否。上蒸于肺而为气。土生金。气不耗,始归于肾而为精;金生水。精不泄,始归于肝而生清血;水生木。血不泻,始归精于心,得离火之化而为真血,木生火。以养脾胃而司运动以奉生身。归结又在脾胃。观此可知脾胃实为生血之源。生血形状描画殆尽。又不观经有云:脾统血,心生血,肝藏血,而肺为血之宣布。若脾失职而湿,则血不统;心失

---

① 笄(jī 积)年:指古代女子十五岁盘髮的年龄,即成年。

职而热，则血不生；肝失职而燥，则血不藏；肺失职而燥与热，则血不宣布。加于六淫外乘，如血被风，则急而奔放，得寒则凝而不流，得暑则动而外溢，得湿与痰，则多蓄聚而稠粘，得燥则多竭泽而枯槁，得火则多冲击而上越，热与火燥俱合，则血溢而上沸。六淫至极，皆有气见，得气则多喘咳而不息。水由湿聚，得水则分败而离散。六淫外感。复有七情内伤，如怒伤肝而气上，喜伤心而气散，悲伤心肺而气消，恐伤肾而气下，思伤脾而气结，惊伤胆而气乱，劳伤肺而气失。七情内伤。凡此六淫七情，每乘其所胜溢入于胃而致其害焉。《经》曰：阳络伤，指上之络。则血上溢；阴络伤，指下之络。则血下渗。以致病见多端，如血自毛孔窍而出者曰肌衄，又名血箭。肌衄。从鼻孔而出者曰鼻衄。鼻衄。从耳中渗出有血及或有脓者曰耳衄。耳衄。从舌之小孔大孔如泉涌出者曰舌衄。舌衄。从牙缝牙龈之处而出者曰牙衄。牙衄。从眼胞内而出者曰眼衄。眼衄。从口与鼻同出者曰大衄。大衄。合口鼻耳左右二便同出者曰九窍出血。九窍出血。有见于周身形如紫疥者曰血疳。血疳。见于周身无定，如痣色红，渐大触破而血不止者曰血痣。血痣。见于身发疙瘩，下有血色上观者曰血风疮。血风疮。见于头面胸胁，生有瘿瘤皮含血丝者曰红丝瘤。红丝瘤。凡此血皆属经，而亦有脏有腑。如耳衄属肾，牙衄属于肾胃，眼衄属肝，鼻衄属肺，肌衄属脾，舌衄属心之类。若血自口而吐，一吐血如泉涌，是名吐血，其血在胃。吐血。有血不与吐同，必由胸胁气从上升，恶浊而呕，其血始出，是名呕血，其血在肺。呕血。有血必因气击干咳，及或喘数，见有红丝一二者是名咳血，其血在肺。若咳而见淡红，如肉如肺者，谓咳白血，其血在于肺胃必死。咳血。有血不由咳作，微咯而即见有血块者，是名咯血，其血在肾。咯血。有血不用声作，忽尔津液见血出者，是名嗽血，其血在脾。嗽血。有血不是暴见，由于平昔津液常有血丝带出者，是名唾血，其血在肾。若连脓至，是名唾脓血。唾血、唾脓血。有血在内，似便不便，似溢不溢，其血内蓄，但见在上善忘，面黑而衄，在中手不可按，不食，或食即吐，在下如狂，小腹满痛，便黑，小便利，是名蓄血。蓄血。有血出于粪前多实，粪后多虚，是名便血，其血在于大肠。便血。有血出于大肠，绷急四射，不由直坠，是名肠红下血。肠红下血。有血绷急四射，或崩或漏，因于痔头而见者，是名痔头血红。痔头血红。有血出自小便溺孔，多实而痛，出自精孔，多虚不痛者，是名溺血，其血有分膀胱与肾。溺血。若在妇人经前月后，参差不齐，经断在后而肿，是名血分。及成劳瘵而见血干，与夫先漏后崩而为崩始，先崩后漏而为崩极。血瘕血癥，有分气凝气结。交接血出，有分外感内伤。此皆属经。妇人平等血症。并或妇人妊娠而见恶阻胎漏，妊娠血症。产前而见血破，产前血症。产后而见瘀血上冲，恶露不下，血痛血晕，血皆属胞。产后血症。种种变现不一，而要总不越乎寒热虚实及兼他症脏体以为察识。总要。果其形强气实，唇焦舌燥，口渴饮冷，大便坚闭，腹胀硬痛，血见鲜红而活，及或紫红而润，六脉洪实有力，纯热无寒，是为内实内热，其脏纯阳无阴。实而无阴有热。形衰气弱，饮食不思，口渴喜汤，大便不坚，小便自利，纯寒无热，六脉或浮而大，或数无力，血见淡红，及或黑而晦，并或守脏血见，正赤即凝，剔起成片，此属内寒内虚内败，其脏纯阴无阳。虚而无阳有寒。至其用药，大约血因于风，不越羌活、防风、荆芥、薄荷、秦艽、僵蚕、钩藤、全蝎、蝉蜕；湿，不越茯苓、泽泻、苍术、贝母、海石；气，不越杏仁、桑皮、桑叶、蒌仁、枇杷叶、苏子、前胡、川朴、青皮、竹茹、橘皮；心火，不越栀子、连翘、犀角；肝火，不越大青、生地、小麦、羚羊角；肺火，不越黄芩、柏叶、沙参及或羚羊角；胃火，不越犀角、石膏、滑石、茅根；肾火，不越生地、知母、黄柏。若寒则有麻黄、桂枝、肉桂、川芎、续断、延胡、香附、乳香、韭菜汁可采，热有生地、黄芩、藕汁、赤芍、茜草、乌贼骨、丹皮、童便、血竭、紫草茸、红花、川膝、大黄可施,燥有天冬、麦冬、百合、炙草、阿胶可选,气散则有人参、五味、龙眼肉、芪、术、五倍子可固,血脱气脱则有乌梅、五味、诃子、枯矾、苦酒、白面、赤石脂、禹余粮、人参、龙眼肉、黄芪可收,血结则有桃仁、山甲、虻虫、水蛭、䗪虫、灵芝、郁金、没药、归尾、童便、蓬术、三棱、川膝可逐,血虚则有当归、川芎、阿胶、甘草、炒芍、熟地、茯神、枣仁、远志、龟板、龙骨、龙齿、牡蛎、菟丝、首乌、牛乳、人乳可投。治药。究其至极,须先视其能食不能食为要。此是最要真诀。能食则其脾气尚强,凡属清凉滋润之药,服之而食不损而血可生。若其脾衰湿胜,寒凝食减,温补尚恐不及,乌敢进用清润以戕其生以绝其食,而云归、地可以生血乎?此是第一要诀,不可不知!宜记。目今令嫒病愈,本无他奇,只是惟不据血一证执断,故尔克治。宜记。缘此病因药坏,其症血虽色红,不敢作虚,却是断虚。但其面黄而晦,精神懒怯,饮食不思,宜记。手足常见厥逆,心下微有叫痛喜按,并时吐虫,大便初硬后溏,口亦不渴而润,脉则右关独滑,左关虽大不数,有此兼症虚实的确。明是服过常山寒其中州,脾失所统,逆其清道而出,虚寒见血由此。故以苓、半以除在中寒湿,附、桂以补在内元阳,而桂又善入营温血,使血归而不泣,以致见愈。其在他医,但见儿咳有血,即谓属实,而即进投栀、连、芩、柏,又安能如许察识,而敢竟作中寒以为治也?

血症要审血色光润,方是真火真热,若血色黯黑,是属虚寒虚湿,而尤在于饮食多寡,及于兼症兼脉讨出消息,方不致误。至治舜亭之女,既是疟疾,又兼咳血,吾兄敢用附、桂、苓、半,又必多服始愈,具见识力超群。晁雯。

脾既坯①矣,复以常山苦寒败胃之药以投,以致脾失所统而血即见。岂今失血之人,尽属火热内逼而有是耶?医关生死,自当如是通达方是。绥之。

治同县城西太学姓刘字旭华咯血咳血案七十四

今人一见咳血咯血,并不计其脾胃有无受损饱嗳,肺经有无受寒胸结,其药概用生地、熟地、淮山、贝母、天冬、麦冬、百合、桑皮、石斛、枇杷叶、茅根诸般清润之品以投,食则概用猪肉、猪腰、猪脂、鲍鱼、墨鱼、柿干、柑橘、雪梨、藕节、白糖、冬蜜诸般甘寒润肺等物以进。此惟脾气坚强,饮食倍加,胸无饱胀者服之得宜。一逢肾水既亏,肾火亦损,则药虽当清滋,而清不可过寒伤肺,滋亦不可过润伤脾。《经》曰:心生血,脾统血,肝藏血。又曰:血则喜温而恶寒,寒则泣而不流,温则消而去之。故张仲景则有麻黄汤以治伤寒鼻衄之症,可知血得温而消去。故血自不泣而妄行,肝虽被热所逼而血不藏,而脾独不被湿所淫而血得统乎?且血赖气以行,而气赖血以附,气胜则血随气而上逆,血胜则血随气而下坠。气属寒成,则气当以热治;气属热致,则气当以寒施。矧有病症夹杂,是寒是热,尤当周围四顾,不可粗心浮气,止泥是热是火以为施治。岁嘉庆戊午孟春,余治同县刘旭翁咳血咯血等症,余问咯血起自何时?渠曰:业已有年,但时咳时止。审其色,虽曰色红不黑,而半杂有白饮。望其颜色,虽曰红而不淡,而却倏忽不定。审其气息,虽曰奔迫上急,但一坐镇不动,而气觉平,一动则急。听其声音,则多暴迫不徐。问其饮食,则凡阴润之物不敢过投。索其先服单,药类多清润,每服一剂效见,再服不合,并或胸膈作紧,饱嗳时闻。偶服柿饼些微,觉有冷气沁心。诊其左右二关,俱觉弦数击指,而却无力。余见病症夹杂,寒热俱有,似非偏阴偏阳之症之可进用偏剂,应用平脏平药、上病下疗之法以施。当用薏苡仁三钱,麦冬五分,下气为君;龙骨一钱,首乌一钱,阿胶一钱,养肝为臣;牛膝钱半,引气及血归左;附子五分,五味子五个,引火及气归右;更用川朴、广皮以除脾胃痰湿。药止十味,恰与是病相合,针芥不差,嘱其暂服二剂以便再诊。果尔药服二剂,而气已减大半,并诊左关之脉,其数亦减,但脾肺两脏之脉,仍觉击指未平。余见肝脉稍缓,是火已熄,而右

① 坯:古同"坏"。

脉如故,知是肺挟有寒,脾挟有湿,因除五味子之敛,麦冬之寒,进用广皮、川朴以疏脾,枳壳、桔梗以开肺,则夜咳嗽即止,但日劳动则咳仍在。渠问是病今虽小愈,其或日后再发,治将若何?余谓是病经经见损,先宜息气凝神,节劳节欲以立其基,次宜节饮节食以调其脾,终宜适其寒温以保其肺,然后审其病症孰寒孰热、孰虚孰实,用其药饵以为调摄。大约症见肝燥咳红,脉见左关独数,非用首乌、阿胶不能以润;肝气上逆,非用龙骨不能以镇;肺气挟湿上涌,非用薏苡仁不能以泻;肝气燥而不收,非用牛膝、车前不能使气归阴,下行于左;火衰气浮,非用附子、五味不能使阳归阴,下行于右。至或脾湿痰涌,饮食不思,则当重用广朴以疏,或加半夏以投。肺有感冒而见胸紧,则当微用枳壳、桔梗以开,重则恐其肾气上浮。若更见有哮喘,则又当用麻黄、杏仁,使血得以归经而不上溢。但总不宜过润过清以致寒益内留,变为内热;及或碍脾碍胃,变为呕吐泄泻;碍肝碍气,血从气涌,而致不可救也。愚见如斯,未知有当时医之目否?

今人一见咯血咳血,总云是火,谁复知脾有寒有湿亦属如是。吾师每治人病,必索饮食以讨消息,兹审近日饮食减少,又兼饱胀时闻,便是脾寒脾湿不移,而又诊肝微有火象,故尔肝脾并治,但不可与粗心人道。门人张廷献。

凡用凉药须脾胃不寒,方可下手,若此不先细究,纵有内热当清,而药到胃不行,何能上输于肺而通脏腑,反更增有呕吐恶之弊,不可不慎。血侄绍音。

凡血得火则动,得水则败而散。此症本属脾虚寒湿过胜,故血得寒则泣,得湿则濡,有随水同流分而必出之理,若竟概作火看则又非是。侄绥之。

南雅堂医案

春木司令,地气上升,厥阴木气当权,热升心悸汗出,咳甚见血,是肝火上炽,络血受伤,宜以和阳养阴,制木培土之法治之。

大生地五钱　人参三钱　白芍药二钱　麦门冬二钱　炒白术三钱　白茯苓三钱　炙甘草一钱　陈广皮一钱　阿胶二钱(炒成珠)　女贞子一钱　粉丹皮一钱　水同煎。(虚痨门)

咳呛见血,目赤头胀,温邪上郁清空,证属客感之邪,无容作内损治。

连翘二钱(去心)　霜桑叶二钱　黑山栀二钱　草决明一钱五分　花粉一钱五分　苦丁茶一钱　薄荷八分　荷叶一角(血证门)

头微胀,喉燥痒作呛,右脉大,系风邪内侵,阳气不伏,络热血乃外溢,以清热泄邪为主。

连翘二钱　霜桑叶二钱　黑山栀三钱　浙贝母三钱　牛蒡子一钱　北沙参一钱　水同煎服。

痰多嗽血,胃纳减少,脉搏数促,喘逆脘闷,拟先清肃上焦。

苏子二钱　桔梗一钱　香豉一钱　杏仁一钱五分(去皮尖)　黑山栀一钱五分　瓜蒌皮一钱　广郁金八分　降香五分(研末冲)

喉痒,咳嗽见血,舌绛,脉形小数,缘暑热经旬,热入营络,致震动而血外溢,凡肺病属手太阴经,逆传必及膻中,兹就手厥阴一经治之。

生地三钱　连翘一钱五分(不去心)　银花一钱五分　玄参二钱　竹叶卷心三钱　赤小豆二钱　水同煎服。

自述近两年来,秋冬之交,曾有嗽血,色苍能食,脘有积气,此非虚损之证,由乎体秉木火,嗔怒拂逆,致肝胆相火扰动阳络,滋腻之剂,切莫妄投,法宜开泄为是。

苏子一钱　丹参一钱　广郁金一钱　白茯苓二钱　金石斛二钱　川贝母二钱　黑山栀二钱　钩藤一钱

痰血经年屡发,饮食起居,仍复如常,脉形数涩小结,症非关乎损怯,由五志烦劳过动,肝胆内寄相火,郁勃上升,致震动络血上溢,必潜心摄养,始可渐复,否则木火内燔,劫烁真阴,病恐日复增剧,事宜预慎为佳,拟方开列于后。

生白芍三钱　淡黄芩一钱五分　黑山栀一钱五分　丹皮二钱　广郁金八分　川贝母二钱(去心)　白菊花二钱　薄荷八分

脉左细右劲数，是先伤肝肾之阴血，而延及于气分，纳食不充肌肤，卧眠不能着左，遇节令常咯痰血，损已至六七年，无攻病之理，尚能节劳安养，希可悠久而已。人身五脏属阴，拟先从足三阴治之。

大熟地四钱　人参三钱　淮山药三钱　五味子一钱　天门冬二钱　女贞子二钱　水同煎服或每味改钱为两，蜜丸如梧桐子大，早晚开水送下三钱。

中年春季嗽痰失血，由情志郁勃致伤，脉左坚右弱，木火易燃，营液受耗，且纳少尫瘠，真阴久已伤戕，瘦人之病，虑虚其阴，姑用甘润法。

生地三钱　麦门冬二钱　白茯神二钱　川石斛二钱　北沙参一钱　阿胶一钱(炒珠)　水同煎服。

脉左数，五心烦热，知饥纳谷，由体气先虚，时序冷热不匀，烦劳阳升，咳呛震动，络血上溢，拟用育阴和阳法，方列后。

生地三钱　白茯神三钱　天门冬一钱五分　麦门冬一钱五分　阿胶二钱(炒珠)　川石斛二钱　淮牛膝一钱　青铅一钱　童便三盏　水同煎服。(血证门)

血止三日，而痰吐如污泥且臭，是胃气大伤，血液败腐，防成肺萎内痈等症，终属劳损沉疴，治法最为棘手，《外台》引用炙甘草汤，取其益气生津，以救枯萎，后人参用其法，恒以姜桂之辛热，去而不用。今面青不渴，正宜辛温以扶阳，但大便溏，应将麻仁酌删，兹仿其例，制方如后。

人参一钱五分　炙甘草二钱　阿胶二钱(炒)　生地三钱　麦门冬二钱　紫石英二钱　肉桂八分　炮姜八分　五味子八分　生苡仁二钱　粉丹皮一钱

两年来血证屡止屡发，始由寒饮咳嗽，继而化火动血，脉弦形瘦，饮邪内伏，阴血久已虚损，是以动则气升，静反咳甚。盖静则属阴，饮邪由阴而生也，动则属阳，气升由火动也，阴虚痰饮，为此病之根源，拟补肾阴以纳气，化胃痰以蠲饮，于法庶剂其平。

炒生地三钱　姜制半夏二钱　淮山药三钱　白茯苓三钱　麦门冬一钱五分　牛膝一钱五分(盐水炒)　紫石英二钱　丹皮一钱　蛤壳二钱　诃子一钱　枇杷叶三钱(炙去毛)　青铅一钱　五味子八分　水同煎服。

失血咳嗽，又兼三疟，病已数月，疟来胸脘酸痛，内则阴虚火动，外则寒邪深袭，法须兼筹并顾。《经》云：阳维为病苦寒热，阴维为病苦心痛，此阴阳营卫之偏虚也，拟用黄芪建中，以和中而调营卫，并合生脉、复脉两法，以保肺肾之阴，方列后。

大生地三钱(炒)　炒归身三钱　鳖甲二钱　青蒿一钱　黄芪二钱　炒白芍二钱　阿胶二钱(炒成珠)　沙参一钱　麦门冬二钱　炙甘草一钱　五味子八分　煨姜八分　红枣三枚(血证门)

咳嗽不得卧，痰中吐见血丝，是肾火上冲，沸而外溢。火旺金必受克，刑及肺经，法宜手足少阴兼治。

大熟地四钱　麦门冬四钱　玄参二钱　白茯苓二钱　沙参一钱　地骨皮一钱　川贝母一钱　荆芥五分　苏子五分　水同煎服。

《经》云：中焦受气取汁变化而赤，是谓血。血为阴，气为阳，阳密则阴固，阳盛则阴伤，故气有余便是火。火淫于内，血不循经，乃逆而妄行，从上而涌，是以频患咯血，虽有在经在腑之分，实由心肝两经受热所致。盖心为营血之主，心火旺则血不宁，肝为藏血之室，肝火盛则血不守，兹从少阴厥阴施治，平其君相两火，为清源之法。

生地三钱　白芍药二钱　粉丹皮五分　犀角五分(磨冲)(血证门)

血为营,气为卫,血去过多,气必上逆,肺被其冲,是以作咳,非肺自病也,观其冲气盛而咳愈剧,冲气缓而咳稍平,其故自明,兹用摄纳之法。

熟地黄四钱　山萸肉二钱　淮山药二钱　白茯苓二钱　粉丹皮一钱　泽泻一钱　附子五分　车前子一钱　牛膝一钱　牡蛎三钱

脉沉细涩,口干,交春吐血甚多,咳嗽寒热,入暮尤甚,纳食少,头汗时出,系虚阳上亢,真阴太亏,肺金被烁,脾胃受戕,津液元气,渐就耗损,致有虚极成劳之虑,亟宜调胃益气,保肺清金,再议治法。

生地三钱　北沙参二钱　制半夏二钱　陈皮一钱　麦门冬二钱　白茯苓三钱　白扁豆二钱　五味子八分　炙甘草八分　枇杷叶露半盏(冲)　野蔷薇露半盏(冲)

失血后,气升欲咳,音哑,乃肾虚不纳之故,方列后。

大熟地四钱(炒)　阿胶二钱(炒成珠)　麦门冬二钱　紫石英三钱　川贝母一钱五分　玄参一钱五分　沙参一钱　藕汁一盏(冲)(血证门)

病已半年有余,咳嗽而见臭痰咯血,夜不得眠,或卧难着枕,舌白苔满布,大便干结,所谓热在上焦者,因咳为肺痿是也,诊得左寸脉数小,又与脉数虚者为肺痿之旨相合,而右关一部,不但见数,且独大而又兼弦滑,是阳明胃经,复有湿热浊痰熏蒸于肺,母病及子,土衰而金亦败,然肺之病属虚,胃之病属实,一身之病,虚实兼之,施治颇费棘手,姑拟一方列后。

薏苡仁四钱　紫菀一钱　白茯苓三钱　麦门冬二钱　桑白皮一钱五分　地骨皮一钱五分　阿胶一钱　橘红一钱　川贝母一钱　忍冬藤五钱　蛤壳五钱　炙甘草五分

咳嗽见血,频呕络伤,致血随热气上出,舌心灰色,脉搏数,拟先理气分。

冬桑叶二钱　薏苡仁二钱　黄芩一钱　川贝母一钱　白茯苓三钱　花粉一钱　水同煎服。

呕恶痰血,多是络热,耳目昏蒙,甚于午前,系少阳郁勃之升,若投以滋腻之品,恐非所宜,兹以开泄为主。

连翘三钱(去心)　冬桑叶二钱　粉丹皮一钱　黄菊花二钱　黑山栀二钱　瓜蒌皮一钱五分　川贝母一钱五分　橘红八分

冲气咳逆,劳动血复来,宜用摄纳之法。

大熟地四钱　左牡蛎六钱　白茯神三钱　川石斛三钱　淮牛膝一钱(炒)　参三七一钱　水同煎服。

阳气过动,血症屡发,然脉已非实热之象,夏至一阴来复,宜静养,以迎生气,久病取丸者缓也之义,俟服旬日再议。

人参二两　当归身二两　五味子五钱　陈萸肉二两　大熟地四两　淮山药三两　白茯苓三两　阿胶二两　秋石一两

上药炼蜜丸如梧桐子大,早晚开水送下三钱。

失血后,咳嗽音嘶少寐,左脉弦数,阴亏阳升之候,宜滋养为是。

生地黄三钱　阿胶一钱五分　麦冬一钱五分　白茯苓三钱　左牡蛎四钱　川石斛三钱　水同煎服。

诊得脉数,寸口搏指,症属真阴不足,浮阳易动上冒,幸胃气如常,屡发而神形尚不致萎顿,然宜节劳静养,使水旺足以制火,免再妄动,络血冀可平复。

大熟地三钱　淮山药二钱　陈萸肉一钱五分　粉丹皮一钱五分　白茯苓二钱　泽泻一钱　炙龟版二钱　秋石一钱(血证门)

血涌如泉,凝而成块,汗出畏冷,已复热躁,脉动极无序,此无根之阳上冒,非凉药所能止,事已至急,否则恐难接续还元,姑拟一方列后。

大熟地四钱(砂仁炒)　白茯苓三钱　龙骨二

钱　五味子一钱　生白芍二钱　淮牛膝一钱(盐水炒)　肉桂五分　水同煎服。

葛氏治血之法,于血止瘀消之后,常用独参汤以益神定志,兹参用其法,又虑其上升而助肺热,复以阴柔等品佐之。

人参三钱　生地黄四钱　淮牛膝一钱五分　阿胶一钱五分　白茯苓二钱　沙参一钱

口干心热,痰中有血点散漫,病属手少阴一经,由时令酷热,为暑气所伤,暑喜归心,是以热而上溢,宜清润之。

生地三钱　白茯神二钱　淡竹茹二钱　白扁豆一钱　粉丹皮一钱　麦门冬二钱　甘草八分　藕汁一盏

病后失血作紫黑色,口渴,胸膈尚满,系病前积瘀未尽,现虽正气虚弱,未可遽行投补,拟先下而顺之为妥。

生地二钱　醋炒大黄二钱　赤芍药二钱　广郁金一钱　小蓟一钱(焙存性)　粉丹皮一钱五分　茺蔚子一钱五分　犀角五分(磨冲)　童便两杯(冲)

脉数气喘,咳逆见血,胁隐痛,是肺多郁而肝善逆,阳有余而阴不足,法宜滋降,尤须潜心安养,免令气火上逆,致为久病所累。

生地三钱　白芍药二钱　广郁金一钱　淮牛膝一钱　粉丹皮一钱五分　荆芥一钱五分(炒黑)　小蓟一钱(焙存性)　藕汁一盏　童便两杯(冲)　水同煎服。

春夏两季,血证屡发,先吐血而后咳逆,延及半载,寒热无序,营卫两亏,舌色光红,阴精损涸,不能右卧为肺伤,大便时溏为脾伤,调治未易奏效,宜善自保养,免致增剧,姑将拟方列后。

沙参三钱　麦门冬二钱　白茯苓二钱　川贝母一钱　玉竹一钱　金石斛二钱　白扁豆二钱　玉竹一钱　百合一钱　五味子八分　功劳叶一钱(血证门)

阳浮上亢,咳嗽兼以失血,《经》言三焦皆伤,喉痛失音,亦阴液无以上承之故,拟制肝镇胃,以冀和阳熄风,乃据理治。

沙参二钱　阿胶二钱　白茯苓三钱　淮小麦三钱　天门冬一钱(去心)　左牡蛎三钱　南枣三枚　水同煎服。

失血,咳嗽有年,形色与脉,衰惫殊甚,皆由操持怫郁,五志阳动浮越,生气奚免消克,冬令天寒主藏,姑以摄补藏阴为主。

大熟地三钱(炒)　人参二钱　炒白芍二钱　五味子五分　炙甘草八分　建莲肉一钱　水同煎服。(血证门)

咳血气逆,晨起必嗽,食后稍安,脉象数涩,症系阴损及阳,非六气客邪之病,通泄非其所宜,治损之法,纳谷乃昌,宜养胃阴为主。

糯稻根须五钱　生扁豆五钱　白茯神三钱　川石斛三钱　北沙参一钱五分　南枣肉一钱五分　生甘草三分　水同煎服。

失血有年,形瘦兼咳,胃纳减少,夜不安眠,法宜培养本元为主,但前投以八味等剂,迄未见效,此系津液久亏,不受附桂之刚故也,兹拟温摄下焦,并益胃阴以冀津液上供,方列后,须早晚按服。

大熟地三钱　淮牛膝一钱五分　枸杞子一钱五分　柏子仁一钱　肉苁蓉二钱　白茯苓三钱　胡桃肉二钱　五味子八分　上方早晨服。

人参一钱五分　白茯苓二钱　淮山药二钱　麦门冬一钱　五味子八分　炙甘草五分　莲子肉二钱　上方晚服。

《经》云:劳者温之,损者益之。温乃温养之谓,非指热药而言,凡甘补诸品,原取其气之温和,味之甘润也。今积劳久嗽见血,是内损之症。医者不察,徒知见嗽治肺,见血投凉,用药一误,脾胃由此败坏,卒至不可挽救,不操戈矛而杀人,非若辈而何?急反其道而为之,犹虑不及,若复一再犹豫,吾未如之何也已矣,兹用归脾加减法。

人参二钱　炒白术二钱　白茯神二钱　酸枣仁一钱(炒)　枸杞子一钱　当归身一钱(酒洗)

远志一钱(去心) 龙眼肉二钱 炙甘草五分 加生姜二片 大枣两枚 同煎服。(血证门)

失血后咽痹多咳,右关脉弦兼空,虽健食如常,而水谷精华之气,未能游溢,宜养胃阴为主。

沙参二钱 麦门冬一钱五分 杏仁一钱五分(去皮尖) 生扁豆二钱 生甘草八分 水同煎服。

上冬失血后,胃纳渐减,自春徂夏,血症时发时止,干咳无痰,形苍脉大。盖冬令失藏,阳气不潜,春夏阳益弛张,阴乏内守之职,莫教五志烦动,庶几气火可平,兹拟滋养胃津,培土生金,乃子旺母生之义,方列后。

北沙参二钱 白扁豆二钱 麦门冬一钱五分 玉竹一钱五分 宣木瓜一钱 生甘草八分 水同煎服。

咳甚血来,是属动象,阴藏失司,阳乃腾越,阳明络空,随阳气自为升降,拟以柔剂填养胃阴,师《金匮》法,用麦门冬汤加减治之。

麦门冬四钱 黄芪二钱(酒炒) 人参一钱 生甘草八分 粳米半盏 大枣三枚 水同煎服。

入夏阳气正升,烦劳阳动太过,络血上溢,脉右大左虚,血后必阴伤生热,最忌苦寒清火之剂,宜养胃阴为主。

麦门冬三钱 北沙参钱半 白茯神二钱 生扁豆二钱 川石斛二钱 生甘草一钱 水同煎服。

劳力气动,血咳复发,饮食渐减,色黄,脉象小数,右空大,当滋养胃阴,冀可平复。

麦门冬三钱 人参一钱五分 生甘草一钱 粳米半盏 大枣三枚 水同煎服。

诊得左手脉象尚和,尺部微动,右关前动数,尺亦见数,日间咳而无血,惟行动时微觉喘促,夜则卧不成寐,咳中见血。盖隆冬天气主藏,频劳太过,五志扰动,阳气不得潜伏,晚间欲寐之时,气将下潜,因阳气触而上升,络血不安于位,故随咳上溢,至喘促不寐,亦气火扰动之象,治宜益水生金,以制君相之火,静以制动,是亦藏纳一法,拟方列后。

生地三钱 酸枣仁五钱(炒) 麦门冬一钱 天门冬一钱 白茯神一钱五分 淮牛膝一钱五分 参三七一钱(磨冲) 茜草一钱 水同煎服。

食少痰多,面无血泽,虚象显然,由思虑忧郁太过,伤及心脾二脏,心生血,脾统血。今脏阴被戕,是以阴虚生热,扰动络脉,致血逆妄行,溢于口鼻,治嗽凉药,岂宜久投,兹酌取济生及钱氏两方,可按早晚服之。

人参二钱 炒白术二钱 白茯苓二钱 陈皮一钱 甘草一钱 生姜两片 大枣二枚 早服。

又方:人参二钱 酸枣仁二钱(炒) 炒白术二钱 白茯神二钱 炙黄芪一钱五分 当归身一钱 远志一钱 龙眼肉二钱 炙甘草五分 生姜两片 大枣两枚 晚服。

脉弱无力,不思食,胁痛胃疲,交节血症屡见,若徒治咳止血,法非所宜,拟培养中土,冀得胃纳稍增,方为佳兆,参用归脾法。

人参二钱 炙黄芪一钱五分 酸枣仁一钱五分 龙眼肉二钱 白茯苓二钱 当归身一钱 炙甘草五分

诊得脉弱濡涩,气伤上逆,肢节微冷,由失血过多,络脉皆空,伤损非在一脏一腑之间,至气逆作咳,亦由虚火冲激使然。现秋深天气主降,而身中气反升越,显见不主收摄,证属虚损奚疑。大凡病在上焦,宜通宜降,下焦宜封宜固,扶养胃土,纳谷乃昌,庶不悖治法。

人参二钱 淮山药三钱 生薏仁三钱 白茯神二钱 淮牛膝二钱(酒炒) 枸杞子二钱 水同煎服。

积劳太过,气泄失血喘促,胃纳少,系气分阳分之伤,仿仲景法,以甘草建中,取培土生金之义。

黄芪二钱(炙)　白芍药三钱　饴糖二钱　炙甘草一钱　大枣三枚　水同煎服。(血证门)

脉象弦数,舌红苔黄,胸痞闷,咳逆不爽,系瘀血内阻,郁而为热,肺胃被伤,最易致损,慎弗视为寻常小恙而忽诸。

旋覆花二钱　枇杷叶三钱(去毛)　桑白皮一钱　知母一钱　芦根二钱　猩绛一钱　地骨皮一钱　忍冬藤三钱　苏子一钱五分　川贝母一钱五分　参三七一钱(磨冲)　竹油半盏　广郁金八分　葱管一条　水同煎服。(血证门)

乍有寒热,音喑咽痛,久咳见血,系风寒久伏伤肺,恐渐入阴损一途,拟用钱氏补肺法,声出方吉。

杏仁二钱(去皮尖)　阿胶二钱(炒珠)　牛蒡子三钱　薏苡仁三钱　川贝母二钱(去心)　马兜铃一钱　糯米半盏　水同煎服。

又方:杏仁五钱(去皮尖)　阿胶五钱　橘红三钱　川贝母三钱(去心)　苏子三钱(炒)　紫菀三钱　木通二钱　白桔梗二钱　淮牛膝二钱　白茯苓五钱　甘草一钱五分　米糖三钱　白蜜半盏　梨汁一盏　萝卜汁半盏　姜汁两匙

上药十六味,缓火熬成膏,早晚开水冲服三匙。(血证门)

簳山草堂医案

咳呛,胁左痛楚,肝络内伤也。防血证复发。

旋覆花　冬桑叶　川贝母　光杏仁　橘白　陈阿胶　牡丹皮　款冬花　怀牛膝

阴漏新痊,陡然失血,脉沉细无力。此阴亏之象,诸宜保重。

炙龟版　冬桑叶　京玄参　肥知母　泽泻　原生地　牡丹皮　麦冬肉　天花粉　茅根

火铄肺金,血证大作,咳呛不止,脉沉而数。防衄血狂吐。

犀角尖　牡丹皮　黑山栀　麦冬肉　蛤壳　花粉　小生地　冬桑叶　紫菀茸　光杏仁　藕汁

肝肾络伤,连次失血,干呛不止,火升脉数。现当盛暑,恐其狂吐,则有晕脱之虞,可不慎哉!

犀角尖　牡丹皮　黑山栀　炙紫菀　麦冬　藕汁　原生地　冬桑叶　石决明　怀膝炭　茅根

络瘀吐后,营阴内亏。不节力恐其复吐,且防腹满。

细生地　炒苏子　炒归须　草郁金　橘白　牡丹皮　光杏仁　川断肉　炒怀膝

积瘀吐泻后,营络空虚,久必肿胀,不易治也。

小生地　白归须　川断肉　牡丹皮　橘白　炒白芍　炒苏子　秦艽肉　怀膝炭　藕汁

复诊:

瘀去,营虚内热,炎夏恐其增剧。

小生地　炒白芍　香青蒿　牡丹皮　生苡仁　生鳖甲　淡黄芩　地骨皮　秦艽肉　赤茯苓

肝肾胃络致伤,连次咳吐紫血,且曾下达,现在痰中带红,或鲜或紫,总属络瘀未清为患也。通达营络主治。

紫菀茸　炒苏子　冬桑叶　炒怀膝　新绛屑　细生地　川郁金　牡丹皮　茜草根　橘络

复诊:

连服凉营和络之剂,咯血已止。惟交秋令,又发二日,较前减少。现在血止,而胁肋不舒,左脉微弦。仍照前方增减用之。金令将旺,木势可制,惟在静息勿烦而已。

原生地　牡丹皮　石决明　光杏仁　橘白　炒白芍　冬桑叶　炒怀膝　天花粉　枇杷露

好饮伤络,咳吐紫血。脉细不数,膈次微疼。恐络中尚有积瘀,以通和为主治。

细生地　炒苏子　冬桑叶　川郁金　橘白　旋覆花　炒归须　牡丹皮　怀膝炭　藕节

咳呛失血,脉象细数无神,数时一止为促。此以吐下太多,营卫错乱,三阴枯竭之象。夏至节恐其加剧,不治候也。拟养阴润肺,兼止呕吐。

旋覆花　麦冬肉　制女贞　花粉　枇杷叶　炒阿胶　川贝母　炒怀膝　橘白　湖藕(吐血)

阳络内伤,失血腰痛。总以保重调理为嘱。

原生地　冬桑叶　炙紫菀　川断肉　橘白　藕节　羚角片　牡丹皮　天花粉　炒怀膝　山茶花

复诊:

痰红渐稀,营络内伤,急切不能痊愈。

西洋参　炙紫菀　牡丹皮　生杜仲　橘红　原生地　天花粉　炒怀膝　川断肉　茅根肉

肝络内伤,咳呛少痰;人迎脉弦大有力。暑天恐血证大作,不可忽视。

炒阿胶　石决明　牡丹皮　甜杏仁　川石斛　羚角片　冬桑叶　川贝母　川郁金　枇杷叶

木火铄金,金液被伤,咳呛失血,旬日未止。按脉沉细微数,骨热口渴,烦郁之火尚未息也,延久即是本元之候。天气炎蒸,诸宜静养调摄为要。

小生地　冬桑叶　北沙参　川贝母　花粉　橘白　羚角片　牡丹皮　炙紫菀　生蛤粉　枇杷叶

复诊:

四五日来,木火之势渐息,咳呛亦稀;脉虽细弱而不甚数。惟晨起痰红未尽,此属肺络内伤,急难骤愈,惟在善自珍摄。

原生地　北沙参　川贝母　花粉　桑叶　枇杷露　西洋参　麦冬肉　生蛤粉　橘白　冬虫夏草

再复:

五六两月中,血证不发,饮食如常。惟近日来,晨起咳呛多痰,口鼻中觉有火气;脉形两寸俱弦,气口为甚。此由君火上炎,太阴肺金蕴热未清,以致迭投参剂而终不减。鄙意秋暑尚盛,未宜进补,暂用清润肺金,以冀咳止。

西洋参　煨石膏　炙桑皮　川贝母　花粉　北沙参　肥知母　甜杏仁　生苡仁　橘白

三复:

昨用清金润肺法,脉象弦势稍减,咳痰亦稀。仍用前法加减,补剂未宜投也。

西洋参　麦冬肉　款冬花　炙桑皮　花粉　橘白　北沙参　金石斛　川贝母　肥知母　鲜百合

春间失血,至今不发,现患咳呛有痰,纳食微胀,按脉沉细而不数。不宜用偏阴之剂,拟清泄肝火,兼润肺金。

羚角片　冬桑叶　川郁金　川贝　肥知母　石决明　牡丹皮　光杏仁　橘白　枇杷叶

复诊:

数日暑火铄金,血证又发,幸脉象静细而不甚数。虽有微咳,肺阴未必大伤,扶过夏令,可以痊已。仍照前方加减。

照前方去知母、郁金,加洋参、花粉、川石斛。

再复:

盛暑中血证不作,略有咳呛;六脉静细,惟觉少神。肺脏娇弱之象,法宜滋养。

原生地　北沙参　川贝母　川石斛　橘白　西洋参　麦冬肉　生蛤粉　天花粉　枇杷露

丸方

大熟地　炙龟版　西洋参　甜杏仁　川贝　女贞　大生地　西党参　北沙参　麦冬肉　山药

为末，以炼蜜、枇杷叶膏为丸。(吐血)

肺络热伤，咳吐脓血，不易治之证也。姑与清燥一法，以冀小效。

清阿胶　北沙参　生石膏　甜杏仁　花粉　橘白　西洋参　冬桑叶　肥知母　麦冬肉　白及(吐血)

连次失血，声音不清，咳呛不止，此木火铄金也。当此盛暑，恐复吐红。

羚角片　牡丹皮　甜杏仁　生蛤壳　橘白　冬桑叶　西洋参　川贝母　天花粉　枇杷叶

血证根深，真阴久耗。夏至前又复吐红，喘急多痰，骨蒸肌削，脉细而数。当此盛暑，恐喘汗而脱，甚可虞也。

炒熟地　西党参　麦冬肉　五味子　橘白　炙龟版　淮山药　川贝母　牡丹皮　胡桃肉(吐血)

连次失血，咳痰时带红色；左脉数而且促，金水两伤矣。盛暑恐复见红，暂用清燥救肺法。

冬桑叶　西洋参　麦冬肉　甜杏仁　花粉　地骨　炒阿胶　生石膏　肥知母　冬虫草　枇杷叶(吐血)

金水两亏，不时咳血；外憎寒而内蕴热，喘急多汗，劳怯已成之候也，不过扶持岁月而已。

炒熟地　西党参　淮山药　麦冬肉　炙草　橘白　山萸肉　白茯苓　五味子　北杏仁　胡桃肉(吐血)

年逾古稀，劳心过度，以致火铄肺金。咳痰带红，周体发热，口苦无味，人迎脉独大。恐水亏不能制火，则有日形憔悴之势。

原生地　西洋参　麦冬肉　牡丹皮　川斛　知母　炙龟版　北沙参　川贝母　枇杷叶　冬虫草

经漏半载，兼以木郁络伤，复患失血咳呛，少腹结癖，肝肺肾俱伤矣；脉象细数。急宜滋养三阴。

阿胶蛤粉炒　制洋参　白茯神　煅牡蛎　橘白　制女贞　麦冬肉　炒枣仁　川郁金　茅根

久患哮喘，咳甚见红，肺气不宣，于阴分无伤。宜固表理肺。

生西芪　北沙参　甜杏仁　炙紫菀　茯苓　炒苏子　川贝母　款冬花　川石斛　橘白

平昔好饮，兼之积劳内伤，木火铄金，咳痰带血，渐至喘急不降；脉来弦大不摄。此劳伤成怯之候，夏令火炽防加剧。

旋覆花　冬桑叶　炙紫菀　川贝　款冬花　橘白　羚角片　炒怀膝　甜杏仁　蛤壳　白茅根

接方

清阿胶　西洋参　麦冬　炙紫菀　蛤壳　川石斛　冬桑叶　生石膏　川贝　甜杏仁　橘白　枇杷露(吐血)

好饮伤肺，咳久见红，肺阴暗损，腹满胀闷，脉来弦数。虚阳上浮之象，法当气阴培补。

西党参　北沙参　麦冬肉　款冬花　茯苓　橘白　炒阿胶　甜杏仁　川石斛　川贝母　枇杷叶

复诊：

脉象较前略觉有神，数象亦减；胃气稍开，惟血证频发不止。此肺气衰馁，气不生阴，水源枯涸。法当培土以生金，益金以生水。

炒阿胶　西党参　炙甘草　麦冬　川斛　枇杷叶　炙西芪　淮山药　北沙参　川贝　燕屑

膏方

大熟地　西党参　淮山药　麦冬肉　川贝母　干河车　炙西芪　干百合　淡天冬　款冬花

以阿胶烊化、河车研细收膏。

吐血咳呛，音哑不清，娇脏已内损矣。且举动气喘，肾虚水耗，脉弱神困，将有日剧之势。舍滋阴潜火，别无良策。

大熟地　北沙参　川贝母　生牡蛎　橘白　清阿胶　麦冬肉　干百合　枇杷叶　燕屑

血痰频发，咳呛呕吐，肺胃兼病也。当从上焦和理。

炒苏子　甜杏仁　麦冬肉　茯苓　川石斛　炙紫菀　款冬花　川贝母　橘白　枇杷叶

吐血不止，咳呛咽干，少阴病也。

清阿胶　牡丹皮　麦冬肉　北沙参　橘白　冬桑叶　甜杏仁　款冬花　枇杷叶

质薄好劳，六脉细小，肝胃作痛，且咳呛见红。防入怯门。

冬桑叶　炒归身　炙紫菀　郁金　茜草根　牡丹皮　炒白芍　麦冬肉　橘白(吐血)

体质素弱，先从右胁下作痛，而致咳呛，此手太阴肺络伤也。现患微寒骨热，咳势转甚，时欲带红而多秽痰。按脉右寸关弦大而芤，左见细弱。显然娇脏内损，兼木郁之火耗燥肺金，无怪其咳不止而红痰频吐矣。证属内伤，并无外感，延久即是肺痿之候，殊难见效。鄙拟理肺络润燥金一法，候高明酌用。

旋覆花　紫菀茸　甜杏仁　款冬　花粉　橘络　羚羊角　桑白皮　地骨皮　蛤壳　茅根　枇杷叶

复方

照前方去旋覆花、紫菀、茅根、橘络，加石膏、肥知母、白前、橘红、鲜石斛。

肺络内伤，咳痰带血，久防肺痿。及早节力调治。

炒阿胶　北沙参　麦冬　桑白皮　橘白　炙紫菀　款冬花　川贝　天花粉　冬虫夏草(吐血)

肺络内伤，火升咳呛，不时见血；按脉右关尺细数，约有七至。此娇脏内损之验，久防肺痿。节力静养为要。

西洋参　北沙参　桑白皮　生蛤壳　橘白　羚角片　川贝母　肥知母　天花粉　枇杷叶

肺络热伤，咳血痰秽。非轻恙也。

炒阿胶　生石膏　肥知母　甜杏仁　橘白　西洋参　麦冬肉　桑白皮　天花粉　芦根(吐血)

积劳咳血，久而音哑，咽痛，脉细而数，金令竭矣。夏令火升，防其加剧。

炒川连　冬桑叶　炙桑皮　川贝母　人中白　炒阿胶　牡丹皮　肥知母　天花粉　枇杷叶(咽喉)

杏轩医案

黄敬修兄咳血

敬兄向在金华贸易，恙患咳血，医治无效，食微肌瘦，虑成损怯。予时至兰溪，友人荐延诊视。阅前诸方，偏于温补。谓曰：古人治血证，虽有此法，然须审其证属虚寒，方为合辙。据兹脉证，责诸肺肾阴亏，肝阳上僭，咳甚火炎，血随溢出。理应滋水生木，润肺保金，得以咳稀，血当自止。服药投机，予欲辞回，敬兄固留，为治月余，咳血全好，餐加神旺，肌肉复生。

龚西崖兄咳血

向患血证，发将匝月，医用血脱益气之法，未为不是，惟嫌脉数不静，肌热咽干，呛咳莫能正偃，咳甚则血来，咳止血亦止。血去阴伤，阴不恋阳，水不制火，刻值金燥秉权，肺被火刑,金水不相施化。《医贯》云:不投甘寒以降火,骤用参、芪以补阳,此非医误,不知先后着也。自述胸脘乍觉烦冤,即咳频血溢。按冲为血海,其经起于气街,挟脐上行至胸中。冲脉动,则诸脉皆动,岂非下焦阴火上逆,血随火升之故耶?火在丹田以下曰少火,出丹田以上曰壮火,少火生气,壮火食气,欲止其血,须止其嗽,欲止其嗽,须熄其火。然非寻常清火止嗽之药所能奏功。务使下焦阴火敛藏,火不上逆,金不受刑,嗽止血自止矣。

黄禹功兄阴虚咳血,误服阳药致害

操持经营,劳思过度,病起咯血,后加咳嗽。孟秋诊过,告以肺肾阴亏,久咳虚火上升,津液生痰不生血,治当补水制火,则其痰自除。第此甘醇静药,本无速功,更医参、附养阳,服至半月,诸证倍增。《经》曰:刚与刚,阳气破散,阴气乃消亡。是知证有阴阳,药有动静,阳主动,以动济动,火上添油也,不焦烂乎?且一星之火能烧千仞①之山,一杯之水,难救车薪之火。恙本火多水少,救阴尚恐不逮,岂堪燥烈更灼其阴乎?三冬肾水枯涸,来春奉生者少。语云:昌阳②引年,欲进豨苓③。其斯之谓欤?

齐氏医案

曾治淯水范三才,患咳唾,痰血相兼,余亲治愈已三载矣。一日忽感风寒咳嗽,医家误用滋阴之药,酿成吐血不止,乃弟促骑求治。余曰:令兄新疾也,先宜发散,继以滋阴,方为合法,今误早为滋阴,闭其肺窍,恐不可及也。乃勉强以人参败毒散四剂与之,且看缘法何如。服之其咳愈剧,遂与鸡鸣丸,令每夜细嚼三五粒,日服补中汤加麦、味,不数日而咳嗽如失,血亦不吐,遂服六味都气丸而康。此丸余历验已久,活人亦多,同志君子,切勿忽视。(咳嗽论)

治一书生咳咯有血,用麦门冬汤而效。(咳嗽论)

曾治邹姓者,素患咳嗽吐血,去秋大作,昼则发热,夜则安静,误服滋阴之药,卧床不起,饮食不进,诸医断以必死,伊表曾其恒,代请诊视。按之六脉沉微,惟右寸浮大而软。余曰:此阳虚之证,前医不知分辨阴阳,一见发热,寒凉肆投,转致阴愈长而阳愈消,不救之候也,犹幸脉小身温,许予数剂而安。遂以补中益气汤加黑姜、茯神、远志、熟地、麦、味,倍用芪、术,一剂而苏,明日不发热矣,即进饮食。再服十全大补汤兼龟鹿地黄丸,旬日而愈。(发热)

一男子咳嗽吐血,热渴痰盛,盗汗遗精,用六味地黄丸料,加麦冬、五味治之而愈。后因劳怒,忽吐紫血块,先用花蕊石散化其紫血,又用独参汤渐愈。后每劳则吐血一二口,脾脉与肺肾脉皆洪数,用归脾汤、六味地黄丸而愈。(血病)

吴门治验录

朱休宁　寓李市典

脉象沉细已极,按之却又数而不平,症由暑湿蕴伏肺胃二经,曾经痰中带血不畅,现咳吐白痰,久而不已,且眼不藏精,面华无气,血分亏而虚阳外越,恐不免血冒重症,舌苔黄,姑用清营保肺为治。

肥玉竹四钱　生白扁豆二钱　麦冬肉一钱五分,米炒　桑叶一钱五分,米炒　当归须一钱五分,米炒　川石斛三钱　茯苓三钱　炙甘草五分　瓜蒌皮一钱五分　竹卷心一钱

又　脉数无力,至数不清,精神大为委顿,据述此番吐血甚多,色带红紫,究由胃家

---

① 仞(rèn 认):古代长度单位,据陶方琦《说文仞字八尺考》谓周制为八尺,汉制为七尺,东汉末则为五尺六寸。

② 昌阳:菖蒲,相传久服可以长寿。

③ 豨(xī 西)苓:即猪苓。

湿热久积,阳络伤而上溢,急宜清胃散瘀可止。但血去中虚,食入气逆,最难调治,姑与八汁饮。

青皮甘蔗汁五钱　藕节汁五钱　梨汁三钱　白果汁二钱　白萝卜汁二钱　青侧柏叶汁一钱　竹沥汁三钱　生姜汁一分

八汁和匀,隔水炖热,作两次服。

又　得便火气渐降,阴分渐和,惟寅卯时咳甚,痰中仍带紫瘀,此肝旺胃弱之故,脉亦右软左数,再用平肝和胃一法,可冀咳减血止。

大生地三钱,炒松　炒黑归身二钱　川石斛五钱　甜杏仁三钱,去皮尖　白扁豆三钱,去皮　蜜拌橘红一钱　炒黑桃仁一钱　炒黑侧柏叶一钱　炒栀皮一钱五分　藕节三个

又　左脉已平,痰中血止,右关尚嫌虚弦,咳时振痛。此胃血去多,胃液不充,气滞之故。再用和胃生津,清金益气一法。

北沙参三钱,米炒　当归须一钱五分,米炒黑　白扁豆三钱,去皮　蜜拌橘络二钱　麦冬肉一钱五分,米炒　瓜蒌皮一钱五分,米炒　稆豆皮一钱五分,米炒　水炙黑黄芪一钱　炙黑甘草三分　橘叶七片

又　照前方去黄芪、炙甘草,加甜杏仁三钱,去皮尖

五服后,每晨空心开水送八仙长寿丸三钱。

问:此人初诊时精神言谈颇觉充足,即偶尔咳痰不甚,遂断定不免血冒,未十日果血去极多,陡然委顿,何先见若此?曰:《经》云:望而知之谓之神。夫人五脏六腑,精神皆聚于目,有余即是不足,此人眼光太露,面色过华,望去俱如酒后浮光,非自然真气,虚阳外越,阴分大亏,已有血热妄行之兆。况脉沉而数,舌燥而黄,内热业已发动,虽曾痰中带血数日即止,自恃壮年,能食健步,更无顾忌,焉能保其血不上溢耶?又问:血冒时服八汁饮即定,岂八汁饮为血症之圣剂耶?曰:八汁饮在翻胃门中,血症门并无此方,医以意会,无不可通。盖胃为多血多气之脏,倾盆累碗,皆胃有积瘀蒸热,因络伤上溢,最忌苦燥,症由阴亏内热,厥势方张,又不能即投温纳,惟用甘寒诸汁,清润平和,胃既可受,虚热自平,而血止矣。且三汁、五汁,劳怯门亦曾有方,独不可加以八汁耶。前徐妇药入即吐,故全用果品,以安胃为主;此又更用侧柏叶、竹沥、姜汁,以降火化痰为主,参以四生饮法也,化裁通变,运用总由匠心,岂独一八汁饮哉!(卷二)

汪

脉象弦数,两尺尤甚,本由湿热伤胃,络血上溢,久久脾亦受伤,不能生金,故气分侮难流利,且血去阴虚,肝无所养,上升则耳热、心悸,下降则腹痛、泄泻,东垣治病,必以脾胃为先,况此木旺之岁与时耶,但培土必先抑木,《内经》所谓病在中,旁取之也。所喜寝食如故,病在络而不在经,尚可调治。

蒸冬术一钱五分,芝麻一钱五分同炒黑　茯神三钱,朱拌　丹参一钱五分,炒黑　夜交藤二钱,酒炒　白芍一钱,炒黑　宣木瓜一钱,酒炒　瓜蒌皮一钱五分,米炒　生薏米三钱　橘叶十片　藕节五个

又　脉象颇平,两尺已见虚象,据述夜间梦泄,交阴火升两颧微红,舌心白垢滑腻,胸中气不宣爽,痰中带红,间有青莲色。此由肝肺两经湿热未净之故,拟清调金土以制木。

北沙参三钱　当归须一钱,炒黑　怀山药三钱,炒松　茯神三钱　瓜蒌皮一钱五分,米炒　川石斛三钱　建兰叶三钱　川萆薢一钱五分　生甘草五分　建莲三钱,去皮

又　右脉颇安,左脉按之沉弦而滑,素有湿痰成饮,流于支络,近因肝阳上越心悸,左耳觉热,即有痰中带血,面部火升,筋络微动。此风木乘火而升,忽升忽降,必须用柔以息风,佐以咸降,则血可止而火不升矣。

泡淡海参一两　浸淡菜五钱　酥鳖甲一钱五分　炙龟版三钱　煅牡蛎三钱　阿胶一钱五分,蛤粉炒　黑芝麻三钱　二桑叶一钱五分,米炒　陈皮白一钱

浸淡陈花海蜇头八钱，去皮荸荠五钱，同煎汤代水。

十服全愈。

问：此症似成劳怯，服药数年，俱无成效，今十数服，竟得豁然，岂尚未成劳怯欤？曰：血症门类极多，必先辨明在络在经，方有下手处。此人素常嗜饮好内，阴虚湿热久积，以致脾胃受伤，不能上生肺金，金气既虚，木无所制，肾水又不能涵养，虚火上炎，络伤血溢，治者非清凉即滋补，未能求其病原，故久而不痊。幸寝食如常，经未受损，且无咳呛蒸热等症，故起手即用东垣法，土得益而木邪渐退，然后现出阴虚诸象，犹未敢用滋腻，恐碍脾土，仍清调金土以制木，迨右手脉象得安，气分渐和，然后用咸降养肝一法，遂得火降血止，豁然如初。始终未用二地、二冬者，防其不利脾土也。可见东垣补土生金一法，实为虚怯门中，开不二法门，何留心司命者，竟漠不关心也？（卷三）

王旭高临证医案

叶　血止咳不已，脉沉带数，其根犹未去也。盖气犹风也，血犹水也，咳则气逆不顺，血亦逆而不顺矣。经络不和，血不宁静，必降其气而后血不复升，亦必充其阴而后火乃退耳。

大生地　紫菀　丹皮　川贝　赤苓　元精石　甜杏仁　沙参　赤芍　枇杷叶

渊按：此喻妙极，从《内经》天暑地热悟会得来。

尤　血止干咳，阴虚也。急以生津救肺。

沙参　丹皮　麦冬　茯神　五味子　桑白皮　蛤壳　川贝　鲜藕　甜杏仁

侯　脉数血涌，胃气大虚。胸中痞塞，大便带溏，是痞为虚痞，数为虚数。咳血三月，今忽冲溢，唇白面青，断非实火。大凡实火吐血，宜清宜降，虚火吐血，宜补宜和。古人谓见痰休治痰，见血休治血，血久不止，宜胃药收功。今援引此例。

人参一钱　白扁豆一两　川贝三钱　茯苓三钱　藕汁一杯，冲　好墨汁三匙，冲

复诊　脉数退，血少止，而反恶寒汗出，盖血脱则气无所依，气属阳，主外，卫虚则不固也。最怕喘呃暴脱，犹幸胸痞已宽，稍能容纳。仿血脱益气例。《经》曰：阳生阴长。是之谓耳。

人参　炒扁豆　五味子　炙甘草　炮姜炭　怀山药　藕汁

三诊　血脱益气，前贤成法。今血虽大止，而神气益惫，唇白面青，怕其虚脱。欲牢根底，更进一层。

人参　炮姜　陈皮　大熟地砂仁拌炒　麦冬　冬术　炒扁豆　五味子　附子秋石汤制

灶心黄土煎汤代水。

四诊　肝肾之气从下泛上，青黑之色见于面部。阴阳离散，交子丑时防脱。勉拟镇摄，希冀万一。

人参　大熟地　紫石英　五味子　麦冬　肉桂　茯苓　青铅　坎炁

五诊　血止三日，痰吐如污泥且臭，是胃气大伤，肺气败坏而成肺痿。痿者，萎也，如草木萎而不振，终属劳损沉疴。《外台》引用炙甘草汤，取其益气生津，以救肺之枯萎。后人用其方，恒去姜、桂之辛热，此症面青不渴，正宜温以扶阳。但大便溏薄，除去麻仁可耳。

人参　炙甘草　麦冬　阿胶　大生地　炮姜　五味子　肉桂　紫石英

六诊　病势仍然，从前方加减。

前方去炮姜，加制洋参。

七诊　连进炙甘草汤，病情大有起色。但咳呛则汗出，肺气耗散矣。散者收之，不宜再兼辛热，当参收敛之品。

人参　大熟地沉香末拌炒　炙甘草　阿胶　五味子　黄芪　粟壳　大枣

渊按：如此险证，一丝不乱。景岳所谓非常之病，非非常之医不能治。

某　久咳失血，精气互伤。连进滋补，颇

获小效。但血去过多,骤难充复。从来血症肺肾两虚者,宜冬不宜夏,盖酷暑炎蒸,有水涸金销之虑。今交仲夏,宜日饵生津益气,大滋金水之虚,兼扶胃土,则金有所恃。且精气注成于水谷,久病以胃气为要也。

制洋参 大熟地 麦冬 黄芪 怀山药 大生地 五味子 茯苓 陈皮 炙甘草 白扁豆 党参

复诊 血止,胃稍醒,仍守前法。

前方加粟壳蜜炙。另用白及一味为丸,每朝服三钱。

朱 中气素虚,兼患痰饮,冬必咳嗽。近劳碌感寒,忽气升吐血,微寒发热,汗则心嘈。其血必三日一来,寒热亦三日一作。盖热邪内炽,逼血上行,病在三阴之枢,恐其下厥上竭,冲溢喘脱。

麻黄 西洋参 白芍 麦冬 五味子 归身 炙甘草 黄芪 川贝 荆芥炭 茅根 藕汁

渊按:汗出心嘈,营阴虚矣。麻黄总属不宜。

邢 先天不足之体,曾发虚痰,溃而将敛。交春阳气升发,渐觉喉痒,咳嗽二三日来,忽然吐血。今又大吐血,色鲜红,诊脉细促,心嘈若饥,一团虚火,炎炎莫御。用药虽宜清降,亦当预顾真阴,否则恐血脱阴伤而晕。

生地 沙参 丹皮炭 茜草炭 小蓟炭 阿胶 麦冬 五味子 朱茯神 京墨汁三匙 童便冲,一杯

复诊 照前方加川贝、茅根。

三诊 节届春分,阳气勃勃升动。血证际此,稍平复盛。良以身中之肝阳,应天时之阳气上升无制,故又忽然大吐。急当休养其阴,兼以清降。所恐火愈降而阴愈伤耳。

羚羊角 元参 鲜生地 丹皮 大生地 茯神 麦冬 阿胶 茜草炭 石决明 侧柏叶汁 茅根 藕汁

渊按:降火滋阴,亦不得不然之势。

张 阴虚内热,咳嗽痰红,脉数无神。渐延劳损。

沙参 白芍 川贝 丹皮 白扁豆 麦冬 甜杏仁 茯神 丹参 茜草炭

百合一两,煎汤代水

程 咳嗽而至于失血音哑,津液枯槁,劳损成矣。脉形细弱,精气内亏。《内经》于针药所莫治者,调以甘药。《金匮》遵之而立黄芪建中汤,急建其中气,俾饮食增,津气旺,阳生阴长,而复其真阴之虚,盖舍此别无良法也,今仿其意而损益之。

黄芪秋石三分,化水拌炙焦 茯神 白芍 麦冬 川贝 生甘草 炙甘草 玉竹 沙参 橘饼

顾 酒客湿热熏蒸,肺受火刑而失清肃之令。咳嗽音哑,吐血痰红,喉痹干燥,是皆肺火见证,尚非全属阴虚。虽然,火亢不息,久必伤阴,究宜戒酒为上。治以清肃高源,兼养胃阴为法。

沙参 甜杏仁 丹皮 元参 山栀 川贝 茜草炭 枳椇子 藕汁 茅根

某 始由寒饮咳嗽,继而化火动血。一二年来血证屡止屡发,而咳嗽不已,脉弦形瘦,饮邪未去,阴血已亏。安静则咳甚,劳动则气升。盖静则属阴,饮邪由阴生也;动则属阳,气升由火动也。阴虚痰饮,四字显然。拟金水六君同都气丸法,补肾之阴以纳气化胃之痰以蠲饮。饮去则咳自减,气纳则火不升。

大生地海浮石拌炒 半夏青盐制 麦冬元米炒 五味子炒 紫石英煅 丹皮炒成炭 怀山药炒 牛膝盐水炒 蛤壳打 诃子 茯苓 青铅 枇杷叶蜜炙

渊按:咳血一证,非尽由阴虚。若痰饮久咳,乃胃络受伤,胃气不降,血从气逆而来。治痰饮,降胃气,血自止矣。徒事滋阴,恐气愈逆而血愈多也。

范 脉虚数,两尺愈虚。心肝脾胃俱受其病,惟肾独虚。心肝火亢,肺胃受戕,痰由湿生,血随气逆,咳嗽黄痰带血,掌中觉热。

法宜养肾之阴，以清心肝之火，而肃肺胃之气。

大生地海浮石拌　丹皮炭　沙参　川贝　白扁豆　甜杏仁　茜草炭　生苡仁　阿胶米粉炒　茯苓　藕节　枇杷叶(吐血)

许　形寒饮冷则伤肺，两寒相感，中外皆伤，故气逆而咳嗽也。咳而欲呕曰胃咳，加以用力劳动，阳络受伤，痰中带血，久而不已，易入损门。

旋覆花　代赭石　杏仁　丹皮　郁金　半夏曲　款冬花　橘红　紫菀　茯苓　枇杷叶

某　咳嗽吐血，晡热便溏，腹中有块攻痛。肺肾阴伤，脾阳复弱，肝木横于中矣。饮食少纳，仓廪空虚，心如悬罄，何恃不恐?

党参　白芍吴萸三分拌炒　怀山药　枣仁　新会皮　川贝　款冬花　丹皮炒焦　茯神　沙苑子　生谷芽(吐血)

朱　操劳思虑，阴津元气内亏，脾失运而生痰，肺失降而为咳，痰中带红，时生内热。劳损之根，勿得轻视。

大熟地　川贝　生苡仁　怀山药　丹皮炒焦　甜杏仁　麦冬　茯神　半夏　枇杷叶(吐血)

庞　去秋咳嗽，些微带血，已经调治而痊。交春吐血甚多，咳嗽至今不止，更兼寒热，朝轻晡甚，饮食少纳，头汗不休。真阴大亏，虚阳上亢，肺金受烁，脾胃伤戕，津液日益耗，元气日益损。脉沉细涩，口腻而干，虚极成劳，难为力矣。姑拟生脉六君子汤，保肺清金，调元益气。扶过夏令再议。

生洋参　沙参　麦冬　五味子　白扁豆　制半夏　茯神　陈皮　炙甘草　枇杷露一小杯，冲服　野蔷薇露一小杯，冲服

生脉散保肺清金。六君子去术嫌其燥，加扁豆培养脾阴，土旺自能生金也。不用养阴退热之药，一恐滋则腻肠，一恐凉则妨胃耳。从来久病总以胃气为本，《经》云有胃则生，此其道也。

雷　久咳带血，今又音哑咽痛，此怒动肝火，肺失清肃，所谓金破不鸣。宜培土生金，稍佐降火。

沙参　甜杏仁　白扁豆　元参　茯苓　桔梗　生苡仁　蝉衣　川贝　玉竹　白蜜　猪板油同蜜烊化，冲服　(吐血)

某　吐血时发时止，阳络受伤，或夹瘀凝而然，不足虑也。血止之后，喉痒干咳，却不相宜。夫干咳则气热而火动，火动则难免其血之不来。倘加内热，易入损途。刻下胃纳甚少，先议养胃阴一法。

川石斛　丹皮　郁金　茯苓　炙甘草　生苡仁　麦冬　沙参　川贝　白扁豆　鲜藕

薛　痰饮久咳，咳伤肺络，失血，脉不数，舌苔白。不必过清，但顺气化痰，气顺则血自归经，痰化则咳嗽可止。

苏子　杏仁　川贝　茜草炭　郁金　桑白皮　丹皮　蛤壳　冬瓜子　藕节　枇杷叶

渊按：非但不可过清，直不宜清耳。仲景云：痰饮须以温药和之。可谓要言不繁。

华　咳嗽内伤经络，吐血甚多。脉不数，身不热，口不渴，切勿见血投凉。法当益胃，拟理中加味。

党参元米炒　白扁豆炒焦　炙甘草　炮姜　白芍　归身炭　血余炭　丹皮炭　杏仁　藕节　陈粳米(吐血)

钱　内则阴虚有火，外则寒邪深袭。失血咳嗽，又兼三疟，病已数月。疟来心口酸痛，胸腹空豁难过。《经》云：阳维为病苦寒热，阴维为病苦心痛。此阴阳营卫之偏虚也。拟黄芪建中法，和中藏之阴阳而调营卫；复合生脉保肺之阴，复脉保肾之阴。通盘合局，头头是道矣。

归身炭　炙甘草　大生地砂仁炒　五味子　鳖甲　黄芪　青蒿　沙参　白芍桂枝三

分拌炒　阿胶　麦冬　煨生姜　红枣

渊按:三疟寒热,并非阳维为病。心口酸痛难过,乃胃有寒痰,肝有蕴热,肺胃失顺降之常,再袭寒邪而咳血矣。腻补之方,恐不相合。(吐血)

郁　历春夏秋,血症屡发。诊脉虚弱,形容清瘦,年方十七,精未充而早泄,阴失守而火升。异日难名之疾,恐应褚氏之言。治宜滋水降火,须自保养为要。

大生地　生洋参　丹皮炭　茯神　白扁豆炒焦　怀山药　茜草炭　阿胶蒲黄炒　麦冬　茅根　莲肉　鲜藕

仁渊曰:少年咳血,多起于遗精,遗精多由于妄想。夫男子二八精道通,情欲念起。起而不遂,则相火时动。动而不已,致精关不得闭固,则梦交精滑。阴精下虚,相火上炎,迫其血府,咯血之症生焉。(吐血)

类证治裁

族弟　阴虚发热吐红,脉洪虚疾,左关尺为甚。思积损几及三年,龙雷不伏,直至真阴内烁,肺络受伤,阴益亏,阳益炽矣。不从咸降,谅难猝止。用秋石、阿胶、熟地黄、五味、山药、百合、贝母、牡丹皮、白芍药、淡菜熬膏,藕汤下。红止而损渐愈。

毛　劳怯失血,尺寸脉俱洪数,乃肺肾亏损。用三才汤加牡丹皮、白芍药、麦门冬、鲜藕。数服血止,惟晡热咳嗽,用六味丸去萸、泻,加五味、白芍、龟版(炙)、阿胶。蜜丸服,二料全痊。

丁　痰中血点,溲后遗浊,五更不梦自泄,此肾阴虚,相火强也。六味去山萸,加鱼鳔(炒)、莲须、菟丝饼,稍佐黄柏(盐水炒),蜜丸。淡盐汤下,渐愈。

韦氏　晡热呕咳痰血,此上损候也。用阿胶(蛤粉炒)、百合、茯神、鲜藕各三钱,潞参、山药、白芍药、牡丹皮各二钱,贝母一钱,五味四分,红枣五枚。二剂红止,热渐退,去丹皮、阿胶、鲜藕,加栝蒌仁。二服痰嗽亦除。

眭　初夏吐红,深秋未止。或主燥火刑金,或主龙雷亢逆。诊脉右寸短涩,左关沉弦,应主郁虑不舒,由气分伤及血络。自述每午后喉间气窒不利,则嗽作血腥。夫阳主开,阴主阖,午后属阳中之阴,主敛,而气隧阻闭,非郁虑内因不至此。用桔梗、贝母、木香、栝蒌、茯神、当归、白芍、降香末。服二剂,脘舒血止,去木香、降香,加郁金、熟地黄。二服脉平。又服归脾汤去芪、术,加熟地黄、贝母、白芍药、莲子,愈。

黎　立冬后阳伏地中,龙潜海底,今值冬至,阳始生,而龙已不藏,致五夜阳升,灰痰带血,右尺不平,此知柏八味丸症也。又夙有肝气,左胁刺痛,则龙雷交燄矣。初服壮水潜阳,痰血已减,继服加减归脾汤,左胁痛止,灰痰亦少,血丝淡而若无,脉症将愈兆也。昨诊惟肝脉稍弦,左尺强于右,是水尚能制火。从此平心静摄,戒怒节欲,明春木火不至偏旺,则痊平可冀。熟地黄(水煮)、牡丹皮(酒炒)、泽泻(盐水炒)、茯苓(乳蒸)、山药(炒)、远志(甘草汁炒)、白芍药(炒)、女贞子、藕粉、淡菜、牡蛎(煅研)。炼蜜丸服。

蒋氏　小产后痰嗽带血,晡寒宵热,食减肌削,脉小弱。此病损已久,胞系不固,胎堕后营卫益伤。宜仿立斋先生治法,以甘温补阳则寒热可减。近人专事杏、贝,希冀嗽止,恐寒凉损脾,反致不救。用潞参、山药、茯神、炙草、阿胶、白芍药、五味、枸杞子、莲、枣。数服颇安。再加黄芪、鹿角霜,数服诸症渐止,饮食渐加。又丸方调理得痊。

戴氏　情志内损,火迫络伤嗽血,晡寒宵热,脉右虚,左数,营损卫怯。先以腻润弥络,育阴和阳。待夏至阴生,阳不加灼,复元可望。阿胶(水化)、生地黄(炒)、麦冬各一钱,茯神三钱,枸杞子、山药、甜杏仁(俱炒)二钱,牡丹皮、石斛各钱半,五味(焙)五分。六服诸症向安,惟胸微痛,加白芍药二钱,蒌皮八分,痛止。

王　淋症愈后，遂发漏疡，必固涩药用早。疡医用线药，脓管未拔，忽咳血块，左脉虚，右尺搏指。此龙火不潜，上为咯红，下为漏脓，劳则淋遗溺痛，非壮水制阳，漏卮何已，势将由下损上，为劳嗽，为吐衄，肛漏安可平也。暂服煎剂，仿虎潜丸加减，熟地黄（水煮）、龟胶、淡菜、白芍药、当归、五味、枸杞子、知母、黄柏（俱酒炒）。六服脉症平。后用炼蜜为丸，加茯苓、山药、牡丹皮、牛膝。盐汤下，漏疡亦愈。

族女　孕八月，因劳吐红，鲜紫成盆。火升则呛咳，颧赤少寐，口不知味。服童便、阿胶不止，诊脉左寸关大，两尺俱伏，此君相之火逼伤阳络，必得火降呛咳平，红自止。用生地黄、山栀、连翘、白芍药、杏仁、贝母、百合、茯神、甘草、莲子、灯芯、阿胶（烊），三服咳稀血止安寐矣。后用熟地黄、当归、白芍药、杜仲（盐水炒）、枸杞子（焙）以实下元，尺脉亦起。

龙砂八家医案

长泾程子能　少腹冲气，从左上逆，血即随气咳吐，时复喉燥唇红。此肝阳左升太过，皆因肾阴收摄少权，治宜滋养三阴，壮水制火。但血气无骤充之理，仍从血脱补气之法。

人参　茯神　枣仁　熟地　山萸肉　阿胶　芡实　女贞子　白莲肉

青旸沈荆山　久咳失血，寒热似疟，脉弦细，自汗过多。系营卫两虚，心肺不足之候。

黄芪　白芍　桂枝　麦冬　紫菀　橘红　甘草　北沙参　大枣（戚云门先生方案）

大兴邢奇功　诊脉左弦涩右弱，肺主出气，肾主纳气，咳嗽气虚，阳不下达，金不制木，木反乘金，致身半以上，先病浮肿，继以失血。治宜滋肝益肾，纳气归元，未可徒作相火治也。

生地炭　紫菀　牛膝　郁金　沉香　麦冬　杏仁　橘红　桑皮（戚云门先生方案）

休宁程公宾　酒湿酿热，多饮则肝浮胃胀，咳血半月，脉已弦细。皆酒客伤中，阳络损伤，致血逆下归经络，病在肝胃二脏。

活水芦根　鲜生地汁　苏子　丹皮　郁金　麦冬　山栀　射干　苡仁

张皋木令孙　血症脉弦大空豁，少年阳亢阴亏，血随气火升动，急宜凉肝滋肾之品，以引血归经络，再商进退治法。

大生地　犀角　阿胶　麦冬　牛膝　紫菀　苏子　橘红　茜草　藕（戚云门先生方案）

江辅臣　咳血脉弦，此肝血失藏，肺气不降，从清阳治法。

桑叶　阿胶　紫菀　麦冬　川贝　郁金　杏仁　丹皮　生苡仁

又血脱日久，阴气难以骤复，过劳脊膂微痛。此因营虚失守，致督脉亦伤。平旦口苦舌干，脉反见数，可知阴液内损，则君相之火，易以升动也。

生地　茯神　枣仁　紫菀　天冬　女贞子　阿胶　芡实　丹皮　麦冬　枇杷叶（戚云门先生方案）

尚友堂医案

靖邑陈茂瑞室人，新春生子，两乳生痈，溃流脓血，三旬乃愈。五月间忽患失血，倾盆而出，请医调治稍安。七月又吐，痰血相间，渐发咳嗽，延余诊视。六脉沉细，重按无力，面白唇淡。四肢微冷，咳嗽日夜不止。余曰：症属产后气血下竭，百脉空虚，饮食成痰，土衰不能生金而咳嗽日甚，因援以理中补肾之药，乃忌其燥热而不敢服，因引诸书以破其惑。《准绳》云：丹溪治痨瘵，专尚滋阴，世医遵用，百无一效，盖四物阴凝象冬，非所以生物也。吴鹤高云：失血过多，气息几微之顷，当重用参芪，以固欲绝之气，盖血脱益气，古圣大法也。李士材云:久病积虚,虽阴血衰涸,必以参术苓草为主,所谓血不自生,须得阳和之气乃生,阳生而阴自长也,若单用血药降其阳精,则血亦无由而生矣。张景岳云:衰久之病,神气怯弱,根本已亏,未有舍补可以复元者。王应震云:一点真阳寄坎宫,固根须用味甘温,甘温有益寒无补,堪笑庸医错用功。《医贯》云:咳嗽吐血,未必成瘵也,服四物、知柏之类不已,则瘵成矣。合观五说,古人治虚劳失血,其不用寒凉亦甚明矣!况虚弱之体肌削神倦,更当温补无疑。倘延至脾虚食少,脉数损极,则温补且不能受,虽和缓复生,亦未见其有效也。(论失血症治)

吾井轩叔季子祛繁,体气素薄,每因寒滞而咳嗽,因咳嗽而失血,医者投以六味地黄汤,戒食姜椒煎炙,嘱以静而勿劳,喜而勿怒,然受寒则发,荤茹则发,一岁之中少安而多病。庚子秋,嘱余诊治时已合就六味丸矣。余曰:古人论失血症,半由肺热胃火,今人治失血症,专尚寒凉滋阴,不知血属阴类,位卑而亲下,今越中上二焦而从口咳出,是脾阳不运、胸阳不布而阴血始得上僭。彼阳旺之人,任劳心劳力、大恼大怒,从未见有失血者,盖动则生阳,气血散于四肢,静则生阴,气血凝于脾胃,偶有所触,痰与血乘机而出,虽欲止之而不能。千古以来惟喻、舒二公专重理脾涤饮。今六脉迟弱,本属中寒痰饮,正宜补火生土,益气健脾,则血自安其位而不妄行,兼食姜椒以助其阳,习劳动以鼓其气。依方调治半载,诸症悉除,喜吾弟坚信不疑,因识之。(治咳嗽失血)

花韵楼医案

某氏(医案)

咳呛淡红血痰,证起三载,肺脾津气两竭,不治症也。拟《金匮》培土生金法,以为带疾延年之计。

人参七分　川贝母二钱　肥玉竹三钱　云苓三钱　麦冬二钱　扁豆衣三钱　怀山药三钱　生甘草三分　阿胶一钱五分　白粳米四钱　白花百合一两

王氏医案续编

魏西林令侄女,娩后恶露延至两月,继闻乃翁条珊主政及两弟卒于京,悲哀不释,而为干嗽吐血,头痛偏左,不饥不食,不眠不便,渴饮而溲,必间日一行,久治不效。孟英切脉,虚弦豁大。与甘麦大枣,加熟地、首乌、鳖甲、二至、菊花、旋覆、芍药、贝母、麻仁、青盐等药,服后脉渐敛,血亦止。七八剂头疼始息,旬日后便行安谷。逾年接柩悲恸,血复溢,误投温补而亡。

问斋医案

咳血属脏,难出道远。由于肾虚,水不济火,又不涵木,木击金鸣,火载血上。已入虚劳之境。

大熟地　粉丹皮　福泽泻　怀山药　云茯苓　川贝母　当归身　白芍药　童子小便(诸血)

咯血从喉,无声易出,道近络伤,犹鼻衄之理,即肺管之衄,故有内衄之名。火旺阴亏,养阴清火为主。

灵犀角　大生地　粉丹皮　大白芍　当归身　怀牛膝　藕节　童便(诸血)

肾虚水不济火,又不涵木,火载血上,木击金鸣。脉来弦数少神,不致气喘、喉疼为妙。法当壮水之主,加以介潜之意。

大熟地　怀山药　青蒿梗　云茯苓　粉丹皮　地骨皮　百部　酥炙龟版　醋炙鳖甲(诸血)

天地无逆流之水,从乎气也。人身无倒行之血,由于火也。然气火有余,乃真阴不足。苦寒虽效,究非常服之方。血虽阴类,运之者,其和阳乎。

大熟地　当归身　大白芍　丹参　三七　茜草根　桃仁　藕汁　童便(诸血)

逆流之水,从乎气。倒行之血,由于火。不可见血投凉,当以甘温壮水之主。

大生地　粉丹皮　福泽泻　怀山药　云茯苓　山萸肉　当归身　大白芍　丹参　藕节　童便

甘温壮水之主,已获效机。再以十剂为末。水叠丸。早晚各服三钱,滚水下。(诸血)

伤风咳嗽见血,必是肾虚盗气于金,精损移枯于肺。痰多食少,盗汗耳鸣,脉数。速远房帏,独居静养,庶可保全。

大熟地　怀山药　山萸肉　北沙参　大麦冬　五味子　紫菀茸　川贝母　蛤粉炒阿胶　炙甘草　苦桔梗(诸血)

失血之脉,缓静为顺,洪大为逆。半产后二气紊乱,血随气上,咳血甚涌,食少痰多,脉洪长、且大、且数,即肺疽之类。虑难收效。

大生地　羚羊角　金银花　北沙参　大麦冬　紫菀茸　蛤粉炒阿胶　当归身　川贝母　苦桔梗　炙甘草　童子小便(诸血)

气有余便是火。火载血上,屡发甚涌。木叩金鸣为咳,津液凝结为痰。营卫乖分,往来寒热,六脉细数无神。二阳之病发心脾已著。有风消、息贲之变。

大生地　北沙参　大麦冬　当归身　大白芍　田三七　粉丹皮　黑山栀　童子小便(诸血)

血溃喉间,咯出甚易,屡发不瘳,鲜瘀不一。素有肝积肥气。肝为藏血之脏,赖肾水以滋荣,肾水不足以荣肝木,驯致血失潜藏。少阴循喉,以是血从喉上。脉见芤象,殊属不宜。

大熟地　怀山药　山萸肉　粉丹皮　云茯苓　建泽泻　当归身　大白芍　玄武板　生牡蛎　九肋鳖甲(诸血)

五志七情化火,脏阴营液潜消。三春咯血,试水而浮,肺血可据,调治难痊。入夏反咳,经秋举发,狂吐盈碗,入水而沉属肾。肌肉渐消,饮食日减,脉来数疾,自服犀角地黄汤加味,血虽止,其咳更甚。肺肾交损,上损从阳,下损从阴,过中难治。勉拟归脾、六君加减,以副远来就诊之意。

东洋参　云茯苓　冬白术　炙甘草　当归身　酸枣仁　远志肉　陈橘皮　制半夏　川百合　龙眼肉(诸血)

肺无因不咳。络不伤,血不出。曾经风热伤肺,继以烦劳伤心,思虑伤脾,抑郁伤肝,五志火迫血妄行。出诸口鼻,势如涌泉,入水不浮不沉,显是从肝脾而来,假肺胃之道而出。所幸脉无芤象,不必见血投凉。盖血为阴类,融运必借阳和之气。

大熟地　人参　当归身　冬白术　云茯苓　炙甘草　茜草根　血余炭　童子小便(诸血)

脉体六阳,先天本厚。神思过用,阴液潜消,无以涵木济火,木击金鸣,火载血上。阴不敛阳则不寐,虚里穴动为怔忡。病历有年,难期速效。

大生地　北沙参　云茯苓　当归身　酸枣仁　柏子仁　白芍药　大麦冬　天门冬　五味子　枇杷叶(诸血)

思为脾志,心主藏神。神思过用,病所由生。心为君主之官,脾司谏议之职。二经受病,五内乖分。肾虚水不涵木,又不济火,火载血上。土为木克,饮食减少。肝血少藏,忽忽善怒。心肾不交,心烦虑乱,夜或不寐。失位之血,远来则紫,后吐色红,近血又渐淡。与痰合而为一者,血迫近而未及化也。痰血本为同类,脏气盛则痰即化血,脏气衰则血即化痰。如乱世盗贼,即治世良民。舌上白苔,丹田有热,非积食可比。足得血而能步,血少故难行。荣弱心虚则口难言。牛属坤土,主治中央,最宜服食。土不制水,水溢高原,涎吐不禁,清气在下则生飧泄。病势弥留,脉来细涩,殊属可虑。昔黄帝问于岐伯曰:形弊血尽而功不立者,神不使也。精神不进,志意不治,精坏神去,荣卫不可复收何者,嗜欲无穷,而忧患不止。诚能内无眷慕之累,外无绅宦之形,以恬愉为务,以自得为功,从欲快志于虚无之守,何恙不已。

大熟地　人参　云茯苓　冬白术　当归身　绵州黄芪　酸枣仁　远志肉　柏子仁　白芍药(诸血)

血富于冲,所在皆是赖络脉以通调。络伤血随咳上,鲜瘀不一,其来甚涌,六脉弦数少神。素昔性情多怒,胸次窒塞。尚有停瘀,未宜骤补。王肯堂治血症,必先荡涤,然后培补。今宗其法。

当归尾　桃仁泥　赤芍药　田三七　黑山栀　茜草根　制军　油足肉桂　抚糖炒山楂　怀牛膝　藕节　童子小便(诸血)

脉来滑数少神,水弱肝虚,三阴不足,兼有湿热,液化为痰。痰也,血也,液也,三者同归一体。肾司五液,入脾为涎,自入为唾。涎唾不禁,痰间血点,从上腭而来,如铜壶滴漏。乃心脾之火,挟湿热上蒸巅顶,髓海之气不能调摄。六味、三才加减主之。

大生地　粉丹皮　建泽泻　怀山药　云茯苓　淡天冬　北沙参　生甘草　辛荑　细滑石　薄荷　活水芦根(诸血)

咯血甚涌,心嘈,舌赤,脉数兼弦。操劳体质,心脾之火不静,肝肾之阴有亏,阴络不固,血热妄行。宜补肝肾之阴,以制心脾之火。降气清火,以导气火下行。水升火降,血自归经。

大生地　粉丹皮　建泽泻　元参　大麦冬　白知母　赤茯苓　胡黄连　赤芍药　田三七　制大黄(诸血)

失血后,停瘀未尽,与湿痰互结于中,酿成腥臭之气,从咽喉而来,并无咳嗽,非肺痈可比。法当和脾胃以潜消,资化源而融化。

东洋参　绵州黄芪　冬白术　炙甘草　制半夏　陈橘皮　酸枣仁　远志肉　当归身　白茯苓　广木香　龙眼肉　生姜　大枣(诸血)

咳血出于肺,呕血出于胃。咳呕交加,肺胃并损,脉见芤象,尤非所宜。

犀角片　鲜生地　大白芍　粉丹皮　黑山栀　桃仁泥　当归身　侧柏叶(诸血)

先吐后咳为阴虚,先咳后吐为痰热。咳吐相仍,无分先后,痰血交并,其来甚涌,所幸脉无芤象。三才、四物加减主之。

桂水炒生地　竹沥炒人参　荷汁炒天冬　姜汁炒黄连　柏叶炒当归　韭汁炒白芍　童便炒山栀　酒炒黄郁金　蜜炙枇杷叶(诸血)

溽暑流行,心火素旺,二火相济。咯血不止,气高而喘,脉虚身热。热极亡阴之象,虑难收效。不可拘服寒凉百无一生之说。勉拟一方,质诸明哲。

人参　大麦冬　五味子　生石膏　白知母　炙甘草　犀角片　鲜生地　赤芍　粉丹皮　青竹叶　童子小便(诸血)

干咳无痰有血,脏阴营液就枯,肺肾干槁危疴。拟方多酌明哲。

大生地　天门冬　大麦冬　川贝母　川百合　柏子仁　茜草根　当归身(诸血)

王氏医案三编

关琴楚令孙少西,年三十四岁,素善饮,夏间已患著枕即嗽,讳而不言,家人未之知也。迨秋发热,呕吐腹痛,伊父母以为痧也,诸痧药遍投之,寻即气冲咳嗽,血涌如泉,不能稍动,动即气涌血溢。沈某但知其素禀阴亏,遽从滋补,服后益剧。迟孟英诊焉,脉弦洪而数,曰:虽属阴虚,但饮醇积热于内,暑火外侵,而加以治痧丹丸,无不香窜燥烈,诚如火益热矣。亟当清解客热。昔孙东宿治族侄明之一案与此略同,必俟热退血止,再为滋养,知所先后,则近道矣。病家素畏凉药,而滋补又不应,遂求乩方服之。药甚离奇,并木鳖、麝香亦信而不疑。旬日后血已吐尽,气逆如奔,不寐形消,汗多热壮,再乞诊于孟英,已不可救药矣。

归 砚 录

(秀水吴君小渔)其季郎雅轩,素有失血之患,近由穹窿山归,途次发热,兼以咳逆见血,医治两旬不应。余诊之,脉弦数而上溢,气冲则自觉血腥,喘汗睛红,面黧足冷,饥不能食,胁痛耳鸣,苔腻口干,小溲短赤,寤不成寐,痰色甚浓,乃禀赋阴亏,水不涵木,心火内炽,肺金受戕,兼感客邪,胃浊不降,甚难措手,即欲辞归。而虞君梅亭、胡君春田力乞疏方,勉图一二。爰以沙参五钱,蛤粉四钱,冬瓜子六钱,浮石、茯苓、石斛各三钱,桑皮二钱,竹茹、枇杷叶各一钱五分,丝瓜络、桃仁各一钱,芦根汤煎服,是清心肝以靖浮越之阳,肃肺胃而廓逗遛之热也。一帖脉色转和,气冲亦减。余留七日返棹,已热退便行,能安眠食,惟不能慎口腹、戒忿怒,故痰嗽胁痛未能尽蠲。逾二月,余游闽川过禾,因喉痛复邀过诊,仍是心肝之火上炎,为留三日,与龚萍江茂才内外协治而瘥。但病源匪浅,情性不柔,春令深时,恐兴险浪,临别与其友人余姚岑君九鼎言之,以为左券①。

得心集医案

李赓飏先生　苦诵读,馆僧寺,冬月衣被单薄,就炉向火,而严寒外束,虚热内蕴,渐致咳嗽吐血。医者见其神形不足,谬称痨损,日与养阴之药,遂至胸紧减食,卧床不起。余诊其脉,六部俱紧,重按无力,略有弦意,并无数大之象,密室中揭帐诊脉,犹云恶风,被缛垫盖,尚背心寒凛。按脉据症,明是风寒两伤营卫之病,若不疏泄腠理,则肺气愈郁,邪无出路,法当夺其汗,则血可止,《经》曰:夺血者无汗,夺汗者无血。奈体质孱弱,加以劳心过度,不敢峻行麻黄。然肺气久闭,营分之邪,非麻黄何以驱逐?考古治虚人外感法,莫出东垣围范,因思麻黄人参芍药汤,原治虚人吐血、内蕴虚热、外感寒邪之方。按方与服,一剂微汗血止,再剂神爽思食,改进异功合生脉调理而安。亦仿古治血症以胃药收功之意也,然余窃为偶中。厥后曾经数人恶寒脉紧咳嗽痰血者,悉遵此法,皆获全效。可见古人制方之妙,医者平时不可不详考也。

麻黄人参芍药汤

麻黄　芍药　黄芪　当归　甘草　人参　麦冬　五味　桂枝

异功散

人参　茯苓　白术　甘草　陈皮

生脉散

人参　麦冬　五味

徐晓窗　年逾五十,形伟体强,忽患潮热咳血。楚南诸医,咸称血因火动,迭进寒凉。渐至胸紧头疼,不能自支,于是检囊归家,坐以待毙。延医数手,无非养阴清火,迨至饮食愈减,咳红日促。予按脉象紧数之至,且病经数月,而形神未衰,声音犹重,肌肤虽热,而厚衣不除,久病面色苍黑,额痛时如锥刺,内外谛审,并无内伤确据,一派外感明征。伏思表邪入阴,扰乱营血,必当提出阳分,庶几营内可安。乃以参苏饮除半夏加入止嗽散,与服二剂,助以热粥,始得微汗,似觉头疼稍减,潮热颇息。以后加减出入,不越二方,或增金钗、麦冬,或参泻白散。调理一月,药仅十服,

① 左券:古代契约分左、右两联,双方各执其一。左券即左联,常用于索偿的凭证,亦用来比喻充分的把握。

沉疴竟起,未尝稍费思索也。

附 后李维翰先生,畏寒发热,脉紧无汗,咳嗽失红之症。医治弗效,慕名虔请。及余疏方,畏而不服,细为讲论,疑团稍释。奈前医纷纷,既不识表邪入阴之症,又不解夺汗无血之义,中坚阻之。而余独吹无和,以致热肠不投,越月见讣音悬市,自恨遇而不遇,抚躬一叹而已。

参苏饮

人参 紫苏 陈皮 枳壳 前胡 半夏 干葛 木香 甘草 桔梗 茯苓 姜 枣

止嗽散

桔梗 甘草 橘红 百部 白前 紫菀

泻白散(伤寒门)

凌临灵方

臧左(环域,三月) 努力伤络,络血上溢盈碗,离经之血未净,咯痰见红,兼有咳嗽,五内烦热,良由操劳动肝,肝火激动胃络所致,脉弦数,治宜清解。

照东街费姓血溢之方加苏子、川贝。(离经之血未净)

许(五月) 努力伤络,络血不时上溢,血上而瘀滞肺络,肺失清肃,咳逆痰稠,脘闷胁痛,脉象弦数,治宜疏解佐以理络。

丹参 川郁金 旋覆花 鹿衔草 童便参三七 新绛 炒白蒺 白茅根 泽兰 丝瓜络 炒苏子 藕节(瘀血滞于肺络)

徐左(合溪) 努力伤络,瘀血内蓄,咳吐紫瘀,体疲内热,脉象郁数,治宜疏化。

丹参 川郁金 泽兰 怀牛膝 参三七末 元胡 粉丹皮 茜根炭 桃仁 归尾 新绛 丝通草(瘀血滞肺)

莫左 火盛刑金,肺失清肃,咳嗽伤络,痰中夹血,胸胁引痛,脘闷肢倦,脉形郁数,治宜清络。

炒苏子 旋覆花 玫瑰花 川郁金 白杏仁 新绛 藕节 银花露 真川贝 丝瓜络 丝通草 青芦根(痰中夹血)

郦翁 掺用神机,肝胆气火偏旺,上刑肺金,肺失肃化之权,咳嗽震动,肺络交节见红,木叩金鸣,阳络伤则血外溢是也,脉小弦数,右寸关弦滑数兼见。治宜清金平木,兼以理络。

南沙参 真川贝 丹皮 枇杷叶 鹿衔草 炒苏子 旋覆花 怀牛膝 玫瑰花 藕节 白杏仁 生蛤壳 丝瓜络 仙鹤草 青芦根

或用丹参、参三七、陈阿胶亦可。(劳嗽见红)

费伯雄医案

肺肾阴亏,肝阳独旺,上升犯肺,呛咳夹红,久延入损,急宜清养。

南沙参 桑白皮 怀山药 光杏仁 潼蒺藜 云茯苓 茜草根 女贞子 瓜蒌皮 怀牛膝 麦门冬 象贝母 生藕节(咳)

何澹安医案

内热咳呛,痰中带血,此中焦热郁,非阴虚所发,不宜大补。

北沙参三钱 地骨皮二钱 元参二钱 橘红一钱 人中白一钱 麦冬肉二钱 生蛤壳三钱 知母一钱五分 米仁四钱 冬桑叶一钱

水亏火动,干呛咯血,六脉无力。可见元气愈虚,恐交春病剧。

元生地四钱 北沙参二钱 麦冬二钱 山药二钱 茜草一钱 粉丹皮一钱五分 川百合三钱 川贝一钱五分 茯神二钱 桑叶一钱五分(咳嗽)

络伤见血,幸不咳呛,乃气分病也。平肝降气主治。

元生地 北沙参 茯神 淮牛膝 湖藕

麦冬肉　炒苏子　枣仁　川郁金

温邪伤肺,咳呛失血,六脉弦数,恐延入怯门。

北沙参　麦冬肉　元武板　冬桑叶　丹皮　川贝母　地骨皮　淮牛膝　生米仁　橘红

内伤失血,咽干膈痛,虽有咳呛,六脉并不弦数。惟虚阳不潜,须省力调治。

元生地　川断　北沙参　苏子　地武版　丹皮　牛膝　大麦冬　橘红　老桑叶

素有痰喘,近兼失血,频发不已,两手脉虚软,乃中虚气分受伤也。须培阴保肺兼顾,斯为尽善。

黄芪　陈阿胶　茯苓　甘杞子　制香附　熟地　炒白芍　枣仁　牛膝炭　青盐

内热咳血,本元虚也。清阴润肺治。

地骨皮　玉竹　知母　生蛤壳　藕节　北沙参　麦冬　橘红　老桑叶

阳络受伤,咳血膈痛病久脉虚,愈期难决。

熟地　麦冬　北沙参　橘红　淮牛膝　阿胶　丹皮　石决明　茜草　冬桑叶

复诊脉症,俱见平安,惟有内烧不止,阴分虚也。

元生地　麦冬　北沙参　龟板　橘红　丹皮　茯神　女贞子　牡蛎　桑叶

晨起咳痰,咽痒见血,肺胃之火,只宜清润调治。

乌犀角　天冬　知母　枇杷叶　生甘草　小元地　麦冬　橘红　冬桑叶　茅根

狂失血后脉软,气怯胃气薄弱,非补无策。

炙黄芪　麦冬　淮牛膝　牡蛎　广橘白　炒熟地　五味　甘杞子　茯神　胡桃肉

蓄血妄行,并不咳呛,气逆,左脉弦大,乃血去络不和也。暂用疏滞通络,接服黑归脾调理。

归须　丹参　柏子霜　川郁金　新绛屑　桃仁　苏子　牛膝炭　石决明

元气素虚,火动咯血,膈次不利,防其狂吐。

炒生地　莲须　炒苏子　茯苓　石决明　冬桑叶　丹皮　龟版　川郁金　淮牛膝　藕汁冲服。

元气素虚,火动咯血,血虽止而痰涎上泛,恐阴液内亏。兹用健中保肺法。

制於术　北沙参　山药　川贝母　橘白　陈阿胶　炒麦冬　茯神　川百合　青盐

失血后咳痰气秽,肝肺络伤也。无虞难许。

羚羊角　麦冬　杏仁　茜草　炒苏子　茅根　生米仁　知母　橘红　牛膝　冬桑叶

气喘咳血中虚,阳气易浮,固表纳喘兼治。

炙绵芪　煅牡蛎　山药　麦冬　北沙参　炒熟地　淮牛膝　茯苓　橘白　胡桃肉

质弱火炎,骨蒸不退,痰中虽有血点,幸不咳呛。当此春令,须滋肝肾调理。

银柴胡　熟首乌　茯苓　秦艽　淮山药　北沙参　川柏　泽泻　麦冬

阳明络伤,狂吐衄血,脉络空虚,气喘心悸。

炙芪　茯神　白芍　蕊石　藕节　大熟地　枣仁　茜草　牛膝

咳血久缠,痰多咽痛。

蛤粉炒阿胶　制洋参　橘白　生米仁　冬瓜子　北沙参　人中白　茜草　冬桑叶　燕窝一钱五分(吐血)

咳血反复,咽关不利,左脉弦数,木火刑金也。

熟地　北沙参　枇杷叶　茜草　牛膝炭　阿胶　川百合　麦冬肉　橘红　青盐

素体不足,前曾失血,现诊脉象弦数不静,此水亏,火不潜根也。久防咳呛。

元生地 茯神 麦冬 龟板心 北沙参 丹皮 枣仁 丹参 石决明

咳血气秽,六脉弦数模糊,此温邪入络,肺胃受伤,以清理救肺治之。

羚羊角 地骨皮 象贝 知母 橘红 藕节 枇杷叶 冬瓜子 茜草 米仁 茅根

失血过多,木邪侮土,脉不柔软,以通为补。

川石斛四钱 白芍一钱五分 车前二钱 茯苓二钱 新会皮一钱 焦谷芽三钱 净归身二钱 苏子三钱 泽泻一钱五分 半夏一钱五分 冬瓜子三钱

血症复萌,右脉弦数,当此升令,宜用泻白法。

桑白皮 瓜蒌皮 麦冬 牛膝 炒米仁 地骨皮 枇杷叶 知母 茜草

咳血复萌,近兼遗泄,幸不脉数气喘,想见阴分不致大亏,乃阳络伤也,先理后补。

北沙参 川百合 茜草 阿胶 花粉 大麦冬 白莲须 丹参 茯神

失血过多,气痹阴络满也,以通为补。

川石斛 归身 炒苏子 法半夏 淮牛膝 焦谷芽 茯苓 白芍 炒车前 新会皮 冬瓜子

气伤血溢,火动咳呛,肝失所养,木火刑金,当用清上纳下法。

元生地 橘白 苏子 淮牛膝 石决明 麦冬肉 丹皮 茜草 川续断 藕节

咳血咽痛,恶寒喘逆,中虚肺液亏也。以补气保肺治。

炙绵芪 北沙参 山药 阿胶 橘白 熟地炭 大麦冬 牛膝 米仁 桑叶

狂失血后,络伤气怯,脉细无力。虽见咳呛,非阴火上冲,乃气不足使然。以归脾法调理。

炙绵芪二钱 麦冬二钱 枣仁三钱 白芍一钱 蛤粉炒阿胶三钱 北沙参二钱 远志一钱泡 茯神二钱 牡蛎四钱煅 建莲肉七粒(吐血)

阳络受伤,血症频发,虽不咳呛,六脉甚是弦数,非佳境也。立春在迩,预为调治。

元生地 麦冬 桃仁 花蕊石 紫丹参 藕节 丹皮 牛膝 茜草 冬桑叶 草郁金(吐血)

内蕴暑邪,咳痰带血,六脉洪大不柔,补阴剂,不宜早服。

地骨皮 生米仁 丹皮 橘红 冬瓜子 桑白皮 生蛤壳 知母 甘草 茅柴根(咳嗽)

咳呛秽痰带血,右脉弦数,由气郁络伤,肺金受克,冬至节已近,须宽怀调理。

陈阿胶 丹参 米仁 麦冬肉 炒苏子 藕节 北沙参 茜草 橘红 枇杷叶 淮牛膝(肺痿)

肺气素虚,又感温邪,身热咳血,肺络伤也。所以咯痰胶腻,六脉数大,正气虽虚,温补不合。

生洋参一钱五分 生米仁四钱 川百合三钱 茅柴根四钱 陈阿胶二钱 橘红一钱 沙参二钱 枇杷叶一钱五分,刷 茜草一钱 淮膝炭一钱五分(肺痿)

气喘咳血,恶寒自汗,脉数腹痛,大便不结,不但营液内亏,肝胃亦困败,均非佳境。姑拟补土宁金法,以望奏效。

炙绵芪 淮山药 茯神 菟丝 蛤粉炒阿胶 制於术 北沙参 牡蛎 湘莲 枇杷叶(虚劳)

吴东晹医案

辛巳孟夏,义和成药号刘佑年兄请诊。

脉象右涩左滑，右胁胀疼，咳痰呛血，寒热未清，呼吸痛不可耐，病延旬日。予询其初起时病象，答云：初起寒热，右耳后项肿，服前医之药，项肿平而胁胀甚，咳痰见血。咳时胁痛，刻不可忍。予曰：此乃风邪由项后入于风府，郁于少阳之经，而咳血胁痛者，大都药误所致也。出方视之，果川贝、麦冬、旋覆、蛤壳之类。予用薄荷、前胡、杏仁、象贝、紫菀、丹皮、茜根、牛蒡、桔梗、苏叶、柏叶等，两进而血止嗽减。改方去茜根、柏叶，加用半夏、陈皮、苓、草之类，三易方而病如失，调理即安。盖血症必探其原，断不得一见视为虚劳，骤用补涩。如此症之风邪外袭，误成血症，若不察病情，拘于阴虚火动之见，则病象变更，不堪设想矣。世之因此而误治者，指不胜屈也。至若劳伤血络，血不循络，而有暴吐之症，仲景有柏叶汤，取柏叶之敛肺，止其血之上溢；艾叶温通血络，使血由络而行；炮姜温其脾土；马通汁又能敛血下行。用得其宜，效速而无后患。世以滋阴降火，凉血止血求效于目前者，岂知血去中虚，气机不运，阴凝之药，积于中宫，致离经背道之血，瘀结于络，络不得流行，一旦崩决，血之上溢也更甚。中气为阴腻所滞，脾阳不振，无痰之体，渐生痰涎。足太阴脾以湿土主令，手太阴肺从令而化湿，肺受湿邪，又增咳嗽，从此肺气窒塞于上，而失其收敛下降之权，肝血郁陷于下，而失其升达上行之性。至春木性怒发而血升，交秋肺气收敛而咳甚，病者信为虚症，愿服补药，医者视为劳损，投以滋阴，体弱者多服滋补药，一二年间逐成扁鹊难医之症，体强者不过带病延年，余所见者多矣。寓沪以来，遇误治未深之症，每用淡以渗其脾湿，辛以降其胃浊，疏肝木以清风，逐瘀滞以通络，藉此挽回者恒多，用特书之。

张浩卿，浙人也，癸未春来诊，脉象右关独大，已知肺胃之郁；舌苔白腻，痰多咳呛，偶有带血，胸中懊侬莫名，乃劳伤脾土，浸生痰涎，土湿则木郁，春令肝木发荣，郁则生火而冲动络中之血，火既上炎，刑及肺胃，则胸中懊侬。治以理脾湿为主，降胃肃肺和火通络，均佐使之法也。方用苓、斛、苡、滑，淡渗脾湿；半夏降其浊痰；炙草和中；加丹皮泄木清风，疏其络中之瘀；茜草通其离经背道之余血；杏、陈润肺利气，助其下降之权；浮火克其肺金，用淡芩清之；再用前胡，开少阳相火下藏之路。欲其脾旺胃和，肺敛而络无留瘀，火降而血自归经。服至十剂，诸恙尽平。

顾寿康丝栈，华君韵香，初夏就诊。脉象右关独大，舌苔白腻，舌质淡红，痰多咳呛，血现痰中，胸中懊侬，莫可名状。余以为多思伤脾，脾土湿郁，湿郁则木郁，肝木性不受郁，郁而怒发，怒发则生风火，风火冲突，犯及络中之血，故血见于痰中，火发于上而刑肺金，甲木不降而克胃土，则胸脘失其冲和，而胸中懊侬，右关之脉独大矣。盖谷入于胃而传脾，脾气输谷精于肺胃，化气血而散布诸经，由经及络，《经》谓阳络伤则血上溢。所谓伤而溢者，缘血不能循络而行则络伤。用苓、术燥脾，杏、陈润肺利气，成其收敛下降之功。上有浮火烁肺，用淡芩清之，前胡开少阳相火下行之路，意在燥脾和胃降肺，俾络无留瘀，血尽归经而已。余于血症，不惮反复烦言，因每见治血者，多以为火盛，骤用寒凉，当时血亦暂止，迨离经之血，凝结不解，渐至气道日窒，肺气不降而生痰，相火不藏而上燥，不悟其理，再用滋阴，遂成不治者，指不胜屈，故又书此案，而不厌重复焉。

浙宁张惠昌，四月下旬就诊。自述去秋痰中见血，申地名医求治迨遍，至正月即吐纯红，旋服止血之药，血已暂止，午后寒热交作，热退无汗，黎明冷汗极多，咳痰不爽，声喑气促，两胁拘挛而痛，持所服医方甚多，余亦不暇检视，盖不阅已可知也。病情至此，变端百出，医者病者，皆以为宜于用补。人以为虚，余以为实。非实也，乃气道之闭塞也。脉象弦数,细而无神,一派郁象,不得以为虚也。舌上薄白之苔,湿而不浮,乃郁象之明证。苔如地生之草,中气调和,苔必升浮,不至紧闭也。两目白睛,已现红黄之色,岂非少阳郁火,干犯肺胃?盖阴阳之升降,在子午之时,气道被补药填塞,升降不得自如,寒热因作。于午后、黎明乃寅卯之交,木气当权,木气升于子位,故冷汗出。木为心火之母,汗乃心之液也。两胁乃肝胆游行之路,升降窒塞,故拘紧而痛。甲乙两木之火,升降不调,郁于少阳,而克肺胃,肺胃之气,不得下降,自然痰出不爽,气促声嘶矣。病至此,颇非易治。但其人体瘦,颇类木形,本质火旺,尚能纳食,症情之重,究为药误,故立方以治之。因此而忆及苏城潘友庄兄,游沪时,谈及曾患血症,余问所服方药,友翁云:寒家[①]列祖相传,惟血症不准服药,故至今未发。予笑曰:诚哉是言。余设医于市,遇问病者,每以不服药为中医相诫。盖一经医手,得其中者,犹或寡矣,能不嘅哉!

寿石轩医案

素本体虚,加以努力,致伤阳络。因吸受湿邪,化热伤阴。入营外邪虽已退,而阴分之邪留连不走。营分之邪,反而逼血上行清窍。于是午后身热,痰中带血,胸次按之有形,形滞未消,虚实夹杂,用药殊难着手。由外感而致内伤。慎之!慎之!

霜桑叶三钱　炒山栀一钱五分　青蒿一钱五分　粉丹皮一钱五分　杏仁泥一钱五分　防己八分　川贝母一钱五分(去心)　黄玉金一钱　橘皮七分　冬瓜子三钱(土炒)　白茅根三钱　竹茹一钱五分(姜炒)

《经》云:阳络伤,则血外溢。痰中带血,延今二载有余,频频举发,红紫不一,期门跳动。水弱肝虚,调气通络,引血归元,不可骤补。再延恐成损怯。

大白芍二钱(酒炒)　旱莲草三钱　粉甘草五分　山楂肉三钱(红糖炒)　淮牛膝二钱　大生地八钱　人参三七五分　炮姜炭五分　桃仁三钱　藕二两　童便一杯

复诊:服药稍好。

原方去炮姜,加丹皮一钱五分

天下无逆流之水,逆者,由乎风也。人身无倒行之血,倒者,由乎气也。肝藏诸经之血,肺司百脉之气,胃为气血之纲。惟怒则气上,血亦随之。咳血者,肺血也。呕血者,腑血也。血浮不沉,气火冲肺,木扣金鸣是也。前服三才、两仪,养肾肝以纳气,理法甚是。但胸胃不畅,仍用生地少逗[②]微阳,纳气归原,引血下行为妙。

大生地一两　北沙参三钱　淮牛膝一钱　犀角镑片八分　大白芍三钱　苦杏仁三钱　桃仁泥一钱　炬姜炭三分　童便一酒杯

复诊:

去:炮姜　牛膝因素有滑症

加:肥麦冬一钱　南沙参三钱　数日不离童便、藕汤

三诊:前方服五六剂,红丝未止,余俱好。

甜麦冬三钱(同赤石脂五钱炒煎)　犀角镑片五分　大白芍三钱(藕粉炒)　旱莲草三钱　茜草一钱　南北沙参各三钱　西党参四钱　甘草五分　大生地七钱　鲜藕四两　童便一杯　复加:糯稻根须五钱

木火凌金,咳逆不已,阳络受戕,血从外溢。形气消索。脉象细数。延久防怯。

诃子肉一钱五分　粉丹皮一钱五分　旱莲草一钱五分　瓜蒌霜一钱五分　霜桑叶三钱　侧柏叶一钱五分　海浮石一钱五分　青黛五分　粉甘草五分　藕节三枚

复诊:

加:云茯苓三钱　山茶花三钱　参三七一钱五分

肝气横逆,肺气失降,于是咳逆带红,脘

① 寒家:对自己家庭的谦称。
② 逗:招引。

中懊侬。脉象弦数。久延防生枝节。

苏子霜二钱 法半夏三钱 当归尾二钱 血见愁一钱二分 藕汁炒白芍二钱 南玉竹三钱 水炒柴胡六分 云茯苓三钱 桔梗一钱五分 粉甘草三分 白茅根二钱 山茶花三朵 枇杷叶三片(咳血)

火干肺络,咳嗽痰红。心中火燥,暴怒伤阴。肝火,心火皆旺,气不调达所致。当静心戒怒,庶与药饵兼功。

桔梗一钱二分 女贞子三钱 牛蒡子二钱 杏仁三钱 旱莲草三钱 茅根 马兜铃一钱 麦冬三钱 童便一杯

清金养肝,痰红已止,咳嗽已平,心中不燥。既已获效,步原方加川贝母。红止咳安,心亦不燥。宜养水滋肝,清心保金,以丸代煎。回府徐徐调养可也。

大生地三两 炒牛子三两(糯米五钱同用) 马兜铃八钱(蜜炙) 苦桔梗一两 淮山药三两 粉甘草五钱 连心麦冬一两五钱 藕粉炒阿胶二两 女贞子三两 苦杏仁三两 旱莲草三两 川贝母二两 云茯苓四两五钱

上药共为细末,以蜜为丸。每日服二钱,开水送下。(咳嗽)

医案类录

双流拔贡袁又庵之嫂,适甫一年而孀,病患咳嗽吐血,流连十余载,时愈时发,有用凉药而血止者,有用热药而血亦止者,但凉药之止后,咳如常;热药之止后,吐愈重,已自拟为不瘳之疾矣。因余治愈又庵之妇,姑请诊治。六脉洪大有力,心肺两部更甚,此火刑肺金,逼血上出之症也。前医何以敢用热药,且用热药而血反能止,此理不与辨明,贻害匪细。盖血之为物,阴也。阴血为火所迫,积于胃口,随咳倾吐,一旦以附子、干姜纯阳之药,燥灼其胃,血之聚于胃口者,得热气而暂时消散,此热药止血之所由来也。胃口之血,散入胃中,胃中之血,与胃口之血互相停取,旧血未去,新血又来,积之日久,相迸而出,所以发时加重也。病者吐血多年,脾胃亏损,拟用苡仁一两,以固其脾土;天门冬五钱,以保其肺金;生地四钱,元参四钱,以滋肾水,而熄其浮游之火;复用桑白皮三钱,麻黄根三钱,以降肺气而止咳嗽;更用生白芍三钱、生甘草一钱,以化土而生金。连服十余剂,出入加减,总不外此法门,未及一月,吐血与咳嗽皆愈。(吐血衄血便血类)

时 病 论

阴虚之体伏燥化火刑金

古黔刘某妇,素吸洋烟,清癯弱体,自孟冬偶沾咳逆,一月有余,未效来商丰诊。阅前所用之药,颇为合理,以桑、菊、蒌、蒡、杏、苏、桔、贝等药,透其燥气之邪。但服下其咳益增,其体更怠,昼轻夜剧,痰内夹杂红丝,脉形沉数而来,舌绛无苔而燥。丰曰:此属真阴虚损,伏燥化火刑金之候也。思金为水之母,水为金之子,金既被刑,则水愈亏,而火愈炽。制火者,莫如水也,今水既亏,不能为母复仇。必须大补肾水,以平其火,而保其金。金得清,则水有源,水有源,则金可保,金水相生,自乏燎原之患。倘或见咳治咳,见血治血,即是舍本求末也。丰用知柏八味除去山萸,加入阿胶、天、麦,连进五剂,一如久旱逢霖,而诸疴尽屏却矣。(临证治案七)

慎五堂治验录

周厚田,蓬莱镇。咳久失血,脉弦劲,二颧赤,投清金平木法不应。见届春令,木无所畏,仿天文春木用罗睺泄气法治之。

油足安南桂五分,为末,饭丸如梧子大,以桑叶、杏、贝、羚、蛤、菊、甘等为汤送下。愈矣。

顾洪卿，辛巳十月，河泥桥。气逆咳嗽，痰带血丝。症是木火刑金，治主缓肝保肺。

枇杷叶五钱　杏仁三钱　白前二钱　冬瓜子三钱　川贝母三钱　牡蛎五钱　沙参一钱半　淡茯苓二钱　川百合三钱　甘草三分　茯苓一钱半

李，左，辛巳，郭泽塘口。先咳后血，肺卫心营皆病矣。脉弦苔糙，治以华元化法。

蛤壳五钱　枇杷叶五钱　竹茹七钱　侧柏炭三钱　辰砂三分　旋覆花三钱　藕节三枚　田三七三分　青黛四分　冬瓜子四钱　白前一钱半

史，右。长途奔走即起咳血，额右胁臂皆痛，时有壮热，此感受风温，热伤阳络也。清熄和络为主。

桑叶二钱半　羚羊角一钱半　侧柏叶三钱　杏仁三钱　桑枝三钱　元参心三钱　枇杷叶三钱　藕节五钱　竹茹一钱半　川贝母三钱　丝瓜络三钱　茅根五钱

徐，左，寒热有汗，咳嗽痰逆带血，头痛胁痛，神迷，脉洪弦数，舌干苔黄，伏邪夹痰，肺胃不降也。

青蒿　旋覆花　杏仁　枇杷叶　桑叶　川贝母　青黛　冬瓜子　豆卷　石菖蒲　竹茹

得效，去蒿，加夏枯草、川石斛。

张小轩，南码头。初起伤风鼻塞，咳嗽有血点在痰中而色紫，投和木肃金，咳血未止，脉仍洪弦。拟平肝降逆。

石决明五钱　旋覆花三钱　杏仁三钱　白前二钱　代赭石三钱　白石英三钱　新绛五分，炒　桑叶一钱半　冬瓜子五钱　丝瓜络三钱　甘草五分　欢皮三钱

咳血渐见鲜红，脉平溲淡。

侧柏叶炭三钱　竹茹三钱　谷芽五钱　藕节五枚　蛤粉阿胶二钱　赭石三钱　川石斛三钱　野田三七七分　芩炭一钱　冬瓜子三钱

血止，晨呛未除，纳谷稍安，胃虚火逆，宜麦门冬汤止逆下气。

麦冬一钱半　生甘草五分　金石斛三钱　茯神三钱　沙参三钱　冬瓜子三钱　宋半夏五分　白米一合　甜杏仁三钱　牛蒡子三钱

咳呛止，去南沙参，加西洋参。

边鹤清。素疾眩晕痰多，兹因疾走长途，咳嗽气怯，痰中有血，脉细舌红，肾肝不足，痰阻上焦，行路过劳，血络受伤。治法以调补为主，涤痰和络佐之。

大生地　黑豆衣　丝瓜络　杏仁　白前　淡茯苓　牛膝炭　冬瓜子　青黛　竹茹

血止，痰多而韧，头晕盗汗，脉细。前方加牡蛎、川贝，去茯苓、丝瓜络。

陶聘三。努力气逆，络松血溢，从气为血帅论治。

香附　丹皮　牛膝　山茶花　降香汁　丹参　苏子　藕汁　川石斛　白芍

蒋德。左关脉弦实，咽中干痒，咳嗽血块，渐加呕恶，舌苔糙腻，肝火夹痰刑肺也。秋金司令，木尚不和，恐其增剧于春时。

羚羊角　蛤壳　川贝母　杏仁　旋覆花　元参　山栀　丝瓜络　藕汁　侧柏叶炭　白茅花

钱诚德内，三月。因惊致心胆之火外越，肺金受刑，咳嗽痰血，舌红心悸，脉数少寐。治以泻火清金。

生甘草三分　木通一钱　白前一钱半　川石斛三钱　冬瓜子三钱　蛤壳五钱　青黛三分　生谷芽五钱　朱茯神　川贝四钱　杏仁四钱

咳减血止，心悸不定，加龙齿，去木通。

罗，左。咳嗽失血，用和络宣肺，血去而咳存，头痛脉数，木火上升，养阴和阳为治。

生地四钱　黑豆衣三钱　杏仁四钱　生香附一钱半　牛膝三钱，炒炭　羚羊角一钱半　白前一钱半　飞青黛三分　白芍一钱半　阿胶一钱半　藕汁一杯

滋水涵木，咳嗽大减。加磁石、熟地、元参、茯苓，去白前、杏仁、羚羊角。

张二和。胃热唾血。

川石斛　三七　丹皮炭　牛膝炭　降香　竹二青　藕汁　侧柏叶　马兰根　山栀

血止,加女贞子,去侧柏叶、降香。

季庭。咳嗽痰浓带血,右卧则甚,神疲音哑,冷汗黏肤,不纳,舌红,右脉弦数且大。痰火恋膈,心阳炽燃,治以靖熄化痰。

莲子心　山茶花　川贝　杏仁　枇杷叶　侧柏叶　蛤壳　藕节　冬瓜子　金石斛　竹茹　谷芽　旋覆花

边万春,苏家角。先呕血,后咳嗽,痰中有血,脉细数,唇焦口渴,苔黄,烟辛泄肺,酒热伐胃所致。

苇根八钱　川贝三钱　川石斛五钱　大麦仁七钱　知母二钱半　山栀三钱　侧柏叶三钱　竹二青六钱　梨汁一杯　藕汁一杯

又,加谷芽、苡仁。

罗少耕室,庚午。血厥时发,醒不咳血,见在厥缓,咳血不止,脉右细,左寸动搏,舌边微红。怀麟五月,治当扶土生金。

北沙参　毛燕　川贝母　生竹茹　川石斛　紫菀　甜杏仁　丝瓜络　生甘草　桑叶　侧柏叶

血止咳减,去柏叶、紫菀,加枇杷叶。

又,用敛神散。

王巧,网船。咳血时盛时止,右寸洪搏绕指,肺虚火盛,血热妄行也。刻下大势已平,余氛未尽,届此三冬久旱,燥火刑金,金不受刑,血更妄升,所以血不肯停净也。

喻氏清燥救肺汤原方,人参易西洋参。

(方恂如)丁亥仲夏,忽起吐血,盈碗成盆。血止后,渐加内热咳嗽,痰中夹血,颧赭脉细。拙每主涵阴肃肺,谧血养胃等法,一服二服必止。病者亦以为常病屡发,不以为意。迨至戊子桂秋,咳血又作,郁星伯云是秋燥上受,暑邪入络之故,治之不效。马展卿用黑膏、苏子、桑、丹等,血愈多,又见大热苔灰。病者偶服犀角、墨汁而血止,马医以为不可服,恐其骤止则留瘀伤胃,仍主前方增减,血复吐,气喘大汗,热愈炽而舌苔全黑。邀雅诊之,脉则空大,尺细如丝,血已吐尽,勉投犀、地补血,血止热淡,而脉未和,苔化复增,是阴尽阳孤,草木无功矣。至八月廿一庚戌,陡然大汗如珠,胸高气喘而逝。

一　得　集

坐禅伤阳吐血治验

性智长老,有人传以坐禅云:久久行之,则神气完足。上升泥丸,始能出定入定,超脱生死苦海。于是强制不睡,终夜枯坐,两月来体渐羸瘦,单声咳嗽,血从上冒,一吐盈掬①,乃就余诊。脉虚大无力,三候皆然。余曰:《内经》云:起居有时,不妄作劳,乃能形与神俱,而尽终其天年,度百岁乃去。此古圣教人养生之道,修行何独不然?岂必强制枯坐,即能成仙成佛耶?古云:磨砖何以成镜,坐禅何以成佛?良有以也。且归神炼气,乃道家工夫。释教以明心见性为上,坐禅虽是见性要著,其中却有妙谛。《六祖坛经》云:生来坐不卧,死去卧不坐。其了彻生死处,并不在坐与不坐。此又在长老自参,不可以明言者耳。至于禅堂坐香,如坐一炷香即跪一炷香,始则缓步,后则紧步,使周身之气血上下流通,不至凝滞,过二鼓即就寝矣。诚以子时不睡,则血不归经,必致吐血衄血等症。昔志公和尚日夜讲经,邓天王悯其劳,为制补心丹以赐之。要知人身一小天地,呼吸之气,与之相通,不善用之,未有不立蹶者。譬谷麦为养生之本,既饱而强食之,徒伤其生。财物为立命之原,既得而妄取之,徒害夫义。非谓坐禅无所俾益,第过于作劳,必入魔道,而此心反不能自主矣。大梅禅师云:即心即佛。是参禅要旨,认定宗旨,下手庶不致为傍门别壳所

① 盈掬(jū 居):满捧。两手合捧曰掬。

惑。盖心知色相,便当思知色相者是谁。心知烦恼,便当思知烦恼者是谁。思无所思,是为真思。行住坐卧,刻刻如此用力,将一旦豁然贯通,诚有不知其所以然而然者。古偈云:铁马撞开青石门,玉鸡啄破黄金壳。这个消息,长老掩关静悟,必能自得。总之自性自度,为禅门日用功夫。暗来明可度,邪来正可度,恶来善可度,智慧度痴愚,布施度悭贪,清静度烦恼,名曰六度。波罗密即到佛法世界,今长老为人所惑,枯坐不寐,则阴阳之枢纽不能交互,而阳浮于外,阴不内守,其有不病者几何?为立潜阳固阴方法,用二地、二冬、石斛、京元参、杏仁、苓、胶、菀、龟版、牡蛎,煎好加入人乳半钟,守服二十剂,不必更方。长老唯唯顶礼而去,过廿余日复来。据云服两剂血即止,今则精神日健,因于前方去杏仁、紫菀,加归、芍、枸杞,服之强壮反逾于昔,从此坐禅遂无所苦云。

顾秋芳伤酒吐血案

武林清和坊顾升泰扇店秋芳,患吐血十余年矣。病起于伤酒过度,血热妄行,而杂药乱投,肌瘦痰盛,恶寒心悸,神识如痴,自疑虚寒,妄将性热之药,杂凑四十余味,亦无君臣佐使,犹恐欠热,乃用生姜捣汁煎服。畏寒益甚,虽在重帏,尤嫌微风,心虚胆怯,常怕屋坍压死,人众杂处,又厌喧烦。丁亥秋,延余诊之。痰喘气逆,脉虚大而数,一息七八至。盖从前所服大辛大热之药,助火内炽,火盛克金,肺藏已伤,所谓热极反现寒象也。症已危极,勉拟甘寒育阴法,用鲜芦根、甜水梨、荸荠、鲜生地、麦冬,各绞汁半钟,冲入人乳一钟,每日徐徐缓饮。此盖处方于无可处之地也,服之颇安。其后失于调理,至春而卒。(卷下)

诊余举隅录

庚寅冬,余客济南,杨君景澄病咳嗽吐红,医用地榆、归尾、前胡、橘红等药治之,旬有余日,转重转剧,来延余诊。切其脉,濡而数,右尺独疾,舌根有紧贴黄色薄苔,明是大肠火逆,上灼肺金,咳伤血膜,血随痰出。遂宗朱丹溪法,用三黄泻心汤加味,数剂,吐红止,咳嗽平。后又减三黄,加参、芪,调理而愈。

丙申正月初,余旋里,吾友李经谊病。据云:初起不过咳嗽,未几气喘,未几吐血,延今月余,病益加剧,腰痛不堪。余切其脉,右尺滑疾,明是大肠火盛,上冲于肺所致。用槐花降气汤一剂,大便下紫黑血,咳喘渐平。再剂,吐血止,腰痛轻。后承是方加减而愈。(咳嗽吐血大肠火证)

张聿青医案

胡左　痰带血点,痰稠如胶,心中有难过莫名之状。此本水亏于下,痰热扰上,切勿以其势微而忽之也。

海浮石三钱　煅决明四钱　川石斛四钱　丹皮炭一钱五分　藕节二枚　黑山栀二钱　钩钩三钱,后入　竹茹一钱,水炒　瓜蒌霜三钱　蛤黛散四钱　煅磁石三钱

又　痰血已止,痰稠稍稀。的是肝火上撼心肺。再为清化。

海浮石三钱　煨决明四钱　川石斛四钱　丹皮炭一钱五分　瓜蒌霜三钱　煅磁石三钱　川贝母二钱　海蛤粉四钱　茯神辰砂拌,三钱　麦冬一钱五分,辰砂拌

又　血止而心阴未复,再平肝养阴。

朱茯神　拣麦冬辰砂拌　当归炭　柏子仁　磁石煅　金铃子　醋炒枣仁　丹参炭　煅龙骨　代赭石　香附盐水炒

某　湿热熏蒸,面色油晦,小溲浑赤,咯血鲜红。再淡以渗之,苦以泄之。

碧玉散　冬瓜子　生薏仁　郁金　盐水炒竹茹　泽泻　丹皮炭　杏仁泥　赤白苓

川黄柏　枇杷叶

某　心中似有气冲，则咯吐全红。今血虽止住，而气冲未定。脉来弦大。肝火撼胃，胃气逆，血因之而上矣。

代赭石　丹皮炭　竹茹　牛膝炭　藕节　枳实　云苓　黑山栀　瓜蒌炭　磨郁金

祝左　血仍不止，头胀少寐，吸气短促。脉象左弦。无非阳气上逆，载血妄行。还恐涌溢。

羚羊片　磨郁金　炒赤芍　代赭石　丹皮炭　墨汁旱莲草　磨三七　牛膝炭　百草霜　细生地　鲜藕二两，煎汤代水

又　血虽渐少，而腹满不舒。良由肝脏之气不和，肝火不能藏蛰。前法参以调气，气降即火降也。

磨郁金　乳汁磨沉香　炒赤芍　太阴元精石　炒黑丹皮　黑山栀　白蒺藜　墨汁旱莲草　茜草炭　藕节

顾左　风温袭肺，由咳而致见红，至今时来时止。脉象浮芤。恐其复涌。

丹皮二钱　瓜蒌霜三钱　川贝四钱　石斛四钱　青黛五分，包　山栀三钱　生扁豆衣四钱　郁金五分，磨冲　连翘三钱　竹茹一钱五分，盐水炒　藕节二枚

左　本是风湿留络，遍体酸楚。二旬以来，由咳而致痰红。风伤阳络，与水亏金损者有间也。

蜜炙桑叶　象贝母　丹皮炭　光杏仁　连翘壳　广郁金　荆芥穗　川贝母　炒蒌皮　紫菀肉　藕节

顾左　咽痛过食甘寒，风热内郁，激损肺络，由呛咳而致带红，痰稠而厚，颧红火升，血来每在清晨。脉象数大。宜泄膈热。

甘草三分　防风七分　薄荷五分　海蛤粉三钱　天花粉一钱　柿霜一钱　桔梗八分　磨犀尖二分　贝母一钱五分

顾左　咳经数月，渐至吐血盈盆，至今仍然夹带。脉象细弦，舌红少苔。阴虚木火上凌，营络损破，而气火仍然不平。还恐暴涌。

大生地五钱　大天冬三钱　侧柏炭三钱　茜草炭一钱五分　藕汁一杯　竹茹一钱五分，水炒　生白芍二钱　丹皮炭一钱五分　蒲黄炭八分　阿胶珠三钱

又　滋肾水以制木火，血已止住，而呛咳仍然不减。金水并调，一定之理。

大生地四钱　川贝母二钱　蛤黛散四钱，包　阿胶珠二钱　大天冬三钱　生白芍一钱五分　茜草炭二钱　怀牛膝盐水炒，三钱　枇杷叶去毛炙，三钱　都气丸四钱，开水先服

王右　吐血大势虽定，痰中仍然带红，气冲呛咳。脉细弦而数。阴虚木火凌金，冲气从而上逆。拟育阴以制冲阳上逆之盛。

阿胶珠二钱　生甘草三分　怀牛膝盐水炒，三钱　茜草炭一钱五分　川石斛三钱　生白芍一钱五分　川贝母三钱　蛤黛散三钱　生山药三钱　藕节三枚

二诊　痰红已止，咳亦略减。脉细弦数稍缓。冲阳稍平，肺肾阴伤不复。再金水双调。

炙生地四钱　川贝母二钱　生白芍一钱五分　茜草炭一钱五分　白茯苓三钱　北沙参四钱　蛤黛散四钱　生山药三钱　冬瓜子三钱　藕节炭三枚　都气丸三钱，先服

陈左　屡次失血，渐致呛咳咽痒，气从上升，而痰中时仍带红，痰稠而厚。脉细弦数。是肾水不足，木火上凌损肺，遂令络血外溢，血去阴伤，气不收摄，出纳因而失常。恐入损门。

冬瓜子四钱　生薏仁四钱　炙桑皮二钱　车前子三钱　青芦尖一两　光杏仁三钱　川贝母二钱　怀牛膝盐水炒，三钱　茜草炭一钱五分　都气丸五钱，二次服

二诊　血已止住，略能右卧，然仍咽痒呛咳，气从上升。脉细弦数，气口独大。血去既多，肾阴安得不伤，然上焦定然未肃。再清

其上。

冬瓜子四钱，打　生薏仁三钱　丝瓜络一钱五分　炒蒌仁三钱　鲜荷叶三钱　鲜桑叶络三钱　象贝母二钱　光杏仁三钱，打　炒栀皮三钱　鲜枇杷叶一两，去毛　活水芦根一两，去节

三诊　偏右能卧，气升大退。然呛咳不爽，痰不易出。肺气不克清肃。再清其上。

瓜蒌皮三钱　光杏仁三钱　炒苏子三钱　象贝母二钱　冬瓜子四钱　鲜桑叶络三钱　生薏仁四钱　盐水炒橘红一钱　白茯苓三钱　青芦尖八钱　枇杷叶露一两

四诊　偏右虽能着卧，呛咳气升，减而不止，痰出不爽，日晡发热。肺热阴伤。再润肺清金。

瓜蒌仁三钱　炙桑叶一钱五分　生甘草五分　冬瓜子四钱　川贝母二钱　甜杏仁三钱　生薏仁三钱　北沙参三钱　山栀皮三钱　青芦尖八钱　肺露一两，冲

五诊　清金润肺，暮夜呛咳已定，而每晨咳甚，痰不爽出，色带青绿，脉数内热。血去过多，阴伤难复，阳升凌犯肺金。拟育阴以平阳气之逆。

阿胶珠二钱　生甘草五分　蛤黛散三钱　雪梨膏五钱　炙生地四钱　川贝母三钱　甜杏仁三钱

六诊　呛咳时轻时重，气火之升降也。频渴欲饮，咳甚则呕。肺胃阴伤难复，气火凌上不平。从肺胃清养。

大天冬三钱　生甘草五分　炒蒌皮三钱　冬瓜子三钱　川石斛三钱　北沙参四钱　川贝母二钱　黑山栀皮三钱　蛤黛散四钱　琼玉膏五钱，冲

王左　水亏木旺，虚火上凌，咳嗽不已，吐血时止时来。冲阳逆上，咳甚则呕，以冲脉在下，而布散于胸中也。症入损门，何易言治。

大生地四钱　阿胶珠三钱　淡秋石一钱五分　牛膝炭三钱　丹皮炭二钱　大麦冬三钱　生白芍三钱　青蛤散三钱　生山药三钱　冬虫夏草二钱　金石斛三钱

二诊　血未复来，咳嗽递减，呕吐亦止，而腰府作酸。肺肾皆亏，显然可见。药既应手，姑守前意，再望转机。

大生地　生甘草　阿胶珠　青蛤散　生山药　大麦冬　生白芍　牛膝炭　川贝母　都气丸

三诊　咳嗽大退，腰酸稍减，脉亦渐和。然肺肾皆虚，何能遽复，调理之计，非旦夕间事也。诸宜自卫。

清阿胶溶化，冲，三钱　大麦冬三钱　青蛤散三钱　怀牛膝三钱　生白芍一钱五分　大生地五钱　川贝母二钱　厚杜仲三钱　茜根炭一钱　冬虫夏草一钱五分　都气丸四钱，二次服

四诊　滋肾养肝保肺，咳嗽十退四五，血亦未来，惟根蒂不除。虚损之症，本无遽复之理，仍从金水两调主治。

大生地四钱　生山药二钱　海蛤粉三钱　茯苓三钱　怀牛膝三钱　阿胶珠三钱　川贝母二钱　生白芍一钱五分　杜仲三钱　枇杷叶去毛炙，三钱　琼玉膏五钱，二次冲

五诊　金水双调，脉症相安，惟胸次时觉窒闷。冲脉气逆，亦属阴亏所致。

大生地四钱　生白芍三钱　白茯苓三钱　川贝母二钱　甘杞子三钱　牛膝盐水炒，三钱　炒萸肉一钱五分　白芍一钱五分　青蛤散四钱　枇杷叶去毛，蜜炙，四钱

六诊膏方　吐血之后，久咳不止，投滋肾养肝保肺，咳减大半。然血去之后，肺肾皆虚，安能遽复，所以咳嗽根蒂不除，损而未复。病情尚有出入，本难作简便之计，然道远往还非易，姑迁就拟定膏方，不用大剂，以留出入地步。

大生地四两　生白芍一两五钱　川石斛二钱　怀牛膝盐水炒，二两　川贝母二两　白茯苓二两　大熟地三两　肥玉竹二两　青蛤散三两　天麦冬各一两五钱　西洋参一两　炒萸肉一两　当归炭一两　奎党参二两　生甘草七钱　生山药二两　冬瓜子一两五钱　丹皮炭一两　炙紫

菀一两　阿胶三两　龟版胶一两　枇杷膏二两

三胶溶化收膏，晨服七八钱，午后饥时服五六钱。

金　类疟之后，湿热未清，蕴结膀胱。溲血两次，咳恋不止，旋即咯吐见红。今虽止住，咳嗽仍然未尽。脉濡微数。良由湿热熏蒸肺胃，遂致络损血溢。拟开肺气以导湿热下行。

冬瓜子三钱　薏仁三钱　象贝母二钱　丝瓜络一钱五分　绿豆衣二钱　杏仁三钱　茯苓三钱　竹茹一钱　鲜荷叶络三钱　生扁豆衣二钱　枇杷叶四片，去毛　活水芦根一两

又　咳嗽咯血之后，元气未复，阳虚肝旺，脐下漉漉鸣响，两目干涩。脉沉而弦，苔白而腻。膀胱之湿，为风所激，所以鼓动成声。宜分利水湿，参以养肝。

生於术一钱五分　木猪苓二钱　泽泻一钱五分　炒白芍一钱五分　橘叶三钱　白茯苓三钱　野黑豆三钱　女贞子三钱，酒炒　池菊花一钱五分（吐血）

尤左　喘咳者久，兹则肺胃络损，血来如涌。脉气口浮弦。有涌溢之虞。

炒苏子三钱　代赭石四钱　广郁金五分，磨冲　沉香乳汁磨，三分　杏仁泥三钱　侧柏炭二钱　蒲黄炭一钱　旋覆花二钱，包　川贝母二钱　磨三七三分，冲　牛膝炭三钱　百草霜一钱，包

又　昨宗缪仲醇宜降气不宜降火之说立方，气降即火降，如鼓应桴，吐血顿止。无如咳延已久，劳损根深，虽解目前之危，仍难弥后日之虑也，得寸则寸，已为幸事矣。有仓扁其人者，尚宜就而正之。

旋覆花二钱　代赭石四钱　炒苏子三钱　沉香乳汁磨冲，三分　藕节二枚　杏仁泥三钱　牛膝炭三钱　郁金五分，磨冲　百草霜一钱　茯苓三钱　蒲黄炭五分

孙左　失血一症，由于阴虚阳亢者多，而此症血来盈口，继发痧疹，其风温迫损肺胃，显然可见。脉细而不耐重按。伏风未清，则新风易入。急宜微苦辛凉，以澈其根蒂。若漫投育阴补益，恐犯薛氏成劳之例，不可不辨。

粉前胡一钱五分　象贝母二钱　桑叶一钱　丹皮炭二钱　薄荷四分，后入　杏仁泥三钱　连翘三钱　桔梗一钱　牛蒡子三钱　梨肉一两

右　血之涌溢者已定。然咯吐犹然带红，色兼紫晦，离宫之物也。气逆较定，脉象亦略柔敛，种属转机之兆。无如心中仍有灼热之意，咳嗽随气而来，舌红，苔白而糙。此由肝升太过，肺降无权。所恐血止之后，咳不得定，而缠入损门。拟清金平木，降气育阴。

南北沙参各三钱　川贝母三钱　炙桑皮二钱　沉香乳汁磨，二分　川石斛五钱　紫菀蜜炙，二钱　肥知母一钱五分　郁金五分，磨冲　地骨皮二钱，炒　竹茹一钱五分，水炒　赤白芍各一钱　苏子盐水炒，三钱　藕节四枚，煎

改方去知母，加丹皮一钱五分、黑山栀二钱。

首方服犀角地黄汤，案未录。

又　清养肺胃，平肝降气，咳嗽稍减。然血室尚未扃[①]固，痰中夹带粉红，热势虽退，心中尚觉热辣，纳食之后，仍复饥嘈，寐中汗出。脉细软弱，而两寸动数。体稍转动，气辄上冲，大势较前虽称平定，而阳气犹升动不息。其上愈甚，其下愈虚，所以摄纳无权，肺降失职。非有情有质之物，不足以达其病所也。从前法进而扩充之。

龟甲心炙，先煎，八钱　代赭石四钱，煅打　煅牡蛎四钱　丹皮炭二钱　生赤白芍各一钱　真阿胶蛤粉拌，二钱　郁金五分，磨冲　川贝二钱　炒麦冬三钱　枇杷叶一两，去毛　藕汁一杯，冲

左　失血盈碗而来。今发热不退，咳甚则血仍上涌。节令之交，深恐复溢。

丹皮炭　瓜蒌皮　水炒竹茹　磨犀角尖　茜草炭　黑山栀　代赭石　磨郁金　单桃仁

① 扃(jiōng 炅)：关门。

藕节

又　投剂之后，症属和平，而稍涉行动，血又随气上升。恐致再溢。

磨犀尖三分　丹皮炭一钱五分　炒赤芍一钱五分　茜草炭一钱五分　郁金磨冲，五分　三七二分，磨冲　生地炭四钱　单桃仁打，一钱五分　炒麦冬一钱五分　川贝母二钱　藕汁一杯，冲　南沙参五钱(吐血)

某　肺感风邪，胃停湿热，风湿热交迫，肺胃渐损，络血外溢。血从咳中而来，咳从邪起，若不急散其邪，必至延损。

制香附　光杏仁　橘红　生薏仁　茯苓　黑山栀　炒枳壳　前胡　丹皮炭　泽泻(吐血)

某　血未复来，痛亦稍安，火之上升者，亦得稍平，脉两关略柔，不可不为起色。无如气口之脉，大于关部，咳嗽较血涌之时反觉增甚，昨日本已虑及。所以然者，都缘血溢之时，血多喉小，卒不得出，以致瘀血散入肺络之中，肺气逆而不降。恐由此而入损途。

茜草炭　川贝　光杏仁　当归须　磨三七　川郁金　延胡　代赭石　单桃仁　上湘军

改方加土鳖虫五枚(去头足)、赤芍二钱、桂枝一分(煎汁，拌炒)。

案语新奇，阅历之精深，心思之警辟，不可多得。文涵志

扬左　努力损伤肺络，络血外溢，不时见红，左胁作痛，咽燥舌干。宜清养肺胃，以和脉络。

川石斛四钱　全当归二钱，醋炒成炭　鲜竹茹盐水炒，二钱　降香片三分　丹参炭二钱　大麦冬三钱　冬瓜子三钱　杜苏子盐水炒，三钱　丹皮炭二钱

许左　每至着卧，辄反不寐，坎水离火，不能相济，略见一斑。春升之际，阳气上升，鼓激损络，遂至咯血。火灼金伤，渐至咳嗽，至金水不能相生。血既时止时来，咳嗽更无底止，中气日薄，旋运力乏，时涌痰涎。脉细涩而沉，左关带弦。内伤重症，若得息心静养，或能带病支持。

南沙参三钱　光杏仁三钱　青蛤散四钱　牛膝炭三钱　川贝母二钱，炙　紫菀肉二钱，炙　云茯苓四钱　冬虫夏草三钱　生鸡子白一枚，调服　白蜜一钱五分，冲　藕节三枚　八仙长寿丸三钱，先送下(吐血)

唐右　小产之后，肝肾损伤不复，腰足软弱少力，白带绵下，甚则咯血凝厚，外紫内红。肝络暗损。治病必求其本。

阿胶珠　生白芍　厚杜仲　旱莲草　生山药　煅牡蛎　炒牛膝　丹皮炭　女贞子　潼沙苑盐水炒

又　养肝益肾，脉症相安，带下腰足酸弱，咯血凝厚，有时气冲作呛。肝肾阴虚，奇脉不固。仍守肝肾并调，兼固奇脉。

阿胶珠三钱　白芍三钱，酒炒　厚杜仲三钱　金毛脊四钱　生山药三钱　生地炭四钱　煅牡蛎四钱　潼沙苑盐水炒，三钱　女贞子四钱，酒蒸　鸡头子三钱(吐血)

李左　平时咯吐灰黑稠痰，渐致吐血，叠投清养上中，以平浮热，复入辛温，而血得止。今诸臻平适，黑痰亦不多见。脉象沉细，右寸关滑大。确系湿痰内盛，水寒之气，迫热上行，损于肺胃之络，不然安有血症而可投辛温之理，且投辛温而可奏效之理？药既应手于前，法当遵循于后。

生地炭三两　西潞党三两　云茯苓三两　炒山药三两　炒於术一两　牛膝炭二两　川贝母一两　茜草炭一两　甜杏霜二两　苏子霜二两　海蛤粉三两，水飞　炮姜六钱　橘红一两　旱莲草一两五钱　蜜炙紫菀一两　上沉香三钱，勿见火，另研和入

上为细末，藕汤泛丸。(丸方)

潘左　痰多稠粘，甚至带出粉红，咽中作痛，叠投清化，痰渐转稀，粉红亦退。夫痰为胶浊，惟湿盛液滞者才得有此。继进育阴之

剂,食饮如常,足见湿化然后痰消,气行然后湿化,阴虚不能化气,气不运湿,而痰自内生,张介宾先生谓熟地为化痰之圣药,即此之谓矣。不然,清化之下,继以育阴,二者必有一失矣。今既和平,宜守育阴化气为法。

制洋参一两五钱,炒　海蛤粉一两五钱,水飞　桔梗五钱　海浮石一两五钱　炒黄川贝一两二钱　冬瓜子二两　广郁金一两　盐水炒橘红一两　生薏米二两　甜杏仁泥二两　生地炭三两　百合心二两　山药三两　云茯苓三两　法半夏一两五钱　福泽泻一两五钱

上药如法研为细末,用二泉胶一两五钱溶化,打糊为丸,每服二钱,渐增至三钱。(丸方)

柳宝诒医案

黄　嗽久络伤,肺气逆而不降,舌浊痰稀,间有血点。姑与润降和络。

南沙参　麦冬　玉竹　苡仁　蛤壳　盐半夏　紫菀　郁金　归须　橘络　桑白皮　冬瓜子　枇杷叶

田　湿痰浊热,蕴结于肺胃之间。咳逆胸痛,痰黄带红。肺受热熏,络血外溢。用疏降浊热法,以肃肺金。

鲜南沙参各　白苡米　冬瓜仁　紫菀　旋覆花　桑白皮　橘红　川贝　丹皮　瓜蒌皮　桑叶　芦尖　枇杷叶　芦根

岑　先有浊痰蕴于肺胃,复感燥烈之邪,蒸蕴于内。肺金被灼,咳逆不已,痰秽带红。自夏徂秋,浊热未净。脉象软数带弦,与虚热致损者实不同;但舌色深绛无苔,间有疳点。胃中津液被涸,仍有郁热内蒸。凡胃阴伤者,用药最难得效,姑与清养胃阴,润降肺金,兼佐清泄郁热,疏化秽痰之意。总以胃阴得复,为第一要义。

生洋参　鲜石斛　鲜沙参　生苡仁　冬瓜仁　紫蛤壳(青黛同打)　川贝　川百合　马兜铃　合欢皮　忍冬藤　丝瓜络　丹皮　枇杷叶　芦管

韩　浊痰蕴留于肺,咳逆胸痛,痰粘音破,病已年余。肺金受伤已甚,而脉来短数细弦,热邪仍未清泄。姑与疏化法,以肃肺金。

鲜沙参　冬瓜仁　川百合　苡仁　兜铃　川贝　旋覆花　桑白皮　蛤壳(打)　蝉衣　川石斛　丹皮　竹二青　芦根

二诊　咳逆音破,金体先伤。近吐瘀紫浊痰,胸胁板痛,脉象浮软细数,左手较大,舌底色绛,气息短促。病因邪热留于营络,与肺金所蕴之痰浊,纠结熏蒸,津液被其消烁,化为脓浊。症情与肺痈相似,而图治不同。刻下阴液已伤,而瘀热未净。当先清养肺阴,疏泄瘀热。

鲜沙参　生苡仁　参瓜仁　桃仁　川贝　桑皮　鲜生地　蛤黛散　丹皮炭　瓜蒌皮　旋覆花　忍冬藤　芦根　枇杷叶

三诊　痰红虽止,而肺阴被烁,难于遽复。脉数微弦,舌红目黄。内蕴之浊热,熏蒸于肺胃者,犹有留恋之象。拟以肃肺养阴为主,佐以清泄浊热之意。

马兜铃　阿胶(蛤粉拌炒)　北沙参　细生地　麦冬　川贝　川百合　白薇　丹皮　牡蛎　忍参藤　枇杷叶

另:琼玉膏(地黄汁、茯苓、人参、白蜜)开水送下

钱　痰秽带红,两月不止,内热形寒,脉数舌绛。金脏已伤,而阴热仍恋,将来木火郁升,须防气促。

鲜沙参　苡仁　桃仁　生地　丹皮　知母　川贝　冬瓜仁　桑皮　兜铃　蛤黛散　枇杷叶　芦根

徐　咳血未止,大便黑滑,乃瘀血由腑而下之象。但脉来虚数无神,内热体倦,正气已伤,而余瘀未净,有迁延入损之虑。

生地　归身　赤白芍各　丹皮　桃仁　蛤壳　白薇　绵芪　炙甘草　十灰丸(包煎)

侧柏叶　藕节　童便

二诊　瘀清血止，而营血被伤已甚。内热，咳嗽，脉数，须防入损之途。仿人参养营法。

党参　归身　绵芪　生地　茯神　枣仁　炙甘草　丹皮炭　白薇　蛤壳　百合　紫菀　川贝　枇杷叶

三诊　血止复来，血络伤而未复，为气火所迫，上熏肺金。内热，咳嗽，脉数，已入损象。少腹不和，咳嗽作痛，亦属血络之病。姑与和络降肺，清养营阴。

旋覆花(新绛同包)　归须　橘络　生地　白芍　丹皮　白薇　蛤壳　百合　牛膝炭　阿胶(牡蛎粉炒)　麦冬　枇杷叶　藕节

四诊　肺损不能遽复，咳嗽气逆不减，胃纳不旺，上损及中，更为难治。仍与清降肺胃。

北沙参　麦冬　生地　白芍　阿胶(蛤粉炒)　牡蛎　丹皮　扁豆　淮山药　白薇　兜铃　百合　枇杷叶

李　胸前板窒，咯血瘀紫，脉象两关弦硬而数。肝火内动，络血外溢；胃中浊痰，亦蕴热上蒸。肝胃同病，须防肺金内伤。拟方泄肝清胃，佐以肃肺和络。

羚羊角　生地　白芍　丹皮　川石斛　牡蛎　旋覆花　郁金　苡仁　百合　归须　茜草炭　竹茹　枇杷叶

丁　呕血两次，血络空虚，因而生热。左半身牵强不舒，即血络痹阻之证。内热上熏，肺金被灼，咳逆息促，渐成上损之候。《金匮》以血痹虚劳，列为一门，即此意也。姑与畅营清阴、保肺，两法并治。

归须　桃仁　赤芍　生地　丹皮　白薇　丹参　北沙参　百合　蛤壳　茜草根　参三七　枇杷叶

卞　吐血盈碗，内热不纳，咳逆气升。肝木之火，与血络之热，交并于上。当与清化肃肺。

鲜生地(薄荷同打)　细生地　丹皮　白薇　青蒿　鲜南沙参　桑白皮　紫菀　蛤壳　藕节　茅根　枇杷叶

白　络伤吐血，当夏令至而剧发，右脉弦细而数，血虽止而胸胁板窒，营络不和，木火之内扰者，亦未清泄。当清营和络，潜熄肝火，为善后之计。

旋覆花(新绛同包)　归须　橘络　丹皮　丹参　生地　赤白芍各　黛蛤散　苡仁　刺蒺藜　丝瓜络　参三七(磨冲)　枇杷叶

姜　咯血屡发。向患痰咳多年，肺胃不能清降。近因暑热烁金，营阴不守，血色鲜厚，势且引动肝肾，脉象弦数而硬，阳气不藏，阴血外溢，在咯血中为重证。拟方以潜熄为主，佐以清降。

天冬　生地　洋参　元武板　牡蛎　秋石　鲜沙参　牛膝　白薇　鲜生地　丹皮炭　蛤黛散(绢包)　藕节

唐　失血后血络枯涩，咳痛蒸热，其中尚有留瘀未楚。当养血润络，佐以和瘀。

细生地　丹皮　丹参　旋覆花(新绛同包)　归须　橘络　桃仁　北沙参　麦冬　白薇　桑白皮　参三七　藕(咳血)

杜　咯血盈碗而出，营阴大伤。刻下血势稍平而未净，咳逆内热，络伤息短，血少气浮，皆血后应有之证。惟火势未清，须防延久入损。拟用养血清金，泄热和络之法。

大生地　白芍　牡蛎　阿胶(生研，蛤黛散拌炒)　百合　紫菀　鲜生地　丹皮　白薇　归须　橘络　十灰丸(绢包入煎)　桑白皮　竹茹　茅根　藕

申　咯红之由，盖缘天气炎蒸，外来时令之热，与内脏之肝火相合，热气熏灼，致血从络溢。凡血后最易咳嗽。刻下二者均不甚重，惟脉象不甚安静。拟与养阴清肝，阴气复则内热自除，肝火平则肺金自肃也。

北沙参　天冬　大生地　川百合　墨旱

莲(米汤拌蒸) 白芍 丹皮 蛤壳 麦冬 白薇 制女贞 穞豆衣 功劳叶

俞 痰嗽多年,肺金先病。近年更兼吐红两次,脉象虚细短散,痰色间有干黄,虚热时作,肝火上浮。刻下肺宜降,肝宜清,而营阴尤宜滋养。诚以阴虚生热,木火上凌,肺金受其耗烁,势必延成上损。

洋参 南北沙参各 大生地 川百合 丹皮(炒) 白芍 冬瓜仁 蛤壳 黑山栀 苡仁 橘络 川贝母 枇杷叶(去毛) 毛燕窝 竹茹 菊花炭(上三味,五剂后去之)

杨 咯红七日不止,咳促胁刺胸板,脉象浮数而弦。每当日晚,必有大吐。审察病情,似属肝胃两经之火升腾于上,致血不安络而外溢。肺为火刑,不能右降,故右胁多痛也。失血已多,急须止摄,而火不平则血不能止。拟方清胃凉肝,仿釜底抽薪之意。

大生地 鲜生地 丹皮(炒) 白芍 牡蛎 知母 羚羊角 元参 北沙参 滑石 木通 枇杷叶 竹茹 芦根

汪 咯红本因木火上升而发,稍愈复作,肝火不静可知。脉象右手较数,偏右卧则气升血溢,肺金之受伤,显有可知。前次以凉肝获效,越旬复发,是肝火暂平,而未能潜熄,故易于升动耳。兹拟于前法中,佐以潜摄之意。冀其根蒂稍固,则不至随触即升也。

羚羊角 牡蛎 元武板 大生地 白芍 苡仁 北沙参 川百合 肥玉竹 丹皮炭 生甘草 蛤黛散 鲜藕(煎汤代水)(咳血)

叶 咯血屡发,胸次板闷不舒。肝火逆行,肺胃不降,营络不得通调。但内热咳嗽,脉数六至有余。气火未平,而营阴已损。况天时亢热,右脉尤觉浮动,即使血不复来,肺金已属难支,况未必乎!仿四阴煎,佐以和络清营。

小生地 麦冬 川百合 北沙参 阿胶(蛤粉炒) 白芍 炒丹皮 黑山栀 牡蛎 归须炭 刺蒺藜 橘络 枇杷叶(咳血)

章 木火左升,肺胃不降。升多降少,气逆于络,则血随之而上溢,此贵恙之病源也。血后而咳不止,以及晚热少寐,皆肝肺两经不足所致。受病在肺,而病本在肝。调治之法,只宜清养肝阴为主,少佐肃降肺胃之品,便已足矣。

北沙参 白芍 大生地 制女贞 旱莲草(饭汤蒸) 蛤壳 苡仁 炙甘草 川百合 茯苓 枇杷叶 丹皮炭

庄 向患中阳不运,便溏腹痛,纳谷胀滞,肠痹不爽。入春以来,又见咯红微咳,是属肺金热烁之象。脉象左手虚数,右手尤软。营阴为燥邪所伤。刻际天时燥烁,若遽投温燥,未免不宜。拟方以清上为主,仍佐和中调气之品。俟夏至一阴来复,再以温中可也。

北沙参 野於术 天冬 小生地(炒焦) 茯苓 蛤壳 枳壳(醋炒) 广陈皮(盐水炒) 丹皮炭 广木香 橘核 苡仁 百合 枇杷叶

庞 咯红之后,气火升动,肺气不能肃降。咳逆气升,内热不已。脉象虚细数急,右手兼有弦象。肝木相火,上浮于肺胃,下注于肾关,不梦而遗,以肝主疏泄故也。姑与熄肝清金,冀其得效,乃免致损。

北沙参 小生地(炒) 天冬 丹皮炭 蛤壳 白芍 白苡仁 黑山栀 白薇须 牡蛎 川百合 莲心 枇杷叶 鲜藕(煎汤代水)

二诊 脉数未退,内热未减,血后见此,皆因虚阳不靖,阴弱不摄。仍拟于养阴之中,佐以清肝肃肺。

大生地 北沙参 麦冬 生鳖甲 白薇 牡蛎 白芍 於术 百合 丹皮(炒) 蛤壳 砂仁(盐水炒) 功劳叶子各 鲜藕(煎汤代水)(咳血)

昼星楼医案

治女仆心肝火盛,胸膈紧痛,引动怒气,

痰中带血者。此证每逢夏仍咳血。嘱将山东梨生啖，啖一二年后，永不复发，共啖去梨三百余粒。前李妾血证属虚，故兼滋补。此血证系实，故用凉散。虚实之间，判若水炭，故汤剂不容紊施也。自制：

白芍一钱　麦冬一钱　青皮八分　甘草八分　木香七分　姜朴八分　地榆五分炒黑　面枳壳八分　当归一钱盐洗　淡竹一钱五分　黑山栀八分

雪雅堂医案

肺燥喉腥，右寸脉大，吐血胸痛，频吐胶痰涎沫，拟清肺经气分之热。

白茅根四钱　煅石膏二钱　北杏仁二钱　桑白皮三钱　生甘草五分　广郁金钱半　地骨皮二钱　川贝母二钱　生薏仁三钱　陈藕节五个

又

石斛三钱　桑叶三钱　茜根钱半　川贝二钱　南杏二钱　佛手一钱　竹茹六钱　郁金钱半　黑栀二钱　真降香一钱　枇杷叶三钱

右寸关大而数，咳嗽吐血，口渴，治宜肃清肺胃。

甜杏仁三钱　炙杷叶三钱　川石斛三钱　川贝母二钱　冬桑叶三钱　白扁豆三钱　郁金子钱半　山栀炭钱半　鲜竹茹二钱　茅根炭三钱　鲜藕节三个

医案摘奇

吴杏涛者，刘河镇之英俊，郭少兰医生门人也。一日邀余诊，问其病几日，云：二旬。向者尚能起居，兼啖酒肉，近五六日吐血，竟不能起床。余切其脉，上部浮数，尺中紧细，身热，不头痛，咳恶痰多带血。问其下焦有寒湿症否？云：癖甚多，近且有疝气。问其眠食如何？云：略能睡，惟不俗欲食耳。为之用沙参、生地、法夏、陈皮、苏子、葛根、川楝、肉桂一方。杏涛云：吐血而服肉桂，恐血溢更不可制，即以李方相示，余见其用麦冬、川贝、丹皮、牛蒡、桑叶、芦根、旱莲、玄参之属。问其服过几剂？答云：四剂。惟服后又吐二日矣。余曰：君病因困于酒肉，醉后受寒，致疝发身热，酒为本，寒为标，宜治其本，原病之见症，标重于本，标在下而本在上，疝气急于吐血，只得标本同治，请无疑。服二剂，第三日邀余复诊，杏涛云：先生，肉桂有止血之理乎？曰：有。余切其脉已平，身热亦解，惟右寸关小滑，血已止，疝已退，曰：寒邪已出，惟湿食未除。宜理胃主调。杏涛问曰：既属寒疝，何以吐血，既属湿热伤中，服李方之清理肺胃，而反吐血者何也？余曰：湿热由酒肉而生，彼不以豁痰消滞，宣利湿热之蕴积，徒以清润助湿，君因内热而贪凉，致寒邪下犯厥阴之经，所以寒热而咳恶尤甚，致寒郁湿热，相火内动，火逆冲肺，血自来矣。今去其寒，疝自退，肝经调达，相火自熄，火不上冲，肺不受克，上焦能敷布，中焦能运输，所以吐血止而恶逆停。今寸关小滑，为上中二焦停积之痰未尽，故用苏子降气，去桂枝。加葛根、楂炭。又二剂，食增咳止。(衄血)

邵兰荪医案

陡亹王(妇)　肝气作痛，脉弦，经闭，咳痰带红，损怯已成，非轻藐之症。(六月初九日)

紫菀钱半　广橘红钱半　左金丸八分　白石英三钱　光杏仁三钱　川贝三钱　降香七分　绿萼梅钱半　生牡蛎四钱　茜草钱半　泽兰钱半　藕节三个

四帖。

介按：左升属肝，右降属肺，兹以胃惫而肝阳横逆无制，肺失下降之权，以致咳血经闭，此方是泄肝降气，和血通络之意。

安昌庞　肝阳烁肺，咳痰带红，脉弦数，舌色透明，便血，防损。(二月初十日)

霜桑叶三钱　光杏仁三钱　焦山栀三钱

粉丹皮二钱　炒驴胶钱半　生石决明六钱　川贝钱半　生米仁四钱　山茶花钱半　银花炭二钱　橘络钱半

清煎,四帖。

又　痰红较差,脉弦劲,呛咳不已,咽痛已减。宜清肺化痰。(二月二十日。)

生地四钱　生石决明六钱　川石斛三钱　炒驴胶钱半　杏仁三钱　川贝二钱　生白芍钱半　鸡子黄一枚　元参二钱　侧柏炭三钱　女贞子三钱

清煎,五帖。

又　咳嗽仍属带红,脉劲数,肝阳上升。宜清降为主。(三月初七日)

生地四钱　桑叶三钱　侧柏炭三钱　小苏草二钱　光杏仁三钱　生石决明六钱　天冬二钱　茜根三钱　元参三钱　焦山栀三钱　橘红钱半　茅根一两,煎汤

五帖。

介按:《内经》云:阳络伤则血外溢,阴络伤则血内溢。谅以怒劳动肝,暗耗营阴,肺与大肠均受其戕,而逼血妄行,久延愈剧。前后三方,佥以柔肝肃肺,清热育阴,深合病机,故多奏效。

安昌胡　咳血气促,脉弦数,舌微黄,寒热交作,此木火刑肺。宜清少阳为主。

霜桑叶三钱　杜瓜蒌皮钱半　小蓟草三钱　淮牛膝三钱　生石决明六钱　川贝二钱　淡竹叶钱半　白薇三钱　焦栀子三钱　茜草根二钱　橘络钱半

清煎,三帖。

又　血已除,咳嗽气促不已,脉数,舌黄,肝火犹炽。宜清降为妥。(十二月初二日)

紫菀钱半　桑叶三钱　白前钱半　女贞子三钱　天冬二钱　生石决明六钱　川贝二钱　谷芽四钱　扁金钗三钱　光杏仁三钱　淡秋石八分

清煎,四帖。

介按:阳明脉络日衰则发冷,阴亏而阳不潜藏则发热,总之,肝阳横逆而血上溢,故初方以柔肝肃肺,降气凉血而获效。次方于清降之中,参用养胃,立法秩序井然。

张溇俞　咳血未除,脉数,右关弦,胸闷,舌微黄。宜清降消痰。

杜瓜蒌皮钱半　淡竹叶钱半　焦栀子三钱　赤芍钱半　京川贝二钱　广橘络钱半　光杏仁三钱　参三七一钱　小蓟草三钱　白前钱半　紫菀钱半

清煎,四帖。

介按:胃热冲肺,逼血上溢,诚以胃脘当心,是肝经交络所过之处。兹因肝胃郁热冲肺,而觉脘闷,治以清肺和络,凉血消瘀,用药颇为稳妥。

安昌徐　遭忿动肝,气冲咳血,脉弦细,舌微黄。姑宜清降消痰。(三月初七日)

苏子钱半　焦山栀三钱　茜根三钱　紫菀钱半　川贝二钱　橘络钱半　光杏仁三钱　天冬二钱　降香七分　白薇二钱　小蓟草三钱

清煎,五帖。

介按:嗔怒动及肝阳,血随气逆,此方宗缪仲醇气为血帅之意,确是对症良剂。

安昌王　阴虚内热,便结,脉细数,精关不固,咳痰带红。宜存阴为主(六月念七日)

遍金钗三钱　焦栀子三钱　光杏仁三钱　茜根钱半　川贝二钱　侧柏炭三钱　炒知母钱半　小蓟草三钱　生地四钱　柏子仁三钱　广橘络钱半　鲜荷叶一角

四帖。

介按:夏月藏阴,冬月藏阳,兹际夏令,适逢液亏之体,而阳不潜伏,升则血溢,降则遗精。此方滋阴清热,和血肃肺,治法极佳。

安昌黄　肝阳烁肺,咳嗽带红,脉弦,迎风头疼,舌心光,耳鸣作痛。宜清少阳为主。

冬桑叶三钱　甘菊二钱　光杏仁三钱　焦栀子三钱　石决明六钱　川贝二钱　侧柏炭三钱　苦丁茶钱半　炒驴胶钱半　丹皮三钱　钗斛三钱　淡竹叶钱半

清煎,五帖。

介按:阴液未能上承,厥阳燔燎不已,冲肺则咳嗽带红,挟胆热而上蒙清窍,则头疼耳鸣。此方养胃肃肺,兼清肝胆之热,确是治病必求于本之义。

安昌徐　痰血已除,脉虚数,咳嗽不已,

气逆。宜清降为主。(四月初七日)

霜桑叶三钱　广橘络钱半　淡竹叶钱半　瓜蒌皮钱半　光杏仁三钱　焦栀子三钱　生石膏六钱　象贝三钱　马兜铃一钱　白前钱半　前胡钱半

清煎,三帖。

介按:此是痰血已除。肺胃余热未清之证,故治以降气清胃为主。(咳血)

萧评郭敬三医案

感寒久咳咯血治验

族侄孙,年四十余,业石工。始因感寒咳嗽,医治未能如法,遂至久咳不止,肺胃悉皆燥逆,咯血频频,胸胁痞胀,肌肉消瘦,食少便溏,心跳烦热,已成痨损之势。温补固不敢用,而食少便溏,苦寒亦虑戕胃,于是定甘寒补养肺胃一法,如沙参、生扁豆、玉竹、麦冬、天冬、花粉、山药、莲米、冬桑叶之类。服至月余,咳减血止,饮食亦增,始终以此出入加减,调理年余而愈。

尚按:六气着人,皆从火化,其伤津者,亦从燥化。此人必阴虚肺燥之体,职业又系劳工,加以劳伤脾胃,感受外邪,津伤化燥,治不如法,久咳不止,震动血络而咯血,故治法如是,竟收全功,得免痨损,是亦可传之佳案也。

感冒误治吐血治愈

吐血一症,方书议论纷纷。有谓宜甘温者,以血为阴类,运之惟籍阳和;有谓宜滋阴者,以阴精固秘,龙相始肯潜伏;甚至互相诋毁,令人无所适从。惟徐灵胎先生言虚劳吐血,系属两病,治法不同。虚劳是虚寒症,以温补为主。吐血之症不一,大概属阴虚火旺者为多,不可误以虚劳治法,误入吐血门中。余临症廿年来,颇觉此言不谬。小儿翰芬,年十八,在馆读书,偶因感冒咳嗽,医者以桂枝羌防等药,辛温发散不应,另拟方用肉桂一二钱,初服觉嗽略减,以为对症,恣用至一二两之多,遂至吐血。归家后,余细询致病之由,始悉其详。诊其脉细数,咳声重浊无痰,每餐饭不过半盂,面色皖白,肌肉大脱,瘦如柴立,兼之手足作热,时怯风冷。问其何以不能多食,云脘胸痞胀,即食半盂,运化亦不甚易,终日不食,亦不知饥。所现之症,殊似阳虚,然脉数按之觉躁搏。因思徐灵胎先生云:风咳夹火者,服桂枝必吐血。且云百试百灵。此病不独误服桂枝,且服肉桂至二两之多,引动君相二火,克肺作咳,震动冲脉,遂至吐血,热邪并入胃中,胃阴被劫,故胸脘痞胀,不肌不食。非釜底抽薪之法,何能挽回?于是用仲师泻心汤,服一剂血即止,又二三剂,胸脘顿爽,即能健饭。转方甘寒清养肺胃,服十余日又吐血数口,胸脘渐渐又痞,知其余邪尚未尽净,后以泻心汤二三剂,血即从此未吐,仍接服清养肺胃之药月余。诊其脉,虽不似前此之细数,然总不甚调和,又服泻心汤数剂,咳嗽乃止,始于清补方中,重加丽参以养胃阴。后或间服养脾阴之药,或间服甘温健脾之剂,末后以滋阴摄纳之剂,调理年余,脉始调和而愈焉。

尚按:风咳夹火,服桂枝必吐血,百试百灵者,以风火皆属阳邪主动,桂枝性味,辛甘而温阳也。以阳从阳,以火治火,烁营化火迫血故也。泻心汤苦寒泻火,故为阳症吐血之特效方法,是以服之立止。人参为强壮药,未免增高血压,大非所宜,故复吐。再服泻心汤,而其血又止,调养至年余,而脉始调和,可见救误之难。医家病家可不知所戒忌哉!至古之所谓虚劳者,不过因虚而劳,乃虚寒之症,病最少而治之亦甚易,后贤王秉衡所谓阳伤冷劳者是也,与今日之阴虚热劳大异。其症每多头晕,目眩,耳鸣,颧赤,咳嗽,夜热,汗出,唇赤口干,咽喉干燥,手足心烧,心悸烦热,人倦神疲,食减腰痛,或吐血,小溲时白时黄,舌赤而燥,其脉搏,无不弦细而数。治当育阴清热,并时时照顾脾胃为主,而又不能胜任参芪,迨弦细数之脉渐减,可用参芪术等大补之剂时,则病已将霍然而愈矣。此则今人犹多误死,故特表而出之。

吐血不止治验

吐血一证,近年医者,虽不尽遵陈修园甘温之法,而服泻血汤血止之后,往往发热咳嗽不休,久延复吐者有之,即不复吐,迫为虚劳不救者,则比比然也。盖不知血虽止,而离经之血,瘀积络中,阳气被阻,少火变为壮火,劫烁阴液,孤阳外越,故多发热自汗。火邪克金,故咳嗽不止。久之中土败坏,肿胀泄泻大作,虽仲景复生,亦无治法。吾蜀唐宗海先生,著有《血证论》一书,其法首重止血,次贵消瘀,实能发前人所未发。丁酉春,喻某,年廿岁,在隆城典铺佣工,忽然吐血不止,询之自亦不知病因,诊共脉弦大而缓,验其舌,微红而苔黄滑,肌削气馁,食少自汗。余以泻心汤二剂,吐血即止,转方用花蕊石散六钱,分三次用童便和开水调服,诸症皆愈,饮食日增,半月后,面色亦活,精神顿健,即仍去典中佣工矣。真良法也!

尚按:血证一门,幸赖容川先生,畅发高论于前,近贤何廉臣乔梓发挥,光大于后。各种治法,大致楚楚,完善美备,几令人有观止之欢,具载《通俗伤寒论》夹血伤寒条下。花蕊石散消瘀,固为特效良方,假使药品不真,亦难奏效。因以积验所得,自制一消瘀之方,用参三七净细末,鲜刮水竹茹,大黑木耳各一两,先用木耳熬汤去滓,后下竹茹,数滚即起,共分五大杯,每次调服三七末二钱,连服三剂,不但可使未离经之血,安于其位,既离经之瘀消除净尽,更可使已破损之微血管,缝补完善,因而血不再吐。虽名消瘀,其实隐隐将止吐消瘀宁血补血四法,归纳于一方之中,物易功优,人人易办,因简定其名曰木耳煎。窃附乡先辈验案之末,以广其传,偿亦千虑之一得耳。

邵氏医案

脱力腰跗酸,咳痰曾患失血,脉虚细,左弦数,苔黄有小红星,溲溺赤,宜清上益下。

北沙参三钱　泽泻三钱　淡秋石五分,冲　广橘红一钱　生牡蛎四钱　茯苓三钱　光杏仁三钱　豨莶草三钱　川贝一钱五分,不杵　炒栀子三钱　丝通草一钱五分

五帖。

盗汗较差,呛咳已减,痰红未除,左脉虚细,右寸滑数,苔心微黄,便滑形怯,不易之症。

北沙参三钱　炒诃子肉三钱　侧柏炭三钱　怀山药三钱　川贝一钱五分　扁豆壳三钱　茯苓四钱　穞豆皮三钱　冬虫夏草一钱五分　炒枣仁三钱　橘络一钱五分

湿邪侵肺,咳痰带红,脉滑数苔黄,咽痛音嘶,倏热乍寒,头疼,姑宜清解化痰。

马勃一钱五分　薄荷七分　橘红一钱　白前一钱五分　连翘三钱　焦山栀三钱　银花一钱五分　光杏仁三钱　象贝三钱　元参三钱　茜根三钱　鲜枇杷叶三片,去毛

三帖。

肝火刑肺,咳痰带红,脉右弦滑,左逾转坚,苔黄头晕,寝寐恍惚,宜清降为主。

淡竹叶一钱五分　女贞子三钱　钗斛三钱　夜交藤三钱　甘菊三钱　旱莲草一钱五分　白薇三钱　炒枣仁三钱　炒栀子二钱　石决明六钱,生打　稆豆皮三钱　引陈海蜇五钱

五帖。

咳血较差,肺气不降,脉右涩数,左弦细,苔滑,脏腹痛,便清,离络之血未净,宜降气化痰利便,防剧。

苏子二钱杵　淮牛膝炭三钱　紫菀一钱五分　泽兰一钱五分　川贝一钱五分　制半夏二钱　橘络一钱五分　丹皮一钱五分　白薇三钱　小苏草三钱　光杏仁三钱

三帖。

曹沧洲医案

右　三月前咳血涌吐,刻下痰红,头晕心恐,脉软,口腻。阴薄火浮,不可忽视。

细生地五钱　生蛤壳一两,先煎　知母三钱五分　鲜竹茹三钱　玉泉散五钱,绢包　墨旱莲三钱　丝瓜络三钱　白薇三钱五分　川贝三钱,去心　熟女贞三钱　冬瓜子一两　藕节五钱

右　无病失血,劳力伤神而有蕴热也。时迫大节,最防血随气升。

鲜生地五钱　墨旱莲三钱　花粉三钱五分　丝瓜络三钱五分　石决明一两,先煎　知母三钱五分　十灰丸三钱,绢包　白茅根一两,去心　黑山栀三钱　丹皮三钱五分　参三七七分,制末吞服　藕节炭五钱

左　失血咳嗽,形寒,脉右部大。防血随气升,勿以轻视。

生地炭五钱　石决明一两,煅,先煎　墨旱莲三钱　白茅根三钱,去心　牛膝炭一钱　白杏仁四钱,去尖　参三七七分,制末吞服　藕节炭五钱　生牡蛎一两,先煎　川贝二钱,去心　丝瓜络三钱　鲜芦根一两,去节

左　痧后冒风乱食,咳嗽顿作呛,痰带血,面浮腹膨,午后身热,脉数。淹缠非宜。深防入怯。

蜜炙桑白皮三钱五分　西党参三钱五分　橘红七分　楂炭三钱　桔梗一钱　炒白芍三钱五分　新绛五分　竹二青三钱五分　白杏仁三钱　川贝母三钱五分,去心　丝瓜络三钱五分

右　素体劳乏,内伤营络。近日咳嗽已经见血,舌苔白腻,不渴脉来濡软。以泄降宣络,淹缠非宜。

荆芥三钱五分　光杏仁三钱,去尖　旋覆花三钱五分,绢包　茯苓三钱　水炒桑白皮三钱五分　归须三钱五分　炒白芍三钱五分　竹二青三钱五分　杜苏子三钱　新绛七分　煅石决明八钱,先煎

左　失血之后,咳逆不已,脉数。延防肺痿,勿忽。

南沙参三钱　桑白皮三钱　鲜竹茹三钱　川石斛三钱　川贝三钱,去心　地骨皮三钱　丝瓜络三钱　鲜芦根一两,去节　冬瓜子一两　生草四分　生蛤壳一两,先煎

左　咳嗽痰多,胸闷气不舒,曾失血。拟宣泄主之。

蜜炙紫菀三钱五分　南沙参三钱　枳壳三钱五分　茯苓四钱　白前三钱五分　白杏仁四钱,去尖　橘白一钱　藕节五钱　冬瓜子一两　象贝五钱,去心　款冬花三钱　玉蝴蝶三分

右　血虚,虚火煽烁,嘈杂如饥,曾失血,脉软数。宜甘润生阴。

北沙参三钱　白芍三钱五分　朱茯神四钱　橘白一钱　原生地四钱　生草三分　竹茹二钱　料豆衣三钱　川石斛四钱　麦冬三钱五分　玉竹三钱五分(咳血门)

右　失血后,阴伤火浮,表邪易乘。咳最防血患反复,不可轻视。

前胡三钱五分　川石斛四钱　白前三钱五分　瓜蒌皮四钱,切　白杏仁三钱,去尖　甜瓜子五钱　橘白一钱　川贝三钱,去心　瓦楞壳一两,先煎　料豆衣三钱

右　失血之后,经少带多,心宕头晕,虚象层出,又以口干为最重,右寸脉及左关脉均不静。最防气火动发。

金石斛三钱　白杏仁四钱,去尖　元参三钱五分　料豆衣三钱　桑叶三钱　象贝四钱,去心　朱茯神五钱　枇杷露一两,温服　海蛤粉一两　甜瓜子七钱　生草一钱

左　曾病失血满口,咳嗽不起,肛痈。已近怯途,理之不易。

桑白皮三钱五分　银花三钱五分　滑石四钱　丝瓜络三钱　白杏仁四钱,去尖　槐花三钱五分　通草一钱　连翘三钱　象贝四钱,去心　川萆薢

四钱 川石斛三钱 脏连丸一钱,吞服 (咳血门)

左 咳痰如脓,甚则呛血,脉右滑数、左细。宜清润上焦。

鲜沙参四钱 桑白皮三钱五分 川贝二钱,去心 生蛤壳一两,先煎 花粉三钱 地骨皮三钱五分 青黛一钱,飞绢包 丝瓜络三钱 知母三钱 甘草四分 冬瓜子七钱 滑石四钱

左 用力受损,痰中带红,脉软弦。阴分受伤,须善为调理。

归身一钱 参三七五分,磨冲 熟女贞三钱 白茅根一两,去心 白芍三钱五分 知母三钱 墨旱莲三钱 细生地四钱 甘草四分 川贝三钱,去心 藕节五钱(咳血门)

左 血后咳嗽,非轻症也。

鲜沙参七钱 川贝三钱,去心 茯苓四钱 地骨皮三钱 黛蛤散七钱,绢包 生草四分 知母三钱 冬瓜子一两 墨旱莲三钱

右 咳嗽咽痒,血后患此,理之不易。

蜜炙紫菀一钱 黛蛤散一两,绢包 生草四分 枇杷露一两,温服 川贝三钱,去心 白石英五钱,先煎 桑白皮三钱 玉蝴蝶三分 冬瓜子一两 茯苓五钱 地骨皮三钱 鲜芦根一两,去节

右 血后咳嗽,脉软滑数,纳少便溏,理之大非易易。

生地炭七钱,海蛤粉拌 川石斛四钱 怀山药三钱 生谷芽七钱,绢包 代赭石七钱,煅,先煎 橘白一钱 茯苓三钱 黛蛤散七钱,绢包 川贝三钱,去心 冬瓜子一两

左 吐血旧恙,今夜发,三日不止,均系满口,且咳呛不已,咽痒,舌黄,脉弦数。毒火浮风,最防血随气升。

霜桑叶三钱五分 鲜生地四钱 丝瓜络三钱五分 熟女贞三钱 白杏仁三钱,去尖 冬瓜子四钱 茯苓三钱 知母三钱 川贝三钱,去心 生蛤壳一两,先煎 墨旱莲三钱五分 藕节三枚

左 咳嗽,舌白咽痒作,满口失血,不思饮食,二便少。肺邪不达,郁恋久,热伤营络,最防涌冒。

桑叶三钱 苦杏仁四钱,去尖 竹茹三钱 枇杷露一两,温服 前胡三钱五分 川贝母三钱,去心 甜瓜子七钱 柿霜一钱,后下 白前三钱五分 知母三钱 墨旱莲三钱

右 向有红症,咳嗽经久不止,舌少苔,口干,乍寒乍热,带动肝气,便泄不止。亏损已甚,理之不易。

冬桑叶三钱 茯苓四钱 川石斛四钱 朱茯神四钱 象贝四钱,去心 扁豆衣三钱,炒 墨旱莲三钱 白石英四钱 甜杏仁四钱,去尖 怀山药三钱,炒 藕节炭五钱 玉蝴蝶三分

左 咯血满口。当清上焦热。

鲜生地五钱,打 墨旱莲三钱 黑山栀三钱 藕节炭五钱 怀牛膝三钱五分,炒 桑叶三钱 连翘三钱 蚕豆花露一两,温服 石决明一两,盐水煅,先煎 丹皮三钱五分 鲜芦根一两,去节

右 久咳肺虚,形瘦满口失血,脉数。拟清润泄降,以治所急。

桑白皮三钱 款冬花三钱五分,炙 生蛤壳一两,先煎 川石斛四钱 白杏仁四钱,去尖 冬瓜子七钱 墨旱莲三钱 元参三钱五分 川贝三钱,去心 粉甘草四分 竹叶三钱 知母三钱五分 加枇杷叶四钱,炙去毛,包 藕节四钱

左 吐血之后,腰痛神疲,足膝无力,脉左弦、右软。亏损已甚,勿忽。

北沙参三钱五分 淡天冬三钱五分,去心 杜仲二钱,盐水炒 熟女贞三钱 生地炭四钱,海蛤粉拌 川石斛四钱 墨旱莲三钱 生草三分 加生谷芽五钱 藕节炭五钱 沙苑子三钱,盐水炒 白芍三钱五分 制首乌四钱 川贝三钱,去心

左 咳嗽痰多,厚薄不定,时易胸痛气闷,脉弦。自失血起因,已及年半,肺损肝亢。延防失音。

南沙参四钱 淡天冬三钱五分 海浮石四

钱 冬瓜子一两 川贝三钱,去心勿研 知母三钱五分,秋石水炒 橘络一钱 茯苓四钱 黛蛤散七钱,绢包 川石斛四钱 竹茹三钱五分 粉甘草三分 加玉蝴蝶三分

左 咳呛不已,吐血满口,脉数。防涌冒。

鲜生地一两,打 墨旱莲三钱五分 牛膝炭三钱五分 花粉三钱五分 石决明一两,生,先煎 熟女贞三钱五分 藕节炭五钱 知母三钱五分 黑山栀三钱 冬瓜子一两 丝瓜络三钱五分,炒 川贝三钱,去心 加鲜芦根一两,去节 枇杷露一两,温服

左 大失血之后咳呛气急,脉细数。肺肾交困,殊不可忽。

生地炭五钱 黛蛤散一两,绢包 白石英五钱,煅 海浮石四钱 南沙参三钱 冬瓜子一两 牛膝炭三钱五分 竹茹二钱 川贝三钱,去心 生草五分 朱茯苓五钱 玉蝴蝶三分

右 血后干咳,肝脾升降不调所致。

南沙参三钱 黛蛤散五钱,绢包 茯苓四钱 枇杷露一两,温服 白杏仁三钱,去尖 生草四分 冬瓜子一两 玉蝴蝶二分 川贝三钱,去心 川石斛四钱 元参三钱五分(咳血门)

左 痰红止,喘势渐平,浊泛口腻,咳即气升,脉弦。肺肾同病。最防反复。

南沙参四钱 橘白一钱 生牡蛎一两,先煎 玉蝴蝶三分 甜杏仁四钱,去尖 盐半夏三钱五分 紫石英七钱,煅,先煎 肚坎脐去垢净,二条 川贝三钱,去心勿研 茯苓四钱 甘草炭五分 蛤蚧尾一对,秋石三厘炙(咳血门)

右 吐血复发,脉不静。最防肺痈,急急泄火下气为要。

鲜生地一两五钱,打 知母三钱 墨旱莲三钱 石决明一两,煅,先煎 参三七七分,磨冲 白茅根二两 黑山栀三钱五分 十灰丸三钱,吞服 藕节炭五钱 加蚕豆花露一两温服

左 咳嗽白痰带血,脉软、弦,左肋背作痛。邪郁肺损,理之不易。

炒黑荆芥三钱五分 白蒺藜四钱,炒去刺 白杏仁四钱,去尖 生甘草三分 款冬花二钱,炙 生蛤壳一两,先煎 象贝五钱,去心 竹茹二钱 丝瓜络三钱,炒 冬瓜子一两 仙鹤草一钱 玉蝴蝶三分 加墨旱莲三钱五分

左 脉虚弦,咳嗽失血,音闪。阴损已甚,须加意慎养,不可忽视。

南沙参四钱 生蛤壳一两,先煎 丝瓜络三钱 白石英四钱,煅,先煎 甜杏仁四钱,去尖 冬瓜子七钱 茯苓四钱 怀山药三钱 川贝母三钱,去心 生甘草四分 墨旱莲三钱(咳血门)

左 吐血盈碗,气急咳呛,脉弦数。防壅冒。

生地炭五钱 黛蛤散一两,绢包 墨旱莲三钱 生甘草四分 川贝三钱,去心 冬瓜子一两 熟女贞三钱 十灰丸三钱,吞服 知母秋石水炒,三钱 牛膝炭三钱五分 参三七七分,磨冲 鲜芦根一两,去节 加蚕豆花露一两,温服

右 向有咳嗽,近增吐血,舌光绛碎,腰痛腿热,脉弦数。阴虚火浮,静养为要。

原生地五钱,海蛤粉拌 知母三钱,盐水炒 墨旱莲三钱 十灰丸三钱,绢包 生牡蛎一两,先煎 川贝三钱,去心 熟冬青三钱 茯神四钱,辰砂拌 川石斛四钱 黛蛤散五钱,绢包 白芍三钱五分 藕节炭五钱 加蚕豆花露二两,炖温随时服之

右 吐血之后,脉软、神疲,气阴两亏。宜加意慎养。

生西芪三钱五分 石决明一两,煅,先煎 橘白一钱 藕节四钱 生地炭五钱,海蛤粉拌 墨旱莲三钱 川断三钱,盐水炒 生谷芽五钱,绢包 川石斛四钱 熟女贞三钱 牛膝炭三钱

右 吐血屡发,心胸咳嗽,脉细。阴损火浮,不可轻忽。

炒松生地五钱 白芍三钱五分 墨旱莲三钱 功劳子三钱 川贝三钱,去心 甘草四分

熟女贞三钱　清阿胶三钱五分，海蛤粉炒　黛蛤散一两，绢包　丝瓜络三钱五分　冬瓜子七钱　加藕节五钱

左　昨宵失血满口，咳痰多、纳少。防涌冒，未可忽。

鲜生地一两，打　白杏仁四钱，去尖　生蛤壳一两，先煎　竹茹三钱　石决明一两，煅，先煎　象贝五钱，去心　墨旱莲三钱　藕节五钱，炒　黑山栀三钱　冬瓜子七钱　女贞子三钱　丝瓜络三钱　加蚕豆花露一两，温服

左　血上下溢，脉细，口干，面色不泽。阴气大损，理之不易。

生地炭七钱　墨旱莲三钱　地榆炭三钱　知母三钱　石决明一两，盐水煅，先煎　熟女贞三钱　银花炭三钱　黄芩三钱五分　黑山栀三钱　十灰丸四钱，绢包　丹皮炭三钱　茯苓四钱　加鲜芦根一两，去节　藕节七钱，炒

左　满口失血较瘥，咳痰仍带血，脉软弦。肺阴大损，防壅冒。

生地炭七钱，秋石三厘拌　牛膝炭三钱五分　黛蛤散七钱，绢包　参三七三分，制末吞服　石决明一两，煅，先煎　墨旱莲三钱　川贝三钱，去心　丝瓜络三钱　黑山栀三钱　熟女贞三钱　冬瓜子七钱　藕节七钱，炒　加枇杷露一两，温服

左　失血后转为咳嗽，肺阴旱经所困，咳增音闪，咳痰厚薄不一，知饥不能食，脉软、弦。病深矣！不易治。

鲜沙参五钱　黛蛤散一两，绢包　白石英四钱，煅，先煎　墨旱莲三钱　白杏仁四钱，去尖　元参三钱　冬瓜子七钱　熟女贞三钱　川贝三钱，去心　知母五钱　生甘草三分　丝瓜络三钱，带子　加藕节五钱　生谷芽五钱，绢包

左　半月前吐血，色紫，背脊胀，手心热。易于走泄，阴薄火浮。须加意慎养。

炒松生地四钱　橘白一钱　墨旱莲三钱　藕节四钱，炒　南沙参三钱　盐半夏三钱五分　熟女贞三钱　炒黑丹皮三钱五分　川石斛三钱　茯苓四钱　丝瓜络二钱，炒　加生熟谷芽各五钱，绢包

左　吐血咳嗽，互缠不已，甚则得食辄吐，脉细数。气阴同病，理之不易。

桑叶三钱五分　冬瓜子七钱　白前三钱五分　丝瓜络三钱五分　白杏仁四钱，去尖　橘白一钱　紫菀一钱，蜜炙　桔梗七分　象贝四钱，去心　生草四分　茯苓四钱　川断三钱，盐水炒　加藕节五钱，炒

左　伤血复发，心荡骨痛，脉弦。本体受损，不可轻忽。

归身三钱五分，土炒　仙鹤草三钱五分　墨旱莲三钱　丹皮炭三钱五分　细生地四钱　参三七开水磨冲，七分　熟女贞三钱五分　藕节炭五钱　赤芍三钱　丝瓜络二钱　粉甘草三分　十灰丸吞服，三钱　加白茅根二两，去心

左　咳嗽不松，甚则带血，口干，脉数。宜清润上焦，宣泄肺气。

蜜炙紫菀七分　冬瓜子一两　知母三钱五分　藕节炭五钱　白杏仁四钱，去尖　桔梗七分　竹茹三钱五分　十灰丸四钱，绢包　川贝母三钱，去心　生甘草四分　丹皮炭三钱五分　白茅根二两，去心

右　吐血复发，头胀痛，内热，脉数。本体不充，宜先治肝肺。

桑叶三钱五分　墨旱莲三钱五分　沙苑子三钱　料豆衣三钱　白蒺藜四钱，炒去刺　十灰丸三钱，包煎　杜仲三钱五分，盐水炒　丝瓜络三钱五分　石决明一两，煅，先煎　藕节五钱，炒　川贝三钱

左　阵呛见红，胁痛，脉弦，稍有寒热。拟先宣泄上焦，以畅肺气。

桑叶三钱　冬瓜子七钱　生草三分　黛蛤散七钱，绢包　苦杏仁四钱，去尖　枳壳三钱五分　墨旱莲三钱　枇杷露一两　象贝四钱，去心　竹茹三钱　丝瓜络三钱五分　鲜芦根一两，去节

左　吐血之后，咳嗽不净，气急便泄，脉

细。此非轻症,不可忽视。

川石斛三钱　制於术三钱五分　白芍三钱五分　玉蝴蝶二分　生蛤壳一两,先煎　怀山药三钱　甘草四分　陈米缠四钱,绢包　米炒川贝三钱,去心　带皮茯苓五钱　扁豆衣三钱

僧　痰中映红,咳痰如沫,口腻。气阴两乏。延防音闪。

旋覆花三钱五分,绢包　盐半夏三钱五分　丝瓜络三钱五分　藕节炭四钱　煅瓦楞壳一两,杵,先煎　川贝三钱,去心　墨旱莲三钱　玉蝴蝶三分　川楝子三钱五分,炒　冬瓜子七钱　粉甘草四分　竹茹三钱五分　生谷芽五钱,绢包

左　咳嗽痰中带红,口干不作渴,脉细。宜滋养阴分,清化痰热。

原生地四钱,秋石五厘拌炒　白杏仁四钱,去尖　丝瓜络二钱,炒　扁豆衣三钱　丹皮三钱五分,炒黑　川贝三钱,去心　竹茹三钱五分　怀山药三钱,水炒　墨旱莲三钱　冬瓜子七钱　生蛤壳一两五钱　加藕节炭五钱

左　咳嗽较松,痰血不净,口干,脉数。此非细故,不可忽。

冬桑叶三钱　黛蛤散七钱,绢包　冬瓜子一两　丹皮炭三钱五分　白杏仁四钱,去尖　知母三钱　甘草五分　藕节炭五钱　川贝三钱,去心　花粉三钱　桔梗七分　十灰丸三钱,吞服　加白茅根二两,去心　枇杷露二两,温服

左　日前吐血复发,脉细数,咳嗽无痰,遍体无力。亏乏已甚,理之不易。

细生地三钱　川石斛四钱　橘白一钱　川断三钱五分,盐水炒　淡天冬一钱　冬瓜子七钱　竹茹三钱五分　藕节四钱　南沙参一钱　川贝三钱五分,去心　茯苓四钱　墨旱莲三钱五分　加生谷芽五钱,绢包

右　向病冬春咳嗽,近日忽增吐血,脉弦舌黄。体虚病实。诸须加慎。

桑叶二钱　冬瓜子一两　橘白一钱　扁豆衣三钱　白杏仁四钱,去尖　生蛤壳一两,先煎　生草四分　白茅根一两,去心　川贝三钱,去心　茯苓四钱　丝瓜络二钱,炒　枇杷露一两,温服　加玉蝴蝶二分

右(正号)　脉尺部软,余弦,心肝部尤觉不静。自前年冬,至今失血屡发,所吐血点为多,神疲口干。阴薄火浮。须加意慎养。

原生地四钱,秋石五厘拌炒松　粉丹皮三钱五分,盐水炒　怀山药二钱　丝瓜络三钱五分,炒　墨旱莲三钱　川石斛四钱　茯苓四钱　藕节五钱,炒　熟女贞三钱　川贝三钱,去心　生蛤壳一两,先煎　白芍三钱五分　加橘白一钱

左　吐血屡发,鲜红而多,脉软、弦。当此火令,尤易转重。

细生地四钱　花粉三钱　甘草三分　石决明一两,煅,先煎　墨旱莲三钱　知母三钱　丹皮三钱五分,炒　地骨皮三钱五分　熟女贞三钱　白芍三钱五分　牛膝炭三钱五分　藕节五钱,炒　加白茅根一两,去心

左　久咳络损,失血痰多,咳吐不流利,脉弦。积久肺痿。

鲜沙参四钱　原金斛四钱,先煎　桑白皮三钱五分,蜜炙　元参三钱五分　白杏仁四钱,去尖　知母三钱五分　地骨皮三钱五分　墨旱莲三钱　川贝三钱,去心　黛蛤散七钱,绢包　生甘草四分　竹茹三钱五分　加鲜芦根一两,去节　藕节炭五钱

左　白浊年余,日前失血,脉左软弦、右滑。宜存阴化湿热。

细生地炒,四钱　甘草梢四分　墨旱莲三钱　聚精丸夜饭前淡盐汤吞服,三钱　知母盐水炒,三钱　淡竹叶三钱　熟女贞三钱　朱灯芯三分　丹皮盐水炒,三钱五分　粉萆薢三钱　连翘三钱

左　客冬失血,近日大发,咳嗽痰鸣,脉洪数而滑,发热口腻。防壅冒。

鲜桑叶三钱　石决明一两,煅,先煎　墨旱莲三钱　十灰丸吞服,三钱　鲜生地打,一两　黛蛤散绢包,七钱　丝瓜络炒,二钱　藕节五钱　竹茹二钱　川石斛四钱　通草一钱

左　失血,十年未发,近因伤风作呛,痰中带红,脘下筑紧,一身疲乏,脉弦,右微数。肺阴受损,未可泛视。

鲜桑叶三钱　原金斛三钱,打,先煎透　冬瓜子七钱　黛蛤散七钱,绢包　白杏仁去尖,三钱　元参三钱五分,秋石五厘拌　橘络七分　墨旱莲三钱　象贝去心,三钱生甘草三分　丝瓜络三钱五分　藕节炒,四钱　加鲜芦根一两,去节

左　十余年前,有红症。近因感冒,咳逆带出痰红,肋间微痛,脉状软数。宜以先治上焦。

桑叶三钱　橘络一钱　川石斛四钱　生蛤壳五钱　苦杏仁去尖,四钱　丝瓜络二钱　竹茹三钱五分　茯苓四钱　象贝去心,五钱　生甘草四分　冬瓜子七钱　枇杷露温服,一两(咳血门)

左　吐血之后,干呛气急,胸闷,脉数。防陡然涌吐。

鲜沙参五钱　鲜生地一两　枳壳三钱五分　橘白一钱　白杏仁去尖,四钱　墨旱莲三钱　竹茹二钱　茯苓四钱　象贝去心,四钱　仙鹤草三钱五分　冬瓜子七钱　通草一钱　加藕节五钱

左　客冬起,咳嗽痰多,有血,脉数微弦。病深矣。不易奏功。

款冬花蜜炙,三钱五分　白杏仁去尖,四钱　茯苓四钱　白前三钱五分　代赭石煅,四钱,先煎　川贝去心,三钱五分　生草四分　桔梗七分　生蛤壳一两　盐半夏三钱五分　紫菀一钱　冬瓜子一两　加白茅根一两,去心

左　吐血虚体,咳嗽音闪。肺损已甚,夏令火旺,尤难见功。

川石斛三钱　海浮石四钱　蜜炙百部七分　冬瓜子五钱　白杏仁去尖,四钱　生蛤壳一两,先煎　生草四分　元参三钱五分　川贝去心,三钱　竹茹三钱五分　丝瓜络三钱五分　枇杷露一两,温服　加玉蝴蝶三分

左　吐血不止,大有壅胃之势。危病危急。

鲜生地一两,打　墨旱莲三钱　川贝去心,三钱　藕节炭五钱　生石膏一两,先煎　十灰丸三钱,绢包　黛蛤散一两,绢包　蚕豆花露一两,温服　牛膝炭三钱　粉甘草四分　丝瓜络炒,三钱

左　吐血发之不已,暑天尤宜加慎。

生地炭五钱,秋石五厘拌　鲜沙参五钱　墨旱莲三钱　牛膝炭三钱五分,秋石五厘拌　川贝去心,三钱　熟女贞三钱　黛蛤散七钱,绢包　冬瓜子七钱　石决明一两,煅　加藕节炭五钱

左　咳嗽吐血、音哑,脉软数。喉痹告成,理之不易。

西洋参一钱　黛蛤散七钱,绢包　茯苓四钱　南沙参三钱　川贝三钱,去心　竹茹三钱五分　元参三钱　川石斛四钱　扁豆衣三钱　加玉蝴蝶三分

左　咳嗽咽痒,吐血,脉数,心嘈。阴伤火炎,最防涌冒。

鲜沙参五钱　白杏仁四钱,去尖　黛蛤散一两,绢包　知母三钱　鲜生地打,一两　川贝三钱,去心　甘草四分　石决明一两,煅,先煎　鲜芦根二两,去节　冬瓜子一两　墨旱莲三钱　十灰丸三钱,绢包

左　吐血咳嗽,所吐极多。劳伤、风热为病,理之不易。

鲜沙参七钱　鲜生地一两,打　黛蛤散七钱,绢包　川贝三钱,去心　桑白皮二钱,蜜炙　元参三钱　冬瓜子一两　仙鹤草三钱五分,炒　地骨皮二钱　知母二钱　粉甘草四分　十灰丸三钱,绢包　加藕节炭五钱(咳血门)

右　咳久肺胃两病。干呛甚则作吐,痰中带血,暮夜发热,脉数。此非细故,不可轻忽。

青蒿子三钱五分　黛蛤散绢包,七钱　丝瓜络二钱　枇杷露温服,二两　功劳叶三钱　冬瓜子一两　墨旱莲二钱　橘白一钱　鲜沙参三钱　川石斛四钱　茯苓四钱　生草三钱　加鲜芦根一两,去节

右　阵呛稍减，干咳尚甚，痰血得止。但夜热神疲，脉软数。阴损火郁，小效未可恃也。

鲜沙参四钱　青蒿子三钱五分　冬瓜子一两　朱茯苓五钱　桑白皮蜜炙，三钱五分　十大功劳三钱　橘白一钱　元参三钱五分　地骨皮三钱五分　黛蛤散一两，绢包　丝瓜络二钱　鲜芦根去节，一两　加生谷芽五钱，绢包

右　客冬大失血，今腹大神疲，不时寒热。脉软。气阴两病，理之不易。

归身三钱五分，土炒　大腹皮三钱，洗　川断二钱，盐水炒　泽泻三钱五分　赤芍三钱　炙鸡金去垢，三钱　沙苑子盐水炒，三钱　炒谷芽绢包，四钱　白蒺藜炒去刺，四钱　陈佛手一钱　资生丸绢包，三钱　藕节五钱　加桑枝七钱　川贝去心，三钱　生蛤壳一两，先煎

左　失血渐止，干咳尚甚，脉细数。宜润肺泄热。

鲜沙参五钱　黛蛤散绢包，一两　牛膝炭三钱五分　橘白一钱　白杏仁去尖，四钱　冬瓜子一两　墨旱莲三钱　丝瓜络三钱五分　川贝去心，三钱　生草四分　石决明一两，煅，先煎　枇杷露一两，温服　加鲜芦根一两，去节

左　久咳不已，上年失血，近吐痰薄而白，脉软。向患下痢，至今大便必痛。肝脾不调，肺肾两虚，理之不易。

制於术三钱五分　川贝米炒去心，三钱　橘白一钱　冬瓜子七钱　茯苓四钱　盐半夏三钱五分　生草三分　炙鸡金去垢，三钱　生米仁三钱　款冬花炙，三钱五分　生蛤壳一两，先煎　泽泻三钱　加苦参三钱五分　玉蝴蝶三分

左　久咳不已，痰秽兼有脓血，寒热往来，右胁痛，痛则吐血。肺脏已损，不可忽。

鲜沙参五钱　地骨皮二钱　银花三钱五分　知母三钱五分　白杏仁去尖，四钱　青蒿子三钱五分　丝瓜络二钱　淡芩炒，三钱五分　川贝去心，三钱　十大功劳三钱　甘草节四分　滑石三钱　加鲜芦根一两，去节

左　咳嗽音散，失血，脉软弦数。满咽红，着枕即咳，防成虚损喉痹。

鲜沙参四钱　桑白皮三钱五分　黛蛤散绢包，七钱　扁豆衣三钱　川贝去心，三钱　地骨皮三钱五分　冬瓜子一两　丝瓜络三钱五分　甜杏仁去尖，三钱　甘草四分　茯苓四钱　竹茹三钱五分　加玉蝴蝶三分　白石英四钱

左　痰中带血，小溲浑浊，大便不实，咳嗽，脉细。肺脾两病，不可轻忽。

桑白皮蜜炙，三钱五分　淡芩一钱　滑石四钱　扁豆衣三钱　白杏仁去尖，三钱　墨旱莲三钱五分　甘草梢四分　茯苓四钱　川贝去心，三钱　冬瓜子七钱　通草一钱　怀山药炒焦，二钱　加玉蝴蝶三分

左　脉弦数，咽关红肿，咳久音散失血。暑天尤难奏功也。

桑白皮淡蜜水炙，三钱五分　川贝去心，三钱　元参三钱五分，扁豆衣三钱　地骨皮炒，二钱　白杏仁去尖，三钱　黛蛤散绢包，七钱　飞滑石三钱　粉甘草四分　竹茹三钱五分　冬瓜子一两　石决明一两，生，先煎(咳血门)

左　血止复来，干咳胁痛，心宕，脉细数。病易反复，诸须慎之。

鲜沙参五钱　黛蛤散绢包，一两　白杏仁去尖，四钱　川贝去心，三钱　鲜生地七钱　墨旱莲三钱　冬瓜子一两　丝瓜络二钱　川石斛四钱　熟女贞三钱　生草四分　十灰丸绢包，三钱　加鲜芦根一两，去节

左　客冬吐血、鼻衄，刻下胸闷神疲，脉弦右软，拟清理痰湿。

瓜蒌皮切，四钱　象贝去心，四钱　猪苓三钱五分　广郁金一钱　新会皮一钱　枳壳三钱五分　泽泻三钱　干菖蒲七分　法半夏三钱五分　竹茹二钱　滑石四钱　通草一钱　加生谷芽五钱，绢包

左　吐血纠缠，吐时头顶发热，脉软数。宜育阴潜阳，导热下行。

元武版水炙，七钱　墨旱莲三钱　黛蛤散一两，绢包　藕节炭七钱　原生地海蛤粉拌，五钱　知母三钱　十灰丸吞服，三钱　牛膝炭三钱五分　石决明一两，盐水煅，先煎　川贝去心，三钱　丝瓜络炒，三钱　鲜芦根去节，一两　加蚕豆花露一两，温服　花粉三钱

左(正号)　昔年吐血之后咳嗽不已，左胁痛，易寒易热，脉细弦、左软。肺肾阴亏，不能收摄肝木，木火烁金，最防血症反复。

鲜沙参四钱　桑白皮三钱五分，蜜炙　黛蛤散一两，绢包　川石斛四钱　甜杏仁去尖，三钱　地骨皮三钱五分　橘络一钱　茯神五钱　川贝去心，三钱　粉甘草四分　丝瓜络三钱　枇杷露一两，温服　加白茅根一两，去心

左　肝木乘肺胃，咳嗽失血，兼之肾关不固，且脘次结硬，脉弦。宜先治所急。

鲜沙参四钱　墨旱莲三钱　茯苓四钱　藕节五钱　黛蛤散绢包，一两　熟女贞三钱　橘白一钱　白茅根去心，一两　川贝去心，三钱　十灰丸三钱，吞服　竹茹三钱五分　加冬瓜子一两

左　曾病满口失血，迩来痰嗽带红，脉细数。阴伤火郁，不可忽视。

鲜沙参五钱　黛蛤散一两，绢包　墨旱莲三钱　丝瓜络三钱五分　鲜生地七钱　川贝去心，三钱　熟女贞三钱　竹茹二钱　鲜芦根去节，一两　石决明一两，煅，先煎　生草四分　冬瓜子一两　加玉蝴蝶三分

左　脉细数，满口失血，咳嗽胸闷。阴薄火浮，最防壅冒。

鲜沙参五钱　川贝去心，三钱　十灰丸吞服，三钱　藕节五钱　鲜生地一两，打　冬瓜子一两　牛膝炭三钱五分　鲜芦根去节，二两　黛蛤散一两，绢包　甜杏仁去尖，三钱　扁豆衣三钱　仙鹤草三钱五分　加蚕豆花露二两，温服

左　咳嗽带血，纳少神疲，脉细数。渐成虚损，勿忽。

鲜沙参四钱　黛蛤散七钱，绢包　丝瓜络二钱　仙鹤草三钱五分　白杏仁去尖，三钱　冬瓜子一两　滑石四钱　藕节四钱　川贝去心，三钱　蜜炙百部七分　墨旱莲三钱　十灰丸三钱，吞服　加白茅根去心，一两

左　咳嗽少松，痰多、血不净，脉弦微数。宜存阴泄火。

鲜沙参五钱　黛蛤散一两，绢包　冬瓜子一两　川石斛四钱　川贝去心，三钱　橘白一钱　茯苓五钱　枇杷露一两，温服　青盐半夏三钱五分　竹茹二钱　丝瓜络炒，二钱　玉蝴蝶二分　加白茅根一两，去心

左　伤血后，咳嗽不已，骨节痛，食下腹中不适，脉弦。理之不易。

川石斛四钱　黛蛤散七钱，绢包　仙鹤草三钱五分　大腹皮洗，三钱　陈皮一钱　川贝去心，三钱　十灰丸吞服，三钱　炙鸡金去垢，三钱　盐半夏二钱　冬瓜子一两　丝瓜络二钱　冬瓜子五钱　加鲜稻叶三钱　藕节五钱

右　咳嗽四月不止，近日吐血，咳不畅，脉不畅。热郁肺伤，防吐血大作。

鲜沙参五钱　桑白皮三钱五分　黛蛤散绢包，一两　滑石五钱　白杏仁去尖，四钱　地骨皮三钱五分　冬瓜子一两　通草一钱　川贝去心，三钱　生草五分　丝瓜络炒，三钱　加鲜芦根一两

左　失血屡发，干呛无痰，面无华，胃呆，脉软弦。乍寒乍热，便通。子母同病。宜金水双调，以防延成本症。

南沙参三钱　细生地四钱　冬瓜子一两　茯苓四钱　甜杏仁去尖，四钱　生鳖甲三钱，先煎　生草三分　橘白一钱　川贝去心，三钱　黛蛤散绢包，七钱　十灰丸三钱，包煎　盐半夏三钱五分　加玉蝴蝶二分　金水六君丸三钱，绢包

左　咳嗽激痛胸次，失血止，痰仍厚，大便溏，脉弦。宜肺脾。

桑白皮二钱　冬瓜子一两　扁豆衣四钱　淡芩炒，三钱五分　白杏仁去尖，三钱　竹茹三钱五分　茯苓四钱　鲜芦根去节，一两　川贝去心，三

钱　黛蛤散七钱，绢包　泽泻三钱　焦麦芽五钱，绢包

左　五六日前大失血，近增脘痛，得食作泛，舌黄，二便俱热。温邪郁肺，动营防复失血。

生地炭七钱　二至丸三钱，绢包　代赭石煅，先煎，四钱　藕节炒，五钱　石决明一两，生，先煎　白杏仁去尖，四钱　竹茹三钱　鲜芦根去节，一两　黑山栀三钱　旋覆花三钱五分，绢包　知母三钱　枇杷露一两，温服

左　客腊咳嗽，今春痰血，纳如常。肺络受损，迁延非宜。

生地炭七钱　白杏仁去尖，四钱　黛蛤散七钱，绢包　藕节炒，五钱　石决明一两，煅，先煎　川贝母去心，三钱　知母三钱　枇杷露一两，温服　牛膝炭三钱五分　二至丸三钱，绢包　冬瓜子一两

右　咳呛早暮为甚，甚则呕吐，曾经见红，乍寒乍热，脉软弦不思，舌薄白少苔，便溏。体虚病不易奏功。

上西芪三钱五分　防风根三钱，同炒　川贝去心，三钱　竹茹三钱　茯苓四钱　上於术三钱五分　盐半夏三钱　生草四分　白石英三钱，煅，先煎　海蛤壳一两，先煎　冬瓜子七钱　玉蝴蝶三分

孙先生　吐血之后，腰脊作痛，足膝少力，神思疲乏。无非本原受损之象，最防咳嗽纠缠。禀气本薄，与虚损一途极近。药培补之日，尚须加慎起居为要。

潞党参二两，直劈，秋石三分拌炒　淡天冬去心，一两五钱　龟版胶二两，绍酒浸、收膏时入　杜仲盐水炒，三两　北沙参四两　制首乌四两　怀山药炒黄拌，三两　沙苑子盐水炒，四两　大熟地海蛤粉拌炒，七两　清阿胶二两，绍酒浸、收膏时入　墨旱莲三两　粉甘草四钱　大生地炒松，七两　雪梨膏收膏时入，四两　熟女贞三两　大白芍一两五钱　左牡蛎七钱，盐水煅，先煎　川贝末三两，收膏时入　藕节炭五钱　粉丹皮一两五钱

井华水浸，如法滚煎三度，去渣烊入阿胶、龟版胶、雪梨膏、川贝末搅和收膏，每早服一调羹。(咳血门)

上池医案

肺为娇柔之脏，咳嗽见红，肺络伤也。肺主气，音出于肺，肺气虚而音哑，气血衰也。古人治久嗽以培土为主，宗《内经》虚则补母之义。

北沙参　米仁　桑叶　扁豆　麦冬　茯苓　炙草　大枣

嗽而见红，肺络伤也，肺络伤则血上溢。治嗽为主，清理肺气，不致邪火下迫，浊症亦可除。一切辛辣俱忌。

小生地　川贝　萆薢　生藕皮　川石斛　桑叶　智仁　茅针根

肺受风则喉痒，风化热则见红，清滋化热化风，咳缓可服丸药。

玉竹　防风　杏仁　黄芩　川贝　橘红　赤苓

接服丸方：炒松大生地　半夏　苏子　茯苓　橘红　麦冬　米仁　海浮石　桑叶　为末蜜丸

培土生金，并无燥药而咳转甚，又见红，肺气虚矣，若非补摄，汗泄又多，仍与保肺健脾，舍此无别法也。

北沙参　阿胶　桑叶　浮麦　炒麦冬　橘红　炙草　大枣

劳伤背痛，咳嗽见红。

米仁　丹参　丹皮　五茄皮　地骨皮　料豆皮　川贝　橘红

劳伤见红，最忌咳嗽，必须戒酒。

生地　米仁　赤苓　杏仁　川斛　东瓜子　土贝　茜根　茅根

失血忌咳嗽，嗽则络伤而血症必发，况脉数胁痛者，理宜滋阴。

小生地　川斛　料豆皮　丹皮　麦冬　桑叶　川贝

肝肺气郁,郁则有火,胁痛咳呛,痰带红色,滋肝清肺调理,当用金水六君法。

生地　料豆皮　桑叶　川贝　郁金　黑栀　杏仁　藕皮　茅根

失血忌咳嗽,恐无痰干呛,肺络伤血上溢也。当用金水六君法。

熟地　半夏　新会皮　桑叶　归身　海石　云苓

夏火烁金,咳即吐血,火升。

二地　二冬　川斛　牛膝　秋石　龟版

失血后胸鬲不舒,是心荣肺胃伏热,拟清心凉荣为主。

丹参　丹皮　川贝　连翘　米仁　盐水炒知母

痰中带红,脉象寸口独数,心荣挟热之病。

照前方加黑栀　川斛　冬瓜子　桑叶　三七

暑热内侵,络伤吐血,气逆不下,其血未宁,凉血镇纳。

鲜地　犀角　虾蛤壳　炒牛膝　连翘　黑栀　荆芥　丹参　丹皮　元参　茅根　侧柏叶　荆芥炭　鲜地　牛膝　丹参　元参　桑皮　黑栀　连翘

阴虚咳嗽,曾见红,患肛痈,时出脓,此上下俱损之象,必须节劳戒酒。

大生地炒松　炒麦冬　橘红　桑叶　茯神　川贝　象牙屑　荷蒂

咳嗽不独肺病,况吐血吐沫,脉带弦数,素有遗泄者耶。此症初起原因劳伤肝气,络伤血溢,不节劳不怡养,所以咳嗽不除,失血频发也。今面青形瘦,咳而痰不易出,咳而胁痛,乳膺亦痛,仍是肝肾并虚之象。夏令炎灼,若不滋养,水亏何以涵木而熄火?拟方多服为要。

洋参　川贝　料豆皮　桑叶　北沙参　丹参　麦芽　海石　茅根

英年内热,其原属于水亏,所以咳嗽胁痛而见红,是肝肺两伤也。近患偏坠疝气作痛,仍是肝阳未平,宜温养,不宜偏热,热则阳亢矣。

料豆皮　炒丹皮　橘核　黑栀　枸杞子　桑叶　赤苓　生藕皮

阴虚体质,不耐劳动,上年夏季咳呛见红,咳嗽久而不愈,阴分之亏不待言也。但滋阴呆钝之药,必碍气分,且妨脾土。夏令溽暑,和中养胃为主,佐以益气培元,补而不滞,乃得补之力也,拟金匮麦冬法。

北沙参　米仁　茯苓　麦冬　川贝　扁豆炒　白粳米一两煎取清汤代茶

年五旬外,须发如霜,是早衰之象也。盖为本体阴亏,肝肾两虚,皆以情志悒郁,久有疝气作痛,迩年来咳嗽见红,津液更伤矣。必须戒酒节劳,可以带病延年。

金石斛　料豆皮　丹皮　川楝子去核炒　川贝　黑栀　海石

平素操劳嗜酒,营分大亏,血分有热,发如疝气,有核色红,痛连腿膝,此即肝气也。近复失血,肝阴亏矣,养肝为主,恐积瘀复冒也。

金石斛　炒白芍　九孔石决明　川楝皮　料豆皮　茯苓　延胡索　生藕梢

咳嗽至冬不愈,咳伤肺络,血乃上溢。交春复多劳,憎悲愤,肺气不舒,咳嗽不愈,复又寒热间日一作者,即不以疟论,亦不得以纯虚主治也。要之肺主气为清虚之府,呆钝浊补酸敛止嗽,嗽未必止而中宫痞满,二便不调和,将来脾肺俱伤,是为子母俱病也。承远来访问,拟请酌夺。

苏梗　川贝　海石　米仁　橘白　麦冬　杜藿香　桑叶　带皮苓　砂仁壳

咳嗽不独肺病,病必从肺而发,起于前年冬季原因寒邪闭肺而发,咳久络伤,因而见红。古人云:血家忌咳嗽,嗽不除血必发也。三年矣,咳嗽从未除,能左卧不能右侧,肺在右,右气不降,卧则气不能舒,气逆则必咳也。现症频频咳呛,痰黏如沫,鼻流清涕,鼻乃肺之窍,肺气逆而呛,鼻窍开泄,涕流不止矣。脉右数,按之软,肺气虚也。肺热不清,前因见红,服滋腻补药致肺家清气久郁,一经感触,咳且呛,呛而气逆,一定之理也。但肺为柔脏,亦属清位,用药殊难就症合脉。拟方:

桑叶　半夏　川斛　橘红　杏仁　茯苓　百部　枇杷叶

禀质阴亏精气素虚,五年前头风偏左而痛,鼻衄大发,即此是肝阴不足,肝阳易升。近年不咳嗽而血上溢,吐血之后,随作咳嗽,嗽亦由左侧而上升,其气偏于左侧,胸胁至肩项头脑皆在左侧不舒,此系少阴水亏,厥阴火亢,从此咳嗽连绵,嗽不除血症必频频而发也。脉细数,形清减,用药图治,须从此处着想。

石决明磨敲捶背,盐水炒　炒枯大生地　炒黑山萸肉　炒黑丹皮　麦冬　钩藤　茯神　淮牛膝　生藕梢　井水煮。

沈氏医案

昆山邵政平令郎,肾水不足,不能荣养肝木,肝火上升,外受风寒,胃中之痰,随火上干肺家而为咳嗽,用发散之药,升提其火,以致吐血咳嗽不止,痰涎颇多。至五月初复发,脉息弦数,此水衰火亢,肺金受困之症。理宜滋阴降火保肺之药治之。

生地　丹皮　麦冬　白芍　黄柏　知母　贝母　丹参　骨皮　牛膝　加茅根煎

太仓沙头镇孙金祥,平素善怒躁急,内有肝火,得外之风寒所触,上干于肺,而咳嗽之极,则血随火沸而吐出,脉息弦数。此乃肾水不足,不能荣养肝木,肝火上炎而烁肺,肺金受困之象。理宜滋阴降火清金保肺之药,并宜戒恼怒,慎起居,不至酿成劳瘵也。

生地　丹皮　麦冬　骨皮　广皮　川贝　瓜蒌　黄柏　知母　杏仁　加莲子　砂仁

王敬哉令爱,女子十四而天癸至,今逾期不至者,此先天之真阴不足也。况有咳嗽吐血之症,乃水衰火亢,肺金受困之象。理宜滋阴降火保肺之药为治。

生地　丹皮　骨皮　当归　黄芩　白芍　白苓　花粉　麦冬　玉竹　加莲子十粒

上海东门张子敬,初因风寒袭肺而咳嗽,因不忌荤酒,不避风寒,日久伤肺,而痰中带红,已经数月,其咳不止,真阴受伤,虚火烁肺而咽痛,脉息虚细带数,面白色而无神,稍有语言动作,其气即上逆而咳,此肾气虚不归原也。理宜滋阴补肾纳气保肺之药,煎丸并进,静养调摄,不致酿成劳瘵也。

生地　丹皮　麦冬　广皮　川贝　五味　蒌霜　桑白皮　骨皮　苡仁　加茅根煎

丸方六味加黄柏、牛膝、砂仁、麦冬、五味。

一人吐血咳嗽声哑,所吐之血浓厚,肌肉亦不消瘦。

麦冬　生地　苏子　杏仁　桑皮　贝母　黄芩　山栀　桔梗

饮食阻滞于胃,郁而为火,煅炼津液成痰,外为风寒所触,上干于肺而咳嗽,痰带粉红色,此系咳伤肺络而来。左脉弦细而数,右脉寸关滑大,此乃肝家有火,肺胃之痰,纠结不清也。理宜豁痰降气清火之药治之。

苏子　杏仁　瓜蒌　黄芩　贝母　枳壳　桔梗　山栀　广皮　桑皮　甘草

加茅根一两、枇杷叶三钱煎服。

丸方:桔梗　甘草　瓜蒌霜　杏仁　贝母　黄芩　广皮　郁金　山栀　枇杷叶

夏枯草汤法丸,临卧服。

所患血症,已经多年,虽用滋阴降火之药,或愈或发,今交夏令,肺金受烁之月,咳嗽不已,血随火沸,上气喘急,午后发热,饮食少进而无味,脉息细数无神。此乃肾虚,而兼脾胃之气困惫也。目下当以胃气为主,先贤治血症,每以胃药收功,而滋阴寒凉之药,暂作缓图,俟饮食时,神气旺,然后再议滋阴可也。

煎方:人参　黄芪　白术　茯神　广皮　麦冬　五味　枣仁　苡仁　贝母　甘草

加大枣二枚,熟砂仁末五分。

服扶脾保肺之药,若饮食渐进,乃为佳兆。如觉有火嗽甚,即停前药,仍用滋阴保肺之剂。但居恒刻刻以胃气为本,生冷难化之物,俱不可用,防其大便滑泄也。

煎方:熟地　白芍　麦冬　玉竹　贝母　广皮　苡仁　五味　枸杞　加莲子

咳嗽吐痰带血,尺脉不宁,夜卧不宁,梦寐颠倒。

煎方:生地　丹皮　麦冬　山栀　黄芩　黄柏　知母　苏子　杏仁　加茅根

丸方:知柏六味丸加牛膝、白芍、枣仁。

受病之源,得之恼怒郁结,以致肝火升腾,上干肺金而咳嗽。肝为藏血之脏,因咳极致血,血随火升之故,热极觉有腥秽之气。而肺金痿之病,自春至秋,金得令,肝木受伤,吐血复作,连日气逆于上,胸膈不舒。治血必先理气,气降则血自归经,俟胸膈宽畅之后,再议滋阴,此先后缓急之法也。脉息左手带弦,此肝火妄动也。右手滑大,关部尤甚,此胃中痰瘀纠结之象也。理宜豁痰降气消瘀之药,先疏其胸膈之滞,然后以清肺滋阴之药,仍兼消痰以治其本,庶可渐奏效。

苏子　杏仁　郁金　丹皮　瓜蒌　桃仁　枳壳　川贝　广皮　黄芩　山栀　加茅根

胸膈宽舒气平后服方　生地　白芍　丹皮　麦冬　川贝　蒌霜　黄芩　广皮　茯苓　沙参　加茅根

膏方:　生地　丹皮　麦冬　地骨　川贝　蒌仁　白芍　天冬　梨汁　藕汁　茅根汁

德言兄,天禀肾水不足,不能荣养肝木,肝火妄动,血随火升而见红。见红之后,未免忧思抑郁,胃中津液,煅炼成痰,纠结于中,饮食少进,胸次不舒,痰随气逆而咳嗽。脉息两关沉滑带弦,此肝气郁于胃中,不得条达之故。今值君火司天之年,又际春夏之交,正炎炎之势日炽,虑其肺受火灼,而咳嗽更甚。惟以凉血清火开郁之药,为善后之计。但治血必先理气,气降则血自归经而不升,痰亦随气而下降。肺主气,卧则肺叶布散,则气为之上升,非肾虚而气不归元也。

煎方:苏子　杏仁　生地　丹皮　川贝　山栀　郁金　枳壳　蒌仁　黄芩　广皮　加茅根

膏方:　丹皮　川贝　瓜蒌　麦冬　杏仁　橘红　梨汁　枇杷叶　茅根

丸方:香附　山栀　郁金　瓜蒌　黄芩　广皮　丹皮　枳壳　茅根

娘娘受病之源,缘肾水不足,不能荣养肝木。肝火升腾,颈间结核,累累甚多。肝火上冲则呕吐。用八味丸服之相妥者,因胃中痰火,得热药开通隧道,同气相求,似乎相安。然积之已久,助火消阴,交君火司天之年,积热窃发,火气上炎,汗出发热,痰中带红,寒热如疟,经事不来,脉息弦大带数。此系水衰火亢,肺金受伤之象。理宜滋阴清肺,豁痰降火之药治之。

鲁峰医案

凉血固金汤,此张堂官治予吐血之方也。初予因家务烦劳,又感哀恸,遂作咳嗽,每于饭后并申酉之际,大口吐血也。延太医堂官张公诊视,服药六剂而血止,又加减药味服六剂后,每于早间服麦味地黄丸,晚间服归脾丸,并令常食三七,经三月咳止而愈。

凉血固金汤方:

大生地三钱　当归二钱,酒洗　白芍二钱,酒炒　侧柏叶三钱,炒　枇杷叶二钱,蜜炙　百合二

钱　麦冬三钱，去心　橘红一钱五分　茜草二钱　丹皮二钱　石斛二钱，金钗　栀子二钱，炒　黄芩二钱，酒炒　桔梗二钱

引加鲜藕节三个，煎服。

滋阴理血汤，此予治富护军吐血不止之方也。伊本弱体，加以官差私务烦劳，忽于春间咳嗽吐血，服药多剂两月未止，气虚喘急，转免人求予医治，遂立此汤，服二剂而血止，后加减药味，连服八剂而愈矣。

滋阴理血汤方：

大生地五钱　熟地三钱　当归二钱，酒洗　白芍三钱，酒炒　丹皮二钱　犀角二钱，镑　阿胶二钱，蛤粉炒　侧柏叶二钱，炒　麦冬四钱，去心　花粉二钱　栀子二钱，炒　黄芩二钱，酒炒　桔梗二钱　枇杷叶二钱，蜜炙　大小蓟三钱

引加鲜藕节三个，煎服。

加味归脾汤，此予治一宗室吐血之后失调之方也。初伊因嗜欲劳伤而致吐血，服滋阴止血之药而血止，惟嗜卧懒动，总无精神，饮食无味，夜间不眠，日晡发热，咳嗽不止，延予诊视，遂立此汤，连服八剂，前症稍退，后依方配丸药，眠半载而愈。

加味归脾汤方：

黄芪三钱，蜜炙　人参一钱　炙甘草一钱五分　归身三钱，酒洗　白芍三钱，酒炒　熟地三钱　龟版二钱，酥炙　阿胶二钱，蛤粉炒　茯神二钱　远志一钱五分，去心　酸枣仁三钱，炒　山药三钱，炒　地骨皮二钱　陈皮一钱　木香七分，煨

引加生姜一片，红枣三枚去核，煎服。

也是山人医案

徐（十二）　咳嗽呛血，腹中鸣响，咳早甚，则知胃阴虚，所服驱风降痰，徒伤其阳耳。

白扁豆三钱　玉竹二钱　白粳米三钱　炒麦冬二钱　北沙参三钱　南枣三钱　川斛三钱　生甘草三分（咳嗽）

朱（三三）　咳痰见血，肺胃久虚。

桑叶一钱　杏仁三钱　川斛三钱　大沙参二钱　象贝一钱五分　茯苓二钱　玉竹二钱

蒋（三六）　吐血已止，脉象弦数，胃纳不减，咳嗽气冲，少阴久虚之象，防血复来。

大淡菜一两　牛膝炭一钱五分　白扁豆五钱　川斛三钱　参三七五分　糯稻根须五钱　白茯苓三钱（吐血）

魏（四八）　心肾精血不充，痰中带血，胃纳颇佳，后天生气甚好，不致损怯之虞。

熟地四两　远志五钱　山药二钱　萸肉二两　五味子一两　茯苓三两　芡实二两　建莲三两

雷（五四）　脉左坚，肝肾阴伤失血。

生地炭三钱　川斛三钱　山药二钱　清阿胶二钱　麦冬二钱　茯苓二钱　左牡蛎三钱　五味子一钱五分

陆（五三）　吐血已止，咳痰晡甚，暮热气喘，肺胃阴虚所致，兼以养阴和阳。

川斛四钱　白扁豆五钱　炙草四分　生地炭三钱　麦冬二钱　茯神二钱　清阿胶二钱

又　昨进养阴和阳，痰咳已缓，暮热盗汗，寐醒即止，再当镇摄可安。

生左牡蛎三钱　五味子一钱五分　炙草四分　清阿胶三钱　麦冬二钱　云茯神二钱　熟地炭四钱　远志八分

戴　少阴久亏，阳不潜藏，肝肾之血，亦随气升，冲胃犯肺，震动络脉，溢于其上，以致咯出。左关脉渐平，右关濡软略旺。瘀行未尽，略有咳逆。前议熟地，又取壮水，乃阴旺阳乃复辟之意，即经旨所谓阳在外，阴之使也。拟方候裁。

熟地四钱　拣麦冬二钱　淮牛膝炭一钱五分　陈阿胶另烊冲，二钱　川贝母去心研，一钱五分　左牡蛎煅研，三钱　云茯神二钱　北沙参一钱五分　苡仁二钱

又

熟地四钱　白蒺藜一钱五分　云茯神二钱

拣麦冬二钱　霞天曲炒，三钱　制女贞一钱五分　北沙参三钱　川贝去心研，二钱(吐血)

归(一八)　咳嗽失血，天癸不至。此属经例，肝胆气火上升所致。

苏子　南楂炭　钩藤　泽兰　炒桃仁　黑山栀　郁金　丹皮(调经)

孟河费绳甫先生医案

秦州卢君瑞卿，病气自少腹上冲胸脘作痛，懊侬内热，头汗如雨，痰内带血。脉来沉弦。肾阴久虚，水不涵木，肝阳升腾无制，销铄肺胃阴液。法当益肾清肝。方用女贞子三钱，白芍钱半，川杜仲三钱，羚羊角五分，黑山栀钱半，玄参一钱，西洋参一钱，鲜生地三钱，川楝肉钱半，川石斛三钱，川贝母三钱，瓜蒌皮三钱，鲜竹茹一钱，冬瓜子四钱，冬虫夏草一钱。连服三十剂而愈。(虚劳)

佚名，呛咳气急、鼻塞有血较前已减，肺金清肃之令下行。惟乍寒乍热，脘闷咯血，大便不畅。脉来沉滑。痰热销铄胃阴，胃气宣布无权。治宜清化痰热，肃肺和胃。

川贝母三钱　瓜蒌皮三钱　南沙参四钱　牡丹皮一钱半　杭菊花二钱　川石斛三钱　京玄参一钱　生甘草五分　光杏仁三钱　冬瓜子四钱　生谷芽四钱　鲜竹茹一钱半　白茅根二钱　生梨片五片

又，膏滋方：

吉林参须二两(另煎)　北沙参八两　大生地六两　女贞子六两　生白芍三两　生谷芽五两　生甘草三两　大玉竹六两　甜川贝六两　瓜蒌皮六两　川石斛六两　云茯神四两　玄参心二两　广皮白二两　甜杏仁六两　冬瓜子八两　怀山药四两　灯芯三十尺

上药煎三次，取汁，以冰糖一斤收膏。(吐血)

绍兴陈君辅庭，病呛咳咯血，脘闷食少，大便燥结难下，溲短色赤。脉来沉弦。肝阳上升，挟痰热侮上铄金，肺失清肃之权，胃少冲和之气。必须清肝化痰，肃肺和胃。方用玄参一钱，北沙参四钱，川贝母三钱，蒌皮三钱，甜杏仁三钱，川石斛三钱，郁李仁二钱，松子仁三钱，火麻仁五钱，炙内金三钱，肥知母一钱，冬虫夏草一钱，女贞子三钱，生谷芽四钱，熟谷芽四钱。连服二十剂而安。

无锡朱西山先生，世家也。其长子敬堂，咳嗽吐血，内热口干，心悸头眩，足软无力，势甚可危。延予诊之，脉来细弦而数。水亏不能涵木，肝火上灼肺阴，清肃无权，络血上溢。治必壮水制火，清养肺阴，方可挽救。用大生地四钱，女贞子三钱，生白芍钱半，丹皮二钱，甘草四分，侧柏叶二钱，北沙参四钱，川贝母二钱，天花粉三钱，川石斛三钱，茯苓二钱，旋覆花钱半，毛燕三钱，绢包煎汤代水。进二剂，血止咳平，内热口干皆退。照前方去旋覆花，加怀山药三钱，白莲子去心十粒。进二剂，心悸头眩皆退，腿足亦觉有力。照前方去北沙参、侧柏叶，加福泽泻钱半，西洋参一钱。连服三十剂，即康复如初。

浙江陈子高，呛咳咯血，内热口干，饮食减少，肌肉消瘦，精神委顿，势濒于危，延余诊治。脉来细弦而数。肾阴久虚，水不涵木；肝阴上亢，销铄肺阴；金受火刑，清肃无权。势已成损，不易挽回。遂用西洋参钱半，女贞子三钱，生白芍钱半，生甘草三分，川贝母三钱，川石斛三钱，冬瓜子四钱，生谷芽四钱，冬虫夏草一钱，毛燕三钱绢包煎汤代水。服药二剂，血止热退，餐饭已加。再服二剂，呛咳渐平，精神亦振。照方分两加二十倍，再加大生地八两，煎三次取汁，冰糖一斤收膏。每用一大匙，约六钱，开水化服。每日早晚各服二次。膏滋一料服完，病已霍然。

宜兴任君云生，呛咳咯血，内热口干，已经半载。诊脉弦细。因水不涵木，肝阳上灼肺阴，清肃无权，故络血上溢。治当益肾清肝，培养肺阴。用女贞子三钱，生白芍钱半，生甘草五分，北沙参四钱，玄参一钱，鲜生地四钱，川贝母三钱，瓜蒌皮三钱，川石斛三钱，甜杏仁三钱，冬瓜子四钱，谷芽四钱。连服三十剂而愈。

上海吴君德如，伤风咳嗽六七日，痰内带血，内热口干。脉象弦滑。邪热耗气灼营，肺失清肃。治当清泄邪热，气血两清。方用白茅根三钱，京玄参钱半，鲜生地四钱，象贝母三钱，瓜蒌皮三钱，川石斛三钱，生甘草五分。一剂血止，再剂咳痊。

山西忻君锡五，患吐血盈碗盈盆，呛咳内热，势濒于危。予诊脉细弦而数。缘水亏于下，火越于上，销铄营阴，络血上溢，李士材所谓阳乘阴者是也。壮水涵木，其火自平。用大生地三钱，玄参一钱，沙参四钱，女贞三钱，天花粉三钱，白芍钱半，甘草五分，冬虫夏草一钱，川贝母三钱，石斛三钱，侧柏叶钱半。一剂血止，再剂咳平。用甘润养阴善其后。(吐血)

安徽张莘叔，患咳嗽吐血，其色鲜红，发必盈碗盈盆，面赤足冷，其热甚危。余诊其脉细弦。此龙雷之火，升腾无制，络血因此上溢，非阴虚阳亢、宜用清滋可比，舍引火归原，别无良法。方用九制熟地四钱，山萸肉钱半，淮山药二钱，牡丹皮钱半，云茯苓二钱，福泽泻钱半，上肉桂三分饭丸过服。一剂血止，面赤退。再剂咳平，足亦温。遂照前方分两加二十倍，研为细末，另用猪脊髓一斤半，牛骨髓八两，羊骨髓八两，煮烂，打和为丸，如梧桐子大。每服三钱，开水送下。丸药服毕，恙已不发，身体康健胜常。(吐血)

丛桂草堂医案

家君自少时即患肺病，咳嗽咯血，必服泻白散及贝母、山栀、麦冬等药数剂始愈。嗣后遇劳碌及恼怒时，病即复作，然亦有隔数年不发者，丁未夏月，偶因冒暑发热，而旧病亦复发，较前益剧，先是某日夜间，觉喉内有物上溢，以为痰耳，遂咯吐数口，及张灯视之，则皆血也。由是咯血不已，或纯血，或与痰质混和，精神疲惫，不能起于床，服阿胶、地黄、麦冬、贝母、枇杷叶等药小效，饮食亦稍能进，面色如常，身不发热，亦无盗汗口渴等症，脉息亦尚平静，遂仍以前方进。讵意次日晚间，血忽上涌，连吐数口，遂昏晕不能言，奄奄一息，急以潞党参五钱，西洋参五钱，煎汤进，及参汤服下数分钟，始能言语，谓心内慌慌，周身肉颤，语时声音极低，盖元气大虚欲脱也。遂仍以参汤和阿胶、熟地、枣仁、枸杞等药煎汤进，并以猪蹄煨汤服。如是调养至十数日，始渐入佳境，而胃纳亦甚佳，每日须六七餐，过时则饥，每餐皆猪蹄、海参、鸡子、粥、饭等物，且惟此等滋补品能受，若蔬菜、莱菔及豆腐浆等类，皆不堪食，偶或食之，则觉嘈烦易饥。盖亡血之后胃液耗竭，非藉动物之脂膏不能填补也。迨一月后，精神渐复，亦能为人诊病，但不能用心思索，每写药方，则手颤眼花，行路只能及半里，再远则不能行矣。此丁未年焯由苏州返里，侍疾笔记之大略也。其后三年病未大发，精力亦较前康健，辛亥七月，天气酷热，偶因诊事劳碌，病又复发，咳嗽咯血，发热口干，服清养药数剂，虽小愈，而精神则殊疲弱。至九月间，武昌革命正在进行之时，吾扬居民，纷纷迁避，几于十室九空，家君日闻此耗，惊忧交并，于是病又大作，咳嗽咯血，能坐而不能卧，精神益疲，煎剂无大效。乃以两仪膏进，日服三次，甚觉合宜，接服至十日，血渐少，亦稍稍能睡矣。自是遂以两仪膏、集灵膏二方合并，仍制成膏剂，接服月余，咯血全止，精神亦大恢复，但微有咳嗽而已。计前后凡服党参斤许，西洋参数两，枸杞子斤许，熟地二斤，干地黄、麦冬、阿胶亦各数两。距今已将三年，病未复发，且精神矍铄[①]，日夕奔走，为人治病。呜呼，药之功顾不大欤，

① 矍铄(jué shuò 厥朔)：形容老人精神旺健。

今编此书,特志崖略于此,以俟高明教正焉。(卷三)

重古三何医案

元气素虚,挟温咳血,缠绵不止,下午身热,脉数神倦,殊非轻恙。

炒党参　炒白芍　百合　丹皮　橘白　茜草　藕节　煅牡蛎　麦冬肉

蓄血妄行,体倦脉软,神色萎黄,当从心脾肾调治。

制洋参　制首乌　北沙参　柏子霜　制於术　元武版　远志肉　酸枣仁(咳嗽失血类)

胁动咳呛,血症夏发,脉象右数左软,此阴虚阳络受伤。当此暑候,须安养,谨慎调治。

洋参　阿胶　麦冬　茯神　牛膝　郁金　天花　茜草　芦根　枇杷叶

连年咳血,气喘多痰,不但阳络受伤,且中虚肉削。当此酷暑,音哑咽痛,劳怯已成,难许收效。

党参　沙参　阿胶　牛膝　橘白　牡蛎　麦冬　生藕　人中白　川百合

心嘈膈胀,咽痛咳呛,上焦火郁,恐络伤咯血,宜清润豁痰,不致有伤肺气。

骨皮　麦冬　花粉　苏子　橘红　蛤壳　知母　牛膝　川贝　茅根(咳嗽失血类)

肝胃热郁,络伤咯血,以清理疏肝治。

黄芪　款冬　苏子　桑叶　花粉　沙参　蛤壳　橘红

内蕴暑邪,咳痰带血,六脉弦大不柔。滋腻阴剂不宜早服。

骨皮　桑皮　甘草　苡仁　橘红　蛤壳　丹皮　东瓜子　茅根

复诊　病俱见平善,惟有内燔不止,阴分亏也。

生地　丹皮　麦冬　橘红　女贞　沙参　茯神　牡蛎　桑叶　龟版

烦渴,咳呛失血,两膝痿软,乃膀胱气下陷,津液不上承也。宜用玉女煎佐固摄法。

党参　熟地　茯神　知母　麦冬　沙参　石膏　橘红　五味　枇杷叶

咳嗽秽痰带血,右脉弦数。由气郁络伤,肺金受克。冬至节近,须宽怀调食。

阿胶　沙参　丹参　茜草　橘红　米仁　麦冬　苏子　牛膝　藕节　枇杷叶(咳嗽失血类)

咳血久缠,多痰咽痛。

阿胶　苡仁　沙参　橘白　桑叶　茜草　燕窝　人中白　洋参

少阳热郁,肺气不利,脉不柔软,法宜清。

金沸草　蛤壳　元参　紫菀　米仁　牛膝　杏仁　甘草　枇杷叶(咳嗽失血类)

咳血反复,咽关不利,右脉弦数,木火刑金也。

熟地　茜草　沙参　阿胶　橘红　百合　麦冬　牛膝　枇杷叶

临服化入青盐少许。(咳嗽失血类)

咳血气秽,六脉弦数模糊,此温邪入络,肺胃受伤,以清理救肺治。

羚角　知母　象贝　苡仁　茜草　骨皮　橘红　东瓜子　枇杷叶　茅根　藕节

血症复萌,右脉弦数,当此升令,宜用泻白法。

桑皮　骨皮　茜草　米仁　牛膝　瓜蒌　知母　麦冬　枇杷叶(咳嗽失血类)

咳血复萌,近兼遗泄,幸不脉数气喘,想见阴分犹未大亏,惟阳络受伤也,先理后补。

沙参　阿胶　麦冬　莲须　茯神　茜草　丹参　花粉　百合

丸方:党参　熟地　茯神　龟版　枣仁　沙参　麦冬　牡蛎　五味　丹皮　湘莲　线

胶　以湖藕汁法丸。(咳嗽失血类)

时疾失表,内蕴热邪,以致咳血反复不已,六脉数而无力,须轻剂调治。

骨皮　茜草　丹皮　麦冬　米仁　甘草　知母　橘红　枇杷叶(咳嗽失血类)

久患休息痢,近兼咳血,血喘俱重,惟是内风煽动,以致心悸头晕,右脉弦数,宜黑归脾通补,徐徐安痊。

制於术　远志　木香　白茯苓　炒丹皮　炒枣仁　炒白芍　炙甘草　蛤粉炒阿胶(心悸遗精类)

流火烁金,又发痰血宿疾,咳嗽,骨热殊甚,脉左关甚数。系木火烁金,亟宜凉化。

犀角镑　细生地　生山栀　花粉　丹参　丹皮　蛤壳　知母　甘菊花　藕节　款冬　生甘草　陈皮　盆秋石

质弱火炎,郁蒸不退,痰中虽有血点,幸不咳呛,当此春令,须滋肝肾调治。

熟首乌　北沙参　白茯苓　建泽泻　银柴胡　川黄柏　秦艽肉　麦门冬　怀山药(虚劳类)

阮氏医案

曹　酒湿伤于肺家,清肃之令不行,火化专权,热侵阳络,引动冲脉上升,故嗽而见血矣。脉见短涩,舌苔深黄,治宜清金化湿,佐以止血消痰。

海南参三钱　苦杏仁一钱半　白茯苓三钱　川贝母一钱半　瓜蒌皮一钱半　广橘络一钱　川藕节三钱　鸡距子二钱　篁竹络一丸　西紫菀一钱　栝蒌皮一钱半

林　脉象洪数,舌苔黄燥。症由烦冗曲运,耗及木火之营,肝脏厥阳渐化火风而上灼;多劳遇欲,伤及天一之真阳,浮引阴血从浊道而上溢。治宜滋阴降火,佐以清热和营。

黑元参三钱　怀生地六钱　紫丹参三钱　京杏仁三钱　辰砂冬三钱　白茯神三钱　广郁金一钱半　川贝母一钱半　川藕节三钱　怀牛膝三钱　玫瑰花五朵　石决明六钱

又　前药虽效,但肾精肝血,未曾复旧,将来恐有后患。《经》云:精血不足者,补之以味。再用质静填补,重着归下,以冀全功耳。

西洋参一钱半　紫河车三钱　潼蒺藜三钱　北五味八分　大熟地四钱　白茯苓神三钱　甘杞子三钱　紫石英三钱　京杏仁二钱　川贝母一钱半　驴胶珠二钱

柯　脉象洪数,舌苔焦黄。自述每多梦遗,可知真阴虚弱,龙火升腾,以致热伤阳络,故血从浊道而上溢,药宜清降主治。

苦杏仁三钱　细生地六钱　紫丹参三钱　山栀炭三钱　川贝母一钱半　白茯神三钱　广郁金一钱半　川藕节三钱　丝瓜络一钱半　鲜石斛三钱　紫石英三钱　生石决六钱

钟　咳嗽见血,系寒邪伤于肺络致病,拟方于下。

西紫菀钱半　鸡冠苏八分　紫丹参二钱　瓜蒌皮钱半　丝瓜络钱半　光杏仁钱半　广郁金钱半　栝蒌仁钱半　川贝母钱半　川藕节二钱　降真香八分

金　前因忧郁吐血,继以咳嗽,系中宫受病,土不生金,金水衰微,木火上升,以致气不清肃,是故喘促咳嗽尤甚,而痰中复见血矣。

京杏仁三钱　川贝母钱半　北沙参三钱　栝蒌仁钱半　生龟版六钱　阿胶珠二钱　怀山药三钱　川藕节三钱　冬虫草钱半　玫瑰花八朵　石决明四钱

李　寒暑湿阻滞气机,肺不清肃,营络受伤,故咳嗽而见血矣。主以手太阴立方。

鸡冠苏八分　苦杏仁钱半　广橘络红各六分　白茯神二钱　栝蒌仁钱半　川贝母钱半　广郁金八分　丝瓜络二寸　北紫菀钱半　降真香八分　川藕节二钱

黄　痰嗽而见血,乃金水受病矣。若非

保肺养阴,温肾纳气,从何而治乎?

北沙参三钱　京杏仁二钱　栝蒌仁钱半　西紫菀钱半　阿胶珠二钱　川贝母钱半　佛手花八分　款冬花二钱　淡苁蓉钱半　紫沉香六分　灵磁石三钱

蒋　郁火刑金,血随痰嗽而出,治以清金保肺,而兼和营。

海南参三钱　京杏仁钱半　栝蒌仁钱半　川藕节三钱　川贝母钱半　瓜蒌霜钱半　阿胶珠钱半　降真香八分　冬虫草钱半　西紫菀钱半　紫丹参钱半　玫瑰花五朵

梁　妇人忧郁感寒,气机停滞,血不循经而顺行,反致上逆,随咳嗽而吐出,当从调和气血主治。

紫丹参三钱　川郁金钱半　瓜蒌霜钱半　栝蒌仁钱半　苦杏仁钱半　广橘络八分　紫茜草八分　川藕节三钱　家苏叶八分　降真香八分　川贝母钱半　玫瑰花八朵

唾血案

临证指南医案

宋　脏脉附背,督脉行身之背,足少阴真气不摄,唾中有血,吸气少入,而腰脊酸楚,寐泄魄汗,皆真气内损,若加嗔怒,再动肝阳,木火劫烁脂液,春木日旺,调之非易。

水制熟地　蜜炙五味　女贞　茯神　川斛　炒山药　芡实　湖莲(吐血)

尚友堂医案

傅鲁瞻先生,与余同寓,失血甚多。诊其脉,两手迟弱,全无躁象。察其症,容貌精神、舌苔坐卧,俱如平素,而鲜血唾出,不由咳嗽而来。想是煤火熯炙,饮食动其浮热,此标病也。余用生地、麦冬以清心肺之热,生白芍以敛肝,炙龟版以入肾,泽泻滋阴,丹皮凉血,侧柏叶炒黑以止血,秋石、青盐以水制火,遵《内经》"热淫血溢,治以咸寒"之旨,三剂而愈。(治客热失红)

问斋医案

唾血属肾虚胃热,舌下廉泉穴开,唾与血并出,非吐血可比,乃伤胃热症。当从阳明有余,少阴不足论治。

大生地　粉丹皮　建泽泻　白知母　大麦冬　怀牛膝　滑石　茜草根　藕汁(诸血)

醉花窗医案

阴虚内热,伤脾唾血

同年娄丙卿,壬子捷南宫[①],得庶常,亦寓于三忠祠。素有唾血疾,人不知也。一日宵坐,其仆携汤药来饮之。因问君何病,所服何药。丙卿曰:弟有血疾,经数年矣,医药不啻百辈,竟无效。昨遇医士,以为肺金受火伤,赐一方服之。虽不甚效,然尚平平无大误,弟觉病非旦夕病,故药亦无旦夕效也。余请一诊视,丙卿曰:润翁解此乎?相处不知,几交臂失之。乃伸其腕,觉六脉沉细而数,脾部尤甚,而肺部却浮短而涩,非病脉也。乃告曰:君所患为阴亏生内热,兼思虑伤脾,脾不统血,故午后有时发热,水泛为痰,或梦遗失精,怔忡惊悸,然否?丙卿曰:所言之证,无毫发差,当作何治?乃视其所服之方,则救肺饮也。告曰:君病在脾肾两经,与肺并无干预,果肺病,当喘咳。君不喘咳,而以紫菀、兜铃凉之,是诛伐无过也。久而肺寒气馁,则成瘵

① 南宫:指礼部会试,即进士考试。

矣。此时夏令,宜常服麦味地黄丸。令金水相生,水升火降,血亦当少止。秋后以人参归脾丸摄之,不过二斤,保无病矣。丙卿乃买麦味丸服之。五日后,热退神清,唾少止,继以归脾丸。至仲秋后分手时,则血全止而无病矣。次年散馆作武邑宰,秋寄函问余,有曰:自服君药,顿去沉疴,怀念良朋,时形梦寐,每公余独坐,犹忆握腕清谈时也。余复谢焉。

呕 血 案

石山医案

一人年三十余,形瘦神瘁,性急作劳,伤于酒色,仲冬吐血二盂盆,腹胀肠鸣,不喜食饮。医作阴虚治,不应。明年春,又作食积治。更灸中脘、章门,复吐血碗许。灸疮不溃,令食鲜鱼,愈觉不爽。下午微发寒热,不知饥饱。予诊其脉,涩细而弱,右脉尤觉弱而似弦。曰:此劳倦饮食伤脾也,宜用参、芪、白术、归身、甘草,甘温以养脾;生地、麦门冬、山栀,甘寒以凉血;陈皮、厚朴,辛苦以行滞。随时暄凉,加减煎服,久久庶或可安。三年病愈。后往临清买卖,复纵酒色,遂大吐血,顿殁。(吐血咳血)

一人年三十时,过于勤劳,呕血,彼甚忧惶。予为诊之,脉皆缓弱。曰:无虑也,由劳倦伤脾耳。遂用参、芪、归、术、陈皮、甘草、麦门冬等,煎服月余而愈。越十余年,叫号伤气,加以过饱病膈,壅闷有痰,间或咯红噎酸,饮食难化,小便短赤,大便或溏,有时滑泄不止,睡醒口苦,梦多或梦遗。医用胃苓汤,病甚。邀予诊视。脉或前大后小,或驶或缓,或细或大,或弱或弦,并无常度,其细缓弱时常多。曰:五藏皆受气于脾,脾伤食减,五藏俱无所禀矣。故脉之不常,脾之虚也。药用补脾,庶几允当。遂以参、术为君,茯、芍为臣,陈皮、神曲、贝母为佐,甘草、黄柏为使,服之泻止食进。后复伤食,前病又作。曰:再用汤药,肠胃习熟,而反见化于药矣,服之何益?令以参苓白术散加肉豆蔻,枣汤调下,累验。又伤于食,改用参术芍苓陈皮丸服,大便即泻。曰:脾虚甚矣,陈皮、砂仁尚不能当,况他消导药乎?惟宜节食,静以守之,勿药可也。(吐血咳血)

一人五十,形色苍白。性急,语不合,则叫号气喊呕吐。一日,左奶下忽一点痛。后又过劳,恼怒,腹中觉有秽气冲上,即嗽极吐。或亦干咳无痰,甚则呕血,时发如疟。或以疟治,或以痰治,或以气治,药皆不效。予往诊之,脉皆浮细,略弦而驶。曰:此土虚木旺也。性急多怒,肝火时动。故左奶下痛者,肝气郁也;秽气上冲者,肝火凌脾而逆上也;呕血者,肝被火扰不能藏其血也;咳嗽者,金失所养又受火克而然也;呕吐者,脾虚不能运化,食郁为痰也;寒热者,水火交战也。兹宜泄肝木之实,补脾土之虚,清肺金之燥,庶几可安。遂以青皮、山栀各七分,白芍、黄芪、麦门冬各一钱,归身、阿胶各七分,甘草、五味各五分,白术钱半,人参三钱。煎服月余,诸症尽释。(吐血咳血)

校注妇人良方

一妇人年将七十,素有肝脾之症,每作则饮食不进,或胸膈不利,或中脘作痛,或大便作泻,或小便不利。余用逍遥散加山栀、茯神、远志、木香而愈。后忧女孀居,不时吐紫血,其病每作,先倦怠而后发热。《经》曰:积忧伤肺,积思伤脾。肺脾受伤,致是令子母俱病,不能摄血归经而致前症,遂以前药加炒黑黄连三分,吴茱萸二分,顿愈。复因怒,吐赤血甚多,躁渴垂死。此血脱也,法当补气,乃用人参一两,苓、术、当归各三钱,陈皮、炮黑干姜各二钱,炙草、木香各一钱,一剂顿止。(崩中漏血生死脉方论第十七)

一老妇,每作先饮食不进,或胸膈不利,或中脘作痛,或大便作泻,或小便不利。余以为肝脾之症,用逍遥散加山栀、茯神、远志、木香而愈。后郁结吐紫血,每作先倦怠烦热,以前药加炒黑黄连三分,吴茱萸二分,顿愈。后因怒吐赤血甚多,燥渴垂死。此血脱也,法当补气,乃用人参一两,苍术、当归各三钱,陈皮、炮黑干姜各一钱,炙甘草、木香各一钱,一剂顿止。又用加味归脾汤,调理而痊。

一妇人为哭母,吐血咳嗽,发热盗汗,经水不行。此悲伤肺,思伤脾。朝服补中益气加桔梗、贝母、知母,夕用归脾汤送六味丸而愈。(妇人吐血方论第六)

一妇人性急,吐血发热,两腹胀痛,日晡益甚,此怒气伤肝,气血俱虚也。朝用逍遥散,倍加炒黑山栀、黄柏、贝母、桔梗、麦门冬,夕以归脾汤送地黄丸而愈。(妇人两胁胀痛方论第十七)

一妊娠因怒吐血,两胁胀痛,小便淋涩。此怒而血蓄于上,随火出也,用小柴胡合四物,四剂血止,用六君子、安胎饮调理而安。(妊娠吐血衄血方论第八。)

女科撮要

一妇人性急躁,瘰疬后吐血发热,两胁胀痛,日晡为甚。余以为怒气伤肝,气血俱虚,遂朝用逍遥散倍加炒黑山栀、黄柏、贝母、桔梗、麦门、五味,夕以归脾汤送地黄丸,诸症并愈。(经漏不止)

名医类案

一人年十七,家贫多劳,十一月病恶寒而吐血,两三日六脉紧涩,一月后食减中痞。医投温胆汤、枳壳汤,三日后发热口干,不渴,有痰。曰:此感寒也。询之,八日前曾于霜中渡水三四次,心下有悲泣事,腹亦饥。遂以小建中汤去芍药,加桔梗、陈皮、半夏,四帖而愈。(恶寒)

一人中脘作疼,食已口吐血,紫霜色。二关脉涩,乃血病也,跌仆而致。治以生新去陈之剂,吐出片血碗许而安。(腹痛)

子和治一妇人,劳苦太过,大便结燥,咳逆上气,时喝喝然有音,唾呕鲜血。以苦剂解毒汤加木香、汉防己煎服,时时啜之,复以木香槟榔丸泄其逆气,一月而安。今人见呕鲜血,以滋阴降火为主,称曰弱症,焉知为气病乎?故曰风寒燥火六气皆令人吐血。(诸气)

东垣治一贫者,脾胃虚弱,气促,精神短少,衄血吐血。以麦门冬二分,人参、归身三分,黄芪、白芍、甘草各一钱血脱益气,五味五枚,作一服,水煎,稍热服,愈。继而至冬天寒,居密室,卧大热炕,而吐血数次,再求治。此久虚弱,外有寒形而有火热在内,上气不足,阳气外虚,当补表之阳气,泻里之虚热。夫冬寒衣薄,是重虚其阳,表有大寒,壅遏里热,火邪不得舒伸,故血出于口。忆仲景《伤寒》有云:太阳伤寒,当以麻黄汤发汗,而不与之,遂成衄,却与麻黄汤,立愈。此法相同,遂用之。以麻黄桂枝汤,人参益上焦元气而实其表,麦门冬保肺气,各三分,桂枝以补表虚,当归身和血养血,各五分,麻黄去根节,去外寒,甘草补脾胃之虚,黄芪实表益卫,白芍药各一钱,五味三枚,安其肺气,卧时热服,一服而愈。(血症)

一人病呕血,或满杯,或盈盆盎,且二三年。其人平昔嗜市利,不惮作劳,中气因之侵损。伯仁视之,且先与八宝散一二日,服黄芩芍药汤,少有动作,即进犀角地黄汤,加桃仁大黄汤,稍间服抑气宁神散,有痰,用礞石丸,其始脉芤大,后脉渐平,三月而愈。屡效。

一人乘盛暑往途中，吐血数口，亟还则吐甚，胸拒痛，体热头眩，病且殆。或以为劳心焦思所致，与茯苓补心汤。仁至，诊其脉，洪而滑，曰：是大醉饱，胃血壅遏，为暑迫血上行。先与犀角地黄汤，继以桃仁承气汤去瘀血宿积，后治暑，即安。(血症)

子和治一书生，过劳，大便结燥，咳逆上气，时喝喝然有音，吐呕鲜血。以苦剂解毒汤加木香、汉防己，煎服，时时啜之，复以木香槟榔丸泄其逆气，月余而痊。(血症)

吴球治一少年，患吐血，来如涌泉，诸药不效，虚羸瘦削，病危。亟脉之，沉弦细濡。其脉为顺，血积而又来，寒而又积，疑血不归源故也。尝闻血导血归，未试也。遂用病者吐出之血瓦器盛之，俟凝，入铜锅炒血黑色，以纸盛，放地上出火毒，细研为末，每服五分，麦门冬汤下，进二三服，其血遂止。后频服茯苓补心汤数十帖，以杜将来，保养半年复旧。(血症)

秀州进士陆迎忽得疾，吐血不止，气厥惊颤，狂躁跳跃，双目直视，至深夜，欲拔户而出，如是两夕。诸医尽用古方及单方极疗，不瘳。举家哀，祷事观音，梦授一方，但服一料，当永除根。用益智一两，生朱砂二钱，青皮半两，麝香一钱，为细末，灯心汤下。治惊狂吐血方莫过于此。陆觉，取笔记之，服之乃愈。(血症)

魏华佗善医。尝有郡守病甚，佗过之，郡守令佗诊候，佗退谓其子曰：使君病有异于常，积瘀血在腹中，当极怒呕血，即能去疾，不尔无生矣。子能尽言家君平昔之愆，吾疏而责之。其子曰：若获愈，何谓不言？于是具以父从来所乖谩者尽示佗，佗留书责骂之。父大怒，发吏捕佗，佗不至，即呕血升余，其疾乃平。《独异志》(血症)

陈斗岩治薛上舍，高沙人，素无恙，骤吐血半缶。陈诊之，曰：脉弦急，此薄厥也。病得之大怒气逆，阴阳奔并。群医不然，检《素问·通天论篇》示之，乃服。饮六郁而愈。(血症)

有佐酒女子，无苦也，王敏视其色赪而青，曰：此火亢金也，不可以夏。果呕血死。(血症)

江汝洁治程石峰乃尊，吐血，六脉俱浮大而无力。江曰：浮而无力则为虚。又《经》曰：浮而无力为芤。又曰：大则病进。又曰：血虚，脉大如葱管。据此，则知心不主令，相火妄行，以致痰涎上涌，火载血而上行。且岁值厥阴风木司天，土气上应，眚在于肾。肾水既虚，相火无制，灾生无妄。治当滋血，则心君得以主令，泻火，则痰涎可以自除。以甘草四分，黄芪三钱，白芍、生地黄各一钱，川归五分，水煎热服，一二剂而愈。

江篁南治休古林黄上舍，春初每日子午二时呕血一瓯，已吐九昼夜矣。医遍用寒凉止血之剂，皆弗效，且喘而溺。诊之，告曰：此劳倦伤脾，忧虑损心。脾裹血，心主血，脾失健运，心失司主，故血越出于上窍耳。惟宜补中，心脾得所养，血自循经而不妄行也。医投寒凉，所谓虚其虚，误矣。遂以人参五钱，白芍、茯苓各一钱，陈皮、甘草各七分，红花少许煎，加茅根汁服之，至平旦喘定，脉稍缓，更衣只一度，亦稍结。是日血未动，惟嗽未止，前方加紫菀、贝母。又次日五更衄数点，加牡丹皮，寝不安，加酸枣，夜来安静，血不来，嗽亦不举，既而加减调理，两月而安。(血症)

俞子容治一妇寡居，郁结成疾，经事不行，体热如炙，忽吐血若泉涌。医用止血药，不效。俞以茅草根捣汁，浓磨沉香，服至五钱许，日以酽醋贮瓶内，火上炙，热气冲两鼻孔外治法佳，血始得降下，吐血不复作，经事乃行。吐血如泉，止而不效，他人必用血脱益气之说，今用降而愈，亦以寡居而经不行，气升而不降，治法甚奇。当玩体热如炙四字，盖吐血涌泉，当四肢冷，未有体热如炙者。(经水)

保婴撮要

一小儿壮热吐血，或兼衄血，右腮鼻准赤色。乃肺胃积热，用《济生》犀角地黄四剂而血并止。后因母饮酒复作，用清胃散，母子服之而愈。

一小儿吐血不止，鼻准赤色，审其乳母有郁热，用加味归脾汤、加味逍遥散，母子并服，各数剂血少止，又用八珍汤加柴胡、牡丹皮而愈。

一小儿因母屡恚怒，发热吐血，或时衄，用加味小柴胡汤之类，治其母并愈。后其母因劳役兼怒气，致儿患惊搐，或用抱龙丸，又加吐血，予以加味逍遥散，母子并愈。阙后乳母仍劳役发热，此儿即惊搐，或吐血或衄血，母用补中益气汤，子用犀角地黄汤顿愈。

一小儿十岁，因伤厚味吐血，用《济生》犀角地黄汤，解食毒，清胃热；又用四君、牡丹皮、升麻，调补脾胃而愈。惟肢体倦怠，两手作麻，用黄芪芍药汤数剂而安。

一小儿吐血，因乳母火郁发热，两胁作痛，后吐血，以加味归脾汤加吴茱萸、制黄连治母，儿不时饮数匙，月余并愈。后母因怒吐血寒热，儿亦吐血，先用加味小柴胡汤二剂，后用加味逍遥散治其母，悉愈。

一女子年十四岁，因惊寒热发搐，服镇惊之药，更吐血，寻衣撮空，身如炙，烦躁不眠，饮食不入，脉洪大而无伦次，按之豁然而空，用加减八味丸料二剂，诸症悉退。脉息按之如丝，无气以动，用人参一两煎服，不应，仍用人参一两，附子五分，二剂元气顿复。

一女子十三岁，因怒吐血，咬牙发搐，用加味逍遥散加钩藤钩而愈。次年出嫁，怀抱郁结，胸满食少，吐血面赤。此因肝火动而血热，气虚而不能摄血也，用六味丸及归脾汤加山栀、贝母而愈。

一小儿十四岁，发热吐血，属足三阴虚，余谓宜补中益气以滋化源。不信，仍用寒凉降火，前症愈甚。或谓曰：小儿未有室，何肾虚之有？参、芪补气，奚为用之？余述：丹溪先生云：肾主闭藏，肝主疏泄，二脏俱有相火，而其系上属于心。心为君火，为物所感，则相火翕然而起，虽不交会，而其精亦暗耗矣。又褚氏云：男子精未满而御女，以通其精，则五脏有不满之处，异日有难状之疾。正此谓也。遂用补中益气汤及六味地黄丸而痊。(吐血)

孙文垣医案

臧六老，上吐血，下泻血，胸膈背心皆胀，原从怒触，又犬肉所伤，故发热而渴。医者皆作阴虚火动，而为滋阴降火，胸背愈胀，血来更多。予诊之，两关俱洪滑有力。谓曰：此肝脾二经有余症也，作阴虚治左矣！《内经》曰：怒伤肝。甚则呕血，并下泄。胸背胀痛，瘀血使然。脾为犬肉所伤，故不能统血。今误用地黄、麦冬、黄柏、知母等剂，是以脾益伤，而上焦瘀血愈滞也。惟调气健脾兼之消导，则万全矣。六老曰：人皆谓劳怯，故发热吐红，血上吐，阳络伤也；血下行，阴络伤也。阴阳俱伤，法当不治，公独认非阴虚何也？予曰：脉书云：脉数无力者阴虚也。今脉固非阴虚。书又曰：凡阴虚之热，发于申酉戌间，夜半而退，明日犹是，如潮信然。以下午乃阴分主事，故曰阴虚潮热也。今热不分昼夜，而症亦非阴虚，故曰作阴虚治者左也。六老闻言大喜曰：公诚见垣一方者，幸惠一匕以生之。即与山楂、香附、枳实调气消导为君；丹参、丹皮、桃仁、滑石、茅根化瘀血为臣；黄连、芦根解犬肉之热为佐，四帖，胸背宽，血吐止，惟腹中不舒，仍以前药同丹溪保和丸与之，四帖，大便下极臭黑粪半桶，寝食俱安矣。(卷一)

族侄文学明之，以作文过劳，痰火上逆，大吐痰沫，因而呕血，一涌数碗，昏晕汗出，奄奄而卧,略不敢动,稍动即呕吐而血随出,色鲜红,饮食汤水皆不敢入,入即吐而眩晕,血即随之。里有婺君程闻野氏为之诊,骇而走曰:血如涌泉,体热脉大,眩晕而药食难入,似无佳兆。乃速予治。予诊视毕,语其乃兄勉之曰:可生也,何举家张惶若此?勉之以程言告予,予曰:看症要圆活,勿拘泥。据《经》云:心主血,肝藏血。又曰:怒则气上。又曰:脉虚身热,得之伤暑。今左脉弦大,右脉虚大,明之不独作文劳心动火,且亦被怒伤肝,抑又为暑所逼,以致木火上升,眩晕作吐。《经》曰:诸风掉眩,皆属肝木。诸呕吐逆,皆属于火。又诸动属火,内为木火上冲,外为暑气所迫,故吐而汗多,血随吐出也。医贵识病,有是病则有是药。予特以白丸子三钱,解其暑气,清其痰饮,抑其冲逆,则吐可止。吐止气平,则血自能归经。服后果嗒然①而睡。醒则吐止食进,眩晕寻已。继用滑石、香薷各三钱,甘草五分,黄连、白扁豆各一钱五分,竹茹一钱,四帖全安。(卷三)

令眷辰州太守石峰公女也。吐红发热,经水二十日一行或一月行二次,白带且多,胸膈饱胀,脉洪数。以丹参、生地、山栀子、白芍药、小蓟、鹿角胶。水煎,临服前加入童便一酒杯,二十剂而瘳。(卷三)

胡邻泉令爱及笄后,患吐血,每吐碗余,下午倦怠,夜分潮热,呕吐不食,大便秘结。时师视为阴虚火动,投以滋阴之剂,反加饱闷,背心胀痛。予诊其脉,两寸洪大,两尺弱,知其有瘀血凝滞,以致新血不得归经,故满而溢也。法当消瘀为主,用白芍药、枳壳、前胡、益元散、桃仁、红花、牡丹皮、山栀子、贝母,水煎,临服入萝卜汁一小酒杯。服后呕吐如旧,大便仍秘,乃以龙荟丸通之。更以石膏三钱,橘红、半夏曲、姜连、茜根、竹茹、黄连、枳壳各一钱,白茯苓八分,甘草三分,服后大便行三次,吐止食进。后用二陈汤,加滑石、丹参、丹皮、茜根、白芍药、香附,二十剂后,经行热退,背胀悉愈。从此经调,血不上逆。(卷三)

堂嫂王氏,两寸脉洪大,右关滑大,五六月间,必吐紫黑血块,足跟焮肿痒痛,时流黄水。与牡丹皮、山栀子、玄参、甘草、白芍药、当归、陈皮、滑石、桃仁,四剂而愈。(卷四)

许卓峰者,多酒多怒人也。上吐血,下溲血,咳嗽声哑。族医以为瘵,辞去不治。迎予诊之。其脉左关弦大,右寸下半指累累如薏苡子状。予曰:此有余症也,作瘵治者非。客有辨之者,谓此症人皆认为瘵,而先生独谓非瘵,然何以失血而声哑也?予曰:其为人也好酒,酒属湿热而助火生痰,火性炎上,迫肺不降,积而生痰,壅瘀肺窍,肺属金,主声。书云:金空则鸣,金壅塞而不通,故哑。此痰壅之哑,非肺痿之哑也。其性又多怒。《内经》云:怒则伤肝,甚则呕血并下泄。盖血随气行,气妄动,血随之亦妄动而不归原,故上吐而下溲。法宜清热开郁化痰、导血归原,不半月而病可瘳也。若认为瘵而以地黄、天麦门冬、牛膝、山茱萸之类,将甚其塞而益其热,声音何由而开?血随气行,气不清,血又何得归原哉?诸君试观之。予用滑石、青蒿解酒热为君,贝母、郁金、山栀仁、香附开郁为臣,杏仁、桔梗同贝母化痰为佐,丹皮、丹参、小蓟、甘草导血归原为使。服十帖,血果归原。又以贝母一两,童便浸一日,为末,柿霜等分,时时抄舌上化下。五日而声音开亮矣!计期不出半月。(卷四)

一妇年三十二,大发寒热,胸膈有痰,大便泄泻。以二陈汤加白术、桂枝、白芍药、柴胡、酒芩,一帖而止。后因怒,早晨又复发热,吐血一盏,口渴汗多,脉甚数。陈皮、知母、柴胡、杏仁、丹皮、酒芩、白术、人参、乌梅、青皮、槟榔,水煎服之。用此调理,数脉渐退,惟左脉尚弦,寒热已止,喉中痰声已定。后又因将息失宜,两胁痛,痰多,嗽不易出,脉较前不甚

① 嗒然:形容身心俱遣、物我两忘的神态。

数。以瓜蒌仁一钱半，贝母、白芥子各一钱，萝卜子、桃仁、滑石、牡丹皮、香附、山栀子各七分，青皮、赤芍药、甘草各四分，煎服。血绝不来，嗽热寝息而安。（卷四）

芷园臆草存案

庚申腊月，二十七夜，予患腹痛，恶寒泄泻，平旦且止，至暮复作，明日又止。至改元五日，肛左微痛，起因房室，意为肾泄。服四神丸一大剂，泄痛竟止。早间肛左稍有核，其痛渐近尾闾，暮痛不可反侧。次暮，以水化熊胆涂之，立觉凉气直上肺左，痛亦渐缓，略堪展转，中夜吐痰，痰见血一二点，辰时痔出白厚脓，竟可起坐。十一日早，与人多话，方栉发，血从咳至，作意忍之，气定且止，煎六味丸料服，亦以为肾虚也。暮就枕夜半睡觉，血即上涌如潮，喘声如锯，进童便及六味煎药，气稍定，才闻姜汤气触鼻，血即随涌，平旦始缓，夜再发如前。凡假寐片晌，背心蒸热，醒即血来，咽喉如截断，一涌盈掬，心急躁乱，欲多语言，声一响而血洊[①]至矣。十三早，议下莫敢应，至晚势急，似无生理，乃用泻心配血药下之，不应。夜方大雪，点水成冻，用水调大黄末服，转欲去衣被，啜芩连苦药如甘旨，至五更，强进清米饮，药力忽转，解黑粪，瘀泥臭秽不可近，凡三次，血来之势少平。十五寅时，交立春，以建宁老莲煎浓汤呷之，甚美。少间，足心汗出，次手心出，次背心蒸蒸欲出，一日安和。至暮，以多语言，吐鲜血数口。颐儿引仲景义，以赤小豆连翘合泻心方法服之，觉上身气即开，脐以下不动而闷，汗出似前者三日，血亦渐减。二十外，大便自解，如青泥，次解如铁弹者二三枚，血方净尽。嗟嗟！未解之前，几至不免，汗出之后，始有生机。追思病发之由，十月曾暴怒，顿足叫呼，气喘如食顷。腊月十七，围炉露坐大半夜，指爪朝来尽折，方旬遂病。盖自十月便不能构思，看书亦不深入，近觉神思昏瞀者浃旬，病乃大重。余作医二十年，治吐血证众，往往起其危疑，及自罹此，便无主脑。如因房室起病，泄泻在夜，服四神而病已，益信为肾虚不疑。岂知服四神六味，反为助长，以致病甚，若非偶中仲景方法，死不免矣。原余之疾，本于寒伤阴分，而寒水之气，当乘心火，阴分之邪，宜应迫血。用补肾血剂，偏助寒气，愈凝血液，火故暴焚，血留转瘀也。立春阴分汗出，势自然解，瘀秽下尽，血方始清。初以微寒，竟成大祸，用药之难，惯见且误。如脏毒之疼痛，吐血之喘急，须认其原从寒生，但当未解时，纵有人指出端倪，恐自亦不信也，而况不知医者乎！故审疾处方，不可执定规矩。今人知是吐血，便用止血行血，顺气降气，种种方法，岂非妙理，若不深中肯启，反成毒害，慎之慎之！病愈四十日，方能策杖，盘躄室中。出寄紫芝禅室，静言思之，殊自可丑，简出成按，用供博采。按成，客读之，难曰：吐血之因，起自于寒，容或有之。血涌之状，以为非火，实难深信。且水之与火，不可同语，主何说以通之？余曰：人生气交中，平时惟一太极，内含阴阳五行之妙，不可得见其端倪。病则偏而动，阴阳五行，自相摩荡，如止水之风，自有波澜也。设若受寒，即见寒之气象，便是波澜内撼其机变，现倾移往复之相，所谓一而二矣。故凡人伤于寒，则为病热，热则火反病也。受一分寒，倒见一分火，寒则十分，则火有十分者，势也，理也。吐血固为火象，其所以然，实寒气抑之鼓之而火始有力。病之本源，不在于火而在于寒明矣，岂得竟以象火而归重于火耶？治病必求于本，必审于因，毋以形似害其义也。客问：伤寒当分六经，君之吐血属于何经？曰：寒者，冬时之令也，人病因此，先动气化，余病在气化中，论之不入经也。入经便有定位，便可标的指示，自是伤寒一家，宜应别论。余初冬怒甚，便当动血，虽不呕出，血奚其清，而寒复伤荣，药偏补肾，其滔天惊人者，

---

① 洊(jiàn 剑)：古同“荐”，屡次，接连。

势使然也。客问:设以为寒,何不发散,而以苦寒下之?实有似乎治火矣。又用赤小豆连翘者何议?啜莲肉汤而得汗者,又何故也?曰:寒之害人,当分阴阳表里。余受寒于夜,旧浊其血,故邪凑其阴。而阴属有形之荣,所处深密,非表病之当发散者也。寒凝火郁,理必炎上,非苦寒之味从火之性而使之降,其热未可服也。火热郁勃,势虽燎炎,原从制抑所生,须作不足论之。仲景云:心气不足,吐血衄血者,泻心汤主之。泻心者,泻血分有余之邪,使之相平乎,不足之气也。心有不足,血无所主,兼并旧蓄之瘀,郁遏盛甚,而致暴焚,载血上行,仓皇溶妄,非下有形,安克效哉?顾苦寒下法,似乎降火,不知火之成患,政在不得上炎。有形能去,火空斯发,心气无虞不足矣。故知心气不足之从来,实在坚凝闭密之寒,火得疏通,安问坚凝闭密者乎?则奚为治火,实散寒也。其用连翘之易散,假赤豆之色同,皆欲心气之开,自无坚凝之害。至若莲得夏气之英华,子中复含甲用,透心之端倪者。心气偏郁于阴,透之还从阴出,又汗为心液,而从手足阴分外发,则莲子之用若神助焉。客问:服四神一剂而泄痛止,六味数进而喘急平,已见成效,何得以之为助长也?曰:余疾之来,始于盛怒,成于受寒,发于房室。三因较之,二分有余,一分不足。今以四神之坚固,六味之填塞,则肾平矣。而寒水合德,严凝甚深,抑火燔焫,非无所自。且药石之力量,气血之转移,只在毫芒之间,可轻试耶?助长之言,识注自惧耳。客问:睡觉血涌,源从何出?此从胃溢出,虽有咳喘,非关肺也。若自喉来,为真藏证,断无生理矣。曰:胃经虽多气多血,吐时盛甚,中有几何,能若是耶?盖此从胃出,非胃中来。第自暴怒伤肝,血藏之机,不无沸扰。况是冬时,闭藏不密,浸至于寒,荣遂大沮,周身之血,不凝而浊矣。人卧血归平和,肝乃纳之,今其浊矣,遂会流于胃海,醒时生气上升,乘之泛滥满出耳。客曰:闻姜便吐,亦生气之升乎?曰:血流在胃,缓因药力,姜气辛烈,触彼将来之势,遂复涌起,无足怪者。客曰:未吐血时,先见神昏者何故?曰:此蓄血之徵也。血在上则喜忘,在下则如狂。昏正喜忘之别称,躁妄如狂之气象也。心主血,又主神,血无主,则妄动,神无主,而狂与忘随之矣。客曰:心气不足,与脉合否?曰:从病以来,脉气弦弱,独左寸不透,正心气不足之徵,而弦则肝之变动,为寒外束之象也。客曰:吐血之因于寒,义有三隅之反,则风暑燥湿四气,亦可例之否?曰:天地之间,六合之内,气一而已。因时之化,则有六者之别,实五气耳,谓之同品。可以因寒自然四气,亦可例之矣。然亦可以推深而论,如吐血病之一证也。则凡可以证称者,皆当用五气贯之,此则万病之肯启也。客曰:病若亟时,脉已散乱,当主何者用药?曰:此当据证,不必脉也。方此之际,生死在指顾中,如两军相敌,非此则彼,全在主将,有胆力以持之耳。念昔曾治一通家子,暮方吐血,心烦目眩,眷属环绕,惊惶扰乱。余乃遣其眷属,一手扶掖,一手与药,久之,自烦而运。乃按胆隐忍,坚持不失,俟自安定,再与调护,遂得转危为安。可见主之者,须要大有力量,拼身向往,病者方有依怙。若不按胆,不耐性,顾己身,不顾人命,呼吸之间,便分生死,安可忽诸?

景岳全书

倪孝廉者,年过四旬,素以灯窗思虑之劳,伤及脾气,时有呕吐之证,遇劳即发。余常以理阴煎、温胃饮之类,随饮即愈。一日,于暑末时,因连日交际,致劳心脾,遂上为吐血,下为泄血,俱大如手片,或紫或红,其多可畏。急以延余,而余适他往,复延一时名者。云此因劳而火起心脾,兼以暑令正王,而二火相济,所以致此,乃与以犀角、地黄、童便、知母之属。药及两剂,其吐愈甚,脉益紧数,困惫垂危。彼医云:此其脉证俱逆,原无生理,不可为也。其子惶惧,复至恳余,因往视之,则形势俱剧，第以素契不可辞，乃用人参、熟地、干姜、甘草四味，大剂与之。初服，毫不为动，次服，觉呕恶稍止，而脉中微有生意。乃复加附子、炮姜各二钱，人参、熟地各一两，白术四钱，茯苓二钱，黄昏与服，竟得大睡，直至四鼓复进之，而呕止血亦止。遂大加温补，调理旬日而复健如故。余初用此药，适一同道者在，见之惊骇，莫测其谓，及其既愈，乃始心服。曰：向使不有公在，必为童便、犀角、黄连、知母之所毙，而人仍归誉于前医，曰彼原说脉证俱逆，本不可治，终是识高见到，人莫及也。嗟嗟！夫童便最能动呕，犀角、知、连，最能败脾。时当二火，而证非二火，此人此证，以劳倦伤脾，而脾胃阳虚，气有不摄，所以动血，再用寒凉，脾必败而死矣。倘以此杀人，而反以此得誉，天下不明之事，类多如此，亦何从而辩白哉！此后有史姓等数人，皆同此证，予悉以六味回阳饮活之，此实至理，而人以为异，故并纪焉。(杂证谟)

陆氏三世医验

伤暑吐血治十四

三妻兄费光宇，七月间堂考，薄暮归家，饮酒数杯，心口便觉不快，随即作吐，吐后出痰沫盆许，继之以血，亦有碗许，随头旋眼黑，遍身汗出如雨，身体渐热，但可静卧，稍动即呕吐，呕吐即有血，故口极渴，而汤饮不敢进。时予适他往，势急不能待，先接柴方泉看之，投药一剂，服时作吐，血亦相继而涌，勉强进药，亦随吐出。方泉见此光景，骇走曰：脉大血涌，汤药不进，恐不可挽回矣。五鼓予适至，诊其脉数大无伦，按之则虚，面如烟尘。予曰：不必甚忧，此劳心之极，而兼伤暑热也。血因吐涌，吐因动发，令勿动，以井水调辰砂益元散，卧而以匙徐挑灌之，约水一罐，药八九钱，即合眼睡，至午时方醒，人事极其清爽，热退吐止，但倦怠之极，以生脉散调理数日而愈。(卷之三)

喷血用下治验三四

闵巽峰，性极躁急，素有痰火，三月间，患吐血，医以涩药止之，血虽止，而喉中常有血腥气，至六月间，就前医商议，医曰：乘此伏天灸之，自永不发矣。灸后半月，忽一日，血从口鼻喷出，势如泉涌。予诊其脉，六部洪数，身热烦渴。予用芩、连、石膏、丹皮、红花、犀角等药，连进二剂，而热不甚减，薄暮以润字料合桃仁泥丸之，顿服五钱，少顷又进三钱，五更下数行，所出稠痰瘀血缶许，明早，身凉血止，方得稍睡。后以前汤加生地数剂，又去犀角、红花加天麦门冬、天花粉，便结则用前丸，调理五十日而血得全止，半年而精神始如故。

陆闇生曰：吐血骤止，血与痰瘀结于胸膈之间，喉中常有血腥气，有欲出待决之势，而乃用灸，以火攻火，奔逼上溢，势几不可遏，若非丸剂峻下，釜底抽薪，安能顿杀其汹涌之险。众称先生家传好补，要亦值症之宜补者耳，何尝废攻也哉！(卷之三)

吐血行瘀治验三五

潘碧泉令嫒，年十八岁，未适人①，经行有怫意事，悲忿之极，一日即止，后患吐血，每吐碗许，日晡潮热，饮食不思，大便不通。医者以犀角地黄汤投之，心下痞塞，呕吐，或痰或血，或酸水，胸胁亦时时胀痛。予诊其脉，洪大而弦。予曰：此有瘀血也。旧者凝滞，则新者渐积，故溢而妄行。法当通其瘀，则血自归经矣。因以润字丸，配入桃仁、红花，合丸之，日进三服，外以调气养荣汤间服之，大便出瘀垢甚多，热退痛减，经行而吐血即止。

陆闇生曰：郁则气结，气结而血亦结，势必逆上，消其瘀，导之使下，则逆上自止矣。(卷之三)

劳伤吐血三

乌程曾县尊，莅任三载，凡有微恙，无不延予调治，颇称信任。丁巳仲冬，守道莅任，

---

① 适人：古代称女子出嫁。

学道按临，又值长至，习仪拜贺，连早出入劳顿，以致感冒，身热骨痛，而体极倦怠，气难布息，县尊深虑之，延予诊治。其脉左弦右缓，予以疏气养荣汤二剂与之，县尊见用归芎，召余问曰：我症乃伤寒光景，先生何遽用滋补之药。予对曰：此家传治似伤寒之方，毫无差误，不必疑也。服后其病顿失。明日，相见称谢曰：先生真有秘传，不然，岂能取效之捷。其后有爱仆俞姓者，颇聪慧，素性急躁，善怒，一日忽患吐血，约七八碗，身热气喘，胸腹胀满，终夜不寐，六七日饮食不进，自用滋阴止血之药，而病愈甚，延予诊治。其脉六部俱如弹石，将及七至，右关更劲，腹上一捺，口中即时喷血。予曰：管家之脉，是有余之症，非不足也。乃以小陷胸汤二剂，加铁锈水与之。明日进看，症已减半，第大便七八日不行。予思必下之，方愈，因禀县尊，延杨澹如同治。澹如进看，见颇相合，遂出同议，以润字丸料加桃仁合丸之，书其药曰：止血丸。送进服之，是夜解宿垢瘀血半桶，而吐血顿止。县尊大快，称为灵心妙手云。

《经》曰：怒则气逆，甚则呕血。又曰：火载血上，错经妄行。凉血清火大概之法，而不知此人，兼有内伤，是以腹上一捺，口中喷血。盖手足阳明胃与大肠，俱是多气多血之经，不导其瘀，而徒然止遏，奚益哉！恐其嫌药峻利，诡曰止血丸，乃一时应变之权宜也。

吐血脉涩四

曾县尊之侄，年将四旬，随任教读，患咳嗽有痰，午后身热，鸡鸣才退，饮食日减，自意以为伤风咳嗽，写方调治，愈药而咳愈甚，邀予。诊得两寸沉数，两关尺细涩而数。告曰：病已进矣。六脉如是，安用疏利，必清晨服滋补丸剂，以培下焦元气，食远服清火清痰开郁之剂，以去上焦火邪，庶可挽回。此君不以为然，予辞别而出。至衙厅，回覆县尊云：令侄之脉，春初且然，至夏更当何似，离家两载，或思乡切，而脉故如是之细涩耶？不若趁此春和，送回调理，或不致掣肘。县尊甚愕然，乃延别医调治。挨至炎天，蓦然吐血七八碗，顷刻长逝，乃深悔不听予言，而阁署遂以予为神于脉矣。

先正曰：智者千虑，必有一失。今人自恃聪明，检阅方书，投药疗病，轻小症候偶然获效，以为医药在是矣。倘若重大危险，疑信相参，认似为真，罹其祸害者如麻。窃常思之，操觚[①]染翰，应举成名，取青紫如拾芥，此可以聪明侥幸而得，惟独医药，业擅专门，尚且有误，欲以一时之检阅，逞其聪明，卒以自误也，悲哉！（卷之四）

虚火宜补二五

吴以实令郎，年一十六岁，患吐血，面色委黄，形容憔悴，脾虚泄泻，四肢浮肿，平日原有梦遗，迩来更甚，六脉虚数。他医投以清凉之剂，吐血略减，反增发热，作呕，内泻外肿，更甚于前，势状危迫，皆以为不治之症，诚所谓以寒凉为治，百无一生之光景也。予投以开胃温中、健脾养血之药，月余而大便实，浮肿消，身热退，饮食进。后用六味丸，加知母、黄柏、杜仲、枸杞、牡蛎、麦冬，五更吞服，食远用煎药，养血健脾为主。五十余剂，诸症脱然。迨至毕姻，精神充裕，五六年来，竟不复发，祖孙父子兄弟，礼贶频加。

诸逆上冲，皆属于火。但实火可泻，虚火宜补。年方垂髫，向患梦遗，其虚可知。虽云是火，忌用寒凉，正所谓从气血逆顺调之，百无一失；只以寒凉为治，百无一生。红虽止而泻肿益甚，此脾虚不运明验。况心主血，肝藏血，脾统血，脾胃好温恶寒，寒凉太过，其症益剧。先之以温中健脾，继之以滋阴补肾，培其根本，虚火自熄。（卷之五）

冰壑老人医案

海盐钟贞侯，呕血发热，适督学岁试，心

① 操觚：原指执简写字，后即指写文章。觚，古代作书写用的木简。

甚惶惑，先生戒其勿食药，独啜童便一二碗，研辰砂服之，试日，血不发，养病景德禅寺，昕夕[①]治之，瘳。近岁除，归家，诸事骈[②]集，且不戒色，早青而死。贞侯之父子向，右喉患一核，近会咽，口痛且燥，日服橄榄，稍安，后不能进勺水而殂。子向方正，偏好外，人皆云闤童广疮毒，先生曰非，乃金石毒也。

寓意草

论黄湛侯吐血暴症治验

黄湛侯素有失血病，一晨起至书房，陡爆一口，倾血一盆，喉间气涌，神思飘荡，壮热如蒸，颈筋粗劲。诊其脉，尺中甚乱。曰：此昨晚大犯房劳，自不用命也，因出验血，见色如太阳之红。其仆云：此血如宰猪后半之血，其来甚远。不识痴人有此确喻，再至寝室，谓曰：少阴之脉萦舌本，少阴者，肾也。今肾中之血汹涌而出，舌本已硬，无法可以救急。因谛思良久，曰：只有一法，不得已用丸药一服，坠安元气，若得气转丹田，尚可缓图。因煎人参浓汤，下黑锡丹三十粒，喉间汩汩有声，渐下入腹，顷之舌柔能言，但声不出。余亟用润下之剂，以继前药。遂与阿胶一味，重两许，溶化，分三次热服，溉以热汤。半日服尽，身热渐退，劲筋渐消。进粥与补肾药，连服五日，声出喉清，人事向安。但每日尚出深红之血盏许，因时令大热，遵《内经》热淫血溢，治以咸寒之旨，于补肾药中多加秋石，服之遂愈。

胡卣臣先生曰：此等治法，全在批郄导窾处用意，未许向痴人说梦。（卷二）

答门人问州守钱希声先生治法

门人问曰：州尊暴病呕血数升，指尖微冷，喉间窒塞，声不易出，安危之机，关于医药，有用温补人参、阿胶之属者；有用凉血生地、玄参之属者；有用降火黄柏、知母之属者，漫难适从。请吾师确言其理，以开瞽[③]瞶[④]。答曰：古今论失血之症，皆混在痰火一门，是以言之不中肯綮，吾试为子详之。夫血病有新久微甚，无不本之于火，然火有阴阳不同，治法因之迴远。州尊虽旧尝失血，不过伤损之类，其原颇轻。今入春以来，忽尔呕血数盂，则出之暴矣。《经》云暴病非阳，则其为火也，即非阳火甚明。阳火者，五行之火，天地间经常可久之物，何暴之有？设其暴也，复可以五行之水折之，不能暴矣。惟夫龙雷之火，潜伏阴中，方其未动，不知其为火也。及其一发，暴不可御，以故载阴血而上溢。盖龙雷之性，必阴云四合，然后遂其升腾之势。若天青日朗，则退藏不动矣。故凡用凉血清火之药者，皆以水制火之常法，施之于阴火，未有不转助其虐者也。大法惟宜温补，而温补中之微细曲折，要在讲明有素。《经》曰：少阴之脉萦舌本。谓肾脉萦绕于舌根之间也。又曰：咯血者属肾。明乎阴火发于阴中，其血咯之成块而出，不比咳嗽痨症，痰中带血为阳火也。此义从前未有发明，惟汉代张仲景，为医中之圣，于伤寒症中垂戒一款云：误发少阴汗，动其经血者，下竭上厥，为难治。后人随文读去，至下竭上厥之理，总置不讲。不知下竭者，阴血竭于下也；上厥者，阴气逆于上也。盖气与血两相维附，气不得血，则散而无统；血不得气，则凝而不流。故阴火动，而阴气不得不上奔；阴气上奔，而阴血不得不从之上溢；阴血上溢，则下竭矣。血既上溢，其随血之气，散于胸中，不能复返本位，则上厥矣。阴气上逆，不过至颈而止，不能越高巅清阳之位，是以喉间窒塞，心忡耳鸣，胸膈不舒也。然岂但窒塞不舒已哉？阴气久居于上，势必龙雷之火，应之于下。血不尽竭，不止也。气不尽厥，亦不止也。仲景所以断为难治者，其以是乎？但止曰难治，非谓不治也。仲景不立治法者，以另有《卒病论》

---

① 昕夕：朝暮。谓终日。宋·沈括《贺年启》："祈颂之诚，昕夕于是。"

② 骈(pián 胼)：并列，凑集。

③ 瞽(gǔ 古)：瞎眼。

④ 瞶(guì 贵)：瞎眼。

一十六卷,专论暴病,后世散逸无传耳！吾为子大辟其扃,则以健脾中阳气为第一义。健脾之阳,一举有三善也:一者,脾中之阳气旺,如天青日朗,而龙雷潜伏也;一者,脾中之阳气旺,而胸中窒塞之阴气,如太空不留纤翳也;一者,脾中之阳气旺,而饮食运化精微,复生其下竭之血也。况乎地气必先蒸土为湿,然后上升为云,若土燥而不湿,地气于中隔绝矣,天气不常清乎？今方书皆治阳火之法,至龙雷之火,徒有其名,而无其治。反妄引久嗽成痨,痰中带血之阳症,不敢用健脾增咳为例。不思咯血即有咳嗽,不过气逆上厥之咳,气下则不咳矣,况于原无咳嗽者乎？古方治龙雷之火,每用桂、附引火归原之法。然施于暴血之症,可暂不可常。盖已亏之血,恐不能制其悍;而未动之血,恐不可滋之扰耳！究而论之,治龙雷之火,全以收藏为主,以秋冬则龙潜雷伏也。用收藏药不效,略用燥烈为向导,以示同气相求之义则可,既已收藏,宁敢漫用燥烈乎！先生宿有损伤失血之病,值此上下交赝,功令森严,人心欲逞,惴惴其不免,是劳伤又益以忧恐。恐则伤肾,而少阴之血无端溢出,与仲景所谓误发少阴,汗动其血者,初无少异矣。又况肝主谋虑,性喜疏泄,冬间肾气不藏,久已供肝木之挹[①]取,今春令将行,而肝木居青龙之位,震雷之司,乘权用事,是以天时之龙雷未动,身中之龙雷先动,其血已暴涌而出,不识后此春夏十二气,龙雷大发之时,将何血以奉之耶？夫大病须用大药,大药者,天时春夏,而吾心寂然秋冬是也。昔人逃禅二字甚妙,夫禅而名之曰逃,其心境为何如哉？子后遇此病,必以崇土为先,土厚则阴浊不升,而血患自息,万物以土为根,元气以土为宅,不可不亟讲矣！(卷二)

两都医案

燕都叶少峰次子,偶吐血,诸家皆投以补养固荣之药,而失血犹甚,后延余诊之。按得两寸沉数,两关沉滑,两尺浮大,询其年十六岁,欲择日完婚,诸君以为待病愈方可,谓失血为虚损故也。余曰:郎君非虚损症也,缘知觉太早,念有所思而未遂,此亢阳一腔热郁为害耳。况有梦遗,正合此症,速娶为妙。用舒郁抑火之剂,以黄柏为君,知母、炒黑山栀为臣,丹皮、玄参为佐,山萸、泽泻为使。四服而血止不行,体气安舒。病不可不察隐情,药不可徒拘成法如此。

里中医案

董玄宰少妾下焦瘀血

大宗伯董玄宰少妾,吐血咳嗽,蒸热烦心,先服清火,继而补中。药饵杂投,竟无少效,而后乞治于余。余曰:两尺沉且坚,小腹按之即痛,此有下焦瘀血,当峻剂行之。若平和之剂,血不得行也。以四物汤加郁金、穿山甲、䗪虫、大黄,武火煎服。一剂而黑血下二碗,而痛犹未去,更与一服,又下三四碗而痛止。遂用十全大补丸,四斤而愈。

唐名必思虑伤脾

工部主政唐名必,心劳太过,又多食海鲜,吐血多痰,喉间如鲠,日晡发热,喜其六脉不数,惟右寸细且涩,右关大且软,思虑伤脾之象也。以归脾汤加生地、麦冬二十余剂,兼进六味丸三月,永不发。

冯五玉令爱吐血咳嗽,大便溏泻

侍御冯五玉令爱,灼热咳嗽将一年矣,时仲冬吐血甚,饮食少,大肉消瘦,大便溏泻,脉来七至。余曰:在法不救,然脉尚有根,可以救十中之一二。每剂人参五钱,芪、术、附各一钱五分,陈皮、归身各一钱,日投三剂。约进十余剂,及壮水丸五斤而起床。

王伟然呕血

维扬孝廉王伟然,无寒暑读书。忽呕血碗许,不药而愈。余曰:尊恙虽愈,元本日亏,须保任过长夏乃安。伟然不以余言为意,余

---

① 挹(yì邑):把液体盛出来。

复谓其弟张甫曰:令兄神门欲脱,水不胜火,炎赫之令,将不禄矣。盖因阳躁而不鼓,阴衰而欲绝也。果至六月十九日呕血而死。

章鲁斋令郎吐血蒸热,遗精自汗

给谏章鲁斋令郎凌九,吐血蒸热,遗精自汗,医戒用人参。余曰:脾肺大虚之候,非大剂参芪不可。鲁斋以参为骇。余曰:必佳参数斤□□可效,以六君子汤及七味丸间服,百日而蒸热退,肌肉渐生。

须日华吐血

京师须日华,暴怒伤阴,吐血甚多。余思《内经》云:大怒则血菀于上,令人薄厥。今血厥而呕数升,金气大虚,而木寡于畏也。以人参一两,培养金宫,且木欲实,金当平之。又况血脱益气,治其母也。以沉香三钱制肝木,更以炮姜少许为向导之兵,再进而血始定,然脉法则已违度矣。《经》云:至如颓土,按之不得,是肌气予不足,白虆发而死。言木克土也。及期果验。

高肖泉吐血

上海邑尊高肖泉,大醉大劳,吐血二十余碗。服滋阴止血药,两颊俱赤,六脉洪大,按之有力,时仲春重裘登火炕。余曰:此因形体过暖,为有余之症,法当凉之。用生地、芍药、栀、连、白蔻、橘红、甘草,十剂而止,更以清胸汤料为丸,服之而安。

张鸣之吐血

锡山张鸣之,吐血两年,面色痿黄,潮热咳嗽,膈有微痛,服滋肾,服补中。时仲冬,余曰:脉数而沉且搏,其痛而不可按,而甚于夜分,是坚血畜积,非大下不可,又以久痛,不敢峻攻,用郁金、降真香、当归、生地、山甲、蓬术、人参,下血如漆者数次而痛减,月余复痛。余曰:病重而药轻也,乃以大黄、干漆、蓬术、郁金、山甲、肉桂、归尾、桃仁、虻虫为丸。每日服参芪之剂,午后服丸钱许。十日而血积大下,数次痛止神旺,吐血烦热咸已。

脉诀汇辨

维扬孝廉王伟然,喜读书,不以寒暑废。忽呕血碗许,不药而愈。偶坐谈次,乞余诊视。余曰,尊恙虽愈,元本日亏,须兢兢保任,过长夏乃安耳。伟然不以余言为意。余谓其弟张甫曰,今长公神门欲脱,水不胜火,炎赫之令,将不禄矣。张甫曰,尚可图否?余曰,阳躁而不鼓,阴衰而欲绝,虽有智者,靡所适从。果至六月十九日呕血而绝。(卷九)

京师须日华,暴怒伤阴,吐血甚多。余思《内经》云:大怒则血菀于上,令人薄厥。今血厥而呕数升,金气大虚,而木寡于畏也。以人参一两,培养金宫。且木欲实,金当平之。又况血脱益气,治其母也。以沉香三钱制肝木,更以炮姜少许为向导之兵。再进而血始定。然脉法则已违度矣。《经》云:至如颓土,按之不得,是肌气予不足,白虆发而死。言木克土也。及期果验。(卷九)

大宗伯董玄宰少妾,吐血喘嗽,蒸热烦心。先与清火,继进补中,药饵杂投,竟无少效,而后乞治于余。余曰,两尺沉且坚,小腹按之即痛,此有下焦瘀血,法当以峻剂行之。若与平和之剂行血,则坚血不得行也。以四物汤加郁金、穿山甲、䗪虫、大黄,武火煎服。一剂而黑血下二碗,而痛犹未去。更与一服,又下三四碗而痛方止。遂以十全大补丸四斤,而康复如常。(卷九)

旧德堂医案

吴明初,平素体弱,因年来忧郁,忽然呕血,自早至暮百余碗,两目紧闭,四肢畏寒,冷汗如注,汤药入口,随即吐出,举族惊狂,迎余视之。幸病虽为急,脉尚未散,喘促犹缓,一线生机,尚可挽回,若以血药投治则不及矣。

盖初则血随气上，今则气随血脱。语云：有形之血不能速生，几微之气在所急固。此阳生阴长之道，寓诸《灵》、《素》扶阳抑阴之权，具于羲易。诚以阳者生之本，阴者死之基，故充塞四大，温润肌肉，皆赖此阳气耳。今脉气虚微，天真衰败也；汗雨不收，卫气散失也；四肢畏冷，虚阳不能旁达也；两目紧闭，元神不能上注也；药入即吐，继之以血者，乃呕伤胃脘，守荣之血不藏也。为再用汤药，恐激动其吐，宜设计以取之。遂用人参一两，白及四钱，均为细末，米饮调丸如樱桃大，含化。自黄昏至一更，约用一半，汤饮方通，血亦不吐。至明日神思稍清，脉气未静，似芤似革，参互不调，全无胃气，尽属阴亡于中，阳散于外之象。乃速煎参、附进之，以追散失之元阳。八日内记服人参二斤，附子五枚，而元气顿充，脉始收敛，至今强健倍常。倘此时稍有疑虑，徒任浅剂，焉能挽回其真气耶?

上海邑尊陈虞门慕宾，吐血不已，或用犀角地黄汤降火，或以加味四物汤滋阴，绝谷数日，气喘随毙，延家君诊治。六脉虚弱，精神怠倦，明属思虑过度，脾元亏损。所以气衰则火旺，火旺则血沸而上溢也；血脱则气孤，气孤则胃闭而绝谷也。法当甘以悦脾，温以启胃，甘温相济，脾胃调和。庶元阳得以扶持，气血有所生长耳。遂用四物汤加米仁、石斛、麦冬、五味、广皮、桔梗，数剂而愈。

东庄医案

从子有园丁，忽咯血求诊，视其血鲜红中，间有紫小块，脉之濡涩，色白。问胸中作恶否？曰：然。时颇作痛，直映至背。予曰：知之矣。用桃仁泥三钱，红花三钱，合理中汤加肉桂一钱。戒之曰：频服之，必有黑血大至，待黑尽而鲜者来，乃再来告。园丁如言，吐瘀积数升，胸痛即平，复再求诊，则脉圆实矣。与以理胃养荣之剂，复用填补命门丸子一料，全愈。

治吐血一症，大法有三，然其要只在胸中辨验，如胸中作恶者，乃七情饥饱劳力等因也；胸中作痛者，乃瘀血抑蓄折土而奔注也；若不见恶心，不见胸痛，而骤涌出者，乃伤寒变热迫窍而出也。今案中血见紫块，脉见濡涩，则症属蓄血，东庄固已了了，而问及胸中，又云时颇作痛，则其为蓄血也，愈明白无疑，而去蓄利瘀之剂，自宜投之立应矣。明村王义方，医学甚明，其室人患血症，因气禀怯薄、自进归脾、养荣等剂，咯血如故，痰嗽殊甚，邀予诊之。脉俱涩滞，予曰：据脉论之，其血色当见紫黑，胸中必有微痛。义方曰：诚如所言。予曰：此蓄血症也。遂用此案法治之，一剂而血见鲜红，脉见充润矣。仍用归脾、养荣、都气等三十余剂，诸症悉愈。附识以见前辈成案，俱是后学楷模，第变通则在善学耳。

素圃医案

万守澍文学尊翁，年七旬外，长斋独宿，二十年矣。因心事怫郁，夜中忽大吐紫血碗许，随腹痛，又便紫黑血碗许，昏仆于地。室内无人，及其自醒，始登榻。次日相招，两手脉大而芤，幸不散耳。他医议用凉血滋阴，予曰非也。此蓄血证，因郁怒伤肝脾，肝不藏血，脾不裹血，致血无归，而成瘀败，上吐下便。幸老翁闭关已久，不致气随血脱，尚敢滋阴以伤胃脘之阳乎。用大剂归脾汤，加炒黑干姜，计用人参数两，匝月乃康。(男病治效)

程锡蕃兄令眷，夏月酷暑，夜忽畏寒索被，即气塞喉中梗噎，无奈坐起，大吐紫血条并血水，约半盆。深夜请附近医家，误认阴虚，用凉血藕节等药。次日往视，脉沉而紧，手足清冷，胸腹胀大。此因暑月贪凉食冷，本质虚弱，气被暑伤，中宫益冷，不能健运，蓄血暴吐，乃经之阳络结，则血上溢之病。急宜温里，若作阴虚，指日便成蛊证。用桂枝、赤芍、生姜以温经，用苍术、茯苓、炮姜、砂仁、甘草、半夏以温里。如斯八剂，身得大汗，腹中肠鸣，溏泻数次，肿胀方消。后以六君子合理中香砂，调治而愈。(女病治效)

萧我容翁令眷，年近四十，戊辰夏月，胸

胁胀满,吐血涎血片,两三日一发,饮食衰少,而经水时或大行不止,有似崩漏。初真州时道,皆以凉血滋阴为主,以致脾胃益虚,竟不能食,来扬就医。脉之细濡不任寻按,有时忽大。此思虑伤心,脾血不归经,非真阴虚损。丹溪云:胃虚则血出上窍,脾虚不裹血,则血下崩。此非血热妄行之证,用人参、白术、茯苓、炮黑姜、香附,温补中宫。用当归、白芍、枣仁、丹皮,以和营血。重用人参,服一月,吐血先止,下血暂少。后脾胃得温而胀减,再加黄芪、元眼肉,合归脾汤以收功。(女病治效)

东皋草堂医案

一人房欲过度,每遇春令必吐血,发后,忽胸胁痛,唇口干焦,时而离魂欲脱,切其脉,微如羹上肥。患者问曰:男女之欲,人皆有之,夫何使我至于此极也?余曰:相火寄于肝,藏于肾,随心之动静为起伏,房劳则火起于肾肝,游行乎三焦,龙飞电作,云与水涌,肝家之血亦如之,今胸胁空痛者,肝无血养也。肝藏魂,肝失其职,故神不守舍而欲脱也。余每见树木凡植于路傍者,十有九空,亦以动则火起,木多泄气之故耳。紫河车一具、人参四两、鹿茸一对、地黄二两、阿胶二两、乌骨鸡一只、猪脊膂二条、羊脊髓二条、山药四两、莲肉四两、枣肉一百个、巴戟二两、山楂四两、远志一两、明矾二两,白蜜丸如梧桐子,每服百丸,枣汤下,服半年而愈。(吐血)

(评选)静香楼医案

吐血得劳与怒即发,脉小数,微呛。病在肝心,得之思虑劳心,宜早图之,勿使延及肺家则吉。

阿胶　丹皮　牛膝　丹参　小蓟炭　三七　藕汁　童便

诒按:此治吐血之正法。能止血而无留瘀之弊,最为稳当。

再诊:前方去丹参、三七、藕汁、童便,加生地、白芍、茺蔚子。

又丸方:六味丸加阿胶、五味子、小蓟炭、莲须,水泛丸。

失血咳逆,心下痞满,暮则发厥,血色黯,大便黑,肝脉独大。此有瘀血,积留不去。勿治其气,宜和其血。

制大黄　白芍　桃仁　甘草　当归　丹皮　降香

诒按:此专治瘀积之法。

病后失血,色紫黑不鲜。此系病前所蓄,胸中尚满,知瘀犹未尽也。正气虽虚,未可骤补,宜顺而下之。

小蓟炭　赤芍　生地　犀角　郁金　丹皮　茺蔚子　童便

诒按:此必尚有郁热见证,故方中用犀角。既有留瘀未尽,可加醋炙大黄炭。

凡有瘀血之人,其阴已伤,其气必逆,兹吐血紫黑无多,而胸中满闷,瘀犹未尽也。而舌绛无苔,此阴之亏也。呕吐不已,则气之逆也。且头重足冷,有下虚上脱之虑。恶寒谵语,为阳弱气馁之征。此证补之不投,攻之不可,殊属棘手。

人参　茯苓　三七　吴萸　乌梅　牡蛎　川连　郁金

诒按:论病则层层俱透,用药亦步步着实,此为高手。(失血门)

心脉独大,口干易汗,善怒血逆。此心阴不足,心阳独亢。宜犀角地黄汤。

犀角地黄汤加茅根、甘草、山栀。

诒按:方案均精简熨帖。(失血门)

葛可久论吐血治法,每于血止瘀消之后,用独参汤以益心定志。兹以阴药参之,虑其上升而助肺热也。

人参　沙参　生地　阿胶　牛膝　茯苓

诒按:此失血后服人参,一定之法。(失血门)

薛案辨疏

辛丑夏余,在嘉兴屠内翰第遇星士张宋谷谈命时,出中庭呕血一二口,云久有此症,有劳即作。余意此劳伤肺气,其血必散,视之果然,投补中益气加麦冬、五味、山药、熟地、茯神、远志得愈。翌夙,请见曰:每服四物、黄连、山栀之类,血益多而倦益甚,余得公一匕吐血顿止,神思如故,何也?余曰:脾统血,肺主气,此劳伤脾肺,致血妄行,故用前药健脾肺之气,而嘘①血归源耳。后率其子以师余,余曰:管见已行于世,子宜览之。

疏曰:此案云劳伤肺气,补中合生脉足矣。而更加归脾、六味之半,要知劳者未有不兼伤心脾与肾也。夫劳心者,伤心脾当用归脾汤主之;劳力者,伤脾肾,当用十全、六味主之;劳烦者,伤脾肺,当用补中益气主之。然未尝不可合而治之。但要分心脾、脾肾、脾肺之伤孰轻孰重而主之也。大概多言者伤肺,多思者伤脾,此正是星士之所劳伤也,故以补中为主。然多言多思,未有不伤心者,故复加茯神、远志,心与肾交,心伤则及肾,故并加山药、熟地。(脾肺肾亏损遗精白浊吐血便血等症)

临证指南医案

马六七 上秋下血,今年涌血,饮橘饼汤甘辛,心中如针刺,营枯液耗,不受辛药,但以甘药柔剂,与心脾有益。

人参 黄精 茯神 柏子仁 炙草 南枣(吐血)

方 夏热泄气,胃弱冲逆,失血。暑热

扁豆 茯苓 参三七 茜草(吐血)

颜 入夏阳升,疾走惊惶,更令诸气益升,饮酒多食樱桃,皆辛热甘辣,络中血沸上出,议消酒毒和阳。

生地 阿胶 麦冬 嘉定花粉 川斛 小黑稆豆皮(吐血)

徐二九 奔走五日,即是劳力动伤阳气,血从右起,夜有冷汗,乃阳络空隙而泄越矣,凡治吐血之初,多投凉血降气,以冀其止,孰知阳愈渗泄,益增病剧屡矣。

黄精 黄芪 炙草 苡仁 茯神(吐血)

徐四九 馆课之劳,心脾营伤,食酸助木,中土更亏,春阳主升,血乃大吐,况茹素既久,当培土,营阴损极,热自内炽,非实火也。

归脾汤去参。(吐血)

郭 脉右部不鼓击应指,惟左寸数疾,昨晚失血之因,因于伛偻拾物,致阳明脉络血升,今视面色微黄,为血去之象,不宜凉解妨胃,仿古血脱必先益气,理胃又宜远肝。

人参秋石水拌烘 黄芪 阿胶 茯神 炙草 生白芍

王三六 肠红愈后,吐血一两月必发,此阳明胃络气血皆多,故吐后寝食如昔,久发阴亏,仍有内损之忧,宜养肺胃之阴以和阳。

生黄芪 北沙参 麦冬 生甘草 茯神 元米汤煎。

程二七 吐血数发,肢震,面热汗出,寐中惊惕,盖阳明脉络已虚,厥阴风阳上炽,饮食不为肌肤,皆消烁之征也。

生黄芪 北沙参 生牡蛎 麦冬 小麦 南枣(吐血)

某二九 脉搏,血涌,饥易纳食,风阳过动而为消烁,若不自保摄,饵药无益。

生地 天冬 丹参 茯苓 生扁豆 川斛(吐血)

李 暴怒,肝阳大升,胃络血涌甚多,已失气下行为顺之旨,仲淳吐血三要云:降气不必降火。目今不饥不纳,寒腻之药所致。

---

① 嘘(xū 虚):火或气的热力,这里借指为脾胃之气能"摄血归源"。

炒苏子　降香汁　山栀　炒山楂　郁金　茯苓　川斛　丹参(吐血)

陆　交春分前五日，肝木升旺之候，涎血大吐，胸脘不爽，此久郁气火灼热，神志失守，遂多惊恐，络中之血，随火升气逆而上，当先降其气，不宜寒苦碍阻。

苏子　降香　丹参　楂肉　桃仁　郁金　茯苓　黑栀皮(吐血)

何三七　左乳傍胁中，常似针刺，汗出，心嘈能食，此少阳络脉，阳气燔灼，都因谋虑致伤，将有络血上涌之事，议清络宣通，勿令瘀着。

生地　丹皮　泽兰叶　桃仁　郁金　琥珀末

又　服通络方，瘀血得下，新血亦伤，嘈杂善饥，阳亢燔灼，营阴不得涵护也，仍以和阳熄风方法。

阿胶　鸡子黄　生地　麦冬　生甘草　生白芍

王二十　吐血后，不饥，胸背痛。

苏子　桔梗　郁金　蒌皮　山栀皮　降香(吐血)

某　冬令过温，人身之气不得潜藏，阴弱之质，血随气逆，诊得阳明脉动，吐出瘀黑，络中离位之血尚有，未可以止涩为事。

生地　丹参　丹皮　降香　桃仁　牛膝　韭汁　童便冲

某　肝逆失血。

苏子　郁金　降香汁　炒丹皮　钩藤　赤芍　丹参　茯苓

白糯米汤煎。(吐血)

陈二七　吐血八日，脘闷胁痛，肢冷，络伤气窒，先与降气和血。血络痹胸胁痛

苏子　郁金　杏仁　茯苓　桃仁　降香(吐血)

金二九　饥饱劳力，气逆血瘀，胸痛频吐，此液耗阳升，上逆不已，血无止期，先宜降气通调，莫与腻塞。

苏子　降香　桃仁　丹参　韭白汁　山栀　茯苓

某四一　脉弦，失血，胁痛气逆。

枇杷叶三钱　冬瓜子三钱　苏子一钱　苡仁三钱　炒丹皮一钱　桃仁三钱　降香汁八分　牛膝炭一钱半(吐血)

蒋六二　宿伤，怒劳动肝，血溢紫块，先以降气导血。

苏子　降香末　桃仁　黑山栀　金斛　制大黄

又　天地杞圆加枣仁、茯神。

某　形盛脉弦，目眦黄，咳痰粘浊，呕血。此胃有湿热胶痰，因怒劳动肝，故左胁中痛，血逆而上，非虚损也。当薄味静调，戒嗔怒，百日可却。

苏子　降香　广皮白　生姜　桃仁　郁金　金斛

六服后，接服海粉丸半斤。(吐血)

某二八　努力伤络，失血面黄，口中味甜，脘中烦闷冲气，病在肝胃，勿以失血，治以滋腻。

旋覆花　代赭石　半夏　淡干姜　块茯苓　南枣肉(吐血)

叶氏医案存真

奔驰气火，乘络失血，用缪氏气降使血归经。

苏子　茯苓　丹皮　降香　米仁　茺蔚子　桃仁　藕节汁

怒伤肝，恐伤肾，二志交并，真脏内损。烦劳则阳气扰动，值春木之令，络血随气上溢，失血过多，阴气下空，阳无所附，上触清府，致木反乘金，咳呛气促，肺俞恶寒，脉弦数，乃下损之疾。

山萸肉　五味子　咸秋石　青盐　熟地

李云生　咳甚呕血，吐食。肝病犯胃，阳气升逆所致。

代赭石　新绛　茯苓　丹皮　旋覆　黑山栀

稚年，秋月时病，愈后食蟹，自必辛酸内茹遂致伤营吐血，先理清营解毒。

苏子　麦冬　生蒲黄　细生地　丹皮　鸡距子

酒毒内燔，吐血甚多，六七日后，瘀血又从大便出。酒性先入肝胆，次及胃络，照一脏一腑对治，勿骤用腻滞阴药。

金石斛　丹参　稆豆皮　银花　地骨皮　丹皮　黑山栀　云茯苓

精气不足体质，再加思虑郁结心脾，营血受伤，口味甜，血随溢，稍过饥，脘中痛。营主中焦，宜以归脾养营之属。

人参　大枣　远志　茯神　甘草　归身　白芍　桂圆

枫桥汪四十　胁膈左右，懊侬不舒，呕逆带血。凡人脏腑之外，必有脉络拘拌，络中乃聚血之地。中年操持，皆令耗血，血不和气，气攻入络，病状难以自明。宜通血分以和络，俾不致瘀着，可免噎膈反胃。

新绛　青葱管　橘叶　桃仁　瓜蒌仁　钩勾

杨十九　冲年阴火未宁，情志不和，易于动怒，气火迸逆，络血随之上溢。问纳食不旺，气冲血上，必抚摩气降，血不出口，但络中离位之血，恐致凝遏，越日必气升涌逆矣。

苏子　丹皮　降香末　炒桃仁　米仁　炒楂炭　韭白汁

山西三十九　夏季吐血，秋深入冬频发。诊脉右弦空左濡，是形神两伤，络血不得宁静，气血因经营而耗，不比方壮矣。

黄芪建中汤。

槐树巷廿三　自乳能令阴伤，秋初巅胀失血，是肝火上冲使然。今妊身三月，法当养阴固胎。

人参　子芩　阿胶　桑寄生　白芍　黑壳建莲

淮安三十二　武略用力迸气，与酒色精伤不同。失血在长夏热泄之令，胸胁跗骨皆痛，是肝胃络伤。

桃仁　米仁　降香末　茯苓　苏子　韭汁　炒山楂　丹皮

叶天士晚年方案真本

姜盐城，五十七岁　胁膈左右，懊侬不舒，有呕逆带血，凡人脏腑之外，必有脉络拘绊。络中聚血，中年操持，皆令耗血，气攻入络，必有难以自明其病状之苦况。宜宣通血分以和络，俾不致瘀着，可免噎膈反胃。

新绛　青葱　橘叶　桃仁　钩藤　土蒌皮(杂症)

蒋枫桥，十九岁　冲年阴火未宁，情志易动，加怒气火迸逆，络血上溢，问纳食不旺，气冲血上，必抚摩气降，血不出口，但络中离位之血，恐致凝遏，越日必气升涌逆矣。

杜苏子　降香末　炒桃仁　粉丹皮炒　炒南楂　薏苡仁

加老韭白汁。(杂症)

蒋枫镇，十九岁　血止心脘热燥，当养胃阴。

生白扁豆　大北沙参　骨皮　玉竹　桑叶　甘草　青甘蔗汁(杂症)

龚无锡，六十三岁　老年嗜蟹介，咸寒伤血，上下皆溢血，当理其中。

理中汤。(杂症)

罗廿三岁　壮年述冬季夜汗。入春吐血，问纳颇旺，无力举动，但喉痒发呛，此阴虚龙火上灼。议用虎潜去牛膝、当归，加五味、二

冬。(杂症)

任山西,三十岁　夏季吐血,深秋入冬频发,右脉弦实左濡,是形神并劳,络血不得宁静。经营耗费气血,不比少壮矣。

黄芪建中汤。(杂症)

范无锡,廿九岁　织梭身体皆动,过劳气血偏倚,左胁痛,失血,呕血。肝络伤瘀,久发则重。

炒桃仁　延胡　新绛屑　降香末　炒丹皮　钩藤(杂症)

刘三十三岁　武略用力迸气,与酒色精伤不同。失血在长夏热泄之令,胸附骨皆痛,乃肝胃络伤。

桃仁　苏子　南楂　米仁　茯苓　韭汁　丹皮　降香(杂症)

徐　内损肝肾,久嗽失血,近日畏寒,吐血盈碗,冬不藏纳,阴伤及阳,法当贞元煎温养。

人参　熟地　桂心　茯苓　五味　白芍　童便半杯(杂症)

李木渎,廿一岁　男子血涌,出口已多,面色气散,冬乏藏纳,是无根失守,凶危至速,况脉小无神,医以寒降清火,希冀止血何谓。

人参　牛膝　白芍　熟地　枸杞(杂症)

谢葑门,三十四岁　上下失血,头胀,口渴,溏泻。若是阴虚火升,不应舌白色黄。饥不纳食,忽又心嘈五十日,病中吸受暑气热气。察色脉,须清心养胃。

人参　竹叶心　麦冬　木瓜　生扁豆　川石斛(杂症)

李三十六岁　浊秽中结,渴饮则呕。

苏合香丸。(杂症)

医验录

壬戌秋月,次尹族婶忽大吐血,其血吐在地上,迹大如澡盆,且凝高数寸,次早又复吐,亦如头夜之多。余见而畏之,为诊其脉,沉软而缓。余曰:此血脱也,幸脉软缓为可治。今日当即重用参芪,奈尔家女流,必听俗说,云吐血是火症,吃不得人参,我若骤用人参,尔家必不信服,今且用养血凉血药一二剂,俟不复吐,再用参可也。药内暗投黄芪五钱以固其气,余则当归、生地、丹皮、白芍、牛膝、麦冬、薏苡,加藕汁、童便,服二剂,血已止,但软倦,并无他症。或劝之曰:此重症也,必须往见名医方放心。果往见之,辄戒之曰:有火不可服人参,其药用白前、桑皮、苏子、丹皮、赤芍、生地、麦冬、贝母,服四剂,则加咳嗽发热矣。病者遂信巫不信医,大设坛场,请神三昼夜。恰好请神将毕,而次尹叔归矣。是即神祐之,便得复生之机也。次尹叔归后,询知病状,语病者曰:尔前番咳嗽成痨,赖天士先生救活,其后大伯指圣臣叔重病,几被凉药误煞,亦赖天士先生救活。明效大验,何不专托医治,反听旁人,往见名医,致添病苦,是自取死也。次早,次尹叔造予馆,告以前言,惠以土仪,坚诚嘱托,因复为诊之。急用人参、黄芪、当归、白芍、生地、龟胶、阿胶、山药、麦冬、丹皮,服二剂,热退嗽减。服五六剂而嗽全止。复为诊之,去贝母、麦冬、龟胶、阿胶,加白术、山萸、枸杞、牛膝,服药一月而复元。盖所谓血脱者必益气,又所谓失血久者,当以胃药收功也。前贤之言,岂欺我哉!今人必不信用,何也?

洄溪医案

洞庭吴伦宗夫人,席翁士俊女也。向患血证,每发,余以清和之药调之,相安者数年。郡中名医有与席翁相好者,因他姓延请至山,适遇病发,邀之诊视,见余前方,谓翁曰:此阳虚失血,此公自命通博,乃阴阳不辨耶!立温补方加鹿茸二钱,连服六剂,血上冒,连吐十余碗,一身之血尽脱,脉微目闭,面青唇白,奄奄待毙,急延余治。余曰:今脏腑经络俱空,非可以轻剂治。亟以鲜生地十斤,绞汁煎浓,略加人参末,徐徐进之,历一昼夜尽生地汁,稍知人事,手足得展动,唇与面红白稍分,更进阿胶、三七诸养阴之品,调摄月余,血气渐复。夫血脱补阳,乃指大脱之后,阴尽而阳无所附,肢冷汗出,则先用参、附以回其阳,而后补其阴。或现种种虚寒之证,亦当气血兼补。岂有素体阴虚之人,又遇气升火旺之时,偶尔见红,反用大热升发之剂,以扰其阳而烁其阴乎!此乃道听途说之人,闻有此法,而不能深思其理,误人不浅也。

嘉兴王蔚南,久患血证,左胁中有气,逆冲喉旁,血来有声如沸。戊子冬,忽大吐数升,面色白而带青,脉微声哑,气喘不得卧,危在旦夕。余以阿胶、三七等药,保其阴而止其血,然后以降火纳气之品,止其冲逆。复以补血消痰,健脾安胃之方,上下分治,始令能卧,继令能食,数日之后,方能安卧。大凡脱血之后,断不可重用人参升气助火,亦不可多用滋腻以助痰滞胃。要知补血之道,不过令其阴阳相和,饮食渐进,则元气自复,非补剂入腹,即变为气血也。若以重剂塞其胃口,则永无生路矣。况更用温热重剂,助阳烁阴而速之死乎。

洞庭张姓,素有血证,是年为女办装,过费心力,其女方登轿,张忽血冒升余,昏不知人,医者浓煎参汤服之,命悬一息,邀余诊视。六脉似有如无,血已脱尽,急加阿胶、三七,少和人参以进,脉乃渐复,目开能言,手足展动,然后纯用补血之剂以填之,月余而起。盖人生不外气血两端,血脱则气亦脱,用人参以接其气,气稍接,即当用血药,否则孤阳独旺而阴愈亏,先后主客之分,不可不辨也。(吐血)

续名医类案

冯楚瞻治杨某吐血之后,大渴不止,两寸甚洪,关尺甚弱,此阴血暴亡,脏腑失养,津液槁燥,阴火上炎,名为血竭也。以熟地三两,麦冬五钱,五味子一钱,附子二钱,浓煎二碗,代茶饮之,日三剂,渴止而寸脉和平。若作胃火,妄用石膏、栀子、芩、连,反激阴火上炎,益增躁烦喘之患矣。喻嘉言曰:津液结则病,津液竭则死。故救病而不知救津液者,真庸工也。

吴孚先治何氏女,患吐血咳嗽,食减便难,六脉兼数,左部尤甚。医用四物汤加黄芩、知母。吴曰:归、芎辛窜,吐血不宜,芩、母苦寒伤脾,咳嗽在所禁用。乃与米仁、玉竹、白芍、枸杞、麦冬、沙参、川续断、建莲、百合,二十剂稍缓,五十剂渐瘳。

林西仲春间吐血,医用苦寒过剂,口胃不开,大便不实。脉之,左关沉弦,右关弦数,得之劳神伤脾,而后郁怒也。宜归脾汤合逍遥散,加莲实为丸,补脾开郁乃愈。王监司妾,吐血既久,犹进苦寒,脉芤带数,不思饮食,大便微溏,此凉剂太过,阴阳两损也。人参、莲肉、山药、麦冬、五味、白芍,兼左归丸而愈。(卷十二・吐血)

张飞畴治苏氏子,新婚后暴吐血数升,命煎人参五钱,入童便与服。明日,医谓人参补截瘀血,难以轻用,议进生地、山栀、牛膝等味。张曰:六脉虚微而数,无瘀可知,血脱益气,先正成法。若谓人参补瘀,独不思血得寒则凝,反无后患耶?今神魂莫主,转侧昏晕,非峻用人参,何以固其元气之脱乎?遂进参一两,二服顿安。次与四君、保元、六味间服,后以乌骨鸡丸,调理而痊。(卷十二・吐血)

柴屿青治甘州太守高棠溪,在沈阳工部时,忽吐血,医教用凉药止血之药。及诊其两脉安靖,曰:君教读心劳,偶动相火,血随而升者,服止血药则遗恶不浅。力劝其勿药,次日口吐淡血,三日即止,然后调理数剂,永不复发。(卷十二・吐血)

户部正郎李紫垣，咳嗽身热，吐血不止，屡治增剧。检其方，均止血补血重剂。脉之，两手尚和缓，惟右尺关洪大，乃脾胃风热，为药所瘀，以致发热卧床，遂用清理脾胃之剂，数日后，身凉热减，调养一月而安。大凡诸见血症，脉贵沉细，设见洪大，后必难治。前症洪大，乃因补药壅瘀而然，原非本脉，故得收功。总之，血症初起，别无外邪者，先应消血，佐以润下之剂，使败血下行，后用止血药，以杜其根，服补血药以复其元，庶无后患。倘因内伤暴血不止，或劳力过度，其血妄行，出如泉涌，口鼻皆流，须臾不救则死，是又不拘前例，急用人参一二两为细末，入飞罗面一钱，新汲水调如稀糊，不拘时啜，或服独参汤亦可。盖有形之血，不能速生，无形之气，所当亟固。若真阴失守，虚阳泛上，亦大吐血，须用八味、六味汤，固其真阴，则又不可早用人参也。尝见患此症者甚多，若不辨别六经脉症，任意混治，贻害不浅，故不惮琐琐言之。(卷十二・吐血)

吴丞相冲卿忽吐血，孙兆用水澄蚌粉研细，入辰砂少许，米饮调下二钱，日三服遂安。兆秘此方，吴以术得之，韩子功方用朱砂一钱，真蚌粉五分。(《医说续编》)

张子和治岳八郎，常日嗜酒，偶大饮醉，吐血，近一年身黄如橘，昏愦发作，数日不醒，浆粥不下，强直如厥，两手脉皆沉细。张曰：脉沉细者，病在里也，中有积聚。用舟车丸百余粒，浚川散五六钱，大下十余行，状如葵叶汁，中燥粪，气秽异常，忽开两目，伸腕，问左右曰：我缘何至此？左右曰：你吐血后，数日不醒，张治之乃醒。自是，五六日必泻，凡四五次，其血方止。但时咳一二声，潮热未退，以凉膈散加桔梗、当归各称二两，水一大盂，加老竹叶，入蜜少许同煎，去滓，时时呷之，闻与人参白虎汤，不一月复故。(卷十二・吐血)

何伯庸治邵某者，吐血数斗而仆，气已绝矣。何见其血色，曰：未死也。以独参汤灌之而愈。(《云南通志》)

朱丹溪治一男子，家贫而多劳，十一月得寒病，时吐三两口血，六脉紧涩。一日，食减中痞，医投温胆汤、枳桔汤，三日后，发微热，口干不渴，口中有痰。此感寒也。询之，云：因十日前，霜中曾三四次渡溪水，心下有悲泣事，腹亦饥。遂以小建中汤去白芍加桔梗、陈皮、半夏，四帖而安。秀州进士陆宁，忽得疾，吐血不止，气促惊颤，狂躁跳跃，双目直视，至深夜欲拔户而出，如是雨夜，诸医遍用古方，极治不瘳。举家哀诉所供观音，梦投一方，当归根末，用益智一两，生米二钱，青皮半两，调服，觉取笔记，明日疗治病愈。(《辛志》)(卷十二・吐血)

陈日华云：先公绍兴初，常游福青灵石寺，主僧留饮食将竟，侍者赴堂斋罢，来侍立，见桌子上不稳，急罄折扳之，举首即吐血，盖食饱拗破肺也。明年再到寺，问去年吐血者无恙否？主僧言：服得四生丸遂愈。自得此方，屡救人有效。薛意前症乃内热暴患，用之有效。若人病久，本元不足，须补脾以滋化源，否则虚火上炎，金反受克，获生鲜矣。

仆常治一人吐血，诊其脉，肝部强，气口濡，此因怒极而得之，遂用苏合香丸和鸡苏丸即效。(卷十二・吐血)

陆晦庵曰：昔余患吐血，暴涌如潮，七八日不止，诸医莫救。有云间沈四雅寓吴中，延治，慨然担当，方用人参三两，附子一两，肉桂一钱，举家惊惶，未敢轻用。越二日，其血益甚，更请视脉，求其改用稍缓之方。彼云：病势较前更剧，前方正宜改定，始克有济。更加人参至五两，附子至二两，家人愈惊。彼曰：喘呕脱血，数日不止，且头面烘热，下体厥冷，正阳欲脱亡之兆，命在呼吸，若今日不进，来日不可为矣。家人恳裁参、附，坚执不允，谕放胆煎服，坐候成功。家人见其如此，料可无虞，遂依方求服。彼欣然出熟附子二十余块，授咀面称二两，同参五两，煎成入童便、地黄汁一大碗，调肉桂末冷服。少顷，下体至足微汗，便得熟睡。睡觉，血止喘定，周身柔和，渐渐转侧，因馈十二金，求其收功。不受，加至二十金始受。一医见其收功，心甚疑骇，病人居恒常服参两许，今虽五两，止煎数沸，犹可当之，至血症用附子二两，从古未闻。因密访其制药者云：惯用附子汁收入甘草，其附已经煎过十余次，虽用二两，不抵未煎者二三钱。始知方士之术如此。(出《张氏医通》)(卷十二·吐血)

萧万舆治陈克辉，英年气盛，连宵痛饮，复啖炙煿，数日胃口嘈杂，呕血碗许，六脉洪缓有神，无别症，投以犀角地黄汤，入芩、连、花粉，三剂，仍令恣饮藕汤而愈。

冯思才内，年五旬，偶因外事忤意，怒火激血上越，日吐数盆，脉洪缓，投以逍遥散去术，加黄连、山栀、丹皮，四剂而愈。

连蜚天素弱攻苦，便赤梦遗，灯宵竞逐，偶触事忤意，遂患吐血，痰嗽甚多，初服降火清金之剂不瘥。至二十一日，诊之，两寸洪大虚阔，关尺浮弦无力，曰：血症本非难治，但元气虚脱上浮，肝肾皆得克脉，幸不数烦，久服参、芪之剂，方得平服。若用苦寒，必致不起。用加减八珍汤，彼疑参难疗血，及二十四日增剧，投以前剂四帖血止，经旬潮热亦退。惟脉未复，每多言，痰嗽不止，少劳，梦遗顿作，此心脾不交，阴阳虚极，服丸剂七斤余，汤药八十余剂而愈。

陈子珍亦患前症，治数月不痊。诊之，与蜚天病源同，疑投参、术、熟地性温，参、术助火，仍服苦寒清金之剂，经年渐愈。至次夏，忽呕血不止，又用止寒之剂，致肠结胀痛。逾旬，延疡医，令其针刺肛门，溃脓数盂而殁。

沈明生治孙子南媳，赋质瘦薄，脉息迟微，春末患吐红，以为脾虚不能摄血，投归脾数剂而止。虑后复作，索丸方调理，仍以归脾料合大造丸中数味与之。复四五日后，偶值一知医者谈及，乃骇曰：诸见血为热，恶可用参、芪、河车温补耶？血虽止，不日当复来矣。延诊，因亟令停服，进以花粉、知母之属。五六剂后，血忽大来，势甚危笃，此友遂敛手不治，以为热毒已深，噬脐[①]无及。子南晨诣，愠形于色，咎以轻用河车，而盛称此友先识。初不言曾服凉药，且欲责效于师，必愈乃已。沈自讼曰：既系热症，何前之温补，如鼓应桴？今只增河车一味，岂遂为厉如是？且斤许药中，干河车仅用五钱，其中地黄、龟板滋阴之药反居大半，才服四五日，每服二钱，积而计之，河车不过两许耳。遂不复致辨，往诊其脉，较前转微，乃笑曰：无伤也，仍当大补耳。其家咸以为怪，然以为系铃解铃，姑听之。因以归脾料倍用参、芪，一剂而熟睡，再剂而红止。于是始悟血之复来，由于寒凉速之也。因叹曰：医道实难矣，某固不敢自居识者，然舍症从脉，得之先哲格言，血脱益气，亦非妄逞臆见。今人胸中每持一胜算，见前人用凉辄曰：此寒症也，宜用热。见前人用热，则眦火症也，应用凉。因攻之不灵，从而投补，因补者不效，随复用攻，立意翻新，初无定见，安得主人病人一一精医察理，而不为簧鼓动摇哉。在前人，蒙谤之害甚微，在病者，受误之害甚钜，此张景岳不失人情之论所由作也。

顾德生令郎患吐血，咸以其髫龄秀质，昵于帏房，阴虚火动所致，日进二冬二地之属。时沈初寓吴门，与顾有倾盖[②]欢，虽心识其非，然投分日浅，且制于一齐众楚[③]之势，难以口舌争也。乃贻书曰：《经》云阴虚生内热，热逼血而错经妄行。丹溪云血随气上，是阳盛阴虚，有升无降，涌出上窍，法当补阴抑阳。

① 噬脐：比喻后悔已迟。扬雄《太玄赋》："将噬脐之不及。"

② 倾盖：指初次相逢或订交。

③ 一齐众楚：语出《孟子·滕文公下》。谓一人教之而众人乱之，即不能有所成就。

又云精神困倦，大吐不止，是气虚不能摄血。东垣云甘温能除大热，热除而血自归经。又云血脱补气，阳生阴长之理。细究前言，或言清润，或言温补，均系先贤成法。以愚管见，当以法合病，不当以病合法。如或血症初得，所吐不多，口燥唇干，未投凉药，宜从火治，补阴益阳之法也。若失血有日，所去过多，气短神衰，已投凉剂，宜从虚治，血脱益气之法也。今病逾两旬，不为暴矣，去血盈斗，不为少矣，而红尚未止者何也？良由失血既久，阳虚无依，如浪子迷途，不知返驾，若再从事清理，则虚火愈炽，血从何而归经？急须补养心脾，方可无虑。勿以参为助火，而坐失机宜也。其后惑于他歧，终致不起。（卷十二·吐血）

魏玉横曰：关太孺人，年七十七，久患胁痛，左半不能卧，食少不眠。十月间，忽吐血数口，进童便不应。或与之小剂生地、山栀、茅根、茜草之类亦不应。或谓有瘀，用方与前相仿。诊之，右关弦略数，左右寸俱鼓指，曰：凡吐血属瘀者，多杂紫黑成块，今所去皆散漫不凝，盖由肝木失养，燥而生火，值亥月木生之时，不能藏蛰，反腾而上，冲击胃络，致阳明之火，泛滥而出也。虽在寒月，必使加黄连于养荣之剂，以抑之使其下降潜伏，自无痛沸之患矣。用生熟地、沙参、麦冬、山药、杞子，入连三分，酒炒焦，数服血止食进，又十剂全愈。第此病属在年高病久，非大剂两仪膏，真元不易复元也。

徐宇治年未三十，先患舌疮，数年不愈，仲秋忽呕血，每日或一碗，或一杯，或十数口。脉之，两手皆豁大，状如慈葱，重按则涩而略数。此木性久横，遇金旺之时，抑不得遂，故使胁痛而有块。其少腹之气，上冲而作咳嗽咽痛者，龙雷挟火以仇金也。其手足常冷者，土受木侮而作厥也。究其根源，良由水不足，而又遇燥令，非生金滋水，何以驯而扰之？生地、杞子、沙参、麦冬、元参、蒌仁，七八剂，脉渐敛，症渐瘳。又内熟地一两，数剂并疮亦愈矣。

仆甘年未四十，虬然一胡，素有血症。立夏，忽吐血数盆，面色青惨，寒热往来，夜热尤甚，咳嗽连声，而抬肩倚息，颠顶左半筋抽掣痛不可忍，此厥阴怒火上冲胃络也。胃为多气多血之府，且其人多胡，则血必多，故暴去如许，而脉不躁大也。与生地、杞子各一两，沙参五钱，麦冬三钱，蒌仁二钱，数帖诸症悉愈。愈后，面青不减，谓肝木久伤，宜多服前剂以滋养之，否则根荄枯悴，无以发生也。不听，从至亥月，木生之后，病果作。反谓前者服重补，将病补住，故复发。更医数人，至次年雨水而殁。（卷十二·吐血）

扫叶庄一瓢老人医案

中气不摄，非阴弱吐血可比，勿进阴药。

四君子汤中加入：牛膝　玉竹（虚劳）

脉左数搏大，因骤然跌仆，吐血仍然，安谷如常。此阳气暴升莫制，络血不得宁静而泛越夏三月至秋分，戒嗔怒情欲，莫令举发。

六味加入：秋石　阿胶　川石斛（虚劳）

脉缓大，吐血甚多，仍然安谷，此阳明胃络病也。戒奔走烦劳，方可冀其奏效。

生黄芪　薏苡仁　南枣肉　山漆　茯苓（虚劳）

怒劳血吐成升，月余再吐，自述少腹常痛，夜必身汗出。必经水得通，可免干血劳怯。

醋炙鳖甲　炒山楂肉　胡黄连　炒桃仁　炒元胡索　茺蔚子（经产淋带女科杂治）

缪氏医案

据述，吐血在二月至六月方止，血止发热，如火后渐止。今又发热，推测病情，尚是伏暑,失血后,邪乘虚入营分,久而复发,竟有热入血室之意。仲圣阳明篇原有此条,正可援其例而变通之。

鲜地骨皮　桑根白皮　青蒿汁　水梨汁　蝉衣　芦根　生甘草

加三甲煎。

木火旺令,肝木乘阳气之浮,直冲清道,血遂上溢,脉左部弦急,宜从肝治。

炒熟地　生左牡蛎　沙参　料豆衣　侧柏叶　山药　鸭肝

种福堂公选医案

钱十八　冲年阴精走泄,阳无依倚。血随气升,色紫成块,此血出于肝络,法当镇补。

人参　炒黑枣仁　炒白芍　炙草　青花龙骨　金箔(吐血阴虚阳升)

于　驰骑习武,百脉震动,动则络逆为痛,血沸出口。纳食起居,无异平日,非虚损也。凡气为血帅,气顺血自循经,不必因血用沉降重药。

枇杷叶　炒苏子　生苡仁　金石斛　炒桃仁　降香末(吐血劳伤气逆)

王三三　烦劳曲运神思,形与神交伤,阳气旋动,络血何以宁静?甘以缓热,补可益虚,必佐宁神镇怯,以摄之固之。

人参　柏子霜　炒枸杞　焦归身　桂圆肉　炙甘草　龙骨　茯神　金箔(吐血劳伤心神)

赤厓医案

家秀扶研兄季子梓山侄,年十八,吐血,从江西回来,复咳嗽日甚,午后发热,头目如蒙。医皆以为阴虚火动,又请乡之医家,亦谓已成虚劳,木叶落则死。乃药剂频进,而血吐更多,秀兄延予视之。切其脉浮数,予曰:阴虚吐血,不应头目不清,且脉浮数为风热,此必初受风邪,不得汗解,而热郁于经,扰动阳络,故逼血上溢耳。然血与汗异名而同类,今去血既多,不可大发其汗,用秦艽、葛根、防风、杏仁解外邪,黄芩、赤芍、栀子、甘草清里热。二剂微汗热退,血亦竟止,惟额头鼻梁沉闷,咳嗽不减,仍属肺胃热邪,易以桔梗、地骨、黄芩、象贝、栀子、桑白皮、橘红、甘草,数剂而痊。秀兄谓予治病多奇。予曰:仲景麻黄汤症,不发汗,因致衄。东垣麻黄人参芍药汤,治感寒蕴热吐血。此乃在兵法中,顾诸君不察耳。

黄澹翁医案

天宁州贾凤来,血症五日一次,计患病五十五日,吐血十一次,其来也,先三日左胁作胀,至期则夹窠皆胀,发申酉戌三时。余诊其脉,左关弦数而结滞,问五十余日,曾发寒热否?曰:第一次有寒热,一吐而解。予曰:此外感邪热,客于少阳,留于募原,邪热与卫气相遇,夹血上行,故五日一次,如疟之应期至也,以血症药治之,故不应手。乃用小柴胡汤去半夏。

柴胡　黄芩　甘草　白芍　桃仁　茜梗

服四剂而愈。(卷一)

锦芳太史医案求真初编

治县比内侄罗飞腾吐血症案七十五

凡血生于心,藏于肝,统于脾,流于经络。无论内因是虚是实、是痰是气、是水是火,外淫是风是寒、是暑是湿、是燥是火,皆能使血不行,致其妄溢,此固一定之理,岂尽阴虚火动二字贯其一身,血溢尽皆属火,而竟无有区别于其中哉?呜呼!医之一道,何其若斯之易!医道之败,何其若斯之剧!流传至今,牢不可破,可恨极矣!岁嘉庆丁巳孟春中旬,余因内侄飞腾吐血,一夜不息,几至上涌而毙。余接来信奔视,自道旧岁腊晚未暇服药,至正月初,请医进用归、地滋补,彼云可以即效,再请仍用原药。一时血如泉涌,精神莫振。余急将渠左手脉诊,见其肝脉颇平,并无火动,知其不死。再将右脾细诊,但见脉动而急,滑大倍常,知是脾气不舒,痰气内涌,阻其血道妄逆而上。并察咽喉觉有喘哮,胸膈不舒,有难上嗽之象,余始问身是否作寒?答曰:背寒独甚。当用枳、桔、二陈,合仲景麻黄汤,疏其肺气,开其胸膈,而血归经而愈。若作火盛血动,而置风寒不理,必致不救。缘此本属命门火衰,胃有寒湿,故特暂疏其表以通血脉。目今病虽见愈,而不峻补命门,温暖脾胃,并戒荤腻,则病终不克生,笔记以存后验。

咯血吐血,外视用辛用热,大拂人意,而药一入是口,具见血止,且见神爽气清,此非平昔治病善索兼症,曷有如此神技?男省吾识。

南雅堂医案

含吐血、衄血、便血、溺血

脉象滞涩,胸膈常隐隐作痛,忽吐血块,状如猪肝,吐后略觉宽爽,是内有瘀血之明征,拟用加味四物汤治之。

生地黄三钱　当归身二钱(酒洗)　白芍药二钱　川芎一钱五分　桃仁一钱五分　醋炒大黄一钱　粉丹皮一钱　制香附一钱

饮食伤胃,胃虚不能传化,气上逆,致发为吐衄,仿高氏固元汤法。

人参三钱　炙黄芪三钱　当归身二钱(酒洗)　白芍药二钱　炙甘草一钱　煨姜一钱　大枣三枚　水同煎服。

诊得脉浮洪兼紧,吐血甚多,身热恶寒,系风寒郁而不解,宜从实证施治,方列后。

紫苏叶二钱　炒香附一钱五分　陈皮一钱五分　炙甘草一钱　荆芥穗一钱　粉丹皮一钱五分　茜草根一钱　生姜两片　葱白两茎　水同煎服。

素有呕血之证,今止而复发,胸痛时作嗳气,舌苔白滞,脉细迟,此内有积瘀,兼挟痰浊所致,拟用去瘀化痰之剂。

旋覆花三钱　广郁金二钱　杏仁二钱(去皮尖)　紫菀二钱　代赭石二钱　瓜蒌皮一钱五分　川贝母一钱五分　丹参一钱　枇杷叶三钱(去毛)　白茯苓三钱　桃仁八分(去皮尖)　降香五分(血证门)

热阻气升血冒,口渴欲凉饮,脉小涩,宜从上焦施治。

鲜竹叶三钱　滑石三钱(飞净)　黑山栀二钱　杏仁二钱(去皮尖)　广郁金一钱　荷叶二钱　水同煎服。(血证门)

咳嗽内伤经络,吐血甚多,但脉不数,口不渴,身不热,切勿因见血而投以凉药,拟用加味理中治之。

人参一钱　炮姜一钱五分　粉丹皮一钱五分　炒归身二钱　炒白芍二钱　杏仁二钱(去皮尖)　白扁豆二钱((炒)　血余炭一钱　藕节一钱　陈粳米一盏　炙甘草八分

吐血咳逆胸痞,向暮则发厥,大便黑,脉左关独大,内有积瘀,以血药主之。

大黄三钱(酒妙)　炒白芍二钱　桃仁一钱五分　丹皮一钱五分　当归身三钱(酒洗)　降香五分　生甘草五分

血色紫黑,所吐无多,胸痞闷如故,是瘀尚未尽也;呕吐不已,是气逆也;舌绛无苔,是阴亏也。头重足冷,有下虚上脱之虑,恶寒谵语,为阳弱气馁之征,种种见症,治法殊属棘手,姑拟一方列后。

人参一钱　白茯苓二钱　吴茱萸二钱　牡蛎三钱　广郁金一钱　川连八分(炒)　乌梅肉三个　三七一钱(血证门)

血脱益气,古有成法,盖血脱则气无所依附,外卫不固,是以恶寒汗出,今血虽已止,而神气益惫,唇白面青,最怕喘呃暴脱,措手莫及,亟宜固其根蒂,冀合阳生阴长之旨,兹仿其例。

人参三钱　大熟地三钱(砂仁拌)　白扁豆二钱(炒)　陈皮八分　附子七分　炮姜五分　五味子一钱　麦门冬一钱　炒白术二钱　水同煎服。(血证门)

脉象小数,吐血,过劳怒即发,微见呛咳,病在心肝,由思虑烦劳所致,宜预治之,勿使延及肺经为佳。

生地三钱　阿胶二钱(炒成珠)　白芍二钱　淮牛膝一钱　茺蔚子一钱　小蓟一钱(焙存性)　藕汁一盏　水同煎服。

诊得左寸独大,口干汗常出,善怒血逆,系心阳独亢,阴气不足,拟用犀角地黄加味治之。

生地黄四钱　白芍药二钱　粉丹皮一钱　犀角五分　黑山栀二钱　茅根一钱　甘草五分　水同煎服。(血证门)

形瘦肌削,气冲咳嗽,呕吐失血,脉左细数,是肝肾内损,下元不主纳气,厥阳上冒所致,非由肺咳之故,现值暑令,气升血溢,姑用镇纳法。

大熟地四钱　青铅一枚　淮牛膝一钱　白茯苓二钱　淮山药三钱　陈萸肉一钱五分　粉丹皮一钱五分　泽泻一钱　炒白芍二钱　水同煎服。(血证门)

吐血四日,脘闷不爽,汗出身热,脉数,舌苔白,此阴虚不足之体,暑热内侵营络,小便茎微作痛,宜先宣通腑气,方列后。

生地三钱　连翘二钱　广郁金一钱　竹叶二钱　飞滑石三钱　甘草梢一钱　水同煎服。

上下失血,有阴络阳络之分,腑络取之于胃,脏络责之于脾,今上下交病,宜从中焦治之,但胃纳减少,滋腻之剂,殊非所宜,至火升烦咳,亦由失血后,阴伤而阳亦失于依附,姑以胃药进之,使中宫安奠,冀可渐复。

人参二钱　白茯苓二钱　白芍药二钱　淮山药三钱　炒白术三钱　白扁豆一钱　炙甘草八分(血证门)

左胁痛,血逆而上,兼呕咳痰沫,目眦黄,形盛脉弦,此胃有湿热痰,怒劳动肝,非属虚损之候,宜静摄怡情,庶可祛病。

降香八分(研末冲)　苏子一钱五分　金石斛二钱　桃仁八分(去皮尖)　黄郁金二钱　陈皮一钱　生姜两片

气逆胸痛,血频吐,由饥饱劳役,液耗阳升,宜降气通调为主,逆止而患自平。

降香八分(研冲)　苏子一钱五分　丹参一钱五分　黑山栀二钱　白茯苓二钱　桃仁八分(去皮尖)　韭白汁两匙

诊得阳明脉动,吐作黝黑色,系络中所离之血,今冬时令过温,阳气不得潜藏,素体阴虚,血乃随气上逆。若遽事止涩以邀功,恐非妥稳之法。

生地三钱　淮牛膝一钱五分　粉丹皮一钱五分　降香八分(研冲)　丹参二钱　韭汁半盏(冲)　加童便三杯(冲)

自述病由忧郁而起,久乃化热,络脉被其蒸迫,血故上溢,其凝结成块者,因离络留而为瘀之故,血后胃纳如常,乃腑络停血本多,且腑以通为用,血逆气亦随之上并,漉漉有声,皆气火旋动之象,非有形质者可比,虽人身五脏六腑皆有血,而斯症总宜先清阳络为主,至于病发当治其因,又不必拘执其常,运用之妙,在乎一心,拟方列后,幸勿以平淡无奇目之。

苏子一钱五分　霜桑叶二钱　粉丹皮二钱　桃仁八分　降香八分(研末冲)　枇杷叶二钱(去毛)　薏苡仁二钱　白茯苓三钱

四年前因劳怒而得病,血去胃伤,木火动而愈炽,中土频受戕克,索阅前方,率用温补之剂,伤久则虚不受补,是以气壅作胀,食物不思,夜咽干不能成寐,时作呕咳,皆胃阳升逆,浊气胶痰有形之物,从而纠结扰动,何一非阳不潜降之象,法宜制肝扶胃,调气清膈,拟先从中焦治之。

人参一钱五分　制半夏二钱　枳实一钱(炒)　淡竹茹三钱　杏仁二钱(去皮尖)　甘草八分　生姜两片　大枣三枚

血去食减,诊得脉小兼弦,服地黄等滋腻之剂,致胃呆不思食,系肝胃不和,拟合阳明厥阴同治。

苏子一钱五分　金石斛二钱　白茯苓二钱　降香末五分(冲)　黑山栀二钱　钩藤一钱　水同煎服。(血证门)

曾患精浊日久,阴已伤及于下,今沫血鲜红,凝块紫黑,阴络伤损何疑?至少腹疝瘕,亦肝肾之见症,故就下焦治之。

大熟地三钱(炒)　人参二钱　白茯神二钱　枸杞子一钱五分(炒)　炒地榆一钱五分　生杜仲三钱　五味子八分(血证门)

簳山草堂医案

肝肾络伤,血证大作,连日不止,身灼热而脉促数。危险之候也。

犀角尖　牡丹皮　麦冬肉　肥知母　橘白　茅根　小生地　京玄参　炙紫菀　怀牛膝　藕汁

劳伤吐红下血,不节力必成怯证。

旋覆花包　细生地　归须　川断肉　怀牛膝　炒苏子　牡丹皮　橘白　川郁金　冬瓜子

肝络内伤,陡然失血;左脉细数,知木火尚未平也。恐复吐发晕。

原生地　羚角片　桑叶　白杏仁　怀膝　茅根去心　炒阿胶　石决明　丹皮　炙紫菀　橘白

肝络内伤,连次失血,不戒酒恐其狂吐。

小生地　牡丹皮　川郁金　川石斛　橘白　冬桑叶　炙紫菀　炒怀膝　天花粉　藕节(吐血)

劳力伤络,腹胀下瘀,咳呛失血。肝肺俱病,势必成臌,不可忽视。

旋覆花　炙紫菀　茯苓　川郁金　大麦芽　炒归须　川贝母　橘白　炒青皮　冬瓜子

劳力伤络,兼以气郁,不时呕吐,甚则见红。病在肝胃之间,惟有通和一法,补剂不宜投也。

旋覆花　炒白芍　石决明　秦艽肉　川斛　炒归须　牡丹皮　川郁金　瓜蒌皮　橘白

脘痛之患有年,近发益密,发时必呕黑血。脉形六部纯阴,重按见弦。此阳明气滞、瘀血留络为患,非下焦命火衰也。宗六腑之病以通为补调治,或有小效。

炒桃仁　花蕊石　川楝子　川郁金　赤茯苓　炒归须　新绛屑　牡丹皮　炒怀膝　真橘络

积劳内伤,兼挟肝郁。曾吐紫血三四日,自此精神委顿,脉来虚弦。恐尚有积瘀,防下黑血。

细生地　丹皮　花蕊石　川郁金　橘络　炒桃仁　归尾　炒怀膝　赤茯苓

气郁络伤,脘痛作而呕吐红痰,非阴虚证也。能节力调理,可以全愈。

金沸草　炒归须　茜草根　丹皮　郁金　藕节　炒苏子　新绛屑　炒怀膝　蒌皮　橘络

癸水阻滞,胸闷噫嗳,近日吐红一二次,色紫而散;脉弦细不柔。此肝络郁滞也,通达为主。

旋覆花　炒归须　炒怀膝　川郁金　冬瓜子　炒苏子　新绛屑　牡丹皮　瓜蒌皮　橘白(吐血)

吐瘀后营阴内亏,脉形芤弦。防其肿满,舍温补无策。

炒熟地　白归身　五味子　丹皮　茯苓皮　制附子　山萸肉　炒怀膝　泽泻

肝肾络伤,血证复发;左尺脉动而不静。恐火炎于上,又欲见红,静养勿烦为要。

小生地　北沙参　肥知母　川石斛　橘白　牡丹皮　麦冬肉　生蛤粉　怀牛膝　生藕(吐血)

吐血过多,阴虚内热,喘急不已;脉虚数无力,重候也。夏令恐难支持。

原生地　西洋参　麦冬肉　肥知母　川石斛　炙龟版　北沙参　川贝母　地骨皮　枇杷叶

劳伤吐瘀后,阴虚骨热,咳呛多痰,肌削形枯;脉来虚数无根,不易治也。姑与一方,以副来意。

炒阿胶　甜杏仁　地骨皮　川石斛　橘白　炙紫菀　真川贝　煅牡蛎　炒怀膝(吐血)

肝肾络伤,吐血四旬不止;脉沉细微数,神倦火炎。当此盛暑,恐衄血狂溢,益不可止矣。

原生地　西洋参　炙紫菀　肥知母　橘白　秋石　牡丹皮　麦冬肉　生蛤壳　天花粉　枇杷叶(吐血)

阴虚吐血,兼有遗泄之患,诸宜珍重自爱为嘱。以脉数无次,防狂吐衄血耳。

原生地　甜杏仁　肥知母　金石斛　橘白　牡丹皮　麦冬肉　天花粉　煅牡蛎(吐血)

内伤络血大吐,脉象于右略见数,肝阴大亏矣。且又胸次不舒,补剂断难遽投,此证之所以难求速效也,况有腹满之虞。开怀怡养为要。

中生地　冬桑叶　石决明　郁金　瓜蒌皮　清阿胶　牡丹皮　怀牛膝　橘络　冬瓜子

复诊:

服前方并不见红,肝气稍平,右脉亦和,左三部略见弦象。仍照前法加减和理。

中生地　冬桑叶　炒归须　瓜蒌皮　橘白　清阿胶　牡丹皮　川郁金　白茯苓　湖藕

阴虚失血,肝肾两亏,少腹不时作痛,久防成臌,治之不易。姑与温补下元法,以觇进止。

上肉桂　大熟地　淮山药　牡丹皮　炒怀膝　淡吴萸　山萸肉　白茯苓　福泽泻　炒小茴

失血过多,真阴亏损,神色皖白,兼有遗泄之患,下元空竭矣,难许全愈。舍滋补,别无他策。

大熟地　山萸肉　麦冬肉　淮山药　川石斛　炙龟版　炙五味　牡丹皮　白茯苓　橘白(吐血)

杏轩医案

方灿侣翁腹痛蓄瘀脱血治愈,并商善后法

灿翁年近七旬,向患腹痛,一夕忽吐下紫瘀血块数碗,头晕自汗,目阖神疲,诊脉芤虚。谓其子曰:此血脱证也。书云:久痛多蓄瘀。盖腹痛数年,瘀蓄已久,一旦倾囊而出,夫气为血之帅,高年气虚,切虑晕脱。古人治血脱,每用独参汤以益其气,但目下参价甚昂,恐难措办,乃订大剂黑归脾汤,资其化源,固其统摄,未几获痊。次年病复,虽不若前之剧,亦觉困倦莫支,仍守前法治愈。其子忧甚,恐其再发,商图善后之策。予思血蓄之故,必有窠囊,如水之盈科而进。按胃为生血之源,脾为统血之脏,苟脾健胃强,则气血周流,何蓄之有?经以六经为川,肠胃为海,譬诸洪水泛滥,究缘江河失疏。为订二方,早用归脾丸,晚用参苓白术散,每方俱加丹参、干漆二味,冀其去瘀生新。服药经年,其病遂绝。

农人某攻痞动血,昏晕急证

农人某,久患痞积,腹如抱瓮。偶遇方士,教以外用灸法,内服末药,即可刈根。某信之。数日后忽觉心嘈如饥,吐下紫瘀成碗成盆,头晕不能起坐,无力延医。舁至镇中戚家,招予往视。病者踡卧榻上,闭目呻吟。方欲诊脉,血又涌出,状如豚肝,遍地皆污,昏晕手战咬牙。戚家恐其脱去,急欲扛回。予按脉虽虚细,尚未散乱,戒勿惊扰,姑俟之。少顷晕定,令先灌米饮,以安其胃,续党参汤,以益其气。再予八珍汤一剂,嘱尽今晚服尽,明日再商。诘朝来人请云:昨服药,血幸止,惟心慌气坠,睡卧不安。思血脱之后,心脾必亏,乃易归脾汤加黑姜,令其扛归,多服自效。后果如言。

王某血证频发

老医方星岩,曾向予言:昔从上海王协中先生游,论及血证愈后,每多反复者。此由胃膜破伤,须用法补之。思之至再,订方用白及、鱼膘、丝绵三味,烧灰等分,为丸服之,永不复发。王某患此证,莫能除根,令服此丸,果验。

族弟羲采血涌欲脱

予侨居岩镇,距祖居之东溪几五十里。丁亥春,族弟羲采证患吐血,近延予弟春圃门生詠堂酌治,血涌不止,势欲晕脱。专价星夜逆予至。见病者仰靠于床,气息奄奄。自云:脐下热气上冲,血即涌出。切脉虚大不敛。顾谓弟与生曰:此水火失济之候也。《经》云:水为阴,火为阳,夫人身之阴阳,相抱而不脱,是以百年有常,故阳欲上脱,阴下吸之,不能脱也。今阳但上越,阴不下吸,恐蹈危机,所服皆滋纳之品。药病相当,其所以不验者,病重药轻故耳。方定大剂两仪煎合生脉散,更加龟版、怀牛膝、白芍、茯苓、山药、童便、阿胶之属。服后血虽不涌,脉犹未敛。予曰:慎之,防复吐。上午因亲属问病,应答烦劳,血又上涌,神思飘荡,几欲脱去。忙照原方,熟地由一两增至二两,再加磁石吸引肾气归原,另煮团鱼汤煎药。盖治真阳之飞越,不以鼋[①]鳖之类引之下伏不能也。如言饮药,血旋止。日晡又因家人嘈杂,血复溢出,虽不若前之甚,亦觉难支。思血属阴喜静,动则阳化,故越出上窍,令其闭户屏烦。如此两昼夜,始得脉敛神安,血止不吐。仍守前法,调治月余而瘳。

洪星门翁吐血

脉大不敛,阳虚体质,兼多烦劳,旧病喘汗,服温补煎丸相安。月前偶感咳嗽,续见鼻衄痰红,日来吐多不止,口苦食减,头昏气促。若论寻常吐血,不过肝肺之火,药投清降,火平其血自止。尊体精气本虚,一阳初复,形神交劳,水火不交,气随血脱,病关根本,再投清降损真,则阴阳离决矣。先哲有见血休治血之语,可味也。议从黑归脾汤,培养心脾,佐以生脉保金,摄纳肾气。

服药三剂,血止脉敛。《经》云:人四十而阴气自半。平素质亏多病,今复大失其血,生生不继,脏真耗伤,灌溉栽培,尤非易事。夫血虽生于心,藏于肝,实则统于脾。古人治血证,每以胃药收功,良有以也。再按痰之本水也,原于肾;痰之动湿也,由于脾。《内经》以痰多为白血,此果痰也,果精血也,岂精血之外,别有称痰者耶?故昔贤又有见痰休治痰之论。参五阴煎,水土金先天一气化源也。

齐氏医案

忆二十年前,医友人魏学周吐血,冲激而出,食不下,不能言,其体火旺阴亏,外见舌苔干而口臭,心烦恶热,终夜不寐,黑暗之中,目光如电,夫昼明夜晦,天道之常,今当晦而生明,反乎其常矣。然所以然者,真阴素亏,血复暴脱,阳无依附而发越于外,精华并见,故

① 鼋(yuán 元):淡水龟鳖类中体形最大的一种,外形像龟,生活在水中,短尾,背甲暗绿色,近圆形,长有许多小疙瘩。

黑夜生明乃是阳光飞坠,如星陨光流,顷即泪没,危候也。药与大养其阴,以济其阳。方用地黄、阿胶、知母、贝母、元参、侧柏、童便。日服四剂,历五旬,服药二百剂而愈。由今思之,尔时识力尚欠,仅据火旺阴亏一端,殊不知吐血者,皆由脾胃气虚,不能传布,药中恨未能重用黄芪、白术等药,以治病之源而弥其后患,故病虽愈而根未拔,明年九月厥病骤发,倾囊大吐,血竭而死矣。伤心哉!向日能用理脾健胃于养阴济阳之中,或者根可除而病不发,予无憾矣。(吐血论)

曾医陈子老三之子,年十八,吐血甚多,既则咳唾,痰血相兼,喘促不能卧,奄奄一息,人将不堪。予曰:此证大难,非我所能及。陈子告曰:贱弟兄三人,下辈十人皆为吐血,已死其九,仅此弱子尚未冠,敢求先生怜而救之。余曰:非敢推诿,但恐服过清金保肺等药,曷可救也?陈子云:病虽三月,尚未服药,皆因九子被诸医所杀,不敢请耳。今闻先生治血神验,故尔相恳。乃用黄芪八钱,白术八钱,半夏、黑姜各二钱,砂仁、白蔻各一钱,煎服。明日陈子来寓颜曰:昨有数位高医,讨药方一看,均皆缩首吐舌,诧为不祥,谓黄芪、白术提气,是吐血者之大忌,若此重用,则必喘促加剧而立死矣。答曰:黄芪、白术提气之说,亦尝闻之矣,舒先生独不闻有是说乎?且吾家九子,诸医皆未用黄芪、白术,尽归于死,今舒先生必有精妙之理,非寻常所能及。吾竟依法与之。今早看来,觉气稍平。再服数剂,血亦渐止,饮食渐旺。恐其再吐,吐亦不妨,前药不可歇乎。服至六十余剂,兼服六味地黄丸而痊愈。(吐血论)

一贫者,冬天居大室中,卧大热炕,得吐血,求治于余。余料此病大虚弱而有火热在内,上气不足,阳气外虚,当补表之阳气,泻里之虚热,是其法也。冬天居大室,衣盖单薄,是重虚其阳,表有大寒,壅遏里热,火邪不得舒伸,故血出于口。忆仲景所著《伤寒论》中一证,太阳伤寒,当以麻黄汤发汗而不与,遂成衄血,却以麻黄汤立愈。(血病)

一童子年十四,发热吐血,余谓宜补中益气汤以滋化源,不信,用寒凉降火愈甚。始谓余曰:童子未室,何肾虚之有?参、芪用之奚为?余述丹溪云:肾主闭藏,肝主疏泄,二脏俱有相火,而其系上属于心,为物所感则易于动心,动则相火翕然而起,虽不交会,其精已暗耗。又《褚氏精血篇》云:男子精未满而御女以通其精,则五脏有不满之处,异日有难状之疾。遂与补中益气汤、六味地黄丸而瘥。(血病)

向日在泸城,曾治曾荣庆,患虚劳咳嗽,予已治愈三载矣,并嘱禁服凉药,后因纳宠,酒色沉迷,忽吐血不止,医用泻火之剂而血愈吐,又用止血之剂,闷乱不安,饮食不进,昏晕欲死,病者医家相依为苦,闻予在江邑署中,买舟告急。按其脉小细,数而微,其势将脱,刻不容缓。予曰:此血不归经,俗医误认为火,肆用寒凉,真阳受困,恐无及也。荣庆曰:悔不听先生之言,至有今日之苦。书曰:自作孽,不可活,宜也。痛念老母年逾八旬,膝下幼子无养,望先生垂怜,自当结草。予曰:仆不居功,亦不认过也,但视有缘否耳。乃与天师引血汤,用黄芪一两六钱,当归七钱,黑荆芥穗五钱,粉丹皮、黑侧柏叶、黑姜灰各三钱,炙草二钱,官拣参一钱(另熬,冲药水),服之一剂而血顿止,略进稀粥。此方之妙,不专补血,妙在补气,尤妙在不单去止血,反去行血以止血,血得寒而凝滞不行,逢散则归经而不逆,救危亡于呼吸之间,实有神功也。再进一剂而起床,继用补中益气汤合六味地黄汤十剂,滋化源以补肾水,而行动如常。后服人参鹿茸丸一料,而元气大复也。

向游永宁,曾治陈秀才,因父互讼被辱,怒气吐血,倾囊而出,昏晕于地,知予在孙公署内,急延予诊。按之六脉沉小,惟左关弦细而数。其兄知医,乃谓予曰:用止血药可乎?

曰:不可,若强止之则气闷而不安。又问:用补血药可乎?曰:不可,若骤补之则胸痛而不受。曰:先生高论,补、止皆不可,已闻命矣,敢问治之将何法?曰:乃弟因怒气伤肝,一团郁气结在胸中,以致冲激而吐,宜逍遥散吞左金丸二剂,而舒散其肝木之郁。继服散血平气汤:白芍二两,当归一两,黑荆芥穗、软柴胡、鲜红花、黑姜灰、黑栀子各三钱,甘草一钱,水煎服。夫怒气伤肝,不能平其气,故至大吐,不先舒肝而遽止血,愈激动肝木之气,气愈旺而血愈吐矣。方中白芍多用,妙竟平肝,又能舒气,荆芥穗炒黑,皆能引血归经;柴胡舒肝神品,适是开郁之剂,所以奏功甚速,而摄血归经甚神也;至于当归,非用补血,不过佐白芍以成功耳。果服一剂而气舒,连服二剂而血无矣。再服归脾汤解郁结、生脾血,兼服八仙长寿丸加牛膝、鹿茸,以滋补肾肝而愈。(血病)

曾医廪贡王美秀,患吐血发热,其病已久,精神倦怠,肌肉瘦削,向治无效,渐见沉重,乃一日暴吐,昏晕床褥,其气将绝,周身俱冷,独心中微温,乃兄料不能起,将衣冠尽附其身,时夜将半忽苏,云到城皇祠中,父命速回,又昏昏睡去,次早促骑求治。余诊其六脉沉小而微,手足厥逆。余即用加味补中益气汤:黄芪、白术、当归、沙参各五钱,升麻一钱,柴首三钱,怀山、茯苓、麦冬各三钱,远志二钱,五味子六分,红枣六枚,干熟地八钱。煎服一剂而苏,连进二剂而饮食渐进,精神亦长。再用补中益气汤兼服龟鹿地黄丸而痊。(血病)

曾治曾其恒乃弟,冬月患吐血,老医与以犀角、芩、连、知、柏数剂,叫楚烦乱,不能起床,其吐加剧,乃兄皇皇求治。按其六脉沉小而微,势在将脱,刻不容缓。余曰:此太少二阴中寒之证,前医不明六经,不知分经辨证、温中散邪,肆用寒凉克伐脾阴,真阳受困,故其血冲激而出,孤阳将绝,危候也,犹幸脉微身凉,谅或可救。乃与黄芪、白术各用八钱,半夏、干姜各二钱,砂仁、白蔻各一钱,碾细末,冲药水服。一剂而苏,连进四剂而血顿止,饮食渐进。因卧室当风,夜即壮热无汗,腹痛作泄,人事恹恹,又似不救之象。余细审之壮热无汗者,寒伤营也,腹痛作泄属少阴,急于前方中加肉桂、故纸大剂温里,少加麻黄、桂枝各三钱兼散太阳表邪,服一剂而热退身安,腹痛作泄俱已。改服补中益气兼服龟鹿地黄丸一料而愈,明年康壮生子。

曾治国学阳厚重,冬月患吐血,其人本实先拨,因构讼失算,忿激暴吐,是夜呕鲜血盈盆,昏晕于地,不能床褥,举室仓皇莫措,伊戚其恒,代为请诊。按之六脉沉微。余曰:尔勿忧,是病虽险,犹幸身温脉微。经脉篇云:凡失血证,脉微身凉者生,吐衄后,其脉洪数、身热者死。足下是劳伤肺肾,又兼肝木仲郁,故其血冲激而吐,但非我不能及。乃与补中益气汤加麦冬、五味、茯神、远志、怀山、熟地,大剂煎服而安。多服补中益气兼地黄丸而愈。

曾治门人王臣杰,受业未几,患白浊,伊岳知医,与之调理一载无效,转加吐血,饮食俱困,胀闷不安,伊师代为请治。余细察之,病在太少二阴。斯时不为之扶脾固肾,一味克削,致犯肾肝。余述丹溪云:肾主闭藏,肝主疏泄,脾主化导。今脾、肾、肝三经失职,而误用茯苓、去白陈皮泄其精气,开其孔道,以致玉关不禁,精无统摄。又妄谓为火,肆用寒凉,孤阳将绝之候,何可及也?其父变色曰:如先生之言,此子微矣。余曰:以脉决之。按之沉小而微。乃曰:王氏有福,乃郎之证虽险,幸脉微小,天犹或永其寿,尔勿忧,吾与治之。遂与黄芪、白术各五钱,砂仁八分,炒黑姜二钱,炙草、白蔻各一钱。煎服一剂而人事稍定,连服数剂而血顿止,饮食渐进,精神益增。又与补中益气汤、归脾汤生脾血,滋化源,兼服六味地黄丸壮水之主,逾月脾胃顿强,精神倍长。乃父喜形于色,其后每见,敬恭有加焉。

曾治四弟秉珍，暴患吐血盈盆，每吐则面青，形神俱倦，不思饮食，坐卧不宁。按之六脉沉小，自胸前背心微热，心中甚紧。余曰：此少阴、厥阴二脏受伤，惟肝尤甚，因怒气所致。乃与逍遥散煎服，吞左金丸三十粒，以疏肝气，兼和脾气，二剂而血渐微。继与补中益气汤加麦冬、五味、茯神、远志、怀山、熟地、生姜、枣子，连进数剂，以摄血归经而愈。自谓强壮，即不服药，已三年矣。去冬复吐，时因贸易匆匆，不以为事，今春加剧，方来求药，仍与前逍遥散方加左金丸二剂，加味补中益气汤连进数十剂，神气清爽，饮食渐旺，身渐强壮。吾弟颜曰：今而后我再不敢不信药矣。又问：归脾汤可服乎？曰：可，但其方中去木香、甘草，加五味子、肉桂脾肾两补，兼服龟鹿地黄丸壮水之主、补血生精而愈。（血病）

向日在渝，曾治张洪泰，年五十，形体魁梧，酒色过度，本实先拨，忽吐衄盈盆，昏晕床褥，不省人事，知余在英公署中，告急请治。按其脉，右寸浮大而空，左关弦细而数，余俱沉小，皮肤微温。余曰：血势奔腾，脱证已俱，刻不容缓。乃用人参五钱，黄芪一两，当归七钱，熟枣仁三钱，浓煎二次，布漉去渣，调真三七末三钱。行内有知医者，进而问曰：血乃有形之物，今忽暴吐，则一身之中，如大兵之后，仓廪空虚，田野萧然，何况倾囊，其无血以养可知，斯时不急生血补血，先生方中一味补气，得无迂而寡效乎？余哂曰：治吐血不得喻嘉言之传，不读赵养葵《绛雪丹书》，虽皓首穷经，终归无用。《经》云：有形之血，不能速生，而无形之气，所当急固。当奉为吐衄之妙诀！盖血乃有形之物，气乃无形之化，有形不能速生，而无形实能先得，况有形之物必从无形中生来，阳生则阴长之义，不知补气正所以补血，生气正所以生血也。今既大吐，只存几希一线之气，若不急补其气，一旦气绝，在何地补血而生血哉？问者大悦，唯唯而退。煎服一剂而苏，血亦顿止。又与归脾汤去木香、甘草，加五味、肉桂煎汤，调鹿茸末数十剂，兼配六味地黄丸一料服之而愈，元气大复。

曾治庠生聂子闻，年十八，患吐血，屡治不效，乃堂伯灼三公，为人孝友，视侄如子，来寓求诊。按之右关微涩而芤，余脉如常。余曰：饮食所伤，而致吐血。乃与理脾涤饮四剂，饮食有味，精神渐爽。忽又吐血甚多，其伯曰：恐干姜燥动其血。余曰：非也，今多吐者，早有停蓄，乃为积满之故也，皆由脾胃气虚，致不能传布，法当理脾健胃，大补中气，宣畅胸膈。又服数剂，而血渐止。乃与补中汤加麦、味、茯神、远志、怀山、熟地，兼服六味地黄丸加五味子、鹿茸而愈。

治庠生闵晋士，年十六，患吐血甚多，诸医罔效，形神倦怠，懒于行动，乃舅谭秀才送来求治。余曰：童子未室，病何沉重致此？问前所服之药，一味滋阴清火，损伤脾胃，以致饮食顿减，胸中作痞，四肢无力。乃与加味补中益气汤以滋其化原，兼以摄血归经，又兼服理脾涤饮宣畅胸膈，六十余剂。继用归脾汤去木香、甘草，加五味子、肉桂、鹿茸，脾肾两补而愈。

曾医恒裕李曜采，其年六十有六，为人公直，因店务匆匆，未暇省亲，每云思念亲恩，寸心如割。乃一日忽报老母弃世，仰天捶心，口吐鲜血，昏晕于床。医者不察病因，但据其形体健旺，主用三棱、莪术、黑丑、大黄等破血破气，寒凉肆投，脾胃大伤，胸腹痞满，咳嗽增剧，饮食大减，形神俱惫，举动艰难，留连日久，舌苔积粉，口吐痈脓，腥臭稠粘。医又曰：肺已坏矣，药不必服，速具衣棺可也。幸有屈、戴二契交者，不忍坐视，迫余治之。余曰：病者与仆交厚情深，恨当日不信余言，致害深矣，我亦无如之何也，今承二公美意，非不欲救余生，奈病沉危，恐不可及。乃勉强与以人参养营汤加附片，倍熟地煎服，一剂安眠熟睡，明日而人事稍苏，面上病色略退，俨有可生之象。连进十剂，饮食渐进。再服二十剂，行动自如，精神渐起。又与加味补中益气汤，兼服龟鹿地黄丸而安。三载后，因店务劳心，血又复吐，其势诚不可当，病者惶惶，人事困倦，形羸不堪，仍求余治。遂与洋参三钱，黄芪八钱，白术五钱，自片干姜(炒黑)五钱，炙甘草二钱。煎服二剂而血顿止。继服干极熟地一两，山药、山萸各四钱，粉丹、泽泻、茯苓各三钱，麦冬五钱，北味八分，历两旬而元气大复。若用真正官参更妙。(血病)

右陶治童敬桥之妻，患吐血腹痛，自刮痧，服阴阳水，其痛加剧。余用三香丸，微冷饮之而安。(摘选《痧胀玉衡要略》)

吴门治验录

徐妇醋库巷

吐血之症，至倾盆累碗，数日不止，目闭神昏，面赤肢软，息粗难卧，危如累卵。脉见左沉右洪，重按幸尚有根，此郁火久蒸肺胃，复缘暑热外逼，伤及阳络，致血溢不止，危在顷刻。诸药皆苦寒，是以投之即呕，借用八汁饮意，冀其甘寒，可以入胃清上，血止再商治法。

甘蔗汁一酒杯　白萝葡汁半酒杯　梨汁一酒杯　西瓜汁一酒杯，生冲　鲜荷叶汁三匙　藕汁一酒杯　芦根汁一酒杯　白果汁二匙

七汁和匀，隔水炖热，冲入瓜汁，不住口，缓缓灌之。

又　昨服八汁，夜间得寐，血幸未来，神亦稍清，惟神倦懒言，奄奄一息，脉虽稍平，右愈浮大无力。此血去过多，将有虚脱之患。《经》云：血脱者益其气。当遵用之：

人参七分，秋石水拌　黄芪七分，黄芩水炙黑　归身一钱，炒黑　怀山药一钱五分　茯苓三钱　大麦冬一钱五分去心　蒸北五味七粒

和入甘蔗汁、梨汁、藕汁。

又　血止食进，精神渐振，再照前方三服。

丸方遗失

问：血冒一症，诸方皆以苦寒折之，今以甘寒得效，何也？曰：丹溪云：实火宜泻，虚火宜补。此妇孀居多年，忧思郁积，心脾久伤，复缘暑热外蒸，胃血大溢，苦味到口即吐，其为虚火可知，故得甘寒而止。若果实热上逆，仲景曾有用大黄法，或血脱益气，东垣原有独参汤法，不能执一也。(卷一)

王旭高临证医案

顾　头痛呕血，皆在上午，阳经之火无疑。法以清降。

犀角　羚羊角　麦冬　石决明　生石膏　知母　丹皮炒焦　竹叶　钩钩

复诊　清泄阳明之火，头痛已减。仍用前法。

羚羊角　元参　生石膏　麦冬　泽泻　知母　石决明　淡芩　生甘草(吐血)

某　饥饱劳伤，其病在胃。胃为多气多血之乡，胃伤则血从吐出。拟和胃、降气、化瘀法。

沙参　生苡仁　丹皮炒焦　茜草炭　杏仁　郁金　炙甘草　桃仁泥　白扁豆　茯苓　藕节(吐血)

吕　脉数左寸独锐，心经有火。吐血不止。法宜清养。

犀角　鲜生地　淡芩　阿胶蒲黄炒　丹皮炒焦　山栀　杏仁　茜草炭　茅根　藕节(吐血)

李　伤酒吐血，血出于胃。虽属无妨，其阴久亏。拟和胃降火法。

鲜石斛　川贝　丹皮　白扁豆　茯苓　山栀　白芍　沙参　炙甘草　元参　茅根　鲜藕(吐血)

殷　肝胃不和，脘痛呕酸，兼以酒湿熏蒸于胃，胃为多气多血之乡，故吐出瘀血甚多。

血止之后,仍脘中作胀,呕吐酸水。法宜调和肝胃,切戒寒凉。

制半夏 陈皮 郁金 乌药 桃仁泥 炮姜炭 延胡 茯苓 香附 鸡距子 苏梗

孙 热在中脘部分,时吐红痰带臭,不甚咳嗽。病在于胃,留热伏于中宫,法当清泄。

犀角 冬瓜子 射干 当归 桃仁 苡仁 元明粉 川贝 连翘 大黄酒浸炒 金银花

复诊 不咳嗽,但吐红痰如脓,自觉灼热在胃脘之中,将及二月。此非肺痈,乃瘀伤湿热留胃中故也,当以清化。

川贝 冬瓜子 当归 苡仁 沙参 连翘 川石斛 金银花 赤豆 芦根(吐血)

吴鞠通医案

王 脉弦如刃,吐血后左胁微痛,喉中如有物阻。治在肝络,使血不瘀,则吐可止,止后当与补阴。

新绛纱三钱 归须二钱 元胡索二钱 旋覆花三钱 炒桃仁三钱 降香末三钱 丹皮三钱 苏子霜二钱 郁金二钱

又 如刃之脉,已渐平减,但虚数如故。

新绛纱三钱 制香附钱半 焦白芍三钱 旋覆花三钱 丹皮五钱,炒 细生地三钱 降香末三钱 归须二钱 广郁金二钱

又 肝为刚藏,劲气初平,未便腻补,取松灵之解肝络者宜之。

辽沙参三钱 细生地三钱 丹皮五钱,炒 桑叶钱半 焦白芍六钱 整石斛三钱 白蒺藜三钱 麦冬五钱,连心 生甘草一钱 广郁金二钱 归须钱半

又 昨日仍有瘀血吐出,今尚未可呆补。

沙参三钱 细生地三钱 沙苑蒺藜二钱 桑叶钱半 丹皮五钱 茶菊花二钱 麦冬五钱,连心 焦白芍三钱 钗石斛五钱 当归钱半 生甘草一钱 羚角片二钱

外另服新绛三钱。(吐血)

伊 二十四岁 癸酉七月二十五日 六脉弦数,两关独浮,左更甚,右胁痛,胸中痞塞,肝郁吐血,先理肝络。

新绛纱三钱 广郁金二钱 旋覆花二钱 归须二钱 降香末二钱 丹皮三钱,炒 苏子霜三钱

三帖。

乙丑三月十七日

细生地五钱 丹皮五钱 白芍四钱 甘草钱半 阿胶二钱 麻仁三钱 沙参二钱 天冬三钱 麦冬四钱 真云连一钱,炒黑 黄柏炭三钱 三七一钱

水八碗,煮取三杯,分三次服。

二十三日 左脉仍弦细数锋钢如刃,吐血,左手脉坚搏,治在下焦血分。

细生地五钱 丹皮五钱 白芍四钱 甘草钱半 霍石斛五钱 阿胶二钱 麻仁三钱 沙参三钱 天冬三钱 麦冬四钱,连心 元参三钱 茯苓块三钱 黄芩炭二钱

煮四杯,分四次服。

二十六日 脉数减,弦刚甚。

大生地五钱 炒白芍四钱 炙甘草钱半 丹皮五钱 阿胶二钱 麻仁二钱 洋参三钱 麦冬四钱 茯苓块三钱 生牡蛎三钱

章 丙寅二月初九日 劳伤吐血,脉双弦。《金匮》谓大则为虚,弦则为减,虚弦相搏,其名曰革,男子失精亡血诸不足,小建中汤主之。

白芍六钱 桂枝四钱 炙甘草三钱 大枣二枚 生姜四钱 胶饴一两,去渣后入上火二三沸

水五碗,煮取两碗,渣再煮一碗,分三次服,病轻者日一帖,重则日再作服。(吐血)

吴 七十岁 周身痒不可当,脉洪,狂吐血,与大黄黄连泻心汤,以后永不发。

史 五十岁 酒客大吐狂血盛盆,六脉洪数,面赤,三阳实火为病,与大黄黄连泻心汤,一帖而止,二帖脉平。后七日又复发,血

如故,又二帖。

吴　二十五岁　每日饱食就床,脾阳致困,因失其统血之职,此为伤食吐血,脉弦,与灶中黄土,每日一斤,分二次煎服,将尽半月而愈,戒其夜食,永远不发。

寿　二十岁　乙酉十一月十二日　怒伤吐血,两胁俱痛,六脉弦紧,误补难愈。凡怒伤肝郁,必有瘀血,故症现胁痛,一以活肝络为主,俟瘀血去净,而后可以补虚。

新绛纱三钱　桃仁三钱　丹皮炭三钱　归须三钱　降香末三钱　苏子霜二钱　旋覆花三钱　广郁金二钱

煮三杯,分三次服。四帖。

二十二日　复诊脉之弦紧虽减,而未和缓,胁痛虽大减,而未净除,与原方去桃仁,加细生地五钱。

四帖。

十二月初五日　六脉弦细而紧。《金匮》谓脉双弦者寒也,弦则为减,男子失精亡血,小建中汤主之。怒伤吐血愈后,以小建中复阳生阴。

焦白芍六钱　生姜三钱　桂枝三钱　大枣二枚　炙甘草三钱　胶饴一两,后化入

初九日　加丹皮三钱　麦冬三钱

服八帖。

十八日　诸症全愈,胃口大开,虚未全复,于原方加麦冬二钱,使分布津液于十二经脏,则虚从饮食中复矣。(吐血)

类证治裁

钱　失血三次,皆由食顷。今吐红又适当饭时,自系食入气阻胃管呛血,故咽津时脘间若噎也。诊脉各部俱弦,宜调其逆气兼弥其渗络。用栝蒌、贝母、当归、玉竹、阿胶、红枣。服愈后频服牛乳,永不发。

荆氏　高年食后触怒,气升血涌,洞泻稀水,身热背寒,心烦头眩。《经》云:怒则气逆,甚则呕血及飧泄,故令气上。症由肝阳郁勃,震伤血络,疏泄太甚,木必侮土,胃中水谷不化,更兼暑湿司令,地气泛潮,故下迫暴注,气上故中脘失宽,主以降逆,佐以除满,则血归经而胃自和。用厚朴(制)、山栀(炒)、郁金磨、苏梗、茯苓、薏苡仁、砂仁、降香、枳壳,一啜微汗,前症若失。

史氏　胸痛呕血,色兼红紫,头眩脘闷,脉芤微,此忧思损营,宜敛补心神,兼舒脾结。凡离络之血色变紫,非必积瘀使然。潞参、茯神、白芍药、五味、枣仁、炙草、当归(醋炒)、合欢花、郁金、木香(俱磨汁冲)。三服已安,调理寻起。

龙砂八家医案

施村徐　食下噎塞,痛连胸腹,脉左搏右平,由恚怒伤肝,肝厥必乘胃府,血不藏聚,致呕吐见血,而阳明之大络亦损,所谓阳络伤则血外溢也。用柔剂缓调。

半夏　人参　枣仁　炙草　陈皮　竹茹　阿胶　白蜜　生姜　大枣(戚云门先生方案)

高汝明　少腹冲气上逆,从左旋右,上攻胸脘刺痛,皆肾阴少司收摄,肝阳升发横肆,血即随气咳吐。盖相火不宁,未有不挟君火而扰动。欲使气纳归元,仍宜静药导引。

人参　熟地　阿胶　补骨脂　萸肉　茯苓　柿霜　秋石(戚云门先生方案)

梅里邵七月二十七日　脉左涩结,关芤,右亦涩弱,失血十几年矣。今怒动肝伤,气逆上溢,精遗龙雷不宁,甚至无梦自泄,此阳虚阴必走也。当处龤阳发泄之候,尤贵调平气分,恰与仲淳三要,宜降气不宜降火符合。

青铅　柏叶　艾叶　线鱼胶　藕节　荷叶

加八味丸三钱,红绢包煎。

又初一日,大暑之第七日也。连进济生八味丸两服,而血色遂稀,精不复遗,五内之

病情,亦可略见矣。切其脉,亦似前日较胜,少涩结之形,有鼓荡之致。若云不能敛气凝神,毕竟氤氲之气,与乾健之阳,总未必反失冲和也。尝考阳虚之治有二,一理中,脾宜升也;一摄下,肾主纳也。今是龙雷不肯潜伏于收藏之地,反升清阳之所,故必引之导之。咸以润之,介以潜之。由此调摄勿懈,庶几病魔可却。

龟版　苁蓉　牛膝　杞子　青铅　线胶　藕节　送八味丸三钱。(戚金泉先生方案)

回春录

范庆簪,年逾五十,素患痰嗽。乙酉秋,在婺骤然吐血,势颇可危。孟英诊曰:气虚而血无统摄也,虽向来咳嗽阴亏,阴药切不可服。然非格阳吐血,附、桂更为禁剂。乃以潞参、芪、术、苓、草、山药、扁豆、橘皮、木瓜、酒炒芍药为方,五帖而安。继去甘草、木瓜,加熟地黄、黑驴皮胶、紫石英、麦冬、五味子、龙骨、牡蛎熬膏,服之全愈,亦不复发。后范旋里数年,以他疾终。

邵子受令壶患吐血,肌肤枯涩,口渴,脉虚大。孟英曰:气分之阴亏也。温补既非,滋填亦谬。以参、芪、二冬、知母、百合、葳蕤、石斛、桑叶、枇杷叶投之而愈。眉批:用补亦要用得其宜,方能奏效,非一味蛮补即能愈疾也。案中诸法可以为法。

郑某吐血盈碗,孟英脉之,右关洪滑,自汗口渴,稍一动摇,血即上溢,人皆虑其脱,意欲补之。孟英曰:如脱惟我是问。与白虎汤加西洋参、大黄炭,一剂霍然。

花韵楼医案

车

肝火逆上触心,络伤血从口溢,竟有盈碗之多。近增便泄,暑湿亦兼内袭也。左脉细弦,胃气衰,谷气自少旋运。益气清暑为治。

乌犀尖一钱五分　生芪皮一钱五分　肥知母一钱五分　生甘草三分　鲜霍斛五钱　五味子五分　丹皮一钱五分　鲜稻叶三钱　麦冬二钱　扁豆三钱

车(又诊)

前进清暑益气法,纳谷知味,天气酷暑外迫,慎防呕血复萌。

北沙参三钱　生牡蛎五钱　天花粉一钱五分　炒白芍一钱五分　大麦冬二钱　金铃子一钱　宣木瓜七分　生甘草三分　羚羊角一钱五分　紫石英三钱　怀山药三钱　鲜稻叶三钱　五味子三分

王氏医案续编

锁某,弱冠吐血。杨医连进归脾汤,吐益甚。孟英视之,面有红光,脉形豁大,因问曰:足冷乎?探之果然。遂与六味地黄汤送饭丸肉桂心一钱,覆杯而愈。眉批:此虚火上炎之证,归脾中参、芪性皆上升,故吐益甚。易以引火归原之法,斯愈矣。

丁未春,金朗然令堂,陡吐狂血,肢冷自汗。孟英切脉弦涩,察血紫黯,乃肝郁凝瘀也。证虽可愈,复发难瘳。予丹参、丹皮、茺蔚、旋覆、苓、栀、柏叶、郁金、海蜇之方,覆杯果愈。然不能惩忿,逾二年复吐,竟不起。

王子能参军令正,久患吐血,医不能愈,延孟英视之。脉弦滑而搏指,右手较甚,渴喜冷饮,米谷碍于下咽,小溲如沸,夜不成眠,久服滋阴,毫无寸效。孟英以苇茎汤合雪羹,加石膏、知母、花粉、枇杷叶、竹茹、旋覆、滑石、梨汁,大剂投三十剂而痊。继而参军旋省,患久积忧劳,真阴欲匮,竟难救药,寻果仙游①。

① 仙游:成仙而游于仙界。旧用为称人死亡的婉辞。

问斋医案

吐血有三,伤胃、肺疽、内衄。血如涌泉,势若釜沸,盈碗、盈盆,不竭不已。危急之秋,药宜瞑眩。勉拟理中合桃仁承气,从伤胃论治。

人参　冬白术　炙甘草　炮姜炭　桃仁泥　油肉桂　生大黄　赤芍药　童子小便

理中汤力挽随血散亡之气复聚,桃仁承气逐瘀泻火,帅倒行之血归经。服后大便畅行起沫,中有黑块。血止神清,安不忘危,善后宜慎。

大生地　粉丹皮　建泽泻　怀山药　赤茯苓　人参　大麦冬　五味子(诸血)

呕血从咽,有声难出,道远。由大怒肝伤,木犯中胃,血随气火上腾,假胃道而出,故有伤胃之名,即胃管之衄,在《内经》谓之薄厥。昔息夫躬、肖惠开等,俱惯怒呕血致败,不亦危乎。

大生地　当归身　大白芍　怀牛膝　粉丹皮　川黄连　犀角片　炙甘草　制军　龙胆草　黄芩　黑山栀　福泽泻　童子小便(诸血)

肝为藏血之脏,脾为统血之经。血随气以流行,气亦赖血依附,气血互相流贯,荣养一身,赖经络以堤防,隧道以流注。症缘怒动肝阳,阳乘阴位,血热妄行,浑如春水泛涨,防堤溃决,涌吐如倾,所服六味、三才、犀角地黄,均皆不应。盖草木功难与性情争胜,戒之在怒,静养为宜。

侧柏叶　茶花　白茅根　枇杷叶　柿饼霜　陈京墨　血余炭　生地汁　藕汁　童子小便(诸血)

暮春风温上受,发热三日,吐血鲜红。四月中旬,血又涌来,至今不断,胸胁相引而痛,显是肝胃不和。胃为多血之腑,肝为藏血之脏,肝阴少藏,胃血上涌,脉来洪豁少神。当从伤胃论治。

川黄连　人参　冬白术　炮姜炭　炙甘草　黑山栀　藕汁　童子小便

连进连理汤加味,吐血竟止,胸胁之痛亦平,洪豁之脉亦敛,肝胃和顺,有机。但先后二天不振,尚宜固肾扶脾为主,杜其反复之患。

大熟地　怀山药　山萸肉　人参　云茯苓　冬白术　炙甘草　当归身　陈橘皮　酸枣仁　五味子　绵黄芪

水叠丸。早晚各服三钱,滚水下。(诸血)

《经》以中焦取汁,变化而赤是谓血。积劳积损,中气大伤,所吐黑瘀,即经中败血,继吐白涎,即未变之血也。《灵枢经》谓白血出者,危。勉拟理中汤,从伤胃论治。

人参　冬白术　炙甘草　炮姜炭　童子小便

血吐如倾,气随血脱,危急之秋,当先其急,固气为主。有形之血不能即生,无形之气所当急固。使气不尽脱,则血可渐生。血脱益气,古之成法,十全汤加减主之。

大熟地　当归身　大白芍　人参　云茯苓　冬白术　炙甘草　绵黄芪　五味子　陈阿胶(诸血)

血逆上焦,已吐紫黑。胸中板滞,仍有蓄瘀,尚宜行散。

大生地　当归身　大白芍　川芎劳　黄郁金　制香附　三七　茜草根　红花　苏方木　藕汁　童子小便(诸血)

血吐盈杯,间断而发,鲜瘀不一,试水而浮,从肺胃而来可据。延今半年之久,服降气不降火,行血不止血,补肝不伐肝等法无效。乃肺疽之属,药亦难恃,宜停煎剂,从褚侍中服溲溺加诸汁,静守为妙。

童子小便　白茅根汁　陈京墨汁　藕汁　生地露　荷叶露　侧柏叶露(诸血)

先天不足,知识早开,水不养肝,肝燥易怒,怒则气上,甚则呕血,鲜瘀不一,形神不振。木击金鸣为咳,肾水上泛为痰。始则痰少血多,近乃痰多血少,阴亏水不制火,中伤气不摄血。壮水滋肝,兼和肺胃。

大生地　粉丹皮　福泽泻　怀山药　云茯苓　北沙参　川百合　紫菀茸　藕节(诸血)

气火不两立,血热则妄行。吐血屡发,愈发愈近,服养阴壮水等剂不应,当以介属潜阳为主。《医话》介潜汤加减为宜。

酥炙龟版　醋炙鳖甲　蛤粉炒阿胶　生牡蛎　石决明　血余炭　田三七　鸡血藤膏　童子小便　陈京墨　藕汁(诸血)

先是腹中䐜胀,卒然吐血盈碗,血去胀消,精神饮食俱减。由思虑伤脾,郁怒伤肝,肝不潜藏,脾失统摄,血无依附以故。先胀后吐,宜养肝脾之气,嘘血归源为主。

东洋参　云茯苓　冬白术　炙甘草　陈橘皮　当归身　酸枣仁　大白芍　黄郁金(诸血)

气主煦之,血主濡之。气之与血,譬如流水,赖经络、脉道以流注皮骨、筋肉,如堤防环周不休,而无泛溢。阴亏火盛,血热妄行,如决江河,莫之能御。狂吐盈盆,口鼻并出,脉见芤象,大非所宜。勉拟一方,多酌明哲。

大丹参四两,用童子小便一升,煎分二次温服。(诸血)

倒行之血为逆,咯血从咽,属胃。势如涌泉,血如釜沸,阳明热极。亡阴脉大,尤为棘手,危急之秋,药宜瞑眩。宗肯堂法,导血下行,转逆为顺,应手乃吉。

大生地　桃仁泥　醋炒生大黄　粉丹皮　黑山栀　赤芍药　当归身　鲜藕汁(诸血)

饮食男女,人之大欲存焉。太过则真阴不固,真阳失守。无根之火,逼血上涌,狂吐如倾,面色戴阳,气促非喘,四末微冷,小便澄清,脉来细涩如丝,阴盛格阳已著。速宜引火归源,否则有汗眩之变。

大熟地　怀山药　山萸肉　建泽泻　云茯苓　粉丹皮　油多肉桂　制附子(诸血)

肝郁,气火上腾,呕血甚涌,鲜瘀不一,胸满胁痛,内热心烦,脉数。乃薄厥危疴,不至汗喘为顺。

大生地　粉丹皮　建泽泻　大白芍　黄芩　黑山栀　川黄连　大贝母　陈橘皮　枳壳　小青皮(诸血)

吐血忌参,乃火旺烁金之症。肺热还伤肺故也。现在所吐之血色暗,食少无味,面色不华,形神不振,脉来细数少神。症因忧思抑郁而起,显是中气有亏,不能收摄。宜归脾汤。

人参　绵州黄芪　冬白术　炙甘草　当归身　酸枣仁　云茯苓　远志肉　广木香　龙眼肉(诸血)

凌临灵方

某(三月)　酒客多湿,湿热内扰,酒性慓悍,致伤胃络,络血上溢下注,遂致吐血便血,脉右芤大,治宜清解。

犀角盘　茜根炭　丹皮　玫瑰花　鲜地　淡芩　怀牛膝　藕汁　黑栀　东白芍　丝瓜络　车前草。(胃血上吐下利)

费(东街,年三十一岁,三月)　肝火冲激胃络,络血不时上溢,脉弦数,治宜清络。

小蓟炭　鲜地　怀牛膝　鹿衔草　藕节　蒲黄炭　东白芍　丝瓜络　仙鹤草　茜根炭　丹皮　玫瑰花　白茅根

甘心服童便终身无恙;常服藕粉大佳;心肺火甚加连翘,黑栀,犀角;阳明胃火加淡芩,制军;肝火甚加青黛,石决明;肾火甚加女贞,旱莲草;血虚加阿胶,生地。(胃血)

何澹安医案

狂吐蓄血,肋痞侮中,乃肝脾络伤,惟恐腹满。

川石斛　茯苓　鳖甲　郁金　焦谷芽　炒苏子　白芍　新会　厚朴　藕节(吐血)

寿石轩医案

肺肾为俯仰之脏,肾亏于下,气冲于上,木扣金鸣,肝不藏血,血随气升。脉象细小,右手独大。防其涌吐。必得清心保养,乃能有济。

大生地七钱　桃仁泥三钱　北沙参三钱　杏仁泥三钱　老苏梗一钱五分　粉丹皮一钱五分　糖山楂三钱　旱莲草三钱　童便一杯　藕一两

吐血瘀紫,乳房胸臆胀痛,夜间发热,肝火时升,气冲血上。仍当化瘀生新,谨防复吐。

杏仁泥三钱　藕粉炒白芍三钱　旱莲草三钱　淮牛膝一钱二分　糖山楂三钱　粉丹皮一钱五分　大生地八钱　茜草一钱　白茅根三钱　鲜藕四两　童便一杯

血症复发,昨吐红紫,咳嗽不止,脉亦不静,饮食减少。胃气不能砥定中流,肺虚不能主持诸气。谨防喘汗血脱。回府调治为妙。

大生地一两　粉丹皮二钱　大麦冬三钱　犀牛角镑片二钱　野於术三钱　北沙参三钱(蜜炙)　老苏梗一钱二分　杭白芍五钱(藕粉炒)　淮牛膝一钱　糖山楂三钱　粉甘草八分　童便

复诊:吐血咳嗽俱止,间或痰内夹血。

原方加藕四两,煎汤入药。

努力伤络,气逆血溢,吐至盈碗。寒热,咳嗽,胸胁作痛。脉象浮大。童年得此,皆由皮顽所致。治之不易,拟方速解为顺。

炙紫菀一钱五分　延胡索一钱五分　黄玉金一钱五分　全当归二钱　海浮石三钱　络石藤一钱五分　杭白芍一钱五分　川贝母三钱　紫丹参三钱　银柴胡七分　真红花一钱　白茅花三钱　枇杷叶二片　降香屑三分

阳络受戕,血从上溢;阴络受戕,血从下溢。失血数次,肝失所养。书云:肝旺则土气受侮,脘肋胀痛,痛久气虚,难以转运,血更瘀也。拟用通络消瘀法治之。

鹿角尖一钱五分(磨汁)　黄玉金一钱五分　五灵脂一钱五分　紫丹参三钱　当归尾一钱　真红花八分　淮牛膝一钱五分　台乌药一钱五分　桃仁泥五分　延胡索一钱五分　旋覆花五分(布包)　降香屑三分　葱管三根

天下无逆流之水,人身无倒行之血。逆流者,因乎风;倒行者,由乎火也。拟育阴潜阳、壮水制为火治。

犀角片五分　炙龟甲三钱　宝珠茶花一钱五分　杭白芍一钱五分(盐水炒)　大生地三钱　川石斛三钱

兼服十灰散三钱,藕汁调服。(吐血)

慎五堂治验录

刘茂,西二泾。吐血斗余,脉细数,舌边紫,尖赤,苔黄。自述近日过劳,是络松血溢。拟和络止血为治。

侧柏叶炭三钱　细生地二钱　生苡仁五钱　生丝瓜络三钱　参三七四分,冲　生竹茹三钱　炒黑山栀三钱　丹参炭三钱　藕节三枚

血止加石斛、黄芪。

张君彩,戊寅,小无浦。年愈花甲,素性躁急,呕血、便血紫黑而多,头痛眩晕,两胁俱疼,口不作渴,纳食大减,脉左沉弦,右手五至一歇。夫肝藏血,脾统血,大怒伤肝,喜饮伤脾,二脏一病,藏统失职,故血失统藏而外溢也。法当调血,佐参化肝启脾。是耶?否耶?明眼正之。

潞党参二钱　茯神四钱　代赭石四钱　竹茹一钱半　伏龙肝一两　香附四钱　旋覆花二钱

苡仁四钱　新绛炭五分　金斛三钱　绿萼白梅蕊一钱

药后吐血即定,便血一次,头不痛眩,纳食渐加,胁不痞痛,代脉亦续。惟苔仍白,目胞浮,神倦怠,口不渴。治当扶脾之不及,调肝之愤满,冀肝脾各守乃职,庶可免其再来克土而为反复之险,然怡情颐养工夫又宜加意于药饵之先。

潞党参二钱　茯神三钱　合欢花一钱半　苡米四钱　於邑术一钱半　谷芽一两　金萱花五钱　石斛二钱　新绛炭五分　香附二钱　金沸花二钱　梅花一钱

夏四月,大气发泄,复因嗔怒呕血盈斗,下血亦多,汗出神倦,胸闷不受饮食,脉右弦,苔黄腻,唇、爪、肤、目色黄。此《内经》所谓薄厥也,治以降逆止血。

侧柏叶炭三钱　赭石三钱　金斛二钱　竹茹一钱半　山茶花炭一钱半　猩绛一钱,炒　苡仁五钱　三七七分　净旋覆花二钱　茜炭一钱半　藕节三枚　灶心土二两,煎汤代水煎药

各恙皆安,仍主两和颐养之道,戒之在怒。

潞党参四钱　茯神三钱　山茶花二钱,炒黄土一两　金石斛二钱　兰叶三钱　合欢花二钱　生苡米四钱　谷芽五钱　绿萼白梅花七分

陆芝兰室,壬午十一月二十四日,葫芦泾。呕血盈碗,肤黄足肿,耳鸣眩晕,目暗无光。刻下血虽止而脘间仍有上冲泛恶,此原虚而肝逆不和也。拟调肝和胃治之,血不上冒则妥。

赤芍一钱半　炙甘草二分　降香汁五分　苡仁三钱　杞子三钱　金石斛一钱半　全丹参三钱　竹青一钱半　菊花三钱　代赭石三钱　淮牛膝六分　藕汁五匙

失血后调理,拟用归脾汤加味熬膏日服,使周身之气咸归于脾,脾气得旺,血有所生,气血充足,何忧腰酸、经断、肤黄、泄泻之不已哉?

党参三两　广木香七钱　生地三两　杜仲炭四两　黄芪二两　南茯神四两　益智七钱　紫石英三两　於术一两　远志肉六钱　杞子一两半　新会皮八钱　归身一两半　炒枣仁一两半　白芍一两半　灶心土四两　炙草一两　龙眼肉二两　楝实五钱　生香附三两　丹参一两半　大红枣三两　冬虫夏草五钱

上药河水浸,文火熬浓,去渣,用饴糖三两收膏,每日米饮冲服五匙。

徐星枚。呕血,进缪氏法而止,用申氏法善后。今因小劳,血复上溢,拟和络佐以清养。

丝瓜络　旋覆花　新绛　竹茹　女贞子　川石斛　茯神　三七研,冲　侧柏炭　山茶花炒炭　元参　藕节

钱,左,三桥。吐血盈盆,交节遇劳则发,面色黄而带青,脘痛脉细便溏。昔人血病,每以胃药收功,兹宗其法,然难速功。

金石斛二钱　宋半夏一钱　苡米四钱　黄土一两　山茶花四分,炒炭　旋覆花一钱半　茯神三钱　丝瓜络三钱　生香附七分　谷芽七钱

又用归脾汤收功。

陆芝兰室,壬午,葫芦泾。吐血之后,脾土必亏,足肿运迟,至晚脘满,夜分溏泄。拟温中和脾,宗先贤血后脾药收功之训,自当十分调理为嘱。

伏龙肝二两　远志一钱　砂仁二分　丹参一钱半　五加皮九钱　杜仲一钱半　党参七分　新绛五分　紫石英五钱　当归一钱半,炒炭　茯神三钱　甘草三分

诸恙悉减,去石英、远志,加附子、生地、苡仁、冬虫夏草。

温氏医案

友人王其仁,年甫强仕,体素健壮,因患吐血之症,服滋阴清热之品,旋愈旋发,绵延两年之久,人渐虚羸,向余求治。诊其六脉沉

细兼迟。此乃真阳不足，血失运化，蓄积于胃，是以作吐。不知曾服凉药否？渠云：各医所开之方，均是清热凉血，但屡服不效，精神衰惫，四肢无力，祈为指示。余晓之曰：《经》云：中焦受气，取汁变化而赤是谓之血。血之流溢，半随冲任而行于经络，半散于脉分布而充肌腠皮毛。若外有所感，内有所伤，则血不循经。上蓄于胃，则为吐血。足下之病，脾阳不足，血失运化，停蓄于胃，以致作吐。又《内经》云：血气者，喜温而恶寒，寒则涩而不流，温则消而去之。又《褚氏遗书》云：血虽阴类，运之者其阳和乎！又气为将帅，血为卒徒，未有将行而卒不行者。此数则可为治血之要诀。余遂用香砂六君子汤外加姜、附、黄芪。渠见此方，大有诧异之状，并云：胸前作胀，吐时尤甚，口现作干，然而不渴。余云：此乃中气虚弱，假热之象，如系实火，必思冷饮，况凉药曾经屡服，俱不见效，余用此法，治好多人，壮其胆始行煎服。服一剂减去大半，并云：怪哉！前服凉药，口干愈甚，今服温补之剂，反为不渴，口有津液，是何义也？请申其说。余曰：夫口中之津液，犹甑中之气水，釜底有火，蒸气上腾，犹人之津液上升。足下阴霾填胸，阻遏阳气，以致津干，用凉药生津，世人皆知，用热药生津，人多惑疑。由此疑释，连服三剂，胸不作胀，胃开思食，血亦不吐，遂尔全愈。夫吐血之症，阴阳俱有，阳症十之一二，阴症十之八九。阳症易认，必现口渴饮冷，脉必洪数有力，或由过食椒、姜、烧酒、炙煿、厚味而成，若用凉血清火之品，一二剂必大见效，未若阴症之难分别也。若果误治，久必成痨而死，愈凉愈甚，尤谓的系是火，不然屡服凉药，何以加剧，病者不知，医者更不知也。良可浩叹！（吐血）

张聿青医案

某　天下无倒行之水，因风而方倒行；人身无逆行之血，因火而即逆上。湿热有余，肝阳偏亢，肺胃之络，为阳气所触，遂致络损不固，吐血频来，时易汗出，阳气发泄太过，不言可喻。脉象弦，两关微滑，亦属火气有余之象。清养肺胃，益水之上源，方可不涉呆滞而助湿生痰，特王道无近功耳。

金石斛　茜草炭　女贞子　茯苓神　黑豆衣　北沙参　牡蛎盐水炒　炒白薇　川贝

某　吐血时止时来，胸脘作痛，时易火升。此由努力任重，伤损肺胃之络。缪仲醇谓宜降气不宜降火，宜行血不宜止血，旨哉言乎！

磨郁金　侧柏炭　丹皮炭　磨三七　茜草炭　瓜蒌炭　黑山栀　代赭石　生赤芍　醋炒当归炭　鲜藕煎汤代水。

此症经陈莲舫治过，用止血药，故案有隐射语。正蒙附志

曹左　内伤营络，吐血盈碗者再。涌溢之际，血难骤出，以致瘀血散入肺中，肺之降令不行。咳嗽气逆，将入损途。

旋覆花二钱，包　延胡索一钱五分，酒炒　赤芍一钱五分，炒　红花四分，酒炒　锦纹大黄一钱五分，酒炙成炭　桃仁泥二钱　川郁金一钱五分　桂枝尖二分　土鳖虫三枚，去头足炙

又　咳嗽稍减，气升略定。大便解出带黑，瘀从下行之征。然猛药不能频进，再降肺化痰。

旋覆花三钱，包　桃仁泥二钱　炒苏子三钱，炒研　紫丹参二钱　冬瓜子三钱　局猩绛五分　川郁金一钱五分，切　白茯苓四钱　红花四分，酒炒　枇杷叶去毛炙，四片（吐血）

汪右　幼时曾有血症，血膜已有破绽。去秋燥气加临，咳嗽不已，金气暗伤，不能制木，当一阳来复之际，厥阳从而上逆，失血满碗而来。数月之中或涌或夹带，竟无全止之时，胸中隐隐掣痛。脉象细弦，右部兼滑。良以厥阳逆冲，肺胃之络，为之激损，一时络难扃固，所以夹杂而不能净尽也。若不急急图治，深恐络之损处日甚，而致暴涌，不可不慎。

钉头赭石四钱，煅　郁金五分，磨冲　川贝母二钱　百草霜二分，包　茜草炭一钱　丹皮炭二钱　金石斛四钱　桑叶一钱三分　瓜蒌霜四钱　降真香一钱，劈　竹茹一钱五分，盐水炒　苏子三钱，炒研　鲜藕节一两，煎汤代水(吐血)

俞左　吐血四日不止，昨晚胸闷恶心，有似痧秽之象，非痧也，木旺而清肃不行，肺肝气逆故也。人身之津液，流布者即为清津，凝滞者即为痰湿，痰湿内阻，升降之机，不循常度，气火上逆，载血逆行，是失血之因于胃中寒湿，原属至理。特寒湿而致阻塞升降，甚至失血盈碗，则是非寻常之湿矣。可疑者，初无痞满等象，而此时转觉气阻脘痞，呃忒频频，连宵不寐。脉象细数不调，而右关独见弦滑。良由肝升太过，胃府之气，为之耸涌，不能通降，所以血之出于胃者，愈出愈多，浊之聚于胃者，愈聚愈满。自觉胸中有物窒塞，大便不行，九窍不和，皆属胃病。《经》云：六腑以通为补。前方专主通降者为此。拟方如下，以急降其胃气，总期呃止血止，方可续商。

代赭石四钱　杏仁泥三钱　茯苓五钱　枳实一钱　上湘军一钱　竹茹一钱五分，盐水炒　瓜蒌炭六钱　莱菔子四钱　西血珀三分　侧柏炭七分　白蒺藜去刺炒，三钱

又　吐血之症，或出于肺，或出于肝，各经不同。人身喉属肺，主气之出，咽属胃，主气之入，所以各经之血，其出于口也，莫不假道于胃，而溢于喉。今吐血九日不止，左脉并不浮露，病非肝肾而来。虽倾吐之时，足冷面赤，未始无龙相上越之象。然倾吐之时，气血紊乱，虽有见象，难为定凭。多饮多溲，其肺气能通调水道，下输膀胱，其病不由于肺可知。间有一二呛咳，亦由肝火上烁，木叩之而金偶鸣耳。下不由于肝肾，上不由于心肺，推诸两胁不舒。中脘自喜挫磨等象，则是病之由于肝胃，已可显见。良由平素郁结，郁则伤肝，木为火母，阳明胃府居肝之上，为多气多血之乡，肝郁而气火上浮，则阳明独当其冲，胃络损破，血即外溢。胃府以通为用，九日以来，所进实胃滞胃之品多，降胃通胃之物少，胃不降而独欲其气之与血皆从下行，不能也。于此而曰血无止法，医无确见，遂曰天也命也。岂理也哉！曰：前论未及于心，而不关心肺。何所见而与心无涉哉。夫心为君主，凡血出于心，断无成口之多，虽有不寐，则胃不和耳。世无伯乐，何必言马，子诚真伯乐也，言者谆谆，未识听者何如。

代赭石四钱　炒竹茹一钱五分　郁金六分，磨冲　茯苓六钱　杏仁泥三钱　丹皮炭一钱五分　枳实七分　苏子盐水炒，三钱　山栀三钱　侧柏炭四分　降香一钱五分，劈　百草霜三分　湘军七分，酒炒　三七三分，磨冲

从来吐血三大法，宜行血不宜止血，宜降气不宜降火，宜养肝不宜伐肝，特此附识。

此先生自注于方后者也。先生于吐血一门，特有心得，故案语尤有独到之处，可法可传。文涵志(吐血)

钱左　屡次失血，血止之后，神色淡白，动辄气逆带咳，大便溏行。脉形沉细。夫脾为统血之脏，以阳为运，脾阳不振，则统摄无权，血遂得而妄行矣。病久不复为损，损久不复为劳，恐涉不复之虞耳。

生地炭四钱　牛膝炭三钱　炮姜炭二分　茜草炭一钱　厚杜仲三钱　炒於术一钱五分　茯苓神各二钱　橘白盐水炒，一钱

左　失血盈口而来，血止之后，腰背作酸，火时上升。脉象两关弦滑。此由中气不足，痰湿内阻，胆胃之气不能下降。宜调中降胃，而益肝肾。

人参须另煎冲，五分　炒麦冬一钱五分　川石斛四钱　茜草炭一钱五分　煅赭石四钱　桑叶一钱　厚杜仲三钱　川断肉三钱　牛膝炭三钱　丹皮一钱五分　橘白盐水炒，一钱

又　阳本上升，阴从下吸则降，阴本下降，阳从上挈则升。阳降则为蒸变生化之源，阴升则为滋养濡润之助。今水亏于下，火升于上，其阴津之不能下吸，阳气才得上浮。滋益之品，无不粘滞，湿痰素盛之躯，势必有碍

胃纳。再以清养胃气,补益肝肾而参咸化。

人参须另煎冲,五分　金石斛四钱　生扁豆三钱　茜草炭一钱五分　龟甲心刮白炙,先煎,四钱　煅蛤壳四钱　厚杜仲三钱　牛膝炭三钱　秋石二分　泽泻一钱五分　橘白盐水炒,一钱

戴左　吐血成盆成碗,今虽大势已定,而仍气冲咽痒。脉形沉细,舌淡苔白。胃钝纳减。据述临涌之际,四肢厥逆。良由感寒不解,与湿相合,脾阳遏郁,遂致统摄无权。还恐涌溢。

生於术二钱　丹皮炭一钱五分　茜草炭一钱五分　白茯苓三钱　炮姜炭五分　炙黑草六分　磨三七三分　侧柏炭二钱　藕节二枚(吐血)

吴右　向是肝胃不和,发则嗳噫胸痞。日前忽然吐血,甚至盈盂而来,今血止而至暮身热。此由肝火上凌肺胃,血去阴伤,肝火不能敛静也。

川石斛四钱　丹皮炭二钱　茜草炭一钱　黑豆衣四钱　郁金五分,磨冲　生扁豆衣三钱　水炒竹茹一钱　代赭石四钱　炒苏子三钱　降香一钱　女贞子三钱(吐血)

左　肝肾素亏,分节之后,阳气上升,鼓击损络,络血外溢,以致吐血盈口而来。今血虽止住,而腰府作痛。此由血去之后,肝肾愈形空乏。脉象细弱,尤属不足之征。宜益肝肾而清肺胃。

牛膝炭三钱　厚杜仲三钱　炒川断三钱　橘红盐水炒,一钱　茯苓四钱　金毛脊去毛炙,三钱　茜草炭一钱五分　炒苏子三钱　丹皮炭一钱五分　泽泻一钱五分

又　腰痛稍减,脉象稍振。的是吐血之后,肝肾空虚。效方再为扩充。

金毛脊去毛炙,四钱　菟丝子盐水炒,三钱　炒牛膝三钱　泽泻一钱五分　茯苓三钱　茜草炭一钱五分　川断肉盐水炒,三钱　藕节二枚　杜仲三钱　潼沙苑盐水炒,三钱　八仙长寿丸三钱,清晨服(吐血)

陈左　吐血数载不止,色淡不鲜。此湿热袭入营分,血中有湿也。血室不靖,用介宾法。

丹皮炭　炒蒌皮　赤白苓　荆芥炭　二妙丸　黑山栀　半夏曲　防风根　炒广皮

原注:此人吐血已七八年矣,其色淡红,血少而夹湿也。

张左　先自木火刑金吐血,继而火郁胸中,胃口刮痛,旋至木克土而脾虚发胀,甚至吐血频年,迄无止期。良以脾土虚极,不能统摄,致谷气所生之血,渐长渐吐,所以吐血无止时,而亦并未冲溢也。兹以温助命火,致肝火逆上,血溢盈口,由此而脾土益衰,大便作泻。六脉细涩,按之无神,苔红黄糙露底。重地深入。勉拟仲圣柏叶汤意,合理中理阴两方,以备采择。

侧柏叶三钱　大熟地五钱　生於术二钱　炮姜炭五分　蕲艾炭五分　生熟草各三分　热童便半茶杯,乘热和药冲服

此案能发前人所未发之旨。文涵志

又　土中泻木,痛已全止,便泄亦减大半,未始不为转机。无如胃仍不起,中气虚耗,不能推送,中脘之上,咽嗌之下,似有粘腻窒塞之状,动辄恶心,由此而饮食更多窒碍。再从前意参以和胃,即请正之。

野於术枳实煎汁,炒　青盐半夏　茯苓　广皮盐水炒　台参须另煎冲,一钱　金石斛　杭白芍防风煎汁炒　薏仁　竹茹盐水炒　香稻根须五钱

左　温邪两候,热迫阳明,屡投辛甘寒合方,大热甫定。而素体木旺阴虚,昨晚偶触怒火,遂致肝火逆冲,肺胃络损,今晨呕吐鲜血,竟有盈碗之多。胃与大肠,两相联续,所以呕吐之后,继以便血。今血虽暂定,而心中漾漾,尚有欲涌之势,寐则汗出。脉形左大,寸浮关弦尺涩,右部濡弱,气口带搏,舌干无津。皆由木火久郁,触之即发,以致急速之性,损络动血,阳浮阴弱,肾水不能滋涵,封藏因而不固,所以寐则汗出。中气下根于肾,肾水愈

亏,则木火愈旺,而中气愈弱,所以胃呆少纳。病中变病,花甲之年,何堪经此一波再折也。勉与叔涛先生共议养肝滋肾,兼益水之上源,略参凉营收固。即请崇山先生裁夺。

大生地四钱　阿胶珠三钱　天麦冬各二钱　鲜竹茹一钱五分　磨犀尖三分　代赭石五钱　生牡蛎八钱　生白芍二钱　大元参三钱　丹皮炭二钱　浮麦一两五钱　藕汁一酒杯

二诊　养肝滋肾,木得水涵,气火之逆冲者已平,阳气之泄越者渐固,血未复来,汗出大减。舌边尖转润,然中心仍然干燥。胃为阳土,脏阴皆虚,胃液安得不耗,有气无液,胃气安得调和,所以胃纳仍然不旺,实与中气不振者迥然不同。脉左弦大,右部大而濡软。肾水肺津,肝阴胃液,一齐耗损,然胃府以通为用。再拟滋水养液,而择其不滞者投之。即请叔涛先生商进。

大生地五钱　天麦冬各二钱　生甘草四分　茯苓神各一钱五分　丹皮炭一钱五分　川贝母二钱　阿胶珠三钱　金石斛四钱　生白芍二钱　生牡蛎八钱　天花粉二钱　浮小麦五钱

三诊　滋肾养肝,胃气渐舒,渐能安谷,舌燥渐润。药既应手,无庸更章。即请商进。

金石斛　天麦冬　天花粉　生白芍　炒木瓜　生牡蛎　川贝母　生甘草　粉丹皮

每日晨服六味地黄丸,用阿胶珠三钱,金石斛三钱,大麦冬二钱,煎汤送下。

四诊　胃气渐振,饮食馨增。《经》谓中焦受气取汁,变化而赤是为血,气者何,谷气是也,谷气既旺,血去虽多,不虞其不复。舌心干毛,再滋肾水,水足津自升矣。留候叔涛先生商进。

大生地　生山药　粉丹皮　茯神　金石斛　天麦冬　清阿胶　生白芍　花粉　川贝母

五诊　清津渐回,舌质润泽,寐醒燥渴亦定。然平素痰多,此届病后,咯吐之痰绝无仅有。今日形体恶寒,沉沉欲寐。脉濡微滑。良以谷气渐增,水谷之气,生痰酿浊,弥漫胸中,以致阳气不能流布,神机不能转运。前法参以化痰。留候商进。

大生地五钱,炒松　阿胶珠三钱　竹茹一钱水炒　生白芍一钱五分　川贝母二钱　瓜蒌皮三钱,炒　白茯苓三钱　海蛤粉二钱　天冬三钱　陈关蛰七钱

六诊　痰稍爽利,神情略振,然胸次气郁不舒,前番呕血之始,亦由此而起。脉形右大,舌干少津。良以气分久郁,上焦不行,则下脘不通。拟开展上焦气化,参以甘凉救津。即请叔涛先生商进。

炒香豉　炒蒌皮　光杏仁　川贝母　枇杷叶　黑山栀　川郁金　金石斛　大天冬　梨汁(吐血)

陈左　血生于心,藏于肝,统于脾。善奕构思,思中有虑,既思且虑,脾土必伤,以致统摄无权,血液外溢,咯吐带红,以其为血之液也,所以血不鲜赤,心中有难以明言之状。此由少阴心经而来,未可以其势微也而忽之。拟补益心脾,导血归脾。

炙绵芪　奎党参　朱茯神　远志肉　野於术　炒枣仁　当归尾　广木香

此案血液之论,体会入微,突出前贤,虽使西人见之,亦当折服。文涵志(吐血)

陆右　吐血时止时来,今则凝厚,色带紫殷。此由肝络而来者,肝病先厥后逆,肝主乎左,所以左卧则咽痒气冲。非静养不能回复。

大生地五钱　生白芍三钱　丹皮炭二钱　海蛤粉三钱　阿胶珠三钱　生甘草五分　旱莲草二钱　川贝母二钱　女贞子三钱　天麦冬各二钱

朱左　吐血频来,不时嗳噫,大便数日方行。未吐之先,觉胸腹作痛,既吐之后,其痛转定。脉濡而弦。踊跻[①]损伤肝胃之络。拟降胃而除陈补新。

煅赭石五钱　鲜竹茹三钱,水炒　磨三七三分　干橘叶一钱五分　丹皮炭二钱　瓜蒌炭五钱

① 跻(jī积):登上。

炒白芍三钱　当归炭二钱　枳实七分　牛膝炭三钱　藕节三枚

严左　性情躁急，肝经之气火上凌，吐血屡屡，气升呛咳。脉象细弦。气为血帅，降血尤当降气也。

炒竹茹　蒌皮炭　贝母　郁金　降香　丹皮炭　炒苏子　代赭石　杏仁　赤芍　黑山栀　枇杷叶

二诊　熄肝降气，呛咳较平，脉亦略缓。此无根之木，上凌肺金。前法参以育阴。

阿胶珠　大天冬　赭石　炒苏子　生赤芍　金石斛　淡秋石　川贝母　丹皮炭　黑山栀　茜草炭

三诊　血渐止住，气冲亦减。效方出入，再望应手。

生地　龟版　牡蛎　白芍　牛膝炭　茜草炭　代赭石　淡秋石　川贝母　白蒺藜　炒苏子

四诊　血虽止住，血络未扃。气火上凌不平，气每上冲，甚则胸中霍霍有声。非声也，火也。非火也，阳也。阳一日不平，则干系一日难释，不可不知。

代赭石　白芍　牡蛎　光杏仁　炒蒌皮　旋覆花　生地　川贝　黑山栀　枇杷叶（吐血）

朱左　任重受伤，营血瘀滞，蓄而暴决，呕血盈盆，大便紫黑，由此面黄力乏，腹中结块。脉涩两关独弦。蓄者虽去，新者复瘀，势必复为呕下。临时汗脱，不可不虑。

於术　乌药　当归炭　五灵脂酒炒　炒赤芍　蓬术　楂炭　桃仁　奎党参　焦麦芽　延胡　制香附

蓄血呕血，急饮韭汁童便，若时有冷汗及大便血下无度者，死症也。正蒙志

左　呕吐紫瘀，中州之痞满转舒，其为血蓄阳明，以通为顺，略见一斑。但神情困顿，由血虚而气阴并伤，治宜补气养阴，以图恢复。六腑以通为用，阳明为多气多血之乡，补则滞，滞则涩不能流，安保气血之不复蓄乎？夫气血精神，藉资五谷，惟裕生化之源，斯不言补而补已在其中矣。

金石斛　甜杏仁　赤白芍　半夏曲　茜根炭　川牛膝　云茯苓　橘白　生熟谷芽　白蒺藜　盐水炒竹茹　泽泻

邵左　呕出紫瘀，气撑脘痞较退。深恐根蒂未除，而致复聚。

生锦纹一钱五分，酒炙，后下　延胡　竹茹　炒赤芍　茯苓　韭汁半杯　当归炭　瓦楞子　白蒺藜

二诊　逆上之血，已从下行，然脘腹仍觉不舒，脐下作满。蓄血未清。还恐变胀。

炒当归一钱五分　瓦楞子五钱　丹参炭三钱　川桂木五分　郁金一钱　炒赤芍一钱五分　元明粉一钱冲　参三七一钱　生锦纹一钱，酒炙，后入　桃仁一钱五分　延胡索一钱五分

三诊　便解色黄，瘀血已楚。再和中而运旋脾胃，以裕其生化之源。

当归炭　炒赤芍　野於术　茯苓　参三七　磨郁金　丹皮炭　牛膝炭　枳实　白蒺藜（蓄血）

王左　失血往往盈盆而至，然屡经大吐，未几一切如常，若论阴亏，则火且由虚而起，何况血去之甚多乎！今诊右关脉滑大有力，两尺俱觉敛静。其血之上冲，由于胃之湿热蒸燔，迫而使涌，不言可喻。所以血去多而一切如常者，以阳明多气多血故也。刻下左胁时觉霍霍有声，盖胃热上蒸，则肺肝气逆。调理之策，惟宜清降胃土，而平肺肝，勿犯实实虚虚之戒。

广郁金二两　泽泻一两五钱　木猪苓一两五钱　川连炭四钱　枳实一两　川贝母一两五钱，去心　炒黑丹皮一两二钱　杏仁霜二两　苏子霜二两　钉赭石一两五钱，煅透研，水飞　橘白盐水炒，七钱　生薏仁二两　茯苓三两　瓜蒌仁压去油，二两　降香屑四钱　牛膝炭三两　茜草炭一两五钱

上为细末，用水炒竹茹三两煎浓汤，帚洒

泛丸,每服二钱,每日二次。(丸方)

王左　劳伤中气,火载血行,血从上溢,失血成杯而至。治以清理胃气,和营降火,血得循止。然一涉劳勚,又复带红,此络未坚固,中气未复,故一经火动,血即随之。拟益其中气,清其肺脏,补其肾水,中气足则火莫能犯,肺气清则木不妄动,肾水足则火有所制矣。

炙绵芪二两　炙生地五两　茜草炭一两　赤白芍各八钱　泽泻二两　西潞党参三两　龟甲心刮去白,炙五钱　川石斛四两　炒黑丹皮一两　制西洋参二两　炒牛膝三两　生山药四两　生扁豆衣四两　炒麦冬二两　川贝母二两　茯苓神各二两　真阿胶二两,溶化冲入

上药共煎浓汁收膏,每晨服一调匙。(膏方)

柳宝诒医案

周　木火冲激,血不能安于络而上溢为吐。幸禀质坚实,故屡发而不见虚象。拟方养胃和肝为主。

霍石斛　玉竹　麦冬　羚羊角　石决明　生地　丹皮　黑山栀　橘白　郁金　生甘草　女贞子　枇杷叶　鲜藕(咳血)

方　呕血屡发,每值发时,必先腹胀气升,吐涎肢冷。切脉弦数,左关按之独觉厥动不和。此皆肝火内郁,冲逆于阳明之络,故血从络溢。《内经》谓阳络伤,则血外溢,此症是也。治法宜清泄肝火,佐以和气降逆,仅与止血恐无当也。

羚羊角　丹皮炭　黑山栀　白芍　丹参　郁金　龙齿　石决明盐水煅　茯神　白薇　橘络　秋石　竹二青

二诊　失血之后,气火未平。刻诊脉象,左关与右尺浮动不静。相火不藏,势必引动浮阳,恐其再致血溢。拟方于清降中佐以潜安。

大生地　白芍　牡蛎　丹皮炭　长牛膝盐水炒　潞党参　川黄柏秋石化水拌炒　砂仁盐水炒　制女贞　枇杷叶(咳血)

许　详察病情,大致是血络瘀阻,肝阳蒙冒之病。近两日痉厥渐平,而语错无伦,两胁板痛,每值厥回,必咯血数口,其病络瘀内阻无疑。左脉按之如绵,营气大耗,然瘀不通行,正何由复。姑与通络疏瘀,冀得下行为顺。

丹参　桃仁　归尾　怀牛膝宣红花煎汁拌,炒炭　白芍酒炒　泽兰　延胡酒炒　橘络　青皮醋炒　旋覆花新绛同包　白薇

另:西血珀、酒炙大黄炭,研末,益母草汤送下。

张　胸板吐血,屡发不止。据述当胸不舒,有板闷搅痛之象。其始必因越走于巅,气火升动,致肺胃络脉,被其冲激,所谓阳络伤,则血外溢,此之谓也。屡吐之后,络脉破而血道滑,非一时所能猝止。拟方和络疏瘀,降气止血,缓缓调之。

旋覆花新绛同包　归须　橘络　丹参　小生地　丹皮炭　长牛膝炒炭　金石斛　竹茹

另:黄蚕茧炙存性六分、参三七六分、藏红花三分,研末,分两次开水送下。(咳血)

雪雅堂医案

六脉沉迟而细,时患吐血。按《经》云:血气者喜温而恶寒,寒则涩而不流,温则消而去之。又《褚氏遗书》所谓血虽阴类,运之者,其阳和乎。又气为血帅,气行则血亦行。此数则,可谓治阳虚吐血要诀,进以异功散,加炮姜、附子、黄芪,数剂而愈。

李少南如君　两寸洪大上溢,左关滑数无伦,暴怒肝阳上越,血涌成盆,已失气下行之旨,宜遵缪氏法,降气不必降火,不宜苦寒碍阻。

生白芍　羚羊角　杜苏子　紫丹参　旋覆花　降真香

张子翁　春令阳气发越之时，六脉虚软，水虚无以摄伏亢越之火，载血上溢，应须静以镇之。

大生地四钱　紫丹参三钱　田三七二钱　大元参三钱　生白芍三钱　夏枯草三钱　粉丹皮二钱　黑山栀二钱　冬桑叶三钱　钗石斛钱半

潘观察夫人　吐血紫暗成饼，心震不寐，肝络之伤，法宜镇补。

炒黑枣仁三钱　高丽参二钱　炙甘草一钱　白芍三钱　青花龙骨三钱　金箔廿张

再诊，夜稍能寐，惟形神交伤，络血焉能宁静？仍以甘以缓热，补以益虚，佐以安神镇怯以摄固之。

高丽参三钱　焦归身三钱　炙甘草一钱　真金箔廿张　甘杞子三钱　桂圆肉二钱　青龙骨三钱　云茯神三钱　柏子霜二钱

余听鸿医案

常熟大东门外，吾友谢荫庭，辛卯六月间，忽大吐血，每日约有碗余，半月不止。某医进以犀角地黄汤，加羚羊角、山栀、生地、石斛大凉之剂，罔效。半月以来，已有气随血脱之状。饮以井水亦不止。是夕三鼓，邀余诊之。脉来沉细，目瞑声低，言语轻微，肢冷汗冷，面红烦躁，欲寐不能寐。余曰：事急矣。气随血脱，阳随阴脱，速宜引阳入阴，引气纳肾。先将陈酒十斤煮热，浸其两足两时许，再以生附子钱半，元寸①五厘，蓖麻子肉七粒，捣如泥，帖左足心涌泉穴，立方以中生地一两，元参四钱，麦冬四钱，蒲黄炭二钱，阿胶四钱，生龟版一两，石斛六钱，生牡蛎一两，生石决一两，怀牛膝二钱，茜草炭二钱，煎好，再以鲜柏叶、鲜荷叶捣烂绞汁，入童便一茶杯，或秋石一钱化水同冲，一气尽服之，血即止。后服沙参、麦冬、梨、藕、石斛甘凉养胃，数剂而愈。其友问余曰：前医进犀角、羚羊角、生地、石斛等，可谓寒矣，何以半月不能止其血，今方服之即止，何也？余曰：实火宜凉，虚火宜补，此乃肝阳挟龙雷之火上腾。况吐血已多，阳随阴脱，下焦之阳，不安其位。方书云：在上者当导之使下，陈酒、附子是也。咸可下引，介可潜阳，童便、阿胶、龟版、牡蛎、石决是也。甘凉泄热存阴，生地、麦冬、元参、石斛是也。清血络，引血归经而止血，鲜柏叶、荷叶汁是也。若专服寒凉，是沸油中泼水，激之使怒，岂能望其潜降乎？（肝阳吐血）

医案摘奇

吐血盈盆而出，虽由肺热咳吐，实由肝胆之火上炎，沸伤迴血之络也。有顾永祥者，好酒纵饮，一日邀余往诊，则吐血已十二碗，神呆自汗，余知其嗜酒，为用犀角地黄加连、柏、血余炭、蒲黄炭、参山七末，入童便一杯和服，服下顿止。间六日复吐，来请余诊。余问今吐几何？答云：约六碗许矣，切其脉，芤微无力，神益困不能言语。余仍治以前法，去连、柏，加党参炭、黄芪炭各三钱。间七日，又来请，余问因何而间七日，一少年云：此症为苏女巫所误，女巫嘱服仙方可愈，屡为所惑，苏若再来，我当以老拳饱之，愿先生谅而治之也。余知现又吐七碗，因曰：可知一人之血，能有几何？今脉伏不见，即谓之脱，心主神，心主血，刻神志恍惚如昏，汗出粘手，即欲治，恐无及矣，姑立一方，以尽余职。乃书参、黄芪、归、地、蒲黄、血余、地榆、小苏、乌梅，九味皆炒炭，山漆末、陈棱灰调和服之，服下遂止。进而调理，每加阿胶，半月而痊。永祥素力大，能负米一石，病后只能负穄麦一石，力减四十斤，可见多病之人，力必弱也。

李阿金者，称柴之经纪人也。素喜酒，又

① 元寸：麝香的别名。

嗜鸦片烟,无日不酒,每酒必烟,某夜二更吸烟,喉中格格欲吐,回家即血如潮涌,五更来邀余。至天已黎明,有张子方世伯,正在方脉,但见其眉蹙[1]头摇,似无可为者。余以手按病者之头,其汗如油,告之曰:幸无妨。病者启目视余曰:心须静,勿慌,余亦常吐血之人也。乃问其病之来由,知二更始吐,吐而下,下而吐,吐已三盆,下已半桶,即杀三人,血无如是之多也。余曰:杀之血,死人之血,吐之血,生人之血。时张先生脉毕,起而请余诊。余以手按脉,即曰:尚可救,谅一剂药即愈。两手略按,不言危险,连声易易。迴顾子方曰:请老世伯写方,子方辞让,余乃写血溢上下,阴阳之络并伤,汗出如油,心液外驰,危在顷刻,方用犀角汁、山七末、参、黄芪、术、归、地、芍,俱用炭加生枣仁、煅龙齿,用井水煎。书毕,天明,与子方同行而出,子方云:脉已伏,上下血而汗大泄。脱象如此,君何易视如此也?余曰:病危至是,其家人岂不知之,已知之而又惊之,是速其死耳。子方云:若果死,将何言以答?余曰:有方案在,如不死非我辈之功乎?子方竟不信,明日复诊,知昨服药血即停,汗立止,至夜食粥,每餐皆一碗,但寐不安,如身在舟中,神在云雾,脉来微弱,左兼芤,是气血两虚之象。用八珍汤去川芎,余皆炒炭,加龟版、阿胶、枣仁、龙齿,合止血二三味,调理二旬,行步如常。(吐血)

萧评郭敬三医案

受暑吐血治验

堂侄,某年二十岁,禀赋素薄,夏初赴郡考试途中受暑,至郡微作寒热,头两侧痛,舌苔微黄,小溲涩少,服表散药未甚全愈。揭晓后因车夫不便,遂步行回家,且赶站过急,旅次患吐血证。归家后,迎余诊视,脉象略数而虚,与以辛凉清暑之剂,其发热稍减,血亦止。数日后,面目俱黄,小便短赤,胸脘痞闷,不甚思食,气馁神倦,全现暑秽伤气,湿热为患,吴鞠通先生所谓暑瘵之证也。改用三仁汤八九剂,胸脘开爽,遂能健饭,便溺亦利。后以栀子、连翘、茵陈、滑石、石斛等除湿热之药,服数剂十愈八九。然行走过急总觉心跳作馁,复拟熟地、萸肉、山药、茯苓、龟胶、牡蛎、苁蓉、五味子、天冬为丸缓调而愈。夫吐血一证,方书每谓服凉药者百不一生,治法多用温补。余临证既久,乃知此证病因不一,治法不可拘泥古人,为医须活泼泼地。有是病则用是药,不可坚执前贤一偏之见,自误误人。盖草根树皮其性多偏寒偏热,偏散偏收,古圣人创立医法,无非藉药之偏性以治病之偏盛,业医亦可偏乎哉!

尚按:此人禀赋素薄,当是素因先天肝肾之真阴不充,复因暑湿外浸,劳倦内伤,故治法如是。然现证面目俱黄,小溲短赤,则三仁汤不如用甘露消毒丹之捷追,后行走过急心跳作馁,乃不用补心之药而竟愈,更可证明其为下虚失纳,阴精不主上承使然。至论吐血之病,因不一治法,不可拘泥,则又为医学上之通义矣。

暑湿挟虚火吐血治验

屈某,年十八九,因斫丧[2]太过,脉大而虚,发热不寐,服滋填养阴之药,已渐就平复。夏初至隆城观剧,因熬夜饮酒,忽然吐血,自定泻心汤方,服后血止而烦热大作,头闷出汗,小便短赤,专车延余诊视。六脉浮而数,按之豁然空大,乃暑温夹虚火而成表寒里热两感之证,拟用防风通圣散去芒硝、苍术、秦归、川芎,一剂而安然,痰中尚带血丝不净,六脉仍大。再与泻心汤月余,服至二十七八剂,血丝始净尽,改用静药养阴及麦味地黄汤,服至次年正月方愈。

尚按:此人虽因斫丧太过,究系阳脏多火之体。值夏令暑气外浸,加以熬夜阳升,饮酒

① 蹙(cù 促):皱眉。

② 斫丧:摧残,伤害,特指因沉溺酒色以致伤害身体。

积热,化火迫血而吐血。自用泻心汤尚属合法,故服后血止而反烦热大作,头闷汗出,小便短赤者,明明火散为热,兼以暑邪发现,则但用本方,小其剂制,复入辰砂、益元散、丹参、栀子、连翘、莲子心、竹叶、灯芯。等清暑凉心之药,当有捷效。即脉浮而数,按之豁然空大,亦属者脉多虚,况见之于吐血后者乎!乃遽断为暑温虚火,表寒里热,引用防风通圣散,非其治也,虽幸获安,不足为法。试问方中桔梗麻黄荆防,岂暑湿血证之所宜乎?若谓表寒,何得汗出?倘云虚火,又岂泻心汤之所能治者哉?能胜泻心汤,至二十余剂之多,其为阳脏多火无疑。静药养阴,自属善后要法,惟敢主用泻心汤,坚持到底,不为所摇,则非老手不办。

阳虚吐血治验

族侄某,嗜洋烟,平日痰多,偶患吐血,每吐盈碗,急迎余诊视。六脉微细而迟,与以柏叶汤,干姜用至三钱,一剂血止,数剂即愈。此乃阳虚阴走之谓,不知者,以为火证,而以苦寒不夺,则必大吐汗出而亡。总之治病,贵识脉,有是病则用是药,临机应变,不可稍存丝毫偏见,则于此道,思过半矣。

尚按:此人必属阴脏多寒之体,乃有此阳虚阴走之候,与屈某案一水一火,一阴一阳,恰是对子。脉证既确,如响斯应。似此佳案,卓卓可传!但干姜必须炮至黑透,方能收调节血管壁之神经,助阳气以统摄阴血之效。热药能治虚寒吐血之理,大致如此,否则虽用是方以治愈此病,亦但知其当然,而不知其所以然矣。血为火色,马属火畜。通为马溲,其性咸寒,急走下行,用为反佐,热因寒用,捍格无虞,收功返掌,此圣方之所以神也。如急切难得,代以童溲,虽不若是之帖切,尚属同气相求,医家临证仓卒之际,亦勿胶柱鼓瑟。

肝郁误治吐血治验

屈蓝氏,年十九,父母俱殁。以故过于伤痛,肝气常郁,厥阳上冒,头常作痒,两颧发赤,口作干苦,胸胁痞胀,食少倦怠,微作咳嗽,月信趱前,于归后病仍如故。至次年二月,延王姓医生调治,不辨脉症,徒以为虚,用归脾汤温补,月余不效。以为药力浅薄,加以姜桂附数剂后,即吐血十余口。不识为肝火上炎,反以为戥分过轻,于是用附子一两,肉桂五钱,炮姜六钱,参、芪、术各两许,服二剂,吐血如涌,口鼻俱出,每日早晚两次尤甚。尚以为药力未到,嘱其再服。一面专舆迎余,申刻抵伊家。诊其脉六部洪数无伦,有上无下,如釜沸然,满面通红,舌色鲜红,咳嗽不止,发热出汗,诸经之火皆动。余拟泻心汤,用大黄四钱、黄连二钱、黄芩二钱煎服。傍晚仍大吐不止,是夜连服二次。次早虽吐,即成数口,不似前之口鼻俱涌矣。诊其脉犹未稍平,于是用大黄六钱,黄连、黄芩各三钱。服后病者云:服此药心中甚安,晚间虽吐,较早上更少矣。服至五六剂,血始止,而痰中尚带瘀黑血,不能骤净。仍用前方小其制,又服数剂,血始净尽。然阴血大伤,难于骤复,血虽止而脉仍洪数,咳嗽不止,发热出汗不止,与以独参汤,咳嗽愈增,即截丁吞服,亦增咳嗽。因改用生地、白芍、犀角、天冬、麦冬、玄参、龟胶、阿胶、牡蛎、地骨皮、丹皮、竹叶之类甘寒养阴,介属潜阳,调理十余日,身面之热始退,汗出亦止,惟手心尚微热,饮食颇增,嘱其多服。余因有事回家,不意病者娘家、荐伊族叔某诊视谓此病尤不可用凉药,再服必不可救,遂定方大剂参、术、归、芪、姜、桂、附,之药。甫下咽,病者即觉心中火热不安,面红出汗如昔,问系何药?伊夫以实对,坚不肯服,伊族叔乃自至房中苦劝,谓必须服此药,病始能好。无奈又服二剂,遂大发热,汗出淋漓,喘咳不止而殁。嗟夫!人命至重,如此谬妄,阳律虽逃,阴律必不可逭[①]?录此以为强不知以为知者戒,更喜服补药者之戒也!

尚按:脉至六部洪数无伦,有上无下,如

① 逭(huàn 换):逃避。

釜沸然，病已阴竭阳亢，挽回甚难。急以补水济火，泻亢存阴，庶几合拍，单治以泻心汤，是治一面而遗一面也。又十余剂，而血始尽止，未免躭延时日。进独参汤而咳嗽增剧，非肺热还伤肺之明征乎？甘寒养阴，介属潜阳，惜失之晚，故调理十余日之久，余症减退。案中并未言及脉象好转，可以观见，至杀人以药，不问亲疏，则又为劣医之惯技矣，可胜诛哉！

醉花窗医案

肝郁呕血

穆某之副夥，忘其姓名。素有呕血疾。因见穆某病危，铺事纷集，以急躁故，呕血转甚，亦求余治。余问曾服药否？曰：药不离口者数年矣。而作发无时，见逆事则益甚。为其诊脉，并不甚虚，左关弦滑如涌，且有坚象。余曰：此肝郁也。君初得病时，必因暴怒，此后必胁间时时刺痛，甚则呕，色必紫暗。曰：诚然，先生何如见也？乃以左金丸合颠倒木金散解其郁，继用逍遥散疏其肝，命常服养血平肝之剂，戒其忿怒。一月而后酒肉来谢，余却而问其病，曰：服逍遥散后，已胸胁宽舒，血归乌有，先生命长服之药，不欲服也。余听之。

湿热内淫，实证吐血

武芝田先生，崞县人，以名进士出宰陕西，后升榆林观察，以榆林地瘠，故在省遥领之。观察素豪于饮，以酒积得吐血疾。余在省候补，一日招余往视其病，谈及其病，观察曰：吐血数年矣，遇郁益甚。已更十数医，或曰思虑伤脾，或曰暴怒伤肝，或曰血热妄行，或效或否，而终未拔其根，可为吾一治也。余见其气体魁伟，面色红润，食饮兼人，知非虚证。为一诊之，则左部沉实，非病脉，右关沉弦而数。乃告曰：大人乃有余病，非不足病也。如思虑伤脾，则当怔忡健忘惊悸；如血热妄行，则当身热发渴，头晕目眩；如暴怒伤肝，则当两胁膨胀，胸膈不开，兼发呕逆。今无此诸证，则前医皆误也。以愚见参之，必是湿热内淫。热能瘀血，故所吐必血色紫黯，且时而成块。胃口多患刺痛，小便常赤，大便艰涩，时亦带血。观察曰：语语不谬，当作何治？余曰：先以葛花解酲汤清其胃，继用枳术胃苓丸行其瘀。再饮食淡泊以调之，不过一月，保不再犯矣。观察如言调摄。廿日而安。后观察内艰归里，以清风两袖，主讲吾汾之西河书院。余亦以内艰归籍。相隔六十里，文字往还甚密。

曹沧洲医案

左　吐血、便血之后，肠鸣腹胀。延防气散成臌。

制冬术三钱五分　大腹皮三钱，洗　牛膝炭三钱五分　橘白一钱　带皮茯苓五钱　冬瓜皮四钱　川断盐水炒，三钱　川楝子三钱五分　怀山药炒，二钱　生米仁三钱　藕节炒，五钱　煅瓦楞粉七钱，绢包　加炒谷芽四钱，绢包　陈麦柴三钱（咳血门）

上池医案

频年吐血，从不咳嗽，时愈时发，此胃家血也。近来血不大吐，能食形瘦，仍是胃病。清热为主，热不退则肌肉化为痰也。

金石斛　地骨皮　海石　生苡仁　茯苓　茅根

素有脘痛，近来吐血色红，并不爽痰，此系胃血，因胃脘痛而胃络伤，所以血上溢而吐，脉不数不弦，切勿介意。

川斛　米仁　郁金　生地　茯苓　香附　茅根

肺是清虚之府，何堪湿热熏蒸？素来嗜酒，胃络伤而血大吐，吐后阴亏火灼，肺液亦伤，而频频作呛，此血症之最忌者，既戒酒，仍须滋水清金调治。

北沙参　大生地　桑叶　块茯苓　川石斛　麦冬　杏仁　茅柴根去衣

沈氏医案

因酒伤胃，胃中之血凝滞不散，随气上升，而吐粘腻紫色之血，此瘀血也。理应理气消瘀之药治之，使气顺而不上升，则血自下行，而不至上逆矣。误用滋阴之药，遂致胃中之痰瘀不清，随致上干肺家而咳嗽，胸膈不舒，脉息弦滑。此系胃中之痰瘀不清，肝家有火之故也。暂用理气消瘀清热和胃之药为治，俟胸膈舒畅，然后以滋阴之药，为善后之计。治血症必先理气为主，气顺则血自归经，此万古不易之法也。

香附　山栀　桃仁　牛膝　郁金　广皮　枳壳　归尾　黄芩　丹参　茅根

苏州吴佐臣案，《经》云：阳络伤则血外溢。因劳力过度，有伤胃络，血瘀胃中，则肝火上升而吐。所来之血，厚而粘腻，此瘀血也。理宜消瘀降火顺气之药治之。又因补之太早，余瘀未尽，所以今春复吐。既吐之后，阴血有亏，肝火上烁肺金而咳，脉息弦细带数，此肾水亏损，肝火妄动，肺金受困之象也。理宜滋阴降火保肺之药为治。

生地　丹皮　麦冬　川贝　白芍　北沙参　瓜蒌霜　黄柏　知母　地骨皮　加莲子

常州江甸方，幼时有梦遗之病，此肝火妄动，扰其精房而来。医者俱以补肾涩精之药涩之，其火不得下降，反以桂附助其火，其火愈炽而上升，血随火沸而衄血。今值纯阳之月，内火与外火，交相煽动，而胃中之血，大吐不止，胸膈不宽，喉中作痒。此吐后不归经络之血，留滞膈间，肝火郁而不舒，脉息左手弦数，右手洪大有力。此胃中余瘀未尽，肝火不静，理宜消瘀清火理气之药治之，并宜清虚淡泊，一切醇酒厚味，暂宜停止，俟胃中气降火降，胸膈宽舒，然后议调补之法，为善后计。

桃仁　归尾　香附　山栀　牛膝　丹参　白芍　青皮　滑石　黄芩　茅根一两　先服酒蒸大黄三钱

崇明沈天章，饥饱不时，胃络受伤，血瘀于胃，以致胸膈不宽，而吐黍腻之血，屡次窃发，脉息弦数。此乃胃中痰瘀，纠结不清也。理宜消瘀理气豁痰之药为治，今晚先服酒蒸大黄丸二钱，以逐胸中之瘀滞，使其下行，清晨方可以煎方服之。

桃仁　归尾　牛膝　丹参　滑石　半夏　橘红　香附　瓜蒌　枳壳　莱菔子　加生姜煎

沈天章后案，瘀血留滞于胃者日久，服消瘀煎剂、大黄丸二服，其血已从大便去矣。但去之犹未尽，再当以消瘀之药，渐渐消之，使之下行，俟胸膈舒泰，气不上升，即停丸药。如觉气升而逆，恐其血来，即以此方服之。

丹参　桃仁　半夏　广皮　香附　滑石　牛膝　郁金　瓜蒌　山栀　枳壳茅根

丸方即以本方加莱菔子

嘉兴戴天昇案，先天肾水不足，不能荣养肝木，肝火上升，血随火沸而吐，屡次窃发。今春木气升腾之候，而吐血又作，脉息数而带弦，此水衰火亢之故也。理宜滋阴降火之药为治。

生地　丹皮　骨皮　知母　麦冬　黄柏

加茅根煎，如体中觉有火气上升，恐其血来，即以此方服之。

朝服丸方　六味加麦冬　知母　黄柏　五味　牛膝　砂仁

晚服丸方　天王补心丹

崇明方集成，平素多思多郁，以致肝气不得疏泄，胸膈不舒，去夏感受暑热而咳嗽，今已渐愈。夏令咳嗽瘀血些少，脉息左手沉弦，右手滑涩有力，此肝气郁滞。肝为藏血之脏，气滞则血不流行，而停滞于中，随火上升而吐。盖治血必先理气，气行则血自化，理宜开郁疏肝清火之药为治,气行则血流而胸膈自宽矣。

香附　山栀　归尾　郁金　枳壳　丹参　广皮　苏子　加茅根

嘉定高溯源,读书作文,饭后写字,胃之上脘,屈曲不舒,有伤胃络,因而阻滞于上脘,非一日矣。今春为外邪触动,肺胃之火,上升而咳嗽,偶食肥腻之物,阻滞肺窍,其嗽停止。而痰与瘀血,互相纠结于上焦肺胃之间,凝滞不通,不能嗳气。至六月间炎暑熏赫,与内郁之火,交相煽动。痰与瘀血,得热则宣通流动,随火上升而吐紫黑粘腻之瘀血二三钟,胸膈稍宽,然余瘀尚未清爽,故不能豁然舒畅。今交秋令,收敛之时,脉息左手沉弦,右手滑大有力,关部尤甚,此肝抑郁,肺胃间痰火瘀滞不清之故也。理宜消瘀理气豁痰之药为治。大凡治血必先理气,气行则痰与瘀滞自解而下行矣。故血症有变而为恶痢者,吉兆也。

桃仁　归尾　牛膝　枳壳　丹参　香附　山栀　瓜蒌　广皮　莱菔子　加茅根煎服

一后生患左胁痛,吐鲜血不绝。

生地　丹皮　丹参　苏子　山栀　黄芩　白芍　郁金　黄柏　牛膝　加茅根冲童便一盏

病起于酒热伤胃,胃脘作痛,血热妄行而吐血,火来烁金而咳嗽,久嗽伤肺,不能清肃下降,小便不利,以致足跗浮肿,恐其渐升于上,脉息弦数,烦躁咽干。此乃胃热伤肺,宜清肺胃之热,降气豁痰为主。

煎方:半夏　广皮　麦冬　苏子　杏仁　瓜蒌　石膏　茯苓　地骨皮　加灯心

丸方:六味加牛膝、黄柏、麦冬、天冬、磁石、砂仁。

用力过度,有伤胃络,阳络伤则血外溢。所来之血,不鲜明者,乃瘀血阻滞胃中,而不舒畅,加之醇酒扰其血沸腾,脉息滑大有力,此瘀血互相纠结于胃也。暂用豁痰理气消瘀之药治之。

煎方:苏子　郁金　瓜蒌　枳壳　桃仁　黄芩　山栀　香附　丹参　加茅根

丸方:生地　桃仁　蒌仁　郁金　广皮　枳壳　香附　山栀　丹参　青皮　黄芩　茅根汤法

少年时用力过度,兼之饮食太过,胃络受伤。阴络伤则血内溢,停蓄于肠胃之中,而成便血。肝火下注,则发为痔疮,有时变为血痢。痢虽止而所瘀之血,逆上而吐,胸膈咽噎之间,窒塞不舒。脉息左手沉弦带数,右手稍大于左而带滑。此系肠胃瘀郁之血,尚未清爽,气滞痰凝,郁久成火。所以手足心烦热,胃中纠结,坚硬有形而痛也。理宜消瘀顺气清火之药治之。俟胸膈舒畅,咽喉清爽,然后以调理之药为善计。

香附　郁金　瓜蒌　苏子　山栀　黄芩　枳壳　丹参　丹皮　青皮　加干荷蒂三枚

叶少游,从外家归,覆舟闸港,众人挽救得苏。归家发热咳嗽,鼻流腥秽之水,所吐之痰,亦觉腥秽。四五日大吐瘀血盆许,诸医欲以吐血治之,余独不然。此为寒所注,肺胃中受浊水所伤,郁而为热,瘀血乘机而吐出。若用凉血滋阴之药,肺胃蕴瘀不清,发热不清,咳嗽必然更甚。惟以理气清肺豁痰等剂,二十余帖,臭秽之物,得以清爽,寒热咳嗽皆平而愈。

前胡　苏子　半夏　广皮　杏仁　枳壳　郁金　桑枝　桔梗　香附　甘草

孙特士,平素善饮,于三月间饮酒已醉,卧于桥上,堕水抱于桥脚一二时,邻人始得救起。觉浑身头项筋脉不舒,洒淅恶寒,即往松郡卖布。有医者不行疏散,竟以劳倦治之,归家咳嗽,继之吐血。又一医者用地黄汤治之,胸膈不宽,亦不沉饿,寒热如疟。又以疟疾治之。此乃形寒饮冷,肺受水注,郁而发热咳嗽,此时未免有伤瘀血凝滞胃家,咳嗽气逆,随之而出，不去消导行瘀，反用地黄凝滞之药，壅塞道路，其势更甚，其气愈逆。彼为无子抑郁，脉息数大无伦，余亦议其内败，虽用疏理之药，亦不取效。此症与少游相同，但其误用地黄凝滞，竟至不起。

林兄，因饮酒而伤胃，酒性大热，扰其血分，而吐血加之，抑郁不舒，胸膈不宽，气上冲逆而咳，浊痰，脉息沉弦带数，两关尤甚。此系气滞血凝于胃，上升而来也。治宜消痰降火理气之药为主。

桃仁　丹参　郁金　瓜蒌　枳壳　山栀　牛膝　香附　苏子　黄芩　杏仁　加茅根

茂兄，平素嗜酒多怒，此胃中有湿痰湿火，肝气郁而不舒，湿火上蒸则多汗。怒伤肝，肝血为之上升而见红，脉息左手弦大，此肝火妄动也。右手滑大有力，此胃中有湿痰湿火也。下流于大肠，则为痔疮。理宜豁痰清火之药治之。

煎方：半夏　广皮　石膏　山栀　青皮　苏子　枳壳　黄芩　丹参　黄柏

丸方：半夏　广皮　蒌仁　香附　山栀　青皮　苏子　枳壳　黄芩　丹参　黄柏

策兄，有胃脘作痛之病，缘醇酒厚味，积于胃中，扰其血分，停滞不通。值今君火司天之年，血随火升而吐，其色粘腻而红者，此瘀血也。脉息右手弦数，左手沉滑，此乃肝火妄动，胃中之痰，与瘀血互相纠结，上干肺家而咳嗽，胸膈不舒，饮食减少。暂用滚痰丸二钱，郁金汤送下，以逐胃中之痰瘀，从大便而出。然后以消瘀豁痰清火顺气之药，去其余波，则胸次宽舒，不致上升而咳嗽吐血矣。

苏子　桃仁　郁金　山栀　枳壳　黄芩　瓜蒌　香附　川贝　广皮　丹参　牛膝　加茅根

季先之病，得之饥饱劳役，有伤胃络，以致瘀血凝滞胃中，结成有形之象，按之而痛，痰中所带粘腻不鲜明之血。食物阻滞，难以下达，郁而不舒，则作酸嘈杂。大便艰涩，小便黄赤，脉息沉弦带数，此系瘀血纠结于胃。理宜消瘀行滞之药，逐其瘀血，从大便而出，自然奏效。

桃仁　归尾　香附　滑石　延胡　青皮　枳壳　大黄　郁金

鲁峰医案

清肝补血汤，此予治香山舅母之婿吐血之方也。初婿素本壮实之体，因急怒而吐血，已至三月，血难少止，而气血两虚，胁痛，喘逆不能寝卧，饮食不下，形体消瘦，病至垂危。予往探舅母，据云在婿家办后事，因至伊家，遂诊视而立此汤，并立丸药方而归。后伊按方服汤药二剂，咳止而得卧。又六剂，思食而愈矣。丸药方即按此汤去柴胡倍加黄芪也。

清肝补血汤方：

柴胡二钱，醋炒　黄芪三钱，蜜炙　当归三钱，酒洗　白芍二钱，酒炒　阿胶二钱，蛤粉炒　侧柏叶二钱，炒　枇杷叶二钱，蜜炙　大生地三钱　熟地三钱　天冬二钱，去心　麦冬三钱，去心　北五味一钱，炒　陈皮一钱五分　百合三钱　大小蓟三钱

引加鲜藕节三个，煎服。

归元止血汤，此予治刑科笔帖式武公血涌暴吐之方也。初武公偶触哀恸，血涌暴吐，昏厥苏后，觉少腹气逆上冲至喉，寝卧不下，目不能合，饮食亦不得下。问其故，答以卧下则气截，目合则气堵，若是者，已二日夜，奄奄垂毙。服此汤头煎而能卧得眠，遂尽剂血止而进饮食，服二剂病瘥，后依方加味，配丸药服月余而愈矣。

归元止血汤方：

熟地五钱　肉桂一钱五分，捣碎　当归三钱，酒洗　白芍二钱，酒炒　阿胶二钱，蛤粉炒　侧柏叶二钱，炒

引加鲜藕节二个，水煎，微冷服。

清热化瘀汤，此予治兵部昆公吐血而兼

便血之方也。初昆公由京至滦月余,总觉胸膈痞满,后忽然胸胃胀痛,喘息不继,色变昏迷,手足厥凉,大汗如珠,上吐下泄,俱系黑紫之血而吐有黑水,泄者如胶,延予诊视。其脉甚涩,遂立此汤,服一剂胸膈胀痛吐逆俱止,喘息厥凉悉退,而大便仍见血如胶条,兼下许多黑坚燥屎,次日服理血清热之剂。

清热化瘀汤方:

大生地三钱 赤芍二钱 丹皮二钱 归尾二钱 桃仁一钱五分,研泥 大黄一钱五分,酒洗 侧柏叶二钱,炒 枇杷叶二钱,蜜炙 枳壳二钱,麸炒 陈皮一钱 花粉二钱 栀子二钱,炒

每煎分二次服。

理血泻热汤,此予治昆公之第二方也。服二剂而胸膈利,能进饮食,后服加味当归补血汤数剂而愈。

理血泻热汤方:

大生地三钱 当归二钱,酒洗 赤芍二钱 侧柏叶二钱,炒 枇杷叶二钱,蜜炙 枳壳二钱,面炒 花粉三钱 栀子二钱,炒 黄芩一钱五分,炒 木通二钱 赤苓二钱 泽泻一钱五分 甘草一钱

引加竹叶一钱,灯心一子,煎服。

也是山人医案

徐(三二) 嗔怒肝阳上升,胃络血涌,诸气皆以下行为顺,拟降气法。

苏子炒研,一钱 郁金一钱 南楂肉二钱 桃仁炒,一钱 丹皮炒,一钱五分 黑山栀一钱五分 降香末冲入,五分(吐血)

孟河费绳甫先生医案

山西侯其相,病吐血不止,内热口干,势极危险。诊脉弦数。肾阴久虚,水不涵木,肝阳上升,销铄营阴,络血上溢。方用玄参一钱,北沙参四钱,鲜生地四钱,女贞子三钱,白芍钱半,甘草五分,生柏叶钱半,川贝三钱,天花粉三钱,生谷芽四钱,冬虫夏草一钱。一剂血止。照前方加川石斛三钱,热退而瘥。(吐血)

佚名,胸腹作痛,牵引腰背,纳谷无多,吐血而痛不减。脉来弦细。病不在血而在气,肝阳上升,挟湿痰阻塞胃气,宣布无权。治以养血清肝,化痰和胃颇合,宜宗前法。

生白芍一钱半 全当归二钱 吉林参须五分 白茯苓三钱 生甘草五分 陈广皮一钱 制半夏一钱半 生杜仲三钱 枸杞子三钱 金香附一钱半 毕澄茄一钱半 破故纸一钱 生熟谷芽各四钱(吐血)

上海陆彩宝校书,发热口渴,鼻衄,吐血三四盏,便血半桶,人事昏沉,嘱余诊之。脉来弦细。此邪从血泄,因失血过多,阴液伤残,最虑内风鼓动。用犀角尖五分,鲜生地四钱,牡丹皮二钱,赤芍钱半,冬桑叶一钱,白茅根钱半,西洋参钱半,大麦冬三钱,川石斛三钱,川贝母二钱,甘草五分。两剂霍然。(妇科)

丛桂草堂医案

杨某年近三旬,素有吐血病,遇劳则发,今年五月,因劳役愤怒,血症又作,吐血成碗,发热咳嗽,延医服药,始尚小效,继则大吐不止,服药不效。其戚王姓延予治,问其情形,每日上午四句钟时,即大吐血,咳嗽有痰,心烦口渴,欲饮冷水,自觉胸部烧热,心胸间喜以冷水浸手巾覆之,知饥能食,舌苔薄腻微黄,两手脉数不大,形容消瘦。予谓此暑热伏于肺胃,热迫血而妄行,欲止其血,当先降其热,热降则血安于其位,不治而自止矣,以玉女煎合清燥救肺汤为剂,生石膏四钱,桑叶一钱,干地黄四钱,阿胶三钱,贝母、麦冬、沙参各二钱,杏仁一钱,枇杷叶一片,服后觉凉爽异常,腹中雷鸣,心内空虚,身热亦稍平,上午四时未吐,至午后始吐,咳嗽痰多,仍以原方加竹叶三钱,栝蒌根二钱,枣仁、柏子仁各四钱,接服两剂,血几全止矣,惟精神疲惫,时出

冷汗,脉息软大无力,舌上无苔,乃热退而元气虚也。况吐血多日,亡血已多,安有不虚之理,易方用生脉散加黄芪、熟地、枸杞、枣仁、阿胶,接服两剂,汗渐少,能进粥两大碗,惟咳嗽痰中带血,嗽甚则亦或吐一二口,但迥非从前之汹涌耳,乃以百合固金汤合千金苇茎汤,出入调治,数日后能起床行走,饮食亦大进矣,遂以饮食滋补,兼服琼玉膏而瘳。(卷三)

重古三何医案

气郁络伤,失血膈胀,肝失所养,恐侮土成胀,以归脾佐疏郁治。

炒熟地　茯神　蕊石　党参　牛膝　枣仁　木香　归身　麦冬(咳嗽失血类)

频发吐血,血色甚鲜,虽不咳嗽而浮火上炽,头晕,背脊及左胁酸楚殊甚,热升,彻夜无眠,气不舒畅,舌干不润,常觉苦味,诊脉右关尺皆平,寸部细数,左部尺和,寸细数不调,关则紧数带弦。夫肝藏血者也,失所养则真阴不能滋溉,烦火易致亢越,火动铄金,血随火升,肺脏清肃无权,晨间频致汗泄,兹当燥火流金。阴液亏,火日炽,恐其气随火而越,总属劳思伤神,须节劳,达观勿郁,庶药有济焉。管见然否,祈一高明裁用之。

黄芪　生地　山栀　桑皮　丹参　秦艽　石斛　犀角尖　甘草　元参　牛膝　白菊　橘红　竹叶

再诊　血渐止,已得安寐,脉数略平,惟背脊痛殊甚。由去血过多,营虚失养也,接以滋阴清热法。

黄芪　北沙参　原生地　玉竹　丹皮　牛膝　秦艽　甘草　煅牡蛎　远志　陈皮　辰砂拌茯神　细桑枝　十大功劳

烦心,木火郁炽,频发吐血,脘闷,脉左关甚数,有木旺克金之象。

沙参　细生地　丹皮　款冬　蛤粉　石斛　丹参　生甘草　元参　花粉　橘红　细桑枝　藕节

积劳内伤,更挟肝郁,曾吐紫血三四日,自此精神委顿,脉虚弦,尚有积瘀,防下血。

生地　牛膝　归尾　花蕊石　郁金　桃仁　橘络　丹皮　赤苓

阮氏医案

邵　心藏神而主血,脾藏意而统血。屡因忧郁太过,心脾二脏被伤,郁火消烁营阴,扰动络脉,致约制无权,血逆妄行,每从口鼻而出。全凭药力,犹恐无济,若能安养怡情,亦可挽回。

西洋参一钱　远志筒一钱半　紫丹参二钱　阿胶珠二钱　白茯神二钱　酸枣仁三钱,炒　白归身二钱　合欢皮三钱　玫瑰花八朵

唐　前因郁怒动肝,冲阳上逆,血随浊道而吐出,既经施药见效,其血立止。现被寒邪伤肺,咳嗽不止,引动冲脉上升,而前症复发矣。

鸡冠苏一钱　紫丹参二钱　瓜蒌皮钱半　降真香八分　苦杏仁二钱　广郁金钱半　栝蒌仁钱半　玫瑰花五朵　白茯神二钱　川藕节二钱　川贝母钱半　紫石英三钱

衄　血　案

卫生宝鉴

经历晋才卿,膏粱而饮,至春病衄。医曰:诸见血者为热,以清凉饮子投之,即止。越数日,其疾复作。医又曰:药不胜病故也。遂投黄连解毒汤,既而或止,止而复作。易医数回,皆用苦寒之剂,俱欲胜其热而已,然终

不愈。而饮食起居，浸不及初，肌寒而时躁，言语无声，口气臭秽，恶如冷风，然其衄之余波，则未绝也。或曰：诸见血者热。衄，热也。热而寒之，理也。今不惟不愈而反害之，何哉？《内经》曰：以平为期。又言下工不可不慎也。彼惟知见血为热，而以苦寒攻之，抑不知苦泻土。土，脾胃也。脾胃，人之所以为本者，今火为病而泻其土，火固未尝除而土已疾矣。土病则胃虚，胃虚则营气不能滋荣百脉，元气不循天度，气随阴化而无声肌寒也。意粗工嘻嘻以为可治，热病未已，寒病复起。此之谓也。（卷二）

石山医案

一人形近肥而脆，年三十余，内有宠妻。三月间，因劳感热，鼻衄。久而流涕不休，臭秽难近，渐至目昏耳重，食少体倦。医用四物凉血，或用参芪补气，罔有效者。邀予诊视，脉皆浮濡而滑，按之无力。曰：病不起矣。初因水不制火，肺因火扰，涕流不休，《经》云：肺热甚，则出涕是也。况金体本燥，津液日泄，则燥者枯矣。久则头面诸阳之液亦因以走泄。《经》云枯涩不能流通，逆于肉理，乃生痈肿是也。予归月余，面目耳旁果作痈疮而卒。后见流涕者数人，亦多不效。（鼻衄流涕）

校注妇人良方

一妇人经素不调，因怒衄血。此肝火炽盛，用加味小柴胡加红花，二剂血止，又用加味逍遥散、八珍汤兼服三十余剂，经行如期。

一妇人郁结而患前症，用加味归脾汤，其血渐止，饮食渐进。用加味逍遥散，元气渐复，寒热渐止。后因怒乃衄，寒热往来，用小柴胡汤加芎、归、丹皮而愈。

一妇人因劳衄血，服凉血之剂，更致便血。或以血下为顺，仍用治血。余曰：此因脾气下陷而血从之，当升补脾气，庶使血归其经。不信，果血益甚。余朝用补中益气汤，夕用加味归脾汤而愈。此症用寒凉止血，不补脾肺而死者多矣。（妇人鼻血方论第五）

名医类案

张杲在汝州，因出验尸，有保正赵温，不诣尸所。问之，即云：衄血已数斗，昏困欲绝。张使人扶掖至，鼻血如檐滴。张谓治血莫如生地黄，遣人觅之，得十余斤，不暇取汁，因使生服，渐及三四斤，又以其滓塞鼻，须臾血定。又癸未，娣病吐血，有医者教用生地黄自然汁煮服此治热血妄行，日服数升，三日而愈。有一婢半年不月，见釜中余汁，辄饮数杯，寻即通利，其效如此。（血症）

丹溪治一妇，贫而性急，忽衄作如注，倦甚。脉浮数，重取大大为阳，脉亦有大则为虚，非重取而得之也且芤。此阳滞于阴，病虽重可治。急以萱草根入姜汁各半，饮之。《本草》云：萱草根同姜汁服，乃大热衄血仙方。就以四物汤加香附、侧伯叶，四服觉渴，仍饮以四物，十余帖而安。有形之血不能速生，无形之气所当急固，况症倦甚而衄如注耶？乃先生以为阳滞于阴，不投参术而用四物，后学宜细心别焉。（血症）

滑伯仁治一妇，体肥而气盛，自以无子，尝多服暖宫药，积久火盛，迫血上行为衄，衄必数升余，面赤，脉躁疾，神恍恍如痴。医者犹以上盛下虚，丹剂镇坠之。伯仁曰：《经》云：上者下之。今血气俱盛溢而上行，法当下导，奈何实实耶？即与桃仁承气汤三四下，积瘀既去，继服既济汤，二十剂而愈。（血症）

吕沧洲治一人，病衄，浃旬不止。时天暑脉弱，众医以气虚不统血老生常谈，日进芪、归、茸、附，兹甚，求治。吕至，未食顷，其所衄血已三覆器矣，及切其脉，两手皆虚芤，右上部滑数而浮躁脉浮参以时令，其鼻赤查而色白，即告之曰：此得之湎酒，酒毒暴悍，而风暑乘之，热蓄于上焦，故血妄行而淖溢。彼曰：某尝饥走赤日，已而醉酒，向风卧，公所诊诚是。为制地黄汁三升许补其本，兼用防风汤泻其标饮之，即效。

项彦章治一妇，患衄三年许。医以血得热则淖溢，服泻心凉血之剂，益困，衄才数滴辄昏，六脉微弱，寸为甚。曰：肝藏血而心主之。今寸口脉微，知心虚也。心虚则不能司其血，故逆而妄行。法当养心，仍补脾实其子，子实则心不虚矣。虚则补母有之，虚而补子之说今见此案，信哉。医理无穷尽无方体也，故其命方曰归脾汤。以琥珀诸补心药，遂安。（血症）

一人膏粱而饮，至今病衄。医曰：诸见血者为热。以清凉饮子投之，即止。越数日，其疾复作。医又曰：药不胜病故也。遂投黄连解毒汤，或止或作。易数医，皆用苦寒之剂，俱欲胜其热而已，饮食起居，浸不及初，肌寒而时躁，言语无声，口气臭秽似热，恶如冷风，其衄之余波则未绝也。或曰：诸见血者热。衄，热也。热而寒之，理也。今不愈而反害之，何耶？《内经》曰以平为期，又言下工不可不慎也。彼惟知见血为热，而以苦寒攻之，抑不知苦泻土。土，脾胃也。脾胃，人之所以为本者。今火为病而泻其土，火未尝除而土已病矣。土病则胃虚，虚则荣气不能滋荣百脉，元气不循天度，气随阴化而无声肌寒也。噫！粗工嘻嘻，以为可治，热病未已，寒病复起，此之谓也。（血症）

徐德占治一人，患衄尤急。灸项后发际两筋间宛宛中，三壮立止。盖血自此入脑，注鼻中，常人以线勒颈后，尚可止衄，此灸宜效。（血症）

饶州市民季七常苦鼻衄，垂困。医授以方，取萝卜自然汁和无灰酒，饮之则止。医云：血随气运转，气有滞逆，所以妄行。萝卜最下气，而酒导之，是以一服效。经五日，复如前，仅存喘息，而张思顺以明州刊王氏单方，刮人中白，置新瓦上，火逼干，以温汤调下，即止。按：人中白能去肝火、三焦火，导膀胱火下行故也，且不多用火力，则清凉矣。今十年不作。张监润之江口镇，适延陵镇官曾棠入府，府委至务同视海舶。曾着白茸毛背子，盛服济洁，正对谈之次，血忽出如倾，变所服为红色，骇曰：素有此疾，不过点滴耳，今猛来可畏，觉头空空然。张曰：君勿忧，我当为制一药。移时而就，持与之，血止，不复作。人中白者，旋盆内积碱垢是也，盖秋石之类，特不多用火力，治药时勿令患人知，恐其以为污秽，不肯服。此方可谓奇矣。（血症）

《蔡于渥传》云：同官无锡监酒赵无疵，其兄衄血甚，已死，入殓，血尚未止。琇按：血未止则生气犹存。一道人过之，闻其家哭，询之，道云：是曾服丹或烧炼药，予药之，当即活。探囊出药半钱匕，吹入鼻中立止，得活。乃栀子烧存性，末之。

一人鼻衄大出欲绝，取茅花一大把，水两碗煎浓汁一碗，分二次服，立止。《良方》（血症）

邵村张教官患衄血多，诸治不效，首垂任流，三昼夜不止，危甚。一道人教用生藕一枝，捣帖颇囟，更以海巴烧存性为末，鹅管吹入鼻内，二三次即止。海巴俗名压惊螺，即云南所用肥也。（血症）

有患衄出血无已，医以为热。沈宗常投以参、附，或惊阻之。沈曰：脉小而少衰，非补之不可。遂愈。（血症）

一妇产后血逆上行，鼻衄口干，心躁舌黑。盖因瘀血上升，遂用益母丸二丸，童便化下，鼻衄渐止，下血渐通。（产后）

保婴撮要

一小儿潮热鼻衄，烦渴便秘，气促咳嗽，右腮色赤。此肺与大肠有热也，用柴胡饮子，一服诸症顿退。后因惊复作，微搐顿闷。此

肝脾气血虚也,用四君子加芎、归、钩藤钩而愈。(鼻塞鼻衄)

一小儿鼻衄滞颐,作渴时汗。乃胃经实热也,先用泻黄散,二服而滞颐止;又用四味肥儿丸,数服而鼻血愈。后鼻不时作痒,发渴便血,用《圣济》犀角地黄汤四剂,母子并服,别令儿童更服四味肥儿丸,月余而愈。

一小儿鼻衄,发热作渴,右腮色青。余谓肝火乘脾。先用加味逍遥散,母子并服,热渴渐止;另用五味异功散少加柴胡、升麻,与子服之而愈。

一小儿鼻衄,服止血之剂,反见便血,右腮色黄或赤。此脾气虚热,不能统血也,用补中益气汤,又用五味异功散加柴胡、升麻而愈。

一小儿鼻衄,久不愈,四肢倦怠,饮食少思,恶风寒。此脾肺虚也,先用五味异功散,而鼻血止;又用补中益气汤,而不畏风寒;继用四君,少加柴胡、升麻而痊愈。

一小儿鼻衄,两颏赤。余谓禀赋肾气不足,虚火上炎也。不信,别服清热凉血之药,病益甚。余用地黄丸果效。毕姻后,虚症悉至,用八珍汤、地黄丸料,寻愈。

一小儿鼻衄作渴,喘嗽面赤。此心火刑肺金也,用人参平肺散及地黄丸料加五味子、麦门冬煎服而痊。(鼻塞鼻衄)

一小儿年十余岁,鼻衄,肝脉弦数。肝藏血,此肝火血热而妄行,用小柴胡加山栀、龙胆草,四剂而血止;又用四物、芩、连、芦荟、山栀、甘草,作丸服,又以地黄丸滋肾水,生肝血而愈。

一小儿久鼻衄,右腮鼻准微赤。此脾胃传热于肺而不能统也,先用六君、桔梗、当归、山栀而血止,次用人参黄芪散,以调补脾肺而愈。(吐血)

孙文垣医案

族侄煌,春温后,忽鼻衄寒战,小水不利,舌上焦黄,目珠极红,六脉伏而不见。举室惶惶。予曰:此作汗之兆,由热极使然也。因先时汗未透彻,阳明余热在经,迫血上行,越出鼻窍,故有此症。以石膏、滑石、生地黄、升麻、赤芍药、牡丹皮、麦门冬、天花粉、甘草,煎而服之,汗出如雨,直至两踝。舌润而苔尽退,衄亦止,目珠色淡,脉乃渐出。改用人参、麦门冬、五味子、白芍药、甘草、知母、黄芩、柴胡、竹叶、石膏,服下,大便原五日未通,今亦始行,精神大转,饮食亦渐进矣。(卷三)

景岳全书

衄血有格阳证者,以阴亏于下,而阳浮于上,但察其六脉细微,全无热证,或脉且浮虚豁大,上热下寒,而血衄不止,皆其证也,治宜益火之源。古有八味地黄汤,乃其对证之剂;余复有镇阴煎之制,其效尤捷。盖此证不惟内伤者有之,即伤寒者亦有之。然必其素多斫丧,损及真阴者,乃见此证。余尝治一多欲少年,以伤寒七日之后,忽尔鼻衄,以为将解之兆,及自辰至申,所衄者一斗余,鼻息、脉息俱已将脱,身冷如冰,目视俱直,而犹涓涓不绝,呼吸垂危。其父母号呼求救。余急投镇阴煎一剂,衄乃止,身乃温,次加调理而愈。自后,凡治此证,无不响应,亦神矣哉!(杂证谟)

两都医案

太常路公天衢,鼻衄年余,愈而复衄,以犀角地黄汤加茅根等药,皆不能效,一日召余至饶阳诊视。余望其色,两颐红晌,膈嗳肠鸣,切其脉肺胃滑大,余脏皆平,因知胃满则嗳,肠空则鸣,恍然悟前贤倒仓之法,有推陈置新之妙,胃为仓廪之官,今胃满法宜倒仓,且二阳为病,发于心脾,人之面属阳明胃经,胃中有火,故面红而瞤,胃在肺下,胃中浊气浊痰变而为火,熏蒸肺经,积温成热,肺气热极,鼻乃肺窍,故血从鼻中流出耳。理不必清肺止血,只令阳明胃经一清,太阴肺经不受浊气熏蒸,衄自止矣。法用九蒸大黄二钱,酒炒,中枯黄芩一钱,炒黑山栀一钱,山楂一钱五分,枳实一钱,玄明粉七分,煎取清液,一服果两颐不红瞤,二服膈宽不嗳,三服肠鸣除,鼻衄不行矣。公复诘余曰:二阳之病发心脾,原自何典?余云:本《黄帝素问》,随命司书人取《内经》阅之,与余言合,遂批上云:谁人肯留心至此,谁人能言及至此,为之击节①。此治鼻衄者,当究其源也。

潜邨医案

马干施鸣玉鼻衄治验

马干施鸣玉鼻衄如注,三周时半不止,一切止衄方法,并无一应,饮食不进,气息欲绝,走人邀予救之。切其脉虚大而缓,面色痿黄,舌微黄而胖,知其四肢酸软,浑身倦怠,懒于言动,而嗜卧者,匪朝伊夕也,询之果然。而衄起之故,缘自钟溪归家,一路逆风,操舟尽力,不及达岸即衄,至今第四日矣。予曰:此人中气大亏,本不足以摄血,而复因劳力大甚,重伤胃络,胃络阳络也,阳络伤则血出上窍,胃脉络鼻,所以血出鼻孔也。乃用补中益气汤加炒黑干姜,一剂而衄止,复去干姜加白芍五味子,守服数剂,而从前酸倦懈怠懒言嗜卧等症渐除。(卷一)

临证指南医案

潘二二　形色充伟,脉长关搏。述冬季衄血痰血,交夏不病,盖夏月藏阴,冬月藏阳,阳不潜伏,升则血溢降则遗精,乃禀阳体,而性情喜动之累耳。

生地　熟地　天冬　麦冬　龟腹甲心　秋石　龙骨　远志(吐血)

江　诊脉数,涕有血,嗽痰,冷热外因动肺,缘素患肝痹,左胁不耐卧着,恐阳升血溢,微用苦辛泄降,不宜通剂。

黑山栀　桑叶　花粉　知母　瓜蒌皮　降香(吐血)

陆　鼻左窍有血,左肩胛臂痛,皆君相多动,营热气偏,脉得右虚左数,先以清肝通络。络热

丹皮　山栀　羚羊角　夏枯草　蚕砂　钩藤　连翘　青菊叶(肝火)

某　温邪衄血。温邪

连翘　元参　淡黄芩　黑山栀皮　杏仁　郁金

某　风温衄血。风温

丹皮　元参　连翘　赤芍　茅花　黑栀皮

某三四　此热蒸于水谷之湿,龈血鼽衄,纳谷如昔,治在阳明。湿热胃火上蒸

熟地　知母　石膏　元参　牛膝

陈女　常有衄血,今夏忽起神识如呆,诊脉直上鱼际,大忌惊恐恼怒,天癸得通可愈。胆火上升心营热

犀角　丹参　元参　生地　连翘　知母

林二六　阳升,鼻衄不止。

细生地　乌犀角　炒知母　牛膝　黑山栀　川斛　丹皮　炒黑侧柏叶

某　努力伤,阳逆鼻衄。

犀角二钱镑　细生地三钱　炒丹皮一钱　玄参一钱　炒牛膝一钱半　黑山栀一钱　炒黑侧柏叶五钱

临服冲鲜荷叶汁一小杯。

赵二十　脉左数,衄血火升。阴虚阳冒

① 击节:形容十分赞赏。

生地　阿胶　天冬　麦冬　淡菜　生白芍　茯神　炒山药(衄)

朱十七　脉数,阴亏阳升,头晕,心中烦杂,鼻衄。

生地　元参　金银花　川斛　丹皮　石决明

某　咳逆失音,衄血。

生地　龟版　丹皮　牛膝　山药　茯苓

某十岁　鼻衄时发。

生地　元参　丹皮　山药　茯苓　泽泻　黄柏　人中白

某　食烧酒辛热,及青梅酸泄,遂衄血咳嗽,心腹极热,五味偏胜,腑阳脏阴为伤,此病以养胃阴和法。酒热伤胃

生白扁豆　北沙参　麦冬　白粳米(衄)

叶氏医案存真

行走多动阳,酒湿多变热,热气上升,犯冒清窍,头蒙聤胀,衄血成流,上腭腐疡,久必漏卮。世俗通套,每用犀角地黄,然酒性先入胆,次及胃。酒客性恶甜腻,从苦降定议,以苦能却湿也。

桑叶　苦丁茶　连翘心　荷叶边　丹皮　射干

阴液损伤,阳气上冒,衄血咳痰。理宜和阳存阴,冀津液稍复,望其转机。至于疏滞解表,和表诸法,自然另有高见,非敢参末议也。

秋石拌人参　阿胶　鲜生地　麦冬

当夏四月,阳气大升,体中阴弱失守,每有吐衄神烦。已交夏至,阴欲来复,进甘药缓补,所谓下损不得犯胃也。

熟地　莲肉　炙草　山药　茯神　芡实　阿胶　柏子仁

稚年吐衄,热伤为多。今脉小肌松,食少胃虚,阳升已露一斑。进甘凉益胃方。

炒麦冬　生扁豆　北沙参　茯神　木瓜　炙草

廿三　病人遇春季失血,烦劳必有衄血。凡冬月大气藏伏,壮年自能聚精汇神。不加保养,春半阳生升发,反为发病根机,是皆身中精气之薄。胃旺安纳,自节欲静养,则神乃藏。

熟地　萸肉　山药　芡实　湘莲　茯苓　金樱子　五味子　青龙骨

叶天士晚年方案真本

罗廿三岁　病人述遇春季则失血,烦劳必有衄血。凡冬月大气藏伏,壮年自能聚精汇神。不加保养,春半地中阳升,发生之气交,反为发病动机矣!是皆身中精气之薄。胃纳安旺,自能知惜静养则神藏。

熟地　山药　芡实　五味　金樱　湖莲　萸肉　龙骨　茯神(杂症)

沈五十三岁　操家君相多动,酒热先入肝胆,血溢在左鼻窍,左升热气,从肝胆而出。戒酒及怒气,肝血宁必止。医用犀角地黄,乃阳明经降血之药,是不识经脏,无足道也。

炒丹皮　黑山栀　降香末　真青黛　小稆豆皮　炒柿饼炭　侧柏叶(杂症)

续名医类案

窦材治一人患衄血,日夜有数升,诸药不效,窦为针关元穴,入二寸,留二刻。呼问病人曰:针下觉热否?曰:热矣。乃令吸气出针,其血立止。(卷十二·衄血)

李嗣立治赵季修,赴龙泉知县,单骑速行,时值盛暑,未几患鼻衄,日出血升许,李教服藕汁、生地黄膏方。赵云:某往年因赴铨曹听选,省前急走数回,心绪不宁,感热骤得鼻衄之症,寻扣临安一名医,服药遂痊,谢以五万钱。临别时,医再三嘱云:恐后时疾作,万

勿轻信医者，服生地黄、藕汁之药，冰冷脾胃，无服可生。半月易医无效。李乃就此方，隐其药味俾服之，三日疾愈。赵问曰：此药如是灵验，得非与临安医之药同乎？李笑曰：即前所献之方也。赵叹曰：前医设为谲谋，几误性命，微君调治，吾其鬼矣。(《续医说》)

龚子才治一人，年近五旬，素禀弱怯，患衄血，长流五昼夜，百药不止，脉洪数无力。此去血过多，虚损之极，以八物汤加熟附子等分，又加真茜草五钱，水煎频服，连进二剂，其血遂止。又依前方去茜草，调理十数剂而愈。

李时珍治一妇人，衄血一昼夜不止，诸治不效，令捣蒜敷足心，实时遂愈。(卷十二·衄血)

张路玉治朱圣卿，鼻衄如崩，三日不止，较往时所发最剧。服犀角地黄汤，柏叶、石膏、丹、栀之属转盛。第四日邀诊，脉迫急如循刀刃，此阴火上乘，载血于上，得寒凉之药，伤其胃中清阳之气，所以脉变弦紧。与生料六味加五味子作汤，另加肉桂三钱，飞罗面糊，分三丸，用煎药调下。甫入咽，其血顿止。少顷，口鼻去血块数枚，全愈。自此数年之后，永不再发。(卷十二·衄血)

谯知阁熙载，壬子年病衄血，用灯草数枚，以百沸汤煮，逐枚漉出，乘热安顶上，冷即易之，遂愈。(《百乙方》。此即灸上星、囟会之意。)

苏滔光云：其母夫人，常衄血盈盆，百药不效，用好麻油纸捻纴鼻中，顷之打嚏即愈。此方甚奇。(同上)

杨子县吏陈某，当腊月鼻衄至正月，凡十三日始定。其脉实而数，治当下导，与桃仁承气汤去积瘀，次服既济汤而愈。盖此人过食煎炙，饮醇酒，皆积热所致也。(《白云集》)(卷十二·衄血)

沈明生治给谏姜如农长君勉中，患衄不已，去血盈斗，一月后衄止，复患囊痈，六脉如丝，精神困惫，始犹健饮，渐至饘粥不入。先后医友但云虚而当补，莫测病根所在，于是，参、芪不效，桂、附随之，愈补而形愈虚，愈温而气愈弱。最后沈至，时居冬至矣，据脉与症，亦谓当温无疑，独念桂、附太热，姑用补中益气，尝之毫无进退。忽悟吾亦踵其误矣，夫食虽不入，而大便秘结，症类虚寒，而口渴喜饮。盖衄血之来，本因邪火上炽，乃遽用血脱益气之法，衄虽止而热不下，发为囊痈。既溃，疡科又泥寒药不能收口之戒，亦务温补。周旋左右者，目击病人尫羸，又闻众口称虚，强令进食，以久卧床蓐之体，恣啖肥甘，不为运化，是以药食并壅，内热外寒，此病中之病，初非衄与痈所致，宜其愈补而愈不灵也。先哲云：脉浮者谷不化。又云：大实有羸状，误补益疾，其斯之谓与。遂力主清润疏解，以硝、黄为前茅，而大便立通，以芩、芍为后劲，而饮食渐进，如丝之脉，一线添长，久冷之躯，一阳来复，不惟衄血不作，且令疮口易收。孰谓从脉可以舍症，不思而得病情哉。向非翻然易辙，转败为功，人惟知补之不效而已，又安知效之不在补也？此事难知如此。

吴桥治文学于学易，举孝廉，病衄，其衄汩汩然，七昼夜不止，甚则急如涌泉，众医济以寒凉不效，急以大承气汤下之，亦不行。桥曰：孝廉故以酒豪，积热在胃，投以石膏半剂愈之。众医请曰：积热宜寒，则吾剂寒之者至矣，公何独得之石膏？桥曰：治病必须合经，病在是经，乃宜是药，石膏则阳明胃经药也，安得以杂投取效哉？(《太函集》)

聂久吾治叶氏子，年十五，患衄血，治不效。询其症，自九岁起，其初每年不过五七次，每次流数茶匙。至十一岁，则每月一次，每次流半酒盏。十二岁，则两月三次，每次流一酒杯。十三岁，则每月两次，流半茶钟。十四岁，则每月或两次，流大半碗。今十五岁，则八九日一次，每次流盈碗矣。瘦削骨立，夜间身热，危困极矣。诸医所用，皆清热凉血之剂。十剂衄减四五，三十剂减七八，四十剂则两月一次，每次不过数点，五十剂全安，而肌肉丰矣。后或有时少作，以前方一剂立愈。地、芍、芎、归、二冬、知、柏、苓、连、首乌、花粉、丹皮、香附、甘草、龙眼肉，水煮，调好发灰五分，食远服。(裹方轻极，每品不过五七分。)

魏玉横曰：杨氏子年二十余岁，病鼻衄如涌，有令以黑山栀末吹者，有令以湿草纸熨脑门者，有令以热酒浸脚者，憧憧扰扰，一日夜不得止。令觅有乳妇人，以乳对鼻孔挤乳，乳入必止。止后，候鼻血干燥，宜挖去之，如法立愈。

郭氏儿七岁，病咳嗽夜热，时时鼻衄，衄之盛，常在半夜。儿医专与疏散凉解，食减则又与香燥消运，日益就惫。延诊，见其面目略肿，年寿环口隐起青气，按其乳旁期门、虚里之间，突突跳筑，谓此禀赋薄弱，顽耍过劳，伤其肝肾，木上侮金，故其衄多出于左鼻孔。乃内伤，非外感也，与养青汤数帖少减。再加熟地、地骨皮、蒌仁，四帖全愈。(卷十二·衄血)

缪氏医案

右脉细而急，细属木体之虚，急则肝火之动也。鼻衄气逆则嚏甚，是其明征。

六味加灵磁、犀角、血余、川柏、牡蛎、人中白，藕汁拌，晒干，阿胶、龟胶丸。

种福堂公选医案

唐二十　阳浮汗泄，衄血。皆下焦真阴不充，适值乘龙①之喜，与病相悖。议填实下元之阴，制伏浮阳。

熟地　萸肉　五味　女贞子　旱莲草　茯神　秋石　黑壳建莲

蜜丸。(衄肝肾阴虚)

南雅堂医案

水亏于下，火亢于上，致衄血不止，拟参用三生饮、玉女煎两法。

生地黄四钱　石膏一钱　知母一钱　北沙参一钱五分　玄参一钱五分　龟版二钱　茜草根一钱　淮牛膝一钱　血余二钱(瓦上焙存性)　茅根一盏(取汁)　鲜荷叶一盏(取汁)　侧柏叶两匙(取汁)　艾叶两匙(取汁)(血证门)

脉数，寸关尤甚，鼻衄溢流不止，面赤足冷至膝，病已三月，血去过多，心神摇荡。阴虚内热之体，厥阳化火上逆，扰动脉络，致血上干清道，由高灌注而下，非若咯吐者尚易止定，兹用凉血滋降法，为急则治标计。

黄连五分　犀角五分(磨冲)　熟地五钱　炙龟版八钱　阿胶二钱(蛤粉炒成珠)　磁石五钱(煅)　淮牛膝一钱五分(盐水炒)　女贞子一钱五分(炒)　青铅一枚　旱莲草一钱　童便半碗(冲入)　水同煎服。(血证门)

素患鼻衄，入夏又发，咳嗽口干，下体酸软无力，胃热溺黄，由鼻衄屡发，上焦阴液久耗，胃中湿热之邪，熏蒸于肺，肺热叶焦，痿躄乃生，仿东垣清燥法加减。

黄芪一钱五分　炒白术八分(米泔浸)　白芍药八分　白茯苓八分　当归五分　生地黄五分　麦门冬三分　黄柏三分(酒炒)　猪苓三分　黄连三分　泽泻五分　陈皮五分　人参三分　升麻三分　炙甘草二分　神曲三分(炒)　五味子九粒　枇杷叶两片　水同煎服。(血证门)

自述冬季衄血、痰血，交夏不病，形体充壮，脉长，关搏指，推此病由，盖禀本阳体，而性复喜动，夏月藏阴，冬月藏阳，阳不潜伏，是以升则血溢，降则遗精，宜用变化至灵之物，为摄纳潜藏之计，兹将拟方列后。

熟地黄三钱　生地黄三钱　炙龟版二钱

① 乘龙：比喻得佳婿。

龙骨二钱　天门冬一钱五分　麦门冬一钱五分　远志一钱(去心)　秋石一钱(血证门)

衄血两日虽已止，奈脉象虚兼数，舌光无苔，面色不华，唇白，怠倦，乏力，心悸，畏明，额汗出，是虚阳虽降，而失血后血虚，无以统摄其气，气虚无以斡运其血，气血有涣散之势，阴阳有脱离之象，症之险恶，恐防厥冒，于法急宜双补，庶气血有所依附，并佐以酸咸属味，收摄以降敛之。

人参三钱　熟地五钱　酸枣仁三钱(炒)　生白芍二钱　阿胶一钱五分　天冬一钱五分　白茯神三钱　枸杞子三钱(炒)　秋石三分(冲)　炙黄芪二钱　大枣两枚　水同煎服。(血证门)

鼻衄头晕，胸脘烦闷，脉数，证系阴亏阳升，用清降法。

生地三钱　川石斛二钱　粉丹皮一钱五分　玄参一钱五分　金银花一钱　石决明三钱

阳逆上升，鼻衄不止，热在心营，从手少阴治之。

犀角一钱五分(磨)　细生地三钱　知母一钱(炒)　粉丹皮一钱　川石斛二钱　黑山栀二钱　淮牛膝一钱　侧柏叶一钱(炒)

衄血，咳逆失音，由劳役伤及营分所致。

生地三钱　白茯苓二钱　淮山药三钱　龟版三钱　粉丹皮一钱　淮牛膝一钱(血证门)

簳山草堂医案

血证有年，逢节辄发，身热神倦；脉弦而芤。此真阴内损所致。夏至节尤宜加意调治，否则防衄血狂吐。

原生地　西洋参　麦冬肉　生蛤粉　石斛　橘白　牡丹皮　北沙参　川贝母　地骨皮　枇杷叶(吐血)

骨热络伤，鼻血吐红，恐成童怯之候。

银柴胡　地骨皮　牡丹皮　肥知母　橘白　香青蒿　冬桑叶　西洋参　天花粉　藕节

劳伤络热，鼻衄吐红，兼之下血，营分已损，重患也。宜节力。

生地炭　炒白芍　炒黄芩　炒枣仁　煨木香　炙鳖甲　炒丹皮　炒远志　炒苡仁　血余炭(吐血)

素体阴虚火炎，近交炎令，内外交迫，以致鼻衄，流溢不止。体灼热而脉静细不数，真阴亏极矣。盛暑如何支持耶？用清阴降火法，得衄止为幸。

犀角尖磨　原生地　青黛　肥知母　川斛　侧柏炭　川黄连　牡丹皮　玄参　麦冬肉　花粉

血郁成痞，木火上炎，时发鼻衄。病在厥阴肝经，急切不能霍然也。

生鳖甲　生白芍　归须　炒怀膝　赤苓　旱莲草　原生地　牡丹皮　郁金　侧柏炭　泽泻

劳伤营热，而发鼻衄也。

生鳖甲　牡丹皮　地骨皮　天花粉　白薇　原生地　香青蒿　肥知母　秦艽肉　侧柏炭

劳伤络热鼻衄。治宜凉营。

生鳖甲　牡丹皮　香青蒿　肥知母　赤茯苓　原生地　淡黄芩　地骨皮　秦艽肉

青年体怯，骨蒸，鼻红，发咳。治以清肺化热法。

西洋参　地骨皮　银柴胡　川石斛　橘红　肥知母　桑白皮　牡丹皮　天花粉　茅根肉

骨热络伤，鼻血吐红，恐成童劳之候。

西洋参　地骨皮　冬桑叶　牡丹皮　橘红　肥知母　香青蒿　银柴胡　天花粉　藕节

疟后肝阴大亏，内热咳呛，鼻衄盗汗，脉弱经断。恐延成虚怯之候，不可忽视。

生鳖甲　牡丹皮　地骨皮　麦冬肉　生苡仁　原生地　香青蒿　西洋参　川石斛　藕节

络伤营热而鼻衄也。防音哑喉痹。

小生地　北沙参　地骨皮　肥知母　生苡仁　牡丹皮　麦冬肉　桑白皮　天花粉　橘红

阴不足而火上炎,鼻衄所由作也。

原生地　牡丹皮　麦冬肉　淮山药　炒怀膝　炙龟版　料豆皮　肥知母　川石斛　芦根

劳力内伤,感热鼻衄,半月而止。面黄脉微,气阴两竭矣。殊非易治。

西党参　原生地　牡丹皮　麦冬肉　川石斛　西洋参　炙龟版　制女贞　肥知母(衄)

杏轩医案

汪氏妇鼻衄,止衄奇法

汪氏妇,夏月初患齿衄,衄止,旋吐血,血止,鼻又衄,大流三日,诸治不应,诊脉弦搏,知其肺胃火盛,非寒凉折之不可。乃用犀角地黄汤,取鲜地黄绞汁,和童便冲药,外用热酒洗足,独蒜捣涂足心,一昼夜衄仍不止。因忆门人许生曾言,人传止衄奇法,先用粗琴线数尺,两头各系钱百文,悬挂项下,再用手指掐定太溪穴(太溪穴在两足内踝下动脉陷处),神验。外治之法,于病无伤,今既诸治罔效,姑一试之,衄竟止。惟神形疲困,头昏少寐,思血去过多,真阴必伤,改用麦味地黄汤,加龟版、石斛、白芍、女贞、沙参、阿胶,旬日霍然。识此以广见闻。

齐氏医案

曾治一人,患口舌生疮,鼻中不时流血,口中不时吐血,来寓求治。予曰:此乃火气勃于上焦,不能分散,故上冲而吐衄、口舌生疮也。其法当用寒凉之品以清其火热燎原之势,并泻其炎上巅顶之威。遂与生地一两(捣成泥汁)、当归一两、老芎五钱、元参一两、黄芩三钱、炒黑荆芥三钱、甘草一钱,水煎,调三七末服之,连进三剂而效。此方妙在不用大苦大寒以逐火,而用微寒之药以滋阴,盖阴气生则阳气自然下降。尤妙用黑荆芥引血归经;用三七末以上截其新来之路;加黄芩以清其奔腾之路;诚恐过于寒凉,冷热相战,又加甘草以和之,此治热之最巧妙法也。若用寒凉之重者折之,非不取快于一时,然火降而水不足,则火无所归,仍然焰生风起,必较前更甚,而始以清补之药救之,则胃气已虚,何能胜任?今之速效者,是病之初起也,若再迟缓,主治者又自当有法,又不可作如是治疗也。(附:伤寒发狂发斑结胸中寒等证)

治一男子,面白,鼻流清涕,已三年矣,且不闻香臭。余曰:此肺经气虚,补之,宜用补中益气加麦冬、山栀。多服而愈。(鼻病)

曾治雷元子,素患衄血,一日长流不止,奔走求治,至即昏晕倒地,观者骇然。予曰:不妨,乃用黄栀子一枚、香白芷一钱,纸卷烧存性为末,以笔管吹之,其血立止而苏,令人扶归。乃父曰:今承妙方,虽然止住,但每月数发,其流异常,敢求先生垂怜,再施妙剂,拔去根株,否则此子终必亡于此病也。予曰:我有收血妙方,治之当效,用黄芪、熟地、生地、当归各一两,黑荆芥穗、黑侧柏叶、黑姜灰各三钱,用水煎调三七末三钱,明日前证即作,乃与一剂,少倾其衄微流而止。此方补血而不专补血,妙在补气止血,而不专止血,尤妙在引血归经,夫血即归经,气又生血,自然火不沸腾,相安无事矣。果服一剂而安。连进补中益气汤加麦冬、五味三十余剂,兼服八仙长寿丸,至今不发。(血病)

吴门治验录

程十全街

左脉浮弦而紧，风温郁于阳明，寒热两日，得鼻衄而止，舌黄余热不清，法宜清解，最忌温散。

南沙参三钱　麦冬一钱五分　鲜霍斛三钱　赤芍一钱　炒黄芩一钱　茯苓二钱　桑叶一钱　炙甘草五分　橘叶七片

又　舌黄已退，右脉渐平，左手关尺尚大，肝肾两火未平，引少阳甲火而升，故鼻衄不时举发，宜滋阴降火，二便一爽，自可豁然。

细生地三钱　茯苓三钱　泽泻一钱　粉丹皮一钱　地骨皮一钱　炒黄芩一钱　赤芍一钱　白茅根三钱

又　脉左洪右濡，血虚内热，气虚不摄，故鼻红时见，头昏疲倦，咳痰白色，饮食渐减，口内作干，宜清营化热为治。

原生地五钱　暹罗犀角三分　赤芍一钱　粉丹皮一钱五分　炒黄芩一钱　北沙参四钱　麦冬肉一钱五分　茯苓三钱　生甘草五分　白茅花灰五分　米炒桑叶一钱

又　右脉已和，左脉仍数，头昏鼻衄，虽属上焦虚火，究系阴虚阳越，仿磁石六味法。

原生地五钱，酒洗　粉丹皮一钱　黄甘菊花一钱　茯苓二钱　川石斛三钱　白茅根五钱　怀山药二钱，炒　泽泻一钱　煅灵磁石一钱

又　照前方加：瓜蒌皮三钱

三服后撤煎剂，每空心开水送：磁石六味丸三钱

问：鼻衄由于血热妄行，犀角地黄治之而仍发，竟以磁石六味收功，何也？曰：犀角地黄汤但治其标，磁石六味则治其本。人知鼻衄为血热妄行，不知所以血热妄行者，皆由水亏火旺，阴虚阳越之故。磁石既可重镇，又能补水，为上实下虚之圣药也，故能奏效。究系上病下引治法，可与汪症参看。（卷二）

曹仁伯医案论

西汇胡

天之热气下，地之湿气上，人在气交之中，无隙可避，虚而受者，即名曰暑。暑之为言，有湿有热，不言而喻矣。夫暑先入心，暑必伤气，气分之湿不为之先除，则所蓄之热必不能外出。所以暑湿热三气交蒸之初，务须消去其湿，正合古人消暑在消其湿之旨也。然湿邪一去，热气即从外达，又名暑热，不名暑湿。一气而有两名，前后之用药有异。盖以热则阴伤，气亦更弱。无怪乎鼻衄旧恙上从清道而出，身体困惫，饮食渐减，脉转弦数，阳分更热，口内知干，种种见虚中有实之象。但暑邪一证，河间每论三焦。现在头额昏蒙，邪热偏于中上，惟衄去过多，虚在下焦阴液。如此细诊，断在少阴不足阳明有余，有何疑惑哉。拟张景岳玉女煎法，俾得中下焦热气上熏于肺者，悉从暗化，而下焦之阴气亦不再伤，仍不出乎刘氏三焦治例。未知是否？候西耕先生政之。

细生地　煨石膏　怀牛膝　麦冬　知母

九牛二虎丸　左虎掌十二两，酥炙　茯苓五两，人乳拌蒸，晒　牛肋骨九根，要用第三根者佳，酥炙　牛膝五两，盐水炒　大力子二十两，生晒　白蒺藜二十两，去刺　小川芎一两，生晒　归身五两，酒炒　黄芪五两，蜜炙　沙参五两，盐水炒　雄乌骨鸡一只，将鸡干去毛杂，煮烂连骨重打如泥，酥炙

共为细末，炼蜜和丸，桐子大。每服四钱，朝以开水送下。

类证治裁

族子　劳力伤阴，口干鼻衄。颊赤神疲，是冬阳不潜，当春脉洪晡热，系引动温邪。先治温，后治劳。黑山栀、生地黄、白芍药、牡丹皮、麦门冬、沙参、蔗汁。三服脉洪已退，鼻衄亦止，而右尺不静，龙焰未熄，宜滋阴潜阳。

六味丸料去泽泻,加龟版、淡菜、五味、白芍药。煎服十剂效。

肖　去秋阴疟,病延今夏,三日两发,热重寒轻,鼻衄左孔,膝胫热蒸,乃肾阴下亏,胆火上冒。仍用柴、防升动,致汗多渴眩,衄衄不已,皆误药贻咎。生地黄、牡丹皮、山栀、知母酒炒、牛膝酒蒸、白芍药、乌梅、桑叶,三四服病已。嗣此多服六味丸以滋下元。

吕氏　暑热烦劳,下崩上衄,屡次晕绝,肢冷胸温,苏醒后胁满心忡,惊汗不寐,脉虚芤。此心肝血失所统,而气随血脱也。急须固气以摄血,乃阴从阳长之理。用洋参五钱,茯神三钱,枣仁、龙骨各二钱,黑甘草钱半,龙眼五枚,小麦二合,五味八分。三剂神安熟寐,逾日血仍至,复晕而苏。用理中汤加荆芥醋炒黑,数服得止。

王　春初鼻衄,口干恶热,由努力伤络,血凝气聚,脐左板硬如掌,脘痞不容侧卧,脉左大右小。肝乘络伤,应地气上腾,直犯清道。先进缓肝降逆,俟衄止,再商理瘀。黑山栀、郁金、蒌仁、白芍药、阿胶水化、当归醋炒、麦门冬、牡丹皮、炙草。一啜甚适,三服衄止,脉左敛。原方去芍、胶、归、草,加牡蛎、降香、牛膝、归须、桃仁。二服便下瘀黑,脘腹俱宽,盖血以下行为顺,上行为逆,故降逆佐甘缓,理瘀佐软坚。

王　当春大衄,由情志拂逆,胆火上迫,致血直犯清道,昏眩不时。速用清降,以遏少阳升逆之威。羚羊角、黑山栀、牡丹皮、阿胶、生地黄、鲜桑叶,二服衄止。脉来小涩模糊,胸际隐痛,晡时足肿,由傭作伤阳,元气不振,惧其遇劳辄发,法宜和补脾阳,潞参、白术、炙草、茯神、白芍、当归醋炒、郁金汁。数服愈。

(评选)爱庐医案

鼻衄盛发,成流不止者已三日,面赤,足冷至膝,脉数,寸关尤甚。血去过多,心荡神驰。阴亏内热之体,厥阳化火上逆,扰动脉络,血行清道,从高灌注而下,非若吐红之易定。血有几何,岂堪如此长流。拟仿志火升腾治例,用凉血滋降法。

犀角七分　炒女贞子一钱五分　黄连五分　熟地六钱　青铅一枚　炙龟版一两　旱莲草一钱　煨磁石五钱　阿胶一钱五分,蛤粉拌炒。盐水炒牛膝一钱五分

诒按:此证甚险,用药尚称得力。方中当加童便冲入。

再诊:鼻衄虽止,而面色唇口皖白;虚阳虽降,而额汗心悸畏明。脉虚而数,舌光而颤。气乏血涵,血无气护,阴阳有离脱之象,气血有涣散之险。急进双补法,庶几有所依附,再佐咸降酸收以摄之。

人参一钱　天冬一钱五分　炒枣仁三钱　秋石二分,烊入　熟地一两　枸杞炭三钱　白芍一钱五分　阿胶一钱五分　茯神三钱　大枣二枚

(失血门案二条)

王氏医案续编

孙执中于春前四日,忽患鼻衄如注,诸法莫塞。夤夜请孟英视之。脉弦而数。曰:冬暖气泄,天令不主闭藏,今晚雷声大振,人身应之,肝阳乃动,血亦随而上溢,不可以其体肥头汗,畏虚脱而进温补也。投以元参、生地、犀角、牡蛎、知母、生白芍、牛膝、茯苓、侧柏叶、童溺诸药。一剂知,二剂已。既而胁痛流乳,人皆异之。孟英与甘露饮加女贞、旱莲、龟版、鳖甲、牡蛎而瘳。

蒲艾田年逾花甲,陡患鼻衄,诸法不能止,速孟英救之。面色黑黯而有红光,脉弦洪而芤,询知冬间广服助阳药,是热亢阴虚之证。与大剂犀角、元参、茅根、女贞、旱莲、石斛、茯苓、泽泻、天冬、知母,投匕而安。续予滋阴药,填补而康。

沈俞医案合钞

疟中病衄,血去多而元气虚,法当补气以生血。

参须　丹皮　茯苓　麦冬　白芍　牡蛎　生地　山药(疟)

问斋医案

鼻血为衄,势如涌泉,乃胃火迫血倒行所致。《经》以阳明之脉,挟鼻是矣。亦伤胃之属也。

大生地　大麦冬　怀牛膝　丹参　粉丹皮　滑石　黄芩　白知母　童便(诸血)

身怀六甲,火犯阳经,迫血倒行为衄。

大生地　黄芩　川黄柏　白知母　大麦冬　生甘草　龟版　白茅根　藕节(诸血)

广西思州田三七,水磨如粉,晒干备用。并能统治内外诸衄。外敷醋调,内服酒下。谅人老少、强弱,病之轻重、新旧,一钱至三五钱不等。(诸血)

衄如泉涌,口鼻皆出,竟日不止,诸药不应。虽有倒经之说,伤于冲脉则一。宜先用草纸十层,冷水浸透,帖在顶心,熨斗熨纸上,顶心觉热去熨斗,其衄即止,后服药。

川贝母　桑白皮　地骨皮　大麦冬　五味子　空沙参　薏苡仁　川百合　枇杷叶(诸血)

得心集医案

尊阃玉体违和,前承不鄙,冒雨赴召。脉证相参,由来者渐,先天禀赋,已为薄弱之体,客腊分娩,调理不无失宜,心旌摇摇,内烁真阴,阴血既伤,则阳气偏盛而变为火矣,是谓虚火劳瘵之萌也。前经治数手,不过见症投剂,未探真情,见其潮热,概行清火,目睹形羸,即为补血。孰知阴精日损,食饮无味,转劳转虚,转虚转劳,脉从内变,色不外华,而鼻血辄溢,食少力稀,正《大易》所谓龙战于野,其血元黄,乃亢龙有悔之象,非一二法所能疗。仆虽不敏,既叨不鄙,用敢直陈颠末[①]。稍能深信,何辞病势之重,药进数剂,当有应验之功。足下勿以愚一管之见,视为泛常,幸甚。(内伤门)

凌临灵方

沈(二月)《内经》谓春善病鼽衄,良由气火偏旺,风热外袭,风火相煽,阳络多伤使然也。治宜黑参犀角汤法。

元参　东白芍　焦山栀　荆芥炭　犀角盘　丹皮　连翘　白茅根　生地　怀牛膝　净银花　薄荷梗　鲜竹叶(鼽衄)

何澹安医案

内伤兼少阳热郁,鼻衄及便溏带血,阴阳络俱伤,须省力调治。

生地炭　白芍　木香　米仁　泽泻　炒丹皮　鳖甲　山药　木瓜(虚劳)

吴东旸医案

吴有君,青浦人也,七月下旬就诊。脉象模糊,舌苔白腻,询其平素,不喜茶饮,口淡无味少纳,本太阴湿郁之体,客岁九秋忽患衄血齿血。此乃深秋,燥气外侵,卫闭营郁,内有暑湿积中,阻塞相火下纳之路。火克肺金则衄血,火扰膻中则齿血。延医一派滋凉,遂至浊邪愈结,而上升之火,愈不得降,故至期年未瘳也。兹届新秋,酷暑犹复炎蒸,必用清暑渗湿,以治其本,和火逐瘀,以治其标,中气和而疾可愈矣。即以苓、苡、斛、滑、半夏、橘皮、

① 颠末:始末。事情自始至终的过程。

元参、白芍、丹皮、麦冬、茅根、柏叶投之而愈。此案本无可志,因血症而用滋阴之剂,几于千手雷同,故又书此以明之。

慎五堂治验录

管少泉(茂才)令郎讷之,年未冠。夏末秋初患疟,自知暑湿,进清化之品,神昏不语,两目直视,脉象芤大,舌无华色,苔黑且干。邀余同议沙参白虎合牛黄丸,按脉凭症,十分中肯,而服后病势更危,到四鼓时,身僵如尸,肢末失温,举家惶惶。切脉尚芤,思《脉诀》云:芤主失血。遂询其曾见血否?答云:鼻血盈碗,前三天见过。余喜曰:无恐也!此是气分之热由血去舍空而逆传营中耳。即以鲜生地五两煎汤,调紫雪丹五分灌之,天明神清热淡,剂以气血两清而愈。

张聿青医案

潘左　咳嗽鼻衄,腰酸肢重。肝肾空虚,恐延衰症。

丹皮炭　杜仲　当归　生地炭　炙黑丝瓜络　川断肉　白芍　川贝母　牛膝炭　海蛤粉　白茅花　炒麦冬

二诊　补肾清金,衄血未来,咳减纳加。的是水亏而虚火上炎,载血逆行也。乘此善调,以图恢复为要。

生熟地三钱　杜仲三钱　炒麦冬三钱　川贝母二钱　杭白芍一钱五分　生山药三钱　茯神三钱　牛膝炭三钱　龟甲心五钱,先煎　代赭石四钱

王左　涎涕带血,血从呼出。风邪湿热上蒸。

玉泉散三钱　马兜铃二钱　广郁金一钱五分　桑叶一钱　薄荷五分　苍耳子一钱　象贝母二钱　白桔梗八分　枇杷叶去毛,四片

李左　鼻衄盈碗而来。脉形弦大。此肝火积于内,风热袭于外,以致阳络损破,不能扃固。还恐有复涌之势。

丹皮一钱五分　青黛五分　煨石膏八钱　黑山栀三钱　赤芍一钱五分　麦冬三钱　鲜石斛八钱　白茅花一两　鲜藕三两

李左　鼻衄如注。脉象弦大。肺胃风热内迫。恐致厥脱。

犀角尖五分　细生地三钱　炒丹皮一钱五分　生赤芍一钱五分　绿豆衣五钱　麦冬三钱　黑山栀三钱　大黄二钱,酒蒸　藕汁一杯　元参肉三钱　白茅花一两五钱

吴右　向有鼻衄,势不甚盛。兹以不禁辛辣,以至三次衄血,皆有盈盂之多。阳络损伤也。

侧柏炭三钱　丹皮炭一钱五分　鲜竹茹一钱五分　当归炭一钱五分　白茅花一钱　细生地四钱　白茯苓三钱　大麦冬三钱　藕汁半杯　鲜荷叶络三钱(衄血)

柳宝诒医案

苏　鼻红屡发,右脉浮数。肺胃火浮,故血从清道而溢。用清泄合咸降法。

鲜生地　细生地　丹皮　元参　黑山栀　银花炭　牡蛎　秋石　稆豆衣　杭菊花　枯芩　竹茹

二诊　改方去银花、杭菊,加天冬、知母。

三诊　鼻红减而未止,脉象左关及右寸浮大而数。木火刑金,肺络不能清降。

羚羊角　鲜生地　细生地　丹皮　元参　知母　蛤黛散　天冬　牛膝　荆芥炭　侧柏炭　竹茹

曹　风温之邪,恋于肺胃。刻下木火易动,以致肝络之气,有升无降。内热气升,痰红鼻衄。脉象浮细而数,舌中苔浊。拟和络清肝,泄降肺胃。

旋覆花猩绛同包　鲜石斛　淡黄芩　黑山栀　前胡　丹皮　南沙参　蛤壳　桑皮叶

各　苡仁　杭菊花　广橘络　茅根肉　枇杷叶

席　肝火不平，冲任之血，上升为衄。脉象弦数，色黄内热。当用清火泄木之法。

全当归　白芍　丹参　黑山栀　白薇　延胡索　川楝子　牛膝炭苏木煎汁，拌炒　茺蔚子

刘　血行清道而为衄血。其故由手肝火不平，蒸灼营阴，以致血络沸腾，屡发不已。阴血日耗，肝失血养，木火愈盛，驯至逆行肺金，喘逆鼻煽，神色枯瘁。上损之候已深，而纳少跗肿便溏，中气亦坏。脉象细数如喘，右尺躁动浮数。所伏之肝火，不特上克肺金，抑且下吸肾阴，肝肾不主摄纳，病见于上，而根属于下，在损症为最深之候。姑与清肝肃肺，培土纳肾之法。气阴两顾，扶过炎夏伤金之令，方可从长议治。

台参须　白芍　丹皮　归身　川百合　淡天冬　淮山药　女贞子用墨汁旱莲同米汤拌，蒸晒三次　大生地　牛膝青盐化水拌烘　牡蛎　五味子蜜炙　紫白石英各　毛燕窝绢包　竹茹（诸窍）

曹　木火挟郁痰升逆于上，颈项浮肿，咽物不爽，癸停四月，间作鼻衄，右尺浮动。似乎有勿药之占；况胎火上浮，亦能作衄。拟方以清肝泄火为主，佐以化痰畅气。

东白芍酒炒　黑山栀　元参　橘红　枳壳　淡黄芩　广郁金　丹皮炭　黑荆芥　象贝　牡蛎　砂仁　夏枯草　竹茹

孔　素质木火偏胜，营络为肝火所激，则血从上溢，而为鼻衄。向患三月坠胎，亦属木火为患；所嫌呕吐痰涎，中焦亦有湿浊。于泄肝清络之中，似不可过于滋腻。

东白芍　小生地炒　炒丹皮　茜草根炭　黑山栀　刺蒺藜　牡蛎　茯苓　苡米姜汁炒　於术　金石斛　制料豆　归身炒黑　竹茹

加减：如鼻衄甚，加秋石、茅根肉。（妇人）

雪雅堂医案

林福　鼻衄，宗经旨热淫于内，治以咸寒，佐以甘苦意。

原生地　生白芍　犀角屑　生薏米　紫草茸　鲜苇根　嫩桃仁　冬瓜子

金鳌　鼻衄不止，清解阳明郁热。

生地　竹叶　丹皮　夏枯草　黑山栀　杏仁　石膏　茅根　地榆炭　陈藕节

又

犀角屑　大生地　粉丹皮　生白芍　白茅根　侧柏炭　生石膏　淮牛膝

值春令阳气上升之时，左鼻出血，耳内攻疼，脉数，少阳胆络郁勃之热上升，治宜辛凉清通络热。

丹皮　羚羊角　夏枯草　薄荷梗　黑栀　连翘　青菊叶　地骨皮

张　肝阳亢越，鼻衄不止，宜用釜底抽薪之法，引而下导之。

犀角屑二钱　生白芍三钱　鲜竹茹二钱　大生地三钱　粉丹皮二钱　白茅根五钱　黑山栀三钱　侧柏炭二钱　酒大黄一钱

左翠云　脉弦滑，寒热往来，鼻衄大放，因少阳邪热内着血分，扰乱经络，以致血不归经而妄行，即红汗是也。宜仿热入血室例治之。

柴胡二钱　黄芩二钱　生地四钱　菊叶三钱　丹皮三钱　青蒿三钱　秦艽二钱　羚羊二钱　贯众三钱

医案摘奇

施云章之子，自早至暮，鼻衄如流水，已盈二大盂，合家含泪求治。余安其心曰：无妨，莫惊病人。乃为之用犀角地黄加白茅花、

旱莲草、小蓟、牛膝、川柏、蒲黄炭、血余炭、陈棕灰、童便,一服即止。继之以沙参、鲜地、二冬、茅花、旱莲、知母、川柏、牛膝,又二剂。从此不再衄矣。大凡血出如潮涌者,虽属雷火、龙火、胃火上逆,其心营不伤,必不至是。余之每用犀角而立止者,正所谓心与灵犀一点通,良有意也。(衄血)

曹沧洲医案

龚 鼻:鼻衄屡发。法当导热下行。

鲜生地二两 黑山栀三钱 墨旱莲三钱 藕节五钱 石决明一两,盐水煅,先煎 丹皮三钱五分 熟女贞三钱 芦根一两 牛膝炭三钱五分 连翘三钱 知母二钱(耳目鼻部)

朱 鼻:鼻衄连日不止,头晕微热,脉数。防转重,弗忽。

石决明一两,先煎 丹皮三钱五分 竹茹三钱五分 泽泻三钱 白蒺藜四钱 连翘三钱 象贝四钱 甘菊瓣三钱五分 赤芍三钱五分 黑山栀三钱五分 赤苓三钱 白茅根一两(耳目鼻部)

张 鼻:鼻衄陈来,四肢无力。当导热下行主之。

鲜生地二两,打 牛膝炭三钱五分 墨旱莲三钱 白蒺藜四钱 石决明一两,盐水煅,先煎 丹皮三钱 熟女贞三钱 藕节五钱 黑山栀三钱,盐水煅 知母三钱 连翘三钱 鲜芦根一两(耳目鼻部)

上池医案

鼻衄而起,风不在表。

小生地 黑栀 黄芩 地骨皮 桑叶 杏仁 赤苓

鼻衄头痛,风热上干。

荆芥 生地 黑栀 黄芩 茅根 大力 丹皮 楂炭 赤苓

鼻衄咳嗽,肺受风热。

小生地 黑栀 黄芩 丹皮 茅根 桑皮 茜根

鲁峰医案

加味犀角地黄汤,此予治淑春园听事人张姓鼻衄之方也。伊初觉内热气逆,后鼻中流血,竟日不止。予用此汤,服一剂血止,二剂而愈。

加味犀角地黄汤方:

犀角二钱,镑 大生地三钱 当归二钱,酒洗 白芍二钱,生 丹皮二钱 黄芩二钱,酒炒 栀子二钱,炒 枳壳二钱,麸炒 花粉二钱

煎出兑藕汁一酒钟和服。

也是山人医案

陶(廿四) 阳升衄血,拟凉解肺胃法。

犀角 连翘 元参 细生地 炒牛膝 黑山栀 丹皮 炒黑侧柏叶

曹(廿八) 鼻衄已止,面白无神,脉细音嘶,血脱恐气无所归,安得不以阳气为首务耶?

炙黑黄芪 炒焦白芍 炒牛膝 洋参 炙草 炒山药 茯神

周(八岁) 痘后衄血,肺胃余火尚炽。

地骨皮 犀角 丹皮 川贝 生地炭 连翘 银花(衄)

戴 瘀咯初净,肺胃阴液未充,值天时燥气加临,阳易旋动,清窍不司其肃,衄血乃因复发,脉右寸关搏而疾大,是阳明燥气鼓舞之征。议滋清益阴肃上,候裁:

原生地四钱 拣麦冬一钱五分 淮牛膝炭 龟腹版酒炙,五钱 陈阿胶二钱 连翘 稆豆皮一钱五分 真川贝去心研,二钱 炒黑侧柏叶一钱五分

又　脉左和静，右动搏已减，衄血渐止，口干，望色紫滞已退。凡动皆火易就燥，议益阴潜阳，佐清阳明燥热。

原熟地四钱　龟腹版五钱　拣麦冬一钱五分　陈阿胶另烊冲，二钱　淮牛膝一钱五分　真川贝二钱　霍石斛一钱五分

又

原熟地四钱　龟腹版五钱　拣麦冬一钱五分　阿胶另烊冲，二钱　淡天冬一钱五分　真川贝二钱　川斛一钱五分　制洋参一钱五分

又

原熟地一钱　真川贝二钱　川斛一钱五分　陈阿胶二钱　建莲二钱　茯神二钱　拣麦冬一钱五分　西党参一钱五分　九孔石决明煅研，三钱（衄）

重古三何医案

阳明络伤，狂吐衄血，脉络空虚，气喘心悸。

黄芪　枣仁　熟地　茜草　茯神　白芍　蕊石　藕节（咳嗽失血类）

阮氏医案

张　产后过食辛味燥热，发动亢阳，血随清道而上溢，故有鼻衄之症。治宜凉血镇逆为主。

细生地四钱　生白芍二钱　川牛膝三钱　白茯神三钱　黑元参三钱　紫丹参三钱　川藕节三钱　紫石英三钱　湖丹皮钱半　广郁金钱半　山栀炭三钱　降真香八分

李　湿邪初起，误食补品，致三焦络脉阻滞，血不循经，故从清道上泛而鼻衄，由浊道上溢而吐出，几致成盌。幸今邪热虽退，而阴液大伤，若非养液复脉，别无良法。

海南参三钱　川郁金八分　大麦冬二钱　炒侧柏钱半　驴胶珠二钱　川藕节三钱　怀牛膝三钱　紫降香八分　大生地四钱　白茯神二钱　紫丹参二钱　黑元参二钱

蔡　老年肾阴亏耗，肝阳挟督阳上亢，阴不内守，故血随清道上泛，而鼻衄不止。拟和营降逆法。

大生地六钱　阿胶珠三钱，蒲黄炒　川藕节三钱　别直参钱半　生白芍三钱　淮牛膝三钱　炒侧柏钱半　黑元参三钱　大破冬三钱　生龟版八钱　降真香八分　炙甘草八分

蔡　老年真阴亏耗，督阳上亢，血随清道而鼻衄不止

生龟版一两　生扁豆八钱　山栀炭三钱　栝蒌皮二钱　北沙参四钱　生米仁五钱　侧柏炭三钱　簟竹络三钱　茅草根六钱

张　高年真阴亏弱，复加郁怒太过，五志之火挟虚阳上冒，冲突阳络，其血从鼻窍而常出。丹溪云：阴宜补，阳勿浮。遵其法而施之。

大生地六钱　生龟版一两　酸枣仁钱半　远志筒钱半　生白芍三钱　海南参四钱　降真香八分　淡菜八钱　黑驴胶三钱　淮牛膝三钱　侧柏炭三钱

汗　血　案

吴门治验录

温卢家巷

脉象颇平，左关尺按之稍数，此由肝肾阴亏，故有血热妄行，发于肾囊之上，血出如泉，类乎血汗，墨涂即止，虽每年一发，究宜清肝肾之虚热，则耳疮火升俱可愈矣。

大生地五钱　怀山药二钱　茯苓三钱　粉丹皮一钱　泽泻一钱，盐水炒　黄柏七分，炒黑

知母一钱，炒　条芩一钱，炒　炒橘核炭一钱五分

十服愈。

问：血汗一症，未经人道，今治止一方，十服即愈，请详示之。曰：血汗出于《内经》，与衄蔑并列，而后贤即更名肌衄，治法亦与诸衄同，而案不多见，只《准绳》载《九灵山房集》云：吕元膺治湖心寺僧履师，胭中出血一症，然彼以血如涌泉，竟日不止，已见脱象，故始以益荣泻火，继进十全大补而愈，与前症大不相同。夫人身之血，如水在地中，无处不遍，故人身不拘何处，以针刺之俱有血出。盖毛孔本属汗出之窍，汗即心血所化，由肺经而达皮毛，故其色白，若热而妄行，不及变化，又不及循经隧而出，但有毛孔气虚之处，即附之而出，故无一定之所，且一线射出，不比汗出匀缓，俗谓之血箭，其实血热妄行，既在皮毛，尚非坏症，然亦必审其所见之部，与脉之虚实，治之亦未尝难于见效也。即如前症，但清肝肾虚热，一方十服即愈，不足为异。往余馆查慧海观察家同事杨公，脑后发际忽而出血不止，众智骇然，余知其为肌血衄也，令用一味黄芩，渍水涂之，立愈，后竟未发。又见有胸前背心两症，亦以前法治之立效。此方余友范董书所传，治鼻梁血出者，移治他处亦效，而《准绳》未见及此，可见著书之难也。(卷四)

问斋医案

汗血曰蔑。汗为心液，血从心生，心火暴甚，肾水虚衰，大亏之症。

大生地　灵犀角　人参　龙骨　牡蛎　龟版　当归身　生黄芪　冬白术　郁李仁　黄芩　朱砂　人中白　藕汁　鹅血(诸血)

尿血案

外科心法

一男子，尿血，阴茎作痛，服清心莲子饮不应，服八正散愈盛。予以发灰，醋汤调服，少愈，更以斑龙丸而平。(痔)

校注妇人良方

一妇人尿血，因怒寒热，或头疼或胁胀。此脾血虚而肝火盛，用加味逍遥散而血胀止，补中益气加蔓荆子而头痛痊。后郁怒腹痛尿血，仍用前散加龙胆草，并归脾汤治之。将愈，又因饮食所伤，复作心忡不宁，彻夜不寐，仍用前汤而痊。

一妇人尿血，面黄体倦，饮食不甘，晡热作渴。此脾胃气虚，不能摄血归经，用补中益气以补胃气，用归脾汤以解郁结，更用加味逍遥散以调养肝血而痊。

一妇人小便出血，服四物、蒲黄之类，更加发热吐痰，加芩、连之类又饮食少思，虚症蜂起，肝脉弦而数，脾脉弦而缓。此因肝经风热，为沉阴之剂，脾伤不能统摄其血，发生诸脏而然也。予用补中益气汤、六味地黄丸而痊。(妇人小便出血方论第五)

一妊妇因怒尿血，内热作渴，寒热往来，胸乳间作胀，饮食少思，肝脉弦弱。此肝经血虚而热也，用加味逍遥散、六味地黄丸，兼服渐愈。又用八珍汤加柴胡、丹皮、山栀而痊。(妊娠尿血方论第七)

一产妇尿血面黄，胁胀少食。此肝木乘脾土也，用加味逍遥、补中益气，兼服而愈。后为怀抱不乐，食少体倦，惊悸无寐，尿血仍作，用加味归脾汤，二十余剂，将愈。惑于众论，服犀角地黄汤，诸症复作，仍服前汤而愈。(产后小便出血方论第八)

女科撮要

一妇人尿血，久用寒凉止血药，面色萎黄，肢体倦怠，饮食不甘，晡热作渴三年矣。此前药复伤脾胃，元气下陷而不能摄血也。盖病久郁结伤脾，用补中益气以补元气，用归脾汤以解脾郁，使血归经，更用加味逍遥以调养肝血，不月诸症渐愈，三月而痊。(小便出血)

名医类案

齐中郎破石病，臣意诊其脉，告曰：肺伤，不治，当后十日丁亥溲血死。即后十一日，溲血而死。破石之病，得之堕马僵石上。琇按：跌仆伤肺。肺，娇脏也，而主气。凡受刑甚者，肺叶亦损。所以知破石之病者，切其脉，得肺阴气，其来散，数道至而不一也。色又乘之，夭白。所以知其堕马者，切之得番阴脉。番阴脉入虚里，乘肺脉。肺脉散者，固色变也乘之。所以不中期死者，师言曰：病者安谷即过期，不安谷则不及期。其人嗜黍，黍主肺，故过期。所以溲血者，诊脉法曰，病养喜阴处者顺死，喜养阳处者逆死，其人喜自静，不躁，又久安坐，伏几而寐，故血下泄。王石韦之死后所以见血者，以喜居阴处。(内伤)

林回甫病小便下血，医用八正散与服，服后不胜其苦，小腹前阴痛益甚。八正散通利药，服之而前阴痛益甚，虚可知。一医俾服四君子汤，遂稍瘥。后服菟丝子山药丸，气血渐充实而愈。(下血)

一妇人因怒，寒热头眩，或耳项胸胁胀痛，或少腹阴道闷坠，或小便频数下血。此属肝火血热。先用小柴胡汤加炒黑山栀、川芎、当归、车前，二剂诸症顿退，又用加味逍遥散，补其阴血而愈。后因饮食劳倦，前症复作，疮口出血，用补中益气汤治之而愈。(臁疮)

保婴撮要

一小儿七岁，食菱芡过多，腹胀发热，大便不通，小便下血，先用消积丸，大便即通，小便血止，又用保和丸及异功散而愈。

一小儿因乳母饮酒，小便出血，用八正散去大黄加干葛、山栀、漏芦，母子服之并愈。

一小儿小便见血，或咳血、衄血。此脾肺虚热，食后用《圣济》犀角地黄汤，食前用六味地黄丸，顿愈。后因食厚味，用清胃散及六味地黄丸而愈。(便血尿血)

一小儿食生冷果品，腹胀作痛，大便不利，小便尿血，用茯苓散加黄连，二剂大便通而尿血愈。

一小儿尿血，两足发热，用六味地黄丸而愈。后患痢，久不愈，复尿血，作渴饮冷，以前丸料煎服，兼用补中益气汤而痊。

一小儿尿血，面青胁痛，小便频数，用五味异功散加柴胡、炒黑龙胆草，次用地黄丸而愈。(便血尿血)

一小儿十一岁，因劳发热，尿血，小便不利，先用清心莲子饮二剂，后用补中益气汤加山栀而痊。(便血尿血)

东皋草堂医案

一少年尿血渐甚，便后解出筋条，形如琴弦，痛苦万状，求治于余，余曰：此症小时曾患之，当得之醉以入房，强忍不泄所致。病者唯唯。用辰砂六一散，加乳香，每服五钱，不数服而愈。(癃闭遗尿)

(评选)静香楼医案

烦劳四十余天，心阳自亢，肾水暗伤，阳坠入阴，故溲数便血，不觉管窒痛痹，实与淋证不同。其中虽不无湿热，而寝食安然。不必渗泄利湿，宜宁心阳，益肾阴，宣通肾气以和之。

熟地炭　人参　霍石斛　丹皮　泽泻　茯苓　远志　柏子仁　湖莲肉

诒按：此治本之方，由其论病亲切，故立方自稳。(小便门)

叶氏医案存真

患溺血症，已三月矣。前用升补法不应，右脉虚涩无神，左关独弦，茎中作痛，下多血块，形色憔悴，又多嗳气。据脉论症，乃肝脾积热也。肝热则阴火不宁，而阴血自动，以血为肝脏所藏，而三焦之火，又寄养于肝也，故溺血茎中作痛。脾热则湿气内壅，而生气不伸，以脾为湿土之化，而三焦之气又运行于脾也，故时时嗳气，形色憔悴。法当益肝之阴，则火自平，利脾之湿，则气自和。

生地　白芍　萆薢　丹皮　甘草　车前

继用逍遥散，加车前、萆薢。

续名医类案

张路玉治徐中翰夫人，溺血两月不止。平时劳心善怒，有时恼怒则膈塞气塞，诸治不效，又进香薷饮一服。诊之，两手关尺俱弦细少力，两寸稍大而虚，遂疏异功散方，令其久服，可保无虞。若有恼怒，间进沉香降气散，一切凉血滋阴咸宜远之。别后更医，究不出参、术收功耳。

一徽商，夏月过饮烧酒，溺血，或用辰砂益元散不效，服六味汤亦不效，张用导赤散三啜而愈。有文学宋孝先，年七十余，溺血点滴涩痛，诸药不效，服生六味亦不应。云是壮岁鳏居，绝欲太早之故，令以绿豆浸湿，捣绞取汁微温，日服一碗，煮热即不应也。

内弟顾元叔溺血，溺孔不时酸疼，溺则周身麻木，头旋眼黑，而手足心常见发热，酸麻尤甚。脉来弦细而数，两尺搏坚。与生料六味，或加牛膝，或加门冬，服之辄效。但不时举发，以六味合生脉，用河车熬膏代蜜，丸服而痊。(卷十二·溺血)

王执中云：人有患小便出血者，教酒与水煎苦荬菜根服，即愈。(卷十二·溺血)

钱国宾治广灵王，初右足拐外患毒，长八寸，横四寸，溺血如妇人之经，二月一来，自长流至点滴，约两铜盘，日夜不止，昏迷卧床，姜汤半月始生，病已二载，历治罔效。每临溺期，府中怖甚，脉沉细无力，右手少强。《经》云男子久病，右手脉盛者可治，因立法内治升提药。荣行脉中，卫行脉外，气引血行，自归经络而止。外用雄黄、儿茶、乳香、没药、血竭各三钱，麝香五分，朱砂二钱，百草霜一钱五分，共末，以真蕲艾作条，安绵纸上，散药一钱，搓成捻子，长八寸，以麻油蘸透，在无风处侧卧，患处朝上，燃捻离疮尺二许，觉热远些，如冷近些，日熏二次。一捻作三次用，内外分治，溺血竟止，其疮四月亦痊。(卷十二·溺血)

扫叶庄一瓢老人医案

尿血即血淋，热遗小肠膀胱为多。今四肢不温，膝酸足软，天暖犹欲火烘，脉缓小弱。此系八脉不摄，以壮冲任督脉，佐以凉肝，乃复方之剂。

鹿茸　鹿角霜　炒黑杞子　归身　生地　天冬(遗精淋浊尿血)

锦芳太史医案求真初编

治山西沁州花毯客姓何某某溺血案百四四

病有见于气分者，应从气分追求；见于血分者，应从血分医理。若病在气而用血分之药,则药自不克应;病在于血而用气分之药,则药自不克灵。岁乾隆壬辰,有一花毯之客与余同船上汉,自道伊有一病甚苦,每月小便,溺血作痛,屡服清凉行气、泻火利水之药不应,招余为彼诊视。余见右寸肺脉浮洪,左尺弦涩,知是肺热移于小肠血分。问渠向服何药?渠曰:总是五苓、四苓、八正。问其饮食是否减少?答曰:如故。遂用黄芩三钱,生地三钱,阿胶一钱,甘草梢一钱,嘱其日服一剂,此药服至二剂而痛减,又服二剂而血止,再服数剂而小便如常。余唤渠禁服煎熬炙煿,而药可不必服而愈。向使药不直入血分,何以使治奏效有如是之神速者矣?因为记之。

肺热移于小肠,症见溺血,病不甚奇。所妙治此不杂气分之药同入,便得立法之善。晁雯。

南雅堂医案

小便频数,溺后有血丝外溢,系肾虚有火,膀胱有热,逼冲任之血,由前阴下走而出,法宜通涩并施斯合,拟方列后。

生地黄三钱,炒　川连一钱　阿胶二钱,炒　龟版二钱　赤茯苓三钱　醋炒大黄二钱　车前子二钱　黄柏二钱,炒　血余炭二钱　血珀一钱,研(淋浊门)

《经》谓:水液浑浊,皆属于热。又曰:胞移热于小肠,则癃溺血。今病此兼证,亟宜凉血清热,莫令延久增剧。

生地黄三钱　川连八分　淡黄芩一钱五分　木通三钱　犀角五分,磨冲　黑山栀二钱　麦门冬二钱　甘草梢一钱　白茯神二钱　淡竹叶二钱　肥知母一钱　滑石二钱　人参一钱　灯草七条　水同煎服。

诊得左脉沉数,小便不利,溺后带血,时作带止,系阴虚心火下郁于小肠,传入膀胱之腑,拟用导赤散火府丹合剂。

生地黄三钱　木通二钱　淡竹叶二钱　淡黄芩一钱五分　甘草梢一钱五分　水同煎服,另吞大补阴丸三钱。(淋浊门)

簳山草堂医案

溺血便浊,缠绵不已,能无腰脊酸痿耶?惟有滋补而已。

大熟地　山萸肉　生杜仲　淮山药　煅牡蛎　炙龟版　牡丹皮　川断肉　白茯苓　炒黄柏

惊劳伤肾,溺血频下,真阴大亏矣。

原生地　肥知母　牡丹皮　柏子霜　福泽泻　炙龟版　炒黄柏　远志肉　白茯苓　琥珀末

固阴以滋水,则溺血可止矣。

炒熟地　山萸肉　炒知母　远志肉　柏子霜　炙龟版　牡丹皮　炒黄柏　白茯神　煅牡蛎

复诊:

迭投滋阴之法,溺血虽稀而未能止,兹从益气升清法。

潞党参　炙龟版　淮山药　白茯神　远志　龙眼　制於术　炒归身　柏子霜　炒枣仁　升麻

五六年前曾患中风。近虽不发,而心肾两亏,不耐深思,精神疲倦,小溲临了带血;脉形虚细微,腰间发块成疽,此内外交迫之象,势非轻浅。拟方候高明酌用。

原生地　黑归身　淮山药　远志　柏子霜　泽泻　炙龟版　牡丹皮　酸枣仁　茯神　琥珀末

复诊:

溺痛稍缓,小溲略通,胃气亦稍开;脉象仍形芤细。少阴真水久亏,郁火内炽,致成膏淋,尚未离乎险途也。

原生地　肉桂　炒知母　煅牡蛎　赤茯苓　泽泻　炙龟版　丹皮　炒黄柏　琥珀末　象牙屑

年甫十五,情窦初开即遭剥削。少阴络伤,以致尿血频下不止,溺了作痛;按脉细软无神。当此华龄,而本实先拨,岂可轻视耶?

原生地 肥知母 牡丹皮 茯神 枣仁 血珀末 炙龟版 炒黄柏 柏子霜 远志 龙眼

复诊:

前用清通利窍之法,尿血日渐稀少,而小溲短数不禁。不特真阴大亏,而痛已经久,气分亦伤,无怪其不能收摄也。目前虽有华色,然根元甚薄,调理殊难,拟丸方常服。

党参 炙龟版 归身炒 山药 茯神 远志 芡实 生地 沙苑子 丹皮 炙草 枣仁 柏仁 龙眼

溺血久缠,小溲淋漓作痛,火升气喘,真阴亏极矣,不易愈。

炒熟地沉香拌 上肉桂 炒黄柏盐水拌 萸肉 车前子 炙龟版 炒知母盐水拌 炒怀膝盐水拌 赤苓 象牙屑

少阴络伤,小溲临了则有鲜血;脉细弱无力,阴虚极矣。

小生地 肥知母 牡丹皮 远志 车前 琥珀 炙龟版 炒黄柏 柏子仁 赤苓 泽泻

阴络内伤,溺中带血。此由劳动所致,久恐血淋。以清阴凉润为治。

细生地 肥知母 厚杜仲 川萆薢 建泽泻 牡丹皮 炒黄柏 生苡仁 炒车前 琥珀末

便血溺血,阴络伤也。

炒生地 炒黄柏 生苡仁 生甘草 赤茯苓 炒黄连 牡丹皮 川萆薢 木通 福泽泻

复诊:

少阴阳明之络并伤,溺血止,而便血频下,何能速效耶!

炒阿胶 焦白芍 炒远志 炒苡仁 地榆炭 炒归身 白术炭 炒枣仁 白茯苓 血余灰

积劳内伤,溺血而兼便血,肌瘦骨蒸,汗喘不止;脉象如丝。此劳怯之最重者,防其日剧。

西党参 大熟地 淮山药 白茯神 远志 牡蛎 炒冬术 炒归身 炙甘草 炒枣仁 血余灰(溺血)

吴门治验录

徐光福

脉右强左弱,三阴皆虚,溺血三载,愈通愈不能止。现在足跟痛,腰腿酸,不耐远行劳瘁,已属肝肾两亏见症,急宜用固肾和阴一法。

熟地炭五钱 怀山药二钱 萸肉炭五分 茯苓二钱 粉丹皮一钱 车前子一钱 北沙参三钱 炒黑归尾五分 甘草梢三分 麦冬肉一钱五分 炒黑栀皮一钱 鲜藕节三个

又 阴络伤则血下溢,服肝肾补剂,腰足酸痛渐痊,交夏节溺血又发,四日而止。今诊脉寸弱尺强,已属阳陷于阴,故自觉气机下坠,宜立斋升阳和阴法。

黄芪一钱五分,水炙 上西党参三钱 蒸冬术一钱 炙升麻三分 炒黑归身一钱 甘草梢五分,炙黑 茯苓二钱 大白芍一钱 蒲黄炒阿胶一钱

问:溺血与便血不同,而治法相类,何也?曰:小肠与手少阴为表里,大肠与手太阴为表里,虽有气血之分,要皆阴络伤则血下溢也。况膀胱为肾之腑,愈通愈虚,自然有腰痛腿酸等症矣。今先为固肾,继佐升阳,与便血一样治法,病亦全愈,症不同而治则同也。《经》云肾主二便,本有相通之理。又云虚者补之,下者举之。旨哉!圣人之言也。(卷四)

吴鞠通医案

王 四十五岁,小便狂血,脉弦数,病因

肝郁。

新绛纱三钱　细生地五钱　青皮二钱　旋覆花三钱　丹皮炭五钱　桃仁三钱　降香末三钱　香附三钱　归须三钱

服四帖而血止，止后两月，又因动气而发，仍与前方，七帖而愈。(淋浊)

尚友堂医案

南邑袁景奎先生，途中小解，不觉溺于虺蛇，随受毒气，即生疮疡。服清热解毒之剂，疮稍愈而小便遗浊。又服五苓导赤，通利过甚，遂至阳强势举，肾茎外肿，肾管内痒，溺兼红白，医药迭更未效。延及两月，小便纯血，中有红丝，饮食日减，肌肉日瘦。举家仓惶。问医于孝廉杜少珊先生，力荐余治。诊得左手脉芤，右手脉弱，大汗淋漓，腰空欲脱，脐往内缩，气不接续，小便频数，鲜血不止。余恐气血两脱，遵古人血脱益气之旨，用归脾汤去茯神、木香，加二仙胶、血余煅、骨碎补、甘草梢，青盐为引经而汗收血淡，顿思饮食。再服十余剂而便长色清，肿消痒止。复加枣皮、杜仲、菟丝、狗脊、山药、芡实、鹿胶、龙眼肉，煎汤和丸。服一月而色泽身强，庶无负杜公之望也。(治小便溺血)

章友洵六，肄业豫章书院。暑月患小便溺血，作文更甚，诸方不效，坚意归里。余曰：此症服药可愈，秋闱在即，毋庸往返徒劳。投以天王补心丹三剂，作文如故。乡试之卷，亦列荐焉。盖思出于心，心与小肠相表里，过劳心神则血从下注也。(治暴患溺血)

南邑彭星枢先生，患小便溺血，两载未愈。诊得两寸脉迟，左手关尺按之有力，右手关尺按之无力。此心肺俱虚，元气不固，脾不统血，下元关松，故血随便出而不疼痛。经所谓病在下而取之上，归脾养心汤是也。然必多服，乃能奏效。(论久患溺血症治)

王氏医案续编

胡振华以花甲之年，患溺后出血水甚痛，自云溲颇长激，似非火证。孟英察脉有滑数之象。与元参、生地、犀角、栀、楝、槐蕊、侧柏、知母、花粉、石斛、银花、甘草梢、绿豆等药，旬日而痊。逾四载以他疾终。

陈足甫溲后见血，管痛异常，减餐气短。孟英以元参、生地、知母、楝实、银花、侧柏叶、栀子、桑叶、丹皮、绿豆为方，藕汤煎服。二剂病大减，乃去丹皮、柏叶，加西洋参、熟地，服之而瘥。

问斋医案

《经》以胞移热于膀胱，则癃溺血。痛与不痛有别，不痛为溺血，痛则为血淋。先溲后血，不痛，有时瘀停溺管，令不得溲，窘迫莫能名状。必得血块如红豆数枚先出，则小便随行，已而复作，于兹五载。当从热入血室论治。

大生地　木通　甘草梢　怀牛膝　犀角片　粉丹皮　桂府滑石　琥珀(诸血)

溺血，乃心胞之热移于膀胱。宜地髓煎合犀角地黄汤。

怀牛膝　鲜生地　犀角尖　大白芍　粉丹皮(诸血)

五志不伸，皆从火化。壮火食气，气不摄血，血不化精，为湿热所乘，致有溺血之患。屡发不已，曾服导赤、四苓而愈，后又不应。现服知柏地黄，壮肾水，化阴中之湿，理路甚好。无效者，情志郁结也。然情志中病，虽有五脏之分，总不外乎心肾。再以地黄汤合补心丹加减兼治。

大生地　粉丹皮　建泽泻　怀山药　云茯苓　东洋参　五味子　元参　丹参　天门冬　大麦冬　酸枣仁　远志肉　柏子仁(诸

血）

溲血源源而来，自觉心下如铜壶滴漏。在《内经》名心下崩。犹坤道血崩之理。良由心火盛，肾水虚，肝不藏，脾失统。脉来弦数而空。年逾七旬，能无汗眩之虑。

大生地　人参　犀角片　粉丹皮　大白芍　大麦冬　元参　丹参　天门冬　白茯神　酸枣仁　柏子仁　海螵蛸　五味子　琥珀粉（诸血）

王氏医案三编

祝氏妇患溺血五六年矣，医皆作淋治。孟英诊视脉弦数，苔黄口苦，头疼溺热，曰：是溺血也，法宜清肝，与久淋当滋补者迥殊。病者极为首肯，盖其出路自知，而赧于细述，故医者但知其为淋也。

何澹安医案

膈胀尿血，由厥阴气郁，膀胱络伤也。暂用破瘀导下法。

川连　制军　川郁金　泽泻　甘草梢　赤苓　归须　延胡索　蒌皮　琥珀屑

接服方：

萆薢　淡苓　牛膝炭　泽泻　生藕　赤苓　丹皮　生米仁　莲须

腹膨便溺，下注尿血，由肝经热郁，膀胱络伤也。先宜疏滞，然后培补奏效。女

川黄连　当归须　赤芍　车前　枳壳　制生军　牛膝炭　赤苓　泽泻　新绛屑

接服方：

生於术　琥珀屑　赤苓　泽泻　荷蒂　生米仁　川郁金　萆薢　生草

湿热伤络，曾下尿血，神色萎黄。当用健中分理。（年六七岁，饮食少，溺时作痛，虚。治一童年六七岁，尿血，苦痛，元旺，投川连、大黄。）

生於术　赤苓　泽泻　牡丹皮　冬瓜子　生米仁　萆薢　川柏　生甘草

尿血兼浊，频解溺痛，左肋不和。恐有蓄血，此方暂服。

川连　萆薢　瓦楞子　甘草　归须　赤苓　元胡索

心火内迫，膀胱络伤，以致尿血。

生洋参　元生地　丹参　血余灰　萆薢　大麦冬　牡丹皮　茯神　琥珀屑

尿血溺痛，久延不痊，六脉无力。须标本兼顾。

西党参　炒丹皮　萆薢　炒阿胶　湖藕　云茯苓　炒杞子　升麻　甘草梢

尿血久缠，腰腹作痛，屡投利剂，气陷伤津，以致精神委顿，六脉细软。若不升清培补，恐交秋病剧。

西党参　赤茯神　升麻　沙苑　木香　制於术　甘草梢　杞子　萆薢　藕节（尿血）

马培之医案

湿热溺血。

川萆薢三钱　车前子三钱　茯苓二钱　小蓟炭二钱　麦冬钱半　莲肉七粒　甘草梢四分

张聿青医案

倪左　小便混浊如泔，有时带出血条，却不作痛。此肾虚而湿热袭入肾与膀胱。宜泄热利湿。

海金沙三钱　当归炭二钱　川萆薢二钱　泽泻一钱五分　生地四钱　滑石块三钱　丹皮炭二钱　赤白苓各二钱　鲜藕三两，煎汤代水

二诊　尿血不止，尿管并不作痛。脉形细弱。肾虚湿热内袭，实少虚多之象也。

炙生地四钱　当归炭二钱　蒲黄六分　牛膝炭三钱　炒萸肉一钱五分　生甘草三分　丹皮炭二钱　山药四钱　藕节炭三枚

三诊　膀胱湿热稍化，血稍减少，小溲仍然混浊。前法再进一筹。

大生地四钱　当归炭二钱　蒲黄炭五分　沙苑盐水炒，三钱　生山药三钱　丹皮炭二钱　牛膝炭三钱　炒萸肉一钱五分　淡秋石一钱　藕汁一杯，温冲

四诊　尿血渐减，脉亦稍缓。痛者为火，不痛者为虚。再益肾之阴。

大生地三钱　粉丹皮一钱五分　白芍一钱五分　大熟地二钱　山药三钱　旱莲草三钱　炒萸肉一钱五分　泽泻一钱五分　潼沙苑三钱　藕节二枚

五诊　尿血递减，尚未能止。脉象微数。肾虚而虚火内迫。再育阴泄热。

大熟地四钱　炒五味三分　茯神三钱　旱莲草三钱　淡秋石一钱　大麦冬二钱　炒萸肉二钱　丹皮二钱　生山药三钱　白芍一钱五分　藕节炭三枚

六诊　尿血渐退。再壮水益阴。

生熟地各三钱　粉丹皮二钱　炒萸肉二钱　炙五味三分　麦冬三钱　杭白芍一钱五分　淡秋石二钱　生山药三钱　泽泻盐水炒，三钱　藕节三枚

七诊　尿血之后，肾阴不复。再壮水育阴。

生熟地各三钱　生山药三钱　白芍一钱五分　大天冬二钱　党参三钱　生熟草各三分　炙五味三钱　泽泻一钱五分　大麦冬一钱五分

八诊　溲血之症，原由肾水内亏，虚火郁结，迫损血分。前投壮水制火，诸恙得平，调理之计，自宜扩充前意。兹参入清养上中，以肺阴在上，而为水之上源也。

西洋参二两　奎党参四两　生山药三两　生於术二两　炒萸肉一两　炒扁豆三两　云茯苓三两　川石斛四两　粉丹皮二两　肥玉竹三两　怀牛膝盐水炒，三两　生熟地各二两　天麦冬各三两　甘杞子三两　白芍酒炒，一两五钱　生熟草各五钱　当归炭一两五钱　女贞子酒炒，三两　潼沙苑盐水炒，三两　厚杜仲盐水炒，二两　炒知母二两　泽泻一两

用清阿胶三两、龟版胶三两、鱼鳔胶二两、冰糖三两，四味溶化收膏，每日晨服一调羹。

某　尿血并不作痛。

益元散　黑山栀　龙胆草　制香附　黄柏盐水炒　甘草梢　川萆薢　赤白苓　车前子　泽泻

左　尿血而不作痛。叠投壮水益肾，诸恙渐平。无如平素多湿，水得补而渐复，湿得补而渐滞，所以目眦带黄，而食不馨香也。急宜流化湿热。

制半夏二钱　制香附一钱五分　大腹皮二钱　生熟薏仁各二钱　上广皮一钱　建泽泻一钱五分　西茵陈二钱　猪茯苓各二钱

又　小溲渐清，而面目尚带浮黄，还是气滞湿郁情形。

前方去茵陈、香附，加於术、砂仁、玫瑰花、广藿香。

左　溲血已止，而脉象尚觉弦硬。的是肝肾两亏，不能固摄，湿热乘袭其地。再从壮水之中，参以坚阴。

生地炭四钱　生牛膝五分　黑丹皮一钱　龟甲心五钱　茯苓三钱　黄柏炭一钱五分　黑山栀三钱　泽泻一钱五分　淡竹叶一钱五分　鲜藕一两　黄茧壳二钱，二味煎汤代水(溲血)

萧评郭敬三医案

阴虚小便血证治验

李姓某翁，年六十余，犹然纵欲，下元阴虚，肝热迫血，由小便而出。盖此症来血，并不作痛，谓之小便血，非比血淋疼痛难忍，故始犹不自知也。医者与以升补中气及固涩之剂，均无稍效，延余诊视。独两尺之脉，沉搏坚劲，按之涩指，阴虚无疑。定方六味地黄汤，加生怀牛膝六七分，服二三剂，血即止，又服十余剂即愈。逾月有萧姓，年亦五旬，因无

子,纳一妾,亦患此症,诸医悉作血淋治,不应,余亦用此方全愈,录此为年老纵欲者戒。

尚按:肝肾主下焦。仲景云:下焦热则尿血,亦令淋闷不通。高年纵欲,强力入房,劳伤肝肾,阴虚内热,因而小便下血。六味地黄汤,调补肝肾,作乙癸同源之治,加牛膝引入下焦,但阴无骤长之理,故必服至十余剂而始愈。倘素患遗精者,宜去牛膝;内热甚者,以生地易熟地,删去萸肉,减轻丹泽,加入黄柏炭、槐花炭、血余炭、生藕节,以清内热而坚阴,较有速效。

上池医案

劳伤心脾,脾不摄血,尿血,心肝肾三阴并亏矣,不可涩,涩则痛,以滋阴清热为主。

洋参　生地　盐水炒川连　丹参　盐水炒黄柏　甘草梢　冲入藕汁一杯

尿血不痛,心营大亏,面浮舌滑白,气血并虚矣。

洋参　茯神　黑栀　藕皮　丹参　麦冬　蔻仁　茅根

鲁峰医案

瞿麦清溺汤,此予治膳房包衣达廖公溺血之方也。伊素有便血之症,忽一日小便之后带血,越一二日,由小便流血不止,自不能禁。予诊视,立此汤,服二剂血止,溺清而愈。

瞿麦清溺汤方:

当归二钱,酒洗　大生地三钱　白芍二钱,酒炒　丹皮二钱　荆穗一钱五分,炒黑　侧柏叶二钱,炒　瞿麦二钱　滑石三钱　茯苓二钱　猪苓二钱　泽泻二钱　车前子二钱　甘草梢一钱五分

引加灯心一子,煎服。

孟河费绳甫先生医案

苏州黄麟生,尿血月余,遍治罔效。余诊脉左寸弦数,心与小肠之火消灼血分。方用犀角尖五分磨冲,丹皮二钱,大生地三钱,赤芍一钱,玄参一钱,麦冬三钱,竹叶心三钱。三剂霍然。(尿血)

重古三何医案

力伤尿血已久,脉数。当从滋化,未能即愈也。

生芪　细生地　丹皮　泽泻　赤苓　黄柏　远志　肥知母　木香　甘草梢　滑石　车前子

便血案(肠风案、肠癖案、脏毒案同见)

卫生宝鉴

真定总管史侯男十哥,年四十有二,肢体本瘦弱,于至元辛巳,因收秋租,佃人致酒,味酸不欲饮,勉饮三两杯,少时腹痛,次传泄泻无度,日十余行。越十日,便后见血,红紫之类,肠鸣腹痛,求医治之。曰:诸见血皆以为热,用芍药柏皮丸治之,不愈。仍不欲食,食则呕酸,形体愈瘦,面色青黄不泽,心下痞,恶冷物,口干,时有烦躁,不得安卧,请予治之,具说其由。诊得脉弦细而微迟,手足稍冷。《内经》云:结阴者便血一升,再结二升,三结三升。《经》云:邪在五脏,则阴脉不和;阴脉不和,则血留之。结阴之病,阴气内结,不得外行,无所禀,渗入肠间,故便血也。宜以平胃地榆汤治之。

平胃地榆汤:苍术一钱　升麻一钱　黑附子炮,一钱　地榆七分　陈皮　厚朴　白术　干姜　白茯苓　葛根各半钱　甘草炙　益智

仁　人参　当归曲炒　白芍药各三分

上十六味,作一服,水二盏,生姜三片,枣子二个,煎至一盏,去渣,温服,食前。此药温中散寒,除湿和胃,服之数服,病减大半。仍灸中脘三七壮,乃胃募穴,引胃上升,滋荣百脉。次灸气海百余壮,生发元气,灸则强食生肉,又以还少丹服之,则喜饮食,添肌肉。至春再灸三里二七壮,壮脾温胃,生发元气,此穴乃胃之合穴也。改服芳香之剂,戒以慎言语,节饮食,良愈。(卷十四)

外科发挥

一妇人粪后下血,面色萎黄,耳鸣嗜卧,饮食不甘,服凉血药愈甚。诊之右关脉浮而弱,以加味四君子汤加升麻、柴胡,数剂脾气已醒,兼进黄连丸,数剂而愈。(痔漏)

一男子便血,过劳益甚,饮食无味,以六君子汤加黄芪、地黄、地榆治之而愈。

一男子便血,每春间尤甚,兼腹痛,以除湿和血汤治之而愈。

一男子粪后下血,诸药久不愈,甚危。诊之乃湿热,用黄连丸二服顿止,数剂而痊。

一男子粪后下血,久而不愈,中气不足,以补中益气汤数剂,更以黄连丸数服血止;又服前汤,月余不再作。

一男子脏毒下血,服凉血败毒药,不惟血不能止,且饮食少思,肢体愈倦,脉数,按之则涩。先以补中益气汤,数剂稍止;更以六君子汤加升麻、炮姜,四剂而止;乃去炮姜,加芎、归,月余脾胃亦愈。(痔漏)

一男子脏毒下血,脾气素弱,用六君子汤加芎、归、枳壳、地榆、槐花治之而愈。后因谋事血复下,诸药不应,予意思虑伤脾所致,投归脾汤四剂而痊。(痔漏)

外科心法

张刑部德弘,便血数年,舌下筋紫,午后唇下赤,胃肺脉洪。予谓大肠之脉散舌下,大肠有热,故舌下筋紫又便血。盖胃脉环口绕承浆,唇下即成浆也,午后阴火旺,故承浆发赤。盖胃为本,肺为标,乃标本有热也。遂以防风通圣散为丸,治之而愈。后每睡忽惊跳而起,不自知其故,如是者岁余,脑发一毒,焮痛,左尺脉数。此膀胱经积热而然,以黄连消毒散,数剂少愈。次以金银花、瓜蒌、甘草节、当归,服月余而平。(痔)

校注妇人良方

一妇人患前症将愈,因怒胸膈不利,饮食少思,服消导利气之药,大便下血。余曰:此脾气复损,不能摄血归源。用补中益气加茯苓、半夏、炮姜血止,用八珍加柴胡、炒栀热退,用八珍汤、逍遥散而痊。(妇人骨蒸劳方论第二)

一产妇粪后下血,食少体倦。此脾气虚热,用补中益气加吴茱炒黄连五分,四剂顿愈,用归脾汤而痊。

一妇人怒则便血,寒热口苦,或胸胁胀痛,或小腹痞闷。此肝木乘脾土,用六君、柴胡、山栀而愈。用补中益气、加味逍遥而不复作。

一妇人久下血在粪前,属脾气虚寒,用补中益气加连炒吴茱一钱,数剂稍缓,乃加生吴茱五分,数剂而愈。黄连炒吴茱萸法见七卷第五论。

一产妇大便后血,口干饮汤,胸胁膨满,小腹闷坠,内热晡热,食少体倦,日晡面赤,洒淅恶寒,此脾肺气虚,先用六君加干姜、木香渐愈,用补中益气将愈,用归脾汤全愈。后劳役兼怒,发热血崩,夜间谵语,此热入血室,用

加味小柴胡二剂而退,用补中益气一剂而血止,用逍遥散、归脾汤调理而安。(产后小便出血方论第八)

一妇人下血不已,面色萎黄,四肢畏冷。此中气下陷,用补中益气汤送四神丸,数服而愈。

光禄张淑人,下血烦躁,作渴,大便重坠,后去稍缓,用三黄汤加大黄至四两方应。后用三黄汤,又二十余剂而愈。此等元气,百中一二。

韩地官之内,脾胃素弱,因饮食停滞,服克伐之剂,自汗身冷,气短喘急,腹痛便血,或用诸补剂,皆不应。余用人参、炮附子各五钱,二剂稍应。却用六君子,每剂加炮附子三钱,四剂渐安。又用前汤每加附子一钱,数剂乃瘥。

一妇人因怒胸痞,饮食少思,服消导利气之药,痰喘胸满,大便下血。余用补中益气加茯苓、半夏、炮姜四剂,诸症顿愈,又用八珍加柴胡、炒栀全愈。(妇人大便下血方论第十三)

女科撮要

一妇人但怒便血,寒热口苦,或胸胁胀痛,或小腹痞闷。此木乘土,用六君加柴胡、山栀而愈,用补中益气、加味逍遥二药而不复作。

一妇人产后便血,口干饮汤,胸胁膨满,小腹闷坠,内热晡热,饮食不甘,体倦面黄,日晡则赤,洒淅恶寒。此脾肺气虚,先用六君加炮姜、木香,诸症渐愈,用补中益气将愈,用归脾汤痊愈。后饮食失节,劳役兼怒气,发热血崩,夜间热甚,谵语不绝。此热入血室,用加味小柴胡,二剂而热退;用补中益气而血止,用逍遥散、归脾汤,调理而康。(产后便血)

名医类案

淳于意治齐丞相舍人奴,从朝入宫,臣意见之食闺门外,望其色有病气,臣意即告宦者平。平好为脉,学臣意所,臣意即示之舍人奴病,告之曰:此伤脾气也,当至春膈塞不通,不能食饮,法至夏泄血死。琇按:脾不统血,肝不藏血。宦者平即往告相曰:郡之舍人奴有病,病重,死期有日。相君曰:卿何以知之。曰:君朝时入宫,君之舍人奴尽食闺门外,平与仓公立,即示平曰:病如是者死。相即召舍人奴而谓之曰:公奴有病否?舍人曰:奴无病,身无痛者。至春果病,至四月泄血死。所以知奴病者,脾气周乘五脏,伤部而交,故伤脾之色也,望之杀然黄土败,察之如死青之兹木贼。众医不知,以为大虫,不知伤脾。所以至春死病者,胃气黄,黄者土气,土不胜木,故至春死。所以至夏死者,脉法曰:病重而脉顺清者曰内关。内关之病,人不知其所痛,心急然无苦。若加以一病,死中春;一愈顺,及一时。其所以四月死者,诊其人时愈顺。愈顺者,人尚肥也。奴之病,得之流汗数出,炙于火而以出见大风也。(内伤)

傅滋治一人,年近四十,患下血。或以痔治,百方不效。询之,因厚味所致,因悟此必食积也。遂以保和丸加白术服之加白术,即大安丸,渐愈。后又治数人,皆验。(痢)

东垣治一人,宿有阳明血证,因五月大热,吃杏,肠澼下血,唧远散漫加筛,腰沉沉然,腹中不和,血色紫黑。病名湿毒肠澼,阳明少阳经血证也。以芍药一钱半,升麻、羌活、黄芪各一钱,生熟地黄、独活、牡丹皮、甘草炙、柴胡、防风各五分,归身、葛根各三分,桂少许,作二服。(下血)

一老妇性沉多怒,大便下血十余年,食减形困,心摇动,或如烟熏,早起面微浮,血或暂止,则神思清,忤意则复作,百法不治。脉左浮大虚甚，久取滞涩而不匀，右沉涩细弱，寸沉欲绝肺主诸气，此气郁生涎，涎郁胸中，心气不升，经脉壅遏不降，心血绝，不能自养故也。非开涎不足以行气，非气升则血不归隧道。以壮脾药为君，诸药佐之，二陈汤加红花、升麻、归身、酒黄连、青皮、贝母、泽泻、黄芪、酒芍药，每帖加附子一片，煎服，四帖后血止，去附，加干葛、丹皮、栀子而烟熏除。乃去所加药，再加砂仁、炒曲、熟地黄、木香，倍参、芪、术用药圆转，服半月愈。

一人虚损，大便下血，每日二三碗，身黄瘦。以四物加藕节汁一合，红花、蒲黄一钱，白芷、升麻、槐花各五分，服之，愈。

虞恒德治一男子，四十余，素饮酒无度，得大便下血症，一日如厕二三次，每次便血一碗。以四物汤加条芩、防风、荆芥、白芷、槐花等药，连日服之，不效。后用橡斗烧灰二钱七分，调入前药汁内服之，又灸脊中对脐一穴，血遂止，灸法妙，下血之症，切记切记。自是不发。(下血)

张太守纲病脏毒，下血十余载。久服凉剂，殊无寸效。服小菟丝子丸，尽药而痊。不愈责之肾。

周辉患大便下血，百药俱尝，止而复作，因循十五年。或教以人参平胃散逐日进一服，至月余而十五载之病瘳。凡血症治用四君子收功，斯言厥有旨哉！

王庭，王府长史也，病大便下血，势颇危殆。一日，昏愦中闻有人云：服药误矣。吃小水好。庭信之，饮小水一碗，顿苏，逐日饮之而愈。

一人患下血，诸治不效。或教以老丝瓜，去向里上筋，烘燥，不犯铁，为末，空心酒下二三匙，连服数朝，愈。此方用过，效。

江应宿治一友人朱姓者，患便血七年，或在粪前，或在粪后，面色痿黄，百药不效，每服寒凉，其下愈多。诊得六脉濡弱无力，乃中气虚寒，脾不能摄血归经。用补中益气汤加灯烧落荆芥穗一撮，橡斗灰一钱，炒黑干姜五分，二剂而血止，单用补中益气十余服，不复作矣。(下血)

王涣之知舒州，下血不止。郡人朝议大夫陈宜父，令其四时取其方柏叶，如春取东方之类，烧灰，调二钱，服而愈。方亦妙。王后官赣上，以治贰车吴令升，亦效。提点司属官陈逸大夫偶来问疾，吴倅告以用陈公之方而获安。陈君蹙额曰：先人也，但须用侧柏为佳。道场慧禅师曰：若释子恐难用此，灼艾最妙。平直量骨脊与脐平处椎上，灸七壮。或年深，更于椎骨两旁各一寸灸如上数，无不除根者。灸法佳，下血不效者宜此。(痔)

刘向为严椽，患脏毒凡半月，瘦瘠，自分必死。或教以干柿烧灰，饮下二钱方可用，二三次即愈，更不复作。《本草》云：柿治肠澼，解热毒，消宿血。《素问》云：肠癖为痔。(痔)

保婴撮要

一小儿禀父气不足，不时便血，用六味地黄丸、补中益气汤而愈。后因母饮酒炙煿复致前患，母服加味清胃散，子服六味地黄丸而愈。

一小儿便血，手足发热，齿龈溃臭，朝用六味地黄丸，暮用异功散加芜荑，月余渐愈，乃佐以补中益气汤而愈。

一小儿禀父肾虚，便血作渴，足热形瘦，用六味丸寻愈。后出痘第四日，两足发热，作渴饮冷，以前丸料煎与恣饮，三剂后足凉渴止，其痘安然而靥。

一小儿便血，面青胁痛，小便频数。此肝木侮脾土而不能统摄也，用异功散加柴胡、炒黑龙胆草，二剂肝症顿退，仍用异功散而血止。

一小儿便血发热，作渴饮冷，用黄连解毒

汤一剂热服,诸症顿愈。后因饮食过伤,下血甚多,发热倦怠,饮食少思,先用补中益气汤,元气复而饮食增,又用四君加升麻而愈。

一小儿便血,作渴少食,先用七味白术散,渴止食进,又用补中益气汤而瘥。后食生冷,腹胀便秘,用保和丸,二便下血,或时发搐。此脾气伤而肝火动也,用异功散加钩藤钩、柴胡而搐止,又加升麻、木香而血止。(便血尿血)

一小儿久患便血,属脾胃虚热也,诸药不应,用人参二两,炒黑黄连、吴茱萸各半两为末,米糊作丸,佐以补中益气汤而痊。

一小儿便血,面黄腹胀,用四味肥儿丸及补中益气汤加吴茱萸制黄连、木香、芜荑,三十余剂而愈。至夏间患血痢,发热,手足浮肿,仍用前药而痊。

一小儿八岁,腹胀脐凸,大便下血如痢,小便色赤似血,面目皆黄,两腮色赤。此食积所伤,而肝侮之也。盖脾病则肺虚不能生肾,故有是症,当先消导积滞。遂用越鞠丸加三棱、蓬术,姜汤下四服,二便通利;又用大安丸二服,下血亦止。后复伤食,发热腹胀,小便下血,服保和丸四服而愈。(便血尿血)

一小儿便血,服寒凉药过多,腹胀,小便不利,其血益甚,余朝用补中益气汤,夕用金匮加减肾气丸而痊。(便血尿血)

一小儿八岁,先因小便黄赤,服五苓、导赤等散,后患便血。余以为禀父虚热也,用六味丸及补中益气汤而痊。(小便不通)

孙文垣医案

大宗伯郎君董龙山公夫人,为宪副茅鹿门公女,年三十五而病便血,日二三下,腹不疼,诸医诊治者三年不效。予诊之,左脉沉涩,右脉漏出关外,诊不应病。予窃谓,血既久下,且当益其气而升提之,以探其症。乃用补中益气汤,加阿胶、地榆、侧柏叶,服八剂,血不下者半月。彼自喜病愈矣。偶因劳而血复下,因索前药。予语龙山公曰:夫人之病,必有瘀血积于经隧,前药因右脉漏关难凭,故以升提兼补兼涩者,以探虚实耳。今得病情,法当下而除其根也。龙山公曰:三年间便血,虽一日二三下,而月汛之期不爽,每行且五日,如此尚有瘀血停蓄耶?予曰:此予因其日下月至而知其必有瘀血停蓄也。《经》云:不塞不流,不行不止。今之瘀,实由塞之行也,不可再涩。古人治痢,必先下之,亦此意也。公曰:明日试卜之。予曰:卜以决疑,不疑何卜。公随以语夫人,夫人曰:孙先生非误人者,识见往往出寻常,宜惟命。盖夫人读书能文,聪明谋断,不啻丈夫,故言下便能了悟。即用桃仁承气汤,加丹参、五灵脂、荷叶蒂,水煎,夜服之,五更下黑瘀血半桶,其日血竟不来,复令人索下药。予曰:姑以理脾药养之,病根已动,俟五日而再下未晚也。至期复用下剂,又下黑血如前者半,继用补中益气汤、参苓白术散,调理痊愈。(卷一)

潘大司马公,尝有肠风之疾。八月丁祭,学博馈鹿血,食之而血暴下。致予治,用槐角子五钱,黄连、枳壳、地榆、贯众各三钱,一服而止。大司马善其方,书之粘壁间,遇有便血者,辄依方药之,无不立愈。喜甚,鼓腹谓诸子曰:往而姨之疾,族医无不言必死,孙君独能生之,神哉!进乎技矣。予曰:昔扁鹊有言,予非能生死人也,此当自生者,越人使之起耳。予何能,亦张安人当自生也。大司马公由是益重予,病无巨细悉任之,而予亦得尽其术云。(卷一)

王祖泉,大便里急后重,腹痛,日夜下紫黑稠粘三四十度。市中凡有名者,雷同痢治。自秋历冬,三越月不瘳。形色瘦瘁,匙箸厌举,即勉强,仅一盏而止,眼阖懒开,悉以为不治弃去。访予脉之,六部濡弱,观其所下之色甚晦,如芋苗汁之状。予曰:观此色,非痢,乃脏毒下血症。《医说》中人参樗皮散,正此对腔剂也。即制与之,其夜果减半,终剂全愈。方以人参、樗根白皮各二两,为末。每空心米饮调服二钱,忌肉汁、生菜、鱼腥。(卷二)

汤简庵封君,血分热甚,以善饮致肠风,且心肾不交。予以四物汤加酸枣仁、侧柏叶、槐花、连翘,炼蜜为丸,服之顿愈。(卷五)

吴中翰汉源先生,肠风下血,腹中微痛,脉左寸短,右关滑,两尺弦大,以地榆、槐花、枳壳各三钱,荆芥穗、秦艽、青蒿、葛根各一钱半,黄连二钱,两剂而愈。(卷五)

先醒斋医学广笔记

存之幼郎病内伤,大小便俱血。诸医竟用红花、桃仁,病愈甚。仲淳曰:桃仁之类,疏其瘀也,血且行,奈何又重伤之?伤则补之而已,以生地黄四钱,川续断及杜仲、牛膝等饮之,稍平,而腹痛不已。仲淳曰:是在《内经》强者气盈则愈,弱者着而成病。加人参二钱,一剂而愈。(幼科)

陆氏三世医验

心痛肠红上温下补治验十九

陆前川,素患肠风便燥,冬天喜食铜盆柿,至胃脘当心而痛,医以温中行气之药,疗其心痛痛未减,而肠红如注,以寒凉润燥之药疗其血,便未通而心痛如刺,屡易医而技屡穷。予诊其脉,上部沉弱而迟,下部洪滑而数。曰:此正所谓胃中积冷肠中热也。大肠属金,原喜清而恶热,喜润而恶燥。况素有肠风燥结之症,因心痛而投以辛温,香燥之剂,能不剧乎?脾胃原喜温而恶寒,喜燥而恶湿,况新得客寒犯胃之症,因下血而投以苦寒湿润之品,能不甚乎?前川曰:向日大便一次,肛门几裂,血下不止,今已不行数日矣。此番大解,不知更当何如?恳公妙剂,稍宽一次之苦,亦是再生矣。予先设法,以救一时之急,用润字丸三钱,以沉香末三分衣其外,浓煎姜汤送下二钱,半日许又送一钱,平日服寒凉药一过,胃脘未有不痛,少顷,其痛如割,今两次丸药,胸膈竟不作祟。前川曰:已过此一关矣。至夜半大便行,极坚,而不甚痛,血减平日十之六七。少顷,又便一次,微痛而血亦少,便亦不坚。清晨,又解溏便一次,微见血而竟不痛矣。前川出谢,眉目俱开曰:此难已仗神力过矣,只心口之痛未舒,而一时权宜之法,恐不可为常,乞更图之。因为修合脏连丸,亦用沉香为衣,姜汤送之,以清下焦之热而润其燥,又以附子理中料为散,以温其中,饴糖拌吞之,以取恋膈不使速下。不终剂,而两症之相阻者并痊矣。前川因此结为终身之交。

卢绍庵曰:胃寒则宜温,肠热则宜凉,一人之身,上下各异,殊为掣肘,屡药无功,先生用丸以治其下,用散以治其上。丸者缓也,达下而后溶化,不犯中宫之寒,散者散也,过咽膈即消溶,不犯魄门之热,妙处在于沉香、饴糖,非先生孰能有此巧思乎?(卷之一)

便血补脾治验六六

姚天池尊正,素有肠红之症,每用芩、连、山栀、丹皮凉血之剂即止。迩因恼怒饮食,遂患痞满之症,按之即痛,数日大便不行。医以丸药下之,大便已通,按之不痛,而胸膈仍不舒畅,饮食不进,因以行气投之,痞胀不减,而便血大作,三四日莫止。又以前用凉血之剂投之,血不止,而反增呕吐,身体微热。得病近旬日,而肌肉削其半,天池危之。予诊其脉,人迎沉,而气口涩弦而急。予思沉涩者,失血而不能上营也。弦急者,土衰而木乘之也。脾得血而能运。胸腹痞者,血虚而脾无以运也。血得脾而有统,便血不止者,脾虚而血无以统也。用人参、白术、归身、白芍、炙甘草、黄芪、炮姜、阿胶数剂而血止,胀宽,饮食渐进。后去炮姜,加熟地,调理月余而痊。

卢绍庵曰:血症而用凉药,是其常也。呕胀而行补剂,是其变也。惟先生诊脉精当,乃敢塞因塞用,他人则不能。(卷之二)

里中医案

樊山甫肠风下血

黄州樊山甫,形服善饮,肠风下血。余知其热而且虚,以枳壳、黄连烧灰,升麻、生地、甘草煎汤,调服血止后,以八珍汤培养之。

□□之父肠风下血

江右学宪□□之父,肠风下血,面色枯黄,腹高不快。余诊脉右关浮缓,此脾土□足风湿交浸也。白术一钱,人参、茯苓、黄芪、陈皮、甘草各一钱,升麻、柴胡各八分,数十剂而色润。

叶行可下血

昆山公叶行可,腹胀下血,服凉剂久而食减。余曰:脾土下陷,且未传寒中也。补中益气汤加益智仁、炮姜,久服全效。

旧德堂医案

常镇道尊陈公,久患下血,甲辰春召予调治。诊得六脉安静,右尺重按稍虚,此命门火衰不能生土,土虚荣弱精微下陷而成便血之候。盖土为生化之母,堤防下气者,《经》曰:营出中焦。又曰:气因于中。中者脾胃也,为生气生血之乡,升清降浊之职。故胃盛则循经之血洒陈于外,脾强则守荣之血滋养于中,皆赖少火生气耳。若元阳既亏,离虚无以生坤,坎满无以养艮,使脾胃衰残而清阳不升,转输失化而阴血不统。宜乎精华之气不能上奉辛金,反下渗庚大肠也。当用甘温之剂培中宫之虚,升阳之品提下陷之气,庶生长令行而阴血归藏。方以补中益气加阿胶醋炒荆芥,数剂而安。

保定文选张鲁彦,少年登第,纵恣酒色,患便血四年,午晨各去一次。诸药杂投,剂多功少。延予调治,诊其脉象两手浮洪,断为肾虚火动之候。盖血乃精化,精充而血始盛;阴随阳动,阳密而阴乃固。房劳太过,则真水亏而虚火独发;元气不足,则闭藏弛而阴不固也。遂以熟地、山萸、山药、石斛、归身、白芍、秦艽、阿胶等,煎成,调棉花子灰二钱,空心温服。数帖乃愈。

素圃医案

真州张右山兄令眷,久便血不止,以病状来郡,问治于余。询前治法,先用归地凉血不效,继用补中益气不效,又用归脾汤,重用人参,亦不效。困惫在床,求药治疗。证经三治法罔效,岂非阴结乎。《经》曰:阴络结则血下溢。余用桂枝、赤芍、生姜、大枣,和营而开络,人参、白术、茯苓、炮姜、甘草,补脾以助其健运之常,当归、枣仁引血归肝。姑以此试之,不意竟属斯证,三次来郡取药,半月而血全止。续后咳嗽气促,乘船来郡就诊,脉细紧,两尺犹甚,咳而兼喘,颈脉大动。予曰:便血既久,气随血脱,肺脾肾三经皆虚,将成水肿,惟有金匮肾气,汤丸并进,加人参于汤药,坚心久服,方得取效。病者乃同道李仲易兄之姊,仲易兄医理精通,不以予言为谬,坚服百剂而愈。(女病治效)

李怀白兄令眷,程休如先生之令爱也。怀孕六月而便血者,三月矣,群医治不效,请余治之。诊其脉,濡溺如绵,视其爪甲,全无血色,两足虚肿。问其食,每餐一盂,食后即腹痛泻去,方不胀满。问其药,则四物汤加地榆、秦艽、蒲黄、香附、陈皮而已。余曰:脉证如斯,脾土大伤,不急补脾,何以大产。用白术、茯苓、炮姜、砂仁、甘草补脾为君,桂枝、当归、赤芍、艾叶温经为臣,姜枣和胃为佐。如此四剂,三月不止之便血,一朝而止矣。继以此药,不加减者两月,至次年大产一男,皆吉。

产后半年，又复便血，习以为常，一月不药，因劳昏仆，此乃复病，遂卧于床，用参数两，服前药弥月方愈。反不似怀孕之时，真阴在腹而易效也。嗣后遇怒，便血常发。（女病治效）

东皋草堂医案

一妇人肠风下血，小腹膨胀，尺脉坚而关脉虚，余决其为脾虚不能摄血，清阳下陷故也。以补中益气汤加地榆，四剂而愈。

一人下血过多，面色黑，小腹虚膨，咳嗽声哑，时医概以侧柏叶、地榆、槐花、黄连之类治之，愈凉愈甚。余望色切脉，知其下焦虚寒，误服苦降之药，遂使肾失闭藏之职，上而津液不能下咽，下而门户不能牢扃，眼下颧间之色，是其征也。用黑地黄丸半斤而愈。

一人粪后下血者月余矣，而腹中时痛，夜则发热，面色黄，而小便利，群以阴虚发热，争投补血之剂。余曰：此蓄血证也，当下之。病者曰：匝月以来，去血不下数斗，尚有瘀积乎？余力辨之。投以桃仁承气汤，下血块紫黑色者数枚，后以十全大补汤，调理而愈。（下血）

（评选）静香楼医案

便血，不独责虚，亦当责湿，所以滋补无功，而疏利获益也。兹足酸无力，其湿不但在脾，又及肾矣。当作脾肾湿热成痹治之。

萆薢　薏仁　白术　石斛　牛膝　生姜

诒按：案语明确，方亦简当。

泻痢便血，五年不愈，色黄心悸，肢体无力。此病始于脾阳不振，继而脾阴亦伤。治当阴阳两顾为佳。

人参　白术　附子　炙草　熟地　阿胶　伏龙肝　黄芩

诒按：此理中合黄土汤法也。方案俱切实不肤。

鼻痒心辣，大便下血，形瘦，脉小而数，已经数年。

黄芩　阿胶　白芍　炙草

诒按：此阴虚而有伏热之证，方特精简。（大便门）

薛案辨疏

一儒者，素勤苦，因饮食失节，大便下血或赤或黯。半载之后，非便血则盗汗，非恶寒则发热，血汗二药用之无效，六脉浮大，心脾则涩，此思伤心脾不能摄血归源。然血即汗，汗即血，其色赤黯，便血、盗汗皆火之升降微甚耳。恶寒发热，血气俱虚也，乃午前用补中益气以补脾肺之源，举下陷之气；午后用归脾加麦冬、五味以补心脾之血，收耗散之液，不两月而诸症悉愈。

疏曰：此案既曰儒者，且曰素勤苦，又曰因饮食失节，则其心脾之虚可知，心主血，脾统血，虚则血不能固，因而大便下血，此宜直补心脾兼提下陷无疑也。而况脉之心脾则涩者乎？其中变现诸症，皆属于虚。故凡病症之变现进出者，皆虚无主持之故，一从于补而已，无论其似寒似热、似实似虚也。（饮食劳倦亏损元气等症）

嘉靖乙未，朱绍患肝木克脾，面赤生风，大肠燥结，炎火冲上，久之遂致脏毒下血，肠鸣溏泄，腹胀喘急，驯至绝谷，濒于殆矣。诸医方以枳实、黄连之剂投之，辗转增剧，乃求治于立斋先生。先生曰：尔病脾肾两虚，内真寒而外虚热，法当温补，遂以参、术为君，山药、黄芪、肉果、姜、附为臣，茱萸、骨脂、五味、归、苓为佐，治十剂。俾以次服之。诸医皆曰：此火病也。以火济火可乎？绍雅信先生不为其惑，服之浃旬，尽剂而血止，诸疾遄已。先是三年前，先生过绍谓曰：尔面部赤风，脾胃病也，不治将深。余心忧之而怠缓，以须病发又惑于众论，几至不救。微先生吾归土矣。呜呼！先生之术亦神矣哉。绍无以报德，敬述梗概求附案末，以为四方抱患者，告庶用垂惠于无穷云。长洲朱绍。

疏曰：此案虽曰脾肾两亏，究竟脾虚为重。始曰肝木克脾，终曰面部赤风，脾胃病也，而所用之药，又温补脾胃为主。独是以面赤生风，大便燥结，炎火行上，脏毒下血，肠鸣喘急等症，皆属内热无疑，而先生独曰：内真寒而外虚热也。是从何处而见耶？岂以脉象得之乎？抑以枳实、黄连反之乎？余细详书法，在久之遂致四字。夫初病之面赤生风，是为肝经自动之风，风夹火上，故而为之赤，此症先生亦明言脾胃病矣。盖肝火自生风，火势必凌侮脾胃之土故也。未几而大肠燥结，脾胃之阴已为风火所耗，未已而炎火冲上，阴已愈耗，而风火愈旺矣。斯时脾肾未至两虚，亦未至内真寒而外虚热也。所用枳实、黄连，虽未的中，然无大害，但久之而枳实、黄连辈服之既多，遂致实变为虚，热化为寒，于是脏毒下血等症发，皆脾肾虚寒之故。是枳实、黄连投之已久，并投于遂致之后，故曰：辗转增剧也。此先生遂定为脾肾两虚，内真寒而外虚热也。(脾胃亏损停食泄泻等症)

通府薛允頫下血，服犀角地黄汤等药，其血愈多，形体消瘦，发热少食，里急后重，此脾气下陷，余用补中益气汤加炮姜，一剂而愈。

疏曰：犀角地黄汤原为血症所需，然必肠胃有实火者宜之。非血症必有火也，即有火，而未必皆实也，岂可动辄用之乎？此案但言下血，而不言热症，即不宜此方之寒凉也明矣。服之而其血愈多，岂非寒凉损伤脾胃之气乎？因之而形体消瘦等症现。得非脾气下陷，而当用补中益气之加炮姜者乎？然虽因寒凉所伤而设，亦有补中之能止血退热故也。由是知一剂而愈，必非脾胃之气素虚者也，特因前方偶虚耳。噫！偶虚者之尚有多变，而况素虚者乎其矣。药之不可妄投也。(脾胃亏损停食痢疾等症)

潜邨医案

石塘汪天培弟闻远血症治验

石塘汪天培弟闻远病血症，午后发热，倦怠嗜卧，四肢酸软，五心烦热，医用凉血清火之剂两月余，诸症益剧。更医视之，曰弱症成矣。无能为也已。乃延予诊，予见其面黄而痿，舌黄而滑，右手寸关大而缓，左手寸关细而紧，两尺俱洪而症，因谓天培昆弟曰：据症合色与脉，乃脾肺气虚下陷，不能摄血归经也，其胸必恶心漾漾，其血色必鲜红而散。闻远曰：然。遂以补中益气倍参芪术草加白芍五味炮姜与之，且慰之曰：弟服此，血自止，身自凉，诸症自退矣。服至四剂，果如所言。闻远曰：吐血发热，诸医咸谓病从火发，乃服降火滋阴之药，六十余剂，而俱不应，且增甚焉，得公数剂，诸症霍然，其故何也？予曰：凡病皆标也，而必有其本，本者所以致病之原也，治病者惟得其致病之原，而处以对症之方，斯无不投之立应耳。若使见血止血，见热除热，而血果肯止，热果肯除哉，则记一篇《药性赋》足胜其任矣，何藉乎医，而医又何藉乎《易经》、性理①、《素问》、《灵枢》、张、李、朱、薛之惟日孜孜也哉？天培昆弟为之叹服，继用养荣加附子作丸，早晚两次，每服五钱，服至两月而健。(卷一)

临证指南医案

郑　夏至后，湿热内蒸，肠风复来，议酸苦法。湿热

川连　黄芩　乌梅肉　生白芍　广皮　厚朴　荆芥炭　菊花炭

又驻车丸二钱。(便血)

某　脉右数，形色苍黑，体质多热，复受长夏湿热内蒸，水谷气壅，血从便下，法以苦寒，佐以辛温，薄味经月，可冀病愈。

茅术　川连　黄芩　厚朴　地榆　槐米

程　年前痰饮哮喘，不得安卧，以辛温通

① 性理：宋明理学重要范畴之一。

阳劫饮而愈，知脾阳内弱，运动失职，水谷气蒸，饮邪由湿而成，湿属阴，久郁化热，热入络，血必自下，但体质仍属阳虚，凡肠红成方，每多苦寒，若脏连之类，于体未合，毋欲速也。

生於术　茯苓　泽泻　地榆炭　桑叶　丹皮

俞　阳虚，肠红洞泻，议劫胃水。阳虚寒湿

理中换生茅术、生厚朴、附子炭、炮姜。

程十七　脉沉粪后下血，少年淳朴得此，乃食物不和，肠络空隙所渗，与升降法。

茅术　厚朴　广皮　炮姜　炙草　升麻　柴胡　地榆

又　脉缓濡弱，阳气不足，过饮湿胜，大便溏滑，似乎不禁，便后血色红紫，兼有成块而下，论理是少阴肾脏失司固摄，而阳明胃脉，但开无合矣。从来治腑，以通为补，与治脏补法迥异，先拟暖胃通阳一法。

生茅术　人参　茯苓　新会皮　厚朴　炮附子　炮姜炭　地榆炭

程三一　食入不化，饮酒厚味即泻，而肠血未已。盖阳微健运失职，酒食气蒸，湿聚阳郁，脾伤清阳日陷矣。议用东垣升阳法。湿遏脾阳

人参　茅术　广皮　炙草　生益智　防风　炒升麻

某　阳虚体质，食入不化，饮酒厚味即泻，而肠血未止，盖阳微健运失职，酒食气蒸湿聚，脾阳清阳日陷矣，当从谦甫先生法。中虚湿下陷

人参二钱半　干姜二钱半，煨　附子三钱　茅术五钱　升麻三钱　白术二钱半　厚朴二钱半　茯神二钱半　广皮二钱半　炙草二钱半　归身一钱半　白芍一钱半　葛根二钱半　益智一钱半　地榆三钱半　神曲一钱半

上药各制，姜枣汤丸。

温　湿胜中虚，便红。

焦术　炒当归　炒白芍　炙草　防风根　煨葛根　干荷叶

刘六一　郁怒，肠红复来，木火乘腑络，腹中微痛，议与和阴。郁怒木火犯土

冬桑叶　丹皮　生白芍　黑山栀　广皮　干荷叶边　生谷芽

张　二年前冲气入脘，有形痛呕，粪前后有血，此属厥阳扰络，风动内烁，头巅皆眩痛，每日用龙荟丸。

叶　嗔怒动肝，络血乃下，按之痛减为虚，夫肝木上升，必犯胃口，遂胀欲呕，清阳下陷，门户失藏，致里急便血，参、术、炮姜，辛甘温暖，乃太阴脾药，焉能和及肝胃？丹溪云：上升之气，自肝而出，自觉冷者，非真冷也。驻车丸二钱。

程四六　少阳络病，必犯太阴，脾阳衰微，中焦痞结，色痿如瘁，便后有血，论脾乃柔脏，非刚不能苏阳，然郁勃致病，温燥难投，议补土泄木方法。

人参　当归　枳实汁　炒半夏　桑叶　丹皮

参、归，养脾之营，枳、半通阳明之滞，桑、丹泄少阳之郁。(便血)

某　便红脉数。大肠血热

生地三钱　银花三钱　黄芩一钱　白芍一钱半　槐花一钱

程二三　脉数，能食肠红，阴自下泄，肠腑热炽所致，非温补之症。

细生地　丹参　黄柏　黑稆豆皮　地榆炭　柿饼灰　槐花　金石斛(便血)

汪　嗽血已止，粪中见红，中焦之热下移，肠胃属腑，止血亦属易事，花甲以外年岁，热移入下，到底下元衰矣。

细生地　川石斛　柿饼灰　天冬

赵三六　劳倦，便后血。

炒黑椿根皮一两　炒黑地榆三钱　炒黑丹皮一钱　五加皮三钱　炒焦银花一钱半　苍

术一钱　茯苓二钱　炒泽泻一钱

钱十八　阴虚内热，肠红不止。

炒黑椿根皮一两　炒生地三钱　炒银花一钱半　炒黑地榆二钱　归身一钱半　生白芍一钱半　炒丹皮一钱　茯苓一钱半

蔡三八　脉濡小，食少气衰，春季便血，大便时结时溏，思春夏阳升，阴弱少摄。东垣益气之属升阳，恐阴液更损。议以甘酸固涩，阖阳明为法。阳明不阖

人参　炒粳米　禹粮石　赤石脂　木瓜　炒乌梅

某　能食，肠血，脉细色痿，肛痔下坠，议酸苦熄风坚阴。

萸肉炭　五味炭　黄柏炭　地榆炭　禹粮石　赤石脂

吴二八　中满过于消克，便血，食入易滞，是脾胃病，血统于脾，脾健自能统摄，归脾汤嫌其守，疏腑养脏相宜。脾胃气滞

九蒸白术　南山楂　茯苓　广皮　谷芽　麦芽

姜枣汤法。

某二三　便血如注，面黄，脉小，已经三载，当益胃法。脾胃阳虚

人参一钱　焦术三钱　茯苓三钱　炙草五分　木瓜一钱　炮姜五分

李三十　上年夏季，络伤下血，是操持损营，治在心脾。心脾营损

归脾饴糖丸。

朱　入暮腹痛鸣响，睾丸久已偏坠，春正下血经月，颜色鲜明。此痛决非伤瘀积聚，乃营损寒乘，木来侮土，致十四载之缠绵。调营培土，以甘泄木，散郁宜辛，节口戒欲，百天可效。

人参　炒当归　炒白芍　肉桂　炮姜　茯苓　炙草　南枣

又　细推病情，不但营气不振，而清阳亦伤，洞泄不已，而辛润宜减，甘温宜加，从桂枝加桂汤立法。

人参　桂枝　茯苓　生白芍　炙草　肉桂　煨姜　南枣

又　仍议理营。

人参　於术　茯苓　炮姜　桂心　白芍　真武丸二钱

某十八　便后下血，此远血也。脾不统血

焦术一钱半　炒白芍一钱半　炮姜一钱　炙草五分　木瓜一钱　炒荷叶边二钱

方　脉小左数，便实下血，乃肝络热腾，血不自宁，医投参、芪、归、桂甘辛温暖，昧于相火寄藏肝胆，火焰风翔，上蒙清空，鼻塞头晕，呛咳不已，一误再误，遗患中厥，夫下虚则上实，阴伤阳浮冒，乃一定至理。血去阴伤虚阳上冒

连翘心　竹叶心　鲜生地　元参　丹皮　川斛

又　下血阴伤走泄，虚阳上升，头目清窍，参、芪、术、桂辛甘助上，致鼻塞耳聋，用清上五六日，右脉已小，左仍细数，乃阴亏本象，下愈虚则上愈实，议以滋水制火之方。

生地　元参　天冬　川斛　茯神　炒牛膝

又　脉左数，耳聋胁痛，木失水涵养，以致上泛，用补阴丸。

补阴丸五钱，又虎潜丸，羊肉胶丸。

某　肠红粘滞，四年不痊，阴气致伤，肛坠刺痛，大便不爽，药难骤功，当以润剂通腑。阴虚血涩

生地　穞豆皮　楂肉　麻仁　冬葵子　归须

姚　劳伤下血，络脉空乏为痛，营卫不主循序流行，而为偏寒偏热，诊脉右空大，左小促，通补阳明，使开合有序。劳伤营卫

归芪建中汤。

唐四七　《内经》以阴络伤，则血内溢，盖

烧酒气雄，扰动脏络聚血之所，虽得小愈，而神采爪甲不荣，犹是血脱之色，肛坠便甚。治在脾肾，以脾为摄血之司，肾主摄纳之柄故也。脾肾虚

晚归脾去木香，早六味去丹、泽，加五味、芡实、莲肉、阿胶丸。

沈五五　酒湿污血，皆脾肾柔腻主病，当与刚药，黑地黄丸，凡脾肾为柔脏，可受刚药，心肝为刚脏，可受柔药，不可不知，谦甫治此症，立法以平胃散作主，加桂、附、干姜、归、芍，重加炒地榆以收下湿，用之神效，即此意也。

吴四二　腹痛下血，食荸荠豆浆而愈，乃泄肺导湿之药，既愈以来，复有筋骨痿软，寒热，夜卧口干，乃湿去气泄，阳明脉乏，不主用事，营卫失度，津液不升之象，天真丸主之，去人参。(便血)

杨四八　中年形劳气馁，阴中之阳不足，且便血已多，以温养固下，男子有年，下先虚也。肾阳虚

人参　茯苓　归身　淡苁蓉　补骨脂　巴戟　炒远志

生精羊肉熬膏丸，服五钱。

田三八　久矣晨泄腹痛，近日有红积，此属肾虚。

补骨脂　大茴香　五味　茯苓　生菟丝

陈三七　脉左虚涩，右缓大，尾闾痛连脊骨，便后有血，自觉惶惶欲晕，兼之纳谷最少，明是中下交损，八脉全亏，早进青囊斑龙丸，峻补玉堂关元，暮服归脾膏，涵养营阴，守之经年，形体自固。

鹿茸生，切薄另研　鹿角霜另研　鹿角胶盐汤化　柏子仁去油烘干　熟地九蒸　韭子盐水浸炒　菟丝子另磨　赤白茯苓蒸　补骨脂胡桃肉捣烂，蒸一日，揩净炒香

上溶膏炼蜜为丸，每服五钱，淡盐汤送。

鹿茸壮督脉之阳，鹿霜通督脉之气，鹿胶补肾脉之血，骨脂独入命门，以收散越阳气，柏子凉心以益肾，熟地味厚以填肾，韭子、菟丝就少阴以升气固精，重用茯苓淡渗。本草以阳明本药，能引诸药，入于至阴之界耳，不用萸、味之酸，以酸能柔阴，且不能入脉耳。

胡十八　上下失血，先泻血，后便泻，逾月，阴伤液耗，胃纳颇安，且无操家之劳，安养闲坐百日，所谓静则阴充。肾阴虚

熟地　萸肉　茯神　山药　五味　龙骨

汪　肾虚，当春阳升动咳嗽，嗽止声音未震，粪有血，阴难充复，不肯上承，用阴药固摄。

熟地　白芍　茯神　黑稆豆皮　炒焦乌梅肉

陈三十　肾阴虚络中热，肝风动，肠红三载不已，左胁及腹不爽，少阳亦逆，多以补中调摄，故未见奏功，姑用疏补，为益脏通腑。

熟地炭　炒当归　炒楂肉　炒地榆　炒丹皮　冬桑叶

又　益阴泄阳，四剂血止，但腰酸脘中痹，咽燥喜凉饮，肛热若火烙，阳不和平，仍是阴精失涵，用虎潜法。

熟地炭　白芍　当归　地榆炭　龟胶　知母　黄柏

猪脊髓丸。

某　沫血鲜红凝块紫黑，阴络伤损，治在下焦，况少腹疝瘕，肝肾见症，前此精浊日久，亦令阴伤于下。

人参　茯神　熟地炭　炒黑杞子　五味　炒地榆　生杜仲

又　左脉小数坚，肛坠胀。

人参　茯神　湖莲肉　芡实　熟地炭　五味

陈氏　脉小，泻血有二十年，《经》云：阴络伤，血内溢。自病起十六载，不得孕育，述心中痛坠，血下不论粪前粪后，问脊椎腰尻酸楚，而经水仍至，跗膝常冷，而骨髓热灼，由阴

液损伤,伤及阳不固密,阅频年服药,归、芪杂入凉肝,焉是遵古治病?议从奇经升固一法。奇脉伤

鹿茸　鹿角霜　枸杞子　归身　紫石英　沙苑　生杜仲　炒大茴　补骨脂　禹余粮石　蒸饼浆丸。

张三九　劳力见血,胸背胁肋诸脉络牵掣不和,治在营络。劳力伤络

人参　归身　白芍　茯苓　炙草　肉桂

计五三　瘀血必结在络,络反肠胃而后乃下,此一定之理,平昔劳形奔驰,寒暄饥饱致伤,苟能安逸身心,瘀不复聚,不然年余再瘀,不治。血瘀在络

旋覆花　新绛　青葱　桃仁　当归须　柏子仁

宋氏　当年肠红,继衄血喉痛,已见阳气乘络,络为气乘,渐若怀孕者,然气攻则动如梭,与胎动迥异,倘加劳怒,必有污浊暴下,推理当如是观。

柏子仁　泽兰　卷柏　黑大豆皮　茯苓　大腹皮(便血)

叶氏医案存真

独粪后血未已,是为远血,宗仲景《金匮》例,用黄土汤。

黄土　生地　奎白芍　人参　清阿胶　川黄柏　归身　泡淡附子

肠血腹胀便溏,当脐微痛,脾胃阳气已弱。能食,气不运,湿郁肠胃,血注不已。考古人如罗谦甫、王损庵辈,用劫胃水法可效。

真茅术　紫厚朴　升麻炭　炙甘草　附子炭　炮姜炭　炒当归　炒白芍　煨葛根　新会皮

以黄土法丸。

瘀浊久留,脾胃络中,黑粪自下,肌色变黄,纳食渐减,脘中时痛,不易运化,中宫阳气日伤,新血复为瘀阻。夫脾脏主统血,而喜温暖,逐瘀鲜效。读仲圣太阴九条,仅仅温下一法,但温后必以温补醒阳,否则防变中满。

浔桂心　煨木香　生桃仁　制大黄

便后纯血,食减力疲,脉左坚,是中年阴亏。

熟地　炒白芍　当归　柿饼炭　炙草

起自热病,热伤阴络,血大泻,自当宗血脱益气之旨。今脉左大急疾,右小微弱,脐旁动气,肌肤枯燥,阴分大耗。正当暑月,何以堪此?拟进九龙法,通补兼施。若得动气稍减,病可平和矣。

熟地炭　山楂糖油炒　琥珀屑　新绛　冲入藕汁。

下血不已,汗出躁烦,心悸恍惚,头不安枕,转侧不能。两脉虚涩,虚为气虚,涩为阴伤。人身阳根于阴,阴附于阳,两相维系者也。今阴血暴亡,虚阳无偶,势必外越矣。虚阳外越,而阴愈无主,其能内固乎?阴阳相离,气血两亏,法宜兼补。然血有形,难以骤致,气无形,可以急固。固其气,则气自充。气充则不必治血,而血自守矣。先用归脾汤。继以大造丸。

人参　白术　茯神　枣仁　黄芪　龙眼肉　当归　远志　木香　甘草　生姜　大枣

寒热如疟,便血不已,左胁有块,攻逆不已而作痛。脉弦数兼涩,弦则为风,数则为热,涩则气结。此肝脾之气,悒郁不宣,胸中阳和,抑而成火,故神明不精。肝之应为风,肝气动则风从之,故表见寒热也。人身左半,肝肾主之。肝风自逆,故左胁攻楚有块也。肝为藏血之地,肝伤则血不守。且以风淫热胜,益为亡血之由也。

生首乌　黄连　柴胡　黄芩　知母　枳实　厚朴

下血既久,真阴大损,临晚炽热而咳,乃阳失潜伏,宜甘酸益阴为治。

熟地炭　甘草　萸肉　山药　五味　茯苓　芡实　木瓜

官宰弄三十一　酒客多湿，肠胃中如淖泥，阳气陷，血下注。昔王损庵以刚药劫胃水湿。

理中汤加木瓜。

叶天士晚年方案真本

张官宰弄，三十一岁　酒客多湿，肠胃中如淖泥，阳气陷，血下注，昔王损庵以刚药劫胃水湿。

理中汤加木瓜。(杂症)

薛范壮前，八十岁　禀阳刚之质，色厉声壮。迩来两月，肠红色深浓浊。卧醒咯痰已久，肺热下移于肠，肠络得热而泄。自言粪燥越日，金水源燥，因迫动血。

大生地　柿饼灰　生白芍　淡天冬　侧柏叶(杂症)

金三十五岁　便泻下血多年，延及跗肿腹膨，食少色夺，无治痰嗽凉药之理。

九蒸熟白术　淡熟附子(杂症)

李茜泾，廿一岁　务农劳力，周身脉络皆动。暑天负重，两次失血。况已先有泻血，血聚在络，络系脏腑外郛。盖静养血宁，必一年可以坚固。

熟地　归身　杞子　沙苑　茯苓　山药　杜仲　巴戟　川斛(杂症)

洄溪医案

姻戚殷之晋，年近八旬，素有肠红证，病大发，饮食不进，小腹高起，阴囊肿亮，昏不知人。余因新年贺岁候之，正办后事。余诊其脉，洪大有力，先以灶灰、石灰作布袋，置阴囊于上，袋湿而囊肿消；饮以知母、黄柏泻肾之品。越三日，余饮于周氏，周与至戚相近半里，忽有叩门声，启视之，则其子扶病者至，在座无不惊喜，同问余曰：何以用伐肾之药而愈？余曰：此所谓欲女子而不得也。众以为戏言。翁曰：君真神人也。我向者馆谷京师，患亦相似，主人以为无生理也，遂送我归，归旬日即痊。今妻妾尽亡，独处十余年，贫不能蓄妾，又耻为苟且之事，故病至此，既不可以告人，亦无人能知之者。言毕凄然泪下，又阅五年而卒。盖人之气禀各殊，亢阳之害，与纵欲同，非通于六经之理，与岐黄之奥者，不足与言也。

雄按：纵欲固伤阴，而亢阳亦烁阴，知柏泻肾者，泻肾火之有余，而保其不足之水也。(亢阳)

淮安程春谷，素有肠红证，一日更衣，忽下血斗余，晕倒不知人，急灌以人参一两，附子五钱而苏。遂日服人参五钱，附子三钱，而杂以他药，参附偶间断，则手足如冰，语言无力，医者亦守而不变，仅能支持，急棹来招，至则自述其全赖参、附以得生之故。诊其六脉，极洪大而时伏，面赤有油光，舌红而不润，目不交睫者旬余矣。余曰：病可立愈，但我方君不可视也。春谷曰：我以命托君，止求效耳，方何必视。余用茅草根四两作汤，兼清凉平淡之药数品，与参、附正相反。诸戚友俱骇，春谷弟风衣，明理见道之士也，谓其诸郎曰：尔父千里招徐君，信之至，徐君慨然力保无虞，任之至，安得有误耶？服一剂，是夕稍得寝，二剂手足温，三剂起坐不眩，然后示之以方，春谷骇叹，诸人请申其说。余曰：血脱扶阳，乃一时急救之法，脱血乃亡阴也。阳气既复，即当补阴。而更益其阳，则阴血愈亏，更有阳亢之病。其四肢冷者，《内经》所谓热深厥亦深也，不得卧者，《内经》所谓阳胜则不得入于阴，阴虚故目不瞑也。白茅根交春透发，能引阳气达于四肢，又能养血清火，用之，使平日所服参、附之力，皆达于外，自能手足温而卧矣。于是始相折服。凡治血脱证俱同此。

雄按:论治既明,而茅根功用,尤为发人所未发。(肠红)

续名医类案

朱丹溪治施卜,年四十,因炙火太多,病肠内下血粪,肚痛。今痛自止,善呕清水,食不下,宜清胃口之热,黄芩、甘草、茯神各五分,陈皮、地黄各一钱,连翘、白术各一钱五分,生姜三片。(卷五·火)

张子和曰:乐彦刚病下血,医者以药下之,默默而死。其子企,见张而问曰:日吾父之死,竟无人知是何症?张曰:病锉其心也。心主行血,故被锉则血不禁,若血溢身热者死,火数七,七日故死。治不当下,下之不满数。企曰:四日死,何谓病锉心?张曰:智不足而强谋,力不足而强与,心安得不锉也?乐初与邢争屋不胜,遂得此病。企由是大服,拜而学医。

王砺恒治张大复肠血下注,痛不可忍,胸腹滞闷,痛极,血濡缕着裈袜间,唼唼有声。曰:此欲脱也,然色鲜,当不害。亟取贝母一两,令细研为末,分作十剂,酒少许咽下,三舐而注者减,色昏黑,又三舐之息矣。后作寒热,十日而愈。后数年复发,血止则左胁肿痛,有声汩汩然达于腹。又数日,汩汩声稍达于背,乃用沉香酒磨饮之,不三日减。(《笔谈》)

汪龙溪手札[①]云:去年得下血疾,半年有余,今春误食胡桃,胡桃能下血,则知胡桃当忌也。(《珊瑚纲》)

龚子才治一人血痢及下血不止,以六味丸加地榆、阿胶、炒黄连、黄芩、生地而愈。(卷十二·下血)

吴孚先治赖思诚,大便下血已十有六月,诸医无功。诊得右寸实数,大便如常,是实热在肺,传于大肠。与黄芩、花粉、山栀、麦冬、桔梗,清其肺热,不数日其病如失。前治不效者,俱就肠中消息故耳。(卷十二·下血)

卢州郭医云:赵俊臣帅合肥日,其胥司马机宜,患酒毒下血,多至升斗,服四物汤,每料加炒焦槐花二两,如常法煎服而愈。

王嗣康为蔡昭先处厚朴煎,治积年下血。韩县尉云:乃尊左藏服之作效。上用厚朴五两(用生姜五两同捣,开于银石器内,炒令紫色),上为一两;大麦芽、神曲(二味各一两,同炒紫色),上炒为末,白水面糊为丸如梧桐子大。疾作,空心米饮下一百丸,平时三五十丸。嗣康云:肠胃本无血,元气虚,肠薄,自荣卫渗入。今用厚朴厚肠胃,神曲、麦芽消酒食,於术导水,血自不作也。(《医说续编》。雄按:肠胃本无血,一言洵为卓见。)(卷十二·下血)

萧万舆治陈克元,年二十八,元气虚寒,面青白,肢体频冷,呕痰饱胀,小便清利,患大便下血,数月不出,脉沉伏如无,重按着骨,方见蠕动。曰:脉症相符,此脏气虚寒血脱也。以十全大补汤去川芎、白芍,加熟附子、炮姜,少佐升麻,服四剂,便血顿止。若以此属热,妄投寒剂,必无生矣。

朱孝廉明耻,面色青黄,初为感寒,过饮姜汤,患内热脱血,服芩、连寒剂即愈。后因劳复发,再服不纳,惟静养两旬方瘥。近因惊复作,仍倦怠增剧。脉之,六部皆沉缓濡弱。曰:始受辛热,投以苦寒,宜乎即愈,但热气既消,而广肠血窍尚未,敛血故遇劳即发。夫劳则伤脾,脾伤则不能统血,致下陷循故窍而出,此因于劳,非由于热也。今屡发而元气愈虚,惟至静固中之剂庶可耳。以熟地为君,参、芪、归、术为臣,丹皮、炙草、知母、茯苓、阿胶为佐,引用升、柴,为丸与服,仍兼饮加减归脾汤,月余诸症如失。(虚寒积热之外,又有此一症,但既云至静固中之剂,则当归、丹皮似尚未合法。)

① 手札(zhá 闸):亲手写的书信。

彭予白病脱血，久不痊，因积劳所致。万以为劳伤脾肺，即医家伎巧亦为之竭。曰：得无遇事过时而失食，热升燎于首面乎？曰：正苦此耳，屡服芩、连清火之剂漫不应。脉之，六部沉缓，与六味加肉桂、人参、五味子丸服，不数月沉疴顿痊。

乙丑岁，萧寓楚中时，适有仆妇每患便血，投以脏连丸，随服随愈。

刘友善属文病便血，服香连丸，经岁不愈，饮食如常。冬娶妇辍药，却愈。次夏患痢，且能健啖，起居不倦，投香连丸四剂，至夜发厥而死。(此症全属肝火，于此可见。)大都此积服寒凉，脾气渐伤，又娶亲后，精血日耗，元气不支，故遇血即仆，理可知也。祸非旦夕，有由来矣。

钱国宾治戴思云妻，得病年余，大便下血如腐，或紫或红，身体昏晕，久病虚且损矣。其脉沉浮滑滞，脾部更甚。细思血脉病久，当见芤虚数涩，此痰脉也。以导痰汤加九制大黄，二三服愈。

蒋仲芳治徐万寿，年二十余，七月中，下血不止，遍医不效。至十月初，屡次昏晕，事急矣。诊之，右寸独得洪数，是必实热在肺，传于大肠也。用麦冬、花粉、桔梗、元参、黄芩、山栀、五味、沙参，服数剂而愈。(卷十二·下血)

吴桥治婺源令君，入府城乃病溲血，昼夜凡百行，溲皆纯血，咳逆绝食且昏沉。医者以为新病也，请宣之。姚令君曰：不然，公止中道宿，就近召吴医乃可。桥暮至，六脉沉微，乃曰：明府下元极虚，误下且不救。甲夜进温补之剂，熟寐至夜分，觉乃啜粥汤，病去十七八，惊自语曰：何速也？试再诊之。曰：明府无忧，脉归矣。再剂而起，三剂乃归。(《太函集》)

程氏兄弟并溲血，兄瘥弟剧，则以弟逆桥入中庭，必由兄室，见兄在室烦乱，其言支离，户外徐视之，死气黪黪。弟妇速桥未入，则弟自房内号咷。桥作而叹曰：异哉，两君子俱死矣。然瘥者顾急，则予望而知之；剧者顾缓，则予闻而知之。长君色有死征，次君声有余响故也。既而诊之，兄脉将绝，病得之内，重以误下伤阴，家人以为然。病者始病而内，以故里急厚重乘之，族医递为之下，急重乃通。今绝水浆，四肢逆冷，法曰：下痢烦躁者死，语言错乱者死，四肢厥冷者死，水浆不入者死。四端皆在不治中者，兄死。诊其弟病，视乃兄为轻，或当小愈，第多嗜多怒，亦必不终。旬日溲血平，寻以过饱，淫怒伤脾，未几卒。(《太函集》)(卷十二·下血)

聂久吾表侄，年三十，初咳红，服滋养清凉而愈。忽大便下血，血在下为顺，勿遽止之，半月后，用新制脏连丸与服之愈。川连为末，酒拌入猪大肠，韭菜盖蒸烂，捣匀晒干仍为末。每连一两，入侧柏叶、当归末各二钱，和匀，米糊为丸，梧子大，空心，温酒或白汤下二钱五分。

魏玉横曰：赵正为室人，年近四旬，便血，面黄肢肿。凡补气补血，及气血两补，升提固涩，凉血温中之剂，莫不备尝，而归脾为多，均罕验。方书谓粪前血，其来近，粪后血，其来远。今则二者皆有。脉之，关前盛，关后衰，且弦且数，曰：此非脾不统血也，乃肝木挟火上乘于胃，血因之上逆，以病人肺气强，不为呕血，反侧溢入于大肠而为便血。故有时血先注，渣滓后注，则便前有血；有时渣滓先注，血后注，则便后有血；有时渣滓前后与血俱注，则便前后俱有血。盖阳明为多气多血之府，血去虽多，而不甚困也。第峻养其肝，使不挟火上逆，血自止矣。与生地黄、熟地炭、白芍、枣仁、杞子各五钱，炙甘草、酒黄芩各五分，川楝肉一钱，八剂全安。

一少年素有便血，自言触秽腹痛，经日不止，因觅土医刺其委中，出血如注，是即大发寒热，头痛如捣，腹胁满痛，不能转侧，谵语如鬼状。一馆中师,以大柴胡下之而愈。愈后,不时寒热咳嗽,服滋阴清肺之药两月而愈,其咳愈甚。近日饮食多进,大便作泻而兼下血,左右关尺皆弦细而数。张飞畴曰:此必刺委中时,感冒风寒,因其人素有便血,邪乘虚入,而为热入血室,如阳明病下血谵语之例。用大柴胡得愈者是偶中,痛随利减之效,原非正治,所以愈后不时寒热咳嗽,脾胃清阳之气下陷,而肺失通调输化之气也。斯时不与调补脾胃,反与清肺,则脾气愈伤,不能统血,而为下脱泄泻之患。虚损已成,虽可久,复生恐难为力矣。(卷十二·下血)

高存之幼郎,病内伤,大小便俱红。诸医竞用红花、桃仁,病愈甚。仲淳曰:桃仁之类,疏其瘀也。血且行,奈何又重伤之?伤则补之而已,以生地四钱,续断及杜仲、牛膝等饮之稍平,而腹痛不已。仲淳曰:是在《内经》强者气行则愈,弱者着而成病。加人参二钱,一剂而愈。(《广笔记》)

汤某治郑都丞子,患七年摇头,三年下血,已服百余方,前后所服,治摇头者,无非风药,止血者,或在肠风,俱不效。视之,亦不明其标本。退而思之,乃肝血盛,外有风热乘之。(谓肝病则得之矣,谓血病盛而风热外乘,则未必然耳。)肝属木,盛而脾土为木所克,脾与肺是子母,俱为肝所胜,而血遂溃于大便,故便血不止,遂处一方,但损肝祛风而益脾。初亦一时之见,只数服而愈。十余日后,血止而下白脓,遂安。用犀角屑、甘草各一钱,栝蒌半两,蛇蜕炙一钱,防风五钱,钩藤一钱,麻黄去节一钱,炙芪半两,羌活、白芍各半两,为末,枣肉丸,食后薄荷汤下。只二服已效,头摇即止,便血随愈。次开服胃风汤,数日顿除。沈舍人子服之亦效。

蒋仲芳治周忠介公孙女,年七八岁,大便下血不止。有用黄连、犀角者,有用人参、阿胶者,俱不效。诊得气口沉紧,服末子三进而血止。问故,曰:人但知脾虚不能摄血,不知饮食伤脾,亦不摄血。今用消导之剂,食去则脾气复,而血自摄,焉得不愈?其末子,即沉香末也。(卷三十·便血)

张子和曰:一男子脏毒下血,当六月热不可堪,自分必死,忽思蜜水,猛舍性命饮一大盏,痛止血住。

汝南节度副使完颜君宝病脏毒,下衃血[①]发渴,寒热往来,延及六载,日渐瘦弱无力,面黄如染。张诊其两手脉沉而身凉。《内经》寒以为荣气在故生,可治。先以七宣丸下五七行,次以黄连解毒汤加当归、赤芍、地榆散,同煎服之,一月而愈。

方勺《泊宅编》云:外兄刘掾病脏毒下血,凡半月,自分必死。得一方,只以干柿烧灰,饭服二钱,遂愈。又王璆《百一方》云:曾通判子病下血十年,亦用此方,一服而愈。为丸为散皆可。(《本草纲目》)(卷三十三外科·肠风脏毒)

扫叶庄一瓢老人医案

鼻痒心辣闪烁,即大便下血,形瘦脉小数,已经数年。

枯黄芩　生白芍　清阿胶(痢疾泄泻便血)

上窒下坠,手太阴阳明病,下血久,兼理厥阴。

升麻　槐米　归身　桔梗　炒芍　炙甘草

血奔肠红,都是阴液走泄,阳浮发泄易汗,背寒心热,脏阴腑阳交损,形体日渐消瘦,皆衰老液枯之象。

鲜生地　阿胶　茯神　火麻仁　柏子仁　天冬

先粪后血为远血,临便先痛,恐有湿热凝

① 衃(pēi)血:瘀血。

阻,分利逐湿主之。

生於术　炒槐花　木瓜　茯苓　地榆　广皮

脉两关弦虚,先血后粪,两月未已。当年原有病根,遇劳而发属虚,仿仲景黄土汤。

黄土汤加炒焦白术,四剂后加人参一钱。

阴络伤,则血内溢,久药鲜当,以甘药投之。

人参　生地黄　升麻　槐米　血余　龟版

又方　人参　桂圆肉　炒白芍　白糯米　赤石脂　炙草炭

酒客便溏肠红,是内伤之湿,戒饮酒既愈。夏天湿胜气泄病发,自述食腥油,大便即频,宗损庵劫胃水法。

生白术　熟附子　生白粳米　炮黑姜(痢疾泄泻便血)

种福堂公选医案

潘四二　中年脉垂入尺泽,按之缓濡,腰椎酸痛,形体即欲伛偻,旬余大便必下血。此少壮不慎,肾真先夺,督脉不司固束,议用青囊斑龙丸。(便血督肾虚寒)

张　泻血八年,腹左有形梗痛,液耗渴饮,肝风大震,腑气开合失司,溲溺不利,未可遽投固涩。

茯苓　木瓜　炒白芍　炒乌梅　泽泻　炙草(便血肝胃不和)

潘　下血,纯用苦寒,幸得补阳,救正阴阳造偏。浮肿咳喘,此藏聚失司。当春升发泄之候,宜通补摄纳治其肝肾。若芪、术呆补,恐助浊凝,有胀满之变。

人参　五味　茯苓　车前　熟地炭　炒杞子　炒归身　巴戟肉(便血肝肾虚)

宋四七　脉濡涩,减食不运,脘中常痛,粪后血下如线。按:《经》云阴络伤则血下溢。阅后方,补阴不应,反滋胀闷,盖因不明经营操持,多有劳郁,五志过动,多令化热。气郁血热,三焦失于宣畅,若非条达气热,焉望血止?

於术炭　枳实炭　郁金　广皮　炒焦桃仁　炒白芍　炙草　茯苓(便血郁热)

吕　脉动如数,按之不鼓,便血自去秋大发,今春频发不已。凡夜寐梦泄,便血随至。平时身动吸促如喘,气冲咳呛,心悸耳鸣,足肢痿弱,不耐步趋。种种见症,显然肝肾真阴五液大伤,八脉无以摄固。阴既亏损,阳无有不伤,此滋补原得安受。尝读仲景少阴病治例,有填塞阳明一法,意谓脂液大去,关闸皆撤,而内风虚阳得以掀旋内扰。屡投补阳,暗风随至。圣人每以填塞其空,似与《内经》腑通为补之义相左。然关门不固,焉有平期?既验之后,再以血肉有情,另佐东垣升阳之法,安养调摄,自有成验,先用方:

禹粮石　赤石脂　人参　五味　萸肉　木瓜

蒸饼为丸。

李先知曰:下焦有病人难会,须用余粮、赤石脂。以土属外刚内柔,味酸质厚,能填阳明空漏。人参益气生津,合木瓜以入胃。萸味酸收,敛液固阴,以熄肝风。盖阳明阳土,宜济以柔,不用刚燥,虑其劫液耳。前方用二十日后接服。

腽肭脐　鹿茸　家韭子　补骨脂　生菟丝子粉　赤白茯苓

暮夜兼进东垣升阳法。

人参　黄芪　熟术　广皮　炙草　炒归身　防风　羌活　独活(便血阴伤及阳肝风动)

胡　胸臆不爽,食入内胀,粪后便血,病已二年。诊脉左小涩,右微弦,食减形瘦。是内伤悒郁,初病在气,久延血络,而瘀腐色鲜,血液皆下,从怒劳血郁治。

桃仁　杏仁　柏子仁　归尾　紫菀　冬

葵子(便血怒劳血郁)

黄澹翁医案

扬州汪焕臣,间日不寐,怔忡耳鸣,粪后便血紫色,小便多秘不等,大便或溏或泄,饮食多少不等,上四部脉软弱,两尺水火俱衰。《脉诀》云:软而弱者,湿家里恙。乃寒湿凝于血分,徒服养神安心之品,何益哉!

秦艽　草薢　苍术　厚朴　泽泻　荆炭　赤苓　神曲(卷一)

锦芳太史医案求真初编

治族弟字功成寓藕伏阴渴燥似痢案一百三十八

余族弟字功成,在于江苏经商,寓于北寺前装驾桥吴家缎行内,时值暑月,夏阴内伏,阳气外发,腠理稀疏,贪凉暴卧,暑阴偶冒,复在苏馆饮宴,口腹未慎,回寓畏寒发热,作渴烦躁,腹痛便血,诸假热候,无不备至。时因江苏医士,凡属有名,须于先日具钱七百八十文,作银一两之数,连轿钱在内送至医宅请医,是日医士,已诊先日请看之病。今日请看,例在次日登门,今日不及赴诊,只得于众客帮中请一粗知医者姑为酌治。是时余未到苏,止据客医用药,服尚未愈。越日余到召诊,余见症甚剧,主家唤功成请一姓张号为苏中名士,务于明日早赴诊,次早未见,捱至午后方到,所开之药,俱是淮山、扁豆、炒芎、川朴、茯苓、泽泻、大腹皮、防风、杜仲阴平之剂,服止一剂,至夜烦躁愈甚,次早复召余诊。余见众客毕集,皆称是热是火,令余不敢启口,余无如何,只得于今所见之症,逐一反诘,云今热见口渴,而渴竟喜热饮,此是一奇;心虽燥而燥得动则安,得静则起,此又一奇;便虽见血,而血不鲜而暗,此又一奇;此今天热内既有火,而嗳饱时闻,饮食不思,此又一奇;身虽发热,而身却又恶寒,此尤一奇;脉虽浮洪,而脉重按无力,此又一奇。现在药且休服,故说是句以合众情。余思总属暑热,又凑一句帖实服众。惟有在地烧酒可服一瓯以清暑热,然后再诊酌议。众心皆称是暑,烧酒可以投服,余掩口而笑。服毕,将腹一切阴邪痰水倾刻吐出。止恐酒性拨气上升,余用茯苓、牛膝、故纸、车前以收上逆肾气,是夜热退身凉而安,次早众口称得服烧酒,余因畅所欲言,盖谓并非暑热,实是阴寒。果是暑热,口渴何以不喜冷饮而喜热饮乎?果属暑热,何以便红而反黑暗乎?果属暑热,何以不食而更饱嗳乎?果系暑热,何以静则燥而动则不燥乎?果系暑热,何以六脉俱洪而重按无力乎?余本欲进姜、附,因众交称是热而不敢拂,故以烧酒之热暂进一瓯以试热之有无。目今服已有效,为问是热否耶?在众谓此烧酒止是食物,而非热药,习而不察。余今与众告明,其酒热之至极,一入其腹,如火内烧,热耶?水耶?于是众皆大笑。次日听余进用姜、附、广、半之药,服至三十余剂而愈,此医所以难明,而一口之孤,不能以敌众口之咻,惜哉!

治病最属难事,苟非吾师善为区处,安能以御众人之口而全危急之命?门人张廷献。

南雅堂医案

脾虚不能摄血,故便后见红;脾虚不能化湿,故腹胀跗肿。病根已久,肾阴亦伤,肾司二便,是以小便不利,病在脾肾二经,拟用温摄法,从太阴少阴合治。

大熟地三钱　炮姜八分　淮山药二钱　粉丹皮二钱　白茯苓二钱　泽泻一钱　陈皮一钱　车前子一钱　阿胶二钱　川朴八分　五味子八分　茅术一钱(血证门)

肠红三载不已,腹及左胁不舒,少阳气亦上逆,症系阴虚络热,木火潜动,前方多以补中调摄为治,未为尽合,兹拟益脏通腑,为疏补兼施之法。

炒熟地三钱　当归身二钱　炒丹皮二钱

冬桑叶一钱五分　地榆一钱五分(炒)　焦楂肉一钱　水同煎服。

血先泻后便,病已两旬有余,阴液已受伤耗,幸纳食如常,宜安养静摄,俾真阴渐充,冀可平复。

大熟地三钱(炒)　淮山药三钱　白茯神三钱　陈萸肉二钱　龙骨二钱　五味子八分　水同煎服。(血证门)

诊得脉形右小,左细数,乃阴亏之见象,下血阴伤走泄,虚阳上升,致鼻塞耳聋,上蒙清窍,下虚则上愈实,拟壮水以制阳光,方列于后。

生地三钱　白茯神三钱　玄参一钱五分　天门冬一钱五分　川石斛二钱　淮牛膝一钱(酒炒)　水同煎服。

面黄脉小,便血如注,病已两载有余,宜先扶胃阳为主。

人参一钱　炒白术三钱　白茯苓三钱　木瓜一钱　炮姜五分　炙甘草五分　水同煎服。

春季便血之后,大便时溏时秘,食减气衰,脉象濡细无神,盖春夏之交,阳气正升,阴弱不主摄纳,拟用甘酸固涩,以合阳明,若东垣益气之属,升阳恐阴液愈耗,于法非宜。

人参一钱五分　赤石脂二钱　禹余粮二钱　宣木瓜一钱　陈粳米一盏(炒)　乌梅肉三个　水同煎服。(血证门)

肠血未止,饮酒厚味即泄,食入不能运化,盖阳虚体质,酒食气蒸湿聚,脾阳清阳日陷,健运失职,仿东垣法,用升阳之例。

人参一钱　炒白术三钱　益智仁二钱　陈皮八分　防风一钱五分　升麻五分(炒)　炙甘草五分

便后血气红紫,兼有积块随下,脉缓濡弱,是阳气不足之象,过饮湿胜,大便时复见溏,推斯病原,是少阴肾脏失司,乏固摄之权,而阳明胃脉,有开无阖,惟治腑之法,以通为补,与治脏用补者不同,兹以和胃通阳为治。

人参一钱五分　茅术二钱　白茯苓三钱　川朴一钱　地榆二钱(焙成炭)　炮附子五分　炮姜五分　陈皮八分

体热形色苍黑,脉象右数,夏令湿热内蒸,水谷气壅,血从便下,法以苦寒为主,并以辛温佐之,节口戒欲,冀可祛病。

川连二钱　茅术三钱　黄芩一钱五分　川朴一钱五分　地榆二钱(焙成炭)　槐米一钱

诊得右脉缓大,左虚涩,便后见血,自觉有欲晕之状,纳食甚少,尾闾痛连脊骨,显见八脉空虚,已损及中下两焦,然积病有年,讵能朝夕奏效,宜守之以恒,图之于缓,庶可冀其渐复,兹拟列丸方于后,须如法守服,百日后应有功验。

大熟地八两(九蒸九晒)　嫩毛鹿茸一两(切薄皮另研)　鹿角霜一两五钱(另研)　鹿角胶二两(盐汤化)　赤茯苓三两　白茯苓三两　补骨脂四两(蒸透炒)　柏子仁四两(去油烘干)　韭子三两(盐水炒)　菟丝子三两(炒研)

上药十味,溶成膏,炼蜜为丸,如梧桐子大,每服五钱,淡盐水送下,早晚两服。

嗜酒豪饮,久必积热内蕴,熏蒸不已,致扰动脏络之血,考诸《内经》,阴络伤则血外溢,今观面唇淡白无华,显系血脱虚候,肛坠不收,便常见血,治宜责之脾肾,盖脾主统摄,肾主藏纳故也,兹从足太阴少阴施治,拟列丸剂方各一,按早晚服之。

丸方:大熟地四钱　陈萸肉二钱　淮山药三钱　白茯苓三钱　阿胶二钱　芡实二钱　湖莲肉二钱　五味子八分(炒)

上药八味,易钱为两,糊丸如梧桐子大,早晨淡盐水汤送下四钱。

又汤剂方:人参二钱　白术二钱(土炒)　白茯神二钱　酸枣仁二钱(炒)　炙黄芪一钱五分　当归身一钱　远志一钱　龙眼肉二钱　炙甘草五分　生姜一片　大枣二枚　水煎晚间服。

诊得脉右空大,左小促,下血,偏寒偏热,

系劳伤营卫,流行失序,络脉空而为痛,宜先理阳明以达其开阖之机。

桂枝木八分(炙) 白芍药三钱(炒) 炙黄芪三钱 当归身三钱(酒炒) 炙甘草五分 饴糖二钱 生姜三片 大枣两枚

下血头晕鼻塞,咳嗽不已,大便实,脉小左数,乃肝络热胜,血自不安,且血去则阴必伤,虚阳上冒清空,致有种种见症,甘辛温热之味,岂宜妄投。

鲜生地三钱 连翘二钱 竹叶二钱 玄参一钱五分 粉丹皮一钱五分 川石斛三钱 水同煎服。(血证门)

脾阳久虚,不能化湿,何能统血,水湿挟而下注,是以便血不已。

茅术二钱 地榆一钱五分(炒) 槐花一钱五分(炒) 黄郁金一钱

自述先有寒热而盗汗,复由盗汗而便血,今寒热虽止,而盗汗便血之症,迄未少瘥,诊得脉小兼数,是营卫两虚之候,拟用归脾加减法。

人参一钱五分 白术二钱(黄土炒) 白茯神二钱 酸枣仁二钱 炙黄芪一钱五分 当归身一钱 远志一钱 粉丹皮一钱 黑山栀二钱 霜桑叶二钱 地榆一钱 广木香五分 炙甘草五分 生姜两片 大枣三枚

脉左细涩,右芤,便血久而不愈,腹胀满,是湿热伤营,加以浮肿,气分亦虚,是既不能摄血,更何能运化湿热?兹遵《金匮》黄土汤法,并加味酌治。

干地黄二钱 甘草二钱 白术二钱 阿胶二钱 黄芩二钱 炮附子二钱 大腹皮二钱 桑白皮一钱五分 五加皮一钱五分 人参一钱 槐花一钱(炒) 灶中黄土六钱 水同煎服。(血证门)

诊得脉形细小,胃纳减,肠澼血,或痛或否,此虚候也,毋使浮喘乃佳。

人参二钱 炒白术二钱 白茯神二钱 酸枣仁二钱(炒) 炙黄芪一钱五分 当归身一钱 远志一钱 龙眼肉二钱 荷叶二钱 秫米(即粳米)半盏 茅菜花一钱 广木香五分 炙甘草五分 生姜二片 大枣三枚

《经》云:阴络伤则血内溢。病延日久,阴气固伤,而阳分亦弱,恐增浮喘,最为可虑。

灶心黄土五钱 干地黄二钱 阿胶二钱 炒白术二钱 黄芩二钱 当归身二钱 乌梅肉二个 赤小豆二钱 地榆一钱(焙存性) 炮附子一钱 炙甘草一钱(血证门)

大便下血如注,药屡投不应,拟以酸敛主之,宗济生乌梅丸法。

乌梅肉一两五钱 白僵蚕一两(炒)

上药二味,共研为末,醋糊丸,如梧桐子大,每服四十丸,空心醋和开水吞服。(血证门)

簳山草堂医案

好饮伤脾,以致下血不止,已及数月;脉弦大,而腹滞后重,不易愈也。

炒川连元米拌 炒於术 煨木香 炒枣仁 炙黑草 炮姜炭 焦茅术 陈皮 炒苡仁 椿根皮 赤茯苓

平昔嗜饮,太阴湿热下迫而为便血,久之,防成休息痢。

炒川连姜汁拌 炒黄芩 炒白芍 焦建曲 白茯苓 炮姜炭 炒阿胶米粉拌 煨木香 炒苡仁 红皮枣

脾络内伤,不时下血;脉来搏大。恐其陡然腹满。

炒白术 炒阿胶 紫丹参 云茯神 远志炭 炙黑草 归身炭 秦艽肉 炒枣仁 煨木香

积瘀大下,营络内伤。防腹满成臌,难治也。

细生地 炒归尾 川郁金 陈皮 赤茯

苓　牡丹皮　花蕊石　怀牛膝　青皮　冬瓜皮

脾络内伤,下血累月不止,每下必先腹痛。其为气分不舒,而营阴受损显然矣。以凉营滋肝为治。

炒川连　炒阿胶　丹皮炭　煨木香　地榆炭　炒黄芩　炒白芍　苦参子四粒龙眼肉包　新会皮　血余灰

杂食伤脾,多泻带血。根深不易愈也,以培土为主。

焦冬术　炒扁豆　焦神曲　煨木香　地榆炭　炙黑草　炒苡仁　焦楂肉　陈皮　红皮枣

杂食伤脾,劳力伤营,多便而下血,何如能发力耶?

焦白术　炒黄芩　焦神曲　大麦芽　炒苡仁　炒白芍　地骨皮　焦楂肉　煨木香　赤苓　陈皮

童年劳伤下血,渐致腹痞胀满。久必成臌。

生鳖甲　地骨皮　广木香　焦建曲　赤茯苓　炒黄芩　川郁金　陈皮　焦楂肉

脾肾两伤,下血年余不止,色鲜而多,甚至不禁;脉象细弱。营阴大亏矣,非补不效。

焦於术　炒阿胶　炒白芍　炒远志　茯苓　木香　炙黑草　归身炭　炒丹皮　炒枣仁　煅禹粮

积劳内损,曾下黑血。现在神倦不振,脉形空弦。此心脾肾三脏之证,诸宜节劳静养为要。

炒熟地　炒萸肉　炒於术　柏子霜　白茯苓　炙龟版　归身炭　炙黑草　炒枣仁　龙眼肉

日来下血渐止,而心火一动,血仍不摄,兼有心惕之患。此心营内耗也。法当滋养。

炒生地　归身炭　西党参　白茯神　煨木香　炙龟版　丹皮炭　丹参炭　远志炭　龙眼肉(便血)

肺移热于大肠,则患肠风;至肝气之作,营亏失养所致也。

炒川连　陈阿胶　炒丹皮　炒苡仁　炙黑草　炒黄芩　炒白芍　煨木香　白茯苓　煅禹粮

心脾内损,肠风有年,营阴日亏,神倦肛坠。以归脾法加减治之。

焦白术　炒阿胶　炒白芍　远志炭　煨木香　炙黑草　炒归身　茯神　炒枣仁　炙升麻　血余灰(肠风)

杏轩医案

饶君扬翁脾虚泻血,肺燥咳嗽,证治异歧

诊脉细濡,恙经多时,始而便泻,继则下血,渐致食少欲呕,形疲心愦,药无灵效。略投辛温,血下即多;稍用清凉,饮食即减。辗转却难借箸,然医贵变通,未可见病治病,印定眼目。《经》曰:湿多成五泻。病始于泻,脾虚酿湿。治湿固宜于燥,但脾为血之统,刚燥过剂,致动其血,内溢不已,阴络受伤。无如养阴之品,恒多腻滞,又与脾胃欠合,此培其中州,扶其土母,不得不为之亟亟也。昔贤治血证,每以胃药收功,土厚自能胜湿耳。酌以淡养胃气,甘益脾阴,宗嘉禾饮。

服药数日,谷食稍增。视其病状,与痢相似,即痢久正气未有不亏,亦当培养本元,资其生气。据述脘中如饥如嘈,是属下多亡阴,兼伤其气,观其得食则安,情已显露。方内参力加重,佐以乌梅,取其酸能生津,并可摄血。再考方书,论久痢病根,在大肠曲折之处,药力所不能到。有用至圣丹一方,余仿其法,治验颇多,可备采择。

《经》云:阴络伤血内溢。然药用清热养阴而不效者何耶?《经》曰:营出中焦,中焦取汁,变化而赤,是谓血。中焦盖指胃而言。夫胃为水谷之海,气血俱多之经。药之浅者,饮食如常,旋去旋生,病之深者,谷少气衰,所生不偿所耗。脾与胃以膜相连,胃弱则生化无权,脾虚则统摄失职。书称不问阴阳与冷热,先将脾胃为调和。万物以土为根,元气以土为宅。议进归脾,理当如是。又述向有肝阳冲逆之恙,近兼举发。方内加入首乌,既可益阴,又可固摄,非熟地滋腻可比,乌梅畏酸不用亦可,但肠滑已久,须参涩以固脱。李先知云:下焦有病人难会,须用余粮、赤石脂。

便稀食进,大有好机。病缠两月,气血受伤,以故尻骨酸楚,颊车乍痛,便时急坠,行动乏力。初议专培脾胃,乃血脱益气之法,续进归脾,乃虚则补母之方。李士材先生云:先天之本在肾,后天之本在脾,二脏安和,百骸皆治。今既食增泻减,脾胃已调,自当进加肾药。

治疗匝月,诸证均减,寝食俱安,精神渐长。体素阴亏,加以便血,久伤阴络,屡服胃药,气分虽充,阴犹未复。金为生水之源,金燥不能生水,是以上膈焦干,鼻痒咳呛。夫药随病转,移步换形,医如珠之走盘,贵乎活泼。气不足便是寒,气有余便是火。改议养阴润肺,金水相生,津回燥自濡矣。

《经》言:虚邪贼风,避之有时。恙后体亏,加受外因,形寒头痛,脘闷欲呕,然舌无苔,脉不急,受邪知不甚重。正气不充,未可直行表散,治宜辅正驱邪。

外感已解,痔疮举发,肛痛便复见红。然每日便止一次,并不溏泻,此乃痔血,非前肠血可比,痔平血当自止。知饥能食,食后脘中微痛。按胃司受纳,脾主运化,脾健失职,运化较迟,若果食滞致痛,则饱闷不饥矣。地黄益阴固妙,稍嫌其腻,不利于脾。暂商养胃调脾,复诊再筹进步。据谕向来冬春,左畔畏风,夏秋上焦热闷,药投清散,服时虽效,过后依然。揆度其故,谅缘营卫失和,藩篱不固,邪之所凑,其气必虚,断无六淫之邪,久羁人身之理。使非探本寻源,徒泛治标无益。且俟新病瘥后,再为图之。

下极为魄门,魄门亦为五脏使。痔血去多,阴亏阳冒,上焦燥热干咳,阳加于阴谓之汗。前则泻多纳少,故仿胃药收功,兹则大便如常,多食善饥,病情迥别。丹溪谓:男子阳常有余,阴常不足。阳主动,阴主静。理当育阴济阳,静以制动。据言:每届秋时即患咳嗽,服清润之剂颇验。日前感后,恐有余邪,地黄滋腻,似未可服。按质虚偶感,邪本无多,既已驱逐,谅无逗留。肺与大肠相表里,肠热上熏,肺燥则痒,痒则咳,此咳嗽之故,非关于风,而实由于燥也。《经》云:燥者濡之。痔血、咳嗽,同归一途,无烦分治矣。

齐氏医案

曾治徐桂之女李徐氏,年三十,患大便久下鲜血,医治三载无功,起坐不宁,昏晕床褥,饮食不进,肌肉瘦体,白若枯骨,内兄为之请诊。按之六脉沉微,势在将脱,不可救也。乃勉强作剂,用干熟地一两,当归七钱,酒芍五钱,川芎三钱,黑姜灰、黑侧柏叶、黑马通各五钱,炙草一钱,令进六剂。旬日外不见信息,余意其病必死矣。否知两旬,其兄来寓曰:余妹因近日移居,诸事匆匆,是以羁绊,今特请愚来致谢先生,并求补剂。余闻摇首曰:嘻!令妹之寿长也,李氏之福也,我之药力幸遇也,余焉得居功哉?又与补中益气汤,兼服龟鹿地黄丸,而元气大复,明年生子。(血病)

吴门治验录

王砚香通和坊,年五十三岁

脉寸关俱弱,两尺按之沉数,便血之症,延至八年,攻补温凉,无药不试,渐至面浮肢肿,恶食艰步,神倦懒言,气息奄奄,势颇危殆。此肺胃之气下陷于阴,不能升举,经所谓阴虚而阳凑之也。仿东垣先生升阳法:

人参一钱　炙黄芪一钱五分　制於术一钱五

分　归身一钱五分，炒黑　炙升麻三分　陈皮白七分　白芍一钱五分，炒　炙甘草五分　地榆炭三钱　槐米炭三钱　荷叶灰三钱

又　血止食进，面浮渐消，精神稍振，惟食难运化，步履仍艰，早晨溏泄，寸关脉起，两尺沉缓。此肺胃之气虽升，脾阴久亏，湿热留恋。照前方去地榆、槐米加：

熟地五钱，炒松　牛膝一钱五分，炒　薏米一两，煎汤代水

饭后开水服枳术丸三钱。

丸方：

上西党参六两，人乳拌饭上蒸晒　大有黄芪四两，水炙黑　於术三两，米泔水浸　归身三两，酒洗土炒　升麻八钱，淡蜜水炙　柴胡六钱，醋炒　北五味一钱，晒干，研　大白芍二两，炒　大熟地四两，茅术一两煎汤拌炒　怀山药三两　破故纸二两，黑芝麻五钱拌炒去麻　橘白一两　白扁豆二两，去皮　紫衣胡桃三两，黑芝麻拌炒去麻　荷叶灰三两，淡蜜水炙　侧柏叶灰一两五钱　茯神三两　羊胫骨灰三两　宣木瓜一两，酒炒　炙甘草一两　黄精二两，蜜炒　冬令加炮姜炭五钱

上药，治末，用肥玉竹八两、合欢皮八两、薏苡米四两熬浓膏，捣丸桐子大，每空心，姜枣汤送四钱。

门人问曰：阴虚阳陷，法用升提，前医亦有用补中益气而不效者，何也？余曰：前此用之过早，且方内人参只用数分，又未照顾阴分。薛立斋云：阴虚者，未可升阳，不得已必加入和阴之品。前医遵用古方，故服之无效。李士材云：用古方治今病，譬如拆旧屋架新梁，不施斧凿，焉能合式，旨哉斯言也。（卷一）

徐妪西山

脉象沉缓而涩，湿积久而化热，脾胃两伤，泄泻之后，变为肠红，阴络已伤，兼右胁连脘作痛，胃纳渐减，法宜和脾胃利湿热为治。

白术炭一钱　归身一钱五分，炒黑　稆豆皮一钱，炒黑　炒黑白芍一钱　荆芥穗灰五分　炙黑甘草五分　茯苓皮三钱　炙荷叶灰一钱　炒黑枣皮一钱　橘叶十片

又　脉涩稍解，而沉缓如故，思脾络属太阴之脏，煎剂难骤见功，今煎丸并用，似乎可效。

炙黄芪二钱　西党参三钱　蜜炙升麻四分　陈皮白一钱　归身一钱五分，炒黑　於术一钱五分，炒黑　炙甘草五分　地榆炭一钱　侧柏叶灰七分　橘叶十片　煎好送黑归脾丸三钱。

又　照前方加：炒黑桑叶一钱　炒枯熟地三钱

又　左脉极平，右脉尚嫌虚数，此血分已和，气分未能升举，故便血终未全止，再用升阳和阴一法。

人参五分　炙黄芪一钱　土炒於术一钱　归身一钱五分，炒黑　蜜炙升麻五分　炙黑甘草五分　地榆炭一钱五分　熟地炭四钱　白芍一钱五分　陈皮白一钱　槐米炭一钱五分　橘叶十片

丸方：

西党参四两　炙黑黄芪二两　焦於术一两五钱　大熟地三两，砂仁炒　大白芍一两五钱，炒黑　炒黑归身三两　煨葛根一两五钱　地榆炭一两五钱　槐米炭一两五钱　侧柏叶灰八钱　干荷叶灰二两　米炒桑叶三两　炒黑芝麻三两　制半夏一两五钱　陈皮白八钱　茯苓三两　炙甘草五钱　川石斛三两

上药治末，炼蜜为丸，桐子大，每空心，开水送四钱。（卷一）

王旭高临证医案

某　久虚不能统血，并不能转运其气，是以便血时作，而又腹微满也。吐出之痰结硬，此为老痰，乃湿热所结，法当兼理。

四物汤去川芎，加党参、冬术、怀山药、陈皮、龟版、蛤壳、荸荠、海蜇。

渊按：不能统血，不能转运其气，腹微满，皆脾虚也。（杂病）

曹仁伯医案论

薛家湾郭

阴络伤则血溢,血内溢则后血。血之从后出者已经数载,时发时止,惟有盛于去年也。今春荣血日亏,卫气益虚。虚则气不摄血,亦因咳而来,阳络更伤,中焦失守,不独肝肾内虚,无怪乎其浮肿于前,喘促于后。甚至饮食不思,恶心欲吐,脉而数疾无伦,竟有阴从下脱,阳从上脱之意焉。急急大补,俾得抱一不离,已恐鞭长莫及。

人参　麦冬　五味子　坎炁　牡蛎　龙骨　河车　川柏　茯神　蕤仁　枣仁

转方加黄芩、灶心土,余依上法。

薛家湾郭复诊方

喘之一证,已得大补而平,可见肝脾肾三经亏之已极,姑置勿论。现下脉芤且弦,其名为革,以昭血络空虚元气难摄之意。夫惟元气难摄,所有温邪下注为便溏,外走为浮肿,上逆为咳痰;甚至阴络伤血内溢之下,更有阳络伤血外溢之症。似此中虚少纳者,遇之窃恐不堪磨耐,仍起风波而败,不可忽略。

制川附七分,青盐下拌　大生地二钱　白芍一钱　阿胶一钱五分　炙草四分　人参七分　五味子七分　麦冬一钱五分　牡蛎一两　伏龙肝一两　乌梅一钱

吴鞠通医案

毛　十二岁　癸亥十二月初二日　粪后便红,责之小肠寒湿,不与粪前为大肠热湿同科,举世业医者,不知有此,无怪乎十数年不愈也,用古法黄土汤。

灶中黄土二两　生地黄三钱　制苍术三钱　熟附子三钱　阿胶三钱　黄芩二钱,炒　炙甘草三钱

加酒炒白芍　全归钱半

水八碗,煮成三碗,分三次服。

初七日　小儿脉当数而反缓,粪后便血,前用黄土汤,业已见效,仍照前法加刚药,即于前方内去白芍、全当归,加:

附子一钱　苍术二钱

孙　男　三十八岁　戊寅七月初一日　湖州孝廉其人,素有便红之症,自十八岁起至今不绝,现面色萎黄,失血太多,急宜用古法,有病则病受,虽暑月无碍也。

方法分两同前,服一帖即止,次日停后服,半月复发,再服一帖痊愈。

福　二十九岁　初因恣饮冰振黄酒,冰浸水果,又受外风,致成风水。头面与身,肿大难状,肿起自头,先与越婢汤发其汗,头面肿消,继与利小便,下截三消胀减,后与调理脾胃,自上年十月间服药,至次年三月方止,共计汤一百四十三帖,其病始安,嘱其戒酒肉生冷。不意夏月暑热甚时,仍恣吃冰冷水果,自八月后粪后大下狂血,每次有升数之多。余用黄土汤去柔药,加刚药,每剂黄土用一斤,附子用六钱,或止复来。伊本人见其血之不止也,加附子至八钱,或一两,他药接是,服至九十余帖,始大愈。

胡　三十岁　乙酉年九月十七日　本系酒客,湿中生热,久而发黄,颜色暗滞,六脉俱弦,其来也渐,此非阳黄,况粪后见红,非又为小肠寒湿乎?

灶中黄土八两,代水先煎　熟附子三钱　茵陈五钱　苍术炭三钱　黄柏三钱,炒　猪苓三钱　泽泻三钱　云茯苓三钱

煮三杯,分三次服,五帖全愈。

陈　三十五岁　乙酉四月二十一日　粪后便红,寒湿为病,误补误凉,胃口伤残,气从溺管而出,若女子阴吹之属瘕气者然。左胁肝部,卧不着席,得油腻则寒战发杂无伦,几于无处下手。议治病必求其本,仍从寒湿论治,令能安食再商。与黄土汤中去柔药,加刚药。

川椒炭三钱　广陈皮三钱　生姜二钱　灶中黄土四两　云茯苓五钱　生茅术三钱　香附三钱　熟附子三钱　益智仁三钱

煮三杯，分三次服，服三帖。

五月初二日，又服二帖。

初三日　心悸短气，加小枳实四钱，干姜二钱，已服四帖。

十一日　去川椒三钱，已服三帖。

二十一日　诸症皆效，大势未退，左脉紧甚，加熟附子一钱，降香末三钱，干姜一钱，已服三帖。

二十七日　诸症向安，惟粪后便血又发，与黄土汤法。粪后便血，乃小肠寒湿，不与粪前为大肠热湿同科。

灶中黄土八两　广皮炭三钱　熟附子四钱　益智仁二钱　黄芩炭四钱　云茯苓五钱　苍术四钱，炒

煮三杯，分三次服，以血不来为度。

七月十四日　面色青黄滞暗，六脉弦细无阳，胃口不振，暂与和胃，其黄土汤，俟便红发时再服。

姜半夏六钱　云苓块五钱　广陈皮三钱　生苡仁五钱　益智仁三钱　川椒炭一钱　白蔻仁一钱

煮三杯，分三次服。

十七日　加桂枝五钱。

十一月十五日　肝郁挟痰饮，寒湿为病，前与黄土汤，治粪后便血之寒湿，兹便红已止，继与通补胃阳。现在饮食大进，诸症渐安，惟六脉细弦，右手有胃气，左手弦紧，痰多畏寒，胁下仍有伏饮，与通补胃阳，兼逐痰饮。

桂枝六钱　小枳实三钱　川椒炭三钱　旋覆花三钱　香附四钱　广皮五钱　炒白芍三钱　干姜三钱　云苓五钱　姜半夏八钱

煮三杯，分三次服。

十二月初十日　脉弦紧痰多畏寒，冲气上动，与桂枝茯苓甘草汤，合桂枝加桂汤法。

桂枝一两　茯苓块二两，连皮　炙甘草五钱　全当归三钱　川芎二钱　瑶桂五钱，去粗皮

服一帖，冲气已止，当服药后，吐顽痰二口。

十一日　冲气已止，六脉紧退，而弦未除，可将初十日方，再服半帖，以后再服二十九日改定方，以不畏寒为度。

十三日　服十一月十五日疏肝药二帖。

十四初　背畏寒，脉仍弦紧，再服十二月初十日桂枝加桂汤二帖，以峻补冲阳，服药后吐顽痰二口。

十七日　脉仍弦紧，背犹畏寒，阳未全复，照原方再服二帖，分四日服。

十九日　前之畏寒，至今虽减，而未痊愈，脉之弦紧，亦未冲和，冲气微有上动之象，可取初十日桂枝加桂汤法，再服二帖，分四日，立春以后故也。

丙戌正月初五日　六脉俱弦，左脉更紧，粪后便红，小肠寒湿，黄土汤为主方，议黄土汤去柔药，加淡渗通阳，虽自觉胸中热，背心如热水浇，所云热非热也，况又恶寒乎？

灶中黄土八两　生苡米五钱　云苓块六钱　熟附子四钱　苍术炭四钱　桂枝五钱　黄芩炭四钱　广皮炭四钱

煮四碗，分四次服，血多则多服。万一血来甚涌，附子加至八钱，以血止为度，再发再服，切勿听浅学者妄转一方也。

丸方

阳虚脉弦，素有寒湿痰饮，与蠲饮丸方，通阳渗湿而补脾阳。

桂枝八两　苍术炭四两　生苡仁八两　云苓块八两　干姜炭四两　炙甘草三两　益智仁四两　半夏八两　广皮六两

神曲糊丸，小梧子大，每服三钱，日三服，忌生冷猪肉介属。

初十日　粪后便红虽止，寒湿未尽，脉之紧者亦减，当退刚药，背恶寒未罢，行湿之中，兼与调和营卫。

苍术炭三钱　黄芩炭钱半　灶中黄土一两　焦白芍四钱　生苡仁三钱

煮三杯，分三次服，以背不恶寒为度，戒

生冷介属猪肉。(便血)

类证治裁

夏　便红,遇劳辄甚,初服苦参子俗名鸦胆子,以龙眼肉裹,开水送下十粒效。后屡试不验,予按东垣论脾为生化之源,心统诸经之血,思虑烦劳,致心脾不司统摄。宜用归脾丸或暂服加味归脾汤,其血自止,如言而瘥。汤丸内俱去焦白术。

幼侄　鼻衄便红,寒热无汗,食减神疲,脉大而数。此脾肺气虚,阴火乘络,致血从清浊道横溢而出。用补中益气汤去升麻,加山栀、白芍。一服,五更大热,比晓微汗身凉。次日寒热除,脉顿敛,三服而病已。

服侄　壮岁,便后沥血色鲜,乃肠胃远血,症属肠风。用升降法,荆芥、当归(俱醋炒)、白芍药、槐米(俱酒炒)、黑山栀、生地黄、甘草(炙黑)、侧柏叶。三服愈。

张　辛苦佣作,日夜便血数次,由冬入夏未止。阴络已伤,渐至食减无味,神色惨悴,脉来沉细而数,势必寒热,延成损怯。勉用摄血,佐以益脾,以脾统血也。仿驻车丸,去黄连,阿胶(水化)、炮姜、当归(土炒)、白芍、熟地、甘草(俱炒黑)、莲子(炒)、红枣、南烛子、茯神。三服红痢减,寒热亦止,口中和。据述,腹不痛,但里急,必连便二次,此属气虚不摄。专用潞参、炙芪、茯苓、山药、地榆(酒炒)、赤石脂,便血遂止。

何　童年便血,面黄瘦,能食。此脾气郁而生火也,用清理湿热。山栀、赤苓、生白芍、生薏仁、石斛、当归、柿饼炭、陈皮、地榆,数服效。

薛氏　孕六月,因劳便红,头微眩,此肠风宿恙,因热伤阴分而成。用白芍药、地榆(俱酒炒)、当归、荆芥(俱醋炒)、山栀(炒)、茯神、炙甘草、阿胶(酒化)、侧柏叶(捣),水煎,三服而瘳。

尚友堂医案

西昌喻楚臣先生室人,久困于病。其症初起,寒湿足肿,迨足肿愈而寒湿凌脾,脾虚不能健运,故下溢为便血。察其面色痿黄,唇淡舌白,鼻孔红烂,手足浮肿,胸膈不开,腹胀气疼,饱不思食,四肢倦怠,起则昏眩,不时泄泻,已骎骎成中满矣。丁酉七月,廷余诊治。六脉沉迟而弱,两尺更甚。余曰:此中寒痰饮,釜底火衰,不能生土,以致脾虚下血。昔贤云:血脱益气。喻氏云,阳生阴长。均此治法也。医者即气血兼治,尚为失法,况敢用纯阴寒凉之药以败脾益泻乎?又敢用行气破气之药以酿成肿满乎?当世一见有血,便云是火,一见鼻干,便云是热,不知血生于心,固于肺,藏于肝,统于脾,纳于肾。肝不藏则血妄行,肺不固则不能熏腾津液而鼻干,抑或清涕而红肿,脾不统则血从后阴溢出为块为紫而为血脱,肾不纳则血从前阴溢出,以致经信先期,或大下而为崩血。治此总以理脾扶阳为主。然症有三难:时日既久,难期速效;服药不耐,功废半途;恣食寒凉油荤,愈加痰滞积聚。信任不专,暮李朝王,反增疑惑。一一胪陈于左,未识以为然否。(治便血浮肿)

侯某室人,素患便血,乃脾不统血之症,历治未效。壮年气血充盛,犹能抱病生育。中年气血渐衰,兼服一派清热滋阴之药,损伤元气,克伐脾阳,遂致脉细皮寒,食少肌瘦,五虚毕具。余思病固沉重,二十年来阳药未尝于口,尚有生路可觅。投以砂蔻六君加肉桂服之,不渴不燥,但便血愈多。疑不敢服。余谓血统于脾,脾弱不固,泻入大肠。离经之血断不能复归原位,唯补足脾胃,斯新生之血不至再下,舍温补而欲起此沉苛,难矣。方不见用,而理自可信,故记之。(论便血症治)

花韵楼医案

华

肝脾气陷，便后下血，患经数载，近则脱肛，血下无度，小溲淋痛，寒热时作，舌光起刺，脉形芤数虚弦，情志内伤，药力断难奏效者也。所虑秋令肃降，有血从下脱之变。

柴胡三分，醋炒　丹皮一钱五分　归身炭一钱　炙川柏七分　生冬术一钱　黑山栀一钱　地榆炭三钱　赤苓三钱　细生地三钱　小青皮五分

华又诊

寒热二日未作，纳谷亦增，便血未下，溲淋痛楚仍然，适交冬至，加意慎调为嘱。

生冬术一钱五分　鹿角霜一钱五分　左牡蛎一两　木瓜五分　细生地四钱　元武板五钱　川柏五分　生甘梢四分　西琥珀四分　青皮五分　丹皮一钱五分

华又诊

淋痛减轻，稍有咳嗽，舌干虽润，光剥未能立苔，心肾阴虚也。

细生地五钱　焦米仁四钱　麦冬一钱五分　木通五分　川连三分　五味子五分　生甘梢五分

送服补中益气丸三钱

王氏医案续编

一男子患便血，医投温补，血虽止而反泄泻浮肿，延及半年。孟英诊之，脉数舌绛，曰：此病原湿热，温补反伤阴液。与芩、连、栀、芍、桑叶、丹皮、银花、石斛、楝实、冬瓜皮、鳖甲、鸡金等药，旬余而愈。

戊申元旦，陈秋槎参军，大便骤下黑血数升，血为热迫而妄行。继即大吐鲜红之血，而汗出神昏，肢冷搐搦，躁乱妄言。心无血养故神昏，肝无血养故痉厥。速孟英至，举家跪泣救命。察其脉左手如无，右弦软，按之数。虚在阴分，热在气分。以六十八岁之年，佥虑其脱，参汤煎就，将欲灌之。孟英急止勿服，曰：高年阴分久亏，肝血大去，而风阳陡动，殆由忿怒，兼服热药所致耶？其夫人云：日来颇有郁怒，热药则未服也，惟冬间久服姜枣汤，且饮都中药烧酒一瓶耳。孟英曰：是矣。以西洋参、犀角、生地、银花、绿豆、栀子、元参、茯苓、羚羊、茅根为剂，冲入热童溲灌之；外以烧铁淬醋，令吸其气；龙、牡研粉扑汗；生附子捣帖涌泉穴，引纳浮阳。两服血止，左脉渐起，又加以龟版、鳖甲。介以潜阳法。服三帖，神气始清，各恙渐息，稍能啜粥，乃去犀、羚，加麦冬、天冬、女贞、旱莲投之，眠食日安，半月后始解黑燥矢，两旬外便溺之色皆正，与滋补药调痊，仍充抚辕巡捕，矍铄如常。秋间赴任绍兴，己酉秋以他疾终。

问斋医案

便血虽有肠风、脏毒、血痔诸名，然大肠本无血，总由脾胃而来，非脾虚失统，即火犯阳明，阴络内损，不必拘便前、便后、远血、近血之说。皆宜先服《医话》玄珠散。

川黄连　川黄柏　黄芩　山栀　地榆　干姜　绿升麻　柿饼

上八味，俱用酒炒黑，加血余炭、百草霜、陈京墨，共十一味。等分为末，红花、苏木煎汤，调服三钱。(诸血)

思虑伤脾，血失统摄，流注肠中，便血屡发。

人参　绵黄芪　冬白术　炙甘草　云茯苓　当归身　酸枣仁　远志肉　龙眼肉(诸血)

便血有年，诸药不效。近乃下如豚肝，日以益甚，乃结阴危症。三阴郁结不行，则无以和调于五脏，洒陈于六腑，但流注大肠为便血，此命门真火不足之所致也。

大熟地　怀山药　山萸肉　制附子　油肉桂　人参　当归身　枸杞子　冬白术　绵

黄芪　绿升麻(诸血)

酒湿伤脾,脾不统血,便血不已。服归脾、解酲、渗湿等剂寡效,岂药中无向导之品,治非同气相求。用酒煎药宜有效矣。

人参　冬白术　云茯苓　炙甘草　地榆　丹参　大白芍　福泽泻　甘葛花

酒水各半煎,温服。(诸血)

思虑伤脾,脾失统摄。抑郁伤肝,肝不潜藏。流注肠中为便血。不必拘前后、远近之说,调治肝脾为主。

银柴胡　当归身　冬白术　大白芍　炙甘草　白茯苓　东洋参　酸枣仁　远志肉　绵州黄芪　广木香　龙眼肉(诸血)

便血如痢,湿热化火烁阴。

赤石脂　禹余粮　金银花　当归身　赤芍药　大贝母　连翘　元参　夏枯草　广木香　川黄连(诸血)

便血年余,逾发逾多,诸药不效。乃《内经》结阴危症。《经》以结阴者,便血一升,再结二升,三结三升。言其约数,一结一升,共三升。盖一阴主肝,二阴主肾,三阴主脾。三经真阴自结,无以调和于他脏,洒陈于六腑,惟流注于大肠。此命门真火虚衰所致。速宜益火之本,以消阴翳。

大熟地　怀山药　山萸肉　制附子　油多肉桂　枸杞子　鹿角胶　人参　当归身　补骨脂　紫衣胡桃肉(诸血)

王氏医案三编

韩贡甫于去冬偶患足疮,疡科治之,疮愈而大便下血,渐至腰背疼胀。医谓其虚,率投温补,病日以剧。迨仲春寒热时作,卧榻不起,诸医束手,已治木矣。所亲陈季竹嘱延孟英图之。脉弦缓而涩,苔黄溺赤,饮食不思,曰:此药病也,良由气机郁滞,湿热不清,补药乱投,病渐入血,然犹自寻出路,奈医者不知因病而下血,不治其病,徒涩其血,则气机愈窒,营卫不通,寒热不饥,固其宜也。而又疑为土败阴亏,脾肾两补,药力愈峻,病势愈危。若我视之,原非大病,肯服吾药,不日可瘳。乃兄聪甫闻之,大为折服,以海蜇芦菔汤煎芦根、厚朴、丝瓜筋、通草、白薇、栀子、楝实、竹茹等药投之。三剂而寒热不作,胃渐知饥。旬余血止溺澄,各恙皆已,改服清养药而康。

得心集医案

王惠阶　年壮形伟,大便下血,医治半载,以平素嗜酒,无不利湿清热以止血,如地榆、柏叶、姜、连之类,服之不应,厥后补中、胃风、四神之属,投亦罔效。求治于余。诊脉小弦,大便或溏或泄,不及至圊,每多自遗,其血清淡,间有鲜色。更有奇者,腹中无痛,但觉愊愊有声鼓动。因悟此必虚风内扰,以风属无形有声,与经旨久风成飧泄吻合。且脉弦者肝象也,肝风内动,血不能藏故耳。因与玉屏风,重防风,加白术,乃扶土制木之意,更加葛根,辛甘属阳,鼓舞胃气,荷叶仰盂象震,挺达肝风,迭投多剂。其症一日或减,越日复增,轻重无常。予思虚风内动,按症投剂,疾不能瘳者,何故。潜思累夕,不得其解。忽记经有虚风邪害空窍之语。盖风居肠间,尽是空窍之地,非补填窍隧,旧风虽出,新风复入,无所底止,故暂退而复进。乃从《金匮》侯氏黑散驱风堵截之义悟出治法,填塞空窍,将原方加入龙骨、石脂,兼吞景岳玉关丸。不数日果获全瘳。

侯氏黑散

菊花　防风　白术　桔梗　人参　茯苓　当归　川芎　干姜　桂枝　细辛　牡蛎　矾石　黄芩

玉关丸

灰面　枯矾　文蛤　五味　诃子(中风门)

凌临灵方

某　肠红三载，纠缠不已，肝脾营分受伤，从归脾汤法。(肠红)

医案类录

渝城药商杨万利之媳，年甫二旬，病便血，不时举发，血色带紫黑，兼有咳嗽，余适在渝，迎治之。肝肺之脉沉而疾，意以为血热，而不归经，入于肺脏，肺虚不能摄血，故随大便而下。拟用平肝养血保肺清金之药，已服数剂，似效非效。余正踌躇间，伊戚在侧，顾谓余曰：此女可怜，先生知其病源否？余讶而问之，曰：此女之父，与吾同里，且系多年老戚，伊父嗜酒，病便血二十余年，此女胎中受毒，一二岁内即患便血，伊父便血之根，不传子而传女，实不可解。余闻之而恍然悟，此女之便血，乃感受其父之余毒，非血热也。改用黄芩、黄连、大黄、黄柏以清热；银花、土茯苓以解毒；当归、生地以滋阴；荆芥、侧柏炒黑以止血；并用鲜藕半斤，捣破同煎，以补虚而益损，润燥而止咳。煎服数剂，诸症皆愈。使不闻伊戚之言，用药何能中肯。不意便血症中，竟有受父母之贻毒而成者。望闻问之法，较切法而更神，录此以为业医者进一筹焉。(吐血衄血便血类)

童牧邨先生，素有便血一症，或以为内痔，或以为肠风，或以为虚损，病发之时，数日不止，坐立维艰。发时必大剂桂附，时愈时发，百治不效，召余诊之。察其脉六部皆沉，肺脉尤甚，谓之曰：此劳伤肺气，血随气陷也。先生阴阳俱虚，故桂附亦能取效，但只得暂缓其势，不能拔去根株，此时仍用水药，即百剂亦难收功，不如改用药膏，先生然之。立方后，命余亲熬，方用潞党参一斤，箭北芪半斤，当归四两，桂圆一斤去壳取肉。各药同熬，滤去渣滓，用白蜜一斤，收成膏，每早晚开水调服一匙。不二剂而爽然矣。药极平当，功效神异，非洞晰病情，何以能此，此医所以贵识症也。(吐血衄血便血类)

一得集

损伤奇脉下血治验

钱塘张调梅先生，年四十余，下血有年。丁亥九月，在吴山太岁庙斗坛召诊，神气委顿，诊其脉弦细芤迟，正仲景所云革脉也，男子则亡血失精，妇人为半产漏下。余曰：察脉审症，当主腹痛亡血。曰：然。余曰：此症乃木强土弱，盖肝主藏血，脾主统血，今肝木之疏泄太过，则血不内藏而下泄矣。伊云下血数年，一日数行，气若注下，后重难忍，逾时便又溏泄，腰尻酸痛，少腹胀急，行动气逆，坐卧必竖足方快，形如伛偻。余曰：此奇脉为病也。小腹两傍名曰少腹，乃冲脉之所循行。督脉行于背膂，其一道络于腰尻，挟脊贯臀，入腘中，而带脉又横束于腰间。夫冲脉为病，逆气里急。督脉为病，腰溶溶若坐水中。又督脉虚则脊不能挺，尻以代踵，脊以代头，诸病形状如绘。凡奇经之脉，皆丽于肝肾。方用归、芍、川断、山药、枸杞、鹿角胶、熟地、龟版、牡蛎、寄生、小茴、木香、防风，煎送济生乌梅丸三钱，数剂血止，后重亦减。乃去木香、防风、乌梅丸，加血肉之品，以峻固奇经，或为汤，或为膏，多方图治，诸恙渐安。惟肾气从小腹上冲，如贲豚状，后灸中脘、关元、石门，调理两月而愈。凡奇脉亏损，必多用血肉有情，乃克有效，《内经》云"精不足者，补之以味"是也。至于灸法，则尤宜三致意焉。(卷下)

过氏医案

洞庭山郑岭梅大令仆人，粪前下血甚多，不时腹痛，日形憔悴。余用生地、熟地、当归各一两，地榆、木耳(研末)各五钱，五剂而愈。盖肾主二便，大肠多火，肾水损亏，水不济火，故下血也。大肠本无血，因火烁液干，则肠薄而裂，血则从外渗入，裂在上则血见于粪后，裂在下则血见于粪前固也。或谓粪前血属大肠，粪后血属小肠者，其说非是。小肠与心相表里，出血则心伤矣，尚可生乎？治宜大补精血，俾大肠不燥，自无裂渗之虞矣。

张聿青医案

左 少腹偏右作痛，曾经泻下紫瘀，当时痛减，今复渐甚。良由气中血滞。当为宣通。

楂炭 金铃子 制香附 延胡 赤芍 乌药 当归炭 沉香三分 大黄四分 木香二分 琥珀四分。以上四味研末，药汁调服(蓄血)

周左 湿热未愈，肠红又至，腹痛便血，血块紫殷。良以湿蒸热腾，血遂凝结。未便止遏，宜和营化瘀。

当归炭 粉丹皮 炒槐花 川连炭 荆芥炭 南楂炭 延胡索 炒赤芍 血余炭 泻青丸 上湘军酒炒，后入

二诊 辛以燥湿，苦以泄热，并以丸药入下，使直达病所，湿热既退三舍，则凝瘀自然默化，所以腹痛渐定，便血大减。然肝为藏血之海，为神魂之舍，血去则肝虚，怒火则木动，此少寐多梦之所由来也。纳不馨旺，木气盛则土气衰也。但阴络未扃，恐血再渗漏，仍须务其所急。

生於术七分 川连炭四分 荆芥炭一钱五分 大红鸡冠花炒黑，四钱 防风炭一钱 赤白苓各二钱 茅术一钱，麻油炒黄 制香附炒透，一钱五分 黄柏炭二钱 泽泻一钱五分 猪苓一钱五分 煅龙齿三钱 夜交藤四钱

席左 向是肠痔，兹则大便之后，滴沥下血。此湿热蕴结肠中。

侧柏炭 枳壳 炒槐花 荆芥炭 制半夏 丹皮炭 泽泻 炒竹茹 黄柏炭 炒防风 当归炭 广皮

陈左 肠红日久不止。脉细濡弱，而右关独觉弦滑。此风湿热袭入大肠营分，非沉阴苦降，不足以达肠中也。

焦苍术一钱 炒荆芥一钱五分 黄柏炭三钱 秦艽一钱五分 丹皮炭二钱 生白术一钱五分 川连炭五分 泽泻一钱五分 炒防风一钱 大红鸡冠花炙黑，三钱

远血为脾不统血，黄土汤。近血乃肠胃湿热，赤小豆当归散。此人数月便血，精神如旧。师以为非身所藏之血，其血自痔中来，与遗泄属湿同。正蒙志

陆左 下血如注，面色浮黄，中州痞满。此风邪入于肠胃，迫损营分，风性急速，所以血来如矢。拟凉血宽肠，和中利湿。

侧柏炭 黄柏炭 苍术 枳壳 川朴 泽泻 荆芥炭 炒槐花 广皮 制半夏 白茯苓

二诊 血仍如注，气仍秽臭，散者鲜赤，瘀者如胶，良以脾土气虚，脏寒腑热，拟温脏清腑。

参须一钱 黄柏炭三钱 当归炭二钱 炮姜炭三分 炒於术二钱 茯苓四钱 川连炭五分 丹皮炭二钱 血余炭一钱 炒槐花二钱 黄芩炭一钱五分 上湘军一钱五分，酒炒透，后入

某 便血四溅如筛。脉形浮大。此风邪袭入肠胃，所谓肠风是也。宜泄热化风。

侧柏炭 炒防风 当归炭 炙黑大红鸡冠花 炒槐花 炒丹皮 荆芥炭 枳壳 桔梗

某 下血如注，用断下渗湿法。

薏仁 黄柏炭 炒荆芥 苍术 炒黑樗白皮 猪苓 丹皮炭 炒防风 陈皮 地榆炭

许 大便带血，肛门作痛。湿热损伤大肠血分。宜宽肠凉血。

侧柏炭三钱 炒槐花一钱五分 酒炒白芍一钱五分 左秦艽一钱五分 丹皮炭二钱 黄芩炭一钱五分 大红鸡冠花炙黑，二钱 枳壳一钱

阿胶珠二钱

某　风伤卫阳,咳剧自汗,今忽便血。风邪陷入肠胃,表里合病。势多变局。

荆芥炭　侧柏炭　炒槐花　茯苓　炒黄桑叶　防风炭　丹皮炭　杏仁泥　泽泻　枳壳

某　便血复发,每至圊后,气即下坠,坠则小溲欲解不爽。此气虚统摄无权,清阳沦陷也。

党参　黄柏炭　槐花炭　炙黄芪　醋炙柴胡　炙草　丹皮炭　炮姜炭　地榆炭　醋炙升麻　於术　当归炭

郑左　阴有二窍,一窍通精,一窍通水,水窍开则精窍常闭。无梦而泄,二十余年,而起居如常。其兼证也,上则鼻红,下则便血。其脉也,滑而实。其苔也,白而腻。此皆湿热盛极,致湿扰精宫,渐至阴络内伤。《经》云:阴络伤则血内溢,血内溢则后血。其病虽殊,其源则一。

苍术　防风炭　炒荆芥　川连炭　川萆薢　米仁　黄柏炭　炒槐花　丹皮炭　猪苓　泽泻　大淡菜

黄左　肠红止而复来,腹中疞痛。良由湿热未清。再从苦泄之中,兼和营卫。

当归炭一钱　荆芥炭一钱　左秦艽一钱五分　炙黑红鸡冠花三钱　血余炭三钱　炒丹皮二钱　炒枳壳一钱五分　苍术麻油炒黄,一钱　黄柏炭三钱　炒槐花二钱　於术一钱五分　川连炭三分

洪左　肛门烙热稍退,然便血仍然不止。脉象细数。的是湿热损伤营分,阴络内伤。再拟养肝滋阴壮水。

生地炭五钱　丹皮炭二钱　黄柏炭一钱五分　酒炒白芍一钱五分　川连炭四分　地榆炭二钱　当归炭一钱五分　炒黑樗白皮三钱　清阿胶二钱　炒槐花二钱

二诊　育阴泄热,便血递减。药既应手,当为扩充。

炙生地四钱　丹皮炭二钱　炒槐花二钱　炙黑樗白皮三钱　清阿胶二钱　黄柏炭二钱　当归炭二钱　炙元武板三钱,先煎　泽泻一钱五分　白芍二钱　茯神三钱

三诊　便血递减。再养血育阴,而固阴络。

清阿胶三钱　丹皮炭二钱　樗白皮一钱,炒黑　炙龟甲心六钱　大生地四钱　地榆炭二钱　建泽泻一钱五分　酒炒白芍二钱　炒槐花二钱　蒲黄炭一钱　赤小豆二钱　藕节二枚

叶右　向有肠红,春末夏初,渐觉肿胀,日来肠红大发,血出稀淡,脘痞腹胀,难于饮食。脉形沉细,苔白质淡。肝为藏血之海,脾为统血之帅,今脾阳不能统摄,所以血溢下注,脾难旋运。恐肿胀日甚。

生於术一钱　炙黑草三分　砂仁后入,五分　生熟谷芽各二钱　制茅术一钱　炮姜五分　大腹皮二钱　百草霜一钱

二诊　用苍术理中,便血大减,而便泄腹痛,胸脘痞满,气分攻撑,腹膨肤肿。脉沉细,苔淡白。脾稍统摄,而旋运无权,遂致肝木偏亢,气湿不能分化。前法再参以分化。

茅术一钱五分　木香五分　陈皮一钱　川朴四分　白芍一钱五分,吴萸二分同炒　连皮苓四钱　炮姜五分　炙草三分　砂仁五分　大腹皮一钱五分

三诊　便血已止,而脘腹仍然胀满,大便泄泻,小溲不畅。脾虚不能旋运,气湿不行,升降失司。再运土利湿。

大腹皮二钱　连皮苓四钱　猪苓一钱五分　生熟米仁各二钱　上广皮一钱　广木香五分　泽泻一钱五分　炙鸡内金一钱五分　制香附二钱　生姜衣三分

四诊　运土利湿,便血未来,而脘腹满胀,仍然不减,小溲不利,大便泄泻,两足厥逆。脉形沉细。肢体虚浮。阳气不能敷布,以致水湿之气,泛溢肌肤。再宣布五阳,以望转机。

熟附片五分　淡吴萸五分　泽泻二钱　薄官桂六分,后入　炙内金二钱　公丁香三分　白茯苓四钱　猪苓二钱　台白术二钱

五诊　胀由于气,肿由于湿,宣布五阳,肿胀稍定,仍然不退,咳嗽气逆。肺主一身气化。再疏肺下气,参以理湿。

砂仁五分　甜葶苈六分　大腹皮二钱　花槟榔一钱　青陈皮各一钱　木香五分　炒苏子三钱　制香附二钱　连皮苓二钱　炙内金一钱五分　姜衣三分(便血)

柳宝诒医案

杨　先血后便,为近血,湿热注于大肠所致。脉数内热,去血多而营气伤也。

归身炭　生地炭　荆芥炭　丹皮炭　川柏炭　茅术炭　柿饼炭　淡黄芩　生甘草　苡仁　枳壳　荷叶炭　赤小豆(煎汤代水)

陈　便血初起,血出如喷,名曰肠风;继则里急后重,血出如滴,又为血痢。风湿扰及营分,郁而化热,两病兼作,治亦当两法兼顾。

上绵芪　防风根炭　荆芥炭　丹皮炭　槐花炭　红曲米炭　归身炭　大生地炒　广木香　枳壳醋炒　侧柏叶炭　茜根炭　晚蚕砂　炒黑荷叶煎汤代水

李　便血如线而出,本属肠风。但大便溏垢不爽,舌苔黄浊晦厚,脘闷不纳,内热神倦。湿积之邪,留恋中焦,气机不能疏化。病情与滞痢相等,当从气分疏化,佐以和营清风。

广木香　奎砂仁　生苡仁　川朴　枳壳　茯苓　川芎炭　归身炭　川柏炭　茅术炭　防风根炭　晚蚕砂　藕(煎汤代水)

龚　中气窒滞,脾营虚陷,腹痛止而便血作。当疏运脾气,佐以和营。

白术炭　归身炭　生地炭　槐米炭　丹皮炭　枳实　木香　砂仁　炙鸡金　大曲炭　荷叶

沈　右脉弦细而硬,便红内热,阴气先虚,痰气内阻,脘闷神倦,病情淹缠。用养阴清营和气化痰之法。

归身炭　白芍　丹皮炭　丹参　黑山栀　茯神　枣仁　刺蒺藜　广郁金　木香　盐半夏　橘红　香橼皮　竹二青

尹　便血不止,由于肝脾不能统摄,血不归经,故从内溢。刻下风木亢甚,头晕脘绞。宜先清营熄风,滋腻补涩,均非所宜。

生地炭　赤白芍各　阿胶　地榆炭研末炒　归身炭　丹皮炭　石决明　刺蒺藜　菊花　天麻　川连　广陈皮　竹二青　藕节

二诊　便血未止,而左脉未静。肝脾两弱,血不归经。仿济生法调理。

於术炭　上绵芪　生地炭　川芎炭　炒黑归身　白芍　木香　砂仁　茯神　刺蒺藜　石决明　藕节

冯　便血屡发不止。邪在营阴,营气下陷。兼作咳嗽,肺金兼感风邪。当和营清肺。

归身炭　赤芍　槐米炭　防风根炭　丹皮炭　淡黄芩　白术炭　枳壳　紫菀　苏子　旋覆花　十灰丸绢包入煎　荷叶　枇杷叶

吕　先患便红,腹中滞痛不爽,此湿热伤营之病。温之涩之,便红稍止;而湿热内踞,中气更伤,渐至脘腹胀满。刻诊脉象弦数,舌苔黄浊。法当清泄肝脾,勿容温补助邪也。

煨木香　江枳壳　淡黄芩　桔梗　赤白芍各　丹皮炭　槐米炭　归身炭　川芎　红曲炭　防风炭　焦荷叶

另:小温中丸

程　悬拟,据述患痢将及三月,其下痢情状,与寻常不同者,粪色干结,与无病相似。所下血水,或紫或黑,行于粪后,并无痛坠后重之患,此与便血之症相近;惟以次数甚多,则似乎痢耳。垢色瘀紫,营中必有湿热蒸郁,以致营血腐败。倘遽投止涩,恐瘀垢不净,转生他病。但刻下晚热微来,已有营阴耗损之

象。若任其久泄,又恐正气不安。今拟养营而兼和血之法,则疏邪而不至于敛邪矣。以此两方相机互用,庶不至有所偏弊乎!

拟固气摄营方法,早服:

广陈皮　炙甘草　党参　绵芪　於术　归身炭　升麻　乌梅　石榴皮　粟壳　红曲炭　荷叶蒂各　驻车丸随药同服

拟养血清营方法,晚服:

生地干姜炭炒　归身炭　稆豆衣　赤白芍各　丹皮　槐米炭　阿胶酒炒川连、地榆炭,二味研末,拌炒　淡黄芩　牡蛎　参须　杏仁　藕煎汤代水

马　便血甚于粪后,是湿热伤脾,脾不统血,而湿热之邪,扰及营络。法当健脾清营。

於术　茅术　归身炭　丹皮炭　红曲炭　赤白芍各　木香　生地　阿胶地榆炒　砂仁　枳壳　干荷叶　藕煎汤代水

尤　便红在矢后,而其出也如喷如射,血色带紫,此属肠风之状。湿热久郁于营络之中,复感风木之化,乘中土之虚,下注于肠,风性鼓荡而栗疾,故有夺迫之象。是宜清营疏风,不得与便血混治。

归身炭　大生地炒松　炒丹皮　槐角炭　荆芥炭　赤白芍各酒炒　刺蒺藜　阿胶蒲黄拌炒　防风炭　侧柏炭　赤小豆、晚蚕沙二味煎汤代水(便血附便闭)

杜　肠风久发不止,营中湿热不清;而脾土久虚,中气下陷,仿肠风治法,佐以培脾。

归身炭　白芍　刺蒺藜　晚蚕沙　黄芪　於术　防风炭　荆芥炭　细生地炭　枳壳　甘草　丹皮炭　地榆炭　赤小豆(便血附便闭)

章　粪前血溢,少腹滞痛,似痢而不爽。脉象细弦不数,右尺稍大。湿热注于大肠,病久气陷。宜于清营中,佐以东垣升举之意。

归身炭　赤芍酒炒　槐米炭　地榆炭　於术炭　怀山药　黄柏酒炒　黄芪　煨木香　炒枳壳　甘草　葛根煨　柴胡　赤小豆煎汤代水(便血附便闭)

宝　便血数年不已,湿伤脾陷,肝营不守。幼年生气不荣,宜从肝脾培养,佐以清摄。

党参　黄芪炙　炒丹皮　炒归身　炒於术　广陈皮　升麻醋炒　甘草　柴胡　大生地炙　炙鸡金　煨木香　砂仁　茜草根炭　侧柏炭　阿胶蒲黄粉拌炒

上药为末,用荷蒂一两,煎汁泛丸,每服三钱,空心开水送下。(小儿)

昼星楼医案

治泰雅堂肠风下血,夜不安寝。肝脉涩而少血,心脉虚而生燥。肺脾两经,沉部濡细,浮部带数,是湿热内蕴,故便血而燥结也。肺与大肠相表里,用沙参、黄芩、杏霜、柿霜者,清肺即以润肠。心肝血虚,用阿胶、苁蓉、菟丝、石斛者,养血兼以滋燥。下焦湿热,用生地、胆草、侧柏、午节、车前者,凉阴且以导湿。加麦冬清心虚燥,用甘草和药泻脾。又况肾水有亏,诸药半滋肾水,水足养肝,肝木条达,则肠风不治自愈。此虚中兼实之证,而行补中寓泻之法也。此方主之。自制:

沙参三钱　侧柏一钱五分　麦冬一钱　炒车前一钱五分　酒胆草一钱　石斛二钱　午节一钱五分　黄芩一钱　盐苁蓉二钱　盐菟丝一钱五分　杏霜一钱　阿胶一钱五分　生地一钱五分　甘草五分　柿霜三钱冲

治泰雅堂心肝脉沉濡,脾气不足,肾水亏损。清气下陷,浊阴上升。腰膝酸痛,夜寐不宁,大便坚结带血,小便清浊不分。是积湿在脾,未曾分消,湿积则生燥,燥则迫血妄行,遂为肠风下血之患。夫顽湿非风药不行,用秦艽以躁动其湿。脾土乃中州所建,用石莲以健运其脾。且有降者必有升,故升秦艽而降枳壳。宜寒者复宜躁,故先土茯而后槐花。书曰:治湿不利小便,非其治也。故佐以鲜

皮、萆薢。然渗湿而不凉血分,则肠风终无已时,故使以酒芩、元参、生甘、生地。又况心与小肠相表里,用麦冬清心则小肠受之而便浊可去矣。肺与大肠相表里,用沙参润肺,则大肠受之而肠风可愈矣。今之医者,动引汤头,强合病证,全昧古人制方之由,以视士子进场全龙蓝本者何以异,可叹也!自制服二剂:

赤茯二钱　土茯三钱　石莲二钱　鲜皮二钱　秦艽一钱　麦冬一钱　酒芩一钱五分　元参一钱五分　萆薢二钱　槐花二钱五分　枳壳一钱　生地一钱五分　甘草五分　沙参二钱

雪雅堂医案

端甫叔　便后下血,是为远血,徵之右寸关之迟软,左关之弦,是为土衰木克,不能统血。应仿黄土汤意,所谓补土生金,气足则血自统耳。

炒白术　伏龙肝　淮山药　炒艾叶　东阿胶　侧柏炭　干地黄　炙甘草　当归炭　荷叶炭

便红年余,寸关软弱,两尺按之沉数,面浮肢肿,神气衰备,势颇危殆,仿东垣升阳法。

高丽参三钱　炙黄芪三钱　炙甘草一钱　全当身二钱　炙升麻一钱　广陈皮一钱　焦白芍三钱　制於术三钱　侧柏炭三钱　荷叶炭三钱

余听鸿医案

吾友邹培之　便血三年,脾土极虚,面浮足肿,色黄,胃气索然,精神极疲。稍服清剂则泻,稍服补剂则胀,稍服清利则口燥舌干,用药难于措手。丁雨亭先生曰:每日用黄土一斤,清河水五六碗,煎沸澄清,候冷去黄土,将此水煎茶煮粥。依法试行一月,脾土稍旺,饮食稍增,便血亦减。再服二三月,诸恙大减,浮肿俱退。后服健脾养血化湿等剂数十剂而愈。

余问曰:黄土一味,此方出于何书?丁雨亭先生曰:仲景黄土汤治便血,重用黄土为君药。土生万物,脾土一败,诸药不能克化,取黄土色黄而味淡甘,以土助土,味甘入脾,色黄入脾,味淡渗湿,湿去则脾健,脾健则清升,此乃补脾于无形之中,勿以平淡而忽之,盖平淡中自有神奇耳。(便血伤脾)

医验随笔

张汉槎便血数年,面色无华,形神憔悴,诸医用侧柏、槐花等不效。乞先生诊之,脉细弱无神,先生曰:此血液太亏,气亦因之而伤,肝脾无统摄之权,目眩心跳,足肿不痳,诸恙蜂起。先拟益气养血,培土敛肝法。潞党参、元米炒三钱、白芍七钱、乌梅一钱炒、大生地四钱土炒、白术二钱炒、刺仁三钱、龙眼肉三个、稆豆衣盐水炒三钱,醋炒、木香八分、藕节七个、伏龙肝一两,煎汤代水,十灰丸二钱淡盐汤下。再诊:足跗浮肿已退,便血亦减,迩日脾胃稍钝,且有湿浊,然不能过于香燥养血,只可稍让一步,再拟益气养营,健脾运中法。炒细生地四钱,生於术二钱醋炒、白芍五钱、旱莲草三钱、黑山栀三钱,炒、枣仁三钱、五味子四分,醋炒、木香七分、陈皮钱半、黑木耳二钱、苦参子十粒、荷叶一角、归脾丸二钱。三诊:便血已止而大便艰难,肠液枯槁,譬如得水可以行舟,舟无水而不能行也。拟养血润燥,细生地四钱、木香三分,同炒去之、火麻仁三钱、鲜苁蓉五钱、白芍五钱、生於术二钱、淮山药三钱、柏子仁三钱、元参盐水炒,二钱、煅磁石五钱炒、秫米三钱,炙、乌梅四分、柿霜五分,数服而愈。八年后因他恙求诊,述及前病,方笺完好无损,深感先生治愈之功,故珍藏至今。

醉花窗医案

论绵山血见愁

绵山为吾介一巨观,峰峦秀美,洞壑幽深,而抱腹崖、蜂房泉尤为奇绝。夏秋间游人如织,其山产奇花异草、药材尤多,绵黄芪、汾甘草,载在本草,传之古今,卓然不朽。惜介人性不辨药,甘草尚有土人掘而市之,余则无采之者矣。其高山之阴,产一药,名血见愁,土人游绵者,辄携以归,治血症,无不奇效。余家常藏之。其枝杆类枯蒿,味色极其平淡。

余十岁后,得便血疾,更数十医无效。有老农以此药遗之,煎而当茶饮,不数日,血竟止。后服理脾药廿日遂瘥。乃珍视之。

后邻人有患吐血者,以少许服之,吐亦止。庚申秋,内人产后血晕,诸药无效,忽忆此药,服之遂醒。越数日,余在县署谈及此药,适比部刘麟甫在座,请曰:亲患吐血数月矣,参茸服斤许,而血不止,君盍赐一撮。乃封寄两许,数日而愈。又县幕钱席宾季刚先生之侄媳,产后血晕、百药无效,季刚已为置殓具矣,余以此药遗之亦愈。后与邻里谈及,凡得此药治血晕,无不愈。故妇人又呼为血晕草。

余以此药名问之药肆,持出,则自禹州来者,形类赤首乌,绝非绵产。后遍翻本草,亦无载此药者。因思奇才异品,护世无穷,而味不经神农之口,品不列金匮之书,遂至淹没深山穷谷,医林无知之者,亦此物之不幸也。噫!独血见愁也乎哉!附志于此,以补本草之缺,有心者,幸勿忽焉。

曹沧洲医案

杨左　便血,少腹胀滞,阳痿,腿膝无力,大便后下血,脉软弱无力。内损为病,理之不易。

归身三钱　川断三钱　菟丝子三钱　炒谷芽五钱　大白芍三钱　金毛脊三钱　金铃子三钱　鹿角胶一钱,海蛤粉炒　制首乌五钱　沙苑子三钱　台乌药三钱五分(痢疾门附泄泻便血)

左　便血。便血初止,腰痛头蒙亦愈。

生地炭四钱　荆芥炭三钱五分　川断三钱　茯苓四钱　银金花三钱　防风炭一钱　沙苑子四钱　陈皮、槐花各三钱　赤芍三钱　白蒺藜四钱　炒赤芍五钱(痢疾门附泄泻便血)

左　便血。便血之后,面浮足肿,畏寒神疲,脉软。气营交困,理之不易。

潞党参三钱五分　归身三钱五分,土炒　五加皮三钱　资生丸三钱,吞服　漂白术三钱五分,枳壳一钱同炒　白芍三钱五分　冬瓜皮三钱　陈皮一钱　带皮苓五钱　川断三钱　生米仁四钱　法半夏三钱五分　怀牛膝三钱五分

左　便血。便血久不止,脉左软、右较大。拟养营化湿。

醋炒归身三钱　广木香三钱五分　炒槐花三钱五分　红曲炭三钱　白芍三钱五分　橘红一钱,炙　炒地榆三钱五分　荆芥炭三钱五分　漂白术三钱五分　法半夏三钱五分　陈棕灰三钱(痢疾门附泄泻便血)

左　便血。大肠湿热下注,便后有血,此属远血,脉数,神乏,纳少。当清化分利。

脏连丸一钱,吞服　丹皮炭三钱　茯苓四钱　藕节五钱　槐花三钱,炒　地榆炭三钱　扁豆衣三钱　生熟谷芽各五钱,绢包　银花三钱,炒　赤芍炭三钱　枳壳三钱五分　柿霜一钱,后下(痢疾门附泄泻便血)

左　肝脾不调,肠胃湿热,便溏带血,心脘腹均痛,脉右软左弦大,阴薄之体,须速为清理。

川石斛四钱　红曲炭三钱　茯苓四钱　川通草一钱　子芩炭三钱五分　广木香五分,开水磨冲　扁豆衣三钱　陈佛手三钱五分　炒槐花三钱　大腹绒三钱　车前子四钱,包　炒谷芽五钱,包　荠菜花干四钱(痢疾门附泄泻便血)

左　便血。便后之血,谓之远血,且有痔疮淹缠之症,未可忽视。

上黄连四分　淡芩炭三钱　藕节炭四钱　料豆衣三钱　清阿胶一钱　生地炭三钱　炙鸡金三钱　生米仁五钱　大白芍三钱　地榆炭三钱　陈皮一钱(痢疾门附泄泻便血)

梅　脏毒。湿热结脏毒，出水出血症发。宜清化，目花头蒙亦须顾及。

桑叶三钱五分　石决明一两，煅，先煎　脏连丸三钱五分，吞服　粉萆薢三钱　丹皮三钱五分　灵磁石四钱，生，先煎　炒银花三钱　知母三钱五分　白蒺藜四钱，炒去刺　赤芍三钱　炒槐米三钱

(外疡总门科)

上池医案

湿化为热，热郁支并二阳，数至圊血不已，色夺拟丸方。

甘草漂淡七次　青盐炒　二味合炒水片为丸

便血半载，腹痛气逆，此系肝不藏血，血不养气，气不摄血，拟归脾汤调理。

炙黄芪　生白术　枣仁　煨木香　炒黑当归　茯神　远志　炙草　桂圆

劳伤便血，四肢乏力

焦白术　归身　楂炭　泡姜　木香　桃仁炒

劳伤便血，阴络伤则血下溢也。

荆芥炭　楂炭　生米仁　归身　地榆炭　茜根

便血日久，肛门急痛，酒湿而兼劳伤。

荆芥炭　地榆炭　槐米炒　赤芍　楂炭　红曲　枳壳

童年便血，脾胃受伤

荆芥炭　楂炭　赤芍　炒槐米　地榆炭　米仁　砂仁

便血腹不痛，非积滞也，和营清热。

荆芥炭　炒槐米　楂肉　赤豆　赤芍　地榆炭　赤苓　荷蒂

脾荣脏阴两伤，皆属湿伤所致，渗湿和荣，培植脾阳，便自结而血自止。

茅术炭　炒白芍　茯苓　五味子　炒红曲　炒白术　归身　炮姜炭　地榆炭　荷蒂

沈氏医案

黄维思令侄，胃络受伤。《经》云：阳络伤则血外溢，大便去黑血如痢，胁肋与小腹作痛。此瘀血下行而为恶痢者，吉兆也。理宜清瘀降气之药，逐其瘀血下行，以当归补血汤，固其外卫，不使元气散失。

桃仁　归尾　牛膝　郁金　青皮　香附　白芍　山栀　枣仁　加茅根

再用绵芪一两，当归二钱，不时煎饮，频频服之以代茶。

同上后案，血证之后，阴分已亏，虚火灼肺而咳，面色萎黄，大便不实，脾肺之气虚也。脉息虚大带数，此真阴亏损，肺金受困之象。大凡咳嗽之病，当以生脉散地黄丸治之。赵养葵所谓咳嗽不治肺而治肾，肾气纳藏于下，不上升则不咳矣。暂以补肾纳气之药治之。

六味加麦冬五味枣仁砂仁煎方

同上后案，《准绳》云：诸血症皆以胃药收功。此一定之理。咳嗽内热，皆肺气虚而不能固其外卫，外卫不固而汗出，风邪乘虚袭之，而咳嗽愈作矣。药不可以寒凉伤其胃气，使大便不实，而饮食少进，则难于调治矣。当以扶脾保肺之药治之。

绵黄芪　茯苓　苡仁　山药　枣仁　广皮　五味子　麦冬　砂仁

建莲肉为末，荷叶汤法丸，人参汤下。

崔场官令堂，内有郁痰郁火，外受暑热之邪而成疟，痰所以胸膈不宽，热极则大小便下血，脉息滑大有力，此痰与瘀血，互相纠结于胃也。先以礞石滚痰丸，逐其胸中之痰与瘀，使其下行，然后以豁痰清暑之药治之。

半夏　广皮　枳壳　厚朴　滑石　青皮　莱菔子　柴胡　黄芩　加姜煎

鲁峰医案

人参益血汤，此予治一古董行陈姓便血

之方也。初伊患便血之症,延医服地榆槐角汤数剂未愈,予立此汤,服二剂而血止,八剂而全愈。

人参益血汤方:

人参一钱 黄芪二钱,蜜炙 归身二钱,酒洗 白芍三钱,酒炒 樗皮二钱,蜜炙 槐花一钱五分,微炒 阿胶二钱,蛤粉炒 侧柏叶二钱,炒 升麻一钱五分,蜜炒 荆穗一钱五分,炒黑 炙甘草一钱五分

引加生姜一小片,红枣二枚去核,煎服。

止血归经汤,此予治理藩院明公下血之方也。初伊于上年患便血之症,服药虽效,不时举发,追随罔热河,于途次复发,粪门旁有一小管,不时激血而出,觉头沉心乱。予审其症之情形,遂疏此方,连服数帖,血止而愈。

止血归经汤方:

大生地四钱 当归三钱,酒洗 白芍二钱,酒炒 阿胶二钱,蒲黄炒 子芩二钱 丹皮二钱 荆穗一钱五分,炒黑 蒲黄一钱五分,炒黑 升麻一钱,蜜炒

不加引,煎服。

槐角理脏汤,此予治太常寺役张洪仁便血之方也。伊嗜饮火酒而患便血之症,予立此汤,连服八剂而愈。

槐角理脏汤方:

大生地三钱 槐角二钱,乳蒸 地榆二钱 子芩二钱 当归二钱,酒洗 白芍三钱,酒炒 枳壳一钱五分,麸炒 侧柏叶二钱,炒 花粉二钱 秦艽一钱五分 荆芥一钱五分,炒黑

引加鲜藕二寸,煎服。

也是山人医案

杨(廿三) 肠风便血,腹痛,脉濡弱,脾胃气馁,拟疏风、凉血、和阴。

荆芥穗 炒白芍 炒银花 丹皮 炙草 地榆炭 炒当归

高(三四) 湿热壅于脾络,腑肠空隙,粪前先有血下,然脾属柔脏,非刚不能苏阳。

茅术炭 新会皮 炒银花 川黄柏 地榆炭 煨葛根 厚朴 炒焦荷蒂

沈(四五) 便后下血,属远血也。

细生地 炒黑槐花 酒炒黄芩 炒丹皮 柿饼灰 地榆炭

曹(十六) 春源气泄,少阳木火,乘太阴脾阳愈竭,腹中微痛,便后始有血下。

焦白术 桑叶 茯苓 当归 丹皮 泽泻 地榆炭

凌(四六) 湿胜中虚,便红已久。

炒黑樗根皮一钱 炒黑地榆三钱 茯苓二钱 当归炭一钱五分 炒焦丹皮一钱五分 炒泽泻一钱 炒槐花一钱

程(六岁) 当脐腹痛,晨泄数次便血,不嗜食饮,冲年脾胃气滞,兼生冷内停,当和中、疏滞、驱寒。

焦白术二钱 南山楂一钱五分 炙草五分 煨益智五分 当归一钱 炮姜六分 厚朴一钱 地榆炭一钱五分(便血)

孟河费绳甫先生医案

嘉兴陈厚垒之室,病腹疼便血,每日数十行,内热口干,神倦力乏,颇觉难支。予诊脉细缓。脾虚气弱,中无砥柱;肝阳甚炽,耗气灼营;血不藏而下溢,气不摄而横行,有油干灯尽之势。法当益气培脾,养血清肝,方能奏效。遂用人参一钱,北沙参四钱,茯苓二钱,白术一钱,白芍钱半,甘草五分,阿胶珠钱半,川石斛四钱,陈皮一钱,冬瓜子四钱,生熟谷芽各四钱,红枣五枚。连服四剂,其病若失。再进大补气血,调养半月,身体已强健胜常。(便血)

丛桂草堂医案

隆盛祥纸号王某,年二十五岁,自今年四月

患便血症,初仅大便带血,缠延三月余,始来诊治。每日下血二十余次,血色或鲜或紫或淡,头晕心悸,精神疲惫,面色黄淡,脉息弦缓无力,此平日劳神太过,《经》云:阴络伤则血内溢,而缠延日久,失血过多,故气血大亏如此也。急宜止血,否则将暴脱而逝矣。遂以补养气血,止血敛血之方,服一剂后,血即大减,二剂血即减至五六次,接服五剂全愈。方用潞党参、白术、当归各二钱,炒熟地炭、白芍、赤石脂、枣仁、续断各三钱,升麻五分,煎服。(卷四)

重古三何医案

产后大小便血,汗出过多,腹膨作胀,气下坠,心跳殊甚,脉左细数无力。营液大亏,拟养营参以理气法。未知合否。

归身　生地　川芎　丹参　木香　山楂　白芍　炒小茴香　泽兰　桃仁　煨姜　炒车前

阮氏医案

章　小儿湿热下注大肠,营分被伤,粪后见血。主以清热和营法。

银花炭一钱　山楂炭二钱　生白芍一钱　荷叶蒂五枚

上药煎送香连丸一钱

斑　疹　案

外科发挥

一妇人患斑,作痒脉浮,以消风散,四剂而愈。

一妇人患斑,作痒脉浮数,以人参败毒散二剂稍愈,更以消风散四剂而安。

一男子患斑,色赤紫焮痛,发热喜冷,脉沉实,以防风通圣散一剂顿退,又以荆防败毒散加芩、连四剂而愈。

一妇人患斑,痒痛,大便秘,脉沉实,以四物汤加芩、连、大黄、槐花,治之而愈。

一老人患疹,色微赤,作痒,发热,以人参败毒散二剂稍愈,以补中益气汤加黄芩、山栀而愈。

一小儿患疹作痛,发热烦渴,欲服清凉饮下之。诊其脉不实,举指不数,此邪在经络也,不可下,遂用解毒防风汤,二剂而愈。

一儿作痒发热,以消毒犀角饮,一剂作吐泻,此邪气上下俱出也,毒自解,少顷吐泻俱止,其疹果消。吐泻后,脉见七至,此小儿和平之脉也,邪已尽矣,不须治,果愈。(瘾疹)

外科心法

一男子,每至秋冬,遍身发红点,如斑作痒。此寒气收敛,腠理阳气不能发越,怫郁内作也。宜以人参败毒散解散表邪,再以补中益气汤益气实表。彼以为热毒,自用凉药愈盛。复请,以补中益气汤加茯苓、半夏、羌活四剂,更以补中益气汤数剂而愈。刘守真曰:疮肿因内热外虚,风湿所乘。然肺主气皮毛,脾主肌肉,气虚则肤腠开,风湿所乘,脾气湿而内热,即生疮也。肿者,由寒热毒气,客于经络,使血涩壅结成肿。风邪内作者,且无头无根。气血相搏作者,有头有根。亦核肿,则风气流会。疮以痛为实,痒为虚者,非谓虚为寒,谓热之微甚也。(风寒)

疠疡机要

举人陆世明,会试途中劳役,胸患斑,焮

赤作痛，头痛发热，形倦少食，大便或溏或结，小便赤涩。此劳伤元气，而虚火内动，投补中益气汤，一剂顿退，再剂而痊，又数剂而元气复。（续治诸症）

名医类案

完颜小将军病寒热间作，腕后有瘢三五点，鼻中微血出。两手脉沉涩，胸膈四肢按之殊无大热，无大热，此内伤寒也。问之，因暑卧殿角伤风，又渴饮冰酪水。此外感者轻，内伤者重，从内病俱为阴也。见斑、鼻衄，断为阴，甚妙。故先瘢衄，后显内阴。寒热间作，脾亦有之，非往来少阳之寒热也。与调中汤，数服而愈。调中汤，治内伤外感而发阴瘢。苍术一钱五分，陈皮一钱，砂仁、藿香、白芍、炙甘草、桔梗、半夏、白芷、羌活、枳壳各一钱，川芎、麻黄、桂枝各五分，生姜三片，水煎服。方见《玉机微义》。

江篁南治章祁一人，年五十，因伐木受湿，夏间才遇热，汗衣则皮肤发红疹，隐隐如布粟状，少取凉，汗收则疹渐没，素有鸣肠之症，自患前恙，则肠不复鸣矣。江曰：此症虽有阴阳轻重，俱从火化，此无根失守之火聚于胸中，上独熏肺。盖肺主气，主皮毛，遇热汗衣伤之，则传于皮肤而为疹矣，取凉汗收而疹没者，火散而疹自退，承乃制之义也。腹中鸣，乃火击动其水。昔有而今无者，火从中达外也。若不节食绝欲，早拔其根，他日恐成疠风也。其人食欲不能节，已而果成疠风，不治。（瘢疹）

有人患遍身风热细疹，痒痛不可任，连胸胁脐腹及近阴处皆然，痰涎亦多，夜不得睡。以苦参末一两，皂角二两，水一升，揉摅取汁，银石器熬成膏，和参末，为丸梧桐子大，二三丸。温水下，食后，次日便愈。《本草衍义》（疮疡）

汤治一女，病发赤丹，诸治不效。以生料四物汤加防风、黄芩，一日而愈。即四物用生地、赤芍、川芎、归身、防风各半两，黄芩减半，煎，大小加减，忌酒面猪羊肉豆腐。此方治血热生疮，遍体肿痒，及脾胃常弱，不禁大黄等冷药，尤宜服之。（赤丹）

一小儿发丹赤色，其父祈祷于神甚恭，梦神命以荷叶烧灰存性，香油调敷之，愈。（赤丹）

《略例》云：一子病寒热间作，有瘢三五点，鼻中血微出，两手脉沉涩，胸膈四肢按之殊无大热。此内伤寒也。问之，因暑卧殿角伤风，又渴饮水酪冰。此外感也轻，内伤者重。从内病俱为阴也，故先瘢衄，后显内阴，寒热间作，脾寒有之，非往来少阳之寒热也。与调中汤数服，愈。（瘢疹）

保婴撮要

一小儿患瘢疹，服发汗之药，烦躁作渴，先用当归补血汤及东垣圣愈汤，诸症渐安。又用八珍汤加麦门冬、五味子而愈。（烦躁）

一小儿患瘢发热，体倦少食。此脾肺气虚，外邪相搏也，先用消风散二剂，随用补中益气汤加茯苓、芍药而愈。

一小儿患瘢，作痛热渴，服发表之剂益甚，形气倦怠，脉浮而数。此真气复损而然耳，遂用人参安胃散、补中益气汤而愈。

一小儿患瘢发热，用犀角消毒散一剂，吐泻顿作。余曰：此邪气上下俱出矣，勿药自愈。未几果安。

一小儿素面白，患疹作痒，鼻塞流涕，咳嗽不止，用败毒散，脓水淋漓，恶寒喘急朝寒暮热。余谓肺之气复伤耳，用补中益气汤稍愈，佐以五味异功散而愈。

一小儿患疹，寒热瘙痒，先用消风散治其儿，次用加味逍遥散治其母，两月而愈。

一小儿患瘢作渴，发热咳嗽。此邪在表，

宜汗之，先用葛根橘皮汤一剂，次用玄参橘皮汤而安。癸丑岁患此症者，余先用葛根橘皮汤散之，若邪去而热未退者加芩、连，热已退者用玄参升麻汤，无不速效。

一小儿患瘢，色赤作痛，先用升麻葛根汤而减，次用玄参升麻汤而安。

一小儿因食膏粱醇酒，遍身如瘢疹，用消胃散，母子服之而愈。(发斑)

一小儿七日(瘢症)不消，头痛发热，防其内热，此表邪未解，用葛根麦门冬汤一剂顿解，再剂而痊。

一小儿(瘢症)恶寒发热，头痛拘急，先用人参羌活散一剂，外邪顿散，又用加味异功散而安。

一小儿(瘢症)月余壮热不消，憎寒，头痛拘急。此表邪未解也，用人参败毒散一剂而表邪退，用惺惺散而痊。

一儒者年逾二旬患前症，烦渴饮冷，用竹叶石膏汤、化瘢汤各一剂，热渴顿愈，用快瘢汤，痘疮顿起，用八珍汤而痊。

一产妇患此，乃风热所致，用惺惺散而风热散，用六味活血汤而疮起发，用八珍汤而痊。

一小儿患此，鼻塞声重，发热身痒，用人参消风散而表症愈。后发热，搔破脓水淋漓，脉浮大，按之无力。此脾胃气虚，不能荣于腠理，朝用补中益气汤，夕用黄芪六一汤而愈。后因感冒服表散之剂，烦躁发热，面目俱赤，脉大而虚，用当归补血汤而痊。

一小儿发热作渴，二便秘涩，用大连翘饮，二便随通，但呕吐痰涎，腹痛不食。此邪气去而真气复伤也，用五味异功散而痊。(瘢症)

陆氏三世医验

阴斑温补治验二六

王野溪，病伤寒六七日，已发表矣，忽身热，烦躁，口渴咽干，大小便利而不任风寒。一医用凉膈散疗之，反于胸前见斑数十点。色微红，乃以消斑青黛饮投之，又发谵语，手足厥逆。医者曰：此热深之故也。拟用承气下之，病家疑畏，不敢服，求决于予。予诊其脉，浮数六七至，按之而空。曰：此阴盛格阳症也，下之立毙。《内经·至真要论》云：病有脉从而病反者，何也？岐伯曰：脉至而从，按之不鼓，诸阳皆然。今脉浮之而数，沉之而空，正阳虚为阴所拒，不能内入而与阴交。身热烦躁，口渴咽干，浮阳外越之故也。畏风恶寒，阳气不足也。发斑者，因寒药拨之，不能引火归原，致无根失守之火，聚于胸中，上熏于肺，傅之皮肤而为之耳，非内热发斑例也。谵语者，神不守舍也。手足厥逆者，阳将竭也，若冷至肘膝，则无及矣。此与李东垣治冯内翰之侄，目赤烦渴，王海藏之治侯辅之，发斑谵语同例，一用真武，一用理中，此先哲已试之成验，医者不知取法耳。急用大剂参术峻以补之，干姜、附子引以回之，麦冬、五味敛而收之，甘草、芍药，调而和之，浓煎俟冷，徐徐服，一日一夜，令药相续不断。自此三日夜，而病势始减，旬日后，少加减之，月余而后得起。

卢绍庵曰：外症身热口渴，烦躁发斑谵语，显是热症。他医欲清凉，先生反投温补，以其脉虽浮数，按之不鼓故也。非先生精于脉理，孰敢檐当？(卷之二)

斑疑痘疹六

朱明宇令子室，年二十岁，未出痘疹，患痰症类伤寒，延杨复元同予诊视。右手气口洪滑而数，左三部沉实，蒸蒸内热，五六日不大便，腹满气喘，议用黄连、枳实、山楂、厚朴、花粉、前胡、桔梗、瓜蒌、生姜，两剂后，通身发斑。有一老妪云：近来出痘疹者甚多，不可误治，遂延幼科商之，一云疹子，一云石痘，总宜疏发，乃用炒黑麻黄、柴胡、干葛、荆芥、防风、甘草、牛蒡子、蝉蜕、黄芩、薄荷等味，服后，即刻痰声如锯，气不转舒，谵语发狂，不时昏晕，又用姜汁、竹沥、牛黄，通天散探嚏，吐浓痰数口方醒，复灌前药，又复昏晕，如是三日，细斑转而成片，呕血数碗。予悉其病状，往谓复元曰：明是风热痰饮实火所致，何竟以痘疹治之？复元曰：病既任之幼科，我两人置之不问可也。予适他往，两幼科不知复用何药，及余归，闻已死矣。虽未入殓，而凶器悉具，予因邻谊，乃往唁之，身虽冷而脉未绝，取牛黄丸以竹沥灌下，少顷，手足微动，又灌一丸，有呻吟声，四肢微温，两颧红色，脉大起，反觉洪数而滑。予想此时，不宜纯攻纯补，用人参、瓜蒌、枳实、黄连、黄芩、大黄、元明粉，徐徐温服，用炒麸皮熨腹上，约两时，腹痛异常，即解燥屎十余块，继而白痰稠积齐出，遂用独参汤灌下，以防其脱，六脉弱甚，四肢厥冷，胸中虽舒畅，而口未能言，精神恍惚，用参、附、归、芍、苓、术之类，元气转，饮食进，调理月余，依然如旧，邻人甚奇之。五年后，予至闽中，此病复发，呕血数番，莫能委曲调摄，以致不救。

颗粒分明，先稀后稠，乃是痘也；一齐涌出，粒粒可数，乃是疹也；成片现形，或稀或密或痒或不痒以手抚摩，平坦而无头粒，乃是斑也。斯医家识病要诀，却乃昧此，而抱薪救火，几殒其生，缘予初出行道，病家不之信从，驯至属纩①，而任予所为，死而复生。予每思之，业此术而司人之命，生死虽有大数，误药实担罪孽。(卷之四)

两都医案

春曹兰雪陈公，莅任谒陵回，即卧病邸中，其婿石泠邹君，与余友，急召余视之。未诊时，邹君先细陈病原，自幼喜饮，每饮酒不用一菜，常自朝饮至暮，呕而复饮，积饮数日，则不复饮食，以解酲之剂投之，方能食，醒而复醉，醉而复醒，饮则不饭，饭则不饮，于是经年不已，以为常事，独今春呕吐异常，烦躁不眠，此其病也。余闻之深以为讶，不但病奇而人亦奇矣。及诊脉，按得左手人迎脉紧盛。余曰：此非病酒候，乃外感也。仲景云：身热烦躁作呕者，是外感未经发表，欲出斑疹也。公不以为然。邹君复云：翁每每如此，只作积饮治则已，所以先陈病原者，正恐先生未见此候也。余曰：果未见也，只以常法治之，余决不敢妄议，遂辞去。次早复召余诊。邹君云：用前法不应，病势更甚，再乞先生诊之。余复诊人迎脉更盛，病者昏昏有谵语状，此必欲出疹，燃灯照之，两手臂已见疹影，邹君还疑多饮之人，皮肉常红，复照背及胸，疹满身，俱隐隐于皮间矣，但未得出耳，始信余言不谬。遂用葛根为君，柴胡、羌活、赤芍、升麻为臣，川芎、厚朴为佐，防风为使，葱白为引，随煎一大剂，服过一时未得汗，又一剂汗方出，汗干又诊人迎脉平矣，呕吐止矣，斑疹尽出矣，郎丈大喜而谢，余辞归，次早又召余诊脉，更和矣。陈公曰：先生神手，昨不烦躁，一夜得卧，前服归脾养心之剂，反重者何也？余曰：有邪热在经，未经表散，安敢补养，如解表再迟，变症百出，不可胜言，伤寒之证，原有过街反掌之变，可不慎哉！

里中医案

杨龙交少妾瘾疹

青田县令杨龙交少妾，发热头疼，遍身有细点。医认瘾也，治以升麻、犀角，转加烦闷懊侬。余曰：脉浮而大，皆有头粒，此太阴之疹，非阳明之瘾。瘾为热毒，蕴于阳明，病在肌肉。疹为风邪客于太阴，病在皮毛，乃用荆、防、甘、桔、蝉退、陈皮、生姜，二剂而疹透。

旧德堂医案

徐敬山，伤寒郁热，过经不解，愈后食复，谵语神昏，刺高胎黑，耳聋如愚，六脉洪大，此

① 属纩(kuàng 矿)：古丧俗，人濒临死亡时，用新棉置于临死者的口鼻上，以验呼吸之有无，称之为属纩。也用为“临终”的代称。

阳明胃热血化为斑之状，乃燃灯照其胸腹，果紫斑如绿豆大者，朗如列星，但未全透于肌表。宜清胃解毒，使斑点透露，则神清热减矣。用竹叶石膏汤二剂，壮热顿退，斑势掀发，但昏呆愈甚，厉声呼之亦不醒觉，将身掀动全无活意，惟气尚未绝，俱云死矣。予复诊，其脉两手皆在，不过虚微耳。盖此症始因胃热将腐，先用寒凉解其客邪，今邪火虽退，正气独孤，故两目紧闭，僵如死状，急用补胃之剂以醒胃脘真阳，生机自回也。即以生脉散合四君子汤一剂，至夜半而两目能视，乃索米粥，以后调理渐安。

妻祖黄含美，庚辰会试，患伤寒。剧甚时，家君薄游都门乃与诊视。舌黑刺高，壮热妄语，神思昏沉，奄奄一息，此为邪热内甚，亢阳外焚，脏腑燔灼，血随沸腾，斑将出矣。遂用生地、丹皮、元参、麦冬、黄连、知母、甘草，一剂而斑现，再剂而神清，三剂而舌刺如洗矣。

燕京礼垣房之麟，患伤寒五日，病势困殆，伊亲在太医院者七人，莫能措手，延家君治之。脉人迎紧盛，右关洪大，神思若狂，舌苔微黑。此邪热怫郁，神思昏愦而如狂，亢阳煽炽，火极似水而舌黑，炎炎蕴隆，将成燎原，若非凉血，火将焚矣。视其胸腹果有红斑，遂用化斑清火，一服顿愈。

素圃医案

金尔立仲子，七月间暑途奔走，头面生小疖甚多，不数日，遍身发大红斑如云片，卧则色赤，坐则色紫，幸而作痒。前疡科用凉血清风之药，三四剂后，渐变壮热烦躁口渴，卧则斑紫，起则紫黑。迎余往治。切其脉弦长有力，乃风暑中于阳明，未用辛凉解散故也。盖阳明多气多血之府，血为热郁而成斑，卧则气下，坐则气上，所以卧则红，坐则紫矣。温热病发斑自内而出，皮外不痒，若如此大斑而且紫，万无生理。此风暑瘾疹，虽非热病，必须仿伤寒治法。以葛根、赤芍解阳明之风，香薷饮解阳明之暑，白虎汤化胃热之斑，三汤合剂，四剂后斑色渐淡，十剂斑散痒止，惟热渴未除。六日后以小承气汤一剂，微利而愈，计断饮食八日。(暑证治效)

(评选)静香楼医案

热不止，头痛不已，紫斑如锦纹，咽痛。表里邪盛，最为重证。

犀角　豆豉　赤芍　玄参　牛蒡　丹皮　黄芩　甘草

诒按：当加鲜生地。

再诊：去豆豉、丹皮，加桔梗、鲜生地、射干。

热病，十二日不解，舌绛口干，胸满气促，邪火为患，亦已甚矣。宜景岳玉女煎，清热而存阴，否则神识昏冒矣。

鲜生地　石膏　麦冬　知母　竹叶　甘草

诒按：此气血两燔之治法。(伏气门)

临证指南医案

江　温邪发疹，湿热内蕴，便闭不通，先开上焦。

杏仁　苏子　瓜蒌皮　紫菀　山栀(斑痧疹瘰)

尹　环口燥裂而痛，头面身半以上，发出瘾疹赤纹，乃阳明血热，久蕴成毒，瘦人偏热，颇有是症，何谓医人不识。阳明血热

犀角地黄汤。(斑痧疹瘰)

何三六　脉沉，目黄舌肿，周身四肢疹发，胃痛，肢末皆肿强，遇冷冻饮料凉即病，此久伏湿邪，阳气伤损，议温气分以通周行之脉。

川乌头　生白术　桂枝木　茯苓　半夏　姜汁(痹)

赤厓医案

胡圣质翁，劳倦内伤，身热，舌苔通体发出红紫斑，医以为胃热，投以凉血化斑之剂，反加呃逆，神气困惫，乃逆予求治。诊其脉，空大而无力，断为无根失守之火，用桂附八味加人参、柿蒂饮之，果斑退呃止。

疫疹一得

四川闻藩台二令嫒，癸丑冬月一病即斑，其色深红而松浮，症原不重，但脉细数有力，此内有伏热。即用中剂，加大青叶，连投五服，斑退而神安，再二服，可以无事。因年轻畏药，不肯多服，又不忌饮食，越七日，身忽大热，大渴，嘴唇焮肿，牙缝流血，口秽喷人。予用大剂，加生地一两，次日热渴稍杀，而颈亦红肿，即于本方(编者按：指清瘟败毒饮)加牛子、夏枯草、银花各三钱。连投三服，颈虽消，右腮又肿，又于本方去牛子、夏枯草，加板蓝根、马勃。又三服而腮肿全消，唇亦稍散，周身泛砂，红白相间，又于本方去板蓝根、马勃，加大青叶。又三服，嘴唇全消，通身脱皮成片。彼按本方调理十余日方痊。此症计用石膏八斤有另，犀角八两，黄连七两。闻公任部曹时，与予契交，夫人信任无疑，是以得痊。(卷下)

正红旗护军活隆武者，乃太仆寺员外郎华公胞侄也，系予世好。丙午夏，出疹本轻，尊人畏予用药过峻，惧不敢邀，及至舌卷囊缩，方邀予治。诊其脉，细数有力；观其色，气壮神昂，非死候也；及验其舌，其黑如煤，其坚如铁，敲之戛戛有声。因问曰：前医何以不药？尊人曰：彼云满舌皆黑，前人列于不治。予曰：水来克火，焉有苔厚如甲哉？按此起病之初，舌苔必白而厚，此火极水化之象，误以为挟寒，妄肆温表，燔灼火焰，以致热毒阻于中焦，离不能下降，坎不能上升，热气熏蒸，由白而黄，由黄而黑矣。治宜重清胃热，兼凉心肾，非大苦大寒，不能挽回。即用大剂(编者按：指清瘟败毒饮)，重用犀、连，更加生地、知、柏、抑阳扶阴，连投四服，其苔整脱亦如舌大，后用三小剂而痊。(卷下)

锦芳太史医案求真初编

治族叔太学讳廷谔阴毒发斑断案三十八

族叔太学，讳廷谔，字英士，久在先父门下受业，与先父甚契。岁乾隆某年病迫，先父往渠探病，余亦随之，是时余已习医，见渠面目俱青，身痛有如被杖，其病尚在躯壳，故不敢下。此是阴热亢极而成，并非阴寒亢极之症。医者纷纭置喙，有言此属病疫，宜用承气大下；有言此属阴寒，宜用附、桂热投，确无一定。时有姻世台姓张同往诊视，力言此属阴毒，应用金匮升麻鳖甲去蜀椒、明雄加桂枝。彼见桂枝、升麻，畏而不用。殊不知阳毒发斑，因其平素有火，被寒郁于三阳之经，症见面赤发斑，病在躯壳。咽喉痛，唾脓血，鼻煤，狂叫，燥闷，头项苦痛，仍有寒在。妄有见闻。彼是阳毒发斑，尚用金匮升麻鳖甲汤以治，取有升麻以提邪，当归以和阴，甘草以固中，蜀椒以散寒，明雄以制狂，鳖甲以养阴。句如见毒盛不化，六脉洪数，方用人参白虎。咽喉极痛，方用黑参、升麻、甘草。若热毒势盛，时狂时昏，口噤咬牙，药不得下，则不得不用绢裹手指醮水以清牙关，而用三黄、石膏以除。此属阴毒，如何不用桂枝、升麻倾邪外出？反以二味为疑，以致阻而不用，余断此症治不得法，毒归内脏，必在七日之内。其后果至七日而逝，至于余族，咸称病疫俱非。

伤寒邪郁三阳之经，而见斑出，是谓阳毒发斑。伤寒邪郁三阴之经，而见斑出，是谓阴毒发斑。二者均非阴寒亢极之症，然总不离桂枝、升麻领邪外出，切勿效此，置而不用，以致毒归于脏而死。晁雯

杏轩医案

柳荫千兄令爱无故发斑

嘉庆甲子秋，予在邻村，偶值余朗亭先生云：日前往富堨视一女子病甚奇。初起无故发斑，医言是火，多投凉药，渐变损怯。今脉证俱败，此何故也？予曰：无故发斑，事属罕闻。若云变怯，大都清凉过剂，元气被戕耳。越日荫兄令爱，两胫斑出密密，形如锦纹，诊脉和平，询其寝食如常，别无他疾。予曰：勿药。荫兄曰：斑乃重候，安可勿药？因以余公所云告之，竟听予言，后斑退无恙。设当时杂投汤药，不几踵富堨女子之覆辙乎？

齐氏医案

曾治王荣庆，心窝发斑，壮热口渴，神昏志乱，告急求治。予以起斑汤与之，方用升麻二钱、当归一两、元参二两、荆芥三钱、黄连三钱、天花粉五钱、甘草一钱、茯神三钱，水煎服，连进三剂而安。此证乃火毒结于内，必须尽行发出。然内无血以养心，则心中更热，火毒益炽，而不得外越也，故用当归、元参以滋心中之血，用黄连以泻心中之火，天花粉以消心中之痰；然无开关之散，则火藏于内而不得外泄，故又用升麻、荆芥以发之，甘草、茯神以和之，自然引火外出，而不内蓄也，火即外越，斑亦渐消，又何致于危殆？（附：伤寒发狂发斑结胸中寒等证）

王旭高临证医案

薛　吐血、鼻血、牙血，发斑，斑中出血，阳明之火极炽。而腹满濡软，少阴之气不运。病已三月，血有间断，有瘀血在腹中故也。食少，身热，脉数，其阴已虚。拟养阴化瘀，清胃和中。

大生地　五灵脂醋炒　归身炭　犀角　白芍　炮姜炭　茜草炭　茯苓　丹皮炭　焦山栀　荆芥炭　延胡索醋炒　陈皮盐水炒　鲜藕

复诊　血上下溢，责之中虚，而邪复扰之。血去既多，余热上炽，鼻血时流，便血时下，中州之扰犹未已也。安中州，清热邪，理中汤加味治之。

西洋参元米制　白术炭　牛膝炭　黄芩　炙甘草　茜草炭　丹皮炭　炮姜炭　赤苓　百草霜　伏龙肝

渊按：脾阴虚而伏热扰血分，黑归脾、黑地黄最合。（吐血）

仿寓意草

丹徒县吴晴椒内治效

杭州进士吴晴椒宰丹徒，其夫人忽得异疾，每于梳头后胸乳间发紫斑，心中难过之至，约一二时许斑消心定，十余日不愈。乃请予诊，予问何不早梳头？曰：早梳亦然。何不迟梳头？曰：迟梳亦然。会迟至申酉梳头亦无不然，第惟不梳头耳。诊其脉皆沉象，两关按之则左弦数而右滑数，予曰：此脾气也，而兼乎肝。左沉弦而数者，肝气郁而肝阴亏也；右沉滑而数者，脾气郁而湿热不宣也。夫脾主健运，肝主条达，今皆以郁，故土受木制，湿热亦郁于脾而不化。脾主四肢，梳头则两手皆举，而脾气上升，湿热随之而升，故心胃之部外则发斑，内则难过，梳头之后手下垂，而脾气亦下，湿热仍归于脾，不复上扰，故病象暂退，而根未拔也。所幸湿热不重，只须和其肝脾，开其郁结，透其湿热，病自退矣。予进以补阴益气煎，以熟地平肝，以山药健脾，以柴胡疏肝，以升麻苏脾，以陈皮、甘草、当归调和其中，一服而愈，再进二服以善后，永不发矣。

王氏医案续编

胡季权令郎珍官，右颧偶发紫斑一块，时

当季冬，孟英与犀角、石膏凉解之药，二三帖后始发热，斑渐透。犀角服二十帖始撤。素有目疾，余热复从目发，令以石膏药久服，居然渐愈，且能食肌充，略无他患，闻者莫不异之。

沈俞医案合钞

赤斑白疹密布周身，口渴发厥，躁扰不宁，而唇淡舌白，此邪毒未透，尚防反复。右关脉滑，体素丰肥，乃痰与伏邪合，风暑为患。宜化斑解毒佐以消痰之品，但得午后热不加重，即可渐松。

土贝　天虫　石膏　钩钩　人中白　甘草　青蒿　橘红　银花

加竹沥半小杯，鲜石菖蒲根汁三匙。

接方：夏枯草　白薇　胆星　木通　花粉　麦冬　天虫　土贝　橘红　甘草加芦根五钱(时证)

问斋医案

斑疹互见不透，苔黄，舌短难伸。神志沉迷如醉，间有谬误之语，溲赤而浑，便解如酱，饮食不进，身有微热，脉来细数无力、无神。延今十有八日，邪气虽有欲解之势，正虚渺无袪逐之能，失下弥留，危如朝露。勉拟一方，尽其心力，以俟天命。

大生地　犀角片　粉丹皮　白芍药　当归身　煨甘葛　大麦冬　五味子　人参　制军　活水芦根(伏邪)

得心集医案

陈元东　连日微觉恶寒，两耳痛引及脑，然饮食自若。曾向吴医诊治，服川芎茶调散，下咽即浑身大热，面红目赤，牙紧唇肿，咽喉窒塞，瘾疹红块，攒发满项。举家惊怖，急延吴医复视。吴医束手无法，陈氏昆季伯侄交口怨为所误。乃一面闭阻吴医，一面各寻别医。及余至时，数医在堂，未敢用药。有谓此非桂附不可治者。余因问曰：此何症也？一医曰：误表戴阳于上，阴斑发于皮肤，必须桂、附，方可收阳。余笑曰：先生可独领治否？其医曰：如此坏症，谁肯领治？余曰：吾可领之。遂将吴医原方加甘草五钱，并曰立可呈效。其家见余言直切，急煎与服。药一入喉，微汗热退疹消，头目俱清，一时人事大爽。诸医见余言已验，各自回寓。而吴问曰：加病是此药，愈病仍此药，且加病甚速，愈病仍速，如斯奇治，令人莫测，肯以传乎？答曰：五行之速，莫如风火。此症本风火内伏，阁下特未察其隐而未出之故耳。原药升发宣扬，治本合法，但一剂，其伏邪只到肌表，宜乎逼蒸发热，头目赤肿，皮肤疙瘩，盖发犹未透也。余乘机再剂，解肌败毒，攻其汗出，则邪可尽达，自然风静火平，合乎火郁发之之义。但风火交炽，势甚暴急，故重加甘草以缓其火势，乃甘以缓之之意。法遵经旨，有何奇哉？吴长揖曰：先生诚高妙，胜吾等远矣。(风火门)

凌临灵方

褚阿大(木行水手，七月)　红疹由潮透达，肺胃痰火有余，壮热脘闷，神烦口渴，脉弦滑数，治宜清解阳明，附方请正。

牛黄清心丸　连翘　丹皮　竹沥　鲜细石菖蒲根一钱五分，捣汁和冲　芦根　紫雪丹　牛蒡　纯嫩钩　贝母　羚角片　青蒿　鲜斛　车前草

按：犀角能透少阴阳明之邪，疹瘖当为要药。牛黄清心丸清心包之痰火，与热证相宜，若疹瘖家非其长也。(红疹)

万(左八月)　阳明血热遍身致发紫斑，牙龈衄血不已，大便不爽，小便赤，身疲内热，脉弦洪数。治宜清解阳明，以搜伏邪为法。

元参　大青　人中黄　川郁金　大竹叶

犀角尖　丹皮　连翘　黑荆芥　鲜生地　赤芍　净银花　天虫

按:青腿牙疳亦宜从此方,加马勃薄脑饮之即愈。此症详《外科金鉴》、《吴医汇讲》参看。(紫斑)

某(初平诊)　春分节后肝木犯中乘脾则泻,犯胃则呕,病起夜半,肢厥脉伏,喘汗发斑,慎防闭脱之变,勉拟附子理中为法或可挽回万一,另请高明酌政。

高丽别直参　玫瑰花五朵炖冲　左牡蛎　熟附五分同煮去附入煎　宣木瓜　生仙居术　淡干姜　新会皮　清炙甘草　东白芍　左金丸三分拌入煎　朱茯神

复诊昨拟进人参附子回阳法,今吐泻已止,知饥能纳,微有呕恶眩晕,正气虽得克复,而肝胃气尚未和也,脉形缓弱右寸两关重按见弦,治拟两和厥阴阳明法,还须节食避风,勿使反复,附方候政。

高丽别直参　东白芍　左金丸三分拌炒纯钩　泽泻　米炒大麦冬　广皮　石决明　生熟谷芽另煎代水　原株金斛　半夏曲　朱茯神(阴斑)

医学举要

发斑初用辛凉,继用咸寒,人人知之。而阴斑之证,最不可误。南汇承役许龙之子,身热发斑,有似火证,医用犀角等化斑套剂,病势转危,不省人事,口中歌唱不休,有时谵语。余诊其脉,浮越无伦,按之不实,舌绛而润,并不燥渴,疑是阴证。细询病因,其妻言未病时,大叫脚冷,其为阴证无疑。遂用姜、附等药冷服一剂,夜即安睡。但元阳丧败之余,神疲倦怠者半月,服归脾汤二十余剂而愈。(卷六)

柳宝诒医案

尤　肝火游行于外,发为肤疹。脉象浮弦而数,舌苔白腻。火扰于中,兼作嘈杂。当与清肝和营。

蒺藜　丹皮　归身　赤芍　黑山栀　荆芥　川连　半夏　广陈皮　茯苓　苡仁　生甘草　竹茹

二诊　风疹虽平,而仍作嘈杂,木火未能静熄。法与清肝和胃。

黑山栀　丹皮　白芍　蒺藜　菊花　青皮　橘红　左金丸包　半夏　茯苓　苡仁　竹二青(肝火)

昼星楼医案

罗氏经期闭水,四肢麻木,两手脉伏,谓是斑证。针之果累累然,此方主之,一剂而愈。自制:

丹参二钱五分　益母草一钱五分　姜黄八分　青黛五分　秦艽八分　藕节一钱五分　黄芩一钱　煅石膏八分　元参一钱　川芎七分　连翘一钱五分

余听鸿医案

壬午七月,余至琴川,吾友沈芝卿劝余施诊。八月间,温热大行,病诊甚多,每日应接不暇,至腊月初五,因年事催迫,欲回孟河度岁。是晚与芝卿同饮于醋库桥。芝卿曰:吾腿上起红斑已有两日,并无所苦。余视之,两股两胫及手腕等处,起红斑如豆如粟,视肌肤稍高,色微紫而不鲜泽,有时作痒。谅由冬天温暖,风热所致,当时开一辛凉解肌之方。初六早解缆启行,过扬库之西塘市,河水泊舟五日冻解,一路耽搁,至十九日到常州。接得吾友胡少田之信云芝卿病重。余半载未归,归心如箭。至二十日,又接到少田信云芝卿病危,即速回琴。斯时雪深冰坚,余即寄装于怡芬泰茶行,负絮被一条,趁航至锡山,连夜过航至琴川,到已十二月廿三日午后矣。一见芝卿,形容十分狼狈,囚首丧面,色亦黧黑,发根上逆，大便血利滑泻，手足拘束，如同桎梏，身上红斑，皆聚成块，大骨骱处及肩胛、尺泽、足膝、环跳、足胫等处，俱结红色一块，坐不能卧。余亦为酸鼻，即细问其病之始末。病家曰：初六日身起红斑，亦无所苦。至十一日，即胸中痞闷而呕，且有寒热。延裴姓医，进以高良姜、两头尖、吴萸、红豆蔻、官桂、香附、干姜等味，两剂后觉胸中更阻，大便秘结。至十五日，大便后猝然下血甚多。自此每日下血下利，斑疹渐收，聚于骨骱，而手足拘曲，寒热亦止，至今七八天，日夜下利无度。余诊其脉细而弦紧，舌苔白滑而润。余细思之，斑由冬温而来，热阻胸中，肺气不宣，则气逆而呕。被裴姓医辛热大剂，劫动血络，阴络受伤，血从下溢。大便血后，血不能养筋，则筋拘束不伸。正气下陷，则斑疹随之而收束，聚于骨空节骱之处而成片。检近日所服之方，皆槐花、地榆、山楂、银花、枳壳之类。余思此症，乃失表症也，若以人参败毒散服之，逆流挽舟，冀其斑透而痢止。服人参败毒散后，果能得汗，斑疹结聚，散布满体，痢仍不止。再服依然。虽属知己，余亦难自专主，即邀王简修诊之，用当归赤小豆散加槐花、地榆之类。又邀沈心田诊之，进以阿胶、地黄之类。皆在阴分一边，方俱难以惬意。余再诊其脉，仍如前，舌白不化，下利清谷，血脱则气亦脱，血脱先固气，当服温补，似乎合符，故王沈二君之方，俱未敢服。彻夜思维，服温补又恐有碍红斑，然阴斑虚疹，亦不忌温热，况事已如此，完谷不化，汤药入腹，即滑而出，断无再服阴药之理，当舍表救里为是。先进以四君子汤，加木瓜、萸肉等消息之，调以赤石脂、米汁。服后即滑脱而下，亦无所苦，惟面红日红，夜不能寐，舌滑口和，俱少阴之见症。他医皆云下血太多，阴不敛阳，不如清热养阴。余专主此事，总不能听各医眩惑，若不升阳固气，利断难止。余进以重剂附子理中汤，党参五钱，白术三钱，干姜一钱，附子一钱，炙草一钱，红枣五枚。煎汁服之，虽无所苦，而舌转干黄，渴而不能饮。各人皆谓药不对症。余曰：治病当有药主，其权在我。若再服寒凉，岂有生理？再服原方一剂，舌苔又转焦黑，扪之如炭，脉仍沉迟不浮，面红目赤，夜仍不寐。余心焦灼，即着人请支塘邵聿修先生。时正天寒雪厚，邵先生不能来城。廿六日，年事匆匆，再服理中汤一剂。黑苔皆剥，舌变干绛色，胃气稍苏，利亦稍稀。余曰：阳分已回，稍顾其阴，原方加入生地，阿胶。服后利又甚，舌转薄白。余曰：阴药不能进，阳回而无依，如之奈何。二十八九日，又加呃逆，仍服附子理中，加以丁香、代赭，去阴药不用，而利稍减。访得东乡丁姓医，颇有名望，遣人请之。是日已大除夕矣，余思元旦无市，即开单买药十余种，参、术、附、桂、苓、草之类，配而与服。服三剂，至正月初二，利已止。丁姓医到，看前诊诸君之方，无一不错，惟用山栀、连翘、桑叶、杏仁、蝉衣、芦根之属，谓此症极轻，服两剂，再邀复诊可也。病家亲戚辈，见此症面红目赤，舌绛而干，凉药最宜，心中反咎余用温热之药，口虽不言，而色见于面。余曰：既请丁君到此，不服其药，心必不甘，况丁君之言，津津有味，姑且煎好，服少些试之。先服一杯，便觉寒战，舌转白润，作哕不休，利下又甚。余即进以理中汤，哕止。病家仍不信余，再服丁药半杯，舌仍转润薄白，而呕又至。余曰：虚阳上戴，假热无疑。至初三夜，邵聿修先生到，诊之曰：舌干而绛，下血极多，血脱则气亦脱，若专服阳药，阴液何存，阳无所依，阴躁即见，岂能久持？斟酌一方，用归脾汤合黄土汤去黄芩，阴药少而阳药多，可保无妨。余亦以为然。邵先生即时返棹。照方煎服，病人云：觉背脊中寒凉，而药仍从大便流出。余曰：聿修先生为常昭两邑医生之冠，无出其右者，投剂无效，真束手无策。然既能纳温补，只能仍归温补，即进以鹿角、杜仲、枸杞、附、桂、党参、冬术、炙草、干姜、巴戟、红枣大剂。服三剂，利止，面红目赤仍不退，夜仍不寐。至初六卯刻，猝然冷汗如浴，呃逆频频，连继不止，已见欲脱之象。余曰:难矣。按脉仍沉而不浮,汗出如冰,此时亦无可奈何。余即以附子三钱,别直参一两二钱,煎浓汁,作三次服,已刻服一次,不觉胀热,中刻服二次,汗稍收,呃亦减,亥刻服三次,尽剂。又另煎潞党参四两,终日饮之,至尽剂,汗收呃止,而能安寐,面目红色亦退,从此转机。后嗳气不休,是胃中新谷之气,与病之旧气相争,服仲景旋覆代赭汤十余剂而平。此症舌干而黑,目赤面红,且兼血利,能专主温补,一日夜服别直参一两二钱,党参在四两,附子三钱者,幸病家能信余而不疑,而余亦能立定主见而不移,若一或游移,进以寒凉养阴之品,不死何待。虽雪深三尺,日夜踌躇,衣不解带者半月,亦劳而无功。此治病之所以当胸有成竹也。(阴斑泻血)

常熟大河镇道士王少堂 六月初偕妻回里,十四日起寒热,遍体红疹满布。周姓医进以辛凉解肌之方,服后病增,至十七,病更剧。其岳母邀余诊之。脉极细而微,重按至骨,微见数象,神识颇清,遍体干燥,身无点汗,舌绛无津,而又不渴,言语轻微,躁不能寐,红斑密布无空隙之处。余思此乃正虚邪陷之阴斑也。余曰:初十晚到家,逐日所作何事,试一一述之。曰:十一至十三做法事,十四日忏事毕,结帐后当夜即热。余曰:再去问之,初十有房事否?答言有之。初十日酷暑,坐船数十里,外风袭表,暑热逼蒸,至夜欲后,气脉皆虚,热邪即乘虚内伏。加之十一至十三,身为法官,终日厚衣,汗出不止,汗多则外阳已虚,津液亦涸,腠理空豁。又高叫敕令,中气亦虚,热邪易入,故见寒热。又被寒凉之药遏其阳气,故内热虽甚,无阳气蒸动,无津液化汗出表。若再服寒凉,表阳愈虚,热陷更深,阴斑无疑矣。用仲景桂枝汤加干姜、人参,重用甘草,服后再饮以米汤。余思汗多则阳弱阴伤,以桂枝汤和其表,以干姜合桂枝护其中阳,假甘草之多甘,合米饮之谷气,甘淡以助其胃津,得干姜之热,蒸动其胃津以上升,又赖桂枝之力推之出表,若得汗出,则中阳动而表阳和,内伏之邪亦可由外表而发。待其烦躁狂叫,或奔走越垣,方为佳兆。切不可与以凉药,恐火郁不能外达也。如服此药后,仍然不变,则难治矣。服药后,明午果然神识渐狂,声高而起坐不安,渴已能饮。病家惊惶,饮以蔗浆一碗,依旧静卧,声微脉细。至二鼓,余至其家,问之。曰:今午渐狂,声高渴饮,不料服蔗汁后依然如故。余曰:正欲其阴症转阳,由里出表,阳回而烦,方为佳兆。又为寒凉所遏,事属周折。仍从原方加台参须服之。明午,又见烦躁能饮,以温水饮之,汗出脉起矣。再进以甘凉之品,生胃阴而泄热助汗,托之外出,汗透而神静安寐,脉亦转和缓,能思饮食。余曰:汗后肌润,脉和思食,正能胜邪,病有转机矣。阳回以养阴为要,进以生脉法,加甘凉咸寒之品,数剂而痊。然症似少阴,究非伤寒可比,此是外邪内伏,无阳气阴液化汗以达表。所以读伤寒者,知有是病,即有是方,两言尽之矣。(阴斑热陷)

醉花窗医案

阴热斑疾

余甥名映昌,以服贾奔走,兼不节饮食,四月忽得斑疾。初斑未清,请董医视之,董以时症兼食,用五积散,病益重,浑身如丹,目睛皆赤。有老女医为人按摩,延视之,知为斑,乃以针刺其舌,又刺其阴而吮之。心稍清,气稍定,而热则如故。余知而省之。见面汗如流,口唇焦破,以为阳明胃热。诊其脉则沉而数。问二便,则小便赤,大便如常。腹亦绵软。知为阴热无可下,宜清之。乃以知柏地黄汤进之。初服而热减,三服而热清。困卧不起,面目黄瘦矣。惟急索食。告之曰:病已去,不必服药,惟饮食宜清淡减少,否则恐复发也。调养一月而安。此亦阴热症也。

曹沧洲医案

风湿相搏，发为紫疹，蔓势颇甚，当清营利湿。

桑叶三钱五分　牛蒡三钱五分　炒萆薢三钱　豨莶草三钱　丹皮二钱　防风三钱五分　赤芍三钱五分　陈皮一钱　连翘三钱　防己三钱五分　泽泻三钱　生米仁三钱(风温湿热附伏邪伏暑)

左　昨起寒热咽痛，痧子隐约，脉细数，口干。邪大方欲交透，阴分先已枯乏。殊非寻常表症可比，不可泛视。

真风斛四钱　枇杷叶三钱，去毛筋，包　朱灯芯三分　扁豆衣三钱　朱茯苓四钱　赤芍三钱五分　甘中黄三钱五分　生蛤壳六钱，先煎　桑叶三钱五分　土贝去心，三钱　马勃七分，包　蝉衣一钱(痧疸门)

左　暑湿热蒸郁阳明，发为火丹，满面赤，便利溲赤。火势方张，急当清化泄降主之。

鲜生地四钱　甘中黄三钱五分，包　桑叶三钱五分　玉泉散三钱，包　黑山栀三钱五分　白蒺藜四钱　知母三钱五分　银花三钱　鲜荷叶一角　鲜芦根一两(痧疸门)

鲁峰医案

凉血散火汤，此予治一贵官伏暑之际，忽觉面目四肢发热，而生赤斑成片，肌热如火之方也。服此汤二剂而愈。

凉血散火汤方：

大生地三钱　赤芍三钱　丹皮二钱　防风二钱　荆穗二钱，炒　威灵仙一钱五分　地肤子二钱　木通二钱　栀子二钱，炒　黄芩二钱，炒　甘草一钱五分

也是山人医案

谢(三九)　两脉洪数，夜躁不寐，热盛烦渴，瘢疹未透。拟清胃腑热邪，兼以疏瘢。

犀角　鲜生地　花粉　羚羊角　连翘心　银花　牛蒡子　嫩元参

钱(八岁)　感冒时邪，身热脉数，已经见瘢。

犀角一钱　郁金一钱　嫩元参一钱五分　牛蒡子一钱五分　花粉一钱五分　黑山栀一钱五分　连翘一钱五分　银花一钱　加芦根一两(斑疹)

雷(十三)　温邪发疹，烦渴少寐，两脉独大。

牛蒡子炒研，三钱　杏仁去尖研，三钱　连翘壳一钱五分　羚羊角一钱　桔梗一钱　黑山栀一钱五分　薄荷梗一钱　加：芦根一两　茅根五钱

杨(二八)　疹邪胸背已齐，脉右软短，烦渴热频，少寐，舌白，蛔厥，大便不解。仍议清疏营络透疹。

香犀角　鲜生地　桔梗　牛蒡子　草郁金　嫩元参　薄荷叶　连翘心　黑山栀　小川连　加：芦根

又　烦渴昏谵，便秘，疹隐太早，冒风所致。

牛蒡子二钱　蝉衣二钱　桔梗一钱　荆芥一钱五分　赤芍一钱五分　连翘一钱五分　生石膏四钱　黑山栀一钱五分　杏霜三钱　加：芦根一两

又　热胜渴烦，辛寒清彻。

牛蒡子二钱　生石膏四钱　蝉衣五分　荆芥穗一钱　杏霜三钱　知母一钱五分　薄荷叶八分　连翘一钱五分　黑山栀一钱五分　加芦根一两(斑疹)

痛风案

校注妇人良方

一妇人月经不调，且素有痛风，过劳必作，用众手重按，痛稍止。此气血俱虚，用十全大补加独活而痛痊，用六味丸、逍遥散而调经。（妇人血风肢体骨节疼痛方论第一）

一妇人体肥胖，素有热，月经先期，患痛风，下体微肿，痛甚则小便频数，身重脉缓，此风湿血虚而有热。用羌活胜湿汤二剂，肿痛渐愈。用清燥汤数剂，小便渐清。用加味逍遥散，内热渐愈。又为饮食停滞，发热仍痛，面目浮肿，用六君加柴胡、升麻而愈。又因怒气，小腹痞闷，寒热呕吐，用前药加山栀、木香而安。惟小腹下坠，似欲去后，此脾气下陷，用补中益气而愈。后因劳役怒气，作呕吐痰，遍身肿痛，经行寒热，此肝木侮脾土，用六君加柴胡、山栀，肿痛呕吐悉退，后用补中益气而安。

一妇人饮食少思，畏风寒，患痛风，呕吐寒热，脉弦紧，用附子八物而四肢痛愈，用独活寄生而腰痛渐痊。惟两膝肿痛，用大防风汤而痛渐愈，用归脾、逍遥而元气复。（妇人血风白虎历节走疰方论第二）

名医类案

唐甄权治一人患风，手不得引弓，诸医莫能疗。权曰：但将弓箭向垛，一针可以射矣。针其肩髃一穴，应时愈。贞观中，权年一百三岁，太宗幸其家，访以药性，因授朝散大夫，赐几杖衣服。所著《脉经》、《针方》、《明堂人形图》各一卷。《旧唐书》

《南史》：解叔谦，雁门人。母有风疾，夜于庭中稽颡[①]祈告，闻空中云：得丁公藤治即瘥。访医及《本草》，皆无。至宜都山，见一翁伐木，云是丁公藤，疗风，乃拜泣求得之，及渍酒法，受毕，失翁所在。母疾遂愈。《本草》

张杲尝病两臂痛，服诸药不效。一医教取桑枝一小升，细切炒香，以水三大升煎取二升，一日服尽，无时服，数剂寻愈。《本事方》

东垣治一人，时冬忽有风气暴至，六脉弦甚，按之洪大有力，其证手挛急，大便秘涩，面赤热。此风寒始至于身也，四肢者脾也，以风寒之邪伤之，则搐而挛痹，乃风淫末疾而寒在外也。此外有寒邪，若内有流饮则肿。今不肿，湿热乘肠胃，故便秘面赤。《内经》曰寒则筋挛，正谓此也。素饮酒，内有实热，乘于肠胃之间，故大便秘涩而面赤热，内则手足阳明受邪，外则足太阴脾经受风寒之邪。用桂枝二钱，甘草一钱，以却其寒邪而缓其急缩；黄柏二钱，苦寒滑以泻实润燥，急救肾水；升麻、葛根各一钱，以升阳气，行手阳明之经，不令遏绝；桂枝辛热，入手阳明之经为引，用润燥；复以甘草专补脾气，使不受风寒之邪而退贼邪，专益肺经也；佐以人参补气，当归和血润燥。作一帖，水煎服，令暖房中摩搓其手，遂安。

丹溪治一老人，性急作劳，两腿痛甚。此兼虚症，宜温补，与四物汤加桃仁、陈皮、牛膝、生甘草，入生姜研，潜行散热饮潜行散，黄柏酒浸为末，入汤药调服。三四十帖而安。虚。

一妇性急味厚，痛风挛缩数月。此挟痰与气，当和血疏气导痰，以潜行散入生甘草、牛膝、炒枳壳、通草、桃仁、姜汁，煎服，半年而安。痰。

一少年患血痢，用涩药取效，致痛风叫

---

① 稽颡：古代的一种跪拜礼，屈膝下拜以额触地，表示极度的虔诚。颡，额头。

号。此恶血入经络也，血受湿热，久必凝浊，所下未尽，留滞隧道，所以作痛，久则必成枯细。与四物汤加桃仁、红花、牛膝、黄芩、陈皮、生甘草，煎，入生姜研，潜行散入少酒饮之，数十帖，又刺委中，出黑血三合而安。瘀血。

一人贫劳，秋深浑身发热，手足皆疼如煅，昼轻夜重。服风药愈痛，气药不效。脉涩而数，右甚于左，饮食如常，形瘦如削。盖大痛而瘦，非病致也。用苍术、酒黄柏各一钱半，生附一片，生甘草三分，麻黄五分，研桃仁九个，煎，入姜汁令辣，热服四帖，去附，加牛膝一钱，八帖后，气喘促，不得眠，琇按：症脉俱属阴虚，一误岂容再误。痛略减。意其血虚，因多服麻黄，阳虚被发动而上奔，当补血镇坠，以酸收之，遂以四物汤减川芎，倍芍药，加人参二钱，五味子十二粒，与二帖，定。三日后，数脉减大半，涩如旧，仍痛，以四物加牛膝、参、术、桃仁、陈皮、甘草、槟榔、生姜三片，五十帖而安。后因负重复痛，再与前药加黄芪三分，又二十帖，愈。

一人患背胛缝一线痛起，上胯骨至胸前侧胁而止，昼夜不住。脉弦而数，重取左豁大于右。意其背胛小肠经，胸胁胆经也，必思虑伤心，心脏未病而小肠腑先病，故痛从背胛起，及虑不能决，乃归之胆，故痛至胸胁，乃小肠火乘胆木，子来乘母，是为实邪。询之，果因谋事不遂而病。用人参四分，木通二分，煎汤，使吞龙胆丸，数服而愈。

一壮年厚味多怒，秋间于髀枢左右发痛一点，延及膝骭，痛处恶寒，昼静夜剧，口或渴，膈或痞。医用补血及风药，至次年春痛甚，食减形瘦，膝肿如碗。脉弦大颇实，寸涩甚，大率皆数，小便数而短。作饮食痰积在太阴脾肺、阳明肠胃治之，以酒炒黄柏一两，生甘草梢、犀角屑、盐炒苍术各三钱，川芎二钱，陈皮、牛膝、木通、芍药各五钱，遇暄热，加黄芩二钱，为末，每三钱与姜汁同研细，煎令带热，食前服之，日夜四次，半月后脉减病轻。去犀角，加牛膝春夏用叶，秋冬用根，取汁尤妙、龟板、归身尾各五钱，如前服。又半月肿减食增，不恶寒。惟脚痿软，去苍术、黄芩，夏加炒柏一两半，余依本方内加牛膝，中年人加生地黄五钱，冬加桂枝、茱萸，病遂愈。仍绝酒肉湿面胡椒。

一村夫背伛偻，足挛，成废疾。脉沉弦而涩。以煨肾散甘遂末一钱，入猪腰内煨食之。与之，上吐下泻，琇按：非实痰，不可轻用。过一月又行一次，凡三四帖而愈。

一人因湿气，右手疼痛挛拳。以二陈加金毛狗脊、杜仲、川芎、升麻。

一人项强，动则微痛。脉弦而数实，右为甚。作痰热客太阳经治之，以二陈汤加酒洗黄芩、羌活、红花而愈。

一人湿气脚挛，拳伸不直。用当归拈痛汤加杜仲、黄柏、川芎、白术、甘草、枳壳，愈。

巢元方治开河都护麻叔谋，患风逆，起坐不得。元方视之，曰：风入腠理，病在胸臆，须用嫩羊肥者蒸熟，和药食之，则瘥。叔谋取羊羔杀而取腔以和药，药未尽而病痊。

卢砥镜治何侍郎女，适夫，夫早世，女患十指拳挛，掌垂莫举，肤体疮疡粟粟然。汤剂杂进，饮食顿减，几半载。卢诊之，谓非风也，乃忧愁悲哀所致，病属内因。于是料内因药，仍以鹿角胶辈，多用麝香，熬膏，帖痿垂处，渐得掌得举，指能伸，病渐近安。《经》云：神心伤于思虑则肉脱，意脾伤于忧怒则肢废，魂肝伤于悲哀则筋挛，魄肺伤于喜乐则皮槁，志肾伤于盛怒则腰脊难以俯仰也。（痛风）

韩飞霞治一都司，因哭弟成疾，饮食全绝，筋骨百节皮肤无处不痛，而腰为甚。一云肾虚宜补，或云风寒宜散。韩曰：此亦危证。其脉涩，正东垣所谓非十二经中正疾，乃经络奇邪也，必多忧愁转抑而成，若痰上殆矣。补则气滞,散则气耗。乃主以清燥汤,琇按:《经》云悲伤肺,故润之而愈。不尔必成痿症。连进三瓯,遂困睡,至五鼓无痰,觉少解,脉之减十之三,遂专用清燥汤加减与之,十剂而愈。(痛风)

孙文垣医案

闵文学蜃楼,患虚损咳嗽,昼轻夜重。乃政丁氏,长兴富翁女也。躯甚肥,性甚躁,患痛风,手不能沐栉,足不能履地,凡痛处略肿,呻吟喊叫。比有朱远斋氏,为时推重,夫好倚朱治者七越月,纤毫不减。吴九宜翁乃举予治。至其家,蜃楼大兄岳楼,且暮与偕。诊毕,语岳楼曰:令弟之症,虽易见功,然非百日不能断根。丁氏症,十日便可刈其根,但恐不能尽五剂,奈何!岳楼曰:何谓也?予曰:令弟咳嗽,由肺火未清,误服参术太过而然。但为清肺利肺,咳可立止,止后以补心安神之剂养之,则万全矣。药用麦门冬、桑白皮、白药子、贝母、桔梗、甘草、黄芩、枳壳,十帖咳嗽全止。惟心血不足,神不固精,以酸枣仁、远志、麦冬、莲花心、丹参,调养百日,果能出户肄业。丁症乃湿痰凝滞经络作痛,朱公作血虚而投以地黄、芍药、当归、人参、牛膝之类,宜其痛愈加而病愈久也。今必须燥湿流动之剂,疏决一番,庶经络通畅。虽不服补剂,而五谷精华足以自充。但疏决之剂,不能止痛,恐其不信余而中止也。岳楼曰:先生既已言明,惟命是听。用二陈汤加乌药叶、苍术、僵蚕、海桐皮、南星,服至五帖,果不怿而欲止药。岳楼曰:孙君已先言十帖见功,今过半,何不勉强而使功亏一篑哉?又服一帖而止,百般强之不从。乃扬言曰:请医疗痛而反加痛,吾何药为,后四剂断断乎不敢奉命矣。时已申刻,予知其富家娇态,亦不强服。随以芫花醋炒过三分,海金沙一分为末,白汤调下。至晚泻一次,下稠痰半盆。足痛减大半,稍能动止。初更后吾辈酒犹未散,忽服云腹中大痛,促予进看。行至后堂,内中人出而止曰:病者卒矣,不劳进看。予曰:此必痛厥,非长逝也,乌可不进一看。至即冷汗淋漓,兀坐[①]溺器,面青息断。执而诊之,手冷如冰,但六脉俱在,惟沉伏耳。知其为痛极使然,用生姜汤灌之而苏。徐语近侍女使曰:适来腹中痛甚耳,后火光溅出,肛门如焚,大响一声,不知泻下何物。众看之,乃血鳅一条,长六寸,阔半寸余,鳞目俱在,盆中尚能游动,众皆悚骇。岳楼问曰:此鳅下可好否?予应之曰:此尤物也,得下岂不好。但丁症实由痰作,予特为行痰,初不知其有虫,如是第药中有芫花,乃杀虫之物,故偶中,亦令弟之福也。次日手足皆能动,仍以二陈汤加苡仁、红花、五加皮,四帖,脱然如故。闵宅以予不矜功而益重予。(卷二)

梓林兄令眷,右手痛风,小水频迫,起身稍迟,即出不禁。足有浮气,年过六十,右寸关脉濡弱,左手和。此脾虚停湿之症。近且咳嗽,用六君子汤,加苍术、石菖蒲、远志、大附子、晚蚕砂,倍加薏苡仁,缓治而平。(卷四)

陆氏三世医验

尖膝腘痛用升补治验三七

邵完吾,左臀尖肿痛,引至膝腘,无论行动不便,即眠卧亦难,病已半年,服药不效,肌肉尽削。予诊其脉,沉弱而似缓,按之迟迟,两尺沉数。曰:此由元气虚弱,寒湿乘之,胃气不升,阴火伏匿于下,作痛不已,法当扶元,升阳导湿清热,则痛自止。用补中益气汤,加苍术、黄柏、猪苓、泽泻、桂附少许,服至十剂,其痛顿释。后去桂附五苓,倍人参、归身,月余而肌肉渐生。

卢绍庵曰:痛风之症,世皆疏通行散,罔敢有补之者,况诸痛不可用参术,以邪得补而

① 兀坐:危坐,端坐。

益甚也。昔贤有此议论,先生乃冒禁行之,以病人之脉虚,投剂而奏效,由先生之明于理也。(卷之二)

叶氏医案存真

患痛风,发热神昏,妄言见鬼,手足瘛疭,大便不行,此少阴肾气受伤也。肾既受伤,病累及肝,肝旺火炽,神明内乱,木合火邪,内入则便闭,外攻则身痛,法当滋其内,则火自熄,风自除,痛自止。

生首乌　蒌仁　桂枝　秦艽　桔梗　黄连　知母　枳壳

服一剂,症渐减,但心神不安,身体如在舟车,此肾气虚,而肝肺为之不治。正《内经》子虚母亦虚也,母病子亦病也。夫肝藏魂,肺藏魄。二脏不治,故魂魄为之失守耳。

人参　甘草　生地　麦冬　远志　枣仁　羚羊角　川贝　橘红　茯神

续名医类案

来天培治潘履端内,年约四旬,患头身手足麻木疼痛,产后感风,不能节劳,致风入经络,而成痛风之症也。询之,果以前岁产后而起。以归身、红花养血,钩藤、秦艽通络,黄芩、银花清火,羌活走百节,川芎理头痛,菖蒲利肠消满,甘草缓痛,姜皮达肌肤、通腠理。服二剂而头痛愈,腹胀减,惟发热身疼未除,更心神恍惚不寐,脉稍和。此表症稍退,里热未清,改用生地、归、芍、柴胡、地骨皮、续断、钩藤、半夏曲、枳壳、枣仁、建莲,二剂而诸症痊。惟两膝内肿痛,扶杖而行,此风入三阴,而将愈矣。前方减柴胡、地骨皮、半夏曲、枳壳,加丹皮、赤芍、红花、威灵仙、青风藤、防己、牛膝、五加皮、生甘草,又三四剂全愈。(卷二十五产后·痛痹)

锦芳太史医案求真初编

治房叔祖印七七次男学山痛风案三十

痛风一症,余幼未暇深求。岁乾隆某年,因族弟恩授品级黄希文之男名玉俚者,身患痛风之症,时有医士某,进用地黄清凉之药,以致风益凝于筋骨,竟成虎咬风症而死,诸医不信余言,余窃伤之。越数月而房叔祖印七七次男,亦竟犯焉。余谓痛风又见,余嘱病者切忌滞药。忽一日只见其病卧床叫痛,召余就诊。余问:此病数日前,尚未若是之甚,今竟见之,想是错服药故?渠曰:因地姓某药铺唤服六味地黄致是。余诊六脉洪大而紧,口呼叫痛,余问:痛在何处?渠曰:痛在腰背。遂用麻黄、细辛、干葛、桂枝、防风、牙皂、灵仙、姜黄、乌药之类以投,每日渠服二剂。服之一日,其痛如故,再服二日三日四日,其病如故,服至五日而痛仍在。余问:大便若何?答曰:已经六日未解。余曰:痛已入腹,急宜通之。余思若服庄黄,性虽通利,气甚寒凉,仍阻血脉。乃问族弟世老制有备急丸否。答曰:现有两许。余曰:可为我留。因取五分吞服,登时立解,其痛方平。仍服原单水药,痛未见作,其药日服不辍,又越数日,大便渐秘,痛又渐作,秘极又服备急丸五分,大便又解,而痛即平。其水药日服二剂不辍,又越数日而便又秘,痛又顿起,于是病者自索其丸再服,服至解尽痛止,如是水药无辍,丸药因其便秘而不停矣。自是病者知药如斯,每逢便秘痛急,即服是药,会计世老包存丸药两余,自伊病越数月,竟尔服尽,水药亦服百有余剂而痊。但病虽痊,而风入于脊骨,竟成驼背之子。自道病虽兄治,但非已信之笃,其病不几死于药铺姓某之手乎?此症余地始于族侄玉俚,既而逐年见有,经余手治亦多,不能立案尽述,聊记数案,以为世之妄用阴药以治痛者审。

六淫之邪,入于筋骨血脉,无不闭其隧道,而使气不得疏,血不得行,气滞血阻,其邪不能外反,势必入腑入脏,而为里外交闭苦痛之症。况风为百病之长,其性刚而不柔,坚而不屈,一人筋骨,无不春撞备形,窍穴皆攻,其痛尤不可言。以致长洲张璐玉谓此非服五六十剂流行气血之药,不能即愈。乃今医士,竟背《内经》谓痛大半属寒之旨,惟遵世之俗医。暨丹溪诸痛属火之说,流行至今,牢不可破,每见痛风即指是火,又谓火之有余,由水不足,竟将六味地黄阴润之药作为家常茶饭,以致气阻血凝,而痛等于虎咬之甚。间有知是风邪,或止进用当归拈痛而不知加减,与或进用上中下痛风之方,其药又止川芎、元胡数味,其何以去强暴之风,而止极苦之痛乎?呜呼!医道之下,浅陋之识,无怪治多不合如此。自记。

治同族太学字介玉内室遽氏手足痛风案三十一

今人治病,一遇痛风,仅记世之俗医所谓诸痛属火之说,牢固于胸而不解。讵知是病多有由于风邪入筋入骨,留而不去,发为风痛之症。盖风寒不犯,则血气流行,而痛无有,一遇风袭,则郁而不去,而痛斯作。医者须知大风内入,不用坚劲通关破节之药,则风安除?岁乾隆乙卯仲春,族叔介玉,知余所治同族可圣内室痛风甚效,乃召余治。余问痛处在于何所?答曰:手足俱有。又问:手足痛处在于何穴?答曰:在于手足骨交穴中。余曰:此风袭于筋骨之节作痛也,不大治之不能见效。盖此风袭骨节,留而不去,则即入脏而毙。余用桂枝六钱,牙皂一钱,细辛二分,海桐皮一钱,山甲八分,威灵仙八分,乌药一钱,姜黄一钱,附片三钱,木香一钱,乳香一钱,没药一钱,嘱渠日服四剂。渠曰:日服四剂则桂枝不已服过二两四钱乎?余曰:非此不能除风,渠曰:服至剂数多少则止?余曰:暂服五六十剂再问。渠曰:据如此说,此药不几要服百余剂乎?余曰:然。盖此大风内袭,不用百余剂不净,但有功效可考。渠曰:有何功效?余曰:服至二十剂,则手足痛处自上渐移于下,移至手稍足稍之处而痛始除,是其验耳。渠曰:满盘皆是辛散之品,服之不忌汗出?余曰:不忌,若有无故汗出如流,则痛去矣。至于痛时见汗,非真汗也,特痛汗耳。眼见周匝果是熟手。是药服至三四十剂,渠见痛果移下。渠之公郎光老与一医士同开药铺,密商剂中桂枝减用三钱,是日痛即增甚,病者于此痛时思想,自道向时服药痛减,此日如何痛甚?且今药味不同,恐其增减,及问光老,始知与伙商减桂枝三钱之由。越日照原分两日服四剂,而功差见,但已自云药气苦劣,莫若日服三剂为妙,殊知一日减服一剂,而痛又增,因知药不可减。第药服至百剂,中有食滞,而痛再作,乃于原药中又加丁、蔻,及添木香而愈。缘此中气不疏,则外邪不泄,中气既疏,则内外通达,而痛自尔见除。余后渠家备述减服桂枝之由,及日服三剂病痛之说,始见余之前言不虚,而病确见不易,有如斯之神者耳。

药本峻利,服至二三十剂,病家见其效已克奏,与夥商同,六钱桂枝减服一半,又谓药性苦裂,日服四剂,酌减一剂,似属常情,奈何六钱桂枝竟不可减,而日服四剂,竟不可缺一剂者乎。据案载是病家自述,非属传闻,自非识力兼到,乌能使药如斯响应。晁雯。

得心集医案

王氏妇　年近三十,孀居十载,今春四肢肿痛,手掌足跗尤甚,稍一触动,其痛非常,迨俯仰转侧不敢稍移,日夜竖坐者业经两旬,身无寒热,二便略通,但痛经数月,而面色不瘁。阅前医之药,尽是养血驱风,服至茸附,亦不见燥,惟是肿痛渐加。余诊两尺弦数,两颊赤色,且肢体关节近乎僵硬,而痛楚彻骨,手不可摸。若果气虚血少,安得不可摸触乎,且数月之苦,而神色不为病衰耶。此必热伤营血,血液涸而不流,正丹溪所称败血入经之症,名为痛风是也。缘寡居多郁,郁则少火变壮火,壮火食气,郁火焚血,恶血结而不行,失其周流灌溉之常,故关节肿痛。处龙胆泻肝汤,加桃仁、泽兰清火逐瘀,同入竹沥、姜汁通经入络,外以泽兰兜捣敷肿处,内服外敷,按治十日,肿痛乃除。然尚关节不利,步履维艰,日与清肺之药。缘秋令将至,恐燥气焚金,痿软无力。且肺主周身之气,必得肺气清肃,则关节清利矣。又肝强劲急,藉金以制之也。调治半月,乃得全瘳。

龙胆泻肝汤(诸痛门)

吴德华之子　十岁　藜藿之儿,血燥之体,忽然发热恶寒,小水短赤,腹中甚痛。医者误认食积,专行消导,次日足不能移,并无红肿,抚之甚痛,痛声惊人,甚至口㖞反张。医者又称惊风,连进镇惊、抱龙等丸,病日渐重。余曰:素禀血燥,其筋易急,先必涉水湿入内,继必伤风,寒湿相搏,客于经络,名为痛风,非病痉也。当与导湿、疏风、清燥之药。如法治之,果愈。此亦治病相体之一验也。

附方

苍术　黄柏　桂枝　白芍　灵仙　防风　荆芥　山栀　防己　寒水石　甘草　生姜　大枣(痉厥门)

张聿青医案

林右　两臂作痛难忍。湿寒风袭入络隧,痛风之渐也。

蜜炙麻黄　白芍　生甘草　川芎　苍术　桂枝　当归　木防己　茯苓　秦艽(风痹)

医验随笔

西乡大孙巷孙妇年二十余,忽身热四肢作痛,日夜叫号。其叔祖友亮延先生治之,脉数而弦,此痛风也。暴痛属火,火性急故痛甚也。用鲜生地四两,与丹皮、络石藤、秦艽、丝瓜络等,一服而痛止。

曹沧洲医案

左　痛风之后,气攻不定,心胸作悸,引及头部。宜平肝泄风。

鲜桑叶二钱　陈皮一钱　白杏仁四钱,去尖　川断三钱,盐水炒　石决明一两,煅,先煎　枳壳三钱五分　宋半夏三钱　瓜蒌皮四钱,切　白蒺藜四钱,炒去刺　丝瓜络三钱　竹茹三钱　鲜桑枝五钱,切　赤芍三钱(风温湿热附伏邪伏暑)

淋证案

卫生宝鉴

至元己巳上都住,夏月,太保刘仲晦使引进史柔明来曰:近一两月,作伴数人,皆有淋疾,是气运使然,是水土耶?予思之,此间别无所患,此疾独公所有之,殆非运气水土使然。继问柔明近来公多食甚物,曰:宣使赐木瓜百余对,遂多蜜煎之。每客至以此待食,日三五次。予曰:淋由此也。《内经》曰:酸多食之令人癃。可与太保言之,夺饮则已。一日,太保见予问曰:酸味致淋,其理安在?予曰:小便主气。《针经》云:酸入于胃,其气涩以收。上之两焦,弗能出入也。不出则留胃中,胃中和温则下注膀胱之胞。胞薄以懦,得酸则缩绻,约而不通,水道不行,故癃而涩,乃作淋也。又曰:阴之所生,本在五味。阴之五宫,伤在五味。五味口嗜而欲食之,必自裁制,勿使过焉。五味过则皆能伤其正,岂止酸味耶?太保叹曰:凡为人子不可不知医。信哉!(卷二)

石山医案

一人形肥苍白,年五十余,病淋,砂石涩痛。医用五苓或琥珀八正散之类,病益加。邀余往诊。脉皆濡弱而缓近驶。曰:此气血虚也。《经》云膀胱者,津液之府,气化出焉。今病气虚,不惟不能运化蒸溽,而亦气馁不能使之出也。经又云血主濡之。血少则茎中枯涩,水道不利,安得不淋?医用通利,血愈燥,气愈伤矣。遂用大补汤加牛膝,煎服月余,病减。仍服八味丸,除附子,加黄芪,服半月余,遂获安。(淋)

一人年逾三十,神色怯弱。嘉靖八年客外,七月患热淋,诸药不效,至十一月行房方愈。九年正月复作,亦行房而愈。至三月伤寒,咳嗽有痰,兼事烦恼,延至十月少愈,后复作,服芦吸散而愈。但身热不解,因服小便,腹内膨胀,小腹作痛。后又因晚卧,左胁有气触上,痛不能睡,饮食减半,四肢无力。食则腹胀痛或泻,兼胸膈饱闷。口舌干燥,夜卧盗汗。从腰已下常冷,久坐腰痛脚软,手心常热。诊其左手心脉浮数而滑,肾肝二脉沉弱颇缓,右手肺脉浮虚而驶,脾脉偏弦而驶,命门散弱而驶。第二日再诊,心肝二脉细软,稍不见驶矣。肾脉过于弱,肺脉浮软,亦不见驶。脾脉颇软,命门过浮略坚。予曰:膀胱者,津液之府,气化出焉。淋者,由气馁不能运化,故津液郁结为热而然也。房后而愈者,则郁结流利而热解矣。三月天日和煦,何得伤寒?多由肺气不足,莫能护卫皮毛,故为风邪所袭,郁热而动其肺,以致痰嗽也。得芦吸散而愈者,以辛温豁散其痰与热也。嗽止、身热不退者,因嗽久肺虚,肺虚则脾弱,脾肺之气不能荣养皮肉,故热作也。《经》曰形寒饮冷则伤肺,又曰脾胃喜温而恶寒。今服小便之寒凉,宁不愈伤其脾肺耶?是以腹胀作痛,胁气触上,或泻或汗种种诸病,皆由损其脾肺也。而脉时或变易不常者,亦由气血两虚,虚而为盈,难乎有常矣。遂用参、芪各一钱,茯苓、白术各一钱,归身、牛膝各七分,厚朴、陈皮、木香、甘草各五分,薄桂三分。煎服二十余帖,诸症悉退。后因解头劳倦,诸症复作。来就予治,脉与前颇同,但不数不驶而已。仍用参、芪各三钱,麦门冬、归身、厚朴、枳实、甘草、黄芩等剂而愈。(淋)

名医类案

陕人高文病淋,一日,口噤厥逆,见症奇,一日之淋而口噤厥逆耶?他医以为风。翁曰:误矣。此热客膀胱,故难溲耳。投以八正散,二服而溲大行,病且愈。所以知文之病者,诊其脉,尺沉而大,按之而坚,知病之在下也。膀胱者,津液之府,气化则能出。此盖由于热淋而更接内,故移热于膀胱而使溲难也。(淋闭)

丹溪治一老人,因疝疼二十年,多服苍术、乌、附等药,疝稍愈。又患淋十余年,其间服硝、黄诸淋药,不效。忽项右边发一大疽,连及缺盆,不能食,淋病愈甚,叫号困惫。时当六月,脉短涩,左微似弦,皆前乌、附积毒所致,凝积滞血,蓄满膀胱,脉涩为败血,涩为血虚而断为败血,亦合症而云。短为血耗,忍痛伤血,叫号伤气,知其溺后有如败脓者,询之果然。遂先治淋,令多取土牛膝根茎叶浓煎汤行瘀,并四物汤大剂,与三日后,痛与败脓渐减,五七日淋止,疮势亦定,盖四物能生血也。但食少,疮未收敛,用四物加参、芪、白术熬膏,以陈皮、半夏、砂仁、木香煎取清汁,调膏与之,遂渐能食,一月疮安。先行瘀生新,后调元补胃,行气开痰,故曰非开痰不足以行气也。(淋闭)

孙琳路钤本殿前司健儿,善医。宁宗为郡王,病淋,日夜凡三百起,国医罔措。有荐之者,光宗时在东宫,亟召之至。孙求二十钱,买大蒜、淡豉、蒸饼三物,烂研,合和为丸,令以温水下三十丸。且曰:今日进三服,病当退三分之一,明日再进,如之三日则病除。已而果然,奏官右列。或问其说,孙曰:小儿何缘有淋?只是水道不通利,蒜、豉皆通利,无他巧也。(淋闭)

韩懋治一人淋,素不服药。教以专啖粟米粥,绝他味,旬余减,月余痊。

虞恒德治一人,年七十,秋间患小便不通

二十余日,百方不效。后得一方,取地肤草捣自然汁服之,遂通。地肤草单方。叶名铁扫帚。虽至微之物,而有回生起死之功,故并载之。

吴茭山治一妇,患淋沥,数而疼痛,身烦躁。医以热淋治之,用八正散、连子饮服之,愈剧。吴诊,脉沉数无力,沉数为热在血,无力为虚在气,总归虚热,不得用八正散。知气与火转郁于小肠故也。遂与木通、棱稿节、车前子、淡竹叶、麦冬、灯心、甘草梢、大腹皮之类,服之而安。盖小肠乃多气少血之经,今病脉系气郁,反用大黄、栀、芩味厚苦寒之药,故寒极伤气,病转加矣。殊不知血中有热者乃有形之热,为实热也;气中有热乃无形之热,为虚热也。同一热也,而分在气在血,血中之热为实,气中之热为虚,大有至理,可悟建中老人治痘之法。凡气中有热者,当行清凉薄剂,无不获效。更分气血多少之经,须辨温凉厚薄之味,审察病机,斯无失也。

程沙随苦血淋,百药无效。偶阅本草,因见白冬瓜治五淋,于是日煮食之,至七日而愈。(淋闭)

鄞县尉耿梦得妻,苦砂石淋十三年,每溺时器中剥剥有声,痛楚不堪。一医命采苦杖根,俗呼为杜牛膝者,净洗碎之,凡一合,用水五盏煎,耗其四而留其一,去滓,以射、乳香末少许研调服之,一夕愈。《本事方》(淋闭)

王仲阳治一士人,弱冠未婚,病遗沥日久,每作虚寒脱泄治之,益甚。王诊,得六脉弦数,难记至数,形骨立不能支。王曰:此三焦不利,膀胱蓄热为五淋也。患者曰:膏血砂垢,每溺则其痛不可言。乃用局方五淋散加栀子、赤芍药、川木通、瞿麦穗、蚵蚾、衣草、滑石末作大剂,入灯心二十茎,煎服,五七日痊愈。无奈频发,既而九日,便溲俱不通,秘闷欲死。王即令用细灰于患人连脐带丹田作一泥塘,径如碗大,下令用一指厚灰四围高起,以新汲水调朴硝一两余令化,渐倾入灰塘中,勿令漫溢,须臾大小便迸然而出,溺中血条皆如指大。若非热解气使,则其如龟窍之小,何由连出三四日恶物,复得回生?再令服黄连解毒丸,前后二三载,不下三四斤矣,至今安然不发。

一男子患淋久,囊大如球,茎如槌,因服利药多,痛甚,脉微弱如线。以参、芪、归、术,加肉桂、元胡各一钱,木通、山栀、赤芍、赤茯苓、甘草梢等药,一服痛稍减,二服小溲利,四服愈。

程明佑治昌江一人,新娶,夏日患淋浊涩痛。投药清利,遂苦楚眼病,再服泻心凉肝,口苦下泄,久之盗汗潮热。程诊之,脉缓弱无力,左涩而微。曰:脉之缓而弱,脾虚也;涩而微者,血不足也。投以益元气养血之剂,病良已。(淋闭)

江篁南治一人,年三十余,患淋数年,每饮酒或劳役即发,小溲红,日夜数十行,点滴频数且痛,素嗜酸,久药不效。诊左手浮小而快,右沉大近涩。曰:此气血虚也。《经》曰:膀胱者,津液之府,气化出焉。今病气虚,不惟不能运化蒸溽,而亦气馁不能使之出也。经又云:血主濡之。血少则茎中枯涩,水道不利,安得不淋?况多服通利,血愈燥,气愈伤矣。又素嗜酸,酸入于胃,其气涩以收,上之两焦,弗能出入也,不出则留胃中,胃中和湿则下注膀胱之胞,胞薄以濡,得酸则缩卷,约而不通,水道不行,故癃而涩,《内经》曰酸多食之令人癃是也。为用大补汤加牛膝,煎服数剂,稍愈。乃制八味丸,除附子,加黄芪,更以生甘草、川楝子、人参、玄胡、茯苓相间服而愈。琇按:此全袭石山、谦甫两案为一。

张文学道卿传治血淋方:独蒜一枚,山栀子七枚,盐少许,三物共捣如泥,帖患人脐上。所亲患血淋二年余,殊甚,诸医治之,罔效。一日张过视,谩试以前方,即时去紫黑血片碗许,遂愈。

少微述季父守信州时,年五十余,值忧劳,患身热作呕月余,脱肉破䐃,小便淋沥,白

如膏饴。官医凌生捡一按,名曰膏淋,用六君加远志,一服有奇功。果依方一匕而起。(淋闭)

保婴撮要

一小儿十四岁,肢体倦怠,发热晡热,口干作渴,吐痰如涌,小便淋沥,或面目赤色,身不欲衣。此禀赋肾虚阴燥也,用补中益气汤、加减八味丸而愈。(小便不通)

一小儿小便不利,茎中涩痛,时或尿血。此禀父胃热为患也,先用五淋散以疏导,又用滋肾丸、地黄丸补肝肾,渐愈。后出痘色紫,小便短赤,颏间右腮或赤或白,用补中益气汤、六味地黄丸,前症并愈。(诸淋)

一小儿十五岁,所赋虚怯,且近女色,小便滴沥,误服五苓散之类,大小便牵痛,几至不起,用六味丸而愈。(诸淋)

孙文垣医案

族侄孙伍仲立年,善饮好内,小便血淋疼痛。予以滑石、甘草梢、海金沙、琥珀、山栀子、青蒿、茅草根煎膏为丸,梧桐子大,每空心及食前灯芯汤送下三钱,不终剂而愈。后五年,因子迟,服补下元药过多,血淋又发,小便中痛极,立而不能解,必蹲下如妇女小解样,始能解出,皆大血块,每行一二碗余,如是者半月。诸通利清热之剂,靡不遍尝不应,脉俱洪数。予以五灵脂、蒲黄、甘草梢各二钱,小蓟、龙芽草各三钱,水煎空心服,二帖而痛减半,血仍旧。改用瞿麦、山栀子、甘草各二钱,茅根、杜牛膝、连叶车前草各三钱,生地黄、柴胡、黄柏、木通各一钱。四帖痛全减,血全止,惟小便了而不了,六脉亦和缓不似前矣。后以人参、葛根、青蒿、白术、茯苓、甘草、白芍药、升麻、黄柏、知母,调理万全。(卷三)

李寅斋先生,患血淋,几二年不愈。每发十余日,小水艰涩难出,窍痛不可言,将发必先面热牙疼,后则血淋。前数日饮汤水欲温和,再二日欲热,又二日非冷如冰者不可,燥渴之甚,令速汲井水连饮二三碗,犹以为未足。未发时,大便燥结,四五日一行,发则泻而不实。脉左寸短弱,关弦大,右寸下半指与关皆滑大,两尺俱洪大。据此,中焦有痰,肝经有瘀血也。向服滋阴降火及淡渗利窍之剂,皆无效,且年六十有三,病已久,血去多,何可不兼补,治当去瘀生新,提清降浊,用四物汤加杜牛膝补新血,滑石、桃仁消其瘀血,枳实、贝母以化痰,山栀仁以降火,柴胡升提清气,二十帖而诸症渐减。再以滑石、黄柏、知母各一两,琥珀、小茴香、桂心各一钱半,玄明粉三钱,海金沙、没药各五钱,茅根汁熬膏为丸,每服一钱,空心及晚,茅根汤送下而愈。(卷五)

粳芝岗文学,酒后近内,每行三峰采战、对景忘情之法,致成血淋。自仲夏至岁秋未愈,便下或红或紫,中有块如筋膜状,或如苏木汁色,间有小黑子,三五日一发,或劳心、或劳力,或久立、坐亦发,访医问道,百治不效。以吴中书汉源公交善,逆予治之,观其色白而青,肌肉削甚,诊其脉,左寸沉弱,关尺弦细,右寸略滑。据此必肺经有浊痰,肝经有瘀血,总由酒后竭力纵欲,淫火交煽,精离故道,不识澄心调气,摄精归源之法,以致凝滞经络,流于溺道,故新血行至,被阻塞而成淋浊也。三五日一至者,科盈满溢故耳。先与丹参加茅根浓煎服,小便解后,以瓦器盛之,少顷即成金色黄砂。乃用肾气丸加琥珀、海金沙、黄柏,以杜牛膝连叶捣汁熬膏为丸调理,外以川芎三钱,当归七钱,杜牛膝草根煎服。临发时,用滑石、甘草梢、桃仁、海金沙、麝香为末,以韭菜汁、藕汁调服,去其凝精败血,则新血始得归源,而病根可除矣。三月痊愈。(卷五)

里中医案

杜完三夫人蓄血

大司寇杜完三夫人，淋沥两年，靡药弗用。余诊得两尺沉数，为有蓄血，法当攻下。因在高年，不敢轻投，但于八珍汤中加郁金、琥珀、牛膝。然此等缓药须以岁月奏功，而夫人急于期效，数剂未平，辍欲更疗，遂成痼疾。

严知非淋沥大痛

浙江邑宰严知非，淋沥大痛，阴脉疾而鼓，为龙火虚炎，医泥痛无补法，转通转虚。余以六味丸料加车前、牛膝、沉香、通草，八剂痛减。医曰：实火妄行而淋痛反补耶。余仍用补中汤、六味加减互进，五月而愈。

素圃医案

瓜镇胡宅之内眷，隔幕诊脉，两尺弦数，左关单弦，独异他部，默不言病，似欲考医者。余因脉言病，谓两尺弦数，定为下部之痛，数则为热，必有血证，但不知为何病。彼家然后直告，谓一月前小便淋秘而痛，因其夫常宿青楼，疑为梅毒。疡医以斑蝥毒剂下之，致血大下而痛愈甚。经数医杂治，而病不减。非敢试医，因亵病不能直陈耳。余遂以脉辨证，弦者肝病，数者火证，少腹乃肝部，妇人肝经，内络廷孔。廷孔者，溺孔之端也。郁怒生肝火，火循经而结于廷孔，所以初病小便淋秘而痛，误行攻劫，以致益甚。因属隐疾，不便明言。以逍遥散去白术，加生地黄、炒山栀、龙胆草、木通，连进二剂。次日痛减，因复再招，遂以阴疮证书封问其夫，合病则治，否则当别延医也。其夫云的是此病，即以前方服十余剂，痛止。减去胆草、木通，加丹皮、白术、香附，十数剂而愈。（女病治效）

东皋草堂医案

一舟人患石淋症，痛楚难禁，右脉大于左二倍，是劳伤所致也。用当归、川芎、萆薢、滑石、白术、白芍、肉桂、茯苓、桃仁、莲子。十剂而愈。（癃闭遗尿）

薛案辨疏

司徒边华泉，小便频数涩滞短赤，口干唾痰，此肾经阳虚热燥，阴无以化，用六味、滋肾二丸而愈。

疏曰：前案云若膀胱阴虚，阳无以生而淋沥用六味丸，似乎阴虚阳虚大相径庭，而此案云肾经阳虚热燥，阴无以化，用六味、滋肾二丸，何阴阳之不分耶？何用药合一耶？何既曰膀胱又曰肾经耶？何既曰阳虚又曰热燥耶？足以见阳虚即是阴虚，膀胱即是肾经，总之此症原属肾经阴虚不能气化之故，非阳虚也。若果阳虚，当用八味丸、金匮肾气丸主之，六味丸何能治之也？但肾水盛者，即是阴虚阳无以生，用滋肾丸；肾水虚者，即是阳虚阴无以化，用六味丸。此案是肾水既虚，而肾火复旺，故曰阳虚热燥，阴无以化，合用六味、滋肾二丸也。

司马李悟山，茎中作痛，小便如淋，口干唾痰，此思色精降而内败，用补中益气、六味地黄丸而愈。

疏曰：此案思色精降而内败，必有毛际肿痛而迫急之症，或以人事察之，如老年而欲心未静者，如少年而久旷，如姬妾多而力不胜者，如色欲过度而强制者，更当察其形体脉症之虚弱，然后二方可用，不然茎中作痛，小便如淋之属于他症者正多，即精降内败之属于实症亦多也。（脾肺肾亏损小便自遗淋涩等症）

一儒者，发热无时，饮水不绝，每登厕小便涩痛，大便牵痛，此精竭复耗所致，用六味丸加五味子及补中益气，喜其谨守得愈。若肢体畏寒，喜热饮食，用八味丸。

疏曰：此案法当用加减八味及附子以治之。要以桂、附故效。而此案不用者，以饮水不绝为有火也，有火则水独虚，故只用六味加五味以壮水为主，仍用补中者，补水母也，所以滋化源也。因知察病宜变通，用药宜活泼，读书宜多而不可偏执。所见此症，若以前第一案论中言之，似乎非桂、附，无他法矣，而不知即此一症，亦有寒热之分，升降之异也。立斋恐后人致疑于前后文，故复序云若肢体畏寒，喜热饮食，此正为后人立标准耳。若不读此案，遇此症而必用桂、附，岂不误哉！

大尹顾荣甫，尾闾作痒，小便赤涩，左尺脉洪数，属肾经虚热，法当滋补。彼不信，乃服黄柏、知母等药，年许高骨肿痛，小便淋沥，肺肾二脉洪数无伦。余曰：子母俱败，无能为矣。果殁。

疏曰：此案尾闾属肾而痒为虚，况左尺洪数，更足征乎！洪数固属火象，然火由水亏，补其水而火自平也。若寒凉日进，虚火愈炽，安得不炎烁肺金乎？金水并竭，化源绝矣，故曰子母俱败。

余甲辰仲夏，在横金陈白野第会其外舅顾同厓，求余诊脉，左尺涩结，右寸洪数。余曰：肺金不能生肾水，诚可虑也。果至季冬，茎道涩痛如淋，愈痛则愈便，愈便则愈痛而殁。

疏曰：肾脉至于涩结，其水已涸矣，而况所生受伤，其源又绝乎？所现之症即前精竭复耗之症，虽有生脉散同六味、七味、八味治之之法，然不能救涸绝之气矣。（脾肺肾亏损小便自遗淋涩等症）

甲戌年七月余，奉侍武庙，汤药劳役过甚，饮食失节，复兼怒气。次年春，茎中作痛，时出白津，时或痛甚，急以手紧捻才止，此肝脾之气虚也。服地黄丸及补中益气加黄柏、柴胡、山栀、茯苓、木通而愈。至丁酉九月，又因劳役，小便淋漓，茎痒窍痛，仍服前汤加木通、茯苓、胆草、泽泻及地黄丸而愈。

疏曰：此案劳役过甚而兼饮食失节，脾虚矣，复兼怒气，肝虚矣。故所见之症，莫非肝脾两虚，以地黄丸补肝，补中益气补脾是矣。然虚中必有肝火及湿热之气，故加黄柏、山栀、茯苓、木通以利之，倍加柴胡者，一则引入肝经，一则恐升提之势因清利而力轻也。后又因劳复发，所加胆草、泽泻亦由肝火湿热之故也。（脾肺肾亏损小便自遗淋涩等症）

一男子茎中痛，出白津，小便闭，时作痒，用小柴胡加山栀、泽泻、炒连、木通、胆草、茯苓，二剂顿愈，又兼六味丸而痊。

疏曰：此案少阳经湿火所致，故用小柴胡加清火渗湿之品治之。然察其所以，则火甚于湿，何也？盖芩、栀、连、胆草，清少阳之药，不遗余味，而渗湿之药，不过泽泻、木通、茯苓，轻浅者而已，然数味亦只是火从小便出耳。初不论有湿无湿也，若果甚有湿，六味又不可兼用，今兼用之者，盖因少阳火甚，则厥阴之阴必虚，故又兼六味以补之，况小便实为肝经所主者乎？夫小便有病，大概皆以膀胱为主，即白津出者，亦必以通利为先，若茎中痛，小便秘而论，更属膀胱无疑。不知膀胱属一定之腑，而所以致此腑之病不一，盖相火多寄旺于肝经，少阳实主之，茎中之病，相火为多，白津非相火所系乎？痛痒非肝经所为乎？故曰肝主小便也。然相火当从肾经主治，而知、柏在所宜用，然而知、柏治肾经相火，而山栀、胆草实治肝经相火者也。而究不离乎肾，故又兼用六味丸也。（脾肺肾亏损遗精白浊吐血便血等症）

临证指南医案

某三二　湿热下注淋浊，当分利。湿热

萆薢　淡竹叶　瞿麦　赤苓　细木通　萹蓄

某二八　湿热下注，溺痛淋浊，先用分利法

萆薢　淡竹叶　木通　赤苓　茵陈　海金沙

魏　脉数垂，淋浊愈后再发，肛胀便不

爽,余滴更盛。

萆薢　猪苓　泽泻　白通草　海金沙　晚蚕砂　丹皮　黄柏

又　滞浊下行痛缓,议养阴通腑。

阿胶　生地　猪苓　泽泻　山栀　丹皮

毛三四　壮盛体丰,当夏令湿热蒸迫,水谷气坠而有淋浊,服寒凉,腹胀,得固涩无效,皆非腑病治法。

子和桂苓饮

又　前用甘露饮,淋浊已止,而头晕左肢麻木,胃脘腹中饥则欲痛,咽喉中似有物粘着,咳咯咽饮不解,诊脉左劲右濡,据症是水弱木失滋涵,肝阳化风,过膈绕咽达巅,木乘胃土,阳明脉衰,不司束筋骨以利机关,脘腹中痛,得食则缓者,胃虚求助也,今壮年有此,已属痱中根萌,养肝肾之液,以熄虚风,补胃土以充络脉,务在守常,勿图速效,可望全好。

制首乌　苁蓉　天冬　杞子　柏子霜　茯神　菊花炭　青盐

红枣肉丸服四钱,晚服猪肚丸方。

某　膏淋浊腻,湿热居多,然亦有劳伤肾伤,下虚不摄者,今以酒客,腹中气坠,便积,苦辛寒分消治。

黄柏　茯苓　萆薢　海金沙　川楝子　青皮　防己　蚕砂

汪　脉左坚入尺,湿热下坠,淋浊痛,阴虚湿热滋肾丸。(淋浊)

黄　舌白气短,胸中痛,目暗,微淋,乃阴虚于下,气阻于上,暂停参剂,早上服都气丸三钱,晚服威喜丸二钱。(淋浊)

某　遗由精窍,淋在溺窍,异出同门,最宜分别,久遗不摄,是精关不摄为虚,但点滴茎中痛痒,久腹坚满,此属淋闭,乃隧道不通,未可便认为虚,况夏令足趾湿腐,其下焦先蕴湿热,热阻气不流行,将膀胱撑满,故令胀坚,议理足太阳经。

五苓散

某四五　淋浊,溺短涩痛,先通阳气。下焦阳不流行

萆薢三钱　乌药一钱　益智五分　赤苓三钱　远志四分　琥珀末五分

萧四一　脉沉淋浊。心火下陷

分清饮加山栀、丹皮、茯苓、猪苓。

某二三　淋浊,小便不利,当清利火腑。

导赤散,生地用细者,加赤苓、瞿麦。

黄　心热,下遗于小肠,则为淋浊,用药以苦先入心,而小肠火腑,非苦不通也,既已得效,宗前议定法。

人参　黄柏　川连　生地　茯苓　茯神　丹参　桔梗　石菖蒲(淋浊)

某氏　气闭成淋。气闭

紫菀　枇杷叶　杏仁　降香末　瓜蒌皮　郁金　黑山栀

又　食入痞闷,小便淋痛,照前方去紫菀、黑栀、加苡仁。

某三四　小溲短赤,带血,膀胱热血淋导赤散加琥珀末五分,赤茯苓。

胡三五　热入膀胱,小溲血淋,茎中犹痛,非止血所宜,议用钱氏导赤散,加知、柏以清龙雷。

许十八　血淋,尿管溺出而痛,脉沉实,形色苍黑,治从腑热。

芦荟　山栀　郁李仁　红花　当归　酒大黄　龙胆草　丹皮

又　血淋未已,用坚阴清热。

小生地　粉丹皮　黄柏　知母　淡竹叶　山栀(淋浊)

某六五　六旬有五,下焦空虚,二便不爽,溺管痹痛,姑与肾气汤主治。

肾气汤　细绢滤清服。

朱三六　血淋管痛,腑热为多,经月来,每溺或大便,其坠下更甚,想阴精既损,肾气不收故也。

咸苁蓉　柏子仁　杞子　大茴　牛膝　茯苓

某　淋浊经年，阳损腰痛，畏冷。

熟地　杞子　鹿角胶　巴戟　杜仲　柏子仁　湖莲　芡实

叶二七　淋属肝胆，浊属心肾，据述病，溺出浑浊如脓，病甚则多，或因遗泄后，浊痛皆平，或遗后痛浊转甚，想精关之间，必有有形败精凝阻其窍，故药中清湿热通腑，及固涩补阴，久饵不效，先议通瘀腐一法。考古方通淋通瘀，用虎杖汤，今世无识此药，每以杜牛膝代之。败精浊瘀阻窍

用鲜杜牛膝根，水洗净，捣烂绞汁大半茶杯，调入真麝香一分许，隔汤炖温，空心服。只可服三四服，淋通即止，倘日后病发再服。

又　淋病主治，而用八正、分清、导赤等方，因热与湿俱属无形，腑气为壅，取淡渗苦寒，湿去热解，腑通病解。若房劳强忍精血之伤，乃有形败浊阻于隧道，故每溺而痛，徒进清湿热利小便无用者，以溺与精同门异路耳，故虎杖散小效，以麝香入络通血，杜牛膝亦开通血中败浊也。

韭白汁九制大黄一两　生白牵牛子一两　归须五钱　桂枝木三钱生　炒桃仁二两　小茴三钱

韭白汁法丸。(淋浊)

徐五四　五旬又四，劳心阳动，阴液日损，壮年已有痔疡，肠中久有湿热，酒性辛温，亦助湿热，热下注为癃为淋，故初病投八正、五苓，疏气之壅也，半年不痊，气病渐入于血络，考古方惟虎杖散最宜。

虎杖散

张　丹溪谓五淋症，湿热阻窍居多，三年前曾有是病，月前举发，竟有血块窒塞，尿管大痛，不能溺出，想房劳强忍，败精离位，变成污浊瘀腐，且少腹坚满，大便秘涩，脏气无权，腑气不用，考濒湖《发明篇》中，有外甥柳乔之病，与此适符，今仿其义，参入朱南阳法。

两头尖　川楝子　韭白　小茴　桂枝　归尾

冲入杜牛膝根汁。

又　痛胀皆减，滴沥成淋，前投通浊已效，只要凝块全无，便不反复，阴药呆钝，桂、附劫液，通阳柔剂为宜。

苁蓉　归尾　柏子仁　炒远志　杞子　茯苓　小茴

马　淋闭属肝胆居多，桂、附劫阴，与刚脏不合，诊脉沉涩无力，非五苓、八正可投，议用朱南阳法，仍是厥阴本方耳。

老韭根白一两　两头尖一百粒　小茴香五分　川楝子肉一钱　归须二钱　穿山甲末一钱(淋浊)

某　阴精上蒸者寿，阳火下陷者危，血淋久而成形窒痛，烦心，心火直升，老人阴精已惫，五液化成败浊，阻窍不通，欲溺必痛，得泄痛减，即痛则不通，痛随利缓之谓，故知柏、六味，及归脾、逍遥之属，愈治愈剧，其守补升补，滋滞涩药，决不中病，用琥珀痛减，乃通血利窍之意，然非久进之方，以不伤阴阳之通润立方。

生地　益母草　女贞子　阿胶　琥珀　穞豆皮(淋浊)

王五八　悲忧惊恐，内伤情志，沐浴熏蒸，外泄阳气，络中不宁，血从漏出，盖冲脉动，而诸脉皆动，任脉遂失担任之司，下元真气，何以固纳？述小便欲出，有酸楚如淋之状，诊脉微小涩，最宜理阳通补，用青囊斑龙丸。(淋浊)

某三十　左脉弦数，溺短而痛。小便闭

导赤散加丹皮赤苓。(便闭)

叶氏医案存真

淋属肝胆，而酒性湿热之气，肝胆先受，滓汁次及肠胃。湿甚热郁，溺窍气阻，茎管窄

隘。久病积热愈深，不受温补，当忌酒肉厚味。分利虽投，不能却病。从经义苦味法湿，参以解毒。

料豆皮　牡丹皮　黑山栀　芦荟　龙胆草　真青黛　金银花　胡黄连

八旬又四，下元虚惫，膀胱不开，溺淋窒痛。肾藏之阳，通纳皆少，惟峻补元海，可冀小效。至于全好，恐难深许。

当归　鹿茸　茯苓　柏子仁　苁蓉　杞子　熟地　牛膝

久劳郁悖，夏季尿血，延及白露，溺出痛涩，血凝成块，阻著尿管。夫淋症，方书列于肝胆部，为有湿热阻其宣化气机，故治法苦辛泄肝，淡渗通窍，施于壮实颇效。今望八老翁，下焦必惫，况加精血自败，化为瘀浊，真气日衰，机窍日闭。诊候之际，病人自述，梦寐若有交接，未尝遗泄。心阳自动，相火随之，然清心安肾等法，未能速效，暂以清营通瘀，宣窍之剂。

天冬　生蒲黄　龙胆草　龟版　生地　阿胶　丹皮　焦黄柏

浊腻膏淋日下，最易损人津液，络脉遂槁。况八脉隧道纡远，泛然补剂，药力罔效。《难经》谓十二经属通渠，旋转循环无端，惟奇经如沟渠，满溢流入深河，不与十二经并行者也，树根草皮，此症亦难奏效，须用血肉填补固涩，庶可希其获效。

鹿茸　河车　人参　蒸黑於术　茯苓　湘莲　缩砂　雀卵　蔄茹　乌贼骨

雀卵、河车膏为丸。

淋症愈后半年，交五六月复发。虽系肝胆郁热，亦必是暑邪内蕴，六腑皆为之不利，胸腹如闷，溺色赤混如血。宜先清热宣腑阳，然后再调本病。

卷心竹叶　寒水石　车前子　牛膝根　广橘红　黑山栀　川郁金　滑石

忍精而溺，尿管闭塞，此淋症也。古云：痛则不通，用《千金》方法。

杜牛膝　麝香三分研细调入

常熟三十二眷　寡居无欢悦之念，肝胆中气火郁勃，直上直下，莫能制伏，失其疏泄之用，小溲成淋。谓肝脉环绕阴窍，用龙胆泻肝法。

龙胆草　黄芩　栀子　当归　生地　柴胡　泽泻　木通　甘草　车前子

叶天士晚年方案真本

张四十一岁　此膏淋也，是精腐离位壅隧。精溺异路，出于同门。日久精血化瘀，新者亦留腐败，考古法用虎杖散。(杂症)

丰葑门横街　易饥能食，阳亢为消。此溲溺忽然如淋，乃阴不足也。

天冬　麦冬　生地　熟地　知母　黄柏　人中白

阿胶为丸。(杂症)

薛廿五岁　少年心阳下注，肾阴暗伤，尿血血淋，非膀胱协邪热也。夫阴伤忌辛，肾虚恶燥。医投东垣辛甘化燥变热，于病悖极。生脉中有五味，亦未读食酸令人癃闭之律，溺出茎痛，阴液枯寂。

茯神　柏子仁　黑芝麻　稆豆衣　天冬　川石斛(杂症)

马常熟，三十二岁　寡居无欢悦之意，肝胆中郁悖气火直上直下，莫能制伏，失其所泄之用，小溲成淋，谓肝脉环绕阴窍。用龙胆泻肝汤。(杂症)

汪廿八岁　视色究脉，损在奇经诸脉，晨起瘕泄，交晡夜溺淋痛楚，任、督为阴阳二海，脂液枯竭，由阴损损及乎阳，引导令其渐交，非时下可以速功。

人参　鹿茸　舶茴香　龟版心　生菟丝子粉　归身

用生羊肾十二枚，去脂蒸烂捣丸。另煎

漂淡鲍鱼汤，送三钱。(杂症)

续名医类案

龚子才治一男子，茎中痛，出白津，小便闭，时作痒，用小柴胡加山栀、泽泻、木通、炒连、胆草、茯苓，二剂顿愈，又兼六味地黄而痊。(卷二十·淋浊)

张子和治酒监房善良之子，年十三，病沙石淋，已九年矣。初因疮疹，余毒不出，作便血。或告之，令服太白散稍止。后又因积热未退，变成淋闷，每发则见鬼神，号则惊邻。张曰：诸医作肾与小肠病者，非也。《灵枢》言足厥阴肝经之病，遗溺闭癃。闭谓小便不行，癃谓淋沥也。此乙木之病也。本为所抑，火来乘之，故热在脬中，下焦为之约，结成沙石，如汤瓶煎炼日久，熬成汤碱。今夫羊豕之脬，吹气令满，常不能透，岂真有沙石，而能漏者邪？以此知前人所说，服五石散而致者，恐未尽然。《经》曰：木郁则达之。先以瓜蒂散越之，次以八正散加汤碱等分，顿啜之，其沙石自化而下。

张氏儿，年十四，病约一年半矣。得之麦秋，发则小肠大痛，至握其阴跳跃旋转，号呼不已，小溲数日不能下，下则成沙石，大便秘涩，肛门脱出一二寸，诸医莫能治。张曰：今日治今日效，时日在辰巳间矣。以调胃承气，仅一两，加牵牛末三钱，汲河水煎之，令作三五度咽之。又服苦末丸如芥子许六十粒，日加晡，上涌下泻，一时齐出，有脓有血。既定，令饮新汲水一大盏，小溲已利一二次矣。是夜凡饮新水二三十遍，病去九分，止哭一次。明日困卧如醉，自晨至暮，猛然起走索食，歌笑自得，顿失所苦。继与太白散、八正散等，调一日大瘥。此下焦约也。不吐不下，则下焦何以开？不令饮水，则小溲何以利？大抵源清则流清者是也。又刘氏子年六岁，病沙石淋，张以苦剂三涌之，以益肾散三下之，立愈。

一人年二十三岁，病膏淋三年矣。医不能效，多作虚损，补以温燥，灼以针艾，无少减。张曰：惑蛊之疾也，亦曰白淫。实由少腹寓热，非虚也，可以涌以泄。其人以时暑，惮其法峻，不决者三日。浮屠一僧曰：予以有暑病，近觉头痛。张曰：亦可涌，愿与君同之，毋畏也。于是涌痰三升，色如黑矾汁，内有死血并黄绿水。又泻积秽数行，寻觉病去。方其来时，面无人色，及治毕，次日面如醉。虑其暑月路远，又处数方，使归以自备云。

一男子病淋，张令顿食咸鱼，少顷大渴，又令恣意饮水，然后以药治，淋立通。淋者无水，故涩也。

一妇人患淋久，诸药不效。其夫夜告予，予按既效方治诸淋，用剪金花十余叶煎汤，遂令服之。明早来云，病减八分矣，再服而愈。剪金花，一名禁宫花，一名金盏银台，一名王不留行。(王执中《资生经》、《本草纲目》)

叶朝议亲人患血淋，流下小便在盆内凝如蒟蒻[1]，久而有变如鼠形，但无足耳，百治不效。一村医用牛膝根煎汁，日饮五服，名地髓汤，虽未即愈，而血色渐淡，久乃复旧。后十年病沙石胀痛，用川牛膝一两，水二盏，煎一盏温服。一妇患此十年，服之得效。土牛膝亦可，入麝香、乳香尤良。(《本草纲目》)(卷二十·淋浊)

李时珍治一男子，病血淋，痛胀祈死。李以藕汁、发灰，每服一钱，服三日而血止痛除。(《本草纲目》)(卷二十·淋浊)

冯楚瞻治李参领，年将六旬，患淋两载。有时频利且速，有时点滴难通，急痛如割，肥液如脂如膏，或成条紫血，日夜不堪，时欲自尽。询所服，有一医立通利、止涩二方，便频则用止涩，秘塞则用通利。(此辈伎俩，原只如此。)

① 蒟蒻(jǔ ruò 举弱)：俗称魔芋，主食部位为地下球茎，内含大量淀粉，煮熟冷却后即为半透明状食品。

乃服通利，则频数无度矣；服止涩，则结滞难通矣。按其脉，两寸甚洪，余皆无力，独肝肾更甚，曰：肝主疏泄，肾主闭藏，今肝肾俱病，各废乃职，利则益虚其虚，涩则愈增其滞，惟调补肝肾自愈。用八味加麦冬二钱，升麻八分，红花四分，重用人参煎服，使清者升，浊者降，瘀者化。中气既足，肝肾既调，开阖自然得所矣。后以生脉饮送八味丸，服于空心，以归脾加减，服于午后，全安。

一少年劳心色欲过度，患小便淋沥胀疼，且二便牵痛，其脉两寸沉微，左关甚弱，右关滑，两尺弦涩。乃心肺之气不足，而下陷于肝肾，肝肾之气又不足，所以不能疏泄闭藏。中气既虚，则清阳不升，中宫郁滞，蒸为湿热，渗入膀胱，乃似淋非淋，二便牵痛，如大瘕泄也。令早服六味丸加黄柏、制附子，使寒热互为向导，以去湿热，疏通郁结，以扶其元气。晚用补中益气去陈皮、柴胡，加茯苓、防风，酒炒其渣，临晚煎服探吐，遂愈。

张路玉治内阁文湛持，夏月热淋。医用香薷饮、益元散，五日不应，淋涩转甚，反加心烦不寐。诊之，见其唇赤齿燥，多汗喘促，不时引饮，脉见左手虚数。知为热伤元气之候。与生脉散，频进代茶，至夜稍安。明日复苦溲便涩数，然其脉已和，仍用前方，不时煎服，调理五日而瘥。

太史沈韩倬患膏淋，小便频数，昼夜百余度。昼则滴沥不通，时如欲解，痛如火烧。夜虽频进，而所解倍常，溲中如脂如涕者甚多。服清热利水药半月余，其势转剧，面色萎黄，饮食兼退。脉得弦细而数，两尺按之益坚，而右关涩大少力。此肾水素弱，加以劳心思虑，肝木乘脾所致。法当先实中土，使能堤水则阴火不致下溜，清阳得以上升，气化通而瘀涩瘳矣。或曰：邪火亢极，又用参、芪补之，得毋助长之患乎？抑知阴火乘虚下陷，非开提清阳不应。譬之水注，塞其上孔，倾之涓滴不出，所谓病在下取之上。若清热利水，气愈陷，精愈脱而溺愈不通矣。遂与补中益气汤，用人参三钱，服二剂痛虽少减，而病者求速效，或进四苓散加知母、门冬、沙参、花粉，甫一剂，彻夜痛楚。于是专服前方，兼六味丸，用紫河车熬膏代蜜调理，服至五十剂，参尽斤余而安。(俞东扶曰：治淋如文垣诸案，经也。此案之治法，权也。经权合宜，皆审脉以为辨。审得明白，病自显然。推之望、闻、问、切，素称四诊，可见四件都要细审也。)

陕客亢仁轩，年壮色苍，体丰善啖，患胞痹十余年，洎吴求治。其脉软大而涩涩不调，不时蹲踞于地，以手揉其茎囊，则溲从谷道点滴而渗。必以热汤沃之，始得稍通，寐则有时而遗。其最苦者，中有结块如橘核，外裹红丝，内包黄水，杂于脂腻之中。此因恣饮不禁，酒湿乘虚袭入髓窍而为患。因令坚戒烟草、火酒、湿面、椒、蒜、糟、醋、鸡、豚、炙爆等味，与半夏、茯苓、猪苓、泽泻、萆薢、犀角、竹茹作汤，四剂不愈，则以不遵禁忌之故。乃令坚守勿犯，方与调治，仍用前药四剂，势减二三。次与肾沥汤加萆薢数服，水道遂通，溲亦不痛。但食不甘美，后以补中益气加车前、木通调之而安。(肥盛多湿，故先与清胃豁痰，而后理肾调脾。)

侍卫金汉光，年逾花甲，初夏误饮新酒致病，前则淋沥涩痛，后则四痔肿突，此阴虚热陷膀胱也。先与导赤散，次进补中益气，势渐向安。惟孔中涩痛未除，或令进益元散三服，遂致遗溺不能自主，授剂不应。直至新秋脉渐软弱，因采肾沥之义，以羯羊肾制补骨脂，羊脬制菟丝子，浓煎桑根皮汁制螵蛸，连进三日，得终夜安寝，涓滴靡遗矣。

闵少江年高体丰，患胞痹十三年，历治罔效。凡遇劳心嗔恚，或饮食失宜，则小便频数滴沥，涩痛不已。夜略交睫，即渗漉而遗，觉则阻塞如前。服人参、鹿茸、紫河车无算，然皆无碍。独犯丹皮、白术即胀痛不禁。(香燥之药，误投杀人，世罕知也。)张诊之曰：病名胞痹，(俗名尿梗病。)惟见于《内经》。由膏粱积热于上,作强伤精于下,湿热乘虚聚于膀胱。《素问》云:胞痹者,少腹膀胱按之内痛,若沃以汤,涩于小便,上为清涕。详其文,则知膀胱虚滞,不能上吸肺气,肺气不清,不能下通水道,所以涩滞不利。得汤热之助,则小便涩滞微通。其气循经蒸发,肺气暂开,则清涕得以上泄也。因与肾沥汤方服之,其效颇捷。原其寝则遗溺,知肝虚火扰,疏泄失宜,所以服丹皮疏肝之药则胀者,不胜其气之窜,以击动阴火也。服白术亦胀者,不胜其味之浊,以壅滞湿热也。服人参、鹿茸、河车无碍者,虚能受热,但补而不切于治也。更拟加减桑螵蛸散,用羊肾汤泛丸,庶有合于病情。然八秩之年,犹恃体丰,不远房室,药虽中窍,难保其不复也。(与前陕客案症治略同。俞东扶曰:痛则淋涩,寐则溺遗,原与不禁有别,故以胞痹症治。其论药病不合处,理精义确。后来叶氏处方,最讲此旨。再观其治黄元吉、亢仁轩案,病情同而治法不同,用药俱有妙解。能细细参之,庶不犯枳、朴、归、苓,到手便撮之诮。)

黄元吉年六十余,因丧明蓄妾,患小便淋涩。春间因颠仆昏愦,遗溺,此后遂不时遗溺,或发或止。至一阳后,其症大剧,昼则苦于不通,非坐于热汤,则涓滴不出,夜则苦于不禁。其脉或时虚大,或时细数,而左关独弦。此肾气大亏,而为下脱之兆也。乃与地黄饮子,数服溺涩少可,遗亦少间。后与八味丸去丹皮、泽泻,加鹿茸、五味、巴戟、远志,调理而安。新安富室,有男子淋溺不止者,渐萎黄,诸医束手,孙卓三治之亦弗效。偶隐几坐,以手戏弄水灌后,孔塞则前窍止,开则可通。脑后一穴,为灸火至三炷立愈。(《江西通志》)

王肯堂治外兄贺晋卿,因有不如意事,又当劳役之后,忽小腹急痛欲溺,溺中有白物如脓,并血而下,茎中急痛不可忍,正如滞下后重之状,日夜十数行,更数医不效,乃作污血治。令以牛膝四两,酒浸一宿,长流水十碗,煎至八碗,再入桃仁一两去皮,炒红花二钱五分,当归一两五钱,木通一两,生甘草二钱五分,苎麻根二茎,同煎至二碗去渣,入琥珀末二钱,麝香少许,分作四服,一日夜饮尽,势减大半。按《素问·奇病论》云:病有癃者,一日数十溲,此不足也。今瘀血虽散,宜用地黄丸加菟丝、杜仲、益智、牛膝之属,补阴之不足,以杜复至。因循未修治,遂不得全愈。或闭或通,一夜数十起,溺讫痛甚,竟服前丸及以补肾之药入煎剂,调理而安。从兄尔祝得淋疾,日数十溲,略带黄,服五苓散稍愈。因腹中未快,多服利药,三五日后忽见血星,医以八珍散治之不应。询其便后时有物如脓,小劳即发。诊得六脉俱沉细,右尤甚,此中气不足也。便后脓血,精内败也。《经》云:中气不足,则溲便为之变。宜补中益气汤加顺气之药,以滋其阳,六味地黄丸疏内败之精,以补其阴,(雄按:补中益气升阳之剂而曰滋,六味渗涩互用,而曰疏败精,不无语病。)更加五味子敛耗散,牛膝通脉络,数剂而安。

萧万舆治郑友患淋,经年屡治罔效。曰:淋症有虚实寒热之殊,今君年未三旬,元气充实,因修途劳役,饮食不调,复喜火酒,脾受湿气,时当炎令,丁火司权,丙火协应,故心移热于小肠,五火因而内灼,上则肺燥口渴,下则肾燥淋结。前服八正、五淋,只专治淋,而未知清水上源,滋益肺金,故不效。以二陈、小柴胡,加龙胆草、知母、木通、麦冬,(雄按:此法谓之清湿火则可,何尝润上下之燥哉?)一剂减,数剂全瘳。

朱司马六间,年五旬,艰嗣不慎酒色,饮食起居失宜,面目青黑,怒则晕,大便秘塞脱血,小便淋血如割,屡服清火通淋之剂反增剧。脉沉迟,两尺兼涩。此肾水枯竭,不能滋生肝血,遂致虚火上炎,移热二肠,迫血下行,因而隧道枯涩,妨碍升降,故每欲便,疼塞难堪。须用甘温之品,滋益化源,补养肝木,使阴血盛则津液充,而淋秘自解矣。以补中益气汤去柴胡,倍人参,加牛膝,少加肉桂,及加减八味丸入人参、茯蓉、远志,服月余渐愈。

张云汀年近四十，因暑月往来道途，多饮火酒，遂成癃闭。广陵医者，多与清热渗利之剂，黄连服至三两不能愈。旋里后诊之，右尺洪大，左尺不应指，口燥渴，知其三阴已伤，与六味地黄汤，殊未效。更医仍用车前、赤茯、琥珀、木通、瞿麦、扁豆、五苓、六一之类，遂致一夜必便百余次，溺惟点滴，少腹急痛而胀，窘迫楚甚，面渐黧黑。此复伤少厥二阴，致疏泄秘密俱失其职，而太阴、太阳之升降气化亦紊也。令朝服补中益气，暮服六味地黄，(雄按：究治少厥二阴乎？抑治太阴、太阳耶？拘守二方，颟顸①了事，未可为训也。)每方各三十剂乃痊。(卷二十·淋浊)

张飞畴治田孟先，久患膏淋，溲中有块如橘核状，外裹血膜，中包黄水。乃醉后入房，酒湿流入肾脏所致。遍服利水固精药不应。溽暑中忽然憎寒发热，喘促闷乱，腰背烦疼，脉见浮濡沉细，是淋久阴伤，暑气袭虚之证。先与生料六味加川萆薢作汤，下消暑丸，次用前汤送木车猪苓丸，八服诸症霍然。又孝廉蔡允恭，严冬患浊，小腹结硬，大发寒热，巅痛自汗，脉得左大右涩，两尺紧细，乃风痰毒邪入犯厥阴之经。与当归四逆汤煎服，覆汗而热除。即以前方去通草、姜、枣，加蝎梢陵鲤甲麝脐丸，服之令作汗，数日便消痛止。但浊犹未净，或令嚼生银杏而愈。世人言银杏涩精，殊不知其专涤败浊也。(卷二十·淋浊)

扫叶庄一瓢老人医案

破伤淋沥，点滴不能宁忍，用通利则遗精，肾气仍无效，跌扑必属惊恐，以致逆乱。以东垣天真丹缓治，以转旋气血之痹。七旬年岁，下元已衰，淋闭久不肯愈。春正天寒，食减无味，下病传中，治法非易。《灵枢》谓中气不足，溲便为衰。苟得知味知谷然后议病。

大半夏汤

下虚淋秘，柔剂温通。

杞子　淡苁蓉　鹿角霜　沙苑蒺藜　巴戟(遗精淋浊尿血)

膏淋四年，夏秋但淋，入冬先两胁，左右横梗，必呕吐，痛时溺清，痛缓随淋。甲寅年四月，用海金沙、茵陈、萆薢，分利湿热，夏季颇安，入冬仍发，食物不消，味厚病甚，久蕴湿气，胶固阳明胀络，当天凉气收，饮邪阻气窒滞。发久病深，通剂必用缓法，攻逐用两通气血，佐以辛香入络。

姜汁炒厚朴　白芥子　韭白汁浸大黄　茯苓　桂木　土炙穿山甲　制半夏　麝香　水法丸。(遗精淋浊尿血)

缪氏医案

脉象已和，惟小便时茎中痛，连及上。若小便长，则不病也。此是阴中有火，病在小肠丙火。宜以养营合导赤，用东垣法。

熟地　炙芪　白芍　炙草　生草梢　於术　归身　陈皮　茯苓　小木通

加淡竹叶。

种福堂公选医案

朱六十　吸受暑热异气，入表中之里，为淋痛溺赤，形肥，素有湿痰，议通太阳。

桂枝木　猪苓　茯苓　萆薢　海金沙　寒水石(暑膀胱热闭)

锦芳太史医案求真初编

治族叔太学字肇修淋症案百四三

治淋进用黄柏、知母，及或七正、八正、四苓等药，人谁不知？然亦须相人身脏气及今所见病症以为追求。如余族叔太学肇修，肺气本弱，凡见太阳，溺必淋滴作痛，避于风日，不见处所，身上又觉作冷，脾胃亦不甚健。每

① 颟顸(mān hān 慢鼾)：糊涂，不明事理。

逢肥腻，觉有所畏，即饭多食，又觉胀闷不快。进用辛燥疏导之药，淋更滋甚；进用轻平清凉之味，虽淋暂觉稍宽，转则照前更剧。且彼素看坊板医书，内有黄柏滋肾之句，竟信是药确于肾经有补，每逢淋发，即为投服。讵知淋固不除，而发痛则难忍，且更见有精遗昏坠之象矣。余向因便过渠诊视，遂用补脾、清热、滋阴之药错杂投服，功亦颇见，病亦半除，且越半载，病渐告愈，但未净尽。中有一医教用归、芍收效，其在初服，效亦颇有，及至再服屡服，不惟淋既不除而食竟不克入矣。可危可惧。是时彼知药误，始着伊亲来城赶余商治。余诊右寸独微，右尺独旺，因以二脉独见为主，恰合症见恶寒遗精相应，遂用黄芪八钱，大补肺气为君；肺气既虚，脾自不健，故有食则不消之虞，更用白术四钱，微补脾气为臣；脾气既薄，肾水肾火亦微，故精自不克固，又用附子补火，菟丝补水为佐；内加龙骨以镇肝魂，白芍以敛肝逆，则肺肾交固，而无遗脱之象矣。时有议此治虽当补，但芪、术与附不无过重，况气、血、膏、痨与石五淋，在书已言皆属肾虚，而膀胱生热，水火不交，心肾气郁，遂使阴阳乖舛，清浊相干，病在下焦，故膀胱里急，膏、血、砂石，从水道出焉，于是有淋漓不断之象，甚者闭塞其间，令人闷绝。凡小肠有气，则小肠胀；小肠有血，则小便涩；小肠有热，则小便痛。故仲景制剂，则有赤苓、赤芍、栀子、当归、甘草、灯草名为五淋之饮，并未见有芪、附如许之重。余谓五淋之名，止言大概，其论热则忌燥，湿则忌补，其不可易如此，然亦须审病症、病脉，明确方是。

若淋茎痛果不可忍，手按热如火烙，血出鲜红不暗，淋出如砂如石，脐下妨闷，烦躁热蒸，六脉沉数有力，洵属实热，故书有用犀角、琥珀、赤芍、生地、丹皮、紫菀、郁金、紫草、蒲黄、白茅根、藕节、牛膝、桃仁以治血热，滑石、冬葵、阿胶以除热涩，甘苇、石膏以除热痛，竹叶、栀子、连翘、麦冬以涤心烦，黄柏、黄芩、黄连以除实火，大黄、朴、硝、知母以除实热，灯草、木通、车前、川楝子、瞿麦、石韦、猪苓、泽泻、萹蓄、萆薢、牡蛎、鲍鱼以导其湿，槟榔、枳壳以顺其气。如其茎中不痛，痛喜手按，或于溺后腰痛，稍久则止，或登厕小便涩痛，大便牵痛，面色痿黄，饮食少思，语言懒怯，六脉虚浮无力，是属虚寒，凡此皆属偏脏。岂可堪用清凉之剂，而不进用杜仲、肉桂、川芎、香附、续断之味乎？又岂可用冬葵、滑石之剂，而不可用菟丝、萸肉、沙苑、五味、芡实、莲蓬、覆盆、螵蛸、鳔胶、山药、莲子、鹿茸、炙草等味乎？又岂堪用泻热之品，而不进用附子、干姜、细辛、葱白、薤白、木香、射香、乌药、茴香、石菖蒲、沉香、砂仁之味乎？又岂可用攻剂，而不可用人参、白术、黄芪、鹿茸、熟地、补骨脂、巴吉、五味子、淮山、当归、枸杞、枣仁、远志、首乌以补之乎？如其茎中痛极，六脉洪数而若不甚有力；饮食少思，而神不见昏倦；溺即滴点不断，而出则无砂石膏血；脉即虚软无力，而血反见鲜润；腹即胀硬不消，而气短续不接是为虚实兼到。凡此皆属平脏。且实而见身热不渴，及或血在溺先，苦痛难忍，是热在于下焦血分近道之处。身热而渴，血或在后而滴，其痛不甚，是热在于上焦气分远道之处。实中夹杂。虚见小便不痛而涩，及或闭胀牵引谷道，溺血硬痛，是虚在于肾阴；虚见语言懒怯，饮食少思，溺道涩痛，是虚在于心肺与脾。虚中夹杂。以此分辨，自无所误。今肇翁之淋，本是虚在于上，而下命门之火亦虚，故不得不随所见进用芪、术、附子以补其虚。虚补而气血均匀，自不致有痛涩之弊，而何必拘用四苓、八正及地、茱补水配火之味乎？

淋症重用芪、术、附子，实是治所罕闻，究之仍不失乎正理。男省吾识。

脉症既认明确，则芪、术、附子又何所忌？正书所谓有病病当之意。侄绶之。

南雅堂医案

小溲血淋，茎中作痛，系热入膀胱，止血

非其所宜,拟用钱氏导赤散加味治之。

生地黄三钱　木通二钱　肥知母一钱五分　川黄柏一钱五分(炒)　淡竹叶三钱　炙草梢八分　水同煎服。

诊得脉象沉实,形色苍黑,溺血茎痛,拟先清腑热为是。

大黄二钱(酒炒)　当归身三钱　粉丹皮一钱五分　红花一钱五分　黑山栀三钱　芦荟一钱　龙胆草一钱　郁李仁一钱(血证门)

素有失血之证,脉数,肌瘦,咳嗽吐痰,自觉有气左升,乃烦劳阳气扰动太过,阴虚乏制,近复小便见浊,宜用清热理阴之法。

大生地三钱　粉丹皮二钱　黑山栀二钱　泽泻一钱五分　黑豆皮二钱　甘草梢一钱

湿热下注,小便淋浊,当用分利一法。

川萆薢二钱　淡竹叶二钱　赤茯苓三钱　木通一钱　瞿麦一钱　萹蓄一钱

淋浊愈而复发,脉象垂数,肛胀,大便不爽,法以清理湿热为主。

川萆薢三钱　炒黄柏二钱　猪苓二钱　泽泻二钱　粉丹皮一钱五分　通草一钱五分　晚蚕沙二钱　海金沙一钱

素性嗜饮,湿热内淫,致下患膏淋,腹中拘急,乃劳倦伤肾,下焦气虚不摄,拟用苦寒之剂治之。

川萆薢三钱　白茯苓三钱　黄柏二钱　青皮一钱　木防己一钱五分　川楝子一钱五分　海金沙一钱　晚蚕沙二钱

淋闭点滴,茎痛,腹中坚满,乃隧道不通,未可概认为虚证。盖遗由精窍,淋由溺窍,异源同流,须分别治之,且盛夏暑热熏蒸,足趾时患湿痒,下焦湿热内蕴,腑气阻遏不行,致有胀满之虑,拟先治膀胱,为利湿泻热之计。

白术二钱　猪苓二钱　白茯苓二钱　泽泻三钱　桂枝木五分　水同煎服。

淋浊不止,小便艰涩而痛,下焦阳不流行,拟用宣通一法。

川萆薢三钱　赤茯苓三钱　益智仁五分　远志五分　乌药一钱　琥珀末五分

心与小肠相表里,心火下陷,必遗热于小肠,致成淋浊之症,小肠本为火腑,非苦不通,心又属火,苦味必先入心,今本此意以制方。

川连二钱　黄柏二钱　丹参一钱五分　人参一钱五分　大生地三钱　白茯苓三钱　桔梗一钱　石菖蒲八分

小便血淋,茎中痛,口渴,热入膀胱所致,止血剂非所宜,拟以导赤散加味治之。

生地黄三钱　淡竹叶三钱　肥知母一钱　川黄柏一钱　甘草梢二钱　木通二钱

气闭成淋,用开提法可效。

枇杷叶三钱　杏仁三钱(去皮尖)　黑山栀二钱　瓜蒌皮二钱　黄郁金一钱五分　紫菀一钱五分　降香末四分(冲)(淋浊门)

积劳有年,心阳上亢,肾水下耗,阳坠入阴,故小溲频数,便血,溺管窒痹,不甚觉痛,眠食起居如常,不必专事渗利,宜先安心神,并益肾阴为主。

熟地黄三钱　人参一钱五分　粉丹皮二钱　白茯苓二钱　金石斛二钱　柏子仁二钱　远志一钱　泽泻一钱　湖莲肉二钱　水同煎服。(淋浊门)

始患腹痛,渐至小便艰涩,少腹胀满,病已旬余,连进通利之剂,小便虽通而仍不爽利,少腹胀满如故,脉象弦紧,舌苔白腻,胃纳减少,大便溏泄,下稠黏似痰沫状,此乃中阳不足,膀胱气化无权,水湿停阻,法宜温土和阳,以祛寒湿,方列于后。

肉桂八分　干姜一钱　白茯苓三钱　泽泻二钱　淮牛膝一钱五分　苍术二钱(米泔浸炒)　广木香五分　茴香一钱(淋浊门)

崒山草堂医案

少阴络伤,膀胱气滞,所以小溲作痛。茎

中上连少腹，若不通利，终恐溺后带血。青年患此，非旦夕可以奏效。

原生地　川连　炒黄柏　甘草梢　赤苓　琥珀末　炙龟版　知母　牡丹皮　车前子　泽泻

复诊：

前用滋阴通便法，小便已利，少腹胀满渐松，而下元不固，梦寐中连次遗溺。此气虚不能摄阴也，法当气阴并补。

西党参　炙甘草　炒生地　牡丹皮　南芡实　制於术　白茯苓　沙苑子　淮山药　煅牡蛎(淋浊)

阴虚湿热下注，遗溺沙淋并发，君相二火内炽，六脉细弱。当用知柏八味法。

大熟地　炒知母　山药　牡丹皮　泽泻　白莲粉　炙龟版　炒黄柏　茯苓　川萆薢　牡蛎(淋浊)

阴虚溺痛，以滋肾法加味治之。

上肉桂　炒熟地　萸肉　炒黄柏　泽泻　血珀末　西党参　炙龟版　知母　车前子　茯苓(淋浊)

肾主两便，小溲淋沥而大便不爽，非阴虚而何？脉左尺沉细，此其明证也。

上肉桂　淡苁蓉　肥知母　炒怀膝　车前子　大熟地　白归身　炒黄柏　广陈皮　琥珀末(淋浊)

杏轩医案

族子石淋奇证

族子年方舞勺，初时小便欠利，不以为意，后每溺茎中涩痛。医作淋治，溺更点滴不通，少腹胀硬，卧床号叫，昼夜靡安。延予至家，其母手拈一物与予视之，云病者连日小便全无，昨夕努挣多时，突然溺出此物，当觉通快，喜为疾却，今又复闭，岂尿管内尚有此物塞住耶？予视其形如豆，色苍而坚，置臼中捣之不碎。考方书虽有石淋一证，即予平素目睹患此者，亦不过如盐沙之细。今此石形大如豆，从未之见。初以为妄，试取簪柄探入茎中，拨之硁然①有声，方信溺之不通，竟由于此。思将此石取出，特古无是法，不敢妄出意见，辞不与治。闻后石不得出，茎根烂开一孔，溲又彼泄，迁延而殁。越数年，道出庐江，遇吕墨从先生，言彼邑昔有徐姓老医，能治此证，亲见其治愈数人。其术用刀将阴茎剖开，取出石子，敷以末药，旬日即愈。予心异之，欲求其方，其人已物故矣，因并志之，倘后有患此者，须求巧手剖之可也。

齐氏医案

曾治成老人，阴痿思色而精不出，小便涩痛如淋。余以八味地黄丸料加前仁、牛膝而安。后遇大小便牵痛，愈痛愈欲，愈便愈痛，以此方服之最神。(小便不通)

王旭高临证医案

王　病起膏淋，变为石淋，今又成血淋矣。盖肾虚精不藏聚，湿热相火蒸灼，致精化为浊，浊凝成块，阴伤日久，血亦下注，故见血块也。填补阴髓以化湿热，法当滑涩兼施。

大熟地　阿胶　龟版　天冬　血余炭　芡实　秋石　沙苑子　冬葵子　韭菜子炒　湘莲肉(遗精淋浊)

蒋　肾藏精，肝藏血，膀胱主疏泄，故前阴一物也，而有二窍。二窍不并开，水窍开则湿热常泄，相火常宁。若房事过度，则相火旺而精血不藏，混入水窍，为血淋窍痛焉。

大生地　元精石　丹皮　龟版　五味子　川黄柏　血余炭　沙参　知母　麦冬　茯苓　阿胶

高　脉细固属阴虚，若下垂尺泽，是相火

---

① 硁(kēng 坑)然：刚劲有力的击石声。

下淫,故精血下流,小溲便数,溺窍疼痛,大便干结也。补养肾阴,兼清相火为法。

大生地　龟版　黄柏　大黄酒炒　木通　小蓟炭　阿胶蒲黄炒　焦山栀　甘草梢　知母　茯苓　元明粉　车前子　牛膝(遗精淋浊)

吴鞠通医案

郎　五十六岁　便泄带血,既有膀胱之湿,又有小肠之热,用导赤合四苓汤法。

猪苓三钱　茯苓皮五钱　萆薢五钱　泽泻三钱　次生地五钱　甘草梢一钱　淡竹叶二钱　木通三钱　飞滑石五钱

十二月初一日　少腹痛,于前方内,加:

川楝子三钱　小茴香炭三钱

王　十七岁　湿土司天,湿热下注,致成淋症,茎肿。

萆薢三钱　白通草一钱　甘草梢三钱　茯苓皮五钱　滑石二钱　生苡仁五钱　车前子二钱　泽泻三钱　芦根三钱

十五日　于前方内,加:

黄柏炭三钱(淋浊)

普　三十八岁　小便淋浊,茎管痛不可忍,自用五苓、八正、萆薢分清饮等渗湿,愈利愈痛。细询病情,由房事不遂而成。余曰:溺管与精管异途,此症当治精管为是。用虎杖散法,现无虎杖草,以杜牛膝代之。

杜牛膝五钱　当归三钱　降香末三钱　麝香五厘　桃仁泥三钱　两头尖三钱　琥珀六分　丹皮三钱

一帖而痛减,五帖而痛止,七帖而浊净。后以补奇经而愈。

珍　四十五岁　血淋太多,先与导赤不应,继以脉弦,细询由怒郁而起,转方与活肝络。

新绛纱三钱　苏子霜一钱　丹皮炭五钱　旋覆花三钱　桃仁三钱　红花二钱　片姜黄三钱　香附三钱　归须三钱　郁金二钱　降香末三钱

四帖而安。(淋浊)

类证治裁

胡　时毒误药成淋,咳嗽声哑,脉细模糊,思面色苍赤,体质属火,时毒谬用补托,溺道不清,淋久肾虚火炎金燥,致呛嗽失音,遂成重症。今夏初巳火主令,嗜寐健忘恍惚,心神溃散,焉能摄肾。速用滋阴泻火,冀秋深气肃,得金水相涵,火毒平,音渐复。元参、生地、麦冬、贝母、丹皮、龟甲、茯神、远志、土茯苓、淡竹叶,井华水煎。廿服淋愈音响。加熟地、阿胶、甜杏仁、枣仁,蜜丸服,症平。

丁　血淋溺痛,左寸脉洪数,此心移热于小肠,搏于血脉,入于胞中,与溲俱下。因瘀热迫注溺窍,并茎中亦痛也。当先清利火腑,用导赤散加赤苓、丹皮、麦冬、归尾、灯心、木通。一剂淋痛减,后用生地、茯苓、归身、丹参、远志、丹皮、侧柏叶、鲜藕。数服寻愈。

周　游幕县署。淋症失调,晡后寒热如疟。医误以为阴虚,杂进补涩,病益剧。又进散剂,疑不敢服。涕泣求诊,脉虚软而浮。用补中汤数服,寒热止,淋亦渐瘳,后用六味丸加减而愈。

贡　淋症愈而忽发,色苍形瘦,食减便溏,咽干膝痛,脉沉濡,左寸稍大。是心热移于小肠,而与湿相搏。参萆薢分清饮。赤苓、生薏仁各三钱,生白术、泽泻各八分,石斛、麦门冬各二钱,防已、甘草各一钱,萆薢、通草各钱半,滑石飞三分。数服淋愈,但脉来沉小,食少足酸。乃脾阳肾阴素亏,宜兼调为治。熟地黄、枸杞子、益智仁(煨)、茯神、甘草炙、薏苡仁、山药、莲子(俱炒)、归身。同研末,加粳米屑调服,日二次,食进而足亦健步。

岳　劳淋是膀胱气分病。近日大便秘结,食顷必胀,足胫冷,诊脉弦而迟。乃阴结胃气,不主下行,而膀胱之转输不利,乃为淋也。治宜温通,勿进止涩。川附、生术、缩砂壳,陈皮白、韭子、蒌仁、苏子(俱炒研)、茯苓、海金沙。四服逆气平,胀秘良已,脉亦和。去川附、蒌仁,加牛膝(蒸)、莲子服愈。

江　溺前涩痛,茎端宿有瘀腐。向服瞿麦汤痛减,导火下行故也。然脉来洪实搏指,不特膀胱瘀热未尽,抑且心肾根源未清,故痛减淋不减也。宜收心节欲,勿扰肾脏,戒酒薄味,静养可安。茯苓、生地黄、石斛、萆薢、莲须、甘草梢、灯心、泽泻。数服而效。

族某　劳淋,初用分清饮,涩痛已减。后服单方,通利太过,反致溺后精沥,腰足酸软,畏冷,左脉虚涩少神,肾气不摄,乃成虚滑,摄固为宜。沙苑子、菟丝子、杞子、莲子、补骨脂、熟地黄(砂仁末炒)、杜仲。数服而效,后加鹿胶、潞参、归身、茯苓、山药,乃固。

眭　劳力伤阴,脉右弦左大,腹痛溺涩出粉,此为沙淋。海金沙六分,杜牛膝一钱,当归尾八分,薏苡仁三钱,灯心八分,赤茯苓二钱,小茴香(盐水炒)八分。数服涩痛止,去前三味,加杞子、沙苑子、益智子(俱炒)、钗斛、怀牛膝(酒蒸),数服甚适。此温通之剂,能节劳则淋可不发。

族某　膏淋溺面浮油,有时便中推出髓条,此积劳损伤肾阴所致。宿恙经年,近又兼病阴疟,真元日惫,饮食无味,益肾必先补脾。潞参、茯神、山药、生白术、薏苡仁、杜仲、芡实、莲子(俱炒)、何首乌、沙苑子,十数服痊愈。

陈　色苍体长,木火之质,阴分易亏。五旬外纳宠,急图嗣续,月前因浊成淋,溺数而欠,著枕仍然遗泄,延至血水滴沥而痛,是为血淋。精室既伤,心火犹炽,诊两尺左弦右数,宜腰膝痿软,足心如烙也。夫不痛为溺血,痛为血淋。虽肾虚挟火,然导赤分清,如方凿圆枘,五苓八正,亦抱薪救焚。急用生料六味作汤,可济燃眉。熟地六钱,生地三钱,怀山药(炒)二钱半,茯苓三钱,牡丹皮、泽泻各一钱,生莲子(不去心)一两,莲子须、麦冬各二钱,五味子五分。数服痛止淋减,汤丸兼进而安。

龙砂八家医案

唐墅王　脉数大,按之微弦,湿热交蒸,脾阳不舒,浊阴下陷膀胱,致便浊精遗,溺痛。淡以渗之,苦以泄之。

茯苓　泽泻　知母　远志　滑石　山栀仁　菖蒲　淡竹叶(戚云门先生方案)

周尔元　小便淋沥,精随溺泄,脉至弦数,两尺细涩,乃少阴肾藏有亏,致太阳府气不化,用滋肾丸方法。

川连　肉桂　菟丝子　车前子　生地　杜仲　生甘草(戚云门先生方案)

回　春　录

陈芰裳患淋久不愈,延至溽暑,邀孟英诊之。曰:易事耳。与补中益气汤而愈。

周菊生令正,患少腹酸坠,小溲频数而疼,医投通利不效,继以升提温补,诸法备试,至于不食不寐,大解不行,口渴不敢饮水,闻声即生惊悸。孟英脉之曰:厥阴为病也,不可徒治其太阳。先与咸苦以泄其热,续用甘润以滋其阴,毫不犯通渗之药而愈。

王氏医案续编

朱湘槎令媳,患小溲涩痛,医与渗利,反发热头疼,不饥口渴,夜不成眠。孟英诊之,脉细数,乃阴虚肝郁,化热生风,津液已烁,岂容再利?与白薇、栀子、金铃、知母、花粉、紫菀、麦冬、石斛、菊花,服之即愈。愈后仍当以滋阴善后。

沈俞医案合钞

俞,四六。脉小,舌白,小溲淋闭,大便不爽。仍流此暑湿着于气分,气阻窍窒。当治其上,以水出高源也。

滑石　通草　桑皮　茯苓皮　米仁　芦根(暑湿)

问斋医案

水液浑浊,皆属于火。肥甘过当,湿热内生。液败为淋,茎中痛涩。七正散主之。

赤茯苓　车前子　木通　龙胆草　黑山栀　生甘草梢　萹蓄　灯心草　淡竹叶(淋浊)

痛则为淋,口渴乃肺热清肃之令不降。宜滋水之上源为主。

北沙参　云茯苓　福泽泻　大麦冬　萹蓄　瞿麦　白通草　车前子　琥珀　灯心草(淋浊)

肾水不足,肝火有余,水不济火,木横土虚。《经》以中气不足,溲便为之变。膀胱不利为癃,不约为遗溺。胞移热于膀胱,则癃、溺血。膀胱为州都之官,津液藏焉,气化则能出矣。饮入于胃,游溢精气,上输于脾,脾气散精,上归于肺,通调水道,下注膀胱。土为木克,则胃无游溢之能,脾失散精之道。金为火烁,则肺失下输之令,膀胱无气化之权。由是癃淋、溺血、遗溲更相叠见。寒热、温凉、补泻、宣通均皆不应。今拟从阴引阳,从阳引阴,用《医话》合璧饮,宜有效矣。

大生地　大熟地　南沙参　北沙参　天门冬　大麦冬　川黄柏　白知母　制附子　油肉桂　怀牛膝　车前子(淋浊)

年甫稔三六岁时,暑月闭癃,涓滴作痛,溲赤带血,乃热郁也。以后每年发一二次,十岁外逐次较重。溲浑赤中有血丝,血块鲜瘀不一,玉茎痛塞半月方平。今春三月完姻后举发,血色鲜红,痛甚。痛则为血淋,乃阴分重亏,水不涵木,木复生火,火逼精关,危候。拟《医话》竭淋煎加减主之。

大生地　赤茯苓　建泽泻　怀牛膝　车前子　萹蓄　瞿麦　滑石　生甘草梢　血余炭　藕汁

三进加减竭淋煎,血淋痛涩俱平。盖不药亦尝自愈,每发不过十余日即已。郁热随血而解故也。久之郁热复聚,肝木复燥。肝主小便,乙癸同源。水不济火,火烁金伤,清肃不降,移热膀胱,气化失常,故屡发不已。病势已退,当专补阴。少壮年华,戒之在色。

大熟地　粉丹皮　福泽泻　怀山药　云茯苓　琥珀　怀牛膝　血余

为末,水叠丸。早晚各服三钱,灯心汤下。(淋浊)

溲浑涓滴,作痛为淋。湿热相火为患。宜泻东方之实。

龙胆草　黄芩　黑山栀　白通草　福泽泻　车前子　炙甘草　银柴胡　小生地　制大黄(淋浊)

血淋,乃心胞之热下移膀胱,非膀胱蓄血可比。凉心之剂为宜。

灵犀角　大生地　粉丹皮　大白芍　黑山栀　丹参　怀山药　元参　大麦冬　血余炭　藕节(淋浊)

沙石之淋,乃暑湿、火毒凝结,犹疮疡结痂之理。解毒为先。

乌犀角　川黄连　川黄柏　黄芩　黑山栀　连翘　生大黄　金银花　大贝母(淋浊)

凌临灵方

冯左(六月)　胞移热于膀胱则癃溺血,又云膀胱不利为癃,小便癃闭溺血,此由阴虚火炽,心火妄动使然,脉象弦数,治宜清降。

血余炭　童木通　西琥珀　仙鹤草　旱

莲草　甘草梢　赤苓　鹿衔草　丹皮　海金沙　泽泻　车前子　如气淋者宜萆薢分清饮。(血淋)

费伯雄医案

湿热下注,治宜清利。

天门冬　小生地　大丹参　粉萆薢　瞿麦穗　苡仁　怀牛膝　粉丹皮　细木通　车前子　天花粉　福泽泻　灯芯(大小腑)

湿浊壅于州都,气不宣化,小溲难涩。宜和营理气,兼化湿浊。

当归身　上肉桂　小青皮　川郁金　赤茯苓　瞿麦穗　怀牛膝　车前子　陈广皮　冬瓜子　佛手片　大丹参　川通草　降香　苡仁(煎代水)

阴分久亏,湿热下注,溲溺作痛。治宜清利。

南沙参　天门冬　赤茯苓　生苡仁　粉萆薢　鲜首乌　车前子　瞿麦穗　川石斛　天花粉　甘草梢　怀牛膝　细木通　粉丹皮

脾肾两亏,小溲淋漓。宜固本和中,兼纳下元。

潞党参　川杜仲　焦白术　桑螵蛸　补骨脂　全当归　陈广皮　云茯苓　杭白芍　佛手柑　黑料豆　佩兰叶

营血不足,肝木太旺,上犯肺胃,下克脾土,积湿下注,致成石淋。宜养阴运脾,兼以分利。

天门冬　细生地　云茯苓　车前子　女贞子　南沙参　川萆薢　柏子仁　川通草　生苡仁　全当归　怀牛膝　红枣(大小腑)

何澹安医案

湿火下注,小便溺痛,六脉弦紧。须用分清导下法,方许奏效。

锦纹　莲须　萆薢　牛膝　甘草梢　川连　归须　泽泻　赤苓　冬瓜子

频解溺痛,左脉细软,乃少阴亏而膀胱挟热也。以滋肾法。

熟地四钱　升麻四分,炙　赤茯苓二钱　川柏一钱　生甘草四分　肉桂四分　萆薢一钱五分　柏子霜一钱五分　丹皮一钱五分　琥珀屑三分,研冲(小便闭癃)

吴东暘医案

壬午小春既望,夜将半,顾容斋先生命舆邀诊。至则所诊者,乃金陵吕秋樵孝廉也。秋翁患淋沥,医云湿热下注,方有生地八钱,畏未敢服,因自服五苓去桂加制军之方,小溲点滴不通,至晚胀急愈甚,坐立不安,不得已绕屋而行,足不停趾,因延予治。诊其脉,尺大寸小,濡涩不调。用胆草、苓皮、猪苓、车前、苡斛、黄柏、生草,佐以桂枝、防风、羌活、柴胡、杏仁、陈皮,以姜皮、枇杷叶为引。诘朝秋翁乘舆自来,小便通调,淋浊亦止,易以渗湿达木之方,调理而安。夫淋浊癃闭等证,举世皆用利湿之法,而不思达木,岂知利湿之品,其性趋下,有愈利而风愈闭者。《经》云:肾司二便,其职在肝。若不达其风木之郁,脾气之陷,下窍焉得通调,湿火何能两解乎?故余用渗湿之品,而佐柴、桂以达木;下陷已结之火,用胆草、黄柏、生草梢等以清之,再得杏、陈利其肺胃升降之气,有不霍然而愈者乎?

周少愚,湿热淋痛,脉象弦细而数。夫弦为风木之象,郁而生火则数,木火郁于湿土,湿被木火蒸淫而为热。木生风火,不得上升,下注而泄于小便,则成淋浊。其下注者,风之力也;痛甚者,火之郁也。方用术、苓等以理脾;亦用柴、桂等以升木;其下陷之火,用丹皮、栀柏以清之。两剂痛定,而余沥未清,前方去丹皮减柴、桂,病如失。世于湿热症,每每畏用桂枝,以为辛热,不知桂枝乃木之枝干，其性入足厥阴肝经，故肝木之下郁者，必得此以疏通之而上行，不若肉桂辛热，能入下焦，专治寒凝气滞血凝等症，两桂相较，其用迥然不同。故有湿郁木火之证，非桂枝不为功。至于风邪伤卫，发热无汗，又用之以和营泄卫。若遇阳明燥甚内有木火为患，及湿郁火升者，误用之又为害不浅，所宜明辨也。

寿石轩医案

肝胆湿热下移，膀胱小便淋痛，赤白俱下。拟用分清法加味治之。

益智仁二钱　细木通一钱　西珀屑三分(冲服)　川萆薢二钱　酒炒大黄一钱　甘草梢一钱　台乌药一钱五分　车前子三钱　石菖蒲三分　淡竹叶九片

三焦之气不化，湿热蓄于膀胱，以致膏淋、血淋，疼痛非常。拟五淋合导赤加味治之。

杭赤芍一钱五分　生地二钱　甘草梢五分　净当归一钱五分　生栀子一钱五分(炒)　细木通八分　川黄柏一钱五分　建泽泻一钱五分　川知母一钱五分　赤苓一钱　黄芩八分　竹叶十八片

肝胆湿热移于小肠，小溲淋浊。脉象细数。拟方应手乃吉。

木防己一钱　飞滑石三钱　赤苓三钱　猪苓一钱五分　生石膏一钱　当归身一钱五分　建泽泻一钱五分　晚蚕沙二钱　东白芍二钱　粉甘草四分　细木通八分　粉丹皮一钱五分　川萆薢一钱二分　卷心竹叶十三片　灯心一分(淋浊)

慎五堂治验录

施家泾一佣工，姓张，壬午。患微寒微热，小溲淋涩，其痛难支。视其面赤苔黄，诊得尺脉洪实，乃湿热下注，相火有余之淋症也。予石韦、楝、滑、葵子等品，送滋肾丸，三服而安。

潘，左。血淋，脉实，乃湿火下流也。拟清化法。

黄柏一钱半　鲜生地七钱　生草梢七分　泽泻一钱　萆薢二钱　青灯心三尺　槐花炭一钱半　莲子一两　元参三钱　草龙胆一钱半　金银花一钱半

血淋止。

北沙参　元参　女贞子　莲子　川黄柏　龙胆　泽泻　甘草梢　大生地　淮牛膝炭

上海薛家浜一男子，孟秋血淋，痛苦难名，用土牛膝一两、麝香一分。初进痛甚而溺闭，马口拽去瘀血一条，溺亦随下而愈。

夏，左，乙酉四月廿日，管门泾。小溲色黄且少，茎中涩痛，引及小腹，今因气机怫郁而剧，清利为主，佐以舒郁。

金铃子一钱半　香附三钱　陈皮七分　广木香六分　甘草梢六分　郁金一钱半　茯苓三钱　潞党参一钱半　粉萆薢一钱半　合欢花一钱半

一　得　集

赵忠翁高年亢阳症治验

赵忠翁前患左颊及耳前后经络不时抽掣，余为治愈，相安三载，间有小发，调理辄效。己丑冬诊其脉两尺弦滑而芤，小便频数，溺管涩痛，夜不能寐。余曰：此高年亢阳为患也。翁天禀甚厚，年逾八旬，傍无媵妾，以致相火时动，而小便淋沥，由是而起。《内经》云：思想无穷，所愿不遂，意淫于外，乃发白淫。因用甘凉育阴之药，佐以知、柏、车前等以泻肾火，服数剂渐安。今言正月亦复如是，余直言明告其故。曰：此症非药能治，如火动时惟默念六字经以制之，是即无上上药。翁大笑而不答，病遂寻愈。(卷下)

马培之医案

小溲痛，或有瘀腐，渐化湿火。

冬葵子二钱　秋石四分　萹蓄钱半　甘草梢四分　牛膝梢钱半　川黄柏一钱　龙胆草六分　赤白苓各二钱　寒水石钱半　淡竹叶一钱　大淡菜二只

许氏医案

徐颂阁侍郎三公子，于甲午岁淋症，他医误以血淋，苦寒之药，数月病剧，卧床不起，身不能动，将一年矣。延余诊视，仅存一息，脉沉细，知为阴亏变色，非血淋也。诘其故，言无外务，以妻归宁浙省病年不归，思想而得。余曰：欲心一动，精却离舍成淋，久则阴亏变色，误为热淋，治以寒药，至于此极。拟以人参菟丝丸加减，大补之剂，以固心肾。一服见效，复诊加减数服，能食月余，全愈。

诊余举隅录

庚寅冬，余至济南，有徐某来延余诊。据云：小腹胀满，溺涩不通，日夜涓滴，色赤而浑，病经五年，屡治不效。今夏忽重，入冬尤剧，溺后茎痛，下气上逆，喘急不堪。余切其脉，诸部濡数，惟左关尺数大，按之有力，知病久气血虽亏，膀胱湿热仍盛。遂用人参、芪、术以益气，地黄、黄柏以养阴，制军、甘草以清热，滑石、木通以利湿，僵蚕以化秽，青皮以行气，牛膝以下引，葛根以上升，标本兼顾，随症减增，数十剂而病愈。

壬辰夏季，余寓都门，有刘某患浊，日夜淋漓不尽，前茎有筋胀痛，后连肛门，已十余日。余诊之，脉象滑数，知是浊邪正盛，以涤瑕荡秽之峻剂，下紫黑脓血无数，半月而愈。(淋浊新久证)

张聿青医案

右　由牙疳而至鼻衄，兹则溲血作痛甚剧。此湿热蕴遏膀胱。

海金沙三钱　黑山栀三钱　木通五分　滑石四钱　黄柏盐水炒，二钱　丹皮炭二钱　侧柏炭三钱　小蓟一钱　鲜生地七钱　淡竹叶三钱(溲血)

施左　淋浊而于溲毕作痛，阴虚湿热下袭也。

秋石四分　牛膝梢三钱　生薏仁四钱　官桂四分　磨沉香四分，冲　萆薢二钱　甘草梢五分　车前子三钱　藕汁一酒杯，冲

二诊　淋痛稍退。再清下焦湿热。

制半夏一钱五分　云茯苓三钱　牛膝梢三钱　泽泻一钱五分　广皮一钱　甘草梢五分　车前子三钱　龟甲心炙，先煎，五钱　二妙丸开水先服

李左　血淋四载有余，尿管作痛。湿热留恋膀胱血分，不易图治。

海金砂三钱　细木通一钱　炒小蓟一钱五分　甘草梢五分　山栀三钱　丹皮炭二钱　滑石块三钱　当归炭二钱　牛膝梢三钱　细生地四钱　上沉香五分　西血珀五分。二味研细，先调服(淋浊)

陈左　湿热蕴遏膀胱，淋痛日久不愈，有时带红，痛于溲毕为甚。此气化不及州都。驾轻走熟，不易图治也。

薄官桂四分　盐秋石七分　生米仁四钱　川萆薢二钱　甘草梢五分　上沉香二分　滑石块三钱　白茯苓三钱　泽泻一钱五分　淡竹叶一钱五分(淋浊)

某　小肠有气则小便胀，有热则小便痛，有血则小便涩，此定理也。今淋浊大势虽退，而水道仍有梗阻之状。良以肝火湿热有余，瘀浊不能悉化。再理湿热参以化瘀。

细木通　滑石块　瞿麦　黄柏片　车前子　黑山栀　泽泻　知母　上沉香　西血珀二味先服

某左　小溲尚觉涩赤，马口不净，腿股足

心俱痛。无非湿热逗留于下。

制半夏　陈皮　泽泻　於术　猪苓　黄柏盐水炒　川萆薢　赤白苓　生薏仁　车前子　清宁丸

左　肛门迸逼稍松，小溲滞而不爽，欲溲不溲，欲便不便。无非湿热郁坠，府气为之所抑。再苦辛开通，仍以分利。

桔梗　生薏仁　木猪苓　福泽泻　制半夏　广皮　赤白苓　川萆薢　磨沉香　滋肾丸(淋浊)

钱右　淋痛之后，肾虚湿热内恋，以致稍涉劳顿，其淋辄发，所谓劳淋是也。姑补肾而泻膀胱。

大生地姜汁炙，四钱　萸肉炭二钱　山药三钱　炙紫菀三钱　麦冬三钱　丹皮二钱　茯苓神各二钱　泽泻一钱五分　五味子四粒　车前一钱五分

某　小溲作痛，甚至见血。湿热蕴结，渗于膀胱血分，血淋重证也。

生地炭　海金砂　龙胆草　萆薢　瞿麦　泽泻　丹皮炭　草梢　上沉香　西血珀二味研细末，蜜水先调服(淋浊)

左　溲数而结滞不爽，并有粘腻红赤之物随溲而下。此肾虚而热结于下，膏淋之象。拟石顽法。

都气丸改汤，加紫菀、麦冬、半夏、淡菜，惟熟地改生地，茯苓加茯神。

毛左　淋痛溲浊。下焦湿热郁遏。从泻肝法。

细生地姜汁炒，四钱　龙胆草四分　车前子三钱　细木通一钱　川柏片姜汁炒，四分　甘草梢八分　泽泻片二钱　炒当归二钱　海金砂一钱五分，包　牛膝梢三钱　川萆薢二钱(淋浊)

秦左　温化湿寒，淋痛逐渐减轻。然稍涉劳顿，辄复作痛。再兼劳淋法治。

熟地炭四钱　大麦冬三钱　丹皮二钱　茯苓一钱五分　泽泻一钱五分　生山药三钱　五味子五粒　萸肉三钱　生熟谷芽各一钱五分(淋浊)

戴左　脉濡不滑，右尺鼓指。小溲虽不作痛，而马口仍带干结。下焦湿热逗留，驾轻就熟，不能霍全者为此。

黑山栀三钱　车前子二钱　肥知母二钱　泽泻一钱五分　龙胆草四分　滑石四钱　瞿麦二钱　木通六分　猪苓二钱　淡竹叶一钱五分　猪肚丸盐汤下，二钱

秦左　肾虚逗留湿热，小溲淋痛，时作时止。前贤谓小肠有血则小便涩，小肠有气则小便胀，小肠有火则小便痛。分清火府，以图徐退。

大生地　甘草梢　黑山栀　赤白苓　建泽泻　细木通　车前子　滑石　淡竹叶　知柏八味丸(淋浊)

左　淋痛甚剧，此湿热蕴结也。

木通一钱　滑石四钱　瞿麦二钱　炒丹皮二钱　黄柏一钱五分　草梢六分　川萆薢二钱　车前子三钱　龙胆草五分　黑山栀三钱　清宁丸三钱，另服

左　由白浊而转溲血，尿管作痛。此肾虚湿热，未可轻视。

生地炭　蒲黄炭　丹皮炭　海金砂　甘草梢　滑石块　黑山栀　当归炭　淡竹叶　藕汁　西血珀四分，研末，藕汁调服

左　溲涩作痛，咳嗽痰多。湿热蕴阻膀胱。当疏风利湿。

前胡　木通　橘红　瞿麦　车前子　牛蒡子　杏仁　枳壳　萹蓄　萆薢　石菖蒲　清宁丸三钱

左　血淋痛剧，湿热蕴结膀胱。

海金砂　丹皮炭　黑山栀　淡苓　甘草梢　车前子　生地炭　炒小蓟　赤苓　淡竹叶　上沉香　西血珀二味研细，先调服(淋浊)

柳宝诒医案

苏　湿热郁于膀胱，溺涩淋痛。法当

疏泄。

粉萆薢　猪苓　泽泻　连皮苓　滑石　木通　车前子　海金沙(绢包)　甘草梢　砂仁　黑山栀　竹叶

另:西珀屑六分,水飞、酒炙大黄炭三钱,和研,灯心汤送下。

王　湿热内蕴,乘下焦之虚,陷于膀胱,淋浊不爽,兼有瘀块。脉象细弦带数,苔腻微黄。法当先疏瘀滞,俾湿热通行,方可续议固摄。

粉萆薢　猪苓　赤苓　泽泻　车前子　甘草梢　归尾炒　丹皮　黑山栀　川柏酒炙　春砂仁　莲子炒　淡竹叶　青麟丸大黄、藿、朴、栀、归、柏、艾、姜、乳

每服一钱,灯心汤下。

陈　湿浊中壅,则相火不得疏越,两便均觉痛涩,而小便痛尤甚。脉象浮弦数硬,舌苔白腻。咳痰带黄,小水带血,皆浊热蒸郁之象。当疏泄郁火为主,取通则不痛之意。

鲜生地　木通　车前子　萹蓄　海金砂绢包　黑山栀　丹皮　归尾　牛膝梢　川柏酒炙　春砂仁研　丝瓜络　淡竹叶　灯心

另:西珀屑四分、炙乳香一分、酒炙大黄炭六分、血余炭一分,四味研细末,冲服。

童　血淋刺痛,瘀热内阻,病经月余,未得爽利,脉象弦数。当与疏瘀化热。

瞿麦　萹蓄　赤猪苓各　车前子　甘草梢　滑石　海金砂包　丹皮　黑山栀　赤芍　竹叶　归尾　灯心

另:真西珀四分、血余炭二分、大黄六分酒炙炭,三味研末,冲服。

陶　血淋屡发,数年不已。谷道之前,痒而梗痛。脉象浮数,左手弦硬。湿热瘀浊挟相火并结于下。病虽日久,仍宜疏泄。

细生地　木通　甘草梢　车前子　海金砂绢包　瞿麦　牛膝梢　归尾　川柏　砂仁　丹皮　黑山栀　淡竹叶

另:真西珀研末冲服。(淋浊)

肖　左脉弦数,小水梗痛不利,是相火湿热,挟瘀浊阻结不宣之象。刻下水道稍畅,而涩痛遗泄,肾气亦虚。拟清泄法。

萆薢　茯苓　车前子　细生地　牛膝梢　生甘草　川柏　砂仁　牡蛎　丹皮　黑山栀　银花炭　湘莲咬开,勿去心

另:西珀屑、灯心同研,冲服。

二诊　小溲虽畅,而湿毒未清,左脉尚数。再与疏化法,佐以清摄。

生地　木通　甘草梢　车前子　赤芍　丹皮　黑山栀　银花　牡蛎　茯神　远志　竹叶　西珀屑(淋浊)

陆　淋痛止而郁血不守,小便短数且涩,此肾气内虚,而湿热未清之候。用清摄法。

川柏　砂仁　生甘草　萆薢　茯苓　淮山药　牡蛎　丹皮　细生地　茜草炭　莲子(淋浊)

丁　湿瘀化热下注阴经,小水涩滞而痛,兼挟瘀块,篡间[①]痛痒不和,内热脉数,恐其流延成疡。先与疏化瘀热,利湿,兼清阴血。

瞿麦　车前子　赤猪苓各　滑石　牛膝　归尾　细生地　木通　甘草梢　淡竹叶

另:西珀屑五分、酒炙大黄炭一钱,二味研末,分二次服。(淋浊)

胡　据述小水点滴涩痛,跌伤以来,将及一月,未得畅解,跗腹俱肿。此由瘀血阻窒,因致水道不通,必先疏利,庶有松机。

西血珀水飞　血竭　大黄酒炙　花蕊石醋煅水飞　乳香炙去油　没药炙　上药为末,每服钱半,用归尾、车前子、牛膝梢煎汤,冲童便送下。(淋浊)

徐　血淋屡发,梗痛不爽,时更瘀结成块,脉象细数。病后余邪化热,结于下焦营分。病虽经久,而营中邪热仍恋。拟方以清导瘀热为主。

① 篡间:会阴部。

车前子　木通　瞿麦　海金砂包　飞滑石加入血余炭、甘草同包　炒丹皮　黑山栀　牛膝梢　小生地　鲜生地　远志炭　黄柏酒炙黑

另:西珀、酒炙大黄,二味研末,服。

二诊　血淋较减,而两阴之间,时或肿痛。此由热毒伏于营络,乘虚下注,防其久壅成疡。拟方从营分清化。

大生地　鲜生地　蜜银花　丹皮酒炒　归尾　黑山栀　牛膝梢　甘草梢　刺蒺藜　黄柏酒炒　春砂仁　黑马料豆　细赤豆　香绿豆以上三味豆,煎汤代水

另:西珀、血余炭、酒炙大黄炭,为末,服。(淋浊)

潘　湿浊下注,而为膏淋。其病蓄积于膀胱。脉象虚细软弱。内火不甚重,而气弱则无力疏运。拟于清利之中,兼助膀胱之气,俾得通利为要。

粉萆薢　车前子　海金沙包　甘草梢　牡蛎　春砂仁　赤苓　乌药　牛膝梢　菟丝子　远志炭　泽泻　淡竹叶　莲子(淋浊)

牛　每值小溲淋闭,必因经水先期而起。此必有瘀热流注膀胱,偶因劳动,肝肾之火内炎,与膀胱瘀热相合,有升无降,故上则呕恶不止;下则点滴不通,此病发之情形也。刻下病势暂平,而仍觉气陷溲浊。膀胱之瘀热犹恋,将来势必复发。拟方疏利瘀热,清调肝肾,务使瘀热得清,病根乃拔。

小生地　赤白茯苓各　猪苓　血余炭　飞滑石红花同研　泽兰　甘草梢　川柏　淡竹叶　大蓟炭　牛膝　丹皮炭　木通(妇人)

崇实堂医案

张春山患血淋偏坠,已近二旬,服药十余剂未效。吾燮和叔之亲戚也,为恳予诊。至则药煎出,未服。予令姑缓,诊后再酌。诊得两脉弦数有力,约七八至,小解痛如刀割,所下皆血,现血止而点滴不出,小腹有筋扛起,痛甚,直入茎中,左囊下坠。因痛甚而目不交睫者十余日,往来寒热,口渴烦躁,面色通红,前医所用均柴葛及香窜之味。余曰:前方误矣,不可再服,此少阳温症而兼血瘀溺管也。肝之脉络阴器,肝热重极致筋暴露,囊下坠溺管为瘀所阻,而又为肝热所迫,故小便刻刻欲解,而痛涩不能解出,为清解少阳而化瘀通络,则自愈矣。以青蒿、山栀仁、丹皮、赤芍、丹参、侧柏叶、茅草根为煎剂,以滑石、甘草梢、琥珀、海金沙、鲜牛膝捣汁为丸,与剂同服。连进三剂,小便通,痛止,筋舒,寒热亦解,惟囊坠如旧。乃去丸剂于前方中加荔枝核、橘核、山楂子,又服三剂而愈。

昼星楼医案

甲辰初夏,畹儿淋沥,日十余次。服壬寅九月间方四剂,淋益甚,日至百数十次。面色暗淡带黑,亏阴十分。泰雅山人属余诊之。肾脉迟细,心脉跳动,脾脉沉濡。断为阴分大亏,下部停湿,夜卧出汗等症。询之知曾饮冷水数次,遂致停湿下焦。问渠溺时努力,小腹曾否重堕疼痛。畹儿曰然。遂拟此方与服。戒勿食酸涩煎炒诸味。连服三剂愈十之七八。

煨木香末五分　甘草梢七分　首乌一钱　女贞一钱五分　沉香末五分　沙参一钱五分　盐柏一钱　酒生地一钱五分　苏子一钱　盐萆薢二钱　麦冬一钱　赤茯一钱五分　石斛一钱五分　生洋参七分　酒芩一钱　莲梗七寸

雪雅堂医案

潘观察　吸受暑热入表中之里,发热口渴,淋秘,议通太阳以清阳明。

清桂枝　云茯苓　飞滑石　生石膏　大猪苓　海金沙　寒水石　津泽泻　淡竹叶

黄妓　尿血涩痛，左关尺滑数，肝肾热蕴，治以苦咸寒剂。

大生地四钱　酒胆草一钱　盐黄柏二钱　甘草梢钱半　粉丹皮三钱　赤芍药三钱　车前子二钱　当归尾钱半　黑山栀二钱　犀角屑一钱　泽泻片二钱　陈藕节三个

李春翁　左寸洪数，小便涩痛，淋秘尿血。《经》云：悲哀太甚，则胞络绝，胞络绝，则阳气内动，发则心下崩，数溲血。又云：胞移热于膀胱则癃溺血。二者皆本于热。陈无择以心肾气结所致误也，清心凉血泻火通腑是其治耳，应以羚羊角散加减。

细生地四钱　麦冬三钱　青葙子三钱　羚羊角二钱　冬葵子三钱　山栀仁一钱　大青钱半　龙胆草八分　血余炭二钱　酒大黄一钱

邵兰荪医案

大义汪　湿热阻气，舌白厚，脘格，潮热，小便涩痛，便结。宜清利。(九月十七日)

瞿麦三钱　焦栀子三钱　海金沙四钱　蕤仁钱半　车前三钱　淡芩钱半　木通钱半　泽泻三钱　生牡蛎四钱　滑石四钱　川萆薢三钱　两头尖七十粒，包

三帖。

介按：丹溪谓五淋症，湿热阻窍居多，今兼气闭而小便涩痛，治以渗湿清热，固属佳妙。此方从八正散加减，合牡蛎、泽泻以通调水道，下输膀胱。且其便结系是腑气不用，故用两头尖以导浊。

东浦陈　湿热下注，溲溺赤流，脉濡右弦，舌滑跗肿。姑宜分清养阴为主。

川萆薢三钱　生地四钱　绵茵陈三钱　川柏钱半，盐水炒　泽泻三钱　怀药三钱　生米仁四钱　通草钱半　车前三钱　丹皮三钱　豨莶草三钱

清煎，四帖。

介按：膀胱者，州都之官，津液藏焉，气化则能出也。兹因肾阴气逆于少腹，阻遏膀胱之气化，以致小便短赤，足跗浮肿，故此方既利膀胱之湿，复滋肾脏之液。

渔庄沈　身热已退，脉弱，舌滑，小溲仍属淋漓。宜清利太阳。(八月初三日)

西琥珀八分　银花钱半　木通钱半　海金沙四钱　车前三钱　六一散三钱　焦栀子三钱　石韦二钱　青木香八分　瞿麦三钱　省头草三钱　陈淘米泔水并煎

三帖。

介按：湿热下注成淋，清利之法极是。

安昌茹　湿热下注，小便涩痛带血，脉濡，肢冷背寒，舌黄。宜分清利湿为主。(二月十八日)

川萆薢三钱　西琥珀八分，冲　蒲黄钱半　赤苓四钱　泽泻二钱　炒车前三钱　当归三钱　木通钱半　海金沙四钱　血余炭一钱　粉丹皮钱半

清煎，四帖。

又　湿热未清，溺后仍属有血，惟涩痛较差，脉濡，舌滑，借四物汤加减治之。(四月九号癸卯二十三日)

生地四钱　蒲黄钱半　生甘梢八分　焦栀子三钱　当归钱半　血余炭一钱　泽泻三钱　瞿麦钱半　丹皮三钱　炒车前三钱　木通钱半

清煎，四帖。

又　尿血遇劳即发，脉濡细，舌黄滑，湿热蕴蓄。姑宜凉血、清热、分利。(五月十五号甲辰二十九日)

生地四钱　血余炭一钱　川萆薢三钱　淡竹叶钱半　丹皮三钱　茯苓四钱　银花钱半　木通钱半　焦栀子三钱　泽泻三钱　生米仁四钱

清煎，四帖。

又　尿血屡发屡差，脉涩数，肺气窒痹，胸次痰阻。姑宜瓜蒌薤白汤主之。(元月初八日)

瓜蒌皮三钱　光杏仁三钱　炒蒲黄钱半　白薇三钱　薤白一钱　广郁金三钱　血余炭一钱　儿茶一钱　焦栀子三钱　丹皮二钱　通草钱半

清煎，三帖。

介按：阴亏而湿热下坠，致尿管阻痹而为血淋，初方宗分清饮意，再加琥珀、赤苓，以通血利窍，是通则不痛，痛随

利缓之义，故能涩痛较差。次方虽是四物汤加减，适与钱氏导赤之意相符，以清小肠火腑之热，乃是滋阴凉血之方。但其阴未固摄，湿未退净，以致过劳即发。且湿热蕴蓄不解，屡次化热劫液，又进清热渗湿，兼以凉血之剂，而血余炭尤擅一方之长，在愚见尚堪兼用陈棕灰，则更为特效。至第四诊，湿化痰涎，阻痹肺气，又用瓜蒌薤白汤以除胸次之痰。此等方案，洵堪作为后学之师范。(淋浊)

曹沧洲医案

聂　淋泻作痛，茎肿湿热深重，非旦夕计功也。

上川连盐水炒，七分　知母二钱　甘草梢一钱　鲜生地打，七钱　黑山栀三钱五分　银花二钱　滑石四钱　西血珀末调冲，三分　川黄柏盐水炒，三钱五分　大竹叶三钱五分　川萆薢三钱(淋浊门)

江(皋桥)　淋下不止，嗽血甫定，阴气大损，湿热随气下注，一时不易速愈。

鲜生地一两　上川连五分　川柏三钱五分　连翘三钱　淡芩三钱五分　陈阿胶七钱　知母三钱五分　黑山栀三钱　赤芍三钱　丹皮炭三钱　小苏炭三钱　墨旱莲三钱　血余炭五分，研如尘，用鲜藕汁一杯，调化冷饮(淋浊门)

孟(大郎桥巷)　肾虚湿热下陷，溲逡，有渴，腰酸，脉软数，舌白，头痛。宜清理主之。

细生地四钱　淡竹叶三钱　茯苓四钱　治浊固本丸四钱，包　川柏三钱五分，盐水炒　黑山栀三钱　丹皮三钱五分　川断盐水炒，三钱　知母盐水炒，三钱五分　甘草梢四分　远志炭七分，去心　朱灯芯三分　生谷芽五钱，绢包

江(史家巷)　水液浑浊，蕴热所致，溲时淋痛，脉细，脐腹痛。治所急。

小蓟炭三钱五分　细生地四钱　丹皮炭三钱五分　瞿麦三钱五分　川柏盐水炒，三钱五分　淡竹叶三钱　蒲黄炭一钱　墨旱莲三钱　茯神四钱　甘草梢四分　知母三钱五分，盐水炒　朱灯芯三分

张(肃家巷)　小溲淋痛已久，近日腰痛，脉数。防阴日损，不可轻忽。

细生地四钱　淡竹叶三钱五分　车前子三钱，包　粉萆薢三钱　川柏三钱五分，盐水炒　甘草梢五分　丹皮三钱五分　朱灯芯三分　知母三钱五分，盐水炒　瞿麦三钱　枳壳三钱五分(淋浊门)

胡(滚绣坊巷正号)　嗽逡之血已止，溲下尚未流利，脉软弦数。阴分虚，湿热重，相火不潜，一时不易速效也。

细生地四钱　淡竹叶三钱　墨旱莲三钱　瞿麦三钱　川柏三钱五分　甘草梢三分　丹皮三钱五分　赤芩三钱　知母三钱五分　滑石四钱　通草一钱　朱灯芯三分(淋浊门)

徐(大太平巷)　少腹胀，小溲淋漓不畅，腰酸，脉濡。宜疏泄分利。

制香附二钱　瞿麦三钱　甘草梢四分　车前子三钱，包　川楝子二钱，醋炒　冬葵子三钱五分　两头尖三钱，包　茯苓四钱　延胡索三钱五分　滑石四钱　枳壳三钱五分　朱灯芯三分(淋浊门)

庄(横塘)　少腹痛血淋不净，宜疏泄分利法。

鲜生地一两　四制香附三钱五分　枳壳三钱五分　川柏三钱五分　川楝子三钱五分　粉萆薢四钱　知母三钱五分，盐水炒　两头尖二钱，包　陈皮一钱　朱灯芯三分(淋浊门)

陈(金檀)　湿热下注，溲时作痛，舌垢。宜清化利湿。

细生地四钱　淡竹叶三钱五分　连翘三钱　车前子包　川柏三钱　黑山栀三钱　丹皮三钱　泽泻三钱　知母三钱，盐水炒　甘草梢四分　滑石四钱　朱灯芯三分(淋浊门)

胡　淋浊鸡脐疳并起，湿火鸱张，非清化不为功。

绵纹生军四钱，后下　川柏三钱，盐水炒　银花四钱　滑石四钱　元明粉三钱五分，后下　知母三钱，盐水炒　甘中黄一钱，包　连翘三钱　龙胆

草三钱五分　丹皮三钱　淡竹叶三钱　车前子四钱,绢包　土贝五钱,去心(外疡总门科)

上池医案

小便不为利而涩痛,舌光干红,口渴,脉濡细。烦则呕恶,有痰种种,以肺胃气弱,不胜时令燠热。盖暑热伤气,气虚则不能通达调水道矣。仍拟清暑和脾之方。

参条另煎　西琥珀灯心草同研次入　茯苓　半夏　谷芽　麦冬　丹皮　竹卷心　鲜荷叶

沈氏医案

一老人患茎中痛,溺即痛甚,所溺者紫色,溺毕又觉大便内里急后重,夜不能寐,小便更甚。

生地　麦冬　丹皮　黄柏盐水炒　知母　枳壳　山栀　黄芩　白芍　加炒仁、茅根、甘草服数帖而愈

南兄,少年时多饮火酒,酒性大热有毒,积于胃中,下流而发毒,脓溃之后,余毒未消。补之太早,热邪流注于膀胱,而小便为之淋漓作痛,结为沙石,屡次窃发。今交君火司天之年,其发频而尤甚,小腹胀满不舒,脉息弦数。此系肝火郁于膀胱,煅炼津液,而成粘腻之物,瘀塞溺道,而淋漓作痛也。理宜清肝火理滞气之药为治,急戒醇酒厚味恼怒,则胸中清爽,而小便自利矣。

煎方:香附　山栀　黄柏　青皮　枳壳　滑石　瓜蒌　生地　牛膝　郁金　木通　加砂仁　灯草

丸方:香附　黄柏　桃仁　青皮　山栀　滑石　瓜蒌　枳壳　牛膝　郁金

鲁峰医案

泻火通淋汤,予以此汤治少年之人下淋之症不计数矣,轻者三四剂,重者七八剂,无不愈也。

泻火通淋汤方

大生地三钱　赤芍二钱　丹皮二钱　栀子二钱,炒　麦冬三钱,去心　远志一钱五分,去心　木通二钱　茯苓二钱　猪苓二钱　泽泻一钱五分　川楝子一钱,酒蒸　甘草梢二钱

引加灯心一子,煎出兑滑石末三钱,冲服。

重古三何医案

由浊而致血淋,脉数,骨热殊甚。宜清化法。

归尾　丹皮　生白芍　炒车前子　生地　甘草梢　黑山栀　丹参　木香　赤苓　泽泻　竹叶　琥珀屑四分研冲

血淋。

牛膝四钱　甘草梢三钱　甘蔗梢一两　乳香钱半,藕节十枚　此二味随用之。

阮氏医案

朱　右寸脉微,左尺虚弱,右尺洪数,左关亦然。原属金水衰微,木火自得专权,龙雷莫制,肾阳未免妄动,以致丹田不固,气化失常,精隧与水道多生秽垢,是故淋浊之症,互相交作矣。今拟龙胆泻肝汤,加减治之。

龙胆草一钱半　细生地三钱　黄木通一钱　净车前二钱　软柴胡一钱　全当归一钱半　甘草梢一钱　建泽泻二钱　粉草薢一钱半　黑丑子一钱半　台乌药一钱　西洋参八分

李　高年肝肾阴阳两虚,气化衰微,现因劳倦伤脾,虚气挟湿下注膀胱,以致水腑失职,小便频数短涩,便后酸痛,或有余滴。随症拟方,即希平复。

大熟地六钱　建泽泻二钱　肥知母二钱,盐水炒　油瑶桂八分　怀山药四钱　湖丹皮二钱

川黄柏二钱，盐水炒　绿升麻四分　白茯苓三钱　山萸肉三钱　淡附片八分　软柴胡四分

胡　两关沉细弦急，暂觉微寒，悉是土不升木，血不养肝，肝阳内郁，相火下注，以致小便不清，点滴涩痛，成为淋浊之症。当与宣通清补之法。

白茯苓三钱　炒山栀钱半　全当归二钱　玫瑰花六分　软柴胡八分　湖丹皮钱半　生白芍二钱　苏薄荷六分　晒於术二钱　西草梢八分　西洋参八分

戴　暑热内扰，少阳失疏达，太阴失健运，枢转不灵，清浊混淆，湿热下注膀胱，营气受伤，是故小便涩痛见红，致成血淋之症矣。拟以小蓟饮加味治之。

小蓟根三钱　黄木通一钱　当归须钱半　淡竹叶钱半　川藕节三钱　益元散三钱　西草梢一钱　荷叶蒂七枚　炒蒲黄钱半　细生地三钱　山栀炭三钱　西琥珀八分

周　耳顺之年，劳倦伤脾，阳气下陷，湿热挟肝火交迫，以致小便涩痛，艰苦异常。拟以加味五苓散治之。

建泽泻二钱　生白术二钱　台乌药八分　水云连八分　洁猪苓钱半　川桂枝八分　黄木通八分　绿升麻四分　赤茯苓三钱　杭青皮八分　紫川朴八分　软柴胡四分

李　老年淋浊，小便点滴涩痛，系湿热下注气化不通使然也。

粉萆薢三钱　肥知母二钱，盐水炒　益智仁一钱　建泽泻二钱　赤茯苓三钱　真川柏二钱，盐水炒　台乌药一钱　甘草梢八分　九节蒲八分　软柴胡六分　紫瑶桂六分

林　连夜不寐，湿热下陷，兼之真阴亏耗，肝火交迫，致小便涩痛异常。仿知柏八味法，加味治之。

生地黄六钱　白茯苓三钱　淮山药三钱　肥知母三钱炒　福石少二钱　山萸肉二钱　西草梢一钱　川黄柏三钱，炒　黄木通一钱　湖丹皮二钱　软柴胡八分

尿浊案(含精浊案、白浊案)

石山医案

一人年逾三十。季夏日午，房后多汗，晚浴又近女色，因患白浊。医用胃苓汤，加右眼作痛。用四物汤入三黄服之，睡醒口愈加苦，又加左膝肿痛。仲冬不药浊止。渐次延至背痛，不能转侧，日轻夜重。嚏则如绳束撮，腰胁痛不可忍，呵气亦应背痛。或时梦遗。次年正月请予诊治。脉皆缓弱无力，左脉缓而略滑。曰：此脾肾病也。遂以人参、黄芪各二钱，茯、术、归身、麦门冬各一钱，牛膝、神曲、陈皮、黄柏各七分，甘草、五味各五分，煎服三十余帖，仍以龟板、参、芪、黄柏各二两，熟地、山萸肉、枸杞、杜仲、归、茯、牛膝各一两，丸服而愈。(白浊)

名医类案

一人因湿气两胁疼痛，腰脚亦痛，白浊。渗湿汤加参、术、木通、泽泻、防己、甘草、苍术、苍耳、黄柏、知母、牡蛎、龟板、川归、白芍、地黄等分，煎服，愈。(湿)

丹溪治张子元，气血两虚，有痰，痛风时作，阴火间起，小便白浊，或赤带下。用青黛、蛤粉、樗皮、滑石、干姜炒、黄柏炒，为末，神曲糊丸，仍用燥药。

一人便浊半年，或时梦遗，形瘦。作心虚治，以珍珠粉丸合定志丸服，效。

一妇年近六十，形肥味厚，中焦不清，积为浊气，流入膀胱，下注白浊。浊气即是湿

痰。用二陈汤加升麻、柴胡、苍术、白术,四帖浊减半。觉胸满,因升麻、柴胡升动胃气,痰阻满闷,用二陈加炒曲、白术以泄其满。素无痰者,升动不闷。兼以青黛、樗皮、蛤粉、黄柏炒、干姜、滑石为末炒,神曲糊丸服之。

一人便浊而精不禁,用倒仓法,有效。

一妇人上有头风鼻涕,下有白带。用南星、苍术、酒芩、辛荑、川芎炒、黄柏、滑石、半夏、牡蛎粉。

东垣治一妇人,带漏久矣,诸药不效。诊得心胞尺脉微。其白带下流不止,崩中者,始病血崩,久则血少,复亡其阳,故白浊之物下流不止。如本经血海将枯,津液复亡,枯干不能滋养筋骨,以本部行经益津液,以辛热之气味补其阳道,生其血脉,以苦寒之药泄其肺而救上热伤气。以人参、白葵花四分,橘皮五分,生黄芩细研、郁李仁去皮尖研、炙甘草、柴胡各一钱,干姜细末二钱,除黄芩外,水煎,将熟入芩,热服,愈。

吕沧洲治一妇,年盛嗜酒,且善食,忽疾作,肌肉顿消,骨立。诊其脉,则二手三部皆洪数,而左口尤躁疾。曰:此三阳病。由一水不能胜五火,乃移热于小肠,不癃则淋。其人曰:前溲如脂者已数日。语未竟,趋入卧内漩,及索其溺器以视,则如饪釜置烈火,涌沸不少休。吕以虎杖、滑石、石膏、黄柏之剂清之,痛稍却,而涌沸犹尔也。继以龙脑、神砂,末,蘸之以榫柿,食方寸匕,沸辄止。

南安太守松江张汝弼,曾患渴疾白浊,久服补肾药,皆不效。一日,遇一道人,俾服酒蒸黄连丸,其疾顿瘳。其制法:以宣黄连一斤,去须,煮酒浸一宿,置甑上累蒸至黑,取出晒干,为细末,蜜丸桐子大,日午、临卧酒吞三十丸。脏毒下血者亦治。(便浊)

保婴撮要

一小儿发热懒食,小便良久变白,余用四味肥儿丸即愈。或误以为积热,用清凉祛逐之剂,形体顿弱,虚症悉至,小便如泔,用补中益气汤及四味肥儿丸而愈。(白浊)

一小儿两耳后脑下各结一核,小便白浊,面色痿黄,体倦口干,大便不调,用芦荟丸而愈。后鼻外生疮作痒,小便仍白,视物不明,用四味肥儿丸而愈。

一小儿白浊,两耳内耳外生疮,脓水淋漓,先用大芦荟丸而愈。后遍身如疥,肌体消瘦,发热作渴,大便酸臭,小便白浊,用九味芦荟丸、五味异功散而愈。

一小儿白浊,形气甚虚,发热作渴。余谓肝肾虚羸也,用大芦荟丸、地黄丸而愈。毕姻后,小便仍白,唾痰发热,形气益虚,用大剂益气汤、六味丸,各五十余剂而愈。

一小儿白浊,发热口干,体瘦骨立。余谓肾经虚羸,朝用补中益气汤,夕用六味地黄丸而愈。后两目或生白翳,面黄浮肿,小便仍白。此变肝脾疳症,用四味肥儿丸,月余渐瘥。(白浊)

一小儿嗜膏粱甘味,发热作渴,小便白浊,用四味肥儿丸,佐以泻黄散稍愈。复伤食吐泻,服消食丸,胃气复伤,饮食少思,肢体倦怠而渴。先用七味白术散而渴止,次用五味异功散而痊。(渴症)

孙文垣医案

见所公弱冠,随尊君大司马印老治河居北。患白浊,精淫淫下,自北地山东、淮扬、镇江及江右三吴诸名家,医药三年不效。癸酉冬,礼予诊之。其脉两寸短弱,两关滑,两尺洪滑,观其人襟期潇洒出尘,而神色闲雅,真翩翩佳公子也。一接见,便就昵而信余请药。予曰:公疾易愈,第待来春之仲,一剂可瘳,而今时不可。公固请曰:先生大方,而善拯人之急。以大方而治小疾,试可立效,何待来年。

予曰：非秘其术不售也。《素问》有云：升降浮沉必顺之。又曰：天时不可伐。公脉为湿痰下流症也。《经》曰：治痰必先理气。而脉书亦谓，洪大而见于尺部者，阳乘于阴也。法当从阴引阳，今冬令为闭藏之候，冬之闭藏，实为来春发生根本，天人一理。若不顾天时而强用升提之法，是逆天时而泄元气，根本既竭，来春何以发生？故《素问》曰，必先岁气，毋伐天和，必养必和，待其来复。公疾本小，而历治三年不效者，良由诸医不知脉、不识病、不按时也。公闻言唯唯。乃尊君所遣之医踵接，治竟无效，至春分而逆予，以白螺蛳壳火煅四两为君，牡蛎二两为臣，半夏、葛根、柴胡、苦参各一两为佐，黄柏一两为使，面糊为丸，名曰端本丸。令早晚服之，不终剂而全愈。公复书曰：贱疾果如先生言，今勿药也，何历治三年不效。窃谓天下无药，服端本丸而愈，又信天下有药矣。(卷一)

吴之清客周刍玉者，豪放不拘，人言有晋人风，酒后益恣而好男色，因患白浊。吴医有以补中益气汤升提者，有以六味地黄丸补阴者，有以五苓散、六一散渗利者，有为降火者，有为温补者，不效。又以草头药乱进之，肌瘦如削，膝软如痿，患有年所矣。因绍介吴太学北海而谒余，恳为治之。诊其脉右寸关皆数。予曰：皆由酒后不检所致也。中宫多湿多痰，积而为热，流于下部，故浊物淫淫而下，久不愈矣。与以加味端本丸服之而瘥。白螺蛳壳四两，牡蛎、苦参、葛根、黄柏各二两，陈皮、半夏、茯苓各一两，甘草五钱，面糊为丸，令早晚白汤下三钱。(卷一)

大柱史安节公，脾肺二经有痰火，中焦有湿热，流于膀胱为淋浊，溲之前作痛，小便了而不了，脉左寸短弱，关弦大，右寸关滑，两尺洪大，六部皆数。法当先清上中二焦痰火，然后提清降浊，庶日后筋骨无疼痛之患。先与萆薢分清饮加山栀、黄柏、滑石服之，淋浊减半，改以二陈汤加山栀、黄柏、滑石、螺蛳壳、木通以去湿热，而消中焦之痰，再加柴胡、升麻、桔梗以提清气，四帖而愈。(卷五)

景岳全书

省中周公者，山左人也。年逾四旬，因案牍积劳，致成羸疾，神困食减，时多恐惧。自冬去达夏，通宵不寐者，凡半年有余。而上焦无渴，不嗜汤水，或者少饮，则沃而不行。然每夜必去溺二三升，莫知其所从来。且半皆如膏浊液，尪羸至极，自分必死。及予诊之，幸其脉犹带缓，肉亦未脱，知其胃气尚存，慰以无虑。乃用归脾汤去木香，及大补元煎之属，一以养阳，一以养阴，出入间用。至三百余剂，计人参二十斤，乃得全愈。此神消于上、精消于下之证也。可见消有阴阳，不得尽言为火，姑纪此一按，以为治消治不寐者之鉴。(杂证谟)

陆氏三世医验

白浊误补三四

韩舜臣，年近三旬，夏月远归，连宵多事，复卧风凉，致成疟疾，间日一发，自以为虚而投参附，每加人参二钱三钱五钱者，数十剂。一医用参一两，附三钱，又八剂。服过人参约及二斤，其病寒轻而热在，偶然不发之日，晡时静坐，觉阳物微湿，以纸拭视，似浆糊一点，白而光亮，心中惊惕以为滑精渗漏若此，无怪乎大剂滋补而难奏效，决死无疑，谆嘱后事，夫妻相向而哭。其侄慌张，暮夜来邀予看，正当悲哀之后，面赤如妆，六脉洪滑而数，予曰：脉候无事，不必惊慌，明早还兄分晓。令其将溺器涤净，以俟宵来小解。次早，诊其脉略和而仍然滑大。予令将溺器轻轻倾泻，后来有白腻稠粘，另倾在一边，约有半碗。予曰：夏月昼长夜短，昼阳夜阴，阳动阴静，一夜之去，有许之多，则从朝至暮，自当加倍，此是白浊，而非滑精也。试思少壮之时，每临真实境界，输泄之精，能有几何。病者言下大悟，愁颜变喜。乃用萆薢分清饮，川萆薢、石菖蒲、益智、乌药、茯苓、甘草，四剂而症减半，又以陈皮、半夏、茯苓、甘草、升麻、柴胡、苍术、白术，十余剂浊净而疟亦止。(卷之五)

两都医案

顺天文学赵千里，席间偶问余，小儿滑精，遍医莫效，何法可治之？余细询病者，才交十四岁，情窦未开，又随父书房同榻，屡服固精药病乃愈甚，余曰：此非滑精也。《内经》云：男子十六而精通，年方十四，况情窦未开，乃湿热所化，肝脾二经候也。赵公云：只闻心肾二经，或动相火梦遗滑精者，未有肝脾二经，以致精滑者。余云：公论固是，此原非精也。素禀肝木旺克制脾土，脾土又失所养，因脾土受伤而有湿，湿则生热，热则流通，所以滑浊之物，渗入膀胱而从小便中出也。常有婴孩溺白似精，皆因湿热所化，安得是精乎？席客皆以余为是。次早召余诊，果肝脉洪数，脾脉细滑，用平肝理脾燥湿化痰分清之剂，四服而愈。药以柴胡、白芍、苍术、白术、陈皮、半夏、泽泻、赤苓、灯心甘根，空心煎服，二剂即止。如斯速效，所谓药者钥也，投簧即开矣。

里中医案

吴玄水白浊淋漓，茎痛如刺

光禄卿吴玄水，闭精入房有年，时有文字之劳，白浊淋漓，茎痛如刺。服疏利药、服补肾药无当。余曰：败精久蓄，已足为害，何况心劳，则水火不交，坎离顺用也。萆薢分清饮加茯神、牛膝、黄连、肉桂，使心肾交而阏败之精有以疏导，因服之而愈。

李易斋白浊

郡侯李易斋，患白浊，服五苓散、六一散、知柏散。余曰：寸与尺交数而滑，为心肾不交之症，以六味丸加杏仁、远志、麦冬、丹参为丸，朱砂为衣，生脉散送下，五服而霍然矣。

褚怒飞腹痛白浊

京口褚怒飞，腹痛白浊，其脾湿下陷也。以补中益气加莲实十剂效，四十剂平复。两月再发，以前方加莲实、五味子丸服愈。

素圃医案

李子立兄，便浊经年，因豪饮而起，初必湿热，久则成虚，迎余求治。余曰：淋浊须分：淋自膀胱，出于尿窍，或膏或血，与尿并出，出则无余；浊为败精，出自精窍内，虽大痛而尿自清，或在尿前，或在尿后，便后尚有余沥，马口常湿，必污裈裆。以此分别，庶知疗法。李兄云：如此则是便浊。及诊脉细涩无力，两尺尤甚，盖此证便久伤精，愈通愈痛，所以内痛连肛，以及尿管。医者疑是梅毒，用疳疮治法，以龙胆泻肝汤，合八正散，服下痛不可解，腰曲不能伸，皆误用通利之太过也。余用六味地黄汤，加当归、麦冬、五味子、车前、菟丝子、人参，十数剂痛止，而浊尚不禁。再以卫生膏早服三钱，煎药更加黄芪，夜服枸兔丸三钱，两月余浊止而病全愈。但尿不能直出，必分歧两道，觉中略有碍处。予曰初病时，乃因酒湿流注，阴茎内必有小疮，故阻小便分为两道也。易以清心莲子饮，用人参、黄芪、生地黄、当归、麦冬、黄芩、地骨皮、车前子、泽泻、甘草、莲子，十余剂疮消，小便遂为一道出矣。(男病治效)

(评选)静香楼医案

两尺软弱，根本不固；小便浑浊，病在肾脏。久久不愈，则成下消。

六味丸　加天冬、麦冬、杞子、五味子。

诒按：方法稳切。

形伟体丰，脉得小缓。凡阳气发泄之人，外似有余，内实不足，水谷之气，不得阳运，酿湿下注，而为浊病，已三四年矣。气坠宜升阳为法，非比少壮阴火自灼之病。

菟丝子　茴香　车前子　韭子　蒺藜　茯苓　覆盆子　蛇床子　黄鱼骨捣丸，每服五钱。

诒按：此证当以脾土为主。但与温养下元，尚非洁源清流之道。

又按：此与相火下注者不同，故用药如是。（小便门）

薛案辨疏

大户刘天锡，内有湿热，大便滑利，小便涩浊，服淡渗之剂，愈加滴沥，小腹腿膝皆肿，两眼胀痛，此肾虚热在下焦，淡渗导损阳气，阴无以化，遂用地黄、滋肾二丸，小便如故，更以补中益气加麦冬、五味兼服而愈。

疏曰：大便滑利，小便涩浊，而因于湿者，法当淡渗所宜也。而不知此案湿热之由来已久，因肾阳之不能化，脾气之不能运，淡渗之品愈趋愈下矣。先生虽不言脾气之虚，而所受之症，皆脾气不升，湿热下流之验。斯时以小便为急，化气为要，故先以六味合滋肾丸，补其肾而化其气，而小便如故矣。更以补中益气合生脉散，升其脾而滋其源，诸症自愈也。虽不治湿热，而治湿热之所来耳。（脾肾亏损小便不利肚腹膨胀等症）

少宰汪涵斋，头晕白浊，余用补中益气加苓、半而愈。复患腰痛，用山茱、山药、五味、萆薢、远志顿愈。又因劳心，盗汗白浊，以归脾汤加五味而愈。后不时眩晕，用八味丸全愈。

疏曰：白浊一症，其因甚多，若胃虚湿痰下陷者，补中加苓、半是所宜也。但人见有头痛，必不敢用升、柴，不知此案之白浊，所以敢用升、柴者，因头晕故耳。盖胃经清气在下，不能上升充溢于头目，故为之晕也。补中升提，清气上行，于是头晕自愈，白浊自止矣。至于愈而复患腰痛，似属肾虚而宜用六味等剂，而所用乃涩精分清之品，岂病本白浊，故虽腰痛，而治不离本耶？盖此案原属胃虚，湿痰下陷，今甫得提起其清气，而且湿痰余气未净，若即用地黄等降滞之药，宁不复助湿痰而清气复陷乎？故以山药等数味，原能补肾而不降滞者，兼以分清治之。至于又因劳心而患盗汗白浊，则以劳心为主，故用归脾。后不时眩晕，而无他症，自当从肝肾本病主治，故用八味丸。若以前症头晕相同，而不用补中，何也？以无胃虚下陷之见症也。

司厅陈石镜，久患白浊，发热体倦，用补中加炮姜四剂浊止，再六味兼用，诸症皆愈。

疏曰：此案补中是矣。何以加炮姜？《经》曰：甘温除大热。补中，甘而未温，不足以除大热也。然发热而体倦者，方可用此法，盖以其气虚也，不然热症甚多，岂必用甘温乎？立斋有补中加炮姜及加桂、加附之法。加炮姜者，气虚下陷而胃阳虚寒不能使气充斥者也；加桂、附者，气虚下陷，肾阳虚寒不能使气充斥者也。或问此案与前汪涵斋案同患白浊，同用补中，而何以前加苓、半，此加炮姜？何以前有腰痛而不用六味，此无腰痛而即用六味？其意可揣乎？曰：前之加苓、半者，必以其有湿痰也；此之加炮姜者，必以其有发热也。前何知其有湿痰？以其头晕也。丹溪云：无痰不作晕是也。前之不用六味丸者，必以其有下陷之气也；此之用六味者，必以其有肾水之虚也。此何以知其肾虚以其发热也？丹溪云：阴虚则发热是也。

光禄柴某，因劳患赤白浊，用济生归脾、十全大补二汤，间服愈。

疏曰：归脾、十全非治赤白浊之剂，而用之者，因劳而患耳。劳则伤心脾，亦复伤脾肾，其人之劳心而兼劳力者也，故以二方间服。谁谓赤白浊为小恙，例用分清渗利之品哉！（脾肺肾亏损遗精白浊吐血便血等症）

一男子白浊梦遗，口燥作渴，大便闭涩，

午后热甚,用补中加芍药、玄参,并加减八味而愈。

疏曰:主病口干作渴,大便闭涩,俱以为实火,即不然。亦以为燥火就使。午后属阴虚发热,然亦未有不以为阴虚火动,血虚燥结之症也。虽见有白浊遗精,独无火燥所致者乎?而必用八味,何也?余细详先生序法,可知其意者。盖此案因白浊久而后至于梦遗,梦遗久而后至于口干作渴等症,非先有口干作渴而后兼有白浊梦遗。故先生先序白浊,次序梦遗,又次序口干作渴等症,若然,则白浊者,脾胃之气已虚;梦遗者,肾脏之阴亦虚矣。脾肾既虚,则口干作渴等症非实火也,明矣。是不得不用补中以补脾胃,八味以补肾脏也。然虚中原有火燥,故补中加白芍、元参以清火,八味去附加五味以润燥也,甚矣!先生笔法之妙也。(脾肺肾亏损遗精白浊吐血便血等症)

临证指南医案

周二二　便浊茎痛。

滋肾丸三钱(淋浊)

叶三八　脉数形瘦,素有失血,自觉气从左升,痰嗽随之,此皆积劳,阳气鼓动,阴弱少制,六味壮水和阳极是,近日便浊,虽宜清热,亦必顾其阴体为要。

生地　丹皮　甘草梢　泽泻　山栀　黑豆皮

某　阴虚,湿热在腑为浊,六味去萸,加车前、牛膝、黄柏、萆薢。(淋浊)

王　淋属肝胆,浊属心肾,心火下陷,阴失上承,故溺浊不禁。

人参　川连　生地　茯神　柏子仁　远志(淋浊)

祝五四　中年以后,瘦人阴亏有热,饮酒,湿热下坠,精浊痔血,皆热走入阴,则阴不固摄,前方宗丹溪补阴丸,取其介属潜阳,苦味坚阴,若用固涩,必致病加。精浊阴虚

水制熟地　龟版胶　咸秋石　天冬　茯苓　黄柏　知母

猪脊筋捣丸。

范二五　精走浊淋,脊骨生热,属阴虚,胃弱勿用腻滞。

龟腹甲心　覆盆子　五味　归身　鹿角胶　秋石　芡实

金樱膏丸。

戈四五　脉左细劲,腰酸,溺有遗沥,近日减谷难化,此下焦脏阴虚馁,渐及中焦腑阳,收纳肝肾,勿损胃气。肾气不摄

熟地　杞子　柏子仁　当归身　紫衣胡桃　补骨脂　杜仲　茯苓　青盐

蜜丸。(淋浊)

李　败精凝隧,通瘀痹宣窍已效。

生桃仁　杜牛膝　人中白　生黄柏　麝香二分调人(淋浊)

徐　由淋痛渐变赤白浊,少年患此,多有欲心暗动,精离本宫,腐败凝阻溺窍而成,乃有形精血之伤,三年久病,形消肉减,其损伤已非一脏一腑,然补精充髓,必佐宣通为是,自能潜心安养,尚堪带病延年。

熟地　生鹿角　苁蓉　炒远志　赤苓　牛膝

某　每溺尿管窒痛,溺后混浊,败精阻窍,湿热内蒸,古方虎杖散,宣窍通腐甚妙,若去麝香,必不灵效,较诸汤药,更上一筹矣。

酒煨大黄　炒龙胆草　炒焦黄柏　牵牛子　川楝子　黑山栀　小茴　沉香汁(淋浊)

顾二四　败精宿于精关,宿腐因溺强出,新者又瘀在里,经年累月,精与血并皆枯槁,势必竭绝成劳不治,医药当以任督冲带调理,亦如女人之崩漏带下,医者但知八正分清,以湿热治,亦有地黄汤益阴泻阳,总不能走入奇经。奇脉病

鹿茸　龟甲　当归　杞子　茯苓　小茴　鲍鱼

夏六三　案牍神耗，过动天君，阳燧直升直降，水火不交，阴精变为腐浊，精浊与便浊异路，故宜利清解无功，数月久延，其病伤已在任督，凡八脉奇经，医每弃置不论，考孙真人九法，专究其事，欲涵阴精不漏，意在升固八脉之气，录法参末。

鹿茸　人参　生菟丝粉　补骨脂　韭子　舶茴香　覆盆子　茯苓　胡桃肉　柏子霜

蒸饼为丸。

刘三九　脉缓涩，溺后有血，或间成块，晨倾溺器，必有胶浊粘腻之物，四肢寒凛，纳食如昔，病伤奇脉。

生鹿茸　当归　杞子　柏子仁　沙苑子　小茴(淋浊)

金四六　湿热内蒸，痰火日伙，根本渐怯，阳泄为汗，阴泄遗浊，酒客喜于爽口食物，医药中滋腻补方，决不适用也。湿热蒸痰

猪肚丸方。(痰)

于五五　郁损心阳，阳坠入阴为淋浊，由情志内伤，即为阴虚致病，见症乱治，最为庸劣，心藏神，神耗如愦，诸窍失司，非偏寒偏热药治。必得开爽，冀有向安，服药以草木功能，恐不能令其欢悦。郁伤心阳

妙香散(郁)

叶氏医案存真

便浊、精浊两者迥殊。据述素有梦遗，浊发遗止，则知精浊矣。分清饮、八正散治浊套药，与此无涉，当固补下焦，不必分利。

熟地　远志　沙蒺藜　线鱼胶　山萸肉　覆盆子　菟丝饼　生龙骨　茯苓块

叶天士晚年方案真本

赵廿三岁　当年厥症，用填精固摄乃愈，知少壮情念内萌，阴火突起，乱其神明。今夏热食减厥发，继而淋浊，热入伤阴，苟不绝欲，未必见效。

人参　茯苓　扁豆　炙草　炒麦冬　川石斛(杂症)

续名医类案

吴桥治陈龙，年八十，而病溺浊不禁，则隐几而日夜坐，不复近衾裯。诊之，六脉沉沉垂绝矣。叟乃命孙扶起，曲跽[①]告曰：老夫春秋高，子孙仅立门户，死其时也。吾从侄继鸾，年四十，病瘵且危，家极贫，举室五口，嗷嗷待哺，愿公救其死，即龙死贤于生。就而诊之，卧无完席，室中仅二缶作炊，然左脉平，右脉虚大而数，曰：此忧思伤脾也，扶脾土则有生理，治宜补脾抑肝。(此《金匮》法也)叟闻瘵者可生，则大喜过望，其病一再剂而愈。逾月瘵者无恙，则夫妇帅诸子罗拜谢之。(《太函集》)(卷十·内伤)

沈朗仲治王雨泉，壮年气弱，溺后精水淋漓不断，服六味丸不应，易八味丸反加涩痛。两尺脉数而气口虚大，此土虚不能堤水也。与补中益气加麦冬、五味，十剂而痊。(《张氏医通》)(卷二十·淋浊)

司厅陈石镜，久患白浊，发热体倦，用补中益气加炮姜，四剂白浊稍止。再用六味地黄丸兼服，诸症悉愈。

少宰汪涵斋，患头晕白浊，用补中益气汤加茯苓、半夏，愈而复患腰痛。用山药、山萸、五味、萆薢、远志顿愈。又因劳心，盗汗白浊，以归脾汤加五味而愈。后不时眩晕，用八味丸全愈。(卷二十·淋浊)

萧万舆治一健卒，年甫三旬，素善饮，喜啖辛香，病浊窍痛，以二陈汤加芩、连、胆草、

① 跽(jì忌)：长跪。双膝着地，上身挺直。

赤芍、车前,二剂即止。如实症,本不难治,若概施补,必变生他症。

漳庠林震伯,素善饮,因修途劳顿,饥饱失时,复冒暍,病白浊,经年不瘥。察前治,非辛热即凉泻,或滋补壅塞。遂至小腹胀闷,或气喘拒食,六脉滑数无力。此中宫虚热,津液下陷,膀胱气化不能分泌。以归脾汤去木香,加炒山栀、半夏、车前、黄连,七剂而浊止便清,神思清爽矣。

施笠泽治公谟病小便黄,医欲用淡渗之剂。施曰:《灵枢》不云乎?中气不足,溲便为之变。但当服异功散加黄柏一二分可也。医曰:黄柏一二分,遂足清利小便耶?曰:子不观之漉酒者乎?浊醪数斗,投以黄柏少许,旋澄清彻底,岂一溲不足当之?众皆大噱,用之果验。

蒋仲芳治梁敬州,年六十余,浊三年矣,淡渗、寒凉、温补俱不效。诊之,六脉俱微,惟左寸带数。此因心火不降,致脾胃之气不升,浊物因而下渗,法当养心升补,若用本病药无益也。用丹参、茯神、远志、枣仁、山萸、山药、黄芪、白术、升麻、柴胡、甘草、陈皮、姜、枣,煎服三剂,其浊倍至。询其体健否?曰:如故。曰:若便所出,尽为津液,其体必惫甚。今浊增而体健,知浊物积于其中,为药所迫而出耳。清者既升,浊者自降,再服二剂,而病如失矣。投之果然。使无定见,再易一方,宁能愈乎?(卷二十・淋浊)

扫叶庄一瓢老人医案

脉小涩,面赤目黄,喉痛咽物不碍,溺后淋浊。此水谷之气,凝聚成湿郁。气不升降,三焦不利,当以清肃上焦主治。

芦根　射干　米仁　白蔻　浙苓　通草(气痹噎膈关格呃逆)

淋变为浊,凡有余志为湿热,不足者属精败而腐,见症属虚,治以温养通补。

鲜河车　枸杞子　沙苑蒺藜　淡苁蓉　熟地　茯苓　归身小茴香拌炒

遗精溺浊,用填阴固涩之剂,小溲不通,背部腰膂,气掣攻触,乃湿热内郁,太阳之气不行,仿《金匮》渴者用猪苓汤。今夏疟疾,皆时令秽湿之邪,疟后食物不慎,湿留生热下注,遂患淋沥茎痛便难。阅医取苦胜湿,寒胜热,甚是近理。但加地黄汁腻浊滋血,与通利未合。

海金砂　茯苓皮　山茵陈　晚蚕沙　菖蒲　黄柏　萆薢(遗精淋浊尿血)

浊病乃湿热下注,久而失治。变为精浊,不易速愈。先用丹溪补阴丸一月,再议。

大补阴丸盐汤送下。(遗精淋浊尿血)

体伟肌丰,脉得缓小,凡阳气发泄,行似有余,里实不足,水谷之气,不得畅遂,酿湿下注为浊。已经三四年,不效气坠,宜升阳为法,非比少壮阴火自灼之病。

菟丝子　车前子　蛇床子　大茯香　韭子　茯苓　覆盆子　蒺藜子(遗精淋浊尿血)

诊脉右数,左小数入尺,淋浊不止,继患目疾,是精血暗损,肝肾之症。凡操持用心,五志之火自亢,是情志突起,非客气六淫之邪,并不许以辛散清火为治。

熟地　枸子　茯神　夏枯草　柏子仁　甘菊　远志　香附(遗精淋浊尿血)

种福堂公选医案

吴二四　精浊已久,行步无力,食冷,口吐酸水。阳气微弱,治在脾肾。

益智仁　家韭子　覆盆子　胡芦巴　远志　小茴　菟丝子

金樱膏丸。(淋浊脾肾阳衰)

邵六八　望七男子,下元必虚,操持萦思,阳坠入阴,精腐即化紫黑之色。宿者出窍,新复瘀结，溺出不痛，非久积宿腐。据述常饮火酒，酒毒辛热，必先入肝，肾虚宜温补，肝宜清凉。阅方用归脾汤，且非严氏法，杂凑成方，焉能治此大症？

细生地 清阿胶 黑稆豆皮 赤芍 丹皮

童便一杯冲入。（淋浊阴火）

南雅堂医案

诊得两尺脉弱，下元不固，小便浑浊，病在足少阴经，久延防成下消之证，用六味酌加主治。

熟地黄四钱 陈萸肉三钱 淮山药三钱 泽泻一钱 粉丹皮二钱 白茯苓二钱 天门冬一钱五分 麦门冬一钱五分 杞子一钱 五味子五分（淋浊门）

形体丰伟，脉来小缓，外似有余，内实不足，所入水谷之气，不能运输，久则湿聚下注为浊，病已两载有余，气虚下坠，与相火下炽者不同，法以升阳为宜。

升麻三分 白蒺藜二钱 菟丝子(炒)三钱 白茯神三钱 覆盆子一钱五分 蛇床子一钱五分 茴香一钱 车前子一钱 韭子七分

精浊淆混，无非脾虚湿热所致，奈数月来，杂药乱投，病未除而中气反受其伤，是以腹鸣不和，大便不爽，施治不合乎法，固毋怪其然。

川萆薢三钱 人参一钱五分 益智仁二钱 陈皮八分 制半夏二钱 黄柏一钱(酒炒) 乌药一钱 菟丝子二钱 石菖蒲五分 水同煎服。（淋浊门）

肾关不固，下焦兼有湿热，溺后精常流出，左脉虚弱而右洪大，明是阴亏火旺之征，兹拟清理湿热，并滋养肾阴为主。

干地黄四钱 淮山药三钱 陈萸肉二钱 泽泻二钱 粉丹皮二钱 白茯苓三钱 知母一钱五分 川黄柏一钱五分 川萆薢二钱 水同煎服。（淋浊门）

湿热内阻，气化不行，赤浊半载未痊，宜固肾关而利水道，庶心肾得以相交，是为去浊分清之法。

川萆薢二钱 益智仁二钱 乌药二钱 甘草梢一钱五分 石菖蒲一钱五分 白茯苓二钱 淡黄芩一钱

小便浑浊，是土虚不能运化，水谷湿热下注，脉沉，咽痛，乃肾火上亢之故，拟用二陈加味治之。

川萆薢三钱 玄参三钱 苍术二钱(盐水炒) 白术二钱 制半夏二钱 白茯苓二钱 黄柏一钱 陈皮一钱 甘草一钱 黑山栀一钱 石菖蒲八分

赤浊经年未痊，下元已虚，肾关不固，当责诸足少阴一经。

熟地黄四钱 苍术二钱(盐水炒) 陈萸肉二钱 淮山药二钱 白茯苓一钱五分 丹皮一钱五分 黄柏炒一钱五分 泽泻一钱 益智仁一钱 左牡蛎二钱 车前子五分

命门火衰，气虚不能摄精，致败精为浊，宜温养真元为主，并少以清导者佐之。

炮附子五分 肉桂八分 陈萸肉二钱 白茯苓三钱 干地黄四钱 粉丹皮二钱 淮山药二钱 泽泻一钱 菟丝子一钱 车前子八分 水同煎服。（淋浊门）

簳山草堂医案

阴络内伤，溺浊久缠，兼下血块，真水亏竭也。急须节劳调治。

炒阿胶 牡丹皮 川断肉 煅牡蛎 茯神 枣仁 炙龟版 炒知母 怀山药 象牙屑 远志 柏子霜（淋浊）

淋浊有年，遇劳尤甚。此关阴络内伤所致，在力田者尤难治。

川黄连 小生地 牡丹皮 白茯苓 车

前子　淡黄芩　炙龟版　沙苑子　福泽泻　瞿麦(淋浊)

淋浊阴虚，恶寒气喘，神色暗晦，脉象沉数，病势不浅矣。

熟地炭　制附子　山萸肉　淮山药　生杜仲　炙龟版　炙五味　煅牡蛎　白茯苓　川断肉

淋浊久缠，阴竭溺痛，六脉细微，舌裂脱液。大虚之候，殊难全愈。

西党参　炙龟版　牡丹皮　大熟地　白茯苓　山药　山萸肉　炒知母　煅牡蛎　芡实(淋浊)

杏轩医案

曹某忍精淋痛

淋痛一证，今人多用八正、分清等方，然有效有不效者。盖阴茎有精、溺二窍，若因湿热阻闭膀胱，病在溺窍，则前药投之是矣。倘因房劳忍精，病在精窍，乃有形败浊，阻于隧道，徒进清利无益。此证叶香岩论之甚详，言古有虎杖散，近世不识此药。治用杜牛膝根绞汁一盅，冲入麝香少许，隔汤炖服，并宗朱南阳方法，用两头尖、川楝子、韭白、归尾等味。曹某患此证，予仿前法治愈。后治数人俱验，因并识之。

齐氏医案

曾治汪少宰，患白浊，用补中益气汤倍白术，加茯苓、半夏而愈。后不慎饮食，大伤脾阴，肌体瘦削，不时眩晕，用八味丸补脾之母而痊。

治陈思舜，不慎饮食，痰火湿热，白浊大下，告急延治。乃与补中益气汤，兼服六味地黄丸而瘥。

治柴光禄，因劳伤，患赤白浊。遂与归脾汤而愈。

治张思廷，小腹不时作痛，茎中出白淫。乃与小柴胡汤加山栀、龙胆草、山萸肉、川芎、当归而愈。(梦遗精滑)

王旭高临证医案

严　淋浊三年不止，肾虚湿热不化，阴头碎痒，筋骨微疼。六味补肾，能化湿热，耐心久服，莫计效迟。

大生地　怀山药　茯苓　山萸肉　五味子　麦冬　益智仁　丹皮　泽泻　湘莲肉

须　精浊连年不断，兼有血块淋漓，肝肾大虚，八脉无以固摄，湿热混乱不清。舌苔白腻。法当脾肾双补，固摄下焦。

怀山药　茯苓　菟丝子　阿胶赤石脂炒　血余炭　五味子　杜仲　沙苑子　金樱子　莲须　旱莲草

渊按：肝肾八脉之虚，由湿浊混淆，精血频下。若不先清湿热以宁相火，徒事补肾固精，所谓不清其源而欲塞其流，能乎否乎？(遗精淋浊)

丁　水窍精窍，异路同门，二窍不并开，水窍开则湿热常泄，相火常宁，精窍常闭。若水窍为败精瘀浊阻塞不通，则湿热不泄。病已二载，颇服滋补，使湿热败浊漫无出路，致下焦浊气上攻及胃，时时嗳气，腹中不和，二便不爽，失下行为顺之理。诊脉细肢寒，肾阳与胃阳不布，法宜通阳渗湿，益肾化浊。

破故纸　韭菜子　茯苓　萆薢　小茴香　菟丝子

复诊　症势仍然，前方加减。

照前方加桂枝、白芍、龙齿、牡蛎。

三诊　杂药乱投，诸病不除，中气早戕，故腹中不和，大便不畅。至于本病清浊淆混，亦脾虚湿热所致。

萆薢　益智仁　半夏　陈皮　党参　黄柏　石菖蒲　乌药　砂仁

四诊　九窍不和，肠胃病也。胃以下行

为顺,肠以传道为职。肠胃失司,则嗳气,肠鸣,头眩,大便难,小溲混浊,肛门溺窍皆痒。

白术　苦参　茯苓　陈皮　香附　泽泻　六神曲　桃仁　火麻仁　槟榔　青皮　茵陈草

五诊　湿热浊邪,混入清气之中,无路可出,外则肌肤生瘰,如粟且痒;上则头眩,下则溺窍后阴俱痒,精浊时流,大便艰涩。三焦俱受其邪,虚实混淆之病也,疏泄浊邪从下而出,复入交济坎离,虚实同治。

朝服控涎丹十四粒,陈皮汤送下。暮服磁朱丸三钱,沙苑子汤下。

渊按:借控涎丹以泻中焦湿热痰浊,磁朱丸以交济坎离,可谓善于腾挪。(遗精淋浊)

萧　据述病情多系情怀郁勃,肝肾下虚。小溲频数澄脚,遍体机关骨节不利,头面觉麻,此由阴液内亏,风阳绕络,源泉不足,膀胱不化使然。养阴液以息风阳,救源泉以通气化,又须怡情安养,庶几可瘳。

大生地　二冬　龟版　沙苑子　五味子　川断　茯神　沙参　覆盆子　家韭子

渊按:既从七情郁结而来,乃心火不能下交于肾水,致肾关不固,似宜心肾兼治。(遗精淋浊)

张　操觚莲幕,形逸心劳,肾水下亏不能上承于心,心阳内亢而反下趋于肾,即坎离之不交也。不交则诸病生,由是而下为淋浊尿血,宗筋绊痛,上为眩晕咳嗽,心中震跃。诊脉左小右大,内伤虚症何疑。今远道初归,跋涉劳顿,且拟和平补益,庶无畸重畸轻之病。

马料豆　甘草梢　茯神　怀山药　麦冬　建莲肉　沙参　红枣　鲜藕　枇杷叶

复诊　心阴耗损,君不制相,相火妄动,强阳常举,精浊时流,肛门气坠,大便溏薄,心中嘈辣,干嗽无痰,右脉空大,两尺皆虚。法宜补心阴以制相火,益肾气以固元精。

西洋参　黄柏　五味子　知母　牡蛎　大生地　龟版　麦冬

另破故纸盐水炒,韭菜子盐水炒,研末,炼蜜为丸。每服三钱。

渊按:相火旺而肾阴亏极矣。二味为丸,专助肾阳,恐与此证不合。

包　劳碌气虚,湿热随之下陷,淋浊初起觉痛,今而不疼,但觉气坠,小便频数,色黄而混浊不清。仿东垣补脾胃、去湿浊、泻阴火、升清阳方法。

黄芪盐水炒　柴胡　升麻　沙参　茯苓　芡实　萆薢　黄柏　知母　灯心　食盐冲服一捻(遗精淋浊)

吴鞠通医案

叶　四十五岁　乙酉年七月初一日　金实无声,六脉俱弦,痰饮兼之湿痹,小便白浊,先与行湿。

茯苓皮五钱　川萆薢　五钱　通草一钱　桂枝五钱　防己三钱　蚕砂五钱　半夏五钱　杏仁泥四钱　生苡仁五钱　甘草一钱　滑石六钱

服七帖。

十四日　复诊加:

九月初三日　猪苓三钱　泽泻三钱

伏饮湿痹便浊,前与淡渗通阳,已服三十帖,因停药二十余日,现在饮又上泛,胸满短气,腰酸淋浊未除,且与行心下之饮,脉弦细,阳不复。

姜半夏五钱　杏仁四钱　云苓皮五钱　广陈皮三钱　防己四钱　桂枝三钱　枳实四钱　萆薢五钱　通草钱半　晚蚕砂三钱

十二日　服九帖。

去杏仁、防己,加:

薏苡五钱

又服三十余帖。

十月初五日　痰饮、痹症、淋浊,皆寒湿为病,误与补阴,以致湿邪胶痼沉着,急难清楚。前与开痹和胃,现今虽见效不少,究竟湿邪为患,阴柔之邪,久为呆补所困,难以旦夕奏功也。

桂枝四钱　川萆薢五钱　泽泻三钱　姜半

夏六钱　滑石六钱　云苓皮五钱　广皮五钱　蚕砂三钱　车前子三钱　枳实三钱　猪苓三钱　生苡仁五钱

煮三杯，分三次服。

十月二十五日　浊湿误补久留，与开太阳阖阳明法，数十帖之多，虽见大效，究未清楚，小便仍间有浊时，腿仍微有酸痛。

姜半夏一两　桂枝四钱　片姜黄二钱　广陈皮五钱　通草一钱　川萆薢五钱　晚蚕砂三钱　川椒炭三钱　生苡仁五钱　防已三钱　猪苓三钱　小枳实二钱　茯苓皮五钱

十一月十八日　痹症挟痰饮，小便浊，喉哑，先开上焦，后行中下之湿，余有原案。

苦桔梗五钱　甘草三钱　杏仁五钱　半夏一两　云苓皮五钱　生苡仁五钱

喉哑服此。

备用方：

桂枝四钱　广皮三钱　生苡仁五钱　云苓皮六钱　半夏六钱　蚕砂三钱　川萆薢五钱　车前子四钱　滑石一两　川黄柏三钱，盐水炒

便浊服此。（淋浊）

王　三十五岁　渴而小便后淋浊，此湿家渴也，况舌苔黑滑乎？议《金匮》渴者猪苓汤法。但前医大剂地、萸、五味、麦冬、龟胶等，纯柔粘腻补阴封固日久，恐难速愈。戒猪肉介属滑腻。

猪苓六钱　萆薢六钱　泽泻五钱

初五日　渴而小便短，便后淋浊，与猪苓汤法，小便长而淋浊大减，渴止舌黑苔退，惟肩背微有麻木酸楚之象。是脏腑之湿热已行，而经络之邪未化也。与经腑同治法。

生石膏八钱　云苓块五钱，连皮　晚蚕砂三钱　杏仁四钱　广皮钱半　通草一钱　防已二钱　萆薢四钱　生苡仁四钱　桂枝三钱　黄柏炭钱半（泄泻）

类证治裁

王二　给役书馆，夜私出。初便浊，秘不言。后乃不便自遗，瘦怯不任起立，常如欲溺状，或前欲溺而后亦不禁。此浊久气虚下陷也。或以泻热之剂与服，病益剧。予用升举法，佐以利湿。升麻、茯苓、猪苓、白术、半夏、炙草、莲须、莲子。仿治浊固本丸意，滑泄自止。

王　便浊而数，且痛，午后寒热不时，头眩神倦，脉弱，自秋延春，兼溺血点。乃劳力伤阴，阴火迫注膀胱。先用分利法，导赤散加赤苓、莲须、归尾、赤芍药、牡丹皮、栀子、灯草。二服眩痛止，去木通、竹叶，改熟地黄、归身，又加萆薢，三服诸症俱瘳。又令服六味丸愈。

龙砂八家医案

钱维宁　脉细弱，气衰力倦，淋浊便溺作痛，得之劳倦伤中，所谓中气不足，溲为之白也。

归身　白术　益智　茯苓　泽泻　牛膝　萆薢　生甘草　芡实（戚云门先生方案）

问斋医案

精败为浊，水腐为淋。淋出溺道，浊出精道。阴亏火盛，湿热互扰，淋浊交流，涓滴作痛。泄中寓补，通以济塞主之。

大生地　木通　生甘草梢　滑石　粉丹皮　福泽泻　云茯苓　怀山药　山萸肉

昨服导赤、六一之泄水，六味地黄之补肾，泄中寓补，通以济塞。夜来淋浊皆少，平旦至日中较轻，日中至黄昏亦减，玉茎痛涩亦缓，溲色夜黄昼清，已获效机。依方进步。

大生地　粉丹皮　福泽泻　云茯苓　车前子　怀牛膝　白通草　琥珀

依方进步，又服四剂，淋浊悉平。惟阴茎时觉微疼，肝肾阴伤未复，湿蕴余热未清。再以六味、三才、二至，以善其后。

大熟地　粉丹皮　福泽泻　怀山药　山萸肉　云茯苓　天门冬　人参　女贞子　旱莲草(淋浊)

溲如鸡子清,无痛为浊。肾虚精败所致。宜补北方之虚。

大熟地　怀山药　山萸肉　云茯苓　人参　鹿茸　五味子　菟丝子(淋浊)

王氏医案三编

吕慎庵云:余于去冬行路过劳,两足剧痛,调治至今年春杪,似觉小效,而阴头觉冷,因食牛骨髓以冀收功,遂患便浊,茎中梗涩,时欲小溲,腰脊板痛,俯不能仰,清心益肾之品,备尝无效。秋初拖舟直诣潜斋请诊。孟英先生曰:胆经郁火未清,所服牛髓壅气助火,是犹适燕而南其指矣。爰定:沙参四钱,直生地六钱,淡当归一钱,女贞三钱,旱莲三钱,盐川柏一钱,酒龙胆八分,生薏仁四钱,川楝肉钱半,丝瓜络钱半,生甘草梢六分,砂仁八分研冲。一方服十剂,溺涩已减,腰足犹疼,请改方。先生以沙参四钱,生地六钱,淡归身钱半,络石四钱,柏子霜三钱,淡肉苁蓉一钱,酒川柏一钱,川楝肉钱半,鲜竹茹三钱,藕汁一杯和服,为剂。亦服十数帖,证去八九,而小溲犹浑有秽气。先生令以虎潜丸料熬成膏,藕粉和杵为丸,服至三料,小溲清畅,粗健如常。是证也历半载有余,屡访前辈证治,未有毅然直指病源如先生者。获痊后铭感无既,隔垣之视,允宜垂世,敢赘数言,以备采辑。

得心集医案

潘绍辉　得淋浊病,溺则管痛艰涩,茎口时有败精溢出,凡利湿清热养阴制火诸法,久治不效。视其形肥年壮,溺出浑浊,停久底有膏积。据此精溺同出之症,决非小肠湿热。细思溺管与精管外窍虽同,而内窍各别,若果湿热壅塞溺管,则前药岂无一效者?此必少年欲心暗萌,或房劳强忍,精血离位,忍而不泄,古云如火之有烟焰,岂能复返于薪哉?其离位之精,出而不出,日久必聚为腐秽胶浊,且牵引新精妄动,故溺欲出而败精先阻于外,是以管痛艰涩也。若不急驱精管腐浊,徒然渗利溺管,岂非南辕北辙乎?爰拟宣通窍隧瘀腐之法,以牛膝、桃仁、黄柏、山甲、金铃、远志、琥珀、白果、鹿角屑,合煎服之,秽浊果通,溺出如鸦胆子大者六七粒,每粒红白相间,更有精裹血者,共服四剂始痊。须知精道之浊,亦有肾虚不摄之症,然必滑而不痛耳。(淋浊门)

何澹安医案

中气不足,便浊下注,以四君摄精治。

真西党　茯神　牡蛎　北五味　炙草　淮山药　萆薢　牛膝　炒白芍

又丸方,即前方加於术、米仁、湘莲肉。

久浊元虚,六脉无力,健中升清,自然安适。

制於术　萆薢　生米仁　牡蛎　冬瓜子　赤苓　泽泻　沙蒺藜　山药　甘草梢

脾肾两虚,腰痛便浊,未免费心太过,君火下陷,但此患久缠命门,阳气不摄,以致左脉沉弱,大便溏薄。拟补中益气合滋肾法。服过大黄数两未效。

真西党　熟地　茯神　肉桂　炙草　制於术　升麻　枣仁　萆薢　湘莲

丸方:去萆薢,加五味、金樱子、阿胶,捣丸。

误服药酒,热注膀胱,小便下浊,久延不痊,烦渴肉削。诊得六脉并不弦数。兹用补中益气加减法。

西党参　熟地　麦冬　萆薢　升麻　芦

根　制於术　茯神　五味　牡蛎　湘莲

便浊腰痛，督脉受伤，以固精补气治。

大熟地　金樱子　川断　龙骨　净归身　芡实　狗脊　杜仲

久浊不止，肾部痿痛，分清温润治。

西党参　川萆薢　淡苁蓉　杜仲　生归身　大熟地　赤茯苓　沙蒺藜　牡蛎　湘莲肉

尿血兼浊，频解溺痛，左肋不和，恐有蓄血，此方暂服。

川连　萆薢　瓦楞子　甘草　归须　赤苓　元胡索

便浊久缠，湿火下注也。升清分利治。

元生地　川萆薢　炙升麻　赤苓　莲须　丹皮　甘草梢　生米仁　泽泻(淋浊)

医学举要

浊证湿滞为多，而亦有宜于温固者。上海徐德音，浊下如涕，医不辨其为精浊，概以利湿之法治之，久不见效。渐至食则易饥，心火上亢，肾水下趋，形消腰折，寒热频频，督脉阳维交病。余谓此系精浊，非便浊也。用鹿角、菟丝、骨脂等温补下焦，兼服威喜丸而愈。提宪稿房陈寿昌病浊，医者疑其肾阴亏损而致此疾，早投补肾药，少腹胀痛欲死。余用左金清火，合雄鼠粪汤攻浊而愈。(卷六)

寿石轩医案

似遗非遗，似浊非浊，年近五旬，正气不充故也。四君子加远志治之。

太子参三钱　远志肉一钱五分　云茯苓三钱　炒於术一钱五分　粉甘草五分

心肾不交，阴络受伤，小便带浊、带血。脉象弦芤。症延三月有余，再延非宜。

生蒲黄一钱　旋覆花二分五厘(布包)　杭白芍一钱　净归身一钱五分　苏叶旁小茎一钱五分　旱莲草四钱　瓜蒌霜八分　晚蚕沙一钱五分　甘草梢五分　川萆薢七分　灯心草三分　降香屑三分　淡竹叶七片(淋浊)

慎五堂治验录

张小轩，庚辰。脉右寸如无，左尺沉弦，白浊之先，小溲色黄，是肺气不足，湿热下注也。补其不足，泄其湿热，是其治法。

南沙参五钱　金石斛一钱半　茯神三钱　萆薢一钱半　生黄芪三钱　湘莲子十二粒　黄柏一钱半　生甘草一钱半　白螺蛳壳五钱

陆茂春，癸未十一月初五，草庵港。白浊茎痛复发，腰痛肢软，脉弦苔白。湿邪下注，正虚不固，先予分清。

车前子三钱　生草梢三分　蚕砂三钱　谷芽一两　生苡米三钱　牛膝炭七分　杜仲一钱半　五加皮三钱　川萆薢一钱半　川石斛二钱　荷叶一角

浊减七八，仍主原法，加生桑螵蛸五只即愈。

殿撰第四子颂臣，癸未年起小便淋浊，雅用补肺益肾分清而愈。戊子桂秋，此病又发，溺后流精，间有梦泄精滑，大小便牵掣似坠，脉细无力，是肺肾交虚也。用沙、芪、车、萆、乌、柏、草梢等，溲浊渐减，旋加吉参、桔梗而愈，后以龟鹿二仙膏调理。

马培之医案

足跟疽溃久，窜及内踝，又将破溃，夜分发热，汗出即解，虚中夹邪，先为和解。

生首乌　炙鳖甲　当归　川贝母　威灵仙　云茯苓　制半夏　广皮　青蒿　柴胡　炙甘草　生姜　枣

湿热下注，小便后白浊点滴，法以分清。

川萆薢三钱　黄柏淡水炒，八分　炒知母钱

半　赤苓三钱　远志八分　泽泻盐水炒,二钱　茅术八分　石菖蒲五分

别服威喜丸白浊最妙,每服三钱。

久患小便淋滴近带,白浊绵绵,气化失职,湿热下坠。拟开太阳法。

桂枝三分　白术八分　猪苓二钱　赤苓二钱　泽泻二钱

淋浊不止,阴头碎痒不时,肾虚湿热不化,满身筋骨微痛。

大生地四钱　茯苓三钱　怀山药二钱　泽泻钱半　丹皮钱半　益智仁八分　五味子炒,四分　麦冬五钱　萸肉钱半　莲子五粒

湿热下注,小便混浊如膏,遇劳即发,五淋中之劳淋是也。

黄柏八分　知母钱半　赤白苓各二钱　海金沙三钱　泽泻二钱　石菖蒲五分　田字草即河边头四瓣如田字,或仿佛如乌菱丘

张聿青医案

钱左　浊经两月,小溲甚畅,而马口不净,时有渗溢。脉大不耐重按。此气虚矣。

别直参另煎冲,一钱　野於术二钱　炙柴胡四分　沙苑子三钱　泽泻一钱五分　炙绵芪三钱　炙升麻四分　广皮一钱　煅牡蛎四钱　威喜丸二钱,药汁送服(淋浊)

左　病后湿热未清,袭入下焦为浊。当为分清。

炒於术二钱　益智仁七分　制半夏二钱　沙苑子盐水炒,三钱　川萆薢二钱　泽泻一钱五分　赤白苓各二钱　橘皮一钱　二妙丸一钱五分　威喜丸一钱五分。二丸开水先服

赵左　持重远行,气虚湿陷。小便了而不了,足跗带肿。叠经分利,气虚未复,所以沦陷者自若也。拟分利湿邪,参入补气。

西潞党　茯苓　白术炭　生薏仁　炒枳壳　炙绵芪　猪苓　茅术炭　制半夏　泽泻

周左　小溲浑浊如膏。肾虚而湿热内袭,膏淋重证也。

海金砂三钱　建泽泻一钱五分　白茯苓三钱　淡秋石三分　滑石块三钱　磨沉香三分　潼沙苑三钱　大淡菜二只

左　血淋不退,尿管涩痛。湿瘀内阻,不得不为宣通。

海金砂　滑石块　黑山栀　当归须　粉丹皮　车前子　泽泻　淡竹叶　当门子一分,用杜牛膝汁半杯先调服

左　小溲结块如脂,膏淋重证也。

海金砂三钱　块滑石三钱　木猪苓二钱　泽泻一钱五分　淡秋石六分　赤白苓各三钱　黑山栀一钱五分　磨沉香四分,冲　大淡菜二只

又　结块已退,而溲带血。

车前子三钱　炒丹皮二钱　甘草梢五分　海金砂三钱　泽泻一钱五分　牛膝炭三钱　赤白苓各二钱　块滑石三钱　淡竹叶一钱

徐左　向有淋证,兹则马口不净,临溲作痛。湿热并阻膀胱,势难欲速图功。

车前子三钱　茯苓三钱　泽泻一钱　甘草梢八分　细木通八分　制半夏一钱五分　橘皮一钱　瞿麦三钱　牛膝炭四钱　淡竹叶一钱五分　朴硝一钱

又　阴柔苦泄,胃纳如常,然大便带红。脏阴虽亏,而腑中之湿热未清。以退为进。

侧柏炭二钱　炒槐花二钱　茯苓三钱　丹皮炭一钱五分　生牛膝四钱　橘白一钱　泽泻二钱　当归炭一钱五分　大补阴丸三钱,分两次开水下

徐左　淋浊之证,痛者为火,不痛者为湿。小溲之后,马口不净,其为湿流于下,显然可见。

萆薢　橘皮　生薏仁　猪茯苓　制半夏　块滑石　建泽泻　二妙丸

二诊　小溲虽不甚痛,而马口不净。还是湿热混淆,驾轻走熟。再利水而固精宫。

制半夏　焦苍术　川萆　川黄柏　猪苓

生熟薏　车前子　上广皮　赤白苓

王左　由发热而致溲结不爽，甚至带出血块。此热结膀胱，高年之所忌也。

细木通　滑石块　牛膝梢　赤猪苓　丹皮　车前叶　甘草梢　泽泻　瞿麦　淡竹叶　上沉香三分　西血珀四分。二味研细先调服

左　小溲淋浊，阴茎作痒。肝火湿热蕴遏。宜淡渗苦泄。

细木通七分　龙胆草五分　滑石块三钱　柴胡四分　瞿麦二钱　车前子三钱　甘草梢五分　泽泻一钱五分　淡竹叶一钱五分

左　小溲淋痛，痛甚则闭结不宣，欲解难解。脉数洪滑。此湿热蕴结膀胱，膀胱不能化气，所谓气淋者是也。

秋石　磨沉香　滑石块　瞿麦　牛膝梢　官桂　细木通　黑山栀　木香　甘草梢

左　淋痛已止，少腹坠闷亦减，但溲仍频数。膀胱湿热不能遽清。再为分清。

炒麦冬三钱　牛膝梢三钱　黑山栀二钱　木通五分　赤白苓各二钱　滑石块三钱　广木香五分　炙紫菀二钱　川柏片盐水炒，二钱　泽泻一钱五分

左　淋痛虽减于前，而脘腹作痛，小溲频数。肾虚湿热逗留，肝气不和。驾轻走熟，图治非易。

细木通七分　块滑石三钱　黑山栀二钱　甘草梢五分　车前子三钱　牛膝梢三钱　制香附二钱，研　磨沉香四分，冲　整砂仁四粒，入煎

左　淋痛已止，溲仍频数，脘下结块仍痛。下焦之湿热稍清，肝胃之气，不相和协。再为调气。

制香附二钱　砂仁七分，后入　广皮一钱　川草薢一钱　沉香片四分　广木香五分　泽泻一钱五分　白芍一钱五分，吴萸三分拌炒　香橼皮一钱五分　金铃子打，一钱五分

陈左　小溲淋痛，甚至带血。膀胱不司化气。其病也久，其愈必难。

官桂　磨沉香　甘草梢　赤苓　泽泻　秋石　生薏仁　牛膝炭　藕汁

徐左　下坠之气，仍不见松，气一下注，直入尿管，辄痛不能忍，有时由尿管而抵及肛门，亦然作痛，小溲滴沥不爽。右脉濡滑，左部细弱无力。良以肾气亏损，不能收摄。再咸润摄下。

干苁蓉三钱　大茴香盐水炒，八分　厚杜仲三钱　炒黑当归一钱五分　炒杞子三钱　菟丝子盐水炒，三钱　川断肉三钱　炒青盐一分五厘

二诊　盐润摄下，注痛稍退，而小溲仍涩不爽。肾气既虚，病根愈难澈也。

两头尖炒，包　生蒲黄　当归尾　赤白苓　泽泻　柏子仁　生牛膝　川草薢　韭菜根

三诊　小溲尚觉塞滞。水道之中，必有凝瘀内阻。再排湿化瘀，分清精水。川草薢　滑石　冬葵子三钱，研　细木通　牛膝梢　泽泻　石菖蒲盐水炒　甘草梢　西血珀三分　酒炒湘军五分。二味先调服

四诊　小溲已能约束，惟水道尚在窒塞，理宜逐步进逼。然天暑脉虚，不若暂为退守，乘机进治。

川草薢　泽泻　生米仁　细木通　车前子　南楂炭　制半夏　黑山栀　牛膝梢　淡竹叶

五诊　湿浊瘀腐不化，小溲仍然窒滞，漩脚浊腻。再利水而排湿化瘀。

川草薢二钱　白茯苓三钱　益智仁八分　瞿麦二钱　车前子二钱　萹蓄五分　牛膝梢三钱　泽泻一钱五分，盐水炒　石菖蒲盐水炒，三分　木通五分　两头尖一钱五分，炒，包

改方加单桃仁一钱五分、酒炒大黄二钱。

六诊　溲后每有牵腻之物渍于马口，为湿浊未楚之征。然小溲数而难固，心火陷入于肾，肾阴不摄。从心肾主治。

台参须八分　云茯神三钱　生山药三钱　潼沙苑盐水炒，三钱　细生地四钱　柏子霜三钱

远志肉七分　带心莲子三钱，打

左　小溲淋痛，脉形弦滑。此肝火湿热，郁阻膀胱。先为疏泄。

柴胡　黑山栀　淡芩　萆薢　甘草梢　龙胆草　泽泻　车前子　淡竹叶

〔附注〕小溲热赤，泻青丸。淋溲痛甚，用麝珀军应手。

王左　浊虽减少，而尿管有时作痛。还是湿热未清。再拟分利之中，参以苦泄。

川萆薢　福泽泻　赤白苓　焦白术　甘草梢　滑石　陈皮　车前子　制半夏　三妙丸盐汤下，三钱(淋浊)

李左　脉证相安，惟小便仍有牵腻之物。良以瘀腐未清。宜重药轻投。

制半夏　赤白苓　生薏仁　川萆薢　泽泻　猪苓　当门子七厘，杜牛膝汁半小酒杯调，温服

此病已用通利数次矣。乃入房忍精，注于夹膜，故用此法袪之。清儒附志。

二诊　服药后果有白物牵腻纠纠，离马口而下，惟隔日仍然。前方出入。

麝改五厘，牛膝汁一调羹入调。

张左　淋浊之后，瘀腐湿热未清，腐蓄于中，每至夏令，湿热蒸动，与腐相合，精之与水，混淆不清，以致白物时下，小溲作痛。欲固其精，当利其水。

川萆薢　车前子　云茯苓　苍术麻油炒　滑石块　泽泻　制半夏　广皮　湘军三分　沉香一分　血珀三分。三味研细，开水送下(淋浊)

吴左　淋减而浊未定。下焦湿热未清。

苍术麻油炒　萆薢　广皮　制半夏　车前子　黄柏盐水炒　泽泻　赤白苓　生米仁　龙胆草五分　淡竹叶

左　溺有余沥。

制半夏　白术　萆薢　上广皮　赤白苓　生薏仁　泽泻　猪苓　二妙丸(淋浊)

某　高年溲赤漩脚，有粘腻血点。大非所宜。

萆薢分清饮去乌药，加淡菜四苓之类。后用六味丸、生於术作汤及大补阴丸蜜炙紫菀汤下。(淋浊)

应左　尿血之后，转成白浊。辛以化痰，苦以泄热，浊遂止住。今起居如常。调理之计，宜益肾而调脾胃，参以补气和中。

吉林参一两　肥玉竹二两　炒於术二两　陈广皮一两　大生地五两　甘杞子三两　白茯苓二两　炒山药一两　炒扁豆三两　制首乌五两　制半夏一两五钱　女贞子三两，酒蒸　杜仲盐水炒，三两　白归身一两酒炒　杭白芍一两五钱　生熟草各三钱　怀牛膝三两，酒炒　车前子一两五钱　丹皮二两　泽泻一两五钱　潼沙苑盐水炒，三两　建莲肉二两

共研末，以阿胶四两，溶化为丸，每服三钱。

廖左　久浊色带黄稠，茎中有时作痛，每晨目带红赤，腿股酸楚，步履维艰。脉细弦微滑。肾虚湿热伏留未楚，精水混淆不分，精关遂难扃固。拟理湿泄热，而化败浊。

制半夏　生薏仁　益智仁　石菖蒲　川萆薢　上广皮　白术　茯苓　白果肉打　二妙丸二钱，先服(淋浊)

戴左　向有精浊旧恙，湿热内盛，湿注于肠，致大便泄浊，小溲黄赤，精浊泛而更盛，内热胃钝。恐湿热熏蒸，致有身热之类。

制半夏三钱　川萆薢二钱　川朴一钱　腹皮二钱　猪赤苓各二钱　泽泻一钱五分　广皮一钱　生熟薏仁各二钱　滑石四钱　二妙丸二钱，先服(淋浊)

左　高年气虚，湿热下注为浊。宜从补气之中，参以分利。

人参须　野於术　广皮　赤白苓　生熟米仁　制半夏　川萆薢　猪苓　杜仲　生熟谷芽

左　小溲漩脚起沫，有时作痛。脉象左大。此肾虚而湿热留恋。拟苦以泄之，咸以

化之。

秋石三钱　煅牡蛎三钱　车前子二钱　茯苓神各二钱　大贡菜二只　大补阴丸四钱,分二次服(淋浊)

柳宝诒医案

蒲　相火与湿热由肝下注,小便浊而不爽。法当清肝疏浊,俾瘀热得以通行,乃见松象。

萆薢　猪苓　甘草梢　牛膝梢　黑山栀　丹皮　牡蛎　川柏　砂仁　银花　通草　竹叶　灯心

另:西珀屑四分　酒炙大黄炭八分　二味研末,冲服。(淋浊)

戴　溲浊半年,历经清涤,未获全愈。脉形软弱微数。致病之由,不外肾阴亏损,脾湿下陷;但病每多见于傍晚,兼有内热盗汗,白浊遗泄并作。是阴虚之热,与相火之动,均经并入膀胱。前方脾肾两治,初有小效。拟合入封髓法,仍不外固肾健脾,养阴利湿之意。

党参　於术　茯苓　绵芪　淮山药　川柏　砂仁　甘草梢　车前子　菟丝子　生地炭　丹皮炭　左牡蛎　连翘心　荷叶(淋浊)

童　浊病复发,别无痛楚之象。脉右关渐大,余部俱数。有肾气内亏,湿浊滑注之象。通涩两非所宜,拟方用清摄法。

萆薢　泽泻　於术　茯苓　车前子　川柏炭　砂仁　生甘草　淮山药　牡蛎　菟丝子　女贞子　莲子

另:威喜丸三钱,开水送下。

都　便后流浊,历年不愈,脉象细弱,按之弦数,舌苔黄腻。正气虽虚,仍当清化。

萆薢　车前子　甘草梢　川柏　砂仁　赤苓　苡仁　牡蛎　广陈皮　丹皮　黑山栀　沙苑子　莲子

另:威喜丸三钱　空心灯心汤送下。

张　淋浊渐平,而气陷不爽。湿热乘虚下注,肾气不摄。脉数,左尺不静。病重于午后,兼作内热,真阴之气亦虚。拟以固摄肾气,于养阴中兼清摄之意,未可专持通利也。

於术　茯苓　淮山药　绵芪　生地　北沙参　川柏　砂仁　海金砂　沙苑　菟丝子　牡蛎　莲子　荷叶

另:威喜丸、三才封髓丹(各半),和匀,服之。

朱　右尺脉弦硬不和。相火下注,湿热留恋,遗浊不止。法当清火摄肾。

川柏　砂仁　炙甘草　车前子　茯苓　丹皮　牡蛎　莲须　金樱子　天冬　灯心

另:威喜丸(吞)

李　相火不藏,肾气不守。脉象弦数而硬。湿火乘虚下陷,浊痛虽减,而气不能摄。宜清心兼以固气。

北沙参　绵芪　牡蛎　炙黄柏　砂仁　炙甘草　茯苓神各　车前子　萆薢　潼沙苑　菟丝子　木香　莲子

郑　水浊不爽,脉细弦数。相火挟湿热注于下焦,肾气不摄。当先清泄。

太子参　川柏　砂仁　牡蛎　丹皮　黑山栀　菟丝子　茯苓　车前子　甘草梢　女贞子　莲子　灯心

另:威喜丸　开水送下。

郭　病与膏淋相似,而不涩痛。右脉弦硬而数。湿热与相火下注膀胱,动及精室。当先与清化。

细生地　川柏　砂仁　牡蛎　车前子　泽泻　丹皮　茯苓神各　菟丝子　莲子

另:威喜丸　开水送下。

顾　肝火挟湿热下注膀胱,动及精室。每睡时则精浊交下,小便不爽,醒即不然。当清肝摄肾,两法并用。

白芍　刺蒺藜　丹皮　黑山栀　川柏　砂仁　牡蛎　茯苓　车前子　淮山药　菟丝子　莲子

另:威喜丸开水送下。(淋浊)

陆　湿热郁注,溲浊如脂,肢倦内热,口渴,脉软细带数。肾脏受伤,调治非易。拟滋肾分清法。

大生地(炒松)　黄柏(酒炒)　知母　丹皮炭　粉萆薢　甘草梢　蛤壳　桂心　车前子　砂仁(盐水炒)　茯苓　建莲

何　脾气虚陷,胃阴耗烁,舌苔白而少津,因通利过多,小水频数,溲后精浊淋沥。中气既伤,肾气又复不摄。当与脾肾两调,所嫌湿浊未清,滋腻之药,未可遽投耳。

党参(炒)　野於术　炒怀药　连皮苓　北沙参(炒)　苡仁　麦冬肉　车前子(炒)　炙鸡金　牡蛎(盐水煅)　广木香(煨)　菟丝子(盐水炒)　春砂仁　荷叶蒂(淋浊)

齐　湿热流于下焦,为淋,为浊,为阴汗。肝肾与膀胱均病,拟从三经清泄。

粉萆薢　黄柏(盐水炒)　甘草梢　龙胆草(酒炒)　炒丹皮　滑石　海金沙(包)　木通　黑山栀　小生地　牡蛎　淡竹叶

加减:如溲清后,另服威喜丸。

宋　始由白浊,继而溲血,气坠少腹胀硬,此湿浊瘀于下焦,膀胱之气,不能输化如常。法当气血两调。

瞿麦　萹蓄　车前子　木通　牛膝梢　丹皮　鲜生地　银花　桔梗　海金沙(包)　归尾　淡竹叶(淋浊)

昼星楼医案

壬寅九月,畹儿小便淋沥,日数十次,底极浑浊。泰雅堂用滋水利湿数十剂不应。至十月束手无策,浼余诊视。细察肾脉微而迟,肺脉阻滞而气不流通。是下元虚损,上焦积痰,为关格不通之候。盖肺为生化之源,而肾为肺金之子。气道不通,则精液不行。精液不行,则二便艰涩。询其母,果云口渴欲饮,大小便时,必然用力。且内有积痰,阴血又亏。必夜卧善汗,日间常裹外衣。问之果然。遂拟此方滋其阴,行其气,化其痰。大抵清上焦以通阻塞,养肾水以培阴虚。用木香、沉香、莲梗、槟榔者,盖以通关格而利气道故也。自制:

莲梗五寸　天冬一钱　生洋参五分　木香五分冲　槟榔六分　熟地一钱五分　归身一钱五分　陈皮六分　炙龟板一钱五分　沉香末三分冲　去心川贝一钱五分　酒生地八分

前方连服四剂,病减十之六。另拟此方,加服四剂,遂得全愈。方内用山楂者,以遗后白似米泔,脾虚食积之所致也。

打破石莲三钱　川贝一钱五分　首乌一钱五分　盐菟丝二钱　盐泽泻一钱五分　老熟地一钱五分　淮山二钱　炙龟板二钱　莲梗七寸　当归身二钱　山楂肉一钱　甘草梢七分

雪雅堂医案

铭新　白浊涩痛,左脉弦数,应以苦寒泄热,俾火毒仍从小便而去。

银花四钱　干地黄三钱　犀角屑六分　甘草梢一钱　通草一钱　龙胆草八分　浙贝母二钱　清宁丸一钱

张　肝肾虚损,腰痛白浊,用左归合萆薢分清加减。

旧熟地　杞子　杜仲　益智仁　山萸肉　乌药　远志　关沙苑　淮山药　茯苓　萆薢　韭菜子

肾虚湿蕴,时常流浊,利湿伤阴,补肾锢湿,脉来沉细而弦,治必用金石之品,直达至阴之地,方能益肾除湿。

真珠一钱　雄黄五分　梅冰片五分　牛黄五分　琥珀二钱　象贝母二钱　朱砂一钱　青黛五分　生地汁八两　飞罗面五钱　人中白末一钱

打和为丸,每服十丸,开水送下。

邵兰荪医案

长巷沈　浊流未除，小便仍属涩痛，脉濡，气口滑，舌根黄，咳逆，仍遵前法加减为妥。(元月二十九日)

瞿麦三钱　瓜蒌仁三钱　西琥珀八分　川萆薢三钱　车前三钱　木通钱半　丹皮二钱　光杏仁三钱　甘草梢八分　海金沙四钱　血余炭一钱　(引)陈淘米泔水(并煎)

四帖。

介按：肺主气化，今被湿热阻滞，以致浊流未止，故治以清肺渗湿，通血利窍为主。

东关金　心肾不交，阴分尚亏，脉细数，手心热，精竭形怯，小溲乍赤。宜养阴清热为主。(七月一号五月十七日)

细生地三钱　钗斛三钱　夜交藤三钱　川萆薢三钱　川柏一钱，盐水炒　茯神四钱　远志肉八分　生甘梢八分　淡秋石八分冲　地骨皮三钱　生米仁四钱

清煎，四帖。

复诊　养阴清热，精浊较差，脉尚细数，耳鸣，寝寐恍惚，仍遵前法加减为主。(五月二十四日)

细生地四钱　钗斛三钱　川萆薢三钱　茯神四钱　怀山药三钱　炒远志八分　泽泻三钱　生米仁四钱　淡秋石八分，冲　骨碎补三钱　夜交藤三钱　鲜带心莲子七粒

八帖。

介按：此系心神常动，肾精暗泄，以致有形败浊，阻于隧道，随尿而出。前后两方，均是安神宁心，养阴通浊之品，洵属对症之药。(淋浊)

曹沧洲医案

方临顿路　小溲乍通，且有浊下。宜清理法：

龙胆草三钱五分　淡竹叶三钱　连翘三钱　川柏二钱　滑石四钱　郁金三钱　知母二钱　车前子三钱，包　甘草梢三分

殷东山　睾丸偏大，白浊下渗。宜疏泄厥少，分利水道。

制香附二钱　枸橘一钱　丝瓜络二钱　赤芍三钱五分　川楝子三钱　两头尖一钱　忍冬藤三钱　橘核一钱　延胡索三钱　车前子三钱，包　粉萆薢三钱

沈史家巷　心脘痛，时如钻刺，小溲茎痛，并有浊下，脉细，腹胀。宜育阴利湿为法。

旋覆花　川柏　滑石　丹皮　煅瓦楞粉　知母　淡竹叶　黑山栀　炒香青皮　赤芍　甘草梢　朱灯芯(淋浊门)

严(水泼粉桥)　湿热随气下注，少溲茎痛，并有浊下，口干腻，舌白黄。宜清化湿热法。

上川连一钱　川柏盐水炒，三钱　滑石三钱五分，包　朱连翘三钱五分　制川朴一钱　知母盐水炒，三钱　甘草梢一钱　泽泻三钱　白杏仁去尖，三钱　淡竹叶三钱　海浮石四钱，包(淋浊门)

汪(卫道观前)　淋浊四旬余，浊色黄白不一，溲如痛，脉弦。阴分已伤，湿热犹阻。当先清化分利。

龙胆草一钱　细生地四钱　车前子包，三钱　川通草一钱　川柏盐水炒，二钱　淡竹叶三钱　瞿麦三钱　西血珀研冲，五分　知母盐水炒，二钱　甘草梢四分　粉萆薢四钱

淋痛得瘥，浊下未已，脉细。宜标本两治。

细生地四钱　川石斛四钱　川断三钱　料豆衣三钱　川柏盐水炒，二钱　淡竹叶三钱　赤芍三钱　茯苓三钱　知母盐水炒，二钱　甘草梢五钱　车前子三钱，包　朱灯芯三分(淋浊门)

张(乔司空巷)　淋浊四月余，并不作痛，浊色带绿，脉软弦。此气不化湿，尤易伤阴也。宜标本两治。

西洋参一钱，生切　甘草梢四分　川柏三钱五分　粉丹皮三钱五分　漂白术三钱五分　远志炭

七分　知母三钱五分,盐水炒　粉萆薢三钱　茯神四钱　细生地四钱　金樱子三钱五分,盐水炒(淋浊门)

孙(黄塘)　白浊,湿热病也。两月不净,脉弦。阴分伤关,须加意慎调。

细生地三钱　甘草梢四分　丹皮三钱五分　赤苓三钱　川柏二钱　淡竹叶三钱五分　抱木茯神四钱　料豆衣三钱　知母二钱,盐水炒　粉萆薢三钱　连翘三钱　朱灯芯三分(淋浊门)

王(常熟)　淋浊作痛,大便闭,夜来寒热骨痛。当内外两治。

淡豆豉三钱　车前子四钱,绢包　秦艽三钱　黑山栀三钱　瞿麦三钱　白蒺藜四钱　枳壳三钱五分　滑石四钱　赤芍三钱　西血珀四分,研细,冲服(淋浊门)

朱　湿毒化浊,小溲不流利。宜清化分利法。

龙胆草三钱五分　上川连五分,盐水炒　滑石四钱　川通草一钱　川柏二钱,盐水炒　丹皮三钱五分　甘草梢三分　淡竹叶三钱　知母盐水炒　黑山栀三钱五分　粉萆薢四钱　百部一钱　苦参三钱五分　知母五钱　甘中黄三钱　百部五钱　地骨皮五钱　银花五钱　龙胆草五钱

煎汤洗之。(外疡总门科)

孟河费绳甫先生医案

上海应子云,每早茎头流浊色黄,内热腰酸。诊脉细数。肾阴久虚,湿热内蕴。治必宣化湿热,培补肾阴。方用大生地三钱,川楝肉三钱,淡豆豉三钱,山栀钱半,麦冬三钱,石斛三钱,天花粉三钱,南沙参四钱,丹皮二钱,忍冬藤三钱,淡竹茹一钱。连进十剂,浊流色黄已退,每早茎头流如清水。此湿热已化,而肾阴尚虚也。照前方去豆豉、山栀、沙参,加天冬二钱,西洋参钱半,白芍钱半,牡蛎四钱,龙齿二钱。再服十剂而愈。

浙江鄞县马君志千,病白浊,内热喉痛,齿龈浮肿,少腹及两股阴酸,纳谷不易消化。脉来细数。肝阳上升,挟湿热阻气灼营,血热甚炽,气滞不行。遂用京玄参一钱,南沙参四钱,鲜生地四钱,川楝肉钱半,栝蒌根三钱,象贝母三钱,川石斛五钱,连皮苓四钱,炙内金三钱,冬瓜子四钱,广皮白五分,生熟谷芽各四钱,鲜竹茹一钱,银杏肉十粒,秋葵梗五钱。连服十剂而愈。

丹阳林君玉良,患赤白浊半年,腰腿阴酸,心悸神倦,头眩眼花。脉极弦细。湿热未尽,气液已虚。向有痰饮之患,口多清水涎沫。培补气液,清化湿热,必兼蠲痰饮,方合机宜。方用人参须一钱,西洋参钱半,大生地三钱,麦门冬三钱,大门冬三钱,女贞子三钱,黑料豆三钱,川杜仲三钱半,川楝肉钱半,陈广皮一钱,制半夏钱半,茯苓一钱,莲子心五分,银杏肉十料。连服三十剂而愈。

佚名,患淋浊有年,肌肤起颗,成片破碎,时流脂水,腿足内热,暮肿朝消,湿热外发下行,自寻出路。脉来弦滑。抱恙多年,根深蒂固。治宜气血两清,缓缓图功。方用南沙参四钱,京玄参一钱,天麦冬各三钱,鲜生地五钱,生谷芽四钱,大玉竹三钱,女贞子三钱,牡丹皮三钱,仙遗粮三钱,双钩藤钱半,甜川贝三钱,天花粉三钱,梧桐花三钱,川黄柏一钱,冬瓜子四钱,肖杏仁三钱,鲜竹茹一钱,川石斛三钱,犀角尖一分磨冲,犀牛黄五厘过服。(淋浊)

重古三何医案

肝胆热郁生风,遍体作痛,阳明湿邪下注,以致便浊不清,左脉紧大。先用疏风分理,然后进补,庶可奏效。

白术　茯神　归身　羚角　萆薢　秦艽　蒺藜　川断　米仁　忍冬藤

接服:冬术　川断　牡蛎　首乌　归身

赤茯神　蒺藜　甘草　米仁　细桑枝(肝风类)

阮氏医案

王　小便淋浊,如泔如脓,溺时痛楚异常。此系肝火下注,湿蒸热迫所致,拟以分清饮加味治之。

粉萆薢二钱　白茯苓二钱　益智仁八分　台乌药八分　西草梢八分　九节蒲八分　肥知母二钱　川黄柏二钱　龙胆草一钱半　软柴胡八分　西琥珀八分

尿频案

卫生宝鉴

中书右丞合刺合孙,病小便数而欠,日夜约去二十余行,脐腹胀满,腰脚沉重,不得安卧。至元癸未季春下旬,予奉圣旨治之,遂往诊视,脉得沉缓,时时带数。尝记小便不利者有三,不可一概而论也。若津液偏渗于肠胃,大便泄泻,而小便涩少,一也,宜分利而已;若热搏下焦津液,则热湿而不行,二也,必渗泄则愈;若脾胃气涩,不能通利水道下输膀胱而化者,三也,可顺气令施化而出也。今右丞平素膏粱,湿热内蓄,不得施化,膀胱窍涩,是以起数而见少也,非渗泄分利,则不能快利,遂处一方,名曰茯苓琥珀汤。《内经》曰:甘缓而淡渗。热搏津液内蓄,脐胀腹满,当须缓之泄之,必以甘淡为主,是用茯苓为君。滑石甘寒,滑以利窍;猪苓、琥珀之淡以渗泄而利水道,故用三味为臣。脾恶湿,湿气内蓄,则脾气不治,益脾胜湿,必用甘为助,故以甘草、白术为佐。咸入肾,咸味下泄为阴,泽泻之咸以泻伏水;肾恶燥,急食辛以润之,津液不行,以辛散之,桂枝味辛,散湿润燥,此为因用,故以二物为使。煎用长流甘澜水,使不助其肾气,大作汤剂,令直达于下而急速也。两服减半,旬日良愈。

茯苓琥珀汤:茯苓去皮　琥珀　白术各半两　泽泻一两　滑石七钱　木猪苓半两,去皮　甘草炙　桂去皮,各三钱

上八味为末,每服五钱,用长流甘澜水煎一盏,调下,空心食前。待少时,以美膳压之。(卷二)

校注妇人良方

一妇人患前症,小便频数,日晡热甚。此肝脾血虚,气滞而兼湿热也。用加味逍遥散加车前子而愈。

一妇人患前症,发热烦躁,面目赤色,脉洪大而虚。余谓此血虚发燥,用当归补血汤数剂而痊。

一妇人久患前症,泥属于火,杂用寒凉止血之剂,虚症悉具。余曰:此脾胃亏损而诸经病也,当补中气为主。遂以六君子、补中二汤,兼服两月余,寻愈。(妇人小便数方论第三)

素圃医案

张紫山学博,初夏自真州归,其夜小便频频欲解,又复不多,有二三十次,初不知服何药。三日后小便略通,即肛门下迫而痛,频欲大便,而粪又不燥,竟不能坐,惟欹倚而立。诊其脉,沉弦细紧,舌紫,微渴。余以初病小便频,脉又沉紧,作厥阴中寒处治。用当归四逆汤本方,四剂不效。先年曾患痔,又令疡科视之非痔,用补中益气汤,则痛坠愈甚。详审其脉,沉细而紧,少阴脉也。肾主二便,闭窍于二阴,频频欲便,亦少阴病也。作少阴下利

治法,用四逆加人参汤主之。附子三钱,茯苓、干姜各二钱,人参、甘草一钱,二剂知,四剂减,八剂肛全不坠。又仍如初病时小便频而痛也,余因悟初由厥阴失治,传入少阴,得四逆汤出少阴,又复回厥阴矣,重用当归四逆汤本方,加干姜、附子,两阴并治,惟恐过热伤阴。每日间服乌梅丸六十粒,以通其格拒之邪,七日后则全愈。议以八味地黄丸调理,三四服后,虚火发而停药,病已痊。一月复如前,小便频解而作痛,彼以前效之方,自配药服,愈服愈甚,又求治。则脉细数,两尺更甚,与前脉不同。余曰:此肝肾虚火,必失精之故。紫兄云:数日前果梦遗惊觉,未泄也。余曰:此肝火证,非前肝冷证,因遗未泄,必有瘀精,用生料地黄汤,去山茱萸,加牛膝、车前子、当归、赤芍、生甘草,七八剂后,痛止溺通,出败精而愈。夫均一人也,同一病也,前后治之各别而皆效者,凭脉故也。此凭脉不凭证之治法。(男病治效)

薛案辨疏

考功杨朴庵,口干舌燥,小便频数,此膀胱阳燥阴虚,选用滋肾丸以补阴而小便愈;再用补中益气、六味地黄以补肺肾而安。若汗多而小便短少,或体不禁寒,乃脾肺气虚也。

疏曰:此案云膀胱阳燥阴虚,先用滋肾,再用六味,前边华泉案云肾经阳虚热燥,用六味丸、滋肾。一曰阴虚,一曰阳虚,皆用此二丸治之;一曰膀胱,一曰肾经,皆用二方治之,足见腑病即脏病,阳虚即阴虚也。但看火盛者用滋肾,水亏者用六味;火盛水亏者,合而用之而已。然余谓小便不利及频数淋沥等症,皆属肾经阴虚,阳不能气化之故。《经》曰:气化乃能出焉。气属阳,欲化其气,非肉桂不能,故阴虚而阳无化者,滋肾丸有肉桂以化之,而阳虚阴无以化者,六味丸亦当少加肉桂以化之。六味沉滞,何能化其阳气耶?其兼用补中益气者,以口舌干燥为肺气虚也,或更见肺脉空虚可据耳。若汗多云云为脾肺气虚,则并滋肾丸亦不可用,以其害也,故李梧山案只用补中、六味,而不用滋肾。若热太甚者,并不可用补中,故边华泉案只用六味、滋肾,而不用补中也。(脾肺肾亏损小便自遗淋涩等症)

尚友堂医案

抚州陈增高室人,患小便频数无度,至夜更甚,不能安寝。诸医调治,莫识病由。乙巳冬,迎余诊之。少阴脉旺,太阴脉衰,系有子之征。因中年受孕,气虚血弱,致有此症。盖胎系于脾而固于肾,脾气虚则胎不升举而下压膀胱,肾不固则子房松泛而腰重欲坠。日则阳从上升,勉强支持;夜则阴从下降,便愈短数。遂投以归脾汤去茯神、木香,加杜仲、续断、菟丝子、覆盆子、熟地、鹿鞭、桔梗、棉线、龙眼肉煎服。又用黄芪炖鸡,食至两旬而胎固,小便如常。丙午二月临产顺快,且得男焉。(治孕妇便数)

张聿青医案

朱左　肾气不足,暮夜溲多,脾胃气虚,纳少胃钝。脉濡,苔白少华。宜补气益肾。

台参须一钱　炒於术二钱　煨益智仁八分　菟丝子盐水炒,三钱　白茯苓三钱　炒山药三钱　土炒广皮一钱　潼沙苑盐水炒,三钱　生熟米仁各二钱　玫瑰花二朵

邱左　小溲频数而不作痛。脉滑,苔黄质腻。此痰湿有余,膀胱之气,为湿所压。证已年余,驾轻走熟,恐难一蹴而几①。

川萆薢　益智仁盐水炒　赤白苓　广皮　猪苓　石菖蒲盐水炒　制半夏　白蒺藜　泽泻　天麻　大淡菜

① 一蹴(cù 促)而几:比喻事情轻而易举,一下子就成功。蹴,踢;几,近,及。

某　大便仅下坚黑一粒，小便多而不爽，是名频数。皆由湿热蕴阻。宜用分利。

木猪苓　萹蓄　制半夏　木通　泽泻　生米仁　广皮　甘草梢　滋肾通关丸(溲数)

遗尿案(小便不禁案同见)

女科撮要

一妇人两足发热，日晡益甚，小便自遗，或时不利。余以为肝热阴挺，不能约制，午前用白术、茯苓、丹皮、泽泻各五分，干山药、山茱、麦门各一钱，熟地四钱，酒炒黑黄柏七分，知母五分，不数剂而诸症悉愈。若用分利之剂，愈损真阴，必致不起。(经候不调)

孙文垣医案

倪二南先生内人，小水不禁，一日二十余起。脉右寸洪而有力，左寸虚，右尺沉微。此心肾不交之症也。以当归、远志、丹参、牡丹皮、桑螵蛸、人参、山茱萸、益智仁、黄柏、知母为丸，服之，五日为安。后凡遇辛苦则发，以此服之立效。(卷二)

里中医案

张七泽夫人小便不禁

大方伯张七泽夫人，谷食不安，小便不禁。余曰：六脉沉迟，两尺益甚，水泉不藏，转输违度，是衰火不能生弱土也。以理中汤、八味丸并进，再剂而验，十剂而瘥。

马氏医案并附祁案王案

肺消传为不食，白垩，小便不禁，脉数，右弦，阴亏而阳失其基矣。

薤白　麦冬　鹿茸　桑螵蛸　鸡内金　覆盆子

东皋草堂医案

一女子年近二十，每卧必遗尿，用菟丝子丸，猪胞炙碎，煎汤下而愈。或问曰：室女元气克足，且面色红润，何故作虚治耶？曰：凡遗尿属下元虚冷者多，间有属实热者，百不得一也。今两颧色赤，明系虚火上炎之徵。仲景云：其面戴阳，下虚故也。斯言岂欺我哉！菟丝子酒蒸，二两，牡蛎煅粉、附子炮、五味子、鹿茸酒炙。各一两，肉苁蓉二两，桑螵蛸酒炙，五钱，鸡膍胵炙，五钱，为细末，酒糊丸如梧子大，每服七十丸。(癃闭遗尿)

薛案辨疏

大司徒许函谷，在南银台时，因劳发热，小便自遗，或时不利，余作肝火阴挺，不能约制。午前用补中益气加山药、黄柏、知母，午后服地黄丸，月余诸症悉退。此症若服燥剂，而频数或不利，用四物、麦冬、五味、甘草；若数而黄，用四物加山茱、黄柏、知母、五味、麦冬；若肺虚而短少，用补中益气加山药、麦冬；若阴挺痿痹而频数，用地黄丸；若热结膀胱而不利，用五苓散；若脾肺燥不能生化，用黄芩清肺饮；若膀胱阴虚，阳无以生而淋沥，用滋肾丸；若膀胱阳虚，阴无以化而淋涩，用六味丸；若转筋小便不通，或喘急欲死，不问男女孕妇，急用八味丸，缓则不救；若老人阴痿思色，精不出而内败，小便道涩痛如淋，用加减八味丸料加车前、牛膝；若老人精已短竭，而复耗之，大小便道牵痛，愈痛愈欲便，愈便则愈痛，亦治以前药，不应，急加附子；若喘嗽吐痰，腿足冷肿，腰骨大痛，面目浮肿，太阳作痛,亦治以前药;若愈痛而小便仍涩,宜用加减八味丸以缓治之。

疏曰:阴挺失职,不能约制,致令小便自遗,或时不利,实肝经火盛之症。然此案因劳则脾气虚矣。而先生仍曰肝火,其所用之药,又是升提脾气之方,而所加之品,又是清降肾火之剂,何也?盖此症之本,本乎肝火也。今因劳而致者,多伤脾气,多动肾火,脾气伤则肝木自强,肾火动则肝火自炽,故仍曰肝火。而其因则因乎劳,故用药如是。然必有脾虚脉症现,而后可用补中;肾火脉症现,而后可用知、柏。不然肝火独盛者,补中适所,以燎拨其原,知、柏未免诛伐无过矣。然余闻脾虚者忌用寒凉,未见可用补中之症而加知、柏者也,虽加山药以防泄泻,然不能胜知、柏之苦寒,岂有是病当用是药而无碍乎甚矣!加减之不可拘也。若此症而有肝火独旺者,当用小柴胡清肝经气分之火,逍遥清肝经血分之火,皆继以六味丸,其补中益气又非所宜。至于种种论治,可谓曲备诸法。然但有病原,而无脉症可据,后人未免有交臂失之之误。如服燥剂而频数云云者,可问而知,或未得其详,须知必有口干唇燥,舌粗咽痛,及大便燥结,午后夜间干热等症,脉见左手涩数,或兼见于右寸可验。如肺虚而短小云云者,须知必有面白神怯,短气力乏,或久嗽自汗,便溏食少等症。脉见右寸关虚软或空洪无力可验,如阴挺痿痹云云者,须知必有肝火旺,肾阴虚及茎痿而缩,或小便无度,或淋沥不禁等症,脉见肝肾洪数或虚洪可验;如热结膀胱云云者,须知必有邪气从太阳传入太阴里症,及补益甚烦躁,茎中热痛等症,脉见左手浮洪或左手沉实可验;如脾肺燥云云者,须知必有如前服药燥剂诸症,但前是伤血分虚症,此是伤气分实症,或加燥渴引饮而热,在午前较午后稍愈等症,脉见右寸关洪动或涩数有力可验;如膀胱阴虚云云者,须知必有肾经气虚等症,脉见两尺虚洪无力或只见左尺可验;如转筋小便不通云云者,此症每多暑湿所致,何可必用八味?须知必有手足厥逆,面青神慢,口鼻气冷等症,脉见六部沉迟或右尺不起可验;如老人阴痿思色云云者,须知必有毛际肿痛,腰疼腿酸,及姬妾颇多,素所好色等症,脉见六部沉涩,或沉迟微弱,或只见两尺可验;如老人精已竭而复耗云云者,须知必有好色斫丧之验,而后可决以上二症,不特老人有之,即少年好色者,亦有患之。至于咳嗽吐痰云云者,即前二老人症之剧处,非别一症也。故继之曰若痛愈而小便仍涩云云,详见褚氏遗书精血篇,但无治法耳。(脾肺肾亏损小便自遗淋涩等症)

刘大恭年逾六旬,形气瘦弱,小便不禁或频数,内热口干,或咳痰喘晕。余以为肺肾气虚,用六味丸、益气汤以滋化源。不信,反服补阴降火涩精之剂,阴窍作痛或小便不利,仍服前药,不两月而殁。

疏曰:此案小便不禁或频数及咳痰喘是肺气虚也,内热口干及晕是肾气亏也,故曰肺肾气虚。然肺病则脾必病矣,而独不言脾者何也?盖不言有饮食少进,大便泄泻,肢体倦怠等症,故遗脾而独曰肺肾也。然即脾病而所用药亦不出此耳,余尝论小便诸症治法,要以实者通之,虚者涩之,已不知病必有源,其源在于脏腑,舍腑脏之源而不求,乃笼统以通涩为事,未见其可也。夫小便为膀胱之所司,而膀胱属寒水之腑,故小便诸症其虚其实,皆责于水道通塞。不知肺为水源,肺气不降,则水道固自有病,而肺气不升,则水道之为病更多也。肾为水,主肾气。有邪则水道固自有病,而肾气有亏,则水道之为病更多也。此肾气丸、益气汤所以为滋化源之品,而于小便诸症,更切于他症也。今观夫服补阴降火涩精之剂,而反阴窍作痛,小便不利者,是降之涩之,适所以增剧也。(脾肺肾亏损小便自遗淋涩等症)

续名医类案

张三锡治一人,病风狂,服甘遂等利药太

过，小水不禁，服桑螵蛸散，未终一料而安。真桑螵蛸同桑皮炒、远志、菖蒲、龙骨、人参、茯苓、当归、龟板醋炙，以上各一两，为末，以参汤调下二钱。(卷二十·小便不禁)

王执中壮年寓学，忽有遗沥之患。因阅方书，见有用五倍子末酒调服者，服之愈。药若相投，岂在多品？而亦无事于灸也。(《资生经》)(卷二十·小便不禁)

王旭高临证医案

徐、少腹之块已平，小便已利而反不禁。素有肝风脾泄宿恙，近增右手麻木。脉象弦大而滑，时觉痰多气升。此中气已虚，精血不足，内风走络，脾湿生痰，法当兼顾。

制首乌、怀山药、冬术、归身、白芍、菟丝子、沙苑子、茯苓、党参、半夏、陈皮、桑枝(肝风痰火)

类证治裁

族姑、衰年病后失调，遗溺不禁，两尺濡弱。症由膀胱血虚，溺孔不能约制水液。用归身、白芍药、杞子、沙苑子、覆盆子、杜仲(炒)、核桃肉、红枣、熟地黄(炒)。煎服效，后用补中益气汤而固。

尚友堂医案

黄衡英先生，年近古稀，常有遗溺，踵门而治者不可胜数。询所服方，尽是滋阴之药。诊得左手三部，脉尚和平；唯右手三部，脉俱微细。余曰：此症气虚脾弱，釜底火衰。法宜益气助阳，使火土相生，则脾气旺而土可实水，元气固而溺自不遗。盖少年人不患阳亏而患阴亏，老年人不患阴亏而患阳亏。若过服滋阴则脾先受害，土不制水，水满必溢，溢则溺多，遂至自遗。未识能相信立方否。(论老年遗溺)

雪雅堂医案

张　肾虚小便不禁，两尺细弱，温固下元，佐以益虚。

川熟附三钱　覆盆子三钱　胡桃肉三钱　甘杞子五钱　云茯苓三钱　北鹿茸八分　破故纸三钱　菟丝饼三钱　家韭子三钱

小便不禁，治应温固下元。

覆盆子、甘杞子、益智仁、破故纸、黑附片、台乌药、胡桃肉、菟丝饼、青龙骨

李子翁　年近古稀，夜间小便不禁，尿床，溺中带血，两尺脉虚细，参用孙真人升固八脉法。然肾以温为养，肝宜凉乃平，故温肾必佐凉肝，否则宣动矫阳耳。

桑螵蛸三钱　破故纸钱半　菟丝饼二钱　巴戟天二钱　韭菜子二钱　生龙骨三钱　川杞子三钱　川杜仲二钱　鸡内金二钱　生牡蛎三钱　钗石斛三钱　血余炭三钱

邵兰荪医案

老埠头寿　泻犹未除，左脉虚细，右濡，小便不禁。姑宜分清养阴。

生地三钱　川萆薢三钱　淡秋石八分　潼蒺藜三钱　怀山药三钱　车前子三钱　茯苓四钱　生米仁四钱　泽泻三钱　桑螵蛸钱半　石莲子三钱，引　陈淘米泔水并煎

介按：《经》曰：下虚则遗尿。又曰：膀胱不约为遗尿。今以膀胱失约，无气以固，而致小便不禁。又因脾气未健，湿热未净，而泻犹未除，故治法于渗湿扶脾之中，参用缩小便之味。(遗尿)

上池医案

心为君主，神志内寄，昨因劳动心思，寐中遗溺，稍有身震充斥，皆由此所致。播扬神志，病所最忌，治法不过汇聚精神，别无良图。

人参、当归炒、甘枸杞炒、大生地、黄芪、茯神、麦冬、制於术、白芍干打、生龙骨、新绛屑、人参、炒甘枸杞、麦冬、制首乌、炒当归、大生地、茯神、血珀屑灯心共研、建莲肉七粒每粒将铅针刺七孔

也是山人医案

周(十八) 冲年遗溺，知识太早，肾脏不司藏聚，非关足太阳腑经，当从心肾议治，亦肾与膀胱表里相应之征也。

熟地四钱 覆盆子一钱 芡实一钱 桑螵蛸二钱 龙骨生打，三钱 建莲三钱 远志八分 五味子一钱 茯神二钱(小便不禁)

孟河费绳甫先生医案

广东潮州赖君竹林，患遗尿三年，肢节掣动。脉来细弦。是肾失封藏，膀胱不约，肝阳疏泄太过。治必补肾益气，兼镇肝阳。方用九制熟地三钱，紫河车三钱，人参须一钱，益智仁钱半，枸杞子三钱，覆盆子一钱，左牡蛎四钱，龙齿二钱，白芍钱半，橘红一钱，杜仲三钱。连进三剂，遗尿肢掣皆止。照方加补骨脂一钱，以善其后。(遗尿)

癃闭案(小便不利案同见)

校注妇人良方

一妇人素有前患(小便不通)，内热体倦。余以为肝火血少，脾气虚弱，用八珍、逍遥二散，兼服月余而小便利，又用八珍汤而气血复。

一妇人患前症(小便不通)，面青胁胀，诸药不应。予以为肝经气滞而血伤，用山栀、川芎煎服而愈。

一妇人小便不利，小腹并水道秘闷，或时腹胁胀痛。余以为肝火，用加味逍遥散加龙胆草，四剂稍愈。乃去胆草，佐以八珍散加炒黑山栀，兼服而瘥。(妇人小便淋沥不通方论第一)

一妇人小便淋沥，小腹胀闷，胸满喘急，诸药不应。余视为转脬之症，用八味丸一服，小便如涌而出。

一妇人因郁怒，小便滴涩，渐至小腹肿胀，痰咳喘促。余用八味丸料煎服，小便即利而痊。

一妇人素善怒，小便淋沥不利，月经不调半载矣。或两胁胀闷，或小腹作痛，或寒热往来，或胸乳作痛，或咽喉噎塞，或两脚筋挛，或肢节结核，面色青黄不泽，形气日瘦，左关弦洪，右关弦数。此郁怒伤肝脾，血虚气滞为患。朝用加味归脾汤以补脾气，解脾郁，祛肝火；夕用滋肾丸、生肝散，滋肾水以生肝血，抑肝火，舒筋膜。兼服月余而愈。(妇人转脬小便不利方论第二)

名医类案

东垣治一人，病小便不利，目睛突出，腹胀如鼓，非鼓胀，因小便不出而胀。膝以上坚硬，皮肤欲裂，饮食且不下。服甘淡渗泄之药，皆不效。李曰：疾深矣，非精思不能处。思之半夜，曰：吾得之矣。《内经》有云：膀胱者，津液之府，必气化乃能出焉。今服淡渗之药而病益甚者，是气不化也。启元子云：无阳则阴无以生，无阴则阳无以化。甘淡气薄皆阳药，独阳无阴，其欲化得乎？明日以滋肾丸群阴之剂投之，再服而愈。方见丹溪。

长安王善支病小便不通，渐成中满，腹大，坚硬如石，壅塞之极，腿脚坚胀，裂出黄

水，双睛凸出，昼夜不得眠，饮食不下独为关。痛苦不可名状。伊戚赵谦甫诣李求治，视归，从夜至旦，耿耿不寐。究记《素问》有云：无阳则阴无以生，无阴则阳无以化。又云：膀胱者，州都之官，津液藏焉，气化则能出矣。此病小便癃闭，是无阴而阳气不化也。凡利小便之药，皆淡味渗泄为阳，止是气药，阳中之阴，非北方寒水阴中之阴所化者也。此乃奉养太过，膏粱积热，损北方之阴，肾水不足。膀胱，肾之室。久而干涸，小便不化，火又逆上而为呕哕，非膈上所生也，独为关，非格病也。洁古云：热在下焦，填塞不便，是关格之法。今病者内关外格之病悉具，死在旦夕，但治下焦可愈。随处以禀北方寒水所化大苦寒之味者黄柏、知母，桂为引用，丸如桐子大，沸汤下二百丸。少时来报，服药须臾，如刀刺前阴火烧之痛，溺如瀑泉涌出，卧具皆湿，床下成流，顾盼之间，肿胀消散。李惊喜曰：大哉！圣人之言，岂可不遍览而执一者也。其症小便闭塞而不渴，时见躁者是也。凡诸病居下焦，皆不渴也。非先生不能道此话。二者之病，一居上焦，在气分而必渴；一居下焦，在血分而不渴，血中有湿，故不渴也。二者之殊，至易别耳。治下焦。（淋闭）

一人小便不通，医用利药，益甚。脉右寸颇弦滑，此积痰在肺。肺为上焦，膀胱为下焦，上焦闭则下焦塞，如滴水之器，必上窍通而后下窍之水出焉。以药大吐之，病如失。

一妇脾疼后大小便不通。此痰隔中焦，气聚下焦。二陈加木通煎服，再一服，探吐之。

沈宗常治黎守溺不下，或窜以药，益闭。常曰：结络不解，痰成癖，法当吐。果吐而溲如故。（淋闭）

滑伯仁治一妇，病艰于小溲，中满喘渴。一医投以瞿麦、栀、苓诸滑利药，而秘益甚。诊其脉，三部皆弦而涩。曰：《经》云：膀胱者，州都之官，津液藏焉，气化则能出矣。所谓水出高源者也。膻中之气不化，则水液不行，病因于气，徒行水无益也，法当治上焦。乃制朱雀汤，朱雀汤：雄雀肉一只，赤小豆一合，人参一两，赤茯苓一两，大枣肉一两，小麦一两，紫石英一两，紫菀五钱，远志五钱，丹参五钱，甘草三钱，和匀为粗末，每服三钱，水煎，食远温服。河间朱雀丸：茯神二两，沉香五钱，朱砂五钱，参汤下。倍以枳、桔，煎用长流水，一饮而溲，再饮气平，数服病已。东垣案渴，此案不渴，分在气在血，合前东垣案看之，方知其妙。

一妇年六十余，病小溲闭若淋状，小腹胀，口吻渴。诊其脉，沉且涩。曰：此病在下焦血分，阴火盛而水不足，法当治血。血与水同，血有形而气无形，有形之疾当以有形法治之。即以东垣滋肾丸，服之而愈。两案，一弦而涩，一沉而涩，以渴者属气分，不渴者属血分。（淋闭）

唐与正治吴巡检，病不得前溲，卧则微通，立则不能涓滴。医遍用通小肠药，不效。唐因问吴：常日服何药？曰：常服黑锡丹。问：何人结砂？曰：自为之。唐洒然悟曰：是必结砂时铅不死，硫黄飞去，铅砂入膀胱，卧则偏重，犹可溲，立则正塞水道，以故不能通。令取金液丹三百粒，分为十服，煎瞿麦汤下之。膀胱得硫黄，积铅成灰，从水道下，犹累累加细砂，病遂愈。《夷坚志》夫硫黄之化铅，经方所载。苟不察病源而以古方从事，未见其可也。（淋闭）

《元戎》载一人小溲不通，一切利小溲药不效。以其服附子太过，消尽肺阴，气所不化，师用黄连、芩解毒而得通。

刘子安病脑疽，服内托散，后泄不止，小便大不通，亦消肺阴之过，诸药不效。郭子明辈用木通、五苓导之，愈秘。刘用陈皮、茯苓、生甘草之类，肺气下行，遂通。若止用利小便药，其不知本甚矣。《医垒元戎》（淋闭）

程仁甫治孚潭汪尚新之父，年五十余，六月间忽小便不通，更数医，已五日矣。予诊，其六脉沉而细。曰：夏月伏阴在内，因用冷水

凉药过多，气不化而愈不通矣。用五苓散倍加肉桂桂属龙火，使助其化也，外用葱白煎水热洗，一剂顿通。(淋闭)

一妇年五十，患小便涩。治以八正散等剂，小肠胀急不痛，治里不效。身如芒刺。朱以所感霖淫雨湿，邪尚在表，此症脉必浮濡而不数，不然，身如芒刺属湿火居多，何以断之为湿邪在表耶？立斋一案时或身如芒刺，亦作湿治。因用苍术为君，附子佐之发表，一服即汗，小便随通。汗法。

一人年八旬，小便短涩，分利太过，致涓滴不出。盖饮食过伤其胃，气陷于下焦。用补中益气汤，一服即通。升法。琇按：此当入淋秘。(秘结)

齐王太后病，召臣意入。诊脉，曰：风瘅客脬注云：脬，膀胱也。言风瘅之病客居在膀胱。难于大小溲肾主二便，与膀胱为表里，溺赤湿生热。臣意饮以火齐汤，即黄连解毒汤或云川连一味为火齐汤。一饮即前后溲，再饮病已，溺如故。病得之流汗出滫音巡。滫者，去衣而汗晞也。去衣汗晞，风湿应肺受之。盖肺主通调水道，而移于膀胱，故曰客也。所以知齐王太后者，臣意诊其脉，切其太阴之口肺部。湿然，风气也。《脉法》曰：沉之而大坚，浮之而大紧者，病主在肾。肾切之而相反也，脉大而躁。大者，膀胱气也；躁者，中有热而溺赤。《史记》(风瘅)

保婴撮要

一小儿五岁，小便不利，用五苓散分利淡泄之药，益加不通，小便阴囊渐肿。先兄谓前药复损真阴也，用六味丸料加牛膝、肉桂、车前子，佐以补中益气汤而痊。(小便不通)

一小儿八岁，先小便涩滞，服五苓散益甚；加木通、车前之类，腹胀吐痰；加枳壳、海金砂而胸满阴肿，遍身发浮。余用六味丸煎送滋肾丸而痊。此皆禀父气所致，其作湿热痰气治之而殁者多矣。(小便不通)

一小儿小便不通，服五苓之类不应，颏间及左腮色赤。乃肝肾虚热也，用四物、山栀及地黄丸而愈。后因感冒误汗，小便仍不利，余用补中益气汤加麦门、五味而安。(诸淋)

一小儿小便不利，衄血，鼻色赤。属脾肺有热也，用《济生》犀角地黄汤而愈。后颏间常赤，作渴有痰。此禀赋肾气不足，用地黄丸而诸症瘥。(诸淋)

孙文垣医案

癸巳秋仲，南都大司马袁洪溪老先生，以兼署工部都察院，操江印日，冲暑往来各衙门，而经络其政事，致发热燥渴。因解燥渴，而过食水浸瓜梨新藕，遂成泄泻，小水短少。医以胃苓汤加滑石、木通、车前子利之而泻止。大便又因之结燥，艰涩不堪。乃用润肠丸，复泻不止。又进以前通利之剂，泻虽止而小水竟不得流通直遂，脐下胀急。立起解之，则点滴不出，卧则流之不竭。以频取夜壶，致通宵不得寐也。治半月余，而精神削，寝食废。闻予寓崔勋部衙，而征予治。初见即告以受病之源。又谓都城诸医俱不识为何症。将认为癃，则立解时点滴不出；认为秘，卧则涓涓而流；谓为脾约，大便又不结燥；谓气虚下陷，心血不足，而补中益气汤与安神丸，服过十昼夜无益。雅闻先生高手，愿一诊以决之。探其脉，两寸短弱，关缓大，两尺洪大。语之曰：此余暑未解，而司马素善饮，湿热流于下部也。今已下午，恐诊之未准，俟明早细察而再定方。公曰：延颈吾子久矣，适所言近似，愿亟求一剂饮之，侥徼①夜间一睡。予不得已，以益元散三钱，煎香薷汤进之，略无进退。次早复诊，六脉如昨。予思之而恍然悟。又语之曰：此症尿窍不对也。司马曰：名出何书？予曰：《内经》云：膀胱者，脬之室也。脬

① 徼(yāo 腰)：通“邀”，求取。

中湿热下坠,故立解而窍不对,小水因不得出,卧则脬不下坠,而尿渗出膀胱。亦以窍不对,小水虽涓涓而流,亦不能通达直遂,故了而不了也。治惟提补上中二焦元气,兼清下焦湿热,斯得矣。又有一法,今气虚下陷已久,一两剂未能取效,安得伏枕而睡?且此不寐,非心血不足之故,因着心防闲小便之了而不了而不敢寐也。暂将旧衣或布衬于席上,不必防而任其流出,又免取夜器而劳动其神,自然熟睡矣。以补中益气汤提补上中二焦之元气,加黄柏、知母,祛下焦之湿热。夫清阳升则浊阴自降,脬无湿热则不下坠,窍可对而病可瘳矣。司马忻然请药。夜如法衬之,果嗒然一睡,相忘其尿之出不出也。次早视衬布,虽湿而不甚。以久不阖目,得此一睡,神气顿回,胸臆爽快如未病者。调理四日而病全安。司马大喜,而欲留久住,缘漕运李公相延之亟,勿克也。差大马舡,鼓吹送予阡关而还。(卷二)

一富家妇,当仲秋大小便秘者三日。市师以巴豆丸二帖,大便泻而小便愈秘,胀闷,脐突二寸余,前阴胀裂不能坐卧,啼泣呻吟,欲求自尽。此转脬病也。柏树东行根皮一寸,滑石二钱,玄胡索、桃仁、当归、瞿麦各一钱,水煎,临服入韭菜汁半杯。服后食顷,而小便稍行,玉户痛甚,小便非极用力努之,则不能出。改用升麻、桔梗、枳壳、玄胡索,煎成,调玄明粉二钱,乃提清降浊之意。服后大小便俱行,始不胀急。次日报云每大小便来时,腹中先痛,有淡血水,小便短。再以丹参、丹皮、当归、白芍药、甘草、青皮、香附、玄胡、茯苓、山栀子、山楂,两帖各症良安。(卷四)

一妇生女不生子,多思多郁,小便秘而不通,胀闷不安者二日。歙医汪氏,以备急丸进之。谓大便行,小水自利也。讵意大便行后而小水点滴不通,胀闷益急,时刻不能存,将欲自尽。家人急予为治。予询之曰:近来经水行否?答曰:行过十日矣。小腹肿大如一大西瓜之硬,自大便泄后,疲困不足以息,势若燃眉。予曰:此转脬病也。不急治则危矣。以补中益气汤,临服入韭菜汁一小酒杯,服讫,选有力妇人进房,令患者横卧床间,力妇以患者两脚膝弯架于肩上,将患者下体虚空提起,摇摆数四。俾尿脬倒上,徐徐放下。患者去衣不及,小便箭射而出。热如汤,黑如墨,顷刻盈盆,小腹立消而愈。后遇数人,不拘男妇,皆以此法治之而安。(卷四)

慎柔五书

一妇,年五十。小便时常有雪白寒冰一块,塞其阴户。欲小便,须以手抠出方溺,否则难。予曰:此胃家寒湿,缘脾胃虚寒,凝结而下坠,至阴户口而不即出者,脾胃之气尚未虚脱,但陷下耳。用六君加姜、桂,不廿剂而愈。(卷五·虚劳例)

陆氏三世医验

便闭先利后提治验六二

方思桂令爱,年十四岁,患大小便不通,已三日,方君与村医商之,投丸药数十粒,如芝麻大,服之,大便立通而泻,小便仍秘。又二日,胀满脐突,少腹时常抽痛,不能坐卧,啼泣呻吟,甚至欲求自尽,予诊其脉,沉数而两尺为甚。曰:此转脬病也。时正孟秋,天气炎热,予以六一散,井水调服之,而小便稍行,行时阴中极其痛楚,自此两三日间,必努力挣而后出。频挣频出,点滴不畅,大便努责而无积,腹痛时作,痛时如刀刺。予再诊之,脉仍沉数,用升麻三钱,桔梗柴胡葛根甘草各一钱,提其清以降浊,服后,大小便俱行,小便纯血,大便亦带血水,其家犹危之。予曰:今无患矣。向者丸药,必巴豆也。令爱之秘,乃热郁,而以极热之药攻之,向之刺痛,今之溺血,皆巴毒使然也。以犀角地黄汤,加黄连、山栀数剂而愈。

卢绍庵曰:按《内经》云:女子二七而天癸至,任脉通,太冲脉盛,月事以时下。曰:膀胱者,州都之官,津液藏焉,气化则能出矣。然汗下二法,医家治病之关键,误汗则虚其卫,误下则损其荣,汗多则亡阳,下多则亡阴。肾脏开窍于二阴,或者此女经行之后,血虚火热,以致二便秘涩,时届暑月。乃以大热有毒之药投之,便虽通而溲愈涩,下焦血分之真阴受伤,则气不能化,而溲不出矣。先生提其清气,而浊者自降,此等治法,大有裨于后学。(卷之二)

阴肿溺血泻肝补肺治验六三

费右塘尊正,性极执拗,时常恼怒,春末夏初,忽小水不利,阴中肿痛,且又溺血,身体发热。时正疫疠盛行,一医以为时症,用解肌发表之药治之,不效。予诊其脉,左关沉弦而数,右寸浮数而短。曰:非时症也。此因心事太重,心火原旺,时又火旺之令,肺金受伤,失其降下之令,故小水不利。足厥阴肝脉合篡间,绕篡后,则阴器正厥阴肝经所络之地,木寡于畏,肝气有余,故壅肿而痛。用人参、麦冬、知母、五味,滋肺金而还其输布之职,黄连、柴胡、白芍、滑石、青皮、牡丹皮、青黛,泻肝火而决其壅滞之气,数剂而诸症顿失。

卢绍庵曰:按《内经》云:肺者脏之长也,主持诸气。膀胱之溺,由于气化而出,肺属金,性惟畏火,郁怒火炎,肺失清肃降下之令,而溲为之不利。昔贤谓譬如滴水之器,上窍闭,则下窍不通。先生得此元机,不治下而治上,药进病退矣。(卷之二)

两都医案

应天太学方太受,北雍廷试,病小便癃闭,遍觅良医不应,势不可为矣,急延余诊。按得太阴肺脉沉滑,太阳膀胱脉尽伏,余经脉平,余询之前药,多以分利,腹反胀满,是水窦之不行也。余思《内经》曰:膀胱者,州都之官,津液藏焉,气化则能出矣。膀胱之下原无窍,行如云雾熏蒸,滴满阴器,然后为溺,不然至膀胱即便而溺无禁矣。肺为五脏之华盖,主气,膀胱为六腑之津庆,主纳,上窍一通,下窍必利,譬如滴水之器同。今诊公脉肺经沉滑,必有滞痰在上窍,以致气不利而膀胱为癃闭也。法用二陈汤加常山、苦瓜蒂各一钱,煎服,可即取效,公深信遂服,服后随吐滞痰升余,溺如泉涌,即时康泰。

里中医案

黄敬如小便癃涩

郡守黄敬如,痰火喘嗽,小便癃涩,服五苓、八正无功。余曰:右寸独大,是金燥不能生水,气化不及州都。惟用紫菀五钱,麦门冬三钱,人参二钱,一剂而溲如泉涌。

俞彦直小便癃闭

孝廉俞彦直,修云府志,形神交疲,忽小便癃闭。余曰:寸微而尺鼓,是肾水涸而心火伤也。用人参、丹皮、地黄、知母、茯苓、黄柏,数剂而溲始快。

念山尿闭气喘

先兄念山,谪官浙江按察,郁怒之余,又当炎暑,小便不通,气高而喘,服胃苓汤不效。余曰:六脉大且结,乃气滞也。用盐炒枳壳八钱,木通三钱,生姜五大片,急火煎服。一剂遂通,四剂霍然矣。

袁启莘癃闭

江右袁启莘,居恒劳心,遇事沉滞。时当仲夏,溲便不通。服五苓、六一累进无功。余曰:两寸洪大,知为心火刑金,故气化不及州都也。黄连、知、柏、麦冬、牛膝、茯苓、人参、两剂而小便如泉。

脉诀汇辨

江右袁启莘,居恒劳心,遇事沉滞。时当

仲夏,溲便不通。五苓、六一,累进无功。诊其两寸洪大,知为心火刑金,故气化不及州都也。黄连、知、柏、麦冬、牛膝、茯苓、人参,两剂而小便如泉。(卷九)

东庄医案

吾友董两舟,夏月捣膏劳力致感头痛发热,服解表之药不效。其长君方白来问予,予曰:子不观东垣《脾胃论》乎? 服补中益气加北五味、麦冬自愈矣。如予言服之,顿安。复起作劳,仍发热头痛,别用清解药增甚,予同叶御生往候之,四肢微冷,胸腹热甚,烦闷,腰坠下,少腹胀痛,不能小便,时旁观者,谓重感风邪所致,力主发散。予曰:虚邪内郁,正以劳倦伤中,真气不足,不能托之使尽出,又遇清凉,其火下逼膀胱,责及本藏故然,安可攻也? 请以滋肾饮子合生脉散与之,何如? 御生论与予合。竟投之,得睡,醒热解,小便通矣。留方补之而别。翌日方白至云:内热时作,烦闷头痛,亦间发不尽去。予曰:余火未散,移热于上也。用软柴胡、人参、白术、黄连、丹皮、甘草、茯神等而愈。

不能小便一症,除合补中合生脉症外,其余非寒结膀胱,即热逼膀胱所致。其辨验全在少腹,如不能便而痛连少腹者为热,少腹不痛则为寒,故同见是症,而前案以益火取效,此案以滋水得功。炎上润下,判若天渊。互相研究,愈见前辈因症制方,一线不走之妙。

东皋草堂医案

一人小便不通,少腹苦急,先其时口苦舌碎,左脉洪数。余曰:此心移热于小肠,小肠移热于膀胱也。用琥珀末一钱、木通一钱、滑石一钱、赤茯苓八分、甘草三分、连轺五分、灯心二分、生地一钱、葱白二个、朴硝三分,煎服而愈。

一人小便不通,腹胀欲死,诸药无效,余为针关元、合谷、三阴交诸穴,针出便利。

一人素有痰疾,小便忽闭,医用滋肾丸治之,不效。余诊之,知为痰气闭结也。用半夏三钱、人参一钱五分、檀香末二分、香附五钱、白茯苓八分、白术一钱、干姜六分、甘草三分、橘红一钱、生姜二片。投之立通。盖半夏辛温,走气化液,能使大便润而小便长,用之为君,故效捷也。(癃闭遗尿)

临证指南医案

某　舌白身热,溺不利。湿壅三焦

杏仁一钱半　桔梗一钱　滑石三钱　通草一钱半　连翘一钱半　芦根一两

汪　秋暑秽浊,由吸而入,寒热如疟,上咳痰,下洞泄,三焦皆热,气不化则小便不通,拟芳香辟秽,分利渗热,必要小溲通为主。

藿香梗　厚朴　檀香汁　广皮　木瓜　猪苓　茯苓　泽泻　六一散

又　昨进分消方,热势略减,小便略通,所有湿热秽浊,混处三焦,非臆说矣,其阴茎囊肿,是湿热甚而下坠入腑,与方书茎肿款症有间,议河间法。

飞滑石　石膏　寒水石　大杏仁　厚朴　猪苓　泽泻　丝瓜叶

又　川连　淡黄芩　生白芍　枳实　六一散　广皮白　生谷芽

陈　暑热不得解散,壅肿癃闭,宜通六腑,已现痉厥,非轻小症。

防己　茯苓皮　猪苓　通草　海金沙　苡仁

又　经腑窒热不通,治在气分,三焦之病何疑。

滑石　石膏　寒水石　猪苓　泽泻

蚕砂汤煎药。

又　定三焦分消。

葶苈　杏仁　厚朴　大腹皮　猪苓　泽泻

海金沙煎汤。

陈六七　昨用五苓通膀胱见效,治从气

分，继而乱治，溲溺不通，粪溏，急当通阳。肾阳不通

生干姜　爆黑川附子

调入猪胆汁。

孔六二　膏粱形体充盛，壮年不觉，酿积既久，湿热壅痹，致小肠火腑，失其变化传导之司，二便闭阻日盛，右胁壅阻作疼，当以苦药通调，必臻小效。二便俱闭小肠火结

芦荟　川楝子　郁李仁　炒桃仁　当归须　红花

夜服小温中丸二钱。

高　多郁多怒，诸气皆痹，肠胃不司流通，攻触有形，乃肝胆厥逆之气，木必犯土，呕咳恶心，致纳食日减，勉进水谷，小肠屈曲不司变化，为二便不爽，所谓不足之中而兼有余，医勿夯①视。湿热小肠痹

丹溪小温中丸每服二钱五分。

邵二三　气攻腹胁咽脘，得溲溺泄气乃安，此病由饥饱失和，小肠屈曲之处，不为转旋运行，二便皆致不爽，当用丹溪小温中丸。

金　湿热在经，医不对症，遂令一身气阻，邪势散漫，壅肿赤块，初因湿热为泄泻，今则窍闭，致二便不通，但理肺气，邪可宣通。湿热肺气不降

苇茎汤去瓜瓣，加滑石、通草、西瓜翠衣。

许　暑湿热，皆气分先病，肺先受伤，气少司降，致二便癃闭，此滋血之燥无效，今虽小安，宜生津清养胃阴。

麦冬　知母　甜杏仁　白沙参　三角胡麻

顾四二　腹满坚实，足跗胫痛肿，二便皆不通利，因湿热壅其腑气也，此非中虚，当以宣通为法。湿热壅腑

黄芩　黄连　厚朴　枳实　青皮　蔔子　丹皮　山栀皮

某　少腹胀痛，二便皆秘。腑阳不行

玉壶丹

李三四　能食知味，食已逾时乃胀，小便不利，气坠愈不肯出，大便四日一通，治在小肠火腑。火腑不通

先用滋肾丸，每早服三钱，淡盐汤送。(便闭)

某　脉动数，舌干白，不欲饮水，交夏脐下左右攻痛，服米饮痛缓，逾时复痛，六七日大便不通，小溲甚少，部位在小肠，屈曲有阻乃痛，未便骤认虫病，凡六腑宜通，通则不痛，以更衣丸二钱，专通火腑之壅结，一服。(便闭)

张六六　脉左弦如刃，六旬又六，真阴衰，五液涸，小溲血水，点滴不爽，少腹右胁聚瘕，此属癃闭，非若少壮泻火通利可效。

柏子霜　小茴　鹿角霜　茯苓　当归　苁蓉(便闭)

王　远行劳动，肝肾气乏，不司约束，肛门痛坠，若是疡症，初起必然寒热，排毒药味，苦辛寒燥，下焦阴阳再伤，二便皆涩，此为癃闭，背寒烦渴，少腹满胀，议通厥阴。厥阴热闭

老韭根　穿山甲　两头尖　川楝子　归须　小茴　橘红　乳香

又　驱浊泄肝，仅仅泄气，二便仍不得通，仿东垣治王善夫癃闭意，滋肾丸三钱三服。

又　气郁肠中，二便交阻，清理肠胃壅热。

川连　黄柏　川楝子　吴萸　黑山栀　青皮

通草五钱，海金沙五钱，煎汤代水。

又　苦辛已效，当约其制。

川连　黑山栀　丹皮　川楝子　吴萸　海金沙　飞滑石(便闭)

叶天士晚年方案真本

周钮家巷，六十七岁　老年精血内枯，开合

① 夯(bèn 笨)：通"笨"。

失司。癃闭分利,仍是泻法。成形者,散漫之气也。

鹿茸二两　麝香二钱　归身一两

用生姜一两,羊肉四两煎汤泛丸。(杂症)

洄溪医案

学宫后金汝玉,忽患小便不通,医以通利导之,水愈聚而溺管益塞,腹胀欲裂,水气冲心即死,再饮汤药,必不能下,而反增其水。余曰:此因溺管闭极,不能稍通也。以发肿药涂之,使溺器大肿,随以消肿之药解之,一肿一消,溺管稍宽,再以药汤洗少腹而挤之,蓄溺涌出而全通矣。此无法中之法也。

木渎某,小便闭七日,腹胀如鼓,伛偻不能立,冲心在顷刻矣。就余山中求治,余以鲜车前根捣烂敷其腹,用诸利水药内服,又煎利水通气药,使坐汤中,令人揉挤之,未几溺迸出,洒及揉者之面,溺出斗余,其所坐木桶几满,腹宽身直,徜徉而去。

雄按:两外治法皆妙。(癃)

续名医类案

朱丹溪治一人,因服分利之药太过,遂致秘塞,点滴不出,谓其胃气陷于下焦,用补中益气汤一服而通。因前多用利药损其肾,遂致通后遗溺,一夜不止,急补其肾然后已。凡医之治是症者,未有不用泄利之剂,谁能顾其肾气之虚哉?(《医说续编》)

盛用敬治文学姚汝明,内伤新愈,又病食伤。他医皆用下药,病益甚,小便闭,中满,腹坚如石。(三阴受伤所致。)盛诊之,曰:此不可用分理药也。(理当作利。)宜以参、芪运其气,升、柴提其气,气升则水自下矣。加以益肾之剂,数服霍然。(《吴江志》)

钟大延治徐大理,病小便秘,肿胀,面赤发喘。众医皆从热症治,愈甚。大延诊之,曰:是无火也。急煮附子汤,一服而愈。(雄按:亦须以脉参之。)

钱塘有人小便常秘,百方通之不效。有一道人钱宗元视之,反下缩小便药,俄尔遂通。人皆怪之,以问宗元。曰:以其秘故,医者骤通之,则小便大至,水道愈溢,而小便愈不得通矣。今吾缩之,使水道稍宽,此所以得流也。此一治殊为特见。(《北窗炙輠》)

黄氏小便不通,陈雁麓用芒硝一钱,研细,龙眼肉包之,细嚼咽下,立愈。(《续金陵琐事》)

竹镇有人病溺不下,求于乩仙,判云:牛膝、车前子,三钱共五钱,同锉为粗末,将来白水煎。空心服之果愈。(《居易录》)

龚子才治一人,小便不通,服凉药过多,胀满几死,以附子理中汤加琥珀末,调服立通。

一人小便不通,已经七八日,遍身手足肿满,诸药罔效。以紫苏煎汤入大盆内,令病人坐上熏蒸,冷则添滚汤,外用盐炒热,熨脐上及遍身肿处,良久便通肿消而愈。(卷二十・小便秘)

冯楚瞻治王氏女,年十三,小便不通,甚危。初二三岁时,乳母恐其溺床,切戒之,由是寤寐刻刻在心。(二三岁时事安能记忆?雄按:此真俗名尿梗病也。往往起于幼时,习惯自然,不可谓二三岁时,不能记忆也。)数年以来,日中七八次,夜中七八次,习以为常,渐有淋状,近来益甚。或以导赤利水之剂投之,初服稍应,久则增剧,点滴不通。脉之,六部洪数,久按无神,知为过于矜持,勉强忍小便,心肾久虚,又服利水之剂,真阴益槁,脏涸津枯,气何能化?以八味汤加五味、麦冬,取秋降白露生之意也。每剂纳熟地二两,连进两服,使重浊以滋之,为小便张本。再以其渣探吐之,上窍既开,下气自通,数服而愈。一月后症复发,其家照前方令服，亦令探吐，不惟不效，反胀闷难堪。张曰：前者气伤未甚，故以滋腴之药济之足矣。今当盛夏，气伤已甚，虽有滋水良药，若无中气运行，岂能济乎？今六脉洪大而空，中枯已极，二剂滋润，断不可少。然必继以助中气之药，则中焦气得升降，前药始能运行。令连服加减八味汤二剂，果胀闷益甚。乃以人参一两、附子三钱，浓煎温服，自胸次以至小腹漉漉有声，小便行数次而愈。

张隐庵治一书吏患癃闭，诸治无效，以补中益气汤投之，一剂而愈。或问曰：此症人皆以通利治之不效，今以升提治而效，其故何也？曰：君不见夫水注子乎？闭其上而倒悬之，点滴不能下矣，去其上之闭，而水自通流，非其验耶？（卷二十·小便秘）

汪讱庵曰：家母舅童时病溺塞，服通淋药罔效。老医黄五聚视之曰：此乃外皮窍小，故溺时艰难，非淋症也。以牛骨为楔，塞于皮端，窍渐展开，不药而愈。使重服通利药，得不更变他症乎？乃知医理非一端也。（卷二十·小便秘）

绍兴刘驻泊汝翼云：魏郄知明州时，宅库之妻患腹胀，小便不通，垂殆。随行御医某人治此药，令服遂愈。栝蒌不拘多少，焙干，碾为细末，每服三钱重，热酒调下。不能饮者，米饮调下。频进数服，以通为度。（《是斋方》）

吴孚先治曹庶常，小便不通，多服分利之药，遗尿一夜不止，既而仍复秘塞，点滴不行。此利药太过，肾气亏极，急用补中益气汤，送肾气丸，遂痊。

黄履素曰：予家有仆妇，患小便不通之症，时师药以丸节汤，腹渐满而终不通，几殆矣。有草泽医人，以白萝卜子炒香，白汤吞下数钱，小便立通。此予亲见之者。（卷二十·小便秘）

吴孚先治曹庶常，小便不通，多服分利之药，遗尿一夜不止，既而仍复秘塞，点滴不行。此利药太过，肾气亏极，急用补中益气汤送肾气丸遂痊。（卷二十·小便秘）

王生病发热头痛腹胀甚，医为之解散，热退而痛如故，且不得前后溲。又以大黄通之，大便稍行，小溲赤涩，胀痛特甚。仍以为热结，将复下之。桥诊曰：病得之劳且内，复食冷尔。内则损肾，劳倦食冷则损脾。肾主大小溲，肾损则不能转，故作湿热而为胀满。藉令亟下，则将亡阴，胀满有加矣，危之道也。王俯首叩枕曰：诚如公言，三者皆如见。遂投人参五苓散，一服得前溲，再乃大通，痛亦寻减。病者求通后溲急。桥曰：公六脉沉微且数，必假信宿，脾气始回。脾得主，湿热则将自行。毋欲速，明日大溲自下。调理月余而愈。（卷二十·二便不通）

扫叶庄一瓢老人医案

脉沉小左弦，冲气至咽欲厥，下坠入前阴，溲溺不能自利。此厥阴冲脉之病，当以秽药驱浊。

桂枝　薤白　茴香　川楝　茯苓皮　青木香（脘胁腹中诸痛）

赤厓医案

吴岘山先生，庚寅闰五月夜已寝，口渴，饮冷绿豆汁碗许，因病癃，用力挣努，则大汗如雨，日夜数十次，自股膝至足跗，皆逆冷，烦冤不宁，且不欲食，医屡更而不效，举家惊惶，予时适至广陵，乃请予视。脉皆浮大，而尺按之缓细。予谓：长夏阳气大泄，暑热伤气之时，膀胱为寒凉抑遏，气化不得宣通，身半以下，复厥逆如是，且挣努一次，汗出一次，阴液外竭而阳气内伤，非细故矣。予初仿七味加减，小溲略通。次早诊脉如前，因改用桂附八味，复以生脉回阴中之阳，又能助州都之化，补元气之耗，且以滋真水之源。先生连日不能交睫，服药后正得酣寝。予曰：既已安神，则机关投合矣。及癃小溲顺利，即进稀粥一碗，照方稍为增损，四五日下体方渐温和，但先生年近古稀，气血不无亏耗，是以一病方回，而虚症叠见。予按法治之，无不取效，其中人参一味，或用或不用，而本家则必加入用之，且米饮、人乳，无不暗和参汤以进，不知凡药中病即止，亢则为害也。因服参过多，痔发肛肿，小便黄浊。又请他医不效，乃复延予。脉之右转沉数，予与诸令嗣约曰：尊公前为饮冷而伏阴寒，今则过补而助湿热。夫病有前后寒热之异，治有终始补泻之殊，因时变通，不宜执一。欲尊公之病速愈，切须停住人参。不信，反增心气下陷，舌生黑苔，予复力阻之，于是三日不服参而神气转好，因于养阴队中兼清肠胃湿热。连服五六剂，症减什之八九，饮食行动，已觉如常，而吾乡家问舟翁始至来何莫也。是役也，当病势重时，日诊两三次，更深叩门，即徒步而往。诊脉视色，予以独力肩承，及病既愈，先生正以谗问，其长君淯南兄偕诸弟谢予曰：家大人全安，实君之功也。吾兄弟私心诚服者，尤以夜分因病告急，而高明曾无惊人一语，是为难耳。予留广陵数载，淯南兄犹时向予称道不置云。

黄澹翁医案

仪征南门外金月之，其人素患淋症，因小便不通，起卧辗转。数日后，小便全闭，间有涓滴微通，即周身寒战，四肢逆冷，六脉皆伏，诸医皆谓体质素虚，兼主膀胱不化之说，连投补中益气汤，人参加至七钱。予甫到榻前诊脉，后即问其人曰：胸膈饱闷乎？曰然。因遍告其亲友曰：症系厥阴少阴伏寒，投以补剂，寒未去而膈先满，三焦皆闭矣，若不急于温散，兼用消导，将来或为结胸，或为二痉，至于疝气囊痈，尚其祸之小者也。方用肉桂、元胡、山楂、枳壳、青皮、陈皮、通草、泽泻。诸医聚讼，延至初八日深晚，同道中有起而置辩者曰：因寒，何以遇小便微通，而病即来，两症似不连贯，我等均主虚淋。予应之曰：《内经》论厥，皆主于肝。又曰：肝主疏泄，肾主闭藏。今小便微通，即便发厥，乃肝家伏邪，因疏泄而触动，与卫气相争，微汗而解，与阴之疟，同一理也。晚始进前药，至二鼓，小便微通，稍觉寒厥，至四鼓，小便不通，而厥去矣。但因向来出汗过多，正气虚弱，而数日前，参、芪叠进，壅塞胃口，舌色深黄，此时攻补两难，乃用十味温胆汤去五味子，加郁金、元胡。左胁坚硬始化，而肾囊红肿，延及至茎。予初切嘱外科，只宜调养胃气为主。（卷二）

李书彝令正，患小便不通，投八正散不效，询知头痛鼻塞，因用前胡、防风、半夏、细辛之剂不效。午刻复召，诊其脉，左寸关沉弦而细，右寸微洪，及验舌，色白如粉刺，始知厥阴家寒与气凝，而昨昔之制军，尚欠斟酌也。方用干姜、吴萸、桂枝、细辛、郁金、元胡、通草、麝香、沉香。虽夜间稍通，而腹大气逆，呕吐恶心，辗转烦躁，举室惊慌。次早诊其脉，右寸浮洪而数，左寸关沉细如无，因以左金丸服之。呕止，因连进二钱四分，至晚通利如注。（卷二）

锦芳太史医案求真初编

治县前姓涂字飞远肝气内胜小便涩案百四十

岁嘉庆丙辰冬腊，余县有一姓涂自吴回归，知余在府治病有效，遂以已犯疝病告余，并闻余族维翁患疝得余治效，兹特来归求诊。余诊左关洪大而浮，似属有火，却见不数而滑，又似有水，再诊右关亦属如是。余问：小便必短？渠曰：正是。又问：症有何见？答曰：左边不敢侧卧。余曰：胸必气胀。答曰：亦是。遂索纸笔开方，治用附子三钱，龙骨一钱，茯苓三钱，川膝一钱，车前一钱，半夏二钱，生姜二钱，故纸四分，嘱渠照单即服，但水宜少不宜多。次早余诊左关脉平大半，右关亦是，遂问是夜小便清利否？答曰：数月小便艰涩，昨夜竟得两大便壶而安。余始问渠在吴曾服何药？答曰：所服俱是芪、术、附、桂。余曰：疝病在下，何以用药上下皆补，此奇事也。渠即索余改单再服。余曰：单不必改，但照原单再服一剂。此病据余所见，病已全愈，嗣后药不必服，并有一事切记，是病酒须戒饮，凡一切鸡肉、海虾、鲜鱼、大蒜燥动肝火之物者最忌。是时傍有一位，密言此翁最喜酒饮，恐酒难戒，论鸡今冬已在吴城食过三十余只。余曰：此症在药错服芪、术，在食错服鸡肉，以致病见日甚，切记自后病愈，药勿妄服。及至次年正月，途遇是翁云酒已戒，药不再服而愈，因笔记之。

鸡、酒皆动肝火，芪、术又碍真阴，知其病根在是，殆亦在是。晁雯。

治同族太学字方策在抚城栈内大小便秘案百四一

凡人平脏有病，不独用药不宜偏寒偏热，即其药之达表里，行上行下，亦必细为审较。而后知药宜表，又恐于里有碍；知药宜里，又恐于表有碍，知药宜上，又恐于下有亏；知药宜下，又恐于上有损。至于药宜寒用，则恐于阳有伤；药宜热用，则恐于阴有劫。审是，则药竟无可投之味，而病竟无见愈之日。惟于临症之时，先须究其病之发处，有何应平而不敢过寒，有何应平而不敢过热，有何应上而不敢过升，有何应下而不敢过降，有何于里而不致表有遗；有何于表而不致里有损。补之恐邪有助，消之恐正有亏，又须在于平昔究其微寒微热之药，平补平散之方，并又知其何味，服有何碍，而后因病较量始得。此治平脏平病之有难治者如此。岁嘉庆丁巳夏五，余治余族字方策始在府栈冒有寒暑，其体火本甚微，水亦甚亏，体瘦神怯，遇病药不敢霸，偶因客至，误食西耳炆肉，又兼食过糯米大糍，脾已滞矣。以致胸膈不快，大小腹胀，二便不通，每睡必要双脚竖上，头要垂下，使于此时微用疏表宽气，轻平不热不寒之剂，亦可渐愈。乃竟捡旧服过白术、首乌补药以投，以致胸膈有阻，气不宣通，二便见秘，继即用辛用温以疏，则于真阴有碍；用苦用寒以降，则于脾胃有损；复用下药以投，虽于大便稍通，而小便仍然逼迫，诚恐药缓不投，须刻告变，一时路远难归，将何所恃？余思小便不开，再下不宜，惟有弃其清利重剂，改用茯苓、泽泻，取其淡渗不寒不热，又用龙骨以镇肝，龟板以和阴。但膀胱小肠，既先用药过甚，恐左右清气下行不升，应用柴胡、桔梗一二分，以升左右清阳而行小便；再用伏毛、川朴二三分许从中活动，令其阴不致凝；滑石、阿胶、火麻以润大小二窍，使其水道开而不闭；更用生姜三片，以去其寒；淮山、白芍、钗斛以养脾阴；乳香、没药、郁金以活气血。一片温和，服之阴不见违，阳不见旺，升之不致过提，下之不致过降，诚为此病对症药方。是时服止一剂而气略平，尿通而短；再服二剂、三剂，而气更平，尿亦随气而更通矣。病愈，余因溯其发病之由，详其用术之误，用下之法，活变之方，其中自首至尾，无一稍偏，病即见起，药归于平，效即见奏。其殆针芥不差，药之响应如此。并且问渠病时，因何脚欲上竖，头欲下垂？渠曰：头欲下垂，喜其口内之水得从下垂而出。若头不下垂，则下小便闭而莫措。余闻其言，始知头欲下垂，实是水欲上出之义，然犹未知血瘫亦属如斯。至嘉庆戊午新正，余徒姓张字廷宪，问余伊曾经治伊族牙衄一症，竟有脚欲上竖，头欲下倾之奇，其病彼未敢治，后服芩、连而致眼目昏朦，谵语见鬼，面青而终。余曰：此症必是好酒所致。渠曰：果是。余谓病见牙衄，已是内血溢而上冲，故尔壅心而鬼见，壅眼而目盲，壅头而头昏，是以脚欲上竖，头欲下垂，而血其少活矣。医者不知上病下疗之法，乃竟恣用芩、连，而不引血下行，其曷以止上逆之势，犹之方老小便不通，水已上壅，若不急为开导，亦必症见凌心涌头涌目以至于死而后已。于此知头下垂，不独尿闭血痹上壅如是。即凡水痹而见汗出如雨，妇人经逆而见口鼻血出等症，亦无不如是者矣。若从上治皆不得法，故并记之。

平脏病甚难识，药亦难识，不细审视明确，斟酌损益，必致偾事。观此知医用药，所差仅在毫厘。晁雯。

病实急迫，而用药觉甚平易，正是平易之中，具有许多周围四顾之意，故能如此最效。侄绥之。

此症本是水仅一勺，火止一线，若药稍涉一偏，便有彼此争衡，胜负立见之势。所以平脏之人，无伤则病易治，有伤则治甚难。故用药之当潜心四顾，而不可归一偏以为治也。门人张廷献。

脏体以平为贵，若平中寓偏，便有彼此争斗，不容独立之势，此平脏药治，较之偏脏用药之更难也。故凡劳伤蛊膈之症，多有见于此种脏体之辈，若治之不慎，必致偾事，可不慎欤？谢玉堂。

治余元孙乳名建儿大小便秘案百四二

治病用药，不可一往直前，最宜审症明确，若审其症已明，药已有效，其药即是病对，及至服之既久，病应见愈。而卒不见甚效，且更生有别症者，不可竟将前药顿改，应将就其所变之处再为审视，果尔药性寒热，委于病无不合，惟于药之宜上宜下，宜表宜里，或有稍碍；并或药肆等药，稍有变易混冒；及或病大药小，口腹不慎，亦当重为计较。岁乾隆癸丑，余在余县仙七都堂阴诊病，忽接家信，云今元孙建儿，现服姜、半、丁、寇之药，二便俱闭，势甚危急，务即回归。其在常情，孰不云是药燥，故尔二便俱闭。余思建儿脏素偏阴，自初生以迄今日，已两载矣，无日不服附子，无日不服丁、蔻，病时服无不安，不服则不安也。是药本非今始，且昨出门之时，余见是儿仍是原病，岂一昼夜而即病变药变有如是乎？揆之情理，应不有是，但今二便已秘，是非虚语，再四思维，情实不解。若陡将原服药变易，不无妄鉴，或是丁、蔻过服，气有所陷而然欤？此症余于是见素未有见，余即信回可照原单止加桔梗一分，服则二便顿开，若竟不开，今夜可即着人赶，余即归，有效可不必来。是夜信未见至，次早亦无信回，诸友在席为余庆曰：孙未有恙，故尔无信。自此余在病家又已十日，归即叩问孙病如何？其父答：以服过桔梗，不惟大小便顿开，并旧一切诸病俱除。余曰：一分桔梗，灵效如斯，何其捷也！嗣是凡服过降气之药过甚，致有阳气下陷而不上升者，服无不应。但不敢加枳壳同投。余思此病属于他人，属于他医，决不再用原单即加桔梗，桔梗亦不止用一分而止。旁有一人叩问其故？余即反复申明。盖人上中与下，分为三焦，三焦无一可闭。若一焦气有不均，则诸焦与之俱闭，譬之水注于壶，旁有窍穴，可无闭矣。若上紧闭其盖，自有气不宣通之弊，应于上盖之口，微挈其弦，使其气通，而下开之口，其气与之俱通，而水可以出矣。至用桔梗一分，不过因服降气之药过峻，并非本气下陷之谓。若本气下陷，即用参、芪，未必遽升。此理甚明，人何不晓？但人惟见二便秘塞，开口便说是火宜凉；又见药用姜、附，开口便说药燥。信口猜疑，随声附和，粗心浮气，以致病多夭折，生民涂炭岂理也哉？

一分桔梗，而即使效立见，实是医中神手。门人张廷献。

案中所论三焦之气，必得上下均匀为是，若一焦不均，则病不协，岂尽可以火热为疑，而必进用大小承气之克治乎？说理虽属无奇，但非医理融会既久，不能有是。侄绥之。

南雅堂医案

淋证之后，近忽变为癃闭，少腹坚满，小便胀痛，脉象沉细，舌苔白，口不渴饮，下焦湿热，为外寒所遏，膀胱气化不行，已为危急之症，倘加喘汗，将何施治，姑用温通一法。

肉桂八分　炒白术三钱　猪苓三钱　白茯苓三钱　泽泻四钱　广木香八分　乌药一钱　枳壳一钱

上药水同煎服，另用青葱十余茎，麝香三厘，共捣成饼，帖脐上，待小便通后，将药饼除去。(淋浊门)

癃闭一证，以利水为主，固为常法，奈屡

用通利不效，势反增剧，是不可不明其理之所以然。《经》云：膀胱者，州都之官，津液藏焉，气化则能出矣。今小溲滴沥不出，病在气化无疑，但病有阴阳虚实之不分，尤须审辨，据癃闭虽久，小腹不觉痛胀，右尺弱而无力，是阳虚不化，寒结膀胱所致，拟用肾气丸加减治之。

干地黄五钱　淮山药二钱　陈萸肉二钱　白茯苓三钱　粉丹皮二钱　泽泻二钱　炮附子七分　桂枝一钱（淋浊门）

齐氏医案

曾治一人，二便不通，余令以牙皂炮枯，研细末三钱，调稀粥饮下，立通。

曾治梁世琦，因病后服附、桂热药太多，消铄肺气，小便不通。医家又用四物汤加厚朴、猪苓、泽泻，则胀满加剧，凑上胸膈，膀胱胀满，喘促不宁，告急求治。余曰：足下是有余之证，乃附子热药之误也。用芩、连、知、柏、桔梗、栀子、茯苓、甘草、去白陈皮水煎，调沉、木二香末子服，一剂而小便行通如常。继服六味地黄汤加麦冬，四剂而安。

曾治汪多才，年七十有六，患小便滴沥，榨胀异常，医用破血之剂，胸膈膨胀，人事昏晕，喘促无宁。余曰：此非血蓄膀胱，何用破血为哉？医误之矣。仲景有云：小便不利者，为无血也。病在气分，不当用血分之药。此是蓄尿过满，胀翻出窍，以致尿不得出，名为癃闭。吾用白蔻宣畅胸膈，砂仁、半夏醒脾开胃，肉桂化气，桔梗开提，生姜升散。令服是剂，且以手上拂其肚脐，使膀胱之气能转运，斯窍自顺而尿如涌矣。少顷，果自言松了大半而便下行，转瞬又行，则安然熟睡，睡起又行，腹消如故。即于前方中加参、苓、芪、术，数剂而安。

曾治吴盐商，患小便不通。余以加减禹功散，用去白陈皮、桔梗、赤茯苓、泽泻、白术、木通、条芩、黑山栀、法夏各三钱，升麻、砂仁、甘草各六分，水煎服。少时以鸡翎探痰吐之而通。此方妙在兼用吐法，譬如滴水之器，闭其上窍则涩，拔之则水通流泄矣。余用此方，活人亦多，敢告同志。

曾治黄学畬，小便闭塞，医用寒凉之药过多而不通者，是元气虚而不能输化也。余用补中益气汤加泽泻、肉桂化气而通。继服六味地黄丸加麦冬，至一年而体健。

治一人，小便淋沥不通。予以六味丸料倍茯苓、泽泻而通。

治一人，体肿喘嗽，小便不通。与之补中益气汤，兼服金匮肾气丸而安。

曾治老农田子有，患小便不通，小腹胀满。《经》云：此证宜急治，缓则杀人。余用连根葱白一斤，捣烂炒热，入寸香三分，以布裹分作两处，更换熨脐下即通，遂煎服六味地黄丸料二剂而安。

曾治骆欣，患伤寒小便不通。余以皮硝少许，水煎化，用新青布蘸水搭脐上并小便上，顷刻立通。诸药不应，此可治之，男女同法。（小便不通）

仿寓意草

篆村侄治效兼及诸小溲不通治效

大侄篆村，小溲不通已至三日，腹膨急胀，至不能忍。先有某医连进通利，不通愈甚，急觅予诊，予见其肺脉独大而数，知其素来嗜饮，因问连日饮何酒？篆村曰：近因酒贵，常饮烧酒，三日前有小集，饮烧酒且甚多。予曰：是矣。时端阳节后，急令买大枇杷二斤，恣意啖食，另变补中益气方法，去党参、黄芪、白术、当归，惟用陈皮一钱、甘草梢八分、醋炒柴胡五分、蜜炙升麻三分，而加天冬三钱、麦冬三钱、北沙参三钱、车前草一棵，与服一时许，小溲大行一大钵而愈。伊急遽中不暇问故，予亦未言。后至松江华亭县刑席邵瓣莲有沉疴甚奇，每发当脐腹痛非常，而先必溲闭，百医罔效，必小溲自通而腹痛乃止，其症少时即有，至四十外乃更甚。适当举发延予一诊，其脉肺部独大而数，与篆村侄同，予问素嗜烟酒否？曰：皆有之，而水烟尤朝夕不断。予曰：是矣。即以与篆村侄方去升柴，加黄芩、知母与服，服后小溲大行，腹痛亦止。伊问予病如何，何药之灵也。予曰：肺为气之主，又为水之上源，《内经》云膀胱为州都之官，津液藏焉，气化则能出矣。有属中气者，中气不足，溲便为之变。有属肾气者，肾与膀胱相表里是也。而其实气化之权，肺实主之。肺在人身主乎天气，天气清明而下降，肺气清肃而下行，上源行乎所不得不行，下流自有所不得而止，而有所不行者，虚也热也，虚则气不足以行，热则气反逆而上，肺气不行。则诸气不行，通则不痛，痛则不通，今溲不通而腹乃痛，肺脉独大而数。症经三十年，此先天肺热，后天烟酒，积热日伤肺阴，肺失清肃之令，故病易发而亦渐重也。以后将此方常服，且戒烟酒，可望不发。瓣莲钦服，请将所论书一通，并药方裱糊收藏。连服二十剂后，果不发。治篆村法，至松江始畅发其义。盖尝观诸禽鸟，有肺者有尿，无肺者无尿，知肺之关乎小溲者多矣。篆村侄用升、柴，而邵兄不用升、柴加黄芩、知母者，何也？篆村曾服利药而溲更不通，气乃更结，非加升、柴以提其气转不能通，如酒壶然，壶嘴不通，揭其盖自通也。邵瓣莲未服利药而热久而重，故不用升、柴而加黄芩、知母也。虽然，勿谓癃闭之尽在清肺也。

丹徒县署吴晴椒明府所请钱席胡晴麓恙已愈后，大解数日未行，急欲其解，以便加餐，一日登厕数次，力努干结不出，是日晚登净桶约一更许，挣极力努挣，大便不来而小便反闭；次日自用车前、泽泻等药通利之，而仍不通，腹加胀；又次日延予，予曰：大肠膀胱相隔一间，分道而行本不相碍，今因直肠有燥粪阻塞，努力太过，前无出路，后有来者，广肠之粪皆集于此，直肠胀满，挤合膀胱，小溲无路可出，此非膀胱自病，虽多方通利，终不得通，徒增胀满耳。予有一法不知肯用否？众问何法？予曰：止有下法耳。下其大便，小便自通。时署中官亲朋友来问病者甚多，予有房中倡议，而房外窃议者皆不以为然。以为小便不通，反通大便，殊难相信。且病者年已六十有四，又值病后连日，怕胀又不敢多进饮食，如何能受下剂？众口难调，予亦辞去。第三日又来敦请，晴麓本与予金兰契好，万不能辞，至则胀已至胸，盖又杂进单方，如促织、草帽圈之类，有入无出，直至胀不能动。予曰：在书大便不通有四五十日无妨者，而小便不通五日必死。今已三日，再延二日，神仙不治。此症下或不死，不下必死，诸君奈何，必欲置之死地耶！时晴椒先生以为不可下，众皆和之，予言至此，众不复言。而其如君独奋然曰：三日以来愈治愈坏，今日竟请立方，虽死不怨。予索纸开方：西党参五钱、炙黄芪三钱、於术三钱、当归身三钱、陈皮一钱、炙草一钱、炒柴胡一钱、炙升麻六分，煨姜二片、大枣二枚，众皆诧意曰：先生说要用下法，何开此补中益气汤？予笑曰：诸公勿急，尚有加味。爰加生大黄三钱、元明粉三钱，因告众曰：大便阻塞，小便固非用下不可。然是症有三虚，年高一虚也，久病二虚也，连日不敢纳谷三虚也。此三虚者，诸公曾言之，予岂不知之，故是症非下不可，而非用补以用下不可，古人黄龙汤用参以用下，玉烛散用四物以用下，今用大剂补中益气，然后用硝、黄以推荡之，大解行而膀胱路宽，小解亦自畅行，二便俱行而正气不陷，相辅之道也。不然予岂孟浪用下者哉！众乃爽然，制药与服，一时许大便畅行，小便随至源源不绝，几半净桶，腹中畅快，病乃若失。以上五症皆小溲不通，四用东垣补中益气，而变化不同，法则仿古，用则因心。《易》云神而明之，存乎其人。岂不信哉！

吴鞠通医案

龚　五十八岁　先是大小便俱闭，自用大黄八钱，大便虽通而小便点滴全无，续用五苓，仍不通，诊其六脉弦紧，病因肝郁而成，开阴络法。

降香末三钱　归须三钱　两头尖三钱　琥珀三分　丹皮三钱　韭白汁三匙，冲　麝香五厘，同研冲

一帖而通，二帖而畅。(淋浊)

范　二十八岁　因怒郁而大小便闭，与极苦而通小肠，借火腑通胆腑法。

黄芩三钱　归须三钱　桃仁泥三钱　胡黄连三钱　龙胆草三钱　广郁金二钱

二帖而大小皆通。

保　女　十八岁　怒郁，少腹胀大如斗，小便点滴全无，已三日矣，急不可耐，仰卧不能转侧起立，与开经络。

降香末三钱　香附米三钱　广郁金二钱　龙胆草三钱　青皮二钱　韭白汁三匙，冲　归须三钱　琥珀五分　两头尖三钱　麝香五厘

一帖而通，二帖而畅。

保　五岁　夏日痘后受暑，小便不通，脉洪数，玉茎肿亮，蜷曲如勾，与凉利膀胱。

白通草钱半　蚕砂三钱　滑石六钱　云苓皮五钱　苡仁五钱　杏仁三钱

一帖而通，三帖而玉茎复元。(淋浊)

龙砂八家医案

彭元瑞，小便不通，姬妾多而服春药之故。案云少年误服丹药，以致小便不通。

金汁①芦根汤冲服。(恒斋公方案)

尚友堂医案

桃源熊维周先生令嗣德瑛，病小便秘结，少腹胀满。先生素知医，自以导赤散、五苓散服之未效，继以附子理中汤服之，病势略减。先生只一子，求愈甚切，敦请他人投以知柏八味汤，遂至腹痛莫解，寝食不安。切得六脉沉迟，两手更甚。余曰：此蓄尿癃闭症也。医诗云：蓄尿定然少腹满，若是蓄热乃松宽，尿若蓄多胀愈甚，五苓下利转觉难。《内经》云：膀胱者，州都之官，津液藏焉，气化则能出矣。此症元气下陷，阳不化阴所致。因用洋参以补气，小茴以暖气，肉桂以化气，砂仁、白蔻以醒脾胃，单取桔梗为君以升提，如壶吸盖，揭开即通。服下片晌，果即通利。但大便闭结，阴分尚亏。又宜宗张介宾之论，不可过用附子以劫阴也。(治癃闭症)

王氏医案续编

运粮千总马香谷，患溺秘欲死。所亲赵春山司马，延孟英视之。脉坚体厚，口渴苔黄。投知、柏、栀、楝、犀、菀、蒌、茹之药，送当归龙荟丸而瘳，竟不复发。

问斋医案

《经》以膀胱为州都之官，津液藏焉，气化则能出矣。气不化液，由于肺热，清肃之令不及州都。烦渴，乃肺热之明验也。延今六日，危急之秋。勉拟《医话》导引汤，应手为顺。

白丑末　黑山栀　云茯苓　福泽泻　白知母　白通草　细滑石　生甘草梢　琥珀末　甜桔梗　菊花根

昨进《医话》导引汤，癃闭虽通未畅，金令虽行未肃。依方进步可也。

白丑末　黑山栀　滑石　生甘草梢　甜桔梗　萹蓄　瞿麦　车前子　白通草　蜀葵子　灯心草　菊花根(癃闭)

---

①　金汁：系人粪经加工而成，功能清热解毒，凉血消斑。现已不用。

《经》以大小不利治其标。小便闭癃，最为急症，急宜通调水道。拟《医话》下输煎主之。

赤茯苓　猪苓　福泽泻　车前子　白通草　滑石　甘草梢　萹蓄　瞿麦　陈麦荄　西瓜子壳　菊花根汁(癃闭)

肾主二阴而司五液。年逾七十，阴液就枯，素昔二便牵疼，今乃小溲癃闭，脉软无神，症属棘手。勉拟六味滋肾挽之。

大生地　粉丹皮　福泽泻　云茯苓　怀山药　山萸肉　白知母　川黄柏　油肉桂(癃闭)

上闭下不通，气升水自降。宜东垣补中益气汤。

人参　生黄芪　冬白术　炙甘草　当归身　陈橘皮　春柴胡　绿升麻　生姜　大枣肉

两进补中益气，升清降浊，癃闭已通，节制已行，金令直到州都，气液化归常度。是方本非通利。盖小便利与不利，中气为之斡旋。真阴本亏，再以景岳补阴益气煎，以善其后。

大生地　人参　怀山药　炙甘草　当归身　陈橘皮　柴胡根　绿升麻(癃闭)

癃闭六日，诸药不应，大便亦闭，汤水不入，万无法想之中，勉拟倒行之剂。

生山栀　莱菔子　青盐　童子小便

长流水煎，灌入喉中，用指探吐。(癃闭)

《经》以饮入于胃，游溢精气，上输于脾，脾气散精，上归于肺，通调水道，下输膀胱。水精四布，五经并行。下损中虚，则胃无游溢之能，脾失散精之道，肺失下输之令，膀胱无气化之权，遂成闭癃危症。勉拟《医话》斡旋煎挽之。

大熟地　怀山药　人参　炙甘草　福泽泻　云茯苓　冬白术　木猪苓　东阿胶　细滑石　当归身　新会皮　绿升麻　银柴胡(癃闭)

小便不通，大便亦闭。先通大便，小便自行。

生大黄　白牵牛　猪牙皂角(癃闭)

便有阴阳二结，溲亦宜然。脉细，皮寒，食少，小便不通，为阴闭。宜金匮肾气加减主之。

大熟地　粉丹皮　福泽泻　怀山药　山萸肉　云茯苓　制附子　油肉桂　车前子　白通草　琥珀(癃闭)

天产作阳，厚味发热。肥甘过当，热壅膀胱，水道无以通调，遂成闭癃危症。

黑山栀　白丑末　赤茯苓　冬白术　福泽泻　猪苓　生甘草梢　滑石　车前子　萹蓄　瞿麦　白通草　灯心草

昨药后，小便虽通未畅，湿热虽化未清，宜乎淡薄食味，以养冲和。盖蔬食有疏通之意，无壅塞之弊，幸留意焉。

制苍术　新会皮　炙甘草　川厚朴　赤茯苓　猪苓　福泽泻　车前子　灯心草(癃闭)

王氏医案三编

钱希敏室坐草二日，即未分娩，忽患小便不通，势甚亟，乃速孟英视之。脉至滑数，睛赤口干，以为热结膀胱，气不化达。予车前子、滑石、血馀、栝蒌、知母、栀子、牛膝、紫菀、紫草为大剂投之，是通溺催生互用之法。服后溲仍不行，径产一男，既而胞下，溺满其中，始知儿出胞后，频饮汤水，尽贮其中也。孟英曰：此证古所未闻，余虽初不料其如此，然非开泄导下，则儿不即娩，吉凶未可知矣！而《折肱漫录》云：孕妇将产，如患小便不通，乃脾气虚弱，不能胜胞，故胞下坠，压塞膀胱使然，宜重剂白术大健其脾，则胞举而小便自通者，正与此证虚实相对，想其脉必有虚微之象也。

归砚录

管君芝山，拉余治其表嫂吴媪，年五十五

岁。上年仲夏患癃二十余日，愈后小溲迄未通畅，已成锢疾。今秋分后，溺秘不行，医疗旬余，温如姜、桂、乌药，凉如栀、芩、黄柏，利如木通、滑石，皆不效，甚有用益智等以涩之者。渐至腰腹皆胀而拒按，胸高腿肿，不饥不食，大便不通，小便略滴几点，热痛异常，舌绛无津，渴喜沸饮，而不敢多啜，以增胀满，呻吟待毙。脉软而微，乃阴虚气化无权也。以沙参、熟地、连、蒌、芩、泽、麦冬、紫菀、牛膝、车前，加附子一钱，桂心五分，煎成冷服，一周时溺出桶许，而大便随行，进粥得眠，口苦而喜凉饮，即去附子、桂、连、蒌、菀、膝，加知、柏、芍药、砂仁，数帖而起。缘境窘不复调理，锢疾闻犹存也。

得心集医案

都昌舟子　大小便秘，腰屈不伸，少腹胀痛，倩人扶持来寓求救，狼狈之状，势甚可骇。细视之，面色正赤，鼻准微黄，额汗如珠，舌灯中黄。诘之曰：小便秘乎？其倩人曰：二日一夜，并无半沥，大便亦闭。余知鼻黄者多患淋秘，淋秘鼻黄者势必危。仲景云：无尿额汗者死。因谓之曰：事急矣，恐难治也。病者闻言大哭。余为之恻然，姑为诊之。尺寸沉小，幸劲指有力。复慰之曰：此症虽危，吾可以法救之。意仿无阴则阳不化之旨，欲举东垣滋肾之法。病者忽云：服车前草及六一散大黄药一剂，愈加胀痛难忍，此又凉寒，不服。意者，冷结关元乎。然脉象症候，固非无阳，且似有火，乃寒之而反重者，何耶？因思《内经》有云：诸寒之而热者取之阴，所谓求其属也。遂订六味地黄合滋肾作汤，大剂以进，滋阴以化气，外用捣葱合盐炒热布包熨脐，通中以软坚。自午至戌，内外按法不辍，俾得关通，二便顿解。此症生死反掌，读仲景书者方知。

滋肾丸

六味地黄丸(癃闭门)

王辅弼　初起腹鼓脚浮，小水短少，大便甚艰，气逆上冲。医用五苓、八正诸方，愈加腹鼓，小水涓沥不通。按脉洪大，神彩尚存，足征禀赋甚厚，方可耐此重症。诊毕谓曰：此乃湿热内蓄，恐成单胀，膀胱气壅不行，以致小水悉闭，今欲治此，须通小水为急，但通小水非气化不出。因问欲汤水否？曰：极不口渴。乃知确由下焦湿热所致，与李东垣先生治王善夫一案大同，遂以黄柏、知母之苦寒，以泻内蓄湿热，肉桂之辛热，以化膀胱之气。才下咽，腹中甚痛，小水遂行，胀满亦消。后以八味地黄丸数服而痊。

八味地黄丸

黄万顺　善饮，素嗜炙食，每患淋秘，医投以五苓、八正散，辄小效，渐至溺必艰涩，少腹觉满，时平时笃，已半载矣。一日房劳，前症倍盛，仍进五苓、八正之属，服之溺愈不通，涓沥难出，腹胀腰屈，不可俯仰，匍匐就诊。脉得两尺坚搏，知为素蕴湿热聚于下焦，膀胱之气不化，仿东垣法以知母三钱、黄柏三钱、肉桂一钱，服之半晌，安睡一顷，诸症如失。厥后一月数发，或一年数发，悉以此方必效。惟其酒色不节，调理不善，宜乎病源不清，湿热日聚，肾阳日耗，他日腹鼓喘急之患，殆所不免矣。越岁，果患是疾而死。(癃闭门)

许福生

春月腹痛泄泻，小水短涩，余门人以五苓散利水止泄，尿愈闭，腹愈痛，痛泄不耐，呼吸将危，急请余诊。门人问曰：分利而尿愈闭者，曷故？答曰：所谓木敛病耳。《内经》有云，生郁于下，病名木敛。盖木者、肝也，敛者、束也，肝喜疏放，春月木气当升，今木气抑郁敛束，再被渗利沉降之药，致令生气愈不得舒，是有秋冬而无春夏，安望其能疏放乎？用六君子汤加防风、升麻、桑叶，数剂遂其条达而愈。(癃闭门)

今秋尽冬初时，有字春和者，体肥面白，

一日,二更时忽然腹痛,敲门邀视。余念邻谊,披衣而往。见其腰屈不伸,自以两手抚按,小腹膨胀,腹中甚痛,面唇俱白,十指梢冷,小水紧迫,欲解不出,脉来沉迟。内外一探,阳气大虚。因问曰:日间曾服物否?应曰:清晨无病,上午小便时,身中忽然战栗,尚有一半未能解出,以后微觉小腹带坠,服六一散一文,愈觉腹胀,腹中大痛。余曰:起先小便时寒战,足见身之阳虚,再进滑石沉寒之物,凝而不化,是犹雪上加霜,自然关元冷结。时值二鼓,正阴气充盛之时,阳愈不耐,故病见剧。法宜助阳开结,暖其水而冰自解,冰解而水自流,水流而壅塞自开,塞开而胀痛自消矣。疏方以附子为君,姜、桂为臣,茯苓、甘草为佐,沉香为使,意用姜、附、桂以消阴也,茯、草以泄满也,沉香以鼓升下焦氤氲之气也。药味精专,丝毫不杂。因病势已极,重剂与之,恐其阴盛亡阳。彼疑药之燥,分之重,竟不敢服。再四叮咛,勉强服之。余回寓。药下未半刻,彼见病虽未加,而痛尚未减,即更他医。至则大罪吾药。幸彼亦仅用猪苓、泽泻、车前、茯苓、陈皮、桔梗之轻剂,药一下咽,小水长行,立时而痛胀俱失。岂知余剂为之向导哉?次日医者病者皆曰:昨非后剂,几被姜桂闭死矣。嗟乎!彼居无功之功,我得无罪之罪,安得同道高明之士,为我一正之。(癃闭门)

徐锦窗先生　年逾六旬,患时行疟症,尚未分清,医以柴、葛、大黄之药治之,寒愈入里,反至纯热无寒,口渴饮水,小水全无,时欲登桶,溺不得出,诸医日投四苓、芩、连之属。逮至神识昏迷,舌白干刺,奄奄一息,无从措手,始延余治。余曰:此症之最急处,全在小水不通。夫溺闭虽属下病,然有上取之法,东垣有云:渴而小便不利者,热在上焦气分,故脉之浮数,舌之白刺,口之渴饮,神之昏迷,非热邪蒙闭上焦气分乎。盖上焦肺部,主周身之气,司治节之权,今肺热痹,清窍已窒,浊窍自阻,非与轻清之药,其何以解上集窒塞之邪?上焦不布,降令弗行,其何以望其输泻乎?疏以葳蕤、石斛、知母、通草、桂枝、杏仁、紫菀、杷叶一派轻清之药,果臻奇验。(疟症门)

凌临灵方

沈(局票)　小便秘。

蟋蟀三只,酒洗焙燥,如无以蝼蛄代之,用腐衣包吞之　元参　焦栀　萹蓄　粉青黛　翘壳　童木通　瞿麦　益元散真西珀三分,同灯心研极细末拌　真川连　海金沙　丹皮　车前子

或用龙荟通关丸等类。

外治以麝香,用蛤壳合脐中。(癃闭)

何澹安医案

外症已愈,小溲仍然不爽,脉象亦未柔软,大补不宜。阴囊溃烂。

生洋参　丹皮　萆薢　龟板　甘草梢　制首乌　赤苓　米仁　莲须

命门气亏,兼之中虚气陷,清气不升,小便溺塞,诊得六脉沉弱,所以凉剂不宜多服。

西党参　升麻　菟丝子　萆薢　琥珀屑　制於术　赤苓　甘草梢　泽泻(小便闭癃)

寿石轩医案

伏邪延及二旬,寒湿下注,膀胱、三焦不化气,失决渎之职,小便不利,癃闭发胀,冲逆于上则吐。脉象弦滑。防生喘急。

龙胆草三钱　车前子一钱五分　箱当归二钱　细木通一钱五分　六一散三钱　赤苓三钱　福泽泻一钱五分　炒山栀一钱五分　酒炒黄芩五分　水炒柴胡五分　大生地三钱　冬葵子一钱五分　灯心一分　滋肾丸一钱五分　水阳葱煎汤送下(癃闭)

一 得 集

转胞症治验

杭垣万安桥天和烟店夥,年近七旬,平日体极健壮,身躯丰伟。戊子冬患小便不通,半载有余,久而愈闭,点滴难出,气常下注,胀急欲死,不得已至西医处用吸水管吸出始安。凡一日数次,以为常也。延余诊治,两寸关脉俱极虚大,两尺细涩不调。余曰:此症乃中虚清阳下陷,初则不过如癃闭,医者以熟地、桂、附漫补,则清阳愈陷,下窍填塞,遂致胞系了戾①,膀胱之下口与溺管不相顺接,故溺难出,病名转胞,治之极易,何以半年之久,无有识此病者?真属可笑。与补中益气汤,黄芪重用至一两,加木通三钱,肉桂三分,两剂而便稍通,四剂其病如失。后以补中益气全方,不加利水之药。更嘱其每日淡食猪脬数枚,取以胞补胞,同类相感而安。其从前之扰乱,半月后胃强体健。渠以为神奇,其实亦是按症施治,何奇之有?噫!是症《金匮》诸书,凿凿具载,省垣甚大,何知医者之寥寥也?诚可叹已。(卷下)

马培之医案

火郁于膀胱,下为癃闭。

细生地四钱 竹叶一钱 甘草梢四分 车前子三钱 牛膝梢二钱 赤芍钱半 麝香冲,二厘

许氏医案

癸巳孙来山尚书小姐,因寒癃闭二日,腹胀如鼓。李山农方伯知医,曾治尚书湿病而愈,兹治小姐不效,素信余医,代为荐诊。少阳脉弦,知为虚痞,拟以柴胡半夏茯苓汤加减,汗解溺畅遂愈。

张聿青医案

唐左 小溲淋痛,闭癃不爽,甚至涓滴不通。脉细而沉候弦硬。此湿热蕴结膀胱。恐至癃闭。

滑石块 甘草梢 泽泻 瞿麦 磨湘军三分 黑山栀 车前子 萹蓄 滋肾通关丸盐汤送下

二诊 涩痛大退,而尿管气坠难忍,无形之热稍化,而有形之湿压滞府气。再标本并顾。

炙黄芪三钱 於术一钱五分 党参三钱 炙升麻七分 炙柴胡七分 甘草三分

西血珀五分,上沉香二分,生湘军一钱五分,三味研细末,用茯苓五钱,煎浓汁作丸,微烘令干,药汁送下。

师云:此湿与气并坠,又以身之火与热与湿与气交注膀胱,药难突围而入,未有不为气湿火热恋住者。用三味外,复以升柴提之,如滴水器开其上而下自注也。清儒附志

三诊 呕吐以提其气,泄泻以泄其湿,滞坠顿退,而仍闭癃不爽。膀胱之气不化,还难许治。

桔梗 赤白苓 猪苓 冬葵子 车前子 木通 甘草梢 泽泻 滋肾通关丸

四诊 闭癃已通,而尿管时仍作痛,小溲亦时通时阻。膀胱湿热未清。再为疏利。

木通 萹蓄 甘草梢 车前子 磨湘军三分 瞿麦 滑石 黑山栀 牛膝梢 泽泻

五诊 小便时通时阻,总由膀胱蕴结未清。再为分利,而参苦辛开通。

黑山栀 木猪苓 甘草梢 车前子 牛膝梢 福泽泻 茯苓 萹蓄 冬葵子 滋肾通关丸

六诊 癃淋之证,本由湿热蕴结而来,不为清利,而以针导,湿热依然蕴结,元气陡伤,

---

① 了戾:萦回盘曲貌。

辗转而致成损,奈何。

上安桂后入　川黄柏盐水炒　肥知母　滑石　泽泻　车前子　细木通　萹蓄　甘草梢　黑山栀

西人用银针针进尺许,尿血俱出,随后复闭,邪不得楚,元气转伤矣。正蒙志(癃闭)

崇实堂医案

耿璧翁夫人,年四旬,自颇知医,春初患病,历夏徂冬,叠经名手医治,即孟河费马诸名家亦皆亲往就诊,服药百余剂,病日加重,冬月下旬,已回家待毙矣。后闻吾名而来就治,曰:始只食少,体倦,腹胀溺涩,白带时下,现白带如注,小便极难努挣,许久只有点滴,浑浊如膏,小腹坠痛,几欲自尽,腹不知饥,口不能食,每日早晨神气稍清,至午则疲惫不能动作,医药备尝,百无一应,吾已自知不起,而罪实难受,不如早去为妙,请诊视而示我死期耳。吾见其肌消气弱,目钝无神,诊其脉六部俱微,惟两尺略滑,余曰:病久神伤,因误治而致此,幸脉症相符,非死候也。彼曰:吾不畏死,先生毋诳我。余曰:我非行道者流,不求名不求利,欲赚尔何为?贵恙本脾虚湿重,故溺涩腹胀,医见小便不利,为用五苓利湿,讵知脾阳不健,湿气壅遏,愈服淡渗之剂,脾阳愈伤,壅退愈甚,浊气下流,清气亦因之下陷,医虽屡更,药仍一辙,故愈治而病愈重也。又或因饮食日减,肢体倦怠,认为脾虚,用参术等味,讵知脾湿已重,参术不能补脾,反来助湿,是脾愈困而湿愈生,腹胀便秘恶食愈甚也。今清气下陷,浊气下壅,痰湿下流,故白物淫淫而下,小便难涩坠痛,中虚而有阻滞,则心肾不交,故不寐肢冷。先为升清化浊,后为交通心肾,须至木气得令,春温升发之时,方得痊愈。用川厚朴、枳壳、陈皮、半夏、牡蛎、苦参、破故纸、升麻、柴胡、柏树、东行根皮、煅白螺蛳壳,煎服。连进六剂,果坠痛减,小便通。为易方常服,又开丸方补心肾,令日日间服。至三月,果愈。

雪雅堂医案

王　据述病因,房事忍溺,嗣患癃闭,每尿时酸楚切痛,须两三点钟,略尿少许,小腹胀闷如鼓,乃浊阴填塞膀胱,胀满因肝脉络于膀胱,木郁而横不司疏泄耳。

鹿角霜三钱　菟丝饼四钱　肉苁蓉四钱　两头尖三钱　韭菜子二钱　送下肾气丸三钱

余听鸿医案

常熟西乡大市桥宗福湖　小便不通,延医治之,不外五苓、导赤、通草、滑石之类,无效。已十三日未能小便,少腹高硬作痛,汗出气促,少腹按之石硬。余进通关法,加地黄,重用肉桂,一剂而通。溲仍未畅,少腹两旁仍硬,脐下中间三指阔已软。余曰:此阳气未得运化也。进以济生肾气汤大剂,少腹以葱姜水熏洗,三日溲畅如前。《内经》云:膀胱为州都之官,气化则能出矣。若专于利水,而不挟以温药,则愈利愈塞矣。(小便癃闭)

醉花窗医案

肠有蓄水,小便不出

甲寅春,余内阁供职时,以军饷浩繁,开钱铢例赠附生,并准捐教,以京铢二贯抵银一两。砚友宋懋之,名敏德。以附生入都捐训导,一切余为经纪,宋甚德之,上兑后,宋日邀余游观。一日归来,宋忽小便不出,兼腹痛。疑是感寒,忌生冷者数日,病仍不减。乃邀余治。诊其六脉俱弦,两尺尤甚。乃曰:此蓄水也,利之可愈。投以五苓散加木通四钱,两刻许,小便泉涌,腹颇舒泰。越日再诊,左尺平,而右尺仍弦。乃曰:小肠之水已除,大肠之水尚在。不去之,恐召湿作泻,又以胃苓汤去肉桂,加砂仁等进。服药后,宋寓居客店酣睡,劳不自觉,天明始醒,而被褥粪秽粘染殆遍,急呼人湔涤之。觉腹中馁甚,自此食量兼人,颇称壮健。归来至家已选安邑校官矣。安乃广文极优之席,到任后寄谢余曰,既蒙除去宿疾,又蒙经理得此官。感激之忱,铭于肌骨。而宋赋性鄙琐特甚,余见时尚酬应,余则寅友亲戚较锱铢如性命,不数年竟以大计失官。所积金,往来蒲洛作鹾贾,兹闻以疫疾,殁于茅津渡。所获赀财,皆为他人赚去。贪鄙悭吝之骨,安能富厚终哉!因忆其病,故并志之。

也是山人医案

陈(三十) 脉细面白,小溲不通。此属中气不足所致。经旨谓膀胱者,州都之官,津液藏焉,气化则能出矣。倘投泄肺以展气化,是实邪治法,决不效验。

生黄芪三钱 炒焦半夏一钱五分 茯苓三钱 白术二钱 广皮白一钱 炙草五分 高丽参一钱(小便不通)

孟河费绳甫先生医案

广东周佐庭,素来大便燥结,因解时努力气坠,致小溲不通,少腹作痛,势极危险,急延余诊,脉来细涩。此营阴两亏,诸经失润;又复气虚下陷,气化不行。先以大田螺一个,车前草一株,捣烂,加麝香三分。帖脐下水分穴。倾刻小溲即通,腹痛亦止。遂用别直参二钱,西洋参二钱,当归二钱,苁蓉三钱,枸杞二钱,麦冬三钱,麻仁三钱,瓜蒌仁三钱,杏仁三钱,柏子仁二钱,陈皮一钱。连服十剂,大便通畅而痊。(二便不利)

巢嵩生,孟河小南门外人,小便不通,肚腹胀痛。他医用大承气汤攻之,而溲仍不通,胀痛更甚,诊脉沉细弦软。此阑门湿阻,气化不行,非比阳明内实,可投攻下。遂用酒炒木通二钱,酒炒黄连三分,茯苓二钱,广皮一钱。煎服一剂,顷刻小溲畅行,腹肚胀痛皆消而愈。(二便不利)

阮氏医案

杨 右脉寸尺细弱,关部坚强,左手浮洪。原属水亏火不内藏,金衰木无所制,土虽旺但嫌肝阳克伐太过,水谷之精微化为秽浊而下流,甚则壅塞溺窍,则小便不通矣。治宜调养中州,补益真元,佐以化浊分清立法。

西潞党三钱 白苓片三钱 水法夏一钱 生苡仁三钱 生白术二钱 当归身一钱半 远志筒一钱半 川萆薢二钱 炙甘草一钱 大蒸地四钱 益志仁一钱半 台乌药一钱

丁 老年命火衰微,气化不健,加之烦劳损气,以致小便短涩不通,仿金匮肾气丸法治之。

大蒸地六钱 山萸肉三钱 白茯苓三钱 怀牛膝三钱 怀山药三钱 湖丹皮二钱 福石少二钱 净车前一钱半 淡附片八分 油瑶桂八分

钟 积精败浊以兼湿,秽阻碍于精隧水道之间,致溺时去路狭窄,不得流利清长。又因高年命火衰微,气化失常,俾膀胱之气不能健。《经》云:少阴为阴之枢,少阳为阳之枢。阴阳之枢转不灵,未免清气不升,浊气不降,清浊混淆,则二便失职,是故小水短涩昼夜无度,则大便亦不得清爽矣。宪其所治,总要补元阳以助气化,滋肾水以通秽浊,略佐升提,以转灵机,俾天气顺则地道行,决渎治则沟渠利，何患二便之不通利者乎！

高丽参钱半　西小茴钱半　淡附片八分　赤茯苓三钱　炙叙芪三钱　车前子钱半　紫瑶桂八分　炙甘草八分　淡苁蓉二钱　黑丑子一钱　甘杞子二钱　炙升麻八分　炙柴胡八分

关格案

孙文垣医案

由溪程七护兄，脐腹右边疼痛，小水短少，大便四日未行，呕吐不能进食，舌上白苔，面青手冷，势甚危急。脉之左沉伏，右滑大有力。予曰：此痰格中焦，气闭下焦，故大小便秘而不利，气逆呕吐也。不急治即无救矣！与柏树东行根皮二钱，滑石三钱，桃仁、青皮、枳实、槟榔各一钱，水煎服之。夜半吐出胶痰碗余，大便未行，痛亦不减，次日改用玄胡索五钱，水煎，临服调下玄明粉三钱。辰刻服下，午刻痛减大半，未刻大便始行，右脉平而左脉起矣。觉体倦无力，以生脉散加甘草、山栀仁、黄柏、芍药、苡仁、陈皮，调理如故。(卷三)

冰壑老人医案

平湖郭尧夫，直指郭丹葵子也，患关格，五十余日矣。行坐俱废，四人举大被，如网鱼者，舁而登舟，赁房求医。先生诊其脉，微甚，一线不绝耳。用十全大补汤，倍参芪，下卧二人作褥，雇二媪，供以人乳，食渐进，二便续通，二十八日，霍然而归。盖关格死者十之九，疗法亦奇绝也。

马氏医案并附祁案王案

年六十余，患关格症，上不得食，下不得便，口燥胸满，已三十余日矣，诊其两脉俱虚而涩。此因客邸思家，肺胃之气郁而不宣，郁久成火，胃中津液日就消烁，有失升降之常，则上下不交，而成痞塞矣。今之治法，宜通肺郁则清肃下行，而燥火可除，滋养胃元则津液四布，而升降自如矣。

紫菀　瓜蒌实　枳壳　桔梗　杏仁　苏子　半曲　郁金

忧劳抑郁，肝木日横，胃土受克。盖司纳主胃，必须脾阳鼓动，方得运化耳。今也有形气冲，必得嗳气而流畅。丹溪所云：上升之气，自肝而出。其为肝木侵犯脾胃何疑？所以纳谷，竟日仍上涌出口。昔贤云噎膈反胃，本乎阴枯阳结，良由上逆不下，肠中乏津以润濡，脘中气痺不行，渐至窄隘，不堪容物，谓之关格，极难治疗，须阅调摄诸方，或以镇坠杀虫，或以辛香耗气。殊不知气泄则津液更枯，镇重则清阳欲寂，近代喻嘉言法律已申明之矣。夫曰：反者，阴阳错综之谓，不以顺而逆理，徒以补漏为法。经年之恙，望六之年，生气日夺，吾恐春木生发，正旺而病加，纯阳之令而病剧。据理若是，同志以为然否？

人参　黄连　淡附子　淡姜　茯苓　甘草

临证指南医案

吴　脉小涩，脘中隐痛，呕恶吞酸，舌绛不多饮，此高年阳气结于上，阴液衰于下，为关格之渐，当开痞通阳议治。阳结于上、阴衰于下关格

川连　人参　姜汁　半夏　枳实汁　竹沥

卢　阴阳逆乱，已成关格，议用附子泻心汤，为上热下寒主治。

徐七八　老人食入涎涌，吐痰略能咽粥，二便艰少，是阳不转旋上结，阴枯于下便难，极难调治，勿用腥油膻味，脉弦大而搏，议妙香丸。

又　妙香丸仍服，每五日服大半夏汤。

毛　老年形消，不食不便，气冲涌涎，乃关格之症，议用进退黄连汤。

川连　淡干姜　半夏　姜汁　人参　茯苓　附子　生白芍

濮七十　七旬有年，纳食脘胀，大便干涩，并不渴饮，痰气凝遏阻阳，久延关格最怕。

川连　枇杷叶　半夏　姜汁　杏仁　枳壳

杜六四　老人积劳久虚，因渴饮冷，再伤胃阳，洞泄复加呕吐，不受汤饮食物，上不得入，下不得出，此为关格难治。

人参　半夏　川连　淡干姜

某　清阳日结，腹窄不能纳谷，阴液渐涸，肠失润，大便难。

桂枝　川连　半夏　姜汁　杏仁　茯苓(噎膈反胃)

某　脉寸口搏大，按之则涩，形瘦气逆，上不纳食，下不通便，老年积劳内伤，阳结不行，致脘闭阴枯，腑乏津营，必二便交阻，病名关格，为难治。

人参　枳实　川连　生干姜　半夏　茯苓(噎膈反胃)

庞四八　络虚则痛，有年色脉衰夺，原非香蔻劫散可效，医不明治络之法，则愈治愈穷矣。

炒桃仁　青葱管　桂枝　生鹿角　归尾

此旋覆花汤之变制也，去覆花之咸降，加鹿角之上升，方中惟有葱管通下，余俱辛散横行，则络中无处不到矣。

又　辛润通络，病愈廿日，因劳再发，至于上吐下闭，是关格难治矣，且痛势复来，姑与通阳。

阿魏丸四钱，分四服。(诸痛)

叶氏医案存真

高年少腹气冲脘下，心肋时痛，舌底流涎，得甜味或静卧少瘥，知饥不食，大小便日窒，此皆阴液内枯，阳气结闭。喻西昌有滋液救焚之议，然衰老关格病，苟延岁月而已，医药仅堪图幸。

大麻仁　柏子仁　枸杞子　肉苁蓉　紫石英　炒牛膝

关格者，《经》言脉数俱盛四倍，阴阳结邪相离，而不复相管，羸不及于天地之精气则危矣，极言关格之不可治。前贤拟方，亦皆未尽善。愚意离愁郁结，病属七情，果难措手。今此症由甘肥积热，酒性慓悍，致伤脏腑津液，治以清通清滋，或尚可希冀。

川连　生草　栝蒌皮　元参　枳壳　胆星　苦丁茶　柏子仁　元明粉

等分蜜丸。

阳气结闭，已成关格，病属不治，姑用进退黄连汤，上下合法。

黄连　白芍　桂枝　人参

续名医类案

孙奉职治赵仪女，忽吐逆，大小便不通，烦乱，四肢渐冷，无脉，凡一日半。大承气汤一剂，至夜半，渐得大便通，脉渐和，翌日乃安。此关格之病，极为难治，垂死而活者，惟此一人。(卷六·呕吐)

章良玉老年得关格症，医药不效，殊无起色。偶道人过门索食，其子食之。顷曰：汝家何事奔皇乃尔？语之故，且延视之。道人曰：勿虑，而翁今日可不死矣，令人从我去。其子即偕至三山门外小茅庵中，道人出囊中药草一束，悉以付之曰：此通肠接骨草也，四月发芽百日枯，多生于观音山，早向阳，晚受阴，状似益母，梗方而凹，绿叶如芸，采得汁一盏，便活一人。此则去年所收干者，可将若干放砂罐内，用一大盂水煎。归如法治以进，父服三碗，果神效。及走谢，已行矣。此草尚有半，又转以活上河一徐姓者。考本草无所谓通肠接骨草也。(《续金陵琐事》。此条似属可删，但世间实有治噎，草药用之如神。今形状悉具，可以按形而索。倘遇识者，诚活人至宝也，故存之。至草药多随口起名，必欲执本草以求之拘矣。)(卷十四·膈)

施笠泽治吴玄水妇妊病，呕吐四十日，不进糜饮，二十七日不溲溺，众以为必死矣。诊其脉俱沉滑而数，曰：此痰因火搏，凝结中脘，阴阳失次，气苞血聚，是谓关格，靡有攸处，治之则生，不治则死。吴曰：虽九仙之木精石髓，其如不内何？曰：姑试之。乃用鸡肫胵、沉丁香、海石等，末之若尘，用甘澜水厚煎枇杷叶，取汤调服。始吐渐留，旋进香砂汤，一饮而溲通，再饮而糜进。然喉中有物，哽哽不能上下。曰：此病根也。仍用煎汤探吐，吐出结痰如麦冬、莲实者三四枚，其病遂瘳，妊亦无恙。(卷二十四·呕吐)

扫叶庄一瓢老人医案

平昔嗜酒，肺胃积热，阴液下枯，阳津变痰，鼻塞多呛，减食无味，旬日更衣，粪如羊屎。老人关格，治之极难，况酒客不喜粘腻甘柔。形脉症象，不受温热。议以铁瓮申先生琼玉减蜜方法。

鲜生地　人参

水一盏，煎至四分，临服加入沉香末、琥珀末。

清阳不主转旋，强纳不运吐出，是不化之形，肠汁干涸，腑阳不得传导，便难艰涩。古称关格，为阴枯阳结，药难奏效，或以半硫丸宣浊通腑，仿戴元礼诸热药皆固秘，惟硫黄滑而不秘。

半硫丸

六旬外，阳气不旋反闭，上不纳食，下不更衣，此为关格，脉小结涩，伤于无形，最为难治。

妙香丸，每日三粒，十服。

接案　大凡噎格反胃，老年闭于胃脘之上。是清阳不主转旋，乃无形之结。辛香通关，反觉热闷上升，虚症无疑。以大半夏汤合加黄连合泻心法。

人参　半夏　茯苓　川连　竹沥　姜汁

膻中为宗气之海，气无冲和之力，为噎为格，皆能致之。竟拟渐磨运荡之法，庶几得之。

郁金汁　檀香汁　川贝　瓜蒌皮　制半夏　沉香汁　枳实汁　块茯苓

先吐污浊，继而气逆吐食，平日腹痛今已，便难瘀留在络，气乱道路不通，有形阻及无形，议攻其瘀。

桃仁　制军　去皮桂枝　延胡　生蒲黄炒烟尽　五灵脂　薤白汁临服冲入三十匙。(气痹噎膈关格呃逆)

南雅堂医案

高年气血已虚，呕恶吞酸，脘中隐隐作痛，舌苔微绛，脉细涩，系阳结于上，阴衰于下，恐成关格之症，宜通阳开痞为主。

人参一钱五分　法半夏二钱　川黄连一钱　枳实八分　竹沥一盏　姜汁半匙　水同煎。

形瘦气逆，上不纳食，下不通便，脉寸口搏大，按之涩，高年积劳内伤，阳结不行，津液耗乏，致脘闭便阻，成为关格之症，治法最为棘手，姑拟一方列后。

人参一钱　川连一钱　法半夏二钱　白茯苓三钱　枳实一钱　生姜三片　水同煎服。(膈症门)

簳山草堂医案

上焦气闭，下元火衰，关格所由致也。不

易愈。

上肉桂　旋覆花　瓜蒌仁　油当归　大麦仁　淡干姜　代赭石　肉苁蓉　柏子仁　新会皮

复诊：

大便已通，能食稀粥矣，然终恐成格。仍照前方加减

上肉桂　党参　枸杞　炒怀膝　益智　焦谷芽　淡干姜　归身　菟丝　法半夏　陈皮

再复：

气虚噎格，证本难治。再与一方，以为延挨之计耳。

上肉桂　西党参　柏子霜　法半夏　焦谷芽　淡干姜　白归身　益智仁　广陈皮　饴糖

下焦火衰，不能熏蒸谷食。大便闭塞，上升则发呕吐；脉象细微无力。此乃关格兼证，最难脱体。惟有温润一法而已。

上肉桂　生归身　柏子仁　淮山药　陈皮　西党参　肉苁蓉　菟丝子　白茯苓　高丽参

下不通则反乎上，关格之象也。不易治。

旋覆花　炒白芍　肉苁蓉　瓜蒌仁　新会皮　代赭石　油当归　柏子仁　法半夏　沉香汁(噎膈)

龙砂八家医案

苏州枫桥顾　脉左涩右滑，酒客伤中，胃阳痹阻，营血内枯，燥火易动，气逆胸痞吐痰，食入噎塞，大便燥结。所谓上焦不通，则上下脘不行。老年阴液已亏，怕延关格。

人参　半夏　茯苓　白蜜　麻仁　鲜生地　活水芦根(戚云门先生方案)

凤凰山朱　诊脉左弦劲而右细涩，气逆从左上升，引胸脘而闷痛，食下噎塞，高年精血内枯，恼怒动肝，横逆中土，上凌肺，下侵肾，致咳呕便闭，清阳不升，浊阴不降，关格之渐。拟缓肝润燥双开，通其经隧。

生地　阿胶　桃仁　茯神　半夏　广皮　郁金　归身　生姜汁　芦根汁(戚云门先生方案)

王氏医案续编

王雪山于上年误饵透土丹之时，孟英诊治向愈，即嘱其常饮柿饼汤，以杜关格于将来。迨今四月间，形体日瘦，张某进以导湿疏风补气之药。孟英偶见之，力劝其温补莫投，且以凡物遇火则干瘪，得滋则肥润为譬。雪山深韪之，奈为张某辈朝夕虚言所眩，仍服补剂。延至秋间，始延孟英视之。胁痛畏风，周身络胀，时欲敲扑，食少便难，日晡微有寒热，脉来弦涩而数，右寸关弦软以滑，是升降之令久窒，痰邪袭于隧络，关格之势将成。将断语与脉证合参，便知审病之法。再四求治，与沙参、茹、贝、薇、蒿、旋、斛、栀、楝、兰草、枇杷叶、丝瓜络、冬瓜子、芦根、茅根等，出入为方。服之寒热既蠲，胁痛亦减。雪山大喜，复请诊之。脉颇转和，第肝阴久为谋虑所伤，最怕情志不怡，必生枝节，小愈奚足为恃？嘱其另邀明眼图之。渠即招沈辛甫、顾听泉、吴卯君、任心柏诸君商之，方案皆与孟英相合。雪山转恳孟英设法，且云：读君之案，洞彻病情，侥幸成全，足感再生之德，即使无效，我亦瞑目而亡。孟英感其言，殚竭心力，以图久延，无如嗔怒萦思，诸多枨触[①]，频有转关，屡生枝节，大便必极槌背尻而始解，上则吐痰恶谷，果成关格之候。肩至伊子旋杭，惑于谗言，翻以竹茹、竹沥为药性太凉，而以不用温补为谤，求乩方，径以麻黄、细辛、鹿角等药投之，遂至舌色干紫，津涸而亡。不知者未免以成败论，所谓道高谤多。然柿饼汤投于年余未病之前，其卓见已不可及，而见危受命，勉力图维，肠热

① 枨(chéng 成)触：感触。

心孤，更可钦也。特采其案，以为世之有识者鉴焉。眉批：此证即叶氏所谓下竭上结之候也。叶氏虽有方案，亦未知果能取效否？不知古名家遇此当作何治法？方书中迄无论者。孟英此案，已是开人不敢开之口，至其悉当病情与否，则殊未敢轻论也。

得心集医案

胡懋光　四肢逆冷，面色青白，吞酸呕吐，食不得入，六脉沉伏，大便不通，小水短赤。细察诸症，皆由阳气不舒，理宜先将下部疏通，庶几清气上升，浊气下降，因与大承气汤。迭进三剂，毫不为动，脉症如故。举家惊怖，余亦骇之，谓岂有大黄、芒硝重剂，竟不能通者。继知其人嗜酒，每患足疾，今足未病，湿热未曾下注，致停中焦，将成关格之象。视舌滑润，非燥症也。中焦必有停积冷痰，以致闭结胶黏，正所谓阳微阴浊僭倨，非仅承气咸寒可能开者，法当通阳泄浊，开结驱阴。于是以姜、附通阳以驱阴，硝、黄开结以泄浊，加草乌、皂角，名为霹雳通关之将，以直捣其巢。方成药煎，即忙与服，未及片时，下秽污数斗，小便清长，四肢温暖，食粥二碗，不用再剂，诸症悉痊。此可为冷积绳墨，因详记之。

附方

大黄　芒硝　附子　干姜　草乌　牙皂

邓学文　初起小水短赤，继则腹胀便秘，已服硝、黄寒下之药，腹愈窒塞，更进车前渗利之药，尿愈涓沥，胀闭欲死。危迫之际，延余往治。至时呃逆呕吐，汤水难入。审知素多酒色，湿热蕴于膀胱，冷积聚于胃腑，故前阻小便，后塞大肠，气无下降之权，只有升逼之势。细察人迎、气口两脉，紧急可骇，症属关格已极，势在难挽。举家苦劝求治，勉为推寻。因思胃腑冷积，当宗热以攻之，辛以通之。膀胱湿热，宜遵寒以清之，温以化之。于是攻与赤金豆，化与滋肾丸。连进未呕，昼夜三服，俾浊污升逼之气，方得下降于沟渎。不再剂，诸症悉痊。

赤金豆景岳　亦名八仙丹。

巴霜　天竺黄　木香　皂角　朱砂　丁香　轻粉　生附子切略炒燥

滋肾丸(便闭门)

柳宝诒医案

郭　《内经》论关格之病，谓寸口四倍于人迎，为格阳。关则不得小便，格则吐逆。兹病小便淋浊已久，近更吐沃涎沫，不能安谷，寸口之脉，硬大如箸，病属关格无疑。此症在古人本无善法，惟喻西昌之论最精，所立进退黄连汤外，其《寓意草》中治案，遇此等病症，每以旋赭法取效，颇与此症病情相合，即仿其意立方，望其吐逆稍平，再商进步可耳。

淡干姜盐水炒　台参须　旋覆花　代赭石醋煅　姜半夏　川连姜汁炒　炙甘草　春砂仁　沉香磨　竹茹姜汁炒(呕哕)

崇实堂医案

陈道生忠厚人也，与其父皆以好义见称。数年淹蹇，事多掣肘。患关格症，服药数十剂，病势日重。予自鄂回，闻其病而往视之。见其面色萎黄，饮食入腹即吐，午食至戌则出，暮食至早则出，所吐皆酸腐宿食，绝无新食一粒，兼有痰涎甚多，大便十余日一次，有如马粪，小便赤涩。诊其脉，两关滑大而迟重，按无力，余部均不应指。前所服药，类皆苦寒一派。余曰：此非真关格也。乃胃气虚弱，运化失职，阴霾之气晦塞三脘，痰水涎沫填满胃中。饮食入胃为痰涎所裹，不能运化精微。时久则味变酸腐，为胃所恶。新食芳香，为胃所喜，故新食一入则宿食去而新食留。且胃失健运，其渣滓无由下达，大肠津水无由渗入膀胱，故大便难，小便涩，势所必然。若用理中以振胃阳，用重药以镇胃气，脾阳一复，便可挽回。乃用潞党参五钱，白术五钱，附子三钱,干姜二钱,炙甘草一钱五分,以补脾阳。煎出,另用赤石脂细末五钱,以镇胃气。方出,市医窃议曰:大便已艰极,再服此补涩之药,大便当不通矣。余嘱令煎服,毋为人言所惑也,服三剂,果便溺通利。服六剂,果便泻痰水,日十余次,食粥不吐,惟硬物不能食。两关脉已敛,寸尺俱起,但濡弱耳。余曰:可望生矣。胃中阴邪由大便下行,其势最顺。然浊邪一去,则寥阔空虚,有如新造之区,故硬物不能消受。其先大便结硬,愈服苦寒下剂,则愈窒。今服补涩之剂,则反下泄者,是脾阳已回,胃气已复,中下焦阴霾之气、痰水之积,皆无地可容,盘踞不得,如红日一升,群魔避舍。有此气势,此所以用补涩药而大便反泻之理也。若再服十余剂,将空洞填满,胃复升降,脾复健运,便复其常矣。讵料其妻进红灵丹与服,又请王名医诊治,视为湿痰,用三仁五苓等汤。不十日,坏症复见,两月而逝。死后,家徒四壁。子不克家,律以天道,诚茫茫矣,岂可问哉!

余听鸿医案

琴川赵姓女　年十九　面色如常,毫无病容,脉见左弦右弱。余曰:木强土弱,肝木犯胃克脾,饮食作吐否?其父曰:然。即进疏肝扶土降逆之剂。明日又至,其父曰:昨日所服之药,倾吐而尽。余即细问其病之始末。其父曰:此病有一年半矣。余曰:何不早治?其父曰:已服药三百余剂,刻下只能每日饮人乳一杯,已月余未得更衣。余乃细询其前服之方,皆进退黄连汤、资液救焚汤、旋覆代赭汤、四磨饮、五汁饮、韭汁牛乳饮,俱已服过。又云:不但服药,而川郁金磨服已有三斤,沉香磨服亦有四五两。余曰:今之郁金,实即莪术之子,大破气血。伽南香虽云理气,其质是木,有气无味。二味多服,津液愈亏,胃汁愈枯,脏腑日见干涩。此乃杂药乱投,大伤津液而成关格也。余细细思之,取大半夏汤加淡苁蓉、怀牛膝,金匮肾气丸绢包同煎。以取半夏之辛开滑降,甘草、人参生津养胃,生蜜甘润,甘澜水取其引药下行,增肉苁蓉之滑润肠腑滋膏,牛膝之降下而潜虚阳,再以金匮肾气丸温动真阳,云蒸雨施,藉下焦之阳,而布上焦之阴。服后仍倾吐而尽,余颇焦灼。问曰:人乳何以饮?其父曰:一杯作四五次方能饮尽。惟金匮肾气丸干者三四粒亦能下咽。余曰:得之矣。将原方浓煎,或置鸡鸣壶内,终日炖温,频频取服。令病人坐于门前,使其心旷神怡,忘却疾病之忧。将肾气丸四钱干者,每次三四粒,用药汁少些送之。一日夜尽剂,就余复诊。余曰:别无他治,仍将蜜作肾气丸干咽,以原方药汁送之。服三四剂,忽然神气疲倦,面色转黄,一月余未得更衣,忽下燥粪两尺,卧床不能起矣,举家惊惶。余曰:下关虽通,上关仍闭,饮食仍不得下,幸而干者能咽,尚有一线生机。将肾气丸四钱,和入蒸饭四钱捣丸,将前方去苁蓉、牛膝,遵前法渐渐吞之。后仍前法再加蒸饭四钱,照法吞之。数日后,胃得谷气,食管渐润。肾气丸每日加服一钱,渐加至饭三四两,皆用大半夏汤吞之。后以饭作丸,用清米饮吞之,一日能进饭丸四两,再食以干饭。上格已开,腑气亦润,后用润燥养阴之品,调理三月而愈。所以仲圣之法,用之得当,如鼓应桴。人云:仲圣之法能治伤寒,不能治调理者,门外汉也。关格皆属津枯,倘用香燥以取一时之快,此乃暗藏利刃,杀人于无形之地耳。余于此症,焦劳两月,始能治痊,亦生平一快事也。(关格)

琴川东周墅顾姓　年三十余　素性好饮纵欲,肾虚则龙火上燔,呕血盈盆,津液大伤。他医以凉药遏之。后年余,大便秘结,匝月不解,食入即呕,或早食暮吐。又经他医投以辛香温燥,呕吐更甚。就余寓诊,余曰:大吐血后,津液已伤,又经辛香温燥,更伤其液,肝少血养,木气上犯则呕,肠胃干涩,津不能下降,则腑道不通,故而便坚阴结也。即进进退黄连汤,加茯蓉、枸杞、归身、白芍、沙苑、菟丝、柏子仁、麻仁、牛膝、肉桂、姜、枣等温润之品。服四五剂,即能更衣,其呕亦瘥。再加鹿角霜、龟版胶,又服二十余剂乃痊。至今已八年矣,或有发时,服甘温滋润药数剂即愈。此症如专以香燥辛温耗烁津液,关格断难复起。汪讱庵曰:关格之症,治以辛温香燥,虽取快于一时,久之必至于死。为医者当如何慎之。(关格)

庚午,余治琴川孝廉邵君蔓如　生平嗜饮过度,且有便血证,便血甚多,始则饮食渐少,继则四肢痿软,后即饮食不得入,手不能举,足不能行,邀余诊之。询其颠末,每日只能饮人乳一杯,米粉粥一钟而已。春前医之方,皆服芳香温燥。诊脉弦涩而空,舌津燥。余曰:此乃血不养肝,津液干涩,食管不利。夫格症皆属津枯,刚燥之剂亦在所禁。痿属血少不能荣养筋络。多服燥烈芳香,胃汁枯,津液伤,痿症已成,格亦难免。即进以养血润燥之品。服五六剂,格症渐开。余思草木柔润之剂,难生气血,亦不能入络,因其好酒,便血太多后起此症。即进以血肉有情之品,虎骨、鹿骨、龟版等胶,牛筋、蹄筋、鹿筋、羊胫骨、鸡翅及苁蓉、线鱼胶、枸杞、归身、巴戟、猪脊筋大队滋补重剂。服十余剂,关格大开,渐能饮食,手足痛势已舒,手略能举,步稍能移。后即将此方加羊肾、海参、淡菜共十七味,约四五斤,浓煎收膏,服四五料,步履如常,饮食亦复,手亦能握管矣。古人云:精不足者,补之以味。其言洵不诬也。(关格兼痿)

医案摘奇

余内子平素勤劳,多怒贪凉,忽腹痛如冲脉病,逆气里急,不能食,脉沉细,连进温中止痛诸方,皆不应。察其大小便,已一日半不行,余以为关格症也。遂以巴豆仁一粒,压出油,去巴霜,以其油拌沉香末一分,开水服。服一时许,二便通,病亦如失,可云奇法也。(关格)

上池医案

肝为刚脏,须柔以润之,滋以养之,木得水涵而木乃调达。五旬外气血衰,平素操劳,肝血亏,肝气郁,左胁结痞,是即肝气痞之为言否也,塞而不通之谓也。得食即呕,或食久而呕,停在脘鬲,未能达下,上逆则呕,下结则闭,久久即关格之症也。治上宜开,治中宜运,治下宜通,拟三焦分理治法。

蒌皮　紫菀　鹿茸　厚朴　香附　郁李仁去壳　枳实　杏仁　乌药　大麻仁炒研　生藕　枇杷叶

始因肝气冲逆,渐至脘痞,拒谷,得食即呕,仍是肝病。肝主疏泄,不大便但作呕,总属气郁不舒,破气泄气,徒伤中气,培土纳谷,仍须理肺疏肝,呆补则气闭而上下不通也。

生麦冬切片　姜汁拌炒　麸炒枳壳　盐水炒陈皮　麦冬炒　谷芽炒　焦半夏制熟者敲碎勿切片,用蜜水拌炒至焦　柏子霜去肉　大麻仁研细去油　上沉香镑　香附炒黑　大砂仁研,不炒　白蒺藜去刺　鸡子黄拌蒸,晒干,炒为末用神曲打浆代蜜杵匀为丸

酒热熏蒸,胃液消耗,胃脘窄狭,得食则噎,噎而食不得下,痰涎上壅而吐,痰去矣,食乃下从,津液日涸,渐成关格之象。承远方来问,奉劝节饮为妙。

枇杷叶　川斛　海石　玉竹　鲜竹茹　焦半夏　橘红　茯苓

也是山人医案

王(七二)　脘痛不食,二便艰少,并不渴饮。此属阳气结于上,阴液衰于下,为关格,难治之症。

人参一钱　泡淡川附子一钱　枳实五分

淡干姜一钱 制半夏一钱五分 川连四分 茯苓三钱 生白芍一钱五分(关格)

孟河费绳甫先生医案

定海何梦生,年近六旬,患腹痛呕吐,二便不利,已经年余,势成关格。就治于余,诊脉两尺极细,右关更弱。此命门火衰不能熏蒸脾土,如釜下无火,釜中之物不热。治必补火生土,中阳方有复振之机,徒治肝胃无益。遂用苁蓉二钱,鹿角霜三钱,甘枸杞三钱,制附子五分,炮姜五分,别直参一钱,甘草五分,当归二钱,橘红钱半,川椒一钱,半夏二钱,焦谷芽四钱,茯苓二钱,初进五剂,吐止便通。再服五剂,痛止溲利。遂愈。(噎膈)

遗 精 案

石山医案

一人年十九,形瘦,面色黄白。三月间微觉身热,五月间因劳,伤于酒肉,遂大热膈闷,梦遗盗汗,午后热甚。或作食积,或作阴虚,或作痰火,治皆不应。予为诊之,午间脉皆洪滑。予曰:食饱之余,脉不定也。来早再诊,脉皆收敛而弱,右脉尤弱。遂以人参三钱,黄芪钱半,白术、麦门冬各一钱,黄柏、知母、山楂各七分,枳实、甘草各五分。煎服一帖,热减汗除。五服,去泰去甚,惟梦遗,一月或二次或三次。令服固精丸五六两,仍令节食守淡味,病当愈也。后又觉热,前方减甘草,加石膏钱半,牡丹皮八分。(汇萃)

一人年逾三十,神色清减,初因伤寒过汗,是后两足时冷,身多恶寒,食则易饥,日见消瘦,梦遗甚频,筋骨疼痛,久伏床枕,不出门户。医用滋阴降火不效。予视,左脉浮虚而缓,右脉浮弦而缓,此阳虚也。病者言易饥善食,梦遗甚频,似属阴虚,若作阳虚而用参、芪,恐增病矣。予故为之备论其病。古人谓脉数而无力者,阴虚也;脉缓而无力者,阳虚也。今脉皆浮虚弦缓,则脉为阳虚可知矣。参症论之,病属阴虚,阴虚则发热,午后属阴,当为午后则遍身发热,恶热,揭胸露手,蒸蒸热闷而烦躁也。今患并无是症,何得认作阴虚?夫阳虚则恶寒,虽天暖日和,犹恐出门,怕寒恶风。今患两足时冷,身多畏寒,皆阳虚之验矣。又被汗多亡阳,非阳虚而何?今日食则易饥,非阴虚火动也。盖脾胃以气为主,气属阳,脾胃之阳已虚,又被苦寒属阴之药以泻其阳,则阳愈虚而内空竭,须借谷气以扶助之,故易饥而欲食,食亦不生肌肉也。《经》曰饮食自倍,肠胃乃伤,又曰饮食不为肌肤,其此之谓欤。梦遗亦非特阴虚。《经》曰阳气者,精则养神,柔则养筋。今阳既虚,则阳之精气不能养神,而心藏神,神失所养,则飘荡飞扬而多梦矣;阳之柔气不能养筋,而肝主筋以藏魂,筋失所养,则遍身筋骨为之疼痛。魂亦不藏,故梦寐欠安,何得而不遗乎?《经》曰气固形实。阳虚则不能固,而精门失守,此遗之所以频而不禁也。《经》曰肾者,胃之关也。今若助阳以使其固,养胃以守其关,不患遗之不止矣。遂用参、芪各二钱,白术一钱,甘草五分,枳实、香附、山楂、韭子各五分,煎服半年,随时令寒暄升降而易其佐使,调理而安。(阳虚)

一人年十九,面白质弱,因作文过劳,梦遗,遂吐血碗许,自是微咳倦弱,后身忽大热,出疹。疹愈,阴囊痒甚,搓擦水流,敷以壁土,囊肿大如盏许。遂去土,以五倍涂少蜜炙为末,敷之遂愈。因感风寒,其嗽尤甚,继以左右胁痛。予诊,脉虚而数,见其畏风寒,呕恶倦动,粪溏,气促。予曰:此金极似火也。夫心属火而藏神,肾属水而藏志,二经属少阴,而上下相通。今劳思则神不宁而梦,志不宁而遗,遗则水不升而心火独亢也。肝属木而藏血,其象震,震为雷,心火既亢,则同类相应,引动龙雷之火,载血而越出乎上窍矣。肝脉环绕阴器,亦因火扰而痛痒肿胀也。火胜金,故肺金虚而干咳。皮毛为之合,亦为火郁而发疹。大肠为之府,故亦传导失宜而粪溏。然金虚不能平木,故木火愈旺而凌脾,脾虚则呕恶而食减。《经》曰壮火食气。脾肺之气为壮火所食,故倦于动作而易感风寒也。《经》言两胁者,阴阳往来之道路也,为火阻碍,则气不利而痛矣。然火有虚有实,有似火而实非火。故《经》言有者求之,无者求之;虚者责之,实者责之。此治火之大法也。前病之火皆虚,非水湿之可折伏,惟甘温之剂可以祛除。譬之龙雷之火,日出则自潜伏矣。若用苦寒降火,正如雨聚雷烈而火愈炽盛矣。世医治火,不惟不求之有无虚实,专泥《明医杂著》咳嗽吐红皆属阴虚,误服参、芪不救之语,概用滋阴等剂。况此服滋阴药已百余帖,而病反剧,岂可仍以阴虚治之耶?且《经》言形寒饮冷则伤肺,又谓脾胃喜温而恶寒。今用甘温健其脾,则肺金不虚,而咳嗽气促自愈。肝木有制,而胁痛吐血自除,虚妄之火亦自息矣。遂用参、芪各四钱,神曲、山楂各七分。白术、贝母、麦门冬各一钱,甘草五分,炒干姜四分。煎服十余帖,脉数减,咳少除,精神稍健。但后又适新婚,不免耗损真阴,将何以制其虚妄之火耶!盖咳属肺金,数脉属火,咳而脉数,火克金也。冬月水旺而见数脉,亦违时也。大凡病见数脉,多难治疗,病久脉数,尤非所宜。此予所以深为之虑也。(梦遗)

名医类案

丹溪治一人,虚损盗汗,遗精白浊。用四物加参、术、黄芪、知母、黄柏、牡蛎、牛膝、杜仲、五味,煎服,寻愈。

一人虚损,小便中常出精血。以四物加山栀、参、术、麦冬、黄柏、木通、车前子、茯苓。

一人年六十五,精滑常流。以黄柏、知母、蛤粉、山药、牡蛎,饭丸梧桐子大,盐汤下八十丸。

一人潮热精滑,八物加黄柏、知母、牡蛎、蛤粉。

东垣治一人,年三十余,病脚膝痿弱,脐下尻臀皆冷,阴汗臊臭,精滑不固。群医治以茸热之药,罔效。李脉之,沉数有力。曰:此因醇酒膏粱,滋火于内,逼阴于外,复投热药,反泻其阴而补其阳,真所谓实实虚虚也。以滋肾丸、黄柏、知母酒洗、焙各一两,肉桂五分,丸梧桐子大,汤下百丸。大苦寒之剂,制之以急,寒因热用,引入下焦,适其病所,以泻命门相火。再服而愈。

虞恒德治一人,病遗精潮热,卧榻三月矣。虞脉之,左右寸关皆浮虚无力,两尺洪大而软。投补中益气,加熟地、知母、黄柏、地骨皮,煎下珍珠粉丸,外做小篾笼一个,以笼阴茎,勿使搭肉。服药三十余帖,寻愈。

丹溪治一人,年二十余,夜读至四五鼓,犹未就枕,故卧,茎一有所着,精随而遗,不着则否,饮食减而倦怠少气。夫何故?益用心过甚,二火俱起,夜弗就枕,血不归肝则肾水有亏,火乘阴虚,入客下焦,鼓其精房,则精不得聚藏而走失矣。因玉茎着物,犹厥气客之,故作接内之梦。于是上则补心安神,中则调理脾胃,提掣其阴,下则益津,生阴固阳。不三月而疾如失。(遗精)

一男子至夜脊心热而梦遗,用珍珠粉丸、猪苓丸,遗止。终服紫雪,脊热毕除。

一男子脉洪,腰热遗精。用沉香和中丸下之,导赤散泻其火而愈。乃知身热而遗者,热遗也。按沉香和中丸,即王仲阳之滚痰丸。

丹溪壮年有梦遗症，每四十五日必一遗。琇按：必遇立春、春分及立夏、夏至等节。累用凤髓丹、河间秘真丸，效虽少见，而遗终不除。改用远志、菖蒲、韭子、桑螵蛸、益智、酸枣仁、牡蛎、龙骨、锁阳等，为丸服之，寻愈。

一男子丁年梦遗，群医以珍珠粉丸，罔效。亦以远志、菖蒲等剂投之，应手而愈。

一壮男子梦遗白浊，少腹有气冲上，每日腰热，卯作酉凉，每腰热作则手足冷，前阴无气来耕，腰热退则前阴气耕，手足温，又且多下气，暮多噫时振，隔一旬二旬必遗。脉旦弦搏而大，午洪大，琇按：木火为病。知其有郁滞也。先用沉香和中丸大下之，次用加减八物汤下滋肾丸百粒。若稍与蛤粉等涩药，则遗与浊滋甚，或一夜二遗，遂改用导赤散大剂并汤服之，遗浊皆止。

有二中年男子皆梦遗，医或与涩药，反甚，连遗数夜。乃先与神芎丸大下之，继制猪苓丸服之，皆得痊。

一武官便浊，精滑不禁，百药罔效，用倒仓法而愈。于此见梦遗属郁滞者多矣。

吴球治一男子，因病后用心过度，遂成梦遗之患，多痰瘦削。群医以清心莲子饮，久服无效。吴诊，脉紧涩，知冷药利水之剂太过，致使肾冷精遗，而肾气独降，故病益剧。乃以升提之法，升坎水以济离火，降阳气而养血滋阴，次用鹿角胶、人乳填补精血，不逾月而愈。

木渎吴姓者病精滑，百药勿疗。或授以一术，但以胁腹缩尾闾，闭光瞑目，头若石压之状，即引气自背后直入泥丸，而后咽归丹田，不计遍数，行住坐卧皆为之，仍服保真丸，及半载，颜色悦泽，病不复作矣。此术亦可以疗头风。《席上辅谈》

盛启东，永乐戊子夏治郁文质遗精，形体羸弱，兼痰嗽交作，日夕不能休。群医治之，转剧。盛视之，曰：此阳脱也。急治则生，缓则死，非大料重剂则不能瘳。于是以附子、天雄，佐以参、苓、白术，日加数服，夜则减半，自秋徂冬，所服附子约百余枚，厥疾乃瘥。

有人梦遗精，初有所见，后来虽梦无所感，日夜常常走漏。作心气不足，服补心药，罔效，作肾气虚治，亦罔效。医问患者，觉脑冷否，应之曰：只为脑冷。服驱寒散，遂安。盖脑者，诸阳之会，髓之海，脑冷则髓不固，是以遗漏也。宜先去脑中风冷，脑气冲和，兼服益心肾药，无不瘳者。《医余》

王中阳治一石工，丁年忽病头目不利，肩背拘急，合目即便泄精，四肢沉困，不欲执作，梦寐不宁。每作虚治，罔效。王治之，使其翘足而坐，则其股足随气跳跃，如脉六动，其脉亦过位，长实有力。遂用凉膈散、青木香丸互换，疏导三五次，更服三黄丸，数日寻愈。

江篁南治一壮年，患遗精，医用滋阴降火剂，罔效。一医用牡蛎、龙骨等止涩药，其精愈泄。又服芩、连、柏、山栀等药百五十余帖，兼服小便二百余碗，又或作痰火治，或作湿热治，俱罔效，盖经年余矣。二月间，请江诊视，左脉浮濡无力，右寸浮散近驶，两尺尤弱，不任寻按。其人头晕，筋骨酸疼，腰痛畏风，小便黄，腹中时鸣。以熟地黄、远志为君，当归身、桑螵蛸、人参为臣，石莲子肉、白茯苓为佐，石菖蒲、甘草为使，十余帖后精固。惟筋骨犹酸，小便犹黄，腹或至晚犹鸣，煎剂再加黄柏，兼服补阴丸加人参、鹿茸、菟丝子、桑螵蛸、茯神之类，两月而愈。

山阴戴文训少年患梦遗，服固精丸而愈。用狗头骨一个，煅存性，用籼米饭为丸如梧桐子大，朱砂、金箔为衣，每服五六十丸。(遗精)

孙文垣医案

令郎采石先生，中焦湿热生痰，痞闷，五

更倒饱,且下午两股或膝下筋脉抽掣疼痛,时常嗳气,面色带黄,间常梦遗。予以清气大安化痰丸,及猪肚丸二方调治而安。猪肚丸用白术五两,苦参酒炒二两,牡蛎煅过三两,为末,将雄猪肚子一具,摘去油,甘草汤洗过,将药装入肚中,缝其口,饭中蒸极烂为度,捣极匀为丸。此方极健脾去湿热,固精丸也。清气大安化痰丸用白术四两,橘红、半夏、山楂各三两,黄芩、黄连俱生姜汁炒各一两五钱,枳实、瓜蒌仁各二两,白芥子、萝卜子各炒一两,姜黄碱水煮干一两,青黛五钱,麦芽取曲打糊为丸,绿豆大,每食后及夜,茶送下二钱。(卷二)

淮阴胡少泉翁,丽水县三尹也。令郎年弱冠患梦遗,百治不应。体倦而气弱,食少而汗多,四肢酸软,头眩,肌热,将成瘵疾。知予在理刑吴比部衙中,敦余为治。其脉两寸短,左寸尤甚,余部滑数。余曰:郎君之脉,心气大弱,盖心者,神之舍;神者,精之主。神旺始能固精。今遗不禁,由神弱不能固摄其精,致多妄泄。时近端阳,诸症丛集,乃兼疰夏病也。法当养心安神,庶几不成瘵。翁曰:然,前此诸公,每为滋阴降火,多不见功,徒见损脾减食。今先生主以养神,愿以先生是听。乃与人参、黄芪、石莲子、酸枣仁、莲花心、石菖蒲、远志、当归补心安神为君,俾精固汗敛。《经》曰:汗者心之液。汗多则心血愈虚,故佐以甘草、白术、黄柏、麦门冬、五味子兼治注夏,使饮食加而四肢壮,缓而图之可万全矣。药进甚妥,竟以此方调理,果精固神全,肌热尽退。(卷二)

曹宜岗常多梦遗,予曰:此神志不足也。又有疝气,近加嘈杂,食硬物喉中梗作疼。予谓病有缓急,则治有先后,咽喉之症,非急先而何?初为清肃上焦,次为补养神志,俾神旺而精有主,可不妄遗。然后,以下部之剂治其疝,清肃上焦用六君子汤加滑石、酒连、枇杷叶、芦柴根、香附、吴茱萸,四帖,嘈杂止,喉中宽舒。再以猪肚丸补其神志,远志、石菖蒲、石莲子、韭菜子、黄连、贝母各二两,白术五两,枸杞子、白茯苓各一两为末,入雄猪肚内,饭中蒸熟,捣为丸,梧桐子大,朱砂为衣,每晚灯芯汤送下二钱。治疝丸,橘核、昆布各四两,川椒、山栀子炒黑,山楂核各二两,柴胡、小茴香各一两,哺鸡子壳煅三两,曲糊为丸,空心白汤或酒送下三钱,不终剂而瘳。(卷五)

先醒斋医学广笔记

娄东王官寿患遗精,闻妇人声即泄,瘠甚欲死。医告术穷。仲淳之门人,以远志为君,莲须、石莲子为臣,龙齿、茯神、沙苑蒺藜、牡蛎为佐使,丸服,稍止,然终不断。仲淳以前方加鳔胶一味,不终剂而愈。(虚弱)

慎柔五书

丰义储中和,持斋十七年矣。先九月患梦泄,已而发惊。此五脏空虚,津液燥涸,肝木生风,风火扇摇,故令精动而泄也。攻补皆不效,先润养其脾胃。脾胃润,使津液四布,百骸通泽。一月后再诊之,肺脉大,土不能生金也;左尺细长,金不能生水也;余俱洪缓,第不甚流利。以补肺之剂四帖,肾脉则和而长矣,虚则补其母之法也。先时不知饥,以异功散加黄芪、桂、芍、五味子,补脾生肺,肺复生肾,三脏相生。晚卧不宁,以归脾汤间服之,元气渐充,精神渐发。越半月余,加用太素丸,全愈。(卷五·虚劳例)

里中医案

顾以功滑精

文学顾以功,科试老瘁,从南都归,苦精滑溲后,至梦必遗,服金樱子膏弗效,且沉困住床矣。余曰:从来精滑无如是之频且数者,今气将脱矣。须人参一两，煎好调莲鸦不二散服之，十日而苏，百日而起。

张宁之精漏

武科张宁之，纵饮违度，一□小便后滴□数点，谓有余之疾，不医。逾月时有精漏，头目眩晕，神气困倦，服固涩药益漏。余曰：六脉滑大，此曲药中湿热下干精道。以干葛、白豆蔻、白术、茯苓、陈皮、甘草、黄柏，大剂煎，日恣饮五六碗而精止，更以地黄丸料加黄柏，服十余日而愈。

朱宁侯之子滑精

太学朱宁侯之子，年十六而精滑，闻女子声即下莫禁，其脉大而无力。此中气虚而下陷，以补中益气汤，倍用升、柴，以六味丸料多加芡实、金樱、五味、人参，服三月而精固。

钱用宾梦遗滑精

儒者钱用宾，色欲过度，梦遗精滑，服清火药，服固涩药弗效。余以玉华白丹浓煎，人参汤送五钱。两服稍固，兼服生脉散、连鸦散、六味丸，交互服之，一月愈。

罗忍庵滑精

文学罗忍庵，精滑经年，膀足肿痛，困顿床席两月余。忽被巨寇火灼之，误以黄柏、井泥傅之，遍身糜烂。医谓火毒入腹，拟用连翘、薄荷等药凉之。余曰：久虚之人脉如蛔丝，气将竭绝，非参、附恐无生理。其弟怒色不允，忍庵信余言，遂煎服而神稍复，肌肤痂脱，用温补二月始安。

邹子尹梦遗

江右邹子尹，患梦遗，服清心固精剂。余曰：两尺俱濡，伤在少阴。以六味丸料、人参固本膏为丸，尽剂而精固。

(评选)静香楼医案

遗精无梦，小劳即发，饥不能食，食多即胀，面白唇热，小便黄赤。此脾家湿热，流入肾中为遗滑，不当徒用补涩之药。恐积热日增，致滋他族。

萆薢　砂仁　茯苓　牡蛎　白术　黄柏　炙草　山药　生地　猪苓

诒按：此等证，早服补涩，每多愈服愈甚者。先生此案，可谓大声疾呼。

再诊；服药后遗滑已止，唇热不除，脾家尚有余热故也。

前方去砂仁、黄柏，加川连、苦参。

诒按：唇热属脾。(遗精门)

遗精伤肾，气不收摄，入夜卧著，气冲上膈，腹胀呼吸不通，竟夕危坐，足跗浮肿清冷，小便渐少。此本实先拨，枝将败矣，难治之证也。

都气丸加牛膝、肉桂。

诒按：此阴阳两损，气不摄纳之重证，舍此竟无良法，然亦未能必效也。

阴亏阳动，内热梦泄。

六味丸加黄柏、砂仁。

诒按：六味合封髓法也，亦妥帖易施。(遗精门)

薛案辨疏

一男子，年逾二十，斫丧太早，梦遗精滑，睡中盗汗，唾痰见血，足热痿软，服黄柏、知母之类，余曰：此阳虚而阴弱也，须滋其化源。不信，恪服之，前症益甚，头渐大，囟门渐开，视物恍惚，吐痰叫喊，余以如法调理，诸症渐退，头囟总渐敛而安。

按：仲景云小儿解颅或久不合者，因肾气有亏，脑髓不足之故。立斋治一小儿年十四解颅，自觉头大，视物昏花，畏日羞明，用六味丸加鹿茸及补中加山药、萸肉，半载而愈，二载而囟合。既婚之后复作，足心如炙，日服前药二剂，三载而愈。后入房两腿痿软，又服前丸而愈。此案云如法调理，当亦犹是方法也。(脾肺肾亏损遗精白浊吐血便血等症)

朱工部，劳则遗精，齿牙即痛，用补中加

苓、半、芍药，并六味丸渐愈，更以十全大补加麦冬、五味而痊。

疏曰：齿牙痛属胃火上炎者多，即遗精亦属脾湿下流者多，合而观之，宜清降脾胃湿火。然劳则遗精者，悉属脾胃气虚矣，且精与齿牙又俱属于肾，故并用六味丸，而劳则多气血虚，故又终之以十全大补也。我意此症其肺胃间必有虚火，故补中加白芍，十全大补加麦冬、五味也。夫察症须知一贯之法，如此症劳则遗精，其遗精必属于虚，遗精而齿牙即痛，痛亦必属于虚，更何有胃火上炎，脾湿下流之疑耶？（脾肺肾亏损遗精白浊吐血便血等症）

一男子发热，便血精滑；一男子便血发热；一男子发热遗精，或小便不禁。俱属肾经亏损，用地黄丸、益气汤，以滋化源皆得愈。

疏曰：此三案自属肾经无疑，其用地黄丸当矣。何必兼用益气耶？盖便血遗精及小便不禁诸症，其为元气下陷者居多，虽曰阴虚火旺，总不宜专用补阴降火之剂，何也？补阴降火，则火迫于下，而遗滑等症更甚矣，故当兼用升补之品，此地黄丸、益气汤所以兼用而并得愈也。虽然此亦虚症论耳，即此三案尽多少阳、阳明实火湿热所致，又当以色脉及兼症细详之。（脾肺肾亏损遗精白浊吐血便血等症）

一男子素遗精，足跟作痛，口干渴，大便燥，午后热甚，用补中益气加芍药、玄参及六味丸而愈。

疏曰：此案似只宜补阴不宜补气，盖以大便燥结故也。不知大便之燥，虽属肾水不足，亦由脾肺气虚不能运行也。然未免有火，复加芍药、玄参于补中益气内以清之，及六味滋其肾水，则大便自润，而诸症自愈。况遗精一症，原不宜独用补阴之法，若专补阴则火降而精益下遗，固当先用升补元气之剂。盖遗滑诸症，自属元气下陷者多，然清火必用芍药、玄参者，以遗精必有相火，而相火在于肝肾，故加芍药以清肝经相火，玄参以清肾经相火也。此案当与遗精白浊门中一男子遗精白浊梦遗，口干作渴等症一案同参。（肝脾肾亏损下部疮肿等症）

临证指南医案

某　左脉弦数，遗泄，久嗽痰黄，当用填补。

炒熟地　芡实　扁豆　女贞　茯神　糯稻根须（咳嗽）

徐四二　心肾精血不安，火风阳气炽，失血眩晕，心悸溺精，若过用心作劳，不能复元矣。

熟地　萸肉　山药　茯神　芡实　远志　建莲　五味　海参胶（吐血）

陈　厥后，吸短多遗，议摄下焦。阴虚阳动

熟地四钱　桑螵蛸二钱　覆盆子一钱　五味一钱　湖莲三钱　芡实二钱　茯神三钱　山药二钱

某四十　梦遗精浊，烦劳即发，三载不痊，肾脏精气已亏，相火易动无制，故精不能固，由烦动而泄，当填补下焦，俾精充阳潜，可以图愈。

熟地八两　麦冬二两　茯神二两　五味二两　线胶四两　川斛膏四两　沙苑二两　远志一两　芡实三两　湖莲三两

金樱膏丸。

马二二　阴虚体质，常有梦泄之疾，养阴佐以涩剂，仍参入通药可效。

六味去丹泽，加湖莲、芡实、五味、远志、秋石，金樱膏丸。

张　阴精走泄，阳失根附，上冒为热，坎水中阳不藏，古人必以厚味填之，介类潜之，乃从阴以引阳，与今人见热投凉不同。

熟地　龟甲　淡菜　青盐　茯神　柏子仁　女贞子　山药　旱莲草

某二一　脉左弦右濡,梦遗,咳逆气急。

熟地　麦冬　萸肉　五味　牡蛎　茯神　女贞子　山药　湖莲　川斛膏　芡实

金樱膏加蜜丸,每服四五钱,淡盐汤下。

杨　脉垂入尺,有梦遗精,议填阴摄固其下。

熟地　萸肉　五味　山药　茯神　覆盆子　远志　线胶　湖莲　芡实

金樱膏丸盐汤下。

刘　先患目疾,流泪,嘈杂不欲食,内郁勃,阳气过动,阴虚不主摄纳,春半连次遗泄,腰脊酸楚,皆肝肾病矣。

熟地　龙骨　萸肉　茯神　丹皮　湖莲　芡实　远志

某　劳损漏疡,大便时溏,阴火上升,下则遗滑。

熟地　龟版　芡实　山药　女贞　建莲　炙草　稆豆皮

某　少年频频遗精,不寐心嘈,乃属肾中有火,精得热而妄行,日后恐有肾消之累。

焦黄柏　生地　天冬　茯苓　煅牡蛎　炒山药

某　脉虚色白,陡然大瘦,平昔形神皆劳,冬至初阳动,精摇下泄,加以夜坐不静养,暴寒再折其阳,身不发热,时时惊惕烦躁,从仲景亡阳肉瞤例,用救逆汤法,必得神气凝静,不致昏痉瘈疭之变。

救逆汤去芍。

费　色苍脉数,烦心则遗,阳火下降,阴虚不摄,有湿热下注,此固涩无功。阴虚湿热

萆薢　黄柏　川连　远志　茯苓　泽泻　桔梗　苡仁

吴二二　病形在肾肝,但得泻头中痛微缓,少腹阴囊亦胀,想阴分固虚,而湿热留着,致腑经之气,无以承流宣化,理固有诸,先泄厥阴郁热,兼通腑气再议。

龙胆草　胡黄连　萆薢　丹皮　茯苓　泽泻

又　阅病原是脏阴阴精之亏,致阳浮头痛,兼有遗精,月数发,下虚上实,纯以补涩,决不应病,性不耐丸剂,与通摄两用。

龟版　秋石　熟地　女贞　远志　芡实　湖莲　茯苓

熬膏。

钱二十　脉右弦左垂,阴虚湿热,遗精疮蚀。

黄柏　知母　熟地　萆薢　茯苓　远志

蜜丸。

某　梦遗病,乃是阴气走泄,而湿热二气乘虚下陷,坠自腰中至囊,环跳膝盖诸处可见,久遗八脉皆伤,议用通药,兼理阴气。

猪苓汤。

又　熟地　五味　芡实　茯苓　湖莲　山药

宋二三　无梦频频遗精,乃精窍已滑,古人谓有梦治心,无梦治肾,肾阴久损,阳升无制,喉中贮痰不清,皆五液所化,胃纳少而运迟,固下必佐健中。下损及中兼治脾胃

人参　桑螵蛸　生龙骨　锁阳　芡实　熟地　茯神　远志

金樱膏丸。(遗精)

毛二六　长夏暑湿热郁,都令脾胃受伤,色黄神倦,气分自馁,因有遗泄一症,在盛年阴虚为多,及询纳食未为强旺,遗发必劳烦而来,脉象非数搏,议以养脾立法。

归脾去黄芪、桂圆,加益智、龙骨。

项　脉左弱右弦,色黄食少,腹胀便溏,常有梦遗泄,此非阴柔涩腻可服,用煦阳以涵阴。

生菟丝子　覆盆子　蛇床子　五味子　韭子　益智仁煨　补骨脂　龙骨

建莲粉丸。

丁　阴精走泄,阳不内依,欲寐即醒,心

动震悸,所谓气因精夺,当养精以固气,从前暖药不错,但不分刚柔为偏阳,是以见血,莫见血投凉。心肾兼治

龟版去墙削光,一两　桑螵蛸壳三钱　人参一钱　当归一钱　青花龙骨三钱,飞　抱木茯神三钱

姚二四　始于念萌不遂其欲,阳下坠而精泄,先梦者,心阳注肾,久则精血日损,不充养筋骨为痛,下损及中,食不运化,此非萸地腻膈,以及涩精可效。

妙香散。

许十八　阴气走泄遗精,务宜滋填塞固,今纳谷少而不甘,胃气既弱,滋腻先妨胃口,议用桑螵蛸散,蜜丸服三四钱。

戈　遗精数年,不但肾关不固,阳明脉络亦已空乏,欲得病愈,宜戒欲宁心一年,寒暑更迁,阴阳渐交,用桑螵蛸散治之。

顾十九　滑精,用阴药顿然食减,药先伤胃,据述梦寐惊狂,精走无以护神,当固无形矣。

人参　生龙骨　桑螵蛸　益智仁　茯神　茯苓　远志　木香

吕三七　有梦乃遗,是心有所触而致,经营操持,皆扰神动心,说商贾客于外,非关酒色矣。

妙香散。(遗精)

张二四　形壮脉小,自述心力劳瘁,食减遗精,仿景岳精因气而夺,当养气以充精,理其无形,以固有形。

妙香散。

支二二　痰多鼻塞,能食,有梦遗精,医投疏泄肺气消痰,六十剂不效。问读书夜坐,阳气必升,充塞上窍,上盛下衰,寐则阳直降而精下注为遗,用补心丹。

黄三一　真阴损伤,而五志中阳,上燔喉痛,下坠为遗,精髓日耗,骨痿无力,必延枯槁而后已,药饵何足久恃。

早服补心丹,晚服桑螵蛸散。

胡　遗精四年,精关久滑不固,阴久伤,阳气不入阳跷穴,夜寤不寐,前以镇摄小效,独心中怔悸不已,以桑螵蛸散,从心肾治。

毕二六　有梦遗精,是心肾病,清心固肾,是为成法,得以水火交合,病当渐减,内伤病,从内起,岂得与外来六气混治。

熟地　龙骨　远志　五味　茯神　芡实　建莲

金樱膏丸。

程　左脉刚坚,火升,神气欲昏,片刻平复,宛若无病,此皆劳心五志之阳动,龙相无制,常有遗泄之状,先用滋肾丸三钱,淡盐汤送。

又　早服补阴丸,晚服三才加炒黄柏、砂仁。

又　交霜降,络中陡然热蒸,肢节皆麻,火风震动,多因脾肾液枯,议用二至百补丸意,斑龙二至百补丸加黄柏。

林十八　诊脉细涩,寐则遗精,心热口渴,不时寒热,此肾阴内损,心阳暗炽。

补心丹三钱四服。

某　冬令烦倦嗽加,是属不藏,阳少潜伏,两足心常冷,平时先梦而遗,由神驰致精散,必镇心以安神,犹喜胃强纳谷,若能保养,可望渐愈。

桑螵蛸　金樱子　覆盆子　芡实　远志　茯神　茯苓　龙骨　湖莲

煎膏,炼蜜收,饥时服七八钱。

杨十八　冲年遗精,知识太早,难成易亏,真阴不得充长,及壮盛未有生育,而久遗滑漏,褚氏谓难状之疾者,盖病伤可复,精损难复也,诊脉上动尺芤,心动神驰,神驰精散,草木性偏,焉得见长,务宜断欲百日,以妙香散、桑螵蛸散方,理心脾以交肾,固肾气以宁心,早晚并进,百日以验之。

吕二四　成婚太早，精血未满久泄，必关键不摄，初则精腐变浊，久则元精滑溢，精浊之病，巢氏分晰彰着，《经》言肾虚气漫为胀，咸为肾味，上溢口舌，皆下失摄纳之权。肾气不摄

生菟丝子粉　蛇床子　覆盆子　陕沙苑子　家韭子　五味子

鳇鱼胶丸。

许十九　脉虚芤，应乎失血遗精，先天既薄，更易泄少藏，正褚氏所云难壮之疾，冲年须潜心静处，冀水火自交，可以精固，莫但图药饵，须坚守瞬刻强制之功。

鲜河车膏　九蒸熟地　五味　萸肉　山药　湖莲　砂仁　芡实

金樱膏丸。

李二五　脉小色白，失血遗精屡发，犹喜纳谷胃安，封藏固补，使其藏聚，若再苦寒泻火，胃伤废食，坐以待困矣。

熟地　萸肉　五味　覆盆子　河车膏　生菟丝粉　山药　湖莲　茯苓　芡实

金樱膏丸。

某　脉左部数，有锋芒，初夏见红，久遗滑，入夜痰升胁痛，肝阳上冒，肾弱不摄，固摄助纳，必佐凉肝。

熟地　湖莲　芡实　生白龙骨　茯神　川石斛

章　脉数虚，气冲心热，呛咳失血，屡因嗔怒，肝阳升则血涌，坠则精遗，春末土旺，入夏正当发泄主令，暮热晨汗，阴阳枢纽失固，议进摄真，其清寒肺药须忌。兼失血

鱼鳔胶　生龙骨　桑螵蛸　芡实　茯苓　五味　秋石调入

陆二一　肌肉松柔，脉小如数，常有梦遗，阴精不固，上年冬令过温，温则腠理反疏，阳动不藏，诸气皆升，络血随气上溢，见症如头面热，目下肉瞤，心悸怔忡，四末汗出，两足跗肿，常冷不温，走动数武，即吸短欲喘，何一非少阴肾气失纳，阳浮不肯潜伏之征，况多梦纷扰，由精伤及神气，法当味厚填精，质重镇神，佐酸以收之，甘以缓之，勿因血以投凉，莫见下寒，辄进燥热，恪守禁忌以安之，经年冀有成功，所虑冲年志虑未纯，贻忧反复。

水制熟地　人参秋石拌　白龙骨　炒杞子　五味　炒山药　茯神　牛膝炭(遗精)

吴二四　久疮不愈，已有湿热，知识太早，阴未生成早泄，致阳光易升易降，牙宣龈血，为浊为遗，欲固其阴，先和其阳，仿丹溪大补阴丸。

合水陆二仙丹，加牡蛎金樱膏丸。(淋浊)

叶氏医案存真

阴虚汗泄精遗，理应固摄。但先哲涩固之药，必佐通滑以引导涩味，医知斯理者鲜矣。

熟地　萸肉　杜芡实　五味子　龙骨　远志　茯神

用猪脊髓、金樱子膏捣和为丸。

下利皆令伤阴，值冲年，情念正萌，遂患梦遗，劳烦饥馁更甚，以精血有形，必从水谷入胃，资其生长也。诊脉数，面亮，茎举则精出，溺后亦淋沥，是阴虚精窍不固，因阳气下坠所致，议固下阴以和阳。

熟地　旱莲草　生龙骨　怀山药　杜芡实　萸肉　云茯苓　莲蕊须　金樱子膏

炼蜜为丸。

脉细，右濡左数。少年形瘦肌槁，遗泄，是知识太早，致精血难充，脐左动气，食减易饥，阴伤于下，渐延中宫。沉阴恐妨胃，刚补虑劫阴。男子精伤补阴，参入柔剂温药，取坎中寓阳之意。

鹿角霜　龟腹版　白茯苓　枸杞子　柏子仁　炙甘草　沙蒺藜　炒黑远志

遗泄有梦属心，无梦属肾。据述气火下溜，即如溺出之状，茎管中痛，热气上冲咽喉，巅顶掀胀，语言皆怯。此任脉不摄，冲脉气逆。

治法：引之导之，摄以固之，现在便溏食少，勿投沉阴腻滞之药。

砂仁炒熟地　炒黑远志肉　炒莲须　元武版　白龙骨　锁阳　茯苓　杜芡实

以金樱子熬膏为丸。

初以心动精泄，久则关键滑溜，食减至半，业已损及中焦。萸、地滋腻滞胃，下焦之阴，未得其益，中宫之阳，先受其累。至于黄柏味苦，苦更伤阴。当以妙香散加金箔治之为稳。

人参　龙骨　远志　茯神　金箔　益智　茯苓　朱砂　甘草

有梦遗精，治在心肾，乃二气不交所致。冬令牙宣，亦主藏纳浅鲜，用镇固宁神方。

熟地　枣仁　茯神　金箔　人中白　女贞子　湘莲子　旱莲草　远志　龙骨

蜜丸。

遗泄阴亏，疟热再伤阴分，声嘶，火升易怒，神躁。水不润木之征，何人饮佐降阴火。

制首乌　知母　天冬　人参　茯苓　麦冬

脉细软涩，气冲失血，寐欲遗精，令纳谷不运，神思日倦，缘操持太过，上下失交，当治中焦，心脾之营自旺，诸症可冀渐复。偏热偏寒，都是斫丧真元。

人参　归身　於术　广皮　枣仁　茯神　白芍　炙草

脉数多遗，脊酸腰坠，此督任失固，非通不能入脉，非涩无以填精，色苍形瘦，不宜温补。

熟地　牡蛎　远志　五花龙骨　五味　茯苓　芡实　山药　羊肾　脊髓

心中空洞，下焦寒冷，兼有遗精，便溏，议用三阴补方。

人参　山药炒　茯神　五味　杞子炒　建莲　线鱼胶　熟地炒

脾胃阳微，不运寒痰，噫气，肾虚阴走，遗精无梦。

人参　山药炒　熟地炒　建莲　生牡蛎　龙骨　枸子　鹿角胶

汪正中　填固包举，遗精已缓，新正劳烦气泄，病后神耗精夺，当此升泄气候，以安神固摄法。

桑螵蛸　金樱子粉　茯神　人参　生龙骨　当归身　金箔　龟版

脉细有遗症，是阴虚不主收纳。因冲气上激为咳嗽，肺药无益。今胃纳颇好，急宜填下绝欲，安养尚可图愈。

熟地　枸杞　建莲　茯苓　山药　芡实

杭州廿一　据述遗精频致哮喘，病发必甚。此肾虚失纳，真气散越之疾，少年形瘦，难用温药，治当导入任脉阴海以固之。

人参　龟腹甲　坎气　五味子　紫衣胡桃　黄柏　芡实　金樱子膏

叶天士晚年方案真本

沈廿五岁　年十三时，自食鹿角胶吐血，继用龟版胶而愈。缘稚少阳体升补督脉已非，述有遗泄，虑血再发。肌肉消瘦，阴虚偏热，既虑夙恙，当戒奔驰用力，静处身心自宁，无发病之累。

六味去丹泽，加水陆二仙、覆盆、湖莲、龟腹版心。(杂症)

徐廿六岁　少年读书久坐，心阳亢坠，皆令肾伤。医药乱治胃伤，虚里胀闷，吐水而滑精未已，乃无形交损。

人参　抱木茯神　远志　茯苓　益智仁　砂仁壳　青花龙骨　炙草(杂症)

李横街,十九岁　精滑无梦,咳涎常呕,乃肾不摄纳,肺药无用。

人参条　紫胡桃肉　人乳粉　坎气漂洁　茯苓　五味子(杂症)

林线香桥,廿七岁　阴火扰动精走,用滋肾丸,每服三钱。(杂症)

朱临顿路　精血空隙在下,有形既去难生,但阴中之阳虚,桂附辛热刚猛,即犯劫阴燥肾。此温字若春阳聚,万象发生,以有形精血,身中固生气耳。

淡苁蓉　桑螵蛸　炒黑大茴香　锁阳　生菟丝子粉(杂症)

李廿六岁　壮年形瘦肌减,自述无因滑泄,长夏内阴不生旺而失血。显然阴虚,窍隧不固。大忌劳力奔走,虽在经营,当诸事慎养。身心调理之恙,不取药之寒热攻病也。

桑螵蛸散。(杂症)

潘廿六岁　少年失血遗精,阴虚为多。夫精血有形,既去难复。即是内损阴虚,日久渐干阳位,肝肾病必延胃府,所列病原,大暑令节,乃天运地气之交替,人身气馁,失司维续,必有不适之状。褚澄云:难状之疾,谓难以鸣诉病之苦况也。

妙香散。(杂症)

徐十八岁　有梦乃遗,是心动神驰精散,用交心肾法。

水煮熟地　萸肉　远志肉　生龙骨　茯神　石菖蒲　芡实　湘莲子肉(杂症)

张十六岁　先天禀薄,真水不旺,先气不充,少壮诸事懒倦,竟夜阴中龙雷内烁,早间齿龈血痕。风伤内攻,巅晕流泪,是根本之恙,胃口亦弱,不宜太清内热。

熟地　黑壳建莲　茯神　芡实　山药　炙草　川斛　木瓜(杂症)

续名医类案

龚子才治陈桂林秀才,患夜梦遗精,每月一二次,或三五次,遗后神思昏沉,身体困倦。诊之,六脉微涩无力。此阴虚火动之症,以辰砂既济丸加紫河车、龙骨,服之数月奏效。奈数患不能谨守,因口占俚语一章以戒之。曰:培养精神贵节房,更祛尘虑要周防。食惟半饱宜清淡,酒止三分勿过伤。药饵随时应勉进,功名有分不须忙。几行俚语君能味,便是长生不老方。

黄履素曰:余年三十外,曾患遗精,龟头时有精微微流出,昼夜常然。初时惊惧特甚,人身中几许精血,而堪此涓涓不绝乎。医之高明者谓为无害,但毋服涩药。(雄按:惟火症,故不可涩。虚寒精滑,涩之何害?医者先须审证,不可偏守一法也。)缘病以服附子得之,知是火证,但凉补而勿热补,用六味丸加沙苑蒺藜、菟丝子及炒黄柏少许等药。将此病付之度外,莫置诸怀,如常调理,凡两年始全愈。龙骨、牡蛎等药,从未入口,盖人身中惟气血周流斯快畅,岂可涩之使滞?虽得暂效,为害实深,患者审之。予初有惧心,及两年间应酬如常,绝无倦态。岂此精与交媾之元精不同,故无大害耶。

张路玉治韩慕庐季子,素禀清癯,宿有精滑不禁之恙。诊之,脉微弦而数,尺中略有不续之状。此不但肾气不充,抑且气秘不调,致不能司封藏之令。与六味丸去泽泻,加鳔胶、五味,略兼沉香,于补中寓宣。法虽如此,但久滑窍疏,难期速效耳。(卷二十·遗精)

王叔权曰:有士人年少觅灸,梦遗,为点肾俞穴,令其灸而愈。不拘老少,皆肾虚也。古人云:百病皆生于心。又曰:百病皆生于肾。心劳生百病,人皆知之。肾虚亦生百病,人或未知也。盖天一生水,地二生火,肾水不上升,则心火不下降,兹病所由生也。人不可不养心,不可不爱护肾也。(《资生经》)(卷二

十·遗精)

扫叶庄一瓢老人医案

惊必动肝,久而阳气变化内风,旋越不已,有升无降,阳不交合入阴,不但遗沥精浊,入夜遑遑欲绝,宜摄阴镇阳法。

磁石 五味 龟版 枣仁 龙骨 萸肉 茯神 当归(中风)

上有鼻窍浊涕紫血,下则遗精便血,但说肾虚,阴不配阳,未必上下皆病。意者本质固虚,水谷之气聚湿,湿生热,热升热降,致上下不宁。此酒肉鲜腥须忌,谓助其湿热也。

生白术 黄连 黄柏 防风根 地榆 槐花 煨葛根 茯苓 水泛为丸(痢疾泄泻便血)

交白露暑去凉来,阳降多遗,仍悸恐畏怯,用交心肾固摄。

人参 龙齿 归身 芡实粉 远志 柏仁 湖莲 茯神 熟地 五味子 金樱膏丸

苦寒直降,阴走泄为遗,阳浮越为头痛咳嗽,以摄固二气主之。

熟地 远志 龙骨 茯苓 芡实 牡蛎

疟热伤阴,数年春秋内热,仍安寝能食。想办事勤劳,阳气易于升动,此阳降为遗泄。

虎潜丸

精浊四年,据述途中烦劳惊恐而得,头面眩晕,肌肉麻痹,遇房事必汗泄,顾体反壮。此阳微失护,精关不固,温肾宁心,冀渐交合,久恙未能速效。

韭子 龙骨 覆盆子 五味子 菖蒲 柏子仁 补骨脂 胡桃 金樱膏丸

阴泄为遗,下焦诸脉既空,不主拘束,其阳浮上灼,自有首痰咳嗽。此治肺无益,必填实下元可愈。所虑少年精志未坚,失于保养,有劳屡内损。

熟地 山药 芡实 龙骨 龟版 山茱萸 茯苓 五味子 远志 金樱膏丸(遗精淋浊尿血)

精浊已久,肝血肾液皆损,心热精自出,先伤阴也。

二仙加熟地 茯苓 五味 龙骨 远志 覆盆子(遗精淋浊尿血)

色夺脉虚,夏秋日加烦倦,此非客痛。据说左胁中动气,因遗精惊恐而得,乃下损精血。仿气因精而伤,当补精以化气。

紫石英 杞子 制首乌 茯神 柏子仁 归身(遗精淋浊尿血)

遗精伤肾,气不收纳,卧倒气冲上膈,膜胀呼吸不通,竟夕危坐,足跗浮肿而冷,小便渐少,无非根底,无以把握,难治之症。

肾气丸去牛膝、肉桂。

遗精三年不愈,寐则阳入于阴,溺必自出不禁,寤则欲溺大便遗,摄固下元不应,谅非升阳主治。以酸味柔和,制其阳气直升直降,是为的法。

山茱萸 山药 金樱子 五味子 湘莲 芡实(遗精淋浊尿血)

脉左弱下虚入尺,有梦久遗,足软如痿,行动气促似喘。此督任交亏,冲阳升举,务以填塞精窍,不及傍治。

方解青盐、炒黑远志、小茴香、抱木茯神、湘莲、紫衣胡桃(遗精淋浊尿血)

缪氏医案

脉右尺举按少力,左关弦,肝火易动,动则主疏泄,精泄不固,有自来矣。右尺主肾中之阳,脉象不鼓,一由真阳不足,一由心火不降。不降则不交,少阴之枢窒矣。从两经论治,方合病机。

制於术 菟丝饼 麦冬 川斛 远志炭 沙蒺藜 杜仲 巴戟肉 黄甘菊 丹皮炭 米仁 莲蕊

梦泄先伤其阴，故足跟肿痛，更兼下痢口渴，是真阴再竭矣。据述微恶寒，仲圣以此属少阴病，则从厥少治，又何疑?

烧黑鹿角霜　生菟丝子　炒黑骨碎补　炒松牛筋　金毛狗脊　没食子　木瓜

素患精虚遗泄，今春始发潮热，半夜方止。初则扪之而热，后则热及骨髓矣。此系肾虚，复感冬寒，以感轻，故发亦不甚耳。

炒熟地　桂枝　生牡蛎　龙骨　茯神　白芍　煨姜　炙草　淮小麦　南枣肉

喉痒痛未愈，下体有漏，时梦泄。

炒熟地　麦冬　线胶　黄明胶　地骨皮　人中白　山药　湘莲

鳖一个，泥涂存性研末，生鸡子清和丸。

种福堂公选医案

王二六　过用心思，营气日漓，心悸眩晕，遗精，腰膝下部畏冷。阴阳造偏，心肾交损，议镇怯，佐以固摄温纳。

桑螵蛸　人参　茯神　青花龙骨　金箔　琐阳

蜜丸。(遗精劳心损神)

周三七　精遗越日，阴火忽冲，神乱，肉瞤筋惕。此阴不恋阳，以补虚镇摄收敛。幸年壮胃口不败，可以痊愈。

熟地　萸肉　五味　龙骨　湖莲　茯神　远志(遗精阴虚阳浮)

李十九　肌柔色白，形气不足，当知识年岁，龙雷突起无制，干呛咳逆，情萌不遂，有梦遗精。见热理嗽清热，胃减堕入虚劳。能知命静养，冀其渐次充复。

三才汤加莲肉、芡实、茯神、柏子仁。(遗精阴火动)

华　戊申三月廿一起恙，至四月初一日，诊脉虚促，舌微肿，心悸，神恍惚，遂肌麻痹遗泄，昼夜卧不成寐，腰以下痿软，不胜坐立。此属阴液素亏，值春夏之交，阳气发泄，阴乏恋阳，加以步趋嗔怒，都令五志中阳大动。诚如《内经》：烦劳则张，精绝，辟积于夏，令人煎厥、薄厥之谓。盖张指阳气之弛张，精绝谓真阴之内夺，木失水涵，肝风大动，皆为厥之因也。法宜味厚固阴，甘缓和阳，内风熄，可冀悸定安寐。倘执方书，不寐投以温胆汤，或畏虚乱补，是不明阴阳脏腑之先后矣。

人参一钱半　茯神三钱　真阿胶二钱　麦冬一钱　生牡蛎三钱　龙骨三钱　生白芍二钱　细甘草炙黑，一钱

又　己酉岁，正月初九日诊，梦寐欲遗，丸方。

人参二两　熟地四两　河车胶一具　五味一两半　覆盆子一两半　菟丝子一两半　茯神二两　湖莲肉二两　远志一两

山药粉和丸。(劳遗泄)

汪　久遗溲溺，淋沥三年。下焦常冷，脊(膂)腰髀疼楚如坠。此肾脏虚寒，但填精固涩，多进不应，是督任二脉失司，粘腻涩药，未能走入奇经，仿孙真人九法中采用。

鹿茸　补骨脂　家韭子　蛇床子　生菟丝子　覆盆子　金樱子　琐阳　生杜仲　炙草　茯苓　黄精　羊内肾　青盐

共为丸。(梦遗督任二脉失司)

金　动气兼有遗精，已是下焦阴阳虚损，况久病欲进温养，必须通摄，桂，附气雄而刚，非下损药也。

淡苁蓉　补骨脂　胡桃肉　生菟丝子　覆盆子　家韭子　舶茴香　茯苓(遗精温养通摄)

安　脉小数，色苍，心痛引背，胁肋皆胀，早上牙宣龈血，夜寐常有遗泄。此形质本属木火，加以性情动躁，风火内燃，营阴受劫，故痛能进食。历来医药治痛，每用辛温香窜，破泄真气，不知热胜液伤，适令助其燥热，是经年未能痊期。议以柔剂熄其风，缓其急，与体

质病情,必有合窾①之机。

细生地　阿胶　牡蛎　玄参　丹参　白芍　小麦　南枣(遗精风火劫伤营阴)

黄澹翁医案

扬州吴申锡,先天本弱,又不谨守,梦泄神虚,腿酸腰痛,肢软怔忡,丹田如降精之状,每泄后则丹田疼痛,四肢头项,摇动不宁,督脉常热,先据来字病源,订一清督养肝之方。

生地　丹皮　山药　茯苓　泽泻　白芍　巨胜子　杜仲　地骨皮　龟胶　青盐为引

复来诊脉,六脉软弱如游丝,订丸方。

六味加天冬、麦冬、人参、白术、龟胶、鹿胶。

上药制成,以十分之一,入羚羊角末二钱,蜜丸,先服后,再接服九分。(卷一)

泰兴李福周,余脉俱好,惟肾脉独大,乃火居水位,为反常之病,所以梦遗多年。近今不梦亦遗,则为精滑矣。

汤用八味减山萸,加麦冬、兔饼。

丸用六味,加莲须、芡实、兔饼、牡蛎、龙骨。(卷一)

锦芳太史医案求真初编

拟上原任广饶九南道随升陕西巡抚秦遗精不耐烦劳案百五十三

劳倦虽属气虚,然必脉不浮弦,及症不兼痰塞、目红乃是。若使症见痰多、目红、精脱,与脉浮取若弦,是为精虚火浮,痰则随火上壅而劳不耐,精则随火内动不固而泄矣。况《经》有云:心藏神,肝藏魄,肾藏志。凡人神志不遂,多是精虚之谓。又曰:肝主疏泄,肾主闭藏。凡精不由肾闭,而竟任肝疏泄,亦是阴虚火动之谓。所以遇事多有烦劳不耐,貌视似属气虚,而究实在阴虚火动者故耳。使其果属气虚,则在脉应于右寸独见,何以六脉浮取皆有微弦之象乎?治当进用地黄以补真阴,以镇阳光,俾水足火宁,精固神敛,凡劳倦不堪,两目发红、精脱等症,自尔因是克除。今诊六脉轻取皆见微弦,重按却非有力,则知其精虽虚,而脾亦不甚实。盖人脾气坚强,则食即见消化。凡水谷入胃自不上逆于肺为痰,中聚于脾为饮。今病已见痰多,又是精虚,复兼脾湿之症,若以地黄重浊之味重投,而不审其是否挟痰以为区别,则于肾而有补者,自于脾而有乘;于火而有制者,自于痰而有碍,似非合脉与症皆治融为一理之意矣。惟以滋补之中,择以微爽,如菟丝、首乌、覆盆之类,则滋不虑其过滞;理痰进用辛平辛淡,如茯神、半夏、橘皮之属,则气不虑其或泄;或以芡实、石斛以除其湿,以解其热;莲须、龙骨以涩其精,以固其脱;菊花、赤芍以清其肺,以凉其肝,以明其目。则补肾而不致与痰有碍,醒脾而不致与肾有损。但此非属外感一药可以即效,此则根于内虚,一药未必即愈。更宜慎其起居,加以保护,斯得之矣。生本浅陋。于药仅得其概,因承赐顾,敢不悉竭愚衷尽罄所藏,以为宪台告焉?谨禀。

滋肾而不致脾有损,疏脾而不致肾有碍。立方药虽无多,而周围四顾,却无遗漏。至其说理疏畅,一气能贯数行,浩浩不竭,尤属师之余事。门人张廷献。

凡治平脏之病,药最恶其舂撞。如偏于阳,则于肝燥不宜;偏于阴,则于脾湿有累;过于在下收摄,则于上气有损;过于升提振拔,则恐肾气有亏。此须四围打算,用滋则宜甘平以投,而苦咸最忌;用涩则宜轻剂以进,而重剂则除;疏脾则宜辛平以施,而燥烈勿用;清火则宜清凉以人,而苦寒莫杂。此与所治舜臣强中之病犹觉更平,而不致有造次罔用之失也。血侄绍音。

治同县岱乡五都东源张求上遗精案百五十四

余于有室后,家事孔迫②,置医不事,至乾隆乙酉,即三十年。岱乡五都张求上,病患遗精之症,与余胞弟东注本有瓜葛之亲,兼素交

① 合窾(kuǎn 款):犹言合适。窾,空隙。
② 孔迫:很急。

友相识,知余于医颇晓,告余彼常遗精。余问遗精之外,尚有何症相兼?兼症须问。答曰:亦无别症,但胸腹不时悬饥,得食则安;夜间不敢合目,合则即有梦至,而精多滑泄;早晚畏闻人声,闻则烦躁即至,却又喜人相侍,而惧人言;精神似觉昏倦,喜至枕上安睡,稍停片刻,又欲走出外荡;小便溺时作痛。余诊其脉,六部皆见浮洪,惟左关独胜。视其神色,面上有似火烁,两睛瞧人,光彩异常,眼珠皆有红膜遮盖,身上亦无热候。且彼告以年已衰迈,生子命短不逢,恐命难保,惟有立继图醮,以保两老骸骨而已。是时一面请余调治,一面请族为彼立继,诸邻与族皆谓彼无再生之日矣。余思其症与脉,虽甚危急,但肯专一服药,有何不可?因用余制润燥涩精液,内开地黄五钱,炒白芍一钱,菟丝饼二钱,龙骨一钱,山药四钱,麦冬三钱,玉竹二钱,龟胶一钱,每日早晚及午各进一剂。服至四五十剂,而畏人声始除,但日夜悬饥、遗精等症仍在。又于原单重加山药以救脾阴,亦服至四五十剂而饥始减。再于原单重加龟胶以遏阴火,亦服至四五十剂而遗精又始减矣。自后每日照旧服药三剂,则病不生,若稍停药不服,则病即于停药而起。会计自初迄终,其服药之时,约共八九载,服药之数,约共数千余剂。内中所用地黄,大约服过数百余斤,龟胶服过百余斤。是胶非板。间有发时,亦必峻服此药始安。盖此诸药纯阴而滞,服多饱胀不食,此则饮食如故,而胀不生,后于七十一岁病愈,生有一子,名曰廷献。又于七十二岁,生有一子,名曰廷瑞,两子皆已森立,今则年已七五,继子请族辞归而不愿立。其在他人,纵信余治如神,未有若是之专,使稍一服不效,即便更医,再服数剂,而效不全见,即置原药不服,又安能使病全愈,而克生其二子以继其后者乎?目今精神倍振,饭食愈加,居常与人私语,谓彼有后,皆沐余恩。余于乾隆乙未书成,乐叙其概,以冀后之有病,服药当如求翁信任之笃,心无他岐之有得耳。

此是脏腑俱燥,五阴皆亏,故药俱用甘润,而卒不见饱胀,且竟生育续嗣,寿延八五,又生一女,至八十九岁,又见孙生而终。虽是此翁福厚所致,抑亦吾兄医道之明。晁雯。

此是六经皆燥之症,并无一经可用辛投,并不虑其地黄有碍脾胃,具见真阴枯槁之极。侄绥之。

治都昌县三十七都余殷玉滑精案百五十五

滑精一症,按之诸书未有不用抑肝收涩之品,从未有闻渗利导气之剂而可以治滑精之症,此亦千古未见之奇事。然究其致病之由,详其治疗之法,则又不得竟谓千古之奇,而亦理之所必有者耳。昔乾隆丁亥,余治南康府都昌县三十七都余殷玉滑精一症,余初闻伊精滑,非是火衰不固,即是水衰火盛,而致肝气内动不为收摄,余意亦有须为清肝收涩之意。无奈问其症,而饮食胀满不消,饱嗳时见,并或痰涌头昏,身则畏冷怯寒,脉则两关独见,各有一珠溢指,气则上升不能,下降不得,脚则痿弱无力。余思症既如是,显属中寒,若用清热镇肝,则脾愈清愈寒,而食不消;若用收涩固精,则气愈滞愈呆,实有难以兼理之势。转思人身一如小天地耳,盖天地清宁,则三光明而五岳顺;天地闭塞,则上下不交,而万物昏坠,人物寂灭。今渠谷食不思,食则嗳饱时闻,胀满频见,已是天地闭塞之象矣。其清浊混处,升降失序,以致心肺不得上收,肾气不得下固,譬之谷食入胃,积而不下,则必返而上逆。脾气既虚,则肾被食壅,自不上交于心焉。有中气不和,精无气统,而不奔迨下注为之滑脱于其中者乎?治之者,须知精脱有由火盛热甚而见者;有由肾虚而不得固者;有由寒秘塞其精道,而致外溢而泄者;有由中道痞塞,清不得升,浊不得降而泄者。今渠精不下固,而症兼有嗳气饱胀,明是中道痞塞,心肾不交,精不收藏之谓。余即进用茯苓、川朴、青皮、陈皮、木香等药以疏其中,中通则气升降自如,而精不致失所而安;并加芍药以固其阴,及收诸药之散,则精愈得安藏。故药止服数剂,而效见耳。但此气闭而脱,书即未载,而人与天地,理实相贯,顺则周流而安详,逆则阻滞而妄溢。此虽千古未见之病,未见之方,而通因通用,亦是至平至易之理之可触类而引伸也。

《经》曰:一息不运则机缄穷。脾在三焦之中,凡上下气息往来,皆赖脾为运转,若此处闭塞,则诸脏皆塞,而精自不能固。今人但知精遗须用固涩收脱,而抑知其遗精尚有通因通用之法乎?此虽遗精门中硬板注脚,无有如是治法,然医一通百通,故一临症问其苦欲,审其脉道,而即融通活变,知非此不治。男省吾识。

立方虽属无奇,而论理定治实属不易,玩此所论,人身脏腑,经窍穴道,源源委委,无不疏发殆尽,知其久已融会贯通,故治即见有效。晁雯。

南雅堂医案

无梦遗精,遇劳即发,食纳多即膜胀,面白唇热,小便黄赤,系脾经湿热下注,补涩之剂宜忌。

川萆薢二钱　白术二钱　白茯苓三钱　黄柏一钱五分　淮山药三钱　大生地三钱　猪苓二钱　甘草一钱　缩砂仁五分　牡蛎三钱

遗精日久,下元大虚,肾气不主摄纳,卧则气逆上冲,脘腹胀闷,跗肿,小便短少,阴阳两损,证恐难治。

干地黄五钱　陈萸肉二钱　淮山药三钱　泽泻一钱　粉丹皮二钱　白茯苓三钱　五味子一钱　淮牛膝一钱　肉桂五分

有梦遗精,脉垂入尺,拟固摄肾阴一法。

干地黄五两　淮山药三两　白茯神三两　远志一两　陈萸肉二两　覆盆子二两　芡实二两　湖莲二两　线胶一两　五味子一两

上药十二味同杵,以金樱子熬成膏,和为丸,如梧桐子大,早晚用盐汤送下四钱。

阴虚阳动,吸短,时有梦遗,宜用固下之法。

干地黄四钱　淮山药二钱　白茯神三钱　芡实二钱　湖莲肉三钱　桑螵蛸二钱　覆盆子一钱　五味子一钱

虚火上升,遗泄,大便时溏,防成劳损。

干地黄五钱　淮山药三钱　炙龟版三钱　炙甘草一钱　芡实二钱　建莲二钱　绿豆皮一钱　女贞子一钱

阴气不固,湿热乘虚下陷,致时患梦遗,拟施以通剂,兼及养阴为主。

炒白术三钱　猪苓二钱　白茯苓三钱　芡实二钱　干地黄三钱　淮山药二钱　五味子一钱　湖莲一钱

病由忧郁而起,肝火亢盛,始则小便混浊,渐至遗精,经年未痊,现春木司令,其势益张,是以少腹气逆上攻,心烦脘闷,口苦色苍,脉弦,皆木火亢烈之明征,虚火妄动,坎离不交,阴精乃暗走外泄矣,宜制木壮水,冀可平复,方列后。

生地黄三钱　川连八分(炒)　赤茯苓二钱　肥知母一钱五分　炒黄柏一钱五分　黑山栀二钱　沙参二钱　延胡索一钱　龟版二钱　川楝子一钱　芡实二钱

上药水同煎服,另吞当归龙荟丸一钱,开水送服。

诊得尺脉洪数,心神恍惚,有梦而遗,相火内炽,以封髓丹主之。

黄柏三两　缩砂仁一两　炙甘草七钱

上药炼蜜为丸,如梧桐子大,每服三钱,淡盐汤送下。

心为君火,肝肾为相,心藏神,肝藏魂,肾藏精,梦中所见之形,所泄之精,由于肝肾为主,然无一不听命于君主。君火一动,相火即起而随之,故治肝肾者必先治心。今病已两载有余,总宜清心寡欲,静养冀可全愈。若徒乞灵于药石,补涩之剂,可恃者几何,兹姑拟方列于后。

生地黄三钱　川连八分　当归身二钱　白

茯神三钱　人参二钱　酸枣仁两钱(研)　远志一钱　炙甘草五分　湖莲肉二钱　水同煎服。

诊得右脉三部俱见弦滑，左尺细，寸关微弱，舌苔白色，以脉合证，是肾阴下亏，湿热内淫，相火挟而上蒙清窍，是以头眩耳鸣，下则遗精，肛门作痒出水，法宜滋养肾阴，调和胃土，并分利膀胱，以化湿热而清相火，冀可有效。

大生地四钱(炒)　淮山药三钱　赤茯苓三钱　粉丹皮二钱　麦门冬二钱　川萆薢二钱　龟版三钱　制半夏二钱　黄柏一钱五分　知母一钱五分　左牡蛎三钱　泽泻二钱

失血之后，继以遗精，真阴久已耗伤，脉芤，舌苔滞腻，肢倦音微，食纳渐减，病情本属大虚，但湿邪未清，又须兼顾为妥。

熟地黄三钱　当归身二钱　枸杞子二钱　白茯苓三钱　莲须八分(研末)　炒白术二钱　制半夏一钱　陈皮一钱　芡实二钱　焦山楂一钱五分　石莲子一钱五分　金樱子一钱

上药煎服并吞威喜丸一钱。

诊得左尺脉浮不和，肾气虚损可知，关部独大弦数，舌苔黄燥，肝经湿热，郁火又盛，火动必摇其精，故时有梦遗之患，肾主收藏，虚则宜补，肝主疏泄，实则宜泻，斯为一定成法。

人参二钱　天门冬二钱　黄柏二钱　炙甘草七分　大生地三钱　缩砂仁八分　黑山栀二钱　柴胡一钱　龙胆草一钱五分　水同煎服。

阴虚阳动，内热梦遗，拟用六味封髓合剂。

干地黄六钱　陈萸肉三钱　淮山药三钱　泽泻二钱　粉丹皮二钱　白茯神二钱　黄柏三钱　缩砂仁一钱

病已三载未痊，烦劳即泄，相火内动无制，肾阴久亏，宜填补下元，为充阴潜阳之法。

干地黄八两　川石斛四两(熬膏)　白茯神二两　五味子二两　沙苑蒺藜二两　麦门冬二两　芡实三两　湖莲肉三两　线胶四两　远志一两

上药十味以金樱子膏捣和为丸，每服三钱，早晚淡盐汤下。

阴分久虚，湿热停滞不化，致时有遗滑，拟先泻肝经郁热，并宜通腑气为主。

川萆薢二钱　龙胆草二钱　白茯苓三钱　泽泻一钱　胡黄连一钱　粉丹皮二钱(遗精门)

素体阴虚，常有梦泄，法以养阴为主，稍以涩剂佐之。

干地黄五两　陈萸肉三两　淮山药三两　白茯苓三两　远志一两　芡实二两　湖莲肉二两　五味子一两　秋石一两五钱

上药九味捣匀，以金樱子熬膏和为丸，早晚吞服三钱淡盐汤下。

坎离不交，阴精走泄，阳亦失于依附，是以上冒为热，今取介类以潜之，盖即从阴引阳法。

干地黄四钱　左牡蛎三钱　龟版三钱　白茯神二钱　淮山药二钱　柏子仁一钱五分　女贞子一钱五分　旱莲草一钱　青盐八分(炒)　水同煎服。

入春常患遗泄，阳气过动，阴虚不司摄纳，腰脊时苦酸痛，病在肝肾，拟用补涩一法。

干地黄三钱　陈萸肉二钱　龙骨二钱　白茯神二钱　粉丹皮一钱五分　芡实一钱五分　远志一钱　湖莲肉二钱

脉形虚弱，心烦不寐，冬至一阳初动，肾中有火，得热则妄行，是以精摇下泄，必须神志凝静，冀可却病。

生地黄四钱　天门冬二钱　左牡蛎三钱　白茯神三钱　淮山药二钱　炒黄柏二钱

肾阴久亏，阳升无制，无梦频遗，精窍已滑，近复纳食减少，腹中不和，是下损及中之渐，法宜固下为主，并以健中者佐之。

熟地黄三钱　化龙骨三钱　桑螵蛸二钱　芡实二钱　白茯神三钱　人参二钱　远志一钱　锁阳一钱

遗久,阴气走泄必多,连服固涩数剂,遗滑得止,已获收摄之效,但夜间神志纷扰不寐,由烦动思虑太过,心脾受损,营血无以内涵,神不安藏,拟从手少阴足太阴合治,用济生归脾法主之。

人参二钱　炒白术二钱　白茯神二钱　炙甘草五分　炙黄芪一钱五分　酸枣仁二钱(炒)　龙眼肉二钱　当归身一钱　远志一钱　广木香五分　生姜两片　大枣两枚

少年阴虚,过劳烦精必走泄,色黄神倦,气分又属不足,夏令湿热郁蒸,脾胃受伤,食纳减少,拟培养脾土,并固养肾阴为主。

人参二钱　炒白术三钱　白茯神三钱　远志一钱　酸枣仁(炒)二钱　当归身一钱　广木香五分　炙甘草五分　益智仁二钱　清龙骨二钱

精气内夺,频频梦遗,阴既外泄,阳自失于内依,致心悸不能成寐,宜养精固气,即是坎离相交之义,方列后。

龟版四钱　化龙骨三钱　白茯神三钱　当归一钱　人参一钱　桑螵蛸二钱

遗精有年,阴气走泄必多,肾关久已不固,理须填阴固精为主,今胃纳渐减,食不知味,是阳明脉络已空,胃气薄弱可知,若阴柔滋腻之品,虑其碍胃,兹遵寇氏桑螵蛸散法。

桑螵蛸二钱　煅龙骨二钱　炙龟版二钱　白茯神二钱　人参二钱　远志二钱　石菖蒲二钱　当归身二钱

上药共研细末,临卧吞服二钱。

平昔思虑太过,五志烦动,真阴损耗已久,是以上则咽干口疮,下则遗精骨痿,精液渐涸,旦夕岂能奏效,宜怡静息欲,持之经年,庶有却病之望。

大生地五钱　丹参一钱　玄参一钱　白茯神一钱　人参一钱　酸枣仁二钱(炒)　远志一钱　柏子仁炒二钱　天门冬二钱　麦门冬二钱　桔梗一钱　当归身二钱　石菖蒲八分　桑螵蛸二钱　炙龟版二钱　煅龙骨二钱　辰砂三分

有梦遗精,神不内守,冬令阳失潜养,烦倦咳嗽,足心常冷,幸胃纳如常,调摄犹易,拟方列后。

桑螵蛸二两　龙骨二两　白茯神二两　白茯苓二两　覆盆子二两五钱　金樱子一两五钱(去净毛)　芡实二两　远志一两　湖莲肉二两

上药熬膏炼蜜为丸,如梧桐子大,早晚开水送服三钱。

失血之后,遗精屡发,脉左部数劲,肾阴虚耗,肝阳内动,拟固涩以摄纳肾气,并以清肝者佐之。

干地黄三钱　淮山药二钱　川石斛二钱　芡实二钱　白茯神三钱　清龙骨二钱　五味子五分

色白脉小,频患梦遗,阴精久已失守,入春,阳动不藏,诸气皆升,头面常热,心悸汗出,跗肿,动即气促,夜寐不安,五志烦扰,乃肾气摄纳无权,阳不潜伏,宜取厚味以填阴,重质以镇神,并甘以缓之,酸以收之,久持冀可有效。

熟地黄三钱　清龙骨二钱　淮山药二钱　白茯神二钱　人参一钱五分　枸杞子一钱五分(炒)　炒牛膝一钱　五味子七分(遗精门)

簳山草堂医案

劳力内伤,时欲遗泄,兼有痰红。金水两脏病也,节力为要。

原生地　山萸肉　牡丹皮　肥知母　茯苓　山药　炙龟版　五味子　麦冬肉　生杜仲　芡实(吐血)

清泄龙雷之火,则头晕遗泄可止矣。

川黄连　石决明　小生地　肥知母　广橘白　黑山栀　牡丹皮　料豆皮　福泽泻

少阴君火不静,相火因之而动,则滑泄不已;六脉沉微,头晕神困,非小恙也。暂拟清泄一法。

川黄连米炒　炒知母盐水拌　沙苑子　山

药　茯神　苡仁　牡丹皮　炒黄柏盐水拌　柏子霜　牡蛎　芡实

君火过甚，相火引之而动，则不时梦泄矣，至咳痰带红。此属下焦火炎所致。急宜静养，勿烦为嘱。

原生地　牡丹皮　川贝母　淮山药　芡实　炙龟版　麦冬肉　肥知母　白茯苓　橘白

坎离不交，滑泄久缠，阴亏火炽。夜卧不安，日间时有精溢；脉散数而不摄。全属阴亏之象，难许调治获痊也。

炒熟地　牡丹皮　山萸肉　白茯神　山药　炙龟版　紫石英　五味子　酸枣仁　龙骨

阴亏，水不制火，心跳神摇，梦寐遗滑；小便短数，有时不禁，脉形振宕不定。此手足少阴两亏之验，非浅恙也。宜静养勿烦为嘱。

炒黄连　原生地　白茯神　酸枣仁　牡丹皮　炒黄柏　炙龟版　远志肉　龙骨　灯心草

气阴两亏，脱肛精滑。舍补无策。

大熟地　炒归身　西潞党　淮山药　炙甘草　炒萸肉　炙五味　制於术　白茯苓　炙升麻

劳伤结痞，阴虚滑泄，证关肝肾两经。年少患此，不易愈也。

中生地　沙苑子　肥知母　淮山药　生牡蛎　炙龟版　牡丹皮　炒黄柏　白茯苓　芡实

真水亏，相火炽，精关不固，梦泄频作；脉弦细而数。当从少阴补纳。

大熟地　沙苑子　炒萸肉　五味　淮山药　茯苓　炙龟版　麦冬肉　煅牡蛎　芡实　湘莲肉

心肾不交，矫阳滑泄，夜不得寐。阴亏极矣，难许痊愈。

原生地　炒知母　白茯苓　远志炒　龙齿　煅牡蛎　炙龟版　淮山药　酸枣仁　菖蒲　赤金箔

心悸梦泄，脉细鼻衄。坎离不交，阴亏内热也。

原生地　麦冬肉　牡丹皮　酸枣仁　白茯神　炙龟版　肥知母　炒远志　柏子霜　煅牡蛎(遗精)

向患遗泄，精髓内亏，骨楚膝痛；六脉沉微。久防成鹤膝风证，治之难效。

炒熟地　虎胫骨　炒知母　杜仲　五味子　茯苓　炙龟版　枸杞子　黄柏咸水炒　川断　淮山药(痿)

杏轩医案

方萃岩翁公郎滑精证治

萃翁公郎，禀质向亏，诵读烦劳，心神伤耗。初病浮火上升，继则阳强不密，精时自下。诊脉虚细无力，方定六味地黄汤，除茯苓、泽泻，加麦冬、五味、远志、枣仁、牡蛎、芡实，期以功成。百日服药数剂未应，更医病状依然，复召诊视。予曰：此水火失济象也，岂能速效。仍用前方，再加龙骨、蒺藜、桑螵蛸、莲蕊须，合乎滑者涩之之意。守服两旬，虚阳渐敛，精下日减。但病久形羸食少，究由脾胃有亏。《经》云：肾者主水，受五脏六腑之精而藏之。是精藏于肾，非生于肾也。譬诸钱粮虽贮库中，然非库中自出。须补脾胃化源，欲于前方内参入脾药，嫌其杂而不专，乃从脾肾分治之法。早用参苓白术散，晚间仍进前药，服之益效。续拟丸方，调养而瘳。

齐氏医案

昔赵以德云：予治郑鲁叔，二十余岁，攻举子业，四鼓犹不卧，遂成此病。卧间玉茎但着被与腿，便梦交接脱精，惟是悬空不着则不梦,饮食日减,倦怠少气。此用心太过,二火俱起,夜不得睡,血不归肝,肾水不足,火乘阴虚,入客下焦,鼓其精房,则精不得聚藏而欲走,因玉茎着物,厥气客之,故作接内之梦。于是上补心安神,中调脾胃升其阳,下用益精生阴固阳之剂,壮水之主,近三月乃痊。

吴茭山有治遗精得法论云:一男子用心过度,遂梦觉而遗,多痰瘦削,诸医以清心莲子饮,久服无效。吴先生诊其脉紧涩,知冷药利水之剂太过,致使阴气独降,服此愈加剧矣。余以升提之法,升坎水而济离火,降阳气而滋阴血。次用鹿茸、人乳填补精血,不逾月而痊愈。(梦遗精滑)

曾治魏孝廉,发热遗精,或小便不禁。诊其脉,右寸浮大,右关微弦,左寸关俱沉微,两尺俱迟而芤。余曰:此劳伤脾肾,俱属亏损。遂与补中益气汤合六味地黄丸料,煎服十剂顿愈。劝令多服补中益气汤以滋化原,兼服六味地黄丸壮水之主,至今不发。

治王孝廉,劳则遗精,牙龈肿痛。余即以补中益气汤加茯苓、半夏、白芍,并服六味地黄丸渐愈,更以十全大补汤而元气大复。

治俞万顺,梦遗白浊,口干作渴,大便燥结,午后发热。余以补中益气汤加白芍、元参,兼服八味丸而瘥。

曾治雷监生,患茎中痛,或小便作痒出白津。余用逍遥散加半夏、茯苓、山栀、泽泻、木通、龙胆草,煎服二剂而痊。继服六味地黄丸壮水,永不再发。

曾治李文隆,便血精滑,或尿血发热,或小便不禁。余曰:足下肾经亏损已极。遂以补中益气汤合六味地黄丸料,滋其化源而愈。

治汤孝廉,遇劳遗精,申酉二时大热,其齿痛不可忍。余曰:此脾肾虚热。先煎补中益气汤送六味地黄丸,更服人参养营而瘥。

曾治春桥茂才魏表弟,禀性刚直,为人厚道,素患中气不足,遗精唾血。愚于庚午春诊之,右寸脉大于五部,惟左尺沉迟而芤。余曰:足下之恙,乃浊气下降,清阳不升,中州郁滞,脾失健运,黄庭[①]衰败,不能摄血,兼以肾气涣散,或观书久坐,或作文用心,每劳必遗精,缘因茯苓、陈皮疏泄太过,一味滋阴,以至阴愈长而阳愈亏矣。春桥曰:分经用药,阳生阴长,既闻命矣,敢问治之当何法?答曰:明乎哉问也。乃用黄芪、白术大补中气,益智、故纸收司肾气,砂仁、半夏醒脾开胃,干姜、白蔻宣畅胸膈,使中州气壮,转运有权,肾气收藏,胸中之气肃然下行,再加煎当归、茯神、远志、枣仁安神益智,麦冬甘寒润燥金而清水源,五味子酸温泻丙丁而补庚金,更以鹿鞭大补肾阳,芪、术、参、茸温补黄庭,益其气而举其陷,则肾自固而精自守。再服龟鹿地黄丸,壮水之主,大补精血,可保长年矣。彼见余议病精确,依法调理而安。(梦遗精滑)

曾医优生雷大壮,赋性端方,为人诚厚,素患遗精,缘因先天不足,中气大虚,虽自调养,究之治未得法。丙戌之秋,病卧床褥,脱证已具,举室仓惶,乃弟求诊。按之六脉沉微,右寸脉大而空,左尺迟细而芤。察其色,询其状,肾气涣散,屁无休息,尤兼下利,不能收固,心慌之极,自知其不可为矣。余哂曰:不妨,观子面白唇红,声音清亮,目精尚慧,生气勃勃,雷氏尚有福庇也,纵病虽重,吾药可解,子何忧哉?乃与黄芪、白术大补中气,砂仁、半夏醒脾崇土,胡巴、故纸收固肾气,怀山、芡实、莲子兜塞大肠涩以固脱。大剂多服,使精生神足,肾气收藏,元气自复。兼服龟鹿地黄丸加牛膝、虎胶壮水生津,强筋壮骨。如法调理,果逾月而安。(梦遗精滑)

曾治黄孝廉,素勤学,因冠早,患梦遗滑精,发热盗汗,医以清离滋坎汤,唾痰见血,足

① 黄庭:黄为土色,庭为阶前空地。黄庭即表示脾胃之意。

热痿软。又与四物汤加知、柏，其汗更甚，促骑求治。六脉皆浮，余察其色，闻其声，问其因，知其病，即与补中汤加麦、味、茯神、远志、怀山、干熟地数十剂，兼服八仙长寿丸而愈。(汗证遗精、自汗、盗汗)

曾治同庚廪生王兰香，素好勤学，四鼓犹未卧，忽自汗梦遗，瞑目即泄，乃翁求治。予曰：此因勤劳，三阴受伤。遂与补中益气汤合六味地黄汤煎服，四剂而梦稀少，精神稍舒。乃依仲景法用芡实八两，怀山、生枣仁各十两，建莲子心中绿芽五钱焙干，和前药为末，米汤打为丸，梧子大，滚水送五钱，日二服。此方平淡之中，有至理存焉。盖心一动而精即遗，乃心虚之故，而玉关不闭也。方中山药补肾而生精，芡实生精而去湿，生枣仁清心而益心包之火，莲子心尤能清心而气下通于肾，使心肾相交，闭玉关之圣药。谁知莲子之妙全在心，俗医弃置弗敢用，良由所见不广耳。妙哉斯论，乃载在《大乘莲花经》内，医道所以须通竺典。生枣仁正安其不睡始能不泄，妙在与山药同用，又安其能睡而不泄。(汗证遗精、自汗、盗汗)

王旭高临证医案

施　久遗下虚，肾水不足，肝风暗动，上升则头痛眩晕，乘中则或吐或泻。近来夜寐出汗，左目锐眦赤肿，少阳木火上盛也。法以上息风阳，下滋肾水，中和脾胃，外实腠理，用汤丸并进。

磁朱六味丸淡盐汤送下。

石决明　怀药　白芍　元参　牡蛎　沙苑子　茯神　党参　芡实　红枣　浮麦(肝风痰火)

顾　遗精无梦为肾虚，咳嗽寒热乃风邪，腹胀纳少兼肝气。此三者当先何治？曰：咳嗽盗汗出，不宜治肺；肝气横，不宜伐肝；然则治其肾乎！

六味丸去泽泻，加陈皮、白芍、沉香、牡蛎、芡实、湘莲肉。

复诊　遗精属肾，不寐属心，心火刑金则咳，心阳下陷则遗，阴虚则盗汗，肝虚则结瘕。法当交济坎离。

大生地　远志　芡实　茯苓　白芍　党参　龙齿　枣仁　怀山药　龟版　六神曲　麦冬　牡蛎　五味子　丹皮　建莲肉(遗精淋浊)

薛　左尺极细，寸关微而似数，右三部俱弦滑。下有遗精暗疾，肛门痒而出水，上则头眩耳鸣，舌苔粉白。以脉合症，肾阴下亏，湿热相火下淫上混，清窍为之蒙闭。法当补肾之阴而清相火，清金和胃，分利膀胱以化湿热。

萆薢　大生地蛤粉炒　知母　泽泻　龟版　麦冬　黄柏　赤苓　半夏　丹皮　牡蛎　怀山药

又丸方：

大生地砂仁陈酒拌蒸　冬术土炒　黄连盐水炒　苦参　天麻　怀山药　丹皮盐水炒　川芎　芡实　龟版酥炙　牡蛎煅　泽泻盐水炒　黄柏盐水炒　知母盐水炒　半夏　萆薢盐水炒　赤苓　麦冬元米炒

上药为末，用建莲粉四两，神曲四两，煮糊捣丸。

渊按：此方治肾虚湿热遗精极妙，然须胃纳尚旺者。若谷食式微，连、柏等苦寒宜斟酌。

高　淋浊而兼遗滑，耳聋目花。肝肾大虚，不宜渗利，法当固摄。

沙苑子　怀山药　破故纸　茯神　家韭子　芡实　龙骨　牡蛎

朝暮服威喜丸三钱

渊按：纯属虚象，宜加熟地、山茱萸。(遗精淋浊)

陈　遗精无梦，不特阴虚，阳亦衰矣；干咳无痰，不特肺虚，胃亦弱矣。补精纳气，温煦真阳，治其肾也；补土生金，清肃高源，治其肺也。若夫救本之图，在于息心无妄，无妄二字所该者广，心君镇定，自无震撼之虞。

大熟地　党参　五味子　枸杞子　茯神　菟丝子　龙骨　沙苑子　怀山药　牡蛎　龟版　丹皮　杜仲　芡实

华　病由丧子忧怒抑郁，肝火亢甚，小溲淋浊，渐至遗精，一载有余，日无虚度。今年新正，左少腹睾丸气上攻胸，心神狂乱，龈血目青，皆肝火亢盛莫制也。《经》云：肾主闭藏，肝司疏泄。二脏皆有相火，其系上属于心。心为君火，君不制相，相火妄动，虽不交会，亦暗流走泄矣。当制肝之亢，益肾之虚，宗越人东实西虚、泻南补北例。

川连　焦山栀　延胡索　鲜生地　赤苓　沙参　川楝子　知母　黄柏　龟版　芡实

另当归龙荟丸一钱，开水送下。

附丸方：

川连盐水炒　苦参　白术米泔浸晒　牡蛎

共研末，用雄猪肚一枚，将药末纳入肚中，以线扎好，用水酒各半煎烂，将酒药末共捣，如嫌烂，加建莲粉拌干作丸。每朝三钱，开水送下。(遗精淋浊)

吴鞠通医案

李　四十岁　面赤舌绛，脉虚弦而数，闻妇声则遗，令其移居大庙深处。

三甲复脉汤

炙甘草　麻仁　生牡蛎　生白芍　阿胶　生鳖甲　干地黄　麦冬连心　生龟版

服四十帖，由渐而效，后以天根月窟膏一整料二十四斤收功。(肝厥)

类证治裁

某　无梦而遗，劳心辄泄，乃心肾失交症。用茯神丸参六味。人参、熟地黄、茯神、远志、当归、山药、莲须、枣仁、五味、龙骨、莲实。糊丸服。数料痊愈。

吉　己巳同会试前数日，同寓约观梨园，座中遗泄如注。归寓后寒热咳嗽吐痰，此阴虚兼外感也。令服补中汤，寒热退，但脉虚而沉细欲绝，断为肾损难治。粗毕场事，神愈疲乏，劳热喘促，痰嗽食减，乃脾肺虚而气不归源也。必用人参乃定。彼吝费，一友赠高丽参二钱，予谓代用效减，自须全投，书人参养营汤去熟地与桂，加茯神、山药、莲实。彼又将高丽参二钱分作四服。予哂之，服后喘热减，饮食颇加。又两服，改用潞参，而效更减矣。

族某　梦泄。宿疴腰痛，新兼脘痛，脉弦细。此伤精候也。妙香散去黄芪、麝、辰砂，加砂仁、马料豆(炒)，服效。

吕　少年未室，每十日一梦泄。积久疲乏，面少神采，素服滋阴敛涩等药，不效。改服镇心安神等剂，亦不效。予谓肝肾脉虚，非相火为害，但精关久滑，气少固摄耳。询之，果有时无梦亦泄，遂重用参、芪，佐以五味、茯神、山药、莲子、菟丝子、芡实、枸杞子(俱炒)。滑泄竟止。更用丸剂，加鱼鳔炒研而固。

幼侄　宵读神劳即梦泄，夜热易饥，左关脉搏按。丹溪云：主闭藏者肾，司疏泄者肝，二脏皆有相火。而其系上属于心，心君火也，感物而动，君火动则相火随之，虽不交会，精亦暗流矣。又隐庵谓：肾之阴虚则精不藏，肝之阳强则气不固，故梦而精脱也。先用六味汤加减，熟地、山药、茯神、牡丹皮、远志、潞参、麦门冬、芡实、莲心、石斛。数服而效，后加龙骨、白芍药、五味，炼蜜为丸，服愈。此补肝肾参养心之剂。君火安则神魂敛而龙雷不扰矣。

刘　试场受惊，心惕精走于下。延为怔忡悸恐，心君虚不主令，相代其权，乃至有梦无梦皆遗，腰膝酸软乏力。诊左寸沉数，左关尺沉细如丝，右尺微弦。此心营损极，神不摄精。宜补养心神，固纳肾真。《经》言：怵惕思虑则伤神,神伤则恐惧流淫不止。又云:恐惧不解则伤精,精伤则骨酸痿厥,精时自下。大抵怵惕伤心,恐惧伤肾,心肾失交,精关不固。必精生神,神摄精,乃能却病。且情志之病,尤在静养善调,勿希速效。潞参、熟地黄,茯神各三钱,龙骨、山药各二钱,枣仁、远志、当归各钱半,金樱子一钱,五味子、柏子仁各六分,莲子十粒。二服甚适。诊左寸绵绵不绝,惟尺泽空,精腑少藏耳。若滋填精室,旬日内漏卮勿泄,尺脉可起。又夜半易饥便滑,前方去当归、柏子仁、熟地、山药焙用,加鱼鳔三钱,菟丝饼二钱。十服神安精固,惟骨节时酸,胁肉时瞤,坐卧恍惚,如在波浪中。此病后神未复元,虚阳浮越也。宜招集散亡,封固管钥,更用潜阳填髓丸:熟地黄八两,湖莲、芡实俱炒、线胶、淡菜、茯神、山药各四两,五味一两,龟版、远志、麦门冬(朱砂拌炒)各二两、猪脊髓(熬),为丸。又《经》云:精不足补之以味。午用猪心肾海参煨食,晨用牛乳同糯米煮食,调理数月渐安。

龙砂八家医案

徽州吴端侯　诊脉虚滑,右大于左,两尺空豁,少年阳道不举,溺浊遗精,寐多汗泄。属真阴内亏,肾虚不固,未可徒作相火治也。

人参　茯神　枣仁　菟丝子　莲肉　芡实　五味　枸杞　益智仁

夏港夏两时令郎　脉虚数,两关坚锐,阴虚复多火郁,治法心肾宜补,肝脏宜疏。

生地　阿胶　丹皮　牡蛎　麦冬　川贝　夏枯草(戚云门先生方案)

城中刘友陆　虚风偏中,调治两月,手足已能运动,误用熏药取汗,梦泄食减。悬拟一方,服二三剂。复延诊视,用都气丸作煎料,如饮子煎法。

又　劫夺强汗,木燥火炎,营血耗,君相动,则精泄不固矣。今交长夏,火土司升而烦躁,面庞精采外越,须预防狂乱变幻。不然,曷不观乎仲景太阳条中,火迫劫汗亡阳之惊狂起卧不安者乎。仿复脉汤意。

人参　桂枝　麦冬　生地　阿胶　牡蛎　龙骨　茯神　加姜、枣、小麦、玉竹、金器、益元散煎服。(戚云门先生方案)

山东周客　少年火盛,心肾不交,梦多走泄,或无梦自遗,颧赤脉数,全属阴虚,精气不固,玉关不闭,相火妄动之故也。则宜壮水制之,不再动其火,自然痊安矣。

大熟地三钱　煅牡蛎　莲须　龟版炙　芡实　茯神　枣仁　沙蒺藜去刺,一钱　建莲一钱(王钟岳先生方案)

回　春　录

一少年骤患遗精,数日后形肉大脱。连服滋阴涩精之药,如水投石。孟英与桂枝汤加参、芪、龙、牡,服下即效,匝月而瘳。此阳浮于上,阴孤于下,故非滋阴涩精所能治。仲景桂枝龙骨牡蛎汤,能调和阴阳,收摄精气,又复参、芪以建其中,故取效甚速。

尚友堂医案

应和斋长子益恭,年方弱冠,精从梦泄,人神困倦,肌肉清瘦。辛丑秋,延余诊治。六脉细弱,右手更甚。余曰:强壮之年得此脉症,总由先后二天不足,气虚脾弱,下元不固而精自梦遗。方用益气补脾、固肾涩精。三十余剂,乃获全愈。(治体弱遗精)

王氏医案续编

屠某患梦遗,久治不愈,耳出脓水,目泪难开,肩胁胸背酸疼,微有寒热,食减神疲。孟英察脉左弦数,右虚软。以三才封髓,加龙、牡、黄芪、桑、丹、栀、菊,旬日而瘳。

沈俞医案合钞

肾开窍于二阴,其脉上循喉咙,或便结,

或咽痛,或精滑,皆肾阴不足,相火内扰所致。

六味丸去泽泻,加二冬、元参、沙参、女贞子蜜丸。(阴虚阳虚)

问斋医案

《素问》无遗精之说,有白淫之旨。《灵枢》有恐惧伤精,精时自下之条。饮食男女,人之大欲存焉。思想无穷,所愿不得,意淫于外,能无恐惧,感伤肾志。遗精之患,使非心如秋水,终难脱累。《椿田医话》紫石英丸主之。

紫石英　人参　赤茯苓　柏子仁　益智仁　五味子　远志肉　厚杜仲　家韭子　九肋鳖甲　廉州珠粉　左顾牡蛎

水叠丸,早晚各服三钱。(遗精)

《经》以肾主藏精,受五脏六腑之精而藏之,不独专主于肾也。当察四属以求其治。吟诵不倦,深宵不寐,寐则梦遗,形神日羸,饮食日减,脉来细数无神。此属心虚血耗,气不摄精,水不济火,肾不交心,非萦思不遂可比。心不受病,当从手厥阴胞络论治。拟《医话》归神丹加减主之。

大熟地　人参　白茯神　灵犀角　紫石英　酸枣仁　柏子仁　远志肉　五味子　当归身　菟丝子　益智仁

为末,水叠丸,朱砂为衣。早晚各服三钱,淡盐汤下。(遗精)

肝司疏泄,肾主封藏,二经皆有相火。其系上属于心,心为君火。为有所感,则相火翕然而起,遗泄之患由是而生。宜先服荆公妙香散。

人参　白茯神　五色龙骨　赤茯苓　益智仁　大远志肉　大块朱砂　炙甘草

为细末,每服三钱,临卧时温酒调下。(遗精)

思为脾志,色本于心。神思妄动,暗吸肾阴,肾阴不固,无以藏精,精失其位,遗泄频频。有梦无梦,心肾分明。治肾宜固,治心宜清。持心息虑,扫去尘情。

大熟地　东洋参　白茯神　柏子仁　五味子　酸枣仁　远志肉　桑螵蛸　冬白术　菟丝子　紫衣胡桃肉(遗精)

心为主宰,肾本藏精。心火上炎,相火下应,驯致关津不固。有梦,宜先治心。

大生地　东洋参　白茯神　酸枣仁　远志肉　大麦冬　柏子仁　灵犀角(遗精)

丝竹乱耳,案牍劳形,形为神役,心与身仇,心肾不交,精时自下,无梦,宜先治肾。

大熟地　人参　怀山药　山萸肉　玄武板　牡蛎粉　厚杜仲　云茯苓　五味子　紫石英　胡桃肉(遗精)

心动神驰,肾虚精滑,五日一遗,非徒心肾不交,乃中土大亏之据。五为土之生数,生气不固,殊属不宜。

东洋参　绵黄芪　冬白术　炙甘草　当归身　益智仁　酸枣仁　远志肉　云茯苓　龙眼肉(遗精)

精之藏,制在肾,主宰在心。心有所慕,意有所想,所欲不遂,精离其位。心藏神,脾藏意,肾藏志。神、志、意不洽,心、脾、肾乖离,故遗泄之患弥留不已。心为姹女,肾为婴儿,脾为黄婆,欢交心肾,必媒脾土,调剂黄婆,媒妁婴姹主之。

人参　绵州黄芪　冬白术　炙甘草　白茯神　酸枣仁　远志肉　广木香　当归身　龙眼肉(遗精)

肾藏五内之精,肺司百脉之气。精不化气,气不归精,无故精滑,自不能禁。脉来软数无力,法当温固三阴。

大熟地　怀山药　山萸肉　赤茯苓　当归身　枸杞子　石莲肉　芡实粉　金樱子(遗精)

肾之阴亏,则精不藏。肝之阳强,则气不固。无梦,当先治肾。

大生地　怀山药　山萸肉　粉丹皮　福泽泻　赤茯苓　五色龙骨　左顾牡蛎　芡实粉　金樱子　川黄柏　厚杜仲(遗精)

精泄于频，气伤于渐，每值劳倦、思虑，辄遗。肝为罢极之本。思为脾志，土为木克之使然也。

东洋参　云茯苓　冬白术　绵州黄芪　当归身　炙甘草　陈橘皮　银州柴胡　绿升麻　芡实粉　金樱子　胡桃肉(遗精)

二天不足，梦泄频仍，真阳不固，真阴失守，自述实无思想。法当温固命门。

大熟地　怀山药　山萸肉　枸杞子　菟丝子　家韭子　人参　鹿茸　金樱子　五色龙骨　左顾牡蛎

水叠丸，早晚各服三钱，淡盐汤下。(遗精)

梦遗精滑有年，近乃阴痿。精也者，神依之如鱼得水，气依之如雾覆渊。天地氤氲，男女媾精，水升火降，二气和谐，欢欣之举，自然入壳。不可从事于阳，燥热烁阴，致有亢龙有悔之弊。非徒无益，而又害之。

大熟地　人参　怀山药　山萸肉　枸杞子　淡苁蓉　云茯苓　冬白术　菟丝子　五味子　家韭子

水叠丸，早晚各服三钱，淡盐汤下。(遗精)

《经》以思想无穷，所愿不得，意淫于外，入房太甚，宗筋驰纵，发为筋痿，及为白淫。是阴痿而犹遗泄，非命门真火衰微，乃思虑焦劳，致火不宣扬，譬如盛火蔽障则微，透风则翕然而起。宜服《医话》十味逍遥散。

大熟地　人参　熟枣仁　远志肉　银柴胡　当归身　大白芍　云茯苓　炙甘草　冬白术

为极细末，每服三钱，温酒调下，不拘时候。(遗精)

遗泄其原有二:《灵枢·本神篇》以恐惧不解则伤精，精伤则骨酸痿厥，精时自下;《素问·痿论篇》言思想无穷，所愿不得，意淫于外，入房太甚，宗筋弛纵，发为筋痿，及为白淫。其治亦有二:去其思想，加以心正意诚，为无为之事乐，恬惔之能从欲快志于虚无之守。用药不过六味、六君而已。

大熟地　怀山药　山萸肉　粉丹皮　云茯苓　建泽泻　人参　冬白术　炙甘草　制半夏　新会皮

水叠丸，早服三钱。(遗精)

世人患伤寒，大病之后，有犯房室而败者。未闻有因遗泄而变者，则遗泄轻于房事明矣。然当自重。人之所赖者，精、气、神耳。精虚无以化气，气虚无以生神，可不慎哉。

大熟地　怀山药　山萸肉　云茯苓　粉丹皮　建泽泻　金樱子　芡实粉

水叠丸，早服三钱。(遗精)

心与身仇，形为神役，心神过用，病所由生。君火上摇，相火下应，驯致关津不固，遗泄频频。今又因劳益甚，更增虚阳上越，眩晕等症。不能久立久坐者，肝主筋，肾主骨，肝肾不足以滋荣筋骨也。诸风掉眩，皆属于肝。面戴阳色，肾虚故也。眼花、耳啸者，肾气通于耳，肝开窍于目，水弱不能上升，血少无以归明于目也。《经》以二阳之病发心脾，有不得隐曲。前阴为宗筋之会，会于气街，而阳明为之长。心脾不足，冲脉不充，宗筋不振，阴缩不兴。滋阴降火，苦坚之法，最是良模。惜少通以济塞之品，以故无效。胸背之间，隐痛如裂者，二气不能流贯，脉络不通也。呕吐黄绿水者，肝色青，脾色黄，青黄合色则绿，乃木乘土位之征也。不受温补热塞之剂者，盖壮年非相火真衰，乃抑郁致火不宣扬，膻中阴瞑离光不振也。相火不足，治宜益火之源，以消阴翳。相火不宣，则宜斡旋中气，以畅诸经。譬如盛火蔽障则微，透风则翕然而起是矣。

云茯苓　当归身　酸枣仁　远志肉　川

芎　银柴胡　陈橘皮　广木香　绿升麻(遗精)

王氏医案三编

殳某久患寒热,精遗自汗,能食神疲,肌肉渐瘦,诣孟英诊之。脉大微弦,予黄芪建中,加参、归、龙、牡而瘥。

乘桴医影

欧亭令孙,年十九。患胆怯善惊,精滑不固,鼻赤形瘦,舌绛口干。以元参、丹参、生地、天冬、竹茹、连、柏、生草、砂仁、莲子心、归身等,数帖而安。

凌临灵方

陈左(六月)　肾开窍于于阴,精窍开则溺窍闭,溺窍开则精窍闭。时乃湿土司令,湿郁热蒸,水道不利,土愈不燥,是以体疲内热,精滑自遗,小便赤涩,大便闭结,有时跗肿面浮,口苦胃钝,脉左弦数右濡数,切勿以阴虚火炽治之。

元参　童木便　真川柏　川萆　翘壳　鲜生地　益元散真西珀二分,研极细末拌　车前草　焦山栀　肥知母　淡竹叶(遗精)

左(二月)　操用神机,肝木与心火相为煽动,肝胆内寄相火,心火妄动,则相火随之,精滑不固,五内烦热,体疲酸,皆属阴分不足之恙,脉弦小数,治宜滋清一法,拟方请政。

台参须　细生地　丹皮　莲子心　大麦冬　东白芍　朱茯苓　车前子　怀山药　左牡蛎　泽泻

或用聚精丸、小滋肾丸等类。

聚精丸方　潼蒺藜　线鱼膘胶蛤粉炒珠

小滋肾丸方　真川柏三钱　猪脊髓一条为丸分吞。(梦遗)

何澹安医案

相火旺而兼湿热下注,以致阳举精泄,六脉弦滑。以滋清佐苦泄法。

鲜生地　莲须　赤苓　丹皮　米仁　川柏　龟板　萆薢　泽泻　甘草

精关不固,腰脊痠痛,六脉细软无力。宜涩精温补。

炒熟地　淮山药　川断　北五味　湘莲肉　制於术　金樱子　杜仲　白茯苓

丸方:去金樱,加党参、狗脊、线鱼胶、砂仁。

厥阴气郁,膈胀目昏,君火内迫,阴精属泄,脉不柔软,当用交心肾苦泄法兼心悸由用心过度,作肝火看,服过补药不效。

川黄连　黑山栀　泽泻　莲须　柏子霜　法半夏　赤苓　郁金　橘叶

坎离不交,惊恐自汗,近兼精滑,精气神俱亏,脉空无力。须重剂频补足痿艰行

炙芪三钱　五味四分,炙　茯神二钱　煅牡蛎五钱　川柏一钱　贡干一两　熟地八钱　麦冬三钱　枣仁三钱　淮山药三钱　湘莲七粒

失血兼精滑,肝肾虚损,筋拘而坐卧不宁,六脉细软无力,属下虚而血不养肝。并泄自汗,此大虚候也,须重剂培补。

炙芪二钱　北五味四分　茯神二钱　金狗脊一钱五分　甘杞子二钱　熟地五钱　麦冬肉二钱　枣仁三钱　煅龙齿二钱　川郁金一钱

心肾不交,多梦遗泄,素有便血。宜黑归脾调理。

制於术　茯神　金樱子　麦冬肉　泽泻　炒生地　枣仁　莲须　北五味

丸方:

西党参　熟地　茯神　金樱子　麦冬　龟板心　制於术　湘莲　枣仁　五味肉　牡蛎　川柏

蜜丸。

咳血复萌，近兼遗泄，幸不脉数气喘，想见阴分不致大亏，乃阳络伤也。先理后补。

北沙参　陈阿胶　丹参　莲须　花粉　麦冬肉　川百合　茜草　茯神

丸方：

西党　麦冬　茯神　白线胶　龟板　北沙参　熟地　五味　枣仁　煅牡蛎　湘莲　丹皮　藕汁泛丸。

阴分不足，又兼湿火上冲，脑顶下陷，遗泄，督脉痿痛，清上纳下治。

熟地　龟板　莲须　石决明　首乌　川柏　茯苓　冬桑叶(遗精)

寿石轩医案

咳嗽虽轻，梦泄又来。心肾不交，水土不济。拟方再图之。

川雅连三分(酒炒)　南沙参二钱　彩龙齿三钱　半夏粉一钱五分　败龟板三钱(醋炒)　潞党参二钱　夜交藤三钱　上肉桂三分　冬瓜子四钱　茯神二钱　生甘草五分

肝旺胆虚，痰热内扰，致头眩心悸，胆怯梦多。相火有余，故遗精，肾气不充故滑泄，脉弦细且滑。拟方徐图可也。

冬桑叶三钱　五花龙骨五钱　莲子心八分　桑螵蛸一钱五分　粉丹皮一钱五分　云茯神三钱　灵磁石三钱(盐泥封煅)　瓜蒌霜一钱五分(去油)　法半夏二钱　苏芡实三钱　百虫仓①二钱　鲜竹茹五分(姜汁炒)　秫米一勺　金樱子一钱五分

书云：相火有余，则为梦遗；肾气不充，则为滑泄。自患遗滑，已历数年。近乃遗多而滑少，固由禀赋之不充，亦神思之不戒耳。拟桑螵蛸散加味治之。

桑螵蛸一钱五分(盐水炒)　酥炙龟版三钱　当归尾二钱　云茯神苓各三钱　元参须三钱　煅龙骨三钱　远志肉一钱　福橘皮一钱五分(盐水炒)　黄柏炭一钱五分　文蛤粉一钱五分　活磁石一钱(煅)　石菖蒲五分　鲜竹茹五分(姜汁炒)　灯心草一分

心肾不交，肝胆不和，梦寐稍安，而遗泄未愈。拟方徐图之。

苏芡实三钱　煅龙骨四钱　云茯神三钱　首乌藤三钱　金樱子一钱五分　文蛤粉一钱五分　半夏粉二钱　合欢皮一钱五分　福橘皮一钱五分　苦竹根一钱五分　莲心三分

先后天不足，相火有余，精关不固，遗浊互见。肝旺胆虚，咳逆胀痛。阳络受戕，曾经失血。脉象弦数。久延防怯。

薤白头二钱(水洗)　旋覆花二分五厘(布包)　橘皮络各八分　川鹿角尖三分(磨汁，冲服)　黄郁金一钱五分　川贝母三钱(去心)　制半夏一钱　云茯苓三钱　老苏茎七分　降香屑三分(遗滑)

慎五堂治验录

陆颂臣。阴阳二气，相克相生，征之于物，水火分明，属于人体，气血精神。七为火数，精是水凝，火动水流，七日遗精。肾气虚弱，肝木失荣，横乘中土，关脉弦沉，五内互克，二气难平。调治大法，和阳滋阴，两谐木土，交感心肾。

潞参四两　香附子三两　黄芪三两　熟地四两　白茯神三两　杜芡实二两　莲子三两　龙骨二两　白芍药一两半　沙苑子一两半　牡蛎四两　川桂枝二钱　当归身一两

上药用流水浸一日，桑柴文火熬浓，去渣，用金樱子膏一两半、鹿角胶一两、元武胶二两收膏，器贮，出火毒。每晨淡盐汤冲服六钱。

参地一阴一阳，有两仪之名；龟鹿一动一静，有二仙之号；山樱泽芡，得水陆之精；水蛎火龙，具阴阳之德；香神取交感之功，莲苑取

① 百虫仓：五倍子的别名。

固精之用;芪归甘润,补气益血;楝芍酸苦,和肝敛阴。使阴平而阳秘,则神静而精凝。颂臣者,殿撰之弟四子也。壬午六月,由杭奔丧回里,数十日后,即起暑症,绵延月余,投犀角地黄汤而始收全绩。此膏方是入冬之调理方也,因并记之。

李少畲,辛巳四月,杨家角。养生者云,人生精气神三宝,能保三者身不老。尊恙久遗伤精,精虚无以化气,气虚无以护神,寐中神驰,醒则咽干、失气,脉形细弦,五更时泄。宜仲景法以补气调元,益精安神。景岳谓:精因气而虚者,是当补气以生精;气因精而虚者,是当益精以固气。气精相合,不可须臾离也。

上党参一钱半　白芍药一钱半　甘草五分　山药三钱　大有芪一钱半　花龙骨一钱半　桂枝二分　莲子三钱　川杜仲三钱　生牡蛎五钱　茯神三钱

止泄安寐,加益智仁、细生地、姜汁炒红枣。

王康候。遗患是龙相不清,阴精走泄,阴不敛阳,火升汗多,心怔神倦,治当壮水制火,敛阴涵阳。二加桂枝龙骨牡蛎汤加黄芪、莲子、石斛、茯神。

吴贞石,南码头。疟后痢,痢后疟,疟又转痢,医者过投分利,遂加精滑,送便努力,精流益甚,舌光脉大。久利阴亏,肾气不摄,治以摄纳填阴法。

五花龙骨三钱　白芍二钱　生地三钱　荷蒂一枚　左生牡蛎七钱　黄柏二钱　草梢五分　糯米一合　石莲子五钱

尹金,戊子,洼上。年三十余,仲秋陡起遗泄,无梦,明日遂足膝痿软,不能起立,凛寒热炽,自云发热,扪之不热,自汗,神倦,纳减,脉细数。乃阴精下竭,厥阳上升之病,非外感吞痧也。(时旁人多欲挑痧清暑者)予仲景二加汤以敛阳越阴精。

龙骨三钱　白芍三钱　红枣三枚　莲子一两　牡蛎三钱　甘草四分　白薇二钱　川石斛三钱　楝实一钱半　茯神三钱　一剂愈。

马培之医案

脊曳酸痛,时时遗泄,督脉交亏也。

沙苑子二钱　茯苓三钱　金樱子钱半　远志八分　黄柏三钱　归身二钱　牡蛎钱半　山药三钱　萸肉钱半

梦泄频频,心肾不交故也。宜清心寡欲为安。

制半夏钱半　米仁三钱　枣仁二钱　稆豆衣三钱　茯苓三钱　橘白三钱　金樱子三钱　左牡蛎四钱　远志炒,一钱　莲子七粒

诊余举隅录

庚寅冬,余至济南,有黄姓某,五十余岁,精关不固,先遗后滑,病经一年,神疲气弱,委顿不堪,频服六味丸不效,来延余诊。脉象两尺细数,寸关虚大,知是阳气下陷,不能摄精,以补中益气汤加麦冬、五味,固摄而愈。

乙未,余寓上海,宁波沈某二十余岁,形瘦色赤,咳嗽吐红,黎明梦遗,患已两年,医药不应,问治于余。余诊之,六脉滑数,左尺尤盛,知是阴虚有火,用六味丸去山萸,加元参、黄柏、车前,十剂,火平。又十剂,阴复。仍前法进以参、芪,调养而愈。(遗精阴阳虚证)

张聿青医案

陈左　败精失道,精浊久而不止。兹则旧咳复发,每至寅卯,气辄上升,不能着卧,痰色有时灰黑,脉形濡细。肾水不足于下,痰热凭凌于上。尚可抵御,难望霍全。

玉竹三钱　阿胶二钱　川贝母二钱　云茯苓三钱　菟丝子盐水炒,三钱　潼沙苑三钱　海

蛤粉三钱　白果三枚，打　都气丸三钱，开水送下

二诊　每至寅卯，气辄上升，不能着卧。脉象细弦。肾虚冲阳挟痰上逆，并有精浊。法宜兼顾。

细生地四钱　女贞子盐水炒，三钱　炒萸肉三钱　青蛤散三钱，包　川贝母二钱　潼沙苑盐水炒，三钱　厚杜仲三钱　白芍一钱五分　白果三枚，打　都气丸三钱，先服

三诊　咳嗽气逆，寅卯为甚，痰多盈盂，精浊绵下。肾虚不能固摄。前法进一步治。

大生地四钱　玉竹三钱、菟丝子盐水炒，三钱　萸肉二钱　补骨脂三钱　奎党参三钱　川贝二钱　潼沙苑盐水炒，三钱　山药三钱　厚杜仲三钱

四诊　精浊稍减，咳嗽稍松。的属肾虚不能收摄。效方扩充。

大生地四钱　炒山药三钱　菟丝子盐水炒，三钱　潼沙苑盐水炒，三钱　炒萸肉三钱　巴戟肉三钱　补骨脂盐水炒，三钱　厚杜仲三钱　胡桃一枚，蜜炙，打烂入煎

周左　无梦泄精，腰府作酸。脉象虚濡。精道滑而不固。宜固精益肾。

熟地炭三钱　补骨脂盐水炒，三钱　煅牡蛎五钱　潼沙苑盐水炒，三钱　淮山药三钱　菟丝子盐水炒，三钱　煅龙骨三钱　厚杜仲三钱　淡苁蓉二钱　新莲须一钱

陈左　肾气不能收摄，临圊辄带精浊。宜补气固肾。

党参三钱　杞子三钱　潼沙苑盐水炒，三钱　淮山药三钱　茯神三钱　杜仲三钱　菟丝子盐水炒，三钱　制首乌四钱　建莲三钱　金樱子三钱

二诊　神情稍振，每至临圊，辄有精浊带出。肾气虚而不振也。

党参二钱　云茯苓三钱　淮山药三钱　金樱子二钱　建莲三钱　於术二钱　潼沙苑三钱　煅牡蛎四钱　菟丝子三钱

三诊　固肾气而益脾胃，脉证相安。前法扩充之。

炙上芪三钱　制首乌三钱　西潞党三钱　土炒於术三钱　炙黑草三分　厚杜仲三钱　炒山药三钱　潼沙苑三钱　金樱子三钱　肥玉竹三钱

膏方　每至小便，辄有精浊遗出。此精病，非浊也。肾虚不摄可知。脾胃多湿，气虚不运可知。拟补气以健脾胃，益肾以摄阴精。

炙绵芪四两　山药三两，炒　制首乌六两　炙黑草五钱　厚杜仲三两　奎党参六两　扁豆子三两　於术二两，炒　剪芡实三两　肥玉竹三两　白茯苓三两　炒萸肉二两　大生地姜汁炒，八两　潼沙苑盐水炒，四两　甘杞子三两　巴戟肉二两　大熟地砂仁炙，六两　补骨脂盐水炒，三两　干苁蓉三两　西洋参二两　白归身酒炒，二两　杭白芍酒炒，二两　金樱子去核，四两　菟丝子盐水炒，三两　天麦冬各二两　清阿胶三两　龟版胶三两　鹿角胶二两　线鱼胶二两。以上四味酒化收膏

王幼　先后不充，肾气失固，精浊时渗，形体渐瘦。正在童年起发之时，何堪经此漏泄。急宜固肾。

炒於术二钱　补骨脂盐水炒，三钱　菟丝子盐水炒，三钱　生山药三钱　潼沙苑盐水炒，三钱　杞子三钱　剪芡实三钱　煅牡蛎四钱　莲子三钱

柴幼　童年而精关不固。暂用固精而分利水湿。

萆薢　广皮　制半夏　煅龙骨　潼沙苑盐水炒　泽泻　山药　赤白苓　煅牡蛎　剪芡实

陈左　精滑一感即泄，心肾并虚，遗泄不寐。前药再为扩充。

党参　茯神　炙草　杭白芍　炒枣仁　远志　於术　菟丝子盐水炒　潼沙苑盐水炒　补骨脂盐水炒　莲子十二粒

左　遗精头昏，痰黑不寐。此水亏也。

煅龙骨　炙龟版　炒枳实　珍珠母　竹茹　煅牡蛎　潼沙苑　孔圣枕中丹

王左　肾为阴，主藏精。肝为阳，主疏

泄。肾之阴虚则精不藏,肝之阳强则气不固。久病气阴皆虚,精不能藏,不时滑泄。少阴为开合之枢,枢病则开合失度,往来寒热。肾主骨,骨髓空虚,腰酸足软。大便艰难,以脏阴愈亏,则腑阳愈燥也。脉虚形虚,虚损之证,何易言治。且先固摄其下,以节其流。

炒熟地三钱　煅牡蛎四钱　菟丝子盐水炒,三钱　潼沙苑三钱　厚杜仲三钱　煅龙骨三钱　补骨脂盐水炒,三钱　生山药三钱　奎党参三钱　剪芡实三钱　甘杞子三钱　莲子肉三钱

二诊　摄肾固精,精气稍固,饮食略为馨旺。但精髓空虚,开合失度,脏阴不足以济燥金,倏寒倏热,大便旬日不行,阳升筋掣。脉形虚大。前法参滋润养脏。

生地姜汁炒,三钱　杞子三钱　炙熟地二钱　龙骨五钱,煅　补骨脂三钱　鲜苁蓉八钱　潼沙苑盐水炒,三钱　天麦冬各一钱五分　金樱子去核,三钱　萸肉三钱　火麻仁三钱　莲须一钱

三诊　滋肾固精养脏,大便颇通,滑泄之期稍远,胃纳略觉馨旺。脉神较振。药既应手,无用更章。

生熟地各二钱　龙骨三钱,煅　萸肉二钱　牡蛎五钱,煅　归身一钱五分　台参须另煎冲,一钱　苁蓉二钱　杜仲三钱　杞子三钱　山药四钱　潼沙苑盐水炒,三钱　莲须一钱

四诊　遗泄渐疏,大便艰难较润,往来寒热亦定。从效方再展一筹。

大熟地五钱　人参须另煎冲,一钱　酒炒归身二钱　干苁蓉三钱　生於术二钱　沙苑子盐水炒,三钱　炒枣仁二钱,打　朱茯神三钱　甘杞子三钱　山萸肉二钱　煅龙骨三钱　煅牡蛎五钱

五诊　脉虽细弱,渐觉有神,形色亦渐华泽。然遗泄有时仍作。还是肾气不固。再为固补。

大兼条参另煎冲,一钱　茯神三钱　潼沙苑盐水炒,三钱　大熟地五钱　生於术一钱　干苁蓉三钱　补骨脂三钱　煅牡蛎五钱　煅龙骨三钱　菟丝子盐水炒,三钱　湘莲肉三钱　淮山药三钱

六诊　饭食坚硬,损伤脾土,食入时觉胀满。虚损之证,全凭上药温养,脾土不运,安能峻补。从此宜慎食物。

於术土炒,二钱　真建曲二钱　奎党参二钱　砂仁四分,后入　陈皮一钱　连皮苓三钱　南楂炭三钱　焦枳实四分　焦麦芽二钱

七诊　胀满已舒,舒则嗳噫。阳明既虚,客气上逆也。

奎党参三钱　旋覆花包,一钱五分　橘皮一钱　茯苓三钱　姜渣六分　代赭石三钱　制半夏一钱五分　炒竹茹一钱　黑大枣二枚

八诊　脾胃气弱,旬日之后,健运不复。拟六君出入。

小兼条参另煎冲,一钱　半夏曲炒,一钱五分　茯苓三钱　砂仁壳五分　土炒於术一钱　广陈皮一钱　广木香二分　生熟甘草各二分　生熟谷芽各一钱五分

九诊　脾胃稍得健运。脾土以阳为用,前法再参温补下焦。

奎党参二钱　白茯苓三钱　菟丝子三钱　炒山药三钱　甘杞子三钱　生於术一钱五分　补骨脂三钱　砂仁末四分,后入　生熟谷芽各一钱

十诊　中焦受气,受谷气也。少火生气,以蒸变于下,气生于上也。中州运化呆钝。良由蒸变无力,谷难化气。再益阴中之阳,以助少火之蒸化。

台参须另煎冲,一钱　生於术二钱　破故纸盐水炒,三钱　甘杞子三钱　菟丝子盐水炒,三钱　煨益智八分　潼沙苑盐水炒,三钱　湘莲肉三钱　茯神三钱

陈左　咯血以来,不时遗泄,腰府作酸。心肾俱病也。

茯神三钱　潼沙苑三钱　炒山药三钱　煅龙骨三钱　煅牡蛎五钱　炒枣仁三钱　厚杜仲三钱　菟丝子盐水炒三钱　金色莲须八分

严　摄纳肾阴,脉证相安。然无梦泄精,

亦属肾阴不固。前法参以固摄。

生熟地　淮山药　海蛤壳　牡蛎　白芍　炒萸肉　潼沙苑　茯神　五味子四分,先服

华左　梦遗而苔白腻,此湿热混淆也。

焦白术一钱五分　神曲一钱五分　川萆薢二钱　川朴一钱　生薏仁四钱　白茯苓三钱　泽泻一钱五分　木猪苓二钱　广皮一钱　滑石块三钱

左　溲痛递减,溲黄赤较退。然屡次遗泄,还是湿热扰攘也。

细生地四钱　车前子　甘草梢　淡芩　知母　赤白苓　龙胆草五分　川萆薢　泽泻

左　遗泄频来,溲热而赤,湿热盛极可知。

广皮　泽泻　制半夏　川黄柏盐水炒　淡芩　萆薢　猪苓　生薏仁　猪肚丸

左　肾藏精而主纳,膀胱藏水而主出。肾虚湿热内扰,湿不得泄,精不得藏。欲固其肾藏之精,当祛其膀胱之湿。

生於术　川萆薢　煅牡蛎　猪苓　泽泻　生米仁　川黄柏　茯苓神　大淡菜

左　不时遗泄,眩晕耳鸣腹痛。肾虚则木旺,木旺则气滞,气滞则风生。其病虽殊,其源则一。

制香附　新会皮　煅牡蛎　砂仁末　金色莲须　白蒺藜　煅龙骨　炒山药　稆豆衣　大淡菜

左　遗浊相兼。昨投分利湿邪,脉仍濡滑。若水湿不克分清,其精窍何从扃固。但湿为粘腻之邪,非一蹴所能几耳。拟汤丸并进,上下分治。

制半夏三钱　广皮一钱　生米仁四钱　猪苓二钱　茯苓三钱　泽泻一钱五分　川萆薢二钱　野於术一钱五分　制香附一钱五分　威喜丸二钱,药前先服　五日后服猪苓丸二钱。方见《医通》

郁左　梦遗频来。脉象濡细,左尺涩弱,左寸浮大。心肾两亏,水火不能相济。从心肾主治。

朱茯神三钱、潼沙苑盐水炒,三钱、生山药三钱、杭白芍酒炒,一钱五分、炒枣仁二钱、菟丝子盐水炒,三钱、奎党参三钱、柏子仁去油,三钱、远志肉五分、湘莲肉三钱

俞左　有梦而遗,渐至咳嗽,往来寒热,汗出方解。脉细数少力。此由气血并亏,阴阳不护,恐损而不复。用仲圣二加桂枝龙牡汤,以觇动静如何。

桂枝　牡蛎盐水煅　炒地骨皮　白芍　白薇　煅龙骨　远志　茯神　淮小麦　南枣

(遗精)

某　少阳木火,挟痰流窜经络,肝木从而不和,少腹时有气聚。前法参以调气平木。

香附一钱五分　川贝二钱　海蛤粉三钱　粉丹皮一钱五分　郁金一钱五分　橘叶一钱五分　桑叶一钱　川石斛三钱　金铃子一钱五分　白芍一钱五分,酒炒

二诊　脉数转缓,内热已退,而滑泄频来,环口常发疹瘖。阴虚挟湿,混淆精窍。前法参以分清。

桑叶一钱　川贝母二钱　干橘叶一钱五分　生薏仁三钱　川萆薢二钱　香附二钱　丹皮一钱五分　猪茯苓各二钱　大淡菜二只

三诊　分清精水,滑泄未来,而右半体仍觉牵掣。良由痰阻络中,脉络从而不和。拟化痰宣络。

川贝母二钱　制香附一钱五分　生薏仁四钱　真猩绛五分　丹皮二钱　云茯苓三钱　橘红络各一钱　炒玉竹三钱　旋覆花一钱五分,绢包　桑叶一钱

四诊　神情稍振,遗泄未来。再拟化痰以宣络隧。

川贝一钱　香附一钱五分　黑豆衣三钱　郁金一钱五分　橘红络各一钱　枳壳八分,海藻一钱五分　白蒺藜二钱　白茯苓三钱　浮小麦一两　红枣二枚

五诊 舌纹裂渐满，红色较淡，而腿股作酸，即发遗精，腹中漉漉。湿热下行，精窍遂为混淆。再化痰而分清精水。

制半夏一钱五分 茯苓三钱 橘红一钱 海藻一钱五分 浮小麦一两 川贝母一钱五分 萆薢一钱 薏仁三钱 猪苓二钱 大淡菜二只(瘰疬)

祝左 膝髌后屈伸不利，病在阳明有余，阳明病则不能束筋骨而利机关。无如嗣续尚虚，精滑不固。固其精气，必致湿热壅闭。然精欲其固，湿欲其泄，精之与水，本属两途，即从此意，用通涩并投之法。即请正之。

制半夏三两 炒於术二两 潼沙苑盐水炒，二两 覆盆子二两，酒浸九蒸 广陈皮一两五钱 川萆薢二两 山萸肉一两酒蒸 泽泻二两 芡实一两 川断肉一两 生米仁三两 白茄根一两五钱 甘杞子二两 莲须三钱 木猪苓二两 菟丝子二两，酒蒸

上药研为细末，用金樱子膏打糊为丸如桐子大，上下午半饥时各服二钱，淡盐汤送下。(丸方)

俞左 疟后忽起遗泄，旋至多梦纷纭，体软力乏。夫心实则梦可惊可忧，心虚则纷纭多梦。今脉象浮滑，且进分清之剂，遗泄转减。此盖由脾湿有余，扰动精关，心胆气浮，故有似心虚见象也。

炒党参二两 制半夏二两 海蛤粉三两 白蒺藜二两 甜冬术三两 川萆薢一两五钱 茯苓三两 辰砂五分 泽泻一两五钱 粉丹皮一两五钱 生甘草四钱 远志肉六钱 生薏仁八钱 橘红一两 桑皮七钱 枳实一两 金箔三张

上药研细，用大淡菜三两，打糊为丸如桐子大，每日早晚各服二钱。(丸方)

鲍左 遗泄频来，数年不愈，每至遗后，饮食转增，若暂止之时，饮食转退。盖脾胃之运化，原藉命火之蒸变而为出入，肾水有亏，坎中之阳，不能潜藏。拟以介类潜之。

生地炭三两 炒鸡头子二两 酒炒女贞子二两 元米炒西党参三两 熟地炭四两 旱莲草二两 炒山药二两 朱茯神三两 煅龙骨三两 牡蛎盐水煅，四两 潼沙苑二两 炒於术一两五钱 金色莲须六钱 龟甲心刮去白，炙，八两 柏子仁勿研，二两 远志肉七钱 大淡菜三两

上药煎汁收膏。(膏方)

王左 肾为阴，主藏精，肝为阳，主疏泄，故肾之阴虚，则精不藏，肝之阳强，则气不固，所谓阳强者，即肝脏所寄之相火强耳。乙木之阳不潜藏，甲木之阳乃漂拔，怵惕恐怖，甚至遗精。进以滋阴八味，病之大势遂定，以阴中伏热，由此而泄耳。然诸恙虽平，而遗精数日必发，发必有梦。皆由病盛之时，肝阳相火内吸，致肾阴虚而真水不能上承，心气虚而心阳辄从下坠。阳性本上，宜使之下，阴性本下，宜使之上。今阳下而阴不上，遂令阳不能收，阴不能固，遗精之来，大率为此。拟补气以收心阳，壮水以升肾阴。即请正之。

炙绵芪四两 炙熟地三两 鸡头子二两 煅龙骨三两 煅牡蛎四两 台参须一两三钱，另煎冲入 炙生地四两 生山药三两 龟版胶三两，化入 奎党参三两 潼沙苑盐水炒，三两 桑螵蛸二两，炙 于潜术二两，炒 茯苓神各二两五钱 大天冬二两 萸肉炭一两五钱 柏子仁去油，二两 清阿胶三两，化入 甘杞子三两 生熟草各四钱 杭白芍酒炒，一两五钱 大麦冬去心，二两 酸枣仁二两 肥知母去毛炒，二两 远志肉八钱 益智仁一两 龙眼肉三两

上药共煎浓汁，入水再煎，连煎三次，去枯渣收膏，或加白冰糖三四两，熬至滴水成珠为度，每晨服一调羹，开水冲挑。(膏方)

吴左 向有遗精，有时气从上冲，则心悸惊怖，不由自主，甚则头晕，满面作麻，牵及四肢。叠投壮水潜阳，甚合病机，足见阴精内亏，坎中之阳不藏。少阳内寄相火，冲阳上逆，则胆木撼动，阳得化风上旋。宜以柔养镇静之品，俾水中之火，不致飞越，阴精自臻固摄耳。

大熟地六两　奎党参三两　湖莲肉二两　大生地四两　生於术二两　甘杞子三两　炒芡实二两　大麦冬二两　潼沙苑三两　煅龙骨二两　金石斛劈开，三两　粉丹皮一两五钱　女贞子酒蒸，二两　生熟草各三钱　山萸肉炒，一两五钱　柏子仁去油，一两五钱　生牡蛎八两　建泽泻一两　杭白芍酒炒，一两五钱　缩砂仁七钱，另煎和入　生山药二两　淡秋石四钱

鱼鳔胶二两溶化冲入，加白冰糖三两收膏，每晨服一调羹。（膏方）

柳宝诒医案

陆　肝火为痰浊所遏，不得疏越，下注于肾，则为遗泄；内窜于络，则为痉震；上升于巅，则为昏眩。凡颧红足冷，神烦惊悸，少寐多汗，皆肝火不靖之症。惟体丰多湿，痰浊中阻，若竟与滋补，诚恐助湿生痰，转滋流弊。古方如温胆汤之泄浊，封髓丹之固肾，许学士镇摄之方，黄玉楸清风之论，皆与此症病机相合。兹仿其意立方，然须息虑静养，多服久服，非旦夕所能奏效也。

台参　羚羊角　龙齿　茯苓神各　牡蛎　丹皮炒　黑山栀　橘红盐水炒　法半夏　白芍　刺蒺藜　白苡仁姜汁炒　夜交藤　竹二青

另：封髓丹二钱、磁朱丸一钱、和匀，用莲子汤临卧送服。

二诊　贵恙皆因木火郁遏，湿痰蒙壅而起。肝木当滋，而虑其助浊；湿痰易去，而怕其伤阴。斟酌于二者之间，只可培脾和胃，以治痰之原；养液柔肝，以制火之动。昨拟煎方，可随症加减。此外，再拟丸方一则，以为平复调摄之用。

党参　於术土炒　苡仁姜汁炒　炙甘草　法半夏　白芍　橘红盐水炒　茯苓　砂仁　大生地炙松　西洋参元米拌蒸炒黄　池菊　丹皮炒　龙骨煅　麦冬　刺蒺藜　牡蛎盐水炒　磁石煅　辰砂　黑山栀

上药为末，用竹沥、姜汁和蜜水泛丸。每空心、临卧，淡盐汤送下三钱。（痰火）

庄　梦遗不止，右尺脉独弦。相火不藏。用清肝合封髓法。

大生地　淡天冬　粉丹皮　川柏炙　砂仁　炙甘草　茯神　牡蛎　金樱子　莲肉

姜　阴气内损，肝阳不藏，遗泄频作，脉象左手偏弦，而舌苔黄浊，胃纳不多。当此暑湿司令，勿宜滋腻。先与清暑熄肝，稍兼固摄之意。

淡天冬　北沙参　川石斛　白芍　丹皮　广陈皮　川柏炙　砂仁　炙甘草　淮山药　牡蛎　莲须

华　遗泄时发，左关脉弦数不静。肝阳与相火交动，若遽与止涩，恐内动之火，不能下泄，而转上炎，此非计之得也。与疏泄兼固摄法。

东白芍　刺蒺藜　黑山栀　丹皮　牡蛎　茯神　川柏炙　砂仁　炙甘草　淮山药　车前子　泽泻　莲须　银杏肉

刘　脉象左手弦数，晚热神倦。阴虚而热恋于营，木火下注，遗泄时作，虚热上浮，咳血兼见。当以养阴清热为主，佐以固摄肾气。

淡天冬　大生地　北沙参　青蒿　白薇　丹皮炙　川黄柏炙黑　炙甘草　春砂仁　左牡蛎生打　莲子　枇杷叶

柳　中气不足，湿痰易蒙。脉象左手弦数，时有梦遗。此木火为湿所阻，不能疏越而陷注耳。黄坤载氏谓：土湿水寒，则木气不柔，郁陷生火。与此证病机恰合，即仿其意立法。

党参　於术　茯苓　干姜　盐半夏　陈皮　丹皮　白芍　川柏　牡蛎　竹二青

二诊　湿痰中阻，相火不得疏越。中焦多痰，下焦遗泄。拟用六君子法，佐以清摄肾气之品，作丸药缓调之。

党参　於术　茯苓　炙甘草　盐半夏　广陈皮　淮山药　川柏炙　砂仁　刺蒺藜

丹皮　熟地　芡实　菟丝子　甘杞子　湘莲

上药为末,金樱子膏　白蜜和丸,每空心盐汤下。

伍　脉象虚数带弦,内热咳嗽,咽痛遗泄时作。当先清阴彻热。

青蒿　豆豉　淡黄芩　西洋参　生地　白芍　丹皮　白薇　蛤壳　牡蛎　鳖甲生打　茅根　青果

向　遗泄暂止,左关及右尺尚欠软静。仍与清肝摄肾。

天冬　生地　白芍　川柏　砂仁　炙甘草　牡蛎　金樱子　远志炭　茯神　刺蒺藜　野料豆　莲子

尤　本患心脾不营。今诊脉肝部独见浮动,右手弦数。肝脏相火内烁,恐其梦泄剧发。用清肝法。

大生地　白芍　丹皮　黑山栀　牡蛎　淮山药　茯苓　砂仁　川柏　炙甘草　北沙参　莲子

薛　疟邪恋于肝胆,郁化为热,木火升腾于上,则气逆嘈搅;下注于肾,则遗溺梦泄。病久伤阴,足痿无力。法当养阴清肝,参以泄降化湿。

淡天冬　大生地　北沙参　川柏　砂仁　炙甘草　左牡蛎盐水煅　陈木瓜　丹皮　黑山栀　黑穞豆衣　制女贞子　墨旱莲草　茅根肉

金　久患淋浊,肾阴必伤。阴虚生热,上烁肺金,则干咳作矣。脉象细数,左手带弦,兼作盗汗梦遗,患属伤阴之证。治当以养阴为主,佐以肃肺化热。

生地　白芍　洋参　麦冬　川柏　砂仁　炙甘草　旋覆花　苡仁　刺蒺藜　丹皮　牡蛎　莲子

另:三才封髓丹,空心开水送下。

柯　肝木郁于上,则胸痹头晕;肝火注于下,则遗泄时作。左脉弦长。治以疏木为主,佐以清金固肾。

白芍　洋参　生地　川柏　砂仁　炙甘草　苡仁　丹皮　牡蛎　麦冬　旋覆花　刺蒺藜　莲子勿去心

另:三才封髓丹

方　遗泄无梦而发。肾水失蛰藏之职,肝火乏疏泄之权。潜肝纳肾,本乙癸同源之正治;惟右脉弦数,似脾脏兼有湿热,亦当兼顾。

淡天冬　大生地炒　金樱子盐水炒　菟丝子盐水炒　茯苓　丹皮炭　怀山药　左牡蛎盐水煅　潼沙苑　黄柏盐水炒　莲须

另:刘松石猪肚丸盐花汤送下

二诊　前方潜肝纳肾,遗泄暂止。前人谓无梦而泄者,属肾气不摄;而由乎湿热下注者,亦复不少。右脉浮弦,左脉细弱,即脾湿不化之象。拟方以培土摄肾为主。

党参　於术土炒　茯苓　山药　黄柏盐水炙　春砂仁　丹皮　炙甘草　潼沙苑盐水炒　菟丝子盐水炒　制女贞　白芍　大生地　莲须

上药为末,用金樱子膏四两　化水泛丸,空心汤送下。

戴　泄泻宜健脾,遗泄宜补肾,此一定之成法也。但细审病情,口疮足瘰,舌苔黄腻,脉象带数,胃口能纳不化,此必脾脏有蕴湿蒸郁,外及于胃,故久泄不止;内外相结,故遗泄时作。用药之法,当就脾脏清泄湿热,遽投补剂,转恐助邪。

於术　小茅术　黄柏酒炒　砂仁盐水炒　茵陈　广陈皮　苡仁　生甘草　豆卷　枳实　炙鸡金　荷叶

另:刘松石猪肚丸

杨　遗泄多年,腰膝酸软,脉象细弱,此由肾气不摄,相火暗动。法当兼与固摄。

大熟地炒炭　砂仁盐水炒　潼沙苑　杜仲盐水炒　菟丝子　杞子　丹皮炭　金樱子盐水炒　牡蛎煅　黄柏盐水炒　茯神　建莲

另:金锁固精丸　三才封髓丹

盛　梦泄之证主乎肾,实生于肝。以肝火一动,必求疏泄故也。惊惕心烦,少寐多梦,肝阴虚而肝阳浮也。近日忽作吐红,或见血丝血点,肝胆之火,游溢经络,上乘心肺。腰脊肢体酸痛无力,而总偏于左半,乃阴气不足之故。拟方养阴泄肝,兼佐填补肾阴之法。

西洋参　生熟地黄各　天冬　丹皮炭　黑山栀　牡蛎　黄柏盐水炒　春砂仁　白芍　制马料豆　杜仲盐水炒　煎汁滤收,加清阿胶白蜜收膏。(遗精)

昼星楼医案

治泰雅堂肝浮感风,沉部微而涩;中气不旺,脾经有湿未清;心肾不交,夜间因之梦泄,此方主之。自制:

熟首乌五钱　潞党三钱　白菊一钱　炒粳米二钱五分　沙参一钱五分　钩藤八分　石斛一钱五分　萆薢一钱五分　石莲二钱五分　麦冬一钱　茯神二钱　炒女贞二钱

雪雅堂医案

遗精加以小便淋沥,数年不愈,下焦畏冷,脊膂腰髀酸疼下坠,此冲督虚寒,不司约束之故,区区补肾固涩,未能走入奇经,仿孙真人升固八脉之法。

北鹿茸二两　巴戟天两半　家韭子三两　川牛膝二两　甜苁蓉二两　真肉桂八钱　菟丝子两半　厚杜仲一两　蛇床子一两　潼沙苑二两　川石斛一两　黑当归二两　五味子一两　破故纸一两

共为细末,酒蜜为丸,晨早盐汤下三钱。

遗精数年,腰痛脊酸,羸瘦神衰,色悴便溏,左脉细弱,屡进滋填固涩,补气升提无灵,拟仿叶法煦阳涵阴升固八脉。

黑附子五钱　北鹿茸三钱　蛇床子二钱　真肉桂一钱　阳起石二钱　大苁蓉二钱　破故纸三钱　真人参一钱　雄羊肾十枚　金樱子膏丸,每早盐水送下三钱。

两尺沉弱,遗泄三年,遇劳伤冷,其发愈剧,形神枯瘁,动则喘促,肢体重著,寒热倏忽不休。《经》云:阳维为病,苦寒热,督阳衰则纲维无以振也。参术顽钝,徒滞中宫,桂附刚烈,更劫阴液,滋填则滑泄,固涩则坚痛,均于病无干涉耳。应仿真人升补督阳,固摄八脉一法,庶克有济。

人参一钱　鹿角霜三钱　破故纸二钱　枸杞子三钱　鹿茸一钱　潼沙苑三钱　巴戟天三钱　云茯神三钱　当归三钱

汪　半载遗精,真阴已损,虚阳上浮,咽痛筋惕,乃阴不恋阳,应以补虚之中佐以镇摄收敛,可期向愈。

旧熟地四钱　生牡蛎四钱　真秋石一钱　山萸肉三钱　远志肉一钱　生龙骨三钱　云茯神三钱　湘莲子三钱　五味子钱半　元武版四钱

余听鸿医案

老吴市陆少云　遗精三四日一次,已有三年,养阴固摄俱罔效。余诊之,脉细肢倦,神疲形寒。曰:初起之遗,在相火不静。日久之遗,在气虚不固。而龙骨、牡蛎之固摄,但能固其精,未能固其气,治其病当固其气于无形之中。进以韭菜子二钱,杞子二钱,菟丝子三钱,党参三钱,於术二钱,鹿角霜五钱,桑螵蛸三钱,黄芪三钱,仙灵脾钱半,巴戟肉二钱,炙草一钱,红枣五枚,煨姜两片。服三剂,觉身体轻健,四肢渐温,胃气亦旺。服至十剂,则遗精已止矣。(遗精)

医案摘奇

郁君春霆,邀余为其子诵芬诊脉。余曰:

脉弦而强,弦为阴不足,强为阳偏旺,青年弱质,常有是脉。春霆曰:是也。此儿为我先兄之嗣,患遗泄颇重,故虽年已及时,亲戚皆以为未可娶,因其弱也。余曰:医经有阴平阳秘,精神乃治之说。平者,一波不兴也。秘者,深藏无泄也,夫欲阴之平,必先使阳之秘,今青年攻苦读书,君火不藏,则相火兴发,于是泉源波浪,阴不平而精自遗,精遗则阴日亏而火日旺,火益旺而精益遗,互相循环,日趋羸弱,惟有速为之娶,使阳得散而静,阴得平而不浪泄,则病自止而体自固。春霆从余言而为之娶,余遂嘱其节啬之方,并常服六味地黄丸,于是诵芬体果日健,连生三子,今伯仲皆游庠矣。

表甥沈星三,年十八九矣。白质细理,形瘦骨立,戟喉露齿,一月中遗泄须廿余次,乃父伯阳早故,而又四世单传,其母欲为之娶,亲朋皆谓不可,邀余诊脉商之。余诊其脉,虚弦如芤,嘱其常服六味地黄丸,并速娶之病必愈。其母尚不信,邀其亲长施莲史襟兄,至其业师毛似兰表兄处,再与星三诊,余仍再三剖析其理,似兰亦仰天而言曰:可娶,娶之无疑。其母在屏后闻之,遂为完婚,娶后一月,遇而问其病,星三答云:敬谢吾舅,竟不遗矣。后询似兰仰天之意曰:莲史恐其虚而益虚,君言和阴阳而可平秘,我以其家四世单传,苟一索得男,沈氏祖先可无馁焉。不娶总不得,以故言之。(虚怯劳损)

邵兰荪医案

上灶屠　屡有遗滑,脉弦细,气滞,腹中不和,呛咳,舌微灰。宜清肺胃为主。

北沙参三钱　光杏仁三钱　生牡蛎四钱　预知子三钱,即八月札　怀山药四钱　川贝二钱,不杵　茯神四钱　绿萼梅钱半　石莲子三钱,杵　砂壳钱半　谷芽四钱

清煎,五帖。

介按:肾阴久亏,阳升无制,冲肺则呛,精滑则遗。治法于摄固之中,参以补脾养胃而清肺,乃是上损从阳,下损从阴之义。

某　咳嗽较减,脉虚细,心肾并亏,湿未净,屡次滑精。宜清养肝肾,佐清肺渗湿。(四月十八日)

钗斛三钱　桑寄生三钱　甜杏仁三钱　冬瓜子三钱　生牡蛎四钱　怀药三钱　川贝钱半　豨莶草三钱　炒杜仲三钱　生米仁四钱　丝瓜络三钱

清煎,四帖。

介按:邹滋九曰:遗精一症,前贤各有明辨,其义各载本门,兹不复赘。大抵此症变幻虽多,不越乎有梦、无梦、湿热三者之范围而已。古人以有梦为心病,无梦为肾病,湿热为小肠膀胱病。夫精之藏制虽在肾,而精之主宰则在心,其精血下注,湿热混摇遗滑者,责在小肠膀胱。今此案病在心肾,阴虚不摄,而兼湿热留着,若阳升无制,乘肺则咳,肾精不固,下注则遗。如用固摄,决难应病。清肺渗湿,兼以养心补肾,庶克有济。

安昌高　痰红已除,脉形小数,溺白,精关不固,溺后有淫。宜固补心肾为妥。(七月十八日)

东洋参一钱　桑螵蛸三钱　远志肉八分　莲须一钱　怀药三钱　抱木茯神四钱　生牡蛎四钱　新会皮钱半　生地四钱　炒驴胶钱半　炒杜仲三钱

清煎,五帖。

介按:汪昂曰:心君火也,君火一动,相火随之。相火寄于肝胆,肾之阴虚则精不藏,肾之阳强则气不固。今此案是肝阳上冒,故致痰中兼红,肾虚不摄,则溺后有淫,治以固摄助纳,又佐安神宁气,气固则精自守矣。

渔庄沈(湘记)　阴火已敛,脉虚细,心肾不交则精滑,舌白稍润。宜补心丹加减。(五月十九日)

丹参三钱　生地三钱　金樱子三钱　生牡蛎四钱　茯神四钱　远志肉八分　怀药三钱　柏子仁三钱　西洋参一钱　炒枣仁三钱　新会皮钱半

清煎,四帖。

又　精滑未除,脉细劲,舌微白,大便难,有血。宜补益润肠。(五月二十八日)

太子参一钱　龟版四钱　麻子仁三钱　新

会皮钱半　茯神四钱　丹皮三钱　金樱子三钱　生牡蛎四钱　生地三钱　远志肉八分　稆豆衣三钱

清煎,四帖。

介按:《经》云:神气舍心,精神毕具。又曰:心者生之本,神之舍也。今以肾液未能上承于心,而心不藏神,心神一动,肾精遗泄,故治以补心丹加减,藉滋肾液而安心神。但其阴液已虚,未能腴润于大肠,肠中宿垢,因致秘结不通。传导之官,失其常度,故次方于滋阴潜阳之中,参用麻仁、生地以润肠通便,俾得肾液渐充,则便自通畅,而精固神安。(遗精)

萧评郭敬三医案

虚损遗精治验

蓝姓少年,纵欲伤精,已成虚损,食少怯风,心跳发热,不能行走,至此际始知畏死,竭力节欲。谁知肾之关门不固,思欲未尽,遗精不止,愈形危笃,写病状求余拟方。虽未识其脉候如何,然《经》云:精不足者,补之以味。非滋腻浊药,填补下焦,而兼镇摄者不可。定方熟地、萸肉、山药、云苓、莲米、芡实、肉苁蓉、龙骨、牡蛎、桑螵硝、龟胶、五味、鱼膘胶、天冬、猪脊髓、牛骨髓、羊骨髓、金樱膏为丸,初用一剂,加附子以固关闸,服数月,遗精已止,诸病已渐就痊。虚痨一症,越人有上损从阳,下损从阴,过乎中即不治之训。夫上焦阳气所居,下焦阴精所聚,病起于上焦之阳气虚,自当宗仲师小建中,及时方温补等法。倘系下损,阴精一虚,阳气必然偏盛,阴阳即不能平秘矣。医者不分上损下损,概用温补助阳,必增烦热出汗,咳嗽吐血诸证。总之,医贵心灵手敏,不可为前贤一偏之见所误,则得矣。

尚按:遗精滑泄,精髓空虚,属虚寒者,治当如是。若精因火动,有梦而遗,则黄连黄柏,又为要药,附子大非所宜。心阳过扰,神脏不安而遗者,治宜交心肾以宁神志,丹玄参、莲子心、朱辰砂,必不可少。肝火炽盛,魂魄不安而遗者,龙胆泻肝汤,直泻肝火,以解郁勃之阳,又为此症之特效方法矣。

醉花窗医案

湿热内淫,实证遗精

黄庚垣先生,江西人,以捐饷奉特旨议叙举人加藩司衔并赏花翎,补西安粮道。道缺甚优,兼家赀优厚,而观察性尚清廉,接下以宽,故属下皆颂之。年五十许,曾患遗精病。观察侍妾数人,幕友有善医者,以为许多姬妾,必致虚损。用三才封髓丹补之,而观察又讲颐养。日食燕窝、东参以调之,然遗精如故。幕友以为已成虚劳,不可救药。一日午后无事,忽召余至署,且命便服,余急趋命,观察便衣而出,揖而延之上座,余惊问故,观察曰:患遗精数年矣,曾服汤药百余付,丸药数斤,而毫无效。余问饮食何如?观察曰:虽不能多,然尚非不能食者。老夫子以我为虚痨,故不敢多食也。问咳嗽气少、发热自汗乎?曰否。乃告之曰:既无此数者,恐有余症,非不足证也。观察惊曰:遗精尚有实症乎?余对曰:大人未窥医书,兼脾胃虚弱,不特医者不敢以实论,即大人亦自疑其虚也。岂知遗精之由有数端,相火太旺,夜梦失遗,阳必壮健,宜滋之;饮食厚味,湿热内淫,则迫而失精,宜销导之;久旷气充,精满而溢,宜疏泄之。此外,中气下陷,清阳不升,则亦遗;色欲过度,心肾不交,则亦遗。又有恐惧暴怒,精窍滑而不涩,皆能致遗。若或坐或卧,无故遗精,则为虚极之症,最为危险。俗医不细求其故,不分虚寒实热,见遗精者,则曰色欲过度也,又曰年少好淫也。致病者,多受不白之冤,而治之多不效。遂归咎于病之不可治,不亦惑乎。观察蹶然起曰:闻君讲解,无不确当晓畅,心为之开,然则我之遗精绝非虚症,请一视之。乃诊其脉,缓而坚,右关尤甚。告之曰:大人之病,所谓湿热内淫是也。胸膈常患闷滞,大便颇形后重,当消导之。进以震亨渗湿汤。观察阅方内有黄连恐不宜,且厚朴、苍术恐伤胃气。告曰:胃苓汤是湿热要药。平胃散者,培卑监而使之平,非削平之谓也,前辈言之甚明,此方用黄连、川芎素亦疑之,细思其理,苦能燥湿用黄连而焦炒之,用其苦非用其凉也。湿热能瘀血,用川芎以行之。震亨此方,具有深意。大人成见在胸,一误岂容再误,他人必谓此方,非治遗之药,岂知治病必求其本,本治而末不治者,未之有也。请放心照服四付,常服香砂六君丸以调之,不但精不遗,即饮食亦当倍也。观察如言服之,五日后,约晚饭,至则告曰:前闻君言甚有理,而心窃疑之,今服君药,遗已止,果觉精神增健,食量亦佳,并阳事亦壮。非君妙达精微,几乎冤我,可见医道无方,在究其理而变通之耳。后余诸蒙奖许,即内艰而归,犹寄函问讯者数四。

曹沧洲医案

左　遗泄久不愈,肾气不固收。腰为肾之府,久坐觉腰酸,舌尖红刺满布,脉濡不畅,近来脘腹不舒拒按,大便溏薄,溲通龟赤。宜先治所急,以醒机轴。

四制香附三钱五分　陈皮三钱五分　大腹皮三钱,洗　炒楂炭三钱　金铃子三钱五分　宋半夏四钱　炙鸡金三钱,去垢　炒谷芽五钱,绢包　苏梗三钱五分　茯苓三钱五分　沉香曲四钱,绢包　桑枝五钱,切　聚精丸三钱五分　金锁固精丸三钱五分,绢包,吞服

汪　肾关不固,有梦无不走。当泄火固本并进之。

北沙参　乌贼骨　生石决明　知母　制首乌　白莲须　广郁金　沙苑子　朱连翘　金铃子　川柏(淋浊门)

胡　无梦而遗,肾家关健不固也,脉弦。宜从阴分立方。

细生地　左牡蛎　茯神　甘草梢　川柏　金樱子　远志炭　炒丹皮　知母白莲须　川石斛(淋浊门)

质彬兄膏方:肝脏疏泄有余,肾脏闭藏不足,易于走泄,走泄则阴气重损,由是火易上浮,头眩作胀,中运不健,食下腹痛。肝脾肾交相为病,必须培植根底,以疏运中,庶为所病有裨。

北沙参三两　陈皮一两,盐水炙　清阿胶两半,皆酒浸收膏时入　制首乌胶五两　青盐半夏二两　黑芝麻四两　潞党参二两,直劈,秋五分,拌盐水炒　沉香曲三两　杜仲三两,盐水炒　大生地五两,春砂末拌　陈佛手三两半　沙苑子三两,盐水炒　肥玉竹二两　台乌药两半　金毛脊三两,炙去毛　淡天冬去心,两半　柏子仁打如泥,两半　龟腹版六两　左牡蛎盐水煅,先煎,七两　淡苁蓉二两,盐水炒　金樱子三两,盐水炒

上药用井华水浸,滚煎三度,去渣滤清,入阿胶搅和,烊净,文火收膏。每晨半调羹,开水化服。如有感冒须暂停之。(淋浊门)

石(养育巷正号)　齿痛从右而左,绵延年余,左半头痛麻木,脘不舒,易走泄,脉弦。肝肾病也,非育阴潜阳不可。

原生地四钱　桑叶三钱五分　陈皮一钱　台乌药三钱五分　元龟版四钱,先煎　黑芝麻四钱　白芍三钱五分　聚精丸三钱,吞服(淋浊门)

孙(高师巷)　五志之动,皆属于阳,阳有余,便是火,火旺烁阴,形瘦纳减,走泄,无梦多而有梦少。病系肝肾为主,非培不可。

潞党参三钱　细生地四钱　杜仲三钱,盐水炒　上西芪三钱五分　丹皮三钱五分　川断三钱,盐水炒　南沙参三钱　远志三钱五分,去心　沙苑子三钱　粘鱼胶蛤粉炒,三钱五分　金樱子膏二钱,冲

许(南壕)　肝肾气陷,湿热壅阻,大便闭,茎间气泄,如滑精状。宜先疏化。

全瓜蒌五钱,切　制香附三钱五分　两头尖三钱五分,包　火麻仁泥五钱　通草一钱　川楝子三钱五分　淡木瓜一钱　延胡索三钱五分　丝瓜络三钱五分　杏仁泥三钱(淋浊门)

顾(大郎桥巷)　不时寒热,遍体烦痛,痰气急,夜来溲多,易遗泄,脉弦。当择要调理。

青蒿子三钱五分　全当归三钱五分　代赭石四钱,煅,先煎　生谷芽五钱,包　功劳叶三钱　白蒺藜四钱,去刺　秦艽三钱五分　桑枝五钱　赤芍三钱　川断三钱,盐水炒　川石斛四钱　聚精丸三钱,吞服(淋浊门)

黄(横巷)　小溲稍利,下血渐止,神乏易遗。宜存阴泄热。

西洋参一钱　川柏三钱　陈皮一钱　宋半夏三钱五分　鲜生地一两,打　川石斛三钱　知母三钱,盐水炒　墨旱莲三钱　淡竹叶二钱　聚精丸三钱,吞服(淋浊门)

吴(常熟正号)　心肾不足,肝阳独旺,少安寐易遗泄,惊惕头胀,无不由是而来,脉软。宜柔肝培本,参泄化痰热。

西洋参三钱五分,生切　朱茯苓五钱　橘白一钱　聚精丸三钱,吞服　朱元参三钱　首乌藤三钱　盐半夏三钱五分　白蒺藜四钱,去刺　左牡蛎一两,煅,先煎　炒香枣仁三钱五分　竹茹三钱　灵磁石三钱,先煎　生谷芽五钱,绢包(淋浊门)

施(吴江)　素病遗泄,刻下头晕不已,腿膝软弱,脉软弦。法宜柔肝。

元武版四钱,盐水炙,先煎　制首乌三钱　聚精丸吞服,三钱　煅牡蛎一两,先煎　陈皮一钱　白芍三钱五分　北沙参三钱五分　盐半夏三钱　灵磁石四钱,生,先煎　制南星七分(淋浊门)

龙(江阴)　五志之动,皆属于阳,阳有余便是火,火旺燥阴,肝木独亢,寐中惊惕,时时梦遗,舌黄。宜标本两治。

细生地四钱　橘白一钱　川断三钱,盐水炒　金樱子膏四钱,冲　制首乌四钱　盐半夏三钱五分　杜仲三钱,盐水炒　远志炭一钱,去心　左牡蛎一两,盐水炒,先煎　朱茯神四钱　沙苑子三钱,盐水炒　丹皮三钱五分,盐水炒

方(常青巷)　肾纳不足,易于下遗,刻下肾病及胃,胃气渐馁,大便不实,脉细软。宜标本两治。

南沙参三钱　石决明一两,先煎　杜仲三钱,盐水炒　金樱子膏四钱,冲　橘白一钱　朱茯神四钱　川断三钱,盐水炒　炒谷芽五钱　青盐半夏三钱五分　资生丸四钱,包　沙苑子三钱,盐水炒

道士(只园庵)　肝肾不足,易于梦遗,气短耳失聪,脉软弦。此属内损为病,未易奏功。

台参须五分,另煎冲　川石斛三钱　杜仲三钱　金樱子膏四钱,冲　橘白一钱　南沙参三钱　川断三钱　粘鱼胶三钱五分,蛤粉炒　盐半夏三钱五分　元参三钱五分　沙苑子三钱　炒谷芽绢包,五钱

沈(横塘)　积虚下后,神疲遗泄,脉左弦右软,舌质红。宜养阴醒胃。

西洋参四钱　陈皮一钱,炙　茯苓四钱　资生丸三钱,包　制首乌四钱　宋半夏三钱五分　生米仁四钱　鲜稻叶三钱　川石斛三钱　竹茹三钱五分　川断三钱,盐水炒(淋浊门)

周(常熟)　肾阴不足,易于梦遗,腰酸胸闷,胃不开,舌垢,脉软弦。肾为胃关,肾病及胃,胃气渐衰。宜补不足,损有余,循法调理,方能日起有功。

南沙参四钱　橘白一钱　川苑子三钱,盐水炒　杜芡实三钱　元参三钱　盐半夏三钱　金樱子三钱,盐水炒　粘鱼胶三钱五分,蛤粉炒珠　整玉竹三钱　茯苓四钱　川断三钱,盐水炒　生熟谷芽各五钱,绢包　金锁固精丸三钱,绢包

如稍能得愈者,即服知柏八味丸三钱聚精丸三钱,每日早晚两次吞服。(淋浊门)

上池医案

细阅病情,肝脾肾三阴并亏,加以操劳,精力有日衰之势,治须疏肝以化痞,健脾以和中,补血固精,俾渗湿清热,机窍通关键固,自无遗浊精泄之病。

归身　白蒺藜　茯苓　萆薢　大砂仁炒　料豆衣　焦谷芽　智仁　莲肉炒

遗泄之症,不外有梦无梦,湿火下迫,三者类推,是心脾肾三经之病,素体本有湿痰,而近因劳虑太过,心脾肾之火易动,火炎于上,水泄于下,遗症频发,拟煎法先服五六剂,得效再拟丸法调理。

生地　麦冬朱拌　智仁炒　萆薢　盐水炒黄柏　茯神　牡蛎　湘莲　苦参

丸方:洋参另焙研　麦冬　远志　智仁　元参　茯神　枣仁　牡蛎粉煅研,水飞　丹参　萆薢　苦参　为末蜜丸辰砂为衣

沈氏医案

平湖王永年,胃中之痰,随火升降,昼则行阳二十五度,随火上升,滞于胸膈而作胀,按之有形,饮食难以下达,夜则行阴二十五度,随火降下,而胸次舒适,注于精房而为梦遗,脉息弦滑有力,此胃中之痰,随火升降而为患也。理宜豁痰清火之药治之。

半夏　广皮　蒌实　黄柏　枳壳　香附　栀子　莱菔子　川连　加姜煎

严长枢案,饱食用力,则胃络有损,血积不散,留于中宫,随火上升而吐血,血皆厚而粘腻者。此瘀血也。误以肾水不足,虚火上炎之吐血,而以补肾腻膈之药,填塞胸中,积而成痰,随火下注精房,则为梦遗。用补涩之药,则胃中痰愈郁而遗滑愈甚。脉息弦滑有力,此乃胃中之痰,与肝家之郁火故也。《准绳》云:遗滑之症,属郁者居大半。庸医不知其郁,用补涩之药补涩,愈觉郁而不舒,遗滑日甚,胸膈不宽,饮食少进,甚则实为鼓胀。理宜开郁豁痰清火之药为治,胃中清爽,则遗滑自止,所谓澄其源而流自清也。

苍术　厚朴　广皮　半夏　黄柏　青皮　香附　山栀　枳壳　莱菔子　甘草

也是山人医案

蒋(廿三)　精泄无梦,寤多寐少,少阴不司藏聚。

熟地四钱　远志五分　山药二钱　桑螵蛸二钱　湖莲三钱　茯苓三钱　柏子仁三钱　芡实二钱

徐(四一)　多梦纷纭,遗泄频多,经营之人,扰神动心,相火随之。拟介属以潜之,厚味以填之。

熟地四钱　龟腹版五钱　远志五分　萸肉二钱　线胶二钱　五味子一钱五分　淡菜二钱　湖莲三钱　芡实二钱

张(十八)　面色痿黄,无梦遗泄,左脉虚数。此属湿热下注,与固涩异政。

川萆薢三钱　湖莲三钱　茯苓三钱　炒黄柏一钱　山药二钱　泽泻一钱　远志一钱(遗精)

孟河费绳甫先生医案

佚名,脾肾久虚,中无砥柱之权,下失封藏之固。屡次遗精,胸腹作胀,呛咳气急。积湿生痰,阻塞肺胃,气不通降。脉来弦滑。治宜脾肾并培,兼化湿痰。

冬青子三钱　大白芍一钱半　左牡蛎四钱　生杜仲三钱　象贝母三钱　瓜蒌皮三钱　南沙参四钱　陈橘红八分　冬瓜子四钱　甜杏仁三钱　炙内金三钱　生谷芽四钱　熟谷芽四钱

南京金君利生,患腿足软弱无力,行动时常倾跌,遗精音喑,内热食少,心悸耳鸣。精虚及气,中难提挈,下失封藏。脉来细弱。平日利湿太过,精气皆伤。治当益气固精。方用潞党参四钱,西洋参一钱,绵黄芪七钱,甘草五分,杜仲三钱,女贞子三钱,白芍钱半,柏子仁二钱,黑料豆三钱,瓜蒌皮二钱,石斛三钱,陈皮一钱,竹茹一钱,荷叶一角。服三十剂而愈。

佚名,《经》谓肾藏精。屡次遗精,肾阴久虚,对封藏不固,已可概见。劳力伤脾,中无砥柱,精神委顿,四肢无力。脉来沉细而弦。治宜脾肾并补,兼固精气。

人参须五分　西洋参一钱　大麦冬三钱　左牡蛎四钱　女贞子三钱　大白芍一钱半　川石斛三钱　生甘草五分　陈皮一钱　冬瓜子四钱　生熟谷芽各四钱　荷叶一角

南汇沈仲明，遗精心悸，肌肉暴瘦。脉来沉细。肾阴久虚，封藏不固；中气更亏，不能摄精。方用别直参三钱，黄芪三钱，甘草五分，大生地三钱，潼沙苑三钱，白芍钱半，牡蛎四钱，麦冬三钱，莲子十粒。连服三十剂，遗精止而肌肉丰。

佚名，肝阳疏泄之势渐平，下元封藏已固，遗精已止，内热盗汗均退，惟间或口干，劳动则气急。脉来细缓。肾阴尚虚，气不收纳。《经》谓损其肾者益其精。治宜补肾益气，兼清肝阳。

西洋参二钱　大麦冬三钱　上沉香二分　大生地三钱　生杜仲三钱　左牡蛎四钱　苍龙齿二钱　冬青子三钱　生白芍一钱半　川石斛三钱　生甘草五分　陈橘红八分　佩兰叶一钱　冬瓜子四钱　生熟谷芽各四钱　莲子十粒(去心)

佚名，胸脘痞闷、短气头眩、手指麻木已退，肝阳渐平，胃气宣布。惟肾阴久亏，摄纳无权，遗精眼花，见色流精，小溲甚多，不能静坐。脉弦之象稍减，沉细如常。宜宗前法进治。

人参须五分　西洋参一钱　生白芍一钱半　女贞子三钱　白莲须一钱　生杜仲三钱　黑料豆三钱　广皮白五分　剪芡实三钱　炙内金三钱　大麦冬二钱　荷叶一角

福建高君镜心，病阳缩囊冷，小溲带浊，遗精腰痛，腿软头痛，内热不寐，饮食少进，手冷出汗。脉极弦细。肾阴久虚，封藏不固；肝阳上亢，消铄津液；阴伤及气，中无砥柱。治宜益肾清肝，培养中气。方用吉林参五分，西洋参钱半，杜仲三钱，川续断二钱，女贞子三钱，白芍钱半，甘草五分，麦冬三钱，石斛三钱，陈皮一钱，冬瓜子四钱，云茯神二钱，生熟谷芽各四钱，银杏肉十粒，珍珠粉一分过服。连服二十剂而愈。

通州魏仲宣，遗精心悸，腰疼腿酸，肌热头痛，口干胸闷。此心肾俱亏，而兼邪热灼津。治必先生津泄邪，俟邪清而后培养心肾。方用石斛三钱，天花粉三钱，甘草五分，豆豉三钱，黑山栀钱半，冬瓜子四钱，生谷芽四钱，广皮白五分，鲜竹茹一钱，冬桑叶一钱，荷叶一角。进两剂，热退脘舒，头痛口干皆止。邪热已清，当培补心肾。改用西洋参一钱，大麦冬三钱，杜仲三钱，白芍钱半，女贞子三钱，川石斛三钱，广皮一钱，大生地三钱，黑料豆三钱，龙眼肉十枚，荷叶一角。续服十剂而愈。(遗精)

上海孙莲卿，患遗精。医用涩精固气，梦遗更甚，反加内热口渴，粒米不能下咽，每日只饮米汤数匙，神疲嗜卧，坐起即头晕难支。余诊其脉弦细，此肝阳疏泄太过，精不藏而下泄。固涩精气，肝阳转逆升而上，销铄胃阴；胃阴虚而气不下降，势将阴涸阳越。治必清肝阳，养胃阴，令谷气内充，化生阴液，方有转机。方用北沙参四钱，麦冬三钱，川石斛四钱，杭白芍钱半，生甘草三分，冬瓜子四钱，生谷芽四钱，白莲子十粒。进五剂，内热口渴皆退，米粥每日可进四五盏。再服五剂，能起坐，精神振作，每日可进干饭三盏。照前方连服十剂，眠食如常，遗精亦止，遂愈。(虚劳)

重古三何医案

坎离不交，惊恐自汗，近见精滑，精气神俱亏，脉数无力，须缓剂频补。

炙芪　枣仁　牡蛎　熟地　五味　山药　茯神　麦冬　川柏　湘莲

复诊　虚风内炽，气怯惊惕，六脉虚数无力，当用潜阳固摄法。

炙芪　茯神　龙齿　党参　枣仁　枸杞　熟地　麦冬　川柏　五味　加湘莲煎汁去

渣,入拌海粉一两,分两次服。

精关不固,肾阴亏而木火上炎,以致咽肿腐痛,宜潜阳固阴法。

熟地　牡蛎　阿胶　蒺藜　麦冬　料豆　川斛　莲须　橘白　人中白(心悸遗精类)

心肾交虚,夜梦遗泄,总由操劳不节,耗血伤神,所以疲倦,兼纳食无味,宜用归脾加减。

炒党参　茯苓　五味　玉竹　枣仁　麦冬　女贞子　炒白芍　莲须

丸方:炒党参　熟地　五味　麦冬　枣仁　白线胶　茯神　金樱子　於术　莲须　湘莲　枸杞　柏子仁(心悸遗精类)

心肾不交,多梦遗泄,素有便血,宜黑归脾法。

於术　白茯神　炒枣仁　炒生地　金樱子　莲须　五味　麦冬　泽泻

丸方:炒党参　麦冬　龟版　五味　牡蛎　金樱子　湘莲　熟地　炒枣仁　熟蜜为丸。(心悸遗精类)

内热精滑。

生地　丹皮　莲须　生米仁　煅牡蛎　骨皮　泽泻　云苓　炒白芍(心悸遗精类)

失血兼精滑,肝肾虚损,筋拘而坐卧不安,六脉细软无力,属下焦虚而血不养肝,并泄精自汗,此大虚候也,须重剂培补。

黄芪　枣仁　狗脊　熟地　麦冬　茯神　龙齿　五味　枸杞　郁金磨冲(痿类)

阮氏医案

钟　梦遗之症,主治少阴。盖心为君火,肝肾为相。梦中所见之物,魂之变化,所失之精,肾之真元。兹因心虚,君主无权,相火妄动,则精不自持矣。耑求药味,难冀全功,总要清心寡欲,可保无虞。

西洋参一钱半　白茯神二钱　酸枣仁三钱　炙叙芪二钱　生处术一钱半　远志筒一钱半　白归身二钱　广木香四分　莲蕊须一钱半　化龙骨三钱　潼蒺藜三钱　炙甘草八分

杜　脾肾真元不足,每致遗精,非温补固涩不可。

凤记参钱半　川桂枝钱半　煅牡蛎三钱　莲花须钱半　炙叙芪三钱　炙甘草一钱　煅龙骨二钱　潼蒺藜三钱　炒白术三钱　炒白芍三钱　净芡实四钱　淡附片一钱

阳痿案

名医类案

一少年新婚欲交媾,女子阻之,乃逆其意,遂阴痿不举者五七日。以秃笔头烧灰,酒下二钱而起。(前阴病)

两都医案

福莆清海林公,叶相国内戚也。叶府席间谭及云:阳痿久矣,方士多用起阳药投之,更痿甚,不知当用何药?余按得命门脉既虚弱,胃脉复弱甚,因思《经》云男子前阴谓之宗筋,宗筋属阳明胃经,阳明实而宗筋坚,能束骨而利机关矣。胃为水谷之海,六腑之大源,能容谷二斗,容水一斗五升,一升,今之一大茶盂耳。饮食多则阳旺,饮食少则阳痿,今公食少且泻,安得不痿乎?治法但补命门真火、开胃健脾,使饮食日渐加倍,阳自起矣。公悦,遂用补骨脂为君,人参、白术为臣,白茯苓、干山药为佐,石斛、泽泻为使。交子时服,一二剂而起,三四剂而旺。《内经》云:诸痿生于肺热。肺金体燥,居上焦,肺虚则热,宜子母相生,脾乃肺之母也。余不用清肺热,但补下焦真火者,俾火生土,土生金,寻源之意也。柱史贾四塞阳痿,亦以此法治验。

里中医案

朱□和阳痿

永平兵宪朱□和,醉而使内,会有盛怒,阳事遂痿,诸温热助阳之药无益。余曰:乙癸同源,是以肾肝同治。既匿于内则肾阴亏歉,复因于怒,则肾气激张,况筋者木脏独司之,自非疏泄东方,何由复其常耶?乃取沉香、木香各二钱,肉桂三钱,当归四钱,两日服四剂而阳痿(愈)。

临证指南医案

徐三十　脉小数涩,上热火升,喜食辛酸爽口,上年因精滑阳痿,用二至百补通填未效,此乃焦劳思虑郁伤,当从少阳以条畅气血。郁

柴胡　薄荷　丹皮　郁金　山栀　神曲　广皮　茯苓　生姜

仲二八　三旬以内,而阳事不举,此先天禀弱,心气不主下交于肾,非如老年阳衰,例进温热之比,填充髓海,交合心肾宜之。心肾不交

熟地　雄羊肾　杞子　补骨脂　黄节　远志　茯苓　胡桃　青盐

鹿筋胶丸。

王五七　述未育子,向衰茎缩,凡男子下焦先亏,客馆办事,曲运神思,心阳久吸肾阴,用斑龙聚精茸珠合方。劳心过度(阳痿)

洄溪医案

嘉兴朱宗周,以阳盛阴亏之体,又兼痰凝气逆,医者以温补治之,胸膈痞塞,而阳道痿。群医谓脾肾两亏,将恐无治,就余于山中。余视其体丰而气旺,阳升而不降,诸窍皆闭,笑谓之曰:此为肝肾双实证。先用清润之品,加石膏以降其逆气;后以消痰开胃之药,涤其中宫;更以滋肾强阴之味,镇其元气。阳事即通。五月以后,妾即怀孕,得一女。又一年,复得一子。惟觉周身火太旺,更以养阴清火膏丸为常馔,一或间断,则火旺随发,委顿如往日之情形矣。而世人乃以热药治阳痿,岂不谬哉。

雄按:今秋藩库吏孙位申,积劳善怒,陡然自汗凛寒,腕疼咳逆,呕吐苦水,延余诊之,脉弦软而滑,形瘦面黎,苔黄不渴,溲赤便难,以二陈去甘草,加沙参、竹茹、枇杷叶、竹叶、黄连、蒌仁为剂。渠云阳痿已匝月矣,恐不可服此凉药。余曰:此阳气上升,为痰所阻,而不能下降耳。一服逆平痛定,呕罢汗止,即能安谷。原方加人参,旬日阳事即通,诸恙若失。(痰)

续名医类案

王节斋曰:男子阴痿不起,古方多云命门火衰,祖气虚弱,固有之矣。然亦有郁火盛而致痿者,《经》云:壮火食气。譬如人在夏暑而倦怠,遇冬寒而坚强。予尝亲见肾经郁火而有此症,令服黄柏、知母清肾火之药而效。故须审察,不可偏认为火衰。(卷十九・前阴)

扫叶庄一瓢老人医案

劳心至于阳痿,当以交合心肾,但中年以后,阳难充复,最不易效。

鹿茸　鱼胶　韭子　菟丝　补骨　舶茴香　沙苑　覆盆　五味　青盐　茯苓　远志　茅术生制(虚劳)

种福堂公选医案

夏三十　阴筋曰宗筋，肝主之。冷则筋缩，热则弛长。少壮茎痿，起于长夏，天气已热，地中湿蒸。《内经》病机一十九条例，谓因湿者，大筋软短，小筋弛长，软短为拘，弛长为痿。此虽统论痿症而言，非指茎痿立论，然理亦相通。今逾年不愈，大暑时令诊得脉象，非下焦阳衰，两目红赤。想经营烦冗之劳，阳气交集于上，与暑热内迫，加以水谷之湿，湿蕴化热，而烁筋致痿矣。法当苦以坚阴，燥以胜湿，介以潜阳，湿去热清，自有愈期。

生虎骨　熟地　苍术　黄柏　茯苓　龟板　石决明　天冬(阳痿湿热)

齐氏医案

曾治江西徐茂松，患阳痿来寓谓余曰：愚贸叙郡，以勤劳颇获蝇头利，三十方娶，未数月而阳忽痿，饮食无味，精神衰减，松虽不肖，亦知不孝有三，无后为大，如此景况，命恐不保，焉望嗣乎？敢求先生怜治。余遂与之酌一方：芪、术各五钱，姜、桂、附、半各二钱，砂、蔻、吴萸、川椒各一钱。服一剂，阳物出而不举。又服一剂，举而不坚。改用干熟地一两，白术五钱，山萸、杜仲、枸杞各四钱，远志、巴戟、苁蓉、茯神各三钱，煎汁冲香甜肉桂末一钱。服一剂而阳起，三剂而阳强矣。此方用热药于补水之中则火起，而不愁炎烧之祸，自然煮汤可饮，煮米可餐，断不至焦釜沸干，或虞暴碎也。继服强阳壮精丹，用干熟地、嫩北芪各一斤，当归、白术各八两，巴戟天八两，麦冬、柏子仁、覆盆子、枸杞子、虎胫骨、嫩鹿茸、附子、肉桂各四两，白蜜为丸。服一料而阳强势举，饮食健旺，步履如旧，连生二子。(阳痿不振论)

沈俞医案合钞

洞泄为脾衰不能分渗，食减泻频，腹鸣作胀，土将败矣。此犹可补可温，惟阳痿声喑，肾藏已竭，法在不治，春令木升而水不能供，何药能效？

金匮肾气丸(阴虚阳虚)

归　砚　录

一少年久患内热，鼻衄龈宣，溺赤便艰，睛红口渴，热象毕露，因阳痿经年，医者但知为阳虚之证，而不知有因热而萎之病，遂进温补，其热愈炽。父母不知，为之毕姻，少年大窘，求治于余。脉滑而数，曰无伤也。与元参、丹皮、知、柏、薇、栀、石菖蒲、丝瓜络、沙参、蛤壳、竹茹，服六剂，来报昨夜忽然梦遗。余曰：此郁热泄而阳事通矣。已而果然。

得心集医案

陈鸣皋　体丰多劳，喜食辛酸爽口之物。医者不知味过于酸，肝气以津，脾气乃绝，以致形肉消夺，辄用参、术培土，不思土不能生，徒壅肝热，故复阳痿不起。颠沛三载，百治不效，盖未悉《内经》有筋膜干则筋急而挛，发为筋痿之例。余诊脉左数右涩，知为肝气太过，脾阴不及，直以加味逍遥散令服百剂，阳事顿起，更制六味地黄丸十余斤，居然形体复旧。此种治妙，惟智者可悟。《内经》一书，岂寻常思议所可到哉。

加味逍遥散

柴胡　当归　白芍　茯苓　甘草　薄荷　煨姜　丹皮　山栀

六味地黄丸

地黄　山药　丹皮　泽泻　山茱萸　茯

苓(痿证门)

陈春初乃郎　将婚,服补养丸剂半月,反致两足无力,阳痿不举。医谓当用大补,加附子、鹿茸,服之无算,渐至两足难移,玉茎尽缩。诊得肾脉独大,右尺尤甚,与滋肾丸一斤,服至一半,阳事已举,药毕,步履如旧。此孤阳不生之义也。

滋肾丸

黄柏　知母　肉桂

密丸。(痿证门)

张聿青医案

庄左　命门相火,为生身之本,真阳亏损则火衰,湿痰郁遏,火不用事,则火亦衰。脉滑而大。痰多阳痿,火之式微,湿之有余也。取舍之间,自有明辨。

冬术炭二钱　制半夏一钱五分　生米仁四钱　炒蒌皮三钱　广皮一钱　泽泻一钱五分　赤白苓各二钱　川萆薢二钱　杏仁泥三钱　姜汁炒竹茹一钱

二诊　流化湿邪,相火得展,而腹笥膨满。还是湿郁气滞。再调气泄湿。

冬术炭　大腹皮　生薏仁　枳实炭　制香附　赤猪苓　泽泻　广皮　木香　砂仁　焦麦芽

左　体丰多湿,加以大病之后,余蕴未清,以致湿邪流行入络,髀关及左腿膝作酸,麻木不仁,艰于步履,腰背作痛,卧着尤甚。湿邪久困,则相火为之郁遏,阳道不举。脉象濡滑,苔白微黄,质腻。皆由络隧之中,为湿所阻,则无形之气,有形之血,不能宣畅流布。而历来所服之药,皆是补滞之品,未免为敌树帜,名曰中湿,非久药不为功。

川萆薢三钱　汉防己一钱五分,酒炒　左秦艽一钱五分　上广皮一钱　制半夏二钱　威灵仙一钱五分,酒炒　焦苍术一钱五分　川桂枝五分　生米仁五钱　川独活一钱五分　泽泻一钱五分　桑枝酒炒,一两五钱,煎汤代水

二诊　祛湿和络,脉象稍觉流畅,相火有燃动之机,足见湿邪抑遏,虽有真阳,无从发露。药既应手,再扩充以进。

焦苍术一钱五分　川萆薢二钱　汉防己一钱五分,酒炒　威灵仙一钱五分　赤白苓各二钱　制半夏二钱　泽泻一钱五分　独活一钱　木猪苓二钱　新会皮一钱　川桂枝五分　白僵蚕一钱五分　生薏仁四钱　红花三分,酒炒

潘左　前年二次眩晕,几至发厥。兹则腿股作酸,阳道委顿。脉形濡滑,舌苔白腻。湿痰郁遏,致命火不能用事。欲助命阳,当先去其遏我命阳者。

姜半夏　猪赤白苓　广皮　炒枳实　制南星　生熟薏仁　泽泻　炒竹茹(阳痿)

雪雅堂医案

仲甫　浊症初痊,阳事不起,水液混淆,累伤真气,壮水养木,以期乙癸相生。

白芍炭　车前子　山萸肉　川杞子　韭菜子　元武版　潼沙苑　怀山药　玳瑁片　川杜仲　制狗脊

幼庭　按《经》云:少阳为枢。又十一脏皆取决于胆。阳痿数月,左寸关独具弦滑之象,痰热内郁,销烁胆汁,清阳之气不舒,机枢因而不利,治从条畅少阳郁热。

石菖蒲　云茯神　玳瑁片　鲜竹茹　酸枣仁　制半夏　远志肉　川黄连　石莲肉　陈枳实

医验随笔

马征君为沈子达诊治,年四十余纳妾少艾,患痿症,服药外,令以桑叶去叶背筋络,浓煎,时时服之,半载而愈。

阳强案

名医类案

一人色苍黑,年五十余,素善饮,忽玉茎坚挺,莫能沾裳,不能屈腰作揖,常以竹篦为弯弓状拦于玉茎之前,但小溲后即欲饮酒,否则气不相接。盖湿热流入厥阴经而然也,专治厥阴湿热而愈。(前阴病)

一人玉茎硬不痿,精流不歇,时如针刺,捏之则胀。乃为肾满漏疾。用韭子、破故纸各一两,为末,每三钱,日三服,即止。(前阴病)

临证指南医案

娄二八　思虑太过,心阳扰动,吸伤肾阴,时时茎举,此失血皆矫阳独升,夜不得寐,归家谈笑,怡情可安。

人中白　龟腹甲　知母　黄柏(吐血)

齐氏医案

曾治邑门丁陈二,患阳强不倒,延求诊治。按之右尺洪大而紧,余脉如常,视之满面红光,全无滞气,乃是肾中真阳之人飞越耳。遂与元参三两、麦冬三两,煎好取汁一大碗,入油桂末七分,调药水服。此方妙在用元参最重,以泄肾中浮游之火;尤妙在用桂末少许,以引其入宅,而招散其沸腾之火,同气相求,火自回舍;况麦冬能助肺金清肃之气下行,以生肾水,水足而火自得其养矣。此不求倒而自倒也,他日亦可重整戈矛,再图欢合耳。(阳强不倒论)

雪雅堂医案

齐　老年阳强,易于梦泄,君相火旺,矫阳不藏,苦坚是议。

大生地三钱　盐知母二钱　女贞子三钱　天门冬二钱　盐黄柏三钱　旱莲草二钱　元武服五钱　粉丹皮钱半　生白芍三钱

不育症案

临证指南医案

庞四四　湿久脾阳消乏,中年未育子,肾真亦惫,仿安肾丸法。阳衰湿伤脾肾

鹿茸　胡芦巴　附子　韭子　赤石脂　补骨脂　真茅术　茯苓　菟丝子　大茴香(湿)

曹五一　色鲜明,属上有痰饮,盖上实则下虚,半百年岁,未得种玉,诊得脉左小不静,右部弦滑,法当清肺胃之热痰,益肾肝之精血,仿曼倩卫生方法。

燕窝胶　甜梨膏　人参　黄芪　麦冬　山药　茯苓　於术　黄节　黑节　鹿尾胶　羊内肾　淡苁蓉　故纸胡桃蒸　青盐(编者按:《临证指南医案》对病人的称谓,男性仅标明姓,女性则加"氏"字,故本例当属不育症)(痰)

叶氏医案存真

正当生旺之年,须苍色变,按:人身发属

心火而炎上,眉主肝木而曲直,侧生须应肾水。内不足而色不向荣,且脉象弱芤,男子精气衰薄,不为生育之征。法当宁心神以处静,寡欲养精,妙选无病瘦弱女质,经调怡悦,无拘虑愁烦,遵三十时辰两日半之旨,庶几望其毓麟耳。

肉苁蓉　蛇床子　覆盆子　线鱼胶　补骨脂　舶茴香　五味子　菟丝子　家韭子　沙蒺藜

初春脉动而不鼓,亦收藏之司浅矣。壮年未育,晨吐黑痰,皆水亏火炎,精气不充之象,胃旺能纳谷,当专理下焦,不必以痰为虑。

牛骨髓　羊骨髓　海参胶　线鱼胶　龟鹿胶　芡实　菟丝粉　金樱子粉　五味子　家韭子　大熟地　远志肉　建莲肉　淡菜胶　熟首乌　覆盆子

泰兴三十七　精未生成,强泄最难充旺,至今未有生育。视形瘦,问食少,精薄易泄。形脉不受刚猛阳药,议藉血肉有情温养气血。

鹿鞭　羊内肾　淡苁蓉　琐阳　生菟丝子　枸杞子　舶茴香　牛膝　青盐

叶天士晚年方案真本

张大兴　精未生来,强泄有形,最难充旺,至今未有生育。形瘦食少,易泄精薄,形脉不受刚猛阳药,议藉血肉有情,充养精血。

淡苁蓉　鹿鞭　巴戟　牛膝　羊肾　琐阳　枸杞　青盐　菟丝　舶茴香(杂症)

续名医类案

龚子材治刘小亭,年四十无子,阳事痿弱,精如冰冷。求诊,两寸脉洪,两尺沉微无力,此真元衰惫,平素斫丧过度所致。以固本健阳丹加人参、附子、枸杞、覆盆子各二两,制一料,服尽,觉下元温暖。如前又制一料,服至半料而止,果孕生一子。后传之于刘柏亭、刘敏庵,服之俱得子。(卷二十三·求子)

吴孚先治蔡孝廉,年已五旬,苦乏嗣,遍求种子方备尝,十载无一验。诊得右尺神旺,真火本自不衰,惟左尺虚弱,乃真水干涸也。宜补阴配阳,与六味地黄丸加元武胶。越二年,果得一子。(卷二十三·求子)

吴桥治胡翳卿。胡喜诙谐,故与桥习。胡以久不宜子,请壮阳方。桥诊曰:公寸脉洪,尺中沉涩,火炎而不降,水涸而不升,水火不交,是曰未济,法宜滋阴补肾,庶几相济相生。使复壮阳,则火益炎而水益涸,咳血呕血,将不可谋,殆矣。胡大笑曰:吾五十而善饭,不异丁年,何病?徒以阳痿滑精,愿得方药壮之。且吾服滋阴药,如奉漏卮无益。桥曰:技止此尔。胡后遇国人老而举子者,得壮阳方,至留都亟服之,咳而失音,已复咳血,久之肉削,大溲浸动,则遣使逆桥,桥谢不暇。病深请告归,即召桥,叹曰:不用公言至此矣。幸脉不数,声不喑,骨不蒸,血不咳,独大溲日三四行尔。桥曰:否,否,夫数者、喑者、蒸者、咳者,则阳火未息,犹可鼓而行之。今熄矣,即炉鞲①无及也。无何而绝。(卷二十三·求子)

齐氏医案

(杨迦怿)行年五十,尚未生子,向余索求种子方饵,余念公谦恭仁厚,与之龟首丸。服毕致书曰:前赐妙丹,服之神效,恳烦再配二料。遂如命复之。调理数月,步履轻健,精神康壮,如夫人有喜矣。明年壬申,降生一子。又明年,又生一子。骨秀神清,均甚壮美,余见而喜。公顿首谢曰:起我沉疴,身受益矣;赐我后嗣,泽及先矣。绸缪订交,浓情款洽。后升迁别去者二十三年,辛卯秋闱,卸宁远府事,引见候升,吾子于省垣一遇,年已七十二

① 鞲(gōu 勾):风箱。

矣,重话巴山,犹深绻念,是时精神矍烁,尚运笔如飞,前后手书,见惠不一。中酬我以锦联曰:自是君身有仙骨,遍与人间作好春。匾曰:妙合六经。盖公之书法,见重当时久矣。

附龟首种子丸方

大龟首一个(醋炙),大生地四两,山萸肉二两,怀山药二两,白茯苓二两(乳蒸),粉丹皮一两,光泽泻、肉苁蓉(酒洗,焙干)、真琐阳(醋炙)各一两。蜜炼丸,如梧子大,酒下。

取龟首法:以盆水贮之静室中,伺其头出,突然持刀取之,否则缩头难取。(太阴经证治大意)

吴门治验录

唐璞斋庙堂巷

两脉沉涩,尺尤少力,见色流精,不能健举,年近四旬,子女信杳。此先天不足,更兼操劳过耗,精气不固,法宜丸药培补。

丸方:

何首乌八两,竹刀刮云皮,赤白各半,黑豆同蒸九次　白茯苓四两,人乳拌晒　牛膝二两,酒浸同首乌第七次蒸至第九次　归身四两,酒洗　枸杞子四两,酒浸　菟丝子四两,酒浸蒸　破故纸二两,黑芝麻炒　川续断二两,盐水炒　车前子二两　蒸五味二两,去核　白蒺藜二两,去刺　芡实四两

上药治末,用羊腰子十个,猪脊髓十条,煮烂捣丸,如桐子大,每空心,淡盐开水送四钱。

再每逢入房之期,先用鹿阴蒸熟,切片,陈酒送四五钱,饮勿过醉。

问:种子俱用温药壮阳,前此调治,亦遵古法,竟如石投大海,今用美髯丹加减而效,且得生男,何也?曰:种子过用壮阳燥剂,是房中术,非毓麟法也。男子当壮年,不能遂欲,固由先天精气不充,亦因心相两火虚而易动,肾水又无所熬恋,故易于疏泄,徒壮相火,肾水被劫,气愈不能坚固矣。譬之灯火不明,添油乎?加火乎?此间自有至理,必须温养水中之火,加以血肉有情者填补精髓,俾精充生气,气固聚精,自无不效之理。《经》云不足者补之,此类是也。易云男女媾精,万物化生,本属自然妙理。试观禽兽,交合有时,暨男女私情暗合,无不一发即中,非精充情动之验与?若居平不知保养,交合不按经期,徒求助于金石,取快一时,吾恐去生已远,尚安望生生不已耶?悲夫!(卷二)

许氏医案

王惠棠员外,四旬无子,不能御内,为之拟方滋补之剂服数十帖。一日请诊视姨太太,脉阴搏阳别,左大右小。余曰:喜脉,弄璋之兆,按月请诊,果举一男,后连生子。

重古三何医案

缪鼎元老先生、先生声清神朗,气色和润,知得天素厚,福泽之征也,然肾脉颇弱,得子颇迟,此其故非肾气之早衰,由心神之多费。经不云乎肾藏志,心藏神。矜持甚而肾已惫,用志太专也;筹运曲而心气惫,劳神太过也。岂必男女有形之事为然哉!试观离象之中虚,益知肾水之生,不生于肾而生于心,明矣;观精字之从米,益知肾精之旺,不旺于肾而旺于脾,明矣。补阳云乎哉?强肾云乎哉?欲心肾之交,宜男之易,非宁神定志不可,非补心益脾不可,于万不矜持之中,稍加以省神清心之法,庶几本固源澄,又济以不刚不燥不烈之药饵,益神益志益精之品味,务使心肾交,中气强,精气神相生相养,则身日康而余可徐图矣。

再诊、从来生育之道,不在补心火而在养真阴,不在补肾阳而在益心脾。观精字之从米,知精生于谷,化于脾,明矣;观离象之中空,而心藏于肾,交于下,又明矣。若徒补火补肾,则阳易兴,欲易多,精日薄矣。无论不能生子,即生子亦易夭折,此不可不知也。故必少虑、少欲、少饮酒,以端其本;然后药以扶

脾养心，以致其用；冬夏远房，以蓄其精；春秋择日，以施其化，则易于宜男而多寿矣。不然，虽日进补药，亦奚以为。

拟五子衍宗丸：枸杞八两　菟丝酒蒸，八两　覆盆四两　北五味研，二两　车前子二两

为末，炼蜜丸，空心服八十丸，盐汤下。修合禁忌照例。

疝气案

卫生宝鉴

癸丑岁，奉诏至六盘山，上命治火儿赤纽邻，久病疝气，复因七月间饥饱劳役，过饮湩乳所发。甚如初，面色青黄不泽，脐腹阵痛，搐撮不可忍，腰曲不能伸，热物熨之稍缓，脉得细小而急。予思《难经》云：任之为病，男子内结七疝，皆积寒于小肠之间所致也。非大热之剂，即不能愈，遂制此方。

沉香桂附丸：治中气虚弱，脾胃虚寒，饮食不美，气不调和，退阴助阳，除脏腑积冷，心腹疼痛，胁肋膨胀，腹中雷鸣，面色不泽，手足厥冷，便利无度。又治下焦阳虚，及疗七疝，痛引小腹不可忍，腰屈不能伸，喜热熨稍缓。

沉香　附子炮，去皮脐　川乌炮，去皮脐，切作小块　干姜炮　良姜炒　茴香炒　官桂　吴茱萸各一两汤浸去苦

上为末，醋糊丸如桐子大，每服五十丸至七八十丸，热米饮汤送下，温酒吞下亦得，空心食前，日二服。忌冷物。（卷十五）

赵运使夫人，年五十八岁，于至元甲戌三月中，病脐腹冷疼，相引胁下痛不可忍，反复闷乱，不得安卧。予以当归四逆汤主之，先灸中庭穴。

当归四逆汤：治脐腹冷痛，相引腰胯而前。

当归尾七分　附子炮　官桂　茴香炒　柴胡各五分　芍药四分　茯苓　玄胡索　川楝子各三分，酒煮　泽泻二分

上十味㕮咀，作一服，水二盏半，煎至一盏，去渣，温服，空心食前，数服而愈。

论曰：《难经》云：任之为病，内结七疝，此寒积所致也。《内经》云：寒淫于内，治以辛热，佐以苦温。以附子、官桂甘辛大热，助阳退阴，用以为君。玄胡、茴香辛温，除下焦虚寒；当归辛温，和血止痛，故以为臣。芍药之酸寒，补中焦之气，又防热药损其肝温。泽泻咸平，茯苓甘平，去膀胱中留垢。川楝子苦寒，酒煮之止痛，又为引用，乃在下者引而竭之之意也。柴胡苦平，行其本经，故以为使也。

中庭一穴，在膻中下一寸六分陷者中，任脉气所发，可灸五壮，针入三分，或灸二七壮、三七壮效。（卷十八）

外科心法

一男子，年逾四十，阴囊肿痛，以热手熨之少缓，服五苓等散不应，尺脉迟软。此下虚寒邪所袭而然，名曰寒疝，非疮毒也。予以蟠葱散治之少可，更以芦巴丸服之而平。（痔）

名医类案

齐郎中令循病，众医皆以为蹶入中而刺之。臣意诊之，曰：涌疝也，令人不得前后溲。循曰：不得前后溲三日矣。臣意饮以火齐汤即黄连解毒汤，一饮得前溲，再饮大溲，三饮而疾愈。病得之内。所以知循病者，切其脉时，右口气急寸口乃气口也，脉无五脏气，右口脉大而数，数者中下热而涌，左为下，右为上，皆无五脏应，故曰涌疝。中热，故溺赤也。《史记》

齐北宫司空命妇出于病，众医皆以为风入中，病主在肺，刺其足少阳脉。臣意诊其脉，曰：病气疝客于膀胱，难于前后溲而溺赤。病见寒气则遗溺，使人腹肿。出于病得之欲溺不得，因以接内。所以知出于病者，切其脉大而实，其来难，是厥阴之动也。脉来难者，疝气之客于膀胱也。腹之所以肿者，言厥阴之络结小腹也。厥阴有过则脉结动，动则腹肿。臣意即灸其足厥阴之脉宜灸急脉，左右各一所，即不遗溺而溲清，小腹痛止。即更为火齐汤以饮之，三日而疝气散，即愈。《史记》

安陵阪里公乘项处病，臣意诊脉，曰：牡疝。牡疝在膈下。上连肺。病得之内。臣意谓之：慎毋为劳力事，为劳力事则必呕血死。处后蹴踘①，腰蹶寒，汗出多，即呕血。臣意复诊之，曰：当旦日日夕死。即死。病得之内，所以知项处病者，切其脉得番阳。番阳入虚里，处旦日死。一番一络者，牡疝也。《史记》。索隐曰：脉病之名曰番阳者，以言阳脉之翻入虚里也。

许学士治歙县尉宋荀甫，膀胱气作痛，不可忍。医以刚剂与之，痛益甚，溲溺不通。三日，许视其脉，曰：投热药太过，适有五苓散，一分为三，易其名，用莲须葱一茎，茴香及盐少许，水一盏半煎七分，连服之，中夜下小便如黑汁一二升，剂下宽得睡，明日脉已平。续用硇砂丸，数日愈。盖是疾本因虚得，不宜骤进补药。邪之所凑，其气必虚，留而不去，其病则实。妙！妙！故先涤所蓄之邪，然后补之。清法。《本事方》

滑伯仁治一妇，病寒为疝，自脐下上至心皆胀满攻痛，而胁疼尤甚，此等痛切记作疝治。呕吐烦满，不进饮食。脉两手沉结不调，此由寒在下焦，宜亟攻其下，毋攻其上。为灸章门、气海、中脘，服元胡、桂、椒，佐以茴木诸香、茯苓、青皮等，十日一服温利丸药，聚而散之也，果效。

一老人病脐腹疗痛，医为温中散寒，卒无验。诊之，脉两尺搏坚而沉。曰：此大寒由外入也，寒喜中下，故为疝，治宜在下。加沉降之剂引入下焦，数服寻愈。

一人病疝气，发则脐下筑筑，渐上至心下，呕涌痛惫，手足青色，喉中淫淫而痒，眉本疼酸，目不欲视，头不欲举，神昏昏欲睡而不寐，恶食气，睾丸控引，小便数而短，年未三十，尪脊若衰耄人，劣劣不自持。诊其脉，沉弦而涩。曰：是得之忧郁愤怒内因，寒湿风雨乘之外因，为肝疝也。属在厥阴，故当脉所过处皆病焉。厥阴，肝也，张从正云诸疝皆属肝，肝欲散，急以辛散之。遂以吴萸，佐以姜、桂辛散，及治气引经药，兼制茴楝原刻误回陈等，丸，每十日一温利之，三月而愈。

丹溪云：予旧有甘橘积。后因山行饥甚，遇橘芋食之，橘动旧积，芋复滞气，即时右丸肿大，寒热。先服平胃散一二帖，次早神思清，气至下焦，呕逆，觉积动，吐之，复吐后和胃气，疏通经络而愈。

一人虚损潮热，肾偏坠，小肠气。四物加小茴香、吴萸、胡芦巴各五分，枳子、青皮、山楂，渐愈。

一人病后饮水，病左丸痛甚。灸大敦，以摩腰膏摩囊上，上抵横骨肾穴，炙温帛覆之，痛即止，一宿肿亦消。(疝㿉)

孙文垣医案

吴荆樵文学，恺悌君子也。左关尺脉甚弦，疝气半年，两胯结核硬痛，予以平疝丸消之，海藻、昆布、橘核各酒醋炒四两，玄胡索、山栀子仁、山楂核、小茴香、柴胡各一两，龙胆草酒炒五钱，醋打面糊为丸，梧桐子大，空心酒下三钱，服一月而消。(卷五)

---

① 蹴(cù 促)踘：踢球。

芷园臆草存案

汤某长病腹痛，痛则绕脐有形，甚至欲死，人皆谓生气独绝于内，似有不起之虑。予诊之，关脉近尺，有滑附之，长痛气羸，颇乏精彩。因用枸杞为君，白芍、茯苓、肉桂、吴萸佐之，六剂痛止；服瑞竹堂方四制枸杞丸一料，竟愈。黎茂先举问何疾，予曰：脐疝也。疝当引阴，原无斯证，然疝者有形之痛，而有所止之处，故字从山，不必定引阴也。疝本厥阴肝疾，其状若死亦厥阴证，故用温补肝药，生气自复，不致内绝。此案贪天之功，予为可作起死一则看也。

冰壑老人医案

项仲展孺人，冲任受病，每小腹下痛，上升至心坎，则手发厥，不能言，不省人事，昼夜痛不绝。庸工以为痰，服竹沥，寒更甚，痛欲绝。先生诊曰：此疝瘕也，女子七疝，医者不谭，以为闻所未闻，先生用桂、附、高良姜、秦椒为引，痛渐止。又附子温中数服安。仲展语先生之从子曰：非令伯，则余妇亦金双南长君之续矣。金以三阴症，庸工投黄连、竹茹，半日立死，故也。明年壬申七月，其症复发而身热，先生因卧病不出，延诸医治之，俱温补，而芪、术、人参大投，热愈炽，急延先生。先生舆疾往诊，其右寸七至，右关滑实，先生笑曰：再用补法，必发狂躁。用祛痰降火药，倍竹沥，既用玄明粉，便而身凉。呜呼！实实虚虚，医杀之也，正此之谓乎！

寓　意　草

详胡太封翁疝症治法并及运会之理剿寇之事

养翀太老先生，精神内守，百凡悉处谦退，年登古稀，面貌若童子。盖得于天全，而不受人损也。从来但苦脾气不旺，食饮厚自撙节①。迩年少腹有疝，形如鹊卵，数发以后，其形渐大而长，从少腹坠入睾囊甚易，返位甚难。下体稍受微寒则发，发时必俟块中冷气渐转暖热，始得软溜而缩入，不然则鼓张于隘口不能入也。近来其块益大，发时如卧酒瓶于胯上，半在少腹，半在睾囊，其势坚紧如石，其气进入前后腰脐各道筋中，同时俱胀。由是上攻入胃，大呕大吐；由是上攻巅顶，战栗畏寒，安危止关呼吸。去冬偶见暴发光景，知为地气上攻，亟以大剂参、附、姜、桂投之。一剂而愈。已后但遇举发，悉用桂、附速效，今五月末旬，值昌他往，其症连日为累，服十全大补汤二十余剂，其效甚迟。然疑症重，不疑药轻也。值年家俞老先生督饷浙中，遥议此症，亦谓十全大补用到百剂自效，乃决意服。至仲秋，其证复发，发时昌仍用姜、桂、参、附取效。令郎谏议卣翁老先生，两疑而莫所从也。昌请深言其理焉。夫人阳不足则用四君，阴不足则用四物，阴阳两不足，则合四君、四物，而加味为十全大补，此中正和平之道也。若夫浊阴之气，结聚少腹，而成有形，则阴盛极矣。安得以阴虚之法治之，助邪而滋疾乎！何以言之？妇女有娠者之病伤寒，不得已而用麻、桂、硝、黄等伤胎之药，但加入四物，则厉药即不能入胞而伤胎。岂欲除块中之邪，反可用四物护之乎？此一征也。凡生癥瘕痞块者，驯至身羸血枯，百计除之不减，一用四物，则其势立增。夫四物不能生血活血，而徒以增患，此又一征也。人身之血脉，全赖饮食为充长。四物之滞脾，原非男子所贵。既以浊阴极盛，时至横引阴筋，直冲阳络，则地气之上陵者，大有可虑，何得以半阴半阳之药，蔓而图之？四物之不当用，无疑矣。即四君亦元老之官，不可以理繁治剧，必加以姜、桂、附子之猛，始克胜病，何也？阴邪

① 撙节：抑制。《新唐书·柳公绰传》：“岁遭恶，撙节用度辍宴饮”。

为害,不发则已,其发必暴。试观天气下降则清明,地气上升则晦塞,而人身大略可睹。然人但见地气之静,而未见地气之动也。方书但言阴气之衰,而未言阴邪之盛也。医者每遇直中阴经之病,尚不知所措手,况杂症乎!请纵谈天地之道以明之。天地之道,《元会运世》一书,论之精矣。至于戌亥所以混茫之理,则置之不讲,以为其时天与地混而为一,无可讲耳。殊不知天不混于地,而地则混于天也。盖地气小动,尚有山崩川沸,陵迁谷变之应。况于地气大动,其雷炮迅击之威,百千万亿,遍震虚空,横冲逆撞,以上加于天,宁不至混天为一耶!必至子而天开,地气稍下,而高复之体始露也。必至丑而地辟,地气始返于地,而太空之体始廓也。其时人物尚不能生者,则以地气自天而下,未至净尽,其青黄红紫赤白碧之九气而外,更有诸多悍疾之气,从空注下者,动辄绵亘千百丈,如木石之直坠,如箭弩之横流,人物非不萌生其中,但为诸多暴气所摧残,而不能长育耳。必至寅而驳劣之气,悉返冲和,然后人物得遂其生,以渐趋于繁衍耳。阴气之惨酷暴烈,一至于此,千古无人论及,何从知之耶!大藏经中,佛说世界成毁至详,而无此等论说者,盖其已包括于地水火风之内,不必更言也。夫地水火风,有一而非阴邪也哉!群阴之邪,酿成劫运,昌之所谓地气之混于天者,非臆说矣。堪舆家[①]尚知趋天干之吉,而避地支之凶,奈何医之为道,遇地气上奔之症,曾不思避其凶祸耶!汉代张仲景,特著《卒病论》十六卷,禄山兵火以后,遂湮没不传,后人无由获见。昌因悟明地气混天之理,凡见阴邪上冲,孤阳扰乱之症,陡进纯阳之药,急驱阴气,呱呱有声,从大孔而出,以辟乾坤而揭日月,功效亦既彰彰。如太翁之症,屡用姜、附奏绩者,毋谓一时之权宜,实乃万世经常之法也。但悍烈之性,似非居恒所宜服,即举发时服之,未免有口干舌苦之过,其不敢轻用者,孰不知之?而不知不得不用也。即如兵者毒天下之物,而善用之,则民从,不善用之,则民叛。今讨寇之师,监而又监,制而又制,强悍之气,化而为软戾,不得不与寇为和同。至于所过之地,抢劫一空,荆棘生而凶年兆,尽驱良民而为寇矣。而庙堂之上,罢兵不能,用兵无策,大略类然。昌请与医药之法,互相筹酌。夫坚块远在少腹,漫无平期,而毒药从喉入胃,从胃入肠,始得下究,旧病未除,新病必起矣。于此而用治法,先以姜、肉桂、附子为小丸,曝令干坚。然后以参、术厚为外廓,俾喉胃间知有参、术,而不知有姜、桂、附子,递送达于积块之所,猛烈始露,庶几坚者削,而窠囊可尽空也。今监督之旄,充满行间,壮士金钱,饱他人腹,性命悬他人手,其不能辨寇固也。而其大病,在于兵护监督,不以监督护兵,所以迄无成功耳。诚令我兵四面与寇相当,而令监督于附近贼界,坚壁清野,与土著之民,习且耕且战之法,以厚为我兵之外廓,则不至于絷骐骥而缚孟贲[②]。我兵可以贾勇[③]而前,或击其首尾,或捣其中坚,或昼息夜奋,以乱其乌合,而廓清之功自致矣。况有监督以护之于外,诸凡外入之兵,不敢越伍而哗,庶几民不化为寇,而寇可返为民耶,山泽之癯,何知当世!然聊举医法之一端,若有可通者,因并及之。

卣臣先生问曰:外廓一说,于理甚长,何以古法不见用耶?答曰:古法用此者颇多,如用朱砂为衣者,取义南方赤色,入通于心,可以护送诸药而达于心也。如用青黛为衣者,取义东方青色,入通于肝,可以护送诸药而达于肝也。至于攻治恶疮之药,包入葱叶之中,更嚼葱厚罨而吞入,取其不伤喉膈,而直达疮所也。即煎剂亦有此法,如用大剂附、桂药煎好,更投生黄连二三分,一滚即取起,俟冷服之,则熟者内行下行,而生者上行外行,岂非外廓之意耶?仲景治阴证伤寒,用整两附子煎熟,而入生猪胆汁几滴和之,可见圣神用药,悉有法度也。卣臣先生曰:善。

胡卣臣先生曰:家大人德全道备,生平无病,年六十,以

---

① 堪舆家:古时为占候卜筮者之一种。后专称以相地看风水为职业者,俗称“风水先生”。

② 孟贲(bēn 奔):战国时期齐国人,是古代著名的勇士。

③ 贾勇:出卖勇力。

冬月触寒，乃有疝疾，今更十年，每当疝发，呕吐畏寒，发后即康好如旧。今遇嘉言救济，病且渐除，日安一日，家大人乐未央，皆先生赐。（卷三）

里中医案

品公原内疝

孝廉品公原，宦途失志，胸膈间觉有一物忽上忽下，甚则少腹痛不可忍。服开郁化气药无益。余问块之上下时作声否？曰：其声甚长。余曰：此丙丁之气郁于小肠之间，乃内疝也。用青木香、广木香、沉香、肉桂、黄连、菖蒲煎饮，十日瘥。然元本日亏，必须十全大补丸，竟以不用而毙。

宋敬夫心疝

上舍宋敬夫，心腹大痛，伛偻不能仰。日服行气和血药，无益也。余谓寸脉左手滑而急，其气不能以息，偶得一咳，攒眉欲绝。此为心疝无疑。以酱姜进粥，取小茴香、川楝子、青木香、广木香、茱萸、木通、玄胡索、归身、青皮，一服而痛减，五日而安。

钱长玉夫人疝症

沔阳州学宪钱长玉夫人，腹痛肠鸣，或谓怒伤肝气，又谓虫积血积。余见其身伛偻而气喘呼，脉弦而细。此女子之疝也，用青木香、广木香各一钱五分，川楝子、木通、肉桂、茴香各一钱，当归、甘草各八分。一剂痛止，四剂已。

骆元宾厥疝

文学骆元宾，患疝十年，左胁有形如臂，以手握之，沥沥有声。此《内经》所谓厥疝也，用当归四逆汤。半月积形减少，更服八味丸，五月而疝积消。

脉诀汇辨

沔阳州学宪钱长玉夫人，腹痛肠鸣，或以怒伤肝气治，或以虫积血积治。余往视之，身伛偻而气喘呼，脉弦而细，此女子之疝也。青木香、广木香各一钱五分，川楝子、木通、肉桂、茴香各一钱，当归、甘草各八分。一剂知，四剂已。（卷九）

上舍宋敬夫，心腹大痛，伛偻不可以仰。日与行气和血，无益也。余诊其左寸滑而急，视其气不能以息，偶得一咳，攒眉欲绝。此为心疝无疑。亟令其以酱姜进粥。乃取小茴香、川楝子、青木香、广木香、茱萸、木通、玄胡索、归身、青皮，一服而痛减，五日而安。（卷九）

素圃医案

崔魏子病疝一月，清肝理气，消坚攻劫，无不备尝，最后招予。诊其脉，细濡如绵，惟有三至，羸瘦不堪，色枯貌瘁，卧床不起，疝坠于囊，全不知痛，时值秋暑，畏寒服绵。予曰：虚寒极矣，元气下陷，须温而举之。用人参、黄芪、肉桂、附子、当归、升麻、甘草，姜、枣为引，温肾升阳五七日，疝方渐收能坐，温补而愈。越三年，又疝痛牵引胸背，胃中亦隐隐而痛，历医多人，有疏肝者，有理气者，有用安息诸香者，渐至阳虚自汗，惊悸不眠，较前病更甚。病两月矣，自惭不便请浼人求治。诊其脉细涩不堪，乃气血两亏，津枯髓减，肝肾病也。《经》曰：诸阳受气于胸中，转行于背，此气虚胸背痛也。又《经》曰：肝虚则令人胸痛引背，下则两胁胠满，此血虚之胸背痛也。肝虚不藏魂，故不寐。气虚不能卫，故自汗，脉又细涩。此伤精亡血之证，以熟地黄、当归、枸杞、山茱萸、枣仁补肾滋肝，以肉挂、破故纸引气归肾，加人参、黄芪以益卫气。初服病知渐减，多服寻愈，两月方瘳。前医执痛无补法，岂定论乎？（*男病治效*）

周旦友令眷，年近三十。两年前产，值隆冬，又因气郁，少腹之旁，结有弹大一丸作痛，初亦甚微，后渐痛甚，上冲心胁，呕吐不食，必待其痛吐气衰,一二日方止。医治两年,作气积血积寒气,攻劫皆不效。人渐消瘦,经水数月不至,家居于乡,上城就医。其脉弦而紧,询其病状,答以不发时间或寒热似疟,胁肋常胀,发则少腹之弹丸即长大如王瓜,痛冲于心,呕吐不能食,衰则仍归于少腹。此产后冲任脉虚,寒气内袭,积瘀凝结,为妇人之疝瘕。此厥阴肝病,故自下而厥于上也。用肉桂、附子、当归、赤芍、柴胡、川楝子、乌药、小茴香数十剂,发日渐疏,而痛亦减轻。续以东垣酒煮当归丸服半年,经水始通,痛亦不发。但少腹之弹丸,终不能消,而亦不孕,数年后变蛊病而殒。盖此证攻劫所伤,经水断绝,正气衰微,邪终不散,故寿亦不永也。(女病治效)

吴饮玉兄令眷,未出室时,左肋下素有气积,时时举发而痛,在家皆用逍遥散治之罔效。嫁后怀孕三月,此积竟冲心而痛,痛甚昏厥,手足逆冷,口出冷气,脉沉弦而紧。此肝经积冷,结为冲疝,非桂附莫效。又属世医之女,且怀有孕,举世皆禁桂附,予何敢用焉?其太翁言修先生曰:大人要紧,胎且置之。遂投以当归四逆汤,桂枝、附子、当归、芍药、炮姜、吴萸、甘草、茯苓,服下即应手取效。每食生冷必发,发则必须前剂,怀孕在腹,屡发屡医,而胎竟不伤。今所生之郎,已十有余岁矣。后以东垣酒煮当归丸,服三年未断,其冲疝不发,并形俱消,屡屡生育。《经》曰:有故无殒。先圣之言,岂欺人哉?(女病治效)

东皋草堂医案

一人患木肾①,右偏肿胀,气从横骨上入少腹,总由下焦阳衰,遂致血凝气聚耳。用丁香练实丸:丁香一钱、木香一钱、全蝎二十 延胡一两、当归二两、附子一两、川楝子二两、茴香二两,加川山甲二钱、射香五分,酒糊丸如梧子,每服二钱,温酒送下。

一人左丸偏坠,痛引少腹,抵腰脊,既而右丸亦痛。治以:沉香、附子、川乌、干姜、良姜、官桂、吴茱萸、茴香、不效,余诊其脉细小而弱,两尺尤甚,谓之曰:前方系罗谦甫所制沉香桂附丸也。积寒之症,用之恰当而无效,当是病深药浅故耳。用十年陈蕲艾,灸阑门、三阴交各七壮,丹田随年壮,十减七八。百日之后,仍教以服前丸而愈。

一人患疝气,囊痒湿烂,每遇劳动恼怒,及风雨寒湿则发,发时不得小便,搐痛胀闷,俟小便通稍缓,此肝与小肠为病也。用吴茱萸一斤,分为四股,一股酒浸,一股盐汤浸,一股醋浸,一股童便浸,各浸一宿,焙干,泽泻二两,酒浸一宿,焙干为细末,酒湖丸如梧子大,每服二钱,空心盐汤下,一年不断,永不复发。(疝)

临证指南医案

某　七疝治法,最详子和,其旨辛香以泄肝,得气疏泄而病缓矣,按法调理不愈,七味导引纳肾,益气升举脾阳,而坠气仍然,艾灸蒸脐,原得小安。《内经》任脉为病,男子内结七疝,女子带下瘕聚,同为奇经主之,故疏泄诸方,能治气实,参、术升补,仅治中虚下陷,与元海奇经中病无补,壮岁至老,病根不辍,下焦日衰,可知升阳一法,体症颇合,衰年仅可撑持,勿使病加可矣。督任阳虚

生鹿茸三钱　鹿角霜一钱　当归二钱　生菟丝子五钱　沙蒺藜一钱　川桂枝尖五分

饥时服。

朱二一　劳伤,温里已效,脐旁动气,少腹结疝,睾丸偏坠,皆阳气不自复,浊阴聚络,不宜急于育子。浊阴凝聚肝络

当归　舶茴香　淡苁蓉　枸杞子　安息香　茯苓

① 木肾:病名。指睾丸肿大,坚硬麻木的病症。

孙　疝坠于右，筋缩连小腹痛，此寒主收引，议进温通厥阴之络。

川楝子二两　穿山甲二两，炙　炮黑川乌五钱，去皮　炒黑小茴香一两　橘核二两，炒　乳香五钱

用老韭白根汁泛丸，饥时服二钱五分。

明　脐下少腹，形象横梗，发必痛绕胁腰，以及阴囊，此乃厥阴肝气不宣，议以苦辛加左金，佐通经脉之凝涩。

川连　吴萸　穿山甲　青木香　金铃子　延胡

青橘叶汤丸。(疝)

谢五七　七疝皆肝，少腹坚聚有形，是闭塞不通之象，百日久恙，血络必伤，古人治疝，必用辛香，助燥气胜之品，宜缓商矣。

归须　杜牛膝根　小茴香　川楝子　穿山甲　柏子仁

林　脉右弦，左涩，当脐痛连少腹，已属凝聚有形，呕吐黄浊，大便欲解不通，若患处漉漉有声，痛势稍减，惟卧着体不转移，其痛更加，此属肝气疝瘕，辛香流气，所称通则不痛耳。

炒桃仁　炒橘核　金铃子　炒延胡　韭白汁　两头尖　小茴　青皮

此通泄厥阴气血方也，痛甚于下，浊结有形，非辛香无以入络，非秽浊无以直走至阴之域，以子和方合奉议意。

施四八　立冬前一日，寒战后热属厥阴，食蟹咸寒沉坠，浮肿囊大，溲溺甚少，至晚肿胀愈加，显然阳微浊聚，治从气分开泄冷湿。

粗桂枝　吴萸　川楝子　茯苓　生牡蛎　泽泻

磨青皮汁十匙。

唐三六　寒湿已入太阳之里，膀胱之气不利，阴囊茎肿。膀胱寒湿凝滞

五苓散加独活　汉防己。

某　肝风筋疝，怒劳致伤，宜通补熄风。筋疝

苁蓉　补骨脂　归须　小茴　韭子　茯苓　胡桃肉　青盐

羊内肾蒸熟和丸。

朱　动气疝瘕，绕脐汩汩有声，男子精气不充，是下焦损伤，温补勿过刚燥，须察八脉，以推病情。奇脉阳虚

淡苁蓉　归身　炒枸杞　小茴　炒沙苑　茯苓　红枣肉

汪　自云郁怒不已，夏季忽起腹胀，医以快气疏滞汤药，其胀竟入小腹下坠，青筋外突，胀甚延及肾囊，乃肝疝之症，议子和法。郁怒肝疝肿胀

归须　橘核　青木香　青皮　小茴　黑山栀　青葱管

周三六　久久劳怒，肝木内震，胁中少腹，皆肝脉游行之所，气凝聚为胀，聚久结形为瘕疝，情怀忧郁，永不能痊，以内起情志，不专草木微功耳。

炒小茴　黑山栀　川楝子　延胡　青木香　青皮　生香附　橘核

吴六十　味酸，食不化，涌吐，述少腹厥气上冲，下有宿疝，以肝浊攻胃。《经》云：食出完谷，是无阳也。肝疝犯胃

生炮黑附子　生淡干姜　猪胆汁　吴萸　川楝子

吴二四　疝结少腹，按之坚，凡过饥必冲突至脘，吐酸䐜胀，述病从怒劳而得，内应乎肝，肝逆犯胃，饥则胃弱肝乘。上嗳下泄气则减。

肉桂　真橘核　青木香　小茴　穿山甲　粗桂枝　李根白皮

项　寒胜疝坠，亦属厥阴，盖阳明衰，厥邪来乘，须胃阳复辟，凝寒自罢。

人参一钱半　炮乌头一钱　淡干姜一钱　吴萸泡淡，一钱　茯苓三钱

朱　七疝在肝，《内经》谓冲脉为病，但冲

脉隶于阳明，肝木必乘克胃土，胃翻涌逆，致吐蛔呕涎，汤饮不入，呃忒不止，皆逆乱无已，为脏厥危疴矣，肝体本刚，相火内寄，一派热燥药饵，以刚济刚，竟有缺折之虞，欲泄其浊，拟用朱南阳法。

韭白根　两头尖　金铃子　延胡　归须　肉桂心

毛　疝发已过，肢冷潮热，其纳食减半，浊阴内迫犯胃，无发汗攻表之理，议泄厥阴，以安阳明。

人参　炒黑川椒　附子　茯苓　川楝子　胡芦巴

詹　老年久疝，因嗔怒而肿大，热痛，肝失疏泄，火腑湿热蕴结不通，温补升阳固谬，盖肝性主刚，湿闭反从燥化，此龙胆苦坚不应，议柔苦制热，反佐辛热，以开血中郁痹，用东垣滋肾丸。久疝湿热郁

戴五二　湿热下注，久则囊肿形坚，下焦血多气少，子和法中，原有虎潜诸论，后医弃置不用，惜哉。

龙胆草　黄柏　芦荟　山栀　知母　海金沙　猪苓　泽泻　细辛

陈三五　疝多肝病，宜乎辛泄，但形体参脉，是湿热内蕴阻塞，二便不为通爽，先以通太阳方。

寒水石　海金沙　猪苓　泽泻　通草　木香汁

倪　疝瘕结聚少腹，大便闭阻，小溲短涩，舌白渴饮，不能纳谷，无对症方药，姑与滋肾丸尝服，十粒分十服。

许三六　久有疝症，十年来，寒热劳形，则右胸胁中，一股气坠，直走少腹，凡大小便用力皆然，面赤亮，痰多，食腥腻，更令病加。此湿热久壅隧中，缓攻为宜，控涎丹四分，间日服，十服。

又　脉沉，痰多，手骱赤疮，宿疝在下，右胁气坠少腹，前议控涎丹逐痹未应，想久聚湿热沉痼，非皮膜经脉之壅。用浚川丸四十粒，匀二服，间日一进，竟通腑聚，然后再议。

又　通腑宣壅，粘痰既下，其疝仍聚于右，且盛于寒天冬月，卧安必有声自消，行走劳动，必有形直坠阴囊，久病急攻无效，议辛甘化风方法。古人以疝为肝病，十居八九。

当归　鹿角　桂枝　肉桂　小茴　川芎　炙草　茯苓　生姜

羊肉胶丸。

张五九　痛自肾囊，渐踞少腹之左，夫厥阴之脉，绕乎阴器，操持谋虑，都主伤肝，一气结聚，变幻形象而痛，病名曰疝，疝分有七，暴疝多寒，久疝多热，泄气痛缓，宜通可以却病，只因下焦乃深远之乡，气热湿郁，概可知矣。

川连　小茴　黑山栀　橘核　川楝子　青木香　郁李仁　冬葵子

陈　脉沉弦，舌灰边白，腰跨气痛，肾囊睾丸肿大，此湿热为病，乱吃发散消导，湿热下坠为疝，治当分消。

萆薢　黄柏　山栀　茯苓　丹皮　防己　猪苓　泽泻

陈二二　辛香流气以治疝，未尝不通，服之五日，遍身疼痛，下午四肢浮肿，肌肤渐见高突块瘰，思走泄气胜，都是阳伤，芪附汤主之。疏泄伤卫阳

生黄芪一两　附子二钱

朱二五　厥阴三疟久延，邪攻肝经络脉，少腹痛渐硬，气串绕阴器筋痛，乃结疝瘕之象，病久，虽少壮，不可专于泄气，温肾宣肝为急。疝兼疟母

淡苁蓉　归身　枸杞子　炒黑小茴　穿山甲　全蝎

陆三九　疟母十年，沉痼宿疴，药不能效。夫疟邪既久，邪与气血两凝，结聚络脉，药难入络耳。疟不离乎肝胆，疝不外乎肝病，七疝，子和分剖大着，虚质不可专以辛香，下坠为甚，议有情温通，以培生气。

鹿茸　大茴香　穿山甲　当归　水安息香　炮黑川乌　全蝎

用黑大豆炒赤，淋酒一杯，滤酒汁和丸，每服二钱，暖酒送。(疝)

叶氏医案存真

疝攻上触，必倾囊呕物，此胃中得食气壅，肝邪无以泄越，得吐而解，盖木郁达之也。此番病发，原自怒起，其为肝厥何疑。

炒黑川椒　炒小茴香　川楝子　橘核　青皮汁　青木香

脉沉而迟，向有寒疝瘕泄，继而肠血不已，渐渐跗臁麻木无力，此因膏粱酒醴，酿湿内著。中年肾阳日衰，肝风肆横，阳明胃络空乏，无以束筋，流利机关，日加痿顿，乃阳虚也。仿古劫胃水法。

生茅术　人参　厚朴　生炮附子　陈皮

狐疝者，厥阴之痹也。发则睾丸痛引少腹，得呕气泄则止。此属寒湿之阻，议以利湿温经祛风丸方，服久自愈。

川楝子　小茴香　淫羊藿　胡芦巴　茯苓　半夏　杜仲　韭子　砂仁　防风　当归　漂淡苁蓉　泡淡吴茱萸

双合水泛丸，日服二次，每服二钱五分。

高年疝症，是下元虚，气冷凝冱，结聚攻坠，乃沉痼之疾，药难取效。暖气助阳鼓动，俾阴邪浊气稍解，不过暂时小安耳。病在肝肾，道路纡远，药必从咽入胃，由胃入肠，始达病所，而上中无病之处，必受疝药攻克之累，倘胃减妨食，何以救疗？夫阴浊盘踞成形，例取纯阳气雄之药。昔胡大封翁，高年宿疝，用十全大补不效，喻氏驳其半阴半阳非法，议以姜、附为丸，参、苓为衣，喉间知有参、苓，过胃始露猛烈之威灵。恪攻病所，此议甚正。

生炮附子　淡干姜　大茴香炒

研为细末，真水安息香三钱，捣为小丸，以人参末不拘多少为衣，早服二钱，少少进汤送下。

渴热向愈，自更衣用力，阴囊忽大，此宿疝举发。明明阴虚气坠，非子和七疝同法。身前陷坠，任脉失其担任。小便通调，酸甘定议。

人参　天冬　熟地　萸肉　川石斛　炙草

师婆桥六十三　寒入厥阴之络，结为气疝。痛则气胀上升，气消绝无形迹。老年下元已乏，与破气攻疝，宜温养下元为主。尿管胀是阻溺，当佐以通阳，仿香茸丸法。

鹿茸　麝香　当归　青盐　韭子　蛇床子　覆盆子　大茴香

宁波四十八　七疝肝病为多，病发有声响为气疝。寒入募络，积疝坚硬下坠，宜八味加大茴香　胡芦巴。

叶天士晚年方案真本

吴朱婆桥，六十三岁　寒入厥阴之络，结为气疝。痛则胀升，气消寂无踪迹。老年下元已乏，不可破气攻疝，温养下元，尿管胀或阻溺佐宣通，仿香茸丸。

鹿茸　大茴　韭子　蛇床　当归　麝香　青盐　覆盆子(杂症)

王宁波，四十八岁　七疝肝病为多，有声响为气疝。寒入募络，积疝坚硬下坠。中年不可从张子和，用八味加大茴香　胡芦巴。(杂症)

徐十七岁　虚质肝络受寒为疝，议温养入营中和血治疝。

炒橘核　桂心　粗桂枝　归身　茯苓　冬葵子　小茴香(杂症)

李廿七岁　两年久病，决非风寒暑湿。据云腹鸣不和，左胁下坚硬，直至少腹，睾丸偏大。子和七疝，主肝为多。男子纵欲伤及冲任，亦多是病。辛香流气，壮年可用。

小茴香　真橘核　茯苓　泽泻　川楝子　青木香　黑栀仁　青皮子

水泛为丸。(杂症)

杭六十岁　疝病属肝，子和每用辛香泄气。老人睾大偏木，夜溺有淋，非辛香治疝，向老下元已亏，固真理阳犹恐不及。

炒黑川椒　鹿茸　当归身　韭子炒　舶上茴香　补骨脂

羊内肾丸。(杂症)

赵五十岁　下焦冰冷，睾丸偏大

川乌头　舶上茴香　川椒　胡芦巴　川楝子肉　吴茱萸　熟川附子

黑豆汁泛丸。(杂症)

周四十一岁　两三月经水不来，少腹痛胀下坠。寒疝属虚，当予金匮当归羊肉生姜汤。(杂症)

续名医类案

杜壬治三十七太尉，忽患小肠气痛，诸医不效，每一发几死。上召杜至，进药数服无验。太尉曰：我命不久，致良医不能治。上召杜问所以，杜对曰：臣用古方，皆不获愈，今自撰一方，容进上。遂合药以进，一服十愈八九，再服全愈。因名方曰救命通心散。川乌头一两，用青盐一钱，酒一盏浸一宿，去皮尖焙干；川楝子一两，用巴豆二十一粒，同炒候黑色，去巴豆；茴香半两；石燕一对；土狗五枚；芥子一钱六分。为末，每服三钱，入羊石子内，湿纸煨香熟。夜半时用好酒半升，入盐，细嚼石子，以酒徐徐咽下，不得作声，其病遂去。(曹五家。今《纲目》秘此方)

辛稼轩初自北方还朝，官建康，忽得疝疾，重坠大如杯。有道人教以取叶珠(即薏苡仁)，用东方壁土炒黄色，然后小火煮燥，入砂盆内研成膏，每用无灰酒调下二钱即消。程沙随病此，稼轩用之大效。(《宦游纪闻》)

张子和治殄寇镇一夫，病痎疟发渴，痛饮蜜浆，剧伤冰水。医者莫知泻去其湿，反杂进姜、附，(雄按：粗工每蹈此弊)湿为燥热，所至三焦闭溢，水道不行，阴道不兴，阴囊肿坠，大于升斗。张先以导水百余丸，少顷以猪肾散投之，是夜泻青赤水一斗，遂失痛之所在。又颍尾一夫病疝气，赤肿大痛，数日不止，诸药如水投石，张以导水一百五十丸，令三次咽之，次以通经散三钱，空腹淡酒调下，五更下脏腑壅积之物数行，痛肿皆去，不三日平复如故。

李审言因劳役饮水，坐湿地，乃湿气下行，流入脬内，囊大肿痛不可忍，以川楝子等药不效。求治于张，曰：可服泄水丸。审言惑之。又数日，痛不可堪，竟从张，先以舟车丸、浚川散，下青绿沫十余行，痛止。次服茴香丸、五苓以调之，三日而肿退，至老更不作。夫疝者，乃肝病也。下青沫者，肝之色也。

王敏之病寒疝，脐下结聚如黄瓜，每发绕脐急痛不能忍，以舟车丸、猪肾散，下四五行，觉药绕病三五次而下，其泻皆水也。猪肾、甘遂皆苦寒，《经》言以寒治寒，万举万全。但下后忌饮冷水及寒物，宜食干物，以寒疝本是水故也。即日病减八分，食进一倍。又数日，以舟车丸百余粒，通经散四五钱服之。利下后三四日，又服舟车丸七八十粒，猪肾散三钱，乃健步如常矣。

一僧病疝，发作冷气上贯齿，下贯肾，紧如绳挽，两睾时肿而冷，两手脉细而弱，断之曰：秋脉也。此因金气在上，下伐肝木，木畏金，抑而不伸，故病如是。肝气磐礴，不能下荣于睾丸，故其寒实非寒也。木受金制，传之胃土，胃为阳明，故上贯齿痛，非齿之病。肝木者，心火之母也，母既不伸，子亦屈伏，故下冷而水化乘之。《经》曰：木郁则达之，土郁则泄之。令涌泄四次，果觉气和，睾丸痒而暖，此气已入睾中也。以茴香木茂之药，使常服之，一月而愈。

霍秀才之子，年十三，睾丸一旁肿胀。张见之曰：此因惊恐得之。惊之为病，上行则为呕血，下则肾伤而为水肿。以琥珀通经散，一泻而消散。

朱丹溪治郑子敬，因吃酒后饮水与水果，偏肾大，时作蛙声，或作痛，炒枳实一两，茴香盐炒、炒栀子各三钱，研煎，下保和丸。

昌世官膀胱气下坠如蛙声，臭橘子核炒十枚，桃仁二十枚，萝卜自然汁，研下保和丸七十丸。

浞兄年三十，左肾核肿痛。此饮食中湿，坠下成热。以橘核(即臭橘)五枚，桃仁五枚，细研，顺流水一盏，煎沸热，下保和丸。

龚子才治一船家，小肠疝气肿痛不可忍，又病两眼肿痛，眵泪隐涩，两寸脉洪数，两尺脉微，此上盛下虚之症。用凉药治眼，则疝痛愈增，用热药治疝，则眼痛愈盛，百治不效。与木香金铃丸，空心服，以治下焦之虚寒；以退血散，卧时服，以治上焦之风热。各三服均愈。

赵雪山因劳后五更起早感寒，疝气痛不可忍，憎寒战栗，六脉微而无力，以五积散加吴茱萸、小茴香，又与蟠葱散，俱不效。后以艾灸之，将患人两脚掌相对，以带子绑住，两中趾合缝处，以艾炷麦粒大灸七壮，灸完痛止，神效。

子才亲家周少峰，患疝气偏坠，肿痛不可忍。遇秀才传一方，用黄土水和作干泥，拍作大饼，于火上烘热，熨痛处，冷则再易，立愈。

万密斋治朱氏子，病卵肿，逾年不消，成㿗疝矣。问万，万曰：足厥阴肝经之脉环阴器，肝之病为怒。小儿性急多哭者，常有此病，一名气卵。常见人病此者，不废生育，与寿无干。曰：有治法否？曰：有，但勿求速效可也。用川楝肉、小茴香、青皮、山萸、木香、当归、川芎、海藻，三棱、莪术二味用黑牵牛同炒，去牵牛不用，共为末，神曲为丸，温酒下，更灸脐旁穴，而肿消矣。(卷二十・疝)

冯楚瞻治王刑部，疝痛甚危。脉之，左三部弦洪而数，乃阴甚不足也。右关尺洪大，重按有力，此膏粱酒湿太过，房劳真水消亡，木失所养，筋无所荣，湿热内攻，阴寒外遏，所以为疼为痛，不可忍也。以熟地二两，山萸、山药各二钱，滋其肝肾；丹皮三钱，茯苓二钱，泽泻一钱五分，渗其湿热；橘核三钱，疏其木郁；制附一钱五分，盐酒炒黄柏一钱二分，使寒热互为向导。由是外寒散，内热除，真水生，雷火息而瘳。(卷二十・疝)

王叔权曰：舍弟少戏举重，得偏坠之疾。有客人为当关元两旁相去各三寸青脉上，灸七壮即愈。王彦宾患小肠气，灸之亦愈。(《资生经》、《医说续编》)

顷关一男子病卒疝，暴病不任，倒于街衢，人莫能动，呼张救之。张引经证之，邪气客于足厥阴之络，令人卒疝，故病阴丸痛也。急泻大敦二穴，其痛立已。夫大敦穴者，乃足厥阴之二穴也。

郑亨老病疝，灸之得效。其法以净草一条，茅及麦秆尤妙，度病人两口角为一则折断，如此三折，则折成三角如厶字样。以一角安脐中心，两角在脐之下，两傍尖尽处是穴。若患在左即灸右，在右则灸左，两边俱患，即两穴皆灸。艾炷如麦粒大，灸十四壮或二十一壮则安也。(《医说续编》)(卷二十・疝)

一人病后饮水，患左丸痛甚，灸大敦，适摩腰膏内用乌附子、麝香，将以摩其囊上，抵横骨端，灸后温帛覆之，痛即止，一宿肿亦消矣。(《药要或问》。同上)(卷二十・疝)

王海藏云：杨驸马时患风气冲心(风气即疝气也。罗谦甫云：疝气带下皆属于风)饮食吐逆，遍身枯瘦，日服紫菀丸五丸，至二十日泻出肉块如虾蟆五六枚，白脓二升愈。(卷二十・疝)

施笠泽治钱元一患疝气冲痛,盖有年矣,每抑郁则大作,呕吐痰涎,不进饮食。己未春,病且浃旬。诊得左关弦急而鼓,右关尺俱浮大而无力。此命门火衰,不能生木土,肝木乘旺,复来侮脾。用胡芦巴、元胡索等疏肝之剂,以治其标,随用八味丸,益火之原,以消阴翳,间进参、术补脾之药,以治其本,渐安。数载沉疴,不三月而愈。(朱氏选)

钱国宾云:黄州客陈思云,负货行至德州仕馆。其人素有疝气,忽然阴子渐大如斗,半月卧床不起。偶有道人化斋,彼甚嗔怪。道人曰:尔病尚得我医,如何发怒?遂请进见,坐问根由,与芡实大红药丸,用无根凉水送下,供之而出。去约三日后再来看汝。陈服药腹中微响,若周身气行之状。至三日消已大半,道人又至,仍与前药二丸,三日一次,服尽阴子如故。谢银一两不受,讨紫花布道袍一件而去。陈求丸方,曰:此药汝不能合,用紫金锭,亦可以消斗大之阴子也。余与同寓亲见其治,九日而消斗大之阴子,真仙丹也。

蒋仲芳一日治二疝,一人升上作病,一人坠下作痛,俱闷痛欲绝。升上者,与故纸三两,炒黑丑一两,生硫黄七钱,俱为末,盐酒打面糊为丸,盐酒送下。坠下者,与补中益气汤加杜仲、故纸、肉桂、炮姜、香附、川芎。二人骇曰:疝气同也,何方不同若是?曰:姑且试之。至明日而皆愈。

潘惟秋间患疝气症,服肉桂、小茴香、荔核之类不应。自用生姜泡沙糖汤服,一二日稍愈,遂止饮沙糖汤而愈。(沈初兄抄本)

吴桥治胡有濡父旦,递以疝作逆桥,桥以其人习饮醇,第以凉剂而清湿热遂愈。一日疝作,适桥他出,乃逆方生,家人出桥旧方示之,生按方而治不效。顷之则小溲浸短[1],小腹浸坚,复逆文学先生至,注黄金二镒,内文学箧中,文学力任之治。再信而病益进,短溲枯,坚者石矣。既而桥至,则病人递出错言。桥心异之,此神乱也。既诊曰:殆矣。有濡曰:家大人疝递作,赖公一再剂而瘳,乃今两君子亦仿故方,何卒不效?桥曰:此刻舟也。今病得之内,当在阴,两君复以阴药投之,嫌于无阳也。既以阴剂阴,阳失其健而不能运,则壅阏矣。家人侦其故,则与女竖私焉。桥辞归,旦中夜死。文学胠箧归金而去。(《太函集》)

魏玉横曰:汪氏甥素有疝症,发则囊如盛二升粟,憎寒壮热,或与小茴香、青皮、木香、胡芦巴等服之,囊肿赤而痛甚,势将成痈。次日仍与前药。诊之,脉数大无伦,面赤黯,亟用熟地二两,杞子一两,川楝一枚,一剂而愈。后与人哄,巅顶着棒,闷绝而苏。次日,阴囊肿大如疝发时,于是巅痛甚则囊痛减,囊痛甚则巅痛减,寒热往来,专科递治无效。盖厥阴肝脉,下络纂上行巅,故上下相连,而其痛则互为消长也。与前方数剂,上下皆愈。凡疝治之失宜,过服香辛燥烈之剂,遂成劳损者伙矣。

鲍二官六七岁时,忽腹痛发热,夜则痛热尤甚。或谓风寒,发散之不效。又谓生冷,消导之不效。诊之,面洁白,微有青气。按其虚里,则筑筑然跳动。问其痛,云在少腹。验其囊,则两睾丸无有。曰:此疝痛也。与生地、甘杞、沙参、麦冬、川楝、米仁,二剂全愈。凡疝症虽有寒、湿、痰、气之殊,余所愈多以此方,捷如桴鼓。盖症虽不一,而病属厥阴则一也。要之,肝木为病,大抵燥火多而寒湿绝少也。余鉽儿十岁时,忽蹲地以拳柱其腹,宛转不能语,察其面青,知疝发也。亟以杞子一两,川楝一枚,煎服,下咽立愈。(卷二十·疝)

扫叶庄一瓢老人医案

阅病原是肝肾虚,结为瘕疝,但子和七疝

① 浸短:逐渐短少。浸,渐渐。

主方,半属辛香开泄。既有盗汗,遗精,失血、咳嗽等症,辛香非宜,变温柔通补法。

蒺藜　补骨脂　紫胡桃　鱼胶　青盐　茯神　柏子霜　雄羊内肾煮丸

湿热入肝,而为㿗疝。

桂枝木　川萆薢　晚蚕沙　茯苓皮　川黄柏　海金沙　青黛

脉沉迟,疝冲瘕聚,收引拘束痛甚。是阳微阴浊痹阻,议以刚药。

三建汤(痈疡痔漏)

久疝坚硬上攻,周身冰冷,显然一团浊阴上干,冷汗如油,须防阳脱。子和辛香破气难用,与驱浊救阳一法。

炮附子　炒川乌　生干姜　吴茱萸　雄猪胆一枚,冲入

接服　橘核　川楝子　炒川椒　炮黑川乌　炮黑附子　青木香　炒黑舶茴香

右胁下痛入少腹,阴囊肿大,便利觉热,小溲不爽,动怒肝胆气郁,肠胃谷气聚湿,湿阻气胀,欲结疝瘕,故痛。

川楝子　小茴香　茯苓皮　青皮　橘核　青木香　大腹皮　炒延胡索

又照原方去延胡,加厚朴、山栀、茵陈,又用更衣丸。

七疝肝病为多,子和辛香流气,丹溪分利湿热,皆治其有余偏胜。今七旬老年,下焦阳已衰微,浊阴聚而为胀。据说安卧自息,已非实症。暖肾真,少佐泄肝,是通阳驱浊方法。

人参　熟附子　舶茴香　茯苓　金铃子　川椒

色悴脉芤,下焦疝瘕,是冲任病,乃肝肾精血不足致损耳。

精羊肉熬膏　茯苓　淡苁蓉　真沙苑蒺藜子　炒黑枸杞子　当归　小茴香　胶丸散

浊阴聚则为胀,疝坠则大便秘,便通则腹形胀大,肾肝之病,治宜宣通阳气。

安息香　炮生川乌头　炮黑川椒　淡干姜　舶茴香　炮生黑川附　蒸饼浆,捣和为丸。

少腹疝瘕,冲年不晓因由,起于夏月,渐加腹胀。夏季脾胃司令,水谷未运,或当怫郁,致肝木郁勃,热蒸气结,犯克中土,使湿热凝聚为胀,虽非情欲致病,已属内伤。延绵一载未痊,非速愈之病矣。

川楝子　炒黑小茴香　青木香　芦荟炒橘核　黑山栀　炒黑山楂肉　青皮

肝疝症也。

淡吴茱萸　川楝子　橘核　干姜　肉桂　炒白芍　青木香　荔枝核　炒乌梅　后加七疝丸

地气混矣,拟以前方去白芍　青木香,加入

牛膝　泽泻　胡芦巴　小茴香　橘核　荔枝核

脉微涩左弦,跗臁麻冷,走动无力,少腹微满,睾丸日肿。察神呆色衰,畏风怕寒,阳虚疝瘕,难愈之疾。

人参　炒黑枸杞子　茯苓　茴香　熟附子　当归　川椒(痈疡痔漏)

带脉横围于腰,维脉挟内外踝而行,劳伤受寒,脉络欹斜,不司拥护,而为瘕疝,麻木不仁,非小病也。久而痿痹,废弃淹淹。

当归身　生于潜术　淡苁蓉　肉桂　鹿角霜

后改桂姜术苓汤。(经产淋带女科杂治)

缪氏医案

疝气时作痛胀。

六味丸加柴胡梢、独活、肉桂、吴茱萸。

阳虚,寒湿袭入厥,少二阴,下注成疝,治宜温通。

细辛　附子　杞子　胡芦巴　小茴香　吴萸　肉桂　归身　穿山甲　干地龙　独活　茯苓　韭根

疝本肝肾为病,又挟湿热下注,以致睾丸肿痒。昔子和分导湿热,丹溪利气辛芳,以二者兼治之。

萆薢　白鲜皮　茯苓　米仁　通草　生草梢

种福堂公选医案

徐　狐疝气坠。

鹿茸　大茴　当归　沙苑　干苁蓉　生姜　肉桂

羊肉丸。(疝肝肾虚寒)

方七七　高年宿疝不愈,入夏阴囊足跗腹大,乃阴脏之真渐竭,腑中阳气不行,一派浊阴迷漫。述二便皆不通爽,明知老弱久虚,然呆补必助浊壅塞,议通阳一法。

白通汤去葱白。(疝阳气窒)

李四四　劳必疝坠,按之有声而解,是虚而气乘,非因寒也。阅所服之药,半属辛热,不知质偏精血内空,法当摄固,不必偏热偏寒。

熟地　茯神　炒远志　线鱼胶　柏子仁　五味子　紫胡桃肉　沙苑子(疝精血虚)

黄澹翁医案

泰兴潘有成,阴癞卵核之症,硬筋寸许,小便茎中痛,频频解带白浊,小腹胀坠。据脉肾肝两部弦数,必因已前阳痿时,服热药过多,阳虽举而有此病,后又服凉药,以致筋缩,皆做成之病也。

木瓜　茅术　荔核　牛膝　当归　白芍　萆薢　秦艽　甘草　黄柏　冬葵子　海金沙(卷一)

锦芳太史医案求真初编

治族叔太学字维杰寒疝案百四十八

岁乾隆癸巳孟春,有族叔太学维翁病疝,每痛作时,面青而晦,反复不卧,招余就诊。余思维翁平昔无火,脾胃甚湿,食多不消,每痛发时,睾丸收引而上,气胀不散而痛即作,若消则睾丸下坠,而痛止矣。是明肝有寒积,肝主筋,故尔收引而上,是名寒疝,即《内经》所谓厥疝是也。其疝每遇风寒不谨则发,饮食不节亦发,使内过度亦发。维翁问余何日得愈?余曰:此本命门火衰,三因有一不慎,愈而复发。若论治疗,总以补火消阴为上,但此三因最宜随时警惕,否则其疝即起。所服俱是余单附、桂、茴香、乌药、橘核除疝之剂,或因胃有食滞,则加香、砂、姜、半,甚加白蔻,服则即止,其药稍停即发,如是者,已三年矣。维翁常与余坐,谓疝如何可以使不再发?余已对翁有言:三因不除,总不克免。维翁又云:疝非别故?余曰:属寒无疑。且诊其脉,或浮而大,或沉而滑,毫无数候,明是寒致。况余于疝考究有年,其在《内经》有曰冲疝、溃疝、㿗癃疝、狐疝、㿗疝、瘕疝、厥疝。在张子和则讳《内经》瘕疝之名为筋疝,讳冲疝之名为气疝,讳㿗疝之名为血疝,讳㿗疝之名为寒疝,而又别有水疝之名。在巢氏则将《内经》疝名尽变,而言疝有癥、寒、气、盘、附、狼、厥,共计有七,止有厥疝之名合于《内经》。至于他氏,则又祖子和而曰水疝、木疝,又有祖《内经》脉滑之说而曰风疝,是名色之杂,已属不同。且有言其七疝皆属于任,谓总于诸阴之会,故诸疝症多从任治;又云厥阴主筋,筋聚阴器,疝病在于阴器,当从肝治;又云诸疝主筋,则疝更合诸筋而皆有;又云诸寒收引,皆属于肾,则疝之挛急而上冲心,正属肾病。然总不越阴气久积,复遇寒气而发;及或阴气久积成热，更冒寒湿与热内发；即或因于酒色劳损郁劳，牵动所感寒痰阴血，沉结冲任，下归于阴而成。至就七疝分形以论，如《内经》所云冲疝，其病主督，其症属气，其因则由寒湿之邪固结于内，积久为热，更合外邪复触而不得伸。《内经》所谓溃疝癀癃，其病主肝，其症属血，其因责之更感春夏火燠，努力使内，气血流溢，渗入脬囊，结成痈肿。《内经》所谓狐疝，病亦在肝，其症属血属气，其因则由寒湿与热俱积，复遇客邪感触而成。《内经》所谓癞疝，其病主于阳明，其症属湿，其因得于地气毕湿所生。《内经》所谓瘕疝，其病在脾与肾，其因属热，得于房劳邪术所致，并内郁湿热而成。《内经》所谓厥疝，其病在肝与脾，其因属寒，得于坐卧湿地、涉水冒雨，或于冷风之处使内，或患饮食生冷所致。至于七疝之外，又有风疝，亦是七疝内见兼风之症。又有肾疝，而见脐下撮急，周身皆痛，小便数而清，亦是七疝中病主于肾之症。又有木肾硬痹硬结，即是癞疝中结硬不痛之甚。水疝，囊如水晶即是。癞疝，肿胀至硬之状。小肠气疝，痛引睾丸腰脊。膀胱气疝，囊大如斗偏坠，偏肿一边。三症虽根七疝所出，而症独不兼有，不得不另立其名。而究辨症大要，受热则纵缓不取，受寒则牵引作痛，受湿则肿胀累重。在血分者不移；在气分者多动。屡发而屡更其处者，多是风木为患。肿极而不甚痛者，当是太阴湿土为患。痛处而不欲人按者，湿热也；痛处寒而喜人按者，寒积也。睾丸患在左者痛多肿少；患在右者痛少肿多。究其用药，大约属热者，则宜栀子、川楝子、木通、泽泻、黄连、黄柏、大黄之类；属寒者，则宜川乌、川椒、干姜、附子、肉桂、生姜、麻黄、细辛、桂枝、橘核、茴香之类；属湿者，则宜茯苓、泽泻、木通、米仁、萆薢、苍术之类；属血者，则宜香附、杜仲、桂心、元胡、桃仁、川芎、当归之类；属风者，则宜羌活、独活、防风、萆薢、角针、薄荷、栀子、木通、白七厘之类；痛属水衰血虚者，则宜当归、川芎、生姜、羊肉、地黄、山药、萸肉、枸杞之类；痛属脾湿食滞者，则宜木香、砂仁、神曲、山楂、麦芽、姜、半之类；痛属督任虚损，则宜鹿茸、鹿胶、龟版、紫河车之类。今翁病疝属寒，已认明确，但云三因宜慎，不独余言如是，即《内经》所论疝由，亦不出此三因，苟能如是遵守，则疝渐稀，而寿可保无虞。愚见如斯，未知有当高明否？

疝病病名、病由、治法，无不本于《内经》所发殆尽，知兄实于斯道有得。至论族叔维翁病疝治不专在于药，而在慎其三因以绝其源，尤得治症要旨。晁雯。

治河南怀庆府怀地容侄孙字九皋疝痛案百四十九

疝症人皆知用小茴、橘核、蒺藜、附、桂等药。此惟命门火衰，寒气内入者用之得宜。若使肾水枯槁，肝火内炽，加之外挟风邪，入于厥阴，郁而不去，则必见有疝为苦痛之候，非不从症细考，从脉细辨，但云疝多属寒，宜用辛温辛热，则疝自必辗转增剧。岁乾隆壬辰，余同怀庆孙客上汉，渠述彼患疝苦，或一月一发，或一月数发，发时口苦舌干鼻燥。问及医士，皆云寒入厥阴，应用小茴、橘核等味，无奈服之不应，且更滋甚。并有云应进服焦栀、乌药、茴香等药，服之亦不见灵，唤余为彼诊视。第见左脉洪大，坚动有力，左关弦数，知病是属水衰火蔽。问其饮食是否减少？渠曰：能食。问其背心是否作寒？答曰：不寒。因用怀地三钱，丹皮一钱，枣皮八分，茯苓一钱，淮山一钱，泽泻八分，黄柏一钱，知母一钱，胆草八分，嘱其日服二剂。及至汉口登岸，渠云已服五剂，自道其疝始平。前因用药夹杂，寒热并进，以致如斯，今幸药投，始知余疝尽属火动，正如俗医所谓诸痛属火者是也。痛症属火，合于此症方是，不得概以火断。设不专一用凉，何以克解？余笑尔病脾气尚强，谷食未减，若果谷食有亏，则药不敢过凉，此又当为慎重，分别区处于其间也。

病疝阴阳皆有，寒热俱见，何独有阴无阳，有寒无热？深于医者，自能遇病知变，用药迥殊，不致为俗汤方所拘。晃雯。

南雅堂医案

寒湿伏于厥阴之分，久则寒化为热，左睾丸偏坠，外囊肿胀出水，兼有寒热往来，延久防成囊痈，拟方列后。

川楝子三钱（用巴豆二枚同炒候焦透去豆） 吴茱萸二钱 小茴香二钱（盐水炒） 川黄柏一钱五分 黑山栀一钱五分 焦楂肉一钱 橘核一钱 苍术二钱（米泔浸炒） 薏苡仁二钱

睾丸之病，乃筋主之，大抵治疝一法，不外辛温苦泄之剂。但平素倦劳内伤，中气不足，岂宜再施以苦泄，拟先举其下陷之气，少以辛温佐之，是为标本兼治之法。

炙黄芪二钱 人参一钱五分 炒白术一钱五分 炙甘草一钱 当归身一钱 陈皮八分 升麻三分 柴胡三分 白茯苓二钱 小茴香一钱 延胡索一钱 全蝎三分 木香八分

劳伤有年，脐旁时有动气，少腹结疝，睾丸偏坠于左，乃中阳不足，浊阴凝聚肝络，拟温通一法。

当归身三钱 枸杞子二钱 白茯苓二钱 肉苁蓉二钱 小茴香一钱 安息香五分

阳明气衰，厥阴来乘，致上有冲逆，下则疝坠，必须胃阳得复，凝寒乃止，法以温通为主。

淡附子一钱 干姜一钱 人参一钱五分 白茯苓三钱 吴茱萸一钱（泡）

病由郁怒而起，初患腹胀，服利气疏泄之剂，势未稍减，近复小腹下坠，青筋外突，肾囊胀大而痛，病在厥阴之经，今仿子和法酌治。

当归身三钱 小茴香二钱 青木香一钱五分 青皮一钱五分 橘核二钱 黑山栀二钱 青葱管两条

诊得脉象右弦左涩，当脐连小腹而痛，浊结有形，若患处漉漉转动有声，则痛稍减，时呕黄浊酸水，大便亦不得通爽，此乃肝经疝瘕，非辛香无以入络，非重浊无以直走至阴之地，拟通泄厥经为主。

金铃子三钱 桃仁一钱（炒） 橘核二钱 延胡索（炒）二钱 青皮二钱 小茴香三钱 两头尖一钱 韭白汁半盏

《经》云，任脉为病，男子内结七疝，又曰足厥阴肝病，丈夫㿗疝，今睾丸控痛，囊冷结硬如石，脉沉而紧，是即七疝中所谓寒疝是也，拟主以二陈，并用温通佐之。

制半夏二钱 白茯苓二钱 陈皮去白一钱 甘草五分 炒白术二钱 猪苓二钱 泽泻一钱 小茴香一钱五分 木通一钱五分 金铃子一钱 桂枝八分 干姜八分 炮附子五分 水同煎服。

寒湿之气伏于肾经，睾丸作痛，遇冷即发，宜以祛寒导湿为主。

肉桂五分 生白术三钱 白茯苓三钱 生苡仁三钱 橘核一钱 泽泻一钱

睾丸痛连小肠，小便癃闭不利，是热结膀胱，气化不行，拟用分消清导之法。

白茯苓三钱 沙参二钱 杜若根二钱（即蓝菊花） 泽泻一钱五分 水同煎服。

厥阴肝气不宣，脐下少腹有形坚结，发则痛连腰胁外囊，拟用苦辛之剂，酌加左金治之。

川连六两（姜汁炒） 吴茱萸一两（盐水泡） 金铃子二两 延胡索一两五钱 穿山甲二两 青木香八钱

上药水法为丸，开水送下二钱。

七疝皆属肝病，久则血络必伤，浊阴坚聚有形，宜用辛温疏泄之法。

当归身三钱 川楝子二钱 小茴香二钱 柏子仁一钱五分 杜牛膝根一钱五分 穿山甲二钱 水同煎服。

阴茎外囊皆肿，膀胱气化不行，寒湿已入

太阳,用五苓散加味主治。

肉桂五分　白茯苓二钱　猪苓二钱　泽泻三钱　炒白术二钱　独活一钱　汉防己一钱

少腹厥气上冲,下有宿疝,食入不化,呕吐吞酸,是中阳不足,肝浊犯胃,拟泄厥阴以和阳明,方列后。

炮附子八分　淡干姜八分　吴茱萸一钱五分　川楝子二钱　猪胆汁半盏

厥阴之脉,绕于阴器,思虑恼怒伤肝,气结有形,痛自肾囊连及小腹,是名曰疝,法以宣通下焦为主。

小川连二钱(姜汁炒)　川楝子二钱　小茴香一钱　橘核一钱　黑山栀二钱　郁李仁一钱五分　冬葵子一钱五分　青木香八分

疝属肝病居多,辛泄本无不宜,但脉形合参,尚有湿热内阻,二便时觉艰涩,拟先通膀胱之腑。

海金沙三钱　寒水石三钱　猪苓三钱　泽泻二钱　通草一钱　青木香七分

阳虚精气不充,下元多损,疝瘕内结有形,觉有动气绕脐,于法可施以温补,但勿过事刚燥为宜。

当归身三钱　沙苑二钱(炒)　枸杞子二钱　白茯苓三钱　淡苁蓉二钱　小茴香一钱　红枣十枚

疝证自《素问》而下,诸家多以为寒,然是病之起,亦有始时湿热在经,迨郁遏日久,又复感触外寒,致湿热内郁而作痛,是岂得专属为寒?况宿疝有年,脉象沉紧兼大,每遇劳动即发,病系挟虚可知,久病必虚,兹拟温补主之,并佐疏导,斯为虚实兼施之法。

人参一钱五分　炒白术三钱　吴茱萸二钱　枳壳一钱　桃仁一钱(去皮尖)　山楂肉二钱(炒)　黑山栀二钱　荔枝核二钱(煅)

厥阴肝脉络于阴器,上入少腹,故七疝之病,其症虽见于肾,其实则本乎肝,今阴囊睾丸肿硬如石,不知痛痒,是名㿗疝,七疝中此即其一,拟用济生橘核法。

橘核三钱　川楝子三钱　厚朴一钱　木通一钱　枳壳一钱(炒)　木香一钱　海藻三钱　昆布三钱　海带二钱　桃仁一钱五分　延胡索一钱　桂心八分

脉象沉牢,肾囊肿胀而痛,形如水晶状,时出阴汗,甚则痒极搔出黄水,此乃水疝病也,宜利水祛湿,以通膀胱气分,拟方列后。

制半夏三钱　白茯苓二钱　陈皮一钱　泽泻一钱　炒白术二钱　猪苓二钱　小茴香二钱　薏苡仁三钱　桑白皮一钱五分　木通一钱五分　金铃子二钱　刺蒺藜二钱　桂枝八分　甘草五分(疝气门)

簳山草堂医案

厥阴气下坠,睾丸胀大而痛,小便不利。治宜温通。

川桂木　制香附　煨木香　沉香汁　川楝子　川郁金　新会皮　荔枝核

下元虚寒,疝气时作。暂用温宣之法。

川桂木　炮姜炭　炒白芍　新会皮　炒橘核　川楝子　制香附　炒归须　小茴香

复诊:

诸疝属寒,偏于左,则治在肝肾。急宜保养为要。

炒白芍　菟丝子　枸杞子　炙甘草　小茴香　炮姜炭　补骨脂　焦白术　制香附　荔枝核

下元寒湿,气滞积久而结为狐疝,形如茄子,不易消去也。惟有温补一法而已。

制附子　炒白芍　补骨脂　制白术　小茴香　赤肉桂　菟丝子　枸杞子　炒怀膝　荔枝核

下元气亏挟寒,而结疝不消,兼患齿衄,脉形虚弦。当用温补之剂,然须保重是嘱。

制附子　炙龟版　山萸肉　菟丝子　山

药　茯苓　鹿角霜　炒熟地　五味子　枸杞子　小茴炒

肝肾本气不充，少腹结痞作胀，连及睾丸，兼有偏左头汗之患。真阴大亏矣。

制附子　大熟地　补骨脂　五味子　炙甘草　肉桂心　山萸肉　枸杞子　白术炭　荔枝核　小茴香炒（疝）

杏轩医案

胡观察疝证

《经》云：任脉为病，男子内结七疝。督脉为病，不得前后为冲疝。是疝病，虽属于肝，而实冲任督三脉所主。据证睾肿，少腹形坚，痛甚攻冲腰俞，病根深远，愈发愈剧。考任脉起于中极之下，上毛际，循腹里，冲脉起于气街；督脉统督诸脉，而为奇经之长。叶氏云：大凡冲气从背而上者，系督脉主病，治在少阴；从腹而上者，系冲任主病，治在厥阴。揣诸病情，确为奇经受病无疑。医不中肯，是以药治无功。

齐氏医案

门人张太和曰：吾游于乡，遇一老翁，自云患疝证数十年，一日正作，无意间与儿童分食梧桐子数勺，疾遂止，甚讶。之后日日摘而食子，自此永不作矣。因以治患此证者均验。敢问夫子，其故何也？予曰：疝证乃属三阴肝木为病，想梧桐春荣秋实，禀秋金之气以成，其子生于叶之两旁，象病之形矣，其味甘而淡，合清肃之气矣，性专而直走下行，故奏效功如响耳。虽然单方之妙，多有令人难测者。（缩阳证）

王旭高临证医案

朱　腹满，面黄，足肿。近因戽水①受寒，又加疝痛。脾虚有湿，肾虚有寒。防其疝气上攻，大腹益满。

平胃散去甘草，加茯苓　小茴香　神曲　吴茱萸。（臌胀水肿）

某　先天不足，肾气虚寒，膀胱失化，肾囊胀大，疝气上攻，呕吐不止。防其发厥。

肉桂　金铃子　乌药　巴戟肉　胡芦巴　半夏　吴茱萸　泽泻　小茴香　荔枝核

又末药方：

棉子肉四两炒　小茴香二两盐水炒　糯米半升炒黄

共研末，砂糖调服。

渊按：水盛凌土之象，须崇土御水为主。

曾　嗜酒之人多湿，湿注下焦而成㿗疝，肿胀久而不已，虑其变酿囊痈、湿漏等疾，是属淹缠。

萆薢　橘核　桃仁　茯苓　焦白术　海藻洗清　昆布洗清　泽泻　延胡索　川黄柏　川楝子炒打　通草

附丸方：

金铃子一两，炒打　萆薢一两，炒　茯苓一两，烘　泽泻一两，炒　防己一两　焦山栀一两　白术八钱，炒　黑白丑各二钱，炒　黄柏五钱，炒　川连三钱，吴萸二钱，煎汁炒　苡仁一两，炒　茅术八钱，米泔水浸　昆布一两，洗淡炒　橘核一两，炒打　海藻五钱，洗淡炒

上药共研细末，用老丝瓜筋三两，砂仁三钱，通草三钱，煎汤泛丸。每朝三钱，开水送下。

秦　湿热素盛，下注小肠厥阴之络，囊肿，胯筋胀痛，小有寒热，已经匝月。拟泄肝络，兼通小肠。

金铃子散　柴胡　青皮　穿山甲　全蝎　龙胆草　枳壳　山楂肉　黑山栀　沉香　吴茱萸　橘核

复诊　疝本属寒，久则化热。其热为标，

① 戽（hù 互）水：用戽斗或龙骨车汲水。

其寒为本。当标本兼治。

金铃子散　木香　乌药　吴茱萸　橘核　小茴香　车前子　川黄柏　枸杞子　胡芦巴

吴　子和论七疝，都隶于肝。近因远行劳倦，奔走伤筋，元气下陷，其疝益大。盖筋者，肝之合也；睾丸者，筋之所聚也。大凡治疝不越辛温苦泄，然劳碌气陷者，苦泄则气益陷。今先举其陷下之气，稍佐辛温，是亦标本兼治之法。

补中益气汤　茯苓　茴香　延胡　全蝎　木香

又丸方：

党参　白术　茯苓　吴茱萸　乌药　木香　小茴香　当归　枸杞子　川楝子　淡苁蓉

上药研末，用荔枝半斤，去壳煮烂，取肉捣烂，另将核炙脆，研末，连前药末共捣成丸。朝暮用盐花汤送下三钱。

周　中气不足，湿热下注厥阴之络，胯凹肾囊之间，每逢劳碌必发疝气攻痛，兼有寒热。前用搜络方法，未获效验。今用补中益气汤加搜络清里之药。

补中益气汤去黄芪　炙草，加黄柏　茴香　全蝎　吴茱萸　黑山栀　川楝子　橘核　丝瓜络

又药酒方：

枸杞子　沙苑子　茴香　仙茅　川楝子　熟地　菟丝子　吴茱萸　杜仲　巴戟肉　党参

烧酒十斤浸，夏五、冬十日。饮，勿醉。

王　肝经久有湿热，伏于下焦经络之中。疝气交春而发，夏甚秋衰，至冬而平。发时每有寒热，是属湿火无疑，断非寒疝可比。去冬迄今患疟，兼以咳嗽，舌底红裂而苔黄掯，此疟邪湿热伤阴之象。法以养阴化痰　和胃泄肝为治。

制首乌　鳖甲　陈皮　杏仁　桃仁　川楝子　青皮　延胡索　川贝　沙参　红枣　生姜(疝气)

吴鞠通医案

乙酉年　治通廷尉久疝不愈，时六十八岁，先是通廷外任时，每发疝，医者必用人参，故留邪在久不得愈。至乙丑季夏，受凉复发，坚结肛门，坐卧不得，胀痛不可忍，汗如雨下，七日不大便。余曰：疝本寒邪，凡坚结牢固，皆属金象，况现在势甚危急，非温下不可。亦用天台乌药散一钱，巴豆霜分许，下至三次始通，通后痛渐定，调以倭硫黄丸，兼用金匮蜘蛛散，渐次化净。(积聚)

类证治裁

李　疝病不离乎肝。然《经》谓任脉为病，男子内结七疝，女子带下瘕聚，皆奇经主之。宿病不理，奇脉病结不解，今触寒辄发，动气有声，痛引睾丸。宜导滞通络，仿茴香丸。小茴、橘核、胡芦巴、延胡(俱酒炒)、当归、鹿角胶，和丸，酒下效。

王　由吞酸传为少腹偏坠，囊肿丸痛。夫酸为肝郁，气注下为疝，皆湿热之邪。《经》云：邪客于足厥阴之络，令人卒疝暴痛，以肝脉络阴器也。子和治疝，用金铃子散，泄肝导逆，与此颇符。用吴茱萸、川楝子、橘核、茯苓、青皮、延胡索、青葱管、木通，数服而安。

赵　疝发自下，冲上猝痛，下引睾丸，此七疝中冲疝也。《经》言督脉生病，从少腹上冲心，而痛不得前后为冲疝。用山栀、川楝子去核酒炒、荔枝核、橘核、延胡索(俱酒焙)、当归、赤苓、降香。夫暴疝多寒，久疝多热，异热疏滞，肿痛自已。

王　腹左偏坠，睾丸肿痛，寝息略定，乃举重劳力所致。盖肝脉络阴器，络虚努挣，气穿入囊，延久则成筋疝。古人治疝，必用辛香流动之品。以肝得疏泄，其痛乃缓，服药兼宜

节劳。香附(盐制)、升麻、小茴香、橘核、延胡索(酒焙)、丝瓜筋、薏苡仁，长流水煎二服愈。

吕　因劳偏坠，脉软弱，少年宿疴，补以升之。潞参三钱，鹿角霜、炙黄芪、当归、杜仲、熟地黄、杞子(焙)各二钱，升麻六分、橘核(酒炒)，续断各钱半，姜、枣煎。十服效。

龙砂八家医案

日茂店徽友程、疾走远行，则肾肝损于内，冒暑临深，则热湿蒸于外，积久乘虚，从外至内，交互郁结，注肾成淋，着肝为疝，致溲浊睾肿，痛引少腹，虑成疝瘕之累。

赤苓　延胡　茅术　阿胶　乌药　川楝子　牛膝　泽泻　青木香(戚云门先生方案)

回春录

金元章年逾七旬，久患疝厥，每病于冬，以为寒也，服热药而暂愈，终不能霍然。孟英诊曰：脾胃虽寒，肝阳内盛，徒服刚烈，焉能中肯？以参、术、枸杞、苁蓉、茴香、当归、菟丝、鹿角霜、桂、茯苓、楝实、黄连、吴萸、橘核等药，为方服之，今数年无恙矣。

问斋医案

《经》以七疝皆属任脉。水疝，肾囊肿痛，阴汗常出。由于水湿生痰，水流湿就下归肾，肾主湿故也。七疝煎加减主之。

赤茯苓　猪苓　冬白术　福泽泻　桂枝　川楝子　小茴香　黑丑末　藁本赤小豆　荔枝核(七疝)

不知痛痒为癞疝，乃湿热蕴于中，寒气束于外。任与冲督一本而三株，任行身前，督行身后，冲脉从中直上。任督犹天之子午，子午不交，有妨子嗣。昔辛稼轩患疝疾重坠，服薏苡以收功，湿郁可据。

薏苡仁　制附子　黑山栀　赤茯苓　猪苓　建泽泻　制苍术　桂枝　柴胡根　龙胆草(七疝)

行则出于坠囊，卧则入于小腹，为狐疝。良由湿热伤于气分，气为外寒之所束也。

制附子　黑山栀　藁本　白鲜皮　地肤子　独活　赤茯苓　冬白术　炙甘草　薏仁米(七疝)

七疝皆属于肝。肝郁化火，热甚则肿，木胜则痛，腰如束带，湿热相乘。目赤唇红，脉数。肝乃东方实脏，法当先泻后补。

龙胆草　黄芩　黑山栀　细木通　建泽泻　北柴胡　生大黄　枳实　车前子(七疝)

症延三载，起自腰疼，肾囊随肿，气从少腹攻冲作痛。由怒郁倦卧湿地所致。显系湿热生痰，夹瘀血盘踞厥阴之络。有上凌于心，下转囊痈之虑。

制苍术　制香附　制南星　制半夏　黑丑末　小茴香　京三棱　蓬莪炭　桃仁　红花　苏方木　五灵脂　延胡索　蒲黄(七疝)

任脉为病，内结七疝。经脉横解，肠澼为痔。湿热相火互扰为淋。由于肝木犯中，脾湿生痰，痰郁生热所致。脉来软数少神，症属虚中之实。法当剿抚互用，公议六味禹功主治。冀其阴中湿化，任脉通调，非徒宿疾安痊，且有兰征之庆。

大熟地　怀山药　山萸肉　赤茯苓　建泽泻　黑丑末　小茴香　牡丹皮

水叠丸，早晚各服三钱。(七疝)

凌临灵方

陆左　寒湿成疝，治宜疏解。

金铃子　制香附　全当归　椒目　元胡　小青皮　赤苓　真橘核　东白芍　荔枝核　泽泻　车前草

或加小茴香、木香、胡芦巴；热加飞滑石。

(瘕气)

寿石轩医案

肝木络于阴器,七疝统属于肝。右有偏墜,脾虚湿热下注膀胱,以致小溲淋浊,多疑善怯。速当消除疑虑,庶可与药饵兼功。

南沙参一钱　川萆薢一钱五分　缘升麻一钱　野於术一钱五分　晚蚕沙一钱五分　春柴胡七分　大有芪一钱　鸡谷袋三具(炒)　净当归一钱五分　香苏茎七分　赤茯苓三钱　福橘皮络各八分(盐炒)　荔子核七枚

气虚下陷,睾丸下墜。脉象弦涩。拟方徐图之。

制茅术七分　云茯苓三钱　炙甘草四分　大沙参二钱　制半夏二钱　宣木瓜一钱五分　广橘皮八分(盐炒)　水炒柴胡七分　小茴香四分　缘升麻五分　大有芪三钱　广橘络八分　荔子核七粒(炒)

七疝统属于肝,肝络于阴器。水饮停中,阻遏阳气。每发时,战寒壮热,神识模糊,大汗不止。面色痿黄,食少神疲。再延有土败木贼之虞。

北沙参三钱　香苏茎一钱五分　炒苍术七分　野於术三钱　汉防己一钱五分　云茯苓三钱　制半夏三钱　海南子五分　川桂枝五分　鲜生姜二片

七疝统属于肝,肝木络于阴器。曾患疝气,已延数年,时愈时发。岁末因劳发疝。疝发受风,肿自下起,渐至高原,咳逆气短。舌苔浮白。脉象左大于右。症情若此,恐成肺胀。法当开太阳之表,获效乃吉。

麻黄三分　杭白芍二钱　制半夏二钱　杏仁一钱五分　粉甘草五分　北细辛三分　淡干姜五分(五味子同杵)　川桂枝一钱　建泽泻一钱　鲜枇杷叶三片(去毛布包)

次日复诊:

去麻黄,加川朴八分、赤茯苓三钱、熟附片一钱、十枣丸五分、九宝丹一粒(疝)

慎五堂治验录

吴贞石,丁亥八月,南码头。湿热下注,睾丸偏坠淫痒,良由夹风使然,其惟分消祛风乎?

川萆薢三钱　益智仁一钱半　地肤子三钱　橘核一钱半　石菖蒲一钱半　台乌药一钱半　蛇床子三钱　甘草梢五分　金铃子三钱　洁猪苓一钱半

丸方用三层茴香丸加川柏,痊愈。

石牌镇南荣桂生,丁亥。丁亥正月,宿恙脐腹隐痛复发,抑且有聚扛起,便溏如泄,面色青晄,脉紧弦,苔薄白。此即脐疝奔豚之症也,用仲祖法。

安桂三分　杞子五钱　白芍一钱半　茯神三钱　甘草三分　川芎三分　木香一钱　神曲一钱　淡吴茱萸三分

一得集

狐疝治验

杭垣后市街施医局内金少爷号有常,患狐疝偏坠,立则睾丸下坠,卧则上入少腹,阴囊赤肿而痛,延余诊之。脉左弦大,右虚濡,余曰:阳明湿热郁蒸,厥阴风木内旋,故有此症。盖阳明厥阴皆主宗筋,其脉皆循阴器,抵少腹,治当先用化湿疏气。乃从陈修园先生法以二陈汤加木香、川楝、橘核、车前子、小茴香等,服三剂而稍安,复灸冲任而愈。(卷下)

何世全寒疝暴发治验

宁城应家同何世全,与施采成为邻,采成余契友也。辛巳冬邀友就同前酒楼小饮,而施亦在座,其子登楼云:何某刻患急病,即请诊视。余偕入其室,但闻其声长吁。问其致病之由,自言午尚无恙,至未刻少腹稍有胀急,申即暴发,阴囊肿大如升如斗,坚硬如石,痛苦欲绝,上吐下泻,脉细而弦,阴茎入腹,囊底一孔如脐,自欲求西医割破。余曰:西人虽有此法,安可妄试?以自取祸。此症发则甚暴,去亦甚速,若能听余用药,今晚可以即愈。其家以为安慰语,而未深信。为立理中汤加生附子三钱,半夏二钱,吴萸七分,嘱其静心安养,不可急躁。服药后至戌刻吐泻止而疝仍如故,痛反更甚。余谓此寒邪盛与热药相拒,下焦深痼之邪,药力尚轻,不能胜病,须再服可瘳。病者有难色。余恐其疑,复邀同学王君元仲共商,王至已初更余矣。诊毕论与余合,乃立椒附白通汤合五苓散,仍用生附子三钱,至二更服下。余就宿施友家,盖恐病情有变,杂药乱投,反致危殆。谓其子曰:若尔父病稍有变动,即来告我。至三更后其子来告云:父病已好大半。余大喜,持灯速往。病者曰:我因久坐尻酸移动,觉如气泄,胀痛顿失。视之,阴囊已小大半,而皮起皱纹,阴茎伸出其半。次日肿硬全消,平复如故,但觉精神困乏,后因境迫,不服药而愈。渠竟称为华佗再生云。(卷下)

诊余举隅录

乙未,余寓上海,有宁波孙某患疝症,据述腰以下,牵引作痛,丸囊皆肿,午前轻,午后重。病经四年,屡治不效。余切其脉,虚数细弱,知是下焦湿浊,未能早除,留恋四年,真元受损已极,非大为补正,更佐温化不可。用十全大补汤加川楝子、橘核、吴萸为方,数十服而愈。

丙申春,王君舒仲患左丸偏坠,有筋作痛,牵连及腰,脉来沉数,尺较有力,知是湿热蕴伏下焦,非急为清化不可。余用大力军汤加川黄柏、制僵蚕为方,十数服而愈。

庚寅夏初,余客天津,杨艺芳观察之族侄某,病小腹痛,牵引睾丸,转侧呻吟,势不可忍,并时见吐逆等症。医与温补药,不效,饮食少进,夜寐不安,病情尤剧,来延余诊。脉象迟缓而涩,余思温补颇是,而不见效,缘桂、附不得干姜不热也。仍前方加干姜五分,服后,吐逆即平,惟少腹及肾丸痛如故,而脉象顿数,盖前此火为寒郁,今则寒从火化。治有先清而后温者,亦有先温而后清者。阳以济阴,阴以济阳,调剂焉底于平而已。用地黄汤去山茱加川连、黑栀,数服而愈。(疝痛新久虚实证)

张聿青医案

某左　子和论七疝都隶于肝,以少腹前阴,皆厥阴经部位故也。盖筋者肝之合,睾丸者筋之所聚也,偏左者肝生于左也。劳倦奔走,则元气下陷,所以肾囊之间,筋肿甚大,每觉上冲心胸,非攻心也,夫中脘季胁,乃肝脉游行之地也。大凡治法,不越辛温苦泄。然劳碌气陷者,苦泄则气益陷。今先举其陷下之气,稍佐辛温,是亦标本兼治之意。另案即请方家正之。

台参须另煎冲八分　炙绵芪二钱　蜜炙升麻四分　炙甘草二分　野於术一钱五分,土炒　净柴胡四分　酒炒当归二钱　广木香三分　炒小茴五分　陈皮二钱　延胡索二钱　白茯苓四钱

左　湿寒内阻为狐疝。

盐水炒香附　台乌药　南楂炭　木猪苓　木香　小青皮　炒小茴　赤白苓　炒橘核

左　大病之后,脉象时常带数,右三部微滑,左三部并无数象。此气分湿热逗留,湿热润下,压坠府气,所以有疝气情形。拟理气泄湿。

盐水炒香附　制半夏　生米仁　金铃子　泽泻　黑山栀　川萆薢　炒枳壳　木猪苓

徐左　右脉濡细,左脉细弦。少腹偏右筋突痛胀,必得平卧,痛胀方平。考少腹两旁属肝,居中为冲脉,冲任虚寒,湿压气坠,所以

为痛为胀。至平卧则压坠之势稍衰，所以其痛略减。拟导湿外泄，湿得泄则不坠，水窍常开，则精窍常闭，而遗泄亦可以免矣。

萆薢二钱　吴萸盐水炒，四分　乌药一钱五分　黑山栀二钱　磨木香五分　米仁四钱　猪茯苓各二钱　泽泻一钱五分　炒小茴五分　炒橘核三钱　荔枝核三钱，炙

李左　寒痰内阻，络气不宣，胸胁肋游行作痛，睾丸痛胀。《经》云：冲脉为病，男子内结七疝。又云：冲脉者，起于气街，并少阴之经，挟脐上行，至胸中而散。所以上则胸痛，下则疝痛，病虽悬殊，其源则一。

生香附　小青皮　归须　橘络　枳壳　乌药　旋覆花　金铃子　磨郁金五分　真猩绛六分　青葱管

荣左　由睾丸痛胀，而致从上攻冲，直抵中脘，痛不可忍。恶心呕吐，倏寒倏热，大便不行，小溲浑赤。舌红苔白。湿热流入厥阴，而冲隶于肝，又属阳明，起于气街，而布散胸中，所以肝病不退，冲脉之气，挟湿热之气，上冲犯胃，的属冲疝重症。拟苦辛酸合方。

川雅连五分，炒　淡干姜三分　川楝子三钱　制香附二钱　延胡索二钱　盐水炒陈皮一钱　淡芩酒炒，一钱五分　杭白芍酒炒，三钱　白茯苓三钱　生薏仁三钱　姜汁炒黑山栀三钱　泽泻一钱五分

二诊　苦辛酸合方，呕吐稍减，痛势略缓。然腹中时觉攻撑，愈撑愈痛，痛处以热物摩熨，其势即缓，而热汤入口，其痛即甚，吐出均系痰涎。脉左部细弦，右部沉郁。肝经之气，横扰充斥，标热本寒。与甘仁先生同议温脏而泄气火之郁，化痰而降胃府之气。逸山先生意见相同。录方以备商用。

川雅连五分　淡吴萸三分，川连同炒　制香附二钱　黑山栀三钱　金铃子三钱　广皮二钱　熟附片三分　制半夏一钱五分　延胡索一钱五分　白茯苓三钱　白蛳螺壳二钱　粉丹皮二钱　上沉香二分　黑丑三分。二味研细末，先调服

三诊　苦降辛通，痛势渐轻，大便虽行未畅，呕恶不止，吐出之物，气甚酸秽。右脉沉郁稍起，渐见滑象。肝木之纵横肆扰，虽得略平，而厥气逆冲，胃土不降，气即为火，痰即为浊，酿成酸秽之味，逆从上出。与逸山甘仁两兄同议清泄郁结，降浊镇逆。

黑山栀三钱　制半夏三钱　块辰砂三钱　鲜竹茹三钱　炙紫菀肉二钱　香豆豉二钱　茯苓五钱　柿蒂四个　郁金一钱五分　旋覆花二钱，绢包　金铃子二钱　鲜枇杷叶一两，去毛，绢包，煎汤代水

四诊　痛势大减，略能安寐，大便不行，仍然恶心呕吐，吐出不堪秽臭，胃中窒闷异常，面色晦浊，目有红光。脉左弦右滑。良由疝气上冲，胃之下口，即小肠上口，火府之气，不克下行，转从上逆，令糟粕从胃底翻出，胃浊不降，痰聚胸中，胆阳上逆，面晦目红不寐，宜有种种现象矣。夫大肠居小肠之下，与肺相表里。兹与逸山、甘仁两先生同议，控逐胸中之结聚，使肺气下通于大肠，肠痹得开，则火府之气，或从下行，冀糟粕亦转旋顺下。未识能如愿否。

制半夏三钱　块辰砂四钱　细木通一钱五分　炙紫菀肉四钱　旋覆花二钱　白茯苓五钱　姜汁炒山栀三钱　鲜竹茹三钱　柿蒂五个　控涎丹八分，开水先调服

五诊　攻逐胸中结聚之痰，使肺气下通于大肠，大肠居然开通，屡次畅下，糟粕之逆出于胃者，亦从下行，呕吐臭秽已定，胸中窒闷亦开，疝气痛胀大减，渐能安谷，脉数转缓，出险履夷，诚为幸事。再拟调和中气，疏泄肝木，分化湿热，以善其后。同逸山、甘仁两兄商用。

制半夏一钱五分　鲜竹茹一钱　干橘叶一钱五分　泽泻二钱　生薏仁三钱　白茯苓三钱　金铃子一钱五分　荔枝核三钱　猪苓二钱　炒谷芽三钱

顾左　囊肿较退，睾丸仍然肿硬。还是湿压气坠，气湿不行。再运脾渗湿，而温

元藏。

连皮苓五钱　吴萸盐水炒，四分　木猪苓二钱　大腹皮二钱　楂炭二钱　广木香五分　炒橘核三钱，研　炒小茴五分　炒枳壳一钱　冬瓜子五钱　炙干蟾四钱

二诊　睾丸作痛殊甚，又复身热。湿热内阻，营卫不宣，恐变外证。

青陈皮　萆薢　延胡索　枳壳　大腹皮　炒橘核　香附　金铃子　泽泻　猪苓

徐　疝气而觉气上冲，心中热辣作呕吐象，此冲心也。

天台乌药散加盐水炒香附、猪胆汁二匙(冲)，急不可得以川连代之。

钱左　睾丸偏左作痛，牵引腰府，中脘不舒。脉濡而滑。此肝肾湿热内伏。先调气利湿。

制香附二钱，打　川萆薢二钱　泽泻二钱　青皮一钱　台乌药一钱五分　金铃子一钱五分　炒橘核三钱　猪苓二钱　楂炭三钱　炒小茴五分　延胡索一钱五分，酒炒

支左　少腹偏右作胀，大便艰涩，时常紫黑，卧难成寐，气冲嗳噫。脉细弦数。此湿热内郁，致血气结滞不宣，癞疝情形也。极难图治。

川楝子一钱五分　单桃仁三钱　制半夏二钱　延胡索一钱五分，酒炒　炒橘核三钱，研　海藻一钱五分　淡昆布一钱　赤白茯苓各二钱　炙荔核三钱，研　楂炭三钱　木香四分　焦秫米三钱(阳痿)

柳宝诒医案

苏　疝气偏左，胀痛而不下坠，左脉弦硬。肝火与寒湿相搏，结于经络。治当疏泄厥阴。

金铃子肉　延胡索　小青皮　吴萸(川连煎汁炒黑)　青木香　白芍　桂枝　归须　橘核络各　小茴香　黑山栀　茯苓　胡芦巴　荔枝核

童　疝痛偏左，上引少腹。邪在厥阴，当与苦辛疏化。

金铃子肉　延胡索　青皮　细川连吴萸煎汁炒　青木香　桂枝　白芍　小茴香　木瓜　牛膝　橘核络各　黑山栀　茯苓　苏叶　荔枝核

金　由淋浊转为疝痛。湿热郁于阴分，蒸动伏邪。肢麻少汗，脉数，苔白底红。当疏透伏邪，而兼清化。

豆豉(鲜生地同打)　丹皮炭　紫苏细梗　黑山栀　赤苓　川楝子　延胡索醋炒　青皮　乌药　橘络核各，炒，打　车前子　茅根肉　淡竹叶

二诊　疝痛得减，转作泄泻，病机自顺；舌苔浊厚，郁热甚重。胃气泄则外托无力，恐邪机外达不爽耳。

豆卷　葛根　淡黄芩酒炒　川连　枳实生切　苡米姜汁炒　广陈皮　半夏　广郁金　生甘草　干菖蒲根　荷叶(疝气)

方　内热久恋，咳痰曾经带红。脉象虚细，热恋阴伤。少腹块撑作痛，疝气并发，势必兼疗。姑与养阴疏肝。

南北沙参各　小生地　赤白芍各　归身　川百合　丹皮　白薇　金铃子　延胡索醋炒　小青皮醋炒　橘核　长牛膝炭吴萸煎汁，拌炒　枇杷叶

张　木气不平，挟湿热之邪结为疝气，甚则撑痛气升，上及于脘。脉象弦细。治当疏泄肝邪。

金铃子肉酒炒　延胡索醋炒　青皮醋炒　青广木香各　长牛膝炭吴萸煎汁，拌炒　赤白芍各酒炒　归身尾各，小茴香煎汁，拌炒　橘络核各打，炒　紫苏梗　海南槟榔　白茯苓　陈木瓜酒炒

陆　疝气偏坠，少腹胀硬。湿热下注膀胱，上及于脘。法宜疏泄。

金铃子酒炒　延胡索　长牛膝吴萸煎汁，拌炒　青皮醋炒　归须炒　丹参　小茴香　橘核炒，打　桂枝　乌药　胡桃肉　荔枝核

另：胡芦巴丸，淡盐汤送下。

施　囊肿痛坠，病属㿗疝。治当温调气分，疏利湿热。

金铃子酒炒　吴萸盐水炒　小青皮醋炒　苏梗　黄柏酒炒　黑山栀　小茴香盐水炒　茯苓块　生甘草　荷梗　茅术炭　川郁金

杜　左少腹掣及睾丸。寒湿中于厥阴之络，此筋疝证也。防其上冲而厥。

川楝子酒炒　延胡索醋炒　橘络核各，炒　青皮　小茴香盐水炒　桂枝　白芍土炒　长牛膝吴萸煎汁，拌炒　当归酒炒　赤苓　木瓜酒炒　荔枝核炒

于　疝气上逆于肺，喘促胸板，呃逆肢厥，病情颇深。舌色光红，阴液亦枯。病重正虚，殊难着手，姑与疏降法，得松为幸。

旋覆花　西洋参　代赭石醋煅　姜半夏　前胡　淡干姜川连煎汁，炒　生甘草　广郁金　延胡索醋炒　金铃子酒炒　长牛膝吴萸煎汁，炒　公丁香　柿蒂　竹茹姜汁炒(疝气)

雪雅堂医案

寒疝腹痛，温通柔润是议。

精羯羊肉半斤　青皮一钱　老生姜一两　肉桂八分　酒全当归两半　盐小茴二钱　羊肉汤煎药

又

全酒归一两　沙苑三钱　乌药一钱　盐大茴钱半　肉桂八分　橘核二钱　肉苁蓉三钱　生姜八钱　石斛五钱　精羊肉半斤　取汁煎前药

金涤翁　脉沉紧细，左关尺尤甚，肝肾虚寒，冲脉为病，疝气偏坠，温通厥阴之络，嘘养肝肾之阴，是为正治。若平和辛香以泄肝，是为实者设法，非体虚所宜。

干杞子六钱　肉苁蓉三钱　鹿角霜三钱　陈橘核三钱　当归须五钱　韭菜子三钱　潼沙苑四钱　泡吴萸一钱　盐小茴二钱　两头尖二钱　荔枝核三钱　川楝肉钱半

仲甫　狐疝偏坠，时时上下，隆冬四肢不暖，阴伤已及乎阳。《内经》云：任脉为病，男子七疝，女子带下瘕聚。治应通补奇经，温养肝肾。所谓温者乃温通濡养之意，非辛热刚烈之谓也。

鹿茸末一两　盐大茴五钱　黑归身八钱　关沙苑八钱　肉桂心五钱　巴戟天八钱　干苁蓉八钱　大生姜八钱

精羊肉为丸，每早晚水下三钱。

医案摘奇

疝气之症，属于酒客湿热者居多，或因劳而发，或感寒而发。感寒者身不甚热，但寒邪与湿热相并，下坠气街，与睾丸迸结不散。胀痛欲死。因劳者，劳火与湿热相并，身必热，热甚则多汗如脱，其胀痛而有变化者，为狐疝，多发于右丸，欲俗昆仑气。前人皆视为寒湿，而以温通利湿法治之，然多不应。有南京人张小亭者，素患狐疝，忽作痛甚剧，身热汗多如脱。余亦以温通利气为治，小亭见方药，与前医所用者相类，亟谓余曰：方非不佳，但我已粘汗三身，剧痛不止，如无他策，必支不持。言犹未已，渐有发厥之象。余急用蜘蛛散法，以大蜘蛛一枚，肉桂三分，为末调服，服下片刻即腹中盘旋作响，登时痛止汗收，其病若失。

又盛本诚之妾名宝娘者，患小腹痛甚剧，邀余诊治。身不甚热，脉弦尺大，但狂呼阴中作痛，刻不能支，余亦于温通剂中，加蜘蛛散调服，顷刻痛定。总之疝发于左者，吴萸汤最效；疝发于右者，蜘蛛散为惟一方法。余常患左乳斜里下一寸内痛，痛如一筋牵急状，知为心疝之症，常用吴萸六分，去其蒂，以热茶饮

送下，即觉痛处送气下行，直达左睾丸，作胀而痛自失，屡试屡验。（疝气）

邵兰荪医案

安昌陈　湿热郁遏，脐下胀闷，睾丸偏坠，脉涩滞，舌黄腻。宜疏利为主。二月二十四日

川楝子三道　橘核三钱　鸡内金二钱　川萆薢三钱　延胡三钱　赤苓四钱　香附三钱　玫瑰花五朵　炒青皮八分　泽泻三钱　通草钱半　引两头尖七十粒

四帖。

介按：此系七疝中之气疝，其脉涩滞，而舌黄腻，是夹湿热之候。方从《济生》橘核丸加减，确治睾丸偏大，痛引脐腹之专剂。兹又加以萆薢、赤苓、泽泻等味以利湿，用两头尖以浊导浊，治法极是。若再参用荔枝核、山楂核等味，尤为灵效，此鄙人所历验不爽者。

某　小便流浊涩痛，右脉弦细，睾丸偏坠。宜金铃子散为主。四月初四日

川楝子三钱　川萆薢三钱　木通钱半　海金沙四钱　延胡三钱　泽泻三钱　赤苓四钱　车前子三钱　橘核三钱　生香附二钱　炒枳壳钱半　引两头尖七十粒

四帖。

介按：此与前案大同小异，方从金铃子散合橘核丸加减，而参用利湿导浊之品，治法极为稳妥。（疝气）

醉花窗医案

肝气凝结，而致寒疝

常少张炳堂同乡，甲寅得疝病，肾囊重坠，膀胱时作痛楚，适入值圆明园，出城门路砌以石，长数十里，行者车倾侧，车中人四肢竭力支持，多以为苦。炳翁一往返，疝痛甚，肾囊欲肿。延医视之，仓卒不暇细诘病状。因曰：肾囊肿多是湿热下陷，利水清火痛自除。炳翁于歧黄素愦愦，急服其药，痛增甚，腰胁不可屈伸。乃命余视，诊其脉象沉迟，季肋丸丸，直上直下。乃曰，此寒疝也，病由肝气凝结，胁下如柱，非温血养肋不可，利水清火，不增甚何为。乃为合茴香丸一料送之，服未一两而痛减。适有盛京视学之命，炳翁即束装出关。冬季来函，则曰药已服完，疝不再发，余犹以温养告之云。

曹沧洲医案

睾丸胀大作痛，舌中灰，郁而化热，最防聚成子痈，未可忽。

苏子　延胡索　土贝　丝瓜络　金铃子　青皮　忍冬藤　橘核　四制香附法半夏　归尾　路路通

林　寒热不透，睾丸肿大，症势方张，最防酿成子痈。

柴胡　淡豆豉　制香附　枸橘　青皮　黑山栀　金铃子　车前子　赤芍　橘核　土贝　延胡索　泽泻

邓　湿走厥少络，睾丸肿痛，焮热胸闷，动则气急，致溲赤而热，便少。宜疏泄分利主之。

四制香附　枸橘　丝瓜络　青皮　金铃子　赤芍　土贝　橘核　延胡索　归尾　忍冬藤　桑枝　路路通

施　睾丸胀大，肾囊起泡，焮热作痛，湿郁化热，非清化分利不可。

制香附　忍冬藤　归尾　橘核　金铃子　丝瓜络　赤芍　车前子　延胡索连翘　土贝　滑石

郁　睾丸肿胀，腰酸痰黏，不易吐，头晕。

老苏梗三钱　枸橘二钱　丝瓜络三钱　橘核一钱　四制香附三钱五分　青皮一钱　两头尖二钱，包　六曲四钱　金铃子三钱　延胡索三钱五分　车前子四钱，包　楂炭三钱　桑枝五钱

邹　湿走厥少络，睾丸肿大，焮热作痛，动则气急，溲少而赤，便少。宜疏泄分利主之。

四制香附　枸橘　土贝　忍冬藤　金铃子　赤芍　丝瓜络　青皮　延胡索赤苓　归尾　橘核　桑枝　路路通

钟　湿热下走肝肾，营络内痹，睾丸偏大作胀，腰酸，脉微弦。当疏泄厥少。

苏梗三钱五分　川楝子三钱，小茴香七分同炒　猪苓三钱五分　楂炭三钱五分　四制香附三钱五分　延胡索三钱五分，醋炒　泽泻三钱五分　白蒺藜四钱　青皮炭三钱五分　两头尖三钱，包　丝瓜络三钱五分　橘核四钱　荔枝核四钱，打

丁　疝气偏大，久不消，湿痰隐伏，不易见功。

苏梗三钱　胡芦巴三钱五分　川楝子三钱五分　川断三钱　制香附三钱　两头尖三钱，包　延胡索三钱五分　丝瓜络三钱五分　广木香二钱　淡吴萸三钱　枸橘二钱　荔枝核四钱　橘核丸三钱，包

周　咳嗽气急渐止，睾囊胀坠，尚甚寒，神疲，脉濡。防餐后生波。

桂枝五分　苏梗三钱五分　两头尖三钱，包　荔枝核四钱，打　白杏仁四钱　川楝子三钱五分，小茴香五分同炒　五加皮三钱　台乌药三钱五分　款冬花三钱　延胡索三钱五分，醋炒　橘核四钱，打酒炒　陈麦柴三钱　桑枝五钱

周　背胀足肿痛，睾囊肿，神乏嗜卧。宜标本两治。

蔓荆子三钱　金毛脊三钱，去毛炙　苏梗三钱五分　五加皮三钱　白蒺藜四钱　川断三钱，盐水炒　川楝子三钱五分，小茴香五钱同炒　荔枝核枝三钱　煨天麻七钱　淮牛膝三钱五分　延胡索三钱五分　酒炒桑枝五钱

周朱　睾丸肿胀，防结子痈，呕吐不能食。宜肝胃两治。

旋覆花三钱五分，包　法半夏三钱五分　两头尖三钱，包　火麻仁泥一两　代赭石四钱，先煎　川楝子三钱五分，小茴香五钱同炒　车前子三钱，包　泽泻三钱　煅瓦楞粉一两，包　延胡索三钱五分，醋炒　莱菔子三钱　楂炭三钱　橘核三钱

方　痰湿气机交阻，胸闷恶心，少腹、睾囊作胀。宜疏化宣泄。

苏梗三钱五分　延胡索三钱五分　枳壳三钱五分　猪苓三钱五分　四制香附三钱五分　两头尖三钱，包　法半夏三钱五分　泽泻三钱　川楝子三钱五分，小茴香七分同炒　枸橘三钱　青皮三钱五分　淡吴萸二分　橘核五钱，打酒炒

程　睾丸偏大，时时腰痛而酸，脉细。肝肾不足，湿热兼虚下陷所致。

归须二钱　五加皮三钱　川楝子二钱，小茴香七钱同炒　丝瓜络二钱　杜仲二钱，盐水炒　车前子三钱，包　延胡索三钱五分，醋炒　橘核五钱，打酒炒　川断二钱　枸橘三钱　两头尖三钱，包　荔枝核四钱，打　防己三钱五分

陆　向病疝气，近增胁痛，脉软弦。此属肾气不足，肝木失养，寒气遂横肆莫制。宜先急则治标。

旋覆花三钱五分，包　白芍三钱五分，吴萸三钱同炒　茯苓五钱　橘核四钱，酒炒　海蛤壳五钱，研粉，包　川楝子三钱五分　生米仁四钱　川断三钱，盐水炒　丝瓜络三钱五分　台乌药三钱五分　沉香曲三钱　陈佛手三钱五分　生熟谷芽各五钱

归须四钱　五灵脂三钱　乳香三钱　苏叶七钱　淡木瓜三钱　净没药三钱　台乌药四钱　广木香四钱　煎汤焫之。

俞　疝气胀大而长，年余不消，脉濡。此湿痰随气下注也。病在厥、少二经，病根深远，不易速解。

归须三钱　制香附三钱　枸橘三钱　两头尖三钱，包　丝瓜络三钱五分　川楝子三钱五分，小茴香五钱同炒　法半夏三钱　车前子四钱，包　土贝四钱，去心　延胡索三钱五分　制南星一钱　橘核四钱，打酒炒　荔枝核四钱

苏叶四钱　两头尖四钱，包　归须四钱　没药四钱　枸橘四钱　胡芦巴三钱　乳香四钱　荔枝核一两

以青布二方块，同药共煎，收布，绞干，更迭焫之。不可受风，更不可误服，至要！

朱　湿热随气下注睾丸，时时作胀。宜疏泄分利。

四制香附三钱五分　枸橘二钱　川断二钱，盐水炒　橘核四钱，打　金铃子三钱五分，炒　丝瓜络二钱　茯苓四钱　荔枝核三钱，打　延胡索三钱五分，醋炒　两头尖二钱，包　通草一钱

方　腰酸少腹胀，睾丸肿大，胸闷恶心，脉濡。宜疏泄厥少，宣畅痰湿。

制香附三钱五分　黑山栀二钱　橘红一钱　车前子四钱，包　川楝子　小茴香各三钱五分　枸橘三钱　法半夏三钱五分　泽泻三钱　延胡索三钱五分，醋炒　枳壳三钱五分　楂炭二钱　丝瓜络二钱　橘核五钱，打

苏叶一两、两头尖五钱，包、胡芦巴四钱、荔枝核五钱、小茴香五钱、水煎熏之。(疝气门)

上池医案

左侧睾丸胀痛，是疝气也，鼻衄，宜养阴滋肝以治疝。

大生地　川楝皮　橘核　茯苓　料豆皮　延胡　丹皮

两胁皆属肝，此即疝气之类，从肝肾治，漉漉有水声者，必系积饮也。

桂木　云茯苓　川楝皮　延胡　北五味　橘核　淡干姜同五味炒研　沉香镑

少腹有痞，睾丸胀大，是七疝之一也。

吴茱萸　小茴香　炒木瓜　青皮　川楝子　延胡　杜仲　荔枝核

少腹有痞，形如瓜，声如蛙，攻冲则痛，此七疝之一也。

淡吴萸　延胡　木瓜　归身　川楝皮　青皮　荔枝核　胡芦巴

也是山人医案

马廿五　肝络久虚，少腹坠痛。此属气疝，宗子和方。

川楝子二钱　归须一钱五分　炒橘核一钱五分　延胡炒，一钱　青木香八分　青皮一钱　粗桂枝一钱　炒小茴香七分(疝)

丛桂草堂医案

郭某年六十余，腊月间患疝病，外肾根部，肿硬如鸡卵，疼痛非常，恶寒不热，口干，舌光无苔，而色不红，盖寒疝也。其坚硬如鸡卵者，寒邪搏结得温则消散也。乃以乌头桂枝汤，蜜炙乌头三钱，桂枝、白芍各二钱，甘草一钱，加党参二钱，干姜八分，小茴香、当归各三钱，木香一钱，作煎剂，服后至夜间痛始定，肿硬亦消，口干亦止。翌日，以原方用羊肉汤煎药，并令其煨食羊肉而痊。(卷三)

重古三何医案

疝痛睾丸肿，遇劳则发，痛必于寅卯间，骛泄经久，脉浮数。宜从厥阴疏化。

焦冬术　归尾　炒小茴香　吴萸　山栀　萆薢　酒炒白芍　广木香　白苓　楂炭　黑姜　青皮　砂仁壳　酒炒枸橘李

阮氏医案

许　疝瘕之病，生于肾，发于肝。盖少阴为阴之枢，厥阴之脉络阴器，睾丸形圆，亦主旋转。系先天不足，寒湿之邪内伤络脉，致枢转不灵，元阳下陷，故阴囊肿坠坚大，名曰㿗疝。若非升补元阳，疏通寒湿，从何而治乎?

高丽参一钱　金琐阳二钱　绿升麻六分　杭青皮一钱　炙叙芪二钱　炙甘草八分　软柴胡六分　西小茴一钱　广橘核二钱　川楝子一钱　青木香八分

柯　寒湿袭伤肝肾，结成疝气，下注阴囊，左睾丸偏坠，坚硬肿痛，稍加寒热。《经》

云:病在厥阴,治从少阳;病在少阴,治从太阳。遵其法以治之。

软柴胡钱半　淡黄芩八分　广橘核三钱,炒　西小茴钱半,炒　水法夏钱半　川桂枝钱半　川楝子钱半　青木香八分　东洋参一钱　酒白芍钱半　小青皮钱半,炒　炙甘草八分　生姜三片　大枣三枚

缩阴案(缩阳案同见)

名医类案

思村王氏之子生七日,两肾缩。一医云硫黄、茱萸研大蒜,涂其腹,仍以蔄草、蛇床子熏之,愈。盖初受寒气而然也。《琐碎录》(肾缩)

薛案辨疏

顾大有父,年七十有九,岁仲冬将出,少妾入房,致头痛发热,眩晕喘急,痰涎壅盛,小便频数,口干引饮,遍舌生刺,囊缩敛如荔枝,下唇黑裂,面目俱赤,烦躁不寐,或时喉间如灶火上冲,急饮凉茶少解,已濒于死。脉洪大而无伦且有力,扪其身烙手。此肾经虚火游行于外。投以十全大补加萸肉、泽泻、丹皮、山药、麦冬、北五味,又附子一钟。熟寐良久,脉症各减三四,再与八味丸服之,诸症悉退,后畏冷物而痊。

疏曰:此案宛似伤寒传里实邪症。合其时考之,又伤寒也。以其脉考之,又伤寒也,而孰知其为肾经虚火游行于外之症乎?故凡病势忽然暴烈,脉气异于寻常,即当求本而治。若果系伤寒传里,当必从太阳、阳明、少阳,诸表症尽而后传变入来。今不言诸表症,而但云将出少妾入房所致,岂非病在肾经虚火游行乎?然以肾经虚火游行而论,当即以七味丸引火归源之法治之,何以先用十全大补加味耶?独不虑火未归源,而参、芪、术、甘补住上焦游行之火,致痰涎壅在于肺,以成窒逆之患,而愈增喘急乎!不知年登七十九岁,气已虚矣,入房即病,阳已脱矣。则阴阳气血无不虚脱,故用此汤齐补之。俟脉症稍减三四,使阴阳气血已定,后用八味丸以治其本源。其不用七味及加减八味者,以七十九之老人入房,即病暴脱,真火已衰,不特火不归经而已。(肾虚火不归经发热等症)

叶氏医案存真

勉强摇精,致阳缩囊纵,不但形弱伛偻,肛门脐窍皆为收引,咽喉牵绊,自此食物渐渐减少,由精血之伤有形,最难自复。少厥两阴脉,循喉咙,开窍于二阴,既遭损伤,其气不及充注于八脉,见症皆拘束之状。上年进柔剂阳药,服后头巅经脉皆胀,耳窍愈鸣,想是藏阴宜静,试以乘舆身怖,必加局促不安,宜乎升阳之动,药不灵矣。夫少阴内藏,原有温蒸诸法,厥阴相火内寄,恶暖喜凉。仿丹溪潜阳法,仍候高明定义。

元武版　知母　茯苓　秋石　生地　阿胶　远志炭　柏子仁

又　交四之气热胜,元虚则气候不耐久坐,舌心腐碎,吸短气似不接续,中焦喜按,始得畅安,目胞欲垂难舒,四肢微冷失和。从前调理见长,每以温养足三阴,兼进血气充形之品,病减。今当长夏,脾胃主气,气泄中虚,最防客气之侵,是质重之补宜缓,而养胃生津、宁神敛液,仍不可少。俟秋深天气下降,仍用前法为稳,拟逐日调理方法。

人参　麦冬　知母　天冬　茯神　甘草　川斛　建莲

锦芳太史医案求真初编

治同县城北周人和阳缩案百五十一

余县周人和，身犯阳缩一症，彼云伊病平昔是属火体，所服皆是地黄滋阴泻火之品，服之毫无滞气，而且饮食如常，足如火烧，头昏气怯。及审其脉，而见浮大而实，坚劲搏指，并闻余欲用温，多有惧怯。余知其意欲投凉剂，姑以生地、熟地、知、连、芩、柏泻火之药以进，服之彼云无恙，再服一剂如故，又进一剂，忽云昨夜大不如意，头则沉而下坠，食则欲吐不吐，阳物缩而上升。彼云此病实何以治?余曰：治亦不难，但尔前云地黄可投，故辛温未敢遽用，且脉又见坚劲，是以姑如其意以与。今因服之过寒，而脉沉而不浮，迟而不数，合之于症相符，当知前日所指坚劲之脉，非是内火发动，实是紧如绳索，内寒凝结之脉也，此非用辛用温用补不能。当用参一钱，黄芪一钱，以补肺气之下陷；炭木一钱，以补脾阳之不振；苍术一钱，桂枝一钱，以除风湿之外袭；生姜一钱，半夏一钱，以除寒湿之在胃；桔梗二分，以引清气之上升；砂仁一钱，以治寒积之在脾；胡巴一钱，小茴一钱，以除寒积之在肾。是药止服一剂，而诸症悉平，再服一剂，精神倍振而病即全愈矣。

气陷寒蔽，胃阳不舒，故尔收引上缩，得此肺气清肃，脾阳敷布，肾气温煖，故舒畅自如。男省吾识。

齐氏医案

曾治邓隆太，冬月患中寒，初则四肢厥逆，耳心痛连少腹，冷厥关元，势在垂危，冒雪请诊。六脉俱伏，面青唇黑，舌卷阳缩。余曰：此正缩阳证也，阳缩属少阴，舌卷属厥阴，且耳心亦属少阴，是证乃因酒色过度而酿成耳。急用芪、术各五钱，砂、蔻各八分，干姜、附、桂各二钱，吴萸、川椒各一钱，煎服，一剂而效。再加芦巴、故纸各三钱收固肾气，四剂而安。继服八味地黄丸而元气大复。(缩阳证)

尚友堂医案

奉邑余南纪先生室人，每经期即患缩阴，专医调治，数年未愈，访余诊治。切得左手脉微，右手脉弱，脉系六阴无疑。阅前方悉参芪姜附之类，阴寒而用燥热宜矣，乃病犹延及五载者，其故有三：一补阳而不补阴，其病不除。盖天一生水，旺冬位北，以先天对待而言，则离坎有交媾之妙；以后天运用而言，则水火有既济之功；虽四物阴凝，非阳虚者所宜，而甘温补肾犹为阳虚者所喜。王应震云：一点真阳寄坎宫，固根须用味甘温。《内经》云阴平阳秘，精神乃治者是也。一补肾而不治肝，其病不除。按足厥阴经脉，起于足大趾，循行内踝，上绕阴器，走廷孔而止期门。《内经》云：诸寒收引，皆属肝病。今用吴茱萸、川椒以驱厥阴寒邪，所谓治病必求其本者是也。一病深药浅，其病不除。盖桂附纯阳，用不甚效则疑忌之心生，疑忌生而服之者必或作而或辍。今投以阴阳平补之剂，渐磨深则阴寒潜消，培养久则营卫滋长，真元充足，缩阴自止。孟子云：七年之病，必求三年之艾。不洵然乎！后依方服药，果两月而愈。(治缩阴症)

刘某，年四旬外，体肥痰盛，素属中寒。因外游劳极汗溢，憩阴石上，比觉怯寒，旋归寓，无所苦，唯觉心神恍惚，自言身若非己有。余见其饮食行动如常，疑其无病，及诊六脉，沉细无力，始骇曰：何以阳微阴盛一至于此!大病至也。必早备人参五两，方可施治，少则无济。盖恐姜附蒸发寒痰，非参无以固正气也。次日如数办至，予即用附子理中汤大剂煎服。越二日卯时，陡发缩阳，令将人参嚼吞，自朝至暮，嚼参两许，间啜煎剂，才得松手。次日饮食行动复如常，仍用原方续进。越日大吐不止，又令嚼参，并服煎剂，终日而愈。越日又大泻,亦如前法而止。七日内计服附子四斤、人参五两,脉颇有力而已。予执定理中大剂,令其频服自愈。主家问曰:此症先似无病,何以服药后反缩阳,继而发吐发泻,甚属骇人,其故可得言耶?予曰:人身百年有常,全赖真阳用命,今某体本阳虚,因劳倦汗泄,腠理大开,背石当风,寒邪直入阴经。予用大剂参附蒸动其阳,始得阴邪骤散,譬之冰雪初融,其栗烈袭人更甚,故有阳缩之症,然阳犹未敷布也。及至炎上势成,直达胸臆,一切秽浊之物、如阴邪凝结者,因之解散无余,故又呕吐。然在胃者可解,而外廓之寒痰难消,必俟阳气周达,阴邪可从大孔而下,故又大泻一日。今则止此,无他虑矣。主家唯唯。(治阳虚症)

王氏医案三编

吴箓园患发热呕吐,茎缩腹痛,孟英诊脉弦软而数,苔色腻黄。曰:热伏厥阴也。与楝实、通草、栀、莲、茹、斛、丝瓜络。一剂知,数剂愈。

得心集医案

黄钦三　病发时浑身洒淅麻痹,腹痛囊胀茎缩,一时灯火、姜、附乱投,得少安,其后屡发。更医数手,无非前法,盖医者总以阴症为治,而病者刻以缩阳为虑,紧持玉茎,诚恐缩完。诊得弦紧异常,目红唇燥。余知其误,以宽言慰之,令急服左金丸合温胆汤,数剂顿安,后以一派养血济阴镇心潜阳之药,调理而健。同道不解其故。余曰:吾人身中,惟色胆最大,肾家之强,均由胆家之旺,请鉴诸好色之流,有逾垣乘隙高深不畏之胆,昏夜私奔神鬼无惧之胆,而后能遂其欲。是凡潜踪入房,其胆家之火必先燃,而肾家之火乃盛。当其欲火初起,但制之以恐惧,其阳必顷刻而痿,岂非肾强由胆旺之验乎?故肝为阴脏,缘胆藏于中,相火内寄,其体虽柔,其用实刚。其性也,主动主升;其气也,彻上彻下;脏腑表里,为寒为热,身中内外,或现或隐,高自顶巅,深至血海,变幻莫测,病害最多。至其脉络阴器,尤喜疏泄。兹诊钦兄脉盛筋强,目红唇燥,乃肝胆俱旺,血燥不荣,且常有遗泄一病,明明肝火激动精关。诸医不察其遗泄之故,只想汇聚涩精补阳之药,岂非炽火涸血之弊乎?夫火愈炽血必愈涸,血愈涸火必愈炽,由是筋脉失滋,遂成结束,乃筋疝之象,非真缩也。加以惊恐,不缩亦缩矣。吾以宽言慰之,释其惊恐之缩,继以苦药清之,解其筋脉之结,补之以气,补肝即是补胆,养之以润,养肾便可养肝。吾临斯症,实非偶然,法参乙癸同乡之义,推观好色之原,丝毫不爽,所以获效。较诸阴症缩阳、面青脉静、肢冷息微者,不大相径庭乎?

左金丸

黄连六两　吴萸一两

水丸。

温胆汤(编者按:据其症状,似属缩阳,未可拘泥主治者所言)(痿证门)

随息居重订霍乱论

妇兄吴萁园,癸丑仲夏,陡患发热呕吐,茎缩腹痛,亟招余诊。脉弦软而数,苔色黄腻,宜清厥阴蕴热,非痧也。予楝、茹、连、斛、栀、柏、银花、通草、丝瓜络为方,一剂知,数剂愈。(梦影)

崇实堂医案

马子扬,吾亲戚也。家贫病重,余往视之。见其面色黄黑,身冷肌消,舌肥胖胀大,日间知人事而口不能言,舌苔厚腻满布,二便不通,囊已上缩;至黄昏则寒颤转筋,人事昏沉;至亥子时,则烦躁狂叫,手足躁扰;至寅卯时,则安卧无声,神思疲惫,饮食不进,口亦不渴。据云:病如此重,已三日矣。诊其脉,两关弦紧,两寸尽微弱,不甚应指。前医以舌卷囊缩为厥阴温邪,用犀角、羚羊角等药矣。抑知此症,全因误治而然也。其先本时邪中之,寒湿症,服凉药太多,损脾之阳,滞胃之气,症变阴寒。阳明主润宗筋,今阳明无主,则宗筋不润而短缩,故肾囊缩入腹内,与厥阴之囊缩迥异。脾之脉络舌本,今脾阳大败,浊阴上犯,循脾脉而上荣舌本,故舌本胀大而不能言,与厥阴之舌短、舌必缩小者迥异。阴邪弥满,阳气不行,至日落则阴气用事,故神昏寒战;至亥子则阴阳剥复,故烦躁不安;至寅卯则阳复用事,便向安矣,与温症又异。为用附子、苍术各三钱,白术五钱,干姜、厚朴、当归各二钱,草果仁、白芷、川芎各一钱,党参三钱。为一剂与服。连进两帖,神清便解,身温能言,夜能安寝,诸症俱退,而病家轻信人言,复请王名医调治,用药不当,延宕半年,浊邪闭窍,致神痴、耳聋,如废人矣。吾等虽无居功之意,然信任不坚自误其事,良可恨也!故时医可为,名医不可为。诚哉是言!

重古三何医案

劳心木火上炽,下焦气化失司,时常目赤,周体筋络跳动,无力,小溲短,阳缩,腰足发冷,脉细数不调。系火不下降,当从滋养,调复非易也,节烦少食,忌咸冷为要。

生芪　焦冬术　归身　秦艽　白芍　山栀　甘草　木瓜　茯苓　陈皮　桑枝　荆芥　金毛狗脊

虚劳案(痨瘵案、干血劳案同见)

小儿药证直诀

郑人齐郎中者,家好收药散施。其子忽脏热,齐自取青金膏,三服并一服饵之。服毕,至三更,泻五行,其子困睡。齐言:子睡多惊。又与青金膏一服,又泻三行,加口干身热。齐言:尚有微热未尽。又与青金膏,其妻曰:用药十余行未安,莫生他病否?召钱氏至,曰:已成虚羸。先用前白术散,时时服之,后服香瓜圆。十三日愈。(记尝所治病二十三证)

扁鹊心书

一人病咳嗽,盗汗发热,困倦减食,四肢逆冷,六脉弦紧,乃肾气虚也。先灸关元五百壮,服保命延寿丹二十丸,钟乳粉二钱。间日,服金液丹百丸,一月全安。

一人病咳嗽,证脉与上条同,但病人怕灸,止服延寿丹五十粒,金液丹百粒,钟乳粉二两,五日减可,十日脉沉缓,乃真气复也。仍服前药,一月全安。盖此病早治,不灸亦可,迟必加灸,否则难治。

一幼女病咳嗽,发热,咯血,减食。先灸脐下百壮,服延寿丹、黄芪建中汤而愈。戒其不可出嫁,犯房事必死。过四年而适人,前病复作。余曰:此女胎禀素弱,只宜固守终老。不信余言,破损天真,元气将脱,不可救矣。强余丹药服之,竟死。

一人额上时时汗出,乃肾气虚也,不治则成痨瘵,先灸脐下百壮,服金液丹而愈。

一人夜多虚汗,亦肾气虚也,服全真丹、黄芪建中汤而痊。

一妇人产后虚汗不止,乃脾肾虚也,服金液丹、全真丹、当归建中汤而愈。凡童男女秉气虚、多汗者,亦同此治。

一人每日四五遍出汗，灸关元穴亦不止，乃房事后，饮冷伤脾气，灸左命关百壮而愈。

一妇人伤寒瘥后转成虚劳，乃前医下冷药，损其元气故也。病患发热咳嗽、吐血少食，为灸关元二百壮，服金液、保命、四神、钟乳粉，一月痊愈。(脾肾者，先后天之本与元也。虚劳之病虽有五脏之殊，其原皆由于脾肾受病，而脾肾之治殊难见效，不知肾之元于生阳，脾之本于焦火，温温不息，元本日充，自然真水流行，津液四布，神精内守，烟焰不生，五脏无偏颇之虞，水火有交济之益，何难治之有哉！奈何世人不察，习用寒凉不败不已。间有知脾肾之当保者，不过玉竹、沙参、生脉、六味温平之剂而已，知先生之法者有几人哉！但恨起石无真，钟乳多伪，合丹救济亦属徒然，惟有艾火庶可求全，人又不肯耐疼忍痛，应名数痏，此证之获愈者，所以千百而无一二也。予具热肠，动违庸俗，明知难起之疾，勉投桂、附，十中亦起一二，其终不愈者，不免多口之来，予亦无庸置辨，彼苍者天，谅能默鉴予救世之衷也。因略举治愈数人，附记于后，以为吾党型式，俾知温补之可以活人，而不为流俗所惑，不因谗毁缩手也：友人沈荫昌兄，因患伏兔疽，脓血过多，有伤元本，变为虚劳，服滋阴剂过多，喘急吐血，饮食少进。予诊之脉弦急，有七八至，面色纯青，喘咳气急，卧难着席，身热汗出，涎沫不收，虚脱之证已悉见矣。又贫乏无力用参，乃予建中，重投芪桂，一服而喘定安眠，涎沫与血俱减大半。第病久而脾肾过伤，胃气难复，投桂、附加参钱许，月余而痊。王在庭之室，病虚劳十余载，喘促吐沫，呕血不食，形体骨立，诸医束手，延予诊视，见其平日之方，皆滋阴润肺，温平之剂。予曰：以如是之病，而乃用如是之药，自然日趋鬼趣，焉望生机？独不思仲景云咳者则剧，数吐涎沫，以脾虚也。又昔贤云：肾家生阳，不能上交于肺则喘。又云：脾虚而肺失生化之原则喘。今脾肾败脱用药如此，焉望其生。乃重投参芪姜附等二剂而喘定，缘泄泻更甚再加萸、蔻十余剂而病减十七；又灸关元，因畏痛只灸五十壮，迄今十余年而形体大健矣。一中年妇，夜热咳嗽，本小疾耳，为张、李二医合用滋阴退热药月余，致面青脉急，喘促，吐血呕沫日数升，饮食不进，二医束手覆而不治，予为重用参、附十余剂而安。此非其本原受亏，乃药误所致，故收功易也。(虚劳)

卫生宝鉴

刑部侍郎王立甫之婿，年二十五岁，至元丁卯十一月间，困劳役忧思烦恼，饮食失节而病。时发躁热，肢体困倦，盗汗湿透其衾，不思饮食，气不足一息，面色青黄不泽。请予治之，具说前证。诊其脉，浮数而短涩，两寸极小。予告曰：此危证也，治虽粗安，至春必死，当令亲家知之。夫人不以为然，遂易医。至正月躁热而卒。异日，立甫同外郎张介夫来谓予曰：吾婿果如君言，愿闻其理。予曰：此非难知也。《内经》曰：主胜逆，客胜从，天之道也。盖时令为客，人身为主。冬三月人皆惧寒，独渠躁热盗汗，是令不固其阳，时不胜其热。天地时令，尚不能制，药何能为？冬乃闭藏之月，阳气当伏于九泉之下，至春发为雷，动为风，鼓坼万物，此奉生之道也。如冬藏不固，则春生不茂，又有疫疠之灾。且人身阳气，亦当伏潜于内，不敢妄扰，无泄皮肤，使气亟夺，此冬藏之应也。令婿汗出于闭藏之月，肾水已涸，至春何以生木？阳气内绝，无所滋荣，不死何待？二君乃叹息而去。(卷三)

真定钞库官李提举，年逾四旬，体干魁梧，肌肉丰盛。其僚友师君告之曰：肥人多风证，君今如此，恐后致中风。搜风丸其药推陈致新化痰，宜服之。李从其言，遂合一料，每日服之。至夜下五行，如是半月，觉气短而促。至一月余，添怠惰嗜卧，便白脓，小便不禁,足至膝冷,腰背沉痛,饮食无味,仍不欲食,心胸痞满,时有躁热,健忘,恍惚不安。凡三易医皆无效,因陈其由,请予治之。予曰:孙真人云:药势有所偏助,令人脏气不平。药本攻疾,无病不可饵。平人谷入于胃,脉道乃行;水入于经,其血乃成。水去则荣散,谷消则卫亡。荣散卫亡,神无所依。君本身体康强,五脏安泰,妄以小毒之剂,日下数行。初服一日,且推陈下行,疏积已去,又何推焉?今饮食不为肌肤,水谷不能运化精微,灌溉五脏六腑,周身百脉,神将何依?故气短而促者,真气损也。怠惰嗜卧者,脾气衰也;小便不禁者,膀胱不藏也;便下脓血者,胃气下脱也;足胻寒而逆者,阳气微也;时有躁热、心下虚痞者,胃气不能上荣也;恍惚健忘者,神明乱也。《金匮要略》云:不当下而强下之,令人开肠洞泄便溺不禁而死。前证所生非天也,君自取之,治虽粗安,促君命期矣。李闻之,惊恐,汗浃于背,起谓予曰:妄下之过,悔将何及!虽然,君当尽心救其失。予以谓病势过半,命将难痊,固辞而退。至秋疾甚作,医以夺命散下之,躁热喘满而死。《内经》曰:诛罚无过,是谓大惑。如李君者,盖《内经》所谓大惑之人也,卫生君子,可不戒哉!(卷二)

丙辰秋,楚丘县贾君次子二十七岁,病四肢困倦,躁热自汗,气短,饮食减少,咳嗽痰涎,胸膈不利,大便秘,形容羸削,一岁间更数医不愈。或曰:明医不如福医。某处某医,虽不精方书,不明脉候,看证极多,治无不效,人目之曰福医。谚云:饶你读得王叔和,不如我见过病证多。颇有可信,试命治之。医至,诊其脉曰:此病予饱谙矣,治之必效。于肺俞各灸三七壮,以蠲饮枳实丸消痰导滞。不数服,大便溏泄无度,加腹痛,食不进,愈添困笃。其子谓父曰:病久瘦弱,不任其药,病剧遂卒。冬予从军回,其父以告予。予曰:思《内经》云,形气小足,病气不足,此阴阳俱不足。泻之则重不足,此阴阳俱竭,血气皆尽,五脏空虚,筋骨髓枯,老者绝灭,壮者不复矣,故曰不足补之。此其理也。令嗣久病羸瘦,乃形不足,气短促乃气不足,病潮作时嗜卧,四肢困倦,懒言语,乃气血皆不足也。补之惟恐不及,反以小毒之剂泻之,虚之愈虚,损之又损,不死何待?贾君叹息而去。予感其事,略陈其理。夫高医愈疾,先审岁时太过不及之运,察人之血气饮食勇怯之殊。病有虚实浅深在经在脏之别,药有君臣佐使大小奇偶之制,治有缓急因用引用返正之则。孙真人云:凡为太医,必须谙《甲乙》、《素问》、《黄帝针经》、明堂流注、十二经、三部九候、五脏六腑、表里孔穴、本草、药对、仲景、叔和诸部经方。又须妙解五行阴阳,精熟《周易》,如此方可为太医。不尔,则无目夜游,动致颠损。正五音者,必取师旷之律吕,而后五音得以正;为方员者,必取公输之规矩,而后方员得以成。五音方员,特末技耳,尚取精于其事者。况医者人之司命,列于四科,非五音方员之比,不精于医,不通于脉,不观诸经本草,赖以命通运达而号为福医。病家遂委命于庸人之手,岂不痛哉!噫!医者之福,福于渠者也。渠之福,安能消病者之患焉?世人不明此理而委命于福医,至于伤生丧命,终不能悟,此惑之甚者也。悲夫!(卷三)

中书左丞相史公,年六旬有七,至元丁卯九月间,因内伤自利数行,觉肢体沉重,不思饮食,嗜卧懒言语,舌不知味,腹中疼痛,头亦痛而恶心。医以通圣散大作剂料服之,覆以厚衣,遂大汗出,前证不除而反增剧。易数医,四月余不愈。予被召至燕,命予治之。予诊视得六脉沉细而微弦,不欲食,食即呕吐。中气不调,滞于升降。口舌干燥,头目昏眩,肢体倦怠,足胻冷,卧不欲起。丞相素不饮酒,肢体本瘦,又因内伤自利,又复获汗,是重竭津液,脾胃愈虚,不能滋荣周身百脉,故使然也。非甘辛大温之剂,则不能温养其气。《经》云:脾欲缓,急食甘以缓之。又脾不足者,以甘补之。黄芪、人参之甘,补脾缓中,故以为君。形不足者温之以气,当归辛温,和血润燥。木香辛温,升降滞气。生姜、益智、草豆蔻仁辛甘大热,以荡中寒,理其正气。白术、炙甘草、橘皮,甘苦温乃厚肠胃。麦蘖面宽肠胃而和中,神曲辛热,导滞消食而为佐使也。上件㕮咀一两,水煎服之,呕吐止,饮食进。越三日,前证悉去。左右侍者曰:前证虽去,九日不大便,如何?予曰:丞相年高气弱,既利且汗,脾胃不足,阳气亏损,津液不润也。岂敢以寒凉有毒之剂下之?仲景曰:大发汗后,小便数,大便坚,不可用承气汤。如此虽内结,宜以蜜煎导之。须臾去燥屎二十余块,遂觉腹中空快,上下气调,又以前药服之,喜饮食,但有所伤,则以橘皮枳术丸消导之。至月余,其病乃得平复。丞相曰:病既去矣。当服何药以防其复来?予曰:不然。但慎言语,节饮食,不可服药。夫用药如用刑,民有罪则刑之,身有疾则药之。无罪妄刑,是谓虐民;无病妄药,反伤正气。军志有曰:允当则归,服而舍之可也。丞相说而然之。(卷五)

建康道按察副使奥屯周卿子,年二十有三,至元戊寅三月间病发热,肌肉消瘦,四肢困倦,嗜卧盗汗,大便溏多,肠鸣不思饮食,舌不知味,懒言语,时来时去,约半载余。请予治之,诊其脉浮数,按之无力,正应王叔和浮脉歌云:脏中积冷荣中热,欲得生精要补虚。先灸中脘,乃胃之经也,使引清气上行,肥腠理;又灸气海,乃生发元气,滋荣百脉,长养肌肉;又灸三里,为胃之合穴,亦助胃气,撤上热,使下于阴分。以甘寒之剂泻热,其佐以甘温,养其中气;又食粳米羊肉之类,固其胃气。戒于慎言语,节饮食,惩忿窒欲,病气日减。数月,气得平复。逮二年,肥盛倍常。或曰:世医治虚劳病,多用苦寒之剂,君用甘寒之药,羊肉助发热,人皆忌之,令食羊肉粳米之类,请详析之。予曰:《内经》云:火位之主,其泻以甘。《藏气法时论》云:心苦缓,急食酸以收之。以甘泻之,泻热补气,非甘寒不可。若以苦寒以泻其土,使脾土愈虚,火邪愈盛。又曰:形不足者温之以气,精不足者补之以味。劳者温之,损者益之。《十剂》云:补可去弱,人参、羊肉之属是也。先师亦曰:人参能补气虚,羊肉能补血虚。虚损之病,食羊肉之类,何不可之有?或者叹曰:洁古之学,有自来矣!(卷五)

至元己亥,廉台王千户年四十有五,领兵镇涟水。此地卑湿,因劳役过度,饮食失节,至秋深,疟痢并作,月余不愈,饮食全减,形容羸瘦,乘马轿以归。时已仲冬,求予治之,具陈其由。诊得脉弦细而微如蛛丝,身体沉重,手足寒逆,时复麻痹,皮肤痂疥,如疠风之状,无力以动,心腹痞满,呕逆不止,此皆寒湿为病。久淹,真气衰弱,形气不足,病气亦不足,阴阳皆不足也。《针经》云:阴阳皆虚,针所不为,灸之所宜。《内经》曰:损者益之,劳者温之。《十剂》云:补可去弱,先以理中汤加附子,温养脾胃,散寒湿;涩可去脱,养脏汤加附子,固肠胃,止泻痢,仍灸诸穴以并除之。《经》云:府会太仓,即中脘也。先灸五七壮,以温脾胃之气,进美饮食;次灸气海百壮,生发元气,滋荣百脉,充实肌肉;复灸足三里,胃之合也,三七壮,引阳气下交阴分,亦助胃气;后灸阳辅二七壮,接续阳气,令足胫温暖,散清湿之邪。迨月余,病气去,渐平复。今累迁侍卫亲军都指挥使,精神不减壮年。(卷十六)

石山医案

邑庠司训萧先生,年逾五十,形肥色紫。病气从脐下冲逆而上,睡卧不安,饮食少,精神倦。予为诊之,脉皆浮濡而缓。曰:气虚也。问曰:丹溪云:气从脐下起者,阴火也。何谓气虚?予曰:难执定论。丹溪又云:肥人气虚,脉缓亦气虚。今据形与脉,当作气虚论治。遂以参、芪为君,白术、白芍为臣,归身、熟地为佐,黄柏、甘草、陈皮为使,煎服十余帖,稍安。彼以胸膈不利,陈皮加作七分,气冲上,仍守前方,月余而愈。(气痛气逆)

一人年逾三十,形瘦色脆,过于房劳,病怠惰嗜卧,食后腹痛多痰,觉自胃中而上,又吐酸水,肺气不清,声音不亮。已更数医,或用补阴消导等剂。邀予诊治,脉皆细濡无力,约有七至。问曰:热乎?曰:不觉。曰:嗽乎?夜间数声而已。曰:大便何如?近来带溏,粪门旁生一疖,今已溃脓,未收口耳。曰:最苦者何?夜卧不安,四肢无力而已。予思脉病不应。夫数脉主热,今觉不热,乃内蒸骨髓欤?或正气已极,无复能作热欤?据症,似难起矣。何也?虚劳粪门生疖,必成瘘疮,脉不数者,尚不可为,况脉数乎?盖肺为吸门司上,大肠为肛门司下,肺与大肠府藏相通,况肺为气主,气阳当升,虚则下陷,所谓物极则反也。今病内热燔灼,肺气久伤,故下陷肛门而生疖瘘,肺伤极矣,非药能济。予遂告归。月余果卒。故凡虚劳之病,或久泄,或左或右一边不得眠者,法皆不治也。(吐血咳血)

一妇年逾三十,形色脆白,久病虚弱,余为调治十余载矣。须不能纯,去泰去甚。至嘉靖癸未,便道复为诊之,左脉似有似无,右脉浮濡无力。予曰:平素左脉不如此,今忽反常,深为之惧。越三日,再诊,两手脉皆浮濡,左则不似有似无,右则略近于驶而已,乃知脉变不常,昨今异状者,由虚而然也。今医以片时诊察,即谓其病若何,遂解囊撮药,此亦失之疏略,未必能尽其病情也。近患头眩眼昏,四肢无力,两膝更弱,或时气上冲胸,哽于喉中,不得转动,则昏懵口禁,不省人事,内热口渴,鼻塞,饮食减,经水渐少。予用人参三钱,归身、白术、麦门冬各一钱,黄芪钱半,黄柏七分,枳实五分,甘草四分煎服。缺药日久,前病复作,服之又安。(汇萃)

一儿年十一,色白神怯,七月间,发热连日,父令就学,内外俱劳,循至热炽,头痛,正合补中益气汤症。失此不治,以致吐泻,食少。其父知医,乃进理中汤。吐泻少止,渐次眼合,咽哑不言,昏昧不省人事,粥饮有碍,手常揾住阴囊。为灸百会、尾骶不应。其父质于予。予曰:儿本气怯,又当暑月过劳。《经》曰劳则气耗。又曰劳倦伤脾。即此观之,伤脾之病也。身热者,《经》曰阳气者,烦劳则张。盖谓气本阳和,或劳烦,则阳和之气变为邪热矣。头痛者,《经》曰诸阳皆会于头。今阳气亢极,则邪热熏蒸于头而作痛也。吐泻者,脾胃之清气不升,浊气不降也。目闭者,盖诸脉皆属于目,而眼眶又脾所主,脾伤不能营养诸脉,故眼闭而不开也。咽哑者,盖脾之络连舌本、散舌下,脾伤则络失养,不能言也。《经》曰脾胃者,水谷之海。五藏皆禀气于脾,脾虚则五藏皆失所养,故肺之咽嗌为之不利,而食难咽;故心之神明为之昏瞀而不知人。常欲手揾阴囊者,盖无病之人,阴升阳降,一有所伤,则升者降,降者升《经》曰阴阳反复是也。是以阴升者降,从其类而入厥阴之囊,因阴多阳少,故手欲揾之也。此皆脾胃之病。《经》谓土极似木,亢则害,承乃制也。症似风木,乃虚象耳,不治脾胃之土,而治肝木之风,欲儿不死难矣!且用参、芪、术各三钱,熟附一钱煎,用匙灌半酒杯,候看如何。服后,病无进退。连服二三日,神稍清,目稍开,如有生意,食仍难咽。予为诊之,脉皆浮缓,不及四至。予曰:药病相宜,再可减去附子服之。渐渐稍苏。初医或作风热施治,而用荆、防、芩、连、蚕、蝎之类;或作惊痰,而用牛黄、朱砂、轻粉等药。此皆损胃之剂,岂可投诸儿?今得生幸耳,实赖其父之知医也。

或曰:《经》云无伐天和,其症又无四肢厥冷,时当酷暑而用附子,何也?予曰:参、芪非附子无速效,而经亦曰假者反之。正如冬月而用承气之类,此亦舍时从症之意也。(劳)

校注妇人良方

一室女年十七,疬久不愈,天癸未通,发热咳嗽,饮食少思,欲用通经丸。余曰:此盖因禀气不足,阴血未充故耳。但养气血,益津液,其经自行。彼惑于速效,仍用之。余曰:非其治也。此乃慓悍之剂,大助阳火,阴血得之则妄行,脾胃得之则愈虚。后果经血妄行,饮食愈少,遂致不救。(室女经闭成劳方论第九)

一妇人元气素虚,劳则体麻发热,痰气上攻,或用乌药顺气散、祛风化痰丸之类,肢体痿软,痰涎自出,面色萎黄,形体倦怠,而脾肺二脉虚甚,此气虚而类风。朝用补中益气汤,夕用十全大补汤渐愈。又用加味归脾汤调理,寻愈。(妇人中风诸症方论第一)

一妇人肢体作痛,面色萎黄,时或赤白,发热恶寒,吐泻食少,腹痛胁胀,月经不时,或如崩漏,或痰盛喘嗽,头目眩痛,或五心烦热,口渴饮汤,或健忘惊悸,盗汗无寐等症,卧床年许。悉属肝脾亏损,气血不足所致,用十全大补、加味归脾,兼服月余,诸症悉痊。(妇人血风肢体骨节疼痛方论第一)

一妇人素勤苦,因丧子,饮食少思,忽吐血甚多而自止,此后每劳则吐数口,瘵症已具,形体甚倦。午前以补中益气,午后以归脾汤送地黄丸而愈。

一妇子患前症,反其唇视有白点,此虫蚀肺也。余云:急寻獭肝治之。不信,果咳脓而殁。后闻其兄弟三人,皆夭于此症。大凡久嗽,当视其两唇,若上唇有点,虫蚀上部,下唇有点,虫蚀下部。(妇人劳瘵各症方论第一)

一妇人发热晡热,盗汗自汗,殊畏风寒,饮食少思,或腹胀吞酸,或大便不实。此脾胃不足,诸经亏损。朝用补中益气,夕用八珍汤,倍用参、苓、白术,各二十余剂,诸症渐愈。因丧母哀伤,患盗汗便血,用加味归脾汤,数剂而止,仍用前二药,又五十余剂,寻愈,月经两月而至。适因怒去血过多,发热作渴,肢体酸倦,头目晕痛,用逍遥散、加味归脾汤二药调补而痊。

一妇人盗汗自汗,遍身酸疼,五心发热,夜间益甚,或咳嗽咽干,或盗汗自汗,月经两三月一至,用加味逍遥散、六味地黄丸兼服,临卧又服陈术丸,三月余,诸症悉愈,其经乃两月一至,又服两月而痊。陈术丸即陈皮白术为丸。

一妇人患前症,食少倦怠,肌肉消瘦,日晡发热,至夜益甚,月水过期,渐至不通,时发渴躁,误用通经之剂,热倦愈重,饮食愈少。余用八珍汤加升麻、丹皮、山栀、柴胡治之,热渐退,又用八珍、丹皮、软柴胡调理而愈。(妇人骨蒸劳方论第二)

一妇人肌体倦瘦,口干内热,盗汗如洗,日晡热甚,用参、芪、归、术、茯神、远志、枣仁、麦门、五味、丹皮、龙眼肉、炙草、柴胡、升麻治之获痊。后因丧子,怀抱不舒,腹胀少寝,饮食少思,痰涎上涌,月经频数。余谓怒闷伤脾,不能摄血制涎归源耳。用补中益气、济生归脾渐愈,又用八珍汤调理而痊。

一妇人发热口干,月经不调,肢体无力,腿痛体倦,二膝浮肿,余作足三阴经血虚,用六味丸、逍遥散,兼服两月,形体渐健,饮食渐进,肢体渐消而痊。

一妇人日晡热甚,月水不调,饮食少思,大便不实,胸膈痞满,头目不清,肢体倦怠,发热烦躁,余谓七情肝脾亏损之症,用济生归脾汤、加味消遥散、补中益气汤调治,元气渐复而愈。

一妇人月经不调,晡热内热,饮食少思,肌体消瘦,小便频数,或用清热生血之剂,月经不行,四肢浮肿,小便淋沥,余朝用《金匮》加减肾气丸,夕用归脾汤渐愈。又用八珍汤,两月而愈。

一妇人胸胁膨满，小腹闷坠，内热晡热，饮食不甘，体倦面黄，日晡则赤，洒淅恶寒。此脾肺气虚，先用六君子加川芎、当归，诸症渐愈，又用补中益气加茯苓、半夏，诸症全愈。后饮食失节，劳怒，恶寒发热，不食，用加味小柴胡一剂而热退，用逍遥散、归脾汤调理而康。(妇人骨蒸劳方论第二)

一妇人素清苦，勤于女工，因感风邪，自用表散之剂，反朝寒暮热，自汗盗汗，形气虚甚，其脉或浮洪，或微细，其面或青白，或萎黄。此邪去而气血愈虚也，用十全大补汤，三十余剂渐愈。又用加味逍遥散，兼治半载而痊。(妇人血风劳气方论第三)

一妇人经行不调，饮食少思，日晡热甚。余以为肝脾气血俱虚，用十全大补加山茱、山药、丹皮、麦门、五味而愈。次年秋，寒热如疟，仍用前药而愈。(妇人热劳方论第一)

一妇人患前证(编者按：指咳嗽)，晡热内热，寒热往来，作渴盗汗，小便频数，其经两三月一行，此肝脾气血虚损，用八珍汤、六味丸各六十余剂，诸症渐愈。其经两月一行，仍用前二药，间以加味逍遥散，各三十余剂。后恚怒适经行，去血过多，诸症悉至，饮食少思，腹胀气促，用十全大补汤，数剂渐愈。仍用前药，调补渐愈。复因丧子，胸腹不利，食少内热，盗汗便血无寐，用加味归脾汤，仍兼前药而愈。

一妇人患前症，不时发热，或时寒热，或用清热之剂，其热益甚，盗汗口干，两足如炙，遍身皆热，昏愦如醉，良久，热止方苏，或晡热，至旦方止，此阴血虚而阳气弱也。余朝用六味丸料，夕用十全大补汤，月余诸症稍愈。更兼以补中益气汤，两月余而愈。(劳嗽方论第十三)

女科撮要

一妇人素勤苦，冬初患咳嗽发热，久而吐血盗汗，经水两三月一至，遍身作痛。或用化痰降火，口噤筋挛，谓余曰：何也？余曰：此血虚而药益损耳。遂用加减八味丸及补中益气加麦门、五味、山药治之，年余而痊。(经候不调)

一妇人年逾六十，内热口干，劳则头晕，吐痰带下。或用化痰行气，前症益甚，饮食愈少，肢体或麻，恪服祛风化痰，肢体常麻，手足或冷或热，日渐消瘦。余曰：症属脾气虚弱而不能生肺，祛风之剂复损诸经也，当滋化源。遂用补中益气加茯苓、半夏、炮姜二十余剂，脾气渐复，饮食渐加，诸症顿愈。(带下)

名医类案

江篁南治程钜患肌热多汗，时昏晕不醒，目时上窜，气短气逆虚，舌上白胎，腹中常鸣，粒米不入。诊其脉，两手脉皆浮大大则为虚而驶带弦。告之曰：虚损内伤证也，病虽剧不死。盖得之惊恐过劳，又兼使内过食，伤中之过耳。其家曰：信然。钜自楚归，江中遇盗，跃入中流，几死，浮水至岸，衣尽濡，赤身奔驰，风露侵袭，抵家，兼有房劳饮食过度，医用消导剂过多，故至此。江曰：《经》云，汗出而脉尚躁疾者死，目直视者死，在法不治。然察脉尚有神，可救也。按此本内伤外感之症，今外邪已去，内伤饮食亦消导无余，惟惊惕房劳失调补，故气虚而汗。又湿热生痰，中气虚，挟痰，故时时晕厥也。法宜补中清痰。因其苦于晕厥，以参、芪、归、术、麦冬、陈皮、五味、柴胡、甘草，一剂投之，晕厥止，但觉气愈逆，咽膈不利。何不用理中汤配二陈、竹沥、厚朴、杏子、归、芍？乃以甘桔汤加贝母煎饮之，咽膈即舒。次日前方除五味、归，加贝母、元参，晕厥复作。乃以人参二钱，陈皮少许，煎汤，调人乳饮之，觉安，连进数剂，是夜加竹沥、姜汁，即能食粥三次，但觉上焦作疼，又次日苦多汗。以人参、黄芪为君，酸枣仁、浮麦、陈皮、贝母

为臣，牡蛎、麻黄根为佐，桂枝、木香少许为使，是夜稍安，脉亦收敛而小。继以补中豁痰安神之剂出入加减，两月而愈。(内伤)

江应宿治朱秀才母，年四十三岁，寡居，患恶寒头疼内伤。恶心呕吐寒痰，多汗，易感风寒表虚。诊其脉，两尺沉细无力。乃命门火衰，人肥而多郁，脾肺虚寒。治以人参、白术、柴胡、半夏、陈皮、香附、青皮、枳实、干姜、紫苏，四君加疏肝散郁温中之品，亦可法。二剂痰清，恶寒少止，继以八味丸，痊愈。(命门火衰)

一人虚损，身如麻木，脚底如火。以柴胡、牛蒡子、川归、白芍、参、术、黄芪、升麻、防风、羌活、荆芥、牛膝，四十帖而愈。(火热)

一男子年二十余，病劳嗽数年，其声欲出不出。戴人曰：曾服药否？其人曰：家贫，未常服药。戴人曰：年壮不妄服药者，易治。先以苦剂涌之，次以舟车浚川丸大下之，更服重剂，瘥。

一田夫病劳嗽，一涌一泄，已减大半，次服人参补肺汤，临卧更服槟榔丸以进食。(咳嗽)

丹溪治一人，体长，露筋骨，体虚而劳，头痛楚，自意不疗，脉弦大兼数。寻以人参、白术为君，川芎、陈皮为佐，服至五月余，未瘳，以药力未至耳。自欲加黄芪，朱弗许。翌日，头痛顿愈，但脉微盛，又膈满不饥而腹胀，审知其背加黄芪也，遂以二陈加厚朴、枳壳、黄连以泻其卫，三帖乃安。是瘦人虚劳，多气实也。琇按：症本虚，固当补。然瘦人气实，纯用气药即不芪，亦必胀满。参、术继以枳、朴，先补后泻，理亦无碍。第先生素重养阴，此案何以独否？

一老人头目昏眩而重，手足无力，吐痰相续，脉左散大而缓，右缓大不及左，重按皆无力，饮食略减而微渴，大便四日始一行。医投风药。朱曰：若是，至春必死。此大虚证，宜大补之。以参、芪、归、芍、白术、陈皮浓煎，下连柏丸三十粒，服一年后，精力如丁年。连柏丸，姜汁炒，姜糊为丸，冬加干姜少许。

一人肥大苍厚，因厚味致消渴，以投寒凉药，愈后以黄雌鸡滋补，食至千数，患膈满呕吐。医投丁、沉、附子之剂，百帖而愈。值大热中，恶风，怕地气，乃堆糠铺簟，蔽风而处，动止呼吸言语皆不能，脉四至，浮大而虚。此内有湿痰，以多饮燥热药，故成气散血耗，当夏令法当死，赖色苍厚，胃气攸在。以参、术、芪熬膏，煎淡五味子汤，以竹沥调服，三月诸症悉除。令其绝肉味，月余平复。因多啖鸡卵，患胸腹膨胀，自用二陈汤加香附子、白豆蔻，其满顿除。乃令绝肉味，勿药自安。

虞恒德治一人，年五十余，体略瘦，十年前得内伤挟外感证。一医用发表疏利之剂十日余，热退而虚未复，胸中痞满，气促眩晕。召虞，治以补中益气汤，间与东垣消痞丸，陈皮、枳实、白术丸等药，调理而安。但病根未尽除而住药，故眩晕或时举，不甚重。至次年，因跋涉劳苦，又兼色欲之过，眩晕大作。历数医，皆与防风、荆芥、南星、半夏、苍术去风散湿消痰之剂，病弥笃，一日厥十数次，片时复苏。凡转侧即厥，不知人事。举家惶惑，召虞治。诊其六脉，皆浮洪而濡。虞曰：此气血大虚之症，幸脉不数而身无大热，不死，但恐病愈后尚有数年不能下榻。病者曰：苟得寓世，卧所甘心。投大补气血药，倍人参、黄芪，或加附子引经，合大剂，一日三帖，又煎人参膏及作紫河车丸、补阴丸之类间服。调理二月，服煎药二百余帖，丸药三五料，用人参五六斤，其厥不见，饮食如故，但未能下榻耳。次年，闻王布政汝言往京师，道经兰溪，以舟载候就诊。王公曰：此症阴虚，风痰上壅，因误多服参、芪，故病久不愈。建方，以天麻、菊花、荆芥、川芎等清上之药，琇按：方仍大错。亦未收效，止药。后越五六年方起，而步履如初。不思昔日病剧而藉参、芪等药之功，遂以王公之语咎虞，为误矣。琇按：不峻养营，未尝非误。

东阳治一人,发大汗、战栗鼓掉,片时许发躁热,身如火焚,又片时许出大汗如雨,身若冰冷,就发寒战如前,寒后又热,热后复汗,三病继作,昼夜不息。庠生卢明夫与作疟症治,不效。召虞诊,右手阳脉数而浮洪无力,阴脉略沉小而虚,左三部比右差小,亦浮软。虞曰:此阳虚症也。用补中益气汤,倍参、芪,减升、柴一半,加尿浸生附子一钱半,炒黄柏三分,干姜、薄桂各五分,大枣一枚,同煎服。一服病减三之一,二服减半,四服寒热止而身尚有微汗,减去桂、附、干姜一半,服二帖,痊愈。

江篁南治一妇,以恼怒患痰嗽,潮热自汗,肌体瘦损,屡药罔效。脉浑浑如泉涌,右寸散乱,数而且紧。以参、芪、归、术、茯苓、陈皮、甘草、白芍、半夏、曲、香附、圆眼肉,四帖,自汗十愈八九,起立觉有力,痰嗽减半。惟口内干热,前方半夏换贝母,出入调理,寻愈。

江应宿治周三者,祁门人也,年近三十,潮热咳嗽,咽哑。诊之,六脉弦数。周故以酒豪,先年因醉后呕血,是年又复呕血数升,遂咳不止,百治不应,肌食递减,烦躁喘满。予与四物,换生地,加贝母、丹皮、阿胶、麦冬、五味,煎服,加生蔗汁一小酒杯,姜汁少许,嗽渐止,食少。再加白术、茯苓、人参,食渐进。夜噙太平丸,晨服六味丸,加枸杞、人参、麦冬、五味,为丸,两月嗽止,半年肥白如初。(虚损)

一妇染瘵疾,骎[①]剧。偶赵道人过门,见而言曰:汝有瘵疾,不治谓何?答曰:医药罔效耳。赵曰:吾得一法,治此甚易。当以癸亥夜二更,六神皆聚之时,解去下体衣服,于腰上两傍微陷处,针灸家谓之腰眼,直身平立,用笔点定,然后上床,合面而卧,每灼小艾炷七壮,劳虫或吐出,或泻下,即时平安,断根不发,更不传染。如其言,获痊。《类编》(劳瘵)

丹溪治一人,久嗽吐红,发热消瘦。众以为瘵,百方不应。朱视之,脉弦数,日轻夜重,用倒仓法而愈,次年生子。

越州镜湖邵氏女,年十八,染瘵疾累年。刺灸无不求治,医莫效。渔人赵十煮鳗羹与食,食觉内热,病寻愈。今医家所用鳗鱼煎,乃此意也。

有人得劳疾,相因染,死者数人。取病者纳棺中钉之,弃于水,永绝传染之患。流之金山,有人异之,引岸开视,见一女子,犹活,因取置渔舍,多得鳗鱼食之,病愈,遂为渔人之妻焉。《稽神录》

一人劳伤而得瘵疾,渐见瘦瘠。用童便二盏,无灰酒一盏,以新磁瓶贮之,纳全猪腰子一对于内,密封泥,日晚以慢火养熟,至中夜止,五更初,更以火温之,发瓶饮酒,食腰子,一月而愈。后以此治数人,皆验。此盖以血养血,全胜金石草木之药也。《琐碎录》

一女子十余岁,因发热咳嗽喘急,小便少。后来成肿疾,用利水药得愈。然虚羸之甚,遂用黄芪建中汤,日一服,一月余遂愈。盖人禀受不同,虚劳,小便白浊,阴脏人服橘皮煎,黄芪建中汤,获愈者甚众。至于阳脏人不可用暖药,虽建中汤不甚热,然有肉桂,服之稍多,亦反为害。要之,用药当量其所禀,审其冷热,而不可一概用也。《医余》。琇按:此金科玉律,凡治病皆当取法,不特虚劳一症也。

睦州杨寺丞有女,事郑迪功,苦有骨蒸内热之病,时发外寒,寒过内热,附骨蒸盛之时,四肢微瘦,足趺踵。其病在脏腑中,众医不瘥。适处州吴医,只单石膏散,服后体微凉如故。其方出《外台秘要》。只用石膏,研细十分似面,以新汲水和服方寸匕,取身无热为度。《名医录》(劳瘵)

一人患劳瘵二年,一日无肉味,腹痛不可

① 骎(qīn 侵):马跑得很快的样子,喻进行迅速。

忍。其家恐传染,置于空室,待自终。三日无肉食,或惠鸡子,病人自煎食,将熟,忽打喷嚏,有红线二尺许自鼻入铫,遂以碗覆煎死之,自此遂安。

江少微治邑人方信川子,年三十余,因劳役失饥,得潮热疾,六脉弦数,宛然类瘵疾,但日出气暄则热,天色阴雨夜凉则否;暄盛则增剧,稍晦则热减,已逾二年。江曰:此内伤脾胃,阴炽而阳郁耳。以补中益气汤加丹皮、地骨。嗽喘,更加阿胶、麦冬、五味子而愈。(劳瘵)

保婴撮要

一小儿十四岁,腹痛吐泻,手足常冷,肌体瘦弱。余谓:所禀命门火虚也。用六君子汤、八味丸渐愈。毕姻后,因房劳勤读,感冒发汗,继以饮食劳倦,朝凉暮热,饮食不思,用六君子、十全大补二汤寻愈。后不慎饮食起居,午前脐下热起,则遍身如炙;午后自足寒至腰如冰。热时脉洪大,按之如无,两尺微,甚则六脉微细如绝。汤粥稍离火食之,即腹中觉冷。此亦禀命门火衰之症也,用补中益气汤、八味丸各百余服渐愈。后大吐血,别误服犀角地黄丸一剂,病益甚,饮食顿减,面色㿠白,手足厥冷,或时发热。寒时脉微细而短者,阳气虚微也。热时脉洪大而虚者,阴火虚旺也。余用十全大补及八珍汤、六君子之类,但能扶持而血不止。复因劳役吐血甚多,脉洪大鼓指,按之如无,而两寸脉短,此阳气大虚也,用人参一两、附子一钱,佐以补中益气汤数剂,诸症渐退。乃减附子五分,又各数剂,脉症悉退。乃每服人参五钱、炮姜五分,月余始愈。(盘肠气痛)

一小儿九岁,患痢后,嗜卧唾痰,服化痰药,吐痰益甚,而卧床三年矣。面色萎黄兼白,或时青赤,右关脉微细,左关脉弦数。余谓肝火乘脾,用六君、升麻、柴胡三十余剂而稍健,乃以补中益气汤间服,又各三十余剂而少坐,又五十余剂而痊。(脾弱多困)

孙文垣医案

张文学子心,二尹可泉公长君也。自知医,弱冠病,吴下名医皆诊之,佥曰瘵,治久不效。子心亦自分必死,督家人具秘器,已沐浴,衣襚衣而卧正寝,断粒、绝药者二日。可泉闻予治其高第张星岳之婶奇,因访予曰:病心痹而尸寝浃旬者能起之,谁不啧啧称公高手,吾子病且革①,幸怜而诊之。予至,诊其脉,左寸短弱,右关略弦,余皆洪大。其症咳嗽,下午热从两足心起,渐至头面,夜半乃退,面色青,形羸气促,多梦遗,交睫卧床褥奄奄一息耳。时则七月初旬也。诊毕,语可泉公曰:郎君病可治,不宜豫凶器也。可泉公曰:诸医佥谓火起九泉者,十不救一,大肉尽削者死,咳嗽加汗者死,脉不为汗衰者死,又当此铄石流金之候,又恐肺金将绝。豚子亦自谓无生理,先生何言可治也?予曰:汗多者,孤阳几于飞越也。可泉公曰:飞越亦死候也。予曰:几者,将成未成之辞也。症虽危,其色、其声音、其脉,尚有生意。终不可以一凶而废三善。两颧不赤,心火未焚也。声音不哑,肺金未痿也:耳轮不焦,肾水未涸也。相书云:面青者,忧疑不决;左寸短者,心神不足;关略弦者,谋为不遂。夫心者,万世万化之主,《内经》曰:主明则下安,主不明则十二官危。又肝主谋为,胆主决断。谋为不决,故色青。症与色与脉皆非瘵也。盖郎君志愿高而不遂其欲,殆心病,非肾病也。《经》曰:色脉相得者生。予故谓郎君之病可起也。病者闻言,明目语其父曰:吾今犹寐者初寤矣!从来未有此论沁吾心脾也。吾病由星士许决科于癸酉,是年余落第,而同窗者中,故怏怏至此。先生得吾心于色脉,神矣!此言可当药石,谨

① 革:通"亟",危急。

拜命。予为定方，煎方名调肝益神汤。以人参、酸枣仁、龙骨为君，丹参、石斛、贝母、麦冬、五味子为臣，山栀、香附为佐，服二十帖而病起。丸方则大龟版、熟地黄、枸杞子、人参、麦冬、五味、茯苓，蜜丸，服三月而精神健，肌肉完。次年生女。可泉公，莒中名士，奇予治，而延誉闻于大宗伯董浔阳公，宗伯交欢予者，由可泉公始也。(卷一)

(胡少泉)令爱及笄，头痛微热，经水愆期，日多咳嗽，食渐减，肌渐消，口渴，睡卧不宁，喉中血腥，四肢不劳而疲，体不动而汗，六脉弦而且数，左关长出寸口。余以逍遥散加石斛、丹参、牡丹皮、酸枣仁、山栀子、麦门冬，调理而瘳。(卷二)

文学程道吾先生令眷，夜为梦魇所惊，时常晕厥，精神恍惚，一日三五发，咳嗽面色青，不思谷食，日惟啖牛肉脯数块而已。时师屡治无功。吴渤海视为寒痰作厥，投以附子、肉桂而厥尤加。逆予为治。诊左脉弦，右脉滑，两寸稍短。道吾先令眷二，皆卒于瘵，知其为传尸瘵症也，不易治之。乃权以壮神补养之剂，消息调理，俟饮食进，胃气转，始可用正治之法。姑用人参、茯苓、柏子仁、石菖蒲、远志、丹参、当归、石斛，以补养神气，以陈皮、贝母、甘草、紫菀，化痰治嗽。服半月而无进退。乃为制太上浑元丹，药用紫河车一具，辰砂、鳖甲、犀角各一两，鹿角胶、紫石英、石斛各八钱，沉香、乳香、安息香、茯苓、紫菀、牛膝、人参各五钱，麝香五分，炼蜜为丸，赤豆大，每早晚盐汤或酒送下三十六丸。又制霹雳出猎丹，药用牛黄、狗宝、阿魏、安息各一钱，虎头骨五钱，啄木鸟一只，獭爪一枚，败鼓心破皮三钱，麝香五分，天灵盖一个，炼蜜为丸，雄黄三钱为衣，每五更空心葱白汤送下五分，三五日服一次，与太上浑元丹相兼服。才服半月，精神顿异，不似前时恍惚矣，但小腹左边一点疼，前煎药中加白芍一钱，服之一月。精神大好，晕厥再不发矣。次年生一女，其宅瘵疾从此再亦不传。(卷三)

先醒斋医学广笔记

顾太学叔夏内人，舟中为火所惊，身热羸弱，几成瘵。群医误投参、芪，势危甚。仲淳以清肌安神之剂与之，戒以勿求速效。凡数十剂而安。

麦门冬二钱　鳖甲小便炙，三钱　青蒿子　银柴胡　桑白皮冬采，蜜炙，忌铁。各二钱　五味子一钱　枇杷叶二钱　白芍药一钱　生地黄酒洗，一钱　薏苡仁三钱(妇人)

慎柔五书

金坛孝廉蔡长卿令堂，年六十余。六脉俱数八至，按之中沉则滑而实，惟肝、肾二脉洪大而虚。《经》曰：数则为热，滑则气有余而血不足。外证则唇欠目札，手搐身摇，面色红白不时，遍身热火攻刺，自言心中昏闷，四肢浮肿硬坚，此皆风火摇动之象，阴虚阳亢之症。正经所谓“热胜则肿，风胜则动”也。宜滋阴抑阳，用四物汤以养血为君，加山药以扶中气为臣，佐山萸以助阴养肝，使黑柏二分以引经，陈皮理胃气为俾佐。服二剂，诊之，数脉退去一至。又服四剂，又退一至，而昔日之虚洪，稍收敛有神矣。外证四肢肿硬渐平，攻刺亦无，心中不言昏闷。又四剂，前之硬滑，俱已空软，数亦更减，然真阴未复，邪火未尽退也。以六味丸料四两作一剂，顿服之。肾经洪大脉全敛而火退矣。复因夜间取凉太过，至下午觉身寒，唇昏紫黑，此邪火退而阴阳俱虚，急用人参三钱，白术一钱，甘草三分，白茯二钱，当归二钱，附子一钱八分，官桂二分。服之一茶盏，觉身中大热，口干，时索水饮，发热，此正气虚不相和合，降不下故也。至更复诊之，六脉俱细急短数，略无和气，予甚危之。至明日再诊，则有神气，尚有六至余，此阴阳未全克复，元气未充耳。教以朝服

六味一钱五分，日服补中汤，数十剂而愈。(卷五·风例)

刘某夫人年及三十，禀体元弱。未病十日前，身如舟中行，后忽遍身痛，脐下痛，牙关紧不言，目瞪汗出，大小便不通，身热。延予视之，诊其脉俱浮细，来往不定，一息十余至，重按则无。退而思之，外证皆属阳虚，脉又无神，脐下痛甚，目瞪至死而醒。阳和之气欲脱，而胃气虚，升降失司，故大小便不通。且东垣云：里虚则急。以此思之，则内外俱虚，宜先建中，将四君去茯苓，加归、芪各二钱，熟附二分，午时服一帖，遍身痛稍缓而小便溺矣。申时又进前剂，汗止，遍身痛已，大便亦通，但脐下痛不减，及两胁痛。此阳虚也，寒甚也。又加附子五分，脐痛止矣。但大便了而不了，有欲出不出之状，正东垣所谓血虚，加当归身，一帖而愈。(卷五·风例)

张敬山夫人，年四十外，病已八月多矣。遍身肉尽脱，气喘不思食。延予视之，六脉俱和缓有神，四至，虽名有胃气，《经》云：形肉尽脱者不治，脉不应病者死。姑用六君加门冬、五味、干姜二剂，初觉不安，顷之遂鼾睡，气喘亦疏，声亦响亮。复诊之，六脉俱细，脾肺二脉，似来似去，欲脱之象，此的为死候矣。再三谛询，彼云稍可，但不思食耳。予思此脉比前反退，甚是不宜，又勉进前剂一帖。又泻，增胸膈饱闷，且不纳水汤，此中气已虚，不能输运，遂查历日，乃乙巳。曰：今晚死矣。重于甲，卒于乙，此五行之定制也。已而果然。友人薛理还云：久病脉有神，服药顿退，此决死之病。正如灯火之将灭，反愈明而据绝耳。(卷五·虚劳例)

庚午正月，诊得用吾先生左三脉沉枯细小涩，此劳伤筋骨脉也；右三脉浮而洪数，左右皆八九至，此饮食劳倦伤脾脉也；其症神思昏倦、发热，先因饮食不消，曾服消导之剂，以致如此。思之曰：脉虽数，年虽高，症虽重而长缓，尚可望生。遂用保元加桂、芍、五味子、黑姜三分。服数剂，浮洪脉煉，数脉亦退，第不知饥耳，此脾胃不开也。且服此剂而无汗，必血气未全旺，遍身经络尚未通故耳。恐此后必发毒，因五脏之邪未透，毒必内攻一经而出。况此平素郁劳甚，毒必从虚脏而出。未几，果少阳经发一毒，痛甚，其坚如铁。灸之念艾，遂浮肿而散。傍复生一肿，再灸念艾而痛止。耳前后板甚，此血虽行而滞未尽散，经络未尽通，再以保元补脾活血通经之剂与之。适左半身发汗甚粘，左属阳，此阳气发动也。明日，觉身中不安而躁，此作汗之兆。果下午遍身有汗，且作泻，此中气虚寒也。以和中散、人参汤调服，遂少饥，肚痛亦退矣。明日再诊，六脉俱六至，二尺弦，此下焦虚寒，丹田气冷，命门火虚，不能生脾土也。虚则补其母，不思食而作饱，当以六君子汤主之，加破故纸、小茴香温下焦以生火，火以生土之义；加黑姜以温中，以消食健运；加桂、芍、五味以敛肺金，金生水，水升火降也。自此以后，脾气渐健，饮食渐进，而肿处滞血，方化为脓。大抵脾胃之疾，兼之高年，又值春木正旺之时，过此一关，无肚饱之证，可保万全矣。(卷五·虚劳例)

陆氏三世医验

补虚火熄十四

徽州金伯远尊正，年未四旬，生育已多，且小产数番，以致怯弱。其病不时眩晕恶心，胸膈否满，饮食不进，头面四肢浮肿，晡时潮热，大便时泻时燥，夜间恍惚不眠。医家调理，非一人一日矣。予诊得左寸浮涩，右寸浮滑，两关俱弦细，两尺初起觉洪大，重按则少神，知其心脾肾三经受病，而诸友纯以清凉药治之，非也。遂将陈皮、贝母、前胡、苏子、木通、苡仁、归身、白芍药、天麻为煎剂，在巳午未三时服。黎明用熟地、人参、熟附子、杜仲、麦冬、山药、知母、白术、五味为丸，淡盐汤送下；黄昏服安神丸，如此分为三治。初服便觉有头绪，调理两月，诸症脱去。

生育过多，精血自然不足，兼之小产，益征元气之虚。现症水衰火盛，他医昧却虚火宜补之说，概用寒凉病难去体。予以健脾、滋肾、清心三项分治，补药一进虚回而火自熄。(卷之四)

吐血梦遗六十

沈文衡，年甫弱冠，苦志萤窗，一日因作文夜深，伏几而卧，卧即梦遗，明早吐血数口，然犹不以为意。隔数日，复遗复吐，自此或间日，或连日，或吐血，或梦遗，或独发，或并作。一医以六味地黄汤疗之，服几百剂，即有加减，亦不出滋阴清火而已。病已数月不愈，口干微咳，畏风畏寒，懒于动作，肌肉半削，小便赤短，大便不实，延予诊视。其脉豁大无力，沉按则驶。予曰：此症非得之房劳伤肾，因思虑太过，损其心血，心血虚则无以养其神，而心神飞越，因有梦交之事。神不守舍则志亦不固，而肾精为之下遗。肾虚则火益无制，逼血妄行而吐，上刑肺金而咳。其畏风寒而懒动作者，火为元气之贼，火旺则元气自虚也。其肌肉削而大便溏者，思虑损其心血，即是伤其脾阴也。拟用归脾汤，服二十剂，半月而止遗二次，血亦少吐。又二十剂，而诸症俱痊。后服至百剂，而精神过倍矣。

五劳七伤，不独房劳伤肾，而成虚怯，观于此症，可验，宜其滋阴而无寸效。心脾之病，妙哉归脾汤之捷于影响也。(卷之五)

怯属阳虚六三

殷岐山，于春末夏初，患伤寒，汗下俱行，已愈矣。然精神常觉恍惚，肌肉未能如旧。至七月间，身体时热，微咳，饮食渐减，肌肉仍削。最惧者，精不交而流，便不实而溏。彼生平独信一友，延之疗治，大约主于阴虚，服加减六味地黄汤几百剂，自秋徂冬，病势觉日甚一日，头重裹而怕冷，身厚衣而嫌单，即暂离床褥，亦不能出门户。予诊其脉，浮之损小，沉之损小，其色皖白不泽。予曰：此阳虚劳症也，非人参不可。岐山曰：自来医家，以身热发咳，肉脱精滑，皆阴虚不足之症，每戒不可用人参。予曰：阴虚之热，蒸蒸内出，骨甚于肉，肉甚于皮，阴分必剧，今尊体轻手扪之则热甚，重手扪之则热不甚，明乎外热而内不热也。且热发无常，是阳气有时亏盈也。阴虚火旺之嗽，口口相续，口渴咽干，痰涎稠浊，今微咳无痰，明乎阳气之不能上升也。即精滑者，亦因阳气不足，故阴精不固也。至大便之不结实，与畏寒冷而不能出门户，其为阳虚又显而易见者矣。总由伤寒汗下之后，精神未复，而强力作劳，以至疲惫如此。因合八味丸，五更淡盐汤送下，日中用四君合四物、枣仁、远志、为煎剂，间用补中益气汤。两月之间，虽有加减，而总不越扶阳之意，竟得全痊。

阴阳二症，疑似难明，病起于滑精咳热，显是阴虚，更医更药，毫无一效。予审症察脉，断为阳虚，投药随手而应，此非一得之见，实由学古有获也。(卷之五)

里中医案

万玄圃神气不充，两足酸软

苏淞道万玄圃，神气不充，两足酸软。服安神壮骨，服补肾养阴，服清热去湿，卒不效也。余曰：六脉冲和，独有中州涩而无力，是土虚不能制水，湿气注于下焦。以补中益气汤加苍术，旬日愈。夫脉虚下陷之症，用牛膝、苡仁、黄柏等下行之剂则愈陷，故前药所以无功也。

何金阳令郎虚劳

邵武邑宰何金阳令郎，久困虚劳，已濒于危，数千里招余。其脉大而数，按之极软，此中气积虚，反为凉剂所苦耳。乃以归脾汤入桂一钱，人参五钱，当晚得熟寐。二十日而汗敛精藏。更以还少丹与补中益气间服，数月而康。

姚越甫传尸

白下姚越甫，乙卯秋二子俱痨瘵死，悲痛不已。蒸热咳嗽，两目不明，腰肢无力，口吐清涎，唇有白点。服滋阴药，开郁药，补中药，清火药。余曰：左脉数大无伦，右脉沉缓无力。此为传尸，有虫蚀藏，不去虫，无生理。用加芎归血余散，加甘遂、天灵盖，共为末。以东引桃枝煎汤，于八月初二天未明时空心调服，至辰巳时，下虫如小鼠者三枚，两头尖者数枚。以病者困顿，亟于人参一两煎服。薄暮又服参一两。明日四鼓，更以末药减半服之，下两头尖虫数枚。另以十全大补汤料丸服半载平复。其虫以烈火煅过，雄黄末研匀，入瓶封固，埋于僻地绝人行处。

李集虚劳

太史李集，虚劳而无度，醉而使内，汗发如雨，痰涌如泉，脉沉而涩，两尺为□，余语伊修杨玄润曰：涩脉见于痰家，实艰于治，况尺涩更甚，伤精之象也，在法不治。勉用六君子合补中数剂小效，众皆喜。余曰：涩象不减，按重无根，有日无月矣，果越十六日而殁。

脉诀汇辨

苏松道尊高玄圃，神气不充，两足酸软。或与安神壮骨，或与补肾养阴，或与清热去湿，卒不效也。召余诊之。六脉冲和，独有中州涩而无力。是土虚不能制水，湿气注于下焦。以补中益气汤加苍术，旬日即愈。夫脉虚下陷之证，误服牛膝、苡仁、黄柏等下行之剂则愈陷，此前药所以无功也。(卷九)

邵武邑宰何金阳令郎，久耽书癖，昕夕穷神，而不自节。气暴阴伤，形瘁于劳，精摇于梦，汗出乎寐，而柴栅其中。饵药历岁，毫末无功。不远数千里，以乞刀圭，余比至而病益进矣。诊其脉，大而数，按之极软。此中气积虚，反为凉剂所苦。乃以归脾汤入桂一钱，人参五钱。当晚得熟寐。居二十日而汗敛精藏。更以还少丹与补中益气间服，数月而康。(卷九)

白下姚越甫，乙卯秋二子俱以痨瘵毙，悲痛不已。蒸热咳嗽，两目不明，腰肢无力，口吐清涎，唇有白点。或与滋阴，或与开郁，或与补中，或与清火，药无遗用，病日益深。夜梦亡父语之曰，汝病已深，时医束手，非士材先生不能疗也。醒时漏下四鼓，张灯扣门乞治。余诊视之，左脉数大无伦，右脉沉缓无力。此为传尸，有恶虫蚀藏，若不取去，决无生理。为治加味芎归血余散加甘遂、天灵盖，共为末，以东引桃枝煎汤。于八月初二天未明时，空心调服。至辰巳时，下虫如小鼠者三枚，两头尖者数枚。以病者困顿，亟与人参一两煎服。薄暮又服参一两。明日四鼓，更以末药减半服，又下两头尖虫数枚。所下之虫，烈火煅过，雄黄末研匀，入瓶封固，埋于僻地绝人行处。另用峻补，半载渐瘥。(卷九)

旧德堂医案

休宁汪振先夫人，受孕八月，胎前劳瘵，肉削肌瘦，环口黧黑，舌色红润，饮食如常，六脉滑利，状若无病。予曰：九候虽调，形肉已脱，法在不治，所赖者胎元活泼，真阴未散；线息孤阳，依附丹田。譬之枯杨生花，根本已拨，胎前尚有生机，恐五十日后虽有神丹总难回挽。盖分娩之时，荣卫俱离，百节开张，况处久病之躯，当此痛苦之境，恐元神无依，阴阳决绝，仅陈躯壳，而生气杳然，岂能再延耶？越二月，果子存母殁。

瞟城王五松子舍，大肉削去，虚气攻冲，症情恍惚，手足麻木，不能自主，夜寤不宁。咸谓心脾之气涣散，所以脉络胀张如不束之状，所谓解㑊者也。盖阳明为气血俱多之乡，主束骨而利机关者也。阳明戊土一虚，必盗母气自养，而心亦虚，以《灵枢》云：心怵惕思虑则伤神，神伤则恐惧自失，破䐃肉脱矣。治宜补心脾之气，以充元神之用，可指日而奏功。乃与归脾汤服数帖而始止。

大名司理陈玉山，素患胸膈胀闷，四肢顽麻，六脉坚劲，似芤类革，咸属冲和虚损，清阳散耗之症，用六君子汤加益智、肉桂以培脾，并进金匮肾气丸一料，已获稍安。至丙午春偶遭奇讼，恚怒不舒，胸膈否塞，右胁胀痛，下便瘀血，上增呕恶，粒米不进者二十余日，六脉顿退，重按豁然。予曰：脉为神机，神为气立，全赖胃气充沛者也。今脉息无神，则知郁结伤脾，脾病传胃，俾磅礴浩大之气停留郁滞于中，所以胃脘否满者，脾土中州也。右胁胀痛者坤出西南也。况木虽条达依土为生，土既硗薄①，木无生长，此物理中之常耳。故郁怒太过，不但重损脾阴，而肝亦自病，所以不能藏血而血瘀，血去而阴伤，阴伤则阳无以自主，将有飞越之虞也。速宜培养元神，不使涣散，乃可万全。遂用附子理中汤数帖，食能渐进，后用六君子汤兼八味丸而安。

东庄医案

侄倩钟静远，暑伤元气，便血，胸膈满闷，数至圊而不能便。医用半夏、厚朴、苍术、枳实、山楂、青皮、槟榔、延胡索、杏仁、花粉，诸破气祛痰药，便益难，胸益闷，迁延半月许。予往视，舌起黑苔，发热，胸膈痛甚，脉浮数，曰：此药伤真阴，火无所畏，故焦燥也。且问医治法云何？曰三次下之矣，邪甚不能解，今当再下之耳。予曰：脉数奈何？则唯唯无所应。予乃重用生熟地黄，以丹皮、归、芍佐之。饮药未半瓯，即寒栗发战，通体振掉，自胸以上，汗如雨，举家惊疑，迎医视之，则不知其为战也，妄骇谓：吾固知补药不可服，今果然，急浓煎陈皮汤，及生莱菔捣汁饮之，云唯此可解地黄毒也。继进凉膈散，倍硝与大黄，下清秽数升，复禁绝饮食，粒米不许入口，舌转黑，胸转闷，群医又杂进滚痰丸，大小陷胸汤等剂，剧甚垂危，复邀予诊之。脉数极而无伦，痰壅胁痛，气血不属，症已败矣，非重剂参、术，不能救也。先以新谷煮浓粥与之，胸膈得宽，乃稍稍信予，试进参、术等味，得汗下黑矢，神气顿安，而痰嗽不止，所咯皆鲜血，向有痔疾亦大发，痛不可忍，脾下泄，其家复疑参、术助火。予曰：此参、术之力不及，不能助火生土耳。遂投人参二两，附子六钱，炮姜、吴茱萸、肉桂、补骨脂、芪、术、归、芍，药称足，一服而咯血即止，痔痛若失，但恐悸不能寐，吸气自鼻入口，觉冷如冰雪，虽热饮百沸，下咽即寒痛欲利。乃制一当茶饮子，用人参二两，熟地黄二两，炮姜三钱，制附子六钱，浓煎，频饮，入口便得卧，每日兼用参附养荣汤，元气渐复。时鼓峰至邑，同邀过看，鼓峰问静远曰：曾举几子矣？静远骇曰：吾病岂终不起耶，何遽问此？鼓峰曰：非也。脏腑多用硝黄攻过，尽变虚寒，生生之源，为药所伤，今病虽愈，不服温补，恐艰于生育耳。故予每与用晦言，医当医人，不当医病也。静远乃震悟曰：非二公，几杀我。

任医如任将，皆安危之所系也。然非知之深者，不能信之笃，非信之笃者，不能任之专，故惟熟察于平时，而有以识其蕴蓄，乃能倾信于临事，而得以尽其所长。使必待渴而穿井，斗而铸兵，则仓卒之间，何所趋赖，一旦有急不得已而付之庸劣之手，最非计之得者。观病家与东庄谊关至戚，乃信任不专而几为庸医所杀，可鉴也。倘有阅是案，而留意于未然者，又孰非不治已病治未病，不治已乱治未乱之明哲乎？此症已滨于死，而东庄复置之生，非如此破格挽回，岂能出奇奏效耶？观其所制当茶饮子，具见良工心苦矣。医当医人，不当医病一语，深合《内经》治病求本之旨，从长洲医案中，细体之自见。

素圃医案

西林族侄，本脾肾寒之质，因未得子，常服温剂，房事之后，气忽欲脱，心慌头眩，汗出不寐。他医用人参两许，附子三钱。如此重剂者。四五日，已服人参十数两，汗出虽止，而心慌眩晕，多餐不寐，仍然不减，相

---

① 硗(qiāo 敲)薄：土质贫瘠。

招治之，诊其脉，细数无伦。余曰：始病庸或阳脱，参附未为不善，今已阳回而阴竭，遂当阴阳平补，脉细数，不寐多餐，皆阴虚脉证，附子不宜用矣。余用古方益气补肾汤，人参三钱，黄芪、白术、茯神、山药、山萸、当归、五味子、甘草平补之剂，服五七日，遂得寐，眩止。渐次平调，百日后，食饭毕，必吐饭一二口，并无饱胀恶食之象。彼以为多食之故，遂减饭，而吐如故，用六君子汤不效，用清胃降气药，亦不效。因思随食随咽即不吐，停食不咽即吐者。盖不咽，则肾气不下吸也。《脉经》曰：阴虚阳无所依，故令人多呕者。此证是也。即遵其治法，用六味地黄汤本方，服四剂，吐即止，饮食如常。已现阴虚证矣，而日服补阴之药，加入人参，调治年余，已可出门，应酬如旧。但因三年前阳脱之后，毕竟真阴大伤，遂有微咳，咳之不已，即吐血。因吐血而易医，尽翻前案，谓多服人参之过。遂绝去人参，专投苦寒，以图一时见效。虚作实医，致蹈虚虚之祸，反成真劳病，不半年而殁。（男病治效）

乔世臣大行，少年时伤寒，为医过饿，又多服苦寒贻患，中寒痰饮，每年必发数次，腹痛呕吐，痰水盈盆，而前医犹清饿消克。及余治之，例用干姜、桂枝、茯苓、半夏，甚则加附子，每发辄效。医治屡年，发亦渐轻，病已愈矣。而世兄犹恐其夏至举发，先期预服效剂，乃前姜附苓夏等药，不虞病退不胜辛热，遂至吐血，方停前剂。然余亦不敢用苦寒，因其辛热伤阴，非真阴虚损，暂用生地黄、茯苓、山药、丹皮、鳖甲、阿胶、麦冬、苡仁甘寒之品。然吐血不过一二口，随发亦随止。一年后渐增咳嗽，胁肋隐痛，间有喘咳不能卧者一二次，脉亦细数，将成弱证。常以熟地黄、茯苓、山药、丹皮、人参、沙参、麦冬、阿胶、紫菀、五味子滋补肺肾之药，服之不辍。前所服术附干姜，一片不能入剂矣。如斯三年，幸善为调护，方得血不吐，而咳亦宁。然后可服参芪归术补阳之药，但遇劳发咳，仍用前地黄取效。今年逾强仕，阴阳两虚，即麦冬、贝母，皆不禁清凉，反用八味地黄丸而咳嗽止。此皆因先之苦寒过饿而伤阳，后之辛热过剂而伤阴，致体虚多病，用药可不慎诸。（男病治效）

马氏医案并附祁案王案

寒热数日，中痛呕逆，胸满身疼，左脉弦涩，右关尺虚微。此中气虚寒，阴道长而阳道消，是以胸中之阳不化，而为满；胃中之阳不布，而为呕；卫外之阳不固，而为痛。夫阳微之处，即阴盛之处。而阳微之故，则由于胃气虚损，而生发之令不行也，当行温补之法。

人参　白术　茯苓　炙草　肉桂　川连　附子

两寸浮大，关尺虚小，咳嗽梦遗，面色枯白，不任风寒。此卫外之真阳不固，肾中之真阴又弱，当拟玉屏风散以益其气而充腠理，早进七味丸以养肾气而主蛰藏，兼服大造归脾丸以补心脾而充血气。

咳嗽，食减，寒热，自汗，脉空大急疾，此中气大亏，虚阳不为外固也。阳既不固，阴气不能独存，先当固卫外之阳，次补内守之阳，则真气内振而虚风可息。

玉屏风散加：贝母、杏仁、苏子、人参、桔梗。

十月于时为纯阴，于卦为坤，其秋末之际，应凉反有大温，至十三四里，骤然极寒，人身中残阳皆为暴寒折尽。正气旺者，尚可支撑；气半怯者，偶病即愈；怯弱者，甚至不可收拾。今先生以劳心之体，复驰驱场屋之务，更劳其形，汗出扰阳，精摇梦泄，兼感温邪，上则神明孤露，下则空洞无涯，是乃至虚之候也，慎勿以停滞之法为治，据鄙见急附参附白通汤为近理。

昨进通阳之法，颇得应手，可知真阳已自

欲回。再议盏中添油,炉中覆火之法,两候平静,庶几万全。

东皋草堂医案

一人面黄肤肿,气短神疲,口渴咽干,内热咳嗽,脉现濡弱,两尺尤微。此精亏气损,阴阳两惫之症也。阳虚则肺虚,肺虚则津不足以充泽皮肤;阴虚则肾虚,肾虚则液不足以灌溉表里,《经》云忧悲伤肺,肺伤不得不窃脾母之气以自救,故金耗而土亦亏。又云:恐伤肾,肾伤则无以滋肝子之气以敷荣,故木旺而土愈弱,当是忧恐所致。法当七分补脾,三分补肺肾,为投人参一钱、黄芪一钱、白术一钱、白茯苓八分、广皮八分、甘草五分、熟地一钱、山药一钱、丹皮七分、半夏曲八分、五味三分,姜枣同煎。服十剂有效。即以此方加料,炼蜜为丸,服两月而愈。(虚损)

一人咳嗽吐红,内热虚烦,饥肤瘦削者二年矣,延余诊视。余曰:药多则伤胃,今胃气已弱,而复以汤剂投之,徒自苦耳。向有紫河车膏方,药少而味甘,不过六七日服尽矣,如法制就,服至第三日,痰如棉絮状者,一涌如注,咳嗽除而虚烦愈,后以六君子汤调理全瘳。白壮紫河车一具,去血,新布绞干,配生地黄四两,切片,川椒末一钱,砂仁末五钱,用真白酒浆四饭碗,入磁瓶内,隔汤煮一昼夜,锅内频频添水,膏成取起,再用新白布绞去渣滤膏,入磁瓶中,出火毒三日,每日空心服膏一茶杯,善饮者,用陈酒调下,不饮者,用白汤调下。

一人房劳过度,两胫酸疼,腰背拘急,饮食无味,耳内风声,夜卧梦与鬼交,遗精盗汗,医药罔效,延予灸四花六穴。诊其脉,辞之曰:仲景云微数之脉,慎不可灸。因火为邪,则为烦逆,追虚逐实,血散脉中,火气虽微,内攻有力,焦骨伤筋,血难复也。今脉虚数,本为精伤血少,而复灸之,将见元阴立涸矣。当用耘苗小丹,以渐增加,勿责速效,可望回春。病者如法,调理经年,而元气始复。熟地、肉苁蓉各六两,酒浸,五味子、菟丝子各五两,酒浸,柏子仁、天冬、蛇床子炒、覆盆子、巴戟酒浸、石斛各三两,续断、泽泻、人参、山药、远志、山萸肉、菖蒲、桂心、白茯苓、杜仲各二两,天雄制一两,炼蜜丸,如梧子大,每服三十丸,温酒送下,加至五十丸。(虚损)

一楚贾年近五旬,饮食减少,四肢乏力,夜卧不安,切其脉,告之曰:此劳役思虑损其脾也。以补中益气汤、六君子汤为主,归脾汤辅之,连服两月而愈。何以知楚客之病在脾也?以右脉浮大于左,且下坚而上虚也。越一年,复来吴门,谢余曰:赖公良药,得以强饭,近因咳嗽不得卧,服归脾汤减去木香而不效,何也?余曰:归脾汤中,当归补肝,参、芪、术、草补脾,茯神、远志、龙眼、枣仁补心,各守一经,得木香一味,疏畅调和,庶使肝心二经之药,尽归于脾,故名归脾。若去木香,则上焦之滞气不调,何由使脾淫气于心,散精于肝乎?楚客心折,复求诊视,切其左脉浮而紧,此风寒失表也,不宜误投人参。楚客曰:病果得之行路感寒而发也。余曰:凡火症用参,纵或误投,犹不为害,若寒症未散而骤用之,是闭门留盗矣。用小青龙汤去麻黄而愈。(脾胃)

(评选)静香楼医案

阴亏于下,阳浮于上。服八味丸不效者,以附子走窜不能收纳耳。宜加减法桂都气丸。

诒按:议论精细,可为用药者开一悟境。(内伤杂病门)

肝阳盛,肝阴虚,吸引及肾,肾亦伤矣。益肝体,损肝用,滋养肾阴,俾水木相荣,病当自愈。

生地　白芍　小蓟　赤芍　当归　血余　丹皮　阿胶　甘草　茅根

诒按:此必因肝火而见血者,故方药如此。(内伤杂病门)

左关独大,下侵入尺。知肝阳亢甚,下吸肾阴,阴愈亏则阳益张矣。滋水清肝,乃正法也。

知柏八味丸加天冬、龟版、杞子。

诒按:方中似宜再增清肝之品。(内伤杂病门)

阴不足者,阳必上亢而内燔。欲阳之降,必滋其阴,徒恃清凉无益也。

生地　知母　甘草　黑栀　麦冬　玄参　丹皮　地骨皮

诒按:案语精粹,有名隽气。(内伤杂病门)

肝脏失调,侵脾则腹痛,侮肺则干咳,病从内生,非外感客邪之比。是宜内和脏气,不当外夺卫气者也。但脉弱而数,形瘦色槁,上热下寒,根本已漓,恐难全愈。

归身　白芍　炙草　茯苓　桂枝　饴糖

诒按:此内补建中法,宜于腹痛,而不宜于干咳。宜加清肝保肺之味,乃为周匝。(内伤杂病门)

形盛脉充,两尺独虚,下体麻痹,火浮气急。此根本不固,枝叶虽盛,未足恃也。

熟地　山药　沙苑　杞子　丹皮　茯苓　桑椹　牛膝

诒按:如此脉证,似可参用肾气法以温摄之。(内伤杂病门)

真阳以肾为宅,以阴为妃,肾虚阴衰,则阳无偶而荡矣。由是上炎则头耳口鼻为病,下走则膀胱二阴受伤。自春及秋,屡用滋养清利之剂,欲以养阴,而适以伤阳,不能治下,而反以戕中。《内经》所谓热病未已,寒病复起者是也。鄙意拟以肾气丸,直走少阴,据其窟宅而招之,同声相应,同气相求之道也。所虑者,病深气极,药入不能制病,而反为病所用,则有增剧耳。

肾气丸

诒按:立论透切,医案中仅见之作。(内伤杂病门)

真阳气弱,不荣于筋则阴缩,不固于里则精出,不卫于表则汗泄。此三者,每相因而见。其病在三阴之枢,非后世方法可治。古方八味丸,专服久服,当有验也。

八味丸

诒按:见识老到,议论明确,此为可法可传之作。(内伤杂病门)

胃寒背冷,食入则倦,喜温恶清。以背为阳位,胃为阳土,土寒则食不运,阳伤则气不振也。治宜温养阳气。

人参　桂枝　益智仁　厚朴　炮姜　茯苓　炙草　白术

诒按:此温中和气,平正通达之方。(内伤杂病门)

脉虚数,颧红声低,咳甚吐食,晡时热升,多烦躁。此肝肾阴亏,阳浮于上,精液变化痰沫。病已三年,是为内损,非消痰治嗽可愈。固摄下焦,必须绝欲。以饮食如故,经年可望其愈。

都气丸加女贞子、枸杞子、天冬。

诒按:用药颇为切实。(咳喘门)

虚损至食减形瘦,当以后天脾胃为要。异功散五六服,颇得加谷。今春半地气上升,肝木用事,热升心悸,汗出复咳,咳甚见血,肝阳上炽,络血遂沸。昨进和阳养阴之剂,得木火稍平,仍以前方加白芍,制肝安土。

生地　白芍　麦冬　阿胶　女贞子　甘草

诒按:方亦稳合。可加牡蛎、丹皮。(虚损门)

罗氏论虚劳之证,多因邪伏血郁而得,不独阴亏一端也。临晚寒热,时减时增,其为阳陷入阴可知。滋肾生肝,最为合法,略加损益,不必更张也。

熟地　白芍　茯苓　丹皮　山药　柴胡　炙草　鳖甲

诒按:于养阴中,加柴胡以达邪,佐鳖甲以搜阴。虚实兼到,极为灵巧。然既云邪伏血郁,似宜加当归。(虚损门)

再诊:热渐减,头中时痛,脉数不退,喉中痰滞不清。

青蒿　丹皮　熟地　鳖甲　炙草　牛膝　茯苓　小麦

诒按:似当兼清痰滞。两方中熟地,不如改用生地为稳。(虚损门)

三诊:体虽不热,脉仍细数,宜养阴气。

六味丸去萸肉、泽泻、加白芍、牛膝、青蒿、鳖甲。

面黧形瘦,脉虚而数,咳嗽气促,腰膝无力,大便时溏。此先后天俱虚,虑其延成虚损。清润治肺之品,能戕中气,勿更投也。

紫河车　熟地　山药　萸肉　五味子　丹皮　茯苓　杜仲　泽泻　牛膝

加蜜丸,每服五钱。

诒按:案语得治虚要旨,方亦精当。(虚损门)

络脉空隙,气必游行作痛,最虑春末夏初,地中阳气上升,血随气溢,趁此绸缪,当填精益髓。盖阴虚咳嗽,是他脏累及于肺,若治以清凉,不独病不去而胃伤食减,立成虚损,难为力矣。

熟地　金樱子膏　鹿角霜　五味子　湘莲子　萸肉　山药　茯苓　海参(漂净熬膏)

上为细末,即以二膏捣丸。

诒按:此必有遗精、腰酸等证,故用药亦不重在咳嗽也。(虚损门)

薛案辨疏

大尹徐克明,因饮食失宜,日晡发热,口干体倦,小便赤涩,两腿酸痛,头眩目赤,耳鸣唇燥,寒热痰涌,大便热痛,小便赤涩。又用四物、芩、连、枳实之类,胸膈痞满,饮食少思,汗出如水,再用二陈、芩、连、黄柏、知母、麦冬、五味,言语谵妄,两手举拂,屡治反甚,复求余治。用参、芪各五钱,归、术各三钱,远志、茯神、酸枣仁、炙草各一钱,服之熟睡良久,四剂稍安,又用八珍汤调补而愈。夫阴虚乃脾虚也,脾为至阴,因脾虚而致前症,盖脾禀于胃,故用甘温之剂以生发胃中元气而除大热,胡为反用苦寒。复伤脾血耶?若前症果属肾经阴虚,亦因肾经阳虚不能生阴耳。《经》云:无阳则阴无以生,无阴则阳无以化。又云:虚则补其母。当用补中益气、六味地黄以补其母,又不宜用苦寒之药。世以脾虚误为肾虚,辄用黄柏、知母之类,反伤胃中生气,害人多矣。大凡足三阴虚,多因饮食劳役,以致肾不能生肝,肝不能生火,而害脾土不能滋化,但补脾土,则金旺水生,木得平而自相生矣。

疏曰:此案骤遇之未始,非血虚火盛,湿热下流之症,而宜乎四物、知、柏为治法之正。而先生即主补中益气者,岂以饮食失宜而晡热体倦互见耶?抑别有色脉可见耶?至于屡服养血清火之剂而病益增,欲清而反热,欲宽而反塞,而后见先生之见明矣!及至变现诸症,不特脾气虚,而脾阴亦虚,脾阴虚者,不可升提,故从归脾汤而培补其气之品,稍安之后,复气血两补,总之皆归重于脾,而不以阴虚责之肝肾者,此先生千古独见也!夫阴虚为脾虚,而脾复禀于胃,故当用甘温之剂,此是创论,裨益无穷。要知阴虚不必皆属色劳伤肾,其实因饮食劳倦所致者多,饮食劳役实伤脾胃,而脾胃为后天生化之源,人所藉以生者,盖惟饮食日进,生此气血,一日不食则饥,三日不食则馁,七日不食则死。非细故也。今之患阴虚者,每多食少倦怠,而医者用药不特寒凉有损胃气,即四物、六味亦泥滞有碍于中宫,则食少而体更倦矣,食且不进,安望其病之愈乎?此归脾汤补脾之法为治阴虚症之第一义也。脾称太阴,又名至阴,岂非阴虚者之所当重哉?若果属肾经阴虚,六味丸原不可废。然且曰亦因肾经阳虚,不能生阴,当与补中益气汤同进,是固阳生阴化之妙旨也。

一男子每遇劳役,食少胸痞,发热头痛,吐痰作渴,脉浮大。余曰:此脾胃血虚病也。脾属土为至阴而生血,故曰阴虚。彼不信,服二陈、黄连、枳实、厚朴之类,诸症益甚,又服四物、黄柏、知母、麦冬,更腹痛作呕,脉洪数而无伦。余先用六君加炮姜,痛呕渐愈,又用补中益气全痊。

疏曰:此案以脾胃血虚而论,亦当用归脾治之。然因用寒凉损胃,而致腹痛作呕,脉虽洪数无伦,实为寒凉所鼓激,与前高光禄误服大黄以致吐泻频频、脉大无伦,同是寒凉损胃,寒凉鼓激,故同用六君加炮姜治之也。盖斯时以救胃为主,胃为生气之源,为寒凉所困,非半夏不能醒之;为寒凉所凝,非炮姜不能温之,此原救急之方,非常服之药也。故即继以补中益气以升补脾胃之元气,而血自生矣。常见元气虚极而脉反见洪数,一投补剂,其脉顿敛如丝,此火与元气不两立之脉,投补之后,而脉敛如丝者,正元气已复之验,非脱脉也,盖未有投补而脉反脱之理。若误投攻伐而变为如丝者,是脱脉也。更有气虚之症,脉见洪数,投以补剂而洪数更甚者,此为旺火食气,是元气本虚而邪火正盛之时,故可权以滋阴之品清补之。故《秘法》云:极大之脉,医能使之小;极小之脉,医能使之大。此为退病征验也。(饮食劳倦亏损元气等症)

癸卯春人日,余在下堡顾氏会间,有儒者许梅村云:令祖[①]马生者,发热烦渴,时或头痛,服发散药反加喘急,腹痛,其汗如水,昼夜谵语。余意此劳伤元气,误汗所致,其腹必喜手按。许往询之果然。遂即与十全大补加附子一钱服之,熟睡唤而不醒,举家惊惶,及觉诸症顿退,再剂而痊。凡人饮食劳役,起居失宜,见一切火症,悉属内真寒而外假热,故肚腹喜暖,口畏冷物,此乃形气病气俱属不足,法当纯补元气为善。

疏曰:此案与前刘秀才、黄武选同,病发热之症,误服发散之药,而前用补中益气,此用十全大补,何也?盖前案无汗,此案有汗故也。又与前余大尹同,其汗出如水,言语谵妄之症,而前归脾去木香、龙眼,此用十全大补加附子者,何也?盖前是内虚而热,此是内虚而寒故也。何以知之?前则曰小便赤涩,大便热痛,目赤唇燥,此曰腹痛喜手按知之。或曰先生明言,凡人饮食劳役,起居失宜,见一切火症,悉属内真寒而外假热,则前症之诸热似亦内真寒也,何忌乎附子耶?曰:子独不见下文即接云肚腹喜暖,口畏冷物二句,要知外现诸热症而必内现喜暖畏冷症,然后断其内真寒也,不然虚则同为虚矣。而内之寒热不可不辨,特寒者,固当温热;而热者,亦不可用寒也。客云:此案之发热头痛,烦渴喘急,腹痛谵语等,似乎伤寒门汗下之症,何以用大补而独效乎?曰:以发热头痛为汗症,而既汗出如水,抑可汗乎?以腹痛谵语为下症,而既然喜按畏冷,抑可下乎?虽变现是实,悉属于虚,非先生之明眼,孰能辨虚实于似是之微乎?(饮食劳倦亏损元气等症)

余素性爱坐观书,久则倦怠,必服补中益气加麦冬、五味、酒炒黑黄柏少许,方觉精神清妥,否则夜间少寐,足内酸热。若再良久不寐,腿内亦然,且兼腿内筋似有抽缩意,致两腿左右频移,辗转不安,必至倦极方寐。此劳伤元气,阴火乘虚下注。丁酉五十一岁,齿缝中有如物塞,作胀不安,甚则口苦如有疮。然日晡益甚,若睡良久,或服前药始安。至辛丑时五十有五,昼间齿缝中作胀,服补中益气一剂,夜间得寐。至壬寅,有内艰之变,日间虽服,午后仍胀,观此可知血气日衰,治法不同。

疏曰:此案似属脾肾两虚症,理应补中与六味,朝晚各进。先生独用补中不用六味,则阳旺而阴日亏,故后有齿缝作胀,口舌如疮症。此皆肾水虚而阴火上炎之象,况午前稍健,午后仍胀者,非属于阴分乎?先生已精此理,故曰血气日衰,治法不同。云非与六味同进之法,无化法也。(饮食劳倦亏损元气等症)

光录邝子泾,面白神劳,食少难化,所服皆二陈、山栀、枳实之类,形体日瘦,饮食日减。余谓此脾土虚寒之症,法当补土之母,彼不信乃径补土,以致不起。

---

① 令祖:古代称对方的女婿、别人的女婿。

疏曰:土虚者,补土;火虚者,补火,此一定之法。若土虚而必欲补火以生之,则补土之法可以不设矣。要知土虚而脉见右关独虚弱,只补其土,而若兼见右尺无根者,自当补土之母,竟补其土无益也。然土母有二,心与命门也,盖胃土虚寒,当补心火以生之,归脾汤是也;脾土虚寒,当补命门以生之,八味是也。不能食者为胃寒,不能化者为脾气寒。故此案云食少难化,则脾胃皆虚寒,可用归脾汤与八味丸间服。然命门火衰,不能生脾土,致食少难化,或大便溏泄者,用八味、七味不效,盖熟地、山萸肉凝滞之品,与食少便泄症多不合宜,所谓生柴湿炭不能发火,反使窒塞釜底,而釜中终不温热,水谷终不成熟,则火且不得燃,安望其有生土之功乎?故有十补丸、四神丸、二神丸、菟丝丸,近传进上萃仙丸等方,皆无熟地。若用煎剂,如补骨脂、枸杞、沙苑蒺藜、菟丝、山药、北五味、杜仲、续断等皆温补肾气之药,空松透发,如干柴燥炭,火必旺而土自生矣,且无碍于食少便泄也。(命门火衰不能生土等症)

罗工部,仲夏腹恶寒而外恶热,鼻吸气而腹觉冷,体畏风而恶寒,脉大而虚微,每次进热粥瓯许,必兼食生姜瓯许,若粥离火食,腹内即冷。余曰:热之不热是无火也,当用八味丸壮火之源以消阴翳。彼反服四物、玄参之类而殁。

疏曰:此案症属虚寒明甚,何反服四物、元参寒凉之剂耶?岂以仲夏而然乎?岂以外恶热而然乎?脉之大而然乎?独不顾寒症种种,不一而足。至于进粥不可离火,必兼食姜瓯许,非虚寒所彰著者乎?然此虚寒也,明理人论治必用参、术、姜、桂等温补脾胃之气而已,今用粥必兼食姜,每次必瓯许,以此大辛热之物食之久且多,虚或未回,其寒必退而热必至,何至略无少减耶?要知姜能入脾胃,脾胃既能受热,而热不至,即温补之亦必无益,不得不转而问诸火源。夫火之源不至脾胃,而在于肾水之中,所谓先天命门真火是也,凡寒症而用诸热药而不热者,是无真火故耳。欲补其火,须向肾水中补之,此八味丸所以用六味补水之剂,加桂、附之品,则后天之土直从先天之火而生矣。(命门火衰不能生土等症)

下堡顾仁成,年六十有一,痢后入房,精滑自遗,二日方止。又房劳感寒怒气,遂发寒热,右胁痛连心胸,腹痞自汗,盗汗如雨,四肢厥冷,睡中惊悸,或觉上升如浮,或觉下陷如坠,遂致废寝。或用补药二剂益甚,脉浮大洪数,按之微细,此属无火虚热,急与十全大补加山药、萸肉、丹皮、附子二剂,诸症顿愈而痊。此等元气百无一二。

疏曰:此症属虚,人皆知之,而何以用补药益甚?盖无火虚热,必需桂、附。徒用补药,适以助其虚热,故益甚也。此症与前案相同,用药亦不异,但无泽泻、麦冬、五味三品,因此无燥症现,故不需上三味。而曾有精滑,故去泽泻。或曰此症以感寒,寒热似有外感怒气,右胁痛连心胸,似有气阻腹痞,似有食滞,虽其从入房而来,医者必曰宜先疏之,散之,消之,而后补之。亦何处见其无火虚热耶?岂因四肢厥冷而云然耶?曰不然。从脉之浮大洪数,按之微细而云然也。夫水火之源,皆在于下,今按之微细,则水火衰矣。而洪数独在浮处,岂非虚热乎?病至于此,非一剂所能愈。今曰一剂,诸症愈而痊,故以此等元气百无一二,与前之顾大有案亦云然。(肾虚火不归经发热等症)

其弟云霄,年十五。壬寅夏,见其面赤唇燥,形体消瘦,余曰:子病将进矣。癸卯冬,复见之,曰:病更深矣。至甲辰夏,胃经部分有青色,此木乘土也。始求治,先以六君加柴胡、白芍、山栀、芜荑、炒黑黄连数剂,及四味肥儿丸,六味地黄丸及参、苓、白术、归、芍、麦冬、五味、炙草、山栀三十余剂,肝火渐退,更加龙胆草、柴胡二十余剂,乃去芍加肉桂三十余剂，及加减八味丸，元气渐复而愈。

疏曰：此案先见面赤唇燥，形体消瘦，肾虚也，故有六味丸之用。继见胃经部分有青色，脾气虚也，故有六君子汤之用，次及六味，脾急于肾也。其加柴胡、白芍、山栀、黄连、胆草等药，皆为肝火而设，亦法之当也。独用肥儿丸及芜荑者，小儿疳积方也，何以用乎？不知凡十六岁以前有劳弱症者，悉作疳积治之，此实千古秘法，而立斋先生已先得之矣。至前用寒凉，后用温热，此又识见所不能逮者也。（脾肺肾亏损虚劳怯弱等症）

一男子鳏居数年，素勤苦，劳则吐血发热烦躁，服犀角地黄汤，气高而喘，前症益甚，更遗精白浊，体倦食少，脉洪大，举按有力，服十全大补加麦冬、五味、山萸、山药而愈。

疏曰：此案脉洪大，举按有力，宜作实火治，况鳏居数年者乎？不知其人素勤苦而病，又劳则发之，又服寒凉而增病，且体倦食少，则此脉自当作不足假象论，而非实火也，明矣。夫吐血以下诸症，血虚也；气高已下诸症，气虚也，实火也，明矣。故十全加麦冬、五味者，为气高而喘也；加茱萸、山药者，为遗精白浊也。（脾肺肾亏损遗精白浊吐血便血等症）

一童子年十四，发热吐血。余谓宜补中益气以滋化源。不从，用寒凉降火愈甚，始谓余曰：童子未室，何肾虚之有，参、芪补气，胡为用之？余述丹溪先生云：肾主闭藏，肝主疏泄，二脏俱有相火而其系上属于心，心为物所感则易动，动则相火翕然而随，虽不交会，精已暗耗矣。又精血篇云：男子精未满而御女以通精，则五脏有不满之处，异日有难状之疾。遂用补中及地黄丸而瘥。

疏曰：童子发热吐血或多有之，先生何即知其当用补中耶？至于寒凉降火亦不甚相远，而服之益甚者，必有肝肾脾肺之虚症虚脉现乎？然近世童子虚症颇多，或先天不足，或斫丧太早，不特吐血发热为然，即凡诸症，每每由此。（脾肺肾亏损遗精白浊吐血便血等症）

潜邨医案

新墅徐右颜次郎嘉荫弱症治验

新墅徐右颜次郎嘉荫，病弱症，咳嗽，体倦少食，墅医以阴虚治，所服皆清肺泻火之剂，百不一效，乃嘱叶正芳致予诊之。切其脉，六部皆沉而洪大有力，面色嫩白，时见娇红，舌体胖壮，前半淡嫩，后半黄腻。予谓正芳曰：诸医以咳嗽面红，脉大有力，便曰阴虚火盛，金受火刑，故妄用泻火清金之剂耳，不知此由脾土不能生化，津液不得上布，则肺失所养而阴虚，阴虚则肺热，肺热则上焰，火煽其窍，时为噏张而作咳嗽。盖论其标则为金藏阴虚，而求其本则因中州气弱也。其脉洪大有力而沉者，阳脉见于阴位也。其所以阳脉见于阴位者，由于阳气素虚，又为寒凉所抑，以致阳遏不升而下陷于阴中也。乃用补中益气汤合生脉散，培脾土以升阳气，滋肺阴以退肺热，守方服至两月而愈。

射村沈壹皆继室感症治验

射村沈壹皆继室，病感症，身热口苦，胁痛头眩，初服表剂不应，更医重用发散，身热益甚，舌黑唇焦，口渴烦躁，手足肿痛，大便艰涩，小便短赤，寝食俱废，病势增剧，乃邀予诊。切其脉浮数无序，予曰：此症乃肝郁致感，因发散太过，以致血少阴虚，而火燥生风也。遂以滋水清肝饮倍加熟地，一剂诸症悉退，次用归脾汤去木香，加白芍、丹皮，调理而愈。逾年产后复因劳力致感，壹皆恐蹈前辙，不敢发散，一味养阴，渐至大便不实，饮食不进，气促如喘，昼夜不能合眼，合眼即见一白发老妪坐立面前，胸中战跳，恍惚不宁，举家惶惑，遣人仍来邀予。予至时将二鼓，壹皆具述病状。予曰：脱阳者见鬼，《内经》垂训极明，然非谓真有鬼邪作祟也。盖阳气大亏，则神不守舍，其所见者，即其不守舍而飞越之元神也。所以男病必见男形，女病必见女状。且亏在某藏则某色独见，若亏及五藏则五色并形。而不明斯理者，谬以为鬼，遂相率而着鬼耳。吾子理解甚析，正须主持正论，力破群疑，其可为当局之迷而使坤乾皆为着鬼之场哉！壹皆为之鼓掌。请进卧诊之，其脉浮取如丝，沉则缓大无力，面色㿠白，眼光散大，舌胖而嫩，且白而滑。予曰：此劳倦伤中气虚致感，逼以寒凉，致阳气益虚，而阴气乘之耳。乃以参附养荣汤，倍枣仁、白芍、五味，与之曰：此逐鬼灵丹也。急煎饮之，服讫则老妪不见，而得合眼矣。是晚齁齁[①]达旦，寐则喘息已定，便泄已止，进粥碗许。继用补中益气加白芍、五味数剂，诸症悉愈。(卷一)

新墅徐卜臣侧室内伤变症治验

新墅徐卜臣侧室，劳倦发热，时作微寒，倦怠嗜卧，下午更甚。医用发散两剂，咳嗽不绝，胁痛如锥。更用清金泻火，泄痢不止，饮食不进，昼夜不寐者旬日，招予至，已束手濒死矣。按其脉浮分细软，沉则缓大，面色㿠白，眼光散大，舌形胖壮而嫩，舌色淡白而滑，两手厥冷而振，诊毕。予谓卜翁曰：此症不死，不过劳力伤脾，气虚发热，初起若用补中益气汤，不一二剂即愈耳。缘认为外感，误加发散，因药致嗽，因嗽致痛，因痛致药，因药致痢，胃阴被劫于咳嗽之前，中气重伤于胁痛之后，无怪其不食不寐，危候蜂起矣。然症虽纷见，其实同源，彼用凉药以清肝润肺，而泄利加频，用暖药以燥脾止痢，而咳痛益甚者，惟不求其原也。乃拟人参、熟地、白术各一两，附子、炮姜各三钱，赤石脂、禹余粮、炙甘草各五钱。卜翁曰：附子一味，从来不投，奈何！予问曰：如今病状，前经几次矣？卜翁曰：只今一次。予曰：既是只今一次，则从前自应不投耳，公勿疑焉。遂如数称药浓煎一大碗，徐服至大半，即睡去。卜翁欣然曰：得药即睡，得无果有生气乎？予曰：酣然一觉，诸症全除矣，何第云生气耶？但此时切不可惊扰。时方已刻，睡至戌分始寤，寤则咳利俱除，胁痛若失，口称清爽而进粥饮。是晚服讫前药，安卧至晓，啜粥碗许。继用调中益气，生金滋水等剂，调理而愈。(卷二)

临证指南医案

王二二　此少壮精气未旺，致奇脉纲维失护，《经》云：形不足者，温之以气，精不足者，补之以味，今纳谷如昔，当以血肉充养。阴虚

牛骨髓　羊骨髓　猪骨髓　茯神　枸杞　当归　湖莲　芡实

温三二　阴虚督损。

六味加鹿角胶、秋石、川石斛膏。

陈十七　劳在出幼之年，形脉生气内夺，冬月可延，入夏难挨，由真阴日消烁，救阴无速功，故难治。

两仪煎。

陈二一　春病至夏，日渐形色消夺，是天地大气发泄，真气先伤，不主内守，为损怯之症，不加静养，损不肯复，故治嗽治热无用，交节病加，尤属虚象，脉左数甚，肛有漏疡，最难全好。

熟地　炒山药　建莲　茯苓　猪脊筋

徐四一　清金润燥热缓，神象乃病衰成劳矣，男子中年，行走无力，寐中咳逆，温补刚燥难投。

天冬　生地　人参　茯苓　白蜜

黄二六　阴伤劳损。

清阿胶　鸡子黄　生地　麦冬　麻子仁　炙甘草　南枣(虚劳)

钱　阳外泄为汗，阴下注则遗，二气造偏，阴虚热胜，脑为髓海，腹是至阴，皆阳乘于阴。然阳气有余，益见阴弱，无以交恋其阳，

① 齁齁(hōu hōu 响响)：鼻息声。

因病致偏,偏久致损,坐功运气,阴阳未协,损不肯复,颇为可虑。今深秋入冬,天令收肃,身气泄越,入暮灼热,总是阴精损伤,而为消烁耳。

川石斛　炒知母　女贞子　茯神　糯稻根　小黑稆豆皮

又　暮夜热炽,阴虚何疑,但从前表散,致卫阳疏泄,穿山甲钻筋流利后,致经络气血劫撤,内损不复,卫阳藩篱交空,斯时亦可撑半壁矣,失此机宜,秋收冬藏主令,其在封固蛰藏耳,张季明谓元无所归则热灼亦是。

丸方　人参　河车　熟地　五味　莲肉　山药　茯苓

食后逾时服六神汤。

张六七　有年呼气颇和,吸气则胁中刺痛,是肝肾至阴脏络之虚,初投辛酸而效,两和肝之体用耳,大旨益肾当温,复入凉肝滋液,忌投刚燥。

大熟地　天冬　枸杞　柏子霜　茯苓　桂圆肉　女贞子　川斛

蜜丸。

徐　今年长夏久热,伤损真阴,深秋天气收肃,奈身中泄越已甚,吸短精浊,消渴眩晕,见症却是肝肾脉由阴渐损及阳明胃络,纳谷减,肢无力。越人所云:阴伤及阳,最难充复。诚治病易,治损难耳。

人参　天冬　生地　茯神　女贞　远志

钟二十　少年形色衰夺,见症已属劳怯,生旺之气已少,药难奏功,求医无益,食物自适者,即胃喜为补,扶持后天,冀其久延而已。

鱼鳔　湖莲　秋石　芡实　金樱子

周七十　脉神形色,是老年衰惫,无攻病成法,大意血气有情之属,栽培生气而已,每日不拘用人乳,或牛乳,约茶盏许,炖暖入姜汁三分。

某女　交夏潮热口渴,肌肤甲错,此属骨蒸潮热。

生鳖甲　银柴胡　青蒿　黄芩　丹皮　知母

汤女　天癸未至,入暮寒热,此先天真阴不足,为损怯延挨之病,腹膨减食,治在太阴厥阴。

熟白术二钱　生厚朴一钱　当归二钱　丹皮一钱半　淡黄芩一钱　生鳖甲五钱

此一通一补之法,白术补太阴,厚朴通阳明,当归补厥阴,丹皮泄少阳,黄芩清气分之热,鳖甲滋血分之热也。

陈十二　稚年阴亏阳亢,春阳化风地升,暮热晨汗,肌柔白,脉数虚,非客邪清解,仿仲景复脉法。

本方去姜、桂,加甘蔗汁。(虚劳)

施三二　脉尺垂,少藏,唾痰灰黑,阴水内亏,阳火来乘,皆损怯之萌,可冀胃旺加餐耳,年岁已过三旬,苟能静养百天,可以充旺。

熟地　天冬　川斛　茯神　远志　山药　建莲　芡实　秋石

猪脊髓丸。

张　劳烦,夏秋气泄而病,交小雪不复元,咽中微痛,血无华色,求源内损不藏,阴中之阳不伏,恐春深变病。

熟地炭　清阿胶　川斛　浸白天冬　秋石二分

许三二　阴伤及阳,畏风外冷,午后潮热,舌绛渴饮,刚峻难进,腰脊坠,音哑,心嘈,姑与柔阳滋液。

首乌　枸杞　天冬　黑稆豆皮　茯神　建莲

黄　当纯阳发泄之令,辛散乱进,火升,咽干气促,病根在下焦,阴虚成劳,最难调治。

熟地　炒山药　五味　芡实　茯神　湖莲

又　照前方加人参。

宋　劳损三年,肉消脂涸,吸气喘促,欲

咳不能出声,必踞按季胁,方稍有力,寐醒喉中干涸,直至胸脘,此五液俱竭,法在不治,援引人身脂膏,为继续之算,莫言治病。

鲜河车　人乳汁　真秋石　血余灰

吴二八　遗浊已久,上冬喉中哽噎,医投寒解,入夏不痊。缘肾阴为遗消烁,龙雷不肯潜伏,于冬令收藏之候,反升清空之所。《内经》以少阴之脉循喉咙,挟舌本,阴质既亏,五液无以上承,徒有浮阳蒸灼,柔嫩肺日伤,为痹为宣,不外阴虚阳亢。但养育阴气,贵乎宁静,夫思烦嗔怒,诵读吟咏,皆是动阳助热,不求诸已工夫,日啖草木药汁生气暗伤,岂曰善策,然未尝无药也,益水源之弱,制火炎之炽,早用六味减丹泽,加阿胶、秋石、龟胶、牡蛎、湖莲肉之属以入下,介以潜阳,滋填涩固,却是至静阴药,卧时量进补心丹,宁神解热,俾上下得交,经年可冀有成。阴虚阳浮(虚劳)

安　脉坚,咽阻心热,得嗳气略爽,腰膝软弱,精滑自遗,必因惊恐,伤及肝肾,下虚则厥阳冲逆而上,法宜镇逆和阳,继当填下。

生白芍　桂枝木　生牡蛎　龙骨　茯神　大枣　小黑稆豆皮

郑　脉数,垂入尺泽穴中,此阴精未充早泄,阳失潜藏,汗出吸短,龙相内灼,升腾面目,肺受熏蒸,嚏涕交作,兼之胃弱少谷,精浊下注,溺管疼痛,肝阳吸其肾阴,善怒多郁,显然肾虚如绘,议有情之属以填精,仿古滑涩互施法。

牛骨髓四两　羊骨髓四两　猪脊髓四两　鹿角胶四两　熟地八两　人参四两　萸肉四两　五味三两　芡实四两　湖莲四两　山药四两　茯神四两　金樱膏三两

胶髓丸。

曹二一　精气内夺,冬乏收藏,入夜气冲呛逆,不得安寝,皆劳怯之末传,难治。

人参　鲜紫河车　茯苓　茯神　五味　紫衣胡桃肉

姚二三　脉左细右空,色夺神夭,声嘶,乃精伤于下,气不摄固,而为咳汗,劳怯重病,药难奏功,用大造丸方。

程　脉左弦搏,着枕眠卧,冷痰上升,交子后干咳,此肾虚阳不潜伏,乃虚症也,从摄固引导,勿骤进温热燥药。

熟地炭　生白芍　山药　茯苓　丹皮　泽泻　车前　牛膝　胡桃肉

蒋　脉细促,三五欲歇止,头垂欲俯,着枕即气冲不续,此肾脏无根,督脉不用,虚损至此,必无挽法。

熟地　五味　茯苓　青铅　猪脊髓

朱二九　真阴久伤不复,阳气自为升降,行动即觉外感,皆体质失藏,外卫不固矣,治在少阴,用固本丸之属,加入潜阳介类。

固本丸加淡菜　秋石　阿胶。

金二二　虚症五年,真阴既损不复,长夏阴不生成,阳扰升越巅顶而为痛胀,目患不痊,病根亦在肝肾,与潜阳以益乙癸。

磁石　六味加龟甲。

胡　厥阳上冲,心痛振摇,消渴齿血,都是下焦精损,质重味厚,填补空隙,可冀其效。

熟地四两　五味二两　茯神二两　建莲二两　芡实二两　山药二两　人乳粉二两　秋石二两

生精羊肉胶丸,早服四钱。

程　今年厥阴司天,春分地气上升,人身阳气上举,风乃阳之化气,阴衰于下,无以制伏,上愈热,斯下愈寒,总属虚象,故龟胶人乳,皆血气有情,服之小效者,非沉苦寒威也,兹定咸味入阴,介类潜阳法。

炒熟地　龟胶　阿胶　炒远志　炒山药　湖莲

六七日后,仍进琼玉膏减沉香。

蒋三五　肝厥,用咸味入阴,水生木体,是虚症治法,夏令大气主泄,因烦劳病发,势虽减于昔日，而脉症仍然，必静养经年，阴阳自交，病可全去，议介类潜阳，佐酸味以敛之。

熟地　柏子霜　萸肉　五味　锁阳　淡菜胶　海参胶　真阿胶　龟版胶　茯苓　湖莲　芡实　青盐

金　肝血肾精无藏，阳乏依附，多梦纷纭，皆阳神浮越，当以介属有情，填补下焦。

熟地　淡菜　阿胶　萸肉　小麦　龙骨　牡蛎

又　肾虚气攻于背，肝虚热触于心，都是精血内夺，神魂不主依附，此重镇以理其怯，填补以实其下，血肉有情，皆充养身中形质，即治病法程矣。

熟地　牡蛎　淡菜　五味　萸肉　龙骨　杞子

吴十八　诊脉细数，左垂尺泽，先天最素薄，真阴未充，当精通年岁，阴气早泄，使龙相刻燃，津液暗消，有虚怯根萌，药宜至静纯阴，保养尤为要旨。

知柏六味去丹　泽，加龟甲　天冬，猪脊髓丸。

钱五十　据说热自左升，直至耳前后胀，视面色油亮，足心灼热，每午后入暮皆然，上年用茶调散，宣通上焦郁热不应，此肝肾阴火乘窍，却因男子精亏，阳不下交，《经》言：以滋填阴药，必佐介属重镇，试以安寝竟夜乃安，参阳动阴静至理。

熟地　龟版　萸肉　五味　茯苓　磁石　黄柏　知母

猪脊髓丸。

顾二二　阴精下损，虚火上炎，脊腰髀酸痛，髓空，斯督带诸脉不用，法当填髓充液，莫以见热投凉。

熟地水煮　杞子　鱼胶　五味　茯神　山药　湖莲　芡实

金樱膏为丸。

陈二十　喉痹，目珠痛，吸气短促，曾咯血遗精，皆阴不内守，孤阳上越诸窍，当填下和阳。

熟地　枸杞炭　旱莲草　菊花炭　女贞　茯苓

某三二　心烦不宁，目彩无光，少阴肾水枯槁，厥阳上越不潜，议用填阴潜阳。

人参一钱半　熟地五钱　天冬一钱　麦冬三钱　茯神三钱　龟版一两

某女　渴不欲饮，阴不上承，况寐醒神识不静，易惊汗出，法当敛补。

人参　熟地炭　萸肉炭　茯神　五味　炒远志

邵　精血伤，气不潜纳，阳浮扰神，则魂魄不宁，脏阴不安其位。

人参　炙草　建莲　茯神　龙骨　金箔

卢　有形血液，从破伤而损，神气无以拥护，当此冬令藏阳，阳微畏寒，奇脉少津，乏气贯布，行步欹斜，健忘若愦，何一非精气内夺之征，将交大雪，纯阴无阳，冬至一阳来复也，见此离散之态，平素不受暖补，是气元长旺，今乃精衰气竭之象，又不拘乎此例也。阳虚

人参　鹿茸　归身　炒杞子　茯苓　沙苑

马　阴精走泄于下，阳气郁冒于上，太冲脉衰，厥气上冲，陡然痫厥，阴阳既失交偶，内随阳掀旋，阳从汗泄矣。宜远房帏，独居静室，医治之法，从阴引阳，从阳引阴，大封大固，以蛰藏为要，百日可效，经年可以复元。

淡苁蓉　五味　远志　茯神　芡实　建莲　生羊腰子

孙四二　形躯丰溢，脉来微小，乃阳气不足体质，理烦治剧，曲运神机，都是伤阳之助，温养有情，栽培生气，即古圣春夏养阳，不与逐邪攻病同例，用青囊斑龙丸。

某二十　少壮形神憔悴，身体前后牵掣不舒，此奇经脉海乏气，少阴肾病何疑。

淡苁蓉　甘枸杞　当归　牛膝　沙苑　茯苓

某　阴阳二气不振，春初进八味，减桂之辛，益以味芍之酸，从阳引阴，兼以归脾守补其营，方得效验，兹当春升夏令，里虚藏聚未固，升泄主令，必加烦倦。古人谓寒则伤形，热则伤气，是当以益气为主，通摄下焦兼之。仿《内经》春夏养阳，秋冬养阴为法，非治病也，乃论体耳，夏季早服青囊斑龙丸方法。

鹿茸　鹿角霜　鹿角胶　赤白茯苓　熟地　苁蓉　补骨脂　五味子

晚服归脾，去木香，加枸杞子。（虚劳）

汪氏　女科首列调经，今经不调和，耳鸣心漾，汗出，畏恐神痹，两足皆冷兼浮肿，冬至节交，病甚于前，都因肝肾内怯，阳不交阴所至。

薛氏加减八味丸，淡盐汤送三钱。

万二七　诊脉数，左略大，右腰牵绊，足痿，五更盗汗即醒，有梦情欲则遗，自病半年，脊椎六七节骨形凸出，自述书斋坐卧受湿，若六淫致病，新邪自解，验色脉推病，是先天禀赋原怯，未经充旺，肝血肾精受戕，致奇经中乏运用之力，乃筋骨间病，内应精血之损伤也。

人参一钱　鹿茸二钱　杞子炒黑，三钱　当归一钱　舶茴香炒黑，一钱　紫衣胡桃肉二枚　生雄羊内肾二枚

夫精血皆有形，以草木无情之物为补益，声气必不相应，桂、附刚愎，气质雄烈，精血主脏，脏体属阴，刚则愈劫脂矣。至于丹溪虎潜法，潜阳坚阴，用知、柏苦寒沉着，未通奇脉。余以柔剂阳药，通奇脉不滞，且血肉有情，栽培身内之精血，但王道无近功，多用自有益。

朱三六　辛温咸润，乃柔剂通药，谓肾恶燥也，服有小效，是劳伤肾真，而八脉皆以废弛失职，议进升阳法。阳虚奇脉兼病

鹿茸　苁蓉　归身　杞子　柏子仁　杜仲　菟丝子　沙苑

范二一　父母弱症早丧，禀质不克充旺，年二十岁未娶，见病已是损怯，此寒热遇劳而发，即内经阳维脉衰，不司维续，护卫包举，下部无力，有形精血，不得充涵筋骨矣，且下元之损，必累八脉，此医药徒补无用。

鹿茸　杞子　归身　巴戟　沙苑　茯苓　舶茴香　羊肉胶丸

施　冲气贯胁上咽，形体日渐枯槁，此劳伤肝肾，而成损怯，由乎精气不生，厥气上逆耳，议以通阳摄阴，冀其渐引渐收，非见病治病之方法矣。阴阳并虚

苁蓉　熟地　五味　枸杞　柏子霜　茯苓　桑椹子　砂仁　青盐

羊肉胶丸。

王三十　阳虚背寒肢冷，阴虚火升烦惊，宿病偏伤不复，总在虚损一门，镇摄之补宜商，早用薛氏八味丸，晚归脾，去芪　木香。

某　肝肾损伤，八脉无气，未老衰惫大着，姑议通阳守阴一法，俟明眼裁之。

淡苁蓉　熟地炭　鹿角霜　五味子肉　柏子仁　茯苓

王二九　摇精惊恐，肝肾脏阴大泄，阳不附和，阴中百脉之气，自足至巅，起自涌泉，以少阴之脉始此，欲使阴阳翕阖，譬诸招集溃散卒伍，所谓用药如用兵。

熟地　枸杞　当归　五味　远志　龟版　鹿鞭　羊肉

某　脉虚细，夜热晨寒，烦倦口渴，汗出，脏液已亏，当春气外泄，宗《内经》凡元气有伤，当与甘药之例，阴虚者用复脉汤。

炙甘草七分　人参一钱　阿胶二钱　火麻仁一钱　生地二钱　麦冬一钱　桂枝三分　生白芍一钱半

某二四　阴伤及阳，加以春夏大地阳气主泄，真无内聚，形神萎靡，大凡热必伤气，固

气，正以迎夏至一阴来复。

人参　熟地　五味　炒山药　芡实　建莲

张二四　脏阴久亏，八脉无力，是久损不复，况中脘微痛，脐中动气，决非滋腻凉药可服，仿大建中之制，温养元真，壮其奇脉，为通纳方法。

人参　生於术　炙草　茯苓　熟地　淡苁蓉　归身　白芍　真浔桂　枸杞　五味

蜜丸，服四钱。

许十九　善嗔食减无味，大便溏泻，三年久病，内伤何疑。但清内热，润肺理嗽，总是妨碍脾胃，思人身病损，必先阴阳致偏，是太阴脾脏日削，自然少阳胆木来侮。宗《内经》补脏通腑一法。

四君子加桑叶　炒丹皮。

又　虚劳三年，形神大衰，食减无味，大便溏泻，寒起背肢，热从心炽，每咳必百脉动掣，间或胁肋攻触，种种见症，都是病深传遍，前议四君子汤，以养脾胃冲和。加入桑叶、丹皮，和少阳木火，使土少侵，服已不应，想人身中二气致偏则病，今脉症乃损伤已极，草木焉得振顿，见病治病，谅无裨益，益气少灵，理从营议，食少滑泄，非滋腻所宜，暂用景岳理阴煎法，参入镇逆固摄，若不胃苏知味，实难拟法。

又　人参　秋石　山药　茯苓

河车胶丸。

张　汗多亡阳，是医人不知劳倦受寒，病兼内伤，但以风寒外感发散致误，淹淹半年，乃病伤不复，能食者以气血兼补。

人参　白术　茯苓　沙苑　苁蓉　归身　枸杞

张十九　阴伤成劳，因减食便溏寒热，姑从中治者，以脾为营，胃主卫也。

异功加五味子。

吴三六　虚损至食减，腹痛，便溏，中宫后天为急，不必泥乎痰嗽缕治。

异功散去术，加炒白芍　煨益智仁。

杨氏　背寒心热，胃弱少餐，经期仍至，此属上损。上损及胃

生地　茯神　炒麦冬　生扁豆　生甘草

仲　久嗽，神衰肉消，是因劳倦内伤，医不分自上自下损伤，但以苦寒沉降，气泄汗淋，液耗夜热，胃口得苦伤残，食物从此顿减，老劳缠绵，讵能易安，用建中法。

黄芪建中汤去姜。

又　照前方加五味子。

又　平补足三阴法。

人参　炒山药　熟地　五味　女贞子　炒黑杞子

时二十　脉细属脏阴之损，平素畏寒怯冷，少年阳气未得充长，夏令暴泻，是时令湿热，未必遽然虚损若此。今谷减形瘦，步履顿加喘息，劳怯显然，当理脾肾。下损及中

早服加减八味丸，晚服异功散。

某　由阴损及乎阳，寒热互起，当调营卫，参芪建中汤去姜糖。

某　入夏发泄主令，由下损以及中焦，减谷形衰，阴伤及阳，畏冷至下。春季进河车羊肉温养，固髓方法，积损难充，不禁时令之泄越耳。古人减食久虚，必须胃药。晚进参术膏，早用封固佐升阳法，长夏不复奈何。

鹿茸生研，一两　鹿角霜一两　熟地二两　生菟丝子一两　人参一两　茯苓一两　韭子二两　补骨脂胡桃蒸，一两　枸杞子一两　柏子霜一两

蜜丸，早服四钱，参汤送。

参术膏方　人参四两，另用泉水熬，九蒸於术四两，另用泉水熬，各熬膏成以炭火厚掩干灰，将药罐炖收至极老为度，每用膏二钱五分，开水化服。

李二九　劳怯，形色夺，肌肉消，食减便滑，兼痰呛喉痛，知医理者，再无清咽凉肺滋

阴矣。病患述心事操持病加，显然内损，关系脏真，冬寒藏阳，人身之阳，升腾失交，收藏失司。岂见病治病肤浅之见识？据说食进逾时，必有痛泻。《经》言：食至小肠变化，屈曲肠间有阻，常有诸矣，凡汤药气升，宜丸剂疏补，资生丸食后服。脾肾兼虚

晨服 人参 坎炁 茯苓 黑壳建莲 五味 芡实

山药浆丸。

杨 发堕于少壮之年，能食不化，噫气，小溲淋浊，便粪渐细，少年脾肾损伤，宜暖下焦以醒中阳。

济生丸三钱，开水送下。

陈十八 阴损于下，中焦运阳亦弱，见症少年损怯，先天不充，以后天维续，但食少难化，腻滞勿用，由阴损及阳，用双补丸。

某 久劳，食减，便溏不爽，气短促。

异功加五味子。

王二四 脉如数，垂入尺泽，病起肝肾下损，廷及脾胃。昔秦越人云：自下焦损伤，过中焦则难治，知有形精血难复，急培无形之气为旨。食少便溏，与钱氏异功散。

蔡 久嗽气浮，至于减食泄泻，显然元气损伤，若清降消痰，益损真气，大旨培脾胃以资运纳，暖肾脏以助冬藏，不失带病延年之算。

异功散，兼服：熟地炭 茯神 炒黑枸杞 五味 建莲肉 炒黑远志。

山药粉丸，早上服。

叶三一 病损不复，八脉空虚，不时寒热，间或便溏，虽步履饮食如常，周身气机，尚未得雍和，倘调摄失慎，虑其反复，前丸药仍进，煎方宗脾肾双补法。

人参一钱 茯苓三钱 广皮一钱 炒沙苑一钱 益智仁煨研，一钱 炒菟丝饼二钱

华二八 劳损，加以烦劳，肉消形脱，潮热不息，胃倒泄泻，冲气上攻则呕，当此发泄主令，难望久延。胃虚呕泻

人参 诃子皮 赤石脂 蒸熟乌梅肉 新会皮 炒白粳米

吕 冲年久坐诵读，五志之阳多升，咽干内热，真阴未能自旺于本宫，诊脉寸口动数，怕有见红之虑，此甘寒缓热为稳，不致胃枯耳。阴虚阳浮兼胃阴虚

生地 天冬 女贞 茯神 炙草 糯稻根须

杜二一 阴精久损，投以填纳温润，入夏至晚火升，食物少减，仍属阴亏，但夏三月，必佐胃药。

参须 麦冬 五味 茯神 建莲 芡实

许 脉左坚，上下直行，精损，热自升降。

细生地 玄参心 女贞 川斛 糯稻根须

又 甜北沙参 天冬 炒麦冬 茯神 阿胶 秋石

又 人参 麦冬 生甘草 扁豆

胡四三 补三阴脏阴，是迎夏至生阴，而晕逆欲呕吐痰，全是厥阳犯胃上巅，必静养可制阳光之动，久损重虚，用甘缓方法。

金匮麦门冬汤去半夏

王 春半寐则盗汗，阴虚，当春阳发泄，胃口弱极，六黄苦味未宜，用甘酸化阴法。

人参 熟地 五味 炙草 湖莲 茯神

某二一 诵读身静心动，最易耗气损营，心脾偏多，不时神烦心悸，头眩脘闷，故有自来也。调养溉灌营阴，俾阳不升越，恐扰动络血耳。营虚

淮小麦三钱 南枣肉一枚 炒白芍一钱 柏子仁一钱半 茯神三钱 炙草四分

某四十 脉弦，胁痛引及背部，食减，此属营损传劳。

桂枝木四分 生白芍一钱半 炙草四分

归身一钱半　茯神三钱　生牡蛎三钱　煨姜一钱　南枣三钱

某三十　脉软，不嗜食，腰酸无力，咳烦劳，营虚所致。

当归　生白芍　桂枝木　茯苓　炙草　饴糖　煨姜　南枣

汪　脉左小右虚，背微寒，肢微冷，痰多微呕，食减不甘。此胃阳已弱，卫气不得拥护，时作微寒微热之状，小便短赤，大便微溏，非实邪矣，当建立中气以维营卫。东垣云：骨为卫之本，营乃脾之源，偏热偏寒，犹非正治。

人参　归身米拌炒　桂枝木　白芍炒焦　南枣

陆　劳伤阳气，不肯复元，秋冬之交，余宗东垣甘温为法，原得小效，众楚交咻①，柴葛枳朴是饵，二气散越，交纽失固，闪气疼痛，脘中痞结，皆清阳凋丧，无攻痛成法，唯以和补，使营卫之行，冀其少缓神苏而已。

人参　当归　炒白芍　桂心　炙草　茯神

又　右脉濡，来去涩，辛甘化阳，用大建中汤。

人参　桂心　归身　川椒　茯苓　炙草　白芍　饴糖　南枣

汪　劳倦阳伤，形寒骨热，脉来小弱，非有质滞着，与和营方。

当归　酒炒白芍　炙草　广皮　煨姜　大枣

程　脉左甚倍右，病君相上亢莫制，都因操持劳思所伤，若不山林静养，日药不能却病。劳伤心神

鲜生地　玄参心　天冬　丹参　茯神　鲜莲肉

颜三四　操持思虑，心营受病，加以劳力泄气，痰带血出，脉形虚小，右部带弦，议用归脾汤，减桂圆，木香，白术，加炒白芍，炒麦冬。

又　劳心营液既耗，气分之热自灼，手足心热，咽干烦渴，多是精液之损，非有余客热，前议归脾加减，乃子母同治法，今以滋清制亢之剂，理心之用，以复五液。

人参　生地　天冬　麦冬　丹参　茯神　灯心　竹叶心

某　神伤精败，心肾不交，上下交损，当治其中。中虚

参术膏，米饮汤调送。

华三七　春深地气升，阳气动，有奔驰饥饱，即是劳伤。《内经》劳者温之。夫劳则形体震动，阳气先伤。此温字，乃温养之义，非温热竞进之谓，劳伤久不复元为损，《内经》有损者益之之文，益者补益也。凡补药气皆温，味皆甘，培生生初阳，是劳损主治法则。春病入秋不愈，议从中治。据述晨起未纳水谷，其咳必甚，胃药坐镇中宫为宜。

《金匮》麦门冬汤去半夏。

徐二七　虚损四年，肛疡成漏，食物已减什三，形瘦色黄，当以甘温培中固下，断断不可清热理嗽。

人参　茯苓　山药　炙草　芡实　莲肉

某　积劳，神困食减，五心热，汗出，是元气虚，阴火盛，宜补中。

生脉四君子汤。

杨二八　内损，阴及阳分，即为劳怯，胃弱少纳，当以建中汤加人参。

朱二七　既暮身热，汗出早凉，仍任劳办事，食减半，色脉形肉不足，病属内损劳怯。

人参小建中汤。

杨三二　知饥减食，外寒忽然，久病行走喘促，坐卧稍安，此劳伤不复，议从中以益营卫。

九蒸冬术　炙甘草　煨姜　南枣

① 众楚交咻（xīu 休）：语出《孟子·滕文公下》："一齐人傅之，众楚人咻之"。后喻七嘴八舌议论。

汪三九　此劳力伤阳之劳，非酒色伤阳之劳也，胃口消惫，生气日夺，岂治嗽药可以奏功。

黄芪建中汤去姜。

仲三八　久劳内损，初春已有汗出，入夏食减，皆身中不耐大气泄越，右脉空大色痿黄，衰极难复。

无却病方法，议封固一法。

人参　黄芪　熟於术　五味

严二八　脉小右弦，久嗽晡热，着左眠稍适，二气已偏，即是损怯，无逐邪方法，清泄莫进。

当与甘缓，黄芪建中去姜。

又　建中法颇安，理必益气以止寒热。

人参　黄芪　焦术　炙草　归身　广皮白　煨升麻　煨柴胡

王二六　脉大而空，亡血失精，午食不运，入暮反胀，阴伤已及阳位，缠绵反复至矣。

归芍异功散。

刘女　年十六，天癸不至，颈项瘿痰，入夏寒热咳嗽，乃先天禀薄，生气不来，夏令发泄致病，真气不肯收藏，病属劳怯，不治。

戊己汤去白术。

某　阳伤背寒，胃伤谷减。

小建中汤。

某　畏风面冷，卫外阳微。

参芪建中去姜，加茯神。

华二十　此劳怯损伤不复之病，已经食减，便溏，欲呕，腹痛，二气交伤，然后天为急，舍仲景建中法，都是盲医矣。

建中汤去糖，加人参。

尹四九　中年衰颓，身动喘嗽，脉细无神，食减过半，乃下元不主纳气，五液蒸变粘涎，未老先衰，即是劳病。肾气不纳

人参　坎炁　紫衣胡桃　炒菟丝子　茯苓　五味　炒砂仁

山药浆丸。

金七十　寤则心悸，步履如临险阻，子后冲气上逆。此皆高年下焦空虚，肾气不纳所致，八味丸三钱，先服四日。

淡苁蓉一两　河车胶一具　紫石英二两　小茴五钱　杞子三两　胡桃肉二两　牛膝一两半　五味一两　茯苓二两　沙苑一两半　补骨脂一两　桑椹子二两

红枣肉丸。(虚劳)

郁氏　失血咳嗽，继而暮热不止，经水仍来，六七年已不孕育，乃肝肾冲任皆损，二气不交，延为劳怯，治以摄固，包举其泄越。肝肾冲任皆虚

鲜河车胶　黄柏　熟地　淡苁蓉　五味　茯神

蜜丸。

屠二八　劳力伤阳，延三年，损伤延及中宫，状如反胃，诸气欹斜，交会失序，遂有寒热，脱力损伤脾胃，牛属坤土，当以霞天膏。劳力伤脾胃

朱十二　奔走之劳，最伤阳气，能食不充肌肤，四肢常自寒冷，乃经脉之气，不得贯串于四末，有童损之忧。劳动伤经脉

苁蓉二两　当归二两　杞子一两　茯苓二两　川芎五钱　沙苑五钱

黄鳝一条为丸。

邢四四　努力伤，身痛无力。

归桂枝汤去姜，加五加皮。

久虚不复谓之损，损极不复谓之劳，此虚劳损三者，相继而成也。参其致病之由，原非一种，所现之候，难以缕析。(虚劳)

张　今年春季时疫，大半皆有咳嗽咽喉之患，乃邪自上干，肺气先伤耳，近日身动气喘，声音渐不扬，着左眠卧，左胁上有牵掣之状，此肝肾阴亏，冲气上触，冬藏失司，渐有侧眠音哑至矣，劳伤致损，非清邪治咳之病。

六味丸加阳秋石、阿胶、麦冬，蜜丸。

顾　真阴不旺，先后天皆亏，以填精实下为主，若清热冀图治嗽，必胃损减谷。

熟地　萸肉　山药　茯苓　湖莲　芡实　五味　人乳粉

金樱膏丸。(咳嗽)

朱　虚劳，食减便泻，已无清肺治嗽之法，必使胃口旺，冀其久延，此非药饵可效之病。

人参秋石泡汤拌烘　茯神　山药　建莲　芡实　苡仁　诃子皮

用糯稻根须煎汤，煎药。

沈十九　劳嗽食减便泻，汗出，阴损已及阳腑，中宜扶胃，下固肾阴为治，大忌清肺寒凉，希冀治嗽。

熟地　熟冬术　五味　芡实　湖莲　山药(咳嗽)

施氏　脉细数，干咳咽燥，脊酸痿弱，此本病欲损。

阿胶　鸡子黄　北沙参　麦冬　茯神　小黑稆豆皮(咳嗽)

徐四八　色萎脉濡，心悸，呛痰咳逆，劳心经营，气馁阳虚，中年向衰病加。治法中宫理胃，下固肾真，务以加谷为安，缕治非宜，煎药用大半夏汤，早服附都气丸。中气虚(咳嗽)

某　内损虚症，经年不复，色消夺，畏风怯冷，营卫二气已乏，纳谷不肯充长肌肉，法当创建中宫，大忌清寒理肺，希冀止嗽，嗽不能止，必致胃败减食致剧。

黄芪建中汤去姜。(咳嗽)

任五六　劳力伤阳，自春至夏病加，烦倦神羸不食，岂是嗽药可医?《内经》有劳者温之之训，东垣有甘温益气之方，堪为定法。

归芪建中汤。

张二九　馆课诵读，动心耗气，凡心营肺卫受伤，上病延中，必渐减食，当世治咳，无非散邪清热，皆非内损主治法。

黄芪建中汤去姜。

吕　脉左细，右空搏，久咳吸短如喘，肌热日瘦，为内损怯症，但食纳已少，大便亦溏，寒凉滋润，未能治嗽，徒令伤脾妨胃，昔越人谓:上损过脾，下损及胃，皆属难治之例、自云背寒忽热，且理心营肺卫、仲景所云元气受损，甘药调之，二十日议建中法。

黄芪建中去姜。

马　虚损脉弦，久嗽食减。

小建中去姜。

郑二七　脉来虚弱，久嗽，形瘦食减，汗出吸短，久虚不复谓之损，宗《内经》形不足，温养其气。

黄芪建中汤去姜，加人参、五味。(咳嗽)

汪　初咳不得卧，今左眠咳甚，并不口渴欲饮，周身漐漐汗出，此积劳内伤，木反乘金，不饥不纳，滋腻难投，惟以培中土，制木生金，合乎内伤治法。劳倦阳虚

川桂枝　茯苓　淡干姜　五味子　生甘草　大枣(咳嗽)

赵四一　虚不肯复谓之损，纳食不充肌肤，卧眠不能着左，遇节令痰必带血，脉左细，右劲数。是从肝肾精血之伤，延及气分，倘能节劳安逸，仅堪带病永年。损症五六年，无攻病之理，脏属阴，议平补足三阴法。

人参　山药　熟地　天冬　五味　女贞(吐血)

某四三　失音咽痛，继而嗽血，脉来涩数，已成劳怯，幸赖能食胃强，勿见咳治咳，庶几带病延年。

细生地三钱　玄参心一钱　麦冬一钱半　细川斛三钱　鲜莲子肉一两　糯稻根须五钱(吐血)

金氏　脉细，左小促，干咳有血，寒热身痛，经水先期，渐渐色淡且少，此脏阴伤及腑

阳,奇脉无气,内损成劳,药难骤效。

生地　阿胶　牡蛎　炙草　麦冬　南枣(吐血)

陈五一　形瘦,脉促数,吸气如喘,痰气自下上升,此属肾虚气不收摄,失血后有此,乃劳怯难愈大症,用贞元饮。(吐血)

钱　一阳初萌,血症即发,下焦真气久已失固,亡血后,饮食渐减,咳嗽则脘中引痛,冲气上逆,乃下损及中,最难痊愈,拟进摄纳方法。下损及中

人参　熟地　五味　茯神　川斛　紫衣胡桃

调入鲜河车胶。

王十七　少年阴火直升直降,上则失血咳逆,下坠肛疡延漏,皆虚劳见端,食减至半,胃关最要,非可见热投凉,以血嗽泥治。

熟地炭　建莲　霍石斛　茯神　炒山药　芡实

某三二　诊脉数涩,咳血气逆,晨起必嗽,得食渐缓,的是阴损及阳,而非六气客邪,可通可泄,法当养胃之阴,必得多纳谷食,乃治此损之要着。

生扁豆五钱　北沙参一钱半　麦冬一钱半　川斛三钱　生甘草三分　茯神三钱　南枣肉一钱半　糯稻根须五钱

郑二八　虚损四五年,肛漏未愈,其咳嗽失血,正如经旨阴精不主上奉,阳气独自升降。奈何见血投凉,治嗽理肺,病加反复,胃困减食。夫精生于谷,中土运纳,则二气常存,久病以寝食为要,不必汲汲①论病。

生黄芪　黄精　诃子肉　白及　苡仁　南枣

淡水熬膏,不用蜜收,略饥用五钱参汤送。(吐血)

姜十九　自上年冬失血,渐形减气弱,精血内损,不肯再复,延成劳怯,填养精血,务在有情,庶几不夺胃气。肾胃兼虚

人参　鲜河车胶　水制熟地　五味　茯神　山药　芡实　黑壳建莲(吐血)

杜二八　积劳思虑,内损失血,久病秋季再发,乃夏暑气泄,劳则气愈泄不收,络空动沸,此与阴虚有别,色脉胃减,凉降非法,人参建中汤。(吐血)

钱四一　形神积劳,气泄失血,食减喘促,由气分阳分之伤,非酒色成劳之比。

黄芪建中汤去姜、桂。

陆　脉细形瘦,血后久咳不已,复加喘促,缘内损不肯充复,所投药饵,肺药理嗽居多,当此天令收肃,根蒂力怯,无以摄纳,阴乏恋阳,多升少降,静坐勉可支撑,身动勃勃气泛,所纳食物,仅得其悍气,未能充养精神矣,是本身精气暗损为病,非草木攻涤可却,山林寂静,兼用元功,经年按法,使阴阳渐交,而生生自振,徒求诸医药,恐未必有当,建中汤去姜加茯苓。

董三六　此内损症,久嗽不已,大便不实,夏三月,大气主泄,血吐后,肌肉麻木,骨痿酸疼,阳明脉络不用,治当益气,大忌肺药清润寒凉。

黄芪　炙草　苡仁　白及　南枣　米糖(吐血)

钱二七　形瘦脉左数,是阴分精夺,自述谈笑或多,或胃中饥虚,必冲气咳逆,前年已失血盈碗,此下损精血,有形难复,以略精饮食,气返不趋,急以甘药益胃,中流砥柱,病至中不可缓矣。

人参　茯神　炙草　山药(吐血)

朱二二　秋暑失血,初春再发,诊脉右大,颇能纳食,《金匮》云:男子脉大为劳,极虚者亦为劳。要之大者之劳,是烦劳伤气,脉虚之劳,为情欲致损,大旨要病根驱尽,安静一年可愈。

---

① 汲汲:心情急切貌。

生黄芪　北沙参　苡仁　炙草　白及　南枣(吐血)

陈二三　先患失血，复遭惊骇，平素有遗泄，独处呓语，是有形精血，无形神气交伤，漫言治痰治血，真粗工卑陋矣，补精宜填，安神宜静，然无形真气为要，与心脾二经主治。

人参一钱半　当归一钱半　茯神三钱　枣仁三钱　远志七分　炙草三分　桂圆二钱　龙齿二钱　金箔五张冲入(吐血)

关三二　思郁伤于心脾，二脏主乎营血，营出中焦，脏阴受损，阴虚生热，熏蒸络脉，致血不宁静，食少痰多，色泽少华，皆虚象也，不宜久进凉润嗽药，当以钱氏异功散，间进归脾汤减木香。(吐血)

华二九　神伤于上，精败于下，心肾不交，久伤精气不复谓之损，《内经》治五脏之损，治各不同，越人有上损从阳，下损从阴之议，然必纳谷资生，脾胃后天得振，始望精气生于谷食，自上秋至今日甚，乃里真无藏，当春令泄越，生气不至，渐欲离散，从来精血有形，药饵焉能骤然充长，攻病方法，都主客邪，以偏治偏，阅古东垣、丹溪辈，于损不肯复者，首宜大进参、术，多至数斤，谓有形精血难生，无形元气须急固耳，况上下交损，当治其中，若得中苏加谷，继参入摄纳填精敛神之属，方今春木大泄，万花尽放，人身应之，此一月中，急挽勿懈矣。

参术膏，米饮调送，接进寇氏桑螵蛸散去当归。

此宁神固精，收摄散亡，乃涩以治脱之法。

又　半月来，服桑螵蛸散以固下，参术膏以益中，遗滑得止，其下关颇有收摄之机，独是昼夜将寝，心中诸事纷纷来扰，神伤散越，最难敛聚，且思虑积劳，心脾营血暗损，血不内涵，神乃孤独，议用严氏济生归脾方，使他脏真气，咸归于脾，今夏前土旺司令，把握后天，于理最合。

归脾汤。

又　立夏四日，诊左脉百至余，颇有敛聚之意，右关及尺，芤动若革，按脐下过寸，动气似若穿梭，此关元内空，冲脉失养，而震跃不息，此女子胞胎、男子聚精之会也。大凡内损精血形气，其胃旺纳食者，务在滋填，今食减不纳，假寐片晌，必烦惊惕，醒而汗。自述五心热炽，四肢骨节热痿如堕，明是阴精内枯，致阳不交阴，转枯转涸，自下及中至上，前投桑螵蛸散，固涩精窍，遗滑经月不来，奈寝食不加，后天生气不醒，浓厚填补，于理难进，即参术甘温益气，又恐益其枯燥。宜参生脉以滋三焦，晨进人乳一杯，使气血阴阳，引之导之，迎夏至一阴来复。

早用人乳一盏，隔汤炖热服，午后略饥，用生脉四君子汤。

又　一月来，虽经反复，参脉症形色，生阳颇有根蒂，近食蚕豆滞气，腹中微膨，食后口味酸浊，是久卧重者，脾阳运动之机尚少，而火升心烦，动气汗出遗精，虽减于昔，未得平复，总是内损已深，若调治合宜，只要精气复得一分，便减一分病象，长夏脾胃主令，培土助纳为要，而精气散越，仍兼摄固之法，刻下味酸微膨，补脾少佐疏胃宜晚进，其早上另制补摄丸剂，益脏真以招纳散失之气。

晚服方　人参　茯苓　白术　炙草　广皮　麦冬　五味　神曲　麦芽　炒黄柏

早上丸方　人参　桑螵蛸　白龙骨　淡苁蓉　五味　芡实　茯神　枣仁　金箔

金樱膏丸，淡盐汤送三四钱。

又　形色有渐复之象，较之夏至，病去三四，但诊右脉弦大，尚少冲和，左脉细促未静，谷进运迟，有吞酸䐜胀，寐中仍欲遗精，此中焦之阳，宜动则运，下焦之阴，固则能守，乃一定成法，午后服异功散加炒谷芽。

晨服　遗症固涩下焦，乃通套治法，想精关已滑，涩剂不能取效，必用滑药引导，同气相求，古法有诸。

牛骨髓　羊骨髓　猪脊髓　鹿角胶　白

龙骨　生牡蛎　熟地　萸肉　茯神　五味　山药　芡实　湖莲　远志　砂仁

胶髓代蜜丸，晨服四钱，秋石二分化水下。(遗精)

赵三七　气分本虚，卫少外护，畏风怯冷，冬天大气主藏，夏季气泄外越，此天热烦倦一因也，是气分属阳，故桂附理阳颇投，考八味古称肾气，有通摄下焦之功，能使水液不致泛溢，其中阴药味厚为君，乃阴中之阳药，施于气虚，未为中窾，历举益气法，无出东垣范围，俾清阳旋转，脾胃自强，偏寒偏热，总有太过不及之弊，补中益气加麦冬北味。中气虚

又　间服四君子汤。(脾胃)

董　病久，正气已衰，喜热恶寒为虚，诊得左脉尚弦，病在肝，但高年非伐肝平肝为事，议通补胃阳。

人参　茯苓　煨姜　新会皮　炒粳米　炒荷叶蒂(木乘土)

曹四三　少腹属肝，肝厥必犯阳明胃腑，故作痛呕，二年来病患已不知因何起病，医徒见病图治，想肝肾必自内伤为病，久则奇经诸脉交伤，《经》谓冲脉动，而诸脉交动也，议温通柔润剂，从下焦虚损主治。肝肾虚冲脉气上逆

淡苁蓉干一钱半　茯苓三钱　当归二钱　杞子二钱　炒沙苑一钱半　肉桂心五分

后加鹿角霜。(呕吐)

姚二二　久嗽背寒，晨汗，右卧咳甚，经事日迟，脉如数而虚，谷减不欲食，此情志郁伤，延成损怯，非清寒肺药所宜，后期，郁伤久嗽，肺气虚

黄芪　桂枝　白芍　炙草　南枣　饴糖

肺为气出入之道，内有所伤，五脏之邪，上逆于肺则咳嗽，此则久嗽背寒晨汗，全是肺气受伤，而经事日迟，不但气血不流行，血枯肝闭，可想而知，脉数虚火也，虚则不可以清寒，况谷减不欲食，中气之馁已甚，可复以苦寒损胃乎，与黄芪建中，损其肺者益其气，而桂枝白芍，非敛阴和血之妙品乎。(调经)

朱《经》云：阳维为病，苦寒热。缘上年冰雪甚少，冬失其藏，春半潮湿，地气升泄，以肝肾血液久亏之质，春生力浅，八脉隶乎肝肾，一身纲维，八脉乏束固之司，阴弱内热，阳微外寒矣，膂脊常痛，经事愆期，血海渐涸，久延虚怯，情景已露。局方逍遥散，固女科圣药，大意重在肝脾二经。因郁致损，木土交伤，气血痹阻，和气血之中，佐柴胡微升，以引少阳生气，上中二焦之郁勃，可使条畅。今则入暮病剧，天晓安然，显是肝肾至阴损伤，八脉不为约束，故热无汗，至阴深远，古人谓阴病不得有汗也，当宗仲景甘药之例，勿取气辛助阳可矣。肝肾奇脉阴虚

炙甘草　阿胶　细生地　生白芍　麦冬　牡蛎(调经)

某　脉弱无力，发热汗出，久咳形冷，减食过半，显然内损成劳，大忌寒凉清热治嗽，姑与建中法，冀得加谷经行，犹可调摄。

桂枝五分　生白芍一钱半　炙草五分　枣肉三钱　饴糖二钱　归身一钱半

程十九　干血劳病，百脉枯槁，渐至危笃，三月间诊脉一次，当面告辞，余非愦愦医流，不肯因循误事。

益母丸早晚服二三钱。(调经)

顾三一　潮热经阻，脉来弦数，营血被寒热交蒸，断其流行之机，即为干血劳瘵，非小恙也。

桂枝三分　白芍一钱半　阿胶一钱半　生地三钱　炙草四分　麦冬一钱半　大麻仁一钱(调经)

郭二四　产后下元阴分先伤，而奇经八脉，皆丽于下，肝肾怯不固，八脉咸失职司，《经》旨谓阳维脉病，苦寒热，阴维脉病，苦心痛，下损及胃，食物日减，然产伤先伤真阴，忌用桂附之刚，温煦阴中之阳，能入奇经者宜之。下损及胃奇脉虚

人参　鹿茸　紫石英　当归　补骨脂

茯苓(产后)

某　产虚,下焦起病,久则延胃,不饥不食,乃阴损及阳,阳明脉空,厥阴风动掀旋,而头痛面浮,肢冷指麻,皆亡血家见象。阴损及阳肝风犯胃

人参一钱　杞子炒焦,三钱　归身一钱　牛膝盐水炒焦,一钱　巴戟天一钱　浙江黄甘菊花炭五分　茯苓一钱半

丸方　人参二两,另研　茯苓二两,蒸　萸肉二两,炒焦　五味一两半　杞子二两,炒　桑螵蛸壳盐水煮烘,一两　生白龙骨一两　浙江黄菊花一两,炙炭

蜜丸,早服四钱,开水送。

杨三一　自幼作劳,即患头眩,加之刮痧,一月之内,必发数次,前岁产后,体甚不健,右耳日夜响鸣,鸣即头眩,神色衰夺,唇黄舌白,带下手冷脚肿,脉右大是阳明空,气泄不固,暖下温中主之。胃虚下焦虚寒

人参二两　桑螵蛸三两,制　鹿角霜一两半　淡苁蓉一两半　炒杞子二两　柏子霜一两半　茯苓一两半　紫石英一两半,醋煅飞　白龙骨一两半

红枣四两,蕲艾五钱,水煮捣丸,服四钱。(产后)

某　产后十年有余,病发必头垂脊痛,椎尻气坠,心痛冷汗,此督任气乖,跷维皆不用,是五液全涸,草木药饵,总属无情,不能治精血之惫,故无效。当以血肉充养,取其通补奇经。

鹿茸　鹿角霜　鹿角胶　当归　茯苓　杞子　柏子仁　沙苑　生杜仲　川断(产后)

叶氏医案存真

虚损心热,腭干,咳嗽,失血。此天气令降,身中龙相反升,下焦真气不得收纳故也。惟宁神静坐,斯天君不动,自得阴上承,阳下降,地天交而成泰矣。

紫胡桃肉　坎气　糯稻根须　北五味子　白蜜

虚损,真阴内涸。当戊己君火主令,立夏小满,阳气交并于上,喉舌肿腐,是阴不上承,熏蒸腻涎。吐咯不清,皆五液之变,由司气感及躯质而然。检古方,以仲景少阴咽痛例,用猪肤汤。

二十日来,以甘温、益气、养阴,治脾营胃卫后天,渐得知饥纳食。思疟　痢致伤下焦,奇经八脉皆损,是以倏起寒热,背部畏冷,遇风必嗽痰。阳维脉无以维持护卫,卫疏则汗泄矣。从虚损门治。

人参　鹿角霜　沙蒺藜　补骨脂　茯神　枸杞炭　鹿茸　当归身

疟伤真阴,七八年来每交春季,即脊背肩胛胀痛,入夏更甚,冬寒乃瘥。凡春夏之时,天地大气发泄,至秋冬方始敛藏。脏真既少,升泄病来。督脉行身之背,自阴而及于阳,但内伤不复,未易见功,惟养静断欲,用药可希渐效。

鹿角霜　鹿角胶　熟地炭　菟丝饼　青盐　柏子仁

凡忧愁思虑之内伤不足,必先上损心肺。心主营,肺主卫,二气既亏,不耐烦劳,易于受邪。惟养正则邪自除,无麻、桂大劫散之理,故内伤必取法乎东垣。今血止脉软,形倦不食,仍呛咳不已,痰若粘涎,皆土败金枯之象,急与甘缓补法。

生黄芪　炒白芍　炙草　饴糖　南枣

寒热因经水不来而甚,此《内经》谓二阳之病发心脾。女子不月,肌肉日瘦,腹有动气,即风消息贲矣。内损成劳,非通经逐瘀所能愈也。

柏子仁　归身　白芍　桂枝　桂圆肉　生黄芪

疟后耳窍流脓,是窍闭失聪,留邪与气血混为扭结,七八年之久。清散不能速效,当忌

荤酒浊味，卧时服茶调散一钱，患耳中以甘遂削尖，插入，口内衔甘草半寸许。两年前晨泄，食入呕吐，此非有年体质之脾肾虚泻，可以二神、四神治也。盖幼冲阳虚，百中仅一耳。今泄泻仍然寒热，咳嗽失血，天癸不来，脉得弦数，形色消夺，全是冲年阴不生长，劳怯大著。无见病治病之理，保其胃口，以冀经通，务以情怀开爽为要，勿恃医药却病。

熟地炭　炒当归　炙甘草　炒白芍　淡黄芩　乌梅肉　黑楂肉

脉数，左促右小，咳嗽已一年，喉痒火升食减，经水仍来，从未生育。凡女人以肝为先天，肝阴不充，相火上燔莫制，嗽久痰带红丝，皆劳怯势成，日见消烁，清肺凉药不效，根本先亏也。急养肝肾之阴，不失延久之计。

乌骨鸡　大熟地　麦门冬　炒白芍　清阿胶　当归身　川贝母　炙甘草　地骨皮　北沙参　白茯苓　焦黄柏

鸡去毛、肠、头、足、翅，入药在肚内，酒煮烂，去骨，用其药肉，捣晒重磨，余汁打糊丸。

堕胎十八次，冲任奇脉血液无存。厥气入络，为胀为痛，或时冲逆犯膈，八脉皆不为用，淹淹渐成损怯，徒欲止痛宽胀，乃不明之论，俗医皆然。

真鹿胎　枸杞　牛膝　淡苁蓉　当归身　沙蒺藜　舶茴香　浔桂心

精腐瘀血，阻闭溺窍为痛。似淋非淋，久则阳维脉伤，寒热起，五液枯耗为便难，乃虚症也。

鹿茸　淡苁蓉　柏子仁　枸杞子　沙蒺藜　茯神　当归

接服：

盐水炒骨脂　淡苁蓉　沙蒺藜　枸杞子　厚杜仲　茯神　鹿茸　龟版

丸方：

河车胶　沙蒺藜　龟版　水煮熟地　鹿茸　茯神　苁蓉

幼年久有遗精，目疾，不耐劳烦。先后天未曾充旺，秋季疟邪再伤真阴，冬月夜热，嗽痰失血，不饥不食，盗汗伤阳，阳浮不藏，渐干胃口，皆久虚劳怯之象。此恙屏绝酒色怒烦，须安闲坐卧百日，必胃口渐旺，病可渐除，古称精生于谷食也。

北沙参　女贞实　茯苓　炒麦冬　米仁　川斛　芡实

劳怯形肌日瘁，食减自利，腹痛寒热，由阴虚已及脾胃。无治嗽清滋之理，姑以戊己汤加五味，摄阴为议，是难愈之症。

炒白芍　炙甘草　北五味

据述泻血五日，血止即患咳呛，左胁下有形如梗，身动行走，必眩晕欲仆。春夏减食，秋冬稍加。交冬，人迎脉络结瘿，诊脉虚，左关尺数。此肝肾精血因惊恐忧劳所伤，阳失阴恋，络中空隙，阳化内风，鼓动不息，日就消烁不肯复，为郁劳之症。四旬以外，生气已浅，非治病可却。春夏，身中真气不耐发泄可知，屏绝家务，开怀颐养，望其病缓。

石决明　女贞实　杞子　黑芝麻　桑叶　阿胶　寄生　柏子仁　茯苓　炒当归

稚年频频伤风咳嗽，汗出痰多，不嗜谷菜，乃卫外不固，肺易偏伤冷热。当春升气泄，忽然指握无力，走动足疲，语言或謇，常有呕恶。盖卫应乎胃，胃属阳明，其脉主司束筋骨，以流利九窍，而四肢原属脾胃，舌为心苗，脾窍通焉。此皆久伤气分，乘气泄而病，乃虚症也。治法以充脾胃脉络，疏窍诸药皆当屏绝，百日可期其效。

人参　蜜炙芪　归身　炙草　广皮　白芍　防风根　煨姜　枣子

脉细咳逆，不得侧眠，肌消色夺，经水已闭，食减便溏。久病损及三阴，渐至胃气欲败，药饵难挽。拟进建中法，冀得胃旺纳谷，庶几带疾延年。

建中汤去姜。

徐十四岁　幼冲多六气之扰，少七情之伤，痛在下焦肢末，初痛必系寒湿痹阻于经络之中，方书谓为寒为痛，为湿为肿。砭刺疏通，引动脉中之气血，原得小效。寒湿邪气属阴，久蓄不得解散，蒸腐血液，变热成脓，附骨痈疡，久而精神日惫，理必延为漏卮矣。三年宿疴，寒暑迭更，邪必涣解，此为损症。凡女子二七而天癸至，谓体阴用阳也。昔因客气而致病，再因痛伤，已损及真气，诸症所称难状痼疾矣。今倏热蒸蒸，喉燥呛咳，纳食日减，乃损至精髓，草木攻邪，日加剥斫。参苓养气，难充形质。投药必不见长，无治病成法可遵。盖以有情之虚，养非气味之乘，强望胃纳扶持，至春回寒谷，再议丸方。身体热蒸多呛火升，用糯稻根须，漂洗洁，阴干，两许煎汤。服此能退阴分燔灼之热。种植以来，不见天日，得水土之养，清而不克之药。人参非助热之药，《本草》云：阴中之阳，其气主升，故不宜单用。食少易热，咳呛，芪术归地，皆为壅滞。以人乳旋成粉，和参末捏作钱许小丸，俾濡养血中之气。藉人身之生气，胃气略好，当与景岳一气丹，制膏与服，中有红铅一味，世间无有真者，以真坎气二十四枚代之，合乎二十四气以默运耳。

秋暑失血，初春再发，脉右大，颇能纳食。《金匮》云：男子脉大为劳，极虚亦为劳。要知脉大为劳，是烦劳伤气。脉虚为劳，是情欲致损。大旨病根驱尽，安静一年可愈。

炙绵芪　北沙参　炙草　白及　苡仁　南枣

交四之气，热胜元虚，乃气泄之候，营卫本乎脾胃，不耐夜坐，舌心腐碎，吸吸短气，似不接续，中焦喜按，始得畅达。目胞欲垂难舒，四肢微冷失和，从前调理见长，每以温养足三阴脏，兼进血气充形，病减七八。今当长夏，脾胃主气，气泄中虚，最防客气之侵，是质重之补宜缓，而养胃生津、宁神敛液仍不可少。俟秋深天气下降，仍用前法为稳，拟逐日调理方法。

人参　茯神　天冬　枣仁　知母　建莲肉　炙草　川石斛

熬膏。早上进丸药一次。

当夏季反复变幻，因天地气机大泄，身气久虚，无以主持，故见病治病无功，而安中纳下，每每获效，入秋常进附子七味丸颇合。今秋分节，天气降，地气收，缘久热气伤，虚体未能收肃，是以肢节时寒，头巅欲冷。无非病久诸气交馁，斯外卫之阳少护，液髓暗耗，则血脉不营，而阴乏内守。凡此皆生气之浅鲜也，急当温养益气，填补充形，使秋冬助其收藏，预为来春生发之用。《内经》有四季调神之训，今投药亦当宗此旨。

鹿胎一具　羊内肾生，十对　黄狗肾二十副　肉苁蓉一两五钱　大熟地四两，砂仁制　茯神一两五钱　五味一两五钱　湖莲肉二两　人乳粉一两五钱　柏子霜一两五钱　紫河车一具，漂　青盐八钱

上用诸膏并捣地黄为丸，早服五钱，人参汤送。

有年劳伤神瘁，肤无膏泽，时欲腹鸣啾痛，营血不得流行之故。开怀安逸，仅可带病延年。

人参　当归　肉桂　白芍　炙草　茯苓　远志　熟地炭

积劳阳动，气蒸上咳，已三四年，仍然经营办事。夏四月，地中阳升，途失血，咽痛，音低。男子五旬以外，下元先亏，此显然五液不充，为久延不愈之沉疴，见血见嗽，与寒降清肺，是夯极者。

生地黄　清阿胶　鸡子黄　云茯苓　麦冬　桔梗

夏至阴气不生，乃损不能复矣。今当大热，气泄愈甚，百脉诸气皆空，脂液尽耗，难望再醒，为寒为热，无非身中阴阳互乘，阳由阴上越，则顶巅痛。风木之火入中，则呕逆呛咳，总之液涸神竭。进两仪煎、琼玉膏，扶至

稍凉,再为斟酌。

麦冬　竹叶　人参　乌梅肉　大麦　鲜荷叶汁

水煎,澄冷服。

程舜文令郎　男子思念未遂,阴火内燔,五液日夺,但孤阳升腾,熏蒸上窍,已失交泰之义,此非外来之症。凡阴精残备,务在胃旺,纳谷生阴。今咽喉耳鼻诸窍,久遭阴火之逼,寒凉清解,仅调六气中之火,而脏真阴火,乃闪电迅速莫遏,清凉必不却病。良由精血内空,草木药饵,不能生精充液耳。

猪脊髓　阿胶　川斛　天冬　生地

男子脉大为劳。暑月阳不伏藏,初夏阳升血溢,皆内损少固。填精固气,是为药饵,静摄绝欲,经年可复。

线鱼胶　真沙苑　五味　龟版　茯神　淡菜胶　金樱膏　石莲　芡实

陈　才交春三月,每夜寒热,渴饮,汗出,是皆阴损于下,孤阳独自上冒也。虚劳兼有漏疡,加以情怀悒郁,损伤不在一处,少腹及腰肋痛,议治在肝胃之间。

桃仁　旋覆花　丹皮　新绛　青葱　柏子仁

许友官　幼年疡溃成漏,后天不能充长,其吐血后,嗽不止,夜热,晨汗热止,日见色夺肉消,减食恶心,便溏。乃劳怯阴阳,中下并伤,草木药饵,何能挽回生生真气?难效之症。

人参　山药　芡实　炙草　五味　熟地炭

寒热半年,少时色黄,气短咳呕,是内损营卫迭偏,劳怯重病。

人参　茯苓　黄芪　炙草　煨姜　南枣

陈升葵弟　劳病先伤阴气,继而阳伤,夏季脾胃不和,膜胀腹鸣,晨泄。凡阳虚外寒,阴虚热蒸,皆虚不肯复元之象,非草木可为。病人述腹中气通小愈,用药当宗此旨。

人参　谷芽　茯苓　白芍　炙草　新会皮

脉微而涩,微为阳气虚,涩为阴血伤。去冬已下肢独冷,步趋无力,高年内乏藏纳之司,入夏身动加喘,肉膜麻痹若虫行。此真阳失蛰,胃阳失护,生生意少,岂攻病药石所宜?喻嘉言先生所谓大封大固,莫令真阳泄尽而暴脱,皆为此也,录严氏《三因方》。

人参　白术　附子

左脉弦大空虚,右脉虚软涩滞,能食不能运,便溏跗肿,此系积劳伤阳。壮岁经年不复,当作虚症,宜补脾肾治。

人参　於术　茯苓　煨益智　淡附子　白芍　甘草　干姜　胡芦巴

金式兼　按:太阳经之膀胱俞,在脊骨间十九椎之旁,小便后从兹出汗,是太阳之气不固也。凡天将雨,则头眩目花。《经》云:头眩,其过在巨阳,是清气之不升也。劳则梦寐不安而遗,饮食不适意即作泻,是逆其志而运化失常。此泻在下焦,统属太阳病,诸阳不能保举,而生种种之疾。议茸珠丸、大安肾丸理膀胱气,自必获效。

鹿茸　茯神　人参　苁蓉　萆薢　菟丝饼　秋石　柏仁　川斛　补骨脂　白蒺藜　桑螵蛸

因时病而不慎口腹,以致咳痰呛逆,肌肉消烁,食下膜胀,甚则吐食,而成虚损矣。病在土不生金,金衰则不制木,互相戕克,有不能起之象,议以养金制木,使中焦无贼邪之患,壮火培土,使上焦得清化之权亦是一法,未知何如。

甜沙参　淮小麦　鲜莲肉　南枣　怀山药　云茯苓　燕窝

继进方:

人参　山药　白芍　茯苓　炙草　南枣　鲜莲肉

泰兴二十八　色脉是阴虚,其喉妨食纳,

乃阴乏上承，热气从左上升，内应肝肾阴火。前议复脉法，大便滑泄，知胃气久为药伤，不受滋阴，必当安闲静室以调之，岂偏寒偏热药能愈？

人参　茯苓　扁豆　木瓜　石斛　北沙参

海宁廿六　劳怯是肾精内损，真阴枯槁，龙雷之火，闪烁无制。肾脉循喉，屡受阴火燔灼，必糜腐而痛。冬无藏精，春生亦无生发，胃气已索，草木何能挽回？

猪肤汤。

唯亭十八　读书身静，心劳兼以夜坐，浮阳易升。年少虽未完姻，然情欲一萌，多致不自保惜。阴中龙雷，夹木中相火沸动，失血咳嗽，是脏阴不为宁谧。暂缓书卷，早眠晏起，百日中勿加杂念扰乱，可以全愈。若以草木希愈，非要领也。

知柏八味丸加五味子。

嘉兴十八　阴火必从晡暮而升，寐中呻吟，是浮阳不易归窟。形瘦，食少，盗汗，摄固其下为是。

六味加阿胶、人中白。

同里廿七　幼年成婚太早，精气未充先泄，上年泄泻，继加痰嗽，纳食较少，形肌日瘦。今秋深喉痛，是肾精内乏，阴中龙雷闪烁无制。当此秋令肃降，藏职失司，明岁谷雨，万化开遍，此病危矣。

秋石拌人参　生紫石英　紫衣胡桃肉　茯神　女贞实　五味子

湖州廿四　少壮病不复元，失于保养，延为劳嗽，胃气尚好，可与填精固下。

都气丸去丹、泽，加胡桃肉、二仙胶。

吴江廿七　肌肉日削，竟夜内热，是内损阴虚，渐延劳怯，安逸可久。天暖气泄，病必渐加。

早服牛乳一杯，另服补阴丸。

吴江十六　天癸尚未至，肉瘦形悴，呛嗽，著枕更剧，暮夜内外皆热，天明微汗热减，痰出或稠或稀，咽中总不爽利。此先天禀赋之薄，稍长真阴不旺，阴虚则生内热。怡悦勿事针黹①，必俟经来可得热除。不然，即世俗所称干血劳怯。

复脉法去麻仁。

南京三十五　频年发失血症，嗽甚痰出，继以呕嗳，日晡寒热，夜深汗泄。据述医见血，投以郁金、姜黄、韭汁、制大黄，逐瘀下走，希图血止，此是有余治法。夫人禀阴阳，偏则致病。自内损伤，即是不足。脉左动数，尺不附骨，明明肾精肝血内夺，弱阴无能交恋其阳，冲阳上逆，吸气不入，是以咳嗽气并，旋必呕嗳浊涎粘沫。《内经》谓：五脏六腑皆令人咳。奈何今人以咳治肺，见痰降浊清热，损者更损，殆不复脏阴腑阳消长之机，杂药徒伐胃气。经年累月，已非暴病，填实下隙，须藉有情之属。

人参　紫衣胡桃　紫石英　茯神　五味子　山萸肉　河车胶　秋石

无锡三十一　夏月带病经营，暑湿乘虚内伏，寒露霜降，天凉收肃，暴冷引动宿邪，寒热数发，形软食减，汗出。医工治嗽，恐其胃倒，渐致劳怯变凶。

归芪建中汤。

无锡三十九岁　秋七月经停几两月，继下血块，疑是小产，遂经漏不止。入冬血净，加五心脊椎骨热，天明微汗热缓。凡经漏胎走，下元真阴先损，任脉阴海少液，督脉阳海气升，所谓阴虚生热矣。以肝肾脏阴，精血损伤，医投芪术呆守中上，是不究阴阳气血，不亦左乎。

人参　阿胶　建莲肉　茯神　女贞子　萸肉　生白芍　炙草　糯稻根

---

① 黹(zhǐ 纸)：刺绣。

叶天士晚年方案真本

丁常熟,二十四岁　劳嗽寒热,是百脉空隙,二气久虚所致。纯用填精益髓,犹虑弗能充养,肌肉日见干瘪,病人说医用沉香,声音遂哑。大凡香气如烟云,先升后降,况诸香皆泄气,沉香入少阴肾,疏之泄之,尤为劳怯忌用。

萸肉　山药　建莲　五味　茯神　熟地炭　芡实　川斛(杂症)

王淮安,二十九岁　平昔好饮,脾气已伤。醉后便溏不实,夫酒性湿而动血,聚湿必伤脾胃之阳。三年失血,食大减少,恶酒如仇,全是脾胃受困。世俗医者见血见嗽,以滋降清肺治法。滋必滞腻,理嗽清寒,此中阳久困不苏,堕入劳损矣。

异功散。(杂症)

范湖州,二十五岁　形色黄瘦,脘痛呛血,问纳食减平日之七,自初春至霜降不得醒复。此内损七情,淹淹劳怯。若不扶其脾胃,但以嗽呛为治,殆不可为矣。

参归建中汤。(杂症)

朱靖江,二十五岁　自春季失血,血止痰嗽,左脉细数,是阴虚劳嗽。幸胃纳不减,可填补真阴。肺药理嗽,必伤胃气,但精血药不能生长,加慎保养,冀交春不致血来,屡发则难治矣。

熟地　萸肉　云茯苓　山药　天冬　五味　麦冬　阿胶　龟版　黄柏(杂症)

吴关上　气泄,用阳药固气。庸医治嗽滋阴,引入劳病一途。

黄芪建中加人参。(杂症)

王同里,廿七岁　向成婚太早,精未充先泄。上年起于泄泻,继加痰嗽,食纳较多,形肌日瘦,深秋喉痛,是肾精内乏,当冬令潜降,阴中龙雷闪烁,无收藏职司,谷雨万花开遍,此病必加反复。

秋石拌人参　紫衣胡桃肉　茯神　紫石英　女贞子　北五味子(杂症)

汤胥门,五十六岁　酒客大便久溏,世俗谓聚湿脾伤损肾。脾病入肾,有久泻久痢为肾病矣。失血用滋阴凉降者,十居七八,以少年阴虚火炎为多。如中年积劳,走动欲喘,久立肛坠后重,所宜在乎摄肾固纳。理中汤劫胃水,能止上下失血,王损庵法立见,非是杜撰,不效之所以然,以肾虚恶燥耳。

人参　萸肉　茯苓　石莲子　木瓜　炙草　五味子(杂症)

沈湖州,廿九岁　病伤不复元。壮失保养,延为劳嗽,胃气颇好,可与填精固下。

都气法去丹、泽,加水陆二仙、胡桃肉。(杂症)

洪吴江,二十七岁　肌肉日瘦,竟夜内热,是内损阴虚。渐挨劳怯。安逸可久,天暖气泄病加。

早服乳酪一杯,另服补阴丸。(杂症)

顾铁瓶巷,十六岁　稚年筋脉未坚,努力搂抱,致气血流行有触,胸背骨偏突成损。此属不足,非因外邪。在身半以上,为阳主气,致右肛疡成漏年余。真阴五液皆伤,纳食在胃,传入小肠而始变化,因咳痰不出,致呕尽所见乃已。喉痛失音,涎沫吐出,喉中仍然留存,明明少阴肾脉中龙火内闪,上燔阴液,蒸变涎沫,内损精血所致。医见嗽哑,清金润肺,未明呛嗽之源,是就其凶。

猪肤汤。(杂症)

庄宜兴,十九岁　疟痢后脾肾两伤,用缪氏法。

双补丸。(杂症)

李嘉兴　质虚不耐烦冗,动则阳升,由阴不和阳,深秋痢症虽愈,犹夏季致伤。

人参　茯苓　枣仁　炙草　小麦　青花龙骨(杂症)

顾南京,三十二岁　频年发失血症,嗽甚痰多,必有呕哕,日晡寒热,夜深汗泄,据述见血,医投郁金、姜黄、韭汁、制大黄,逐瘀下走,希图血止为效。此有余治法。凡人禀阴阳,造偏致损,由内损伤即是不足,脉左动数,尺不附骨,明明肾精肝血内夺,弱阴无能交恋其阳,冲阳上逆,吸气不入,咳嗽气并失旋,必呕哕浊涎粘沫。《内经》谓五脏六腑皆令人咳,奈今医以咳治肺,见痰降气清热,损者更损,殆不能复。不知脏腑阴阳消长之机,杂药徒伐胃口,经年累月,已非暴病,填实下隙须藉有形之属。

人参　紫衣胡桃肉　紫石英　茯神　五味子　萸肉　河车胶一钱　秋石二分(杂症)

唐　阅原案开列,皆肝肾为下元。男子中年已后,精血先亏,有形既去难复,五液内夺,阳气易越,治法从阴引阳,勿以桂附之刚。

鹿茸　角霜　当归　天冬　茯苓　苁蓉　杞子　天麻　浙黄菊(杂症)

王五十三岁　问有女无男,呛咳甚于日晡黄昏,肌肉消瘦。夏季失血,天令暴暖,阳浮热灼,弱阴无从制伏。夫精损阴火上铄,必绝欲可以生聚,半百未生育,当自谅情保节。

熟地　龟甲　鱼胶　牛膝　茯神　远志　萸肉　青盐　沙苑　五味　柏子仁(杂症)

储宜兴,三十三岁　问生不长育,自觉形体不为跷捷,阴中之阳不足,精气未能坚充。莫言攻病,务宜益体。夫生化之源,在乎水中有火,议斑龙丸。(杂症)

沈五十二岁　巅顶近脑,久痛骨陷,乃少年时不惜身命,真精走泄,脑髓不满,夏月乏阴内护,痛软不能起床。五旬有二,向衰,谅难充精复元。

龟腹甲心　黄柏　虎胫骨　熟地　琐阳　盐水炒牛膝

蜜丸。(杂症)

顾葑门　失血既止,入冬不但血来,呛嗽火升,外寒内热,夫冬为蛰藏汇神之令,少壮不自保惜收藏,反致泄越,乃肾肝脏阴内怯,阳气闪烁自烁,草木填阴,暂时堵塞其隙,精血无以宁养,务潜以绝欲,百日不发为是,屡发必凶。

熟地炒炭　茯神　萸肉　五味　湖莲　芡实　女贞　川斛(杂症)

张廿九岁　劳伤阳气,当壮盛年岁,自能保养安逸,气旺可愈。

人参当归建中汤。(杂症)

曹三十一岁　肾虚水液变痰,下部溃疡成漏,血后嗽呛不止,精血内夺,龙雷闪烁,阴损及阳,症非渺小。庸医见痰血及嗽,辄投凉剂,不知肾藏生气宜温,若胃倒便泻,坐视凶危矣。

人参　胡桃肉　五味子　茯神　鲜河车胶　湖莲子　芡实(杂症)

管四十三岁　食减肉瘦,食已不运,诊关前沉濡小涩,尺中虚芤。脾阳宜动,肾阳宜藏。见此脉症,未老早衰。内损以调偏,莫言攻邪。

人参　茯苓　荜拨　胡芦巴　生益智　生姜(杂症)

倪枫桥,廿三岁　劳伤营卫,不任烦冗,元气不足,兼后天生真不旺,古人必以甘温气味,从中调之。

建中法加人参、桂心、当归。(杂症)

徐廿三岁　内损,血后痰嗽,渐渐声哑,乃精血先伤,阴中龙火闪烁。迭经再发,损必难复,填实下元,虑其不及。庸医见血滋降,见嗽清肺消痰,不知肾液被阴火煅炼化痰,频发必凶。保养可久,服景岳一气丹。(杂症)

汪廿九岁　厥起五年,脉形细促,乃肾肝精血内怯,冬藏失降,脏阴不摄,致厥阳内风飞翔,冒昧精神。病在至阴,热气集于身半以上,皆是下元根蒂之浅。欲图其愈,必静居林壑,屏绝世务。一年寒暑,隧道阴阳交纽,不致离绝。

龟腹版心　活灵磁石　山萸肉　细川石斛　辰砂　川牛膝　人中白　黄柏(杂症)

顾　劳伤形气寒,脉小失血,乱药伤胃食减。必用人参益胃,凉药治嗽必死。

人参　炙草　南枣　饴糖　当归　白芍　桂枝(杂症)

申余杭,廿六岁　劳病,水枯肾竭不治。

猪肤汤。(杂症)

方三十六岁　脉细小垂尺,身动喘急,壮年形色若巅老,此情欲下损,精血内枯,气撒不收,夫有形精血,药不能生。精夺奇脉已空,俗医蛮补,何尝填精能入奇经?

人参　胡桃肉　茯苓　补骨脂　河车胶丸(杂症)

狄二十四岁　左搏尺动,肝肾阴伤,血后干呛,夜汗。阴火闪动,阳不内交,虚怯阴损,壮水固本为要,医但治嗽清肺,必致胃乏减食。

人参　茯神　芡实　山药　熟地　五味　萸肉　湖莲　生龙骨

鲜河车胶丸。(杂症)

詹衢州,四十三岁　阅开列病原,肾精内损,心神不敛,脏阴不主内守,阳浮散漫不交。中年未老先衰,内伤脏真,心事情欲为多。问后嗣繁衍,绝欲保真,胜于日尝草木。

九制大熟地　人参　金箔　石菖蒲　远志肉　茯神　生白龙骨　生益智

红枣蜜丸。(杂症)

江章莲荡,廿二岁　惊恐内动肝肾,真阴不旺,阳失偶而浮越。下虚上实,过劳有厥仆之累。

熟地　龟版　天冬　白芍　萸肉　琐阳　归身　黄柏

蜜丸。(杂症)

周十八岁　能食胃和,后天颇好。视形神及脉,非中年沛充,乃先天禀薄而然,冬寒宜藏密,且缓夜坐勤读。

六味加石人乳粉。

蜜丸。(杂症)

李三十二岁　喜寒为实,喜暖为虚。冲气逆干则呛,粘涎着于喉间,是肾精内怯,气不摄固于下元矣。肾脏水中有火,是为生气,当此壮年,脉细不附骨,其禀质之薄显然。

紫河车　紫衣胡桃　五味子　云茯苓　枸杞　人参　沙苑　黄柏盐水炒　秋石

捣丸。(杂症)

孙三十四岁　内损精血,有形难复,淹淹年岁,非医药功能。病中安谷知饥,后天生气未惫。若究医药,必温煦血肉有情,有裨身中血气。冬春用天真丸。(杂症)

沈四十岁　几年失血,继而久咳,乃内损之咳,痰多治嗽无用,已失音嘶响,损象何疑?

黄精　白及　米仁　茯苓

四味熬膏,早服牛乳一杯。(杂症)

王　禀质阳亢阴虚,频年客途粤土。南方地薄,阳气升泄,失血咳嗽形寒,火升盗汗,皆是阴损阳不内入交偶。医见嗽治肺,必延绵入凶。

熟地　芡实　五味　茯神　建莲　炒山药(杂症)

姚曹家巷,四十四岁　心腹如焚,肌腠寒冷,知饥不甘纳食,大便久溏,此属劳怯。医药见嗽,清肺清热,损者愈损,未必用药能除病。

黄精　白及　米仁　炙草(杂症)

程六十二岁　形神衰,食物减,是积劳气伤。甘温益气,可以醒复。男子六旬,下元固虚,若胃口日疲,地味浊阴,反伤中和。

异功散。(杂症)

钱信心巷,四十三岁　肾精内夺,骨痿肉消,溺溲不禁如淋,大便不爽,气注精关,液枯窍阻。有形既去,草木不能生精血。莫若取血气填进冲任之脉络，必多服久进，肾液默生，可保身命。

河车人乳炼膏，煎参汤送。(杂症)

沈三十三岁　初春时候尚冷，水涸开湖，挑脚劳力，居于寒湿冷处，是脱力内伤气弱，嗽加寒热，大忌发散清肺。

小建中汤。(杂症)

尤齐门，四十三岁　胸中属身半已上，是阳气流行之所。据说偶然阻塞，嗳气可爽，医药全以萸地滋腻血药，况中年劳形，亦主伤气。

早服桑麻丸，夜服威喜丸。(杂症)

邓廿七岁　精损在下，奇经久空，阳维脉络空隙，寒热已历几月，相沿日久，渐干中焦，能食仍有痞闷便溏。阴伤已入阳位，是虚损大症。俗医无知，惟有寒热滋降而已。

人参　鹿茸　生菟丝子　炒黑川椒　茯苓　炒黑茴香(杂症)

胡三十四岁　不量自己，每事争先，此非伤于一时。春夏天暖，地中阳升，失血咳嗽，声音渐哑，填实真阴以和阳。

熟地　萸肉　淮山药　茯苓　天冬　麦冬　龟甲心　女贞　芡实　建莲肉(杂症)

张三十九岁　中年色萎黄，脉弦空。知饥不欲食，不知味。据说春季外感咳嗽，延秋气怯神弱，乃病伤成劳，大忌消痰理嗽。

麦门冬汤。(杂症)

顾四十六岁　据云负重闪气，继而与人争哄，劳力气泄为虚，怄气怫意为实。声出于上，金空乃鸣。凡房劳动精，亦令阴火上灼，议左归法。(杂症)

陈廿六岁　此劳病，自肾损延及胃腑。脉垂色夺，肌消日加枯槁。阴损及阳，草木不能生出精血，服之不效为此。

一气丹。(杂症)

张五十五岁　穷乏之人，身心劳动，赖以养家。此久嗽失血声嘶，是心营肺卫之损伤，不与富户酒色精夺同推。

黄精　白及　米仁　茯苓(杂症)

戴十六岁　男子情窦动萌，龙雷内灼，阴不得充，遂有失血咳逆内热，皆阴虚而来。自能潜心笃志，养之可愈，数发必凶。

六味去丹皮、泽泻，加龟版、莲肉、芡实、人乳粉、金樱膏。(杂症)

秦三十九岁　劳心力办事，气怯神耗致病。医咳嗽失血，多以清凉为药。视其形色脉象，凡劳伤治嗽药不惟无效，必胃口日疲。

小建中汤。(杂症)

陈葑门，六十七岁　老年仍有经营办事之劳。当暑天发泄之候，已经久嗽，而后呛血，是阳升上冒，阴不承载之病。病中再患疡溃脓泄，阴液走漏，天柱骨倒，尪羸仅存皮骨。两交令节，生气不来，草木焉得挽回？固阴敛液，希图延挨日月而已。

每日饮人乳一杯。(杂症)

孙横山头，廿岁　男子及长，欲萌未遂，肾中龙火暗动，精血由此暗伤。阴虚自内脏而来，凉肝嗽药，必致败坏。盖胃口一疲，精血枯槁矣。

人参　熟地　茯神　五味　天冬　麦冬(杂症)

殷十九岁　先天禀薄，及长真阴不充，完姻精气下泄。春深入夏，阳气陡升，阴弱少恋，血痰上溢，着枕嗽甚，乃阴中龙相，有如电光闪烁，倾盆大雨，其光芒仍炽，是身中阴枯阳亢，日进凉药无用。明明肝肾为病，医投肺药，希图缓嗽，嗽必不效，胃口必减食，形瘦。莫如绝欲，静处林壑，养精血，增谷食。既损难追，静养渐复。

水煮熟地　茯神　山药　女贞　萸肉　芡实　湖莲　川斛(杂症)

朱廿八岁　归脾汤以治嗽治血，谓操持劳心，先损乎上。秦越人云：上损过脾不治。不曰补脾曰归，以四脏皆归中宫，斯上下皆得宁静。无如劳以性成,心阳下坠为疡,疡以挂线,脂液全耗,而形寒怯风,不但肾液损伤,阴中之阳已被剥斫,劳怯多由精气之夺。

鲜河车胶　人参　炒枸杞　云茯苓　紫衣胡桃肉　沙苑(杂症)

陆西津桥,廿二岁　节令嗽血复发,明是虚损。数发必重,全在知命调养。近日胸脘不爽,身痛气弱,腻滞阴药姑缓,议养胃阴。

生扁豆　北沙参　生甘草　米拌炒麦冬　白糯米(杂症)

范三十七岁　穷乏之客,身心劳瘁。少壮失血,尚能支持,中年未老先衰,久嗽失音,非是肺热,乃脏阴内损,不能充复。得纳谷安逸,可望延久。

早服六味加阿胶、秋石;晚用黄精、米仁膏。(杂症)

朱三十岁　此内损也,损者益之。按脉虚芤,精夺于下,当补益肝肾精血。(杂症)

顾二十岁　内损是脏阴中来,缘少年欲念萌动未遂,龙雷闪烁,其精离位。精血虽有形象,损怯药不能复,必胃旺安纳。古称精生于谷。迨病日久,阴损枯涸,渐干阳位,胃口淹淹不振。中乏砥柱,如妖庙焚燎莫制。阳主消烁,遂肌瘦喉刺。《褚氏遗书》论损怯,首云:男子神志先散,为难治之症。此下损及中至上之义。问大便三日一行而枯涩,五液干枯,皆本乎肾。肾恶燥,味咸为补,佐苦坚阴。医以不按经义杂治,谈何容易!

人参　阿胶　鲜生地　茯神　龟版　柏子仁(杂症)

邵三十三岁　五液变痰涎,皆肾液之化。阴不承载,咳痹痛甚,乃劳怯之末传。能勉强纳谷,可望久延。

阿胶　鸡子黄　黑豆皮　川石斛　戎盐(杂症)

叶十七岁　冲气自下而起,丹溪谓上升从肝而出。木侮胃,食少呛逆,不得著枕卧眠。夏热时,风迎胸痛,艾灸稍安。久恙阳微,须用甘温。前法皆以疏通不效,本虚无疑。《金匮》见肝之病,必先理脾胃,防患于克制尔。

人参建中汤。(杂症)

诸新开河桥,十六岁　形瘦色黄,交阴身热。冲年夏热,真阴不生,秋燥加嗽,最有损怯之累。

竹叶地黄汤。(杂症)

顾廿三岁　三日疟是入阴经而发,延及数月乃罢。其疟热在里,劫损肝血肾精。长夏一阴不复,遂加寒热汗出。此病伤成痨,淹淹肉消形软。必绝欲,生出精血,有充复之理,草木无情无用。

人参　河车胶　茯神　萸肉　五味　芡实　山药　建莲(杂症)

沈三十二岁　壮年。望色夺肉瘦,脉左细右空,此男子精损,真气不主收纳。自述少腹筑筑动气而痛。病形脉症,已在下焦,治肺嗽大谬,杂治日延劳怯。

薛氏八味丸三钱(杂症)

诸十六岁　夜热不止,舌绛形干。前议伏暑伤阴,用竹叶地黄汤不应,是先天禀薄,夏至一阴不生,阴虚生热,成痨之象。

三才加丹皮　骨皮。(杂症)

范廿四岁　劳嗽三年,形羸便溏。大凡久损,必调脾肾为根本。当夏热发泄之后,须培脾胃,得加谷安适,仅图延久。

戊己汤。(杂症)

李十八岁　三疟伤阴,阴伤内热,已经失血咳嗽。少年劳损,宜安逸静养,但药无益。

鳖甲　阿胶　白芍　丹皮　茯神　北沙参　生地　天冬(杂症)

吴三十二岁　述暑伏减食,即热伤气之征。中秋节令,知饥未得加餐。大凡损怯之精血枯寂,必资安谷生精,勿徒味厚药滋滞。

小建中汤。(杂症)

张黄埭，廿六岁　夏季寒热，入秋乃止，色黄脉弱，知饥不思纳食，举动痿软无力。明是久病伤损，已交白露不醒。议用养营法，去芪术、五味、地黄，加南枣肉。(杂症)

孙廿六岁　劳损未复，少年形瘦减食。

归芪建中汤。(杂症)

陆虎邱，廿一岁　肾肝内损劳怯，必致奇经失职，俗医混称阴虚，仅以六味，曰补阴和阳，益脏泄腑，比时仲阳非为阴损而设。

河车　坎气　紫衣胡桃霜　人参　茯苓　五味子　人乳粉　秋石(杂症)

钮荡口，廿四岁　六年前产儿，自乳年余，乳汁涸。病起延绵至今，食少如饥，仍不加餐。经水不调，色黑微痛。盖病根全在乳尽亡血，形瘦，火升失血，劳怯阴伤。

人参　阿胶　白芍　细生地　炙甘草　桂枝(杂症)

包十八岁　经阻三月，咳嗽失血，交夜蒸蒸身热，脉来左搏而促，是阳气烦蒸，致逆诸络，血液不得汇集冲脉。秋深经水不来，必加寒热瘦削，称干血劳矣。

生鳖甲　全当归　生白芍　粉丹皮　原生地　茺蔚子　南楂肉　生麦芽(杂症)

闵　既产已过十年不孕育。经将至，周身脉络牵掣。腹中不和，若用力劳瘁，即起寒热，乃经后劳乏，奇经益损。当安逸一年，络血宁，八脉自苏。愚人遍尝药汤，不知养病大旨。损不能复，劳怯莫救。

鹿角霜　枸杞子　小茴香　当归　沙苑　蒺藜　南楂肉　茯苓　香附(杂症)

邱钟由吉巷，四十七岁　十年前小产血崩，损伤未复，家政操持，形神俱不获安养。上年夏秋漏带，久矣淋漓，不但肝肾脂液先竭，奇经与诸络无血存蓄。气冲犯上，气攻聚络。为胃脘刺痛，胁肋高突。更推下焦寒冷。腰围如带拘缚，两足麻木，践地痿软，二便塞窒不爽，五液枯槁，至阳不交于阴，有关性命大症。病人说一年尝药，从未见效，更有医见痛用沉香者。凡血枯液涸，香燥大忌，姜桂燥烈，亦非亡血所宜，姑以血肉参入人参。若春和温煦，草木藉以资生。血有形难生，益气，无形以充有形耳。

人参　当归身小茴拌炒拣去　羊内肾　肉苁蓉　枸杞子　真沙苑　黑芝麻(杂症)

医验录

长龄桥郑兄字，壬戌年正月失血咳嗽起，遂发潮热，服药久不愈，乃就治于名医某先生，服药月余，更剧。至六月中旬，始就余诊之，其脉虚数无力。余问两侧皆可卧否？答曰：两边皆可侧卧，但不安神。余曰：贺贺，是可治也。又问服药若干？答曰：月余以来，服过三十余剂。余曰：噫，几殆矣！服彼药得无嗽热有加乎？答曰：岂但嗽则益之以喘，热则先之以寒，痰则时时带血。而且饮食渐少，口中无味，胸腹胀闷，面上时时火起。余问其方可是白前、桑皮、苏子、花粉、黑参、丹皮、地骨皮、麦冬、天冬、百合、贝母、枇杷叶等项乎？答曰：果是，一毫也不差。余曰：今欲为兄用参芪，能信服乎？答曰：前某先生及诸医皆云有火，恐不可补。余曰：此俗见也，兄病本可治，若胶执俗说，则可治者亦终至于不治，殊为可惜。余不惜婆心，为兄饶舌，极欲曲全兄命，非故翻驳名医也。大抵失血之症，起初虽或有火，亦必由于肺气不固，肺气不固则不能摄血，而血溢出。失血之后，肺经益虚，则加咳嗽。亦有不经失血而咳嗽者，初亦或由风寒而起，或由火炎气逆而起。迨嗽之既久，则同归于虚矣，何也？日日咳之，时时咳之，气有出而无入，则虚矣。如人家日支费银钱若干，曾无丝毫利益收入，即百万之富，亦有穷时。况本非素封者乎，而其家有不穷乎？气之由咳而虚，亦犹是也。在病初起，或者犹有余邪，清泻之剂犹可暂用。至于久则必虚矣。

医家不惟不补，反加清泻，如花粉、黑参、二冬、二母，使脾虚者服之，饮食顿减，胸腹胀闷。脾土不旺则不能生肺金，而肺益虚。又加以白前、桑皮、苏子诸宣散辛降之味，大泻其已虚之气，不至肺绝不止也。盖苏子主降气实而逆者宜之，若气虚方虑其下陷，可更降之使不得升乎？桑皮味寒，白前味辛，寒则泻热，辛则散邪，本草皆云定喘止嗽。盖以肺中有实热实邪者用此泻之，则肺清宁而喘嗽止。若无实邪实热而亦泻之，则泻其正矣。泻其正则肺益虚，而嗽益增矣。嗽益增则肺益虚，以致气喘气短，肺渐开张，不能侧卧而病危矣！当此之时，虽有神仙，亦莫能疗。然用参芪补剂，亦能使嗽止热减，复可侧卧，无如遇节气必复，终不能收功。盖由病者之真气已尽，不能复生，非补剂之不效也。惟幸泻药未至久服，肺气未尽亏损。两侧皆可卧者，是真气尚有一二分。一用参芪，可收全效。此所以谓兄之症可治而可贺也。郑兄闻言豁然，乃问余曰：先生之言至矣，但补之一字，诸家绝口不言，岂书所不载乎？余曰：自古至今，何书不载，惟医者守定相传歌诀，有书不知读，故不明道理，不知变化耳。且无论书之所载云何，即一病名，亦当顾名思义。既曰虚损矣，虚则当补，损则当益，不补不益，何以治虚损？为今不惟不补不益而已，犹且清之，泻之，使虚者愈虚，损者愈损。不知此种治法，又出自何书，是何传授。《内经》曰：阴虚生内热。则发热为阴虚矣。又曰劳则喘，且汗出，内外皆越，故气耗。气耗则气虚矣，气虚即是阳虚，阴虚即是血虚，阴阳气血两虚，有不补而得生者乎？既当补矣，有舍参芪而能补者乎？俗是又云，痨症阴虚，但当补阴，不宜用参芪以补阳。抑知阴药多滞，必得阳药以宣之，而阴血始生，所谓孤阴不生也。况本草明言人参，补阳而生阴，是参之为物虽曰补阳，其实生阴。俗说谓补阳则阳亢而阴益竭。殊不知久虚元气衰微，补阳阳亦未必即回，又安从得亢。况补阳正所以生阴，而阴何得反竭？且如一方中，又非单用参芪一二味，必有阴分之药相济。阳更虚者，阳药居其六七，阴药居其三四。阴更虚者，阴药居其六七，阳药居其三四。此至平至安，至中至正，不易之则也。何柏斋云：虚损甚者，真火已亏，寒凉之药岂能使之化为精血以补其虚乎？东垣曰：甘温能除大热，又曰血脱必益气，又曰虚者必补，以人参之甘温，阳生阴长之理也。葛可久世称治痨神工，所著诸方，用参者十有其八。朱丹溪主补阴者也，而治痨之方，用参亦十有其七，甚至有用人参膏十余斤，而损症得活者，丹溪之书可据也。其他方书充栋，用参用补，一一可考。何至今日医家，一遇虚损，必云有火不可补。病者每先自疑为有火矣，医者又以有火之言投之，遂相契合，信服清泻之剂，无止无休，以至沉锢而不可救。良可慨也！虚痨之症，固不敢谓无火，然火有虚实之分，非可一味用清。丹溪云：实火宜泻，芩连之属；虚火宜补，参芪之属。试问虚损之症既失其血矣，又发热蒸灼其阴矣；又久嗽伤其肺矣，又出汗吐痰，重损其津液元气矣，其火岂犹是实火乎？而曰为清之泻之可乎？今人动言遵尚丹溪。至丹溪所云虚火可补，及彼用参治痨之法，并未梦见。即云遵丹溪之滋阴，而四物汤亦未见。用当归为养血要药，又且屏绝。其所以遵丹溪者，果遵何道乎？是不可解也。医者每云：人身之中，火居其二，故宜用清，不知所谓。火居其二者，火分君相，君火少阴，相火少阳，各有所属，非谓多一火，以为害于身中也。况脏腑各分阴阳，五行各居其二。如胆属少阳甲木，肝属厥阴乙木，胃属阳明戊土，脾属太阴己土；大肠属阳明庚金，肺属太阴辛金；膀胱属太阳壬水，肾属少阴癸水。五行各居其二，何独谓火有二，昧者不解。时医执为秘传之语，恣意用清。彼意盖以火不灭，则病不已也。吾以为病不死，则火不减。何也？实火一泻即平，虚火愈清愈起。所谓虚火者，本因乎虚而火乃起，则一补其虚而火自降矣。若清之泻之，真元愈虚而火愈炎。医者见其火势愈炎，必不悟清泻之害，反谓前之凉味尚轻，更加黄连大苦寒者以折之，致胃气立败，元气顿尽，而死在旦夕矣。必至是而虚火乃灭耳。此余所目击心伤，而无可如何者也。故凡见用清泻之剂者，百人百死，千人千死，无一得活。远观近览，可数而知也。是岂虚痨为必死之症哉？非也！余于此种症，不论病起远近，但肝肺未损，两侧可卧，审无实邪者，即以参芪归地之类补之。服后脉数必平，浮火必降，痰少嗽止，热退食进，可取效于崇朝，可收功于经月。此用补之法，非有意矫异时流，一一仰体古圣贤苦心救世，谆谆垂训之意，实为不易之良法，万万无可致疑者也。郑兄闻言深服，遂为定方。用当归、生地、丹皮、阿胶、扁豆、山药、甘草、橘红、贝母、麦冬、黄芪、人参。服四剂，而喘定嗽减，痰少血止，热退进食。再倍用参芪，去贝母、麦冬，加白术，服四十余剂而全愈。余起此等症甚多，虽病之浅深不同，药之轻重不一，要之大旨不离乎是，则用补之法，百发百中，屡试屡验者也。今医家必谓参芪不可服，必谓有火不可补，必谓清泻之法为家传秘奥，必谓用参芪为孟浪，明效大验，而犹啧啧然议之。真所谓举国皆狂，反以一人之不狂为狂者也。余性最惜人命，故因郑兄之问，不觉痛切言之。知庸流闻之必相吐骂，而明者闻之，必以为实获我心也。

休邑朱兄，昆仲二人俱寄藉湖广，辛酉年应湖广乡试。辛苦之余，兼受风寒，遂发热。榜发时，令弟讳起焜已中式[1]，而自己下第，更加郁郁不快。家属俱在苏州，遂回苏州医治，治经一年，发热日甚。又数月以来，胸腹胀闷，不能吃饭，食后腹必胀，日惟进稀粥数碗而已。人已削瘦，但不甚咳嗽。见病势渐重，乃回本邑调治。时壬戌八月，余在休邑查宅治病，乘便迎余视之，具以前病状告余。余诊其脉，右寸浮软，左关弦洪数实，余脉皆带数而无力。阅其从前在苏所用煎丸诸方，悉皆二冬，二母、丹皮、花粉、百合、扁豆、石斛、葳蕤之类，亦与吾乡通套治痨之法相仿。余曰：此种药，便服万剂亦无益，犹作文不得要领，虽作百篇，究如未作一字。若据弟看兄尊脉，肺脉浮软，气虚无疑。所最嫌者，肝脉弦洪数实。一身之病悉受肝木之害，肝木日炽，上则克伤脾土，下则吸干肾水，脾土伤，所以不能进食，肾水干，所以潮热不休。夫肝之伤脾，人所知也，肝能损肾，人所不知。盖肝为木，肾为水，水生木，是肾为肝之母。子窃母气以自强，子强则母弱。譬如折花枝插瓶中，花枝过盛，瓶中之水日被吸干。以瓶中无源之水，何堪木枝之日吸日干乎？夫肾水生于肺金，固非无源之水也。无如肝木克脾，脾不能受食，则土虚不能生金，而肺气益虚。今兄肺脉浮软，语轻而气不接续，此肺虚之验也。肺金为肾水之母，肺既虚，金不能自保，又安能生水。金不生水，肾为无源之水矣，水固先天资生之始者也。金虚既绝其源，木强又竭其流，而人生之始无所资矣。岂不殆哉！所幸者不甚咳嗽，气虽虚而未至有出无入，则金犹可补，而水之源犹可开。议方断当用人参一钱，以扶正气，犹之朝有正人，他务不难徐理。至于发热已久，阴分大亏，补阴救肾，尤为要着，而当归、地黄、白芍、丹皮、龟板之类，在所必需矣。然凉润之品，未益水道，先害中州，倘因之而益加胀闷，则奈何？是当重用白术以培土位，土位高而无巨浸之患，斯水润下而无就涸之虞，此顾首顾尾为整顿残疆之善法也。然又虑肝邪尚未除也，病久正气已虚，若容邪则害正，欲伐邪先伤正于此，当求一辅正而邪自退伏之法。计惟桂能温中助脾，以开虚痞，而肝木得之自柔。且桂下达命门，又能统领一切滋润之药，下行无滞。自当加桂数分，为安内攘外之元臣，而肝肾二经皆藉以斡旋其中。如是则治土者治土，治水者治水，辅正者辅正，驱邪者驱邪。犹之将相调和，上下称

① 中式：旧时科举考试及格者。

职,而国有不大治者哉?且治土即所以治水,土旺始能生金,而水源不绝。辅正即所以驱邪,肝平不侮所胜,而正气弥昌,此实会本通源之论,而非仅补偏救弊之术也。议定方成,先兄亦深信服,并不以术桂辛燥为疑。服二剂,热减食进,照方又市二剂,共服四剂,而一年之潮热尽退,数月之痞闷顿舒。能吃饭,初由半碗加至二碗,饭后腹亦不胀,喜甚,复来小馆就诊。肝脉已平,六脉不数,惟肺脉尚软。前方加黄芪二钱,增用人参一钱,并制丸方,调理而愈。

潜口汪羽仪兄尊眷,年五十余。壬戌年春月起患咳嗽,又因气恼,遂患腹胀,渐致不能饮食。下腹饿甚。上腹又不能饮食,食下即吐,日勉强食粥少许,亦不过膈。平日所用之药,皆是麦冬、贝母、黄芩、花粉、苏子、厚朴、枳壳、香附,清肺润痰,宽胸下气之药。延至夏秋间,病经半年,又加出汗,病益沉重矣。便中邀余视之,脉弦而细,余谓真气大虚,安可日从事于宽胸破气,寒痰凝滞,安可日益以润肺清痰。为举方,用六君子汤,加肉桂四分,木香二分,当归一钱,藿香五分,煨姜二片。服二剂后,汗敛,嗽减,腹宽,可少少用饭。再服四剂,能吃饭碗半。再多服数剂,痰嗽俱无,饮食如常。时有令爱年十八,未出室,患发热咳嗽,吐痰出汗,已经数月,确成一虚损矣。幸未至不能侧卧,余用人参、黄芪、当归、白芍、生地、茯苓、甘草、橘红、麦冬、贝母、薏苡、牛膝、龟板,服五六剂汗敛,嗽止,热退。再去贝母、麦冬,加白术、山药,增人参钱余,不一月而全愈。

桓若家叔,向在汉口,于甲子年八月十四日渡江,过武昌,舟中感冒。回本店即服发表药,微汗热退,外感症已愈,惟饮食不进,胸膈不宽,想有食滞故也。汉上有医欲下之,又一医云年过六旬,不敢下,当为清开。噫!若有食滞,法当下,否则从容消导,犹可言也。若清则愈滞矣。此清之一字,即致病之源也。此医遂用山栀、花粉、麦冬之类,膈愈不宽。因是岁夏秋酷热异常,遂疑积热在胸,更用黄连、石膏服之,愈剧,口干作渴,舌燥如锉,每日勉强饮米汤半碗,只喜食西瓜雪梨,日啖数枚。如此者四十日,吃过西瓜数十枚,雪梨二十余斤。而医必谓热极不能清开,仍日投以前药,绝不效。病人傍徨,归里调治,另扳一医在舟中服药。医者立案云:亢则害,承乃制。此是阳亢之极,无阴以承之,故热不解,当滋阴以抑阳。每剂用川连八分,生地二钱,余亦天麦二冬,知母丹皮之类。一日服二剂,每日又服黄连一钱六分,生地四钱,而口舌干燥益甚,仍前不能饮食。九月尽抵家,余闻之,甚惊骇,急往候之。见其形容枯槁,瘦骨如柴,细询如前病状,阅从前诸方案,再为诊脉,极浮极数,按之似鼓革。余思仲景云:浮则伤胃,数则动脾。此脾胃受伤之脉,并非火热亢极之谓也。然服药许久,脾胃岂有他伤,即多服寒药以伤之也。况此脉按之如革,仲景又云弦则为寒,芤则为虚,虚寒相搏,而见革脉。其由误服寒凉,夺其正气,而为寒为虚无疑矣。小便甚急,欲出不出,短涩而黄,乃由气虚不化,停蓄许久而后出,小便必黄,不可以色黄而卜其为热也。其口舌干燥者,由过服寒凉,寒从火化,故反似热。且以寒药夺其正气,气虚无津液上升,故舌干涩,切不可更服凉药。桓叔曰:我意专托老侄,但歙中诸名医,亦不可不接来一商。余曰:此何等重症,又何等有干系人,侄何敢担承。但恃骨肉至爱,则知无不言,言无不尽耳。凡高明诸公,皆当请教。某先生是第一个有名医人,明日开手,便当接起。然有一说,亦须预告。某先生凡病皆认是火,若见此症口干舌燥,小便不利而色黄,彼必云是一块火,其药定是芩、连、花粉、天冬、麦冬、丹皮、骨皮、苏子、白前、桑皮之类,此药断不可服,业已一误再误,不堪三误矣。次日接某先生至,果云是一块火,还要清,立方果如余前一日所拟,一味不差。又再四坚戒病人,不可服丝毫人参,只宜吃生萝卜，并萝卜菜。噫！且无论气虚不宜食萝卜以破气，此四五十日来，每日半碗粥汤，尚难下咽，其能食萝卜菜之粗粝物乎？闻者咸喷饭。幸余已预告明，桓叔见所用药，悉如余所拟，始信余言不谬，未服其药。次日接余迪兹先生，用六君子汤，药甚当。桓叔见用参一钱，芪二钱，术一钱五分，疑其骤补，恐有不安处，又不敢服。余思此症必须如此药，仍要加重参芪，再渐加桂附，以温中健胃方效。今病人见参术尚不敢用，岂肯信用附桂。细思情谊关切，非同泛常，若质言当用参术，必并余言亦疑，势将复走入寒凉一途，则此症遂难挽回矣。当此之时不得不稍稍用术，因告桓叔曰：尊体原无大恙，不必用此重味，只轻轻调理，以开脾胃，便可复元矣。因举一方，仿世俗所习见名医之方，用石斛、扁豆、薏苡、甘草、桔梗、当归、茯苓、陈皮，少加木香三分，病者见之甚乐，余因投药一剂，暗用人参七八分当桔梗，服之甚安。次日加煨姜，半夏，再用一剂。投参一钱，服之又安。第三日病人愿自加参四分，方上即如其数，又暗投一钱二分，是夜小便长而清。次日病人喜甚，谓人参之功如此，而不知已服三剂矣。是时舌亦润，但仍喜食梨，劝之不止，玉孚弟甚忧之。余谓玉孚弟曰：尊公过慎，不敢用的对之药。若依余用桂附温中之药一剂，口内自和，不必劝其勿食梨，彼自不食。他味可暗用，桂味馨香，不能暗用，奈何！因告桓叔曰：今服参术数剂，胃中正气稍回，其寒色反现出，舌上要起白苔，与浆水相似。然此是寒苔，不可误以为参、术助火而起胎也。若去此苔，必须姜桂。次日舌上果有一层白苔，第二日更厚，幸预说明，不致疑为参术之过。余又告之曰：有此苔，故饮食入口全不知味。若欲知味，须去此胎。欲去此胎，须加桂少许，不必多，只二分足矣。桓叔许可，余于是遂得展所长矣。明用二分与病人看，暗增一钱，又增附子炮姜各一钱，白术用一钱五分，参增至二钱。服此一剂，次日候脉，便沉软得冲和之气。问口内仍干否，仍喜食梨否？答曰：今日正不干，见梨反畏而不敢食矣。嗣是俱照此法，逐日暗暗增用，附子加至一钱五分，人参加至三钱。服三剂，便能用饭半碗，食粥四五碗，饮食知味，遂日渐增，荤酒俱喜用。从前大便五日一回，色如墨黑，服此药，即如常一日一次。但小便过勤，仍重加黄芪三钱，又渐加熟地、山萸、桑螵蛸、覆盆子，以摄肾气。服药一月，而起居饮食俱如常，遂出门谢客矣。

续名医类案

萧山何某，夏月不爽，自谓受暑，食西瓜一枚，又服凉药数帖。后无所苦，惟胃不开，每日强饮薄粥一二钟，甚无味，尚行动自如，小便淡黄，大便干，多日不解，胸腹无胀闷，面色如常，舌光红而无苔，酷似胃阴不足。但不喜汤饮，脉则浮中皆无，按之至骨，萦萦如蛛丝。医者犹欲进凉药。曰：此证固非邪火，亦非胃阴不足，乃元阳大亏之症。幸小便淡黄，大便坚固，肾气坚，为有根，再服凉药必死。遂用附子理中汤去术，加当归、桂枝以养营。数剂，毫无效验。又去桂枝，加肉桂、吴萸、黄芪，连服十余剂，依然如故。又进前药十余剂，仍复如前。细思其小便通，大便干，则肾元未绝，何以胃总不开？令停药四五日，亦只如是。乃屏去热药，重用鹿角胶，佐以枸杞、当归、参、芪、苁蓉、广陈等，湿润养阳。十剂，肺脉稍和，饮食略加。又十剂，胃始开，便始通，其人反软弱不能起坐。又养半月，始得下床。（卷四・暑）

张路玉治谢某，七月间病疟，因服芩、知、石膏辈，稍间数日，后因小便精大泄，遂脑痛如破，恶寒振振欲擗地。医用八味、六君子，三倍参、附而寒不除。继用大建中，每服人参三钱，熟附二钱，其寒益甚。至正月诊之，脉仅三至，弦小而两寸俱伏，但举指忽觉流利，其症虽身袭重裘，大畏隙风如箭，而不喜近火,或时重时轻,口鼻气息全冷,胸中时觉上冲,小腹坚满,块垒如石,大便坚硬,欲了不了,小便短数,时白时黄,阳道虽痿,而缓纵不收,气色憔悴,而不晦暗。此症本属阳虚,因用参、附过多,壮火不能化阴,遂郁伏土中,反致真阴耗竭,论证不清。法当升发其阳,先与火郁汤六服,继进升阳散火、补中益气,肢体微汗,口鼻气温,脉复五至。后服六味丸、生脉散、异功散,调理全康。(卷六·恶寒)

朱丹溪治晋胡君锡,年三十一,形肥大,面色苍厚,其家富足,专嗜口味。两年前得消渴病,医与寒凉药得安。有人教以病后须用滋补,令其专用黄雌鸡,因此食至千余只,渐有膈满呕吐之病。医者意为胃寒,遂与以附子、沉香之药百余帖,呕病除。(此谓劫之而愈,反致病重。世不知此,以为治验。古今受其害者,可胜数哉?)月余,天气大热,忽恶风冷,足亦怕地气,遂堆糠尺许厚,上铺以簟,糊以重纸,方敢坐卧,而两手不能执笔,口鼻皆无气以呼吸,欲言无力,行十余步便困倦,脉皆浮大而虚,仅得四至。此内有湿痰,因服燥热药,遂成气耗血散。当此夏令,自合便死。因其色之苍厚,神气尚全,可以安谷。遂以人参、黄芪、白术熬膏,煎淡五味子汤,以竹沥调饮之。三日,诸病皆愈,令其顿绝肉味。二月后,康健如旧,又以鸡汤下饭。一月后,胸腹膨满甚,自煎二陈汤加附子、豆蔻饮之顿安。问调理药,教以勿药,并断肉饮,自愈。(卷六·恶寒)

倪文学累劳积郁,胸膈饱闷,不能饮食,服消食理气行痰开郁清火,凡百余剂,不效,病势日增。李诊之,脉大而软,喟然叹曰:明是火衰不能生土,以伐气寒凉药投之,何异入井而又下石乎?遂以六君子汤加干姜、肉桂、益智仁各一钱,十剂少愈。然食甚少也,遂加附子一钱,兼用八味丸调补,百余日而痊。(卷十·内伤)

柴屿青治沈阳司寇觉罗讳吴祥。延诊曰:数日前因感冒风寒,至今未愈。其脉或两至一歇,三至一歇,迟而见代,并非外感,乃虚寒凝结气血耳,用人参养荣汤。吴曰:无力用参,以玉竹代之。此十月二十一日也,至次日告云:昨服药后,腰发板,转动必以人,以需人参,购觅可也。遂用参一钱。二十三日早诊之,脉气稍转,仍用原方。午后两膝强硬,自令人以热面熨之,忽至发迷。再促诊,而医者数人,但云风寒,方用大表散,并欲下大黄。及诸人去后,吴云:伊等如何可信?仍服公药,但为斟酌之。乃于方内加参一钱,迨服至冬至,方断煎剂,即以原方配合为丸,调理而康。向使吴公信任不笃,必至难保。(卷十·内伤)

张子和治束茂之病,虚劳寝汗,面有青黄色,自膝以下冷痛无汗,腹中燥热。医以姜附补之,五晦朔[①]不令饮也,又禁梳头,作寒治之。张曰:子之病不难愈,难于将护,恐愈后阴道转茂,子必不慎。束曰:不敢。乃先以舟车丸、浚川散,下五七行,心火下降。觉渴,与冰水饮之,又令澡浴。数日间,面红而泽。后以河水煮粥,温养脾胃,又以治血当归丸、人参柴胡散、五苓散、木香白术散调之,病即瘥,汗止足暖食进。张曰:此本肺脾之病,当以凉剂。盖水一物,在目为泪,在皮为汗,在下为小溲。若禁饮水,则渴而燥热生。人若不渴,与水亦不饮之矣。束既愈,果忘其戒,病复作,张已去,乃殂。(卷十一·虚损)

王时勉治常熟徐氏,中气不足。脉曰:此脉宜补剂,当参、芪,譬如筑室造基,不可时日计其成绪,须药百裹乃可望愈。一至于十,病不少减。更谋一医,病势增剧。复请于王。王脉之,曰:尔信道不笃,又更别药,以致增剧。徐莫讳,乃曰:曾服利气之剂。王曰:必如吾言则生,否则非吾所能也。从之,果及期而愈。肯堂尝见《格致余论》,载浦江郑君仲

① 晦朔:农历一个月。《新唐书·舒元舆传》:“凡五晦朔不一报。”

夏患痢，丹溪煎人参膏与服，至五斤而剂止，十斤而病安。今人轻身重财，不顾体之强弱，病之浅深，亟于求效。况谋利嗜贿之徒，动辄便施刚峻劫剂，至于轻病变重，重病至危，往往有之。古人有言曰：不死于病，而死于医。（卷十一·虚损）

龚子才治周侍御，患虚损，目不敢闭，闭则神飞飘散，无所知觉，且不敢言，言即气不接，昏沉懒食。诊视之，六脉虚微，此元气衰弱，心神虚惫也。先与朱砂安神丸，一服少安。后以补中益气汤，倍参、芪，加远志、茯神、枣仁、白芍、生地、麦冬，连进数剂，渐瘳。（雄按：据脉证，宜补而兼以镇摄为治，升麻、柴胡未可轻试。）

刘氏子年十八，患虚劳，热咳痰喘，面赤自汗，旬余不能就枕，势危剧。诊之，六脉微数，乃阴虚火动也。令五更时以壮盛妇人乳一钟，重汤煮温，作三四十口呷之。天明煎河东地黄丸一服。少顷，将大小米入山药、莲肉、红枣、胡桃仁数个，煮稀粥食。半晌，又煎清离滋坎汤二剂，加竹沥、童便、姜汁少许，频频服之。至午又进粥少许，加白雪糕食之。过半晌，又进前药二剂。夜间睡则药止，醒则即服。如此三昼夜，药不住口，火乃渐息，方能枕席。后减药之半，半月病减六七，服汤剂调理而愈。此症若以寻常之法施治，日进一二剂，则是一杯水，岂能救车薪之火哉？（卷十一·虚损）

黄履素曰：予少患下元虚，不能多言，稍不戒，所得病不可状，丹田若无物者，甚则夜半阴极之时，阳气欲脱，手足厥冷，汗大泄，一交子丑，气分乃渐复，此系肾阳衰弱之候。常服温肾之药，于滋阴料中，多用菟丝子、枸杞子、肉苁蓉、五味子、鹿茸、紫河车之属，遂得渐愈。前症因目病，误服黄连丸，顿剧。要知阳衰之症，寒药在所最忌。知母、黄柏之属，最伤胃中生发之气，即平人亦不宜多服。又本草云：升麻、川芎，下虚人忌服。予服四物汤，川芎稍多，服补中益气汤，失加人参，皆顿觉下虚，前症陡发，药之响应如此。（卷十一·虚损）

冯楚瞻治余侍读，数年参药久服，或时气逆上攻，或时气坠下迫，二阴皆重，失气甚频，大便溏而不畅，脉则细数无力。向服补中益气，殊不知愈升则气愈降，况兼陈皮辛散，反泄元气，岂未闻塞因塞用之说乎！乃以八味加鹿茸、补骨脂、五味子为丸，参汤吞服于空心。以嫩防风三两，酒煮取汁，拌炒黄芪一斤，炒黄白术半斤，熟附子四两，三味煎汁，去滓熬膏，以人参六两为末，收成细丸，日中食远白汤吞服四钱。芪能升托，术能固中，参能补里，附能回阳，四味共剂收功，何虑虚陷者不为振作发生也？遂愈。

胡春坊年将六旬，抱病九月余，寒热攻补杂进，症随药变，虚虚实实之间，几莫能辨。诊之，六脉洪大有力，似非阳虚也。乃时当暑月，汗出恶风，痰嗽鼻塞，饮食如故，却精神实疲，此阴亏不能敛阳，以致阳浮阴散，清浊不分，邪火消谷，生痰不生血也。但为养阴，则阳有所依，投以六味，加盐水煮橘红、麦冬、五味子，不三剂而愈。

赵宦病赤如妆，不省人事，口多谵语，手足躁动，六脉洪大搏指。所服乃柴、广、半之类，以其剂小，不能为害，不知真阴失守，虚阳上浮，神气欲脱，补救尚虞不及，敢以清利速其死耶。以人参八钱，熟地、麦冬、丹参、白芍、茯神、远志、牛膝、姜炭，每日二剂，不数日而愈。（卷十一·虚损）

张路玉治颜氏女，虚羸寒热，腹痛里急，自汗喘嗽者三月余，屡更医不愈，忽然吐血数口。脉之，气口虚涩不调，左皆弦微，而尺微尤甚。令与黄芪建中加当归、细辛。或曰：虚涩失血，曷不用滋阴降火，反行辛燥乎？曰：不然。虚劳之成，未必皆本虚也，大抵皆由误药所致。今病欲成劳，乘其根蒂未固，急以辛温之药,提出阳分,庶几挽回前失。若仍用阴药,则阴愈亢(亢字未妥),而血愈逆上矣。从古治劳,莫若《金匮》诸法,如虚劳里急诸不足,用黄芪建中汤。即腹痛悸衄,亦不出此。加当归以和营血,细辛以利肺气,毋虑辛燥伤血也。遂与数帖,血止。次以桂枝人参汤,数服腹痛寒热顿除。后用六味丸,以枣仁易萸肉,或时间进保元、异功、当归补血之类,随症调理而安。

胡念安治王在廷之室,病虚劳十余载,喘促吐沫,呕血不食,形体骨立,诸医束手。诊之,见其平日之方皆滋阴润肺温平之剂,曰:以如是之病,用如是之药,自然日趋鬼道矣,焉望生机?仲景云:咳者则剧,数吐痰沫,以脾虚也。又昔贤云:肾家生阳,不能上交于肺则喘。又云:脾虚而失生化之原则喘。今脾肾败脱,用药如此,安望其生?乃重投参、芪、姜、附等,二剂而喘定。缘泄泻更甚,加萸、蔻十余剂而病减十七。又灸关元,因畏痛,只灸五十壮,迄今十余年,体大健。(《医林指月》。凡虚损病,能受温补者,原极易治。古人医案所载,大半俱系此症,其实与阴虚内热之虚劳病,了没交涉也。)

一董姓者,雍正三年初冬来求诊脉,其脉或二动一止,或七动一止,或十二动,或十七动一止,此心绝脉也。仲冬水旺,其何能生?姑定参、芪、茸、附、河车、脐带、桂心、枣仁等方与之。服十剂,脉之歇止参差,不似前之有定数也。又十剂,而歇止少矣。又十剂,六脉如常矣。噫!不可谓之无功也。且知治早,虽不用丹、艾,亦有可生全者。(同上)(卷十一·虚损)

张三锡治一人咳嗽,已成劳极,用四物、知柏不愈,乃以秦艽鳖甲散,加二母、二冬,十数剂而愈。(卷十一·虚损)

胡念庵治一中年妇,夜热咳嗽,本小疾耳。为张、李二医合用滋阴退热药(应是苦寒之剂),月余,致面青脉急,喘促吐血呕沫,日数升,饮食不进,二医束手,覆而不治。胡为重用参、附十余剂而安。此非其本原受亏,乃误药所致,故易收功也。(《医林指月》)(卷十一·虚损)

朱丹溪治王,二十四,大发热,胁痛,咳嗽红痰,口渴,大便秘,倦怠,脉稍数而虚。询之,发热曾饮水一碗。病因饮水不节,或积病发,又饮冷水,伤胃成虚,伤肺成痰。白术一钱半,人参、陈皮、川芎各一钱,白芍、黄芩、桔梗、炙草各五分,作二帖,煎取八分,入竹沥二分,再煎沸,热饮,下龙荟丸二十丸,如嗽三十丸。(卷十一·虚损)

张子和曰:尝过鸣鹿邸中,闻有人呻吟声息,瘦削痿然无力。余视之,乃五虚症,急以圣散子二帖作一服服之,此症非三钱二钱可塞也。续以胃风汤、五苓散等各作大剂,使顿服,注泻方止,而浆粥入胃,不数日而其人起矣。故五虚之人,不加峻塞,不可得实也。庸工治症,草草补泻,如一杯水救一车薪之火,竟无成功,反曰虚者不可补,实者不可泻,此何语也?吁!不虚者强补,不实者强攻,自是庸工不识虚实之罪,岂有虚者不可补,实者不可泻哉?(五虚者,脉细、皮寒、少气、泄利前后、饮食不入也。)(卷十一·虚损)

来天培治周殿先室,年近古稀,每病胸中痞塞背寒,或时气逆呕吐,有块在胸下,饮食不思,数日稍痊。或用山栀、黄连、木香、香附、吴萸等药,勿效。诊之,六脉浮细而软。曰:此肝肾气虚上逆之症,宜滋肝益肾,养血扶脾,引火归原之剂。用牛膝、泽泻、归、芍、枸杞、茯苓、山药、萸肉、沉香、肉桂,二剂诸症霍然。后复作,服此即痊。(卷十一·虚损)

方勉孝丁年病孱,面生赤,食与肌遂减矣,即内即遗皆不害。或病作,日三四,溺亦如常。第多一行,则自项领以上,凡在头颅面目发肤,忽若崩颓,昏眩不支,嗒焉欲丧。递进补剂,久而无功也。桥诊之,心肾微数无力,曰:病得之既内而临小溲,忽受惊恐,法当

分治。病者俯首唯唯，于是早剂补肾，晚剂补心，旬月而愈。(同上)(卷十一·虚损)

裴兆期曰：补虚之最切要者，在扶胃气，胃气强则饮食进，饮食进则气血生，补何如之。今之不善补者，概用归、地、参、术、甘草、黄芪等类，以为补虚之法，莫此若矣。不知此等品类，皆甜腻壅膈之物，胃强者尚可，胃弱者服之，不胀则泻，不泻则呕吐而不能食矣。病不转加者，未之有也。

一宦室妾，年二旬，不甚得所，抑屈伤脾，饮食渐减，几半岁。后乃月事不来，日晡潮热，医以养血滋阴为治，寖至肌肉消烁，喘息不眠，恶心不能食，大便不通，脉来数弦，右关特细。《素问》云：二阳之病发心脾，有不得隐曲，女子不月。其传为风消，为息贲者，即此类也。在法不治，旬余果卒。夫二阳者，胃与大肠也。病者传化失常，饮食少进也。发心脾者，治于脾心也。因不得遂其隐曲之情，心脾屈结而发也。心生血，脾统血，肠胃既病，则心脾无所资而血脉枯，故不月。血既枯，则阴不胜阳而生热，热盛则生风，而肌肉消烁矣，故曰风消。肺属金主气，金为热迫，则气上贲，喘息不宁，故曰息贲。初起时，即宜开导肠胃中积滞，使真气流通，胸膈宽利。能饮能食，始用血分等药，调月事之不来，退日晡之潮热，方为正治。乃不审二阳，因抑屈久而积滞不行，为受病之根，漫执月事不来，日晡潮热，是血少阴虚，不用逍遥则用四物，朝餐暮饵，而卒至于死，良可叹也。女子患此者甚多，余故详着其证，并释经义云。

或曰：养血滋阴之药，世皆用之以补虚劳不足者也。予且谓有伤脾之患，而大补丸，反多耗气之品，何以取之？曰：此深有当于脾胃元气本然之妙，干干不息者也。昼夜循环于脏腑肢体关窍间，若天行之健，而未始或息停者也。细思此方，虽用人参、白术补气为君，而又以渗湿消痰之茯苓、半夏为臣，更以开滞疏壅之枳实、山楂、陈皮、厚朴、木香、砂仁、黄连、神曲、谷芽为佐使，名为大补，而实无有所谓大补之药。为使脾胃通调，胸膈利和，能饮能啖，不失其常，降浊升清，时靡有间，旋推以陈，旋致以新，助彼干干不息之妙而已矣。虽无所谓大补之药，而大补之理实具焉。以故每施之脾胃气衰之人，为胀为肿，为痞为痰，为久疟久痢，与高年百损，产后诸虚，而不克加餐等病，屡获奇效。不然，则山楂、枳实、厚朴、陈皮等药，耗元气者也，曷有补于人哉？

一宦者，以积劳后，间发往来之热，渐至形神枯槁，懒于动止，饮食日损，不知味累月矣。医作脾虚治，用补中、归脾、参苓散、大补脾丸等药皆罔效。余视之，六脉涩且濡，而尺为甚，此肾气虚而脾无所禀也。治当于两肾中，培化源之本，则脾始充，而病斯已矣。用紫河车一具为君，熟地二两为臣，杜仲、生萸肉、破故纸、山药、芡实各一两，茯苓、益智、砂仁、青盐各八钱为佐使。即以河车、地黄二味，酒煮捣丸如桐子大，服不逾月，而形气饮啖俱如初。盖急欲下达以固肾而救脾，故不但用辛能润肾之砂仁为向导，而又加咸能下降之青盐为直入之兵，毫不敢杂他脏之药，以分其势。若加入参、术，势必顾恋中州，而下行之力反缓，安能直入肾以培土而捷效乎？

或问：劳瘵痰嗽，治以二冬、二母、款冬、紫、荆、菀之属，十九不效者何也？曰：劳瘵痰嗽，非肺病也。原于先天肾阴亏败不能制火，火无所畏，亢而刑金，金极则鸣耳。此谓水泛为痰之嗽，非风痰、热痰、痰饮、痰涎诸症可比，法当峻补真阴，佐以味咸下降之品，徐徐引之归元，始为善法。然则补阴下降之物，其孰为优？则惟童便一味为上药耳。童便味咸性温，温可养元气，咸则归肾速而引火下行，实人身中之气血药也。用治本元亏损之病，则同气有情而易人。褚氏谓服寒凉者，百不一生。服溲便者，百不一死，良以此也。

一人年三十余，积病而多欲，遂起热兼旬，无盗汗，六脉饮食不减，此劳症之微而未深者也，正与养血滋阴治法相合。药用生地三钱，醋炙鳖甲二钱，知母、当归、柴胡、丹皮、山萸肉各一钱，黄芩六分，煎服六剂而热平。随灸百劳、膏肓二穴，以杜其根。更以河车丸与之调理，不百日形气饮食脉候俱如初而愈。葛可久曰：劳症最为难治，当治于微病之时，莫治于已病之后。今此病正当微发之时，故能取效于旦夕间耳。若不早为之治，必至干咳声嘶，肌消肠滑，脉来细数，而莫能挽回矣。患此者，不可不防微而杜渐也。（卷十一·虚损）

江阴万融病劳，四体如焚，寒热烦躁。一夜，梦一人，腹拥一月，光明使人心骨皆寒，及寐，而孙元规使遗药，服之遂平。叩之，则明月丹也，乃悟所梦。方用兔矢四十九粒，硇砂如兔矢大四十九粒，为末，生蜜丸，梧子大。月望前以水浸甘草一夜，五更初，取汁送下七丸。有虫下，急钳入油锅内煎杀，不下再服，无不愈者。(沈存中《良方》、《本草纲目》)

一贯妇病瘵，得神传膏方，乃剪草一味，每用一斤，净洗晒干为末，入生蜜二斤和为膏，以器盛之，忌铁，一日一蒸，九蒸乃止。病人五更起，面东坐，不得言语，以匙抄药四匙服之。良久，以稀粟米粥饮下之。药只冷服，米饮亦勿大热。或吐或否不妨，如久病肺损咯血，只一服愈。寻常嗽血妄行，每服一匙可也。既而九日药成，前一夕病者梦人戒令翌日勿乱服药。次日将服药，屋上土坠器中不可用。又合成将服药，覆器，又不得服。再合未就，而人卒矣。此药之异有如此。若小小血妄行，只一啜而愈也。此药绝妙，而世失传，惜哉。(同上)（卷十一·劳瘵）

柴屿青治宗室某子，十五岁，咳嗽吐痰，两脉细数，阴亏已极，辞不治。强开一方，后屡邀青，以为服药渐愈，饮食加增，不得已再往，而脉如故，决其必不能起，果然。(劳损病已不可为，服药得法，往往得骤验，乃虚阳暂伏也。数服后，症皆仍旧矣。临症者不可不知。)

张三锡曰：常见气弱者，往往生子多羸，或母病阴虚，禀来已弱，加以过劳，及凿窍太早，斫丧天真，遂成阴虚咳嗽，吐血骨蒸，非染也。曾见一家五人，悉患此病，已殒其三，家中竞觅尸虫药。予以丹溪法大补气血，使阳旺生阴，继以大造丸，二人俱无恙。（卷十一·劳瘵）

叶余庆字元善，平江人，自云尝瘵疾，其居对桥而行，病不能度。有僧为之灸膏肓穴得百壮，后二日，即能行数里，登降皆不倦，自是康强。其取穴法，但并足垂手，正身直立，勿令俯仰，取第七椎下两旁，同身寸各三寸。灸时，以软物枕头，覆面卧，垂手附身，或临时置身，取安便而已。叶转为人灸，亦用此法云。(《针灸四书》)

有人传尸劳瘵，寒热交攻，久嗽咯血，日见羸瘦，先以三物汤、莲心散煎，万不失一。(同上)（卷十一·劳瘵）

蔡仍子因之妻，九院王家女也，忽患瘵疾，沉绵数年，既死，已就小敛。时上皇宫中闻之，惜其不早以陷冰丹赐之，今虽已死，试令救之。因命中使驰赐一粒，时气息已绝，乃强灌之，须臾遂活，数日后而安。但齿皆焦落，后十五年方死。(张邦基《墨庄漫录》)

吴洋治汪伯玉父妾，病瘵，汗淫而渴，骨蒸，蒸而内烁其肌肤，洋以人参白虎汤饮之，病减半。曰：此胃燥也，急治其标，自今宜主补中，毋以悍剂，岁至乃可刈其根耳。越二载，中气复出，驱虫下蛲，蛲黝而殷，长尺有咫。(《太函集》)

吴桥治吴氏妇，瘵三年，邻家有事庖厨，相去百步，必先言食品，乃求食。其母怜之，日馈一鸡饲之。桥曰：此传尸虫下之便。家人曰：凡死于是者七人矣，愿除之。饮药三日，腹甚痛，下二蛲，尺有咫，大如箸，赤首黝背赪[①]腹，状如玳瑁。然七日乃下七蛲，其后者差小尔。蛲既下，妇不复求食，母饷之鸡，则以饷之御人，其母叱御人，攘吾女而自啖也。卒强之食，遂作泻而终。然其家故病传尸，迄今无患矣。(《太函集》)

方大激故病瘵且成，赖桥而治。既病食痹几殆，亦复赖桥。会桥出疆，其人不戒而病作，虚火中痞，恃粥而啜二三碗。阴火上腾自涌泉起，喉喑咳血，盗汗梦遗，举身潮热而羸，泄泻不止。桥归，复诊之，六脉沉数而弦，虫内蚀尔。下之得群蛲，皆异状，并去癥瘕，寻愈。(卷十一・劳瘵)

一妇人患劳嗽，晡热内热，寒热往来，作渴盗汗，小便频数，其经两三月一行。此肝脾气血虚损，用八珍汤、六味丸，六十余剂，诸症渐愈。其经两月一行，仍用前二药，间以加味逍遥散，各三十余剂。后恚怒，适经行去血过多，诸症悉至，饮食少思，腹胀气促，用十全大补汤，数剂渐愈，仍用前药调补。复因丧子，胸腹不利，食少内热，盗汗便血，无寐，用加味归脾汤，仍兼前药而愈。(卷十五・咳嗽)

魏玉横曰：姚葭田室人，年三十余，颀而肥白，前二子皆殒，后孕而胎堕，今又恶阻甚逆。脉之，虚软而大，与杞子、地黄、沙参、麦冬、川连等，渐向安。又腰腹腿足时痛，或加当归、白芍，或加山药、枣仁、熟地，用至两许。或下坠，则以补中益气一二剂，以熟地、山药代参、术。或时胸腹胀痛，稍用香、砂、橘、术，则中气便觉冲惕，良由久虚荣弱，香燥毫不相宜。彼执方治病者，可与言治法乎哉！后服药几百帖，足月生男。

胡干若室人，年二十余，婚数年无生育，因诊翁，便求诊。曰：孕也，然三阴俱不足。曰：孕或未然，今所患夜热咳嗽，腹痛便溏，左足不良于步。询其腹痛必内外牵引，腰亦必痛，足之筋则短而不舒。又下午则肿否？曰：皆如所言。然则，三阴虚损无疑矣。与杞、地、归、芍、沙参、麦冬等，令服五十剂，临月再服二十剂，乃无后患。又服十余剂病已痊，遂不药。后临产晕厥，产后复厥，专科以其寒热往来，则投柴胡、桂枝，腹痛便溏则与炮姜、白术，致身发白痱，细者如芝麻，粗者如绿豆，腹痛甚则偃卧，以蒲团着腹，左右旋转稍可。脉之，弦急而数，舌黑而燥，此肝火乘三阴大伤为患也。令以前方加熟地、川连、白芍、甘草，数剂而愈。次年患痢，医以痢药愈之。又明年腹痛便溏，与前年初孕证同。召前医，则仍以为痢也，恪与攻伐，遂胎堕而死。又张氏姊妹三人，每胎皆腹痛泄利，产后乃止。此虽胎气，亦由肝木乘脾所致。(卷二十四・虚损)

柴屿青曰：六儿身热懒食，脉细而无力，属阴虚血少。服逍遥散二剂未效，内人力请延医。及诊视云：脉弦为痹疟。余固争脉并不弦，医不服，强令服二帖，身热更甚，遂立意服壮水之剂，二十帖始愈。至乙丑，复患身热，服六味汤四十日始霍然。因叹曰：幸是自家小儿，故得自主，倘他人延治，四五帖未效，必更医矣，能保其不误事哉？(卷三十・虚损)

江兰峰子七岁，头面汗出如流，用人参、当归二味，同猪猪心煮汤服之安。

一女嗜卧发热，项软头倾，欲作风治，持疑未决。万曰：此阳虚病也。盖头者，诸阳之首。胃者，诸阳之会。此女必乳食伤胃，胃气不足，故清阳不升，而颈软不能任元阳也，可服调元汤，一剂而愈。(卷三十・虚损)

扫叶庄一瓢老人医案

形瘦体质，不为湿害，《经》言瘦人以湿为宝也。盖课诵动心，谋虑必由肝胆。君相皆动，气升血溢，诸经气皆升举。凡安静怡悦稍安，情志怫郁病加，皆内因之恙，且劳心曲运

---

① 赪(chēng 撑)：古同“赪”。红色。

神机,去酒色致伤两途。神气无形,精血有形也。

生地　丹参　远志　枣仁　麦冬　柏子仁　天冬　桔梗　当归　五味　茯神　元参

肝胃络热,暮热甚,失血。

生地　川石斛　扁豆　麦冬　女贞子　茯神

久泻利至十余年,阴走泄而茎痿,肝肾真气,不主收摄,为胀瘕腹鸣,迩日形寒,不饥不欲食。缘阴损及阳,暴冷外加,口鼻吸人之寒,无有不侵及中土之阳,病根是肝肾精血内损。久病务以饮食为先,温胃苏阳为稳,用治中法。

人参　藿梗　木瓜　厚朴　茯苓　谷芽　益智仁　新会皮

能食不知饥,痰多咳逆,当先理气,清肃上焦,本质阴亏,再议。

大沙参　白蔻仁　蒌仁　桑叶　杏仁　川贝母

肾虚督损。

都气丸

前方用丹溪补阴丸,午后头痛已止。精血有形,易亏难复,仍以咸补填阴法。

熟地　茯神　龟胶　阿胶　湖莲　琐阳　人中白　天冬　五味　猪脊髓和为丸

揖拜皆动阴,不下固,必阳浮升举,况隆冬过暖,天气少藏,当春生令至,以乙癸同治,兼固其下。

六味去丹、泽,加二仙、知柏、五味。

阅病源诊脉,是肝肾精血暗亏,由至阴伤及阳明之脉,身半以上,渐致拘束,此非外来客邪也。

六味加鹿茸、五味。

劳伤肝肾,奇脉不用,遇烦必腰痛背垂,虽有失血,未可沉阴滋降,以柔剂温通补下,以充奇脉。

淡苁蓉　炒杞子　茯神　炒当归身　淡补骨脂　生杜仲　生羊肉肾

接案　中年,夏秋失血再发,劳烦内伤,背痛腰板,肝肾下亏,跷维奇脉,不主用事,子后汗出,阴阳发泄。是包举温养勿迟,苟不安逸,药必无功。

鲜河车　人参　芡实　大熟地　茯神　北五味　金樱膏　石莲　炒黑远志(虚劳)

早食颇安,晚食不化,脉左弱细,右尺中虚动。是脾肾两虚,自阴伤及阳,以阴药中佐以温煦,以坎水中真阳内崇也。

早服都气丸加河车,午服异功散。

初春脉动而不鼓,亦收藏之司浅矣。当壮年未育,晨吐咸痰,皆水亏火炎,精气不充之象,胃旺能纳谷,当专理下焦,不必以痰为虑。

牛骨髓一具,隔水熬　羊骨髓熬去渣　海参胶　淡菜胶　线鱼胶　龟鹿胶　熟地　菟丝子　芡实　覆盆子　金樱子　家韭子　茯苓　五味子　建莲　远志肉　制首乌

少年奔走劳动,动则阳升,阳气不主内守,咳非外感,岂必肺伤,必情志未坚,龙相内灼,冲阳上举致咳。知见咳治肺,非辛解,即寒凉,治不中病,徒耗胃口,食减,其病日凶。病人自述,自腰以下筋脉不束,竟夜不寐,晨必咳呕。中下损极,显然明白。

桂枝木　南枣肉　炙黑草　白芍　白饴糖

能食反瘦,久嗽夜甚,冲年精血不生,下损难愈之病。

牛骨髓　猪脊髓　淮山药　茯苓　怀熟地　羊骨髓　湖莲肉　山萸肉　芡实

久损之阴不复,与柔剂滋填。

咸秋石　阿胶　熟地　天冬　茯神　元武版　知母　川斛膏和为丸

中年脉细便燥,五液不充,即是阴亏,长夏失血,交秋再发,食减什三,为下损及胃,劳

怯难愈之症。用药不宜偏寒偏热，但主养精血有情，勿损胃口者。

芡实　龟鹿胶　建莲肉　九蒸熟地黄　山药　五味子　猪脊髓　牛羊髓

脉小数，是精血内损成劳，阴虚生内热，久而不复，阳气不伤，夜不成寐，以包固大气。

一炁丹　河车　秋石　红铅　乳粉(虚劳)

脉细小，色白食少，不易运，形容入夏更瘦，不独精血不充，气弱易泄，不耐烦劳。此脏阴腑阳交损，补三阴为是。

人参　熟术　茯神　芡实　白芍　归身　北五味　熟地　桂圆煎汤和丸

病是老劳，不肯充复，入夏时令热燥，气泄形肉日瘦，行动气喘，纳食日少，平昔喜用冷食，只宜用生脉四君子。

人参　麦冬　北五味　熟术　茯神　炙草　熬膏服(虚劳)

今夏血症再发，入秋音哑喉痛，阴损难复。

生地　麦冬　天冬　北沙参　茯神　阿胶　鸡子黄

脉下垂右大，深春失血，入秋半不复，饮食仍纳，无以充长精神。由精血久损，肝肾不纳，行动则喘，语言气怯，着枕冲气上逆，咳呛。皆损及八脉，不易治之症。

河车　杞子　北五味　沙苑蒺藜　湖莲肉　大麦冬　人参　茯苓　熟地黄　山药浆同河车胶为丸

脉数虚右大，入夏咳嗽失血，遂饮食顿减。此属劳伤内因，以养胃阴甘药，乃土旺金生之义。

黄芪　北沙参　苡米仁　炙甘草　黄精　茯苓

老劳有年，今夏血痰吐后，不但频咳不已，身动喘息不止。此乃下元气不收纳，以摄固肾脏，不与肺喘同治。

鲜河车　块苓　熟地黄　紫石英　北五味子　胡桃肉　湖莲　补骨脂　山药粉糊为丸

自正月间吐血，至今形瘦气短，身动尤甚，饮食仍用，大便溏，着枕卧息不安，欲得坐起。此下焦冲脉之气冲上，遂令喘咳不已，痰系脂液所化，吐咯永不清爽，下损劳怯症，最不易治。

人参　紫石英　五味子　坎炁　石壳湖莲　琐阳　茯苓　山药粉糊为丸

壮年脉形数垂入尺，痰多曾嗽血，冬底盗汗。显然真阴不旺，精血难充，若不加保养，久延成怯。

人参　熟地黄　山药　茯苓　芡实　建莲肉　牛膝　五味子　河车胶和为丸

向来体质，是下元不足，上冬过暖气泄，暴冷直侵，暴嗽俯不能卧，痰多血冒，已是下焦厥逆干上。夫不卧之症，有余者治肺，不足者治肾。而参芪乃补中脾胃药，其见效之故，是从中堵截，聊以遮拦架隔，其冲脾胃得醒，谷进精气少苏。究竟隔二三治法，非上乘工夫也。当以河车胶益冲任，以包举大气，以臭秽是下焦上泛，用重浊之补以填之，乃至理也。下午余功，以四君子汤益土生金，用之勿怠，确守可愈。非比客病传变，朝更夕改者。

先天原弱，继以病伤，是症精血不肯生旺，阴不恋阳，阳浮气升。煎方以酸收重镇，滋阴填精，颇效。调摄大旨，忌食辛辣，不宜夜坐，及奔走之劳。久服可冀复元。

金樱膏　青盐　芡实　磁石　龟鹿膏　山萸肉　熟地黄　湖莲　阿胶　琐阳　北五味　云茯神

少壮脉小数，垂尺及泽穴，男子精血不肯充旺，情萌内震，阴火即动。此失血咳嗽，外寒内热，非外来客病，自能保养，不致成怯。用药不过治偏，无关于生长身中之精气。

复脉汤去参、桂、姜，加入北沙参、甘蔗浆。

病乃阴伤，已及阳分，形羸背寒，河车丸包举填精，究属浊阴之药，必兼建立中阳，以崇生气。若医咳治血滋阴，必然败坏决裂。

紫衣胡桃　米糖　煨姜　南枣肉　白芍　炙甘草

血后咳嗽食减，子后汗泄，虚损虽自下起，验诸色脉，扶中更要理嗽，清凉愈治愈凶。

异功散

形气精血消惫，生生不来，岂草木可以充复。古称人参益气，羊肉补阴，咽喉如痹，佐秋石为外廓，取咸味直至至阴。

人参　雄羊肉肾　赤石脂　鲜山药　捣浆丸再以秋石为丸

病原是阴伤及阳，其外寒内热，恶食，噩食呕，以及泄泻，皆滋润凉药，希冀治嗽，嗽仍不止，胃反受伤。然虚损为肝肾病，当此地位，以脾胃进谷为宝，莫言治病。

戊己汤加入茯苓

诊左脉浮弦，右大而缓，视面色痿黄，肤乏淖泽。据述泻血已二十年，频用清凉止血，血仍不止，食减神困，改进参术甘温有效。此乃救前药之谬，未明病机所由来。夫积劳者令阳伤，《金匮》云：脉大为劳，虚极者亦为劳。圣人明示大而劳者，宜理阳虚，而劳之必宜理阴。自血去太过，自述大腿跳跃，按之不息。肾液肝血，无以养骨营筋，内风翔动，致奇脉跷维，全不司其约束。腑阳脏阴，奇脉交损，中年以后，最难充复，日就衰惫宜矣。论久病内伤，必究寝食，今食少艰运，寐少寤多，莫言治病，当固护二气之衰，再参天运地气之胜复，斯身中阴阳消长，必有合也。

人参　生益智仁　木瓜　生於术

附方　人参　芡实　大熟地炭　茯神　五味子　石莲子

附方　北沙参固本加阿胶，又加芡实　山药　茯神　莲肉　生脉合六味去丹泽加女贞　芡实　都气汤加青铅　固本加茯神　芡实　阿胶　五味　莲肉　龟版　人参须　八珍汤料为末加河车胶和丸

形瘦脉细色夺，下焦气冲心，痛咳甚。此肝肾精血内亏，冲脉之气逆上所致。此治肺清润无益，乃内损之症，最不易治。

熟地　茯苓　五味　芡实　石莲肉　炒黄山药

诊脉左部弦大，若有锋锐，右脉如数，按之虚濡。述上秋失血，夏季再发，交秋咳嗽甚，必食谷哕呕而出。凡人身左升主肝，右升主肺，左升太过，必右降不及，木反刑金，气不肃化而咳，咳甚而呕。况冲年阴火易动，龙相交炽，胃少宁静。越人有下损及胃之文，此皆内动精气之恙。苟非屏绝欲念怒劳，徒以药饵为治，草木无情之物，不能充精益髓耳。

人参　饴糖浆　蜜炒新会皮　炙甘草　生白芍　南枣肉

脉右弦大数，左小数，据述操持过烦，遂咳嗽失血，血止半年不复，肌瘦色夺，身动喘促，鼻息有音，咽喉乍痛乍缓，显然精血枯痿，下焦元海，乏收摄之权，阴不上承，但有冲脉浮阳升举，有升无降。无秋收冬藏之应乎天地。故清凉润肺，无济乎喘咳诸症，皆由根本下怯，子令母虚。此谓内损，草木藉其偏胜攻邪，精血有情，药味未能充长。故唧药无功，惟潜心屏俗，静处山林，寒暑一更，凝然不动，间有病痊音。

早晨服琼玉膏，午服人乳。

色皖白，脉小不食不饥，便溏不爽，久坐脊骨痛软，行动如喘。此精气内夺，失血内损未复，更加时疟再伤，涎沫涌吐，五液所化，非阴腻之药所宜用。

参建中汤去姜。

攻毒金石重坠，其气流入骨髓，内蒸烁液，渐致内损虚怯。凡滋养萸地之药，决不应

病，当常以青铅数两打薄，每日煮汁，用于煮粥煮饭，经年搜剔药毒。

方用聚精丸加茯苓。

夏至阴气不生，乃损不能复矣。今当大热，气泄愈甚，百脉诸气皆空，脂液尽耗，难更苏。为寒为热，无非阴阳互乘。阳由阴上越，则头巅痛，风木之火入中，则呕逆咳呛，总之液涸神竭，进两仪琼玉，扶至稍凉，再为酌量。

人参　麦冬肉　竹叶　大麦仁　乌梅肉　鲜荷叶捣汁　水煎沉冷服

劳损三年，冬季病发，遂音哑无声，入春干咳，欲凉饮，大便不实。所幸胃纳颇安，以固摄下焦，望阴得上承，庶可延年。

熟地　茯神　芡实　川石斛　山药　湖莲

脉左数甚，夏季嗽血，入冬声嘶喉痛，阴损成劳，药不易治。

生地　甜北沙参　麦冬　阿胶　川斛　生鸡子黄

脉细促数，是肾精肝血内耗，咳嗽必呕吐清涎浊沫。此冲脉逆气，自下泛上，气不收纳，喘而汗出，根本先拨，药难奏功。医执见血为热，见嗽治肺，是速其凶矣。

人参　胡桃肉　秋石　熟地　五味子

阳伤背寒，阴损发热，久嗽失音，延及喘呕，两三年来，容瘦肤枯，谅非外邪壅遏，由营卫偏枯，劳损成疴。

黄芪　阿胶　枣仁　归身　牡蛎　炙甘草

暑解热止，咳嗽喉息有音，唾痰涎沫。此肾阴不固，虚热浮溢致咳，非汤药可愈。戒酒色嗔怒可安，否则延为劳怯。

都气汤中加入　秋石　清阿胶

向有失血阴虚，春夏又病时气，秋咳呛，舌根白苔，形质软弱。以热伤津液，治用复脉法。

生地　麦冬　阿胶　炙黑甘草　麻仁　南枣

劳损夜热咳甚，皆阳亏无以摄伏阳气，冲脉皆冲上扰为嗽。若以清肺治嗽，嗽必不愈，必致胃伤废食矣。

水煮熟地　五味　天冬　女贞实　茯神　阿胶

脉数形瘦，久嗽不止。

六味汤中加入天冬、麦冬。

色苍脉数，嗽已半年，纳食不多，姑以甘凉润剂，不得犯胃。

生白扁豆　玉竹　桑叶　大沙参　麦冬　生草

寒热半年，嗽血前后，胸背相映刺痛，是过劳受伤，营卫二气空隙。法当甘温益气，莫与清凉肺药。

归芪建中汤去姜，附黄芪建中去姜加牡蛎。

失血后咳呛不已，行走气喘，心热脉细数促。此下焦肝肾精血伤损，阳浮上炽为咳，故清肺寒凉则谬。

复脉汤中去人参。

寐则呛咳，阳气不能收入阳跷，痰绿色，夜寐不能着枕，此为肾病。

薛氏加减八味汤中加入紫衣胡桃肉。

脉左数，咳必下气上冲。此为阴亏，乃怯症之根萌也。

熟地　茯神　芡实　五味　山药　建莲

诊得关前搏大，纳食颇多，据说饮酒食咸味太过，致嗽血失音，且形瘦面赤。从木火刑金治，凡酒客不喜甜腻药味。

枯黄芩泡淡　生石膏　知母　滑石飞　生甘草　川贝母

左升从肝，凡相火内风不宁，胃津化痰，扰肺为咳，而诵读久坐，都令君相上乘，脏阴不充，必夏至渐生。斯时且勿攻苦，养至白露可愈。

熟地　山药　女贞子　芡实　杞子　萸肉　咸秋石　茯苓　建莲肉　猪脊髓丸

因痢阴阳,宿病咳嗽痰多,是下焦阴不上承,五液泛而为痰涎,药难奏功,必须安养,待精气充复可愈。

熟地炭　芡实　茯苓　炒山药　湖莲　川石斛

时气热病,久延伤阴,遂有失血咳嗽,夏秋晡热倦懒,受暑热伤气也。只宜养胃肾之阴,不必以其咳嗽而治肺。

复脉去参、姜、桂。

右脉虚大,色夺形瘦,肌燥疮痍,咳嗽经年,曾经失血,是津亏气馁,由精劳内损,但理胃阴,不必治咳。

金匮麦门冬汤去半夏

脉数虚右大,久嗽咽喉痛,足冷,是虚阳气浮越,引导不应,曾服八味丸。

大造去人参、牛膝。

中下交虚,痰多嗽甚,血止,下焦冷,寅卯茎举,是阴不摄阳,阳自独升独降,冬失其藏,春深怕发。

熟地　茯苓　芡实　五味子　山药　建莲肉

久嗽食减,痰多气短,与麦门冬汤

数年以外失血,形瘦食失,行走气喘。自述交夏血症必发,发则左胁有声,由下而上。盖肝阳内风旋动血溢,皆肾水不主生木。若能安养怡悦,尚可带病延年。

九制首乌　旱莲草　天门冬　方解青盐　茯神　雄羊肉肾　女贞子　枸杞子　鹿角胶

诊脉左部平和,右关弦大带滑,此失血并非虚损,问胸脘不爽,是阳明胃气不和,气逆则扰动血络。只宜暂戒酒肉辛辣,胃和即愈,不须介怀。

紫降香锉末　金川斛　桔梗　广皮　杜苏子　杏仁　枳壳　莱菔子

脉细呛血,病从下焦,气冲根怯,宜戒酒色,妥守百百可旺。

六味加车前、牛膝。

服麻桂汤药,失血咳呛不已,过辛温耗散动络,姑以甘柔药缓之。

炙黑甘草汤(虚劳)

脉小弦虚,久嗽,失血盈碗,血止仍然纳食,晨起顿嗽甚。此劳伤嗽血,宜养胃阴,治肺无用。

甜北沙参　炙甘草　黄芪　百合　白及　南枣肉蒸和丸(虚劳)

脉左如刃锋,多呛,夜少熟寐,呛甚必血溢。此冲脉中阳升,乃下元精血不足。法当滋填实下元,若但寒凉清热,必致胃减,便难调治。

地黄　元武版　茯苓　芡实　阿胶　山药　湖莲　藕汁膏　人乳粉(虚劳)

形瘦脉数,长夏见血,入秋发疟,皆阴分不足,不耐时候热蒸发泄。趁此胃口颇旺,只要静心保养百日,不及一年可复。

秋石　熟地　麦冬　阿胶　湖莲肉　漆菜胶　五味子　龟版　茯苓　山药　加蜜和为丸

少年脉数形瘦,是先天遗热,真阴难旺,衄血上溢,阴亏无以制阳,疟热再伤其阴,血来更频,延及损怯。当以静药补阴,不必苦寒伤胃。

熟地黄　山药　清阿胶　秋石　大麦冬　山萸肉　茯苓

形充脉小,痰嗽带血,此非阴虚火升,乃辛燥劫动胃络。只宜薄味清养胃阴,戒酒肉烦劳可安。

茯苓　冬桑叶　炒黄川贝母　大沙参　甜杏仁　苡米仁

脉左数大而坚,用力致伤,气升血上,静

坐安养，百日可安，用养肝阴和胃阳方。

细生地　川石斛　大沙参　白扁豆　大麦冬　清阿胶

诵读心烦，阳易动，阴不能守，血随气升，所喜胃旺，苟能安闲保养，经年不发。其脉络日固，药以壮水制火为主。

熟地黄　山药　建莲肉　大麦冬　龟版　山萸肉　五味子　茯苓　远志肉　川石斛膏和为丸

劳力络动失血，脉大寸搏，能食咳呛，用甘药养肺胃之阴。

白扁豆　北沙参　麦冬　细生地　茯神　丹参

久有咳嗽，涉水用力，劳伤失血，寒热不止，皆营卫单弱。

归芪建中汤去姜，一方并去饴。（虚劳）

此劳力所伤，失血能食无力，当养气以生精血。

生黄芪　当归身　淡苁蓉　茯苓　牛肉胶和丸

脉数失血，不咳面槁，勿进阴药。

扁豆　苡米仁　枣仁　茯苓　川石斛　炙甘草　秋石少许冲服

阴夺阴损，心动阳升，壮年失血成怯，所喜胃旺，只要戒欲，暂废读书，勿动心操持，百日渐可复。

熟地黄　山药　芡实　女贞子　茯神　湖莲

冬月无明冲悸失血，心中惶惶无主，精血暗损，浮阳内震，法以镇固。

紫石英　杞子　黄肉　枣仁　龙骨　五味子（虚劳）

劳力阳气发泄，血丝自溢出口，乃脾营胃卫受伤，法当甘药调之。

芪建中去姜，加苡薏仁。

嗜酒沉湎，胃虚络热，加以烦恼易怒，肝胆气火易炽，纳食味不甘美，脘闷常有嗳气，肝阳犯胃，血必带痰而出。从来酒客喜食爽口之物，不用滞腻甜食，脉大为阳气上逆，滋阴如地黄萸肉，皆与体质不相投矣。

茯苓　丹皮　川石斛　生谷芽　桑叶　降香末

久咳失血，食少便溏，脉来虚小。当以后天脾胃为要，清气滋水，为第二义也。

戊己汤

失血后卧着呛甚欲坐，不饥勉强纳食，脉细促，两足皆冷。此元海气乏不纳，冲脉之气逆冲，虚怯门常有，最不易治。

熟地炭　牛膝炭　石莲蓬　炒山药　真桂心　紫石英　芡实

脉左细数，右关弦大，失血两三年，咳嗽不已，行动气塞，腰膝酸软，显然下焦不主收纳，是精血内损，胃纳颇安。议从填实下元，勿以治嗽肺药，所令妨胃，必戒怒勿劳，庶百日可望小效，经年坚固乃安。

熟地　鱼胶　山药　芡实　五味子　茯神　湖莲　沙苑蒺藜　金樱子膏丸（虚劳）

秋暑失血，初春再发，右脉大，颇能纳食。《金匮》云：男子脉大为劳，极虚亦为劳。要知脉大为劳，是烦劳伤气，极虚为劳，是情欲致损。欲驱病根，安静一年，可期其愈。

黄芪　苡米仁　南枣　北沙参　炙甘草　白及

脉细软涩，气冲失血，寐欲遗精，今纳谷不运，神思日倦，缘操作太过，上下失交。当先治中焦，心脾之营自旺，诸症可冀渐复。偏寒偏热，都主剥丧真元，宜禁。

九蒸於潜术　人参　茯神　归身　白芍　枣仁　广皮　炙甘草

当夏四月，阳气大升，体中阴弱失守，每有吐衄神烦，已交夏至，阴欲来复。进甘药。所谓下损不得犯胃也。

熟地黄　茯神　芡实　山药　莲肉

甘草

络脉空隙,气必游行作痛,最虑春末夏初,地中阳气上升,血从气溢,趁此绸缪,当填精益髓。盖阴虚咳嗽,是他脏累及于肺,若以清凉治肺,必然胃伤食减,立成虚损。蒙其害者累之。

海参胶　鹿角胶　淮山药　山萸肉　芡实　茯神　北五味　湖莲肉　金樱膏　水煮熟地黄(虚劳)

额准痛,齿缝出血,口苦舌干盗汗,或表散,或饮酒,更助阳泄,愈加不安。皆阴虚阳浮,当以静药益阴和阳。

熟地　龟板　秋石　茯苓　牛膝　萸肉　阿胶　五味(虚劳)

少年肠红,阴气走泄,咳嗽吐痰,食仍进而声嘶,气促走动若喘,且口干咽燥,饮水渴不解,明系阴不上承矣。

六味汤中加入炒桃仁、当归须。(虚劳)

失血五年,今夏秋发作最重,脉左涩右弦,冲气逆则咳甚,天明汗泄,议用柔剂阳药以治下。病者四十三岁

紫胡桃肉　茯苓　五味子　炒黑枸杞子　沙苑蒺藜　芡实　紫石英　石壳湖莲

接案　失血数发卧枕,气冲至喉,似乎痰阻,其实吐咯不出。此任脉不司担任,冲脉阳气直冲于上,纳食多嗳,下损及胃,秦越人尚称难治,便溏。凡填补下焦,必佐益胃,最忌清肺,寒润更伤中气。

大造丸去天麦二冬、黄柏、牛膝,加入二仙丹、人参、河车、熟地、龟版、五味、金樱子、芡实。

夏热劳力,饮酒助热泄气,血后咳嗽,胁痛火升,已是肝肾阴伤,胃逆多嗳,须虑食减。

熟地黄　茯神　北沙参　天冬　阿胶　建莲肉　人中白　川斛膏和为丸

脉缓,寒失血,自述负重伤力,已是营卫两怯,当以甘剂益中,勿见血辄与滋凉。芪建中汤。

饮食先减,中焦已怯,辛辣都主走泄真气,二次反复血来,皆夜动不寐而至,因劳而发。《内经》曰:劳者温之。取乎温养气分也。

黄芪　白及　茯苓　米糖　米仁　炙草

奔走动阳失血,继而咳嗽吐痰,由真阴亏损,五液蒸痰。趁此胃口颇旺,以静药填阴摄阳。

熟地水制　阿胶　女贞子　天冬　米仁　刮白龟版　咸秋石　知母　霍山石斛

血脱补气,况汗血并至者乎。冬令

人参　生芍　扁豆　熟地黄　玉竹　茯神　花蕊石　童便(虚劳)

肌腠干燥,而目因起胬肉,不饥仍能进食,神识昼昏夜慧,询中年鳏居,而阳事易痿,有梦遗精,其损伤在肝肾精血。

首乌九制　甘杞子　菊花炭　柏子仁　淡苁蓉　茯神(中风)

是病遇劳即发,安养稍愈,身心不堪烦动。男子苟非素丰,难以坐食耐久者,不关肾药之治病也。

绵黄芪　茯神　远志肉　枣仁　炙甘草　当归　龙眼肉

营出中焦,心脾皆怯,滞补耗气皆忌。不耐烦心属虚,此辛甘养阳养营一法,有合乎心脾矣。

人参　茯苓　桂心　炙甘草　菖蒲　当归　桂圆煎浓汤泛为丸

有年劳伤神瘁,肤无膏泽,时欲腹鸣啾痛,营虚不得流行之象,开怀安逸,仅可带疾延年。

熟地黄　炙黑甘草　人参　肉桂　远志肉　当归身　白芍

养营膏子药方。

熟地黄　桂圆肉　茯神　黄芪　人参　枸杞　远志肉　炙甘草　当归　五味子(阴

虚阳逆)

述夏令气暖发泄，自觉跗臁筋骨，气空如坠，未至深冬，即欲暖护，兼以易怒热升。此属下元精血暗损，仍多操持烦劳，心阳动，吸水亏，肝木少涵，平素不受温补，及参术益气。议以滋填充髓主方，且痰多食少，又必顾及胃气。

线鱼胶　沙苑蒺藜　茯神　盐水炙补骨脂　甘杞子　柏子仁霜　砂仁　九制赤白首乌　川黄柏　紫胡桃霜　茯苓　方解青盐

向多牙宣，阴虚火炎，三疟入于阴，蒸烁脂液，日加枯槁，消渴多饮，液涸引水自救。急当滋补肝肾之阴，加以血肉填精，包举大气。

制何首乌　天门冬　麦门冬　生地黄　熟地黄　各碾末以河车胶和为丸(阴虚阳逆)

脉数上盛下虚，当固其阴。

熟地黄　麦冬　炒山药　川石斛　茯神　阿胶　五味子　石建莲(阴虚阳逆)

脉濡食少，腹鸣烦倦无力，此属劳伤阳气，当与甘温补其营卫。

苓桂术甘汤中加入姜、枣。(劳倦阳虚寒热)

夏秋气大发泄，身中之气久虚，无以主持，故见病治病无功，而安中纳下，每每获效，入秋进附子七味丸颇合。今秋分后天气渐升，地气收敛，缘久热伤气，虚体未能收肃，是以肢节时寒，巅顶欲冷。无非病久诸气交馁，斯外卫之阳少护，液髓暗枯，则血脉不营，而阴乏内守。凡此皆生气之浅薄也，急当温养益气，填补充形，助秋冬之收藏，豫为来春生发之用。《内经》有四季调神之训，今投药亦当如此旨。

鹿胎一具，酥炙　羊内肾十对，熬膏　黄狗脊十副，熬膏　肉苁蓉　青盐　九蒸熟地黄　北五味肉　湖莲子　茯神　人乳粉　柏子霜　鲜河车一具，漂洗

用诸胶地黄捣和，余剂各为末，杵和为丸，每服四五钱，人参汤下。(劳倦阳虚寒热)

面黄肌瘦，脉数虚，形寒食少，乃劳倦致伤，不可为外感有余，议用

小建中汤。

脉涩缓无神，胁痛吐痰腥秽，渐至减食，短气寒热，肝病入胃显然，劳伤不复。

当归建中汤去姜。

色夺脉小，形寒久嗽，皆营卫二气久损，病属劳伤。《内经》云：劳者温之，损者益之。

参芪建中汤去姜。

脉大缓而无力，色黄痿瘁，喜暖恶凉，心下痛连及胁肋。此劳倦内伤，久则延为脾厥。脾主营，以辛甘温养血络。

当归　桂圆肉　茯苓　桂枝　远志肉　炙甘草

交四之气，热胜元虚，乃气泄之候，营卫本乎脾胃，不耐夜坐，舌心腐碎，吸短气似不接续，中焦喜按，始得畅达，目胞欲垂难舒。四肢微冷失和。从前调理，每以温足三阴脏，兼进血气充形，病减七八。今当长夏，脾胃主气，气泄中虚，最防客气之侵。是补肾宜缓，而养胃生津，宁静敛液，仍不可少。俟待秋深天气下降，仍用前法为稳，拟逐日调理法。

人参　淡天门冬　茯神　建莲肉　酸枣仁　知母　川石斛　甘草　上各末为丸(劳倦阳虚寒热)

劳倦内伤，更为暴冷外袭，营卫不和，咳逆身痛。忌食荤酒助邪，天暖阳和病去。

茯苓桂枝汤。

脉沉迟，背寒色夺，久有劳倦，新年暴冷，再拟用

桂枝加白术附子汤。

虚损暴寒外袭。

小建中汤。(劳倦阳虚寒热)

无梦精遗，腰髀酸软，入暮内热，五更盗

汗,交节前后,体质更乏。显然真阴大亏,阳无依附,浮动不已,虚怯内伤。若不养阴,服药不效。

人参　五味　阿胶　天冬　莲肉　熟地　茯神　柏子仁　芡实　金樱膏丸(遗精淋浊尿血)

泄泻减食,经水不来,而寒热咳嗽,日无间断,据说嗔怒病起,其象已是劳怯,郁劳经闭,最不易治。

人参　蒸冬术　广皮　茯苓　炙甘草　白芍(经产淋带女科杂治)

悒郁内损经阻,筋骨皆痛,损伤不复,即起劳怯,温养流通,望其郁痹气血和融。若但清热见血理嗽,百无一治。

当归　生杜仲　桑寄生　炒枸杞子　生鹿角(经产淋带女科杂治)

悲泣过甚失音,《经》言忧则伤肺,及读病原向来左胁有形,春令陡发冲气,神迷气急若厥。更问经来先期三日,月月如此。夫左胁属肝,肝为风脏,内寄相火。凡人身之气,左升在肝,右降在肺,升太过必降不及,为木火反戕柔金。医经逆乘谓贼邪,最难向安。情志之恙,皆曰内伤,怡悦调养,可望渐和,非朝夕改之药图侥幸者耳。

甜北沙参　麦冬肉　清阿胶　鲜生地　鳖甲刮光醋炙　生左牡蛎　丹参肉　鲜生地　天冬肉　茯神(经产淋带女科杂治)

腰胁刺痛,虚里尤甚,头晕跗肿,形寒临经诸病皆集。此病久八脉损伤,调经和养气血,不得见病治病。

川芎　沙苑蒺藜　桂心　鹿角霜　小茴香　茯苓　炒枸杞子　归身　益母草膏为丸(经产淋带女科杂治)

连次小产,初伤冲任,久而督带跷维皆伤,八脉不匀约束,阴不下固,阳乃上浮。如经后期淋带晨泄,上热下冷浮肿,脊酸腰垂,耳鸣不寐等症,久损不复,必以从阴引阳,通固兼用。若非积累工夫,未得旦晚得效。

人参　炒焦当归　补骨脂　茯苓　青盐　紫石英　鹿茸　炒黑小茴香　生蕲艾　蒸饼丸服三四钱(经产淋带女科杂治)

热升冲咽,咳嗽不止,两足冷如冰而至骨,脉得细促,先天最弱,笄年不肯充长,倘经水忽闭,劳损难治。

滋肾丸三钱,六服,早上淡盐汤送下

久病形神日消,脉象兼大,是谓脉无胃气矣。上年夏季,曾诊便泻腹痛食减,舒肝健脾疏补,春进安胃丸,总无效验,此生气不至。女子当天癸将通之年,经脉气机怫逆,久郁热聚,渐为枯涸之象,议用汪石山郁劳治法。

湘莲肉　川芎　熟地　青蒿　楂肉　归身　香附　白芍(经产淋带女科杂治)

经来甚少,脉左坚搏仍然,咳呛嗽涎沫,夜热汗出,肝血肉枯,已属劳损。宜进甘缓,以养肝胃,令其纳谷,庶可望愈。若见热投凉,希图治嗽,胃伤速惫矣。

生地　沙苑蒺藜　女贞子　阿胶　石斛　黑栀(经产淋带女科杂治)

缪氏医案

失血咳嗽盗汗,从阴虚治。

黄芪　北沙参　炒枣仁　麦冬　北小麦　生牡蛎　南枣

胃寒不能食。

河车一具,重汤煮,收入菟丝饼末四两,焙燥为末。

鹿角胶四两　蛤蚧一对　制附子一两　补骨脂二两　制白术斤半　南枣半斤　干姜一两五钱

煎膏丸。

气急脉数久咳,内热盗汗,用虚损法。

生精羊肉一两,煎汤去油　黄芪蜜水炙　土炒当归　炙鳖甲　制白术　北沙参　淡天冬　怀山药鼓舞胃气。

炒松黄鳝　参条　炒香焦术　梨汁　白荷花露　南枣　大麦仁

丸方

黄鳝六两　淡菜六两　五味一两　党参二两　莲肉二两　山药二两　麦冬二两　玉竹二两　米仁二两　梨膏四两

为末，黄精二两，南枣二两，去皮核，同梨膏捣丸。

服药后，血止而口中之热亦去，亦稍见效矣。而食不加增，脓亦未除。询其所得之证，则自齿中出血之日始，则非一日矣。使投六七剂，而即扫除痼疾，恐扁仓亦谢不敏也。今姑用王良诡遇之法以试之何如。

炒熟地　龟板　骨碎补　黄柏　生牡蛎　人中白　旱莲草　夏枯草　犀角　芦根　野菊根　红曲　黄鳝　蒸白术　楂炭　小赤豆

脉小微数，真阴不足，今既见血，旋复咳嗽，久烁肺金，不能无虑。温燥不可进，姑从金水二藏治之。

炒熟地　麦冬　料豆衣　北沙参　霍石斛　山药　藕

丸方

鳗鲤丸加

獭肝　人中白　熟地　川贝　全鳖　侧柏叶　女贞子旱莲草汁蒸晒

用十大功劳六斤，淡菜八两，红枣四两，煎膏丸。

脉数，肌肉消烁，痰咯不和，有虚损之象，先进清补之剂。

北沙参　淡菜　甜杏仁　川贝　白扁豆　青盐陈皮　水梨汁

疟后失调，耳鸣气喘，是劳倦伤中，宜用归脾加味。

济生归脾加半夏　茯苓　丹皮　桑叶

种福堂公选医案

程六三　形瘦肌削，禀质偏热，夏秋病甚，是阴亏不耐暑热发泄之气耳。霜降收肃令行，浮阳潜伏，阴得自守，病觉稍退。述食辛辣热燥不安。其脏阴五液，为阳蒸变痰，非如痰饮可用阳药温通者。

人参　萸肉　川石斛　磁石　淡秋石　胡桃肉　女贞子　旱莲草(痰阴虚阳浮)

陆二一　腰冷，膝骨酸软，淋浊，溺后茎中空痛。少年未婚，此是勉强劳伤精关。且卧床必要垫实腰膂，虚象大著。交冬病加，问食少胃弱，非地黄腻滞　知柏泻阳可投。

菟丝子　覆盆子　芡实　沙苑　家韭子　补骨脂　舶茴香　金缨子

线鱼胶丸(虚劳阳虚)

赵　纳食不充肌肤，阳伤背痛，阴囊冰冷。经营作劳，劳则气乏。《经》言：劳者温之。甘温益气以养之。

归芪建中汤。(虚劳劳伤中阳)

宋二四　精壮年岁，面色萎浮，气冲逆，必心悸眩晕。问足跗易冷，间有遗泄。此皆烦劳办事，心阳过用，暗吸肾阴，下元日虚，虚风夹阳旋动不息，全是内损之病。治法取质味凝厚以填之，甘酸以缓之，重以镇怯，补以理虚，方是培本寻源之治。

熟地四两　萸肉二两　琐阳二两，炙　茯神四两　五味一两半　龟甲心二两　秋石一两　青龙骨二两，生研　金缨膏二两　芡实四两

蜜丸。(虚劳阴虚阳浮)

程二五　男子思念未遂，阴火内燔，五液日夺，孤阳升腾，熏蒸上窍，已失交泰之义。此非外来之症，凡阴精残惫，务在胃旺，纳谷生阴。今咽喉鼻耳诸窍，久遭阴火之迫，寒凉清解仅调六气中之火，而脏真阴火乃闪电，迅速莫遏。清寒必不却病，良由精血内空，草木

药饵不能生精充液耳。

细生地　清阿胶　猪脊筋　天冬　川石斛(虚劳阴虚)

孙二八　绕腰近脐,久痛若空,秋深届冬,四肢不暖。此由幼年精未充旺早泄,既损难复,八脉失司,是阴伤及阳,药须达及奇经,可冀渐效。

鹿茸　淡苁蓉　巴戟　当归　茯苓　虎膝骨　牛膝　大茴

羊肉胶丸。(虚劳奇脉阳虚腰痛)

何二二　壮年脉芤少神,色痿肉瘦,食进不充形骸,不耐烦劳,乃内损也。节欲养精,安神养气,药用血肉有情,气血兼补,年少望其生振。

河车　人参　熟地　五味　山药　茯神　莲肉　芡实(虚劳阴阳两虚)

周二四　先天禀薄,壮盛精气不足,形神劳动,阳乃浮越。精血皆有形,非旦夕可生。培养无形元气,可生有形之精血。勿诵读烦心,勿摇精动肾,静养百日,壮年可以生复。

两仪煎。(暑热伤心包)

王六一　拮据劳形,操持劳神,男子向老,下元精血先亏,阳失交护,浮越上冒,致耳目清空诸窍不爽。凡下虚者必上实,此非风火,由阴不配阳使然。

虎潜丸。(虚劳烦劳阳升)

沈　背寒鼓栗而后发热,二便颇利,并不渴饮,入暮倚枕,气自下冲,呛咳不已,脉空大,按之不鼓,肌消神烁,是烦劳抑郁伤阳,寒热戌起丑衰,解时无汗,非外感表病显然。温养营分,立方参入奇脉,宗阳维为病苦寒热之例。

川桂枝　鹿角霜　当归　炙草　生姜　南枣

又　进通和营分,兼走奇脉二剂,寒热已止,而操持烦心,皆属伤营耗气,未免滋扰反复。《经》谓:心营肺卫之虚,都是上损。立方不越益气养营矣!

人参　茯苓　广皮　炙草　炒白芍　当归　枣仁　生姜(虚劳营虚)

庞　久损精神不复,刻下土旺,立春大节,舌碎腭腐。阳升阴不上承,食不知味,欲吐。下损及胃,最属不宜。

人参　炒麦冬　紫衣胡桃肉　熟地　鸡子黄　茯神(虚劳阴虚阳升)

赤厓医案

吴永箴翁,年逾五十,体质丰腴,一日来就诊,云我无他病,昨食肉面等物,又当风易衣,似受风而停食,今腹中不宽,头痛恶寒,祈惠一方。予诊寸口六脉但觉细弱无神,因手探其额,冷而有汗,问其气怯神倦否?曰:有之。予曰:翁非风、非食,乃本病也。遂用六君子汤加黄芪、炮姜。翁素信予,服之反增溏泄。腰中酸疼。予思脾阳之虚,由命门火衰,因前方去陈皮、半夏,加肉桂　破故纸　附子,其人参每剂加用五钱,病遂以瘳。是知医之临症,在合色脉,察其虚实,惧有伏焉。倘徒听病者口中所述,粗心以应之,不几于殆乎!

周辉越翁,与人结讼,将赴县审,食牛肉面食等物,审时劳神伤气,回家觉头岑岑[①]欲晕,舌麻,胸中胀痛彻背,喜人捶打,医谓食积,而剂以消导。及延予视,见其色滞神倦,烦躁不安,真藏脉见,因语所亲曰:正气将败,色脉已有死征,大虚之候,而复克伐,危之危矣。劝进参附汤,不信,仍服前医之药,次日辰刻,遂汗喘而逝。

锦芳太史医案求真初编

治族弟字继万气短不接案十七

① 岑岑(cén cén 涔涔):胀痛貌。

病有虚在一时暴见者，若药投之恰当，即无不愈。病有虚在多时渐见者，纵使药与病对，亦恐难有立效之奏。即如余族字继万，病素气虚，凡有感冒，无不根于气虚而致，故彼每遇病见其用芪、术以补，轻则五六十剂，重则八九十剂，以至百剂而止。盖以病属如斯，而药有不得不如斯者，否则其效难奏。但彼一逢病愈，药不再服，以致病端复萌，而病随其年岁深浅以为发露，治亦当随年岁深浅以为酌施。故其病或有一年一发，或有隔年数年一发者，此皆久远之病而非一药可以即愈。岁嘉庆丁巳仲冬，渠在临川上顿渡，身患呕吐，招余往治，余知其病甚深，有非一日可以即愈，乃唤彼于余处治疗。余诊其脉，软滑而短，来去不长，拟用温中轻平之剂，其病如故。但见头倾脉症相符无假之象。而下，气短不续，问则不答，再问则轻轻答应，痰嗽不出，随用玉屏风以投，而病如故。再服则加黄芪一两，其病仍是。复于原单酌加附子一钱，半夏一钱，旁有见余开其药单，谓余用药过迅，余思声微不接，一息奄奄，此不大补，治将安施？若用人参，价实昂贵，每参一两，价值二百三十余换，且此并非些微之参可愈，然医动司人命，其病药服如故，当即扎通伊弟字秀万领归，仍照原单逐日再服。归日觉伊精神渐振，脉亦渐起，似有转机，但药原非一二十剂可愈，必至五六十剂而安，切不可云效未即见，诿之于数而即置而不治也。其后继万果服五六十剂而愈。

此气短至极而兼寒病也，非重服黄芪不愈，非加附半亦不愈。晁雯。

余见薛氏所治虚羸等症，每有服至数百余剂，不增一味，不减一味，服之而始愈者。此非医家具有识力而知此病药应如是投服，病家信任之笃而知此病确应如是投服方愈。纵有附近亲戚或于未愈之先藉此荐医，及或左右同业见其病久未愈，藉此争能，彼则决然不信，其病始可以医。如其病久厌烦，期效甚速，与夫房劳不节，饮食不慎，兼有旁人妄嚼，私为加减，保无服药中止变生不测之候乎？凡值此辈，知非效可即奏，自当极力推辞，以免求全之毁。自记

追思先父讳为鹗上京往返途次父患昏倦治案十八

先父脏素纯阴，自五十岁时，在于同县崇五都霍源张俊翁家棲凤书房课读，病疟而归，误服在地医士姓郭之药，病无宁日，以至六十岁后，病加甚焉。先父五呈不遇，至乾隆甲子乡试，思欲同余赴北上捐入闱。自五月初六在家起程，先父由陆直至常山无恙，再由常山水程至苏亦安，忽至镇江瓜州，时值暑热炎蒸，先父昏倦之极，奄奄一息。幸抵扬州安歇，大服姜附芪术，人事稍苏。更由水程进抵山东济宁，父在船中如故，经过胜地名迹，多为聊韵题句。迨至在地雇车与同省乐平同宗名廷传先生，由陆直进北城，似觉爽快。时在正阳门外东夹道芦草园西竹庵祠祭寺落下，而昏倦之症仍作。其时已是七月十五，探问同乡京官捐例已止，而望未遂。余视先父饮食无恙，二便如常，六脉软弱，若遇同歇诸友谈论经史文墨，彻宵不睡，独则自早至晚，叩请不醒。但父自言有事则醒，无事则昏。今闻国子监课诸生题是古之学者为亡一句，父谓余于此题拈笔拟作，看其是否精神克振。余见父一拈笔，而精神倍加，岂非动则阳生，静则阴生之一验欤？此理确乎不易！于是在京倍服芪附而病略痊。及至寒露节届，恐父极寒难抵，力挽回归。故由张家湾水路起程，历山东而至江宁岸泊无病。又由江宁换雇湖广黄船而抵九江，讵期船至安庆，见父欲便不便，日夜窘迫无度，余诊六脉沉迟，开窗又畏风见，畏风并非火盛，阴浮亦非血虚不固，实是阴胜阳微。知是济宁起旱，一路食过瓜菜面食雪梨，沉积既久，即见是恙。第思买药烹煎，在船不便，因揣火食箱内，带有胡椒，每早用水吞服二钱，晚亦如之。服至二日，大便大泄，病始克减，嗣后日服一钱，而大便自此顺利如常矣。第父自此抵家身仍昏倦，居常日服附、桂，递年无数，至七十六岁而终。余思彼时同父上北，于今又已五十四年矣，迄今止如一日。余今年迈，日与余孙声佩订集余治验案付梓，故将先父病症附录，以为追思余父之一念云。

吾父幼读儒书，攻举子业，年廿三，因先祖先祖母多病，向有内亲①姓吴名子恭，医道甚善，每值祖病请诊，据渠恳求日多。余父向渠问及医书，有何众美兼收？渠曰：医书甚多，若欲通晓，有非数十年潜心专致，及加经历，不能通微知趣。故父将渠单开之书而悉购焉。自后吾父，朝斯夕斯，手不释卷，见其书之最谨最要，更加手录，目今年已八十，而自晨至昏，其书仍不释手，蝇头细字，搦管不休，故能遇症即知，遇脉即晓。但父揣摩既久，阅历已深，所论所治，觉与世殊，父亦落落寡偶，自道知音绝，少故将所录验症验案，商即付梓，以不没一世功苦云。男省吾识。

治服弟邑庠彩云劳倦症案十九

凡劳役之人，则多用力而思少，读书之人，则既用力而更思。盖思则藉神运，而神之所以能构思者，则又在于精足而血生，血生则神得养，而使心无所苦，神养则肺得以敷布，而使气无所竭。故尔自朝永久，历书与夜，而能运用不息也。惟是所禀既亏，则火之衰者，而气自尔不振，水之衰者，而血自尔不营。所以一有作为而气倦，一有思索而神昏，以致耳鸣眩晕悬饥等症，无不色色俱备。岁嘉庆丁巳，服弟彩云，在于余县城南阳姓家塾，功课颇严，精神亦废，居常谓已气倦神昏，得食则助，今则耳鸣更增，召余就诊。余见两寸独弱，而右更甚，余脉俱平，知是气薄神亏。问其饮食如故，二便如常，惟昏倦不振。初诊止用黄芪八钱，附子四钱，白术二钱，当归二钱，福圆十个，枣仁一钱，首乌一钱；再诊三诊，则加黄芪二钱，附子一钱，龟版一钱，远志八分，以助心神，一切香燥之药，盖恐散气劫阴不用。惟恨药肆巧绝，所卖黄芪，竟有盐炒代蜜，以致药服如故，随经察识，改换蜜炒而药始灵。余查本草炮制，并无盐炒黄芪之说，惟有疫病篇内，载用盐炒人参之义。此是热毒内郁，用参恐其助疫，不用则力不振，加以盐炒，则补润得宜。今竟仿炒黄芪，岂今气薄之人尽属疫传之谓乎？可恨极矣！但今弟症，总是禀体素亏，功难即奏，必徐徐温补，加以调燮，则运用有力，若日补日削，服之罔济。所幸胃气尚存，谷食未减，则生气生血，尚属有资，所幸在于此。试看古制“精氣”二字，俱有米字在内。目今观弟所服之药，无不克应，但服则精力不倦，不服则精力稍疲，而知用药填补，有非一日所能间者矣。

余素禀体极亏，数十年来，常服此药，不知者谓余好服药耳，岂知药之为功于人也大矣哉！晁雯。

此水火并衰平脏症也，若衰之至极，而见一阴一阳，彼此角胜，无不有伤而损，是损较虚而病进矣。损之至极而见谷食日减，及或呕吐泄泻，气血日枯，痨势已成，是痨较损而又进矣。此症水火俱衰，药难偏入，而吾师施治，不肯恣用地黄以戕脾，亦不遽用辛热以燥肝，所服俱是甘温甘润之品，深得持平调补之法，故能使病克治。门人张廷献。

治房侄生员名燮字师袁肝脾虚损案二十二

师袁先患火衰痰盛，过服硫黄、姜、半，以致肝燥阴虚，复因坐馆过劳，以致心脾亦损。岁乾隆乙卯，师袁在县城南阳姓家塾，功课深严，精气颇损，用功之时，觉身中顿断，气多不接，夜寐则神烦气燥，坐卧不宁，问其饮食，则虽不多，而亦不少，总是神衰气弱之象。日与余处商治，诊其肝脉甚弦，心脉空虚，肺脉亦弱，脾脉洪大。其病即在肝脾。余用白术二钱以至五钱为君，淮山药一钱以至二钱为臣，龙骨、茯神、柏子仁霜为佐，参、神、龟板为使，每日或服一剂，以至二三四剂，约共服至五六十剂乃止。但此症逢于他手，则多进用归、地必至动火滞脾；或用补中益气，则多提气上升，而中脾气益空；兼有柴胡尤动肝火，或兼远志尤燥心火；或用六味下补，则中上益虚，实难与病相对。故药虽仅数味，其功则在白术一味，以补中腹空虚若断之症，故独以术为此药之君云。

按定肝脾俱虚治疗，而药不参、归、地同投，具见施治与俗迥别。晁雯。

治县北同宗太学字德佐令嫒痨症将成案二十三

或问人禀天地之气以生，而病或有成痨，或不成痨，与病有见或偏或平者何故？盖缘禀有厚薄，气有偏全。病应寻原。禀厚而水火

---

① 内亲：妻子的亲属。

均，气血足，无病里子。本属无病，不必服药。稍虚而气平者，水火微亏，气血微损，病轻里子。病即或见，药亦可祛。若禀赋不厚，火独不足，病多见水，偏病里子。治宜温燥，凡一切苦寒腻滞之药不得妄用；要服温燥偏药。水独不足，症多见火，偏病里子。治宜清润，凡一切辛温疏导之药概不得施。要服清润偏药。此种偏病，若不久治霸治，病不得愈，久霸二字，确乎不易。以其病偏而药不得不偏也。治应如此禀赋不厚，水火俱亏，病则水火皆见，平虚里子。治宜辛温杂投，补泻互施，凡一切偏补偏泻霸劫之药，不得妄进，病俱可治。此宜平药。惟有禀赋甚亏，水仅一勺，火仅一线，可危可惧。所赋更有偏平，痨病里子。病见多端，方欲补火固脾，而水又亏，则肝燥不润，其何以滋阴生血，而血周流一身乎？方欲补水固肝，而火又亏，则脾湿不固，其何以蒸腐水谷生气，而气贯通上下乎？肝脾成痨，难治。《经》曰：肝恶风，脾恶湿。治欲肝脾两顾，而不斟酌损益，可保病痨无虑，戛戛乎难之矣！此仅为肝脾成痨者言之。此是一难。若在肾肺俱损，尤有虑焉。肾水亏极，则肺不能受润而肺燥，肾火衰极，则火上浮而肺益燥。又是一痨症里子。方欲补水润肺，而火不胜水，而肾不温而寒；方欲补火生水，而肺阴先损，水亦见累。肺肾成痨难治。《经》曰：肾喜温暖，肺喜清凉。此又何以说法而施其治乎？此又是一难。要在收火下归而肾不寒，微用清润以清浮燥，而肺克宁。收字微字须玩。至于脾肺受伤，其虑更甚。盖脾处肺下，肺为华盖，与心同覆诸脏，又是一痨症里子。脾既苦湿喜燥，恶食必兼香砂以燥，则于肺燥不宜，肺既苦燥喜润，咳血必用归地阿胶，又于脾湿不宜。此痨尤属难治。惟燥热而甚，能食而不泻者，润肺当急，而补脾之药，亦不可缺也。倘虚极不食泻多，虽咳嗽不宁，但以补脾为急，而清润之品宜戒矣。此却难以人世。脾有生肺之能，肺无补脾之力，故补脾之药尤要于补肺也。更有脾肾受伤，尤属难言。又是一痨症里子。盖补脾理肾，法当兼行，然方欲以甘寒补肾，而食少不化，又恐不利于脾；方欲以辛温快脾，又恐愈耗其水。此病更属难治。两者并衡而较重，而卒以脾为急者，以脾上交于心，下交于肾水也，若肾水虚而势危笃者又不可拘，要知滋肾之中，捧以砂仁、沉香，壮脾之中参以牛膝、菟丝、五味、龟版，随时活法可耳。倘于脾湿不理，则五谷不充；五谷不充，则五脏失职，而生机始绝，故诸病惟于痨症为甚。而诸医专以清火伤胃，不救脾胃令其生变。所用俱是芩、连、炒柏、栀子，此是下等医士。又以滋润滞脾，所用俱是贝母、天冬、沙参、归、地、阿胶，以致呕恶饱胀，痰涎气筑，此是庸医误人。食不得入，而犹归、地重投，死而无悔。食益见绝，其尚得有见生之日乎？《经》曰：得谷者昌，失谷者亡。其此之谓乎？葛可久曰：万症为痨难治。又曰：痨症施治宜早，若至脾败不食，则万无一生。故治痨须于平时力救脾胃为佳。外有阴阳俱虚，参差不一，此又是一种或痨症里子。病方成痨，亦须善治。岁乾隆乙卯秋，余因德翁召诊令嫒病痨，其女年已长大，归于南门郑宅，伊病多时，转至母家集福，或可全生。诸医皆辞不治，余诊其脉，虽微有数，而不见甚，痨虽将成，而尚可医。但其饮食不思，饱胀时闻，头欲紧按而更加缚，痰涎甚多，遂索前医单视，治虽理脾为主，第病多水壅，医犹进用白术、怀地，意谓白术可以补脾，地黄可以清火，兼用广、半、附子可以除痰固虚，意甚周密，无奈内有白术，水得土而陷益成，更有地黄之湿，添入深泥陷中，犹觉水上增水。余见药不相投，却将先医所用白术、地黄之味减除，进用香砂、苓、半，而食差进，服至二剂三剂，微见阴虚火起，随用龟板、阿胶潜伏之味，而火渐熄，食亦渐加，痰亦渐祛，自后嘱其随病增减，总以先疏脾滞为要，实是要着。病亦俱除。此属阳伤六七，阴伤二三，痨在将成未成之界，故尔可治，病伤一经为虚，两经为损，伤及脾胃，共有三经为痨。再用白术、地黄，必致不救。余念痨症根由，治法不晓，故于此案叙明，以为世之习医当疏脾胃者晓。

通彻有病无病大源，疏发虚损与痨治法，病虽先天水火肇端，而生死断在后天脾胃，凡属同业视此，当必恍然一悟。男省吾识。

治族叔太学字锦章长男寅亮痨症难治断案二十四

岁乾隆丙申，余自广信回归，遼[①]有族叔字锦章长男病患招诊。余于诊后，病者问病是否可治，余曰：其症甚剧。渠曰：病竟危迫而不可治乎？余曰：非不可治，实因其脉疾数而细，饮食不思，治实废手，不如养之勿药为是。渠竟不悦而去。逾时请一建昌医士，开口论脉，总以春木夏火秋金冬水为词，满口荒谬，治之不愈而去；再请同县仙十二都神岗同宗字某某者，性好地黄，不顾脾湿绝食；转辗施治，更换不一，共医单开六味地黄参用附子略平，其父锦翁大悦，云：今小儿服附子病减。余曰：未可信也。其父曰：附实可投，余欲进桂何如？余曰：其切忌焉，且今已无老树交桂，服恐增病。旁有一位同来接应，伊有真桂。余默思其同来之人即是卖桂之人。余曰：唯唯。其父劝余开单以进，只得勉强依从，于今暂服五分可耳。其父又曰：既用便服一钱为是。余曰：果好，再服不迟。来者见余不悦，默默而出。次早卖桂之人忽向余言：前服过肉桂，今竟通身大热，左胁痛极，烦躁不堪。余曰：此桂燥动肝火症也，是病余入断其不治，今恐危矣。倏又有人赶至云：今病者要烦诊视，请之至再。余方履门，其父含泪而言，此非药误，实命短数定。余知恐余言及伊强服桂之故，倾刻告变，嗟莫能及，惜哉！

脉既细数，真气已绝，饮食不思，胃气又危，不死何待！侄绥之。

南雅堂医案

寿命之本，积精自刚，荣卫之道，纳谷为宝，此治虚痨之不易良法也。今年华正富，中气衰馁，四肢酸痛厥冷，小腹急满，多汗遗精，且斑疹呕吐诸症叠出，系无根失守之火，发现于外，虚劳已成，非一时所能疗治，宜取稼穑作甘之本味，急建其中气，俾胃纳渐增，津液滋生，徐图补救之法，列方于后。

黄芪一钱　当归一钱　白芍一钱(炒酒)　桂心一钱　人参一钱　炙甘草一钱　制半夏二钱　炮附子二钱　加生姜三片　大枣两枚　煎服。

脉芤动微紧，夜梦遗精，两目昏眩，小腹常苦强急，此虚劳症也，仿《金匮》法，用桂枝龙骨牡蛎汤治之。

桂枝二钱　芍药三钱　甘草一钱　大枣五枚　龙骨三钱　牡蛎四钱　生姜三片　水煎服。

诊得脉左小右虚，背恶寒，肢亦微冷，痰多兼呕，胃纳少。此症乃胃阳衰弱，卫气不足之故，宜以建中为主。

人参二钱　炒归身二钱　桂枝八分　芍药一钱　大枣三枚

久嗽之人，其气必浮，是以食减溏泻，显系真元损耗之故，若徒降火消痰，恐元气愈被克伐，拟培养中土，温暖水脏，以资运纳而固藏摄，拟方列后。

大熟地五钱　白茯神三钱　枸杞子二钱　五味子一钱　炒远志一钱　淮山药三钱　建莲肉二钱　同煎服。

脉数，左略大，足痿，右腰拘紧，时复盗汗梦遗。探此病原，大半系天禀素弱，水木之气不足，是以精血受伐，致病尤易，须取血肉有情之品，为培养补益之方，声气相应，久或有效，所谓王道无近功也。

人参二钱　鹿茸二钱　当归身一钱　枸杞子二钱　核桃仁三枚　小茴香一钱　雄羊内肾一对

阴阳致偏，损症乃起，据称溏泻有年，食减无味，易起嗔怒，此系久病内伤所致，是以太阴脾土日削，少阳胆木来侮，势所必至，病状显然可见，治法宜培元扶土为主，宗《内经》

① 遼：古同"递"。

补脏通腑法治之。

人参二钱　炒白术二钱　白茯苓二钱　炙甘草一钱　桑叶一钱　粉丹皮一钱　生姜三片　大枣二枚　同煎。

精神倦怠，饮食减少，遗精盗汗，腰背拘急，两胫时作酸痛，耳飕飕如风声，是劳症初起，先伤于肾之候，先宜补精培土，方合治法。

大熟地五钱　炒白芍二钱　淮山药二钱　北沙参三钱　地骨皮三钱　麦门冬二钱　北五味十粒　人参五分　鳖甲一钱　白茯苓一钱　白芥子一钱

寡居数载，夜热盗汗，体倦，饮食少进，经期久阻，肌肤甲错，系内火暗烁真阴，肝血枯燥已极，宜滋水养木，略佐以开郁之品，拟方于后。

大熟地五钱　当归身三钱　元参二钱　葳蕤一钱　白芍二钱　粉丹皮一钱　地骨皮一钱　柴胡五分　白芥子五分

夜间发热汗出，骨髓内燔如焚，至五更方止，食减，吐痰如白沫状，此为阴虚火动，水不能制火之故，治法以滋补水脏为主。

川石斛三钱　丹皮三钱　麦门冬二钱　地骨皮一钱　白茯苓三钱　牛膝一钱

气虚嗜卧，不思饮食，背脊拘急酸痛，足膝乏力，痰多汗出，时有潮热往来，脉象细滞，是伤于气也，气伤则清肃不行，运化无权，是以诸症叠出，宜用补金培土之法。

人参三钱　当归三钱　白术三钱　麦门冬三钱　淮山药三钱　五味子一钱　芡实二钱　柴胡五分　荆芥五分

平时思虑劳心，致形容憔悴，精神恍惚，腰重肢酸，此乃操心过度，元神受伤。盖神藏于心，宜静而不宜动，久动不已，神益困疲，如寡弱之君，势将出亡，左右良臣，辅佐亦觉无权，四塞边地，自然失其驾驭，所以忽忽如有所失，而腰肢觉其重酸也，先安心神，方合治法。

人参五钱　白术三钱　茯神三钱　酸枣仁三钱　远志二钱　柏子仁一钱　丹参二钱　巴戟天一钱　炙黄芪三钱　当归三钱　淮山药三钱　甘草五分　辰砂三分(研末冲)　同煎服。

素患遗浊，喉间时作哽噎声，系肾中真阴，渐被消烁，龙雷不能潜伏，现届隆冬收藏之候，反挟而上升。盖少阴脉循喉咙，挟舌本。今真阴受伐，津液无以上承，虚阳蒸灼，发为瘰疽，此为阴虚阳亢之证，治宜壮水之主，以制阳光，方为合法。

熟地黄五钱　山萸肉二钱　淮山药三钱　白茯苓三钱　阿胶三钱　秋石一钱(煅)　左牡蛎四钱　莲肉一钱　炒黄柏一钱(虚痨门)

诊得脉象虚细，夜间发热，平明始退，烦倦口渴汗出，乃真液已亏，元气多耗，治宜酸甘化阴法。

人参五钱　熟地五钱　五味子一钱　白茯苓三钱　炙甘草一钱　湖莲肉三钱(虚痨门)

胃虚少纳，土不生金，是以音低气馁，宜养胃阴为主。

麦门冬三钱　焦白术三钱　北沙参二钱　生扁豆二钱　玉竹一钱　甘草一钱　川石斛二钱　霜桑叶一钱(虚痨门)

形容枯瘦，脉虚而数，咳嗽气促，腰膝酸软无力，大便溏，证属先后天俱虚，逡巡勿治，虑其延成虚损。若再清凉治肺之品，徒损中气，岂宜妄投，拟用六味为主，冀可渐见功效。

大熟地三钱　淮山药三钱　陈萸肉二钱　粉丹皮二钱　牛膝一钱　川杜仲二钱　泽泻一钱　白茯苓三钱　五味子一钱

虚劳之证，多由邪伏血郁所致，不独在阴亏一端也。晡后寒热往来，时减时增，其为阳陷于阴无疑，滋肾疏肝，斯为合法，方列于后。

大熟地五钱　炒白芍二钱　白茯苓三钱　淮山药三钱　粉丹皮二钱　炙甘草一钱　柴胡一钱　鳖甲二钱　当归二钱

久咳失血,阴分必虚,不耐热蒸,烦躁时甚,脉数,左弦,唇干,苔白,色滞,溺黄,咽喉常作痛,系水亏不能涵养木气,虚火上冲,胃气不清,上干清道,恐将成劳,由来者渐,无情草木,一时非能奏效,宜安神静养,以图转机。交节,气不加喘,脉不加促,庶克有济。用清润法。

大生地五钱 白芍二钱 白茯苓三钱 天花粉一钱 元参一钱 建泽泻一钱 粉丹皮一钱 生甘草一钱 猪肤一钱 枇杷叶露一盏(冲) 青蒿露半盏(冲)

诊得脉细而数,细为阴虚,数为有火,火旺刑金,则金不能生水,真阴愈涸,是以诸症叠出,未可以寻常咳病例之,所恃者气尚未喘,脉未见促,挽回中和,当静养以缓图之。

大生地三钱 北沙参二钱 地骨皮一钱 石决明一钱 麦门冬二钱 阿胶二钱(炒成珠) 桑白皮一钱 枇杷叶三钱(去净毛)

先后天俱见不足,痰盛鼻衄,是阴亏阳亢之征,胃纳少,腹常作痛,是木旺土衰之兆,是以二九年华,尚未发育,面无华色,精气薄弱,尤显而易见,第无情草木,非一时所能速图,姑取"丸者缓也"之义,久服庶可奏效。

人参二两 白术一两 白茯苓一两 炙甘草六钱 陈皮五钱 淮山药一两 白扁豆八钱 缩砂仁五钱 黑芝麻八钱 莲肉八钱 陈粳米二合

上药为末,水泛为丸,如绿豆子大,早晚用米汤服三钱。

面黄色痿,吐痰不已,不食腹中若饥,食则饱闷。常患吞酸溏泄等症,系太阴脾土受伤之故,病不在于阳明戊土也。人身脾胃居中,后天全赖中央土谷以生,脾为阴土,代胃传化。今脾既受伤,不但胃气无以资生,而各脏腑亦无津液灌注,是以有此种种见症,治法宜培养中土为主。

人参一钱 白茯苓二钱 炒白术三钱 淮山药三钱 制半夏一钱 芡实三钱 白扁豆一钱 巴戟天二钱 建神曲一钱 肉果一枚 砂仁一粒(研) 同煎服。

脉见洪大,左弦,面无华色,肌肉瘦削,怔忡健忘,不思饮食,夜间发热无汗,大肠枯燥,系肾水亏损,不能滋养肝木,木无水润,则木燥而生火,非失血于外,即耗血于内,此诸症所由起也,治法宜先补益肾水为主。

元参三钱 粉丹皮一钱五分 北沙参一钱五分 甘菊花一钱 麦门冬一钱五分 白茯苓一钱 炒白芍三钱 当归身一钱五分

脉浮虚,咳嗽吐痰,气逆作喘,卧倒益剧,口鼻干燥,偶闻香味,常呕恶欲吐,肌肉枯槁,皮干如麸片,察此症状,乃心劳传肺之候。盖肺为华盖,娇嫩之脏,最畏火刑,金被火刑,则必失其化源,于是津液耗伤于内,诸症乃显形于外,其理甚明。但治法先宜培土生金,方为握要之图,列方于后。

白术五钱(黄土微炒) 干地黄五钱 淮山药三钱 陈萸肉一钱 麦门冬一钱 川贝母一钱 生枣仁一钱 远志一钱

早年斫伤太过,致形瘦肌削,面色痿黄,腰膝乏力,不能任劳,盗汗时出,脉细弱,是为损精无疑,然精足之人,举世绝无,所以肾有补而无泻法,但填精之法,不能独求诸少阴一经,必合阳明太阴两经同治,方为合法。

熟地黄六钱 人参二钱 白术三钱(黄土微炒) 麦门冬一钱 山萸肉一钱 五味子八分 巴戟天三钱 白茯苓二钱 肉豆蔻一粒(研)

诊得左寸关搏指,是心肝阳亢,右脉小紧,是脾胃虚寒,是以腹常作痛,大便兼溏,身作微热,亦虚阳外越之故。虚火上炎,津液消烁,劳损之渐,宜早慎防,拟用理中合生脉法忝治之。温中为主,佐以清上,庶土厚则火敛,金旺则水生,斯为兼筹并顾之策。

人参二钱 白术三钱 白茯苓二钱 甘草一钱 五味子一钱 麦门冬一钱 炮姜八分 灯草心二十茎

病损有年，脉见空虚，寒热时作，大便或溏。现虽起居如常，元气尚未恢复，若不潜心静养，一时恐难挽回中和，议用脾肾双补法，冀可徐圆功效。

人参一钱　菟丝子二钱　白茯苓三钱　沙苑蒺藜一钱　陈皮一钱　益智仁一钱(研)(虚痨门)

气急短促，身倦，懒言语，饮食无味，脉见细濡，系阳虚下陷之症。盖人身元气藏于关元之中，上通肺而下通肾。元气不伤，则肾中真阳，自下而上升于肺，肺气始旺，清肃之令行，乃得分布于各脏腑。若元气一伤，不但真阳不能上升，且下陷至阴之地，以生其热。然此乃实热，而非虚热也，实热宜泻，虚热宜补，必投以甘温之味以退之，但不用升提之法，则阳下陷者，其气仍不能举，虽补无益，故仿东垣法，用补中益气汤主之。

人参五钱　白术五钱　当归身三钱　炙黄芪三钱　陈皮五分　甘草五分　柴胡三分　升麻三分　水煎服。(虚痨门)

曾经失血，今已音哑，脉形细弱，精气两亏，劳损已成，药石骤难见效。《内经》于针药所不及者，调以甘药。今遵其法，而以黄芪建中汤急建其中气，俾饮食增而津液旺，真阴元气，冀可渐复，姑拟甘润养阴，舍此别无良法，方列于后。

炒黄芪三钱　炒白芍二钱　北沙参二钱　炙甘草一钱　麦门冬二钱五分　川贝母一钱五分　玉竹一钱　白茯苓二钱　橘饼一枚　水同煎服。(血证门)

唾中见血，吸气少入，腰脊酸痛，寐中时泄盗汗，皆足少阴，真气不摄，致成内损之症，若再嗔怒扰动肝阳，恐木火内燔，阴液愈被劫烁，入春风木司令，调治更难为力，宜节劳怡情，庶尚可乞灵于药石，兹将拟方列后。

大熟地四钱(炒)　白茯神三钱　女贞子二钱　淮山药二钱　川石斛一钱五分　芡实一钱五分　五味子八分　湖莲肉二钱(血证门)

病由情志而起，因郁成劳，知饥不能纳食，两胁刺痛，经先期作紫瘀色，自夏至冬未痊，调治未易。

肉桂五分(研末冲)　人参一钱　当归身二钱　白茯苓三钱　炒白芍二钱　枸杞子一钱　炙甘草八分　大枣三枚(诸郁门)

心肾不交，精气久伤不复，是谓之损。大凡治损之法，必责诸后天脾胃，纳谷乃昌，精气使得渐复。前贤东垣丹溪诸辈，治损多用参芪峻补，职是之故。当今春令发泄，亟应扶养生气，况病已上下交损，尤宜从中焦施治，兹于滋补之中，并主以收涩之剂，拟方开列于后。

桑螵蛸二钱(盐水炒)　煅龙骨二钱　炙龟版二钱　远志一钱　人参二钱　白茯神二钱　石菖蒲一钱五分

水同煎服，早晚另进独参汤，可熬膏冲服两匙。(遗精门)

内损已久，继以暴邪，加以厥阴误进刚剂，津液被劫尤甚，阳气内风益炽，真阴已竭，症属难治。

大熟地四钱(焙成炭)　生白芍二钱　白茯神三钱　远志二钱　灵磁石三钱　宣木瓜二钱(痉厥门)

脉虚迟细，经期不调，肢倦乏力，腹胀腰酸，胃纳渐减，气血俱虚之候，怡养悦情为上。

人参二钱　炒白芍二钱　白茯苓三钱　川芎八分　当归身二钱　炒白术三钱　益母草一钱　益智仁一钱　补骨脂一钱　炙甘草八分　沉香五分(调经门)

经水不调，咳嗽，潮热往来，骨蒸劳热，口干，大小便不爽，血虚肝燥使然，拟用逍遥散。

柴胡一钱　当归身一钱(酒炒)　炒白芍一钱(酒炒)　炙甘草五分　炒白术一钱　煨姜四分　薄荷四分(调经门)

簳山草堂医案

营阴内亏，外憎寒而内热，胁痛，神倦；六脉沉数不振。非浅恙也，防汗脱。

生西芪　制首乌　炒归身　怀膝　茯苓　煨姜　炙鳖甲　秦艽肉　炒白芍　炙草　大枣

复诊：

胁痛已止，神色脉象少有生动之意，然本元大亏，不易收效也。

潞党参　法半夏　炙甘草　炒苏子　白芍　大枣　生西芪　新会皮　白茯苓　杏仁霜　秦艽

又复：

壮年劳倦内伤，难许痊愈，天炎恐防汗脱。

炙西芪　炙鳖甲　炒归身　怀膝炭　橘白　西党参　川断肉　炒白芍　炒苏子　大枣

年近七旬，营虚失养，因生内热；脉尚有神，寿未艾也。当从血分滋养。

原生地　清阿胶　秦艽肉　女贞子　白茯神　炙龟版　炒归身　粉丹皮　柏子霜　酸枣仁

气血两亏，肢体乏力，手颤足软，当用温补之剂。

炙西芪　制於术　炒归身　制首乌　杜仲　茯神　西党参　炙甘草　炒白芍　枸杞子　川断　枣仁

气虚阳弱，恶寒多汗，温补奚疑。

炙西芪　制附子　法半夏　茯苓　煨益智　大枣　西党参　炒白芍　炙甘草　广皮　煨姜

阳亏阴损，咳嗽多汗，六脉细弱，已近怯门矣，难愈也。

生西芪　麦冬肉　川石斛　花粉　炙草　红皮枣　西党参　炙五味　地骨皮　橘白　茯苓

气虚土弱，四肢不温，神萎顿而脉细微，阳虚极矣。暑天防其变端。

生西芪　制附子　法半夏　茯苓皮　宣木瓜　生於术　淡干姜　广陈皮　生苡仁

丸方

炙西芪　制於术　大熟地　补骨脂　半夏　陈皮　西党参　制附子　炙五味　菟丝子　苓皮　木瓜　以煨姜　大枣煎汤泛丸。

年少耕作受伤，曾经下血，骨热腹痛，精遗面黄，此脾肾两亏之候也。延久防其腹满。

炙鳖甲　地骨皮　牡丹皮　淮山药　陈皮　芡实　炒白芍　香青蒿　生冬术　生苡仁　茯苓　红枣

复诊：

照前方去白术、白芍、陈皮、地骨皮，加生地、秦艽、川断、杜仲。

骨热便红，年十七而天癸未至，终不离乎弱证也。

银柴胡　炒黄芩　地骨皮　焦楂肉　新会皮　鳖甲胶　川郁金　香青蒿　赤茯苓　红皮枣

气阴不足，外畏风而内憎热，全属本元虚弱之象。法当培养阳分，兼化内热。

炙黄芪　生鳖甲　香青蒿　牡丹皮　橘白　西党参　炒白芍　地骨皮　川石斛

体怯，骨蒸盗汗，发热咳嗽，神恍，脉软。久恐成虚怯之候。

生西芪　炙紫菀　款冬花　地骨　桑叶　枇杷叶　炙鳖甲　甜杏仁　川贝母　花粉　橘白

潮热干咳，经水断而左胁结癖。本元薄弱，干血劳之象也。夏令防其加剧。

西洋参　炒白芍　地骨皮　甜杏仁　天花粉　炙鳖甲　冬桑叶　香青蒿　川贝母　广橘白

病后阴虚内热，左脉细数无度，防暑天汗脱，不可忽视。

西洋参　麦冬肉　香青蒿　知母　煅牡蛎　橘白　生鳖甲　甜杏仁　地骨皮　花粉　生苡仁

劳力内伤，骨蒸发咳；脉象细数而促；气喘痰多，汗溢不止。已入虚劳一门，殊难奏效。且当盛暑，恐防汗脱。

生黄芪　炙紫菀　甜杏仁　青蒿　煅牡蛎　川斛　西洋参　款冬花　炙桑皮　地骨　炒苏子　花粉

寒热久缠，阴阳并亏，可用补剂。

炙西芪　炙甘草　广陈皮　制首乌　炒白芍　西党参　白茯苓　炙鳖甲　炒归身　秦艽肉

阴虚骨蒸，盗汗滑泄，近怯之候也。

生黄芪　香青蒿　肥知母　牡蛎　生苡仁　炙鳖甲　地骨皮　秦艽肉　山药　红枣

年十九，癸水从未一至，骨蒸肌削，咳呛多痰，脉形细数，怯疾垂成。且今岁又经成婚，石女作妇，譬之石田而望其秋获，有是理乎？药之，徒费心力耳。

炙鳖甲　麦冬肉　川贝母　地骨皮　广橘白　北沙参　甜杏仁　香青蒿　川石斛　枇杷叶

劳倦内伤，骨蒸肌削，形悴脉数，肝肺脾俱病矣，大势不浅。

炙鳖甲　地骨皮　秦艽肉　生苡仁　赤苓　荷叶　香青蒿　牡丹皮　川石斛　麦冬肉　红枣

久咳不止，肺阴内伤，咽干微痛，脉形沉细。且肛漏脾泄，种种病状，均属虚劳已成之象，不能疗治矣。

生西芪　炒阿胶　地骨皮　川斛　山药　人中白　制洋参　麦冬肉　川贝母　桑叶　茯苓

去秋咳呛，至今未已，近又增重，有声无痰；经阻四月，脉细数而神色㿠白，脾溏胃减，诸属童女劳之见证也。暑气炎蒸，恐有难支之势，拟方姑备一说。

制洋参　川贝母　地骨皮　生苡仁　生蛤壳　金石斛　款冬花　天花粉　广橘白　枇杷叶

虚劳咳嗽，金水同病。精气神三者均不收摄，形憔瘦而脉虚微，病势深重，恐汗喘而脱。

西党参　山药　大熟地　麦冬肉　五味　胡桃肉　白茯苓　橘白　炒枸杞　甜杏仁　怀膝

得天气薄，手太阴肺脏娇怯，神色㿠白，声音不清，脉象细弱无神，近乎本元之候，盛暑得不见红为幸。

生西芪　肥玉竹　地骨皮　淮山药　茯苓　西洋参　干百合　制女贞　川石斛　橘白（虚劳）

久患咳呛，音闪不清，大便溏薄，土不生金之候。且脉形细软无力，已成劳怯矣。

炒阿胶　北沙参　川贝母　淮山药　广橘白　西党参　款冬花　生蛤粉　白茯苓　红皮枣（咳嗽附肺痿）

咳呛音闪，咳甚呕吐，此由多言伤肺　忍饥伤胃所致；脉象细软。已近怯门。

西党参　炙草　麦冬肉　肥玉竹　生蛤壳　白茯苓　橘白　川贝母　款冬花　枇杷叶

体素虚弱，骨热郁蒸，以致多痰咳嗽，甚则欲呕，气急咽痒。腹旁结痞有形，六脉虚软而数。此肝肺同病之象，延久必成怯证，不易平复也。

西洋参　甜杏仁　川贝母　冬桑叶　丹皮　陈阿胶　款冬花　地骨皮　石决明　橘白（咳嗽附肺痿）

闺女年甫及笄,骨蒸痰痨,咳呛失血,六脉细数,已成怯证矣。夏令防其加重。

羚角片　粉丹皮　地骨皮　西洋参　花粉　茅根　冬桑叶　香青蒿　夏枯草　川贝母　橘白

复诊:

阴虚内热,热盛则蒸痰成痨,唇边发疮;六脉细数。终不能免乎怯疾矣,难许奏效。

西洋参　肥知母　地骨皮　川贝母　花粉　橘白　生石膏　桑白皮　甜杏霜　鲜石斛　夏枯　芦根(吐血)

骨蒸肺热,久咳不止,痰中带血,怯证之渐也。

桑白皮　炙紫菀　川贝　天花粉　生苡仁　地骨皮　甜杏仁　橘白　川石斛　冬桑叶

血证有年,阴虚骨蒸,气喘不平;六脉沉细濡数。此怯证之最重者,炎夏恐难支持。

炒熟地　麦冬肉　山萸肉　川贝母　山药　炙龟版　五味子　牡丹皮　肥知母　橘白

肺络受伤,咳痰带红,怯疾之根也。以节劳调理为嘱。

细生地　冬桑叶　炙紫菀　川贝　天花粉　石决明　牡丹皮　甜杏仁　橘白　茅根肉

产后阴亏络热,咳嗽见红。积久必成劳怯,节力为要。

小生地　羚角片　地骨皮　炙紫菀　花粉　橘白　牡丹皮　石决明　炒怀膝　甜杏仁　茅根(吐血)

肝络内伤,曾经失血。现患咳呛不止,胁痛胃减,脉形虚弦。已近怯门,炎令恐其加重。

旋覆花　光杏仁　川贝母　冬桑叶　川斛　炒苏子　款冬花　怀牛膝　牡丹皮　橘白

多劳伤气,咳久失血;脉来细数。此肺络内伤也,最易来怯,须节力调理为要。

西洋参　款冬花　生蛤壳　川石斛　橘白　甜杏仁　川贝母　天花粉　冬桑叶(吐血)

劳伤吐红,肝阳上冒;左脉微数,头空腰楚。此怯疾之根也,及早节力调治。

小生地　冬桑叶　秦艽肉　炒怀膝　小麦冬　石决明　牡丹皮　川断肉　炙紫菀　橘白(吐血)

阴漏吐血。此劳怯之已成者,岂能痊愈耶!

小生地　牡丹皮　北沙参　肥知母　川斛　炒阿胶　料豆皮　麦冬肉　生蛤壳　橘白(吐血)

心营内亏,虚阳浮动,不时多汗烦躁;脉象浮弦不摄。此由积劳内伤所致。

西潞党　陈阿胶　紫丹参　紫石英　远志　枣仁　炙龟版　炒归身　料豆皮　白茯神　金箔　龙眼(汗)

肝痞作痛,经阻肢浮,脉来弦数。已来干血劳矣。

炙鳖甲　制香附　川郁金　炒丹参　陈皮　川楝　炒白芍　焦茅术　炒艾绒　炒怀膝　冬瓜皮(调经)

杏轩医案

方晋偕翁乃媳咳嗽成痨,预决不治

晋翁乃媳,秋间咳嗽,不以为意。交冬渐甚,午后寒热。医云外感,服药不效,遂致形倦肌瘦,食少便溏。予视其行动气促,诊脉弦劲无胃,询其经期,三月未至。私谓晋翁曰:此殆证也,危期速矣。翁惊曰:是病不过咳嗽寒热,何以至此?予曰:《经》云:二阳之病发心脾,有不得隐曲,女子不月,传为风消息贲者,死不治。矧脉弦劲无胃,乃真脏也。《经》

又云:形瘦脉大,胸中多气者死。脉证如此,何以得生?辞不举方,逾旬而殁。

潘氏室女经闭成痨,不治之证

潘氏室女,年十五岁,初患腹痛,驯至咳嗽寒热,形瘦食少,诊脉细数,询经事愆期三月。予曰:瘵证也。辞不治,未百日而殁。历见妇人咳嗽寒热,脉数经闭者,多不可治,若室女更无一生。任用补虚清热,解郁调经诸法,总无灵效。求诸古训,鲜有良法。惟《金匮》载有大黄䗪虫丸及百劳丸二方,喻氏阐发其义。窃思此证,当其初起血痹不行,痨瘵将成未成之际,即以此药投之,祛旧生新,或能图功,亦未可料。倘迁延时日,元气已衰,则无及矣。识此质诸明哲。

何少君令政传尸虫异,附载历见诸证,并详治法

何别驾少君六吉兄,召视令政病。诊之曰:此瘵证也,危期甚速,可勿药。忆别驾公如君,前亦患此疾而殁。因谓六兄曰:令政病状,显属传尸,此证五内有虫,人将殁,虫先出,迭相传染,为害最烈,慎防之。六兄曰:吾亦疑及此。据内子云:家庶母病笃时,伊坐榻旁,见帐中一物飞出,攒入伊鼻,自此得病。予曰是矣。六兄求杜患之策。令研獭肝末,每人日服钱许。思虫由鼻入,当以法御之。嘱捻纸球,外裹雄黄,入病人房,以此塞鼻,倘见虫出,即钳置火中炼之。一夕六兄入房,突有物飞集于头,似觉蜿蜒多足,惊拨堕地而没。秉烛四照,瞥见其物,潜伏几下,蠢蠢然。急呼家人持钳夹住,视形如蝶,翅翼生毛,毛色杂花,投诸火,唧唧如鼠声。六兄有妹,时又病剧,越日令政逝。有邻媪来慰,顺至伊妹房中问疾,归家脱衣,陡见一虫缀其裙,媪亦如法炼毙。伊妹殂后,患遂绝。

曩见方理丰翁宅中,始而妻死于是,继而媳死于是,后弟媳又死于是,一岁之中,同病而死者三人。次春皆续弦,未几长子死焉。翁娶继室,质伟体坚,自以为无患,不数月而病矣。其前妻之女,年已及笄,侍继母汤药,忽见病人鼻内,有物蠕蠕而出,心异之。其物飞扑女面,倏不见,继室殂,女疾作,未百日亦殒。一岁之中又同病而死者三人。传尸之祸,可胜言哉!又许玉生翁有女四人,先是二三女俱患此证,相继而夭。居无何,四女又病。予谓之曰:此证有虫传染,三传乃宁,符药莫制,宜设法以杜后患。翁因将长女远送戚家,病女移于后院,家人日服獭肝。女殁患幸泯。但三病临危,俱未睹有虫出,或能变化,而人莫之见与!

愚按传尸,乃虚劳中另自一种,虚劳无虫,传尸有虫,虚劳不传染,传尸传染。但此病与虚劳形状仿佛,卒难识认,而治之之法,诸说不同,务将证治辨明,则临病庶有主持,亦医家之不可不讲也。请先以证言之。稽求古训,如苏游之说,《道藏》之言,不为不详。然后人谓其类于不经,流于妄诞,似难取信。夫传尸之异在于虫,但其虫须俟人之疾笃而后见,不比别病之虫,可先从吐从便而见也。紫庭方用乳香熏病人手背,有毛出者为传尸,法虽未试,然恐不验。又烧安息香烟,令病人吸之,嗽不止者为传尸,不嗽者非也,此说亦不足凭。凡虚劳多嗽,嗽最畏烟,断无吸之不嗽之理。惟喻氏谓狐惑声哑嗄[①],劳瘵亦声哑嗄。是则声哑者,气管为虫所蚀明矣,斯言可为此证之验。愚于此更有一得焉。如一家之中,先有患虚劳而殁,未几又一人所患证同,不问前病之见虫有无,后病之声哑与否,即可断为传尸。盖寻常虚劳,不传染也。至于治法,《肘后》有獭肝散,治冷劳鬼疰,一门相染。《青囊》有取虫用啄木鸟法。喻氏又谓虚劳热久,蒸其所瘀之血,化而为虫,遂成传尸瘵证,獭肝散非不可以杀虫,而未可以行血去瘀。仲景所制大黄䗪虫丸,及授陈大夫之百劳丸,驱旧生新,诚有一无二之圣法。愚考二方,《金匮》原文,只言治五劳七伤,内有干

① 嗄(shà 厦):嗓音嘶哑。

血,并未云治传尸。喻氏从《金匮》叙虚劳于血痹之下悟入,以为血痹则瘀,瘀则生虫,非具过人之识,不能若是。然则䗪虫丸、百劳丸,可涤虫之原;獭肝散、青囊药,可除虫之害。证有辨之之法,虫有治之之方。传尸之候,或有可生。然须及早图之,若待其势已成,噬脐何及!

台静亭州尊阴阳两亏,伤及奇经

复诊寒热依然,神采更倦,前方初服,微见痰红,疑系附子温燥所致。续服五剂,红不再吐,口并不渴。仲圣云:身大热而反近衣者,热在皮肤,寒在骨髓也。且越人明以阳维为病,苦寒热为训,岂寒栗如此,经年累月,憔悴不堪,不从温补,尚有何策可施耶?王太仆云:热之不热,是无火也,益火之源,以消阴翳。旨可悟矣。虽《内经》有诸禁鼓栗,如丧神守,皆属于火之言,丹溪有治用清凉之案,然与此似乎不合。无如补虚门中,归脾、十全、补元煎、养营汤之属,均已服过,即治奇经之鹿茸、河车,亦无应验,殊为棘手。但细详脉证,总不外乎阴阳精气两亏。张介宾所谓以精气分阴阳,则阴阳不可离,以寒热分阴阳,则阴阳不可混。古人复起,不易斯言。

龚阍斋观察令媳瘵证

轩岐论五郁,首究乎肝。肝主春生之气,春气不生,则长养收藏之令息矣,而欲其无灾害者几希。夫病端虽始于肝,久则滋蔓他脏。肤浅见血投凉,因咳治肺者,固无足论,即知求本,而不审诸阴阳消长之理,依然隔膜。所谓补阴补阳,义各有二。芩、连、知、柏,有形之水也;麦味地黄,无形之水也。以无形之水,制无形之火,如盏中加油,其灯自明。干姜、桂、附,温烈之温也;参、芪、甘草,温存之温也。以温存之温,煦虚无之气,如炉中复灰,其火不熄。日内咳频,痰犹带血,似须先投甘寒以降火,未可骤用参、芪以补阳耳。《医贯》云:凡人肺金之气,夜卧则归藏于肾水之中,肾水干枯,无可容之地,故复上逆而为患矣。病始不得隐曲,渐至不月风消,喘咳息贲,莫能正偃。所以然者,虽云火炽之相煎,实由水亏之莫济。夫火空则发,使非填实其空,炎焰何能敛纳。王太仆云:益心之阳,寒亦通行;强肾之阴,热之犹可。诚见道之论。昨论便溏多恐脾元下陷。夜来便圊数次,烦热少寐。夫土为物母,心肝肺肾,若四子焉,子虚尚可仰给母气,苟土母倾颓,中无砥柱矣。古人论脾肺两亏之证,最难措置,方欲培土强脾,恐燥剂有妨于阴液,方欲濡燥生津,恐润剂有碍于中州。惟上嗽热而下不便溏,下便溏而上不嗽热者,方好施治耳。今日用药,当以扶脾为急。昔士材先生治虚劳,尝云:今日肺病多,保肺药中兼佐扶脾;明日脾病多,扶脾药中兼佐保肺。亦因时制宜法也。但脏真损伤已极,药饵恐难图成。

又少君水火失济之证

水火之道,宜交而不宜分,水上火下名曰交。交为既济,不交为未济。由是观之,水火之切于人身者大矣。据脉与证,良由肾元下亏,水火失济,以致魄汗淋漓,玉关滑泄。腰为肾府,肾虚则腰膂多疼。心为神舍,心虚则夜卧欠逸,面赤颈热,虚阳上炎,体倦头倾,髓海不足。且金乃生水之源,肺肾为子母之脏,子虚盗窃母气,此喘咳之所由。肾开窍于二阴,心与小肠相表里,心热移于小肠,此血淋之所自。昔肥今瘦,虚里跳动,种种见证,虚象奚疑?不知持满御神,日啖草木无益。积精自刚,积气自卫,积神自旺。酸以收之,介以潜之,厚味以填之。水火交,精神治矣。

鲍莳春部曹尊堂血枯久伤奇经

产育多胎,冲任受亏,兼之自乳,阴血更耗。恙经年远,腰膂刺痛,转侧维艰,小便血淋,痛引少腹。揣摩其故,非特血气之伤,而且奇经亦损。故归、地养阴,参、芪益气,均无灵效。冲脉起于气街,任脉起于中极之下,淋痛诸候,必有所关,即寒热一端,亦阳维为病耳。病由血海空虚,损及奇经八脉,寻常药饵，谅难奏功，宗《内经》血枯，治以四乌鲗骨一藘茹丸。

周司马非风病后，足膝软弱

前患非风，调治小愈，案牍劳形，元虚未复，腰膂虽能转侧，足膝尚觉软弱。肝肾真元下亏，八脉不司约束。参、芪、归、地，仅可益其气血，未能通及八脉。古人治奇经精髓之伤，佥用血肉有情，岂诸草木根荄可同日而语。推之腰为肾府，膝为筋府，转摇不能，行则振掉，不求自强功夫，恐难弥缝其阙。恬澹虚无，御神持满，庶几松柏之姿，老而益劲也。

洪广文少君损过脾胃

书云：卫虚则恶寒，营虚则发热。证见日晡寒热往来，已经数月，洵为营卫二气之虚，断非客邪外感也。病既属虚，虚则当补，昨服补剂，胸膈反增滞闷，此中消息，颇难窥测。盖非药不能应病，乃胃气不行药力耳。夫上损过胃，下损过脾，越人且畏，姑遵经旨，虚痨不足，当与甘药。

两进甘药，寒热依然，惟粥食稍增，咳嗽略缓，药病尚觉相符。稽古补虚方法，千蹊万径，而其关键，总以脾胃为之主脑。夫人之一身，内而五脏六腑，外而皮肉经脉，何一非藉谷气长养之功，苟土母倾颓，既难输化饮食之精微，焉能传送药力，宜乎虚不纳补也。《难经》发明五损勿过脾胃，仲景治虚痨诸不足，出活人手眼，其所立建中方法，亦皆稼穑作甘，此古圣贤明训，内伤大病，可不以脾胃为首重耶？然病真药假，终难图功。

鲍觉生宫詹精气内亏，详叙证治次第

恙经半载，脉证合参，究属质亏烦劳，以致坎离不交，水火失济，五液内涸，虚阳不藏。误服苦寒，重伐胃气，诸证蜂生①，纠缠不已。揆之古训，以虚能受补者可治。虚火可补，参、芪之类；实火可泻，芩、连之类。劳伤之火，虚乎？实乎？泻之可乎？赵氏谓阴虚之火，如盏中油干，灯焰自炽，须以膏油养之，专主补阴，其说是已。然阴生于阳，血生于气。顾此食少欲呕，脘闷不快，又难强投滋腻。反复推详，计惟培养脾胃，默运坤元，以为先着。脾为土母，安谷则昌。《金匮》治虚劳，首用建中。越人言：损其脾者，调其饮食。脾元日健，饮食日增，变化精微，滋荣脏腑，不治火而火自熄，不润燥而燥自濡，充肤热肉之功，可渐见矣。然内伤之病，宜内观静养，所谓大病，须服大药。大药者，天时春夏，吾心寂然秋冬也。参透此关，以佐草木之不逮为妙。

服药旬余，脉象稍转，寝食略安，惟足膝酸软，项脊时疼，形神疲倦。考治五脏之虚，《难经》言之甚悉，曰：损其肺者益其气，损其心者调其营卫，损其脾者调其饮食、适其寒温，损其肝者缓其中，损其肾者益其精。阐发精微，了无遗蕴。再考《金匮》云：男子脉大为劳，极虚亦为劳。夫脉大为真气泄越，心脾耗伤，此归脾、建中、养营、四君等汤之所宜。极虚亦为劳，乃精血内夺，肝肾下衰，此六味、八味、天真、大造等丸之所宜也。但病证多端，治须次第。首从稼穑作甘，培补中宫，专崇其土，次当荣养心脾。盖心为离阳，补心阳以生胃土，虚则补母之义。至于皮枯肉瘠，肢懈形羸，精髓内竭，筋骨废弛，明属本实先拨，舍填纳固摄，则解㑊何由而振？枯槁何由而回？特草木无情，须假物类之脂膏，益人身之血液，煎丸并服，脾肾分施，炼石补天，而收桑榆②之效矣。

调治两旬，虽未大效，然处境烦剧，犹能支撑，未始非赖药饵扶持之力。七年之病，三年之艾，原无速功。春三月，此谓发陈，恪服煎丸，春气得生，夏可得长。一阴来复，自可霍然。病机前案已详，其中奥义难测者，尚有数端，请再陈之。凡人病若劳动，反觉精神强健者，此阴火沸腾，扶助于内，不觉其元气之衰，若静养调适，反觉神疲气弱者，此阴火退，

① 蜂生：犹蜂起，像群蜂飞舞，纷纷而起。

② 收桑榆之效：语出《后汉书·冯异传》“始虽垂翅回溪，终能奋翼黾池，可谓失之东隅，收之桑榆。”因以喻事之后阶段。

本相露故也。病情有类乎此者一也。解㑊一证,由于肝肾二经之虚。肝虚则筋软,无力以束,周身肌肉皆涣散而若解;肾虚则骨痿,不能自强,遍体骨节,皆松懈而多,故恹恹悒悒。若不知所以为人,病情有类乎此者二也。男子精未满,而早摇其精,五脏有不满之处,异日有难状之病。病情有类乎此者三也。卫气昼行于阳主寤,夜行于阴主寐。平人夜卧,则阳升阴降,阴阳交合,然后渐入睡乡。若营弱卫强,坎离失媾,神明之地,扰乱不安,万虑纷纭,却之不去。卫气刚入于阴,契合浅而脱离快,升者复升,降者复降,是以欲寐之时,忽惊而寤矣。病情有类乎此者四也。至若饮食虽能强餐,腹中常觉不畅者,胃得受纳之司,脾失健运之职也。大便燥结,数日始一更衣者,肠脂枯涩,传导艰难也。脘中时痛者,木失水涵,肝叶怒张而迫鬲也。心乍怔忡,营虚之故。臂多青脉,血脱之征。更有皮肉之间,时如冰水滴溜,证状之奇,方书未载。曾治一妇,患此疾数年,投补百剂而愈,岂非血气空虚,失其温分肉、实腠理之司耶?

张佩韦先生肝肾两亏证治

两尺细涩,肝肾下亏,必得之醉而使内也。壮时血气方刚,故无所苦。自强仕以来,渐觉目盲不能远视,耳如蝉吟蛙鼓,虚里其动应衣,阖目转盼,则身非己有,腰膝酸楚,行步不正,种种病状,就衰之征。《经》云:肝开窍于目,肾开窍于耳,目得血而能视,耳得血而能听。血气衰耗,不能上充,故视听失其常度。心为君主之官,血虚心无所养,故掣动不安。脑为髓海,下通命门,上气不足,头为之苦倾。腰者肾之府,肾惫则惮于转侧。膝者筋之府,筋惫则艰于屈伸。方用人参为君,形不足温之以气,地黄、河车、龟鹿胶为佐,精不足补之以味,更用山萸、五味,摄纳肾气归元,气旺精充,百骸司职,收视而视明,返听而听聪矣。

齐氏医案

曾治汤孝廉,年四十有四,形体魁梧,性孝友,与余莫逆,素好勤学,四鼓方卧,忽患中满吐痰,十指麻木,劳则眩晕。自谓知医,一日遇诸途,恭谓予曰:贱恙已半载矣,服清痰理气之剂不少,而病渐加剧。医书曰:痰因火动,降火为先,火因气逆,顺气为要。弟依此法调理,何乃不应?吾兄何以教我也?余曰:书中所论,是治有余也。足下患不足,服之必相反。中满者,脾气虚而作痞也;四鼓勤劳,劳伤脾也;痰盛者,脾气亏损,不能运化也;头晕者,脾气虚而清阳不能上升也;十指麻木者,脾气虚而不能周也。岐伯曰:脾居中央,灌溉四旁,故为孤脏,太过则令人四肢不举,不及则令人九窍不通,名曰重强,是以百病生焉。孝廉曰:吾兄所见甚明,敢问贱疾主何药?当用何方?余曰:东垣补中益气汤,治内伤不足之证,实万世无穷之剂,足下宜此方,加半夏、茯苓以补脾土,滋其化源;八味丸以补脾母。调理三月,而元气大复。(痰饮)

曾治韩千总,每至夏月无阴,一到三伏之时,全无气力,悠悠忽忽,惟思睡眠,一睡不足,再睡不足,懒于言语,或梦遗不已,或夜热不休,问治于予。予曰:皆子不善保养,肾水泄于冬天,夏月阳盛,阴无以敌,所以如此。须用干熟地一两,山萸四钱,当归、白芍、麦冬、白术、芡实、生枣仁各三钱,茯苓、陈皮、北味子各一钱,水煎服。峻补其肾水,肾水充足则骨始有力,而气不下陷,神自上升矣。此方纯是补阴,盖骨空则软,补其骨中之髓,则骨不坚而坚也。此方治骨软、气软神验。(虚劳)

曾治季三思,患尸虫证,饮食如常,但瘦削不堪,卧床不起,起则晕眩,举室怆惶,访求良医,知予在孙公署内,提刺促骑请治。余曰:是病起于何时?得于何因?其母泣曰:寒门单传已三代矣，昔者吾祖、吾父死于此证，吾夫又死焉，今吾子又染此证，年未及强，虽有一孙尚幼，祖姑年九十有六，姑多病，望先生怜而救之。余慰之曰：尔勿忧，此尸虫证也，余屡医验。乃与救痨杀虫丹，用鳖甲一斤（酒醋炙透），茯苓五两，干熟地、山药、沙参、地骨皮各一斤，山萸八两，白薇、白芥子各五两，人参二两，鳗鲡鱼一尾（一名白鳝、蛇鱼）重一斤余，或二斤更好，煮熟，先将白鳝捣烂，和前药为细末，粳米饭碾成丸，梧子大。每夜五更时洗脸，北面仰天，念北斗咒七遍（咒见后），即以开水送丸五钱，服毕，南面吸生气入腹中，烧降香置床下，午时又依前法吞服。至七日，三思向伊母言曰：有堂先生良医也，吾知其不死也，心中安稳，全无忧惧，吾家当戴德于无涯矣。服至半料，其虫尽化水由小便长驱而下，状若稀糊。此方大补真阴，全无杀虫伤气之药，补中用攻，若非天仙救人，乌立此方？果服之三月而效，半载而康，连生五子，至今二十五年而不发，亦无恙焉。

曾治州吏目宋豪士，为人清高，二代单传，年十八患前证（痨瘵），医家不识尸虫之害，误作虚劳治之，一味滋阴，以致阴愈长而阳愈亏，不竭力杀虫，反去养虫，则虫之子若孙，愈肆猖獗，不亡何待？乃叔肇堂延请诊之，六脉沉细而数，左关数甚，观其面黯色滞，肤无润泽，发焦耳枯，形神俱败，尸虫旺极之候。遂与人参、芪、术各五钱，星、半、姜、附各三钱，吴萸、川椒、枯矾各一钱。服十剂，觉神气稍清。又服十剂，皮肤光泽。又服三十剂，发润耳红，人事利爽，元气渐复，步履自如。乃为之竭力杀虫，兼以制鬼法，用室女顶门发一小团，皂角汤洗去垢，酒醋浸晒，同黄纸卷筒烧存性，川芎五钱，当归三钱，广香一钱，安息香、明雄各二钱，全蝎二枚，生活鲤鱼一尾取头（酒醋酥炙），共为粗末，分四服。每服入降真香末五分，书北斗符一道，火化入药中，如前法念北斗咒七遍。五更时井花水煎服务要，初旬治之乃灵。又另买大鳗鲡一尾去肠腹，用水清蒸，调和五味，汤肉任吃，留其全骨，以火炕干，入降真香、雷丸、大黄、川椒、吴萸、甘草、明雄各七钱，共为粗末，入当门子七分和匀，卷黄纸筒以药贮之。令患者高卧于大油纸内，覆好留头，面向外，燃纸筒熏之，熟睡半时，九窍作痒，醒则诸虫尽在油纸中矣，延余视之，形如针嘴，近人气犹作跳跃状，殊甚骇然，命除之。继服补中益气汤数百剂、龟鹿地黄丸数十斤，而元气大复，连生五子。

曾治廪生高鸣岐，性孝友，行端方，因堂弟鸣岗、文中二人外染尸虫，相继沦亡，此时无人知觉，鸣岐念叔父仁慈公直，不忍二子连丧，日夕不离病者侧，明年诣馆读书，疾作矣。自察知是尸虫传染之故，茫茫归去，来寓求取玉枢丹，更深时用无灰酒磨服三钱，静坐一时许，自觉腹内似蚂蚁搬迁之状，不安殊甚，禁食一日，饿甚，只服稀粥少许，又明日，其虫化成鱼冻而下，若冰条然，即服八珍而安。未几，一仆一裁缝，均曾服侍二亡者，同染亦作，鸣岐以前法施治，均下恶物而痊。此丹为驱毒杀虫神品，初起用之，奏功自捷。若诸证俱见，虚劳已成，仍依前汤药、丸饵诸法调理，自必有效。

昔有一家患传尸痨，五人兄弟已死其三，方士令服此丹，各进一钱，下恶物如脓状，一下死虫如蛾形，俱获活命。其家遂依法制合药广施尸证，服之无不验者。

又见一女子久患痨瘵，为尸虫所噬，磨此丹一钱，服之一时许，吐出小虫十余头后，复配苏合香丸，服半月如常。药品虽不言补，羸瘦人服之并效，诚卫身之宝也。仁人君子，合以济人，德莫大焉。（虚劳）

曾治方人贤，其家巨富，为人孝友，已单传三代矣。惜幼斷丧，本实先拨，艰于子嗣，已成虚劳，屡医不效。形体尫羸，双目昏暗，羞光怕日，阳事不举，来寓求治。诊毕谓曰：《经》曰：男子寸强而尺弱，女子寸弱而尺强。

今贵脉尺强寸弱，阴阳相反矣，宜补中益气汤加白菊、茯苓以滋化源，继服四神丸加鹿茸壮水明目、填补精血，多服自效。观子行止端方，语言温柔，且肯方便广施，自必螽斯衍庆①。彼曰：先生妙论，弟幸重闻，敢不惟命是听？贱躯如愈，奕祀感德矣。(眼目)

曾治南邑张配先，其家殷实，年三十患痨瘵，前士乃用全真滋膏治之，一载无功，病在垂危，伊舅宋肇堂代为请视。诊之两寸浮大而空，余脉沉微，面部黑黯，毛发干燥，肤无润泽，形神俱疲，声哑无音，欲咳气紧，步履维艰。余曰：足下初患三阴虚寒之证，法当驱阴回阳，医者不知分经辨证，一味滋阴，以致阴愈长而阳愈亏，种种难明之疾具矣，然欲治之，非数百剂之汤药、数十斤之丸饵不可问，愈期以年计，不可以月计，仆方认劳也。彼曰：贱躯十死，只冀一生耳，先生怜而救之，敢不惟命是听。爰与补中益气汤加麦冬、五味、茯苓、半夏、诃子、银杏，三十余剂，病未增减。又与前药三十剂，兼服八味丸加鹿茸、去附子十二斤，咳声虽小，其音清亮。又三十剂，其气渐平。又服十全大补四十剂，前丸十二斤，是时冬至，明年仲春，汤丸服毕，皮肤光泽，声音谐和，欢笑如旧矣。又与人参养营汤六十剂，前丸十二斤，又明年春，病已痊愈。彼曰：再服一年，庶免后患。余曰：善。又与补中益气汤四十剂以滋化原，龟鹿地黄丸十六斤滋补肾肝，至今十五载而无恙。计服汤药二百三十剂，丸饵五十二斤，此服药之最有恒者，予亦遇之罕矣，可为较量锱铢，不知爱身惜命者示。(血病)

门人问于夫子曰：吾师医太平乡之证，人皆称奇，弟子愿闻其详。答曰：晰理精深，难为不知者言也，今为子言之。其人因家难不决，数月一闷，忿怒不已，岁底归家，抱病不堪，神识不清，不知昼夜，欲寐不寐，惺惺达旦，医家为之安神开郁，病转加剧，求予诊视。脉微如丝，按之即绝。人事不知，饮食不下，翕翕微热，濈濈微汗，昏眩少气，欲言不出，且又兴阳强良不已，每夜将半，胸中攘扰，而气欲脱，五更方安，日中亦然。客问曰：此病阳虚之极，何得肾阳复强？予曰：明乎哉问也。此乃孤阳下陷，为阴所逼，阳从下竭之证也。客又问曰：胸中扰攘，痰乎？气乎？予曰：窘乎哉问也，并无形迹，其理莫措，静而筹之，明日方得其解。其人抱闷终日，默默不欲人言，静而生阴也，浊阴壅遏胸中，冒蔽清阳，所以神识不清，且饮食不下，子午二时阴阳代谢，因其阴过盛，不容阳进，代谢之顷，故有此脱离之象。其所以不得寐者，亦为孤阳不得与强阴交也。然此证非外邪直中之阴，不可以附、桂等药驱而逐之，法当大补其阳，阳旺则阴消，阴消阳不陷，且肾火必自安，而阳亦自不兴矣。方用芪、术、参、姜、远志、白蔻，一剂而效，十余剂而安。(治虫论)

吴门治验录

汪新阳，三十岁

右脉颇平，左手关尺稍见弦象，立春以后，吐血旧疾。虽未举发，仍不可不加意防闲，预用安根之法。

大熟地五钱，炒松　川石斛三钱　沙苑子一钱五分　怀山药一钱五分　茯神三钱　北沙参三钱，米炒　当归须一钱，米炒　桑叶一钱，米炒　炙甘草五分

又　古人治虚怯咳嗽等症，皆胃药收功。今春分节气，虽未见红，而夜间咳呛颇甚，胃不健纳，面色无华，肌瘦神倦，皆胃无液养之故，且脉见左强右弱，法以养胃和肝为治。

白扁豆二钱，去皮　生南楂一钱　白蒺藜二钱，炒去刺　北沙参三钱　大麦冬一钱五分，米炒　茯神三钱　鲜霍斛二钱　炒薏米三钱　南枣二钱　生谷芽一两，煎汤代水。

---

① 螽(zhōng 中)斯衍庆：旧时用于祝颂子孙众多。螽斯：昆虫名，产卵极多；衍：延续；庆：喜庆。

又　照方去鲜霍斛加上党参三钱　蒸冬术一钱

又　左脉颇佳，足臻静养，右脉少力，胃气不足，食虽强进，终欠香甜，土不生金，故咳呛虽减，而不能止，正须补土生金，当可更入佳境也。

人参五分，另煎　麦冬一钱五分　蒸冬术一钱　茯苓三钱　炙甘草五分　陈皮白一钱　川石斛三钱　白扁豆一钱五分　白蒺藜二钱　南枣二枚

又　照方加：薏米三钱，炒　白花百合二钱

丸方失载

问：劳嗽一症，收功极难，此人服药未及一年，便能奏效，岂世之治劳嗽者不足法与？曰：吐血初起，总以散血为主，缪仲醇三法最佳。缘治者急于取效，过用苦降，两伤肺胃，血虽止而劳嗽已成，此时惟有补土生金一法，或可挽回。但脾喜燥而胃喜清，其间必细心斟酌，方无贻误也。慎之慎之！（卷一）

张妇梵门桥

脉象沉涩，肝胃不和已久，近复举发，自觉背心一痛，即有热血下注，移时随大便而出，胸中之气或上或下，所到之处胀痛异常，舌干唇燥，四肢清冷。显系血枯气无所附，上下冲注，恐久久不止，又发肠红旧疾，兼之脾虚，肿胀堪虞，急宜养血调气，兼和肝胃为治。

炒熟地炭五钱　归身一钱五分，炒黑　阿胶一钱五分，蒲黄炒　小川连五分　上瑶桂五分，去皮同川连先用酒煎炒　茯神三钱　丹参一钱五钱　檀香泥五分，研细末冲　橘叶十片

又　脉象渐有流利之意，上焦气分稍安，惟下焦血仍间至，背心热痛一发，即至饭后嘈杂，尾闾酸胀，究属营虚相火欲动，再照前法加减。

大熟地七钱，炒松　炒黑归身二钱　川石斛四钱　小川连五分　上瑶桂五分，去皮同川连先用酒炒　阿胶一钱五分，蒲黄炒　茯神三钱　丹参一钱五分　桂圆肉六钱

大麦冬肉一钱五分，先煎汤代水。

外用生附子一两，灵磁石五钱，研末，热醋调敷两足心。

又　脉象颇觉应指，前服药诸症渐减，近因冬至节序停药，又觉火欲上升，腿软神倦，显系节气交来，一阳将动之故。再照前方加减。

大熟地八钱，炒松　炒黑归身一钱五分　炙龟版三钱　阿胶一钱五分，蒲黄炒　小川连四分，桂枝三分同酒煎炒　川石斛五钱　茯神三钱　丹参二钱　桂圆肉六钱

大麦冬肉一钱五分，先煎汤代水。

又　左脉颇觉有神，右脉沉迟少力，此阴分得和，气分未调，偶感微寒，便觉面红火升，耳鸣目昏。再用阴阳双补，气血平调，当可见效。

竖劈党参八钱　陈皮白一钱　茯苓三钱　大熟地八钱，炒松，沉香四分磨汁拌入　怀山药三钱，姜汁炒　阿胶一钱五分，蒲黄炒　炙龟版三钱　白蒺藜二钱，炒去刺　谷精草六钱，煎汤带水。

丸方：

熟地八两　归身四两，炒黑　大白芍二两　牛膝一两五钱，炒黑　西党参六两　炙黄芪三两　怀山药四两　陈皮白二两　丹参三两，炒黑　茯神四两，朱拌　酸枣仁三两，炒黑　远志肉一两五钱，甘草水浸　小川连五钱，桂枝五钱，煎汤拌炒　沉香五钱，剉　大麦冬三两，米炒　四制香附三两　杜仲四两，盐水炒　川续断三两，盐水炒　炒山栀二两　炒丹皮二两　煅牡蛎四两　石决明四两，盐水煮　冬桑叶三两，米炒　荷叶灰三两　侧柏叶灰一两五钱

上药治末，先用金针菜一斤，合欢皮八两，川石斛四两，桂圆肉四两，熬浓汁，去滓，溶入陈阿胶三两，龟版胶二两，量加炼蜜为丸，如桐子大，每空心，淡盐开水送四五钱。

问：此妇症情庞杂，调治数年，俱无成效，今以养血调气，兼和肝胃，竟收全功，何也？曰：妇人以血为主，见症虽多，要不外乎血枯、血滞两门。此妇操劳太过，营血久亏，且前此曾患崩漏、便血等症，其虚更不待言。血虚则

气无所附，肝无所养，所以或升或降，胀痛无定，俾心胃甫生之血，反因热气冲动下注，治者但用平肝和胃套方，焉能见效，即间有一二补阴养血者，又皆清滋而不兼调气，此所以数年不愈也。今于养血之中，兼用交泰法，盖桂为平肝之圣药，既可引火归原，又能入心养营，佐以川连交济，俾水火两得其平，交恋而无背戾，自然龙藏海底，金养水中，血渐生而气有所附，自不至或升或降，游骑无归矣。虽节气偶交，仍无大碍，何患不渐就坦途。夫人身之气血，即同天地之阴阳，必二气交泰，方为稳岁，偶有偏倚，变患即生，试观太极一图，黑中必有白点，白中必有黑点，倘能熟玩精思，则阴阳互根之道，气血交生之理，皆可了然胸中，岂独治病云乎哉？（卷三）

钟木渎

肺主生气，肾主纳气，今中气本虚，肾又弱不能吸，故三焦升降不利。据述由腰胀而中脘不舒，用补阴药亦尚能受，但气机不顺，究竟能俯而不能仰，须于督带二经少为培补，而总以通调气分为主。

九香虫八分，酒炒　生於术一钱，米泔水浸　杜仲粉二钱　车前子一钱　大熟地四钱，砂仁炒　归身一钱五分，小茴香炒　鹿胶一钱，蛤粉炒　龟胶八分，蛤粉炒　橘叶十片

又　照前方加五倍，为末，用党参三两，炙黄芪一两，煎浓汁，量加炼蜜为丸，每空心，开水送三四钱。立夏后，再换方。

又丸方：

上党参四两，陈仓米炒　冬术一两，土炒　制半夏二两　炙黄芪二两，黄芩一钱煎汤再炒，去芩　陈皮一两，蜜水炒　大熟地六两，砂仁炒　归身三两，小茴香炒　茯苓三两　菟丝子二两，酒浸炒　杜仲二两，盐水炒　川断二两，盐水炒　煅牡蛎三两，九香虫五钱，酒炒　橘核二两，炒黑　麦冬二两，米炒　蒸五味五钱　炙甘草一两　车前子二两

上药治末，用阿胶四两，线鱼膘胶三两，龟胶二两，鹿胶一两，酒溶代蜜为丸，桐子大，每空心，开水送四钱，如稍觉胸悗脘胀，即以橘叶十片，煎汤送之。

问：此症近于五损，所服皆天真、大造等丸，何以毫无效益？曰：虚者补之，何尝不是。但用补必须灵动，方能有效，譬如此症，如由水不涵木，木虚火生，上乘脾土，而中气虚，则三焦无权，升降失司，而督带由此渐损，乌龙丸为肝肾妙剂，再佐以二仙膏、橘叶，补中有疏，自然有效。若一味温纳，能免胶柱鼓瑟之消耶？

汤通和坊

上关沉细而带微数，舌光尖有细碎红点，此由胃阳本虚，又缘吐血之后，胃无汁液，故有早起咳呛，不食则嘈，得食少缓，食入不香等症。仿古人诸虚不足，先建其中，治法但去过辛过温之品。

怀山药三钱　茯神三钱　川石斛三钱　炙甘草五分　陈皮白一钱　黑豆皮一钱五分　麦冬肉一钱五分　金华枣二枚　饴糖三钱，溶　建兰叶二片

又　脉象稍起，舌尖红点虽减而未净，早起仍有咳呛恶心，目难久视，腰板微痛，腿酸少力。总由血去阴虚，胃有余热之故。建中仍不可少，少佐培阴益阳为是。

北沙参三钱，米炒　炙黄芪一钱五分，黄芩七分，煎汤炒，去芩　归身一钱五分，土炒　炒白芍一钱　炙甘草五分　茯神三钱　炒杜仲一钱　蒸冬术一钱　橘皮一钱，蜜水炙　橘叶七片　化入饴糖二钱

又　寸关渐觉有神，两尺尚嫌虚数，早晨咳嗽痰少，动则气急欲喘，此肾部水不养火，火虚易升，不能纳气之故。宜纳气归原法。

大生地三钱　大熟地三钱，砂仁炒　归身二钱，醋炒　炒黑牛膝一钱　龟版炭三钱　怀山药二钱　茯苓三钱　炒黑丹皮七分　炙甘草五分　橘叶七片

又　两尺虚数渐解，服药尚属安适，惟早晨咳呛未净，不耐烦劳，腰软神倦，再照前方加减。

大熟地五钱，炒松　归身二钱，醋炒　甘枸杞一钱五分　天冬肉一钱五分　怀山药三钱　炙龟版三钱　川石斛三钱　茯苓二钱　杜仲一钱五分，盐水炒　稻根须二钱

丸方失载

问：此症与新阳汪氏大同小异，得非胃药收功之法与？曰：然。但建中之后，下元虚象益见，又不得不用贞元镇纳等法矣。（卷三）

王旭高临证医案

赵　血不养心，则心悸少寐。胃有寒饮，则呕吐清水。虚火烁金，则咽痛。肝木乘中，则腹胀。此时调剂，最难熨贴。盖补养心血之药，多嫌其滞；清降虚火之药，又恐其滋；欲除胃寒，虑其温燥劫液；欲平肝木，恐其克伐耗气。今仿胡洽居士法，专治其胃。以胃为气血之乡，土为万物之母，一举而三善备焉，请试服之。

党参　冬术　茯苓　半夏　枣仁　扁豆　陈皮　怀山药　秫米

渊按：土虚木燥，积饮内生。原木之所以燥，由脾不运化精微而生营血以养肝木耳。治胃一言最扼要。

复诊　阴虚则阳不藏，水亏则木自旺，金衰不能制木，脾弱更受木刑。久病不复，便谓之损。调补之外，何法敢施。

党参　茯神　枣仁　熟地　冬术　当归　陈皮　川贝　神曲　五味子　龙眼肉

三诊　阳明为阳盛之经，虚则寒栗。少阴为相火之宅，虚则火升，咽喉燥痛、耳鸣、颧赤所由来也。至于腹中撑胀，虽为肝旺，亦属脾衰。心跳少寐，咳嗽短气，心营肺卫俱虚矣。虚者补之，是为大法。虚不受补，谓之逆候。

党参　怀山药　神曲　元参　白芍　茯神　大生地　枣仁　陈皮

侯　病已两月，外皮不热，而脉微数急，是里有热也。里热属阴虚，非关表邪，并无头痛恶寒。愈散其邪，愈虚其表，故反增咳嗽也。若谓湿热，亦似是而非。夫湿热蕴于中焦，必有胸痞恶心见症。此证无之，其非湿热明矣。近来数日腹中不和，大便溏。且以和中为主，兼理其脾肺，再商治本可耳。

党参　茯苓　木香　广皮　砂仁　冬术　神曲　川贝　款冬花

复诊　和补相投，诸恙俱减。惟脉数未静，究属元气真阴亏损。但前之补在肺脾，再参入肾药，兼养其阴，以观动静。

党参　冬术　白芍　稆豆皮　莲肉　首乌　归身　茯苓　沙苑子　谷芽

丁　营阴虚则风阳易逆，脾胃弱则肝木易横。心嘈、头眩、耳鸣，液涸阳升之兆；腹胀、脘痞、厌食，脾虚气滞之愆。今吐泻之余，实系肝强脾弱。宗越人肝病缓中论治。

人参　茯苓　冬术　竹茹　麦冬　半夏　陈皮　橘叶　刺蒺藜鸡子黄拌炒

薛　阴亏营损，风木之脏失涵；木胜风淫，仓廪之官受制。是以头痛肢麻，腹满嗳气，心跳少寐，掌热腰酸等症见也。所虑水土俱弱，肝木独强。强者难于骤服，弱者宜急扶持。今再益营阴以抚绥之，实仓廪以堵御之，佐金气以制治之，亦剿抚兼行之法也。

大生地　归身　白芍　谷芽　怀山药　潞党参　神曲　茯神　陈皮　刺蒺藜　红枣　川连吴萸炒

张　气虚则脾弱，肝强侮其所胜，食即饱胀，腹中气冲作泄也。扶土泄木，一定法程。

炙甘草　防风根　砂仁　陈皮　冬术川朴五分煎汁拌炒　焦神曲　茯苓　炮姜　白芍吴萸三分煎汁拌炒

薛　便泄半载，脾肾两亏，脉沉细涩，阴阳并弱，阳痿不举，精伤特甚，面白无华，气虚已极。足跗浮肿，阳虚湿注于下，纳食嗳气，胃虚气逆于中。调治之方，自宜脾肾双补，阴阳并顾。然刚热补阳，恐劫其阴；滋腻补阴，恐妨其胃。刻下节届清明，木旺土衰之候。脾者，土也，肾属坎水，一阳藏于二阴之中，当

于补土中兼顾肾藏阴阳为是。

怀山药　炮姜　炙甘草　党参　五味子　菟丝子　砂仁　茯苓　冬术　鹿角霜

如不效,党参换人参,鹿角霜换鹿茸。

复诊　脾肾双补,略见小效。今腹中鸣响,气向下坠,属脾虚气陷。舌心光红,脉沉细数,为肾藏阴伤。用补中升阳法。

高丽参　怀山药　冬术　炙甘草　肉果　五味子　陈皮　菟丝子　沙苑子　川断　鹿角霜　白芍

吴　气血两虚,心跳头眩。肝郁不舒,胸中痞胀。用景岳逍遥饮参入丹溪左金丸。

大熟地　香附　当归　陈皮　白芍　茯神　枣仁　砂仁　白术　吴萸炒川连

渊按:熟地恐碍膈。头眩属痰阻中脘最多。

冯　夜凉昼热,热在上午,此东垣所谓劳倦伤脾也。上午热属气虚,用补中益气汤补气升阳。

补中益气汤加神曲、茯苓。

李　病将半载,寒热淹缠。前方补营,兼以疏郁,心悸腹胀仍然。兹更便溏足肿,是脾气虚弱也。脉缓无力,当补其脾,进归脾加减法。

防风根　党参　黄芪　冬术　茯苓　大腹皮　归身　白芍　枣仁　木香　荷叶蒂

渊按:可参入桂枝、姜、枣。

赵　心肾虚而不交,脾肝虚而不调。内风上扰,头眩心跳;中土式微,不寐纳少。交济坎离,须借戊己以为媒,欲平肝风,亦宜培土。

党参　归身　白芍　冬术　茯神　远志　枣仁　神曲　沙苑子

钱　心脾营阴内亏,肝胆风火上逆。内热头眩,项间结核。脉虚形弱,治以养营。然病由内生,不易速效。

大生地　洋参　元参　归身　白芍　石决明　茯神　嫩钩钩　稆豆衣　香附　广皮　川贝　十大功劳

汪　肾水不足,君火上炎,相火下炽。心中如燔,舌光如柿,阳事易举,阴精易泄。拟清君以制相,益肾以潜阳。所虑酷暑炎蒸,亢阳为害耳。

川连　淡芩　黄柏　阿胶　甘草　大生地　鸡子黄一枚,搅和冲服

另　鸡子一个,破头,纳大黄三分,蒸熟。每日服一个。

复诊　投咸苦坚阴降火,以制亢阳,心中之燔灼,舌色之光红,已减三分之一。然上午之身热如燎者未退,幸纳食颇增,苦寒可进,再望转机为吉。

川连　大生地　淡芩　元参　蛤壳　阿胶　元精石　甘草　鸡子黄一枚,冲服

三诊　舌干红,知饥善食。水亏阳亢,土燥于中。咸苦坚阴之剂,虽衰其燔亢之势,未能尽除其焰。犹畏炎暑,湿热相火蒸腾。复入清中固下,仍不出咸苦之例。

洋参　甘草　川连　生石膏　蛤壳　知母　麦冬　阿胶　大生地

黄柏末,猪胆汁丸三钱。每朝开水送下一钱。

渊按:胃气未败,可任苦寒咸润,直折其炎上之火,然亦须防胃败。虚损之所以难治者,大都如此。

金　骨格瘦小,先天元气不足。夏秋寒热,至今不已。脉细数弱,气血两亏,头不痛而但身疼,或口沃清水,此胃气虚寒也。当商温补,仿东垣法。

党参　茯苓　陈皮　桂枝　柴胡　黄芪　半夏　神曲　当归　干姜　砂仁

渊按:中气虚寒,少阳胆木之气抑遏,故寒热纠缠。升阳益胃汤恰合,尤妙在加干姜。

复诊　补中益胃,温卫气,开腠理,诸恙皆减。仍从前法。

前方去神曲、干姜,加白术、白芍。

张　劳碌内伤脾,倦怠而无力。凛凛畏寒频,淅淅盗汗出,咳多痰带红,食少身无热。

土衰金不生,卫虚营不摄。延来半载余,劳损难调适。

炙甘草　当归　白芍　冬术　党参　怀山药　黄芪　麦冬　茯神　五味子　红枣

渊按:此非劳倦伤中,乃劳损伤精也。所因不同,见证亦异,勿得混治。

复诊　益元气,补脾土。土旺而金自生,气足而力自足。

前方去甘草,加陈皮、生熟谷芽。

陈　先后天俱不足。痰多鼻血,阴亏阳亢之征;纳少腹疼,土衰木横之兆。是以年将弱冠,犹然幼稚之形,面白无华,具见精神之乏。治先天当求精血之属,培后天须参谷食之方。

党参　茯苓　冬术　陈皮　黑芝麻　怀山药　白扁豆　炙甘草　砂仁　建莲肉　粳米

上药为末,米饮汤调服,加白糖少许。枣汤调服亦可。

附丸方:精不足者补之以味,当求精血之属,治其肾也。

熟地　菟丝子　牛膝　白芍　鹿角霜　山药　五味子　归身　川柏　杜仲　茯苓　甘杞子　泽泻　天冬　龟版　丹皮　山萸肉

上为末,用鲜紫河车一具,洗净,煮烂,将上药末杵和,为丸如梧子大。每朝盐花汤送下三钱。

温　卫气虚则洒洒恶寒,营气虚则蒸蒸发热。营卫并出中焦,总以脾胃为主。补脾胃则金有所恃,不必治肝而肝自驯矣。

党参　冬术　当归　川贝　玫瑰花　黄芪　茯苓　白芍　陈皮(虚劳)

徐　肺脾两虚,心营亏损。咳嗽气塞,骨蒸夜热,脉形软数,面白无华。劳损根深,夏至防剧。

怀山药　茯苓　枣仁　川贝　党参　五味子　扁豆　苡仁　款冬花　橘饼

复诊　脉软数为气虚;骨蒸心跳为血虚;咳嗽头眩,面色萎黄,脾肺两虚之候也。

党参　扁豆　陈皮　五味子　款冬花　茯苓　枣仁　川贝　炙甘草　红枣

奚　阳虚生外寒,阴虚生内热。热气熏于肺则咳嗽,咳久则音哑,肺遗热于大肠,则肛门结疡,皆阴虚之为病也。至于阳虚之说,一则卫外之阳,一则胃中之阳。惟胃中阳虚,呕酸水痰涎,症成劳损。今当扶土生金。

党参　五味子　川贝　半夏　金石斛　茯苓　麦冬　扁豆　陈皮　炮姜　地骨皮　十大功劳

复诊　投扶土生金法,谷食反减,夜热增重,乃胃阴失降,虚阳外浮也。夫脾宜升则健,胃宜降则和,胃为阳土生肺金。今诊左脉数疾,为心肝阳亢之象,肝火戕胃,心火烁金。宜其食减热增,夏令防剧。

金石斛　党参　谷芽　陈皮　川贝　石决明　川连　麦冬　半夏　沙参　五味子　茯苓

三诊　前方退心肝之火,养肺胃之阴,其热稍减而咳未平。然此为肺虚而咳,本非易治之症。再从前法加减。

党参　川贝　桑白皮　五味子　沙参　麦冬　炙甘草　地骨皮　石决明　粳米

四诊　咳嗽内热俱减,惟脉之细数不退,仍为可虑。

党参　地骨皮　茯苓　白芍　川贝　麦冬　五味子　沙参　炙甘草

每晨服八仙长寿丸三钱,开水送。

张　左寸关搏指,心肝之阳亢,右关小紧,脾胃虚寒,是以腹中常痛,大便不实。病延四月,身有微热,是属虚阳外浮。近增口舌碎痛,亦属虚火上炎,津液消灼,劳损何疑。当以温中为主,稍佐清上,俾土厚则火敛,金旺则水生。

党参　炮姜　麦冬　茯苓　炙甘草　白术　五味子　灯心

渊按:坤土不能坐镇中宫,虚阳因而上浮,未可以口舌碎痛辄进清降。腹痛便溏,脾土虚寒已著,不得不温矣。

王　病后胃气不醒,脘腹饱胀,近增寒热恶心,痰升气逆,咳呛口干,阻塞咽嗌,大便艰难,小便短涩,左胁有块,大如复杯,撑攻作痛。此因脾胃不足,肝木亢逆,清气不升,浊气不降,攻消克伐,元气愈伤,纳谷大减,津液日枯,虚火内炽,戕及肺胃,渐见火升颧赤,脉数内热之象,当成劳损。宜以扶土为主,升清降浊,佐以泻火清金,俾得中气安和,自然饱胀渐解。

党参　升麻　川连　怀山药　延胡　茯苓　柴胡　白芍　杏仁　枳壳　通草　陈皮　半夏　川楝子　苏梗　蔷薇露　枇杷叶

渊按:痰升气逆咳呛,虽有寒热,升、柴不可用。因攻克而元伤胃减,仍以连、楝苦寒,延、枳破气,毋乃矛盾,欲望中气安和,其可得乎!法虽从东垣得来,但东垣不是如此用法。用古人方,须会其意,若徒袭其貌,适为所误耳。

杨　先咳嗽而四肢无力,肺脾两虚。加以怒动肝木侮脾,土益受戕,脘腹胸胁撑攻。曾经吐血,乃心火乘胃,胃中瘀血上溢。大便溏薄,每月必发寒热数次。姑拟扶土生金,佐以平木。

异功散　白芍　川贝　麦冬　神曲　川连吴萸炒　川朴　沉香　五味子

渊按:乃土虚木横而胀也。川连、川朴益其胀耳。

复诊　就脉数内热、咳嗽、脘胁仍痛而论,乃阴虚肝郁成热,肺失清肃,仍防吐血。

北沙参　陈皮　川贝　延胡　白芍　金铃子　茯苓　丹皮　橘饼　麦冬　藕汁冲服

朱　阴虚肝郁,郁火刑金。咳嗽痰中带血,乳房颈间皆结疬痰,心空嘈杂,头眩目花,腰酸腿软,劳损之根。治主养阴,佐以化痰。

大生地　归身　白芍　阿胶　茯神　稆豆衣　玉竹　香附　枣仁　沙参　石决明　丹皮　紫菀　川贝　钩钩　女贞子　藕节　橘叶　红枣

王　脾虚气陷,肛门先发外疡。疡溃之后,大便作泻,迄今一月有余。自云下部畏冷,而两脉弦硬不柔,此谓牢脉,症属阴虚。法以温中扶土,升阳化湿。

党参　防风根　炮姜　陈皮　冬术　川芎　破故纸　砂仁　神曲

四神丸一两,资生丸二两,和服。日三钱,开水送。

渊按:虽从阴虚而起,目前脾虚阳弱,不得不先治之。

冯　病延半载,骨热不已,鼻血时流,周身骨痛。营阴大亏,虚火内亢。脉沉搏数,口燥渴饮。劳损根深,入夏防剧。拟滋少阴,清阳明。

大生地　知母　元参　地骨皮　鳖甲　胡黄连　石膏　党参　炙甘草　麦冬　佩兰叶

丁　营阴内亏,头眩心嘈,下午微寒内热。能食无力,胃中有热则消谷,脾虚气弱则无力也。

党参　沙苑子　茯苓　川连　枣仁　知母　女贞子　白芍　冬术　麦冬　竹茹

王　左脉空大,肾水亏也。倦怠无力,脾气弱也。食少则阴虚,阴虚生内热,症属内伤。

补中益气加黑山栀、白芍。朝服六味丸四钱。

渊按:阴虚有二,有营中之阴虚,有肾中之阴虚。营阴虚故从东垣,六味地黄则治肾阴虚。

徐　二月间吐痰带血,血止之后,略兼干咳。交清明节,咳嗽渐甚。四月初,身加发热。今诊脉细数,形容消瘦,行动气升。此属肾气先亏于下,复因劳碌感邪,延绵不已,虑成劳损。静养为佳。

阿胶　牛蒡子　炙甘草　茯苓　杏仁　川贝　款冬花　南沙参　蛤壳　枇杷叶

孙　久有咳嗽血痰之恙,今复肛门结疡,是肺遗热于大肠。脉数音哑,劳损之根。时当夏令,火旺金衰,颇有气逆血沸之虑。

沙参　地骨皮　阿胶　白芍　麦冬　杏仁　白扁豆　川贝　枇杷叶　丹皮　白蜜二

匙,药汁调服

高　脉沉取数,其阴内亏,其热在里,劳损之候。症见咳吐白痰,心腹不时疼痛,痛则气满,得矢气则稍宽。病兼肝郁。据云咳嗽已及三年,初无身热,则病从痰饮而始,宜从痰饮气郁例治之。

法半夏　炙甘草　桂木　茯苓　冬术　陈皮　川贝　神曲　归身　丹皮　白芍　香附　沉香　橘饼

复诊　痰饮咳嗽发热,肺肾两亏,湿热不化。用苓桂术甘合二陈治其肺脾,都气丸兼治其肾可也。

苓桂术甘汤合二陈,加沉香、杏仁、川贝。都气丸四钱,盐花汤送下。

石　行动短气而喘,头眩心跳,得食则胀。肝肾虚而气不纳,脾胃虚而气不运。用补中益气送下六味丸。

补中益气汤加茯神、半夏、神曲、砂仁煎汤,送六味丸四钱。(*虚劳*)

薛　肾气虚逆,非滋不纳;脾弱运迟,滋则呆滞。然则如何而可?曰补肾之阳,即可以转运脾气。从仲景肾气丸化裁。

大熟地附子三分炒　五味子　茯苓　怀山药　肉桂心　麦冬元米炒　牛膝盐水炒　山萸肉　陈皮　紫石英　破故纸盐水炒　胡桃肉

丁　病本阳虚土弱,而乏生生之气,故脾胃大惫。时当夏暑,温药难投,补脾虽不若补肾,然酷暑郁蒸,湿热用事,不若补脾胃为稳。

高丽参　陈皮　冬术　炮姜　茯苓　白扁豆　益智仁　谷芽

羊　病本阴虚,时当酷暑,潮热干咳,渐入损途。养阴冀其退热,然药宜轻不宜重,恐过滋反伤脾胃也。健脾可以加餐,然亦不宜燥,恐燥则劫烁肺阴也。姑拟一方备正。

生洋参　白扁豆　五味子　丹皮　麦冬肉　地骨皮　生苡仁　怀山药　沙参　茯苓　枇杷叶

奚　黄昏咳嗽,肺热也,黎明气升,肾虚也,纳食倒饱,脾虚也。补肾纳气治其下,清金化痰治其上,运脾培土治其中,三焦并治。

大生地　沙苑子　麦冬　川贝　茯苓　怀山药　六神曲　沙参　牛膝　枇把叶

冯　久咳痰稠,上午发热,面色青黄,左脉细数,右脉软弱。病属上损。幸大便不溏,尚未过中及下。加谨调养,交夏至节无变再议。

党参　炙甘草　怀山药　麦冬　五味子　青蒿酒炒　白芍　桂枝三分拌炒　川贝　茯苓　白扁豆　枣仁　煨生姜

复诊　咳嗽,脉细数,前上午发热,今下午亦热,阴气渐伤。大便间或带血,脾气虚也。从景岳理阴煎例。扶过夏至节,一阴来复,病无增变,庶几可延。

四君子汤合生脉散,加生地、怀山药、白芍、白扁豆、川贝、阿胶、红枣。

赵　漏疡日久,阴津暗渗。加以咳嗽气耗,考试劳神,于是咳甚气升,便溏内热,音哑喉痛等等,接踵而至。脉象细数,已成劳损。夫精、气、神为人身三宝,一有所伤,便为大患,况三者皆虚乎!敢谢不敏,幸熟察焉。

沙参　甜杏仁　麦冬元米炒　生甘草　川贝　茯苓　白扁豆　怀山药　十大功劳

童　年已十七,天癸未通,骨骼瘦小,先天不足也。不时鼻衄,虚火上炎也,腹痛绵绵,中虚木横也,曾见蛔虫,木横则虫动也。此属童损,先天不足之症,以后天补之,难矣!

茯苓　怀山药　陈皮　当归　茜草炭　乌药　冬术　白芍　丹皮　川椒　乌贼骨

廉　肾阴虚而气升喘逆,心阴虚而心跳少寐,胃气虚而痰饮留恋,肝风动而头眩震掉,肠液枯而大便坚干。《经》云:肾苦燥,急食辛以润之。心苦缓,急食酸以收之。肝苦急,急食甘以缓之。肠胃津枯,当滋气血,拟都气丸意。

大生地蛤粉炒　茯神辰砂拌　半夏　炙甘草　五味子　沉香　柏子仁　石决明　怀山药　麦冬　西洋参(虚劳)

朱　心跳少寐,是血虚也;气攻作胀,是肝虚也;头眩筋惕,是肝风也;食少便溏,是脾虚也。平肝气,息肝风,养营阴,补脾土,是其治也。

制香附　青陈皮　茯苓赤白各半　归身　白芍　沙苑子　制首乌　神曲　砂仁　姜枣(虚劳)

谢　汗多表虚,便泄里虚,腹痛中虚,气升肾虚,经停肝虚,多梦神虚。三焦皆病,五脏无一不虚。姑拟培土为主,以土为万物之母也。

党参　冬术　茯苓　沙苑子　怀山药　白芍　枣仁　陈皮　五味子　白扁豆　丹皮　红枣　浮麦

渊按:五脏皆虚,独治后天脾胃,诚为扼要。然便泄腹痛,宜少佐温脾更妙,以阳虚甚于阴虚也。(虚劳)

李　北门之籥得守,则阳气固;坤土之阳得运,则湿浊化。湿浊化则精旺,阳气固则精守,所嫌肌肉尽削。夫肌肉,犹城垣也。元气,犹主宰也。城垣倾颓,主宰困穷,然则非大补元气不可。

大熟地　西党参　冬术　枸杞子　厚杜仲　麦冬　炙甘草　怀山药　淡苁蓉　当归　半夏　陈皮　茯苓　谷芽(遗精淋浊)

张　男子十四发身太早,保真不固,究竟外丰内亏,不时内热,身倦乏力,恐其延成劳损。培补先天,兼理后天,尤宜自知爱惜为上。

党参　大熟地　怀山药　丹皮　茯苓　陈皮　沙苑子　苡仁　杜仲　金狗脊(遗精淋浊)

某　茹素精枯液涸,更兼便血伤阴。去冬骨骱疼酸,今又心悬如坠,时或口不能言,心中恐怖,必大声惊叫而后醒。此风阳内扰,震动君主,火溢冲激也。病出于肝,关于心,乘于脾,故又腹胀也。拟养阴柔肝而息风阳,佐安神和中,久病宜缓调,又宜常服膏滋方。

大生地八两　茯神三两　陈皮一两五钱　炙甘草一两　归身二两炒　天冬二两去心　柏子仁三两炒研　沙苑子三两　龙齿三两煅　枣仁三两炒研　洋参三两　枸杞子三两　石决明六两煅　焦六曲三两　红枣四两　桂圆肉四两　五味子一两五钱炒研　牡蛎三两煅

上药煎浓汁,用川贝末二两,莲心粉二两,白蜜四两,收膏。朝暮开水冲服一羹杓。

渊按:精血两枯,肝燥火动,故见证如是。(杂病)

徐　咽干干咳,全由津液之亏;内热经停,已见虚劳之候。设欲生津降火以养其阴,而饮食减少者适以伤脾。计惟调其中气,俾饮食增而津液旺,以复其真阴之不足。盖津液生成于水谷,水谷转输于脾胃,舍此别无良法也。

白扁豆　茯苓　白芍　玉竹　炙甘草　怀山药　苡仁　金石斛　玫瑰花　枇杷叶(妇人)

某　左脉细数,营阴亏也;右脉细软,脾气虚也。产后不能安息,反加劳碌,气血伤而不复,致身常内热,心荡若嘈,久延虑成劳损。人参养营汤加减。

党参　大熟地　冬术　白术　丹参　香附　远志甘草汤制　砂仁　归身酒炒　陈皮　茯神　枣仁(产后)

某　阴亏火亢,绕颈生痰(核),寒热似疟,而实非疟也。少阴水亏不能涵木,少阳火亢更来灼金,金木交战,乃生寒热。饮食少,脾胃弱,虑延劳损。

六味地黄汤　牡蛎　党参　麦冬　柴胡　白芍　五味子(外疡)

仿寓意草

椿官,二十一岁,自常贩布回家,自称有

恙,延予诊治,时十二月初一也。其症外似洒淅怯寒,内则烦躁觉热,舌赤无苔,溲带白浊,脉来洪数无伦,按之空象。谓之曰:子始回家,一路恐微有外感,而又亏虚,攻补俱有未便,迟数日再诊可也。因密告其叔曰:令侄此症真不治矣。奈何其叔曰:伊起居如常,饮食尚好,何至不治?予曰:子原难解,俟至春来,予言自验。予昔年受谤不辞因能治也,今知不治,断不敢缠手招谤而受怨也。后屡请,予坚辞,且遇伊家亲友,遍告以椿官复病予并未一诊,恐将来受谤也。伊家只得另延他医,初云无妨,继则无效而加重,屡更皆然。至次年正月十八日溘然长逝矣。予往唁,其祖母泣谓予曰:子真神仙,何一见而知其不治也。予曰:予幸立意不诊,今乃以为神仙,否则今将为府上之仇矣。后有他医虚心问故,予曰:此不难知也。冬见夏脉,书称不治。伊脉洪数无伦,在夏脉尚为太过,而见于冬令闭藏之日,且又无根肾水告竭,肝火独旺,木生于水,无水之木何以应春气之发生乎?如树木然,当冬令闭藏莫能定其生死,至春则生者生,而死者死,人身一小天地,肝木应乎春气,根本既拔,故知其死于春也。然予虽以先见之,故脱然无累,而与龚玉屏实一人交也。

邹姓传尸痨治已得效被人打破一症

西门外打索街邹宅同裕旗老家也,有寡居八房次子吐红,请某医诊治不愈,转请王九峰先生诊视一次,亦未见效,转嘱请予。予见其子年将二十,生而肥白,病虽久并不消瘦,吐红不多已止,惟食入必吐多日,已纳谷食,神情疲惫,脉来不甚细数,而大小疏数不一。予细询其家曾有此症而死者否?则其父死于瘵,长子亦然,今及次子。本来在中堂开方,即病者所住房外,其家房屋甚多,予拉某医及其陪医者另至一厅,去病者住房甚远,因告之曰:此非寻常怯症,乃传尸症也。某医年轻,初出诊病,不知何为传尸,告之曰:此症乃有痨虫,历代相传,由长及幼,可以灭门,其虫之灵,甚于二竖。男子由肾传心,心传肺,肺传肝,肝传脾,至传脾则修炼已成,其先尚容人进食,彼亦资其精气,至修炼成则不容人进食矣。今食入必吐,无法可治,奈何?某医问古人岂无治法乎?予曰:治法虽有大概无,惟仲景先师有獭肝丸一方最妙,予曾在扬治过一泰州人,果然有效,系加獭肝于老六味中,三料而愈。共用好獭肝三个,然其病未久,虫尚未成,故可得效。后遇此症甚多,虫或将成或已成,虽有獭肝,亦不能治,今症已传脾,不可为也。且獭肝一月生一叶,必至腊月十二叶变化始全,功用乃大。现在初秋,其肝不过七叶,以变化未全之獭肝,治修炼已成之痨虫,有何益乎?论此症本无治法,果能纳谷不吐,尚有生机,今再四思维,止有鳗鱼汤一法。予见《东医宝鉴》载人家染传尸痨,相继死者,不一而足。后传一女,虑其复传,竟将此女抛弃水中,渔人网得,见其尚生,适值鳗鱼旺产,船上以鳗代饭,即以汤饮之,其女渐苏后,日以鳗为食,痨虫遂死,其女犹生,即为渔家妇。本草亦有载鳗鱼能杀痨虫者,今若觅鳗鱼一条,煎汤与吃,但不可说是鳗鱼,只说是脚鱼汤,用以滋阴,或可不吐。但得一日不吐,即日日以此汤饮之,连粥食亦可不吐矣。从此调理,可望杀虫活命。俟至冬间,再觅全獭肝,合丸与服,可以除根,但制虫之品万不可与病人知,即传尸二字亦不可与病人说,二竖子之利害,真可怕也。故今与诸君说话,必远隔病者卧室,少走风声,仙丹无用矣。其时某医漫听漫应,全然不解予言,其家依言,觅有小鳗一条,煎汤作脚鱼汤进,居然不吐,另有煎方亦不吐,明日如法仍不吐,且能进粥十数日来,药食与鳗鱼汤杂进,全然不吐,纳谷渐多,居然望好。予适欲赴苏,特嘱其家及某医药方不过敷衍病人,全靠鳗鱼,但不与病人知一言,须牢牢切记,不可视为闲话也。予赴苏一月,中秋始回,至家则邹姓日日着人请予,至其家则吐病已反几十日矣。问何以故?则九峰先生到镇,某医本扑名之徒,欲恭惟先生，逼伊家请诊，伊家言李先生治已得效，又何必请九峰先生。某医以为李先生乃九峰后辈，今李先生有效，再请九峰参酌，其效不更速耶？邹姓乃听其代请某医，先将予传尸虫之论问九峰以有无，先生答以所论真确不诬尔，初学不知耳。某医又将鳗鱼汤治法告之，随同往邹宅，九峰腿足不便，须人扶持到房中，诊视后扶至中堂坐下，与卧室仅隔一板，而先生年老恍惚，略坐片刻，忽大声曰：此传尸症也，有虫之患，必得大鳗鱼一条，用老僧尿壶同陈仓老米煨烂，合捣为丸，服尽则其病可愈。但不可与病人知，此虫极灵，人知则虫知，不肯受治矣。九峰本重听耳聋之人，言语声高，病人朗朗听见，九峰去后，伊家如法合药，急与病者服，到口即吐，再以鳗鱼汤与服，亦到口即吐，病者亦知非脚鱼矣。伊家尚向予求救，予曰：前法已是无中生有，幸而获效，闻一月以来大有起色，如能全好，岂不于难治之症得一妙法耶？不谓破此法者，转在九峰先生。然此皆某医多事之过，且无记性之过也。如记予言，将先生请之后厅，虽大声无害矣。今实无法，只得告辞。后闻诸医杂进，日见其坏，即于八月内死矣。病者尚有一弟，予嘱其速速过江，到同裕去躲避，不可见兄之死，盖尸虫之传人，往往即在人死之时也。今闻其弟尚未接此症，可谓幸矣。此症已得效，被人打破，而犹记之者，予思鳗鱼竟能治痨虫，只要于未成势时，尚少知觉，未具神通，日食鳗鱼，竟可治之，保人性命。所望人家，有此害者，早为防备耳。

吴鞠通医案

伊　二十岁劳伤急怒，吐血二者，皆治在肝络，医者不识，见血投凉，以致胃口为苦寒。所伤残，脾阳肾阳，亦为苦寒滑润伐其生发健运之常，此腹痛晨泄不食，脉沉弦细之所由来也。按：三焦俱损，先建中焦，补土可以生金，肾关之虚，亦可仰赖于胃关矣。

莲子五钱，去心　芡实三钱　白扁豆钱半　冰糖三钱　茯苓块三钱　广皮炭一钱　人参一钱

缓缓多服为宜。

陈　二十三岁　左脉搏大，下焦肝肾吐血，上焦咳嗽，中焦不食，谓之三焦俱损，例在不治，勉拟三焦俱损，先建中焦法。

桑叶二钱　白扁豆三钱　茯苓块一钱　莲子三钱　芡实三钱　冰糖三钱　桂枝二钱　焦白芍钱半　沙参三钱　胡肉桃三钱

服四帖后能食。

陈氏　三十二岁　甲子四月初五日　脉弦细失音，谓之金碎不鸣，暮热不食，食则呕，亦系俱损为难治。

胡桃肉三钱　甜杏仁三钱　冰糖三钱　白扁豆五钱　茯苓块二钱　桑叶二钱　洋参二钱　沙参三钱　柏子霜三钱

另含鲍鱼片，洋参片。

施　二十岁　形寒而六脉弦细，时而身热，先天不足，与诸虚不足之小建中法。

芍药六钱　生姜四钱　大枣四枚，去核　桂枝四钱　炙甘草三钱　胶糖一两，去渣化入

前方服过六十剂，诸皆见效，阳虽转而虚未复，于前方内减姜、桂之半，加柔兼药与护阴法。

大生地五钱　五味子二钱　麦冬四钱，连心

姚　三十岁　乙酉五月初五日　六脉弦细而紧，劳伤吐血，诸虚不足，小建中汤主之。

小建中汤加茯神四钱。

共服二十一帖痊愈。（虚劳）

傅　十八岁　乙酉五月十三日　六脉弦细而紧，吐血遗精，阳气不摄，胃口不开，法当与建中复其阳；奈系酒客，中焦湿热壅聚，不可与甘，改用辛淡微甘以和胃，胃旺得食，而后诸症可复也。

半夏五钱　白芍五钱　姜汁每杯点三小茶匙　广皮炭三钱　桂枝木三钱　生苡仁五钱　云苓

块五钱　麦冬三钱，连心　炒神曲五钱

七帖。

二十二日　业已见效，胃开得食，脉尚弦紧，多服为宜。（虚劳）

类证治裁

杨　弱冠成损，嗽血喘促，身热汗泄，食减便溏，脉弱数。此上损及中，补土生金，自不易定法。四君子汤加熟地黄（砂仁末炒）、山药、茯神、五味、白芍药、莲子、小麦煎汤，数服血止，喘热亦定。然一阳初生，必交节不至加重，乃得转危为安。

胡氏女　寒热咳嗽，经断食少，肌削口干无寐，脉虚数，损象已具。《经》云：二阳之病发心脾，有不得隐曲，在女子为不月。二阳足阳明胃也。胃虚则受谷少而血无由生，故症见心脾。心主血，脾统血，情志不遂，日为忧思烦扰以耗竭之，故月水枯也，宜滋化源。仿立斋先生法，朝用归脾汤加柏子仁，夕用都气丸加枸杞子、白芍药、枣仁、贝母。两月诸症悉退，后经自通而病霍然。

狄氏　月闭劳热，医用通经之品，喘嗽气促，怔忡自汗。又用寒凉退热，食减肌削，乍寒乍热，诊其脉弱数而促，此下损及中也。急用潞参、茯神、黄芪、炙草、白芍药、当归、五味、枣仁、银柴胡，四剂诸症渐减，加山药、熟地炭、莲、枣。补心脾兼调肺肾，热嗽悉除，能进食矣。逾月后，忽腰腹痛，下胎形三寸许，儿头已半损烂。予深自咎临诊未审其母舌青黑与否，然计其经闭后已六阅月，乃知胞宫血涸，胎形不长，干黑累月，必反枯瘠深隐。通经破血药数十剂不能令堕，俟气血通调，瘀腐之膈膜者，乃去而不复留也。况血枯经闭，漫与三棱、莪术、牛膝、桃仁，不速之毙乎，志此为榨干汁者鉴。

李　肩挑伤力，咳嗽胸痛，其损在肺。用黄芪、潞参、茯神、百合、贝母、杏仁，当归、白芍药、甘草、红枣，二服即应。此从安肺汤加减，《经》所谓损其肺者益其气也。

眭　肝肾阴虚，损久不复，冬至后痰咳粉红，嗽声子夜特甚。想虚阳失藏，龙火不伏，交子时阳气一动，炎灼上凌，浸至娇脏受戕，身热喘促。近又食减无味，午后颊红，时觉凛凛憎寒，是阴伤及阳，非萸地酸腻可效，必用甘药培元，佐以介属潜阳。冀其封固蛰藏，至立春前后，地气上腾，症不加重为幸。潞参、山药、百合、甘草、五味、白芍药、牡蛎、淡菜、阿胶，数服渐平。

王　劳力伤精，右尺偏旺，是火水未济之象，日晡寒热，嗽血神疲，大宜小心调摄，否则火燃金燥，吐红嗽喘，行将日甚矣。五味三分，熟地黄、山药、茯苓、枸杞子、牡丹皮各二钱，潞参三钱，白芍药、川贝各一钱半，远志钱八分，莲子十粒。十数服诸症俱平。

妹　积年羸怯，经当断不断，热从腿膝上蒸。今岁厥阴风木司天，又值温候，地气湿蒸，连朝寒热烦渴，寤不成寐，悸咳善惊，总由阴亏心火燔灼，兼乘木火司令，气泄不主内守，阳维奇脉，不振纲维。越人云：阳维为病苦寒热。今藩卫欲空，足寒骨热，所固然已。先培元气，退寒热，待津液上潮，冀烦渴渐平。用潞参、茯神、麦门冬、白芍药、牡丹皮、龟版、熟地黄、柏子仁、红枣、蔗汁。三服寒热大减，烦渴渐止，但觉寒起足胫。原方去麦门冬、龟版，加首乌、枸杞子、牛膝（炒炭），壮其奇脉，二服不寒但热，原方又去首乌、枸杞子、柏子仁，加莲子、龙眼肉。数十服遂安。

贡　弱冠未室，劳力伤阳，寒热痰红，咳则气促呕沫，头眩食减，色悴肌羸，半载不复，脉来虚数，右部尤少神，乃肺气受伤，脾元亦惫，理阳兼泄浊为宜。用六君子汤加山药、莲子、南枣、淡姜煎服。四剂寒热止，浊逆平，去半夏，加贝母、茯神、五味，嗽稀而食进，数脉较减，又加薏米、芡实、黄芪、归、芍，煎丸兼服而瘳。后因自服地黄滋腻丸剂,食减便溏,饵牛肚,泻痢不止,又迫于完姻,虚嗽声哑,午余寒热,旦夕利数行,脉益虚数。思食减脾损,痢久肾伤,阴阳告残,乃求挽救,用药颇难,且终罔济,姑与扶肺脾以摄肾。潞参、茯苓、炙草、白芍药、山药、益智、诃子、五味、莲、枣,数服甚平。但气下陷则痢,迫体凛寒,手足口热,寐必口干,此阳虚生寒,阴虚生热,而津不上潮也。朝用补中汤去柴、归,加益智、茯神,晚用熟地炭、五味、枣仁、白芍药、贝母、薏苡仁、麦门冬(俱炒),蔗汁冲服。寒热轻,痢如故,与桃花汤加参、苓、五味、乌梅。温摄下焦,痢仍不减,由肠液滑泄已久,气虚不受温摄,而喉痛声嘶,咳吐白沫,因春分节后气温升泄故也。转方仍用参、苓、莲、药补脾,五味、白芍敛肺,沙参、桔梗清咽,熟地炭、钗斛育阴,诃子、牡蛎(醋淬)涩下。

谢氏　崩带后蒸热,头晕齿痛,食后嗳腐痞恶,不时便泻。始由冲任经伤,阴虚生火,医用青铅镇摄,虚火愈炎,中气愈陷,反使发际汗多如水,下部泄气如风,不知症缘阴亏,肝阳失制,上则为眩晕,下则为蒸泻,中则为风翔浪掀,食入漾漾欲呕。治宜和阳熄风,佐以运脾,否则补虚添胀,滋肾碍脾,势必食减肌削,延成下损及中之咎。杞子炭、甘菊炭、牡蛎粉、白芍药、山栀、神曲(俱炒)、半夏(青盐炒)、茯神、牡丹皮、嫩桑叶、浮小麦(煎汤)。三服诸症渐平。原方去栀、曲,加鳖甲、山药、熟地炭,蒸热渐愈。

沈　少年羸怯,晡热呛嗽,头眩食减,频呕苦酸浊沫,大便忽溏忽秘,脉弦数,右尺搏指。由相火太强,疏泄失司,痰浊不降,必梦泄足心如烙。先驱湿热以熄龙雷,黄柏(酒炒)六分,半夏(青盐制)钱半,茯苓、薏米各三钱,吴萸盐(汤泡)五分,远志、山栀、泽泻各八分,橘红一钱。六服痰火降,遗泄止,去吴萸、山栀,加生白术钱半,五味三分,牡蛎粉二钱,诸症俱减,调理得平。

服侄　诵读神疲,晡寒宵热,汗嗽食减,脉虚,右尺弦大,此为童损。由心脾肺兼及肾阴,仿立斋先生治法,朝用补中益气汤去升麻,加茯苓、枣仁、小麦;晚用六味汤去山萸,加白芍、鳖甲、五味。十数剂寒热止而精神复。

刘氏　阴疟延久暂愈,临蓐后将息失宜,肤栗骨战,寒热沉绵,阴阳二维不司统束护卫。用理阳摄阴法,鹿角霜、补骨脂、当归各一钱,潞参、杞子、远志各二钱,茯神三钱,生白术八分,炙草六分,小麦半合,红枣五枚。十服诸症渐减。但右脉沉小,左寸虚。原方去鹿角、杞子、骨脂,加补心脾之药,用山药、枣仁、莲子、白芍(俱炒)。数服饮食进,寒热除。继由变生反目,气逆咳嗽,失音面晦,是脏真日漓,神采内夺也,切忌清肺理嗽。速用五味、山药、茯神、潞参、枸杞子、核桃肉、诃子皮、莲、枣。数十服嗽止音复,后加调补获痊。

印氏　脉细涩,营卫素亏,秋冬背寒胫冷,经事愆期,从未孕育,乃冲、任、督经虚,宿恙延为劳怯重症。近日咳嗽,唾痰多,在夜半及清晨为剧。想脾聚宿痰,寤时为呼吸引动,因呛咳不已,先服平嗽煎剂,再订膏方,专理奇脉。川贝、甜杏仁、蒌皮(俱炒研)、茯苓、前胡、橘红、白术、炙草、潞参、桑皮(蜜炙)、姜枣煎。三服嗽定,去蒌皮、前胡,加莲子、山药、五味、杞子(俱炒),再服数剂。俟嗽愈,服膏方,骨脂、杞子、沙苑、归身、杜仲、菟丝饼、核桃肉、芡实(炒)、牛膝(酒蒸)、首乌(制)、茯神、玉竹同熬,用鹿角胶加倍收胶。日服五钱,宿恙渐瘳。

钟　中年肝肾阴虚,尺脉偏旺,夜热咳嗽。医药数月,或以咳为肺有蓄水,或以嗽为外感寒邪,浸至头晕眩口干,下元乏力,近又憎寒减食,面色萎悴,足心如烙。据脉论症,必由梦泄伤精,渐成劳嗽无疑。今懔懔怯寒,食不甘味,毋使阴伤及阳,延及下损及中之咎。六味汤熟地炒用,加参、五味、贝、莲。七服热减嗽轻。又照六味汤去萸、泻,加石斛、麦冬、贝母、五味、潞参、莲子。煎服数剂,接服丸方,用前药加鱼鳔、淡菜等,蜜丸而愈。

郦　冬阳不潜,龙焰上扰灼肺,呛嗽带红,剧在宵分。少年气促,脉虚数,懔寒夜热,损怯已成。想诵读阳升,寐中必有遗量,心肾不交,精关失固,且口不甘味,食减于前,下损及脾,无清嗽治痰之理。燕窝清补,希冀嗽止痰消,恐初春气已交,懔寒必憎,安望嗽减。益脾肺,交心肾,调理如法,寒热可止,呛嗽可平。潞参、山药、茯神、生黄芪皮、桑皮(蜜炙)、甜杏仁、五味、枇杷叶、莲子、枣仁、阿胶、龙骨,数服嗽减寒止,痰血若失。去枇杷叶、龙骨、阿胶,加炒熟地黄、牡丹皮,热渐退。嗣用潞参、熟地黄、山药、茯神、远志、黄芪(蜜炙)、龙骨、白芍药、枣仁、五味、龙眼肉熬膏。二料痊愈。

族弟　怯症嗽久吐血,曾用熟地黄、阿胶、淡秋石、燕窝等药获愈。经十数载,至今秋寒热宵嗽,劳则喉痛欲裂,气急声哑,呼吸有音,气不归源,实水亏火炎,金畏火灼重症。古云:金碎不鸣,务滋肾阴,俾金水相涵,冀龙焰稍熄而已。仿大补元煎,熟地黄八钱,山药、白芍药、百合各三钱,牛膝(蒸)、五味焙各八分,洋参、枣仁、阿胶(水煨)、贝母各二钱,龟版(炙)、女贞子各三钱。三十剂后,精神稍复。兼服人乳数月,喜其胃纳颇健,调理如法,可望延年。

堂弟　心力经营,烦劳动火,消谷善饥,坐则手足俱颤,寐则手足如堕,梦则体析为二,神志恍惚,呵欠气泄,右脉小弱,左虚软不受按。因操劳疲神,元气不受镇摄,若转失气,须防暴脱。食下烦嘈稍定,足知中宫砥柱乏权,急摄阳以交阴。潞参、茯神、山药、五味、枸杞子、白芍药、龙骨、牡蛎(俱煅研)、枣仁(炒研)。三服神昏安帖,诸症俱减,惟巅痛唾涎。原方加嫩桑叶(炒)、甘菊以熄肝胆风热,加益智、半夏(青盐炒),以摄脾涎。又数服,间服膏方而安。此症因其胃旺能纳,专受滋填,用海参煨鸭,及火腿鸡蛋等,皆血肉有情之品,故未及两旬已瘥。

汪氏　病久失调,延成虚损,怔忡汗出,手足心热,坐起眩晕,善饥无寐。诊左寸虚散,右寸关虚弦,两尺稍大。此阴亏火炎之渐,惟营虚生内热,故手足如烙;寤烦神失安,故汗液自浊;虚阳挟风上蒙清窍,故头目眩晕;肝阳肆横,阳明当其冲。风火消铄故善饥。滋液熄风,全用柔剂,归脾汤去芪、术、木香、归、姜。加白芍药、牡丹皮、熟地黄、甘菊(炒),六服渐安。去牡丹皮、甘菊,再加山药、柏子仁,晚服六味丸痊愈。

殷氏　吐红夜嗽,舌瞤心惕,自汗不寐,晡寒食减,脘痞不舒,脉虚芤,两寸浮,此营损及卫也。用黄精、柏子霜、生芪、炙草、枸杞子、枣仁、茯神、白芍药、川贝、龙眼肉、小麦煎汤缓服。当晚稳寐,三剂汗收嗽定矣。又十余服,诸症俱愈。

龙砂八家医案

玉岐苏逸美　左脉细弦,右寸关短滑,睾丸漏卮有年,腰脊牵引酸痛,肾精肝血,已自内损。今食减咳逆多痰,脾肺之阳亦亏,先崇土固金,后用补益下焦之法。

煎方　人参　茯神　枣仁　麦冬　北沙参　芡实　枸杞　百合　枇杷叶

晚服百花琼玉膏　大生地　枸杞子　麦冬　干百合　阿胶　款冬花　法制熬膏,滤清,入人参末一两,茯苓末一两半,琥珀末三钱,沉香末三钱,同炼蜜收贮磁器,用绵纸箬叶封固,隔汤煮一昼夜,再用冷水浸一宿,开水服。(戚云门先生方案)

无锡蒋尊之　弦数,右关滑大,善饥肉脱,诸药不应。因思风横脾胃,煽灼中土,致谷食不能荣长肌肉,精力日衰。《经》云:二阳之病发心脾,其传为风消。可知子病必累其母，藏病必连及府也。仿河间法。

黄芪　人参　生地　牛膝　附子　川断　茯苓　五味　石斛　玉竹　钩钩　地骨皮　枳壳　服十剂小效，又照前方加羌活、防风，晚服。

早服丸药方　人参　天冬　麦冬　续断　生地黄　玉竹　地骨皮　钩钩　山药　茯苓　石斛　牛膝蜜丸　煎丸药前后守此法，四旬而痊。（戚云门先生方案）

北新桥赵　肝脾内伤致病，气血交涸，孤阳死阴，尽为干枯之象。宗经旨调寒热之逆，冷热并用，进连理汤法。

人参　附子　炮姜　川连　木香汁　白术　云苓　当归　炙草　郁金汁（戚云门先生方案）

无锡严艺舫　人在气交，法乎天地，值长夏火土发泄，脾肾两亏，不耐炎暑，食减脘闷，喉燥音低，当流金烁石，离能灼物，尤宜加意于保真。

四君子汤合生脉散

无锡邹太和令侄　神伤于上，精损于下，药力难补其空匮，林泉清处，心旷神怡，天真可图来复。

芡实　建莲　远志　天冬　元武板　人参　苁蓉　茯神　熟地（戚云门先生方案）

丁亥清明前三日，予至洋岐徐葆中姨丈处，其兄潮音女，适无锡北门内杨蒴霖者，病甚笃，拉予往视，因述其概。瘕聚少腹，偏左有形，发亦从左，升至胃脘，累累然满腹，便溺为之阻塞，顷之腹中气喧胀消，仍归少腹。医有平肝若左金之属，温补者肾气之属，论奇脉辛香苦温之属，寒热杂投，历治三载，日夜发作愈剧。今交春分节后，寒热大作，望之面如渥丹，而仍洒淅恶寒，骨似蒸苏，究则上热下冷，况兼头汗淋漓，气怯神倦，种种虚候，所共睹矣。从前脉象，据云细弱，今左弦而右大，中虚无神，阴阳有离脱之兆，可惧之甚。所幸经水届期不爽，生生未绝。大凡此症虽由肝郁起见，目今病久体虚，下焦脉海乏气，络虚气阻，易于聚结耳。今以峻补之剂，培其阴阳根本，敛其阳光下潜，仍不离通络之结也。

人参　鹿茸　北五味　熟地　紫石英　阿胶　当归　小茴香　牡蛎（孙御千先生方案）

回春录

吴馥斋令姊，禀质素弱，幼时凤山诊之，许其不秀。癸巳失其怙恃①，情怀悒悒，汛事渐愆，寝食皆废，肌瘦吞酸，势极可畏。孟英以高丽参、盐水炒黄连、甘草、小麦、红枣、百合、茯苓、牡蛎、白芍、旋覆花、新绛等治之，各恙渐已。甘以缓之，苦以降之，酸以敛之，皆古圣之良法也。继参、归、地滋阴，康强竟胜于昔。

尚友堂医案

本来上人，信郡高僧也，年近三旬，素抱夙疾，历治未效。其症头面畏寒，盛暑必裹棉巾，掌心发热，口鼻时常见血，而且长夜汗出，湿透衣被，不分睡醒，肾精自遗，终日目眩头昏，神疲体倦，《道经》所谓毋摇汝精，毋劳汝形，欲求长生者，固非所宜也。壬寅冬，余有河镇之游，侨寓洪都馆舍，与上人相聚，执礼甚恭，越日戴友秀珍谈论此症，嘱余诊视。切得六脉沉迟而弱，右手寸关更微，左尺短涩无根。余曰：壮盛之年，见此衰老之脉，意者襁褓失恃，乳不足与，或乃翁耄年生子，阳不足与，抑亦心猿意马②，清规不净与，不然何亏损如是之极也？询之，果然襁褓失乳，至成人以后琢磨经史，澄心息虑，绝无外慕之私。阅其平日所服之方，纯是知柏六味，始悟致病之

① 怙恃（hù shì 户士）：父母的合称。语本《诗·小雅·蓼莪》：“无父何怙，无母何恃！”

② 心猿意马：心猿，佛教语，喻攀缘外境、浮躁不安之心有如猿猴。意马，比喻难以控制的心神。

由，因用归脾汤去当归、木香，加附子以扶阳，鹿鞭以补肾，故纸、五味、杜仲、菟丝、桑螵蛸以固精益气，服百余剂乃得脉旺神昌。于以见和尚有过人之识，戴君有任人之明，故令余得奏其技于风尘邂逅间也。(治长夜汗出)

辛巳秋，余侨寓靖邑，新建刘茂才先生，气促神疲，与余商治。切其脉，左寸稍迟，左关和平，左尺恰如石象；右寸稍软，右关稍弱，右尺豁大而空。其症面白唇淡，呼吸气若不续，系脾肾两亏之体，法宜先后天并补。时宾朋满座，谙医者众，议论纷更。有谓宜从表散者，有谓宜从养血者，有谓宜服补中益气汤者。余为解曰：凡人身外感之邪，必由太阳而入，则发热恶寒，头痛脉浮，固所不免，今四者俱无，枉用表药以耗元气，不惧其中脱乎！至血虚之人，口必渴，心必烦，小水必赤涩，左尺必细数，今四者俱无，舍却有形气促而治无病血分，过用寒凉克伐脾胃，不惧其中满乎！他如补中益气汤是东垣老人得意之方，治邪陷入阴，历有奇效，然必藉人参大力以斡旋其间，此症并无三阳邪陷入三阴，升之何为？徒执补中，置下焦于不问，亦未见其治本也。要之人身先天真阳犹釜底之火也，能使炭薪不绝，则化精化气而灌溉无穷；后天脾阳犹乎日也，能使阴云不掩，则以生以长而岁序长春。今脾阳既衰，所以饮食不运而时作饱满，呼吸之间，其中则怯，此一征也。肾阳既衰，所以小水冷数，时或出不自觉，气不归元，上逆而促，又一征也。今订理中、真武合为一方，去白芍恐其助阴滋痰也，加故纸、益智收摄肾气也，气纳丹田俾无壅塞之患，脾胃强健自无饱胀之虑。先须节饮节欲以保之，后用阴阳平补以调之，使先后天并足，庶得余脏受荫而色泽身强矣。循方制服，气促顿平，旋进归脾二料，半载腰厚体胖。应手之妙，由于得心，良然良然。(治气促腹满)

靖邑熊宗玉女，年方十三，体气素弱，病咳嗽吐痰，医药迭更多误，遂至骨蒸潮热。诊其脉，细数之极。余曰：令媛尚未长成，何缘得内伤之症。投以六君子汤十剂，脾气健旺，收阳归内，热退身安。次年春，余未抵靖，闻偶沾伤风小恙，恶寒发热，医以犀角地黄汤服之，二剂而亡。噫！伤哉！(治脾虚发热)

王氏医案续编

陈氏妇，素无病，娩后甚健，乳极多而善饭。六月初形忽遽瘦，犹疑天热使然，渐至减餐。所亲徐丽生嘱延孟英视之。脉细数，舌光绛，曰：急劳也，无以药为。夫乳者，血之所化也，乳之多寡，可征血之盛衰。兹乳溢过中，与草木将枯，精华尽发于外者何异？即今断乳，亦不及矣。其家闻之，尚未深信，即日断乳服药，及秋而逝。

高石泉仲媳，骨小肉脆，质本素虚，冬间偶涉烦劳，不饥不寐，心无把握，夜汗耳鸣。冯某连进滋阴法，病日甚。孟英察其左寸甚动，两关弦滑，苔色腻黄。乃心肝之火内燔，胃府之气不降，阴亏固其本病，滋填未可为非，然必升降先调，而后补之有益。精要语，业医者宜谨识之授盐水炒黄连、石菖蒲、元参、丹参、栀子、石斛、小麦、知母、麦冬、竹叶、莲子心等药，服之即应。续予女贞、旱莲、牡蛎、龟版、地黄，善后而瘥。

沈俞医案合钞

肾主骨，周身骨节酸痛，肾虚也。腰腿酸痛，阴亏也。咳嗽乃火来刑金，食少乃脾衰不运也。后为少阳部分木火上翔后结核，是皆童弱病情，先天不足所致。

熟地　云苓　山药　丹皮　麦冬　杜仲　北沙参　牡蛎(阴虚阳虚)

倦怠欲卧，足软无力，元气大虚也。虚则纳谷少而精神愈衰矣，又兼咳嗽，咽干，眼眵燥涩，是有内热，难投温补，宜戒酒节劳为妙。

生地　苡仁　扁豆　麦冬　沙参　莲肉　石斛　橘红　南枣嗽止加　参须

脉数无神，最非佳兆，体倦食减，固由于元虚脾惫，补之犹恨其晚，无奈阴枯液涸，有壮火食气之患耳，姑与调停法，重补轻投可也。

熟地　女贞子　石斛　参须　丹皮　苡仁　扁豆　麦冬(阴虚阳虚)

问斋医案

失血后，咳不止，痰不豁，夜甚于昼，饮食少进。虚火时升，肾水不足以涵肝济火，金为火烁，又为木击，虚劳渐著。有气喘喉疼之变。法当甘温。壮水之主，辅以介属潜阳之品，以资金水二脏之源，冀其肾升肺降为妙。

九制熟地　怀山药　白茯苓　酥炙龟版　粉丹皮　大麦冬　醋炙鳖甲　百部　天门冬(诸血)

肾不涵肝，血失潜藏，水不济火，火载血上，肺热不能下荫于肾，肾虚子盗肺母之气，上下交损，过中不治。相火内寄于肝，君火动，相火随之。心有所思，意有所注，梦泄之病见矣。有情之血受伤，培以无情草木，声势必难相应。宜速屏除尘绊，一切皆空，方克有济。

大生地　粉丹皮　建泽泻　怀山药　云茯苓　当归身　大白芍　煅牡蛎　蛤粉炒阿胶　黄郁金　血余炭　藕节(诸血)

阴虚生内热，阳虚汗自出。舌有红槽，痰嗽夜甚，健忘眩晕，怔忡惊悸，嘈杂，俱是阴阳两损，有火有痰。肝郁则胁痛，肺热则气促。经来色淡，带下频仍，奇经八脉亦损。脉来弦细少神，服药数年寡效。药难道地，病势良深，勉拟从阴引阳，从阳引阴，观其进退。

大熟地　人参　当归身　冬白术　女贞子　旱莲草　玄武板　鹿角胶

四进阴阳相引之剂，未见退机。然虚能受补，自有愈期。无阳则阴无以生，无阴则阳无以化。照原方加白茯苓，再服八剂。

原方加味又服八剂，诸恙虽然未减，饮食颇觉加增，但得药病相投，便宜长驱大进，未可朝更夕改。照方加益母草，服一百剂再议。(痨瘵)

流传瘵疰，本是危疴。木击金鸣，痰嗽声哑，阴虚内热，气馁虫生，金伤成痿。肾虚盗气于金，精损移枯于肺。下损于上，乾道自肾传心，脉见双弦。殊难奏效，勉拟一方，以副远来就诊之意。

大熟地　怀山药　山萸肉　东洋参　大麦冬　五味子　川百合　百部(痨瘵)

舌赤无苔，阴亏已极。水不涵木，风动虫生。前哲以坤道自心传肺，肺传肝，肝传脾，脾传肾，五脏传遍，复传六腑而终。女子以肝为主，当以肝传脾为是。心虚汗泄，肺损为咳，肝燥善怒，脾伤食减，肾亏蒸热。䐃肉全消，血枯经闭，脉来七至而空，传疰危疴已著。勉拟十药神书法，冀其万一。

大生地　紫菀茸　五味子　川贝母　白知母　款冬花　马兜铃　百部　虎头骨　獭肝(痨瘵)

曾经大产后百脉空虚，病从虚起，恶露未尽，瘀停少腹成癥。小便色紫，澄如膏糊，巅顶时疼，浊痰上溢，心中烦热不安，寒热往来如疟，经闭半载有余，饮食迟于运化。舌尖微赤，边隐黑斑，舌本苔黄，红槽时见。病起客春，今秋益甚。脉来细数无神，已入虚劳之境。良由抑郁伤肝，烦劳伤心，思虑伤脾，脾失健运，血积为癥。肝主小便，肝不藏血，小便色紫，如膏如浊。舌为心苗，汗为心液，心火上炎，则黑斑红槽互见，虚烦自汗相仍。营卫不和，往来寒热。奇经八脉不振则经闭。清气不升则巅疼。诸症虽见于当前，而致病之由已萌于畴昔，虑难收效。治病求本，病本于肝，传之于脾，上连于心，下关于肾，损及奇经八脉。当以治肝为先。土能安木，又当治脾。水能生木,亦当治肾。爰以六味、归脾加减,一以贯之。

大生地　怀山药　山萸肉　云茯苓　炙黄芪　人参　冬白术　炙甘草　酸枣仁　当归身

六味、归脾加减,共服五十余剂,诸证相继而退。现在眠食俱安,精神如旧,再拟十剂为末,水叠丸。早服三钱,以善其后。(痨瘵)

自汗阳虚,盗汗阴弱。关津不固,精时自下。咯血咳血,痰带血丝、血点,皆属脏阴有亏,心火动,相火随之渐至,阴枯阳竭。保心肾、固关津为主。

大熟地　东洋参　白茯神　大麦冬　酸枣仁　怀山药　牡蛎粉　线鱼鳔　獭肝(痨瘵)

病延二十余年,曾经微咳微热历年,咳热转甚,月事不以时下。近复四肢蒸热,足胫酸痟,容色憔悴,春剧秋缓。因五志不伸,致损冲任血海之本。坤道以血为主,血海既亏,不能周于四末,则蒸热酸痟;不能润泽皮肤,则色不华;不能充满奇经八脉,则经来不一,六脉细数无神。虚劳之势渐著,大法折其郁气,先取化源。宜服《医话》胶艾八珍汤五十剂再议。

大熟地　当归身　大白芍　川芎　人参　云茯苓　冬白术　炙甘草　陈阿胶　艾叶(痨瘵)

外劳其形,内摇其精。精虚无以化气,气虚无以生神。以故形气日衰,精神日短。《经》以精食气,形食味;味归形,形归气;气归精,精归化。非徒用药,食亦宜然。欲补无形之气,须益有形之精;欲补有形之形,须益无形之气。形气者,有无之象也。爰以气味俱厚之品。味厚补坎,气厚填离,冀其阴阳相引,而收既济之功。阴平阳秘,精神乃治。

大熟地　人参　紫鹿茸　龟版胶　紫河车　黄鱼鳔　桑螵蛸　虎胫骨　制附子　油肉桂(痨瘵)

客春三月初旬,少腹胀,小便不利,如癃淋之状。肝木已失条舒。肝主小便,厥阴之络结于少腹。是月底有妊,胀渐减,至五月胀平,而恶阻、呕吐较甚者,肝木犯中也。又因天令炎暑,势不容已衣厚受热等情。阴络受伤,血热上溢,痰带紫色血块,约三四日共七八口。心生疑惧,气馁于中,致戕甲胆果敢之气。

《经》以十一脏取决于胆。胆力不雄,则十一脏之气均皆不振,以故多疑少决。木郁化火,火烁金伤,木击金鸣,咳始于此。其时饮食反增,五内精华不足以奉胎元,欲得外食以相助也。痰内忽带红丝一次,阴络未能扃固。薄暮咳甚,火浮于肺。至十一月,每夜交子饥嘈、燥热、善食;十二月饥嘈消谷更甚,胎愈长,血液不足以滋荣,而求食相助亦急也。乃至忍饥分娩,受伤最重。产后眠食虽安,痰嗽未减,更增盗汗,阴液愈亏。气从少腹煽动而升,乃子午不交,元海无根之象。咳吐白沫者,清肃不行,火烁金伤也。延至本年正月初,因悲哀动中,再伤肺志,至十二日又因惊恐,惊则神伤,恐则精却,精无所倚,神无所归,竟夕不寐。十三日舌苔反白如积粉,乃脾闭。非丹田有热,胸上有寒可比。终日嗳噫,土为木克。至十七日,面戴阳色,虚火上升,下虚所致。胸次胀满,脾阳不运,饮食从兹亦减。十八至二十五日间,于四五鼓能寐片刻,阴暂敛阳。二十六日,日晡憎寒,觉腹中热气上腾,寒热往来之始,营卫不和之据。二十七日,入夜复添烦躁,烦出于肺,躁出于肾,金水愈亏。至二月初二日,更衣坚结不爽。至十四日再更衣,色黑颇多,饮食仍少,总属脾肾两亏,化源不振。肾为先天,脾为后天。脾土之强健,赖肾气之充盈。阴精不能上蒸,中土无由健运。胃者,卫之源。脾乃营之本。胃虚则卫气不能卫护于外,脾虚则营血不能营守于中。卫失外护则寒,营失中守则热。营卫乖分,往来寒热。脐上有积,大如龙眼,接连一核,按之则退,入左胁或见或隐,此肝积肥气之属,瘵疰伏连之类。脉来七至,上下、来去、至止不甚分明,浮中沉三取皆失冲和胃气。所服诸方,都是法程,寡效弥留,虑难有济。是症也,肝为受病之本,肝传之于脾,脾传之于肾,肾传之于心,心传之于肺,肺传之于肝,肝复传之于脾,脾复传之于肾,此经旨所谓七传者是也。今以形证前后校论,始得病,少腹胀,小便涩,肝经受病也。继之于呕吐,肝传脾也。继之于痰内带血,阴络内损,脾传肾也。继之于咳嗽、饥嘈,肾传心也。心火盛,故饥嘈。火烁金亦能咳。又值大产阴亏,心火愈炽。汗为心液,以是更增盗汗。水不济火,气从少腹上升,如奔豚之状,亦可为肾传于心之一端也。继之于咳吐白沫,心传肺也。继之于因惊不寐,魂魄不安,肺传肝也。继之于嗳噫、胸闷、食减,往来寒热复萌,肝复传之于脾也。若脾复传之于肾,则阴络复伤,痰血复见,势必更增泄泻、喉疼、呕吐、不能纳谷等症。犯经旨七传之忌,虽司命不可为也。现在肝复传之于脾,脾尚未复传之于肾,勉拟六味、归脾加减,二天兼补,脾肾双培。壮水生木,崇土安木,以截七传之路,而治受病之本,冀其间传,传于所生,生生之气复来,自能渐入佳境。余见如是,未识明哲以为然否。

大熟地　怀山药　山萸肉　云茯苓　人参　绵黄芪　冬白术　炙甘草　当归身　酸枣仁　远志肉　广木香　龙眼肉(痨瘵)

传疰之症,男子自肾传心,女子自心传肺,肺传肝,肝传脾,脾传肾,五脏传尽,复传六腑而终矣。去秋痰内带血,血崩;今春寒热往来,咳血。此乃心传于肺。心生血,血必随肺气而行故也。心营肺卫俱伤,以故往来寒热。大便热泻,小便亦热,肝主小便而司疏泄,肺传肝也。肌肉消瘦,精神短少,肝传脾也。潮热间作,白痰上涌,水泛为痰,骨蒸内热,脾传肾也。至于暑湿乘虚而入等症,如浮云之过太虚耳。脉来七至无神,症势危如朝露,勉拟十药神书法,尽其人力,以俟天命。

紫菀茸　白知母　川贝母　天门冬　天花粉　款冬花　马兜铃　百部　鳗鱼骨(痨瘵)

阳邪之极,害必归阴。五脏之伤,穷必及肾。肾伤水不济火,又不涵木,木击金鸣,火载血上,吐血甚涌,痰嗽频仍,面戴阳色,内热燔蒸,舌有红槽,形神不振,心烦自汗,夜寐不沉,脉来弦数少神。已入虚劳之境,殊属可虑。爰以十药神书法,观其进退。

花蕊石　大小蓟尖　茜草根　大生地　黑山栀　大白芍　犀角片　粉丹皮　十三制大黄　侧柏叶　新荷叶　白茅草根　白藕节　陈京墨　童子小便

四进神书法,涌吐之血竟止。痰嗽未平,戴阳蒸热,自汗,心烦少寐,舌上红槽等症均皆未减,弦数之脉未缓,总是阴亏水火不济,心肾不交。岂旦夕之故,所从来远矣。仍以稚川法加以三才意。

天门冬　大生地　人参　紫菀茸　川贝母　五味子　马兜铃　百部　川百合　炙甘草　桔梗

连进稚川法加以三才汤,诸症未见退机,反觉痰嗽更甚。良由肾室久亏,子盗母气。肺损于上,清肃之令不行,金衰不能平木,反为肝火所烁,将成肺痿危疴。仍以稚川法参入紫庭方。

大生地　大熟地　天门冬　麦门冬　白知母　川贝母　当归身　款冬花　杏仁泥　肥桔梗　诃黎勒　十三制大黄

两进稚川法合紫庭方,痰嗽减半,夜寐颇安,虚烦亦定,戴阳之色稍退,燔蒸内热稍减,自汗渐收。药合机宜,依方进步。

大生地　大熟地　天门冬　大麦冬　川黄柏　白知母　人参　五味子　诃子肉　地骨皮

依方进步又服二剂,痰嗽全止,骨蒸亦除,戴阳亦退,饮食亦增,形神亦振,弦数之脉亦缓，都是佳征。惟舌上红槽更阔，自汗仍多，润下之水不足以济炎上之火，再以清上实下主之。

大生地　赤茯苓　白知母　天门冬　大麦冬　川黄柏　北沙参　五味子　玄武板

昨进清上实下之剂，舌上红槽较淡，自汗亦觉渐收。症属阴亏，阴难骤补。《经》言无阳则阴无以生，无阴则阳无以化。再以阴阳相引之剂主之。

大生地　人参　女贞子　旱莲草　鹿角霜　玄武板　大麦冬　五味子　附子水炒黄柏　肉桂水炒川黄连

服阴阳相引之剂，因合机宜，遂连服八剂，舌上红槽十退八九，自汗尚未全收。汗为心液，舌为心苗。阴难来复，乃因巳月纯阳，天地之阴亏极，而况于人。用药迎夏至一阴来复可也。

大生地　人参　大麦冬　五味子　粉丹皮　建泽泻　怀山药　云茯苓　白知母　川黄柏　玄武板

连服迎夏至一阴来复之剂，已交夏至，反觉虚炎之火上腾，亦由偶遇心感神伤之事。舌上红槽未减，自汗依然。《经》言：阴气者，静则神藏，躁则消亡。静不胜动，恐来复之阴如牛山之木①。宜乎澄心息虑，恬惔无为。再以壮水济火，补阴潜阳为主。

大生地　玄武板　九肋鳖甲　川黄柏　白知母　人参　大麦冬　五味子　犀角片　羚羊片

壮水济火，补阴潜阳，又服四剂，虚炎之火已平，舌上红槽全退，自汗全收，脉神形色俱起，眠食俱安。惟真阴虽复未固。以阴液难成易亏，况值五阳一阴时令，切戒烦劳、动怒，清心静养为宜。再以《医话》介潜丸加减，杜其反复。

大生地　玄武板　九肋鳖甲　左牡蛎　石决明　蚌珠粉　人参　麦门冬　五味子

水叠丸。早服三钱。(痨瘵)

《经》以二阳之病发心脾。其在女子不月。经闭二月有余，呛咳无痰，内热食减，呕吐时作，虚火间起，脉来紧数，䐃肉瘦损。已传风消，再传息贲，不治。勉拟八珍加减挽之，多酌明眼要紧。

大生地　当归身　大白芍　东洋参　冬白术　肥桔梗　益母草　蛤粉炒阿胶　炙甘草　大麦冬　五味子(痨瘵)

肝为将军之官，谋虑出焉。肾为作强之官，伎巧出焉。脾为谏议之官，知周出焉。曾经身痛，寒热往来，二便不爽，延绵不已。已见木土违和，下关于肾之象。意非雨湿所乘。(病人云：曾冒雨、卧湿地。)盖三气合而为痹不应，二便阻塞。脾虚土不安木，肾虚水不涵肝。肝主一身之筋。脾统诸经之血。中气不足，溲便为之变。肾开窍于二阴，中虚气馁，不能化血归经，筋失营养则痛。脾与胃以膜相连。胃者卫之源，脾乃营之本。胃虚则卫气不能卫护于外，脾虚则营血不能营守于中。卫不外护则寒，营失中守则热，与六淫有间。饮入于胃，游溢精气，上输于脾，脾气散精，上归于肺，通调水道，下输膀胱，水精四布，五经并行。下损中虚，则胃无游溢之能，脾失散精之道，肺失下输之令，膀胱无气化之权，故小便频数如癃淋之状。肾主二阴而司五液。五液不足，大便必难。六味、归脾王道，固难速效，更投攻剂取一时之快。脾肾愈亏，驯致大便更难，兼旬不解。膀胱不约，涓滴常遗，而龙雷之火上腾，心震面热。补阴潜阳是其法程。病势良深，服之不应。内水不足，欲得外水相救，故渴与上消有异。脾主肌肉，土贯四旁。龙雷扰乱，诸经外症更相叠起，非湿热可比。筋痛是血虚不能荣养，肢痹乃气虚不能流贯。血非气不行，气非血不附。气主煦之，血主濡之。气血俱虚，无以煦濡经络，以故气

① 牛山之木：语出《孟子·告子上》："牛山之木尝美矣，以其郊于大国也，斧斤伐之。可以为美乎？"引喻为人性本善。

痛频仍,麻痹不已。两足忽热如焚,乃足三阴亏极。阳往乘之,未必尽由实火。大便愈解愈结,阴液枯涸可知。肾兼水火之司,火虚不能生土,水虚盗气于金,土不安木,肝病传脾,木反侮金,肺病及肾,五内互相克制,二气莫得其平,反复相因,病情转剧。近乃精神疲败,形志颓残,四肢不收,肉瞤筋惕,水泉不止,涎下不禁,大便更难,饮食不进,面戴阳色,足冷如冰,皆属命火虚衰。火不生土,四肢不用。土不载木,筋惕肉瞤。脾虚失摄,涎流不止。水不得火,有降无升,小便不禁。阴中无阳,寒凝气海,大便不行。化机不转,饮食不进。阳越于上则戴阳。火不归源则足冷。阴阳离决,水火乖分,危如朝露,勉拟景岳参附理阴煎。从阴引阳,从阳引阴,引其散越之火,得返其源,或可挽回于万一。是方也,君以参附,以迎阳气来复之机;臣以地黄固肾,使阳从阴化;佐以当归温润养营,干姜助附子之热,斡旋中气;使以甘草缓姜附之性,协和群品,可谓有制之兵。然否,质诸明哲。

大熟地　制附子　当归身　人参　干姜　炙甘草(类中风)

木失条舒,必乘中土,脾胃受伤,营卫失度。胃者,卫之源。脾乃营之本。胃虚则卫气不能卫护于外,脾虚则营血不能营守于中。卫失外护则寒,营不中守则热,非外感可比。清阳不升则头眩,浊阴不降则脘痛。更兼带下伤精,水不济火,手足掉摇。战栗动摇,火之象也。脉来细数无神。有损怯、风痱之虑。宜先静补真阴为主。

大生地　怀山药　炙甘草　东洋参　当归身　福泽泻　女贞子　旱莲草

为末,水叠丸。早晚服三钱。(肝郁)

形盛脉细,肝郁脾伤。阴虚无以潜阳,土弱不能安木。肝气犯中扰胃,呕吐不安。水弱不能济火,心烦内热。阴不敛阳则不寐,水中伏火则耳鸣,带脉不固则带下,肾虚则腰痛,血不荣筋则身痛。腹中汩汩有声者,痰也。神志有时不爽者,痰扰心胞也。治病必求其本,滋苗必灌其根。肝犹干也,培土灌水则根干敷荣。痰犹乱世之盗贼,即治世之良民,无非精血、津液、脂膏之所化也。法当安抚。爰以脾肾双培为主。

大熟地　粉丹皮　建泽泻　怀山药　云茯苓　东洋参　冬白术　炙甘草　陈橘皮　熟枣仁　远志肉　当归身　四制香附　制陈半夏

为末,水叠丸。早晚各服三钱。(肝郁)

麻疹渐退,阴液大亏,潮热往来,舌糜唇燥。肺阴伤则皮肤皱揭;脾阴伤则目眶赤肿;心阴伤则舌为之糜;肝阴伤则内风欲动;胃阴伤则不思饮食;大小肠阴伤则热泻而溲黄。又值产后阴伤,际此纯阳之月,当真阴亏极之时,能无液涸阴枯之虑。法当急救真阴为主。至于儿枕作痛。可从缓治。

大生地　南沙参　大麦冬　鲜石斛　云茯苓　生甘草　牡丹皮　福泽泻　白知母　玄武板　元参　川黄柏　秋梨汁(产后)

三经半产,阴伤未复。经来色淡,血虚可知。阴亏,水不济火。血少,木失敷荣。肝病传脾,脾伤不能为胃行其津液,荣养诸经,以故形神不振,脉来软数无神。有血枯经闭之虑。法当静补真阴为主。

大熟地　当归身　左牡蛎　大麦冬　怀山药　山萸肉　粉丹皮　福泽泻　女贞子　旱莲草　玄武胶(半产)

曾经半产,去血过多,无以滋荣五内,流贯诸经。舌有红槽,时觉头眩、心悸,饮食减少,经来不能应月盈亏。清气不升,肛痔下坠。久延有二阳之病发心脾,传为风消、息贲之虑。

大熟地　东洋参　云茯苓　炙甘草　冬白术　当归身　大白芍　五味子　龙眼肉

流水、武火熬膏。早晚各服四钱。(半产)

王氏医案三编

朱次膺令正，娩后偶有微寒微热，医与解散药一剂，遂神疲自汗，不食不眠，泛泛欲呕，时时欲晕，肢麻且软，气欲上冲，舌赤微苔，溺频脘痛，便溏不畅，目不欲张，心悸懒言，欲嘻不达。孟英察其脉，虚弦软数，曰：此阴素亏，忧愁劳瘁之余，血从下夺，八脉交虚，正所谓阳维为病苦寒热，阴维为病苦心痛也，岂可以有寒热而即从疟治哉！授以龟版、鹿角霜、当归、枸杞、白薇、紫石英、甘草、大枣、小麦、牡蛎，数剂而安。嗣与熟地、枣仁、当归、杞子、麦冬、楝实、苡仁、黄连，壮水和肝而愈。

许兰屿令正，正月中旬，偶食蒸饼，即觉腹中攻痛而寒热间作，以为疟也，请孟英诊之。脉弦软而微数。曰：此不可以疟论，缘营素亏，往岁愈后少于调补，仍当濡养奇经。盖阳维为病亦能作寒热，而八脉隶于肝肾，温肾凉肝，病即霍然矣。授以苁蓉、枸杞、当归、白薇、青蒿、茯苓、竹茹、鳖甲、楝实、藕，数帖果愈。迨二月中旬，其病复作，举家佥以为疟，或云：必前次早补，留邪未去使然。而兰屿远出，家无主议之人。孟英曰：前次愈之太易，我之罪也，不为善后，谁之过欤！如信我言，指日可瘳，第须多服培养之剂，保无后患。于是仍服前药，亦数剂而安。续以集灵膏去牛膝，加羊藿、阿胶、当归、黄柏、菟丝、苁蓉、蒲桃干，熬膏服之，竟不再发。

许子厚令庶母，年未四旬，患晡热发于上焦，心悸头疼，腰酸腿软，饥不欲食，暮则目如盲而无所睹，时或腹胀，自汗带多。孟英脉之弦细而弱，气短不足以息，舌赤无苔。曰：此营血大亏，不可作暑治也，授人参、熟地、枣仁、枸杞、归身、麦冬、乌鲗骨、牡蛎、龟版、蒺藜、芍药、杜仲、羊藿等药数十剂，而康复如常。

叶茂栽年三旬余，寒热时形，身振多汗，医从疟治，数日而危，速孟英视之。脉微欲脱，语难出声，舌光无苔，筋惕肉瞤。亟宜救逆合建中汤灌之，覆杯即愈，续服多剂培补而安。

王炳华之媳，屡次堕胎，人渐尫羸，月事乱行，其色甚淡，医谓虚也。大投补剂，其瘦日甚，食少带多，遂加桂、附，五心如烙，面浮咳逆，痰壅碍眠，大渴善嗔，医皆束手，始请孟英脉之。两尺虚软，左寸关弦数，右兼浮滑，乃阴虚火炎也。然下焦之阴虽虚，而痰火实于上焦，古人治内伤于虚处求实，治外感于实处求虚，乃用药之矩矱①也。爰以沙参、竹茹、冬瓜子、芦笋、枇杷叶、冬虫夏草、石英、紫菀、苁蓉、旋覆为方。两剂即能寐，五六剂嗽止餐加，乃去紫菀、旋覆、沙参，加西洋参、归身、黄柏。服五剂，热减带稀，口和能食，再去芦笋、冬瓜子、枇杷叶，加熟地、枸杞、乌鲗骨服之而愈。

归　砚　录

仁和彭君芝亭之三令嫒，年甫逾笄，自去秋患痰嗽内热，渐至汛衍减食，咽烂音嘶，肌瘦便溏，不眠心悸。丁巳正月下旬，专人迎余往视。左脉细软而数，寸尤甚，右尺洪数，寸关不耐寻按。盖燥邪薄肺，初失肃清，阴分素亏，源流两涸，今胃气已败，万物发蛰之时，如何过去。其二令嫒深谙医理，极以为然。适邵位西枢部持蒋大理之函相召，余即解缆。嗣接赵君笛楼信云：彭女果殁于惊蛰前三日，抑何脉之神耶？余曰亦偶然事耳。如前年五月间，偶诊顾听泉明经之脉，即谓家篪伯茂才云：顾君不可以冬，盖死象已见也。后竟殁于立冬之时。今年二月诊庄文芝阶脉，谓其文孙嵋仙少君云：恐难过夏。而立夏前三日竟逝。十月初游武林，访家瘦石兄，切其脉，尺

① 矩矱(yuē 约)：规矩法度。

中微露浮弦,即谓其子曰:春令可虞。亦于次年惊蛰日无疾而终。脉之可凭者如是,而竟有不可凭者,此其所以为微妙之学乎?

得心集医案

吴俊明　年二十　咳嗽多痰,微有寒热,缠绵数月,形体日羸,举动气促,似疟非疟,似损非损,温凉补散杂投,渐至潮热,时忽畏寒,嗽痰食少,卧难熟睡。医者病家,咸言痨瘵已成,委为不治。闻余精究脉理,姑就一诊,以决死期。因见形神衰夺,知为内损,脉得缓中一止,直以结代之脉而取法焉。此阳衰阴凝之象,营卫虚弱之征,卫阳虚则发热,营阴凝则畏寒,盖肺卫心营之机阻滞,气血不得周流,故见为结代时止之脉。谛思结代之脉,仲景原有复脉汤法,方中地黄、阿胶、麦冬,正滋肾之阴以保金,乃热之犹可也,人参、桂枝、枣仁、生姜、清酒,正益心之阳以复脉,乃寒亦通行也。用以治之,数月沉疴,一月而愈。按结代之脉,须知必缓中一止,方为可治,若急中一止,便为三五不调,乍疏乍数,安可治乎。故古人有譬之徐行而怠,偶羁一步之语,旨哉斯言,堪为结代之脉传神矣。世人惟知仲景为治伤寒之祖,抑知更为治虚劳之祖乎。

复脉汤仲景　一名炙甘草汤。

甘草　生姜　桂枝　人参　阿胶　地黄　麦冬　麻仁　大枣　水酒(内伤门)

彭绍英　年十八　向有咳嗽,曾经失血,客腊婚毕,新正病疟,延医数手,疟未减而神大衰,咳嗽仍作,夜不得寝,每巳午时,寒去热来,寒少热多,热止无汗,间日一发,迨至人事昏困,肌肤削极,饮食减少,始就余诊。脉得浮大而空,两关甚急,余知其失血也。视其舌干发槁,面色枯焦,更知其阴虚也。因谓曰:此冬不藏精,肾水愈涸,至春地气上升,肝木发荣,全赖肾水灌其苞根,则枝叶畅茂。今水泉将竭,何供所乘,以致木郁不舒,发为寒热,渐至枯槁,岂细故哉!奈何医者以柴、苓斧斤之药,愈伐其生,见其人事昏困,凉散不效,更投补中益气,芪、术助火,其阴愈烁。今议专以滋阴为主,又忌滞濡而胃愈戕,清营为佐,更忌苦寒而阳愈损,《经》曰:损其肝者缓其中,损其肾者益其精,缓肝益精四字尽之矣。随症处方,因人而施,以一派生津甘缓之药频服而健。(内伤门)

杨明质

三载劳损,咳嗽多痰,大便常滞,呼吸急促,卧不着席,买舟访治于余。诊得右脉数急,左脉迟软,系阴液虚也。仿古救阴液须投复脉,因与炙甘草汤,令服百剂。逾年来寓谢曰:贱躯微命,自分必死,幸叨再造,感德不朽矣。

炙甘草汤一名复脉汤(内伤门)

胡晓鹤孝廉尊堂　素体虚弱,频年咳嗽,众称老痨不治。今春咳嗽大作,时发潮热,泄泻不食。诸医进参、术之剂,则潮热愈增,用地黄、鹿胶之药,而泄泻胸紧尤甚。延医数手,无非脾肾两补,迨至弗效,便引劳损咳泻不治辞之。时值六月,始邀予诊,欲卜逝期,非求治也。诊之脉俱迟软,时多歇止,如徐行而怠,偶羁一步之象,知为结代之脉,独左关肝部弦大不歇,有土败木贼之势。因思诸虚不足者,当补之以味,又劳者温之,损者益之,但补脾肾之法,前辙可鉴,然舍补一着,又无他法可施。因悟各脏俱虚之脉,独肝脏自盛,忽记洁古云:假令五脏胜,则各刑己胜,法当补其不胜,而泻其胜,重实其不胜,微泻其胜。此病肝木自盛,脾土不胜,法当补土制肝,直取黄芪建中汤与之。盖方中桂、芍,微泻肝木之胜,甘、糖味厚,重实脾土之不胜,久病营卫行涩,正宜姜、枣通调,而姜以制木,枣能扶土也。用黄芪补肺者,盖恐脾胃一虚,肺气先绝。连进数剂,果获起死回生。但掌心微热不除,且口苦不寐,咳泻虽止,肝木犹强,原方加入丹皮,重泻肝木之胜,再进而安。

黄芪建中汤

黄芪　芍药　肉桂　甘草　煨姜　饴糖　大枣(内伤门)

论治姜吉甫翁丸药善后方启　尊体阴阳均亏,五脏皆弱,中焦困顿,气机不宣。故以术、苓、山药,大培土气,建立中宫,以运四旁,则胀满可磨,娇金可旺。熟地、枸杞、女贞,质纯能滋阴,使水源充足,庶肾家有归藏之安。附子、肉桂、小茴,气厚能扶阳,俾火宅温煦,中州无壅塞之患。鹿茸助阳,而精府常富,鹿胶补血,则形骸自强。斯中焦运而四脏和,水火交而阴阳偶,身中元气,岂不太朴淳全乎?或议地、丹之寒,附、桂之热,抑知非刚不足以化气,非柔何以济刚,且非从阴何以引其阳,亦非从阳何以引其阴,于理固合,于法不悖。谨启其端,附呈明鉴。此番已验宿年之胀,今日之痢,缘补中固肾而解,康健月余,谅无返复。但七情之郁,脏气之衰,必善调摄。历岁一周,寒暑再经,方可无忧。倘加情志感触,不遵戒忌,轻则痰咳复起,重则胀势复萌,莫谓赠言之不详也。

述治陈鸿儒内伤痨症　陈鸿儒,年二十,时值春月,满面青白,步履不前,咳嗽多痰,声短语促,知其内伤甚重。余念世谊,谓乃尊曰:郎君青年,当此春生,反见尫羸之象,大有可虑。乃尊唯唯。匝月,其病益剧,不能出户,始邀余治。诊得脉来弦数,时忽一止。自云:别无所苦,只是少腹之气不上则已,上则心中战栗,周身寒冷,片刻内外皆热,冲至咽喉,必咳嗽不安。数月以来,请医专治,服疏表药则汗多热重,服补脾药则胸紧咳促,服滋阴药则食少多痰,服降气药则气愈升逼。余知其误,恐鄙见难以取信,因索纸书云:谨按脉来弦数停止,诀称乍疏乍数,三五不调,谓之死脉,但数而不急,此处尚可转旋。据云气上寒热咳嗽等证,乃厥阴伤寒病也。缘阴精素弱,肾气衰微,不能领邪外达,仅依脏气推迁。《灵枢》云:厥阴之脉,自少腹上贯膈,循喉咙,病则气上冲心。惟其冲触不已,故心主不安其位,见为悸动。夫心主血脉,因营卫不调,遂悖乱失常,寒热顿起,且脉来结代矣。若逆冲咽喉,乃肺肾脉络之所,肝气乘水侮金,故为咳嗽多痰,实肝威猖獗,心主失权之象也。《内经》又谓:主明则下安,主不明则十二官危,可不畏哉。今欲治此,必滋肾之阴以补金,益心之阳以复脉,非刚不足以去暴,非柔何以制刚,能识此意,方可言治。拟以炙甘草汤滋阴和阳,养肝益心,庶肝火息而不升,则心主安而血脉复其常矣,其寒热咳嗽,不治而治也。方中地黄、阿胶、麦冬、麻仁,一派柔药,济肝之刚,乃乙癸同乡,热之犹可之义也。人参、桂枝、生姜、清酒,一派刚药,去肝之暴,乃木火相生,寒亦通行之义也。谨将病机传变,并用药大旨,一一陈之,愿高明垂鉴焉。乃尊世全,见余议论精详,亟将药进。甫投三剂,诸苦减半,寒热悉瘥,药已显有明效矣。讵知前医适至,大訾其药,阅余案,反议迂儒之言何足为信,又议痨症尚不能识,岂有厥阴伤寒之书,且议桂枝、姜、枣之药,大非痨症所宜。于是停药数日,寒热复起,诸苦复增。值余归里,复延他医,俱议桂枝、姜、酒,痨症最忌,每日令服人乳数瓯。其家戚友,咸称稳当,按日不辍。岂知人乳滑肠腻膈,卒至食少便溏,尚不知悟,犹以养阴清肺之药,卧床滑泄,竟致不起。嗟嗟!投珠按剑,诧为不祥,道穷于遇,可慨也已。(内伤门)

乘桴医影

肆安陈半樵,年三十五岁。患身热,便泻,口干,仍强起任事,察其脉虚大而弦,是忧劳过甚,元气大亏之证,幸而能食,亟与参、芪、苓、草、防、芍、木瓜、陈皮、石斛,旬日霍然,即旋里省亲,逾月来申,患暑湿类疟,予清化药四帖而愈,但觉疲惫,仍以参、芪、柏、草等,培其本元。

费伯雄医案

水不滋木，肝阳上升，肺胃受克失血之后，不时呛咳，饮食不加，势将成损。姑拟壮水柔肝，清肃肺胃。

天门冬　麦门冬　怀山药　茜草根　象贝母　海蛤粉　南沙参　生龟版　参三七　女贞子　苦杏仁　北沙参　潼沙苑　黑料豆　桑白皮　莲子肉

水不滋木，肝火克金，呛咳咯血，势将成损。急宜介类以潜阳。

天门冬　麦门冬　败龟版　左牡蛎　茜草根　甜杏仁　潼沙苑　南沙参　象贝母　女贞子　毛燕窝　瓜蒌皮　海蛤粉　桑白皮　怀牛膝

肝阳上升，肺金受克，呛咳漫热，症入损门。姑拟清养。

南沙参　北沙参　怀山药　白归身　女贞子　潼沙苑　杏仁泥　川贝母　陈橘红　合欢皮　麦门冬　毛燕窝　莲子肉

肝火克金，咽痛音喑，呛咳日久，损症渐成。姑拟清养。

南沙参　天门冬　麦门冬　鲜首乌　瓜蒌皮　甜川贝　女贞子　海蛤粉　潼沙苑　桑白皮　石决明　杭菊花　杏仁泥　淡竹叶　鸡子清

一水能济五火，肾是也。一金能行诸气，肺是也。肾为下渎，肺为上源，金水相涵，方能滋长。今诊脉象二尺虚细，左关独弦，右部浮芤，水不滋木，肝阳上升，肺金受克，呛咳漫热，甚则咯血，势将成损。姑拟壮水柔肝，清养肺肾。

天麦冬　川贝母　女贞子　南北沙参　杏仁泥　茜草根　怀牛膝　瓜蒌皮　毛燕窝　川石斛　潼沙苑　鲜藕

肝火上升，肺金受克，咳嗽音喑，症入损门。急宜清养。

南沙参　瓜蒌皮　川贝母　女贞子　北沙参　杏仁泥　桑白皮　潼沙苑　生龟版　天门冬　麦门冬　怀山药　淡竹叶　鸡子清

一水能济五火，一金能行诸气，肾为下渎，肺为上源，金水相涵，方能滋长。今诊脉象两尺虚细而数，左关细弦而数，右部浮芤而数。失红之后，呛咳漫热，大肉消瘦。盖肾水久亏，肝阳无制，熏灼肺金，损症已成，实非轻浅。勉拟壮水柔肝、清养肺胃之法，竭力挽救。

天门冬　麦门冬　北沙参　潼沙苑　败龟版　旱莲草　左牡蛎　生甘草　川石斛　怀山药　女贞子　毛燕窝　川贝母　莲心（虚损）

何澹安医案

营液交虚，心阳飞越，上实下虚，易饥胆怯，延久不痊，神思倦怠，脉数无力。鄙拟甘温潜纳法，附方酌用。

炙黄芪二钱　麦冬三钱　茯神二钱　杞子三钱　新会红一钱　大熟地五钱　五味四分　枣仁三钱　牡蛎四钱煅　龙眼肉二钱（肝风）

元气素虚，疟后腠疏喘咳转剧，脉数无力，劳怯之渐，愈期未许。

炙芪　北沙参　麦冬　橘白　煅牡蛎　红枣　玉竹　川贝母　山药　茯神　冬桑叶

接服方：

黄芪　北沙参　麦冬　橘白　煅牡蛎　杞子　熟地　川贝母　山药　茯神　款冬花　建莲

膏滋方：

炙芪　五味　淡苁蓉　胡桃肉　熟地　牛膝　煅牡蛎（咳嗽）

失血兼精滑，肝肾虚损，筋拘而坐卧不宁，六脉细软无力，属下虚。而血不养肝，并泄自汗，此大虚候也。须重剂培补。

炙绵芪　茯神　麦冬　狗脊　杞子　大熟地　枣仁　五味　龙齿　郁金冲(虚劳)

素体阴亏，近兼咳逆，自汗脾泄，六脉虚数无力，阳本大亏。宜填纳温补，然无虞未许。

炙绵芪二钱　炒熟地四钱　杞子二钱　茯苓二钱　北五味四分，炙　沉香汁三分　真西党三钱　制於术二钱　白芍二钱　枣仁三钱　干河车一钱五分(虚劳)

气虚骨热，营液成痰，筋骸不得舒展，以致肿溃脓水，艰于收口。已属虚损，惟宜培本。

生芪一钱五分　熟地四钱　五味炙，三分　杞子二钱　五加皮一钱　炒枣仁三钱　归身二钱　山药二钱　麦冬二钱　川断一钱五分　细桑枝四钱，酒炒

症属虚损，莫作风湿。治从脾肾培补，以图元旺病却并有遗泄。

熟地　淮药　归身　狗脊　木瓜　於术　杞子　川断　杜仲　羊肾

膏滋方。去山药、川断、羊肾，加桑枝、胡桃、党参、虎骨、龟版、白蜜、湘莲粉收入。

中虚阴火不潜，多痰内热，劳怯根苗，须省力服药。

制首乌三钱　北沙参二钱　女贞二钱　橘红一钱　制香附三钱　生绵芪一钱五分　归身一钱五分　杜仲三钱　丹皮一钱五分　冬桑叶一钱(虚劳)

医学举要

南汇南门张宝华，劳倦之余，又兼食滞，及内伤中之有余者。脉象狂大，热渴异常，子系旧戚，平日相信不疑，即用下夺清中之法，但前因葬事太劳，未即痊愈，亲友中有疑为失表之证，嘱其更请他医调治。医谓从未得汗，热邪内陷之象，用葱、豉等发汗，汗竟不出，反发昏沉。仍恳予治。予惟以清降为事，渐渐神清食进，始终无汗而愈，愈后大便艰涩，惟服大黄。补药一剂不服，于以知外邪宜汗，内伤禁汗，内伤之虚者，为劳倦伤，宜补中益气。饮食伤虚中挟实者，宜枳术丸。内伤之纯实者，则宜攻下也，王安道辨之甚详。(卷六)

亭林镇北陆某，素患劳嗽，时作时止，至是益加气喘，偏卧不能转侧，脉象细弱，有似气虚痰饮，医用补脾理气，久而不效，遂以本证为辞。予适在镇中顾宅，延予一判安危。余谓此属肺肾阴亏，非气虚也，初用钱氏阿胶散，继用六味地黄汤而愈。(卷六)

寿石轩医案

抑郁伤肝，肝郁化火，火灼金伤，遂令咳逆失血。延及日久，脾肾气血交亏，水泛为痰，皆从左出。症由内饮酿成虚劳之象，症势若此，亏损已著。治难骤效。姑拟一方，以尽人力。

南北沙参各三钱　野於术一钱　云茯苓三钱　五味子七粒　粉甘草一钱　野黄芝一钱五分　白芍二钱　东贝母一钱　陈橘皮五钱　粳米三钱　猪肺一具　吊露

发者肾之华。病后发落，肾气亏也。五更咳嗽，吐白粘痰，微有血迹，午未发热，形瘦食减，间或遗精，食多则胀，食后冷气上泛，小溲短少。二天不振，烦劳内损之病。

冬术三钱　甘草五分　酸枣仁三钱　潞党参三钱　云茯苓三钱　木香七分　西当归三钱　远志肉一钱　熟地黄五钱　桂圆三枚

脾阳不足，肺阴已亏。面色痿黄，咳逆失血，鼻衄，谷食减少。脉象弦数。人虚不复，防成损怯。书云：脾喜燥而恶润，肺喜润而恶燥。喜恶既有不同，燥润亦有所忌，惟全匮麦冬汤，尚合机用之。

大麦冬一钱五分　太子参四钱　法半夏一钱五分　粉甘草五分　大生地一钱五分　粳米一勺

木火凌金，屡次失血，营卫两亏，微寒微热，肺气大伤，咳逆自汗，侧眠于左，已延三载。脾胃亦伤，咳吐不已，大便滞溏，面色黄痿，谷食不香。脉象弦芤且数。阴分固伤，阳气尤亏，损怯门中已成不治之症。足下所云劳伤肺脏之源，由于咳嗽不止，则肾中元气虚荡不宁。肺为肾之母，母病则子亦病。肺又为五脏之华盖。《经》云：谷入于胃，精华乃传于肺，五脏六腑皆以受气。其清者为卫，浊者为营。而脏腑皆取精于肺。肺病则不能输精于脏腑，延久则脏腑皆枯，枯则无治。咽痛音哑，尚未露出。拟一方以尽人力。

连心麦冬三钱　南北沙参各三钱　冬桑叶三钱　新会皮一钱　制半夏二钱　生诃子三钱　粉甘草一钱　白茅根三钱　川桂枝一钱五分　东白芍三钱　云茯神苓各三钱　山茶花一钱　陈粳米三钱　枇杷叶二片(去毛)

木火凌金，咳逆音哑，阴虚火炎，喉间作痛。脉象虚数。损怯已著，难以恢复。拟方徐图之。

冬虫夏草八分　连心麦冬一钱　百药煎一钱　南北沙参各三钱　参贝陈皮一钱　银蝴蝶一钱　杏仁二钱　法半夏一钱五分　川贝母二钱　枇杷花一钱五分(炙)叶三片

水亏于下，火炎于上，咳逆失红，侧眠音嗄，骨中蒸热。两脉细数。劳怯之根已著。拟方以尽人力。

炙鳖甲四钱　霜桑叶三钱　麦门冬三钱　川贝母二钱(去心)　粉丹皮一钱五分　半夏粉一钱五分　旱莲草三钱　川石斛三钱　南沙参三钱　青蒿三钱　女贞子三钱　鸡子清一枚(和)　枇杷花叶二　叶一钱五分

书云：心不安兮为烦，肾不安兮为燥。烦从火化，火旺必伤金。燥者躁也。水弱何能涵木，火失所养，金受火刑，则见红之症不免。又云：肝与胆相为表里。肝虚生热，胆虚则怯。怯则疑，阳不入阴，寤何以寐。脉象细数。细为脏阴之亏，数为阴液之耗。且节临夏至，木火司权，务宜息心静养，勿扰情志，俾得水火既济，自可却病延年。

霜桑叶三钱　大生地三钱　远志肉三钱　粉甘草五分　粉丹皮一钱五分　川贝母三钱　酸枣仁三钱　细枳实七分　海蛤粉三钱(青黛同杵)　瓜蒌霜一钱五分　云茯苓三钱　茶花一钱　竹茹五分(姜汁炒)

肺虚不复，咳逆带红，脘肋胀痛。虑其延久而成损怯。

蜜紫菀一钱五分　延胡索一钱五分　粉甘草五分　箱当归一钱五分　五灵脂一钱五分　云茯苓三钱　杭白芍一钱五分　海蛤粉三钱(青黛同杵)　苦桔梗一钱五分　白茅梗三钱五分　法半夏一钱五分　炙冬花二钱　藕汁　童便各一酒杯(冲服)

复方：

去：元胡　五灵　蛤粉　桔梗　藕汁　童便

加：薤白头三钱(洗)　霜桑叶三钱　瓜蒌皮一钱五分　福橘皮一钱五分　大红茶花一钱　白茅根三钱　琼玉膏三钱　药汤和服

劳伤咳嗽日久，曾经失血。营卫两亏，寒热交作，脾胃皆伤，呕吐不已，大便不实，侧眠于右。脉象细数。种种见症，损怯已著。拟方以尽人力。

南北沙参各三钱　云茯苓三钱　左牡蛎三钱(盐泥封煅)　煨白芍三钱　粉甘草八分　枇杷叶三片(去毛)　白蜜用长流水煎

咳久金伤，络伤血溢，营卫两亏。微寒微热，侧眠肋痛，自汗食少。脉象细数。损怯之根萌已露。拟二加龙牡汤，以冀挽回。

人参须一钱　杭白芍四钱　粉甘草五分　炙黄芪三钱　生龙骨三钱　熟附片五分　嫩白薇五分　法半夏一钱五分　左牡蛎四钱　云茯神三钱　生姜一片(蜜炙)　红枣三枚

久咳金伤，络伤血溢，寒热往来，脾阳不振，大便不实。脉象细数。损怯已著。拟方以尽人力。

野於术一钱五分　云茯苓三钱　炙甘草五分　紫石英三钱　扁豆子三钱　参贝陈皮八分　薯蓣子三钱　紫菀茸三钱(蜜炙)　冬瓜仁四钱　太子参三钱　白粳米三钱(布包)

复诊：

减：紫石英一味

加：苦桔梗一钱五分　川贝母三钱(去心)　银蝴蝶一钱　枇杷花一钱五分(蜜炙)

损怯而至骨蒸，难以挽回。拟医镜团鱼煎。

团鱼一个(洗净垢)，杏仁五钱，柴胡五钱，知贝母各五钱，前胡五钱　上药与鱼同煎，取汁饮后，将药晒干，为末，用鱼骨并煎泛丸。每服一钱五分。麦冬汤下。

肝火灼肺，咳逆不平，阳络受伤。曾经失血。脘闷腹胀，内热骨蒸。速效为吉，否则或怯。

旋覆花一分五厘(布包)　广橘皮络各八分(盐水炒)　粉甘草五分　血见愁八分　黄郁金一钱五分　苦杏仁二钱(去皮尖)　苦桔梗一钱五分　大贝母一钱五分(去心)　白茅花一钱五分(布包)　醋炒柴胡七分　枇杷叶三片(去毛)

服前方，胀闷已减，惟骨蒸颇甚。拟方徐图之。

西当归二钱　川贝母三钱(去心)　粉甘草五分　醋炒柴胡七分　杭白芍二钱(土炒)　黄郁金一钱五分　须谷芽三钱　省头草一钱五分　福橘皮络各八分(盐水炒)　嫩赤芍三钱　苦桔梗一钱五分　地骨皮露二两(冲服)(虚劳骨蒸)

阴虚生内热，咳嗽不已，食减形瘦，损怯之渐，脉象细滑。拟方徐图之。

蜜紫菀一钱五分　炙冬花一钱五分　粉甘草五分　箱当归二钱　野百合二钱　云茯苓三钱　杭白芍一钱五分　法半夏一钱五分　川贝母一钱五分(去心)　水炒柴胡五分　淮山药三钱　糯稻根须五钱　枇杷叶二片(去毛)(咳嗽)

医案类录

绵竹林桂山之室，邱特斋先生女也。形体清瘦，病患咳嗽，白日稍轻，晚较重，两肋串痛不休，间发潮热，经水前后不调，余侨寓在绵，特斋先生挽余治。诊其脉，两寸甚疾，两尺之脉，沉中带数，谓之曰：此阴虚火旺，将成痨瘵者也。火气从下而上，刑克肺金，肺为娇脏，不能受此火灼，肺金一虚，肝木无制，龙雷之火，合并上腾，若不早治，遗害匪细。方用生地五钱，以滋阴而降火；白芍八钱，以平肝而理血；制首乌六钱，以保肺而敛气；炙草三钱，以培土；复用青皮二钱，以响导；引用花通草三十寸，以通肺气而利关节，使火势不致燎原也。桂山见白芍过多，不肯与服，特斋见余用药有制，强令服之。次日病减大半，改用四君子汤，仍加白芍、麦冬、首乌、生地等，以平补阴阳。唯潮热未退，虚火尚存，余令桂山寻鲜藕数只，每药一剂，用鲜藕半斤，捣烂同煎。盖藕之性，甘温而涩，生服则寒，凉血散瘀，煮熟则热，益胃补心，且此物七窍玲珑，丝连不断，可以直通肝肾，用以为引，实奉以为君，此治阴虚火旺之妙剂也。绵竹无售生藕者，桂山吝惜微赀，不肯远购，余亦他适，嗣闻此妇，竟以瘵死。吁，可慨哉！(咳嗽痰喘气壅类)

慎五堂治验录

平，左，朝阳门。气元不足，症似损怯。进建中既合病机，今参内补法。

红枣五枚　生芪皮一钱半　细直地三钱　白芍一钱半　炙草五分　淮小麦三钱　益智仁三分　谷芽七钱　归身一钱半　地骨皮一钱半　川桂枝一分半

十帖愈。

姚，右，癸未九月，石泾。产后八脉交伤。八脉者，冲、任、督、带、阴阳维跷也。八脉虚而为病不止一端矣。扼要以图，总不出温与固二法也。

紫石英三钱　白薇一钱　甘草四分　冬虫草一钱半　大白芍一钱半　归身一钱半　半夏一钱半　龟甲三钱　川桂枝三分　杜仲一钱半　秫米三钱

服后邪传少阳化疟，疟止，用清泄法，半月后复病，得温润奇经，愈。

范俊甫母，辛巳十一月初二日，朔望泾。张石顽曰：久虚不愈，治惟有补肾益胃两途，舍此竟无别法。盖肾是封藏之本，胃为生化之源。以中胃如釜，命火如薪，要此真火上蒸，腐熟水谷而化精微，则肢体常泰，津液四布。云为动作俱赖是也。今腰腹觉冷溶溶若坐水中，久坐火升，夜分间或不寐，右胯胀痛，耳衄响如蝉鸣，肾虚带脉不引也。畏闻声响，易饥憎风，所用药饵合度殊少，阳明虚，卫外不固也。兹拟膏方，从补胃益肾治。第虚极之体，阴阳易于畸重畸轻，故用小剂侦探，如合病机，照方加进可也。

潞党参一两半　归身八钱　白芍一两　於术七钱　南沙参二两　黄芪一两半　甘草三钱　石斛一两　茯苓一两半　北沙参一两　生地一两半　枸杞八钱　东洋参一两　益智三钱　苁蓉五钱　龙骨七钱　西洋参一两　橘皮五钱　杜仲一两半　牡蛎一两半，生

上用河水浸，桑火熬浓，去渣，再熬至厚，用鹿角胶四钱、陈阿胶七钱收膏。每晨淡盐汤冲服五匙。

顾润卿，戊寅，小连泾。思为脾志，心主藏神，神思过用，肝脾相克，心肾俱伤，面油自汗，呼吸胁痛难支，甚至昏迷欲厥，不纳溲少，脉形弦实，寒热日作，已入怯症之条矣。上下交损，治当砥柱中流，即《内经》“调以甘药”之旨。

党参二钱　砂仁三分　沉水香四分　宋半夏一钱　甘草四分　赤芍一钱　合欢皮三钱　夜交藤五钱　茯神一钱半　香附四钱　炒谷芽一两　北秫米三钱　远志七分　胡桃二枚，带壳　五加皮七钱

肝脾相克，心肾交伤，服培土之品，作中流之砥柱，呼吸渐长，面浮亦退，各恙皆见松动，已合病机，依原进步可也，危症转关，一切小心调摄要紧。

西砂仁三分　茯神三钱　夜交藤五钱　合欢皮三钱　西党参二钱半　香附三钱　五加皮五钱　胡桃二枚　水炙草五分　远志七分　绿萼白梅花一钱　冬虫夏草五分

培脾舒肝，悦神安肾，寐安吸长加纳，诸苦立释，再以原方增减主之，自当省思，益精神，节饮食，适寒温，可免反复之险。

潞党参三钱　归身二钱　莲子五钱　银柴胡五分　於术一钱　远志五分　香附三钱　生谷芽五钱　五加皮五钱　茯神三钱

曹庭桂，丁亥八月，小泾。交中夏寒热时形，入秋来寒热虽停，形瘦神疲，纳食运迟，眩晕腰酸，治以培中，是宗言医高年久病，先调中土之训。

潞党参三钱，土炒　橘络七分　砂仁四分，研冲　谷芽一两，炒　於邑术一钱　杜仲三钱　旋覆花一钱，绢包　云茯神三钱　广藿梗一钱半　制半夏一钱半，打

去术、杜仲、藿、谷，加香附三钱、沙参三钱、桑叶三钱、菊花三钱。

一得集

详论李封翁阳脉变阴为真元暴衰之征

李荔生封翁，素有痰火，发必召诊，试辄幸中。己丑九月前疾复作，愚按其脉，向来滑大，今忽损小，浮部奄奄至数不明，且气来又不连续，愕然谓其世兄梅生太史曰：尊甫之脉，何以反常之至此？梅翁医道甚精，并深信愚之脉理，乃惊疑久久，始作声曰：无大害乎？愚知其素性纯孝，不敢直告，为定清疏上焦之方，加金匮肾气丸，服之颇安。越数日复诊，

封翁问脉息如何？愚勉强慰之。不得已私谓梅翁曰：脉象已现真脏，如雀啄食，每五六至，或十余至一止，恐是元阳暴衰之征，为之奈何？梅翁嘱为定方，用桂苓甘术汤加龙牡以镇摄之。又拟两方治上焦之痰，用陈皮八两，苍术、半夏各二两，风化硝、青盐各五钱，生姜汁半碗，以四味煎汁合姜汁收入陈皮，令不时口内噙咽少许。治下焦之虚，用人参五钱，生附子八钱，以附子煎汁收入人参，将参用铜刀切小块，外用茯苓细末，合炼蜜包裹为丸，晒干，每日空心服三钱。奈封公平日大忌参附，梅翁力劝数四，至于泣谏，终不能用。医有令服参须五分试之，膈间作胀，益加畏慎。余曰：参须与参不同，服仅五分，是以作胀，能服五钱，即不胀矣。况愚所制参附为丸，外用茯苓包裹入胃，使参附之性，必至下焦乃发，是下焦元气，可藉温补而转旺，而中焦阴邪，又何难驱除罄尽耶？岂复能作胀耶？赤心苦口，意终不回。但问小儿明年可入都否？余曰：病尚未愈，梅翁必不肯离膝下，此愚之所稔知也。梅翁泪涔涔[①]下，愚亦不胜嗟叹。盖翁之生平，性最慈爱，乐善忘倦，远近无不颂德，与愚尤有夙缘。嗟嗟，珠林玉树，食报靡涯，不幸至冬，辄遭大变，惜哉！（卷下）

色现真脏预知死期二案

宁郡陈养生为钱庄夥，失业境迫，一日倚藤椅仰卧。余见其似寐非寐，目半露而无神，面色皖白，皮肤夭焦，肌肉消瘦，喘息气促。余窃谓他友曰：观陈某之色，死期将不远矣。曰：何所见耶？余曰：《内经》云：大骨枯槁，大肉陷下，胸中气满喘息不便，毛悴色夭，死于冬。今其形与《内经》之论正合，其能免乎？且经又云：始富后贫，名曰失精，更无治法。果于是冬而卒。

宁波郡庙一术士钱时成，设砚西首廊下，东廊下一相士徐君瑞海，自称熟读麻衣[②]。是日余见钱面黄枯焦，一股青惨之气如烟雾，余谓徐曰：君相士也。必能知人寿数，对面钱某可活几年？徐谛观之曰：照部位二三年耳。余曰：吾不知部位，但观现在之色，《内经》云：黄如枳实者死。毛悴色夭，死于秋。是肠胃之气予不足也。此人必死于秋间泻痢之疾。盖七八月大火西流，烁石流金，肺气益虚，肺与大肠相为表里，而阳明之土金泄气，其为必死无疑矣。后果应余言。凡望色而决人之生死，须要察其神气，盖色为标，神为本也。如色虽枯而尚有神，则主病而不至死。若神色俱败，气如烟雾之暗惨，死期可预决也。故为医者，安得不读《内经》耶？（卷下）

乙酉秋，余在宁，有温州弁某就诊，年四十许。余切其脉浮部虚大，如羹上之肥，久按如鱼翔虾游之状。余问：曾大脱血否？曰：无。然则心胸痛乎？曰：无。问：究竟何所苦耶？曰：近日四肢略有酸重，犹幸胃口颇好，余无所苦。余曰：无病而得如是之脉，大有可虑。四肢酸重，不过湿滞小恙，而况胃口尚好，何病之有？尔且商之高明，余不敢定方。伊微笑而去。是冬闻其友云，一日赴友午饮，至夜觉头沉重，以为饮酒过多，灭灯就寝，次日日高未起，同伴呼之不应，以手推之，则已僵矣。《经》云：脉病人不病，名曰行尸。凡人无大病而现真脏之脉，乃脏腑之气久已空虚，最宜留心。不可轻与医治，抑或服药之后，病大发作，则必归咎于医，可不慎欤？（卷下）

诊余举隅录

癸巳夏季，应试入都，贵大司寇来延余诊。据云：去冬即有小恙，至春其恙大发，医药迭进，转重转剧，延今数月，食不甘，寐不安，面烧齿浮，溺涩便涩，心悸汗出，肢弱体疲，耳不足于听，目不足于视，语不足于音，一切精神，尤为惝恍。余切其脉，浮举似弦，沉

① 涔涔（cén cén 岑岑）：汗流貌。
② 麻衣：相书、相术名。后人假托传说中的麻衣道者作。

按又微,知是血气大亏,风阳不潜所致。先用济阳熄风之剂,加补益以佐之,五官稍可用,四肢较有力矣。再用补气养血之剂,频增减以治之。心神虽不足,眠食可如常矣,余症亦就痊矣。(精气不足衰证)

己丑,内亲蒋丙炎,时十九岁。四月中,害目赤方愈。五月初,即应试澄江,北返,又病暑温,时而治愈,时而劳复,如是者数旬。其家疑医药无功,祷于神,服仙方,月余,病益剧,速余往视。脉细如丝而数,忽寒忽热,咳嗽喘促,口吐清涎,间有红丝,自汗腹痛,室中略行数步,汗喘即甚,委顿不堪。其家问病可治否,余答曰:怯损已成,姑念年少,试设法以挽回之。用十全大补汤、生脉散、香砂六君丸等方,出入加减治之。数旬后,忽壮热不退,知是感冒外邪所致,另用紫苏煎汤冲饮,得微汗,热即退。又数旬,忽腹痛下痢,知是正气得理,邪无所容故,另加川连数分,因势利导之,痛痢即止。又数旬,因怒火上升,忽于午前,面赤神昏,两起逆冷,知是命火上泛,非引火归元不可。另以金匮肾气丸一两,分作三服,交巳刻,先用开水送下,并用火炉烘足,浮火即平。是症也,共治百数十日,症虽屡变,所药不变,随时随症,略加数味而已,居然逐次奏功,终收全效。(气血两损弱证)

壬辰,余客天津,湖南太守周君之仆,病胸满食少,脉象虚细无神,余与以温补之剂,周君谓伊中有所郁,恐不任补。余问何郁?答云:昨接家书,知母不悦其妇故。余曰:是为虚也明矣。凡人之情,怒则气上,悲则气消,止等家事,身亲其境者,决无怒理,只自悲耳。服药数剂,果愈。(天人参治证)

癸巳秋,余入都,至某太史处,闻人笑语云:你太快活,故生病矣。阅时,即有某舆夫来求诊。余切其脉,细而涩,因知所闻快活生病,殆此人也。遂用十全大补汤法补之。或以其形貌壮伟,且系劳力粗人,疑药不合。余曰:此盖色劳,其外虽强,其中实馁,非补不治。服药数剂,果大效,后询诸人,渠果香巢遍筑,如狡兔有三窟然。(病有定凭治无定格证)

张聿青医案

陈右　久咳根蒂不除,去秋燥气犯肺,咳而失血,金水由此而亏,连绵内热,肉脱形瘦。脉细数而促。理宜壮水救阴,清金保肺。然舌淡少华,中气薄弱,稠腻之药,不能多进。症入劳损之途,不能许治。勉拟《金匮》麦门冬方。备质高明。

人参须另煎冲,四分　云茯苓四钱　桑白皮二钱,炙　甜杏仁三钱　川贝母二钱　麦冬炒去心,三钱　生甘草三分　地骨皮二钱,炒　白粳米一把,煎汤代水　枇杷叶去毛,四片

二诊　用《金匮》麦门冬汤,咳嗽稍减,然清晨依然咳甚。脉细弦数。盖寅卯属木,金病而遇木旺之时,病势胜矣。药既应手,未便更章。

人参须五分,冲　生甘草五分　茯苓三钱　淡芩炒,一钱五分　地骨皮二钱　法半夏一钱五分　川贝炒,一钱五分　桑白皮二钱　知母炒,一钱五分　枇杷叶去毛,四片　肺露一两,冲

三诊　神情稍振,胃亦渐起。然咳嗽仍然未定,甚则哕恶欲呕,上午清晨为甚,辰巳之交,往来寒热。脉细数,舌红苔黄。还是肝肾阴虚,气难摄纳,自下及上,阴阳不能和协。虽略转机,不足为恃。

人参须一钱　生扁豆衣三钱　桑白皮二钱炙　蛤黛散三钱,包　大麦冬去心,三钱　霍石斛三钱　代赭石三钱　法半夏一钱五分　生甘草四分　地骨皮二钱　茯苓神各三钱　粳米汤代水。

某　《金匮》云:心下悸者有水气。未病之先,心下先悸,水饮早已停阻,复因感邪,遂起咳嗽,邪虽渐解,三焦气伤。以致形色淡白,咳恋不止,甚至形寒内热。盖肺为相傅,

有分布阴阳之职，肺气一虚，阴阳之分布失其常度，是以寒热往来。金所以制木也，金病则木无所制，所以气撑不和，得矢气则松，肝藏之气，不能扶苏条达，有可见者。脉象虚弦，舌白少华，苔腻。此伤风激动伏饮，邪去而饮复阻肺，肺气日虚，肝邪日旺，将成虚损之症。冠翁先生不降肺而和胃平肝，隔一隔二之治，所以卓卓人上。无如病久根深，未克奏效。兹勉从经旨“久咳不已，则三焦受之”之意，用异功为主。管窥之见，深恐贻笑于方家耳。尚乞斧正是荷。

人参须一钱　上广皮一钱　炙黑草五分　整砂仁四粒　茯苓四钱　川贝炒黄，二钱　白芍土炒，一钱五分　海蛤粉四钱　生熟谷芽各一钱五分

胡左　肺感风邪，邪郁肺卫。以致咳嗽不已，身热连绵。肺合皮毛，肺邪未泄，所以凛凛畏风。因邪致咳，因咳动络，络损血溢，日前咯血数口，血止而咳逆如前。脉细而数，右寸关微浮。此即伤风成劳是也。咳因邪起，因咳成劳，兹则去其邪而保其正，明知鞭长莫及，然人事不得不尽。备方就质高明。

前胡　象贝　鲜薄荷　桔梗　茯苓　生熟莱菔子　连翘　牛蒡子　杏仁泥　桑叶　梨皮　炒黑丹皮

陈右　失血之后，久嗽不止，每交节令，辄复见血，面色桃红，时易怒火，然每至天寒，即恶寒足厥。脉形沉细而数，颇有促意，其为血去阴伤，龙雷之火不能藏蛰，阴火逆犯，肺降无权。清肺壮水益阴，固属一定不易之法。然药进百数十剂，未见病退，转觉病进。再四思维，一身之中，孤阳虽不能生，而独阴断不能长。坎中之一点，真阳不化，则阴柔之剂不能化水生津，阴无阳化，则得力甚微。意者惟有引导虚阳，使之潜伏，为万一侥幸之计。拙见然否。

龟甲心八钱　粉丹皮二钱　大麦冬去心，三钱　阿胶蛤粉炒，一钱五分　泽泻一钱五分　大生地一钱　萸肉炭三钱　西洋参元米炒，三钱　生熟白芍各一钱　上瑶桂研末，饭糊丸，二分，药汁先送下

二诊　壮水益肾，兼辛温为向导，脉数稍缓，火升之际，足厥转温。但交节仍复见红，龙相之火尚未安静。前方出入，再望转机。

西洋参　川贝母　云茯苓　炙紫菀肉　北五味　牛膝炭　阿胶珠　肥知母　蒲黄炭　煅牡蛎　太阴元精石　金色莲须

某　痰饮多年，加以病损，损而未复，气弱不运，饮食水谷，尽化为痰。以致气喘肿发，两月方定。今神情委顿，肢体疲软，吸气则少腹触痛。脉细濡而苔白无华。呼出之气，主心与肺，吸入之气，属肝与肾，一呼一吸，肺肾相通之道，必有痰阻。诚恐损而不复。

川桂枝　炒苏子　制半夏　厚杜仲　旋覆花　生香附　云茯苓　炒牛膝　杏仁泥　煅蛤壳　广橘红　菟丝子盐水炒

朱左　先自经络抽掣，继而吐血盈碗，血从脘下上升。今血虽渐定，而呛咳气逆。脉象虚弦。肝肾阴虚，虚火载血上行，遂至阴不收摄。恐咳不止而致入损。

大生地四钱　怀牛膝盐水炒，三钱　杭白芍一钱五分　川贝母二钱　煅磁石三钱　青蛤散三钱，包　丹皮炭一钱五分　淡秋石一钱五分　侧柏炭三钱　藕节炭两枚

二诊　吐血仍未得定，血散鲜赤，食入胀满，气冲作呛。脉象虚弦。阴虚木火上凌，激损肺胃之络，络损血溢。再降胃凉营止血，参以降气，所谓气降即火降也。

侧柏炭三钱　代赭石煅，五钱　杭白芍酒炒，二钱　丹皮炭二钱　瓜蒌仁五钱，研　上广皮盐水炒，一钱　竹茹水炒，三钱　藕汁一两，冲　沉香乳汁磨，二分

原注：胃血，血夹水而散。肝血，凝厚外紫内红。心血，细点如针。

郑右　由咳嗽而致见红，咳嗽由此更甚，

内热连绵,春间复发肛痈,月事由此停阻,心中烦懊,咳甚咽中微痛。脉细弦而数,舌红心剥。肺肾并损,不能许治。以金水双调法,聊作缓兵之计而已。

北沙参三钱　白芍酒炒,二钱　蛤黛散四钱,包　女贞子酒蒸,三钱　炙生地四钱　茯神三钱　川贝母去心,二钱　生山药三钱　枇杷叶去毛炙,三钱　都气丸四钱,开水分二次服

二诊　脉稍柔缓,内热略减,咽痛亦轻,胃气稍振。然咳嗽时轻时重。金水并损,何能遽复。姑踵效方以观其后。

大生地　生甘草　蛤黛散　川贝母　云茯苓　大天冬　生山药　杭白芍　扁豆　都气丸

三诊　内热咳嗽递减,胃气渐振,纳食之后,胸脘亦舒,足见冲气逆上,则胸中必致填塞。滋养之剂在所必进。

大生地四钱　天冬三钱　白芍酒炒,二钱　海蛤壳五钱,打　云茯苓三钱　阿胶珠二钱　生甘草三分　山药三钱　生扁豆三钱　川贝母一钱五分　怀牛膝盐水炒,三钱　都气丸五钱,分二次服

四诊　饮食渐增,适交节令,咳仍轻减,时带恶心。肺肾并虚,中气亦弱,盖中气下根于肾,自必此响而彼应也。前法参以补气。

大生地四钱　阿胶珠二钱　川贝二钱　党参二钱　茯苓三钱　蛤壳五钱　炙甘草三分　怀牛膝盐水炒,三钱　生扁豆三钱,研　白芍酒蒸,一钱五分

五诊　肺肾并调,兼养肝阴,呛咳递减,呕恶未止。药既应手,宜再扩充。

奎党参三钱　生熟甘草各三分　杭白芍一钱五分　怀牛膝盐水炒,三钱　白茯苓三钱　蛤黛散三钱,包　大麦冬去心,三钱　大生地四钱　川贝母二钱　款冬花二钱　车前子三钱　生山药三钱

六诊　脾肺肾三脏并亏,脾不能运则生痰,肺不能降则呛咳,肾不能收则气逆,虚损不复,痛泄咽疼诸恙,时轻时重。脉数细急。聊望缓兵耳。

麦冬三钱　生甘草六分　扁豆衣三钱,炒　生山药三钱　阿胶珠三钱　桔梗三分　白芍二钱　川贝母二钱　木瓜皮炒,一钱五分　八仙长寿丸四钱

周左　温胆以致开合,形寒已退,而气阴并亏,咳嗽痰多,左胁肋气觉上逆。脉细,关弦。一派虚损情形,不敢许治也。

奎党参二钱　制半夏一钱五分　怀牛膝三钱,炒　竹茹水炒,一钱　广橘红一钱　白茯苓三钱　海蛤粉三钱,包　川贝母二钱　金水六君丸三钱,开水先送下

二诊　痰渐减少,咳亦退轻。然稍一举动,仍然气逆。下虚不摄,难许稳妥。

大生地砂仁炙,四钱　紫蛤壳五钱　补骨脂盐水炒,二钱　云茯苓三钱　牛膝炭三钱　菟丝子盐水炒,三钱　山药三钱,炒　川贝母一钱五分　杞子三钱　紫衣胡桃肉研细,过药

李左　肝肾阴虚于下,嗜饮肺损于上,虚火上凌,曾吐紫黑浓血。今于秋燥行令,更起呛咳。金水两伤,恐入损途。

阿胶珠三钱　白芍酒炒,一钱五分　蛤黛散三钱,包　金石斛三钱　丹皮炭一钱五分　大生地四钱　川贝母三钱　生山药三钱　女贞子酒蒸,一钱五分　枇杷叶去毛炙,四片

二诊　呛咳稍减,脉亦稍缓。药既应手,再为扩充。

北沙参四钱　大生地四钱　川贝母二钱　女贞子三钱　生山药三钱　阿胶珠二钱　大天冬三钱　蛤黛散三钱,包　白薇炒,一钱五分　白芍酒炒,一钱五分　枇杷叶去净毛,蜜炙,四片

三诊　呛咳已止。再金水并调。

党参二钱　川贝二钱　生山药三钱　海蛤粉三钱,包　橘红盐水炒,一钱　於术炒,一钱五分　白茯苓三钱　生熟甘草各二分　金水六君丸四钱,开水二次分服

又膏方　阴分素亏,嗜饮激动阳气,肝肾之血,随火上逆,曾吐紫黑厚血,由此顿然消

瘦。兹于秋燥行令，忽起呛咳，数月不止。投金水双调，呛咳竟得渐定，其为虚火凌上烁金显然。脉细而数，舌苔黄糙。真阴安能遽复。培养下元，更须保养，或可徐徐复元耳。

大生地三两　奎党参三两　真川贝去心，一两　生牡蛎四两　麦冬二两　大熟地五两　西洋参二两，制　金石斛劈开，一两　杭白芍酒炒，一两五钱　生熟甘草合一两　甘杞子三两，炒　茯苓神各一两　紫蛤壳六两　女贞子酒炒，三两　肥玉竹二两　厚杜仲二两　天冬一两　生山药二两　当归炭一两五钱　冬虫夏草八钱　炒萸肉一两五钱　潼沙苑盐水炒，三钱　建泽泻盐水炒，二两　五味子蜜炙，七钱　粉丹皮一两五钱，炒　牛膝炭三两　甜杏仁二两，打

上药如法宽水煎三次，再煎极浓，用真阿胶三两，龟版胶二两，鱼鳔胶二两，溶化冲入收膏。每晨服大半调羹，下午服小半调羹，俱以开水冲挑。

胡左　伤风夹湿，而致损肺。咳嗽不已，痰色稠黄，不时见红。兹则痰血日甚，脉数内热，肛门漏管。此阴虚挟湿，湿热熏蒸，肺胃之络为之所损。痿损情形，聊作缓兵之计而已。

赤白苓　海浮石　冬瓜子　青蛤散　瓜蒌霜　建泽泻　生米仁　光杏仁　盐水炒竹茹　藕节　青芦管

二诊　带病经营，阳气内动，肝火凌金。咳甚带红，深入重地。急宜安营以循阳动阴静之道。

北沙参　丹皮炭　川石斛　炙桑皮　琼玉膏冲　炒麦冬　青蛤散　冬瓜子　川贝母

三诊　痰红虽减于前，而咽中隐隐作痛。咽喉虽属肺胃，而少阴之脉系舌本循喉咙，则是咽痛一层，其标在肺，其本在肾也。肾为先天之本，恐非草木之功，所能挽狂澜于既倒也。

阿胶珠二钱　青蛤散五钱　北沙参五钱　猪肤煎去沫，冲，一钱五分　鸡子黄一枚　炙生地四钱　白蜜一匙　白粳米炒黄，一钱五分

四诊　虚火上炎，咽中碎痛，卧不能寐。而时令之湿，侵侮脾土，以致似痢不止。急者先治之。

砂仁盐水炒　生熟米仁　煨木香　生冬术　连皮苓　建泽泻　炒扁豆衣　炒莲子

吴左　《经》云：面肿曰风，足胫肿曰水。先是足肿，其为湿热可知。乃久久方退。足肿甫退于下，咳嗽即起于上，痰色带黄，稠多稀少，未几即见吐血。此时湿热未清，风邪外乘，所以风邪易入难出，为其湿之相持也。邪湿久滞，咳而损络，络血外溢。迨血去之后，阴分大伤，遂令金水不能相生，咳不得止。兹则声音雌喑，咽痛内热，所吐之痰，黄稠居多。脉细数有急促之意，而右关尚觉弦滑。所有风邪，悉化为火，肾水日亏，肺金日损，胃中之湿热，参杂于中，熏蒸于上。深恐咽痛日甚，才疏者不能胜任也。

光杏仁　冬瓜子　青蛤散　生薏仁　枇杷叶　黑元参　炙桑皮　蝉衣　茯苓　青芦管　水炒竹茹

二诊　风湿热相合，熏蒸损肺。前方引导湿热下行，缓其熏蒸之炎，即所以救其阴液之耗损。脉症尚属相安。姑踵前意，以尽人力。

北沙参　赤白苓　生米仁　青蛤散　鲜竹茹　光杏仁　黑元参　金石斛　冬瓜子　青芦管　生鸡子黄冲　枇杷叶

三诊悬拟　湿热化燥伤阴，而致虚火上炎，症属难治，务即就正高明。

北沙参四钱　阿胶珠二钱　大生地四钱　西洋参二钱　生山药三钱　光杏仁三钱　川贝母二钱　茯苓四钱　大麦冬三钱　青蛤散五钱　白蜜二钱，冲　白粳米一撮　猪肤五钱，煎汤去沫，代水煎药

沈左　嗜饮伤肺。屡次见红，久咳不止。脉数微促。金水并亏，症入损门，虽可苟安于目前，难免颓败于日后也。

南沙参　地骨皮　青蛤散　光杏仁　青芦管　生米仁　川石斛　川贝　冬瓜子　枇杷叶　桑叶

吴左　嗜饮湿热蒸腾，损伤肺胃，致吐血之后，咳久音哑。金为水母，未有金损不复而水源独裕者，其涸也可立而待也。症入损途，不能许治。

光杏仁　生薏仁　冬瓜子　青蛤散　青芦管　云茯苓　桔梗　川贝　蝉衣　炒蒌皮　竹茹水炒

右　咽痛大减，口渴亦觉稍退，胃纳亦起，药病如桴鼓相投。但频带呛咳，时仍呕吐。肝肾之阴，亏损已极，以致水不涵木，木火凌金则呛咳，木乘土位则呕吐。舌腐虽退，中心灰黑。时易汗出，还是欲脱之象。岂草木之功，能与造化争权哉。勉从前意扩充。

台参须五分　生白芍一钱　川贝炒黄，二钱　大麦冬四钱　女贞子三钱　西洋参三钱　大生地四钱　金石斛四钱　牡蛎四钱，煅　梨汁一两，冲　稆豆衣三钱

二诊　肝阴肾水，亏损已极，致肝风上翔，冲侮胃土，风翔则浪涌，以致呕吐复作。营液既亏，气分亦耗，两腋下发出白痦。脉虚苔腐。此欲脱之兆也。勉拟补气育阴，亦尽人事而已。

台参须　煅牡蛎　西洋参　黑豆衣　梨汁　大麦冬　大生地　金石斛　女贞子　生白芍　血燕根三钱，绢包，煎汤代水

江左　咳嗽不减，内热口渴便赤，脉象细数，饮食少思。肺金肾水交亏，将恐不支。

北沙参　川石斛　川贝母　光杏仁　炒蒌皮　海蛤粉　橘红盐水炒　云茯苓　款冬花　建泽泻　冬瓜子

二诊　久咳气逆难卧。脉细如丝，舌苔腐烂。肾虚之极，肾火挟浊上浮。危在旦夕，勉方图进。

麦冬三钱　西洋参一钱五分　真阿胶三钱　橘白盐水炒，一钱五分　海蛤粉四钱　北沙参五钱　大生地四钱　牛膝炭三钱　云茯苓四钱　吉林参另煎冲，一钱　白荷花露温冲，七钱　竹沥一两，姜汁少许冲　上濂珠四分　川贝母五分。二味研细末，分两次服　枇杷叶去毛炙，三片

三诊　气喘大定，痰亦略爽，而糜腐时退时来。脉形虚弦，关部独大。饮化为痰，痰化为燥，燥化为火，所有阴津，尽行劫夺。虽略转机，尚不足恃。

西洋参三钱　海蛤粉四钱　北沙参八钱　海浮石三钱　川贝母三钱　大麦冬三钱　云茯苓三钱　竹沥一两，姜汁少许冲　金石斛四钱　陈关蛰一两　大荸荠四枚。二味煎汤代水　上濂珠五分　真川贝一钱。二味研极细末，分两次服

改方　阴由火劫，火由痰化。虽宜以救阴为急，而仍宜顾其痰火，竹油雪羹之类，宜频频兼进。

黄左　吐血之后，剧咳多痰，痰皆稀白。脉细沉，苔白无华。三焦之气已虚，劳损根深，鞭长莫及。

川桂枝　云茯苓　光杏仁　炙绵芪　煨生姜　炒苏子　旋覆花　炙甘草　新会皮

二诊　建立中气，咳嗽气逆渐松，音哑转亮，胃纳亦起。虽从失血蔓延致损，而叠进甘温，并不见红，足见久咳而三焦气虚。药既应手，安能坐视，姑从前意扩充，以观造化。

川桂枝　光杏仁　云茯苓　广橘红　牡蛎盐水炒　茯神　炙绵芪　炙甘草　牛膝炭　东白芍　淮小麦　煅龙齿

某　本是先天不足，肾脏空虚，湿热下注，发为漏疡，理宜培补之不暇矣。乃肺感风邪，邪恋不澈，遂致咳久不止，咽痒痰多音闪，脉数内热。本虚表实，竟是劳损情形，非学浅才疏者，所敢许治也。勉拟化痰润肺，以备商用。

川贝炒黄，二钱　云茯苓四钱　光杏仁三钱　荆芥一钱，炒　橘红蜜炙，一钱　瓜蒌皮三钱　海蛤粉四钱　肺露一两，冲　霜桑叶炙黄研末，先调服，二钱　枇杷叶去毛，七片用蜜炙，十四片用姜汁炙，

煎汤代水

二诊　肺气稍得下行，咳嗽略减，音声亦较爽利，不可不为起色。但时犹燥热。脉象带数，仍未敛静。阴液已耗，还恐缠绵不复。

苦桔梗八分　麦冬二钱，炒　茯苓三钱　光杏仁三钱　橘红蜜炙，一钱　地骨皮一钱五分　制半夏一钱五分　桑皮一钱，炙　女贞子一钱五分　丹皮一钱五分　竹衣一分　枇杷叶二十片，煎汤代水

某　天下无倒行之水，故人身无逆上之血。水有时而倒行，风激之也；血无端而逆上，火激之也。体无端而有火，木所生也。木何以生火，郁则生火也。血阴气阳，吐血之后，阴虚阳旺，必然之道。此时滋助水源，即是治血治火之正道。盖火有虚火，非若实火可以寒胜，可以凉折也。乃以凉治热，血止热平。而阴分不复，因耗成损，因损成虚，遂致金水不能相生，肾气不能收摄，呼吸之气，渐失其肺出肾纳之常。咳嗽气逆，内热连绵，液被热蒸，尽成胶浊，痰多盈碗。脉象数，左关细弦，尺部缓急不齐，舌红苔薄白。肺津肾水，中气脾阳，一齐亏损。金为水母，养肺必先益肾，中气下根于肾，治脾胃亦必先治肾也。拟金水并调法。即请商裁。

北沙参三钱　川贝母二钱　白茯苓三钱　金石斛三钱　海蛤粉三钱　生地炭四钱　煅磁石三钱　车前子一钱五分　盐水炒牛膝三钱　炙款冬花一钱五分

杨右　产后久咳，复产更甚，吐血时止时来，不能左卧，甚至音声雌暗，左胁漉漉有声，咽痒有时呕吐。脉细弦数，舌红少苔。阴虚木旺，木叩金鸣。证入损门，不敢言治。

阿胶珠三钱　金石斛四钱　生扁豆三钱　大天冬二钱　青蛤散四钱　生白芍一钱五分　生甘草四分　怀牛膝三钱　冬虫夏草二钱　琼玉膏二次冲，五钱

周左　屡次吐血，渐至久咳不止，内热火升，右颊红赤。脉细弦而数。音闪不扬。阴虚木火凌金，金被火铄，生化不及，即水源日涸。恐损而难复。

大生地五钱　炙桑皮一钱五分　冬瓜子三钱　青蒿子三钱　大天冬三钱　地骨皮二钱　青蛤散四钱　川贝母二钱　阿胶珠三钱　生甘草三分　枇杷叶四片　都气丸三钱，晨服

二诊　音闪渐扬，咳仍不减，内热火升。舌红，苔糙白，脉细弦数。吐血之后，阴虚已甚，冲阳挟龙相上炎。再金水并调。

大生地五钱　川贝母二钱　生白芍一钱五分　炙款冬二钱　大麦冬三钱　青蛤散三钱　粉丹皮一钱五分　牛膝炭三钱　冬虫夏草二钱　都气丸三钱

顾右　心悸肢节作痛，皮寒骨热。脉象细弦。营血亏损，遂致营卫失和，营血不能濡养经络。宜养血和营。

全当归三钱　炙黑草五分　柏子霜三钱　甘杞子三钱　龙眼肉五枚　白芍酒炒，二钱　茯神三钱　枣仁二钱，炒　阿胶珠二钱　大南枣四枚

二诊　心悸稍定，胃纳如常。的是营血不足，心阳不能下降。效方扩充。

大生地四钱　辰麦冬三钱　枣仁二钱，炒　白归身一钱五分　阿胶二钱　白芍酒炒，一钱五分　辰茯神三钱　柏子霜三钱　龙眼肉四枚　天王补心丹三钱，清晨先服

又膏方　营阴亏损，营血不足，不克与卫俱行，遂致营卫不和，皮寒骨热。血不养经，则肢节作痛。血不养肝，风阳上旋，则头痛、耳鸣、心悸。滋水以涵肝木，育阴而和营血，一定之理。

大生地六两　池菊花一两　杭白芍酒炒，三两　柏子仁二两　川断二两　大熟地四两　白归身酒炒，三两　厚杜仲三两　奎党参四两　茯神二两　西洋参一两　女贞子酒蒸，二两　天麦冬辰砂拌，各一两五钱　黑豆衣二两　白薇二两，炒　生熟甘草各五钱　肥玉竹二两　泽泻一两　杞子二两　怀牛膝酒炒，三两　青蒿一两五钱　枣仁二两，炒　於术乳蒸，一两　炒萸肉一两　炒木瓜

一两　石决明四两

阿胶三两，龟胶二两，鹿胶一两，溶化收膏。

韩左　抑郁阳升不寐，木火刑金，而致吐血复发。血止之后，营阴亏损，营卫循环失度，倏寒倏热，头晕火升，口渴。舌红少苔，脉象细弦。皆阴虚不复之象。急为和阴，以冀渐复。

阿胶珠二钱　杭白芍一钱五分　金石斛四钱　茯神三钱　生牡蛎三钱　天冬三钱　生山药三钱　龙齿三钱，煅　川贝去心，一钱五分　枣仁炒研，二钱

庄左　吐血之后，阴分未复，操劳动作，阳气升腾，头目昏晕，寐中辄轰然而热，有汗出之意。脉形左大。宜育阴熄肝。

阿胶珠三钱　生牡蛎五钱　女贞子三钱　茯神三钱　甘菊花一钱五分　生鳖甲五钱　生白芍一钱五分　粉丹皮一钱五分　生地四钱　淮麦三钱

二诊　头目昏晕稍减，然寐中仍轰热汗出，血吐未复，操劳动阳，阳气不收。再敛阴潜阳。

大生地四钱　生牡蛎七钱　黑豆衣三钱　柏子霜三钱　枣仁二钱，炒　生鳖甲四钱　生白芍三钱　女贞子三钱　茯苓神各三钱　淮小麦五钱　大红枣三枚

三诊　眩晕稍减。寐中轰热汗出略定。的是吐血之后，阴虚阳气不收。再育阴摄阳。

龟版五钱　牡蛎五钱　枣仁三钱　黑豆衣三钱　大红枣三枚　鳖甲四钱　白芍二钱　青蒿三钱　大生地四钱　淮小麦五钱

四诊　寐得酣沉，轰热汗出已定，眩晕渐轻，胃纳递增。阳气渐得收摄。但虚而不复，非滋养难收全功也。

生龟版四钱　杭白芍一钱五分　黑豆衣三钱　生牡蛎四钱　川贝二钱　生鳖甲四钱　枣仁二钱，炒　大生地四钱　白茯苓三钱　海蛤粉三钱　橘红盐水炒，一钱（虚损）

子厚兄　人之一身，气血阴阳而已。血阴气阳，气中之血，阳中之阴也，血中之气，阴中之阳也。病从暑温而起，变成外疡，其湿热之盛，不问可知。乃疡肿而溃，溃而不敛，脓水去多，气中之血既虚，血中之气亦损，以致肌肉瘦削，便泄无度。刻下泄虽渐定，而二便不固，痰气上升，胸次窒闷，口渴而不欲饮。舌苔糜腐，质淡白。小溲带黑，并无热痛情形。四肢虽属温和，而自觉恶寒，知味而不能食。脉左寸细数，关部弦搏，尺部细而带涩，右部濡弱，重按微滑，尺部细沉。手太阴之津，足阳明之气，足少阴之水，一齐耗亏，而湿痰留恋于胃之上口，致补益之品，不能飞渡胃关，气血从而日耗。勉同蓉舫先生议气血并补，汤丸并进，勿壅滞胃口，即请商政。

南沙参炒黄，三钱　橘红盐水炒，五分　水炒竹茹八分　霍石斛三钱　青盐半夏一钱五分　生薏仁三钱　炒扁豆衣三钱　白茯苓三钱　生谷芽一钱五分　佩兰叶一钱

丸方

吉林参一钱，烘，另研和入　生於术一钱　杭白芍一钱五分，川芎一钱煎汁收入　生熟绵芪各一钱　大熟地砂仁炙，四钱　上瑶桂四分，另研和入　生熟草各二分　云苓三钱　当归炒透，一钱

上药研为细末，浓粳米汤打糊为丸绿豆大，每服三钱，药汁送下。

二诊　昨进气阴并补，痰涌稍定，寐醒之时，汗出亦止，胸次亦觉快畅，舌苔糜腐较化，未始不为起色。无如湿热逗留，津气遏伏，不能上布，虽不引饮，而频觉口渴。舌质干光少津。懊侬里急，小溲涩少。脉弦搏稍收，而均带细数。气血并亏，方虑草木无情，不能相济，乃湿热隐伏，致培养之剂，动多窒碍。勉与蓉舫先生同议，肾为肺子，金为水母，益水之上源，参以和中流化之品。即请商政。

吉林参一钱，咀作小块，药汁送下　海蛤壳八钱，打　云苓三钱　木猪苓二钱　冬瓜子三钱　半夏曲一钱五分　炒松天冬三钱　白扁豆花一钱　霍石斛四钱　生薏仁三钱　建泽泻一钱五分

干白荷花瓣六片(内伤劳倦)

俞左　失血之后，火升内热，而脐下自觉有形坚满。脉数细沉。足膝欠暖。此由气虚而脾不统摄，阳气不能转旋于下，则虚火尽越于上。将入损途。

炮姜四分　当归炭二钱　牛膝炭三钱　侧柏炭三钱　茜草炭一钱五分　茯苓三钱　炙黑草六分　单桃仁打，一钱五分　丹皮炭二钱

又　药进之后，胃纳稍增，然脐下仍然坚满，食入脘痞。脾阳不司旋转。再从前方出入。

生地炭　炮姜炭　茜草炭　牛膝炭　当归炭　炙黑草　单桃仁　侧柏炭

又　腹偏左较舒，然结块未化。脉形濡细。太阴无旋运之权。效方出入主治。

生地炭四钱　炮姜炭五分　茜草炭一钱五分　南楂炭三钱　当归炭二钱　炙黑草三分　茯苓神各二钱　生熟谷芽各二钱(吐血)

朱右　天癸当至而不至，适当久热，营血干涩，以致内热火升，肌肉羸瘦，为干血劳重证也。

炒全当归二钱　银柴胡五分　炒赤芍一钱五分　炙鳖甲四钱　桑叶一钱　紫丹参一钱五分　延胡索一钱五分　炒白薇一钱五分　粉丹皮一钱五分(调经)

窦左　少阴之脉系舌本，循喉咙，喉有石鹅，不时身热。夫手少阴心，火也，足少阴肾，水也。惟火旺斯水愈亏，惟水亏则火愈旺，两者相因也。童真未足，所见症象如前，其为阳有余阴不足何疑？补其不足，泻其有余，不易之定理也。

大生地二两，炙　大有芪炙，二两　杭白芍炒，一两五钱　炙鳖甲三两　大熟地二两，炙　川黄柏盐水炒，七钱　西潞党参一两五钱，元米炒　龟甲心四两，炙　生山药一两五钱　大麦冬一两，炒　制首乌二两，切　粉丹皮一两　小黑豆衣一两五钱　制洋参炒，一两五钱　福泽泻一两　茯神一两　女贞子一两五钱，酒炒　煅龙骨一两，飞　研细蜜丸，淡盐汤送。(丸方)

柳宝诒医案

陆　营阴亏耗，木火易浮。近因哀感过度，肝气上逆，肺气不降。向晚内热盗汗，肝阴伤而肝阳越也。咳呛不止，气从左胁上升，逆于胸臆，正属木火刑金之候。阴愈弱则热愈炽，金愈弱则木愈强，势必金枯阴涸，肝肺两损。调治之道，不外养阴清热，肃肺柔肝。务须虚怀调摄，乃能退出损途。

生地　白芍　洋参　沙参　麦冬　牡蛎　蛤壳　川贝　苡仁　旋覆花归须同包　丹皮　白薇　郁金　桑白皮　枇杷叶　竹二青

孙　先患咯血，营阴亏损。因时感邪热，肺胃津液亦伤，咳迫气喘，晚热盗汗，营阴之损象日深，脉象虚细而数，舌苔光绛润。下滋肝肾，上养肺胃，是属一定之理。惟食少便溏，上损及中矣，又当参入培土之意，方为稳当。

北沙参　麦冬肉　生地炭　白芍　百合　苡仁　牡蛎　怀山药　白扁豆　霍石斛　白薇　丹皮　炙甘草　燕窝

另：琼玉膏地黄、茯苓、人参、白蜜临卧枇杷汤下

二诊　养阴清肺，兼培中土，阴热似乎稍减；惟内热盗汗，咳喘便溏，频作不已，则肺胃之液，肝肾之阴，均难遽复。且中气虚陷，大便不实，凡凉肾之剂，尤宜斟酌用之。拟以培土生金为主，兼用滋摄之法。

党参　北沙参　怀山药　白扁豆　麦冬　苡仁　生地　五味子　丹皮　白薇　霍石斛　蛤壳　燕窝　胡桃肉

尤　咳嗽痰黄，经年不止，内热盗汗，经停脉数，是属营损金伤之病。神色枯瘁，气促胸板，肺金受伤已甚。而向晚腹痛，便溏下血，脾土先虚。舌白少纳，又未可专投滋腻。病势固深，用药尤多碍手。姑拟培土生金，清

阴和络,用上中同治之意。但顾虑既多,用药即难于奏效耳。

北沙参　生於术　川贝　砂仁　麦冬　川百合　紫菀　生地炭　丹皮炭　旋覆花新绛同包　橘络　木香　炙甘草　枇杷叶

史　咳嗽而兼泄泻,一年未愈,肺阴为湿热浊痰所伤,而舌红咽干;肺移热于大肠,则澼泄无度。脉象虚数。有金损之虑。

南北沙参各　紫菀　马兜铃　蛤壳　苡仁　丹皮　川百合　桑白皮　阿胶蛤粉炒　麦冬　枇把叶

另:琼玉膏开水送下。

二诊　前与清肺养阴,咳嗽稍减,而阴伤不复,内热脉数。仍当清养肺胃为主。

北沙参　川百合　麦冬　阿胶牡蛎粉炒　蛤壳　白芍　川石斛　生地　茯苓　炙甘草　生熟谷芽各　枇杷叶　红枣　干荷叶

三诊　得清养药,澼泄略止,而痰咳内热未减,脉象细数,肺胃阴液俱亏。法当清养肺胃。

金石斛　玉竹　南北沙参各　生地　阿胶蛤粉炒　麦冬　马兜铃　百合　丹皮　白薇　枇杷叶

龙　脉象虚数,右弦左芤。营热蒸蕴,金脏受伤,此属上损之候。

生地　北沙参　丹皮　川百合　紫蛤壳　桑皮　白薇　青蒿梗　白芍　旋覆花　白扁豆　苡仁　功劳子叶各　枇杷叶

二诊　内热痰咳,未得全平。脉象左芤右数。阴热熏蒸,挟痰浊上壅于肺,以致金损。拟方仍与养阴肃肺。

南北沙参各　生地　丹皮　百合　白薇　苡仁　紫蛤壳　冬瓜仁　桑白皮　紫菀　紫丹参　枇杷叶　青芦管

三诊　痰为热壅,上阻于肺。右寸关急数如弦。法当化痰清热,以防致损。

南北沙参各　冬瓜仁　生苡仁　紫蛤壳　麦冬肉　川石斛　粉丹皮　瓜蒌皮　淡黄芩　枇杷叶

叶　营血亏损,治在肝脾。耳鸣昏眩,血虚不能养肝也。舌苔白厚,舌质不红,脾阳随血下脱也。血不复无以煦其阳,阳不回无以摄其营。况脾阳不运,则湿浊内聚,纳谷不旺,无以培营气之源。当以温运脾阳为主,佐以养营滋肝。

党参　西绵芪　归身　白芍　炮姜炭　广木香　砂仁　陈皮　生地　丹皮　滁菊花　石决明　茜草炭　鸡内金　炒谷麦芽

尤　左脉细弦软而散,右脉较粗。自春徂夏,痰红屡发,咳逆缠绵。年方志学,而证象若此。想由禀质不坚,生痰之气太速,木气过升,水不涵木则木燥,木燥则生火,而上灼肺金,下泄肾水,内耗营阴,三者均受其弊矣。刻下酷暑未退,且多泄泻,未可以重剂填养。拟先用清肝肃肺,培土和中,一以迎秋金之来复,一以防余暑之留中。须俟秋高气爽,方可续进培补。

淡天冬　生地炭　北沙参　东白芍　左牡蛎　丹皮炭　青蒿子　新会皮　白扁豆　怀山药　制黑马料豆　百合　十大功劳叶　枇杷叶　藕煎汤代水

王　所见诸证,均属肝肾亏损。脉象虚软无力,不耐重按。阴气既亏,则阳气不能收摄。耳鸣不寐,头眩气急,皆阳气不潜之症。治法当养阴潜阳。但刻下舌苔黄腻,兼有湿浊内留,滋腻之药,不宜多进。先拟泄肝和胃,续进滋补。

刺蒺藜　滁菊花　石决明　生地炭　丹皮炭　盐半夏　广陈皮　党参　砂仁　茯神　东白芍　夜交藤(虚损)

都　咯血之后,咳呛内热,脉数经停,此属营阴虚损之证。

南北沙参各　生地　归身　白芍　丹皮　紫丹参　青蒿　白薇　蛤壳　马兜铃　茅根肉　枇杷叶

二诊　营损经停，内热脉数，干咳盗汗，内损之象已露。近日傍晚寒热，又有微邪袭于阴分。宜于清养中稍参疏泄。

南北沙参各　生地　归身　白芍　丹皮　紫丹参　白薇　蛤壳　青蒿　橘红　豆卷　茅根　枇杷叶

杜　先内热而后咯血，咳嗽盗汗，数月不已，脉象弦数而糊，尺肤热甚，痰色带黄，此不特阴气虚损，兼有伏热内灼，热燥阴涸，金水两伤。更兼便溏纳少，中气亦虚，在虚证中最为重候。

北沙参　生地蛤粉炒　川百合　苡仁　东白芍　丹皮　蛤黛散　牡蛎　怀山药　白薇　桑皮　枇杷叶

秦　失血之后，脉虚细数，寒热咳促，不能平卧，已属上损之候。刻下胃纳不佳，肢端微肿，有中气虚馁之虑。用肃肺培中法，冀其中土渐旺，脉数渐退，方是可治之机。

北沙参　於术　麦冬　川百合　紫菀　炙甘草　旋覆花　归须　生地炭　丹皮炭　左牡蛎生打　橘络　枇杷叶　藕汁

曹　先患咳嗽，肺胃阴气已虚，复因木火冲逆，咯红屡发，脉象虚细急数，两手皆有弦象。人身五志之火，惟肝为甚，火燔阴伤，上灼肺金，下吸肾水，此两脏受伤皆重。脉数而弦，即志不静之证也。急宜虚怀静养，勿宜操劳恼怒，佐以药饵调理，庶可渐图恢复。

洋参　麦冬　生地　白芍　阿胶生研，蛤黛散炒　牡蛎　丹皮　黑山栀　白薇　川百合　马兜铃　生苡仁　山茶花　枇杷叶

沈　咯血之后，继以咳逆，两月不止。刻诊脉象虚数而急，舌光尖红，已见金损营伤之象。古人治虚证，多以保元建中为主；诚以损及中气，即投药亦难效也。幸此证纳谷尚佳，中气可持，所虑脉数过甚，阴气有就涸之势，肺脏有日燥之虞。兹拟以保元为主，佐以清肺育阴。冀其脉数渐退，方可渐图恢复。

淡天冬　大生地　吉林参　炙甘草　上绵芪　东白芍　软白薇　紫蛤壳　川百合　枇杷叶　燕窝

另：青蒿露冲服。

二诊　前方用保元法，佐以清肺育阴，咳嗽内热，均能就减；惟脉虚数未退，每至六至有余。凡阴虚之损，皆因营气虚衰而起，渐至营行日迟，卫行日疾，而内热生焉。愈热则愈衰，因之脉象愈数。古人论虚证，每以脉数之进退，测病之轻重，职是故也。此证纳谷尚佳，中气未坏，尚有立脚地步，可图恢复。姑与大剂养阴和营，仍合保元之意，望其脉数渐退，方有把握。

吉林参另煎冲　绵芪　炙甘草　生地　阿胶蛤粉拌　净枣仁　左牡蛎　麦冬　白芍　丹皮　川百合　苡仁　柏子仁

又，止嗽方：枇杷叶　通草　橘络　竹茹　南沙参　洋参　煎汁沥清，加鲜生地汁、大生地汁、麦冬汁、梨汁、人乳、白蜜，熬膏，加冰糖、川贝去心研

罗　咯红之后，咳逆不已，脉象虚数。近日大便溏泄，势将上损及中。当保元养阴，参入培土生金之意。

北沙参　麦冬肉　生地炭　白芍　丹皮　白薇　怀山药　白扁豆　炙甘草　蛤壳　百合　苡仁　湘莲子　枇杷叶

金　咳嗽吐血，内热脉数，营阴虚损已甚，而胃纳不旺，大解溏泄，有上损及中之象。拟养阴肃肺，培土生金，两法兼用。但木火司令，肺金不胜内热燔灼，是则可虑者耳。

北沙参　天麦冬各　生地　川百合　川贝　白薇　蛤壳　阿胶牡蛎粉炒　怀山药　炙甘草　燕窝　枇杷叶

花　先患咳嗽，继而咯血。刻下血虽止，而仍作咳，痰色先浓后稀。脉象细数而软，左部为甚。因肺络先伤，引动木火，耗及阴液。细审病情脉证，是肺病而及于木，乃上损之象也。时当长夏，先与肃肺养阴。

南北沙参各　淡天冬　生地　丹皮　白芍　苡仁　川百合　冬瓜仁　桑叶皮各　旋覆花　枇杷叶　芦根

二诊　咳痰未止，左脉细弦，右脉虚软而均数，其症本属上损之象。舌质偏红，向晚微热，究属阴热内熏，致肺金失其肃清。刻当长夏，拟于肃肺中兼用清阴之法，望秋令得愈为佳。

紫蛤壳　川百合　生苡仁　软白薇　白茯苓　北沙参　细生地　麦冬肉　粉丹皮

另：枇杷叶露、香青蒿露、地骨皮露冲服。

黄　令嫒之病，前次晋诊，已邪少虚多之疾，况近日又发疹瘖，又能汗解，其邪谅已无多。惟体气向系阴虚，邪既乘虚陷入，则阴气不充，其力不能鼓邪外达，故在他人可一汗而解者，在此屡汗不清也。汗屡出则阴愈伤，驯至晚热盗汗，咳嗽脉数，从此延成损候者，亦往往有之。其机关全在邪机将退之时，只要汗便两畅，邪机外出之路，方能通达不滞，即当专意养阴，助阴气以托余邪，断不可畏其留邪，迁延贻误。盖养阴之品，类多滑润，绝不至有留邪之弊。惟性味酸涩收敛者，必须避之。古人如伤寒门中之复脉、黄连阿胶汤；温热门中之三甲复脉、定风珠等方，大剂滋补，皆用于邪机未尽之时，而初无顾虑者，诚以阴气苟充，则邪之已化热者，自能鼓之外达，不必虑其留邪也，设或有未化之邪，夹杂于内，当兼用清化。令嫒之病，阴气既已大伤，此时即有余邪，亦属伤阴烁肺之余热，正与三甲复脉之例相似；惟彼则专主肝肾，此则兼重脾胃有异耳。兹就愚意所及，悬拟一方。其胸中空洞者，是肺胃之津气两虚也。虚热熏灼及肺则作咳，咳则引动气火上升不已，故热作而气亦不平也。舌苔微黄，口中燥渴。胃中谷气，为热所蒸则苔黄；胃阴本亏，复为热灼则燥渴。此病阴虚为本，而此等见症，均属标病；但阴气得复，则各症均在所治之中矣。拟方如左，录候采用。

生地　白芍　洋参　白薇　归身　牡蛎　丹参　牛膝炭　百合　北沙参　金石斛　夜交藤　竹茹

加减：如舌苔黄甚，加生枳实、瓜蒌皮；晚来热者，加鲜生地煎燕窝汤可服。

杭　肺阴久伤，脉象细数，右手更加浮急；干咳内热，气息短促，病因肺胃热烁，金气耗损，神色有枯瘁之象。刻当秋令，天气尚热，肺金不能迎来复之机。拟方以清养为主，仿喻氏清燥之意。

北沙参　麦冬　阿胶牡蛎粉拌炒　川百合　蛤壳　桑白皮蜜炙　生地炭　白薇　白芍　丹皮　天冬　参须　功劳子　枇杷叶

马　咯血再发，咳逆不已。木火升而肺金烁，不待言矣。但脉数已及六至，神色均瘁，而胃纳不多，大解不实，是上损而将及中也。为今之计，惟有清养肺金，泄肝和络，于养阴之中，仍寓培土之意，冀中气不坏，方可着手；然炎夏在前，有火令克金之虑，必夏令不致增重乃佳。

北沙参　麦冬　白芍　大生地　黄芪　炙甘草　白苡仁　蛤壳　旋覆花　川贝母　丹皮炭　枇杷叶　莲子勿去心

丁　热恋阴分，半载不彻，阴液被烁，熏灼肺脏。咳逆痰黄，脉象虚细数促，营阴之虚象已深；而泄泻腹痛，面肢浮肿，中下二焦，又有虚寒滑泄之象。阴阳俱伤，脾肺两碍，用药殊难着手，勉与清阴和中。

南沙参　小生地炒　丹皮炭　白薇　蛤壳　川百合　白芍土炒　广木香煨　归身炭　砂仁　麦冬炒　炙鸡金　功劳叶　枇杷叶

陈　内热干咳，形瘦脉数，宛若阴虚致损之象；惟病起春间，微觉咳嗽，因食青梅而剧，此外别无致损之由。推测病情，或因微邪恋于阴分，热久阴伤，故有盗汗热咳之象。先拟养阴托邪，望其热咳两减，则似损而不至于损，斯为万幸。

小生地　炒丹皮　青蒿　白薇　川贝母　蛤壳　南北沙参各　鳖甲　炒归身　牡蛎　茅根肉　枇杷叶　毛燕窝煎汤代水

范　初由疟邪内陷,渐致寒热往来,泄泻,少纳,肢浮,经停盗汗,脐左瘕块日作。刻诊脉象软细而数,右手带弦,舌尖红,苔黄。统观脉证,因邪陷而伤阴,因阴伤而营损。最重者刻已损及中焦,不能多进滋补,用药殊难为力耳。

当归炭　生地炭　於术　青蒿子　白薇　丹皮炭　小青皮醋炒　东白芍吴萸煎汁拌炒　鳖甲　焦谷芽　砂仁　荷叶

张　向患肌热无汗,舌色干绛而光,根苔微黄,脉象弱细而数,右手按之微弦,此由微邪恋于阴分,耗灼阴液,阴气虚涸,不能托邪外出,故留恋数月,不能清解;惟热愈恋而阴愈虚,恐阴损难复。幸胃纳尚佳,可以助阴托邪。拟方于养阴中,稍参疏泄之意。

小生地　西洋参　麦冬　蛤壳　青蒿子　丹皮炭　白薇　炒归身　淡黄芩酒炒　石斛　茅根肉　鲜藕连根煎汤代水

施　本患阴虚肝旺,舌绛少苔,口渴溺赤,内热盗汗,无一非阴虚的据,奈淡渗苦燥迭进不已,又复继之以温散,阴液久亏之体,何堪如此耗烁?宜乎咳甚痰红,热升颧赤,遂致逼入损途也。刻诊脉象浮数且弦,右关较大,阴涸阳浮,其象已见。姑与养阴救肺,勉冀转机。

鲜沙参　西洋参　大生地　炒丹皮　蛤壳　川百合　白苡仁　白芍　牡蛎　麦冬　川贝母　枇杷叶

二诊　阴虚未复之体,加以起居饮食不能调摄,致入秋以来,渐增形寒内热,咳嗽渴饮,舌质光红而碎,根苔浮白,其肝肾之阴,与肺胃之液,耗烁已甚。从前可以支持者,犹幸中气有权,纳谷不减。今则便溏腹痛,少纳不饥,养阴之药,嫌其腻滑;温运之药,又恐耗阴。调治颇难着手,勉与培脾养液,冀得转机。

北沙参　於术　炒麦冬　山药　春砂仁盐水炒　炙鸡金　炮姜炭五味子蜜炙黑同打　小生地炒　蛤壳　白薇　煨木香　谷麦芽炒　干荷叶

三诊　舌色紫绛无苔,阴伤已甚,而中气损陷,便溏少纳,此时设与滋养,转增溏泄;惟有先培中气,苟得中焦温运,或可挽回万一。

党参　於术炒　炮姜重蜜水炙炭　炙甘草　小生地炒　山药焙　北沙参　金石斛　煨木香　春砂仁盐水炒　干荷叶

秦　向质气阴二亏,偶感客邪,发热出疹,肺脾元气,因之愈困。气弱不能托邪,则邪机必有留恋之象。当时苟能扶正,以却余邪,则邪随气转,绝不留恋至此也。刻诊脉象细弱而数,向晚渐有寒热,而于胃纳之多寡,两便之早晚,并无差异。此乃元气大伤,病虚不复之证。当调补脾肺,望其虚热渐退,纳谷渐旺,不至延成损象,乃为至吉。

北沙参炒黄　大麦冬炒　陈皮　苡仁　青蒿　蛤壳　霍石斛饭上蒸软　淡黄芩　小生地炒焦　茅根肉　枇把叶

二诊　寒热咳嗽,腹痛便溏,半年不愈。此必有微邪伏于肝脾之间,内伤脾肺,外烁营卫。现今神枯肉削,脉虚细数,咽碎舌腐,营阴亏损已甚,而咳嗽痛泄,仍然不止。损象已深,姑与清养。

北沙参炒黄　麦冬炒　百合　蛤壳　白芍　白薇　丹皮炒　青蒿　砂仁盐水炒　生地炭　川石斛　川贝母　枇把叶　茅根肉

三诊　呕血之后,留瘀阻于肺络,咳逆喘促,胁痛痰黄,脉情虚数,热瘀伤肺而上损;色痿肢浮,则损及中矣。症非易治,姑与养阴熄热,和络肃肺。

旋覆花猩绛同包　鲜沙参　苡仁　冬瓜仁　丹皮炭　蛤黛散　川百合　小生地　嫩白薇　牡蛎　白芍　归须炒　枇杷叶　鲜藕

四诊　肺脏受伤,咳久胁痛,神枯色萎。

养阴清肺,此一定治法。

北沙参　小生地　麦冬　天冬　百合　蛤壳　牡蛎　川贝母　白薇　炒丹皮　白芍　生甘草　枇杷叶　鲜藕煎汤代水

五诊　色浮腹满,内热作咳,脾气与肝营两损。营热伤金,咽喉窒痛,唇色焦淡,舌苔晦浊不华。气分则损及脾阳,血分则烁及肺阴。前人谓损及中焦,最难调复,姑与培中养营法,缓缓调之。

台参须　野於术　茯苓皮　白芍　蛤壳　稆豆衣　小生地炒　丹皮炭　川百合　砂仁　刺蒺藜　沉香曲　枇杷叶　煨木香(虚损)

庄　寒热如疟,是营卫不调之证。绵历数月,脾胃两伤。刻诊脉象虚数,肢肿神疲,胃纳不佳,时或胀满,已属中损之候,而舌苔白厚中黄,兼有湿滞可知。培补之剂,尚难遽投,先拟调和营卫,疏导中焦。

桂枝　白芍酒炒　枳实炭　炙鸡金　青蒿　黄芩酒炒　砂仁　大腹皮　茯苓皮　通草　豆卷　二稻青(内伤发热)

邹　血虚风扰,是其本病。惟脾为营气之原,刻下纳谷少运,便溏色浮,均属脾虚见证。微作寒热,亦因营卫不和而然。徒与滋养,仍恐脾虚滑陷,延入损途。方以培脾为主,佐以养营健中之法。其平肝和胃一层,亦宜兼顾。以调理久病,宜层层照应,不宜直骤也。

党参　於术　云苓　归身　炙甘草　丹皮炭　白薇　橘白盐水炒　砂仁　石决明　谷芽炒　麦芽炒　刺蒺藜(内伤发热)

李　瘰疬发于少阳之经,内挟木火燔灼阴分。连年未愈,阴虚则生内热,木病伤胃,纳谷尤少,脉象虚细而数,左寸关浮大,有延成劳病之虑。治宜于养阴中,佐以泄木培胃。

东白芍　生地炭　丹皮炭　黑山栀　刺蒺藜　於术　太子参　白扁豆　牡蛎　功劳叶　青蒿露(瘰核)

韩　病起产后,挟时邪瘀郁,绵延一载有余。大势虽平,而营气受损,内热不已。刻诊脉象数软而急,不能安寐,头晕耳鸣,乃肝阴虚,而肝阳升扰之象。脐脘瘕撑不化,纳谷作胀,乃肝气不和,横扰中宫之象。熟筹病象,其内热脉数,神瘁不寐,已属阴损之候;而肝脾不谐,又未可纯进补剂,此用药之所以难也。兹拟养阴泄肝,和中调气之法,望其病机稍转,再拟滋养。

西洋参　东白芍　细生地炒　丹皮炭　稆豆衣　麦冬肉　净枣仁川连煎汁,拌炒　嫩白薇　西砂仁　刺蒺藜　广郁金　左牡蛎　夜交藤　莲子心　竹二青(肝风)

罗　营气虚窒,有寒热作咳之象;脉神细弱而数,已有阴损见端。但肝气逆侵,脾土不化,腹痛撑胀,发作不时;且兼有木火上浮,晕眩,吐痰带红。凡温营升动滋腻之品,均难重用。拟方以和肝运脾为主,参以清阴畅营。

白芍桂枝煎汁拌炒　小生地炒　炒丹皮　炙鸡金　煨木香　青皮醋炒　归尾炒　砂仁　白薇　川广郁金各　刺蒺藜　降香　木蝴蝶(妇人)

岳　阴气不足,不能滋养肝木,则木火易升。更兼烦劳,则阳气偏张,阴液愈耗。平时耳鸣头晕,少寐神烦,甚则肢冷内热,皆属阴损阳浮见象。夫肝木体阴而用阳,凡血不养肝者,易生虚火。火愈动则神愈烦,而阴血因之愈伤。辗转相引,势将损而不复,必须息心静养。用养血柔肝之药,渐与滋补,俾木气得滋,则风阳自息矣。拟煎方暂服十剂,续用丸药常服。

洋参元米炒　大生地　归身　白芍　滁菊花炒　丹皮炒　刺蒺藜　朱茯神　枣仁炒　制首乌　磁石醋煅　龙眼肉

另:羚羊角先入(妇人)

崇实堂医案

尤小亭之三令弟,年二十二岁,患吐血

症。体倦食少，面黄胸闷，腹胀便溏，小便清利，脉濡弱，血色黑紫，而兼痰水。余曰：此脾虚湿重，血不归经故也。用白术、淮山药、白扁豆、黑炮姜、杏仁、桑白皮、当归、赤芍、红花与服。六剂而愈。再以六君子汤加当归、白芍为之调理。逾一月余，送来复脉，自言饮食起居如常，亦无所苦，惟神气不足、倦怠日甚，故请治耳。余见其形容憔悴，神气虚羸，色黑肌消，几如骨立；诊其脉，则寸关濡弱，两尺弦小而疾，重按始得。余问遗精否？有妄想否？皆不对而去。因告其兄曰：令弟脉症甚属不妙，外显气虚之象，内得阳脱之征，是必心有所思，时时动念，引动真火，火发九泉，阴液暗伤，真阳脱出，此为枝叶未有害，本实先拨也，法在不治。再三请药，余曰：在吾见浅，无法可施，绝非借词推托，切勿延宕致误，当延学问高远者治之，或可挽回，亦未可知。此在七月中旬。至十月乃卒。凡内伤之症，惟色欲伤精最为难治，但精生于血。或以饮食自养，或以甘温培阳，十中可以救五，惟妄想意淫伤心肾之精气，百难救一，盖无形之斫丧，实基于有形之斫丧，万万也。

昼星楼医案

治方氏阴虚，五心潮热，六脉虚数无力，是血少而生虚热者，此方主之。自制：

当归身一钱五分　天冬二钱五分　熟首乌一钱五分　石斛一钱五分　元参二钱　地骨皮一钱　青蒿七分　沙参一钱　麦冬一钱　生甘草六分　天花粉一钱五分

治泰雅堂心肝脉弱而微，脾命两宫细而虚。饮食不思，夜卧不宁，四肢困倦，心常惊跳，此方主之。自制：

炒潞党四钱　研朱砂三分　茯神三钱　益智二钱　大枣五枚　石斛三钱　酒杜仲三钱　首乌三钱　熟地二钱春砂制　归身四钱　萸肉三钱　盐陈一钱　於术六钱米泔制　白术三钱土炒　盐泽泻一钱五分

治侄女虚损感寒，肺脉微紧，余脉微而短，极少神。此方主之。自制：

生洋参二钱五分　潞党三钱　姜夏七分　盐陈七分　炒粳米一钱五分　石斛一钱五分　炙草五分　苏梗六分　丹皮八分　干姜五分　酒杜仲二钱　酒芍一钱五分　酒生地八分　首乌二钱

雪雅堂医案

详辨孙铭仲夫人病因

脉搏轻按弗见，重按反觉鼓指，此风气也。据说病发则舌干燥，似觉有壳，唇焦裂，心中剥削辣闷，时吐涎沫，嗔怒烦劳，则其发愈剧。《经》云：烦劳则张，精绝辟积于夏，使人煎厥。此之谓也。得酒胸中稍松者，因酒性散，风气得酒，暂时疏泄也。得食反倦委者，因气壅胃虚，食入而暂滞其气，脾不能为胃行津液故也。有时似饥，且能多食，因风气上窜，胃络空虚，欲得食以压之也。即《经》云中风能食是也。凡此见症，莫非冲任素乏藏著，以致肝阳化风，时时上扰。近增腰酸及骨隙中空痛，形体日见消瘦，乃阳明少纳，生化日衰，加以思虑太过，心阳扰动，风气鸱张，吸伤肾阴精气，虚馁不能淖泽而充益骨髓也。此一二年所发之病，而究其根源，则《经》云二阳之病发心脾，有不得隐曲，女子不月，其传为风消是也。夫二阳，阳明胃脉也，为仓廪之官，主纳水谷者也。乃不能纳者何也？此由心脾所发耳。正以女子有隐情曲意之事，不得舒其衷，则气郁于心而不畅，故心不能生血，血不能养脾始焉。胃有所受，脾不运化，继则胃亦渐不能纳受，于是水谷衰少，无以变化气血，以入二阳之血海。血海乃肝所司，血海不能蓄藏，木失所养，肝阳化燥，风木交张，而时时上扰，阳明又适当其冲其始也，伤残其胃汁其继也。更欲借滋于胃液，阳明几何津液而能当此伤克耶？现观脉症虽未露风消症象,倘再日久失治,恐流入风消一途。昔人治风消往往用麦门冬汤,然只能滋阳明之燥,而弗能熄厥阴之风。况胃为后天之本,极宜顾虑滋阴填液之药,既畏滞腻而不灵,祛风迅利之品又恐搜逐之太过,用药须从空灵一边,仿叶氏法论治。

再按:平素木旺津伤,常吐胶黏涎沫,口微渴,每因怒膈气冲痛,或当胃口,或窜两胁,显系肝木犯胃,且常因怒犯吐血之症,幸不多耳,每犯服竹茹、黑山栀等清降加平肝之品则愈。此次因怒气痛,或膈或胁,或流窜周身,二十天来每早必风气上逆,干呕或吐出涎沫,闻或痰带少许血。平素胃阴虽亏,胃气尚强,纳谷如常,不受刚药,误则吐血。前两日,两关弦大而动,昨日气冲痛已止,惟腹内风气作痛,或作或止多矣。气涎沫虽少,干呕仍旧,左关弦数而涩滞,右关小弱而结涩,似带微数之象,时或头眩。应以泄木安胃降逆之中,参以清养肝阴,活络熄风之品,似为合拍。

王　虚损末传,咳嗽。

地骨皮二钱　杞子二钱　天冬二钱　薏仁三钱　炒百合三钱　桑椹子二钱　白芍二钱　甘菊二钱　苇茎三钱　川贝母二钱　生芪露煎药

夏心梅如君　古人治虚怯咳嗽等症,往往用胃药收功。本有失血之症,现当春令,幸尚未发,而夜间呛咳颇甚,面色无华,肌瘦神倦,胃不健纳,皆胃中天真之气受伤,无液滋养,脉左强右弱,应以甘缓之剂养胃和肝,以期土金相生。

白扁豆三钱　大麦冬钱半　白蒺藜二钱　北沙参三钱　淮山药二钱　炒薏米三钱　鲜石斛二钱　白茯神三钱　南枣肉三钱　生谷芽一两(煎汤煎药)

再诊原方去石斛,加潞党参三钱,蒸於术钱半。

再诊左脉颇佳,右脉少力,胃气不足,食虽进,终欠香甜,仍宜补土生金,以期咳止。但脾喜燥而胃喜清,其间用药须细心酌之。

人参一钱　蒸於术一钱　白扁豆二钱　炒薏米三钱　茯苓三钱　炒麦冬钱半　川石斛三钱　鲜莲子二钱　炙草五分　陈皮白一钱　白蒺藜二钱　南枣肉二钱

梦辅　脉细弱,面白神衰羸瘦,大病之后,气血损伤未复,后天以脾胃为主,甘缓之剂,温养元真。

米防党四钱　炙甘草钱半　全归身四钱　炒白术三钱　大枣三个　广陈皮钱半　桂圆肉四钱　云茯苓三钱　大炙芪五钱　煨姜三片　甘杞子四钱

久嗽气馁,脉细且促,仍复力疾从公,渐至食衰便溏,寒热悠忽,背冷汗泄,心营肺卫之损已及乎中,败症迭见,颇难着手。秦越人谓损其肺者益其气,损其心者,调其营卫。胃为卫之本,脾乃营之源,当建立中宫,以维营卫,偏寒偏热,非正治也。

大生芪四钱　炙甘草一钱　炒白芍二钱　真饴糖二钱　川桂枝一钱　黑枣肉三枚

许　身倦唇白,时时畏冷,病后失调,营卫两虚,遵《内经》诸小者,阴阳形气俱不足,调以甘药之旨。

大炙芪五钱　桂枝尖八分　南枣肉三个　焦白芍二钱　广橘皮一钱　炙甘草钱半　煨生姜一钱　正饴糖三钱　酒当归身二钱

脉细形瘦,神怯唇白,腹痛便溏,乍寒乍热,肢体烦倦,病后失调,营卫两虚,《内经》有劳者温之之旨。东垣于甘温益气之法,遵其意以消息之。

大生芪八钱　广陈皮二钱　炒白术三钱　大防党四钱　全归身五钱　桂圆肉二钱　炙甘草钱半　真肉桂钱半　云茯苓三钱　大黑枣三钱

陈荣章　饮食入胃,健运循度,则升清降浊,自能水精四布,充泽皮毛,何至面黄肌瘦,六脉缓细耶?治宜培土祛湿,合乎东垣脾宜升胃宜降之旨。

茅苍术　云茯苓　青防风　大防党　炒黄柏　广橘皮　川厚朴　炒谷芽　川羌活　茵陈蒿　炙甘草

医案摘奇

邢鉴堂者，嗜酒，年五十余，因咳嗽痰多，形瘦骨立，身热食少力疲，恳治于余。切其脉，细弦而数，舌中光红而边苔白剥。余曰：君酒劳也。病始于酒，戒酒宜可挽回。其时八月节后也。为之用沙参、天冬、麦冬、川贝、青蒿、地骨、茵陈、生地，或加紫菀、枇杷，或加龟版、首乌、生蜜。四五剂后，身热退，咳嗽减，谷食略增。又以前方改去青蒿、地骨，加阿胶、橘白。五六剂，咳嗽大减，谷食气盛，神健而步履亦轻。再令服燕窝、哈士墓，调养至九月底而复原。至除夕，买酒过年，神气健旺，闻酒香而试饮一杯，觉快意沁心，异常爽健，由是元旦复开饮戒，至初十日，自觉前病又来，十二日邀余治。余即辞曰：不可为矣。元宵竟逝。（*酒劳*）

邵兰荪医案

大西庄马，病损成劳，呛咳，形寒盗汗，曾经失血，脉小数，舌黄。肺气受戕，非轻藐之症。

北沙参三钱　云母石三钱　紫菀钱半　光杏仁三钱　生牡蛎四钱　茯神四钱　川贝二钱　橘络钱半　清炙芪皮八分　五味子十粒　冬虫夏草钱半，加　红枣三枚

四帖。

又　案列于前，顷脉仍属小数，咳痰脓厚带红。总之，肺气受戕，形寒，属虚劳重症。

北沙参三钱　白及片钱半，煅　蛤壳四钱　紫菀钱半　生牡蛎四钱　橘络钱半　光杏仁三钱　白薇钱半　川贝二钱　侧柏炭三钱　冬虫夏草钱半　引枇杷叶五片，去毛

四帖。

介按：肺主皮毛，肺伤则失其卫护之职，热伤元气，气伤则不能生津而敛液，以致呛咳形寒而盗汗。但虚劳而至于失血，诚属重极之症。照此症候，以宜用黄芪建中汤急建中气，俾饮食增而津液旺，以至充血生精而复其真阴之不足。惟此人肺气受戕，故初方全是清肺生津之品。又佐以善治肺劳之冬虫夏草，最益肺经之云母石，确治肺劳之妙剂。据戴氏白及枇杷丸（用白及一两，枇杷叶、藕节各五钱，为细末，另以蛤粉炒阿胶五钱，生地汁调之，火上炖化，入前药为丸，如龙眼大，每服一丸）为治咳咯肺血之专方，今次诊仿佛戴氏之意以拟治，真是异曲而同工。

下方桥王　症由暑湿伤气，咳嗽潮热，清窍已蒙，右脉小数左劲，舌光红、中有白屑，津液重伤，已成虚劳，势在棘手。宜清降养胃消痰。（九月三十日）

南沙参三钱　川石斛三钱　炒远志八分　生石决明六钱　扁豆衣三钱　紫菀二钱　茯神四钱　川贝母二钱　光杏仁三钱　淡秋石八分　橘红一钱，盐水炒　引雅梨五钱

二帖。

介按：暑湿伤于气分，从口鼻吸受，治以辛凉微苦，俾上焦气分廓清则愈。乃因日久失治，以致劫烁肺胃之津液而成虚劳，兼以清窍已蒙，症势诚属重险，此方肃肺滋液以化痰，治法极为适当。

蜀阜马(妇)　劳嗽潮热，脉涩，左细数，舌白、中心红。经阻形怯，非轻藐之症。

生玉竹钱半　紫菀钱半　丹参三钱　黄芪三钱　川贝钱半　橘红一钱　白石英三钱　省头草钱半　地骨皮三钱　白前钱半　谷芽四钱　枇杷叶三片，去毛

四帖。

又　咳嗽未除，形怯潮热，脉虚细右弦，舌微黄，脘闷便泻。究属重险之症，宜清气和中，候正。（六月初九日）

南沙参三钱　藿梗二钱　谷芽四钱　银胡一钱　扁豆衣三钱　川贝钱半　茯苓四钱　地骨皮三钱　桔梗钱半　新会皮钱半　砂仁七分　江西术一钱

清煎，三帖。

介按：冲任皆损，二气不交，五液消耗，延为劳怯。初方镇冲活血，清肺养胃，双方兼顾，未能应验。次诊又见便泻，是属脾气虚弱，虽于清养肺胃之中，参用扶脾理气之品，究

属难愈之疴。(虚劳)

萧评郭敬三医案

虚极堕胎治验

族侄孙媳,年四十,堕胎九次,气血大伤。据述近年有三病,医治不痊。其一,大便燥结十余日始更衣,解时刺痛难忍。其一,大便下血,盈盆盈斗,气馁欲脱。其一,每月信至时,下身生疮,疼痛溃烂,医治才愈,而下月月信又到,其疮又作,月月如是,无少愆期。禀赋虽厚,而三病缠扰数年,近则虚惫已极,终日嗜卧不起,四肢无力,肌肉消瘦,饮食甚少,不能支撑矣。延余诊视,因语其夫曰:此乃数年大病,非数剂汤药即能获效者。因定大生膏方,嘱服十剂,每剂约三四斤。服至二剂,大便即润畅,亦不下血,亦不生疮矣;然停药数日,大便必燥秘,仍下血。其夫语余曰:服此膏颇有效验,然如吸洋烟有瘾者,然稍一停药,其病立发,奈何?余曰:初诊时,即云此膏须服十剂,余言亦非漫无斟酌者。缘此病系因九次堕胎,肝肾大伤,木乏涵濡,抑遏不升,肝阳逼其血热而下,故大便下血;血伤无以润肠,故大便燥秘;肝热内逼,故生疮,然必月信后始如此者,足见月信后,血愈虚竭,肝无血养,刚亢之盛,逼血成疮,势所必然。余意以膏九剂,补其九次堕胎所伤之阴,多服一剂,调补复元,后果然。

尚按:此症诚可谓虚极矣,故服大生膏,峻滋肝肾之真阴,至十剂而愈。但滋补之药,碍难消化,想其人肝肾虽亏,而脾胃中运尚健,始能消化如许之补药。否则先倒其胃,减食胀满,必至束手待毙。此愈信越人上损下损未过脾者,皆有治法之论,为精确不磨之学理也。

邵氏医案

咳痰未除,阴火不敛,脉小数,苔黄中心红,彻夜不寐,形肉日削,究属肺劳重症。

生地四钱　炒枣仁三钱　紫菀一钱五分　抱木原炒茯神四钱　夜交藤三钱　天冬三钱　冬虫夏草一钱五分　炒小川连五分　原川贝一钱五分　光杏仁三钱　炙橘红一钱　引鲜枇杷叶三片

四帖。

肺劳咳血,脉细数,苔黄,腹痛便结,胃钝背寒,究非轻藐之症。

瓜蒌子三钱,杵　小苏草三钱　炒栀子三钱　茜根三钱　薤白一钱五分　川贝一钱五分,不杵　广郁金三钱　海浮石三钱　光杏仁三钱　紫菀一钱五分　白前一钱五分　引藕节三个

呛咳稍减,经阻脐下胀闷,脉涩右弦细,舌心空,寒热交作,究属损怯之症。

生首乌一钱五分　青蒿梗一钱五分　紫菀二钱五分　生牡蛎四钱　云母石三钱　地骨皮三钱　白石英三钱　川贝一钱五分　冬虫夏草一钱五分　光杏仁三钱　广橘红一钱

四帖。

呛咳未除,音出犹嘶,脉数左弦,恶寒潮热,子后汗出则退,苔黄,尤宜防损。

紫菀一钱五分　秦艽一钱五分　白前一钱五分　金沸花三钱,包　广橘红一钱　川贝二钱　光杏仁三钱　石决明六钱,生杵　杜马兜铃一钱　青蒿一钱五分　炒谷芽四钱　引鲜枇杷叶三片

四帖。

经停数月,脉弦数,呛咳气促,已曾失血,腰腹痛,宜防损怯之虑。

北沙参三钱　炒知母一钱五分　焦栀三钱　紫菀一钱五分　光杏仁三钱　生牡蛎四钱　白前一钱五分　天冬三钱　桑叶三钱　川贝一钱五分　马兜铃一钱　引鲜枇杷叶五片,去毛

三帖。

病延日久,脉小数,形怯,呛咳气冲,腹中有瘕,癸涩不调,宜防损怯之虑。

紫菀二钱　炒白芍一钱五分　生地炭四钱

北沙参三钱　生牡蛎四钱　川贝二钱　白石英三钱　谷芽四钱　甜杏仁三钱　橘红一钱　杜仲三钱

四帖。

醉花窗医案

阴虚内热　身面皆赤

星槎侍御之女，年十三，能读葩经①、四子书，唐诗古文，略皆上口。写画亦颇有法度。星槎爱如拱璧②。乙卯夏，偶患发热，身面皆赤。延医视之，或曰瘟疫也，用藿香正气散；或曰过食生冷，阳郁于脾也，用散火汤；或曰中暑，用香薷饮；或曰实火，用承气汤、天水散，而皆不效。急遣纪纲迎余。问曰：头痛乎？曰否，然则非瘟疫也。问腹痛吐泻乎？曰否，然则非中暑也。问扪之炙手乎？曰否，然则非脾郁也，问烦渴出汗乎？曰否，然则非实火也。余曰：既无此数者，必午后转甚也。曰然。且眼黑耳鸣也？曰然。且口干咽痛也？曰然。星槎惊曰：尚未诊脉，何了如指掌如是。余曰：此为阴虚内热，既非彼，则在此。症如是，脉必沉数，不必诊也。投以大剂归芍地黄汤，加生地、蝉蜕。二服而愈。星槎谢曰：他人诊脉，移时不放，立方之际，不胜迟疑，君寥寥数语，所见如是其捷，奏效如是其速，非绝顶聪明曷有此哉！余谢过奖。

产后气虚，升降失常

邻人郝某之次女，产后经数月，饮食不思，精神减少，时兼胸满，面黄肌瘦。延医视之，以为痨瘵。投以八珍汤，获小效，而病复如故。或又以为产后血虚，用大剂四物汤合生化汤，转增腹痛。继有庸手，作伤寒阴症治，去益远而病增剧。法无可施，来求余治。诊其六脉浮弱，右关尤甚。乃曰：此气虚，非血虚也。当补气以生血。他人多用血药，品多清降，不转馁其气乎？因处以补中益气汤。其父素明针灸，颇知医，难之曰：病苦胸满，益以补中，不增甚乎？余曰：令嫒胃气下陷，清阳不升，故浊阴不降，以致饮食留滞，故胸苦满。若清阳既升则浊阴下降，胸中自当痛快。命如方服之。三剂而精神作，饮食进。更命易汤以丸，一斤而痊愈矣。

曹沧洲医案

（光绪皇上病，吾师与莲舫陈君同看议方。）

九月初七日请得

皇上脉左三部静细，右动按仍弦、滑数。虽诸恙见成，而中焦消化甚迟。清浊相干，脘宇满闷，腹响始通大便，干稀不定，干则降浊，稀则气陷不和，以致神倦色㿠，头愈发眩，足愈无力，必得坐立移动，肢体酸软稍和，仍少寐，口浊咳嗽，恶寒胁痛，左右串作。以脉合证，仿《金匮》之法，以饮食消息之，则药饵可以间服。伏乞圣裁。

西绵芪二钱，防风七分同捣　天生於术三钱五分，枳壳五分同炒　引用煨姜二小片　酒炒归身三钱五分　生白芍三钱五分　红枣三枚　金石斛二钱　炒神曲二钱

九月初八日请得

皇上脉左右静软，寸关尺三部一律平和。按症体虚，药久未能复元。叠奉圣躬病单，原委分明，始知药有偏弊，中气反困。照《金匮》饮食消息之义，似乎和宜。谨拟固表和中，以备圣裁。

西芪皮三钱五分　炒建曲二钱　辰茯神三钱　杭菊一钱　防风七分　白芍三钱五分　引用红枣三枚　生姜一片

九月初九日请得

皇上脉两手仍然细软，右关微见数象。大约天气阳不得潜藏，背足俱为酸痛，咳俱为

① 葩经：即《诗经》。语出韩愈《进学解》："《诗》正而葩"。

② 拱璧：大璧，指珍贵的物品。

酸痛,咳嗽不平,更牵引胸胁为痛。两日停药,寝食尚好,寒热不发,诸恙有减无增。谨拟肝肺两和调理。

西芪皮三钱五分　杭菊花一钱　酒炒归身三钱五分　川贝母二钱,去心　甜杏仁三钱,去皮尖,研　白芍三钱五分　引用红枣三枚　枇杷叶三片,去毛筋,蜜炙

九月初十请得

皇上脉细而带数,左甚于右。病虚,火浮上则阳不潜藏,下焦虚而不固,遗泄复发,亦属阴亏所致。尚头眩耳鸣,脑蒙发响,咳嗽频作,胸背牵引作痛,行动费力,夜睡微汗,七日未发寒热,四日未曾复药,诸恙有减无增。可见多药,却有偏胜,惟原虚,不能不为调摄。仿徐洄溪食颐养法。恭呈圣裁。

杜芡实三十枚　甜杏仁三十粒,去皮尖

二味浸透,捣烂成浆酪,少和冰糖,适口为度。

九月十一日请得

皇上脉左右各部均见静软。诸恙亦见向安,连日天气和暖,形寒恶风均得减轻,虚阳亦能潜藏。惟肝尚为升,肺少下降,咳嗽略为见紧,耳鸣头响,口渴难寐,胁痛肢酸,运食尚迟,以冀由渐而平。谨拟服食调理,亦能关涉诸病法。恭呈圣裁。

核桃肉二枚,去净衣　甜杏仁三十粒,去皮尖　芡实三十粒

三味捣烂,和开水,并和再研。以绢滤清,炖开酌加冰糖。以适口为度。

九月十二日请得

皇上脉左三部仍然细软,右寸关弦浮。脾失健运,肝肺又有薄感。昨午腹痛,溏泻而兼糟粕,牵连诸恙,肢体酸软,胁背串痛,乏力软弱,惟咳嗽频。即属肝肺升降失司,脾土不能生金。谨拟调中和表,预防天凉寒暖反复。恭请圣裁。

西芪皮三钱五分　橘络七分　川贝三钱五分,去心　云茯苓三钱　半夏曲一钱　炒谷芽一钱五分　引用红枣三枚　生姜一小片

以下吾师立方。

三月初八日请得

皇上脉左弦细,为水不涵木,木火上升之象;右细数,系脾运不健,湿热下走之征;木火上升,则右耳作堵,闻声不甚清楚;脾湿下走,则气肿作痛,食下运化迟钝。谨拟泄化分利,疏运为法。

冬桑叶一钱　五加皮三钱五分　生白芍三钱五分　石决明一钱五分,盐水煅　杭甘菊一钱,稍炒　带皮苓三钱　引用炒谷芽四钱,绢包　橘白七分

三月初九请得

皇上脉左细弱带弦,右细软微数。右耳鸣响作堵,左足跟微肿作痛,饮食下行迟慢。良由营虚水亏,肝少滋养,气火未能下潜;脾虚气弱,转输窒滞,湿热遂致停顿。调理之法,寒凉则碍脾运,温燥易扰肝阳。谨拟潜阳疏利,以复肝脾升降运融之常。

鳖甲心三钱　云茯苓三钱　石决明四钱,盐水煅,先煎　粉萆薢三钱　新会皮七分　飞辰砂三分　盐半夏三钱五分　引用杭甘菊一钱,去蒂　炒谷芽四钱,绢包

三月初十日请得

皇上脉左细软之中仍带弦象,右软,按久略有数状。是阴分不充,肝火不潜,脾运迟钝,湿随气滞之证。火浮所以耳鸣作堵,湿滞所以足跟痛,运化不能流利。推致病之由,当在肾阴不足,脾阳不振而论。积根源远,专务治标无益也。谨拟滋肾以柔肝,醒脾以化湿。恭呈圣裁。

龟腹板三钱,水炙　青盐半夏三钱五分　橘白一钱　云茯苓四钱,北辰砂三分拌　白芍三钱五分　海蛤粉三钱,绢包　引用炒谷芽四钱,绢包

三月十一日请得

皇上脉左关细弦,右关微数,余部均细。右耳鸣响作堵,左足跟热痛连及足背,右腋间及腹中时觉窜痛,腰脊间或刺痛,饮食消化不速,头晕,屡有小泡。以脉和证,为水亏火浮,湿郁化热之象。谨拟上泄浮火,下利二便,使

可水升火降,湿化气顺。以备圣裁。

元参三钱五分,水飞辰砂三分拌　柏子仁三钱,去油　杭甘菊一钱,去蒂　引用川断三钱五分,盐水炒　橘络七分　生蛤壳一钱五分,杵　赤芍三钱五分　炒谷芽一钱五分,绢包

三月十二日请得

皇上脉左弦象稍加,右脉尚带微数,按久均细而少力。两耳鸣响,右耳作堵,左足背痛势较轻,跟间依然热痛。《经》曰:肾开窍于耳。足跟为肾亏,则火浮,阴虚则湿阻,湿火相搏,热象渐来。谨拟标治。以期火潜湿化。

元参三钱五分,辰砂二分拌　云茯苓四钱　粉丹皮一钱　生蛤壳一钱五分　杭菊瓣一钱　赤芍三钱五分　引用丝瓜络三钱五分　炒谷芽四钱,绢包

三月十三日请得

皇上脉左细如昨,弦象较和。右部尚带渐数。两耳鸣响,右耳作堵,左足跟作痛,微觉焮热,食下运迟,大便不流利,脾肾不足,肝亢有余,火浮于上,湿聚于下,中间转输未能如常,湿热因之停顿。谨拟标本兼治为法。

川石斛三钱　粉丹皮一钱　生白芍三钱五分　杭菊瓣一钱　元参三钱五分,辰砂三分拌　瓜蒌皮三钱五分　引用细桑枝三钱　炒谷芽一钱五分

谨备洗足跟痛方:防己四钱、淡木瓜三钱、晚蚕砂三钱、丹皮二钱、净乳香三钱、丝瓜络三钱,水煎浓汤熏洗。

三月十四日请得

皇上脉左部较静,右部尚带微数。肝木上升较平,脾湿蒸热未解。耳堵稍松,鸣响尚甚,足跟热痛,时有盛衰。考经义:肾主闭藏,脾司运融,肾阴内虚,闭藏不足,肝逆上浮,脾运不健,则气化易滞,湿随下走。谨拟脾肾两治。使得火潜湿解,中运流利。候圣裁。

细生地三钱　云茯苓三钱　白芍二钱　粉丹皮一钱　柏子仁二钱　飞辰砂三分　杭菊瓣一钱　引用细桑枝三钱　炒谷芽一钱五分,包

足跟痛便方:食盐研细,用少许轻轻擦后,温水洗去。

三月十六日请得

皇上脉左细稍带弦象,右濡细,微微带数。肾不摄肝,肝火上升,所以耳鸣作堵;脾少健运,运迟生湿,所以胃纳式微。迩来左足跟痛引足背。良由气弱湿阻,营络失宣所致。谨拟柔肝醒脾,化湿宣络,标本并理。

水炙鳖甲心三钱　橘白三钱五分　金石斛二钱,另煎　松木茯神三钱五分,水飞辰砂三分拌　元参三钱,盐水炒　白芍三钱五分　引用炒香谷芽一钱五分　丝瓜络三钱

以下吾师又与陈莲舫同诊。

三月十七日请得

皇上脉右弦数左细数。属阴虚生风,气虚生湿,风从上扰,两耳鸣响,右耳作堵,湿随气陷,足跟作疼,牵引踝骨。气与阴亏则风与湿用事,饮食少运,大便或干或溏,热升,口舌起泡。症系半虚半实,实不能疏散,虚不能填纳。谨拟滋阴泄风,调中化湿。以呈圣裁。

北沙参二钱　白蒺藜二钱,炒去刺　焦米仁二钱　云茯苓三钱　金石斛三钱　杭菊瓣一钱

三月十八日请得

皇上脉弦象稍减,数仍未平。虚火尚炽,挟风则耳鸣未止,右耳堵塞,挟湿则足跟疼痛,牵连踝骨,中运不健,饮食不甚消化,大便今日见溏。虚实参半。谨拟潜阳和阴,藉以熄风化湿。

北沙参三钱　云茯苓三钱　炒米仁三钱　水炙鳖甲三钱　白芍三钱　杭菊瓣一钱　引用料豆衣三钱　炒谷芽四钱

三月十九日请得

皇上脉浮弦,两手均数。虚火总属未平,火生风,耳鸣如昨。右耳堵闷轻减,火挟湿,足跟作痛。络脉仍未宣通,风从肝出。湿自脾生,中运欠健,食后运迟,早间便溏,因之头晕气怯,升降未和所致。谨拟潜阳以熄风,和络以化湿。恭呈圣裁。

北沙参三钱　粉丹皮三钱五分　杭菊瓣一钱　生白芍三钱五分　水炙鳖甲三钱　云茯苓

三钱　引用谷芽四钱　焦米仁三钱

三月二十日请得

皇上脉弦象较和，数象未静。所以虚火煽烁，下关不固，腰酸气弱，尚是上盛下虚，耳闷稍减，仍然作响，足跟作痛，略见减轻，惟中焦运融未健，消化犹迟，便垢带溏。谨拟育阴摄阳，参以固养运中。

北沙参三钱　白莲须一钱　生白芍三钱五分　抱木茯神二钱，水飞辰砂三钱拌　生牡蛎三钱，先煎　丝瓜络三钱五分　引用炒谷芽一钱五分，包　橘白一钱

三月二十一日请得

皇上脉仍弦减而数未静。水亏木旺，木火上扰清空，耳鸣不减，木邪下注底极，足跟犹痛，虚实兼见，头晕运迟，脾胃不协。所以夜寐醒后顿觉痰泛，今日更衣，尚能调匀。谨拟上盛下虚。立方。

北沙参三钱　半夏曲一钱　水炙鳖甲三钱　粉丹皮一钱　杭菊瓣一钱　抱木茯神三钱，水飞辰砂三分拌　引用桑寄生三钱　炒香谷芽一钱五分，绢包

三月二十二日请得

皇上脉弦数之象渐减轻，耳堵较通，鸣响尚存，足痛已轻，筋酸尚留。向来脾胃虚弱，中之少冲和之气。中者，脾胃也，药饵未见备胜，所以治多日转觉气体痰软，似宜暂缓两日或三日。进以一剂醒其胃，而畅其脾，以观病机。拟调中而和上下。伏乞圣裁。

北沙参三钱五分　橘白一钱　川石斛二钱　盐半夏一钱　引用炒谷芽四钱，包　桑寄生三钱五分

三月二十三日请得

皇上脉两关弦数如昨，尺部较软，寸部亦见不足之象。肾不济心，心不固肾。遗泄昨夜又发，所以肝不能潜，耳响未平，重听又甚，脾不能运，足跟仍痛，牵连旁筋，所有夜寐欠实，腰愈酸禁，大便不畅，种种见证。谨拟清心固肾，柔肝运脾。

元参心二钱　橘络五分　连心麦冬三钱五分，辰拌　抱木茯神三钱　粉丹皮三钱五分　料豆衣三钱五分　引用莲子心十根

三月二十四日请得

皇上脉弦数较平，虚象更见。遂致遗泄连作，有梦属心，无梦属肾。心肾两亏，诸证纷沓，耳鸣堵闷，略见减轻，足痛步艰，更见痰重，未免清升浊降，未能流利，腰间发酸，大便一时俱发。总核病机审审。下谨拟摄心肾而和肝脾。伏乞圣裁。

上西芪八分，盐水炒　抱木茯神三钱，水飞辰砂三分拌　桑寄生三钱五分　川杜仲三钱五分，盐水炒　细生地三钱　沙苑子三钱，盐水炒　引用陈皮八片　莲子心十根

三月二十七日请得

皇上脉左右一律细软俱见数象。虚火非上扰即下迫，关门不固，叠次梦泄，其为之热，肾无虚已可概见，上热下热必及于中，胃不能容，脾不能运，以致食物消化迟缓，大便未克畅利，所有耳鸣足痛，右耳响闷稍减，足踝酸痛略轻。察病机，合脉用药。谨拟养心固肾，仍不窒碍中焦，以保脾胃。

西洋参一钱，生切　杜仲二钱，盐水炒　抱木茯神三钱，辰砂拌　带心连翘二钱，辰砂拌　元参心三钱五分　沙苑子三钱，盐水炒　引用丝瓜络三钱五分　新会皮八分

三月三十日请得

皇上脉左部仍见数象，右细，两尺皆软。营阴不足，气弱不能流利机关，足跟痛减而腰股酸软，耳响如初，且堵闷未和，气不蒸液，天凉口干，气少磨运，消化迟缓。种种见证，谨拟益气以利机关，养液以潜虚火。

西洋参三钱五分，生切　粉丹皮三钱五分　宣木瓜八分　川断三钱　元参心三钱五分，辰砂二分拌　生白芍三钱五分　引用炒石斛三钱　橘白一钱

四月初三日请得

皇上脉弦象得减，渐转虚软，按之带数。以脉推病，大致肝烁肾，生风则耳窍鸣响，挟湿又为堵闭，肝乘脾，郁湿则足跟作痛，挟风

牵及络脉,以致机关皆为不利,肩胛腰胯无处不为酸软,凡此种种脾肾两虚,肝郁独炽,便溏不实,食物消化迟缓。再三审量,拟泄风以宣窍,清热以和络。

细生地三钱　白蒺藜二钱五分,炒去刺　杭菊瓣三钱五分　酒炒归身二钱五分　金毛脊三钱五分,去毛炙　白米仁二钱,盐水炒　引用橘络五分　细桑枝三钱　料豆衣三钱

四月初四请得

皇上脉弦数较减轻,所重按皆虚软无力。审察病由,耳响作堵,有增无减,足跟痛有减无增,现在腰痛不止,上连背部,下及胯间。考腰为肾府,封藏有亏,肝木上升,脾湿下陷,偏于右,血不流灌,风湿两邪窜经入络。谨拟从上盛下虚调治,可顾诸恙。伏乞圣裁。

细生地三钱　水炙鳖甲心四钱　桑寄生三钱　川续断三钱　金毛脊三钱,去毛尖　九孔石决明四钱　引用钩勾三钱　路路通五个

四月初六日请得

皇上脉弦数俱见轻减,按之仍虚软少力。显属有虚无邪,肝家主病面多。由于肾不养肝,肝木侮中,脾胃久而不复,纳食消化迟缓,大便溏结不一,所以肝火上炎,耳鸣作堵仍然未减;下焦不能摄纳,足跟酸痛与腰膝酸软尚未尽止,又为寐时体颤。谨拟滋肾泄热,柔肝熄风,兼顾中焦痰湿,不至腻膈。

细生地二钱　生石决明三钱　金毛脊三钱,炙去毛　煅苍龙齿二钱　川续断三钱　抱术茯神三钱　沙苑子二钱　盐半夏三钱五分　引用钩勾三钱

四月初七日请得

皇上脉又见弦数。弦为肝邪,数为火旺,水可涵木,木邪侮中,因之湿郁化火,火复生风,上扰下窜,耳鸣堵响未减,腰膝足牵连,痛势此重彼轻。现在足甚于腰,酸软无力,且似经络发热。脉证参详,谨拟解热泄风,通络化湿,为标本兼调。伏乞圣裁。

羚羊角片一钱,先煎　川柏八分,盐水炒　金毛脊四钱,炙去毛　宣木瓜一钱　香独活一钱　嫩桑枝三钱　引用川断二钱　丝瓜络三钱

四月初八日请得

皇上脉弦数,旋平旋起,弦两关为甚,数两尺为多。病情本在肝肾。考肝主筋,肾主骨,股足掣动之痛在肝,酸重之痛在肾;耳亦属于肝肾,耳为肾窍,肝附胆经亦行耳侧,其耳之鸣响堵闷,由是来也。肝易侮土,肾为胃关,所以食物运迟,大便不调。种种病机,皆本肾肝两虚而起。用药之义,肝非清不安,肾如摄不固。谨拟数味以调诸恙。恭呈圣裁。

大生地三钱　全当归三钱　钩勾三钱　杭甘菊三钱五分　宣木瓜三钱五分　粉丹皮三钱五分　生白芍三钱五分　左秦艽三钱五分　引用桑枝三钱　丝瓜络三钱五分

四月初九日请得

皇上脉两尺见数,所以又发遗泄。两关仍弦。水亏木旺,木火内燃,上升则耳鸣堵塞,未见轻减,下扰则足跟痛减,又支窜腰胯。阴亏气痹,因之口觉微渴,食物运迟,大便不畅。统核诸证,合以脉情。谨拟调气和阴。

大生地三钱　生白芍三钱五分　全当归三钱　左秦艽三钱五分　钩勾三钱,后下　粉丹皮三钱五分　石决明三钱,盐水煅,先煎　金石斛三钱　引用川断三钱　生谷芽三钱,包　莲子心七根

四月初十日请得

皇上脉仍然细小,从中兼于带数。数属心肾两亏,虚火内炽,弦属肝脾不调,至于细小,又属体虚本脉。自调理以来,证情未见轻减。意欲兼顾上下。用镇坠则耳响作堵相宜,恐与下焦不合;用兜涩则遗泻足痛得益,又与上焦不符。既顾上下,又须中权运动,则饮食能运,大便令畅,不全湿热壅气。再之组织以求目的。拟济心肾而和肝脾。

台党参三钱五分　潼蒺藜三钱　大生地三钱　抱木茯神三钱　川黄柏一钱,盐水炒　川断三钱,盐水炒　肥知母一钱,盐水炒　新会皮一钱　引用黛灯心七寸　莲子心七粒

四月十二日请得

皇上脉数较减,尺部依然软弱,卫久虚不

复,腰痛减而又增,肾为先天之根本,肾不涵木,木风挟湿蒙窍,耳鸣作堵,肾反克脾,脾湿鼓风入络足跟尚痛,仍然食物运迟,更衣不畅,以脉合证,必须标本兼顾为要。向来虚不受补,而攻利亦非所宜。谨拟肝脾肾三阴同治。

台党参三钱五分　肥知母一钱,盐水炒　大生地三钱　金毛脊三钱,去毛尖　元武版三钱,酒炙　川续断三钱　川柏一钱,盐水炒　新会皮一钱

引用炙甘草三分

以下陈莲舫独诊。

四月十七日请得

皇上脉数均减,重拨轻按气无力而软,以脉议证:头为诸阳之会,足为至阴之部,虚阳少潜,耳窍堵响未平,又为眩晕,真阴不充,足肢酸痛就轻,又移腰胯。先天之本虚,后天之气弱,胃之容物,脾之消滞,升降欠度,则清浊每易混淆。所以脘宇撑胀作嗳,更衣溏结不调。处方用药,谨拟阴不能不养,藉以解热熄风,气不能不调,藉以运滞化湿。

生於术一钱　杭菊花三钱五分　炒夏曲一钱　金毛脊三钱,去毛尖　金石斛二钱　生白芍三钱五分　黑稆豆一钱　引用干荷叶边一圈　嫩桑枝三钱,酒炒

四月二十二日请得

皇上脉细软如前,又起数象带弦。弦属阴虚火旺,数属阳不潜藏,所以诸纷叠而来,响作堵骤为眩晕,足跟尚痛,又觉酸软。种种上盛下虚,由于肾真亏弱,腰愈酸痛尤甚,咳嗽转动皆为牵引。应当填补相宜。惟心中虚气滞纳食消运为迟,大便溏结不定。向来虚不受补。斟酌于虚实之,谨拟镇肝泄热,安中和络。

大生地三钱　煅龙齿三钱五分　扁豆衣三钱　炒夏曲三钱五分　抱木茯神三钱,辰砂拌　炒川断三钱　炒白蒺藜三钱,去刺　炒桑枝三钱,切

引用丝瓜络三钱五分

四月二十七日请得

皇上脉左三关均细软无力,右寸关独濡浮。阴虚阳旺所致。《经》云:阴在内,阳之守也;阳在外,阴之使也。阴不敛阳,浮阳上越,阳不引阴,阴失下贯。遂致耳窍蒙听,鸣响不止,足跟酸痛,筋络肘掣,阴阳本在为其根,其禀承悉由于肾。封藏内虚,精关因之不固,遗泄后腰痛胯酸,有增无减。诸恙亦未见平,头晕口渴,纳食任酸,大便溏泄。按证调理。谨拟运水谷之精华,调气营之敷布,则合阳平阴秘,精神乃治。

野於术三钱五分　黑料豆三钱五分　西洋参三钱五分　炙甘草一两　双勾藤二钱　炒川断三钱　白蒺藜三钱　杭菊瓣三钱五分　引用嫩桑枝六钱

五月初二日请得

皇上脉左右皆静而和,关部不弦,寸尺平调。所见诸证无非虚发,耳响发堵,实者风与火,若虚主脑筋不得充盈也。腰酸足痛,实者湿与风,若虚者血管不流贯也。补脑补血,似乎相宜。惟现在当长夏气候,脾胃司令,着重在清升浊降。所以滋腻重浊诸品,在所不合,仍须调胃和脾。谨拟清煦汤饮,随时酌进。恭候圣裁。

杭菊花五分　桑寄生三钱　鲜荷一角,去带　红枣三枚

上药或煎或泡,用以代茶代药。

五月初七日请得

皇上脉左三部细软,属阴虚于下,各部均浮,属阳冒于上。以致耳蒙发堵,足跟酸痛,近后阴不敛阳,阳旺内延,关门失固,遗泄之后腰胯坠痛更增,甚至口干心烦,满闷交作,坐卧倦懒,现在脾胃当令,燥则生风,滞则酝湿,因之气与阴虚,风与湿,极为用事。谨拟简括数味。伏乞圣裁。

西洋参一钱　黑芝麻三钱,炒熟去屑

上味浓煎,用桑寄生膏五钱调冲服之。

炒川断三钱　抱木茯神三钱　桑寄生四两

煎一二次去渣存汁,和白蜜六钱收膏用。

五月初九日请得

皇上脉左右皆软,两尺尤甚。由于夏季

损气,气失运行,《经》云:百病生于气。表虚为气散,里滞为气阻,冲和之气致偏,气火上升则耳病,气痹不宣则足病,气之所以亏者,又归肾。肾关久不为固,所谓精生气,气化神之用,有所不足,腰胯之痛,有增少减,且神倦无力,心烦口渴,食物运迟,大便见溏,总核病机按以时令。拟甘温益气,参以柔肝养心。

潞党参二钱　焦夏曲三钱五分　炙甘草五分　生白芍三钱五分　野於术一钱　白茯神三钱　引用桑寄生三钱　陈橘络五分

五月初十日请得

皇上脉右寸濡细,属肺气之虚;左寸细小,属心阴之弱;左关属肝,右属脾胃,见为细弦,系木邪侮中;两尺属肾,肾主火,肾主水,按之无力,当是水火两亏之象。三焦俱及,诸体欠舒,所以腰胯痛胀,大便溏稀,上起舌泡,下发遗泄,无非阳不潜,不藏生风郁热。现在耳窍蒙堵鸣响更甚。再谨拟和阳清阴之法。伏乞圣裁。

潞党参三钱五分　抱木茯神三钱,辰砂拌　寸麦冬三钱五分,去心　扁豆衣三钱五分　白蒺藜三钱　原金斛三钱　生白芍三钱五分　双勾藤三钱五分　引用路路通三枚　莲子心七根　桑寄生三钱　阳春砂仁三分

五月二十八日请得

皇上脉左右细涓,涓甚近数,尺部左软右细,属正气内亏,真阴失固,关键总在脾肾,大便不润,属脾不健化也。梦泄又发,属肾不坚守也。口渴心烦,头晕艰寐,气软体倦,归于脾肾之虚牵连所致。前年病由上而下,虚寒为多。此时病由下而上,虚热为甚。所以上热下寒,耳鸣发堵,腰胯酸重,累月不平,且两日间,食后恶心,卫汗津津。谨将详审原委,推究虚实。拟清上摄下,参以和络调气。

大生地三钱　怀山药二钱,炒黄　远志三钱五分,盐水炒　抱木茯神三钱,辰砂拌,灵磁石一钱同捣　炒川断三钱,酒拌　制萸肉三钱五分　苍龙齿三钱五分　左牡蛎先煎　金毛脊　引用鲜荷叶一角　淡菜三枚　炒淮小麦三钱五分　路路通三枚

五月二十九日请得

皇上脉左部均静软,右三部细濡带数,仍属阴虚于下,阳冒于上,遗泄后阴虚更亏,气阳有升少降,挟心之热挟肝之风,所以耳鸣发堵,孔窍被次,腰酸胯痛,机关不利。考后天主乎脾胃,可以补益先天,乃纳食运迟,大便弗实数稍多,因之气怯神倦,嗜卧眩晕,种种见证,当湿天令,未免中气不和。谨拟调心为主,柔肝运脾佐之。恭呈圣裁。

大生地三钱　炒丹皮三钱五分　党参三钱　抱木茯神三钱,辰砂拌　扁豆衣三钱五分　金毛脊二钱　生白芍三钱五分　嫩桑枝四钱,酒炒　引用淡菜三枚　红枣三枚　炒麦芽二钱　丝瓜络三钱五分　炒谷芽二钱

五月三十日请得

皇上脉左涩细,右濡带数,与昨相同,以脉合证,证情亦无增无减,惟天令溽闷,虚火虚风挟湿上升更盛,耳窍不清,且响且堵,上热愈炽下虚益见,腰胯依然酸痛,种种上下一盛一虚,又关中焦运行不健,所以化食见缓,大便勿匀,诸恙纷沓,口渴头晕,神倦嗜卧。谨拟养封藏为第一义,兼熄肝胆之火,并和心脾之气。伏乞圣裁。

大生地三钱　炒麦曲三钱五分　抱木茯神三钱,辰砂拌　扁豆衣三钱五分　春砂仁末四分,拌捣　煅龙齿三钱五分　石决明三钱,先煎　白蒺藜三钱　川柏八分　制萸肉三钱五分　引用鲜荷边一角　甘草四分　炒薏仁三钱　淡菜三钱

六月初十日请得

皇上脉息细软,身体本合,惟数象时平时起,所以关元不固,更衣频仍,显属少火不藏,而壮火转炽之证见于脾胃者,纷叠不一,耳窍堵响,起与眩晕,腰胯掣痛于步履,遂致精神疲倦,每为嗜卧。诸病未见减轻,元气更为亏乏,证同参,似宜滋水益火峻剂调理。而再三审度,又多有不合之处。谨拟养心以滋肾柔肝以和脾。恭候圣裁。

潞党参二钱　煅龙齿三钱五分,先煎　煨天

麻七分　辰茯神三钱　制萸肉三钱五分　陈皮一钱　大生地三钱,砂仁末拌　怀山药三钱,炒黄白芍三钱五分　引用莲子芯七粒,去心　桑枝四钱,酒炒

六月十四日请得

皇上左三部皆静软,右关向来不和,或滑或弦。今诊脉象尚不失冲和之象,气分郁湿,阴虚生热逗留,所以虚不受补,脘宇运迟,大便不畅,中气不调,真阴不复,耳响发不见增减,腰痛胯掣较甚,近因濡暑郁闷,机关更为不利,下虚转为上热,头晕时起,口发小泡,以脉合证,谨协肝脾而化湿,湿化火。恭呈圣裁。

生白芍三钱五分　辰拌白芍三钱五分　陈皮一钱　金石斛三钱　抱木茯神三钱　炒夏曲三钱五分　川断三钱　杭菊一钱　厚朴花四分　引用丝瓜络三钱　桑寄生二钱　红枣三个

是日张御医彭年请得

皇上脉软数象平而未静,右部关中欠调,病本为气阴虚,脾肾不足,但眩晕为风,便溏为湿,风湿合化,虚热自生。此皆标病所致。昨今腰胯尤觉跳痛,仍鸣而作堵,补则碍标,泻则碍本。恭拟标本双合法。呈候圣裁。

生白术一钱　生白芍三钱五分　秦艽八分　炙甘草二分　云茯苓二钱　厚朴花五分　桑寄生三钱五分　云茯神二钱　白蒺藜去刺,二钱　扁豆衣三钱五分　引用荷叶边一圈　竹卷心七个

是日吕御医用宾请得

皇上脉　左部略缓,右部微数。舌苔淡。木乘土位,湿蕴中宫,上泛则耳鸣气堵头晕,中滞则饮食不运,下注则便溏,腰胯掣痛。宜清肝运脾,兼治下焦,清利湿热,谨拟按证拟方。恭呈圣裁。

生白芍二钱　橘白八分　潼蒺藜二分　杭菊花一钱　云茯苓二钱　金毛脊炙去毛,二钱　桑寄生三钱　晚蚕砂三钱五分　引用炒麦芽三钱

右　肾水亏,血分虚,肝木无所滋养,以致肝气横逆,乘胃则痞阻呕恶,入络则攻注作痛,上升则头晕而眩,下陷则带脉不固,余恙尚多,不外本元虚乏。当蛰藏司令,乘时峻补,以符治病求本之法。

台参须一两,另煎收膏入　当归身一两五钱　原杜仲三两,盐水炒　制首乌四两　白芍一两半　川断三两,盐水炒　潞党参二两,直劈,盐水炒　柏子仁一两七钱　金樱子三两,盐水炒　大熟地四两　淡苁蓉一两五钱　金毛脊三两,炙去毛　鳖甲胶二两,收膏入　麦冬肉一两五钱　乌贼骨三两,炙　茯苓四两　川石斛三两　沙苑子三两　陈皮一两　盐半夏一两五钱　淡木瓜七钱,切　海浮石三两　左牡蛎七两,盐水煅,先煎　清阿胶二两　如法收膏。(肝脾门)

右　心肝浮于上,脾胃亏于下,气血两乏,无以灌溉经脉,以致手足少力如重滞,恶寒如风吹。此皆本原之内虚,风痰遂乘虚而入阻也。须专力培养其根本,以臻太和。

潞党参二两　白蒺藜三两,炒去刺　西赤芍二两　台参须一两,另煎汁收膏入　潼蒺藜三两,盐水炒　鹿角胶一两,收膏时入　上西芪一两半　淮牛膝一两五钱,盐水炒　淮山药四两,炒黄　全当归二两　片姜黄一两五钱　菟丝子三两,盐水炒　制首乌四两　五加皮三两　酸枣仁二两,炒香　虎胫骨二两　豨莶草三两　远志肉一两,去心炒炭　宋半夏三两　川断三两,盐水炒　麦冬肉一两五钱　上於术一两　金毛脊三两,炙去毛　细桑枝七两　如法收膏。(肝脾门)

许　积损。肝肾虚积损,酸痛入环跳,心悸。宜标本两治。

归身三钱五分　陈皮一钱　陈佛手一钱　怀牛膝三钱五分　潞党参一钱　宋半夏三钱五分　杜仲三钱,盐水炒　菟丝子三钱,盐水炒　川断三钱,盐水炒　川石斛三钱　丝瓜络三钱　桑寄生四钱　生谷芽五钱,绢包(外疡总门科)

姚　虚损,百节尽痛,气急,夜卧如喘,胃呆不欲食,脉细。根本槁极,恐非草木可以为力者。

都气丸包　紫石英先煎　川断　丝瓜络

北沙参　白芍　沙苑子　川贝母　甘草炭　海浮石(拾遗门内外并立)

陆　脱力久不复,舌白,脉濡。宜通阳泄浊。

桂枝四分　金毛脊三钱,炙去毛　生米仁三钱　鹿角霜三钱五分　橘白一钱　川断三钱,盐水炒　归身三钱五分,土炒　炒谷芽五钱,包　制半夏三钱五分　资生丸三钱,吞服　茯苓四钱　桑枝一两,切(拾遗门内外并立)

上池医案

先曾见红,阴分本亏,久嗽汗多,气分又虚,形瘦食减,脉细数,安养节劳为要。服药以培土健脾,宗《内经》虚则补母之义。

北沙参　麦冬　桑叶　白粳米　白扁豆　茯神　炙草

心为君主,神明出焉,其体宁静,其用虚灵,有痰有火,神明扰乱,而虚实之用蒙蔽,宁静之体振动,不但日用行为茫无头绪,即梦寐之中必多烦冤,此为心肾两虚之病也。因思肾属水,心属火,心肾相交,坎离相济,则水火并调,如心嘈火升,气塞痰涌,怕冷肢寒之病,英年何致有此?要皆阴虚阳不外卫,阳浮阴不内守,脾胃寒而纳谷少,则生化之源不运,心肾亏而精并弱,则神明之职不灵。治法以养血滋阴,补心肾,益气扶阳,健脾胃,佐以豁痰清火,拟古法天王补心丹合归脾丸增减之。

洋参　天冬　炙芪　川连　枣仁　元参　麦冬　於术　石菖蒲　当归　丹参　生地　茯神　远志　砂仁　橘红　炙草　丹皮　桂圆肉　黑栀

为末,先将桂圆肉捣拌入药末量加炼蜜丸,飞辰砂为衣,每晨灯心汤送下三钱,临卧淡盐汤送下三钱。

沈氏医案

嘉兴黄景章,初夏时症发热,两颐红肿,此少阳阳明邪热所致。理应疏少阳之邪,清阳明之热。因滋阴太早,致邪热凝滞,不得发越,上干肺家而咳嗽,痰中带红,脉息数大无力,已经日久,其阴为邪热所耗,酿成劳瘵。宜以滋阴降火保肺之药为治。

生地　骨皮　丹皮　蒌霜　杏仁　麦冬　橘红　川贝　黄柏　知母　五味子　加莲子十粒

又肾纳气,肾虚气不能纳藏于下,故稍有语言动作,其气即上升而咳。当以补肾纳气之丸朝服,使气上升,则咳自止矣。

六味丸加　知柏　牛膝　麦冬　五味　磁石　蜜丸

每服白滚汤下参汤尤妙。

崇明颐苍求,先天肾水不足,不能荣养,肝木上升,心神不宁,脉息虚大,两尺尤甚。又兼脾胃衰弱,以致饮食少进,四肢倦怠乏力。理宜加味归脾汤,培养心肝,加味地黄丸,补肾益精,兼之保养调摄,不致酿成不足之症也。

人参　黄芪　白术　茯神　枣仁　归身　广皮　甘草　远志　五味　麦冬　加桂圆肉十枚

早服丸方,六味丸加枸杞、麦冬、菟丝饼、枣仁、五味,蜜丸,参汤下。

暮服丸方,即以前方去人参、麦冬、五味,加砂仁、建莲,荷叶汤法丸。

上洋周湘文,年已五旬,三月间步至松郡,百里忍饥,面红脉大,汗出如雨,口不渴,神思倦怠,夜不能寐,诸医皆以石膏、黄连清火为治。迎余诊视,余曰:此热伤元气,加之劳倦内伤,肺气不能固表,脾虚而倦也。

人参　黄芪　白术　广皮　麦冬　五味子　枣仁

连进二剂,汗敛安寐。

也是山人医案

吴(五四)　二气交衰,怯冷,气急妨食,

且护阳,扶过一阳萌动再商。

人参一钱 制淡川附子一钱 茯苓三钱 老姜汁临服冲入,五分 广皮白一钱 炒焦半曲一钱

陆(三二) 经病阴损未复,气浮咳嗽,胃纳颇减,兼有吞酸。此属下焦元海已竭,生气不至,假借太阴面目,非苦辛泄肺所宜。

熟地炭四钱 远志八分,炒 杞子炒,一钱五分 五味子一钱五分 萸肉炭二钱 紫衣胡桃肉一两 茯苓三钱

戴(三四) 二气已偏,热炽气急,跗肿便溏。当此夏令升泄,难望久延。

人参一钱 河车胶二钱 胡桃肉五钱 熟地炭三钱 五味子五分 云茯神二钱 川斛四钱

王(三六) 胃气方苏,肺阴未复,咳逆便秘,非泄肺所能治之。

北沙参二钱 拣麦冬一钱五分 叭哒杏仁三钱 肥玉竹二钱 川贝二钱 南枣三钱 云茯神二钱 紫菀一钱 生甘草三分 上药十帖熬膏。

董 骨蒸潮热,便溏。

大生地四钱 真小清胶二钱 地骨皮三钱 炙鳖甲五钱 川连三分 玉竹二钱 钗石斛三钱(虚劳)

戴 瘀咯将净,痰咳亦缓,肺胃络脉,乃肝阳潜伏,渐有宁静之象。今诊得左关弦形已退,右关脉已鼓指,而独右寸软弱,左尺虚细,右尺微小,六脉虽未调和,审体质未始不为平脉。古人所谓未见病脉,即平脉也。仍拟养肾,佐以健脾。

熟地四钱 北沙参一钱五分 淮山药炒,二钱 陈阿胶二钱 拣麦冬一钱五分 建莲去心,二钱 云茯神二钱 川贝二钱 蒲黄炒黑,五分

又 填纳下焦,肝肾肺胃络脉渐宁,痰咯虽未净尽,而脏阴离络之瘀已尽。然而颐养宁神,络脉完固,不致贻患。仍拟肝肾定例,少佐清化。

熟地四钱 拣麦冬一钱五分 建莲二钱 陈阿胶二钱 川贝一钱五分 淮山药炒,二钱 左牡蛎三钱 沙蒺藜二钱 云茯神二钱

又 自瘀尽以来,络脉巩固,肝肾根蒂亦基,痰咯亦少,形神颇安,脉右寸软,尺小弱,余部中和。但此小雪节候,值少阴用事之时,只宜静养,以待一阳来复。其调剂仍宗前议,聊以益气佐之。

熟地四钱 西党参二钱 酸枣仁炒焦,二钱 陈阿胶二钱 拣麦冬一钱五分 云茯神二钱 川贝一钱五分 建莲二钱 炙草四分

又 照前议参脾为生痰之源治。

熟地四钱 炒焦冬术一钱五分 枣仁炒黑,二钱 陈阿胶二钱 新会皮一钱 拣麦冬一钱五分 云茯神二钱 川贝去心研,一钱五分 人参另煎冲,一钱

又

熟地四钱 北沙参三钱 建莲去心,三钱 陈阿胶蛤粉炒,二钱 川贝去心研,二钱 淮牛膝炭一钱五分 拣麦冬去心,一钱五分 云茯神二钱 九孔石决明煅研,三钱(失音)

曹(三〇) 损怯咽痛,润剂为稳。

川斛三钱 北沙参一钱五分 糯稻根须五钱 炒麦冬一钱五分 生甘草三分 茯神二钱 细生地三钱 生鸡子黄一枚(咽喉)

徐(五岁) 潮热羸瘦,咳则呛血,稚年阳亢阴虚,已属童劳之象,暂服甘寒,清养肺胃阴液。

地骨皮三钱 甜杏仁三钱 川斛三钱 川贝去心研,二钱 北沙参一钱五分 麦冬一钱五分 霜桑叶一钱 玉竹二钱 鲜枇杷叶蜜炙,三钱

徐(八岁) 羸瘦呛逆,骨蒸盗汗,拟润肺以肃金,宁心以止汗,养阴平肝以退热。

川贝一钱五分 白蒺藜去刺炒,一钱五分 生地炭三钱 拣麦冬一钱五分 川贝二钱 杏仁炒焦,二钱 地骨皮一钱五分 北沙参一钱五分 云茯神二钱 加石决明煅研,三钱(疳)

孟河费绳甫先生医案

镇江游桂馨之夫人，咳嗽内热，口干舌绛，腰痛肢酸，心悸头晕，自觉身非己有，夜不成寐，筋惕肉瞤，大便燥结。卧床半载，每日只饮米汤数匙。群医皆谓此症万无生理，延余诊之。脉来沉细而弦。每月天癸仍来，冲任之血未枯，元气何从散失！不过肝阳升逆，销铄肺胃阴液，肺失清肃之权，胃少冲和之气耳。病虽危，尚可治。桂翁喜出望外，急请处方。乃用吉林参一钱，西洋参一钱，麦冬二钱，川贝母三钱，川石斛三钱，九制熟地四钱，生龟版四钱，牡蛎四钱，炒枣仁二钱，川杜仲三钱，橘红五分，甘草三分，毛燕三钱绢包煎汤代水。连进五剂，内热口干、心悸头晕皆退，大便通畅，能起坐，每日可进干饭一盏、米粥三盏。肝阳升逆之势已平，肺胃有肃降之权。仍照前方，服至三十剂，即康复如初。(情志)

台州李子华，内热溲赤，口渴引饮。医用养阴药，病反增剧。余诊其脉沉弱无力。此气虚不能化津。《经》谓中气不足，溲便为之变。可为此症实据。遂用黄芪三钱，高丽参二钱，甘草一钱，当归二钱，枸杞子三钱，陈皮一钱，半夏钱半，白术一钱，茯苓二钱，大枣三枚。连进十剂而愈。(虚劳)

湖北朱荫辉，咳嗽腹痛，肢冷神倦。余诊其脉微弦，是气液皆虚，中无砥柱，肝阳上灼肺阴，清肃无权。用党参三钱，黄芪二钱，甘草五分，白芍钱半，沙参四钱，川石斛三钱，肥玉竹三钱，燕窝根钱半，陈皮白八分。连进五剂，咳嗽腹痛皆止，四肢温和，精神振作。此气液已复，而肝阳未平，故时觉心烦内热，口干头眩。改用沙参四钱，麦冬三钱，川石斛三钱，天花粉三钱，黑山栀钱半，菊花二钱，甘草五分，贝母一钱，竹茹一钱。连进四剂，心烦内热、口干头眩皆退，惟间或遗精，此肾阴虚也。用补肾固精，遂愈。(虚劳)

苏州侯春江，呛咳内热，鼻衄咯血，已经数月，损症将成。余诊脉滑大。肝阳挟痰热，销铄肺阴，清肃无权。治必清肝化痰，肃肺和营。遂用沙参四钱，玄参一钱，鲜生地四钱，女贞子三钱，丹皮二钱，赤芍钱半，贝母三钱，天花粉三钱，白茅花二钱，藕五片。连服十六剂而愈。(吐血)

佚名，营血久虚，肝阳上亢，销灼胃阴，胃失降令，胸脘不舒，内热口干，甚则头眩。居经不行，已三阅月。脉来沉弦而滑。治宜养血清肝，兼和胃气。

北沙参五钱　生甘草五分　云茯苓三钱　女贞子三钱　陈皮白五分　冬瓜子四钱　川贝母三钱　川石斛三钱　大麦冬二钱　钩藤勾一钱半　生谷芽四钱　熟谷芽四钱

佚名，肝阳升腾之势渐平，胃气下降。内热口干，较前已减。惟呛咳头眩，卧难着右。居经不行，已三阅月。肺阴久虚，清肃无权。脉弱略退，细数未改。宜宗前法进治。

北沙参三钱　生白芍一钱半　生甘草一钱半　白茯苓四钱　生怀药三钱　黑料豆三钱　生杜仲三钱　川贝母三钱　川石斛三钱　陈皮白三钱　冬瓜子四钱　生谷芽四钱　炒谷芽四钱　莲子十粒

佚名，居经不行，已三阅月。呛咳内热，口渴引饮，饮食少进。肝郁化火，销铄肺胃阴液，肺失清肃之权，胃少冲和之气。脉来弦细而软。入夜神迷谵语，干血痨症已成。姑拟育阴制阳。

北沙参三钱　川贝母三钱　南楂炭三钱　女贞子三钱　大麦冬三钱　炙内金三钱　南沙参四钱　甜杏仁三钱　生甘草五分　川石斛四钱　鲜竹茹一钱半　生白芍一钱半　左牡蛎四钱　瓜蒌皮四钱　天花粉三钱　藕节一枚

佚名，阴血久虚，肝阳升腾无制，销铄肺阴。金受火刑，清肃无权。呛咳内热，口干头眩，卧难着右。居经不行，已三阅月。脉来细弦而数,势已入损。治宜养血清肝,兼肃肺气。

冬青子三钱　生白芍一钱半　甜杏仁三钱　生甘草五分　甜川贝三钱　瓜蒌皮三钱　左牡蛎四钱　川石斛三钱　北沙参四钱　冬瓜子四钱(妇科)

丛桂草堂医案

孙姓妇,年四十余,素有肺病,咳嗽痰中带血,头晕心悸,彻夜不寐,精神疲惫,心内觉热,饮食不多,脉息细弱,此平日劳神太过,血液衰耗,肺病日久,将成肺痨也。拟方用百合、枣仁、茯神、柏子仁各三钱,沙参、麦冬、地黄各二钱,阿胶一钱五分,服后血止能寐。但汗多气喘,原方去百合,加黄芪五分,枸杞子二钱,浮麦三钱,胡桃肉三钱,接服两剂,汗收喘定。但尚有咳嗽而已,原方去黄芪,加地骨皮、贝母、枇杷叶,服三剂后,咳大减,精神亦健,能乘舆出门,遂改用集灵膏,令其常服而痊。(卷一)

癸丑四月,小码头洪姓妇,年逾二旬,患失血症,小便下血块,大便亦带血,阴户酸坠,甚至酸及于心,时时欲尿,精神疲弱,服某医参芪等药数剂无效,且腹胀而饮食减少矣。诊其脉虚小无力,此血虚而脑筋衰弱之病,殆由房劳过度欤。为制方用熟地、生地、枸杞子、鹿角胶、阿胶各三钱,炒枣仁五钱,柏子仁四钱,朱拌茯神五钱,香橼皮一钱五分,白芍二钱,煎服。接服两剂,越日复诊,则病已大退,又嘱其服数剂全愈。(卷四)

重古三何医案

内风不潜,胸突骨楚,左脉弦数,近乎虚损。

羚角　蒺藜　风藤　归身　钩藤　木瓜　首乌　桑叶　茄皮　杜仲　十大功劳(肝风类)

心脾肾俱亏,以致神不守舍,足痿肉削,便溏,脉弦。以培土扶元阳治之。

西党　於术　白芍　茯苓　五味　枣仁　归身　半夏　菟丝　红枣

复诊　去白芍、半夏,加枸杞、炙草、煨姜。(虚劳类)

营液交虚,孤阳飞越,上实下虚,易饥胆怯,延久不痊,神思倦怠,脉数无力,拟甘温潜纳法。

炙绵芪　麦冬　熟地　牡蛎　茯神　橘红　桂圆　五味　炒枣仁　枸杞

寒热咳呛,气阴交虚,此非暴病,未许速痊。

炒党参　橘白　沙参　枸杞　山药　牡蛎　麦冬　制於术　川百合

素体不足,前曾失血,现诊脉象弦数不静。此水亏火不潜根也,久防咳呛。

生地　决明　茯神　丹皮　沙参　龟版　麦冬　炒枣仁(虚劳类)

腰脊痿痛,兼之胃气不旺,六脉无力、先后天俱不足,须谨慎调治。

炒西党　於术　半夏　茯神　山萸肉　菟丝子　益智仁　炒枣仁　杜仲

丸方:炒党参　炒白芍　当归身　炒枣仁　血余炭　制於术　杜仲　菟丝子　金狗脊　煨木香　砂仁末　茯苓

中虚阴火不潜,六脉沉弱无力。

六味加川柏、玉竹、枸杞、芦根。

温补不效,痛势日夜不息,饮食艰运,六脉软弱无力,虚候无疑。惟是大便不畅,恐有蓄血,此方暂服。

炒党参　全当归　柏子霜　桃仁　茯苓　肉桂　瓦楞子　延胡索　小青皮(虚劳类)

三阴素虚,内热咳呛,肝失所养,周身骨痛,病经四载,不易脱体,当此暑候,须加调治。

炒党参　沙参　茯神　麦冬　生地　蛤壳　贝母　枇杷叶　橘白　枣仁(虚劳类)

内热咳呛,举动头晕,中虚气不归根,恐成劳怯。

西党　麦冬　川贝　首乌　蛤壳　沙参　丹皮　牛膝　橘白　红枣

复诊　据服药后诸病安,惟朝暮多汗,照前方去丹皮、川贝、蛤壳、红枣,加芪皮、桑叶、茯神、枣仁、大麦芽。(咳嗽失血类)

藩台李公案　将来调摄,须从脾肾图治,则精神指日俱与旺矣。盖痰之易生,血之易亏,火之易旺,皆少年时肾水不足所致也。今补肾惟恒,使水升火熄,则血自长,痰自少矣。至于食易滞,便易燥,胃中亦易作楚,皆脾家之不运不化也。扶坤土之原,令其健行,庶食易消而痰亦易安,何滞何疼之有?此自然之理也。敢陈东垣、立斋两先生之法,立方于后。

生黄地四两　熟地黄四两　茯苓三两　当归身三两　人参三两　牛膝三两　盆秋石二两　建泽泻三两　丹皮三两　怀山药四两　阿胶三两　河车一具

一料煎膏,一料为末,以膏同炼蜜少许打糊和丸,参汤下。

又案　谚有之:土地而能言,地师食无所。肺腑而能言,医师食无所。志士之所羞也。夫病情至变,脉理幽深,彼曰虚,此曰实,纷纷聚讼,何处以从?合之色与证可也,信之手与足不可也。血气之先,脉实兆端,有力为实,无力为虚。至切也,弦洪毛石,各以其时。至明也,静焉脉静,岂得云衰;动焉脉动,岂遂云盛。病时脉大,病之进也,非健也;安时脉小,病之退也,非病也。毫厘千里,不可不思也。兹当冬月想其时令,脉应静乎,否乎?适在新愈,脉应大乎,小乎?人之有尺犹根,根应藏乎,露乎?则命门之脉应藏乎,否乎?曷为以右尺之脉沉,而遽谓命门之早衰乎?夫冬之脉沉如石,应乎天矣;六脉静,合乎时矣。命门火衰,有是征乎?脱曰手足寒,火衰也,安有冬月而四末不寒?培坤土而手足无力,东垣立训,求诸本也,遽谓火衰。肺腑能言,岂曰信然,三思焉可也。夫一冬之脉,藏三时之用,当收藏之序,左尺沉静,是得脏气之正也。脏者藏也,退藏于密,易贵之。值阳生之始,六脉和缓,气虽弱,神内静矣。始生之阳,一如少男之巽,静焉可大可久,《易》曰龙蛇之蛰,成性存存,尺脉以之。心脉在冬时禁其旺,今也弱而少力,心气之伤,劳心之故,何虑何思?《易》谆谆矣。右关脾胃脉也,时滑时空,虽痰甚盛,实由气怯,益中气,培坤土,参术时进,殆无庸议。独尺绵绵若存,其虚已甚,知肾水之已衰,其来有自,岂尽有形而始哉?《经》曰肾藏志,扬其志则伤肾,心涵肾,劳其心肾亦惫,故滋肾水、固肾精、益肾气、勿劳心、勿用志,此要图也。

又案　贵体初愈时,交清明节候,气和色泽,天庭间旧冬春初一切俱黑气兹已退尽,此正气来复之征也。两手脉尤和缓有神,此亦虚能受补最为可喜。但目下痰嗽未全减,一系肾水久衰,虚痰易于上泛,此病之前因也,以补阴安肾为先,但补阴无骤效,非恒守不为功;一系脾土内伤,不能运化,新痰易以内生,此病之后因也,惟养脾阴,和胃气,令其受纳而易化,有恒自安。前议三丸方,分理上、中、下三脏,斟酌万妥,久服自获全安矣。至于腹微痛,痛随便减,明系虚中挟实,肠中有难化之物,得补而以渐运出也。日间小便少,乃气化不及州都。《经》曰:膀胱者,州都之官,津液藏焉,气化则能出矣。下焦之气化,则上焦之气通,而小便长矣。心劳则下不输于膀胱,所以日少而夜多也。在今之道,以少劳心、少劳虑,为调摄方药之法,即于补脾补肾中加一二味养心宁神之品,如芡实、莲肉之类是也。凡一切刚燥辛温,理宜禁戒,以金畏火烁,肺嗽所忌;阳亢烁阴,痰家所忌。望加之意焉。

又诊　早上诊脉,左手缓小有神。按《脉

经》云:大为病进,小为病退。今小而反疼,正所谓时大时小者火也,宜用童便,取其能降火而滋阴化痰也;右三部带滑,滑主痰多,明是肺胃有痰而作嗽,肝家挟火而生痰作痛也,宜用瓜蒌化痰以宁嗽,缓肝以理痛;夜痛而日稍宁,是肝血之亏也,归、芍以养血和肝,在所宜用;肝须条达,不达则疼,柴胡、广皮所以宣达血气者,想宜采用者矣;肝藏血而主气,宜用血中之气药、气中之血药以为和血理气之需,则郁金、延胡宜商酌一二味以止疼可也。拟方呈裁。

炒瓜蒌四钱　延胡索醋炒,六钱　全当归酒洗,钱半　茯苓一钱　广陈皮去白,一钱　炒木瓜钱半　羚角尖磨冲,七分　赤芍药酒炒,一钱　炙草五分　橘叶十大片

取其香而不燥,能理肝气以止疼也。水二钟,煎八分,冲入童便一小杯。

又案　赵氏有云:釜底无薪火,物不能熟,安有易饥易饿,而非火者乎?又曰:命门之火,若走马之灯,下有火斯行,也有抑抑威仪,刚健中正,而无火者耶。丹溪云:肥则多痰,瘦则多火。安有骨劲清疏而非内热者耶?《病能》云:时作时止者火也,易晕易倦者热也。安有齿时痛、面时红而非热者耶?有诸内,形诸外,安有睟面盎背,英华发外而无火者耶?静则和而平,劳则耗而怯。《经》所谓壮火食气者非耶。加以期月三年,何时不劳,何日不烦,所谓其志纷者其神伤,其心劳者其火炽,非耶?惟其火盛,所以水亏;惟其水亏,所以愈炽。刑金而时嗽,水沸而成痰,扰心神而汗易出,伤中气而血不荣,烦劳之后,易于违和,职是之故。合色脉证以观,明是肾水之衰,非真火之弱,彰彰矣。是宜固肾精、养肾气、滋肾水,不宜助肾火、扰肾气、耗肾水,又明矣。而旁观者不察色与症,但云阳衰宜扶阳,火上宜导火。夫道之而下可也,脱导之而不下,火愈炽,水愈涸,为累滋多矣。窃思水中之火,少火也,少火生气;桂、附之火,壮火也,壮火食气。火之少壮不分,气之生食不辨,使五志之火妄动于中,一水之源日涸于内,此色脉症之不合治,而师心自用之过也。大抵古人之治火也,一则曰实则清之,虚则补之;一则曰水虚者壮水以制之;再则曰甘温之品以除之。未闻徒以刚燥为也。夫过乎温可也,过乎热不可也。过乎温,不失为养脾;过乎热,则流而为烁肺矣。且夫初起新邪,务去为急,邪去而补乃宁;内伤挟邪,清补兼务,卫正而邪自去,古之道也。故曰:邪之不去,即便是实。又曰:去病即是补。又曰:补不嫌迟。一违诸语,阴阳安调?故前此之清、之理、之正,所以为今日补之、养之之地也。务使火无内亢,水无不足,阴阳两协于和,岂徒病退,定必长年。谨议。

藩台公郎　病经四载,内热盛而咳嗽加,脾土衰而泄泻至。肝肾两亏,脾肺俱惫,劳损日成,何以善后?是非尽治之不善,乃药之不得其道也。治本之法,但知培补脾胃,而不知润燥之各别故也。盖物物一太极,脏脏有阴阳,岂坤土一家独燥为宜?将久旱不雨,物何以生?理可推矣!《经》不云乎:知微知彰,知柔知刚,乃可以理阴阳,殆未之知耶!夫病久则正气日亏,法当温补,内有热焉。徒补无功,因热而清,气既衰矣,徒清必害。正所谓寒之而火食不入,热之而烦躁日生矣。处艰难之际,古人必思万全之道,惟有平调气血,和顺阴阳,寒暑温凉之时,而用甘苦酸咸之剂,察阴阳之变,因旱涝之宜,补土也而仍有益于壮水,壮水也而仍有裨于脾土,此其中有道焉,以合之人弗讲也。只以刚燥为事,无怪虚损一症愈者寥寥,伊谁之过欤?藉曰古人治病以胃药收功,此三尺孩童皆知之矣。至于土有旱涝之宜,刚柔之别,燥湿之分,人尽昧昧焉!夫田七八月雨集,则苗渤然而兴,岂未之前闻耶?何以但知燥其脾而不知生脾阴、养胃汁,致壮火食气而喘嗽日增,火焊万物而脾土不化,良可慨矣。今渐入膏肓,欲商治法,必以脾土为先,而培脾土尤以禁刚燥戒

壅滞为先，务慎以图之。恒以守之、润而不潦，补而不凝，益天真之气，使水火并调；培坤土之元，使刚柔咸济。必思大体，勿乐小成，务杜后患，勿求速效。毋专恃草木根荄以收功，当思血肉谷食以当药，即日用饮食之间在有却病延年之道，庶克有济耳。

复诊　公子见红一症，去冬稍安，自春至夏红漏两作无他。岁当午火旺而热益深，病因肝郁而热益炽，肺遗热于大肠而痔漏作，热久痛久而胃日伤故也。热愈盛则水愈涸，津液少故大便艰，真阴亏故身热时见。况炎夏伊迩，是必汲汲于养水壮阴，庶克有济。然养阴一道其效最难，积月之功，或一朝之忿，一念之妄，肾肝之火一炽而前功尽弃矣。是必有恒温惩忿，静养耐心，清肺以治漏，补肾以降火，和肝以养血，庶图渐安耳。

两江制台常公　盖闻人生先天之本在肾，后天之本在脾。脾也者，上法天以行天气之清明，下法地以行地气之重浊，中法人以藏万物之变化，坤作成物，至重也；肾也者，象太极而生两仪，体阴阳而备水火，干始知天，至重也。故曰二本者，万化之父母，生成之终始，五脏六腑之根本也，本之义大矣哉。本在吾身之中，象法天地变通四时，至重也。其何道之求？何本之先而后不紊耶？闻之先君子曰经详之矣。病有标本，治有先后；病有微甚，治有缓急；病有新久，治有逆从。不可偏也。拟之而后言，议之而后动，拟议以成其变化，毋容胶执也。慎斯道也，可以求本矣。虽然非易言也，知微知彰，知柔知刚，知来知往，知存知亡，知变知化，乃可以治侯王。是道也，夫岂易知哉？况乎地气有南北之殊，风会有古今之变，居处有劳逸之分，秉性有偏全之别。至变也，不求其本失之泛，不致其知失之偏。泛与偏，君子所不取也。古之君子，观象于坎而知肾中有水火焉。察肾之亏，由火之衰，益火之源以消阴翳宜也，脱阳已盛而复热之，失之亢龙有悔，刚不可久，何可用也；察肾之亏，由水之衰，壮水之主以制阳光宜也，阳有余而阴不养，热安所制，不恒其德，或承之羞，能三思矣。俯察于地而知脾胃中有阴阳焉；察气之弱，由脾之亏，急培坤土以滋化源宜也，补之骤而过乎刚，失之燥，夕惕朝干，易何慎也；察血之亏，由胃之燥，急生胃汁以滋以养宜也，徒知健脾而燥焉失之过，雨以润之，水以滋之，刚柔相济，易道何详。是岂非知刚知柔，知变知常之大要乎！如之何弗思也？夫偏阴偏阳五脏不养，涝土旱土五谷不长，自古慨之，与时偕行，顺时而动刚也，而雨露之柔也，而日烜之无偏无执。本乃固而病乃祛，徒热徒温，圣人所惧，于大人先生之前而敢漫焉肆口哉。彼夫十剂七方，燥湿补泻各以其时，亲上亲下各因其体。若镜之照物，物来自照，水之流行，通达无滞。夫然后气乃和而水火以济，何容热耶？求脾肾之孰虚而先之，求水火之孰亏而责之，毋伤吾脾，毋烈吾火，知进知退，以秘以藏，非求本之大法乎？本之既求，须详治法，又非执臆见恃，师心之可凭也，则有色脉症在。

又诊　昨用童便以滋阴降火，竹沥以化痰养血，三日以来，痛嗽日减而相安，益以知滋阴养血在所必需者矣。蒙面谕云须求病之根源图治，今谨详慎察，请再陈听。宪祖大人先天素不足，肾水久内伤，故火易生而内热时行，所当壮水之主以制阳光，此其一也；今也胁肋作痛，水亏不能荣木也，所当滋水以养之，二也；筋掣作痛，血不荣筋，所当益血以舒之，三也；痰嗽日多，火刑金而肺不宁，痰内生而气不达，故嗽而痛，务使水升火降，痰漱乃宁，二者交资，所当益肾以安痰，法须六味，四也；稠痰日多，津液内烁而成也，非滋水何以使火不内烁乎？故《经》曰肾安则痰安，所当以六味补肾为亟明矣。《经》又曰肾虚挟痰者，肾气汤补而逐之，五也；夜间手心热，脉带数，汗易出，非由内伤火烁耶，不滋水，火安退，急宜以六味丸滋之制之，六也；火内盛而上升，故上焦无形氤氲之清气受烁，此胸膈间所以时空而作饿也,又当使水升而火熄,自非六味不能也,七也;消肌削肉,食气耗津,非火而何?为病一月,又非苦寒之药所宜,夫火之未清,清之为急,火之稍清,壮水为先,脱此时而不壮水,虚火安制?亟须六味,八也;病者在上求诸下,病在水责诸火,理与法均须六味,九也;合之于脉,乍大乍小,非火而何?合之于昼夜,昼静夜热,非阴虚而何?参之于六气,厥阴风木交加,木旺火生,非水不润,六味在所必先,十也。脱以熟地为滞而泥膈,则上焦何以时空而气歉,易饿而肠鸣也?古人云:地黄沾唇,心先凝塞。此病中之常情也。析疑以辨脉症,非滋水火无由制,则六味有断断者,况乎药之性。

本乎天者亲上,本乎地者亲下,二地以重浊之质,有实下之功,且重则下趋,何滞之有?设以六味为缓剂固也,然少壮新邪,须用重药亟药今也病久阴枯,只宜静剂缓剂,病宜攻者药务峻,宜守者药务和,此又用药之大法也,夫岂不知王道之无近功哉!其如欲速则不达何,故不得不审也。况地黄实下之药,即寓纳气归元之理,便是预防老弱之计,何也?灌其根而枝叶乃荣,滋其水而肝肺乃宁也。今欲治嗽与疼,舍六味无正法。想宜采择者也,蒙宪谆谆,故特直禀。治炫年衰浅识,恐负垂青,夙夜抱惭,伏惟慈鉴。

熟地补肾水,养肝血,重则下行,为实下之君药,四两　生地凉肝血,祛肾热,能消宿食且化淤血,四两　萸肉一两　云苓两半　丹皮两半　山药二两　麦冬两半　牛膝两半　泽泻两半

作十帖煎服,每服冲入童便、竹沥半杯,炖温服。

蒋太太案　从来治病必以脾土为本,以土为万物之母,气血所生之始也。故古人云:一切血病,必以胃药收功。为古今明训。况太太本属内伤脾胃之虚损症,平居思虑过多,无形之伤脾已深;饮食失节,有形之伤脾不浅。内外两伤,坤元已惫,土不生金而嗽加,脾不长肌而肉削,气不生水而热炽,胃不纳化而痰生泄作。一一皆土德失法天行健之常,以致渐来浮肿之弊,所当于未雨时绸缪也。独是培土之法,须分旱涝之宜:不热之土涝土也,以香燥为主;内热之土旱土也,以温润为主,毋容混也。辛刚温燥,取快一时,遗祸他日;泽润培养,苦无速功。况病久冀速效,人情大抵如斯。然古人宁守缓图,诚慎之也,诚重之也。今者药既鲜功,莫若于日用饮食之间,寓调和脾胃之法,此亦药补不如食补,不服药为中医,未始非救危匡弊之良图。然而亦甚难者,知其难而守之恒,明其益而持之力,庶有济耳,是所望于左右者时加之意焉,不然虽日进药饵,无益也。今将调脾和胃之法开列于后。脾有喜恶焉,从其所喜则安,犯其所恶则病,不可不察也。五喜谓暖、动、快、香、甘,五恶谓冷、静、郁、臭、苦。一切起居饮食、药饵性情,皆宜从其所喜,去其所恶,胜于方药万倍矣。又有七宁之法焉,亦去病长年之诀,不可不悉也。谓饮食宁零毋趸,宁干毋湿,宁陈毋新,宁细嚼毋囫囵,宁热毋冷,宁火化毋劳胃化,宁淡泊毋浓腻也。

包山吴姓者,年五十三,向为富家司会计,精力倦怠,不思饮食,举动需人扶掖。山人视其舌光滑无津,脉沉而濡,两尺似有若无,曰:此思虑过度,精气耗竭,下元水火俱困,将有喘脱之虞,非附都气法加人参不可。病者曰:胃气久困,遽用附子、熟地黄妨乎。山人曰:肾为胃关,治其上而不治其下,真火将灭,土亦何由而生?其戚扶病者出。山人阴嘱其速归。证垂殆而心犹豫,必至不治,遂力劝服之。照方以西党参代参,进两剂,知粥味,日可二三碗。复诊始用人参,益以干紫河车,不数日,胃气大开,每食不能无鱼肉矣。

有吐血之根,近发咳嗽多痰,骨热,脉细数无力。肝肺液亏,分节春融,恐致重发,暂从滋化法。

生芪　细生地　丹皮　款冬花　玉竹

花粉　蛤壳　元参　辰砂拌茯神　桑白皮　生甘草　橘红　竹叶　海粉

阮氏医案

朱　左脉细数，右脉弦滑，重按空散无神，舌苔厚腻微黄。原系虚痨痰嗽见症，先天既弱而水虚；邪热复炽而金伤；木无涵养气逆痰升而多嗽；火乏奉承，血衰神怯而难安；丹田气化衰微，真水无从上达，以致津枯液竭，其音故渐失耳。所幸土德未衰，生化有权，犹可望药力以转机耳。勉拟清金保肺，滋水涵木，佐以驱邪退热，止嗽消痰。

北沙参四钱　京杏仁三钱　毛燕窝三钱　桑白皮一钱五分　大麦冬三钱　川贝母一钱五分　阿胶珠三钱全黑　川骨皮一钱五分　西甘草八分　生龟版六钱　生谷芽六钱五分　生米仁三钱　鸣蝉衣五个

缪　诊脉，右三部浮而短滑，左寸尺虚弱，关部浮缓。此系酒湿伤于肺家，累及肠胃。盖清肃不行，气多上逆而咳嗽；运化失常，饮食停滞而生痰；传导失职，阴络受伤，大便涩滞而下血。况年越五旬，病经两载，脏腑空虚，气血衰微，筋骨失其调养，关节亦不流通，以致措持无力，步履维艰。治宜补土生金，佐以理气化痰，兼养血法。

东洋参一钱半　白茯苓二钱　广木香八分　广陈皮一钱　炒处术二钱　炙甘草一钱　春砂仁八分　水法夏一钱半　全当归二钱　酒贡芎二钱　川桂枝一钱　老生姜三片　大红枣三枚

蔡　脉数阴伤，已现虚劳之候，骨瘘肉瘦，谅非松柏之姿。先天既弱而水虚，壮火复炽而金伤；木无涵养，气逆痰升而咳嗽；土德衰微，饮食虽进而无几。症具如前，药当滋水涵木，方呈于后，理宜补土生金。倘有松机，后容再酌，若无奏效，另请高明。

飞子术一钱半　白茯苓二钱　大麦冬二钱　生白芍二钱　西洋参一钱半　炙甘草一钱　阿胶珠二钱　生龟版六钱　京杏仁二钱　川贝母一钱半　退毛燕三钱　淡菜七个

金　左脉数而弦滑，右脉数而涩滞，重按空散无神，舌苔干绛。原系虚劳见症，金水衰微，木火无制，土德不灵，生化无权，是以饮食减少，骨蒸潮热，痰嗽夹血，种种险症，非易治也。勉拟补土生金，滋水涵木，若有松机，续后再商。

西洋参一钱半　白茯苓二钱　仙制夏一钱半　生白芍三钱　飞子术一钱半　青盐皮八分　生米仁三钱　阿胶珠三钱　京杏仁三钱　川藕节三钱　炙甘草一钱　川贝母一钱半

陈　久嗽成痨，喘咳难安，皆由元海无根，孤阳上逆。盖肺不降气，脾不运气，肾不纳气，三焦失职，故饮食之精微，蕴结而为痰。然痰湿素多，未免津液不足，上致咽喉燥塞，下致大便维艰。治宜金水并进，佐以降气化痰。

北沙参三钱　川贝母一钱半　炙甘草八分　生姜汁一匙　大麦冬二钱　暹毛燕二钱　代赭石二钱　仙制夏一钱半　叭杏仁二钱　阿胶珠二钱　旋覆花二钱　大黑枣三枚

徐　嗽经一载，脉见短涩，原系肺家受伤，兼之夜梦精遗，水虚痰泛，元海无根，卫阳上越，血随阳络而咯出，复加自汗盗汗，阴阳两虚，营卫不和，有时寒热往来。此已成痨瘵之病，非易治也，勉拟旋覆代赭汤加味治之。

代赭石二钱　北沙参二钱　炙甘草八分　川贝母一钱半　旋覆花二钱　水法夏一钱半　京杏仁二钱　佛手花八分　西紫菀一钱半　款冬花二钱　广橘络八分　冬虫草一钱半　老生姜三片　大红枣三枚

又　前方稍觉见效，再拟金水并进法。

海南参三钱　叭杏仁三钱　川百合一钱半　北紫菀一钱　驴胶珠二钱　川贝母一钱半　暹毛燕三钱　款冬花三钱　淡公菜十二个

仇　郁怒伤肝，情志不舒，少火变为壮

火,久则累及心脾,真阴被烁,血海空虚,以致红潮失信,几成痨症。理宜安养怡情,是为妙法。

西洋参一钱　酸枣仁三钱　玫瑰花八朵　生香附一钱半　白茯神三钱　紫丹参三钱　合欢皮三钱　广郁金一钱半　远志筒一钱半　白归身三钱　生处术一钱半　炙甘草八分

狄　咳嗽见血,延久成痨,以致金枯水竭,其音渐失。拟金水并进法。

海南参三钱　川贝母钱半　生龟版六钱　冬虫草钱半　大麦冬二钱　黑元参二钱　女贞实四钱　驴皮胶二钱　叭杏仁二钱　大生地四钱　龙牙燕二钱

狄　症由外感,致成内伤,今中土衰败,腹痛,大便溏薄,四肢浮肿,舌将溜苔。兹因脾土受戕,则金水无济,所以潮热、咳嗽、燥渴等症互相交作矣。

西洋参一钱　生处术二钱　炙叙芪二钱　白茯苓二钱　阳春砂六分　炙甘草八分　扁豆仁三钱　生姜三片　酒白芍二钱　活桂枝八分　广木香六分　大枣三枚

内伤发热案(体虚夹感案同见)

小儿药证直诀

朱监簿子,三岁,忽发热,医曰:此心热。腮赤而唇红,烦躁引饮,遂用牛黄圆三服,以一物泻心汤下之。来日,不愈,反加无力不能食,又便利黄沫。钱曰:心经虚,而有留热在内,必被凉药下之,致此虚劳之劳也。钱先用白术散生胃中津,后以生犀散治之。朱曰:大便黄沫如何?曰:胃气正,即泻自止,此虚热也。朱曰:医用泻心汤何如?钱曰:泻心汤者,黄连性寒,多服则利,能寒脾胃也。坐久,众医至曰:实热?钱曰:虚热。若实热,何以泻心汤下之不安,而又加面黄颊赤,五心烦躁,不食而引饮?医曰:既虚热,何大便黄沫?钱笑曰:便黄沫者,服泻心汤多故也。钱后与胡黄连圆治愈。(记尝所治病二十三证)

校注妇人良方

一妇人生育多胎,月经不调,两足发热。年余,其身亦热,劳则足酸痛。又年许,唇肿裂痛。又半年,唇裂见血,形体瘦倦,饮食无味,月水不行。此气血俱衰之症,彼误用通经丸等药,复伤气血,遂致不起,惜哉!(妇人热劳方论第一)

女科撮要

一妇人气血素虚,经行不调,饮食少思,日晡热甚,用十全大补加山茱、山药、丹皮、麦门、五味而愈。次年秋患寒热,或用清脾饮,而元气愈弱,余仍以前药而愈。(经候不调)

一寡妇因怒,致不时寒热,久而不已,肝脉弦紧,用小柴胡加生地治之而愈。但见风寒热仍作,此是脾胃气虚,用加味归脾、补中益气二汤,兼服而止。

一妇人因夫经商久不归,发寒热,月经旬日方止。服降火凉血,反潮热内热,自汗盗汗,月经频数。余曰:热汗,气血虚也;经频,肝脾虚也。用归脾汤、六味丸而愈。常治兼症,既愈而寒热,当仍用本症药。

一室女寒热,左手脉弦长而出寸口,用小柴胡加生地、乌梅治之而愈,既嫁而诸症悉痊。

一室女久患寒热,月经不调,先以小柴胡加生地,治之少愈,更以生地黄丸而痊。(师

尼寡妇寒热）

名医类案

丹溪治一人，腊月因斋素中饥而胃寒，作劳，遂发热头疼，与小柴胡汤，自汗神昏，视听不能，脉大如指脉大为虚，似有力，热不退。冬月而发热头痛自汗，乃太阳中风，宜桂枝汤，不可用小柴胡。脉大如指，视听不能，内伤重而外感轻，求其脉大如指、不能视听之故，恐为小柴胡凉剂激之而然。与参、术、黄芪、熟附、炙甘草，作大剂服之，一日汗少，二日热减，能视听。初用药至四日，前药中加苍术，与二帖，再得汗，热除。乃去苍术、附子作小剂，服三日而安。（内伤）

一少年九月间发热头疼，妄语大渴。医与小柴胡十余帖，热愈甚。九月发热头痛，在太阳症，如何就渴？又非传邪合病，焉有妄语？如是内伤，若用小柴胡，是杀之也。朱视其形肥，面带白，稍露筋骨，脉弦大而数，左为甚，遂作虚证治之。以苍术为君妙法，茯苓、芍药为臣，黄芪为佐，附子一片为使，与二帖而证不减。或谓不当用附子。曰：虚甚，误投寒药。人肥而脉左大于右，事急矣，非附子则参、芪焉能有速效？再与一帖，乃去附子而作大剂，与之五十帖，琇按：谁能耐此？大汗而愈，又自调养，两月平复。（内伤）

一肥白人年壮，因劳倦成病，秋间大发热，已服柴胡等药七八帖矣，两手脉洪数而实。观之形色，知其脉本不实，以服凉药所致。因与温补药黄芪附子汤，冷饮二帖，困睡微汗而解，脉亦稍软。继以黄芪术汤，脉渐敛小而愈。是肥白人虚劳多气虚也。（内伤）

一老人饥寒伤劳，患头疼，恶寒发热表邪，骨节疼，无汗妄语，时作时止。前证俱属表邪，但时作时止，虚症可知。况一起妄语，又非阳明在腑，内伤可知。自服参苏饮取汗，汗大出而热不退。至第四日，诊其脉，洪数而左甚。此因饥而胃虚，加以作劳。阳明虽受寒气，不可攻击，当大补其虚，俟胃气充实，必自汗而解。以参、芪、归、术、陈皮、炙甘草，每帖加附子一片，一昼夜尽五帖，至第五日，口稍干，言有次。诸症虽解，热尚未退，乃去附，加芍药，又两日，渐思食精爽，间与肉羹，又三日，汗自出，热退。仍以汗解。脉虽不散，洪数尚存。朱谓此脉洪当作大论。大则为虚。年高而误汗，此后必有虚证见，又与前药。至次日，自言病以来不更衣凡十三日矣，今谷道虚坐迸痛，努责如痢状不堪，自欲用大黄巴豆等剂。朱曰：大便非实闭，乃气因误汗虚，不得充腹，无力可努。认症精确。仍用前补药，间以肉汁粥及锁阳粥与之，一日半，浓煎椒葱汤浸下体，外治法亦佳。方下大软便块不结硬五六枚。诊其脉，仍未敛，此气血仍未复，论脉妙。又与前药两日，小便不通，小腹满闷，颇苦，但仰卧则点滴而出。朱曰：补药未至。目光如电。于前药倍加参、芪，两日小便方利，又服补药半月而安。（内伤）

项彦章治一人，病发热恶风而自汗，气奄奄弗属。诸医作伤寒治，发表退热而益增。项诊，阴阳俱沉细阴脉，且微数。论症宜桂枝汤，然脉当浮缓，今沉细，又无头痛，内伤何疑？处以补中益气之剂。医止之曰：表有邪而以参、芪补之，邪得补而愈盛，必死此药矣。项曰：脉沉，里病也；微数者，五性之火内扇也；气不属者，中气虚也。是名内伤。《经》曰：损者温之。饮以前药而验。（内伤）

一人年四十五，正月间路途跋涉，劳倦发热，身体略痛而头不痛。自以为外感，而用九味羌活汤，三帖汗出，热不退。前后又服小柴胡汤五六帖，热愈甚。经八日，召虞诊视。至卧榻前，见煎成汤饮一盏在案。问之，乃大承气汤，将欲饮。切其脉，右三部浮洪，略弦而无力，左三部略小，而亦浮软不足。虞曰：汝几自杀。此内伤虚证，服此药大下必死。伊曰：我平生元气颇实，素无虚损证，明是外感无疑也。虞曰：将欲作阳明内实治而下之欤？

脉既不沉实,又无目疼鼻干、潮热谵语等症;将欲作太阳表实治而汗之欤?脉虽浮洪而且虚,又无头痛脊强等症。今经八日,不应仍在表,汝欲作何经而治之乎?精切详明。伊则唯唯不语。以补中益气汤加附子,大剂与之,是夜连进二服。天明往诊,脉略平和。伊言尚未服,仍谓前效,欲易外感退热之药。虞曰:前药再饮二服,不效当罪我。又如前二服,脉证俱减半。伊始曰:我几误矣。去附子,再煎二服与之,热退气和而愈。但体犹困倦如前,服前药二十余帖,始得强健复元而安。

一人三十余,九月间因劳倦发热。医作外感治,用小柴胡、黄连解毒、白虎等汤,反加痰气上壅,狂言不识人,目赤上视,身热如火。众医技穷。八日后虞诊,六脉数疾七八至,右三部豁大无力,左略弦而芤。虚证无疑。虞曰:此病先因中气不足,又内伤寒凉之物,致内虚发热,因与苦寒药太多,为阴盛隔阳之证,幸元气稍充,未死耳。以补中益气加熟附二钱,干姜一钱,又加大枣、生姜,煎服。众医笑曰:此促其死也。黄昏时服一剂,痰气遂平而熟寐。伊父曰:自病不寐,今安卧,鼾声如平时。至夜半方醒,始识人,而诸病皆减。又如前再与一剂,至天明得微汗,气和而愈。

刘宗序治一妇,六月间劳倦中暑。其兄仰同知喜看方书,为用六和汤、香薷饮之类,反加虚火上升,面赤身热。后邀刘诊视,六脉疾数,三部豁大而无力。刘曰:此病先因中气不足,内伤瓜果生物,致内虚发热,非六和香薷所能治,况夏月伏阴在内,重寒相合,所以夏月多此等症。此为阴盛隔阳之症。急用补中益气汤,加附子三钱,干姜一钱,同煎,置水中浸冷服之。其夜得熟睡,至天明微汗而愈。仰谢曰:伏阴之说,既闻命矣。但不省以药冰之何也?刘曰:此即《内经》热因寒用、寒因热用之义。仰叹服。(内伤)

程明佑治闵德病头痛,身热烦满。他医汗之,热益甚,脉不为汗衰,乃曰:此阴阳交而魂魄离也。程曰:非也。病得之内伤饮食宿滞,泄之可愈已。泄之而安。

吴茭山治一人患内伤,郁痰气虚。诸医皆作有余之气,遂用四七分气消导之剂服之,气升似火,又以栀子、芩、柏寒凉之剂服之,其患增剧,四体瘦削,早晨气潮若火焚状。用凉药而愈甚,阴覆乎阳也。宜升阳散郁补胃。吴诊其脉,浮大无力,知气虚而清气下陷故也。法宜甘温退热,遂以补中益气汤倍加参、芪服之,其热渐平,饮食倍进。次以蠲饮枳术丸,服十日,倏然利出郁痰升许。先补胃,后治痰,因脉浮大无力之故。然后用六味丸入紫河车一具,调理月余而瘳。

一男子患内伤,微热咳嗽,其人素欠保养,不忌荤酒,日久则卧床矣。吴诊之,两手脉弦。以参苏饮二帖,头目稍清,余热未退。次以滋阴降火汤,未获全效。病家易医治之,医曰:此伤寒误于药也,当得大汗而愈。遂以葱白散大发其汗,其脉愈浮,其热愈炽,日晡阳虚头痛。此后再汗为误。医尚以风邪未解,仍以清肌解散之药,虚益甚矣。复请吴诊,脉之,弦大虚芤改革,男子则亡汗失精矣。与补中益气汤,数服而安。次以人参养荣汤五十帖,其患遂愈。(内伤)

吴氏子年三十余,病发热,医用药汗之,不效。又投五积散,其热益甚,兼汗多足冷。似湿温症,但脉不同,身热不壮不同。湿温,脉关前濡,关后急,身微热。江诊其脉,告曰:此内伤外感也。用参、芪、归、术以补里,防风、羌活以解其表,加山楂以消导之,一服病减半。所以知吴子病者,六脉皆洪大搏指,洪大搏指,作虚而受风寒,气口大于人迎一倍也。既而更医,热复作,且头疼口干鼻衄,谵语昏睡。江曰:此汗多亡阳也。投柴胡桂枝汤,热复作,症见头痛口干,鼻衄谵语,乃阳明在经,投柴胡桂枝汤,妙。不得认鼻衄为热,以血为红汗也。后以生脉饮合柴葛解肌,加入生地、黄芩、白芍,可法。和其荣卫,诸症减半,惟口干不除。乃以麦冬、生地、陈皮、生甘草、茯神、人参、柴

胡、白芍、干葛、五味、黄芩,一服食进,诸症皆除。所以知之者,诊其脉,两手皆洪盛,按之勃勃然也。(内伤)

孙秀才,患症耳聋少阳烦躁合病,身热谵语阳明。医曰:此伤寒少阳症也。服小柴胡,不效。更医,投白虎汤,亦不减,又兼唇干齿燥,舌干倦甚,神思愦愦,且治后事矣。江曰:此内伤症也。以生脉汤加陈皮、甘草,一服舌稍津润,耳稍闻,神思略回。继加白术、柴胡等药出入而愈。所以知之者,切其脉,带结而无力也。此症身无汗,非风温。但见症如此,而以生脉散治之,为脉结而无力,结为疝瘕积郁。加减药似可商。

族弟因过饮梦遗,失盖感寒,病头痛发热。医用十神汤发汗,不出。继投生料五积散,杂治不效。予视其面赤,身热头疼,肢节痛,阳缩,气喘促危急,嘱后事。江曰:此内伤外感症也。以参、术补中,羌、防、葛、姜、葱解表,大附子少许因阳缩以回阳,薄暮一服,半更时大汗热退,制附、术和肾气,故得汗而解。即熟睡,二鼓寤而索粥,晓更衣二度,自觉清爽,仍有头眩,口干燥。以四君加归、芎、五味、陈皮、干葛、藿香等,出入增减,数服而愈。所以知之者,切其脉,两手皆沉微而右浮滑,琇按:两字皆字糊涂。内伤重而外感轻也。

江南仲治徐丹成发热,四肢热如火,左胁一点疼痛伤肝难当,五日不更衣,小溲赤涩。医作伤寒治,服发散药,不效。无六经见症,妄行散剂。易医,作疝治,投青皮、枳壳、茴香等药,病增剧。江诊,左脉弦数,重按无力,右脉弦滑,气口紧实,倍于人迎。此非伤寒症,乃内伤,必醉饱强力气竭,肝伤病也。《经》云损其肝者缓其中。问其由,乃中途覆舟,尽力救货,时冬寒忍饥,行五十里,遇族人,纵饮青楼,遂得此症。正合《经》云必数醉若饱以人房,气聚于脾中不得散,脾主四肢,故热如火。酒气与谷气相薄,热盛于中,故热遍于身,内热而溺赤也;酒气盛而慓悍,肾气日衰,阳气独胜,故手足为之热也。用参、术、枸杞左胁一点痛乃伤肝也,用枸杞以补肝,妙、炙草甘温缓中,神曲、枳壳、术、蜜、白芥化食行滞,佐枳壳、白芥尤佳,可法,可法。一服病减,再服热退。用六味丸以补肝肾之亏损,兼旬而愈。

黄氏子年十六岁,九月间患疟,五六发,即以常山饮截之,遂止。数日后,夜半因惊恐出汗,遂发热不止无恶寒症,医仍作疟治,不效。或者认作伤寒,投以消导之剂,增剧,日稍轻,夜热尤重,已经八日矣。召仲视之,诊得六脉浮大无力,按之豁然,外症谵语不食,耳聋大叫。问之有何苦,则曰:遍身痛,腹中胀,为热所苦。似阳明、少阳合病在经,亦当头痛胸满,今遍身痛而头不痛,腹胀胸不满,断非伤寒,何也?以日轻夜重之热经八日在何经,而认作伤寒耶?投以补中益气汤,八帖不效。复请他医,作内伤饮食,外感风寒,用解表消导二剂,益加大热,如炙如火,昏愦,目不识人,言语谬妄,耳聋无闻。复召仲,仲曰:此内伤不足之症无疑。前药虽未获效,精神渐觉清爽,早间热亦稍轻。长热不退,方是伤寒。原因疟后脾气大虚,加之寒凉消导之剂复伤元气,药力未至。仍用前方,人参加作三钱,黄芪四钱,炮姜、肉桂各三分,熟附五分,投桂、附,大见神力。与二帖,热减半,耳微闻,言有次。减去桂、附,大剂参、芪,十余剂,小便频,再加益智仁五分而愈。(内伤)

一人因酒肉发热,用青黛、瓜蒌仁、姜汁,日饮数匙,三日愈。(火热)

一人每晨饮烧酒数杯后,终日饮常酒,至五六月大发热。医用冰摊心腹,消复增之,内饮以药,三日乃愈。

一人年二十,四月间病发热。脉浮沉皆有不足意,其间得洪数一种,随热进退不时,知非伤寒。因问:必是饮酒过量,酒毒在内,今为房劳,气血虚乏而病作耶?曰:正月间每晨饮烧酒,吃犬肉,近一月矣,遂得病情,用补气血药,加干葛以解酒毒,服一帖微汗。懈怠,热如故,因思是病气与血皆虚,不禁葛根之散,必得枸距子方可解也。偶有一小枝在书册中，加前药内，煎服而愈。

一妇年四十，外则觉冷，内则觉热，身疼头痛，倦怠，脉虚微涩。以川芎、芍药、柴胡各五分，羌活、炒柏、炙草各三分，南星一钱，姜二片，服。(火热)

一妇午后发热，遍身痛，血少，月经黑色热。大便闭。以芍药五钱，黄芪、苍术各三钱，炒柏、木通各二钱。琇按：此案宜入经水门。(火热)

一妇年近二十，发热，闭目则热甚，渴思水解，脉涩而浊混，此食痰也。以干葛、白术、陈皮、片芩、木通、桔梗、黄连、甘草，下保和丸二十粒。琇按：宜入痰门。(火热)

一男子因恐发热，心下不安。以南星、茯苓各五钱，朱砂二钱，分作六帖，再用人参、当归、柴胡各三钱，黄芩、川芎、木通各二钱，甘草五分，红花少许，分四帖，水煎，取金银器同煎，热调服。(火热)

虞恒德治一妇年四十余，夜间发热，早晨退，五心烦热，无休止时。半年后，虞诊，六脉皆数伏而且牢，浮取全不应。与东垣升阳散火汤，妙，切记此法。今人则竟滋阴降火矣。四服热减大半，胸中觉清快胜前。再与二帖，热悉退。后以四物加知母、黄柏，少佐以炒干姜，服二十余帖，愈。(火热)

倪仲贤治陈上林实，以劳役得热疾，日出气暄则热，夜及凉雨则否，暄盛则增剧，稍晦则苏，如是者二年。倪曰：此七情内伤，脾胃阴炽而阳郁耳。以东垣饮食劳倦法治之，其热旋已。(火热)

丹溪治浦江郑姓者，年二十余，秋间大发热，口渴，妄言妄见，病似邪鬼。七八日后，请朱治之。脉之，两手洪数而实，视其形肥，面赤带白，却喜露筋，脉本不实，凉药所致，此因劳倦成病此伤寒内伤之症，与温补药自安。曰：柴胡七八帖矣。以黄芪附子汤冷与之，饮三帖后，困倦鼾睡，微汗而解，脉亦稍软。继以黄连白术汤，至十日，脉渐收敛而小，又与半月而安。(邪祟)

保婴撮要

一小儿发热，饮食少思，大便不实，常服芦荟等丸，视其鼻赤，此寒凉之剂复伤脾土而虚热也，用五味异功散，数剂而愈。(发热)

一女子十四岁，发热，至夜益甚，久不愈，左关脉弦数，右关脉微，按之亦弦。此肝火血热，脾胃虚弱，先用四物二连汤加柴胡、山栀、牡丹皮二剂，热稍退；又二剂，热顿退；再用加味逍遥散加白术三钱，数剂而痊。(发热)

一小儿十四岁，朝寒暮热，或时发寒热，则倦怠殊甚，饮食不思，手足指冷，朝用补中益气汤，夕用六君子汤，各二十余剂，渐愈。后因用功劳役，前症复作，更加头痛，脉虚，两寸尤弱，朝用补中益气汤、蔓荆子，夕用十全大补汤，两月余而痊。但劳役仍复寒热，服前二汤稍愈。毕姻后，又用功过度，朝寒遍体如冰，暮热遍身如炙，朝用补中益气汤加姜、桂，暮用八味丸加五味子，各五十余剂而愈。

一小儿十三岁，壮热便秘。服清凉饮，愈而复作；服地骨皮散，更潮热；又服芩、连四物，不时寒热，体倦，少食而热，或昼见夜伏，夜见昼伏。余谓肝脾虚热，夕用地黄丸加五味子，朝用补中益气汤加山药、山茱而瘥。(寒热)

一小儿十五岁，用心太过，两足发热，日晡益甚。服人参固本丸之类，热益甚，痰涎上涌，体倦更唾痰；服化痰滋阴之剂，痰热益甚，更头目眩晕，体倦少食。请余治，仍欲清热化痰滋阴。余曰：两足发热，肾经阴虚也；痰涎上涌，肾不能摄也；头目眩晕，胃气不能上升也。此禀赋不足，劳役过度而然耳。遂朝用补中益气汤，夕用加减八味丸，元气渐复，诸症渐愈。但用心于功课，即头晕发热，用前药即愈。毕姻后，诸症复作，服前药半载而痊。后再发，更大小便牵痛，用补中益气汤、八味地黄丸、独参汤而得生。(渴症)

先醒斋医学广笔记

顾季昭患阴虚内热，仲淳云：法当用甘寒，不当用苦寒。然非百余剂不可，慎勿更吾方。欲加减，使吾徒略加增损可也。果百剂而安。

天门冬　麦门冬　桑白皮　贝母　枇杷叶各二钱　地骨皮三钱　五味子一钱　白芍药二钱　鳖甲三钱　苏子研细二钱　车前子二钱

(吐血)

义兴杨纯父幼儿病寒热，势甚棘。诸医以为伤寒也，药之不效。仲淳曰：此必内伤。纯父不信，遍询乳媪及左右，并不知所以伤故。仲淳固问不已，偶一负薪者自外至，闻而讶曰：曩见郎君攀竹梢为戏，梢折坠地，伤或坐此乎？仲淳曰：信矣。投以活血导滞之剂，数服而起。仲淳尝言：古人先望、闻、问而后切，良有深意。世人以多问嘲医，医者含糊诊脉，以致两误，悲夫！(幼科)

芷园臆草存案

蜀富顺孝廉阮太和，讳士肃病，寓吴山下，召予诊。披衣强坐，对语甚壮，神气则内索也。身热进退，舌苔黄而厚。盖自吴门受寒，以肉羹为补，而时啜之，遂缠绵及月。余用疏散轻剂，热退，又复强啖，再热，不能起坐。予时之富春五日，归诊之，谵妄呼笑不识人已三日，形骨立，汗雨下，内热特甚，而胸胁之热，扪之烙手，第脉尚有神。予用人参八钱，加四逆散中，一剂而谵妄定，三剂而热邪清矣。自言其神魂，穷天之上，极地之下，飞扬奇变，得太乙神符召之，始得返生。愈弥旬，方啜粥。病中自为之记，别时问药状。余谓此寒伤心气，荏苒厥深而凑于胸也，缘以不第南旋，病淹中道，骨肉之音，虽近实远，药石之给，既缺且竭，心已伤矣。又反复再四，汗液多亡，内无主宰，热遂入胸，胸为心主之宫城，精神因而涣散，是以游魂为变也。用四逆，使热外出，加人参，俾神内凝气复邪散是以生耳。

陆氏三世医验

表邪先补后汗治验三一

邱全谷年正方刚，九月间，忽身微热，头微痛，心神恍惚，有时似梦非梦，自言自语。延医疗治，因头痛身热，此轻伤寒也，当发散之，用表散药二剂，服后汗不出，而身热反甚，妄言见鬼。医者因无汗，欲再发散，病家疑不可复表，又延一医商之，因妄言见鬼，谓热已传里，欲下之，而大便之去未久，两医不能自决，求决于予。予脉之，轻按浮数而微，重按涩而弱。微数者阳气不足也，涩弱者阴血不足也，此阴阳俱虚之候，不可汗，尤不可下。主表者曰：汗即不出，何谓阳虚？予曰：此症虽有外邪，因内损之极，气馁不能逼邪外出而作汗，法当补其正气，则汗自得，而邪自去矣。若再发之，徒竭其阳，而手足厥逆之症见矣。其主下者曰：仲景云：身热谵语者，有燥屎也。何可不下？予曰：公知其一，不知其二，《内经》曰：谵语者，气虚独言。此症初止自言自语，因发散之药，重虚其阳，所以妄言见鬼，即《难经》所谓脱阳者见鬼也。王海藏曰：伤寒之脉，浮之损小，沉之损小，或时悲笑，或时太息，语言错乱失次，世疑作谵语狂言者非也，神不守舍耳。遂用补中益气汤，加附子姜枣煎服，一日二剂，至晚汗濈濈而来，清晨，身竟凉，头不痛，第人事尚未甚清。予曰：阳气稍复，阴气未至耳。仍以前汤吞六味丸，旬日犹未见精采，调理月余乃愈，盖因此人房室之后，而继以劳力也。

卢绍庵曰:房劳感冒,须于补剂之中,略加表散可也,却大汗之,房劳既虚其阴,大汗又虚其阳,宜其有以上诸症。昧者不识,又欲妄施汗下。微先生,岂不殆哉?(卷之二)

症候不一总属气虚治验十九

吴江邹心海令郎,年十八岁,新娶劳烦兼之感冒,症似伤寒,彼处医家,以九味羌活汤投之,忽变呕吐,一二日不止。改用藿香正气散,吐稍止,而身体极其倦乏,吐亦间作,饮食不进,强食即饱闷,腹中漉漉有声如裹水,四肢微厥,小便短赤,大便或溏或秘,口渴而不喜汤水,昼则轻而安静,夜则重而烦闷。有主调气者,有主清火者,有主滋阴者,百投不效。而滋阴尤为不便,症候固杂,汤药亦乱。予诊其脉,寸关沉缓而弱,尺脉颇和。予曰:此症虽发于新婚三日之后,然据其脉,似得之劳烦伤气,而非得之使内伤阴,且症候不一,出于中气不运者,多宜略症从脉为治。病者闻不由色事,谓父母曰:陆先生真仙人也。盖初因此子害羞不言,父母与医家,谓三日之后,病由阴虚,所不必问,不于劳倦伤气着手,故症杂出而药无一效也。因用四君子汤加枣仁、豆蔻、木香、姜枣煎服数剂,无甚进退,又倍人参,加熟附子五分,而胸膈觉宽,饮食稍进,服至二十剂,前症始得悉愈。

陆闇生曰:世有病因劳倦而脉亦数者矣,未有病因于阴虚而脉不数者也。今脉多缓弱而尺又平和,则非阴虚明矣。即以症论,《内经》论症,每于所胜之时,而甚于所生而持,得其位而起。今症本伤气,日中轻者,阳隆也;夜每重者,阳衰也。人知日轻夜重之为阴虚,而不知亦有属阳虚者。(卷之三)

攻补兼施三七

徐小园二令郎,辛酉年二月毕姻,岳母寡居,止生一女,待婿如同亲子,整备美好饮食,劝其多啖,脾气受伤,又有外感,遂往来寒热,项强,肩背痛头疼,表里俱在。一医认为疟疾,遽用截药,因而口渴,多食生冷,变为吐泻。更用柴苓汤不效,延予视之。四肢厥冷,不省人事,而色青黄,六脉左三部与右尺隐隐欲脱,右寸关滑而有力,此时若不培正气,病必败矣。乃用参附理中加枳实、山楂、厚朴等三剂,甫得脉起,内伤之症才现,身大热,舌有焦苔芒刺,脐之上下,手不可按,四肢濈然汗出,下症悉具,然虚脱之人,若用大剂硝黄,元气必不能支,故用枳实、厚朴、熟大黄少许,加铁锈水导之,解燥粪三四块,病势未减。又用黄连、枳实、山楂、厚朴、柴胡加人参少许,培正驱邪。间四五日,进润字丸五分,大便去一次,如是担阁八十多日,里症虽去,六脉有神,尚晡时潮热,胃气不开,口干腹满。商之卢绍庵,乃云:六脉今已有神,前方去参可也。服四剂,病势又大减。予与绍庵俱往武林,延别医五位,莫能取效。有一友云:伤寒三七不解,谓之坏症,《经》云:安谷者昌,绝谷者亡。将近百日,而曾不进粒食,焉有生者乎?况身不热,舌无苔,纵晡时微热,亦是阴虚之故,急宜滋阴养血,开胃健脾,自然即愈。如此之药,服一剂,又强饮粥汤半盏,又进龙眼汤一杯,是夜仍身体大热,心口作痛,异常烦躁,舌上有苔。适予归,又延诊视,见右关尺沉实,躁烦等症,仍用枳实、黄连、卷舒麦芽、山楂、厚朴,送润字丸一钱五分,大便一番极畅,诸症顿除,身安神静,乃用六君子汤消痰健脾开胃,方知饥饱,纳五谷,此时约有一百三十余日,头发落尽,年余未得出门户。新婚未免阴虚,而兼之内伤外感,表里之邪正盛,遽投截药,壅遏其邪,致成吐泻,元气将脱,不行培补,决然莫救,攻补并施,缓款调治,四月余不啖谷食,此等症候,绝无仅有。(卷之五)

冰壑老人医案

葛伯明,因其室久病濒危,延先生疗,疗之有起色矣。伯明坐劳顿,且挟痰热,发内伤元气之症,亦了了也。俗工每见身热,概为外感,妄表之,因而神出舍,狂言,不瞑,烦且发躁，诸医错愕，碍其身热也。先生用安仁丸，起剂加人参六钱，得瘥。先生戒其毋妄想妄动，未半月，值岁暮，事猬集[①]，应酬稍烦，发如前，而神理起居异昔日，加目瞪，口呆，面青，不语，手微厥。先生亦攒眉，诊之，幸无怪脉，如前治法，大剂参芪，用温药佐之。时方极寒之令，值极虚之症，《经》云：补可以去脱。伯明两死而复苏，得大补之力也。

寓意草

答门人问蒋中尊受病致死之因

门人问曰：崇明蒋中尊病伤寒，临危求肉汁淘饭半碗，食毕大叫一声而逝，此曷故也？答曰：今人外感病兼内伤者多，用药全要分别：如七分外感，三分内伤，则治外感药中，宜用缓剂、小剂，及姜、枣和中为引，庶无大动正气汗血等累；若七分内伤，三分外感，则用药全以内伤为主，但加入透表药一味而热服，以助药势，则外感自散。盖以内伤之人，才有些微外感，即时发病，不似壮盛之人，必所感深重，其病乃发也。蒋中尊者，向曾见其满面油光，已知其精神外用，非永寿之人也。人惟欿[②]然不足，方有余地，可以应世，可以当病。若夫神采外扬，中之所存，宁复有几耶？近闻其宦情与声色交浓，宵征海面，冒蜃烟蛟雾之气，尚犯比顽之戒，则其病纯是内伤，而外感不过受雾露之气耳。雾露之邪，其中人也，但入气分清道，原不传经，故非发表攻里所能驱，惟培元气、厚谷气，则邪不驱而自出。设以其头晕发热，认为太阳之症，误表其汗，则内伤必转增，而危殆在所必至矣。且内伤之人，一饱一饥，蚤已生患，又误以为伤寒而绝其食，已虚益虚，致腹中馁惫，求救于食。食入大叫一声者，肠断而死也。此理甚明，如饥民仆地即死，气从中断，不相续也。又如膈病，展转不能得食，临危每多大叫而逝，以无外感之邪乱其神明，是以炯炯自知其绝也。果有外邪与正交争，其人未死前，先已昏惑不省矣，安得精明若是哉！子于望闻问切之先，早清其鉴可矣。

门人又问曰：每见人之神采外扬者，病发恒多汗而躁急，不识何药可以治之？答曰：上药在以神治神，盖神既外扬，必须内守，方可逆挽。老子所谓知其雄，守其雌；知其白，守其黑，真对症之药也。若夫草木之性，则取其气下达，而味沉厚者，用之恒使勿缺，仿灌园之例，频频预沃之以水，而防其枯竭可也。

门人又问曰：临危索饭之时，尚有药可救否？曰独参汤可以救之。吾尝治一孕妇，伤寒表汗过后，忽唤婢作伸冤之声，知其扰动阳气，急迫无奈，令进参汤，不可捷得，遂以白术三两，熬浓汁一碗与服，即时安妥，况人参之力百倍白术耶！（卷一）

易氏医按

一男子病寒热，众以疟治，年余不愈。又以为劳疟、虚疟，用鳖甲散、补中益气等汤，俱不效。就予诊脉，左右三部，俱浮大无力，形瘦色黑，饮食不美。次日复诊，与前脉同，予知为阴虚发热病也。早进六味丸，晚服补阴丸。七日后，饮食渐美，寒热减半。又服一斤，未一月而全愈。病者曰：予因病久，服药罔效，遂究心于医，疟疾一门，尤为加意，诸书未有以六味丸、补阴丸治疟者，公独用之而效，何也？予曰：治病贵先识病情，病有真是者，有似是而非者，譬之伤寒，有类伤寒、中风，有类中风，疟有类疟，君之疟，似疟非疟，乃阴虚发热之证也。盖疟之状，寒热间作，寒来时，四肢厥逆，热退时，得汗始解。今虽有寒热往来，或一日一次二次，但寒而不厥，身热如火，热退身凉，又无汗，兼之形瘦色黑，怔忡不睡，口渴便燥，饮食不美，岂可以为疟乎？

---

① 猬集：事情繁多，像刺猬的硬刺那样丛聚，比喻众多。

② 欿（kǎn 砍）：本义为欲得，引申为不自满。

且疟脉当弦，病来时，脉弦而大，病退时，脉静而弦小，今则浮大无力，非弦也，早晚相同，非先大而后小也。诚阴血不足，阳火有余，而火发于外则为热，火郁于中则为寒。形瘦者，火之消烁也。色黑者，火极似水也。怔忡不睡者，心血亏损也。饮食不美，口渴便燥者，火炽于上下也。合脉与证观之，其为阴虚火盛明矣。故予用地黄丸以生肾水，泻心火；补阴丸以养血滋阴，阴血一充，则火邪自降，寒热退而诸病悉痊矣。此予用二丸意也。

一春元，下第归，得寒热病，每日申酉二时，初以微寒，即作大热而躁，躁甚如狂，过此二时，平复无恙，惟小便赤黄而涩，往时一有心事，夜即梦遗，每日空心，用盐饮烧酒数杯，医皆以病为疟，用清脾饮、柴苓汤并截药，俱不效，请予诊治。诊得六脉，惟左尺浮中沉取之皆洪数有力，余部皆平。予曰：此潮热病也。以加减补中益气汤治之，日进一服，三日而病渐退。复用六味地黄丸兼前药，调理一月而安。其叔曰：侄之病，众以为疟，公独不以疟治，何也？予曰：非疟也，乃潮热也。潮者，如水之潮，依期而至，《八法流注》云：申酉二时，属膀胱与肾，此病专属二经，二经水衰火旺，当申酉时，火动于中，故发热而躁，躁属肾也。曰：敢问非疟之故？予曰：疟疾之脉，肝部必弦，今肝部不见弦脉，惟左尺浮中沉，皆洪数有力，盖肾与膀胱属水，水性流下，肾脉当沉濡而滑，今三候俱有，脉不沉也，洪数有力，不濡滑也。此为失水之体，因平日断丧太过，肾水亏损，阴火妄炽，加之盐饮烧酒，径入肾经，故脉洪数有力，小便赤黄而涩，若疟脉，岂有此哉？曰：此莫非阴虚动火乎？曰：阴虚之热，自午至亥，发热不间，今惟申酉时热，过此便凉，与阴虚不同。曰：吾兄以医名者，亦尝用补中益气汤而不效，何也？予曰：加减之法，或未同耳。予之去柴胡、升麻，加丹皮、泽泻、黄柏者，丹皮泻膀胱火，泽泻泻肾火，黄柏为君以生肾水，水旺则火衰，而寒热退矣。用六味丸者，亦取有丹皮、泽泻耳。如不加此，而仍用柴胡、升麻，此乃肝脾之药，以之治肾，所以未效。

脉诀汇辨

孝廉俞彦直，肌肤灼热，神气昏闷，闻食即呕，强进即吐，困惫不能支。医者欲与温补，而众论挠之。彼告彦直云，必延李士材商之。比余至，按之热处在骨间，脉亦沉而搏，此伏火也。不敢徇情面而违至理。乃以黄连一钱五分，山栀、黄柏各一钱，枳壳、陈皮各二钱，甘草五分，煎成入姜汁三匙。服之四剂而痊。更以六味丸加生脉散，调摄浃岁。（卷九）

旧德堂医案

嘉定孝廉陆佑公长子，童年发热，遍尝凉药，热势更炽，昼夜不减，复认阳明热证，投大剂白虎，禁绝谷食，致肌肉消瘦，渐致危困。迎予往治。见面色枯而不泽，脉现细数，力断大虚之证，速用甘温之药，庶可挽回。佑老骇曰：皆言外感寒热无间，内伤寒热不齐，今发热昼夜不已，而反言内虚者，必有确见，愿聆其详。予曰：阳虚昼剧，阴虚夜剧，此阴阳偏胜，因有界限之分。今脾胃并虚，阴阳俱病，元气衰残，阴火攻冲，独浮肌肤，表虽身热如焚，而寒必中伏。况肌肉消铄，脾元困惫也。彻夜无卧，胃气不和也。面无色泽，气血不荣也。脉象无神，天真衰弱也。此皆不足之明验。若禁用五味则胃气益孤，专服寒凉则生气绝灭。宜晨服补中益气汤加麦冬、五味，以培资生之本，暮服逍遥散以疏乙木之郁，兼佐浓鲜之品苏胃养阴，庶元神充而虚阳内敛也。令先饮猪肺汤一碗，当即安睡，热即稍减，遂相信用药。服十剂而精神爽快，调理经年，服参数斤，乃获全愈。

东庄医案

吴弁玉偶患寒热，旋至热不退，胸中作恶。予诊之曰：此肝郁而致感也。遂用加减小柴胡汤，一剂减半，次进柴胡地黄饮子。予适欲往旁邑，遂留数方与之。次日仍用地黄饮子，后日用六君子汤加黄芩，再后日用补中益气汤加黄芩调之，且戒之曰：明日若尚有微热在内，则后日须再用地黄饮子一帖，而后用六君子，此后皆有次第，不可乱也。弁玉因服地黄饮子，觉热已退尽，遂意用补中益气汤一帖，是夜即烦热不安。弁玉曰：用晦言有次第，果不可紊。仍用地黄饮子即安。然后依次服至第三日，再用补中益气汤，泰然得力矣。时予尚未归，弁玉觉病后烦怒易动，体时虚劣，与友人商之，言今可改用归脾汤矣。如言服之，予归诊之曰：今脉已无病，但夜寐不着耳。弁玉惊曰：正苦此，奈何？予曰：当用加味归脾汤。弁玉曰：今已服此方而未效，何也？予曰：君试服我归脾汤，自愈矣。一剂而鼾睡达旦。

阅此案，愈见处方必有次第，其序不可稍乱，然方以立法，法以制宜，则方中之分两，须有圆机焉，必当相所主以为轻重也。方中之加减，皆有妙义焉，必当参兼症以为出入也。予于是编但列某方某药及加减法，而不填注分两者，非敢略也，意正为此耳。

杭人沈禹玉妻，夏月发寒热，迎邑医治之则以为疟也。时月事适下，遂淋漓不断，医又以为热入血室，用药数帖，寒热益厉，月事益下，色紫黑，或如败酱，医且云：服此药势当更甚，乃得微愈耳。其家疑其说，请予诊之。委顿不能起坐，脉细数甚，按之欲绝。问其寒热，则必起未申，而终于子亥。予曰：此郁火虚症耳。因出彼药示，则小柴胡汤也。彼意以治往来寒热，兼治热入血室也。又加香薷一大握，则又疑暑毒作疟也。予不觉大笑曰：所谓热入血室者，乃经水方至，遇热适断不行，故用清凉以解之，今下且不止，少腹疞痛，与此症何与，而进黄芩等药乎？即灼知热入血室矣。当加逐瘀通经之味，香薷一握，又何为者。予用肉桂二钱，白术四钱，炮姜二钱，当归、芍药各三钱，人参三钱，陈皮、甘草各四分。一服而痛止，经断，寒热不至。五服而能起，惟足心时作痛，此去血过多，肝肾伤也。投都气饮子加肉桂，牛膝各一钱而全愈。使卒进前药，重阴下逼，天僵地拆，生气不内，水泉冰溃，不七日死矣。乃云更甚方愈，夫谁欺哉！庸妄之巧于脱卸，而悍于于诛伐如此夫。

以小柴胡汤治往来寒热，兼治热入血室，彼且以为见病治病，药甚对症矣。乃寒热益厉月事益下，直非对症者。盖其所为治病者，本非其治；其所为见病者，实未尝见耳。案中辨驳爽快分明，每读一过，心胸为之一拓。

桐乡朱绮崖，文战苦久，得补饩，临闱适丁内艰，哀毁愤郁，几不自胜，旋又以内病忧劳，百感致疾。初发寒热，渐进不解。时方隆夏，医进九味羌活汤不效。又易医，大进发表消中之药，凡狠悍之味悉备，杂乱不成方三剂，势剧。又进大黄利下等物，下黑水数升，遂大热发狂，昏愦晕绝，汤水入口即吐，其家无措，试以参汤与之，遂受垂绝更苏。次日予至，尚溃乱不省人事，承灵、正营、及长强，俱发肿毒，时时躁乱，诊其脉数而大。予曰：幸不内陷，可生也。遂重用参、芪、归、术，加熟地一两许。时村医在坐，欲进连翘、角刺等败毒药，且力言熟地不可用。其家从予言进药，是夜得卧，次早神情顿清，谓予曰：吾前竟不解何故卧此，今乃知病也，心中如梦始觉矣。又次日，脉数渐退，烦躁亦平，但胃口未开，肿毒碍事，旬日未便。予曰：守服此，诸症悉治。因留方及加减法，且嘱之曰：毋用破气药以开胃，苦寒药以降火，通利药以起后，败毒药以消肿，有一于此，不可为也。出邑唔陆大胜云：兄功效及用药已闻之矣，但邑医议用黄芪、熟地，将来必发癍，果否？予曰：学术肤浅，初不知二药能发斑，于是恨张、刘、李、朱诸名家之论犹未备，且恨东璧《纲目》一书如许大疏漏也。大胜为之鼓掌。因问绮崖病状，予曰：七情内伤，而外感乘之，伤厥阴而感少阳，从其类也。医不问经络而混表之，三阳俱敝矣。然邪犹未入府也，转用枳实、厚朴、山楂、瓜蒌之属，而邪入二阳矣。然阴犹未受病也，用大黄、玄明粉而伤及三阴矣。究竟原感分野之邪，不得外泄，展转内逼，中寒拒逆，势将大坏，幸得参扶胃气，鼓邪外发。其发于承灵、正营者，仍本经未达，郁怫之火也。其发于腰俞、长强者，乃下伤至阴，凝冱而成也。大胜曰：诸医方攻前参汤之为害，而归功于清解，今方将用清火消毒之药耳。予曰：若辈乌能知此。毒之得发者，参之功也。今毒之麻木未塌，将来正费调理者，乃若辈清解之害也。急服参、术，庶得起发收功，若再清火消毒，毒仍内陷，不可救矣。乃如言守方服之而愈。

其嘱咐周匝处，可为疡科药石；其辨驳透快处，可为粗技针砭。至其叙论病情处，因流以溯源，其间阴阳内外，经络穴道，分晰曲尽，与四明治发背一案，洵称合璧。细玩此案，则此症一线生机，全在参汤。一试得以鼓邪外出，发为肿毒，而不内陷耳。庸技反为害事，而归功于清解，煞是可笑。

素圃医案

瓜镇卞祥生，七月外感内伤，午后潮热，天明汗出而解。前医误认阴虚，更劝其加餐肉食。至七八日食塞胸中，药饮难下，招余往诊。其脉细数，俨似阴虚，重按则滑而有力，此外感轻而内伤重也。用仲景泻心汤法，以柴胡解外之晡热，以黄连、干姜、半夏、枳实，泻胃中之湿热。但中宫胶固，恐发呃则难治。其夜果呃，次日更加干姜，七八日胸次方开，食滞出胃。然后以小承气汤两下而愈，计断食十二日。盖此证脉细，乃食结中宫；下午发热，乃阳明内实；五更盗汗，乃湿热熏蒸。三证非虚而是实。若以脉细误认为虚，不以滑而有力为实热，岂不再误耶？（伤寒治效）

陈圣年令眷，年近三十，夏月大劳之后，伤风发热，汗出不止。初医作阴寒，用参附理中汤，汗虽止而增烦热作渴。易医作伤寒热病，用柴芩白虎不效，议投承气汤下之，取决于余。诊其脉，虚大如绵而不数，烦躁不得卧者，已六日矣。视予曰：先生何着红衣耶？望其色，面赤如妆，舌苔灰黑而滑，以脉合证，乃虚阳外越也。用汤试之，喜热饮，饮止一口，则非大渴可知。盖此证本于劳倦内伤。而兼风暑，所以多汗发热。初医者因汗多误用姜附，以致烦渴。继医者不辨虚实，翻用苦寒，虚作实医，逼阳外越，俨如热病，正合东垣当归补血汤证也。证似白虎，但脉不弦长为异耳，误服白虎必死。今误服不死，幸也，岂堪复投承气乎？余用黄芪五钱，当归三钱，麦冬一钱，五味子五分，服后得寐片刻。再剂熟寐时许，醒则热退面黄脉敛。次日往诊，惟舌黑不改，盖前姜附之余也。用前药减黄芪一半，加人参、茯苓、甘草二剂，舌苔黑退，变微黄色，遂思饮食。如此平补半月而愈。（女病治效）

马氏医案并附祁案王案

年逾古稀，恶寒发热，有如疟状，迁延月余，神昏食少，舌苔黑刺，少腹肿痛，上连胸胁。诊两脉，弦涩而结，尺中倍弱。此内伤重，外感轻，得之劳倦，且郁病在肝脾二经也。劳则伤肝，郁能伤脾，肝脾气血两伤，邪气内结，治宜顾虑元气，而兼治邪。

人参　桂枝　黄连　肉桂　半夏　泡姜

服后，神气清爽，但津液尚枯，虚热内甚，进以滋燥清热。

人参　黄连　生首乌　半曲　杏仁　枳实　甘蔗汁　芦根汁

发热中痛，谵语神昏，右寸独鼓，余脉虚涩。此元气积亏，津液枯槁，虚邪为之内结，得之悒郁劳倦所伤也。于此而补虚则热不除，治邪则虚不任，庶几先固根蒂，佐以治邪，可图万一。

人参　桂枝　黄连　干姜　枳实　厚朴　半夏　炙草

服后神气清爽，津液未回，当急从事于阴。

人参　生首乌　川连　知母　橘红　半夏　梨肉汁　蔗浆　芦根汁

发热恶寒，口燥烦渴，胸满中痛，两脉虚微。此真阳大亏，虚邪入客，若无烦渴等症，但需温药。今阳病适当阴虚，治阳之中，不得不顾虑其阴，为权衡于其际，而得一法，滋阴之燥，毋使扰阳，养阳之虚，不使贼阴。

瓜蒌仁　淡干姜　桂枝　枳壳　半夏

服后口燥已，烦渴解，此阴气得滋之验，可从事于阳。

人参　桂枝　淡姜　川连　肉桂　厚朴　炙草　枳实

发热错语，胸满身疼，脉象结涩。此非伤寒，乃情志发热，内火郁蒸津液。今现脉涩则津伤，结则气滞，当是悒郁过多，而肺胃受伤也。肺主气化，胃藏津液，气结则津枯，津枯则气益滞，二者理实相因。今之治法，先当清肃肺气，使下行及胃，以宣布津液，次当滋补胃阳，使上潮及肺以滋生气化，自然阴火内熄，神明清爽，而发热错语之证自愈矣。

紫菀　葛根　枳壳　桔梗　半曲　杏仁　秦艽　柴胡

寒则战栗，热则躁烦，口渴引饮，胸满中痛，其脉左三部弦涩，右三部微涩。其原起于劳肾且郁，以致阴阳两亏，而虚邪内陷也。

人参　桂枝　泡姜　川连　枳实　厚朴　半夏

服二剂，右脉已透，寒热少可，而躁烦口渴未已。盖缘阳分之邪已从外达，而阴虚之象尚在，燥结不解，则当转温法而用滋法，易阳剂而用阴剂，然后阴阳两和，而邪气无所容矣。

人参　生首乌　桂枝　枳实　半夏　黄连　杏仁　苏子

服后大便得通，烦渴即已。复用：

人参　制首乌　半曲　茯苓　甘草　柴胡　鳖甲　丹皮

寒热似疟，胸满中痛，下半彻冷，两脉弦虚带涩。此七情饥饱，房室内虚藏气，以致经络亏损，虚邪内结，非汗之则邪不解，非补之则邪不伏。

人参　桂枝　泡姜　黄连　枳实　半夏　厚朴　肉桂　炙草

东皋草堂医案

一人当夏月，四肢怠惰，饮食无味，时寒时热，小便频数，众人皆以疟治，渐至目中溜火，视物不明，头痛时作，大便秘结，咸谓寒热之症，投以大剂苦寒攻克之药。余诊其六脉浮而无力，投以黄芪人参汤，补天元之真气，救庚辛之不足，两目清爽，头痛随愈，惟大便不通，加羌活、防风各一钱五分。一服而快。黄芪一钱五分、人参八分、白术八分、苍术五分、陈皮三分、甘草三分、归身一钱、麦冬五分、黄柏四分、神曲五分、升麻三分、五味二分。此症有欲用五苓散者，余力争以为不可，小便已数而复利之，必泻真阴，竭肾水，将来不免损目矣。幸伊戚粗知医，深信余言而止。(暑)

四明医案

庚子六月，同晦木过语溪访吕用晦，适用晦病热症，造榻前与之语。察其神气，内伤症也。予因询其致病之由，曰：偶夜半，从卧室中出庭外与人语，移时就寝。次日便不爽快，渐次发热，饮食俱废，不更衣者数日矣。服药以来，百无一效，将何以处之？予曰：粗工皆以为风露所逼，故重用辛散。不进饮食，便曰停食，妄用消导，孰知邪之所凑，其气必虚。若投以补中益气汤，则汗至而便通，热自退矣。用晦欣然，辄命取药，立煎饮之。旁观者，皆以热甚，又兼饱闷，遽投补药必致祸。予慰之曰：无容惊扰，即便矣。顷之索器，下燥矢数十块，觉胸膈通泰，旁观者始贺。是晚熟寐至五鼓，热退进粥。用晦曰：不谓君学问如此之深也，不然几败矣。连服补中益气数剂，神情如旧，逾日而别。

景岳云：医家不贵于能愈病，而贵于能愈难病；病家不贵于能延医，而贵于能延真医。如此症若非东庄笃信不疑。一为旁观所阻，则必误于粗工矣。无如病家之能延真医者，不易多得，遂使医家之能愈难病者。亦不易多觏①，则且奈之何哉！为之一慨。

一妇患内伤症，值孕八个月，身体壮热，口渴，舌苔焦黑，医用寒凉治之。予曰：无论内伤，即麻黄桂枝症，也须先安胎，后攻邪，今两手脉数大无伦，虚热盛极，乃复用寒凉，阳受阴逼，其能久乎？投以滋肾生肝饮，一剂热退。继用补中益气汤而愈。

症曰内伤，则一补中益气，足以治之矣。而先之以滋肾生肝者，盖症见壮热口渴，舌苔焦黑，脉见数大无伦，则阳邪燔灼，脉已无阴，不先救以甘温滋润之品，而遽投参芪升补之剂，则阳火愈旺，而阴愈受伤矣。因为拈出，以告世之不识先后著者。

范中行自省归石门，感冒风寒，又过于房劳，发热昏闷，医以为伤寒也。羌活、柴胡，投之不应。又以为阴症也，肉桂、木香，投之又不应。热且愈甚，饮食俱废，舌黑如炭，八日不便，医正议下，予往诊之，脉细数而沉。因语之曰：阴亏甚矣，胃气将绝矣，非温和甘润之剂，弗能救也。急以左归及滋水清肝等药，重加参、芪服之。他医以为不大便奈何议补？予曰：子以为承气症耶？误矣。第服药自得便，至第四日果下黑矢升许，热退，舌亦红润，但尚未进食，病家犹以用补为嫌。予慰之曰：本内伤症，一补中益气疗之足矣。无奈粗工杂投，胃气转伤，不能即复，今以药补之，以稀粥调之，不过数日，自然知味，公等勿忧。病家不信，另延一医，重用承气汤，服至二剂，不得便，病势反剧，无颜再恳予。往禾中延薛楚玉，楚玉至，病家叙述病情及用药次第。楚玉曰：既用熟地而便，效可知矣，何至举将收之功而弃之耶？今无能为矣。逾数日果殁。病家目楚玉为予党，究不之信。嗟夫！举天下学问之人，而尽目之为党，为彼之医，不亦难乎？

此等症，一则败于医药之乱投，一则败于主见之不定，遂举将收之功而尽弃之，良可惋惜！然病者既因劳力致感，而又过犯房劳，则亦是自就死地也，悬此以为轻生好色者戒。

薛案辨疏

大尹沈用之，不时发热，日饮冰水数碗，寒药二剂，热渴益甚，形体日瘦，尺脉洪大而数，时或无力。王太仆曰：热之不热，责其无火；寒之不寒，责其无水。又曰：倏热往来，是无火也，时作时止，是无水也。法当补肾，用加减八味丸，不月而愈。

疏曰：倏热往来，是无时而作也。时作时止，是有时而作也。此案不时发热，即倏热往来也，正是无火之症，当用八味丸益火之源以消阴翳者也。而日饮冰水二碗，寒药二剂，热渴益甚，此即寒之不寒，责其无水之症，当用六味丸壮水之主以制阳光者也。是一人之身，既属无火，而又属无水矣，而孰知其不然也。试观先生用药，不曰补火，不曰补水，而曰补肾；不曰用八味丸，不曰用六味丸，而曰用加减八味丸。是非无火无水之症，而实肾虚火不归经之症也。夫肾虚而火不归经者，以言乎无火，则火但不归经耳，未尝是绝然无火之寒症；以言乎无水，则水但不能制其上越之热，未尝是绝然无水之热症，故用加减八味丸以引火归源而已。盖龙雷之火飞越上升，时隐时现，故为之不时发热也；销烁肺胃，故为之日饮冰水也。尺脉洪大而数，火未尝无也；时或无力，火未尝有也；或有或无，正火之不归经。处而后知先生察脉审症处方之妙，

---

① 觏(gòu 够)：遇见。

不越乎古人之模范，亦有不囿乎古人之模范者也。(肾虚火不归经发热等症)

州同韩用之，年四十六岁。时仲夏，色欲过度，烦热作渴，饮水不绝，小便淋沥，大便秘结，唾痰如涌，面目俱赤，满舌生刺，两唇燥裂，遍身发热，或时如芒刺而无定处，两足心如烙，以冰折之作痛，脉洪大而无伦。此肾阴虚，阳无所附而发于外，非火也。盖大热而甚寒之，不寒是无水也。当峻补其阴，遂以加减八味丸料一斤，内肉桂一两，以水炖煎六碗，冰冷与饮，半饷已用大半，睡觉而食温粥一碗已，睡至晚，乃以前药温饮一碗，复睡至晓，食热粥二碗，诸症悉退。翌日畏寒，足冷至膝，诸症仍至，或以为伤寒。余曰：非也，大寒而甚热之，不热是无火也，阳气亦虚矣。急以八味丸一剂，服之稍缓，四剂诸症复退，大便至十三日不通，以猪胆导之，诸症复作，急用十全大补汤数剂方应。

疏曰：此症大概亦当用十全大补汤，如前顾大有者之加法与之，何以只用加减八味丸料耶？岂以大便秘结之故，不敢用补气之品乎？然前曰肾经虚火游行于外，此曰肾阴虚阳无所附而发于外，其症不甚相远，而治法则前既用参、芪、术补气之药，复用附子补火之药，而此既不用参、芪、术，复减去附子，大相径庭，何也？曰：前是火虚，此是水虚也。盖前云口干引饮，又曰急饮凉茶少解，是口虽干而所饮不多，且不曰饮水，而曰凉茶，岂非虚火之验乎？此云作渴饮水不绝，是渴也，甚于干也；饮水也，甚于凉茶也；不绝也，甚于少解也。以此而论，岂非水虚之验乎？况大便秘结者，又属水虚也无疑。水虚而阳无所附，只宜引火归源而已，不必补火也。故用肉桂不用附子，只宜补肾壮水而已，不必补气也；故用加减八味而不用十全大补。故知辨症之法，只在毫厘之间也，而壮水引火之后，翌日复现无火症。一人一病，何顷刻变易若是乎？要知无水与无火，截然两途。而虚火游行与阳无所附，其理原同一致。如无水者，内外皆热症也，法当壮水；无火者，内外皆寒症也，法当益火。若虚火游行与阳无所附者，皆是肾经水火两虚，外热内寒症也，法当引火归源，非偏于补水，偏于补火者也。然外热内寒症，即内外皆寒症，故引火之后，外热虽除，内寒未后，所以诸症仍至，不得不用益火之剂。由是而知，引火之法，即益火之法，皆从八味加减而已。但有轻重之分，在用附子不用附子之间，初无异方也，至于大便十三日不通，可以通矣。今通之，只用外法，又在大补水火之后，似无他虑，其如一通之后，诸症复作，甚矣！大便之不可轻导也，大便通后而诸症复作者，是后天之气血益虚矣，故不得不复用两补气血之剂。由是而知，水与火恒相倚，先后天恒相关也。而审症用药，恒相顾也。此案凡三变然一则，曰诸症仍至，再则曰诸症复作，是病变而症不变也。用药之法，初则壮水，因大便秘结；再则益水火，因足冷过膝也；终则气血两补，因大便强通也。然则水火同补之意，始终不变也。

举人陈履贤，色欲过度，丁酉孟冬，发热无时，饮水不绝，遗精不止，小便淋沥，或用四物、芩、连之类，前症益甚，更加痰涎上涌，口舌生疮，服二陈、黄柏、知母之类，胸膈不利，饮食少思，更加枳壳、香附，肚腹作胀，大便不实，脉浮大，按之微细。余朝用四君为主，佐以熟地黄、当归；夕用加减八味丸，更加附子，唾津调搽涌泉穴，渐愈后，用十全大补汤。其大便不通，小腹作胀，此直肠干涩，令猪胆导通之。形体殊倦，痰热顿增，急用独参汤而安，再用前药而愈。但劳发热无时，其脉浮洪，余谓其当慎起居，否则难治。以余言为迂，至乙巳夏复作，乃服四物、黄柏、知母而殁。

疏曰：此案与上案二顾大局相仿，亦当用十全大补合八味丸，药则同。所不同者，惟芪、附、芍、芎耳。余细察其症之异同处，二顾无胸膈不利、饮食少思及肚腹作胀、大便不实诸症，此当补脾气为主，而补阴滋肾之品所在禁忌。故虽因色欲过度而来，不得不兼用补阴而以四君为主，归、地为佐，岂非重在补脾气乎？然毕竟发热无时，种种诸症，皆肾虚火不归经所致，故夕仍用加减八味也。但欲如二顾合用之法，则于脾气有窒塞滑润之患，不若即此合用之方而分进之，则既不碍于脾气，复不缺于补阴。然终不用芪、芎、芍及附子者，黄芪非胀满所宜，附子非水虚可用，川芎不利于上炎，白芍有碍于食少故也。盖色欲过度者，属水虚；而入房即病者，多属火虚。故前二顾，皆入房即病，是以即用附子，此案及韩用之，皆色欲过度，是以不用附子，从此可见也。更以附子唾津调搽涌泉穴者，亦引火归源之意也。可谓善于权行者矣。

吴江晚生沈察顿首云：昔仆年二十有六，所禀虚弱，兼之劳心。癸巳春，发热吐痰，甲午冬为甚。其热时起于小腹，吐痰而无定时，治者谓脾经湿痰郁火，用芩、连、枳实、二陈；或专主心火，用三黄丸之类。至乙未冬，其热多起足心，亦无定时，吐痰不绝，或遍身如芒刺，然治又以为阴火生痰，用四物、二陈、黄柏、知母之类，俱无验。丙申夏，痰热愈甚，盗汗作渴，果属痰耶？阴虚耶？乞高明裁示云云。余曰：此症乃肾经亏损，火不归经，当壮水之主以镇阳光。乃就诊于余，果尺脉洪大，余却虚浮。遂用补中益气及六味地黄丸而愈。后不守禁，其脉复作，余谓火令可忧，当慎调摄，会试且缓。但彼忽略，至戊戌夏，果殁于京。

疏曰：此案实系肾经亏损，火不归经之症，法当用引火归经，如加减八味为是。而先生既明言之矣，何复又言当壮水之主以镇阳光耶？盖此二句是指肾水独虚，相火偏旺，其火无升腾飞越之势第，其煎熬销烁于阴分者为然耳。若肾水既虚而相火且升腾飞越，如此案之热时起于小腹无定时，其热多起于足心亦无定时等症，是其症也。非肉桂引火归源不伏，何以独用六味地黄丸，只壮其水耶？且其火因下虚而既上炎矣，何可更用补中益气以升提耶？盖以服芩、连、枳实及三黄、四物、二陈、知、柏之类，脾气已伤，故必用之耶。岂凭于脉，不顾其症，而遂用之耶？盖尺脉洪大，此固肾水虚而相火旺于本经之脉，是宜壮水之主以制阳光，只须六味丸治之也。余却虚浮则脾气亦虚浮矣，合之尺脉洪大，则虚而且下陷于肾中之脉，亦宜升提下陷，以补中益气治之也。脾气既已下陷，肾水虽虚，是宜先升后降，若先用六味，后用补中，则脾气更陷，升之更难，故先补中益气，后用六味地黄丸治之也。或凭脉法，固不可乱，而心固自当灵也。凡言有者，或一时同进，或早晚兼进，或既补中见功，而以六味收功也。（肾虚火不归经发热等症）

少司空何潇川，足热口干，吐痰头晕，服四物、黄连、黄柏，饮食即减，热益甚，用十全大补加麦冬、五味、山药、山茱而痊。

疏曰：足热定属阴虚有火，定当壮水而火自平，奈何反进寒凉致伤脾气，益生痰热，信乎脾虚则生痰，气虚则发热，其说为不诬也。十全大补既温补其肾，兼温补其脾，加麦冬、五味，脾兼乎肺也；加山茱、山药，肾兼乎肝也；四物、知、柏，丹溪法也。然《丹溪心法》载一男子两足常热，冬月不加绵，自夸壮热。丹溪曰：乃阴虚也，急宜养阴。不从，年四十患痿而死。要知足处三阴而反得热，大非所宜，且三阴之脉皆起于足，故足热为阴虚之候，非美事也。此时丹溪岂别无养阴之方而必用四物、知、柏乎？盖丹溪立四物，原为养血之剂，用知柏、原为清肾之品，非为养阴而设也。后人误以血字作阴字，肾字作血字解，是不善用丹溪者也。于丹溪何与哉？（脾肺肾亏损虚劳怯弱等症）

余甥居宏，年十四而娶，至二十形体肥胖，发热作渴，面赤作胀。或外为砭血，内用降火，肢体倦怠，痰涎愈多，脉洪数鼓指，用六味丸及大补汤加麦冬、五味而愈。

疏曰：此案年十四而娶，即所云年少精未满而御也。精不足者，火必有余，火有余则外象盛满壮丽而内实不足，更以寒凉日进，脉象亦假，此洪数鼓指者，所谓寒凉鼓激是也。既以补阴为主，即及大补汤者，亦因误服寒凉致伤元气故也。然恐肉桂之热有伤肺阴，故又加麦冬、五味以保之也。（脾肺肾亏损虚劳怯弱等症）

潜邨医案

菱湖吴御六感症治验

菱湖吴御六，病感症，先作微寒，继壮热不止，头眩恶心，吐沫不绝，胸中胀闷，出言懒怯，气难布息，四肢麻木，两腿酸疼，腰痛如折，寝食俱发，大便秘结。时在夏月，医用清暑解表消食等剂，益热益胀，不时晕绝。予诊其脉，左手沉细，右手缓大而皆无力，面色皖白，舌胖而嫩，且白而滑，知其多欲阳虚而致感也。乃写养荣汤加附子一方与之，旁观者以热甚又兼温胀，而投温补恐误事，不敢与服。予曰：但服此方，诸症悉退。若舍是而再芩连退火，枳朴消食，则真误事矣。遂煎饮之，一剂即卧，醒则大叫冷甚，比及半时，汗出如雨；再剂而胸宽食进，便通热退。次日再诊，御六曰：危候蜂起，咸谓无生理矣，得公两帖，诸病悉除，真堪云神剂也。第两腿外臁向生疮肿，循皮烂臭，脓水淋漓痛痒难当，一切膏丹洗帖不愈，迁延至今六七载矣，不知可有法愈之否？予曰：病有内外，源无彼此，此疮之所以缠绵而不愈者，皆因阳气素亏，不能下达，以致毒气时坠不肯上升故也。若仍用前方作丸久服，则阳分充足，气血温和，而毒气自出，疮口自收矣。如言守服两月果愈。

双林许圣祥次媳产后发热治验

双林许圣祥次媳产后发热，或时作寒，头痛体倦，村医误以为感，妄加疏散，口渴心烦，身益加热，改用清邪降火等十余剂，饮食不进，诸症转剧，乃遣人邀予诊之。其脉浮取似数，重按则芤，左手尤甚，唇舌皆白，面无血色。予用十全大补汤加炮黑干姜。圣祥曰：如此大热而用炮姜、肉桂何也？予曰：阳在外为阴之卫，阴在内为阳之守，两者相依附者也。今产后阴血大亏，虚阳无附，浮散于外而为热，非引浮散之阳归于柔阴，则其热不退。故用温补血气之剂，欲其补以收之也。圣祥曰：姜桂味辛而散，何云补以收之耶？予曰：桂逢阳药固能汗散，若逢血药即为温行；姜之为用，生则开肌发汗，热则温中散寒，至于炮黑则入血，且能领气药，以入血分而生新血。故以大补为主，加佐而用之，使阴得阳生则热自除耳。遂煎饮之，四剂果热退身凉，连服十余剂面色唇舌红润如常，诸症悉愈。（卷一）

上柏朱湘波母热症治验

上柏朱湘波母病热症，痰盛喘急，烦躁口渴，喉中如烟火上攻，两唇焦裂，足心如烙，小便频数。西塘董子安拟用十全大补，煎送八味丸子，湘波以时方盛暑，又系火症，不敢服，乃招予商之。切其脉，洪大而数无伦，按之虚软，面色游红，舌上生刺且敛缩如荔枝。予曰：此肾虚火不归经，脉从而病反者也，当舍时舍症从脉以治之，方用八味饮合生脉散倍加参、地、附子。湘波见予方论与子安合，遂出子安所拟方示予。予曰：天热症热而用辛热，非有灼见不敢出此，何以疑惧为也。乃取药浓煎探冷与饮，而前症悉退。（卷一）

桐川陆抡三感症

桐川陆抡三病感症，发热咳嗽，医用发散，嗽热转甚，气短如喘，痰涌如潮，寝食俱废，甚至谵妄撮空，危症蜂起。遣人延予诊之，其脉轻按之满指，重按之则空，面色皖白，眼眶宽大，神水散漫，舌苔嫩黄中间焦燥，两手振掉。予曰：此症本属气虚致感，医者误用峻表以致胃阴被劫，而将亡阳，气无附而欲脱,非亟救胃阴以收摄,阳气不能挽也。乃用左归饮去茯苓加人参五味大剂浓煎,服讫即睡,时将亥刻,直至翌日午后方寤,寤则身凉嗽止,喘定痰消。继用生金滋水饮一剂,次早面上亮光已退,舌上黑胎尽去,诊其脉敛而细且沉矣。复用养荣汤加附子,四剂而诸症悉除。(卷二)

后蜜简秀升感症治验

后蜜简联三侄秀升病感症,遍身壮热,时作微寒,倦怠嗜卧,懒于言动,日轻夜重。医以羌防发散与之,唇燥口渴,烦躁谵妄,不便不食,病势增重,来招予诊。其脉浮数无序,重按虚大无力,舌苔嫩黄中间焦燥。予曰:此内伤似外感症,因误加发散以劫胃阴,所以津枯液涸,火无所畏,而变生燥症也。乃以左归饮加生地当归白芍与之,两剂便解热退。翌日再诊,其脉浮数俱除,而虚大依然,其舌焦燥尽去,而嫩黄仍在,其症焦渴躁妄悉愈,而倦怠嗜卧如故。诊毕秀升问曰:继起之病已退矣,乃初起之病一些不减,其故何也?予曰:病有缓急,治有次第,不可责速效也。盖初起之病因中气素虚而来,继起之病由胃阴暴伤而致。夫症见烦渴,舌见焦枯,脉见浮数,则知阳邪燔灼,阴汁将干,使不救暴伤之阴而先补素亏之气,是为无制之阳邪树帜而将垂绝之残阴下石矣。所以继起之病速为先治,而初起之病反不得不置为缓图耳。今阳火既退,阴汁渐充,则初起各症予可为子立除之。遂以补中益气汤合生脉散四剂与之而愈。(卷二)

临证指南医案

杨二四　形瘦色苍,体质偏热,而五液不充。冬月温暖,真气少藏,其少阴肾脏,先已习习风生,乃阳动之化,不以育阴驱热以却温气。泛泛乎辛散,为暴感风寒之治;过辛泄肺,肺气散,斯咳不已;苦味沉降,胃口戕,而肾关伤,致食减气怯,行动数武,气欲喘急,封藏纳固之司渐失,内损显然,非见病攻病矣。静养百日,犹冀其安。阴虚感温邪

麦冬米拌炒　甜沙参　生甘草　南枣肉　冲入青蔗浆一杯。(咳嗽)

叶天士晚年方案真本

张无锡,三十九岁　初秋经停几两月,下血块疑似小产,遂经漏不止。入冬血净,加五心脊椎骨热,天明微汗热缓。凡经漏胎走,下元真阴先损,任脉阴海少液,督脉阳海气升,所谓阴虚生热矣。精血损伤,医投芪术呆补中上,是不究阴阳气血耳。

人参　建莲　女贞　茯神　糯稻根　阿胶　炙甘草　白芍　萸肉(杂症)

顾廿二岁　少壮冬不藏精,仲春内热召风,谓风温咳嗽。内伤略兼外邪,治邪必兼养正。昔人有温邪忌汗下者,谓阴阳二气不可再伤也。一逆再逆,病日深矣。视面色黄白少泽,按脉形致虚,下垂入尺。问咳频气不舒展,必有呕恶之状,显然肾虚少纳。肝阳阴火冲起,犯胃为呕,熏肺喉痒。其不致骤凶,赖水谷未减安受。考血必聚络,气攻热灼,络血上涌,精血有形损伤,草木无情,不能生续,血脱益气,乃急固其暴。治法以潜心宁静,必情念不萌,绝欲肾安,斯精血生聚。若频发不已,虽安养不能却病。

人参　熟地　川斛　五味　女贞子　茯神　漂淡天冬　紫衣胡桃肉(杂症)

吴　肝血久空,阳明胃脉亦虚,肌肉肤胀,气聚热流著,自觉热炽,不可作实热治。通经脉之壅,仍佐和血熄风,使内风稍宁,望其稍逸。

杞子　白蒺藜　虎骨　牛膝　天冬　生地　归身　柏子仁(杂症)

医验录

郡城许兄字左黄，余同进密友也。壬戌秋月，以简召余，为其尊嫂诊视，云是时气大热症。细询其病状，云自某日感寒发热起，服药已愈，旋复大汗大热，嗣是每日午后即发热，其热如燔炭，口干索饮，至五更时，热渐退，汗出淋漓，今已发热约二十日矣。诸医皆云是热症，每日用川连三分，已服十余剂，不惟无效，且势益增重。诸先生又云是热极之症，因起初不曾用清，今清迟了，故清不开。日内仍重用黄连，余则花粉、黄芩、麦冬、贝母、山枝、柴胡之属。此四五日来，人事昏愦，耳聋，口不能言，喉间痰涌，又兼咳嗽，数日未进饮食。余为诊其脉，右脉浮而软，左脉细如蛛丝。余曰：此大虚之症也，何得误作热治，日服黄连，侵削其元气，故益增剧矣，否则不若是其笃也。左兄初犹不信是虚，余力为辨曰：右脉虚浮而软，气分大虚，所以出汗；左脉细，则阴分更亏，所以发热。初因阴虚而发热，继因发热益灼其阴，故阴血愈虚而脉细。且无论脉，只以症论。午后交阴分而热，五更交阳分而退，此阴虚发热之证，显然易见也。奈何误作热症治之，直以大苦大寒之药，既折其阳，又损其阴，至肾气受亏而耳聋矣，脾胃受伤而饮食不进液化为痰矣。人事昏愦，由久热神昏，汗多心无主耳。非养阴何以退热？非退热何由得人事清爽？非健脾何由食进？非补中气痰涎何由吐得出？非大养肾气何由得耳开？遂用人参一钱，黄芪二钱，当归、生地各三钱，白术一钱五分，山萸、枸杞各一钱，半夏、胆星各八分，加姜汁五匙，与药二剂。第三日左兄作札致谢云：承惠妙剂，其封症如针芥之投，服后人事顿清，嗽减，能吐出痰，喉中痰声不响，耳微能闻。服头剂，是夜夜半即退热，思饮食。今热已全退，口反不作渴，亦不索饮。前服众医清热药十余日而增剧者，服兄补药一剂而立效，可称神矣。弟于心实感再造之德，而于力愧无涓涘①之报，所恃知我有年，诚不啻涵如海而养如春也。永好之铭，岂区区投报之迹所能罄哉！不揣厚颜，仍恳惠临，诊视加减，谅蒙始终生全，不我遐弃也。外花卉一幅，系宋元人笔，并佩玦一枚，可作镇几。皆先祖所藏物，谨奉案头，希莞存是荷。临楮翘切。余复往为诊视，他症俱愈，惟舌有白胎，小便涩痛如淋。人又有云毕竟是热者，余曰非也，此气虚成淋也。舌苔白而带灰色，乃从前苦寒凝滞胸腹中。遂照前方，去胆星，加桂五分，人参增用一钱五分，不用姜汁，用煨姜三片。又服二剂，而舌苔退，淋症愈，饮食更进。再去桂，只用姜一片，易生地为熟地，余照前调理十余剂而起。异日左兄诣余馆作谢，余适他出未晤。他日遇诸途，左兄称谢毕，更谓予曰：贱内服尊剂已愈，后一日有某名医在郡，余因便邀视之，细心持脉，再四踌躇曰：是有些火，举方用花粉、黄芩、黑参、丹皮、贝母、百合、鳖甲、麦冬、天冬、丹参。余出尊方示之曰：前如许危症，赖此方服之得愈。某先生曰内中有火，如何服得此药。再四摇头曰：是非我所知也。不得已加参二分。旁人劝云：名医谅不差，姑服试之。服二剂后，依然昏愦痰涌发热，从前诸症复出。忙将兄前方，加参一钱五分，服下顿愈，今而后知骛名之为害矣。余曰骛名之害岂独今日为然哉，相笑而别。

续名医类案

张路玉治陈太仓夫人，素患虚羸骨蒸，经闭少食，偶风热咳嗽，误进滋阴清肺二剂，遂昏热痞闷异常。(凡素患虚损人忽有外感，宜细审之)诊之，人迎虚数，气口濡细，寸口瞥瞥，两尺搏指。此肝血与胃气皆虚，复感风热之状，与更减葱白豆豉汤，一服热除痞止。但咳嗽头痛微汗，更与小剂保元汤而安。(卷三·温病)

---

① 涓涘：涓，细小的流水。涘，水边。

钱顺所素有内伤,因劳力感寒,发热头痛。表散数剂,胸膈痞闷不安,以大黄下之,痞闷益甚。更一医,用消克破气药,过伤胃气,遂厥逆昏愦,势渐危。脉六部微细如蛛丝,舌上焦黑,燥涸异常。此热伤阴血,不急下之,真阴立槁,救无及矣。因以生地黄连汤去黄芩、防风,加人中黄、麦冬、酒大黄,另以生地黄一两,酒浸,捣汁和服。半夜下燥矢六七枚,天明复下一次,乃与生脉散二帖。以后竟不服药,日进糜粥调养,而大便数日不行,魄门迸迫如火,令用导法通之,更与异功散调理而安。(卷三·温病)

毛氏子伤风喘嗽,复以饮食起居失调,迁延转剧。诊之,面色枯白,梦泄不禁,饮食减少,喘嗽发热,两脉虚微。知其喘为真气上脱,热为阳气外散,不与阴气纯虚者同。面色枯白,脾肺气虚而不荣也。饮食减少,脾胃气弱而不化也。梦泄不禁,肾脏气衰而不固也。此皆本气为病,用人参二钱,黄芪三钱,肉桂五分,炙草五分,茯苓一钱,半曲一钱,橘红八分。服数剂,喘渐平,热渐退。随与大造膏调理,饮食进而神旺如初。(卷四·伤风)

来天培治马振昌室,年约五旬,夏间忽患寒热头痛,每未申时起,至寅卯时退,头晕,胸胃嘈杂。或作暑风治,益甚,不能饮食,无汗,气急懒言。诊之,六脉沉细,两关微弦。此劳倦伤脾,中气不足,外感寒邪,内伤生冷,清阳不升,气虚不能达也。与补中益气汤加炮姜、半夏,一剂汗出热短,嘈杂渐已。继以归脾汤加半夏、桂枝、白豆仁,寒热除,饮食进,调理而愈也。(卷六·寒热)

裴兆期曰:凡人偶得潮热往来之候,未可遽执为外感风寒,辄服发表之药。盖其间亦或有元气内损而然者,一或少瘥,则阴症立至,多死少生矣。吾乡一高年绅,只一子,年三十余,素恃形气强伟,不知节慎。六月间,因母寿,连日宴客,应酬劳倦,遂发往来潮热。渠宿与一医相善,即邀以治之。值医他往,其徒代为之视,辄投以羌活、紫苏、防风等药。一剂后,汗大出不止,乃求治于余,六脉已细数无伦矣。举方用人参、黄芪各五钱,桂、附各二钱,当归三钱,浮小麦一撮,令急煎服。药剂甫煎成,而所善之医适至,亦认为外感,倾弃予药,仍以前药表之,汗更大出,深夜而毙。须知膏粱子弟,外强中干,不可见其气强形伟,而遂视之为大椿也。

万密斋治董氏子,年十七,病请治。诊其脉浮大无力。问其症,无恶寒头痛,但身热口渴,四肢倦怠。曰:似白虎症而脉虚,乃饥渴劳力得之。黄芪炙、当归酒洗各一两,作汤服之而愈。(卷十·内伤)

龚子才治刘太府,因劳役太过,发热憎寒,头疼身痛,口干发渴,呕恶心烦。或以羌活汤,或以藿香正气散,愈甚。手足无处着落,心慌神乱,坐卧不安,汤水不入,闻药亦吐。(皆由风燥之剂鼓动其火而然。)诊之,六脉洪数,气口紧盛,此内伤元气也。以补中益气加远志、枣仁、竹茹、麦冬,一剂即熟睡,再进一服全安。

陈三农治一老人,患头痛恶寒,骨节疼痛,无汗谵语,自服参苏饮取汗,脉洪数而左甚。此胃虚作劳,阳明虽受邪气,不可攻击,当补其虚,俟胃气充足,必自汗而解。以参、芪、归、术、陈皮、炙草,加熟附子,四五剂,诸症虽减,但口干,热未退。遂去附子,加白芍,渐思食,汗出而安。(卷十·内伤)

谈铨部病热数日,医以为伤寒,投以发散,禁其饮食,日渐危笃。脉之,弦缓无力,乃劳伤发热也。先以浓粥汤半碗进之,觉香美,甚甘饮食,目顿清亮。遂与归脾汤,令以薄粥继之,三四日后,神气顿复而愈。(以饮食调之,最是补虚妙法。)

徐主政夫人,年逾七十,江行惊恐,早晚积劳,到家未几,壮热头疼。医作伤寒,发散数剂,渐至面色烦躁,神昏不语,头与手足移动,日夜无宁刻。脉之,细数无伦,重取无力,此劳极发热。热者,乃元阳浮越于表也,更发散之,阴阳将竭矣,非重剂挽之无及。熟地一两六钱,炒麦冬、炒白术各三钱,牛膝二钱,五味子八分,制附子一钱二分,另用人参六钱,浓煎冲服。二三剂后,病减神清。后用八味、归脾二汤加减全愈。

洪氏子因劳伤发热头疼,咳嗽胁痛。医谓伤寒,大用发散。一剂,汗大出,热更甚,神昏见鬼,躁渴舌黑,身重足冷,彻夜不寐,困顿欲绝,脉细数无伦,胃脉微极。此劳伤中气发热,东垣补中益气汤,为此等病而设,令阴阳气和,自能出汗而解。今更虚其虚,阳气发泄殆尽,所以身愈热而神愈昏,阴阳既脱,自尔目盲见鬼。津液既亡,所以舌黑足冷。至于身重异常,此尤足少阴极虚之症。盖肾主骨,骨有气以举则轻,否则重也。与熟地二两,炒麦冬四钱,乳炒白术五钱,牛膝三钱,五味子一钱,附子二钱,浓煎,人参一两煎汁冲服。口渴,另用熟地二两,麦冬五钱,人参八钱,浓煎代茶。三四剂后,汗收热退,舌润神清,嗽止食进。后用生脉饮,送十补丸四五钱,再以归脾加减,煎膏成丸弹子大,圆眼汤化服,全愈。

刘君乡试入都,长途冒暑,气已伤矣。复日夜课诵,未几,壮热头疼,咳嗽干哕,不寐,神疲。脉之两寸俱洪,两尺俱弱,右关沉取则无,此犯无胃气之症矣,非温补脾肾无济也。而以暑天热病,坚不肯服,乃坐视数日,热益甚。复延诊,其脉转躁涩无力,此久热阴阳愈伤也。与大剂熟地、人参、白术、麦冬、五味子、牛膝,二剂,诸症渐愈。惟哕声间作,胃脉不起,犹不喜食,乃早以生脉饮送八味丸去丹皮、泽泻,加鹿茸、五味子、牛膝,晚以归脾汤去木香、甘草,加五味、肉桂,一补先天,一补后天,全愈。又同时,彭公子亦患是病,身热两月,服补中益气加减,已数十剂,不知此方乃为虚人发散而设,不宜久服。且时当夏月,阳气上浮,致令阴阳离决,精气乃绝,面青浮肿,肚腹胀硬,心下痞膈,咳嗽咽痛,口多甜涎,壮热畏寒,五心燥热,口干不渴,足胫常冷。脉则两寸乍洪乍数,两关无力,两尺更微,上盛下虚已极。以前方重剂,另煎人参一两冲服,旬余渐愈。复惑旁言,再用发散消痰,及补中、六君加减,遂不起。

太亲家高年,且患足疾,初愈,乃途中遇雨,疾趋而回,遂身热自汗,头疼咳嗽,继而吐血,饮食不思,精神狼狈。脉之,两寸皆洪大而数,右关两尺甚弱。此劳伤中气,脾不统血也。咳嗽者,火烁于肺也;身热者,元阳浮越也;自汗者,气虚不能摄液也;头疼者,血虚火冒也。与熟地一两,麦冬四钱,炒白芍六钱,牛膝三钱,五味子一钱,制附子一钱二分,另煎人参汤冲服,数剂,咳嗽吐血俱止。早晨生脉饮送加减肾气,午后加减归脾汤,服之全愈。(卷十·内伤)

夏大儿年友,苏中陈雍喈,身热谵语,不甚辨人。太守苕溪陆祝三,因赴补在京,邀柴诊视,其脉大而无力,此阳虚发热,拟用人参。陆惊而咋舌,以为断不可用,乃力任方从。一剂后身和,三剂热全退,调理月余而瘥。(卷十·内伤)

周太守家人,发热不食,晚间怕鬼,因途中冒雨,食冷粽而起。柴曰:脉无停滞,只见虚大,经所谓形寒饮冷则伤肺,饥饱劳役则伤脾。此内伤所致,拟用人参,以价贵为难,遂用扁党六君子,加炮姜、大枣,数剂而愈。

太史周希用,丁卯场前,劳倦外感,身热委顿,两足无力,欲用发表之剂,未决。求治,右脉软弱,人迎不紧,外感轻而内伤重。以补中益气治之,后用异功散数剂,病痊,遂联捷。

观察沈椒园,任侍郎时,家人某,新从山左回京,身热不食,沈以熟地等滋阴大剂进,遂呕吐增剧。求治于柴,柴曰:此伤胃气所致,非阴药所宜。用香砂六君子汤,治之而痊。

主政蔡修持令节,发热口渴,胸闷,舌纯黑苔,谵语,延医无效,已二十余日矣。诊之,脉气平弱,并无外邪,投以滋阴之药,二剂不应。改用六君子加炮姜,一服,尚未效。后戴廷傅加制附一钱,吴茱萸五分,一剂,汗出胸快。再剂汗出,胸中豁然,调理而愈。病固有如此之类者,毋粗忽也。(卷十·内伤)

朱丹溪治一人,因劳倦发热,医以小柴胡汤、黄连解毒汤、(芩、连、栀、柏。)白虎汤等剂,反加痰气上涌,狂言,目不识人,目赤上视,身如烈火,六脉洪数七八至,按之豁然,左略弦而芤。此因中气不足,内伤寒凉之物,致内伤发热,又与苦寒药太多,为阴盛格阳之症。与补中益气汤加姜、附、大枣,二剂而愈。

陈三农治一友,饮食不均,远行劳倦,发热烦闷,症类伤寒,医禁食不与。诊之,言语轻微,手背不热,六脉数而软,此真气不足,非有外邪也。力勉其进粥,乃与甘温大补之剂,恪服数日,热退而安。

陈三农治夏夫人,年已八旬,忧思不已,偶因暑浴,遂患发热头痛。医者以为伤寒,禁其食,而肆行解散。越三日气高而喘,汗出如洗,昏冒发厥。诊其脉,大而无力,乃为之辨曰:外感发热,手背加甚;内伤发热,手心为甚。外感头痛,常痛不休;内伤头痛,时作时止。(辨内伤外感要诀,宜熟玩。)今头痛时休,而手背不热,是为虚也。遂用参、芪各五钱,白术、半夏各二钱,橘红一钱,甘草六钱,一剂减半,后倍参、术而痊。

一人年近四旬,发潮热,口干,喜饮冷水,或以凉药,服之罔效。四五日,浑身沉重,不能动止,四肢强直,耳聋,谵言妄语,眼开不省人事,六脉浮大无力。此气血亏损之极,以十全大补汤去白芍、地黄,加熟附子一服,鼾睡痰响,或谓服参、芪、肉桂、附子之误。曰:此药病交攻,不必忧疑。又进一服,过一时许,即能转身动止。次日,连进数剂,则诸病潜瘳矣,此从脉不从症之治也。

李时珍治一人,素饮酒,因寒月哭母受冷,遂病寒中,食无姜蒜不能一啜。至夏酷暑,又多饮水,兼怀怫郁,因病右腰一点胀痛,牵引右胁,上至胸口,则必欲卧。发则大便里急后重,频欲登圊,小便长而数。或吞酸,或吐水,或作泻,或阳痿,或厥逆,或得酒少止,或得热少止。但受寒食寒,或劳役,或入房,或怒或饥,实时举发。一止,则诸证泯然,如无病人。甚则热发数次,服温脾胜湿滋补消导诸药,皆微止,仍发。此乃饥饱劳役,内伤元气,清阳陷遏,不能上升所致也。遂用升麻葛根汤合四君子汤,加柴胡、苍术、黄芪煎服。服后,仍饮酒一二杯助之。其药入腹,则觉清气上行,胸膈爽快,手足和暖,头目精明,神采迅发,诸症如扫。每发,一服即止,神验无比。若减升麻、葛根,或不饮酒,则效便迟。大抵降多升少,禀受弱而有前诸症者,并宜此药,活法治之。(《本草纲目》)(卷十·内伤)

倪仲贤治林仲,因劳发热,热随日出入为进退,饮食渐减。倪切之曰:此得之内伤,故阳气不伸,阴火渐炽,温则进,凉则退,是其征也。投以治内伤之剂,其疾如失。(《原机启微》)

张意田治钟姓人,因举重用力,略有胁痛,数日后,发热身疼,甚至胸胁痞硬,服大小陷胸,更剧。诊之,左脉强硬而数,右脉寸尺浮而关沉滞,胸胁拒按,四肢厥逆。症似结胸,然服陷胸不应,必有他故。察其臂上筋肉微黄,咳出痰色如橘。合症与脉,知为用力太过,胁肋受伤,瘀血为患,欲发黄也,所谓瘀血类伤寒者此耳,治宜桃仁承气汤下之。但瘀滞日久,杂用攻散,阴气大损,当重兼养血为是。用生地二两,当归八钱,丹参四钱,桃仁三钱,大黄三钱,枳实二钱,芒硝二钱,甘草八分,服后,下瘀血紫块二次,热退胸平。惟神气欠清,脉气弦软,此伤阴络而神虚故也,服补阴舒络之剂而愈。(治实症兼顾其虚,极其周到)

(卷十·内伤)

扫叶庄一瓢老人医案

尊体本阴虚,阳气并邪独发热,两旬余不解,无汗。盖因枯液不作汗,邪亦不解也。连剂养阴之后,邪少松则汗大出,是云行雨施,正品物咸亨之侯,何疑其脱也。但弱体久病不解,元气愈亏,此邪稍出,大汗作,亦属接补关头,不可少懈耳。心静则气定而神住,切不可忧扰神气,致阳上升。

人参四钱　熟地黄一两　制首乌五钱　抱木茯神二钱　生左牡蛎六钱　天门冬三钱

积劳伤阳,哀戚动脏,重重内损,夏秋伏邪,已深入重围。此邪从阴经来,故三阴而施温补扶正,正谓托邪。知母入咽即呃,不饥不食不寐,阳不流行,三焦困,脾肾惫矣。肛坠属阴气陷,难任纯刚之剂。

人参　鹿角　当归身　煨生姜　草果仁　紫厚朴(春温)

赤厓医案

洪庚原世学兄,五月由徽抵扬,两夜入内,又食后坐卧风檐,次日即头疼腰痛,身热口干,两脉浮洪虚大。予用表散,微兼解暑之剂,汗出而热不退。予谓其公郎文典兄云尊翁途中必然受暑,故苔黄而口干,今复感风邪,得汗而热仍在,皆由劳倦且内,正气在虚,所以病不能解。但风暑为阳邪,非有实热,又且入内,未便骤进清凉,脉症皆在阳分,虽伤肾气,无所为寒,更不可妄投温热,只宜加人参入表和药中,以为驱邪之主,使邪气得以一涌而出,则风暑俱散而病易愈,此良法也。旁人反疑人参补住病邪,不敢轻用,乃以为阴寒而用温热,继以为阳火而用清凉,其家虽因世好,又寓在比邻,时复邀往诊脉,予一腔热肠,为立救阴存液一方,终不能信,已而败症已见,脉根已离,为之抚膺太息而已。次日辰刻,遂痰喘而逝。后有顾姓之医,在他处妄肆诋毁,故略述其本末于此。

徐棣存兄,年三十余,病伤寒,烦热,身痛,舌微黄苔,神气颇困倦。予知其人处素封,酒色过度,体故羸不可以正治,轻为和解,当自愈。邵伯黄君来,亦同予指。伊欲速效,又延至一医,言之动听,遂疏予而任之。时伊尊堂,患腹胀浮肿,呕吐不下食,予曰至其家,调理渐安,因偶问棣兄日来何状,并所服何药?其同事陆兄,以方示予,乃唯以寒折之,以苦降之,予为骇然,语之曰:病本轻,而药过于病,即药与病对,不与人对,此投鼠而不知所顾也。若不早易补剂,恐见喘急,命殆难延。某先生来,可以此意婉达,甚勿泄吾语也。次日问之,仍用芩、连、芦根等,云有病病当之。又次日促予往视,徐姓咸在,皆曰病者喘矣,乞先生救之。予曰:此病之变,久已向陆君言之,医不吾信也。及入诊之喘急狂躁,目反视,不能识人,脉散乱如解索,遂辞焉。至夜半而绝。

锦芳太史医案求真初编

治同县太学罗禹亮副室王氏五心发热案五五

县太学罗禹亮,因已素患喘哮,闻余在于伊叔继万家诊脉,与叔商其同席陪饮,叙以伊素患喘之疾试余,余切其脉与症,知其火被气逆,进用附、桂、沉、故等药而气始平。越日又与伊子汗出等症试余,另有治案。余因伊子挟有湿热,进用利湿除热之药而汗即收。越数日,又以副室王氏之脉召诊,诊时亦不告其病症奚似,但以伊室身常不安为辞,余诊诸脉无恙,惟右关浮滑而数,病根即在脾胃。有如豆粒,问渠食后是否胀满?答曰:无有。又问食后是否有噫?答曰:亦无。但云心口手心脚心至晚热甚。其手心之热更极,必待手心各发一泡而愈，脚心热极，必用冷石贴其两足而安。逾时再发，并云服过白术，则病更剧。余揣诸症虽热，但与内脉甚不相符。即云某脉见数，数即热候，其口自应见渴，何以诸脉皆平，口不见渴？因变其词以问，云既不胀不噫，其于食后当必见有昏迷眼合欲睡之象矣。彼始应之曰有，且云多服瓜菜则泄，不泄则五心皆热，并云谷食可有可无。始信脉与症合，乃用大剂茯苓、陈、半、香砂、附子温中散滞等剂以投。彼见单开附子，心甚诧异，云手与足之心皆热，安有可用附子热药之理？余答：余意更欲进姜，因见足下心多疑义，故宁不用，姑候服微有效酌投。是时彼益惊恐，但因所信在先，未敢迫视，止问余于何日旋归？答曰：余尚有日。遂信投服，并即加姜以进，厥后服已见效，乃有索其发热必用附子之故。余谓热不远热，《经》已有言，但须分其阴阳虚实，以为从违。使果热由实致，何以他脉皆平，而脾独见浮滑与数乎？且热果结在胃，又何口不作渴，食则欲睡，及服瓜菜而更见有滑利泄泻之症乎？明是脾因湿至，湿自寒生，故脾得食则滞，滞则胸膈不消，气不宣泄，而有中心灼热之候。手足脾胃所司，脾不宣泄谷食，故手足亦见阻逆，而有中心灼热之候。使或认为实热，而用苦寒以折，则气愈不宣泄，而热愈甚而不可解矣。所以必用姜、附以温中宫之阳，俾阳得以内反而归；必用苓、半以导中宫之湿，使湿得以下流而不内阻；佐于香砂以疏胃中之滞，使气得以通活而不窒。至云服白术而病益增，此亦由于寒湿内停，气不宣泄，而术有能闭气之意。凡气闭者忌服。释其所以，可以明其脉与症合，及热不远热之意，但未可以粗心人道。

若不于食后眼欲昏睡之处讨出消息，则彼五心热极，手心发泡，两足俱用冷石印贴，当必误作热看，而师总以脾湿脾寒反复顾问，以辨真伪，具见独出手眼。门人张廷献。

齐氏医案

曾治萧善人大公郎廪员萧岱瑞，年十六，读书勤劳，患阴虚发热，自与补中益气数剂，每夜身热如焚，手不可近，天明退去。善人仓皇来舍请诊，详说病情，余哂曰：不须诊视，倘信吾方，便教晚服一帖，夜静即安，明晚再服一剂痊愈。乃以前案方药与之。善人曰：我止有此子，发热数夜，我与同卧，扪之烙手，寸心如割，望名公赐一妙方，何乃又用四物加知、柏、黄连大队阴药，况小儿本之先天不足，以此施之，恐未相宜乎？余曰：要知病在阴分，不可用阳分之药，以犯仲景之禁耳。善人独不闻，有是病必用是药，我乃分辨阴阳，断不致有错误，用此方药活人多矣，又何疑哉？遂信余言，而依其法煎服一剂，是夜烧热减去大半，明晚仍依前法，一剂而安。又明日迎予诊，与之八珍汤加黄芪、五味；归脾汤料去木香、甘草，加五味子、肉桂、鹿茸为丸，汤、丸并进，元气大复。

曾治宋豪士乃郎，患证如前，缘由内伤外感，医家不与温经解表，肆行发散，病已数旬，表证难罢，干犯阴血，愈治愈热，病者、医家无法可措，交相为苦，来寓求诊。按之六脉沉细而数，右关微弦。余曰：发散太过，血虚之甚，又被阴火逼迫，而其势不可缓。乃用当归、白芍、元参、生地各三钱，熟地五钱，知、柏、栀子、黄连、川芎各二钱，柴首三钱，如前法煎药，晚服而效。改服八珍汤八剂，诸证渐退。是日晴朗，走出街口观望，以致迎风复作，是夜较前更甚。豪士复延余问曰：是病复作，其热如火，扪之烙手，热若不退。此子危矣。余曰：足下勿忧，不过再多服药，可保无伤。又如前药二剂而热退，其身安矣。多服十全大补汤，体遂健旺。

治三子辑五，年六岁时，因麻痘后患阴虚发热，其证与二子东山无异，亦服前方，一剂而愈。屡发用之屡效。乃一日发时，投之不应。又明日巳刻，人事昏昏，扪之亦热，较夜则轻，余细察之，是阴居六七，阳居二三之证。《经》曰：火郁则发之。升阳散火汤是的对之

方,果煎服一剂热退身安,神气清爽。再煎八珍汤加黄芪、五味子,兼服六味地黄丸,至今不发。(发热)

治方州同,色欲过度,烦热作渴,饮水不绝,小便淋漓,大便秘结,唾痰如涌,面目俱赤,满舌生刺,两唇燥裂,遍身发热,两足心如火烙。诊其脉,左三部洪数无伦。予曰:此肾中之真阴大虚,阳无依附而发越于外。《经》曰:大热而盛,寒之不寒,是无水也。极当峻补其阴。乃与加减八味丸料一斤,内肉桂一两,以水熬六碗,水冷与饮,熟睡半刻。至晚又温饮一碗,诸证悉退。翌日畏寒,四肢作逆,诸证仍至,是无火也,极当大补其阳,乃煎八味地黄汤四剂,诸证尽退。继服龟鹿地黄丸而痊。(虚劳)

治黄武进士,饮食劳倦,发热恶寒,误用发表,神思昏愦,胸发赤斑,脉洪数而无力。余曰:此内伤元气,非外邪也,宜急用温补之剂,或可得生。其兄曰:明明斑见,敢用温补为耶?不听余言,重投消斑化斑而殁矣。冤哉!(气血两虚辨)

王旭高临证医案

某　咳嗽发热日久,前投补益脾胃之药六七剂,谷食加增,起居略健。但热势每交寅卯而盛,乃少阳旺时也。少阳属胆,与肝相为表里。肝胆有郁热,戕伐生生之气,肺金失其清肃,脾胃失其转输,相火日益炽,阴津日益涸,燎原之势,不至涸竭不止也。其脉弦数者,肝胆郁热之候也。刻下初交夏令,趁其胃旺加餐,拟进酸苦益阴和阳,清彻肝胆之郁热。考古有柴前梅连散,颇有深意。

柴胡猪胆汁浸炒　白芍　乌梅　党参　炙甘草　淡秋石　前胡　麦冬　川连　薤白头(虚劳)

曹仁伯医案论

朱家角邵

四太爷之病,肝肾素虚,肺胃新感之病也。夫肝属乙,肾属癸,乙癸同源,病则本重。但病者多花甲之年,即使不病新邪,筋骨间早已空虚,何堪再经磨耐,又意寒热陡发,直至一候有余而解。解则急急补之,犹恐填而不足,乃又经复食消克等剂,在所必需。幸而外热遽减,里热不清,已虚而益著。其虚咳嗽更剧,渴,痰粘腻,出而不爽,气息短促,形神困顿,饮食不思,病势有加。无已因病致虚,因虚更病,互相为患者也。至于苔色,或黄或白,现在又多剥象,左胁曾疼,两膝常屈,卧床不起,小水仍黄,干而未渴,加以音不扬,睡中语,显系肺胃两经之热。既不能从外而泄,又不能从上而清,邪无出路,断无中道而立之理。势已逼入下焦,两伤肝肾。所谓最虚之处,是客邪之处是也。然邪之所凑,其气必虚,留而不去,其病为实。实则泻之,虚则补之。以使补不足,其邪泻,不伤其正,一举两得,方合实必因虚之计,此等之法,似属从证,而未言脉。然所诊之脉,岂有不合之理。右寸关部弦而且滑,左尺关部细而且数。数则为热,滑则为痰。弦主乎肝,细主乎肾,岂非肺胃两经之热痰正甚,肝肾两经之虚气大昭,无怪乎其气从左逆,卧不能,侧更著。上实下虚之症焉为日已久,肺失清肃之司,相传无权;肾失封藏之本,作强无主。而来喘息标本两治,否则气不归原,难卜其旋见吉兆,三才汤合十味温胆汤两经法加减。

生地　人参　天冬　竹茹　橘红　茯神　枣仁　归身　羚羊角　川贝　桑皮　骨皮　蛤壳

复诊

清养之下,弦滑脉象较昨颇缓,然肺受热伤每易成痿,不可不虑。

方加冬瓜子、丝瓜络。

又方

喘出于肾，关于肺。标本同源，病始而邪甚，继以正衰，大非久病所宜。热在上焦者，因咳为肺痿，仲圣早已言之。非无意肺之一脏，外为热火所烁，内被肝火所逆，金不生水，水不涵木，木反侮金，其畏如虎。转与复脉汤治其下，苇茎汤治其上，以冀弋获。

炙草　人参　生地　麦冬　阿胶　东瓜子　丝瓜络　莲根　苡米　川贝　知母　桑皮　骨皮　蛤壳

龙砂八家医案

戈道士劳伤发热咳嗽治验戈道士，年二十余，先患伤风咳嗽，旬日后，勉力负重，发热卧床。于是口渴痰盛，自汗胁疼，兼下血水数次，微利便黄。前医四剂不效，加以气短食减，来延予诊，予见其面色浮红，三言三止，早已知属虚者半矣。乃诊之则弦数浮滑，左大于右，一似有余者然，然按之豁如，且不耐久诊，久则手动作振动之势。告曰：乃知内伤外感并发，由下虚而上盛，气怯而神露也。若纯用下气清热等药，症将不起矣。方用丹皮、花粉、桔梗、桑叶、橘红、薄荷、甘草、茯苓、白芍，加倍灯心为引。一剂热退，二剂气平，再服二帖，去花粉、薄荷，加麦冬、苡仁，遂获愈。(学山公方案)

王氏医案续编

余某年三十余，发热数日。医投凉解之法，遂呕吐自汗，肢冷神疲。亟延孟英诊之。脉微弱。曰：内伤也，岂可视同伏暑，而一概治之，径不详辨其证耶！与黄芪建中去饴，加龙骨、生姜、茯苓、橘皮，投剂即安。续加参、术，逾旬而愈。

沈俞医案合钞

发热不止，中脘痞结硬痛，此饮食劳倦所伤，而又重感风寒，以至正虚邪结危候也。

归身　白芍　法半夏　香附　柴胡七分　神曲　赤苓　丹皮　加蒌皮(时证)

向有咳嗽内热，乃阴虚体质，所以形瘦食少，已具怯症情形。七月前忽发寒热，过十日外竟不止，其热左边尤甚，夜间则周身壮热，舌干，耳聋，又加泄泻，脉左手弦细而数，右手细软。此以虚损之本病而兼外感之客邪，殊非轻候。盖前月余夜不能寐，身中酸楚，安乃血虚火扰，致起寒热，病中复感微风，热遂不退，热甚则干渴引饮，脾弱不能分渗而泄泻。今若清理客邪则真阴愈涸，热仍不去也；若滋养真阴，则滑润大肠泻必更增矣。病势之重在乎此。脉论治，当扶正以托邪，庶使元气不陷，则伏邪自透，方可向安。

参须　生地　白芍　柴胡　川连　丹皮　赤苓　炙草(发热)

医案类录

余婶母气血素虚，秋初偶受风邪，头痛发热，余诊治，两寸脉带浮紧，拟用四物汤加羌活、防风，以微散其邪。头痛未止，转更他医，或以为伤湿，或以为伤燥，或以为伤暑，投药十余剂，病变寒热往来，日三四发。医者复用表剂，余见而骇然。吾婶母虚羸之体，表而又表，如何能受，倘大汗一出，其转变即危殆矣。且每日发热之时，必饮热汤数碗，明是津液枯竭，引水自救之候，遂向叔申明其故。盖婶母体气虚弱，今被医者猛药劫汗，大汗之余，阳为所伤，阴无所附，故发热而渴。夫汗者心之液也，其往来寒热，缘阴血随大汗而泄，不能附气以行，聚于肌肉之间，置少阳阳明之界，遇阳则热，遇阴则寒，症似少阳，实非少阳也。

方用制首乌一两、潞党参五钱、焦白术五钱、白茯苓三钱、广木香三钱、盐炒附片三钱、制香附三钱、炙甘草二钱、引用鲜藕一只,捣破同煎,盖此物生清熟补,且能通血滋阴,藉以为引,实奉以为君也。服数剂即平复如故。(往来寒热疟疾燥渴类)

一 得 集

赵老太太阳虚发热治验

赵忠翁老太太,今年八十有二,长忠翁二岁,玉体稍有违和,即召余诊治,每一二剂而辄愈,忽一夕身大热而喘,又召余诊。脉两寸关俱浮大而数,两尺极虚,余谓阳气浮越,真元将离,若加大汗一出,顷刻即有暴脱之虑。乃用大剂生脉饮加朱拌茯神、当归各四钱,石斛、龙齿各三钱,牡蛎一两,服之即热退而安。次日复诊,脉气顿敛,两尺亦有根,惟两胁牵引而痛,乃改用养血疏肝和络之轻剂。方用苏梗、橘络各八分,香附、柴胡各五分,桂枝三分,归须、丹参、丝瓜络各二钱。石斛、蒺藜各三钱,服二剂而愈。忠翁每谓余方太重,似吴越非所宜者。余曰:方剂之大小轻重,当度其病势,审其体质,不可一例而论也。即如是症,昨日真元将离,脉已无根,制剂若小,何能热退而安?今日肝络不和,法宜轻宣,如重用柴胡、桂枝等,则真阳复升,而气又将上越矣。是昨不得不重,今不得不轻也。且余在杭,医治之症,往往遇有危险者,而方亦不得不然,总之实事求是,能中病即为合法。如惯用轻方,或遇重病,将苟且姑息,知之而不用耶,抑任人讪谤以尽吾之心耶?昔苏长公文章经济,出人头地,一肚皮不合时宜,无如何也。余于医理粗涉藩篱,本无华扁之术,其克于讪谤者几希?古人云:岂能如人意,但求不愧我心。(卷下)

许氏医案

庚寅张季端殿撰夫人,体虚难眠,延余诊视,脉沉细,用温补药数服而愈。嗣后感冒风寒,渠以为旧症,用参、芪等药服之以致沉重,复延诊视,脉紧无力,知为虚人外感,治以再造散加减,解邪和中之剂,服之寒战,似药不合,渠言奈何?余复诊之脉动,言时发汗以姜白糖水饮之助气。夫人胞叔杨子琛明府知医,信余力言不错,药邪相争,故寒战耳。张留余俟之,至十点钟时,果汗而愈矣。

诊余举隅录

丁酉春仲,余往吴桥,为王君检予治中风时,渠夫人亦病剧,日夕惊恐,合目尤甚,畏寒不已,头裹重绵,犹觉冷风袭入骨髓,身热有汗,胸脘时觉火烧,溺赤便溏,舌苔灰腻,脉时虚缓,时滑数,时左盛,时右盛。余先用加味八珍汤法补之,继用郁芩五苓散法泻之,更间用理中汤、三黄汤法以温之清之,终以参斛汤法加味调治之,居然逐次奏功,月余而症悉愈。(病有定凭治无定格证)

张聿青医案

蒋右　左腹向有积聚,每至一阳将复,辄心悸耳鸣,四肢烙热,一阴来复,诸病渐安。今咳逆虽止,四肢烙热如昨,食不馨增。肢体困乏。脉象沉涩,右关独弦。此由肝气失疏,肝阳逆犯,阳气未能遽敛。拟和中醒胃,兼养肝阴,阴生则阳自长也。

制首乌　黑豆衣　青葙子　川石斛　朱茯神　女贞子　制半夏　白蒺藜　白芍　竹茹盐水炒　浮小麦一两,煎汤代水(肝风)

柳宝诒医案

章　入夜蒸热，盗汗气促，神烦，切脉弦急浮硬。邪热郁伏阴分，由肝肾外达，气深道远。腰痛胁刺，皆气郁不达之象。治宜养阴托邪，俾伏热得以外解。

大生地炒松　大豆卷炒　白芍酒炒　白薇　牡蛎　丹皮炭　青蒿子　淡黄芩酒炒　竹叶(内伤发热)

柴　病由去秋迄今，大概属阴弱阳浮之象，交夏以来，眠食两善，惟自觉虚热由腰俞上轰及背，遇劳动则发，遇声响则作，即偶尔劳神多语，亦无不发。午后足心热，稍兼形寒，此乃阴气不充，阳气不敛。其病在于肝肾，而不涉于心肺。脉象弦数搏硬，六部九候，并无虚软之处。凡治浮阳外露，内风震越者，有养阴配阳一法；有潜熄镇摄一法；有引火下行一法。此数法者，有独用，有兼用，均可随证而施。前当夏至之期，咯血一日，足见身中阴阳之气，不能随时顺接，病蒂颇非轻浅。拟于前数法中，参互其意而用之。俟挨过长夏炎蒸之令，则人身之气，与天时同其升降，自可渐增清泰矣。

西洋参生切　大直枝熟地制白附片煎汁拌炒，去附　东白芍生切　左牡蛎盐水炒　怀牛膝秋石化水拌炒黑　灵磁石醋煅　春砂仁　潼蒺藜　丹皮炒　元武版刷净　甘杞子盐水炒黑　女贞子制熟　山栀仁炒　白薇头　核桃仁盐水炒(肝风)

毛　阴虚则内热，木郁则生火。内热，口渴，心烦，水不涵木之象。用清阴潜阳。

小生地　西洋参　归身　白芍　玉竹　白薇　左牡蛎　青龙齿　刺蒺藜　丹皮　黑山栀　茯神　灯草心(肝火)

崇实堂医案

许家村有老妇陆姓，年近六旬，秋间病感，愈医愈剧，迓予为治。寒热日发一次，午前发寒，二更始退，胸闷腹满，气逆心烦，夜不成寐，终日迷困，粒米不进，二便皆通。诊得左脉弦弱，右脉滑大而空，三五一停。日轻夜重，举家忙乱，已备办棺衾矣。阅其前方，多疟门例药，因告之曰：脉却不佳，然为药所误，脾胃大伤，气尚未绝，急和胃补脾，犹可救治。以六君子汤加肉果仁、益智仁、抚芎、桔梗为剂。连服两帖，热退能寐，知饥欲食。其时伊至亲侯文景说胸痞须加黄连、枳实，方得奏效，陆老翁执以告余。余曰：令媳本虚症也，断不可用此以戕其生乃止。又加减前方，健脾阳驱浊阴，三帖而愈。余初次入诊，见有少妇侍立床侧，满面泪痕，忧思外现。余疑为女也，访焉而知为媳。其太翁曰：自其姑起病直至于今，日夜不离左右，抚摩侍奉，未尝稍间，且眼泪不知流几许矣。后病势日退，便日有喜色，不意农家者流得此佳妇，其至性天成，当愧死天下之为子者。

陈道生，江西人，两淮候补也。其尊翁纶阁老①先生办镇江洋务多年，忠厚和平。春初仙逝，遗爱在人，吾乡每津津乐道焉。道翁夫人，冬月病感。医治十余日，病势剧甚。殷春台为之介绍，而迓予为治。其时病经半月，申酉潮热，天明不汗而退，通夜不能瞑目，心中闷胀烦躁，大便未得一通，小便赤涩，头左大痛如裂，五心干热，汗未一出，粒米不进，口亦不渴，神气虚羸，面色青薄；舌色鲜红，舌尖如竹刺搔破，隐见血痕，舌根有黄苔；左手关尺脉弦数搏指，右手虚数。视前所服药，均辛燥重剂。余曰：肝火旺极，阴血伤极，若不急养阴血，速清肝热，势恐火燃血耗，将见亡阴之象矣。以青蒿三钱，鳖甲五钱，鲜生地捣汁二两，麦冬、元参各五钱，酒白芍三钱，生甘草、莲心各一钱，水煎和汁与服。一帖便安卧，两时之久，诸症俱减。两帖后，大便日行五次，每

① 阁老：明清时对入阁官员的尊称。

次下结块一二枚。道翁恐病下利，商治于余。余曰：血益阴回，肝木得养，折其上升之性转而下行，是肝得疏泄之职，而脏气复其常矣。无下利忧也。脉亦平，惟右脉弱甚，为减鳖甲，加白术、白扁豆、建莲，以养脾气。服两帖，诸症俱退，脉亦柔和。

雪雅堂医案

王宅小儿　疹后暮夜烦热口渴，不饮不寐，进以六味地黄汤，覆杯则安。

朱素云室人　右关数涩，口干，时觉浮热，镇敛虚阳，清养阳明，宗叶氏养胃汤意。

冬桑叶三钱　莲子肉五钱　生白芍二钱　生牡蛎四钱　红枣肉五枚　麦门冬二钱　整玉竹三钱　浮小麦三钱　生甘草五分　南沙参三钱

劳倦伤脾，清阳下陷，脉虚夜热，仿东垣升举意。

大生芪五钱　生白术三钱　周升麻四分　炙甘草一钱　大防党三钱　全当身二钱　银柴胡一钱　广橘皮一钱　川青蒿三钱

邵氏医案

体虚受邪，寒热久羁，脉弦两尺虚细，苔白腰痛，宜补中益气汤加减。

东洋参一钱　当归二钱　仙半夏一钱五分　升麻五分　陈皮一钱五分　茯苓四钱　炒江西术一钱　清炙芪一钱五分　酒炒柴胡一钱　桑寄生三钱　炙虎骨三钱

三帖。

曹沧洲医案

右　营虚水亏，肝亢内热，脉软弦。病绪杂出，须由渐调养。

川石斛三钱　鲜沙参四钱　茯苓四钱　功劳叶三钱五分　元参三钱五分，秋石四厘同炒　生蛤壳一两，先煎　青蒿子三钱五分　竹茹三钱五分　川贝母三钱，去心　生草三分　地骨皮三钱五分　丹参三钱五分　朱灯芯三分(肝脾门)

沈氏医案

上洋南关外周襄文，七月初往松江完粮，途中奔走，百有余里，兼之饥饿，发热自汗不止，倦怠乏力，语言难出，脉息虚大，诸医以为冒暑，议用香薷饮。延余诊视，脉息虚无力，汗出如注，无气力转动，即曰：此热伤元气，饥饿劳倦所致。即以黄芪五钱，人参三钱，白术三钱，麦冬一钱，五味子七粒，连进三服，汗敛神复。以粥食与之，始得安卧。后用归脾汤生脉散而愈。

丛桂草堂医案

张姓女年十七岁，体素羸瘦，自去年秋间，经水止而不来，时发寒热，延医治已小愈，今年四月，偶因邻舍失火，突受惊恐，病势转剧，医药罔效，乃延予治。咳嗽发热，胸闷腹胀，胁痛不寐，肌肉瘦削，满舌光赤无苔，脉息弦细，饮食不进。夫肌肉既消于外，阴液又亡于内，而饮食复不能进，将何恃以生存乎，乃婉言谢之。讵病家必欲服药，乃用增液汤，加青蒿、地骨皮、西洋参、柏子仁、茯神、香橼皮、蒌仁等药，以养阴退热，兼消积滞。接服三剂，得大汗而热退，大便解出臭秽粘硬之粪甚多，知饥欲食。二三日后，居然能进粥饭碗许，素馄饨能食二十枚，亦能行走如常，其家狂喜，诧为神奇。予观其肢体太瘦，丰姿太薄，虑其终难收功，因告之曰：今虽小效，后事尚难预料。其时初交小暑，不数日天气骤然酷热，无病之人，尚觉难受，而此女果复发热睡倒，不能起床，饮食不进。予乃决其死期在立秋前后，病家仅此一女，必欲其生，遂复延他医及针科诊治，至七月杪而死耗至矣。(卷

四）

重古三何医案

同里周道士，年五十余，日为人诵经禳灾，出必五更，返必子夜，深秋患寒热，浃旬不已，有投小柴胡汤、平胃散等方者，病少间，而朝寒暮热如故。其子哀恳，山人遂步往。见其神色困惫，六脉细濡无力，舌净微绛，谓病者曰：此尔积劳所致，非外因证也。《经》云：阳虚则恶寒，阴虚则生热。补其所虚，则阴阳和而寒热自已，与黄芪、炙甘草、党参、当归、白芍等味，不数日即瘥。

腰痛案(腰酸案、肾着案同见)

外科心法

一男子，年四十余，患腰痛，服流气饮、寄生汤不应，以热手熨之少可。盖脉沉弦，肾虚所致，以补肾丸愈之。(肿疡不足)

校注妇人良方

一妇人腰痛三年矣，每痛必面青，头晕目紧，余以为肝脾气虚，用补肝散而愈。三年后，因劳役，患头痛兼恶心，用补中益气汤加茯苓、半夏、蔓荆子而愈。

一妇人苦腰痛，数年不愈，余用白术一味，大剂服，不三月而痊。乃胃气虚闭之症，故用白术也。(妇人腰痛方论第七)

一妇人先腰胯作痛，后两腿亦痛。余以为足三阴虚寒，外邪所伤，用小续命汤及独活寄生汤，或作或止，所用饮食极热，腹中方快。余曰：邪气去而元气虚寒也。诊其脉果沉细，用养肾散渐愈，又用十补丸而痊。

一妇人所患同前，但发热作渴，喜冷饮食，脉洪数，按之迟涩。余以为血虚有热，用羚羊角散去槟榔，加白术、茯苓数剂，更用加味逍遥散而瘥。

一妇人患前症时，或腿膝作痛，脉浮数，按之迟缓。此元气虚而风湿所乘，用独活寄生汤顿愈，又用八珍汤而安。

一妇人因怒患前症，寒热往来，口苦不食，晡热内热。余以为肝火血虚，先用小柴胡、山栀顿愈，又用加味逍遥散而瘳。

一妇人患前症，寒热头痛，殊类伤寒。此寒邪之症，用槟苏败毒散而安，又用补中益气调补而愈。(妇人腰脚疼痛方论第八)

名医类案

一人湿气，腰似折，胯似冰。以除湿汤加附子平胃散配附子，妙、半夏、厚朴、苍术、木香、陈皮、茯苓、牛膝、杜仲、酒芩、猪苓、泽泻、黄柏、知母等分，煎服，愈。(湿)

郝允治殿中丞姚程，腰脊痛不可俯仰。郝曰：谷，浊气也。当食发怒，四肢受病，传于大小络中，痛而无伤。法不当用药，以药攻之则益痛，须一年能偃仰，二年能坐，三年则愈矣。果然。

东垣治一人，露宿寒湿之地，腰痛不能转侧，胁搐急作痛月余。《腰痛论》云：皆足太阳膀胱、足少阴肾血络有凝血作痛。间有一二证属少阳胆经外络。脉病皆去，血络之凝乃愈。《经》云：冬三月禁针，只宜服药。通其经络，破血络中败血。以汉防己、防风各三分，炒曲、独活胆各五分，川芎、柴胡胆、肉桂肾、当归、炙草、苍术各一钱，羌活膀胱钱半，桃仁五粒，作一服，酒煎服，愈。配方精妙，后学当触类而长之。

韩柔治一人，患腰疼痛。以胡桃仁佐破故纸，用盐水糊丸，服之，愈。

丹溪治徐质夫，年六十余，因坠马腰疼，不可转侧。六脉散大，重取则弦小而长，稍坚。朱以为恶血虽有，未可驱逐，且以补接为先。遂令煎苏木、人参、黄芪、川芎、当归、陈皮、甘草，服至半月后，散大渐敛，食亦进，遂与熟大黄汤调下自然铜等药，一月而安。

王绍颜《信效方》云：顷年得腰膝痛，不可忍。医以肾风攻刺，诸药不效。见《传相方》有此验，立制一剂，神效。方以海桐皮二两，牛膝一两，羌活、地骨皮、五加皮、薏苡仁各一两，甘草五钱，生地十两，上净洗焙干，细剉，生地黄以芦刀子切，用绵一两都包裹，入无灰酒二斗浸，冬二七日，夏七日，候熟，空心饮一杯。或控干焙末，蜜丸亦可。

戊戌秋，淮南大水，城下浸灌者连月。王忽脏腑不调，腹中如水吼，数日调治，得愈。自此腰痛不可屈折，虽沐亦相妨，遍药不效，凡三月。此必水气阴盛，肾经感此而得。乃灸肾俞三七壮，服鹿茸丸而愈。《医学纲目》(腰痛)

董系治安国军节度使程道济，患腰脚疼痛将二年，服汤药皆姜、附、硫黄燥热之药，中脘脐下艾炷十数，无效。愈觉膝寒胃冷，少力多睡，食少神减。群医曰：肾部虚寒，非热药不能疗。及自体究，亦觉恶寒喜暖，但知此议为是，因咨于董。董曰：肾经积热，血气不通故也。程不甚见信，试用通经凉药，但见脏腑滑利，伏困愈甚，弃而不服。人情大抵皆然。后因陈五行造化胜负之理，方始不疑。再用辛甘寒药，泻十二经之积热，日三四服，通利十余行，数十日后，觉痛减，饮食有味，精力爽健，非昔之比。心神喜悦，服药不辍，迤逦①觉热，自后服饵皆用寒凉，数年之间，疾去热除，神清体健。寒凉法。(脚气)

孙文垣医案

大参张公，分守杭嘉湖道，因丧夫人，衙中亡者八口，心中惶惶。因凌绎翁交厚，而礼予为诊。左寸脉短，关弦，右关滑，两尺亦弦。据脉心血不足，中焦有痰，流于下部，凝于经络，以故腰膝酸疼，居常背心作胀，头多眩晕，夜睡多汗，先时诸医悉投风剂，非所宜也。予以陈皮、白芍药、木瓜、牛膝、五加皮、苡仁、黄柏、酒芩、甘草、生地、当归、威灵仙调理，十剂，诸症悉愈。(卷二)

先醒斋医学广笔记

钱晋吾文学，腰痛甚，诊之气郁，兼有伤瘀血停滞。仲淳投以牛膝五钱，当归身二钱五分，炙甘草一钱，紫苏梗一钱，五加皮三钱，广橘红二钱，香附二钱童便炒，研细末，川续断二钱，水二盅，煎八分，饥时加童便一大杯服。二剂愈。

先外祖李思塘公，少年患腰痛，至不能坐立。诸医以补肾药疗之，不效。朱远斋者，湖明医也。用润字号丸药下之，去黑粪数升。盖湿痰乘虚流入肾中作苦，痰去，方以补药滋肾，不逾月起。惜其方传者不真。(虚弱)

先安人因亡女，忽患腰痛，转侧艰苦，至不能张口受食，投以鹿角胶不效，以湿痰疗之亦不效。遍走使延仲淳，曰：此非肾虚也，如肾虚不能延至今日矣。用白芍药三钱，橘红二钱，白芷二钱，炙甘草一钱，香附童便浸炒三钱，肉桂二钱，乳香、没药各七分半灯芯同研细，临服下之。一剂，腰脱然，觉遍体疼。仲淳曰：愈矣。再煎滓服，立起。予骇问故，仲淳曰：此在《素问》木郁则达之，顾诸君不识尔！(白

---

① 迤逦(yǐ lǐ 已李)：缓行貌。

带赤淋)

景岳全书

余尝治一董翁者,年过六旬,资禀素壮,因好饮火酒,以致湿热聚于太阳,忽病腰痛不可忍,至求自尽,其甚可知。余为诊之,则六脉洪滑之甚,且小水不通,而膀胱胀急。遂以大分清饮,倍加黄柏、龙胆草,一剂而小水顿通,小水通而腰痛如失。(杂证谟)

两都医案

柱史鞠劬王公,因坠马腰痛,延专门损科,用损伤药敷其外,煎剂服其内,痛乃愈甚,延余诊视,按得右寸关俱滑涩,余部平和,此乃血燥气秘之候,询之大便不利数日矣。余曰:是不可作跌损治,夫损者损其骨,当用接骨药;伤者伤其筋,当用舒筋药,今不过挫其气耳,与损伤不同,只须和荣理润燥利大便为主,遂进琥珀丹一粒,热酒吞下,须臾大便利,痛即蠲,所谓通则不痛,痛则不通,正此故也。琥珀丹方在姚康伯案中。

固安县佐王昆岳,起居素不谨,偶腰痛,诸医谓为肾虚之候无疑,用大补下元温肾之剂而痛愈甚,不能站立,且赴任期日迫,急招余诊。按得六脉沉滑,非肾虚之候,乃郁结痰气,滞于经络作痛。询之二便不利,法用洁净腑、去菀陈莝,先以琥珀丹一粒,灯心汤送下。又以七气汤一剂和之。随二便顿利,疼痛顿止。《内经》云:诸痛皆生于气,气一通畅,则不痛矣。执肾虚补养,其气犹滞,疼痛何能已耶!临症脉药辨认虚实,庶不致有误矣。丹在前案中,汤在古方中。余每见腰痛者,用猪腰入青盐、人参、破故纸,以纸包煨,酒下,此泛常肾虚者最效,如鳏居久亢之人,服之反助其火,痛愈甚矣。总之人一身,气宜通泰,不宜滞塞,详治腰痛之诀,必于通气,间有入房而痛止者,是气滞宜通之一验也。

里中医案

王征美腰痛

孝廉王征美,腰痛不得坐卧,服补肾药弗效。余曰:脉缓大而无力,为风湿交侵,用独活寄生汤四剂而痛止,但苦软弱。余曰:邪去则正虚。服八味丸数日而愈。

马氏医案并附祁案王案

烦劳经行,奇经八脉交伤,闪痛气难呼吸,畏冷不能屈伸,议用温通络脉一法。

归身 小茴香炒 杞子炒 沙蒺藜 鹿角霜 淡苁蓉

(评选)静香楼医案

风气乘虚入于肾络,腰中痛引背胁。宜寄生汤补虚通络祛风。

生地 归身 黑大豆 独活 山药 白蒺藜 杜仲 炙草 桑寄生

诒按:立方妥贴,层折俱到。

脉数,耳鸣,吐痰,天柱与腰膝酸痛,两足常冷。病阴亏阳升。法当填补实下。

熟地 鹿角霜 菟丝子 山药 萸肉 杞子 龟版胶(肢体诸痛门)

临证指南医案

曹三九 湿郁,少腹痛引腰,右脚酸。腰痛

木防已 晚蚕砂 飞滑石 茯苓皮 杏仁 厚朴 草果 萆薢

俞五五 劳倦挟湿,腰疼。

川桂枝尖 木防已 生苡仁 茯苓皮 晚蚕砂 萆薢

何四七 腰痛,环跳穴痛痹。

沙苑 桂枝木 小茴 茯苓 桑寄生

炒杞子

翁三五　努力伤腰疼。

生杜仲　当归　五加皮　炒牛膝　枸杞子　茯苓　青盐　生羊腰子

吴氏　脉虚身热，腰髀皆痛，少腹有形攻触，脏阴奇脉交伤，不可作外感治。

当归　炒白芍　桂枝　茯苓　炙草　煨姜　大枣

汪二三　脉涩，腰髀环跳悉痛，烦劳即发，下焦空虚，脉络不宣，所谓络虚则痛是也。

归身　桂枝木　生杜仲　木防己　沙苑　牛膝　萆薢　小茴

某　便溏腰痛无力，术菟丸方。

朱　脉细色夺，肝肾虚，腰痛，是络病治法。

生羊内肾　当归　枸杞子　小茴　紫衣胡桃　茯神

汪妪　老年腰膝久痛，牵引少腹两足，不堪步履，奇经之脉，隶于肝肾为多。腰膝痛

鹿角霜　当归　肉苁蓉　薄桂　小茴　柏子仁

王三五　脉迟缓，饮酒便溏，遗精数年不已，近日腰髀、足膝坠痛麻木。此湿凝伤其脾肾之阳，滋填固涩，决不应病，先议用苓姜术桂汤，驱湿暖土，再商后法。（腰腿足痛）

张　初受寒湿，久则化热，深入阴分，必暮夜痛甚，医用和血驱风，焉能直入阴分？议东垣滋肾丸，搜其深藏伏邪。

肉桂八钱。忌见火　黄柏四两　知母四两

俱盐水炒，水泛丸。（诸痛）

许二一　痛为脉络中气血不和，医当分经别络，肝肾下病，必留连及奇经八脉，不知此旨，宜乎无功。肝肾奇经脉络不和

鹿角霜　桑寄生　杞子　当归　沙苑　白薇　川石斛　生杜仲（诸痛）

叶氏医案存真

孕育已十一胎，未到七七，天癸已绝，八脉不司约束，脊腰酸痛，足跗骨中麻痹，间有带淋畏热。此属阴虚。虎潜法治之。

熟地　龟版　虎骨胶　知母　当归　白芍　黄柏　牛膝

形弱脉小，腰痹酸软，足跟痛，是下元精血暗亏，未老先衰，防致痿痹。温养宜柔，勿以桂、附刚愎。

蝗鱼胶　沙苑蒺藜　甘枸杞子　首乌　茯神　虎骨胶　牛膝　柏子仁

溶胶为丸。

续名医类案

张子和女童，冬间自途来，面赤如火，至滁阳病腰胯大痛，里急后重，痛则见鬼神。张曰：此少阳经也，在身侧为相火。使服舟车丸、通经散，泻至数盆，病犹未瘥。人皆怪之，以为有祟。张大怒曰：驴鬼也。复令服调胃承气汤二两，加牵牛头末二两同煎，服之大下数十行，约一二缶，方舍其杖策。但发渴，恣其饮水、西瓜、梨、柿等。张曰：凡治火，莫若冰水，天地之至阴也。约饮水一二桶，犹觉微痛。乃刺其阳陵穴，以伸其滞，足少阳胆经之穴也，自是方宁。女童自言，此病每一岁须泻五七次，今年不曾泻，故如是也。常仲明悟其言，以身有湿病，故一岁亦泻十余行，病始已。此可与智者言，难与愚者论也。（凡泄泻症极多。）

一人六十余，病腰尻脊胯俱痛，数载不愈，昼静夜躁，大痛往来，痛作必令人以手捶击，至五更鸡鸣则渐减，向曙则痛止。左右及病者皆作鬼神阴谴，百方祷祝无验。淹延岁月，肉瘦皮枯，饮食减少，暴怒日增，惟候一死。张诊其两手脉沉滞坚劲，力如张洹，谓之

曰:病虽瘦,难于食,然腰尻脊胯皆痛者,必大便坚燥。其左右曰:有五七日,或八九日见燥粪一块,如小弹丸,结硬不可言。曾令人剜取之,僵下一两块。浑身躁痒,皮肤皱揭,枯涩如麸片。既得病之虚实,随用大承气汤,以姜、枣煎之,加牵牛头末二钱。不敢言是泻剂,盖病者闻暖则悦,闻寒则惧,说补则从,说泻则逆,此弊非一日也。(雄按:可谓洞明世事,练达人情,而况一齐人传之,众楚人咻之乎。)及煎服,使稍热咽之,从少累多,累至三日,天且晚,脏腑下泄四五行,约半盆。以灯视之,皆燥粪痹块及瘀血杂脏,秽不可近。须臾痛减九分,昏睡如常人。至明日将夕,始觉饥而索粥。温良与之,又困睡一二日,其病尽去。次令饮食调养,日服导饮丸、甘露散滑利便溺之药,四十余日乃复。盖虚结与闭,虽久犹可解而决去。腰脊胯痛者,足少阳胆经之所过也。《难经》曰:诸痛为实。又痛随利减,不利则痛何由去?故凡燥症,皆三阳病也。病者既痊,寿乃八十岁。

卫德新因之析津,冬月饮寒冒冷,病腰常直,不能屈伸,两足沉重,难于行步,途中以床舁,程程问医,皆云肾虚。用苁蓉、巴戟、附子、鹿茸,大便反秘,潮热上周,将经岁矣,乃乞拯。张曰:此十日之效耳。卫曰:一月亦非迟。张曰:足太阳经血多,病则腰似折,腘如结,腨如裂。太阳所致,为屈伸不利,况腰者肾之府也。身中之大关节,今既强直而不利,宜咸以软之,顿服则和柔矣。《难经》曰:强力入房,则肾伤而髓枯,枯则高骨乃坏而不用。与此正同。今君之症,太阳为寒所遏,血坠下滞腰间也。(原缺五字。)必有积血,非肾虚也。节次以药之,下可数百行,去血一二斗。次以九曲玲珑灶蒸之,汗出三五次而愈。初蒸时至五日,问曰:腹中鸣否?曰:未也。至六日觉鸣,七日而起,已能揖人。张曰:病有热者勿蒸,蒸则损人目也。

饶之城中某病肾虚腰痛,沙随先生以其尊人所传宋谊叔方,用杜仲酒浸透炙干,捣罗为末,无灰酒调下。如方制之,三服而愈。(《槎庵小乘》)(卷十九·腰痛)

龚子才治一人,跌后腰痛,用定痛等药不效,气血日衰,面耳黧色。龚曰:腰为肾之府,虽曰闪伤,实肾经虚弱所致也。遂用杜仲、补骨脂、五味子、山楂、苁蓉、山药,空心服,又以六君、当归、白术、神曲各二钱,食远服,不月而瘥。

张路玉曾治沈云步媳,常有腰痛带下之疾,或时劳动,则日晡便有微热。诊其两尺皆弦,而右寸关虚,虚濡少力,此手足太阴气衰,敷化之令不及也。合用异功散加当归、丹皮,调补胃中荣气,兼杜仲以壮关节,泽泻以利州都,则腰痛带下受其益矣。

江苏总藩张公,严冬腰腹重痛,甲夜延诊,候脉得沉,沉滑而驶,遂与导痰兼五苓之制,一剂而腹痛止,三啜而腰胯驰纵自如,未尝用腰痛之药。(沉为热在里,滑为痰,故消导分利而愈。)(卷十九·腰痛)

吴孚先治尹瑞之腰痛异常,从目内眦进药而愈。或问之,曰:是乃晴明穴也,在目内眦红肉中,其脉行足太阳经于腰背,下应足少阴通于心腹。腰背之痛,从晴明进药,良有奇验。古来神圣,有从耳进药者,病愈而耳聋,针之则愈矣。

苏颂治一女子,忽得小腹中痛,月经初来,便觉腰间切痛连脊间,如刀刺锥刺,痛不可忍。众医不别,谓是鬼祟,妄服诸药,终无所益,其疾转增。审察前状相当,即用积雪草药,夏五月正放花时,即采曝干,捣节为糁。每服二方寸,和好醋二小合,平旦空腹顿服之,每旦一服,以知为度。(天宝单行方,《本草纲目》)

张三锡治一人,瘦弱,性复嗜酒,致腰及雨胫痛不可忍,作肾虚治不应。诊之,左脉濡细而数,乃血虚受热也,遂以四物汤加生地、知、柏、牛膝、肉桂少许，二剂知，十剂已。

一人因太劳，又过饮酒，致湿热乘入客于经络，腰痛，夜更甚，不得俯仰，脉濡而弱，先与拈痛去参、术，二剂稍愈。遂改用四物汤加杜仲、牛膝、独活、肉桂顿瘳。

一人脉症同上，服拈痛渐减。

一人改用附、桂，遂攻出一痈，出脓，大补始消。

一人肥盛而肢节痛，腰更甚，脉沉濡而滑，知湿痰也。与二陈汤加南星、二术、二活、秦艽、防风，十剂愈。

一人因坠马后腰痛不止，日轻夜重，瘀血谛矣。与四物去地黄，加肉桂、桃仁泥、苏木，四服，大便下黑而痊。

王叔权曰：舍弟腰疼，出入甚艰，余用火针，微微频刺肾俞，则行履如故。初不灸也，屡有人腰背伛偻，来觅点灸。予意其是筋病使然，为点阳陵泉，令归灸即愈。筋会阳陵泉也。然则腰疼，又不可专泥肾俞，不灸其他穴也。

陈三农治一士，精神倦怠，腰膝异痛不可忍。或谓肾主腰膝，乃用桂、附之剂，延两月，觉四肢痿软，腰膝寒冷，遂恣服热药，了无疑惧。诊伏于下，及重按之，振指有力，此阳盛格阴，乃火热过极，反见胜己之化。以黄柏三钱，胆草二钱，芩、连、栀子各一钱五分，加生姜七片为之向导，乘热顿饮，移时便觉腰间畅快，三剂而痛若失。(卷十九·腰痛)

刘宏辟曰：一女病腰痛，医以杜仲、补骨脂等治之不效。诊其脉浮细缓涩，知为风寒入于血脉耳。与当归四逆汤，剂尽痛瘥。同年周六谦患腰痛，牵及两胯，每酉、戌、亥三时则发，余时则否，脉沉而涩，予以此汤少加附子，二剂而愈。次日前医来，深诋此汤之谬，复进杜仲等药，腰痛如故。怪而问之，曰：或又服他药耶？已以实对。令其再服四逆汤一帖愈。

钱国宾治榆林张参戎，体厚力大，素善骑射，壮时纵欲，水败火亏，腰胯如折，其脉寸关浮大，两尺若有若无，不可以揖，非人扶不起，已三年，筋骨皆冷，以六味丸加河车膏、龟鹿胶、参、归、桂、附，补其真元肾命，年余方能步，又五年卒。

魏玉横曰：陆茂才父，年七十，素有肝病，偶于春分日玉皇山顶烧香。玉皇之高，为湖上众山之最，晨而往，晡而归，足力可云健矣。至夜忽腰大痛，不可转侧。或以为劳伤兼感冒，宜先表散，与羌活、秦艽等，一剂痛益剧。脉之弦硬，三五不调，二便俱秘，面黯囊缩，日夜不得眠。曰：此肝肾大伤，疏泄太过，症频危矣，岂可再投风药？以养青汤加牛膝、当归，痛略减，二便仍秘，且呕恶发呃。此地气不得下行，而反上攻也。前方重用熟地，外以田螺、独蒜捣烂系脐下，二便既行，呕呃遂止。痛忽移入少腹，控引睾丸，前方杞子至二两，再入白芍、甘草，数剂渐瘥。乃畏药停数日，觉复甚，又与数剂而安。

裴兆期治一人腰痛，用杜仲、山萸、当归、续断之类，久而弥甚。就质于裴，裴细审之，其人饮食减少，时发恶心呕吐，乃胃中湿痰之候也。且其痛卧重而行轻，每卧欲起，则腰胯重坠不能转侧，必将身徐徐摆动，始克强起而行，迨行久反渐觉舒和。此盖湿痰乘气静而陷于腰胯之间，故作痛；乘气动而流散于腰胯之外，故渐舒和。若肾虚则卧而逸，痛必当轻；行而劳，痛必当重。何以如是之相反耶？初与小胃丹五十粒，连下宿水四五行。继以二陈汤去甘草，加苍术、泽泻、砂仁，三剂痛顿减。随与苍术为君之大补脾丸，服未旬余，痛即如失。(卷十九·腰痛)

扫叶庄一瓢老人医案

怀孕子淋，多热在下焦，产即当愈，仍心

热嘈,腰酸骨软。是亏生热,主乎养肝阴矣。

稆豆皮　生地　续断　茯神　湖莲肉　阿胶　天门冬(经产淋带女科杂治)

锦芳太史医案求真初编

拟上翰林院侍讲秦讳六士号鉴泉先生腰痛症案一百十七

《易》曰:水流湿,火就燥。不惟物理如是,即人病情亦无不如是。何则?人之根于有生也,惟此,两肾真水与命门真火为之绵亘不息。盖水足则筋骨得养,腰膝坚强,外风不得乘虚内犯;火克则蒸腐有力,食即消化,腹不填胀,外湿不得乘虚内淫。使其真水既亏,则精之鹿膏,血之营筋,既已枯槁不润,而风已内生,又安有风从外来而不为之燔,灼于中者乎?是以精虚血耗,加以引风内犯,则或见为腰痛,或为足痿,或风挟痰湿而为偏枯不语,或风木乘胃而致面急不舒,或风袭腰间而致变诊。百病皆由人身水火偏胜,故治病自当从此察其盛衰,以观外邪乘胜招引,并有并非外邪有类外邪者而见。夫风阳也,何以精虚血耗者类多犯是?盖以精虚则阳盛,阳则以阳召阳,而致症见如斯。非即《易》之所云火就燥者同为一意乎?不知者仅以羌、防、芎、桂治标,而不进用归、地固本,其何以除病根而却病源?然有精虚血耗,当用地黄,竟有服之而病滋甚,则又根于真阳之不充,而致火受水制。夫真火不充,则凡所饮水谷,皆得内入作祟,而致上停于肺为痰,中聚于脾为饮,下积于腹于腰为胀为痛,岂必外假于湿而始道其有湿哉?因其内湿不除,外湿内入,而腰必致作疼,是即《易》之所谓水就湿者同为一义也。是以湿濡之症,责之无火,用以疏利则宜,用以重浊则滞。地黄纯阴之品,用以水亏火燥则宜,用以火衰而水微亏,又当先制其湿,后滋其水,俾补土制水,而于真水不碍,滋水养木,而于真火胃土更不受制。今诊老大人六脉皆濡,其因湿而成腰痛之症者十居七八,因风而成腰痛、面急瘆子之症者十仅二三,故于补肾之中不敢进用地黄助滞,仅进巴戟天救肾,兼用续断、独活除风,川芎、白芍调营,杜仲行血;又于补土补火之内,不敢遽用附、桂劫阴,惟用白术、茯苓除湿,橘皮夹滞;其余看症损益。大率脉濡而见腰痛、痰盛、腹胀等症,当作湿理;脉浮与弦而见腰痛及发瘆子面急等症,当作风治。风盛服过地黄而不见有濡滞之症,则于真火无亏,而脾尚见坚盛能化;风微服过地黄而即形有窒碍之状,则于真火有损,脾受湿制,而致遇滞益塞。愚尝思之,人身一小天地耳。天地不外阴阳以为运用,人身不外水火以为健行。《经》曰:阴胜则阳微,阳胜则阴弱。又曰:无阳则阴无以生,无阴则阳无以化。人身水火曷异,是以病非真水有亏而致风燥易犯,即真火不足而致阴湿内停。故宜先补脾胃以除痰湿,次调真阴以治风邪。或标重于本,则当治标固本,凡治风治湿之味,不得不为急投;本重于标,则当救本除标,凡补脾补肾之药,不得不为内进。酌量于可否之间,因应于化裁之内,则在临时观变。姑陈其略,或不负老宪台过为奖誉,垂问荛芜也。谨禀。

疏发先生水火根源,详究治肝治脾要略,而文气流转,尤属余事。晁雯。

治族叔祖太学讳廷福右边腰脚酸案一百十八

余之族叔祖太学黄廷福,于乾隆壬午岁,病患右边腰脚酸痛,先请伊房字某某者调治,谓腰总属水衰,痛则是属火成,至于诊脉,本是依稀恍惚,不过虚应故事以掩病人耳目,有孰精明详慎为之体究于其中哉?及医治之既久,不惟病势不减,而且病益见增,始邀余治。余问其痛在于何处?答以右边腰膝。已知病在右之下部而为火衰寒痛之症,况痛又挟有酸,其痛又喜揉按,并问饮食少思,大便溏泄,更无头痛、恶寒、发热等症,明是火衰胃弱无疑。索其前医药单,总是地黄、当归、杜仲、续断等剂,而病日见增甚,诊其六脉又见浮洪而滑,毫无弦数短涩等象。余用附子三钱,故纸五分，仙茅二钱，仙灵脾一钱，半夏二钱，木香五分，砂仁一钱，炮姜一钱，茯苓二钱，嘱其日服二剂，并节水饮。间服此药，外加黄芪，而腰尤觉坚强，精神日振。溯其病发，是在乾隆壬午，历今嘉庆戊午业已三十七年，现在年已八六，而药仍照是服，觉寿弥长，岂非火衰之极，可服偏剂之一证也乎？

读书不明，而不知腰本有左右之分；审症不的，而不知痛又有喜按不喜按之别；察症不周，而不知有饮食不思、大便溏泄之杂；诊脉不清，而不知有浮滑而无弦数之候。徒知痛属水衰而不知是火微，无怪吾兄饬其不是。晁雯。

南雅堂医案

腰为肾之腑，酸痛不能转移，是为肾虚之候，诊得左尺脉洪大，水亏更无疑义，拟用六味加味治之。

熟地黄六钱　山萸肉三钱　淮山药三钱　泽泻二钱　粉丹皮二钱　白茯苓二钱　川杜仲二钱　牛膝二钱　补骨脂一钱　肉苁蓉一钱　水同煎服。

腰痛，溶溶如坐水中，系带脉为病，寒湿之邪，停滞于肾之外腑，故痛在腰部。若徒温肾以散寒，焉能济事？必须燠土以胜水，方合治法，兹用肾着汤主之。

炒白术四钱　白茯苓四钱　干姜四钱　甘草二钱

自述大病之后，腰痛如折，连服补肾之剂，反伛偻不得转伸，检阅前方，多是熟地、山药等一派滋腻之味，前医只认腰痛一症，专属肾虚，故拘定成见，误施方药，致酿成斯患。不知大病后，血气必虚，虚则脾胃不运，邪湿常阻滞其间，不祛湿而反助湿，补之适足以害之矣，一误之后，岂容再误，亟宜反其道而为之，或克有济，兹将拟方列后。

白术一两(土微炒)　薏苡仁八钱　炙黄芪五钱　杜仲三钱(炒断丝)　防风五分　附子一分(炮)　水同煎服。

脉涩腰髀作痛，遇烦劳即发，下元不足，络脉虚而致痛，拟用温通之法。

川桂枝八分　当归身三钱　杜仲三钱　沙苑蒺藜二钱　牛膝二钱　萆薢一钱　木防己一钱　小茴香一钱(炒)

下焦湿郁，痛引腰部，右脚酸软无力，方列后。

杏仁二钱(去皮尖)　木防己二钱　飞滑石三钱　川朴一钱　茯苓皮三钱　草果一钱　晚蚕沙二钱　草薢一钱

外感寒湿之气，腰痛不能转侧，胁间掣引作痛，血络凝瘀，宜驱湿宣络为主。

木防己一钱　防风一钱　制苍术一钱　羌活八分　当归身二钱　柴胡一钱　独活八分　川芎八分　炙甘草八分　神曲八分　桃仁五粒(去皮尖)

脉滑，腰痛时作时止，游走无定，系痰积所致。

炒白术五钱　白茯苓三钱　制半夏三钱　陈皮二钱　炙甘草一钱　制南星一钱　牛膝一钱　广木香五分

瘀血内攻，腰痛如刺，宜急下之，用承气加减法

大黄三钱(酒洗)　芒硝二钱　附子二钱　甘草二钱　桂枝木二钱　桃仁二钱(去皮尖)

脉沉而数，口中热，腰重坠作痛，方列后。

生白术六钱　生杜仲六钱　黄柏一钱　水煎空心服。

望七高年，肾气本虚，复感寒湿之气，腰部隐隐作痛，拟用温补之法。

杜仲二钱　胡桃肉二钱　补骨脂一钱　同煎服。

腰间骤然作痛，病系外感，即经所谓：太阳所至为腰痛是也，用加味桂枝汤。

桂枝木三钱　白芍三钱　生姜三钱　炙甘草二钱　白术三钱　附子一钱(泡)　大枣四枚

水同煎服。

脉弦而紧，色青，腰痛不止，病在厥阴。《经》云：肝，足厥阴也。是动则病腰痛。兹仿《金匮》法，方列于后。

当归身三钱　桂枝木三钱　白芍三钱　细辛二钱　木通二钱　吴茱萸一钱五分　生姜二钱　大枣八枚

腰痛不得动摇，右尺弱，命门火衰无疑，宜用温补法。

大熟地四钱　山萸肉二钱　淮山药三钱　粉丹皮二钱　泽泻二钱　白茯苓三钱　川杜仲二钱　当归身三钱　川牛膝一钱　枸杞子一钱　肉桂八分　附子八分　水同煎服。(腰痛门)

脉洪，按之有力，口中热，腰痛筋挛，不得舒伸，宜取之阳明，方列后。

薏苡仁一两　白术五钱　牛膝二钱　宣木瓜一钱五分

肾水亏耗，时若腰痛，兹从虚证施治。

大熟地五钱　山茱肉三钱　淮山药三钱　粉丹皮二钱　白茯苓三钱　泽泻一钱　牛膝一钱　当归身二钱

水同煎服。

动则腰痛，空虚如无所着，证系肾虚之候，肾有水火两脏，虚在何脏，岂容浑而不辨！《经》谓：诸痛皆属于火。惟肾虚腰痛，不得专属于火也。盖肾中真火不衰，腰自不痛，真火不足，其痛始作，故治肾虚腰痛，宜补命门之真火，但徒补火而不补水，则火无水制，火势独旺，其痛未得遽止，必须水火并补，使水火既济，则肾气足而痛自除矣，方列于后。

大熟地六钱　白术四钱　川杜仲三钱　补骨脂二钱(腰痛门)

脉虚，少腹有形攻触，身热，腰髀皆痛，脏阴被伤，不宜作外感治，议方列后。

桂枝木八分　白茯苓三钱　当归身三钱　炒白芍二钱　煨姜五分　炙甘草八分　大枣三枚

腰痛，脉细色夺，是肝肾虚候，用血肉有情之品，以遵之。

当归身三钱　白茯苓二钱　胡桃肉三钱　枸杞子二钱　小茴香一钱(炒)　羊内肾一个

水同煎服。

劳倦挟湿，致发为腰痛，法宜温通。

桂枝木五分　薏苡仁三钱　白茯苓三钱　木防已二钱　萆薢一钱　蚕沙二钱　水同煎服。

腰痛，饮食如常，小便艰涩，日重夜轻，症非专属肾虚，乃膀胱水闭所致。盖腰为肾府，肾与膀胱相表里，在外为太阳，在内属少阴，兹以利膀胱并通肾气为主。

生白术五钱　生苡仁四钱　白茯苓四钱　车前子三钱　肉桂三分　水同煎服。

病由房劳而得，兼外感风湿之气，两腰重坠，不能俯仰。乃前医一味漫补，致风湿停留于内，无路可出，是以病益增剧，岂知此症宜先利腰脐之气，以祛除其风湿，而后再补肾脏之虚，以顾其本原，于治法，庶不乖误，兹列两方于后。

生白术八钱　薏苡仁八钱　防已四钱　白茯苓四钱　水煎服两剂，腰轻则风湿已去尽，不必再服，即服下方可也。

川杜仲八钱　生白术五钱　山萸肉三钱(腰痛门)

簳山草堂医案

督脉空虚，腰背所由痛楚也。

炙黄芪　炒归身　秦艽肉　炒怀膝　陈皮　鹿角霜　枸杞子　桑寄生　川断肉　茯苓

素挟湿痰；现在腰背酸疼，颈项瞻顾不便，下体寒冷；右关尺独见沉弱。此命火衰微，奇经督脉内亏也。舍温补无策。

制附子　炒熟地　菟丝子　金狗脊　山药　茯苓　鹿角霜　枸杞子　厚杜仲　五味

子　胡芦巴(腰背痛)

类证治裁

孙　中年,肾阳虚,腰痛溶溶如坐水中,形色苍,不胜刚燥,用温养少阴,兼理奇脉。枸杞子、补骨脂、核桃肉、当归、牛膝(酒蒸)、续断、杜仲(炒)、沙苑子(炒)、酒浸服,效。

耿　腹痛旧恙,行走劳倦辄发,今由少腹痛引腰,卧则少缓,脉来虚软,少神,乃冲督经病。用小茴香、沙苑子、补骨脂、降香末、杜仲(姜汁炒)、核桃肉、鹿角霜,三服痛除。

巢氏　中年经断,两尺芤弱,下元先亏,腰膝酸痛,宜温补下焦,必月事来乃望体安。枸杞子、熟地黄(俱炒)、牛膝(酒蒸)、当归、沙苑子、菟丝饼、茯苓、核桃肉,十数服而如常。

魏氏　秋间崩漏数次,胫膝宵热,曾用摄补而安。今经止数月,腰痛由季胁控引少腹,辄疑瘀动将崩。诊脉左寸动,胎也,非瘀也。痛引季胁,必带脉虚为病,按冲任二脉循腹胁,夹脐旁,皆络于带,而带脉之病,实太阴所主,故《素问》言邪客太阴之络,令人腰痛引小腹控眇,不可以养息。而王叔和谓带脉为病,左右绕脐,腰脊痛也。宜治带脉以固胎元。如所服参、芪、地、术呆补,不能入奇经,安望有效。沙苑子、杞子、小茴香、归须、续断、杜仲、桑寄生、补骨脂、糯稻根须,数服痛止,又用膏方而胎固。

吉氏　有年,久嗽痰红,头眩脘闷,咳则腰痛若折,少腹筋掣痛注,右腿艰于起坐,卧必偏左,脉左沉弦,右沉弱,症属肝肾亏损。但先从气分调补,勿用血药滞腻。沙苑子、橘核、当归(俱酒炒)、杜仲(盐水拌)、茯苓、砂仁壳、川贝母、蒌霜、甜杏仁(炒)、白芍药(炒)、核桃肉,三服痛止嗽稀。更订膏方,用血燕根、猪脊髓、桑寄生、枸杞子、核桃肉、制首乌、玉竹、潞参、当归、茯神、湘莲子、鹿角胶收膏,每用膏六钱,开水和服,痊愈。

龙砂八家医案

徽友顾御六　关脉弦,尺脉弱,腰脊痛,少腹胀。气从左胁下绕脐攻逆,浊阴凝聚,下焦见症,皆属肝肾,议温柔通剂。

当归　白芍　肉桂　熟地炭　郁金　牛膝　桃仁　大红花绉妙　丸方:肉苁蓉　补骨脂　归身　牛膝　小茴　熟地　川断　肉桂

又胁痛脘闷,气塞不通,日晡烦热,小便赤色而脉弦数,都因水亏木张,肝火上乘,脾土交春夏,木火升腾,前病复来矣,暂拟疏泄。(戚云门先生方案)

徽友方　必伤肝肾之阳,腰痛脉数,皆水亏不能制火。

细生地　龟版　知母　云苓　萆薢　甘草梢　牡蛎　芡实(戚云门先生方案)

侄倩赵元复腰腿痛症巳丑八月中,先寒战一日,大汗热退,左半身痛,腰胯更甚,足不能伸,口渴面赤,溺混浊短涩,平昔脉象六阴,今觉数大。予思本年春夏,雨霪过多,酒客素多内湿,为订一方,五苓散加滑石、桃仁,通阳利湿,以疏下部血中之滞。服二剂,左半上下之痛俱减,稍能起坐,但腰痛连胯。膝屈不伸,行走伛偻苦楚。思嘉言先生治腰偻废,瘀血内痹者,用桃仁承气加肉桂。此邪尚在经络,宗其意立方。

苡仁　桃仁　牛膝各三钱　肉桂五分　大黄钱半　地龙九条　胭脂绵一钱　麝香一分

炒黑豆煎汤服四剂,症又轻减,大便通快,稍有血下,左足尚短一寸,不能直,每三四更腹痛,竟夜不寐。此时予虽知为血病,不知内蓄甚多,用活络丹三服。又想少阳主骨,太阳主筋,用二经之药羚羊角散一方,症不少减,但口渴不欲饮,必极滚方快,时九月天气尚热,厚褥不嫌热。元复曰:余向喜热畏冷,

今服附子而病如此,真虚寒矣。余细思良久,悟曰:腹痛夜甚,卧重褥不欲饮,喜滚汤,乃血滞之候,非寒也。下之为宜,方用:

白蒺藜　茺蔚子　丹皮　赤芍　炒滑石　牛膝　归尾　郁金

服四剂,连下紫血块六七回,腰胯之痛冰释,膝筋亦伸,步履如常矣。是役也,治法虽活络丹、羚羊角散,尚属隔膜不当。余尚切病得效,其施侄新学针灸,意欲针之,予劝其勿针。其四兄怫然曰:此病无用针之理乎?予曰:针固甚妙,但无神针耳。嘻,难言矣。(孙御千先生方案)

王氏医案续编

董晓书令正,素患脘痛,甚至晕厥。今秋病腰疼腿木,胸闷气逆,不能卧。胡某进温补药而喘汗欲脱,杳不思谷。孟英切脉虚细中兼有弦滑,舌绛而渴,乃阴虚挟痰耳。与沙参、苁蓉、木瓜、石斛、蛤壳、蒺藜、石英、茯苓、紫菀、杏仁、楝实、首乌、牛膝诸药。滋阴调肝而不腻,祛饮利痰而不燥,此孟英独得之秘。旬日而安。继加熟地黄服之全愈。

一妪,患右腰痛胀欲捶,多药不效。孟英视其形虽羸瘦,而脉滑痰多,苔黄舌绛。曰:体虚病实,温补非宜。苟不攻去其疾,徒以疲药因循,则病益实,体益虚,糜帑劳师,养成寇患,岂治病之道哉?先以雪羹加竹茹、楝实、绿萼梅、杏仁、花粉、橘红、茯苓、旋覆花,送控涎丸,服后果下胶痰。三进而病若失,嗣与调补获痊。

某媪年六十余,患腰腿串痛,闻响声即两腿筋掣不可耐,日必二三十次,卧榻数载,诸药罔效。孟英察脉沉弦,苔腻便秘,亦广服温补而致病日剧也。与雪羹、羚、楝、胆星、橘络、竹沥、丝瓜络,吞礞石滚痰丸及当归龙荟丸。四剂,大泻数十次,臭韧异常,筋掣即已。乃去二丸,加栀、连、羊藿。服六剂,即健饭而可扶掖以行矣。眉批:此人初病,必系血虚不足以养肝,因妄服温补,以致积痰蕴热,胶固不开。孟英治法,亦是救药误为多,愈后必继以滋养血液之药,方收全功。

问斋医案

腰如束带,重痛如带五千钱,病名肾着。

云茯苓　冬白术　炙甘草　炮姜炭　建泽泻　桂枝木　制附子　羌活(湿证)

腰为肾府,痛属肾虚。肾与膀胱相为表里,太阳之脉夹脊抵腰,督、带、冲、任要会于此。寒湿乘虚而入,损及奇经,极难调治。

厚杜仲　补骨脂　当归身　川芎　独活　藁本　制附子　胡桃肉(诸痛)

肾虚湿热不化,腰痛屡发不已。

大熟地　粉丹皮　福泽泻　怀山药　山萸肉　赤茯苓　制苍术　薏苡仁(诸痛)

腰痛如折,屡发不瘳。久客鱼盐之地,海滨傍水,湿热乘虚而入。法当补泻兼施。

厚杜仲　破故纸　怀牛膝　川萆薢　五加皮　威灵仙　白菊花　青木香　胡桃肉(诸痛)

王氏医案三编

许兰屿令正,自夏间半产后患感证,虽已治愈,而腰腹左痛时作,多医杂治,其痛日增,食减汛愆,卧床不起。黄某谓诸药无功,惟有肾气汤先固其根本。频服之,痛益剧,且痛作之时则带下如注。黄谓显系真火无权,附、桂复为加重,遂至痛无停晷,呻吟欲绝。陈春湖嘱迎孟英诊之。左关尺弦数无伦,形消舌赤,彻夜无眠,是肾阴大亏,肝阳极炽,营液耗夺,八脉交虚之证也。用龟版、乌鲗、苁蓉、枸杞、归身、楝实、竹茹、白薇、黄柏、丝瓜络、蒲桃干、藕为方。一剂知,数剂已。续加熟地,阿胶,调理月余,经行而愈。

得心集医案

徐伯昆　长途至家，醉饱房劳之后，患腰痛屈曲难行。延医数手，咸谓腰乃肾府，房劳伤肾，惟补剂相宜，进当归、枸杞、杜仲之类，渐次沉困，转侧不能，每日晡心狂意躁，微有潮热，痛楚异常，卧床一月，几成废人。余诊之，知系湿热聚于腰肾，误在用补。妙在有痛，使无痛，则正与邪流，已成废人。此症先因长途扰其筋骨之血，后因醉饱乱其营卫之血，随因房劳耗其百骸之精，内窍空虚，湿热扰乱，血未定静，乘虚而入，聚于腰肾之中。若不推荡恶血，必然攒积坚固，后来斧斤难伐矣。以桃仁承气汤加附子、玄胡、乳香数剂，下恶血数升而愈。

桃仁承气汤仲景

桃仁　大黄　芒硝　甘草　桂枝(诸痛门)

黄绍发　腰屈不伸，右睾丸牵引肿痛，服补血行气之剂，病益日进。余诊脉象弦涩带沉，询其二便。小便长利，不及临桶，大便则数日未通，知为蓄血无疑。处桃仁承气汤，加附子、肉桂、当归、山甲、川楝，下黑粪而愈。(诸痛门)

凌临灵方

老宸兄　劳伤蓄血，阻住腰膂筋络，症起腰，抽掣作痛，交阴分时为甚，皮色不变，眠食欠安，脉弦涩数，治宜疏散。

金毛狗脊　赤白芍　鸡血藤　西秦艽　全当归　川断肉　明乳香七分　麻皮　绵杜仲　粒红花　炒甲片(腰痛)

吴东旸医案

沪城桂泉兄，李观察之少君也。患腰痛，至夜痛不可忍，坐卧难安，脉象弦数，两尺空大，舌苔黄燥，素无痰涎。余初用温肾达木渗湿之方，未能骤止。缘方中有桂枝、附子，似有畏其燥烈之意。改用通经理湿驱风之方，其痛或作或止。后细述因公远出，重受湿邪，偶有房后冒风之事。审脉验症，乃肾寒土湿，风湿留经，因经气阻塞，致有燥火上炎之象。方用阿、归、苓、泽、苡、斛、防己、萆薢、羌、防、桂枝、附子、前胡、川贝、紫菀、麦冬、炙草，两进而愈，法用苓、泽、苡、斛，淡以渗其脾湿也，附子温肾寒而通经；桂枝疏肝木；用阿，归滋养者，因肝木已生风燥也；防己、萆薢驱经中之湿邪；佐羌、防以通太阳寒水之经；前胡和少阳降其上逆之火；川贝、紫菀、麦冬和其肺胃，取其胃阴润下，则肺气自然右降，上飞之火，亦有下行之路矣。

慎五堂治验录

罗少耕，突起腰痛偏左已三日矣，时止时作，左关弦劲而数，纳食动作如常，斯乃肝胆相火内煽。治当苦寒折降之。

龙胆草七分　川楝子二钱　茯神三钱　草梢三分　生首乌五钱　川石斛三钱　瓜蒌皮三钱　淡苁蓉二钱　女贞子一钱半　柏子仁三钱

一帖痛止，依原方加减主之。加生地，去龙胆草。

温氏医案

署忠州刺史李蓉洲，因壁间取物转身，腰即疼痛，自以为闪折，即用七厘散外揉内服，愈见痛不可当。又延外科诊治，用通气和血之剂，以致身为磬折，偻不可伸，延余诊视。审其两尺浮空，乃肾命大亏之象，并非闪折而成，遂用金匮肾气汤，两剂而愈。

冯景堂患腰痛数年，诸药不效，求治于余。细审其脉，系由命门火衰。令买羊腰一对，劈开，用破故纸二钱，研末，和盐少许，置其中，将腰子合拢，用线系紧，外用荷叶包裹数层，用水浸湿，放于柴火灰内煨熟，取出，将药末剖去，乘热饭前食之。渠如法炮制，食两次，即而全愈。渠问此名何法？余曰：此乃以形补形之法也。(腰痛)

张聿青医案

左　肝肾两亏，风与湿袭入经络，肩背腰膂俱痛。再宜络而理湿祛风。

桂枝　秦艽　独活　橘皮络　威灵仙　草薢　薏仁　防风　桑寄生　二妙丸

沈左　由胁痛而致吐下皆血，血去之后，络隧空虚，风阳入络，胸膺腰膂两胁皆痛，时或眩晕。脉象虚弦。宜育阴以熄肝，养营以和络。

阿胶珠二钱　柏子霜三钱　煅龙齿三钱　甘杞子三钱　细生地四钱　杭白芍一钱五分　白归身二钱　炒萸肉一钱五分　云茯苓三钱　厚杜仲三钱

左　疏补兼施，气分尚属和平，而腰膂酸楚，颇觉板胀。肝肾虚而湿走入络。再益肝肾，参以制肝。

上瑶桂四分　厚杜仲三钱　盐水炒菟丝子三钱　甘杞子三钱　血鹿片三分　淮牛膝三钱　盐水炒潼沙苑三钱　云茯苓三钱　土炒东白芍一钱五分　小茴香五分　别直参另煎冲，一钱

二诊　体重腰脊作痛。肝肾空虚，所有湿邪复趋其地。用肾着汤出入。

淡干姜四分，炒　广橘红一钱　生熟甘草各二分　独活一钱　焦白术二钱　云茯苓一两　制半夏一钱五分

右　腰府作痛。脉形沉细。肝肾虚而湿寒乘袭也。

川草薢　黄柏　当归须　赤猪苓　泽泻　川桂枝　独活　延胡索　生米仁

邹左　肝肾不足，闪挫气注，腰府不舒。当益肝肾而和络气。

川桂枝五分　杜仲三钱　炒牛膝三钱　炒丝瓜络一钱五分　川独活一钱　猩绛五分　旋覆花二钱，包　生熟薏仁各二钱　橘红一钱五分　青葱管三茎

某　腰背作痛，右腿股不时麻木。气虚而湿热袭流经络。恐成痿痹。

炙绵芪　木防已　制半夏　广橘红　焦冬术　赤白苓　白僵蚕　桑枝　左秦艽　川草薢　川独活

席左　痛胀退而复甚，腰膂作酸，大便不调。痰湿之闭阻虽开，而肝肾之络暗损。宜舍标治本，而通和奇脉。

干苁蓉二钱　杜仲三钱　盐水炒菟丝子三钱　炒萸肉一钱五分　甘杞子三钱　酒炒白芍一钱五分　川桂枝三分　酒炒当归二钱　柏子霜三钱　橘络叶一钱五分

二诊　通和奇脉，脉症相安，惟腰府仍然作酸，大便涩滞营络不和。前法进退。

干苁蓉三钱　川桂枝四分　柏子霜三钱　盐水炒厚杜仲三钱　酒炒白芍二钱　粉归身二钱　酒炒淮牛膝三钱　川断肉三钱　火麻仁三钱　甘杞子三钱

三诊　脉症相安，腰府作酸。还是络虚气滞。效方扩充。

川桂枝四分　甘杞子三钱　干苁蓉二钱　柏子霜三钱　火麻仁三钱　酒炒当归身二钱　酒炒杭白芍一钱五分　盐水炒菟丝子三钱　炒萸肉一钱五分　盐水炒补骨脂三钱

四诊　腰痛作酸递减，痰带灰黑。肾寒肺热。前法参以化痰。

竹沥半夏一钱五分　酒炒怀牛膝三钱　厚杜仲三钱　菟丝子三钱　广橘红一钱　海蛤粉三钱　川桂枝四分　火麻仁三钱　甘杞子三钱　干苁蓉二钱　炒竹茹一钱

五诊　肝肾空虚，络气不宣。腰酸气阻，痰带灰黑。再益肝肾而宣络气。

厚杜仲三钱　甘杞子三钱　柏子霜三钱　白茯苓三钱　干苁蓉三钱　制香附二钱，打　橘红络各一钱　旋覆花二钱，包　海蛤粉三钱　冬瓜子三钱

六诊　肝肾不足，湿痰有余，时分时开时阻，络隧因而不宣。再调气化痰，以宣络隧。

制香附二钱　炒枳壳一钱　半夏一钱五分　旋覆花一钱五分　橘红络各一钱　海蛤粉三钱　杜仲三钱　越鞠丸三钱，先服(腰痛)

丁左　脉象濡弱，腰府作酸，久而不止，每晨咽喉作痛。夫腰为肾府，少阴之脉循喉咙，参合病情，是肾气虚、肾阴衰、阴阳交亏之象，理宜填补下元。然而淋浊之后，必有湿热，当于补药中仍带流利可耳。

炙生地四钱　元参肉三钱　潼沙苑盐水炒，三钱　金石斛四钱　炒牛膝三钱　川断肉三钱　菟丝子盐水炒，三钱　杜仲三钱　青蛾丸三钱，盐汤先送下(淋浊)

右　脘痛已止，腰背不舒。

旋覆花汤加　橘皮络　郁金　丝瓜络　香附　炒枳壳　白蒺藜　缩砂仁　土炒白芍　川断肉　厚杜仲

二诊　腰背作痛。其为痰湿热入络，确然可见。

制半夏　赤白苓　炒枳实　川萆薢　建泽泻　上广皮　生熟薏仁　水炒竹茹　酒炒桑枝　丝瓜络(肩臂背痛)

梁左　足心烙热，每至睡醒，辄腰府作痛，运动即定，两太阳亦时作痛。皆湿痰内阻，络隧不宣，甲木从而少降。宜化痰宣络。

制半夏二钱　陈胆星六分　制香附二钱　上广皮一钱　茯苓三钱　川萆薢一钱　炒枳壳八分　白僵蚕二钱　丝瓜络二钱，酒炒　清气化痰丸三钱，另服(腿膝痛)

某　尾闾为督脉所过之处，为二阴关键之区。淋浊止涩，湿热内留，遂致尾闾作酸，诸药罔效，日久不瘳，甚至投以参茸，犹未能却病。湿压气坠，少腹似胀似痛，湿胜而脾运不及，大便既溏，而且带泄。及至利气调中，苦温合化，如鼓应桴，诸恙若失。刻当初愈，似须补其真阴，调其督脉，殊不知补阴之药，性多呆滞，若漫行尝试，湿热复壅，所得不偿所失也。兹拟于调中利气，苦温合化之中，参以补而不滞之品。当否正之。

人参须一两五钱，另研和入　云茯苓三两　制半夏三两　川断肉一两五钱　野於术二两五钱　广陈皮一两五钱　炒川黄柏三两　厚杜仲一两五钱　泽泻一两　茅山苍术二两，米泔浸，同芝麻炒，去芝麻　枳实七钱　炒枣仁一两　蜜炒香附一两五钱　炒牛膝一两五钱　广郁金七钱　焦秫米八钱

上为细末，水泛丸如绿豆大，每服三钱，开水送下。(丸方)

江右　肩背作痛，脊强腰折。夫腰为肾之府，背为阳明之府，腰背皆痛，而脉浮弦，良由肾本素亏，风与湿郁，遂致太阳之经气不行。宜于养营和络之中，参以胜湿而宣畅气分。

杭白芍一两，淡吴萸三钱同炒　炒西潞党二两　左秦艽一两　羌活七钱　青防风七钱　野於术一两三钱　蔓荆子五钱　台乌药一两　独活七钱　川断肉二两　白归身二两，酒炒　熟地炭三两　炒杞子二两　川芎七钱　金铃子一两五钱　制首乌三两　制香附一两五钱　藁本七钱

上为细末，水泛为丸，每服三钱。(丸方)

柳宝诒医案

宫　肾俞之下，先作刺痛，继则不能转侧。脉左手弱细，尺部尤甚。此由寒湿留瘀，乘经气之虚，流注于经络之际，正气窒而不行，故不遽成疡证耳。姑与温通法。

桂枝尖　归须　橘络　川断肉　南沙参　片姜黄　丹参　厚杜仲　奎砂仁　桃仁　丝瓜络酒炙　红花　乳香　胡桃肉　木蝴蝶(肢体痛)

马 痛由肾俞而起，牵引脐腹，呼吸不舒，此必有余邪留于肝肾之络。每发必自五更，得阳升之气而外越也。邪伏甚深，内涉于脏。当于培养肝肾之中，参入和络泄邪之品，缓缓调之。

炒当归 潼沙苑 金狗脊酒洗 杜仲酒炒 旋覆花猩绛屑同包 橘络 白芍炒 刺蒺藜 木瓜酒炒 春砂仁 广木香 怀牛膝酒炒 胡桃肉 青葱管(肢体痛)

雪雅堂医案

脾湿下溜，郁遏肝气，晨起腰绕，环跳穴酸痛，小腹郁闷。

甘杞子 杜仲 牛膝 沙苑 续断 桑寄生 独活 於术 香附 青皮

腰痛空坠，牵引小腹窜痛，按之则缓，应以奇经冲任督三经主治，进以辛润温养下焦络脉之虚。

黑当归 鹿角霜 厚杜仲 精羊肉 关沙苑 生鹿角 盐小茴 肉桂心 川杞子

余听鸿医案

邵镜泉，浙江会稽人，在常熟南门开合泰槽坊。始以正坐，有友与之嬉，猝自后压其背，当时无所苦，后数月，咳嗽吐痰，其痰似乎从背脊上行，由肺咳吐而出也。旋腰间络脉如束带，收紧作痛，继则腹中攻痛，已而筋松痛舒，以手按之，不拘腰腹，其气即阻于掌下，而痛更甚，按久则掌下高突，气聚不散，而痛势更甚。伊服七厘散、伤药之后，自此痛势不休，手按于何处，掌下即痛，腰中收束之痛，一日夜十余次，已有年余。后有医进以附、桂、杞子、鹿角、杜仲、党、参等，服二十剂，不热不胀，痛势依然。邀余诊之，述其病情。余曰：气攻腹中，痛后即散者，《难经》云，气之不通，为聚为瘕。瘕者假也，或有或无。聚者气之所聚，或聚或散。久痛则入络，气窜于络，被瘀阻不通则痛。用手按之，掌下高突者，络中气至不能流通，其气聚于掌下，似觉皮肤高突也。手去则气道通而痛平。腰间如束带，收之则痛，松之则舒，此乃久痛伤络，累及奇经带脉之隧道，被气血阻滞，气行至此，不能通达，故脉络俱收紧，引东牵西也。吐出之痰，似乎在背脊、胸胁、肩臂诸经络出者，络虚则津液渗入，多服热药，则煎熬成痰，此经络病也，躯壳病也，气血病也，与中宫脏腑毫不相干。若服热药，反助火为痰，呆滞气血。以余鄙见，当从仲景虫蚁搜剔之法，细审鳖甲煎丸，即知其法，当先服指迷茯苓丸二两，作六天服，先去络中之痰。服后痰咳渐少。后以地鳖虫一个，地龙一条，虻虫一个，蜣螂一个，僵蚕三条，鼠妇六个，六物炙脆为末。以丝瓜络一钱，橘络一钱，络石藤钱半，三味炙炭为末。以别直参一钱，沉香三分，降香三分，檀香三分，木香三分，郁金三分，六味俱用酒磨汁。又以青葱管一尺，韭菜根五钱，二物捣汁。又以红花五分，当归二钱，新绛五分，怀膝尾钱半，四味煎浓汁。用陈酒二两，将各汁和透炖温，冲服前末。服三剂，痛去其半。后以原方加穿山甲钱半同煎，又加黄鳝血二钱冲和服。服四五剂，痛减八九。后以理气和荣通络之剂，调理而愈。(久痛入络)

邵兰荪医案

某 冲任内损，腰疼背掣，脉涩细，头疼心悸，癸涩。宜柔肝、补心、调经。

桑寄生三钱 炒杜仲三钱 煅龙齿三钱 煨天麻八分 白茯神四钱 甘菊钱半 远志肉八分 稆豆衣钱半 炒枣仁三钱 丹参三钱 鸡血藤胶钱半

清煎，四帖。

介按：肝为风木之脏，内寄相火，体阴用阳，其性主升，全赖肾水之涵，血液之养，庶得遂其条达之性。兹以肝肾并亏，血液已虚，因而内风时动，即觉头晕心悸，腰背酸痛，癸

水涩少，此方治法，系是缓肝熄风，滋肾退热之意。(调经)

邵氏医案

气阻经隧，腹痛有瘕，脉两手弦细，脘闷便泻，带注腰疼，宜青娥丸法加减治之。

炒破故纸一钱五分　川楝子一钱五分　炒白芍一钱五分　肉果露八分　炒杜仲三钱　木蝴蝶四分　广木香八分　玫瑰花五朵　乌药二钱　川断三钱　骨碎补三钱

四帖。

曹沧洲医案

右　气营两虚，脏体失养，腰酸耳鸣，火升心荡，少腹结块，三阴无一不亏矣。宜固摄根底，以御病缠。

蜜炙上西芪一两五钱　酸枣仁炒香　炒大生地各四两　杜仲盐水炒，三两　松木茯神四两　炒大熟地四两　煅牡蛎七两，炒　川断三两，盐水炒　制首乌四两　沉香曲四两，绢包　白归身三两　甘杞子一两五钱　春砂末四钱，收膏后入　北沙参二两　大白芍二两　甘菊瓣一两五钱，炒　四制香附一两五钱　鳖甲胶一两，收膏入　清阿胶一两五钱，收膏入　淮山药三两　如法煎膏。(肝脾门)

右　肝气初平，胃不醒，遍体酸，左腰尤酸，易反复，慎之。

资生地二钱，绢包　川石斛四钱　白芍三钱五分　杜仲三钱五分，盐水炒　橘白一钱　石决明一两，盐水煅，先煎　瓜蒌皮四钱，切　沙苑子三钱，盐水炒　宋半夏三钱五分　春砂末四分，冲　灵磁石三钱，生，先煎　绿萼梅一钱，去蒂

右　气顶塞咽，腰左酸软，夜来足肿，脉左大于右，当循序养之。

旋覆花三钱五分，绢包　资生丸三钱，绢包　春砂末四分，冲　煅瓦楞壳粉一两，包　橘白一钱　炒香枣仁三钱五分　川断三钱　杜仲三钱，盐水炒　沙苑子三钱，盐水炒　杜苏子三钱五分，炒　宋半夏三钱五分　代赭石三钱，煅，先煎　生谷芽五钱，绢包(肝脾门)

右　腰背痛，痛及心脘，腹瘕攻逆，脉弦细。治在三阴。

旋覆花三钱五分，绢包　火麻仁泥一两　川断三钱，盐水炒　元明粉三钱五分，后下　煅瓦楞粉一两，绢包　炙鸡金三钱，绢包　沙苑子三钱，盐水炒　陈佛手三钱五分　瓜蒌皮四钱，切　沉香曲三钱，绢包　车前子四钱，炒绢包　枳壳三钱五分，切　炒谷芽五钱，绢包(肝脾门)

右　肝气撑胀，腰背酸，咯痰不利，脉弦。宜标本两治。

全栝楼四钱，切　杜仲二钱，盐水炒　旋覆花三钱五分，包　生熟谷芽各五钱，包　橘白一钱　川断二钱，盐水炒　煅瓦楞粉一两，包　川楝子三钱五分　青盐半夏三钱五分　川石斛四钱　陈佛手三钱五分　路路通三钱(肝脾门)

右　腰痛渐止，夜寐较安，胃口略醒，脉软弦细。宜逐渐培补。

西洋参一钱　橘白一钱　朱茯神五钱　杜仲三钱，盐水炒　细生地三钱　盐半夏三钱五分　炒香枣仁三钱五分　竹茹三钱五分　鳖甲心三钱，水炙　首乌藤三钱　生石决明一两，先煎　生谷芽五钱，包(肝脾门)

林　腰腿酸。脉软，咳嗽气逆，气短，腰腿酸软，积虚已甚，治宜求本。

潞党参三钱五分　归身三钱五分，土炒　橘白一钱　川断三钱，盐水炒　制於术三钱五分　甘草炭五分　盐半夏三钱五分　甜杏仁三钱，去尖　茯苓五钱　款冬花二钱，炙　紫石英四钱，先煎　肚坎脐一条，洗　生谷芽五钱，包(外疡总门科)

蒋　舌光，腰以下恶寒酸痛，腿膝亦无力，二便通调，高年正气真阴两乏，理之不易。

潞党参三钱五分　原金斛四钱　鹿角胶一钱　炒谷芽五钱　九制首乌四钱　茯神四钱　金毛脊三钱　桑枝五钱　淡苁蓉三钱五分　炒枣仁三

钱　川断三钱(拾遗门内外并立)

上池医案

脊膂是督肾脉阳之纲也，腰俞为带脉藏精之府也。皆为奇经八脉，肝肾统摄之处，痛自腰俞，渐归左侧，腰痛脉细，舌红不光不干，痛处微肿，皮毛不变，决非发痈发疽外症。而左寸关带滑，恐痛久气滞，痰阻络痹，气不宣通。久痛必伤血，滋肝育阴，是为求本之治，而温燥刚烈，劫阴而气更伤也。夏火渐旺，炎炎之势，服药须柔润为主，佐以通络舒经，庶不伤阴而劫液。

熟地　巴戟天　蒺藜　萆薢　归身小茴香拌炒　杜仲　紫衣核桃肉

鲁峰医案

祛寒利湿汤，此余公治予腰痛之方也。予忽作腰痛，初而坐立行走觉痛，后至寝卧俯仰俱痛，脊骨似折，不能转侧，痛苦之至，屡服杜仲、牛膝属治腰痛之剂，毫无见效，遂延余公诊视。脉上见肾湿之候，问予因何致肾受湿，予方悟近日过饮绍兴酒之故，因立此汤，服头煎夜间痛少瘥，服二剂而愈。

祛寒利湿汤方：

附子一钱，炮　苍术二钱，泔浸　羌活二钱　荜澄茄一钱五分　茯苓二钱　泽泻二钱　当归二钱，酒洗　杜仲二钱，姜炒　牛膝二钱，酒蒸　防已一钱五分

引加生姜一大片，猪腰子一个，煎出，微冷服。

疏风胜湿汤，此予治一霍姓腰痛之方也。初伊冬令从外省来京，一路触冒风寒，劳顿过饮，偶作腰痛似折，不能俯仰，延予诊视，遂立此汤，服一剂痛少减，四剂而愈。

疏风胜湿汤方：

羌活二钱　防风一钱五分　秦艽一钱五分　苍术二钱，泔浸　杜仲二钱，姜炒　续断二钱，酒浸　牛膝二钱，酒蒸　茯苓二钱　泽泻二钱　青皮一钱五分　甘草一钱五分　当归二钱，酒浸

引加生姜一大片，煎服。

加味潜行汤，此予治一阁学腰痛之方也。阁学偶患腰痛，服祛湿定痛之剂而痛益剧，下连及胯，动履维艰，延予诊视。脉见左关沉实，两尺浮数，遂疏是汤，服一剂而痛微止，后加减服数剂而全愈。

加味潜行汤方：

黄柏一钱，盐水炒　知母一钱，盐水炒　元参二钱，盐水炒　茯苓二钱　泽泻一钱五分　羚羊角二钱，镑　青皮一钱五分　木瓜二钱　续断三钱，酒浸　牛膝二钱，酒蒸

不加引煎服

壮水理腰汤，此予治二奶公腰痛牵引睾丸掣痛之方也。初伊腰痛，自述着寒而起，医家便用胡芦巴、干姜之属热剂，服未尽剂，而痛益增，并牵引睾丸外肾制痛，不能动移，予往视之，哀号不绝，仍告以痛因着寒而起，盖以夜间有房事耳。诊视其脉，两寸微闭，左关洪而有力，两尺俱沉数而动。予思寸闭者，乃痛甚而气阻也；肝脉洪而有力而腰痛，主肝经邪火击搏也；两尺沉数者，为肾间有积热。动脉主痛，一无寒象，遂放胆用此壮水滋肾之剂，服头煎痛止，尽剂能行，又一剂前症悉除而愈。

壮水理腰汤方：

熟地三钱　黄柏一钱，盐水炒　丹皮二钱　茯苓二钱　泽泻二钱　当归二钱，酒洗　白芍二钱，微炒　乌药一钱五分　青皮一钱五分　续断二钱，酒浸　牛膝二钱，酒蒸　川楝子一钱，酒蒸

引加猪腰子一块，煎服。

也是山人医案

章(五四)　五旬余年，阳气馁乏，交寒露节，为暴寒郁折生阳，所以暑年腰痛，每至深秋屡发，此属劳伤挟湿所致，劳最能损阳气。

《经》言：劳者温之。

川桂枝八分　厚杜仲二钱　茯苓一钱　晚蚕砂二钱　淮牛膝二钱　萆薢　苡仁一钱

胡(四六)　两尺脉独小，腰溶溶而痛，形寒，面乏华泽。腰者肾之府，此属少阴久虚之象，理宜温养。

鹿角霜三钱　淡苁蓉二钱　茯苓三钱　当归一钱五分　补骨脂二钱　紫衣胡桃肉五钱　炒白芍一钱五分　炒小茴四分(腰痛)

重古三何医案

营虚之体，经天寒，腰疼骨节酸楚更甚，脉细弱无力。当从温养。

党参　焦冬术　归身　萸肉　枸杞　牛膝　木香　煅牡蛎　白芍　炒青皮　鹿角霜　甘草　胡桃　煨姜

劳倦腰疼足楚，脉细不应指，恐易延痿候。

党参　枸杞　酒炒白芍　焦冬术　炒牛膝　煅龙骨　杜仲　鹿角霜　酒炒归身　炙甘草　陈皮　茯苓　木香　川桂木

阮氏医案

蔡　腰肾两旁，以及脐腹左右，夜间痛不楚不堪，迄至天明稍安。此系老年精血亏耗，内风扰动致病，当从养血熄风，补益肝肾主治。

西当归三钱　川万断三钱　炒杜仲三钱　补骨脂三钱　川萆薢钱半　石决明四钱　红枣杞二钱　淡苁蓉二钱　制香附钱半　青盐皮一钱

复诊：

石决明六钱　川萆薢钱半　红枣杞钱半　粉赤芍钱半　全当归三钱　制香附钱半　淡苁蓉钱半　青盐皮八分　川万断钱半　补骨脂钱半

脚气案

扁鹊心书

一人患脚气，两胻连腰，日夜痛不可忍，为灸涌泉穴五十壮，服金液丹五日全愈。(此证有似痛痹)

一女人患脚气，忽手足遍身拘挛疼痛，六脉沉大，乃胃气盛也，服宣风丸三十粒，泄去而愈。(此证须细审的确，方可用)(脚气)

卫生宝鉴

中书黏合公，年四旬有余，躯干魁梧。丙辰春，从征至扬州北之东武隅，脚气忽作，遍身肢体微肿，其痛手不能近，足胫尤甚，履不任穿，跣以骑马，控两镫而以竹器盛之，以困急来告。予思《内经》有云：饮发于中，胕肿于上。又云：诸痛为实。血实者宜决之，以三棱针数刺其肿上，血突出高二尺余，渐渐如线流于地，约半升许，其色紫黑。顷时肿消痛减，以当归拈痛汤重一两半服之，是夜得睡，明日再服而愈。《本草十剂》云：宣可去壅，通可去滞。《内经》云：湿淫于内，治以苦温。羌活苦辛，透关节而胜湿。防风甘辛，温，散经络中留湿，故以为主。水性润下，升麻、葛根苦辛平，味之薄者阴中之阳，引而上行以苦发之也。白术苦甘温，和中胜湿，苍术体轻浮，气力雄壮，能去皮肤腠理间湿，故以为臣。夫血壅而不流则痛，当归身辛温以散之，使血气各有所归。人参甘草甘温，补脾胃，养正气，使苦剂不能伤胃。仲景云：湿热相合，肢节烦疼。苦参、黄芩、知母、茵陈苦寒，乃苦以泄之者也。凡酒制炒以为因用,治湿不利小便,非其治也。猪苓甘温平,泽泻咸平,淡以渗之,又能导其留饮,故以为佐。气味相合,上下分消其湿,使壅滞之气得宣通也。

当归拈痛汤:治湿热为病,肢体烦疼,肩背沉重,胸膈不利,下疰于胫,肿痛不可忍。

甘草炙 茵陈蒿酒炒 酒黄芩 羌活各半两 防风 知母酒洗 猪苓去皮 泽泻 当归身各三钱 苦参酒洗 升麻 黄芩炒 人参 葛根 苍术各二钱 白术一钱半

上㕮咀,每服一两,水二盏半,先以水拌湿,候少时煎至一盏,去渣,温服,食前。待少时,美膳压之。(卷二十)

外科发挥

一妇人患脚气,或时腿筋挛,腹作痛,诸药不应,渐危笃。诸书云:八味丸治足少阴,脚气入腹,疼痛,上气喘促欲死。遂投一服顿退,又服而愈。肾经虚寒之人,多有此患,乃肾乘心,水克火,死不旋踵,宜急服。(臀痈)

一男子素有脚气,胁下作痛,发热头晕,呕吐,腿痹不仁,服消毒护心等药,不应。左关脉紧,右关脉弦。此亦脚气也,以半夏左经汤,治之而愈。(臀痈)

一老人筋挛骨痛,两腿无力,不能步履,以《局方》换腿丸治之。一妇人筋挛痹纵,两腿无力,不能步履。以《三因》胜骏丸治之,并愈。河间云:脚气由肾虚而生。然妇人亦有病脚气者,乃因血海虚而七情所感,遂成斯疾。今妇人病此亦众,则知妇人以血海虚而得之,与男子肾虚类也。男女用药固无异,更当兼治七情,无不效也。(臀痈)

校注妇人良方

一产妇患前症(脚气),或用独活寄生汤而痊。后复作,服之其汗如水,更加口噤吐痰。余用十全大补汤,培养血气,渐愈。后饮食日少,肌体日瘦,吐痰如涌,此命门火衰,脾土虚寒,用八味丸及加味归脾汤,诸症渐退,肌肉渐生。(产后脚气方论第十三)

名医类案

王蘧守会稽,童贯时方用事,贯苦脚气,或云杨梅仁可疗是疾。蘧裒五十石献之,后擢待制。《挥麈录》(脚气)

董守约苦脚气攻注,或教之捶数螺,敷两股上,便觉冷气趋下至足,逾时而安。寒凉法。《类编》

唐柳柳州纂救三死方:元和仲春,得干脚气脚气有干、湿之分,夜半痞绝,左胁有块大如石,且死。因大寒,不知人三日,家人号哭。荥阳郑洵美传杉木汤,服半食顷,大下三次,气通块散。用杉木节一大升,橘叶一升,无叶以皮代,大腹槟榔七个,合而碎之,童便三大升共煮一升半,分二服。若一服得快利,停后服。此乃死病,会有教者,乃得不死。《本事方》(脚气)

蔡元长知开封,正据案治事,忽如有虫自足心行至腰间,即坠笔晕绝,久之方苏。掾属云:此病非俞山人不能疗。趋使召之。俞曰:此真脚气也,法当灸风市风市在奇腧,经络在膝上七寸外侧两筋间。为灸一壮。蔡晏然①复常。明日病如初,再召俞。曰:除病根,非千艾不可。从其言,灸五百壮,自此遂愈。(脚气)

顾安中,广德军人,久患脚气,筋急腿肿,行履不得。因至湖州,附船,船中有一袋物,为腿酸痛,遂将腿阁袋上,微觉不痛,及筋宽而不急。乃问艄人袋中何物,应曰宣木瓜。自此脚气顿愈。《名医录》

《衍义》治一人嗜酒,后患脚气,甚危。乃

① 晏然:安宁貌。

以巴戟半两,糯米同炒,米微转色,去米,大黄一两锉炒,同为末,炼蜜为丸,温水送下五七十丸,仍禁酒,遂愈。温利法。

东垣治一朝贵,年近四十,身体充肥,脚气始发,头面浑身肢节微肿,皆赤色,足胫赤肿,痛不可忍,手近皮肤,其痛转甚,起而复卧,卧而复起,日夕苦楚。春间,李为治之。其人以北土高寒,故多饮酒,积久伤脾,不能运化,饮食下流之所致。投以当归拈痛汤一两二钱,其痛减半,再服肿悉除,只有右手指末微赤肿。以三棱针刺指爪甲端,多出黑血,赤肿全去。数日后因饮食湿面,肢体觉痛,再以枳实五分,大黄酒煨三钱,当归身一钱,羌活钱半,名曰枳实大黄汤,只作一服,水二盏煎一盏,温服,空心食前,利下两行,痛止。夫脚气,水湿之为也。面滋其湿,血壅而不行,故肢节烦痛。《经》云风能胜湿,羌活辛温,透关节去湿,故以为主;血留而不行则痛,当归之辛温散壅止痛,枳实之苦寒治痞消食,故以为臣;大黄苦寒,以导面之湿热,并治诸老血留结,取其峻快,故以为使也。下汗法。

丹溪治一妇足肿,用生地黄、黄柏、苍术二妙可法、南星、红花、牛膝、龙胆草、川芎治之。清法。

一人两足酸重,不任行动,发则肿痛。一日,在不发中,诊脉,三部皆大搏手,如葱管无力,身半以上肥盛。盖其膏粱妾御,嗜欲无穷,精血不足,湿热太盛。因用益精血于其下,清湿热于其上,二方与之。谁谓丹溪法无补于世哉?或言脚气无补法,故不肯服。三月后痛作,一医用南方法治汗,不效,一医用北法治之下,即死于溺器上。吁!业岐黄者,虚实之辨,盖可以忽乎哉?补法。

项彦章治一人,足病,发则两足如柱,溃黄水,逾月乃已,已辄发。六脉沉缓,脚气不得疑。脉之沉缓为虚寒。沉为里有湿,缓为厥为风,此风湿毒,俗名湿脚气是也。神芎丸竭之,继用舟车神佑丸,下浊水数十出而愈下法。

一妇脚底如锥刺痛,或跗肿,足腕亦痛而肿,大便泄滑里急。此血少,又下焦血分受湿气为病。健步丸主之,以生地一两半,归尾、白芍、陈皮、苍术各一两,牛膝、茱萸、条芩各半两,大腹子三钱,桂枝二钱,为丸,每服百丸,以白术、通草煎汤,食前下之。温法。琇按:此丹溪案。大腹子原刻误大附子。

戴人治一人,病腰脚大不伸,伛偻蹩躄而行,已数年矣。服药无功,止药却愈。因秋暮涉水,病夏作,医用四斤丸。其父求治于戴。戴曰:近日服何药?曰:四斤丸。曰:目昏赤未?其父惊曰:目正暴发。戴曰:宜速来,否则失明矣。既来,目肿无所见。戴人先令涌之,药下,忽走三十行,两目顿明,再涌泄,能认字。调一月,令服当归丸,健步而归。吐法。

子和治息帅腰股沉痛,行步坐马皆不便。或作脚气寒湿治之,或作虚损治之,乌、附、乳、没活血壮筋骨之药,无不用之,至两月余,目赤上热,大小便俱涩,腰股之病如故。诊其两手脉皆沉迟。若据《脉经》则沉迟为寒,今以凉泻而愈,故脉必当合症而断。沉者在里也,宜泻之。以舟车丸、浚川散各一服,去积水二十余行。至早晨,咽白粥一二顿与之,即能矍铄矣。下法。(脚气)

毗陵有马姓鬻酒为业者,患肾脏风,忽一足发肿如瓠,自腰以下钜细通为一律,痛不可忍,欲转侧,两人扶方可动。或者欲以铍刀决之。张曰:未可。此肾脏风攻注脚膝也。乃以连珠甘遂一两,木鳖子二个,一雄一雌,为末,豮猪腰子二个,批开,药末一钱糁匀,湿纸裹数重,慢火煨熟,放温,煨肾散加木鳖。五更初细嚼,米饮下。积水多则利多,少则少也。宜软饭将息。若病患一脚,切看左右,如左脚用左边腰子,右脚用右边腰子,药末只一钱。辰巳间下脓如水晶者数升,即时痛止,一月后尚挂拐而行,再以赤乌散令涂帖其膝方愈。十年相见,行步自若。

商州有人重病，足不履地者数十年。良医殚技，莫能治，所亲置之道傍以求救者。遇一新罗僧，见之，谓曰：此疾一药可救，但不知此土有否？因为之人山采取，乃威灵仙也灵仙能通行十二经。使服之，数日能步履。其后山人遂传其事。《海上方》著其法云：采之，阴干余月，捣末，酒和服二钱匕，利，空心服之。如人本性杀药，可加及六七钱匕，利过两行则减之，病除乃停服。其性甚善，不触诸药，但恶茶及面汤。以甘草、栀子代饮可也。

罗治中书粘合公，年四旬，体干魁梧，春间从征至扬州，偶脚气忽作，遍身肢体微肿，其痛手不能近，足胫尤甚，履不任穿，跣以骑马，控两蹬，而以竹器盛之，困急。东垣曰：《内经》有云：饮发于中，跗肿于上。妙理。又云：诸痛为实，血实者宜决之。以三棱针数刺其肿上，血突出高二尺余，渐渐如线流于地，约半升许，其色紫黑，顷时肿消痛减。以当归拈痛汤一两半服之，夜得睡，明日再服而愈。针法。

孙少府治韩彦正，暴得疾，手足不举。诸医皆以为风，针手足，亦不去痛。孙曰：此脚气也。用槟榔末三钱，生姜三片，干紫苏叶七片，陈皮三钱，水一大盏，煎七分，热服，数服而愈。清。

江应宿治一婢，春初患脚气，腰脚赤肿，坟起疼痛，难于步履。予曰：此因饮食伤脾，不能运化，湿热下注之所致也。利水行湿，消导食滞。用平胃散加茯苓、泽泻、薏苡、木瓜、山楂、麦芽、神曲，二剂腰脚消而能步，再以木通白术汤送保和丸而愈。

予友人余近峰贾秣陵，年五十余，患脚痛，卧不能起年余，胫与腿肉俱消。邑医徐古塘昔患痹疾治愈，求其成方。初用当归拈痛汤，二服效，次用十全大补汤加枸杞子、防已、牛膝、萆薢，朝用六味地黄丸加虎胫骨、牛膝、川萆薢、鹿角胶，服三年，矍铄如初。徐书云：久久服之，自获大益，幸勿责效于旦夕。信然。（脚气）

一士人得脚弱病，方书罗列，积药如山，疾益甚。张杲曰：汝当尽屏去，但用杉木为桶濯足。又令排樟脑于两股间，以脚绷系定，月余而安，健如初。南方多此疾，不可不知。《循斋闲览》

孙琳治一少年，娶妻不久，得软脚病，疼特甚。医以为脚气。孙闻之，曰：吾不必诊视。但用杜仲一味，寸断片析，每一两用半酒半水合一大盏煮六分，频服之，三日能行，又三日而愈。孙曰：第宅寝处高明，衣履燥洁，无受湿之理，乃新婚纵欲致然。杜仲专治腰膝，以酒行之，则奏效易矣。（脚弱）

素圃医案

程毓松兄令眷，年近三十，素贪凉食，冷寒注下部，致成寒湿脚气，夏触风凉，其疾即发。脚气之恶，从未经见，往岁轻举他医所治。壬午年夏月，脚气上冲，头疼身痛，呕吐不纳药，阴躁不能卧，令人扶挽而走，彻夜达旦，如犯之状，脉细疾而硬。煎剂不能咽，此阴甚格阳，格拒不入，作伏暑夹阴治法。先以来复丹碾碎，汤调服下，以通其格拒，服后方能纳药。再用六物附子汤，以治阴寒脚气，附子、干姜、肉桂、防己、苍术、茯苓、半夏，驱逐逆上之阴寒。四五剂后，脚气方下归于两足，而烦躁呕逆渐除，能进米饮。七八日足始热而痛愈。（女病治效）

同道周兄令媳，值阿翁作古之后，怀孕三月，患脚气，两足肿痛，用药敷之，已不合治法。母家见痛甚，又用炒热麦麸，频熨不息，脚果不痛。而申酉时即跳跃如狂，谵言乱走，天明至日中皆安。如是三日，不识何病，因以相招。脉弦长而数。余告曰：此脚气冲心，故语言谬妄。幸两寸脉未变，脉长而数，尚在阳明。此因火迫上逆，须用肉桂，引其下行，使脚仍痛方妙。彼因有孕，不肯用桂。余谕之曰:狂跳不息,胎亦不安,去病即所以安胎。《经》曰:有故无殒。用桂无害也。竟用肉桂五分,余皆三阳经治脚气药,二制即两足复痛,人事清楚,不狂妄矣。后彼家自治而愈。(女病治效)

东皋草堂医案

一人素有劳伤,一日负重远行,归途遇雨,身发热而恶寒,如伤寒状,脉迟涩,余询其两足肿痛否?病者曰:然。余曰:此脚气类伤寒也。用五积散一剂而愈。麻黄八分、肉桂四分、苍术一钱、白芷五钱、厚朴八分、陈皮六分、枳壳五分、川芎五分、甘草五分、当归五分、白芍五分、干姜五分、半夏一钱、生姜三片、葱白二根。

一人肾经素虚,冬月涉水,寒湿流注足少阴,恶寒发热,腹胀喘急,两足肿痛,昏瞶欲寐,误认痈肿,委托疡医,渐至入腹冲心。余曰:此脚气也。肾乘心,水克火,祸不旋踵矣。急以黄柏、附子等分为末,津调作饼,贴涌泉穴上,艾火灸之,引其热下行。内用麻黄附子细辛汤加干姜、桂心、泽泻、五味、白茯苓、白术、炙草等分,姜枣为引,水煎冷服而愈。此方一名附子左经汤。

一徽贾脚气,有触即发,因其多湿热,为定防己饮治之,十减七八:防己、黄柏、槟榔、生地、甘草、苍术、木通、犀角、白术、川芎(脚气)

(评选)静香楼医案

厥阴之邪,逆攻阳明,始为肿痛,继而腹疼,胸满呕吐。此属脚气冲心,非小恙也。拟《外台》法治之。

犀角　槟榔　茯苓　枳实　杏仁　橘红　半夏　木通　木瓜

再诊:半夏　木瓜　广皮　芦根　枳实　茯苓　竹茹　枇杷叶

诒按:脚气一证,前人归入类伤寒中,必憎寒壮热,病与伤寒相似,甚则有冲心之患,故谓之重证。《外台》有大犀角汤及风引汤,后人有鸡鸣散等方,均为专治脚气之重剂。乃今时所谓脚气者,则以脚膝酸软而肿者,谓之湿脚气,不肿者,谓之干脚气,专用防己、木瓜、牛膝、薏米等风湿之药治之。与前人所称者,大相径庭。学者不可不辨。(脚气门)

临证指南医案

倪妪　湿热脚气,上攻心胸,脘中满胀,呕逆,乃湿上甚为热化,与苦辛先平在上之满胀,用泻心法。湿热脚

川连　黄芩　枳实　半夏　姜汁　杏仁(肿胀)

续名医类案

苏颂曰:火气脚气,最为急症。有人患此,以袋盛赤小豆,朝夕践踏辗转之,久久遂愈。(《本草纲目》:今人多误为相思子,其实即食豆赤黯而紧小者耳。其红大者不入药。)(卷十九·脚气)

吴孚先治褚仁甫,病足肿,虚弱无力,颇能食。医与二妙散加米仁、木瓜、牛膝、防风之类,愈服愈急。此脾虚湿热下陷,法当补脾升举,误用下行之剂,故愈下陷也。凡诊是症,须审右寸不数,并能食否?如数又不能食,则是痿症,宜清肺热,不可不知。(即痿不可作痹治是也。)

张路玉治褚廷嘉,患脚气痼疾,恒服肾气丸不彻。六七年来宿患,恳除之,乃汇取术附、桂附、芪附、参附等法,兼采八风散中菊花,鳖甲汤中鳖甲、贝齿、羚羊、犀角,风引汤中独活、防己,竹沥汤中姜汁、竹沥为丸,共襄祛风逐湿之功,服后必蒸蒸汗出,不终剂而数年之症顿愈。

沈汝楫子,夏月两膝胫至脚痛极,僵挺不能屈者十余日,或用敷治之法不效。其脉软大而数,令拭去敷药,与当归拈痛汤二剂,汗

出而愈。(卷十九·脚气)

张三锡治一人,素有脚气,每发则引腰痛,不可俯仰。其人雄饮,明是湿热,脉濡而数,投拈痛汤,八帖渐减。遂以捉虎丹酒下二丸,空心服。凡三服,腿腕出黑汗,不再发。

陈三农治一人,热从脚气入腹,视其形体实,作湿郁热成之疾治之,以潜行散加牛膝、防己,丸服之而即愈。(卷十九·脚气)

王执中旧有脚气疾,遇春则足稍肿,夏中尤甚,至冬渐消。偶夏间依《素问注》所说,三里穴之所在,以温针微刺之,翌日肿消,其神效有如此者。缪刺且尔,况于灸乎?有此疾者,不可不知。(《千金》谓脚气宜针、灸、药三者并用。史载之谓不许其灸。《指迷方》云:若觉闷热,不得灸之。)(卷十九·脚气)

有人旧患脚弱,且瘦削,后灸三里、绝骨,而脚如故。益知黄君针灸图所谓绝骨治脚疾神效,信然也。同官以脚肿灸承山一穴,疮即干,一穴数月不愈,不晓所谓,亦将摄失宜耶?是未可知也。

王执中母氏常久病,夏中脚忽肿,旧传夏不理足,不敢着艾。谩以针置火中令热,于三里穴刺之微见血,凡数次其肿如去。执中素患脚痛肿,见此奇效,亦以火针刺之,翌日肿亦消,后常灸。凡治此当先三里,而后之阳跷等穴也。(卷十九·脚气)

一人筋动于足大趾,渐渐上来至大腿,近腰结了。奉养且厚,因酒食作此,是热伤血。四物汤加酒黄芩、红花、苍术、南星愈。(宜是丹溪。)

忠州太守陈逢厚传云:渠前知坊州回署中取凉食瓜,至秋忽然右腰腿疼,连及膝胫,曲折不能适,经月右脚艰于举动,凡治腰脚药服之无效。儿子云安刊曹偶在商然助教处,得养肾散方服之,才一服,移刻举身麻痹,不数刻间,脚遂屈伸,再一服即康宁。又坊州监酒某,年几四十,虚损,两脚不能行步,试与此药,初进二钱,大腿麻木,遂能起立。再服二钱,大小趾拇皆麻,迤逦可能行,三服驰走如旧。太室居士得此方,干道己丑岁在鄂州都幕府曰:宋判院审言久病,脚膝缓弱,不能行步。传之数日来谢,此疾经年,无药不服,得方次日即合,二服见效,五服良愈,今有力能拜起矣。后数日又云:因浴遍身去薄皮如糊,肌骨遂莹,其效如神。其方用全蝎半两,天麻三钱,苍术一两去黑皮,草乌头二钱去皮、脚,生用,黑附子二钱炮,去皮脐,上为细末,拌匀。如肾气,豆淋酒调一大钱,豆用黑大豆,能除去脚筋骨疼痛,其效如神。药气所至,麻痹少时,须臾疾随药气顿愈。

金山长老于张显学甘露寺斋会上说此方,渠旧患脚气,曾于天台一僧处传方,用木瓜、蒸艾,服之渐安。从来往金山,日日登陟,脚更轻快。又一堂众处得此方,合服颇觉轻健胜前。方云:破故纸炒;舶上茴香酒浸一宿,炒;胡芦巴炒;牛膝酒浸一宿;肉苁蓉酒浸一宿;川续断拣净生用;杜仲去粗皮,姜汁制一昼夜,炒令丝断黄色用,各四两,同为细末。上用艾四两,去枝梗称,以大木瓜四个,切作合子,去尽瓤,以艾实之,用麻线扎定,蒸三次,烂研,和药为丸如梧桐子大。每服五七十丸,温酒盐汤食后服。

申屠府判传,脚气流注,四肢手指肿痛,不可屈伸,四物汤去地黄,加附子,入姜煎服如常法,遇疾作时,服之必愈。(卷十九·脚气)

扫叶庄一瓢老人医案

风温变热,烁筋灼骨,足筋肿痛而热,二便不通,夜躁不眠,邪已入厥阴,多惊骇面青,经水不应期而来,为脚气之症。

汉防己　川黄柏　川萆薢　晚蚕沙　海金沙　川通草五钱,煎汤代水　鲜生地　阿胶　五味　牡蛎　麦冬　白芍　女贞(夏暑湿热)

赤厓医案

苏在年兄乃室，患脚气，服药月余弥甚，遂体厥暴死，声息俱无，已彻去帐被，供香焚镪①，因心头微温，故未收耳。友人强予诊之。予曰：尸卧二日，而尺中仍不绝如丝，此一线生机，恐其人不当死也。用半夏、附子、人参、姜汁，徐徐灌入咽中，久乃能咽，两时许气息微出，至夜半而苏。次日六脉微续，补养半月而起。予按今人之病，虚者六七，脚气谓无补法，而攻击太峻，往往病未去而气血已败，卒然生变者，多矣。此皆拘守套方，唯知邪实，不别强弱新久，不察形气色泽，不审三部九候，命期已促，医不能明，可谓忽于治诊之要者也。《内经》有毒无毒，病不尽云，大积大聚，衰其大半，可不慎欤？

黄澹翁医案

毕凫洲，湿热下注，脚气。

木瓜　牛膝　当归　苍术　白术　苡仁　葳蕤　防己　茯神　萆薢　杨梅核内仁

酒方

松叶　玉竹　苍术　归尾　松节　苡仁　五加皮　海桐皮　忍冬花

如服此药后，间或小发作痛，则用蓖麻子仁(去壳)一钱，苏合香油末一钱，同捣匀，贴足心，其痛自止，往后不发则已。若再发，则用后方除根。脚气发，必痛肿，用羊角烧灰存性，研细末，好酒调稀，敷痛处肿处，暖卧取汗，永不再发。(卷一)

锦芳太史医案求真初编

治福建与化府莆田县平海姓李名某某脚气案八十五

脚气不尽风寒与湿袭于筋骨，亦有内火发动，外挟风邪所郁，见为脚气之症。岁乾隆已酉，余因公务游于广信车盘，路通福建莆田往来，时有莆田平海姓李字某某者，身患脚气苦痛等症。余初亦谓此多由于风寒及湿内袭，乃进而问其痛是否喜按惧按？答曰：痛不可以着手。又进而问痛处是否烧热，答曰：烧热之极。并云：阴囊燥裂，痒不可当。于是就脉细察，但见左手三部弦数之极，右亦如是稍逊。问其饮食如故，但腹不时悬饥，夜则烦躁不宁，二便不甚疏通。余曰：此种脚气，非尽外成，实由内生，切不可用辛燥追风逐湿之药，应先大泻肝胆，而脚之痛自定，当用泻青汤，取其内有胆草等药以泻厥阴之火，防风以除外受之风，庄黄等味以除肠胃内闭之热。是药仅服一剂而痛减，再服一剂便通而病除，随用六味地黄滋补其阴，使其火不复生为患。此与雷作楫脚气大不相同，故其所治之药，亦与所治雷作楫脚气之药大不相类也。

燥热脚气，若不泻火清热，滋阴润燥，何以救焚？此正有病病当之谓。晁雯。

治福建汀州府宁化县雷作楫脚气案八十六

雷作楫，即福建汀州府宁化县雷峰之子也。雷作楫在于余地长画不休，渠常患有脚疾，每唤余诊，余知其人脏体纯阴，兼又嗜酒，以致少阴真火藉酒上游，而下脚底鲜有火护，故脚一遇寒袭，而即不能点地。岁乾隆甲申仲春，渠因脚筋掣痛，有云宜服老贯草即愈，渠服而脚痛不能动，招余就诊。其脚冷而不温，却又内痛异常，要用热手紧按方定，饮食半粒不入，而且时吐冷涎。余唤取用姜汁半夏，重加附、桂、仙茅、乳香、没药、杜仲、续断等药，连日大剂煎服而活。或有谓余用药治脚，胡不进用桂枝、加皮、寄生、独活、细辛之药？余曰：此脚原是命门火衰之极，并非大风内袭留而不去，以致入于筋骨关节之必进用至辛至热，以为追赶而风始除。兹惟取其补

① 镪(qiǎng 抢)：钱串，引申为成串的钱。后多指银子或银锭。

火温土之味，使其饮食渐进，以为生气生血之本，则脚自可以愈。更有谓余此是内疾，胡不进用怀地、茸、归以温血？余曰：此属火衰，何以进用地黄以滋水，使火愈衰而脾愈湿。况今市肆止有鹿茸，而鹿茸又是补阴，并非补火，当归又多滑肠滞脾，皆非此病正药。惟取附子专一补火，姜、半专一温中，火足中温，脚自安养，而无苦痛之患。若使专作风治不救。

寒湿脚气，不急补火疏土，则饮食曷进，而精气曷克下输于肾。观此始知脾胃实为人生养命之本，不可不知。晁雯。

治族兄太学步丹长文郎字纬呈脚气案八十八

步丹文郎，在昔幼时，素属火体，病因秋时字希远者，于无病进服肥儿丸，内有白术固脾收涩之药，是已与儿脏体之病大不相符，故于秋燥之时，即患火热之症。余初望儿颜色，见其一种火象勃勃外显，势莫能扑，再诊左手肝脉强数短小，而且眼目照耀，迥异寻常，余用泻青汤投服数剂而愈。越月又见脚不可移，医者望门妄断云：脚应服茸、桂方是。余思火体患脚，乌可进用茸、桂以致热益增剧。更诊两尺之脉，浮而且濡，又不敢用苦寒，以致有伤脾胃。惟用杜仲、续断、加皮、米仁、牛膝、车前、防风、萆薢、独活、寄生等药，嘱其日服二剂以为调治。时有医士、药铺，交称此病应用好桂。余曰：此是卖桂牟利之辈，可勿用之。曾计是药用有百余剂而愈。须知以药治脚，仍看脏体以为分别，不可云脚应补而竟漫无区别于其中也。

平脏感受风湿脚气，无甚紧要，不必进用偏剂，以致滋病。血侄绍音。

簳山草堂医案

脾土受湿，足膝麻肿。以五苓散主之。

川桂枝　秦艽肉　宣木瓜　赤苓　泽泻　苡仁　生於术　汉防己　新会皮　猪苓　冬瓜皮

伤于湿者，下先受之。童年脚气，以利湿为主。

川桂枝　尖槟榔　宣木瓜　生苡仁　广藿香　焦茅术　汉防己　炒怀膝　五加皮　新会皮

脚气复发，脉形滑数不静。宜燥土利湿。

川桂枝　尖槟榔　粉萆薢　广藿　宣木瓜　钩藤　焦茅术　秦艽肉　忍冬藤　陈皮　五加皮　桑枝

气亏湿胜，足肿发麻，此脚气之候也。防上升喘急。

川桂枝　焦茅术　半夏　生苡仁　带皮苓　怀膝　制附子　生於术　陈皮　秦艽肉　汉防己

脚气兼音哑，六脉弦躁不静。此因肺金气亏，不能发声，又不能清肃下降。深恐湿气上升，险证也。拟代赭、旋覆合猪苓汤法。

西党参　代赭石　炒阿胶　苡仁　猪苓　陈皮　旋覆花　桑白皮　炒牛膝　赤苓　泽泻　冬瓜子

复诊：声音稍清；足肿颇甚，步履维艰；六脉浮滑不静；梦泄时发。从阴中之阳调治。

制附子　鹿角霜　熟地沉香拌　黄柏　带皮苓　苡仁　炙龟版　制於术　知母咸水炒　天冬　冬瓜皮　木瓜　杜仲

二复：

病势少减，脉息减去二至，惟尺部未藏，真水未充也，宜乎补纳。金匮肾气丸合虎潜丸每朝四钱。

三复：

声音不清；足肿已退，步履少便，略觉酸麻；脉右寸弦滑搏大，左寸关稍逊于右，惟左尺无力而已。

附子　於术　知母　玉竹　苡仁　杜仲　桑枝　龟版　熟地　川柏　天冬　山药　归身

劳伤脚气，上攻咳喘，而痰不利，兼之胁

肋胀楚。险症也。

覆花　苏子　苡仁　加皮　带皮苓　橘红　半夏　杏仁　怀膝　防己　冬瓜子

初起足肿囊胀，渐至上升，气喘肋楚；脉浮数，非浅恙也。姑与降气定喘法。

覆花　橘红　桑白皮　杏仁　五加皮　瓜蒌皮　半夏　苏子　款冬花　白前　带皮苓(脚气)

杏轩医案

吴秀森翁干脚气

秀翁年将五十，体虚多劳，初病足痹，医治数月不效。诊脉虚濡无力，视其腓肉枯瘪，膝盖肿大。谓曰：此干脚气也，又名鹤膝风。病由肝肾下亏，邪乘虚伏。医者不知，温补托邪，泛从标治，转致血气耗伤，无性命之虞，有终身之患。治仿大营煎，加附子、党参、河车、鹿角胶，初服十剂，其痛已减，再服十剂，足能履地。续服丸药，枯回槁泽，行动如常。(编者按：干脚气与鹤膝风病症有别)

齐氏医案

曾治庠生刘某，因入闱遇雨，一身湿透，出场疾作，足上至腿肿痛异常，憎寒壮热，次早两脚不能履地，乃兄来寓求治。余曰：此脚气证也，因受湿热搏激而作气痛也。乃与防己饮一剂而热减半，其痛微止。又与当归拈痛汤一剂而病去若失，行动如常。

治唐辛元，因移新宅，患脚气证，初发寒热，一身尽痛，肢节肿胀，便尿滞隔，其父求治。余诊之而知其内气大虚，乃寒与湿热之所袭也。先与羌活导痰汤而寒热不作，又与当归拈痛汤而肿痛尽消，继服补中益气汤倍芪、术以实表，加苍之末已以驱湿，数剂而安。(中湿附：脚气四案)

类证治裁

汤氏　脚气宿恙，不离湿热，恰逢梅夏，阴雨溽蒸。舌痕灰黄，食少不饥，药忌浊腻，脾恶湿也。再以衰年肝肾脉虚，寒热，足肿带下，腰痛季胁，自左注右，不能侧卧，乃阳维带脉兼病，治从络脉，佐理脾阳。仿古饮子法，浊药清投。熟地炭钱半，沙苑子(盐水炒)、杞子(焙)各二钱、牛膝(酒炒炭)、归须(酒拌)各一钱，砂仁壳八分，茯苓、薏苡仁、生杜仲、桑寄生、续断各二钱，糯稻根须两半。一剂痛止，再剂食进，多服并脚气不数发。

王氏医案续编

顾云萝令正，久患脚气，屡治屡发，驯致周身筋掣，上及于巅，龈痛指麻，腰酸目眩，口干食少，夜不成眠。孟英察其脉芤而弦数。真阴大亏，腿虽痛，从无赤肿之形，脚气药岂徒无益而已。与二地、二冬、二至、知、柏、桑、菊、栀、楝、蒿、薇、龟板、鳖甲、藕等药。服之各恙渐减，盖因平素带下太甚，阴液漏泄，而筋骨失其濡养也，故治病须澄源以洁流。秋间以海螵蛸粉、鱼螵、黄柏、阿胶为丸，服之全愈。

问斋医案

外湿伤下，足胫红肿，寒热类感，为脚气。晋永嘉南渡，人多此疾，感湿明矣。鸡鸣散主之。

鸡心槟榔　老苏梗　甜桔梗　青防风　赤茯苓　陈橘皮　宣木瓜　淡吴萸　川芎　藁本　生姜(湿证)

得心集医案

聂义远之妻　病始畏寒发热，两足僵硬，

微肿疼痛,步立不能。医者不知为脚气之病,误与发表,渐至气急上冲,腨皮红赤,热痛难耐。又疑为毒气所致,遂付疡科医治,而气冲热痛,愈觉不支。急迫之间,求治于余。诊得右脉洪而无力,左脉伏而不见,形羸唇白,声微舌润。询其体格,又属素虚,理宜调补气血。但气冲、便秘、足腨红肿热痛之极,此属气实明征。且脚气古称壅疾,是又不可遽补。从此酌量先后缓急诸法,当先治其标,而后其本也。缘按症以气血虽虚,而经络必滞,宜先与疏通经络,而后调补气血,方为合法。于是将古方鸡鸣散除苏叶,恐再散也,加生芪,以固表也,入桑皮,以下气也,减桔梗,恐载浊也,面嘱只服一剂,次日当视症定方。服后大便亦通,肿痛少除,气冲大减,寒热悉瘥。其家见药已效,更进一剂,亦觉相安。越日,疡医适至,意在侥图诈取,谬谓毒气未化,当用敷药,更仿余方加防已、苍术,内服外敷。是夜寒热顿起,汗出衣发俱湿,神魂飘荡,气上冲心。余复视时,张口瞑目,危险至极。急进十全大补汤,二剂始得稍安,又数十剂方全安。原此症《内经》所言因于气为肿,四维相代,阳气乃坏,只因气冲便秘,订一剂之方者,势不得已也。乃病家轻命图便,违嘱投药,而疡医复贪功射利,罔识忌讳。嗟嗟!此当世通弊,独聂氏哉?

十全大补汤

鸡鸣散

苏叶　吴萸　桔梗　木瓜　橘红　槟榔　生姜

鸡鸣时冷服。(杂症门)

医学举要

郡廪生方铁华(刚)令尊患脚气上攻;医投燥湿理气通阳之剂,喘肿益加,余谓诸热之而寒者取诸阳,因立加味肾气汤,初服不觉其功,而亦不见其燥热,坚服三十余剂而愈。(卷六)

慎五堂治验录

姚锦丰,壬午七月,南码头。始由足肿而痛,渐次上移入腹,吐利大作,寒热不休,腹脘痞硬而痛,粒米不进。刻起静则谵语撮空,喘咳,痰多且稠,舌卷,脉弦,卵缩不溲。医作时邪秽食治,不效。余曰:斯脚气上冲,厥阴受邪之危症也。勉方以图天眷耳。

金铃子五钱　旋覆花三钱　杉木节三枚　龙胆草一钱半　两头尖七钱　桔叶五分　淮牛膝一钱半　朱灯心四分　李根皮五钱　射干一钱半

小溲得通,咳喘即减,痰仍稠,糜粥进,寐苏神糊,舌伸苔灰,脉得右关弦劲。邪尚未化,仍主原法。

鲜苇根一两　金铃子五钱　射干一钱半　李皮五钱　枇杷叶五钱　冬瓜子五钱　桔叶四分　旋覆花二钱半　杉木节三枚　鼠矢三钱

又,加谷芽、石斛。

何,左。始由左足酸痛,现更右足,不红不肿,脉濡苔白,病名脚气,拟鸡鸣散。

本方加黄柏,去桔梗。又,加独活。

一　得　集

孙太太脚气入腹治验

杭垣水沟巷孙太太,两足自腨至跗皆肿,热痛甚,皮色光亮,至晚发厥,延余诊之。脉沉而弦。余曰:此名脚气入腹,亦危症也。冲心即死。其足上有诸络现者,尽刺出血,并刺委中,遂与鸡鸣散,令五更鸡鸣时服,外以蚕矢汤熏洗。次晚果不厥而热痛仍然,乃用槟榔、蚕沙、海桐皮、木瓜、片子姜黄、黄芩、滑石、薏仁等而愈。(卷下)

张聿青医案

左　两足肿胀,按之坚硬,肌肤麻木不

仁,肢体头面亦觉微肿。脉弦微滑。此风与湿袭入脾脏。急宜疏泄。

苍术　大腹皮　广皮　香附　五茄皮　猪苓　连皮苓　生熟薏仁　泽泻　汉防己

另煅牡蛎七钱,葶苈五钱,商陆根七钱,蜀漆四钱,海藻五钱,泽泻五钱,瓜蒌根五钱,七味研为细末,每晨开水下三钱。即牡蛎泽泻散

钱左　两足肿胀,肌肤不红。脾虚而湿热下注。不能急切从事。

汉防己　炙绵芪　连皮苓　白术　生熟薏仁　五茄皮　木猪苓　建泽泻　苍术　炒冬瓜子　上官桂后入

左　脚气肿痛。

汉防己　生薏仁　川萆薢　全当归　泽泻　木瓜　茯苓　虎潜丸五钱,分二次服(脚气)

医案摘奇

滕春台表兄有子二,长曰桂芬,次曰寿眉,寿眉患脚气冲心而死,未几,桂芬又病,春台来邀余诊。至则已神昏不知痛痒,形盛色如常,六脉涩滞不流利,略有气喘之状,是亦脚气冲心之候,法当不治。春台必欲一治,余乃用千金法龙宫方,改订为一十九味,以犀角、羚角、石膏之凉去火;川乌、桂枝之温去寒;羌活、细辛、葛根之散去风;甘遂、芫花、大戟之泻去湿;赤小豆、杏仁之涌以豁利上焦;半夏、胆星之涤以和畅中焦;槟榔、沉香之降以通利下焦;再加紫贝齿、石决明以潜之。春台问:此方宗旨安在?抑汗、吐、下三法兼行耶?余曰:弟但知《千金方》有是法而已,不信,当检书奉阅。春台曰:此病已无从著手,姑从此法试之,效否付诸天命而已。遂浓煎进之。二鼓服毕,比至天明,已下十六次,粪秽满桶,形未减而神识清,脉转细弦,渐知思食。后六日,病又如前。乃照前方去桂枝、甘遂,加肉桂。服后泻十二次,明日神又清。后七日,病又如前,乃照第二方再去犀角、芫花、赤小豆、紫贝,加元明粉、桑皮、菊花,连服二剂,连泻二十次。继以八风散,重用元明粉、竹沥。调理一月而痊,从此不发矣。剂中所用之元明粉,乃照《纲目》法所制,与肆中寻常所制者不同,诚所谓真元明粉也。桂芬前后服至十两许,宜乎痼疾可除也。

洞庭山石哲夫,刘河陆仁堂婿也。患脚气半年,至岳家养病,邀余诊治。形颇壮盛,微带气喘,而出言慌张,脉来模糊,并自言我体虚甚,方中非有高丽参二两,大熟地半斤不可。余问病几时矣?答曰:半年。又问汝知此病为脚气否?答曰:知之。又问曾服药酒否?答曰:在上海已服三月有余,至今未停。余乃出谓其叔杏亭曰:令侄病脚气,已入腹冲心,药已无及,如不服药,还可延日,倘服参、地,下咽即毙。兹姑拟八风散,合舟车丸,改汤之法。存府备查,俾将来贵乡有能治脚气者览之,可知刘河傅崧园之医理,尚不谬也。余出,时已黄昏,其家请小周诊治,竟用党参三钱,熟地四钱进之。四更而逝。吁!今时之医,但知谄谀奉承,迎合病家之意,或有官场相识,或与缙绅浮交,自以为名重一时,无怪贤人君子之不愿与医者为伍矣。(脚气)

徽州程用时作客于刘河,患手足不能举,二便不通利,迨返至富阳,不药而步履渐便,抵家而病若失,嗣来刘河又病,乃回徽改业矣。又江阴胡姓,患脚气不能起床,食入则脘闷气怯,势已入腹,雇舟回家,至无锡,不药而愈,此所谓迁地疗法,避去海滨之湿毒者是也。(脚气)

邵氏医案

脚气犹然酸痛,脉弦濡,苔滑白、心灰,姑宜祛风利湿为主。

独活一钱五分　当归一钱五分　海桐皮三钱　晚蚕沙三钱　茯苓四钱　制乳香一钱五分　生米仁四钱　通草一钱五分　豨莶草三钱　防己一

钱五分　五加皮三钱　桑梗尺许

三帖。

曹沧洲医案

右　脚气痛楚,不能履地。脉弦。宜疏肝宣络,祛风化湿。

老苏梗　生米仁　豨莶草　防己　槟榔　丝瓜络　臭梧桐　二妙丸　淡木瓜　川牛膝　威灵仙　桑枝(风温湿热附伏邪伏暑)

右　脚肝气(编者按:疑衍"肝"字),前日痛甚,今日渐能转松,气火因痛而升,痛定火平,转觉神思疲乏,动作无力,大便未行,手心热,脉弦数。积湿未解,营络未通,气化尚多窒滞,须作速解散,以防痛甚生波。

秦艽三钱五分　苏梗三钱五分　川牛膝三钱五分　川萆薢四钱　赤芍二钱　四制香附三钱五分　淡木瓜三钱五分　防己一钱　白蒺藜四钱,炒去刺　丝瓜络三钱　槟榔尖一钱　土贝四钱,去心　路路通三钱　桑枝一两,切(肝脾门)

陆　脚湿气,延腐胯间结块,须作速消散,以防聚而成疡。

归须三钱　白蒺藜四钱　川牛膝三钱　陈皮一钱　忍冬藤四钱　赤芍三钱　粉萆薢四钱　生米仁四钱　丝瓜络三钱五分　土贝四钱　防己三钱五分　连翘三钱　小金丹一粒,研冲(外疡总门科)

也是山人医案

曾(廿五)　湿伤于下,足胫浮肿,此属脚气。

制茅术一钱五分　汉防己一钱五分　苡仁二钱　川黄柏一钱　木瓜一钱　川萆薢二钱　牛膝二钱(脚气)

癥瘕积聚案(奔豚案同见)

扁鹊心书

一人脾气虚,致积气留于胁下,两肋常如流水,多服草神丹而愈。(脾虚致积,当用温行,水流胁下,更仗温化)(老人两胁痛)

卫生宝鉴

客有病痞者,积于其中,伏而不得下,自外至者捍而不得纳,从医而问之,曰:非下之不可。归而饮其药,既饮而暴下,不终日而向之伏者散而无余,向之捍者柔而不支,焦膈导达,呼吸开利,快然若未始有疾者。不数日痞复作,投以故药,其快然也亦如初。自是不逾月,而痞五作而五下,每下辄愈,然客之气,一语而三引,体不劳而汗,股不步而栗,肤革无所耗于前,而其中柔然莫知其所来,嗟夫!心痞非下不可已,予从而下之,术未爽也,苶然[①]独何如?闻楚之南有良医焉,往而问之,医叹曰:子无怪是苶然者也,凡子之术固而是苶然也。坐,吾语汝:且天下之理,有甚快于吾心者,其末必有伤。求无伤于终者,则初无望其快于吾心。夫阴伏而阳蓄,气与血不运而为痞,横乎子之胸中者,其累大矣。击而去之,不须臾而除甚大之累,和平之物,不能为也,必将击搏震挠而后可。夫人之和气,冲然而甚微,汩乎其易危,击搏震挠之功未成,而子之和盖已病矣。由是观之,则子之痞凡一快者,子之和一伤矣。不终月而快者五,子之和平之气,不既索乎。故体不劳而汗,股不步而栗,苶然如不可终日也。且将去子之痞而

① 苶(nié)然:形容衰落不振。

无害于和也。子归燕居三月，而后与之药可为也。客归三月，斋戒而复请之。医曰：子之气少复矣。取药而授之曰：服之，三月而疾少平，又三月而少康，终年而复常，且饮药不得亟进。客归而行其说。然其初使人满然而迟之，盖三投药而三反之也。然日不见其所攻之效，久较则月异而时不同，盖终岁而疾平。客谒医，再拜而谢之，坐而问其故。医曰：是医国之说也。岂特医之于疾哉？子独不见秦之治民乎？悍而不听分，堕而不勤事，放而不畏法。令之不听，治之不变，则秦之民尝痞矣。商君见其痞也，厉以刑法，威而斩伐，悍厉猛鸷，不贷毫发，痛划而力锄之。于是乎秦之政如建瓴，流通四达，无敢或拒，而秦之痞尝一快矣。自孝公以至二世也，凡几痞而几快矣，顽者已圮[①]，强者已柔，而秦之民无欢心矣。(《史记·商公传》：孝公用卫鞅欲变法。孝公曰：善，卒定变法之令：令民为什五而相守，司连坐。不告奸者腰斩，告奸者与斩敌首同赏，匿奸者与降敌同罚。)故猛政一快者，欢心一亡，积快而不已，而秦之四支枵然，徒具其物而已，民心日离而君孤立于上，故匹夫大呼，不终日而百疾皆起。秦欲运其手足肩膂，而漠然不我应，故秦之已者，是好为快者之过也。昔者先王之民，其初亦尝痞矣。先王岂不知砉然击去之以为速也？惟其有伤于终也，故不敢求快于吾心，优柔而抚存之，教以仁义，导以礼乐，阴解其乱而除去其滞。旁视而满然有之矣，然月计之，岁察之，前岁之俗，非今岁之俗也，不击不搏，无所忤逆，是以日去其戾气而不婴其欢心。于是政成教达，安乐久而无后患矣。是以三代之治，皆更数圣人，历数百年，而后俗成。则予之药终年而愈疾，盖无足怪也。故日天下之理，有快于吾心者，其末也必有伤。求无伤于其终，则初无望其快吾心。虽然，岂独于治天下哉？客再拜而记其说。(卷十三)

真定王君用，年一十九岁，病积，脐左连胁如覆杯，腹胀如鼓，多青络脉，喘不能卧。时值暑雨，加之自利完谷，日晡潮热，夜有盗汗，以危急来求。予往视之，脉得浮数，按之有力，谓病家曰：凡治积非有毒之剂攻之则不可，今脉虚弱如此，岂敢以常法治之？遂投分渗益胃之剂，数服而清便自调。杂以升降阴阳，进食和气，而腹大减，胃气稍平，间以削之，不月余良愈。先师尝曰：洁古老人有云，养正积自除，犹之满坐皆君子，纵有一小人，自无容地而出。今令真气实，胃气强，积自消矣。洁古之言，岂欺我哉？《内经》云：大积大聚，衰其大半而止。满实中有积气，大毒之剂尚不可过，况虚中有积者乎？此亦治积之一端也。邪正虚实，宜精审焉。(卷十四)

真定总管董公长孙，年十一岁，病癖积。左胁下硬如覆手，肚大青筋，发热肌热，咳嗽自汗，日晡尤甚，牙疳臭恶，宣露出血，四肢困倦，饮食减少。病甚危笃，召太医刘仲安先生治之，约百日可愈。先与沉香海金沙丸一服，下秽物两三行。次日，合塌气丸服之。十日，复以沉香海金沙丸再利之。又令服塌气丸，如此互换，服至月余，其癖减半，未及百日良愈。近年多有此疾，服此愈之者多，录之以救将来之病者也。

塌气丸：治中满下虚，单腹胀满虚损者。

陈皮　萝卜子炒，各半两　木香　胡椒各三钱　草豆蔻去皮　青皮各三钱　蝎梢去毒，二钱半

上为末，糊丸如桐子大，每服三十丸，米饮下，食后，日三服。白粥百日，重者一年。小儿丸如麻子大，桑白皮汤下十丸，日三服。大人丸如桐子大，每服四十丸。如阴囊洪肿冰冷，用沧盐、干姜、白面为末各三钱，水和膏子摊纸上，涂阴囊上。(卷十八)

外科心法

黄恭人，腹内一块，不时作痛，痛则人事

① 圮(pǐ 起)：毁灭，断绝。

不知，良久方苏，诸药不应。诊其脉沉细，则非疮毒。刘河间云：失笑散治疝气，及妇人血气痛欲死，并效。与一服，痛去六七，再而平。此药治产后心痛、腹绞痛及儿枕痛，尤妙。(腹痛)

名医类案

齐中尉潘满如病少腹痛，臣意诊其脉，曰：遗积瘕也。臣意即谓齐太仆臣饶，内史臣繇曰：中尉不复自止于内，则三十日死。后二十余日，溲血死。病得之酒且内。所以知潘满如病者，臣意切其脉深小弱，其卒然合，合也，是脾气也。右脉口气至紧小，见瘕气也。以次相乘，故三十日死。三阴俱搏者如法，不俱搏者，决在急期，一搏一代者，近也。故其三阴搏，溲血如前止。《史记》

隋有患者，尝饥而吞食，则下至胸便即吐出，医作噎疾、膈气、翻胃三候治之，无验。有老医任度视之，曰：非三疾，盖因食蛇肉不消而致，但揣心腹上有蛇形也。病者曰：素有大风，常求蛇肉食，风稍愈，复患此疾矣。遂以芒硝、大黄合而治之，微泄利则愈，乃知蛇瘕也。《名医录》

乾德中，江浙间有慎道恭，肌瘦如劳，唯好食米，缺之则口中清水出，情似忧思，食米顿便如常，众医莫辨。后遇蜀僧道广，以鸡屎及白米各半合共炒，为末，以水一盏调，顿服，良久，病者吐出如米形，遂瘥。《病原》谓米瘕是也。

徐文伯善医术。宋明帝宫人患腰痛牵心，发则气绝，众医以为肉瘕。文伯视之，曰：此发瘕也。以油灌之，即吐物如发，稍引之，长三尺，头已成蛇，能动，悬柱上，水沥尽，唯余一发而已，遂愈。(癥瘕)

《异苑》曰：章安有人元嘉中啖鸭肉，乃成瘕病，胸满面赤，不得饮食。医令服秫米，须臾烦闷，吐一鸭雏，身喙翅皆已成就，唯左脚故缀昔所食肉，遂瘥。《太平御览》

《志怪》曰：有人得瘕病，腹昼夜切痛，临终敕其子曰：吾气绝后，可剖视之。其子不忍违言，剖之，得一铜酒枪，容数合许。华佗闻其病而解之，便出巾栉中药以投，即消成酒焉。博按：毋论事涉怪诞，不足征信，世安有剖父腹以验病之理，此案可删。

景陈弟长子拱年七岁，时胁间忽生肿毒，隐隐见皮里一物，颇肖鳖形，微觉动转，其掣痛不堪。德兴古城村外有老医见之，使买鲜虾为羹以食，咸疑以为疮毒所忌之味，医竟令食之，下腹未久痛即止。喜曰：此真鳖癥也。吾求其所好，以尝试之尔。乃制一药如疗脾胃者，而碾附子末二钱投之，数服而消。明年病复作，但如前补治，遂绝根。《类编》

昔有人共奴俱患鳖瘕，奴前死，遂破其腹，得白鳖，仍故活。有人乘白马来看鳖，白马遂尿，随落鳖上，即缩头，寻以马尿灌之，即化为水。其主曰：吾将瘥矣，即服之，遂愈。《续搜神记》

昔人患癥瘕死，遗言令开腹取之，得病块干硬如石，文理有五色，人谓异物，窃取削成刀柄，后因以刀刈三棱，柄消成水，乃知此药可疗癥瘕也。《本草》

一人患蛇瘕，常饥，食之即吐，乃蛇精及液沾菜上，人误食之，腹内成蛇，或食蛇亦有此症。用赤头蜈蚣一条炙，为末，分二服，酒下。

一人患鳖瘕，痛有来止，或食鳖即痛。用鸡屎一升，炒黄，投酒中浸一宿，焙为末，原浸酒调下。(癥瘕)

桓宣武有一督将，因时行病后虚热，便能饮复茗，必一斛二斗乃饱，裁减升合，便以为大不足。后有客造之，更进五升，乃大吐一物出，如升大，有口，形质缩皱，状似牛肚。客乃令置之盆中，以斛二斗复茗浇之，此物吸之都

尽而止。觉小胀,又增五升,便悉浑然从口中涌出,既吐此物,遂瘥。或问之:此何病?答曰:此病名斛茗瘕。《续搜神记》(癥瘕)

有黄门奉使交广回,周顾谓曰:此人腹中有蛟龙。上惊问黄门曰:卿有疾否?曰:臣驰马大庚岭时,大热,困且渴,遂饮水,觉腹中坚痞如石。周以硝石及雄黄煮服之,立吐一物,长数寸,大如指,鳞甲具,投之水中,俄顷长数尺,复以苦酒沃之,如故,以器覆之,明日已生一龙矣,上甚惊讶。《明皇杂录》(癥瘕)

《证治要诀》云:一人病癥瘕腹胀,纯用三棱、莪术,以酒煨服,下一物如黑鱼状而愈。或加入香附子,用水煎,多服取效。(癥瘕)

汾州王氏得病,右胁有声如虾蟆,常欲手按之,不则有声,声相接,群医莫能辨。诣留阳山人赵峦诊之,赵曰:此因惊气入于脏腑,不治而成疾,故常作声。王氏曰:因边水行次有大虾蟆,跃高数尺,蓦作一声,忽惊叫,便觉右胁牵痛,自后作声尚似虾蟆也,久未瘥。峦乃诊王氏脉,右关脉伏结,积病也,故正作积病治,用六神丹,泄下青涎类虾蟆之衣,遂瘥。《名医录》(癥瘕)

句容县佐史能啖鲙至数十斤,恒食不饱。县令闻其善啖,乃出百斤,史快食至尽,因觉气闷,久之,吐一物状如麻鞋底。令命洗出,安鲙所,鲙悉成水,医莫能名之。令小吏持往扬州卖之,冀有识者。诫之:若有买者,但高举其价,看至几钱。有胡求买,增价至三百贯文,胡辄还之,初无酬酢。人谓胡曰:是句容县令家物。问:此是何物?胡云:是销鱼之精,亦能销腹中块病。人患者,以一片如指端,绳系之置病所,其块即销。我本国太子少患此病,王求愈病者,赏之千金。君若见卖,当获大利,令竟卖半与之。《广异记》(癥瘕)

戴人治王宰妻,病胸膈不利,用痰药,一涌而出雪白虫一条,长五六寸,有口鼻牙齿,走于涎中。病者忿而断之,中有白发一茎。按永徽中,破一物,其状如鱼,即所谓生瘕也。

嘉靖中,长洲邹表妻患小腹下左生一块,形如梅李,久之吐出,始则腐溃若米粞之状,中则若蚬肉之状,以指捻开,则有长发数条在其内。名医竟不能治,遂至不起。夫蛇发等瘕,往往载于方书,或偶因食物相感,假血而成,理或有之,不可指为妄诞也。

山东民间妇人一臂有物,隐然肤中,屈信如蛟龙状。妇喜以臂浸盆中,一日雷电交作,自牖出臂,果一龙擘云而去。《霏雪录》(癥瘕)

一人年六十,素好酒,因暑忽足冷过膝,上脘有块如拳,引胁痛,不可眠,食减不渴。已服生料五积散三帖,脉沉涩数小而右甚,便赤。用大承气汤,大黄减半而熟炒,加黄连、芍药、川芎、干葛、甘草,作汤,以栝蒌仁、半夏、黄连、贝母为丸,吞之,至二十帖,足冷退,块减半,遂止药,半月而愈。(积块)

一人茶癖,用石膏、黄芩、升麻为末,砂糖水调服,愈。

一人年近三十,旧因饱食牛肉豆腐,患呕吐,即次饮食不节,左胁下生块,渐大如掌,痛发则见,痛止则伏。其人性急,脉弦数,块上不可按,按之愈痛,时吐酸苦水。或作肾气治。朱曰:非也。此足太阴有食积与湿痰。遂投烧荔枝核二枚,炒山栀五枚去皮,炒枳核十五枚去壳,山楂九枚,炒茱萸九枚,人参一钱,细研,取急流水一盏煎沸,入生姜汁令辣,食前通酒热服,与六帖,吐二帖,服四帖。与此药且止其痛,却与消块药,用半夏末六钱,皂角六个,黄连半两炒,石碱二钱,另研,上以皂角水煮取汁,拌半夏末,晒干,同为末,以糖球膏为丸胡椒大,每服百丸,姜汤下,数日愈。

一人正月发痧,因此有块在脐边,或举发,起则痛,伏则不痛,有时自隐痛。自灸脐中。脉甚弦,右手伏,重按则略数。此蕴热,因春欲汗解,而气弱不能自发为汗,复郁,又因食不节,热挟食,所以成块。宜以保和丸二

十、温中丸二十、抑青丸二十、白术木通三棱汤下之。

一妇死血、食积、痰饮成块在胁，动作雷鸣，嘈杂眩晕，身热时作时止。以台芎、山栀炒、三棱、莪术，并醋煮，桃仁去皮尖，青皮、麦皮面各五钱，黄连一两半，用吴萸炒，半用益智炒，去萸、益不用。山楂、香附各一两，萝卜子一两半，炊饼丸服。（积块）

刘仲安治真定总兵董公之孙，年二十余，病癖积，左胁下硬如覆手，肚大青筋，发热肌热，咳嗽自汗，日晡尤甚，牙疳臭恶，宣露出血，四肢困倦，饮食减少，病甚危。刘先以沉香二钱，海金砂、轻粉各一钱，牵牛末一两，为末，研独头蒜如泥，丸如桐子大，名曰沉香海金砂丸，每服五十丸，煎灯草汤送下，下秽物两三行。次日以陈皮、萝卜子炒各半两，木香、胡椒、草豆蔻去皮、青皮各三钱，蝎梢去毒二钱半，为末，糊丸梧子大，每服米饮下三十丸，名曰塌气丸。服之十日，复以沉香海金砂丸再利之，又令服塌气丸，如此互换，服至月余，其癖减半，百日良愈。（积块）

一兵官食粉多成积，师以积气丸、杏仁相半，细研，为丸五丸，熟水下，数服愈。今厨家索粉与掉粉，不得近杏仁，近之则烂，可征也。（积块）

刘仲安治一儿，病癖积，左胁下硬如覆手，肚大青筋，发热肌瘦，自汗咳嗽，日晡尤甚，牙疳，口臭恶，宣露出血，四肢困倦，饮食减少，病甚危笃。先与沉香海金砂丸一服，下秽物两三行，次日合榻气丸，服之十日，复与沉香海金砂丸利之，又令服榻气丸，如此五换，服至月余，其癖减半，未及百日，良愈。（癖积）

保婴撮要

一小儿患痞癖，服槟榔、蓬术、枳实、黄连之类，痞益甚。余曰：此脾经血虚痞也，不可克伐。遂用六君子加当归数剂，胃气渐复，诸症渐愈。乃朝用异功散加升麻、柴胡，夕用异功散加当归、芍药而愈。

一小儿素嗜肉食，腹痛，大便不调，半载后右胁结一块，三月后左胁又结一块，腹胀食少，作渴，小便赤涩，大便色秽。又半载后颔下亦结一核，妄服消块行滞等药，而元气益虚。用四味肥儿丸、五味异功散之类，热渴渐止，腹胀渐可；佐以九味芦荟丸，结核渐消；后用四君子为主，佐以四味肥儿丸之类，三月余而痊。

一小儿停食吐泻后饮食不节，作泻，腹痛膨胀，腹中结块，作渴发热，龈烂口臭，服消导克滞之药而前症益甚，形体益瘦，视其面色，黄中隐青。乃脾土亏损而肝木所侮也，法当调补中气，兼平肝木，遂用冲和汤及大芜荑汤之类，半载而愈。

一小儿患痞结，服克滞之药。余谓属形病俱虚，当补中气。彼不信，仍行克伐，遂致虚火上炎，齿龈蚀烂，颔下结核。余用大芜荑汤及异功散加减用之而安。

一小儿患痞结，久而四肢消瘦，肚腹渐大，寒热嗜卧，作渴引饮，用白术散为主，佐以四味肥儿丸，月余诸症渐愈。又以异功散加当归，并六味地黄丸，又月余而愈。

一小儿患痞结，身热如火，病状多端，不可尽述。朝用五味异功散，夕用四味肥儿丸，月余诸症稍愈。佐以地黄丸，自能行立。遂朝用地黄丸，夕用异功散及虾蟆丸，数服而愈。（癖块痞结）

陈工部长孙，腹内一块，小便不调，或用行气破血等药，发热口干，体瘦懒食，面黄兼青，几成瘵症，以补中益气汤煎送大芦荟丸四服，又用前汤加车前子煎送六味丸四服，又用清肝生血之药而痊。（疳证）

一小儿腹内一块攻痛，小便不调，用龙胆泻肝汤、芦荟丸而愈。后形气消烁，发热作渴，此肝木制脾土也，用补中益气汤及芦荟丸而愈。(疝气)

先醒斋医学广笔记

孙俟居比部，病腹中若有癥瘕，不食不眠，烦满身热。仲淳投以人参、芍药、茯苓、麦门冬、木通、枣仁、石斛。方甫具，史鹤亭太史至，见方中有大剂人参，骇曰：向因投参至剧，此得无谬乎？仲淳曰：病势先后不同，当时邪未退，滞未消，故不宜；今病久饱胀烦闷者，气不归元也；不食者，脾元虚也；不眠而烦者，内热津液少也，今宜亟用此药矣。四剂而瘳。后复病，仲淳诊之曰：此阴虚也，非前证矣。更以麦门冬、白芍药、甘枸杞、五味子、生地黄、车前子，而热遂退。(饮)

陆氏三世医验

养正胜邪治验二六

梅先之，年二十五岁，右胁间患一块，用稜术等药峻剂攻之年余，遂饮食减半，且飧泄潮热盗汗，而块反觉日大，予诊其脉，左浮而数，右沉而弦。予曰：浮数者，血虚有火也，应热与汗。沉弦者，木气乘脾也，应泄与块。先之欲急去其块。予曰：块久未尝为患，因峻攻正气致虚，所以邪气反盛。今只宜先培元气，俟泄止汗收食进，次养血以退热，血气充足后，议消导其块。若攻补兼施，未必获效，至纯用攻击，尤非所宜。因用人参、黄芪、白术、茯苓、枣仁、炙草、豆蔻、木香、白芍药，姜枣煎服数剂，泄减，胃气稍开。至二十剂，大便结实，饮食觉有味，病初盗汗，合眼即出而且多，今但间作而甚少，潮热亦不常发矣，块不见进退，而汗与热未能全止。改用清气养荣汤，加人参、白术之半，又药二十剂，后间以消痞丸投之，或二日一服，或五日一服，调理三月而块始消大半。因止消痞丸，纯以补养气血之药投之，半年而块无踪迹矣。

陆闇生曰：但言患块而不言作痛作胀，块未为祟，乃峻攻之，以致元气削乏，泄汗交作，亦危矣，而犹欲攻块，抑何不知轻重缓急也。先生始用益气，继兼养血，正洁古所谓满座皆君子，使小人无所容地之法也。迨气血充盈，而消块不必求其尽，又《内经》所谓大积大聚，衰其大半而止之法也。后只培养元气，血块自然失去，盖正胜而邪自却也。(卷之三)

块因补消治验三二

费台简令堂，年五十余岁，原因多产，七情欠调，本元微弱，痰中见血咳嗽等症，不时发作。今患胸膈痞满，饮食少思，心下有块如桃，按之微痛，头面四肢浮肿，痰出稠腻，症甚可虑，所可喜者，不发热，不作泄，夜卧常安，小水不利耳。其脉左手浮弦而关更甚，右手沉细而关则带滑。此肝木有余，脾血不足之候也。脾血不足，则失其健运之常，故饮食不思而痰聚成块，血虚则火旺气郁，故胸膈痞满而四肢浮肿。第以四物汤养血，则以滞益滞，以二陈消痰，则脾血益虚，以栀连清火则脾虚恐不任寒凉，以辛温理中，恐燥湿不宜咳嗽。为今之计，合当疏肝助脾调气养血，则火降郁开，而痰自消矣。用调气养荣汤加陈皮、前胡，佐茯苓消痰止嗽；青皮、香附佐白豆蔻疏肝宽膈。总之气得流走，则血自津润。数剂之后，用润字丸间服，每次五分。疗治十日，嗽减食进，块已小其半，第饮食无味，胸膈不甚舒畅，改用六君子加养血调气药。盖邪之所凑，其气必虚。壮者气行则愈，怯者着而成病。此后纯以补为主，而间用调气治嗽之品调理，前后约五十日，诸症始得尽痊。

陆闇生曰：先生治块之法，或先益气，或先养血，而后以消痞之药间服之，总视气血亏盈以为调治之，先后未尝纯用攻伐意，以气血皆旺，邪无容聚，即已聚自可复散，无俟峻削，反伤元气也。(卷之三)

冰壑老人医案

薛贞宇，冬月寓杭，春半而归，天寒肾王，患奔豚，医两月不识，人清，食日减。薛，石婿也。石氏闻其将亡，欲集赙絮来。先生笑曰：此症鸣而上，少顷鸣而下否？薛曰：然。先生曰：二剂愈。薛笑曰：君神仙耶？先生投以五苓，去术加桂，果愈。长浜徐某，亦患此，草医以凉药杂投而殂。

寓意草

论顾鸣仲痞块痼疾根源及治法

顾鸣仲有腹疾近三十年，朝宽暮急，每一大发，腹胀十余日方减。食湿面及房劳，其应如响，腹左隐隐微高，鼓呼吸触之，汩汩有声。以痞块法治之，内攻外帖，究莫能疗。余为悬内炤之鉴，先与明之，后乃治之。人身五积六聚之症，心肝脾肺肾之邪，结于腹之上下左右，及当脐之中者，皆高如覆盂者也。胆、胃、大小肠、膀胱、命门之邪，各结于其本位，不甚形见者也。此症乃肾藏之阴气，聚于膀胱之阳经，有似于痞块耳。何以知之？肾有两窍，左肾之窍，从前通膀胱，右肾之窍，从后通命门。邪结于腹之左畔，即左肾与膀胱为之主也。六腑惟胆无输泻，其五腑受五脏浊气传入，不能久留，即为输泻者也。今肾邪传于膀胱，膀胱溺其输泻之职，旧邪未行，新邪踵至，势必以渐透入膜原，如革囊裹物者然。《经》曰：膀胱者州都之官，津液藏焉，气化则能出矣。然则肾气久聚不出，岂非膀胱之失其运化乎？夫人一围之腹，大小肠、膀胱俱居其中，而胞又居膀胱之中，惟其不久留输泻，是以宽乎若有余地。今肾之气，不自收摄，悉输膀胱，膀胱之气蓄而不泻，有同胆腑之清净无为，其能理乎？宜其胀也，有与生俱焉者矣！《经》曰：肾病者善胀。尻以代踵，脊以代头。倘膀胱能司其输泻，何致若此之极耶？又曰：巨阳引精者三日。太阳膀胱经，吸引精气者，其胀止于三日。此之为胀，且数十年之久，其吸引之权安在哉！治法补肾水而致充足，则精气深藏，而膀胱之胀自消。补膀胱而令气旺，则肾邪不蓄，而输化之机自裕。所以然者，以肾不补不能藏，膀胱不补不能泻。然补肾易而补膀胱则难。以本草诸药，多泻少补也。《经》于膀胱之予不足者，断以死期。后人莫解其故。吾试揣之，岂非以膀胱愈不足则愈胀，胀极势必逆传于肾；肾胀极，势必逆传于小肠；小肠胀极，势必逆传于脾。乃至通身之气，散漫而无统耶？医者于未传之先，蚤见而预图之，能事殚矣！

胡卣臣先生曰：言腹中事，如张炬而游洞天，愈深愈朗。(卷四)

袁聚东痞块危证治验

袁聚东年二十岁，生痞块，卧床数月，无医不投。日进化坚削痞之药，渐至毛瘁肉脱，面黧发卷，殆无生理。买舟载往郡中就医，因虑不能生还而止。然尚医巫日费。余至则家计已罄，姑请一诊，以决生死远近耳，无他望也。余诊时，先视其块，自少腹至脐旁，分为三岐，皆坚硬如石，以手拊之，痛不可忍。其脉止两尺洪盛，余俱微细。谓曰：是病由见块医块，不究其源而误治也。初起时块必不坚，以峻猛药攻之，至真气内乱，转护邪气为害，如人厮打，扭结一团，旁无解散，故迸紧不放，其实全是空气聚成。非如女子冲任血海之地，其月经凝而不行，即成血块之比。观两尺脉洪盛，明明是少阴肾经之气，传于膀胱。膀胱之气，本可传于前后二便而出，误以破血之药，兼破其气，其气遂不能转运，而结为石块。以手摩触则愈痛，情状大露。若是血块得手，则何痛之有？此病本一剂可瘳，但数月误治，从上至下，无病之地，亦先受伤。姑用补中药一剂，以通中下之气，然后用大剂药，内收肾气，外散膀胱之气，以解其相厮相结。约计三剂，可痊愈也。于是先以理中汤，少加附子五分，服一剂，块已减十之三。再用桂、附药一大剂，腹中气响甚喧，顷之三块一时顿没。戚友共骇为神。再服一剂，果然全愈。调摄月余，肌肉复生，面转明润，堆云之发，才剩数茎而已。每遇天气阴寒，必用重裀厚被盖覆，不敢起身。余谓病根尚在，盖以肾气之收藏未固，膀胱之气化未旺，兼之年少新婚，倘犯房室，其块复作，仍为后日之累。更用补肾药，加入桂、附，而多用河车为丸，取其以胞补胞，而助膀胱之化源也。服之竟不畏寒，腰围亦大，而体加充盛。年余又得子。感前恩而思建祠肖像以报，以连直岁凶，姑尸祝于家庭焉，亦厚之道矣。

胡卣臣先生曰：辨证十分明彻，故未用药，先早知其功效矣！又早善其后，得心应手之妙，一一传之纸上，大有可观。（卷四）

里中医案

张大羹子中虚有积

常镇道张大羹子，舍有腹疾。余曰：六脉俱濡，气口独牢，乃中气太虚而有坚积也。困惫不食者，以攻积太过也。虽用补中汤，只可延时日耳，果月余毙。

于鉴如腹痛有积

襄阳邑侯于鉴如，酒后腹痛，痛处渐坚。余曰：脉大而长，且搏指矣，必有坚积。然两尺濡软，不敢峻攻。先以四君子汤补完胃气，然后以攻积丸，下十数行黑而韧者，腹犹痛也。《经》曰：大积大聚，其可犯也，衰其半而止。但以补中益气加蓬术为丸，服两月而霍然。

程旃林肥气

新安程旃林，素禀虚羸，左腹有肥气。余以补中汤，兼肥气丸，三增三减，积始尽去，更以参、术、姜、附为丸，调摄数月而瘳。

东皋草堂医案

枫关一舟子，患癖块，大如盘，不能食，六脉虚芤，此脾肺之积也。白术、枳壳、茵陈、熟地、青皮、丹皮、蓬术、白芍、川连、香附、黄芪、泽泻、人参、砂仁、当归。服四剂能食，癖块四围俱软，再为定方：厚朴、黄连、干姜、茯苓、紫菀、桂枝、桔梗、川乌、豆蔻、青皮、茵陈、白术、泽泻、白芥子。外帖上池膏一大张，两月全愈。

一人癖坚如石，得食则痛，形肉渐脱，求余诊脉。两关缓而结。问其病因，知是过饱之后，又为忧郁所伤，结成癖积。先与厚朴丸利之。外贴消癖膏而愈。（积聚）

（评选）静香楼医案

脐下积块，扪之则热，病者自言，前后二阴，俱觉热痛，其为热结可知。况自来之病，皆出于肝耶。鄙见非泄厥阴，不能获效。

龙荟丸五十粒，酒下。

络病瘀痹，左胁板实，前年用虫蚁，通血升降开发已效，但胸脘似是有形，按之微痛。前药太峻，兹用两调气血，以缓法图之。

醋炒延胡　姜黄　阿魏　桃仁　生香附　麝香　归须

为末蜜丸，每服二钱。

诒按：承前方来，虽曰两调气血，而仍以疏瘀为主。（瘕癖门）

脉虚数，色白不泽，左胁有块杯大，大便小便自利。病在肝家，营血不和，此为虚中有实，补必兼通。

白术　归身　炙草　白芍　生地　茯苓　琥珀　广皮　桃仁　红花　沉香　郁金

诒按：方治亲切不肤。（瘕癖门）

时病食复，至今不知饥饱，大便不爽，右胁之旁，虚里天枢，隐隐有形。此阳明胃络循行之所，多嗳气不化，并不烦渴，岂是攻消急驱实热之证耶！拟用丹溪泄木安土法。

小温中丸　如半月后有效，仍以前法。

诒按：此中焦湿积阻结之证。（瘕癖门）

左胁积块,日以益大,按之则痛,食入不安。凡痞结之处,必有阳火郁伏于中,故见烦躁、口干、心热等证。宜以苦辛寒药,清之开之。然非易事也。

川连　枳实　香附　川芎　神曲　茯苓　青皮　赤芍

诒按:胁块有形益大,则营络必窒,似宜兼通乃效。(瘕癖门)

大腹右有形为聚,脉大,食入即作胀,治在六腑。

白术　茯苓　广皮　生香附汁　三棱　厚朴　草果　山楂

诒按:方以疏通气分为主。(瘕癖门)

心下高突,延及左胁有形,渐加腹胀。思正月暴寒,口鼻吸受冷气,入胃络膜原,清阳不用,浊阴凝阻,胃气重伤,有单腹之累,殊非小恙。

厚朴　草果　半夏　干姜　茯苓　荜茇

另苏合香丸一粒,化服。

诒按:寒邪闭于营络,故用温通,方中可加桂枝尖。(瘕癖门)

脉微迟,左胁宿痞,腹渐胀大,便溏溺少。此是浊阴上攻,当与通阳。

熟附子　远志　椒目　小茴香　泽泻　茯苓

诒按:此温通治胀之正法。(肿胀门)

临证指南医案

沈　年岁壮盛,脘有气瘕,嗳噫震动,气降乃平,流痰未愈,睾丸肿硬,今入夜将寐,少腹气冲至心,竟夕但寤不寐,头眩目花,耳内风雷,四肢麻痹,肌腠如刺如虫行。此属操持怒劳,内损乎肝,致少阳上聚为瘕,厥阴下结为疝,冲脉不静,脉中气逆混扰,气燥热化,风阳交动,营液日耗,变乱种种,总是肝风之害,非攻消温补能治,惟以静养,勿加怒劳,半年可望有成。怒劳伤肝,结疝瘕

阿胶　细生地　天冬　茯神　陈小麦　南枣肉(肝风)

吴三四　形畏冷,寒热,左胁有宿痞,失血咳嗽,曾骤劳力,经年尪羸,药不易效。

旋覆花　新绛　归须　炒桃仁　柏子仁　茯神(吐血)

王十三　癖积,是重着有质,今痛升有形,痛解无迹,发于暮夜,冲逆,欲呕不吐。明是厥气攻胃,由恼怒强食,气滞紊乱而成病,发时用河间金铃子散,兼以宣通阳明凝遏可愈。

金铃子　延胡　半夏　瓜蒌皮　山栀　橘红(木乘土)

某二八　舌微黄,瘕逆,脘胸悉胀,当和肝胃。

桂枝木　干姜　青皮　吴萸　川楝子　炒半夏(肿胀)

董　初因下血转痢,继而大便秘艰,自左胁下有形,渐致胀大坚满,小便自利。病在血分,久病两年,形瘦气短,不敢峻攻,若五积成例,议用古禹余粮丸,每日一钱。(肿胀)

杨十六　味过辛酸,脾胃气伤结聚,食入则胀满,曾服礞石大黄丸,滞浊既下不愈,病不在乎肠中,前贤治胀治满,必曰分消,攻有形不效,自属气聚为瘕,疏胃宜清,调脾当暖,此宗前贤立法。脾胃气窒不和

生茅术　广皮　丁香皮　黄柏　草豆蔻　川黄连　厚朴　茯苓　泽泻

水法丸。(肿胀)

葛　嗔怒强食,肝木犯土,腹痛,突如有形,缓则泯然无迹,气下鸣响,皆木火余威,乃瘕疝之属,攻伐消导,必变腹满,以虚中挟滞,最难速功,近日痛泻,恐延秋痢。木犯土虚中挟滞

丁香　厚朴　茯苓　炒白芍　广皮　煨益智仁

又　下午倦甚,暮夜痛发,阳微,阴浊乃踞,用温通阳明法。

人参　吴萸　半夏　姜汁　茯苓　炒白芍

又　照前方去白芍，加川楝、牡蛎。

白十四　疟邪久留，结聚血分成形，仲景有缓攻通络方法可宗，但疟母必在胁下，以少阳厥阴表里为病。今脉弦大，面色黄滞，腹大青筋皆露，颈脉震动，纯是脾胃受伤，积聚内起，气分受病，痞满势成，与疟母邪结血分，又属两途，经年病久，正气已怯，观东垣五积，必疏补两施，盖缓攻为宜。脾胃伤气分结痞

生於术　鸡肫皮　川连　厚朴　新会皮　姜渣

水法丸。

马三二　病后食物失和，肠中变化，传导失职，气滞酿湿，郁而成热，六腑滞浊为之聚。昔洁古东垣辈，于肠胃宿病，每取丸剂缓攻，当仿之。气滞湿热腑聚

川连　芦荟箬叶上炙　鸡肫皮不落水去垢新瓦，上炙脆　煨木香　小青皮　莱菔子　南山楂　紫厚朴

蒸饼为小丸。

陈十八　湿胜脾胃，食物不化，向有聚积，肠腑不通，热气固郁，当进和中，忌口勿劳，不致变病。湿热食滞

黄芩　枳实　广皮　莱菔子　白芍　白术　苍术　鸡肫皮

水泛丸。

吴三一　右胁有形高突，按之无痛，此属瘕痞，非若气聚凝痰，难以推求。然病久仅阻在脉，须佐针刺宣通，正在伏天宜商。痰凝脉络

真蛤粉　白芥子　瓜蒌皮　黑栀皮　半夏　郁金　橘红　姜皮

曹　着而不移，是为阴邪聚络，诊脉弦缓，难以五积肥气攻治，大旨以辛温入血络治之。脉络凝痹

当归须　延胡　官桂　橘核　韭白

王三七　骑射驰骤，寒暑劳形，皆令阳气受伤，三年来，右胸胁形高微突，初病胀痛无形，久则形坚似梗，是初为气结在经，久则血伤入络。盖经络系于脏腑外廓，犹堪勉强支撑，但气钝血滞，日渐瘀痹，而延癥瘕，怒劳努力，气血交乱，病必旋发，故寒温消克，理气逐血，总之未能讲究络病工夫。考仲景于劳伤血痹诸法，其通络方法，每取虫蚁迅速飞走诸灵，俾飞者升，走者降，血无凝着，气可宣通，与攻积除坚，徒入脏腑者有间，录法备参末议。

蜣螂虫　䗪虫　当归须　桃仁　川郁金　川芎　生香附　煨木香　生牡蛎　夏枯草

用大酒曲末二两，加水稀糊丸，无灰酒送三钱。

某　伏梁病在络，日后当血凝之虑，脉数左大是其征也。伏梁

厚朴一钱　青皮八分　当归一钱　郁金一钱　益母草三钱　茯苓一钱　泽泻一钱

某　脉数坚，伏梁病在络，宜气血分消。

桃仁三钱，炒研　郁金一钱　茺蔚子一钱　枳实七分　厚朴一钱　茯苓三钱　通草五分(积聚)

谢　冲气至脘则痛，散漫高突，气聚如瘕，由乎过劳伤阳。

薤白　桂枝　茯苓　甘草

临服冲入白酒一小杯。(肺痹)

江　远客，水土各别。胃受食物未和，更遭嗔怒动肝，木犯胃土，疟伤，胁中有形瘕聚，三年宿恙，气血暗消，但久必入血，汤药焉能取效，宜用缓法，以疏通其络，若不追拔，致阳结阴枯，酿成噎膈难治矣。

生鳖甲　桃仁　麝香　䗪虫　韭白根粉　归须　郁李仁　冬葵子

熬膏。(疟)

叶氏医案存真

因嗔怒心胸痞胀三年，左胁下坚凝有形，

偶触劳忿，则寒热无汗。此属郁痹气血，延成肥气。治当宣通营卫，流行脉络，佐入攻坚，俾寒热得止再议。

炒柴胡　生香附　半夏曲　丹皮　桃仁　青皮　姜汁炒栀仁　生牡蛎

临服入鳖血五匙。

三疟留热，伏于厥阴络中，左胁瘕聚有形，是为疟母。寐则惊惕，若见鬼神。夫肝为藏魂、藏血之乡，热邪内灼，藏聚失司，非攻补可疗，议清解血中之结以祛热。

大生地　柏子仁　炒丹皮　生鳖甲　生牡蛎　郁李仁　炒桃仁

脐旁有块，仍流动，按之软，或时攻胁刺痛，外肾寒冷拘束，病属肝血肾精之损。凡肾当温，肝宜凉。肾主藏纳，肝喜疏泄，收纳佐以流通，温肾凉肝，是此病制方之大法。

当归身　枸杞子　生牡蛎　炙鳖甲　小茴香　沙蒺藜

邪与气血交凝，则成疟母。病在络，自左胁渐归于中焦，木乘土位。东垣谓：疟母必伤脾胃。既成形象，宜通佐芳香乃能入络。凡食物肥腻呆滞，尤在禁例，所虑延成中满。

人参　茯苓　木香　草果　陈皮　香附汁　厚朴　青皮

病因食物不节，其受病在脾胃，既成形象，在左胁之旁，是五积六聚。喜暖恶寒，阳气久伤，温剂必佐宣通，食物宜慎。

草果　荜拨　鸡内金　砂仁壳　厚朴　广皮

阿魏捣丸。

膈间肿，横如臂，坚硬痛楚，体髀肵股皆肿，《经》谓之伏梁，又曰风根。此下焦阳虚，气不能运化也。此属危症，勉拟一方，恐未能效。

淡川附　荜澄茄　人参　鹿茸　茯苓

太平四十九　左胁有形，渐次腹大，每投攻下泄夺，大便得泻，胀必少减，继则仍然不通。频频攻下，希图暂缓。病中胀浮，下部加针刺以决水之出，肿消，病仍不去。病患六年，久已断想此病之愈。要知此病初由肝气不和，气聚成瘕，屡发攻泻，脾胃反伤。古云：脐突伤脾。今之所苦，二便欲出，痛如刀刺。盖气胀久下，再夺其血，血液枯，气愈结矣。宜通宜以利窍润剂。

琥珀屑一钱　麝香一分　大黑豆皮四钱　杜牛膝一两

二便通后接服：

茺蔚子　郁李仁　杜牛膝　当归身　冬葵子

常熟廿七春　疟母瘕聚有形，治有宣通气血。第所述病状，已是产虚。八脉交损，不敢攻瘕。

当归生姜羊肉汤。

叶天士晚年方案真本

高陆墓，二十岁　少壮，脉小涩属阴，脐左起瘕，年来渐大而长，此系小肠部位。小肠失司变化传导，大便旬日始通，但脾胃约束津液不行。古人必用温通缓攻，但通肠壅，莫令碍脾。

麻仁　桂心　桃仁　大黄

蜜丸，服二钱。(杂症)

嵇石塔头，四十八岁　夏月黄疸，是脾胃湿热气化。治疸茵陈，乃苦清淡渗，右胁之傍为虚里穴，久进寒药，胃伤气阻成瘕。问大便不爽，用阿魏丸，每服一钱。(杂症)

翁四十四岁　夏月露宿，冷湿下入阴络，少腹坚凝有形，两傍筋绊牵引，自述梦遗。然有形固结，非补助之症，当与结疝同治，乃络中病。

南木香　穿山甲　金铃子　橘核　延胡　蓬术　麝香

葱白汁丸。(杂症)

杨廿二岁　心事闷萦，腑嗝痞痹，多嗳吐涎。述脐左及小腹有形而坚，按之微痛，大便亦不爽适。此属小肠部位，腑病宜通。

枳实　桔梗　蓬术　青皮　槟榔　芦荟

葱汁泛丸。(杂症)

杨东许巷，廿岁　农人劳力，左胁有形自能升动，未必瘀血。当理血中之气，须戒用力。不致变凶。

左牡蛎　茯苓　海石　桂枝　熟半夏　枳实皮(杂症)

谢六十一岁　《内经》论诸痛在络，络护脏腑外郛。逆气攻入络脉为痛，久则络血瘀气凝滞，现出块垒为瘕。所吐黑汁，即瘀浊水液相混。初因嗔怒动肝，肝传胃土，以致呕吐。老人脂液日枯，血枯则便艰，辛香温燥愈进必凶，渐成反胃格症矣。肝性刚，凡辛香取气皆刚燥。议辛润柔剂，无滞腻浊味，以之治格，不失按经仿古。

炒熟桃仁　青葱管　炒黑芝麻　当归须　桑叶　冬葵子(杂症)

张三十六岁　据说三年前，病后左胁起有形坚凝，无痛胀，但未交冬，下焦已冷。议温通阳，望其开结。

生左牡蛎　姜汁炒天南星　真甜交桂　竹节白附子　当归身　小川芎

姜汁泛丸。(杂症)

医验录

壬戌年秋月，余在休邑，一男子忘其姓氏来就诊于予，云一奇症，将一年矣，通敝县医人，皆不知为何病，特请教高明。余为诊之，两关尺脉俱沉弦，予谓此不过下焦阴寒病耳，有何奇处？答曰：自某月起，每夜约交二更时，即有一股气从小肚下起，冲至脐下边，后渐至胸前，久之渐抵住喉之下，腹内如有物跳动。此气一起，即不能睡，夜必坐至五更方平息下去，扪之又无形，日间又如常，夜间则苦甚不能眠。敝县诸先生俱医过，皆不知为何病只有著名某先生云是肝火，用柴胡、黄芩、山栀服下更不安。余笑曰：倒是不知病名，还不妄用药，知是肝火，则恣用清凉，其害反甚矣！旁有他客咸急问病名。余戏语曰：病极小，要好亦极易，只是病名却不轻易说。众客愈坚问。余笑曰：此奔豚症耳。每至二更而起者，二更乃亥时，亥属猪，豚即猪也，故至其时则阴起感动。五更阳气回，则阴气潜伏而下。豚本至阴性柔，有时而奔，其性更烈，此气伏于肾脏至阴之中，毫无形影，突然上冲，不可架御，如豚之疾奔，故以为名。盖阴气上逆也，当以纯阳之药御之。为定方，用肉桂一钱为君，余则胡芦巴、茯苓、泽泻、熟地、丹皮、山萸、附子，是夜服一剂，其气只冲至脐边即止。仍加重肉桂，服数剂而全愈。

洄溪医案

洞庭席载岳，素胁下留饮，发则大痛，呕吐，先清水，后黄水，再后吐黑水而兼以血，哀苦万状，不能支矣。愈则复发。余按其腹有块在左胁下，所谓饮囊也。非消此则病根不除，法当外治，因合蒸药一料，用面作围，放药在内，上盖铜皮，以艾火蒸之，日十余次，蒸至三百六十火而止，依法治三月而毕，块尽消，其病永除，年至七十七而卒。此病极多，而医者俱不知，虽轻重不一，而蒸法为要。

雄按：今夏江阴沙沛生鹾尹，患胸下痞闷，腹中聚块，卧则膊间有气下行至指，而惕然惊寤。余谓气郁饮停，治以通降。适渠将赴都，自虑体弱，有医者迎合其意，投以大剂温补，初若相安，旬日后神呆不语，目眩不饥，便闭不眠，寒热时作，复延余诊。按其心下，则濯濯有声，环脐左右，块已累累，溺赤苔黄，脉弦而急，幸其家深信有年，旁无掣肘。凡通气涤饮清络舒肝之剂，调理三月，各恙皆瘳。(饮癖)

续名医类案

陈藏器曰：昔有患痃癖者，梦人教每日食大蒜三颗，初食遂致瞑眩吐逆，下部如火。后有人教取数瓣，合皮截却两头吞之，名曰内炙，果获大效。(《本草纲目》：张景岳治面停小肠右角，与此意同。)（卷十·癥瘕）

柴屿青乾隆己未寓沈阳京兆署，兵房吏王某患癥疾，教以蒸脐法治之，兼服加减五积散而愈。其妻母同患是症，王即照方遗之，亦痊。（卷十·癥瘕）

张子和治一童子，入门状如鞠躬而行。张曰：此痃气也。令解衣揣之，二道如臂，其家求疗。先刺其左，如刺重纸，剥然有声，而令按摩之，立软，其右亦然。观者嗟异，或问之。曰：石关穴也。

永康应童婴腹疾，恒病娄行，久不伸，松阳周汉卿解裳视之，气冲起腹间者二，其大如臂。汉卿刺其一，魄然鸣，又刺其一，亦如之。稍按摩之，气血尽解，平趋无留行。(《续大粹》)（卷十·癥瘕）

宋孝武路太后病，众医不识，徐文伯诊之曰：此石博小腹耳，乃为水济消石汤病即愈。(《南史》)

董含妾腹内生一痞，始如弹丸，五六年后，大类鹅卵，中似有一窟，往来移动，或痛或止，百药罔效。久之遍体发肿，内作水声，日夕呻吟，死而复苏者再，诸医束手无策，皆云：此名水鼓，病已成，不可复痊矣。章文学旭，字东生，名医也，善治奇疾。往邀之，曰：此非水症，乃积聚所致，不半日可愈。但所用药猛烈，转斗而下，驱水甚疾，试问疾人愿服与否？而病者曰：我已垂殆，苟一线可救，死无憾也。于是取红丸十粒，如绿豆大，以槟榔、枳实等五六味煎汤下之。初觉喉中响声可畏，势将不支。顷之，胸膈间如刀刃乱刺，哀号转掷，痛不可状。又顷之，下水斗许，头面肿退，不逾时又下数升，腹背亦退。病人曰：我今觉胸背顿宽，遂熟睡片刻。时章君犹在坐也，曰：此番不独水去，痞亦当渐散矣。进补剂二日，明后日可连服之，遂辞去。至晚又下水四五升，手足肿全退，不三日病全愈。既而忽痞势摇动，下红黑痢三昼夜，痞亦不见。众医惊服，往叩其故。章曰：此名肠覃，在《内经》水胀论中，君辈自坐不读书耳。皆惭而退。按岐伯曰：寒气客于肠外，与胃气相搏，癖而内着，瘜肉乃生，始如鸡卵，至其成，若怀子之状，按之则坚，推之则移，月事以时下，肠覃生于肠外故也。又有一种名石瘕，病状相同，月事不以时下，石瘕生于胞中故也。皆妇人之病，因有积聚，可导而下，似水胀而非水胀也。(临症之工，大宜分别。)此疾若非章君，久作泉下之鬼矣。(今人能感激如是者鲜矣。《三冈识略》)

一男子肠鸣食少，脐下有块耕动，若得下气多乃已，已而复鸣，屡用疏气降火药，半年不愈。乃以理中汤为君，佐芩、连、枳实，一服肠鸣止。又每服吞厚朴红豆蔻丸，其气耕亦平矣。（卷十·癥瘕）

钱国宾治陈小山妻，年三十二岁，痞成形，状宛如鲫鱼，长五寸，阔寸许，头尾口牙悉具，渐渐游行穿肠透膜，上近喉边，下近谷道，饮血咬肝，声呼痛楚，形神狼狈。其脉强牵，尚有胃气，可治。先以古方五味紫金锭磨服止痛，次以煅刀豆壳一两为君，以此豆能杀痞也。乳香、没药定痛活血，麝香通窍，木香顺气，调以砂糖作饵。痞受毒药，旬日内伏不动，月余而化，便出如蚬肉一堆。以四物、参、术、枸杞、香附，调理百日全安。

张文潜药戒云：张子病痞，积于中者，伏而不能下，自外至者，捍而不能纳。从医而问之，曰：非下之不可。归而饮其药，既饮而暴下。不终日，而向之伏者，散而无余；向之捍者，柔而又不支。焦膈导达，呼吸开利，快然若未始疾者。不数日，痞复作，以故药，其快然也亦如初。自是逾月,而痞五作五下,辄下每愈。然张子之气,一语而三引,体不劳而汗,股不步而栗,肤革无所耗于外,而其中薾然,莫知所自来。闻楚之南,有良医焉,往而问之。医叹曰:子无叹是薾然者也。天下之理,其甚快于余心者,其未必有所伤。求无伤于终身者,则初无快于吾心。痞横于胸中,其累大矣,击而去之,不须臾而除甚大之累,和平之物,不能为也,必将击搏震挠而后可。其功未成,而和平已病,则子之痞,凡一快者,子之和一伤矣。不终日而快者五,则和平之气,不既索乎?且将去子之痞,而无害其和乎?子归燕居三月,而后予之药,可为也。张子归,三月而后请之。医曰:子之气少全矣。取药而授之,三日而疾少平,又三日而少康,终年而复常,且饮药不得亟进。张子归而行其说,其初使人懑然迟之,盖三投其药,而三反之也。然日不见其所攻,久较则月异而时不同,盖终岁而疾平。(《容斋五笔》)

张子和治息城司侯,闻父死于贼,乃大悲,哭之罢,便觉心痛,日增不已,月余成块,状若杯覆而大,痛不住,药无功。议用燔针炷艾,病人患之,乃求于张。张至,适巫者坐其旁,乃学巫者,杂以狂言以谑疾者。至是大笑不可忍,回面向壁,一二日,心下结块皆散。张曰:《内经》言忧则气结,喜则百脉舒。又曰:喜胜悲。《内经》亦有此法,治之不知,何用针灸哉?适足增其痛耳。(妙人妙想,触机即应,故古今真能治疾者,子和一人而已。)

刘子平妻,腹中有块如瓢,十八年矣,经水断绝,诸法无措。张令一月之内,涌四次,下六次,所去痰约一二桶,其中不化之物,有如葵菜烂鱼肠之状。涌时以木如意揃之,觉病稍如刮,渐渐而平。及积之尽,块反洼如臼,略无少损。至是面有童色,经水既行,若当年少,可以有子。

张主簿妻,病肥气,初如酒杯大,发寒热,十五年余。后因性急悲盛,病益甚,惟心下三指许无病,满腹如石片,不能坐卧,针灸匝矣,徒劳力耳。张曰:此肥气也,得之季夏戊己日,在左胁下,如覆杯,久不愈,令人发痎疟。痎者,寒热也。以瓜蒂散吐之,如鱼腥黄涎,约一二缶。至夜,令用舟车丸、通经散投之,五更,黄涎浓水相半,五六行,凡有积处皆觉痛。后用白术散、当归散,和血流经之药,如斯涌泄,凡三四次方愈。

山东颜先生,有积二十年,目视物不真,细字不睹,当心如顽石,每发痛不可忍,食减肉消,黑□满面,腰不能直。因遇张,令涌寒痰一大盆如片粉。夜以舟车丸、通经散,下烂鱼肠葵菜汁七八行。病十去三四,以热浆粥投之,复去痰一盆。次日又以舟车丸、通经散,前后约一百余行,略无少困。不五六日面红□去,食进目明,心中空旷,遂失顽石所在。旬日外来谢。

杜弓匠子妇,年三十,有孕已岁半矣,每发痛则召侍媪侍之,以为将产也。一二日复故,凡数次。张诊其脉涩而小,断之曰:块病也,非孕也。《脉诀》所谓涩脉如刀刮竹形,主丈夫伤精,女人败血,治法有病当泻之。先以舟车丸百余粒,后以调胃承气汤加当归、桃仁,用河水煎,乘热投之。三日后,又以舟车丸、桃仁承气汤,泻出脓血杂然而下。每更衣,以手向下推之揉之则出。后三二日,又用舟车丸,以猪肾散佐之。一二日,又以舟车丸、通经散,如前数服,病去十九。俟晴明,当未食时,以针泻三阴交穴,不再旬,已消矣。(卷十·痞)

龚子才治吴仰泉坚,年五旬,患腹中积块如盘大,年余渐卧不倒,腹响如雷,嗳气不透,口干,吐白沫,下气通则少宽,五心烦热,不思饮食,肌瘦如柴,屡治无效。诊之,六脉涩乱数,气口紧盛,知为寒凉克伐之过,使真气不运,而瘀血不行。与八珍粉加半夏、陈皮、木香、厚朴、莱菔子、大腹皮、海金沙,三剂,小便下血如鸡肝状。至十二剂,下黑血块盆许。

腹中仍有数块,仍以八珍汤加枳实、香附,五剂而痊。(卷十·痞)

李河山患腹左一块,数年不愈,后食柿饼过多,腹胀满闷。诊之,六脉洪数,气口紧盛,以藿香正气丸加山楂、神曲,二剂而愈。逾月,又因饮食失节,腹胀如初,用前药勿效,与行湿补气养血汤,二十余剂始安。因嘱曰:病虽愈,体未复元,务宜谨守,勿犯禁忌。后数月,过龚曰:凡有病者,皆天与也,不在服药谨守,若颜子亚圣,岂不能保养,何短命死矣?我今保养半年,未见何如,从可知也。龚不能对,遂复恣纵无忌。未旬日,忽患痢赤白,里急后重,痛不可忍,日夜无度,乃自置大黄一剂,数下无效。复求诊,六脉洪数,先与调中益气汤二剂,又以补中益气汤加白芍、黄连微效。彼欲速愈,易医,不审其夙有痞满之病,复下之,不愈。又易一医,再与下药,遂肛门下脱,痛如刀割。腹胀如鼓。此元气下陷也,当大补升提而反泻之,不亡何待?(此症湿热内蕴,兼有积滞,因柿饼之寒滞,故为胀满。藿香正气能燥湿行气,故遂愈。然病根未拔,故伤食而复病。继用汤药,想即藿香正气之类,去湿而不能去热,故不效。行湿补气养血汤,又加以血药益湿之品,虽迁延而愈,非真愈也。始终治法,均未中肯。若早以黄连理中,枳实理中,更互治之,病必速愈,何至有变痢之患乎?)(卷十·痞)

冯楚瞻治戚氏妇,腹中有块作痛,发则攻心欲死,上则不进饮食,下则泄泻无度,医药三百余剂不效。脉之,六部沉细已极,右关尺似有似无,明系火衰土弱,肾家虚气上凌于心,脾土不能按纳奔豚之气,非温补不可。用炒干熟地八钱,补水以滋土;炒黄白术六钱,补土以固中;炮姜、熟附各二钱,补火以生土;更入五味子一钱以敛之,俾祖气有归,脏得其藏,而肾气纳而不出也。数剂而安,一月全愈。琇按:冯公此案,前人所未发,字字如良玉精金,后贤宜三复之。

吴孚先治一人患痞,前医用攻药已去六七。适前医他往,吴与汤丸,俱系参、术补剂。病者云:去疾莫如尽,奈何留之?吴曰:正所以尽去其疾也。《经》曰大积大聚,衰其半而止。此前医之用攻也。又曰:补正则邪自除,此余之用补也。若必尽攻,则痞去而鼓胀成,是欲尽去其疾,而反益其疾矣。乃遵服不间而痊。

张路玉曰:顾晋封室,患痞在胁下,或令用膏药加阿魏一分,麝香半分帖之。五六日间,遂下鲜血,血块甚多,一二日方止。是后每岁当帖膏时必发。近邻妪亦用阿魏膏贴痞,下血如前。世以阿魏、麝香为痞块必用之药,外用为患若此,况服食乎!为拈出以为虚弱人漫用攻击之戒。

韩贻丰治昝中翰如颖,病数日,二旬不食矣,已治木。韩视之,病色如灰,声低喉涩,瞳神黯然无光。私语其子曰:此甚难治。病者觉之,乃哀恳曰:我今年六十七矣,即死不为夭,但遇神针而不一用而死,死且不瞑目。我生平好酒而不好色,幸为我下一针。于是乃勉为用针,令卧床坦腹,拊其脐下有一痞,周围径七寸,坚硬如石。乃以梅花针法,重重针之。又针其三脘,又针其百劳、百会,皆二十一针。针毕,令饮醇酒一杯。乃摇手曰:恶闻酒气,已两月矣。强之,初攒眉,既而满引如初。

顾鸣仲有腹疾,近三十年,朝宽暮急,每发腹胀,十余日方减。食面及房劳,其应如响。腹左隐隐微高鼓,呼吸触之,汩汩有声。以痞块法治之,内攻外帖,究莫能疗。喻嘉言议之曰:人身五积六聚,心肝脾肺肾之邪,结于腹之上下左右,及当脐之中者,皆高如覆盂者也。胆胃大小肠膀胱命门之邪,各结于其本位,不甚形见者也。此症乃肾脏之阴气,聚于膀胱之阳经,有似于痞块耳。肾有两窍,左从前通膀胱,右从后通命门,邪结于腹之左畔,即左肾与膀胱为之主也。六腑惟胆无输泻,其五腑受五脏浊气,不能久留,即为输泻者也。今肾邪传于膀胱,膀胱失其输泻之职,旧邪未行,新邪踵至,势必以渐透入募原,如革囊裹物者然。夫人一围之腹，大小膀胱俱居其中，而胞又居膀胱之中，惟其不久留而输泻，是以宽然有余。今肾气不自收摄，悉输膀胱，膀胱之气蓄而不泻，失其运化，宜其胀也。治法补肾水而致充足，则精气深藏，而膀胱之胀自消；补膀胱而令气旺，则肾邪不蓄，而输化之机自裕。然补肾易而补膀胱难，以本草诸药，多泻少补也。经于膀胱之不足者，断以死期，岂非以膀胱愈不足则愈胀，胀极，势必逆传于肾，肾胀极，势必逆传于小肠，小肠胀极，势必逆传于脾，乃至通身之气，散漫而无统耶？医者能早见而预图之，能事殚矣。（卷十·痞）

陈三农治一少年，体薄弱，且咳血，左边一块，不时上攻作痛，左金、芦荟俱不应。诊其脉，三部虽平，而细涩不流利，因作阴虚治，四物汤加知、柏、元参、丹参、鳖甲，数剂顿愈。

卢缝中（去声。）痞痰，忽梦一白衣妇人谓之曰：食蔗即愈。诘朝见鬻蔗，缝揣囊中，且乏一镪，惟有唐山一册，遂请易之。曰：吾乃负贩者，将安用此？哀求之，遂贻数挺。缝喜而食之，至旦遂愈。（《野史》）琇按：本草蔗能治蛔，蛔能令人痞胀。卢病迨是蛔作楚耳，故食之即愈。

张子和治显庆公僧应寺，有沉积数年，虽不卧床枕，每于四更后，心头闷硬，不能安卧，须起行寺中，习以为常。人莫知为何病，以请于张。张令涌出涎胶一二升，如黑矾水，继出绿水，又下脓血数升，自尔胸中如失，便能饮饵无算，安眠至晓。

一妇人小腹中有块，其脉涩，服攻药后，脉见大，以四物汤倍白术，白芍、甘草为佐。俟脉充实，间与硝石丸，两月消尽。至正二十五年夏六月，里人周伯安，病积气在右胁下，喘且胀者五阅月。医来，类补以温热之剂，病日剧，几殆矣。陆君祥往视之，曰：是息贲也，法当大下，《内经》所谓留者攻之，土郁者夺之也。积气贲门，邪未去，其可补乎？从之，不终日而愈。（《强斋集》）（卷十·痞）

钱国宾治王元直父，腹左一痞，形如镜大，视之乃镜痞也，生于皮内肉上，可治以三品膏。巴豆、蓖麻子肉各四两，杏仁一两，黄丹八两，香油一斤二两，熬膏药，帖二十日，一日一换，出脓一二碗。内服参、芪托里，月余收口而愈。（卷十·痞）

聂久吾治刘氏妹，禀气怯弱，性情沉郁，年三十，病晚间发热，天明复止，饮食少进，烦躁不安，肉削骨露，医药不效。诊其脉歇至。因其烦躁发热，颇用芩、连、知、柏等凉剂，虽无效，亦不觉寒凉。第恐多服伤胃，则无生机矣。因问其热从何处起，曰：自右胁一围先热，遂至遍身。乃悟此必气郁痰结而成痞块，胸膈壅滞，遂燥热，气结而脉亦结，此脉与症合，不足忧也。当先攻痞，以除其根，则诸症自愈。因用磨痞丸，每日服三次。服至三四次而块消其半，热渐退。至七八两，块消热尽除，不数月全安矣。当其痰凝气滞，痞结右胁，不惟医者不知，而病者亦不觉也。非察其病根而拔去之，何能取效也？三棱、莪术皆醋炒，花粉、大黄酒炒，制香附各八钱，槟榔、黄连姜汁炒、黄芩酒炒、枳实炒、贝母、连翘各六钱，山栀、前胡、青皮醋炒、延索各五钱，广皮四钱，南木香二钱，郁金三钱，为末，先用竹沥洒润，次用粘米粉搅硬，糊丸绿豆大，每服百丸。按：此案与痰门陆养愚治董浔阳夫人脉症俱同，而方异，大约陆案乃剽袭耳。今此案入痞门者，俾知痞症，有痰结一端也。（卷十·痞）

龚子才治小儿患痞癖，服槟榔、蓬术、枳实、黄连之类，痞益甚。曰：此脾经血虚痞也，不可克伐，遂用六君子加当归，数剂。胃气耗惫，脾胃损伤，气血干涸，肢体羸瘦，面色瘦黄，肚大青筋，身热自汗，喘急气促，泄泻腹胀，浮肿，不思饮食，与补中益气汤，久服而愈。

万密斋治一小儿周岁，因食鸡肉太早，自此成积，日渐羸瘦，不思乳食。其父详告，取药治之,与养脾去积丸:白术、陈皮、苍术、厚朴、枳壳、半夏、青皮、神曲、麦芽、山楂、甘草。先服三日,后服丁香脾积丸,鸡肉汤下,取下鸡肉一片,犹未化也。再进养脾丸而愈。

王氏子,一日胃脘当心而痛,万治之,七日不止。以手按其胸腹,惟心下手不可近,曰:误矣,无怪其不效也。凡手可按者,虚痛也,手不可按者,实痛也,实痛非食即痰。另立方,以枳实导饮丸、控涎丹二方内,摘取枳实、黄连、半夏各二钱,木香、黑牵牛、赭石、白芥子炒、甘草等分,捣罗为末,用生姜自然汁,和神曲作丸麻子大,以沉香、木香、槟榔磨水下,或姜汤亦可。初服二十一丸,少顷痛移下中脘,又服七丸,至脐下,又服五丸,利下清水而止,乃知是脾痛也。复作青皮丸,加青皮、陈皮、木香、砂仁、神曲、麦冬、山楂,调理而安。

李时珍治宗室富顺王孙,嗜灯花,但闻其气,即哭索不已。诊之曰:此癖也。以杀虫治癖之药丸,服一料而愈。(《本草纲目》)(卷三十·癖积)

汤某治户部侍郎小娘子患痞,蕴积结聚,已经年矣。其候腹满壮热,大小便闭,不食。诸医皆作虚热潮湿,或作胃寒不食治。然既不食,大小便自然少,又欲作痞热治。百药俱试,而无一中,势已窘迫,招汤视之。问曰:合服何药?答曰:当服甘遂、大黄。张惊曰:前诸医者,皆用补剂,此女不进食久矣,不宜利动肠胃。答曰:信我者生,逆我者死。张曰:更有无甘遂而次于此药方者可否?乃令即服大承气汤,二服而愈。次日诊之,尚有余滞积实,其症必过数日而复闭,须服前药,始可除根。数日后,果再闭,腹满痞结,再服此药,一服而痊。

朱丹溪治贾福六舅子,十六岁,左胁有块,能饮食。青皮醋炒、三棱、柴胡三分,桂枝、川芎、防风各二钱,白术二钱半,木通一钱半,海藻一钱,甘草五分,分七帖,煎取半盏,下保和丸十五丸,忌一切发物。

蒋仲芳治一儿,七岁,食后受惊,遂发寒热,右胁有块,重则胀痛,轻则硬满,已三年。忽患三阴疟,又年余,以丸药截之。疟虽愈,而朝凉暮热,咳嗽骨立,痞块痛甚,用芪、术、鳖甲、当归各四两,参、芍、知母、丹皮、麦芽、神曲、山楂各二两,青皮、陈皮、槟榔、木香、官桂各一两,棱、莪、柴胡、桃仁各七钱,煎成膏,入饴糖四两和匀,不拘时服,未终剂而愈。(卷三十·癖积)

扫叶庄一瓢老人医案

血结为癥,气聚为瘕,病在络为胀,形寒鼓栗,已是阳微,夏季腹膨溺少。议暖水脏。

大针砂丸,滚水送下。

少腹宿瘕,悲哀痫厥,继而腹胀大满,直至心下,经来淋漓,过月乃止,其胀不减,便泻溺少,肢冷内热,是气血皆病。议温水脏法。

大针砂丸。(痞胀便秘)

述小腹之右,入暮有形如梗,按之而痛。此为疝瘕肝病,乃浊阴凝聚,必犯胃气。大半夏汤有去痰扶胃之功,必加泄浊和肝,勿令致胀满。

人参　茯苓　炒小茴香　青木香　半夏　炒橘核　川楝子(痞胀便秘)

时病食复,至今不知饥饱,大便不爽,右胁之傍,虚里天枢,隐隐有形。此阳胃络经行之所,多嗳气,食不化,并不烦渴,已非攻下急骤实热之症。先用:

丹溪小温中丸。(痞胀便秘)

缪氏医案

阴寒凝聚成瘕,上攻为痛,右脉虚软,即真阳式微之征,非辛温通阳弗效也。

淡附子　吴茱萸　归身炭　炮姜　大茴香　法半夏　炙草　茯苓

寒热胁痛，腹结瘕形，肝脾同治。

六味加柴胡梢　蒸於术　炙鳖甲　楂炭　白芍

当脐有瘕，不可攻也，食入不运，宜以宣通为主，但不可碍肝。

炒松黄鳝　小茴香　砂仁　红曲　广木香汁　新会皮　茯苓　麦芽

种福堂公选医案

管六七　少腹有形，六七年渐加胀满，述临暮纳食，夜必腹鸣瘕泄。盖老年坎阳日衰，坤土不运，浊阴下聚。凡冷滞肥腻食物宜忌，勿预家务，怡悦情怀，以为却病之计，若徒恃医药，非养生之法矣。

人参　菟丝子　胡芦巴　茯苓　舶茴香　上肉桂　补骨脂　砂仁　金铃子　肉果

山药糊捣丸。（疝精血虚）

张二四　上年产后，至今夏经转寒凛，遂结气瘕，自少腹攻至胃脘，脘痛气结宜开，先用金铃子散。

延胡　金铃子　青葱管　山楂　生香附　蓬莪术（癥瘕寒凝气结）

刘　瘕聚攻触中脘，心痛映背，呕吐涎沫。凡久病病必在络，络空必成胀满，已经旦食苟安，暮食痛呕。其胃中清阳久失旋运之司，饮食尚助呕胀，焉能承受汤药？病退无期，颇为棘手。阅古方书于久病有形通剂是议。先拟通阳，改投小丸。

一味阿魏丸，朱砂为衣，服五分。（瘕阳伤呕吐）

赤厓医案

大总戎凌苍白公，官扬州，劳绩素著，商民兵弁，爱之如慈父母焉。庚寅溽暑病疟，三发截止，邪有未尽，续生热疖如桃李者十余，溃脓将愈，闻民间失火，公往救之，火熄，跨马过桥，马忽惊跃，左胁肋即刺痛难忍，回署后，其痛不止，视肋下膨急有形，全身不能动掸，已逾半月。始延山西来君，继以邵伯黄君，或言疟痞，或言肠痈，药俱未效，昼夜呻吟，肌肉大脱，而积块乃大如盘坚如铁矣。最后请镇江蔡君，坚辞不治而去。时张蔚彤先生荐予于公，公乃以简相招，一见如故。诊脉毕，乃告公曰：此血病也，人言为痞为痈，请为公辨之。盖疟痞起于疟时，胀多痛缓，肠痈多在少腹脐旁，必兼寒热淋涩，今公病得之马上伤络，恶血内留，且痛有常处而不移，脉左关沉涩，其为血积无疑也。然公以英伟之姿，因痛剧伤中，致日食无几，体为瘦减，宜望之欲走矣。所幸两尺脉未大坏，面黄不枯，犹有当生之理。但此时虽有急病，难用急法，惟缓攻而徐图之，公闻言而唯唯。乃以归尾、川芎、桃仁、肉桂、红花、青皮、泽兰等，通络脉而逐瘀，大便秘少加大黄。数剂后，大便果下血条，兼有黑粪。又间以甘温为剂，养胃气以佐之，痛势渐减，食亦渐进，似日有起色矣。忽一夜，公遣卒传请甚急，予趋视之，公魄汗淋漓，色惨声嘶，六脉沉微，因细询之。公向有胃痛症，晚间食梨稍多，觉胁痛已缓，而中脘痛不可当，奈何？予曰：此易与耳。方用茯苓、炮姜、木香、砂仁、沉香、炙甘草，与海宁查先生坐床前。服药少顷，痛已如失。公喜曰：剂何神也？适以制台大人来扬阅兵，公自朝至日昊，不得消息，怒郁愤满，肋痛复甚。予仍主前方，参用逍遥，于是痛又大减，未几，其旁生一疖，乃兼延朱君丙南治其外焉。予谓：公病久正伤。况积已衰其大半，而疖从末治，唯宜八珍加减，调和气血，则余积当自除。朱君明理之士，亦以为然。服后其疖仅去脓杯许，旋即生肌敛口，而积乃摧刚为柔，潜消暗殄，脉症日以向安。再与十全养荣补养之，自是饮食大啖，精采充实，人皆以公胜于未病之时。

予医学浅陋，千虑一得，由公之始终委任，而查先生复维持左右之故，得以奏薄技而愈公之病也。

锦芳太史医案求真初编

治族侄太学字光廷乃郎名士霖癖积案一百十五

治病不从外证细考，无以知其病见之标；不从内脉深究，无以识其病见之本。岁乾隆丙申，余自省会抵舍，适遇族侄字光廷乃郎士霖，身患癖积，其候肚腹胀大，面色微青而浮，唇亦色赤，大便不快。其儿年已四岁，犹在母怀，足步莫行，脊骨七节之处有一骨见高突，背则屈而不伸。先请余族在地医士调治，皆言儿属积热。其药每逢腹胀不消，不离壳、朴、楂肉、云连；每遇身热不退，不离羌、防、柴、芩；每遇体倦神昏，不离防、党、桔梗、当归；每遇脚步莫移，不离加皮、牛膝、木瓜；每遇食积虫发，不离使君、槟榔。服之无一克效，且更滋甚。余细从证考究，其儿左胁之下有一硬块不移，知其病之积结在此，而非区区食物留滞肠胃间也，且再从脉细究，其儿六脉，惟左关一脉洪大至极，知病即在左关之处，恰与横结在左之症相合，则其用药施治，自当从肝起见，而非寻常楂、曲、壳、朴之药所可愈矣。况儿肝气既胜，是儿真阴必亏，儿之真阴既亏，则儿命门之火自必随肝上越而泊于胁。斯时即用地、茱以救真阴，以抑肝强，犹虞不暇，安敢用防、党、桔梗、柴胡、当归升拔之剂，而不顾其肝气上浮，其癖愈结而不可解乎？惟以余制抑肝截癖饮，内有山药、地黄以救真阴之槁；栀仁、赤芍、连翘、丹皮、鳖甲以抑肝气之强；青皮、没药以疏肝气肝血之滞；麦芽、神曲以消脾胃谷食之积；牛膝、车前、泽泻以引肾中之火使之下归于阴，而脚有力；狗脊以除在腰风湿，而又兼补肝肾，使脊以平。盖癖寒热皆有，不独寒积寒食而始见也。是药渠服数剂稍效，再服以至数十余剂，其儿癖结之处渐软，足亦能行，脊虽血气已定，不能尽愈，然亦较其高突差可。始信癖有属寒属热之辨，在人随证观变，而不以古书尽拘如此。

识得脉症皆从左见，自当滋阴抑肝为是，何得妄用升拔之药以致肝益燥烈莫解？观兄所论治此，不独今已效见，更究其理，实是莫易。晁雯。

此症止用通行治积之药，固属不能；即用恶毒破劣之药，更属不得；惟取轻平滋阴抑肝、疏血活气之药，则癖始可渐除。况癖本内寒，热乘其内虚渐积而成，故病亦非一朝所至，即治亦非一日可愈。倘或因服一二剂未效，而即转辗更医，则又前功尽弃，而医亦莫之何？但医每逢是症，当以辞治为高，切勿轻尝自试。男省吾识。

治余身思痃癖病案百五十

岁乾隆庚辰，余同族侄步周同往湖北，在船已有痃癖之恙，及履其地稍安，至辛巳新正旋归，忽见原症复发。余恨外科之书尚未遇目，每谓余脏素阴，忽沾是病，质之外科诸医，皆谓是热是毒，及考《外科正宗》亦言是热居多，并有族权某某，指称伊有草药，只用猪肉半斤、番木鳖一个煮服，可以全愈。又有云此药宜重用黄芪升发，不宜攻下；惟有《薛氏医案》指称痃癖端不尽热，亦有属寒。余思余于饭食日见减少，逢肉欲吐，岂有脾胃虚寒，内有热毒而成痃癖之理？惟以治疗杂病之法以推，因用附、桂、姜、半、香、砂、丁、沉之药重投，服至四十余剂而食渐加，其痃癖之病渐平。又服二十余剂而食倍进，并食猪肉有味，更服二十余剂而痃癖之病尽除。适逢广饶九南道秦老大人命召治病，余思余病痊除，力尚堪赴，始叹外科之治，本与内科之理互相通贯，甚无泥于时见，及阅坊板小书，而致固执而不通也。

外科本与内科相通，时人理道不明，故治自多舛错。此案症之真处，仍在饮食减少，逢肉欲吐讨出消息，故尔治无不合。血侄绍音。

南雅堂医案

脉涩，大便黑，腹有积块，发则攻痛如刺，

系瘀血之确证,死血宜下,用药莫嫌其峻,宜用桃仁承气汤主之。

大黄四钱　桂枝二钱(去皮)　桃仁十五枚(去皮尖)　芒硝七分　甘草八分　水同煎八分服。(腹痛门)

腹有积块,攻动痛甚,平素无形,时时呕吐酸水,系中虚阳气不运,兹仿大建中法。

人参二钱　川椒一钱　干姜八分　橘饼一枚(膈症门)

内有积聚,兼挟暑湿之气,阻滞肠胃,中土健运失司,腹部胀满,时作痛,痛则大便常下黏腻,色赤如脓,小便短少,脉象沉而滑数,拟先疏导其肠腑。

陈橘皮三钱　炒白术三钱　赤茯苓三钱　泽泻一钱　猪苓二钱　大腹皮二钱　飞滑石三钱　广木香八分　川朴一钱　缩砂仁八分

水同煎服,另吞木香槟榔丸三钱。(肿胀门)

脐下有形,发则觉有气自小腹上冲心脘而痛,名曰奔豚,是为肾积。

炮附子五钱　肉桂五钱　吴茱萸五钱　当归身五钱　川楝子一两　李根白皮一两　白茯苓四两　川朴一两(姜炒)　炙甘草一两　川芎五钱　瞿麦穗五钱　沉香一钱五分　木香一钱五分

上药十三味,共研细末,每服三钱,姜汤送下。

素有积聚,肠腑不通,湿热内阻,食物难化,法宜和中。

炒白术二钱　苍术二钱(米泔浸炒)　淡黄芩二钱　枳实一钱　白芍药一钱五分　莱菔子一钱五分　陈皮八分　鸡内金二分

病由嗔怒而起,腹痛有形,缓则气下鸣响,泯然无迹,木强侮土,是乃瘕疝之属,土虚兼挟积滞,若徒施以攻导,恐变中满之虑,近复腹痛泄泻,延久防成滞下,治之宜慎。

川朴一钱　炒白芍二钱　白茯苓三钱　陈皮一钱　益智仁一钱(炒)　丁香一钱　水同煎服。

食入而痛,是必有积,脉形弦数,面黄苔白,小便热黄,干咳不爽,定有湿热食痰内阻为患,邪无从出之路,是以郁而为痛,兹用越鞠加味法。

苍术二钱(米泔浸炒)　黑山栀二钱　赤茯苓二钱　川芎一钱　焦山楂二钱　神曲二钱　杏仁二钱　炒白芍一钱　枳实八分　川贝母一钱　枇杷叶露一盏(冲)　水同煎服。(积聚门)

《金匮》云:坚而不移者名为积,病在脏;推移不定者名为聚,病在腑。皆由中土虚衰,血气不运,兹用攻伐消导之剂,兼加养正扶元之品,方列后。

肉桂一钱　炮姜三钱　川朴四钱　吴茱萸三钱　炒白术二钱　黄芩二钱　茵陈三钱(酒炒)　川连六钱　辰砂八分　巴豆霜三分

上药炼蜜为丸,每服二钱,灯草汤下。

初起曾有寒热,脘左隐癖作痛,脉形弦细,舌苔滞腻,是湿热痰食交阻为患,拟用消导法。

制半夏二钱　白茯苓三钱　山楂肉一钱五分　青皮一钱五分　苏梗一钱　鸡内金三钱　沉香五分(冲)　陈皮一钱　朱砂三分　香橼一钱

中虚阳弱,寒积内停,脉迟,当脐而痛,连及腰胁,身常凛凛恶寒,拟通阳以驱沉痼,益火以消阴翳,拟方列下。

肉桂八分　炮附子八分　人参二钱　白茯苓三钱　炒白术二钱　肉苁蓉二钱　乌药一钱五分　木香一钱

肝胃不和,兼有寒积,脘间胀满作痛,脉沉弦而紧,舌苔白腻,口渴不欲引饮,大便似利不利,恐为脏结之证,治法最为棘手,非温无以通其阳,非下无以破其结,拟用许氏温脾法主之。

附子一枚(炮)　肉桂五分　干姜八分　川朴一钱　大黄二钱(酒蒸)　枳实一钱　水同煎服。

自述昔年经阻半载,疑为有孕,后下污秽臭水甚多,因而渐结成块,八九年来其形渐长渐大,静则伏于脐旁,动则上攻至脘,连及两胁,想系水寒气血瘀聚而成,但久病宜用缓攻之法,匪可急切以图功,拟方开列于后。

肉桂一钱　香附一两(炒)　桃仁五钱(炒去皮尖)　甘遂三钱(面煨)　五灵脂五钱(醋炒)　川楝子五钱(用巴豆七粒炒后去豆)　地鳖虫二十一个(酒浸)　三棱一两(醋炒)　蓬莪术一两(醋炒)

上药共研细末,炼蜜为丸,如梧桐子大,每服十丸,早晚开水送下。

左胁有形攻痛,发则上冲至脘,其积在肝,乃肥气也。

柴胡二钱　鳖甲二钱　川朴一钱(姜汁炒)　陈皮一钱(去白)　大麦芽二钱　川芎一钱　萹蓄一钱　瞿麦穗一钱　沉香五分　木香五分　大黄三钱　青皮一钱　蓬莪术一钱　水同煎服。

六腑浊滞为之聚,推之自能移动,病属于阳,由气机流行不畅,湿阻热蒸,肠中变化传导失司,兹仿东垣法。

川朴一钱　川连八分　山楂肉二钱　青皮一钱　鸡内金二钱　木香八分(煨)　萝卜子一钱　芦荟八分

色黄脉弦,内有积聚,脾胃受伤,腹大青筋突露,势恐成为臌胀,但病已年余之久,正气已虚,必须疏补兼施,以缓攻取效为宜。

川连一两　生白术四两　厚朴二两　陈皮二两　鸡内金三两　姜汁三杯

上药研为末,水泛为丸,如梧桐子大。每服三钱,开水送下。

推之着而不移,知为阴邪聚络,脉弦而缓,攻伐恐非所宜,姑用辛温入络一法。

肉桂七分　当归须三钱　延胡索二钱　橘核二钱　韭白一钱

水同煎服。

右胁攻痛作胀,时发时止,乃浊阴聚而成瘕,病在络脉,拟以和营通络为主。

肉桂一钱　当归身三钱　小茴香一钱(炒)　青葱管一尺

右胁积聚有形,动则攻痛,是名息贲,此为肺积。右脉形浮滑,内必挟有热痰,是以干咳心烦,脘闷作胀,拟用平胃散加味治之。

制苍术二钱　桑白皮一钱五分　白豆蔻一钱五分　川芎一钱　大麦芽二钱　瞿麦穗一钱　川朴一钱　陈皮一钱　黄郁金一钱　淡黄芩一钱五分　黄连一钱五分　萹蓄一钱　大黄三钱(酒蒸)　沉香五分　木香五分　生姜三片

肝郁气滞,少腹攻逆而痛,脉形弦涩,拟先条达木气,免令延成中满。

大麦芽一钱　山楂肉二钱(炒)　白茯苓一钱　青皮五分　制香附一钱五分　鸡内金一钱五分　香橼皮八分　缩砂仁三分(冲)

病由抑郁而起,肝木不舒,胃土必受其侮,病久入络,左胁聚积有形,发必呕吐涎沫酸浊,痞不成寐,便闭忽泻,急攻防变胀满,宜缓图为妥,拟方列后。

吴茱萸一两五钱　制半夏二两　左牡蛎三两　桃仁八钱(去皮尖)　川楝子一两　白茯苓二两　延胡索一两　川连八钱　白芥子一两　陈皮一两(去白)

上药十二味研为末,用香附、生姜合捣汁,将前药和匀为丸,每服三钱。

脐下结瘕胀痛,痛则气升自汗,脉形弦涩,乃寒气与精血相搏,拟用温通和营一法。

制香附二钱　吴茱萸二钱　白茯苓三钱　陈皮一钱　当归身二钱　乌药一钱五分　山楂肉一钱五分(炒)　川楝子一钱　粉丹皮二钱　干姜八分　炒白芍一钱

自述上年秋间曾患伏暑,延至百日始痊。病去,左胁下即有结癥。每逢春令,晨起必吐痰沫,午后兼有微热,偶进油腻面食之物,必作溏泄,系当时热邪未清,因口腹不慎,食积与痰气互相纠结为患。倘峻急图功,恐反致偾事,法以缓消为宜。

柴胡一两(炒)　大黄一两(酒炒)　蓬莪术五钱(醋炒)　荆三棱五钱(醋炒)　雄黄一两　青皮一两(巴豆七粒同炒俟黄去豆)

上药六味，捣研为末，神曲糊丸。每服一钱，橘红汤下。下午另服六君子丸三钱，开水送下。

腹有结瘕，脘胁攻痛，口干心悸，咳嗽痰多，当脐动跳，渐致食减内热，大便闭结，皆由肝气横逆，营血未调所致，是即血痹虚劳之症，调治颇为不易，聊为拟方列后。

制香附一钱　人参一钱　当归身二钱　白茯苓二钱　酸枣仁二钱　没药一钱五分　桃仁一钱五分(去皮尖)　川贝母二钱　乳香一钱　土鳖虫十枚(酒煎)　白蜜半盏(炼)

脉形迟细，脘有积块，纳食作胀，肠间漉漉有声，嗳腐吞酸，大便坚结，是必有寒积在中，宜用温通一法。

桂枝木一钱　大黄二钱(酒蒸)　川朴二钱　陈皮八分　炮附子五分　干姜八分　枳实一钱　白茯苓三钱

水同煎服。

脉来细而附骨，是为有积。病已半年，隐癖偏踞胁下，坚硬如故，是寒食痰阻结于气分，拟用理中加味。

炒白术二钱　人参一钱　干姜一钱　炙甘草八分　制半夏二钱　白茯苓二钱　陈皮一钱　旋覆花一钱　大麦芽一钱　枳壳八分　当归身三钱

疟后留邪入络，结为疟母，偏踞于左，发则身下攻逆，加以左胁素有结癖，左右升降之机，因此俱窒，致渐有中满之虑，治颇棘手，拟方姑列于后。

鸡内金三个(不见水焙存性)　沉香五分　缩砂仁八分　陈皮八分　白芥子一钱五分　姜黄八分　枳壳一钱(炒)　竹沥一杯　香橼皮二钱(炒)

水同煎服，另吞鳖甲煎丸一钱。

积为五脏所生，推之不移，病属于阴，阴邪沉着，阳气无由展布，少腹连及两胁，隐隐作胀攻痛，执中央以运四旁，令大气流行充满，则阴霾不驱而自消，拟用理中加味治之。

炒白术二钱　人参一钱　煨姜八分　炙甘草八分　桂枝八分　炮附子五分　麻黄五分　细辛八分

脐下积块有形，发则有气自小腹上冲心口而痛，是即奔豚，乃肾积也，今从足少阴治，方列下。

上肉桂五钱　附子五钱　吴茱萸五钱　川朴五钱　当归身五钱　川楝子一两　瞿麦穗五钱　川芎五钱　沉香一钱五分　木香一钱五分　大黄二两(酒浸)　李根白皮一两　白茯苓四两

上药十三味，共研细末，炼蜜为丸，临睡用姜汤送下四钱。

脘中积瘕，久而不化，气逆上升，时作攻痛，大便坚，病属血分居多，故以和营化瘀为主。

当归身二钱(酒洗)　白芍二钱　白茯苓三钱　陈皮一钱　延胡索一钱五分　淮牛膝一钱五分　粉丹皮二钱　红花二钱　血余炭一钱　川楝子一钱　鳖甲二钱(积聚门)

簳山草堂医案

肝郁气滞，脘次作痛成块，食不下化，大便闭结。此五积之中痞气也。不易治。

川连姜汁拌炒　淡干姜　瓜蒌仁　归尾　瓦楞子　槟榔　上肉桂　炒枳实　炒白芍　郁金　川楝子(痞积)

疟后阴虚结癖，渐致腹满而坚，不易消去也。

炒柴胡　生茅术　草果仁　小青皮　陈皮　荷叶　生鳖甲　炒川朴　川郁金　焦建曲　赤苓(肿胀)

向有疟母，痞气攻冲脘间，痛及胁肋，右脉软，左脉弦，肝木犯胃也。暂用左金法。

川连姜汁拌炒　炒白芍　川郁金　乌梅肉　白茯苓　淡吴萸　炒川楝　煨益智　炙甘草　鲜橘叶

疟后肝阴亏损，而致结痞，久防腹满，宜丸子调理。

炒川连　炙鳖甲　牡丹皮　法半夏　炒青皮　炒於术　炒白芍　川郁金　广陈皮　焦神曲

痎疟不已，腹胀结痞，势必成鼓。

软柴胡　炒白芍　青皮炒　焦神曲　赤茯苓　炙鳖甲　焦茅术　陈皮　大麦芽

宿痞作胀，肝郁气滞所致，久必腹满，当从肝肾调治。

炙鳖甲　菟丝子　制於术　川郁金　新会皮　炒白芍　枸杞子　缩砂仁　制香附　紫石英

劳力内伤，肝脾俱病，以致疟久不止，痞胀腹胀，神色委顿，脉细而弦，鼓证之根也。舍温补无策。

制附子　枸杞　炒白芍　半夏　新会皮　煨姜　上肉桂　菟丝　炒冬术　茯苓　建泽泻　红枣

病久，脉弱肌削神困，脘次隆起，形如覆杯，此脾积也。病实脉虚，难治之候。

川连姜汁炒　淡干姜　生白术　大麦芽　新会皮　川朴姜汁炒　炒枳实　焦建曲　缩砂仁　赤茯苓

下元真气不足，奔豚上逆，脐旁作痛不止；两尺虚软。当用温补滋纳之法。多服数剂，庶可奏效。

上肉桂　炒白芍　补骨脂　怀膝炒，盐水拌　淮山药　炒熟地　山萸肉　炙五味　潞党参　白茯苓　小茴香　荔枝核(肿胀)

气从少腹上升，则脘闷作痛，得嗳乃舒，所谓肾之积奔豚是也。脉象左弱于右，此其明验也。

安南桂　大熟地　炒枸杞　炙甘草　陈皮　大枣　炒於术　炒白芍　炒怀膝　白茯苓　煨姜(奔豚)

杏轩医案

王明府夫人积聚久痛

脉弱质亏，操持多劳，昔年产后，少腹起有痞块，不时作痛，迩来痛于早晨，日日如是。《经》云：任脉起于中极之下，循腹里。任之为病，其内若结，男子七疝，女子瘕聚。再考古人论积聚，分癥瘕两端。癥者征也，有块可征，其病在血；瘕者假也，聚则有形，散则无迹，其病在气。良由新产之后，或因寒侵，或因气滞，以致循经之血，凝结成形，胶粘牢固，长大则易，铲削则难。须待本身元气充旺，始能消磨。倘务急攻，非但积不可消，反伤正气。《内经》有大积大聚，其可犯也之戒，旨可见矣。现在痛势攻冲较甚，滋腻之补，似非所宜。思久痛在络，冲为血海，先商煎剂，调和冲任，使其脉络流通，气机条畅，痛势稍缓，再议丸药，图刈病根。

王旭高临证医案

金　少腹两旁结块，渐大渐长，静则夹脐而居，动则上攻至脘，旁及两胁，已八九年矣。据云始因积经半载，疑其有孕，及产多是污水，后遂结块。想是水寒血气凝聚而成。

甘遂面包煨，三钱　香附盐水炒，一两　三棱醋炒，一两　蓬莪术醋炒，一两　桃仁炒，五钱　肉桂另研，一钱　川楝子五钱，巴豆七粒合炒黄，去巴豆　五灵脂醋炒，五钱　地鳖虫酒浸炙，二十一个

共研为末，炼白蜜捣和为丸。每服十丸，日三服。

渊按：水寒血气凝聚冲脉之分，果是实证，此方必效。

金　脐以上有块一条，直攻心下作痛，痛连两胁。此属伏梁，为心之积，乃气血寒痰凝聚而成。背脊热而眩悸，营气内亏也。法当

和营化积。

当归　半夏　瓦楞子　香附　丹参　茯苓　陈皮　木香　延胡索　川楝子　砂仁

渊按：眩悸亦寒痰为患，未必即是营虚，否则背脊之热何来。

复诊　投化积和营，伏梁之攻痛稍缓，背脊之热亦减。仍从前制。

前方去茯苓、瓦楞子、木香，加茯神、玫瑰花。

王　腹中癖块，渐大如盘，经事不来，腰酸带下。此属营虚气滞，瘀积内停。近日水泻，伤于暑湿。当先治其新病。

平胃散去甘草，加芍药、香附、吴茱萸、焦六曲。

复诊　腹块如覆盘，上攻则痛，下伏则安。足跗浮肿，时时泛酸。从肝脾胃三经主治。

川楝子　延胡索　吴茱萸　川椒　木香　蓬莪术　制香附　陈皮　茯苓　川连姜汁炒

三诊　腹中结块，内热微寒，四肢无力，口泛酸水。肝脾气郁，营卫两亏，劳损之象。

党参　香附　当归　丹参　川楝子　川椒　延胡索　冬术　干姜　青蒿梗　神曲　大枣

渊按：内热微寒，乃肝脾郁结，肺金治节不行，营卫不调也。宜参逍遥、左金法。

丁　肝之积，在左胁下，名曰肥气。日久撑痛。

川楝子　延胡索　川连　青皮　五灵脂　山楂炭　当归须　蓬莪术　荆三棱　茯苓　木香　砂仁

复诊　左胁之痛已缓。夜增咳嗽，寒痰走于肺络。宜肺肝同治。

旋覆花　杏仁　川楝子　荆三棱　茯苓　款冬花　半夏　新会皮　蓬莪术　新绛　青葱管

蒋　少腹结块，渐大如盘。此属肠覃，气血凝滞而成。拟两疏气血。

香附　五灵脂　红花　当归　泽兰　桃仁　延胡索　丹参　陈皮　砂仁

大黄䗪虫丸，每服二十粒，开水送。

金　气从少腹上冲咽嗌，则心中跳，胁中痛，初起寒热而呕，此奔豚气之挟肝邪者也。半月以来，寒热虽止，气仍上逆。脉沉弦小。宜宗《金匮》法。

二陈汤去甘草，加当归、白芍、吴茱萸、香附、川朴、槟榔、苏梗、沉香、姜汁、东行李根。

复诊　奔豚之气渐平，脘中之气未静。当从肝胃求治。

淡吴萸　半夏　香附　川楝子　延胡索　茯苓　焦六曲　陈皮　白芍　蔻仁

丁　久患休息痢，止数日后气攻胸脘板痛，上下不通，几至发厥，须大便通始减其痛。匝月大便仅通三次。板痛者聚而成块，偏于右部，是脾之积也。脉沉紧而细，当与温通。

熟附子　淡干姜　川朴　陈皮　茯苓　香附　大腹皮　延胡索　沉香化气丸　东垣五积丸

米　右关尺牢弦，腰腹有块攻痛，是肝肾之积在下焦也。用缓消止痛法。

肉桂　雄黄　尖槟榔

共研细末，用独头蒜捣丸。早晚服各五丸，开水送。

渊按：雄黄散结，槟榔破滞，肉桂温散下焦沉寒痼冷，又能温脾疏肝。丸以独蒜，以浊攻浊，深得制方之妙。（积聚附虫积）

某　前年秋季伏暑症中，即结癥瘕，居左胁下。春来下午必发微热，晨必吐痰，食面必溏泄。此当时热邪未清，早进油腻面食，与痰热互相结聚于肺胃之络，当以攻消为主。

柴胡三钱，酒炒　青皮一两，巴豆五钱同炒，去豆　三棱五钱，醋炒　蓬莪术五钱，醋炒　雄精一两　大黄一两，皂荚子三粒合炒，去皂荚子

上药为丸，每服一钱。下午服六君子丸三钱。

渊按：柴胡、青皮疏肝胆而升清，莪、棱破滞气而消块，

大黄攻热积,巴豆逐寒积,皂子去油腻之积,雄精开结化痰也。无坚不破,无攻不利,正气不虚者可用。

陈　病起逢食则呃,食入则胀。今脐上至心下一条胀痛,坐久则知饥,行动则饱胀,此属伏梁。胃为心之子,故胃亦病也。仿东垣五积治例。

川连　吴茱萸　干姜　陈皮　香附　半夏　茯苓　丁香　延胡索　五灵脂

渊按:所谓食呃也。病在肠胃。

钱　脉微细,阴之象也。少腹有块,上攻及脘,自脘至嗌一条气塞,发作则大痛欲厥,头汗如雨。用方大法固宜以温通为主矣,惟舌有黄腻浊苔,便泄臭秽,必兼湿热,而块痛得按稍减,中气又虚,方法极难周顾,尚祈斟酌是荷。

川楝子　乌药　肉桂　乌梅　木香　淡吴萸　泽泻　延胡索　茯苓　川连酒炒

复诊　下焦浊阴之气,上干清阳之位,少腹胸胁有块,攻撑作痛,痛甚发厥。昨用温通,病势稍减,脉仍微细,泄仍臭秽,恶谷厌纳,中气大亏,阴气凝结,当脐硬痛,恐属脏结。攻之不可,补之亦难,诚为棘手。

肉桂　吴茱萸　炮姜　枸杞子　乌药　木香　延胡索　金铃子　白芍　茯苓　泽泻　萱花　金橘饼

丁　小肠遗热于大肠,为伏瘕,腹中微痛。用圣济槟榔丸。

槟榔炒　桃仁　当归酒炒　青皮酒炒　沉香　火麻仁　党参元米炒　茯苓烘　木香烘　乌药烘　大熟地砂仁拌炒　白芍酒炒

上药为末,用神曲三两,煮糊为丸。每朝三钱,开水送。

伍　胸脘有块,大如碗,每午后则痛,甚于黄昏,连及背胀,时沃清水,诸药无效。

枳壳九枚,纳入阿魏三钱,炙焦　牡蛎二两　肉桂三钱　白螄螺壳二两

共炙为末。每痛发时服一钱,开水送。

渊按:枳壳破气。阿魏佐肉桂散寒,以浊攻浊。牡蛎软坚。白螄螺壳始用于丹溪,云化伏痰,消宿水。

周　食填太阴,肝气欲升而不得,胃气欲降而不能,气塞于中,与食相并,脘胁疼痛,气攻有块,汤饮辄呕,上不得纳,下其得出。法当疏运其中。

半夏　橘红　青皮　莱菔子　川朴姜汁炒　吴茱萸　赤苓　白蔻仁研冲

另:苏梗、枳壳、槟榔三味摩冲。

丁　脉迟细,脘中有块,纳食撑胀,腹中辘辘作声,嗳腐吞酸,大便坚结。此脾胃有寒积也。当以温药下之,仿温脾法。

附子制　干姜　枳实　大黄　桂木　陈皮　半夏

洪　结癖累累,久踞腹中。年逾六旬,元气下虚,中气已弱,肝气肆横,腹渐胀满。脉沉弦细,细而沉为虚为寒,沉而弦为气为郁。病关情志,非湿热积滞可比,攻消克伐难施。拟商通补,补者补其虚,通者通其气。

六君子汤　苏梗　肉桂　香附　川朴姜汁炒　白芍　生姜

冯　脉右关滑动,舌苔黄白而腻,是痰积在中焦也。左关弦搏,肝木气旺,故左肋斜至脐下有梗一条,按之觉硬,乃肝气入络所结。尺寸脉俱微缓。泄痢一载,气血两亏。补之无益,攻之不可,而病根终莫能拔。根者何?痰积、湿热、肝气也。夫湿热、痰积,须借元气以运行。洁古所谓养正积自除,脾胃健则湿热自化,原指久病而言。此病不谓不久,然则攻消克伐何敢妄施。兹择性味不猛而能通能化者用之。

人参　茯苓　於术　青陈皮　炙甘草　泽泻　枳壳　神曲　茅术　当归土炒　黄芪　白芍吴萸三分煎汁炒　防风根

又丸方:制半夏三两,分六分。一分木香二钱,煎汁拌炒;一分白芥子二钱煎汁拌炒;一分乌药三钱,煎汁拌炒;一分金铃子三钱,煎汁拌炒;一分猪苓二钱,煎汁拌炒;一分醋拌炒。炒毕,去诸药,仅以半夏为末,入雄精三钱,研末,麝香一分,

独头蒜三个，打烂，用醋一茶杯，打和为丸。每晨服一钱五分，开水送。

渊按：制法极佳，通化肺脾之痰，疏利肝胆之结。丸法亦有巧思。诸凡与此证相类者，皆可用之。

曹　寒饮痰涎气血凝结成癖，踞于脘肋，下及腰间，久必成囊而为窠臼。如贼伏于隐僻之处，一时难以攻捣。昔许学士有此论，法当内和脾胃，外用攻消，今仿其意。

半夏　茯苓　乌药　白芥子　当归　青皮　泽泻　吴茱萸　延胡索　桂枝　杜仲姜汁炒　生木香　生熟谷芽

华　脾虚胃弱，则湿热不运而生痰。痰停中脘，则食不化而成积。胃脘结块，按之则痛，面色青黄，木乘中土。饮食少纳，虑延胀满。

党参姜汁炒　半夏　陈皮　川朴　茯苓　白芥子　山楂肉　砂仁　六曲　鸡内金

丁　血虚木横，两胁气撑痛，腹中有块，心荡而寒热。病根日久，损及奇经。《经》云：冲脉为病，逆气里急；任脉为病，男疝女瘕。阳维为病苦寒热；阴维为病苦心痛。合而参之，谓非奇经之病乎？调之不易。

黄芪　党参　茯神　白薇　枸杞子　沙苑子　白芍　当归　陈皮　香附　紫石英。

复诊　和营卫而调摄奇经，病势皆减。惟腹中之块未平。仍从前法增损。

前方去枸杞子，加砂仁、冬术。

孔　病由肝气横逆，营血不调，腹中结瘕，脘胁攻痛，渐致食减内热，咳嗽痰多，当脐动跳，心悸少寐，口干肠燥，而显虚劳血痹之象，极难医治。姑仿仲景法。

党参　茯苓　枣仁　乳香　没药　桃仁　当归　川贝　香附　白蜜　地鳖虫酒炙

复诊　前方养营化瘀，下得血块两枚。腹满稍软，内热咳嗽未减。今且和营启胃，退热止咳，再望转机。

西党参　茯苓　丹参　广皮　血余炭　川贝母　杏仁　当归　阿胶　地鳖虫

三诊　气滞血瘀，腹满有块攻痛，内热已减，咳嗽未平。拟两和气血方法。

党参　香附　郁金　茯苓　山楂肉　延胡索　当归　杏仁　阿胶　桃仁　沉香　血余炭

四诊　咳嗽不止，腹仍满痛。肝肺同病，久延不已，终成劳损。

桃杏仁　车前子　川贝　当归　丹皮　阿胶蒲黄炒　旋覆花　苏子　茯苓　新绛（积聚附虫积）

马　心之积，名曰伏梁，得之忧思而气结也。居于心下胃脘之间，其形竖直而长。痛发则呕吐酸水，兼夹肝气、痰饮为患也。开发心阳以化浊阴之凝结，兼平肝气而化胃中之痰饮。

桂枝　石菖蒲　延胡索　半夏　川连吴萸炒　茯苓　川楝子　陈皮　蔻仁　郁金　瓦楞子

朱　久有伏梁痞痛呕酸之患，是气血寒痰凝结也。自遭惊恐奔波，遂至脘腹气撑，旁攻胁肋，上至咽嗌，血随气而上溢，甚至盈碗盈盆。两载以来，屡发屡止，血虽时止，而气之撑胀终未全平。近来发作，不吐酸水而但吐血，想久伏之寒化而为热矣。立方当从气血凝积二字推求，备候商用。

郁金　香附醋炒　丹参　茯苓　炒黑丹皮　苏梗　延胡索醋炒

韭菜根汁一酒杯冲　童便冲　鲜藕

另用云南黑白棋子二枚，研细末。用白蜜调，徐徐咽下。

渊按：血从惊恐而来，所谓惊则气乱，恐则气下。气乱血逆，必然之理，棋子治何病未详。

复诊　肝郁化火，胃寒化热，气满于腹，上攻脘胁，则血亦上出。前方疏理气血之壅，病情稍效。今以化肝煎加减。盖肝胃之气，必以下降为顺，而瘀凝之血，亦以下行为安。气降而血不复升，是知气降而火降，瘀化而血安，必相须为用也。

郁金　三棱醋炒　延胡索　川贝　青皮　桃仁　泽泻　焦山栀　茯苓　苏梗　丝瓜络　鲜藕　鲜苎麻连根叶

范　素有肝胃气痛，兼挟寒积。脘腹胀满，痛及于腰，咳不可忍。舌苔白腻，渴不欲饮，大便似利不利，脉沉弦而紧。恐属脏结，颇为险候。非温不能通其阳，非下不能破其结，仿许学士温脾法。

制附子　干姜　肉桂　川朴姜汁炒　生大黄　枳实

渊按：咳不可忍，上焦之气亦闭矣。所谓五实证非耶？

复诊　脘腹胀满，上至心下，下连少腹，中横一纹，如亚腰葫芦之状。中宫痞塞，阴阳结绝，上下不通，势濒于危。勉进附子泻心法，温阳以泄浊阴，冀其大便得通。否则恐致喘汗厥脱，难以挽回。

制附子　川连姜汁炒　川朴姜汁炒　生大黄酒浸

长流水煎。再服备急丸七粒，砂仁汤送下。

三诊　两投温下，大便仍然不通，胸腹高突，汤水下咽辄吐，肢渐冷，脉渐细，鼻煽额汗，厥脱可忧。按结胸、脏结之分，在乎有寒热、无寒热为别。下之不通，胀满愈甚，乃太阴脾脏受戕，清阳失于转运。崔行功有枳实理中一法，取其转运中阳，通便在是，挽回厥脱亦在是。惟高明裁酌之。

此证死。（积聚附虫积）

某　寒气凝聚，少腹结瘕，时或上攻作痛。法以温通。

小茴香　吴茱萸　木香　青皮　乌药　延胡索　三棱　砂仁　香附

吴鞠通医案

张　二十七岁　甲子三月十三日　脐右有积气，以故右脉沉细弦沉伏，阳微之极，浊阴太甚克之也。溯其初原从左胁注痛而起，其为肝着之咳无疑。此症不必治咳，但宜通肝之阴络，久病在络故也。使浊阴得有出路，病可自已，所谓治病必求其本者也。如不识纲领而妄冀速愈，必致剥削阳气殆尽而亡。

桂枝尖三钱　小茴香三钱　降香末二钱　桃仁三钱　川楝子二钱　青皮络二钱　炒广皮一钱　归须三钱　乌药三钱　苏子霜三钱　旋覆花三钱，新绛纱包

十九日　服通络药，已见小效，脉气大为回转，但右胁着席则咳甚，胁下支饮故也，议于前方内去桃仁、川楝、小茴，加：

生香附三钱　半夏六钱　杏仁三钱　肉桂八分

再服四帖。

二十三日　先痛后便而见血，议通阴络法。

苏子霜三钱　归须二钱　降香末三钱　桃仁二钱　两头尖三钱　丹皮三钱　藏红花一钱　半夏五钱　小茴香三钱　香附二钱　广木香一钱　广陈皮一钱

张　二十八岁　脐左癥瘕，面黄，肢倦，食少，不能作文，看书亦不能久，宛如虚损，与：

化癥回生丹。

缓通阴络法，每日空心服一丸，亦有早晚服一丸，时服之二年有余，计服化癥回生丹六百丸之多，癥始化净，气体复原，看书作文，始举进士。

吴　三十一岁　脐右结癥，径广五寸，睾如鹅卵大，以受重凉，又加暴怒而得，痛不可忍，不能立，不能坐，并不能卧，服辛香流气饮，三日服五帖，重加附子、肉桂，至五七钱之多，丝毫无效，因服天台乌药散，初服二钱，满腹如火烧，明知药至脐右患处，如搏物然，痛加十倍，少时腹中起蓓蕾无数，凡一蓓蕾，下浊气一次，如是者二三十次，腹中痛楚松快。少时痛又大作，服药如前，腹中热痛，起蓓蕾，

下浊气亦如前，但少轻耳。自巳初服药起，至亥正共服五次，每次轻一等。次一日腹微痛，再服乌药散，则腹中不知热矣。以后每日服二三次，七日后肿痛全消。后以习射助阳而体壮。

叶　四十五岁　乙酉四月二十八月　无论癥瘕，虽有气血之分，然皆系阴病结于阴部，岂有用阴药之理，维日已久沉寒痼冷疾，非巴豆不能除根。用：

天台乌药散

六月初九日　业已见效，未能除根，照常服前药，早晚各五分，癥瘕痛发时服二钱，舌苔厚白，面色淡黄而暗，左脉沉细阳微，再与汤药行湿通阳。

云茯苓块五钱　益智仁钱半　萆薢四钱　白蔻仁一钱，连皮　生苡仁五钱　半夏五钱　广陈皮二钱　桂枝二钱　白通草一钱

服至舌苔退为度。

甘　二十九岁　乙酉年五月初一日　十年瘕气，六脉弦细而紧。

淡吴萸三钱　乌药三钱　川椒炭五钱　归须二钱　良姜二钱　小茴香五钱，炒黑

煮三杯，分三次服。已服五帖。

初九日　病减者减其制，每日服半帖。

王氏　四十岁　乙酉五月二十一日　六脉弦紧，心下伏梁，非易化之症。一生忧泣，肝之郁也，又当燥金太乙天符之年，金来克木，痛愈甚矣。与温络法，其吐血亦络中寒也。

降香末三钱　川椒炭二钱　香附三钱　半夏三钱　枳实三钱　归须三钱　公丁香八分　广皮

服四帖。

二十五日　诸症皆效，自觉气上阻咽。加：

旋覆花五钱

二十九日　效不更方，再服。

六月初二日　加吴萸三钱

余氏　三十岁　乙酉五月二十四日　瘕结脐左，经来必痛，六脉沉细，阳微。

吴茱萸三钱　川楝子三钱　公丁香一钱　良姜二钱　全当归三钱　降香末三钱　小茴香三钱　艾炭三钱

煮三杯，分三次服，服七帖后，接服丸药。

六月初二日　业已见效，每日服半帖，再服十天。

二十日　每行经前三日，腹微痛时，空心服化癥回生丹一丸，服至经尽后，腹中丝毫不痛为止。下月经行，腹痛发时，再如此服法。癥瘕痛亦服回生，空心服一丸，化净为度。

车　五十五岁　须发已白大半，脐左坚大如盘，隐隐微痛，不大便十数日。先延外科治之，外科谓肠痈，以大承气下之，三四次终不通。延余诊视，按之坚冷如石，面色青黄，脉短涩而迟，先尚能食，屡下之后，糜粥不进，不大便已四十九日。余曰：此癥也，金气之所结也，以肝木抑郁，又感秋金燥气，邪中入里，久而结成，愈久愈坚，非下不可。然寒下非其治也，以天台乌药散二钱，加巴豆一分，姜汤和服。设三服以待之，如不通，第二次加巴豆霜分半，再不通，第三次加巴豆霜二分，服至三次后，始下黑亮球四十九枚，坚莫能破，继以苦温甘辛之法调理，渐次能食。又十五日不大便，余如前法，下至第二次而通，下黑亮球十五枚，虽亦坚结，然破之能碎，但燥极耳，外以香油熬川椒熨其坚处，内服芳香透络，月余化净。于此证方知燥金之气伤人如此，而温下之法，断不容紊也。(积聚)

类证治裁

陈氏　气阻胸膈引背，食入胀痛，脐上瘕聚有形，脉来虚缓，胃逆不降少纳，五旬余得此，惧延中膈。宜缓攻，姑与辛通，制半夏、杏仁、陈皮、草蔻(煨研)、枳壳、砂仁壳、淡姜渣、延胡索(酒炒)，韭白捣汁冲。四服而病若失。

姜　左胁气逆攻胸，久而痞聚，妨食作胀。医用硝黄攻夺，无形元气受伤，腹鸣便泻，脘中坚聚成块，诊脉左强右弱，食少不运，木旺土衰，必延吐逆之咎。议和肝通腑，降浊驱胀。白芍药、牡蛎粉、枳壳、栝蒌仁(俱炒)、青皮、砂仁壳、益智仁(煨)、茯苓、制半夏、煨姜。五服病减食加，块亦软小。去枳、蒌，加党参、生术扶脾阳，而右脉亦振。

张　小腹积聚。自用大黄、郁金、枳实等，下瘀血数次，暂宽，恃气壮频年屡用。予谓积聚随元气为消长，元气衰而后邪气踞之，屡行攻夺，终损脾元。《经》言：大积大聚，其可去也，衰其半而止。宜扶脾兼消积为稳。方用六君子料，加木香、青皮、归尾、延胡索、白芍药、官桂之属，水泛丸。庶痞积日渐消磨，不至损动真元耳。

房弟　少腹偏左瘕聚有形，感寒坠痛。昔用针刺原得痛缓，今宿疴遇劳辄发，块肿不任峻攻，仿痛久伤络之例，兼咸以软坚，主治宜效。特下焦深远之乡，乃厥阴宗筋所主，直达病所，良复不易。舶茴香、橘核(俱酒焙)、当归须、韭子(炒)、延胡索、胡芦巴(俱酒炒)、牡蛎(醋煅)、沉香汁冲服。三剂痛定肿消，块亦渐软。

房侄　右胁上痞胀，按之肿满绷急，渐妨饱食。仿《石室秘录》软治法，用生术、茯苓、神曲、地栗粉、鳖甲(炙)、白芍药、制半夏、白芥子、厚朴、桂心、潞参。蜜丸服，以食物压之效。

韩　右胁有块，梗起攻胸，气痹食少，宵胀引背。此肝强胃弱，升降失和，泄肝通胃可效。厚朴、枳壳、杏仁、蒌仁、青皮、旋覆花、降香末、木瓜，三服而平。

沈氏　冬寒小腹瘕聚，左胁撑痛，上攻胸背，大小便不通，胀闷欲绝，汤饮不下，兼发寒热，脉短涩，宜先导其瘀滞，古云痛则不通也。枳壳、桃仁各二钱，厚朴(姜制)、青皮(麸炒)各七分，廷胡索(酒炒)、归尾酒(润)各钱半，苏梗、郁李仁各二钱，沉香(磨汁)三分，二服痛定，二便通调，惟左胁偶一隐痛。原方去桃仁、归尾、苏梗、延胡，加郁金、香附，沉香改木香，仍磨汁冲服。又将煎剂挫为细末，服愈。

龙砂八家医案

顾山李　脉弦细，左胁亦坚大如盘，痰裹气凝血结，此五积症中之肥气也。

蒸白术　枳实　茯苓　厚朴　白蔻仁　白芥子　木香　青皮　煨生姜(戚云门先生方案)

金匮陶叔和年五十外少腹有块，少腹是二阴所处，今少腹若有形质，其势日甚，上冲至胃，皆由平素胃阳有余，肾阴不足，湿热痰饮，日渐下趋，遂使阳不通阴，升降失职，非痃非痹，无所定名，潜匿其间，时或隐现。投以温治则热，凉治则寒，究竟下焦之邪，不因有形之蓄积，始来然耶。

茯苓　瓜蒌霜　山楂肉　半夏　飞滑石　延胡　青木香　川楝子　白螄螺谷　水泛为丸。(王钟岳先生方案)

钟狱处陈老老　左胁中痰气结成痞块，按之汩汩有声，服之大效。

半夏姜汁炒，三两　白术土炒黄，一两　上肉桂去皮不见火，五钱　炒山楂二两　姜黄晒，一两　炒白芥子一两　瓦楞子煅，二两　醋炒青皮一两　广皮括去白，二两　炒茯苓二两　生木香五钱

共制为末，醋打神曲糊丸，如绿豆大，每服三钱，姜汤送下。(叶德培先生方案)

(评选)爱庐医案

少腹块磊，上攻及脘，其力猛而痛势剧，转瞬之间，腹中鸣响，则块磊一阵向下即平。证名奔豚者，因其性情踪迹行止类似江豚耳。然考其证有三：犯肺之贲豚属心火；犯心之贲

豚属肾寒;脐下悸欲作贲豚者属水邪。今系肾水寒邪所发,体属阳亏所致。拟以真武汤参贲豚汤意。

茯苓五钱　川芎五分　小茴五分　归尾一钱　附子五分　白芍一钱　半夏一钱五分　橘核三钱　李根皮一两

诒按:案语明辨以晰,立方精切不浮。(瘕癖门案一条)

沈俞医案合钞

夏秋时行之病,原属客邪郁伏,汗出已多,邪当解散,乃自秋徂冬,身热不能尽退,近则午后寒热,寒重热轻,宛如疟状,迨汗出而热渐减,却仍不净。诊其脉象尚带弦数,但左手空软,右关滑大,此营阴已亏,阳明犹有痰气阻滞,所以胃脘左畔结硬成块,幸不作痛,惟按之坚硬,仲景少阳篇中所谓心下有支结也。此块不除,寒热不止,仲景本用柴胡桂枝干姜汤,今宗是方加减,可获愈。

桂皮　花粉　炙草　丹皮　蒌皮　橘红　牡蛎(时证)

吴,三三。凡疟久,邪结必成疟母癥瘕,其邪深客于阴络,道路深远,肌肤无汗,能食,便溺通调,病不在府,从腹下升逆,贯及两膝腰中,推及八脉中病,理固有之,然立方无捉摸,议仲景转旋下焦痹阻例以通阳。

苓姜术桂汤(疟)

问斋医案

《经》以心积伏梁,肝积肥气,脾积痞气,肺积息贲,肾积奔豚。后世又有癥瘕、痃癖、血鳖诸名,总不离《内经》之五积也。心下有形,大如覆杯,动作牵疼,饮食减少,便溏溲数,面色黧黑,目珠暗黄。由笃志好学,深宵不寐,血凝气阻,饮聚痰生所致。乃伏梁危症,于兹二载,诸药不应,当求其本。

人参　云茯苓　冬白术　炙甘草　制半夏　陈橘皮　当归身　酸枣仁　远志肉　广木香　水红花子　四制香附(积聚)

伏梁盘踞膻中,横连虚里穴处,大如覆碗,按之不移。由盛怒,纵饮食,感风寒所致。然积以寒留,留久则寒多化热风以致积,积成则症已非风。古人虽有养正积除之法,效者甚鲜。《经》言:坚者削之,留者攻之,结者散之,客者除之。盖有形之积,以攻为是。宜《医话》伏梁煎主之。

人参　川黄连　川椒红　猪牙皂角　京三棱　蓬莪术　肥桔梗　巴豆霜　乌梅肉(积聚)

心积伏梁踞心下,大如覆碗,痛而不移。宜《医话》伏梁煎加减主之。

京三棱　蓬莪术　黄郁金　醋炒香附　牡丹皮　赤芍药　大丹参　当归身　川芎䓖　延胡索　成块朱砂　桃枭(积聚)

左胁下坚硬,大如覆碗,按之则痛,弹之有声,不时寒热,乃肝积肥气,同于疟母。《医话》肥气散为宜。

京三棱　蓬莪术　醋煮常山　九肋鳖甲　夜明沙　枳实　海南槟榔　威灵仙　银州柴胡　人参　当归身(积聚)

当脐有形大如手掌,按之坚硬作痛,乃脾积痞气。《医话》痞气饮为宜。

京三棱　蓬莪术　枯麦芽　山楂肉　鸡心槟榔　麸炒枳实　青木香　川厚朴　冬白术　制半夏　陈橘皮　小青皮(积聚)

胸右按之有形,大如覆杯,坚硬如石,动劳气急,饮食减少,痰嗽频仍,由食味酸、咸、甜太过所致。与哮喘相近,乃肺积息贲危症。宜《医话》息贲丸,缓缓图痊可也。

人参　枳实　制半夏　京三棱　蓬莪术　制南星　陈橘皮　苦杏仁　甜桔梗

共为末,水叠丸。早晚各服三钱,开水下。(积聚)

脐下按之坚满，有气上冲，惊悸烦乱。水不润下，上泛为灾，乃肾积奔豚危症。拟《医话》奔豚汤主治。

油肉桂　赤芍药　炙甘草　云茯苓　制半夏　冬白术　李根白皮　生姜　大枣(积聚)

伏梁在脐上，奔豚在脐下，肥气在脐左，息贲在脐右，痞气在当脐。现在当脐、脐上、脐左，横亘有形，乃伏梁、肥气、痞气兼症，极难奏效。

京三棱　蓬莪术　人参　川黄连　猪牙皂角　川椒红　海南槟榔　醋炒香附　麸炒枳实　川厚朴　山楂肉　冬白术　生姜　大枣(积聚)

五味失宜，七情不节，二气失其和顺之机，驯致水谷、精华不归正化，凝于肠胃之外，膜原之间，心下脐旁有形，或见或隐，为气聚，理气为先。

广藿香　广木香　川厚朴　枳实　冬白术　陈橘皮　蛀青皮　制香附　台乌药　黑沉香　公丁香　白檀香(积聚)

心下痞，按之软，推之则移，寻之无跡，为气聚。《难经》言：聚者，阳气也。阳浮而动，六腑所成是也。

四制香附　天台乌药　广木香　莱菔子　鸡心槟榔　枳实　小青皮　陈橘皮(积聚)

用力络伤，血溢凝结成癥，心下当脐有形，大如覆碗，动作牵引而痛，饮食减少，脉象沉潜，介乎伏梁、痞积之间。延今二载之久，难期速效。

京三棱　蓬莪术　醋炒香附　当归身　川芎䓖　赤芍药　延胡索　山楂肉　广木香　桃仁泥　生姜　大枣(积聚)

壮人无积，虚人则有。由于脾失健运，湿痰、瘀血互结，如中满之状。故前哲有养正积除之法，譬如满坐皆君子，纵有一小人，自无容地而去。

人参　於潜白术　广木香　水红花子　四制香附　陈橘皮　当归身　赤芍药　蛀青皮　制半夏　制南星(积聚)

诊脉五十动，浮、中、沉三取，虽有力有神，而弦数不静。弦为肝逆，数乃脾虚。因昔年抑郁、烦劳、思虑太过，土为木克。肝脾已致病，于前客冬复感风寒，标本交互难分，因循怠治，二气潜消在昔，所致病由于兹益著。驯致心下有形，大如覆碗，略偏于左，饮食减少，呕吐，痰多，血色不华，精神慵倦。现在呕甚，间带血缕，大便紫黑，亦带停瘀。显系肝木犯中，肝不藏。脾失统，故血妄行。上逆则见于呕吐之中，下溜则见于大便之内。治此大法，壮水以生木，培土以安木，水土调平，则木欣欣以向荣，而无克制之患，自能渐入佳境。服五十剂再议。

大熟地　粉丹皮　福泽泻　人参　冬白术　制半夏　陈橘皮　当归身　赤芍药　广木香　水红花子　血余炭(积聚)

得心集医案

吴继文　有腹痛病，时呕吐苦水，汤水难入，二便阻塞，而虽屡发得安，不过腹中宿积，由呕稍尽，究竟绸缪融结之情，并未去也。今春宿痰举发，倍盛于前，四肢厥逆，呕吐口渴，小水涓沥不通，大肠壅塞不行。延绵旬日，遍尝诸药，未能下咽，绝粒不进。脉尚弦数冲指。攒腹攻痛，每痛极时，索饮烧酒盏许，似若稍可。吴问曰：阴症乎？余曰：非也。若是阴症，当早已入阴矣。又问曰：热症乎？余曰：非也。若是热症，岂有汤水不入，而反可咽饮烧酒乎？吴不悦曰：无病乎？余曰：兄之病，乃兄自招。良由舍命嗜酒，将息失宜，以致酒毒内结，已成酒癖，治疗之法，未易言也。亟宜从此痛戒，庶几希之命，得延岁月。言未毕，痛复作，呕复升，急急促令疏方。数剂，诸苦如失。但善后之法，犹未尽也。越日，寓中诸生偶问吴之病,经先生手到病除,难明其妙,而酒癖之义,尤所不识,请受教焉。答曰:癖义颇微,难以言象,当喻而达之。酒关甚巨,夭枉死亡,吾不知其几许人矣。吾侪其操司命之权,各有尊生之任,可不亟讲乎。夫酒虽谷造,原借曲水两性、湿热二气酿成,少饮未必无益,过饮暗中损命,多饮则乱血,恣饮则注肝。且酒后食必少,中必虚,饮入于胃,中虚未能施化,其浊质虽输注于小肠,而烈性必聚蓄乎肝经,故善饮者面常青,于此可验。盖酒性助肝,肝性横逆,克于脾则腹痛,乘于胃则惋呕,横于血则肢痹,逆于气则便塞,是肝邪为患,此又历历可征也。又善饮之人,其有终于痿厥偏枯之疾者,禀阳藏而伤于热烈之曲性故也。有终于肿胀膈噎之疾者,禀阴藏而伤于寒冷之水性故也。吴之病,其始必因过量,肝胃受伤,气血多乱,由是乱气乱血,随酒性而溢于络,其气血酒性,交互凝结,势难分解,傍依肝胃之膜,藏于隐微之中,结成囊癖,如燕之巢,如蜂之窠,其积垒非一日也。继是所饮淫质,随饮随渗,由胃肝而入囊癖,久之囊癖充塞,满则必溢,势必仰冲肝胃,犯肝而为痛厥,犯胃而为呕吐。向者病发,呕吐数日,得以安者,不过囊癖之蓄积,由呕暂空,得以暂息。其后仍饮仍聚,癖势日增,关隘渐塞,故所呕渐艰,未易出也。他日此癖,为蛊为胀,滋蔓难图者,在所难辞。然则今日之治,尤当亟讲矣。大抵酒客忌甘,酸味助肝,最难相适,斯义惟喻嘉言透此一关,必取其气味俱雄之药,所谓能变胃,而不受胃变者,今师其意而扩用之,有如寇匪蟠据,侵漫已极,使非有斩关夺门之将,其何以突围而劫寨乎。方中附子、吴萸、肉桂、草蔻之辛热者,用之以通经入络、散痞消症。然讨寇之兵,性情暴烈,每多峻厉,恐其放肆僭佚,不得不以法度制之,故以黄柏、桃仁、明粉苦寒咸下者,以制其猛烈,且借以泄热佐之也。但膈膜隐僻之区,道路常多曲折,非所易入,恐难决胜,故复使丑牛、草乌、牙皂气味俱雄者,有锋锐巧捷之能,且有逐水搜湿之功。饮之下咽,犹号令一举,各皆走而不守,直达癖所,赞襄[①]成事,取功易易。然征伐之地,难免受伤,隐曲之处,尚未尽扫,故锐兵利导之举,可暂而不可常,则善后清净之法,尤不可无。越日,吴闻余与诸生会讲是疾,透彻异常,于是坚志戒酒,亟求善后之方。疏平胃散,打糊小丸,晒令干坚,以攻寇也。另以理中加黄连,研极细末,护晒极坚,以安民也。每日空心沸汤吞服数钱,毋令间断。逾年疾不再发,胸膈顿宽,色枯者泽,肌槁者润。(便闭门)

万海生　腹胁胀痛,或呕或利,而胀痛仍若。医者不察,误与消食行滞之剂,遂腹胁起块有形,攻触作痛,痛缓则泯然无迹。自冬迄春,食减肌削,骨立如柴,唇红溺赤,时寒时热。诊脉两手弦数,似属木邪侮土之证,究归阴阳错杂之邪,正《内经》所谓胃中寒、肠中热,故胀而且泻。处仲景黄连汤加金铃、吴萸、白术、川椒,数剂而安,随进连理汤乃健。

黄连汤

黄连　干姜　人参　桂枝　半夏　甘草　大枣

连理汤(诸痛门)

江发祥　得痃癖病,少腹作痛,左胁肋下有筋一条高突痛楚,上贯胃脘,下连睾丸,痛甚欲死,或呕或利,稍缓若无,呕利则痛苦迫切,连宵累日,绝粒不进,或得腹中气转,稍觉宽舒。医人不识,辄以治疝常法,苦辛之味,杂投不已。有以肾气不藏者,或以冲任不固者,而《金匮》肾气、青囊斑龙,迭投益甚。误治两载,疾已濒危。视其形瘦骨立,腹胁帖背,知为误药减食所致。按脉滑沉,且觉有力。审病经两载,形虽瘦而神不衰,拟是肝胃二经痼冷沉寒、积凝胶聚、绸缪纠结,而为痃癖之症。盖痃者,玄妙莫测之谓;癖者,隐辟难知之称。察脉审症,非大剂温通,何以驱阴

① 赞襄:辅助,协助。

逐冷？于是以附、术、姜、桂、故纸、胡巴、丁蔻大剂，稍加枳实、金铃，以为向导，兼进硫磺丸火精将军之品，用以破邪归正，逐滞还清，冀其消阴回阳生魂化魄之力，日夜交斟。按治半月，病全不减。再坚持旬日，势虽稍缓，然亦有时复增，且沉滑着指之脉，仍然不动。因谓之曰：病虽减，而积未除，尚非愈也，此症颇顽，姑忍以待之。所喜者，倾心信治，余益踌躇。因思冷积不解，欲与景岳赤金豆攻之。然恐久病体衰，断难胜任其药，只得坚守前法。再进旬日，忽然大便大通，所出尽如鱼脑，其痛如失。姑减硫磺丸，仍与前药，稍加黄柏，每日出鱼脑半瓯。再经半月，前药不辍，鱼脑方尽，冷积始消，前此腹肋高突之形，泯然无迹，厥后露出皱纹一条，如蛇蜕之状。乃知先肾人身气血痰水之积，均有澼巢科臼之说，为有征矣。(诸痛门)

凌临灵方

沈右(三月)　肝阴不足，气郁成瘕，攻逆脘闷，左脊痞痛，痛甚欲呕，脉右弦滑，治宜疏化。

金铃子　东白芍　左金丸　焦麦芽　延胡索　制香附　沉香曲　朱茯神　全当归　宣木瓜　小青皮　车前草(瘕气)

陈右(三月)　血虚气滞，已成石瘕，少腹痛胀，经停五月，脉弦涩数，治宜疏散。

紫丹参　粉赤芍　地鳖虫　小青皮　制香附　延胡索　怀牛膝　焦麦芽　全当归　五灵脂　红通草(石瘕)

医学举要

郡城侯姓妇年三十有八，因元宵夜游，行走太劳，归即小产。医者皆以其胸腹有块，用逐瘀成法，每剂必加炮姜，俱未有效。后虽停药，而骨节如焚，积块愈大，小便艰涩，热痛异常。至三月初始延余诊，已奄奄一息。诊其脉沉伏之极，隐隐难寻，予固知其阴虚阳盛，但日期多延，宜用缓治。初投复脉减去姜、桂，神气稍安；继投丹溪大补阴丸，诸恙悉减；终投本事虎杖汤，积块平复，淋痛皆除，不及一月，饮食大增而痊愈。(卷六)

寿石轩医案

肝脾不和，湿痰内困，脐右及左胁有形，少腹膨胀，脘中吞酸嘈杂。非温饮不解。脉象弦细。起于戒烟后，气血不能运行湿痰故也。久延有土败木贼之虞。

云茯苓三钱　鸡谷袋五具　制於术七分　宣木瓜一钱五分　干蟾皮一钱五分　制半夏三钱　汉防己一钱　砂仁壳一钱五分　福橘皮八分　大腹皮一钱五分(水洗)　白蔻衣一钱五分　冬瓜子三钱

次方：

野於术一钱　细枳实八分　橘皮七分　鸡谷袋五具　姜汁制半夏一钱五分　省头草三钱　砂仁八分(研)　荷叶三钱

膏方：

太子参一两　干蟾皮七具　橘皮络各六钱　法半夏一两五钱　鸡谷袋二十具　野黄芝一两　於术一两(枳实水炒)　附片四钱　省头草一两五钱　茯苓二两　防己一两五钱　干姜四钱　荷叶八钱

上药熬取原汁。用南枣三十三枚，煮烂，同渣再熬，去渣滓。再兑入药汁熬成膏。每早服三钱，开水和服。(膨胀中满)

慎五堂治验录

管少泉令郎，敏之，雪葭泾。旧秋患小腹与脐阵痛，按之释然，别无他苦。历医数手，亦有识为肾病者，共服桂附数两，及龟鹿酸甘大补，俱无寸功。又作亢阳乘龙，后亦不止。庚辰正月初五日，呼舟来请。诊毕问曰：可有医者作奔豚证治否?答云:并无此论。余乃笑曰:诸公皆舍近而谋远,宜乎劳而无功也。拙用仲景奔豚汤出入,是释远而谋近,庶可逸而有功乎。连服五剂,固效。方留下。

赤芍一钱半　安肉桂五分　川杜仲三钱　香附三钱　李根一两半　云茯神三钱　金铃子一钱半　甘草三分　黄连三分　冬虫夏草一钱半

朱,右,辛巳,夏家桥。进仲圣辛开苦降甘缓之法,脐腹有形攻痛虽减,气喘呕泻如前,神疲不寐,渐难支持,脉舌如昨,总由肾气夹肝木之威,上冲肺胃,即仲景所云奔豚重症,有直入宫城之险,依原进步,希图百一。

李根皮七钱　制半夏二钱　甘草六分　上瑶桂三分,冲入　左金丸五分　茯苓三钱　赤芍二钱　白芍一钱　旋覆花三钱　楝实二钱　伏龙肝五钱　白螺蛳壳五钱

张金母,西泥泾。吐泻后而起奔豚,乃肾寒上泛之故,治非桂枝法不可。

桂枝三分　茯苓三钱　广郁金一钱半　木通五分　赤芍一钱半　楝实一钱半　制半夏一钱半　甘草四分　苏梗一钱半　旋覆花一钱半

姚在明,癸未十一月下浣,突起腹痛,二便皆秘,上支胸膈,呕吐涎沫,肢冷头汗,米饮不受,脉无舌白。作奔豚治,用仲景桂枝加桂汤,加蜣螂末,同安桂末冲服,一剂知,二剂已。数日复病,其势益厉,自问无生理矣,乃用前方加咸苁蓉、旋、半,一剂痛缓,再剂痛处移下,三剂便通痛止,安寐能食。数日后,可起榻出外行走矣。

赵竹轩,戊寅,西门外竹行。左胁宿痞,胀大攻痛,脉右弦,苔薄白。此金邪凌木,木病侮土,土受伐则食难消迟矣。当以法和之。

生谷芽四钱　茯神三钱　金石斛二钱半　荷梗二尺　旋覆花三钱　香附三钱　宋半夏一钱半　橘络五分　益智仁七分　蒌皮三钱　绿萼白梅花一钱半

纳运如常,宿痞亦小,再拟补中理气治之。加潞党参三钱。

方梅溪,戊寅,古塘行。小腹聚气,攻冲直贯心坎,汗多大痛,小溲少,口不渴,脉弦苔糙。肾气上冲,奔豚症也。宗仲景法主之。

李根白皮五分　甘草三分　紫石英四钱　橘络一钱　油足肉桂三分,冲入　茯神三钱　川楝子三钱　西赤芍药一钱半　半夏一钱半　左金丸三分

奔豚症平,仍宗前方出入:李根白皮三钱　紫油肉桂二分　鲜石菖蒲一钱　朱茯神三钱　磁石三钱　紫石英三钱　远志一钱半　左金丸二分　楝实二钱　制半夏二钱　香附三钱

见届主气太商,客气太角,木金相克则肾水泛滥而作奔豚,投助心火为助解之法,既得效矣。今思其次当补中州,俾土能堤水则肾寒亦不上泛也已。

潞党参三钱　半夏二钱　远志一钱　左金丸三分　白茯苓三钱　香附三钱　磁石三钱　金铃子一钱　紫石英三钱　秫米三钱　砂仁一钱

杨胜,同上。始由腰膂闪伤,渐至肿痛吐血,医投敛补,脘间胀块一条,横格且痛。腰即肿退,脘上之块若隐,则腰间肿痛难支,咳嗽痰中有血,纳食不能下膈,脉沉弦,舌色紫。此乃淤血久留,病成伏梁,虽治以镇降,然亦危矣哉。

代赭石四钱　五灵脂一钱半　三七四分　香附一钱半　灵磁石四钱　旋覆花三钱　桃花一钱　茯神二钱　山茶花一钱半　沉香四分　白螺蛳壳一两半

大便下血颇多,各恙霍然若蜕,微咳胁痛,络虚所致,再当抚养。

旋覆花二钱　金石斛一钱半　生谷芽一两　猩绛炭五分　丝瓜络五钱　山茶花二钱

奚,左,辛巳。脘痛宿癖数年,因吐血四罐而释。近缘劳动,兼之情志违和,腹又结块,仍有攻痛,且以调肝和胃治之。

香附一钱半　合欢皮三钱　甘草五分　佛

手一钱半　茯神一钱半　金铃子一钱半　新绛四分　藿香一钱半　赤芍一钱半　旋覆花一钱半　蒌皮四钱

陆云标子，年二十许，癸未，南码头。八月中旬患疟，早截疟止则左胁结癖。至冬令，渐胀至脘，纳食少，面色青，即以香砂六君子汤加搜络品，并晚服《金匮》鳖甲煎丸七粒，外以狗皮膏帖之。服丸六百粒而癖尽矣。

杨小云，西门外。进仲景李根皮法，伏梁奔豚稍安，呵欠则脐下冷气上升，直至于咽，脉数苔黄，乃胆火也，拟折降之。本方去葛根，加金铃子。

阴分素亏则相火自旺，火性炎上，故其气上冲也，仍当折伏之。

黄柏七分　丹皮一钱半　磁石三钱　海蜇五钱　龙胆五分　桑叶一钱半　龟甲五钱　藕肉一两　李根白皮五钱　辰茯神一钱半　生谷芽五钱

诸候渐平，原方守服。

生首乌三钱　南沙参三钱　猪胆一枚　谷芽五钱　生枣仁一钱半　李根皮五钱　桑叶一钱半　郁李仁一钱半　云茯神一钱半　丹皮一钱半

刘坤观，丁丑七月中患疟，截之太早，左胁结母。戊寅五月，微寒微热，疟母胀大如卵，一医以为食积也，大投化滞破气，以致胀至心口，下及阴丸，按之如石，脉余部皆弦，右关缓大。曰：此邪依肝络而为巢窟，治宜安抚，或宜缓攻，右脉不弦未为死候。授以楝、旋、绛、连、萸、葱、香附、滋肾丸为方，十剂诸恙渐减，以香砂六君丸晚服，滋肾丸早服，调理半月而康。朝阳门外庄泾潭沈和尚叙。

顾，妪。奔豚肥气伏梁，心肝之积，胀而不动，惟肾积上冲则呕痰食，脉弦苔白，形瘦如豺，年近古稀，姑拟补中理气。

砂仁三分　土炒白术二钱　乌梅三分　肉桂三分　潞参四钱　姜炒竹茹一钱半　甘草三分　白芍一钱半　谷芽四钱　净旋覆花一钱半　香附一钱半　陈皮一钱半　宋半夏一钱半　左金丸三分　楝实一钱半

诸症皆愈，膏方调理。

潞党参六两　谷芽三两　甘草七钱　旋覆花一两半　於邑术三两　桂枝三钱　乌梅三钱　金铃子一两半　制半夏一两半　白芍一两半　茯苓三两　制香附四两　金石斛三两　陈皮五钱　安桂四钱　土尔番四两　瓜蒌皮三两　砂仁三钱　竹茹一两半煎膏服。

王小姐，大疟已累一载，胁中结母，疟犹不止。治以仲祖飞走攻络缓治法。雷制鳖甲煎丸，日服。

张柳堂，丁亥八月，石场。贼风中臂，以致身热凛寒，右臂红肿，其痛甚厉。治以祛风活络，不成痹症是幸。

生天虫三钱　薄荷叶四分　姜黄一钱　桐皮二钱半　嫩桑枝一两　生甘草五分　羌活一钱　羚角一钱　杭菊花三钱　丝瓜络三钱　鲜首乌三钱

蔡裕，住薛家滩，年近五旬。丁亥仲秋起脘痛，寒热形，日消索。延至腊底，纳谷鲜少，脘间癖块胀大，便难溲赤，痛仍不止，名剂遍尝无验。雅诊脉弦苔黄，病是木郁土中，土气不达，留邪在络，癖乃肆横。先用左金、安桂、楝、芍、香附、旋、蒌、半、茯、沉、苏、橘皮、丝瓜络、雪羹等，一剂即松，渐加补中，后以香砂六君子合安东加桂芍归为丸服之，竟刈其根。

一得集

贲豚气治验

吴山水陆财神殿三师太患贲豚，气上冲腹，即大痛，坚硬一块从小腹上攻，呕吐不能食，形常伛偻不堪，与以桂枝、吴萸、东洋参、归芍、半夏、茯苓、小茴香、黄连、乌梅、木香、川楝子、干姜、炙草等，从少阴厥阴阳明主治。每早空心，令吞肾气丸三钱，更灸中脘、石门、关元穴，其患遂愈。惜其烟瘾甚大，体又怯弱，精血耗尽，后至次年患春温暴脱。（卷下）

马培之医案

脉来左部细弦,右部沉涩,荣血不足,肝气不强,脾气不利,气血与汁沫凝结肠外,结为肠覃,状如怀子。幸月事仍以时来,法宜养荣,兼流气化凝治之。

淮牛膝　丹参　川楝子　桃仁　青皮　上肉桂　当归　乌药　香附　延胡　瓦楞子　降香片(肠覃)

张聿青医案

左　中脘聚形,形如覆碗,按之作酸,至卧则气从上逆。此痰气结聚,阳明太阴之滞,阻而难降,不易图治也。

制半夏　连皮苓　瓦楞子　橘红　九香虫　大腹皮　淡干姜　薤白头　枳壳　砂仁

某　左胁下聚形窒碍气机,甚则攻冲入脘,胀满不舒,似觉气自左升,不能右降,而仍还于左,冲入胸中,则似觉火逆,所谓火而不泄为阳,抑而不舒为气也。

制香附　杭白芍　朱茯神　川石斛　青皮　金铃子　白归身　白蒺藜　香橼皮

马左　少腹偏左聚形,食入胀满,色夺形衰。脉迟苔白。此情志抑郁,木不条达也。致气湿瘀滞,酒积不行,名曰积聚。恐元气耗损而入损门。

上官桂　制香附　金铃子　楂炭　延胡索　砂仁末　广陈皮　连皮苓　泽泻　猪苓

左　少腹结聚有形,按之坚硬。脉沉而弦。此气寒交阻,恐成胀病。

酒炒归须二钱　乌药一钱五分　楂炭三钱　酒炒赤苓一钱五分　制香附二钱　郁金一钱五分　桂枝五分　酒炒延胡一钱五分　金铃子一钱五分　炒蓬术一钱五分

徐右　结块坚大如盘,推之不移。气寒血滞,与肠胃汁沫相抟,未可轻视。

川桂木　延胡　香附　白术　炒蓬术一钱五分　两头尖　归须　乌药　楂炭　野水红花子

二诊　结块稍软,而频咳气逆。此兼感新邪,药宜兼顾。

桂木　金铃子　延胡　苏梗　当归须　乌药　楂炭　两头尖　前胡　蓬术　荆三棱　杏仁　香附

某　中脘结块,按之不甚痛。脉象沉滑。此痰湿流入分肉之间。

制香附　制半夏　广皮　台白术　青葱管　白茯苓　旋覆花　猩绛　指迷茯苓丸

郁左　时病之后,左胁下癖块胀大,腹满不舒。脉弦滑,苔白。脾土不运,胃络阻滞。拟宣通气血,参以运土。

川桂木六分　焦麦芽四钱　猪苓二钱　范志曲二钱,炒　南楂炭三钱　广陈皮一钱　茯苓三钱　当归炭一钱五分　台白术二钱　延胡索一钱五分

二诊　癖积稍收,腹仍胀满。胃络不宣,生化因而不及。再宣通胃气,运土理湿。

川桂木五分　台白术二钱　范志曲二钱,炒　猪苓二钱　泽泻一钱五分　南楂炭三钱焦麦芽四钱　川郁金一钱五分　茯苓三钱　炒枳壳一钱

贾右　瘕聚有形,甚则上冲胸脘,寒热往来。恐延入损途。

醋炒柴胡四分　归尾一钱五分　延胡索一钱五分,酒炒　制香附二钱,打　白芍一钱五分　金铃子一钱五分,切　广皮一钱　柏子仁三钱　砂仁七分　台乌药一钱五分

右　腹中作痛,少腹聚形,经事当至不至,面色萎黄。脉形沉迟。此寒入胞门,与肠外之汁相抟,石瘕之属也。须耐心善调,勿得急切攻夺。

当归须　川桂木　广郁金　台乌药　韭菜根七钱　南楂炭　金铃子　制香附　延胡索醋炒　两头尖三钱　野水红花子三钱

某　胁下结块。

香附五钱　吴萸三钱　青皮五钱　乌药五钱　木香五钱

上五味研粗末，麸皮一升、姜三片、葱三茎同炒，火起用陈酒喷，炒干，置洋布包内熨痛处，稍冷再炒，至焦而弃。（积聚附癥瘕）

某　夙有哮喘，肺气不克下降，脾土不主运旋，始则生痰聚饮，继则气机凝滞，不能通泄，以致少腹疝瘕，脐下有形，小腹胀满，按之坚硬。少腹两旁属肝，居中为冲脉，《经》谓冲脉为病，男子内结七疝，女子带下瘕聚。良由冲气不调，则脉络皆阻，为积为聚，由是来矣。宜宣通脉络。勿谓冬季膏丸，须藉滋补以养生却病，邪之不去，正与何有。

全当归一两，酒炒　制香附一两　薄橘红八钱　泽泻七钱　炒小茴三钱　川芎蜜水炒，五钱　制半夏一两　炒薏仁一两五钱　柏子仁一两五钱，去油　吴萸盐水炒，三钱　楂炭一两五钱　白茯苓一两五钱　酒炒杭白芍七钱　甘杞子一两五钱　生熟草各一钱　台乌药八钱　酒炒延胡索八钱　上瑶桂一钱五分，另研和入　金铃子一两　干苁蓉一两

上药研为细末，用青葱连根叶三十茎，打烂糊药为丸，如药末嫌干，可加浓米汤，每晨服二钱，下午半饥时服一钱，俱用开水送下。（丸方）

柳宝诒医案

尤　据述心下及左胁之块，推之活动，按之作响，病在脾胃部分。此缘肝木乘土，木气陷于脾胃之络，痰凝气阻，络道不通所致；与痰凝坚积，有需乎攻消者，似属有间。其脐下坚长之块，非块也。冲脉挟脐上行，凡病伤中气者，每见冲气上逆不柔。此病关涉本原，不但不可攻削，并破气药亦非所宜。惟左少腹之块，在厥阴部位，病与疝气相似，乃肝气自结于本宫者，当用疏肝和络法治之。总之，此病全是肝气为患。木病乘土，中气受戕。治不如法，即有散而成臌之虑。当于疏肝泄木之中，处处卫护中气，勿使被伤。则虽无速效，尚不至于生变耳。至珠生白翳，并无眵痛等象，此因脏气内滞，致浊气上熏而然，与外受之风火不同，亦只可于疏肝养血中，兼顾及之，无庸另法图治也。刍见若此，未识当否？拟方用建中法以固中气，合平胃、二陈以疏痰滞，金铃子散以泄肝木，再参和络调气降逆之品，作丸药缓缓调之，盖久病无急攻之法也。

东白芍　桂枝　姜半夏　白茯苓　橘红　野於术　金铃子小茴香煎汁炒　醋延胡　小青皮醋炒　青木香　刺蒺藜　长牛膝吴萸煎汁，拌炒　瓦楞子壳　上沉香小磨　山栀仁姜汁炒　归须　上药取净末，用乌梅肉六钱　绿萼梅蕊六钱　煎汁泛丸。每服三钱，开水送下。

潘　病邪留恋入络，左胁结瘕，时或撑及上脘则气迫，脘窒不得舒畅，纳谷更甚。时有寒热，近乎疟状，而多盗汗，足底掣痛，则三阴之经气亦亏矣。邪郁肝脾之络，上则窒及脾胃之气；下则耗及肝肾之阴，恐其脏气内窒，渐成腹满之候。脉象虚细带数。拟先用疏络泄邪，宣通气结之法。

桂枝　白芍酒炒　生鳖甲　左牡蛎　归尾　延胡醋炒　金铃子酒炒　青蒿　丹皮炒　丹参　白薇　小青皮醋炒　旋覆花　炙鸡金　茅根肉生姜同打

二诊　病邪留于阴络。胁满痞闷，晚热如疟，脉象细数左弦。阴弱脾虚，邪机交阻。推其病变所及，则肝伤者营损而热重；脾伤者气窒而胀增。温燥则虑其伤阴，滋补又虞其滞气。舌色偏红少苔，阴伤热恋。仍以前方，参入养阴泄邪之意。须得邪机外转，乃为松象。

生鳖甲　全当归　白芍土炒　桃仁泥　桂枝　丹皮酒炒　广木香　川郁金醋炒　小青皮醋炒　北沙参　大腹皮　苏梗　茅根肉生姜同打

另：鳖甲煎丸，空心开水送下。

董　脉象左手弱细而数，阴虚而有内热也。右脉寸关浮搏，肺胃中有痰热也。脘右块撑作胀，气噎不降，头晕耳鸣口渴，舌中光红，此肝气化火，犯胃劫阴，致肺胃之气，不能清降。古人论气瘕之证，右甚于左。诚以右为金位，而木反乘之，则其病必甚也。刻下养阴滋腻之药，未便多进，先与疏利右降之气，佐以平木清阴。

旋覆花　瓦楞子壳醋煅　麦冬肉　瓜蒌皮　枳壳　白薇　炒丹皮　广郁金　白芍土炒　生地炭　刺蒺藜　九香虫　枇杷叶　檀香片

龙芝生令爱病按：起病之初，年甫七龄。始由胁痛及脘，痛甚则厥。屡发之后，左胁结瘕，渐至少腹瞰硬。每值撑痛，则脘腹俱胀，纳物作呕，几同膈证。两年以来，肝脾之气，郁陷已深，近感新邪，寒热日作，因之痛呕愈甚，而气阻邪室，汗出不及脘腹，两便均不爽利。窃思肝木之病，犯胃则呕，克脾则胀，上升则撑痛而气逆，下陷则滞痛而便艰。其肝气之自结于本经者，则阻于络而结瘕。证虽散于他经，病实不离乎肝木。若泛与健脾和胃，消积消痞，不特满屋散钱，无从贯串，亦且见病治病，有应接不暇之虑矣。此证以病情论，当从乌梅丸法，为入手张本。因小水不畅，恐非酸味所宜，且与兼挟新邪之病不合。拟用四逆散，以疏肝止厥；合泻心法，以平肝气之上逆；鸡金散，以通肝气之中壅；金铃子散，以和肝气之下陷。治虽在肝，而痛呕撑胀，以及暑湿新邪，均入所治之中。非敢谓丝丝入蔻也，亦庶几无顾此失彼之虑耳！录方如左，呈候采择。

柴胡醋炙　白芍土炒　枳实　生甘草　川连姜汁炒　淡干姜盐水炒　制半夏　炙鸡金　焦楂炭　金铃子　延胡索醋炒　小青皮醋炒　生姜汁炒竹二青

此方兼备诸法，方中惟金铃子散专泄肝破瘕而设，不能兼顾他病；其余诸药，均有一箭双雕之用。如四逆散原方，本与小柴胡汤相为表里。此以白芍和阴，彼以半夏和胃。此以枳实泄满，移治此证，可以和时感之寒热，可以疏肝火之郁陷；而以枳实一味，合入泻心，更佐姜、茹，则止呕除烦，消痞泄浊，均在其中矣。鸡金散，能于脾中泄木，可以治胀，而消痞导滞之法，亦出于此。是以一药而兼数长者也。(瘕癖)

雪雅堂医案

脐下小腹积如鸡卵，日见其大，虽能左右移动，仍不离小腹部位，两年来攻伐消水迅利之药，服之殆遍，病未能除，元气大伤，每月例胀一次，不治亦能自消，诊脉沉弦而牢。石水为患，宜进真武汤，王道缓攻之法。

云茯苓三钱　生白术二钱　炒白芍三钱　熟附子二钱　大生地三钱　甘遂末一钱

连服五六剂，其积略小，再加腹皮三钱，间日一服，其积渐消七八，仅如酒杯大，嗣去腹皮、甘遂，十余剂而痊。

王嫂　因惊得奔豚症三年之久，百药罔效，良以《金匮》以下诸书治奔豚各方，施诸今时，无一应者，亦古今病因方哉异耳。拟方数剂，其病若失。

桂枝尖三钱　代赭石六钱　半夏二钱　焦白芍三钱　旋覆花三钱　生姜二钱　炙甘草钱半　白茯苓三钱　黑枣三枚

梦石夫人　左关弦涩，左胁有形瘕聚，如有怫郁嗔怒，则窜痛膜胀。据述病根因截疟而起，此乃疟邪未净，深陷厥阴血络之中，与气血胶混凝阻，消导只走气分，宜乎弗效。喻嘉言所谓截疟太早，易变疟胀是也。病延一年，少阳生气久郁，气血暗自消耗，应进缓法，搜剔其邪，俾血脉流通，不至成癥瘕疟母。今采又可三甲散加减为丸，参入辛香，始合络病大旨，借虫甲灵异之类，飞走迅速，追拔沉混之邪耳。

酒炒䗪虫六钱　当归须一两　柴胡梢四钱　桃仁泥五钱　醋炒鳖甲六钱　生僵蚕五钱　杭青皮三钱　柏子仁四钱　土炒山甲六钱　韭根汁为丸梧子大每早晚开水送下二十粒

医验随笔

南门许海秋之媳从脐上至心下起一梗，粗如拇指，时时作痛。来诊适值酷暑，先生用附、桂、吴萸、干姜等味，不数剂而梗消。此系寒浊凝结所致，与古书所谓伏梁，寒热微有差别也。

医案摘奇

高子明好读医书，亲戚有恙，常用为开方治理，每多取效，所用之方，不今不古，颇合时宜。其弟七岁，忽小腹阵痛，屡治无效，始邀余商。见其弟形寒，切脉弦紧，按其腹柔软。子明云：近日痛甚，至于咬牙发厥。余曰：此寒邪入腹也。与以炮姜、吴萸、川楝子、小茴香、木香、元胡索，一方不应。继之以肉桂、肉果、橘核、乌药、川芎、沉香，又不应。其母曰：照此发厥，命难保矣。然余两日来未见其发厥之状。第三日余至，适逢其发厥，子明导余入室，见其咬牙直视，口不能言，肢冷脉伏，有战栗之象，复按其腹，脐之两傍，如有竹竿两枝，挺于腹内，坚硬异常。余曰：此病，名为痃气也。乃书以川乌、良姜、乳香、木香、防风、乌药，煎调苏合油三分。一剂而安。(小腹痛曰疝气少腹痛各一安)

邵兰荪医案

头蓬何　脘腹联痛有瘕，脉弦细，舌白，便溺涩。症属重险，宜治防厥，候政之。(六月二十三日)

瓜蒌皮五钱　川楝子三钱　郁李仁三钱　降香八分　薤白钱半　草蔻一钱　广郁金三钱　玫瑰花五朵　生香附三钱　通草钱半　炒延胡三钱

清煎，二帖。

又　脘痛未除，大便已通，脉弦细，舌腻，还宜防厥。呕逆，宜和肝胃为主，候正(六月二十五日)

仙半夏二钱　川楝子三钱　九香虫三钱　通草钱半　左金丸八分　制延胡二钱　五谷虫三钱，酒炒　玫瑰花五朵　厚朴一钱　草豆蔻一钱　降香八分

清煎，二帖。

介按：肝阳侮胃，气聚成瘕，而脘腹联痛，此因情怀忧郁，肝气无从宣泄。前后两方，系是泄厥阴以舒其用，和阳明以利其腑。药取苦味之降、辛气宣通之义。(脘痛)

曹沧洲医案

右　表热留恋，腹瘕攻逆作痛，大便溏，纳少神疲，脉软。劳乏积湿所致。

青蒿三钱五分　旋覆花三钱五分，包　沉香曲三钱　枳壳三钱五分　赤芍三钱五分　泽泻二钱　代赭石四钱，先煎　炙鸡金三钱　猪苓三钱五分　白蒺藜四钱　煅瓦楞粉一两，包　大腹皮三钱　陈麦柴三钱　鲜佛手三钱五分(风温湿热附伏邪伏暑)

右　肋瘕攻胀，昼夜无寐，脉弦。心肝不潜，气机上逆。非轻证也，勿忽。

醋炒香附三钱五分　煅瓦楞壳一两，先煎　火麻仁八钱　夜交藤五钱　金铃子三钱五分，炒　朱茯神四钱　北秫米四钱　鸡内金三钱，炙去垢　延胡索三钱五分，炒　竹茹二钱　宋半夏三钱五分　紫贝齿一两，生，先煎(肝脾门)

右　瘕攻不定，作痛腹酸，得食运迟。

旋覆花三钱五分，绢包　宋半夏三钱五分　九香虫一钱，焙　扁豆衣三钱　煅瓦楞粉一两，绢包　金铃子三钱，炒　川断三钱，盐水炒　淮山药一钱，炒黄　青皮一钱　川杜仲一钱，盐水炒　带皮苓五钱　炒谷芽五钱，包(肝脾门)

右　脉弦，瘕攻作痛，治在肝脾。

旋覆花三钱五分，绢包　大腹皮三钱，洗　川楝子三钱五分，盐水炒　白芍三钱五分　煅瓦楞粉一两，绢包　炙鸡金三钱，去垢　九香虫五分，焙　淡吴萸二分，盐水炒　台乌药三钱五分　五灵脂三钱五分，醋炒　车前子三钱，炒，绢包　炒谷芽五钱(肝脾门)

右　肝气结瘕上逆，甚则痛不能食。宜下气疏中。

旋覆花三钱五分，包　煅瓦楞壳一两，先煎　陈皮一钱　泽泻三钱　代赭石五钱，煅，先煎　左金丸一钱，吞服　法半夏一钱　陈佛手三钱五分　沉香片三分　枳壳一钱　茯苓四钱　台乌药三钱五分　绿萼梅一钱，绢包　(肝脾门)

右　近日少腹瘕胀稍松，其气移至中脘，胃不醒，脉软弦。三阴同病，非温通疏泄不可。

上肉桂三分，去粗皮为净末　上沉香三分，二味饭为细丸吞服　归身三钱五分，小茴香七分同炒　淡吴萸三分，盐水炒　杜仲二钱，盐水炒　紫石英六钱，煅，先煎　炙鸡金三钱，去垢　九香虫一钱，焙　春砂末五分，冲，煅　瓦楞粉一两，包　法半夏三钱五分　车前子四钱，包，后下　陈佛手三钱五分　炒谷芽五钱，绢包

第二方：前方服至脘腹松快，再以此方调理。

归身三钱五分，小茴香七分同炒　橘红一钱　金毛脊三钱，炙去毛　六曲三钱　紫石英五钱，煅，先煎　制半夏三钱五分　杜仲三钱五分，盐水炒　炙鸡金三钱，去垢　淡吴萸三分，盐水炒　川断三钱，盐水炒　煅瓦楞粉一两，包　广木香七分　炒谷芽五钱，绢包(肝脾门)

左　音闪稍亮，脘瘕仍伏。宜下气疏中。

苏叶三钱五分　沉香曲三钱，绢包　台乌药三钱五分　淡吴萸二分，盐水炒　白杏仁四钱，去尖　炙鸡金三钱，去垢　大腹皮三钱，洗　陈佛手三钱五分　象贝四钱，去心　楂炭三钱五分　煅瓦楞粉一两，包　小茴香五分(肝脾门)

右　客冬经停血崩，肝脾克贼，气营交困，腹块上下冲突，胀时极甚，神疲形寒，脉细数，右微滑。病绪杂出，姑治所急。

旋覆花三钱五分，绢包　大白芍三钱　车前子三钱，炒，包　茯苓皮四钱　煅瓦楞粉一两，包　杜仲二钱，盐水炒　川楝子三钱五分，炒　盐半夏二钱　归身三钱五分，炒　九香虫七分，焙　橘叶一钱　陈麦柴三钱　炙鸡金二钱(肝脾门)

右　瘕逆攻撑，不时作痛，夜来自汗，足肿。病道深远，不易速松。

苏梗三钱五分　旋覆花三钱五分，包　沉香曲三钱，包　茯苓四钱　制香附三钱五分　煅瓦楞粉一两，包　大腹皮三钱五分，洗　通草一钱　金铃子三钱五分，炒　小青皮一钱　浮小麦四钱，包　小温中丸三钱，绢包(肝脾门)

右　肝病积久，下汲肾水，水虚不能养木，木乘中土，脘次筑紧，痰多瘕逆撑胀，脉细软，大便燥结，遍体不适。病根深远，理之不易。

上官桂三分，去粗皮为净末　上沉香三分，研净末，二味饭为丸吞服　旋覆花三钱五分，绢包　橘红一钱　炙鸡金四钱，去垢　代赭石四钱，煅，先煎　宋半夏三钱五分　大腹皮三钱，洗　淡吴萸三分，盐水炒　白芥子七分　茯苓四钱　五仁丸五钱，绢包(肝脾门)

左　腹右结瘕，作痛攻逆，神疲，脉软弦，右部尤软，两足肿。拟和肝脾，利湿热，以防腹大成膨。

旋覆花三钱五分，包　炙鸡金三钱，去垢　五加皮三钱　漂白术三钱五分　枳壳一钱，同炒　代赭石四钱，煅，先煎　大腹皮三钱，洗　猪苓三钱五分　广木香一钱　煅瓦楞粉一两，包　沉香曲三钱，包　泽泻三钱　炒谷芽五钱，包(肝脾门)

左　脘瘕，攻逆作痛，须循序消散之，勿求速效也。

旋覆花包　六曲　延胡索　橘白　瓦楞壳　乌药　炙鸡金　宋半夏　沉香片　金铃

子　炒谷芽(肝脾门)

右　曾患表证,兹腹中宿患瘕作痛,脉微数。拟疏肝和脾主之。

旋覆花三钱五分,包　川楝子二钱,小茴香同炒三分　台乌药三钱五分,切　赤苓三钱　煅瓦楞粉一两,包　延胡索三钱五分,醋炒　炙鸡金三钱,去垢　泽泻三钱　大腹皮三钱,洗　五灵脂三钱五分,醋炒　赤芍三钱五分(肝脾门)

右　左胁肋下结瘕,顶心脘,食下恶心,脉不畅。宜治肝胃。

旋覆花三钱五分,绢包　煅瓦楞粉一两,包　法半夏三钱五分　川楝子三钱五分,炒　代赭石一钱,先煎　橘红一钱　六曲四钱　泽泻三钱　生熟谷芽各五钱。包(肝脾门)

右　腹瘕攻逆,面黄,脉濡。治在肝脾。

旋覆花三钱五分,包　代赭石四钱,煅,先煎　炙鸡金四钱,去垢　猪苓三钱五分　煅瓦楞粉一两,绢包　橘红一钱　大腹皮三钱,洗　泽泻三钱　沉香片四分　宋半夏三钱五分　赤苓三钱　五加皮三钱　陈麦柴三钱(肝脾门)

右　血分不足,肝亢有余,腹中渐成瘕聚,上下无定。气分不充。拟先疏畅气化,以和肝脾。

四制香附三钱五分　枳壳三钱五分　大腹皮三钱,洗　茯苓四钱　陈皮一钱　煅瓦楞粉一两,包　陈佛手三钱五分　泽泻三钱　宋半夏三钱五分　台乌药三钱五分　丹参三钱　炙鸡金三钱　炒香谷芽五钱,绢包(肝脾门)

右　素体阴虚肝旺,复加畏于服药,致表邪逗留,背寒灼热,头重胸闷,脉小弦数,舌糙白。口干,纳呆,少寐,大便燥结不畅,小溲热,少腹瘕气撑胀。《经》谓邪之所凑,其气必虚。最虚之处,便是容邪之地,邪不去,虚更甚。拟先去其邪,稍参其本,候高明政之

归身二钱,炒　宋半夏三钱五分　石决明一两五钱,煅,先煎　赤芍三钱　象贝四钱,去心　连翘三钱　青蒿二钱　枳壳三钱五分　朱茯神四钱　淡苓三钱五分,炒　竹茹三钱　车前子四钱,包　省头草三钱五分　煅瓦楞粉一两五钱,包(肝脾门)

汪　经:少腹宿瘕,近胸升窒,经至腹胀,骨酸,脉软。宜气营两治。

归身二钱　旋覆花三钱五分,包　川石斛四钱　鳖甲胶三钱五分,海蛤粉炒　赤芍三钱　代赭石五钱,先煎　竹茹三钱五分　丹皮三钱五分　丹参三钱　煅瓦楞粉一两,包　白蒺藜四钱　绿萼梅一钱(经产门)

上池医案

肝气久郁,左胁结痞,痞气攻冲,脘痛作哕,眩晕气逆,总是肝病。

旋覆　归身　焦半夏　茯苓块　上沉香镑　代赭　白芍　陈皮　橘核

积劳之体,中气不运,胁痞无攻击之理,扶正而痞自化。

熟地砂仁末拌炒　茯苓　牡蛎　橘核　沉香　生白术　智仁　半夏　萆薢　为末蜜丸

积劳素疟痞,近来腹满,非煎药可愈。

小温中丸

疟后阴虚,痞时痛,和营化痞,扶正为主。

归身　焦白术　山楂　茯苓　制首乌　炙龟甲　白芍　泽泻　蜜丸

阴疟之邪未尽,鬲闷结痞,瘕气上攻,延久恐成膜胀。

砂仁壳　枳壳　大腹皮　厚朴　萝卜子　木香　滑石　香附

诸呕吐逆皆属于肝。若腹满作胀,胀而有痞,累累如块,上冲则呕,下迫则泻,是肝病犯胃,木侮乘土矣。吐泻之后,腹痞不现,此系气聚而成,即交而为泰,不交而为否也。痞之为蔽塞而不通也,非温不开,非辛不散,非淡不渗,拟仲景法。

桂木　淡干姜　茯苓　生冬术　炙甘草　北五味与干姜同炒同研

此肝肾病，素有湿痰，大以而痰饮扫荡，中气从此大伤，先自疝气攻冲，久而睾丸胀大，病情病象不外肝家气郁，肾家阳虚，治法不外疏肝温肾。今则脘下结瘩，大如盂，坚如石，与妇科癥聚相类，不化不软，渐且肿满，是肝肾两虚，而病及脾胃。须知中脘是气机展布之地，升降转输之枢纽，结瘩不化，中气不运。秋分前后，气机分理之时，急扶正化邪，俾瘩结渐消，默运为要，疏肝温肾，通阳化瘩，补而勿滞，得补受补，乃可奏效。

大熟地砂仁末炒　炒发萸肉　川楝皮　上沉香　真橘核　制淡附子　延胡索　淡老姜渣

沈氏医案

少腹右边，结成有形之块，日渐以大，上干胃家，则呕吐而发寒热。此乃瘕聚，借其气以成形，即为子疝也。近因散而至于左边，作痛不宁，脉息弦急，当以疏肝和胃为治。

半夏　广皮　青皮　香附　瓜蒌　山栀　黄柏　钩藤　夏枯草　柴胡　甘草　加姜煎

丸方：加橘核、砂仁，夏枯草汤法丸。

也是山人医案

陈(十六)　肝气肆横，腹痛，向有瘕聚，法当疏泄。

青皮一钱　归须一钱　茺蔚子一钱　炒延胡一钱　郁金一钱　黑山栀一钱五分　南山楂一钱五分

褚(廿七)　久患积聚，痛而不移，兼有肠澼，未亟缓攻。

青皮一钱　茅术炭一钱　归须一钱　煨木香五分　炒地榆一钱五分　生香附五分　钱槟榔一钱　厚朴一钱(积聚)

施(十八)　寒热已久，左胁瘕聚，邪入肝络矣。

生牡蛎三钱　归须一钱　炒延胡一钱　炙鳖甲一两　炒桃仁一钱　桂枝八分　柴胡五分(疟)

丛桂草堂医案

龙耀南年逾五旬，素有疝病，时发时愈，辛亥冬月，病复作，然与从前发病时情形不同，自觉有气从脐下直冲于心，则心痛欲裂，于是手冷汗出，不能支持，吸鸦片烟暂止片刻，然于病无济，初犹间一二日始发，继则日发无已，精神疲倦，饮食大减，两脉弦小，舌中有白苔，盖奔豚病也。乃肾气素虚，复受客寒，身中阳气不能胜寒气之侵逼，则上冲而作痛，昔人所谓肾气凌心者是也。乃与桂枝加桂汤，再加熟地、鹿角胶、小茴香，服两剂后，痛大退。越两日，天气愈寒，而病又复作，更兼呕吐，遂改用理中汤加肉桂、吴茱萸、半夏、鹿角胶、沉香，接服三剂全安。(卷三)

阮氏医案

戴　内伤湿食，外感风寒。前医表散消利太过，有伤真元，引动冲气上逆，兼之阴液虚燥，上不纳食，下不敛气，故胃脘噎塞，小腹悸动。拟用金匮肾气丸变法治之。

大蒸地四钱　山萸肉一钱半　湖丹皮一钱半　淡附片一钱半　淮山药三钱　白茯苓三钱　建泽泻二钱　紫瑶桂一钱冲　怀牛膝三钱盐水炒　净车前一钱半(编者按：本案似奔豚)

蔡　脉象紧弦，舌苔白滑。病来气从小腹上冲、心下而痛，痛止其气仍归小腹，如豚之奔走，或上或下，名曰奔豚，乃肾积也。此系少阴寒水之气结成病，若非温通达下，安能消散乎？

淡附片八分　紫瑶桂八分　白归身二钱

紫沉香六分　老干姜八分　淡吴萸八分　白茯苓三钱　紫川朴六分　瞿麦穗一钱　川楝子一钱半　广木香六分　炙甘草六分　李根白皮六钱

沈　左脐旁有块攻触,或现或隐,或大或小,系郁怒伤肝,肝气凝聚,积成肥气之病。夫肝藏血属木,而主风,风即气也,乃风性迅速,发则飘荡无制,而一时能鼓动于周身,或头面手足,以及身体蓦然浮肿,退则仍然无踪。拟以养血敛气,佐以平肝息风。

全当归三钱　紫瑶桂八分,冲玫瑰花八朵　淡吴萸六分　酒白芍三钱　紫沉香八分　炙甘草八分　水云连六分　明天麻钱半　石决明四钱

钟　素因劳心过度,每多梦失,阴精日渐内耗,致下焦寒湿乘虚袭络,积成痃癖之症。有时元实则偏隐平复,元虚则直透坚强,甚则攻痛触胁。据云:攻之无益,补之有效。兹拟补土泻肝,滋水涵木,佐以降气软坚。

东洋参钱半　川桂枝钱半　红枣杞三钱　巴戟肉三钱　酒白芍三钱　炙甘草一钱　金琐阳三钱　西小茴钱半　杭青皮钱半　淡吴萸六分　紫沉香六分　左牡蛎六钱

胸痛案

名医类案

游以春治一嫠妇①,年三十余,忽午后吐酸水一二碗许,至未时心前作痛,至申痛甚晕去,不省人事,至戌方苏如故,每日如此。医治期年,不愈。游至,用二陈下气之剂,不效。熟思其故,忽记《针经》有云未申时气行膀胱,想有瘀血滞于此经致然。遂用归尾、红花各三钱,干漆五钱,煎服,痛止吐定,晕亦不举。次日复进一帖,前症俱愈。第三日前方加大黄、桃仁饮之,小便去凝血三四碗而痊。(厥)

孙文垣医案

陈光禄松峦翁,长厚君子也,而存心博爱。常五更胸膈胀疼,三吴名家遍延而治,寒热温凉药味备尝,竟无一效。礼予诊之。右寸软弱,左平,两尺亦弱。予曰:此肺肾二经之不足也,补而敛之,可无恙矣。以补骨脂、山茱萸、人参各三两,鹿角胶、鹿角霜各五两,杜仲、巴戟、白茯苓、车前子各一两五钱,干山药二两,鹿角胶酒化为丸,空心淡盐汤送下。又以御米壳去筋膜蜜水炒三两,诃子面煨去核一两,陈皮一两半,炼蜜为丸,五更枕上白汤送下一钱。服一月,病不再发。翁由是交予极欢也。及见予《玄珠》稿,大称快,语曰:医家凡得一方,辄自秘以为高,君独欲公诸人,是有意于寿苍生者。亟付剞劂,予当助梓。因手录予百余方,制丸散以施,而亦无人德我之望。(卷二)

一汪氏妪,寒痰壅滞于背,胸胁腹皆胀,小水频数。先与女金丹,以治胸胁之痛。以二陈汤加益智仁、香附子、白芥子、青皮、柴胡、苍术、桂枝,一帖而小水减半。次日以白豆仁易益智仁,以枳壳易青皮,再加川芎、桔梗开提清气,诸胀痛悉减。(卷四)

宜兴宋令君,山东人也,太夫人年五十余,病胸腋胀痛。予时寓吴宫詹家,而绳庵安节二公,皆宋公年友,因二公而逆予。诊太夫人脉,右寸关洪滑弹指,如黄豆大,左三部散乱无绪,如解索状,两尺绝无神气。予不得其受病之源,而宋公亦不以病源告,卒然问曰:脉为何症?予曰:据左脉为虚弱久病,右脉似又为饮食所伤,必病小愈而又伤,反复之疾

① 嫠妇(lí 离):寡妇。

也。其势亦危。宋公闻言危，乃拂其意，貌似不恭，予见其貌，即辞出，至后堂，有各佐贰及学博余公在焉。余公予乡人也。素亦知医。问曰：症候何如？予曰：不治。渠谓前诊者皆无难色，公何云然？予曰：两尺无神，如树无根，此《难经》所云也。左脉散乱，右脉如豆大弹指，不旬日当见，果后七日而卒。邑中乡先生士民相传，谓予能预决死生云。（卷五）

李思椿患胸膈胀痛，痰中有紫色瘀血，其原有酒积郁火也。脉两寸短，关滑，两手皆数，先与红六神丸服之，继以山栀、酒连、郁金、香附、橘红、茯苓、半夏曲、甘草、滑石、紫苏子，服后胸膈稍宽，仍以山栀仁、贝母、益元散各二两，牡丹皮、黄连、橘红各一两半，白茯苓一两，紫苏子、郁金、红曲各五钱，茜根三两，神曲打糊为丸，每早晚白汤送下二钱，调理而愈。（卷五）

素圃医案

熊辟疆兄，秋间食冷物，当风假寐，次日即胸前结硬冷痛，干呕作泻。随服平胃、二陈、炮姜四剂，稍减而未痊。因循两月，服药断续。其间或服姜桂温中之剂，则痛愈甚。以手扪之，胸皮皆冷，呕吐酸水，小便涩少，脉初诊则细，重按反滑而有力。余曰：初因寒中，积之既久，郁而成热，所以姜桂反增痛矣。皮外虽冷，乃阳郁于内也，用仲景泻心汤法，但苦以泻实，辛以散结。以二陈汤加黄连一钱，干姜一钱，四剂后，胸中作响而宽，胸皮回温，续得大便畅解数次方愈。（男病治效）

马氏医案并附祁案王案

寒热弥月不差，胸中有块高突，按之则痛，时见厥逆，兼多自汗，诊其脉，右三部虚微按之如丝。此证实脉虚，邪实正衰之候也，攻补俱属棘手。然不用补，则正愈虚而邪愈结矣，养正祛邪，古人岂欺我哉！

人参　炙草　泡姜　黄连　半夏　桂枝

胸中满结作痛，饮食则呕，呕甚则痰涎涌出，多成五色。更医数手，或主攻克，或主补虚，卒无一效。诊之两关尺微少神，体倦神烦，胸中结痛，按之愈甚。此正气内伤，阴邪内结，攻之既足以伤其气，补之又适以滞其邪，当以仲景藏结法治之，用黄连汤加桂一钱。

产后胸中作痛，痛甚则迫切不能支，延至五月，病转危急，诊脉两手弦涩少神，症现不能转侧，不得言语，此阴邪交结胸中，不得宣通也。胸中乃阳气所治之位，今为阴邪入踞，阴与阳搏，所以作痛。此破气和血，温补镇逆诸法，所以不应耳。不知阴阳适当相结，补之则无益，攻之则愈结，镇坠之则遏抑生阳，而阻滞邪气。惟交通一法，足以开阳入阴，通上彻下之妙，然后阴归于下，阳治于上，太阴之府，旷然廓然，何胸痛之有哉？拟仲景黄连汤，加人参、肉桂。

续名医类案

冯楚瞻治王慎瞻，平日过劳，乃远行，途中食冷面羊肉，及归，胸中疼胀不堪。医所用无非楂、菔、枳、朴之类，服之益甚，渐至心如压扁，昏晕闷绝，少减则苏。曰：食乃有形之物，惟入肠胃，滞则为胀为疼，着而不移，岂能升降于胸次乎？盖胸为心肺之部，止受无形之气，不能藏有形之物也。且六脉弦细而数，身不热，语言无力，皆非伤食之候，乃积劳所伤，无根之气上逆于心，以致胀痛不堪耳。当用塞因塞用之法，乃以枣仁、朱砂、乳香为细末，剖猪心血为丸，用人参五六钱，煎浓汤送服。少顷，以莲子煮白米粥压之，令忍胀，强吞半碗。如是数日，疼胀渐减。继以胸膈自觉甚空，虽多食不饱，而大便出者无几。盖劳役太过，脏腑脂膏耗竭，状如中消，食物入腹，

销铄无余,故多入少出也。(卷十·内伤)

王肯堂治韩敬堂,患胸膈痛,脉洪大而涩,用山栀、赤芍、通草、麦芽、香附、归、芎,煎加姜汁、竹沥、韭汁、童便之类,饮之而止。一日劳倦忍饥,痛大发,亟邀王至,入房。问曰:晨起痛甚不能待公,服家兄药,下咽如刀割,其痛不可忍,此何意也?曰:得非二陈、平胃、紫苏之属乎?曰:然。曰:是则何怪乎其增病也。夫劳饿而发,饱逸则止,如其虚也。饮以十全大补汤,一剂而胸痛止。(卷十八·心胃痛)

扫叶庄一瓢老人医案

脉微而芤,失血之象也。膺胸隐而痛,肺胃之络也。

当归须　炒黑山楂　苡米仁　赤芍药　川郁金　丝瓜络　通草(虚劳)

南雅堂医案

脉紧数,胸间作痛甚剧,呕不能食,气上冲,似有头足不可触近,系寒气痼疾致,拟用大建中法。

人参三钱　干姜四钱　川椒二钱(炒去汗)　饴糖四钱

上药三味,先煎去滓,再入饴糖同煎服,服后啜粥半碗许。(心痛门)

思虑太过,气郁而不舒,胸间痞闷作痛,脉沉而涩,是气滞之故,通则不痛,用二陈加味法。

制半夏二钱　白茯苓二钱　陈皮一钱　百合五钱　乌药二钱　炙甘草七分　紫苏叶一钱　生姜三片(心痛门)

阳气不宣,里热外寒,胸胀满作痛,溺赤,系湿邪郁遏所致,先宜开达上焦。

桔梗二钱　紫菀一钱五分　广郁金一钱　枳壳八分　白蔻仁一钱　杏仁一钱五分(去皮尖)　川贝母一钱　炙甘草八分(心痛门)

肝血虚耗,期门之气不充,则冲任之血,从膺胸而散,是以胸膺作痛殊剧。

丹参五钱　缩砂仁五分(研冲)　白檀香五分(研细末)　红花一钱　当归身五钱　炒白芍三钱　金银花三钱　川续断一钱(心痛门)

类证治裁

马　病后脉弦胸痛,金不制木,当节劳戒怒。栝蒌、橘白、白芍、茯神、杏仁、炙草、煨姜,二服愈。

一得集

胸痛虫症治验

一女年十二岁,患胸痛甚剧,床上翻覆滚号,治以消食行气之药不效。与阿芙蓉膏开水冲少许,服始效,后仍不效。余视其肌肉消瘦,面黄有蟹爪纹,询之肛门如痔痛,脉或时弦紧,或时细数,而有歇止,却与《金匮》狐惑病证相符,乃依《外台》杀虫方法,用附子、桂心、大黄、鹤虱、雷丸、干姜、甘草各等分为粗末,每服二三钱,百沸汤入蜜半匙,和服两剂。以后胃口渐开,肌肉渐生,至今六七年,是病不复作矣。(卷下)

气郁胸痛治验二案

董妪年四十余,患胸痛呕逆,喉痹带下,头痛,病非一端,诊其脉沉细而涩。余曰:脉法云:下手脉沉,便知是气。病由情怀不畅,郁怒伤肝,木邪犯土,心脾气结,法当疏气平肝。先用归、芍、香附、橘红、郁金、蔻仁、柴胡、丹皮、鲜橘叶、佛手花、瓦楞子、牡蛎等,以水先煮生铁落,然后煎药服三剂,诸症俱减八九,后以逍遥散加丹、栀、香附、海螵蛸、牡蛎,服二十余剂而愈。

又徐妪年近五十,患胸痛,月信虽少,而尚未断,体肥脉弦而虚,余谓此属血虚气郁,

与丹参饮而愈。此二症虽同为气郁,而却有肝旺血虚之分别焉。(卷下)

血结胸痛治验

毛姓妇,患胸痛甚剧,床上乱滚,哀号欲绝,月信愆期,延余诊之。脉沉弦搏滑,指甲与唇俱青。余曰:脉沉滑主血,弦劲搏指,其血菀结,当是瘀血留于胸膈而作痛也。细询得病之由,忽悟半月前被硬木触胸,其为瘀血无疑矣。与归尾、赤芍、桃仁、丹参、东洋参、琥珀、乳香、蒲黄、五灵脂,一剂而愈。故治病之道,四诊皆当留意,乃能与病切中,而所投无不效也。(卷下)

诊余举隅录

丙戌秋八月,余同邑城南,陆家塘陆大兴,患胸痛半年,请诊于余。面色唇舌俱赤,鼻息亦粗,脉象尤数,大致似有火郁。及问病状,渠答曰:稍感外寒,痛势连绵,必饮热烧酒,始能止痛。因知症系虚寒,一切面舌之赤,鼻息之粗,脉象之数,是饮热烧酒所致。用四逆汤理中汤等方,加减治之,其痛即平。(病有定凭治无定格证)

张聿青医案

左　胸痛脉弦,当舒气郁,用葛仙翁颠倒木金散法加减主治。

木香五分　旋覆花一钱五分　炒瓜蒌霜三钱　陈香橼皮一钱五分　橘皮二钱　炒枳壳一钱　广郁金一钱五分　猩绛四分　生香附二钱　薤白头三钱　青葱管三茎

钱左　腹痛渐定,目黄略退。胸痛甚而气滞于络隧,以致气血不行。药既应手,再当扩充。

旋覆花　当归尾　单桃仁　广郁金　青葱管　五加皮　金铃子　生薏仁　制香附　真猩绛　醋炒青皮(胸胁痛)

沈氏医案

一人患胸中作痛,按之而软,得食稍缓,夜间尤甚,乃火痛也。

白芍　甘草　山栀　黄芩　半夏　广皮　蒌实　夏枯草

鲁峰医案

代赭旋覆汤,此予治一贵府夫人胸骨疼痛连及胃脘逆乱早间所服之方也。夫人二年前曾患胸膈胃脘疼痛之症,予立补中舒气之剂,服之而愈,忽又作胸膈胃脘疼痛之症,予初用瓜蒌薤白酒汤,不效,继用和肝定痛之剂,胸骨支痛益甚,反增胃间闹痛,饮食下咽即吐,并头痛沉昏,及腰腿筋骨俱痛难当,若是者已两日夜矣。予茫然无策,又不敢推却,再四思维,夫人两关郁闭,固为中州之症,而两尺沉伏,又属下焦之因。因忆及冲脉之为病,痛由腰腿而犯胃攻胸,上及巅顶,遂疏是汤,请于早间服之,又立一导气归元之剂,请于晚间服之,连服二剂,前症悉除而愈。

代赭旋覆汤方:

旋覆花一钱五分,另用绢包　代赭石二钱,煅　人参一钱　半夏一钱五分,姜制　甘草一钱五分

引加生姜一大片,大枣二枚,煎出,早间服。

导气归元汤:

熟地三钱　肉桂一钱,捣碎　茯苓二钱　当归二钱,酒洗　白芍二钱,酒炒　续断二钱,酒浸　缩砂一钱,炒研　牛膝一钱五分,酒蒸

不加引,煎出,晚间服。

孟河费绳甫先生医案

江西李德元,患胸脘作痛,咳嗽食少。余诊脉弦滑。此湿痰阻塞肺胃,气不下降。治宜化湿痰而肃肺胃,方为合法。方用酒炒薤

白三钱,制半夏钱半,全瓜蒌三钱,橘红一钱,杏仁三钱,炙紫菀一钱,冬瓜子四钱。一剂痛止,再剂咳平,遂愈。(诸痛)

松江朱君明昌,病胸胁作痛。服辛通药,其痛更甚,溲浊带血,茎中刺痛。西药治之,时减时增,反加呛咳吐血,就余诊治。脉象滑大而数。痰热阻气灼阴,阴液宣布无权,气机流行失职。遂用北沙参四钱,川石斛三钱,瓜蒌皮三钱,甜杏仁三钱,京玄参一钱,女贞子三钱,生白芍钱半,金铃子钱半,冬瓜子四钱,生熟谷芽各四钱,云茯神三钱,银杏肉十粒,莲子心五分。服六剂而安。(诸痛)

身痛案

外科心法

胡县丞,遍身走痛,两月后左脚面结肿,未几腿股又患一块。脉轻诊则浮,重诊迟缓。此气血不足,腠理不密,寒邪袭虚而然。以加减小续命汤四剂,及独活寄生汤数剂,疼痛顿去。更以托里药,倍加参、芪、归、术,百帖而愈。(风寒)

校注妇人良方

先太宜人遍身作痛,筋骨尤甚,不能屈伸,口干目赤,头眩痰壅,胸膈不利,小便赤短,夜间殊甚,遍身作痒如虫行,此属肝肾气虚而热也,用六味地黄丸料加山栀、柴胡而愈。(妇人风寒臂痛方论第九)

一妇人自汗盗汗,发热晡热,体倦少食,月经不调,吐痰甚多。二年后,遍身作痛,阴雨益甚。此气虚而风寒所乘,用小续命汤,疼痛顿止。用补中益气、加味归脾三十余剂,诸症悉愈。(妇人血风肢体骨节疼痛方论第一)

名医类案

周离亨治一人,遍身疼,每作殆不可忍。都下医或云中风,或云中湿,或云脚气,治俱不效。周曰:此血气凝滞也。沉思良久,为制一散,服之甚验。方以延胡索、当归、桂等分,依常法治之为末,疾作时温酒调下三四钱,随人酒量频进之,以止为度。盖延胡索,活血化气第一品也。其后赵待制霆导引失节,肢体拘挛,数服而愈。《泊宅编》(遍身痛)

东皋草堂医案

一少年善没水中,秋月遍身怪痛,误服草头方,引寒湿入里,肚腹膨胀,大小便俱闭,投以秘方立马捉痛丹一丸,战汗出而愈。(痛症)

(评选)静香楼医案

身痛偏左,血不足,风乘之也。

半夏　秦艽　归身　广皮　茯苓　丹参　川断　炙草

诒按:案只一二句,却有简逸之致。(肢体诸痛门)

薛案辨疏

一男子,每劳肢体时痛,或用清痰理气之药;不劳常痛,加以导湿,臂痛漫肿,形体倦怠,内热盗汗,脉浮大,按之微细,此阳气虚寒。用补中益气加附子一钱,人参五钱,肿痛悉愈。又以十全大补百余剂而康。彼计服过人参十三斤,姜、附各斤余。

疏曰:凡肢体疼痛,属于血少者多,治法每以养血行气为主;因肝肾阴亏所致,亦不过治以补肾疏肝之法。殊不知皆气滞血凝之故,是以每用血药无效,惟温补其气,充升于肢节之间,则滞者行,凝者散,而疼痛自愈矣。然亦有滋阴养血之药而得效者,因肾主骨,肝主筋,肝肾阴血亏损,不能荣养筋骨以致疼痛,则当补肾养血为主,又非温补元气所得愈也,然必有火症可验。如此案,内热盗汗,似属火症,当用滋阴养血者矣。何以独称阳气虚寒,而只用温补元气之方耶?然曰脉浮大,按之微细者,则为阳气虚寒也,无疑。若阴虚血热,其脉当洪数而弦动矣,此案毕竟气血两虚,故即继以十全大补两补之。盖形体倦怠,气虚也;内热盗汗,血虚也,而痛又不分左右,从此可见矣,至于服过人参十三斤,姜、附各斤余者,此千百中仅有一二人也。(脾胃虚寒阳气脱陷等症)

临证指南医案

王氏 痛从腿肢筋骨,上及腰腹,贯于心胸,若平日经来带下,其症亦至,此素禀阴亏,冲任奇脉空旷,凡春交,地中阳气升举,虚人气动随升,络血失养,诸气横逆,面赤如赭,饥不欲食,耳失聪,寤不成寐,阳浮,脉络交空显然,先和阳治络。

细生地 生白芍 生鳖甲 生龟甲 生虎骨 糯稻根

煎药送滋肾丸一钱半

又 前用滋肾丸,痛缓,面浮跗肿,血气俱乏,内风泛越,《经》言风胜则动,湿胜则肿,阴虚多热之质,议先用虎潜丸,每服四钱,四服。(肝风)

某 汗多身痛,自利,小溲全无,胸腹白疹,此风湿伤于气分,医用血分凉药,希冀热缓,殊不知湿郁在脉为痛,湿家本有汗不解。湿郁经脉痛

苡仁 竹叶 白蔻仁 滑石 茯苓 川通草(湿)

杨三一 由周身筋痛,绕至腹中,遂不食不便,病久入络,不易除根。

归身 川桂枝 茯苓 柏子仁 远志 青葱管(诸痛)

某 产后身痛,少腹满。血虚寒滞

楂肉 川芎醋炒 延胡醋炒 泽兰 丹皮 艾叶 小茴 香附醋炒 茯苓

益母膏丸。

又 当归 桂心 茴香 香附 紫石英 茯苓

羊肉胶丸。(产后)

叶氏医案存真

周身掣痛,头不可转,手不能握,足不能运,两脉浮虚。浮虽风象,而内虚者,脉亦浮而无力。以脉参症,当是劳倦伤中,阳明不治之候。阳明者,五脏六腑之海,主束筋骨,而利机关。阳明不治,则气血不荣,十二经络无所禀受,而不用矣。卫中空虚,营行不利,相搏而痛,有由然也。法当大补阳明气血,不与风寒湿所致成痹者同治。

人参 黄芪 归身 甘草 桂枝 秦艽 白术

叶天士晚年方案真本

王南金,二十八岁 环跳筋骨酸痛,少年积劳伤阳,维脉血少护卫。

归身 枸杞 生虎胫骨 巴戟 川牛膝 沙苑 青盐 羊肉

胶丸。(杂症)

扫叶庄一瓢老人医案

身半以上为阳,天明少阳生动乃痛,清阳伤矣。酒肉浊味之补,皆阴凝助痰耗气,当以东垣法调之。

人参　茯苓　白术　桑叶　炙甘草　牡丹皮(劳倦阳虚寒热)

归 砚 录

舜传之舅嫂,因用力拔针而患指痛,内外杂治,渐至痛遍一身,卧榻不起,食少形消。余诊之,脉细而数,口干舌绛。乃营阴大亏,无以营养筋骨,岂可因拔针起病,遂以为外伤而妄投燥烈之药乎?宜其病日以甚也。以集灵膏加减为方而愈。

何澹安医案

肝胆热郁生风,统体作痛,阳明湿邪下注,以致口渴不清,左脉紧大。先用疏风分理,然后进补奏效。

羚角片　归身　白蒺藜　赤苓　生米仁　生白术　秦艽　川续断　萆薢　忍冬藤

接服方:

制首乌　白术　煅牡蛎　沙苑　细桑枝　归身　川断　生米仁　赤神　生甘草(肝风)

张聿青医案

某左　便解带溏,湿热虽得外泄,然遍体作痛,至暮发热。是痰湿内郁,络隧不宣,肿病之先声也。

独活　威灵仙　秦艽　丹皮　炒白薇　防己　桑寄生　萆薢　泽泻　生薏仁

孙右　体丰多湿,湿郁经络,体时酸痛。湿土化风,头作眩晕。拟祛湿和络。

白蒺藜　木猪苓　广皮　独活　制半夏　生薏仁　左秦艽　通草　白术　桑白皮　建泽泻　川萆薢

某右　身半以上,痛虽渐减,身半以下,痛未蠲除,肌肤赤疹,时起时伏。风湿留恋不解。前法再进一步。

苍术一钱　秦艽一钱五分　酒炒当归二钱　酒炒豨莶草三钱　萆薢二钱　独活一钱　汉防己三钱　粉丹皮二钱　海桐皮四钱　赤白苓各二钱(身痛)

刘左　肺为华盖,位在上而其气主降,肾主封藏,位在下而其水宜升,所以升降相因,肺肾交通,而呼吸以匀也。胃为中枢,为十二经之长,主束筋骨,而利机关,脾弱湿困,胃为渊薮,中州湿盛,则肺降被阻,此稍一感触辄发咳嗽之微理也。胃湿蕴聚,则胃气不和,胃病则机关脉络不和,时为身痛。湿不自生,脾失运化而始生,脾不自运,气机鼓舞而始运,然则致病者湿也,生湿者脾也,脾之不运而生湿者气也。吴仪洛云:脾健运则湿自除。又云:气旺则痰行水消。洵哉斯言也!拟补气运湿为主。但调摄之方,自当顾及肝肾,择其不滞者投之,方为妥善。

炙绵芪四两　制首乌四两,切　杭白芍酒炒,一两五钱　龟版胶一两二钱　别直参另煎冲,二两　大生地姜汁炒成炭,四两　扁豆子二两　枳实一两　奎党参三两　炒杞子三两　炒山药二两　厚杜仲三两　云茯苓四两　于潜术三两,炒　生姜汁三钱,冲入　霞天曲二两,炒　鹿角胶一两五钱　川断肉三两　海蛤粉三两　炙黑草五钱　冬瓜子二两　木猪苓二两　生熟薏仁各二两　怀牛膝酒炒,三两　巴戟肉一两　左秦艽一两五钱　制半夏四两　泽泻一两五钱　潼沙苑一两五钱,盐水炒　桑寄生酒炒,三两　陈广皮二两

上药共煎浓汁,文火收膏,每晨服一调羹,开水冲挑。(膏方)

沈 氏 医 案

海宁严长枢令堂,经事久已不来,周身肌肉作痛,用针挑出其血,得以稍舒,此瘀血流注经络之故也。当以消瘀理气之药治之。

桃仁　归尾　郁金　延胡索　牛膝　丹参　香附　山栀　广皮　木通　滑石　加生

姜煎

阮氏医案

钟　素因肝肾阴亏,厥阳易动,近复感受风邪,引动相火为灾,消烁真阴,身体壮热,热极风生,以致经气被劫,络脉不得流通,是故周身痹痛,时刻难安,脉洪口燥,拟用辛凉清热法。

连翘壳一钱半　苏薄荷六分　大力子一钱半　双宝花一钱半　淡竹叶八分　荆芥穗六分　淡豆豉一钱半　山栀壳一钱半　黑元参一钱半　生甘草六分　广郁金八分

又　表邪虽退,阴液未滋。理宜甘寒养液,略佐清热。

鲜生地四钱　黑元参二钱　毫花粉一钱半　霜桑叶一卷　鲜石斛三钱　大麦冬二钱　杭菊花一钱半　淡竹叶八分　连翘壳一钱半

又　养阴退热,病觉松机。但时值季春,风木专权,恰遇土德衰微,未免受其侵侮,故犯呃逆之病。拟用救阴敛阳,扶土抑肝法。

西洋参一钱半　生白芍三钱　鲜金钗三钱　鲜竹茹一钱半　大麦冬三钱　鲜生地四钱　鲜杷叶一幅,去净毛　绿柿蒂五枚　石决明六钱　广橘蒂七个

又方:

西洋参一钱半　龙牙燕三钱

伍　经来之时,湿食停滞脏腑,寒邪袭伤经络,于是周身内外拘急疼痛,恶寒不食。应得营卫两治,表里分消。

当归须三钱,酒洗　炙甘草八分　黄木通八分　红梅花八分　川桂枝钱半　广郁金钱半　北细辛八分　红谷芽三钱　酒白芍钱半　生香附钱半　鹿角片三钱　腹皮绒钱半,酒洗　生姜三片　大枣三枚

程　身体手足疼痛,夜睡兼有盗汗,梦洩,诊脉象细弱,舌苔清楚。此系气血衰弱,阴阳两虚致病,宜用补剂以调之。

炙甘草钱半　川桂枝钱半　大蒸地四钱　菟丝饼三钱　西当参三钱　炙叙芪三钱　酸枣仁三钱　化龙骨三钱　酒白芍三钱　阿胶珠二钱　鹿角霜四钱　大红枣五枚

肩背痛案(背重案同见)

名医类案

丹溪治一人患湿气,背如负二百斤重。以茯苓、白术、干姜、桂心、泽泻、猪苓、酒芩、木通、苍术服,愈。(湿)

孙文垣医案

方东野,患脊骨痛,牵引胸腹皆疼,舌上黄苔甚厚,脉沉滑而数。先以川芎、羌活、炙甘草、苍术、姜黄、防风、藁本、枳壳、桔梗、柴胡服之。服后背脊痛减,腹仍痛。与木香、槟榔、姜黄、香附、青皮、酒连、大栝蒌、柴胡、川芎服之,腹痛稍减,腰疼甚。知其痰积下行,欲去而不能也。即以木香槟榔丸下之,连行三四次,舌上黄苔始退,腹痛全止。脉亦软弱,改以人参、当归、白芍、甘草、茯苓、陈皮、白芥子、香附、柴胡、青皮、白术,调理而安。(卷二)

太学恒宇侄令堂,仲春,右肩筋搐肿痛,夜尤甚。次日,痛连胛下,出臑,入曲池,且洒淅寒热。以二陈汤加南星、酒芩、白僵蚕、羌活、秦艽、威灵仙。服后至子丑时,病乃减半,而筋不搐矣。红肿略消。次日,减去南星,加当归、川芎,其夜肩痛又递减。但一夜不睡,口干舌硬,用川芎、当归、防风、秦艽、甘草、威

灵仙、白僵蚕、酒芩、白芍药，服此热全退，痛全减，饮食始进。以人参、川芎、白芍药、当归、甘草、秦艽、僵蚕、防风、陈皮，调理良安。(卷四)

先醒斋医学广笔记

太学许韬美形体卑弱，神气短少，且素耽酒色，时常齿衄。辛未春，偶患右乳傍及肩背作痛异常，手不可近，扪之如火，日夜不眠。医以内伤治之，服桃仁、红花、乳、没、延胡、灵脂等药，廿余剂不效。邀余诊视，六脉虚数，肝肾为甚，予断为阴虚火旺之证，当滋养阴血，扶持脾胃，俾阴血渐生，虚火降下，则痛不求其止而止矣。如必以和伤治痛为急，则徒败胃气，克削真元，非所宜也。疏一方付之，用生地、牡丹皮、芍药、牛膝、枸杞、续断、石斛、甘草、桑枝、麦冬、苏子。嘱其服十剂方有效，以阴无骤补之法耳！服至八剂后，复邀过看，诊其脉气渐和，精神渐旺，向未出房室，此则能步至中堂，但痛处未尽除，然而生机则跃跃矣。惜其欲速太过，惑于群小，弃置予方，复以前药杂进。一月后，胃气果败，作呕逆；阴血愈耗，发潮热；脾气伤尽，作腹胀。再半月而死矣。(虚劳)

里中医案

俞元济背痛

明经俞元济，背心一点痛，久而渐大。用行气和血药，绝不取效。余问之曰：遇天阴觉痛增否？元济曰：天阴痛即甚。余曰：脉既滑而遇天阴痛辄甚，其为湿痰无疑。以胃苓汤加半夏三钱，数剂而痛消。

(评选)静香楼医案

风邪中入经络，从肩膊至项强痛，舌干唇紫而肿，痛处如针刺之状。此是内挟肝火，不宜过用温散，惟宜养阴熄肝火而已。

羚羊角　细生地　甘菊　黄芩　钩钩　秦艽　丹皮

诒按：因唇紫舌干，故知内挟肝火。方中黄芩，不若山栀为当。(肢体诸痛门)

项背痛如刀割。治宜养血通络。

桂枝　钩藤　白芍　知母　羚羊角　阿胶　炙草　生地

诒按：拟去知母，加归须、刺蒺藜、丝瓜络。(肢体诸痛门)

背脊为督脉所过之处，风冷乘之，脉不得通，则恶寒而痛。法宜通阳。

鹿角霜　白芍　炙草　桂枝　归身　半夏　生姜　南枣

诒按：方中半夏无所取义。拟再加杜仲、狗脊以通阳。(肢体诸痛门)

临证指南医案

某　脉芤，汗出，失血背痛，此为络虚。

人参　炒归身　炒白芍　炙草　枣仁　茯神(吐血)

涂六二　痛起肩胛，渐入环跳髀膝，是为络虚。

黄芪五钱　於术三钱　当归三钱　茯苓二钱　防已八分　防风根五分　羌活五分

又　照前方去防风、羌活，加杞子、沙苑。

邹　五旬又四，阳明脉衰，肩胛筋缓，不举而痛，治当通补脉络，莫进攻风。

生黄芪　於术　当归　防风根　姜黄　桑枝

王四二　阳明气衰，厥阴风动头眩目昏，右肩痛麻，胁下有聚气，足厥阴主治。

枸杞子四两　归身三两　羚羊角生研，二两　制白蒺去刺，三两　嫩黄芪皮四两　胡天麻二两，煨　菊花二两，熬汁　桑枝四两，熬汁丸。

徐五二　左指胀痛引肩，男子血虚风动，病在肝，形脉不足，以柔药温养。

制首乌　枸杞子　归身　三角胡麻　菊花炭　柏子仁　刺蒺藜

桑枝膏丸。

俞妪　高年阳明气乏，肩胛痛难屈伸，法当理卫阳通补。

黄芪　桂枝　归身　片姜黄　海桐皮　夏枯草

孙二四　肾气攻背项强，溺频且多，督脉不摄，腰重头疼，难以转侧，先与通阳，宗许学士法。背痛

川椒炒出汗，三分　川桂枝一钱　川附子一钱　茯苓一钱半　生白术一钱　生远志一钱

凡冲气攻痛，从背而上者，系督脉主病，治在少阴，从腹而上者，治在厥阴，系冲任主病，或填补阳明，此治病之宗旨也。

汪十二　肝浊逆攻，痛至背。

淡干姜八分　炒黑川椒三分　炒焦乌梅肉五分　小川连三分　川桂枝木五分　北细辛二分　黄柏五分　川楝子肉一钱　生白芍二钱

陈氏　《内经》论诸痛皆寒，时当冬腊，口鼻吸受寒冷，阻气隧之流行，痛自胸引及背，甚则手足厥冷，只宜两通气血主治。

川楝子　延胡　生香附　橘红　吴萸　乌药　红花

沈氏　脉芤汗出失血，背痛，此为络虚。

人参　炒归身　枣仁　炒白芍　炙草　茯神

庄三四　督虚背疼，脊高突。

生毛鹿角切片，三钱　鹿角霜一钱半　杞子三钱　归身一钱　生杜仲一钱半　沙苑一钱　茯苓一钱半　青盐调入三分

张三八　督虚背痛，遗泄。

生毛鹿角　鹿角霜　生菟丝子　生杜仲　沙苑子　白龙骨　茯苓　当归(肩臂背痛)

朱　脉数，右肩痛痿，经不调，经来气攻触，皆性躁，气分有热。气分热

细子芩　白芍　黑山栀　钩藤　茯苓　当归须　香附　茺蔚子　桑枝(调经)

叶天士晚年方案真本

王六十四岁　平日驱驰任劳，由脊背痛引胁肋，及左肩胛屈曲至指末，久延麻木。凡背部乃阳气游行之所，久劳阳疏，风邪由经入络。肝为风脏，血伤邪乘，因气不充，交夜入阴痛加。阳气衰微，阴邪犯阳，考古东垣制。

舒经汤。(杂症)

洄溪医案

乌镇莫秀东，患奇病，痛始于背，达于胸胁，昼则饮食如常，暮乃痛发，呼号彻夜，邻里惨闻。医治五年，家资荡尽，秀东欲自缢。其母曰：汝有子女之累，尚须冀念，不如我死，免闻哀号之声。欲赴水，其戚怜之，引来就医。余曰：此瘀血留经络也。因谓余子曦曰：此怪病也。广求治法以疗之，非但济人，正可造就己之学问。因留于家，用针灸熨拓煎丸之法，无所不备，其痛渐轻亦渐短，一月而愈，其人感谢不置。余曰：我方欲谢子耳。凡病深者，须尽我之技而后奏功，今人必欲一剂见效，三剂不验，则易他医。子独始终相信，我之知己也，能无感乎？(瘀留经络)

扫叶庄一瓢老人医案

背脊痛不耐坐，左胁板实，吸气呛痛，左手冰冷，食入不化，常有遗精久病，三年在络，议甘温气剂。

川桂枝木　肉桂　当归　茯苓　左牡蛎　炙甘草(脘胁腹中诸痛)

锦芳太史医案求真初编

治山西蒲州府临晋县角林村吴仕元背脊痛症案九十七

岁乾隆甲子,余同余父上京,途遇山西临晋县角林村姓吴字仕元者,云伊背脊痛楚,俯仰维艰,寒热时作,屡屡服药不效,其治奈何?余诊其脉,有似奇督病见,盖督左右寸尺,上下挺直,惟尺寸之中浮起,是即督脉见病之征。问其所见之症,只是背脊苦痛,寒热时作,别无症见。缘此由于风邪入督,症兼阳维之象。其督脉起于会阴,循背行于身之后,为阳脉之总督;冲脉起于会阴,夹脐而行直冲而上,为诸脉之冲要;任脉起于会阴,循肢而行身之前,为阴器之承任是也。叶天士云:冲为冲要,任为担任,带为约束,跷维为拥辅,督脉为统摄。又曰:督脉从背而上,凡气攻痛,从背而上者,治在少阴。冲任从腹至心,凡气攻痛从腹而上者,治在厥阴,及或填补阳明。此治病之宗旨。故督脉之病多见脊强不能俯仰,脉则中央同尺弦长而浮,病多属风,即《内经》所云督则直上直下,而中央浮,病苦脊强不能俯仰是也。但《灵》、《素》言督言冲,亦多错综其说,谓督见病亦同冲任,由少腹上冲心痛,其在男子则为癃疝,二便不通,女子则为不孕,内有嗌干、遗尿、痔、癃之症。此虽督脉有同冲任以行,而背脉经穴则又在背与足太阳膀胱之穴同见,则督之见病,自当以背为主,而同冲同任见病之处则止兼而及之也。断制明白。至其治督见病之方,总不越乎同肾、同冲、同任之药为之借用,亦是错综。而其专补督脉之阳,则止鹿角、鹿胶、鹿茸为之变换。专补督脉止此数味。按叶天士云:冲脉为病,当用紫石英以为镇逆;任脉为病,当用龟版以为静摄;督脉为病,当用鹿角以为温煦;带脉为病,当用当归以为宣托;二跷为病,当用山甲、虎骨以为通达。而鹿茸既补督阳,又有交通阳维之功,鹿胶虽较茸性稍缓,更有缘合冲任之妙。若西瓜藤烧灰,有贯穿经络之美。莲藕空灵,有缠绵诸络散血清热之能。蜈蚣性毒而阳,能入经络之阳以驱风。蚯蚓性沉而阴,能入经络之阴以除热。麝则通经达络,开关利节,无所不到,错用则害。壁虎性亦达络,有穴则入,但不等于麝香之散。至于肝气横胸,而麝得香附入冲则开。胸有气逆于胸不开,得槟榔入冲则降。惟紫石英既入冲镇逆,又固火气之散越。胸有热气不除,得鳖甲入冲则清。胸腹有血内瘀而结,得王不留行入冲入任则泄。惟有芦荟既能入冲清热,又降肝气之上逆。若在沙苑气质松灵,固可入肝络以凉血。桑叶气味轻清,可以泄少阳气血郁热。丹皮辛凉兼备,肝胆血热得此则清,苇茎质亦空虚,心肺二络死瘀得此则活。鹿茸、麋茸,补督阳气虽若相似,而亦微有阴阳之分。鹿角、鹿霜补督经脉,气虽相同,而亦又有温暖滋润之异。至于肉桂,性直达下,能通阴跷与督。龙角督脉所发,尤见人督之奇。此真针芥相投,服之奏效。故背屈伸不能俯仰自当责之于督,而病多见属风之谓也。当即索纸开单,方用桂枝三钱,赤芍一钱,鹿茸三钱,当归二钱,龙角一钱,狗脊一钱,生姜二钱,防风一钱,独活一钱,木香一钱,没药一钱,炙草五分,大枣三枚,每日照单投服。越一月后在张家湾相会,谓药实服有功,自后俯仰则能,术斯善矣。并即录其案中要语以为暇时备查。

能将奇经诸药逐一引述,逢到奇经脉症,则药日不扼肘,业斯道者自应如此博采。血侄绍音。

奇经之病,总是正经邪溢,方入于奇,而致见有诸般之候,但不可一笔忽过不为体会,以致治多扼肘。吾师每遇是症,明知由于正经少阴邪盛转溢于督,故气从背上攻,痛不可忍,非不进用桂枝、防风、独活以攘外,鹿茸、狗脊等药以入督,乳、没以活血,何以使病克除?究之药只平平,而功效却奏,未可忽视。门人张廷献。

通透奇经大源,疏发奇经治法,但不知今时医其果于此通达否?绥之奇经脉症及药,虽属多岐,然亦不可不究,观此所治吴仕元背痛之症,未必不为无补。晁雯。

得心集医案

汪纶诏　患左肩胛疼痛，自肩入腋至胁，觉有一筋牵引作痛，昼夜叫喊无少休息，凡攻风逐痰，历尝不应。延余视时病已极，然虽痛闷口不能言，脉尚不停，且弦大洪数之至，明明肝火为病。曾记丹溪云，胛为小肠经也，胸胁胆经也。此必思虑伤心，心脏尚未即病，而腑先病，故痛起自肩胛，是小肠经已先病也。及至虑不能决，又归之于胆，故牵引胸胁作痛，是胆经又病也。乃小肠火乘胆木，子来乘母，谓之实邪。与以人参、木通煎汤吞当归龙荟丸，应手而愈。

当归龙荟丸(诸痛门)

张聿青医案

华左　劳倦内伤，背肋作痛。不能急切图功。

白术　赤白苓　白蒺藜　川桂枝　泽泻　秦艽　丝瓜络　桑寄生　川独活　范志曲

钱左　食入运迟，肢困力乏。脾阳为湿所遏。宜祛湿崇土。(内伤劳倦)

广皮　枳壳　赤白苓　猪苓　生薏仁　沉香曲　砂仁　泽泻　小川朴　制半夏　莱菔子　焦麦芽

右　阳明脉络空虚，风阳窜络。背痛不止，偏右头痛。去年咯吐见红，亦属木火亢甚。平肝泄热，勿望一蹴而几也。

粉丹皮　黑山栀　白蒺藜　甘菊花　炒香玉竹　细子芩　乌贼骨　当归炭　地榆炭(肩臂背痛)

胡左　背脊作痛，牵引腰膂不舒，不时寒热。此肝肾不足，络隧失和。

川桂枝　炙绵芪　生於术　酒炒桑枝　左秦艽　木防己　全当归　泽泻(肩臂背痛)

柳宝诒医案

苏　四肢皆秉气于胃，四肢用力，则胃气凝滞而不降。胃气中阻，则肺气无右降之路。膈气迫促，经络掣痛，由胸及背，此属肺胃络脉之病，但从气分消克，不能中病也。

旋覆花(猩绛同包)　姜半夏　川百合　丹参　川贝母　代赭石(醋煅)　北沙参　枇杷叶　前胡　桑白皮　细苏梗　橘络　枳壳(肢体痛)

鲁峰医案

散火消痛汤，此予治萨公左肩背连胳肘疼痛之方也。初伊肩背筋痛，后至连腕俱痛，不能动转持物，予用此汤，连服四剂，痛止而愈。

散火消痛汤方：

大生地二钱　全当归三钱　赤芍二钱　丹皮二钱　防风二钱　荆穗二钱，炒黑　威灵仙一钱五分　木瓜二钱　桂枝一钱　黄芩一钱五分，酒炒　木通二钱　桔梗二钱　甘草一钱五分

水三钟，木瓜酒一钟，煎出，热服。

化滞消痰汤，此予治一富翁之女痰壅肩痛之方也。女素日膏粱厚味，且饮黄酒，偶觉肩背酸痛，痰饮壅盛，咳嗽气促，呕逆恶心。诊其脉，两关俱沉实而滑，遂立此汤，服初剂而胸膈微畅，痰不上壅，又二剂肩痛诸症悉除而愈。

化滞消痰汤方：

神曲三钱，炒　谷芽三钱，炒　莱菔子一钱五分　半夏曲二钱　陈皮二钱　黄连一钱，姜炒捣碎　枳实二钱，麸炒　厚朴一钱五分，姜炒　香附一钱五分，姜制　白术一钱五分，土炒　茯苓二钱　甘草一钱，蜜炒

引加生姜一大片，煎服。

也是山人医案

夏(五四)　阳明脉衰，肩胛痛。

生黄芪三钱　生於术一钱　茯苓三钱　当归一钱五分　木防己一钱五分　萆薢一钱　防风根六分　桂枝五分(肩痛)

严(六〇)　背痛脊痛，此属督脉虚。

毛鹿角三钱　补骨脂一钱　茯苓二钱　当归一钱五分　淡苁蓉二钱　杞子一钱五分　生白芍一钱五分　沙蒺藜二钱　青盐调入三分(背痛)

手臂痛案

外科发挥

西蜀彭黄门大安人，臂痛数年，二丸(活络丹)而瘥。(臂痛)

外科心法

一妇人，臂痛筋挛，不能伸屈，遇寒则剧，脉紧细。正陈良甫所谓肝气虚，为风寒流于血脉、经络，搏于筋。筋不荣，则干急而为痛。先以舒筋汤，更为四物汤加牡丹皮、泽兰、白术，治之而痊。亦有臂痛不能举，或转左右作痛，由中脘伏痰，脾气滞而不行。宜茯苓丸，或控涎丹治之。(风寒)

孙文垣医案

大京兆姚画老夫人，年几七十，右手疼不能上头。医者皆以痛风治不效，益加口渴烦躁，请予诊之。右手脉浮滑，左平。予谓此湿痰生热，热生风也。治宜代痰清热，兼流动经络可瘳也。二陈汤倍加威灵仙、酒芩、白僵蚕、秦艽，四剂而病去如脱。(卷二)

先醒斋医学广笔记

高存之长郎，两年腹痛愈后，又患臂痛。每发一处，辄于手臂指屈伸之间肿痛不可忍，三四日方愈，痛时在手，即不能动。仲淳曰：此即前病之余，虚火移走为害也。立丸方，凡四五更，定服至此方，全愈。

治臂痛方：

怀生地黄一斤　牡丹皮阔而厚者良，酒蒸六两　山茱萸肉八两　白茯苓为末，水澄去筋膜，蒸晒再磨，以人乳拌晒数次六两　山药八两切片炒　泽泻米泔浸，切片炒六两　天门冬去心，酒蒸，烘燥六两　麦门冬去心，烘燥八两　五味子如法烘干八两　牛膝酒蒸八两　黄柏切片，蜜拌炒褐色八两　枸杞子去枯者及蒂八两　砂仁二两炒　甘菊花八两　何首乌一斤　虎前胫骨二对酒蒸三日，酥炙透　白蒺藜炒去刺十两　菟丝子三两

为细末，炼蜜丸如梧子大。每服五钱，空心白汤下。(虚弱)

里中医案

赵昌期臂痛

车驾郎赵昌期，两臂痛甚，两手灼热。用清胃健脾，三日溺色如泔。余曰：六脉俱涩，喉有喘呼。《内经》曰：肺所生病者，上气喘满，臂痛，掌中热，溺色变。今病是也。用枳壳、桔梗各三钱，茯苓、知母各二钱，甘草一钱，一剂而痛减，再剂而溺清，三剂而安。

东皋草堂医案

尤季明，两臂肿痛不能举，服药无效，余

为取肩髃、风市、委中穴针之,顷刻而屈伸如意。(痛症)

临证指南医案

某　劳倦,肩臂疼。

川桂枝木　木防己　五加皮　茯苓　生苡仁　炒白蒺(肩臂背痛)

续名医类案

冯楚瞻治李相国(讳)之芳,当耿逆之变,勤劳军旅,左臂强硬作痛,上不能至头,下不能抚背,医与驱风活络不效,且大便圆如弹子。以书有粪如羊矢者不治,深以为忧。诊之,六脉大而迟缓无神,知为中气久虚,荣卫不能遍及肢末,乃有偏枯之象。至其大便,亦由中气不足,命门火衰,以致运行不健,转输迟滞,糟粕不能连接直下,犹蜣螂之转丸,故圆而且大,非若关格之病,津液燥槁,肠胃窄细,致黑小如羊粪者。然宜空心服八味加牛膝、杜仲,以培其本;食远以加减归脾,加甜薄桂,以壮其标。元阳得旺,则运行健而大便自调;气血既充,则肢节和而臂强自愈矣。如法而痊,精神更倍。(卷十三·痛痹)

许学士云:沈存中良方,顷在建阳,医者王琪言:诸气惟膀胱胁下痛最难治,惟神祐丸能治之。熙宁中,予病项骨痛,诸医皆作风治之,数月不瘥,乃流入于背膂,又两臂牵痛甚苦。忆琪语有证,乃令服之,一服而瘥。再发,又一服立效。方用木香、胡椒各二钱五分,巴豆十枚去皮心膜研,干蝎七枚。上四味共为末,汤浸,蒸饼为丸如麻子大,用朱砂为衣。每服五丸,视诸经痛,用引送下。心膈痛,柿蒂灯心汤下;腹痛,柿蒂煨姜汤下;血痛,炒姜醋汤下;肾气胁下痛,茴香酒下;大便不通,蜜汤调槟榔末一钱下;气噎,木香汤下;宿食不消,茶酒任下。(卷十八·胁痛)

扫叶庄一瓢老人医案

久痢休息,脾胃皆弱,今夏湿胜,臂痛右瘓,湿郁阻遏经脉流行之气,主以温脾辛香,为里中之表。治已得痛缓臂伸,当减姜黄、蒺藜之走经络矣。

生白术　生智仁　厚朴　草果　茯苓　陈皮(气郁发黄)

杏轩医案

自病臂痛

嘉庆癸亥岁,予因夏热,夜卧石地受凉。秋后臂痛,莫能屈伸。初服温经散邪之剂不效。外帖膏药,又不效。思筋骨间病,药力难到。古有暖洗一法,日洗药水,其痛如故。偶阅《韩氏医通》云:有痿痹疾者,偎卧患处于壮阴之怀,久之生气和浃,病气潜消。试仿其法,将痛臂夜令室人以热体偎之,数日而愈。

吴门治验录

朱西汇

脉象沉缓,寒湿积于肺脾,左臂始痛,继麻,脚跟亦微觉刺痛,此血虚不能荣筋。年近六旬,最防偏枯之症。宜养血舒筋,健脾去湿,尚可不致大虑。

炙黄芪三钱　归身一钱五分　阿胶一钱,蛤粉炒　宣木瓜一钱五分　秦艽一钱五分　生於术一钱　生薏米四钱　川断一钱　川桂枝三分　酒炒桑枝三钱

又　照前方加:砂仁炒熟地五钱　丝瓜络三钱

又　脉象沉缓之中稍觉有力,肢麻虽缓而不能止,预防偏枯,以酒药常服。

炙黄芪二两　归身二两　大熟地四两　阿胶二两　木瓜二两　秦艽一两五分　丝瓜络一两　五加皮二两　生薏米三两　川断一两　桑枝一

两　络石藤一两　防风五钱　白芍一两　川萆薢二两

上药治末,绢袋装满,外用福橘酒五斤,将药袋浸入,隔水煮一炷香,窨地上一二日,取出,早晚饮一杯。(卷四)

杨妪

脉象颇平,七旬高年,素无筋骨疼痛之疾,春间因用力稍重,右臂渐痛而不能举,显系努伤经络,亦缘气血不能荣养之故。先与和剂以疏经,再得太乙神针熨之为妙。

上党参三钱　当归须一钱五分　炙黄芪一钱五分　桂枝尖五分,酒炒　大白芍一钱五分　片姜黄七分　桔梗五分　宣木瓜一钱五分,酒炒　丝瓜络三钱　酒炒桑枝四钱　饱服。

又　照前方加:熟地炭五钱　络石藤三钱

又　脉象颇觉有神,高年血虚,本不荣筋,又伤经络,故右手痛虽缓,而肿未消,仍宜疏筋养血为治。

上党参五钱　炙黄芪一钱五分　蒸冬术一钱　当归须三钱,酒洗　川断一钱五分,盐水炒　宣木瓜二钱,酒炒　片姜黄一钱,酒炒　桂枝尖四分,酒炒　桑枝尖五钱,酒炒　油松节一钱五分,酒炒　络石藤三钱,酒炒　炙甘草五分

煎好和入陈酒半茶杯。五服愈。(卷四)

王旭高临证医案

孙　血不养筋,肝风走络,左臂酸痛,或止或作。法当养血通络。

制首乌　当归　杞子　稆豆衣　丹参　蒺藜　苡仁　茯苓　秦艽　桑枝　红枣(中风)

得心集医案

傅沐初　年壮体强,性豪善饮,患肩臂疼痛,每晚酸麻尤甚,手不能举,自虑风废。吴城诸医,疏风补血,历尝不瘳。余视其声音壮厉,又大便颇坚,知为酒湿内蕴,痰饮流入经隧。原人身卫气昼行于阳,阳主动,动则流,故昼轻;夜行于阴,阴主静,静则凝,故夜重。按此症实痰阻滞经隧,法当攻刮搜逐。先与控涎丹,继进茯苓丸,旬日,微泄数次而安。

控涎丹

甘遂　大戟　芥子

等分为末,糊丸,临卧姜汤服。

茯苓丸指迷方

茯苓一两　半夏曲二两　枳壳五钱　风化硝一钱五分

姜汁糊丸。(痰饮门)

张聿青医案

陈左　熄风养血,臂痛稍轻,脉缓微弦,重按少力。从前法兼补阳明。

炙熟地　阿胶珠　於术　归身　云茯神　甘杞子　炙绵芪　白芍　玉竹　夜合花

二诊　脉渐柔软,臂痛略轻。仍守调补气血,气血一充,则调理自和。

大生地四钱　炙绵芪三钱　奎党参三钱　杭白芍酒炒,一钱五分　阿胶珠三钱　甘杞子三钱　生於术二钱　白归身酒炒,二钱　干苁蓉一钱五分　川断肉三钱　肥玉竹三钱(风痹)

王左　膺肋作痛已止,然肩臂又复痛楚。络隧尚未宣和。再拟宣通,参以和络。

川桂枝　秦艽　旋覆花　桑寄生　酒炒桑枝　川萆薢　独活　真猩绛　丝瓜络　青葱管

恽左　肝气偏旺,湿痰复盛,以致肝气挟痰入络,左肩臂酸痛。脉象弦滑。宜化痰以宣络隧。

制半夏二钱　川桂枝三分　白僵蚕一钱五分　左秦艽一钱五分　白蒺藜三钱　橘红络各一钱　茯苓三钱　酒炒木防已一钱五分　指迷茯苓丸五钱,分二次服

二诊　宣通络隧,搜逐湿痰,浊气下行,

大便畅解,右肩臂酸痛大退。脉弦稍柔。药既应手,宜再扩充。

炒於术二钱　海风藤三钱　白茯苓三钱　川独活一钱　秦艽一钱五分　橘红络各一钱　制半夏一钱五分　木防己一钱五分　白僵蚕一钱五分　片姜黄四分,酒炒　指迷茯苓丸五钱,分二次服

三诊　肩臂作痛渐定,而湿痰不能悉化,肺气为痰所阻,行动气觉短促。脉象沉弦。痰饮内盛,不流于彼,即聚于此,其病虽殊,其源则一。

制半夏一钱五分　川桂枝五分　煨石膏二钱　炒于潜术一钱五分　广橘红一钱　白茯苓三钱　甜葶苈四分　淡干姜四分　桑寄生三钱　指迷茯苓丸三钱,先服

四诊　辛温寒以开饮降肺,肺肾之气,已得交通,肩臂作痛亦觉稍退。然肌肉有时跳动,《内经》谓:风胜则动。河间谓:曲直动摇,风之象也。丹溪谓:治风先治血,血行风自灭。血本流行,所以不行者,痰阻之也。故治风必当治血,治血仍当化痰。

制半夏二钱　广橘红一钱　桑寄生三钱　白茯苓三钱　炒於术二钱　白僵蚕一钱五分　左秦艽一钱五分　川桂枝三分　酒炒桑枝四钱　指迷茯苓丸三钱,先服

程左　摄纳其下,行动仍然气逆痰多,左肩臂痛。肾水空虚于下,肾阴不收,痰气凭凌于上,流窜经络。摄下之中,参以化痰。

制半夏　归身　茯苓　淮牛膝　都气丸　大生地　橘红　苏子　车前子

二诊　肾脏封固失职,冬令收藏,气不收摄,遂至痰饮凭凌于上,肾气不收于下,络隧为痰所阻,肩臂为之作痛。再标本并顾。

制半夏一钱五分　苏子三钱　海蛤粉三钱　盐水炒车前子三钱　橘红一钱　茯苓三钱　猩绛五分　盐水炒牛膝三钱　旋覆花三钱　青葱管三茎　都气丸四钱,分二次服

三诊　气逆咳嗽,尚属和平,左肩臂作痛未止。下虚上实,痰饮流入络中。仍标本并治。

竹沥半夏一钱五分　白茯苓三钱　紫蛤壳五钱　炒萸肉一钱五分　盐水炒橘红一钱　炒苏子三钱　酒炒牛膝三钱　巴戟肉三钱　盐水炒车前子二钱　都气丸三钱,空心服　指迷茯苓丸三钱,下午服

四诊　向有肠红,此次兼肛门热痛。历投和阴泄热,肠红肛痛虽止,而天气骤寒,封藏不固,气不收藏,咳嗽气喘复发。肾阴不足于下,而痰气则有余于上,左肩臂作痛。上实下虚。宜虚实兼顾。

奎党参三两　制半夏一两　炙生地十两　酒炒桑寄生一两五钱　於术二两,炒　紫蛤壳五两　炙甘草四钱　牛膝盐水炒,三两　白茯苓二两　厚杜仲三两　萸肉三两,炒　全当归酒炒,一两　制首乌四两　甘杞子三两　川贝母一两　东白芍酒炒,二两　生山药三两　苏子二两,炒　海风藤二两　丝瓜络酒炒,七钱　车前子盐水炒,二两　橘红八钱　杏仁泥一两五钱　玉竹一两五钱　缩砂仁七钱,另煎汤,收膏时冲入

加阿胶三两、龟版胶二两、鹿角胶二两,收膏。(肩臂背痛)

雪雅堂医案

左肩臂夜间酸痛,阳明气衰,络虚风动,足厥阴主治,莫进攻风。

当归四钱　桂枝尖一钱　羚羊角钱半　白芍三钱　炙甘草一钱　大炙芪三钱　丝瓜络三钱

醉花窗医案

中风臂痛

仲秋又苦臂痛,使部曹某治之,乃为部曹述前病,并道余治之之法。部曹乃因而附会曰:王某之言诚然,今之臂痛,仍系痰之为害,不早除之成瘫痪。乃以大秦艽汤进。药甫入口,痛益增,不可屈伸,次早而寝食俱废。乃使其子子禾部郎延余,急往视之,脉浮而弱,

面津津有汗出，而神气清明，语言便利。乃告相国曰：此肩臂中风而痛，病极微末，部曹小题大做，用秦艽汤，岂知秦艽汤以十全大补为主，风在皮肤，以疏发腠理为要，兹用参、芪固之，岂非益之痛乎？老师勿为所惑，药三进，必无苦矣。因进东垣羌活胜湿汤，加威灵仙、苍术各二钱，一进而痛减，三进而若失。越日谈及，曰：中风之言不谬，余以书名，持纸素索书者颇多，因循堆积未暇搦管，尔日无事，开窗作字，窗外多竹，适风起觉冷，晚而痛作。子言之，余忆之矣。然何以所用皆汗药？余曰：老师营心经济，医道小技，究未深考，羌活、藁本，乃太阳皮肤疏散之药，非发汗也。汗症用之者，以其能开腠理，非谓能动汗也。相国惊曰：此言更觉入微，医家多不识此，可谓才大于身，心细如发矣。君少年乃造诣如此，将来必歧黄中自树一帜，勉之哉！具此才思，早缀高科，老夫当避三舍。余惶愧而退。在陕需次时，相国来书，尚称之不已。

曹沧洲医案

右　右肩臂酸痛，不能高举。此络少血养，风邪遂得乘虚而人，渐成漏风。一时不易即松。

全当归　豨莶草　丝瓜络　生米仁　白蒺藜　秦艽　赤芍　茯苓　片姜黄淡木瓜　伸筋草　独活(风温湿热附伏邪伏暑)

鲁峰医案

益气拈痛汤，此予治一赵姓左胳膊疼痛之方也。伊屡服疏经散风之剂未愈，予诊其脉沉涩，遂用此汤，服二剂痛止而愈。

益气拈痛汤方：

党参三钱　黄芪二钱，蜜炙　归身三钱，酒洗　白芍二钱，酒炒　川芎一钱五分　荆穗一钱五分，炒黑　木瓜二钱　桂枝一钱五分　木通二钱　陈皮一钱　炙甘草一钱五分

水三钟，木瓜酒一钟，煎出，温服。

也是山人医案

张(四八)　臂痛难于屈伸，即属风、寒、湿三气居多。

生黄芪三钱　生於术二钱　海桐皮一钱　当归一钱五分　木防己一钱五分　片姜黄一钱　防风根六分　加酒炒桑枝一两(臂痛)

腿脚痛案

石山医案

一人四十余，色黄白，季春感冒，发汗过多，遂患左脚腿骹(厥阴之分)微肿而痛，不能转动。医作阴毒，治以艾灸。予曰：阴毒虽无肉变高焮之势，缠绵月余，内必有瘀脓。令用毫针深探之，惟黄水数点而已。后又更医，以锋针于灸疮内深入寸许，则血大出，认为阴毒似有可疑。吾以为属于筋痛，《经》所谓筋痿者耶。痿虽软易，其亦有痛者。且其痛时，遍身筋皆肿胀。而右脚内廉筋亦急痛，不能屈伸，以此验之，筋痛可知矣。《经》曰厥阴少血之经，筋之所主。过汗则亡血，而筋失所养，故急痛也。腿骹肿者，盖人身之血犹江河之水，洪泛则流沙走石；彼细流浅濑，则此阻彼碍而壅肿矣。《经》曰怯者着而成病是也。兼之脾胃太虚，呕逆嗳气，饮食少进。《经》曰：胃者，水谷之海。脾主于胃，行其津液，以养皮肉筋脉。今胃不受，而脾不运，筋脉愈失所养矣。又加灸砭，焦骨伤筋，复耗其血。丹溪曰：血属阴，难成易亏者也。兹则针灸妄施，则血虚耗矣，欲其疾愈，岂可得哉？且《经》曰筋枯者，举动则痛，是无血以养，俱难治也。

所幸者，精神尚好，大便固秘，夜卧安静。于此健其脾胃，使饮食进，则血自生，筋自舒，肿退痛除，庶或可愈。其脉初皆细软而缓，按之无力。予以独参汤一两；一剂与之，其效甚速。予适他往，更医复灸，又用参、芪、归、术加凉剂，胃气遂不能回矣。再诊，脉变为滑数。脉书言疮科滑脉，未溃宜内消，已溃宜补益。又曰数脉所主为热，其症为虚，是脉与症皆属于虚，亦须大补，托而出之，治亦同法，岂得歧而两途？病居疑似，故详辨之。吾尝见一妇产后遍身筋痛，遂致不救，是亦亡血故也。(腿痛)

外科发挥

一妇人两腿作痛，不能伸展，脉弦紧，按之则涩。先以五积散，二剂痛少止；又一剂而止；更以神应养真，而能伸屈。(臀痈)

一男子右腿赤肿焮痛，脉沉数，用当归拈痛汤，四肢反痛。乃湿毒壅遏，又况下部，药难达，非药不对症。遂砭患处，去毒血，仍用前药，一剂顿减，又四剂而消。

一男子先腿痛，后四肢皆痛，游走不定，至夜益甚，服除湿败毒之剂，不应。诊其脉滑而涩，此湿痰浊血为患，以二陈汤加苍术、羌活、桃仁、红花、牛膝、草乌，治之而愈。凡湿痰湿热，或死血流注关节，非辛温之剂，开发腠理，流通隧道，使气行血和，焉能得愈？

一男子腿痛，每痛则痰盛，或作嘈杂，脉滑而数，以二陈汤加升麻、二术、泽泻、羌活、南星，治之而安。(臀痈)

一男子脚软肿痛，发热饮冷，大小便秘，右关脉数，乃足阳明经湿热流注也，以大黄左经汤，治之而愈。

一男子臁胫兼踝脚皆焮痛，治以加味败毒而愈。

一男子两腿痛，脉滑而迟。此湿痰所致，以二陈汤加二术、黄柏、羌活、泽泻，治之而消。

一男子两腿肿痛，脉滑而迟。此湿痰所致也，先以五苓散加苍术、黄柏，二剂少愈；更以二陈、二术、槟榔、紫苏、羌活、独活、牛膝、黄柏而瘥。夫湿痰之证，必先以行气利湿健中为主，若中气和，则痰自消，而湿亦无所容矣。

一妇人两腿痛，脉涩而数。此血虚兼湿热，先以苍术、黄柏、知母、龙胆草、茯苓、防风、防己、羌活，数剂肿痛渐愈；又以四物汤加二术、黄柏、牛膝、木瓜，月余而愈。(臀痈)

一妇人脚胫肿痛，发寒热，脉浮数。此三阳经湿热下注为患，尚在表。用加味败毒散治之，不应，乃瘀血凝结，药不能及也。于患处砭去瘀血，乃用前药，二剂顿退。以当归拈痛汤，四剂而愈。(臀痈)

一妇人两腿痛，遇寒则筋挛，脉弦而紧，此寒邪之证。以五积散对四物汤，数剂痛止；更以四物汤加木瓜、牛膝、枳壳，月余而愈。(臀痈)

一妇人患腿痛，不能伸屈，遇风寒痛益甚，诸药不应，甚苦。先以活络丹，一丸顿退，又服而瘳。次年复痛，仍服一丸，亦退大半；更以加味败毒散，四剂而愈。(臀痈)

上舍俞鲁用素有疝，不能愈，因患腿痛，亦用一丸(活络丹)，不惟腿患有效，而疝亦得愈矣。(臀痈)

一妇人两腿作痛，时或走痛，气短自汗，诸药不应。诊之尺脉弦缓，此寒湿流注于肾经也，以附子六物汤，治之而愈。(臀痈)

一妇人患血痔，兼腿酸痛似痹。此阴血虚，不能养于筋而然也，宜先养血为主，遂以加味四斤丸治之而愈。(臀痈)

一妇人患腿痛，兼足胫挛痛，服发散药愈甚，脉弦紧。此肾肝虚弱，风湿内侵也，以独活寄生汤,治之痛止;更以神应养真丹,而弗挛矣。

一男子素有腿痛,饮食过伤,痛益甚,倦怠脉弱,以六君子汤加山楂、神曲、苍术、当归、升麻、柴胡而愈。

一老人素善饮,腿常肿痛,脉洪而缓,先以当归拈痛汤,候湿热少退;后用六君子汤加苍术、黄柏、泽泻治之而痊。

一男子每饮食少过,胸膈痞闷,或吞酸,两腿作痛。用导引丸,二服顿愈;更以六君子汤加神曲、麦芽、苍术二十余剂,遂不复作。(臀痛)

外科心法

叶巡检,两腿作痛,每痛即以湿布拓之,少愈。月余反盛,夜痛尤剧。丹溪云:血受热已自腾沸,或涉冷,或受湿取凉,热血得寒,污浊凝涩,所以作痛。夜痛甚,行于阴也。苟痛以冷折之,即前所谓取凉之证也。以五积散二剂,顿愈。更以四物汤加黄柏、苍术、牛膝、木瓜,三十余剂而消。夫湿痰浊血,注于僻道。若非行经流湿,推陈致新,不能瘳也。如药燕罨,或用凉药敷帖,或用凉药降火,又成败证矣。(湿热)

校注妇人良方

一妇人两臁赤痛,寒热口苦,呕吐懒食,面色青黄或赤。此肝木乘脾土,用小柴胡汤加山栀、升麻、茯苓,二剂顿愈。又用六君子汤加柴胡、山栀痊愈。

一妇人饮食劳役,两臁兼腿疼痛,或时寒热。余以为脾虚湿热下陷,用补中益气汤加山栀、茯苓、半夏治之而痊。后复作,用六君子汤加柴胡、山栀痊愈。

一妇人经行后,寒热晡热,两腿作痛,此肝经血虚也,加味逍遥散加山栀治之而愈。后因劳,日晡内热,或用四物、黄柏、知母之类,前症益甚,更加食少作泻。余以为元气下陷,前药复伤,后用六君子汤加补骨脂二剂,调补脾胃,而泻止食进,又用补中益气汤升举元气而痊。(妇人风邪脚气方论第九)

两都医案

四长黄公与余燕都旧识也,卜筑桃叶为邻,颇有林泉之致,偶因足疾举发,召余诊视。公先陈病原,素有脚气,每发痛楚从足走至膝上,今痛入腹,以热物熨之,尚不能解。余按脉六部俱沉微而迟,余曰:此漫阴也,非附子理中汤温补不能起也,切不宜用一味凉药以伤本元。公曰:有幼科在,东魏君已先用过肉桂、干姜,其痛未止。余曰:此君用药当也,药力之未及耳。随服余药,脉稍起,痛渐减。再剂六脉尽起,其痛尽蠲。倘作脚气攻上为治,岂不误哉!

旧德堂医案

海宁相国陈素庵,病足肿痛,用补血药则肿愈甚,用补气药则痛益增。延家君往治。诊其脉软而气滑,属湿痰流注下焦,为有余之症,定非不足也。若滋阴则壅沉滞阳气,若补阳则胶固经络,此病之所以增进也。用陈皮、茯苓、半夏、独活、苍术、厚朴、桔梗、灵仙,两服痛减肿消。故虚虚之祸世所共戒,实实之殃人每蹈之。若徒执补养之法,是未明标本缓急邪正虚实之机也,乌足以与议道哉!所以戴人立法专主驱邪,诚虑夫补实之祸,以救末流时弊耳。

续名医类案

朱丹溪治一妇人,脚疼怕冷,夜剧日轻,用生地、白芍、归尾各五钱,炒黄柏、黄芩、白

术五分，四帖，水煎带热服。（卷十九·脚气）

许氏医案

张次子二岁时，素患腿疼，不能行走，教人捶打，以重物压之方眠。余诊视脉弱极，两尺几无，知为先后天不足之故，拟用十全大补汤加杜仲、牛膝，下注三阴，数服遂愈。

张聿青医案

杨左　平素每易呕痰，兹则腿股作痛牵掣，腰膂亦觉不舒。两关脉滑。此痰湿流入经络。

制半夏　川桂枝　制南星　橘红　白僵蚕　炒枳实　威灵仙　煨天麻　云茯苓　指迷茯苓丸

倪右　不时内热，热在腿股为甚，形神并不消瘦。此肝火挟湿，郁陷于下也。

粉归身　泽泻　杭白芍　青防风　制香附　羌活　赤白苓　二妙丸

孙左　热势递减，头痛仿佛止住，然右足作痛异常，色带赤肿。脉数细弦。肝火湿热袭入足三阳经，脚气情形。况从湿温传变而来，恐有冲心等患。

川萆薢　粉丹皮　汉防己　宣木瓜　生薏仁　当归身　丝瓜络　赤白茯苓　盐水炒川柏　龟甲心炙，先服（腿膝痛）

赵左　大便已实，咳嗽胸痛亦止。惟膝髌酸楚，足心刺痛，皆肾虚见象。

生地炭四钱　白茯苓三钱　炒山药三钱　怀牛膝三钱　泽泻二钱　粉丹皮一钱五分　扁豆衣三钱，炒　川贝母二钱　海蛤粉三钱　虎潜丸三钱，分二次服（腿膝痛）

崇实堂医案

赵少希之令堂，体弱事繁，有恙均吾调治。秋间患左腿疼痛，筋脉牵掣，畏风寒，实甚。八月已穿夹裤，外加棉套裤一件。然至窗口，便觉冷风彻骨，晚间进被，便觉冷气袭人。自疑寒湿，拟进虎骨酒及艾火、针灸等法。余往诊之，左脉弦数，右脉滑数。余曰：此非寒湿也，乃阴虚肝旺，痰火妄行之故。肝主筋，肝脉行身之侧，上行至头，下行至足。寒痰多凝滞一处，热痰多妄走周身。寒痰多属于脾热，痛多合于肝。今肝木既旺，痰火循肝经下行至足，经络壅遏，筋无所养，阳不下达，故牵掣疼痛而畏风寒也。针灸、热药均非所宜，为用酒当归、酒白芍、姜黄连、炙甘草、牛膝、僵蚕、姜黄、贝母、乌药叶、秦艽等为末，竹沥姜汁叠丸，空心开水服三钱。服至一月，忽泄泻溏粪，一夜共五十余次，腹不痛不胀。明日便止，腿痛大减，不畏风寒矣。吾见此症极多，热痰入经络，卫气不通，阳气不到，每畏风寒，痛麻抽掣，不能举动，若作寒湿用辛温之药，或作虚寒用温补之药，致破烂而流脓血者有之，又壅塞而为痿痺者有之。重则伤生，轻则残废。如此者可不可胜计。医者不凭脉认症，而漫用套方以误人乎！

新入邑痒之陈凤翔。吾友沈少湘之高弟也，好学深思，温文儒雅，其令尊年六旬，患腿与胯骨痛。医治两月，病转沉困。医皆曰：虚极矣，汗脱定在朝暮，辞去不治。沈少翁为迓余诊，以视吉凶何若。余冒雨雪而往，见其精神困惫，脉象败坏，乃脏气壅遏，气散神离之候，与脱症迥异，病在不治，却非三二日所能变也。少翁曰：陈君之死，势在必然，然坐以待毙，曷若尽心力以救治？作一侥幸之想乎。余为立方，以图攻补兼施，煎丸并进。数日后似已应验，惜其中服药未能如法，脉未能转，神未能回，余因辞去。又越数日而逝。由始诊至此，共二十余日，吾为之竭尽心力，自问已无愧矣。今将病情详志于此。盖翁平日肌体丰盈，饮食强健，惟大便数日一行，行亦不畅。其气体之壮由于此，而患病之根亦伏于此。凡人入多出少,其饮食化精微者多,始有此气固神完之候,其饮食化渣滓者,则全由前后二阴而出。清者出于前,浊者出于后,则是渣滓又全由后阴而出。今出孔比入孔尤约,则渣滓无由尽泄,而化为浊痰秽气潜伏于骨空经隧及脏腑膈膜之间。日积月累,而已不能知,及气血稍有凝滞,则伏者外发,经脉阻塞,故腿痛作矣,而饮食神气尚如故也。若此时一为疏通经络,清化痰浊,数剂自能痊愈。再为理脾润肠,使腑气通畅,便能免其后患。乃医者计不出此,反谓高年腿痛,多属肾虚,遂与补肾养血之药,服至数十帖,讵知壅者益壅,滞者益滞,痛伤胃,则饮食日减。补滞脾,则肌肤日削,气因阻而渐散,神以逼而渐离。闭固愈深,生机愈少。医治两月,而不可为矣。予进诊时,见其形容消瘦,气体虚羸,面色黄白而有浮光,两眼皮破烂,眦泪甚多,神清而口懒言,目常瞑有类昏愦,倚被而卧,因下体皆痛,体不能舒,畏风恶食,终日似醒不醒,汗出津津黏手,惟寅卯二时上体汗多,五心烦热,卧不能安,舌苔油黄满布而滑,两手脉浮沉皆无,惟左关重按至骨,时或五七至,弦小而疾。据脉症言之,眼胞属脾,其破烂多泪,脾湿重而为热上蒸也。寅卯二时属木,内应乎肝。肝为脾困,无由上达,一至其得令之时,则上冲乎心胸,外泄乎皮肤,稍遂其升发之性,故过此则仍困而止矣。左关脉时或一至亦是此故。其余脉症、面色、舌苔,均脾伤水困、壅闭晦塞之象也。医者不知为闭,而以为脱,诚以北为南,指水为火矣。余以理脾为君,利气疏肝为佐,制煎剂与服,另以丸剂疏通下焦壅滞,与之后服。服至八九日,行大便两次,痛减卧安,五更烦汗皆止。乃以通络化浊之药为散,以易丸剂,令与煎药同服。乃侍疾者与煎剂则止末药,明日与末药则停煎剂。如此数日,其病家虽喜渐愈,而脉未能起,食未能进,吾知不足恃也。余辞去数日,果闻凶耗甚矣。虚实之难辨也,极实之症,脏腑窒塞,经络壅滞,肢体倦怠,精神困惫,有类乎虚。各脏为浊邪所遏,各脏之神无由返舍,必至游行而外散。如燃灯然,灯中有油则光亮,油过灯头则光灭,与油尽光灭者同一灭也,而所以灭者,则不同也。人第知灯灭,而不辨其油多油尽也,此所以虚实之难分也。

雪雅堂医案

康民　肝肾郁热,两腿筋骨内痛,夜间腿胯如烙,酸软难以步履,左关尺滑数,尺肤热。苦泄肝肾之热,佐以凉血是为稳治。

大生地五钱　怀牛膝三钱　赤茯苓三钱　川地骨三钱　桑寄生八钱　酒胆草一钱　白茅根五钱　盐黄柏二钱　车前子二钱　肥知母二钱

腿痛麻木,上冲腰痛,寒热夜甚,脉沉,温通肝肾养血祛风。

川附片钱半　当归身二钱　桂枝梢二钱　川牛膝二钱　酒生地四钱　木防己二钱　西羌活二钱　明天麻三钱　川萆薢三钱　真虎骨四钱　老松节三钱

又

桂枝三钱　杜仲三钱　黑附片钱半　归身四钱　桑枝八钱　晚蚕沙三钱　秦艽三钱　续断四钱　金毛脊三钱　虎骨四钱　羌活钱半

再诊,脉沉滑而结滞,风痰入于肝络,郁极化热,祛风豁痰,佐以活络,搜逐下泄之法,亦急则治标意也。

胆南星二钱　嫩桑枝六钱　丝瓜络三钱　新竹茹三钱　川楝子二钱　陈橘络三钱　羚羊角钱半　川贝母三钱　大秦艽二钱　白蒺藜三钱　鲜竹沥三钱

另送下芦荟丸三钱。

鲁峰医案

补阴荣筋汤,此予治中堂脚痛之方也。中堂素有脚痛之症,数年以来,随治随安。夏四月,脚痛复发医家概以参、茸、故纸之属峻补元阳之味治之，而痛增剧，上至膝间，痛苦难当。闻予少知医理，传至园中，势难推却，敬诊脉息，得左关肝脉洪大顶指，而左尺肾脉沉微不振，余俱微洪。审是水亏木亢，邪火下流而膝足作痛之症。不然，何敢孟浪施治。遂立此汤，中堂亦信而不疑。服头煎而痛少止，连服数剂后去青皮、黄柏、羚羊角，改用续断、枸杞、天冬、五味之属，月余而安。

补阴荣筋汤方：

大生地三钱　熟地三钱　黄柏一钱五分，盐水炒　当归二钱，酒洗　白芍三钱，酒炒　羚羊角三钱，镑　木瓜三钱　青皮一钱五分　牛膝一钱五分，酒蒸

不加引，煎服。

也是山人医案

马(四六)　劳伤挟风，腿骨疼痛，拟以辛热，佐以苦温。

虎胫骨四钱　金毛脊三钱　油松节三钱　当归一钱五分　五加皮二钱　白茅根二钱　川独活一钱

曹(四六)　右腿疼痛，肌肉不肿。

炙山甲二钱　炒桃仁一钱五分　青皮一钱五分　归身一钱五分　乳香一钱　没药一钱　川独活六分(腿痛)

吴(三三)　两足皮膜抚之刺痛，此属厥阴乘犯阳明，治宜疏泄。

川楝子一钱　延胡一钱　青皮一钱　归须一钱　炒桃仁一钱　黑山栀一钱五分　炒黑楂肉二钱(足痛)

足跟痛案(足底痛案同见)

校注妇人良方

一妇人素血虚，因大劳两足发热，晡热，月经过期。或用四物、芩、连，饮食少思，胸痞吐痰；用二陈、枳实、黄连，大便不实，吐痰无度，足跟作痛。余曰：足热，晡热，月经过期，肝脾血虚也；胸痞吐痰，饮食少思，脾胃气虚也。盖胃为五脏之根本，胃气一虚，诸病悉至。先用补中益气加茯苓、半夏，脾胃渐健，乃佐以六味丸补脾肾，不两月而痊。

一妇人经候不调，发热晡热，胸膈不利，饮食少思。服清热宽中消导之剂，前症益甚，更兼肢体酸痛；服除湿化痰等药，经候两三月一至；服通经降火之剂，足跟足趾作痛，其热如炙。余以为足三阴亏损，用补中益气、六味地黄，两月诸症渐退，又用前汤并八珍汤，两月而康。

一妇人足跟患肿，两腿酸软，或赤或白，或痛或痒，后或如无皮，或如皱裂，日晡至夜胀痛焮热。此属足三阴虚损，用加减八味丸及逍遥散加熟地、川芎，百余剂而愈。

一妇人劳则足跟热痛，余作阴血虚，用八珍而痊。后遍身瘙痒，服风药发热抽搐，肝脉洪数。此肝家血虚火盛而生风，以天竺、胆星为丸，用四物、麦门、五味、芩、连、炙草、山栀、柴胡煎送而愈。

一妇人两足发热，足跟作痛，日晡热甚。余谓肾肝血虚，用逍遥散、八味丸五十余剂，诸症悉愈。(妇人足跟疮肿方论第十一)

名医类案

江篁南自治一少年，夏月因以冷水浸两足跟，又坐湿地，患足跟肿痛，不能移步，困卧

数月。教以干土坂一块，挖一凹如足跟大，炭火烧红，去火，用醋一碗沃之，任其渗干，乃以足跟临土坂，初略悬高熏之，渐渐近之，其下体骨节皆酸快不可言，且有微汗。连换土砖，熏三四日而愈。(湿)

徐之才治一人，患脚跟肿痛，诸医莫能识。徐曰：蛤精疾也，由乘舟入海，垂脚水中。疾者曰：实曾如此。之才为剖得蛤子二，大如榆荚。《太原故事》(脚气)

道士王裕曰：有忽患脚心如中箭，发歇不时。此肾之风毒，泻肾愈。泻肝即泻肾。(脚气)

薛案辨疏

一儒者，或两足发热，或足跟作痛，用六味丸及四物加麦冬、五味、玄参治之而愈。后因劳役，发热恶寒，作渴烦躁，用当归补血汤而安。

疏曰：此案现症只是肾虚耳，用六味丸足矣。及四物加味者，岂知其肝肺亦虚而然乎！至于后因劳役而致发热恶寒，作渴烦躁诸症，人以为少阳阳明外邪者有之，以为肺胃实火者有之，以为肾肝阴虚火旺者有之，而不意用当归补血汤而安者，何也？观此汤所治，则曰治气血损伤，肌肉恶寒，面目出色，烦渴引饮，脉洪大而虚，重按似无，此脉虚血虚也。此病多有得于饥饱劳役者云云，是损伤肺胃之气血矣。而此案所以必属肺胃气血损伤者，以明知其因劳役所致，而必更见脉之洪大而虚，重按似无者也，然此症此脉似用补中益气之所宜，而必用当归补血汤耶？曰：以其作渴烦躁也。作渴烦躁，既不可升提，而况其病之本又从两足发热脚作痛而来，是肾阴素亏，更不可升提也。(脾肺肾亏损虚劳怯弱等症)

扫叶庄一瓢老人医案

多言耗气，劳倦伤形，吸气不利，痛起足跟，继贯胁肋奇经，虽非一肝肾所该，为多不入奇经之方不效也。

当归　枸杞子　紫石英　生精羊肉　沙苑蒺藜(经产淋带女科杂治)

王旭高临证医案

某　肾主骨，膝者，骨之溪谷也。肾虚则骨髓空，而寒湿乘之，两足跟痛及于膝。久而不已，防成鹤膝风痹。

大熟地　萆薢　苡仁　牛膝　桂枝　枸杞子　川断　防风　独活

另：虎潜丸每朝三钱。(外疡)

张聿青医案

左　肝火郁于足三阴经，足心作痛，按之愈甚。

广郁金　杭白芍　阿胶　黑山栀　小青皮　龟甲心(腿膝痛)

曹沧洲医案

撷(翁)　脉软，气不足也；足底易痛，肾阴虚也，手足尚常少力。补气养营，化风痰，通经脉，标本兼治，方有裨益。

潞党参三钱，盐水炒　全当归四钱　怀牛膝二钱，炒　制半夏三钱　上西芪三钱　制首乌五钱　川断三钱，盐水炒　制南星一钱　制於术三钱五分　鳖甲心五钱，水炙，先煎　五加皮三钱　陈皮一钱，炙　菟丝子四钱，盐水炒　桑寄生五钱(拾遗门内外并立)

积　热　案

名医类案

一人形瘦色黑，素多酒不困，年半百，有别馆。一日大恶寒发战，自言渴，却不饮。脉大而弱，右关稍实略数，重取则涩。此酒热内郁不得外泄，由表热而下虚也。黄芪二两，干葛一两，煎饮之，大汗而愈。

一妇人年五十余，形瘦面黑，喜热恶寒，六月两手脉沉而涩，重取似数。三黄丸下以姜汤，每三十粒，三十次微汗而安。(恶寒)

寓　意　草

论钱小鲁嗜酒积热之症治法

钱小鲁，奕秋之徒也。兼善饮，每奕必饮，饮必醉，岁无虚日。辛巳秋，浩饮晚归，呕吐、寒热兼作，骨节烦疼，医以时行感冒表散药治之，不愈。更医知为酒毒，于寒凉药中用热药为乡导，治之亦不愈。卧床二十余日，始请余诊。其脉洪大促急，身亸着席不能动展，左腿痛如刀刺，鼻煤，从病起至是，总不大便，此痈疽之候也。归语两门人，王生欣然有得，曰：迄今燥金司令，酒客素伤湿热，至此而发。金盛则木衰，是以筋骨疼痛，而不能起于床。脏燥而腑亦燥，是以津液干枯，而大肠失其润，以清金润燥治之可矣。吴生曰：不然，酒毒大发，肠胃如焚，能俟掘井取水乎？是必以大下为急也，余曰：下法果胜，但酒客胃气，素为多呕所伤，药入胃中，必致上涌，不能下达，即敷脐导肠等法，无所用之。掘井固难，开渠亦不易，奈何奈何？吾为子辈更开一窦。夫酒者清洌之物，不随浊秽下行，惟喜渗入者也。渗入之区，先从胃入胆，胆为清净之府，同气相交故也。然胆之摄受无几，其次从胃入肠，膀胱渗之，化溺为独多焉。迨至化溺，则所存者酒之余质，其烈性实惟胆独当之。每见善饮者，必浅斟缓酌，以俟腹中之渗，若连飞数觥，有倾囊而出耳。是以酒至半酣，虽懦夫有挥拳骂座之胆；虽窭人[1]有千金一掷之胆；虽狷士[2]有钻穴逾垣之胆；甚至凶徒有抚剑杀人之胆。以及放浪形骸之流，且有一饮数斛，罔顾余生之胆。以小鲁之赤贫，而胆不丧落者，夫非借资于酒乎？其受病实有较他人不同者。盖胆之腑，原无输泻。胆之热，他人可移于脑，浊涕从鼻窍源源而出，亦少杀其势。若小鲁则阳分之阳过旺，阳分之阴甚衰，发鬓全无，直似南方不毛之地，热也极矣，肯受胆之移热乎？幸其头间多汗，脑热暗泄，不为大患。乃胆热既无可宣，又继以酒之热，时之燥，热淫内炽。脉见促急，几何不致极惫耶？故胆之热汁满而溢出于外，以渐渗于经络，则身目俱黄，为酒瘅之病，以其渗而出也。可转驱而纳诸膀胱，从溺道而消也。今独攻环跳之穴，则在胆之本属，可无驱矣。且其步履素为此穴所苦。受伤已久，气离血散，热邪弥满留连，服药纵多，有拒而不纳耳。何能取效！即欲针之，此久伤之穴，有难于抉泻者。设遇良工如古人辈，将何法以处此乎？吾更有虑焉。有身以后，全赖谷气充养。谷气即元气也。谷入素少之人，又即借酒为元气。今以病而废饮，何所恃为久世之资耶！吾谛思一法，先搐脑中黄水出鼻，次针胆穴之络脑间者数处，务期胆中之热移从脑鼻而出，庶乎环跳穴中，结邪渐运，而肠胃之枯槁渐回，然后以泻胆热之药入酒中，每日仍痛饮一醉，饮法同而酒性异，始得阴行而妙其用。盖其以生平之偏，造为坚垒，必借酒为乡导，乃克有

① 窭(jù 句)人：穷苦人或浅薄鄙陋的人。
② 狷(juàn 卷)士：洁身自好的人。

济也。岂清金润燥与下夺之法,能了其局乎!两生踊跃曰:蒙诲治法,令人心地开朗,请笔之以志一堂授受之快。录此付渠子,令送商顾幼疏孝廉求救,小鲁竟阻之。或以余言为不然耶。

胡卣臣先生曰:先写全神,后论治法,大是奇观。(卷四)

里中医案

俞彦直伏火

孝廉俞彦直,肌肤灼热,神气昏闷,闻食即呕,强食即吐,困惫不支。或欲温补,余按其热处在骨间,脉沉而搏,此伏火也。用黄连一钱五分,山栀、黄柏各一钱,枳壳、陈皮各二钱,甘草五分,煎成入姜汁三匙,服四剂而痊。更以六味丸加生脉散,调摄次岁。

薛案辨疏

一男子,素厚味,胸满痰盛。余曰:膏粱之人,内多积热。与法制清气化痰丸而愈。彼为有验,修合馈送,脾胃虚者,无不受害。

疏曰:此案以素厚味而知其膏粱积热,故用此药见效。若脾胃虚者,何以堪之?嗟乎!素厚味者几人乎!而可以修合馈送耶?一医云:验方治病,不可尽信。用于外科庶或宜之,然亦有虚火实火之分,在阴在阳之别,宜攻宜补,或表或里,又有气血之衰旺,时令之寒暄,运气胜复,何可概以一方治之耶?况大方证治,变化无穷,微妙莫测者乎?王节斋清气化痰丸,用于膏粱禀壮之人,酒客顽痰之症,原为神品,但不可概施耳。(脾肾亏损头眩痰气等症)

续名医类案

李东垣治节使赵君,年几七旬,病身体热麻,股膝无力,饮食有汗,妄喜笑,善饥,痰涎不利,舌强难言,声嗄不鸣。诊得左寸脉洪大而有力,是邪热客于经络之中也。盖手之三阳从手表上行于头,阴伏于阴,阳并于阳,势甚炽焉。故邪热妄行,流散于周身,而为热麻。胃热则虫动,虫动则廉泉开,故涎下。热伤元气,而为股膝无力。饮食入胃,剽悍之气,不寻常度,故多汗。心火盛,则妄喜笑。脾胃热,则消谷善饥。肺金衰,则声不鸣。仲景云:微数之脉,慎不可灸,焦骨伤筋,血难复也。君奉养以膏粱之味,无故而加以火焫之毒,热伤经络而为此病明矣。《内经》云:热湿所胜,治以苦寒,佐以甘泻之,以酸收之。当以黄柏、知母之苦寒为君,以泻火邪,壮筋坚骨。黄芪、生甘草之甘寒泻热实表,(据此,芪、草可云甘寒。)五味子味酸止汗,补肺气之不足,以为臣。炙甘草、当归之甘辛,和血润燥。升麻、柴胡之苦平,少阳阳明二经,自地升天,以苦发之者也,以为佐。㕮咀同煎,清汁服之。更缪刺四肢,以泻诸阳之本,使十二经相接而泻火邪。不旬日良愈。遂名其方曰清神补气汤。(《试效方》)(卷四・热病)

回春录

张养之弱冠失怙后,即遘①无妄之疾,缠绵七载,罄其赀财,经百十三医之手,而病莫能愈。因广购岐黄家言,静心参考,居然自疗而痊,然鼻已坏矣。抱此不白之冤,自惭形秽,乃闭户学书,专工作楷,其志良可悼也。孟英因与之交,见其体怯面青,易招外感,夏月亦著复衣,频吐白沫,询知阳痿多年,常服温辛之药,孟英屡谏之。而己亥九月间,患恶寒头痛,自饵温散不效,逆孟英诊之。脉极沉重,按至骨则弦滑隐然。卧曲房密帐之中,炉火重裘,尚觉不足以御寒,且涎沫仍吐,毫不作渴,胸腹无胀闷之苦,咳嗽无暂辍之时,惟大解坚燥,小溲不多,口气极重耳。乃谓曰:

① 遘(gòu 够):遭遇。

此积热深锢，气机郁而不达，非大苦寒以泻之不可也。养之初犹疑焉，及见方案，辩论滔滔，乃大呼曰：弟之死生，系乎一家之命，唯君怜而救之。孟英慰之曰：我不惑外显之假象，而直断为实热之内蕴者，非揣度之见，而确有脉证可凭，但请放心静养，不必稍存疑畏。及二三帖后，病不略减，诸友戚皆诋药偏于峻，究宜慎重服之。有于某者，扬言于其族党曰：养之之命，必送于孟英之手矣。众楚交咻，举家惶惑，次日另延陈启东暨俞某并诊。孟英闻之，急诣病榻前谓曰：兄非我之知己也，则任兄服谁之药，我不敢与闻也；兄苟裕如也，则任兄广征明哲，我不敢阻挠也。今兄贫士也，与我至交也，拮据资囊，延来妙手，果能洞识病情，投剂必效，则我亦当竭力怂恿也。第恐虽识是病，而用药断不能如我之力专而剂大也。苟未能确识是证，而以无毁无誉之方，应酬塞责，则因循养患，谁任其咎也？或竟不识是病，而开口言虚，动手即补，甘言悦耳，兄必信之，我不能坐观成败，如秦人视越人之肥瘠也。今俞某之方如是，陈医殊可却之，速著人赶去辞绝，留此一款，以作药资，不无小补。况连服苦寒，病无增减，是药已对证，不比平淡之剂，误投数帖，尚不见害也。实由热伏深锢，药未及病。今日再重用硝、黄、犀角，冀顽邪蕴毒，得以通泄下行，则周身之气机，自然流布矣。养之伏枕恭听，大为感悟。如法服之，越二日大便下如胶漆，秽恶之气达于户外，而畏寒即以递减，糜粥日以加增。旬日后粪色始正。百日后康健胜常。嗣后虽严冬亦不甚畏冷，偶有小恙，辄服清润之方，阳道复兴，近添一女。养之尝颂于人曰：孟英之手眼，或可得而学也；孟英之心地，不可得而及也。我之病，奇病也，孟英虽具明眼，而无此种热情，势必筑室道旁，乱尝药饵，不能有今日矣。况不但有今日，而十余年深藏久伏之疴，一旦扫除，自觉精神胜昔，可为后日之根基，再生之德，不亦大哉。

王氏医案三编

蒋氏妇年逾四旬，患一奇证，痰必自少腹突冲而上，其势甚猛，其坚如石，其热如火，故突然而冲之际，周身为之震撼，日夜二十余次，每次止须一咯，即脱然出口，四肢渐形牵掣，口极渴而溺如沸汤，食减少眠，形日消瘦。诸医皆知为痰火病，而治无寸效。孟英视之曰：证治非谬，而药不胜病者，殆积热深锢，必从前多饵温补所酿也。其夫云：诚然，向来本无病，因无生育，紫河车已服过数十具，他药称是。曰：愚哉！药之治病，犹兵之戡乱也，所谓用药如用兵，无病而药，是黩武也。既无生育，何不纳妾？凡服温补之药以求子者，其药毒钟于小儿，生子多不育，况食人之胞乎？无论忍心害理，已属不仁。即偶然得子，多患异疾，或顽蠢狠戾而无人心，亦何益哉！昨闻沙沛生令妹患痘服此，致鼻穿而痘仍不救。设非胞衣之毒，奚至此乎？故余临证三十年，从不用之，纵病家要用，亦必剖陈利害以劝止之。或令以羊肾代之，温养有情，且无秽毒，功较胜焉。令正服过数十具而从未生育，毒气毫无出路，欲种子者翻种病矣，岂寻常清凉之剂所能愈哉！考古惟紫雪能搜剔久蕴深藏之毒火，试饵之或有验也。爰用紫草、银花、元参、土茯苓、甘草、绿豆、海蜇、凫茈为方，和入竹沥，另以豆腐皮包吞紫雪五分。服之果效，匝月而瘳。

归砚录

丙辰春初，余游梅泾，曹霭山茂才拉视其令郎之证。云起于往夏疟后，暮热鼻衄，善欠羞明，颏颊时酸，溲浑有脚。先禀素弱，佥虑成劳，频服滋填，毫无寸效，久不起榻。及余诊之，脉软滑而微长，苔淡黄而不渴，仅能仰卧，反侧不能。曰：此非虚劳也，乃热伏阳明，是以机关不利，筋骨不束，而见以上诸证。幸衄血频流,小溲混浊,热气尚有宣泄,而人不甚枯削,以阳明为多气多血之经也。与生槐蕊、知、柏、芩、栀、白薇、花粉、茅根、茹、斛、丝瓜络等药,久服果渐愈。

医案类录

茂才秦馨山,性豪嗜酒,因就幕官所,饮酒过多,阳明胃腑,为酒所伤,病患咽燥口渴,寒热往来,百药不效,舆异而归,势颇危殆,延余诊之。六脉洪大,右关更甚,谓之曰:此胃热之极,人参白虎症也。拟用元参五钱、生石膏一两、知母三钱、甘草一钱、葛根三钱、糯米一撮,同煎。馨山见石膏过重,意不敢服,余力劝之。馨山曰:此身千钧一发,生死由君主宰,余见其言悽惋,改用生石膏六钱。一服而热渴稍减,次服元参改用沙参,连日均以白虎汤为进退,十余日乃愈。(往来寒热疟疾燥渴类)

昼星楼医案

乙巳八月,畹儿发热作呕,吐痰甚稠。泰雅山人作肝风兼食积治之,风去而热存,免余治之。见其外候舌尖红,唇红面红,心脉洪且实。心火过旺,扰动相火,淋沥不止。肺脉沉实而带滑,是肺热而挟积痰。故喉中多痰下粪极滞,腹内时痛。总之身热口干淋沥者,心移热于小肠也。足软肠鸣作痛者,肺移热于大肠也。系实热症而无外感者,具方于下。

杏霜一钱五分　川莲八分　青黛三分　生地三钱　盐柏一钱五分　瓜蒌霜一钱五分　甘草五分　天冬二钱　枝子一钱五分　茅根二钱　黄芩一钱五分　槟榔五分　盐知母一钱

火证案(含实火案、虚火案)

陆氏三世医验

壮水之主以制阳光治验三二

姚明水,天禀素弱,神虽有余,精实不足,脾肾两虚,远色欲,节饮食,少年谨慎,未有如彼者,三十岁前,每患脾泄,参苓白术散,常不彻口,病发时,必用附桂方愈。三十岁后,脾胃甚好,善啖,自恃强壮,生平谨守,一旦改操,且因无子置妾。初患齿痛,口舌痛,以凉膈散数钱服之即愈,自此常发常服,至半年后,满口腐烂,饮食不进,凉药愈投愈剧。予诊其脉,两寸浮数而微,关尺浮弱而涩。曰:兄形虽有余,精仍不足,当严守禁忌,服温补药,凉剂不可再投矣。用八物汤倍地黄以峻补肾水,加桂附各一分。引火归原。正所谓折之不去,求其属以衰之也。煎就凉服,不使与上焦之虚热争也。十剂其患如失,后不复发。

卢绍庵曰:人生三十岁以前,精神日渐旺盛。三十岁以后,精神日渐衰微。此君禀赋薄弱,而乃娶艾妾于中年之后,宜其水衰而火盛也。先正曰:实火可泻,虚火宜补。今先生滋肾以制火,非深明《内经》之旨,孰能臻斯效乎?(卷之二)

产后虚火十二

聂巡司令子室,产后百日余,大肠燥结,虚火上冲,便血肠鸣,腹满短气,内外皆热,半月不能进饮食,医家皆以养血清火,愈药愈重。余诊得两手浮洪而数,按之无神,脾肾两脉,更觉空虚。乃产后元气耗散,真阴不足,而非实热也。用八味丸,清晨淡盐汤服三钱,用人参、白术、茯苓、甘草、归芍、麦冬、知母、莲肉等作煎剂。立方已毕,有议之日六脉浮洪,明是火症,若用八味丸,如以火济火也,断不可服。聂公曰:素仰此兄高明,姑试服之。投药便觉相宜,数帖诸症少缓,后以补中益气汤加白芍、麦冬,渐服渐减,一月而瘳。

按丹溪先生曰:产后当以大补气血为主,虽有杂症,以末治之。此先贤之明验,为后学之矜式。兹者现症,显是火热,投寒凉而益剧,则症非有余之火也;两手洪数而空,则脉非有余之火也。龙雷之火,不可以水湿折之,投之以温补,而火自退。《内经》所谓微者逆之,甚者从之之意也。(卷之四)

虚不受补四五

陈符乡老先生,新任合肥,其夫人素有痰火症,每遇经行,一日觉涩滞,二日便汹涌,三日大下如崩,昏晕几绝,平日极易动怒,怒发,即咽喉干燥气出如火,痰涎汹涌,心胸塞结,不能转舒,气盛如此,而平日疏气辛燥之药,绝不相便,即如枳实、前胡、陈皮、白术、芎、归之类,稍用一味,即便眩晕,气绝不足以息,而燥热壅结更甚,及服寒凉药稍过,即大便作泄,病发时,每日吃粥数十碗不觉饱。壬戌岁之十月归里,拟欲赴任而前病忽剧,延予诊治。其脉左三部弦细而弛,右脉数而稍充。予曰:此血虚之极,故狂火偏旺如此,而气原非有余也。此时养血,则血一时不能充,补气则浮火无由熄,莫若分上下为治,人人参于滋阴药中,修合为丸,引阳入阴,以扶生气之原,所以治其本也。用清凉以为煎剂,助阴益阳,以制浮游之火,所以治其标也。煎剂丸药,相间而服,投之立应。临赴任时,恐长途复发,拉予陪至任所,予因先人遗稿,正在查考,尚未就绪,因力辞之,谨录夫人平昔病状及所服诸方梗概于左,为合肥医家之引道,庶几不致误药焉。丸方:人参、生地、熟地、天冬、麦冬、阿胶、黄柏、知母、杜仲,蜜丸,黎明淡盐汤送下二钱,渐加至三钱尤妙。平常煎药,乃用天花粉、元参、知母、麦冬、生地、茯苓、生甘草、贝母、黄芩、白芍药,加灯心,如精神困倦,略加人参,如咽喉火盛加黄连,或炒山栀,或连乔,或石膏;如有痰,或胸膈否满,加山楂肉、瓜蒌仁,去地黄、麦冬、甘草;如清凉太过,脾气受伤,或生泄泻,则去苦寒,加山药、木通、泽泻、炙甘草、人参之类。如遇经水将行,亦不宜用苦寒之品,惟活血补血为主。如气滞小腹,或胀或痛,加丹皮、山楂、丹参等,痛极,加醋炒元胡索少许。如月水去多,腰胁骨节酸痛,用生熟地黄、杜仲、续断、山茱萸、白芍、丹参、黑荆芥穗、阿胶、童便等。或经行不止,倍加阿胶,并炒黑蒲黄。经毕仍大补血分,兼培元气,此向来调理之梗概也。语曰:阴阳水火,犹权衡也,一高则一下,一盛则一衰。又曰:火与元气不两立。元气盛则火熄,元气衰则火炽,阴虚火旺则易怒,愈怒则火益炽,是以有以上诸症也。药石乃气之偏者,但可疗病,不能移性,病而药之,治其标末。夫人必须戒性抑怒,庶病魔易于退舍,根本之论,不药之药,否则爝火荧荧,决至燎原,虽有医药,亦未如之何也已。(卷之五)

易氏医按

一妇人患浑身倦怠,呵欠,口干饮冷,一月不食,强之,食数粒而已。有以血虚治之者,有以气弱治之者,有知为火而不知火之原者,用药杂乱,愈治愈病。自夏至冬,病觉微瘥。逮次年夏,诸病复作,甚于先年。肌消骨露,家人忧之,请予诊治。诊得三焦脉洪大侵上,脾肺二脉微沉,余部皆和平。予曰:此肺火病也。以栀子汤饮之,进二服,即知饥喜食。旬日,气体充实如常。后因久病不孕,众皆以为血虚,而用参芪为君,大补之,补半月,胸膈饱胀,饮食顿减,至三月余而经始通,下黑秽不堪,或行或止,不得通利,其苦万状。予治以顺气养荣汤十数剂,一月内,即有孕。其夫曰:荆人[①]贱恙,自处子时,至今二十载矣,幸遇君而获愈,但凡病不外乎血气,有治血者固不效,治气者亦不效,君独以火治之而

① 荆人:亦作"荆妻"、"荆房",对自己妻子的谦称。

效者，何也？予曰：尊阃之脉，左手三部，和平无恙，惟右寸微沉，右尺洪大侵上，此三焦之火升上而侮金也。书曰：火与元气不两立，火盛则元气弱，元气弱则诸病生。浑身倦怠者，火耗其精神也；呵欠者，火郁而不伸也；口干饮冷者，火炽于上也；饮食不进者，火格于中也；肌消骨露者，火气销铄也。诸病皆缘于火，若不先治其火，血气何由而平。故予用山栀炒黑，以去三焦屈曲之火；人参、麦门冬收肺中不足之金；乌梅酸以收之。火势既降，金体自坚，气畅血和而愈矣。不穷其源，而拘拘于血气，何益哉！又问曰：病源吾知之矣，数年不孕，又何也？予曰：妇人之孕，在乎经调，经之不调，由于气之不顺也。众皆以为血虚而补血，若经水过期而色淡，肝脉微弱而无力，谓之血虚可也。今过期而多，每来三五日方止，其色红紫，肝脉有力，乃气滞血实也，何以谓之虚？气滞血实而复用参芪补之，则气愈滞血愈实，安得月水如期而孕耶？故予以调气药为主，以养血药佐之，气顺则血行，经事依期，而妊娠有准矣。向以降火为先而愈疾，今以调气为主而有胎，治法不同，病源则一，何也？气者，火也，气有余，即是火，其病归于气郁而已。郁气一舒，火邪自退，得其病本，随手取效也。张子和云：求得标只取本，治千人无一损。此之谓也。

一士夫，素耽诗文，夜分忘寝，劳神过极，忽身热烦渴，自汗恶寒，四肢微冷，饮食少进。初以为外感，先发散次解和，不应。又用补中益气，参加二钱，逾月而诸证仍前。一日午后发热，忽耳聋不知人，恍惚谵语，时季冬，请予诊，与一宿医同视之。宿医曰：此少阳证也，当以小柴胡和之。予诊得六脉皆洪大无力，曰：此非少阳证，乃劳神过度，虚火证也。宿医持前议，遂以小柴胡去半夏，加花粉、知母。予谓其友曰：服此药必热愈甚，当有如狂证作。服之少顷，果胸如火炙刀刺，发狂欲走，饮冷水一盏，始定复求予治，予以人乳并人参汤与服之。当日进四服，浓睡四五时，病减其半。次日，又进四服，六脉归经，沉细有力，终夜安寝，诸证悉除。士夫曰：吾病数月，诸人用伤寒治法，先生独以虚火治者，何也？予曰：伤寒之病，自表达里，六日传遍经络，复传至二十一日外，虽有余证，亦当从杂病论，今已二月矣，岂可复以伤寒论乎？况伤寒少阳之脉，当弦长有力，今六脉浮洪，满指无力，此岂少阳脉耶？盖因平日劳神过度，心血久亏，肝无血纳，脾无血统，阳气独盛，孤阳日久，气即火也。《经》云：壮火食气，火与元气不两立，火盛则元气耗，所以有发热烦渴，自汗恶寒等证，然犹不可以血虚气盛论，乃水涸火胜之证也。与伤寒实证较之，大不相同，小柴胡岂对证药哉？士夫曰：先生何以知服小柴胡当发狂？予曰：伤寒少阳证，乃实证也。以小柴胡等药治之，所以泄其实也。公乃阴虚之病，非实病也。而以此药泄之，则元气愈亏，阴火愈炽，焉有不狂之理。士夫曰：用小柴胡固非矣，用补中益气而亦不效，何也？予曰：公之病，乃阴病也。补中益气补阳者也，阴虚而补阳，则阳愈甚，阳愈甚则阴愈虚，所以不效也。士夫曰：先生用人乳何义？予曰：人乳纯阴，婴儿纯阳，纯阴配养纯阳，何尝更用他物，充其饥渴，公之证用人乳者，是以真血补其真水，又以人参导引，散于诸经，以济其火，与他药不同，故见效最速也。

掾史徐文淙妻，卧病三年，身体羸瘦畏寒战栗，后发热得汗始解，脊背拘疼，腰膝软弱，饮食不进，进则肠鸣作泻，心虚惊悸，胸肋气胀，畏风畏热，头眩目昏，月信愆期，莫知其病之原也。予诊其脉，朝诊之，已得其概，暮诊之，与初无异。书云：早晚脉同，病虽危而可疗。其脉左寸左关右寸右尺，失其升降之常，惟脾肾二脉平和，知其病困久矣。徐子曰：寒热往来，战栗出汗，既汗乃解，得非疟乎？予曰：久疟之脉，病来脉弦而大，病退脉静而弦小。兹脉早晚无异，岂得为疟？徐予曰：病形羸瘦，闻响心惊，畏风畏热，自汗如雨，饮食不进，月信不行，得非产后弱疾乎？予曰：虽有诸证，应乎四部之脉，脉体不失五行之象，且去来皆缓，而无沉小疾数之脉，何为弱也。曰：经期已过三月，得非孕乎？予曰：阴搏阳别，谓之有孕。今阴脉沉滞，阳脉不别，焉得有孕？曰：饮食少进，即便泻出，非脾胃泄乎？予曰：脾泄者，饮食不化，今腹响一阵，泻一阵，粪皆黄水热下，此是火能化物，与脾何干？此正是气郁病也。气有余，即是火。火与元气不两立，元气已亏，不可多药，今将脉证，开具于左：左心小肠属火，火本炎上，脉当浮大而散，今诊得心脉虽大而散，尤欠浮，不浮者何义？心为一身之主，藏神而生血，宜常静而不宜多动。人能静养，则心血充满，脉自浮大，若不能静养，事事搅乱，心无宁刻，斯神不安，而血不充，血既不充，是以脉无力而不浮，怔忡惊悸之病，由之以生也。况诊至七八至，或十二三至，又往下关中一猎，有类以灰种火之状，此乃君火郁于下，而无离明之象也。据脉论证，当有胸中烦闷，蒸蒸然不安，蒸出自汗，则内稍静，而腠理不密，畏寒为验。左关肝胆属木，《脉经》云：宜弦细而长。兹诊得左关弦长而不细，又虽长，不可出关，兹侵上寸部二分，推之于内，外见洪大有力，是肝气有余也。盖因火子郁于中，下不能承顺正化之源，木母太王，上助心火，中侮脾土。又肝藏血而主筋，病当头眩目昏，脊背项强，卒难转侧，背冷如水，甚则一点痛不可忍，下则腰膝软弱无力，脾胃不和等证为验。左尺肾与膀胱属水，《经》云脉宜沉濡而滑。惟此部得其正，往来不匀，按不搏手，是无孕也。右寸肺与大肠属金，脉宜短涩而浮，兹沉滞而大，按三五至或十数至一结，结乃积深，脉沉是气，此正肺受火邪，气郁不行也。病当胸膈不利，或时闷痛，右肋胀满，饮食不便传送，大肠鸣泄等证为验。右关脾胃属土，其脉宜缓而大，此部虽然无力，犹不失其本体。右尺三焦命门属相火，君火不得令，相火代君行令，书有云命门还与肾脉同。盖谓右尺虽是火体，亦当沉静，不宜浮大，此部浮取三焦，脉浮而无力，侵上脾胃，是君火郁于下，而相火升于上，侮其金也。病主气满，胸膈嘈杂，饮食不利等证为验。详六部脉证，惟左尺得体，肾为寿元，根本尚固。右关脾土，为木所侮，虽是少力，然来去缓大而不弦，此五脏之源，生气有存，无足虑也。予惟探其本源治之，先投以和中畅卫汤三剂，而肺脉浮起，胸次豁然，诸证顿减。继以清中实表固其腠理，月信太行，久积尽去，表里皆空，用补阴固真之剂，并紫河车丸，日进一服，月余全愈。徐子曰：敢问用和中畅卫之旨？予曰：人之一身，有气有血，气血调和，百病不生，一有怫郁，诸病生焉。令正之脉，君火郁于下相火代令，侵于上而侮金，金衰不能平木，木王侮土，土弱不能生金，故肺脉沉大而结。夫肺为五脏华盖，百脉之宗，专司乎气，浮取三菽之重得之，则肺得其体。今沉滞而结，失其纲领，何以行气，气有一息不运，气血有一息不行，气血不匀，百脉不能应刻循环，凝滞经络，诸病谓生，理必然也。病证多端，要之不过气郁而已。丹溪云：气有余，即是火。火郁则发之，故用苏梗、桔梗，开提其气；香附、抚芎、苍术、神曲解散其郁；贝母化其郁痰；砂仁快其滞气。郁气散，则金体坚，木平水王，何虑相火不降也。若夫木当夏月，成功者退，虽王不必专治，此用和中汤意也。

两都医案

浙省方伯马公虞生，以觐入京，召余诊，时丙寅除夜也。自云病系伤寒，发表不得汗，乞为解散之。余按得六脉皆数大有力，惟肺脉兼滑如珠顶指。余曰：此非寒证也，乃痰与火为害。又因强汗不得，况重裀叠被，顶加毡而束帕，榻前又有灼火数盆，一室之中不通风气，内火已盛而又加之外火炎炽，故头痛如锯，认为外感，不御饮食，虚火更甚，以致如此。今用抑火化痰之剂,一服可疗。公曰:太阳经证,诸医皆以发散为要,况又身热,安敢作火症治耶?余曰:风则脉浮,寒则脉紧,虚火浮而无力,实火浮而有力,今六脉数有力,肺脉又滑,是痰火证无疑矣。如不余信,且暂减衣褥之半,去毡帕远炭火,若是寒证,头痛愈甚,是火证,头痛稍止,比可立验也。用余言撤暖具,痛热即解其半,遂强之下榻,饮粥一盂,痛热更减矣。又用清上抑火化痰之剂,立视煎服,痛即全愈,热亦清矣。丁卯正月二日,便向吏部说堂。若此症如表之再表,汗不得出,热反愈热,不敢饮食,头痛不已,酿成大病,为害不浅,此体认贵真也。

宫詹曾公元瓒,偶于太常张公赤涵处,席间语余曰:吾面红鼻赤之候,君能疗之否?余曰:人之面,多属阳明胃经,鼻准属太阴肺脾二经,清此三经,则红可消散矣。及诊其脉,果右关浮沉,两取俱大而有力,是脾胃中有火,左尺浮而无力,是肾水不足也。此水不足火有余,法用空心服滋肾丸药,午后服清理脾胃抑火煎剂,又以连翘子、炒芝麻各半,当点茶不时之需,月余面鼻之红脱若扫矣。今曾公晋少宰,余南归,因有送别歌并诗手书以赠。

玺卿太蒙范公,偶病卧榻,急延余诊视。诊得左寸脉细小,右寸脉数滑,左关脉浮取无力,沉取软涩,左关脉浮沉,两取俱数滑,左尺脉浮取细数,沉取源源而来,此一身之根也。右尺脉浮沉两取俱数极,望其色面红而光,问其病之原,吃语蹇涩,众以为中风,家室怆惶,不知为何病,意不可为矣。余曰:太翁素信我也,且不必乱,自有治法。余详六部脉状,心脉细小,属手少阴,真心血少,乃平素过于劳心耗散也;肺脉数滑,属手太阴肺经气盛,手阳明大肠有热,气有余便是火也;肝脉浮取无力,属足少阳胆虚,沉取软涩,属足厥阴肝经血少,故心虚胆怯神昏吃语也;脾胃脉数滑,属手阳明胃经有痰滞,足少阴脾经血少有火,故脾经不能统血,遂有健忘之症也;浮取三焦脉七至,《脉经》云六数七极,此手少阳经热多之候;沉取数大,属命门真火素旺,属足少阳相火之动,论此脉症,非虚候也。《经》云:心火者君火也,相火者龙火也。然此翁素因固守太过,牢关春汛,不放龙飞,遂游行乎三焦,混扰乎灵台,以致心神散漫,君主失辅,况命门相火,原与心胞络相通,故有此症耳。余意心血虽少,且不宜养心,先清三焦相火以治其标,标火一退,心神自宁,健忘亦可愈矣。法用二陈坎离加玄参、玄明粉、沙参、防风、竹茹,姜汁为引,大便润下,痰火随降。复诊脉三焦相火十减五六,又一剂,其脉尽平。后只以育神化痰为主,总之二陈汤、归脾饮加减,又服六七剂,心神果宁,健忘渐愈矣。如此之症,若以甲子之年,不敢用清凉之剂,三焦相火日炽,心君何日得宁,所恃者,此翁根元坚固,精气不衰,有病则病受之,故效验如此。至瘥后,翁语余曰:病甚时似梦非梦,有人榻前以告曰:汝当服清凉之剂,病可愈也云云。与余所用之药,若合符节,因而纪之。

庚辰孟夏,廿有七日,玺卿太蒙范公,召余诊视。按得六脉数滑,三焦命门更觉浮洪,《脉经》云:大则病进。此皆少阳相火之热,乃心胞络三焦之气所为也。多因过用补剂,以动痰火,故见此脉,非玄参、黄柏、知母,不能清三焦降两肾之火,非黄芩、山栀,不能滋化源行屈曲之火,非陈皮、半夏,不能理气化痰。不然,火势猖炽,难以抑遏矣。炤前方留二剂,灯心姜引,即煎二头服,二柤①作一剂并煎,嘱毕而别。次日急延余,一时翁痰火上涌,目瞪神昏,气逆痰塞,啮牙破舌,余度昨日之药,定未服耳,如服决不至此耶。有一医诊而议曰:益火之源,壮水之主,引火归原,用六味地黄汤,又疑为中风,用续命汤。余诊六脉较昨尤甚,翁郎汝申婿朱巨源,意余与某医同

① 柤:古同“渣”。

议，余曰：道不同，不相为谋，已见立方用药大义矣。所云益火之源以消阴翳，壮水之主以镇阳光之理，乃治目眚之大诀也，岂可疗此急症乎？况翁是因服热药所致，非元气脱，阴虚火旺之候也。余极力肩之，仍用前方，翁去年病危，是余治愈，故深信余言，遂煎服。服后即神清气爽，翁询之诸郎，昨病危笃如此，当去矣，何速效乃尔？诸郎曰：幸服倪先生清火下痰之剂，若用引火归源温补之剂，如抱薪救火矣。是晚又召余诊，视其面目浮肿，手臂亦肿，按其脉，肺胃三焦痰火稍散动，余问翁前日这剂服否？翁曰：未用。误服他医补药一剂，又被某医所惑，诊我下部有寒，元气虚弱，宜用多参、桂、附、骨脂、茴香取效，因吐冷痰，故信热药为宜，已服过十七八剂矣。阳旺之极，梦遗两次，又精气淫溢不干。余愕然曰：受热药之大害矣。高年脉数，尚且不宜，加之精气漏泄乎？如不釜底抽薪，日渐煎熬，油干灯灭之有待也。人之痰在周身，离经皆冷，其性如水下行，痰因火动，用下焦药大热煎熬，肾水如釜底火急，涌上一同，若非平素固守真元，从此则当精涸矣。翁惊醒曰：是今病尚背热而烦，肌肉手足有时怵怵然，肠胃有时刺刺然，翁还疑为虚症也。余曰：乃有余痰火之未尽降也。《经》云：筋惕肉瞤，战栗动摇，皆火之象也。翁曰：痰中有黑色何也？此正是肾水煎熬上升耳，更当用清火化痰为要，有病则病受之，且以药治药，况大便燥闭，不妨润下。翁闻之快甚，遂重托于余，余以精神命脉尽付之于翁，潜思一方法，用九转玄明粉、九蒸大黄、陈胆星、牛黄、狗宝，蜜丸龙睛大。余向翁祝曰：既信余，不必问药性优劣，药之贵贱，饵之可保长生。翁曰：前煎既效，此丹必灵。翁既信余，宿疾当瘳矣。健忘之候，客夏至今仅一年，余每谏曰：翁之健忘，非止心血不足，乃因痰火在心窍所致，非补心丹、归脾汤能疗者。肯服此丹，不但自今之症顿愈，而健忘症从此蠲矣。即用灯心汤吞丹一颗，顷间周身气爽，少时又服一颗，小便长，大便利，继有痰下，元气未损，饮食增加，显然是标症有余矣。翁次日喜动颜色，知余前言不谬，翁意欲再服前丹。余曰：治病不必尽剂，况将古稀之寿，标疾去，恐本元虚也。随进四物、四君加二陈调之，再诊脉气，如六七年前本来无病之脉矣。肩臂之热尽退，腿肉怵怵尽止，腹中刺刺亦安，于是精神旺相，饮食倍常，语言的当，一年健忘之事，忽然复记。第因病中久坐，腿膝稍弱，肌肤略瘦，余劝止药多食，古云：药补不如食补。又劝觅一壮妇饮乳，以人补人，以血补血，早晚需之，此反老还童，却病延年最妙法也。凡老年阳多阴少，饮阴血以配阳气。悉如余言，一月后耳聪目明，肌肉润泽，寻章摘句，赠余之诗，墨迹之妙，不减少年。《悟真篇》云：竹破须还竹补宜，哺鸡须用卵为之。草根树皮岂能及乎？人为赤子时，皆赖乳母长成，凡老年弱症，俱当效此而行之，惟阴脏虚寒者不宜耳。纪此案，扶未尽之年一助云尔。

旧德堂医案

相国文湛持在左春坊时，患左足下有一线之火直冲会厌，燔灼咽嗌，必得抬肩数次，火气稍退，顷之复来，或用补中益气加肉桂服之更甚。求治于家君。脉两尺虚软，知非实火奔迫，乃虚炎泛上。然虚症之中又有脾肾之分，脾虚者气常下陷，法当升举，肾虚者气常上僭，又当补敛。今真阴衰耗，孤阳无依，须滋坎之阴，以抑离之亢，乃为正治。方以熟地四钱，丹皮、山萸各二钱，麦冬钱半，五味三分，黄柏七分，牛膝一钱，煎成加童便一杯，服四帖而虚火乃退，左足遂凉。

东庄医案

时绮崖弟，患左眼痛连脑，医以头风治之，不解，初时发寒热，后遂壮热不止。予诊之，曰：火伏于内，风燥泉涸，木乃折矣，非得汗不解也。或曰:汗须用发表药,独非风燥乎?且发汗药,须拥被闷卧乃得,身热甚,苦此,奈何?予曰:庸医汗药,皆属强逼,故须拥被闷卧,然而汗不可得也,予药非此类,虽薄衾舒体,时雨自至,岂能消遏哉?乃用龙脑白术饮子,夜分大汗淋漓,次日头目爽然矣。

龙脑白术饮子,无从考核,有谓即赵氏加减逍遥散,亦未知是否。然按其案中所列症议,则其治法必不出木郁达之,火郁发之。

素圃医案

李元亮书吏也,因书写过劳,秋杪忽咳嗽火上逆,头面皆赤。前医苦寒直折,随吐粉红白血如肺肉,则火愈上逆,一日三五次,火一逆则遍身皆赤,咳嗽益甚,间有白血,头面汗多。余往诊之,两手脉大而数,重取全无神力。若以失血之后,见此数大之脉,则为逆证。咳白血亦属不治。病者云:卧则不咳,坐起则咳甚。余熟思之,久视伤血,书写伤力。此气中虚火,宜人参、黄芪、甘草以退之。所谓虚火宜补,误用苦寒,虚以实治,则火愈炽。坐起咳甚,肺虚也。脉大无力,所谓劳则彰,亦气虚也。多汗面赤,乃虚阳上泛,非阴虚之火。遂用大剂黄芪为君,人参、当归、白芍、麦冬、五味、甘草为臣佐,一剂汗收脉敛,三剂火息咳止。如此滋补,一月方能起床。火之阴阳,可不辨哉?(男病治效)

马氏医案并附祁案王案

昼夜发热,烦渴引饮,焦躁不宁,诊其脉,细数而急,尺脉带弦,神气不清。此房劳过度,真阴受伤,阳往乘之也。且燥渴身热神昏,火邪内扰,外淫已极。当此盛夏火炎土燥,垂绝之阴,其足以供燔灼乎?若不急救,阴气益消阳气益长,大事去矣。

生首乌　黄连　知母　柴胡　枳壳　半夏　橘红

服二剂,神气清,热势减,转用:

人参　制首乌　鳖甲　丹皮　甘草　白菊

东皋草堂医案

一寡妇面红唇裂,遍身疼痛,手足瘈疭,咳嗽便难,疑是痨瘵之症。余诊其脉数而长,左关尤甚,知其火无所制燥热使然。用黄柏、知母、天冬、麦冬、远志、白芍、生地、当归、川芎、白术、广皮、甘草,四帖,六味地黄丸一斤而愈。(燥)

一人大怒后,肝火炽盛,两目肿赤,口苦咽干,胸中嘈杂,腹中时痛,六脉上盛下虚。余投连理汤二剂,用黄连以祛上焦之热,用参、术、姜、甘以救中焦之寒,随用八味地黄丸继之而愈。(火)

一僧患病,恶寒鼓栗,目昧耳聋,昏冒不知人事,切其脉,则洪数而有力,明知其火症,而一时未敢决也。以冷水少少与之,一吸而尽,遂用人参一钱、石膏二钱、知母一钱、甘草一钱、粳米一撮,煎服,稍安。再并两剂为一剂,增薄荷叶八分,投之,汗出而愈。(火)

潜邨医案

钟溪姚舜琴弟又鲁伏火症治验

钟溪姚舜琴弟又鲁,病感症,外凉内热,肢冷口渴,胸膈痞闷,神思昏沉,语言谵妄,不食不便。舜琴与谢达宸同里,又最契,邀诊之。达宸作肝经郁火,治用逍遥散加生地、薄荷两剂,病者益加烦扰不安,乃招予商之。切其脉沉伏,按至骨则细数有力,面黑而滞,舌黄而燥。予曰:据脉验症,乃火遏阳明而胃阴不能充拓,所以脉与症皆内显阳征,外呈阴象也。舜琴曰:症既火遏,法宜疏发,乃服逍遥加生地、薄荷而转剧何也?予曰:逍遥薄荷风药也,单走肝胆不入阳明,肝与胆木喜风摇,故二经火郁则用逍遥薄荷以疏之发之，火自透郁自解也。若以阳明伏火而用单走肝胆之剂，风以散之，则火得风而益炽，其转剧也，又何疑焉？舜琴曰：疏发既非对症，然则当用何药耶，予曰：第用左归饮去茯苓以滋胃阴，再加生地、当归以清胃火，则胃阴充足而火自退矣。舜琴如言立煎与饮，次日脉气起泛，神情清爽，肢体温和，胸膈通泰，仍用前方数剂，饮食渐进而便通矣。逾数年复病如前，医见身凉脉细，方用左归饮加附子，服后神情昏愦，狂扰不宁。仍来邀予，予即前方去附子加花粉一剂即安，乃去花粉仍服数剂而愈。(卷二)

续名医类案

龚子才治管藩相夫人，每至半夜不睡，口干烦渴，吐粘痰，必欲茶水漱口，舌上赤黑皮厚，胸痞嘈杂，饮食少思。脉之，两寸洪数，两尺空虚，右气口盛，此上盛下虚，血虚气郁而有火也。以四物汤加生地、黄连、麦冬、知母、贝母、花粉、元参、栀子、桔梗、枳实、青皮、甘草，数剂奏功。又以六味丸加生地、麦冬、知母、元参、花粉、贝母、五味、黄连，一料全安。

陈三农治一士人，素好滋补之剂，久之，致口舌干燥，脑后作痛，神思不爽，饮食减少，食肉则泻，六脉实大。作实火治，以知、柏、连、栀、赤芍、甘草，一剂而胸次爽豁，痛泻俱止。再剂饮食倍加，精神顿长，诸症悉愈。书此以为无病好补之戒。(卷五・火)

张路玉治张太史虚火症，精气下脱，虚火上逆，怔忡失血。脉之，右关气口独显弦象，左尺微数，余皆微细搏指，盖阴火内伏也。缘劳心太过，精气滑脱，加以怵惕恐惧，怔忡惊悸。医峻用人参、桂、附，初稍可，交春复剧如前。仍用参、附导火归元，固敛精气之药转剧(凡阴虚病，初服桂、附有小效，久服则阴竭而脱，余目击者十人矣)，稍用心则心系牵引掣痛，痛连脊骨对心处，或时病引膺胁，或时颠顶如掀，或时臂股爪甲，皆隐隐作痛，怔忡之状，如碓杵，如绳牵，如簸物，如绷绢，如以竹击空，控引头中，如失脑髓，梦寐不宁，达旦倦怠，睡去便欲失精，精去则神魂飞越。观其气色鲜泽，言谈亹亹[①]，总属真元下脱，虚阳上扰之候。(其人本病三阴虚损，误以参、附热补，遂致变症蜂起)细推脉症，其初虽属阳气虚脱(着此一语，便于此道未彻)，而过饵辛温之剂，致阳亢而反耗真阴，当此急而转关，以救垂绝之阴，庶可挽回前过。为疏二方，煎用保元合四君，丸用六味合生脉，(此时却宜二地、二冬、沙参、杞子，少加川连、蒌仁，养阴兼解郁之法，俟元气大复，然后议补，乃为合法。六味、生脉，留为后劲。若保元、四君，则仍鲁卫之政耳)，服及两月，诸症稍平。但倦怠力微，因自检方书，得补中益气汤，为夏月当用之剂，于中加入桂、附二味，一啜即喉痛声喑。(用补中益气者宜着眼)复邀诊，见其面颜精彩，声音忽喑，莫解其故。询之，知为升、柴、桂、附，扰动虚阳所致，即以前方倍生脉服之，半月后声音渐复，日渐向安。但衣被过暖，便咽干痰结，稍凉则背微恶寒，或热饮则大汗，时怔忡走精，此皆宿昔过用桂、附，内伏之热所致也。适石门董某，谓其伏火未清，非芩、连不能解散。自仲春至初夏，纯服苦寒(亦大庸手)，初甚觉爽朗，至初夏反觉精神散乱，气不收摄。后仍用六味合生脉，经岁服之，以化桂、附余毒云。(雄按：此真阅历之言。三十年来，余见不知若干人矣。其奈世人之不悔悟何。)

内翰孟端士之母，虚火不时上升，自汗不止，心神恍惚，欲食不能食，欲卧不能卧，口苦，小便难，溺则洒淅头晕。凡医每用一药，辄增一病。用白术则窒塞胀满，用橘皮则喘息怔忡，用远志则烦扰烘热，用木香则腹热咽干，用黄芪则迷闷不食，用枳壳则喘咳气乏，用门冬则小便不禁，用肉桂则颅胀咳逆，用补骨脂则后重燥结，用知、柏则小腹枯瘪，用芩、栀则脐下引急，用香薷则耳鸣目眩，时时欲人

① 亹亹(wěi wěi)：无止无休的意思。

扶掖而走，用大黄则脐下筑筑，少腹愈觉收引，遂畏药如蝎。惟日用人参钱许，入粥饮和服，聊藉支撑。交春虚火倍剧，火气一升，则周身大汗，神气骎骎欲脱，惟倦极少寐，则汗不出，而神气稍宁。觉后少顷，火气复升，汗亦随至，较之盗汗迥殊。诊之，其脉微数，而左尺与左寸倍于他部，气口按之，似有似无。此本平时思虑伤脾，脾阴受困，而厥阳之火，尽归于心，扰其百脉致病，病名百合。此症惟仲景《金匮》言之甚详，原云诸药不能治，所以每服一药，辄增一病，惟百合地黄汤为之专药。奈病久中气亏乏，复经药误，而成坏病，姑用生脉散加百合、茯苓、龙齿，以安其神，稍兼茱、连以折其势，数剂少安。即令勿药，以养胃气，但令日用鲜百合煮汤服之，交秋天气下降。火气渐伏，可保无虞。迨至仲秋，果勿药而愈。（卷五・火）

朱丹溪治一人，小腹下常唧唧如蟹声，作阴火处治，用败龟板（用酥炙，盐、酒炙亦得）、侧柏（用酒九蒸九焙）、黄柏、知母（俱酒炒）、川芎（酒制）、当归（酒浸），上各等分，酒糊丸，每服八十丸，淡盐汤送下。（卷五・火）

朱丹溪治一人，夜间发热，早晨退，五心烦热无休，六脉沉数，此郁火也。用升阳散火汤，热退。以四物加知、柏，佐以干姜，调理而安。

东垣治一人，恶热目赤，烦渴引饮，脉七八至，按之则散，此无根之火也。用姜、附加人参，服之愈。

刘彦纯治一人，不能食而热，自汗气短。不食而热，脾阴弱也；自汗气短，肺气虚也。以甘寒之剂，补气泻火而安。琇按：治法只从壮火食气四字得之。（卷五・火）

张路玉治徐君玉，素禀阴虚多火，且有脾约便血症，十月间患冬温，发热咽痛。里医用麻、杏、橘、半、枳实之属，遂喘逆倚息不得卧，声飒如哑，头面赤热，手足逆冷，右手寸关虚大微数。此热伤手太阴气分也，与葳蕤、甘草等药不应。为制猪肤汤一瓯，命隔汤顿热，不时挑服，三日声清，终剂病如失。（卷五・火）

龚子才治一人，头痛发热，眩晕喘急，痰涎涌盛，小便频数，口干引饮，遍舌生刺，缩敛如荔枝，下唇焦裂，面目俱赤，烦躁不寐，或时喉间如烟火上冲，急饮凉茶少解，已濒于死。脉洪大无伦，且有力，扪其身烙手，此肾经虚火，游行于外。投以十全大补（脉证如此，何所见而断为肾经虚火？既用十全大补获效，则脉证间自必确有凭据。乃并不明言其故，岂不贻误后人耶？）加山萸、泽泻、丹皮、山药、麦冬、五味、附子。服一盅，（必须冷服。）熟睡良久，脉症略减三四，再以八味丸服之，诸症悉退，后戒冷物而痊。（卷五・火）

蒋仲芳治楚中一商，性急而嗜烟，阅三日，五心发热，咳嗽大作，百药不愈。诊之，六脉俱洪，火症也。莫非烟毒乎？其人亦悟曰：吸烟则嗽愈甚。遂以麦冬、知母、山栀、花粉、黄芩、苏子、甘草、蒌仁、枇杷叶，煎成去渣，入砂糖一两和服，四剂而愈。（此无外感而火热伤津之嗽，故治法如此。）

聂久吾曰：子禀素弱，神虽强而精弱，脾肾两虚，即节欲犹然。二十前后，常服参、术等补脾，仅免于病。至三十后，脾胃稍可，颇觉上膈有热，时齿痛口舌痛，每服清上药辄愈，亦不为大害也。至乙未春夏，自察脉，觉两尺弱，而寸关亦不旺，疑下虚，水不能制火，宜补下滋水以制之。若但清上，非治本也。商之饶姓老医，亦以为然。遂以人参、当归、熟地、茯苓、五味、酸枣肉、巴戟、故纸、肉苁蓉、鹿胶、仙茅、远志、枣仁、天麦冬、枸杞、菟丝之类，以山药末，酒糊为丸。服至二三月，上膈虚火尽除，口齿等病不复作。自后滋补丸药，服无虚日，迄今二十余年，无虚火者，滋水制火之功也。（可与虚门黄履素案合参。）（卷五・火）

黄澹翁医案

管修五,右关尺弦急不伦,非龙雷之火而何?火之性善行而数变,动则升静则降,此一定之理也。今每于安卧时升,日间转安,此潜伏水底之火,静极而动,非纳气归元,未必效也。方用济生肾气去牛、车,加麦、味、沉香。(卷一)

锦芳太史医案求真初编

治崇四都木马一妇某某痰火内炽案一百二十

岁乾隆庚子,余在崇四都罗三甲罗圣翁家治病,时有近地木马一妇姓某之妻某氏召诊,云妇一身发热,头痛之极,咳嗽痰涌。余诊六脉弦而且数,因作风痰火热,进用柴、芩、贝母、枳、桔、麦冬之药以治,其病略差。时有近地姓阳字某某者,饬余用药甚非,陡以姜、附大剂猛进,谓此病属虚火上浮。不期药已下咽,倾刻火起,其症滋甚,并增见有喉痛咳血等症,渠家仍着原寻余治之人转请余治,余见六脉洪数,且并有力,知是药误,乃于余原单内除去柴、桔,添用生地、贝母以进。时因病家之邻有事请余赴饮,原医亦同赴席。渠亦不知伊所治是妇之药有先,乃竟混将仲景寒中少阴经之书向余妄背,谓彼所治妇人之病用药甚工。余见其人性气燥暴,不将服彼药单病增之情向渠告知,只是唯唯应诺以避。但有旁坐之人知彼所医有误,掩口而笑。是夜其妇又服一剂而咳即止,次日再服一剂而病全除。岂知仲景之书以药教人,原求病与书合,则药自无不应。若遭时医目盲,妄将所治他症之书到此混背,不惟错认今时之病,且更有负先圣制书之意,其所失为何如哉?

读书辨症,要在症与书对。若使治不对症,书不对病,则书自书而症自症,究属何益?观此知医妄向病家背书而不细察脉症之非。晁雯。

齐氏医案

曾治子东山,于一岁时出花,不密不稀,红润可喜,精神如常,未药而安。及至四岁而麻出,亦红润如前,至靥未药,因有伏火匿于血分,将与清凉解毒之药,忽徐进士家迫请,因友谊重强去,及二日归见此子,火热已极,人事恹恹,刻不容缓。即请儿科刘卓然先生诊视,曰:病势迫矣,药不能及,速用取蟾酥的癞虾蟆劈破扑胸,但得鼻中有水出去之。果扑二个而应,遂与之药。明日先生复视,曰:无忧也,仍服前方。余知先生确有识见,所用归、地、知、柏、栀子、连翘、桑皮、元参、桔梗、石膏,连进四剂而热减八分,仍然精神不慧。先生曰:归师勿掩,穷寇勿追。歇三日,连服二剂而精神爽慧,行动如常。明年五岁中秋夜二更,忽周身如火,扪之烙手,而人安然熟睡,及至五更热退身凉,醒来仍然清爽,饮食如常。乃请前医,与以人参败毒散,连服二剂,其热更甚。于滋阴药内加阳药十余剂而不效,病渐昏沉,如痴如醉,自九月初八至十五不大便,摸其腹肢,全无影响。余与先生商曰:七八日不大便,得非少阴转阳明乎?先生依余言而用下法。愚思此子发热一退身即凉矣,想腹中必有伏阴,以致阴邪干犯胃阳,灼干津液,以致热邪结于肛门不能运送而然,胆于方中加黄芪、白术各三钱大补中气,附子、肉桂各一钱以助肾中真阳。煎服一剂,是夜稍平,腹中全无响动,天明令伊登厕,惟挣时许,果出干软黑粪三寸,余皆稀溏。连日药水尽下,而人事略疏快,即以补中益气汤滋其化源,而热退身安。因幼不肯服药,以致失补,明年前证复作,治而愈,然竟费手。又明年又发,是夜更甚,余心恨天不明,去请前医,明早已行,自揣顿止,若去请他,仍用发散,静而筹之半日,方得其解,此子由于痘麻后未与滋阴,以致阴亏火旺,每因失调而作,是以昼则静,夜则热,若用发散,相隔天渊,可见从前治法亦概误矣。余用四物汤，生地倍用，加栀子仁、知、柏、黄连、粉丹、柴胡六味各二钱，酉初煎药，布漉去渣，进服二次，自必阴气回而邪不敢入矣。譬如人家门户紧防，锁钥严整，司更值宿之仆，俱各精健绝伦，贼必望风退却，此亦理之所有者也。故日将晡乃服，服早则至夜不能敌矣。果服后安然熟睡，不发热矣，明夜安好如故。但不能除根，每发则服一剂而安，其效如鼓应桴。自十二岁以后，至今不复发矣。(发热)

曹仁伯医案论

未录住址姓氏

细绎病原，总不外乎燥之一字。燥万物者，莫燥乎火。火有虚实，火稍清而虚，火之上炎不能归缩于下也。是以黄痰之外，更见粉红，舌干糙燥，便结小坚，肌肤干热，甚至手震睡语，以昭热极生风，液涸风动之象焉。何必以脉之左者反浮、右者反细，而后知五志厥阳之火亦从而暗燥之其金乎？当此肺已虚矣，束手无策，然又不能坐视。惟有资液救焚汤，虽曰鞭长莫及，亦不得不以润万物者，莫悦乎泽之思，以冀吉人天相。

资液救焚汤

沈俞医案合钞

冲任二脉与肾脉同起于下焦，肾虚则冲脉上冲，丹溪所谓火起于九泉之下也。肾热故玉关不闭，精常漏泄，虚阳上越，不肯潜降，所以面红舌糜，两足冰冷。肾脉循咽络肺，肾中真阴耗竭，其真阳无所依附，随脉而逆行，则咽燥肺焦，故声音不能朗亮，此皆本原重症。《内经》云：一水不能制五火。又云：诸逆冲上，皆属于火。斯症是矣。头眩者，肾火亢而肝火亦动也。治火之法，首辨虚实。此系虚火，断非旦夕所能平。脉象弦劲且大，幸不快数。须以甘寒之药滋养收摄，尤当耐性宁心以静镇之，使五志之火不生，则真水渐可积蓄，而诸疴徐退矣。

水制熟地　牡蛎盐水煮，五钱　天冬　龟版童便浸炙，三钱　麦冬　金樱子六钱　桑螵蛸以桑枝三钱煎汤浸炙，一钱五分　洋参二钱　北五味去核用肉，五分　活磁石三钱

五六帖后去洋参，易参须八分。(阴虚阳虚)

问斋医案

相火得明而烁，无烁不病火。火炎水耗，阴枯液涸，宜壮水之主。

大生地　粉丹皮　建泽泻　怀山药　山萸肉　云茯苓　白知母　川黄柏　玄武板(火证)

五行各一，火独有二。君火以明，如日光明；相火以位，如物有质，焚之则火见。以人言之，心为君火，心不受病，火症皆守位之相火。火炎水耗，阳亢阴亏，明淫心疾，胞络受邪，烦惑莫能自主，即煎厥之属。《医话》灵犀解毒汤主之。

灵犀角　川黄连　川黄柏　黄芩　黑山栀　秋梨汁(火证)

郁怒，火起于肝；烦劳，火起于心胞；思虑，火起于脾；悲哀，火起于肺；恐惧，火起于肾。五志过极，皆从火化。火炎水耗，饥嘈求食，自觉烟焰上腾，贯膈冲咽，口糜起泡。火乘阴位，腰下蒸热。值半产去血过多，又复因惊气乱，肝失荣养，血燥化风，头眩如载舟车。时觉憎寒，火极似水。病起客夏，延今一载，现在饥嘈，求食反欲淡素，肌肤反觉充盈，血色不华，又非浮肿。盖胃火炽甚，饮食倍常，肌肤漫长，不得其正，是以似肿非肿。腹中作胀，胸次即舒；胸中作胀或饥嘈，腹中即畅，此乃惊恐乱气所致。六脉弦数少神。暂以清和中胃，静养三阴，观其进退。

大生地　人参　川黄连　川黄柏　黄芩　云茯苓　炙甘草　制半夏　陈橘皮

清和胃气，静养三阴，已服四剂。饥嘈较减，喉间烟焰渐平，夜来蒸热渐退，血色渐华，眩晕亦轻。水火既济，有机。小便觉热，火从下降；胸次郁闷，热蒸气腾；腰脊髀股憎寒，热极反兼寒化。六脉渐转洪长，乃夏令时脉，最是佳征。药合机宜，原方增损。

大生地　人参　川黄连　黄芩　川黄柏　陈橘皮　紫琥珀　淡竹沥　生姜汁

原方增损，又服二剂。腹中微痛，便泻，痛随泻减，腹内觉宽。此乃热泻，火从下降。心胸嘈杂较前虽减，一日尚有十余次，嘈时能食粥一碗。是症但能由重而轻，自能渐入佳境。脉仍洪数而长，乃夏令本位之脉。服药前此共六剂，已获效机，依方进步可也。

大生地　人参　川黄连　川黄柏　黄芩　陈橘皮　赤茯苓　福泽泻　淡竹沥　生姜汁　金钗一股

依方进步，又服二剂。血色渐华，饥嘈亦减。胸次仍然气闷，热蒸气腾；四肢麻涩不和，荣卫俱虚，二气源头不畅；唇色不红，脾虚不能化血；腹中隐痛，气机不利；食多便少，胃强脾弱；面目浮肿，湿热相乘。仍以两仪三黄为主，加以清气化痰之品。

大生地　人参　川黄连　川黄柏　黄芩　黑山栀　制半夏　陈橘皮　冬白术　淡竹沥　生姜汁　金钗一股

两仪三黄为主，辅以清气化痰之品，共服十有二剂。大火已平，余氛未靖，其余别症，自可徐徐调治。《经》以心为君主之官，神明出焉；肝为将军之官，谋虑出焉；胆为中正之官，决断出焉；胃为仓廪之官，五味出焉；脾为谏议之官，知周出焉。烦劳伤心，抑郁伤肝，思虑伤脾，因嘈饮食不节则伤胃，因惊气乱则伤胆。情志不治，二气乖违，致病之由本此。宜乎和喜怒，适寒温，省思虑，一精神，辅以药饵，何恙不已。

大熟地　人参　白茯神　当归身　冬白术　柏子仁　酸枣仁　远志肉　琥珀

水叠丸。早晚各服三钱，滚水下。（火证）

五志过极，皆从火化。心火暴盛，肾水虚衰，水不济火，阴不敛阳，内热燔蒸，寤不成寐，甚至心烦虑乱，不知所从。良由百虑交积于心主之宫，厚味熏蒸于仓廪之府。纵难恬惔虚无，澄心息虑，亦当淡薄食味，以养冲和。肉虽多，无使胜食气，圣人之于味亦慎矣。《传》曰：宾主终日百拜，而酒三行，言有节也。孟子曰：饥者甘食，渴者甘饮。未得饮食之正味，又况烹饪调和，鲜肥杂进之味乎。天产作阳，厚味发热，肾水何由而生，心火何由而降。《内经》曰：阴之所生，本在五味。乃天赋淡薄疏通之味也。又曰：阴之五宫，伤在五味。乃人工造作烹调偏厚之味也。故丹溪曰：安于冲和之味者，心之收，火之降也。然则淡薄食味亦良药也，幸留意焉。

大生地　玄武板　九肋鳖甲　生牡蛎　酸枣仁　柏子仁　川黄柏　白知母（火证）

火症侵扰于衰年，如夕阳西下，阳光尚振，最是寿征。宜服《医话》晚晴丸。

大熟地　怀山药　枸杞子　人参　鹿茸　菟丝子　冬白术　玄武板

水叠丸。早晚各服二钱，淡盐汤下。（火证）

诊余举隅录

丙申冬，余客天津，启泰茶叶店主人方君实夫之室，病经一年，医治已穷。其友许绳甫，是吾友也，代邀余诊。据云：初起咳嗽眩晕，继而头痛，未几头痛减轻，咳嗽加重，面肿肢冷，自汗耳鸣，夜不能卧，痰中间血如脂，音哑咽疼，胸前胀满，大便溏泄，每月经来，两旬始尽，色见淡红，腹必胀痛，症象颇危。余切其脉，实大而疾，知是伏火久积，阴不济阳，所谓难疗不治必死者近是。此时风散不能，温补不得,惟有滋清一法。然恐杯水车薪,终不能胜。遂合犀角地黄汤、羚角石膏汤,重剂投之,并饮冰雪水以佐之。共服羚角、石膏各斤余,犀角一两,冰水数碗,生地等药无数,而后病始霍然愈。(冰炭异治证)

张聿青医案

左　相火行令之时,虚火时降时升,升则炼液成痰,熏蒸肺胃,咽痛时作,痰多牵腻,深入重地,恐难图治。勉拟化痰以衰其熏蒸之势。

北沙参四钱　海蛤粉三钱　生牡蛎五钱　茯苓三钱　陈关蛰一两　川石斛四钱　川贝母三钱　天花粉二钱　竹沥一两　大荸荠四枚(痰湿痰气)

李右　痰火时升时降。再开展气化,良以气有余即是火也。

光杏仁三钱,打　郁金一钱五分　丹皮二钱　枳壳一钱　山栀三钱,姜汁炒黑　瓜蒌二钱　泽泻一钱五分　桔梗一钱　炒竹茹一钱　车前子三钱　枇杷叶一两,去毛

张左　中脘渐舒,痰多脉滑。由湿生痰,由痰生火,由火生风,以知痰为火之本,风为火之媒。治病必求其本。

制半夏一钱五分　煨天麻一钱五分　广皮一钱　猪苓二钱　蚕沙三钱,包　陈胆星五分　白茯苓三钱　白术二钱　泽泻二钱　清气化痰丸三钱(痰火)

江右　怒火如狂,六脉弦数。肝火扰攘,心神为之不宁。拟护神化痰熄肝。

竺黄　决明　丹皮　块辰砂　川贝　山栀　胆星　茯神　生铁落　金器　濂珠三分　玳瑁一分五厘。二味研末,先服(痰火)

昼星楼医案

治细姑思虑伤脾,郁怒伤肝。饮食少进,夜不成寐,盗汗带下。久之颈旁肿痛,牙龈红肿,舌下生重舌,夜卧谵语,口干涎稠。按其脉心肝洪大,重按微弱。此血虚生燥,扰动君相二火,肾命复亏,不能纳气归原耳。《灵》《素》云:五志过极皆成火。姑仍俗见,内服银花、黑枝、生熟二地、元参、白术、丹皮、泽泻、甘草、牛七之类。治重舌用百草霜、食盐、蒲黄、梅片合研,和井水调敷。治颈痛用蒲黄、桔梗、青黛、大黄、雄黄、寒水石、冰片、荆芥、甘草合研,和醋敷上。两日诸病去十七八。因过服蔗汁,致腹痛泄泻。转用泡吴萸、姜炭、白术、附子、潞党、茯苓、焦芍、首乌、石斛、龙眼肉、伏龙肝、女贞子,空心服三剂,遂收全效。薛立斋《女科医按》谓妇人多患肝脾亏损之症。盖妇人善郁怒,怒则肝火盛而血燥,主治逍遥散。又善忧思,忧思则脾伤,脾伤则不能摄血归经,变生诸证,主治归脾汤。此诚妇人易犯之证,不可不知。兹之证候,兼而有之,不用古方者,仍俗治标之说。标去而后返本,缓急权宜之用也。

雪雅堂医案

郭炳堂如君　二十余岁,体素强,忽然脚心痒不可忍,心里烦躁不堪,自欲投海悬梁。诊其脉惟左手尺寸略见洪数,此外又不见别病,遍查方书不识病名,惟忆《经》云:诸痛痒疮,皆属于火。知其为火无疑。脚心为涌泉穴,属少阴,想必系肾火下泄为痒,上浮而为烦躁也。欲用知柏八味,则不宜于心;欲用犀角地黄,则恐其引热入荣而为瘫疹。遂单用元参一味,取其直入少阴,用至一两五钱,服后一点钟久,其痒止,烦躁已退。越日,身有微热,再用元参、知母、黄连、黄芩,一服而安。愈后,某以为神奇,殊不知症本变幻无穷,总不离于六经分经治症,万无一失。因忆及孟英案中治阴虚火炎,面赤如饮酒,用一味元参汤,亦即此意耳。

余军门　情志郁勃，风阳变动，上头冲咽。丹溪云：自觉气冷者，非真寒也。《内经》以五志过极皆火，但非六气外来，苦寒不能折伏，肝为刚脏，柔以济之。

酥龟版　川石斛　东阿胶　生白芍　川贝母　天门冬　干地黄　生牡蛎　生磁石　浮小麦

又　仍以前意消息之，参入辛香微苦以开上痹。

元武版　钗石斛　生磁石　生白芍　川贝母　广郁金　生牡蛎　枇杷叶　冬桑叶　干地黄

童稚之年，情欲已萌，思念不遂，阴火内燔，五液日夺，孤阳升腾无制，熏蒸于上，咽喉口鼻耳目诸窍，久受其迫。夫脏真阴火，如闪电迅速，非寒凉清解所能遏，况草木无情，岂能补精血之空？因思仲景治少阴咽痛，有猪肤汤一法，取其补肾阴而战浮阳也。王氏孟英借以治妇人沥浆生，并肾水枯竭之消渴，阴虚阳越之喘嗽，无不应手奏效，今仿其法以行之，庶克有济。

沈氏医案

平素善饮，酒性大热有毒，贮于胃中，燔灼津液而发渴，因将寒凉生冷之物，恣意而啖，致火郁遏，不得发泄，流于经络，而环跳作楚，入于肠胃而作血痢，达于肌表，而皮肤作痒，干燥，内火不得疏泄，扰其津液而愈渴，脉息沉涩，此郁火未经发越之故也。理宜和胃清热疏理之药为治，并忌醇酒厚味生冷等物。

煎方：白芍　甘草　黄连　黄芩　香附　厚朴　山栀　滑石　木通

丸方：苍术　黄柏　黄芩　山栀　香附　广皮　枳壳　石膏　白蒺藜

木通煎汤法丸

季老受病之源，得之君火司天之岁，夏令炎热之时，感冒暑热之邪，以致大便泄泻，即《内经》所谓暴注下迫，皆属于火也。热邪上冲，心生血，肝藏血，肝为相火，两火相煽，则血随火沸而上逆。肝为将军之官，其性暴，主疏泄，其气郁而不舒，逆于腹中，则腹不宁，不时嗳气。《准绳》云：嗳气火土之气，郁而不舒也。气道不舒，故蹇于语言也。肝火不得疏泄，上升则头眩，下降则腹作鸣。胃主肌肉，犯胃则肌肉跳动。扰其精房，则梦遗泄滑。心藏神，肝藏魂，二火相煽，则神不宁，而卧不安也。阳事者，宗筋之会，肝之所循，火亢于上，故常举而不痿也。得以小便而痿者，肝火从溺而泄也。盖下有二窍，有水道，有精道，精道闭则水道开，水道闭则精道开。脉息沉而带数有力，种种诸症，皆系肝气郁而不舒，肝火不得疏泄之故也。理宜清肝火，疏肝气，利水道之药治之自愈。但时值冬令闭藏之月，木火内伏，不能条达，至春气发生，木得疏泄，自然却去病蒂矣。

龙胆草　黄柏　连翘　山栀　夏枯草　木通　青皮　香附　枳壳

松江张殿舟，天禀素弱，肾水不足，夏令兼暑热之邪，至秋发疟，疟愈而暑邪未清，补剂与荤腥太早，致余邪未清，流注于背脊支节之间作痛，扰其胃中之血下流，而为便红。至春令发生三月，余邪外达，复寒热如疟，交夏令内伏之火炎炎而炽，加之酒热助火，胃中之血随火而升，脉息左手弦数，此肝火妄动也。右手洪大，此胃中之火不静也。火来烁肺，故痰中带血，肺气布于胸膈，致气升不舒，目下降气清火，火降则血降，治血必先理气，气降则血自归经，而不致上逆矣。暂用理气清火，服四剂后胸次舒畅，气不上升，然后以滋阴降火、清金保肺之药治其本，并宜戒恼怒，忌一切肥腻辛辣醇酒厚味为主。

生地　苏子　郁金　丹参　枳壳　黄芩　山栀　枣仁　蒌仁　白芍　川连　牛膝　荷叶汁　茅根

也是山人医案

缪(三八) 头目如蒙,痞而不寐,胸膈隐痛,脘痹不饥,非关食滞,气火有余,拟清散理上为宜。

羚羊角一钱 郁金一钱 鲜生地一两 淡豆豉一钱一分 栝蒌皮一钱五分 霜桑叶一钱 连翘一钱 青菊叶四片(肝火)

真寒假热真热假寒案(戴阳案同见)

校注妇人良方

表弟方健甫内,五十岁,辛丑患血崩,诸药罔效。壬寅八月,身热体痛,头晕涕出,吐痰少食,众作火治,展转发热,绝粒数日。余诊之曰:脾胃久虚,过服寒药,中病未已,寒病复起。遂用八味丸料一服,翌早遂索粥数匙。再服食倍,热减痛止,乃服八味丸而愈。癸卯秋,因劳役忧怒,甲辰夏病复作,胸饱发热,脊痛腰疼,神气怫郁,或作内伤,或作中暑,崩血便血,烦渴引饮,粒米不进,昏愦时作,脉洪大,按之微弱。此无根之火,内虚寒而外假热也。以十全大补加附子一剂,遂食粥三四匙,崩血渐减。日服八味丸,始得全愈。(崩中漏血生死脉方论第十七)

一妇人内热作渴,大便秘结,畏恶风寒,手足逆冷。余以为内真热而外假寒,先用黄连解毒汤,后用六味丸而愈。

一大方室赵氏,初患痰喘热渴,医以降火散气治之,肌日削而气日索。延至甲辰,木旺痰盛,身热口腐,腹胀神昏,绝食几死。先生诊之云:此乃虚热无火,投以壮水生土之剂,随服随效,得以不死。窃喜久安。忽值戊申夏初,坐则头坠,不能起视,卧则背冷,觉风透体,烦热晕眩,咳呕痰涌,手足麻冷,病势危殆,自分必死。得先生诊之曰:此内真寒外假热之症也。逐以大补姜附之剂饮之,不三四服而势已平,仍以前药加减而愈。则其他以有余之火治之,无怪乎其展转增剧也。(妇人冷劳方论第四)

名医类案

祝仲宁治一贵妇,病恶寒,日夜以重裘覆其首,起,跃入沸汤中不觉。医以为寒甚。祝持之,曰:此痰火上腾,所谓阳极似阴者,非下之,火不杀。下经宿而撤裘,呼水饮之,旬日气平,乃愈。(恶寒)

吴茭山治一妇,患筋骨肢节疼痛及身背头痛,两尺脉弦,憎寒如疟,每以散风止痛,罔效。后以四物入羌活、防风、秦艽、官桂,数服而愈。

直阁将军房伯玉患冷疾,夏日常复衣。张嗣伯为诊之,曰:卿伏热,应须以水发之,非冬月不可。至十一月,寒甚,令二人夹捉伯玉,解衣坐石上,取冷水从头浇之,彭彭有气,俄而起。伯玉曰:热不可忍。乞冷饮,嗣伯以水与之,一饮一斗,遂瘥。

一妇人长病经年,世谓寒热注病者。冬十一月中,华佗令坐石槽中,平旦用寒水汲灌,云当满百。始七八灌,会战欲死,灌者惧,欲止,佗令满数。将至八十灌,热气乃蒸出,嚣嚣高二三尺。满百灌,佗乃使燃火温床厚覆,良久,汗洽出,著粉汗燥,便愈。《三国志》

夏文庄公性豪侈,禀赋异人,才睡则冷如僵,一如逝者,既觉须令人温之,良久方能动。人有见其陆行,两车相并,载一物巍然。问之,乃绵帐也,以数十斤绵为之。常服仙茅、钟乳、硫黄,不可胜纪,晨朝,每服钟乳粥。有

小吏窃之,疽发不可救。《笔谈》

吴篁池治一人,年三十余,产后患虚症恶寒,琇按:必误服阳药所致。口不能言,手足不能动,饮食颇进,大小溲如常,多汗。治用参、芪大剂,加桂枝,每剂或一钱二钱三钱,量病势轻重出入。服药一年半,时值暑月,恶风寒愈甚,御绵复衣,口已能言,手足能动,但恶风寒不去。乃令人强扶出风凉处坐,用凉水强浸手足,口含冷水。初甚怯,良久能耐觉安,渐至暖至热,热渐甚,乞冷饮。乃以凉水顿饮之,复衣顿除,如常而愈。(恶寒)

李东垣治一人,目赤,烦渴引饮,脉七八至,按之则散,此无根之脉。用姜、附加人参服之,愈。

玉田隐者治一人,得热病,虽祁寒亦以水精浸水,轮取握手中,众以为热。曰:此寒极似热,非真热也。治以附子,愈。(恶热)

保婴撮要

一小儿十四岁,每日子时分发热,遍身如炙,午未时则寒,足骨如冰至膝,至子时分,热仍作。此内真寒而外假热也,朝用补中益气汤加参、芪各三钱,附子三分,夕用大剂四君子汤加当归一钱,附子五分,各二十余剂渐安。又用参、术各五钱,归、芪各三钱,陈皮、甘草各一钱,姜桂五分,各数剂。乃朝用十全大补汤,夕用六君子汤,渐愈。又用五味异功散而寻愈。(寒热)

冰壑老人医案

真如葆辉,庚辰夏月,身热中清,杭僧用小柴胡数日,遂虚妄,郑声,发躁,不眠,眼赤,足冷。时休宁江皜臣,以镌玉章授葆辉,下榻其寮[①],甚危之,日晡入城延先生,舆至真如,暮矣。诊之,脉已脱。先生曰:此阴症似阳也。急投四逆汤,加人参三钱。脉渐复,手足乃温。治五六日而霍然。葆辉之再生,虽先生功哉,亦皜臣力也。

寓意草

辨徐国祯伤寒疑难急症治验

徐国祯伤寒六七日,身热目赤,索水到前复置不饮,异常大躁,将门牖洞启,身卧地上,展转不快,更求入井。一医汹汹,急以承气与服。余诊其脉,洪大无伦,重按无力。谓曰:此用人参、附子、干姜之证,奈何认为下证耶?医曰:身热目赤,有余之邪躁急若此,再以人参、附子、干姜服之,逾垣上屋矣。余曰:阳欲暴脱外显假热,内有真寒,以姜、附投之,尚恐不胜回阳之任,况敢纯阴之药重劫其阳乎?观其得水不欲咽,情已大露,岂水尚不欲咽,而反可咽大黄、芒硝乎?天气燠蒸,必有大雨,此证顷刻一身大汗,不可救矣。且既认大热为阳证,则下之必成结胸,更可虑也。惟用姜、附,所谓补中有发,并可以散邪退热,一举两得,至稳至当之法,何可致疑?吾在此久坐,如有差误,吾任其咎。于是以附子、干姜各五钱,人参三钱,甘草二钱,煎成冷服,服后寒战,戛齿有声。以重绵和头覆之,缩手不肯与诊,阳微之状始著。再与前药一剂,微汗热退而安。

胡卣臣先生曰:雄辩,可谓当仁。(卷一)

附伤寒戴阳症

石开晓病伤风咳嗽,未尝发热,自觉急迫欲死,呼吸不能相续,求余诊之。余见其头面赤红,躁扰不歇,脉亦豁大而空。谓曰:此症颇奇,全似伤寒戴阳证,何以伤风小恙亦有之?急宜用人参、附子等药温补下元,收回阳气,不然子丑时一身大汗,脱阳而死矣。渠不以为然,及日落,阳不用事,愈慌乱不能少支,忙服前药,服后稍宁片刻,又为床侧添同寝一

---

① 寮:房屋。

人,逼出其汗如雨,再用一剂,汗止身安,咳嗽俱不作。询其所由,云连服麻黄药四剂,遂尔躁急欲死。然后知伤风亦有戴阳证,与伤寒无别。总因其人平素下虚,是以真阳易于上越耳。

胡卣臣先生曰:戴阳一证,剖析精详,有功来学。(卷一)

里中医案

吴文哉真寒假热

休邑吴文哉,伤寒发躁,面赤足冷,时时索水不能饮,且手扬足掷,难以候脉。五六人制之就诊,则脉大而无伦,按之如无。余曰:浮大沉小,阴证似阳,谓之阴躁,非附子理中汤不可。伊弟日休曰:不用柴胡、承气,不用三黄、石膏,反用热剂耶?余曰:内真寒而外假热,服温补犹救十中之七。日休卜之吉,乃用人参四钱,熟附一钱,白术二钱,干姜一钱,甘草八分,煎成冷服之。甫一时许,而狂躁少定,数剂而神清气爽。

黄健庵真寒假热

槜李给谏黄健庵,中风大虚,喘急自汗,得食即吐,脉大且疾,沉之豁然,内有真寒,外有假热,当用理中汤冷饮之。不从,反服清火剂而死。

脉诀汇辨

新安吴文邃,眩晕者三载,战栗恶寒,居帏帐之内,数妾拥之,当五月而向火。姜、桂屡投,病势日剧。千里延余。为诊其脉,浮之细小,沉之搏坚。是郁火内伏,不得宣越也。以山栀三钱,黄连二钱,黄柏一钱五分,柴胡一钱,甘草五分,生姜五片,乘热亟饮之。移时而恶寒少减,再剂而辍去火炉,逾月而起。更以六味丸加知柏,人参汤送,两月全安。所以知文邃病者,虽恶寒而喜饮热汤,虽脉细而按之搏指,灼然为内真热而外假寒,热极反兼胜己之化。以凉药热饮者,内真寒而外假热之剂也。(卷九)

素圃医案

又令郎年十五岁,因夏月贪凉食冷,致仲秋发热腹痛。初幼科医治,十日不效,令余接医。诊脉弦紧,仍以童稚治法,用温中化滞,苍朴桂枝炮姜,又四五日,亦不效。以手按其痛处,则在脐旁季肋之下,此少阴部络,且年已十五,不可作童子医矣,已经汗而热不退,每日大便而痛不减,渐增烦躁,此内真寒而外假热,少阴病也。用茯苓四逆汤,暗投附子,恐病家之疑畏也。初煎服下,即热退,再煎挤渣服,即安卧。次日直告明用附子,照前药遵原方,加人参一钱。如此七日,热退痛除,即转咳嗽,前之季胁痛处,变为不能著席而卧。盖前痛乃外寒客于少阴,今之咳嗽,则因病而内虚寒。改用八味地黄汤加人参,十数剂咳止,方能侧卧。病后唾水,仍以八味地黄丸,两倍桂附,水叠为丸,服年余,乃唾止。(伤寒治效)

马氏医案并附祁案王案

伤寒四五日,两脉微虚,神气昏乱,躁烦不宁,时欲得水,复置不饮,弃衣而走,勇力倍于平时,言语狂妄,不避亲疏,知为群阴格阳欲脱,外显假热,内伏真寒也。人参理中汤。

伤寒六七日,发热烦躁,面赤如妆。诊其脉,左浮弦兼涩,右寸独大,关尺虚微。此阴盛格阳,外显假热,内伏真寒也。用参附理中汤。

四明医案

毗陵董缙风,寓湖上,一仆患热症,遍体壮热,烦躁作渴,医作伤寒治。予曰:发散寒凉,逼成外热,内转虚寒甚矣。急用补中益气汤加炮姜,一服而汗解热除,再服而饮食进,三服而安。

内真寒而外假热,乃长洲所发《内经》微旨也。然如此等症,最易辨却最难辨,如列症云遍体壮热,烦躁作渴,则已俱是火症,何遽知其内属虚寒乎?盖以症属外感,则未有既经发散,而反遍身壮热者。内果实热,则未有既服寒凉,而反烦躁作渴者。惟其症虽似乎外盛,而实本于内伤,所以发散则亡阴;外虽似乎实热,而内本属虚寒,所以寒凉则灭火。然则其为阴盛于内逼阳于外也。凡有理解者,俱可臆度得之,况深究《内经》之精蕴者哉!

潜邨医案

竹溪吴长人疫症临危治验

丙申三月中,吴长人家染疫症,其父死于是,共叔死于是,其弟媳亦死于是,一家之中至长人而将四矣!时予以封翁沈舜友病滞竹墩,其仲弟卜予于星士,钱令闻甚吉,因延诊之,其症身大热口大渴,唇皮焦裂,两目赤色,两颧娇红,语言谬妄,神思昏沉,手冷过肘,足冷过膝,其舌黑滑而胖,其脉洪大而空。诊毕伊邻丁勛宸问曰:此病尚有可救否?予曰:病非无可救,但非参附不救耳。勛宸曰:昨医欲用白虎,今日乃用参附,一炭一冰,何其大相悬绝乎?予曰:此症与白虎症相似而实相反,乃真假之所由分,即生死之所由判,辨之不可不晰也者。此症外虽热而内则寒,其名曰格阳。格阳者,阴盛于内而阳格于外也,上虽热而下则寒,又名曰戴阳。戴阳者,阴盛于下而阳戴于上也。所以其身虽壮热如烙,而不离覆盖;其口虽大渴引饮,而不耐寒凉;其面色虽红却娇嫩而游移不定;其舌苔虽黑却浮胖而滋润不枯。如果属白虎则更未有四肢厥冷而上过乎肘,下过乎膝,六脉洪大而浮取无伦,沉取无根者也。昨幸不用白虎耳,一用白虎立毙矣!遂以大剂八味饮加人参,浓煎数碗,持冷与饮,诸症乃瘥。继以理中加附子,六君加归芍,各数剂,调理而愈。(卷一)

族弟倬人热症发狂治验

予族倬人弟病热症,六七日不解,口渴,便秘,发狂,逾墙上屋,赤身驰骤,势如奔马,谵妄时不绝口,骂詈不避亲疏,覆盖尽去,不欲近衣,如是者五日矣。时予以岁试自苕上归,尚未抵岸,倬人曰:救人星到矣。予婶母问是谁?倬人曰:云峰大兄回来也。顷之予果至,举家及诸亲友,咸以为奇,为述于予。予视之良久,见其面若无神,两目瞪视,而其言动,甚是壮劲有力。意以胃中热甚,上乘于心,心为热胃,故神昏而言动狂妄。不然何口渴便秘,而白虎、凉膈等症悉具耶?及诊其脉,豁大无伦,而重按则空。验其舌黄上加黑,而滋润不燥,始知其症系阴盛于内,逼阳于外,故壮劲有力,而见症如此,乃外假热而内真寒者也。因思其于予将至而先知之者,乃阳气大亏,神不守舍,而其飞越之元神先遇予于未至之前也。遂以养荣汤加附子,倍枣仁、五味、白芍,浓煎与之,一剂狂妄悉除,神疲力倦,齁齁熟睡,周时方寤,寤则渴止食进而便通矣。固用补中益气加白芍、五味调理而痊。(卷一)

乌程潘中建季弟浴青感症垂危治验

乌程潘中建季弟浴青,随中建在京候选,签掣岳阳石邑,赴任回南,一路劳顿,感寒发热,时作微寒,杂用散风发表药数剂,热势渐炽,改用清火养阴药又数剂,热势转甚。比到家,则舌苔已由白而黄,由黄而焦,干厚燥裂,黑如炭色,神思昏沉,手足振掉,撮空自汗,危症蝟集矣。同好周庶瞻、王龙谷皆郡中名手也,见其热势炽甚,以为寒之不寒,是无水也,投以六味饮不应,见其舌黑如炭,燥裂焦干,又以为攻伐太过,阴干枯也,投以左归饮又不应,中建乃邀予相商,予诊其脉,左关尺细而紧,右寸关大而缓,舌体浮而胖。谓中建曰:此症乃阳虚火衰症,即此舌亦非阴亏火旺舌也。盖缘阴盛于内,而复益之以阴,重阴内逼,逼其虚阳于皮肤喉舌之间,故其热益炽,而振掉昏沉，其胎益厚，而焦干燥裂耳。若果系阴亏而火旺，则未有六味、左归滋阴猛进，而舌反加黑，胎反加厚，身反加热者也。夫舌亦有似实而实虚者，审之实清；胎亦有似阳而实阴者，验之宜晰。今以其舌之干燥而责以阴亏，胎之焦黑而责以火旺，就常而论，谁不云是，据理而断，谁得曰非。殊不知阴亏而干燥者，其舌必坚敛，火旺而焦黑者，其舌必苍老，万无干燥焦黑属阴虚火旺而舌见胖嫩者也。中建大服予论，乃拟养荣汤，用人参五钱，加附子三钱，一剂熟睡竟夜，翌早则舌上干燥焦黑之厚胎尽脱，而变为嫩红滑润矣。仍用原方减人参二钱，附子一钱五分，连服四剂，回阳作汗，而诸症悉除。(卷一)

新墅沈龙干感症并其尊翁葵仲公危症论验

新墅沈龙干病感症，身热自汗，忽时作寒，嗜卧体倦，出言懒怯，口不知味，手足心热，阳分稍安，阴分更甚。医用发散，热甚不解，渐至口渴谵语，烦躁便秘。更医杂用凉膈解毒等剂，病势垂危。其姨丈邱南苕延予往视，诊其脉洪大而数，按之不鼓，面色浅红，游移不定，舌黑而润，手足厥冷。予曰：此假热症也。以八味饮加人参与之，诸医以火症悉具，力争人参桂附不可服。予曰：公等以为阳明实火症乎？非也。盖此症虽似外感实本内伤，初起即忌发散，发散则津枯液涸，而口渴便秘，谵妄烦躁等变症蝟集矣。然外虽似实热，而内本甚虚寒也，乃复用寒凉重阴下逼，以致龙雷之火不安其宅而狂越于外，则非人参桂附八味何以返飞越之孤阳，而纳之复归于宅哉？公等如其不信，且以附子作饼，热帖脐间时许，便觉少安矣。病家试之果然，乃煎与饮，不及一时，面上娇红立退，而谵妄烦渴等症悉除。次用生金滋水，补中益气等剂调理而愈。愈后未半月，其尊人樊仲公又病感症危甚，走力迎予。予至时候病者满座，南苕亦与焉，同进卧所。予验其舌苔黑而枯，满舌遍列人字纹。予谓南苕曰：脉不必诊也。南苕惊问：何故？予曰：此肾气凌心，亦八味之对症也，误用芩连无救矣。南苕曰：昨日至今每昼夜尽三大剂，约用芩连果有两许，子何以识之也？予曰：舌上明明现出耳。龙干昆弟哀恳曰：即无救理，姑求一诊以冀其万一。予曰：脉隐而难凭，不若舌之显而可据也。舌既如此，脉可知矣，何以诊为。遂辞而别，逾日果殁。(卷二)

长兴朱讷亭继母热症治验

朱兴朱讷亭继母，病热症，胸口痞闷，眼赤羞明，遍身疮肿，大便燥结，小水痛涩，闻声则惕然而惊。医者咸作火治，所用方药，皆解毒清火导赤，服至十余剂，火势益甚，以至饮食不进，昼夜不寐，病势转剧，延予诊视。其脉浮分鼓指，沉则缓大，两关尤洪软而迟，乃知其外症悉属假火也。因语讷翁曰：据所见症，本皆属火，揆所用药，本多对症，但正治而不应，则非从治不可也。乃以参附养荣汤予之。时议论纷纭，谓药与症反，恐不可服。讷翁就予商之，予曰：芩连桂附两者冰炭，一或误投死生立判，若见之不的，岂容轻试耶？盖此症本为忧虑所伤，以致三阴亏损，又为寒凉所迫，以致虚火游行，所以冲于上则两目赤涩，流于下则二便艰难，乘于外则遍身疮肿，塞于中则胸膈痞闷，盖其标虽似实热，而其本则甚虚寒唉。若果系实热，则何以闻响则惊，且何以寒凉频进而火势反甚耶？讷翁遂取药立煎与饮，下咽后即得卧，卧至五鼓，大叫饿甚，自寅及巳，连进稀粥三次，大便润而小水长，闻响不惊，诸症悉退。仍用原方去附子，守服十余剂，而眼赤疮肿悉愈。(卷二)

医验录

癸亥年五月，里中一女人邻也兄之令弟媳，年三十余，常微发热，胸膈胀闷，不进饮食，口渴之极，喜饮冷水。迎余诊之，脉沉缓无力，予曰:虚极当用参。其家惊骇云:如此有火,喜吃冷水,如何用得人参。予曰:岂但用参,还要用附子。彼不信,邻里群相劝之云:必须往见名医,不可儿戏。病人乃脱簪质赀往见名医,药用花粉、黑参、麦冬、丹皮、地骨皮、贝母、百合、鳖甲、香附、旋覆花。服二剂,燥渴愈甚,腹益胀满,并薄粥亦咽不下,更加倦卧,不能坐立。复来迎余,余谢不往,浼人坚请,不得已,复为诊之。谓其家曰:须俟邻也兄山中归,相商用药,庶几有济,否则尔家必不信用。病者曰:事急矣,不能待也。听用何药,自当遵信。前番误听人言,悔无及矣。余用八味地黄汤去肉桂,只用附子八分,用生地三钱,加人参一钱,白术一钱,黄芪一钱五分。预告之曰:但服一剂,可不思吃冷水。服二剂,口不作渴。服四剂,不但食粥,亦可吃饭矣。连服四剂,果一一如予所言,仍服十余剂而调复如初。一日赴席,座中有人问及此症,如何反用此种药,可谓奇矣。余曰:无奇也。昔贤云:治虚人喉干,八味丸为圣药。盖譬之釜底加薪,则釜中津气上腾,理固然也。今人但不读书,不博求义理,又不能审脉,临症罔辨。是以一见口渴,便云是火,而以寒凉清之,清之不愈,则重清之,致胃气受伤,元气侵削,而不可救。诚可哀也!至于附子一物,动云有毒,不可用。见用之而效,而死者复生,犹必戒之为不可用。夫用之而效,而死者复生,犹谓不可用,则彼用之而绝不效,而生者置之死,犹必谓其药可用哉?世道人心,真不可问矣!问者始默然。越数日,邻也兄自山中归,诣馆称谢。余告以令弟媳之恙如此,所用之药如此。邻也兄曰:昔汉帝病渴,诸太医用清火药,久久不效。值张长沙入觐,召之治,用六味地黄汤,加附桂,诸太医惊心未定,而渴疾瘳矣,即同此治法也。余曰:余何敢妄希前哲,但其理不可易耳,此真可为知者道也。

癸亥年七月二十二日,文杏舍侄忽腹痛呕吐,其家谓是气恼停滞。余为诊之,大惊骇曰:此中阴中之极凶症也。急用理中汤,加丁香,用熟附子一钱五分,人参三钱。奈寒格不入,药下即吐。是夜连进三剂,俱照前药,约吐去二剂,只好一剂到肚。次日早饭时,头面目珠俱血红,口舌干燥之极,浑身壮热,惟脚下冷、腰痛。其家疑是附子太多,致火起。余曰:若三剂,共四钱五分附子俱到腹,此症不出矣。总因吐去,到腹无多,故显此症耳。此所谓戴阳症也。惟阴症之极,故反似阳。若接今日名医至,彼必认为一团火邪。此一语投机,信用寒凉,一剂下咽,立刻毙矣。前药用熟附子无力,须生附子方有效,否则少刻烦躁之极,大汗一身而死矣。余急用生川附二钱五分,人参五钱,干姜二钱,白术一钱五分,丁香八分,炙甘草三分,黄芪三钱。煎成,加童便半钟,令温服,服毕不吐。照前药续进一剂,共用生附五钱,人参一两。二剂俱服毕,而头面目珠赤色尽退,一身俱凉,脚下方温,反叫舌麻,背恶寒,阴寒之象始见。次日遂下利,日夜利二三十行。此后每一昼夜,用药三剂,俱同前理中四逆之类。每剂用熟附二钱,参四钱,共计每日用附子六钱,人参一两二钱。至第六日,利止知饿,骤食硬粥三茶钟,忽又食复矣,又呕吐,冷汗如水。恐汗出暴脱,延迪翁商之,药已极顶,再无可加,惟用灸法,于关元气海穴,各灸五壮。汗渐敛,复进前药,加吴萸,呕吐又止。又复下利三日,仍复隔七八日后,方渐吃薄粥汤,渐加粥食。附子由六钱减至四钱,由四钱减至二钱。参由一两二钱减至八钱,由八钱减至六钱,渐减至二三钱。服一月而起。共计服附子二十四两,人参二斤。然非加此用药,万无生理矣。

潜口汪允文兄,家仁夫兄之婿也。甲子年六月十六日,肩与诣小馆索诊。云得一中暑之症,自十三日起,医疑感冒,用防风柴胡表散之药不应,手足冷,背更冷,医人又疑是疟,用柴胡、青皮、花粉、麦冬、贝母之类。服此一剂，则加呕吐，胸膈胀满，茶水不能进，口内冷气出。又更一医，亦用麦冬、贝母、葳蕤、砂仁等物，亦不效。十五日，特延某先生，云是中暑用香薷饮，服此更不安，时而发热，热时头顶痛，口渴，呕吐，腰痛。余观其形色，一片惨黑之气，诊其脉，轻按浮洪数大，重按细如丝。余惊曰：此中寒，非中暑也。奈何用香薷诸药，急欲与附子理中汤，其意尚未深信，权与六君子，重加姜桂，用参一钱五分。且告之曰：权服此药，俟胸膈稍宽为验。下午奉看，再加附子可也。下午便道在潜口，往视之，云服药后不作呕，胸膈稍宽，可少进粥汤，仍发热。余仍与药一剂，欲加附子，病人谓如此热极口渴之甚，附子宜稍缓。余曰：是则自误也，此是内真寒，故外显假热，服此热自退，口反不渴。既已误服凉润药矣，若犹不信用温暖，将有性命之忧。因系至知至亲，情谊关切，故谆谆奉劝。若认症不真必不勉强误事，然认症既真，而不加苦劝以致误事，则于心又不忍也。病人婉言用轻些，余曰可。方内写附子三分，而余已暗投生附一钱二分，再四谆嘱而别。是时渠宅中合门众人会酌于某处，闻余用参、附、姜、桂等药，群相诽议。内有一初习医者，更多议论，谓如此暑月热天，此病不过是时令暑病，如何便用肉桂、附子，纷议不已。于中独有叔上兄素信余，知此药必不妄投，夜往劝之服，病人烦躁必不服。次早余又嘱肇唐舍侄往候之，并劝其服前药。肇唐乃其内弟也，如余言往劝之，病人又见夜来甚安，服前姜桂药口渴反稍减，始肯服。服后热果退，口全不渴，而粥食稍多，胸膈宽其大半，始信余言为不谬。遂日与前药，用附子一钱二分，桂一钱，参、芪各三钱，白术一钱，半夏八分，陈皮、炮姜各七分，炙甘草三分，服半月而愈。

严镇鲍铨老讳蘅淮安广文，向在苏州住家，今甲子秋来省中应试，于七月十八日，专人来余寓中迎为诊视。亦系相知，不得不一往。就榻视之，头面红赤，口渴之极，满舌灰色苔，焦干毫无津液。诊其脉，浮索洪大，重按全无，不觉大为吃惊。一则惊其病之凶危，一则惊此病一沾手，便不能脱离，直要费一二十日工夫，方得歇手也。问其得病之由，云自镇江搭船，天气热极，四人共一舱，他人用扇，觉风侵入已肌，次日便觉烦热，想是受暑。闻西瓜能解暑气，又因作渴，喜食瓜果，遂日食西瓜二三枚，今四五日矣。昨晚到寓所，更加烦热，昨夜又吃雪梨，可是中暑否？余曰：非也，此伏阴之症，奈何又多食西瓜雪梨，使雪上加霜耶。因客中无附子，权令服理中汤，重加姜桂，用参一钱五分。服一剂稍安，仍然渴甚。次日视之，急令觅附子制用，于前药内加附子一钱五分，用参三钱，用桂一钱二分。服二剂，热退口渴止，胸膈稍宽，面上赤色略淡，仍然红色放亮，药已大验矣。但余自思千里来应试，费尽钱谷，受尽辛苦，终日碌碌为人治病，曾不得刻暇自己温习，且去场期不上半月，仍然舍已田而芸人之田，殊觉可笑。因与家在兄商之，嘱其另延高明医者相帮一看。余意盖以此病既为分开眉眼，待他医守此方用去，可不致有误，则此命既得保全，余亦得暇静坐，实为两全之策。在兄与病人令郎孝易兄商之，访有某名医之令侄，甚高明，延来视之。告以前症如此，服某药如此，而医者犹云不是阴症，是停寒伏暑。药用防风、柴胡、厚朴、陈皮、半夏、枳壳、甘草，并无一味治停寒与伏暑。是日下午余仍往视之，其令郎告以故，且云初亦不敢服此药，因乃尊嘱令卜之神，神云该服此公药，故已服此药一遍。余细思之，告其令郎曰：此药内幸无寒凉，且药剂甚轻微，今早已服余前药一剂，内有人参三钱，附子一钱五分，再服此药半剂，汁力无多，还不甚害。若复服此药，则此命难保矣。此病乃真戴阳症也，阴极于下，故令阳浮于上，所以面赤放光，口干作渴。肾中一线孤阳，已令真寒逼浮于上。今惟用附桂驱去真寒，引此孤阳复归宅窟，乃为正治之法。若再误用升散之药，将此孤阳升而散之，顿令阳亡于外，人事昏沉，大汗不止，命在须臾。今某医既云不是阴症，而尊公又恪尊神意，余即勉强用药，彼必不见信。倘多出变症，不能收功，反归怨余药之误。然余断不误，窃恐神误之也。遂别归，一夜展转不安。次日黎明甫起床，而孝易兄已至寓矣。坚意嘱托，情不能恝，仍同往视之，恐药轻效缓，致病人意见游移，遂令每日服药二剂，每剂用附子二钱，肉桂一钱五分，干姜一钱，白术一钱五分，茯苓一钱，半夏八分，陈皮五分。每日共计附子四钱，人参六钱，始觉逐日见功。服十余日，再照方只服一剂。至初七日，舌苔已退去十之七，头面红色尽退，转成黄色，胸腹大宽，日可进粥四五碗，照前方再略减轻。次日初八进场，不便复为诊视，至十六日场事毕，仍为视之，则已全愈，能用饭，行动如常。再为立调理煎方，并举丸方，登舟回苏矣。医道实难也！

续名医类案

一刍荛[①]妇，夏月贪凉饮冷，胸如有一团之火，凡冷水凉茶入咽，觉从火团上分流而下，目则羞明畏火，口鼻间频出火气。诊之，六脉俱阴，舌苔紫青而滑，吴曰：此寒格反见热化也。与干姜、肉桂温散，少加黄连为向导。移时，觉胸中之火，顿化清凉而愈。（卷四·暑）

申叔旆触热过梁溪，归而眩晕麻瞀，发热便秘，服黄连香薷不应。用凉膈散，便通。或时昏眩不省，或时四肢清冷，而晡时为甚。诊之，脉弦细而芤，此暑伤心包，阳气郁伏，所以有似阴寒也。与生脉合保元，清理肺胃，则包络自宁矣。（卷四·暑）

戴原礼治松江诸仲文，盛夏畏寒，常御重纩[②]，饮食必令极热始下咽，微温即吐。他医投以胡椒煮伏雌之法，日啖鸡者三，病更剧。戴曰：脉数而大且不弱。刘守真云，火极似水，此之谓也。椒发三阴之火，鸡能助痰，只益其病耳。乃以大承气汤下之，昼夜行二十余度。顿减纩之半。后以黄连导痰汤加竹沥饮之，竟瘳。（《两浙名贤录》）（卷六·恶寒）

张子和治一妇，身冷脉微，喜食沸热粥饮，六月重衣，以狐帽蒙其首犹觉寒，泄注不止，常服姜、附、硫黄燥热之剂，仅得平和，稍用寒凉，其病转增，三年不愈。诊其两手脉，皆如絙绳有力，一息六七至。脉诀曰：六数七极热生多。乃以凉布搭心，次以新汲水淋其病处，妇乃叫杀人。不由病者，令人持之，复以冷水淋至三四十桶，大战汗出，昏困一二日，而向之所恶皆除。此法华元化已曾用，惜无知者。

周贞，字子固，玉田隐者，治卫礼得寒病，虽盛夏必袭重裘，拥火坐密室中。他医投以乌、附，转剧。曰：此热极似寒，非真寒也。用硝、黄大寒之剂而愈。（《医说续编》）

抱一翁治一人，泄泻恶寒，见风辄仆，日卧密室，坐火蒙毡，出语伊伊，如婴儿气象，似沉寒痼冷，屡进姜、附益甚。诊之，脉濡弱而微数。濡者湿也，数者脾伏火也。乃脾伏火邪，湿热下流，非寒也。法当升阳散火，以逐其湿热。治以柴胡、升麻、羌活、泽泻等剂。继以神芎丸（滑石、大黄、牵牛、连、芎、薄），四五剂而毡去，次日遂安。（卷六·恶寒）

龚子才治一妇人，六月恶寒之极，虽穿棉袄，亦不觉热，此火极似水也。六脉洪数，小水赤少，以皮硝五钱，温水化服而愈。（卷六·恶寒）

李北川仲夏患腹痛吐泻，两手足扪之则热，按之则冷。（外假热，内真寒之证。）其脉轻诊则浮大，重诊则微细。（外假热，内真寒之脉。）此阴寒

---

① 刍荛（ráo 扰）：割草打柴。
② 纩（kuàng 矿）：絮衣服的新丝绵。

之证也，急服附子理中汤，不应，仍服至四剂而愈。(卷十九·腹痛)

赤厓医案

巴滨上翁，八旬外尚能生子，禀受异人，平日惟多痰火。偶因如君病，忧思辛苦，一日忽然寒战，又即发热烦躁，时气候已凉，翁单衣尚不能耐，正有思坐卧泥井中之状，脉弦大而疾，重取空虚，诸令嗣欲作疟治，予执不可，曰：此乃阴盛隔阳，真元欲脱之象，宜用四逆汤加人参，为对症之方。温服一剂而平，三剂而病旋已。

黄寓凡学兄，馆与予居比邻，知其体质外实内虚，痰多食少，病将作矣。一日在馆中，微发热，咳嗽，自以为风邪而服表散，痰嗽转甚，面赤且咽痛，痰中带血，忽然头眩颠仆，后行走常恐倾跌，脉浮取洪大，沉取豁然。予曰：见痰休治痰，见血休治血。今听见诸病，乃假热真寒，宜求之以其属。议用附桂八味加减为剂，其乃弟鹤溪学兄亦以为然，再饮而病已。

锦芳太史医案求真初编

治族叔祖介翁内室涂氏身热卧地案五二

岁乾隆壬辰夏五，族叔祖介翁往陕西白河经商，家无壮丁，时值火炎土燥，介翁内室忽患身热，诸侄兄辈均未在家。余诊其脉，浮洪而大，口渴异常，其热日夜不退，并无恶寒身痛。问其饮食，半粒不入，且性最恶服药。余见其症外却似热，而内多虚，此非寻常通用柴、芩活套所可得而治者，遂用大剂姜、附引火归宅，讵病仍见如故，且更滋甚，并欲卧地就冷始快。故好冷卧在地。若再进用附、桂，难免众咻，时有伊婿吴懋修在侧，余嘱外勿扬知，以免纷嚼。余复再四就诊，其热烙手殆甚，又兼烦躁。余问伊婿其渴喜冷喜热，渠曰：稍冷不合，即热亦不合，必要热之至极而不可以入口者方快。口渴喜饮极热分别甚明。余复细诊，脉虽浮洪，而却无力，决意再用姜、附，外加五味、故纸、肉桂温投，是夜热差减半，次早再服而安。懋婿问余时值火燥，而病发热至极，何以敢用姜、附？余痛今人治病，一见身热，即作热治，并不究竟热是何形，热是何生，由何发端，由何造极，亦不审其热自外成，热自内致。自外成者，未有不由风寒暑湿，内郁身阳之故。《内经》云：阳被外郁，则阳一步反归一步而不得泄。热生在此。在初阳郁未甚，尚有凛凛恶寒，而不蒸蒸发热，及至郁之至极，则阳积而力胜，故有蒸蒸发热而为纯热，无寒之症矣。所以仲景治邪，初在太阳之表，故止用麻黄、桂枝，而不用黄芩，以其尚有寒在，不敢早用以引邪入于内也。此是不敢用凉一证。及至邪入阳明，而见纯热无寒，则始用葛根、黄芩。再至邪入少阳，而见寒热往来，则始改用柴胡、黄芩，而大黄尤不敢用。及至传入太阴而症见有里热内结，则始参用大黄。此又是不用凉之症。敢此在仲景为医伤寒之祖，其治热邪用凉，尚有如斯之慎。岂若今之医士，懵无知识，早将苦寒重剂，杂于疏散轻剂之中，自鸣稳重，以为凉药立基之地，又乌知其热本于邪内郁而成，不郁则不热矣。亦又乌知邪初受郁，是医早用凉药之故，而热即是医士之所致哉？此又是医士添出热来。故治外感之热，法当识其发热之由，随其郁之浅深而早除之，不得早用凉剂而致流连不解也。可恨之极。《经》曰：热郁则发。正此之谓。若在内成，则热又有在脏在腑之分。在内又分脏腑。在脏者，或因口腹未慎，外邪内传，里邪外溢，阻其气血，以致郁而成热，亦须相其所因，或寒或热，或上或下，在腑又分寒热上下。分其疏导以为施治，亦不可妄用伤脏之药，以致热益滋甚。至于在里而见脏有热蒸，尤当分其是阴是阳，是上是下，在脏又分阴阳上下。并或外邪内中，而不概用凉施，概字须审。仍以形症及脉饮食消息追求。脉与饮食追求是大工夫。如见脉数有力，口干舌燥，大渴饮冷，便闭不解，热则蒸蒸烙手，心烦气壮，是为内实，宜以清投，或以润滋，须用内解，不用外达。若见脉软而迟，面白唇淡，口气不温，肚腹作胀，呕吐泄泻，气倦神疲，或口渴而不饮冷，或狂燥禁之则正，或潮热而不烙手，是为内虚，仍要归到虚实二字施治。或以温投，或以热收，治须内解，不用外提。此是偏脏治法。如其虚实并兼，表里混见，寒热错杂，则又不可早用凉药以致混无区别。此是平脏治法。总之病由外致者，不可据用内药以清，应先用表以夺其势，势夺则热除矣。若表症既除里症悉具，则外一切表药不敢妄用，盖表药多辛，辛则劫阴，而热益起，表药多散，散则耗气，而热益甚。若不知其非热，但见有热欲除，在始止用柴苓以施；施之未愈，即用瓜、贝、知母、花粉以清；清之未愈，即用硝、黄以下下之未愈，即用归、地以滋；滋之未愈，即用参、芪、附、桂以补；转辗未愈，只得退诿他人以期必死而后快。至此技穷术尽。余于若辈痛恨已久，今诊令岳母之病，身虽发热卧地，口渴烦躁，与脉浮大，似属热极，但渴必思热之至极而不可口者，彼独得之始快，且并脉洪无力，明是内寒逼其阳气外浮而不得归，此不急用附、桂以救未尽之元阳，不用干姜以扫内积之群阴，不用五味、故纸以为招导，则阳退而不返，合此数味共服，则效自见。但人见用附、桂多畏，故嘱懋婿切勿通知，以致众口之咻。兹因效见，故不厌冗而序列。

发热卧地，孰不谓热至极，若不于口欲极热之汤探出消息，乌乎克知！自记。

治县东太学吴履中令堂邹氏潮热口渴案五六

岁乾隆乙卯春，县东太学吴履翁令堂，在于余族弟字西翰家居住，族弟西翰，是即吴履翁令堂之女婿也。上年甲寅冬月接住，年已七十有余，体肥痰盛，至冬接归，出门里许，即见痰晕，未敢送归，去而复返。至乙卯新正，倏尔身热口渴，信报履翁请医来里调治，医因路远不来，仍托示余医理。余先诊其病脉浮洪而大，知其水气上涌，阳气隔绝不通，潮热口渴，症所应有。无奈渠家因妇年已老耄，稍有不测，心实不安，辗转思维，惟有向余问参可服。余曰：服则水愈上涌，勿服可耳。渠又惊慌之甚，酌渠进用附、桂，渠亦心恐，姑用生姜捣汁，诱其可以散寒为题，渠方允从。随即捣汁投服，遂吐冷涎二口，其气渐平，渠方信任，夜又嘱渠再进小瓯，其气又平。次早始以昨进姜汁效见之处反复申明，谓不进用辛热之药，不能以起其病；若果是热非寒，何以进用姜汁而气其稍平乎？于是商添附子、半夏，各用三钱以投，服之而烧渐退。又再添加白蔻以降阴寒之气，而气全减。于是订期送妇回归，闻在轿中头竟不晕。设不先用姜汁取效，引渠进服极热之药，渠竟不服而退。

此亦中寒症耳，不如此唤用姜汁以诱其信，则附、半断不肯服。自记。

余治长孙次璠大母舅姓阳字秀弼眼痛小便淋沥案百六十四

眼病多属水亏，治此最忌辛燥；淋沥多属湿热，治此亦忌辛燥。阅尽古今医书，本无两症齐发，可竟敢用辛热辛燥，以致极而不可解者。独不思书本有热不远热之语，岂若区区盲涉猎浅识，望门枉断，而竟指热即热而热不深求，指寒即寒而不细究，以视人命等若草芥哉？岁乾隆丙戌，余孙母舅秉体素阴，病偏见阳，上则虚火挟痰上溢，而眼掀赤浮肿而痛；下则阴凝冷结膀胱，而致尿滴如血；中则饮食不思，时见呕恶。一片虚寒，上实下虚。但上本非真实，下虚又有寒痼，医者见此，并不按此审真，统曰属火。有何究竟实火如何？虚火如何？真热如何？假热又如何乎？讵知真热真火皆见口渴，此则口不作渴，反恶茶水；真热真火，症见能食，此则饮食不思，而反味淡而吐；真热真火，五心皆热，此则手足皆逆，厥过肘膝；真火真热，脉必有力，此则润滑无力，浑是中寒之极。上下二便，尽皆假热之象耳。当即进用姜、附、苓、半与服，则上虚火俱已反本归宅而目愈，下之阴寒凝结得附与桂冻解而尿长,一举两得,实为千古奇事,而却被医无知所笑。世有探本寻源,谅不以余言为河汉云。

治病最宜小心谨慎,不可望门遥断,此病眼已赤痛,小便又见淋滴,若不细心比较,寒热何分?读此实是治所未有。晁雯。

仿寓意草

田展初内治效

田展初五兄,予至好也。嘉庆十四年,伊远馆吴门,其内染时邪之症,医者皆用伤寒药发散,升提太过,其热不减;又皆竟用寒凉,如黄芩、黄连、山栀、石膏之类,连进多剂,热仍不减,面转通红,头皮作痛,手不能近,近则痛甚,病势沉重,医皆曰邪已传里,无法可治。又换某时医,于前药中加犀角、羚羊角,谓只此扳剂,再不应即不治。适其内兄李进之亦予至好,知予素解岐黄,邀予一诊,以决生死。予诊其脉上部浮大而空,两尺沉细欲绝,虽气微弱不欲言语,而心尚明了,并不昏迷,询其欲饮否?曰不欲。询其二便,大便少而稀溏,小便清白,少腹有痛意。予急曰:此戴阳症也。此素本阴亏不能潜阳,今时邪误作伤寒论治,温散太过,虚阳上浮,治宜引火归源。医者见其烦躁,不知其为龙雷上升侵犯清虚之府所致,反以为热邪传里,肆用寒凉,阳即欲回归路已阻;再用寒药,不独腹痛自利症必加重,而无根之阳将一汗而亡,奈何于是。竟用真武汤劝其速进,病者知用附子断不肯服,以为我烦热如此,如何还服此热药?伊兄劝以汝服凉药已多,而转火炎于上,兹方称引火归源,或当有效,今已危急,何不试之?劝之再三,勉进半剂。本已十日不寐,进药后不觉安睡两时许,始寐头皮不痛,面赤全退,腹痛亦止,心中不烦,乃复索药尽剂。次日延予复诊,其病若失。细询平日本有上红之恙,生育亦多,其阴本亏,故阴中之阳易动也。改用附子理阴煎服一剂,又专用理阴煎服三剂,后以八珍加减调理全愈。半月后展初自吴门归,向予申谢,且言幸伊不在家,其妻得生,否则必死。予问何故?展初曰:如此热象,群医皆用寒凉,而子独用大热,且子不悬壶,我岂能相信哉!予曰:然则足下亦不必谢予也,是有命焉,不可强而致也。

大凡脉沉多寒症,而亦有不尽然矣。嘉庆十八年予往常州,有朱某者,小贩卖人也,忽得奇疾周身畏寒,医投以温剂不应,因投以热剂如桂、附之类,而其寒愈甚。爰求予诊,其脉皆沉,按之至骨略见疾数,知其为同气相求症也。以犀角地黄汤与之,朱本贱业,以得予至为幸,见方即服,一服而寒减,三服而全愈。此等症候,身寒脉沉,未有不用热药者。不知其伏热在至深之地,一遇热药相引而入,并人身之卫阳亦随之而入,故外反憎寒也。朱姓幸服热剂不多,尚能挽救,若肆用热药,如郎山之治呼公及予之治余姓,不过数剂,真阴内竭,肝风必动,不可治矣。孰谓切脉之可忽哉!

吴鞠通医案

多　十六岁　燥淫表里俱病,面赤身热,舌黄燥渴,六脉洪数而紧,大便闭,小便短,通体全似火证,只有当脐痛拒按。此为阳中之阴,乃为真阴,与苦热芳香,一剂而热退,减轻分量,三帖而病全失矣。(中燥)

回春录

一何叟年近八旬,冬月伤风,有面赤气逆、烦躁不安之象。孟英曰:此喻氏所谓伤风亦有戴阳证也,不可藐视。以东洋人参、细辛、炙甘草、熟附片、白术、白芍、茯苓、干姜、五味、胡桃肉、细茶、葱白,一剂而瘳。孟英曰:此真阳素扰,痰饮内动,卫阳不固,风邪外入,有根蒂欲拔之虞。误投表散,一汗亡阳,故以真武、四逆诸法,回阳镇饮,攘外安内,以为剂也,以此二语印证前方,可知用法之周到。不可轻试于人,致干操刃之辜,慎之慎之!

尚友堂医案

同邑邹孝廉,因伤风小恙,误投表药,以致真阳脱出,浑身壮热如炽,神识昏迷,扬手掷足,脉微欲绝。予以大剂参芪术附,收归元阳,自晚达旦,连服四大剂,脉症如故,令再服不可歇手。主家见病未少减,疑药不中病,唯预谋后事而已。予以症非不治,坐视迁延误毙,于心不安。遂径入病人卧所,聊即易明之理晓之曰:请诸君听我一言,我自昨宵用药四剂,未曾易方,如补药无过人参,众所共知,予已用过三钱三分,误则必至身热烦躁,今何如乎?应曰:身热烦躁,比昨似减些须。黄芪白术,补气药也,亦众所共知者,予已用过四两有奇,误则必至气喘不宁,今何如乎?应曰:呼吸似觉调匀。至于附子炮姜,热药无过于是者,予已用过附子三两、炮姜一两五钱,误则必至大渴饮冷,面红唇裂,今何如乎?应曰:服药后竟未索饮。由斯而论,种种皆在退象,非药不对症,乃药不胜病。速宜接服,无堕前功。俄而溺色变赤,予告之曰:此阴气化出,将愈之兆,非短涩者比。俄而痰中带有血块,予告之曰:阴火最易动血,尝有吐血倾盆,非参附不能止者,俱无足异。幸伊内戚至,见予为主治,催令急进前药。服后果酣睡,至晚醒来,神志清爽。见家人环聚,问胡为者,家人语以病状,及予施治之法,恍然如梦初觉。乃自叹曰:何一病至此,非余先生坐治,吾其为泉下物矣。予曰:尊体阳已归原,当用地黄封固,以收全功可也。是役也,症本显而易见,而一番委曲周旋,两夜一日,唯恐谗口嗷嗷,半途而废,实费苦心。名耶利耶,业斯术者,责有攸归焉耳。(治阳脱症)

问斋医案

龙雷之火上升,心震面热,溃溃莫能自主,渴不思饮,小便清澄,脉来浮大无伦,阴盛格阳已著。速宜益火之本,以消阴霾。

大熟地　怀山药　山萸肉　云茯苓　制附子　上肉桂　当归身　枸杞子(火证)

舌黑而润,属阴盛格阳,附子理中汤主治。然阴盛之阴字,当作虚字解。乃肾气虚脱,真阳散越,虑难有济。

人参　冬白术　炙甘草　制附子　炮姜(伏邪)

得心集医案

吴双龙乃室　得伤寒病,信巫不药,渐至潮热大作,胸前板结,谵语耳聋,数日未食,犹不服药,遂尔神识昏迷,眼翻牙紧。合室惊惶,延余治之。脉得细涩,十指微冷,面色黄白,问之不饮汤水,潮热时有时无,俨然虚极之象。细审此症,寒邪成热为阳,其反成阴候者,古人谓大实有羸状,即此类也。又河间云:郁热蓄盛,神昏厥逆,脉反滞涩,有微细欲绝之象,使投以温药,则不可救矣。盖其初原因伤寒失表,遂入于里,寒郁成热,热极变寒,理宜表里两解,治以柴胡、薄荷、菖蒲、大黄、枳实、甘草等味,急服两剂,连泄三次,潮热大作,口反大渴,知其里舒热出。三焦经络之热,法当清之,以竹叶石膏汤四剂而安。

竹叶石膏汤仲景

竹叶　石膏　人参　甘草　麦冬　半夏　粳米　生姜(伤寒门)

熊清平乃郎　将冠得温热病,自以感冒法治之,已不中病。延医更谓阴虚,投以六味地黄汤,益不中病。迁延旬日,胸腹饱胀,稍按甚痛,潮热渐退,四肢冰冷,手足爪甲皆黑,舌苔干燥,口不知渴,与之以水则咽,大便五日未通,小便赤涩而少,咽喉肿塞,口不能言,耳聋不知所问,六脉举按皆无。医者不审热深厥深之旨,郁热蓄盛,脉反滞涩之变,热甚神昏,口不知渴之情,复不将望闻问切四字较勘,仅守发厥脉伏之假象,冒为真据。且将胸腹饱胀,为阴寒上逆,而可按拒按,置之不辨。咽喉肿塞,妄为虚阳上浮,而色之赤白,口气温冷,又置之不辨。又以大便燥结,谬为阴凝不化,而痞满实坚全具,又置之不察。直将一切内热明证,概为假热,竟用四逆汤,附子用到一两。清夫妇疑而未进,就诊于余。内外一探,知为温热重病,阳邪亢热已极,反兼寒化,如酷暑雨雹之象,势亦在危。而细勘详询,明是在表失表,在里失里,酿成极重热症。再诊其脉,举按虽无,而沉候至骨,劲指甚坚,根蒂未绝,喜其可治。因谓曰:此大热症也。遂疏黄连解毒汤合普济消毒饮,重加大黄,嘱其日夜两剂,务俾大便通则火不伏,而厥可回,脉可出。清因二医一用附子、干姜,一用黄连、大黄,冰炭莫辨,无所适从。然其妇急欲将余方购药。而清究不能决,更延一医,匆匆一视,又谓为阴毒。其妇曰:生死有数,若服谢先生药,死亦无根。清因妻意甚坚,勉为煎就,意仍狐疑。其妇强为徐灌,约二时之久,一剂已终,小水甚长,即索水饮。清见人事略醒,复煎一剂。是夜连得大利,果厥回脉出。次早复视,更以凉膈散,重服清胃药而健。后置酒于家道谢。清因述曰:众医谓为阴寒,独先生断为阳热,小儿几希之命,固蒙再造,但承赐妙方,若非内子坚意,几乎误矣!余惊疑之,嫂何以独信予也。适其妇出房道谢,其妇曰:先生初视之时,面有忧色,是忧其难治也。及诊毕而踌躇深思,是思其可治也。至再诊而面忽有喜色,是喜其得法也。且审症而战战兢兢,疏方乃洋洋溢溢,是直无所疑也。先生慎重若斯,无疑若斯,予复何疑?余闻言深为叹服。夫医家望闻问切,而望居其首,业医者往往忽之。今熊妇竟能望医之神色而知医,吾辈昧昧,不且有愧乎!

黄连解毒汤

黄连　黄芩　黄柏　栀子等分

普济消毒饮东垣

黄芩　黄连　甘草　玄参　连翘　板蓝根　马勃　牛蒡子　薄荷　僵蚕　升麻　柴胡　桔梗　陈皮

凉膈散(伤寒门)

胡生考成　夜半潮热,头脑晕痛,脉来浮数,舌心带燥,似表有热邪。然其平时面色失华,声音不扬,知为中虚之体,不敢清散,姑以六君去术加金钗与之。是夜潮热愈炽,口出谵语。次早再诊,脉仍浮数,目赤舌刺,汗出透衣,开目谵语,昏不知人,小水赤色,大便不通。种种见症,颇似实热。但潮热虽重,尚可覆被,舌虽干刺,不喜冷水,与粥一杯,便如虎嗜,再啜发呕。参诸平时声色,而又发自半夜,知其表虽热而里实寒。若果阳明实热见此症候,便扬手掷足,安得覆被昏睡耶?又安得渴不消水啜粥辄呕耶?昔喻嘉言有谓热邪既盛,真阳复虚,此是真阳既虚,而热邪复盛耳。授以益元汤,原方中姜、附、参、草、艾叶、葱白回阳补虚,合乎甘温能除大热之旨,浮火之泛,有黄连折之,阴气下竭,有知母滋之。且二味苦寒,更借以制姜、附之猛烈,庶于口干舌刺之症,服之坦然无碍。若夫大汗伤津,有麦冬、五味生精敛液,仍以姜、枣和谐营卫,更入童便冷服者,犹恐格阳之症,拒药不入,合乎热因寒用,其始则同,其终则异,统而言之,究归清补之药耳。一剂诸款悉减,再剂热退身凉。但愈后虽健,调理之药,大剂养荣汤,迭服数十剂,始获如原。盖由少年禀赋不足故耳。

益元汤活人

附子　艾叶　干姜　麦冬　五味　知母　黄连　人参　甘草　姜　枣　童便　葱白

冷服。(虚寒门)

陈怡太　年老体弱,辛苦劳力之人,得伤风小病,头身作痛,发热畏寒。医者不以劳力伤风之例施治，乃以败毒散二服，遂变大汗如雨，舌干如刺，满面赤色，神志昏惑，问其小便不利，大解不通，俨似极热之症。余固知为误治所致。老年阴气既衰，误汗愈涸，故舌刺口渴，而泉源既竭，二便必变。诊脉洪大，按之寂然，虽无急疾之象，然恐误表戴阳于面，元气随汗立散。意欲行真武坐镇之法，但津液内竭，难受辛温之亢味。将欲与生脉救阴之意，而甘酸之药，其何以回垂绝之元阳。继思独阳不生，盖阳无阴，则孤阳失所，而飞越戴出矣，必得扶阳之药，而兼济阴可也。处古益元汤回阳生阴，药一下咽，果获熟睡，舌刺少减。再剂，热退身凉，汗收食进，与理阴煎数服而康。

理阴煎

熟地　黑姜　当归　炙草

许晴霁室人　患伤风咳嗽，诸医投以疏风清肺之药，渐至潮热口渴，尚不知误，更以柴、葛、知母、花粉之属进之，遂变面红目赤，舌刺无津，渴汗齐来，谵语无次。余临其帷，视之骇怖。固知其阳已戴于上也。而前医本所素信，匆匆复至，惘惘一视，尚谓传经热症，急取雪水服之。盖仅知其上热，而不知其下寒也，知其脉洪，而不知其大空也。因令煎龙眼汤斤许，遂疏八味汤合生脉散，是晚进药不辍。次早复视，俾无根飞越孤阳，才得退藏于穴。复追进附桂理阴煎，数十剂全愈。

八味汤

生脉散

人参　麦冬　五味(虚寒门)

陈甫三内人　洒淅恶寒，倏忽潮热。时值夏初，疫症流行。余诊其脉，缓大而空，舌白苔滑，又询其素有肠风便血，经不及期，且外虽肥盛，内实不足，察脉审症，知中气大虚，病从饮食劳倦中来，乃外耗于卫，内夺于营之症。与东垣益气汤托里散邪之法，畏不敢服。更医谓是疫邪初起，当服达原饮，服后大热谵语。又见大便不通，更与大柴胡汤，连进二剂，症变热炽躁扰，张目不眠，谵语发狂，且甚有力。医见其表里皆热，更疏白虎合承气一方。甫三素与余契，药虽煎成，疑未敢服，就正于余。余视其目红面赤，乱言无伦，及诊脉下指洪大，按指索然，此五脏空虚，血气离守之验。是日午刻，以人参养荣汤武火急煎，药才下咽，时忽咬齿，两手撮空。余甚怵惕。盖昆仑飞焰，挽救弗及，旁怨莫解。但审症既真，自当极力处治。时方申刻，又将原方四倍，加入附子二两，入釜急煎，逾时服毕，谵语未息，而发狂少止，似寐非寐，与粥一杯，大呕稠痰，其色青碧，是又不得不先救胃阳。戌刻，复煎附桂理中一剂，药未下咽，寒战咬牙，肉瞤筋惕，此假热一去，真寒便生之应也，只恐油汗一出，孤阳立越，幸药已备，亟与进服。亥刻果汗厥齐来，又与理中一剂，遂得安眠片刻，汗收肢温。复与粥饮不呕，差喜阴阳两交，胃气稍苏。余亦安睡。次早视之，阳已不戴，脉亦有根，然昏迷困惫，犹言见鬼，目尚赤，口尚干，此阴火未熄，虚阳未返，津液未生，神魂未敛，以归脾汤吞八味丸。数日喜获生全。但口苦少寐，与归脾汤加山栀、丹皮，大便已闭十五日，至此始得一通。盖胃气素虚，仓廪空乏，经血不荣之故。更与十全大补汤，服半月方健。愈后，窃自笑昔吴又可先生治温疫热邪内盛，一日三变，急症急攻之条，数日之法，一日行之。余今治虚寒真阳外越，一日三变，有急症急补之验，亦数日之法，一日行之。症治不同，用意则一。学者当于读书之余，亟将阴阳真假之辨，逆从反正之法，殚力追寻，极穷其奥，日常闭目凝神，讨求至理，有如悬镜当空，妖魔悉显，庶几胸有定见，不为假症所惑，于以扶危拯溺，救世之慈航也。

八味丸

归脾汤

人参　白术　茯神　枣仁　黄芪　当归　远志　木香　甘草　龙眼　姜　枣

十全大补汤

人参养荣汤（虚寒门）

许静常之女　于归后患疟数月，自秋徂冬，百治不效，转居母家，就治于余。视其面黄肌瘦，唇淡口和，本属虚象，阅前医成方，悉多峻补，无一可投。询其病，间日一发，或二日一发，甚或一日一发，总无定期。此当着眼。须知脾主信，今无信，病不在脾胃也。又询发时，或早或晏，亦无定候。尤属无信。且发时寒则身冷如冰，热则身热如烙，有阴阳分离之象。口渴饮水，面赤如朱，有虚阳外浮之据。及诊其脉，颇觉弦大。当推水不生木。因谓此症全非疟疾，乃阴阳不协，致亢龙有悔，故为似疟非疟耳。处以八味丸，令服四剂，其疟不治果愈。蒙称神治，安知循古而非新裁也。

八味丸（疟症门）

熊惟谦晚年举子，甫及半周，体肥面白，先患吐泻，医以二陈、藿香、扁豆之属，继加烦渴，更医进七味白术散，入口即吐，人事大困。请余视之。时静时扰，静时气急目闭，动时角弓反张，遍身如火，四肢独厥，唇红舌光，干燥之极，囟沉睛白，头项青筋累累。此乃阴阳虚竭，本属不治。熊君素知医理，曰：虽有灵丹，奈胃不能受，何？余曰：吾虑亦在此耳。因思此症外显假热，内本真寒，四肢发厥，元阳亦败，舌燥无津，元阴亦损。但救阴无速功，回阳宜急治，今格药不入，可见中寒已极，必得反佐向导之法，庶克有济。遂将人参白通加猪胆汁徐徐与服，入口不吐，乳食亦受，四肢渐和，余即回寓，仍嘱是夜再进一剂。熊君虑其胆汁苦寒，遂减胆汁，仍然吐出，因加日间所剩胆汁数滴，下咽即受。次早邀视，身体温和，舌已生苔，尚有微泄未除，连服八味地黄汤加花椒而愈。

白通汤

八味地黄汤　二方俱见卷二虚寒门寒毒中脏。（霍乱门）

温氏医案

吾邑张方伯佑之，年逾古稀，由闽致仕归来，辨理团练，见其精神矍铄。癸酉冬，在乡庄感冒风寒，缠绵日久，方伯与观察姚公，雅称莫逆，余亦受知于姚公，是以命余往视。见其园林清雅，梅花纵横，室宇萧疏，家风淡泊，心窃慕之。诊其六脉浮芤，舌蹇面赤，毫无病象，家人辈见其神识尚清，俱以为不妨。余告之曰：此名戴阳之症，由肾水枯竭，真阳上浮，高年最忌，疾不可为，未便拟方，早宜预备后事，告辞而去。晋向姚公述其所以，深为惋惜，三日后讣闻至矣。（戴阳）

诊余举隅录

癸巳，余客都门，有王某房事后，忽病憎寒振栗，体倦神疲，医以为色欲内伤，准是阴症，投以温剂。数日，神识昏愦，转重转危，来延余诊。切其脉，细而涩，酷肖虚寒，惟口燥唇焦，便闭溺赤，其象与阴症迥殊，知是邪热内郁。遂合凉膈散解毒汤为方，二剂，诸症悉减。再承是方，清理而愈。按此症，乃真热似寒、真实似虚之假象也，谬以阴症目之，岂非大误。（阴症辨诬证）

辛卯春，余客济南，有孙某患病月余，目赤唇裂，喉痛舌刺，吐血盈碗，症势颇危，前医用清火解毒之味，盖闻其人好服丹石，以为药毒迅发故也。迭饮不效，来延余诊。余切其脉，浮举似洪，沉按则细，知是命火外灾，无所归宿所致。用引火归元法，桂附八味丸加人参、牛膝为方，投剂辄应，数服而愈。（阳症辨诬证）

崇实堂医案

堂婶严氏，燮和四叔夫人也。病寒热往

来，大便难，小便赤，喉痛，恶心，不欲食，烦躁。请王佩廷先生来诊，方用藿香正气散加减，内有厚朴八分。服讫，面红气急，喉痛烦躁有加，因更请名手王十七（通呼为十七聋子，名字忘却，实胆大妄为之辈也）诊视，力诋前方燥热之误，乃用银翘散加黄芩、寒水石等。连服四剂，面愈赤，气愈急，心烦躁扰愈不能耐，且兼呃逆。阖宅惶恐。适予由西码回，急往视之，诊得两寸脉浮数无力，两关脉滑大而缓，两尺脉沉滑，时寒时热，身未得汗，头颈间有汗出，头如裹，身重不能转侧，神迷欲寐，便闭溺涩，口苦不渴，舌苔油黄滑腻而满布，胸闷腹满。予曰：据脉症参之，种种皆属太阴寒湿，中焦之滞，下焦气郁，而心阳上浮，此内有真寒而外显假热之象。见未精者，每为所惑，而误治伤生。王佩翁用药甚当，但厚朴等分两太轻，不能宣化寒湿，湿使心火下降，反助心阳之势以上升，故反见热象。王十七则不知辨症，不知凭脉，谬执成见，漫议前医，妄用寒凉，致拥者愈拥，升者愈升，寒湿结于中，心阳化火而上迫，故烦躁面赤愈甚；胃气不能下降，必与心火上逆，故气急呃逆愈加。如煤火然，以水由炉底浇上，则浮火上升一二尺许，即此理也。为用川厚朴三钱，苍术、茯苓、陈皮、泽泻各二钱，草果仁、黄芩、知母、枳实各一钱半，滑石五钱，生甘草、黄连姜汁炒各五分，车前草一株。服一剂，热象全退，转见寒象。连进八剂，始便通，饮食渐进。月余始能健旺。其胞弟严桂龄受业于先君，与余同窗三载，因清晨空腹为姊吹喉药传染，病症如一，而轻不信予言，延一前辈而有时名者诊治，生死倚之。前辈迳用寒凉而不知返。渐至粒米不进，小便不通，面赤气喘，躁扰不安，日夜不寐。两月余，舌黑如墨，润滑光亮如镜。恣饮梨汁蔗浆，致脾阳全败，龙雷阴火上升，舌苔由黑而燥而裂。燥裂之下，尚有潮气。其气急神扬，刻不能耐；叫喊之声，四邻皆震；目赤直视，心内火焚。苦楚万端，令人不忍闻见也。又越二日而卒。由起病至死，共三月余。此症由寒湿而化热而化火，直至上升巅顶，阴阳脱离，津液耗尽，始得神妄而逝。阅时既久，受苦最深。吾见病此死者甚多，余故志之，以告天下。凡病家、医家皆当以此为炯戒云。

雪雅堂医案

黄太尊　两目红肿，大如鸡卵，眼眦极多，口唇焦红，烦躁不堪，病甚危，约诊视。其舌白滑润，知为真寒假热，戴阳之症，仿四逆理中辈大剂，一剂全消，唇变枯白，口亦不渴矣，后大补元阳而痊。

余听鸿医案

常熟东门外叶泳泰布行一童子，名锦兰，年约十二三　吐泻止后，即就余诊。两尺皆伏，惟寸关脉浮，汗多气促。余曰：此症大有变局。进以和中分清芳香淡渗之品。至明日又邀余去诊。汗如珠下，面红目赤，肢厥脉伏，口中要饮井水、雪水，烦躁不休。余曰：此症阳已外脱，若认为热症，一服寒凉即死。若畏其死，即无法矣。病家人曰：听君所为，死不怨也。余曰：吾开方后，不可再请他医，因他医以余方为是，死则归罪于彼，若以余方为非，而更立一方，死则其罪愈不能辞。症既危险，死生不如余独肩其任。即以干姜一钱，附片一钱，肉桂八分，猪胆汁一钱，童便二两，三物先煎，将汁滤清，和入胆汁、童便，沸一二次冷服。此症本可用白通四逆加人尿、猪胆汁为是，因症已危险，故去参、草之甘缓，恐其夺姜、附之功，加以肉桂之辛，如猛将加以旗鼓，万军之中，以夺敌帜。不料时已在晡，胆汁、童便，俱无觅处。病家先以姜、附、桂三味煎而饮之，欲将胆汁、童便明晨再饮。余闻而大骇，即送字与其父。曰：姜、附、桂阳药，走而不收，一误犹可，胆汁、童便阴药，守而不走，再误不可，一服即死。明晨速即将原方照服，或可挽回万一。明晨果照方服一剂。至午，余又去诊之，汗止，口渴亦止，面目红色亦退，脉细如丝而已见。余曰：脉已微续，可无虑矣。即进四逆加人参、人尿。再一剂而病霍然。吾友曰：如此酷暑，十余岁小童，服如此热药，倘一挽回不转，其咎何辞。余曰：不然。为医者当济困扶危，死中求生，医之责也。若惧招怨尤，袖手旁观，巧避嫌疑，而开一平淡之方以塞责，不徒无以对病者，即清夜自问，能无抱惭衾影乎？（戴阳）

夫热极似寒之症，最难辨别。余诊同乡赵惠甫先生之孙卓士，是年九月间，忽起呕泻，邀余诊之，进以芳香理气，淡以分泄。至明日，舌苔白而转红，脉滞而转滑，呕吐已止，再进以辛凉甘淡，存阴泄热。至黄昏忽然发狂，持刀杀人。至明日，阖家无策。余曰：热透于外，非泻不可。即进以三黄石膏法，黄连三钱，黄芩五钱，黄柏三钱，大黄二两，石膏二两，栀子五钱，淡豆豉五钱，煎浓汁两大碗。余曰：多备而少饮，缓缓作数次服之。服一杯，即泻稀粪，又服一杯，又泻稀粪，连服四杯，连泻四次，神识稍倦，狂躁略减，药已尽过半矣。扶之使睡，呓语不休，如痴如狂。即进以存阴清热之剂，生牡蛎四两，元参二两，麦冬二两，细生地二两，金石斛二两，鲜竹芯一两，石膏二两，竹沥二两，鲜沙参四两，大剂灌之，即能安寐。明日醒，仍呓语，神识或浑或清。后每日服竹叶石膏汤一剂，西洋参钱半，麦冬五钱，石膏一两，鲜竹叶四钱，姜半夏钱半，生甘草一钱，知母三钱，粳米二两。此方共服二十余剂，而神气亦清，呓语亦止。此症共服石膏二十余两而愈。病由呕泻而起，《内经》云：热迫下注则为泻，胃热上沸则为吐。所以呕泻一症，亦有热秘呕泻，不可不防也。壬寅年之吐泻，有服凉药冷水而愈者。治病贵看症用药，不可拘于成见。如时邪之吐泻，泥于仲景之三阴症，用四逆、理中等法，其误事尚堪设想乎？（热极似寒）

萧评郭敬三医案

少阴真寒假热治验

范敖氏，体素孱弱，偶患咳嗽吐痰，少食怯风，牙床肿痛，口不能开。伊翁以为阳明胃火，用白虎汤，石膏用至二两之多，数剂转剧，延余往诊。脉微细而迟，乃少阴阴邪上逆，假热真寒之证，用真武汤，加干姜、五味、细辛，一剂牙床肿痛即消，咳嗽亦减，连进数剂而愈。此病所现之证，似乎阳邪，而脉则微细虚迟，纯是少阴寒证，若不凭脉，必至误事，所谓舍证从脉也。

尚按：此案之真寒假热，连前案寒饮上逆，皆凭脉断病，活用经方，收效敏捷。彼诋中医者，谓脉不足诊，不知彼曾临证否，抑曾临此大证否？若徒为争饭碗计，则挑葱卖蒜，亦可谋生，何必出此罪戾之举？虽然事实终胜难办，为斯言也，又岂足以服中医之心哉，更岂能以一手掩尽天下之耳目哉。呜呼！可以休矣。

冷浴误治转胀治验

范姓小娃，年七八岁，六月初间，至门前池溏浴冷水澡，逾二日，遂患身热，不思食，间或干呕，服表散药不效，更加胸前胀满，时作水响，大便不通，小便短赤，口生白泡，舌苔黄滑。欧某转方，用栀子、黄芩、连翘、滑石、薄荷之类，愈增困惫，手足掣动，欲作惊风，或时发笑。伊族叔因其大便不通，小便短赤，口生白泡，壮热不退，以为火症，用大承气下夺，大便通而复闭，更加睡后露睛，始将病状详细写明，求余医治。因思病起于浴冷水，且作干呕，胸腹胀满，不思饮食，明明寒气聚于中，格阳于上，故口生白泡，格阳于外，故壮热不退。发笑者，即冷气侵心之徵。上焦阳气不能下降，故大小便俱不利。非姜附之辛热，驱除中焦盘踞之阴邪，阴阳何能升降？上下之窍，何能如常？于是用附子理中汤一剂后，大便即通，口中白泡即愈。连服二剂，胸腹胀满亦消，纳食亦旺，调养数日，即平复如初。

尚按：此症断为格阳，是内真寒而外假热，故用姜附之辛热者，以通阳开格而愈。不为外症所眩，尤称杰作，真可传也。

曹沧洲医案

左　阴分不足，气火易升，面赤戴阳，心中胆怯不宁，少寐惊惕，脉软弦，舌黄垢。宜镇肝涤痰。

朱砂安神丸三钱，包　白金丸一钱，包　竺黄片三钱　煅礞石三钱五分，先煎　生石决明一两，先煎　指迷茯苓丸四钱，包　远志一钱，去心　盐半夏三钱　朱连翘三钱　竹茹三钱　丹参三钱　炒谷芽五钱，包（肝脾门）

也是山人医案

洪(三四)　阴寒格阳，脉独疾而散，心胸热炽，面赤尤甚于两颧，烦渴干呕，胸闷，但欲寐，危期至速。勉拟热因热用之方，俾乃导火归原，庶有生机之望。

上肉桂五分　泡淡川附子一钱　茯苓一钱五分　淡干姜八分　熟半夏一钱五分　炙草四分　生白芍一钱五分（脱）

丛桂草堂医案

方兆珍君令媳，年二十余，卧病经旬，服药多剂，而烦躁谵语，卒不能平，延予治之。见躁扰不安，妄言骂詈，欲食冷物，手冷，脉息沉弱，口虽渴而不能饮，唇虽焦而舌则润泽，且舌色不红，面色黄淡，身不发热，予谓此虚寒病也，殆寒凉发散太过乎？检阅前方，果皆芩、连、羌活、栝蒌、海石之类。病家问既系寒病，何以烦躁欲食冷物，而谵语不能寐也？予应之曰：寒病有常有变，凡恶寒手冷，下利清谷，口中和，而不渴者，此其常也。若躁扰不安，欲卧冷地，欲食冷物，则其变也。何谓之变？以其寒病而反现热象也，其所以现此热象者。因阳气虚寒，龙雷之火浮越于外，古人所谓阴盛格阳，又曰内真寒而外假热之病也。治宜引火归元，否则凉药入口则立毙矣，乃与四逆汤，干姜、附子各二钱，加肉桂八分，党参、白术、熟地、枣仁、茯神各三钱，煎成冷服，果躁扰渐宁，接服一剂，能安睡矣，自是神安能食，不复骂詈。复以归芍六君子汤，调补数日而痊。（卷一）

虫病案

扁鹊心书

一妇人病腹胀诸药不效，余令解腹视之，其皮黄色光如镜面，乃蛲瘕也。先炙牛肉一斤，令食后用生麻油调轻粉五分服之，取下蛲虫一合，如线如须状，后服安虫散而愈。（三虫）

石山医案

休邑西山金举人尝语人曰，渠尝病小腹甚痛，百药不应。一医为灸关元十余壮，次日，茎中淫淫而痒，视之如虫，出四五分，急用铁钳扯出，果虫长五六寸。连日虫出如此者七条，痛不复作。初甚惊恐，复视以为尝，皆用手扯，此亦事之偶中也。仲景云火力须微，内攻有力。虫为火力所逼，势不能容，故从溺孔中出也。其人善饮御内，膀胱不无湿热，遇有留血瘀浊,则附形蒸郁为虫矣。《经》云湿热生虫,有是理也。故痨虫、寸白虫皆由内湿热蒸郁而生,非自外至者也。正如春夏之交,湿热郁蒸,而诸虫生焉是矣。此亦奇病,故记之。(茎中虫出)

一妇每临经时,腰腹胀痛,玉户淫淫,虫出如鼠粘子状,绿色者数十枚,后经水随至。其夫问故。予曰:厥阴风木生虫,妇人血海属于厥阴,此必风木自甚,兼脾胃湿热而然也。正如春夏之交,木甚湿热之时,而生诸虫是也。宜清厥阴湿热耶。令以酒煮黄连为君,白术、香附为臣,研末,粥丸,空服。吞之月余,经至无虫而妊矣。(调经)

名医类案

《唐书》曰:甄权弟立言善医。时有尼明律,年六十余,患心腹膨胀,身体羸瘦,已经二年。立言诊其脉,曰:腹内有虫,当是误食发为之耳。因令服雄黄,须臾吐一蛇,如小手指,唯无眼,烧之犹有发气,其疾乃愈。《太平御览》(癥瘕)

一人好饮油,每饮四五升方快意,乃误吞发入胃,血裹化为虫也。用雄黄五钱,水调服。(癥瘕)

太仓公治一女,病甚,众医皆以为寒热笃,当死不治。公诊其脉,曰:蛲瘕。蛲瘕为病,腹大,上肤黄粗,循之戚戚然。公饮以芫花一撮,即出蛲可数升,病已,三十日如故。病蛲得之于寒湿,寒湿气宛笃不发,化为虫。公所以知其病者,切其脉,循其尺索刺粗,而毛美奉发,是虫气也。其色泽者,中脏无邪气及重病。《史记》

华佗治一人,忽患胸中烦满,面赤不食。诊之,曰:君胃中有虫,欲成内疽,腥物所为也。即作汤二升,再服,须臾吐出虫三升许,头赤而动,半身犹是生鱼脍,所苦遂愈。(诸虫)

一妇人忽生虫一对,于地能行,长寸余,自后月生一对。医以苦参加打虫药为丸服之,又生一对,埋于土中,过数月发而视之,暴大如拳,名子母虫,从此绝根。

青阳夏戚宗阳家素业医,任江阴训导。有生员之父患腹胀,求其诊视,乃曰:脉洪而大,湿热生虫之象,况饮食如常,非水肿蛊胀之证。以石榴皮、椿树东行根加槟榔,三味各五钱,长流水煎,空心顿服之,少顷,腹作大痛,泻下长虫一丈许,遂愈。《客座新闻》

吴茭山治一妇,产后恶露欠通,寒热时作,小腹结成一块,形大如杯,抽刺疼痛。用聚宝丹、蟠葱等药,俱不效。一日,吴诊其脉,洪而紧,以虎珀膏帖患处,二日后其块渐软,其痛如常,倏然阴户中觉如虫行动状,少顷小溲,出虫三条,形长寸许,身红头紫有嘴,出此之后,其痛渐缓。过后二次,仍出四条,虫状如前,痛止身安,诸患皆愈。因意病者未产之前,尿胞必有湿热生虫之患,偶因产后去血,况服诸香燥热之剂及帖琥珀膏,亦是追虫之物,虫不能容,所以因而出也。

陆颙,吴郡人。自幼嗜面食,食愈多而质愈瘦。胡人以药吐一虫,长二寸许,色青,状如蛙。此名消面虫,实天下之奇宝也。其说甚异,不具述。《说渊》

虞花溪治一妇人,患尸虫,用花椒二分,苦楝根一分,丸服,其虫尽从大便泄出。

一人患脑痛,为虫所食。或教以桃叶枕一夕,虫自鼻出,形如鹰嘴,莫能识其名。《循斋闲览》

一人在姻家过饮醉甚,送宿花轩,夜半酒渴,欲水不得,遂口吸石槽中水碗许,天明视之,槽中俱是小红虫,心陡然而惊,郁郁不散,心中如有蛆物,胃脘便觉闭塞,日想月疑,渐成痿隔,遍医不愈。吴球往视之,知其病生于疑也。用结线红色者，分开剪断如蛆状，用巴豆二粒，同饭捣烂，入红线丸十数丸，令病人暗室内服之，置宿盆内放水，须臾欲泻，令病人坐盆，泻出前物，荡漾如蛆，然后开窗，令亲视之，其病从此解，调理半月而愈。

从政郎陈朴，富沙人。母高氏年六十余，得饥疾，每作时如虫啮心，即急索食，食罢乃解，如是三四年。畜一猫，极爱之，常置于旁。一日命取鹿脯，自嚼而啖猫，至于再，觉一物上触喉间，引手探得之，如拇指大，坠于地，头尖匾，类塌沙鱼，身如虾壳，长八寸，渐大侔两指，其中盈实，剖之，肠肚亦与鱼同，有八子胎生，蠕蠕若小鳅，人莫识其为何物，盖闻脯香而出，高氏疾即愈。《类编》

赵子山寓居邵武军天王寺，苦寸白虫为挠。医者戒云：是疾当止酒。而以素所耽嗜，欲罢不能。一夕醉于外舍，归已夜半，口干咽燥，仓卒无汤饮，适廊庑间有瓮水，月映莹然可掬，即酌而饮之，其甘如饴，连饮数酌，乃就寝。迨晓，虫出盈席，觉心腹顿宽，宿疾遂愈。验其所由，盖寺仆日织草履，浸红藤根水也。《庚志》

蔡定夫戡之子康，积苦寸白为孽。医者使之碾槟榔细末，取石榴东引根煎汤调服之，先炙肥猪肉一大脔，置口中，咽咀其津膏而勿食。云此虫惟月三日以前其头向上，可用药攻打。余日即头向下，纵药之无益。肺虫初四日、初六日上行，寸白虫惟初三日上行。虫闻肉香咂啖之意，故空群争赴之，觉胸中如万箭攻攒，是其候也，然后饮前药。蔡如其戒，不两刻腹中雷鸣，急奔厕，虫下如倾，命仆以杖拨之，皆联属成串，几长数丈，尚蠕蠕能动，举而弃之溪流，宿患顿愈。故广其传以济人云。《庚志》

一人因灼艾讫，火痂便落，疮内鲜血片片如蝴蝶样，腾空飞去，痛不可忍。此是血肉俱热。用大黄、芒硝等分为末，水调下，微利即愈。

一人有虫如蟹走于皮下，作声如儿啼。为筋肉之化。用雷丸、雄黄等分为末，糁猪肉上，炙肉食之，即愈。

一人临卧，忽浑身虱出，约五升，血肉俱坏，而舌尖血出不止。用盐醋汤饮下，数次即愈。

一人大肠内虫出不断，断之复生，行坐不得。鹤虱末调服五钱，自愈。

一人腹中如铁石，脐中水出，旋变作虫行之状，绕身作痒，痛不可忍，扒扫不尽。浓煎苍术浴之，又以苍术、麝香水调服之。

杨勔中年得奇疾，每发言，腹中有小声效之，数年间其声浸大。有道士见而惊曰：此应声虫也，久不治，延及妻子。宜读《本草》，遇虫不应者，当取服之。勔如言，读至雷丸，虫忽无声，乃顿服数粒，遂愈。正敏后至长沙，遇一丐者，亦有是疾，环而观之者甚众。因教使服雷丸。丐者谢曰：某贫无他技，所以求衣食于人者，唯藉此耳。

一人头皮内时有蛆行，以刀切破，用丝瓜叶挤汁搽之，蛆出尽绝根。

无锡一人遍身肤肉有红虫如线，长二三寸，时或游动，了了可见，痒不可胜，医莫能治。一日偶思食水蛙，蛙至，虫遂不见。乃市蛙为脯，旦晚食之，月余其虫自消。《五湖漫闻》（诸虫）

一妇腹渐大如怀子，至十月，求易产药。察其神色甚困，难与之药。不数日，生白虫半桶。盖由妇之元气太虚，精血虽凝，不能成胎而为秽腐，蕴积之久，湿化为热，湿热生虫，理之所有，亦须周十月之气发动而产，终非佳兆。其妇不及月死。湿热生虫，譬之沟渠污浊，积久不流，则诸虫生于其间矣。（编者按：此属奇案，存疑）（堕胎）

孙文垣医案

马迪庵先生内人,原以饮食过伤,又为风寒外袭,以内伤外感治之后,复至五更发热,唇燥,胸中冲跳不已,手足皆冷,脉两寸俱滑数。予谓此奇痰症也。以小陷胸汤加白芍药、萝卜子、前胡、酒芩二帖,次早大便行,下蛔虫八条,胸中即不冲跳,但觉力怯。再诊之,两寸减半,尺脉稍起。以二陈汤加白术、白芍药、酒芩调理,后四帖加当归而痊愈。(卷二)

一妇人心痛,唇红,痛则大发热,头疼,少顷出汗,脉大小不一。予曰:此虫痛之症,痛吐白沫可征也。槟榔、川椒各二钱,杏仁一钱五分,石菖蒲一钱,乌梅七个,炮姜、草豆仁、陈皮各五分,山栀仁一钱。一进而痛减半,再进而痛全除。(卷二)

歙溪南吴人峰先生内人,两胁胀急,抵于胃脘作痛。痛一阵则汗出一番。两颧红,唇口亦红,饮食汤水饮之立吐,不受者三日夜矣。予为诊之,两寸脉洪大,两尺沉微。予以井水半碗,白滚汤半碗和之,名曰阴阳汤,用此调玄明粉一钱五分,服之不惟不吐,痛减半矣。少顷大便行二次,因食豆腐及粥太早,而痛复萌,唇脸皆红,此必有虫故如是也。与白芍药、桂枝、粉草、乌梅、花椒、五灵脂、杏仁,水煎,痛乃定其大半,再与苍术、厚朴、山楂、枳实、茯苓、玄胡索、香附一帖,全止。但心背皮肤外疼,不能着席而睡,以川芎、当归、白术、厚朴、大腹皮、粉草、茯苓、香附、陈皮、半夏,调养痊愈。(卷三)

叶润斋,年近四十,心膈嘈杂,好啖肉,尤好鸡,一日不能缺。缺则身浮力倦,神魂无措,必急得肉乃已,见则大嚼,及入腹,腹又大痛。痛极则吐酸水稠涎然后定,稍定,又思肉啖也。其痛苦之态,喊叫之厉难状。见者酸鼻,而润斋则甘心焉。市人咸以为祟。或有谕之者曰:古云与其好肉而受痛,孰若绝肉以无楚也。久病脾虚,肉入难化,故使作痛。此妇人女子且知之。汝丈夫独不慎,何哉?润斋曰:吾岂不知绝肉之为愈也。盖痛虽苦,尚能熬。若嘈杂,则遍身淫淫苏苏,左右无可奈何,手足无所把捉,顷刻不能自存,有近于死不能熬,急须肉少苏,吾岂纵口求痛哉!不得已也。乃翁延予为诊。六脉大小不等,观其色,唇红脸黄。予曰:据色脉乃虫症,非祟也。予能拯之。先与雄黄丸一服,不瘳。改以腻粉五分,使君子末一钱,用鸡子打饼,五更空心饲之。辰刻下长蛲十条,内有二大者,长尺有咫,自首贯尾皆红。下午又下小虫百余。自此再不喜肉,而嘈杂良愈。(卷四)

汪郎兄,腹痛,呕吐不止。城中诸友,毕力医治不痊。予为脉之,早晚大小缓急不一,知其为虫也。以干姜、槟榔、苍术各一钱,五灵脂三钱,乌梅三个,川椒三分,水煎饮之,痛吐立止。(卷四)

景岳全书

又一王宅少妇,年未二旬,素喜瓜果生冷,因常病心腹疼痛,每发必数日不食。后及二旬之外,则每发必至吐蛔。初吐尚少,自后日甚日多,每吐必一二十条,每发必旬日不食。所经诸医,但知攻虫,旋去旋生,百药不效。予为诊视脉证,并察病因,知其伤于生冷,以致脾胃虚寒,阴湿气聚,故为此证。使不温养脾胃,以杜寒湿化生之源,而但事攻虫,虫去复生,终无济也。因制温脏丸与之,药未完而病随愈矣。后因病愈而少年任意,仍耽生果,旧病复作,再制丸服,乃得全愈。(杂证谟)

陆氏三世医验

腹饥好肉属虫治验十一

陈曙光，患心饥，必食肉方解，若觉饥，不食肉，则遍腹淫走，并身体如在空中，不可支，每食肉，初一块，必满心如箭攒作痛，至数块方定。少则频饥，多则脾虚，不能克化，且作泻，阅医者数人，将及半年，肌削骨立，家人亲友俱视为鬼神为祟，祈禳已遍，偶其兄云车，与予会于华林，述及乃弟病状，曰此症恐神仙亦不能疗也。予曰：若非死症，岂有不可治之理，由人不识耳。遂拉予同归，家人与曙光，因屡药不效，以为多事，勉出就诊，予诊其六脉皆弱，而浮沉大小迟数不等，且不常，其面黄而带青纹。予曰：此症易识，何前医如此束手？云车问何症。予曰：此虫之为患，非死症，亦非鬼祟，予可力拯之。用使君子肉半斤同煮，精猪肉半斤，俟肉极烂，去使君子，入腻粉一钱，连汁顿食之。初吃一如箭攒，食后半日不饥，至五更，泻盆许，皆虫，有全者，有半烂者，间有活动者，宿病顿除。后以参苓白术等调理之，禁其一年不食肉，半月许，曙光偕兄率子登门谢再生云。(卷之三)

内伤吐蛔八

潘衷弦尊堂夫人，年六十余，禀赋素薄弱，平时多郁多火，世胄[①]之后，家事繁冗，而夫人以身任之，惟知课子作家为念，不惜精力，每日至晚碌碌不已，虽至黄昏，亦必稽察女红，三鼓方罢，素所劳顿，概可知也。忽一日，劳倦感冒，次早仍然饮食，晡时，遂发寒热，头痛骨疼，呕吐酸水，冷汗心疼，一医知其平日多郁多火，乃引《经》云：诸呕吐酸，皆属于热。投之清凉，其痰愈甚，吐出蛔虫数条。予诊得两关紧盛，两尺空虚，分明风寒饮食之故，遂用陈皮、半夏、桂枝、枳壳、山楂、桔梗、厚朴、白芷、藿香、姜砂，服后，诸症少减，次日清晨，吃腐浆一碗，菱头粥汤，而尤有讳言之物，食后诸症仍剧，夜不得卧，先用乌梅丸三钱，以安其蛔，随用槟榔、青皮、枳实、山楂、厚朴、陈皮、半夏、炮姜、藿香、黄连、姜砂之类，宽其中。又用麸皮炒熨中脘。旬日后，用小承气加元明粉，去燥粪二次，调理半月而愈。

蛔虫人人皆有，平常无病，虫安其位，而不见扰动，惟伤寒之传变，杂病之壅遏，虫不得安而腾涌于上，病名蛔厥。其症险恶，服药稍减，继伤饮食，宜其病之益剧也。先安蛔而后消导，亦是寻常方法。(卷之四)

里中医案

陈卧子之内眩晕、心腹痛

司理陈卧子之内，眩晕吐清□，每心腹痛必进食方止，屡止屡发，苦甚。余曰：视其上下唇，俱有白瘰者数处，故知其痛、其吐皆虫也，非痰也。以黑丑、槟榔、雄黄、青黛为末，以蜜水调之，空心进五钱。不移时而大下，虫如柳叶者，不可胜数。凡三下之，虫尽而痛吐止。

沈明缜疟症蛔动

相国沈明缜，丙辰仲秋疟发呕吐，出蛔虫五枚，昏闷不能食，六脉沉细。余曰：疟邪干犯太阴，中寒而蛔动也，以理中汤加乌梅、黄连，数剂吐止，去乌梅、黄连，加熟附子五剂愈。(此病素有寒中之患者。)

旧德堂医案

分镇符公祖令媛，久泻肉脱，肢体浮肿，大腹胀痛，便内赤虫，形如柳叶，有口无目，更兼咳嗽烦躁，夜卧不寐，召予调治。公曰：小女之疾起于夏间，因饮食不节，淹缠半载。服利水药身肿不减，用参、芪等剂胀闷益增。予细为审察，盖中央脾土喜燥而恶湿，脏腑为根本生化源头，虽云至阴之地，实操升阳之权。盛暑之际，六阳外发，阴寒潜伏，加以浮瓜沉李饮冷吞寒，使乾阳之气郁坤土之中。所以气滞而湿化，湿化而热生，湿热壅滞，转输不

① 世胄(zhòu 咒)：古代称帝王或贵族的后代，后泛指世系。

行,仓廪之精华下陷而为泄泻。久则清阳愈虚,浊阴愈盛,留于中州则为腹胀,散于肌肉则为浮肿,上乘肺分则为咳嗽。况脾为诸阴之首,肝为风木之司,湿热盛则阴虚而烦躁夜争,肝风旺则遇湿而虫形生化,头绪虽多,不越木旺土衰之征。治当调脾抑肝,佐以升清降浊,使湿去土燥,病当渐去。用白术、茯苓、半夏、芍药、黄连、肉桂、干葛、柴胡、厚朴、乌梅、花椒等剂调理而安。

东庄医案

未几又有适蔡氏妹,病感症,遣力迎予,时以事滞武林,不得往,来促数次,及予至,则病亟矣。方虎道病状,谓此病甚怪,攻之不可,补之不可,调和之又不可,真反复无计。予曰:攻法吾可臆度得之,请问其补法调法。方虎曰:始用疏表及降火清痰之剂,半月愈甚,胸前胀痛,用温胆汤及花粉、瓜蒌等,此调剂也。服之呕逆,痰气反急。昨用理中加肉桂、延胡索、陈皮、枳壳、香附、半夏等,此补剂也。服之痛结不可忍,至今号呼不绝,医谓调补不应,治法穷矣。予笑曰:所谓补与调和者是耶,无论理中汤外,加入破气伤胃之药,反益其痛,即理中汤中,甘草一味,若蛔发作痛,即非所宜,不记仲景安蛔散去甘草加椒、梅乎?方虎曰:向多蛔结症,今补不止,无疑矣,然则如何?余曰:吾仍用理中汤,去甘草,加白芍药三钱,木香五分。进之痛减半,按其脉细数甚,口渴,欲饮水,不能咽,进汤啜吐,手足时冷时热,面颧娇红不定,体如燔炙。余曰:此邪火内沸,怒木乘上,五阳火随之上燔,下烁真阴,龙雷飞越,以药驱之,阳格于外,伏阴冱结而致。遂将大八味丸作饮与之。曰:得汗病已。黄昏初服药少顷,方虎出曰:服药讫,即少睡,看面上娇红,立退为白,顷乃索被盖。予曰:俟之至矣。及三鼓,有老妪叩门曰:此刻热急气促,烦乱不可言,请再进视之。予曰:无庸,吾欲卧,无扰我。至黎明起,诊之脉紧数,至八九至。予曰:汗已泊矣,而虚不能发也。急煎人参一两,黄芪、白术、当归、白芍、五味子、甘草为佐,饮之,汗大至,沾席。余曰:未也。次日再服,汗又大至,通身如雨,诸症顿愈。方虎曰:前之甘草不宜服,今两剂俱重用甘草,何也?曰:初胃中气血攻竭,空虚寒凝,故蛔发而痛,得甘则蛔愈昂上,故不可。今得濡润之药,胃气冲和,蛔头下伏,虽浓煎甘草汁数杯饮之,何害哉?法不可执,类如是也。方虎叹以为精言。

同此一症耳,且同此一方耳,他人用之而痛益甚者,名手用之而痛即减,可见凡方加减俱有精义,不可不细讲也。

临证指南医案

王　厥阴吐蛔,寒热干呕,心胸格拒,舌黑,渴不欲饮,极重之症。胃虚肝乘

乌梅肉一钱半　桂枝木一钱　炒黑川椒四分　白芍一钱　小川连三分　黄芩一钱　生淡干姜一钱

席　脉右歇,舌白渴饮,脘中痞热,多呕逆稠痰,曾吐蛔虫。此伏暑湿,皆伤气分,邪自里发,神欲昏冒,湿邪不运,自利粘痰。议进泻心法,半夏泻心汤。

又　凡蛔虫上下出者,皆属厥阴乘犯阳明,内风入胃,呕吐痰涎浊沫,如仲景《厥阴篇》中,先厥后热同例。试论寒热后,全无汗解,谓至阴伏邪既深,焉能隔越诸经以达阳分?阅医药方,初用治肺胃,后用温胆茯苓饮,但和胃治痰,与深伏厥阴之邪未达。前进泻心汤,苦可去湿,辛以通痞,仍在上中,服后胸中稍舒,逾时稍寐,寐醒呕吐浊痰,有黄黑之形。大凡色带青黑,必系胃底肠中逆涌而出,老年冲脉既衰,所谓冲脉动,则诸脉皆逆,自述呕吐之时,周身牵引,直至足心,其阴阳跷维,不得自固,断断然矣。仲景于半表半里之邪,必用柴、芩,今上下格拒,当以桂枝黄连汤为法,参以厥阴引经,为通里之使,俾冲得缓,继进通补阳明,此为治厥阴章旨。

淡干姜　桂枝　川椒　乌梅　川连　细辛　茯苓

又　肝郁不舒,理进苦辛,佐以酸味者,恐其过刚也,仿食谷则呕例。

人参　茯苓　吴萸　半夏　川连　乌梅

又　疟来得汗,阴分之邪已透阳经,第痰呕虽未减,青绿形色亦不至,最属可喜,舌心白苔未净,舌边渐红,而神倦困惫,清邪佐以辅正,一定成法。

人参　半夏　茯苓　枳实汁　干姜　川连

又　食入欲呕,心中温温液液,痰沫味咸,脊背上下引痛,肾虚水液上泛为涎,督脉不司约束,议用真武撤其水寒之逆,二服后接服:

人参　半夏　茯苓　桂枝　煨姜　南枣

又　别后寒热三次,较之前发减半,但身动言语,气冲,涌痰吐逆,四肢常冷,寒热,汗出时四肢反热,此阳衰胃虚,阴浊上乘,以致清气无以转舒,议以胃中虚,客气上逆为噫气呕吐者,可与旋覆代赭汤,仍佐通阳以制饮逆,加白芍、附子。

又　镇逆方虽小效,究是强制之法,凡痰饮都是浊阴所化,阳气不振,势必再炽。仲景谓饮邪当以温药和之,前方劫胃水以苏阳,亦是此意。议用理中汤,减甘草之守,仍加姜附以通阳,并入草果以醒脾,二服后接用:

人参　干姜　半夏　生白术　附子　生白芍

王　脉沉弦,腹痛呕吐,鼻煤舌绛,面带青晦色,夏秋伏暑发热,非冬月,乃误表禁食,胃气受伤,致肝木上干胃土,蛔虫上出,遂成重病,常有厥逆之虑,拟进泄肝和胃,得痛止呕缓,冀有转机。

川椒　川连　乌梅　干姜　人参　茯苓　生白芍　川楝子

程　大病后,胃气极伤,肝木乘土,蛔欲透膈,脘胁阵痛,是土衰木克,古人以狐惑虫厥,都以胃虚少谷为训。

安胃丸,人参川椒乌梅汤化送二钱。

周三一　两胁痛,尤甚于左,呕吐蛔虫,年前好食生米,此饥饱加以怒劳,胃土不和,肝木来犯。试观幼稚有食米麦、泥炭者,皆里滞久聚。初从湿热郁蒸而得,宜和阳宣腑,辛窜通络,湿去热走,腑络自和。

川连　干姜　桂枝　金铃子　延胡　芦荟　白芍　枳实

乌梅丸服三钱。

李　身不壮热,二便颇通,已非风寒停滞之病,因惊动肝,厥气下泛,蛔虫上攻触痛,呕吐清涎。仲景云:蛔虫厥都从惊恐得之。人参安蛔法。

又　古人云:上升吐蛔,下降狐惑,皆胃虚少谷,肝脏厥气上干耳。既知胃中虚,客气上冲逆犯,斯镇逆安胃方,是遵古治法。

人参　代赭石　乌梅肉　川椒　川楝子　茯苓

又　人参　茯苓　炒当归　炒白芍　桂心　炙草　煨姜　南枣

又　忽然痛再发,诊脉微细,恰值立夏之交,正气不相接续,有复厥之虑。

人参　桂枝木　川楝子　炒川椒　生白芍　乌梅肉　川连　细辛

叶十七　热气上闭,耳聋身热,神识不清,当清心营肺卫。湿热结于厥阴

竹叶心　飞滑石　连翘　川贝　石菖蒲根　生绿豆皮

又　暑湿热内蒸,吐蛔,口渴耳聋。

川连水炒,四分　半夏一钱半　枳实一钱　广皮白三钱　菖蒲一钱半　杏仁三钱

又　身热,三候不解,胸痞,入暮谵语,耳聋吐蛔,此热结厥阴,症势最险。

川连　黄芩　干姜　枳实　半夏　姜汁　茯苓　菖蒲(吐蛔)

杨　因惊而泻,腹痛欲呕,是为蛔厥,当

用酸苦,忌进甜物。

川椒　乌梅肉　川连　淡干姜　金铃子　延胡索　桂枝木　生白芍(泄泻)

某　蛔厥,少腹痛,欲呕。

安胃丸。(吐泻)

陈七岁　湿伤,脾胃失调,下注小肠,虫从溺窍而出,粪溏完谷,不可温补。湿热(虫)

叶天士晚年方案真本

程四十二岁　夏四月阳升病发,深秋暨冬自愈。夫厥阴肝为阴之尽,阳之始。吐蛔而起,必从肝入胃。仲景辛酸两和,寒苦直降,辛热宣通,所该甚广。白术、甘草守中为忌。

川椒　川连　桂枝　附子　乌梅　干姜　白芍　细辛　人参　川楝子　黄柏(杂症)

洄溪医案

娄门范昭,素患翻胃,粒米不能入咽者月余,胸中如有物蠢动。余曰:此虫膈也,积血所成。举家未信,余处以开膈末药,佐以硫黄。三剂后,吐出瘀血半瓯,随吐虫二十余枚,长者径尺,短者二寸,色微紫。其肠俱空,乃药入而虫积食之,皆洞肠而死者。举家惊喜,以为病愈。余曰:未也。姑以粥与之,连进二碗,全然不呕,更觉宽适,顷之粥停不下,不能再食。余曰:胃腑已为虫蚀,无藏食之地,无救也。辞不复用药,不旬日而卒。(翻胃)

苏州黄四房女,年十二,患腹痛,愈医愈甚。余偶至其家,昏厥一夕方苏,舌俱咬破,流血盈口,唇白而目犹直视,脉参错无常。余曰:此虫痛也。贯心则死,非煎药所能愈,合化虫丸与之,痛稍缓,忽复更痛,吐出虫二十余条,长者径尺,紫色,余长短不齐,淡红色,亦有白者,自此而大痛不复作,小痛未除,盖其窠未去也。复以杀虫之药,兼安胃补脾之方调之,而虫根遂绝。盖此证甚多,医者既不能知,惟认为寒与食,即以为虫,又无杀虫之方,在精力强旺者,久能自化;其不足者,变为丁奚①、劳怯、痞臌等证,至死而人不能知,亦可哀也。余治此证不一,姑举其最剧者以明治法。

常州蒋公讳斌之孙,患心腹痛,上及于头,时作时止,医药罔效,向余求治。余曰:此虫病也。以杀虫之药,虫即远避,或在周身皮肤之中,或在头中,按之如有蠕动往来之象。余用杀虫之药为末,调如糊,到处敷上,而以热物熨之,虫又逃之他处,随逃随敷,渐次平安,而根终不除,遂授方令归。越二年书来,云虫根终未尽,但不甚为害耳,此真奇疾也。(虫痛)

续名医类案

《贾谊新书》云:楚惠王食寒葅得蛭,恐监食当死,遂吞之,腹有疾而不能食。令尹曰:天道无亲,惟德是辅。王有仁德,病不为伤,王病果愈。王充《论衡》云:蛭乃食血之虫,楚王殆有积血之病,故食蛭而病愈也。陶弘景曰:楚王食寒葅见蛭,食之果能去结积,虽曰阴祐,亦是物性兼然。(《本草纲目》)

唐时京盛医人吴元祯治一妇人,从夫南京还,曾误食一虫,常疑之,由是致疾,频治不减。请吴医之,吴揣知所患,乃择主人姨奶中谨密一人,预戒之曰,今以药探吐,以盆盂盛之,当吐时但言有一小虾蟆走去,然切不可令病人知之,是诳绐也。奶仆如约,此疾顷除。(《北梦琐言》)

元载不饮酒,人强之,辞以鼻闻酒气即醉,人谓可治。取针挑载鼻尖,出一小青虫。曰:此犹魔也,闻酒即畏之,去此无患。是日载酒一斗,五日倍之。(《清赏录》)

① 丁奚(xī 西):指小儿黄瘦腹大的病证。

孙兆治向大王宫中有一宫人，七太尉所宠也，忽患一疾，凡恶心则吐虫数条，后仍频作。七太尉甚悯之，累治不瘥，每用杀虫药，则吐虫愈多。诸医殆遍召。孙诊之，孙曰：六脉皆细，非虫脉也。今虽吐出，乃脏寒而虫不安，移居上膈，因而吐出。复用杀虫之药，为药所苦，不能自安，所以吐出愈多也。孙遂用药，不三五钱，皆一色丸子，虫遂不吐。明日再召孙至，六脉渐大，进前药其病不作。后求方，乃硫黄、附子各一两，并末，糯米糊为丸。每三十丸，米饮下。(《纲目》。此张景岳治虫用温脏丸之蓝本也。但大寒大热，虫俱不安，亦未可执一。)(卷二十二·诸虫)

张子和曰：汴梁诸匠氏，有木匠赵作头、铁匠杜作头，行次失路，迷至大宅乞宿，主人不纳，曰家中有人重病，不敢纳君。杜作头绐[①]曰：此赵公乃汴梁太医之家，今蒙上司见召，迷路至此，盖病者当愈，而遇此公也。主人然而入，良久复出，将邀二人入室，与之食已，主人起请曰：烦太医看病何如？赵见而笑曰：一药可愈。二人窃议曰：来时所携熟药，寄他车上，此中实无奈何？杜曰：此甚易耳。潜出门得牛粪一块，作三十粒，下以温水。少顷病人觉胸中如虫行，一涌而出，状若小蜣螂一二升。以手探之，又约一升，顿觉病去。明日主人出谢曰：百岁老人，未尝见此神效之药也。礼饯二人遂归。此二子小人也。(欲苟一时之宿，遂以秽物治人，亦偶得吐法耳。)

周汉卿治武城人，病胃痛，奋掷乞死。汉卿纳药于鼻，俄喷赤虫寸许，口眼悉具，痛旋止。(《明史》)

钟大延治一僧，嗜盐，每食斤许。众医虽知为虫，然服药辄痛闷欲绝。大延曰：是虫不受药也，当有以饵之。以盐笋干用药煮，仍加以盐，令服。越数日，果呕虫数斤许而愈。(《宁波府志》。雄按：此则诱之以所好也，治病皆宜如此，而治虫尤宜。)

李明甫东阳人，善医，尤妙针法。义乌令病心痛垂死，明甫视之曰：有虫在肺下，药所不及，惟砭乃可，然非易也。谬谓于背上点穴，密取水以噀之，令方惊而针已入。曰：虫已死矣。既而腹大痛，下黑水数升，虫亦去，遂愈。(《两浙名贤录》)

冯益斋给谏每发言，腹中辄有声应之，此应声虫病也。遂告病卜居南京。杨守极用小蓝煎饮之，即吐出其虫。(《续金陵琐事》)

郭茂倩嫂，金华君，产七日不食，始言头痛，头痛已又心痛作，即而目睛痛，如割如刺，更作更止，相去无瞬息间。每头痛甚，欲取大石压，良久渐定。心痛作，则以十指抓壁，血流满掌。痛定，目复痛，又以两手自剜取之。如是十日不已，众医无计。进黑龙丹半粒，疾少间。中夜再服下，瞑目寝如平昔。至平旦下一行约三升许，如蝗虫子，疾减半。巳刻又行如前，则霍然顿愈矣。(《纲目》)(卷二十二·诸虫)

龚子才治一妇，年四旬，心胃刺痛，时痛时止(虫痛)，不思饮食，食即吐，手足厥冷，胸中痞闷，口干作渴，曰：此胃中有虫也。以二陈汤加槟榔、枳实、乌梅、花椒、黑姜、苦楝根皮、生姜，煎一服，下虫一大碗而愈。(卷二十二·诸虫)

王海藏云：有杨时者，因患风气冲心，饮食吐逆，遍身枯瘦。日服万病紫菀丸，至二十日，泻出肉块虾蟆五六枚，白脓二升愈。又赵侍郎，先食后吐，目无所见，耳无所闻，亦服万病紫菀丸，泻出青蛇五七条，下恶脓三四升方愈。紫菀丸，即厚朴丸加羌活、独活、防风是也。厚朴、蜀椒、川乌头、紫菀、吴茱萸、菖蒲、柴胡、桔梗、茯苓、官桂、皂角、干姜、人参、黄连、巴豆霜。(雄按：必有的实证据，始可投之。)

益昌伶人[②]刘清啸，昵一娼，名曰花翠，

① 绐(dài 怠)：欺骗。

② 伶(líng 灵)人：古代乐人之称。

年逾笄，病好食生米，否则终日不乐，至憔悴萎黄，不思饮食。惠民局监赵尹，用苍术，米泔水浸一夜，锉焙为末，蒸饼丸梧子大。每服五十丸，食前米饮下，日三服，两旬而愈。盖生米留滞肠胃，受湿则谷不磨，至生虫。苍术能去湿，温消谷也。(杨氏藏经验。《本草纲目》)

戴元礼奉太祖命，往治燕王患瘕，见他医所用药良是，念何以不效？乃问王何嗜？曰：嗜生芹。元礼曰：得之矣。投一剂，夜暴下，皆细蝗也。(《明史》)

葛可久治一人患腹痛。脉之，谓其家曰：腹有肉龟。视熟寐，吾针之，勿令患者知，知则龟藏矣。患者问故，家人诳曰：医云寒气凝结，多饮醇酒自散矣。患者喜引觞剧饮，沉酣而卧。家人亟报葛，以针刺其患处，病者惊寤，俾以药饵。须臾有物下，俨如龟形，厥首有穴。盖针所中也，病遂愈。(黄日升《蓬窗类记》。雄按：俟寐而针，固是治法。至于一诊而知其为龟，一针而恰中龟首，未免神其说矣。)

杭州府通判王某，河间人，病腹胀，服药不效。梦人语云：鬼蒺藜可治。王觅取煎饮，饮之痛不可忍，俄顷洞泄，迸出一虫，长丈余，寻愈。(《览余漫抄》)

山野人好啮虱，在腹生虫，为虱症，用败梳、败篦各一枚，各破作两分，以一分烧研，以一分用水五升，煮取一升，调服即下出。

张路玉曰：近有女子咳逆腹痛，后忽喜呼叫，初是呀呷连声，渐至咿唔不已，变易不常，或如母鸡声，或如水哇鸣，或如舟人打号，每作数十声，日发十余次，忍之则胸中闷闷不安。此为叫虫，即应声虫之类也。复有一人，忽发热痞满，后常兀兀欲吐，吐中必有虫数枚，状如虾形，跳跃不已，诸治不应。或令服铜绿涌之，不过二三度遂绝，不复见矣。

黄履素曰：人阴毛中生虱，名八角子，帖伏毛根最痒恼。人相传此虫不医，延及头髦眉毛，其人当死。治法以生银杏捣烂，敷合毛上，隔宿其虫尽死。有少年曾患此，此法神效。有友为予言，生此虫者，运会将否之兆。予患此之后，抱病十余年，备尝苦楚，其言果验。(卷二十二・诸虫)

有人患脚疮，冬月顿然无事，夏月臭烂，痛不可言。遇一道人云：尔因行草上，惹蛇交遗沥，疮中有蛇儿，冬伏夏出故也。以生虾蟆捣敷之，日三换。凡三日，一小蛇自疮中出，以铁钳取之，其病遂愈。(《摭青集说》、《医说》)

至顺辛未上埠一妇人，就山林中探笋归，觉手粘如饴，一时不暇洗盥，既剥笥壳，又以齿啮之，由是成症，产蛇而死，盖受蛇遗之毒也。(静斋至止正直记孔行素。)

张子和治酒官杨仲臣，病必气痛。此人常好饮酒，初饮三二杯，必奔走跛懒两足三五十次，其酒稍散，方能复席。饮至前量，一醉必五七次，至明呕青黄水，数日后变鱼腥臭，六七日始安。张曰：宜涌。乃吐虫一条，赤黄色，长六七寸，口、目、鼻皆全，两目膜瞒，状如蛇类，以盐淹干示人。

张子和曰：予昔过夏邑西，有妇人病胀如鼓，饮食乍进乍退，寒热更作，而时呕吐，且三年矣。巫觋[①]符咒，无所不至，惟俟一死。会十月农隙，田夫聚猎，一犬杀死，磔于大树根盘，遗腥在其上。病妇偶至树根，顿觉昏愦，眩瞀不知人，枕于根侧，口中虫出，其状如蛇，口眼皆具，以舌舐其遗腥。其人惊见长蛇，两袖裹其手，按虫头极力出之，且两尺余，重几斤。剖而视之，以示诸人，其妇遂愈，虫亦无名。此正与华元化治法同，亦偶中吐法耳。

小校毕联元偃师人，忽得奇疾，左股痛不可忍，呻吟累日。有僧诣门乞食，问其所苦。曰：此肉鳗也，早治可活，今病深矣。因刺其膝，出小蛇十余条。僧持之，余逾数日，蛇复

---

① 巫觋(xí 习)：古代称女巫为"巫"，男巫为"觋"，合称"巫觋"。后亦泛指以装神弄鬼替人祈祷为职业的巫师。

涌出，竟死焉。(《三冈识略》)(卷二十二·诸虫)

钱国宾治周氏子，业儒，年二十，脚掌常肿，生黄泡数十，水出即愈，及昏厥之症，不时常发。偶家宴，忽然仆地。延诊，按诸经脉不动，独肾濡数，或乱或静。因思濡生湿也，数主热也，乱主虫动也，静虫伏也，脚掌生疮属肾也，是肾经湿热生虫，虫气上攻昏厥。以雄黄丸：巴霜、郁金、大黄各五分，炼蜜为丸绿豆大，雄黄为衣。姜汤送十五丸，以姜汤再灌，虫化如胶黑汁，解于露地数堆。后用冷米汤补之，恐防再举，又食榧子一二升，遂不复发。

济宁店主女，年十八，劳病三载，体瘦神昏，疾日重矣。视其形神憔悴，眼露光芒，六脉杂乱。细问起居，女曰：腹中常隐隐痛，喜食糖果。及看面生白点，方知是虫也，非劳也。与雄黄丸十粒，槟榔汤送下。至午不动，又催五丸，腹中大响，下虫百余，形如土鳖，上有鱼鳞，下有黑嘴，四足能动。此女昏晕半日方醒，饮以薄粥，用人参、当归、槟榔、紫苏、赤茯苓各一钱，丁香五个，乌梅一个，数服除虫之根。又以调理方而别。(钱案。)

苕中唐国学子，年十八，骨立修长而乏肌肉，面白筋青，小腹近胁微痛，医莫知其证。脉乍长乍短，虫之候也。筋青暴露，肝之病也。小腹近胁，肝之地也。遂知肝内湿热生虫，薄蚀久矣。以煅存性肥皂一两，芦荟一钱，共研为细末，每日糖汤调下一钱。蚀虫受药，便于露地，日日一堆，虫化胶厚青苔，二十五日虫尽。服参、芪、归、术收功，两月身体大壮。(同上。)

蒋仲芳曰：姚轶指妇，年二十余，骨蒸潮热，干咳口干，百治无效。遇一方士曰：肺中有虫，今当盛夏，正可引出。即用童子鸡一只，去毛杂，煮熟贮漆盘中，以盘盖半开半闭，俟病者睡着，以半开处置病人鼻边，觉来即将盘盖盖紧。侵晨用水一大桶，置盘中，揭开视其鸡上，小虫有翅者二三百，即倾在长流水中。第二夜用鸡引之，又去虫七八十，虫尽而病愈，至今无恙。予意鸡喜食虫，故虫亦喜食鸡，正如蜈蚣与鸡相仇之意。煮熟者取其香，盛夏则虫四散，睡着不动，则虫闻香易出。付之长流水者，欲其去而水不来也。后试他人亦验，然其要处，不可令病人先知，恐虫亦知，而避去耳。

王宇泰曰：汪仲嘉谓余曰：公知王节斋所以死乎？曰：不知也。汪曰：节斋为四川参政时，得心腹痛疾，医疗之，百方不衰，日甚一日。闻峨眉有道者善医，然不可至也。节斋亲至山，摒舆从，徒步诣之。道者望见即惊，曰：病深矣。既坐，问公，于服饵有生用气血之物焙制未彻者乎？曰：有之，常服补阴丸，数十余年矣。中用龟甲，酒炙而入之。曰：是矣，宜亟归。屈其指曰：犹可将及家也。节斋遽投檄归，至吴阊辄便，下赤色小龟无数，是夕卒于舟中。王曰：本草称龟甲所主，大率破癥瘕，已疟痔阴蚀，漏下赤白，不言补心肾，服之反有害。(《医暇卮言》程云来。雄按：龟、鳖甲等，但宜入煎剂。如入丸，须熬胶代蜜用，始无弊也。)(卷二十二·诸虫)

朱肇能着围棋，生一女腹多虫，偶在何矩所在谈及，一医云：食榧子当愈。果食榧子，下虫曝干，尚有八尺长。(《续金陵琐事》)

小儿口吐涎沫，或吐清水，面皖白，心腹痛有时者，虫痛也，与痫相似，但目不斜，手不搐也，安虫散主之。胡粉炒黄、槟榔、川楝子、鹤虱各三钱，枯白矾二钱五分。上为末，每服五六分，痛时米饮调下。(卷三十·虫)

黄澹翁医案

句容杨庆侯，左寸关空软极矣，血已大亏，左尺亦弱，精元甚衰，右关甚弦，脾土受克，难以生金，而肺气致虚。据症颐后有蟹爪纹，胃脘痛极，年余以来，每发食物即止，近将一月，审此乃血瘕为祟，已成虫矣。

延胡索　当归尾　楝根　百部　川连　桃仁　红花　使君子　生地　千年健

服前方二剂，痛减，解虫二条。加鹤虱，痛大减，又解去虫二三条，蟹爪纹退。丸用四物加川连、百部、白术、白蔻。(卷一)

毕舜琴之侄患腹痛，医至三四月不效，已肉消骨离立矣。有乡人传单方，用楝树根为末，和红糖食之，下虫数百条。查《本草纲目》《夷坚志》载：消渴症，虫耗精液，用楝树根皮浓煎，加麝香少许。(卷二)

锦芳太史医案求真初编

治临川三都港西桥廖谟照长男某某腹中虫痛案百四十七

治虫当审虫由寒生，则当于热药中选其毒虫之药以进；虫因热至，则当于寒药中选其毒虫之药以行；若使寒热交错，则当于半寒半热药中及寒药中各选一二毒虫之药以投。但不可有虫症，即云是虫，而不分其寒热，见有毒虫之药，即云虫可以毒，而不究其药之寒热，孰为治虫之寒，孰为治虫之热，有如是者。岁嘉庆戊午初春，余因三都港西桥廖谟照之孙腹痛，招余诊视。余见肝脉弦数，脾脉软滑，本是木盛乘虚侮脾之象，而症每于昼时小腹苦口叫痛，又见一团燥气逼逼，并问饮食不思，余已知其是痛属虫，但有阴阳夹杂之弊，且更问其数日，知其便闭不解。余索前医单示，见有进用桂枝辛热以疏风，吴萸辛热以燥肝，其药虽是毒虫，但恐药与病左，无怪服后潮热蒸蒸，苦叫异常。余即改用广、半以除脾湿，枳壳、川朴以除脾滞，庄黄以除久闭之热，云连、赤芍、丹皮以清心肝二经之火。是药一投而大便立见即解，腹亦平静不痛。次早再服一剂，而诸症尽消，热气亦平。若使认症不明，用药不审，徒以毒虫之药攒集混投，保无脾胃受伤、痛无了期之为害也乎？

一热症耳，而医妄用燥药治虫，宜其潮热蒸蒸，得兄指到病除，可谓于医无憾。晁雯。

南雅堂医案

此虫痛也，故闻甘香之味，虫上攻而痛益剧，唇红舌间有白点，是其明征，宜引而歼之，待腹饿极时，先食肉脯，以半饱为度，少顷服下药，方列于后。

吴茱萸一钱　青皮一钱　茴香一钱　乌药一钱五分　香榧子三钱　乌梅二枚　生甘草八分　朱砂五分(飞净研冲)　雄黄五分(研冲)　上药先煎成，再入雄黄、朱砂末冲服。(心痛门)

舌黑，渴不欲饮，厥阴吐蛔，寒热干呕，胸脘格拒，症属危急之候，药其奈病何，姑拟一方，并候采择。

乌梅肉二枚　川桂枝一钱　白芍药一钱　干姜一钱　黄芩一钱　川连三分　川椒三分(炒黑)(膈症门)

簳山草堂医案

胃寒，蛔厥作痛。左金参安胃法治之。

川连　干姜　川楝子　山栀　陈皮　吴萸　半夏　白芍　乌梅　瓦楞子(胃脘痛)

虫积腹痛。

胡黄连　炒白芍　焦建曲　炒枳壳　炒乌梅　炮黑姜　川楝子　大麦芽　煨木香(腹痛)

齐氏医案

曾医谢生者，初患缩阳，服黄芪、白术合四逆汤而愈。但人事倦怠，饭量反加，善消善饥，食未久又索食，于是日食五餐，夜食二餐，凡三碗，出弓二次，通计一日所食过平时三倍，人事倦怠，不能起床，起则晕眩，此虫证显然。凡虚弱之人不能多食，食固难消，日食三倍，非虫何以消之？食愈多而愈倦者，饭为虫消，不能养人，反消耗其气也。起则晕眩者，虫因人动，扰乱而神昏也。方用芪、术各八钱，星、半、姜、附各三钱，以扶阳驱湿；因其病源从厥阴而来，用吴萸、川椒各二钱，加枯矾二钱以杀虫。服二剂，饭减如常，人能起床。乃减去枯矾，又数剂而愈。治虫之法，无过于此，其他诸药，皆非法也。盖明矾性凉，煅枯则温且燥，故能驱湿杀虫。凡治痰饮咳逆，于理脾涤饮汤药中，另用枯矾，饭碾成丸，服一二钱，屡见速效。治湿毒溃清脓，流水不干者，服枯矾丸亦可收功，盖屡试屡效者也。(治虫论)

一室女，年十七，腿外臁忽肿，起一红点作痒，搔破，鲜血如注，飞出小虫甚多。审察其由，每先寒热，两耳下或结核。盖外臁、耳下俱属少阳，胆为肝经之腑，肝主风热生虫，血得风热而妄行，肝火旺而出血，其少阳、厥阴，阴阳并虚矣。凡病虚则补其母，肾乃肝之母。余用六味地黄汤以滋肾水、生肝木，四物汤加柴胡、山栀、钩藤生肝血以抑风热而瘥。(调经论)

王旭高临证医案

孙　厥阴寒气乘胃，直犯中州，虫动不安，腹痛如刀之刺，口吐酸水清涎。法宜辛温，佐以酸苦，泄之通之。

川楝子　延胡索　川连　青皮　吴茱萸　川椒　焦楂炭　乌药　使君子　竹二青(积聚附虫积)

许　腹痛，大便泄出细虫，延来已久，中气渐虚，此胃中寒积也。法当温中补中。

川连盐水炒　炮姜　木香　白芍　白术　使君子　吴茱萸　乌药　川椒　伏龙肝煎汤代水

某　阅病源是属虫病无疑。虫由湿热所化，脾土不运而生。其发于月底之夜，原由脾胃虚寒，寒属阴，故夜发也。寒久化热，土虚木强，其发移于月初，必呕吐胸热，两乳下跳，虫随酸苦痰涎而出，多寡不一，或大便亦有，腹中微痛，虽口渴甚，不能咽水，水下复呕，呕尽乃平，至中旬则康泰无恙矣。所以然者，月初虫头向上，且病久呕多，胃阴亏，虚火上炎，故胸中觉热。虚里跳动，中气虚也。中气者，胸中大气，脾胃冲和之气，皆归所统。脾胃中气虚甚，故跳跃也。病延一载有余，虫属盘踞，未易一扫而除。图治之法，和中调脾，杜生虫之源；生津平肝，治胸热口渴；化湿热，降逆气，以治呕吐。久服勿懈，自可见功，欲求速效，恐不能耳。

川楝子　芜荑　党参元米炒　白术　青皮　制半夏　白芍　茯苓　焦六曲　干姜　陈皮　榧子　蔻仁　使君子肉

渊按：病从脾胃寒湿而来，湿郁生热，热郁生虫，变成本寒标热。本寒则藏真伤而气结生积，标热则湿热阻而虫属内踞。

吴　喜食生米，积聚生虫。腹痛面黄，口流涎沫，虫之见症无疑。先拟健脾化虫。

茅术米泔水浸　青皮　鹤虱　榧子炒打　芜荑　尖槟榔　陈米炒黄

共研为末。每朝调服三钱，略用砂糖少许。(积聚附虫积)

某　丹田有寒，胸中有热，中焦不运，湿甚生虫。与黄连汤。

川连　肉桂　吴茱萸　干姜　砂仁　使君子　半夏　青皮　乌药　花槟榔

复诊　虫痛，面黄吐涎。拟苦辛法。

川连　桂枝　川椒　蔻仁　乌梅　芜荑　焦六曲　香附　合金铃子散(脘腹痛)

仿寓意草

戴都统寸白虫治效

京口都统戴公字鲁望，大解出寸白虫，甚至不解时三五条自行爬出。予曰：此脾虚生湿，湿热生虫，虫有九种，惟寸白虫居肠胃中，时或自下，乏人筋力，耗人精气。其虫子母相生，渐大而长，亦能杀人。于是以归脾去芪，加苦楝根、使君子肉，又加榧子肉为引。公问榧子肉何为？对曰：能杀虫。问可常吃否？曰：可。公服药二帖，虫较减而未尽。公乃买榧子一斤，无事服之，日尽半斤许，次日又服，大便后忽下虫二尺余长，嘴尾相衔，以物挑之，寸寸而断。榧子肉原可治虫，而专用多服，竟除寸白虫之根，书所未载，可谓奇矣。后有李氏子，虫蚀其肛，有似狐惑症。予代调理外，亦教其专食榧子肉，亦下寸白虫二尺余而愈。然则斯方竟可传矣。

郭秉和戒烟治效

郭秉和嗜鸦片烟，其瘾甚大，忽诣予求戒。予思烟瘾甚怪，书称诸怪病皆属于痰，痰病求之不得则属于虫，五脏之中，为虫所据，则精神血气皆不能自主，而听虫所为，烟瘾之怪虫为之也。诸病从虚而入，诸虫亦从虚而生。五脏之中何脏为虚，则烟毒先入，而虫亦先生，故同此吃烟，而瘾之来也迥不相同，或神疲呵欠，或腹痛异常，或时欲大解，或精泄如溺，种种不一。大抵何脏生虫则现何脏之病，至其时虫欲得烟，其瘾乃至，今欲戒烟，非治虫不可，而欲治虫，非兼补其虚不可。郭兄之瘾来时即屡欲大解，中气肾气皆虚。于是以补中益气合补阴益气，每日作大剂与服，另治药末，用贯众、雷丸、芜荑、鹤虱、苦楝、锡灰、槟榔、榧实、粟壳诸多杀虫之药，稍加烟灰为引，沙糖调服。命于瘾初到时仍吃烟一二口，使虫头皆已向上，即将末药调服，虫食而甘之，而不知其杀之也。伊本服烟二十四口，如法服三日即减去一半，又三日仅余于每早四口，粪后逐日下碎黑虫，细小而多。十数日早上四口总不能免，复请予商酌，予曰：既如此有效，有何酌改，想虫根未尽耳，子姑待之。又十余日，伊忽欣然来告曰：我早上四口烟亦戒矣。问何故？曰：余昨大解后似有物堵塞肛门，极力努挣，突出而下，视之如一小胞衣，破之则皆碎虫也。一时传闻皆以为奇，后有瘾小者，以所余末药如法服之，连治二人，此数年前事也。近日吃烟者更多，求戒者绝少，即郭秉和亦仍吃烟矣。嗟乎！我欲活人，而人皆求死，奈之何哉！

此嘉庆二十年前事，鸦片烟初本二三换，后忽贵至十换，郭姓本不甚有余，竟吃不起，所以求戒；后烟渐贱，所以复吃。三十五六年来烟贱至半换，吃烟者十有三四，到处烟馆，虽卖菜佣挑浆老亦多吃烟，下至乞丐辈亦吃烟，既穷且病，甚至于死，而皆不悔哀哉！（编者按：本案观点和用药有些离奇，录之仅供参考。）

类证治裁

周　自幼粪后下小白虫如蛆，肛内微痒。中年时发时止，此得之肠虚受风，宿病再为湿热迫注，逐至化䘌，延久未愈。忆友人亦于童年患此，服攻逐杀虫之剂罔效。后有人令服人乳数月，虫绝，知徒商逐虫无济也。因疏温脏丸，用四君子汤加归、芍、薏、莲、川椒、榧子、使君子（俱煨）、炮姜、槟榔为末，神曲糊丸。空心白汤下，辄效。

龙砂八家医案

筑塘张荫堂　客寒犯胃中，气关乖隔，蛔厥则呕，腹痛则泻，病属厥阴肝藏，肝性喜酸，蛔以苦下，取仲景乌梅丸法，合乎厥阴条中下利吐蛔论治。

乌梅　干姜　附子　川椒　当归　桂技　黄柏　人参　川连　炙草　白术　苦酒冲三匙（戚云门先生方案）

施村蒋　神色痿弱，上下睛明穴黑滞，脉浮弦，腹痛喜食香味，寐则肠鸣，此虫积为患也。

白术　茯苓　广皮　榧子　槟榔　木香　厚朴　郁金

丸方　去木香、厚朴、郁金，加雷丸、沉

香,水泛丸。(戚云门先生方案)

回 春 录

一卖酒人姓陆,极窘而又遭颠沛,久而患一异疾,形消善痒,虱从皮肤而出,搔之蠕蠕,医治莫效。孟英诊曰:悲哀劳苦,阳气受伤,曲蘖浸淫,乃从虫化。与补气药加杉木、桑枝而愈。亦湿热生虫之治法。

吴东旸医案

马贡翁弟媳之恙,初诊其势颇重,发热头重无汗,面赤足冷,呕吐不休,勺水不得下咽,且吐蚘虫,三日不纳谷矣。询知素不服药,前有脾泄之恙,大便不调者三月,脉象弦细而紧。余用仲景乌梅丸意,寒热之品并用,参入小柴胡汤,加浮萍以泄卫气,不觉方列二十余味,令其先服二煎,恐药入仍吐而不受也。诘旦遣人至寓,谓药入尽吐,余嘱其将乌梅咬定齿上,急以前药进,翌日复诊,汗已解而呕吐平,惟寒热未清,少阳经证未罢也。即书小柴胡汤加味与之,越二日复诊,病人云:余无病矣,惟有肌肤作痒耳。改用轻清宣解而安。

寿石轩医案

前月二十五日起,伏邪发而未透。初似间日疟疾,或日发数次,阴乘阳则寒,阳从阴则热。自早至次日午前方退。发寒时即呕恶胀满,热退方止。前后吐出蚘虫两条。晕过一次,半响方苏。饮食不思。舌苔不厚,边白中淡黄,不甚干。脉来浮濡,按之即空不获。已用理中、左金治之。

西党参三钱　炒干姜七分　吴茱萸七分(水泡)　川雅连四分(姜汁炒)　炒白术三钱　炙甘草五分　川椒七粒(蚘厥)

医案类录

周希凡之子,春月得染风寒,医者屡表不休,发汗太过,始而肚腹疼痛,继而蛔虫直抵喉咙,饮食不能下咽,夜间不能成寐,日唯饮水而已,有时虫由下升,有时虫由上降,病者自知,迭向医述,医者不知何病,无从捉摸,并未有议及治蛔者。希凡见其子病势危殆,向余求治。诊其脉六部俱微,因忆仲景先生伤寒厥阴症中,有蛔厥一症。夫蛔者,人身中之长虫,俗名蛔虫食虫是也。伏处胃中,消化饮食,若其人胃中冷,胃中虚,蛔虫上越,故必吐蛔。伤寒六七日,肤冷,脉微而厥,时发寒者,此为脏寒,蛔上入其膈,故烦,须臾复止,得食而呕,又烦,蛔闻食臭出,其人当自吐蛔,此蛔厥症也。今希凡之子,四肢未见发厥,亦未吐蛔,非蛔厥也。其蛔直抵喉咙,时而上升,时而下降,此等病症,不唯见所未见,实是闻所未闻,但既有此病,必有致病之由,试推论之,缘希凡之子,感受风邪,医者误以为寒,迭次发表,麻黄、羌活,毒剂混投,胃中津液,尽逼出而为汗,连日不进饮食,胃中空而又空,虚而又虚,蛔不安于胃,自上而求食,以直抵喉咙也。此时之治,唯以安蛔为第一法,主用乌梅丸。希凡喜而从之,是夜三更后,其子陡然腹痛,大发烦躁,辗转床褥,叫苦之声,达于户外,举家惶惑,逼令希凡更医。希凡曰:夜漏已深,医者谁来,药即错误,已经下喉,安命听天,姑待明日再为计议,众口嚣嚣,希凡亦无如何。其子烦躁时许,鼾然熟睡,希凡以其子数夜未眠,戒家人无庸惊觉,比至黎明,其子大呼索食,适有卖汤元者,姑取与之,食尽八枚,尤索不已,希凡恐其过食,靳而弗与,问及前症,已不知诸蛔消归何地矣。希凡喜为余告,始悟其子大发烦躁,腹痛忍之时,正诸蛔各归其所,上下分行之时,家人以为误治,逼令换医,幸而深夜,希凡亦似有把握,此子之不死,虽曰人力,实其命之不当绝也。世之日

更数医，自戕其命者，其知有此变异焉否?(胃脘胸膈大小复胀痛类)

许氏医案

京畿道①胡岱青小姐年及笄时，腹痛如绞，时医均以受寒，重用姜、附、肉桂，其疼逾甚。延余诊视，脉涩无寒症，因言人腹中有蛔、蛲、长、寸、线、白等虫九种，长虫长一尺，不治。胡公言：曾便过尺长白虫。余嘱即买花榻饼一个，令服。再买榧子二斤，炒如粟子，令吃数日，便出长白虫数尺，长无算，遂愈。

张聿青医案

左　腹痛甚剧，大便解出长虫。此湿热蕴结而蛔蚀也。

雷丸一钱五分　芜荑三钱　使君子肉三钱　炒川椒三分　鹤虱二钱　乌梅肉三分　槟榔一钱　淡芩一钱五分，酒炒　乌梅丸一钱五分，开水晨服

二诊　腹痛稍减。再苦辛酸合方。

使君子三钱　乌梅肉三分，炙　炒川椒三分　芜荑二钱　淡干姜三分　花槟榔一钱　苦楝根三钱，炙　川雅连三分　鹤虱一钱五分　乌梅丸一钱五分，开水送下

江女　蛲虫自从肛出，大便坚燥不畅。此由湿热蕴遏。宜苦辛酸法。

川雅连五分　鹤虱一钱五分　使君子二钱　金银花二钱　云苓三钱　淡干姜三分　泽泻一钱五分　乌梅肉三分　炒川椒七粒(虫)

某　腹痛甚剧，时痛时止。脉关弦，右部带滑。此由湿热内郁，肝木不克疏泄，蛔动情形也。

川雅连四分　香附二钱　使君子一钱五分　槟榔一钱　乌梅肉三分　淡干姜四分　桂枝四分　金铃子一钱五分　鹤虱一钱(虫)

柳宝诒医案

金　脘痛吐涎头晕。此风木犯胃，将成虫积之候。与苦辛甘合法。

归身　白芍土炒　川连吴萸煎汁，拌炒　黄柏酒炒　干姜盐水炒　使君子肉　槟榔　青皮醋炒　乌梅肉　姜半夏　广陈皮　生姜(小儿)

余听鸿医案

余在师处见吾师诊太平洲万安桥陈姓妇，年三十余岁。膈中时痛时止，痛时如针刺，止则亦无所苦，饮食如常，二便亦利，肌肉瘦削。吾师曰：上膈空旷之地，无有形质之物可停，寒食闭塞，又不能饮食如常，既饮食如常，又不当肌肉瘦削。若云寒气痛，痛在络中，未必时痛时止，且痛如针刺，一定是食管有虫粘住不下，在至高之处。杀虫等药，又不能及，若以末药，又恐粘入食窍，填塞不通，有妨饮食。宜设一涌吐之法，不知可能得效否?嘱病家停三日再来取方。吾师乃穷思三日，得一吐法。先令病人以鱼肉等佳味下饭，使其食之极饱，再以香油煎蛋，煎之极香，使病人坐在煎蛋之炉前，吸煎蛋之香气，又以葱汁熏之，再令病人将所煎之蛋食下，约三枚，病人饱不堪言，再以雄黄五分，花椒三分，藜芦五分，为细末，调服之后，饮以炒盐汤，以鸡羽搅喉探吐，使其胃中谷食倾涌而出。探三次，胃中所食水谷，探之净尽，以乌梅安胃丸一钱，煎汤止呕。所吐之水谷痰涎半桶，以清水淘净，拣出虫二十余条，形如年鱼，头阔尾锐，色紫有黑点，旁有两目，中有一口，其虫软而能伸缩，见风片刻即死，究不知何名。吾师云：此由食马蝗子粘在食管而生。食人血肉，

① 京畿道：唐代地方行政区之一，治所位于京城长安。

久则长大，阻塞食管，而成痛格。所语亦想当然耳。然食管生虫，余所目击，若非吾师之巧思，虽读书万卷，亦徒然耳。孟子曰：大匠能与人规矩，不能使人巧。诚哉是言也。(膈内生虫)

常熟东乡某　额上至发际，下至眉心，三四寸许，痒痛非常，搔之流水，以麻丝刮之，指甲掐之，如虮虱有声。就诊于余。余曰：物朽则生虫，虫生于湿，额上药力难及，宜以末药擦之。用苍术、黄连、乌梅等分研细末，痒时搔破，即擦以药末。十余日痒止结痂，半月余痂落，平复如常。此等症服药无效，非外用末药不可。是以学内科者，不可不兼明外科也。(额上生虫)

医验随笔

先生前在三里桥旋诊局，来一江阴人，手提光粉一袋，时时取食，云不食则不安。诸医满座均莫识其证，先生曰：此虫证也，名曰石蛔，非使君等所能杀之。用雄精等而愈。

钱子才之女年十七岁，身躯矮小，一日呕出赤虫(虫类九种之一)，俨如精肉，长半寸许，其形如蝉，有目色黑，跳跃桌上。先生曰：此虫生于脾胃之间，由中脘气虚，饮食失宜湿热所生。丹溪有半月向上下之论，古法不外甘以诱之，苦以伏之，酸以软之，攻以逐之。就脉而论，细弱，便溏苔黄，过热非宜，姑标本同治。川连、吴萸、乌梅、川黄柏、白术、黄芪、甘草、芜荑、榧子、生矾、安胃丸，后再健脾胃兼杀虫之药而安。

东河头巷许奇孙之弟，年幼时患腹痛，面色萎黄，后患时疟，按之腹硬。先生初以为有积滞也，用枳实、槟榔、生大黄等，服后便下一物，状似小燕窝，螺纹盘旋，虫藏其中，大者长一二寸，小者寸许，约有数百条，从此痛止。始知是蛔结痛也。再用雷丸、芜荑、雄精、黄连、黄柏等药，数剂而愈。

陈妇寄居寺后门王姓宅后，年六十余，遍体肌肉生虱，不觉痛痒，每日席上不知凡计。先生诊之曰：此系湿热酿成，又年高气弱，正气不能化湿，湿蕴生虱。况脉细苔腻，非易治也。用人参须、薏仁、百部、雷丸、茅术等品，外用苦参、百部、黄柏、豨莶浓煎洗浴，其虱乃减。

邵氏医案

足跗犹浮，脉沉弦左细，苔白口渴，虫气作痛，大便仍滑，宜安胃利中。

川楝子一钱五分　大腹绒三钱　炒谷芽四钱　生益智一钱五分，去壳　延胡二钱　椒目五分　扁豆衣三钱　省头草三钱　乌梅一个　炒车前三钱　炒米仁四钱

四帖。

上池医案

腹痛而起，刮痧后即作恶寒之象，由里达表也。不作疟而腹仍痛，痛必呕，呕而吐蛔，不走少阳而入厥阴，但痛在右，右侧拒按。虽云右为气食在多，然两胁皆属肝部，宜兼治而分理之。

川连切片吴茱萸七粒泡湿同炒　柴胡　赤苓　乌梅去核勿炒　花椒　磨冲槟榔汁十匙

也是山人医案

吴(三二)　厥阴犯胃，吐蛔。

川连五分　制半夏一钱五分　炒焦乌梅肉五分　淡干姜一钱　黄芩一钱　炒黑川椒三厘　生白芍一钱五分

杨(四六)　寒热呕吐，格拒食物，已经吐蛔，厥阴之邪未达耳。

川连水炒，四分　乌梅肉一钱　炒黑川椒三

厘　淡干姜一钱　黄芩一钱　细辛三分　生白芍一钱五分　桂枝木五分(吐蛔)

盂河费绳甫先生医案

湖州施紫卿，胸腹作痛，陡然而来，截然而止，痛时口多清涎。余诊其脉细弦而结。此虫痛也，方用大雷丸三钱，使君子三钱，陈鹤虱三钱，南沙参四钱，川石斛三钱，陈广皮一钱，开口花椒子十粒。二剂，大便下虫一条而愈。(诸痛)

佚名，湿热生虫，常有寸白虫随大便而下，或不大便从肛门而出。脉来细缓。阴液虚而湿热内蕴，已可概见。治宜清化湿热，益阴清肝之法。

茯苓皮四钱　南沙参四钱　大雷丸三钱　使君子三钱　鸡内金三钱　川石斛三钱　象贝母三钱　陈广皮一钱　陈鹤虱三钱　冬瓜子四钱　桑枝一尺(虫)

阮氏医案

邹　脾胃湿困，复加食积，运化失常，腹中胀痛，连及胸脘，蛔亦不安，即动而作痛矣。

南京术一钱半　紫川朴一钱　炒谷芽二钱　白雷丸八分　广陈皮一钱　本堂曲二钱　大腹皮一钱半　花槟榔八分　广郁金一钱　白茯苓二钱

王　禀性阴寒，饮食易积，胃脘每生虫痛之病。

广郁金钱半　炒枳实八分　川椒肉八分，炒，去目　川楝子钱半　藿香梗钱半　制川朴八分　淡吴萸八分　春砂仁八分　白雷丸八分

脱发案(眉脱案、须发早白案同见)

疠疡机要

一男子因大怒发热，眉发顿落。盖发属肾而眉属肝，此肝肾素虚，为怒阴火愈盛，销铄精血而然也。用六味丸料加柴胡、山栀、黄柏，数剂渐生，又二十余剂而完。

一男子遍身瘙痒，服祛风辛燥之剂，眉发脱落。余谓前药复伤肝肾，精血虚而火内炽所致。朝用八珍汤加麦门冬、五味子，夕用六味丸料加当归、黄芪治之，风热退而眉发生矣。(类症治验)

一男子素不慎房劳，其发忽落，或发热恶寒，或吐痰头晕，或口干作渴，或小便如淋，两足发热，或冷至胫。属足三阴亏损而阴火内炽，朝用十全大补汤，夕用六味丸料加炒黑黄柏、枸杞子治之，诸症退而发渐生。(类症治验)

名医类案

一女子十七八岁，发尽脱，饮食起居如常，脉微弦而涩，轻重皆同。此厚味成热，湿痰在膈间，复因多食梅酸味，以致湿热之痰随上升之气至于头，熏蒸发根之血，渐成枯槁，遂一时脱落。宜补血升散之药，用防风通圣散去硝，惟大黄三度酒制炒，兼以四物汤酒制，合作小剂，煎以灰汤，入水，频与之。两月余诊其脉，湿热渐解，乃停药，淡味调养，二年发长如初。琇按：此案重见眉发自落门。(湿)

里中医案

陈邃玄令郎脱发

陈邃玄令郎，年十六岁，发尽脱落，脉数而大。余曰：肾之合骨也，其荣发也。多食甘

则骨痛而发落，此《内经》之言也。及揣股髀间骨，果觉大痛。用还少丹加生地、当归作丸，日服一两。兼进清胃汤，半载而发出。

脉诀汇辨

陈邃玄令郎，年十六岁，发尽脱落，无一茎存者。其脉数而大。余曰，肾之合骨也，其荣发也。多食甘则骨痛而发落，此《内经》之言也。揣其股髀间骨，果觉大痛。遂以还少丹加生地、当归作丸，日服一两。兼进清胃汤。半载之间，发尽出矣。（卷九）

薛案辨疏

一儒者，因饮食劳役及恼怒，眉发脱落。余谓劳伤精血，阴火上炎所致。用补中加麦冬、五味，及六味丸加五味，眉发顿生如故。

疏曰：眉发脱落，世皆不问所因，悉云风症而以表散风药治之。稍知医者，亦不过养血润燥而已，不知乃精血之伤，阴火上升而然也。然阴火上升，而用升提之品，独不虑阴火更致上升乎？盖精血既伤，无以制养阴火，势必上升，上升则乘脾克肺，而脾肺之气必伤，伤则必陷。此时若降阴火，则脾肺之气愈伤愈陷，往往有痰嗽便泻之症生焉，然只升其气，又恐助其阴火上炎之势，而脾肺之症更剧。两难之际，实云掣肘，先生乃用一升一降之法，使脾肺之气得充，阴火之升得降，并行而两不悖者也。至于加减之法，则在临症者随机应变耳。凡今劳弱之症，无非精血所伤，阴火上升之局，故详论之，不特眉发脱落也。此案因饮食劳役，脾肺之气已虚，及恼怒，肝肾之阴亦虚矣，故用药如是。然余谓精血属阴，既劳伤其精血，只宜补阴而已，何以复用补中以补脾肺之元气耶？不知有形藉无形而生，故精血必藉元气而生，是以用六味补阴而先用补中助气也。先生当用二方为滋化源也。

一男子年二十，巅发脱尽，用六味丸不数日，发生寸许，两月复旧。吴江史荣湖云：有男女偶合，眉发脱落，无药调治，至数月复生。

疏曰：须发实精血之所荣，故年老之人精血必衰，须发必白，而巅顶多脱。若病后发落是精血衰耗之故，可见肾气为须发之本，须发为精血之华舍，是而求其愚甚矣。观此二案，一用六味而须发生，非补肾之精血而效乎？一偶合而须发脱，非肾经之精血亏损而然乎？当信哉。（脾肺肾亏损遗精白浊吐血便血等症）

续名医类案

李林甫婿郑平为省郎，林甫见其鬓发斑白，因曰：上明日当赐甘露羹，郑郎食之能乌发。翼日食之，一夕两鬓如鷖。（《琅琊代醉编》）（卷十六・眉发须）

梅师治年少白发，拔去白者，以白蜜涂毛孔中，即生黑发。不生，取桐子捣汁涂上，必生黑者。

《千金》疗发黄，熊脂涂发梳之，散头入床底，伏地一食顷，即出便尽黑，不一升脂验。（卷十六・眉发须）

费伯雄医案

肾水久亏，肝阳上僭，肝营不足，发脱目昏。宜养阴调营，以滋肝木。

南沙参四钱　怀山药四钱　杭白芍一钱　炙生地四钱　石决明六钱　杭甘菊一钱　霜桑叶一钱　黑芝麻三钱　当归身一钱半　净蝉衣一钱　云茯神三钱　谷精草一钱半　福橘饼三钱（肝气肝风）

肾水久亏，肝营不足，风阳上僭，发脱目昏。宜养阴调营，壮水涵木。

南沙参　怀山药　蝉衣　石决明　当归身　炙生地　杭白芍　黑芝麻　霜桑叶　杭

甘菊　白蒺藜　云茯神　谷精珠　福橘饼(眼耳)

张聿青医案

张右　泄肝木,益肝阴,身热循退。夫肝为刚脏,必得血以濡之,血充则肤泽而发长。特素体湿盛,未便一味滋填耳。

真阿胶二两,溶化冲入　大生地重姜汁拌炙,四两　炒牛膝二两　广皮一两　西党参一两　炒杞子三两　制香附二两　沙苑子三两　炒菊花一两　金铃子一两五钱　川断肉三两,炒　茯苓神各一两五钱　厚杜仲三两　白归身一两五钱　生於术一两五钱　炒白芍一两五钱　制半夏一两五钱　木香五钱

上药共煎浓汁,加白蜜少许收膏。(膏方)

昼星楼医案

治细姑面疮能脱发发者。自制:

白附子二钱　白僵蚕二钱　白及二钱　白蔹二钱　白芷一钱五分　绿豆粉三钱

上药六味合研,冲水洗患处,须避风。

治烫火伤。用青竹叶烧灰,调茶油抹,愈后无瘢。

沈氏医案

以兄,右半唇与发际牵引作痛,至春则发,秋冬则愈,已经三载。诊其受病之源,乃少阳之火,郁于胃中,不得疏泄,至春发陈之月,内伏之邪,应时而外达,秋冬则为之敛藏故也。脉息沉弦带数,乙木郁于坤土无疑矣。治宜疏肝火,使其外达,自然平安也。

煎方:柴胡　山栀　香附　枳壳　石膏　连翘　黄芩　钩藤　木通　夏枯草

丸方:柴胡　山栀　连翘　香附　黄芩　枳壳　石膏　瓜蒌　广皮　甘草夏枯草汤法

胃中痰火熏蒸,而发为之脱落,理宜豁痰清火为治。

煎方:半夏　广皮　瓜蒌　石膏　生地　黄芩　山栀　夏枯草　花粉　麦冬

丸方:生地　麦冬　丹皮　黄芩　山栀　黄柏　石膏　花粉　知母　天冬　连翘　蜜丸

中 毒 案

名医类案

一妇素有心脾气痛,好烧酒,患举则四肢厥冷,每用诸香、附子、姜、桂之属,随服随止。一日前患复作,遂以前药服之,不安,仍饮烧酒二盏,酒下,腹胁胀满,坐卧不得,下木香槟榔丸一百丸,大便通后痛稍可,顷间下坠愈痛。向夜延吴诊视,脉数而有力,知前香燥太过,酒毒因利而发。即以黄连解毒汤入木香少许,二服而安。琇按:此条不当入痰案。(痰)

正德初,楚人姓潘行三者,身甚肥壮,卒之日,缩如婴儿,人皆莫知其由。后询之,平生服硫,以致如此,始信吕缙叔之事不妄。(人渐缩小)

方书言:食鳖不可食苋。温革郎中因并啖之,自此苦腹痛,每作时几不知人,疑鳖所致而未审,乃以二物令小苍头食之,遂得病,与革类而委顿尤剧,未几遽死。舁尸致马厩,未敛,忽小鳖无数自九窍中出厩中,唯遇马溺者即化为水。革闻,自临视,掊聚众鳖,以马溺灌之,皆即化为水。于是革饮马溺,遂瘥。或云:白马溺尤良。《琐碎录》

昌国人买得鳖十数枚,痛饮大嚼,且食红

柿,至夜忽大吐,继之以血,昏不知人,病垂殆。同邸有知其故者,忧之。忽一道人云:唯木香可解,但深夜无此药,偶有木香饼子一帖,试用之。病人口已噤,遂调药灌,即渐苏,吐定而愈。《百一选方》

食黄颡鱼不可服荆芥。吴人魏几道在外家,啖黄色羹罢,采荆芥,和茶而饮,少焉足底奇痒,上彻心肺,跣足行沙中,驰宕如狂,足皮皆破欲裂,急求解毒药饵之,几两月乃止。溪涧中石斑小鱼亦与荆芥反。

韶州月华寺侧民家设僧供,新蜜方熟,群僧饱食之。有僧两人还至半道,过村墟卖鲊,买食尽半斤,是夕皆死。生葱与生蜜相反,犯之腹胀死。

木鳖子不可与猪肉食,反之立死。一富人生二子,恣其食啖,遂成痞疾。其父得一方,用木鳖子煮猪肉同食,二子皆死。

山塘吴氏年二十余,患便毒。清晨服木鳖子药,午后饱啖猪肉,须臾叫噪而死。

曾见乡人食荞麦饼服石膏而死者,人莫知其故。又一妇人欲自尽,市砒,市人疑,以石膏与之,归,以和荞麦面作饼食之,亦死。以此知石膏与荞麦反。南瓜不可与羊肉同食,犯之立死。(食忌)

王偁定观者,元符殿帅恩之子,有才学,好与元祐故家游。政和末,为殿中监,眷遇甚渥,少年贵任,酒色自娱。一日,忽宣召入禁中,上云:朕近得一异人,能制丹砂,服之可以长生久视,炼冶经岁而成,色如紫金,卿为试之。定观欣然拜命,即取服之,才下咽,觉胸间躁烦之甚,俄顷烟从口中出,急扶归,已不救。既殓之后,但闻棺中剥啄之声,莫测所以。已而火出其内,顷刻之间,遂成烈焰,庐室尽焚,但得枯骨于余烬中。亦可怪也。

丁广明者,清里中老儒也,尝任保州教授。郡将武人,而通判者戚里子,多姬侍,以酒色沉纵。会有道人过郡,自言数百岁,能炼大丹,服之可以饱嗜欲而康强无疾,然后飞升度世。守二馆之,事以师礼,择日创丹灶,依其法炼之,七七日而成,神光烛天,置酒,大合乐相庆,然后尝之。广闻之,裁尽以献,乞取刀圭,以养病身。道人以其骨凡,不肯与。守二怜之,为请,谨得半粒,广欣然服之。不数日,郡将通判皆疽发于背,道人宵遁,守二相继告殂。广腰间亦生疖,甚重,亟饮地浆解之,得愈。明年考满改秩[①],居里中,疾复作。又用前法,稍痊。偶觉热燥,因澡身,水入疮口中,竟不起。金石之毒有如此者,因书以为世戒。(丹毒)

一将官服仙茅遇毒,舌胀出口,渐大,与肩齐。善医环视,不能治。一医独曰:尚可救,少缓无及矣。取小刀剺其舌,随破随合,剺至百数,始有血一点许。医喜,曰:无害也。舌应时消缩小,即命煎大黄、朴硝数碗,连服之,以药末并糁舌上,遂愈。

盖谅朗中兄诜,因感疾,医卢生劝服附子酒,每生切大附二两,浸斗酒。旦饮辄饮一杯,服之二十年。后再为陕西漕使。谅自太学归,过之南乐县,拉同行,中途晓寒,诜饮一杯竟,复令温半杯,比酒至,自觉微醉,乃与妻使饮。行数里,妻头肿如斗,唇裂血流,下驻路旁,呼随行李职医告之。李使黑、绿豆各数合生嚼之,且煎汤并饮,至晓肿始消。诜乃服之不辍,愚哉。到长安数月,失明,琇按:真水枯矣。遂致仕,时方四十余岁。

朱晦翁居山中,中乌喙毒,几殆。因思汉质帝得水可活之语,遂连饮水,大呕泄而解。

崇宁间,苏州天平山白云寺五僧行山间,得蕈一丛,甚大,摘而煮食之,至夜发吐,三人急采鸳鸯草生啖,遂愈。二人不肯啖,吐至死。此草藤蔓而生,对开黄白花,傍水处多有

① 秩:古代官吏的俸禄。

之，治痈疽肿毒有奇功，或服或敷或洗皆可，今人谓之金银花，又曰老翁须，琇按：又名鹭鸶藤。本草名忍冬。《已志》

王舜求云：莴菜出呙国，有毒，百虫不敢近，蛇虺①过其下，误触之，则目瞑不见物。人有中其毒者，唯生姜汁解之。

南海有石首鱼者，盖鱼枕也。取其石，治以为器，可载饮食。如遇蛊毒，器必爆裂，其效甚著。福唐人制作尤精，人但玩其色，鲜能识其用。

饮酒中毒，经日不醒者，用黑豆一升煮取汁，温服一小盏，不过三次，即愈。今人谓之中酒是也。

太子中允关杞，曾提举广南西路常平仓。行部邕管，一吏人为虫所毒，举身溃烂。有一医言能治，使视之。曰：此为天蛇所螫，疾已深，不可为也。乃以药敷其疮，有肿起处，以钳拨之，凡取十余条而疾不起。又钱塘西溪尝有一田家急病癞，通身溃烂，号呼欲绝。西溪寺僧识之，曰：此天蛇毒尔，非癞也。取木皮煮饮一斗许，令其恣饮，初日疾减半，两三日顿愈。验其木，乃今之秦皮也。然不知天蛇何物，或云草间黄花蜘蛛是也，人遭其螫，仍为露水所濡，乃成此疾，露涉者戒之。

兴化人陈可大知肇府，肋下忽肿起，如生痈疖状，顷间其大如盆。识者云：此中桃生毒也。俟五更以绿豆嚼，试若香甜则是。已而果然。乃捣升麻为细末，取冷熟水调二大钱，连服之，遂洞下，泻出生葱数茎，根须皆具，肿即消缩。煎平胃散调补，且食白粥，后亦无他。

雷州民康财妻，为蛮巫林公荣用鸡肉桃生，值商人杨一者善疗，与药服之，才食顷，下积肉一块，剖开，筋膜中有生肉存，已成鸡形，头尾嘴翅特肖似。康诉于州，州捕林置狱，而呼杨生，令具疾证用药。其略云：凡吃鱼肉瓜果汤茶皆可，初中毒，觉胸腹稍痛，明日渐加搅刺，十日则物生能动，腾上则胸痛，沉下则腹痛，积以瘦悴，此其候也。在上膈则取之，其法：用热茶一瓯，投胆矾半钱，化尽，通口呷服，良久以鸡翎探喉中，即吐出毒物；在下膈即泻之，以米饮下郁金末二钱，毒即泻下。乃择人参、白术各半两，碾末，同无灰酒半升纳瓶内，慢火熬半日许，度酒熟，取温服之，日一盏，五日乃止，然后饮酒如故。《丁志》

江岭之间有飞蛊，其来也有声，不见形，如鸟鸣啾啾唧唧然，中人即为痢便血，医药多不瘥，旬日间不救。《朝野佥载》

陈斋郎，湖州安吉人。因步春，渴，掬涧水两勺饮之，数日觉心腹微痛，日久痛甚，药罔效。医诊之，云：心脾受毒，今心脉损甚。斋郎答曰：去年步春，渴，饮涧水得此。医云：斋郎饮却蛇交水，蛇在涧边遗下不净在涧水内，蛇已成形，在斋郎腹中，啮其心而痛也。遂以水调雄黄服，果下赤蛇数条，能走矣。《名医录》

贞元间，崔员外从质云：目击有人被蜘蛛咬，一身生系，腹大如孕妇，其家弃之，乞食于道。有僧遇之，教饮羊乳，数日平。

南唐相冯延巳苦脑中痛，累日不减。太医令吴廷绍密诘厨人曰：相公平日嗜何物？对曰：多食山鸡、鹧鸪。廷绍于是投以甘草汤而愈。盖山鸡、鹧鸪多食乌头、半夏，故以此解其毒。《南唐书》甘草，《筠斋漫录》作甘豆。

一人误食石斑鱼子，中其毒，吐不止。或教取鱼尾草研汁，服少许，立愈。鱼尾草又名樚木根，形似黄荆，八月间开紫花成穗，叶似水杨，无大树，经冬不凋，渔人用以药鱼。

四明温、台间山谷多生菌，然种类不一，食之，间有中毒，往往至杀人者。盖蛇毒气所蒸熏也。有僧教掘地，以冷水搅之令浊，少顷取饮，皆得全活。此方见《本草》陶隐居注，谓

① 虺(huǐ 悔)：毒虫。

之地浆。亦治枫树菌食之笑不止,俗言食笑菌者。居山间,不可不知此法。

一朝官与一高僧西游,道由归峡,程顿荒远,日过午,馁甚,抵小村舍,闻其家畜蛊,而势必就食,去住未判。僧曰:吾有神咒,可无忧也。食至,僧闭目诵持,俄见小蜘蛛延缘碗吻,僧速杀之,于是竟食无所损。其咒曰:姑苏喙,摩耶啄,吾知虫毒生四角。父是穹窿穷,母是舍耶女,眷属百万千,吾令悉知汝。摩诃萨,摩诃萨。是时同行者竞传其本,所至无恙。别传解毒方:用豆豉七粒,巴豆二粒,入百草霜一处研细,滴水丸绿豆大,以茅香汤下七丸。

泉州一僧治金蚕毒,云:才觉中毒,先吮白矾味甘而不涩、黑豆不腥者是也。但取石榴根皮,煎汁饮之,即吐出蚕,无不立愈。李晦之云:以白矾、牙茶捣而为末,冷水服,凡一切毒皆可治。并载于此。《西溪丛语》

嘉祐中,范吏部为福州守,日揭一方于石,云:凡中蛊毒,无论年代远近,但煮一鸭卵,插银钗于内,并含之约一食顷,取视,钗卵俱黑,即中毒也。方用五倍子二两,硫黄末一钱,甘草三寸,一半炮出火毒,一半生,丁香、麝香各十文,轻粉三文,糯米二十粒,共八味,瓶内水十分煎取七,候药面生皱皮为熟,绢滤去渣,通口服。病人平正仰卧,令头高,觉腹中有物冲心者三,即不得动,若出,以盆桶盛之,如鱼鳔之类,乃是恶物。吐罢,饮杀一盏,泻亦无妨,旋煮白粥补,忌生冷油腻鲊酱。十日后服解毒丸三两丸,经旬平复。丁、木、麝三香,嘉祐中价十文,今须数倍乃可。《类编》

王仲礼嗜酒,壮岁时疮皰发于鼻,延于颡心,甚恶之,服药不效。僧法满使服何首乌丸,适坟仆识草药,乃掘得之。其法忌铁器,但入砂钵中,藉黑豆蒸熟,既成,香味可人。念所蒸水必能去风,澄以沫面,初觉极热,渐加不仁,至晓大肿,眉目耳鼻,浑然无别。王之母高氏曰:凡人感风癞,非一日积,吾儿遇毒,何至于是?吾闻生姜汁、赤小豆能解毒,山豆根、黑蚌粉能消肿。亟命仆捣捩姜汁,以三味为末,调敷之,中夜肿退,到晓如初。盖先采何首乌,择而不精,为狼毒杂其中以致此。《类编》

名医言:虎中药箭,食青泥;野猪中药箭,豗荠苨而食;雉被鹰伤,以地黄叶帖之。又矾石可以害鼠,张鷟曾试之,鼠中如醉,亦不识人,知取泥汁饮之,须臾平复。鸟兽虫类犹知解毒,况于人乎?被矢中者,蚕啮者,以甲虫末敷之;被马咬者,烧鞭稍灰涂之,取相服也。

处士刘易,隐居王屋山。尝于斋中见一大蜂黏于蛛网,蛛搏之,为蜂所螫,坠地,俄顷蛛鼓腹破裂,徐徐行入草,啮芋梗微破,以疮就啮处磨之,良久腹渐消,轻躁如故。自是人有为蜂螫者,挼芋梗敷之,愈。蜘蛛啮者,雄黄末敷之。

一人因剥死牛,瞀闷。令看遍身俱紫泡,使急刺泡处,良久遂苏,便以败毒药而愈。

王彦伯,荆州人,为道士,善医,尤别脉,断人生死寿夭,百不失一。裴胄尚书子忽暴中病,王脉之良久,曰:中无腮鲤鱼毒也。投药数味而愈。裴异之,诘其子,因食脍而得。乃脍鲤无腮者,令左右食,其候悉同。

崔魏公暴亡,医梁新诊之,曰:中食毒。其仆曰:尝好食竹鸡。梁曰:竹鸡多食半夏苗,盖其毒也。命搅生姜汁,拆齿灌之,遂复活。

浙人王夫人,忽日面上生黑斑数点,日久满面俱黑。遍求医士,不效。一医云:夫人中食毒尔。治之一月,平复。后觉其方,止用生姜一味捣汁,将渣焙干,都用姜汁煮糊为丸。问其故,云:夫人日食斑鸠,盖此物尝食半夏苗,是以中毒,故用生姜以解之。

姑苏一人游商在外,其妻畜鸡数只,以俟

其归。凡数年而返,一日杀而食之殆尽。抵夜,其夫死,邻家疑其有外奸,首之官。妇人不禁拷打,遂自诬。太守姚公疑之,乃以情问妇,妇以食鸡对。太守觅老鸡,令囚遍食之,果杀二人,狱遂白。盖鸡食蜈蚣,久而蓄毒,故养生家不食此。

交州刺史杜燮中毒药而死,董奉以太乙散和水,沃燮口中,须臾乃苏。燮自谓初死时有一车直入一处,纳燮于土窟中,以土塞之,顷间闻太乙使至追杜,遂开土穴,燮得出。

中书舍人于遘中蛊毒,忽遇钉铰匠云,约来早勿食,请遘向明张口,执钤伺之,夹出小蛇二寸许,赤色如钗股,遽命火焚之,遂愈。

赵延禧云:遭恶蛇虺所螫处,帖上艾炷,当上灸之,立瘥。

池州进士邹阆,食贫有守。一日将之外邑,凌晨启户,见一小箬笼子在门外,无封锁,开视之,乃白金器数十事,约重百两。殆晓,寂无追捕者,遂挈归。谓其妻曰:此物无因而至,岂天赐我乎?语未绝,觉股上有物蠕蠕动,金色烂然,乃一蚕也,遂拔去之。未回手,复在旧处,以足践之,虽随足而碎,复在阆胸腹上矣。弃之水,投之火,刀伤斧碎,皆即如故。衾裯饮食之间,无所不在,阆甚恶之。友人有识者曰:吾子为人所卖矣?此所谓金蚕者是也。始自闽广,近至吾乡,物虽小而为祸甚大,能入人腹中,残啮肠胃,复完然而出。阆愈惧,乃以箬笼事告之。其友曰:吾固知之矣,子能事之,即得所欲,日致他败以报耳。阆笑曰:吾岂为此也。友曰:固知子不为也,然则奈何?阆曰:复以此虫并物置笼中弃之,则无患矣。友曰:凡人畜此,久而致富,即以数倍之息并原物以送之,谓之嫁金蚕,乃去。直以此原物送之,必不可遣。今子贫居,岂有数倍之物乎?实为子忧之。阆乃叹曰:吾平生清白自处,不幸有此。辄取其虫吞之,竟无恙,以寿终。岂以至诚之感,妖孽不能为害乎?《幕府燕闲录》

政和间,祐陵以仁经惠天下,诏取海内凡药之治病彰彰有声者,悉索其方书上之,于是成都守臣监司奉命得售解毒丸。验其方,则王氏《博济方》中保灵丹。尝救两人食胡蔓草毒,得不死。《铁围山丛谈》

金蚕毒始蜀中,近及湖广闽粤浸多。有人或舍去,则谓之嫁金蚕,率以黄金钗器锦缎置道左,俾他人得焉。郁林守为吾言,尝见福清县有讼遭金蚕毒者,县官求治,不得踪,或献谋,取两刺猬入捕,必获矣。盖金蚕畏猬,猬入其家,金蚕则不敢动,惟匿榻下墙罅[①],果为两猬擒出之。亦可骇也。《铁围山丛谈》

虞恒德治一妇人,因采桑,见桑有金虫如蚕者,被其毒,谓之金蚕毒,腹中疠痛欲死。虞曰:以樟木屑浓煎汤与之。大吐,出有金丝如乱发者一块,腹痛减十分之七八,又与甘草汤,连进二三盏而安。

夜藏饮食器中,覆之不密。鼠闻其气,欲盗不可,则环器而走,涎滴器中。食之得黄疾,通身如腊,针药所不能疗。

江少微幼时,见佃仆值荒年采蕨食之,误采毛蕨,子女三人同食,觉麻,而弱者死。大父闻之,曰:毒麻。投以姜汤饮之,愈。(中毒)

保婴撮要

一小儿母因醉后饮乳,困睡不醒,遍身如丹瘤,先君谓酒毒为患,用葛花解醒汤,令母子俱服而愈。(脾弱多困)

一小儿患疟,服信石之药,遍身赤痛,烦躁昏愦,用米醋一杯,徐灌而苏。良久遍身如故,又用金银花、甘草为末,每服一钱,米醋调下,三服而安。(伤食发丹)

一小儿五岁,忽吐泻,又俄顷胸腹赤色

① 罅(xià 下):开裂。《说文》:"罅,裂也"。

见，遂遍身俱赤。余意其中信石之毒而然，若胎瘤食毒，则无此急速。乃灌冷米醋一杯，吐泻即止，少刻赤渐退，半日始苏，其形尚似死，又用羊血，接其元气而愈。（伤食发丹）

景岳全书

凡胃寒者，多为呕吐，而中寒毒者，又必吐而兼泻。余在燕都，尝治一吴参军者，因见蘑菇肥嫩可爱，令庖人贸而羹之，以致大吐大泻。延彼乡医治之，咸谓速宜解毒，乃以黄连、黑豆、桔梗、甘草、枳实之属，连进之而病益甚。遂至胸腹大胀，气喘，水饮皆不能受，危窘已甚，延救于余。投以人参、白术、甘草、干姜、附子、茯苓之类，彼疑不敢用，曰：腹胀气急，口干如此，安敢再服此药。乃停一日，而病愈剧若朝露矣。因而再恳与药如前，彼且疑且畏，而决别于内，间曰：此若如此，则活我者此也，杀我者亦此也。余之生死，在此一举矣。遂不得已，含泪吞之，一剂而呕少止，再剂而胀少杀，随大加熟地黄，以兼救其泻亡之阴，前后凡二十余剂，复元如故，彼因问曰：余本中毒致病，乡人以解毒而反剧，先生以不解毒而反愈者何也？余曰：毒有不同，岂必如黄连、甘、桔之类乃可解耶？即如蘑菇一物，必产于深坑枯井，或沉寒极阴之处乃有之。此其得阴气之最盛，故肥白最嫩也。公中此阴寒之毒，而复解以黄连之寒，其谓之何？兹用姜、附，非所以解寒毒乎？用人参、熟地，非所以解毒伤元气乎？然则，彼所谓解毒者，适所以助毒也。余所谓不解毒者，正所以解毒也。理本甚明，而人弗能辨。凡诸病之误治者，无非皆此类耳。公顿首，愀然叹曰：信哉！使非吾丈，几为含冤之魄矣。（杂证谟）

素圃医案

休邑蔡毓徵兄，寓瓜镇，倏得异疾，时四月初旬，或周身头面作痒，痒至不可解，遂赤身卧于棕床屉，滚擦不休，少刻头面遍身皆红肿而痒不息。余至诊脉，则浮数无伦。《内经》有刺风一证，不若此甚，而多红肿，脉又数甚，殊不似也。因见肆中鯿鱼甚多，《本草》鯿鱼别名癞鱼，食之令人多发癞。疑其食鯿鱼，询之果然。问其食时有异否，云食鱼脑觉舌麻，此中鱼毒无疑矣。急用甘蔗汁、芦根汁橄榄汤，频频杂进，时许即止。而遍身皮破，痛楚旬日，落去外肤方愈。大凡食物有异，即当弃而勿食，此可鉴矣。（男病治效）

东皋草堂医案

一匠人之妇，食菌毒，舌麻晕倒，用甘草、防风、贝母、檀香、绿豆粉、金银花、半夏、苍术、厚朴、陈皮、梨叶、荷叶、藿香、生姜。（妇人）

续名医类案

唐崔铉镇渚宫，有富商船居，中夜暴亡，迨晓气犹未绝。邻房有武陵医工梁新闻之，乃与诊视，曰：此乃食毒也。三两日中，曾外食耶？仆夫曰：主翁少出访，亦不食于他人。梁曰：寻常嗜食何物？仆夫曰：好食竹鸡。曰：竹鸡吃半夏，必半夏毒也。命捣姜捩汁，折齿而灌，由是而苏。崔闻而异之，召至乃安慰称奖，资以仆马，劝入京，致书于朝士，声大振，仕至尚药奉御。有一朝士诣之，常曰：何不早见示，风疾已深，请速归，处置家事，委顺而已。朝士闻而慌，遽告退，策马而归。时有鄜州马医赵鄂者，新到京都，于通衢自榜姓名，云攻医术。此朝士下马告之，赵亦言疾危，与梁生之说同。谓曰：即有一法，请官人急吃消梨，不限多少，咀嚼不及，捩汁而饮，或希万一。此朝士又策马而归，以书筒质消梨，马上旋龁。行到家旬日，惟吃消梨，顿觉爽朗，其恙不作。却访赵生感谢，又诣奉御，且言得赵生所教。梁惊异，且曰：大国必有一人相继者。遂召赵生，资以仆马钱帛，广为延誉，官至太仆卿。(《北梦琐言》见。见《筠斋漫录》。雄按：梨甘寒而清风热，即此可知治中风之肯綮矣。至崔之好贤慷慨，梁之服善颖悟，赵之学识精深，朝士之知恩感德，皆非今人所能及也。)

绍兴十九年三月，有客自番禺至舟中，士人携一仆，仆病脚弱不能行。舟师悯之曰：吾有一药，治此病如神，饵之而瘥者，不可胜计，当以相与。既赛庙毕，饮胙颇醉，乃入山求得药，渍酒授病者，令天未明服之。如其言，药入口，即呻吟云：肠胃极痛，如刀割截。迟明而死。士人以咎，舟师恚，随即取昨日所余渍，自渍酒服之，不逾时亦死。盖山多断肠草，人食之辄死。而舟师所取药，为根蔓所缠结，醉不暇择，径投酒中，是以及于祸，则知草药，不可妄服也。(《洗冤录》出中志，见《医说》。雄按：断肠草即胡蔓也。观此则蛊门定年药，未必即此物也。)

黄启东治分巡检事戚公，过县，晨兴欲发，疾作不语，呼黄视之。黄曰：脉与证不应。乃询其左右云，夜烹食鸡。黄曰：此必食即就寝，有蜈蚣过其鼻口中毒耳，为处剂投之立苏。戚犹未信，乃更置烹鸡寝处，果有蜈蚣三枚，自榻顶下。(《湖广通志》。雄按：虽未明载药治，不可为案，而医者勘病，于脉证不应处，不可不审问慎思也。且可使饮食之人，有所鉴戒。)

盛启东明初为御医，晨值御药房，忽昏眩欲死，募人疗之莫能应。一草泽医人应之，一服而愈。帝问状，其人曰：盛空心入药房，猝中药毒，能和解诸药者，甘草也。帝问盛，果空心入，乃厚赐草泽医人。(《明史》。雄按：御药房所贮，岂尽大毒之品？审如是，则药肆中人将何以处之？)

凌汉章归安人，为诸生弃去，北游泰山，古庙前遇病人气垂绝，凌嗟叹久之。一道人忽曰：汝欲生之乎？曰：然。道人针其左股立苏。曰：此人毒气内攻，非死也，毒散自生耳。因授凌针术，治疾无不效。(《明史》。雄按：虽未明言所中何毒，所针何穴，然毒散自生，理固有之，医者不可不知隅反也。)

张鄖西言一巡按过山中，见水下有大木耳一丛，甚嫩好，以为天花菜，取归煮食之，尽一盘，即入卧房，明日巳牌时未起，书吏倒门而入，止见白骨一副，其人尽化为水，流满床下。至山中生木耳处，寻得一蛇，大如桶，杀之。(《戒庵漫笔》李诩。)

陆放翁《老学庵笔记》云：族子相，少服菟丝子，十数年，所服至多，饮食倍常，血气充盛，觉背肿赤焮，乃大疽也。适四月，金银花开，乃取花依《良方》所载法服之，计已数斤，背肿尽消。以是知非独金石之药，不可妄服，即菟丝亦能致疾也。按：是人或过于酒色，或伤于郁怒，遂致此证，未必尽由服菟丝也。然药物亦多致偏胜之患。

辛未冬，德兴西南磨石窑，居民避兵其中，兵人来攻窑中，五百人悉为烟火熏死。内一李师，迷闷中摸索得一冻芦菔，嚼之汁，一咽而苏。更与其兄，兄亦活，五百人因此皆得命。芦菔细物，治人之功乃如此。中流失船，一壶千金，真不虚语。河中人赵才卿，又言炭烟熏人，往往致死。临卧削芦菔一片，着火中，即烟气不能毒人。如无芦菔时，预暴干为细末，以备急用亦可。(《续夷坚志》)

嘉靖四十三年，陕西游僧武如香，挟妖术，至昌黎县民张柱家，见其妻美，设饭间，呼其全家同坐，将红散入饭内食之。少顷，举家昏迷，任其奸淫。复将魇法，吹入柱耳中，柱发狂惑，见举家妖鬼，尽行杀死，凡一十六人，并无血迹。官司执柱囚之，十余日，柱吐痰二碗许。问其故，乃知所杀者，皆其父母兄嫂妻子姊侄也。柱与如香皆论死，世宗命榜示天下。观此妖药，亦是莨菪之流耳。唐安禄山诱奚契丹，饮以莨菪醉酒而坑之。(《本草纲目》)

王思中治海盐彭氏，巨室也，其媳方婚而病，烦懑欲绝，诸医莫知所为。思中诊治，令尽去帷幔[①]窗栿，并房中竹器，密求蟹炙脆，研入药中服之顿愈。(《吴江县志》。此中漆毒之致也。雄按：此亦偶中而愈，未必竟是漆毒。)

姚福庚已编云：太仓民家得三足鳖，命妇烹食毕，入卧少顷，形化为血水，止存发耳。邻人疑其妇谋害，讼之官。时知县黄延宣，鞫问不决，乃取三足鳖，令妇如前烹治，取死囚食之，入狱亦化如前人，遂辨其狱。按《尔雅》三足鳖名能，又《山海经》云：从水多三足鳖，食之无蛊，近亦有人误食而无恙者，何哉？(《本草纲目》)

吉安朱氏有为子腹痛，人教以取楝树东南根煎汤者，其子初不肯服，其父挞之，既入口，少顷而绝。盖出土面之根能杀人，朱氏不考古之误也。今医家用桑白皮，本草云：出土者，亦能杀人，可不慎哉。(《静斋至止直记》孔行素。)

邱杰年十四，遭母丧，以熟菜有味，不尝于口。岁余，忽梦母曰：汝啖生菜，遇虾蟆毒，灵床前有三丸药，下蝌蚪子三升，无恙。(《駸栗暇笔》)

姚应凤治一人妇，身痛，左臂似有系之者。应凤曰：君食肉中鼠毒，右臂生鼠。用刀决之，有小鼠坠地而逸。(《钱塘县志》)

龚子才治一男子，倏然低头，往暗处藏身，不言，问亦不答，食俱背人窃啖，人见之则食不下。诸人以为中邪，用三牲祭之，其物经宿。乃妻食之，病亦如是，诸医莫知。必中鼠涎有大毒也。以吴茱萸塞人猫口，猫涎自出；将茱萸令夫妇服之，悉愈。

一药室家人正锉药，忽仆地不省人事，诸人以为中风痰厥。龚曰：此非病也，以药气熏蒸，中于药毒。令以甘草煎汤灌之，立醒。(兴盛启东证治同。雄按：此所切者，必毒烈之药。况切药必低头而视，故毒能吸入，与盛证有真伪之殊。)

一妇人以烧酒贮锡壶内，经旬取服，止饮一小杯，即醉闷不省人事，众莫能识其证。龚曰：此中铅毒也。令以陈壁土搅水澄清，入甘草煎汤灌之即醒。

吴孚先治一人，长夏无故四肢厥冷，神昏不语。或作阴证，或作厥热，或作中风，或作痰治，俱不效。吴诊之，消息再四，问前者曾食何物？其家人曰前日晚间曾食猪肺。乃恍然，令以忍冬花二两，煎汤灌之乃瘳。盖所食，乃瘟猪肺也。

有人好食豆腐，中毒不能治。更医，至中途遇作腐人家相争，因妻误将莱菔汤置锅中，腐便不成。医得其说，以莱菔汤下药而愈。(《医说续编》)

唐李宝臣为妓人置堇(音靳，即乌头也。)于液，宝臣饮之即喑，三日死。又唐武后置堇于食，贺兰氏服之暴死。(同上。)

刘立之治一老妇人，病腰痛，已历年，诸药不效。刘诊之云：病虽危殆，然一夕可安。主人讶焉，乃请其药，答曰：不须药，用铅粉二三十两，壮士五人，大铃五七枚足矣。于是主家悉备，刘命撤床幔帐，移置屋中，以米饮和粉置病妇腰周回，令其舒卧。壮士一人负铃绕床急走，使其声不绝，人倦即易之。至夜半夜，其妇稍能自起立，既而腰痛顿释。举家拜云：师神医也，愿闻其意。刘云：此病因服水银所致，水银滞腰窌间不能出，故疼不已。今用铅粉，粉乃水银所化，为金之母，取金音以母呼子，母子合德，出投粉中，则病愈矣。(《医史》、《医说续编》。雄按：治法神矣。何以知其服水银，竟不叙明，是曷故也？如其炼饵，当入丹石毒门，如其误服，不能病至历年。)

明太祖制曰：医人王允坚卖药为生，锦衣卫监犯厨子王宗，自知罪不可逃，虑恐刃加于颈，令家人买毒药，允坚即时卖与，隐饮中，入外监门，力士杨受财放入。内监门力士郭观保验出，外监者慌忙，反说内监者易其药。朕詢之，观保曰：彼往卖药王允坚家买者。朕令

① 帷幔：指用布或纱做成的围帐。

王允坚拿至，乃黑药一丸。因授与王允坚，自吞服之，久毒不作，朕知易药矣。谓允坚曰：前坚此药何颜色？允坚曰：红丸。曰：几枚？对曰：三枚。噫，毒本三丸色赤，今止一丸，色且黑，何也？于是急遣人取至，黑赤色，随令王允坚吞服。本人持药在手，颜色为之变，其态忧惊，犹豫未吞，督之乃服。既服后，随谓之曰：此药以何料成？曰：砒霜、巴豆，饭粘为丸，朱砂为衣。曰：服后何时人丧？曰：半昼。语既，允坚泪堕。朕谓曰：尔所以凄凉者，畏死如此乎？曰：一子见军，一子在外，故悲焉。呜呼，其王允坚初卖毒药毒人，及其自服也，药方入腹，眷恋之状，畏死之情，一时发见。呜呼！愚哉至此而若此，亦何济哉？然终不以此药致本人之死，何故？若督令服此药而死，是药之也。解而后刑之，法也。随问允坚，此毒还可解乎？曰：可。何物可？曰：凉水、生豆汁、熟豆汤可。朕谓曰：此解不速，余何速解？曰：粪清插凉水。粪清用多少？曰：一鸡子。于是遣人取至，候毒作方与解之。少顷，允坚身不自宁，手搔上下摩腹，四顾张皇。朕谓曰：毒何尔患？曰：五脏不宁，心热气升。曰：此毒身死伤何经络？允坚对曰：五脏先坏，命绝矣，身墨黑。谓曰：几时可解？何时不解？曰：三时候不解。朕见毒作，令人与之解，本人痛利数番，其毒洁然，人复如初。明日枭首，以正其罪。呜呼，昔者古人制药，惟积阴骘以生人。今之货药者，惟务生理，不施阴骘，少有逆其意。沽名恐诈者有之，即时毒害者有之，图利而卖与人伤生者有之。噫！如此不才者，犯法遭刑，而杀身亡家，非止一人而已。京市货药者，往往不戒，蹈袭前非，将奈之何？此诰一出，所在货药之人，听朕言者，推己以及人，永为多福。不然，此刑此犯，有不可逃者。（三编）

周栎园曰：癸未冬，亲串有从余游都门者，其人谨愿生平绝迹北里。突生天疮，不解所自。予忽悟其故，解之曰：君质弱，常服紫河车，京师四方杂集，患天疱疮者甚伙，所服药中，安知无天疱衣胞？此疮能延子孙，气味所冲，尚能中人，生子多无皮肤。衣胞尤为毒气所归，君之患必缘于此。众人皆以为然。夫忍于殇人之子以自裨。盖仁者尚不为，况未必有功，而适以滋害如此，可不知所戒。（原注：江南皆以胞衣为人所食者，儿多不育，惟京都不甚论。书影。雄按：举此类推，则胞衣无毒者鲜矣。余临证几三十年矣，从未用过此药。或病家欲用，则以羊肾代之，温补有情，功较胜焉。附质大方，以为然否？）

陈自明治二男子，剥自死牛，即日遍身患紫疱，不计其数，已而俱溃，各灌神仙毒丸一钱，一吐泻而苏，一药不下者死。（方见蛊门。雄按：此丸解诸毒，杀诸虫，皆极神妙。）

吴内翰《备急方》云：全椒医高照一子无赖，父笞之，遂服砒霜自毒，大渴，腹胀欲裂。余教令服此药，以水调，随所欲饮与之，不数碗即利而安。其方用白扁豆，晒干为细末，新汲水调下二三钱匕。（卷二十二·中毒）

《北梦琐言》有人为野菌所毒而笑者，煎鱼椹汁服之即愈。或云枫树菌，食之令人多笑。

来安县李主薄弦云度云：白塔寨丁未春，有二卒一候兵，同食河豚，既醉，烧子并食之，遂皆中毒。人急以告巡检，二卒已困殆。仓卒无药用，或人之说，独以麻油灌之。油既多，大吐，毒物尽出，腹间顿宽，以此竟无恙。（《集成》）（卷二十二·中毒）

一人吃水银僵死，微有喘息，肢体如冰。闻葛可久善治奇疾，往候之。可久视之曰：得白金二百两可治。病家谢以贫故，不能重酬。可久笑曰：欲得白金煮汤治耳。已而叩富者乃得之，且嘱之曰：以之煎热汤浴体，如手足动，当来告我。有顷，手足引动，往告之，复谓曰：眼动及能起坐，悉告我。一如其言，乃取川椒二斤，置溲桶中，坐病人其上。久之病脱出，其水银已入椒矣。盖银汤能动水银而不滞，川椒能来水银而聚之。吁！人谓可久之

术良，惜乎不多传也。《酉阳杂俎》云：椒可以来水银，于此可征矣。(《医说续编》。可与刘某治案同参。)(卷二十二·中毒)

洪容斋云：予仲兄文安公镇金陵，因秋暑减食，当涂医汤三益，教以服矾石圆，已而饮啖日进，遂加意服之。越十月而毒作，鼻衄血斗余。自是数日不止，竟至津液皆竭。迨于捐馆，偶见前语，使人追痛，因书之以戒来者。(同上。)按：阴虚火盛之人，初服桂、附、姜、萸等燥热刚药，始则甚得其力，所谓劫治也。昧不知止，久而决裂，莫可挽回。余目击其敝者，数十人矣。此亦与初服矾石圆，而饮啖日进同也。

毛公弼守泗洲，泄痢久不愈，及罢官归，遂谒庞安常求治。安常诊之曰：此丹石毒作，非痢也。乃煮葵菜一釜，令公弼食之。且云：当有所下。明日，安常规之曰：毒未去，问食几何？曰：才进两盂。安常曰：某煮此药，铢两升合，自有制度，不尽不可。如是再煮，强令进之。已乃洞泄，烂斑五色。安常视之曰：此丹毒也，疾去矣。但年高人久痢，又乍去丹毒，脚当弱，不可复饵他药。因赠牛膝酒两瓶，饮尽遂强如初。(《独醒杂言》曾达臣。雄按：葵菜善解毒，小儿食之稀痘。)

虞都巡者曾达臣，先人同僚也，自言常服石燕。其法取雄者十枚，煅以火透红，则出而渍酒中，候冷复煅，既煅复渍，如是者无算。度干酒一升，乃取屑之，每早作以二钱匕，擦齿上，漱咽以酒。虞时年五十，服此药二年，肤发甚泽，才如三十许人，自谓服药之功。一日勿觉热气贯两目，睛突出，痛不堪忍而死。因人服金石药，鲜有不为其所毒者。(同上。)

临川周推官平生孱弱，多服丹砂、乌、附药，晚年发背疽。医悉归罪丹石，服解毒药不效。疡医老祝脉之，曰：此乃极症，正当多服伏火丹砂及三建汤。乃用小剂试之，复作大剂。三日后用膏敷帖，半月而疮平。凡服三建汤一百五十服。(《齐东野语》见《本草纲目》。意其人必诐之体，故耐大热之剂。)

张路玉治孙古修，误服伏火丹砂中毒。察其本元素亏，近因虚火上炎，舌下肿胀，延及两颐。医用苦寒清热太过，神思不宁。药中每服加丹砂五钱，甫进一剂，觉胸中有物触者数次。请政于医，复出丹砂视之，色黑而晦，丹炉中伏火砂也。医令易砂，更服四剂，日夜烦躁不宁，背时洒淅恶寒，头面烘热，大汗，胫膝逆冷如冰，忽忽气逆欲绝。张诊之，六脉涩数模糊。次验唇舌，俱色如汗泥，而肿厚湿滑。若系热极似阴，必无湿滑之理。若系寒犯三阴，必无反厚之理。惟酒食内蕴，微酱色现则有之。审其二便调适，胸腹柔和，决无食停胃腑之理。以脉合症，洵为阴受热郁最急者。恐其喘汗欲脱，乃以生脉、六味合剂，以救肺肾。一服神稍安，汗稍敛。再进人事稍知，稀粥稍进，犹未言及伏火砂也。见其舌沿稍转微红，而气微足冷如故，前方入桂心五分，五味数粒。服后足稍温和，气稍接续，语稍有次，方详述伏火砂之误。前方减去地黄、桂心、五味，入枣仁、秋石、人中黄，专解丹砂之毒。三服舌转微红，虽未鲜洁，而伏毒渐解。缘两尺弦细，乃去人中黄，仍用地黄以填补下元。数日之间，或去人中黄用地黄，或去地黄而用人中黄，随脉证更迭出入。二味不兼用者，恐人中黄味甘恋膈，载地黄之腻，不能速达下元。下元虽亏，调补药中，宁用鹿茸、河车，而不入桂、附者，虑其鼓舞丹砂之余烈也。(卷二十二·丹石毒)

何横泾好色，平居进热剂，偶与方灵谷对奕，呼小童取一厘散来，童误听为七厘也。何时拈子布算，不及观遽服之，是夕卒于书斋。后十余年，孙理庵倩居其室，偶至书斋见一人仰卧榻上。问之，答曰：我何横泾也。孙大骇疾走，不十日卒。(《云间杂志》无名氏。)

秀州张生，本郡中虞侯，其妻遇神人，自称皮场大王，授以痈疽异方一册，且诲以手法，遂用医着，俗呼张小娘子，又转以教厥夫。

吴人韦县丞祖母，章子厚妾也，年七十疽发于背。邀治之，张先溃其疮，以盏贮所泄脓秽，澄滓视之，其凝处红如丹砂。谓丞曰：此服丹药毒所致也。丞怒曰：老人平生尚不服一暖药，况于丹乎，何妄言若是？病人闻之亟呼曰：其说是也，我少在汝家时，每相公饵服大丹，必使我辈伴服一粒，积久数多，故贮蓄毒根，今不可悔矣。张谢去，母竟以是终。(李日华《六研斋笔记》)(卷二十二・丹石毒)

无锡华氏，年六十，患背疮溃发，大如旋盘而色赤。想是平日多服金石药毒发所致，问之果然。因令浸晨饮羊血三五升，始用退热解毒生气血之剂，熁[①]以生肌膏。半月后肌生脓少，予因归，令服此药百余帖方可全安。一月后复来招往，视其疮，皮肉已坚厚如常，但食少无力。因问前日之药服几何？曰：疮将平，遂止不服。脉之，沉微甚。因知其气血只可供给疮平而已，真气则已竭，不可治，即古人所谓死于疮结痂之后。果不出半月而死。此脓出后之虚，若因虚而发痈疽者亦然。(《药要或问》)

张忠定公安道居南都，炼丹一炉，养火数十年，丹成不敢服。时张刍圣民守南都，羸瘠殊甚，闻有此丹，坚求饵之。安道云：不敢吝也。但此丹服火之久，不有大功，必有大毒，不可遽服。圣民求之甚力，乃以一粒如粟大以与之，且戒宜韬藏，慎勿轻饵。圣民得之即吞焉，不数日便血不止，五脏皆糜溃而下，竟死云。(张邦基《墨庄漫录》)

士大夫服丹砂死者，前此固不一。余所目击林彦振，平日充实，饮啖兼人，居吴下每以强自夸。有医周公辅，言得宋道方炼丹砂秘术，可延年而无后害。道方，拱州良医也。彦振信之，服三年疽发于脑。始见发际如粟，越两日，项颔与胸背略平，十日死。方疾亟时，医使人以帛渍所溃脓血，濯之水中，澄其下，略有丹砂，盖积于中与毒俱出也。谢任伯平日闻人蓄伏火丹砂，不问其方，必求服，惟恐不尽，去岁亦发脑疽。有人与之语，见其疾将作，俄倾觉形神顿异，而任伯犹未之觉。既觉，如风雨，经夕死。十年间亲见此两人，可以为戒矣。(《避暑录》叶梦得少蕴。)

吴兴吴景渊刑部，服硫黄，人罕有知者。其后二十年，子橐为华亭市易官，发背而卒，乃知流毒传气，尚及其子，可不戒哉。(《泊宅编》)(卷二十二・丹石毒)

江宁有萧生者，食香蕈则死，又有王生者，饮茶则死，必二三日始苏。医无能识其故者，志于此，俟明医或知之。(《居易录》)(卷二十二・奇疾)

赤厓医案

毕起新家人，王姓之妇，妊娠三月，忽思欲去之，自服梅花点舌丹十数粒，遂腹痛呕吐不止，时昏厥去，勺水不纳者八日矣。医与辛温香燥等剂，病益笃，予以三月乃火藏主事，因服大毒之药，与胎火上逆，为呕痛厥几绝，不为清热解毒以安胎，复行辛温香燥以伤正，非其治也。与大剂麦冬、条芩、白芍、黄连、竹茹、橘红、生地、黑豆等，地浆水煎一服，而呕痛大减，八服而母子无恙。

回春录

丙戌春，仓夫郑德顺患急证，时已二鼓，丐孟英视之。见其扒床拉席，口不能言，惟以两手指心抓舌而已。孟英曰：中毒也。取绿豆二升，急火煎清汤，澄冷灌之，果即霍然。诘朝询其故，始言久患臂痛，因饵草头药，下咽后即心闷不可耐，舌麻不能言，而旁人不知也。录此足以证孟英临证之烛照如神，亦可见草药之不可轻试也。

① 熁(xié 邪)：烤。

随息居重订霍乱论

孝顺一仓夫，丙戌春忽患急证，扒床拉席，口不能言，问其所苦，惟指心抓舌而已，人皆以为干霍乱。余谓干霍乱何至遽不能言，且欲抓舌，似中毒耳。或云同膳数人，何彼中毒，然刮之焠之皆不验，余以夤夜无从购药，令取绿豆二升，急火煎清汤，澄冷灌之，果愈。越日询之，始言久患痹痛，因饵草头药一服，下咽后即心闷不可耐，舌麻不能言，而旁人不知也。

一伎自幼喜食蚕蛹，及笄游上江者数年，久不食此，二十二岁旋杭，得与家人畅啖，正欢笑间，腹痛陡作，随地乱滚，或以为绞肠痧，亟拉余勘之，脉色皆和，非痧非食也。若以为中毒，则共食老少皆无恙，谛思之，虽以椒、蒜炙熟，与人同啖，恐其中有一二枚或异者，亦未可知。蚕，动物也，与马同气，其性热，更益以椒、蒜之辛。姑仿中马肉毒例治之，命吸人乳，果饮下即安。(梦影)

慎五堂治验录

陆宅田妇，年五旬余。素宅中州，附桂为常需之品。今岁壬午，随归太地，吾吴潮湿不比他省，且有鱼盐之利，初见巨蟹，即买食之。食毕腹中微痛，渐渐神惫肢冷，汗多便溏，口苦而渴，一恶即溲，脉来续止不匀，舌苔色白。细审此症，法在不治，良由中气素寒，加以蟹性咸寒，二寒相并，格阳外越，中脘痞塞，升降失司也。危危之际，先用黄土泡汤灌之，以安胃土，一服呕止。后思仲景有云：干呕哕而手足厥者，橘皮汤主之。胸中懊侬者，栀子豉汤主之。既吐且利，小便复利者，救逆汤主之。疏方以三汤为主：橘皮七钱、栀子五分、炒豆豉三钱、附子五分、龙骨牡蛎各三钱，加黄土以温助脾胃。不一剂，吐泻止，四肢温，小便归正，左脉渐复，惟汗尚未收，加高丽人参五分，汗止而饮食不下，口苦不寐，至夜彻热，旬日不痊。思《内经》有云：九窍不和都属胃病，胃不和则卧不安。腑者，传化物而不藏，以通为用者也。遂用金斛、麦仁、谷芽、半夏、兰叶、茯神等通降阳明，即加饮食，因而大食病复作，用仲景栀子豉枳汤，病愈，随加咳嗽，是邪机出外也。当宣肺以化，三剂而瘳矣。

何芳英，橱头泾。问得因跌伤，遂酒服不经方，下咽少顷，胸中舌上麻木而痛，汤水难入，面赤音闪，一字不可辨，大便下血，呕恶脘痞，脉数大，苔黄厚，中毒也。用寇氏法。

甘中黄一钱半　绿豆衣五钱　贯众三钱　豆豉三钱　金银花三钱　川黄连三分　青黛三分　元参五钱　地丁草一两

一剂愈。

周亦新茂材。癸酉年患吐血，服清降而血止，而舌赤如朱。昆医屡用犀角地黄汤、三黄汤、补心丹均不效。诊得脉如平人，余曰：此症颇奇，谅是误饵伏火丹砂而毒入心、胃、肾也。昔贤张石顽亦曾见过，非杜撰也。方以人中黄、甘草、黑豆、阿胶、秋石、生地、女贞、首乌、旱莲之类，三进而舌淡，十剂而全退矣。

医验随笔

书院弄摇车湾童姓妇与夫口角，服火柴头两匣，已服西药呕吐不效。适其夫至先生家，先生藏有金汁一小瓶，嘱其回家灌服，胸中暴躁烦灼顿除，再服绿豆、银花、犀角解毒之品，应手取效。又有洛社某妇服火柴头，先生亦用犀角、人中黄、银花、甘草、绿豆等大剂，肌肤发出红点累累，前方加大黄、丹皮、大青、川连等而愈。

医案摘奇

金占风之孙，年十二，忽腹痛，表无寒热，

脐傍有痃气，如梗两竹状，四肢背胁，凡关节处，发红晕如沙碛，脉左右弦急，时时呼痛。余曰：此儿在塾读书，何以得此病？问其家亦不知因，余只得以腹痛方治之。用炮姜、姜、吴萸、乌药、木香、延胡、沉香，一剂。明日来邀复诊云：痛已大减。惟红晕更大，腹硬已退。余至，见其宅上小童十数人，遂一一询问，一童云：前面河端，氽一死狗，胖大异常，诸儿以竹竿撑出，金家儿以竹触破狗腹，其臭无比，诸儿闻臭远走。独伊必欲推至河中。余曰：是矣，此病名曰臭毒。余教一人用针，刺其红晕之边出血，再为用藿香、茅术、青木香、川连、荆芥、川朴、银花一方，嘱服二剂而愈。（臭毒）

中　恶　案

素圃医案

吴翰臣兄令眷，予族之女也。清明夜，门首看城隍会，甫入堂，忽昏仆于地，不能言语，抬上床一刻，即大吐，口出妄言，谓城隍夫人需侍者，已得三人，令其入庙服役，语毕，仍闭目昏睡。其家惊畏，暮夜迎余。自门首至寝所，皆烧冥资。观其色无青黑鬼气，切其脉两手相同，至止不乱，但虚大无力。余询其声变否，家人对以如常。此殊不似中恶之证也。又问前有病否，家人云：经水行有半月未止，数日前，即燃灯通夜不熄。翰臣外出，要人作伴，似有畏惧之状。盖邪之所凑，其气必虚，因脱血心虚，夜看城隍会，见扮鬼形，心布而神乱矣，即或中恶，亦因其虚也。以人参五钱，桂心一钱，银一锭煎熟灌下，又将渣再煎灌下，片刻即醒。问其前事，全然不知，惟记门首看会，不知何由在床，但称心慌手麻而已。随用归脾汤数服，经止病愈。（诸中证治效）

种福堂公选医案

汪　日前议味淡轻扬，少佐微辛，正合《经》言肺欲辛之旨。然发表之辛则升，开泄之辛则降。夫肺主一身之气，清空之体，义不受浊。前云秽瘴上入，肺位最高，受戕最先，因失治而漫延中下。《内经》色诊，谓从上病者治其上，斯源清流洁矣。

水芦根　白通草　山茵陈　生苡仁　浙茯苓　桑皮

研入白蔻仁末，卧时服威喜丸二钱。（瘴肺失降合）

舒　口鼻触入臭秽浊气，蒙闭心包，遂心胸痛呕瘀血，且欲昏闭，即方书中恶之症。苏合香丸能辟秽恶之邪。若误认阴症，擅投桂、附，则抱薪救火矣。

苏合香丸二丸。（中恶吸秽浊气）

误吞异物案

外科心法

一男子，患腹痛，食热则痛甚，诸药不应。半年后，腹加肿胀，面色萎黄。诊其脉不洪滑，非痈也。询之，云：始于渴甚，俯饮涧水。予意其误吞水蛭而然。取河泥为丸，空心用水送下百丸，果下蛭而愈。又一子，因跌沟中，腹作痛，服积惊等药不应，亦依前症疗之而愈。（误吞水蛭）

名医类案

张成忠，汉上人。有女八岁，将母金镜子一只剔齿，含口中，不觉咽下，胸膈痛不可忍，忧惶无措。忽银匠来见，云：某有一药物可疗。归取药至，米饮抄下三钱令服，来早大便取下。后问之，乃羊胫炭一物为末尔。

刘遵道，草窗先生族弟也。有渔人误吞钓钩，遵道令熔蜡为丸，以线贯下，钩脱入蜡，即拽而出。其人德之，日献鱼一尾，至殁乃止。

咸平中，职方魏公在潭州，有数子弟皆幼，因相戏，以一钓竿垂钩，用枣作饵，登陆钓鸡雏，一子学之而误吞其钩，至喉中急引，乃钩以须，逆不能出，诸医莫敢措手。魏公大怖。时本郡有一莫都料，性甚巧，魏公召告其故。莫沉思良久，言要得一蚕茧及大念佛数珠一串，公与之。莫将茧剪如钱大，用手揉四面令软，以油润之，仍中通一窍，先穿上钩钱，次穿数珠三五枚，令儿正坐开口，渐添引数珠俟之到喉，至觉玉系钩处，乃以力向下一推，其钩以下而脱，即向上急出之，见茧钱向下裹定钩线须而出，并无所损。魏公大喜，谢之，且曰：心明者意必大巧，意明者心必善医。《名医录》

江应宿在维扬，治乡人王姓者，因事犯监院，惊惧，自吞黄金一二钱，心中愦愦，无可奈何。少顷，已获正犯，其事遂平。欲求生，遍求医药不效，逆予往视之。四肢厥冷，六脉沉伏，计无所出。沉思银工镕金，必用硼砂，硼能制金。急市硼四钱，为末粥丸，分二次服下，少顷，煎承气汤利下，硼裹金从大便出而安。

凡人溺死者及服金屑未死者，以鸭血灌之可活。（误吞金）

吴少师在关外，尝得疾，数月间肌肉消瘦，每饮食下咽，少时腹如万虫攒攻，且痒且痛，皆以为劳瘵也。张锐为切脉，戒曰：明日早且忍饥，勿啖一物，锐当来为之计。旦而往，天方剧暑，曰：请选健卒趋往十里外，取行路黄土一银盂，而令厨人旋治面，停午乃食。才举箸，取土适至，于是温酒二升，投土搅其内，出药百粒进之，肠胃掣痛，几不堪任，急登圊。锐密使别坎一穴，便扶吴以行，须臾大下如倾，秽恶斗许，有马蝗千余，宛转盘结，俱已困死。吴亦惫甚，扶憩榻上，移时方餐粥，三日而平。始言去年正以夏夜出师，中途燥渴，命候兵持马盂挹涧水，甫入口似有物，未暇吐之，则竟入喉矣，自此遂得病。锐曰：虫入肝脾里，势须滋生，常日遇食时则聚丹田间，吮咂精血，饱则散处四肢，苟惟知杀之而不能扫尽，故无益也。锐是以请公枵腹以诱之，此虫喜酒，又久不得土味，乘饥毕集，故一药能洗空之耳。吴大喜，厚赠金帛以归。《庚志》

宁国卫承务者唯一子，忽得疾，羸瘦如削，医以为瘵疾，治疗无益。医刘大用问其致疾之因，曰：尝以六月饮娼家，醉卧桌上，醒渴，求水不得，前有菖蒲盆水清洁，举而饮之，自是疾作。刘默喜，遣仆掘田间淤泥，以水沃濯，取清汁两碗，置几上，令随意饮。卫子素厌疾苦，忍秽一饮而尽，俄而肠胃间攻转搅刺，久之始定。续投宣药百粒，随即洞泄，下水蛭六十余条，便觉襟膈豁然，此乃盆中所误吞也。蛭入腹，借膏血滋养，蕃育种类，每黏着五脏，牢不可脱，然去污渠已久，思其所嗜，非以此物致之不能集也。然尪羸，别以药调补。《类编》

有人因醉，薄暮，渴饮道旁田间水，自此忽患胸腹胀闷，遍医不效，人亦莫识其病。因干宿客邸，夜半思水饮，令仆觅之，仆夜扪索，见有缸数只，疑店主以此贮水，遂取一碗饮其主，便觉胸次豁然，再索之，忽觉脏腑急，于店旁空地大泻一二行，平明视之，所泻乃水蛭无数。继看夜所饮缸水，乃刈蓝作靛者，其病遂愈。方思前时渴饮田水，乃误吞水蛭在腹，遂成胀痛之疾，乃蛭为害。今人耘田，为此虫所啮，以靛涂之，无不愈者。

金庄一农夫，夏天昼卧于地，熟寐间，蜈蚣入其口，既寤，喉中介介如梗状，咯不能出，咽不能下，痛痒不定，甚为苦楚。一医用鸡卵劈破，入酒调匀，顿服，仍以大黄为末，和香油饮之，顷刻泻出，蜈蚣尚活。盖蜈蚣被鸡卵拘挛，其足不能舒动，以利药下之，故从大便而出。鸡性好食蜈蚣，亦取相制之意耳。《菽园杂记》

有村店妇人，因用火筒吹火，不知筒中有蜈蚣藏焉，用以吹火，蜈蚣惊，迸窜入喉中，不觉下胸臆，妇人求救无措。适有过客，教取小猪儿一个，切断喉取血，令妇人顿饮之，须臾以生油一口灌妇人，遂恶心，其蜈蚣滚在血中吐出。继与雄黄细研，水调服，愈。

一人夜醉，误吞水蛭，腹痛黄瘦，不进饮食。用小死鱼四个，猪脂煎熔搅匀，入巴豆十粒碎烂，和田中干泥，丸如绿豆大，以田中冷水吞之一丸，泻下为度。

有人蚰蜒入耳，遇其极时以头撞柱，至血流不知，云痒甚不可忍。蚰蜒入耳，往往食髓至尽，又能滋生。凡虫入耳，用生油灌，妙。无骨之虫见油即死。

一人昼卧，蚰蜒忽入耳，初无所苦，久之觉脑痛，疑其食脑，甚苦之，莫能为计也。一日将午晌，就案而睡，适有鸡肉一盘在旁，梦中忽喷嚏，觉有物出鼻中，视之，乃蚰蜒在鸡肉上，自此脑痛不复作。蚰蜒状类蜈蚣而细，好入人耳，往往食人脑髓，髓尽人毙，北方多有之。《菽园杂记》(误吞水蛭、蜈蚣)

景岳全书

一王氏子，甫周岁，其母以一铁钉与之玩弄，不觉纳之口中，吞入喉间。其父号呼求救。余往视之，但见其母，倒提儿足，以冀其出，口鼻皆血，危剧之甚。余晓之曰：岂有倒悬可以出钉，而能无伤命者哉？因速令抱正，遂闻啼声。余曰：钉已下咽，不在喉矣。其父曰：娇嫩之脏，安能堪此。但因其哀求之切，不得不允，姑以慰之，然计无从出，而逼索方药，顷刻数四，余只得静坐斋头，潜思熟计，亦无所得。乃取本草一玩，觊[①]启其几见，所载曰铁畏朴硝，遂得一计。乃用活磁石一钱、朴硝二钱并研为末，付其父，令以熬熟猪油，加蜜，和调药末与之，于申末之顷尽吞之。至次早，其父匍匐阶前，曰：昨于三鼓时，忽解下一物，大如芋子，莹如莼菜，润滑无棱，药护其外，拨而视之，则钉在其中矣。持以示余，乃京中钉鞋所用蘑菇钉也。其父索某方，并问其故。余曰：所用者，芒硝、磁石耳。盖非磁石不能使药附钉，磁石非硝不能逐钉速出，非油则无以润，非蜜则未必吞。合是四者，则着者着，逐者逐，润者润，同功合力，裹护而出矣。公亦以为然否？其父额手称谢，曰：神哉！不可泯也。宜笔记之，以资后人之识焉。(杂证谟)

续名医类案

一儿误吞一钱在咽中不下，诸医不能取，亦不能下。戴人熟思之，忽得一策，以净白表纸，令卷实如箸，以刀纵横乱割其端，作鬅鬙之状。又别取一箸，缚针钩于其端，令不可脱，先下咽中轻提轻抑探之。觉钩入钱窍，然后以红卷纳之咽中，与钩尖相抵，觉钩尖入纸卷之端，不碍肌肉提之而出。(此法奇而稳，然非子和灵心妙手，亦未必有济也。)方雪瓢偶在鲍渌饮处，谈及《名医类案》中以南硼砂治误吞金，及羊胫骨灰治法，皆神验。座客有言面筋灰治误吞铜钱甚异者，方默识之。归适邻家误吞铜钱，哽咽间不能上下，危急之际，方即以法

---

① 觊(jì 记)：希望。

教之。才下咽，钱自口中出，其巧值如斯，殆有鬼神使之耶？因附记之。其法以面筋置新瓦上烧作炭，研末，用滚汤调温服。钱未下咽者，即从口中出，已下咽者，必从便出。近又传方，以生大蒜塞鼻中，其钱立出，尤为简便，但未之试耳。

张子和曰：昔过株林，见一童子误吞铜铁之物，成疾而羸，足不胜身。会六七月，淫雨不止，无薪作食，过饥数日。一旦邻牛死，闻作葵羹粳饭，病人乘饥顿食之。良久注泻如倾，觉肠中痛，遂下所吞之物。余因悟《内经》中，肝苦急，急食甘以缓之。牛肉、粳米、葵菜皆甘物也，故能宽缓肠胃。且肠中久空，又遇甘滑之物，此铜铁所以下也。（如此时刻留心，触处灵通，技安得不精？此古人之所以不可及也。）

近有稚子，戏以线锤置口中，误吞之，有胡僧啖以饧糖，啖之半斤，即于谷道中随秽而下。僧云：凡误吞五金者，皆可啖也。近峰闻略及《续医说》旧案，有僧用饧糖，出眼中箭头甚捷。（卷二十一·鲠刺）

刘浴德号壶隐，知医，洞庭叶雅南之细君，五七日前因事不顺意，意欲自毙，遂吞布针十余根。因请乩仙降笔云：吾碧云仙使也。始问曾吞针否？又曰：果则果矣，事则无事。仙方又书凡方可治，复问明书凡方。良久乃书问壶隐子。因造刘问方，刘教以栎炭末三钱，用井水调服可下。如未下，可再服之。乃曰：愚意欲饵瓷石，未审何如？刘曰：叵叵。（叵叵，犹言不可也。）宜取磁石两大块，置肛门外，或庶几焉。如法治，针果出。（《续金陵琐事》）（卷二十一·鲠刺）

刘浣邻人马湘生儿数月，偶遗金纲巾圈子于案上，儿误吞之，哀泣不已。湘求救于医，医适出，湘伺于门，坐立不定。或询其子何疾，惊惶如是。湘以前事告，或教以急买韭数茎，熟而不断，与蚕豆同咽之，不过二次，从大便出矣。此法方书所不载，故表之。（《北墺纪言》）

李奎治一人误吞指爪，喉哽几殆，奎令剪人指爪，煅服之，立愈。疑其古方，奎曰：不然。此《内经》所谓衰之以其属者也。闻者叹服。（《宁波府志》）

张子和治当涂郭祥正子，患咳嗽，肌骨如削。医多以为劳。张曰：是不足忧。就坐饮以药，忽大吐，使视涎沫中，当有物也。视之得鱼骨，宿疾皆愈。（《新安志》）（卷二十一·鲠刺）

高坡纂异载洪洞韩肃，即忠定公之父也，三岁时，误吞一钉，家人皆惊哭待尽。其祖以神医名，视之曰：无恙，必待三年，钉乃得出。人莫之信，遂定时日书壁间以俟。但每作腹痛，必绝而复苏，久渐黄瘦骨立。及期谓家人曰：儿将瘳，势必大作，虽绝勿惧，宜先煮粥食以俟之。既而腹果大痛，一叫而绝，良久吐出，钉脱尽。又复绝，逾时始苏，岁余获安，寿七十一卒。（卷二十一·鲠刺）

祟病案

扁鹊心书

一妇人因心气不足，夜夜有少年人附着其体，诊六脉皆无病，余令灸上脘穴五十壮。至夜鬼来，离床五尺不能近，服姜附汤、镇心丹五日而愈。

一贵人妻为鬼所着，百法不效。有一法师书天医符奏玉帝亦不效。余令服睡圣散三钱，灸巨阙穴五十壮，又灸石门穴三百壮，至二百壮，病患开眼如故，服姜附汤、镇心丹五日而愈。

一妇人病虚劳，其气将脱，为鬼所着，余

用大艾火灸关元,彼难忍痛,乃令服睡圣散三钱,复灸至一百五十壮而醒。又服又灸,至三百壮,鬼邪去,劳病亦瘥。(邪祟)

校注妇人良方

一妇人忽昏愦发谵语,自云为前谋赖某人银两,某神责我,将你起解,往城隍理问。两脚踝膝臀处皆青肿,痛不可忍,口称苦楚,次日方苏,痛尚不止。用金银藤两许,水煎服即愈。

一妇人入古墓患前症,以紫金锭灌之即苏。通政余子华、太常汪用之,皆因往吊而卒死丧家,想即是症。(妇人飞尸血厥方论第十五)

名医类案

一人每夜有梦,朱连诊二日,观其动止,头不仰举,但俯视不正,必阴邪相著。叩之,不言其状。询其仆,乃言至庙见侍女,以手抚摩久之,不三日而寝疾。令法师入庙毁其像,小腹中泥土皆湿,其疾随瘳。此则鬼魅相感耳。(遗精)

一人忽觉自形作两,并卧,不别真假,不语,问亦无对。乃离魂也,用朱砂、人参、茯苓,浓煎服。真者气爽,假者即化。(不寐)

潘温叟治贵江令王霁,夜梦心与妇人肾讴歌脾饮酒,昼不能食,如是三岁。温叟治之,疾益平,则妇人色益沮,饮酒易怠而讴歌不乐,久之遂无所见。温叟曰:疾虽衰,然未愈也,如梦男子青巾肝白衣肺者则愈矣。后果梦此,能食。《能改斋漫录》

韶州南七十里古田有富家妇陈氏,抱异疾,常日无他苦,每遇微风吹拂,则股间一点奇痒,爬搔不定手,已而举体皆然,逮于发厥,几三日醒,及坐有声如咳,其身乍前乍后,若摇兀之状,率以百数,甫少定,又经日始困卧不知人,累久愈,至不敢出户。更十医,不效。医刘大用视之,曰:吾得其症矣,先用药一服,取数珠一串来。病家莫省其用,乃当妇人摇兀时记其疏数之节,已觉微减。然后云:是名鬼疰,因入神庙,为邪所凭,致精气荡越。法当用死人枕煎汤饮之。既饮,大泻数行,宿疴脱然。大用云:枕用毕,当送还原处,如迟留使人颠狂。盖但借其气耳。《类编》

一人被鬼击,身有青痕,作痛。以金银花水煎服,愈。(鬼疰)

丹溪治一少年人,暑月因大劳而渴,恣饮梅浆,又连大惊,妄言妄见,病似邪鬼。脉虚弦而带沉数。数为有热,虚弦是惊,又梅浆停郁中脘,宜补虚清热,导去痰滞乃可。遂与参、术、陈皮、茯苓、芩、连,并入竹沥、姜汁,旬日未效,乃虚未回,痰未导也,以前药入荆沥,又旬日而安。

一人醉饱后,病妄语妄见。家人知其痰所为也,灌盐汤一大碗,吐痰一二升,大汗,困睡而愈。

一妇暑月赴筵,坐次失序,自愧而成病,言语失伦。脉弦数。法当导痰,清热补脾。其家不信,用巫治之,旬余而死。此妇痰热殆甚,乃以法尺惊其神,使血不宁,法水逆其肤,使汗不得泄,不死何俟?(邪祟)

徐之才治武城,酒色过度,恍惚不恒,每病发,自云初见空中有五色物,稍近变成一美女,去地数丈,亭亭而立。之才云:此色欲多,太虚所致。即处汤方,服一剂,便觉稍远,又服,还变成五色物,数剂而愈。

虞恒德治一妇,年近三十,有姿色,得一症,如醉如痴,颊赤面青,略有潮热,饮食不美,其脉乍疏乍数而虚,每夜见白衣少年与睡。一医与八物汤,服数十帖,不效。虞往诊之,见其家有白狗,卧枕户阈。虞曰:必此所为。命杀狗,取其心血及胆汁丸安神定志之药，以八物汤吞下，服药十数帖，丸药一料，以安其神。丸药用远志、石菖蒲、川归、黄连、茯神、朱砂、侧柏叶、草龙胆等药也。苏合丸亦佳。

国医陈易简治韩宗武，寓洋洲，得异疾，与神物遇，颇不省人事，神志恍惚，或食或不食。陈教服苏合香丸，后数月，所遇者忽不至。(邪祟)

类　经

又治一儒生，以伤寒后金水二脏不足，忽一日正午，对余叹曰：生平业儒，无所欺害，何有白须老者，素服持扇，守余不去者三日矣，意必宿冤所致也，奈之何哉？余笑曰：所持者非白纸扇耶！生惊曰：公亦见乎？余曰：非也。因对以《刺法论》人神失守五鬼外干之义，且解之曰：君以肺气不足，眼多白花，故见白鬼。若肾气不足者，眼多黑花，当见黑鬼矣。此皆正气不足，神魂不附于体，而外见本脏之色也，亦何冤之有哉？生大喜曰：有是哉！妙理也。余之床侧，尚有一黑鬼在，余心虽不惧，而甚恶之，但不堪言耳，今得教，可释然矣。遂连进金水两脏之药而愈。(论治类)

寓　意　草

第二女亦病多汗，食减肌削。诊时手间筋掣肉颤，身倦气怯。余曰：此大惊大虚之候，宜从温补者也。遂于补剂中多加茯神、枣仁，投十余剂，全不对病。余为徘徊治法，因自讦曰：非外感也，非内伤也，非杂症也，虚汗振掉不宁，能受补药，而病无增减，且闺中处子，素无家难，其神情浑似丧败之余，此曷故耶？忽而悟曰：此必邪祟之病也。何为其父不言，甚有可疑。往诊问其面色，曰：时赤时黄。余曰：此症确有邪祟，附入藏腑；吾有神药可以驱之。季登才曰：此女每晚睡去，口流白沫，战栗而绝，以姜汤灌至良久方苏，挑灯侍寝防之，亦不能止。因见所用安神药甚当，兼恐婿家传闻，故不敢明告也。余曰：何不蚤言？吾一剂可愈。乃以犀角、羚羊角、龙齿、虎威骨、牡蛎粉、鹿角霜、人参、黄芪等药合末，令以羊肉半斤，煎取浓汁三盏，尽调其末，一次服之。果得安寝，竟不再发。相传以为神异。余盖以祟附于身，与人之神气交持，亦逼处不安，无隙可出，故用诸多灵物之遗形，引以羊肉之羶，俾邪祟转附骨角，移从大便而出，仿上古遗精变气祝由遗事，而充其义耳。吾乡熊仲纾先生幼男去疾，髫龄患一奇症，食饮如常，但脉细神呆，气夺色夭。仲翁曰：此何病也。余曰：病名淹牒，《左传》所谓近女室晦，即是此病。彼因近女，又遭室晦，故不可为。令郎受室晦之邪，而未近女，是可为也。即前方少加牛黄丸，服旬日而安，今壬午去疾，已举孝廉矣。

胡卣臣先生曰：辨证用药，通于神明，究莫测其涯涘！(卷四)

两 都 医 案

太学郑之和，携眷属入监，有侍宠病，向余云：病已月余，服药罔效。余诊之，初按全无脉，再按六脉全起，顷间六脉皆大，又顷间六脉皆小。郑君问曰：先生诊脉何如？此之久乎？余曰：此非常比，乃邪祟脉也。君问曰：何为邪祟？余曰：《脉经》云：乍大乍小，乍有乍无，此为邪祟。今病合此脉，为感触鬼魅邪神之候，他症无是脉也。君沉吟云：一月时，曾于薄暮偶至园内，忽见一女子靓妆徐徐来，有相亲意，及问其所从来，即不应而潜形，于是乃知其祟，便惊惶归室，随即卧床，语言慌谬，不吃饮食，非似平时状矣。闻昔有婢子缢死树下，倘亦是乎？余曰：果尔，非药力能及也。复问余何以治之？余曰：须外用祝由禁呪之法以祛其邪，内服安神宁心之剂以复其真可也。如余言用法官符术，服紫金镇灵丹，三日而康。夫人之脉，有疑怪如此者，苟非详察，细按三部九候七诊之法，未必不为害也，可勿慎哉！

里中医案

张七泽子舍心腹痛而动

廉宪张七泽子舍，心腹痛而动、或注于两足、或升于高巅、或在手腕、或在肩髃。余朝诊之而大如鼎沸，暮诊之而小如蛛丝，此祟凭也。磨苏合丸，入獭肝，甫进一口，大呼曰：秽物也，何污吾口耶？忽跃起尺许，凭虚而走数步呼余。詈曰：吾于成庙时构冤，得请于上帝，汝何以粪灌我耶？余因不治。七泽请其期。余曰：秋分仓公日，安谷者逾期，不安谷者不及期。今糜饮未绝，可逾期也。果秋分后三日而绝。

张仲舆令爱谵妄

张仲舆令爱，未出阁时，困于邪祟，终日谵妄。服安神化痰、祛邪辛香之剂。已无遗用，病不少间也。余曰：六脉忽大忽小、忽沉忽浮，确为祟凭。内服八毒赤丸，外以帛紧拴两臂，复以二拇指相并扎定，以小艾炷于两介甲侧肉处灼之。甫十壮而乞哀愿去，更与四壮，且日复报七壮而祟绝。

脉诀汇辨

章仲舆令嫒，未出阁时，困于邪祟，终日谵妄。日与安神化痰祛邪辛香之剂，已无遗用，病不少间也。余曰，六脉忽大忽小，忽浮忽沉，确为祟象。内服八毒赤丸。外以帛紧拴两臂，复以二拇指相并扎定，以小艾炷于两介甲侧肉处灼之。甫十壮而乞哀愿去。更与四壮，且日复报七壮，而祟遂绝矣。(卷九)

旧德堂医案

句容孔太师，随朝使者。每至午余，无端见鬼，恐惧昏沉，夜半发热，黎明始苏。诸医用安神养血之药，继投导痰顺风之剂，均无效验。邀家君诊视。两手脉现滑数，此因沉湎于酒，酒能生湿，湿能助火，火湿相合而成痰，痰迷心窍则见鬼。即以橘红、贝母、天花粉、干菖蒲、黄芩、麦冬、山栀、竹茹、苦丁茶，二服而神清鬼没，四剂而平复如初。

周文伯，乡居课农，偶发寒热，解表一剂，转觉神思恍惚，日增倦怠，目呆如愚，语言错乱，昼夜呻吟，六脉微弱，不堪重按。余曰：是症之因，必有大惊，损伤神气，故现神鬼飞越之象。盖神藏于心，心主镇静；魂藏于肝，肝主惊骇。故惊则气乱，心失镇静之常，神气孤浮，邪入神明之窟。由是魂无安宅，飘荡于外。若能安神益气固守飞扬之真，自然魂随神摄可复清明之职。丹书所谓神是性兮气是命，神不外驰气自定者也。遂服归脾汤数帖灵动如初。自述病概缘溪头失足，从高坠下，遂觉神气越出，精采不定，作见游魂，须眉状貌，酷肖已身，约长尺许，或从空行走，或相依同寝，所谓魂离吾体断不诬矣。自后稍有震怒惊呆复作，屡用前方获效。后迁于城，道逢形人，因而受惊，至晚忽大呼杀人，举家骇异，议用前药。值余适至，复诊其脉弦强搏指较前大异，此正虚祟乘之病，非从前神脱魂离者比也。治当清痰降火，祟是不作。若用参、芪胶固邪气，将成痼疾矣。乃以温胆汤加苏子、黄芩、山栀、瓜蒌，服即熟睡，醒来诸病如失，但觉倦怠。乃淡粥调养数日后，仍服归脾汤而全愈，则知鬼岂真鬼耶？

素圃医案

镇江巡江营王守戎之媳，抱子登署后高楼，楼逼山脚，若有所见，抱子急下，即昏仆者一日夜。姜汤灌醒，如醉如痴，默默不语，不梳不洗，与食则食，弗与亦弗索也，或坐或卧，见人则避。如此半月，越江相招。入其室即避门后，开门即避于床，面壁不欲见人。令人抱持，握手片刻，而两手脉或大或小，或迟或数，全无一定。此中恶也，与苏合香丸。拒不入口，灌之亦不咽。明系鬼祟所凭，意惟秦承祖灸鬼法，或可治也。遂授以灸法，用人抱持，将病人两手抱柱捆紧扎两大指相连，用大艾团一炷，灸两大指甲角，灸至四壮，作鬼语求食求冥资。灸至七壮，方号呼叫痛，识人求解，继进安神煎剂，熟睡数日而愈。(诸中证治效)

洄溪医案

郡中蒋氏子，患时证，身热不凉，神昏谵语，脉无伦次。余诊之曰：此游魂证也。虽服药必招其魂，因访招魂之法。有邻翁谓曰：我闻虔祷灶神，则能自言。父如其言，病者果言曰：我因看戏小台倒，几被压受惊，复往城隍庙中散步，魂落庙中，当以肩舆抬我归。如言往招。明日延余再诊，病者又言：我魂方至房门，为父亲冲散，今日魂卧被上，又为母亲叠被掉落，今不知所向矣。咆哮不已。余慰之曰：无忧也，我今还汝。因用安神镇魄之药，加猪心尖、辰砂，绛帛包裹，悬药罐中煎服。戒曰：服药得寝，勿惊醒之，熟寐即神合。果一剂而安，调理而愈，问之俱不知也。(游魂)

扬州吴运台夫人，患消证，昼夜食粥数十碗，气逆火炎，通夕不寐。余诊之，六脉细数不伦，神不清爽。余曰：此似祟脉，必有他故。其家未信，忽一日仆妇晨起入候，见床上一女盛妆危坐，以为夫人也，谛视则无有，因以告。夫人曰：此女常卧我床内，以此不能成寐，而烦渴欲饮耳。服余药未甚效。一夕夜将半，病者大呼曰：速请三舅爷来，切不可启门，启门则我魂必走出。三舅爷者，即其弟唐君悔生也。卧室辽隔，呼之不能闻，女仆私启门邀之，魂即随出，遍历厅堂廊庑，及平昔足未经行者，遇唐君趋至，魂坚执其辫，仍返房，见己身卧床上，唐君抚之，魂遂归附于身。问所寓目皆不爽，细考所见之女，乃运台聘室也，未成婚而卒，卒之时，嘱其父母，谓吴郎必显贵，我死须恳其血食我，而葬我于祖墓。运台服官后，未暇办，故为祟。运台谓余曰：君言有为祟者，考果验，真神人也。将何以慰之？余曰：鬼有所归，乃不为厉，公当迎柩厝[①]墓，立位而祀之可也。运台依余言以行，然后服药有功，而病根永除矣。(失魂)

同里朱翁元亮，侨居郡城。岁初，其媳往郡拜贺其舅，舟过娄门，见城上蛇王庙，俗云烧香能免生疮肿，因往谒焉。归即狂言昏冒，舌动如蛇，称蛇王使二女仆一男仆来迎。延余诊视，以至宝丹一丸遣老妪灌之，病者言此系毒药，必不可服，含药喷妪，妪亦仆，不省人事，舌伸颈转，亦作蛇形。另易一人灌药讫，病者言一女使被烧死矣。凡鬼皆以朱砂为火也。次日煎药，内用鬼箭羽，病者又言一男使又被射死矣，鬼以鬼箭为矢也。从此渐安，调以消痰安神之品，月余而愈。此亦客忤之类也，非金石及通灵之药，不能奏效。

林家巷周宅看门人之妻缢死，遇救得苏，余适寓周氏，随众往看，急以紫金锭捣烂，水灌之而醒。明日又缢亦遇救，余仍以前药灌之。因询其求死之故，则曰：我患心疼甚，有老妪劝我将绳系颈，则痛除矣，故从之，非求死也。余曰：此妪今安在？则曰：在里床。视之无有。则曰：相公来，已去矣。余曰：此缢死鬼，汝痛亦由彼作祟，今后若来，汝即嚼余药喷之。妇依余言，妪至，曰：尔口中何物，欲害我耶？詈骂而去。其自述如此，盖紫金锭之辟邪神效若此。

同学李鸣古，性诚笃而能文，八分书为一时冠，家贫不得志，遂得奇疾。日夜有人骂之，闻声而不见其形，其骂语恶毒不堪，遂恼恨终日，不寝不食，多方晓之不喻也。其世叔

---

① 厝(cuò 错)：棺材停放待葬。

何小山先生甚怜之,同余往诊。李曰:我无病,惟有人骂我耳。余曰:此即病也。不信,小山喻之曰:子之学问人品,人人钦服,岂有骂汝之人耶?李变色泣下曰:他人劝我犹可,世叔亦来劝我,则不情甚矣。昨日在间壁骂我一日,即世叔也,何今日反来面谀耶?小山云:我昨在某处竟日,安得来此?且汝间壁是谁家,我何从入?愈辨愈疑,惟垂首浩叹而已,卒以忧死。(祟病)

续名医类案

舒氏子为素衣女子所凭,掩捕不得,意绪恍惚如痴。家人具状请符于朱彦诚法师,朱读状大骇曰:必鳞介之精邪,毒入脾肝,里病深矣,非符水可疗,当躬往治之。乃假巨镬煎油二十斤,焚符檄拘之,乃大白鳖也。镬油正沸,自投其中,糜烂而死。朱戒其家俟油冷,以斧破鳖剖骨并肉,曝日中,须极干,入人参、茯苓、龙骨末成丸。托为补药,命病者晨夕饵之,勿使知之。如其言,丸尽病愈。(《艳异编》)

宋人王纂,精针石。元嘉中县人张方女,日暮宿广陵庙门下,夜有物假作其婿来,女因被魅惑而病。纂为治之,下一针,有獭从女被内走出,病因而愈。(刘叔《异苑》)

顾欢隐于会稽,素有道,有病风邪者,以问欢,欢曰:君家有书乎?曰:惟有孝经而已。欢曰:可取仲尼居,置病人枕边,恭敬之,当自瘥。如言果愈。问其故,曰:善禳恶,正胜邪,此病者所以瘥也。(吴均齐《春秋北史》。雄按:顾伊人孝廉室,病鬼,诸医束手。木文和尚于病榻前焚香读中庸,三复而瘳。而世之号为儒者,反虔奉释经道典,岂不悖耶?)(卷二十二·邪祟)

朱丹溪治一妇人如痫,或作或辍,恍惚不省人事。一日略苏醒,诊视,忽闻床上有香气,继又无所知识。朱曰:气因血虚,亦从而虚,邪因虚入,理或有之。遂以秦承祖灸鬼法灸治,病者哀告曰:我自去,我自去,我自去。即愈。(卷二十二·邪祟)

金剑峰之子患妖症,吐舌数寸许,每以足居上,首居下,颠倒而行。剑峰偶送一道士出门,复入中堂,目见一妇人在户内,走入屏风中,乃碎屏风火之,魅不复见,而其子亦瘥。(《云间杂志》)

蔡石户抱病三年,耳中日闻鬼啸。凡有所往,鬼必相随。初甚悕,久之习闻,殊不为怪,病愈鬼啸亦息。(同上。)

临海章安镇有蔡木匠者,一夕手持斧斤,自外道游东山,东山众所殡葬之处。蔡沉醉中,将谓抵家,扪其棺曰:是我榻也。寝其上,夜半酒醒,天且昏黑不可前,未免坐以待旦。忽闻一人高叫,棺中应云:唤我何事?彼云:某家女病损症,盖其后园葛大哥淫之耳。却请法师捉鬼,我与你同行一看如何?棺中云:我有客至,不可去。蔡明日诣主人曰:娘子之疾,我能愈之。主人惊喜,许以厚谢。因问屋后种葛否?曰:然。蔡遍地翻掘,见内一根甚巨,且有血。煮啖,女子病即痊。(《辍耕录》。雄按:此三则皆志怪耳,非医案也。)(卷二十二·邪祟)

王教授云:有妇人患赤白带淋,得予针灸经,初为灸气海穴未效,次日为灸带脉穴。有鬼附患身云:昨日灸亦好,只灸我未着;今灸着我,我今去矣,可为酒食祭我。其家如其言祭之,其病如失。此实事也。予初怪其事,因思晋景公膏肓之病,盖有二鬼焉,以其虚劳甚矣,鬼得乘虚而居之。今此妇人之疾,亦有鬼者,岂其用心而虚损,故有此疾,鬼亦乘虚而居之欤。灸既着穴,其鬼不得不去,虽不祭之可也。自此,有来觅灸者,必为按此穴,莫不应手酸痛,予知是正穴也。令归灸之,无有不愈。其穴在两胁季肋之下一寸八分。有此疾者,速宜灸之。妇人患此疾而丧生者甚多,切不可忽。若更灸百会尤佳。此疾多因用心使然故也。(《资生经》)

何伯庸诊西山道者,素无疾病,寝不能

兴。曰:六脉纯阴,为鬼所盗,当午刻死。竟如其言。又尝为刘某诊曰:尺脉有怪征,后嗣其有厄乎?是夕其孙果溺水厄。(《云南志》)

钱国宾治土桥张林,巡司书役也。其妻劳怯已三年,服药无效,卧床不起矣。脉沉大至滑数,十至中一鼓,或隐或见,形色苍脱,所居暗室,曰:此非劳怯,乃阴邪之症,但不知名,非药可治。先当移房,再穰解之。更语其母,以好言相问,见何鬼祟?妇只不答。及移室,褥上有毛数茎,长寸半许,迹露狐交。即延道士及挂天师符印禳退,至夜多人围绕,邪来反更频烦。因迫问妇,曰:但觉冷风吹面,身即寒禁,胸如石压,则昏不知人矣。因再求救。为思久之,猛悟人交阳交也,狐交舌交也。密语其夫,少制毒药,无闻六耳,涂阴户四围,狐来果中毒而死。乃元狐,间生白毛,肥壮多肉,林乃剥其皮而剐之,其妇服药经年,乃可。(卷二十二·邪祟)

吴门治验录

常尚氏方伯第三媳

脉象洪搏,手足振掉如狂,发时目瞠①声高,口中喇喇大言,能知户外人事,移时始定,朱符满壁,药饵乱投,毫无应效。此肝胆素虚,又遭惊恐,魂越之症,急用加减服蛮煎。

人参七分　大生地七钱　朱拌茯神五钱　石菖蒲五分,朱拌　粉丹皮一钱五分　天竺黄一钱　鬼臼一钱五分　青花龙骨五钱　石决明一两,盐煮　生铁落一两,煎汤代水。

又　服药三日,狂厥已定,饮食渐进,脉象稍平,仍照前方去铁落加:醋煅灵磁石三钱

又　病愈十余日,偶因思归悲伤,前疾又复大发,脉象乍大乍小,情智时清时昏,病来如狂,病去欲脱已现,正虚祟附之状,再用前方送大杀鬼丸四钱。

大杀鬼丸方:

虎头骨三两　藜芦一两,去芦　鬼臼一两　天雄一两　皂角一两,去皮子　透明雄黄一两　桃木屑一合,酒浸

上为细末,炼蜜为丸,朱砂、金箔为衣。

又　病退,脉平而软,卧不能起,粥糜稍进,自应大扶正气,稍佐驱邪为是,仍照前方加:

人参一钱　炙黄芪一钱五分　焦於术一钱

煎好,仍送大杀鬼丸三钱。

丸方:

即照前方加八珍汤为丸,每空心服四钱,常服。

问:此症显系邪祟,诸医皆不敢下剂,惟求祈祷驱逐,今出入服蛮煎而愈,何也?曰:此妇年轻初嫁,胆怯心虚,偶遭惊恐,肝火夹风上炎,魂不能藏,飞越于外,故有前症。《经》云:邪之所凑,其正必虚。服蛮煎,药虽平淡,能扶正化邪,用之颇有殊效,惜伊病后懒于调治,再加郁怒伤肝,正虚邪恋,愈发愈重,脉见乍大乍小,所谓祟由虚召也。即用大杀鬼丸,仍以服蛮煎送之,俾正扶邪去,自然平复。若此中少有冤业绊缠,岂草根树皮所能解脱。往余视三多桥南某姓反胃症,服药颇效,食渐能进,一夜忽用手自捻其喉,所食皆出,自此水点不能入腹,再诊其脉,见乍大乍小之象,知其正虚祟附,亦欲用大杀鬼丸,方落笔,肘后似有人扳掣者,再不觉骇然。细询伊家童,始知此人妻以正言触怒,痛遭挞辱,七日不食而死,尚未满年,故口中有不使得食等语。余素不信邪祟,至此颇觉寒毛凛凛,托言症重,无方而出,后闻其不数日而逝。鸣呼!怨毒之与人甚矣哉!果报匪遥,人可不自知检束耶!(卷二)

仿寓意草

厉登铭疯症治效

厉登铭五兄,住城内演军巷,予后门外之

① 目瞠(chēng 称):定视。

贤邻，又予之密友也。初秋患疟少汗，予治之始以和解，继以景岳归柴饮加生地一两、姜皮三分，得透汗而解。知其好内嗜饮，阴虚居多也。疟三次即已，精神未甚减。是晚城南起火，伊命家人秉烛至大门观看，忽谓家人曰：适地坊老爷过去，汝等见否？家人曰：未见。登铭曰：如何未见，明明带高帽穿青袍，左扛雨伞右持芭蕉扇，适才过去，我等速关门进去。是夜遂疯，喊骂大闹，掷毁什物，且持厨刀欲杀其妻，其妻躲至床下。其婶母令人夺取其刀，伊更骂詈跳闹不止。次日大早，急请予，其妻托家人声言救命。予至其室，伊正持破碗欲伤人，见予至，忽然放下，称予曰：六哥。予见其有怯意，似予有以镇之者，因更自提精神，正言厉色谓之曰：坐下。伊即坐下。曰：将脉来诊。伊即伸手候诊，予诊其脉数大不定，而左关尤大而有力，予问因何胡闹，欲杀尔妻？伊则秽语谓妻王氏与狐狸在墙内如何，又白猴子持大扇扇伊脚等疯语。予不复问，惟嘱好好坐着，不许胡闹，否则予将治汝。伊亦应承，予至厅，家人出云又大闹矣。亲朋满座问予何法，予曰：诸病从虚而入，邪祟亦从虚而入。厉兄本疟症初愈，疟发于少阳胆经，疟后受伤，其胆必虚，适遇邪祟乘虚入胆，而成疯。且夫厉兄平日之胆最小，一语不敢伤人，琴瑟之好，称为最笃，今忽欲杀人，且为素所爱敬者，疯则胆大，岂非祟据其中而有以使之耶？夫疯字从风，有风象，然疯之或重或轻犹风之或大或小，疯之忽发忽止犹风之忽起忽息，邪祟之中人而成疯也，未尝不凭借人身内风之力，惟木生风，肝胆是也。肝胆相为表里，今邪入于胆，必将借胆之力而鼓动乎，肝因木生风，因风生火，因火生痰，痰火相搏，势乃大张，而人之魂魄神明皆扰乱而不能自守。虽然，今幸邪祟初入，譬如匪人初至旅邸，左邻右舍并无相识，其势尚孤，驱逐亦易；若失今不治，盘踞既久，巢穴已固，风鼓其势，火张其威，痰助其力，如恶人居久定而党已成，则驱逐良难也。于是用温胆汤：京制半夏二钱、化橘红八分、云茯神三钱、生甘草五分、麸炒枳实七分、鲜竹茹三钱，加粉丹皮二钱、龙胆草一钱同煎，外加朱砂三分、猪胆汁少许和服。此方专于泻胆，使邪祟不能宁居，又兼清火化痰使邪祟无所凭借。法虽平平，竟一药而愈。后以十味温胆，以沙参代人参，以生地代熟地，且重用之，以生地能补胆，贼去关门法也。连进四帖，神志如常。此嘉庆十六年事，时尚未识王九峰先生，后先生闻知，适见脉案，深蒙许可，遂相往来。予视先生为前事师，而先生以予为忘年友矣。

陈外甥疯症治效

吾适陈四妹，其长子乳名得儿，在泰兴南货店生理多年，已二十余岁，忽一日自归，神情沮丧，郁郁不乐，吾妹问之亦不言。数日后，忽成疯疾，不似厉登铭之杀人，惟欲自戕，见绳欲勒，见刀欲刎，见碗欲敲碎自划，语言并不颠倒，人事并不胡涂，惟言有女鬼在其腹中，教之寻死，不能不依。其家日使两人持其手，否则即欲觅物自戕，数日予始知，往视之，命人放其手，垂手不动，诊其脉乍疏乍数，而按之细弱，知其阳气大虚，实有鬼物凭之。乃用参附理中加黄芪、茯神、鬼箭羽、朱砂、龙齿、虎骨，并加雄黄少许，麝香少许，大补阳气，兼辟其邪。用香药以透其出路，并告吾妹曰：此冤魂也，可先请高僧施食，因服此药，当可愈也。予去后，甥告吾妹曰：他人诊脉，鬼按脉不令诊，舅诊脉则鬼躲在腹底不敢上来，现嘱我曰：汝舅之药必不可服，服则必死。吾妹曰：此怕汝服也，不可听信。旋即请僧施食，亦即服药。药后甥云：他去矣。病即愈。嗣予因其阳气太虚，仍以参附理中加远志、茯神、黄芪、枸杞、枣仁，命之多服。病愈后仍不敢独宿，服药月余，始能如常。后至予家，询其鬼从何来，始推不知，再三驳问，乃云泰兴店对门有小户少妇，代人浆洗衣服，伊亦常送衣与浆洗，不意其夫忽疑其有私，始以骂，继以打，其妇忽自缢而死。伊闻一吓，遂觉神魂不定，渡江遄归，不意其相随而来也。予问与尔有染否？坚称无有。此子素纯谨胆小，当无他事。惟年长未婚，未免有情耳。甚矣！情之不可妄动也如是夫。此嘉庆二十四年事也。二十余年后，此子仍往江北生理，竟自缢而亡，奇哉！

吴预生疯症治效

吴鉴林名炯，诸生也。其长子预生，亦诸生，在邹同裕淮北信阳盐店管书启，其店有空房久无人住，伊爱其静，移居其中，一日忽大疯，用裁纸刀自划胸膛，店伙救之，已伤数处，鲜血淋漓矣。其店用十人帮送，始能到家，以其力大难制，有且路途遥远也。到家虽不自戕，而狂闹愈甚，医药罔效。阅二月，予自吴门归，其父鉴林屡来探予，欲得一诊。予尝谓眷属曰：疯子见予，即不敢疯。众人将信将疑，适其家与予相近，一日傍晚得暇，令人告之使来就诊。半晌数人将疯子挟持而来，舞蹈而入，予出至厅，疯子即寂然不动，予如诊厉登铭法，予上坐，使之下坐，正容壮色，以诊其脉，脉象或大或小，或疏或密，或结或促，知其邪祟无疑。厉声谓之曰：尔遇我即当去，不去我将在鬼哭穴灸汝针汝，虽然尔来路远，我当嘱伊父多赠汝盘缠。予说一句，伊应一声，予眷属乃皆称奇，予知其邪祟重，而且久气血暗伤，先以参、地两补之，加犀角、羚羊角、琥珀、朱砂、龙齿、虎骨、龟版、鹿角诸多灵通宝贵之药，以通其灵性，以镇其神魂。譬如正人君子巍然满座，邪人自不能安，此药入腹，邪祟自逼处不安而思去。又仿喻西昌法，用羊肉汤一碗为引，使邪祟借腥膻之气味而出，惟药不与病人知，恐二竖避入膏肓也。又嘱鉴林曰：此实鬼祟、信阳来路甚远，务请高僧施食，多烧冥资，以践予多赠盘缠之言，服药始灵。盖因鉴林素悭吝，故再三嘱付，时四月十九日也。二十日伊家施食服药，疯果即愈。二十一日行都天会，其次子忽至晚不归，次日遍找不见，其家因长子幸愈，次子年轻不才，亦即置之。三日后忽句容邹同裕盐店管事亲送伊回，细问情由，伊看会至晚，忽一大黑人引之前行，身不自主渐至旷野，不辨东西走了一夜，腿虽酸疼而不能不走，似将天明，忽路旁又走出二人与黑人大吵说：是我孙子，尔带他何往。且吵且走，忽已天明，而三人皆不见矣。伊远见有城，权且走进，不知何城，正在无路可走，幸盐店开门见问，始知遇鬼，始知已至句容，离家百里矣。管事者亦丹徒人，且与吴氏相好，留住二日，拨冗①送回。吴预生曰：此想必附我之鬼也。前烧冥资太少，鬼尚不服，而服药又不能不去，故复祸弟。予向见人家寄库烧冥资，以为徒费无益，至治疯症屡用有效，且嫌少而争多不可解也。此道光八年事也。

兰如弟鬼病治效

兰如七弟，吾胞弟也，又受业于予，入泮食饩品学兼优，学中拱服，且素不好色，专恶淫邪，惟信阴阳，未免偏执。道光十三年有友郑某妻病莫治，托求仙方，兰如诚心设坛，乩竟自动降坛，诗句甚属清通，自称清风真人，兰如以为神异。然所降之方全无效验，此不过灵鬼游魂能通文义者之所为，非真仙方也。果仙也，方岂有不验者。奈兰如十分敬信，以为神仙竟可求而至。十四年元旦乃兰如花甲寿辰，忽独自一人辟居云台山道院，托言持斋诵经报母，半月后回家开馆，而早晚独处密室，不许他人窥伺，惟闻檀降香气，彻夜不绝。吾弟兄久已分居，伊继室年轻不知道理，二三小儿女更不知事，听其所为，吾家竟毫无闻见，百日后兰如怡然自得，偶与余晤，谓吾子皆能诚信，将来欲传之以道。予询何道，谓予不信，笑而不言，予亦置之。忽于秋间伊家传兰如往往彻夜不眠，似与人吵闹，不知何故？中秋日兰如进城敬香，顺至于家似有话说，予适不在，怏怏而去。据内人云：七爷神情恍

① 拨冗(rǒng 佴)：冗，忙也。意指百忙中抽出时间。

惚,消瘦异常,近闻其家称有鬼缠闹,光景逼真。奈何予因终日诊病,未能得暇,因思二十二日秋分年例祭祠,伊最重祀先,是日必到,可以面察情形。于是前期约伊早会,是日与合族在祠专候,直至日午而兰如不来,特着人往请,竟辞以病。予更着仆人率舆夫四人将舆前去强接而至,至则在祖先前伏地大哭,口称我如何该如此死法,且称我如此伤痛,他竟不许我眼泪出来。众人拉劝不起,予亲自扶起,见其面果无滴泪,予曰:据弟言是有鬼矣,论治鬼予实有专长,弟无虑也。祀事毕后,唤舆同至予家,予细加盘问此鬼从何而来,伊尚含糊,予笑曰:弟虽不言,吾已知之矣。此弟炼笔录招来之鬼也。兰如惊曰:兄何以知吾炼笔录?予曰:弟之生性志诚而愚,素信鬼神,闻去冬弟为郑姓设坛扶乩[①],居然有甚清风真人降坛,此不过一鬼耳。夫秦皇汉武求神仙而不得,千古奉以为戒,岂有我辈凡人设此乩坛即有神仙下降者?故夫今之扶乩者有二,一则全无凭借,自画砂盘,假托神仙,以之愚人;一则或遇游魂,居然乱动,误认神仙,转以自愚。究之愚人之害尚小,而自愚之害则不可胜言也。故夫清风真人,实鬼也,而弟直以为仙也,神仙既可求而至,何不竟炼笔录使仙与我合而为一也。故弟吃报母斋至百日者,实炼笔录也。他人炼笔录十无一成,而弟独能成者,有现成清风之鬼魂,鬼欲附弟,而弟又求鬼,故一炼而成也。弟与鬼初合之时必有彼此相契之意,故弟以为神奇,而且欲传诸侄也。久之而鬼附人身有何好处,自然转生恶念,欲害弟命,鬼本利人之死也,甚且鬼生痴念,冀弟死而伊即借躯壳以回生,若此则逞其魑魅魍魉[②]之术无所不至矣。愚揣度如此,然乎否乎?兰如曰:人鬼情形,皆被兄道尽矣。弟实因扶乩有灵而炼笔录,附弟者即清风真人,伊称前生文士,位列桂宫,五六两月以来常作诗文,文笔清挺,且甚敏捷,所作古风大有古气,非弟所能,弟深佩服,以此日复一日,契合甚笃,凡所谈论,无非文章道义。不意七月间伊忽语涉淫邪,弟切责之,伊亦托戏言而止。弟家素供观音圣像,十五日弟清早敬香,伊忽于圣像头顶幻出大红鞋小脚一双,弟不觉大怒,责问何亵渎[③]神灵,无礼至此。伊言初亦善念,今不知何故变为恶念,如肯淫欲,可以相安,否则必致弟命而后已。从此之后,日以淫词亵语聒噪不已,偶见少妇略施脂粉,伊即幻其全身一丝不着,蛊惑弟心,甚即见一油头背面,伊即幻出背面全体以相惑,致弟不敢见妇人之面。八月以来,伊见弟心不动,遂于夜间作闹,使弟不能安眠,眠则幻作淫梦,欲遗而醒,弟谕以既然不合,何不便去?伊言能来不能去,已与我合气,除非弟死,伊方能去。弟言我亦何能即死?伊言或刀或绳,皆是死法,否则耗尽精神,亦不愁弟不死。弟不听其言,伊彻夜吵闹,睡则抓心,弟已八夜不沾床不合睫矣。伊言弟命亦在早晚,今见兄面不过一别而已。予笑曰:弟何愚也,死生有命,鬼何能为?且此鬼欲弟死而不能死弟,乃欲弟自觅刀绳,其伎俩亦可鄙之至,弟何惧焉!予又若与鬼言曰:尔既通文义,当知情理,吾弟如此敬尔,乃忽诱之以淫,且惧之以死,反脸无情,天良丧尽,足见尔生前有文无行,淫恶多端,天理不容,以致绝子绝孙,死后游魂无所依归,不自修省,犹思害人耳。然吾笑尔有害人之心,无害人之力,且有我在,我将以药治尔,不去则以火在鬼哭穴灸尔,不去则以针在十三穴刺尔,看尔如何当受。据弟云:鬼在腹中不时说语,似以说话为生气,弟与他人言,伊即怪弟不听伊言,更加吵闹,其音聚于耳底,竟致不辨人言。今与兄言,伊即不吵,且若静听,不知何故?予闻之暗喜,据云鬼乃教门,不许弟吃猪肉。予是晚大烹肉食,强弟大嚼。据云鬼遇饮食之馨香

① 扶乩(jī 积):中国道教的一种占卜方法,由二人扶一丁字形的木架在沙盘上,谓神降时执木架划字,能为人决疑治病,预示吉凶。

② 魑魅魍魉:害人鬼怪的统称。

③ 亵渎:轻慢;不敬。

者,虽相隔甚远而能嗅其气味由鼻入腹。予以大蒜汁调雄黄、朱砂末,令弟先涂鼻窍而后食,鬼竟不敢复嗅,盖鬼不能饮食,惟借馨香之气味以为养,每饭肉食既为其所恶,而雄黄、朱砂又为其所畏,间有合式之馨香又不敢嗅,则失所养而鬼气亦渐衰矣。予因谓弟曰:治鬼易,治心难,妖由人兴,鬼不自作。弟读孔圣之书,而于敬鬼神而远之一语全不领略,心多妄念,致受此累,从今以后,当正其心,不可信鬼,不必惧鬼,任彼多言,弟只将心拿定,听而不闻,鬼术自穷。而予又以药治之,不愁其不消灭也。是夜予与对床而眠,先制安神定魄,扶正辟邪汤药,临卧与服,又以云汀宫保所书天地正气四字,每字上有两江总督朱印,向闻字能辟火,兹又以之辟邪,悬于床后。又有家藏真藏香,嘱人于弟卧床后暗暗点起,予亲视弟卧,见其小衣不去,知其为夜间不眠地也。予责之曰:我再三教汝不要惧他,汝胆怯如此,鬼安得不放肆耶?逼令尽去小衣,且令人将衣远置他处,告之曰:有我在此,保汝安眠,不必作中夜起舞之想也。先是鬼不独不许弟安眠,且诱以彻夜舞蹈,因炼笔录时有持笔手舞一法,鬼诱以如此而来仍须如此而去,实欲耗其精神也。故我言及此,是夜弟竟熟睡至辰正方觉,予亦适寤,偶然一咳,据弟云鬼闻咳声在腹内吓得跄了三跄。予更暗喜,知予必能治之也。于是第款留在家,暇则以言语治其心,晚则以药石治其鬼,夜夜安眠,精神渐振。然鬼无我在前仍刺刺不休,服药后较为安静,而日间尚在胸次拱胀作祟,于是另制丸药,早服三钱,午服三钱,晚则进药,鬼势渐弱。一日弟述其言曰:令兄医道虽好,但我与尔合神,必欲治我,岂非两败俱伤耶!予笑曰:伊自称文士,究竟不通,夫神藏于心,神合则心合,心合则式好无尤矣。今弟现深恶而痛疾之,心之不合甚矣,尚何合神之有?彼此说话不过借气耳,弟如能听而不闻,将气亦不能借,尚望合神耶?一日弟又述其言曰:伊连日深自悔恨,先本欲致弟命借躯壳以回生,不意百般淫诱竟不动心,真是个正经人;又遇见令兄医道高明,连鬼之情形无不灼见,真乃我前生作孽,反陷于此,进退无法,望你转恳令兄设一良法,让我离去,感激不尽。予曰:借躯壳以回生,本其不通之想,世有暴死而鬼附以生者,其精血本尚存也。今伊欲弟淫欲而死,必定精枯髓竭,所谓无用之躯壳,伊些须鬼气即能回生耶?今伊既愿去,伊从何处来仍从何处去耳,何必求予。弟又述伊答言曰:伊本从口鼻而来,今屡次欲从口鼻挣出,竟不能去奈何?予曰:清窍即不能去,浊窍亦可去,伊尚嫌秽耶?数日后弟又述其言曰:伊言令兄吩咐浊窍可去,实属出路,我此时亦不嫌秽,但我屡次欲由浊窍挣出亦不能去,转恳令兄用药之中加何药品使我乘势而去,感恩无尽。予笑曰:小鬼头,敢欺我耶!夫正气旺则鬼气衰,正气衰则鬼气旺,一定之理也。今见弟正气渐旺,伊之鬼气渐衰,从前恐吓之术不行,乃为哀怜之语,骗汝以骗子,以为予即可信其言,因于药中加大黄、巴豆之类,大为攻下,冀其乘势而去,其实伊仅鬼气耳,大黄、巴豆攻下有形之物,不能攻下无形之气,徒致无故攻下正气大伤,鬼气复旺,将更作祟,使予难治,伊视我为何如,乃敢如此见欺耶?小鬼头刁恶异常,我自能逐渐消磨,有如凌迟碎剐,以报其恶,将来连鬼亦不能成,尚欲何往耶?此鬼凡三变,七月以前居然文人,七月以后竟是恶人,遇予以后又似小人。予亲至弟家,将所作诗文、所供牌位一齐烧毁,嘱弟恐吓之言固不可听,哀怜之语亦不可听,总以不动心为主。伊千方百计欲动弟心,弟心动则可借气,心不动则伊不能借气,不能借人之气,鬼气自易消磨,听而不闻乃不动心之要着也。一月之中,予与弟同卧起,不时开导,加以药力,鬼气渐下不至心胸,语音渐飘不在耳底,而眠则无日不安也。九月二十日外赴清江,半月回镇,看弟光景未见大好,据云鬼见兄出门大为欢喜,以为此番准可要弟之命,在腹中颇不安静,因兄前有不去将针之言，闻有包姓针科请来用针，鬼将气拱在中腹，包姓即拱处一针，拔针之后觉气外泄，而鬼并未去，反行得意，夜间渐不安眠，精神渐觉恍惚矣。予默思治鬼原有针法，书所谓十三鬼穴一齐针是也。但此鬼已与人合而为一，不能用针，前言不过恐吓之耳。不意弟不解而妄请针科，包姓又不解而妄用针法，所针又非鬼穴反为鬼所戏弄，致伤正气，正气虚则鬼气旺，所以又将作祟也。幸我早回，尚无大害，惟此故不能与弟直言，弟知即鬼知也。因慰之曰：包姓本不善针，而此鬼伎俩有限，亦无须用针大法，今我已回无虑也。弟言鬼见兄回，亦甚惧怯，现在此报怨命运不好，无生理矣。予曰：此无耻之魍魉，不必睬他。复将弟邀住家中，仍同卧起如前，调治二十日后，鬼气渐由中腹下至少腹，语音更远而低，且不成文，意欲拱腹无力而止，初时每大解后鬼必拱闹，正气稍虚也。两月余以来转觉大解后腹中稍快，鬼气渐消也。弟亦知鬼无能为，欲回家去住，予知无反复，听其自便，惟丸药尚逐日令服，嘱全无而后已。弟回家后亦二十余日，而后影响全无，真如凌迟碎剐，鬼不成鬼也。所服煎方不外乎气血两补兼以定魄安魂，服丸方则生熟黄精、龙骨、龙齿、虎骨、鹿胆、犀角、羚角、琥珀、朱砂，诸多宝贵灵通之品，镇心辟邪，外加桃奴、箭羽、雷丸、雄黄杀鬼之药，又以羊肉汤和丸，因鬼系教门，投其所好，又借腥膻之气以散鬼气。知弟病者鲜不以为万无痊理，乃竟为予治愈，一时以为大奇。然此病固非予不能治，非弟素不好色不能治，而非亲兄弟而甚相好者不能治，不然徒知用药，而无千万言讲说之功，与数十日同住之久，亦安能获效哉。究其受惑之原由扶乩而起，今之以扶乩惑人者甚多，能毋闻之而警惧乎？

鬼之揶揄兰如，刁诈百出，变幻无穷，不能备述，此不过纪其大略而已。

尚友堂医案

一人途中见披发妇人，授以红虫，惊恐成疾，举家疑为祟祸。余曰：此胆虚热乘也。投以小柴胡汤加竹茹、琥珀、茯神、远志，服之遂愈。（治惊恐成疾）

温氏医案

涪州少牧娄尧廷夫人，忽然发热，神昏谵语，不食不寝，延余诊视。审其脉乍大乍小。余云：此系祟病，但不知昏迷中谵语云何？彼时尧廷赴省验看，其内亲云：邪祟实属有因，缘尧廷胞兄在省，新故乏嗣，当年曾许过继一子，因尧廷未回，尚未招魂设灵，突于昨晚病作，谵语魂附伊体，所云乃系此事，语毕沉迷不醒人事。余令其即烧鬼哭穴一爝[①]，即苏。问其所云，全然不知。余即令其设灵焚帛，以安其魂，缘鬼有所归，则不为厉。随用清心化痰之剂，一服而愈。凡治病，当先知其所因，则易为治。邪祟一门，除冤孽命债而外，无有不可解释者。（祟病情志医案）

过氏医案

坟丁谈宝生随余至杭，遇祟作种种拳势，又作骑马势，鼻息全无。诊其脉细数不伦，时或全伏，众人骇莫能措。余令数人抱住，以绳缚其两大指，以艾火灸鬼哭穴在两甲角及反甲后肉四处骑缝中，即拱手曰：我去我去。欲以紫金锭灌之，适用完时已夜深，无处可购，遂用朱砂少许，水调灌下，乃醒。按《洄溪医案》言至宝丹、紫金锭、朱砂、鬼箭羽，治客忤祟病甚效。又云鬼以朱砂为火，以鬼箭羽为矢，用之果验。

---

① 爝(jué 绝)：古同“爝”。拔火。

雪雅堂医案

王　年约三十许，今正得一奇症，每于行止坐卧处，似有一人立于其侧，细视之迄无所见，以致神思恍惚，饮食顿减，延医诊视，竟无效验。余曰：此名离魂，良由思虑过度，神不守舍之故。乃饮以清心安神之品，并用桂枝龙骨牡蛎救逆汤，不用一月，其病若失。此等症甚多，人多不识，如偏于热者，应以许学士之真珠母丸加减颇合因，并记之。

余听鸿医案

常熟北门外抓扒湾李姓妇　先因风温，被某医进以枳、朴、槟榔之类，燥药伤阴，神识昏愦，耳聋烦躁。邀余诊之，进以甘凉咸寒存阴，芳香开泄。服三剂，神识已清，病已退。忽病人曰：即速做道场，我等无暇在此等候。语毕，即神昏不醒，忽然喜笑怒骂，或舌伸口外，或齿齘[①]如食炒豆，或高声讴歌，或细语唧唧，千态万状，按其脉则乍大乍小。余曰：此祟病也。先以鬼箭羽、朱砂、降香焚之，后以至宝丹一粒，苏合香丸一粒，化开，菖蒲、郁金汁调灌尽剂，神识方醒，病若失。所以阳虚则阴气邪祟，乘虚凭之。《内经》立鬼床、鬼哭等穴，未必子虚也。（祟病）

医验随笔

光复门外某妇患异疾，每夜恍惚似有人与之交，六年有余矣。四肢乏力，腹中作痛，形神萎悴，据云与夫同寝辄有人击其夫两臂，夫寤后隐隐觉痛，现青色倦怠，七日方已。先生诊之曰：此阳气不足，阴邪乘之，当发越阳气以制阴邪。用当归二钱、青蒿三钱、雷丸三钱、鬼箭羽三钱、木香七分、香附二钱、石菖蒲五分、防风汤炒黄芪三钱、纯阳正气丸钱半，先服。另朱砂三分、雄精二分，研末调服，外用雄精研末涂阴处，并遍洒床帐，是夜又来，离床尺许不敢近，明日复来诊，用扶阳抑阴，遵大易之旨。人参须一钱、辰茯神五钱、青蒿二钱、雷丸三钱、酸枣仁三钱、辰砂拌灯心三尺、鬼箭羽三钱、龙齿四钱、朱砂安神丸三钱、另真獭肝一分、雄精二分、金箔一张，研末服。是夜与一妇人同来，劝解曰：与我银锭若干，则不来矣。病者见其从窗棂更换黑衣而去，从此遂绝。今已气体强壮矣。又乡间一妇亦患此疾，来时觉枕边呼呼有声，且有腥气，帖身冰冷。此系蛇精为祟，亦用前法而愈。

西门陈午亭侧室病，先生诊之，脉细而郁，舌苔薄白，神情清楚，骤云余有泪流至颊，视之无也。忽云额上奇痒，忽云心中难过，顷刻不安。先生曰：此因夫亡忧思郁结，神志不宁，有鬼凭之也（即莫枚士《研经言》所云鬼魅之属）。用解郁镇心安神之品略效，不旬日闻人云自缢死矣。仅用腰带系壁间竹上作缢状，足未离地，带未束紧，眼不突舌不出，是月邻居缢死者有五人之多。观此则鬼神之道，不可不信，亦不可偏信也。

头鸣案

曹仁伯医案论

卫道观前头鸣右盛

头为天谷藏神者也。面无精彩，头苦常鸣，岂非天谷内虚，神色无华乎？然头鸣右盛，痰火必多，不得不兼顾之。

① 齘（xiè 谢）：牙齿相互摩切。

大熟地　天冬　党参(三味煮膏)　制於术　黄芪　龙眼肉　炙草　茯苓　远志肉　石决明　枣仁　木香　半夏　橘红　阿胶　竹茹　甘菊

为末糊丸，三钱，盐汤下。

得心集医案

赵近仁　年将五十，须鬓已苍。左臂自肩臑肘胛，麻木不舒，脑中鸣响。医者见其满面油光，饮食如常，辄称其气血之华。谁识真阳外露，肝风内鼓。所服之药，不出独活寄生汤之法，欲为驱风，适以招风，乃由平时不讲内外之风故耳。即有进以八珍之属，冀其血行风灭。无如杯水车薪，不济所事。且值冬初，寒风凛冽，木叶尽脱之际，渐显头眩耳鸣肢堕等症。余诊脉象缓大，知水不濡木，肝风始张，肾气将腾，卒倒、痱中之日来矣。授以河间地黄饮子加鹿茸，大剂煎服，欲其火归水中，水能生木，兼制扶桑丸，用以流利关节，祛湿润燥。服至腊月，肢体劲强，神彩内蓄，自觉神魂返宅。适因岁暮，停药未进。故头眩虽息，而脑鸣未止。应知髓海难充，亦功亏一篑之过耳。

地黄饮子

地黄　巴戟　山萸　苁蓉　附子　肉桂　石斛　茯苓　菖蒲　远志　麦冬　薄荷　五味　姜　枣(中风门)

诈病案

景岳全书

予向同数友，游寓榆关客邸内。一友素耽风月，忽于仲冬一日谯鼓初，闻其友急叩予户，启而问之，则张皇求救。云所狎之妓，忽得急证，势在垂危，倘遭其厄，祸不可解。予随往视之，见其口吐白沫，僵仆于地。以手摸之，则口鼻、四肢俱冷，气息如绝。陡见其状，殊为惊骇，因拽手诊之，则气口和平，脉不应证。予意其脉和如此，而何以证危如是，第以初未经识，犹不知其为诈也。然沉思久之，则将信将疑，而复诊其脉，则安然如故，始豁然省悟，岂即仲景之说也。遂大声于病妓之傍曰：此病危矣，使非火攻，必不可活，非用如枣如栗之艾，亦不可活，又非连灸眉心、人中、小腹数处，亦不可活。余寓有艾，宜速取来灸之。然火灸尚迟，姑先与一药使其能咽，或咽后少有声息，则生意已复即不灸亦可。若口不能咽或咽后无声，当速灸可也。即与一药，嘱其服后，即来报我。彼狡奴闻予之言，窃已惊怖，惟恐大艾着身，药到即咽，咽后少顷，即哼声出，而徐动徐起矣。予次日问其所以，乃知为吃醋而发也。予闻之大笑，始知姊妹行中，奸狡之况有如此。(杂证谟)

又予在都中时，一相契金吾公，蓄二妾，其一则燕姬也，有母随之。一日，二妻相竞，燕姬理屈，其母助恶，叫跳撒赖，遂致气厥若死。乃令一婢，抱持而坐，自暮及旦，绝无醒意，清晨延予疗之。予初入室，见其肉厚色黑，面青目瞑，手撒息微，及诊其脉，则伏涩若脱，亦意其真危也。斯时也，欲施温补，则虑其大怒之后，逆气或有未散，欲加开导，则虑其脉之似绝，虚极有不能胜。踌躇未决，乃请复诊。及入室再见，则不若前次之撒手，而十指交叉抱腹，仰坦于婢者之怀，因疑其前番撒手，今既能叉手，岂他人之所为乎？及著手再诊，则似有相嫌不容之意，而拽之不能动，此更可疑也。因出其不意，卒猛一扯，则顿脱有声，力强且劲，由是前疑始释，谓其将死之人，岂犹力有如是乎？乃思其脉之若此者，或以肉厚气滞，此人禀赋多有之也。或以两腋夹紧，此奸人狡诈亦有之也。若其面青息微，则怒气使然，自不足怪。识见既定，因声言其危，使闻灸法，以恐胜之。遂先投一剂，到咽即活。次日，金公因询予曰：日作之病，固料其势必危矣，然谓其为真邪，则何以药甫及唇，而效之峻速有如此？谓其为假耶，则何以能终夜做作，而形证之肖似有如此？昨公所用之药果亦有何玄秘否？是皆不能无疑也。予曰：予之玄秘，秘在言耳，亦不过借药为名耳。但使彼惧，敢不速活。《经》曰：忧可胜怒。正此谓也。是可见人情之巧，其有最难测者皆如此。使昨非再诊而再药之，则予亦几为所诳矣。是以凡遇此类，不可不加之详审。(杂证谟)

又一姻戚士子，为宦家所殴，遂卧病旬日，吐血盈盆，因喧传人命连及多人。延医数辈，见其危剧之状，皆束手远避，防为所累也。最后，予往视之，察其色则绝无窘苦之意，诊其脉则总皆和缓如常。予始疑之，而继则悟之，因潜语之曰：他可欺也，予亦可欺耶？此尔之血也，抑家禽之血耶？其人愕然，浼予无言，遂为调和，而相衔感而散。又一邻妇，以妬妾作闹，诟夫反目，因而病。剧则咬牙瞪眼，僵厥不苏，若命在呼吸间者。其夫惊惶无措，其妾几遭不堪，浼予救之。则脉非其病，遂用前法治之。愈后，其夫感谢而不知为其所愚也。若此二人，则又人事中之常态。使不有悬朗之鉴，则此中变幻有以假病而延成真病者，有以小忿而延成大祸者。兹予拂之若振埃，不但为人造福，而且可防人之欺，故亦纪之，以资仓卒之急用。(杂证谟)